TRATADO DE

# Medicina Interna Veterinária

Doenças do **Cão** e do **Gato**

Volume 1

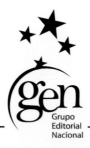

O GEN | Grupo Editorial Nacional – maior plataforma editorial brasileira no segmento científico, técnico e profissional – publica conteúdos nas áreas de ciências da saúde, exatas, humanas, jurídicas e sociais aplicadas, além de prover serviços direcionados à educação continuada e à preparação para concursos.

As editoras que integram o GEN, das mais respeitadas no mercado editorial, construíram catálogos inigualáveis, com obras decisivas para a formação acadêmica e o aperfeiçoamento de várias gerações de profissionais e estudantes, tendo se tornado sinônimo de qualidade e seriedade.

A missão do GEN e dos núcleos de conteúdo que o compõem é prover a melhor informação científica e distribuí-la de maneira flexível e conveniente, a preços justos, gerando benefícios e servindo a autores, docentes, livreiros, funcionários, colaboradores e acionistas.

Nosso comportamento ético incondicional e nossa responsabilidade social e ambiental são reforçados pela natureza educacional de nossa atividade e dão sustentabilidade ao crescimento contínuo e à rentabilidade do grupo.

TRATADO DE
# Medicina Interna Veterinária
Doenças do **Cão** e do **Gato**

Volume 1

**STEPHEN J. ETTINGER, DVM**
DACVIM (Small Animal Internal Medicine and Cardiology)
FACC; FAHA; CCRP

**EDWARD C. FELDMAN, DVM**
DACVIM (Small Animal Internal Medicine)

**ETIENNE CÔTÉ, DVM**
DACVIM (Small Animal Internal Medicine and Cardiology)

Oitava edição

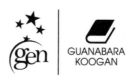

- Os autores deste livro e a editora empenharam seus melhores esforços para assegurar que as informações e os procedimentos apresentados no texto estejam em acordo com os padrões aceitos à época da publicação. Entretanto, tendo em conta a evolução das ciências, as atualizações legislativas, as mudanças regulamentares governamentais e o constante fluxo de novas informações sobre os temas que constam do livro, recomendamos enfaticamente que os leitores consultem sempre outras fontes fidedignas, de modo a se certificarem de que as informações contidas no texto estão corretas e de que não houve alterações nas recomendações ou na legislação regulamentadora.
- Data do fechamento do livro: 29/06/2022.
- Os autores e a editora se empenharam para citar adequadamente e dar o devido crédito a todos os detentores de direitos autorais de qualquer material utilizado neste livro, dispondo-se a possíveis acertos posteriores caso, inadvertida e involuntariamente, a identificação de algum deles tenha sido omitida.
- **Atendimento ao cliente: (11) 5080-0751 | faleconosco@grupogen.com.br**
- Traduzido de:
TEXTBOOK OF VETERINARY INTERNAL MEDICINE: DISEASES OF THE DOG AND THE CAT, EIGHTH EDITION
Copyright © 2017 by Elsevier, Inc. All rights reserved.
Previous editions copyrighted 2010, 2005, 2000, 1995, 1989, 1983, and 1975.

Christopher L. Mariani retains the copyright to his original videos.
Alexander M. Reiter retains the copyright to his original figures.
Angela E. Frimberger and Antony S. Moore retain copyright to their chapter.

Este livro foi produzido pela EDITORA GUANABARA KOOGAN LTDA., sob sua exclusiva responsabilidade. Profissionais da área da Saúde devem fundamentar-se em sua própria experiência e em seu conhecimento para avaliar quaisquer informações, métodos, substâncias ou experimentos descritos nesta publicação antes de empregá-los. O rápido avanço nas Ciências da Saúde requer que diagnósticos e posologias de fármacos, em especial, sejam confirmados em outras fontes confiáveis. Para todos os efeitos legais, a Elsevier, os autores, os editores ou colaboradores relacionados a esta obra não podem ser responsabilizados por qualquer dano ou prejuízo causado a pessoas físicas ou jurídicas em decorrência de produtos, recomendações, instruções ou aplicações de métodos, procedimentos ou ideias contidos neste livro.

This edition of *Textbook of Veterinary Internal Medicine: Diseases of the Dog and the Cat*, 8th Edition, by Stephen J. Ettinger, Edward C. Feldman and Etienne Côté, is published by arrangement with Elsevier Inc.
ISBN: 978-0-323-31211-0
Esta edição de *Textbook of Veterinary Internal Medicine: Diseases of the Dog and the Cat*, 8ª edição, de Stephen J. Ettinger, Edward C. Feldman e Etienne Côté, é publicada por acordo com a Elsevier Inc.

- Direitos exclusivos para a língua portuguesa
Copyright © 2022 by
**EDITORA GUANABARA KOOGAN LTDA.**
*Uma editora integrante do GEN | Grupo Editorial Nacional*
Travessa do Ouvidor, 11
Rio de Janeiro – RJ – CEP 20040-040
www.grupogen.com.br

- Reservados todos os direitos. É proibida a duplicação ou reprodução deste volume, no todo ou em parte, em quaisquer formas ou por quaisquer meios (eletrônico, mecânico, gravação, fotocópia, distribuição pela Internet ou outros), sem permissão, por escrito, da EDITORA GUANABARA KOOGAN LTDA.
- Capa: Bruno Sales
- Imagens da capa: iStock (© 1stGallery; © exopixel)
- Editoração eletrônica: Know-how Editorial
- Ficha catalográfica

**CIP-BRASIL. Catalogação na Publicação**
**Sindicato Nacional dos Editores de Livros, RJ**

E86
V.1

Ettinger, Stephen J.
Tratado de medicina interna veterinária : doenças do cão e do gato, volume 1 / Stephen J. Ettinger, Edward C. Feldman, Etienne Côté ; [tradução Aloysio Cerqueira ... [et al.]]. - 8. ed. - Rio de Janeiro : Guanabara Koogan, 2022.
1.240 p. : il. ; 28 cm.

Tradução de: Textbook of veterinary internal medicine: diseases of the dog and the cat
Inclui bibliografia e índice
encarte colorido
ISBN 9788527736725

1. Medicina veterinária - Manuais, guias, etc. 2. Cães - Doenças. 3. Gatos - Doenças. I. Feldman, Edward C. II. Côté, Etienne. III. Cerqueira, Aloysio. IV. Título.

| 22-77951 | CDD: 636.089 |
|---|---|
| | CDU: 636.09 |

Gabriela Faray Ferreira Lopes - Bibliotecária - CRB-7/6643

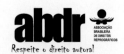

*Aquele que estuda medicina sem livros navega em um mar inexplorado, mas quem estuda medicina sem pacientes não vai para o mar.*
**Sir William Osler**


Com amor, para minha esposa, Pat, e meus filhos,
Ricky, Robbie, Michael, Andrew e Nicole.
Vocês continuam sendo minha inspiração para tudo o que faço.
**Steve Ettinger, Los Angeles, CA**

Meu amor a Shawn, Rhonda, Shaina e Rowan,
que me deram tempo e apoio incondicional
para seguir meus sonhos.
**Edward Feldman, Berkeley, CA**

Para Jen e Hélène, com amor e gratidão.
**Etienne Côté, Prince Edward Island, Canada**

*Aquele que estuda medicina sem livros navega em um mar inexplorado, mas quem estuda medicina sem pacientes não vai para o mar.*
**Sir William Osler**

Com amor, para minha esposa, Val, e meus filhos Ricki, Robbie, Michael, Andrew e Nicole.
Vocês continuam sendo minha inspiração para tudo o que faço.
**Steve Ettinger, Los Angeles, CA**

Meu amor a Shawn, Rhonda, Shana e Rowan,
que me deram tempo e apoio incondicional
para seguir meus sonhos.
**Edward Feldman, Berkeley, CA**

Para Jet e Hélène, com amor e gratidão.
**Etienne Côté, Prince Edward Island, Canada**

# Revisão Técnica

**Álan Gomes Pöppl** (Capítulos 186 a 194, 266 a 270, 313 a 315, 317 a 320, 357 a 360)

Médico-veterinário. Residência em Clínica e Cirurgia de Pequenos Animais. Mestre em Ciências Biológicas: Fisiologia. Doutor em Ciências Veterinárias. Professor no Departamento de Medicina Animal da Faculdade de Veterinária da Universidade Federal do Rio Grande do Sul (UFRGS). Coordenador do Programa de Residência em Clínica Médica de Pequenos Animais do Hospital de Clínicas Veterinárias (HCV) da UFRGS. Coordenador do Serviço de Endocrinologia e Metabologia do HCV-UFRGS. Sócio Fundador e atual Diretor Científico da Associação Brasileira de Endocrinologia Veterinária (ABEV).

**José Jurandir Fagliari** (Capítulos 1 a 84, 91 a 103, 105 a 112, 115 a 119, 132 a 159, 178 a 185, 207 a 257, 280 a 300, 329 a 356)

Especialista em Patologia Clínica Veterinária e Mestre em Medicina Veterinária, área de concentração em Patologia Clínica Veterinária, pela Escola de Veterinária da Universidade Federal de Minas Gerais (UFMG). Doutor em Medicina Veterinária, área de concentração em Clínica: Fisiopatologia Médica, pela Faculdade de Medicina Veterinária e Zootecnia da Universidade Estadual Paulista (Unesp), Campus de Botucatu. Pós-doutorado em Clínica e Patologia Clínica Veterinária no Department of Veterinary Pathobiology da University of Minnesota, EUA. Professor Titular da disciplina Semiologia Veterinária do Departamento de Clínica e Cirurgia Veterinária da Faculdade de Ciências Agrárias e Veterinárias da Unesp, Campus de Jaboticabal.

**Thaís Rocha** (Capítulos 85 a 90, 120 a 131, 160 a 177, 195 a 206, 258 a 265, 301 a 312, 316, 321)

Professora Titular de Semiologia e Clínica de Animais de Grande Porte na Universidade Vilha Velha (UVV/ES). Doutora em Clínica Médica Veterinária pela Faculdade de Ciências Agrárias e Veterinárias da Universidade Estadual Paulista (FCAV/Unesp), Jaboticabal. Mestre em Clínica Médica Veterinária pela FCAV/Unesp, Jaboticabal. Residência em Clínica Médica de Grandes Animais na FCAV/Unesp, Jaboticabal. Médica Veterinária pela Universidade Federal Rural do Rio de Janeiro (UFRRJ).

**Vanessa Uemura da Fonseca** (Capítulos 104, 113, 114, 271 a 279, 322 a 328)

Mestre em Ciências pela Faculdade de Medicina Veterinária e Zootecnia da Universidade de São Paulo (FMVZ-USP).

# Tradução

**Aloysio de Mello Figueiredo Cerqueira** (Capítulos 271 a 279)

**Angela Satie Nishikaku** (Capítulo 8)

**Douglas Futuro** (Capítulos 136 a 150, 160 a 169)

**Etiele Maldonado Gomes** (Capítulos 6, 38 a 47, 170 a 194)

**Felipe Gazza Romão** (Capítulos 280 a 311, 321 a 360)

**Flávia Thomaz Verechia Rodrigues** (Capítulos 207 a 236)

**Gabrielle Campos** (Capítulos 7, 29 a 37, 151 a 156, 195 a 206)

**Idilia Vanzellotti** (Capítulos 1, 240 a 249)

**Márcia Arêas Rédua** (Capítulos 11, 250 a 270)

**Mariângela Vidal Sampaio Fernandes** (Capítulos 104 a 119)

**Novaes Filho, L. F.** (Capítulos 312 a 320)

**Renata Scavone de Oliveira** (Capítulos 3 e 4)

**Roberta Martins Crivelaro** (Capítulos 15 a 28, 65 a 91)

**Roberto Thiesen** (Capítulos 2, 5, 9, 10, 12 a 14, 48 a 64, 92 a 103, 120 a 135, 157 a 159, 237 a 239)

# Editores

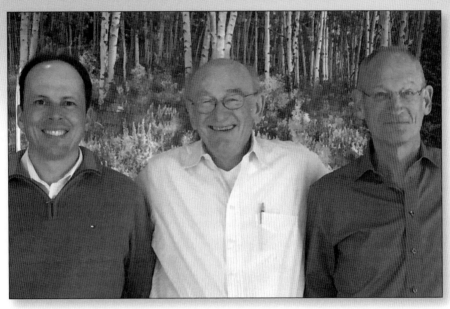

ETIENNE CÔTÉ    STEPHEN J. ETTINGER    EDWARD C. FELDMAN

**Stephen J. Ettinger, DVM**
**DACVIM (Small Animal Internal Medicine and Cardiology)**
**FACC; FAHA; CCRP**
Doctor Honoris Causa (University of Veterinary Medicine Bucharest)
VetCorp, Inc.
Los Angeles, California

**Edward C. Feldman, DVM**
**DACVIM (Small Animal Internal Medicine)**
Emeritus Professor of Small Animal Internal Medicine
University of California, Davis
Davis, California

**Etienne Côté, DVM**
**DACVIM (Small Animal Internal Medicine and Cardiology)**
Professor
3M National Teaching Fellow
Department of Companion Animals
Atlantic Veterinary College
University of Prince Edward Island
Charlottetown, PE, Canada

# Material suplementar

Este livro conta com o seguinte material suplementar:

- Mais de 500 vídeos originais
- Referências bibliográficas

O acesso ao material suplementar é gratuito. Basta que o leitor se cadastre e faça seu *login* em nosso *site* (www.grupogen.com.br), clique no menu superior do lado direito e, após, em Ambiente de aprendizagem. Em seguida, clique no menu retrátil [▤] e insira o código (PIN) de acesso localizado na primeira capa interna deste livro.

*O acesso ao material suplementar online fica disponível até seis meses após a edição do livro ser retirada do mercado.*

Caso haja alguma mudança no sistema ou dificuldade de acesso, entre em contato conosco (gendigital@grupogen.com.br).

# Consultores de seção

Agradecimentos especiais aos consultores de seção, que forneceram novas sugestões para os autores e tópicos para suas respectivas seções.

Os editores

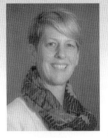

**Vanessa R. Barrs, BVSc (Hons), PhD, MVetClinStud, FANZCVS (Feline Medicine), GradCertEd**
Professor of Feline Medicine and Infectious Diseases, Faculty of Veterinary Science, School of Life and Environmental Sciences The University of Sydney, Sydney, NSW, Australia.
*Seção 13, Doenças Infecciosas*

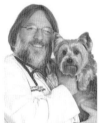

**Joseph W. Bartges, DVM, PhD, DACVIM (Small Animal Internal Medicine), DACVN**
Professor of Medicine and Nutrition, Department of Small Animal Medicine and Surgery, College of Veterinary Medicine The University of Georgia, Athens, Georgia.
*Seção 24, Doenças do Trato Urinário Inferior*

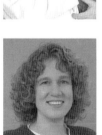

**Leah A. Cohn, DVM, PhD, DACVIM, (Small Animal Internal Medicine)**
Professor of Veterinary Medicine, Department of Veterinary Medicine and Surgery, Veterinary Health Center, University of Missouri, Columbia, Missouri.
*Seção 15, Doença Respiratória*

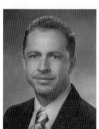

**Ronaldo Casimiro da Costa, DMV, MSc, PhD, DACVIM (Neurology)**
Professor and Service Head, Neurology and Neurosurgery, Veterinary Clinical Sciences The Ohio State University, Columbus, Ohio.
*Seção 17, Doença Neurológica*

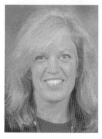

**Autumn P. Davidson, DVM, MS, DACVIM (Small Animal Internal Medicine)**
Clinical Professor, Veterinary Medical Teaching Hospital, School of Veterinary Medicine, University of California, Davis, California.
*Seção 22, Doenças Reprodutivas*

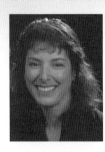

**Lisa M. Freeman, DVM, PhD, DACVN**
Professor, Department of Clinical Sciences, Cummings School of Veterinary Medicine, Tufts University, North Grafton, Massachusetts.
*Seção 11, Considerações Dietéticas de Distúrbios Sistêmicos*

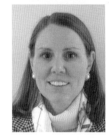

**Ann E. Hohenhaus, DVM, DACVIM (Oncology and Small Animal Internal Medicine)**
Staff Veterinarian, The Animal Medical Center, New York, New York.
*Seção 12, Doenças Hematológicas e Imunológicas*

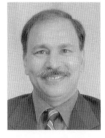

**Safdar A. Khan, DVM, MS, PhD, DABVT**
Senior Director of Toxicology Research, ASPCA Animal Poison Control Center, Adjunct Toxicology Instructor, College of Veterinary Medicine, University of Illinois, Urbana, Illinois.
*Seção 8, Toxicologia*

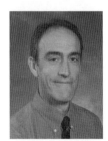

**Mark G. Papich, DVM, MS, DACVCP**
Professor of Clinical Pharmacology, College of Veterinary Medicine, North Carolina State University, Raleigh, North Carolina.
*Seção 10, Considerações Terapêuticas em Medicina e Doença*

**Jörg M. Steiner, med.vet., Dr.med. vet., PhD, DACVIM (Small Animal Internal Medicine), DECVIM-CA, AGAF**
Professor and Director, Gastrointestinal Laboratory, Department of Small Animal Clinical Sciences, College of Veterinary Medicine and, Biomedical Sciences, Texas A&M University, College Station, Texas.
*Seção 20, Doenças Pancreáticas*

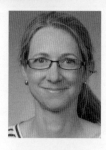

**Jane E. Sykes, BVSc (Hons), PhD, DACVIM (Small Animal Internal Medicine)**
Medicine & Epidemiology University of California, Davis, California.
*Seção 13, Doenças Infecciosas*

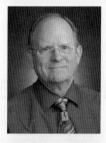

**David Twedt, DVM, DACVIM (Small Animal Internal Medicine)**
Professor, Department of Clinical Sciences, College of Veterinary Medicine and Biomedical Sciences, Colorado State University, Fort Collins, Colorado.
*Seção 19, Doenças Hepatobiliares*

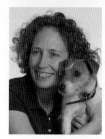

**Harriet M. Syme, BSc, BVetMed, PhD, FHEA, DACVIM (Small Animal Internal Medicine), DECVIM, MRCVS**
Professor of Small Animal Internal Medicine, Department of Clinical Sciences and Services, Royal Veterinary College, University of London, North Mymms, Hatfield, Hertfordshire, United Kingdom.
*Seção 23, Doenças Renais*

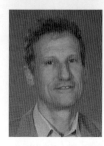

**David M. Vail, DVM, MS, DACVIM (Oncology)**
Professor and Barbara A. Suran Chair in Comparative Oncology, Department of Medical Sciences, School of Veterinary Medicine, University of Wisconsin-Madison, Madison, Wisconsin.
*Seção 25, Câncer*

# Colaboradores

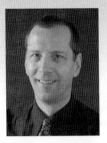

**Anthony C.G. Abrams-Ogg, DVM, DVSc, DACVIM (Small Animal Internal Medicine)**
Professor
Department of Clinical Studies
Ontario Veterinary College
University of Guelph
Guelph, Ontario, Canada

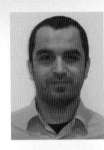

**Suliman Al-Ghazlat, DVM, DACVIM (Small Animal Internal Medicine)**
Small Animal Internist
Internal Medicine
BluePearl Veterinary Partners
New York, New York

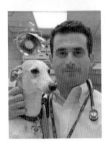

**Mark J. Acierno, MBA, DVM, DACVIM (Small Animal Internal Medicine)**
Professor
Department of Veterinary Clinical Science
Louisiana State University
Baton Rouge, Louisiana

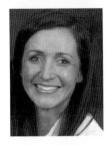

**Erin Anderson, VMD, MSc, DACVIM (Cardiology)**
Staff Cardiologist
Pittsburgh Veterinary Specialty and
 Emergency Center
Pittsburgh, Pennsylvania

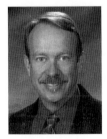

**Larry G. Adams, DVM, PhD, DACVIM (Small Animal Internal Medicine)**
Professor
Veterinary Clinical Sciences
Purdue University
West Lafayette, Indiana

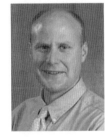

**Todd M. Archer, DVM, MS, DACVIM (Small Animal Internal Medicine)**
Assistant Professor and Service Chief,
 Small Animal Internal Medicine
Department of Clinical Sciences
Mississippi State University College of
 Veterinary Medicine
Mississippi State, Mississippi

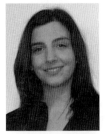

**Maria Manuel Afonso, DVM, MScVet**
PhD Candidate
Institute of Infection and Global Health
University of Liverpool, Leahurst Campus
Neston, Cheshire, United Kingdom

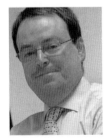

**David John Argyle, BVMS, PhD, DECVIM-CA (Oncology), MRCVS**
William Dick Professor of Veterinary
 Clinical Studies
Dean of Veterinary Medicine
Royal (Dick) School of Veterinary Studies
The University of Edinburgh Hospital for
 Small Animals
Edinburgh, Scotland, United Kingdom

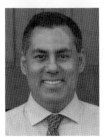

**Ale Aguirre, DVM, DACVIM (Small Animal Internal Medicine)**
Owner and Hospital Director
Internal Medicine and Interventional
 Radiology
Salt River Veterinary Specialists
Scottsdale, Arizona

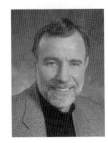

**Clarke Atkins, DVM, DACVIM (Small Animal Internal Medicine and Cardiology)**
Jane Lewis Seaks Distinguished Professor
 of Companion Animal Medicine,
 Emeritus
College of Veterinary Medicine
North Caroline State University
Raleigh, North Carolina

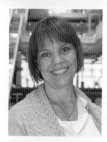

**Eva Agneta Axnér, DVM, PhD, DECAR**
Professor
Department of Clinical Sciences
Swedish University of Agricultural
 Sciences
Uppsala, Sweden

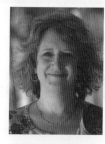

**Ellen N. Behrend, VMD, PhD, DACVIM (Small Animal Internal Medicine)**
Joezy Griffin Professor
Department of Clinical Sciences
Auburn University
Auburn, Alabama

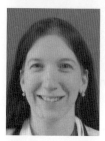

**Kerry Smith Bailey, DVM, DACVIM (Neurology)**
Staff Neurologist
Neurology
Oradell Animal Hospital
Ramsey, New Jersey

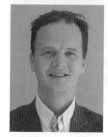

**Niek J. Beijerink, DVM, PhD, DECVIM (Cardiology)**
Senior Lecturer
School of Life and Environment Sciences,
 Faculty of Veterinary Science
University of Sydney
Sydney, NSW, Australia

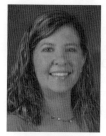

**Elizabeth A. Ballegeer, BS, DVM, DACVR**
Assistant Professor, Diagnostic Imaging
College of Veterinary Medicine
Michigan State University
East Lansing, Michigan;
IDEXX Telemedicine Consultants
Westbrook, Maine

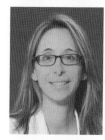

**Marie-Claude Bélanger, DMV, MSc, DACVIM (Small Animal Internal Medicine)**
Professor of Small Animal Internal
 Medicine and Cardiology
Clinical Sciences
University of Montreal
St-Hyacinthe, Quebec, Canada

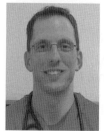

**Matthew W. Beal, DVM, DACVECC**
Professor
Emergency & Critical Care Medicine
Department of Small Animal Clinical
 Sciences
College of Veterinary Medicine
Michigan State University
East Lansing, Michigan

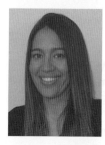

**Elsa Beltran, Ldo Vet, DECVN, MRCVS**
Lecturer in Veterinary Neurology and
 Neurosurgery
Department of Clinical Science and
 Services
The Royal Veterinary College, University
 of London
North Mymms, Hatfield, United Kingdom

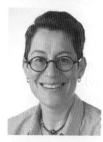

**Julia A. Beatty, BSc (Hons), BVetMed, PhD, FANZCVSc (Feline Medicine)**
Professor of Feline Medicine
Faculty of Veterinary Science
University of Sydney
Sydney, NSW, Australia

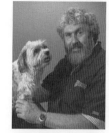

**Peter Bennett, BVSc, FANZCVS, DACVIM (Oncology, Small Animal Internal Medicine)**
Clinical Specialist in Oncology and Small
 Animal Medicine
Veterinary Teaching Hospital Sydney
University of Sydney
Sydney, NSW, Australia

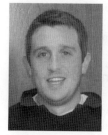

**David P. Beehan, MVB (Hons), MS, DACT**
Veterinary Inspector
Irish Department of Agriculture, Food and
 the Marine
Dublin, Ireland

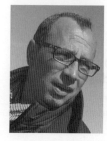

**Emmanuel Bensignor, DVM, DECVD, DESV (Dermatology)**
Dermatology
Clinique La Boulais
Rennes-Cesson, France;
Dermatology
Veterinary Clinic Paris 3
Paris, France;
Dermatology
Veterinary Hospital Atlantia
Nantes, France

Tratado de Medicina Interna Veterinária: Doenças do Cão e do Gato

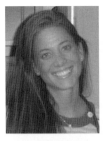

**Allyson C. Berent, DVM, DACVIM (Small Animal Internal Medicine)**
Staff Veterinarian, Interventional Radiology/Medicine
Director of Interventional Endoscopy
The Animal Medical Center
New York, New York

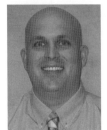

**Darren Berger, DVM, DACVD**
Assistant Professor of Dermatology
Veterinary Clinical Sciences
Iowa State University
Ames, Iowa

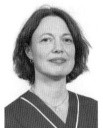

**Annika Bergström, DVM, PhD, DECVS**
Senior Lecturer
Department of Clinical Sciences
Faculty of Veterinary Medicine and Animal Sciences
Uppsala, Sweden

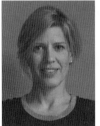

**Alexa M.E. Bersenas, DVM, MS, DACVECC**
Associate Professor
Department of Clinical Studies
Ontario Veterinary College, University of Guelph
Guelph, Ontario, Canada

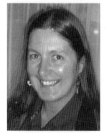

**Sonya V. Bettenay, BVSc (Hons), DEd, FANZCVS, DECVD**
Dermatologie Department
Fachklinik Haas & Link
Germering, Germany

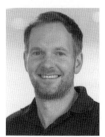

**Nick Bexfield, BVetMed, PhD, DSAM, DECVIM-CA (Internal Medicine), FRSB, AFHEA, MRCVS**
Clinical Associate Professor in Small Animal Medicine and Oncology
School of Veterinary Medicine and Science
University of Nottingham
Sutton Bonington, Leicestershire, United Kingdom

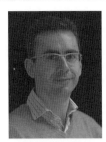

**Frédéric Billen, DVM, MSc, PhD, DECVIM-CA (Internal Medicine)**
Senior Lecturer in Internal Medicine of Companion Animals
Department of Clinical Sciences of Companion Animals and Equine
Faculty of Veterinary Medicine, University of Liege
Liege, Belgium

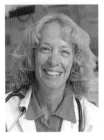

**Barbara J. Biller, DVM, PhD, DACVIM (Oncology)**
Associate Professor of Oncology
Clinical Sciences
Colorado State University
College of Veterinary Medicine and Biomedical Sciences
James L. Voss Veterinary Teaching Hospital
Flint Animal Cancer Center
Fort Collins, Colorado

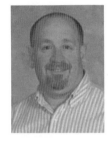

**David S. Biller, DVM, DACVR**
Professor
Department of Clinical Sciences
College of Veterinary Medicine
Kansas State University
Manhattan, Kansas

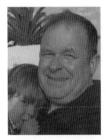

**Vincent C. Biourge, DVM, PhD, DACVN, DECVCN**
Health and Nutrition Scientific Director
R&D
Royal Canin
Aimargues, France

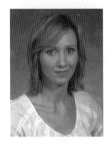

**Petra Bizikova, MVDr, PhD, DECVD, DACVD**
Assistant Professor of Dermatology
Department of Clinical Sciences
North Carolina State University
Raleigh, North Carolina

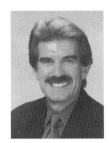

**Byron L. Blagburn, MS, PhD**
Distinguished University Professor
Department of Pathobiology
College of Veterinary Medicine
Auburn University
Auburn, Alabama

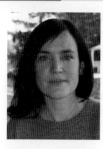

**Shauna Blois, DVM, DVSc, DACVIM (Small Animal Internal Medicine)**
Associate Professor
Clinical Sciences
Ontario Veterinary College, University of Guelph
Guelph, Ontario, Canada

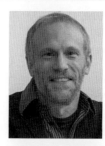

**Søren Boysen, DVM, DACVECC**
Professor
Veterinary Clinical and Diagnostic Sciences
University of Calgary, Faculty of Veterinary Medicine
Calgary, Alberta, Canada

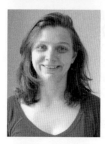

**Amanda K. Boag, MA, VetMB, DECVECC, DACVECC, DACVIM (Small Animal Internal Medicine), FHEA, MRCVS**
Clinical Director
Vets Now
Dunfermline, Fife, United Kingdom

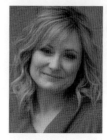

**Christina Alanna Bradbury, DVM, MS, DACVIM (Small Animal Internal Medicine)**
Staff Internist
Vista Veterinary Specialists
Sacramento, California

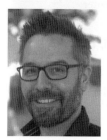

**Manuel Boller, Dr.med.vet., MTR, DACVECC**
Senior Lecturer, Veterinary Emergency and Critical Care
Faculty of Veterinary and Agricultural Sciences
University of Melbourne
Melbourne, Victoria, Australia;
Veterinary Emergency and Critical Care Service
UVet Werribee Hospital
Werribee, Victoria, Australia

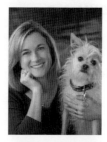

**Allison Bradley, DVM, DACVIM (Small Animal Internal Medicine)**
Small Animal Internal Medicine
VCA Veterinary Specialists of Northern Colorado
Loveland, Colorado

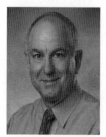

**John D. Bonagura, DVM, MS, DACVIM (Cardiology, Small Animal Internal Medicine)**
Professor Emeritus
Department of Veterinary Clinical Sciences
The Ohio State University
Attending Cardiologist
Cardiology and Interventional Medicine
The Ohio State University Veterinary Medical Center
Columbus, Ohio

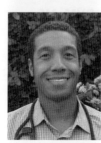

**Fred C. Brewer, IV, DVM, DACVIM (Cardiology)**
Owner
California Pet Cardiology
Long Beach, California

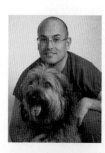

**Juan F. Borrego, DVM, DACVIM (Oncology)**
Head of the Oncology Department
Hospital Aúna Especialidades Veterinarias
Director
Instituto Veterinario de Oncología Comparada
Valencia, Spain

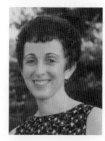

**Marjory B. Brooks, DVM, DACVIM (Small Animal Internal Medicine)**
Director, Comparative Coagulation Section
Population Medicine & Diagnostic Sciences
Animal Health Diagnostic Center, Cornell University
Ithaca, New York

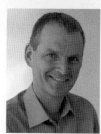

**Adrian Boswood, MA, VetMB, DVC, DECVIM-CA (Cardiology), MRCVS**
Professor of Veterinary Cardiology
Clinical Science and Services
The Royal Veterinary College
London, United Kingdom

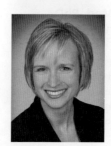

**Ahna G. Brutlag, DVM, MS, DABT, DABVT**
Associate Director of Veterinary Services & Senior Veterinary Toxicologist
Pet Poison Helpline & SafetyCall International, PLLC
Minneapolis, Minnesota;
Adjunct Assistant Professor
Department of Veterinary and Biomedical Sciences
College of Veterinary Medicine, University of Minnesota
St. Paul, Minnesota

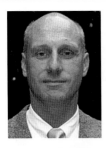

**Steven C. Budsberg, DVM, MS, DACVS**
Director of Clinical Research
Professor
Small Animal Medicine and Surgery
College of Veterinary Medicine, University
 of Georgia
Athens, Georgia

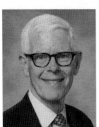

**C.A. Tony Buffington, DVM, PhD, DACVN**
Emeritus Professor
Veterinary Clinical Sciences
The Ohio State University
Columbus, Ohio

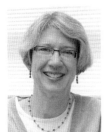

**Shelley Burton, DVM, MSc, DACVP**
Professor of Clinical Pathology
Department of Pathology and
 Microbiology
Atlantic Veterinary College, University of
 Prince Edward Island
Charlottetown, PE, Canada

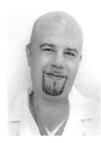

**Christopher G. Byers, DVM, DACVECC, DACVIM (Small Animal Internal Medicine), CVJ**
Medical Director
VCA Midwest Veterinary Specialists of
 Omaha
Omaha, Nebraska

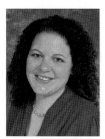

**Julie K. Byron, DVM, MS, DACVIM (Small Animal Internal Medicine)**
Associate Professor-Clinical
Veterinary Clinical Sciences
The Ohio State University
Columbus, Ohio

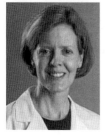

**Mary Beth Callan, VMD, DACVIM (Small Animal Internal Medicine)**
Professor of Medicine
Department of Clinical Studies
School of Veterinary Medicine
University of Pennsylvania
Philadelphia, Pennsylvania

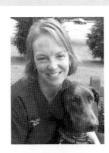

**Amanda Callens, BS, LVT**
Veterinary Technician
BluePearl Veterinary Partners Seattle
Seattle, Washington

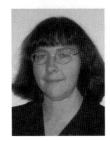

**Karen L. Campbell, DVM, MS, DACVIM (Small Animal Internal Medicine), DACVD**
Adjunct Clinical Professor and
 Dermatology Section Head
MU Veterinary Health Center at Wentzville
University of Missouri College of
 Veterinary Medicine
Columbia, Missouri;
Professor Emerita
Department of Veterinary Clinical Medicine
University of Illinois College of Veterinary
 Medicine
Urbana, Illinois

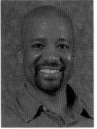

**Stephan Anthony Carey, DVM, PhD, DACVIM (Small Animal Internal Medicine)**
Assistant Professor
Department of Small Animal Clinical
 Sciences, College of Veterinary Medicine
Veterinary Medical Center
Michigan State University
East Lansing, Michigan

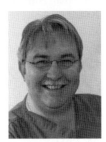

**Didier-Noël Carlotti, Doct-Vét, DECVD (*in memoriam*)**
Clinique Vétérinaire Aquivet, Parc
 d'Activités
Mermoz, Eysines
Bordeaux, France

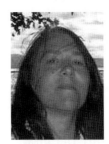

**Margret L. Casal, Dr.med.vet., PhD, DECAR**
Associate Professor of Medical Genetics
School of Veterinary Medicine
University of Pennsylvania
Philadelphia, Pennsylvania

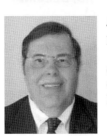

**James L. Catalfamo, MS, PhD**
Department of Population Medicine and
 Diagnostic Sciences
College of Veterinary Medicine
Cornell University
Ithaca, New York

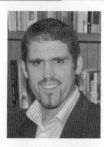

**Nick John Cave, BVSc, MVSc, MANZCVS, PhD, DACVN**
Senior Lecturer in Small Animal Medicine
  and Nutrition
Institute of Veterinary, Animal and
  Biomedical Sciences
Te Kunenga Ki Pūrehuroa
Massey University
Palmerston North, New Zealand

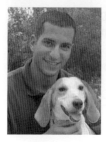

**Serge Chalhoub, DVM, DACVIM (Small Animal Internal Medicine)**
Instructor
Veterinary Clinical and Diagnostic
  Sciences
Faculty of Veterinary Medicine, University
  of Calgary
Calgary, Alberta, Canada

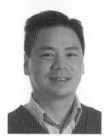

**Daniel L. Chan, DVM, DACVECC, DECVECC, DACVN, FHEA, MRCVS**
Professor of Emergency and Critical Care
  Medicine and Clinical Nutrition
Clinical Science and Services
The Royal Veterinary College, University
  of London
North Mymms, Hertfordshire, United
  Kingdom

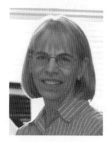

**Marjorie Chandler, DVM, MS, MANZCVS, DACVN, DACVIM (Small Animal Internal Medicine), DECVIM-CA, MRCVS**
Honorary Senior Lecturer in Small Animal
  Medicine and Clinical Nutrition
Internal Medicine
University of Edinburgh
Edinburgh, Scotland, United Kingdom;
Clinical Nutritionist
Clinical Nutrition
Vets Now Referrals
Glasgow, Scotland, United Kingdom

**Valérie Chetboul, DVM, PhD, DECIVM-CA (Cardiology)**
Professor of Cardiology
Alfort Cardiology Unit (UCA)
Centre Hospitalier Universitaire
  Vétérinaire d'Alfort (CHUVA)
Ecole Nationale Vétérinaire d'Alfort
Maisons-Alfort, France

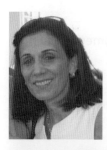

**Cécile Clercx, DVM, PhD, DECVIM-CA (Internal Medicine)**
Professor
Internal Medicine of Companion Animals
Department of Clinical Sciences of
  Companion Animals and Equids
CVU, Companion Animals Pôle
University of Liège
Liege, Belgium

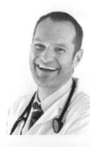

**Craig A. Clifford, DVM, MS, DACVIM (Oncology)**
Director of Clinical Studies
Oncology
Hope Veterinary Specialists
Malvern, Pennsylvania

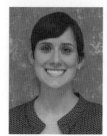

**Martha G. Cline, DVM, DACVN**
Clinical Veterinary Nutritionist
Department of Clinical Nutrition
Red Bank Veterinary Hospital
Tinton Falls, New Jersey

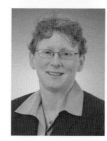

**Joan R. Coates, BS, DVM, MS, DACVIM (Neurology)**
Full Professor
Department of Veterinary Medicine and
  Surgery
Service Leader
Neurology and Neurosurgery Service
Veterinary Health Center (Small Animal
  Hospital), College of Veterinary
  Medicine
University of Missouri
Columbia, Missouri

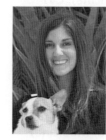

**Sarah Cocker, DVM**
Internal Medicine Resident
Internal Medicine
The Veterinary Specialty Hospital
San Diego, California

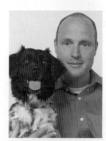

**Ronald Jan Corbee, DVM, PhD, DECVCN**
Assistant Professor
Clinical Sciences of Companion Animals
Utrecht University, Faculty of Veterinary
  Medicine
Utrecht, The Netherlands

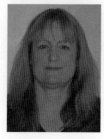

**Susan Cox, RVT, VTS (Small Animal Internal Medicine)**
Small Animal Internal Medicine
  Technician
Small Animal Internal Medicine Service
William R. Pritchard Veterinary Medical
  Teaching Hospital
University of California, Davis
Davis, California

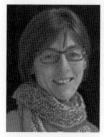

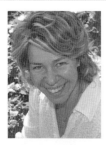

**Sylvie Daminet, DVM, PhD, MSc, DECVIM-CA (Internal Medicine), DACVIM (Small Animal Internal Medicine)**
Professor
Department of Companion Animals
Faculty of Veterinary Medicine
Ghent University
Merelbeke, Belgium

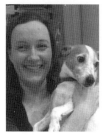

**Lucy J. Davison, MA, VetMB, PhD, DSAM, DECVIM-CA (Internal Medicine), MRCVS**
University Lecturer in Genetics and Small Animal Medicine
Department of Veterinary Medicine
The Queen's Veterinary School Hospital
University of Cambridge
Cambridge, United Kingdom;
Wellcome Trust Veterinary Postdoctoral Fellow
Wellcome Trust Centre for Human Genetics
University of Oxford
Oxford, United Kingdom

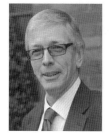

**Michael J. Day, BSc, BVMs (Hons), PhD, DSc, DECVP, FASM, FRCPath, FRCVS**
Professor of Veterinary Pathology
School of Veterinary Sciences
University of Bristol
Langford, North Somerset, United Kingdom

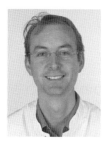

**Jeffrey de Gier, DVM, PhD, DECAR-CA**
Assistant Professor
Department of Clinical Sciences of Companion Animals
Faculty of Veterinary Medicine, Utrecht University
Utrecht, The Netherlands

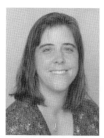

**Armelle de Laforcade, DVM, DACVECC**
Associate Professor
Department of Clinical Sciences
Tufts Cummings School of Veterinary Medicine
North Grafton, Massachusetts

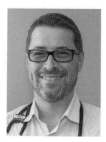

**Louis-Philippe de Lorimier, DVM, DACVIM (Oncology)**
Staff Medical Oncologist
Oncology Service
Centre Vétérinaire Rive-Sud
Brossard, Quebec, Canada

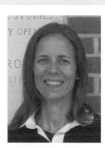

**Luisa De Risio, DMV, MRCVS, PhD, DECVN, European and RCVS Recognized Veterinary Specialist in Neurology**
Head of Neurology/Neurosurgery
Head of Research-Clinics
Neurology/Neurosurgery Service, Center for Small Animal Studies
Animal Health Trust
Newmarket, Suffolk, United Kingdom

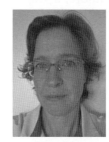

**Hilde de Rooster, DVM, MVM, PhD, DECVS**
Professor Doctor
Small Animal Medicine and Clinical Biology
Faculty of Veterinary Medicine, Ghent University
Merelbeke, Belgium

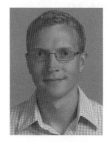

**Jonathan D. Dear, DVM, DACVIM (Small Animal Internal Medicine)**
Assistant Professor of Clinical Internal Medicine
Medicine & Epidemiology
University of California, Davis
Davis, California

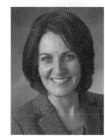

**Camille DeClementi, VMD, DABT, DABVT**
Adjunct Instructor
Department of Veterinary Biosciences
University of Illinois, College of Veterinary Medicine
Urbana, Illinois;
Senior Director
Animal Health Sciences
American Society for the Prevention of Animal Cruelty (ASPCA)
New York, New York

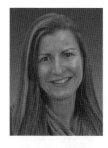

**Amy E. DeClue, DVM, MS, DACVIM (Small Animal Internal Medicine)**
Associate Professor
College of Veterinary Medicine
University of Missouri
Columbia, Missouri

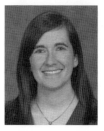

**Andrea Dedeaux, DVM**
Internal Medicine Resident
Department of Veterinary Clinical Sciences
Louisiana State University
Baton Rouge, Louisiana

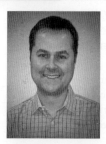

**Sean J. Delaney, DVM, MS, DACVN**
Founder
Balance IT, A DBA of DVM Consulting, Inc.
Davis, California

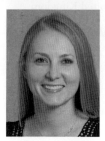

**Ann-Marie Della Maggiore, DVM, DACVIM (Small Animal Internal Medicine)**
Assistant Professor of Clinical Internal Medicine
School of Veterinary Medicine, Department of Medicine and Epidemiology
University of California, Davis
Davis, California

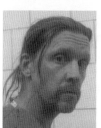

**Curtis W. Dewey, DVM, MS, DACVIM (Neurology), DACVS**
Associate Professor and Section Chief, Neurology/Neurosurgery
Department of Clinical Sciences
Cornell University
Ithaca, New York

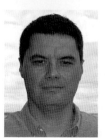

**Ryan M. Dickinson, BA, DVM, DACVP**
Assistant Professor
Department of Veterinary Pathology
Western College of Veterinary Medicine, University of Saskatchewan
Saskatoon, SK, Canada
*Cytology of the Skin and Subcutaneous Tissues*

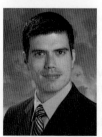

**Pedro Paulo V.P. Diniz, DVM, PhD**
Associate Professor of Small Animal Internal Medicine
College of Veterinary Medicine
Western University of Health Sciences
Pomona, California

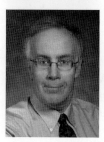

**David C. Dorman, DVM, PhD**
Professor of Toxicology
Department of Molecular Biomedical Sciences
North Carolina State University
Raleigh, North Carolina

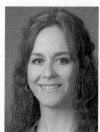

**Katie Douthitt, RVT**
Small Animal Clinic Medicine Services
Veterinary Medicine Teaching Hospital
University of California, Davis
Davis, California

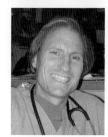

**Kenneth J. Drobatz, DVM, MSCE, DACVIM (Small Animal Internal Medicine), DACVECC**
Professor and Section Chief, Critical Care
School of Veterinary Medicine
Director, Emergency Services
Matthew J. Ryan Veterinary Hospital
University of Pennsylvania
Philadelphia, Pennsylvania

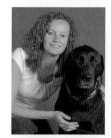

**Marilyn E. Dunn, DMV, MVSc, DACVIM (Small Animal Internal Medicine)**
Professor
Department of Clinical Sciences
University of Montreal
St-Hyacinthe, Quebec, Canada

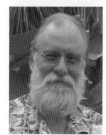

**David A. Dzanis, DVM, PhD, DACVN**
Chief Executive Officer
Regulatory Discretion, Inc.
Santa Clarita, California

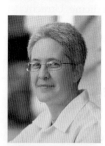

**Melissa L. Edwards, DVM, DACVECC**
Douglas, Alaska

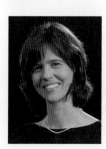

**Laura Eirmann, DVM, DACVN**
Clinical Nutritionist
Nutrition
Oradell Animal Hospital
Paramus, New Jersey;
Veterinary Communications Manager
Nestlé Purina PetCare
St. Louis, Missouri

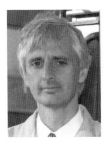
**Gary C.W. England, BVetMed, PhD, DVetMed, DVR, DVRep, DECAR, DACT, FHEA, FRCVS**
Foundation Dean & Professor of
  Comparative Veterinary Reproduction
School of Veterinary Medicine & Science
University of Nottingham
Loughborough, Leicestershire, United
  Kingdom

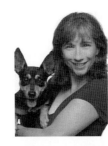
**Deborah M. Fine-Ferreira, DVM, MS, DACVIM (Cardiology)**
Cardiologist
Ali'i Veterinary Hospital
Kailua-Kona, Hawaii;
Cardiologist
Veterinary Emergency and Referral Center
Honolulu, Hawaii

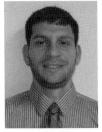
**Steven Epstein, DVM, DACVECC**
Assistant Professor of Clinical Small
  Animal Emergency and Critical Care
Department of Surgical and Radiological
  Sciences
University of California, Davis
Davis, California

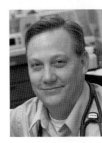
**Daniel John Fletcher, PhD, DVM, DACVECC**
Associate Professor of Emergency and
  Critical Care
Clinical Sciences
Cornell University College of Veterinary
  Medicine
Ithaca, New York

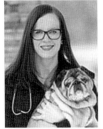
**Chelsie Estey, MSc, DVM, DACVIM (Neurology)**
Neurology/Neurosurgery Service
Upstate Veterinary Specialties
Latham, New York

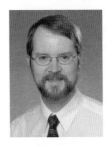
**Peter Foley, MSc, DVM, DACVIM (Small Animal Internal Medicine)**
Assistant Professor
Department of Companion Animals
Atlantic Veterinary College
University of Prince Edward Island
Charlottetown, PE, Canada

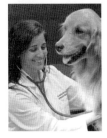
**Amara H. Estrada, DVM, DACVIM (Cardiology)**
Associate Professor and Associate Chair
  for Instruction
Department of Small Animal Clinical
  Sciences
Director of Teaching Academy
College of Veterinary Medicine
University of Florida
Gainesville, Florida

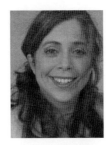
**Yaiza Forcada, DVM, PhD, DECVIM-CA (Internal Medicine)**
Lecturer in Small Animal Internal
  Medicine
Clinical Sciences and Services
The Royal Veterinary College
North Mymms, Hertfordshire, United
  Kingdom

**Amy Farcas, DVM, MS, DACVN**
Owner, Veterinary Nutritionist
Veterinary Nutrition Care
San Carlos, California

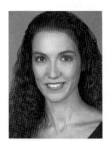

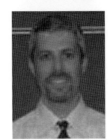
**Marnin A. Forman, DVM, DACVIM (Small Animal Internal Medicine)**
Head of Internal Medicine, Staff Internist
Internal Medicine
Cornell University Veterinary Specialists
Stamford, Connecticut

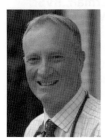
**Luca Ferasin, DVM, PhD, CertVC, PGCert (HE), DECVIM-CA (Cardiology), GPCert (B&PS), MRCVS**
European & RCVS Specialist in
  Cardiology
CVS Referrals
Cardiology
Lumbry Park Veterinary Specialists
Alton, Hampshire, United Kingdom
*Coughing*

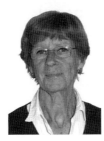
**Catharina Linde Forsberg, DVM, PhD, DECAR**
Professor Emeritus of Small Animal
  Reproduction
Department of Clinical Sciences,
Division of Reproduction
Swedish University of Agricultural
  Sciences
Private Company
Uppsala, Sweden

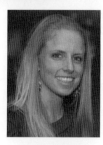

**Amanda Foskett, DVM**
Resident, Medical Oncology
The Oncology Service, LLC
Washington, DC

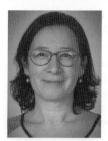

**Sara Galac, DVM, PhD**
Assistant Professor
Clinical Sciences of Companion Animals
Faculty of Veterinary Medicine, Utrecht
  University
Utrecht, The Netherlands

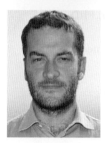

**Federico Fracassi, DVM, PhD,
DECVIM-CA (Internal Medicine)**
Professor
Department of Veterinary Medical
  Sciences
School of Agriculture and Veterinary
  Medicine
Bologna, Italy

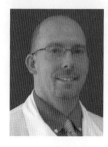

**Alex Gallagher, DVM, MS, DACVIM
(Small Animal Internal Medicine)**
Clinical Assistant Professor
Small Animal Clinical Sciences
University of Florida College of Veterinary
  Medicine
Gainesville, Florida

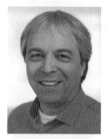

**Thierry Francey, DVM, DACVIM
(Small Animal Internal Medicine),
DECVIM-CA (Internal Medicine)**
Department of Clinical Veterinary
  Medicine
University of Bern
Bern, Switzerland

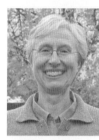

**Rosalind M. Gaskell, BVSc, PhD,
MRCVS**
Professor (Emeritus) and Honorary Fellow
School of Veterinary Science
University of Liverpool, Leahurst Campus
Neston, Cheshire, United Kingdom

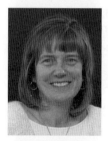

**Diane Frank, DVM, DACVB**
Professor (Behavioral Medicine)
Clinical Sciences
Université de Montréal
St-Hyacinthe, Quebec, Canada

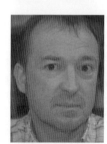

**Olivier Gauthier, DVM, MSc, PhD**
Professor of Small Animal Surgery and
  Dentistry
Small Animal Surgery
Oniris Nantes-Atlantic College of
  Veterinary Medicine, Food Science and
  Engineering
Nantes, France

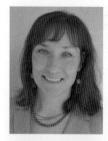

**Angela E. Frimberger, BS, VMD,
DACVIM (Oncology), MACVSc**
Director
Veterinary Oncology Consultants
Wauchope, NSW, Australia

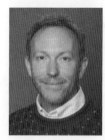

**James S. Gaynor, DVM, MS,
DACVAA, DAAPM**
Medical Director
Peak Performance Veterinary Group
Breckenridge, Colorado;
Medical Director
Animal Emergency Care Centers
Colorado Springs, Colorado

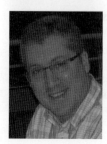

**Jason W. Gagné, DVM, DACVN**
Senior Manager, Veterinary Technical
  Marketing
Nestlé Purina PetCare
St. Louis, Missouri

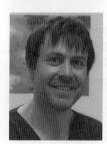

**Alexander James German, BVSc,
PhD, CertSAM, DECVIM-CA
(Internal Medicine), MRCVS**
Reader in Small Animal Medicine
Institute of Ageing and Chronic Disease
School of Veterinary Science
University of Liverpool
Neston, Merseyside, United Kingdom

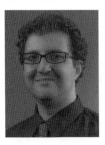

**Alireza A. Gorgi, DVM, DACVIM (Neurology)**
Department Head, Neurology/
 Neurosurgery
VCA West Coast Specialty & Emergency
 Animal Hospital
Fountain Valley, California;
Associate Clinical Professor
Western University of Health Sciences
 College of Veterinary Medicine
Pomona, California

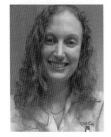

**Susan A. Gottlieb, BVSc (Hons), BSc(vet), BAppSc, MANZCVS**
Veterinarian
The Cat Clinic
Brisbane, Queensland, Australia

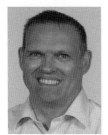

**Peter A. Graham, BVMS, PhD, CertVR, DECVCP, MRCVS**
Clinical Associate Professor
School of Veterinary Medicine and Science
University of Nottingham
Sutton Bonington, Leicestershire, United
 Kingdom

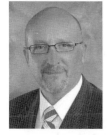

**Thomas K. Graves, DVM, PhD, DACVIM (Small Animal Internal Medicine)**
Dean and Professor
College of Veterinary Medicine
Midwestern University
Glendale, Arizona

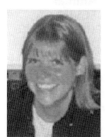

**Amy M. Grooters, DVM, DACVIM (Small Animal Internal Medicine)**
Professor
Companion Animal Medicine
Louisiana State University
Baton Rouge, Louisiana

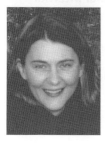

**Sophie Alexandra Grundy, BVSc (Hons), MANZCVS, DACVIM (Small Animal Internal Medicine)**
Internal Medicine Consultant
IDEXX Laboratories, Inc.
Westbrook, Maine

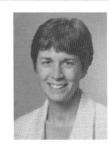

**Lynn F. Guptill, DVM, PhD, DACVIM (Small Animal Internal Medicine)**
Associate Professor
Department of Veterinary Clinical
 Services
Purdue University
West Lafayette, Indiana

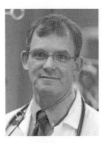

**Tim B. Hackett, DVM, MS, DACVECC**
Professor of Emergency and Critical Care
 Medicine
Department of Clinical Sciences
Colorado State University
Fort Collins, Colorado

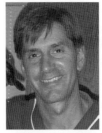

**Jens Häggström, DVM, PhD, DECVIM-CA (Cardiology)**
Professor
Department of Clinical Sciences
Faculty of Veterinary Medicine and
 Animal Science
The Swedish University of Agricultural
 Sciences
Uppsala, Sweden

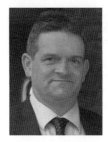

**Edward James Hall, MA, VetMB, PhD**
Professor of Small Animal Medicine
School of Veterinary Sciences
University of Bristol
Langford, Bristol, United Kingdom

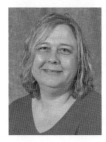

**Meri F. Hall, RVT, LVT, CVT, LATG, VTS (Small Animal Internal Medicine)**
Veterinary Technician
Internal Medicine
Veterinary Specialty Hospital
Palm Beach Gardens, Florida

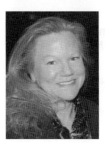

**Cathleen A. Hanlon, VMD, PhD, DACVPM**
Team Lead, Rabies; WHO Collaborating
 Center Head; OIE Expert (Retired)
Division of High Consequence Pathogens
 and Pathology
Centers for Disease Control and
 Prevention
Atlanta, Georgia

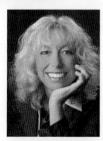

**Katrin Hartmann, Dr.med.vet., Dr.habil., DECVIM-CA (Internal Medicine)**
Professor
Head of Clinic of Small Animal Medicine
Director of Centre of Clinical Veterinary Medicine
Ludwig-Maximilian-Universitaet
Munich, Germany

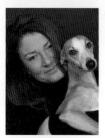

**Camilla Heinze, DVM, RHD**
Dyrlaege Camilla Heinze ApS
Karlslunde, Denmark

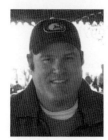

**Eric J. Herrgesell, DVM, DACVR**
Partner
Veterinary Medical Imaging
Sacramento, California

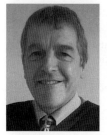

**Michael E. Herrtage, MA, BVSc, DVSc, DVR, DVD, DSAM, DECVIM-CA (Internal Medicine), DECVDI, MRCVS**
Professor of Small Animal Medicine
Department of Veterinary Medicine
University of Cambridge
Cambridge, Cambridgeshire, United Kingdom

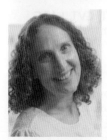

**Rebecka S. Hess, DVM, DACVIM (Small Animal Internal Medicine)**
Professor of Internal Medicine
Chief, Section of Medicine
Department of Clinical Studies, Philadelphia
School of Veterinary Medicine
University of Pennsylvania
Philadelphia, Pennsylvania

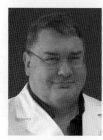

**Richard C. Hill, MA, VetMB, PhD, DACVIM (Small Animal Internal Medicine), DACVN, MRCVS**
Associate Professor
Department of Small Animal Clinical Sciences
University of Florida, College of Veterinary Medicine
Gainesville, Florida

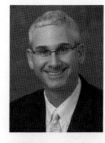

**Daniel F. Hogan, DVM, DACVIM (Cardiology)**
Professor, Cardiology
Veterinary Clinical Sciences
College of Veterinary Medicine, Purdue University
West Lafayette, Indiana

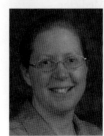

**Kate Hopper, BVSc, PhD, DACVECC**
Associate Professor of Small Animal Emergency & Critical Care
Veterinary Surgical and Radiological Sciences
University of California, Davis
Davis, California

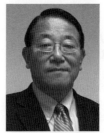

**Takuo Ishida, DVM, PhD, DJCVP**
Medical Director
Akasaka Animal Hospital
Minatoku, Tokyo, Japan;
President
Japanese Board of Veterinary Practitioners
Shibuyaku, Tokyo, Japan

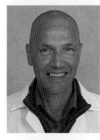

**Nicholas Jeffery, BVSc, PhD, MSc, DECVN, DECVS, DSAS, FRCVS**
Professor, Neurology and Neurosurgery
Veterinary Clinical Sciences
Texas A&M University
College Station, Texas

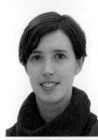

**Rosanne Jepson, BVSc, MVetMed, PhD, DACVIM (Small Animal Internal Medicine), DECVIM-CA (Internal Medicine), FHEA, MRCVS**
Lecturer in Small Animal Internal Medicine
Clinical Sciences and Services
Royal Veterinary College
London, United Kingdom

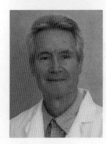

**Albert Earl Jergens, DVM, PhD, DACVIM (Small Animal Internal Medicine)**
Professor
Department of Veterinary Clinical Sciences
College of Veterinary Medicine
Iowa State University
Ames, Iowa

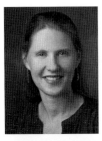

**Jennifer L. Johns, DVM, PhD, DACVP (Clinical Pathology)**
Assistant Professor
Comparative Medicine
Stanford University School of Medicine
Stanford, California

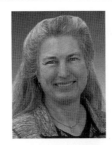

**Marie E. Kerl, DVM, MPH, DACVIM (Small Animal Internal Medicine), DACVECC**
Teaching Professor
Veterinary Medicine and Surgery
University of Missouri
Columbia, Missouri

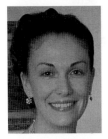

**Andrea N. Johnston, DVM, DACVIM (Small Animal Internal Medicine)**
Molecular Biology
University of Texas Southwestern Medical Center
Dallas, Texas

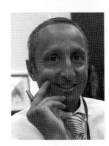

**Chand Khanna, DVM, PhD, DACVIM (Oncology), DACVP (Hon)**
Chief Science Officer
Ethos Veterinary Health
Woburn, Massachusetts;
The Oncology Service
President
Ethos Discovery
Washington, DC

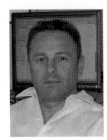

**Ron Johnson, DVM, PhD, DACVCP**
Associate Professor
Biomedical Sciences
University of Guelph
Guelph, Ontario, Canada

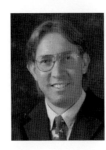

**Peter P. Kintzer, DVM, DACVIM (Small Animal Internal Medicine)**
Field Medical Specialist Manager
CAG Medical Organization
IDEXX Laboratories
Westbrook, Maine

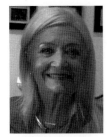

**Dinah G. Jordan, BSPh, RPh, PharmD, DICVP**
Chief of Pharmacy Services and Clinical Professor, Retired
College of Veterinary Medicine
Mississippi State University
Starkville, Mississippi

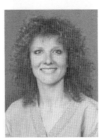

**Karen Lynne Kline, DVM, MS, DACVIM (Neurology)**
Staff Neurologist
Department of Neurology
VCA Veterinary Specialty Center of Seattle
Lynnwood, Washington

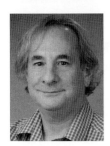

**Philip H. Kass, DVM, MPVM, MS (Statistics), PhD (Epidemiology), DACVPM (Specialty in Epidemiology)**
Professor of Analytic Epidemiology
Population Health and Reproduction, School of Veterinary Medicine
University of California, Davis
Davis, California

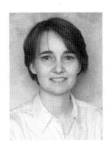

**Amie Koenig, DVM, DACVIM (Small Animal Internal Medicine), DACVECC**
Associate Professor of Emergency and Critical Care
Department of Small Animal Medicine and Surgery
College of Veterinary Medicine, University of Georgia
Athens, Georgia

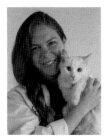

**Eileen Kenney, DVM, DACVECC**
Criticalist
Emergency/Critical Care
VCA West Los Angeles Animal Hospital
Los Angeles, California

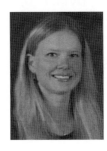

**Amy M. Koenigshof, DVM, MS, DACVECC**
Assistant Professor, Emergency and Critical Care Medicine
Small Animal Clinical Sciences
Michigan State University
East Lansing, Michigan

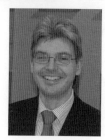

**Hans S. Kooistra, DVM, PhD, DECVIM-CA (Internal Medicine)**
Associate Professor
Department of Clinical Sciences of
 Companion Animals
University of Utrecht
Utrecht, The Netherlands

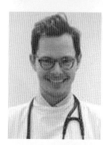

**Peter Hendrik Kook, PD, Dr.med. vet., DACVIM (Small Animal Internal Medicine), DECVIM-CA (Internal Medicine)**
Privatdozent
Clinic for Small Animal Internal Medicine
Vetsuisse Faculty, University of Zurich
Zurich, Switzerland

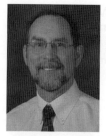

**John M. Kruger, DVM, PhD, DACVIM (Small Animal Internal Medicine)**
Professor, Internal Medicine
Small Animal Clinical Sciences
Michigan State University
East Lansing, Michigan

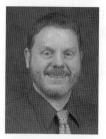

**Butch KuKanich, DVM, PhD, DACVCP**
Professor of Pharmacology
Department of Anatomy and Physiology
Kansas State University
Manhattan, Kansas

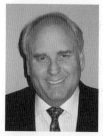

**W. Douglas Kunz, MS, DVM**
Medical Director
VCA Desert Animal Medical Hospital
Palm Springs, California

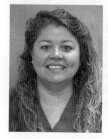

**Michelle Anne Kutzler, DVM, PhD, DACT**
Associate Professor of Companion Animal
 Industries
Animal and Rangeland Sciences
Oregon State University
Corvallis, Oregon

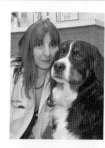

**Mary Anna Labato, DVM, DACVIM (Small Animal Internal Medicine)**
Clinical Professor
Section Head, Small Animal Medicine
Department of Clinical Sciences
Staff Veterinarian
Foster Hospital
Cummings School of Veterinary Medicine
Tufts University
North Grafton, Massachusetts

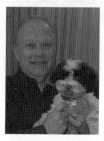

**Gary Landsberg, DVM, DACVB, DECAWBM (Companion Animals)**
Veterinary Behaviourist
North Toronto Veterinary Behavior
 Specialty Clinic
Thornhill, Ontario, Canada;
Vice President, Veterinary Affairs
CanCog Technologies
Toronto, Ontario, Canada

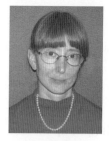

**Cathy E. Langston, DVM, DACVIM (Small Animal Internal Medicine)**
Associate Professor
Veterinary Clinical Sciences
College of Veterinary Medicine
The Ohio State University
Columbus, Ohio

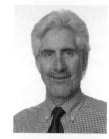

**Michael R. Lappin, DVM, PhD, DACVIM (Small Animal Internal Medicine)**
Professor
Department of Clinical Science
College of Veterinary Medicine and
 Biomedical Sciences
Colorado State University
Fort Collins, Colorado

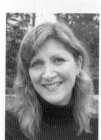

**Jennifer Larsen, DVM, PhD, DACVN**
Veterinary Medicine, Molecular
 Biosciences
School of Veterinary Medicine
University of California, Davis
Davis, California

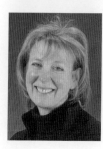

**Martha Moon Larson, DVM, MS, DACVR**
Professor
Department of Small Animal Clinical
 Sciences
Virginia-Maryland College of Veterinary
 Medicine
Virginia Polytechnic Institute and State
 University
Blacksburg, Virginia

Tratado de Medicina Interna Veterinária: Doenças do Cão e do Gato  xxvii

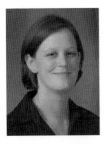

**Patty Lathan, VMD, MS, DACVIM (Small Animal Internal Medicine)**
Associate Professor, Small Animal Internal Medicine
Department of Clinical Sciences
Mississippi State University College of Veterinary Medicine
Mississippi State, Mississippi

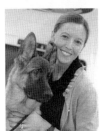

**Jessica Lawrence, DVM, DACVIM (Oncology), DACVR (Radiation Oncology), MRCVS**
Head of Oncology and Senior Lecturer in Oncology
Royal (Dick) School of Veterinary Studies
Easter Bush Campus, University of Edinburgh
Edinburgh, Scotland, United Kingdom;
Associate Professor of Radiation Oncology
Department of Veterinary Clinical Sciences
University of Minnesota, College of Veterinary Medicine
St. Paul, Minnesota

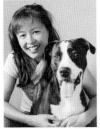

**Justine A. Lee, DACVECC, DABT**
VETgirl, LLC
St. Paul, Minnesota

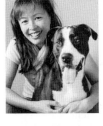

**Tekla M. Lee-Fowler, DVM, MS, DACVIM (Small Animal Internal Medicine)**
Assistant Professor
College of Veterinary Medicine
Auburn University
Auburn, Alabama

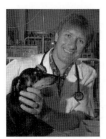

**Andrew Lambert Leisewitz, BVSc, MMedVet(Med), PhD, DECVIM-CA (Internal Medicine)**
Professor
Companion Animal Clinical Studies
University of Pretoria
Pretoria, Gauteng, South Africa

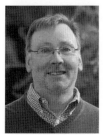

**David Levine, PT, PhD, DPT, DABPTS (Orthopedics), CCRP, Cert. DN**
Professor and Walter M. Cline Chair of Excellence in Physical Therapy
Physical Therapy
The University of Tennessee at Chattanooga
Chattanooga, Tennessee

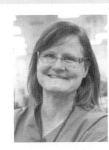

**Julie K. Levy, DVM, PhD, DACVIM (Small Animal Internal Medicine)**
Professor
Maddie's Shelter Medicine Program
College of Veterinary Medicine
University of Florida
Gainesville, Florida

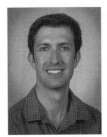

**Jonathan Andrew Lidbury, BVMS, MRCVS, PhD, DACVIM (Small Animal Internal Medicine), DECVIM-CA (Internal Medicine)**
Assistant Professor of Small Animal Internal Medicine
Gastrointestinal Laboratory Associate
Director of Clinical Services
Veterinary Small Animal Clinical Sciences
Texas A&M University
College Station, Texas

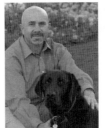

**David Lipsitz, DVM, DACVIM (Neurology)**
Staff Neurologist
Neurology
Veterinary Specialty Hospital of San Diego
San Diego, California

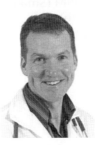

**Julius M. Liptak, BVSc, MVetClinStud, FACVSc, DACVS, DECVS**
Small Animal Surgeon and Surgical Oncologist
Alta Vista Animal Hospital
Ottawa, Ontario, Canada

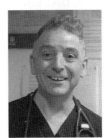

**Christopher Little, BVMS, PhD, DVC, MRCVS**
Veterinarian
Barton Veterinary Hospital
Canterbury, Kent, United Kingdom

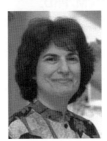

**Meryl P. Littman, VMD, DACVIM (Small Animal Internal Medicine)**
Professor of Medicine
Clinical Studies—Philadelphia
University of Pennsylvania School of Veterinary Medicine
Philadelphia, Pennsylvania

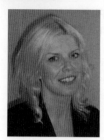

**Ingrid Ljungvall, DVM, PhD**
Associate Professor
Department of Clinical Sciences
Swedish University of Agricultural
 Sciences
Uppsala, Sweden

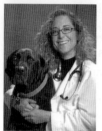

**Cheryl London, DVM, PhD, DACVIM (Oncology)**
Research Professor
Molecular Research Institute, Tufts
 Medical Center
Cummings School of Veterinary Medicine,
 Tufts University
Associate Faculty Professor
College of Veterinary Medicine
The Ohio State University
Columbus, Ohio

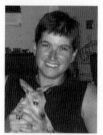

**Cheryl Lopate, MS, DVM, DACT**
Co-Owner and Clinical Veterinarian
Reproductive Revolutions
Aurora, Oregon;
Co-Owner and Clinical Veterinarian
Wilsonville Veterinary Clinic
Wilsonville, Oregon

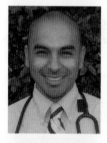

**Julio López, DVM, DACVIM (Small Animal Internal Medicine)**
Staff Internist
Studio City Animal Hospital
Los Angeles, California

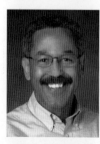

**Jody P. Lulich, DVM, PhD, DACVIM (Small Animal Internal Medicine)**
Professor
Minnesota Urolith Center
University of Minnesota
St. Paul, Minnesota

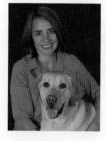

**Kristin MacDonald, DVM, PhD, DACVIM (Cardiology)**
Veterinary Cardiologist
VCA Animal Care Center of Sonoma
Rohnert Park, California

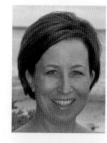

**Valerie MacDonald, BSc, DVM, DACVIM (Oncology)**
Associate Professor
Department of Small Animal Clinical
 Sciences
Western College of Veterinary
 Medicine, University of Saskatchewan
Saskatoon, SK, Canada

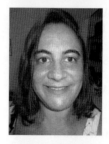

**Lúcia Daniel Machado da Silva, DVM, PhD**
Professor
Laboratory of Carnivores Reproduction
Veterinary Faculty
State University of Ceará
Fortaleza, Ceará, Brazil

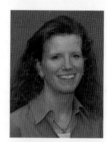

**Catriona M. MacPhail, DVM, PhD, DACVS**
Associate Professor, Small Animal Surgery
Department of Clinical Sciences
Small Animal Chief Medical Officer
Veterinary Teaching Hospital
Colorado State University
Fort Collins, Colorado

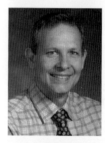

**Denis J. Marcellin-Little, DEDV, DACVS, DECVS**
Professor, Orthopedic Surgery
Department of Clinical Sciences
College of Veterinary Medicine, North
 Carolina State University
Raleigh, North Carolina

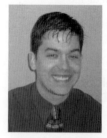

**Christopher L. Mariani, DVM, PhD, DACVIM (Neurology)**
Associate Professor of Neurology and
 Neurosurgery
Clinical Sciences
Director, Comparative
Neuroimmunology and Neurooncology
 Laboratory
North Carolina State University
Raleigh, North Carolina

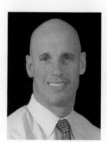

**Stanley Leon Marks, BVSc, PhD, DACVIM (Small Animal Internal Medicine, Oncology), DACVN**
Professor
Department of Medicine and
 Epidemiology
School of Veterinary Medicine
University of California, Davis
Davis, California

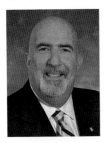

**Steven L. Marks, BVSc, MS, MRCVS, DACVIM (Small Animal Internal Medicine)**
Associate Dean and Director of Veterinary
  Medical Services
North Carolina State University
Raleigh, North Carolina

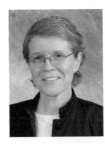

**Margaret C. McEntee, DVM, DACVIM (Oncology), DACVR(RO)**
Alexander de Lahunta Chair of Clinical
  Sciences, Professor of Oncology
Department of Clinical Sciences
College of Veterinary Medicine
Cornell University
Ithaca, New York

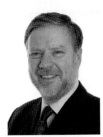

**Mike Martin, MVB, DVC, MRCVS**
Specialist Veterinary Cardiologist
Willows Referral Centre and Referral
  Service
Shirley, Solihull, West Midlands,
United Kingdom

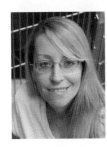

**Maureen McMichael, DVM, DACVECC**
Professor
Veterinary Clinical Medicine
University of Illinois
Urbana, Illinois

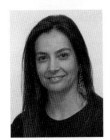

**Ana Martins-Bessa, DVM, PhD**
Professor
Department of Veterinary Sciences
Veterinary Teaching Hospital
University of Tras-os-Montes e Alto Douro,
  UTAD
Vila Real, Portugal

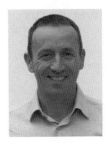

**Carlos Melián, DVM, PhD**
Director
Department of Veterinary Teaching
  Hospital
Universidad de Las Palmas de Gran
  Canaria
Clínica Veterinaria Atlántico
Las Palmas de Gran Canaria, Spain

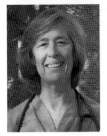

**Karol A. Mathews, DVM, DVSc, DACVECC**
Professor Emerita, Emergency & Critical
  Care Medicine
Department of Clinical Studies
Ontario Veterinary College
University of Guelph
Guelph, Ontario, Canada

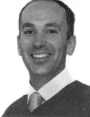

**Richard John Mellanby, BSc, BVMS, PhD, DSAM, DECVIM-CA (Internal Medicine), MRCVS**
Head of Small Animal Medicine
Royal (Dick) School of Veterinary
  Studies and The Roslin Institute
Hospital for Small Animals
The University of Edinburgh
Easter Bush Veterinary Centre
Midlothian, United Kingdom

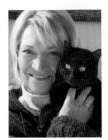

**Glenna E. Mauldin, DVM, MS, DACVIM (Oncology), DACVN**
Staff Veterinarian in Oncology and
  Nutrition
Cancer Centre for Animals
Western Veterinary Specialist and
  Emergency Centre
Clinical Instructor, Distributed
  Veterinary Learning Community
Faculty of Veterinary Medicine
University of Calgary
Calgary, Alberta, Canada

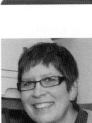

**Linda Merrill, LVT, VTS (AIMVT-Small Animal Internal Medicine & AVTCP-Canine/Feline)**
Executive Director
Academy of Internal Medicine for
  Veterinary Technicians
Seattle Veterinary Associates
Green Lake Animal Hospital
Seattle, Washington

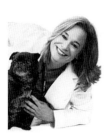

**Elisa M. Mazzaferro, MS, DVM, PhD, DACVECC**
Staff Criticalist
Cornell University Veterinary
  Specialists
Stamford, Connecticut

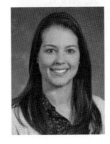

**Kristen Messenger, DVM, DACVAA, DACVCP**
Assistant Professor of Anesthesiology
Molecular Biomedical Science
North Carolina State University
College of Veterinary Medicine
Raleigh, North Carolina

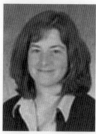
**Kathryn M. Meurs, DVM, PhD, DACVIM (Cardiology)**
Professor, Clinical Sciences
Associate Dean, Research and Graduate Studies
North Carolina State University
College of Veterinary Medicine
Raleigh, North Carolina

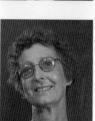
**Kathryn E. Michel, DVM, MS, MSED, DACVN**
Professor of Nutrition
Department of Clinical Studies
School of Veterinary Medicine
University of Pennsylvania
Philadelphia, Pennsylvania

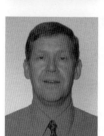
**Darryl L. Millis, MS, DVM, DACVS, CCRP, DACVSMSR**
Professor of Orthopedic Surgery
Small Animal Clinical Sciences
University of Tennessee College of Veterinary Medicine
Knoxville, Tennessee

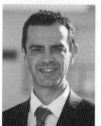
**Luis Miguel Fonte Montenegro, Master's Degree**
Clinical Director, Doctor Surgery
Hospital Veterinário Montenegro
Porto, Portugal

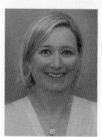
**Carmel T. Mooney, MVB, MPhil, PhD, DECVIM-CA (Internal Medicine), MRCVS**
Associate Professor
University Veterinary Hospital
University College Dublin
Belfield, Dublin, Ireland

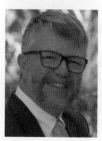
**Antony S. Moore, BVSc, MVSc, DACVIM (Oncology)**
Veterinary Oncology Consultants
Wauchope, NSW, Australia

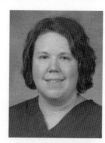
**Sarah A. Moore, DVM, DACVIM (Neurology)**
Associate Professor, Neurology and Neurosurgery
Department of Veterinary Clinical Sciences
The Ohio State University
Columbus, Ohio

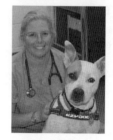
**Lisa Moses, VMD, DACVIM (Small Animal Internal Medicine)**
Pain Medicine Service
Angell Animal Medical Center
Fellow in Medical Ethics
Center for Bioethics
Harvard Medical School
Boston, Massachusetts

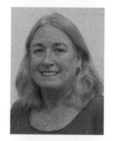
**Jane D. Mount, MS, PhD**
Research Fellow
Pathobiology
Auburn University
Auburn, Alabama

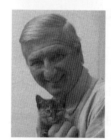
**Ralf S. Mueller, Dr.med.vet., Dr.habil., DACVD, FANZCVSc, DECVD**
Professor
Center of Clinical Veterinary Medicine
Clinic of Small Animal Medicine
Ludwig Maximilian University of Munich
Munich, Germany

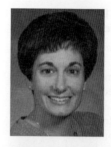
**Karen R. Muñana, DVM, MS, DACVIM (Neurology)**
Professor, Neurology
Department of Clinical Sciences
North Carolina State University
College of Veterinary Medicine
Raleigh, North Carolina

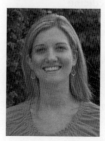
**Laura A. Nafe, DVM, MS, DACVIM (Small Animal Internal Medicine)**
Assistant Professor, Small Animal Internal Medicine
Veterinary Clinical Sciences
Oklahoma State University
Stillwater, Oklahoma

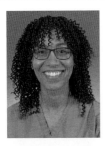

**Thandeka Roseann Ngwenyama, DVM, DACVECC**
Clinical Assistant Professor of Emergency
 and Critical Care
Veterinary Clinical Sciences
Washington State University
Pullman, Washington

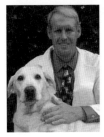

**Brook A. Niemiec, DAVDC, DEVDC, Fellow AVD**
Chief of Staff
Dentistry
Southern California Veterinarian
Dental Specialties & Oral Surgery
Founding Consultant, VetDentalRad.com
President, Practical Veterinary Publishing
Lead Instructor, San Diego Veterinary
 Dental Training Center
San Diego, California

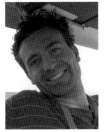

**Stijn J.M. Niessen, DVM, PhD, DECVIM-CA (Internal Medicine), PGCVIM, PGCVetEd, FHEA, MRCVS**
Senior Lecturer and Co-Head, Small
 Animal Internal Medicine
Clinical Science and Services
Director, Feline Diabetic Remission Clinic
Royal Veterinary College
London, United Kingdom;
Research Associate
Diabetes Research Group
Newcastle Medical School
Newcastle-upon-Tyne, Tyne and Wear,
 United Kingdom;
Consultant, Endocrinology
Veterinary Information Network
Davis, California

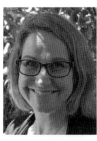

**Carolyn R. O'Brien, BVSc, MVetClinStud, FANZCVS (Feline Medicine)**
PhD Candidate
Faculty of Veterinary and Agricultural
 Sciences
University of Melbourne
Registered Specialist in Feline Medicine
Melbourne Cat Vets
Parkville, Victoria, Australia

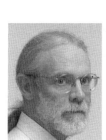

**Dennis P. O'Brien, DVM, PhD, DACVIM (Neurology)**
Chancellor's Chair in Comparative
 Neurology
Department of Veterinary Medicine &
 Surgery
University of Missouri
Neurology & Neurosurgery Service
Veterinary Health Center
Columbia, Missouri

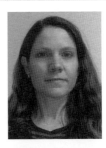

**Mauria O'Brien, DVM, DACVECC**
Clinical Associate Professor
Veterinary Clinical Medicine
University of Illinois
Urbana, Illinois

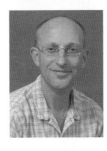

**Robert T. O'Brien, DVM, MS, ACVR**
Department of Veterinary Clinical
 Medicine
Director of Imaging, Epica Medical
 Innovations
Staff Radiologist, Oncura Partners
Diagnostics, LLC
Nobleboro, Maine

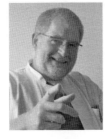

**Gerhard Ulrich Oechtering, Dr.med. vet.habil., DECVAA**
Professor
Small Animal Department—Ear, Nose and
 Throat Unit
University of Leipzig
Leipzig, Saxony, Germany

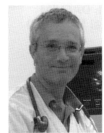

**Dan G. Ohad, DVM, PhD, DACVIM (Cardiology), DECVIM-CA (Cardiology)**
Clinical Senior Lecturer in Cardiology
Koret School of Veterinary Medicine
Robert H. Smith Faculty of Agriculture,
 Food and Environment
Hebrew University of Jerusalem
Rehovot, Israel

**Carl A. Osborne, DVM, PhD, DACVIM**
Veterinary Clinical Sciences Department
College of Veterinary Medicine
University of Minnesota
St. Paul, Minnesota

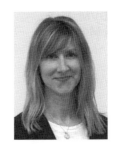

**M. Lynne O'Sullivan, DVM, DVSc, DACVIM (Cardiology)**
Associate Professor
Department of Clinical Studies
Ontario Veterinary College, University of
 Guelph
Guelph, Ontario, Canada

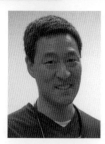

**Mark A. Oyama, DVM, MSCE, DACVIM (Cardiology)**
Professor and Chief, Section of Cardiology
Department of Clinical Studies
University of Pennsylvania
Philadelphia, Pennsylvania

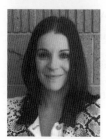

**Caroline Page, BA, VetMB, DACVIM (Small Animal Internal Medicine)**
Page Veterinary Consulting
Huntington Beach, California

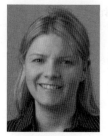

**Carrie A. Palm, DVM, DACVIM (Small Animal Internal Medicine)**
Assistant Professor
Medicine and Epidemiology
University of California, Davis
Davis, California

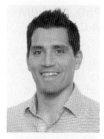

**Douglas Palma, DVM, DACVIM (Small Animal Internal Medicine)**
Staff Internist
Small Animal Internal Medicine
The Animal Medical Center
New York, New York

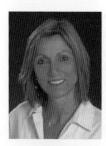

**Manon Paradis, DVM, MVSc, DACVD**
Professor of Dermatology
Department of Clinical Sciences
Faculté de Médecine Vétérinaire,
University of Montreal
St-Hyacinthe, Québec, Canada

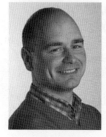

**Dominique Peeters, DVM, PhD, DECVIM-CA (Internal Medicine)**
Professor in Companion Animal Internal
  Medicine
Equine and Companion Animal Clinical
  Sciences
University of Liege
Liege, Belgium

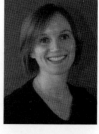

**Sally C. Perea, DVM, MS, DACVN**
Clinical Veterinary Nutritionist
Research and Development
Royal Canin, A Division of MARS, Inc.
Lewisburg, Ohio

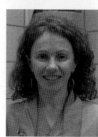

**Dolores Pérez-Alenza, DVM, PhD**
Professor
Animal Medicine and Surgery
Veterinary School, Complutense
University of Madrid
Head of Service
Small Animal Internal Medicine Service,
  Veterinary Teaching
Hospital Complutense
General Secretary, Board Member
AVEPA
Madrid, Spain

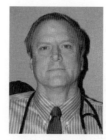

**Michael Peterson, DVM, MS**
Staff Veterinarian
Reid Veterinary Hospital
Albany, Oregon;
Associate Investigator
Viper Institute
University of Arizona
Tucson, Arizona

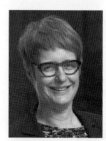

**Christine Piek, DVM, PhD, DECVIM-CA (Internal Medicine)**
Department of Clinical Sciences and
  Companion Animals
Faculty of Veterinary Medicine, Utrecht
  University
Utrecht, The Netherlands

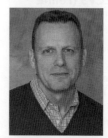

**Simon R. Platt, BVM&S, MRCVS, DACVIM (Neurology), DECVN**
Professor, Neurology and Neurosurgery
Small Animal Medicine and Surgery
College of Veterinary Medicine, University
  of Georgia
Athens, Georgia

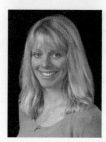

**Rachel E. Pollard, DVM, PhD, DACVR**
Department of Surgical and Radiological
  Sciences
School of Veterinary Medicine
University of California, Davis
Davis, California

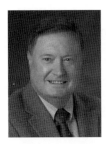

**David James Polzin, DVM, PhD, DACVIM (Small Animal Internal Medicine)**
Professor and Chief of Internal Medicine
Department of Veterinary Clinical
 Sciences
College of Veterinary Medicine
University of Minnesota
St. Paul, Minnesota

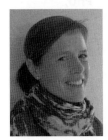

**Nathalie Porters, DVM, MVM, PhD, DECVS**
Professor Doctor
Small Animal Medicine and Clinical
 Biology
Faculty of Veterinary Medicine, Ghent
 University
Merelbeke, Belgium

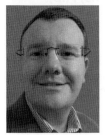

**Simon Lawrence Priestnall, BSc (Hons), BVSc, PhD, PGCert(VetEd), FHEA, DACVP, FRCPath, MRCVS**
Associate Professor of Veterinary
 Anatomic Pathology
Department of Pathology and Pathogen
 Biology
The Royal Veterinary College
Hatfield, Hertfordshire, United Kingdom

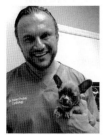

**Robert Prošek, DVM, MS, DACVIM (Cardiology), DECVIM-CA (Cardiology)**
Adjunct Professor of Cardiology
University of Florida
Gainesville, Florida;
President
Cardiopulmonary Medicine and
 Interventional Therapy
Florida Veterinary Cardiology
Miami, Florida

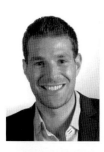

**Yann Queau, DVM, DACVN**
Research and Clinical Nutritionist
Research and Development Center
Royal Canin
Aimargues, France

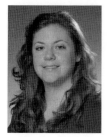

**Oriana Raab, DVM, MVSc, DACVIM (Small Animal Internal Medicine)**
Staff Internist
Internal Medicine
Tufts Veterinary Emergency Treatment and
 Specialties
Walpole, Massachusetts

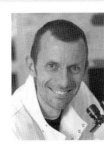

**Alan Radford, BVSc, PhD, MRCVS**
Reader in Infection Biology
Institute of Infection and Global Health
University of Liverpool
Neston, Cheshire, United Kingdom

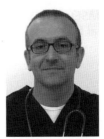

**Juan José Ramos-Plá, DVM, PhD**
Associate Professor
Medicine and Surgery
Cardenal Herrera CEU University
Clínica Veterinaria Vinaroz
Valencia, Spain

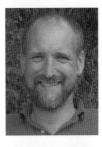

**Ian K. Ramsey, BVSc, PhD, DSAM, DECVIM-CA (Internal Medicine), FHEA, MRCVS**
Professor of Small Animal Medicine
University of Glasgow
Glasgow, Scotland, United Kingdom

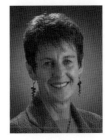

**Jacquie Rand, BVSc (Hons), DVSc (Guelph), DACVIM (Internal Medicine)**
Emeritus Professor
School of Veterinary Science
The University of Queensland
Executive Director and Chief Scientist
Australian Pet Welfare Foundation
Brisbane, Queensland, Australia

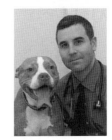

**Kenneth M. Rassnick, DVM, DACVIM (Oncology)**
Director, Oncology Consultation Service
Veterinary Medical Center of Central
 New York
Syracuse, New York;
Director, Oncology Consultation Service
Colonial Veterinary Hospital
Ithaca, New York

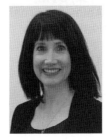

**Carol R. Reinero, DVM, DACVIM (Small Animal Internal Medicine), PhD**
Associate Professor
University of Missouri
Columbia, Missouri

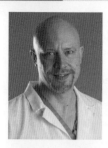

**Alexander M. Reiter, Dipl. Tzt,
Dr.med.vet., DAVDC, EVDC**
Associate Professor of Dentistry and Oral
  Surgery
Department of Clinical Studies,
  Philadelphia
School of Veterinary Medicine, University
  of Pennsylvania
Philadelphia, Pennsylvania

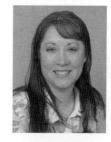

**Elizabeth Rozanski, DVM, DACVIM
(Small Animal Internal Medicine),
DACVECC**
Associate Professor of Critical Care
Cummings School of Veterinary Medicine
Tufts University
North Grafton, Massachusetts

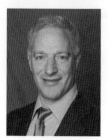

**Keith Richter, DVM, MSEL, DACVIM
(Small Animal Internal Medicine)**
Chief Medical Officer
Ethos Veterinary Health
Staff Internist
Internal Medicine
Veterinary Specialty Hospital of San Diego
San Diego, California

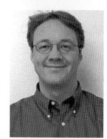

**Craig G. Ruaux, BVSc, PhD,
MACVSc, DACVIM (Small Animal
Internal Medicine)**
Associate Professor, Small Animal
  Medicine
Department of Clinical Sciences
Oregon State University
Corvallis, Oregon

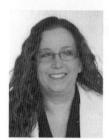

**Teresa M. Rieser, VMD, DACVECC**
Staff Criticalist
Department of Emergency and Critical
  Care
VCA West Los Angeles Animal Hospital
Los Angeles, California

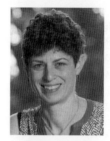

**Clare Rusbridge, BVMS, PhD,
DECVN, FRCVS**
Chief of Neurology
Fitzpatrick Referrals
Eashing, Surrey, United Kingdom;
Reader in Veterinary Neurology
School of Veterinary Medicine
University of Surrey
Guildford, Surrey, United Kingdom

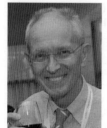

**Stefano Romagnoli, DVM, MS, PhD,
DECAR**
Professor
Animal Medicine, Production and Health
University of Padova
Legnaro, Padova (Veneto), Italy

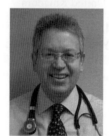

**John E. Rush, DVM, MS, DACVIM
(Cardiology), DACVECC**
Tufts Cummings School of Veterinary
  Medicine
North Grafton, Massachusetts

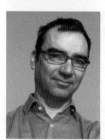

**Dan Rosenberg, DVM, PhD**
Internal Medicine Unit
MICEN VET
Créteil, France

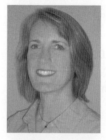

**Helena Rylander, DVM, DACVIM
(Neurology)**
Clinical Associate Professor
Department of Medical Sciences
School of Veterinary Medicine
University of Wisconsin
Madison, Wisconsin

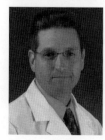

**John Henry Rossmeisl, Jr., DVM,
MS, DACVIM (Small Animal Internal
Medicine and Neurology)**
Professor, Neurology and Neurosurgery
Small Animal Clinical Sciences, VA-MD
  College of Veterinary Medicine
Virginia Tech
Blacksburg, Virginia

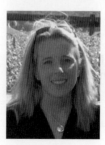

**Veronique Sammut, DVM, MS,
DACVIM (Neurology)**
VCA West Los Angeles
Los Angeles, California

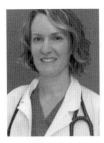

**Kari Santoro Beer, DVM, DACVECC**
Assistant Professor, Emergency and
    Critical Care Medicine
Department of Small Animal Clinical
    Sciences
Michigan State University
East Lansing, Michigan

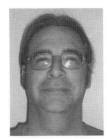

**Thomas Schermerhorn, VMD,
DACVIM (Small Animal Internal
Medicine)**
Professor
Department of Clinical Sciences
Kansas State University
Manhattan, Kansas

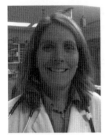

**Christine Savidge, DVM, DACVIM
(Small Animal Internal Medicine)**
Assistant Professor, Small Animal Internal
    Medicine
Department of Companion Animals
University of Prince Edward Island,
    Atlantic Veterinary College
Charlottetown, PE, Canada

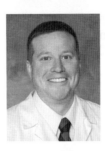

**Chad W. Schmiedt, DVM, DACVS**
Associate Professor
Department of Small Animal Medicine
    and Surgery
University of Georgia
Athens, Georgia

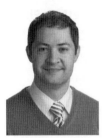

**Brian A. Scansen, DVM, MS,
DACVIM (Cardiology)**
Associate Professor
Clinical Sciences
Colorado State University
Fort Collins, Colorado

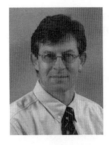

**Johan P. Schoeman, BVSc,
MMedVet, PhD, DSAM, DECVIM-CA
(Internal Medicine)**
Professor and Head of Department
Department of Companion Animal
    Clinical Studies
Faculty of Veterinary Science, University
    of Pretoria
Onderstepoort, Pretoria, South Africa

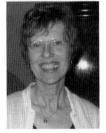

**Auke C. Schaefers-Okkens, DVM,
PhD, DECAR**
Department of Clinical Sciences of
    Companion Animals (retired)
Faculty of Veterinary Medicine, University
    of Utrecht
Utrecht, The Netherlands

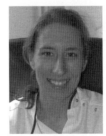

**Simone Schuller, Dr.med.vet.,
DECVIM-CA (Internal Medicine), PhD**
Professor
Department of Clinical Veterinary
    Medicine
Internal Medicine
Small Animal Hospital
Vetsuisse Faculty Bern
Bern, Switzerland

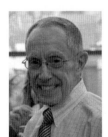

**Michael Schaer, DVM, DACVIM
(Small Animal Internal Medicine),
DCVECC**
Emeritus Professor
Adjunct Professor, Emergency and Critical
    Care Medicine
College of Veterinary Medicine
University of Florida
Gainesville, Florida

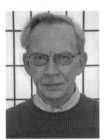

**Wayne Stanley Schwark, DVM,
MSc, PhD**
Emeritus Professor of Pharmacology
    Molecular Medicine
College of Veterinary Medicine, Cornell
    University
Ithaca, New York

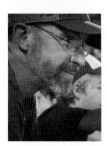

**Scott J. Schatzberg, DVM, PhD,
DACVIM (Neurology)**
Director of Neurology/Neurosurgery
The Animal Neurology and Imaging
    Center
Algodones, New Mexico

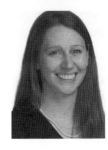

**Katherine F. Scollan, DVM, DACVIM
(Cardiology)**
Assistant Professor
College of Veterinary Medicine
Oregon State University
Corvallis, Oregon

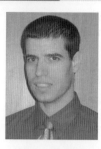

**Gilad Segev, DVM, DECVIM-CA (Internal Medicine)**
Senior Lecturer
Koret School of Veterinary Medicine
Hebrew University of Jerusalem
Rehovot, Israel

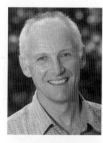

**Kenneth W. Simpson, BVM&S, PhD, DACVIM (Small Animal Internal Medicine), DECVIM-CA (Internal Medicine)**
College of Veterinary Medicine
Cornell University
Ithaca, New York

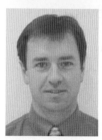

**Rance K. Sellon, DVM, PhD, DACVIM (Small Animal Internal Medicine, Oncology)**
Associate Professor
Department of Veterinary Clinical Sciences
College of Veterinary Medicine
Washington State University
Pullman, Washington

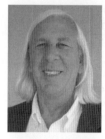

**D. David Sisson, DVM, DACVIM (Cardiology)**
Professor Emeritus
Veterinary Clinical Sciences
Oregon State University
Corvallis, Oregon

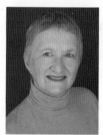

**G. Diane Shelton, DVM, PhD, DACVIM (Small Animal Internal Medicine)**
Professor
Department of Pathology, School of Medicine
Director, Comparative Neuromuscular Laboratory
University of California, San Diego
La Jolla, California

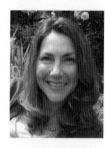

**Barbara J. Skelly, MA, VetMB, PhD, CertSAM, DACVIM (Small Animal Internal Medicine), DECVIM-CA (Internal Medicine), MRCVS**
University Senior Lecturer in Small Animal Medicine
Department of Veterinary Medicine
Queen's Veterinary School Hospital
University of Cambridge
Cambridge, Cambridgeshire, United Kingdom

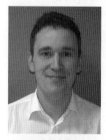

**Robert E. Shiel, MVB, PhD, DECVIM-CA (Internal Medicine)**
Lecturer
Small Animal Medicine Section, School of Veterinary Medicine
University College Dublin
Dublin, Ireland

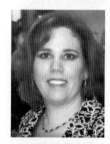

**Stephanie A. Smith, DVM, MS**
Research Assistant Professor
Department of Biochemistry, School of Molecular and Cellular Biology
Adjunct Clinical Assistant Professor
Department of Veterinary Clinical Medicine, College of Veterinary Medicine
University of Illinois
Urbana, Illinois

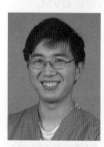

**Andre C. Shih, DVM, DACVAA, DACVECC**
Associate Professor
Large Animal Clinical Sciences
University of Florida College
Veterinary Medicine Anesthesia Service
Gainesville, Florida

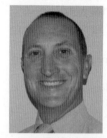

**David Stephen Sobel, DVM, MRCVS**
Director of Medicine
Metropolitan Veterinary Consultants
Hanover, New Hampshire; Clinical Consultant
Elands Veterinary Clinic
Dunton Green, Sevenoaks, United Kingdom

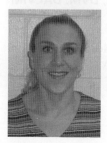

**Deborah C. Silverstein, DVM, DACVECC**
Associate Professor of Critical Care
University of Pennsylvania
Philadelphia, Pennsylvania

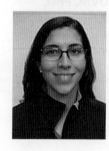

**Maria M. Soltero-Rivera, DVM, DAVDC**
Adjunct Assistant Professor
Dentistry and Oral Surgery
Penn Vet—Matthew J. Ryan Veterinary Hospital of the University of Pennsylvania
Philadelphia, Pennsylvania;
Veterinary Specialist
Dentistry and Oral Surgery
VCA San Francisco Veterinary Specialists
San Francisco, California

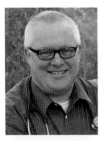
**Dennis R. Spann, DVM, DACVIM (Small Animal Internal Medicine)**
Staff Internist
Internal Medicine Department
Sacramento Area Veterinary Internal Medicine
Roseville, California

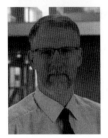
**Thomas Spillmann, Dipl.med.vet, Dr.med.vet., DECVIM-CA (Internal Medicine)**
Professor of Small Animal Internal Medicine
Department of Equine and Small Animal Medicine
Faculty of Veterinary Medicine, University of Helsinki
Helsinki, Finland

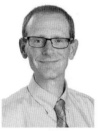
**Timothy J. Stein, DVM, PhD, DACVIM (Oncology)**
Medical Oncologist
Oncology
Austin Veterinary Emergency & Specialty Center
Austin, Texas

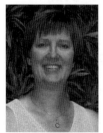
**Rebecca L. Stepien, DVM, MS, DACVIM (Cardiology)**
Clinical Professor of Cardiology
Department of Medical Sciences
School of Veterinary Medicine
University of Wisconsin—Madison
Madison, Wisconsin

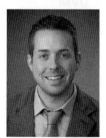
**Joshua A. Stern, DVM, PhD, DACVIM (Cardiology)**
Assistant Professor of Cardiology
Department of Medicine & Epidemiology
University of California, Davis
Davis, California

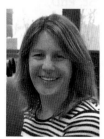
**Tracy Stokol, BVSc, PhD, DACVP (Clinical Pathology)**
Professor of Clinical Pathology
Department of Population Medicine and Diagnostic Sciences
College of Veterinary Medicine, Cornell University
Ithaca, New York

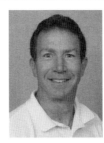
**Michael Stone, DVM, DACVIM (Small Animal Internal Medicine)**
Clinical Assistant Professor
Department of Clinical Studies
Cummings School of Veterinary Medicine at Tufts University
North Grafton, Massachusetts;
Traveling Ultrasonographer
Veterinary Internal Medicine Mobile Specialists
North Woodstock, Connecticut

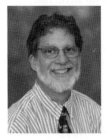
**Joseph Taboada, DVM, DACVIM (Small Animal Internal Medicine)**
Professor of Small Animal Internal Medicine and Associate Dean
School of Veterinary Medicine
Louisiana State University
Baton Rouge, Louisiana

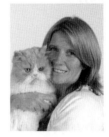
**Séverine Tasker, BSc, BVSc (Hons), PhD, DSAM, DECVIM-CA (Internal Medicine), FHEA, MRCVS**
Reader in Feline Medicine
The Feline Centre, Langford Veterinary Services
University of Bristol
Bristol, North Somerset, United Kingdom

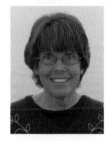
**Susan M. Taylor, DVM, DACVIM (Small Animal Internal Medicine)**
Professor
Small Animal Clinical Sciences
Staff Internist
Veterinary Teaching Hospital
Western College of Veterinary Medicine, University of Saskatchewan
Saskatoon, SK, Canada

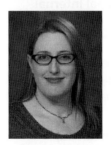
**Karen M. Tefft, DVM, MVSc, DACVIM (Small Animal Internal Medicine)**
Clinical Assistant Professor
Department of Clinical Sciences
North Carolina State University
Raleigh, North Carolina

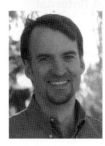
**Douglas H. Thamm, VMD, DACVIM (Oncology)**
Barbara Cox Anthony Professor of Oncology
Flint Animal Cancer Center,
Department of Clinical Sciences
Colorado State University
Fort Collins, Colorado

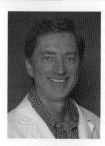

**William B. Thomas, DVM, MS, DACVIM (Neurology)**
Professor, Neurology and Neurosurgery
College of Veterinary Medicine
University of Tennessee
Knoxville, Tennessee

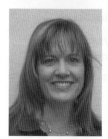

**Melanie D. Thompson, DVM, MVSc, DACVIM (Small Animal Internal Medicine)**
Internist
Small Animal Internal Medicine
Advanced Veterinary Care
Salt Lake City, Utah

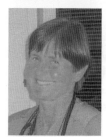

**Anna Tidholm, DVM, PhD, DECVIM-CA (Cardiology)**
Associate Professor
Albano Animal Hospital
Danderyd, Sweden

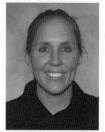

**M. Katherine Tolbert, DVM, PhD, DACVIM (Small Animal Internal Medicine)**
Assistant Professor
Small Animal Clinical Sciences
University of Tennessee
Knoxville, Tennessee

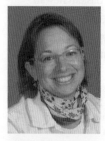

**Lauren A. Trepanier, DVM, PhD, DACVIM (Small Animal Internal Medicine), DACVCP**
Professor and Director of Clinical Research
Department of Medical Sciences
School of Veterinary Medicine,
University of Wisconsin—Madison
Madison, Wisconsin

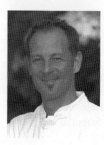

**Stefan Unterer, Dr.med.vet., Dr. Habil., DECVIM-CA (Internal Medicine)**
Oberarzt Innere Medizin
Leiter des Gastroenterologie-Service
Medizinische Kleintierklinik
Ludwig-Maximilians-Universität
Munich, Germany

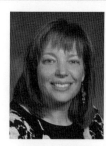

**Shelly L. Vaden, DVM, PhD, DACVIM (Small Animal Internal Medicine)**
Professor, Internal Medicine
College of Veterinary Medicine
North Carolina State University
Raleigh, North Carolina

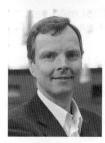

**Thomas Wilhelm Vahlenkamp, Dr.med.vet., PhD**
Institute of Virology
Center of Infectious Diseases
University of Leipzig
Leipzig, Germany

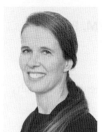

**Alexandra van der Woerdt, DVM, MS, DACVO, DECVO**
Staff Ophthalmologist
The Animal Medical Center
New York, New York

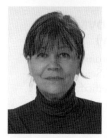

**Astrid M. van Dongen, DVM, DRNVA**
Assistant Professor
Department of Clinical Sciences of Companion Animals—Internal Medicine/Nephrology
Faculty of Veterinary Medicine, Utrecht University
Utrecht, The Netherlands

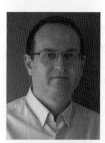

**Lamberto Viadel Bau, DVM**
Clínica Veterinaria Bau
Buñol, Valencia, Spain

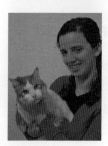

**Cecilia Villaverde, BVSc, PhD, DACVN, DECVCN**
Adjunct Professor
Ciència Animal i dels Aliments
Universitat Autònoma de Barcelona
Bellaterra, Spain

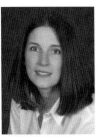

**Lori S. Waddell, DVM, DACVECC**
Clinical Professor of Critical Care
Department of Clinical Studies
School of Veterinary Medicine, University
  of Pennsylvania
Philadelphia, Pennsylvania

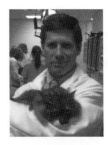

**Craig B. Webb, PhD, DVM, DACVIM (Small Animal Internal Medicine)**
Professor
Clinical Sciences Department
Head, Small Animal Medicine Section
Veterinary Teaching Hospital
Colorado State University
Fort Collins, Colorado

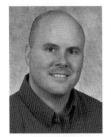

**Joseph J. Wakshlag, DVM, PhD, DACVN, DACVSMR**
Associate Professor
Clinical Sciences
Cornell University
Ithaca, New York

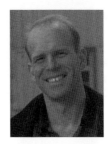

**J. Scott Weese, DVM, DVSc, DACVIM**
Professor
Pathobiology
Ontario Veterinary College
Guelph, Ontario, Canada

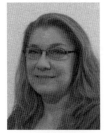

**Valerie Walker, RVT**
Small Animal Internal Medicine
  Technician
Small Animal Internal Medicine
University of California Veterinary
  Medical Teaching Hospital
Davis, California

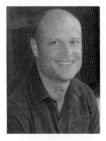

**Chick Weisse, VMD, DACVS**
Staff Veterinarian, Interventional
  Radiology/Surgery
Director of Interventional Radiology
The Animal Medical Center
New York, New York

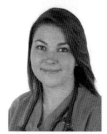

**Julie Walter, BSc, DVM**
Graduate Student
Companion Animals
Atlantic Veterinary College
Charlottetown, PE, Canada; Internal
  Medicine
Veterinary Emergency & Referral Hospital
Newmarket, Ontario, Canada

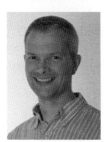

**Nathaniel T. Whitley, BVMS, PhD, CertVC, DACVIM (Small Animal Internal Medicine), DECVIM-CA (Internal Medicine)**
Head of Internal Medicine, Director
Department of Internal Medicine
Davies Veterinary Specialties
Higham Gobion, Hertfordshire, United
  Kingdom

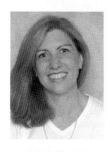

**Cynthia R. Ward, VMD, PhD, DACVIM (Small Animal Internal Medicine)**
Josiah Meigs Distinguished Teaching
  Professor
Small Animal Medicine and Surgery
University of Georgia College of
  Veterinary Medicine
Athens, Georgia

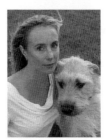

**Joanna Whitney, BSc(vet), BVSc, MVetStud, FANZCVS**
Lecturer in Small Animal Medicine
Faculty of Veterinary Science
University of Sydney
Sydney, NSW, Australia

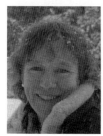

**Penny J. Watson, MA, VetMD, CertVR, DSAM, DECVIM-CA (Internal Medicine), MRCVS**
University Senior Lecturer in Small
  Animal Medicine
Department of Veterinary Medicine
University of Cambridge
Cambridge, United Kingdom

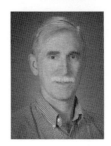

**Michael D. Willard, DVM, MS, DACVIM (Small Animal Internal Medicine)**
Professor
Department of Small Animal Clinical
  Services
Texas A&M University
College Station, Texas

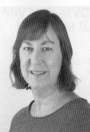

**D. Colette Williams, PhD**
Staff Research Associate
William R. Pritchard Veterinary
Medical Teaching Hospital
University of California, Davis
Davis, California

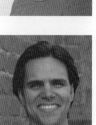

**Justin G. Williams, DVM, DACVIM (Cardiology)**
Staff Cardiologist
VCA San Francisco Veterinary Specialists
San Francisco, California

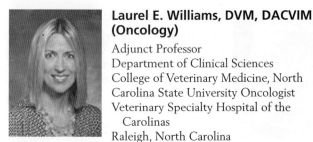

**Laurel E. Williams, DVM, DACVIM (Oncology)**
Adjunct Professor
Department of Clinical Sciences
College of Veterinary Medicine, North Carolina State University Oncologist
Veterinary Specialty Hospital of the Carolinas
Raleigh, North Carolina

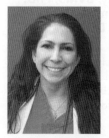

**Sarah Elizabeth Winzelberg, VMD**
Internal Medicine
Veterinary Emergency and Referral Group
Brooklyn, New York

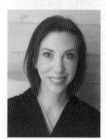

**Angela L. Witzel, DVM, PhD, DACVN**
Assistant Clinical Professor
Small Animal Clinical Sciences
The University of Tennessee
Knoxville, Tennessee

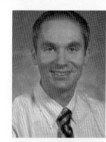

**Michael W. Wood, DVM, PhD, DACVIM (Small Animal Internal Medicine)**
Assistant Professor
Medical Sciences
University of Wisconsin—Madison
Madison, Wisconsin

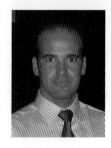

**Panagiotis G. Xenoulis, DVM, Dr.med.vet., PhD**
Assistant Professor of Small Animal Internal Medicine
Clinic of Medicine
Faculty of Veterinary Medicine, University of Thessaly
Karditsa, Greece;
Consultant in Internal Medicine
Section of Medicine
Animal Medicine Center of Athens
Athens, Greece

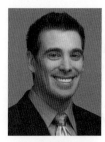

**Brian M. Zanghi, PhD, MS**
Research Scientist
Nestlé Research Center
Nestlé Purina PetCare
St. Louis, Missouri

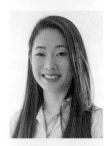

**Bing Yun Zhu, BVCs (Hons I), DACVIM (Small Animal Internal Medicine)**
Registered Specialist in Small Animal Internal Medicine
Internal Medicine
Small Animal Specialist Hospital
Ryde, NSW, Australia

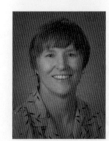

**Debra L. Zoran, DVM, PhD, DACVIM (Small Animal Internal Medicine)**
Professor and Operations Supervisor, Texas A&M VET
Department of Small Animal Clinical Sciences
College of Veterinary Medicine and Biomedical Sciences
Texas A&M University
College Station, Texas

# Prefácio

Iniciamos o prefácio da sétima edição reconhecendo que já havíamos começado a trabalhar na oitava. Mal percebemos como ela iria evoluir, como o campo editorial mudaria e como as preferências de leitores juniores e seniores iriam desenvolver-se durante esse período relativamente breve. Quem teria imaginado, em 1975, quando publicamos a primeira edição, que se seguiriam pelo menos sete edições, que os números teriam cor, que haveria algoritmos em quase todos os capítulos, que mais de 500 vídeos estariam disponíveis ao clique de um *mouse* e que haveria 360 capítulos sucintos, mas completos, com a contribuição de mais de 300 autores? Um conteúdo mais abrangente sobre medicina interna foi compactado em dois volumes, o que não é significativamente diferente em tamanho em relação à primeira edição, de 1975. No entanto, pense nos avanços desde então! Esta edição é tão diferente das anteriores que é verdadeiramente única; afinal, atualmente todo livro didático é produzido tanto na versão impressa como na digital. O leitor pode escolher o formato preferido, e o recurso é compatível com *desktops/laptops*, *tablets* e *smartphones*.

Talvez a maior mudança tenha sido a participação de um terceiro coeditor para ajudar em todos os aspectos do desenvolvimento desta edição. Etienne Côté tem sido amigo, estagiário e, agora, um mentor. Ele realmente ajudou Ed e Steve com novas ideias, aprimorou o processo de edição e auxiliou na obtenção de novos contatos, trechos adicionais e orientação com informações de digitalização essenciais para o objetivo do livro. Agradecemos Etienne por seu tempo, sua experiência, sua diligência e seu interminável entusiasmo.

Esta oitava edição de *Tratado de Medicina Interna Veterinária: Doenças do Cão e do Gato* apresenta grandes mudanças. Nosso maior orgulho poderia ser os mais de 300 autores que concordaram em contribuir; ou talvez os mais de 20 países que eles chamam de lar; ou ainda as centenas de vídeos originais que tornam este livro vibrante. Poderia ser também a verdadeira competência dos autores, que se revela na capacidade de coletar o material mais importante, recente e relevante para o leitor, separando o que realmente importa e apresentando os assuntos claramente, sem floreio ou embelezamento. Como todos vão apreciar, é tudo isso e muito mais.

Anteriormente, o livro começava pela clínica médica, seguida por capítulos sobre doenças específicas de cada sistema do organismo. Embora isso não tenha mudado, enfatizamos a coesão e a profundidade do conteúdo das seções. Assim, convidamos o leitor a, em vez de apenas passar pelo sumário, examiná-lo cuidadosamente, a fim de perceber como é fácil pesquisar no livro e como os capítulos estão apresentados, de modo a imitar o processo de pensamento clínico do leitor praticante.

A obra é apresentada de maneira que reflita a medicina clínica veterinária; por isso, os primeiros capítulos contêm verdadeiros fundamentos do nosso trabalho profissional. As seções abordam também o diagnóstico diferencial entre as principais preocupações dos clientes e as razões para a busca de atendimento veterinário, como anormalidades no exame físico e clinicopatológicas. A última seção é totalmente nova e integra exames de laboratório com medicina clínica por meio de diagnósticos diferenciais detalhados e explicações da fisiologia de diferentes analitos. Há uma seção que inclui praticamente todos os procedimentos necessários para esclarecer ou confirmar um diagnóstico – técnicas que definem a medicina interna veterinária, desde a colocação do tubo de alimentação e a coleta de líquido cefalorraquidiano até a eletromiografia e a medicina hiperbárica. Outra nova seção consiste em capítulos sobre terapias intervencionistas, urológicas, cardiovasculares, gastrintestinais e outros procedimentos que estão na vanguarda da terapêutica de pequenos animais. Os capítulos específicos sobre doenças foram amplamente atualizados ou completamente reescritos. O livro termina com uma nova seção reconhecendo que as doenças nem sempre existem isoladamente. Essa seção de comorbidades identifica os pares de doenças que envolvem tratamento diametralmente oposto, requisitos e alguns casos complexos e especialmente desafiadores de medicina interna.

Todos os capítulos e seções foram configurados para facilitar a consulta. As referências cruzadas (que remetem o leitor de um capítulo para outro pertinente) foram implementadas pelos editores, com sua visão panorâmica de todo o livro. Isso não significa que o autor de um capítulo compartilhe do mesmo ponto de vista apresentado em um capítulo com referências cruzadas, mas auxilia o leitor a navegar rapidamente por informações relevantes e complementares entre si.

Bons vídeos transmitem, em poucos segundos, conteúdo que vários parágrafos levariam mais tempo para expressar, com menos eficácia. Esta edição tem uma biblioteca inteira de videoclipes originais de alta qualidade que incorporam a premissa de que "ver é crer". Todos foram cuidadosamente escolhidos pelos autores, adaptados para o aprendizado e incrementados com títulos e legendas que acreditamos fazer a medicina interna ganhar vida (conteúdo em inglês).

Cada capítulo termina com uma mensagem de direcionamento para as Referências Bibliográficas e/ou Leitura Sugerida, que estão *online* no Ambiente de Aprendizagem do *site* do Grupo GEN. No formato digital, as próprias referências já estão localizadas no final dos capítulos.

Por se tratar de uma produção mundial, envolvendo autores de mais de 20 nações, sabemos que diversos países e laboratórios utilizam os limites superior e inferior de maneira diferente ou mesmo em termos distintos para intervalos de referência. Preferimos que resultados laboratoriais típicos de qualquer condição sejam revistos de maneira geral, sugerindo que os valores podem estar acima, abaixo ou dentro da faixa de referência. Não é mais apropriado fornecer resultados específicos, uma vez que cada laboratório provavelmente usa diferentes ensaios e protocolos, que fazem com que cada faixa de referência seja específica ao laboratório em que o ensaio é realizado. Tal abordagem reflete nosso desejo de atender às necessidades dos leitores ao redor do mundo.

Tradicionalmente, inserimos fotos dos colaboradores da obra. Assim, o leitor pode reconhecer qualquer pessoa que tenha contribuído com um capítulo para o livro. É bom ver que nossos autores continuam entusiasmados em fazer parte desse esforço.

Não podemos agradecer-lhes o suficiente por cumprirem um cronograma tão curto e manterem seus capítulos atualizados, muitas vezes um mês antes do prazo final.

Escrever um capítulo com limite estrito de páginas provavelmente é uma das tarefas mais difíceis que se pode impor a um autor. Além disso, reunir material científico para um nível avançado exige conhecimento especial. Nosso objetivo é continuar atendendo às necessidades dos veterinários de hoje, bem como de estudantes, jovens graduados e profissionais da área que desejam um esforço enciclopédico em medicina de pequenos animais. Agradecemos também aos autores que contribuíram para edições anteriores e, assim, adicionaram um viés original às primeiras versões dos capítulos atuais.

Estamos orgulhosos de nosso esforço para incorporar excelentes colegas de tantos países. Este livro rapidamente tornou-se internacional, publicado em pelo menos cinco idiomas e lido na maior parte do mundo por veterinários e estudantes. É com honra, prazer e um distinto sentimento de orgulho que podemos oferecer ao leitor muitos dos melhores escritores veterinários e pesquisadores de todo o mundo. Em uma carta sobre seu capítulo, um dos colaboradores, Adrian Boswood, relatou algo que nos encorajou a continuar trabalhando. A carta dizia: "É uma honra poder contribuir para este livro. Ele tem uma fama que precede a minha carreira e, sem dúvida, também sobreviverá a ela!"

Obrigado a todos pelo apoio necessário em tão crucial processo de preparação. Nas edições anteriores, não tivemos editores de seção e decidimos continuar assim. No entanto, reconhecemos que há um número crescente de especialistas de destaque na profissão, embora não conheçamos todos. Assim, convidamos alguns de nossos amigos e colegas para ajudar com nomes de profissionais em potencial para escrever sobre suas áreas de especialização e revisar os títulos de capítulos propostos como representativos do campo. Somos muito gratos a esses colegas, que investiram tempo e esforço ao nos auxiliar nesse sentido. Em alguns casos, os autores são veterinários que conhecemos; em outros, foi oferecida uma extensa lista de novos nomes. Ficamos muito satisfeitos em convocá-los para contribuir. Sendo assim, agradecemos aos nossos consultores de seção pela ajuda, em especial aos Drs. Vanessa Barrs, Joe Bartges, Leah Cohn, Ronaldo da Costa, Autumn Davidson, Lisa Freeman, Ann Hohenhaus, Safdar Khan, Mark Papich, Jörg Steiner, Harriet Syme, Jane Sykes, David Twedt e David Vail.

Como sempre, a equipe da Elsevier foi muito prestativa ao elaborar esta nova edição. Tínhamos tantas ideias e tanto material novo para trabalhar, além de uma enorme lista de conteúdo em áudio e vídeo. Sozinhos, estávamos sobrecarregados. A execução de tudo isso não seria possível sem o apoio contínuo de Rhoda Howell, Jolynn Gower, Catherine Jackson, David Dipazo e, claro, Penny Rudolph. Muito obrigado pela paciência e presença contínua.

Às nossas esposas e a nossos filhos, mais uma vez sentimos o esmagador desejo de lembrar o quanto são importantes para nós. Seu apoio, sua compaixão e sua vontade de compartilhar deste esforço significa muito. Nós amamos vocês!

Aos nossos colegas, que sempre foram tão solidários ao longo dos anos, obrigado por seus comentários construtivos, bem como por sua paixão pelo que tentamos fornecer. Suas calorosas boas-vindas, tanto em casa quanto aonde quer que viajemos, sempre foram uma verdadeira alegria para nós e nos fazem perceber o quanto todos nós estamos conectados neste mundo em expansão da medicina veterinária.

Steve Ettinger<br>
Ed Feldman<br>
Etienne Côté<br>
Outubro de 2016

# Sumário

## VOLUME 1

### SEÇÃO 1
**Fundamentos Básicos da Medicina Veterinária**

1. Histórico Clínico, *1*
   *Michael Schaer*

2. Exame Físico, *4*
   *Stephen J. Ettinger, Edward C. Feldman e Etienne Côté*

3. Genética Básica, *25*
   *Kathryn M. Meurs e Joshua A. Stern*

4. Genômica Clínica, *27*
   *Kathryn M. Meurs e Joshua A. Stern*

5. Medicina Veterinária Baseada em Evidências, *32*
   *Steven C. Budsberg*

6. Estatística Biomédica: Tópicos Selecionados, *34*
   *Philip H. Kass*

7. Eutanásia, *38*
   *W. Douglas Kunz e Stephen J. Ettinger*

### SEÇÃO 2
**Diagnóstico Diferencial das Queixas Principais**

**GERAL**

8. "O Animal Não Está Bem": Principal Queixa Inespecífica de Falha no Desenvolvimento, *43*
   *Stephen J. Ettinger, Edward C. Feldman e Etienne Côté*

9. Diferenciação entre Alterações de Comportamento e Doenças Clínicas, *46*
   *Diane Frank*

10. Manifestações Dermatológicas de Doenças Sistêmicas, *50*
    *Karen L. Campbell*

11. Manifestações Oftálmicas da Doença Sistêmica, *54*
    *Alexandra van der Woerdt*

12. Manifestações Neurológicas de Doenças Sistêmicas, *60*
    *Helena Rylander*

13. Diferenciação entre Intoxicações e Doenças Não Tóxicas Agudas, *64*
    *Safdar A. Khan*

14. Manifestações Ortopédicas de Doenças Sistêmicas, *70*
    *Bing Yun Zhu*

15. Dor e Tumefação Articulares, *73*
    *Jonathan D. Dear*

16. Ganho de Peso, *77*
    *Peter P. Kintzer*

17. Distensão Abdominal, *79*
    *Julie Walter*

18. Edema Periférico, *82*
    *Deborah M. Fine-Ferreira*

19. Perda de Peso como Queixa Principal, *86*
    *Thomas Schermerhorn*

20. Déficit de Crescimento, *89*
    *Hans S. Kooistra*

21. Fraqueza, *92*
    *Fred C. Brewer IV*

22. Inquietação, *95*
    *Michael D. Willard*

23. Anorexia, *98*
    *Marnin A. Forman*

24. Polifagia, *101*
    *Sylvie Daminet*

25. Odores Corporais, *105*
    *Darren Berger*

## CARDIORRESPIRATÓRIO

26  Tosse, *108*
    Luca Ferasin

27  Espirro e Secreção Nasal, *112*
    Julio López

28  Taquipneia, Dispneia e Angústia Respiratória, *116*
    M. Lynne O'Sullivan

29  Epistaxe e Hemoptise, *120*
    Tim B. Hackett

30  Síncope, *124*
    Mike Martin

## NEUROLÓGICO

31  Distúrbios do Movimento, *128*
    William B. Thomas

32  Tremores, *131*
    Clare Rusbridge

33  Ataxia, Paresia e Paralisia, *135*
    Ronaldo Casimiro da Costa

34  Estupor e Coma, *139*
    Karen Lynne Kline

35  Convulsões, *143*
    Karen R. Muñana

## GASTRINTESTINAL

36  Ptialismo e Halitose, *147*
    Camilla Heinze e Brook A. Niemiec

37  Engasgamento, *152*
    Peter Hendrik Kook

38  Disfagia, *155*
    Julio López

39  Vômito e Regurgitação, *159*
    Alex Gallagher

40  Diarreia, *164*
    Michael D. Willard

41  Melena e Hematoquezia, *167*
    Karen M. Tefft

42  Constipação Intestinal, Tenesmo, Disquesia e Incontinência Fecal, *171*
    Peter Foley

43  Flatulência, *175*
    Alexander James German

## UROGENITAL

44  Secreções Vulvar e Prepucial, *178*
    Jeffrey de Gier e Auke C. Schaefers-Okkens

45  Poliúria e Polidipsia, *181*
    Robert E. Shiel

46  Polaciúria, Estrangúria e Incontinência Urinária, *184*
    Mary Anna Labato

47  Hematúria e Outras Condições que Causam Alteração na Cor da Urina, *189*
    Thierry Francey

# SEÇÃO 3
## Diagnósticos Diferenciais para Anormalidades Detectadas no Exame Físico

48  Febre, *193*
    Ian K. Ramsey e Séverine Tasker

49  Hipotermia, *201*
    Justine A. Lee

50  Palidez, *203*
    Dan G. Ohad

51  Hiperemia, *206*
    Anthony C. G. Abrams-Ogg

52  Cianose, *208*
    Anna Tidholm

53  Icterícia, *211*
    Christina Alanna Bradbury

54  Petéquias e Equimoses, *214*
    Shauna Blois

55  Sons Cardíacos Anormais e Sopros Cardíacos, *217*
    Robert Prošek

56  Alterações de Pulso, *221*
    Christopher Little

# SEÇÃO 4
## Diagnóstico Diferencial de Anormalidades Clinicopatológicas

57  Anemia e Eritrocitose, *225*
    Tracy Stokol

58  Leucopenia e Leucocitose, *231*
    Amy E. DeClue e Dennis R. Spann

59  Trombocitopenia e Trombocitose, *234*
    Marjory B. Brooks

| 60 | Hipoproteinemia e Hiperproteinemia, 239
Shelley Burton |
| 61 | Hipoglicemia e Hiperglicemia, 242
Yaiza Forcada |
| 62 | Creatinina e Nitrogênio Ureico Sanguíneo, 246
Carrie A. Palm |
| 63 | Colesterol e Triglicerídeos, 248
Panagiotis G. Xenoulis |
| 64 | Amilase e Lipase, 253
Peter Hendrik Kook |
| 65 | Enzimas Hepáticas, 254
Andrea N. Johnston |
| 66 | Creatinoquinase, 260
Susan M. Taylor |
| 67 | Sódio e Cloro, 262
Dan Rosenberg |
| 68 | Potássio e Magnésio, 267
Ann-Marie Della Maggiore |
| 69 | Cálcio e Fósforo, 272
Richard John Mellanby |
| 70 | Lactato, 276
Kari Santoro Beer |
| 71 | Amônia, 278
Allison Bradley |
| 72 | Exame de Urina, 280
Peter A. Graham |
| 73 | Concentrações de Eletrólitos na Urina, 286
Steven Epstein |
| 74 | Análise de Líquidos Corporais: Torácico, Abdominal e Articular, 289
Tracy Stokol |

## SEÇÃO 5
### Técnicas

### GERAL

| 75 | Punção Venosa e Arterial, 297
Linda Merrill |
| 76 | Cateterização da Veia Jugular e Mensuração da Pressão Venosa Central, 299
Meri F. Hall |
| 77 | Cateteres de Uso Intraósseo, 302
Andre C. Shih |
| 78 | Taxa de Infusão Contínua, 304
Steven L. Marks |
| 79 | Monitoramento da Glicemia em Amostra de Sangue Obtida da Veia Auricular, 306
Melanie D. Thompson |
| 80 | Tempo de Sangramento da Mucosa Bucal, 309
Christine Savidge |
| 81 | Exame de Fezes, 311
Byron L. Blagburn e Jane D. Mount |
| 82 | Técnicas para Colocação de Sonda por Via Nasoesofágica e por Meio de Esofagostomia, Gastrostomia e Jejunostomia, 319
Stanley Leon Marks |
| 83 | Cuidados com o Equipamento de Endoscopia, 328
Valerie Walker, Susan Cox e Katie Douthitt |
| 84 | Medicina Hiperbárica, 331
Melissa L. Edwards |

### PELE

| 85 | Otoscopia, Lavagem da Orelha e Miringotomia, 334
David Stephen Sobel |
| 86 | Raspado, Aspiração por Agulha Fina e Biopsia de Pele e Tecido Subcutâneo, 337
Ralf S. Mueller e Sonya V. Bettenay |
| 87 | Citologia de Pele e Tecidos Subcutâneos, 340
Ryan M. Dickinson |

### ABDOME

| 88 | Ultrassonografia Abdominal, 343
Rachel E. Pollard |
| 89 | Ultrassonografia Abdominal: Aspirações e Biopsias, 346
Eric J. Herrgesell |
| 90 | Abdominocentese e Lavagem Peritoneal Diagnóstica, 348
Oriana Raab |
| 91 | Laparoscopia, 350
Keith Richter |

### PUNÇÕES E BIOPSIAS EM GERAL

| 92 | Aspiração e Biopsia de Medula Óssea, 353
Valerie MacDonald |
| 93 | Citologia de Órgãos Internos, 356
Lamberto Viadel Bau |

94 Artrocentese e Artroscopia, 359
   *Jonathan D. Dear*

95 Aspiração e Biopsia de Linfonodos, 361
   *Takuo Ishida*

96 Rinoscopia, Biopsia Nasal e Lavado Nasal, 364
   *Caroline Page*

### RESPIRATÓRIAS E CARDIOVASCULARES

97 Terapia Respiratória e Inalatória, 367
   *Laura A. Nafe*

98 Oximetria de Pulso, 370
   *Steven Epstein*

99 Mensuração da Pressão Sanguínea, 372
   *Rebecca L. Stepien*

100 Colocação de Tubo Torácico, 377
    *Tim B. Hackett*

101 Lavado Transtraqueal e Broncoscopia, 379
    *Tekla M. Lee-Fowler*

102 Toracocentese/Pericardiocentese, 382
    *Robert Prošek*

103 Eletrocardiografia, 385
    *Erin Anderson*

104 Ecocardiografia, 388
    *Marie-Claude Bélanger*

### RINS, VIAS URINÁRIAS, PRÓSTATA

105 Coleta de Urina, 406
    *Amanda Callens e Joseph W. Bartges*

106 Manuseio de Cateteres Urinários, 409
    *Amanda Callens e Joseph W. Bartges*

107 Desobstrução da Uretra, 411
    *Jody P. Lulich e Carl A. Osborne*

108 Cistoscopia e Uretroscopia, 415
    *Julie K. Byron*

109 Diálise Peritoneal, 418
    *Alexa M. E. Bersenas*

110 Terapia Renal Substitutiva Contínua/Hemodiálise, 421
    *Mark J. Acierno e Mary Anna Labato*

111 Técnicas de Diagnóstico de Anormalidades da Próstata, 426
    *Michelle Anne Kutzler*

### SISTEMA GASTRINTESTINAL

112 Intubação e Lavagem Gástrica, 430
    *Deborah C. Silverstein*

113 Endoscopia Gastrintestinal, 432
    *M. Katherine Tolbert*

114 Enemas e Desobstipação, 436
    *Stefan Unterer*

### SISTEMA NERVOSO

115 Coleta e Exame do Líquido Cefalorraquidiano e Mielografia, 439
    *John Henry Rossmeisl, Jr.*

116 Biopsia de Músculos e Nervos, 442
    *Kerry Smith Bailey*

117 Eletromiografia e Velocidade de Condução Nervosa, 443
    *David Lipsitz e D. Colette Williams*

### SISTEMA REPRODUTOR

118 Inseminação Artificial em Cadelas, 445
    *Catharina Linde Forsberg*

119 Vaginoscopia e Citologia Vaginal em Cadelas, 449
    *Cheryl Lopate*

## SEÇÃO 6
### Terapias Intervencionistas Minimamente Invasivas

120 Visão Geral Sobre a Medicina Intervencionista, 455
    *Chick Weisse*

121 Terapias Intervencionistas no Sistema Respiratório, 462
    *Matthew W. Beal*

122 Terapias Intervencionistas no Sistema Cardiovascular, 469
    *Brian A. Scansen*

123 Terapias Intervencionistas Gastrintestinais, 482
    *Allyson C. Berent*

124 Terapias Intervencionistas Urológicas, 489
    *Marilyn E. Dunn e Allyson C. Berent*

125 Terapias Intervencionistas Neoplásicas, 507
    *Chick Weisse*

## SEÇÃO 7
### Cuidados Intensivos

126 Fisiologia, Identificação e Manejo da Dor no Ambiente de Cuidados Intensivos, 513
*Lisa Moses*

127 Choque, 522
*Teresa M. Rieser*

128 Distúrbios Acidobásicos, Oximetria e Análise dos Gases Sanguíneos, 525
*Marie E. Kerl*

129 Fluidoterapia com Cristaloides e Coloides, 530
*Christopher G. Byers*

130 Transfusões Sanguíneas, Terapia com Hemocomponentes e Soluções Carreadoras de Oxigênio, 537
*Anthony C. G. Abrams-Ogg e Shauna Blois*

131 Oxigenoterapia, 546
*Kate Hopper*

132 Sepse e Síndrome da Resposta Inflamatória Sistêmica, 549
*Amy E. DeClue*

133 Resposta Endócrina às Enfermidades Graves, 555
*Johan P. Schoeman*

134 Insolação, 557
*Elisa M. Mazzaferro*

135 Hemorragia, 561
*Armelle de Laforcade*

136 Estado Epiléptico, 563
*Alireza A. Gorgi*

137 Anafilaxia, 566
*Lori S. Waddell*

138 Sedação e Anestesia em Pacientes em Unidade de Tratamento Intensivo, 569
*James S. Gaynor*

139 Avaliação Inicial de Emergências Respiratórias, 573
*Carol R. Reinero*

140 Parada e Reanimação Cardiopulmonares, 576
*Daniel John Fletcher e Manuel Boller*

141 Emergências Cardíacas, 582
*Manuel Boller*

142 Cetoacidose Diabética e Síndrome Hiperglicêmica Hiperosmolar, 587
*Mauria O'Brien*

143 Abdome Agudo, 593
*Søren Boysen*

144 Emergências Gastrintestinais, 599
*Amie Koenig*

145 Emergências Hepáticas e Esplênicas, 603
*Amanda K. Boag*

146 Emergências Reprodutivas, 606
*Luis Miguel Fonte Montenegro e Ana Martins-Bessa*

147 Abordagem Geral do Paciente com Trauma, 612
*Kenneth J. Drobatz*

148 Traumatismo Cranioencefálico, 615
*Eileen Kenney*

149 Trauma Torácico, 618
*Elizabeth Rozanski*

150 Traumatismo do Trato Urinário, 624
*Amy M. Koenigshof*

## SEÇÃO 8
### Toxicologia

151 Descontaminação: Tratamento de Exposição a Toxinas, 627
*Camille DeClementi*

152 Intoxicações Causadas por Produtos Químicos, 629
*Justine A. Lee*

153 Intoxicação por Medicamentos que Necessitam de Receita e por Medicamentos de Venda Livre, 637
*Ahna G. Brutlag*

154 Intoxicação por Drogas Utilizadas para Fins Recreativos, 643
*Safdar A. Khan*

155 Intoxicações por Plantas, 647
*David C. Dorman*

156 Mordidas e Picadas por Animais Peçonhentos (Zootoxicoses), 653
*Michael Peterson*

## SEÇÃO 9
### Pressão Sanguínea

157 Fisiopatologia e Manifestações Clínicas da Hipertensão Sistêmica, 659
*Serge Chalhoub e Douglas Palma*

**158** Tratamento da Hipertensão Sistêmica, 666
Dan G. Ohad

**159** Hipotensão Sistêmica, 671
Lori S. Waddell

## SEÇÃO 10
### Considerações Terapêuticas em Medicina e Doença

**160** Princípios da Distribuição e Farmacocinética de Medicamentos, 677
Butch KuKanich

**161** Tratamento com Medicamentos Antibacterianos, 684
Mark G. Papich

**162** Terapia Antifúngica e Antiviral, 689
Mark G. Papich

**163** Terapia Antiparasitária, 693
Byron L. Blagburn e Jane D. Mount

**164** Terapia Anti-inflamatória, 696
Shauna Blois e Karol A. Mathews

**165** Terapia Imunossupressora, 701
Todd M. Archer

**166** Terapia Analgésica, 705
Kristen Messenger

**167** Antioxidantes, Nutracêuticos, Probióticos e Suplementos Nutricionais, 709
Laura Eirmann

**168** Medicamentos Manipulados, 712
Ron Johnson e Dinah G. Jordan

**169** Reações Adversas a Medicamentos, 716
Wayne Stanley Schwark

## SEÇÃO 11
### Considerações Dietéticas de Distúrbios Sistêmicos

**170** Avaliação Nutricional, 721
Kathryn E. Michel

**171** Nutrição Neonatal e Pediátrica, 724
Cecilia Villaverde

**172** Nutrição para Cães Adultos Saudáveis, 725
Martha G. Cline

**173** Manejo Nutricional do Cão Atleta, 728
Joseph J. Wakshlag

**174** Nutrição para o Gato Adulto Saudável, 730
Jennifer Larsen

**175** Nutrição de Cães e Gatos Geriátricos Saudáveis, 733
Cecilia Villaverde

**176** Obesidade, 736
Juan José Ramos-Plá

**177** Caquexia e Sarcopenia, 742
Lisa M. Freeman

**178** Manejo Nutricional das Doenças do Trato Gastrintestinal, 747
Debra L. Zoran

**179** Manejo Nutricional da Doença do Pâncreas Exócrino, 752
Marjorie Chandler

**180** Manejo Nutricional das Doenças Hepatobiliares, 754
Craig G. Ruaux

**181** Manejo Nutricional de Doenças Endócrinas e Metabólicas, 758
Jennifer Larsen

**182** Considerações Clínicas e Dietéticas em Casos de Hiperlipidemia, 762
Richard C. Hill

**183** Manejo Nutricional das Cardiopatias, 768
Lisa M. Freeman e John E. Rush

**184** Manejo Nutricional das Doenças Renais, 775
Joseph W. Bartges

**185** Controle Nutricional da Doença do Trato Urinário Inferior, 778
Yann Queau e Vincent C. Biourge

**186** Abordagem Nutricional de Afecções Dermatológicas, 781
Manon Paradis

**187** Distúrbios Esqueléticos Relacionados com a Nutrição, 783
Ronald Jan Corbee

**188** Abordagem Nutricional do Câncer, 788
Glenna E. Mauldin

**189** Nutrição em Cuidados Intensivos, 791
Daniel L. Chan

**190** Usos Nutricionais da Fibra, 796
Amy Farcas

191 Reações Adversas aos Alimentos: Alergias *versus* Intolerância, 801
Jason W. Gagné

192 Dietas Não Convencionais (Caseiras, Vegetarianas e Cruas), 806
Sally C. Perea e Sean J. Delaney

193 Segurança Alimentar e Aspectos Regulatórios de Alimentos para Animais de Estimação, 811
David A. Dzanis

194 Imunologia e Nutrição, 813
Nick John Cave

## SEÇÃO 12
### Doenças Hematológicas e Imunológicas

195 Doenças Hematológicas e Imunológicas: Introdução e Terapia Medicamentosa, 819
Suliman Al-Ghazlat e Ann E. Hohenhaus

196 Teste de Coagulação, 822
Stephanie A. Smith e Maureen McMichael

197 Estados Hiper e Hipocoaguláveis, 827
Shauna Blois

198 Anemias Hemolíticas Imunomediadas e Outras Anemias Regenerativas, 833
Christine Piek

199 Anemias Não Regenerativas, 842
Ann E. Hohenhaus e Sarah Elizabeth Winzelberg

200 Policitemia Primária e Eritrocitose, 848
Ann E. Hohenhaus

201 Trombocitopenia Imunomediada, Doença de von Willebrand e Outros Distúrbios Plaquetários, 851
Mary Beth Callan e James L. Catalfamo

202 Distúrbios Imunomediados e Não Neoplásicos em Leucócitos, 860
Jennifer L. Johns

203 Poliartrite Imunomediada e Outras Poliartrites, 865
Michael Stone

204 Doenças Dermatológicas Imunomediadas, 871
Petra Bizikova

205 Lúpus Eritematoso Sistêmico, 877
Michael Stone

206 Doenças Não Neoplásicas do Baço, 881
David John Argyle e Robert T. O'Brien

## SEÇÃO 13
### Doenças Infecciosas

### GERAL

207 Diagnóstico Laboratorial de Doenças Infecciosas, 893
Michael R. Lappin

208 Vacinação de Animais de Companhia, 900
Michael J. Day

209 Resistência Antimicrobiana, Vigilância e Infecções Nosocomiais, 906
J. Scott Weese

210 Zoonoses, 909
Michael R. Lappin

### DOENÇAS BACTERIANAS

211 Doença de Lyme, 917
Meryl P. Littman

212 Micobacteriose, Actinomicose e Nocardiose, 922
Joanna Whitney e Carolyn R. O'Brien

213 Brucelose, 927
David P. Beehan

214 Tétano e Botulismo, 930
Simon R. Platt

215 Bartonelose em Cães, 935
Pedro Paulo V. P. Diniz

216 Bartonelose em Gatos, 940
Lynn F. Guptill

217 Leptospirose, 945
Simone Schuller

218 Erliquiose, Anaplasmose, Febre Maculosa das Montanhas Rochosas e Neorriquetsiose, 950
Jane E. Sykes

219 Micoplasmas Hemotrópicos, 957
Séverine Tasker

220 Doenças Intestinais Bacterianas, 963
Stanley Leon Marks

### DOENÇAS CAUSADAS POR PROTOZOÁRIOS

221 Infecções por Protozoários, 968
Michael R. Lappin

### DOENÇAS VIRAIS

222 Infecção pelo Vírus da Imunodeficiência Felina, 977
Julia A. Beatty

223 Infecção pelo Vírus da Leucemia Felina, *984*
*Katrin Hartmann e Julie K. Levy*

224 Infecções Causadas por Coronavírus (Cães e Gatos), Incluindo Peritonite Infecciosa Felina, *989*
*Katrin Hartmann*

225 Infecção por Parvovírus em Cães e Gatos, *997*
*Andrew Lambert Leisewitz*

226 Raiva, *1002*
*Cathleen A. Hanlon*

227 Doença Respiratória Infecciosa Canina, *1009*
*Simon Lawrence Priestnall*

228 Cinomose e Outras Infecções Virais em Cães, *1012*
*Thomas Wilhelm Vahlenkamp*

229 Infecções do Trato Respiratório Superior de Gatos, *1020*
*Maria Manuel Afonso, Rosalind M. Gaskell e Alan Radford*

230 Outras Infecções Virais em Gatos, *1023*
*Maria Manuel Afonso, Rosalind M. Gaskell e Alan Radford*

## DOENÇAS FÚNGICAS

231 Criptococose, *1026*
*Joseph Taboada*

232 Coccidioidomicose, *1031*
*Jane E. Sykes*

233 Blastomicose e Histoplasmose, *1034*
*Andrea Dedeaux e Joseph Taboada*

234 Aspergilose em Cães, *1042*
*Frédéric Billen e Dominique Peeters*

235 Aspergilose em Gatos, *1046*
*Vanessa R. Barrs*

236 Infecções Fúngicas Diversas, *1051*
*Amy M. Grooters*

## SEÇÃO 14
### Doenças de Ouvido, Nariz e Garganta

237 Doenças do Ouvido, *1059*
*Emmanuel Bensignor, Olivier Gauthier e Didier-Noël Carlotti*

238 Doenças do Nariz, dos Seios Paranasais e da Nasofaringe, *1067*
*Gerhard Ulrich Oechtering*

239 Doenças da Laringe, *1085*
*Catriona M. MacPhail*

## VOLUME 2

## SEÇÃO 15
### Doença Respiratória

240 Avaliação Clínica do Trato Respiratório, *1091*
*Stephan Anthony Carey*

241 Doenças da Traqueia e de Vias Respiratórias de Pequeno Calibre, *1102*
*Cécile Clercx*

242 Doenças do Parênquima Pulmonar, *1117*
*Leah A. Cohn*

243 Hipertensão Pulmonar e Tromboembolismo Pulmonar, *1141*
*Justin G. Williams*

244 Doenças do Espaço Pleural, *1146*
*Elizabeth Rozanski*

245 Doenças do Mediastino, da Parede Torácica e do Diafragma, *1153*
*Martha Moon Larson e David S. Biller*

## SEÇÃO 16
### Doença Cardiovascular

246 Fisiopatologia da Insuficiência Cardíaca, *1163*
*Katherine F. Scollan e D. David Sisson*

247 Insuficiência Cardíaca: Tratamento Clínico, *1173*
*Adrian Boswood*

248 Arritmias Cardíacas, *1186*
*Etienne Côté e Stephen J. Ettinger*

249 Marca-Passo Cardíaco, *1209*
*Amara H. Estrada*

250 Cardiopatias Congênitas, *1215*
*Niek J. Beijerink, Mark A. Oyama e John D. Bonagura*

251 Doenças Cardiovasculares no Início da Idade Adulta, *1256*
*Ingrid Ljungvall e Jens Häggström*

252 Cardiomiopatias: Cães, *1276*
*Joshua A. Stern e Kathryn M. Meurs*

253 Cardiomiopatias: Gatos, *1285*
*Valérie Chetboul*

254 Doenças do Pericárdio, *1312*
Kristin MacDonald

255 Dirofilariose Canina e Felina, *1323*
Clarke Atkins

256 Doença Arterial Tromboembólica, *1351*
Daniel F. Hogan

257 Doenças de Veias e Vasos Linfáticos, *1357*
Brian A. Scansen e John D. Bonagura

## SEÇÃO 17
### Doença Neurológica

258 Neurofisiologia, *1369*
Dennis P. O'Brien e Joan R. Coates

259 Exame Neurológico e Diagnóstico Neuroanatômico, *1374*
Scott J. Schatzberg

260 Doenças do Cérebro: Anomalia, Degenerativa, Metabólica, Neoplásica, Idiopática, Epiléptica e Vascular, *1387*
Joan R. Coates e Dennis P. O'Brien

261 Doenças Cerebrais Inflamatórias, Infecciosas e Multifocais, *1411*
Chelsie Estey e Curtis W. Dewey

262 Distúrbios do Sono, *1419*
Brian M. Zanghi

263 Disfunção Cognitiva em Cães e Gatos Idosos, *1422*
Gary Landsberg

264 Neuropatias Cranianas, *1426*
John Henry Rossmeisl, Jr.

265 Doença Vestibular, *1429*
Veronique Sammut

266 Doenças da Medula Espinal: Congênitas (Desenvolvimento), Inflamatórias e Degenerativas, *1437*
Ronaldo Casimiro da Costa e Simon R. Platt

267 Doenças da Medula Espinal: Traumáticas, Vasculares e Doenças Neoplásicas, *1451*
Nicholas Jeffery

268 Neuropatias Periféricas, *1460*
Christopher L. Mariani

269 Distúrbios da Junção Neuromuscular, *1465*
Sarah A. Moore e Christopher L. Mariani

270 Transtornos Neurológicos Exclusivos de Felinos, *1469*
Elsa Beltran e Luisa De Risio

## SEÇÃO 18
### Doença Gastrintestinal

271 Avaliação Laboratorial do Trato Gastrintestinal, *1475*
Jörg M. Steiner

272 Distúrbios Orais e das Glândulas Salivares, *1479*
Alexander M. Reiter e Maria M. Soltero-Rivera

273 Doenças da Faringe e do Esôfago, *1486*
Stanley Leon Marks

274 Interações Hospedeiro-Microbiota na Saúde e Doença Gastrintestinal, *1500*
Albert Earl Jergens

275 Doenças do Estômago, *1504*
Kenneth W. Simpson

276 Doenças do Intestino Delgado, *1526*
Edward James Hall e Michael J. Day

277 Doenças do Intestino Grosso, *1575*
Edward James Hall

278 Doenças Anorretais, *1603*
Stefan Unterer

279 Peritonite, *1615*
Thandeka Roseann Ngwenyama e Rance K. Sellon

## SEÇÃO 19
### Doenças Hepatobiliares

280 Avaliação Diagnóstica da Função Hepática, *1621*
Sarah Cocker e Keith Richter

281 Princípios Gerais do Tratamento de Hepatopatias, *1632*
Jonathan Andrew Lidbury

282 Hepatopatias Inflamatórias/Infecciosas em Cães, *1639*
Craig B. Webb

283 Hepatopatias Inflamatórias/Infecciosas em Gatos, *1645*
Marnin A. Forman

284 Anomalias Vasculares Hepáticas, *1651*
Chick Weisse e Allyson C. Berent

285 Doenças Metabólicas Hepáticas, *1671*
Penny J. Watson

286 Doenças Hepatotóxicas, *1678*
Lauren A. Trepanier

287 Neoplasias Hepáticas, *1684*
Nick Bexfield

288 Doenças da Vesícula Biliar e do Sistema Biliar Extra-hepático, *1688*
Ale Aguirre

## SEÇÃO 20
### Doenças Pancreáticas

289 Pancreatite: Etiologia e Fisiopatologia, *1695*
Thomas Spillmann

290 Pancreatite em Cães: Diagnóstico e Tratamento, *1697*
Jörg M. Steiner

291 Pancreatite em Gatos: Diagnóstico e Tratamento, *1702*
Craig G. Ruaux

292 Insuficiência Pancreática Exócrina, *1708*
Jörg M. Steiner

293 Neoplasia do Pâncreas Exócrino, *1712*
Peter Bennett

## SEÇÃO 21
### Doenças Endócrinas

294 Anormalidades Relativas ao Hormônio de Crescimento em Gatos, *1715*
Stijn J. M. Niessen

295 Anormalidades Relativas ao Hormônio de Crescimento em Cães, *1720*
Hans S. Kooistra

296 Diabetes Insípido, *1724*
Robert E. Shiel

297 Hiperparatireoidismo Primário, *1729*
Barbara J. Skelly

298 Hipoparatireoidismo, *1742*
Patty Lathan

299 Hipotireoidismo em Cães, *1745*
Carmel T. Mooney

300 Hipotireoidismo em Gatos, *1758*
Sylvie Daminet

301 Hipertireoidismo Felino, *1762*
Thomas K. Graves

302 Hipertireoidismo Canino, *1772*
Cynthia R. Ward

303 Tumores Secretores de Insulina, *1777*
Johan P. Schoeman

304 Diabetes Melito Canino, *1783*
Federico Fracassi

305 Diabetes Melito Felino, *1797*
Jacquie Rand e Susan A. Gottlieb

306 Hiperadrenocorticismo Canino, *1812*
Dolores Pérez-Alenza e Carlos Melián

307 Hiperadrenocorticismo Felino, *1828*
Ian K. Ramsey e Michael E. Herrtage

308 Tumores Adrenocorticais Não Secretores de Cortisol e Incidentalomas, *1836*
Ellen N. Behrend

309 Hipoadrenocorticismo, *1842*
Rebecka S. Hess

310 Endocrinologia Gastrintestinal, *1851*
Thomas Schermerhorn

311 Feocromocitoma, *1856*
Sara Galac

## SEÇÃO 22
### Doenças Reprodutivas

312 Endocrinologia Reprodutiva e Manejo Reprodutivo da Cadela, *1863*
Stefano Romagnoli e Cheryl Lopate

313 Efeito a Longo Prazo da Esterilização e da Castração na Saúde de Cães e Gatos, *1879*
Hilde de Rooster e Nathalie Porters

314 Reprodução Felina Clínica, *1882*
Eva Agneta Axnér

315 Problemas na Gestação, no Parto e no Periparto em Cães e Gatos, *1888*
Autumn P. Davidson

316 Piometra e Hiperplasia Endometrial Cística, *1898*
Annika Bergström

317 Outras Causas Infecciosas de Infertilidade e Subfertilidade em Cães e Gatos, *1903*
Sophie Alexandra Grundy

318 Exame de Saúde Reprodutiva e Distúrbios de Reprodução em Cães Machos, *1906*
Gary C.W. England e
Lúcia Daniel Machado da Silva

319 Distúrbios Reprodutivos em Cães ou Cadelas Castrados, *1913*
*Autumn P. Davidson*

320 Cuidados dos Neonatos durante o Período Pós-Parto, *1921*
*Margret L. Casal*

## SEÇÃO 23
### Doenças Renais

321 Abordagem Clínica e Avaliação Laboratorial da Doença Renal, *1925*
*Harriet M. Syme e Rosanne Jepson*

322 Lesão Renal Aguda, *1939*
*Cathy E. Langston*

323 Transplante Renal, *1956*
*Chad W. Schmiedt*

324 Doença Renal Crônica, *1959*
*David James Polzin*

325 Glomerulopatias, *1981*
*Shelly L. Vaden*

326 Doenças Tubulares Renais, *1994*
*Marie E. Kerl*

327 Pielonefrite, *2000*
*Astrid M. van Dongen*

328 Doenças Renais Familiares e Congênitas de Gatos e Cães, *2003*
*Gilad Segev*

## SEÇÃO 24
### Doenças do Trato Urinário Inferior

329 Doenças de Ureter, *2009*
*Larry G. Adams*

330 Infecções do Trato Urinário Inferior, *2016*
*Michael W. Wood*

331 Urolitíase no Trato Urinário Inferior de Cães, *2021*
*Jody P. Lulich e Carl A. Osborne*

332 Urolitíase no Trato Urinário Inferior de Gatos, *2030*
*Mary Anna Labato*

333 Doenças Relacionadas com a Micção Anormal, *2035*
*Julie K. Byron*

334 Cistite Idiopática Felina, *2041*
*C. A. Tony Buffington*

335 Doenças da Uretra, *2045*
*Joseph W. Bartges*

336 Doenças Congênitas do Trato Urinário Inferior, *2053*
*John M. Kruger, Joseph W. Bartges e Elizabeth A. Ballegeer*

337 Doenças da Próstata, *2057*
*Michelle Anne Kutzler*

## SEÇÃO 25
### Câncer

338 Características/Origem do Câncer, *2063*
*Chand Khanna e Amanda Foskett*

339 Princípios e Práticas da Quimioterapia, *2066*
*Angela E. Frimberger e Antony S. Moore*

340 Princípios e Práticas de Radiologia Oncológica, *2073*
*Jessica Lawrence*

341 Imunoterapia no Tratamento de Câncer, *2079*
*Barbara J. Biller*

342 Terapia Molecular Dirigida, *2082*
*Cheryl London*

343 Complicações da Terapia Antineoplásica, *2085*
*Louis-Philippe de Lorimier e Craig A. Clifford*

344 Tumores Hematopoéticos, *2092*
*David M. Vail*

345 Tumores Cutâneos, *2106*
*Kenneth M. Rassnick*

346 Sarcomas de Tecidos Moles, *2111*
*Margaret C. McEntee*

347 Hemangiossarcoma, *2119*
*Craig A. Clifford e Louis-Philippe de Lorimier*

348 Tumores Ósseos e Articulares, *2128*
*Julius M. Liptak*

349 Mastocitose, *2140*
*Douglas H. Thamm*

350 Doenças Histiocíticas em Cães e Gatos, *2144*
*Laurel E. Williams*

351 Tumores do Trato Urogenital e da Glândula Mamária, *2147*
*Juan F. Borrego*

352 Síndromes Paraneoplásicas, *2155*
*Timothy J. Stein*

## SEÇÃO 26
### Doenças Musculoesqueléticas

353 Anormalidades Esqueléticas em Animais de Companhia, *2159*
   *Denis J. Marcellin-Little*

354 Doenças Musculares, *2174*
   *G. Diane Shelton*

355 Fisioterapia e Reabilitação, *2179*
   *David Levine e Darryl L. Millis*

356 Dor Crônica: Fisiopatologia, Identificação e Procedimentos Gerais de Controle, *2187*
   *Lisa Moses*

## SEÇÃO 27
### Comorbidades

357 Cardiopatia e Nefropatia, *2191*
   *Mark A. Oyama, Shelly L. Vaden e Clarke Atkins*

358 Diabetes Melito e Doenças Responsivas a Corticosteroides, *2194*
   *Lucy J. Davison*

359 Comorbidades Associadas à Obesidade, *2201*
   *Angela L. Witzel*

360 Infecções e Imunossupressão Simultâneas, *2205*
   *Nathaniel T. Whitley*

**Índice Alfabético,** *2213*

TRATADO DE
# Medicina Interna Veterinária

Doenças do **Cão** e do **Gato**

Volume 1

# ENCARTE

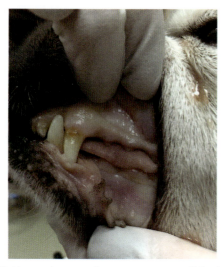

**Figura 2.22** Na anemia as membranas mucosas são pálidas (mencionadas anteriormente) ou brancas, associadas com pulso arterial semelhante a martelo d'água, que também pode ser descrito como pulso rápido e fraco.

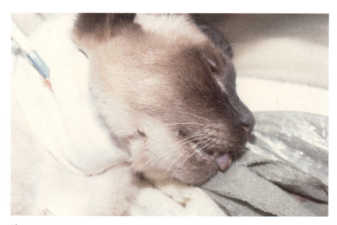

**Figura 2.23** Cianose em um gato. A cor azulada da língua (e membrana mucosa) desse animal se deve a um defeito cardíaco – desvio (*shunt*) do lado direito para o esquerdo.

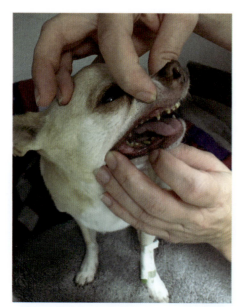

**Figura 2.24** Gengivas e língua acinzentadas geralmente estão associadas à insuficiência cardíaca. Esse cão apresentava doença crônica na válvula mitral e está manifestando um episódio de insuficiência cardíaca recorrente.

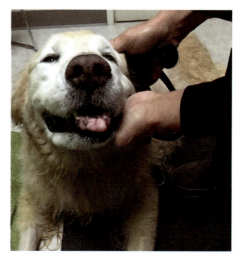

**Figura 2.25** Hiperplasia de gengiva (confirmada em exame histológico) em um cão que recebeu anlodipino; essa alteração foi considerada como um efeito colateral do fármaco. Não havia sinais de dor ou dificuldade de preensão de alimento, por muitos anos.

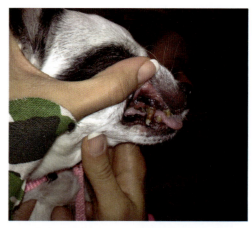

**Figura 2.26** Cálculo dental e gengivite crônica são comuns em cães e gatos idosos e de meia-idade e devem ser considerados problemas tratáveis. A doença periodontal crônica ocasiona outros problemas clínicos à medida que os cães e gatos envelhecem; portanto, não devem ser negligenciados.

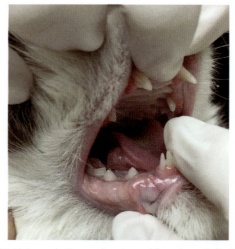

**Figura 2.27** Gato com lesão granulomatosa sublingual e persistência de dentes decíduos, com queixa inicial do proprietário de perda de apetite, salivação e incapacidade de se alimentar. Foi realizada biopsia das lesões (piogranuloma), que começaram a regredir após a remoção da maior parte do tecido lesionado. Um mês depois, a doença progrediu para os intestinos grosso e delgado.

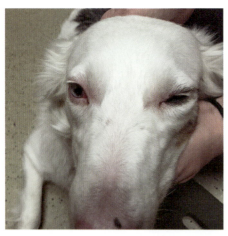

**Figura 2.29** Nesse cão, a fotofobia indica a sensibilidade ocular associada ao blefaroespasmo, em ambos os olhos.

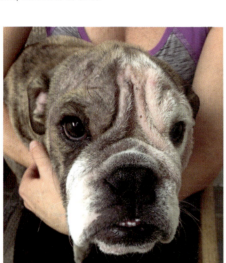

**Figura 2.30** Dobras cutâneas úmidas, com odor desagradável, ao redor dos olhos, narinas e boca são verificadas em todas as raças. A dermatite nas dobras cutâneas é particularmente comum em raças braquicefálicas.

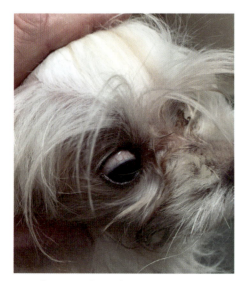

**Figura 2.31** Estrabismo é o desvio da posição normal do olho causado por diversas doenças dos nervos cranianos ou dos músculos extraoculares. Nesse caso, é necessário um exame neuro-oftálmico adicional para a identificação da causa do estrabismo ventral no olho direito.

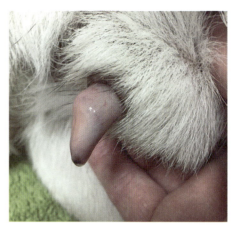

**Figura 2.40** Secreção normal do prepúcio de um cão macho adulto. Os clientes geralmente ficam incomodados quando notam essa secreção e quase sempre pensam que há infecção no pênis ou no sistema urinário.

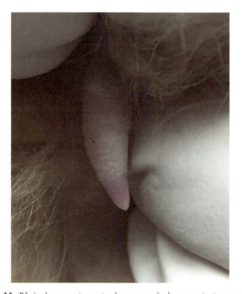

**Figura 2.41** Pênis de um gato castrado, sem espículas na estrutura peniana, em contraste com o verificado em um gato não castrado.

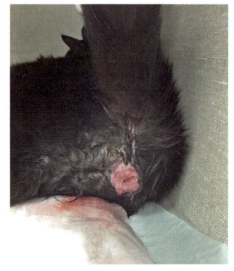

**Figura 2.46** Massas perianais provavelmente se apresentam doloridas, irritadas e geralmente cobertas com fezes, condições que dificultam o seu exame caso não sejam bem limpas. Esse gato apresenta uma massa ulcerada imediatamente ventral e no lado direito do esfíncter anal.

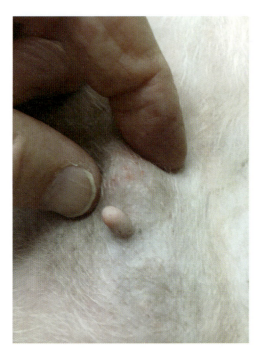

**Figura 2.47** Deve-se realizar o exame de cada glândula mamária e das cadeias direita e esquerda de mamas, em sua totalidade; verifique se há tumores e avalie a consistência, o tamanho e qualquer ulceração presente. O tamanho e a aparência devem ser anotados no prontuário para efeitos comparativos na próxima consulta. Esse nódulo firme e irregular é mensurado e os dados anotados no prontuário.

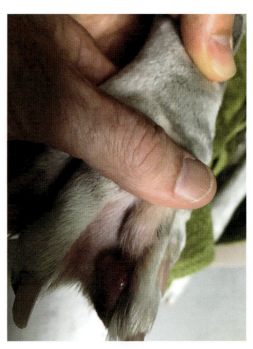

**Figura 2.52** Foi detectada uma pequena lesão no coxim plantar desse cão da raça Boxer. Sempre que há claudicação de origem não conhecida, deve-se considerar a possibilidade de presença de cistos interdigitais ou no coxim plantar, lesões granulomatosas, neoplasias, úlceras e corpos estranhos.

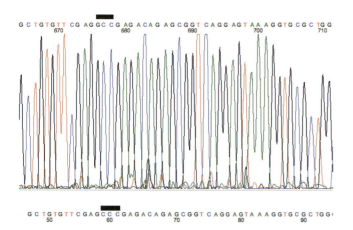

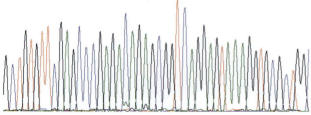

**Figura 4.2** Mutação *missense* em um gato Maine Coon com miocardiopatia hipertrófica. Note que, na *imagem superior*, a sequência de DNA sob a barra preta é GCC; porém, na *imagem inferior*, a sequência sob a barra preta mostra a variante da doença como CCC. O G foi substituído por um C, o que representa a síntese de um aminoácido diferente.

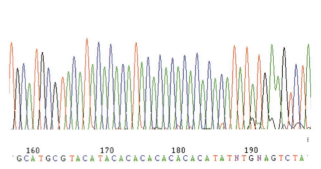

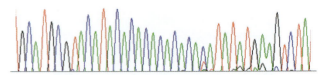

**Figura 4.3** Mutação por deleção em um cão da raça Boxer. Na *imagem superior*, a sequência sob a barra preta é de um cão normal. Na *imagem inferior*, a sequência sob a barra preta foi removida, e o restante da sequência de DNA foi deslocado para a esquerda.

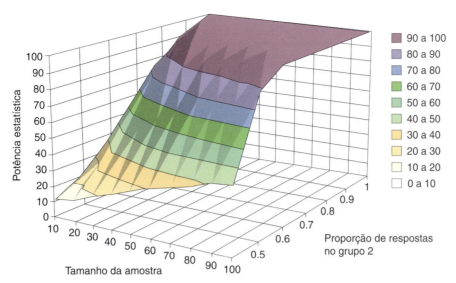

**Figura 6.1** Relação tridimensional entre o tamanho da amostra e a potência estatística em um estudo para comparar as proporções de indivíduos que responderam a um tratamento experimental (Grupo 2) e a um tratamento controle (Grupo 1). O exemplo parte da premissa de que a proporção de indivíduos que respondem a um tratamento-controle, no Grupo 1, é 0,3, e a probabilidade de erro do tipo I é de 0,05. À medida que a diferença de proporções aumenta, a potência estatística aumenta porque se torna mais fácil, para um tamanho de amostra fixo, encontrar mais diferenças maiores do que diferenças menores. À medida que o tamanho da amostra aumenta, a potência estatística também aumenta, para qualquer diferença fixa nas proporções.

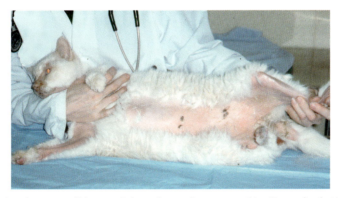

**Figura 10.1** Gato de pelo curto com alopecia paraneoplásica associada a adenocarcinoma pancreático. Note a distribuição das lesões em face, patas, pescoço e abdome ventral, além da aparência brilhante da pele.

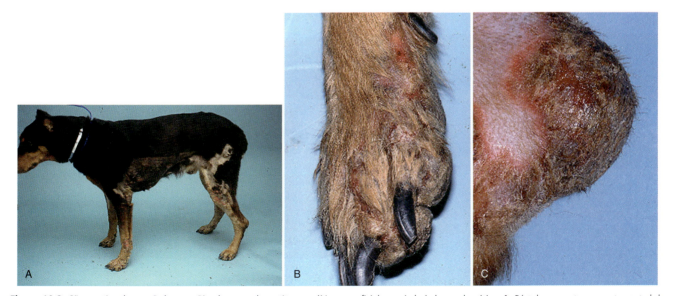

**Figura 10.2** Cão mestiço da raça Doberman Pinscher com dermatite necrolítica superficial associada à doença hepática. **A.** Pústulas e crostas na parte ventral do abdome e nos membros. **B.** Ulcerações e crostas na parte distal dos membros e nos coxins plantares do cão em **A**. **C.** Ulcerações e crostas no cotovelo do cão de **A**. Note o intenso eritema na pele adjacente às crostas.

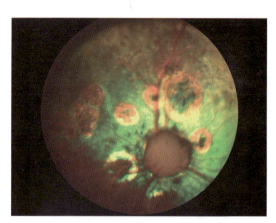

**Figura 11.4** Neste cão, notam-se múltiplas lesões multirrefletivas na região do tapete. O centro de pigmentação escura em várias cicatrizes coriorretinianas indica comprometimento do epitélio pigmentar da retina.

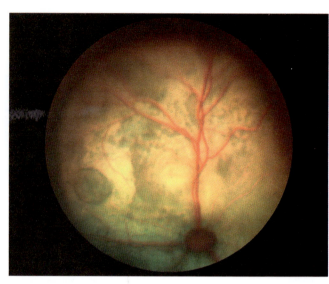

**Figura 11.9** Retinopatia hipertensiva em um gato. Note áreas focais de edema na retina.

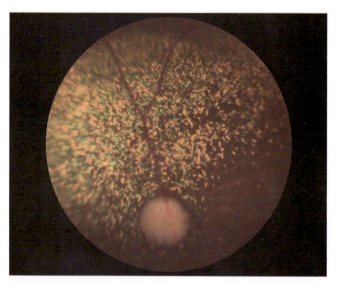

**Figura 11.7** O nervo óptico normal em cães tem tamanho e formato variáveis, coloração rosa e bordas bem definidas.

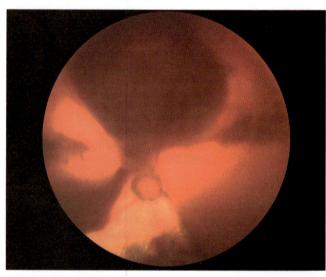

**Figura 11.10** Retinopatia hipertensiva em um gato, com extensa hemorragia vítrea e retiniana.

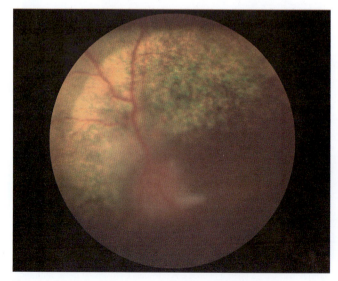

**Figura 11.8** O nervo óptico é proeminente, projetando-se para a cavidade vítrea e com líquido nas áreas adjacentes a ele.

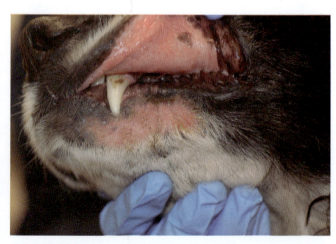

**Figura 25.2** Eritema em dobra labial mandibular, alopecia e manchas secundárias ao crescimento excessivo de bactérias em cão da raça Springer Spaniel Inglês. Esse é um local comum de infecções secundárias que são facilmente negligenciadas, o que resulta em prurido facial e no erro de que o odor se origina na cavidade bucal.

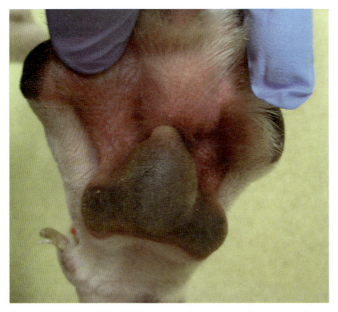

**Figura 25.3** Eritema interdigital com mancha amarronzada nos pelos de um paciente com dermatite atópica e pododermatite secundária à infecção por *Malassezia*. A região interdigital é um local comum de crescimento bacteriano excessivo secundário em pacientes com condições predisponentes, podendo resultar em mau cheiro.

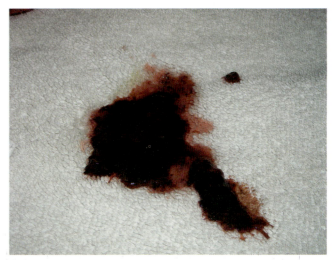

**Figura 41.3** Hematoquezia. Note a presença de sangue nas fezes, tornando-as de cor vermelho-brilhante.

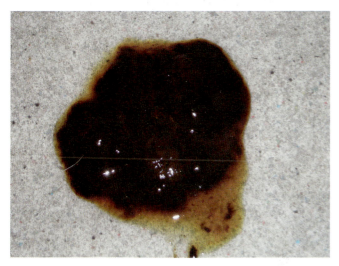

**Figura 41.1** Melena. Note fezes enegrecidas pela presença de hemoglobina oxidada.

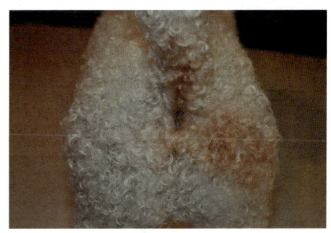

**Figura 42.3** Evidência de lambedura excessiva: a saliva alterou a cor dos pelos na região perineal de um cão da raça Bichon Frisé que apresentava saculite anal.

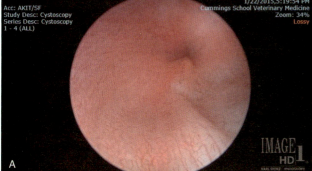
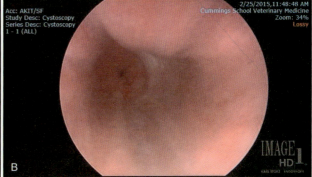

**Figura 46.3 A.** Imagem de estenose de uretra, obtida por cistoscopia, em uma cadela jovem que apresentava estrangúria. **B.** Imagem da estenose uretral, obtida por cistoscopia, logo após a dilatação com balão.

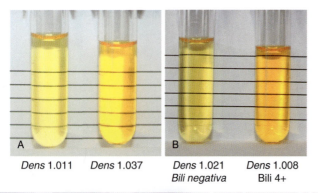
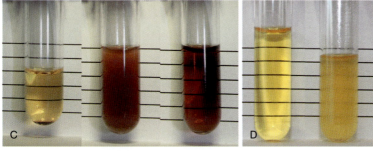

**Figura 47.1** Cor, concentração e turbidez da urina. **A.** Influência da concentração da urina na sua cor. Uma amostra de urina concentrada (*à direita*) apresenta cor amarela mais escura do que uma amostra mais diluída (*à esquerda*), devido às diferentes concentrações do pigmento urocromo endógeno. **B.** A presença de bilirrubinúria (*à direita*) dá à amostra de urina uma coloração amarelo-clara a âmbar e, portanto, a falsa impressão de urina concentrada. **C.** A inspeção visual de uma amostra de urina castanho-avermelhada geralmente possibilita a distinção entre hematúria (*no centro*, turva) e hemoglobinúria (*à direita*, transparente). A centrifugação indica ainda sobrenadante claro e sedimento de hemácias na hematúria (*à esquerda*), e uma amostra inalterada na hemoglobinúria. **D.** Aspecto turvo-leitoso de amostra de urina de um cão com infecção do trato urinário e piúria (*à direita*), comparada com uma amostra de urina transparente normal com a mesma densidade (1,020). *Bili*, bilirrubina; *Dens*, densidade urinária; *Le*, leucócitos; *cap*, campo de alta potência.

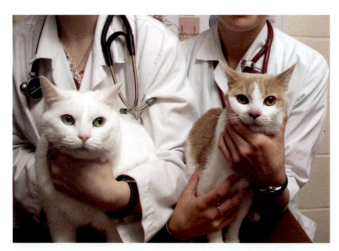

**Figura 52.2** Cianose central (no gato *à direita*, a cianose é especialmente visível no plano nasal) causada por um *shunt* direito-esquerdo em um gato com defeito no septo ventricular. Para comparação, o gato *à esquerda* é normal. (Cortesia do Dr. Etienne Côté.)

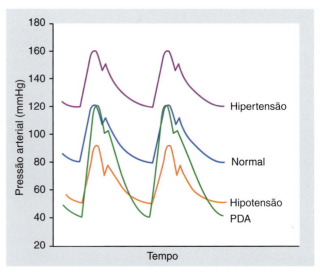

**Figura 56.1** Traçados normais e anormais da pressão arterial. A intensidade do pulso palpável depende da pressão do pulso – a diferença entre as pressões arteriais sistólica e diastólica. *Linha azul*: em um indivíduo normal, o pico de pressão sistólica pode ser 120 mmHg, e a pressão diastólica mais baixa, de 80 mmHg. Dessa maneira, o pulso normal reflete uma pressão de pulso de 120 − 80 = 40 mmHg. *Linha roxa*: em um paciente hipertenso, o pico de pressão sistólica pode ser 160 mmHg e a pressão diastólica mais baixa, 120 mmHg. A pressão de pulso ainda é de 40 mmHg (160 − 120 mmHg), portanto a qualidade do pulso estará normal. Esse exemplo mostra por que a hipertensão sistêmica não provoca um pulso de intensidade incomum. *Linha verde*: no caso de persistência de ducto arterioso (PDA), o esvaziamento diastólico pelo ducto geralmente reduz essa pressão. O pico de pressão sistólica é 120 mmHg, mas a pressão diastólica mais baixa é 40 mmHg. A pressão do pulso é muito alta (120 − 40 = 80 mmHg), o que explica o pulso rápido e forte, ou "em martelo d'água", característico do PDA. *Linha laranja*: na hipotensão moderada, tanto a pressão sistólica quanto a diastólica podem estar baixas, mas, novamente, a pressão do pulso pode permanecer normal. Se as pressões estiverem muito baixas, será sentido um pulso muito fraco ou "filiforme" – isso se for possível palpar o pulso. (Cortesia do Dr. Etienne Côté.)

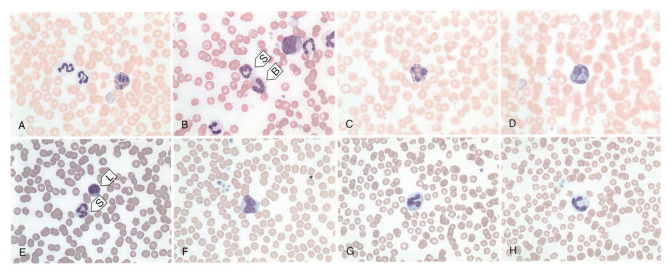

**Figura 58.1** Fotomicrografias de esfregaços sanguíneos de cães e gatos, coloração de Wright-Giemsa, com: um eosinófilo e dois neutrófilos segmentados de cães (**A**); neutrófilo segmentado (*S*) e bastonete (*B*) de cão (**B**); eosinófilo de cão (**C**); basófilo de cão (**D**); neutrófilo segmentado (*S*) e linfócito (*L*) de gato (**E**); monócito de gato (**F**); e neutrófilos tóxicos (**G** e **H**). (Cortesia da Dra. Angela B. Royal, Veterinary Medical Diagnostic Laboratory, University of Missouri.)

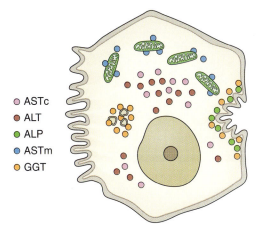

**Figura 65.1** Localização das enzimas hepatocelulares. As enzimas hepáticas mais usadas para diagnóstico estão localizadas no citosol, na membrana canalicular (*à direita*), nos microssomas (REL; *à esquerda*, três triângulos beges arredondados no meio) e na mitocôndria (*no topo*, quatro formas ovais verdes). A alanina aminotransferase (*ALT*) e a isoenzima aspartato aminotransferase citoplasmática (*ASTc*) estão localizadas no citosol. Essas enzimas são liberadas quando há lesão da membrana plasmática. A AST mitocondrial (*ASTm*) canina está associada à mitocôndria. Ambas as isoenzimas da fosfatase alcalina (ALP) localizam-se na membrana canalicular. A gamaglutamiltransferase (*GGT*) está presente na membrana canalicular e no microssoma (REL), onde pode responder à indução enzimática. Nos casos de colestase, as duas últimas enzimas são liberadas graças à dissolução da membrana pelos ácidos biliares ou pela clivagem do domínio de ligação da membrana plasmática (Copyright Elsevier. De Pincos MR, Tierno PM, Fenelos M *et al*. Evaluation of liver function. In: Mc Pherson RA, Pincos MR, editores: *Henry's clinical diagnosis and management by laboratory methods* ed. 22, Philadelphia, 2011, Saunders, p. 296-311.)

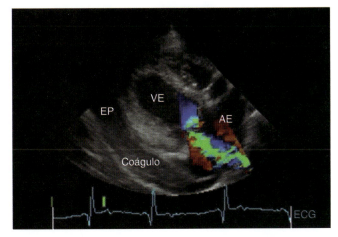

**Figura 102.4** Ecocardiograma de um cão com efusão pericárdica decorrente de ruptura do átrio esquerdo. Note a mistura das cores amarelo e verde no Doppler e um grande coágulo (*branco denso*) no saco pericárdico. *AE*, átrio esquerdo; *ECG*, eletrocardiograma; *EP*, efusão pleural; *VE*, ventrículo esquerdo.

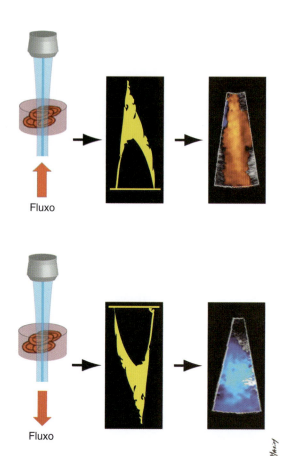

**Figura 104.11** Imagem de Doppler do fluxo sanguíneo. Quando as ondas de ultrassom encontram o sangue que se move em direção ao transdutor, elas produzem uma deflexão positiva no monitor com Doppler espectral e um sinal vermelho na cor do Doppler. O efeito oposto ocorre para os glóbulos vermelhos se afastando do transdutor, produzindo uma deflexão negativa no Doppler espectral e um sinal azul na cor do Doppler.

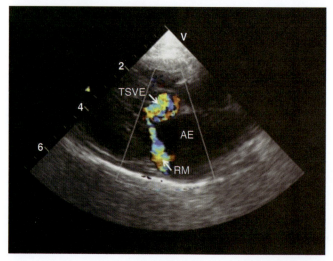

**Figura 104.20** Registro de Doppler de fluxo colorido de um gato com cardiomiopatia obstrutiva hipertrófica, mostrando movimento anterior sistólico da válvula mitral associado à regurgitação mitral (RM) e turbulência no trato de saída ventricular esquerdo (TSVE). *AE*, átrio esquerdo.

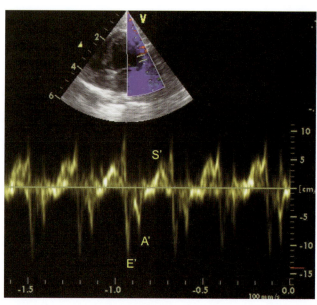

**Figura 104.25** Exibição de imagem de Doppler tecidual do anel lateral da válvula mitral. E' e A' representam o movimento diastólico, e S' corresponde ao movimento sistólico.

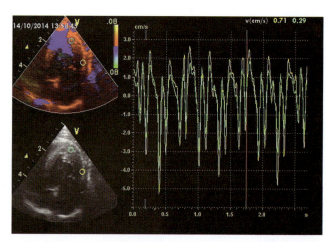

**Figura 104.26** Análise *off-line* com base na imagem de Doppler tecidual do anel lateral da válvula mitral e ápice ventricular esquerdo em um gato. Esse recurso fornece a possibilidade de comparação simultânea de várias regiões do miocárdio ventricular esquerdo.

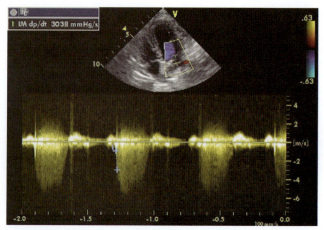

**Figura 104.30** Medição de LV dP/dt a partir de um traçado Doppler de onda contínua de um cão com regurgitação mitral.

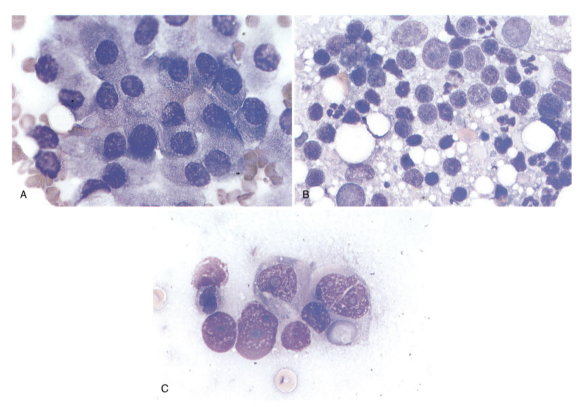

**Figura 111.6** Aspectos citológicos comparativos de amostras de lavado prostático obtidas de cão normal (**A**), cão com adenocarcinoma (**B**) e cão com carcinoma celular transitório (**C**) (aumento de 1.000×). As células epiteliais prostáticas neoplásicas (**B** e **C**) apresentam diversos sinais de malignidade, incluindo anisocitose, anisocariose, aumento da proporção núcleo:citoplasma, múltiplos nucléolos e núcleos.

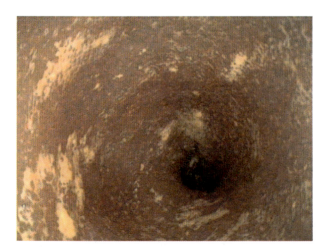

**Figura 113.1** Duodenoscopia em um cão imediatamente após a administração oral de bário. Pode ser observada a aderência da solução de bário à mucosa intestinal.

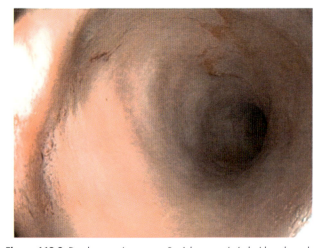

**Figura 113.2** Duodenoscopia em um cão. A hemorragia induzida pelo endoscópio pode ser visualizada em 12 horas.

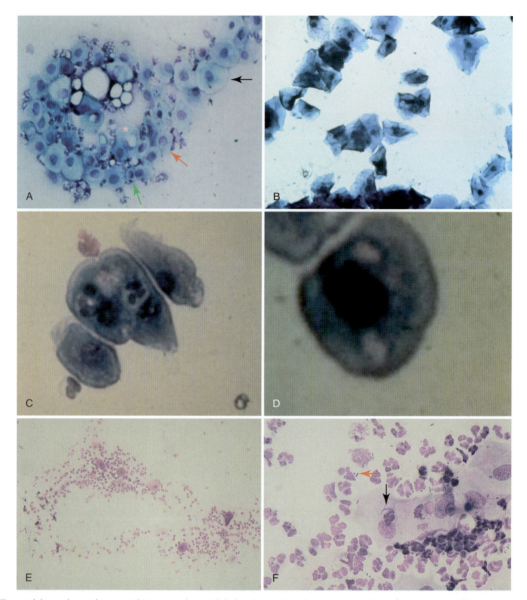

**Figura 119.2** Tipos celulares observados na citologia vaginal. **A.** Célula basal e parabasal – note o citoplasma fortemente basofílico e o pequeno tamanho das células basais (*seta verde*), em comparação com as parabasais (*seta vermelha*); células intermediárias (*seta preta*) – note o tamanho maior, as margens celulares arredondadas, o citoplasma levemente corado; e células espumosas (*asterisco*). **B.** Células superficiais nucleadas e anucleadas – note a borda celular angulada e o grande tamanho. Algumas células anucleadas têm núcleos picnóticos, enquanto outras não apresentam núcleo. **C.** Célula do metaestro – note o neutrófilo engolfado pela célula intermediária. **D.** Célula espumosa. Note os grânulos claros no citoplasma da célula parabasal. **E** e **F.** Vaginite. Note o grande número de neutrófilos, com bactérias intracelulares (*seta vermelha*) e extracelulares, e as células do metaestro (*seta preta*).

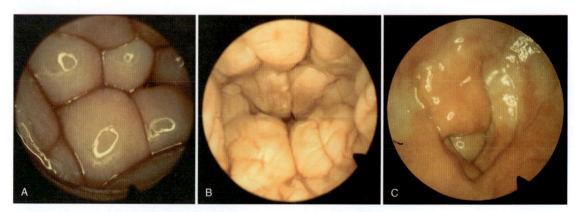

**Figura 119.3** Aparência da mucosa vaginal durante as fases de proestro, estro e diestro. **A.** Proestro: a mucosa se mostra uniforme, rosada e edematosa, com proeminências arredondadas de epitélio visíveis. **B.** Estro: a mucosa tem aparência rosa claro a esbranquiçada, com pregas ou rugas proeminentes; note a coloração uniforme. **C.** Diestro: a mucosa tem coloração rosa irregular. No início do diestro, as pregas ainda podem ser visíveis, mas logo começam a se achatar; note as diferentes tonalidades de rosa.

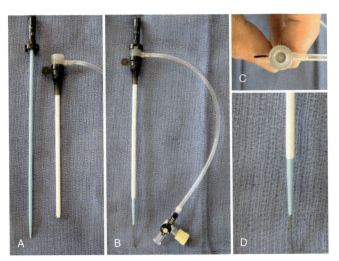

**Figura 120.3** Bainhas introdutoras vasculares. **A.** Dilatador vascular 7 Fr (*azul*) e bainha vascular 7 Fr (*branca*). **B.** Bainha vascular com dilatador vascular e fio-guia posicionados. **C.** Diafragma da bainha vascular com o dilatador removido, demonstrando a válvula hemostática. **D.** Ponta da bainha vascular com o dilatador posicionado sobre o fio-guia. Observe a transição suave da bainha para o dilatador e a diminuição para o diâmetro do fio-guia. (De Weisse C, Mayhew P. Noções básicas de cirurgia minimamente invasiva. In: Tobias KM, Johnston SA [eds.]. *Cirurgia veterinária*: pequenos animais. St. Louis: Elsevier, 2012.)

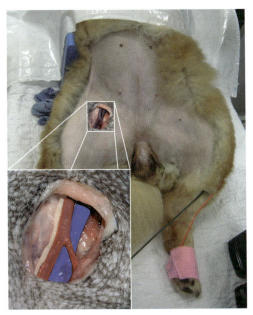

**Figura 122.7** Fotografia de um cachorro sendo preparado para a cateterização da artéria ou da veia femoral. O cão é posicionado em decúbito dorsal para o acesso cirúrgico ao trígono femoral, e a área destacada mostra detalhadamente essa localização no membro. No detalhe ampliado, é possível ver a relação do nervo femoral (*sobreposição esbranquiçada*), da artéria femoral comum (*sobreposição vermelha*) e da veia femoral comum (*sobreposição azul*), que se encontram dispostos no sentido craniocaudal, respectivamente.

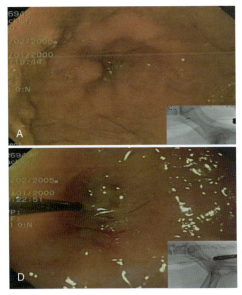

**Figura 123.2** Imagens endoscópicas e de projeções fluoroscópicas laterais de um cão com estenose de cólon recebendo um *stent* colônico. **A.** Imagem endoscópica da estenose grave da junção colorretal. **D.** Imagem endoscópica do fio-guia entrando no lúmen da estenose.

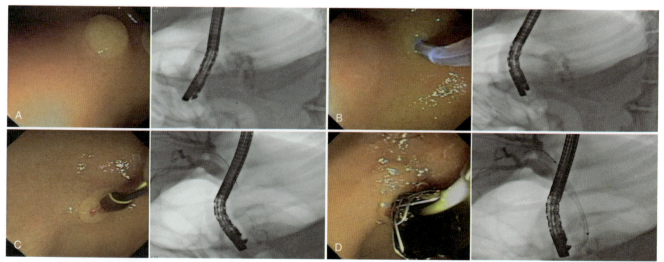

**Figura 123.3** Imagens endoscópicas e fluoroscópicas durante a colocação de um SB/CER em um cão. **A.** Papila duodenal maior (PDM) visualizada por um endoscópio de vista lateral com imagem fluoroscópica concomitante utilizada simultaneamente. **B.** Canulação da PDM com um esfincterótomo, visualizado sob endoscopia e fluoroscopia simultaneamente. **C.** Fio-guia canulando a PDM e subindo até o DBC, visualizado em imagens endoscópica e fluoroscópica. Observe o contraste nos ductos intra-hepáticos muito dilatados. **D.** Implantação de um *stent* no DBC, saindo pela PDM, visualizado pela endoscopia, e fluoroscopia simultaneamente.

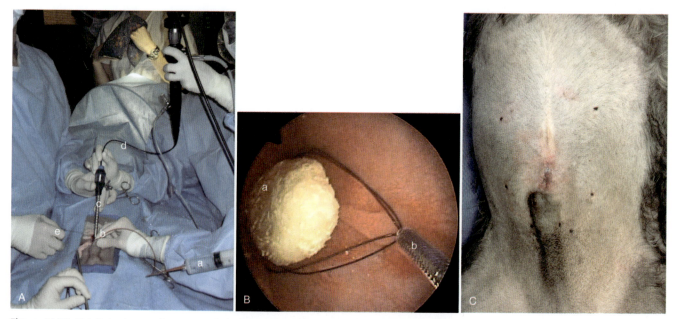

**Figura 124.3** Cistolitotomia percutânea transvesical em um cão macho. **A.** Uma seringa (*a*) é conectada a um cateter urinário (*b*) para fornecer irrigação ou drenagem durante o procedimento. A cânula (*c*) é inserida no ápice da bexiga e um cistoscópio flexível (*d*) é inserido pelo diafragma da cânula, adentrando a bexiga e a uretra. O sistema inteiro é fechado, evitando o vazamento e fornecendo distensão da bexiga e da uretra. As suturas de arrimo (*e*) ajudam a retrair a bexiga durante o procedimento. **B.** Um cálculo (*a*) está sendo agarrado por um cesto de cálculos de quatro pontas (*b*) passado pelo canal de trabalho do cistoscópio rígido inserido pela cânula laparoscópica. **C.** Uma ferida muito pequena na pele (1,5 cm), caudal ao umbigo e cranial ao prepúcio, é visível após o procedimento.

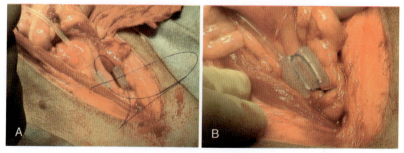

**Figura 124.5 A.** O esfíncter uretral artificial (EUA) inflado é um anel de silicone incompleto, com dois orifícios em cada extremidade do *cuff*, que permitem que se forme um anel, uma vez colocado em torno da uretra. O anel é conectado a um tubo de silicone ligado a uma porta subcutânea de acesso. O *cuff* foi posicionado suavemente ao redor da uretra e as suturas foram passadas pelos orifícios. **B.** As suturas dos orifícios estão agora colocadas, estando o *cuff* ao redor da uretra. O tubo que leva ao *cuff* é visível.

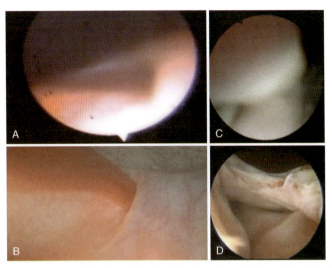

**Figura 124.7** Imagens endoscópicas da junção ureterovesical (JUV) em dois cães (**A** e **B** com hematúria renal idiopática; **C** e **D** com ureteres ectópicos). **A.** Junção ureterovesicular de um cão macho com hematúria renal idiopática, mostrando jatos de sangue saindo pelo orifício durante uma cistoscopia flexível. **B.** O mesmo cão da imagem (**A**) utilizando um endoscópio rígido após o acesso perineal. **C.** Um cão macho com o fio-guia no orifício ureteral ectópico durante a cistoscopia flexível. **D.** O mesmo cão da imagem (**C**) após a ablação a *laser* do orifício ureteral ectópico, utilizando um cistoscópio rígido após o acesso perineal.

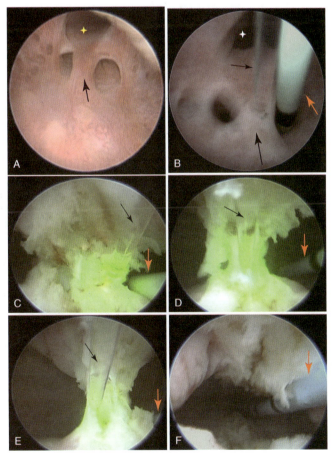

**Figura 124.8** Imagens endoscópicas durante a cistoscopia dorsal de uma cadela com remanescente de ducto paramesonéfrico persistente (RDPP) antes e após a ablação a *laser*. **A.** Abertura uretral (*estrela amarela*) situada logo acima da (ventralmente à) abertura vaginal. A abertura vaginal é revestida por uma banda dorsoventral de tecido (*seta preta*), que é o RDPP. **B.** Um cateter ureteral com a extremidade aberta (*seta vermelha*) por meio de um dos compartimentos da abertura vaginal, enquanto um *laser* (*seta preta pequena*) é direcionado para a banda de tecido (*seta preta*) pelo canal de trabalho do cistoscópio. **C** a **E.** O *laser* (*seta preta fina*) corta progressivamente a banda de tecido, enquanto ambos os compartimentos da vagina são monitorados com o cateter ureteral (*seta vermelha*). **F.** Todo o remanescente é cortado mostrando um compartimento vaginal único.

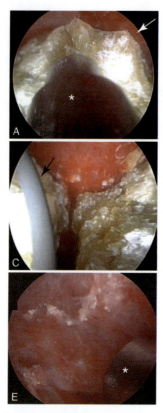

**Figura 124.10** Nefrolitotomia endoscópica percutânea (NLEP) em um cão durante a endoscopia e a fluoroscopia. **A.** Imagem endoscópica de um nefrólito grande (*seta branca*) com o litotritor (*asterisco branco*) no canal de trabalho do endoscópio. **C.** Imagem nefroscópica após o cálculo ser quebrado, com um fio-guia (*seta preta*) passando pelo lúmen da pelve renal. **E.** Pelve renal após a remoção de todo o nefrólito.

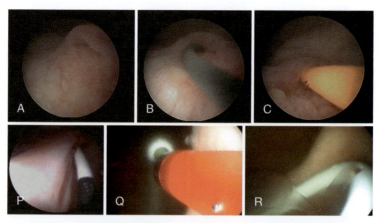

**Figura 124.11** Colocação de um *stent* ureteral por via retrógrada guiado por cistoscópico e fluoroscópio em uma cadela. **A.** Imagem cistoscópica de um cão em decúbito dorsal mostrando a junção ureterovesicular (JUV) esquerda. **B.** Fio-guia sendo avançado em direção ao lúmen ureteral pela JUV. **C.** Cateter ureteral de extremidade aberta sendo avançado sobre o fio-guia para dentro do lúmen ureteral. **P.** Imagem endoscópica do *stent* ureteral à medida que sai pela JUV. A marca preta observada é um marcador endoscópico para alertar o endoscopista sobre onde a alça distal do cateter duplo J está iniciando. **Q.** Imagem endoscópica da junção do *stent* ureteral e do cateter "empurrador" à medida que saem pelo canal de trabalho do endoscópio. Observe o fio-guia pelo lúmen de ambos os cateteres. **R.** Depois que o *stent* está na bexiga, o cateter "empurrador" e o fio são removidos por completo e observa-se a drenagem de fluidos pelas fenestrações do *stent*, garantindo sua patência.

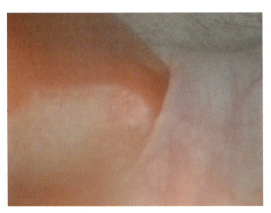

**Figura 124.13** Imagem cistoscópica de um cão em decúbito dorsal com um jato de urina do lado esquerdo com hematúria grave do trato superior.

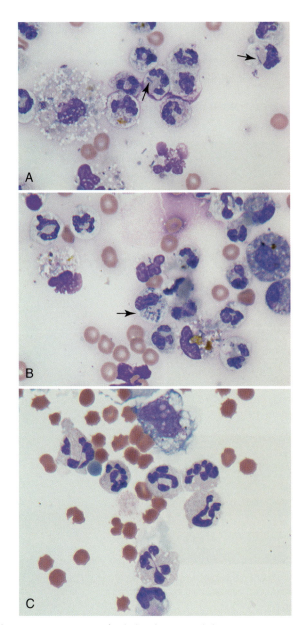

**Figura 132.1** Fotomicrografia do líquido peritoneal de um cão com peritonite bacteriana (**A** e **B**) e com peritonite estéril (**C**). Em todas as fotos há inflamação supurativa. Note a quantidade de bactérias intracelulares (*setas*) no exsudato séptico (**A** e **B**), mas não no exsudato não séptico (**C**). (Cortesia da Dra. Linda Berent, da Universidade do Missouri.)

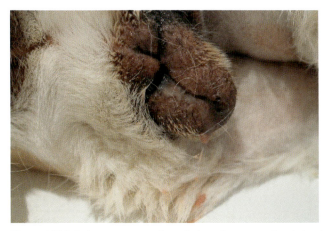

**Figura 146.1** Pode-se notar secreção vaginal purulenta nos pelos abaixo da vulva de uma cadela com piometra.

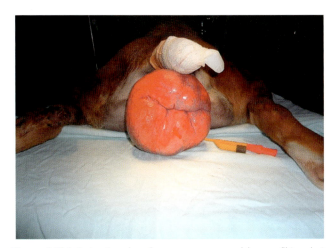

**Figura 146.6** Protrusão vulvar de massa em uma cadela com "hiperplasia vaginal".

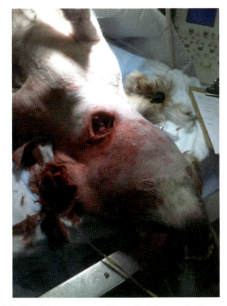

**Figura 149.2** Mordida grave na região cervical de um cão da raça Corgi. Note as extensas lesões de traqueia.

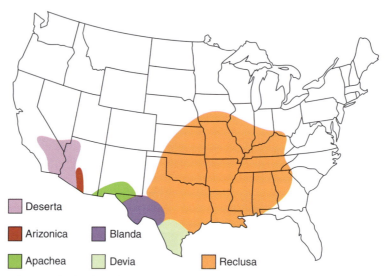

**Figura 156.1** Espécies de *Loxosceles* (aranha-reclusa-marrom ou aranha-violinista) clinicamente relevantes. (Cortesia Richard Vetter, MS.)

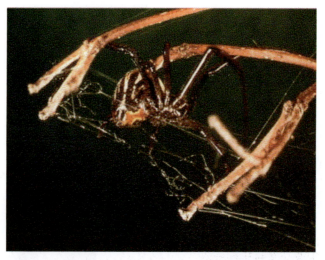

**Figura 156.3** Aranha viúva-negra jovem. Note a coloração mais pálida. (Cortesia Arizona Poison e Drug Information Center, Tucson, AZ.)

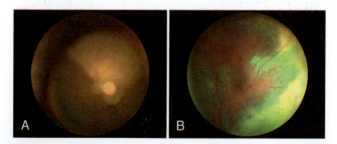

**Figura 157.3 A.** Descolamento bolhoso parcial de retina em um gato. Note a aparência dos vasos da retina na área sem descolamento (não borrada; *abaixo, à direita*) e na região com descolamento (borrada; *centro e parte superior*). **B.** Retinopatia hipertensiva caracterizada por hemorragias multifocais na retina vistas no exame de fundo de olho. (**A** e **B.** Cortesia da Dra. Alexandra van der Woerdt.)

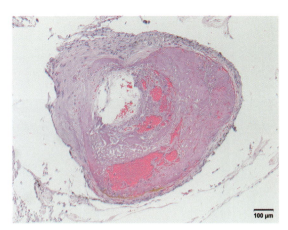

**Figura 157.4** Artéria medular de um gato com hipertensão. As alterações vasculares hipertensivas são caracterizadas por hialinose da parede dos vasos sanguíneos (espessamento devido ao extravasamento de material eosinofílico e sua deposição na parede vascular, resultando em uma aparência hialina) ou por arteriosclerose hiperplásica (espessamento da parede do vaso devido à hiperplasia concêntrica das células fusiformes). Ambas as alterações podem ser vistas nessa imagem. O vaso anormal está marcantemente distendido por um grande trombo. (Cortesia de Taryn Donovan, The Animal Medical Center.)

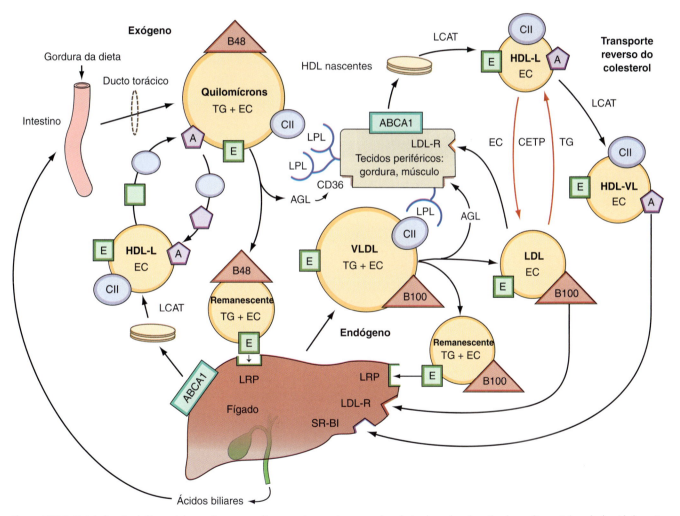

**Figura 182.1** Metabolização de lipoproteínas exógenas e endógenas e transporte reverso do colesterol envolvendo quilomícrons, lipoproteínas de densidade muito baixa (*VLDL*), lipoproteínas de baixa densidade (*LDL*), lipoproteínas de alta densidade grandes e muito grandes (*HDL-L* e *HDL-VL*, respectivamente). A lipoproteína lipase (*LPL*) hidrolisa triglicerídeos (*TG*) de lipoproteínas que contêm apoproteína *CII* (*oval azul*). Os ácidos graxos livres (*AGL*) gerados são absorvidos por tecidos periféricos, mediados pelo receptor de varredura (*scavenger*) CD36. As apoproteínas *B* (*triângulo rosa*) e E (*quadrado verde*) são reconhecidas pelo receptor LDL (*LDL-R*), no fígado e em tecidos periféricos, e pela proteína referente ao receptor LDL (*LRP*), no fígado. As HDL nascentes são secretadas pelo cassete de ligação do ATP, membro 1 da subfamília A (*ABCA1*), em muitos tecidos e, em seguida, acumulam ésteres de colesterol (*EC*) pela ação da lecitina colesterol aciltransferase (*LCAT*). O HDL também obtém apoproteína A (*pentágono roxo*) em troca de apoproteínas C e E com os quilomícrons. O HDL transporta o colesterol de volta ao fígado e aos tecidos esteroidogênicos, em que a captação de EC é mediada pelo receptor de varredura B, tipo I (*SR-BI*). Alguns animais, entre os quais os cães não se incluem, apresentam um método adicional de transporte reverso do colesterol (*linhas vermelhas*), em que EC são trocados por TG entre HDL e outras lipoproteínas pela ação da proteína de transferência de éster de colesterol (*CETP*).

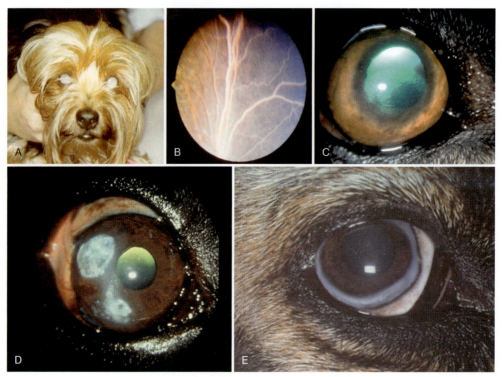

**Figura 182.2** Algumas anormalidades oftálmicas que podem ser secundárias à hiperlipidemia. **A.** Humor aquoso lipêmico. **B.** Lipemia retinal. **C.** Distrofia corneana lipídica. **D.** Ceratopatia lipídica. **E.** Arco corneano. (Cortesia dos Drs. DE Brooks, RD Whitley, KE Plummer, todos da Universidade da Flórida.)

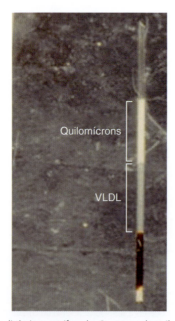

**Figura 182.5** Tubo de micro-hematócrito contendo sangue lipêmico centrifugado. O excesso de quilomícrons faz com que a camada superior tenha aparência de creme; *VLDL* (lipoproteína de densidade muito baixa) causa turvação (aspecto leitoso) abaixo da camada de quilomícrons.

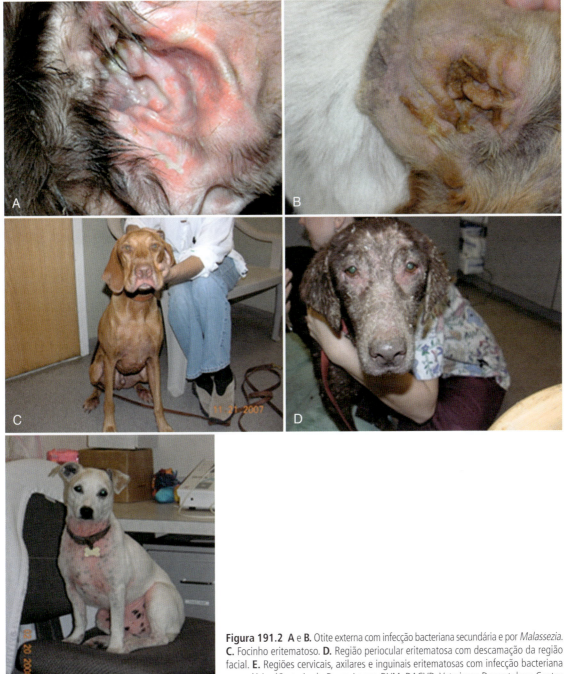

**Figura 191.2 A** e **B.** Otite externa com infecção bacteriana secundária e por *Malassezia*. **C.** Focinho eritematoso. **D.** Região periocular eritematosa com descamação da região facial. **E.** Regiões cervicais, axilares e inguinais eritematosas com infecção bacteriana secundária. (Cortesia de Dawn Logas, DVM, DACVD, Veterinary Dermatology Center, Maitland, FL.)

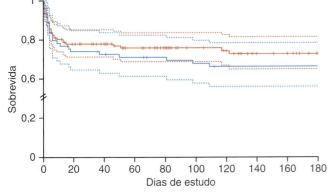

**Figura 198.3** Estimativa Kaplan-Meier da sobrevida em cães com AHIM idiopática tratada com prednisolona isolada ou em combinação com azatioprina, incluindo intervalos de confiança de 95% (linhas tracejadas). O desfecho foi morte decorrente de AHIM; outros resultados foram censurados. Todos os cães nesse estudo foram tratados com o mesmo protocolo de prednisolona, conforme descrito em detalhes no parágrafo sobre AHIM idiopática canina deste capítulo. Nenhuma diferença estatisticamente significativa foi encontrada para os tempos de sobrevida Kaplan-Meier estimados, comparando a coorte que recebeu apenas prednisolona (n = 73, *azul*) com a coorte que recebeu prednisolona e azatioprina (n = 149, *vermelho*) atuando como um controle histórico. Os efeitos adversos decorrentes da azatioprina foram observados em 8,1% dos cães.[20,160]

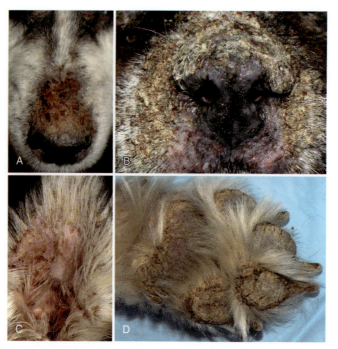

**Figura 204.1** Pênfigo foliáceo canino. Lesões cutâneas características consistem em pústulas, erosões e crostas envolvendo o plano nasal e o nariz dorsal (**A** e **B**), aspecto côncavo do pavilhão auricular (**C**) e almofadas digitais (**D**).

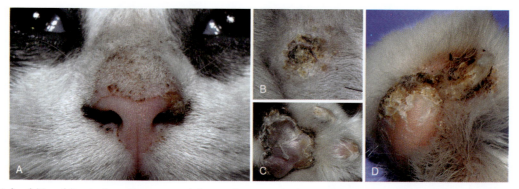

**Figura 204.2** Pênfigo foliáceo felino. Lesões cutâneas características consistem em pústulas, erosões e crostas envolvendo o plano nasal e o dorso do nariz (**A**), área de um mamilo (**B**), almofadas digitais (**C**) e dobras em garras (**D**).

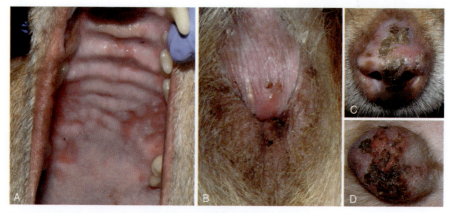

**Figura 204.3** Doença cutânea subepidérmica autoimune canina. Lesões cutâneas características consistem em erosões profundas e úlceras no palato duro e ânus (**A** e **B**) e erosões profundas, crostas e cicatrizes no plano nasal e escroto (**C** e **D**). (Cortesia do Dr. H.L. Tham, material de caso NCSU.)

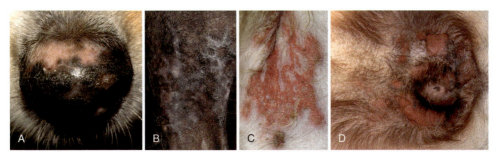

**Figura 204.4** Lúpus eritematoso cutâneo canino. **A.** Lúpus eritematoso discoide (forma clássica) com despigmentação do plano nasal e perda da arquitetura da pele (atrofia). **B.** Lúpus eritematoso discoide (forma generalizada) com placas policíclicas com hiperpigmentação reticulada e cicatriz central. **C.** Lúpus eritematoso cutâneo vesicular com erosões policíclicas e ulceração na região inguinal. **D.** Lúpus eritematoso mucocutâneo com erosões e úlceras que afetam a junção mucocutânea da vulva e a pele pilosa adjacente. (**B.** Cortesia do Dr. U. Oberkirchner, material de caso NCSU; **D.** Cortesia do Dr. T. Olivry, material de caso NCSU.)

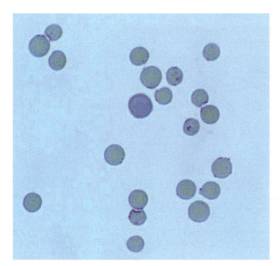

**Figura 207.1** Esfregaço sanguíneo de gato com infecção aguda causada por *Mycoplasma haemofelis*. Note a localização epicelular dos microrganismos (1.000×).

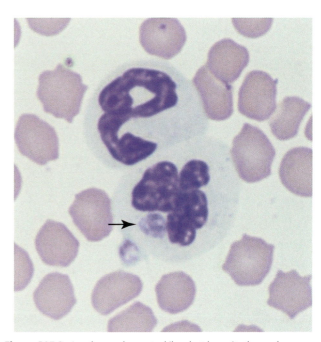

**Figura 207.3** *Anaplasma phagocytophilum* (seta) no citoplasma de um neutrófilo circulante, em um gato submetido à inoculação experimental (1.000×).

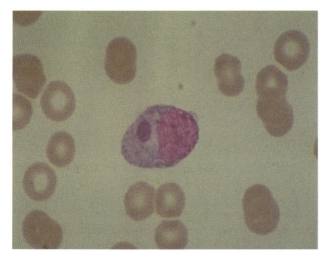

**Figura 207.2** Mórula de *Ehrlichia canis* no citoplasma de uma célula mononuclear circulante (1.000×). (Cortesia do Dr. Ed Breitschwerdt, North Carolina State University.)

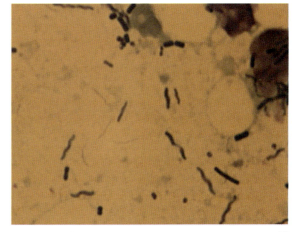

**Figura 207.4** Citologia fecal mostrando várias bactérias espiroquetas diferentes (1.000×).

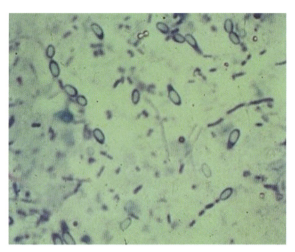

**Figura 207.5** Citologia fecal mostrando bastonetes formadores de esporos compatíveis com *Clostridium* spp. (1.000×).

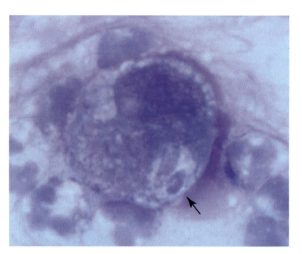

**Figura 207.6** *Sporothrix schenkii* (dois microrganismos indicados pela *seta*) em um macrófago presente em fístula de um gato (1.000×).

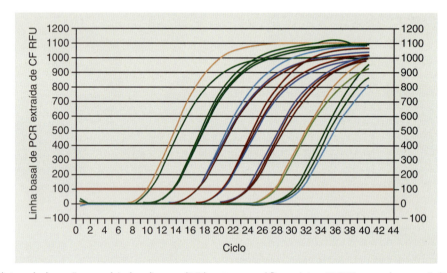

**Figura 207.8** Exemplo de traçado de reação em cadeia da polimerase (PCR) em tempo real fluorogênico. *CF RFU*, curvas de regressão linear (*curve-fit*) de unidades de fluorescência relativa.

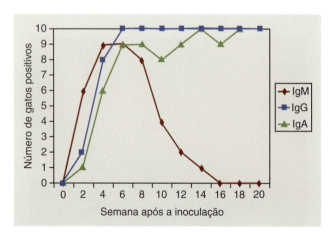

**Figura 207.10** Exemplo hipotético das respostas séricas de IgM, IgG, IgA a um antígeno ao longo do tempo.

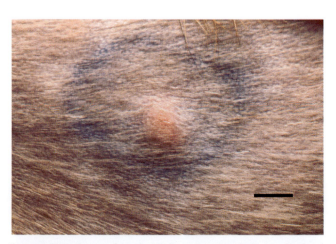

**Figura 216.1** Abscesso formado 20 dias após a inoculação intradérmica de *Bartonella henselae* em um gato. O tamanho da pápula aumentou a partir do momento da inoculação, e apenas *B. henselae* foi isolada da cultura bacteriana de um aspirado. Barra = 1 cm. (Cortesia de Lynn Guptill-Yoran, Purdue University, West Lafayette. In Greene CE: *Infectious disease of the dog and cat*, ed 4, St Louis, 2012, Saunders.)

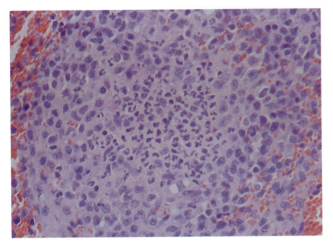

**Figura 216.2** Corte histológico do baço de gato mostrando microabscesso 14 dias após a inoculação de *Bartonella henselae* (coloração H&E, 400×). (Cortesia de Lynn Guptill-Yoran, Purdue University, West Lafayette. In Greene CE: *Infectious disease of the dog and cat*, ed 4, St Louis, 2012, Saunders.)

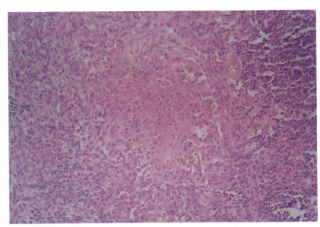

**Figura 216.3** Foco de inflamação no músculo cardíaco de um gato infectado por *Bartonella henselae* dias após a inoculação (coloração H&E, 400×). (De Guptill L, Slater L, Wu CC *et al.*: Infecção experimental de gatos livres de patógenos específicos jovens com *Bartonella henselae*. *J Infect Dis* 176: 206-216, 1997.)

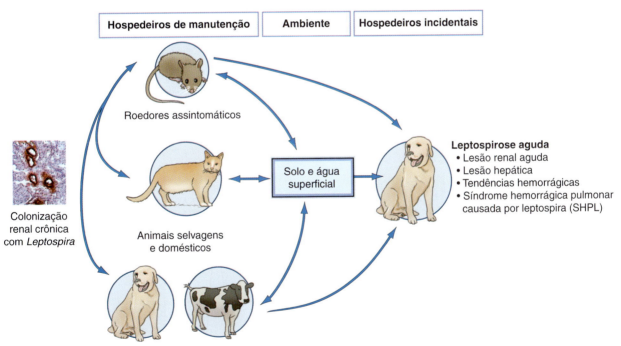

**Figura 217.1** Ciclo de transmissão de *Leptospira* spp. patogênica. As leptospiras patogênicas são mantidas no ambiente por hospedeiros reservatórios domésticos ou selvagens. Hospedeiros incidentais são infectados por contato direto com hospedeiros reservatórios ou com solo e água de superfície contaminados. Os gatos provavelmente são mais propensos à infecção por contato com a presa graças à sua aversão natural à água. A participação de cães e gatos como hospedeiros reservatórios requer estudos adicionais.

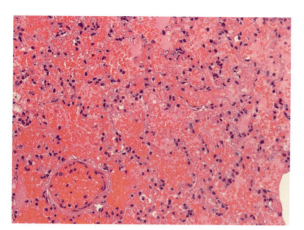

**Figura 217.2** Tecido pulmonar de um cão que apresentava SHPL. Nota-se extensa hemorragia intra-alveolar e ausência de infiltrados celulares inflamatórios relevantes (H&E, 400×).

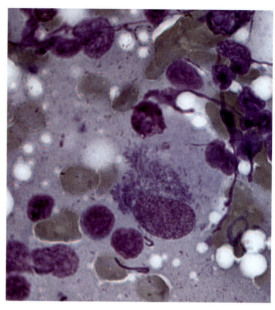

**Figura 218.4** *Neorickettsia helminthoeca* no interior de macrófagos, em amostra de aspirado de linfonodo de um cão com intoxicação por salmão. (Imagem cortesia da University of California, Davis, Internal Medicine Service.)

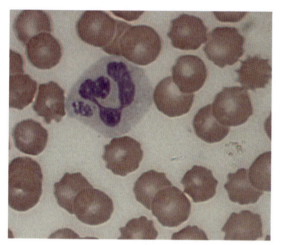

**Figura 218.3** Mórula de *Anaplasma phagocytophilum* em um neutrófilo de cão com anaplasmose granulocítica. (Cortesia da University of California, Davis, Internal Medicine Service.)

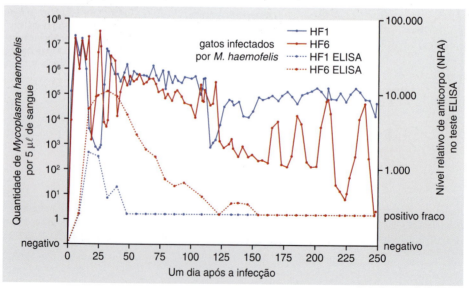

**Figura 219.2** Gráfico elaborado com base em dados coletados de dois gatos do estudo de Barker *et al.* (2010).[97] As linhas contínuas indicam o número de *M. haemofelis* no sangue, detectado por teste PCR quantitativo, enquanto as pontilhadas indicam os níveis relativos de anticorpos contra uma proteína recombinante dnaK de *M. haemofelis* presentes no sangue, detectada por teste imunoenzimático. As oscilações marcantes na quantidade de *M. haemofelis* no sangue ao longo do tempo são evidentes em ambos os gatos, em especial no HF6. Os níveis de anticorpos atingem o pico e são quantificáveis somente durante a fase aguda da infecção, após a qual são detectáveis, mas não quantificáveis. No futuro, os testes de anticorpos podem ser úteis para diferenciar as formas aguda e crônica de infecção por hemoplasma, porém hoje estão disponíveis somente como ferramenta de pesquisa.

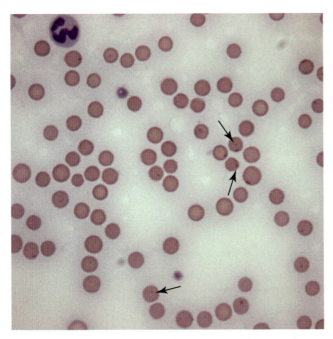

**Figura 219.3** Esfregaço sanguíneo corado com Romanowsky mostrando *Mycoplasma haemofelis* (setas) na superfície de eritrócitos. Entretanto, o exame citológico carece de sensibilidade para o diagnóstico de infecções causadas por hemoplasma. (Cortesia da Dra. Jane Sykes.)

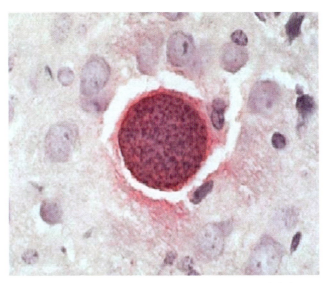

**Figura 221.2** Coloração imuno-histoquímica de um cisto tecidual de *Toxoplasma gondii* no cérebro de camundongo. O cisto tem diâmetro de cerca de 100 μm e contém mais ou menos 500 microrganismos.

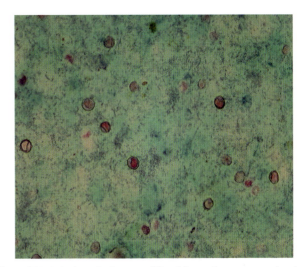

**Figura 221.4** Oocistos de *Cryptosporidium felis* corados em rosa, após coloração ácido-resistente modificada (1.000×). Os oocistos medem por volta de 4 × 6 μm.

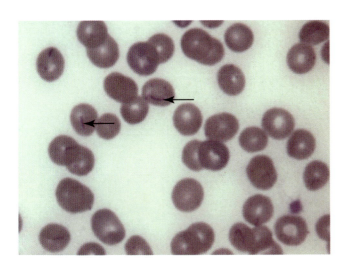

**Figura 219.4** Esfregaço sanguíneo corado com Romanowsky mostrando cadeias de *Mycoplasma haemocanis* (setas) na superfície de eritrócitos. Parece que *M. haemocanis* formam cadeias com mais frequência do que outras espécies; mesmo assim, o exame citológico carece de sensibilidade para o diagnóstico. (Cortesia da Dra. Jane Sykes.)

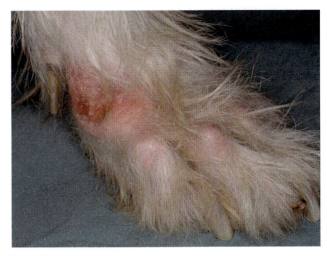

**Figura 221.8** Lesão cutânea característica de infecção por *Leishmania* em um cão. (Cortesia do Dr. Arturo Font.)

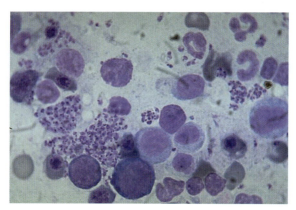

**Figura 221.9** Formas amastigotas de *Leishmania* em exame citológico de lesão cutânea fistular de um cão. (Cortesia do Dr. Arturo Font.)

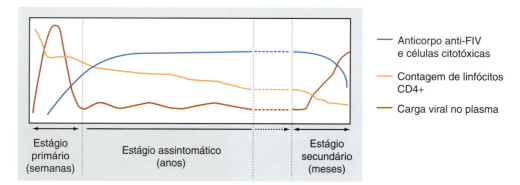

**Figura 222.1** Curso da infecção causada pelo vírus da imunodeficiência felina (FIV). Após a contaminação, ocorre uma "explosão" inicial de replicação do vírus, o que pode ser acompanhado de um estágio primário de doença transitório e inespecífico. Potentes respostas imunes celulares e humorais reduzem drasticamente a carga viral no plasma, mas não conseguem eliminar a infecção. Inicia-se o estágio assintomático. Uma diminuição na quantidade de linfócitos CD4+, o principal alvo da infecção por FIV, ocorre precocemente e progride ao longo da infecção. Depois de vários anos, em uma minoria de gatos, os tecidos linfoides se esgotam, a imunidade antiviral diminui e a carga viral no plasma aumenta novamente. A doença de segundo estágio é caracterizada por sinais clínicos de disfunção imune, linfoma, fraqueza inexplicável ou sintomas neurológicos.

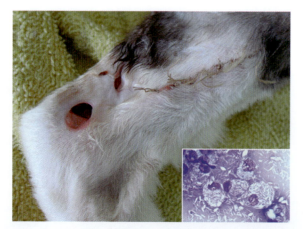

**Figura 222.3** Infecção por *Mycobacterium lepraemurium* causando ferida que não cicatriza em um gato de 12 anos, em segundo estágio da infecção pelo vírus da imunodeficiência felina (FIV). *Detalhe*: o exame citológico do aspirado com agulha fina mostrou vários bacilos intracelulares com coloração negativa. Wright-Giemsa modificado. (Cortesia da Professora Vanessa Barrs.)

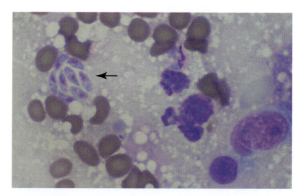

**Figura 222.4** Exame citológico de *imprint* de fígado de um gato castrado infectado pelo vírus da imunodeficiência felina (FIV), macho, com 9 anos, à procura de hepatopatia. Os taquizoítos de *T. gondii* (seta) são circundados por hemácias. Wright-Giemsa modificado.

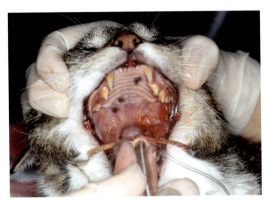

**Figura 222.7** Gengivoestomatite com comprometimento acentuado da cavidade oral caudal.

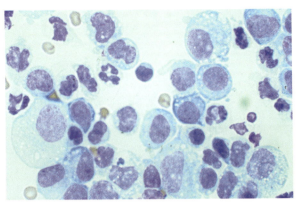

**Figura 224.3** Citologia da efusão de um gato com peritonite infecciosa felina compatível com inflamação piogranulomatosa, com predomínio de macrófagos e neutrófilos. (De Hartmann K: Feline infectious peritonitis. *Vet Clin North Am Small Anim Pract* 35:39-79, vi, 2005.)

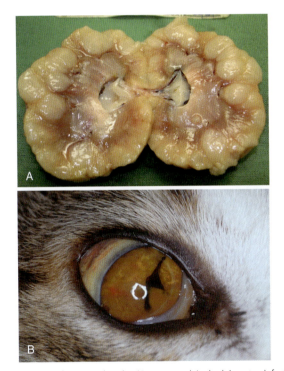

**Figura 222.8** Linfoma envolvendo sítios extranodais de dois gatos infectados com vírus da imunodeficiência felina (FIV). **A.** Linfoma renal. **B.** Linfoma intraocular.

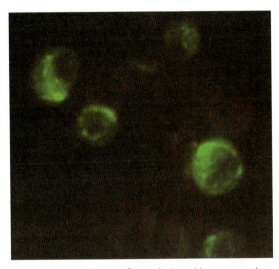

**Figura 224.5** Coloração de imunofluorescência positiva para o antígeno coronavírus felino em macrófagos da efusão de gato com peritonite infecciosa felina. (De Hartmann K: Feline infectious peritonitis. *Vet Clin North Am Small Anim Pract* 35:39-79, vi, 2005.)

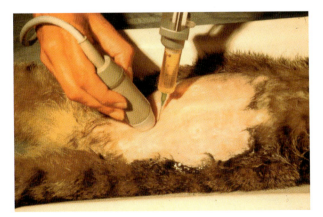

**Figura 224.2** Amostra de efusão amarelo-clara viscosa, considerada "típica" em gato com peritonite infecciosa felina, obtida por abdominocentese guiada por ultrassom. (De Hartmann K: Feline infectious peritonitis. *Vet Clin North Am Small Anim Pract* 35:39-79, vi, 2005.)

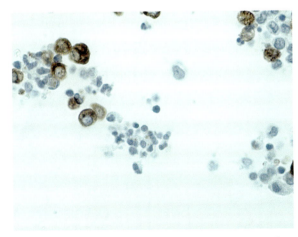

**Figura 224.6** Coloração de imunofluorescência positiva para o antígeno do coronavírus felino em macrófagos do líquido cefalorraquidiano de gato com peritonite infecciosa felina. (Hartmann K: Feline infectious peritonitis. *Vet Clin North Am Small Anim Pract* 35:39-79, vi, 2005.)

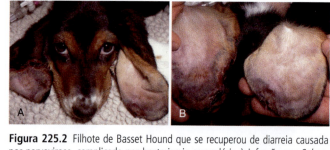

**Figura 225.2** Filhote de Basset Hound que se recuperou de diarreia causada por parvovirose, complicada por bacteriemia secundária à infecção por *Salmonella*. A bacteriemia resultou em necrose da pele da ponta da orelha, provavelmente devido à microembolização dos vasos sanguíneos periféricos.

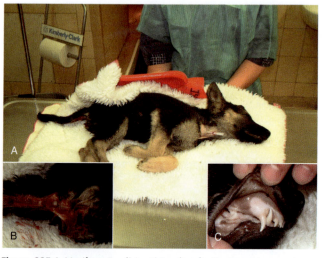

**Figura 225.1** Manifestação clínica típica da infecção avançada causada por parvovírus em filhote de cão Pastor-Alemão. O cão está moribundo (**A**) e em choque hipovolêmico, com diarreia hemorrágica (**B**) e mucosas secas e pálidas (**C**).

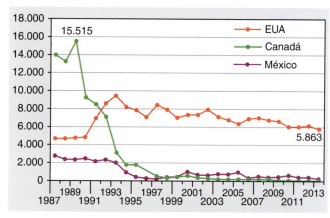

**Figura 226.2** Casos de raiva animal, por país, na América do Norte, 1987-2013.

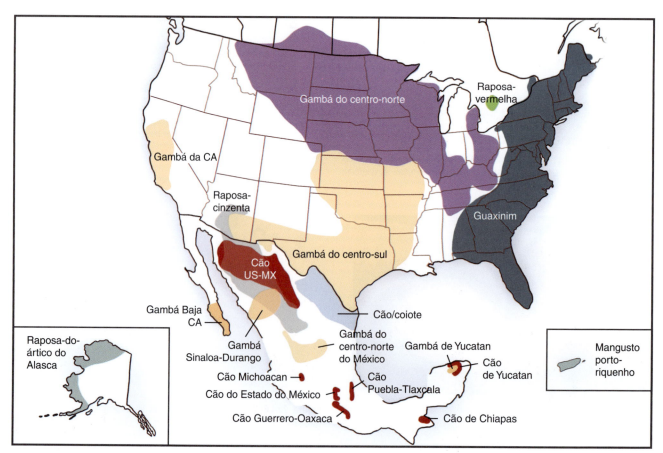

**Figura 226.3** Principais variantes do vírus da raiva em espécies de animais terrestres que atuam como reservatórios, na América do Norte. *CA*, Califórnia; *MX*, México; *US*, EUA.

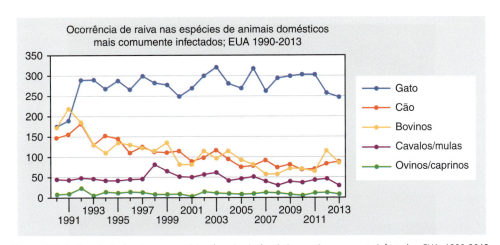

**Figura 226.5** Ocorrência de raiva nas espécies de animais domésticos mais comumente infectados, EUA, 1990-2013.

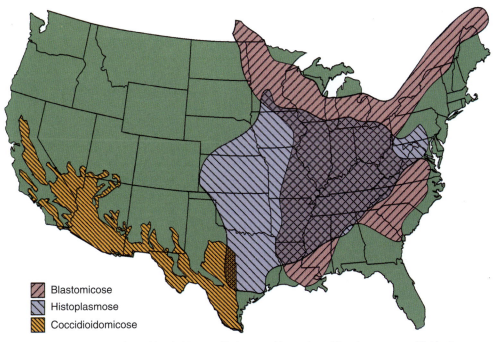

**Figura 233.1** Regiões da América do Norte endêmicas para blastomicose, histoplasmose e coccidioidomicose.

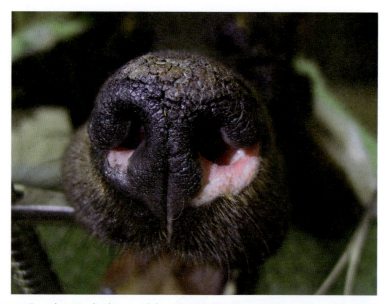

**Figura 234.1** Despigmentação e ulceração do plano nasal de cão com aspergilose nasossinusal bilateral (esquerda maior do que a direita).

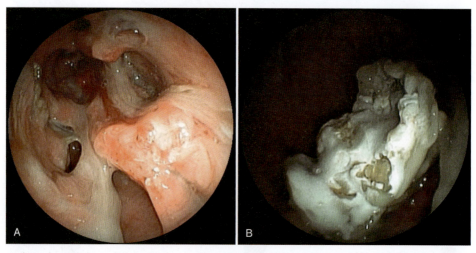

**Figura 234.3** Rinoscopia direta da cavidade nasal direita de cão com ANS. **A.** Note a aparência cavernosa típica da cavidade nasal direita, devido à grave lise das conchas nasais, com quantidade moderada de secreção mucopurulenta sanguinolenta. **B.** Há granuloma fúngico apenas no seio frontal direito.

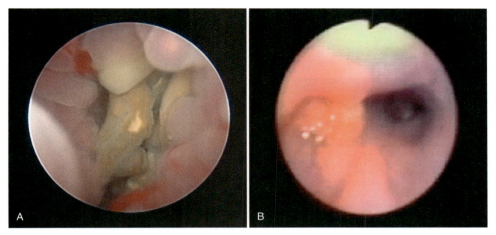

**Figura 235.6 A.** Visualização rinoscópica de placas fúngicas aderidas à mucosa nasal em gato com aspergilose sinonasal causada por *A. fumigatus*. **B.** Massa na coana de um gato com ASO causada por *A. felis*. (**A.** Cortesia da Dra. Elise Robertson, Feline VetReferrals, Brighton, Reino Unido.)

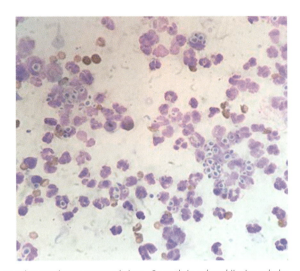

**Figura 236.1** Esfregaços diretos mostram os microrganismos característicos, *Sporothrix schenckii*, circundados por infiltrado inflamatório. (Cortesia da Profa. Alessandra Pereira, Rio de Janeiro, Brasil.)

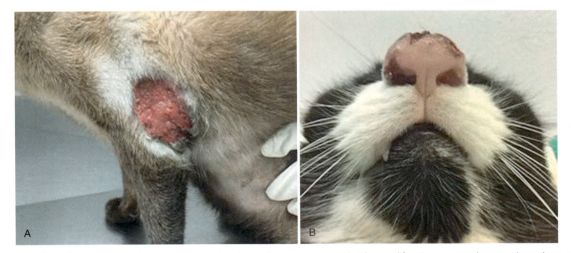

**Figura 236.2 A.** Lesão cutânea de esporotricose mostra área de pele alopécica, eritematosa, úmida e proliferativa no cotovelo e no tríceps desse gato. **B.** Lesão nasal de esporotricose mostra inchaço e ulceração da face rostral do nariz de um gato. (Cortesia da Profa. Alessandra Pereira, Rio de Janeiro, Brasil.)

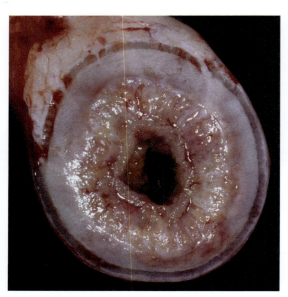

**Figura 236.3** Corte transversal de uma lesão no segmento do cólon extirpada de uma cadela da raça Dobermann de 3 anos, com pitiose gastrintestinal (GI). Note o espessamento da submucosa e o estreitamento do lúmen do cólon.

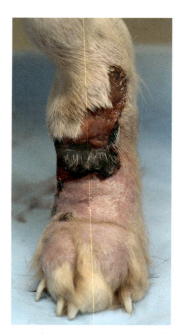

**Figura 236.4** Dermatite ulcerativa causada por *Lagenidium giganteum* forma *caninum* em cadela Border Collie de 2 anos, com lesões cutâneas progressivas e linfadenopatia generalizada. Essa paciente apresentava lesões semelhantes nos quatro membros. Note a grande escara distal à lesão ulcerativa.

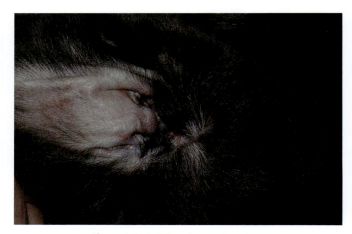

**Figura 237.1** Otite externa eritematosa.

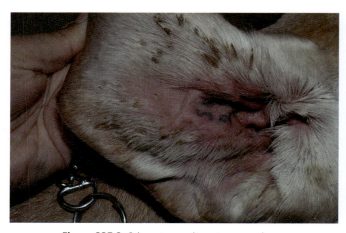

**Figura 237.2** Otite externa eritematosa ceruminosa.

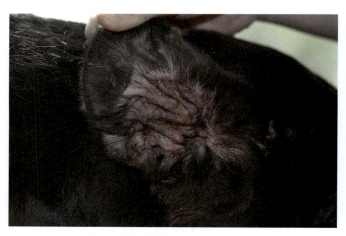

**Figura 237.3** Otite externa supurativa.

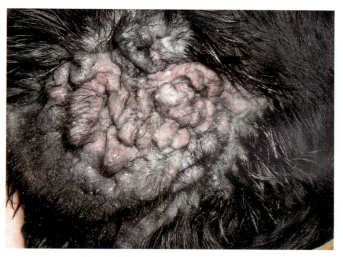
Figura 237.4 Otite externa estenosante.

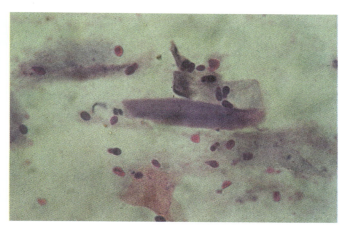
Figura 237.5 *Malassezia* detectada no exame citológico (1.000×).

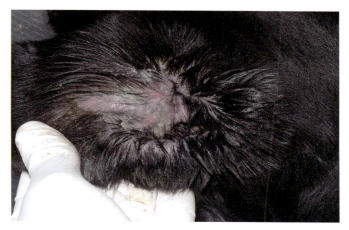
Figura 237.7 Otite supurativa com várias úlceras.

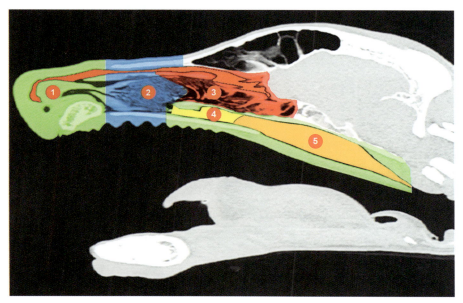
**Figura 238.1 Segmentos funcionais** da via respiratória nasofaríngea. **1, Entrada nasal:** distribuição e regulação do ar inspirado e expirado. **2, Câmara respiratória:** termorregulação e condicionamento do ar inalado. **3, Câmara olfatória** (com meato dorsal): olfação; o meato nasal dorsal serve como um desvio durante o farejo. Saída nasal (*4* e *5*). **4, Meato nasofaríngeo:** conexão à via respiratória nasofaríngea. **5, Nasofaringe:** oclusão funcional durante a deglutição. Partição dorsal do anel tonsilar de Waldeyer e conexão com a orelha média.

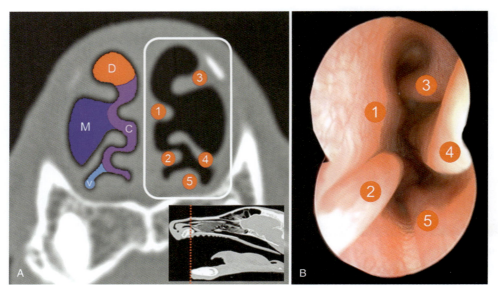

**Figura 238.3 Cavidade nasal rostral** de um cão normocefálico (Pastor-Alemão, situação fisiológica). **A.** Imagem de tomografia computadorizada (TC) das pregas nasais e dos quatro meatos nasais. **B.** "Imagem das 5 pregas" na endoscopia. **Meatos nasais:** comum (*C*); dorsal (*D*); medial (*M*); ventral (*V*). **Imagem das cinco pregas nasais:** *1*, corpo tumefato do septo dorsal; *2*, corpo tumefato do septo ventral; *3*, prega reta; *4*, prega alar; *5*, prega basal.

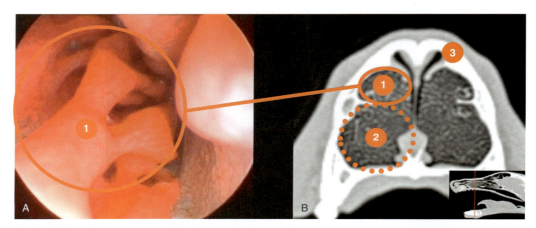

**Figura 238.4 Cavidade nasal média** de cão normocefálico (Pastor-Alemão, situação fisiológica). **Câmara respiratória** com funções de **termorregulação** e condicionamento do ar. **A.** Imagem endoscópica da (*1*) lamela espiral dorsal da concha nasal ventral esquerda. **B.** Imagem de tomografia computadorizada (TC) da concha nasal ventral com (*1*) lamela espiral dorsal e (*2*) ventral. Não se visualiza mais meatos, exceto o (*3*) meato dorsal, como desvio para o faro.

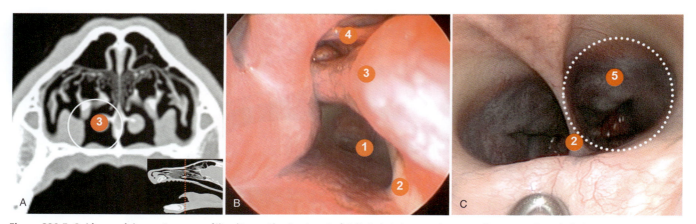

**Figura 238.5 Saída nasal** de um cão normocefálico (Pastor-Alemão, situação fisiológica). **A.** Imagem de tomografia computadorizada (TC). **B.** Imagem rinoscópica da **saída nasal** anterior e posterior (**C**). Imagem (**B**) representando o *círculo sólido* da imagem (**A**). *1*, Imagem da nasofaringe; *2*, septo nasal; *3*, asa direita do vômer; *4*, entrada para o seio esfenoidal direito; *5*, imagem do meato nasofaríngeo direito com a coana (*círculo pontilhado*), as narinas internas como contrapartes das narinas externas.

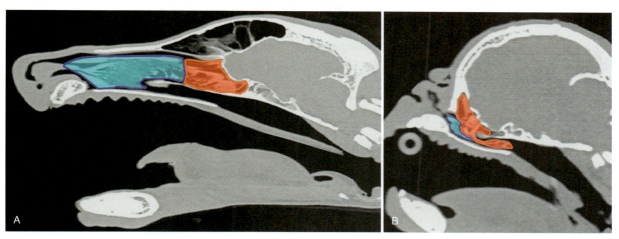

**Figura 238.6 Concha nasal com funções respiratórias e termorreguladoras (azul) em relação à concha com funções olfatórias (vermelho).** Imagens de tomografia computadorizada (TC) sagitais de (**A**) Pastor-Alemão normocefálico saudável e (**B**) Pug. A redução extrema da superfície termorreguladora ativa a concha nasal em animais braquicefálicos, associada ao comprometimento do fluxo nasal, possivelmente contribui muito mais para a intolerância ao exercício/calor e para o colapso do que um prejuízo à ventilação pulmonar.

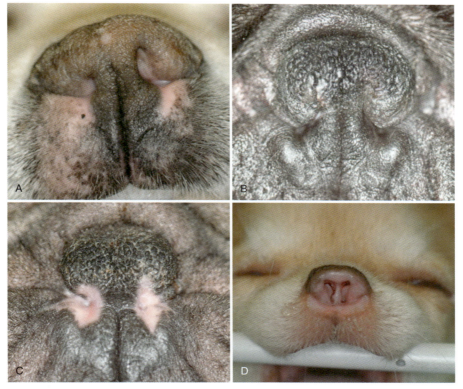

**Figura 238.7 Estenose e lesão na entrada nasal.** Lesões na entrada nasal devido à inflamação ulcerativa crônica ou cirurgia no local. O uso excessivo de energia térmica (cirurgia de alta frequência ou *laser* cirúrgico) pode ocasionar lesões estenosantes graves e cicatrização estenosante de feridas. **A.** Estenose de narinas decorrentes de aspergilose sinonasal crônica (Golden Retriever). **B.** Estenose após falha na cirurgia das narinas com *laser* de $CO_2$ (Buldogue Francês). **C.** Estenose após falha na cirurgia com técnica de alta frequência (Buldogue Francês). **D.** Lesões graves nas narinas após falha na cirurgia com *laser* de diodo (Chihuahua).

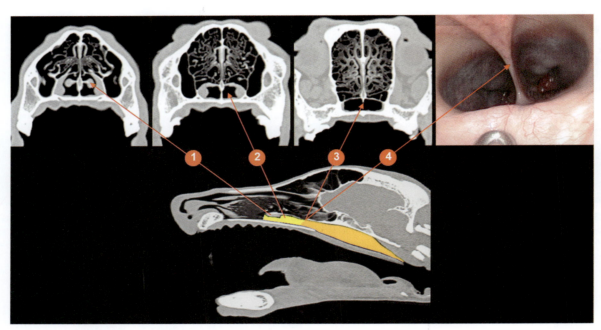

**Figura 238.8 Saída nasal do meato nasofaríngeo.** Imagens de tomografia computadorizada (TC) nos planos sagital e transverso do meato nasofaríngeo (*amarelo*) e da nasofaringe (*ocre*). Canto superior direito, visualização por rinoscopia anterior do meato nasofaríngeo (Pastor-Alemão, situação fisiológica). *1*, asa do vômer; *2*, lúmen do meato nasofaríngeo; *3*, borda caudal do septo; *4*, borda caudal do septo, imagem pós-rinoscopia.

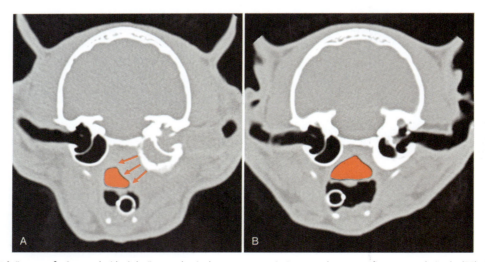

**Figura 238.11 Constrição nasofaríngea** devido à lesão extraluminal em um gato. **A.** Imagem de tomografia computadorizada (TC) de um gato (pelo curto europeu) com otite média séptica no ouvido esquerdo. Um pólipo inflamatório está preenchendo o canal auditivo externo e ambos os compartimentos da bula timpânica. A infecção por extravasamento causa inchaço peribular e estreitamento do lúmen da nasofaringe (*setas*). O primeiro sinal clínico foi respiração com estertores. **B.** Mesma situação 2 meses após o tratamento bem-sucedido por meio de otoendoscopia intervencionista.

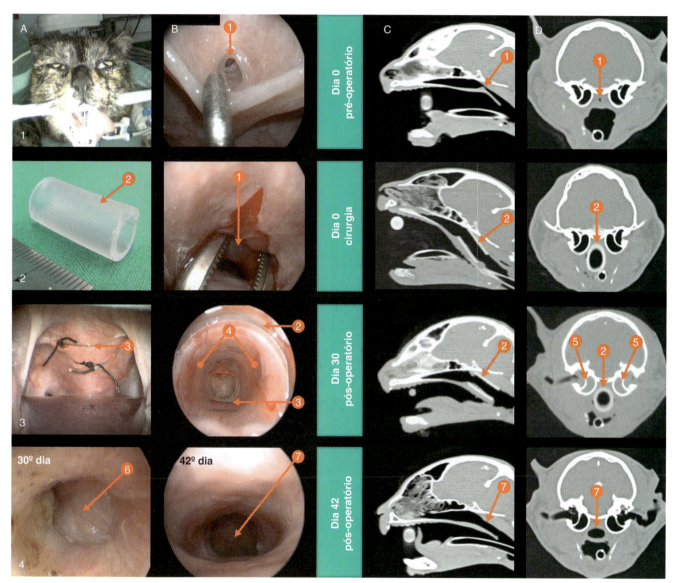

Figura 238.12 Estenose nasofaríngea caudal adquirida em um gato, e tratamento com a colocação de um extensor (*stent*) temporário, causando otite média secretora secundária transitória. **A** e **B**. Imagens endoscópicas: visualização da estenose na rinoscopia posterior (**B1**); abertura da estenose com uma pinça curva, guiada por rinoscopia posterior (**B2**); imagem do palato mole com suturas transpalatinas, para prevenir migração do extensor (**A3**); visualização do lúmen do extensor por rinoscopia anterior – as marcas indicam os locais das aberturas da tuba auditiva –, o extensor obstrui ambos (**B3**); dia 30 (**A4**), por causa do bloqueio da drenagem de muco da orelha média, a congestão causa abaulamento do tímpano em direção ao canal auditivo externo – por meio de timpanocentese, o muco do orelha média foi liberado para a nasofaringe; dia 42 (**B4**), o lúmen da nasofaringe ampliada está completamente epitelizado e brando. **C** e **D**. Imagens de TC em planos sagital e transversal: estenose nasofaríngea (**C1**, **D1**); extensor (*stent*) de silicone *in situ* (**C2**, **D2**); extensor de silicone *in situ* 30 dias mais tarde (**C3**, **D3**); efusão mucosa bilateral devido à retenção de muco (**D3**); dia 42 (**C4**, **D4**), restabelecimento do lúmen fisiológico da nasofaringe; ambas as bulas timpânicas estão normais, novamente (**D4**). *1*, estenose nasofaríngea caudal; *2*, extensor de silicone; *3*, suturas transpalatinas; *4*, marcas indicativas dos locais de aberturas nasofaríngeas da tuba auditiva; *5*, bula timpânica (compartimentos dorsolateral e ventromedial, preenchidos com muco); *6*, tímpano, com abaulamento em direção ao canal auditivo externo, espessado e não transparente; *7*, lúmen nasofaríngeo restabelecido.

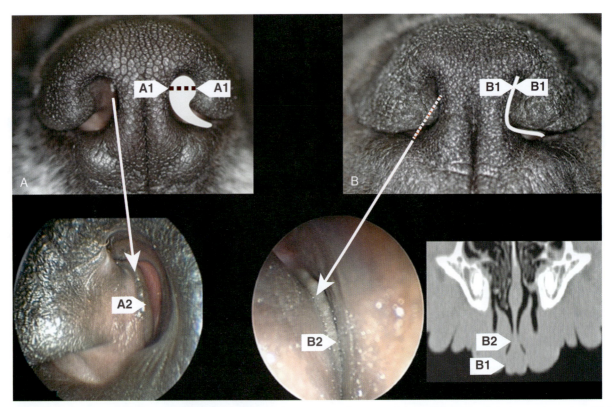

**Figura 238.14 Estenose de narinas e vestíbulo nasal.** Imagens obtidas em tomografia computadorizada (TC) e videoscópia da entrada nasal em (**A**) Pastor-Alemão normocefálico saudável e (**B**) Buldogue Francês. **A1**, largura fisiológica da porção vertical da narina esquerda. A narina tem um formato de vírgula, sendo a cabeça mais larga (*linha pontilhada*). **B1**, estreitamento patológico da porção vertical da narina esquerda – primeiro tipo de estenose (visível). A narina tem um formato de fenda, indicando malformação da asa alar. **A2**, bulbo vestibular volumoso fisiológico. **B2**, estreitamento patológico do lúmen vestibular – segundo tipo de estenose. Um bulbo vestibular imóvel é pressionado contra o septo (ver Vídeos 238.23 e 238.24).

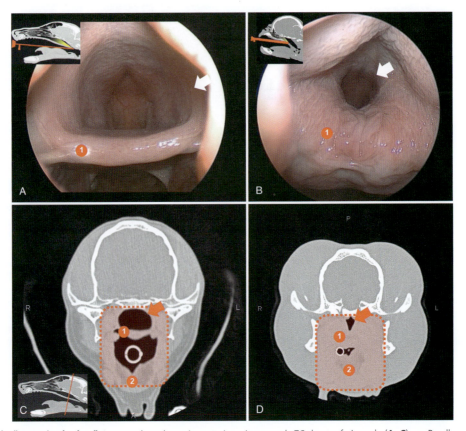

**Figura 238.17 Modelo "*meat-in-the-box*".** Imagem de endoscopia posterior e imagens de TC da nasofaringe de (**A, C**) um Poodle normocefálico saudável e (**B, D**) um Buldogue Francês. *1*, palato mole; *2*, língua. A *linha pontilhada* indica a "caixa" ("*box*") ao redor de tecidos "*meat*". Quanto mais "*meat*" tiver na caixa, menor é o lúmen da nasofaringe (*seta*).

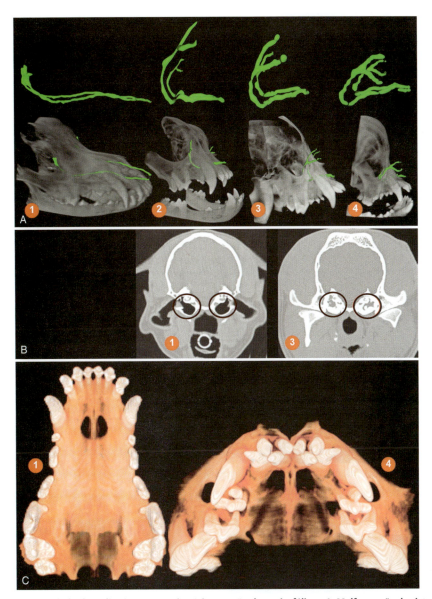

**Figura 238.20 Exemplos de anormalidades hereditárias não respiratórias em cães braquicefálicos. A. Malformação do sistema de drenagem lacrimal:** diferentes formatos do sistema de drenagem de lágrimas (*verde*) em um (*1*) Rodhesian Ridgeback normocefálico e três raças de cães braquicefálicos; (*2*) Buldogue Inglês; (*3*) Buldogue Francês; (*4*) Pug.[121] **B. Malformação da orelha média:** imagens de tomografia computadorizada (TC) mostraram a bula timpânica fisiologicamente preenchida por ar, com limite ósseo ventral delgado em um (*1*) Poodle normocefálico e bula preenchida por líquido com malformação de estrutura óssea em (*3*) Buldogue Francês. **C. Malformação do maxilar:** imagens tridimensionais obtidas em TC mostrando o arco dental superior fisiológico de um (*1*) Beagle normocefálico e o impacto da subdimensão do maxilar no arco dental e na posição dos dentes em um (*4*) Pug.

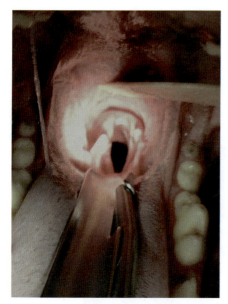

**Figura 239.2** Imagem da laringe no período pós-operatório de um cão Labrador Retriever de 12 anos de idade, após a lateralização unilateral da cartilagem aritenoide esquerda.

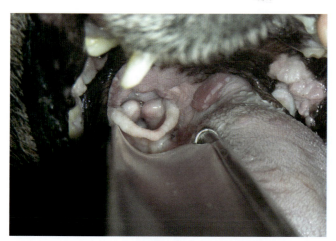

**Figura 239.3** Imagem intraoral de colapso de laringe estágio 2 em cão Pug de 8 anos de idade; note o colapso total dos processos cuneiformes para o lúmen da laringe.

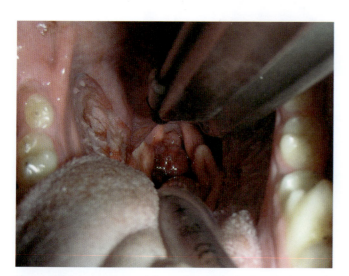

**Figura 239.4** Imagem intraoral de um cão Labrador Retriever de 10 anos de idade com carcinoma de célula escamosa na cartilagem aritenoide direita.

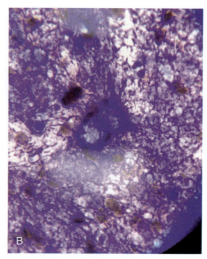

**Figura 240.4 B.** Citologia de aspirado transtorácico obtido com agulha fina do pulmão mostrado em (**A**), incluindo um brotamento de fungo de parede espessa e base ampla, compatível com *Blastomyces*. (Cortesia de Valerie Chadwick, DVM.)

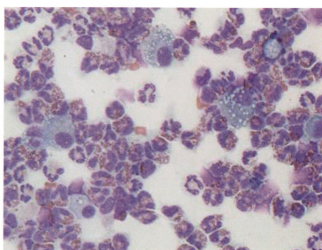

**Figura 242.10** Fotomicrografia do lavado broncoalveolar de cão da raça Rottweiler, macho, não castrado, com 1 ano de idade, com pneumonia eosinofílica (aumento de 500×). As radiografias mostram padrão broncointersticial difuso, com infiltrado alveolar também difuso (ver Figura 242.8). A amostra altamente celular obtida do lavado broncoalveolar contém 90 a 95% de eosinófilos, com menor número de macrófagos alveolares. Não foram detectados microrganismos, tampouco células neoplásicas. (Cortesia da Dra. Linda Berent, University of Missouri.)

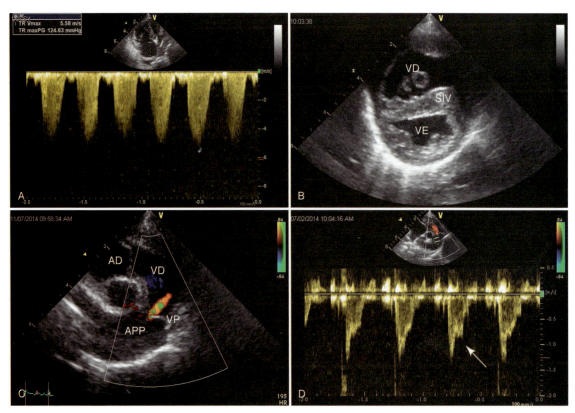

**Figura 243.1** Imagens ecocardiográficas de um cão com hipertensão pulmonar grave. **A.** Onda Doppler contínua de interrogação de regurgitação tricúspide (RT) de uma projeção paraesternal esquerda modificada das quatro câmaras. A velocidade da RT é de 5,58 m/s e o gradiente é de 124,63 mmHg, valores calculados a partir da equação de Bernoulli modificada (gradiente de pressão = 4 × velocidade$^2$). Na ausência de estenose pulmonar e alta pressão do átrio direito, o gradiente de RT representa a pressão sistólica na artéria pulmonar. **B.** Achatamento do septo interventricular e hipertrofia da parede livre e dilatação da câmara ventricular direita. **C.** Projeção do eixo curto paraesternal direito, na base do coração. A imagem mostra marcante dilatação da artéria pulmonar principal e insuficiência pulmonar branda. **D.** Doppler espectral através da valva pulmonar, a partir de projeção do eixo curto paraesternal direito. Nota-se pico inicial e diminuição da velocidade, com ligeira reversão do fluxo no fim da sístole (*seta*). Esse perfil de velocidade na artéria pulmonar é do tipo III e confirma o diagnóstico de hipertensão pulmonar grave. *AD*, átrio direito; *APP*, artéria pulmonar principal; *SIV*, septo interventricular; *VD*, ventrículo direito; *VE*, ventrículo esquerdo; *VP*, valva pulmonar.

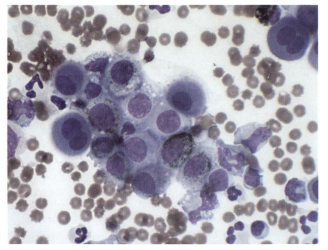

**Figura 244.4** Células de melanoma metastático na efusão pleural de cão idoso mestiço da raça Border Collie. (Fotomicrografia por cortesia de Joyce Knoll, VMD, PhD, DAVCP.)

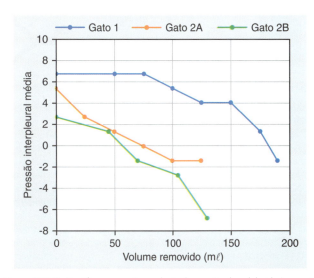

**Figura 244.6** O gráfico representa a redução da pressão pleural devido à remoção da efusão pleural. A curva para o Gato 2B mostra leituras de pressão pleural quando se realizou toracocentese pela segunda vez. Desenvolveu-se uma pressão mais negativa associada ao mesmo volume de efusão removido; subsequentemente, esse gato desenvolveu pneumotórax, muito provavelmente causado por pulmão não recrutável.

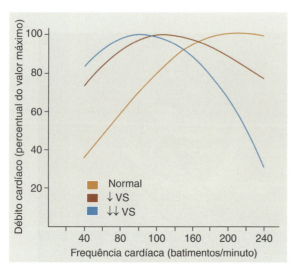

**Figura 246.2** Em cães com cardiopatia, o débito cardíaco é alcançado em uma frequência cardíaca mais baixa que em cães saudáveis. Quando a função ventricular está comprometida, frequências cardíacas excessivas acarretam declínio substancial no volume sistólico (*VS*) e redução no débito cardíaco. Deve-se ressaltar que é muito difícil determinar a frequência cardíaca ideal para cada paciente.

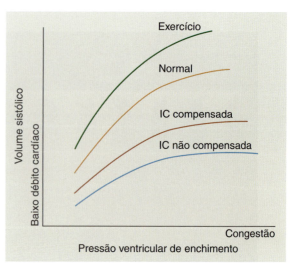

**Figura 246.3** Em indivíduos normais, o volume sistólico ventricular aumenta à medida que aumenta a pressão de enchimento ventricular, o que é exacerbado pelo exercício, quando o aumento da contratilidade e a redução do volume pós-carga aumentam o mecanismo de Frank-Starling. Em pacientes com insuficiência cardíaca (*IC*), o mecanismo de Frank-Starling está comprometido pela combinação de redução da contratilidade, aumento da pós-carga e, em alguns pacientes, redução da função ventricular.

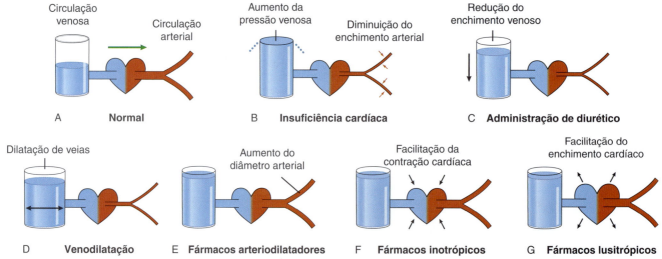

**Figura 247.2** Consequências da insuficiência cardíaca e efeitos de seu tratamento na distribuição de líquido na circulação. **A.** Neste painel, são mostrados os constituintes básicos do sistema cardiovascular **normal**. O cilindro orientado verticalmente *à esquerda* indica a circulação venosa. O nível de sangue nesse cilindro reflete a pressão na circulação venosa. O coração está no meio do desenho e *à sua direita* está a circulação arterial, indicada pelos ramos dos cilindros. O diâmetro e o tamanho dessas "artérias" indicam a adequação do enchimento da circulação arterial. A *seta verde*, no alto da figura, indica a direção do fluxo na circulação, a partir da circulação venosa, através do coração, para a circulação arterial. **B.** Ilustra a consequência da **insuficiência cardíaca**. A retenção de líquido aumentou o enchimento do reservatório venoso, elevando a pressão venosa. Por fim, a pressão aumenta a tal ponto que o líquido começa a extravasar da circulação venosa para outros tecidos ou cavidades corporais, ocasionando insuficiência "congestiva" ou "retrógrada". O enchimento da circulação arterial é insuficiente porque o débito cardíaco reduzido acarreta insuficiência "de débito" ou "anterógrada". **C.** Ilustra o efeito da **administração de diurético**: redução do volume de líquido circulante. Isso culmina em redução do enchimento venoso, diminuição da pressão na circulação venosa, com valor inferior àquele que causa extravasamento de líquido; portanto, alivia os sinais de congestão. A administração de diurético, exclusivamente, não influencia o débito cardíaco; portanto, o enchimento arterial não se altera. **D.** Ilustra o efeito da **venodilatação**. A dilatação de veias reduz a pressão na circulação venosa, sem alterar o volume de líquido circulante. Isso se deve à maior capacidade das veias de manterem o volume de líquido presente, o que reduz a pressão na circulação venosa, para valor inferior àquele que ocasiona extravasamento de líquido. Portanto, o efeito primário é minimizar os sintomas de congestão, e o efeito no enchimento arterial será, no máximo, neutro. **E.** Ilustra o efeito da administração de **fármacos dilatadores arteriolares**. A diminuição da resistência à ejeção do sangue do ventrículo melhora a distribuição de sangue para a circulação arterial; portanto, o enchimento arterial melhora, embora isso possa ser acompanhado de prejuízo à redução da pressão sanguínea. Ademais, pode ajudar a reduzir a pressão na circulação venosa, ao possibilitar que o coração mantenha algum débito com um volume pré-carga menor. **F.** Ilustra o efeito de **fármacos inotrópicos**. Se a força de contração aumenta, o coração é capaz de manter um débito cardíaco maior, melhorando o enchimento arterial. O coração também pode ser capaz de alcançar esse débito com pressão de enchimento menor, ocasionando redução na pressão venosa e melhora nos sintomas de congestão. **G.** Ilustra o efeito de **fármacos lusitrópicos**. A melhora na capacidade de enchimento do coração durante a diástole propicia manutenção do débito cardíaco com pressão venosa de enchimento mais baixa. Portanto, pode haver redução da pressão venosa e/ou melhora do débito cardíaco e do enchimento arterial.

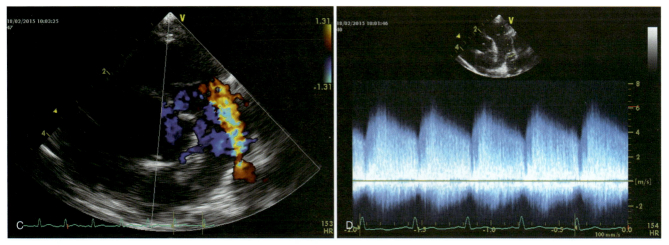

**Figura 250.5** Ecocardiografia de cão com persistência do ducto arterioso (PDA) e *shunt* da esquerda para a direita. **C.** Imagem de Doppler colorido de fluxo aplicada à imagem ecocardiográfica, em **B**, mostrando fluxo sanguíneo turbulento da esquerda para a direita, através do ducto. **D.** traçado de Doppler de onda contínua do jato da PDA obtido a partir da base do coração esquerdo mostrando fluxo contínuo e velocidade máxima em torno de 6 m/s.

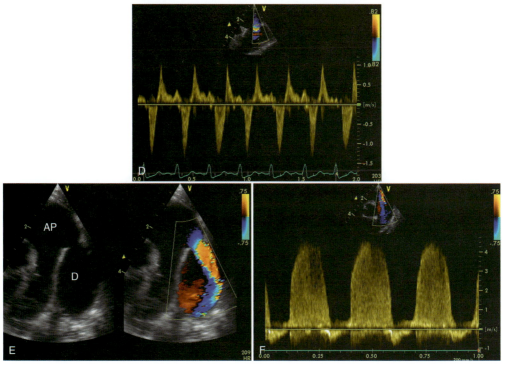

**Figura 250.6** Ecocardiograma de paciente com persistência do ducto arterioso (PDA) e *shunt* da direita para a esquerda. **D.** O exame Doppler de onda contínua do cão de **A** mostra o fluxo bidirecional através do ducto. O fluxo da direita para a esquerda (*abaixo da linha basal*) ocorre durante a sístole, enquanto o fluxo da esquerda para a direita (*acima da linha basal*) ocorre durante a diástole. **E.** Exame Doppler bidimensional e colorido de fluxo, simultâneo do cão de **A**. Pode-se notar o fluxo da AP da direita para a esquerda, no grande ducto (*D*). **F.** Exame Doppler de onda contínua do cão de **A**, com insuficiência pulmonar. A velocidade máxima da insuficiência é de 4,5 m/s, indicando uma pressão diastólica na artéria pulmonar de, aproximadamente, 80 mmHg. Esse achado é compatível com o diagnóstico de hipertensão arterial pulmonar e presença de *shunt* da direita para a esquerda.

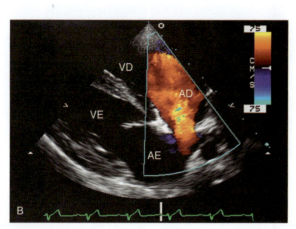

**Figura 250.12** Ecocardiograma de comunicação interatrial secundária (ou defeito do septo atrial [DAS]) em um cão. **B.** Exame Doppler em cores indica fluxo da esquerda para a direita, de baixa velocidade, através do DSA.

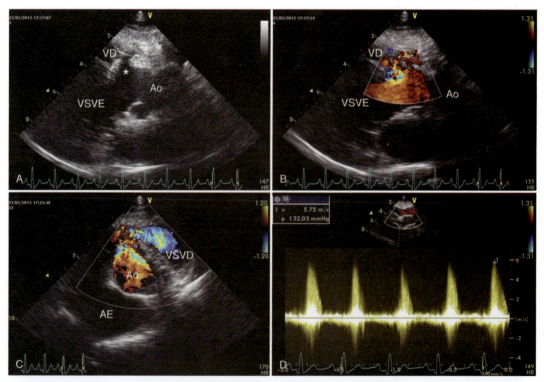

**Figura 250.14** Ecocardiografia de um cão da raça Labrador Retriever com defeito de septo ventricular (DSV). **A.** A imagem do eixo longitudinal direito mostra o DSV (*asterisco*) localizado entre a via de saída do ventrículo esquerdo (*VSVE*) e a artéria aorta (*Ao*) e a abertura para o ventrículo direito (*VD*). Note a proximidade do DSV à raiz do Ao e à origem da valva aórtica. **B.** O estudo de Doppler de fluxo de cor de eixo longitudinal à direita revela *shunt* sistólico da esquerda para a direita através do VSD no VD. **C.** O exame Doppler com fluxo colorido do eixo curto paraesternal direito revela *shunt* sistólico da esquerda para a direita, através do DSV para a via de saída do ventrículo direito (*VSVD*). **D.** Registro do Doppler Espectral de todo o DSV, mostrando fluxo turbulento de alta velocidade, da esquerda para a direita, durante a sístole (complexo QRS para onda T).

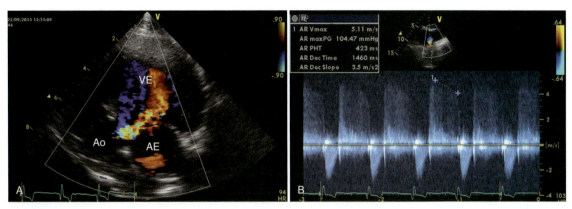

**Figura 250.15** Ecocardiografia de um cão da raça Samoieda com regurgitação aórtica (RA) associada a uma valva aórtica quadricúspide. **A.** Imagem de exame com Doppler colorido de 5 câmaras apicais mostra fluxo diastólico da artéria aorta para o ventrículo esquerdo (VE). **B.** Registro em Doppler espectral do fluxo de insuficiência aórtica mostra fluxo diastólico, velocidade máxima de 5,11 m/s e tempo médio de pressão (TMP) de 423 ms.

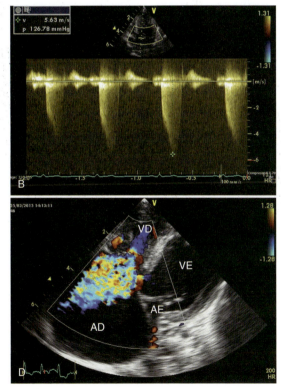

**Figura 250.20** Ecocardiografia de displasia valvar mitral (DVM) e displasia da valva tricúspide (DVT). **B.** Exame Doppler de onda contínua do mesmo cão mostra obstrução dinâmica da VSVE. O cursor está alinhado ao longo de um sinal sistólico cuja velocidade aumenta abruptamente no momento do movimento sistólico anterior da valva mitral. **D.** Exame com Doppler colorido do fluxo apical esquerdo de um cão com regurgitação de tricúspide grave causada por DVT.

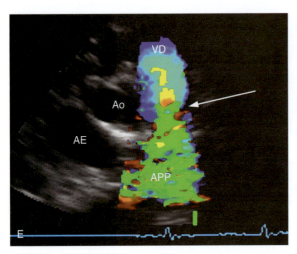

**Figura 250.25** Ecocardiografia de estenose pulmonar. **E.** Exame do fluxo sanguíneo em Doppler colorido em um cão mostra alta velocidade e fluxo de sangue turbulento saindo do VD através da estenose (seta) e na artéria pulmonar principal (APP).

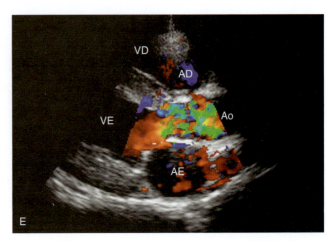

**Figura 250.35** Ecocardiografia de estenose subaórtica (ESA). **E.** O exame Doppler colorido do eixo longitudinal direito de um cão com ESA revela alta velocidade e fluxo sanguíneo turbulento na VSVE e artéria aorta (Ao).

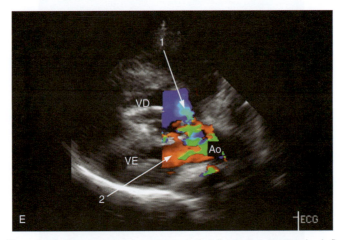

**Figura 250.40** Ecocardiograma de um filhote de cão da raça Keeshond com tetralogia de Fallot. **E.** O exame Doppler de fluxo colorido de uma imagem semelhante à mostrada em D revela um *shunt* da direita para a esquerda, do sangue do VD (*1*), através do DSV, e a mistura do sangue do VE (*2*), na Ao.

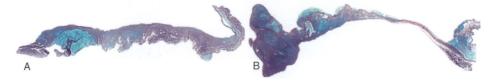

**Figura 251.2** Cortes histológicos obtidos de um cão com doença mixomatosa da valva mitral (DMVM) branda (**A**) e grave (**B**). (A e B, Cortesia de Lisbeth Höier Olsen, Universidade de Copenhague, Dinamarca.)

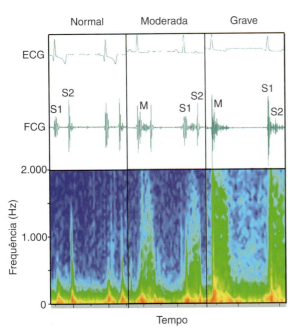

**Figura 251.3** Fonocardiogramas (*FCG*) em cães com diferentes estágios da doença mixomatosa da valva mitral (*DMVM*). O registro é exibido em dois modos, obtidos simultaneamente: O modo superior exibe os traçados eletrocardiográficos (*ECG*, derivação II) e fonocardiográficos (*FCG*) sincrônicos; e o modo inferior mostra um gráfico de frequência de tempo em que diferentes frequências são exibidas de acordo com a intensidade, sendo as frequências de alta intensidade as vermelhas e as de baixa intensidade as em azul. Nota-se sopro holossistólico (*M*) nos fonocardiogramas dos cães com doença discreta a moderada e doença grave. Note que os componentes de frequência do sopro se alteram com a gravidade da doença. *S1*, primeira bulha cardíaca; *S2*, segunda bulha cardíaca.

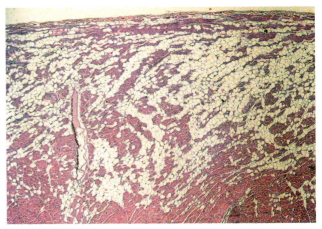

**Figura 252.5** Achados histopatológicos na parede do ventrículo direito de cão da raça Boxer com CVDA, notando-se vacuolização multifocal de miócitos, perda de miócitos e infiltração gordurosa significativa. Aumento de 20×; coloração hematoxilina-eosina.

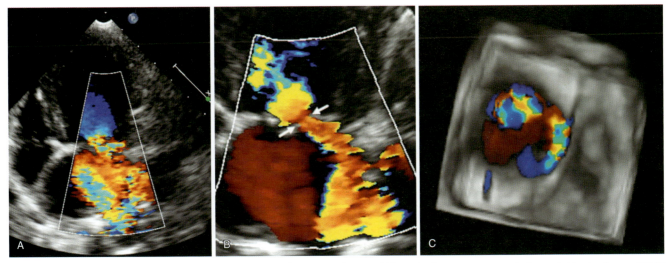

**Figura 251.7 A.** Imagem de quatro câmaras apical esquerda, obtida em ecocardiograma bidimensional com mapeamento de fluxo colorido, de cão com DMVM grave. Há evidências de regurgitação mitral moderada a grave. A velocidade do sangue aumenta no lado ventricular, em direção ao orifício regurgitante da valva, e há um jato direcionado lateralmente e um fluxo turbulento no átrio esquerdo. A gravidade da regurgitação mitral pode ser avaliada relacionando-se a área do jato com a área do átrio esquerdo, ou utilizando o raio do hemicírculo criado quando o fluxo sanguíneo converge para o lado ventricular, antes de passar pelo orifício regurgitante (método da área de superfície de isovelocidade proximal [PISA]; ver texto para detalhes), ou como ilustrado em um ecocardiograma com Doppler colorido em (**B**), medindo o diâmetro da contração da veia, que é a região de fluxo central mais estreita de um jato que ocorre em, ou apenas, a jusante do orifício da valva regurgitante (*setas*). A área da *vena contracta*, que é aproximadamente a mesma da regurgitação efetiva, pode ser avaliada por meio de ecocardiografia com Doppler 3D colorido, como ilustrado em **C**, onde a valva mitral é inspecionada do lado atrial e a regurgitação mitral é evidente em dois locais.

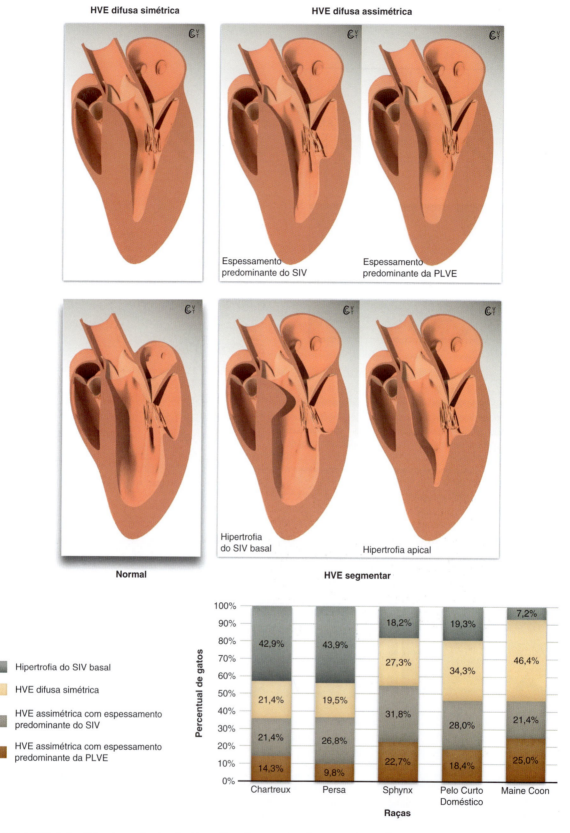

**Figura 253.4** Variabilidade fenotípica das cardiomiopatias hipertróficas de gatos. A cardiomiopatia hipertrófica de gatos é caracterizada por vários padrões geométricos do ventrículo esquerdo (VE), incluindo hipertrofia do ventrículo esquerdo (*HVE*) difusa assimétrica e simétrica com espessamento predominante do septo interventricular (*SIV*) ou com espessamento da parede livre do VE (*PLVE*), e HVE segmentar (p. ex., hipertrofia de SIV apical ou subaórtico). A hipertrofia subaórtica do SIV pode ser isolada ou associada a padrões geométricos difusos do VE. A hipertrofia dos músculos papilares do VE está frequentemente presente. Todas essas formas podem levar ao aumento do átrio esquerdo e a congestão das veias pulmonares, como mostrado aqui. Abaixo: histogramas representando a distribuição dos padrões geométricos do VE por raças avaliados por ecocardiografia em uma população de 344 gatos com cardiomiopatia hipertrófica, incluindo 239 Domésticos de Pelo Curto, 41 Persas, 22 Sphynx, 28 Maine Coon e 14 Chartreux (valores nas barras representam a porcentagem de gatos).[37] (Ilustrações: execução e concepção pela Dra. Charlotte Taton e Profa. Valérie Chetboul.)

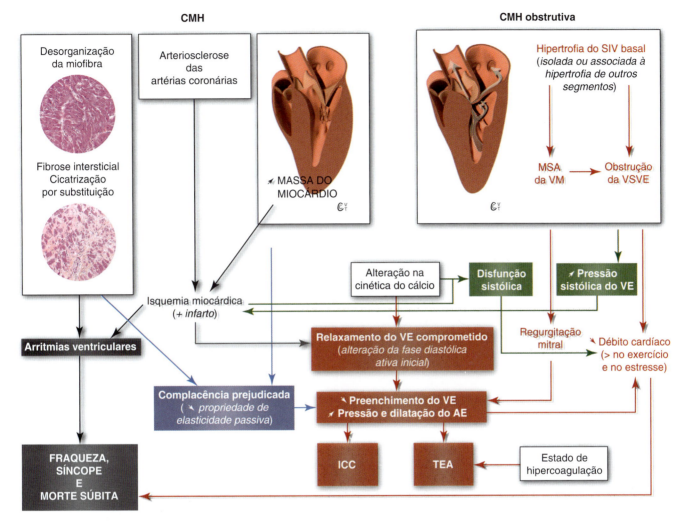

**Figura 253.5** Principais consequências fisiopatológicas da cardiomiopatia hipertrófica (*CMH*) em gatos: disfunção miocárdica, arritmias e obstrução da via de saída do ventrículo esquerdo. (1) A disfunção diastólica refere-se tipicamente a anormalidades do relaxamento miocárdico ativo e da complacência passiva, ocasionando enchimento anormal do ventrículo esquerdo (*VE*), com diminuição do volume diastólico final ou volume diastólico final adequado apenas à custa do aumento da pressão de enchimento.[66] Na CMH, ocorre alteração no relaxamento e na complacência, mas há predomínio de anormalidades de relaxamento, que ocorrem precocemente, comprometendo a rápida fase inicial de enchimento do VE. A taxa e o volume de enchimento inicial do VE diminuem, resultando em aumento compensatório da contribuição da contração do átrio esquerdo (*AE*) para o enchimento do VE, associado principalmente à elevação da pressão do AE no fim da diástole.[66] A redução da complacência do VE, resultante de vários fatores (a própria hipertrofia do VE, fibrose intersticial, cicatrização por substituição e células miocárdicas desorganizadas), também contribui para aumento da pressão diastólica do VE e aumento subsequente da pressão do AE. A pressão no AE se agrava com a progressão da doença, que, por sua vez, ocasiona dilatação do AE e, por fim, é transmitida de volta ao sistema vascular pulmonar provocando congestão venosa e insuficiência cardíaca congestiva (*ICC*). A dilatação do átrio esquerdo também predispõe à estase sanguínea e ao tromboembolismo arterial (*TEA*), especialmente no caso de hipercoagulação sistêmica, bem evidenciada em gatos com CMH, mesmo sem ICC e TEA concomitantes.[70,71] (2) Embora não seja predominante, a disfunção sistólica resultante de isquemia do miocárdio, alteração da cinética do cálcio, aumento do tecido conectivo da matriz e assincronia miocárdica regional, pode contribuir para diminuição do débito cardíaco, particularmente nos estágios finais da doença e/ou no caso de CMH obstrutiva.[38,39,72] (3) Lesões histopatológicas associadas à CMH também representam um substrato eletricamente instável para taquiarritmias ventriculares reentrantes, responsáveis por fraqueza, síncope e morte súbita. (4) Na forma obstrutiva de CMH, a obstrução da via de saída do ventrículo esquerdo (*VSVE*) dinâmica pode ocasionar alto gradiente de pressão intraventricular sistólico (até mesmo > 100 mmHg), com várias consequências deletérias, incluindo diminuição do débito cardíaco e agravamento da hipertrofia e isquemia do miocárdio (pelo aumento da tensão na parede do miocárdio e demanda de oxigênio). Nessas formas particulares de CMH, a obstrução subaórtica resulta de ambos, protrusão do septo interventricular (*SIV*) basal espessado para a VSVE e movimento da valva mitral (*MSA*), caracterizado por contato discreto ou tardio do SIV (ver Figura 253.8). Em pacientes humanos com cardiomiopatia hipertrófica obstrutiva, quanto maior a duração do contato mitral-SIV, maior a gravidade da obstrução da VSVE.[33,73] A presença de MSA também pode resultar em perda da coaptação dos folhetos mitrais, levando à regurgitação mitral dirigida, que potencialmente contribui para o aumento da pressão do AE.[33,73] *VM*, valva mitral. (Cortesia da Dra. Charlotte Taton e da Profa. Valérie Chetboul. Histopatologia: cortesia do Prof. Jean-Jacques Fontaine, Departamento de Patologia, Escola Nacional de Veterinária de Alfort, França.)

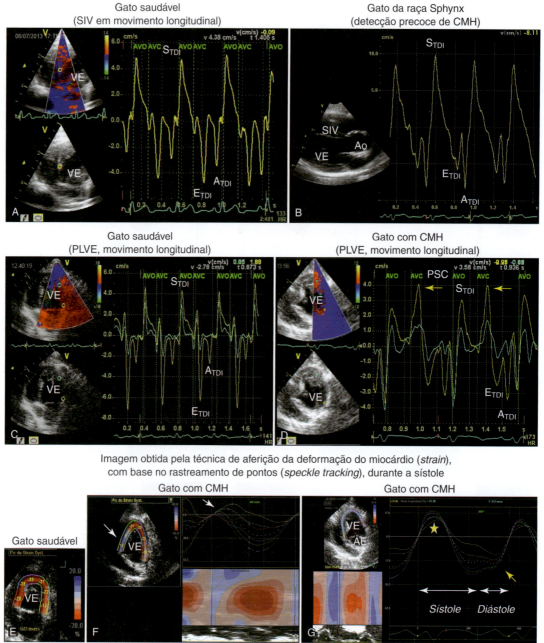

**Figura 253.6** Disfunção miocárdica associada à cardiomiopatia hipertrófica (*CMH*), em gatos, observada em imagens de Doppler tecidual bidimensional colorido (*IDT*, **A** a **D**) e imagem de rastreamento de pontos (**E** a **G**). **A** a **D** mostram perfis de velocidade miocárdica longitudinal do septo interventricular (*SIV*, **A** e **B**) e a parede livre do ventrículo esquerdo (*PLVE*, **C** e **D**), em imagem no eixo longitudinal paraesternal esquerdo. S$_{IDT}$, E$_{IDT}$ e A$_{IDT}$ são picos de velocidade miocárdica registrados durante a sístole, no início da diástole e no fim da diástole, respectivamente. **A** e **B**. Comparativamente ao gato saudável (**A**), o perfil de velocidade registrado na base do SIV, no gato da raça Sphynx (**B**), mostra uma alteração diastólica típica; ou seja, uma inversão na proporção E$_{IDT}$:A$_{IDT}$ (E$_{IDT}$: A$_{IDT}$ < 1), apesar da ausência de hipertrofia do miocárdio no ecocardiograma bidimensional modo M (como mostrado na imagem paraesternal direita de cinco câmaras). Seis meses depois, esse gato desenvolveu hipertrofia moderada do SIV subaórtico, seguida de CMH obstrutiva difusa assimétrica. *Ao*, artéria aorta; *AVO*, abertura da valva aórtica; *AVC*, fechamento da valva aórtica; *SIV*, septo interventricular; *VE*, ventrículo esquerdo. **C** e **D**. Comparativamente ao gato saudável (**C**), os perfis de velocidade longitudinal registrados simultaneamente na base e no ápice da PLVE (*curvas amarela e verde*, respectivamente), o gato com CMH (**D**) mostra vários sinais de disfunção diastólica regional: (1) inversão na proporção E$_{IDT}$:A$_{IDT}$ na base e (2) presença de ondas de contração pós-sistólica (CPS, *setas amarelas*), após as ondas S$_{IDT}$ (e após AVC) e maior que a última, principalmente na base. Esse movimento marcante da onda de contração sistólica (*CPS*), confirmado na técnica de aferição da deformação do miocárdio (dados não mostrados), retarda os dois eventos diastólicos subsequentes (ondas E$_{IDT}$ e A$_{IDT}$). **E** e **G**. Vários registros em ecocardiografia utilizando a técnica de aferição da deformação longitudinal do miocárdio (*strain*) baseada no rastreamento de pontos (*speckle tracking*), durante a sístole, usando ecocardiografia de rastreamento salpicada, visão paraesternal esquerda das quatro câmaras. *Strain* indica a deformação de um segmento do miocárdio ao longo do tempo, sendo expressa como a porcentagem de alteração de sua dimensão original. Nesses três exemplos, a deformação longitudinal sistólica foi registrada em seis segmentos do miocárdio do ventrículo esquerdo (*VE*), em 3 SIV e 3 PLVE. **E**. No gato saudável, todos os segmentos apresentam encurtamento sistólico regional. A *strain* sistólica é, portanto, negativa e codificada de forma homogênea em vermelho (há sobreposição dos valores de pico sobrepostos na imagem bidimensional colorida). **F**. No gato com hipertrofia segmentar do SIV, os segmentos septais afetados sofrem um alongamento anormal no início da sístole (*seta*) e são, portanto, codificados em azul (painel esquerdo). O painel da direita mostra as seis *strains* longitudinais do VE *versus* a curva de tempo, confirmando uma *strain* positiva anormal para esses dois segmentos do SIV (*seta*). **G**. No gato com CMH difusa, note a presença de CPS (*seta amarela*), durante a fase diastólica. Note também que todos os segmentos do miocárdio sofrem um alongamento anormal no início da sístole (*estrela amarela*).

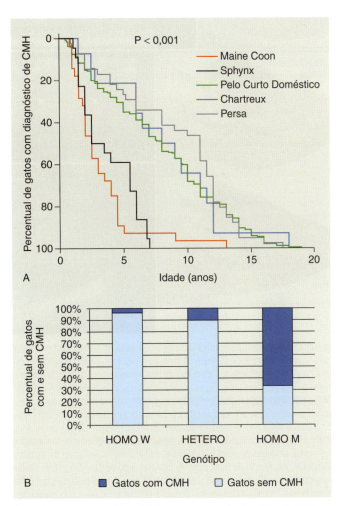

**Figura 253.7** Cardiomiopatia hipertrófica (*CMH*) felina e raças específicas. **A.** Idade no momento do diagnóstico de CMH em uma população de 344 gatos com a doença, incluindo 239 gatos da raça Doméstico de Pelo Curto, 41 Persas, 22 Sphynx, 28 Maine Coon e 14 Chartreux. As curvas de Kaplan-Meier mostram as porcentagens de gatos com diagnóstico de CMH, de acordo com a idade.[37] **B.** Distribuição da população de gatos da raça Maine Coon (n = 96) de acordo com o genótipo (*Homo W, Hetero, Homo M*) e o fenótipo (presença ou ausência de CMH).[39] Grupo HOMO W: gatos selvagens homozigotos (*i. e.*, sem a mutação MyBPC3-A31 P). Grupos HETERO e HOMO M: gatos mutantes heterozigotos e homozigotos, respectivamente.

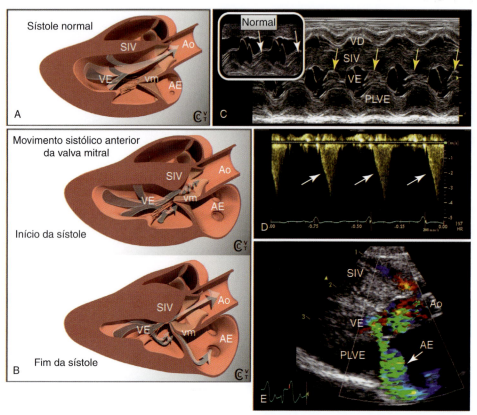

**Figura 253.8** Movimento sistólico anterior (MSA) da valva mitral e cardiomiopatia hipertrófica obstrutiva: patogênese (**A** e **B**) e características de imagem (**C** a **E**). **A** e **B.** Em gatos normais (**A**) a valva mitral não se projeta para a via de saída do ventrículo esquerdo (VSVE) durante a sístole. A cardiomiopatia hipertrófica obstrutiva (CMHO) é caracterizada por obstrução dinâmica da VSVE, resultante da hipertrofia do septo interventricular (*SIV*) basal e/ou MSA da valva mitral, que é um movimento anormal da valva mitral para a VSVE durante a sístole (**B**), com um contato sistólico mediano a tardio entre a valva mitral e o SIV. A natureza das forças sistólicas hidrodinâmicas responsáveis pelo MSA da valva mitral tem sido discutida.[29,33,73] O mecanismo de Venturi, no qual o fluxo de alta velocidade flui para a via de saída do ventrículo esquerdo e suspende a valva mitral em direção ao SIV, foi a primeira proposta, mas estudos ecocardiográficos e com Doppler mais recentes em humanos com CMHO suportam a hipótese de que o arrasto, a força impulsionadora do fluxo, é a força hidrodinâmica dominante que se inicia com o MSA da valva mitral, como mostrado na figura.[73] No caso de CMHO o fluxo sistólico do VE é capaz de empurrar a parte inferior de ambos os folhetos da valva em direção ao SIV, devido à maior anormalidade no "ângulo de ataque" entre a direção do fluxo e os folhetos da valva mitral, no início da sístole. Esse aumento do ângulo de ataque resulta de dois mecanismos associados: (1) alterações locais na direção do fluxo intra-VE (aproximando-se da valva mitral) devido à protuberância do SIV; (2) protuberância dos folhetos da valva mitral (com o local de coaptação da valva mitral mais próximo ao SIV do que o normal) devido à hipertrofia dos músculos papilares, contribuindo também para maior mobilidade de cordas tendíneas.[73] Como mostrado na figura, a protrusão sistólica das cordas tendíneas na VSVE, seja isolada (14%), seja associada ao MSA da valva mitral (45%), é relatada em 59% dos casos de CMHO (*versus* 16 e 56% em gatos saudáveis e gatos com CMH não obstrutiva, respectivamente).[29] **C.** Traçado em modo M obtido de um gato com CMHO mostrando marcante MSA da valva mitral, caracterizado por um prolongado contato sistólico (*setas amarelas*) entre o folheto da valva mitral anterior e o SIV espessado, o que não é notado em um gato saudável (*painel superior esquerdo, setas brancas*). **D.** Registro de Doppler de onda contínua em um gato com CMHO e MSA da valva mitral, mostrando aumento da velocidade sistólica aórtica máxima (4 m/s; valor máximo normal de 1,9 m/s)[78] e perfil de fluxo máximo tardio, caracterizado por uma forma típica de onda côncava assimétrica, devido à aceleração súbita do fluxo no meio da sístole (*setas*). Isso confirma a obstrução dinâmica da VSVE. Usando a equação de Bernoulli modificada, o correspondente gradiente de pressão é de 64 mmHg, indicando obstrução moderada da VSVE. **E.** Mesmo gato mencionado na Figura **C**. O Doppler de fluxo colorido mostra imagem paraesternal direita com cinco câmaras, confirmando um jato sistólico turbulento duplo, incluindo um fluxo de ejeção para o interior da VSVE anormalmente estenosada e um jato de regurgitação mitral para o AE dilatado. Como comumente observado no MAS da valva mitral, e também ilustrado na Figura **B** (*figura inferior*), o jato de regurgitação mitral, que se origina do ponto de contato da valva mitral com o SIV, segue o vértice da valva mitral posterior e a direção dos folhetos (*seta*) e, em seguida, atinge a parte posterior da parede do AE. *AE*, átrio esquerdo; *Ao*, artéria aorta; *PLVE*, parede livre do ventrículo esquerdo; *VD*, ventrículo direito; *VE*, ventrículo esquerdo; *vm*, valva mitral. (Ilustrações: execução e concepção pela Dra. Charlotte Taton e Profa. Valérie Chetboul.)

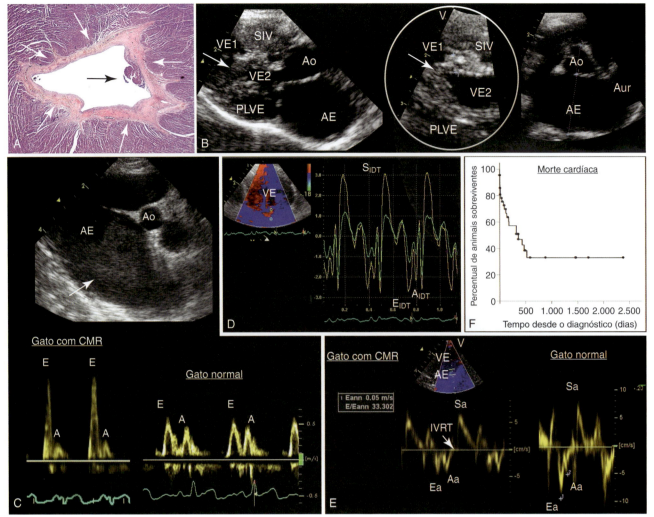

**Figura 253.9** Achados representativos em gatos com cardiomiopatia restritiva (*CMR*, formas "miocárdica" e "endomiocárdica"). **A.** Imagem transversal panorâmica do ventrículo esquerdo mostrando uma cicatriz endocárdica circunferencial difusa grave no ventrículo esquerdo (*setas brancas*) de um gato com fibrose endomiocárdica que teve morte súbita. Nota-se, também, um trombo mural (*seta preta*). (Coloração Hematoxilina-Eosina-Saffron). **B.** Ecocardiogramas bidimensionais obtidos de um gato com fibrose endomiocárdica. Esquerda: a imagem paraesternal direita de cinco câmaras mostra uma grande cicatriz em ponte heterogênea (*seta*) conectando o septo interventricular (*SIV*) e a parede livre do ventrículo esquerdo (*PLVE*) e, assim, dividindo a cavidade do ventrículo esquerdo em duas partes, apical (*VE1*) e basal (*VE2*), com dilatação secundária do átrio esquerdo (*AE*), comparativamente à artéria aorta (*Ao*). *Centro*: imagem ampliada da cicatriz em ponte (*seta*), com áreas hiperecoicas focais (fibrose). *Direita*: imagem transaórtica paraesternal direita do eixo curto mostrando acentuado aumento auricular (*Aur*) e aumento do AE (razão AE no fim da diástole:Ao = 2,2; valores obtidos de uma população de 100 gatos saudáveis: 0,5 a 1,2).[78] **C.** Características de ecocardiografia e Doppler de um gato com CMR. *Figura do topo*: o aumento marcante do AE (razão AE no fim da diástole:Ao = 3,7) contém ecos semelhantes à fumaça (*seta*), indicativos de estase sanguínea. *Figuras embaixo*: quando comparado com um gato normal (*à direita*), o exame Doppler de onda pulsada transmitral do gato com CMR (*à esquerda*) obtido em imagem apical esquerda de 4 câmaras revela um padrão de enchimento restritivo típico caracterizado por uma razão aumentada (> 2)[66] entre as velocidades de pico do fluxo no início (onda E, m/s) e no fim (onda A, m/s) da diástole, resultante do aumento da pressão do AE e da redução da complacência ventricular, com elevação secundária da pressão diastólica do VE (ou seja, E:A = 4,6 *vs* 1,4 [0,65:0,45] para um gato normal). A diminuição da função do AE pode, também, contribuir para uma menor amplitude da onda A. O gato com CMR também apresenta um curto período de desaceleração da onda E por causa da rápida equalização das pressões do AE e do VE após o enchimento diastólico inicial (30 ms *versus* 92 ms para um gato normal; valores obtidos em 41 gatos sadios: 54 a 192 ms).[17] **D.** Disfunção diastólica radial diagnosticada em um gato com CMR, por meio de imagem de Doppler tecidual (*IDT*; imagem paraesternal direita do eixo curto) colorida bidimensional. Os perfis da velocidade radial são registrados simultaneamente em dois segmentos da PLVE, ou seja, subendocárdio (*amarelo*) e subepicárdio (*verde*). A disfunção diastólica é caracterizada por ondas diastólicas baixas, especialmente no subendocárdio (ou seja, onda $E_{IDT}$ subendocárdica de 2,6 cm/s; valores normais registrados em uma população de 100 gatos saudáveis: 5,7 ± 1,5 cm/s [3,5 a 10,8]).[78] **E.** Registro de IDT de onda pulsada do anel mitral lateral de um gato com CMR (*à esquerda*) mostrando acentuada redução das velocidades diastólicas (Ea e Aa, cm/s), refletindo uma velocidade diminuída do movimento diastólico longitudinal, em comparação com o gato normal (*à direita*, mesmo animal que em **C**). O pico da velocidade anular no início da diástole (*Ea*) é de apenas 5 cm/s (*versus* 9,8 cm/s para o gato normal; valores normais > 6 cm/s).[66] Além disso, no gato doente, a razão entre a onda E mitral (1,66 m/s, valor não mostrado) e Ea é alta (33 *versus* 0,65:0,098 = 6,6 para o gato normal; valores normais < 12).[66] Por combinar o pico da onda E mitral (principalmente determinado pela pressão de preenchimento do VE e relaxamento) com Ea (que depende principalmente do relaxamento), a razão E:Ea é um índice que reflete a pressão de preenchimento do VE (à medida que o efeito do relaxamento em E é minimizado)[66], embora não existam estudos prospectivos envolvendo o uso dessa proporção em gatos com CMR. A*a* e S*a* correspondem aos picos das velocidades anulares no fim da diástole e na sístole, respectivamente. **F.** Curva de Kaplan-Meier ilustra o tempo até a morte cardíaca após o diagnóstico inicial de CMR na Unidade de Cardiologia de Alfort em 73 gatos que foram acompanhados e sobreviveram por mais de 24 horas após o exame inicial. O tempo médio de sobrevida foi de 364 dias (variando de 2 a 525 dias). $A_{IDT}$, pico da velocidade miocárdica no fim da diástole; $E_{IDT}$, pico da velocidade miocárdica no início da diástole; $S_{IDT}$, pico da velocidade miocárdica durante a sístole; *VE*, ventrículo esquerdo. (**A.** Cortesia do Prof. Jean-Jacques Fontaine, do Departamento de Patologia da Escola Nacional de Veterinária de Alfort, França; **F.** Cortesia do Prof. R Tissier, INSERM U955 e Unidade de Farmacologia-Toxicologia da Escola Nacional Veterinária de Alfort, França.)

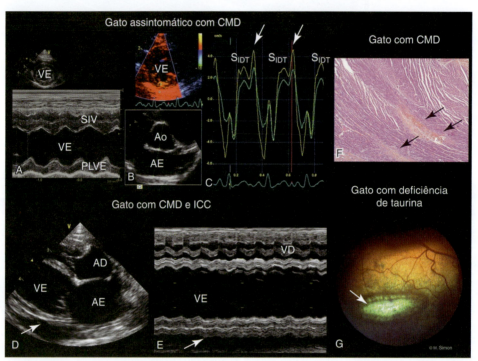

**Figura 253.10** Achados representativos em gatos com cardiomiopatia dilatada primária (*CMD*, **A** a **F**) e insuficiência miocárdica induzida por deficiência de taurina (**G**). **A** e **B.** Ecocardiogramas modo M (**A**) e bidimensional (**B**) de um gato da raça Maine Coon assintomático, com CMD, encaminhado para exame ecocardiográfico antes do acasalamento. A insuficiência miocárdica é confirmada por uma diminuição moderada na fração de encurtamento (27%; valores obtidos de uma população de 100 gatos saudáveis: 33 a 66%).[78] O átrio esquerdo (*AE*) se mantém normal (no fim da diástole, razão AE:Ao = 1; valores obtidos de uma população de 100 gatos saudáveis: 0,5 a 1,2).[78] **C.** Mesmo gato de **A** e **B**. Perfis de velocidade miocárdica radial da parede livre do ventrículo esquerdo (*PLVE*) obtidos em imagem paraesternal do eixo curto direito usando Doppler bidimensional tecidual colorido. Os registros simultâneos das velocidades miocárdicas em um segmento subendocárdio (*amarelo*) e subepicárdio (*verde*) mostram que o subendocárdio se move mais rapidamente do que o subepicárdio durante a sístole e também durante a diástole, definindo, assim, os gradientes de velocidade sistólica e diastólica radial do miocárdio. No entanto, o gradiente sistólico médio situa-se no limite inferior de normalidade (0,9 cm/s; valores obtidos em uma população de 100 gatos sadios: 2,2 ± 0,7 cm/s).[78] Também são vistas ondas de contração pós-sistólicas (*setas*), após as ondas IDT e maiores do que as últimas (particularmente subendocárdica). Ondas de contração pós-sistólicas radiais, definidas como contrações miocárdicas radiais tardias anormais, durante a fase diastólica inicial (em vez de ocorrer durante a fase sistólica), não foram observadas em uma população de 100 gatos saudáveis.[78] Picos de velocidades miocárdicas registradas durante a sístole (*IDT*). **D** e **E.** Ecocardiogramas obtidos de um gato com CMD e derrame pleural (*setas*) relacionados à insuficiência cardíaca congestiva. Nota-se dilatação das quatro câmaras cardíacas na imagem paraesternal direita das quatro câmaras (**D**). Função insuficiente do VE é confirmada pelo baixo valor da fração de encurtamento (15%) e hipocinesia do SIV e da PLVE no ecocardiograma modo M. **F.** Bandas largas de fibrose (*setas*) substituindo as fibras do miocárdio, devido à fibrose intersticial difusa, em um gato com DCM que morreu repentinamente (Coloração Hematoxilina-Eosina-Saffron, ×25). **G.** Fundo do olho direito de um gato com degeneração central da retina relacionada à deficiência de taurina. Note a típica lesão elipsoide e hiper-reflexiva (*seta*), com borda pigmentada, na área central (*i. e.*, lateral ao disco óptico). *AD*, átrio direito; *Ao*, artéria aorta; *PLVE*, parede livre do ventrículo esquerdo; *SIV*, septo interventricular; *VD*, ventrículo direito; *VE*, ventrículo esquerdo. (**F.** Cortesia da Dra. Nathalie Cordonnier, Pathology Department, National Veterinary School of Alfort, França; **G.** Cortesia do Dr. Marc Simon, Paris, França.)

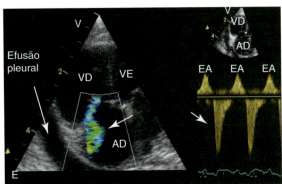
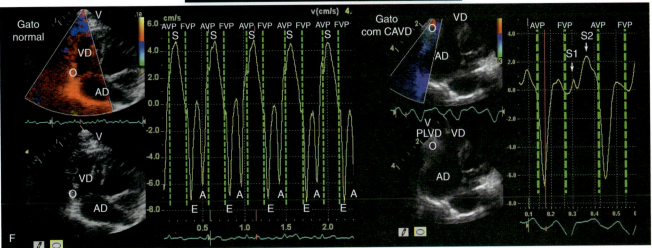

**Figura 253.11** Achados representativos no eletrocardiograma, na ecocardiografia e em imagem Doppler tecidual em 4 gatos com cardiomiopatia arritmogênica do ventrículo direito (*CAVD*). **E.** Insuficiência da valva tricúspide (*setas*) documentada em modo Doppler de fluxo colorido (*à esquerda*) e de onda contínua (*à direita*). Imagem de 4 câmaras em um quarto gato com CAVD em posição apical esquerda. Nenhum sopro cardíaco pode ser auscultado em razão do abafamento de sons cardíacos, devido à presença de efusão pleural. Note a dilatação acentuada das câmaras cardíacas direitas. **F.** Grave disfunção sistólica do miocárdio direito avaliada em modo Doppler bidimensional colorido em um gato com CAVD (*à direita*, mesmo animal que em B), comparativamente a um gato normal (*à esquerda*). No gato doente, o registro de velocidades longitudinais em um segmento basal da parede livre do ventrículo direito (*PLVD*) mostra uma onda sistólica dupla anormal (*S1* e *S2*), com um pico de onda sistólica diminuído e retardado (*S2*) no fim da sístole, em vez de no meio da sístole (*S*) como no gato normal. *AE*, átrio esquerdo; *AVP*, abertura da valva pulmonar; *EA*, ondas diastólicas da tricúspide fundidas no início da diástole (*E*) e no fim da diástole (*A*); *FVP*, fechamento da valva pulmonar; *PLVE*, parede livre do ventrículo esquerdo; *S*, *E* e *A*, picos de velocidade da parede miocárdica direita durante a sístole, no início e no fim da diástole, respectivamente; *VE*, ventrículo esquerdo.

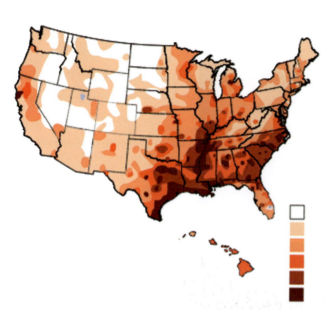

**Figura 255.1** Mapa da Sociedade Americana de Dirofilariose mostrando a prevalência relativa da infecção nos EUA em 2013. Dados baseados em pesquisas da prática clínica. (Cortesia da Sociedade Americana de Dirofilariose.)

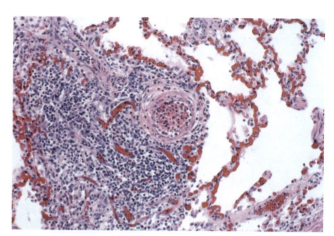

**Figura 255.18** Artéria pulmonar pequena do gato visto na Figura 255.17 mostra hipertrofia medial leve. Note o alongado manguito perivascular de células inflamatórias ao redor do vaso, que representa um infiltrado eosinofílico.

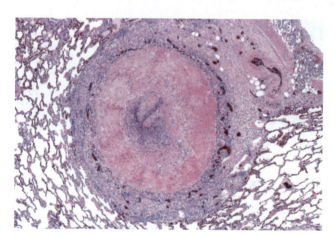

**Figura 255.17** Coloração com H&E mostrando grande artéria pulmonar com obstrução do lúmen devido a grave hipertrofia e hiperplasia do músculo liso medial, fibrose das camadas subíntima e íntima, endarterite e, possivelmente, trombose. Note pneumonia intersticial periarterial (provavelmente eosinofílica).

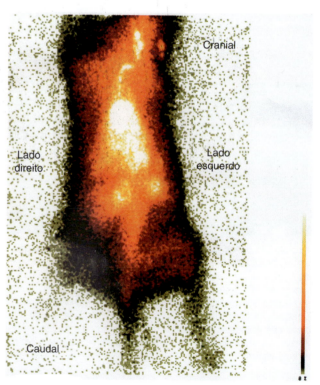

**Figura 256.1** Varredura de perfusão nuclear em gato com tromboembolismo arterial (TEA) assimétrico usando $^{99m}Tc$ não ligado. Nota-se redução marcante na perfusão do membro pélvico direito e abaixo do joelho do membro pélvico esquerdo.

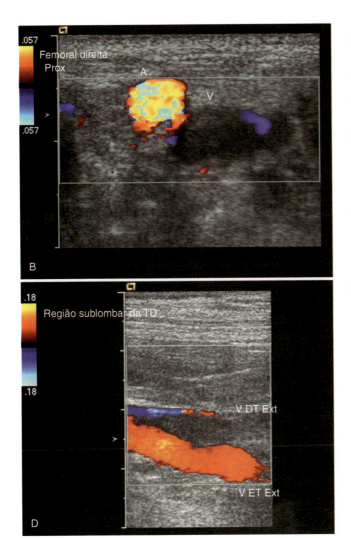

**Figura 257.2** Imagens obtidas em ultrassonografia e Doppler colorido das artérias e veias ilíacas e femorais de um cão mestiço de 9 anos de idade com peritonite séptica e coagulação intravascular disseminada. A imagem de corte transversal em **A** mostra que o lúmen da veia (*V*) femoral direita (*TD*) é preenchido com um trombo hiperecoico não compressível, enquanto **B** mostra Doppler de fluxo colorido na artéria (*A*) femoral proximal (*Prox*) normal, mas fluxo quase ausente na veia (*V*). **C** e **D**. Imagens sagitais das veias ilíacas externas (*Ext*), com trombo hiperecoico e obstrução do fluxo na veia ilíaca externa direita (*V DT Ext*), comparado ao lúmen patente e fluxo na veia ilíaca externa esquerda (*V ET Ext*).

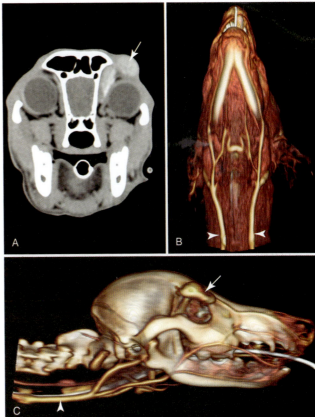

**Figura 257.3** Angiotomografia realizada com tomografia computadorizada de uma variz venosa acima do olho direito de um cão da raça Dachshund de 6 meses de idade. Aplicou-se contraste iodado por meio de injeção intravenosa periférica, realizando-se varredura cronometrada até a chegada do contraste à lesão de interesse. Nesse caso, a imagem transversal mostrada em **A** é uma imagem axial da cabeça, com grande estrutura venosa (*seta*) acima e medial à órbita direita. As reconstruções tridimensionais nas projeções ventral (**B**) e lateral (**C**) mostram sobreposição da anatomia das estruturas venosas e musculoesqueléticas à veia jugular externa, indicada por pontas de seta e uma variz indicada pela *seta*.

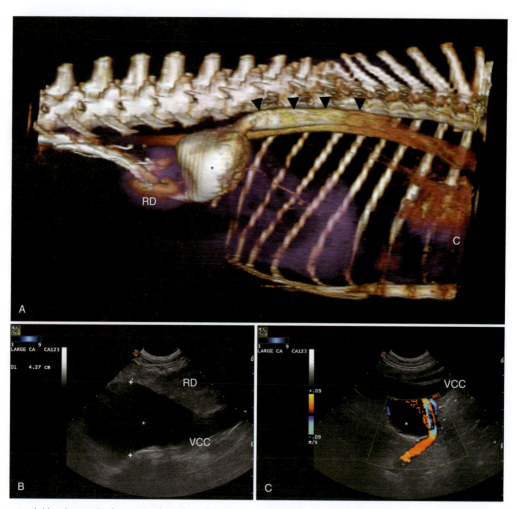

**Figura 257.9** Imagens obtidas de um cão da raça Greyhound, macho, de 10 anos de idade, com interrupção da veia cava caudal pré-hepática, continuação da veia ázigos e grande aneurisma na veia cava (*asterisco*). **A.** Reconstrução tridimensional sagital de uma angiotomografia computadorizada mostrando grande dilatação do aneurisma na veia cava caudal e continuação por toda a veia ázigos (*pontas de seta*). **B** e **C.** Imagens de ultrassonografia em escala de cinza (**B**) e em Doppler colorido (**C**) do aneurisma, que mede cerca de 4,3 cm de diâmetro. *C*, coração; *RD*, rim direito; *VCC*, veia cava caudal.

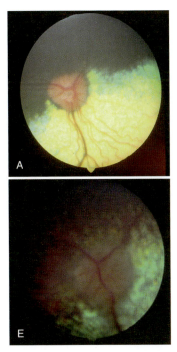

**Figura 264.1** Morfologia do nervo óptico canino normal no exame fundoscópico (**A**). Neurite óptica associada a evidências fundoscópicas de disco óptico edemaciado (**E**).

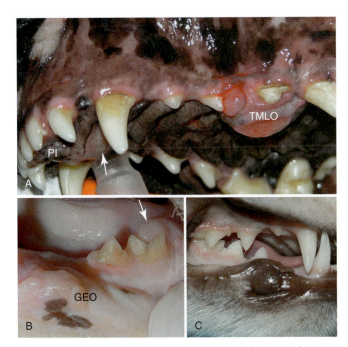

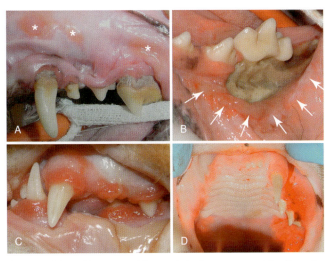

**Figura 272.2 A.** Cão com gengivite e periodontite mostrou também ulcerações na mucosa labial e bucal (*asteriscos*), que entram em contato com os dentes carregados de placa da mandíbula superior esquerda. **B.** Cão com osteomielite idiopática e osteonecrose do lado esquerdo da mandíbula circundada por mucosa oral ulceronecrótica (*setas*). **C.** Gato adolescente com gengivite hiperplásica juvenil. **D.** Gato adulto com estomatite; observe que os dentes do quadrante superior esquerdo já tinham sido extraídos, resultando na redução de inflamação daquele lado da boca. (Copyright Alexander M. Reiter.)

**Figura 272.1 A.** Estruturas normais muitas vezes mal interpretadas como lesões patológicas em cães e gatos incluem a papila incisiva (*PI*) e a mucosa rostral do palato duro "inchada" (*seta*). Esse cão foi diagnosticado com tumor multilobular ósseo (*TMLO*) em sua mandíbula superior esquerda. **B.** A glândula do molar lingual (*seta*) é uma pequena glândula salivar situada na face lingual do primeiro dente molar inferior de gatos; esse gato também foi diagnosticado com granuloma eosinofílico (*GEO*) na margem do lábio inferior. **C.** Uma estrutura semelhante a um frênulo (*asterisco*) está situada imediatamente caudal ao dente canino inferior em cães e gatos normais. (Copyright Alexander M. Reiter.)

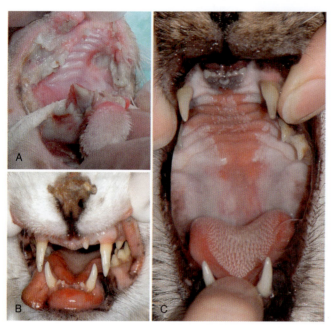

**Figura 272.3 A.** Gato com queimaduras por choque elétrico, que causaram necrose dos lábios, língua, palato e mucosa oral. **B.** Gato com queimaduras por calor no plano nasal, lábios e ponta e lados da língua, devido a alimento oferecido após aquecimento em forno micro-ondas. **C.** Gato com queimaduras por produtos químicos, que resultaram em erosões de início agudo da ponta e lados da língua e do palato. (Copyright Alexander M. Reiter.)

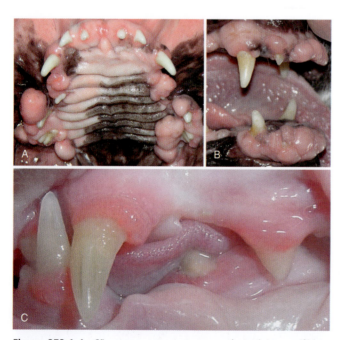

**Figura 272.4 A.** Cão com numerosos tumores odontogênicos periféricos. **B.** Hiperplasia gengival induzida por anlodipino em um cão. **C.** Hiperplasia gengival induzida por ciclosporina em um gato. (Copyright Alexander M. Reiter.)

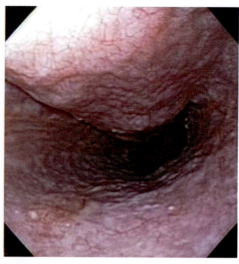

**Figura 273.5** Esofagite grave caracterizada por eritema grave, ulceração e mucosa granular em Labrador Retriever de 3 anos secundária a refluxo gastresofágico durante anestesia procedimento.

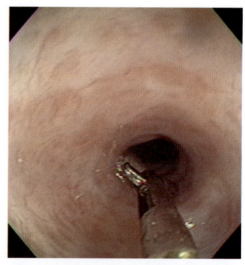

**Figura 273.6** Estenose esofágica vista através do endoscópio antes da dilatação do balão. A distância entre as pontas das asas do fórceps de biopsia mede 5 mm e pode ser usada para medir o diâmetro da pequena estenose.

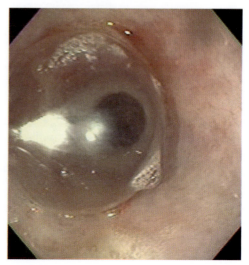

**Figura 273.7** Dilatação por balão da estenose esofágica mostrada na Figura 273.6, utilizando um balão dilatador CRE que foi passou pelo lúmen da estenose antes da insuflação.

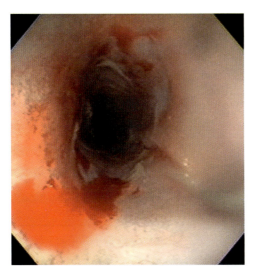

**Figura 273.8** Aparência endoscópica da estenose esofágica mostrada na Figura 273.6 imediatamente após a dilatação do balão. Note que a estenose foi desfeita com sucesso, mas o sangramento secundário à ruptura da estenose na posição das 7 horas impediu uma maior dilatação durante o procedimento.

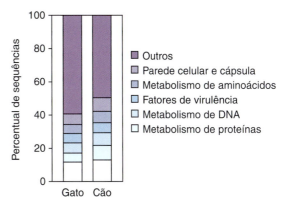

**Figura 274.2** Proporções relativas das principais funções de genes microbianos em cães e gatos. Observe que a capacidade funcional da microbiota é bastante semelhante entre essas espécies de mamíferos, apesar da variação em suas populações microbianas. (De Honneffer JB, Minamoto Y, Suchodolski JS: *Microbiota alterations in acute and chronic gastrintestinal inflammation of cats and dogs.* World J Gastroenterol, 20(44):16489-16497, 2014.)

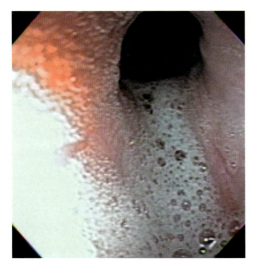

**Figura 273.13** Esofagoscopia realizada em cão da raça Boston Terrier de 5 anos de idade com história crônica de regurgitação secundária a uma hérnia de hiato por deslizamento (Tipo I). O leitor deve notar a flacidez do esfíncter esofágico inferior e a evidência de refluxo gastresofágico. A mucosa esofágica na posição 9 a 11 horas depois parece eritematosa, secundária à esofagite.

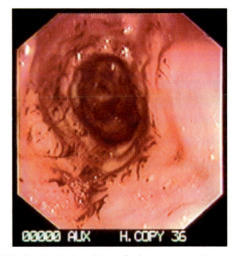

**Figura 275.7** Erosão gástrica e hipertrofia da mucosa em cão com gastrinoma. (© Kenneth W. Simpson.)

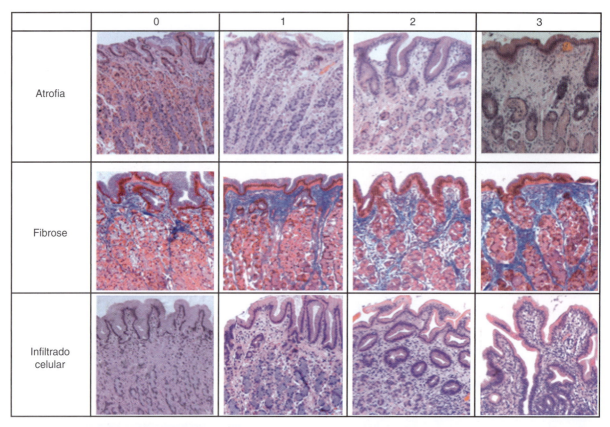

**Figura 275.10** Esquema fotográfico padronizado para avaliação da atrofia gástrica, fibrose e infiltrados celulares em cães. (De Wiinberg B, Spohr A, Dietz HH *et al.*: Quantitative analysis of inflammatory and immune responses in dogs with gastritis and their relationship to *Helicobacter* spp. infection. *J Vet Intern Med* 19[1]:4-14, 2005.)

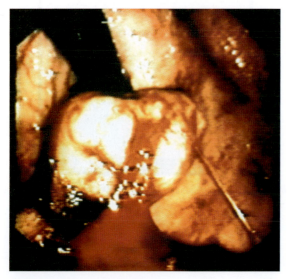

**Figura 275.15** Leiomioma gástrico ulcerado na cárdia de um cão. (Cortesia da Ohio State University. © Kenneth W. Simpson.)

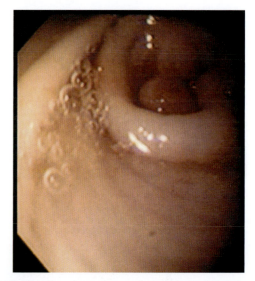

**Figura 275.16** Pólipo adenomatoso na via de saída do piloro de um cachorro. (Cortesia da Universidade de Londres. © Kenneth W. Simpson.)

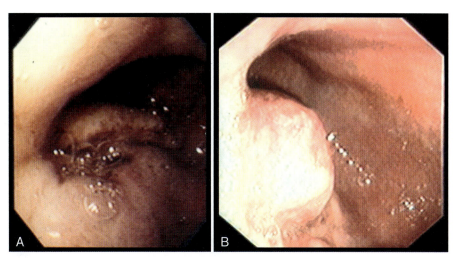

**Figura 275.17** Aparência endoscópica de adenocarcinoma gástrico em um cão. **A.** Adenocarcinoma difuso. **B.** Adenocarcinoma focal. (Cortesia The Ohio State University. © Kenneth W. Simpson.)

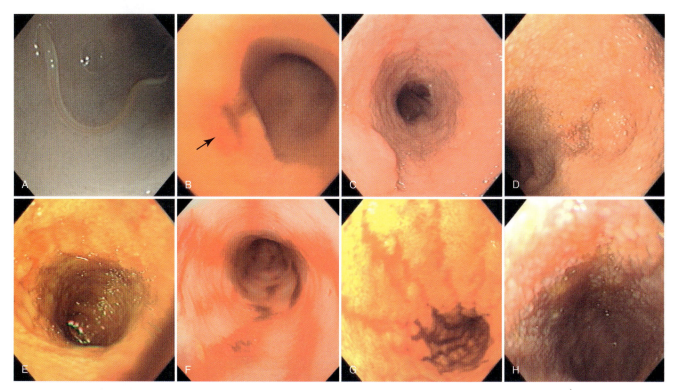

**Figura 276.8** Exemplos de lesões duodenais endoscópicas. **A.** Achado incidental de um verme *Toxocara* isolado no duodeno de um gato. **B.** Úlcera duodenal proximal (*seta*) em um gato com enterite linfoplasmocitária apresentada devido à hematêmese. **C.** Doença inflamatória intestinal leve: enterite linfoplasmocitária; observe a irregularidade e a papila duodenal principal em aproximadamente 7 horas. **D.** Doença intestinal inflamatória grave: enterite linfoplasmocitária; observe a granulação marcante, envolvendo inclusive as placas de Peyer. **E.** Abscedação acentuada das criptas associada à enteropatia com perda de proteínas em um Chihuahua. **F.** Doença inflamatória intestinal: sangramento associado a enterite eosinofílica. **G.** Doença inflamatória intestinal grave: enterite eosinofílica. **H.** Linfangiectasia; observe os múltiplos lácteos dilatados contendo linfa branca. (**B.** Cortesia de Natasha Hetzel. **E.** Cortesia Jenny Reeve.)

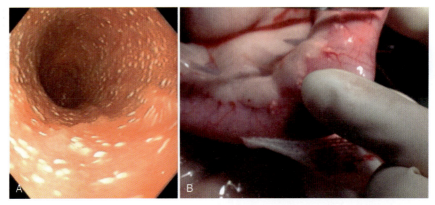

**Figura 276.13** Linfangiectasia. **A.** Aparência endoscópica do duodeno de um cão com linfangiectasia, mostrando lácteos dilatados e cheios de gordura. Observe a natureza irregular das mudanças. **B.** Aspecto de linfangite lipogranulomatosa em cão com linfangiectasia à celiotomia. Observe as manchas brancas no lado mesentérico da serosa jejunal. (**B.** Cortesia de Sophie Tyler.)

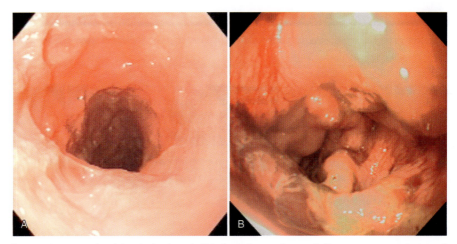

**Figura 276.14** Linfoma alimentar. Imagem endoscópica do duodeno de (**A**) cão de 8 anos da raça Collie com mucosa muito irregular e protuberante e (**B**) cão da raça Retriever de 6 anos, mostrando protuberância da mucosa causada por infiltração difusa. A biopsia é necessária para confirmar a causa dessas alterações como linfoma. (**B.** Reimpressa, com autorização, de Lhermette P, Sobel D, editores: *BSAVA manual of canine and feline endoscopy and endosurgery*, Quedgely, Gloucester, England, 2008, BSAVA Publication.)

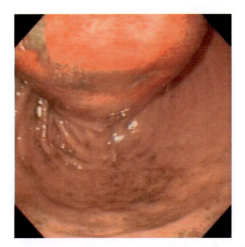

**Figura 276.15** Intussuscepção duodeno-gástrica. Imagem endoscópica do intussuscepto do duodeno por meio do piloro no antro gástrico em um cão Pastor-Alemão encaminhado para avaliação de vômito.

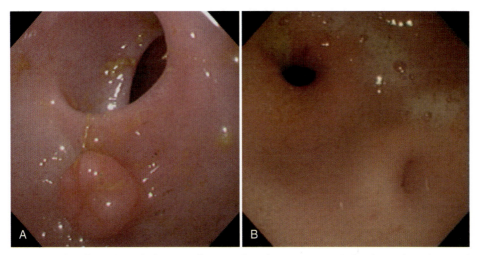

**Figura 277.2** Junção ileocólica normal, conforme observada durante a colonoscopia flexível em: **A.** Cão: a papila ileocólica em forma de cogumelo é vista abaixo do orifício cecal. **B.** Gato: a papila ileocólica é muito mais plana, e o ceco, muito menor e mais curto do que nos cães.

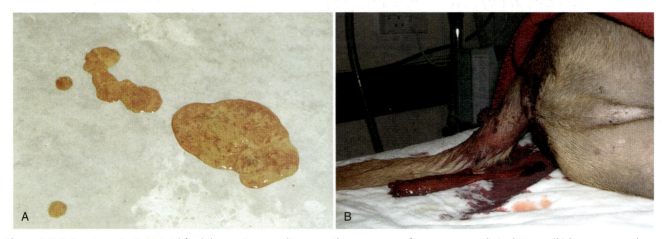

**Figura 277.6** Hematoquezia. **A.** Material fecal de um cão com colite grave. Observe o sangue fresco e o muco, eliminados em múltiplos pequenos volumes, sugerindo aumento da frequência e tenesmo. **B.** Hematoquezia em um cão com colite grave.

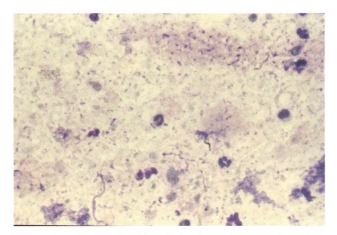

**Figura 277.7** Citologia retal de um cão com colite aguda. Entre bactérias e detritos fecais, vários neutrófilos estão presentes, o que sugere colite bacteriana.

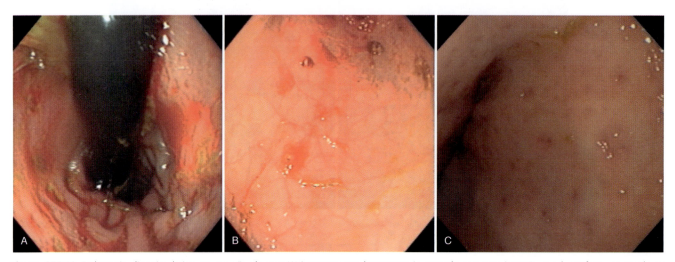

**Figura 277.10** Endoscopia digestiva baixa em um cão da raça Weimaraner com hematoquezia causada por uma inversão cecal, conforme mostrado na Figura 277.16. Em ambas as imagens, a parede do intestino grosso está histologicamente normal, e a presença de sangue luminal se dá em razão do sangramento da inversão cecal mais proximal. **A.** Visão retroflexada do cólon distal e reto. **B.** Cólon transverso normal, mostrando vasos sanguíneos na submucosa. **C.** Múltiplos folículos linfoides visíveis na mucosa retal de um cão da raça Pastor-Alemão.

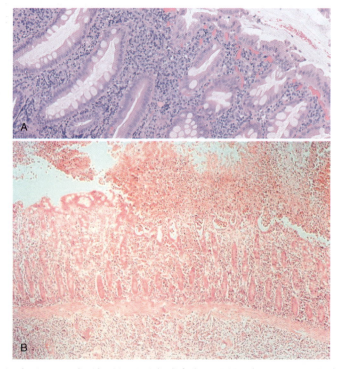

**Figura 277.11** Histopatologia de biopsias de cães com colite idiopática. **A.** Colite linfoplasmocitária. Observe a separação das glândulas por uma população mista de células inflamatórias, em que as predominantes são linfócitos e células plasmáticas. **B.** Colite eosinofílica grave. A mucosa está ulcerada e infiltrada com grande número de eosinófilos que estão extravasando para o lúmen do cólon. (**A.** Cortesia de Michael Day, Universidade de Bristol. **B.** Cortesia de Geoff Pearson, Universidade de Bristol.)

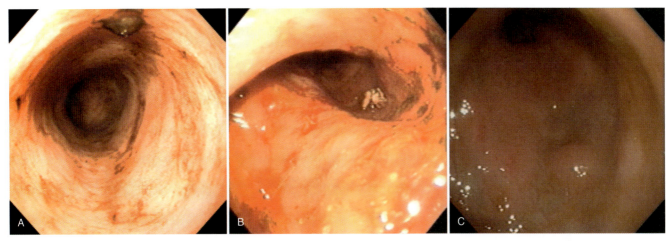

**Figura 277.12** Imagens colonoscópicas de cães com diarreia do intestino grosso. Em resumo, a colite linfoplasmocitária, a colite eosinofílica e o linfoma podem parecer semelhantes, por isso devem ser coletadas biopsias por endoscopia. **A.** Cólon descendente de um Pastor-Alemão com colite linfoplasmacítica moderada. **B.** Cólon descendente e flexura cólica esquerda em um Labrador Negro com colite eosinofílica moderada. Os vasos submucosos são obscurecidos pela mucosa espessada e inflamada, que é irregular e ulcerada com sangramento espontâneo. **C.** Cólon terminal de um Husky Siberiano com linfoma alimentar nodular difuso. Áreas de mucosa normal mostrando vasos da submucosa são intercaladas com áreas espessadas, quase nodulares, de infiltração tumoral.

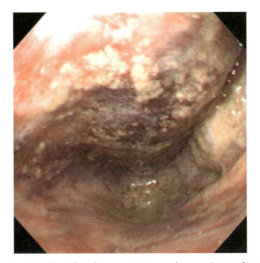

**Figura 277.13** Colite granulomatosa. Visão endoscópica do cólon de um cão jovem da raça Boxer afetado, mostrando irregularidade grave, ulceração e hemorragia.

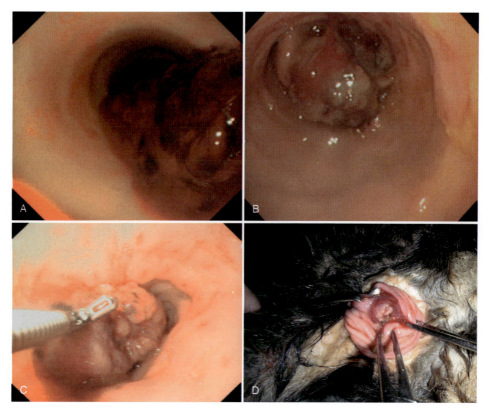

**Figura 277.14** Adenocarcinoma colorretal. **A.** Grande coágulo de sangue encontrado na colonoscopia, cobrindo a massa vista em **B**. **B.** Vista colonoscópica de uma massa no cólon de um cão da raça Border Collie de 12 anos, após a remoção do coágulo sanguíneo. **C.** Biopsia endoscópica de um adenocarcinoma do cólon em um cão da raça West Highland White Terrier de 10 anos que apresentava episódios de constipação intestinal. **D.** Adenocarcinoma no reto de um gato de 12 anos visualizado por eversão progressiva gradual do reto usando uma pinça de tecido.

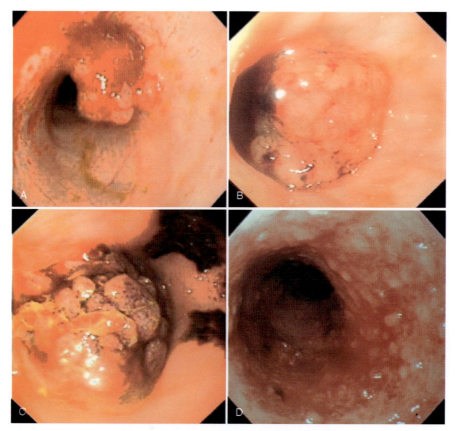

**Figura 277.15** Visualizações endoscópicas de pólipos colorretais. **A.** Pólipo adenomatoso retal hemorrágico em um cão da raça Cocker Spaniel. **B.** Pólipo adenomatoso retal grande em um cão Pastor de Shetland, conforme visto no Vídeo 277.3. **C.** Pólipo adenomatoso do cólon em um cão. **D.** Pseudopolipose em um cão da raça Jack Russell Terrier.

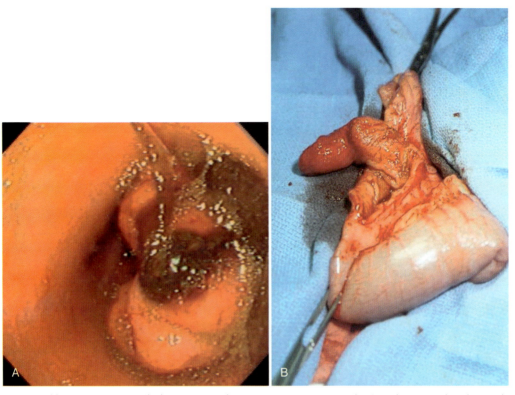

**Figura 277.16** Inversão cecal (intussuscepção cecocólica) em cão jovem da raça Weimaraner. **A.** Visão endoscópica de um ceco ulcerado evertido no cólon proximal. **B.** Após a incisão no cólon proximal, o ceco evertido hemorrágico está exposto e pode ser removido por tiflectomia. (Cortesia de Alasdair Hotston-Moore.)

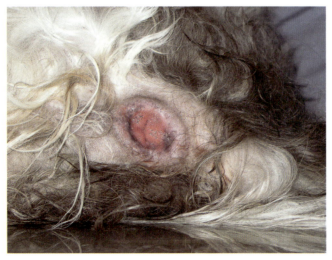

**Figura 278.5** Prolapso retal da mucosa em um cão com colite/proctite. (Cortesia do Dr. Tomsa, Ennetseeklinik für Kleintiere, Suíça.)

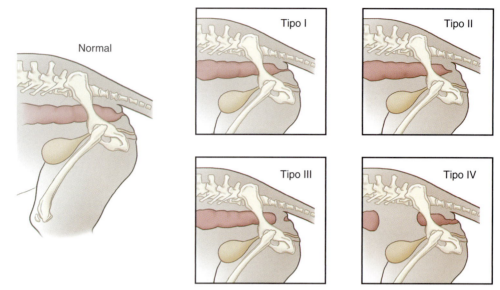

**Figura 278.6** Tipos de atresia anal em cães: estenose anal congênita (Tipo I); ânus imperfurado isolado (Tipo II) ou combinado com a terminação mais cranial do reto como uma bolsa cega (Tipo III); e descontinuidade do reto proximal com desenvolvimento normal anal e retal terminal (Tipo IV). As áreas sombreadas em vermelho identificam o cólon e o reto. (Redesenhada de Vianna ML, Tobias KM: Atresia ani in the dog: a retrospective study. *J Am Anim Hosp Assoc* 41:317-322, 2005).

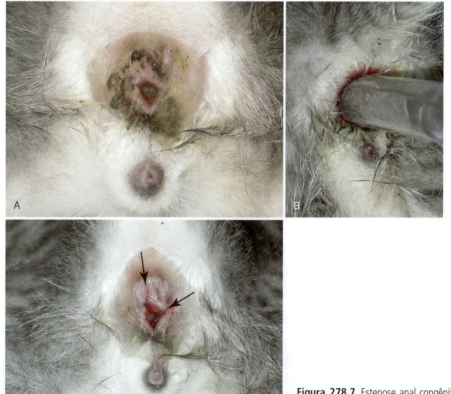

**Figura 278.7** Estenose anal congênita em um filhote de gato de 8 semanas antes (**A**), durante (**B**) e após (**C**) dilatação do balão. Observe a ruptura do anel fibroso (*setas pretas*) depois do procedimento. (Cortesia do Dr. Tomsa, Ennetseeklinik für Kleintiere, Suíça, © GST | SVS.)

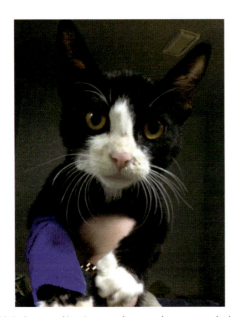

**Figura 280.1** Gato com íris cuja cor se deve ao cobre, em caso de desvio portossistêmico congênito.

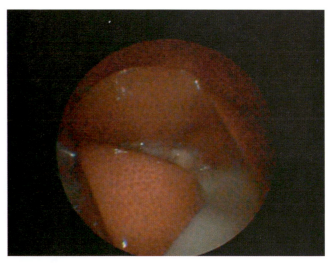

**Figura 283.3** Imagem laparoscópica do mesmo gato da Figura 283.1 mostra uma aparência relativamente normal do fígado, exceto pelas margens hepáticas arredondadas.

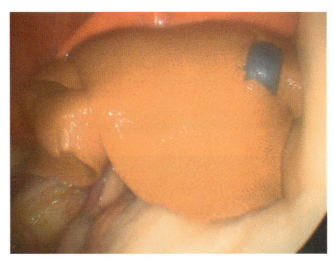

**Figura 283.5** Imagem laparoscópica mostrando fígado aumentado e macroscopicamente amarelado, sugestivo de lipidose hepática; entretanto, a histopatologia revelou moderada colangite linfocítica e neutrofílica crônica e moderada lipidose hepática difusa.

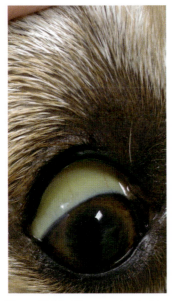

**Figura 280.2** Cão com esclera ictérica.

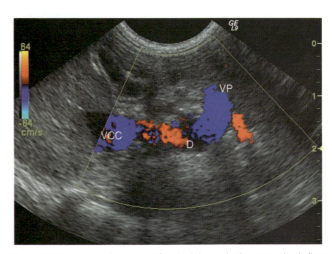

**Figura 284.4** Imagem ultrassonográfica de abdome, obtida em Doppler de fluxo colorido, mostrando um desvio (*shunt*) portossistêmico extra-hepático. Note a comunicação anormal entre a veia porta (*VP*), o vaso do desvio (*D*) e a veia cava caudal (*VCC*).

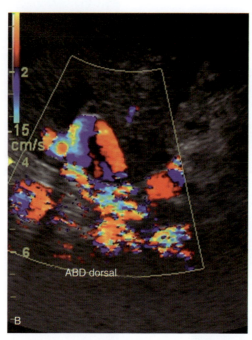

**Figura 284.5** Ultrassonografia de abdome de um cão com malformação arteriovenosa hepática. **B.** Doppler colorido do fluxo sanguíneo turbulento na veia porta e desvios (*shunts*) adquiridos. *ABD*, abdome; *VB*, vesícula biliar.

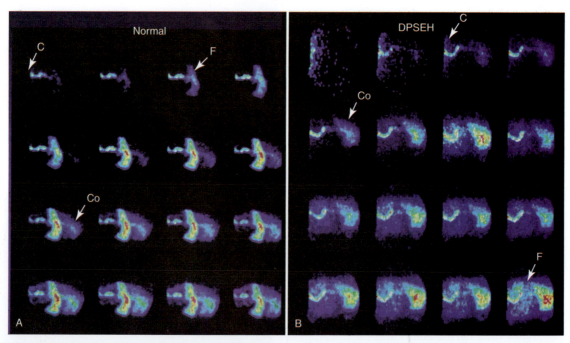

**Figura 284.6** Cintilografia portal transcolônica utilizando tecnécio ($^{99m}$Tc) na forma de pertecnetato. **A.** Cintilografia de um cão normal. A série de imagens mostra (da esquerda para a direita) o fluxo do radionuclídeo desde o cólon (*C*), onde é, de maneira inicial, rapidamente absorvido, até a veia porta, perfundindo o fígado (*F*) e alcançando posteriormente o coração (*Co*). Compare com as imagens mostradas em **B**, de um cão com desvio portossistêmico extra-hepático (*DPSEH*); note o nucleotídio alcançando o coração (*Co*), antes do fígado (*F*), indicando desvio portossistêmico. (Cortesia da Dra. Lillian Aronson.)

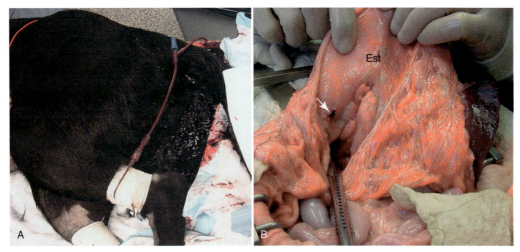

**Figura 284.11** Cão da raça Labrador com desvio portossistêmico intra-hepático e úlcera gastrintestinal concomitante. **A.** Hematoquezia intensa e melena que necessitaram de transfusão de concentrado de hemácias. **B.** Laparotomia exploratória no mesmo cão mostrando úlcera perfurada (*seta*) no antro pilórico do estômago (*Est*).

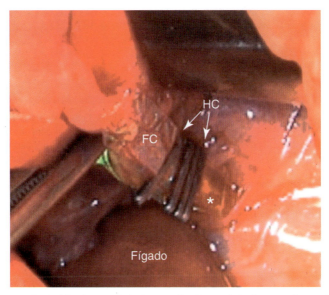

**Figura 284.14** Laparotomia em um cão com desvio (*shunt*) portossistêmico extra-hepático após implantação de uma faixa de celofane (*FC*) ao redor do desvio (*asterisco*); a FC foi fixada no local por quatro hemoclipes (*HC*). (Cortesia do Dr. Eric Monnet.)

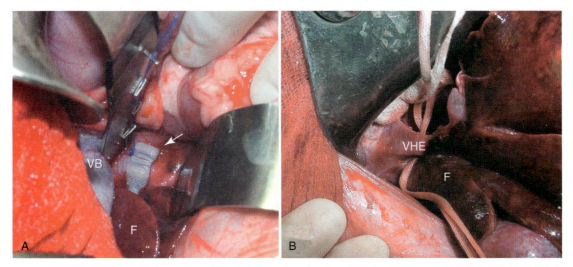

**Figura 284.15** Laparotomia em dois cães com desvios (*shunts*) portossistêmicos intra-hepáticos (*DPSIH*). **A.** Dissecção pré-hepática caudal à vesícula biliar (*VB*) e ao fígado (*F*) de um DPSIH divisional direito após implantação de um oclusor hidráulico (*seta*) fixado no local com sutura com fio de polipropileno. **B.** Dissecção pós-hepática da veia hepática esquerda (*VHE*), entre o fígado e o diafragma, em um caso de DPSIH divisional esquerdo, antes da sutura. (**A.** Cortesia do Dr. Chris Adin.)

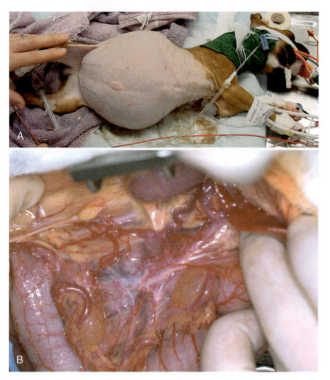

**Figura 284.16** Filhote de cão da raça Boxer com malformação arteriovenosa hepática. **A.** Imagem pré-cirúrgica mostrando séria distensão abdominal devido à ascite e caquexia muscular acentuada. **B.** Imagem transcirúrgica após a remoção do líquido abdominal mostrando múltiplos desvios portossistêmicos extra-hepáticos adquiridos, resultantes da grave hipertensão portal.

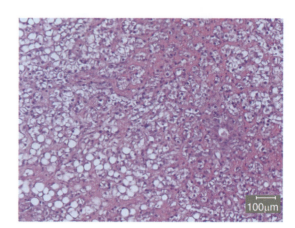

**Figura 285.1** Corte histológico do fígado de um cão da raça Cavalier King Charles Spaniel de 9 nove anos de idade, com doença de valva mitral, mostrando vacuolização de hepatócitos, característica tanto de alteração hidrópica (vacúolos pequenos; lado direito da figura) quanto de esteatose (células com citoplasma claro; lado esquerdo da figura). São necessárias colorações especiais para a confirmação. O cão estava recebendo diversos medicamentos para cardiopatia e dieta com alto teor de gordura, mas a causa da vacuolização era incerta. Coloração com hematoxilina e eosina; ×100. (Cortesia do Departamento de Patologia; Departamento de Medicina Veterinária; Universidade de Cambridge, Reino Unido.)

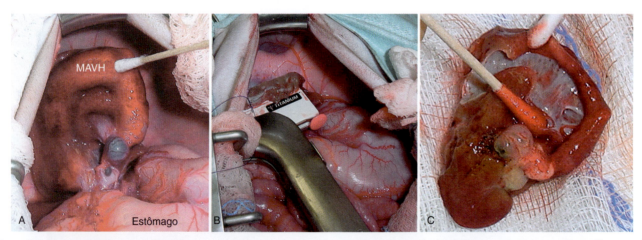

**Figura 284.18** Laparotomia em um filhote de cão da raça Boxer com malformação arteriovenosa hepática (*MAVH*). **A.** Grande MAVH vascular, malformação da vesícula biliar e mínima porção normal de parênquima hepático. **B.** Grampeador toracoabdominal, sobre a base da MAVH, após grampeamento e excisão do lobo envolvido. **C.** MAVH seccionada após excisão, mostrando dilatações vasculares no parênquima.

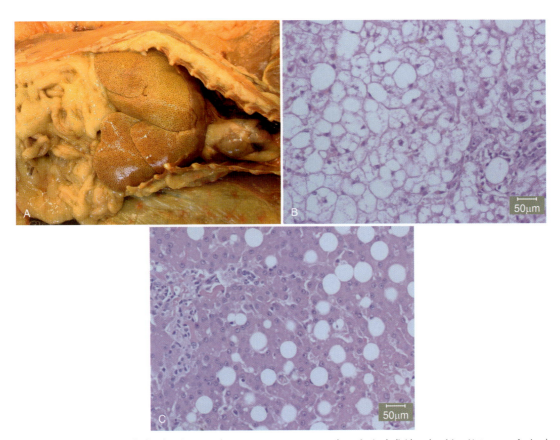

**Figura 285.2 A.** Aparência macroscópica do fígado pós-morte de um gato que morreu em decorrência de lipidose hepática. Note a aparência alaranjada pálida do fígado. **B.** Corte histológico do fígado do mesmo gato da figura A mostrando esteatose acentuada em hepatócitos. Coloração com hematoxilina e eosina; ×200. **C.** Corte histológico de outro gato mostrando células de Ito (estreladas) proeminentes. Note as células grandes com citoplasma pálido e núcleo posicionado na periferia. Os hepatócitos circundantes parecem normais. Essa é uma resposta comum a danos hepáticos ou a alto teor de vitamina A na dieta, não devendo ser confundida com lipidose hepática. (Cortesia de Fernando Constantino-Casas, Departamento de Patologia; Departamento de Medicina Veterinária; Universidade de Cambridge, Reino Unido.)

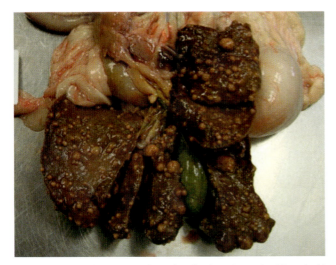

**Figura 287.1** Aparência macroscópica de colangiocarcinoma hepático primário difuso em uma cadela da raça Cavalier King Charles Spaniel de 7 anos de idade. O animal foi atendido em estado de coma, com grave encefalopatia hepática.

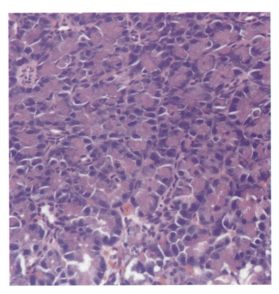

**Figura 292.2** Suspeita de hipoplasia pancreática. A figura mostra a aparência histopatológica do pâncreas de um gato diagnosticado com insuficiência pancreática exócrina em idade muito jovem. Note que a estrutura acinar parece normal e não há evidência de inflamação ou de fibrose, sugerindo hipoplasia pancreática.

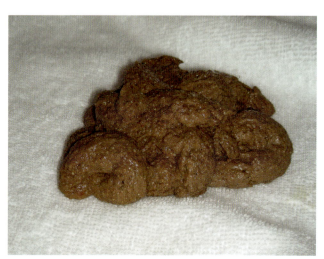

**Figura 292.5** Grande amostra de fezes de gato com insuficiência pancreática exócrina (IPE) (paciente mostrado na Figura 292.3). Note a consistência amolecida e a coloração marrom-clara típicas. Além disso, a amostra de fezes parece conter partículas de alimento não digeridas. (Cortesia de Dr. Kenneth Jones, Jones Animal Hospital, Santa Mônica, Califórnia; Reimpressa de Steiner JM: Exocrine pancreatic insufficiency. In August JR, editor: *Consultations in feline internal medicine*, St. Louis, 2010, Saunders Elsevier, p. 225-231.)

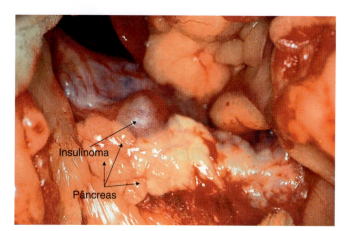

**Figura 303.1** Insulinoma solitário circundado por tecido pancreático. (Cortesia da Dra. Lillian Aronson.)

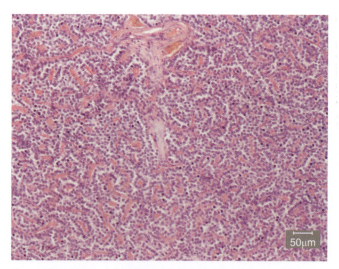

**Figura 297.2** Aparência histológica da glândula paratireoide de um cão saudável mostrando cordões ou aglomerados de células ao redor dos capilares. Coloração com hematoxilina e eosina, barra = 50 micrômetros. (Cortesia de Fernando Constantino-Casas.)

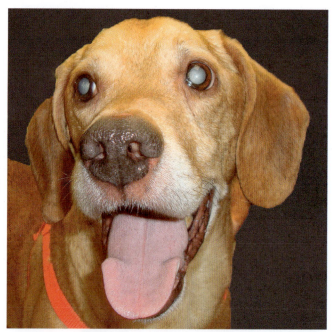

**Figura 304.2** Catarata completa bilateral secundária ao diabetes melito causando cegueira em um cão.

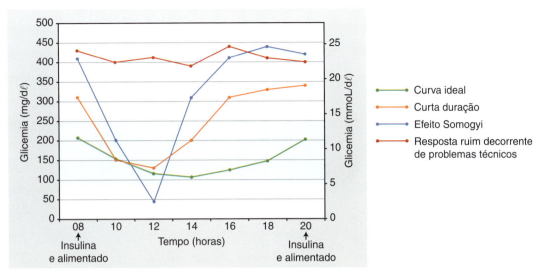

**Figura 304.3** Curvas glicêmicas representativas em cães tratados com insulina de ação intermediária, a cada 12 h. A área azul é a faixa preferida da glicemia em cães diabéticos tratados (90 a 250 mg/dℓ). Linha verde: curva ideal. Linha laranja: duração curta da insulina. Linha azul: efeito Somogyi, com contrarregulação após diminuição rápida da glicemia. Linha vermelha: resposta ruim em razão de problemas técnicos, fase contrarregulatória do efeito Somogyi, resistência insulínica, má absorção de insulina ou anticorpos contra ela. (Adaptada de Reusch CE, Robben JH, Kooistra HS: Endocrine pancreas. In Rijnberk A, Kooistra HS, editors: *Clinical endocrinology of dogs and cats*, 2 ed., Hannover, Germany, 2010, Schlütersche, p. 165.)

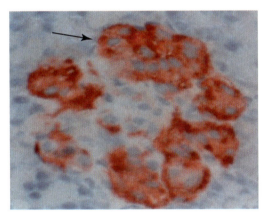

**Figura 305.1** A *seta* indica uma ilhota pancreática normal com tecido exócrino circundante. As células beta estão coradas na ilhota para mostrar o hormônio amilina (polipeptídio amiloide da ilhota [IAPP]). (Cortesia de T. Lutz, Dr. Med. Vet., PhD, University of Zurich, Switzerland. In Rand JS, Martin GJ: Management of feline diabetes mellitus. *Vet Clin North Am Small Anim Pract* 31[5]:881-913, 2001.)

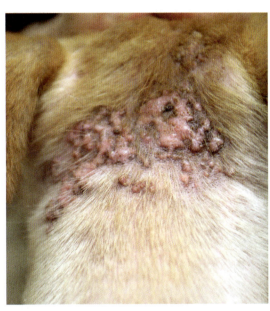

**Figura 306.6** Calcinose cutânea grave em um cão sem raça definida com hiperadrenocorticismo.

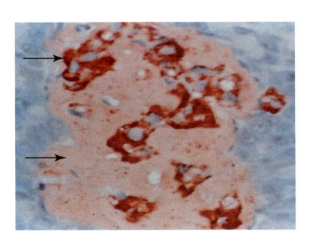

**Figura 305.2** Ilhota pancreática de um gato diabético mostrando extenso depósito amiloide (*seta inferior*) substituindo células beta (*seta superior*). (Cortesia de T. Lutz, Dr. Med. Vet., PhD, University of Zurich, Switzerland. In Rand JS, Martin GJ: Management of feline diabetes mellitus. *Vet Clin North Am Small Anim Pract.* 31[5]:881-913, 2001.)

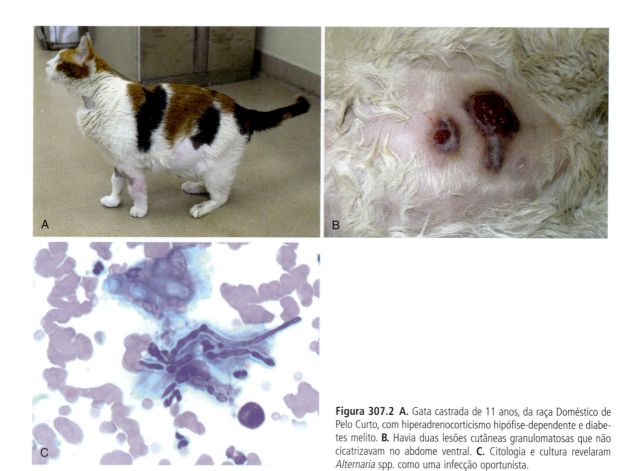

**Figura 307.2 A.** Gata castrada de 11 anos, da raça Doméstico de Pelo Curto, com hiperadrenocorticismo hipófise-dependente e diabetes melito. **B.** Havia duas lesões cutâneas granulomatosas que não cicatrizavam no abdome ventral. **C.** Citologia e cultura revelaram *Alternaria* spp. como uma infecção oportunista.

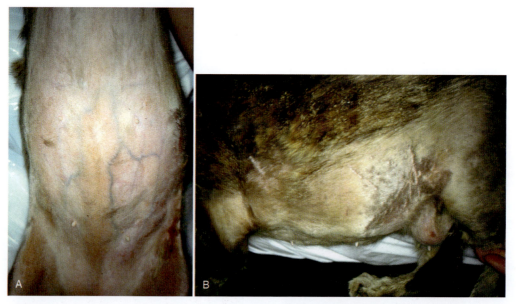

**Figura 307.3** Gata castrada com 5 anos, da raça Doméstico de Pelo Curto, com hiperadrenocorticismo hipófise-dependente. Existe extensa alopecia ventral (**A**) e fragilidade cutânea evidenciada por cicatrizes oriundas de reparos cirúrgicos de úlceras cutâneas (**B**).

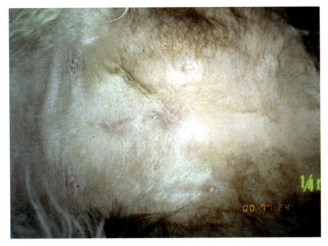

**Figura 307.4** Gato Doméstico de Pelo Longo, de 10 anos, pele delgada frágil e alopecia ventral abdominal.

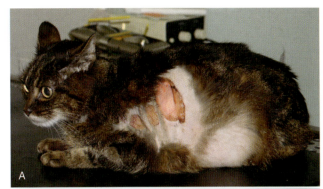
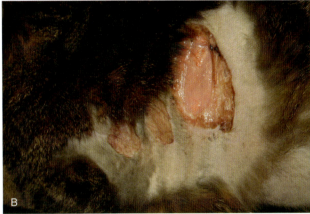

**Figura 307.5** Gata castrada de 9 anos, da raça Doméstico de Pelo Curto, com hiperadrenocorticismo hipófise-dependente. **A.** Úlceras cutâneas espontâneas. **B.** Imagem aproximada.

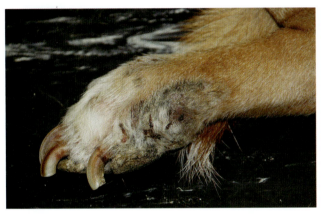

**Figura 310.1** Lesões por eritema migratório necrolítico na pata e nos coxins de um cão com glucagonoma.

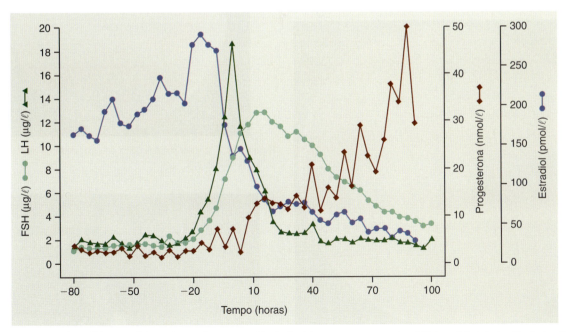

**Figura 312.1** Diagrama do perfil hormonal típico de um cão que progride do final do proestro para o estro. *FSH*, hormônio foliculoestimulante; *LH*, hormônio luteinizante. (Adaptada de Schaefers-Okkens AC: The ovaries. In Rijnberk A, editor: *Clinical endocrinology of dogs and cats*, Dordrecht, Holanda, 1996, Kluwer Academic.)

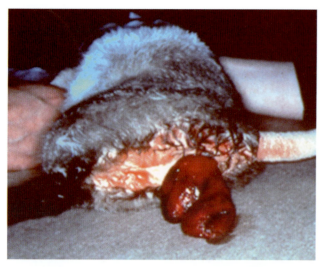

**Figura 315.3** Prolapso uterino felino associado à distocia.

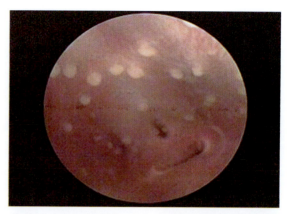

**Figura 319.3** Imagem vaginoscópica de folículos linfoides na mucosa vaginal.

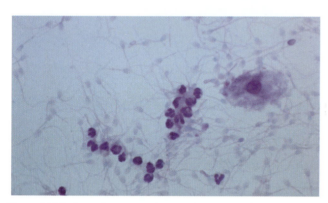

**Figura 318.3** Contaminantes no sêmen podem ser identificados em muitos casos usando colorações hematológicas. Aqui aglomerados de neutrófilos do prepúcio são identificados entre grande número de espermatozoides (o espermatozoide não cora bem quando colorações hematológicas são usadas).

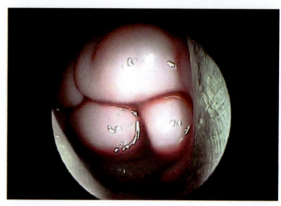

**Figura 319.4** Imagem vaginoscópica de hemorragia proveniente do coto uterino via cérvice.

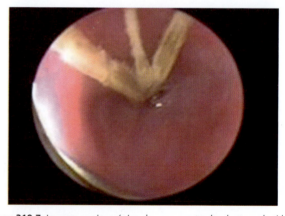

**Figura 319.7** Imagem vaginoscópica de uma aresta de planta embutida no orifício cervical caudal.

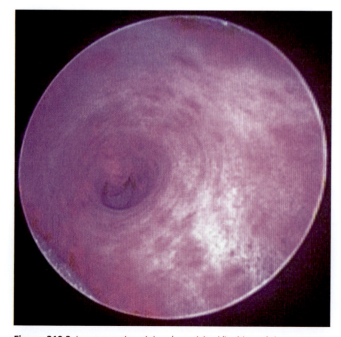

**Figura 319.2** Imagem vaginoscópica de vaginite idiopática crônica; a mucosa vaginal é friável e eritêmica.

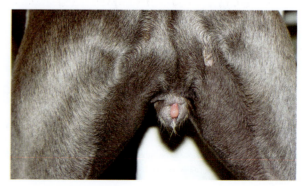

**Figura 319.9** Hiperplasia clitoriana que contribui para vulvite/vaginite crônica.

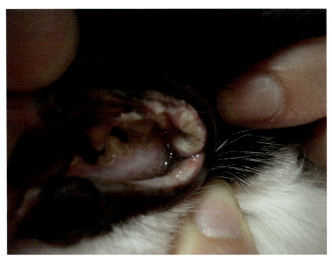

**Figura 321.1** Úlceras urêmicas na comissura labial de um gato com IRA, que cicatrizaram quando da melhora da azotemia, ocorrida como resultado de ingestão de lírio (Cortesia de Helen Wilson).

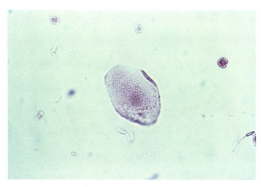

**Figura 321.6** Fotomicrografia de uma célula epitelial escamosa na urina. Observe o núcleo pequeno, o formato celular irregular e a dobra da margem citoplasmática em algumas áreas.

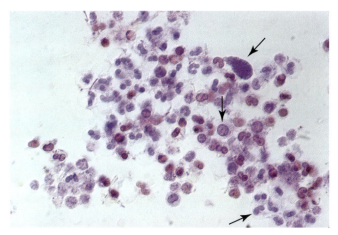

**Figura 321.4** Fotomicrografia de amostra anormal de urina. Leucócitos na urina estão sujeitos a alterações degenerativas que podem dificultar a identificação. Eles podem encolher na urina concentrada ou edemaciar na urina diluída. Agregados de leucócitos estão frequentemente associados a infecções. Há células epiteliais de transição ocasionais nesse campo (*duas setas no topo*), com a observação de um neutrófilo com núcleo polimorfonuclear e citoplasma edemaciado (*seta no campo inferior*).

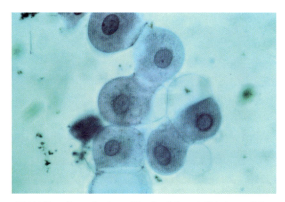

**Figura 321.7** Fotomicrografia de um feixe de células epiteliais de transição na urina.

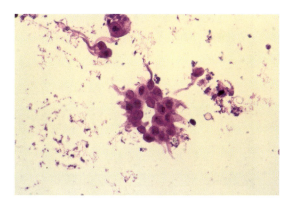

**Figura 321.8** Fotomicrografia de células epiteliais caudadas na urina. As caudas, nessas células epiteliais pequenas, sugerem que elas se originaram na pelve renal.

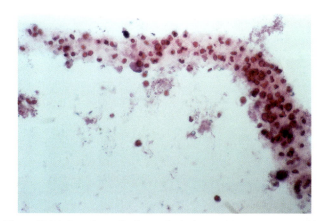

**Figura 321.5** Fotomicrografia de um cilindro leucocitário na urina. Neutrófilos podem ser observados dentro desse cilindro, sugerindo pielonefrite.

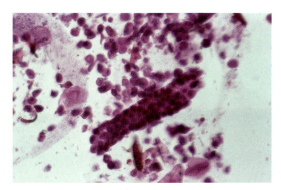

**Figura 321.9** Fotomicrografia de um cilindro de célula epitelial na urina, com a identificação de pequenas células epiteliais renais nele.

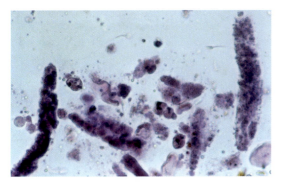

**Figura 321.12** Fotomicrografia de cilindros grosseiramente granulosos na urina, vários dos quais observados nesse campo; o cilindro à direita contém grânulos grosseiros, enquanto o da extrema esquerda é um cilindro celular em degeneração.

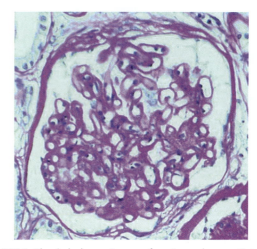

**Figura 325.5** Glomérulo de um cão com nefropatia membranosa. Note as alças capilares espessadas, de aparência rígida, e a ausência de hipercelularidade. (Cortesia de J.L. Robertson, Virginia Maryland Regional College of Veterinary Medicine, Blacksburg, VA.)

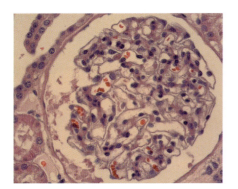

**Figura 325.3** Glomérulo normal de um cão. Note que os lumens dos capilares estão amplamente patentes e as alças capilares são delgadas, frequentemente parecendo descontínuas. Não existe hipercelularidade.

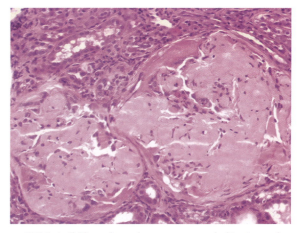

**Figura 325.8** Amiloidose glomerular em um corte de biopsia renal canina corada com hematoxilina e eosina. (Cortesia de S.P. DiBartola, College of Veterinary Medicine, The Ohio State University, Columbus, OH.)

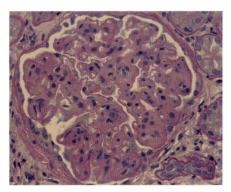

**Figura 325.4** Glomérulo de um cão com glomerulonefrite membranoproliferativa (mesângio-capilar). Note as alças capilares espessadas e a hipercelularidade mesangial, que resultam na aparência segmentada e lobulada.

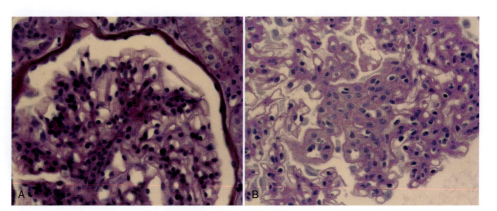

**Figura 325.7** Glomérulo de cães com glomerulonefrite proliferativa. **A.** Glomerulonefrite proliferativa mesangial focal. **B.** Glomerulonefrite proliferativa endocapilar.

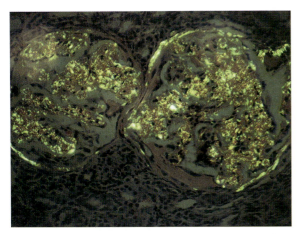

**Figura 325.9** Corte corado com vermelho congo, demonstrando birrefringência típica de depósitos amiloides glomerulares. (Cortesia de S.P. DiBartola, College of Veterinary Medicine, The Ohio State University, Columbus, OH.)

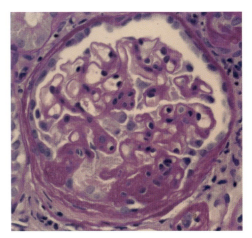

**Figura 325.11** Glomérulo de um cão com uma lesão que lembra a glomeruloesclerose segmentar focal. Note a aparência relativamente normal dos cortes glomerulares que não estão esclerosados.

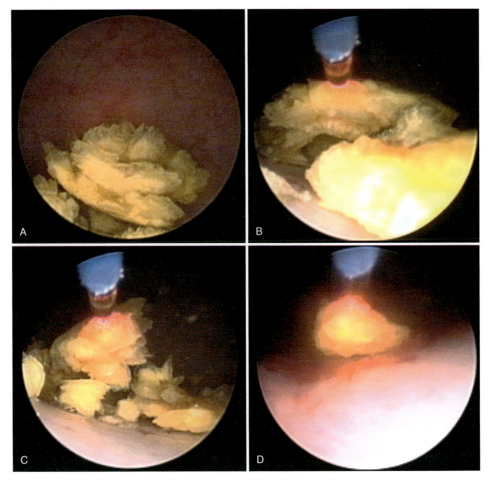

**Figura 331.3** Visualizações cistoscópicas de um grande urólito de oxalato de cálcio e diversos urólitos menores na bexiga de uma cadela, antes (**A**) e durante (**B** a **D**) litotripsia a *laser*. **B.** Fibra de *laser* com ponteira de quartzo flexível com 550 μ de diâmetro posicionada próximo à superfície do urólito, que foi quebrado em dois fragmentos maiores. Note o feixe vermelho visível na superfície do urólito. **C.** Fragmentos do urólito de oxalato de cálcio após litotripsia a *laser* adicional. **D.** Note um pequeno fragmento adjacente à mucosa e que a energia do *laser* fragmenta o urólito sem dano à mucosa adjacente. Ocorre mínimo traumatismo na mucosa por conta das projeções pontiagudas do fragmento do urólito. (Reimpressa com permissão de Adams LG, Berent AC, Moore GE, Bagley DH: Use of *laser* lithotripsy for fragmentation of uroliths in dogs: 73 cases [2005-2006]. *J Am Vet Med Assoc* 232:1680-1687, 2008.)

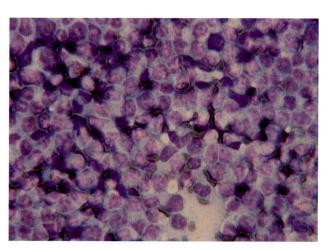

**Figura 344.5** Citologia de aspirado por agulha fina (AAF; coloração Wright-Giemsa, ×1.000) de um linfonodo periférico de um cão com linfoma de alto grau. A característica tecidual do linfonodo é ofuscada por uma população homogênea de células linfoides imaturas.

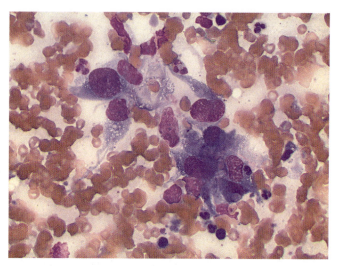

**Figura 347.4** Preparação citológica de aspirado por agulha fina do baço de um cão da raça Golden Retriever, macho castrado, de 6 anos, com hemangiossarcoma esplênico e metástase pulmonar. Note o agregado de células fusiformes ou de formato irregular, com citoplasma ligeiramente basofílico, com alguns vacúolos pontilhados. Os núcleos são ovais ou de formato irregular e exibem anisocariose moderada. Objetiva de 50×/aumento de 500×. (Cortesia de Casey J. LeBlanc, DVM, PhD, DACVP, Eastern VetPath.)

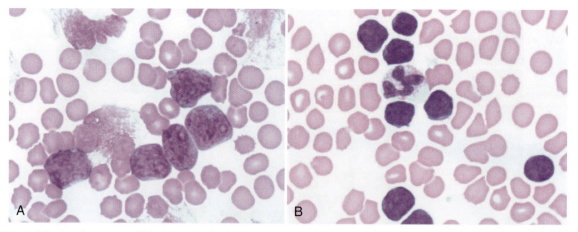

**Figura 344.6 A.** Esfregaço de sangue periférico (coloração de Wright-Giemsa, ×1.000) de um cão com leucemia linfoblástica aguda (LLA). Note os linfoblastos imaturos morfologicamente característicos de LLA. **B.** Esfregaço de sangue periférico (coloração de Wright-Giemsa, ×1.000) de um cão com leucemia linfocítica crônica (LLC). Note os linfócitos morfologicamente maduros de LLC. (Cortesia de Dr. Karen Young, da Universidade de Wisconsin-Madison.)

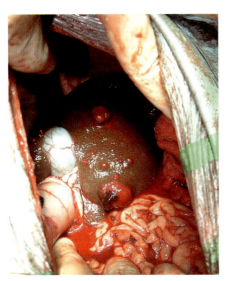

**Figura 347.5** Imagem intraoperatória da cavidade peritoneal em Golden Retriever de 10 anos apresentando hemangiossarcoma secundário no abdome. Notam-se lesões múltiplas, elevadas e vermelho-escuras ao longo do fígado, algumas das quais estavam sangrando ativamente. (Cortesia de Julius Liptak, BVSc, MVetLinStud, FACVSc, DACVS, DECVS.)

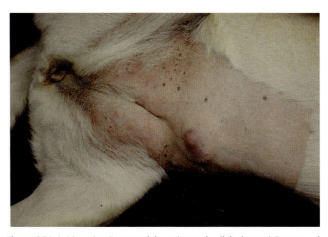

**Figura 351.4** Disseminação tumoral de carcinoma de célula de transição na parede abdominal após cistectomia parcial para remoção de tumor de bexiga primário. CCT na parede abdominal apresenta pior prognóstico do que aqueles localizados no trato urinário.

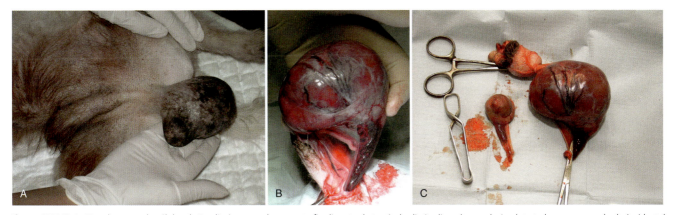

**Figura 351.6 A.** Grande tumor de células de Leydig à *esquerda*, com atrofia discreta do testículo direito livre de neoplasia, detectado como um achado incidental durante o exame físico. **B** e **C.** Realizou-se orquiectomia bilateral, com ablação do escroto.

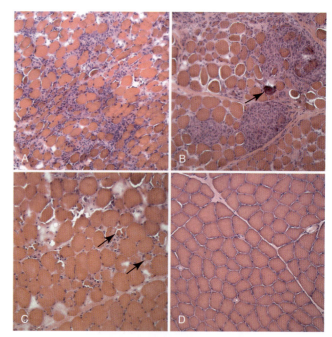

**Figura 354.2** Cortes histológicos congelados corados por hematoxilina e eosina (H&E) de amostras obtidas por biopsia muscular em cães com miopatia inflamatória (**A**), distrofia muscular (**B**, a *seta* aponta para fibra muscular calcificada), miopatia necrosante (**C**, as *setas* apontam para fibras musculares necrosadas), comparativamente com o músculo normal em cães (**D**). Aumento de 20× para todas as imagens.

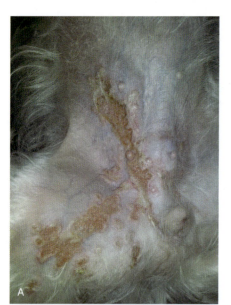

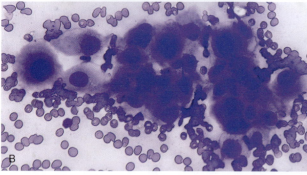

**Figura 351.10 A.** Disseminação dérmica de adenocarcinoma mamário de grau III submetido a extirpação incompleta. **B.** O exame citológico de lesões cutâneas indicou agregados de células epiteliais glandulares pleomórficas com diversos critérios de malignidade (anisocariose, anisocitose, macrocariose e macronucléolos).

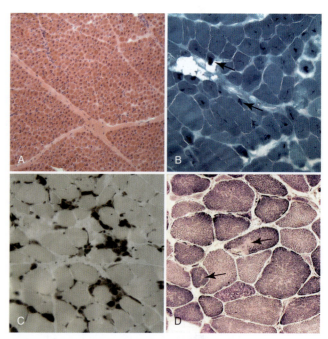

**Figura 354.3** Miopatias congênitas detectadas em exame de amostra de músculo obtida por biopsia, incluindo: **A.** Miopatia miotubular ligada ao cromossomo X (coloração H&E). **B.** Miopatia nemalínica (coloração com tricrômio de Gomori modificada; as *setas* mostram agregados de corpúsculos de bastonetes). **C.** Desproporção congênita do tipo de fibra (reação miofibrilar da ATPase em pH 4,3; fibras tipo 1 são escuras). **D.** Doença de múltiplos núcleos (reação NADH-TR; as *setas* apontam para locais desprovidos de atividade enzimática oxidativa compatíveis com núcleos ou mininúcleos). Aumento de 20× para todas as imagens.

# SEÇÃO 1
# Fundamentos Básicos da Medicina Veterinária

## CAPÍTULO 1

## Histórico Clínico

Michael Schaer

### VISÃO GERAL

A arte da prática da medicina sempre começa com dois componentes essenciais: o histórico clínico (anamnese) e o exame físico. O histórico clínico é certamente o auxílio diagnóstico mais importante na medicina, e o exame físico sem dúvida é o segundo. Muitas vezes, o histórico é a chave para a determinação da causa de uma doença, do seu significado, das opções de tratamento e até mesmo do prognóstico. O clínico que não consiga perceber o valor de uma anamnese abrangente e não desenvolva habilidades para obter informações completas dos proprietários a respeito de suas preocupações ou faça "perguntas curtas" cria um ambiente propício a erros no diagnóstico ou no tratamento. Como no caso de qualquer indivíduo com *proficiência* (*expertise*), a prática tem importância fundamental. A repetição pode melhorar as habilidades de obtenção do histórico, se associada a autoavaliações frequentes. Esse é um método excelente para evitar a repetição de erros. Após alguma dificuldade para confirmar o diagnóstico, o clínico pode se questionar se deveria ter feito perguntas que não fez. O que o proprietário sabe, mas não lhe foi perguntado? Eu mudaria a formulação de uma pergunta para ter uma resposta melhor? O clínico competente é um excelente historiador e um ótimo ouvinte. Ele deve esforçar-se continuamente para melhorar suas habilidades.

A obtenção do histórico clínico é um "processo" que deve ser abordado de maneira metódica. Esse "processo" deve assegurar que nenhuma pergunta importante seja esquecida. Portanto, o clínico competente tem um conjunto de perguntas a serem feitas sempre a cada proprietário. Cada pergunta pode ser expandida ou alterada conforme as respostas sobre o paciente por parte de quem faz o relato (geralmente o proprietário). O ideal é que o proprietário esteja calmo, para dar respostas claras e consistentes. A anamnese clínica é a "história" sobre o paciente. As diretrizes descritas a seguir devem auxiliar na obtenção da anamnese bem-sucedida do paciente.

### ABORDAGEM AO PROPRIETÁRIO DO ANIMAL

1. O primeiro encontro com o cliente é a base de qualquer relação. É válido o ditado: "Você só terá uma chance para criar a primeira impressão." Nesse cenário, "você" inclui o clínico e todos os funcionários do hospital, porque "a relação" em geral começa antes que o veterinário tenha contato com o cliente. À medida que um cliente entra na instituição em que você trabalha e se dirige à recepcionista ou a qualquer outro funcionário, forma opiniões e pode começar ou não a estabelecer confiança. É muito mais fácil deixar um cliente à vontade quando todos os funcionários do hospital são pessoas respeitadas da equipe de veterinários, com o mesmo objetivo de oferecer a melhor assistência ao animal e a seus donos.[1] O proprietário e o animal "precisam" sentir que têm o máximo de prioridade.

2. É desejável que o cliente fique completamente confortável em sua presença, mas não é fácil conseguir isso. Lembre-se de que, sendo você um completo estranho, o cliente pode ficar inseguro quanto ao seu interesse em tratar do animal dele. Muitos proprietários, embora nem todos, preferem um veterinário simpático, amigável, compreensivo, paciente e interessado. Se um animal chega em uma situação potencialmente crítica, o clínico pode falar rapidamente com o proprietário e até transferir de imediato o animal a um local apropriado para o tratamento emergencial. Assim que o paciente esteja estável, o clínico deve voltar para a sala de exame, obter o histórico clínico detalhado e iniciar a relação entre ele e o cliente.

3. Ao cumprimentar o proprietário, você deve se identificar e dizer qual sua função na instituição veterinária. Todo clínico deve estar vestido de modo apropriado, falar com clareza e usar um vocabulário compreensível.

4. Verifique se o proprietário é capaz de entender o que está sendo dito ou perguntado. É extremamente importante esclarecer qualquer tipo de dificuldade do proprietário do animal em compreender as suas perguntas.

5. Verifique a idade, o sexo, a condição de castrado ou não e a raça do animal (resenha), mesmo que essas informações já tenham sido registradas na ficha clínica. Dados incorretos podem induzir a erros e causar resultados desastrosos no tratamento. Verifique, também, o histórico de vacinações, a utilização rotineira de produtos antiparasitários, bem como o uso prévio e atual de medicamentos.

6. O clínico deve determinar a relação entre a pessoa com quem está falando e o animal. Quanto mais familiarizado o indivíduo estiver com o animal, mais valiosa será a informação que vai dar. Em seguida, pode-se perguntar há quanto tempo a pessoa "conhece" o animal que possui. Eles vivem na mesma casa há 12 anos ou estão juntos há 12 dias?

7. Ao ver um animal doente, é importante que o clínico saiba quando ele esteve "normal" pela última vez. Também, pode ser muito importante entender o que proprietário considera "normal".

8. Proprietários de animais doentes podem estar temerosos e ansiosos. O estresse pode prejudicar a capacidade de lembrar de informação essencial ao histórico clínico. Lembre-se de que a sua paciência pode ser uma virtude. Pode ser necessário repetir várias vezes as perguntas. Como alternativa, pode-se perguntar sobre um assunto usando mais de uma perspectiva ou fazendo mais de uma pergunta.

## REQUISITOS PARA A OBTENÇÃO DE UM HISTÓRICO DETALHADO

O Boxe 1.1 contém uma lista dos critérios necessários para a obtenção de um histórico clínico detalhado. Ele foi modificado a partir de um documento elaborado por médicos do American Board of Internal Medicine.[2] Parece óbvio para o clínico tentar sempre fazer as perguntas básicas pertinentes a uma preocupação primária específica ou à "principal queixa do proprietário". No entanto, questionamentos típicos de cada doença quase sempre vão se sobrepor às observações associadas a outros. Embora os diagnósticos diferenciais iniciais baseados na resenha ou em outro fator possam orientar o exame clínico para um diagnóstico correto, cabe ao clínico evitar uma visão focalizada em situações nas quais, na verdade, outro processo mórbido possa ser o responsável pela doença (Boxe 1.2). Portanto, as preocupações do proprietário ou as suspeitas clínicas iniciais são sempre passíveis de má interpretação. Um objetivo do histórico clínico é obter uma "sensação" real do que está clinicamente errado com o animal, com base nas percepções do proprietário. É difícil entender completamente alguns sinais clínicos até que o proprietário ou o clínico imite o que viram ou ouviram. Um exemplo é tentar diferenciar se o proprietário está notando tosse, ânsia de vômito, espirros inversos, regurgitação ou vômito. Pode ser bastante valioso o fato de o proprietário ter feito um vídeo de um "evento" anormal desses.

Além das perguntas que fazem parte de qualquer anamnese, anormalidades clínicas específicas podem originar um conjunto de questões destinadas a ajudar a esclarecer a natureza de uma anormalidade clínica. O leitor deve consultar cada seção específica deste livro para obter uma descrição mais detalhada da abordagem diagnóstica recomendada para várias "queixas principais do proprietário" (Seção 2), "anormalidades ao exame físico" (Seção 3) e diversas "anormalidades clínico-patológicas" (Seção 4). O foco neste capítulo não é elaborar um "histórico clínico" para cada condição ou queixa, mas sim rever a arte de fazer as perguntas certas.

## ELEMENTOS DO HISTÓRICO CLÍNICO

1. *Obtenção dos fatos*. Você provavelmente obterá a maioria das informações revendo o histórico junto com a pessoa que passa a maior parte do tempo com o paciente. A familiaridade dela com o animal pode fornecer indícios valiosos. Quem cuida do animal é que tem a maior oportunidade de ter feito observações importantes sobre o problema ou doença dele, isto é, a "queixa principal". Às vezes, o indivíduo que levou o animal ao veterinário não consegue dar a informação necessária devido à linguagem, à falta de conhecimento do problema ou por outro motivo. Isso fará com que você tente identificar a próxima fonte mais confiável de informação. Inicie sempre com a resenha do paciente, como um meio fácil de começar uma conversação, evitando diagnóstico e tratamento equivocados. Há muitos exemplos de diagnóstico após a identificação de erros na ficha clínica. É "melhor não fazer suposições".

2. *Alimentação e apetite*. Animais com apetite normal raramente apresentam doença grave. É fácil e comum observar alterações no apetite, para mais ou para menos. Essa realidade é a razão pela qual o apetite frequentemente é uma causa de preocupação e pode ser um dos primeiros sinais de doença observados. Pode ser importante saber quanto o apetite aumentou ou diminuiu e há quanto tempo. A alteração piorou de maneira progressiva ou se estabilizou? Em geral, alterações no apetite costumam ser concomitantes à duração da doença. A informação dietética tem importância especial em pacientes caquéticos, obesos ou com queixas crônicas relacionadas com o sistema digestório. Quando

---

**Boxe 1.1** Habilidade na obtenção do histórico clínico[2]

1. Desenvolver o hábito de registrar um histórico clínico detalhado.
2. Verificar, com a devida perspicácia, todos os sinais clínicos.
3. Estabelecer um relacionamento com alto grau de interesse e sentimento com a pessoa que narra a história, de modo a obter informação confiável.
4. Adaptar a linguagem apropriadamente para garantir a comunicação com a pessoa disponível.
5. Ter paciência com clientes que fornecem uma história desorganizada.
6. Desenvolver um profundo grau de conhecimento que viabilize uma exploração abrangente de sinais relacionados com os problemas do paciente.
7. Ter um conhecimento profundo o bastante que possibilite considerar as várias causas que poderiam explicar os sintomas do paciente.
8. Entender os sinais clínicos em termos de alteração de estrutura ou função dos sistemas corporais.
9. Abordar a anamnese de maneira lógica e direcionada, para assegurar que seja completa.
10. Seguir os indícios clínicos em um padrão lógico direcionado.
11. Organizar e registrar todo o histórico clínico, de maneira que seja compreensível.
12. Ser capaz de integrar sintomas em uma hipótese diagnóstica enquanto obtém o histórico clínico.
13. Avaliar a confiabilidade do histórico obtido.
14. Separar apropriadamente as informações irrelevantes das relevantes.

---

**Boxe 1.2** Informações essenciais para um histórico clínico detalhado

Resenha (idade, raça, sexo)
Origem geográfica e locais visitados
Proprietário anterior e local (adotado de um canil, encontrado na rua, qualidade dos cuidados prévios)
Ambiente atual (animal criado dentro de casa ou em ambiente externo, rural ou urbano, exposição a outros animais e a fontes potenciais de intoxicação)
Alimentação (carne crua, produtos lácteos, peixe, rações comerciais, ração específica para alguma doença ou órgão, ingestão de animais silvestres)
Problemas clínicos prévios (descrever doenças, medicamentos usados e resultados)
Vacinação e prevenção de parasitas (histórico de verminoses prévias, tratamentos prévios contra vermes)
Preocupação ou "queixa principal"
Último período de normalidade clínica conhecido
Início da doença – agudo ou gradual
Progressão e duração
Sinais clínicos intercorrentes
Tratamentos prévios para a doença atual e resposta do animal
Condições atuais (perda ou ganho de peso, atitude, nível de atividade, características da micção e da defecação, quantidade de água ingerida)

possível, verifique qual é a dieta atual, há quanto tempo ela é oferecida e todas as outras fontes de alimentos ingeridos. Pode ter importância crítica saber se o alimento é preparado em casa ou se é ração comercial. Suplementos e "brinquedos mastigáveis" podem ser importantes.

3. *Padrões de ingestão de água, micção e defecação.* São três atividades diárias tipicamente observadas pelos donos de animais de estimação. Como tais, são motivos comuns de preocupação e frequentemente representam a "queixa principal do proprietário". Mesmo que a queixa principal do proprietário não pareça ter relação com o consumo de água, a produção de urina, a qualidade de fezes ou a frequência de defecação, em geral é importante saber qual é a condição atual desses sinais físicos, e isso pode ajudar a explicar a queixa principal. A resposta a perguntas sobre essas questões pode dar indícios ao clínico quanto às habilidades de observação de quem cuida do animal.

   Como exemplos, a **polidipsia** pode estar associada a numerosas síndromes, enquanto a **adipsia**, às vezes, é uma razão para o animal apresentar hipernatremia grave. **Poliúria** pode acompanhar as mesmas síndromes associadas à polidipsia, enquanto **estrangúria** e **disúria**, em geral, estão associadas à queixa de baixa produção de urina. A qualidade das fezes e a frequência de defecação podem dar informação importante sobre as funções do pâncreas e dos intestinos. Volumes grandes, fezes gordurosas em um animal de companhia com polifagia que apresentou perda de peso ou dificuldade em ganhar peso são típicos de insuficiência pancreática exócrina. Fezes aquosas frequentes estão associadas à disfunção do intestino delgado. A doença de cólon, em geral, caracteriza-se por um animal de companhia com peso corporal estável, mas que manifesta tenesmo, baixa frequência de defecação e pequeno volume de fezes contendo sangue e/ou muco.

4. *Região geográfica.* O conhecimento da região geográfica pode propiciar informação importante, porque algumas doenças são endêmicas de áreas geográficas específicas. O diagnóstico clínico pode passar despercebido ao veterinário que não entende a importância de saber se o animal viajou ou onde vivia.

5. *Descrição do ambiente doméstico.* É essencial saber as condições da casa onde o animal vive. Um cão ou gato mantido em ambiente externo sem a atenção de alguém pode ficar sujeito a vários tipos de traumatismo ou exposto a algum dos diversos malefícios da natureza, como picada de cobras peçonhentas, ingestão de plantas tóxicas etc. Às vezes, alguns problemas de comportamento podem estar associados a alterações no ambiente doméstico. A chegada ou a perda de uma pessoa ou outro animal em casa pode ser relevante. Lembre-se de que os animais de estimação podem ficar expostos a medicamentos prescritos para pessoas da casa.

6. *Cronologia da sequência de eventos.* Saber quando o animal esteve normal pela última vez e em seguida ser capaz de acompanhar eventos em ordem cronológica pode ajudar a entender uma preocupação ou queixa do proprietário. Em alguns casos, isso pode ajudar a classificar a anormalidade como aguda (surgiu nas últimas horas ou dias) ou crônica (surgiu há 2 semanas ou mais). A duração das doenças subagudas fica nesse espaço de tempo.

7. *Início de sinais anormais e sua progressão.* Essa informação dá ao clínico oportunidade não apenas de perceber como a doença surgiu, mas de entender melhor a anormalidade, ao propiciar informação importante sobre como a doença progrediu e suas consequências ao animal. Conforme mencionado, pode possibilitar ao clínico um "indício" real da doença. Isso pode ser ilustrado em um cão levado à consulta por apresentar vômito aquoso transparente. Se a cor do vômito progrediu para a cor de bile e o paciente começou a manifestar diarreia aquosa marrom profusa, com ou sem hematoquezia, isso pode ser interpretado como gastrite que progrediu a ponto de envolver o intestino delgado proximal e distal. A presença de bile é evidência de provável patência do piloro.

8. *Alterações do peso corporal.* Doença aguda raramente causa perda de peso significativa. A perda de peso no contexto de doença aguda, em geral, reflete a desidratação causada por perda de água que acompanha vômito e/ou diarreia. A poliúria, se presente, causa desidratação rapidamente se o animal não estiver ingerindo água. É possível que um animal perca até 12% de seu peso corporal via perda de água que acompanha vômito e diarreia, ao mesmo tempo que retém massa muscular.

   O animal de companhia com doença crônica pode ser levado à consulta com a "queixa principal" de ganho ou perda de peso. O animal hidratado e que ainda permanece com perda de peso, em geral, terá perdido tanto gordura como massa muscular. Esses sinais mais crônicos costumam desenvolver-se em um período de pelo menos 1 a 2 semanas. Alterações no peso corporal devem levar a várias perguntas voltadas para determinar a duração, alterações no ambiente, alimentação, apetite, presença de sintomas intestinais, histórico de viagem, consumo de água e produção de urina.

9. *Vacinações e medicações.* Deve-se perguntar a todo proprietário de animal de companhia a respeito de suas medicações atuais, recentes ou prévias. Pode ser importante saber quais vacinas foram administradas, quando e onde. As respostas do animal, positivas ou negativas, a quaisquer medicações devem ser registradas. Tal informação é importante não apenas para auxiliar no diagnóstico da doença, mas também no seu tratamento. Um cão jovem pode ter sido tratado com sucesso com glicocorticoides e líquidos, por via parenteral, em outro hospital. Depois, apresentou recidiva, com os mesmos sintomas, após cessar os efeitos de tal tratamento. O histórico desse tratamento seria clássico de insuficiência adrenocortical.

10. *Condição atual do animal.* Após a obtenção de todas as informações supracitadas, é útil saber se o(s) tratamento(s) prévio(s) foi(ram) efetivo(s). A questão básica é saber se o animal melhorou, continua estável ou piorou.

Todas as informações mencionadas nos itens anteriores auxiliarão o clínico a cumprir o mandamento clínico de "conhecer o paciente".

## PERGUNTAS PARA O CASO DE QUEIXA CLÍNICA VAGA

Há ocasiões em que o clínico se depara com um paciente que praticamente não tem um histórico clínico. Eis aí o desafio formidável de tentar resolver o desconhecido (ver Capítulo 8). As circunstâncias que envolvem essa situação particular poderiam dizer respeito a um animal de rua, um animal de companhia mantido fora de casa a maior parte do tempo, uma pessoa que sabe pouco sobre o animal ou um proprietário que não consegue se comunicar. A abordagem recomendada é tentar identificar a(s) queixa(s) principal(is) e, em seguida, obter o máximo possível das informações descritas nos tópicos anteriormente mencionados. Se a pessoa que acompanha o animal não puder dar essa informação importante, peça para falar com alguém que consiga informar melhor. Se não for possível, o diagnóstico dependerá dos resultados do exame físico, de exame de imagem e/ou dos resultados de exames laboratoriais, bem como da experiência do clínico.

## REFERÊNCIAS BIBLIOGRÁFICAS

*As referências bibliográficas deste capítulo se encontram online no Ambiente de Aprendizagem.*

# CAPÍTULO 2

# Exame Físico

Stephen J. Ettinger, Edward C. Feldman e Etienne Côté

O exame físico inicia antes mesmo de o veterinário tocar no animal. O método de ensino tradicional, que inclui olhar, cheirar e ouvir, é cada dia mais relevante. Os veterinários excelentes evitam tomar decisões diagnósticas baseadas exclusivamente nos resultados de exames de laboratório, ignorando o exame físico. Este capítulo é fundamentado no conceito de que os veterinários devem analisar, conjuntamente, os dados obtidos no histórico clínico, no exame físico e nos exames complementares, de modo a cuidar do animal no contexto da sua vida – incluindo as expectativas do proprietário quanto ao animal. Os algoritmos, por si sós, têm valor limitado sem um histórico clínico detalhado e um excelente exame físico. Sempre que possível, a temperatura e o peso do animal devem ser registrados antes mesmo de o veterinário entrar no ambulatório. Essa medida possibilita que a equipe da enfermagem consiga se comunicar com o condutor do animal, obtenha informações pertinentes, observe alterações no peso e identifique as preocupações ou queixas principais do proprietário. O veterinário pode rever esses achados junto ao proprietário, caso haja dúvida quanto ao histórico clínico ou sobre a razão de levar o seu animal à consulta. O ideal é que pessoas sem treinamento não coletem dados como temperatura, pulso e frequências cardíaca e respiratória, já que podem ocorrer erros e o veterinário pode perder informações valiosas, tais como tônus anal, condição da pele ao redor da região perianal, alterações no peso etc. Além disso, auxiliares habilidosos sabem como conversar com o proprietário e se comunicar com o animal, ajudando-os a relaxar, em vez de assustar o paciente.

Esse é um bom momento para a equipe registrar medicamentos em uso e doses que estão sendo administradas, agentes profiláticos que estão sendo utilizados (p. ex., contra dirofilariose, ectoparasitas, endoparasitas), além de florais ou outros suplementos que estejam sendo fornecidos. As vacinas aplicadas e o estado reprodutivo (ou seja, esterilizado, castrado ou quando foi o último cio) devem ser registrados no prontuário. Conhecer a dieta que atualmente está sendo fornecida pode poupar bastante tempo do veterinário, e ela deve ser registrada. Anotações sobre medicações devem sempre ser acompanhadas da percepção do proprietário quanto a sua eficácia, já que essa informação pode influenciar tratamentos futuros e o prognóstico. A equipe de enfermeiros também pode utilizar esse tempo para fornecer informações valiosas ao cliente sobre assuntos que o veterinário pode ter pouco tempo para discutir. Exemplos incluem novos programas de vacinação, programas de bem-estar, informações sobre o uso de *microchip*, comportamento e produtos que podem auxiliar no treinamento e na saúde, assim como as políticas financeiras da instituição.

Sempre tente realizar um excelente exame clínico, na hora marcada. Caso exista a possibilidade de o proprietário ter que aguardar, disponibilize material de leitura (revistas de interesse para uma ampla variedade de clientes e suas crianças). Também devem ser fornecidas aos tutores uma indicação da agenda do veterinário e a duração do atraso, caso seja possível antecipar. Esclarecimentos ao proprietário podem compensar frustrações, raiva ou ansiedade. Caso o hospital tenha novos folhetos ou informações sobre os serviços prestados, esse pode ser um bom momento para entregá-los e estimular o cliente a ler esse material. Da mesma maneira, gravações apropriadas em vídeo podem ser de interesse do cliente.

## OBSERVAÇÃO DO ANIMAL DE ESTIMAÇÃO E ENCONTRO COM SEU CUIDADOR

Todo veterinário aborda o animal da sua maneira. Com o tempo, isso se torna natural. É importante desenvolver habilidades de manejo próprias ao animal. Os clientes observam e consideram esse processo um grande momento, que pode determinar, muito antes que qualquer recomendação seja feita, quão confiável ela será. Manuseio cuidadoso, compaixão, preocupação e atenção não podem ser exageradamente enfatizados. Como já discutido no Capítulo 1, é bom que o veterinário reafirme as preocupações do cliente, pois isso leva o proprietário do animal a saber que você o ouviu e prestou atenção nele.

O processo se inicia com o veterinário entrando no ambulatório (Figura 2.1) onde o proprietário e o animal estão aguardando. Um cumprimento amigável e uma pequena, mas apropriada, brincadeira são sempre apreciadas. Alguns clientes deixam claro que o veterinário deve ir logo ao ponto. As pessoas gostam de ser agradadas e, particularmente, de ser informadas (Figura 2.2). Perguntar sobre algo particular a um proprietário garante a ele que o veterinário sabe quem eles são e fornece um senso de identidade. Se for um caso encaminhado, verifique a distância da viagem, diga palavras amáveis sobre a viagem e mencione que o veterinário que encaminhou reconhece o proprietário do animal como uma pessoa importante. Não é uma técnica facilmente ensinada; não é fácil notar se o veterinário entendeu isso rapidamente e aprendeu a se comunicar, ou simplesmente deu as costas para tal contato.

A importância de deixar claro ao cliente que o veterinário se importa com ele e com o animal não pode ser exageradamente enfatizada. Isso deve ser feito de maneira franca, refletida em diálogo, atenção, linguagem corporal e ações. Tal senso de "comunidade" tem muito mais chance de ser apreciado e será reconhecido como mais sincero do que tentativas superficiais como "nós nos importamos" ou alguma outra informação estampada em cartazes da instituição. Os proprietários valorizam a compaixão tanto quanto (ou até mais) o conhecimento do clínico. Todo veterinário de sucesso pode contar histórias sobre clínicos brilhantes, mas que os clientes detestam! Os veterinários mais hábeis podem não ter a oportunidade de mostrar suas habilidades se não expressarem sua preocupação e seus cuidados com o animal de maneira significativa para o proprietário. Na verdade, os clientes provavelmente se afastam de veterinários que não conseguem expressar compaixão. Veterinários arrogantes são mais sujeitos a queixas do que aqueles com menos treinamento e conhecimento médico, mas que são amigáveis e compreensíveis. Enfim, um bom veterinário aborda o caso tanto com habilidade médica (que beneficia o paciente) quanto com empatia pessoal (que beneficia tanto o paciente quanto o seu proprietário). Profissionais com um número exagerado de reclamações sobre más práticas devem ser prontamente separados daqueles com poucas queixas, por meio da avaliação de sua atitude no ambulatório.

# CAPÍTULO 2 • Exame Físico

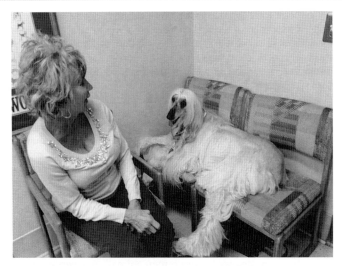

**Figura 2.1** Assim que o Dr. Ettinger entra no ambulatório, cumprimenta o proprietário e o animal. Quando há oportunidade de ambos se sentirem relaxados, é provável que o resultado do exame seja mais proveitoso.

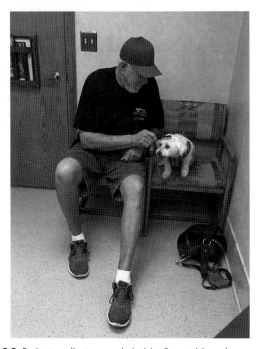

**Figura 2.2** Paciente e cliente no ambulatório. Comentários sobre o animal ou o proprietário ajudam a quebrar o silêncio e aliviam um pouco da ansiedade do tutor, que, provavelmente, está associada à visita à clínica ou hospital veterinário. "Que pente bonito. Onde você conseguiu?"

Caso tenha havido algum atraso, é importante que o veterinário reconheça isso logo que entra na sala. O veterinário deve expressar aos clientes o agradecimento por terem esperado. Interrupções de atendimento desnecessárias devem ser minimizadas, e todo hospital deve adotar esse procedimento. Em instituições de cuidados de pacientes críticos, atrasos e interrupções ocorrem, mas devem ser limitados. Telefonemas devem ser restritos àqueles que sejam profissionalmente relevantes ou urgentes. Quando tal tipo de chamada (Stephen J. Ettinger [SJE]) me interrompe com clientes novos, eu explico que preciso falar com outro proprietário a respeito do seu animal hospitalizado; ainda, tento deixar claro que meu foco é o problema do paciente.

Um veterinário habilidoso compreende que nenhuma parte do exame é tão importante quanto ouvir cuidadosamente o proprietário. Portanto, deve haver um tempo adequado para essa interação em um ambiente que favoreça o processo. Os consultórios, ou ambulatórios, devem ser confortáveis e convidativos. É necessário propiciar privacidade aos clientes, pois pode ser uma situação difícil para eles. Lembre-se de que para o veterinário o diagnóstico ou as recomendações podem ser atos simples ou de rotina, mas para o proprietário esse é um momento sério e preocupante.

É importante obter a versão do histórico clínico relatado pelo proprietário e não apenas a que foi dita a ele. Por exemplo, quando questionado, o proprietário pode reconhecer que um membro da família, um amigo ou outro veterinário falou para ele sobre o suposto problema. Questões adicionais podem determinar que o proprietário por si mesmo não tenha notado qualquer sinal clínico que merecesse atenção (ver Capítulo 1).

Atualmente, é comum o uso de computador para fazer anotações durante a obtenção do histórico e o exame clínico. Independentemente de os achados do exame físico serem registrados eletronicamente ou em papel, é importante manter o máximo de contato visual possível com o proprietário enquanto registra as informações. Se este sentir que o seu computador é mais importante que as informações dele, pode-se perder um importante componente do exame e do histórico. Ou pior, o proprietário pode se sentir negligenciado e insatisfeito. Uma das vantagens do uso do *tablet* é o fato de ser portátil e facilmente manuseado na frente do cliente (Figura 2.3).

Não há uma técnica única para a realização do exame clínico. Pelo fato de este capítulo ter a intenção de explicar o meu método de exame, utilizarei meu protocolo, um processo aprendido durante décadas de experiência. Quando possível, tento fazer contato visual e físico com o animal. Primeiro, faço uma rápida tentativa de agradá-lo estendendo o dorso da mão em direção a sua face. Para isso, gatos e cães menores podem ser colocados sobre a mesa de exame (Figura 2.4). Geralmente, no caso de cães de porte médio ou grande, eu me ajoelho para agradar o animal (utilizo uma almofada de jardineiro para proteger os joelhos) (Figura 2.5). É claro que alguns cães e gatos (aqueles agressivos [Figura 2.6], em gaiolas ou contidos pelo proprietário) me dão sinal, de antemão, de que eles estão prontos ou não para tal agrado, e, em caso negativo, eu evito o agrado e faço um ligeiro comentário para o proprietário sobre o fato de o animal não me querer bem (eu digo: "afinal, quem gosta de ir ao médico?"). Isso inicia uma conversa com o proprietário, que reconhece a possibilidade de o animal estar com medo, e leva o proprietário a demonstrar como se sente a respeito do processo ou sobre experiências veterinárias anteriores. Frequentemente, é mais fácil realizar o exame inicial de um gato quando ele ainda está na gaiola de transporte, caso ela tenha uma abertura na parte superior ou lateral (Figura 2.7 A e B). Mesmo não sendo um exame tão minucioso, ele evita o difícil manuseio de um gato ou um cão agressivo, algo que o proprietário não gosta de ver. Outra técnica possível é examinar o gato dentro de uma cesta coberta por um cobertor. Em geral, essa é uma boa maneira de lidar com a ansiedade do animal (Figura 2.7 C).

Os clientes geralmente querem compartilhar o que sabem, acham ou entendem sobre o problema do seu animal. Independentemente do nível de clareza e confiança com que os clientes relatem a sua interpretação sobre o problema do animal, é essencial para o examinador "voltar à estaca zero", com o intuito de realizar uma avaliação objetiva. Por isso, a opinião do cliente e a análise do veterinário devem ser consideradas em conjunto. Deve-se dar confiança suficiente à história do proprietário para solidificar a confiança que está se desenvolvendo durante essa parte importante do exame, mas o veterinário também deve pensar de maneira suficientemente independente para evitar ser levado a um caminho incorreto de dedução. Eu gosto de propiciar alguns minutos aos clientes para que se expressem, independentemente da relevância, porque o que eles têm a dizer provavelmente é importante para o resultado final; por exemplo, eles podem se negar a reconhecer quão doente o seu animal está,

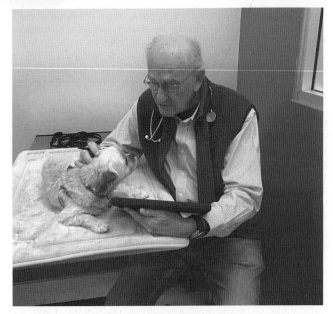

**Figura 2.3** O *tablet* possibilita ao cliente e ao veterinário olhar um para o outro enquanto são registradas as informações. Uma pesquisa realizada em 2015 indicou que mais de 50% dos pacientes humanos se sentem negligenciados quando seus médicos estão olhando para o computador em vez de olhar para o paciente.

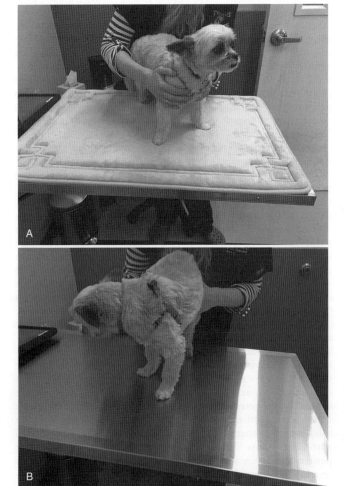

**Figura 2.4 A.** A mesa do ambulatório é mais apropriada quando coberta com uma toalha ou pano macio. **B.** A mesa de aço inox é muito intimidadora, escorregadia, fria e hostil.

ou podem estar preocupados com algum tipo de câncer, ou podem focar algo que não é pertinente ("posso também limpar os sacos anais ou cortar as unhas?"). Os comentários dos clientes fornecem intuições valiosas sobre sua personalidade, seu entendimento sobre medicina veterinária, assim como suas preocupações e objetivos. Existem diferentes níveis de comprometimento dos proprietários com o seu animal de estimação, e isso influenciará as escolhas que fazem quanto aos cuidados com ele.

Os clientes podem fornecer informações obtidas de amigos, criadores ou outras fontes, como a internet. Eles podem querer que o veterinário verifique esse material. Uma técnica razoável que evita perda de tempo no ambulatório é reconhecer o pedido e informar ao proprietário que o material será revisto assim que o exame clínico e o processo inicial de tomada de decisão forem finalizados. O "Dr. Google" se tornou um parceiro constante, embora silencioso, no ambulatório. Geralmente será consultado logo que os proprietários tenham acesso a ele, após o seu exame. Caso o proprietário conclua: "Ok, você é o médico, então me diga o que tem de errado com o meu animal", é necessária uma abordagem diferente, pois esses são proprietários mais assertivos ou contundentes. A abordagem muda de "me diga o que você observou" para "parece que o seu cão (ou gato) tem perdido peso; me diga se isso ocorreu recentemente" ou "você sempre conseguiu observar a coluna do seu cão assim tão facilmente?". Comentários ou questões como essas podem ser tudo de que você precisa para que os proprietários comecem a falar sobre o seu animal.

Nem toda interação veterinário-proprietário é informativa. Todos os fatos valiosos e relevantes adquiridos devem ser registrados no prontuário. Se o cliente se recusa a fornecer informações, ou começa a atacar verbalmente outro indivíduo, isso deve ser registrado. O prontuário fornece não só uma defesa legal potencial, mas também um guia para futuras comunicações com o proprietário.

Clientes insatisfeitos com os resultados de cuidados anteriores se opõem razoavelmente quando você prescreve a mesma medicação que o veterinário anterior prescreveu, sugerindo que você não estava ouvindo ou não leu os registros dos cuidados anteriores. Isso requer uma cuidadosa explanação diretamente ao

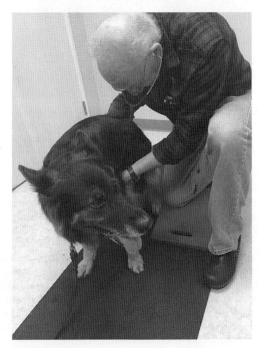

**Figura 2.5** No caso de cães maiores, gosto de realizar o exame no chão e de me posicionar na altura de seus olhos. Geralmente me ajoelho sobre uma almofada de jardineiro para ficar mais confortável.

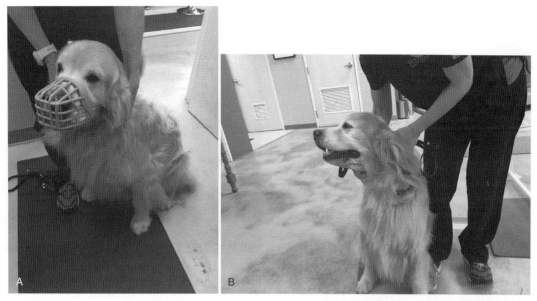

**Figura 2.6 A.** Se um cão ou gato for agressivo, examina-lo longe do proprietário pode facilitar o procedimento. Explique ao proprietário que você levará o animal para a área de tratamento (**B**), onde ele, provavelmente, não terá tanto medo, já que não vai sentir necessidade de proteger o seu proprietário.

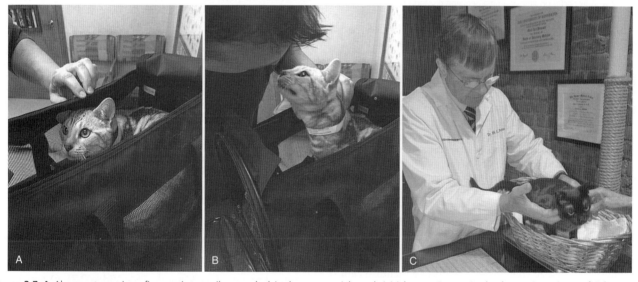

**Figura 2.7 A.** Alguns gatos ansiosos ficam mais tranquilos quando deixados na sua gaiola, onde inicialmente são examinados de maneira mais superficial, tornando possível a eles superar a ansiedade ou o medo (**B**). **C.** A colocação de um gato, mesmo aqueles agitados, em um cesto aberto como o dessa foto propicia um efeito calmante suficiente para finalizar o exame físico. (A Figura C é cortesia de Mark E. Piterson, MV, New York.)

proprietário. Veja o Capítulo 1, sobre a preocupação, no histórico clínico, com os medicamentos utilizados, dieta, viagens, histórico de vacinas e presença de outros animais no ambiente onde ele vive etc.

Indagar de maneira discreta sobre as necessidades e expectativas do proprietário ajuda a definir o que ele anseia e possibilita ao veterinário estabelecer opções para a escolha do proprietário.

O histórico clínico e a história do proprietário são importantes. Eles transmitem ao clínico as percepções do proprietário nesse período inicial de conhecimento ou contato. Eu acho que esse pode ser o momento mais proveitoso do exame físico. Posso tocar o animal gentilmente, acariciá-lo, observar a qualidade dos pelos e da pele, determinar o estado de hidratação e, geralmente, obter uma impressão do seu estado de saúde (p. ex., debilitado ou em boas condições, obeso ou magro, presença de aumento de volume ou de tumores) (Vídeo 2.1 A e B e Figuras 2.8 e 2.9). Esse também é um momento conveniente para examinar alguns animais sem que eles sintam medo, pois podem estar mais atentos à voz do proprietário do que à palpação gentil do veterinário. Ademais, essa prática oferece a oportunidade de avaliar o comportamento do animal, enquanto asseguro ao cliente que estou me tornando conhecido ou reconhecido pelo animal. Os animais geralmente parecem menos medrosos quando me posiciono na altura de seus olhos e quando me refiro a eles pelo nome. Assim, o exame físico se inicia quando o animal entra no ambulatório e enquanto se obtém o histórico clínico.

Nem sempre é possível iniciar o exame em uma situação como a descrita anteriormente, e eu (SJE) não faço esforço algum para realizar todos os exames dessa maneira. Caso o cão ou o gato esteja sentado com aparência ansiosa (ou seja, protetor ou assustado) no colo do cliente, eu evito contato e mantenho o foco na história do proprietário e do animal. Normalmente os animais relaxam nesse período e, à medida que o tempo passa, ficam com menos medo de mim. Um animal realmente agressivo ou assustado é uma situação diferente, podendo ser necessário o uso de focinheira.

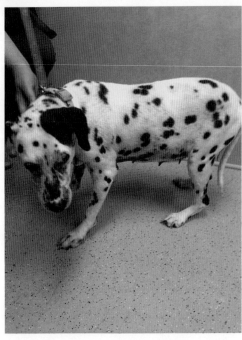

**Figura 2.8** A inspeção do animal a uma pequena distância também possibilita ao veterinário a chance de observar outras anormalidades – tumores, deformidades e dificuldade para ficar em pé ou caminhar. Essa cadela está fraca, tem postura plantígrada nos membros pélvicos e mostra desconforto em pé ou andando.

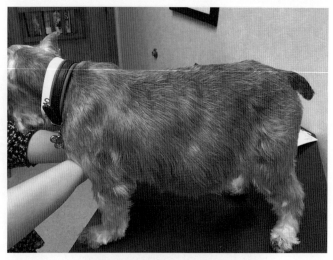

**Figura 2.9** A inspeção de um cão ou gato a certa distância possibilita ao veterinário observar evidência de distensão abdominal (nesse caso, devido a ascite) ou respiração ofegante, fazendo com que o seu questionamento e o seu exame sigam uma direção mais específica.

Antes de colocar a focinheira em um cão, é fortemente recomendado tentar realizar o exame sem a presença do proprietário (ver Figura 2.6) – por exemplo, enquanto leva o cão a uma balança fora do ambulatório ou a um ambiente onde não seja mais necessário que o animal sinta necessidade de proteger o seu proprietário. É importante lembrar que não se deve permitir que este segure o animal durante qualquer parte do exame que implique risco de lesão a qualquer um, o que pode ocorrer com um animal lesionado ou assustado. Esse ainda é um ponto diferencial entre os veterinários (mas não entre as companhias de seguro). Muitos clientes querem segurar os seus animais, mas o veterinário é o responsável pelas lesões que ocorrem no ambulatório. Ainda, o risco de o animal ficar irritado e protetor geralmente é maior quando está sendo contido. Por outro lado, muitos proprietários se sentem desconfortáveis em não conter os seus animais. Portanto, o clínico deve se precaver, utilizar a experiência e as pistas fornecidas pelo proprietário e pelo animal para determinar a melhor abordagem. Mais importante, sempre se deve trabalhar para evitar situações que provavelmente resultarão em mordidas no proprietário, nos veterinários ou em qualquer outra pessoa. Quando um cão ou gato reage de maneira adversa ao veterinário, é importante se afastar lentamente, reavaliar o procedimento e ir adiante de uma maneira que seja segura para todos os envolvidos. Geralmente o proprietário reconhece a necessidade disso. Quando o cliente insiste em segurar um animal agressivo, o veterinário deve dar um passo à frente e verificar a necessidade de um procedimento seguro para continuar, geralmente com o cliente fora da vista do paciente.

## EXAME FÍSICO

Como discutido anteriormente, o exame físico começa quando o veterinário vê, cheira e ouve o paciente pela primeira vez. Geralmente isso é realizado no ambulatório, onde a aparência geral do animal, o odor e quaisquer irregularidades são observadas (ver Figura 2.8). Animais gravemente enfermos ou em crise necessitam de uma abordagem completamente diferente daquela utilizada para cães e gatos levados à consulta para uma avaliação de rotina, ou para aqueles com problema discreto ou crônico. Os proprietários também devem ser observados e avaliados, já que muitas pessoas ficam compreensivelmente ansiosas em situações graves ou agudas que envolvem risco à vida de seu animal. A ansiedade do proprietário, no entanto, pode se manifestar em um amplo espectro de respostas (variando de uma postura quieta e atordoada até quase a histeria). O veterinário habilidoso avalia esses fatores quando começa a conversar com o proprietário. Em situações como essa e outras com menor carga emocional, o veterinário deve avaliar o estado do proprietário assim que fizer a primeira abordagem do animal. O questionamento intenso pode ser inapropriado caso o proprietário sinta que seu animal necessita de atenção médica imediata. Nessas situações, pode ser sábio avisar ao cliente que você vai levar o paciente até a área de tratamento para que uma avaliação mais minuciosa possa ser realizada e as medicações iniciadas. É imperativo informar ao cliente que tanto você quanto o seu assistente irão retornar rapidamente para deixá-lo a par da condição do animal.

Enquanto observa o paciente, o veterinário deve realizar auscultação à procura de sons respiratórios anormais ou de respiração laboriosa, sugestivos tanto de anormalidades respiratórias quanto sistêmicas (ver Capítulo 28 e Vídeo 2.2). O tamanho e a postura do animal também devem ser observados: por exemplo, um aprumo plantígrado pode sugerir neuropatia (Figura 2.10) ou lesão de tendão (ver Capítulo 354); em gatos, a ventroflexão do pescoço pode indicar hipopotassemia (ver Capítulo 68) ou deficiência de tiamina; animais com sobrepeso (Figura 2.11) podem estar sendo superalimentados, raramente com hipotireoidismo ou inativos (ver Capítulo 176); animais magros podem apresentar sarcopenia, doença sistêmica ou subnutrição (Figura 2.12) (ver Capítulo 177). É verdade que os proprietários podem apontar suas preocupações, mas eles podem interpretar de maneira errada tais alterações ou podem simplesmente não estar cientes de sua relevância. Para o proprietário, pode parecer que cães e gatos com ascite simplesmente ganharam peso, quando na verdade eles se tornaram mais debilitados (Figura 2.13 e Vídeo 2.3). No anseio de "desejar o melhor" para o seu animal, o proprietário, às vezes, pode deixar de fornecer algumas informações por medo de sua relevância. O veterinário tem a responsabilidade de procurar essas informações. Exemplos de preocupações dos proprietários e sinais que os veterinários podem observar são apresentados nos Capítulos 8 a 47 deste livro. O exame não deve ser tão rápido nem tão demorado. Quando realizado rapidamente, pode passar despercebida uma doença primária óbvia. Da mesma maneira, um paciente com doença aguda pode necessitar de intervenção

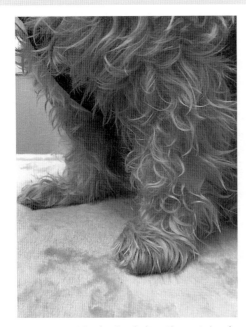

**Figura 2.10** Cão em posição plantígrada (D > E) associada a fraqueza e dor causada por osteoartrite multiarticular. A flexão do carpo direito faz com que o cão deambule de maneira estranha e claudicando, sugerindo que está sentindo dor.

imediata (como a colocação de cateter intravenoso e a administração de líquidos). Isso não deve ser postergado; deve ser anotado no prontuário como necessidade de atenção imediata, acrescentando que o exame será finalizado assim que a condição clínica do animal esteja estável. Esse é um procedimento inicial do protocolo de triagem praticado.

Se o animal está deambulando e tem histórico de claudicação, déficit neurológico ou fraqueza, é essencial que o veterinário o observe em movimento (Figura 2.14 e Vídeo 2.4). Isso pode ser feito antes ou depois do exame físico. Em algum momento dessa fase inicial do exame, o veterinário deve observar a marcha do animal. Para os cães, pode ser necessária a caminhada em uma superfície, com tração adequada, preferencialmente com o proprietário levando o animal. Claudicação, sinais de déficit neurológico ou irregularidades na marcha e na aparência podem ser de importância crucial para o diagnóstico final (Figura 2.15 e Vídeo 2.5). À medida que o exame físico avança, o clínico deve tentar avaliar cuidadosamente qualquer claudicação específica ou sinal sugestivo de anormalidade localizada (p. ex., luxação de patela, sinal de gaveta positivo, dor ou tumefação no cotovelo).

A revisão das anotações de exames anteriores ou da avaliação detalhada SOAP (subjetiva, objetiva, avaliação e planejamento – ou seja, os registros do histórico clínico) quanto aos problemas anteriores pode auxiliar na avaliação clínica. Por exemplo, comparar o tamanho de um tumor com aquele verificado em consulta anterior é algo que os clientes apreciam, particularmente quando há registro claro das dimensões, da aparência e da

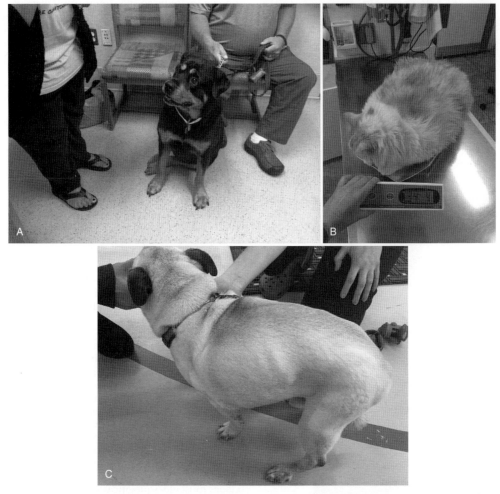

**Figura 2.11** Cão (19,5 kg) (**A**) e gato (15,5 kg) (**B**) obesos, que requerem diagnóstico clínico inicial apropriado e só então uma discussão nutricional baseada na causa (médica ou dietética) do ganho de peso. **C.** A perda de 1,6 kg propiciou a esse Pug, que apresentava sobrepeso, um peso saudável e resolveu grande parte da angústia respiratória que ele manifestava, sem o uso de medicação, ajudando-o a retomar um padrão normal de marcha.

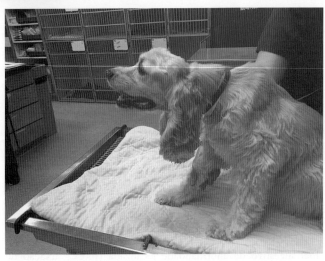

**Figura 2.12** Animais caquéticos requerem histórico clínico e avaliação médica minuciosos para determinar se a idade, doença ou má nutrição são as causas primárias da perda de peso. Nesse caso, o paciente foi diagnosticado com caquexia de origem cardíaca, ascite e cardiomiopatia dilatada crônica.

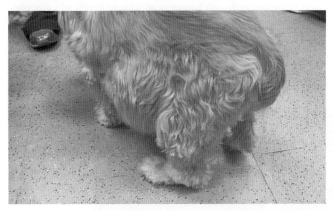

**Figura 2.13** A perda de peso associada à sarcopenia (perda de massa muscular) pode ser confundida com ganho de peso, pelo proprietário, quando há um quadro de ascite concomitante.

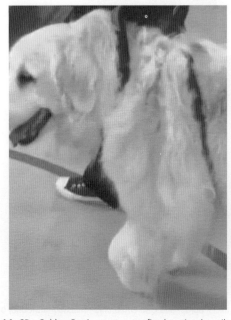

**Figura 2.14** Cão Golden Retriever com atrofia do músculo axilar esquerdo, incapaz de sustentar o peso naquele membro (ver Vídeo 2.4).

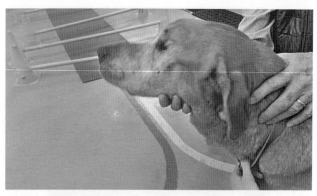

**Figura 2.15** Cão Rhodesian Ridgeback após tratamento veterinário para perda e atrofia muscular generalizada, tumefação articular e deambulação assistida extremamente dolorosa. A resposta à terapia com esteroides e antibióticos, além da reabilitação física, possibilitou a esse cão dois excelentes anos adicionais de vida, com apenas pequenos episódios intermitentes de claudicação. No momento de sua entrada no hospital, considerou-se que as causas prováveis do decúbito desse cão seriam doença muscular imunomediada e poliartrite.

localização anterior. A mensuração das lesões com paquímetro ou com régua é um bom procedimento para revisões e análise de tendências (Figura 2.16). A disponibilidade da fotografia digital faz com que essa seja uma boa ferramenta para o clínico e para o cliente, particularmente se as imagens digitais puderem ser anexadas ao prontuário médico (Figura 2.17).

Sinais neurológicos, tais como redução da propriocepção consciente, redução do tônus muscular, ato de arrastar os membros ou evidência incomum de dor durante a compressão dos músculos ou compressão lombossacra, devem ser anotados e podem de necessitar avaliação adicional para definir o diagnóstico (Figura 2.18) (ver Capítulo 259). Nesse momento, pode-se inferir algo ao realizar o exame a distância, o que possibilita ao veterinário observar padrões respiratórios ou abdominais. Observe qualquer área que aparente estar extremamente dolorida, visto que fornecerá pistas importantes para o veterinário, além de o proprietário apreciar o fato de você ter reconhecido a natureza do problema.

Os veterinários experientes desenvolveram seus métodos de realização de exame físico de acordo com a sua experiência. Por exemplo, os animais se assustam mais quando uma grande figura aparece sobre a sua cabeça e ficam menos ansiosos quando abordados no nível de sua visão. Como relatado anteriormente (ver Figura 2.5), eu (SJE) prefiro me ajoelhar no chão do ambulatório para realizar o exame físico (exceto para gatos ou cães de pequeno/médio porte). Entendo que, dessa maneira, consigo realizar auscultação torácica em cães de grande porte de maneira mais eficiente e completa (Figura 2.19). Os cães de porte médio, grande e gigante quase sempre ficam mais relaxados no chão do que na mesa de exame, facilitando a palpação completa, ao mesmo tempo que se faz uma companhia agradável ao cão. Sempre que possível, todas as vezes que for examinado o animal deve estar na mesma posição (na mesa ou no chão; em pé).

Após um cumprimento inicial, eu (SJE) prefiro acariciar o animal para adquirir um conhecimento mais geral da condição corporal (Vídeos 2.6 e 2.7). Avalia-se o escore da condição corporal (Figuras 2.20 e 2.21), assim como o estado de hidratação, a aparência física e a qualidade do pelame. Verifico se há tumores cutâneos e subcutâneos ou alguma área com anormalidade (tamanho, forma e aparência). Em seguida, examino todo o tronco por meio de palpação, obtendo uma impressão geral de qualquer sinal geral ou específico. Os achados podem incluir aumento de volume de linfonodos, tumefação abdominal (líquido, tumor, gordura, distensão, dor), desconforto e anormalidades musculoesqueléticas ou cutâneas (alterações no pelame, feridas abertas, pulgas, sujeiras, carrapatos, ou outras anormalidades). À procura de tumefações ou anormalidades, sou capaz de distinguir alterações de linfonodos, evidências de dor ou

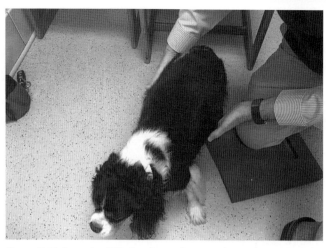

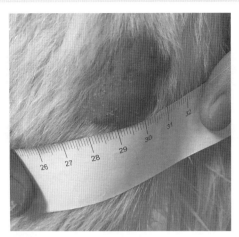

**Figura 2.16** A mensuração de lesões de pele (ou outras anormalidades/lesões palpáveis) propicia ao cliente a oportunidade de acompanhar o caso e pode ser útil para comparar alterações de tamanho, forma ou coloração em relação ao exame anterior. É aconselhável o uso de dispositivos portáteis para fotografar tais lesões e incluir as imagens no prontuário médico.

**Figura 2.19** Para mim (SJE), é melhor realizar auscultação do coração e dos pulmões em cães de porte médio a grande com o animal no chão, onde ele permanece menos ativo e possibilita melhor posição para esse procedimento importantíssimo. Outras pessoas podem preferir realizar esse exame com o animal sobre a mesa; porém, independente da escolha, deve-se utilizar sempre a mesma técnica.

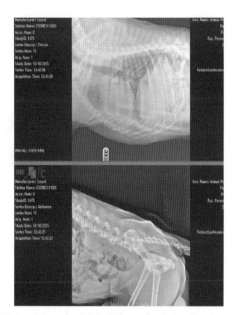

**Figura 2.17** Inserir imagens digitais de fotografias, lesões de pele ou outras anormalidades visíveis propicia ao veterinário informações objetivas sobre anormalidades anteriores, comparativamente àquelas constatadas no novo exame do animal.

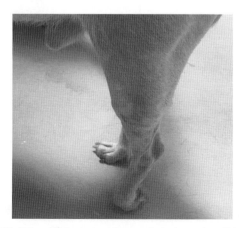

**Figura 2.18** Note o déficit proprioceptivo consciente do membro pélvico esquerdo deste cão portador de mielopatia degenerativa. O lado direito encontra-se igualmente acometido. Este paciente necessita de exames ortopédico e neurológico minuciosos para determinar a etiologia do déficit proprioceptivo.

inchaço nas articulações e membros (ver Capítulo 15), deformidades físicas (ver Capítulo 353) e a natureza do pulso femoral. A avaliação do pulso inclui frequência, qualidade e característica (ver Capítulo 56), além da procura por irregularidade nos sons cardíacos, auscultando-se simultaneamente o coração (ver Capítulo 55 e Vídeo 2.12).

Tumefação na forma de edema ou de coleção de líquido está relacionada com outras alterações. O edema é detectado como generalizado, localizado em um membro ou região (tórax ventral) ou associado à presença de líquido abdominal. Deve ser descrito como: dolorido, com prova de Godet positiva, frio, quente ou exsudativo (ver Capítulos 15, 17 e 18 e Vídeo 2.8).

A claudicação específica associada a traumatismo é visível e pode propiciar uma explicação óbvia para a queixa do proprietário. Contudo, o veterinário não deve fazer essa suposição sem considerar, razoavelmente, outras possibilidades (p. ex., fratura patológica em um cão com osteossarcoma). Eu gosto de deslizar as mãos ao longo do corpo do animal em busca de assimetrias.

Alterações no pelame e na pele devem ser avaliadas em conjunto com o estilo de vida do animal, o que pode ser estabelecido na conversa com o proprietário. Animais que vivem dentro de casa não devem ter materiais estranhos no seu pelame (a não ser que algum outro animal que vive no ambiente tenha acesso ao ambiente externo); pulgas, fezes de pulgas, carrapatos e outros ectoparasitas não devem estar presentes. A perda ou rarefação de pelos é um indício de doença cutânea ou sistêmica e deve ser avaliada. A perda de pelos pode ser unilateral ou bilateral, local ou generalizada, e a sua relevância deve ser anotada no prontuário. Alterações na pelagem também podem estar relacionadas com outras alterações associadas a doença sistêmica, como a síndrome de Cushing (ver Capítulos 306 e 307). Áreas com alterações na pele devem ser avaliadas; é preciso avaliar os benefícios potenciais da cultura de pele ou pelos, raspado de pele, biopsia cutânea ou testes alérgicos. Os animais que vivem fora de casa são mais sujeitos à infestação por ectoparasitas, assim como alterações de pelagem associadas às condições climáticas ou feridas por picada de insetos. Assim como acontece com animais de estimação criados em ambiente interno, pode-se tentar estabelecer uma relação entre a anormalidade da pele e a queixa do proprietário ou outros problemas. Dessa maneira, pode-se fazer recomendações de acordo com o caso. Pelagem com forte odor de perfume, mau cheiro, óleo ou fumaça pode sugerir ao clínico a possibilidade de doenças alérgicas, cutâneas ou pulmonares, pulmões altamente reativos, ou que o animal esteve próximo a uma queimada com subsequente inalação de fumaça (ver Capítulo 25).

## PURINA® Sistema de avaliação da condição corporal do cão

1. Costelas, vértebras lombares, ossos pélvicos e todas as saliências ósseas visíveis a distância. Não há gordura corporal aparente. Perda evidente de massa muscular.

2. Costelas, vértebras lombares e ossos pélvicos facilmente visíveis. Não há gordura palpável, pouca evidência de outras proeminências ósseas. Perda mínima de massa muscular.

3. Costelas facilmente palpáveis e podem estar visíveis sem gordura palpável. O ápice das vértebras lombares é visível. Os ossos pélvicos se tornam proeminentes. Cintura e reentrância abdominal evidentes.

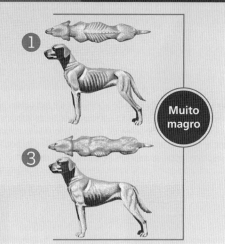

4. Costelas facilmente palpáveis, com mínima cobertura de gordura. A cintura é facilmente observada quando vista de cima. Reentrância abdominal evidente.

5. Costelas palpáveis sem excesso de cobertura de gordura. Cintura observada por trás das costelas quando vista de cima. Abdome retraído quando visto de lado.

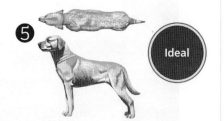

6. Costelas palpáveis com leve excesso de cobertura de gordura. A cintura é visível quando observada de cima, mas não é acentuada. Reentrância abdominal aparente.

7. Costelas palpáveis com dificuldade; espessa cobertura de gordura. Depósitos de gordura evidentes na região lombar e na base da cauda. Cintura ausente ou pouco visível. Reentrância abdominal pode estar presente.

8. Costelas não palpáveis sob uma cobertura de gordura muito espessa, ou palpáveis com forte pressão. Grandes depósitos de gordura na região lombar e na base da cauda. Cintura ausente. Sem reentrância abdominal. É possível haver distensão abdominal evidente.

9. Grandes depósitos de gordura no tórax, coluna espinal e base da cauda. Cintura e reentrância abdominal ausentes. Depósitos de gordura no pescoço e nos membros. Distensão abdominal evidente.

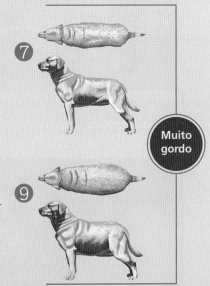

**Figura 2.20** Sistema de avaliação da condição corporal do cão. (Utilizada com permissão da Nestlé Purina PetCare.)

CAPÍTULO 2 • Exame Físico

## PURINA Sistema de avaliação da condição corporal do gato

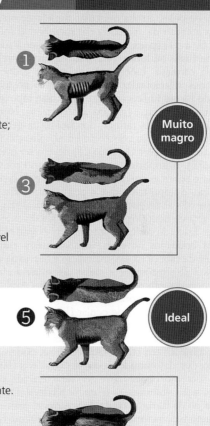

1. Costelas visíveis nos gatos de pelo curto. Nenhuma gordura palpável. Reentrância abdominal proeminente. Vértebras lombares e asa do íleo facilmente palpáveis.

2. Costelas facilmente visíveis em gatos de pelo curto. Vértebras lombares visíveis, com mínima massa muscular; reentrância abdominal proeminente; sem gordura palpável.

3. Costelas facilmente palpáveis, com mínima cobertura de gordura; as vértebras lombares são visíveis. Cintura evidente atrás das costelas. Mínima quantidade de gordura abdominal.

4. Costelas palpáveis, com mínima cobertura de gordura. Cintura perceptível atrás das costelas. Leve reentrância abdominal; ausência de camada de gordura abdominal.

5. Bem proporcional; cintura visível atrás das costelas; costelas palpáveis com pequena cobertura de gordura. Mínima camada de gordura abdominal.

6. Costelas palpáveis com mínima cobertura de gordura. Cintura e gordura abdominal distinguíveis, mas não evidentes; reentrância abdominal ausente.

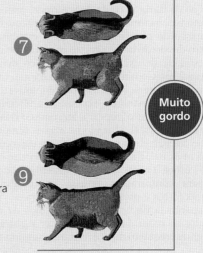

7. Dificuldade em palpar as costelas, que têm moderada cobertura de gordura. A cintura não é muito evidente. Arredondamento óbvio do abdome. Camada de gordura abdominal moderada.

8. As costelas, com cobertura excessiva de gordura, não são palpáveis. Cintura ausente. Arredondamento abdominal e presença de gordura visível. Presença de depósitos de gordura na região lombar.

9. Não é possível palpar as costelas, que se encontram sob espessa cobertura de gordura. Grandes depósitos de gordura na região lombar, face e membros. Distinção do abdome e ausência de cintura. Amplos depósitos de gordura abdominal.

The BODY CONDITION SYSTEM was developed at the Nestlé Purina PetCare Center and has been validated as documented in the following publications:
Mawby D, Bartges JW, Mayers T et. al. *Comparison of body fat estimates by dual-energy x-ray absorptimotery and deuterium oxide dilusion in client owned dogs.* Compendium 2001; 23 (9A): 70
Laflamme DP. *Development and Validation of a Body Condition Score System of Dogs.* Canine Practice July/August 1997; 22: 10-15
Kealy, et. al. *Effects of Diet Restriction on Life Span and Age-Related Changes in Dogs.* JAVMA 2002; 220: 1315-1320

Call 1-800-222-VETS (8387), weekdays, 8:00 a.m. to 4:30 p.m. CT

**Figura 2.21** Sistema de avaliação da condição corporal do gato. (Utilizada com permissão da Nestlé Purina PetCare.)

Minha preferência (SJE), durante o exame físico, é iniciar o exame na cabeça e prosseguir em direção à cauda. Inicialmente, faz-se a avaliação geral da pelagem (como mencionado anteriormente). O estado de hidratação, a coloração das membranas mucosas e o tempo de preenchimento capilar devem ser avaliados. Dor durante dorsoflexão ou ventroflexão, ou movimentos laterais da cabeça ou pescoço, podem ser indicativos de desconforto local, tais como doença do disco cervical, espasmo de músculos do ombro ou um problema mais distante (ver Capítulo 259). Inicialmente a cabeça deve ser examinada superficialmente quanto à queda de pelos, atrofia muscular, tumefação ou assimetria. Preste muita atenção na aparência das membranas mucosas (ver Capítulos 50 a 54) (p. ex., a palidez pode levar à suspeita de anemia, hipoperfusão ou hipoxemia; mucosa turva é verificada na insuficiência cardíaca, hipertensão pulmonar e doenças pulmonares primárias relacionadas com a idade; é possível notar cianose quando há comunicação atrioventricular, hipoxemia, alguns tipos de intoxicação etc.) (Figuras 2.22 a 2.24). Note a aparência da cavidade bucal, da faringe, dos lábios, da gengiva e dos dentes (Figuras 2.25 e 2.26). Secreção bucal, salivação (ver Capítulo 36) ou mau cheiro (ver Capítulo 25) devem ser evidentes (ver Capítulo 272). É importante que o veterinário converse com o proprietário sobre as condições dos dentes e da gengiva dos animais; também, é importante que o proprietário veja, quando possível, qualquer local de queixa na cavidade bucal (Figura 2.27).

O exame neurológico minucioso geralmente não faz parte do exame físico de rotina. Contudo, um exame rápido dos pares de nervos cranianos deve ser incluído nessa etapa do exame. A posição da cabeça (p. ex., inclinação e desvio da cabeça [*head tilt*], Figura 2.28), o tônus e a massa dos músculos mastigatórios e a aparência dos olhos devem ser relevantes. Avalie possíveis alterações superficiais e profundas nos globos oculares e na região periorbital. Sensibilidade ocular (Figura 2.29), estrabismo/blefaroespasmo ou qualquer evidência de fotofobia devem ser observados e registrados. As dobras cutâneas da face e dos lábios, especialmente em raças braquicefálicas, podem apresentar inflamação, exsudato úmido e odor desagradável (Figura 2.30). Qualquer secreção ocular deve ser caracterizada com base na cor, composição, volume e se é uni ou bilateral. Deve ser registrada a produção de lágrimas (teste de Schirmer), assim como a patência do ducto nasolacrimal (p. ex., tecido nasal quebradiço e seco). A constatação de nistagmo (Vídeo 2.9), estrabismo (Figura 2.31) ou outro desvio de um ou ambos os globos oculares pode sugerir a necessidade de exame neuro-oftálmico mais minucioso (ver Capítulo 259). Continue o exame, ao mesmo tempo que procura por sinais de alteração na cor da conjuntiva ou de inflamação. Examina-se o tamanho, a simetria e a integridade das pupilas, assim como o reflexo pupilar à luz, tanto o reflexo direto quanto o reflexo consensual. Quando há massas tumorais avalie a sensibilidade das pálpebras e dos tecidos circunjacentes, visto que elas envolvem as pálpebras; anote o tamanho e se elas causam irritação na córnea. Lesões de córnea devem ser anotadas no prontuário para comparações futuras, particularmente quanto ao tamanho, forma e profundidade da úlcera.

A aparência do crânio, dos músculos da mastigação e dos músculos ao redor da cabeça deve ser registrada (Figura 2.32). Os clientes frequentemente relatam o surgimento de uma massa no crânio que, na verdade, é a protuberância occipital. Isso acontece quando há perda de peso e atrofia dos músculos temporais, tornando a protuberância occipital externa muito evidente (Figura 2.33). Em filhotes, particularmente naqueles com cabeça anormalmente grande, deve-se examinar a fontanela à procura de sinais de hidrocefalia (Figura 2.34). A endoftalmia pode ser um sinal de perda de gordura periorbital e pode estar relacionada com miosite, perda de peso, caquexia ou doença oftálmica primária. Pode-se notar dor, inchaço ou calor. Nesse momento, pode-se realizar um exame mais detalhado dos olhos, inclusive oftalmoscopia direta ou indireta; ou, então, finalize o exame físico e depois realize um exame oftálmico minucioso (ver Capítulo 11).

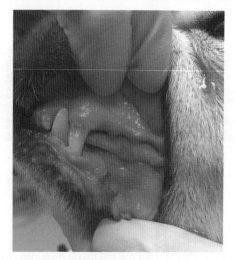

**Figura 2.22** Na anemia as membranas mucosas são pálidas (mencionadas anteriormente) ou brancas, associadas com pulso arterial semelhante a martelo d'água, que também pode ser descrito como pulso rápido e fraco. (*Esta figura se encontra reproduzida em cores no Encarte.*)

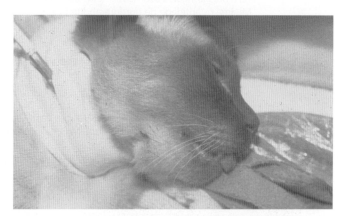

**Figura 2.23** Cianose em um gato. A cor azulada da língua (e membrana mucosa) desse animal se deve a um defeito cardíaco – desvio (*shunt*) do lado direito para o esquerdo. (*Esta figura se encontra reproduzida em cores no Encarte.*)

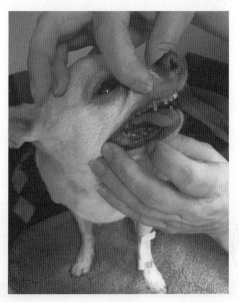

**Figura 2.24** Gengivas e língua acinzentadas geralmente estão associadas à insuficiência cardíaca. Esse cão apresentava doença crônica na válvula mitral e está manifestando um episódio de insuficiência cardíaca recorrente. (*Esta figura se encontra reproduzida em cores no Encarte.*)

CAPÍTULO 2 • Exame Físico

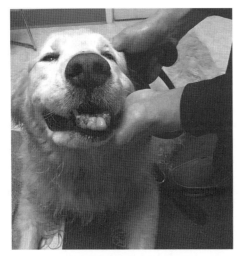

**Figura 2.25** Hiperplasia de gengiva (confirmada em exame histológico) em um cão que recebeu anlodipino; essa alteração foi considerada como um efeito colateral do fármaco. Não havia sinais de dor ou dificuldade de preensão de alimento, por muitos anos. (*Esta figura se encontra reproduzida em cores no Encarte.*)

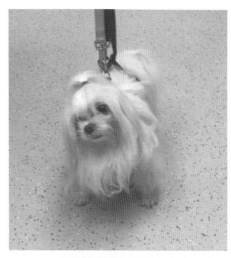

**Figura 2.28** Inclinação e desvio da cabeça (*head tilt*) para o lado direito em um cão com doença vestibular idiopática, hipertensão pulmonar crônica e doença da válvula mitral.

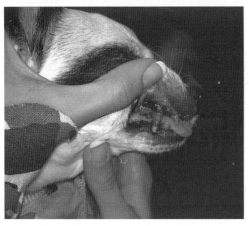

**Figura 2.26** Cálculo dental e gengivite crônica são comuns em cães e gatos idosos e de meia-idade e devem ser considerados problemas tratáveis. A doença periodontal crônica ocasiona outros problemas clínicos à medida que os cães e gatos envelhecem; portanto, não devem ser negligenciados. (*Esta figura se encontra reproduzida em cores no Encarte.*)

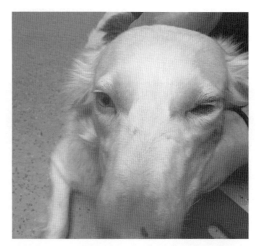

**Figura 2.29** Nesse cão, a fotofobia indica a sensibilidade ocular associada ao blefaroespasmo, em ambos os olhos. (*Esta figura se encontra reproduzida em cores no Encarte.*)

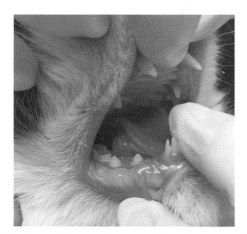

**Figura 2.27** Gato com lesão granulomatosa sublingual e persistência de dentes decíduos, com queixa inicial do proprietário de perda de apetite, salivação e incapacidade de se alimentar. Foi realizada biopsia das lesões (piogranuloma), que começaram a regredir após a remoção da maior parte do tecido lesionado. Um mês depois, a doença progrediu para os intestinos grosso e delgado. (*Esta figura se encontra reproduzida em cores no Encarte.*)

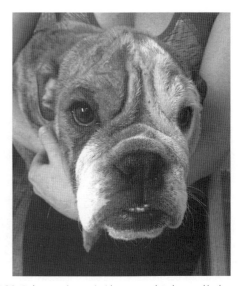

**Figura 2.30** Dobras cutâneas úmidas, com odor desagradável, ao redor dos olhos, narinas e boca são verificadas em todas as raças. A dermatite nas dobras cutâneas é particularmente comum em raças braquicefálicas. (*Esta figura se encontra reproduzida em cores no Encarte.*)

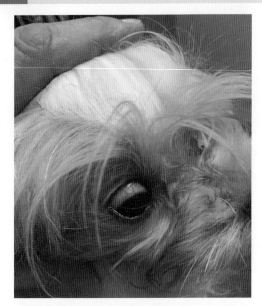

**Figura 2.31** Estrabismo é o desvio da posição normal do olho causado por diversas doenças dos nervos cranianos ou dos músculos extraoculares. Nesse caso, é necessário um exame neuro-oftálmico adicional para a identificação da causa do estrabismo ventral no olho direito. (*Esta figura se encontra reproduzida em cores no Encarte.*)

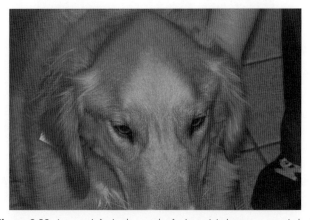

**Figura 2.32** A proeminência da protuberância occipital externa associada à atrofia dos músculos temporais geralmente leva o cliente a uma visita ao veterinário, temendo que seu animal tenha desenvolvido uma lesão óssea na parte superior da cabeça.

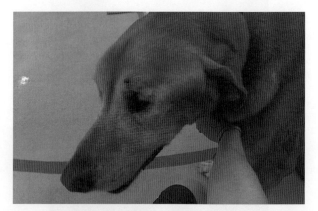

**Figura 2.33** A atrofia dos músculos temporal e masseter está associada à miosite de músculo mastigatório, com tratamento prolongado com corticoide, assim como à idade, em pacientes mais velhos. Isso pode causar dificuldade de mastigação, de abertura da boca, dor e endoftalmia. É importante diferenciar as causas dessa enfermidade (ver Capítulo 354).

O fluxo de ar através das narinas pode ser avaliado rapidamente utilizando-se um estetoscópio e a compressão da narina contralateral. Também, pode-se utilizar um chumaço de algodão na frente de cada narina, ou fazer o animal respirar contra uma superfície de metal ou uma lâmina de vidro e observar o quanto esta embaça, como evidência da patência da narina. Embora aparentemente básico, o resultado desse teste pode ser desafiador.

O exame das orelhas (da pina e dos condutos) é esperado pelos clientes; é uma parte importante de qualquer exame físico veterinário (ver Capítulo 237 e Figura 2.35). A presença de ácaros auriculares, inflamação, secreção ou odor anormal é particularmente relevante nos filhotes de cães e gatos. Em cães adultos é mais comum, porém nem sempre, constatar doenças auriculares naqueles animais que têm pavilhão auricular longo e que se dobra, cobrindo o canal auricular. Alguns proprietários podem relatar que o animal tem dificuldade em se alimentar ou mastigar, mas o problema pode, na verdade, ser causado pela dor em um dos canais auriculares (ver Capítulo 237). Pode-se notar secreção, odor de levedura incomum ou descoloração do tecido do canal (Figura 2.36). Geralmente os proprietários notam condições anormais na pina (p. ex., hematoma aural). Na maioria das vezes, o exame superficial do canal auricular pode ser realizado no ambulatório, sem dificuldade, possibilitando que o veterinário discuta doenças auriculares crônicas com os proprietários enquanto mostra a eles qualquer anormalidade. O exame otoscópico é indicado quando o animal balança constantemente a cabeça ou apresenta acúmulo de sujidades no canal auricular. A vídeo-otoscopia é a técnica preferida por alguns veterinários para mostrar ao proprietário as alterações do canal auricular (ver Capítulo 85 e Vídeo 2.10). Os gatos, da mesma maneira, são propensos a doenças auriculares, particularmente os que vivem em ambientes externos ou em casas com muitos gatos. A coceira na orelha provavelmente ocasiona escoriações e crostas na base da pina. Suabes obtidos do canal auricular externo e examinados ao microscópio são boas opções para identificar ácaros de ouvido e *Malassezia*. Hematomas aurais ocorrem em gatos, porém com menor frequência do que em cães. É indicada a limpeza cuidadosa dos canais auriculares; contudo, caso ela seja muito agressiva a membrana timpânica pode ser comprometida, deixando o gato com inclinação e desvio da cabeça (*head tilt*) de curta duração. Tanto em cães quanto em gatos com doença relevante no canal auricular, pode ser necessária a sedação do animal para facilitar a limpeza e o exame adequado do canal auricular externo e da membrana timpânica.

Deve-se avaliar o alinhamento da mordedura (Figura 2.37), os dentes e a gengiva (ver Capítulo 36). Também, devem ser inspecionados a coloração das membranas mucosas, o tempo de preenchimento capilar e a presença de úlceras ou de qualquer mancha na cavidade bucal. Os dentes são examinados à procura de tártaro, fraturas, deslocamentos ou mancha. As anormalidades, inclusive a persistência de dentes decíduos ou a ausência de dentes, devem ser registradas e relatadas ao proprietário. A ptose da língua para um dos lados sugere perda de dentes naquele lado da boca (Figura 2.38). Sinais de desgaste dentário devido a mordidas no cercado ou a mastigação de pedras devem ser anotados, bem como qualquer evento que resulte em sensibilidade. Hiperplasia de gengiva, tumor, gengivite, corpo estranho ou úlcera podem estar relacionados com os sinais clínicos. Por ocasião do primeiro exame dos filhotes, é necessário verificar se há fenda palatina ou outros defeitos congênitos. Em animais agressivos ou que não colaboram, o exame da cavidade bucal pode ser um procedimento difícil. Quando o animal resiste a esse tipo de exame, sua remoção da presença do proprietário geralmente possibilita um exame mais minucioso, sem dificuldade. Cães agressivos podem necessitar de sedação e demandam cuidados especiais. Caso sejam mencionadas salivação ou alterações comportamentais, *sempre há preocupação quanto a um paciente com raiva*.

CAPÍTULO 2 • Exame Físico

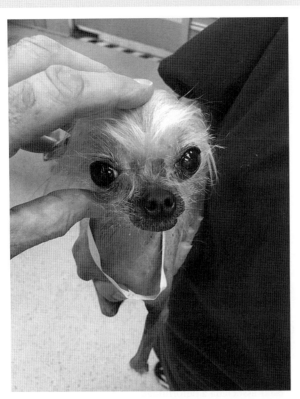

**Figura 2.34** O exame do crânio pode detectar fontanela aberta (na ponta do dedo indicador), um defeito congênito em que os ossos do crânio não se fecham ao nascimento ou logo após. Em cães jovens, isso pode estar associado a sinais clínicos de hidrocefalia. Nesse cão Chinese Crested de 12 anos, não ocorreram problemas associados a fontanela aberta durante toda a vida. No entanto, ele apresentou sinais de doença da válvula mitral não relacionada, em uma idade menor do que seria normalmente esperado.

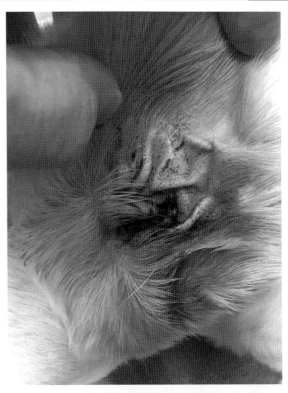

**Figura 2.36** O exame físico de rotina não se completa até que se examinem as orelhas e o conduto auricular externo. Esse cão apresentava odor de levedura emanando dos canais auriculares, juntamente com restos teciduais úmidos serosos, sugestivos de infecção por *Malassezia*, que foi confirmada no exame microscópico de uma lâmina confeccionada a partir de um suabe de restos celulares do canal auricular.

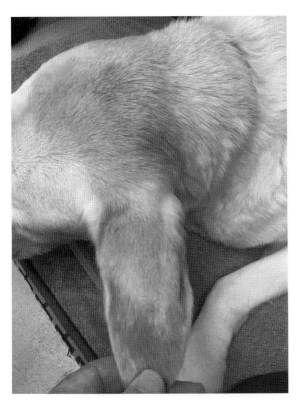

**Figura 2.35** O exame do pavilhão auricular é sempre importante, já que todos os tipos de problemas auriculares representam uma grande porcentagem dos casos clínicos atendidos na rotina diária. Essa é uma orelha normal, porém com alguma sujidade devido a otite externa, que necessitou de atenção (Figura 2.36).

A avaliação da região da faringe se limita à palpação externa durante o exame físico. Em alguns cães, e raramente em gatos, a pressão da base da língua para baixo com o dedo indicador, mantendo a boca aberta, possibilita a visualização das tonsilas e da orofaringe. Contudo, a visualização completa raramente é possível. Caso exista indício de alguma anormalidade na região da faringe ou da laringe, pode-se indicar um exame mais minucioso, sob sedação. A língua deve ser elevada (realizando pressão direta direcionada dorsalmente, com o polegar externamente à cavidade bucal, entre os ramos da mandíbula), a fim de avaliar a região sublingual quanto à presença de tumor (ver Figura 2.27), em cães e gatos, além da presença de corpo estranho linear em gatos. Esse tipo de visualização e avaliação da região sublingual deve fazer parte de todo exame físico. A região da laringe deve ser avaliada quanto à sensibilidade, dor e presença de tumor, além da verificação do reflexo de tosse. É possível detectar deformidades visíveis ou palpáveis e monitorar o aparato laríngeo sem necessidade de sedação. É importante realizar palpação à procura de alterações nas glândulas salivares e nos linfonodos submandibulares, da mesma maneira que é importante diferenciar essas duas estruturas. O aumento de volume das glândulas salivares submandibulares ou sublinguais é particularmente relevante quando há sinal de dor local ou sialorreia crônica.

Continuando o exame, na região cervical ventral o veterinário verifica se há tumor e sensibilidade traqueal, além de avaliar linfonodos e a glândula tireoide (glândulas tireoides normais geralmente não são palpáveis, em cães e gatos). No gato, a constatação de "deslizamento da tireoide" à medida que o clínico gentilmente move o seu dedo ao longo da traqueia, imediatamente caudal à cartilagem tireoide, facilita e auxilia a detecção de aumento de volume da tireoide. Na entrada do tórax, o clínico palpa e verifica se há aumento dos linfonodos pré-escapulares,

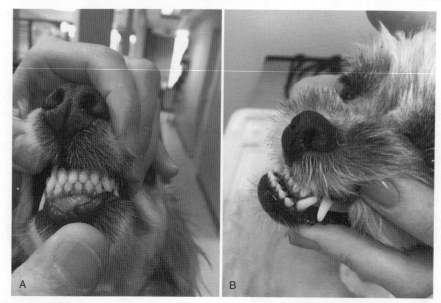

**Figura 2.37** Deve-se avaliar o alinhamento entre o maxilar e a mandíbula, especialmente em cães e gatos recém-adquiridos, particularmente se a intenção é participar de exposições ou utilizá-los como reprodutores. **A.** Cão jovem com mordedura normal. **B.** O cão apresenta maxilar braquicefálico (prognatismo), que já está impedindo o crescimento e a formação óssea. Nesse momento, o proprietário deve ser notificado de tais anormalidades, visto que em muitas raças de cães e gatos essa condição os impede de participar de exposições.

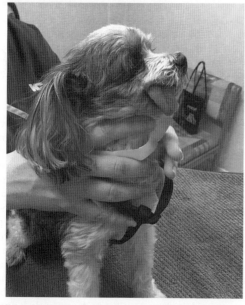

**Figura 2.38** A ptose da língua, especialmente para um lado, em cães de pequeno porte e gatos idosos é uma ocorrência frequente. É comumente vista após a extração ou perda de dentes importantes que mantêm a língua em sua posição.

crepitação (extravasamento de ar para o tecido subcutâneo) ou tumor. Nesse momento, a palpação gentil da traqueia geralmente possibilita ao veterinário estimular a tosse (Vídeo 2.11), que pode ter sido a causa de o animal ser levado à consulta (ver Capítulo 241). A assimetria do tórax (escápulas, músculos, gradil costal, tumores ou acúmulo de gordura) deve ser relacionada com outros sinais, como cifose ou deformidade do esterno. A dificuldade respiratória pode estar associada a alterações morfológicas da caixa torácica. Acúmulo de líquido na cavidade torácica (ver Capítulo 244), doença pleural ou pulmonar relevante, além de algumas anormalidades musculares, podem tornar a aparência da caixa torácica anormal. As deformidades torácicas congênitas podem causar sintomas respiratórios. A hérnia diafragmática pericárdica-peritoneal (HDPP) (ver Capítulo 254) pode estar associada a deformidade da região xifoide do esterno; o clínico pode introduzir o dedo na cavidade torácica e, em alguns casos, até tocar o coração (Figura 2.39).

Geralmente, a minha (SJE) preferência é pela finalização do exame físico antes de auscultar o pulmão e o coração (Vídeo 2.12). Essas partes do exame físico estão descritas nos Capítulos 55 e 246. Durante a palpação do tórax, o examinador deve detectar o local do batimento cardíaco apical (ponto de máxima intensidade [PMI]). Normalmente ele se situa entre o 4° e o 6° espaço intercostal esquerdo, na altura da junção costocondral. A constatação de afastamento do coração é compatível com problemas cardíacos ou na cavidade torácica. De maneira semelhante, a palpação de um frêmito cardíaco indica um sopro cardíaco extremamente alto (acima de 4, em uma escala que vai até 6). Frêmitos cardíacos devem ser identificados e relacionados com os sons cardíacos e os sinais clínicos. Os sons cardíacos devem ser identificados em termos de frequência, ritmo e presença ou ausência de sopro, adicionalmente a outros sons anormais, inclusive "chiados", cliques, ruído de ejeção, ruído de galope e desdobramento da primeira e/ou segunda bulhas cardíacas (ver Capítulo 55).

Os sons pulmonares normais variam em função das raças, dependendo da conformação da cabeça, pescoço e tórax. Os sons pulmonares normais são silenciosos, sem chiados e sem estertores; eles são suaves, delicados e claros, com a mesma intensidade nos lados direito e esquerdo do tórax. São desprovidos de ruídos obstrutivos, chiados ou sons altos e de ruídos de ar desiguais durante a inspiração. Respiração forçada com a boca aberta não é normal, exceto em raças braquicefálicas, nas quais, apesar de muito ruidosa, pode ser normal. Até certo ponto, é correto dizer que a inspiração normal geralmente está associada aos sons inspiratórios sem esforço, taquipneia ou dispneia, a não ser que o animal esteja ansioso, com elevação de temperatura ou excitado. Ela é seguida de expiração suave, sem estalidos anormais, chiados ou grunhidos distintos. A respiração com a boca aberta, acompanhada de estridor inspiratório em vias respiratórias baixas, estridor inspiratório em vias respiratórias altas (obstrução de vias respiratórias superiores), pode ser característica de doença pulmonar crônica, respiração braquicefálica (Vídeo 2.13 A a C) ou paralisia de laringe, principalmente em cães de grande porte (Vídeo 2.14 A e B). Em geral, esse som assustador é mais evidente durante momentos de excitação e se reduz à

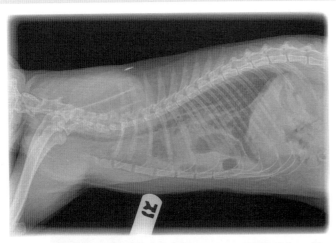

**Figura 2.39** Imagem radiográfica lateral de um gato com hérnia diafragmática pericárdica-peritoneal (HDPP) congênita. Note a falha de desenvolvimento embrionário na região ventral das paredes torácica e abdominal, ocasionando uma abertura no processo xifoide através da qual os conteúdos abdominais deslizam para dentro da cavidade torácica. Em alguns casos, o veterinário pode introduzir um dedo na região caudoventral do processo xifoide, em direção à cavidade torácica, e tocar, literalmente, o coração.

medida que o cão relaxa e se acalma. Ele pode, no entanto, progredir para um estado mais avançado, necessitando de terapia agressiva (ver Capítulos 238, 239 e 241). Existem importantes diagnósticos diferenciais de obstrução de vias respiratórias superiores (ver Capítulos 238 e 239). A não ser que a paralisia de laringe esteja em estágio avançado, esse som respiratório anormal é acompanhado de coloração normal da mucosa gengival e da língua. Em gatos, a manifestação de paralisia de laringe é muito diferente, sendo audível de maneira única para essa espécie, totalmente diferente do que acontece em cães de grande porte. Geralmente não está associada à dispneia, mas os sons fazem com que o proprietário leve o animal ao veterinário devido a sua natureza estranha.

Seguindo o exame físico em direção caudal, para o abdome, o clínico deve inicialmente observar se a parede abdominal está se movimentando rapidamente, um possível sinal de ansiedade, taquipneia ou dispneia. A taquipneia, dispneia ou respiração abdominal deve ser avaliada posicionando-se de pé, atrás do animal, preferencialmente por meio de auscultação (ver Capítulo 28).

Inicialmente, deve-se avaliar a aparência geral do abdome. Os termos utilizados para descrever os achados da palpação abdominal são: distendido, com reentrância, muscular e firme, dolorido, tenso, mole e pastoso. Quadros de dor aparente devem ser caracterizados de acordo com o local e a intensidade. Essa parte do exame precisa ser realizada aplicando-se leve pressão, porém firme, no abdome, com ambas as mãos, movendo-as da região dorsal para a ventral e da direção cranial para a caudal. A palpação adequada consiste no uso dos dedos ipsilaterais alinhados ou, então, dos polegares alinhados, à medida que o abdome é cuidadosamente palpado. Essa recomendação é importante para evitar a tentativa de segurar o animal no lugar com os polegares sobre a coluna vertebral, onde uma compressão acidental em um cão com dor na coluna pode ser interpretada erroneamente como sendo de origem abdominal. Alguns animais não gostam da palpação abdominal e podem demonstrar o seu descontentamento tensionando o abdome ou, em outros casos, impedindo a palpação. Isso não deve ser confundido com um processo patológico (Vídeo 2.15).

O exame do abdome, assim como o de todas as outras partes do corpo, deve ser realizado de modo sistemático (Vídeo 2.16). Examine o abdome e a coluna vertebral, de maneira independente, antes de prosseguir com uma palpação mais profunda. Isso impede que o veterinário se confunda com uma aparente sensibilidade em uma área e que, na verdade, é oriunda de outra. O exame das glândulas mamárias e dos tecidos circunjacentes pode ser realizado na fase inicial do exame físico, como mencionado anteriormente, ou imediatamente antes da palpação abdominal mais profunda. Quase sempre os tumores mamários são palpáveis, mas podem ser confundidos com lesões subcutâneas. Tumores pequenos podem passar despercebidos, a não ser que se dediquem alguns minutos ao exame cuidadoso da área. A movimentação das pontas dos dedos para cima e para baixo ao longo da cadeia mamária de ambos os lados possibilita ao clínico constatar diferenças entre os tecidos. Da mesma maneira, pode-se notar aumento de volume significante dos linfonodos sublombares. Nos machos, podem ser detectadas alterações no prepúcio e ao redor dele. Pequena quantidade de secreção prepucial amarelada fina (esmegma), o que é normal, pode não ser vista de imediato, a não ser que o animal seja colocado em decúbito lateral (Figura 2.40). A exposição do pênis torna possível avaliar as alterações na sua mucosa ou na sua bainha (Vídeo 2.17), podendo esclarecer achados anormais; além disso, o histórico de lambedura crônica ou a secreção com a qual o proprietário pode estar preocupado é normal na maioria dos cães machos adultos. Nos cães, a presença do osso peniano possibilita que o pênis seja facilmente exposto e examinado, sem dor. No gato macho (Vídeo 2.18), o exame do pênis e da área circunjacente é importante, principalmente quando há suspeita de doença do trato urinário inferior. Gatos castrados apresentam, ou não, pequenas espículas no pênis, em contraste com as espículas ósseas evidentes em gatos não castrados (Figura 2.41).

A palpação do abdome é uma técnica de exame determinada por cada clínico, individualmente. Eu (SJE) prefiro examinar os animais tanto por trás como pelos lados. Durante o exame do abdome por trás, sou capaz de palpar e avaliar a simetria, um ou ambos os rins e identificar massas (normais ou anormais) na porção média do abdome. A palpação lateral propicia diferente perspectiva de outras estruturas: fígado, baço, intestinos, bexiga, próstata etc. Ocasionalmente, é importante ter um assistente para erguer o animal e deixá-lo sobre as patas traseiras (Figura 2.42) para que as vísceras abdominais ou o líquido livre se desloque caudalmente, tendo assim outra perspectiva.

A distensão da cavidade abdominal (ver Capítulo 17) requer atenção. Em geral, há quatro causas principais de aumento do abdome: acúmulo de líquido, acúmulo de gordura, flacidez muscular e aumento de volume de órgãos abdominais (ver Figura 2.9). O exame deve ser iniciado por meio de balotamento cuidadoso para determinar se o aumento está provavelmente associado à obesidade, prenhez, acúmulo de líquido, presença de uma ou mais massas, obstrução intestinal, fraqueza muscular ou baixa condição muscular (síndrome de Cushing, ver Capítulo 306). A análise conjunta dos achados desse exame com os do histórico e dos exames laboratoriais possibilita ao veterinário considerar as causas potenciais. Geralmente, é mais fácil realizar palpação abdominal minuciosa em cães pequenos e gatos do que em cães de grande porte. Em gatos, é frequentemente possível palpar intestinos, baço, ambos os rins e bexiga. Em animais de companhia maiores, esse procedimento pode ser difícil; no entanto, é possível detectar aumento de volume de órgãos abdominais, tumores e coleção de líquido. Em gatos, a palpação com detecção de aumento do baço geralmente sugere anormalidade de mastócitos, linfoma ou outra doença neoplásica. Em cães, um baço grande e com margens irregulares sugere fortemente a presença de hemangiossarcoma ou de hematoma; contudo, outras causas de esplenomegalia devem ser consideradas (ver Capítulos 206 e 347). A diferenciação de outras massas abdominais pode ser feita inicialmente por meio do exame físico e posteriormente mediante exames de imagem.

Dor à palpação do abdome é um achado relevante. A constatação de dor requer que o clínico diferencie um abdome tenso em um paciente normal assustado da dor reflexa da coluna vertebral, dor abdominal ou dor e desconforto generalizados. A dor, quando desencadeada pela palpação abdominal, pode, na

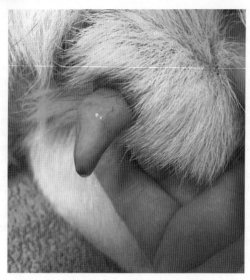

**Figura 2.40** Secreção normal do prepúcio de um cão macho adulto. Os clientes geralmente ficam incomodados quando notam essa secreção e quase sempre pensam que há infecção no pênis ou no sistema urinário. (*Esta figura se encontra reproduzida em cores no Encarte.*)

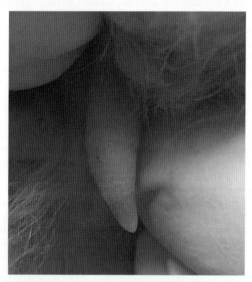

**Figura 2.41** Pênis de um gato castrado, sem espículas na estrutura peniana, em contraste com o verificado em um gato não castrado. (*Esta figura se encontra reproduzida em cores no Encarte.*)

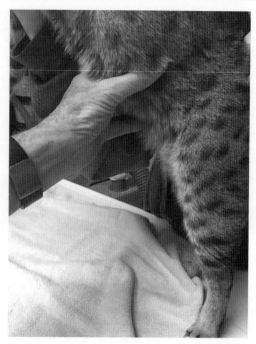

**Figura 2.42** O ato de erguer o animal para que os órgãos abdominais se desloquem para a parte caudal do abdome possibilita, algumas vezes, que o clínico faça uma palpação mais minuciosa dos órgãos abdominais ou identifique a presença de líquido abdominal livre que se acumula na parte mais ventral do abdome.

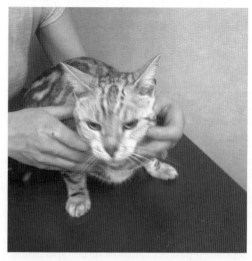

**Figura 2.43** Gatos amedrontados geralmente posicionam as orelhas para cima e para trás, apresentam dilatação das pupilas e semblante de excitação. Nesses casos, a tensão abdominal e a sensibilidade à palpação não devem ser automaticamente interpretadas como evidências de dor abdominal.

verdade, ser uma dor reflexa da coluna vertebral e não deve ser interpretada de maneira errônea, pois isso pode levar a um erro de diagnóstico. A síndrome do abdome agudo precisa ser avaliada junto com os resultados de exames laboratoriais e com os sinais clínicos. Quando possível, o local da dor deve ser estabelecido e definido como cranial, médio-abdominal, caudal ou como dor generalizada. A palpação à procura de massas e a detecção de vísceras com aumento de volume consistem em uma arte que não é substituída por exames mais sofisticados, caros e complexos. A dor abdominal é uma clara indicação da necessidade de realizar exames adicionais, tais como radiografias, ultrassonografia e exames laboratoriais. Ela também deve ser avaliada juntamente com os achados do histórico clínico. Indisposição, dificuldade em se mover ou em mudar de posição, anormalidade na eructação, febre e náuseas podem ser ocasionados por dor abdominal ou no dorso. Em contrapartida, um gato rebelde, com as orelhas viradas para trás e pupilas dilatadas e que ainda parece agitado durante a palpação pode simplesmente estar descontente porque está sendo examinado (Figura 2.43).

A distensão do abdome deve ser avaliada no contexto das observações do proprietário e de fatores adicionais. Esses fatores incluem, mas não se limitam a: idade, raça, gênero, castrado ou não, sinais clínicos, coleção de líquido palpável (por meio de balotamento), prenhez, condição neurológica, obesidade e presença de massas. Deve ser possível palpar a bexiga distendida, sendo essa distensão classificada como normal, ou causada por doença abdominal ou neurológica (ou seja, anormalidade do neurônio motor superior ou inferior). Em cães saudáveis, nem sempre é possível palpar os rins. Nesses animais, o rim esquerdo é mais fácil de sentir, enquanto pode ser possível palpar apenas a porção mais caudal do rim direito, ou quando ele estiver aumentado ou deslocado. Nos casos de aumento bilateral, ambos os rins podem ser palpados. Em cães saudáveis, porém obesos, pode não ser possível palpar os rins. Em gatos, geralmente ambos são palpáveis. Em cães, a constatação de aumento e dor na próstata deve ser avaliada, e esses achados são acompanhados de sinais clínicos. Em animais mais velhos, é comum notar aumento simétrico das camadas de gordura e dos músculos da região lombar ("pneus"), particularmente quando estão ganhando peso. Geralmente os "pneus" são uma preocupação de proprietários de cães adultos normais e que estão apenas envelhecendo (Figura 2.44).

O exame retal é um componente da palpação do abdome caudal e deve fazer parte do exame físico de todos os cães de médio e grande porte (Figura 2.45). Enquanto se examina a região e os tecidos retais, o clínico deve avaliar o animal quanto à evidência de constipação intestinal ou de fezes duras e geralmente ressecadas (ver Capítulo 42). Esses problemas podem ocasionar dificuldade em defecar. A região perianal deve ser examinada quanto à cor das fezes, integridade do esfíncter anal e presença de tumor, bem como de hérnia perineal uni ou bilateral, particularmente quando há esforço para defecar. Hérnias perineais (Vídeo 2.19 A e B) são detectadas por meio da deflexão lateral do dedo indicador logo depois que é introduzido no reto (ou seja, não mais do que uma ou duas falanges do dedo introduzido). Se o clínico realiza uma palpação mais profunda e ultrapassa esse local, essa importante lesão pode passar despercebida. O prolapso retal deve ser diferenciado de intussuscepção ileocólica devido às diferentes etiologias e tratamentos. No prolapso não é possível passar um instrumento rombo, ou um dedo, ao longo da parte evertida do reto, além da entrada da pelve. Fístulas perianais são imediatamente detectadas no exame físico; contudo, geralmente elas são tão doloridas que é difícil examinar esse local sem que se faça, ao menos, a sedação do paciente. Massas perianais (Figura 2.46) devem ser avaliadas quanto a alterações de tamanho e aparência. Nessa etapa do exame, a cauda é avaliada quanto a lesões cutâneas e à presença de dor à rotação e extensão/dorsoflexão dessa estrutura. Animais com dor na cauda e ocasionalmente com problemas urinários e/ou no esfíncter anal devem ser examinados, tendo em mente uma possível lesão na região da cauda. Problemas neurológicos envolvendo a bexiga, o esfíncter anal e/ou a habilidade de movimentar a cauda podem estar associados a situações em que a cauda tenha ficado presa em uma porta ou tenha sido puxada agressivamente (mais comum em gatos).

Os achados de palpação retal são ainda mais importantes em cães machos mais velhos, ou quando os sinais clínicos sugerem disfunção do intestino grosso, problemas no trato urinário inferior, doenças prostáticas ou afecções ortopédicas ou neurológicas da pelve. Mesmo com o aumento do uso da ultrassonografia abdominal, a palpação ainda tem sua importância, pois lesões no canal pélvico geralmente não formam boas imagens. Anormalidades de próstata normalmente são detectadas por meio de palpação retal em todos os cães machos, exceto nos muito grandes. A palpação correta da próstata é feita com a introdução do dedo indicador de uma das mãos no reto, enquanto a outra mão faz pressão ascendente dorsocaudal na altura da porção caudal do abdome, fazendo com que a próstata seja elevada em direção ao dedo da palpação. Isso é especialmente útil na palpação de cães maiores ou quando o dedo do clínico é curto. O exame retal normal (ver Capítulo 278) revela uma próstata simétrica, bilobulada, indolor, com textura de "borracha" e com uma rafe mediana que, claramente, separa os dois lóbulos.

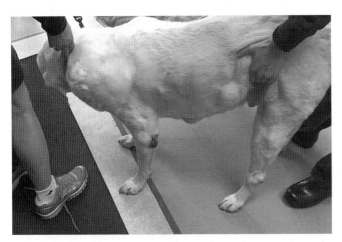

**Figura 2.44** Grandes depósitos de gordura, geralmente firmes, são observados em cães idosos com sobrepeso, podendo ser confundidos pelo proprietário com um aumento de volume ou um tumor.

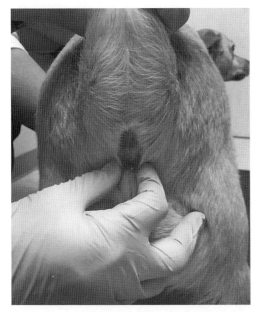

**Figura 2.45** O exame retal digital é comumente realizado como parte do exame físico, quando há razão para suspeitar de doença da próstata, do cólon ou da região perianal, bem como para examinar o esfíncter e os sacos anais. A introdução de um dedo enluvado e lubrificado deve ser feita gentilmente e limitada a uma introdução curta para avaliar os sacos anais, o reto e os tecidos perianais. A palpação além desse ponto é útil para a avaliação do cólon, da próstata e, ocasionalmente, da bifurcação da artéria aorta.

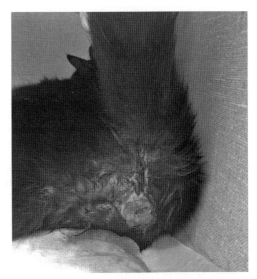

**Figura 2.46** Massas perianais provavelmente se apresentam doloridas, irritadas e geralmente cobertas com fezes, condições que dificultam o seu exame caso não sejam bem limpas. Esse gato apresenta uma massa ulcerada imediatamente ventral e no lado direito do esfíncter anal. (*Esta figura se encontra reproduzida em cores no Encarte.*)

A palpação dos tecidos circundantes não deve evidenciar dor ou irregularidades ao longo da parede do canal, ou da estrutura pélvica óssea que circunda a glândula. A uretra é um tubo achatado e delgado, geralmente palpável sob a sínfise pélvica. No caso de uretrite ou de carcinoma de célula de transição, a uretra pode estar espessada e com aspecto de corda. A rotação da mão, de modo que a palma fique voltada dorsalmente, possibilita ao clínico palpar a trifurcação aórtica e o pulso aórtico e pode, raramente, possibilitar a palpação dos linfonodos sacrais (sublombares), caso estejam muito aumentados. A rotação do pulso em outra direção (45° a 90°), após a linha média, é indicada para a identificação de massas teciduais ou outras anormalidades no canal pélvico.

Com o dedo indicador posicionado no reto, o clínico palpa os sacos anais nas posições de 4 e 8 horas para verificar se há aumento de volume. A facilidade com que eles podem ser prontamente comprimidos e o tipo de líquido liberado auxilia na avaliação das afecções dos sacos anais. Muitos clientes se preocupam consideravelmente quando os sacos anais se apresentam "cheios"; é importante identificar os problemas, caso existam. Pode ser necessário alterar o conteúdo de fibra na dieta de alguns cães para aliviar a compressão natural dos sacos anais e facilitar o seu esvaziamento em cada movimento intestinal. Em gatos também pode ocorrer, embora raramente, doença grave nos sacos anais, e nessa espécie, assim como em cães pequenos, é mais apropriado realizar a compressão pelo lado de fora do ânus e do reto (ver Figura 2.45). O tecido retal não deve ser rugoso ou dolorido e não deve haver sangue no dedo após sua remoção do ânus. Verifique se existe muco ou manchas de sangue (vermelhas ou pretas), particularmente quando há queixa sobre a aparência das fezes.

Nos machos não castrados deve-se examinar os testículos e o escroto quanto a sinais de dor, lesões cutâneas e alteração na forma e tamanho dos testículos. O escroto de um macho castrado deve ser examinado, verificando se há massas e ulcerações. A presença de apenas um ou a ausência de ambos os testículos em um macho não castrado é um importante achado diagnóstico. Retenção e/ou neoplasia de um ou ambos os testículos deve ser acompanhada de sinais clínicos por ocasião da chegada para a consulta. No exame de filhotes, a presença ou ausência dos testículos pode indicar um defeito congênito, e esse fato deve ser relatado ao proprietário, pois pode ser necessário rever o acordo de compra. É importante observar se há um testículo na região inguinal, pois nesse caso o animal não pode participar de exposições, tampouco atuar como reprodutor; ademais, pode ser infértil. A explicação desse achado ao proprietário do filhote é relevante, particularmente se o animal foi adquirido com propósito de criação.

Em fêmeas, o exame da região vulvar é importante para determinar a presença de secreção, o ciclo estral ou a presença de lesões cutâneas que possam ser responsáveis por lambedura ou irritação da região caudal. O questionamento do proprietário quanto à data do último cio pode gerar informações confiáveis e relevantes quanto à possibilidade de pseudociese ou piometra (é importante lembrar que nem toda fêmea castrada pode ter sido completamente castrada, e a ocorrência de ciclo estral ou de piometra de coto uterino permanece como diagnóstico diferencial até que se prove o contrário). A coleta de material por meio de suabes vaginais é uma maneira rápida e fácil de avaliar o estado da mucosa e determinar a presença de pus ou hemácias no canal, bem como a condição hormonal da cadela. O exame da região externa (Vídeo 2.20) pode indicar a causa do odor e da irritação devido ao acúmulo de muco ou pus. As fêmeas normalmente toleram uma palpação vaginal digital gentil, independentemente de serem castradas ou do estágio do ciclo estral. Contudo, em cadelas saudáveis castradas, a palpação vaginal não é um componente de rotina do exame físico. Algumas afecções podem causar dor, necessitando de contenção adicional ou sedação para a realização da palpação digital. O exame das glândulas mamárias (Vídeo 2.21) deve ser minucioso, movendo-se para cima e para baixo, em ambas as cadeias mamárias (direita e esquerda), à procura de tumores, irregularidades e evidência de qualquer aumento das glândulas. Glândulas aumentadas que produzem pequena quantidade de líquido podem sugerir falsa prenhez, gravidez recente ou infecção da glândula. Os tumores devem ser avaliados quanto ao tamanho, forma e consistência (Figura 2.47), para efeitos comparativos quando forem novamente examinados na próxima consulta. No caso de tumefações quentes, ulceradas ou de crescimento rápido, deve-se considerar a possibilidade de remoção cirúrgica.

Antes do exame dos membros, particularmente em casos de claudicação, o veterinário avalia a mobilidade e a flexibilidade da cabeça e do pescoço (ver Capítulo 259 e Vídeo 2.22 A e B). Algumas anormalidades cervicais, particularmente em cães de grande porte, podem dificultar a extensão do pescoço, sem que haja menção a sinais de gemido agudo de dor, claudicação e indisposição. Problemas intermitentes ou recorrentes podem não ser imediatamente evidentes no exame físico. Cães difíceis de examinar, ou animais que apresentam condições dolorosas agudas, podem ser melhor avaliados após a sedação consciente.

Dor nos membros pélvicos, fraqueza e incoordenação podem ser sinais de doenças musculoesqueléticas ou neurológicas, tais como afecções cervicais, toracolombares e lombossacras. O exame físico deve incluir a compressão dos tecidos ao longo da coluna vertebral e da região lombossacra (Vídeo 2.23 A a D). Isoladamente, a presença de sensibilidade pode não ser adequada para realizar o diagnóstico, podendo apenas indicar uma dentre as várias condições incluídas na lista de diagnósticos diferenciais. Alterações neurológicas, inclusive tônus postural, déficit de propriocepção consciente ou atrofia muscular, auxiliam na avaliação da doença (Figura 2.48; ver também Capítulo 259 e Vídeo 2.23).

A avaliação e o exame dos membros, incluindo pulso femoral bilateral, linfonodos, articulações, coxins plantares e regiões interdigitais, podem revelar importantes indícios da presença de uma anormalidade clínica. Doenças articulares, geralmente silenciosas ou não tão prontamente evidentes, são facilmente negligenciadas, a não ser que se dedique atenção especial a tumefação ou desconforto articular (Figuras 2.49 e 2.50). O Capítulo 253 contém um resumo do exame ortopédico,

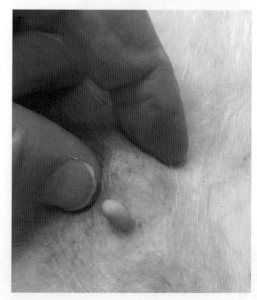

**Figura 2.47** Deve-se realizar o exame de cada glândula mamária e das cadeias direita e esquerda de mamas, em sua totalidade; verifique se há tumores e avalie a consistência, o tamanho e qualquer ulceração presente. O tamanho e a aparência devem ser anotados no prontuário para efeitos comparativos na próxima consulta. Esse nódulo firme e irregular é mensurado e os dados anotados no prontuário. (*Esta figura se encontra reproduzida em cores no Encarte.*)

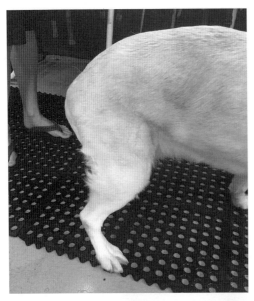

**Figura 2.48** O paciente apresenta evidências de dor, dificuldade em caminhar e fraqueza no membro pélvico. A sua postura corporal (arqueamento do dorso – cifose) sugere dor nos membros ou na coluna. Há dor profunda, bem como o reflexo patelar e o reflexo de retirada da pata. O paciente é um candidato a exame neurológico e ortopédico minucioso, a fim de estabelecer a lista de diagnósticos diferenciais.

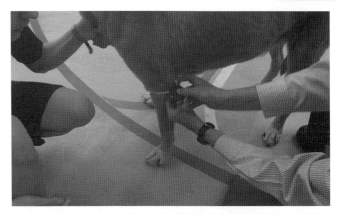

**Figura 2.50** A mensuração de uma articulação com aumento de volume, comparando-a com aquela do membro contralateral pode auxiliar no monitoramento da progressão da doença e, também, ajuda a mostrar ao proprietário o tamanho inicial desproporcional da articulação. É mais provável que o monitoramento pelo proprietário seja mais bem-sucedido quando, por si só, eles conseguem reconhecer a diferença do tamanho da articulação.

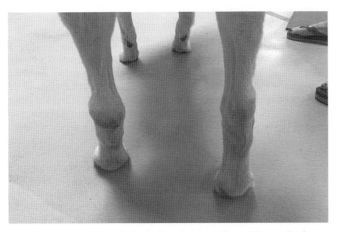

**Figura 2.49** O inchaço articular pode estar associado a uma ou múltiplas articulações. O inchaço da articulação do tarso esquerdo envolve uma gama de diagnósticos diferenciais e deve ser abordado como tal, a não ser que uma causa óbvia seja identificada por ocasião do exame físico (ver Capítulo 15). A articulação da foto estava aumentada, firme, fria e com dor mínima à palpação, devido a artrite crônica acompanhada de doença articular degenerativa. A descoloração dos pelos infere que o cão está lambendo esse local há tempos, sugerindo a presença de um desconforto sensorial.

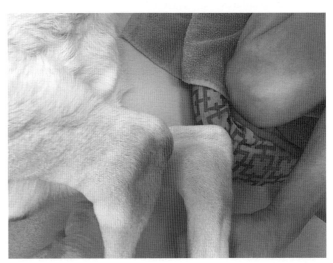

**Figura 2.51** A discrepância de tamanho da articulação do tarso esquerdo, comparativamente à do direto, fornece ao clínico evidências da localização mais provável da lesão. Da mesma maneira, a atrofia da massa muscular de um dos lados do corpo, quando comparada ao outro, pode indicar desuso ou subuso devido a dor, lesão nervosa ou desconforto.

juntamente com figuras que mostram as deformidades esqueléticas mais comuns. O clínico deve flexionar os carpos, com pressão moderada, para avaliar se há sinais de dor articular que, de outra maneira, não seriam reconhecidos. Animais com sintomas inespecíficos, especialmente aqueles sugestivos de dor intermitente no pescoço e no dorso, podem, na verdade, ter poliartrite (ver Capítulos 15 e 203). É importante inspecionar os gatos sintomáticos fora de suas gaiolas, no chão, em um ambiente à prova de fugas. Muitos gatos não deambulam na clínica, e pode ser uma boa ideia sugerir que o proprietário filme a anormalidade em casa, onde o gato é menos propenso a permanecer parado (Vídeo 2.24). Inchaço, calor e dor em uma ou mais articulações podem explicar muitos sintomas, inclusive claudicação, indisposição e febre. O inchaço do tecido subcutâneo periférico adjacente justifica uma avaliação adicional. As claudicações dolorosas, ou que poupam o membro, indicam ao clínico o membro acometido. O exame minucioso dos membros para avaliar hipertermia, pulso ou inchaço pode fornecer um indício direto da causa da claudicação. No caso de embolismo arterial, a embolização normalmente é acompanhada de dor, em contraste à paresia aguda por embolismo fibrocartilaginoso (EFC). A constatação de disparidade entre as circunferências das articulações e dos músculos do membro pélvico, ou a presença de atrofia de músculos dos ombros ou da escápula, pode auxiliar na identificação mais rápida da causa da claudicação (Figura 2.51).

A palpação profunda do tecido ósseo fornece informações relevantes tanto de problemas médicos como ortopédicos. É importante levar em consideração a saúde e a idade do animal, pois algumas afecções são específicas de cães jovens em fase de crescimento (panosteíte), enquanto outras serão esperadas em cães mais idosos e com sobrepeso (ruptura do ligamento cruzado cranial, osteoartrite, tumor ósseo) (ver Capítulo 353). Apesar da necessidade de avaliação geral das articulações sempre que há claudicação, a palpação das articulações deve ser realizada com a percepção de que os problemas podem não ser reconhecidos sem o emprego de sedação consciente ou anestesia geral. A palpação de gatos é mais fácil do que a de cães, sendo que o exame de cães de grande porte pode ser difícil sem sedação. Antes da sedação e dos procedimentos clínicos, é importante fazer o animal caminhar, a fim de avaliar dor, claudicação ou déficit proprioceptivo durante a marcha ou trote (ver Vídeo 2.5). Pode ser útil discutir os benefícios da sedação ou anestesia com o proprietário, para realização de um exame físico mais minucioso, bem como de radiografias ou punção articular (artrocentese) (ver Capítulos 15 e 94). A palpação dos quadris e a avaliação para afecções coxofemorais devem distinguir essas doenças daquelas de origem lombossacra ou de joelho. Sinal de gaveta positivo e estalos indicam doenças no joelho, tais como ruptura do ligamento cruzado, entorse e ruptura de menisco. Pode ser necessária a sedação do animal para realizar uma avaliação mais minuciosa desses achados. Quando são realizadas radiografias de um membro, o clínico deve ter o benefício de examinar ambos os membros, avaliando a relevância das alterações observadas mediante a comparação da assimetria. Alguns problemas ortopédicos, incluindo afecções de patela em cães de pequeno e médio porte, geralmente são detectados sem sedação (ver Vídeo 2.22).

Nenhum exame da claudicação é completo sem a avaliação dos coxins plantares e da região interdigital. É de importância primordial o exame cuidadoso desses tecidos à procura de lesões infiltrativas, corpo estranho, cisto interdigital, tumor ou lesão nos coxins (Figura 2.52). Unhas muito compridas, algumas vezes tão longas que se curvam e penetram na pele, podem causar claudicação significativa, facilmente tratada por inspeção e corte das unhas.

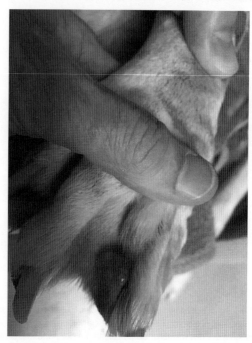

**Figura 2.52** Foi detectada uma pequena lesão no coxim plantar desse cão da raça Boxer. Sempre que há claudicação de origem não conhecida, deve-se considerar a possibilidade de presença de cistos interdigitais ou no coxim plantar, lesões granulomatosas, neoplasias, úlceras e corpos estranhos. (*Esta figura se encontra reproduzida em cores no Encarte.*)

## COMPLEMENTAÇÃO DO EXAME FÍSICO

Cada hospital tem o seu próprio conjunto de formulários digitais ou em papel. Esse é o momento de completar uma ficha clínica bem elaborada. O tradicional método "SOAP" (subjetivo, objetivo, avaliação e planejamento) fornece a todo o hospital o registro dos achados no exame físico, do histórico clínico e do planejamento das próximas ações relacionadas com os cuidados com o animal.

Nenhum exame físico é finalizado sem que os resultados estejam listados no prontuário clínico e sejam avaliados. O veterinário deve registrar na ficha clínica as suas recomendações, para o acompanhamento do caso. É nesse momento que o cliente pode, mais uma vez, participar. O veterinário pode resumir os achados, anotar os pontos pertinentes e explicar quais cuidados podem ser adotados. Anotar isoladamente os achados, sem recomendar um plano de ação futura, não completa o processo. O clínico também deve anotar na ficha clínica, além dos achados objetivos e subjetivos, as prováveis exclusões e tentativas de avaliação clínica. O diagnóstico definitivo deve ser estabelecido nesse momento, mas a identificação dos excluídos auxilia a retratar um processo de raciocínio em desenvolvimento. O proprietário deve ser informado sobre a possível duração da ação, as vantagens e desvantagens de cada uma e o custo estimado de tal procedimento. Caso o prognóstico seja potencialmente ruim ou reservado, esse é o momento para o veterinário discutir isso com o proprietário. Clientes que "falham" em ouvir notícias ruins podem ficar muito surpresos ao ver que o veterinário escreveu a discussão sobre isso na ficha clínica uma ou mais vezes no curso da manutenção dos registros. Desde o princípio, a discussão regular dos achados relevantes com o proprietário assegura uma melhor comunicação entre o veterinário e o cliente. No planejamento, o veterinário deve identificar a duração da ação a ser seguida, de modo que ele ou outro veterinário possa continuar o processo de exame, em etapas, caso isso seja aceito pelo proprietário. Do ponto de vista médico-legal, é necessário manter o proprietário informado e atualizado para a manutenção de uma boa relação e comunicação entre o clínico e o cliente.

# CAPÍTULO 3

## Genética Básica

Kathryn M. Meurs e Joshua A. Stern

A genética de cães e gatos é um campo em rápido crescimento. Os genomas de cães e gatos são recursos facilmente acessíveis, e outras ferramentas genéticas, como a extração de ácido desoxirribonucleico (DNA), a reação em cadeia de polimerase, a associação genômica ampla e o sequenciamento de genoma completo, são agora usadas rotineiramente no estudo de doenças genéticas nessas espécies. O foco deste capítulo é o conhecimento genético básico relevante para o clínico de pequenos animais.

## TERMINOLOGIA GENÉTICA IMPORTANTE

A compreensão e a utilização total da genética em medicina veterinária exigem o conhecimento de alguns termos genéticos comuns.

*Alelo*: uma das diversas formas do mesmo gene.
*Fenótipo*: corresponde às características observáveis de um animal, decorrentes da interação de sua constituição genética com o meio ambiente. Em medicina veterinária, o fenótipo pode ser considerado afetado ou normal.
*Genótipo*: a constituição genética de um indivíduo.
*Heterozigoto*: o indivíduo que apresenta duas cópias diferentes (alelos) de um gene para uma característica ou uma doença específica. Um dos dois alelos geralmente é o tipo selvagem (normal).
*Homozigoto*: o indivíduo que apresenta duas cópias idênticas de um gene para uma característica ou uma doença específica.
*Poligênico*: doença ou característica causada pela interação de dois ou mais genes.
*Tradução*: a segunda etapa da expressão gênica, na qual o RNA é decodificado para a formação de aminoácidos.
*Transcrição*: a primeira etapa da expressão gênica, na qual o DNA é transcrito em ácido ribonucleico (RNA).

## DNA EM PROTEÍNA

A dupla hélice do DNA é composta por sequências específicas de quatro nucleotídios, adenina (A), guanina (G), citosina (C) e timina (T), dispostas de modo a formar as regiões codificadoras e não codificadoras do genoma. Os processos que levam à expressão gênica de uma sequência de DNA são a transcrição de DNA em RNA e, então, a tradução do RNA para a geração de polipeptídios e proteínas. Os processos são complexos e os erros de transcrição e tradução ocorrem apesar da existência de sistemas para detecção e correção de muitos deles antes da produção de uma proteína anormal.

Os genes são as regiões do DNA que codificam a produção de polipeptídios. Os genes apresentam regiões codificadoras (éxons) e regiões não codificadoras (íntrons, regiões não traduzidas). Além disso, há regiões que regulam o processo de transcrição. Os éxons são separados por regiões intrônicas não codificadoras que podem apresentar áreas de regulação, denominadas acentuadoras (acentuassomos) e silenciadoras. Uma das áreas mais importantes de regulação é a região promotora, na extremidade 5' do gene, que auxilia o início do processo de transcrição. Em cães e gatos, a região promotora de muitos genes ainda não foi completamente definida, e somente uma região geral pode ser assumida. Embora promotores, íntrons e regiões não traduzidas tenham funções importantes, a maioria das variantes do DNA (mutações) de relevância clínica no genoma foi identificada em regiões exônicas. É muito provável que mais variantes causadoras de doença sejam encontradas nessas outras regiões.

A tradução do RNA em produto proteico é auxiliada pelos ribossomos, que fazem a leitura do RNA (RNA mensageiro [mRNA]) como um códon de três nucleotídios. Cada códon de três nucleotídios codifica a produção de um aminoácido específico que é adicionado a uma cadeia polipeptídica para formar a proteína. O primeiro aminoácido traduzido por um ribossomo é chamado códon "de início" e, em eucariotos, quase sempre produz o aminoácido metionina. O códon "de parada" é aquele que sinaliza o final da tradução e tipicamente é um dos seguintes: TAG, TAA ou TGA.

Como já mencionado, o sistema de replicação e transcrição do DNA é bastante intrincado, mas erros ocorrem. Muitos desses erros são identificados e reparados; no entanto, caso não sejam corrigidos, o DNA pode conter um nucleotídio incorreto (ou, em alguns casos, uma deleção ou inserção), o que leva à tradução em um aminoácido errado. Embora a sequência de aminoácidos de uma proteína seja muito específica, algumas de suas regiões têm maior variabilidade, e a substituição do aminoácido correto por outro de tamanho e polaridade similares pode ser muito bem tolerada. Assim, muitos erros no DNA que resultam na produção de uma variante e em alteração do aminoácido sintetizado não prejudicam o indivíduo. No entanto, uma variante do DNA que codifique um aminoácido de tamanho, polaridade ou outra característica muito diferente pode alterar o produto proteico de modo significativo, bem como prejudicar as células no órgão de interesse e alterar o fenótipo do animal para aquele de uma doença ou anomalia genética. As variantes de DNA que alteram o aminoácido para outro de estrutura, tamanho ou polaridade muito diferente ou que causam desenvolvimento ou perda de um códon de parada ou de início geralmente têm relevância clínica.

### Genoma canino

O cão tem 38 pares de cromossomos autossômicos (autossomas) e um par de cromossomos sexuais. A sequência do genoma canino foi obtida de uma única fêmea da raça Boxer e determinada pela primeira vez em 2005.[1] Tem cobertura de 7,5X, o que significa que cada nucleotídio foi sequenciado, em média, 7,5 vezes para determinação de sua identidade. Quanto maior a cobertura (ou seja, quanto maior o número), maior a probabilidade de acurácia da sequência. O genoma canino é um recurso excelente para estudo da genética dos cães; porém, por ser uma sequência baseada em uma única fêmea com cobertura relativamente baixa (7,5X), outras amostras são sempre analisadas como controles normais durante a realização dos estudos genéticos. A versão mais atual do genoma canino pode ser consultada em *sites* como UCSC Genome Browser[2] e Ensembl Genome Browser.[3]

### Genoma felino

O gato apresenta 18 pares de cromossomos autossômicos e um par de cromossomos sexuais. A sequência do genoma felino foi obtida de um gato abissínio da University of Missouri, EUA, em

2006.[4] A versão mais recente é conhecida como felcat5 e apresenta cobertura 2X.[5] O menor grau de cobertura no gato indica o estado inferior de desenvolvimento do genoma felino. Os recursos genômicos para estudos nessa espécie ainda são menores do que aqueles disponíveis para a pesquisa genética em cães. A versão mais atual do genoma felino também está disponível para avaliação em *sites* de pesquisa como UCSC Genome Browser[5] e Ensembl Genome Browser.[3]

Um aspecto exclusivo do genoma felino é seu sistema de nomenclatura. Enquanto os cromossomos caninos e humanos são numerados de maneira consecutiva, começando em 1, os cromossomos felinos são numerados de A a F, da seguinte maneira: A1, A2, A3, B1, B2, B3, B4, C1, C2, D1, D2, D3, D4, F1 e F2.

## MODOS DE HERANÇA

O entendimento do modo de herança das doenças familiares em cães e gatos pode trazer informações clínicas importantes e orientar as decisões reprodutivas mesmo na ausência de identificação de uma mutação genética para o distúrbio em particular. Dentre as doenças identificadas com modo de herança conhecido, a maioria é relatada como de característica autossômica recessiva.[3] As características autossômicas recessivas não são evidentes, a não ser que o indivíduo apresente duas cópias da variante da doença (homozigoto). De modo geral, essas características não são observadas em uma família, a não ser que dois carreadores silenciosos sejam inadvertidamente acasalados. A alta frequência de características autossômicas recessivas nas populações de animais de companhia provavelmente é uma tentativa consciente dos criadores entusiastas de animais de companhia de eliminar as características óbvias de doenças e demonstra as complicações associadas ao uso desse procedimento para reduzir anomalias que envolvem carreadores silenciosos.[2]

A melhor maneira de determinar o modo de herança de uma doença é o planejamento de experimentos reprodutivos prospectivos e o acasalamento de animais sabidamente acometidos e não acometidos, de histórico genético conhecido, para análise dos resultados obtidos. No entanto, esse tipo de estudo reprodutivo raramente é prático, visto que resulta na produção intencional de animais com doença conhecida. Uma abordagem mais simples, que frequentemente dá uma boa ideia geral sobre o modo de herança em determinada linhagem de animais, é a avaliação cuidadosa dos heredogramas, desde que a doença (fenótipo) tenha sido determinada de maneira acurada.

Se o modo de herança de uma doença for compreendido, pode ser elaborado um bom plano reprodutivo que realmente reduza a frequência da doença familiar antes mesmo da identificação de uma mutação. Os modos de herança mais comuns em animais de companhia são autossômicos dominante, autossômico recessivo, recessivo ligado ao cromossomo X e poligênico.

### Herança autossômica recessiva

As características autossômicas recessivas são carreadas em autossomos (cromossomos autossômicos) e não são evidentes a não ser que o indivíduo apresente duas cópias da variante da doença (homozigoto). Os heredogramas dos animais com característica autossômica recessiva geralmente seguem um padrão em que a doença parece "pular" uma geração, visto que os pais podem carrear a característica, mas não a apresentar se tiverem somente uma cópia da variante da doença (heterozigoto). Machos e fêmeas devem ser igualmente acometidos (Figura 3.1). Com frequência, menciona-se um exemplo no qual o acasalamento de dois indivíduos clinicamente normais gera filhotes com a característica. De modo geral, a proporção de filhotes acometidos após o acasalamento de dois genitores normais (carreadores silenciosos) deve corresponder a aproximadamente 25% da prole. Por fim, se dois animais acometidos forem acasalados, todos os filhotes devem apresentar a característica.

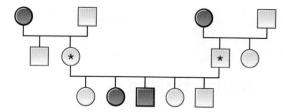

**Figura 3.1** Imagem do heredograma de uma característica autossômica recessiva. O acasalamento de dois carreadores aparentemente silenciosos ocasiona a doença, com cerca de 25% de prevalência. Neste diagrama, os círculos representam as fêmeas e os quadrados, os machos. Os símbolos brancos são os indivíduos não acometidos e os símbolos pretos são os acometidos. (*) Indica um carreador silencioso dessa doença.

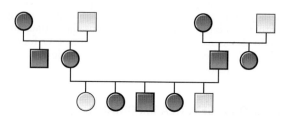

**Figura 3.2** Imagem do heredograma de uma característica autossômica dominante. Os indivíduos acometidos precisam de apenas uma cópia do gene anormal para manifestarem a doença. A doença não "pula" gerações. O acasalamento de dois animais heterozigotos para a característica gera indivíduos afetados e não afetados. Neste diagrama, os círculos representam as fêmeas e os quadrados, os machos. Os símbolos brancos são os indivíduos não acometidos e os símbolos pretos são os acometidos.

Com frequência, essas doenças se tornam clinicamente aparentes em famílias consanguíneas, nas quais o risco de acasalamento inadvertido de dois carreadores silenciosos da mesma característica é maior. Em caso de possível existência de uma característica autossômica recessiva em uma linhagem, o acasalamento com um membro de uma família não relacionada deve reduzir o risco de acasalamento de um carreador silencioso e o nascimento de novos animais acometidos.

O modo de herança autossômica recessiva é o mais comumente identificado em gatos e cães.[3] Exemplos de doenças e transtornos herdados como características autossômicas recessivas em medicina veterinária são nefrite (síndrome de Alport), em cães da raça Cocker Spaniels Inglês, colapso induzido por exercício na raça Labrador Retriever e atrofia muscular espinal em gatos.[6-9] A cistinúria canina pode ser herdada como característica autossômica recessiva (cães da raça Labrador Retriever) e autossômica dominante (cães da raça Australian Cattle), dependendo da raça.[10]

### Herança autossômica dominante

As características autossômicas dominantes também são carreadas em autossomos e são clinicamente evidentes mesmo quando apenas uma cópia do gene apresenta a variante da doença (heterozigoto). A avaliação dos heredogramas de animais acometidos deve identificar um número razoavelmente igual de machos e fêmeas afetados. Além disso, todos os indivíduos acometidos devem apresentar pelo menos um pai acometido, já que não há carreadores silenciosos. Os animais com a característica podem ser heterozigotos ou homozigotos para a variante da doença, embora, de modo geral, não seja possível determinar quem é quem por meio do heredograma (Figura 3.2).

Exemplos de doenças e anormalidades herdadas como características autossômicas dominantes em medicina veterinária são doença renal policística, distrofia de retina em gatos abissínios e cardiomiopatia dilatada em cães da raça Doberman Pinscher.[11-13] Como já mencionado, a cistinúria canina pode ser herdada como características autossômica recessiva (cães Labrador Retriever) e autossômica dominante (cães Australian Cattle), dependendo da raça.[10]

## Herança ligada ao cromossomo X

As características ligadas ao cromossomo X são carreadas por esse cromossomo. Em medicina veterinária, embora essas características possam ser dominantes e demonstradas mesmo quando a variante é carreada apenas em um cromossomo X, elas são quase sempre recessivas. As características recessivas ligadas ao cromossomo X somente são aparentes em fêmeas caso a variante da doença seja carreada nos dois cromossomos X. Como os machos têm apenas um cromossomo X, eles apresentam a característica mesmo que esteja em seu único cromossomo X. Assim, os heredogramas das características recessivas ligadas ao cromossomo X geralmente mostram a predominância dos machos acometidos, visto que precisam apresentar a característica apenas em seu único cromossomo X. As fêmeas são, mais frequentemente, carreadoras silenciosas da doença, visto que tendem a apresentar a variante anormal em apenas um de seus cromossomos X. Os heredogramas dos animais com características ligadas ao cromossomo X geralmente mostram muito mais machos acometidos do que fêmeas. Além disso, o acasalamento de um macho acometido com uma fêmea normal pode gerar fêmeas não afetadas que são carreadoras silenciosas. Os machos acometidos nunca transmitem a doença a seus filhos porque não transferem o cromossomo X para filhotes do sexo masculino (Figura 3.3).

As características ligadas ao cromossomo X são muito menos comuns em medicina veterinária, mas um exemplo é a miopatia miotubular ligada ao cromossomo X, em cães da raça Rottweiler.[14]

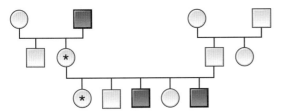

**Figura 3.3** Imagem do heredograma de uma característica recessiva ligada ao cromossomo X. Um macho acometido transmite o cromossomo X para suas filhas, que passam a ser carreadoras silenciosas da característica. Durante o acasalamento, o cromossomo X que apresenta o gene anormal pode ser transferido para parte dos filhotes machos, que apresentarão a característica. Neste diagrama, os círculos representam as fêmeas e os quadrados, os machos. Os símbolos brancos são os indivíduos não acometidos e os símbolos pretos são os acometidos. (*) Indica um carreador silencioso dessa doença.

## Herança poligênica

Os modos de herança já discutidos são geralmente usados para descrever doenças causadas pelo efeito de um único gene (doenças monogênicas). No entanto, há muitas doenças e transtornos familiares em medicina veterinária que foram caracterizados como poligênicos, o que sugere a influência simultânea de pelo menos dois genes na indução do quadro clínico. As características poligênicas são muito frustrantes para clínicos e geneticistas, porque é difícil identificar os genes específicos relevantes e o modo como atuam, simultaneamente, para ocasionar a doença. É igualmente complicado aconselhar os criadores acerca da eliminação de uma característica multifatorial sem o risco de remover outras características positivas da raça. A falta de conhecimento dos genes envolvidos em doenças poligênicas dificulta a elaboração de recomendações reprodutivas específicas.

Um exemplo de característica poligênica em cães é a displasia coxofemoral.[15]

## TESTE DE DNA

Atualmente, a tecnologia moderna e os maiores recursos genéticos possibilitam ao veterinário não apenas o estudo de heredogramas, mas também a análise dos cromossomos e do DNA de seus pacientes. A avaliação do cromossomo e do DNA das características genéticas pode ser realizada em diversas amostras, como pelos, suabes bucais, sangue (obtido em ácido etilenodiamino tetra-acético [EDTA] ou em heparina), sêmen e tecidos, entre outras. A escolha da amostra depende da avaliação clínica necessária. Por exemplo, a avaliação cromossômica de um animal com infertilidade deve ser realizada em amostras de sangue obtido em heparina ou EDTA. O teste de paternidade ou a detecção de uma mutação genética específica para identificar o genótipo de um animal quanto à característica geralmente requer apenas pequena quantidade de DNA, que pode ser obtida em amostra bucal ou de pelos. A participação de um indivíduo em uma pesquisa sobre a identificação de mutações requer grande quantidade de DNA, mais facilmente obtida em uma amostra de sangue.

## REFERÊNCIAS BIBLIOGRÁFICAS

*As referências bibliográficas deste capítulo se encontram online no Ambiente de Aprendizagem.*

# CAPÍTULO 4

# Genômica Clínica

Kathryn M. Meurs e Joshua A. Stern

A genética médica canina e felina é um campo em rápido crescimento. A primeira mutação causadora de doença em cães descrita ocorreu em um único par de bases do gene do fator IX e causou hemofilia em um cão Cairn Terrier.[1,2] Essa descoberta foi feita por Evans *et al.* em 1989. Nos últimos 26 anos, mutações importantes foram identificadas em 186 doenças de cães e 49 doenças de gatos.[3] Mais 104 doenças mendelianas foram registradas em cães e gatos, embora as mutações responsáveis ainda não tenham sido identificadas. O Dr. Don Patterson, um dos verdadeiros pais da genética veterinária, sugeriu que a crescente importância da genética clínica em medicina veterinária nos últimos 20 anos não se deve ao súbito aumento da incidência de doenças genéticas. Segundo ele, o desenvolvimento de antibióticos, anti-helmínticos, vacinas mais efetivas e dietas de melhor qualidade nos últimos 50 anos ocasionou grande redução na prevalência de doenças associadas a causas ambientais.[2] Isso, junto com a maior acessibilidade aos genomas canino e felino e aos recursos para estudos genéticos nessas espécies, possibilitou o emprego da genética clínica como parte importante da clínica veterinária. O foco deste capítulo é o conhecimento genético básico relevante para o clínico de pequenos animais.

## TERMINOLOGIA GENÉTICA IMPORTANTE

A compreensão e a utilização total da genética em medicina veterinária requerem o conhecimento de alguns termos genéticos comuns.

*Alelo*: é uma das diversas formas do mesmo gene.

*Cariotipagem*: é a avaliação do número e da morfologia dos cromossomos (Figura 4.1).

*Citogenética*: é o estudo de cromossomos normais e anormais. Mais frequentemente, uma avaliação do número ou da morfologia dos cromossomos.

*Expressão*: é a variação nas manifestações clínicas da doença genética. As doenças genéticas com expressão variável podem apresentar diferentes níveis de gravidade, mesmo em indivíduos com a mesma variante da doença.

*Fenótipo*: são as características observáveis de um animal decorrentes da interação de sua constituição genética com o meio ambiente. Em medicina veterinária, o fenótipo pode ser considerado afetado ou normal.

*Genótipo*: é a constituição genética de um indivíduo.

*Heterozigoto*: é o indivíduo que apresenta duas cópias diferentes (alelos) de um gene para uma característica ou doença específica. Geralmente, mas nem sempre, um dos dois alelos é o tipo selvagem (normal).

*Homozigoto*: é o indivíduo que apresenta duas cópias idênticas de um gene para determinada característica ou doença específica.

*Mutação missense*: é a alteração de um único nucleotídio que ocasiona a síntese de um aminoácido diferente daquele tipicamente observado.

*Mutação nonsense*: é a alteração de um único nucleotídio que provoca o desenvolvimento de um códon de parada prematuro.

*Penetrância*: é a proporção de indivíduos com o gene da variante que desenvolvem a doença. Na doença com penetrância incompleta, alguns indivíduos com o gene da variante (mutante) não a apresentam.

*Polimorfismo*: são variantes de um único par de bases de ocorrência natural na sequência de ácido desoxirribonucleico (DNA), sem efeitos adversos no animal; geralmente é observado em pelo menos 5% da população.

*Tipo selvagem*: é a cópia (alelo) mais comum do gene, tipicamente encontrada em indivíduos normais.

## GENÉTICA CLÍNICA

As doenças e anormalidades genéticas do desenvolvimento são comumente causadas por importantes modificações na estrutura cromossômica (deleções; rearranjos cromossômicos) ou variantes menores de DNA (deleções, inserções ou alteração do DNA).

### Citogenética

Citogenética é o estudo das quantidades e morfologias de cromossomos normais e anormais. Cariótipo é o número e a aparência estrutural dos cromossomos em uma célula. Cariograma é a imagem dos cromossomos na célula que possibilita a avaliação para detecção de anormalidades cromossômicas, inclusive duplicações e rearranjos (Figura 4.1). Em seres humanos, esses tipos de alterações cromossômicas foram associados a problemas clínicos, como defeitos cardíacos e neurológicos congênitos, desenvolvimento sexual anormal, infertilidade e aborto espontâneo.[4] A cariotipagem também é útil no estudo de células neoplásicas, a fim de detectar anomalias cromossômicas específicas exclusivas de alguns tipos de câncer.

Em medicina veterinária, a análise citogenética dos cromossomos ainda é bastante limitada. Seu uso mais frequente é na avaliação de animais com doenças reprodutivas ou neoplásicas. As anomalias cromossômicas de cães e gatos foram associadas à infertilidade e ao desenvolvimento de genitália externa anormal.[4-6] Avaliou-se o cariótipo de um gato macho com pelame de padrão tipo casco de tartaruga e detectou-se um cromossomo X extra.[7]

Estudos oncológicos usam a análise citogenética para detectar aberrações no número e na estrutura dos cromossomos de células neoplásicas, os quais podem melhorar a compreensão acerca de etiologia, prognóstico e probabilidade de resposta terapêutica dos cânceres em cães.[8]

Atualmente, a análise citogenética na clínica de cães e gatos é mais importante para avaliar os transtornos do desenvolvimento sexual e deve ser realizada em casos de anomalias sexuais ou infertilidade. No entanto, no futuro, é provável que essa técnica tenha importância crescente no entendimento geral das doenças oncológicas, neurológicas e cardiovasculares.

Nos EUA, a análise citogenética e sua interpretação podem ser disponibilizadas por médicos-veterinários que atuem em diferentes laboratórios de diagnóstico, utilizando pequena amostra de sangue, com custo de 300 a 500 dólares.

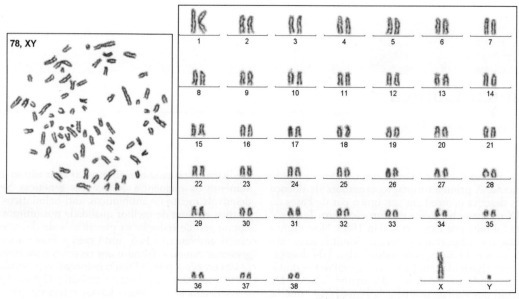

**Figura 4.1** Cariograma normal de um cão saudável. Note os 38 pares de autossomos e os cromossomos X e Y.

## Variantes de DNA

As doenças familiares e as anomalias do desenvolvimento também podem ser causadas por variantes genéticas no DNA, que podem incluir alteração em um único par de bases ou em pequena inserção ou deleção. No entanto, normalmente há prevalência significativa desse tipo de variação genética no DNA sem causar qualquer doença específica. Os polimorfismos são variantes de ocorrência normal em um único par de bases que não causam efeitos adversos no animal e geralmente são observados em pelo menos 5% da população. Pode ser difícil determinar se uma variante de DNA é um polimorfismo ou a real responsável por uma doença ou anormalidade familiar. De modo geral, as variantes de DNA recém-descobertas são analisadas com cuidado para determinar se apresentam as características que provavelmente causam alterações importantes na função de um gene. Entre tais características estão as variantes de um único par de bases que ocasionam a síntese de um aminoácido diferente (mutação *missense*) (Figura 4.2), em especial se o aminoácido for altamente conservado entre as espécies, e o desenvolvimento de um códon de parada prematura (mutação *nonsense*). Outras variantes de DNA com alta probabilidade de induzir consequências funcionais importantes são as inserções ou deleções de nucleotídios, principalmente em regiões exônicas (Figura 4.3).

O campo da genética médica veterinária sofre mudanças rapidamente, e com frequência são encontradas novas variações causadoras de doença. À medida que se identificam novas variantes de DNA e sua associação com a ocorrência de alterações clínicas nas populações de cães e gatos, elas são relatadas em um ou mais dos diversos bancos de dados eletrônicos de livre acesso. Os clínicos que aconselham proprietários de animais com doenças familiares são encorajados a visitar um dos bancos de dados mencionados a seguir para obter informações mais atualizadas sobre doenças específicas.

1. *Online Mendelian Inheritance in Animals (OMIA):*[3] este banco de dados sobre herança mendeliana em animais é abrangente e oferece informações detalhadas sobre as variantes genéticas em gatos, cães, bovinos, suínos, ovinos, aves, equinos, caprinos e outras espécies. O OMIA também tem dados sobre as variantes de DNA, as evidências de sua associação com doenças e a possibilidade de realizar exames genéticos. É um excelente recurso para os veterinários que precisam fazer uma pesquisa rápida sobre a doença ou a raça do cão ou gato a fim de obter informações atualizadas sobre doenças familiares.
2. *Canine Inherited Disorders Database:*[9] este banco de dados sobre doenças congênitas de cães é mais indicado para proprietários do que para veterinários, por ser dirigido principalmente a indivíduos com pouco conhecimento médico. No entanto, ainda fornece informações genéticas importantes sobre doenças congênitas de cães e pode ser um bom recurso para os proprietários que precisam de mais informações sobre doenças familiares. Ele ainda contém listas de doenças familiares em cães e algumas informações clínicas sobre as mais comuns, em linguagem para leigos no assunto. As buscas podem ser feitas por raça e por doença. Além disso, há dados gerais sobre doenças familiares, inclusive definições genéticas básicas e recomendações de práticas reprodutivas responsáveis.
3. *Inherited Diseases in Dogs:*[10] este banco de dados também possibilita a realização de buscas e enfatiza os aspectos genéticos da doença. É destinado a pessoas com bom conhecimento em genética. Os dados genéticos são cuidadosamente examinados quanto à solidez das evidências científicas que associam a variante de DNA à ocorrência de doença.[11]

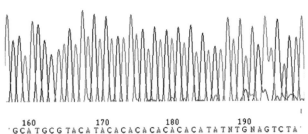

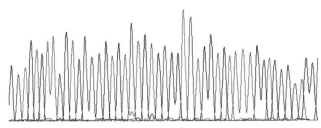

**Figura 4.2** Mutação *missense* em um gato Maine Coon com miocardiopatia hipertrófica. Note que, na *imagem superior*, a sequência de DNA sob a barra preta é GCC; porém, na *imagem inferior*, a sequência sob a barra preta mostra a variante da doença como CCC. O G foi substituído por um C, o que representa a síntese de um aminoácido diferente. (*Esta figura se encontra reproduzida em cores no Encarte.*)

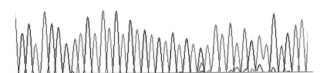

**Figura 4.3** Mutação por deleção em um cão da raça Boxer. Na *imagem superior*, a sequência sob a barra preta é de um cão normal. Na *imagem inferior*, a sequência sob a barra preta foi removida, e o restante da sequência de DNA foi deslocado para a esquerda. (*Esta figura se encontra reproduzida em cores no Encarte.*)

## FATORES QUE INFLUENCIAM A MANIFESTAÇÃO CLÍNICA DAS DOENÇAS FAMILIARES

Mais de 200 mutações genéticas (variações, deleções, inserções) foram associadas à ocorrência de doenças clínicas em cães e gatos;[3] no entanto, é cada vez mais evidente que a genética médica de cães e gatos é complexa. Nem todos os indivíduos com mutação desenvolvem doença devido à penetrância incompleta, e nem todos os que desenvolvem a doença ocasionada por uma variante de DNA conhecida a manifestam com a mesma gravidade devido à expressão variável. Muitas doenças genéticas em animais são herdadas com variabilidade de penetrância e expressividade. Uma característica de penetrância incompleta é aquela em que menos de 100% dos indivíduos com a variante da doença (mutação) a apresentam. Uma característica de expressividade variável é uma doença ou anomalia do desenvolvimento com espectro de expressão fenotípica em que alguns indivíduos são acometidos com maior gravidade do que outros. Por exemplo, alguns gatos Maine Coon com mutação para cardiomiopatia hipertrófica (A31 P) podem apresentar hipertrofia ventricular significativa e desenvolvem insuficiência cardíaca congestiva, enquanto irmãos de ninhada com a mesma mutação podem nem mesmo ter a doença. A mutação no gato Maine Coon tem penetrância incompleta e expressividade variável.[12] Outro exemplo em que a penetrância incompleta parece atuar no desenvolvimento da doença é a epilepsia canina, embora a mutação genética ainda não tenha sido identificada.[13] Os mecanismos dos fenômenos de expressividade variável e penetrância incompleta da doença são pouco entendidos, até mesmo na genética humana. É provável que modificadores ambientais e genéticos influenciem o desenvolvimento da característica associada a determinada mutação.

Penetrância e expressividade genética são conceitos essenciais que os veterinários devem entender e explicar aos proprietários. Esses conceitos ajudam a explicar por que os testes genéticos raramente respondem com clareza se o animal deve ser utilizado como reprodutor. Em muitas doenças genéticas, a existência de uma mutação causadora não indica necessariamente se o animal manifestará a doença, tampouco indica a sua gravidade. É muito importante que os proprietários e criadores entendam que nem todos os indivíduos portadores de uma mutação genética ou os filhos de pais acometidos terão a doença ou a apresentarão com a mesma gravidade. É claro que os indivíduos com a variante da doença geralmente são mais suscetíveis ao seu desenvolvimento (dependendo do modo de herança), mas não é certo se adoecerão. O entendimento das limitações e do real valor dos testes genéticos ajuda os proprietários a ter confiança nos procedimentos genéticos.

## ACONSELHAMENTO GENÉTICO

Com o crescente interesse pela genética em medicina veterinária, aumentou o desejo desse novo conhecimento na redução da prevalência de importantes doenças familiares. Após a identificação de uma mutação genética e o desenvolvimento de um exame para sua detecção, o aconselhamento de proprietários ou criadores sobre a utilização das técnicas é essencial. Embora os testes genéticos representem um grande avanço na medicina veterinária, seu uso inadequado pode prejudicar as raças envolvidas. Após o desenvolvimento de um teste genético, há um grande desejo de usá-lo para detecção da mutação causadora e imediatamente remover qualquer animal portador do grupo de reprodutores (fundo genético). A princípio, essa abordagem parece lógica, mas pode ter influência negativa relevante nas raças em geral. As raças de cães e gatos são, por definição, fundos genéticos fechados. Se o gene mutante for encontrado em 30% da população de uma raça, o que não é incomum, uma redução súbita de 30% no fundo genético pode alterar drasticamente a constituição genética da raça. Além disso, devido à penetrância incompleta e à expressão variável observadas em muitas doenças genéticas, deve-se enfatizar que nem todos os animais que apresentam mutação desenvolverão a forma clínica da doença. Esses conceitos precisam ser cuidadosamente considerados à luz da ética de continuar a produzir animais que podem carrear uma variante da doença e vir a apresentá-la. Portanto, as orientações para aconselhamento de proprietários sobre os resultados de testes genéticos precisam ser cautelosas. Para um indivíduo, essas informações podem ser usadas para orientar as decisões sobre um maior monitoramento clínico e influenciar as recomendações sobre dietas, tratamentos e até mesmo exercícios. Em termos reprodutivos, as recomendações para manter os animais portadores de variantes da doença no rebanho reprodutor devem se basear em muitos fatores, inclusive o tamanho da raça (fundo genético), o tipo de doença, o risco de que os animais gerados desenvolvam a doença causada pela mutação (penetrância) e sua provável gravidade (expressividade). Por fim, os atributos positivos do animal que podem ser transmitidos e mantidos no fundo genético devem ser considerados.

Algumas orientações e recomendações básicas para aconselhamento de proprietários sobre doenças genéticas são discutidas a seguir.

### Resultados do teste genético

#### Negativo

Esse genótipo indica que o indivíduo não carreia cópias da variante conhecida como causa da doença genética (mutação).

*Considerações para o animal individual e para a população de reprodutores*: não há considerações especiais, já que o indivíduo não desenvolve a doença nem a propaga na população.

#### Heterozigoto positivo

Esse genótipo indica que o animal tem uma cópia do gene normal (tipo selvagem) e uma cópia da variante da doença genética.

*Considerações para o animal individual*: se a doença for autossômica recessiva, esse animal nunca a desenvolverá, e não há necessidade de considerações especiais. Se a doença for autossômica dominante, o animal é sujeito à doença. Em algumas doenças, os animais heterozigotos apresentam um tipo mais brando do que os animais homozigotos e, em alguns casos (penetrância variável), nunca a desenvolvem.[14] No entanto, uma vez que o animal carreia a variante da doença e pode vir a desenvolvê-la, deve-se discutir uma estratégia terapêutica que inclua o monitoramento anual dos sinais da enfermidade e considere opções dietéticas, médicas ou de outra natureza que possam ajudar a retardar seu aparecimento. Se a doença for recessiva ligada ao cromossomo X, um macho com a variante da doença em seu cromossomo X tende a desenvolvê-la, mas uma fêmea com a variante em um cromossomo X tende a ser uma portadora silenciosa.

*Considerações para os reprodutores*: se a doença for autossômica recessiva, esse animal não desenvolverá a doença e pode ser utilizado, com segurança, em acasalamento com um indivíduo negativo para a variante da doença. É provável que tal estratégia produza animais de genótipo negativo e heterozigoto positivo, mas nenhum desenvolverá a doença. O ideal é escolher os filhotes não carreadores da mutação e com características genéticas desejáveis para a substituição do pai heterozigoto positivo, em um futuro acasalamento. Isso assegura a manutenção da diversidade genética de uma raça. Porém, esse indivíduo nunca deve ser acasalado com outro animal heterozigoto positivo, o que provavelmente geraria animais homozigotos positivos que desenvolverão a doença.

Se a doença for autossômica dominante, uma estratégia similar de reprodução pode ser considerada, acasalando um animal heterozigoto positivo com um animal de genótipo negativo. Esse acasalamento (de um heterozigoto positivo com um negativo) produz pelo menos alguns filhotes de genótipo negativo; um deles, com as características desejáveis dos pais, pode ser escolhido para substituição do pai heterozigoto positivo em futuros acasalamentos. Isso ajuda a manter os atributos positivos da raça e gradualmente reduz a prevalência da variante da doença em algumas gerações, ao mesmo tempo que mantém a diversidade da raça. No entanto, é provável que esse acasalamento também gere alguns animais heterozigotos positivos. Assim, essa estratégia tem o risco de produzir animais que poderão manifestar a doença; portanto, deve ser considerada conforme o tipo de doença que pode acometer os filhotes, sua gravidade (caso presente) nos pais heterozigotos positivos (já que, em algumas doenças, um pai com baixa penetrância da doença pode produzir filhotes em que a doença tenha baixa penetrância, ou seja, saudáveis) e a importância do animal heterozigoto positivo para a raça. Caso o animal seja excepcional por sua personalidade, saúde, inteligência ou outras características, essa abordagem pode ser usada uma ou duas vezes, na tentativa de obter um substituto de genótipo negativo.

Se a doença for recessiva ligada ao cromossomo X, um macho com a variante da doença em seu cromossomo X pode ser acasalado, com segurança, com uma fêmea negativa. Isso gera cães dos sexos masculino e feminino que não manifestam a doença. A prole masculina desse acasalamento não desenvolve a doença e não carreia a variante da doença, porque os machos não transmitem o cromossomo X para os seus filhos. Os filhotes têm o cromossomo X de sua mãe, de genótipo negativo. A prole feminina também não manifesta a doença, porque tem apenas a variante da doença em um cromossomo, e como característica recessiva; assim, precisaria apresentar a variante nos dois cromossomos X para ter a doença. No entanto, é importante ressaltar que as fêmeas que apresentam a variante da doença em um cromossomo X são carreadoras silenciosas da característica e podem gerar cães machos clinicamente acometidos, mesmo se acasaladas com um macho negativo. Dessa maneira, a prole feminina gerada por essa estratégia reprodutiva não deve ser acasalada, apesar de não manifestar a doença.

### *Homozigoto positivo*
Indica que o animal tem duas cópias da variante da doença.

*Considerações para o animal individual*: nas doenças autossômicas recessivas, autossômicas dominantes e recessivas ligadas ao cromossomo X, os animais homozigotos positivos são mais sujeitos à doença. Deve-se elaborar uma estratégia terapêutica e incluir o monitoramento anual dos sinais da doença e possíveis opções dietéticas, médicas ou de outra natureza que possam ajudar a retardar o início da enfermidade.

*Recomendações para reprodutores*: como os animais homozigotos positivos carreiam duas cópias da variante da doença, certamente a transmitem, mesmo quando acasalados com um animal de genótipo negativo. Isso mantém a variante da doença na raça. Além disso, como o reprodutor tende a apresentar a doença, o seu acasalamento pode aumentar a gravidade da enfermidade. De modo geral, os animais homozigotos positivos não devem ser usados como reprodutores.

## TIPOS DE TESTES GENÉTICOS

Muitos laboratórios de análises clínicas disponibilizam exames genéticos para várias doenças de cães e gatos. As amostras podem ser enviadas de diversas maneiras, inclusive como suabes bucais, sangue em ácido etilenodiamino tetra-acético (EDTA) e ampolas de sêmen, entre outras. Alguns laboratórios preferem enviar um *kit* específico para coleta de amostras; outros permitem que as amostras sejam enviadas diretamente pela clínica veterinária, em um tubo comum com sangue e EDTA. É importante saber qual o tipo de exame necessário, bem como sua sensibilidade e especificidade. O sequenciamento genético baseado em reação em cadeia de polimerase (PCR) ainda é um dos métodos analíticos mais confiáveis, porque possibilita que o laboratório realmente identifique a sequência de DNA do animal e detecte a variante. Esse exame ainda é um pouco mais caro e demorado do que os testes que apenas amplificam a região da variante e preveem a presença ou ausência da sequência variante ou normal (tipo selvagem), com base na cor ou fluorescência.

É importante ressaltar que, como essas doenças familiares de cães e gatos são complexas devido à penetrância incompleta, à expressão variável, aos fundos genéticos fechados e aos fenótipos variáveis, o ideal é usar um serviço de diagnóstico com estreita relação com pesquisadores que estudaram e detectaram as variantes das doenças e têm maior experiência no aconselhamento genético de proprietários de animais. Também, é possível verificar o relato da descoberta da mutação e entrar em contato com o autor do trabalho científico para solicitar uma indicação de laboratório.

## FARMACOGENÉTICA

Farmacogenética é o estudo da influência da variação genética na farmacocinética e na farmacodinâmica e dos modos como as ações e reações a fármacos variam em função da composição genética do paciente.[15,16] A farmacogenética é vista, com frequência, como um componente da medicina personalizada e indica a personalização da terapia farmacológica para um indivíduo com base em sua constituição genética. A constituição genômica do paciente pode influenciar sua capacidade de resposta a medicamentos e sua tolerância, sem efeitos colaterais significativos. Em medicina veterinária, as diferenças genéticas relacionadas com as raças podem influenciar a farmacocinética e a farmacodinâmica e sugerir a necessidade de alteração de doses conforme variações raciais ou individuais.[17] Embora esta seja uma nova área da genética clínica, alguns exemplos bem conhecidos podem ser discutidos.

### Citocromo P450
O citocromo P450 (CYP) é responsável pela metabolização de grande número de fármacos.[16] Em seres humanos, o gene 2D6 do citocromo P450 (CYP2D6) apresenta variações genéticas (polimorfismos) que são associadas a alterações na metabolização de medicamentos. Os indivíduos com uma variante genética específica são considerados maus metabolizadores, em comparação àqueles que apresentam a sequência normal (tipo selvagem). Variantes no gene 2D15 do citocromo P450 (CYP2D15) também foram identificadas em cães, e alguns animais apresentam diferentes taxas de metabolização de medicamentos.[18,19] Foi detectada uma deleção genética no gene CYP2D15 que pode estar associada à variação metabólica, embora esta relação ainda não tenha sido bem estudada.[16] É possível que tal variação genética também esteja associada à metabolização de outros fármacos, inclusive do propranolol e do dextrometorfano.[16]

### Tiopurina metiltransferase
A enzima tiopurina metiltransferase (TPMT) é importante na metabolização de diversos agentes antitumorais e imunossupressores, como a azatioprina e a 6-mercaptopurina.[20,21] Em seres humanos, as variantes desse gene estão associadas à baixa atividade enzimática e podem aumentar a toxicidade, inclusive com supressão da medula óssea.[16] Variantes genéticas também foram detectadas em cães e gatos.[16,21] Nessas espécies, a variação da atividade eritrocitária da TPMT foi associada a diferentes variantes genéticas, embora uma relação específica com qualquer variante não tenha sido identificada. Apesar da atual ausência de uma associação suficientemente clara para aplicação clínica específica, a futura triagem dessas variantes poderá determinar o nível de atividade da TPMT de um indivíduo, para ajuste da dose de medicamentos.

## P-glicoproteína

As concentrações plasmáticas e teciduais de várias substâncias são muito dependentes da atividade de transportadores.[22] A superfamília de proteínas ABC contém proteínas que utilizam trifosfato de adenosina (ATP) no transporte de substratos através de membranas biológicas.[23] A superfamília de proteínas transportadoras ABC carreia as moléculas de fármacos como seus substratos. Dois exemplos são a P-glicoproteína (P-gp) (codificada pelo gene ABCB1, anteriormente conhecido como MDR1) e a proteína de resistência ao câncer de mama (BCRP; do inglês, *breast cancer resistance protein*) (codificada pelo gene ABCG2).

Em 2001, detectou-se a deleção de quatro pares de bases no gene ABCB1 de cães da raça Collie que aumentou a sensibilidade à ivermectina.[24] A deleção provoca uma mutação por alterar a fase de leitura, o que ocasiona o desenvolvimento de um códon de parada prematuro e gera uma proteína alterada, não funcional. Estima-se que essa variante ocorra em aproximadamente 75% dos cães da raça Collie, nos EUA, e em 50% dos cães da raça Australian Shepherd. Tradicionalmente considerada um problema do cão Collie, a mutação foi detectada em várias outras raças, inclusive Australian Shepherd, Border Collie, Pastor Inglês, Pastor-Alemão e Whippet de pelo longo.[25] Os cães homozigotos para a mutação ABCB1 podem manifestar sintomas neurológicos adversos após uma única dose de ivermectina. A variabilidade de expressão de ABCB1 também pode influenciar as características farmacocinéticas de substratos da P-gp e de muitos outros fármacos, inclusive digoxina, ciclosporina A, dexametasona, opioides, fluoroquinolonas, agonistas beta-adrenérgicos, loperamida e alguns antivirais.[15,16] A P-gp também é conhecida como mediadora de muitos quimioterápicos.[26] Assim, antes da administração de quimioterápicos, como a vincristina, a doxorrubicina e a vimblastina, deve-se verificar se a raça é suscetível à mutação.

A farmacogenética ainda é uma área em franco crescimento, envolvendo pesquisas sobre a influência da constituição genética do paciente nas respostas a medicamentos cardíacos (há relatos do gene de inibidores da enzima conversora da angiotensina [IECA] e do gene da fosfodiesterase 5a [PDE5a]), quimioterápicos, anestésicos e anticoagulantes.

A genética clínica é uma área da medicina veterinária em franco desenvolvimento. Possibilita a identificação de mutações que causam doenças e a aplicação da farmacogenética. As ferramentas e as informações obtidas por meio da genética de cães e gatos são novos aspectos empolgantes da medicina veterinária.

## REFERÊNCIAS BIBLIOGRÁFICAS

*As referências bibliográficas deste capítulo se encontram online no Ambiente de Aprendizagem.*

# CAPÍTULO 5

# Medicina Veterinária Baseada em Evidências

Steven C. Budsberg

Atualmente, um dos maiores desafios enfrentados pelos médicos-veterinários responsáveis pelo atendimento primário é se manterem atualizados com relação à ampla e dinâmica base de dados do conhecimento, tentando incorporar as novas informações à sua rotina de prática diária. A medicina veterinária baseada em evidências (MVBE) oferece um conjunto de ferramentas que os veterinários podem empregar para obter informações, facilitar a tomada das melhores decisões clínicas e fornecer melhores cuidados ao paciente. A MVBE representa mudança, pois migra da tomada de decisão clínica com base em opiniões para a tomada de decisão pautada em dados. Além disso, a avaliação crítica das informações disponíveis é o seu fundamento. A MVBE atual envolve cinco elementos principais (Boxe 5.1)[1] e é definida como *uso consciente, explícito e sensato das melhores evidências atuais, associadas à experiência clínica individual e às preferências e necessidades do cliente/paciente, na tomada de decisão sobre os cuidados com o paciente.*[2]

Como mencionado anteriormente, a MVBE tem o grande potencial de melhorar os cuidados com o paciente. Experiências anteriores mostraram que, com mais conhecimento, melhores resultados são alcançados. Contudo, quando se opta por essa nova estratégia, deve-se ter cautela. É preciso estar atento ao fato de que as informações nas quais as decisões são fundamentadas nem sempre são produzidas de maneira igual e que um dado incorreto pode certamente ser pior do que não ter nenhum. É preciso sempre lembrar que as evidências obtidas quando se adota a MVBE por si só não definem as decisões, mas podem auxiliar no seu embasamento a respeito dos cuidados com o paciente (Figura 5.1).

A MVBE requer algumas habilidades específicas do clínico, inclusive eficiência na pesquisa da literatura e aplicação de regras formais de evidência no momento da avaliação da literatura clínica.[3-5] A seguir, esse processo será revisado, demonstrando como iniciar a prática de MVBE. Existem cinco etapas básicas quando se ensina ou se emprega a MVBE, conforme consta no Boxe 5.1. Contudo, há um algoritmo popular conhecido, em inglês, como os cinco "A", segundo o qual: deve-se formular (*Ask*) uma questão, adquirir (*Acquire*), analisar (*Appraise*) e aplicar (*Apply*) as evidências ao paciente e finalmente avaliar (*Assess*) os resultados. Esse algoritmo segue as mesmas etapas fundamentais mencionadas anteriormente, apenas descrito em formato diferente. Ele é destacado no exemplo adiante, mostrando como ambos os sistemas tentam obter a mesma informação. É importante lembrar que a MVBE sempre inicia com o paciente, conforme detalhado a seguir.

1. O veterinário tem um problema/questão que surge a partir do cuidado com o paciente. Em seguida, o clínico deve formular uma questão bem elaborada a partir do problema/questão mencionado. A questão a ser formulada deve ser específica para o paciente, com objetivo claro e passível de resposta. Portanto, a primeira etapa de qualquer procedimento prático com base em evidências é propor uma questão que possa ser respondida, que é a base de busca apropriada da literatura. Por fim, a evidência é incorporada

## CAPÍTULO 5 • Medicina Veterinária Baseada em Evidências

**Boxe 5.1** As cinco etapas básicas da medicina veterinária baseada em evidências

1. Converter a necessidade de informação (p. ex., prevenção, diagnóstico, prognóstico, tratamento, causa) em uma pergunta que possa ser respondida.
2. Rastrear a melhor evidência com a qual é possível responder à questão.
3. Avaliar criticamente essa evidência quanto a validade, impacto e aplicabilidade.
4. Integrar a avaliação crítica com a experiência do veterinário e com cada condição específica do cliente/paciente.
5. Avaliar a efetividade e a eficiência na execução das etapas 1 a 4 e verificar um modo de melhorar em uma próxima vez.

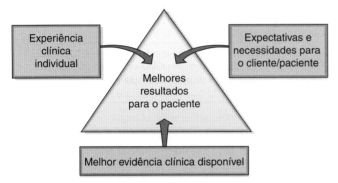

**Figura 5.1** Processo de tomada de decisão ideal da medicina veterinária baseada em evidências. O melhor resultado depende da experiência do veterinário, da melhor evidência disponível e das expectativas e necessidades do cliente/paciente.[2]

aos cuidados daquele paciente em particular. Uma questão bem formulada facilita a procura por evidências e ajuda a determinar se a evidência é relevante para a questão. Uma pergunta passível de resposta geralmente tem um formato que segue o conceito de PICR, acrônimo que significa:

- **P**: população/paciente/problema: como você descreveria um grupo de pacientes semelhante ao seu paciente? Quais as características mais importantes do paciente? Isso pode incluir o problema primário, a doença ou as condições coexistentes
- **I**: intervenção(ões): qual a principal intervenção, o fator prognóstico ou o teste diagnóstico você considera apropriado? O que deseja fazer para o paciente? Prescrever um medicamento? Solicitar um exame? Recomendar um procedimento cirúrgico? Quais fatores podem influenciar o prognóstico do paciente? Idade? Raça? Sexo? Condição metabólica?
- **C**: comparação: qual a principal alternativa para comparar com a intervenção proposta? Você está tentando decidir pelo uso de um ou dois fármacos ou se não realiza tratamento, ou se solicita dois exames diagnósticos? Lembre-se de que a sua pergunta clínica nem sempre precisa de uma comparação específica
- **R**: resultado: o que você está tentando fazer pelo paciente? Aliviar ou eliminar os sintomas? Reduzir o número de eventos adversos? Melhorar a função ou os resultados dos exames?

2. Uma vez formulada uma pergunta passível de resposta, deve-se escolher um recurso apropriado disponível para conduzir a pesquisa e adquirir evidências a fim de responder à questão clínica. Certamente, para começar a pesquisa e obter informações, recorre-se à *internet*. Os *sites* mais comuns são PubMed (Medline; www.ncbi.nlm.nih.gov/PubMed) e CAB Direct (www.cabdirect.org ou www.cabi.org/publishing-products/online-information-resources-cab-abstracts). Entretanto, foram desenvolvidos e disponibilizados outros mais recentes e específicos para a clínica veterinária: BestBETs for Vets (www.bestbetforvets.org) e VetSRev (www.nottingham.ac.uk/cevm/vetsrev), que podem melhorar consideravelmente a capacidade de procura e obtenção da informação desejada. Outras fontes de informação incluem cópias impressas de artigos de periódicos disponíveis ao clínico, bem como livros-textos apropriados e, obviamente, informações obtidas em palestras, apresentações ou discussões com colegas.[6]

3. Com a evidência situada e adquirida, deve-se avaliar sua validade (força dos dados) e aplicabilidade (utilidade na prática clínica). Essa etapa envolve a avaliação da evidência adquirida. Essencialmente, o pesquisador tenta determinar qual é a "melhor evidência" dentre todas as coletadas na pesquisa, a fim de utilizá-la no tratamento do paciente.[7-10] Embora os estudos aleatórios controlados sejam considerados como "todas" e o "fim de todas" as evidências clínicas, ainda é possível praticar MVBE sem tais informações. Na verdade, ela envolve o uso da melhor evidência disponível no momento, e o que a qualifica desse modo difere da questão clínica. Portanto, podem ser utilizados vários tipos de evidências no desenvolvimento do melhor plano de tratamento para o paciente, e essa informação é classificada de acordo com sua força ou seu nível de evidência. Assim, quanto mais rigoroso for o delineamento do estudo, maior será o nível de evidência (Figura 5.2). Além disso, essa informação pode ser sintetizada em recomendações práticas que são classificadas de acordo com a força da evidência de suporte. Existem várias escalas de níveis e recomendações de classificação.[11-16]

4. Retorno ao paciente. É importante integrar a evidência com a experiência clínica e a necessidade do cliente/paciente, aplicando isso na prática para aquele indivíduo.

5. Por fim, deve-se avaliar o desempenho com esse paciente, analisando criticamente o resultado da decisão e os benefícios gerais para ele.

O objetivo da MBVE não é desprezar a experiência do clínico no tratamento de seus pacientes, mas melhorar a tomada de decisões clínicas com dados mais consistentes. Ela fornece um método formal de gerar informação com menos viés ou erro, além de facilitar muito a tomada de decisões clínicas mais efetivas.

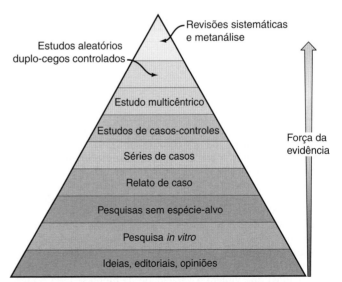

**Figura 5.2** Pirâmide esquemática mostrando a hierarquia da força da evidência que pode estar disponível ao clínico quando ele tenta adquirir e avaliar a evidência ao utilizar a medicina baseada em evidências.

### Tabela 5.1 Problemas da medicina veterinária baseada em evidências (MVBE).

| OPONENTES | PROPONENTES |
|---|---|
| A MVBE é antiga. Há muito tempo os clínicos utilizam a literatura para guiar as suas decisões. O que mudou foi apenas o nome | O novo foco da MVBE formaliza o antigo processo e filtra a literatura para que a tomada de decisões seja pautada na evidência mais forte disponível |
| A MVBE é a "medicina de receita". Ela sugere que as decisões sejam pautadas apenas na evidência, excluindo ou diminuindo a importância do julgamento clínico | A MVBE deve ser uma parte do processo. As decisões devem ser integradas com a experiência clínica individual, as necessidades do cliente/paciente e, quando disponíveis, as boas evidências |
| A MVBE é a aplicação negligente de estudos populacionais para o tratamento de um indivíduo. Ela leva em consideração os resultados de grandes grupos de animais e tenta aplicá-los a indivíduos que podem ter condições ou características particulares, não presentes nos grupos estudados | A última etapa da MVBE é decidir se as informações e os resultados são ou não aplicáveis ao seu paciente e discutir os resultados com o proprietário |
| Quase não há estudos aleatórios controlados ou padrão-ouro na literatura para abordar a questão clínica | Os clínicos devem considerar as "pirâmides de evidências" e verificar o próximo nível de evidência. Eles precisam compreender que pode não haver evidências para embasar o julgamento clínico |
| Em geral, há grande dificuldade de acessar a evidência e de realizar buscas efetivas para identificar a melhor | Há ferramentas e informações para ensinar aos clínicos habilidades efetivas de pesquisa da literatura. Ademais, atualmente existem *sites* de referência que já disponibilizam grande número de estudos para dar ao clínico a informação que ele deseja |

Contudo, a MVBE exige trabalho e comprometimento do clínico. Ele deve aprender e investir no processo, assim como empregar o esforço necessário para completar sua busca por evidências. Apesar do sucesso da MVBE nas últimas duas décadas, há uma ampla variação na sua implementação entre os clínicos. Adicionalmente, confusões sobre o que é têm ocasionado discordâncias, decepções e dissidências, entre os veterinários.[5] Muitas referências discutem e refletem sobre essas discordâncias; na Tabela 5.1 há alguns equívocos e controvérsias relacionados com o assunto.[17-19] Certamente, existem vários problemas que atrasaram a expansão da MVBE, incluindo o aprendizado sobre o seu uso pelos clínicos e o limitado contato dos estudantes nas instituições de ensino.[17,20] Contudo, à medida que se nota progresso e os resultados ao cliente/paciente melhoram por meio de verificação sistemática, síntese e aplicação das melhores evidências disponíveis, a MVBE se torna uma importante ferramenta para os cuidados veterinários primários.

### REFERÊNCIAS BIBLIOGRÁFICAS

*As referências bibliográficas deste capítulo se encontram online no Ambiente de Aprendizagem.*

# CAPÍTULO 6

# Estatística Biomédica: Tópicos Selecionados

Philip H. Kass

A ciência existe como metodologia disciplinada e sistemática para investigar e compreender o mundo complexo em que vivemos. O método científico, por sua vez, consiste em uma série de progressões utilizadas para produzir conhecimento por meio de inquéritos experimentais e não experimentais. Fundamental para esse método é a postulação de hipóteses científicas com fins de formular previsões sobre populações, embora tais especulações devam ser falsificáveis para serem testáveis. As hipóteses nulas são exemplos disso: tipicamente (mas nem sempre) elas especificam a ausência de diferenças, efeitos ou relações entre os grupos comparados. Já os estudos promovem achados empíricos utilizados para testar hipóteses nulas sob determinadas suposições de modelo: evidências (dados) que violem a veracidade da hipótese nula podem ser persuasivas o suficiente para convencer um investigador a buscar explicação alternativa e elaborar uma nova hipótese, também sujeita a risco de refutação posterior.

## TESTE DE HIPÓTESE

A inferência estatística é a formalização do processo pelo qual os dados satisfaçam as hipóteses. Em um modelo específico (distribuição por amostragem), é possível estimar a probabilidade (valor de $P$) de se obterem achados que estão mais em conflito com a hipótese nula do que os que seriam esperados nesse teste estatístico. É importante entender que, embora amplamente relatado, o valor de $P$ só será correto se as suposições dos modelos também estiverem corretas. Uma suposição comum é que os dados populacionais obedecem a uma distribuição normal; outra é que os indivíduos são aleatoriamente distribuídos em grupos submetidos a tratamentos distintos. Portanto, valores de $P$ baixos não correspondem, necessariamente, à hipótese nula improvável – eles podem resultar de uma ou mais hipóteses errôneas, ou surgir ao acaso.

Por outro lado, valores de *P* elevados não fornecem suporte para uma hipótese nula: o tamanho da amostra examinada pode ter sido inadequado para determinado contraste (p. ex., uma diferença ou efeito) entre os grupos, ou a medida contrastante pode ter sido muito pequena devido ao tamanho da amostra, ou as suposições do modelo podem ser enganosas. Assim, é importante reconhecer que baixos valores de *P* podem não ter relação com a importância prática ou clínica e que altos valores de *P* podem mascarar descobertas potencialmente importantes.

Em se tratando de teste de hipóteses, é suficiente relatar o valor de *P* gerado pelo modelo. No entanto, tornou-se comum, embora muito menos desejável, a apresentação dos resultados como *P* > 0,05 ou *P* ≤ 0,05. O uso igualmente disseminado de "significância" estatística em substituição a *P* = 0,05 como uma clara linha de demarcação para a tomada de decisão é igualmente indesejável. Isso porque reduz uma distribuição de probabilidade contínua {0 a 1} em duas categorias mutuamente exclusivas e atribui um significado mal interpretado: que "significância" se refere a "importante" ou "diferença real", e que "não significância" corresponde a "sem importância" ou "sem diferença". Embora estabelecida, talvez por não mais do que o hábito e o ensino rotineiro na literatura médica, sua exclusão não seria uma perda para os leitores.

## Variabilidade
Intrínseca ao teste de hipóteses é a mensuração da variabilidade dos dados. O método mais comumente utilizado (e ensinado) para medir a dispersão dos dados observados é o cálculo da variância da amostra ou sua raiz quadrada, o desvio padrão. Desses dois, o último é comumente o preferido para relatar estudos descritivos porque apresenta a mesma unidade de medida que o centro relatado da distribuição de dados (em geral, a média da amostra). Uma medida de dispersão relacionada, mas em estatística calculada em vez de dados observados, é o erro padrão, que quantifica a precisão em torno de uma estatística, como uma média amostral, uma proporção, a razão de probabilidade, e assim por diante (na verdade, é o desvio padrão da distribuição amostral da estatística). Como o erro padrão é inversamente proporcional ao tamanho da amostra, quanto maior o estudo, maior a precisão com a qual suas estatísticas podem ser estimadas. A variabilidade de uma estatística que não pode ser explicada por fatores conhecidos é conhecida como "erro aleatório". Embora grandes estudos tenham sido considerados cientificamente definitivos devido à sua extrema precisão estatística, isoladamente isso não tem lógica por causa de outra importante fonte de erro de estudo.

## Validade
Quando a estatística de um estudo falha em obter o que o pesquisador está tentando estimar em uma população, a estatística é denominada tendenciosa. Isso pode ter uma infinidade de causas: comparação de grupos que, se tratados exatamente da mesma maneira, teriam medições de desfechos diferentes (viés de confundimento); seleção ou conservação de indivíduos para um estudo de modo que torne as comparações inválidas (viés de seleção); uso de instrumentos de medição ou de diagnóstico incorretos (viés de informação); e realização de análises estatísticas inapropriadas (viés de especificação). Tais vieses, também conhecidos como erros sistemáticos, podem ser encontrados em estudo de qualquer tamanho; além disso, uma amostra grande não é garantia de ausência de viés, mesmo quando o erro aleatório é insignificante ou ignorável. Às vezes, os vieses introduzidos no delineamento ou na implementação do estudo podem ser corrigidos em análises estatísticas, embora isso normalmente exija técnicas multivariadas complexas.

## Tamanho da amostra e potência estatística
Todo estudo inferencial é projetado para testar uma ou mais hipóteses; com a intenção de tentar rejeitar a hipótese nula de pelo menos uma delas, considerada de importância primordial, o pesquisador deve incluir o número necessário de indivíduos para ter uma probabilidade razoável de alcançar tal objetivo. É um erro comum os pesquisadores acreditarem que há um tamanho mínimo universal de amostras para estudos clínicos; na realidade, todo teste de hipótese requer o cálculo do tamanho da amostra. Como diversos estudos envolvem várias, às vezes muitas, hipóteses (especialmente aqueles que avaliam possíveis associações causais entre supostos fatores de risco e consequências à saúde), é comum que o pesquisador se concentre em uma ou algumas hipóteses e faça o delineamento do estudo com base nelas. O cálculo do tamanho da amostra está estreitamente relacionado com os princípios do teste de hipótese e é essencial nas solicitações de recursos financeiros e na revisão interna, de modo a justificar o número de indivíduos suficiente para obter contrastes estatisticamente "significativos". Invariavelmente, o cálculo do tamanho da amostra requer a especificação de um nível de significância (alfa), que é o valor de *P* escolhido, abaixo do qual ocorre significância (convencionalmente, se não reflexivo, utiliza-se *P* = 0,05), e um nível de potência estatística (1-beta), que corresponde à probabilidade de rejeitar a hipótese nula quando ela não reflete precisamente a verdade. A informação auxiliar necessária para o cálculo do tamanho da amostra depende do teste estatístico a ser utilizado como teste de hipóteses. Por exemplo, comparar diferenças de proporções entre dois grupos requer especificar as duas proporções em que o pesquisador considera dignas de encontrar diferenças significativas (Figura 6.1). Há disponibilidade de programas de computador interativos de tamanhos de amostra para diversos tipos de testes de hipóteses (p. ex., http://www.epibiostat.ucsf.edu/biostat/sampsize.html e http://powerandsamplesize.com).

Outro equívoco comum surge quando um estudo não consegue mostrar um contraste estatisticamente significativo, e pede-se ao autor que forneça a "potência do estudo". Tal pedido não se justifica por duas razões. Primeira, como mencionado anteriormente, não existe uma "potência de estudo" única – toda hipótese nula tem uma probabilidade única de ser rejeitada ou não, dependendo dos fatores observados anteriormente (inclusive o tamanho da amostra). Segunda, não há razão lógica para realizar cálculos de potência pós-estudo, porque, se um teste de hipótese não foi rejeitado, por definição o estudo tinha potência insuficiente para rejeitá-lo, tornando o pedido redundante. Na melhor das hipóteses, pode-se argumentar em resposta que, dada a magnitude dos contrastes verificada no estudo, uma questão mais relevante seria o tamanho da amostra necessária para estudos futuros, de modo a constatar esses contrastes estatisticamente significativos.

## Estudos experimentais
A pesquisa clínica controlada pode ser amplamente dividida em estudos experimentais e não experimentais, que são distinguidos porque os fatores de interesse, como os tratamentos, estão sob o controle do pesquisador. Ambos os tipos de estudos têm vantagens (e desvantagens), mas geralmente se considera que estudos controlados sobre fatores de risco de doenças em animais de companhia não sejam experimentais, e estudos dos efeitos de intervenções ou tratamentos em respostas fisiológicas (inclusive recuperação ou sobrevida) idealmente são experimentais. Exceções a essas regras são controversas e devem ser evitadas.

Estudos cruzados são os estudos experimentais controlados mais comumente realizados em animais saudáveis e, com frequência, são usados para comparar respostas a diferentes tratamentos (e, às vezes, dosagens dentro de tratamentos). Ao fazer esses estudos intraindivíduos e não interindivíduos, evitam-se problemas de validade de fatores endógenos que poderiam interferir no desfecho do estudo, pois os fatores são mantidos constantes. No entanto, essa vantagem sobre os estudos aleatórios tem um custo, porque duas suposições críticas têm de ser atendidas. Primeiro, o efeito dos tratamentos sucessivos tem de ser independente do(s) efeito(s) do(s) tratamento(s) anterior(es); isto é, ausência de um efeito de "transição". Isso é geralmente contornado ao

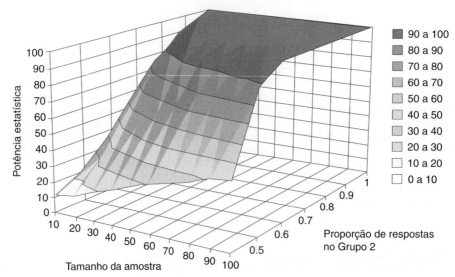

**Figura 6.1** Relação tridimensional entre o tamanho da amostra e a potência estatística em um estudo para comparar as proporções de indivíduos que responderam a um tratamento experimental (Grupo 2) e a um tratamento controle (Grupo 1). O exemplo parte da premissa de que a proporção de indivíduos que respondem a um tratamento-controle, no Grupo 1, é 0,3, e a probabilidade de erro do tipo I é de 0,05. À medida que a diferença de proporções aumenta, a potência estatística aumenta porque se torna mais fácil, para um tamanho de amostra fixo, encontrar mais diferenças maiores do que diferenças menores. À medida que o tamanho da amostra aumenta, a potência estatística também aumenta, para qualquer diferença fixa nas proporções. (*Esta figura se encontra reproduzida em cores no Encarte.*)

permitir um intervalo de tempo apropriado entre os tratamentos, possibilitando que a resposta de um indivíduo retorne ao estado basal, e a suposição pode ser avaliada (embora não comprovada) comparando as medições dos resultados basais (antes da administração do tratamento), antes da introdução de novo tratamento. Está implícito nessa suposição que a ordem dos tratamentos não deve influenciar o desfecho. Segundo, é obrigatório que não haja efeito do tempo na medição do desfecho, que opera independentemente do tratamento. Portanto, esse delineamento experimental é mais adequado para intervenções experimentais que têm rápido início de efeitos com durações transitórias.

Os estudos experimentais controlados mais comuns em animais de companhia são ensaios clínicos aleatórios, nos quais os indivíduos são distribuídos ao acaso nos diferentes tratamentos. Esses estudos têm propriedades superiores em relação à prevenção de viés de confundimento, em comparação com estudos não experimentais, porque a probabilidade de não comparabilidade entre grupos diminui à medida que aumenta o número de indivíduos inscritos. A aleatoriedade é um conjunto de abordagens de alocação projetadas para garantir que os indivíduos tenham probabilidades iguais de serem incluídos em um tratamento ou intervenção. A abordagem mais comum utiliza a geração de números aleatórios para determinar a alocação individual e pode ser modificada por estratificação (p. ex., separando mulheres e homens ou diferentes faixas etárias) e bloqueio (p. ex., realizado em subintervalos de tempo não sobrepostos), de modo a garantir que um número adequado de indivíduos em todas as categorias de covariáveis receba todos os tratamentos. No entanto, a aleatoriedade, em si, não garante a ausência de confundimento, especialmente em pequenos estudos propensos a desequilíbrios de grupos aleatórios em fatores que interferem nos desfechos. Embora seja comum a comparação estatística entre grupos para garantir o "sucesso" da aleatoriedade em relação à distribuição igual das características basais (idade, raça, sexo, peso etc.) ou de valores fisiológicos, esses testes são enganosos devido à sua dependência em relação ao tamanho da amostra e, portanto, não devem ser usados para tirar conclusões sobre a comparabilidade (que pode mais tarde ser abordada como parte de uma análise multivariada de dados). Dito isso, uma vantagem importante desses estudos experimentais é que os métodos estatísticos usados para analisá-los consideram a aleatoriedade do tratamento (e outros fatores, inclusive os não medidos ou não mensuráveis), o que possibilita a correta estimativa de desvio padrão, erro padrão e valores de $P$, mesmo na existência de variáveis de confundimento.

## Intenção de tratar

A prática de conduzir pesquisas clínicas em pacientes, especialmente no sentido longitudinal, pode ser repleta de problemas que quase invariavelmente surgem, como atestam os pesquisadores experientes. Em primeiro lugar, faltam dados, o que reflete desvios de planejamento que incluem falha na coleta, perda ou tratamento indevido da amostra, falha do instrumento de medição, perda de acompanhamento do paciente e não adesão aos protocolos do estudo. Uma regra de delineamento rígida que fundamenta a análise dos dados dos ensaios clínicos e é reconhecida pelas agências governamentais é o princípio da intenção de tratar (ITT; do inglês, *intention-to-treat*): que todos os participantes do estudo permanecem membros do grupo de tratamento ao qual foram designados, independentemente do que acontecer após o início do estudo. Todos os dados (independentemente da integridade) são mantidos para análise e todos os indivíduos são incluídos, independentemente de completarem ou não o estudo com êxito (não importa o motivo da exclusão). Subjacente a essa abordagem conservadora há o reconhecimento de que as violações do planejamento do estudo e do protocolo que ocorrem em um cenário experimental controlado são também de ocorrência provável em ambientes clínicos (*i. e.*, não experimentais).

Outra estratégia analítica que pode ser utilizada como apoio às análises de ITT é a abordagem "por protocolo" (PP) ou "subgrupo de eficácia", que envolve a exclusão de pacientes e informações da análise observadas, em razão de informações incorretas ou incompletas obtidas durante a implementação ou após a conclusão do estudo. Isso leva a incluir apenas o subconjunto dos pacientes originais da ITT, a quem a intervenção é efetiva e quem permanece em conformidade com os protocolos. Embora essa abordagem menos conservadora tenha apelo intuitivo, ela envolve a restrição da população elegível para análise somente após o início do estudo, de modo que as vantagens de validade intrínsecas à aleatoriedade são, portanto, perdidas com essa abordagem. Os resultados concordantes entre as análises do ITT e da abordagem PP fornecem evidências de apoio de que as violações do protocolo provavelmente não influenciam significativamente as conclusões do estudo.

**Tabela 6.1** Testes estatísticos recomendados para dados comumente gerados em estudos clínicos.

| TIPOS DE DADOS OBTIDOS | AGRUPAMENTO DE DESFECHOS (SE APLICÁVEL) | VARIÁVEIS EXPLICATIVAS | HIPÓTESE NULA ($H_0$) | TESTE ESTATÍSTICO RECOMENDADO |
|---|---|---|---|---|
| Contínuo (dado independente) | | Dois grupos | As médias são iguais<br>As distribuições de dados são iguais | Teste T para duas amostras (Student)<br>Teste de Wilcoxon-Mann-Whitney* |
| | | Três ou mais grupos nominais | As médias são iguais<br>As distribuições de dados são iguais | Análise de variância<br>Teste de Kruskal-Wallis* |
| | | Três ou mais grupos ordinais | Nenhuma relação monotônica<br>Nenhuma relação ordinal (dose-resposta)<br>Nenhuma relação ordinal (dose-resposta) | Teste de correlação de Spearman*<br>Teste de Jonckheere-Terpstra*<br>Teste não paramétrico* |
| Contínuo (tempo até o resultado) | Se o desfecho ocorreu ou não (censurado) | Contínuo e/ou grupo | Os tempos até o evento são iguais<br>Os tempos até o evento são iguais | Análise de sobrevida de Kaplan-Meier<br>Regressão de riscos proporcionais de Cox |
| Contínuo (dados relacionados) | | Dois grupos | As diferenças pareadas indicam zero<br>A distribuição das diferenças pareadas é igual | Teste T pareado<br>Teste de Wilcoxon* |
| | | Três ou mais grupos | Médias iguais<br>Médias iguais<br>Igual distribuição de dados em grupos combinados | Análise de variância com medidas repetidas<br>Análise de variância com efeitos mistos<br>Teste de Friedman* |
| | | Contínuo | Sem relação linear | Regressão linear com efeitos mistos |
| Categóricos (dados independentes) | Dois grupos | Dois grupos | As proporções são iguais | Teste de Fischer* |
| | | Três ou mais grupos nominais | As variáveis entre linhas e colunas são independentes<br>As variáveis entre linhas e colunas são independentes | Teste de qui-quadrado de Pearson*<br>Teste de Fischer-Freeman-Halton* |
| | | Três ou mais grupos ordinais | A distribuição de dados é igual | Teste de Kruskal-Wallis* |
| | | Contínuo e/ou grupo | Sem associação com desfecho binário | Regressão logística |
| | Três ou mais grupos nominais | Dois ou mais grupos nominais | As variáveis entre linhas e colunas são independentes | Teste de qui-quadrado de Pearson* |
| | | Três ou mais grupos nominais | A distribuição de dados é igual | Teste de Kruskal-Wallis* |
| | Três ou mais grupos ordinais | Dois grupos | A distribuição de dados é igual | Teste de Wilcoxon-Mann-Whitney* |
| | | Três ou mais grupos nominais | A distribuição de dados é igual | Teste de Kruskal-Wallis* |
| | | Três ou mais grupos ordinais | Sem relação ordinal (dose-resposta) | Teste de Jonckheere-Terpstra* |

*Indica um teste livre de distribuição (não paramétrico).

## Confundimento por indicação

Embora os ensaios clínicos aleatórios ainda sejam, na prática, o padrão para a comparação de tratamentos de pacientes, têm-se utilizado procedimentos não aleatórios (particularmente estudos de coorte retrospectivos) com dados hospitalares para alcançar o mesmo objetivo. Essa prática deve ser fortemente desencorajada, porque a escolha deliberada de um tratamento pelo médico nunca pode ser considerada como não relacionada com a gravidade da doença ou ao prognóstico do paciente. O viés decorrente das diferenças quase certas entre grupos de pacientes que recebem tratamentos opcionais, na ausência de alocação aleatória, é conhecido como "confundimento por indicação". Embora tais estudos retrospectivos possam ter algum valor na geração de hipóteses, com forte indução a futuros estudos experimentais sobre a eficácia do tratamento, mesmo com o controle estatístico dos indicadores prognósticos, suas conclusões têm de ser consideradas suspeitas até que sejam confirmadas (ou refutadas) por estudos mais apropriados.

## MÉTODOS ESTATÍSTICOS

As hipóteses científicas não apenas orientam a escolha do projeto do estudo, mas também a escolha do tipo de dados coletados para análise. As medições podem assumir uma das várias maneiras que ajudam a determinar a abordagem analítica apropriada. Estes incluem dados categóricos que podem ser subdivididos em categorias nominais (sem ordenação natural), categorias ordinais (ordenadas naturalmente, mas desigualmente espaçadas), categorias de intervalo (ordenados naturalmente e igualmente espaçados) e dados quantitativos notados em um conjunto. As hipóteses causais possibilitam, ainda, a dicotomização de "causas" e "efeitos", diretamente relacionada com variáveis explicativas (também conhecidas como preditoras, covariáveis e variáveis independentes) e variáveis de desfecho (também denominadas variáveis dependentes), respectivamente. Os tipos de dados explicativos e de desfecho, por sua vez, determinam o teste estatístico apropriado a ser utilizado. Uma tabulação resumida das abordagens estatísticas mais utilizadas na pesquisa biomédica está contida na Tabela 6.1. O programa de computador necessário para esses testes não requer experiência com programação. No entanto, há vários problemas recorrentes que surgem nos testes estatísticos que é importante entender, antes da realização das análises reais.

### Ajuste de comparações múltiplas

Sempre que um teste de hipóteses é realizado, o investigador se arrisca a cometer um erro ao chamar um achado de "estatisticamente significativo" e rejeitar uma hipótese nula correta. Quando a hipótese nula está de fato correta, esse erro ocorrerá aproximadamente 1 em 20 vezes, quando o nível de significância é convencionalmente ajustado para 0,05. Entretanto, toda vez que um teste é realizado, há outra oportunidade de cometer erros, e, quando muitos testes são realizados, torna-se provável pelo menos um erro (note que há uma analogia na definição de vários resultados de testes como anormais em painéis de química e hematologia). Para diminuir a frequência de tais erros, o nível de significância (alfa) pode ser dividido pelo número de testes realizados (n), tornando menos provável a rejeição de uma única hipótese nula. Essa correção, em que alfa* = alfa/n, é conhecida como *ajuste de Bonferroni*. Por exemplo, se cinco testes forem realizados, para manter a porcentagem total de erros em 0,05, cada teste deve ter seu próprio alfa* de 0,01.

### Suposição de distribuição normal

Muitos testes familiares partem do pressuposto de que dados de populações distintas surgem de uma distribuição normal. Isso vale, por exemplo, nos grupos comparados usando o teste *t* (teste de Student) de dois grupos e as diferenças entre pares usando testes *t* pareados, e pode ser avaliado usando testes de normalidade contidos em programas de computador (p. ex., teste de Shapiro-Wilk). Para métodos mais complexos, como análise de variância e regressão linear, a pressuposição de normalidade se aplica a "resíduos" baseados em modelo (valores observados menos valores previstos), e não variável-dependentes. Os diagnósticos de regressão dos resíduos também estão disponíveis em programas de computador para avaliar essa suposição e a adequação do ajuste do modelo estatístico.

### Amostras de tamanho pequeno

Quando o número de observações é pequeno, os testes de normalidade têm baixo poder de detecção de distribuições não normais; portanto, a não significância não deve ser interpretada como verificação de normalidade. Se os pesquisadores não tiverem conhecimento *a priori* de que os dados populacionais seguem uma distribuição normal, ou acreditam que os dados não são normais, então devem ser usadas análises baseadas em testes estatísticos que não pressupõem uma estrutura distributiva subjacente. Esses testes sem distribuição são conhecidos, coletivamente, como "testes não paramétricos" e estão indicados na Tabela 6.1. Eles têm um desempenho quase tão bom quanto outros testes que pressupõem normalidade quando dados de amostra provêm de uma população com dados normalmente distribuídos, e têm propriedades superiores quando os dados não apresentam distribuição normal. Também são os métodos de escolha para análise de desfechos categóricos e dados de tabela de contingência.

# CAPÍTULO 7

# Eutanásia

W. Douglas Kunz e Stephen J. Ettinger

Como veterinários, temos o privilégio de sermos defensores do bem-estar de nossos pacientes desde a primeira visita até os instantes finais da vida. Desse modo, quando recomendamos um procedimento diagnóstico, uma cirurgia ou medicação, estamos agindo pelo bem-estar dos animais sob a nossa responsabilidade, e às vezes também é necessário indicar sua morte ética e humanizada. Essa é uma decisão restrita aos médicos-veterinários e nos propicia alguns direitos e obrigações que nenhum outro profissional de saúde possui. A eutanásia é algo com que lidamos diariamente e que afeta nossa equipe e a nós mesmos. Isso não deve ser ignorado, tampouco a responsabilidade de tomar decisões apropriadas em relação à eutanásia deve ser tratada com leviandade.

Existem vários motivos para a solicitação da eutanásia de um animal de estimação, desde a deterioração da qualidade de vida até o ponto em que a medida é um tipo de alívio do sofrimento para um animal abandonado, cujo proprietário não deseja ou não consegue encontrar outro lar para ele. O primeiro caso é muito mais fácil para a equipe técnica, visto que todos sabem que um serviço compassivo está sendo realizado; o último, porém, pode ser muito difícil, porque na verdade estamos sendo solicitados a matar um animal saudável. É claro que existem numerosas outras razões para a eutanásia, como o fato de um animal estar gravemente ferido ou doente e cujo dono não tem recurso financeiro para o tratamento, ou no caso de animais com problemas comportamentais graves e insolúveis, ou um filhote com malformações congênitas e cujo proprietário não está disposto a tratar ou que não são passíveis de intervenção. Além disso, alguns veterinários são solicitados a praticar eutanásia em abrigos locais de animais,[1] situação que impõe considerações particulares.

Não sabemos todos os motivos que levam um proprietário a solicitar que seu animal de estimação seja submetido à eutanásia. Em alguns casos, essa difícil tarefa é solicitada porque o animal é um transtorno para o dono, porque compromete sua saúde mental e/ou física ou porque o proprietário pode ter falecido e não há ninguém para cuidar do animal, que pode ter necessidades especiais. O número de desculpas, motivos e simples solicitações para tais serviços parece crescer exponencialmente a cada dia.

No decorrer do tratamento, às vezes é necessário sugerir gentilmente ao dono que é hora de considerar a liberação do seu amado animal de estimação de uma condição que já não propicia qualidade de vida adequada. Não é raro que o cliente reconheça essa sugestão e informe que também estava pensando que tal procedimento poderia ser apropriado, mas temia que o veterinário não concordasse. Essas questões têm repercussões relevantes na relação clínico-proprietário. Antes que tal passo seja dado, é importante considerar a situação. É preciso ter certeza de que o cuidado que o veterinário está prestando é, de fato, o máximo disponível ou solicitado. Nessas circunstâncias, uma segunda opinião ou o encaminhamento a um especialista devem ser considerados. É importante esclarecer todas as dúvidas e detalhes com antecedência, pois a decisão pela eutanásia não é uma tarefa fácil e pode ser traumatizante para o proprietário. Se o cliente julgar que o veterinário não usou criteriosamente todos os recursos disponíveis ao seu alcance para ajudar o animal, será possível desenvolver sentimentos muito negativos, o que poderá influenciar negativamente a possibilidade de futuro retorno com outro animal. Além disso, tomar tal decisão sem considerar outras opções também deixa o veterinário suscetível a questionamentos por parte do proprietário. Caso o cliente decida que essa não é a decisão correta e, em seguida, procure uma segunda opinião a respeito do caso, poderá haver problema mais sério se o animal for tratado subsequentemente com sucesso, após o primeiro veterinário recomendar a eutanásia. Diante disso, o profissional deve reconhecer alguns cuidados considerados padrões para as situações citadas.

A discussão da eutanásia envolve quatro fatores-chave:[2]
1. Comunicação clara sobre a condição do animal.
2. Avaliação dos sentimentos e desejos do cliente e demonstração de empatia com eles.
3. Explicação do procedimento e das opções associadas à eutanásia.
4. Apoio ao luto e propiciação de fontes de recursos externos.

Se a condição de um animal de estimação se agravou a ponto de comprometer a qualidade de vida, qual a melhor maneira de comunicar isso ao dono? A comunicação honesta, descrevendo a avaliação profissional, ajuda a fornecer a base para a tomada de decisão do cliente. Essa conversa pode ser a seguinte: "Robert, a insuficiência cardíaca de seu animal de estimação, Fluffy, progrediu a ponto de a medicação já não ser efetiva para manter sua qualidade de vida. Seus pulmões estão sendo comprimidos por líquido, e ele não consegue obter oxigênio suficiente para o organismo funcionar de modo adequado. É por isso que ele reluta em se deitar." Uma discussão semelhante pode ocorrer diante de qualquer condição clínica que esteja prejudicando a qualidade de vida a ponto de sugerir a eutanásia. Existem métodos[2] para avaliar a qualidade de vida, mas sempre é um julgamento com base em nosso conhecimento e experiência como profissionais em medicina veterinária. Alguns proprietários respondem imediata e claramente que tal opção não é algo a ser considerado. Em caso afirmativo, deve-se registrar todos os dados no prontuário e prosseguir com o atendimento do paciente, conforme solicitado pelo proprietário. A tomada de decisão é muito difícil, especialmente quando a opinião do veterinário difere da do proprietário. No entanto, a escolha final é a desejada pelo proprietário, e não pelo veterinário. Supondo que todos os esforços profissionais sejam feitos para ajudar o animal, o veterinário tem a responsabilidade de propiciar cuidado e conforto da melhor maneira possível ao animal e a seu proprietário. A busca por uma segunda opinião também é recomendada.

Cada pessoa tem um pensamento diferente sobre a qualidade de vida de seu animal. Parte do nosso trabalho é apoiar a escolha do proprietário.

A tranquilização do cliente nesse momento é importante. Frequentemente, concordar com ele ajudará. Muitos clientes sugerem que o animal está indo para o céu a fim de estar com outro animal de estimação já falecido, ou vai para um lugar melhor. Essa não é a hora nem o local para divergir quanto a esperanças e desejos do dono. É o animal de estimação dele; portanto, suas crenças e sua decisão devem ser respeitadas. Assim, o veterinário não deve pressioná-lo a tomar uma decisão. Muitas vezes, apenas sugerir um período de tratamento dizendo "vamos aguardar 1 ou 2 dias para ver se esse medicamento vai ajudar, antes de decidir sobre essa escolha difícil" pode ser o suficiente. Ocasionalmente, o cliente perguntará se realmente fará alguma diferença, momento em que o veterinário poderá emitir sua opinião. Outra solicitação que pode ocorrer no consultório ou por telefone é a de que o procedimento de eutanásia seja realizado na casa do proprietário (ver discussão sobre a eutanásia em domicílio, adiante).

O procedimento de eutanásia na clínica deve ser explicado junto com a opção de o cliente estar ou não presente, e a discussão deve incluir qual destino o cliente deseja para seu animal. Cremação privada ou enterro é uma opção. Em grandes cidades, quando o descarte é solicitado, isso pode significar a disponibilização do corpo. Embora isso não seja agradável de discutir, não se deve mentir para o dono; em vez disso, os fatos devem ser apresentados. Taxas para a eutanásia (que pode ser substancial) e para o descarte do corpo devem ser discutidas. Quanto a isso, as queixas dos clientes não são incomuns, em parte porque o ato ocorre durante o período de luto, e o proprietário pode ficar com raiva do que é percebido como altas taxas por algo que é tão desagradável. É nesse momento que se ouvem reclamações sobre honorários inadequados, redução de preços ou simplesmente: "Você deveria amar os animais de estimação, mas me cobra muito mais do que deveria." Isso pode ser resolvido com uma conversa e a postergação do pagamento, possibilitando que o cliente saia do hospital sem ter de lidar com esse assunto quando o luto é tão recente.

Outra questão a ser discutida antes da eutanásia é se as crianças devem participar ou estar na sala durante o procedimento. Claro que, em última análise, é a escolha do proprietário que prevalece; no entanto, muitas vezes ele solicita a opinião do veterinário. Geralmente, consideramos que qualquer pessoa que cuide do animal de estimação e deseje ver o procedimento deva estar presente. Ocasionalmente, um dos adultos fica e um sai; porém, novamente essa é uma opção pessoal. Às vezes o cliente pedirá apenas para ver o animal de estimação momentaneamente após o término da eutanásia. No que diz respeito às crianças, recomendamos que as muito jovens para realmente entender o processo não tenham permissão para ver o procedimento, pois isso pode assustá-las ou torná-las desconfiadas de qualquer futura medicação injetável a elas indicada. Por outro lado, crianças pequenas que amam e conhecem seu animal de estimação, entendem o que está acontecendo e desejam estar com ele e seus pais devem ser reconhecidas e ter o privilégio de ver o procedimento. Mentir para elas sobre esse processo não é recomendado, e nós, como veterinários, não devemos participar de uma mentira contada a elas; afinal, queremos que compreendam o sofrimento, o cuidado e o papel que o veterinário tem na importante relação entre pessoas e animais.

Se a eutanásia for realizada durante a ida ao consultório, deve-se ter sensibilidade ao conversar sobre taxas e pagamento. Um possível cenário pode ser: "Enquanto nós levamos o seu animal de estimação, Fluffy, por alguns minutos, para colocar um cateter em sua veia, minha enfermeira tem um formulário para você assinar; ela vai cuidar da sua conta para que você não tenha que esperar na recepção depois que colocarmos o Fluffy para dormir." Se a eutanásia ocorrer em uma consulta futura, os honorários deverão ser cobrados antes de entrar na sala de exames, no dia do procedimento. Sugere-se[2] que haja uma sala reservada para isso, com iluminação suave, velas e flores; entretanto, a realidade é que, em muitas clínicas menores, isso não é possível. Deve haver algum alerta sinalizando aos funcionários que está ocorrendo uma eutanásia, de modo que um ambiente solene e sensível seja criado não apenas para o dono e a família do animal, mas também para outros clientes que estejam cientes do que deve acontecer. Tente preparar a equipe para a eutanásia e evite ruídos altos ou risos por parte do pessoal do hospital quando um procedimento tão sério estiver ocorrendo. Muitas vezes, esse processo simples não é reconhecido e causa descontentamento por parte do dono do animal. A empatia da equipe técnica, expressando seus verdadeiros sentimentos ao cliente, ajuda a aliviar a culpa e a tristeza e possibilita que o procedimento transcorra sem problemas. Se possível, reserve uma hora mais tranquila do dia para o cliente vir para esse serviço. Isso propicia ao cliente um ambiente mais silencioso e menos agitado. Quando o procedimento for antecipado, o recomendado é ser agendado de modo a evitar o final do dia, pois, como é um procedimento longo e difícil, pode interferir no fechamento da clínica. Alguns clientes esperarão demasiadamente e a equipe da clínica ou hospital ficará descontente.

A eutanásia, em si, pode ser muito comovente e reconfortante para o proprietário, se devidamente preparado. Em praticamente todos os casos em que o cliente deseja ver e estar com o animal de estimação, primeiramente se deve colocar um cateter intravenoso. Sempre mantenha seringas cheias com solução salina, a fim de impedir a obstrução do cateter, mesmo que ele tenha sido colocado a poucos minutos. Explique ao proprietário a escolha do método de eutanásia. Alguns veterinários preferem apenas usar a solução de eutanásia, outros utilizam a solução após a administração de um anestésico de curta duração, e outros preferem administrar primeiro o diazepam ou outro ansiolítico para diminuir qualquer efeito da solução de pentobarbital no sistema nervoso central. O importante é explicar, em detalhes, o que vai acontecer, ter um assistente na sala para auxiliar na contenção do animal, e, se o dono quiser também segurar o animal, permitir que ele o faça sem prejudicar o procedimento de injeção da solução de eutanásia. Infusões administradas de modo lento e eficiente ajudam nesse processo. Muitas vezes o animal de estimação relaxa rapidamente, mas o veterinário deve continuar a administrar todos os medicamentos e não deve suspender a medicação presumindo que ele tenha morrido. Não é incomum que o animal continue a respirar por mais alguns instantes ou que o coração continue pulsando. Essas ocorrências fisiológicas perturbam o cliente e podem fazê-lo sentir-se desconfiado. Alguns proprietários acreditam que os veterinários querem fazer experimentos com seus animais de estimação, e deve ser garantido a eles que o animal está realmente morto: que o coração parou de pulsar e que a respiração cessou. Alguns clientes (raramente) pedem para ouvir com o estetoscópio para se certificar de que o animal está morto e, se o fizerem, certamente cabe ao veterinário permitir que isso aconteça, sem comentários. Preferimos, nesse momento, falar calmamente com as pessoas presentes na sala, oferecer-lhes a oportunidade de ficar sozinha com seu animal de estimação e se retirar silenciosamente.

A eutanásia em domicílio pode ser solicitada pelo cliente e deve ser assim realizada, se for essa a sua preferência. O veterinário pode não prestar esse serviço fora do ambiente hospitalar e pode encaminhar o cliente a alguém que o atenda em domicílio, inclusive na eutanásia. Independentemente disso, o consentimento do proprietário deve ser obtido antes de iniciar qualquer procedimento. Isso possibilita que o cliente preste atenção ao seu animal de estimação e que o veterinário atue de maneira profissional. Os preparativos para a eutanásia, o manuseio do corpo e outras considerações finais devem ser determinados antes de qualquer atividade relacionada com o procedimento. A explicação do protocolo e de como o animal responderá antes de iniciar a administração dos medicamentos deve ser realizada antes da injeção de qualquer fármaco. A cobrança de taxas deve ser feita antes do procedimento, pois o proprietário pode ficar muito chateado em resolver isso após a eutanásia. Documentos que precisam ser assinados também devem ser preenchidos antes de iniciar a administração de medicamentos.

Se o animal de estimação for um gato ou um animal menor, é melhor que o clínico o contenha inicialmente com uma injeção subcutânea de sedativo para que não morda o dono, que, provavelmente, estará muito próximo do animal. Explique ao proprietário que ele terá todo o tempo necessário para acariciar seu animal assim que se obtiver o efeito do sedativo. Geralmente isso ocorre após 5 a 10 minutos, quando o animal está em plano profundo de sedação e pronto para as injeções finais. Estas podem ser administradas por via subcutânea (SC), intravenosa (IV), intraperitoneal ou intratorácica, dependendo dos fármacos utilizados, da ajuda disponível para o veterinário e da condição do paciente. Se forem usados fármacos por via intravenosa, é melhor fazer tricotomia em pequena área, no local da punção venosa. Se a injeção final for administrada por via IV, o uso de um bom garrote de liberação rápida é importante, caso não haja um assistente para auxiliar nesse procedimento. Todo veterinário que atende em domicílio tem sua própria combinação especial de fármacos para eutanásia. Com frequência utiliza-se dexmedetomidina, na dose de 3 a 5 mcg/kg, ou a combinação tiletamina-zolazepam, na dose de 3 a 5 mg/kg. O butorfanol também pode ser administrado com o intuito de induzir a sedação profunda. Após 5 a 10 minutos, quando o animal estiver profundamente inconsciente, o pentobarbital é administrado para a eutanásia.

Após concluído o procedimento, é conveniente expressar apoio e pesar ao proprietário. Pergunte se gostaria de algum momento a sós com seu animal de estimação e, em caso afirmativo, retire-se. Explique mais uma vez que pode ser observado algum espasmo muscular, respiração profunda ou esforço expiratório final e que, à medida que os músculos começam a relaxar, o animal pode até mesmo urinar. Explique que esses são sinais normais após a morte. Além disso, muitos proprietários esperam que o veterinário ouça os sons cardíacos com um estetoscópio (eles veem isso diariamente na TV e no cinema) e essa atitude pode ser reconfortante, apesar do fato de você saber que o animal morreu há alguns instantes, durante a injeção do fármaco. Alguns clientes expressam preocupação de que os olhos não estão fechados; eles devem ser informados de que isso geralmente não ocorre em pessoas, também (novamente, a expectativa gerada pela TV e pelos filmes). Tudo deve ser feito com respeito ao cliente. Um telefonema alguns dias depois para perguntar como o cliente está se sentindo é apropriado, assim como uma carta de condolências ou uma contribuição para uma das muitas fundações que aceitam doações em nome de um animal de estimação que faleceu. Uma de nossas clínicas (SE) envia cartas personalizadas aos clientes, sempre com um bilhete escrito à mão. Os clientes retornam com outro animal de estimação anos depois, muitas vezes comentando a importância da carta manuscrita personalizada.

Se, no telefonema de acompanhamento, o cliente se mostrar com dificuldade para lidar com a perda, seria apropriado encaminhá-lo a um conselheiro de luto. Esteja preparado, consultando antecipadamente um profissional de saúde mental local para saber quais recursos estão disponíveis em sua comunidade. Se você trabalha com profissionais de saúde mental, esteja preparado para oferecer nomes ao cliente. Gostamos de ter psicólogos e psiquiatras em nossas listas, tanto homens como mulheres, para que o cliente também encontre conforto na escolha de um profissional de saúde. Geralmente ocorrem discussões prolongadas sobre os dias finais, as condições de saúde ou os resultados de exames de laboratório com o cliente que reluta em aceitar a perda do animal de estimação. Embora seja mais do que apropriado discuti-las com o cliente, anote essas discussões no prontuário e esteja preparado para ajudar o cliente a entender o procedimento. Também, é importante reconhecer quando o processo vai além do luto normal e requer ajuda profissional. Parte desse processo consiste em se oferecer para discutir a situação com o proprietário. Na maioria dos casos, isso é tudo o que é preciso. Se for necessário mais, esteja preparado para oferecer alguma ajuda, mas não permita longas discussões improdutivas ou ofensivas. Oferecer-se para continuar as discussões em uma data posterior, fornecer material escrito sobre a doença, ou mesmo permitir que o cliente venha e revise as radiografias e discuta o problema no consultório pode ser útil. Um bom método para ajudar o cliente é se oferecer para vê-lo no hospital ou clínica, em uma consulta sem custo. Tenha o prontuário, os resultados dos exames de laboratório e as radiografias disponíveis. Verifique se o cliente entende o limite de tempo definido para o compromisso. Muitas vezes, explicar que o seu tempo encerrou e que você tem outro proprietário esperando pode ajudar a terminar bem. Aconselhe o cliente que, se ele/ela achar que outra consulta é necessária, sua equipe o/a ajudará a marcá-la. Geralmente deve haver um valor preestabelecido para essas consultas.

A eutanásia pode ser um momento difícil para o dono do animal. Se o veterinário e a equipe forem sensíveis e atenciosos durante todo o processo, com frequência o resultado é a criação de relacionamentos de longa duração, com atendimento de vários animais de estimação. É de particular importância ajudar o cliente a não se sentir culpado por sua decisão.[3] A implementação e a prática de diálogos como os descritos anteriormente e o estabelecimento de procedimentos para lidar empaticamente com a eutanásia são benéficos para o cliente e a equipe. O treinamento da equipe em reuniões de desenvolvimento pode ser um recurso para ensinar a habilidade necessária para essa tarefa difícil. Se a equipe for preparada e treinada para prestar esse importante serviço, o processo fluirá com compaixão e profissionalismo.

Um componente crítico da eutanásia é o método de descarte do corpo. Nesse momento ocorre a maior taxa de perda de clientes para outros hospitais do que em qualquer outra etapa do processo, além da falta de profissionalismo e sensibilidade por parte do veterinário e do pessoal para com o cliente. É essencial que o hospital tenha um sistema bem organizado para determinar como o animal deve ser descartado. É extremamente importante identificar cuidadosamente o corpo, soletrar corretamente o nome do animal, escrever corretamente o nome do proprietário e suas escolhas. Os métodos de conservação do corpo também têm de ser considerados. Um hospital deve ter um limite de tempo durante o qual os corpos podem ser mantidos, e o cliente precisa ser informado sobre isso. Tenha um número limitado de opções disponíveis para o cliente, certifique-se cuidadosa e repetidamente de que sejam compreendidas, e oriente a equipe a fazer o mesmo com o proprietário. Então, deixe claro que existe uma política do hospital para quem manuseia o corpo, como ele é tratado e o que será feito dele. A perda de corpos que seriam destinados a sepultamento privado e/ou cremação causa confusão, ansiedade, desagrado e evasão de clientes. Em uma instalação bem organizada, tais problemas simplesmente não devem ocorrer, desde que todos os procedimentos de eutanásia sejam realizados corretamente, os honorários tenham sido discutidos e pagos e os documentos solicitando a eutanásia e o manuseio dos restos mortais do corpo tenham sido preenchidos. Todos os aspectos desse processo devem ser claramente anotados no prontuário e assinados pela pessoa que reconhece as decisões tomadas pelo proprietário. O pedido de eutanásia por telefone deve ser ouvido por um segundo membro da equipe no momento da ligação, e ambos os membros da equipe devem anotá-lo no prontuário e assinar seus nomes, para fins legais.

O processo de eutanásia também impacta a equipe veterinária. Os pacientes de que cuidamos ao longo dos anos tornam-se especiais para nós, e podemos sofrer com suas perdas. Incentive a equipe a discutir seus sentimentos e a se expressar. Isso pode minimizar a síndrome de *burnout*, aumentar a compaixão e o respeito um pelo outro, bem como melhorar o relacionamento dentro da equipe.[4] Funcionários que foram especialmente próximos do cliente, do animal de estimação ou do processo clínico podem expressar sentimentos pessoais estando presentes no momento da eutanásia; se possível, esses sentimentos devem ser reconhecidos. Da mesma maneira, a permissão para que a equipe expresse seus sentimentos aos proprietários é uma maneira maravilhosa de mostrar ao cliente o quanto todos se importam com o ocorrido. Uma carta de condolências ou uma carta escrita pelo veterinário e pela equipe é uma parte muito importante do encerramento do processo de eutanásia, para todos.

A eutanásia representa o fim do que pode ter sido um longo relacionamento do cliente e com o seu animal de estimação. Durante esse período, muito foi compartilhado na vida familiar e no hospital veterinário. Um bom encerramento é realmente importante para o cliente e para o veterinário. Tivemos a sorte de ter cuidado de um membro importante da família e de ter compartilhado muitas experiências. O encerramento é útil para todos os envolvidos e, muitas vezes, representa não apenas um final, mas também um recomeço. Isso pode ser o melhor da medicina veterinária!

A seguir há alguns *links*, em inglês, para aqueles que buscam fontes adicionais de informações sobre eutanásia ou perda de animais de estimação:

- http://csu-cvmbs.colostate.edu/vth/diagnostic-and-support/argus/Pages/default.aspx
- http://www.pet-loss.net
- https://www.aspca.org/pet-care; e então entre em "end of life care"
- http://www.vetmed.wsu.edu/PLHL/
- http://www.pethospice.org/NHFP%20FRAME.htm

## REFERÊNCIAS BIBLIOGRÁFICAS

*As referências bibliográficas deste capítulo se encontram online no Ambiente de Aprendizagem.*

# SEÇÃO 2
# Diagnóstico Diferencial das Queixas Principais

## GERAL

### CAPÍTULO 8

## "O Animal Não Está Bem": Principal Queixa Inespecífica de Falha no Desenvolvimento

Stephen J. Ettinger, Edward C. Feldman e Etienne Côté

A falha no desenvolvimento refere-se a uma alteração indefinida no nível de atividade, estímulo mental, comportamento ou alguma combinação desses aspectos. Frequentemente, é difícil para os clientes (donos de animais de estimação, cuidadores, membros da família) descrevê-la de modo claro; simplesmente podem caracterizar a situação como "o animal não é assim" ou "o animal não está bem". De maneira subjetiva, a situação é uma causa comum de consultas veterinárias e pode ser provocada essencialmente por anormalidade em qualquer sistema orgânico.

A principal característica da falha no desenvolvimento é a sua natureza inespecífica; assim, em vez de um sinal clínico discreto, como tosse ou inapetência, ela indica diminuição pouco definida na vitalidade. Uma segunda característica é a ampla variação da gravidade da causa primária. A falha no desenvolvimento pode estar associada a anormalidades triviais que necessitam de tratamento mínimo, ou pode ser a primeira manifestação de transtornos que progridem para condições que colocam em risco a vida do animal. Em alguns casos, é ainda mais complicado pela natureza do problema, pela preocupação manifestada pelo(a) cliente e pela realidade da situação. Em geral, são preocupações reais; porém, em algumas condições, são processos totalmente benignos identificados de modo errado por um cliente com elevado sentimento de ansiedade. Independentemente da análise do veterinário sobre o problema, este deve ser sempre considerado de maneira séria e investigado para que o problema de saúde do paciente seja tratado corretamente, e o cliente seja orientado de modo apropriado.

Praticamente qualquer doença de animais pode causar falha no desenvolvimento como expressão clínica. A avaliação do paciente com retardo no desenvolvimento é fundamental para determinar a gravidade da condição. Quando a causa primária é benigna e de autorresolução, os esforços podem ser direcionados à exclusão de distúrbios mais graves, à tranquilização do proprietário, aos parâmetros de monitoramento e aos procedimentos. Quando a causa primária parece ser persistentemente deletéria ao paciente, os esforços do veterinário devem concentrar-se na definição da extensão do problema e em intervenção mais imediata e intensiva.

Como a variedade de diagnósticos possíveis para falha no crescimento é ampla, a primeira etapa deve ser, necessariamente, uma revisão do histórico clínico (anamnese) e dos dados de identificação do animal (resenha).

## DADOS DE IDENTIFICAÇÃO DO ANIMAL

A identificação do animal (resenha) é um importante guia geral, começando com a *idade* do paciente. É mais provável que animais mais jovens apresentem falha no desenvolvimento devido a malformações congênitas, parasitoses ou substâncias ou corpos estranhos ingeridos, por exemplo. Por outro lado, cães e gatos adultos têm maior prevalência de doenças degenerativas e neoplasias. O *somatotipo* de um paciente é importante: cães de raças de grande porte têm maior prevalência de osteossarcoma, neoplasia esplênica e cardíaca e muitas outras doenças. Cães de raças de pequeno porte são muito sujeitos a doença da valva mitral degenerativa/mixomatosa, pancreatite crônica e outras anormalidades. Animais de raças predispostas à condrodistrofia apresentam maior prevalência de doença do disco intervertebral e podem manifestar sintomas inespecíficos que o cliente interpreta como "o animal não está bem". O *gênero* tem uma clara relação com a prevalência de doenças reprodutivas, como piometria e prostatite aguda, mas também alguns distúrbios, como poliartrite imunomediada, cuja prevalência é maior em fêmeas. Qualquer um desses distúrbios pode manifestar-se inicialmente como sintomas vagos de retardo no desenvolvimento. É importante ressaltar que essas amplas generalizações são inespecíficas, e as conclusões obtidas a partir de dados da resenha de um paciente devem ser mantidas em aberto e passíveis de mudanças por causa dessas diretrizes, visto que os algoritmos clínicos incluídos na maioria dos capítulos deste livro propiciam ao clínico um ponto inicial e uma orientação preliminar.

## HISTÓRICO CLÍNICO

Uma revisão detalhada do histórico clínico (anamnese) é a próxima etapa importante. A experiência sugere que a falha no desenvolvimento possa desencadear suspeitas infundadas na mente de um proprietário, como o envenenamento do animal por um vizinho ou a preocupação com surto de uma doença infecciosa publicado em manchetes de jornais. Isso representa a racionalização dos sintomas observados pelo proprietário no limite de seu conhecimento: o ambiente imediato, o comportamento característico do animal e, cada vez mais, a informação prontamente disponível na internet. Tais interpretações podem ser úteis ou enganosas; logo, o veterinário competente deve considerar a insistência e as convicções do proprietário com grau adequado de ceticismo. Igualmente importante é o fato de que alguns itens essenciais da anamnese podem ser ignorados pelo cliente e tornam-se apenas evidentes com o questionamento cuidadoso. Portanto, a anamnese deve ser explorada de modo que não seja tendenciosa, a fim de evitar erros de comunicação com o cliente. No entanto, é preciso que seja também minuciosa e esclarecedora (ver Capítulo 1).

Os aspectos fundamentais da anamnese em pacientes com falha no desenvolvimento incluem:

- Padrão de referência: o indivíduo que é proprietário de animal de estimação pela primeira vez pode não estar familiarizado com as variações interindividuais normais de energia e resistência entre cães e gatos, enquanto um cliente experiente e astuto pode identificar sinais importantes e sutis que nem mesmo são evidentes para o veterinário, em um primeiro momento
- Duração e progressão: deve-se perguntar ao cliente quando foi a última vez que o animal de estimação esteve normal e como o mal-estar geral progrediu ao longo do tempo. O retardo no desenvolvimento clinicamente relevante pode ter diversas durações. Se a condição parece ter continuado sem mudanças por dias a semanas, ou mais, é preciso considerar duas possibilidades importantes. Uma delas é que pode haver uma doença crônica com possibilidade de causar anormalidades físicas (p. ex., obesidade mórbida, osteoartrite grave) não tão evidentes para o proprietário quanto para o veterinário, e o dono simplesmente considera que o animal "não está bem". De outra maneira, o cliente pode estar interpretando incorretamente um estado normal do animal como anormal. A confirmação da última possibilidade é mais desafiadora e geralmente surge como um diagnóstico de exclusão, após a finalização da investigação diagnóstica. Uma terceira possibilidade importante é doença de progressão que oscila entre melhora e piora, informação que deve ser obtida durante a anamnese
- Exposição, ambiente e hábitos: a falha no desenvolvimento causada por obstrução intestinal devido a ingestão de corpo estranho, por exemplo, é improvável de ocorrer em um cão adulto que nunca tenha sido curioso. É igualmente improvável que um gato criado em recinto fechado seja exposto a substâncias tóxicas encontradas em áreas externas. Os hábitos do proprietário podem ser esclarecedores: medicamentos (de uso humano) na forma de comprimidos caídos no chão, agulhas ou linhas de costura perdidas no ambiente, reforma de uma casa antiga (intoxicação por chumbo), possibilidade de exposição a acidentes na área externa (picada de aranha, corpo vegetal estranho, contato com fauna/flora silvestre), uso ou mau uso de suplementos nutricionais, dietas e remédios não tradicionais e residência com garagem (onde o animal pode ter ingerido etilenoglicol, um produto anticongelante) são exemplos de indícios importantes
- Funções vitais: o veterinário deve perguntar sobre o apetite do animal de estimação e sua capacidade de abocanhar e engolir um alimento, sobre quaisquer alterações na defecação e micção e sobre mudança na dieta, inclusive imprudência dietética.

## EXAME FÍSICO

Em conjunto, os achados obtidos na resenha do paciente e na anamnese podem possibilitar ao veterinário a elaboração de uma lista inicial, frequentemente geral, de diagnósticos diferenciais. Em todos os casos, essas informações são posteriormente aprimoradas pela interpretação dos achados do exame físico. Este último, que sempre se inicia com a inspeção do estado mental e da marcha do animal, sem qualquer intervenção manual, é descrito em detalhes no Capítulo 2. O procedimento e a interpretação dos achados do exame físico são tão relevantes aos pacientes com falha no desenvolvimento quanto aos que não manifestam nenhum problema geral, inclusive na avaliação de bem-estar.

## EXAMES COMPLEMENTARES QUE AUXILIAM NO DIAGNÓSTICO

Muitas vezes, o diagnóstico definitivo não é obtido apenas com os achados de resenha, histórico clínico e exame físico. Os resultados de exames complementares propiciam informações objetivas adicionais, pois fornecem informações em dois níveis: os resultados anormais sugerem – ou conclusivamente identificam – o agente etiológico, e os resultados normais aumentam o nível de segurança de que é pouco provável que haja um problema grave.

A escolha dos exames a serem solicitados para pacientes com falha no desenvolvimento pode ser definida de acordo com o quadro clínico manifestado pelo paciente – grave ou não grave. Os *casos graves* apresentam uma ou mais das seguintes características: sinais clínicos sistêmicos evidentes que sugerem hipovolemia ou instabilidade hemodinâmica (p. ex., baixa perfusão, pulso fraco/ausente, arritmia cardíaca grave, evidências de desidratação), comprometimento neurológico (p. ex., estado mental deprimido, déficits de locomoção, fraqueza generalizada), dificuldade respiratória (p. ex., dispneia, taquipneia inapropriada) ou dor persistente (p. ex., alteração mental, apatia, vigilante). Obviamente, anormalidades externamente visíveis, tais como feridas ou hemorragia espontânea, certamente podem ser evidências de doenças graves, mas esses achados específicos não se incluem no quadro de retardo no desenvolvimento, que é um estado geral de desconforto, mal definido. Os *casos não graves* não apresentam as características mencionadas; especificamente, são acompanhados de achados de exame físico normais (ou, na opinião do veterinário, ligeiramente anormais) para todos os sistemas do organismo animal, em especial o cardiovascular, o neurológico e o respiratório. Quando a distinção é incerta quanto ao paciente ser considerado um caso grave ou não grave, tanto a preocupação do veterinário quanto a do proprietário (e os fatores logísticos, financeiros e emocionais do cliente) são utilizadas para orientar o tipo de teste diagnóstico a ser aplicado.

Em casos não graves, os exames básicos são implementados de acordo com as informações obtidas no histórico e no exame clínicos. Uma primeira linha de testes que se aplica a muitas situações inclui volume globular (ou hematócrito), concentração sanguínea de proteína total, glicemia, conteúdo de nitrogênio ureico sanguíneo (p. ex., Azostix®), densidade específica da urina e exame de urina com fita reagente. Frequentemente, essas informações e muito mais podem ser obtidas nas mesmas amostras de sangue e de urina, com apenas um custo ligeiramente superior ao cliente, por meio da obtenção do hemograma completo, do perfil bioquímico sérico e do exame de urina completo.

Os clientes que fazem uma consulta para a avaliação do seu animal de estimação por causa de mal-estar inespecífico devem ser incentivados a levar uma amostra da urina do animal, coletada no domicílio, em um recipiente limpo e fechado. Pode-se realizar uma análise simples antes do contato com o proprietário e o exame do paciente, que propicia informação imediata ao clínico sobre alguns diagnósticos importantes (p. ex., diabetes melito, capacidade renal de concentrar urina, várias causas de alteração da cor da urina). A mensuração da concentração sérica de tiroxina total pode ser indicada a gatos adultos e o teste para detecção de retrovírus para todos os gatos. Em áreas endêmicas, recomenda-se a titulação sorológica para dirofilariose. As radiografias torácicas e/ou abdominais têm valor quando os dados da resenha e do histórico clínico e os achados de exame físico sugerem lesão estrutural no tórax ou no abdome como principal diagnóstico diferencial.

Nos casos graves, esses mesmos exames são úteis e muitas vezes são seguidos de um segundo grupo de exames, que pode investigar as anormalidades encontradas no primeiro grupo de exames ou explorar os demais diagnósticos diferenciais mais prováveis, considerando os distúrbios que foram excluídos pelos resultados normais dos primeiros testes. É válido ressaltar que é mais provável que os casos graves tenham anormalidades nos exames complementares, os quais fornecem uma clara orientação quanto ao tratamento necessário.

Dependendo do contexto, inclusive da capacidade do cliente e do desejo de monitorar o animal em casa, da importância reconhecida da hospitalização para fins de observação, do custo dos exames e da experiência do proprietário com situações semelhantes com outros animais de estimação, o cliente pode optar por não fazer exames e monitorar o animal em casa. Em casos não graves, tal abordagem é aceitável e o monitoramento envolve tipicamente avaliações do cliente sobre o estado mental, apetite, deambulação, respiração, digestão, ingestão de água (que o proprietário pode mensurar em casa, se há preocupação quanto à polidipsia; normal: < 100 m$\ell$ de urina/kg/24 h, em cães e gatos, sendo geralmente < 80 m$\ell$/kg/24 h) e responsividade geral. Anormalidade persistente ou piora de qualquer um desses parâmetros justifica reavaliação e a realização de exames complementares. Inicialmente, o veterinário deve explicar ao cliente as vantagens e as desvantagens de não realizar os exames complementares se esta foi a opção dele. A explicação deve ser informativa, sem induzir sentimento de culpa no proprietário, tampouco a percepção de que o veterinário está tentando forçar o cliente a pagar os exames. Um aspecto importante é a necessidade de que o veterinário descreva como ele espera que a condição do paciente progrida, se o problema é de autorresolução ou se a condição se agravar. Este tipo de explicação auxilia o cliente a sentir que o médico-veterinário se preocupa com o animal e o capacita a prosseguir com os exames e o tratamento com o veterinário, se a doença se agravar, em vez de ficar com a impressão de que o veterinário perdeu o interesse porque os exames não foram realizados. Uma opção útil é oferecer ao cliente uma folha de papel timbrado do hospital e um plano escrito detalhado, por exemplo: (1) exame físico e histórico clínico; (2) perfil sanguíneo; (3) radiografias se não houver melhora em 7 dias ou se ocorrer piora; (4) caso não haja resposta e o problema persista, solicitação de ultrassonografia, encaminhamento a um hospital-referência ou realização de outros procedimentos etc. Isso dá ao cliente um espectro do que poderia ser necessário e ele pode, então, autorizar a execução de todas as opções ou de nenhuma delas. Uma cópia do prontuário é útil para dar continuidade ao atendimento do animal, se ele for examinado por colegas, posteriormente, bem como para propósitos médico-legais. Um telefonema de acompanhamento por um membro da equipe de profissionais após 24 a 48 horas ajuda o cliente a compreender que o médico-veterinário se preocupa com o animal e propicia breve resolução do problema, no caso de agravamento.

Em casos graves, se o cliente não autoriza a realização de exames complementares, o veterinário precisa fornecer orientações de monitoramento que incluem sinais indicativos de sofrimento, descrição de possíveis riscos ao proprietário, inclusive zoonoses, lesões por mordedura e outros ferimentos semelhantes, quando aplicável, além de providenciar recomendações para a assistência de suporte.

## TRATAMENTO

O tratamento de pacientes com falha no desenvolvimento depende da causa desencadeante. Quando nenhuma for detectada, a assistência de suporte poderá ser fornecida, tanto pelo veterinário e sua equipe no hospital quanto pelo cliente em sua residência. Em casos graves, poderá ser necessária a implementação do tratamento o mais rápido possível, ou o risco de o paciente precisar de hospitalização poderá ser maior se comparado aos casos não graves.

## FALHA NO DESENVOLVIMENTO NÃO RELACIONADA COM A DOENÇA

Um importante elemento que auxilia a diferenciar casos de falha no desenvolvimento clinicamente grave daqueles casos não graves é o conhecimento de informações anteriores que poderiam estar afetando a percepção do cliente quanto à qualidade de vida do animal. Perda recente de outro animal de estimação ou de um membro da família, doença recente na família, viagem futura na qual o animal não será levado e outras fontes de ansiedade, tensão e culpa podem desencadear um elevado nível de preocupação e aumentar de modo injustificado a percepção do retardo no desenvolvimento. Essa é uma situação em que o veterinário que atende pequenos animais vive com frequência e não deve ser subestimada nem superestimada. Sem ser inoportuno, o veterinário deve estar ciente da importância dessas situações e avaliar se a intensidade da resposta do cliente poderia ocasionar "interpretação exagerada de sintomas normais" no diagnóstico diferencial, em vez de considerar um problema clínico verdadeiro. A "interpretação exagerada do cliente", então, torna-se um diagnóstico de exclusão. Um exame físico minucioso e a avaliação de acordo com a condição grave/não grave descrita anteriormente conseguem identificar problemas importantes quando existentes ou podem tranquilizar o cliente quando os resultados estão dentro dos limites normais. Neste contexto, o acompanhamento, tanto para identificar a doença emergente quanto para criar um clima de suporte para um cliente preocupado, é especialmente importante.

Outro exemplo de falha no desenvolvimento "relativa" que pode refletir uma variação normal é a diminuição natural na atividade física espontânea, muitas vezes associada ao envelhecimento, em um animal sem anormalidades físicas ou no seu histórico que indiquem disfunção cognitiva, doença neurológica ou outro distúrbio interno. Com frequência, um cliente compara um animal de estimação a outro anterior ou a um animal companheiro e identifica a "falha no desenvolvimento" não associada a qualquer doença existente ou emergente. Tais situações simplesmente podem refletir o desenvolvimento etário normal e suas alterações comportamentais e físicas associadas, dentro dos limites normais. Se nenhuma anormalidade foi detectada no exame físico ou nos exames complementares ou se as anormalidades encontradas são consideradas muito discretas para justificar a preocupação do cliente, então a solicitação para que o cliente grave em vídeo os sinais clínicos do animal quando ocorrerem pode ser valiosa, visto que os exames laboratoriais específicos podem ser guiados por informações obtidas no histórico clínico e no exame físico.

## RESOLUÇÃO

O acompanhamento de pacientes que "não estão bem" é importante. Casos não graves que respondem totalmente ao tratamento inespecífico ou cujos sinais clínicos simplesmente normalizam com o tempo também devem ser monitorados. O veterinário deve pedir que o cliente comunique as atualizações à equipe do hospital veterinário. Esse retorno deve ser então inserido no prontuário do animal. Deste modo, o cliente compreende que o veterinário se preocupa com o desfecho do animal e o cliente tem alguma responsabilidade para comunicar-se com o hospital veterinário após a alta do paciente. Casos que se agravam em casa, em vez de melhorarem, ou casos graves que recebem alta hospitalar, devem ser acompanhados mais de perto, com atualizações dos telefones de contato e consultas de retorno para reavaliação, de acordo com os sintomas do paciente, a resposta ao tratamento e a percepção da gravidade do problema existente. Tipicamente, tal agravamento do quadro clínico também desencadeia o aparecimento de novos sinais físicos que podem ser mais específicos, requerendo outros exames complementares, tratamento e/ou encaminhamento para um especialista.

# CAPÍTULO 9

# Diferenciação entre Alterações de Comportamento e Doenças Clínicas

Diane Frank

## INTRODUÇÃO

A diferenciação entre alterações de comportamento e doenças clínicas pode ser um desafio. Geralmente os proprietários relatam que seus animais estão doentes por apresentarem alterações no comportamento.[1] Os problemas comportamentais em animais podem ser subdivididos em comportamentos normais indesejáveis (comportamentos apropriados da espécie que os humanos não gostam) ou comportamentos anormais indesejáveis (transtornos comportamentais, doenças comportamentais) (Figura 9.1). Os transtornos comportamentais tipicamente têm uma ou algumas das características a seguir: (1) o comportamento é inapropriado para o contexto (ou seja, não se pode justificar o comportamento naquela situação); (2) a sequência comportamental está alterada; (3) a frequência está excessiva para o contexto; (4) a gravidade e/ou a duração está excessiva para o contexto; (5) o animal manifesta sinais compatíveis com ansiedade em uma ou mais situações.

Enfermidades ou condições que causam dor podem ser acompanhadas de uma ou mais das seguintes situações: comportamento inapropriado para o contexto, sequências comportamentais alteradas, aumento na frequência e/ou duração dos comportamentos. Por exemplo, um cão com tumor encefálico pode ser levado ao veterinário por apresentar comportamento agressivo de início súbito, não apropriado para a situação; um cão ou um gato que se automutila devido à dor terá uma sequência de comportamento alterada, pois o animal não cessa o comportamento de mastigar/morder que, por fim, causará lesões por automutilação; e um cão ou gato com prurido se lambe mais frequentemente ou por períodos mais longos que o normal.

Portanto, algumas alterações de comportamento são inespecíficas. Outras alterações comportamentais que podem estar associadas tanto a transtornos comportamentais quanto a anormalidades clínicas, incluem a manifestação de um novo comportamento (p. ex., se esconder) ou a ausência de um comportamento normal (p. ex., não brinca mais), um comportamento inapropriado (p. ex., agressividade inesperada) e alterações na frequência e/ou duração de comportamentos normais.

Anormalidades comportamentais verdadeiras ("doenças mentais") podem, portanto, ser definidas como comportamentos inapropriados para determinada situação, que apresentam uma sequência alterada que tem duração/ou frequência excessivas, que ocorrem na ausência de outra doença clínica identificável, ou alguma combinação destas manifestações. É importante lembrar que também ocorrem comorbidades clínicas em transtornos comportamentais, talvez de maneira mais frequente do que são reconhecidas.

Adicionalmente a esta sobreposição de sinais de anormalidades comportamentais e clínicas, muitos termos utilizados na clínica comportamental como diagnósticos são, na verdade, sinais inespecíficos. Exemplos incluem demarcação de território com urina, defecação inapropriada e todos os comportamentos repetitivos (também conhecidos como transtornos obsessivo-compulsivos ou transtornos compulsivos), que consistem, mas se limitam, em pica, ato de caçar moscas, andar em círculos e perseguir a cauda. Finalmente, sinais compatíveis com ansiedade se sobrepõem aos sinais de dor, desconforto ou doenças clínicas.[2] Alguns exemplos (Tabela 9.1) incluem inquietação, comportamento estereotípico, vocalização, respiração ofegante, ato de lamber os lábios e deglutições repetitivas.

## TRANSTORNOS DE COMPORTAMENTO

Ansiedade é uma característica dominante em muitos transtornos comportamentais e pode ser importante na diferenciação entre anormalidades comportamentais e clínicas. Ansiedade é definida como um estado emocional associado a uma resposta de adaptação fisiológica e comportamental. A ansiedade se torna uma anormalidade a partir do momento que é manifestada em situações contextualmente inapropriadas, ou em situações naturais, mas em um nível que prejudica a resposta de adaptação.[3] Os transtornos de ansiedade em animais de companhia geralmente são caracterizados por reatividade aumentada (excitação exacerbada)[4] e maior nível de vigilância. Um cão normal passa a maior parte do tempo em um estado calmo, não

# CAPÍTULO 9 • Diferenciação entre Alterações de Comportamento e Doenças Clínicas

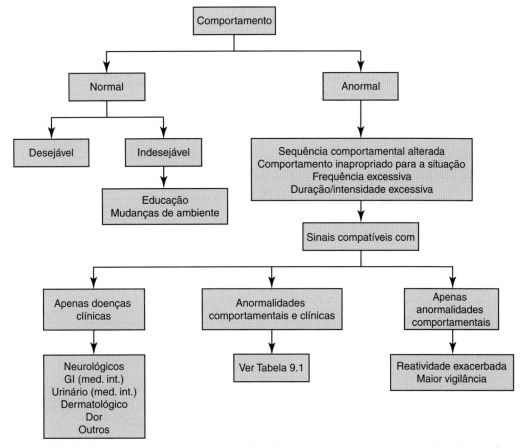

**Figura 9.1** Classificação das características comportamentais na clínica de pequenos animais. GI, gastrintestinal; *med. int.*, medicina interna.

vigilante e não reativo. O cão reativo/ansioso passa a maior parte do tempo em estado vigilante (não é capaz de relaxar, mesmo que, em alguns casos, o cão esteja totalmente exausto) e excessivamente reativo (Vídeo 9.1). Um cão ansioso pode se assustar mais facilmente, mesmo com barulhos normais do dia a dia. Em situações específicas, ele pode exibir piloereção mais rapidamente e com maior frequência, condição que pode ser difícil de ser interrompida (p. ex., o cão parece que não ouve o proprietário), necessitando de mais tempo para retornar ao comportamento normal após a manifestação de um comportamento indesejável ou inapropriado.

## Idade de início dos sinais de transtornos de comportamento

Transtornos comportamentais geralmente são observados em animais jovens,[5,6] mas pode haver exceções. Em cães, comumente há relato de anormalidades comportamentais, tais como agressão redirecionada, agressão entre cães e agressão controlada por impulso (antigamente denominada agressão por dominância), com a maturidade social (18 a 24 meses).[7,8] Nessa espécie, o transtorno de ansiedade, além de agressão, é verificado em indivíduos jovens (ou seja, com 6 a 18 meses de idade), ou no início da maturidade social.[6] Em gatos, de maneira semelhante, transtornos relacionados com ansiedade, como agressão entre gatos ou agressão relacionada com a condição, tipicamente surgem quando o gato alcança a maturidade sexual (aos 2 a 4 anos).[9] Essa prevalência por faixa etária pode aumentar ou diminuir a probabilidade de que um transtorno comportamental seja a causa dos sinais clínicos em determinado paciente.

Dois estudos[10,11] mostraram que os comportamentos de aproximadamente 10% dos filhotes de cães foram significativamente diferentes dos comportamentos dos seus pares. Um estudo descreveu o comportamento desses filhotes na clínica veterinária.[10]

Foram observados e filmados 102 filhotes de 8 a 16 semanas de idade (46 machos e 56 fêmeas), adotados ao menos 1 semana antes da avaliação. A avaliação foi dividida em 3 partes diferentes: (1) avaliação dos filhotes soltos no chão; (2) exame físico; e (3) manipulações específicas. A maioria dos filhotes (soltos no chão) se comportou de maneira semelhante. Eles foram muito ativos e orientados ao ambiente (explorando), silenciosos e não ofegantes. Interagiram pouco com o veterinário. Contudo, cerca de 10% dos filhotes não obedeciam ao padrão, não exploraram o ambiente, ficaram ofegantes, vocalizaram (choramingando ou latindo) e procuraram interação ativamente (pulando e latindo) com o veterinário.

Durante o exame físico dos filhotes colocados sob a mesa, os animais que não obedeciam ao padrão tentaram evitar ativamente o exame físico, apresentavam respiração ofegante e posicionaram as orelhas para trás. Esses animais também lambiam os lábios e bocejavam durante o exame físico e as manipulações no chão. Muitos comportamentos manifestados por esses animais foram compatíveis com sinais reconhecidos de ansiedade, tais como respiração ofegante, excesso de atividade motora (comportamento estereotípico), evitação ativa do veterinário, vocalização, pouca exploração do ambiente, achatamento e posicionamento das orelhas para trás, lambeção dos lábios e bocejamento. Esse estudo mostra que alguns indivíduos se comportam de maneira muito diferente, quando filhotes.

Em outro estudo,[11] 32 filhotes de cães (16 machos e 16 fêmeas), com 50 a 118 dias de idade (média de 82,1 dias) foram filmados em seu domicílio, sozinhos, durante 60 minutos. Novo filme foi obtido depois de 1e 2 meses, gerando um total de três gravações por filhote. Os animais ficaram principalmente inativos, descansando ou dormindo. Vocalização, lambedura de lábios e atitudes bucais (mastigação, mordidas, destruição de itens), sinais compatíveis com comportamentos relacionados com estresse/ansiedade e com tendência a se agruparem foram

**Tabela 9.1** Sinais de ansiedade compatíveis com anormalidades comportamentais, clínicas ou comportamentais e clínicas concomitantes.

| SINAIS | APENAS ANORMALIDADE CLÍNICA (COM OU SEM DOR) | APENAS ANORMALIDADE COMPORTAMENTAL | ANORMALIDADE COMPORTAMENTAL E CLÍNICA (COM OU SEM DOR) CONCOMITANTE | EXEMPLOS DE CAUSAS CLÍNICAS, ALÉM DE TRANSTORNOS DE ANSIEDADE |
|---|---|---|---|---|
| Agressividade | ✓ | ✓ | ✓ | Neuro |
| Agitação | ✓ | ✓ | ✓ | GI (dor abd.); Neuro; Dor |
| Ato de lamber ar | ✓ |  | ✓ | GI; Neuro |
| Evitação | ✓ | ✓ | ✓ | Dor |
| Chamar atenção |  | ✓ |  |  |
| Olhar para a cauda | ✓ |  | ✓ | GI; Dor |
| Andar em círculo | ✓ | ✓ | ✓ | Neuro |
| Destruição |  | ✓ |  |  |
| Pupilas dilatadas | ✓ | ✓ | ✓ | Oftalmo; Neuro |
| Orelhas para trás |  | ✓ | ✓ | Dor/desconforto |
| Micção | ✓ | ✓ | ✓ | Urinário; Neuro; Endócrino; GI |
| Atividade excessiva | ✓ | ✓ | ✓ | GI; Neuro; dor |
| Lambedura excessiva de superfícies | ✓ |  | ✓ | GI; Neuro |
| Lambedura de flanco | ✓ |  | ✓ | GI; Dermato; Neuro |
| Ato de caçar mosca | ✓ |  | ✓ | GI; Neuro; Oftalmo |
| Ato de se esconder | ✓ | ✓ | ✓ | Dor/desconforto |
| Imobilização/indiferença | ✓ | ✓ | ✓ | Dor/desconforto |
| Reatividade exacerbada* |  | ✓ |  |  |
| Maior vigilância** |  | ✓ |  |  |
| Lamber os lábios | ✓ | ✓ | ✓ | GI |
| Postura corporal baixa | ✓ | ✓ | ✓ | Dor/desconforto |
| Cauda baixa | ✓ | ✓ | ✓ | Dor/desconforto |
| Comportamento estereotípico | ✓ | ✓ | ✓ | Dor/desconforto; GI |
| Respiração ofegante | ✓ | ✓ | ✓ | Dor; Cardio; Resp etc. |
| Ato de levantar a pata (membro torácico) | ✓ | ✓ | ✓ | Dor/desconforto; Neuro |
| Pica | ✓ |  | ✓ | GI; Neuro |
| Deglutição repetitiva | ✓ | ✓ | ✓ | GI |
| Bocejo repetitivo |  | ✓ | ✓ |  |
| Inquietação | ✓ | ✓ | ✓ | Dor; Neuro; GI (dor abd.) |
| Salivação | ✓ | ✓ | ✓ | GI; Dentário; Neuro |
| Automutilação | ✓ |  | ✓ | Dor; Dermato; Neuro etc. |
| Tremores | ✓ | ✓ | ✓ | Dor/desconforto; Neuro |
| Olhar a esmo | ✓ |  | ✓ | GI; Neuro; Dor |
| Perseguição à cauda | ✓ |  | ✓ | Neuro |
| Vocalização | ✓ | ✓ | ✓ | Dor |
| Perambulação | ✓ | ✓ | ✓ | Neuro |

*Abd*, abdominal; *Dermato*, anormalidades dermatológicas; *GI*, anormalidades gastrintestinais; *Neuro*, anormalidades neurológicas; *Oftalmo*, distúrbios oftálmicos; *Resp*, anormalidades respiratórias. *Reatividade exacerbada inclui sinais como piloereção; longo período de recuperação após um evento; propensão a se assustar facilmente; atitude de um cão que parece incapaz de ouvir os comandos do proprietário durante um comportamento indesejável (agressão), diferentemente do que acontece com um cão que não quer obedecer a esses comandos (ver Vídeo 9.5). **Vigilância exacerbada inclui sinais como exploração visual contínua; incapacidade de relaxamento; manutenção dos olhos semifechados (ou seja, cão exausto; diferente de olhos semifechados devido à dor/retração do globo ocular) (ver Vídeo 9.1).

notados em apenas três dos 32 filhotes. Apesar de esse estudo não ter acompanhado todos os comportamentos futuros desses filhotes, um de três filhotes "ansiosos" desenvolveu ansiedade por separação quando adulto e necessitou de tratamento. Tipicamente, esses achados embasam a experiência clínica de que transtornos de comportamento costumam surgir em idade precoce. Eles sugerem que se um cuidadoso histórico clínico é obtido, ele pode detectar sinais compatíveis com ansiedade em uma idade precoce, em filhotes, e que tais elementos, em um histórico médico assim obtido, podem ser valiosos no auxílio da diferenciação de sinais clínicos advindos de causas comportamentais ou de causas clínicas.

## ANORMALIDADES CLÍNICAS POTENCIAIS EM CÃES

### Atitudes bucais repetitivas incluindo pica, lambedura de superfície, ato de caçar mosca, ato de lamber o ar, sucção de flanco e automutilação

Em geral, é provável que essas atitudes bucais repetitivas sejam, em sua maioria, sinais de anormalidades clínicas isoladas ou, possivelmente, decorrências de condições comportamentais concomitantes. Historicamente, as atitudes bucais repetitivas são consideradas quase que universalmente como de origem comportamental primária, porém pesquisas recentes detectaram associações causais diretas entre esses sinais e anormalidades gastrintestinais (GI) primárias e outros distúrbios abdominais. Esses sinais podem ser exacerbados por ansiedade e transtornos comportamentais coexistentes, mas, em geral, as anormalidades bucais repetitivas devem gerar uma ampla lista de diagnósticos diferenciais, além de transtornos comportamentais primários isolados.

Pica é definida como a ingestão de itens não comestíveis. A maioria dos proprietários geralmente não são capazes de diferenciar destruição de pica. Caso a destruição ocorra durante a ausência do proprietário, o cão deve ser filmado sozinho em casa antes de se definir o diagnóstico de ansiedade por separação. Um cão destrutivo que havia sido diagnosticado com ansiedade por separação foi filmado sozinho em casa e dormiu durante todo o período de ausência do proprietário. A destruição foi associada à pica e o cão também tinha um histórico de diarreia intermitente. Após investigação clínica, o cão foi diagnosticado com doença intestinal inflamatória (DII). Após mudança na dieta e tratamento com prednisona, notou-se melhora tanto da diarreia quanto da pica. Sempre que ocorria diminuição da dose de prednisona, o cão retomava o comportamento de pica. Esse cão mostra a importância de se obter biopsia GI quando se realiza cirurgia para remoção de corpos estranhos em cães (ver Capítulos 275 e 276), particularmente em casos de reincidência, pois a ingestão de corpos estranhos pode ser uma consequência da doença GI primária; por sua vez, essa doença GI pode não ser detectada caso a sua manifestação clínica seja erroneamente interpretada como sendo unicamente de origem comportamental.

Com base em estudos preliminares e relatos de casos, as doenças GI podem ser acompanhadas de sinais comportamentais incomuns, inclusive lambedura excessiva de superfícies,[12] ato de caçar moscas[13] e olhar a esmo.[14] Em geral, há outros sinais discretos de doença GI que podem, ou não, estar presentes, como flatulência, borborigmos, eructação, lambedura de lábios, deglutição repetitiva ou salivação (Vídeos 9.1 a 9.6). Os proprietários não necessariamente relatam esses sinais GI discretos, a não ser que sejam perguntados especificamente sobre eles.

Em um estudo com cães que lambiam excessivamente diferentes superfícies (chão, paredes, cobertores, sofás etc.),[12] em que os pacientes eram submetidos a avaliações comportamentais concomitantes em uma unidade clínica, verificou-se que 14 de 19 cães (74%) tinham distúrbios GI incluindo infiltração eosinofílica e/ou linfoplasmática, esvaziamento gástrico lento, síndrome do intestino irritável, pancreatite crônica, giardíase e corpo estranho gástrico. A duração média do problema de "comportamento" (p. ex., há quanto tempo o cão lambe superfícies) foi de 32 meses (variando de 0,08 a 82). Dezesseis de 19 cães lambiam a superfície diariamente. Após o tratamento da doença primária, ocorreu resolução completa dos sintomas aos 90 dias, em 53% dos pacientes (9/17), e aos 180 dias, em 59% dos cães (10/17) – resultados não publicados. Três cães apresentaram diminuição (mais de 50%) na duração e na frequência dos episódios de lambedura aos 180 dias. Portanto, 76% dos cães (13/17) manifestaram melhora clínica significativa nos 6 meses seguintes. Dos 5 cães sem anormalidade GI e submetidos a tratamentos não específicos (dieta com proteína hidrolisada), dois pararam de lamber superfícies após 90 dias. Um dos cães que lambiam superfícies também "lambia ar" (movimentos horizontais repetitivos com a língua para dentro e para fora da boca), mimetizava vômito e mantinha os olhos parcialmente fechados; a endoscopia mostrou um pedaço de corda de 30 cm no estômago e estimou-se que o objeto já se encontrava no estômago há cerca de 6 meses, antes da consulta. O tratamento consistiu na remoção endoscópica do corpo estranho e mudança para uma dieta com proteína hidrolisada. Iniciado o tratamento, tanto os sinais GI (ato de lamber o ar e superfícies e a mímica de vômito) quanto os sinais relacionados com a dor (olhos semifechados)[15] cessaram (ver Vídeo 9.6).

O ato de "caçar moscas" é definido como uma atividade em que o cão parece morder moscas imaginárias.[16] Em uma série de casos, a investigação clínica de sete cães "caçadores de mosca"[13] revelou que esse comportamento iniciou em uma ampla faixa etária, de 6 meses a 10 anos. No momento da consulta, os proprietários relataram que os cães estavam exibindo esse comportamento há um período de 6 dias a 4 anos. A frequência dos eventos variava de 1 vez/dia a 1 vez/hora. A duração de um episódio variava de segundos a uma hora. Em três cães, o comportamento era mais frequente após a alimentação. Os achados mais significativos foram ocorrência de cabeça erguida e extensão do pescoço, precedendo o fechamento da mandíbula, em todos os cães. A manifestação clínica foi semelhante nos sete cães. Em dois deles, o ato de levantar a cabeça e estender o pescoço foi mais frequente do que mordida. Anormalidades clínicas primárias incluíam infiltração eosinofílica ou linfoplasmática gástrica e/ou duodenal e demora no esvaziamento gástrico. Dois cães tiveram refluxo gastroesofágico durante a endoscopia. Um cão não apresentava anormalidade histológica, mas tinha estômago muito flácido e distendido ao exame ultrassonográfico e endoscópico. O tratamento clínico da causa GI primária resultou em completa resolução do comportamento de "caçar moscas" em 5 de 6 cães (dentro de 30 dias, em quatro cães, inclusive naquele que manifestava o comportamento há 2 anos). Quatro cães também apresentavam alterações comportamentais compatíveis com ansiedade (comportamento estereotípico, respiração ofegante, ato de se esconder e maior procura por atenção), concomitante aos episódios de "caçar moscas". Esses sinais desapareceram após o tratamento da doença GI primária (ver Vídeos 9.3 e 9.4).

Alguns comportamentos repetitivos também conhecidos como transtornos obsessivo-compulsivos, como lambedura do flanco, automutilação e ato de "olhar para determinado local", podem, na verdade, ser secundários à dor neuropática somática ou visceral. Em alguns casos, a DII pode causar lesão nos sacos anais.[17] Portanto, o comportamento de "olhar para determinado local", relatado em cães da raça Schnauzer miniatura e o de "lambedura do flanco", em cães da raça Doberman, devem incluir, como diagnósticos diferenciais, anormalidades GI. Esses cães podem estar sentindo dor ou desconforto e, portanto, olham repetidamente para a região posterior do corpo ou lambem o flanco. De maneira semelhante, o estudo de uma série de casos em gatos indicou que a maioria (16 de 21 gatos; 76%) dos animais com suspeita de alopecia psicogênica tinha, na verdade, uma doença clínica primária.[18]

A automutilação deve sempre alertar o veterinário sobre a possibilidade de dor. A dor pode ser local ou neurogênica (ver Capítulos 126 e 356). Contudo, quando se suspeita de dor, os animais ainda devem ser avaliados quanto à manifestação de transtornos comportamentais. A dor neuropática geralmente é exacerbada por estímulos que provocam resposta simpática, como reação ao susto e excitação emocional.[19] Portanto, a excitação (aumento de reatividade geralmente vista em transtornos de ansiedade) pode contribuir para a dor neuropática.

## RESUMO

- Tipicamente, os transtornos comportamentais são vistos em animais jovens. Cães que manifestam transtornos de ansiedade tendem a ser mais vigilantes e reativos
- Nos casos de comportamentos orais repetitivos, os proprietários devem sempre ser questionados sobre sinais GI mais discretos, como flatulência, borborigmos, eructação, extensão e estiramento do pescoço, lambeduras dos lábios, movimentação da língua, deglutição repetitiva ou salivação, além dos sinais mais evidentes como vômito, diarreia ou tenesmo
- Quando se realiza cirurgia para remoção de corpo estranho GI em cães, particularmente em casos de reincidência, sempre deve-se realizar biopsia gastrintestinal
- As manifestações de anormalidades comportamentais e clínicas podem ser concomitantes e, provavelmente, são mais frequentes do que são atualmente reconhecidas. Um histórico clínico minucioso, bem como a abordagem dos transtornos comportamentais e distúrbios clínicos, auxilia na identificação desses pacientes.

## REFERÊNCIAS BIBLIOGRÁFICAS

*As referências bibliográficas deste capítulo se encontram online no Ambiente de Aprendizagem.*

# CAPÍTULO 10

# Manifestações Dermatológicas de Doenças Sistêmicas

Karen L. Campbell

Apesar de nem sempre ser entendido como um "órgão", a pele é, na verdade, o maior e mais visível órgão do corpo. Com um tempo de renovação epidérmica de aproximadamente 22 dias, em cães, ela é um tanto quanto "dinâmica".[1] Marcadores cutâneos de doenças internas são comuns e geralmente indicativos ou consistentes com doenças sistêmicas específicas. Sinais cutâneos podem ser oriundos do mesmo agente etiológico ou processo patogênico que causou a doença sistêmica (bactérias, protozoários, fungos e anormalidades neoplásicas e imunomediadas). Também, os sintomas podem ser decorrência de alterações hormonais, genéticas ou outros fatores. O reconhecimento de sinais cutâneos típicos pode facilitar o diagnóstico de uma doença primária. A pele é o órgão mais facilmente acessível para a obtenção de amostras utilizadas em citologia, biopsias para histologia, cultura microbiológica e outros testes.

## ALOPECIA ASSOCIADA ÀS DOENÇAS SISTÊMICAS

### Visão geral

Existem numerosos diagnósticos diferenciais para a alopecia (perda de pelos) difusa. As doenças sistêmicas classicamente associadas à alopecia generalizada são as endocrinopatias: hipotireoidismo, hiperadrenocorticismo, hiperestrogenismo e nanismo hipofisário. É sempre importante descartar outras causas potenciais, incluindo demodiciose, dermatofitose, foliculite bacteriana, calvície padrão, displasia folicular, hipotricose congênita e eflúvio telógeno, alopecia por diluição de cor, adenite sebácea e linfoma epiteliotrófico.[2]

### Hipotireoidismo (ver Capítulo 299)

Os hormônios tireoidianos são necessários na fase anágena (de crescimento) do ciclo do folículo piloso. Em um animal com hipotireoidismo, os pelos permanecem na fase telógena até a sua queda, resultando em pelagem opaca composta de pelos maduros que não são repostos após a queda ou tosa. Comumente, a perda de pelos começa no focinho, pina auricular, cauda e cotovelos. A pele pode se tornar espessar devido ao acúmulo cutâneo de ácido hialurônico (mucinose). A infecção bacteriana secundária na pele e ouvidos é comumente verificada em cães com hipotireoidismo.[2]

### Hiperadrenocorticismo (ver Capítulos 306 e 307)

A pele é um indicador sensível de hiperadrenocorticismo (hipercortisolismo) em cães, com sinais inespecíficos (alopecia, infecções secundárias, má-cicatrização de feridas) e específicos (adelgaçamento da pele, calcinose cutânea). As anormalidades iniciais consistem em pelagem opaca e alopecia. Com o passar do tempo, muitos cães afetados desenvolvem adelgaçamento cutâneo. Em alguns deles, a pele pode apresentar hiperpigmentação, facilidade de formação de hematomas, flebectasia (dilatação de vasos sanguíneos), estrias (marcas de estiramento pigmentadas), má-cicatrização de feridas, infecções secundárias e/ou calcinose cutânea.

### Hiperestrogenismo (ver Capítulo 319)

O hiperestrogenismo pode se desenvolver em fêmeas caninas, como resultado de tumor de ovário secretor de estrógeno ou de cisto folicular. Na maioria das cadelas, os cistos ovarianos são clinicamente silenciosos, sendo não funcionais ou secretores de progesterona. Os sinais cutâneos de excesso de estrógeno incluem alopecia bilateral simétrica, aumento de volume da vulva e dos mamilos, além de histórico de ciclos estrais anormais. Cães machos podem desenvolver hiperestrogenismo como consequência de tumor de testículo secretor de estrógeno, sendo o mais comum o tumor de células de Sertoli (particularmente comum em testículos criptorquídicos). Os sinais clínicos consistem em aumento de volume dos mamilos, prepúcio peduncular, hiperpigmentação ventral, atração de outros cães machos e atrofia testicular não neoplásica. Qualquer cão está sujeito a hiperestrogenismo iatrogênico, inclusive uma pequena porcentagem de cães aos quais são administrados compostos que contêm estrogênio, para tratamento de incontinência urinária. Adicionalmente, o hiperestrogenismo iatrogênico pode ser constatado após contato ou consumo de creme ou adesivo destinado a uso humano. Uma manifestação cutânea particular do hiperestrogenismo em cães machos é a dermatose prepucial linear – uma banda de pele linear e estreita, eritematosa ou hiperpigmentada, localizada entre o óstio prepucial e o escroto.[3] A tentativa de diagnóstico pode se basear nos sinais clínicos, no exame físico, na concentração sérica de estrogênio (variando dependendo de qual metabólito do estrogênio está sendo mensurado) e na ultrassonografia abdominal ou testicular.

### Nanismo hipofisário (ver Capítulo 295)
Relata-se que o nanismo hipofisário é um distúrbio autossômico recessivo em cães das raças Pastor-Alemão e Karelian Bear. Os cães afetados desenvolvem alopecia bilateral simétrica, nanismo proporcional e retardo no nascimento dos dentes permanentes. Os sinais clínicos e uma baixa concentração circulante de IGF-1 são compatíveis com esse distúrbio.[2]

## DOENÇAS SISTÊMICAS COM HIPOTRICOSE DIFUSA, DESCAMAÇÃO E CROSTAS

### Dermatite esfoliativa felina associada ao timoma (ver Capítulo 245)
Lesões cutâneas eritematosas, crostas e descamação, com alopecia, podem ser o primeiro sinal da doença em gatos com timoma. Infecções secundárias por *Malassezia* podem causar prurido. Posteriormente, os gatos acometidos podem manifestar tosse, dispneia, anorexia e/ou perda de peso. As biopsias de pele mostram dermatite interfacial hidrópica, com apoptose de ceratinócitos. Exames de imagem podem mostrar uma massa tumoral no mediastino. A remoção cirúrgica pode ser curativa.[4,5]

### Linfoma cutâneo/epiteliotrófico de células T (ver Capítulo 344)
O linfoma cutâneo epiteliotrófico pode causar eritrodermia, alopecia, prurido de intensidade variável, descamação, crostas, placas, nódulos, leucoderma, úlceras mucocutâneas e/ou despigmentação, ulceração ou hiperqueratose nos coxins plantares. Alguns poucos animais afetados também apresentam linfócitos neoplásicos na circulação (síndrome de Sezari). Em geral, o diagnóstico pode ser confirmado por meio de exame imunoistoquímico de amostra de pele obtida por biopsia.[2]

## DOENÇAS SISTÊMICAS ACOMPANHADAS DE ERITEMA, ALOPECIA, DESCAMAÇÃO E FORMAÇÃO DE CROSTAS FACIAIS E DORSAIS

### Leishmaniose (ver Capítulo 221)
Lesões de pele foram observadas em mais de 80% dos cães com leishmaniose visceral, sendo as mais comuns descamações branco-prateadas na cabeça, pinas auriculares e membros, além de alopecia periocular. Outros sinais também possíveis são hiperqueratose nasodigital, onicogrifose (crescimento excessivo com deformação das unhas), paroníquea, despigmentação nasal e dermatite nodular. Os sinais sistêmicos incluem letargia, perda de peso, linfadenopatia generalizada, hepatoesplenomegalia, perda muscular, caquexia, febre, epistaxe e claudicação. O comprometimento renal pode ocasionar poliúria e polidipsia. O diagnóstico pode ser confirmado pelo achado do protozoário em biopsias de pele, por reação em cadeia de polimerase (PCR) e mediante cultura microbiológica ou testes sorológicos.[2]

### Lúpus eritematoso
O lúpus eritematoso é uma doença autoimune, inflamatória e multissistêmica, de etiologia complexa e que pode ter manifestação clínica restrita à pele ou envolver múltiplos órgãos (ver Capítulo 205). O lúpus eritematoso discoide (LED) causa lesões cutâneas geralmente restritas à face, particularmente no plano nasal e na superfície dorsal do nariz. Contudo, o LED grave pode envolver as conchas nasais, causando epistaxe e originando um local potencialmente sujeito a infecções secundárias.[6] O lúpus eritematoso sistêmico (LES) é uma doença multissistêmica com manifestações clínicas variáveis. Lesões de pele são encontradas em 40 a 50% dos casos.[7] Em geral, as lesões cutâneas são simétricas e variam de descamação moderada e/ou alopecia na face e dorso, até ulcerações graves. Diversos outros sintomas podem estar presentes, dependendo do sistema orgânico acometido. A biopsia de pele em um dos locais acometidos deve mostrar hiperqueratose, atrofia epidérmica, degeneração vacuolar de células basais, espessamento da zona basal da membrana e infiltração de células mononucleares na interface dermoepidérmica.[2]

### Lúpus eritematoso cutâneo esfoliativo
O lúpus eritematoso cutâneo esfoliativo (LECE) é um tipo familiar de lúpus que afeta cães da raça Pointer Alemão de pelo curto.[8,9] Normalmente, as lesões de pele são as primeiras anormalidades observadas e consistem em descamação e formação excessiva de crostas no focinho, nas pinas auriculares e no dorso. À medida que a doença progride, alguns cães manifestam claudicação intensa e/ou doença renal. O diagnóstico é baseado nos sinais clínicos e nos resultados da biopsia de pele compatíveis: hiperqueratose, atrofia epidérmica, degeneração vacuolar de células basais, espessamento da membrana basal e infiltração de células mononucleares na interface dermoepidérmica. A maioria dos cães acometidos é submetida à eutanásia antes de completarem 4 anos.[8,9] Um amplo estudo genômico identificou um alelo SNP no cromossomo canino 18, isolado em animais com a doença.[10]

## DOENÇAS SISTÊMICAS ACOMPANHADAS DE ALOPECIA, ERITEMA, DESCAMAÇÃO E CROSTAS NA FACE, NOS MEMBROS E NA CAUDA; DERMATOMIOSITE

A dermatomiosite (DM) é uma doença inflamatória que acomete a pele e/ou os músculos. Em cães, a DM é mais frequente em cães das raças Collie e Shetland Sheepdog. As lesões cutâneas variam de moderadas a graves, iniciando com pequenas áreas focais de crostas, descamação e alopecia. Essa condição afeta mais comumente a face, extremidades distais e cauda. Com o passar do tempo, a pele se torna atrófica. Um envolvimento muscular concomitante pode resultar em disfagia e anormalidades de marcha. É possível que os cães afetados desenvolvam megaesôfago. Acredita-se que a doença tenha caráter autossômico dominante com penetração incompleta em Collies.[11] Um estudo de desequilíbrio de ligação (DL) mapeado em Shelties tem evidências de ligação do DL a um marcador microssatélite FH3570 no cromossomo canino 35.[12] O perfil de expressão gênica falhou em detectar qualquer anticorpo específico da doença.[13] Esse distúrbio também tem sido classificado como uma dermatopatia isquêmica.[14] O diagnóstico pode ser confirmado histologicamente a partir de amostras de tecido da pele afetada, o qual geralmente demonstra degeneração hidrópica disseminada de células do estrato basal, atrofia folicular, fibrose perifolicular, dermatite intersticial à perivascular moderada e vasculite. A histopatologia do músculo pode demonstrar atrofia e necrose das fibras.[15]

## DOENÇAS SISTÊMICAS ACOMPANHADAS DE ALOPECIA E PELE BRILHANTE NA REGIÃO PERIOCULAR, REGIÃO VENTRAL DE PESCOÇO, ABDOME E PATAS; ALOPECIA PARANEOPLÁSICA FELINA (VER CAPÍTULO 352)

O rápido desenvolvimento de uma extensa área de alopecia em um gato idoso pode ser o primeiro sinal de neoplasia pancreática ou hepática primária.[16] A perda de pelos geralmente se inicia ao redor dos olhos e pode rapidamente progredir para a região ventral do pescoço, o abdome e as patas (Figura 10.1). Os pelos se desprendem facilmente e a pele alopécica tem aparência brilhante, porém não é frágil. Infecções secundárias por *Malassezia* podem resultar em *grooming* excessivo. Alguns gatos também apresentam ressecamento e descamação dos coxins plantares. O exame histopatológico mostra miniaturização dos folículos pilosos e anexos, com hiperplasia epidérmica. O tumor mais comumente associado a essa síndrome é o adenocarcinoma pancreático. Menos frequentemente, foram diagnosticados carcinoma hepático e colangiocarcinoma biliar. Tumores pancreáticos ou hepáticos podem ser detectados em exames de imagem ou por meio de laparotomia exploratória. O prognóstico é grave. Relata-se que um gato que melhorou após a remoção cirúrgica de adenocarcinoma pancreático manifestou recidiva do quadro clínico devido a metástases.[17]

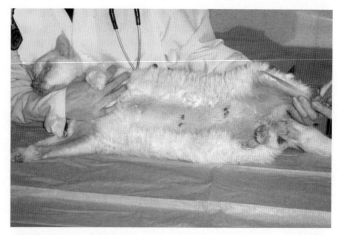

**Figura 10.1** Gato de pelo curto com alopecia paraneoplásica associada a adenocarcinoma pancreático. Note a distribuição das lesões em face, patas, pescoço e abdome ventral, além da aparência brilhante da pele. (*Esta figura se encontra reproduzida em cores no Encarte.*)

## DOENÇAS SISTÊMICAS ACOMPANHADAS DE ERITEMA CUTÂNEO, ALOPECIA, DESCAMAÇÃO E CROSTAS NA JUNÇÃO MUCOCUTÂNEA E NOS COXINS PLANTARES

### Dermatite responsiva ao zinco

As lesões associadas à deficiência de zinco, ou dermatite responsiva ao zinco, consistem em áreas de eritema, alopecia, descamação e crostas, iniciando na face, nas junções mucocutâneas, nas patas e nos coxins plantares. Outros achados podem incluir diminuição do apetite, perda de peso, má-cicatrização de feridas e aumento da suscetibilidade a infecções secundárias. Em geral, os cães das raças Alaskan Malamute e Husky Siberiano são os mais frequentemente acometidos, talvez devido à menor absorção intestinal de zinco.[18,19] Também, relata-se que os cães da raça Pharaoh Hound manifestam uma forma grave da doença.[20] O diagnóstico pode ser confirmado em exame histopatológico, que mostra hiperqueratose paraqueratótica em cães com baixa concentração sérica de zinco e que melhoram após a suplementação com zinco, por via oral e/ou intravenosa.

### Dermatite acral/acrodermatite letal

Os cães da raça Bull Terrier podem ser acometidos por uma anormalidade autonômica recessiva associada ao deficiente metabolismo de zinco e cobre, juntamente com alteração na síntese hepática de proteínas. Os filhotes afetados apresentam pigmentação cutânea mais clara que o normal e geralmente têm dificuldade de mastigação e deglutição. Eles apresentam dígitos abertos, além de rachaduras e crostas nos coxins plantares e lesões crostosas ulceradas nas pinas auriculares e junções mucocutâneas. As lesões podais podem progredir para onicodistrofia, paraníquea e piodermite interdigital. Os sinais sistêmicos podem incluir diarreia e infecções respiratórias. Cães gravemente acometidos sucumbem à infecção secundária antes dos 7 meses de idade. A tentativa de diagnóstico é baseada nos sinais clínicos, nas baixas concentrações sérica e hepática de zinco, além da existência de hiperqueratose paraqueratótica verificada no exame histopatológico da pele.[21-23]

### Cinomose (ver Capítulo 228)

A manifestação cutânea clássica da cinomose é a "doença dos coxins duros", devido à hiperqueratose dos coxins plantares (e do plano nasal). Nos estágios iniciais da doença, alguns cães desenvolvem pústulas superficiais (impetigo). As biopsias de pele podem mostrar a existência de corpúsculos de inclusão intracitoplasmáticos nos queratinócitos. Pode-se detectar o vírus da cinomose em exame imunoistoquímico.

### Dermatite necrolítica superficial, necrose epidérmica metabólica, doença hepatocutânea, eritema migratório necrolítico (ver Capítulo 285)

Em humanos, esse quadro clínico é um marcador cutâneo de tumores de células alfa$_2$ das ilhotas pancreáticas, produtoras de glucagon. As lesões de pele são causadas pela degeneração dos queratinócitos, resultando em edema e necrose epidérmica. Contudo, apenas uma pequena proporção de cães com as lesões clássicas de dermatite necrolítica superficial (DNS) apresenta glucagonoma como causa primária; a maioria dos animais tem doença hepática.[24-26] Acredita-se que a degeneração dos queratinócitos se deve à hipoaminoacidemia, o que resulta em nutrição inadequada para manter a epiderme viável. As lesões se iniciam em áreas de rápida regeneração celular, incluindo junções mucocutâneas, face, coxins plantares e pontos de pressão cutânea (Figura 10.2). As lesões consistem em crostas e ulcerações, com eritema perilesional. A maioria dos cães acometidos também apresenta anemia não regenerativa, hiperglicemia discreta, aumento das atividades séricas das enzimas hepáticas e fígado com aparência de "favo de mel" na ultrassonografia abdominal. As concentrações séricas de aminoácidos são baixas. Cães com tumores pancreáticos geralmente têm maior concentração circulante de glucagon.[27] Em gatos, a doença foi associada a tumores pancreáticos e insuficiência hepática crônica.[28,29] Nessa síndrome, os achados na biopsia cutânea são particulares e consistem em hiperplasia basocelular, degeneração vacuolar do trato espinhoso e hiperqueratose paraqueratótica (zonas "azul, branca e vermelha"). O prognóstico é ruim; no entanto, a remoção cirúrgica do tumor pancreático pode ser curativa em um cenário improvável sem ocorrência de metástase.[30]

### Pênfigo paraneoplásico

O pênfigo paraneoplásico foi relatado em cães com linfoma de timo ou com sarcoma de baço (ver Capítulos 204 e 352). Os anticorpos dos cães acometidos têm como alvos a desmoplaquina, a envoplaquina, a periplaquina e as desmogleínas 1 e 3. No exame histológico, as lesões têm características de pênfigo foliáceo (pústulas intraepidérmicas com acantólise), pênfigo vulgar (fendas suprabasilares) e eritema multiforme (apoptose de queratinócitos). O prognóstico é ruim.[31,32]

# CAPÍTULO 10 • Manifestações Dermatológicas de Doenças Sistêmicas

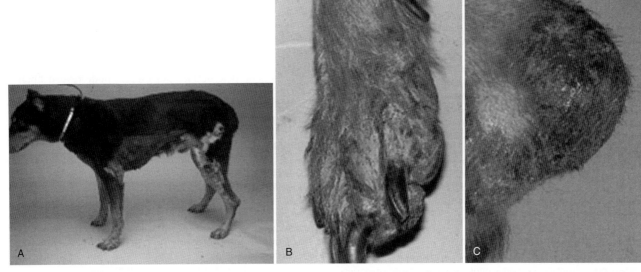

**Figura 10.2** Cão mestiço da raça Doberman Pinscher com dermatite necrolítica superficial associada à doença hepática. **A.** Pústulas e crostas na parte ventral do abdome e nos membros. **B.** Ulcerações e crostas na parte distal dos membros e nos coxins plantares do cão em **A**. **C.** Ulcerações e crostas no cotovelo do cão de **A**. Note o intenso eritema na pele adjacente às crostas. (*Esta figura se encontra reproduzida em cores no Encarte.*)

## DOENÇAS SISTÊMICAS ACOMPANHADAS DE PLACAS CUTÂNEAS

### Calcinose cutânea (ver Capítulos 298 e 306)

A calcinose cutânea se manifesta com placas granulares na pele, mais comumente no dorso ou nas regiões inguinais. Microscopicamente, geralmente são vistas como depósitos dérmicos de cristais de apatita associados a fibras de colágeno ou de elastina. Essa "calcificação metastática" se deve ao excesso de cálcio e/ou fósforo circulante, em cães com insuficiência renal crônica, blastomicose sistêmica ou pecilomicose. Acredita-se que a calcificação distrófica se deva a alterações das fibras de colágeno em cães com hipoadrenocorticismo, ou a condições inflamatórias, como leptopiodermite, cistos foliculares, granulomas por corpos estranhos, piodermatite interdigital, demodiciose e pilomatricomas. A calcinose cutânea iatrogênica foi associada à absorção percutânea ou injeção de produtos que contêm cálcio. Lesões de calcinose circunscritas ocasionalmente se desenvolvem em pontos de pressão ou em áreas sujeitas a traumatismo (inclusive língua e coxins plantares) em cães jovens que apresentam altas concentrações séricas de cálcio e fósforo. O diagnóstico é definido pelo exame histopatológico ou pela confirmação de uma doença primária.[33]

### Xantomas

Xantomas se manifestam como pápulas, nódulos ou placas branco-amareladas localizados na cabeça, membros, patas ou proeminências ósseas. Essas lesões podem progredir para úlcera e geralmente são circundadas por eritema. Os xantomas são constituídos por macrófagos espumosos e células gigantes, circundando depósitos de lipídios na derme. Essas lesões são manifestações cutâneas de alguma anormalidade no metabolismo de lipídios ou podem estar associadas com dieta com teor de gordura extremamente alto. Os xantomas se desenvolvem em gatos com hiperlipoproteinemia hereditária e em uma pequena porcentagem de animais com diabetes melito e com síndrome de Cushing, tratados com progestágenos ou alimentados com dieta rica em gordura e com pesticos.[34-37] O diagnóstico é baseado no exame histopatológico ou na confirmação de uma causa primária de hiperlipidemia.

### Placas virais hiperpigmentadas

Placas virais caninas são manifestações incomuns de infecções causadas por papilomavírus em cães. Diferentemente do que acontece nos papilomas mais comuns, as placas virais não regridem espontaneamente. Contudo, a maioria das placas virais permanece como pequenas lesões pigmentadas na parte ventral do abdome ou na região axilar. O principal diagnóstico diferencial de placas virais pigmentadas é a queratose seborreica (QS) canina, que também se manifesta como placas cutâneas proeminentes de pigmentação variável, em cães. Às vezes, as placas virais associadas ao papilomavírus progridem para carcinoma de célula escamosa. O exame histopatológico da pele e o exame imunoistoquímico ou a PCR para papilomavírus podem ser utilizados para distinguir placas virais de QS.[38,39]

### Placas eosinofílicas

Placas eosinofílicas se desenvolvem em gatos e estão associadas a um quadro alérgico primário (de origem parasitária, dietética ou ambiental). Os diagnósticos diferenciais incluem mastocitomas, carcinoma de célula escamosa, linfoma e adenocarcinoma mamário metastáticos.[2]

### Linfoma cutâneo em forma de placa

Ver discussão anterior.

## DOENÇAS SISTÊMICAS ACOMPANHADAS DE NÓDULOS CUTÂNEOS

### Dermatofibromas nodulares

Cães da raça Pastor-Alemão e aparentados manifestam uma doença genética autossômica dominante causada por mutações no gene da foliculina (FLCN), que resulta no desenvolvimento de múltiplos nódulos cutâneos, bem como múltiplos cistos renais e cistoadenocarcinoma.[40,41] As fêmeas podem desenvolver leiomioma e leiomiossarcoma no útero. As lesões cutâneas podem surgir meses ou anos antes da lesão renal, porém cistos e tumores renais podem ser detectados em exames de imagem, aos 4 ou 5 anos.

## Paniculite nodular estéril: variante da paniculite pancreática

A paniculite nodular estéril (PNE) é caracterizada pelo aparecimento de nódulos inflamatórios subcutâneos estéreis que podem ulcerar e drenar um exsudato oleoso ou purulento. Geralmente, as lesões se desenvolvem na ausência de qualquer doença ou infecção concomitante; contudo, a pancreatite e os tumores pancreáticos foram associados a esse tipo de paniculite. Os cães e gatos com paniculite devem ser avaliados quanto à existência de doença pancreática.[42-46] Outros diagnósticos diferenciais de paniculite nodular incluem corpos estranhos, reações imunomediadas, infecções, deficiência de vitamina E, deficiência de $\alpha_1$-antitripsina sérica, reação à injeção, queimadura e traumatismo.[47] A avaliação laboratorial mínima deve incluir hemograma completo, perfil bioquímico, teste de imunorreatividade para lipase pancreática, ultrassonografia abdominal, biopsia cutânea profunda para histopatologia, cultura microbiológica e PCR a fim de eliminar outras causas.

## Nódulos piogranulomatosos/infecciosos

Nódulos cutâneos podem se desenvolver em animais com blastomicose, coccidiomicose, criptococose, histoplasmose ou aspergilose. Esses nódulos normalmente surgem como consequência da disseminação hematógena do microrganismo oriundo de outro local (pulmão, nariz, trato gastrintestinal). As lesões de pele podem, com menor frequência, surgir após a inoculação direta de um fungo na pele. O exame citológico de um "imprint" de amostra obtida por aspiração com agulha fina ou de biopsia de pele possibilita rápida identificação do microrganismo.[2]

## DOENÇAS SISTÊMICAS ACOMPANHADAS DE FRAGILIDADE CUTÂNEA

### Astenia cutânea (síndrome de Ehlers-Danlos, dermatoparaxia)

Astenia cutânea é uma doença hereditária causada pela formação de tecido conectivo defeituoso, resultando em fragilidade cutânea e, em alguns casos, frouxidão articular excessiva, hérnias e complicações vasculares. São constatados vários tipos da doença em animais e em humanos. Em gatos, a enfermidade está associada à baixa quantidade de tecido conectivo dérmico, que tem fibras colágenas mais curtas e fragmentadas.[48,50] Os sinais clínicos consistem em pele hiperextensível que pode se romper após pequenos traumatismos.[48-50] Pode ocorrer dispneia secundária à hérnia diafragmática. Relata-se que um gato acometido apresentava hérnia perineal.[50] Em um gato detectou-se um defeito na enzima pró-colágeno peptidase.[51] Os cães afetados exibem hiperextensibilidade e fragilidade da pele, fragilidade vascular, luxação da articulação coxofemoral, luxação medial da patela, hematomas subcutâneos e doenças peridontais.[52] O diagnóstico presuntivo é baseado na constatação de pele hiperextensível que se rompe com facilidade. A avaliação microscópica de amostras de pele obtidas por biopsia pode revelar fibras de colágeno mais curtas, fragmentadas, desordenadas e eosinofílicas. Em alguns casos, é necessário o exame ultraestrutural ou bioquímico para documentar as anormalidades do colágeno.[48,51]

### Fragilidade cutânea felina

Em gatos, a fragilidade cutânea adquirida geralmente está associada ao hiperadrenocorticismo, devido ao excesso de cortisol e de hormônios sexuais secretados pelo tumor de adrenal, à secreção excessiva de cortisol no hiperadrenocorticismo hipófise-dependente, ou após administração de glicocorticoides ou progestágenos.[53] Os gatos acometidos apresentam pele delgada e frágil que se rompe facilmente (ver Capítulo 307). A fragilidade cutânea foi relatada em alguns gatos com peritonite infecciosa, lipidose hepática ou neoplasia hepática.[54,56]

## DOENÇAS SISTÊMICAS ACOMPANHADAS DE ESPESSAMENTO CUTÂNEO

### Mucinose

A pele pode se apresentar mais espessa do que o normal devido à quantidade excessiva de mucina na derme, como uma característica associada à raça, em cães Shar-pei, ou como consequência de hipotireoidismo.

### Acromegalia

Alterações cutâneas associadas à acromegalia incluem espessamento mixedematoso da pele, com dobras cutâneas excessivas, hipertricose e unhas duras e espessas. A acromegalia é causada pela secreção exagerada do hormônio do crescimento induzida por tumor de hipófise, ou é secundária ao hiperprogesteronismo (ver Capítulos 294 e 295).

## REFERÊNCIAS BIBLIOGRÁFICAS

*As referências bibliográficas deste capítulo se encontram online no Ambiente de Aprendizagem.*

# CAPÍTULO 11

# Manifestações Oftálmicas da Doença Sistêmica

Alexandra van der Woerdt

## INTRODUÇÃO

Um exame oftalmológico completo é parte importante do exame físico em todos os pacientes. O veterinário tem a oportunidade única de visualizar diretamente os vasos sanguíneos, bem como o tecido neurológico (o nervo óptico) no fundo do olho. O suprimento abundante de sangue para a íris e a coroide tornam esses tecidos suscetíveis à disseminação de microrganismos infecciosos ou de células neoplásicas malignas para esses tecidos, e como consequência inflamação da íris, do corpo ciliar e da coroide. Outras partes do olho também podem ser acometidas por diversas doenças sistêmicas. Este capítulo descreve primeiramente as técnicas de exame oftálmico e depois as manifestações de doença sistêmica nas várias partes do olho.

## EXAME OFTÁLMICO

A melhor maneira de realizar o exame clínico oftálmico é iniciar pela parte anterior do olho, usando uma fonte de luz apropriada. A biomicroscopia com lâmpada de fenda possibilita iluminação e amplificação, simultaneamente (Figura 11.1).

Outra função da lâmpada de fenda é propiciar imagens transversais do segmento anterior do olho, possibilitando melhor localização da lesão. A maioria das lanternas de bolso não é brilhante o suficiente para um exame oftalmológico minucioso. O transiluminador Finoff fornece um foco de luz brilhante. Amplificação e iluminação podem ser obtidas pelo uso simultâneo de um otoscópio. O exame das pálpebras inclui a função, a anatomia e a existência ou não de cílios anormais. A conjuntiva normal é delgada e pouco vascularizada. Hiperemia e edema de conjuntiva (quemose) são anormalidades comumente encontradas. A córnea normal é brilhante e transparente. A câmara anterior é mais bem avaliada por meio de focalização de um pequeno feixe luminoso na córnea para observar se existe dispersão de luz em proteínas e células presentes na câmara anterior. O cristalino, ou lente, é uma estrutura transparente localizada entre a íris e o humor vítreo. O infundíbulo ocular pode ser examinado por meio de oftalmoscopia direta ou indireta. A oftalmoscopia direta é um procedimento fácil, e o equipamento encontra-se facilmente disponível (Figura 11.2). A oftalmoscopia direta possibilita grande aumento de uma pequena área do fundo do olho. Por causa do pequeno tamanho da área observada no fundo de olho, lesões relativamente grandes podem passar despercebidas. A oftalmoscopia indireta é a técnica de escolha para avaliar grande parte da retina, em amplificação relativamente baixa. Os equipamentos necessários são: fonte de luz apropriada (como o transiluminador Finoff) e uma lente de visão indireta (ver Figura 11.2).

As lentes mais comumente utilizadas são a panretiniana 2.2 e lentes com 20 ou 28 dioptrias. A oftalmoscopia indireta é uma técnica que requer mais prática para sua execução, entretanto, as vantagens compensam as desvantagens, quando comparada à oftalmoscopia direta. O oftalmoscópio Panoptic (Welch Allyn) associa a facilidade de uso de um oftalmoscópio direto com a capacidade simultânea de avaliar uma área relativamente grande do fundo de olho (Figura 11.3).

### Interpretação das lesões no fundo de olho

Uma das mais importantes informações quando se constata uma lesão no fundo de olho é se esta lesão é ativa ou inativa (cicatriz). A lesão inativa é comumente um achado acidental, de pouca importância clínica. Entretanto, a constatação de lesões ativas no fundo de olho ajuda a determinar os planos diagnósticos para a doença em curso. A avaliação da cor e da refletividade da lesão na região tapetal do fundo do olho pode determinar se a lesão é ativa ou inativa. Áreas focais de coriorretinite resultam, ao longo do tempo, em adelgaçamento da retina, expondo a área tapetal refletiva a um grau maior que o normal. O resultado é uma área hiper-refletiva focal na região do tapete. Se a lesão do tapete envolve o epitélio pigmentado da retina, localizado na região mais profunda da retina, é comum notar hiperpigmentação focal (Figura 11.4).

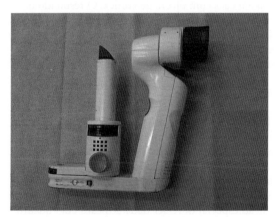

**Figura 11.1** Biomicroscópio com lâmpada de fenda possibilita iluminação e amplificação, simultaneamente, para a avaliação do segmento anterior do olho.

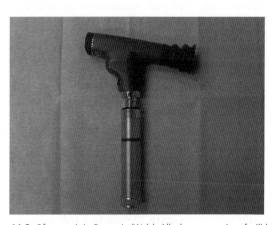

**Figura 11.3** Oftamoscópio Panoptic (Welch Allyn) que associa a facilidade de uso de um oftalmoscópio direto com a capacidade de examinar simultaneamente uma área relativamente grande do fundo de olho.

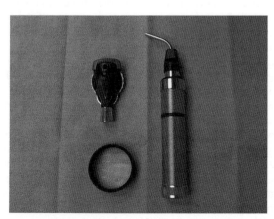

**Figura 11.2** Fonte de luz focal e brilhante do transiluminador Finoff (*à direita*) e lente de visão indireta (*abaixo, à esquerda*) usadas na oftalmoscopia indireta. A porção superior (cabeça) do oftamoscópio (*acima, à esquerda*) é usada para oftalmoscopia direta.

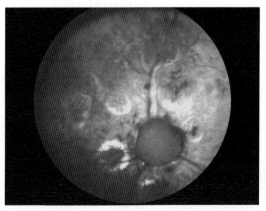

**Figura 11.4** Neste cão, notam-se múltiplas lesões multirrefletivas na região do tapete. O centro de pigmentação escura em várias cicatrizes coriorretinianas indica comprometimento do epitélio pigmentar da retina. (*Esta figura se encontra reproduzida em cores no Encarte.*)

Clinicamente isso é visto como uma lesão hiper-reflexiva com centro escuro. Quando pesquisado se existe hiper-refletividade, é preciso ter em mente que ela só é visualizada se a luz atingir o tecido cicatricial em um ângulo perfeito. Caso contrário, a lesão parece opaca e pode dar a impressão de que é uma lesão ativa. Se a cor da região do tapete subjacente a uma lesão ativa parece pouco diferente da região tapetal circundante, existe líquido não particulado na lesão. Isso pode ser observado nas fases iniciais da hipertensão arterial e no edema de retina secundário. Se há alteração da cor na região tapetal subjacente, isso indica a existência de células na lesão. Isso pode ser hemorragia ou outros infiltrados celulares como leucócitos ou células neoplásicas. Na Figura 11.5 é apresentado um fluxograma para avaliação de lesões da região do tapete, no fundo de olho.

## Pálpebra e conjuntiva

Bleflarite, a inflamação da pálpebra, pode ser uma patologia ou pode ser parte de uma enfermidade dermatológica generalizada. A pálpebra apresenta grande número de glândulas meibomianas, que são componentes importantes do filme lacrimogênico, pois secretam a superfície oleosa do filme lacrimal. A função dessas glândulas pode ser prejudicada pela infecção causada por *Staphylococcus* spp. e, em consequência, causar dor e edema da conjuntiva. A infecção causada por *Demodex* spp. pode ocasionar alopecia palpebral. Doenças imunomediadas como a síndrome uveodermatológica ou doenças penfigoides também podem afetar as pálpebras e as junções mucocutâneas palpebrais (ver Capítulo 204).[1] Ademais, sintomas de doenças infecciosas também podem surgir nas pálpebras, como acontece, por exemplo, na leishmaniose.[2]

A inflamação da conjuntiva (conjuntivite) é comum em gatos. Hiperemia de conjuntiva, quemose, blefaroespasmo e epífora são sintomas bastante comuns. A infecção causada por herpes-vírus felino 1 (FHV-1) é uma causa comum de conjuntivite em gatos e, muitas vezes, é autolimitante. A infecção primária pelo vírus está geralmente associada com sinais de doença de vias respiratórias superiores. Porém, infecções recorrentes geralmente envolvem apenas o(s) olho(s). A terapia de suporte com antibiótico tópico 3 a 4 vezes/dia é indicada para prevenir infecção bacteriana secundária. Em gatos com sistema imune debilitado, como acontece em gatos muito jovens, velhos ou doentes, geralmente é necessária uma terapia antiviral para ajudar na resolução dos sinais clínicos. Esse tratamento pode ser tópico (cidofovir 0,5%, 3 vezes/dia, ou idoxuridina, 4 vezes/dia) ou sistêmico, com fanciclovir, que tem amplo espectro de ação. A dose de fanciclovir recomendada para gatos é bastante variável, de 62,5 mg, 2 vezes/dia, até 90 mg, 3 vezes/dia via oral. Pesquisas recentes sugerem que a dose de 40 mg/kg, 3 vezes/dia via oral pode ser recomendada no tratamento da infecção por FHV-1, em gatos.[3] *Chlamydia felis* é outro patógeno de conjuntiva de gatos, porém, menos comum que FIV-1. Em cães, a ocorrência de conjuntivite é secundária à menor produção das lágrimas (ceratoconjuntivite seca) e/ou a alergias sistêmicas. Nessa espécie, a conjuntivite infecciosa causada por herpes-vírus é muito rara. A conjuntivite é uma doença que, em si, não tem muita importância clínica se não há outra enfermidade ocular. A conjuntivite não deve ser confundida com hiperemia da conjuntiva ocular, que é frequentemente um sinal de doença ocular mais relevante.

## Ceratoconjuntivite seca

Em cães, a redução na produção de lágrimas é uma causa muito comum de hiperemia, irritação e secreção ocular. A destruição imunomediada da glândula lacrimal é a causa mais frequente de ceratoconjuntivite seca (CCS) nessa espécie. Muitas raças de cães são predispostas à doença, como Buldogue Inglês, Cocker Spaniel Americano, Shih Tzu, Lhasa, Cavalier King Charles Spaniel e Pug. Os sinais clínicos consistem em hiperemia e secreção mucoide, em particular, pela manhã.

Na CCS aguda é comum notar úlcera de córnea. A mensuração da produção de lágrima pelo uso do teste de Schirmer é indicada em cães com úlcera de córnea. O resultado do teste de Schirmer deve ser interpretado juntamente com os sinais clínicos. Nesse teste, a produção de lágrima no cão normal é de pelo menos 15 mm/min. A lesão da superfície dos olhos, como úlcera de córnea, estimula a produção de lágrimas, e deve ser muito mais que 15 mm/min. no olho acometido. Medicamentos também podem causar CCS em cães. A administração oral de sulfas e de anti-inflamatórios não esteroides (AINE), como o etodolaco, foi associada com a ocorrência de CCS em cães.[4,5] Os anti-histamínicos de uso oral comumente utilizados no tratamento de atopia em cães também reduzem a produção de lágrimas. Em cães tratados com estes medicamentos, recomenda-se o monitoramento cuidadoso dos sinais clínicos (secreção/hiperemia) e a realização do teste lacrimal de Schirmer.

Atenção especial deve ser dada aos cães cujo quadro clínico requer hospitalização. Estudo recente constatou diminuição significativa da produção de lágrimas em cães internados em unidade de terapia intensiva.[6] Assim sendo, essa condição pode predispor ao desenvolvimento de úlceras de córnea doloridas. A aplicação de pomada que atua como lágrima artificial lubrificante, várias vezes ao dia, pode auxiliar na prevenção de doença ocular superficial em cães doentes.

CCS é rara em gatos e os sinais clínicos são bem diferentes daqueles verificados em cães. Na infeção causada por FHV-1, nota-se diminuição transitória na produção de lágrimas. Em alguns animais, esta diminuição pode se tornar permanente. O sinal clínico é discreto, mas está presente. A secreção mucoide observada em cães normalmente não é verificada em gatos e a hiperemia de conjuntiva é quase sempre discreta. Na córnea, as alterações como fibrose/pigmentação/vascularização muitas vezes não são vistas em gatos com CCS. O diagnóstico de CCS em gatos pode ser desafiador, já que esses animais normais podem ter um baixo valor na leitura do teste de Schirmer, secundário ao estresse. A existência de sinais clínicos que melhoram com o tratamento (solução de lágrima artificial viscosa, 2 ou 3 vezes/dia) frequentemente confirma o diagnóstico da CCS em gatos.

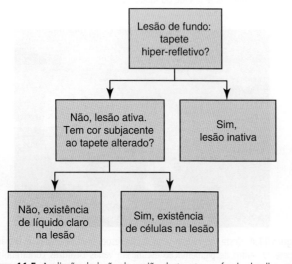

**Figura 11.5** Avaliação da lesão da região do tapete, no fundo de olho, para determinar se a lesão é ativa ou inativa.

## Córnea

A córnea normal é transparente, desprovida de vasos sanguíneos e pigmentos e está em constante estado de desidratação. A córnea recebe nutrientes do humor aquoso e do filme lacrimal. Ela contém várias camadas: estroma, membrana de Descemet e endotélio (sendo este último o que mantém o estado de desidratação da córnea). O estroma é a camada mais espessa dela. A membrana de Descemet tem propriedades elásticas e pode se projetar para frente no caso de uma úlcera de córnea progredir através do estroma. Na córnea, é possível a ocorrência de diversas doenças. A Tabela 11.1 arrola as alterações que podem ocorrer na córnea e suas aparências características.

As causas mais comuns de edema de córnea são: glaucoma, uveíte anterior, úlcera de córnea (anterior), luxação de cristalino e degradação de células endoteliais da córnea. Sinais clínicos adicionais de glaucoma incluem, hiperemia de conjuntiva e da esclera, perda de visão, pressão intraocular elevada e midríase. Outros sinais clínicos de uveíte anterior são hiperemia de conjuntiva e esclera, ocorrência de "flare" (excesso de proteínas) aquoso e/ou células na câmara anterior, baixa pressão intraocular e miose. Se houver edema de córnea, a pressão intraocular deve ser medida, para eliminar a suspeita de glaucoma; o teste de fluoresceína deve ser realizado para descartar úlcera de córnea. Ademais, um exame cuidadoso do segmento anterior deve ser realizado para eliminar a possibilidade de uveíte anterior ou de luxação de cristalino. O diagnóstico de degeneração de células endoteliais é feito excluindo-se todas as outras causas de edema de córnea.

A cicatrização da úlcera de córnea é rápida em animais jovens e saudáveis, com produção lacrimal normal, assim como o restabelecimento da função e posição da membrana palpebral. Entretanto, em animais velhos com CCS e com anormalidades de função e posição da membrana palpebral a cicatrização é demorada. Além disso, a sensibilidade diminui e o período de cicatrização aumenta em animais com diabetes.[7]

## Íris

A úvea anterior do olho consiste em íris e corpo ciliar. Ambas as estruturas estão geralmente inflamadas na uveíte anterior. O corpo ciliar é contínuo com a coroide, e a inflamação da úvea anterior é frequentemente associada à inflamação simultânea da coroide. O trato uveal é uma área altamente vascularizada, frequentemente sujeita a doenças sistêmicas. A inflamação do trato uveal resulta em comprometimento da barreira sanguínea, sendo clinicamente visível como um "flare" aquoso quando proteínas e/ou células entram no humor aquoso. Uma diminuição na produção de humor aquoso pelo corpo ciliar concomitante ao aumento da reabsorção pelo trato uveal inflamado tem como consequência a diminuição da pressão intraocular. Além disso, o espasmo dos músculos do corpo celular pode ocasionar miose dolorosa. Outros sinais clínicos observados na uveíte anterior são hiperemia de conjuntiva e esclera, diminuição ou perda da visão, em casos de inflamação grave.

A uveíte anterior em cães e gatos tem muitas causas.[8] As causas mais comuns em gatos são as infecções pelo vírus da leucemia felina, vírus da imunodeficiência felina, vírus da peritonite infecciosa felina, *Toxoplasma gondi* e vários fungos.

**Tabela 11.1** Anormalidades da córnea e suas aparências características.

| COR | ANORMALIDADE | CARACTERÍSTICAS |
|---|---|---|
| Branca | Fibrose | Tecido cicatricial. Geralmente apresenta forma e tamanho da lesão de córnea original. Aparência lisa, cor cinza-claro a cinza-escuro. Sem desconforto ocular |
| | Edema | Aparência de favo de mel. O edema de córnea pode ser difuso ou focal. Evidência ou não de conforto ocular depende da causa do edema |
| | Infiltrado cristalino | Infiltrado de colesterol/lipídio: distrofia corneal é uma anomalia genética notada em algumas raças. As lesões são frequentemente paracentrais à córnea e podem ser bilaterais. Quase sempre o infiltrado bem delimitado e densamente branco. Não há desconforto ocular. Normalmente é notado nos primeiros anos de vida<br>Infiltrado de colesterol/lipídio secundário à doença sistêmica: normalmente localizado adjacente ao limbo, na periferia da córnea (arco lipídico). Não há desconforto ocular<br>Infiltrado de cálcio: degeneração da córnea. Esta doença degenerativa acomete cães idosos. Espículas de cálcio estão presentes na córnea. Sua distribuição é desigual. Geralmente nota-se desconforto ocular. As áreas da córnea acometidas podem se desprender, resultando em úlcera de córnea |
| | Infiltrado celular | Formação de abscesso na córnea. Há desconforto ocular significante, assim como vascularização em direção ao local afetado. A área acometida pode ter aparência amarelo-esbranquiçada |
| Vermelha | Vasos corneanos superficiais | Os vasos corneanos superficiais têm um padrão ramificado e normalmente podem ser vistos cruzando o limbo em direção aos vasos conjuntivais. Eles podem indicar doença corneal superficial |
| | Vasos corneanos profundos | Os vasos corneanos profundos são oriundos do limbo; são retos. Podem circundar o limbo ou uma área focal da córnea, em 360°. Os vasos corneanos profundos indicam doença corneal profunda ou doença intraocular |
| | Hemorragia corneana intraestromal | A hemorragia corneana intraestromal é um sangramento local entre a lamela e a córnea. Requer a preexistência de vasos corneais. Hemorragia corneana intraestromal pode persistir na córnea por longo tempo |
| Marrom | Pigmentação | Secundária à irritação crônica de qualquer natureza. Exemplos: entrópio crônico, CCS e pálpebras anormais |
| | Pigmentação | Ceratite pigmentar em cães da raça Pug. Pigmentação hereditária e progressiva da córnea em animais dessa raça |
| | Sequestro corneano | Mancha pigmentada focal marrom, em gatos. Raças braquicefálicas são predispostas |

A participação de *Bartonella henselae* na etiologia de uveíte anterior em gatos ainda não foi comprovada. Em cães também existem diversas etiologias e abrangem microrganismos infecciosos tais como: bactérias, fungos, *Rickettsia*, protozoários, parasitas ou vírus.[9-11] A doença uveodermatológica, uma destruição imunomediadas do pigmento do olho e da pele, resulta em uveíte e perda da pigmentação da pele e dos pelos.[1] O traumatismo ocular pode causar uveíte, e a uveíte também pode ser ocasionada por doenças oculares, como por exemplo, uveíte induzida por lente de contato. A causa de uveíte anterior nem sempre pode ser encontrada em cães e gatos, e o tratamento sintomático é indicado nestes animais. O tratamento da uveíte consiste no tratamento da doença primária, se possível, bem como da própria uveíte. O tratamento de uveíte anterior consiste no uso tópico de corticosteroides, como solução de acetato de prednisolona 1% ou solução de dexametasona 0,1%. A frequência de aplicação depende da gravidade da doença. Miose dolorosa é uma ocorrência frequente, e o melhor tratamento é a aplicação tópica de solução ou pomada de atropina 1%. A autora prefere evitar o uso de atropina em gatos, pois a drenagem do fármaco pelo sistema nasolacrimal pode resultar em salivação profusa. A aplicação tópica de anti-inflamatórios não esteroides, como solução de flubirprofeno 0,03% ou de diclofenaco 0,1%, são particularmente úteis, se há úlcera de córnea; nestes casos, o uso tópico de corticosteroides é contraindicado. O uso sistêmico de corticosteroides ou de outras medicações imunossupressoras é indicado no tratamento de uveíte anterior grave, ou se a coroide também estiver envolvida na doença. O monitoramento cuidadoso da pressão intraocular é indicada, uma vez que glaucoma secundário pode ocorrer na uveíte anterior.

## Cristalino

O cristalino é uma estrutura avascular e as anormalidades são limitadas à formação de catarata e à luxação do cristalino. A primeira causa mais comum de catarata no cão é hereditária; a segunda, é diabetes melito[12] (Figura 11.6).

O aparecimento de catarata diabética é frequentemente muito súbito e os cães afetados podem perder a visão em dias ou semanas.[13] Em alta concentração no cristalino, a glicose é metabolizada pela aldose redutase e origina sorbitol, que se acumula no cristalino. Isso resulta em acúmulo de água no cristalino, com subsequente dano às suas fibras e formação de catarata. O cristalino pode ficar muito maior que o normal (catarata intumescente); há relato de ruptura secundária espontânea da cápsula do cristalino em cães diabéticos. A janela de oportunidade para uma cirurgia de catarata bem-sucedida é muito menor em cães diabéticos do que em cães com catarata genética. A cirurgia, se possível, deve ser realizada logo após o surgimento de catarata. Pode-se constatar catarata focal em cães com hipocalcemia. A causa mais comum de catarata em gatos é a uveíte anterior crônica. Diabetes melito não causa catarata em gatos.

## Coroide e retina

É incomum que doenças afetem a coroide e/ou a retina sem afetarem também a úvea anterior. As causas de coroidite, retinite e coriorretinite são semelhantes às causas de uveíte anterior, em cães e gatos. Os sinais clínicos de coriorretinite incluem edema de retina; alterações vasculares da retina, como tortuosidade ou vasculite; hemorragias intrarretinianas, pré-retinianas ou vítrea; e descolamento de retina. A visão pode ser prejudicada se as alterações forem graves. O diagnóstico e o tratamento de coriorretinite são semelhantes aos mencionados para uveíte anterior. Entretanto, a aplicação tópica de medicamentos não é efetiva no tratamento de coriorretinite e indica-se o tratamento sistêmico no tratamento dessa doença.

O nervo óptico é a única parte do sistema nervoso central que pode ser observada e avaliada diretamente. O nervo óptico normal em um cão é variável em termos de tamanho e formato, dependendo da quantidade de mielina presente (Figura 11.7).

Embora haja uma grande variação no tamanho e no formato do nervo óptico entre os cães, os nervos ópticos de um cão geralmente são bem semelhantes entre si em tamanho e forma, tornando a comparação entre os dois olhos um procedimento bem razoável a ser feito. Um nervo óptico normal em cães é uma combinação de mielina branca e vasos sanguíneos avermelhados, resultando em uma estrutura de aparência rosa-claro, na maioria dos cães. As bordas de um nervo óptico normal são bem definidas. O edema e a inflamação do nervo óptico podem ter aparências semelhantes. O nervo óptico é proeminente, projetando-se para a cavidade vítrea, as bordas são obscuras e indistintas, e pode haver edema na área imediatamente adjacente a ele (Figura 11.8).

A cor do nervo óptico pode ser muito mais avermelhada que o normal. O edema do nervo óptico pode estar associado à elevação da pressão intracraniana. Portanto, a avaliação do nervo óptico antes da coleta do líquido cerebrospinal é indicada. A visão pode não estar comprometida quando existe edema do nervo óptico. A inflamação do nervo óptico (neurite óptica) geralmente está associada a midríase e perda de visão. A neurite óptica deve ser considerada parte de uma doença neurológica, e uma investigação diagnóstica adequada de doença neurológica é indicada (ver Capítulos 12 e 259).

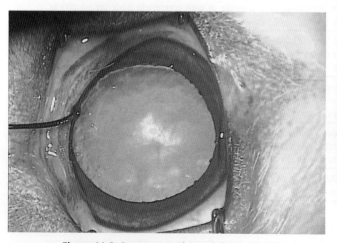

**Figura 11.6** Catarata causada por diabetes melito.

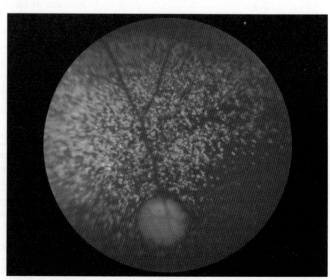

**Figura 11.7** O nervo óptico normal em cães tem tamanho e formato variáveis, coloração rosa e bordas bem definidas. (*Esta figura se encontra reproduzida em cores no Encarte.*)

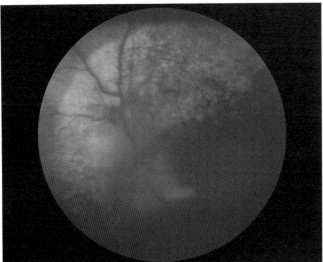

**Figura 11.8** O nervo óptico é proeminente, projetando-se para a cavidade vítrea e com líquido nas áreas adjacentes a ele. (*Esta figura se encontra reproduzida em cores no Encarte.*)

## DOENÇAS DA ÓRBITA

As doenças inflamatórias ou neoplásicas da órbita são frequentemente doenças locais e não estão associadas à doença sistêmica. Os sinais de doença orbital incluem exoftalmia, protrusão da terceira pálpebra, diminuição da retropulsão do globo na órbita, perda da visão e dor na abertura da boca. A formação de abscesso na órbita de cães pode estar associada a doença dentária, penetração de corpo estranho na boca ou superfície conjuntival e, raramente, é consequente à formação de abscessos em outras partes do corpo. A doença inflamatória orbital geralmente tem início agudo, é muito dolorosa e, habitualmente, há mal-estar geral. A miosite mastigatória é uma inflamação imunomediada dos músculos mastigatórios e pode ocasionar doença orbital bilateral dolorosa.[14] O diagnóstico é confirmado pelo teste de autoanticorpos específicos do tipo 2 M contra as cadeias pesadas e leves da miosina do músculo mastigatório (ver Capítulo 354). O tratamento tem como objetivo ocasionar imunossupressão e deve ser de longo prazo, a fim de evitar recidiva da doença. A polimiosite extraocular é uma doença mais comumente observada em cães jovens da raça Golden Retriever. O edema de todos os músculos extraoculares resulta em exoftalmia bilateral; entretanto, a retropulsão orbital é normal. A esclera é visível em 360°, o que dá a esses cães um aspecto distinto. O diagnóstico é confirmado pelo achado de músculos extraoculares aumentados na tomografia computadorizada ou na ressonância magnética. O tratamento visa à imunossupressão.

A neoplasia orbital pode ser primária ou secundária a partir da propagação de tecidos adjacentes (mais comumente da cavidade nasal) ou de propagação metastática de outros locais do corpo. A neoplasia orbital é geralmente maligna em cães e gatos.

## HIPERTENSÃO SISTÊMICA

A hipertensão sistêmica pode passar despercebida em cães e gatos até que a perda abrupta da visão leve os donos a levarem seus animais para uma avaliação e tratamento. As manifestações da hipertensão sistêmica são hifema, hemorragia de vítreo, hemorragia, tortuosidade vascular, edema e descolamento de retina e perda da visão[15,16] (Figuras 11.9 e 11.10).

Secundária à perda da função da retina, ocorre midríase, frequentemente notada pelo proprietário. Sinais clínicos semelhantes podem ser observados em cães com síndrome da hiperviscosidade.[17] O leitor deve ler nos Capítulos 99, 157 a 159 para o diagnóstico e o tratamento da hipertensão arterial sistêmica.

**Figura 11.9** Retinopatia hipertensiva em um gato. Note áreas focais de edema na retina. (*Esta figura se encontra reproduzida em cores no Encarte.*)

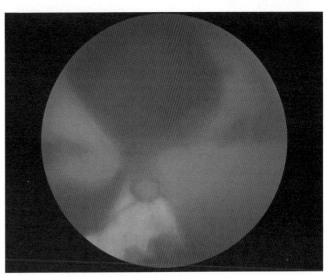

**Figura 11.10** Retinopatia hipertensiva em um gato, com extensa hemorragia vítrea e retiniana. (*Esta figura se encontra reproduzida em cores no Encarte.*)

Mensurações múltiplas da pressão arterial são necessárias para estabelecer o diagnóstico de hipertensão. Uma única mensuração de pressão arterial elevada em um gato estressado, com fundo de olho completamente normal, não representa o quadro clínico de hipertensão sistêmica persistente. O tratamento da retinopatia hipertensiva consiste na normalização da pressão arterial. Se houver hifema, o uso tópico de corticosteroides, como solução de acetato de prednisolona 1% ou de dexametasona 0,1%, é indicado 2 a 4 vezes/dia. O prognóstico quanto ao retorno da visão depende da facilidade com que a hipertensão pode ser tratada, bem como da gravidade das anormalidades oculares presentes. Na experiência do autor, o achado de hemorragias do vítreo ou da retina significativas é indicativo de um prognóstico ruim em termos de recuperação da visão. O prognóstico quanto ao restabelecimento da visão é muito melhor se houver edema ou descolamento de retina sem hemorragias associadas.

## NEOPLASIAS METASTÁTICAS

A úvea é uma estrutura intraocular altamente vascularizada que atua como um filtro para patógenos e células neoplásicas do corpo. Neoplasia metastática pode ser vista na íris e na coroide de cães e gatos. A neoplasia metastática mais comumente encontrada na íris é o linfoma.[18] O linfoma (ver Capítulo 344) na íris dos gatos é geralmente uma lesão rosa focal proeminente na íris. A realização de centese de humor aquoso, seguida de centrifugação e exame citológico, pode auxiliar no diagnóstico de linfoma, em gatos. O linfoma na íris em cães se manifesta mais comumente como uveíte anterior com ou sem nódulos focais na íris. O envolvimento do trato uveal indica doença sistêmico, especialmente em cães. Ainda há controvérsia quanto a existência ou não de linfoma ocular primário sem envolvimento sistêmico em cães e gatos.[19] O tratamento do linfoma ocular consiste no tratamento sistêmico do linfoma. As lesões da íris podem desaparecer por completo em resposta à quimioterapia. Indica-se o uso tópico de corticosteroides quando a doença sistêmica não pode ser adequadamente controlada com quimioterapia.

## REFERÊNCIAS BIBLIOGRÁFICAS

*As referências bibliográficas deste capítulo se encontram online no Ambiente de Aprendizagem.*

## CAPÍTULO 12

# Manifestações Neurológicas de Doenças Sistêmicas

Helena Rylander

Uma variedade de doenças sistêmicas pode causar sintomas neurológicos. Achados de histórico clínico e exame físico podem revelar anormalidades associadas a doenças de um sistema em específico que causam sinais neurológicos. Esses sintomas podem ser somente manifestações de doenças sistêmicas. O córtex cerebral e o sistema nervoso periférico (SNP) são as áreas do sistema nervoso mais suscetíveis às doenças sistêmicas. Além disso, sintomas relacionados com a substância branca, o tronco cerebral e o cerebelo foram documentados secundariamente a doenças sistêmicas. Os sinais neurológicos específicos e a localização das lesões serão discutidos no Capítulo 259.

### DOENÇAS QUE CAUSAM SINTOMAS RELACIONADOS COM O SISTEMA NERVOSO CENTRAL

As doenças que causam sintomas ligados ao sistema nervoso central (SNC) estão relacionadas na Tabela 12.1.

#### Hipoxemia secundária a doença sistêmica

A redução da tensão arterial de oxigênio ou a redução no fluxo sanguíneo cerebral podem resultar em encefalopatia hipóxica. A hipoxemia pode ocorrer secundariamente a acidente anestésico, anormalidade hematológica (especialmente anemia) ou insuficiência cardíaca ou respiratória (ver Capítulos 240 e 246). Os mecanismos autorregulatórios são os responsáveis por manter, de maneira relativamente constante, o fluxo sanguíneo cerebral mesmo quando ocorrem alterações na pressão arterial sistêmica. Algumas áreas cerebrais são mais suscetíveis a privação de energia ou podem conter uma maior concentração de receptores de membrana do tipo *N-metil-D-aspartato* (NMDA).

O aumento na liberação de glutamato, um neurotransmissor excitatório, que ocorre nos casos de lesão celular, leva ao aumento do influxo celular de cálcio e morte de neurônios. A isquemia global está associada a infartos bilaterais no leito vascular entre as áreas supridas pelas artérias principais. Alterações no fluxo sanguíneo cerebral podem ocorrer secundariamente ao aumento da viscosidade sanguínea devido a eritrocitose (relativa ou absoluta), hipercolesterolemia, hiperlipidemia (hiperlipidemia familiar, hiperadrenocorticismo, hipotireoidismo), doenças imunomediadas, sepse, coagulopatias e hiperglobulinemia. A hiperviscosidade pode causar êmbolos, os quais podem levar ao infarto isquêmico (ver Capítulo 260).[1,2] Os sinais clínicos refletirão a área cerebral acometida. Estudos recentes sugerem que a perda de visão aguda em gatos, após um acidente cerebrovascular, pode ocorrer devido à oclusão das artérias maxilares e consequente redução do fluxo sanguíneo cerebral, particularmente quando se utiliza abridor de boca.[3] O edema citotóxico na substância branca pode ser detectado em ressonância magnética (RM).[4] O tratamento consiste na tentativa de reestabelecer o fluxo sanguíneo cerebral e a oxigenação normais. O uso de corticoides é contraindicado e pode causar danos adicionais. A recuperação é lenta, podendo demorar semanas a meses. Após lesões cerebrais graves, sintomas neurológicos residuais podem persistir.

#### Hipertensão sistêmica

Durante um aumento rápido e sustentado da pressão sanguínea, os mecanismos autorregulatórios responsáveis pela manutenção do fluxo sanguíneo podem falhar, resultando em encefalopatia hipertensiva (ver Capítulo 157). Os sintomas neurológicos podem ocorrer em condição de pressão sanguínea mais baixa (170 mmHg) caso a hipertensão se desenvolva rapidamente.[5] Sinais neurológicos comuns são convulsões, ataxia, estupor e cegueira. Os achados *post mortem* podem incluir edema cerebral, deslocamento caudal do *vermis* cerebelar, hialinose arteriolar, arteriosclerose hiperplásica, isquemia e necrose. Em cães, têm sido relatadas micro-hemorragias cerebrais, possivelmente secundárias à hipertensão, nos exames de RM e em necropsias.[6] O controle da hipertensão em gatos após transplante renal reduz tanto a incidência de convulsões quanto as mortes associadas a complicações neurológicas.[7] A arteriopatia hialina em gatos, secundária a hipertensão, pode resultar em trombose com sinais de mielopatia cervical ou encefalopatia.[8]

#### Causas endócrinas/metabólicas

##### Encefalopatia hepática

A encefalopatia hepática (EH) pode ser causada por *shunt* portossistêmico (SPS), displasia microvascular, hipertensão portal não cirrótica idiopática ou outras causas de insuficiência hepática (ver Capítulos 280, 281 e 284). Sintomas neurológicos foram relatados em 95% dos cães com SPS.[9,10] Os sinais clínicos tendem a ser exacerbados após as refeições e tendem a se agravar e melhorar. Os sinais neurológicos são típicos de doenças cerebrais difusas e variam de discretos (inabilidade de aprender

### Tabela 12.1 — Manifestações neurológicas de doenças sistêmicas.

| SISTEMA NERVOSO CENTRAL | SISTEMA NERVOSO PERIFÉRICO |
|---|---|
| **Privação de energia** | **Hipoxemia: tromboembolismo aórtico** |
| 1. Hipoxemia | a. Cardiovascular |
|    a. Doença pulmonar | b. Doença renal |
|    b. Insuficiência cardíaca | c. Hiperadrenocorticismo |
|       i. Infarto | d. Hipotireoidismo |
|       ii. Hipoxia | e. Neoplasias |
|       iii. Hipertensão | f. Coagulação intravascular disseminada (CID) |
|    c. Acidente anestésico | g. Sepse |
|    d. Vascular | |
|       i. Hipertensão | |
|       ii. Coagulopatia | |
|       iii. Vasculite | |
|       iv. Arteriopatia hialina | |
| 2. Hipoglicemia | |
|    a. Neoplasia produtora de insulina | |
|    b. Superdosagem de insulina | |
|    c. Sepse | |
| 3. Nutricional | |
|    a. Deficiência de tiamina | |
|    b. Dieta irradiada | |
| **Metabólica** | **Metabólica** |
| a. Encefalopatia hepática | a. Insuficiência renal |
| b. Encefalopatia urêmica | b. Hipotireoidismo |
| c. Hipotireoidismo | c. Hipertireoidismo |
| d. Hipertireoidismo | d. Hiperadrenocorticismo |
| e. Hiperadrenocorticismo | e. Hipoadrenocorticismo |
| f. Hipoadrenocorticismo | f. Diabetes melito |
| **Anormalidades eletrolíticas** | **Anormalidades eletrolíticas** |
| a. Hipercalcemia | a. Hipopotassemia |
| b. Hipocalcemia | |
| c. Hipernatremia | |
| d. Hiponatremia | |
| e. Hiperpotassemia | |
| f. Hipopotassemia | |
| **Neoplasias** | **Neoplasias** |
| a. Primárias | a. Síndrome paraneoplásica |
| b. Metastáticas | |
| c. Infarto | |
| d. Síndrome paraneoplásica | |

coisas novas e alterações comportamentais) até graves (pressão da cabeça contra objeto imóvel, cegueira, alterações na atividade mental e convulsões). Já foram descritos sintomas relacionados com o tronco encefálico e ao cerebelo.[11] Os sinais neurológicos foram mais comuns quando a localização do *shunt* era caudal ao fígado.[12] Um relato de caso descreve a resolução de fraqueza neuromuscular generalizada e regurgitação, após a correção cirúrgica do SPS.[13] A RM em cães com SPS mostram lesões hiperintensas, não amplificadas por contraste, no núcleo lentiforme, e um sulco cortical aumentado.[14]

A patogenia do EH não é completamente compreendida. Várias toxinas endógenas (aminoácidos, amônia, mercaptanos, ácido gama-aminobutírico [GABA], neurotransmissores falsos), que normalmente são eliminadas pelo fígado, contribuem para os sintomas relacionados com o SNC. A hiperamonemia e a inflamação predizem a ocorrência de EH em cães com SPS.[15] A hiperamonemia > 120 μmol/ℓ devido à deficiência enzimática no ciclo da ureia tem sido documentada em cães jovens da raça Wolfhound Irlandês sem SPS.[16] O aumento das concentrações de glutamina, ácido quinolítico, triptofano e seus metabólitos no líquido cefalorraquidiano (LCR), tem sido encontrado em cães diagnosticados com SPS.[17,18] A ativação de receptores GABA induzida pelo aumento das concentrações de benzodiazepínicos endógenos pode contribuir na ocorrência dos sinais clínicos de EH, e um efeito de retirada pode causar convulsões pós-cirúrgicas.[19] A EH tem sido tratada com sucesso com flumazenil, um antagonista de receptores de benzodiazepínicos. Isso também sugere que o aumento do tônus GABAérgico tem um papel na patogênese da EH.[20,21] A produção e a absorção de toxinas produzidas por bactérias do trato gastrintestinal podem ser reduzidas pelo fornecimento de dieta com baixo teor de proteína e uso de antibióticos e/ou lactulose.

As convulsões podem ser controladas com o uso de brometo de potássio (40 a 60 mg/kg, VO, 1 vez/dia [SID; do latim, *semel in die*]) ou levotiracetam (20 mg/kg, VO, 3 vezes/dia [TID; do latim, *ter in die*]) (ver Capítulo 260). A concentração sérica de brometo de sódio pode aumentar rapidamente quando administrado por via intravenosa (IV). O uso de fenobarbital (3 a 5 mg/kg, VO, 2 vezes/dia [BID; do latim, *bis in die*]) deve ser feito com cautela, visto que ele se liga às proteínas plasmáticas e é metabolizado no fígado. Os benzodiazepínicos (0,5 mg/kg IV) podem evitar as convulsões após a retirada cirúrgica.[22,23] Alguns autores sugerem que a correção cirúrgica de SPS congênito tem um melhor prognóstico quanto à sobrevivência pós-operatória e à morbidade neurológica, se realizada antes dos 2 anos, enquanto outros sugerem que o prognóstico seja semelhante em cães operados que tenham mais de 5 anos.[24,25] A terapia antiepiléptica profilática pode reduzir a incidência de convulsões e os sintomas neurológicos pós-cirúrgicos.[26-30]

### Encefalopatia urêmica

Substâncias tóxicas não excretadas devido a insuficiência renal aguda (IRA; ver Capítulo 322) ou doença renal crônica (DRC; ver Capítulo 324) podem causar sintomas semelhantes aos mencionados para EH. Concentrações aumentadas do paratormônio (PTH) e, subsequentemente, hipercalcemia, também podem contribuir para a encefalopatia urêmica. Um estudo recente não conseguiu demonstrar diminuição significativa nos teores séricos do PTH após o tratamento com calcitriol, em gatos normais ou com IRC.[31] O uso de quelantes de fosfato ou de dieta com baixo conteúdo de fosfato auxiliaram a diminuir a absorção de fósforo, e o tratamento para pressão alta pode reduzir o risco de encefalopatia hipertensiva.[31-35]

### Hipotireoidismo

Em alguns cães com hipotireoidismo, as únicas alterações clínicas podem ser os sintomas vestibulares centrais progressivos, agudos ou crônicos (ver Capítulos 299 e 300). É provável que a patogenia das anormalidades associadas ao hipotireoidismo seja multifatorial e inclua arteriosclerose com formação de microtrombos induzida por hipercolesterolemia ou hipertrigliceridemia, causando infarto ou episódio isquêmico transitório, desmielinização segmentar, disfunção de vias metabólicas cerebrais e degeneração metabólica das populações de neurônios ou das células da glia.[36,37] Sintomas vestibulares intermitentes podem ser vistos quando ocorrer episódio isquêmico transitório. Tipicamente, não são observadas alterações na RM ou na histologia cerebral. Alterações podem ser notadas em exames como o de audiometria do tronco cerebral (BERA) ou no eletroencefalograma (EEG). Pode ser observado um aumento da concentração de proteínas no LCR. A suplementação com hormônios da tireoide geralmente resolve os sintomas neurológicos.

O coma mixedematoso é uma manifestação rara, porém com risco à vida, do hipotireoidismo. Os sinais clínicos podem incluir alterações na atividade mental devido a edema cerebral, hipotermia sem tremores, edema não responsivo à pressão tátil e bradicardia. O estado neurológico pode se agravar quando há hiponatremia e hipoxemia devido à hipoventilação. O tratamento consiste em estabelecer uma ventilação adequada, administração IV de cloreto de sódio, correção passiva da hipotermia e aplicação de levotiroxina (5 μg/kg, IV, BID). Esta deve ser seguida de suplementação oral de hormônios da tireoide. A melhora clínica, quando ocorre, é geralmente observada dentro de 24 horas. Contudo, a taxa de mortalidade é alta.[38,39]

O hipotireoidismo congênito tem sido descrito tanto em cães quanto em gatos. Os sinais clínicos incluem nanismo desproporcional, pelagem anormal, letargia, marcha rígida/com membros estendidos e atividade mental anormal. Histologicamente, nota-se hipomielinização no corpo caloso, na corona radiata, na ponte, na pirâmide e no funículo lateral da medula espinal.[40] Recentemente, foi descrita uma mutação genética causadora de hipotireoidismo congênito em cães da raça Terrier de Tenterfield.[41]

### Hipertireoidismo

Gatos com hipertireoidismo podem demonstrar sintomas moderados relacionados com o SNC, tais como hiperatividade, mudanças no ciclo sono/vigília, agressividade ou letargia (Capítulo 301). Os sinais neurológicos geralmente melhoram (e podem regredir completamente) após o tratamento.

### Hiperadrenocorticismo

A compressão direta causada por um macroadenoma de hipófise pode causar sintomas neurológicos discretos a graves (Capítulo 306). Sinais precoces de macroadenoma incluem inapetência, letargia branda, comportamento estereotípico e desorientação (Capítulo 306). O quadro clínico pode progredir para um quadro mais grave de letargia, andar em círculos, tetraparesia, ataxia e convulsões. Os cães com sinais clínicos geralmente apresentam tumor com > 1,0 a 1,5 cm de diâmetro. A cegueira raramente ocorre em cães e gatos. A hiperlipidemia pode causar infarto. De 13 cães diagnosticados com hiperadrenocorticismo hipófise-dependente, 10 tinham um tumor de hipófise visível no momento do diagnóstico ou 1 ano após e dois destes cães desenvolveram sinais neurológicos dentro de 1 ano após o diagnóstico. Os tumores de hipófise causam sintomas neurológicos em 15 a 30% dos cães antes ou após o diagnóstico e tratamento de hipoadrenocorticismo hipófise-dependente.[42,43]

### Hipoglicemia

O cérebro não sintetiza e nem armazena glicose. Ele depende da glicose sanguínea para seu metabolismo celular. O cérebro utiliza aproximadamente 100 g de glicose por dia. A hipoglicemia persistente pode causar vasoconstrição e hipoxia. A hipoglicemia pode ocorrer em cães e gatos secundária a diversas condições, incluindo má-nutrição, insulinoma, insuficiência hepática, hipoadrenocorticismo, tumores de células não insulares produtores de fator de crescimento semelhante à insulina tipo 1, grandes tumores metabolicamente ativos (leiomiossarcomas), eritrocitose grave e sepse (ver Capítulo 61). A hipoglicemia é uma síndrome paraneoplásica (ver Capítulo 352).[44-48] Ela também pode estar associada com uma superdosagem exógena de insulina.

Os sinais neurológicos secundários à hipoglicemia se agravam e melhoram, de modo intermitente, e consistem em episódios de letargia, fraqueza, desorientação, tremores, convulsões parciais ou generalizadas, cegueira e/ou coma. Não existe correlação entre a gravidade ou a frequência dos sinais clínicos, o grau de hipoglicemia e o tempo de sobrevida após o tratamento. O tratamento sintomático com glicose (2 a 4 m$\ell$ de glicose 50% diluída a uma concentração de 25%/kg de peso corporal) geralmente reverte rapidamente os sintomas neurológicos. O controle medicamentoso com prednisona é utilizado para estimular a gliconeogênese e a glicogenólise. Refeições com porções da dieta pequenas e mais frequentes e ricas em proteínas, gorduras e carboidratos complexos, podem ajudar.

Uma concentração sérica de insulina dentro do intervalo de referência médio, ou acima dele, juntamente com uma concentração plasmática de glicose < 60 mg/d$\ell$ é compatível com o diagnóstico de um tumor produtor de insulina (ver Capítulo 303). Preconiza-se a remoção cirúrgica do insulinoma, no entanto é um tipo de câncer altamente maligno. Um estudo envolvendo cães com insulinoma registrou um tempo de sobrevida médio de 196 dias em animais que receberam apenas o tratamento medicamentoso, de 785 dias nos que receberam apenas o tratamento cirúrgico e de 1.316 dias em cães submetidos a tratamento clínico após a extirpação do tumor.[46] A diaxozina inibe a secreção de insulina, estimula a síntese hepática de glicose e inibe a captação de glicose pelas células. O fármaco tem sido utilizado com sucesso em cães, mas não em gatos, com tumores produtores de insulina.[49] Lesões cerebrais permanentes decorrentes da morte de neurônios podem ocorrer apesar da normalização das concentrações sanguíneas de glicose e insulina após o tratamento.[50,51]

### Deficiência de tiamina

A tiamina é essencial para a descarboxilação do ácido pirúvico e de outros alfacetoácidos. A deficiência de tiamina ocasiona redução na utilização do ácido pirúvico e de outros aminoácidos, maior uso de gordura e acidúria.[52] A deficiência de tiamina irá ocorrer em cães e gatos alimentados com carne preservada com dióxido sulfúrico, com alimentos com baixo teor de tiamina devido ao processamento, ou com peixes contendo tiaminase. Os achados histopatológicos são os mesmos verificados na polioencefalomalácia, com espongiose bilateral simétrica, necrose e hemorragia no núcleo vestibular medial, colículo inferior, nódulo cerebelar e na substância cinzenta subcortical.[53,54] A deficiência de tiamina experimentalmente induzida em gatos causou déficit de aprendizagem, provavelmente relacionado com lesões no hipocampo.[55] Os sinais neurológicos da deficiência de tiamina refletem lesões no cérebro e no núcleo vestibular. Na RM, as lesões se apresentam hiperintensas nas sequências de imagens ponderadas em T2 e FLAIR, exacerbadas por contraste após a aplicação IV de gadolínio. A suplementação oral com tiamina (a administração de dose total de 25 a 50 mg, BID) geralmente resolve os sinais clínicos após semanas ou meses.[54]

### Dieta irradiada

Casos de leucoencefalomielopatia têm sido descritos em colônias de gatos alimentados com dietas irradiadas, na Nova Zelândia e no Reino Unido. Os gatos manifestaram ataxia após alguns meses recebendo essa dieta. Na histopatologia pode ser observada degeneração Walleriana no cérebro e na medula espinal. A causa da encefalomielopatia é desconhecida, porém o estresse oxidativo pode ter um papel. Os gatos se recuperaram após retornarem para a dieta normal.[56,57]

## Anormalidades eletrolíticas

### Hipercalcemia

A hipercalcemia decorrente de hiperparatireoidismo primário, ou secundária a uma neoplasia maligna, raramente tem sido associada às convulsões (ver Capítulo 69). O mecanismo das convulsões é pouco compreendido. Têm sido documentadas coagulopatias em cães hipercalcêmicos.[58]

### Hipocalcemia

A hipocalcemia pode ocorrer devido à diversas condições, incluindo IRA, DRC, hipoparatireoidismo primário e lactação (eclâmpsia) (ver Capítulo 69). A hipocalcemia causa um aumento da excitabilidade das membranas tanto nos músculos quanto no SNC. Isso ocasiona rigidez muscular generalizada, claudicação, espasmos musculares, irritabilidade, alterações comportamentais, tetania e convulsão (Vídeo 298.1). O tratamento de ataque consiste na administração IV de cálcio (0,5 a 1,5 m$\ell$ de gliconato de cálcio 10%/kg de peso corporal) ao longo de 10 a 20 minutos, monitorando-se sempre a frequência cardíaca. A administração rápida de cálcio pode causar arritmia. O controle a longo prazo depende do controle da causa primária ou da administração de vitamina D (ver Capítulo 298).[59]

## Hipernatremia/hiponatremia

A hiponatremia grave pode causar edema cerebral e encefalopatia difusa, com risco à vida do animal.[60] A correção agressiva da hiponatremia em cães também pode causar edema cerebral, com mielinólise pontina central e perda de oligodendrócitos. Essas complicações podem ocorrer de 48 horas até vários dias após o tratamento.[61-63] O exame dos resultados da RM destes cães revela áreas bilaterais simétricas hiperintensas nas imagens ponderadas em T2, do núcleo talâmico central. A correção da hiponatremia não pode causar aumento da concentração de sódio superior a 10 mEq/ℓ, ao longo de um período de 24 horas, reduzindo assim o risco da ocorrência de tais lesões. O tratamento agressivo com solução de cloreto de sódio 0,9% em pacientes sintomáticos, com hiponatremia com menos de 24 horas de duração pode ser efetivo, sem causar sinais neurológicos.

A hipernatremia secundária às alterações osmóticas no líquido das células cerebrais reduz o volume cerebral que, supostamente, pode causar ruptura vascular e hemorragias focais. A gravidade dos sinais neurológicos parece estar relacionada com a brusca alteração na concentração de sódio, e não à magnitude da hipernatremia. Na hipernatremia crônica, o cérebro se adapta à hipertonicidade produzindo osmoles idiogênicos, os quais previnem a desidratação celular. Contudo, a brusca correção da hipernatremia resulta em transferência de água para o interior das células e edema cerebral subsequente. A hipernatremia moderada pode ser corrigida oferecendo-se água para os animais que conseguem beber. A hipernatremia mais grave pode ser tratada com solução salina hipotônica, por via IV, ou solução de dextrose 5%, diluída em água, calculada utilizando-se a seguinte fórmula:[64]

$$\text{Déficit de água livre} = 0,6 \times \text{peso corporal (kg)} \times [(Na^+ \text{ plasmático}/148) - 1]$$

## Neoplasias

As neoplasias podem causar sintomas neurológicos secundários à invasão tumoral direta, metástase ou infarto isquêmico ou hemorrágico. O diagnóstico pode ser apoiado em RM, análise do LCR ou detecção da neoplasia primária.[2,65] As síndromes paraneoplásicas influenciam diretamente o LCR (ver Capítulo 352). Estas incluem a hipoglicemia induzida por um tumor produtor de insulina ou a hipercalcemia secundária a linfoma, timoma ou adenocarcinoma apócrino.[66]

## Hipertermia

O cérebro de cães tem uma resistência térmica intrínseca. A origem de disfunções neurológicas em cães e gatos com hipertermia geralmente não é diretamente causada pelo aumento da temperatura cerebral, mas por alterações secundárias, como degeneração hepatocelular, coagulação intravascular disseminada, alcalose respiratória ou diminuição da pressão arterial média. Alterações na atividade mental, perda do reflexo pupilar à luz e do reflexo oculocefálico, além de tetraparesias, foram descritas.[67]

## DOENÇAS QUE CAUSAM SINTOMAS RELACIONADOS COM O SISTEMA NERVOSO PERIFÉRICO

As doenças que causam sintomas ligados ao SNP estão listadas na Tabela 12.1.

## Hipoxia

O tromboembolismo aórtico, apesar de incomum em cães e ligeiramente mais comum em gatos, geralmente é secundário a uma condição primária, como doença cardíaca, hiperadrenocorticismo, neoplasia, coagulação intravascular disseminada, sepse, doença renal, arteriosclerose (hipotireoidismo e outras) ou anemia hemolítica autoimune. Os sintomas neurológicos observados pelos proprietários podem incluir intolerância progressiva aos exercícios com fraqueza de membros pélvicos, ou ataxia mais aguda simétrica ou assimétrica dos membros pélvicos, paresia ou plegia. Tais sinais podem ocorrer após miopatia isquêmica, neuropatia ou mielopatia.[68-70] Os gatos geralmente manifestam sintomas hiperagudos que incluem taquipneia, hipotermia, paraparesia ou plegia (ver Capítulo 256). As causas primárias são cardiomiopatia, hipertireoidismo e neoplasias.[71]

## Distúrbios metabólicos/endócrinos

### Hipotireoidismo

A tiroxina ($T_4$) estimula a atividade respiratória mitocondrial, facilitando a produção de trifosfato de adenosina (ATP). No hipotireoidismo (ver Capítulo 299), a deficiência associada de ATP interfere na atividade da bomba de $Na^+/K^+$ que reduz o transporte axonal e causa desmielinização e degeneração de axônios. Também, tem sido descrita miopatia secundária ao hipotireoidismo. Em raras circunstâncias, os sinais neurológicos podem ser a única manifestação do hipotireoidismo. Os sinais clínicos incluem fraqueza generalizada e atrofia muscular. Os sinais focais incluem paralisia de laringe, megaesôfago, paralisia facial ou sintomas vestibulares periféricos. Foi relatado em 4 cães que a claudicação era o único sinal clínico.[72] Anormalidades eletrodiagnósticas e histopatológicas em amostras de músculos e nervos obtidas por biopsia podem ser detectadas antes do surgimento dos sinais clínicos.[73] Os sintomas neurológicos podem cessar após diversos meses de suplementação com hormônio da tireoide.[74]

### Hipertireoidismo

O hipertireoidismo felino (ver Capítulo 301) tem sido associado a fraqueza neuromuscular, ventroflexão cervical, postura plantígrada e intolerância ao exercício. Os sinais clínicos podem ser revertidos com o tratamento.

### Hiperadrenocorticismo

O hiperadrenocorticismo (ver Capítulo 306) comumente causa fraqueza muscular. São raros os casos de cães com miopatia fibrosante ou polineuropatia. Os sinais clínicos da miopatia fibrosante podem incluir marcha rígida e com os membros estendidos, atrofia muscular generalizada e dificuldade de flexionar os membros (Vídeo 12.1). Os sinais clínicos de polineuropatia incluem fraqueza generalizada e atrofia muscular. O diagnóstico pode ser confirmado com testes eletrodiagnósticos (eletromiograma [EMG] e teste de condução nervosa; ver Capítulo 117), além de biopsias de músculos e nervos (ver Capítulo 116). A atrofia miofibrosa do tipo 2 é comum. Em cães com fibrose, a rigidez pode não se alterar ou melhorar apenas parcialmente após meses de tratamento.[75,76] A miopatia causada por esteroides também tem sido descrita como secundária ao tratamento com prednisona.[77,78]

### Hipoadrenocorticismo

O hipoadrenocorticismo (ver Capítulo 309) resulta em episódios de letargia, fraqueza, tremores e colapso. Episódios de cãibras musculares dolorosas são extremamente raros.[79] A hipoglicemia secundária pode contribuir para a fraqueza generalizada. O tratamento com doses fisiológicas de glicocorticoides (p. ex., 0,1 mg de prednisolona/kg VO, SID) tipicamente resulta em completa recuperação clínica.[80,81]

### Diabetes melito

O metabolismo dos nervos periféricos é dependente da glicose. A polineuropatia sensorimotora é uma complicação tardia do diabetes melito (ver Capítulo 304 e 305). As duas principais teorias sobre a patogenia envolvem o desarranjo metabólico e as alterações vasculares.[82] Os sinais clínicos são mais evidentes nos membros pélvicos, com postura plantígrada, dificuldade em saltar, déficit de reações posturais, reflexos tendíneos diminuídos e atrofia muscular (ver Capítulo 305). Os sinais neuropáticos são muito mais comuns em gatos do que em cães (Vídeo 12.2). A síndrome de Horner foi relatada como secundária ao diabetes melito.[83,84] São encontradas anormalidades em estudos de condução nervosa e EMG, tanto nos membros torácicos quanto nos pélvicos. As anormalidades histopatológicas incluem desmielinização, ruptura e balonamento da bainha de mielina e lesão de axônios. Provavelmente, a lesão mielínica está associada a aumento do tamanho dos capilares microvasculares, aumento no diâmetro do lúmen capilar e aumento na espessura da membrana basal.[82,85-87] Apesar do controle do diabetes melito, é comum restarem déficits permanentes.

### Doenças renais

Cães e gatos com DRC podem manifestar fraqueza muscular associada ao hiperparatireoidismo secundário renal, o qual causa neuropatia e miopatia periféricas. O fosfato de inositol, a proteinoquinase C e o monofosfato cíclico de adenosina (cAMP), entre outras enzimas regulatórias e sistemas de transdução de sinais nas células musculares, são diretamente afetados pelo calcitriol. A miopatia urêmica mediada pelo PTH pode ser revertida quando tratada com calcitriol. O excesso de PTH também afeta parcialmente a velocidade de condução no nervo motor. A excitabilidade do nervo é modulada pelo calcitriol, que também afeta a síntese de fatores de crescimento dos nervos. Alterações também podem ser constatadas em exames de condução nervosa e eletromiografia (ver Capítulo 117).

### Hipopotassemia

A hipopotassemia de ocorrência natural é incomum e pode surgir após restrição dietética (ver Capítulo 68). É mais frequentemente diagnosticada em gatos com DRC, mas parece menos comum em cães com doença semelhante. Além da DRC, outra causa secundária, porém rara, é um tumor de adrenal que aumenta a síntese de aldosterona (hiperaldosteronismo primário, síndrome de Conn) ou hiperadrenocorticismo adrenal-dependente.[88] A hipopotassemia altera o potencial de repouso das membranas musculares, resultando em fraqueza. Os sintomas neurológicos, a ventroflexão cervical em gatos e a fraqueza generalizada tanto em cães quanto em gatos, são inespecíficos. O tratamento inicial de pacientes gravemente acometidos requer a suplementação de potássio por via IV. A administração oral prolongada pode aliviar ou minimizar as consequências da hipopotassemia. Contudo, a aplicação IV de solução contendo potássio pode agravar a hipopotassemia devido ao aumento do volume vascular e à perda renal associada ao aumento da perfusão sanguínea nos rins. A administração oral diária de 5 a 10 mEq de KCl é segura. A dopamina ocasiona a transferência de potássio do meio intracelular para o extracelular.[89]

### Síndrome paraneoplásica

Síndromes paraneoplásicas podem causar sinais neurológicos devido a um efeito remoto do câncer (ver Capítulo 352). Estes sinais não são, necessariamente, causados pela invasão celular neoplásica direta no sistema nervoso. Tampouco essa condição é causada por algum outro mecanismo relacionado com a existência do câncer: coagulopatias, distúrbios vasculares, infecção, ou déficits metabólicos e nutricionais. A síndrome pode afetar o SNC e o SNP. Os sinais neurológicos podem se desenvolver meses a anos antes da detecção do tumor. A falta de exames diagnósticos específicos dificulta o diagnóstico da síndrome. A patogenia pode ser devida aos anticorpos produzidos contra as células do sistema nervoso. A remoção do tumor pode resultar na resolução dos sinais neurológicos. Síndromes paraneoplásicas têm sido documentadas secundariamente a insulinoma, adenocarcinoma, carcinoma colangiocelulare, linfoma, melanoma, mieloma e timoma. O timoma é uma causa comum de miastenia *gravis* em humanos e gatos, sendo menos comum em cães (ver Capítulo 269). Os sinais neurológicos podem ser focais (megaesôfago) ou generalizados. O quadro de miastenia *gravis* pode melhorar com a remoção da massa tumoral; contudo, a existência de megaesôfago indica um prognóstico ruim.[90-93]

## REFERÊNCIAS BIBLIOGRÁFICAS

*As referências bibliográficas deste capítulo se encontram online no Ambiente de Aprendizagem.*

# CAPÍTULO 13

# Diferenciação entre Intoxicações e Doenças Não Tóxicas Agudas

Safdar A. Khan

## HISTÓRICO DO CASO

Ao consultar um animal com doença aguda, o veterinário deve considerar a intoxicação, ou envenenamento, como causa potencial entre os diagnósticos diferenciais. Um histórico clínico completo e minucioso a respeito disso é essencial para a diferenciação entre um quadro de intoxicação ou envenenamento e uma doença de ocorrência natural (ver Capítulo 1). Obter um histórico recente e claro pode ser, algumas vezes, um tanto desafiador, especialmente em situações em que os animais estavam sem supervisão antes do início dos sinais clínicos. Além da identificação do animal (raça, sexo e idade) e do peso, as questões formuladas durante a obtenção do histórico clínico devem incluir, histórico clínico anterior, histórico de vacinação, dieta (marca; caseira ou comercial; casos se suspeite de intoxicação nutricional, obtenha a etiqueta do produto e o número do lote) e qualquer medicação que o animal esteja recebendo. Informações iniciais sobre qualquer outro animal contactante, a progressão dos sinais clínicos, os sintomas relatados pelo proprietário, o número de animais afetados, o ambiente do animal (dentro ou fora de casa; cercado ou com acesso à rua), a localização (urbana ou rural), a época do ano (verão ou inverno), se foram feitas melhorias/renovações recentes (materiais de construção; chumbo em casas/fazendas antigas), visitantes recentes, disponibilidade de medicamentos de uso humano no ambiente do animal (antidepressivos, analgésicos, estimulantes, suplementos nutricionais), existência ou uso recente de produtos químicos (inseticidas, herbicidas, rodenticidas) na casa/jardim, informações sobre os animais da vizinhança (surtos; doença; morte) e informações sobre plantas dentro ou fora de casa, podem auxiliar a fornecer provas ao clínico na procura de uma possível causa para o quadro clínico do animal. A obtenção de um histórico completo do caso pode acelerar o processo e restringir a uma potencial causa, eliminando vários passos desnecessários e economizando tempo e dinheiro.

## ESTABILIZAÇÃO DO PACIENTE

Antes de se obter o histórico completo do caso, o objetivo primário deve ser estabilizar o paciente e preservar a vida do animal que manifesta doença aguda, independentemente da causa. Confiar muito em um tratamento com antídoto específico pode ser perigoso. A maioria dos animais doentes, no momento da consulta, recebem tratamento de suporte visto que apenas uns poucos antídotos específicos estão disponíveis ou são necessários para o tratamento de intoxicação ou envenenamento específico. Portanto, por ocasião da consulta, é essencial garantir que o animal tenha uma via respiratória patente e adequada, além de ventilação efetiva (ver Capítulo 139). Frequência e ritmo cardíaco, assim como a pressão sanguínea, devem ser monitoradas e arritmias cardíacas (ver Capítulo 248), hipotensão ou hipertensão sistêmica devem ser tratadas sempre que necessário (ver Capítulos 158 e 159). O estado de hidratação, a concentração sérica de eletrólitos e o balanço acidobásico devem ser avaliados e as anormalidades corrigidas apropriadamente (ver Capítulos 67 a 70 e 127). Anormalidades do sistema nervoso central (SNC) (excitação, depressão, convulsões) devem ser identificadas e tratadas quando preciso (ver Capítulos 136 e 148) e a hipotermia ou a hipertermia devem ser detectadas e corrigidas quando presentes (ver Capítulos 48, 49 e 134).

Após estabilizar as funções vitais, obtenha o histórico clínico e, então, forneça outros tratamentos necessários tais como descontaminação (administração de carvão ativado, lavagem gástrica, banho, diluição; ver Capítulo 151), cuidados de suporte e realização de outros exames complementares (p. ex., hemograma completo, perfil bioquímico sérico, exame de urina, radiografias, ultrassonografia), com base nas informações obtidas e no progresso do quadro clínico do paciente. A coleta de amostras para análises toxicológicas pode ser importante. Os testes toxicológicos realizados em laboratório especializado podem ser caros e demorados; portanto, na maioria das vezes, os resultados não estão disponíveis imediatamente. Nesse caso, para incluir ou descartar uma causa da lista de suspeitas, a realização de exames mais comumente utilizados na instituição provavelmente terá um maior benefício imediato para o paciente (enquanto as análises toxicológicas podem ter maior valor para grupo de animais expostos ou para casos que envolvam litígio). Por exemplo, a avaliação do tempo de protrombina (TP) ou do tempo de coagulação pode ser fundamental em casos de intoxicação por anticoagulantes. Outras amostras necessárias aos testes toxicológicos em laboratórios especializados incluem sangue total para a análise de metais pesados (chumbo), mensuração da concentração sanguínea de colinesterase (intoxicação por organofosforados) e exame de pesticidas (rodenticidas anticoagulantes). Soro ou plasma podem ser analisados quanto aos níveis de alguns metais (zinco), fármacos, alcaloides e eletrólitos (útil na intoxicação por cloreto de sódio ou água). Conteúdo estomacal (vômito; congele após a coleta) pode ser utilizado para a detecção de pesticidas, metais, existência de iscas, alcaloides e fármacos. A urina (resfriada ou congelada) pode ser utilizada para a análise de alguns metais, medicamentos e seus metabólitos e alcaloides (estricnina).

## QUADRO TÓXICO VERSUS NÃO TÓXICO

A Tabela 13.1 apresenta um sumário de algumas importantes suspeitas que levam a pensar em um quadro tóxico *versus* não tóxico, com base nas anormalidades clínicas que precisam ser consideradas em um animal com doença aguda. É importante ressaltar que um animal com doença aguda, de início súbito, geralmente pode manifestar múltiplos sinais/anormalidades clínicas principais, e que as intoxicações ou envenenamentos podem causar complicações não relacionadas diretamente com a intoxicação (p. ex., pneumonia aspirativa). O propósito aqui é fornecer um guia inicial para a exclusão de suspeitas de um quadro tóxico *versus* não tóxico em um paciente com histórico clínico recente incerto.

**Tabela 13.1** Suspeitas de quadro tóxico *versus* não tóxico.

| PRINCIPAL ANORMALIDADE CLÍNICA | SUSPEITAS DE QUADRO TÓXICO | SUSPEITAS DE QUADRO NÃO TÓXICO |
|---|---|---|
| Anormalidades do SNC (excitação e convulsões; ver Capítulo 35) | • Estricnina (início agudo, rigidez, hiperestesia, posição de cavalete)<br>• Metaldeído (hipertermia, tremores)<br>• Anfetamina ou cocaína (ingestão em cães: efeitos simpatomiméticos e hipertermia)<br>• Micotoxinas tremorgências (penitrem A, roquefortina, em alimentos mofados consumidos (sintomas GI, hipertermia e tremores)<br>• Medicamentos para resfriado: pseudoefedrina, efedrina, alguns anti-histamínicos (efeitos simpatomiméticos, hipertermia)<br>• Pesticidas organofosforados ou carbamatos (crise colinérgica; SLMD)<br>• Pesticidas piretroides/piretrinas (especialmente permetrina em gatos: tremores, ataxia, convulsões, sintomas GI)<br>• Pesticidas organoclorados (tremores, ataxia, convulsões)<br>• Chocolate: cafeína, teobromina, metilxantina (polidipsia, poliúria, sintomas GI e CV)<br>• Fosfato de zinco: iscas para toupeiras e marmotas (sintomas GI, tremores, dispneia causada por edema pulmonar) | • Traumatismo craniano (animais que vivem fora de casa, lesões/feridas internas ou externas)<br>• Meningite (febre, hiperestesia, enrijecimento e dor no pescoço, lesões no fundo de olho secundárias à anormalidade no nervo óptico)<br>• Hidrocefalia (crânio grande, arredondado; estrabismo divergente, convulsões, exame ultrassonográfico cerebral é possível nos casos de fontanela aberta)<br>• Neoplasia intracraniana (tumores cerebrais primários ou secundários; tipicamente em animais mais velhos; déficit neurológico quase sempre assimétrico)<br>• *shunt* portossistêmico congênito (mais comum em algumas raças, < 6 meses de idade, fígado pequeno)<br>• Raiva (alterações bruscas no comportamento, excitação, paralisia; regiões endêmicas)<br>• Cinomose (cães jovens: histórico de febre e sintomas GI e/ou respiratórios geralmente precedem os sintomas do SNC)<br>• Hipocalcemia ou hipercalcemia (tremor/tetania hipocalcêmica; lesão renal induzida por hipercalcemia pode causar sinais urêmicos) |

*Continua*

**Tabela 13.1** Suspeitas de quadro tóxico *versus* não tóxico. (*Continuação*)

| PRINCIPAL ANORMALIDADE CLÍNICA | SUSPEITAS DE QUADRO TÓXICO | SUSPEITAS DE QUADRO NÃO TÓXICO |
|---|---|---|
| | • Intoxicação por brometalina: iscas para ratos ou camundongos (paresia, fraqueza, ataxia, tremores)<br>• Chumbo (sintomas GI, anormalidades hematológicas [eritrócitos nucleados, pontilhados basofílicos, anemia])<br>• Intoxicação por metronidazol (em cães, pelo uso repetido e/ou alta dose: nistagmo, ataxia, fraqueza, paresia, convulsões)<br>• Nicotina: tabaco ou cigarro (ingestão em cães: vômito espontâneo, tremores, sintomas CV)<br>• Intoxicação por antidepressivos tricíclicos: amitriptilina, clomipramida, imipramida, nortriptilina (agitação, irritabilidade, ataxia, sintomas CV) | • Hipoglicemia (desorientação, ataxia, convulsões; glicose sanguínea > 60 mg/d$\ell$)<br>• Epilepsia idiopática (cães de 1 a 5 anos: diagnóstico de exclusão)<br>• Eritrocitose primária ou secundária (que causa hiperviscosidade sanguínea), VG: 65 a > 80%, mucosas de cor vermelho-tijolo<br>• Uremia (secundária a IRA ou DRC)<br>• Choque séptico/endotoxêmico (sinais de hemorragia GI, fraqueza progressiva, dor abdominal) |
| Anormalidades do SNC (depressão do SNC e/ou convulsões; ver Capítulo 35) | • Intoxicação por ivermectina, moxidectina e outras avermectinas (ataxia, fraqueza, depressão, tremores, convulsões, cegueira)<br>• Ingestão de maconha (ataxia, hipotermia, incontinência urinária)<br>• Ingestão de benzodiazepínicos: alprazolam, clonazepam, diazepam, lorazepam (hiporreflexia, ataxia, excitação do SNC: reação paradoxal)<br>• Superdosagem de barbitúricos: curta ou longa ação (coma, hipotermia, fraqueza, ataxia)<br>• Etilenoglicol (ver Capítulo 322) (ataxia, desorientação, sintomas GI)<br>• Ingestão de metanol ou etanol (sintomas GI, ataxia, fraqueza, depressão)<br>• Propilenoglicol: anticongelante (depressão, ataxia, sintomas GI)<br>• Ingestão de baclofeno ou outros relaxantes musculares de ação central, em cães (vocalização, ataxia, desorientação, coma, hipotermia)<br>• Exposição ao amitraz: inseticida (depressão, ataxia, efeitos CV, íleo adinâmico) | • Deficiência de tiamina em gatos (animais alimentados principalmente com peixe cru; ver Capítulos 12 e 192)<br>• Polirradiculoneurite/paralisia do cão da raça Coonhound (paralisia flácida ascendente; frequente evidência de dor muscular; ocasionalmente contato com guaxinim nas 2 semanas anteriores)<br>• Peritonite infecciosa felina (blefaroespasmo devido à irite, febre, perda de peso, ataxia, convulsões)<br>• Leucemia felina (linfadenopatia, anemia não regenerativa)<br>• Panleucopenia felina (febre, sintomas GI, ataxia, neutropenia) |
| Fraqueza muscular, paresia, paralisia (ver Capítulos 21 e 269) | • Picada da aranha viúva-negra (gatos: inchaço, dor)<br>• 2,4-D e outros herbicidas fenólicos (cães: ataxia, fraqueza, sintomas GI)<br>• Metronidazol; ver convulsões, anteriormente mencionada<br>• Rodenticida brometalina; ver convulsões, anteriormente mencionada<br>• Envenenamento por picada de cobra coral (gatos: inchaço local, dor, ferimento puntiforme)<br>• Ingestão de macadâmia em cães (fraqueza, ataxia)<br>• Exposição à óleo de melaleuca concentrado (cães e gatos: fraqueza, ataxia, depressão do SNC) | • Polirradiculoneurite/paralisia do cão Coonhound, ver o mencionado anteriormente<br>• Botulismo (paresia e paralisia ascendente; músculos da faringe podem ser afetados)<br>• Paralisia causada por carrapato (paralisia flácida ascendente; rápida melhora dos sintomas [< 24 h] após a remoção dos carrapatos [*Dermacentor* spp., na América do Norte], e melhora mais demorada no caso de *Ixodes* spp. [na Austrália])<br>• Tromboembolismo aórtico (extremidades frias, fraqueza e músculo gastrocnêmio dolorido [gatos])<br>• Anemia marcante (mensurar VG)<br>• Hipocalcemia, hiponatremia, hipovolemia, hipo ou hipertermia, graves, (mensurar os parâmetros)<br>• Doença degenerativa da medula espinal (atividade mental e função dos nervos cranianos intactas) |
| Cegueira aguda (ver Capítulo 11) | • Chumbo; ver convulsões, anteriormente mencionado<br>• Intoxicação por ivermectina, moxidectina ou outra avermectina; ver convulsões, anteriormente mencionada<br>• Intoxicação por sal (em cães: polidipsia, sintomas GI, tremores, ataxia, convulsões; sódio sérico > 160 mEq/$\ell$ é um forte indicativo) | • Descolamento ou hemorragia de retina (exame de fundo do olho, ultrassonografia ocular)<br>• Glaucoma (mensurar pressão intraocular)<br>• Traumatismo (ferida penetrante na cabeça ou na face)<br>• Catarata aguda (exame oftálmico)<br>• Neurite óptica (exame de fundo do olho)<br>• Anormalidades de outras vias visuais (quiasma óptico, radiação óptica, córtex occipital)<br>• Degeneração de retina adquirida aguda (sintomas semelhantes a hiperadrenocorticismo; eletrorretinograma para confirmação) |

*Continua*

## Tabela 13.1 Suspeitas de quadro tóxico *versus* não tóxico. (*Continuação*)

| PRINCIPAL ANORMALIDADE CLÍNICA | SUSPEITAS DE QUADRO TÓXICO | SUSPEITAS DE QUADRO NÃO TÓXICO |
|---|---|---|
| Lesão renal aguda, uremia aguda (ver Capítulo 322) | • Intoxicação por etilenoglicol (ataxia, estado mental alterado/depressão, sintomas GI; fluorescência da urina ao exame com lâmpada de Wood; azotemia, cristalúria com monoidratos de oxalato de cálcio surge após a lesão renal)<br>• Ingestão de lírio, em gatos (*Lilium longiflorum*, *L. tigrinum*, *L. lancifolium*, *L. especiosum*, *Hemerocallis* sp.) (inicialmente sintomas GI, com azotemia generalizada 24 a 72 h após a ingestão)<br>• Rodenticida com colicalciferol e outros análogos da vitamina D3: calcipotrienos, calcitriol (no início sintomas GI e, então, sintomas CV e do SNC; azotemia; hipercalcemia com hiperfosfatemia diferencia de hipercalcemia maligna ou hiperparatireoidismo)<br>• Ingestão de uvas e passas, em cães (no início sintomas GI e, então, azotemia > 24 h, possível pancreatite)<br>• AINE: ibuprofeno, naproxeno, nabumetona, piroxicam, carprofeno, diclofenaco, cetoprofeno, indometacina, cetorolac, oxaprozim, etodolac, flubirprofeno, surindaco (inicialmente sintomas GI, com azotemia 24 a 72 h após a ingestão aguda)<br>• Intoxicação por zinco<br>• Alimento contaminado com melamina ou ácido cianúrico (surto nos EUA em 2007, rações de cães e gatos contaminadas: cristalúria, azotemia, sintomas GI) | • Infiltração renal (linfoma, geralmente nefromegalia simétrica; sintomas do SNC são comuns devido a metástases cerebrais)<br>• Tromboembolismo renal (evidência de tromboembolismo periférico comum)<br>• Infecciosa (pielonefrite, leptospirose, febre maculosa das Montanhas Rochosas, borreliose, peritonite infecciosa felina: gatos)<br>• Obstrução do trato urinário (palpação da bexiga; ultrassonografia abdominal para avaliar rins/ureteres)<br>• DRC (estágio terminal)<br>• Lesão renal isquêmica e uremia (hipotensão, traumatismo, choque, anafilaxia, mioglobinúria; exame de urina: cilindros renais, cor)<br>• Amiloidose (notavelmente em cães da raça Sharpei e gatos Abissínios)<br>• Hipercalcemia (linfadenopatia, possibilidade de hepatoesplenomegalia no linfoma, palpação retal de tumefações nos sacos anais com adenocarcinoma; hiperparatireoidismo maligno e primário tipicamente causam hipofosfatemia concomitante)<br>• Reações à transfusão sanguínea (histórico) |
| Lesão hepática aguda (ver Capítulo 286) | • Cogumelos: do tipo *Amanita* (início tardio de sintomas GI [12 h após a ingestão], lesão hepática aguda em 1 a 3 dias)<br>• Cianobactérias: *Microcystis* sp. (exposição à fonte de água parada; início agudo de sintomas GI, choque hipovolêmico)<br>• Ferro: ingestão de multivitamínicos (sintomas GI, choque hipovolêmico, lesão hepática aguda em 1 a 2 dias)<br>• Sagu-de-Jardim: *Cycas* sp. (ingestão: sintomas GI, lesão hepática em 1 a 3 dias, convulsões)<br>• Intoxicação por paracetamol: gatos > cães (metemoglobinemia em poucas horas, sintomas GI, elevação de enzimas hepáticas em 1 a 3 dias)<br>• Aflatoxicose (cães: na maioria das vezes é causada pela ingestão de ração contaminada, diversos surtos relatados nos EUA)<br>• Xilitol; ver Hipoglicemia, adiante<br>• Outros fármacos (carprofeno: sintomas GI, elevação de ALT dias após o início do tratamento; corticoides: hepatopatia causada por esteroides após semanas/meses de uso; fenobarbital: hepatopatia crônica após meses de uso) | • Lipidose hepática (gatos: períodos de estresse, anorexia, obesidade)<br>• Neoplasia hepática (primária ou metastática, aguda ou gradual; ultrassonografia abdominal e biopsia para confirmação)<br>• Hepatite infecciosa (leptospirose, hepatite infecciosa canina, herpes-vírus canino, colangioepatite felina, abscesso hepático, histoplasmose, coccidiomicose, babesiose, toxoplasmose, algumas riquetsioses, peritonite infecciosa felina; identificar outras características de doenças individuais)<br>• Septse/endotoxemia (vômito, diarreia, hipotermia, colapso)<br>• Doença do armazenamento de cobre (cães da raça Bedlington Terrier e outras)<br>• Intermação (alta temperatura corporal)<br>• Choque (pulso fraco, diminuição do tempo de preenchimento capilar, fraqueza progressiva) |
| Ocorrência de lesões/úlceras orais agudas (ver Capítulo 272) | • Ingestão de ácidos (lesões corrosivas nos lábios, gengivas, língua, salivação, vômito, febre)<br>• Ingestão de álcalis (semelhante ao mencionado para ácidos, é mais provável perfuração de esôfago)<br>• Detergentes catiônicos: presentes em vários desinfetantes (queimadura bucal, salivação, vômito e febre)<br>• Mastigação/ingestão de baterias alcalinas (queimadura bucal, salivação, vômito)<br>• Ingestão de Pot-Pourri (gatos > cães: queimadura bucal, salivação, vômito, protrusão da língua, febre)<br>• Cloro: hipoclorito de sódio ou de cálcio (animal exala odor de cloro, salivação, vômito, chiados, engasgos)<br>• Ingestão de compostos fenólicos (especialmente em gatos: pode haver úlceras/lesões bucais; é possível notar hemólise e anemia por corpúsculos de Heinz) | • Estomatite urêmica (halitose urêmica, azotemia, sintomas GI)<br>• Doenças periodontais (associadas a cálculos dentais; lesões gengivais)<br>• Traumatismo (existência de corpo estranho, fratura dentária recente)<br>• Mastigação de fio elétrico (úlceras bem delimitadas, dispneia devido ao edema pulmonar não cardiogênico)<br>• Lúpus eritematoso sistêmico e outras doenças autoimunes (as lesões situam-se tipicamente na junção mucocutânea; pode haver dor articular e outros sinais sistêmicos)<br>• Infecciosas (infecções por calicivírus felino, FeLV e FIV, nocardiose, estomatite necrosante ulcerativa, infecção por *Fusobacterium* spp.; identifique outras características de doenças individuais) |

*Continua*

### Tabela 13.1  Suspeitas de quadro tóxico *versus* não tóxico. (*Continuação*)

| PRINCIPAL ANORMALIDADE CLÍNICA | SUSPEITAS DE QUADRO TÓXICO | SUSPEITAS DE QUADRO NÃO TÓXICO |
|---|---|---|
| Metemoglobinemia aguda, anemia por corpúsculos de Heinz, hemólise ou perda de sangue (anemia) (ver Capítulo 198) | • Paracetamol (mucosa com cor de chocolate dentro de horas, dispneia)<br>• Ingestão de bolinhas de naftalina (hálito com odor de naftalina, hemólise)<br>• Intoxicação por cebola e alho (hemólise em 2 a 3 dias, anemia, urina cor de café)<br>• Intoxicação por zinco (objetos metálicos no trato GI, gastrite, pancreatite, hemólise, hemoglobinúria)<br>• Ferro: ver Lesão hepática aguda, anteriormente mencionada<br>• Rodenticidas anticoagulantes: brodifacum, bromadiolona, clorofascinona, difetialona, difacinona, pindona, varfarina (letargia, dispneia devido à hemorragia pulmonar, sangramento persistente no local da venopunção, TP aumentada ou diminuída, aumento do TTPa)<br>• Envenenamento por picada de cascavel (inchaço, dor, existência ou não de marcas da picada na pele; regiões endêmicas)<br>• Outros fármacos (intoxicação por anestésicos locais [lidocaína, benzocaína, tetracaína, dibucaína]: metemoglobinemia, sintomas CV e do SNC; intoxicação por fenazopiridina e outros corantes do grupo azo [metemoglobinemia, hemoglobinúria]) | • Traumatismo (perda de sangue evidente)<br>• Anemia hemolítica imunomediada (esferocitose com ou sem autoaglutinação no esfregaço sanguíneo)<br>• Trombocitopenia (imunomediada ou infecciosa, raramente induzida por fármacos, contagem de plaquetas)<br>• DRC (rins menores, azotemia, halitose urêmica, úlceras bucais)<br>• Infecciosa (Erliquiose, FeLV, ancilostomídeos, *Micoplasma hemofelis*, babesiose; testes sorológicos, teste de flotação fecal, esfregaço sanguíneo)<br>• Coagulação intravascular disseminada (secundária a choque, neoplasia, sepse, infecções virais, pancreatite)<br>• Anormalidades hemorrágicas hereditárias (doença de von Willenbrand, deficiência dos fatores 10 e 11; é necessária a análise do fator específico para a confirmação)<br>• Causas de epistaxe (traumatismo, infecções, pólipos nasais, neoplasias malignas, distúrbios hemorrágicos sistêmicos, hipertensão sistêmica) |
| Arritmias cardíacas (ver Capítulo 248) | • Intoxicação por digitálicos: *Digitalis* sp. (ingestão da planta: sintomas GI, arritmias ventriculares e/ou supraventriculares)<br>• Lírio do vale: *Convallaria majalis* (ingestão da planta), sintomas GI, arritmias ventriculares e supraventriculares<br>• Oleandro: *Nerium oleander* (sintomas GI, arritmias ventriculares e supraventriculares)<br>• Sapos: *Bufo* sp. (regiões endêmicas; sintomas GI, desmaios, convulsões, taquicardia sinusal, arritmia ventricular)<br>• Azaleia e outras plantas do gênero *Rhododendrom* (sintomas GI, possíveis arritmias cardíacas)<br>• Intoxicação por antidepressivos (sinais do SNC, efeitos anticolinérgicos) | • Traumatismos automobilísticos (evidência de outras lesões)<br>• Síndrome dilatação-volvulogástrica (distensão abdominal, dispneia, choque; radiografias para confirmação)<br>• Anemia marcante (devido a qualquer causa de anemia; VG para confirmação)<br>• Hipopotassemia marcante (devido a qualquer causa)<br>• Acidose (devido a qualquer causa)<br>• Hipoxemia (devido a qualquer causa)<br>• Doença cardíaca primária (cardiomiopatia, doença valvular, anomalias cardíacas congênitas, infestação por dirofilária: sopro cardíaco, cardiomegalia e/ou evidência de insuficiência cardíaca congestiva) |
| Dispneias devido a edema pulmonar (ver Capítulo 242) | • Derivados do petróleo: querosene, gasolina e outros hidrocarbonetos (odor de hidrocarboneto no ar expirado, salivação, vômito, depressão do SNC, diarreia, aspiração)<br>• Fosfina de zinco (exposição à isca para marmota ou similares; sintomas GI e do SNC, dispneia devido ao edema pulmonar não cardiogênico)<br>• Inalação de fumaça (dispneia, colapso, respiração ofegante, choque; cheiro de fumaça nos pelos em praticamente todos os casos)<br>• Pesticidas organofosforados e carbamatos (crises colinérgicas, SLMD)<br>• Herbicida paraquat (raro; dispneia progressiva, respiração ofegante, início tardio após a exposição)<br>• Alguns arsênicos orgânicos (principalmente injetáveis, melarsomina) | • Cardiogênico (múltiplas causas de insuficiência cardíaca congestiva do lado esquerdo)<br>• Não cardiogênica (convulsões, traumatismo craniano, choque elétrico, afogamento ou quase afogamento) |

*Continua*

### Tabela 13.1 Suspeitas de quadro tóxico *versus* não tóxico. (*Continuação*)

| PRINCIPAL ANORMALIDADE CLÍNICA | SUSPEITAS DE QUADRO TÓXICO | SUSPEITAS DE QUADRO NÃO TÓXICO |
|---|---|---|
| Sinais gastrintestinais (vômito, diarreia, dor abdominal, salivação) (ver Capítulos 36, 39 e 40) | • Lixo envenenado (vômito, diarreia, desidratação, dor abdominal)<br>• Intoxicação por chocolate (estágio inicial: polidipsia, poliúria, vômito, hiperatividade, taquicardia)<br>• Ingestão de fertilizante (NPK: vômito, diarreia, polidipsia)<br>• Intoxicação por AINE (estágio inicial: sintomas GI com ou sem vômito sanguinolento, diarreia)<br>• Endotoxemia e enterotoxinas: estafilocócica, clostridiana, *Escherichia coli*, *Salmonella* (sintomas GI graves, letargia progressiva, desidratação, hipotermia)<br>• Óxido de zinco (ingestão de pomada para assadura, em cães; gastrite moderada à grave)<br>• Intoxicação por ferro: ver lesão hepática aguda, anteriormente mencionada<br>• Herbicidas arsenicais (estágio inicial: vômito, dor abdominal, diarreia aquosa)<br>• Mamona: *Ricinus comunnis* (sinais GI iniciais dentro de algumas horas)<br>• Plantas contendo oxalato de cálcio insolúvel: orelha-de-elefante (*Caladium* sp.), comigo-ninguém-pode (*Dieffenbachia* sp.), imbé (*Filodendron* sp.), lírio-da-paz (*Spathiphyllum* sp.) (vômito, diarreia, inchaço bucal, salivação)<br>• Fosfina de zinco (sintomas GI e do SNC, edema pulmonar, possíveis danos hepáticos e renais) | • Discrição dietética (mudança recente na dieta)<br>• Parasitas intestinais (coccídios, vermes redondos, ancilostomídeos)<br>• Corpo estranho (plástico, madeira, metal, tecido, ossos; obstrução parcial ou total)<br>• Infecciosa (panleucopenia felina, cinomose, parvovirose, coronavírus canino, hepatite infecciosa canina, leptospirose, salmonelose)<br>• Síndrome dilatação-volvulogástrica, intussuscepção (distensão abdominal, dor, dispneia, choque)<br>• Doença hepática (secundária à úlcera gástrica; avaliar parâmetros hepáticos séricos, teores de ácidos biliares pré e pós-prandial)<br>• Doenças renais (uremia secundária tanto à doença renal intrínseca quanto à obstrução pós-renal)<br>• Anormalidades endócrinas (cetoacidose diabética, hipoadrenocorticismo)<br>• Mudança súbita de ambiente (viagem, alterações climáticas, embarque, mudança)<br>• Doença intestinal inflamatória |
| Hipernatremia (sódio sérico > 160 mEq/$\ell$, em cães e > 165 mEq/$\ell$ em gatos) | • Ingestão de bolas utilizadas em *painball* (cães: histórico de ingestão dessas bolas, polidipsia, vômito, diarreia, ataxia)<br>• Intoxicação por sal (histórico de indução de êmese com cloreto de sódio, ingestão de quantidade excessiva de material contendo sódio [massa de modelar/plasticina] e alimentos)<br>• Administração de carvão ativado (pode ocorrer esporadicamente em alguns cães, possivelmente devido ao desvio de líquido)<br>• Ingestão de água do mar (histórico de visita à praia, falta de acesso à água fresca, natação) | • Devido à perda de água pura (diabetes insípido nefrogênico, intermação, febre, queimadura, sem acesso à água)<br>• Devido à perda de água hipotônica (diarreia grave, vômito, diabetes melito, doença renal poliúrica, hipoadrenocorticismo |
| Hipoglicemia | • Ingestão de produtos contendo xilitol (cães; gomas sem açúcar, produtos de padaria sem açúcar etc.; hipoglicemia dentro de 12 h; convulsões, lesões hepáticas agudas e coagulopatias em 1 a 3 dias)<br>• Ingestão de agentes hipoglicêmicos/diabéticos de uso oral (sulfonilureias) | • Insulinoma<br>• Doença hepática aguda, *shunt* portossistêmico, hipoglicemia funcional (idiopática em neonatos, ingestão calórica insuficiente em filhotes, exercícios intensos)<br>• Parasitismo intestinal<br>• Hipoadrenocorticismo<br>• Leiomiossarcoma/tumor de músculo liso<br>• Endotoxemia |

*2,4-D*, ácido diclorofenoxiacético; *AINE*, anti-inflamatórios não esteroides; *ALT*, alanina aminotransferase; *CV*, cardiovascular; *DRC*, doença renal crônica; *IRA*, insuficiência renal aguda; *FeLV*, vírus da leucemia felina; *FIV*, vírus da imunodeficiência felina; *GI*, gastrintestinal; *NPK*, nitrogênio, fósforo, potássio; *SLMD*, salivação, lacrimejamento, micção, defecação; *SNC*, sistema nervoso central; *TP*, tempo de protrombina; *TTPa*, tempo de tromboplastina parcial ativada; *VG*, volume globular.

# CAPÍTULO 14

# Manifestações Ortopédicas de Doenças Sistêmicas

Bing Yun Zhu

Cães e gatos de qualquer idade podem ser levados ao veterinário com queixas de claudicação, marcha anormal e dificuldade em se levantar ou por sinais mais sutis, tais como indisposição ou habilidade diminuída de saltar sobre a mobília ou para dentro do carro. É importante ficar atento a esses sinais. Um problema ortopédico primário pode ser, ou não, a causa primária dos sintomas apresentados, já que existem muitas doenças sistêmicas primárias que podem causar sintomas ortopédicos. Alguns medicamentos prescritos empiricamente podem ser contraindicados, tais como fármacos imunossupressores, quando há uma doença infecciosa primária. De outra maneira, algumas terapias empíricas podem retardar a resposta a um tratamento posterior mais apropriado. Sempre que possível, um diagnóstico acurado deve preceder e direcionar o tratamento.

## ABORDAGEM DIAGNÓSTICA DE MANIFESTAÇÕES ORTOPÉDICAS DE DOENÇAS SISTÊMICAS (FIGURA 14.1)

### Resenha

Assim como em qualquer queixa apresentada, é importante considerar primeiro a resenha do paciente, já que isso irá impactar na probabilidade de certos diagnósticos diferenciais. Apesar dos sinais clínicos e da queixa apresentada não deverem ditar isoladamente o tratamento subsequente, essa informação pode ajudar a listar os prováveis diagnósticos por ordem de probabilidade. Isso, por sua vez, pode ajudar na escolha dos exames na tentativa de estabelecer um diagnóstico, especialmente nas circunstâncias em que o custo é uma limitação. Por exemplo, cães de raças grandes e gigantes são predispostos a doenças ortopédicas primárias, como displasia coxofemoral e doença articular degenerativa. Alternativamente, doenças imunomediadas ocorrem mais comumente em fêmeas caninas de meia-idade, quando comparadas com gatos, nos quais a poliartrite imunomediada primária é rara.[1]

As neoplasias estão entre as maiores preocupações em animais mais velhos, enquanto lesões por esmagamento podem ser suspeita em filhotes lactentes. Os machos têm maior tendência a desenvolver discoespondilite e qualquer cão, macho, com doença de próstata pode manifestar claudicação.[2]

### Histórico clínico

As observações dos proprietários são extremamente valiosas. Deve-se perguntar sobre qualquer episódio traumático recente ou sobre problemas em irmãos de ninhada ou em outros animais aparentados. Reveja todas as viagens recentes e anteriores, pois problemas ortopédicos podem estar associados com doenças transmitidas por carrapatos (riquétsioses, protozooses, bacterianas, espiroquetoses), doenças fúngicas (histoplasmose, blastomicose, coccidiomicose, criptococcose) ou leishmaniose. A época do ano e o ambiente devem ser considerados. O clima quente marca o início da atividade dos carrapatos e das serpentes. A picada/mordida de um deles pode causar paresia e paralisia de início brusco.

Um inquérito sobre a saúde geral do animal deve sempre ser realizado. Gatos com poliúria e polidipsia de início recente, perda de peso e postura plantígrada com diminuição na habilidade de saltar podem ter neuropatia diabética. Alguns medicamentos também podem desencadear sintomas ortopédicos. A atrofia muscular causada por corticoides pode reduzir a habilidade do cão em deambular ou saltar. Antibióticos, como a combinação sulfa+trimetoprima, podem induzir poliartrite imunomediada.

### Exame físico

No cenário de um problema ortopédico, o exame físico deve iniciar ao primeiro contato com o animal, com cuidadosa observação tanto de sua habilidade para se levantar quanto para se mover. Idealmente, os veterinários devem avaliar a marcha com o animal andando e trotando, com os cães sendo guiados por seus proprietários sobre uma superfície antiderrapante. Quanto aos gatos, deve ser permitido que eles circulem e explorem o ambulatório enquanto se obtém o histórico clínico com o proprietário.

Após um exame físico geral minucioso, um exame ortopédico completo deve ser realizado, focando na palpação dos ossos longos e da coluna vertebral, incluindo palpação lombossacra por meio de palpação retal digital. Todas as articulações periféricas devem ser manipuladas e palpadas quanto à existência de efusão. O veterinário deve abrir a boca do animal para avaliar a articulação temporomandibular. Os joelhos devem ser avaliados quanto à frouxidão de ligamentos. Qualquer atrofia muscular deve ser anotada. Inicialmente, é sábio palpar e manipular áreas não dolorosas no intuito de ganhar a confiança do paciente e do proprietário. Isso também possibilita ao veterinário obter uma visão sobre a personalidade do animal e, possivelmente, identificar dor em áreas não suspeitas de estarem doloridas.

Após a avaliação ortopédica minuciosa, deve-se realizar o exame neurológico. Ele deve incluir, no mínimo, a avaliação dos reflexos de propriocepção, nos quatro membros. Qualquer anormalidade de propriocepção, marcha ou atividade mental, justifica a realização de um exame neurológico completo (ver Capítulo 259). O exame de fundo de olho (ver Capítulo 11) pode sugerir hipertensão, doença fúngica ou outras doenças infecciosas ou inflamatórias sistêmicas.

### Diagnósticos diferenciais

Um método para se lembrar de muitos dos possíveis diagnósticos diferenciais é classificá-los de acordo com o processo histopatológico principal. Enquanto essas categorias são exclusivas de outras condições, eles fornecem um ponto de partida na busca por um diagnóstico.

#### Doenças ósseas

**Degeneração, lesão tecidual e morte tecidual.** Fraturas podem ser causadas por traumatismos ou doenças primárias enfraquecem a estrutura óssea. As doenças ósseas podem ser focais (tais como infecções ou neoplasias) ou difusas. Muitas doenças sistêmicas podem levar a alterações ósseas difusas. Um exemplo é o aumento da atividade osteoclástica associada ao excesso de paratormônio, em decorrência de hiperparatireoidismo primário ou hiperparatireoidismo secundário nutricional ou renal.[3-6] A osteoporose por desuso surge em poucas semanas.[7,8] Ela pode estar associada à deficiência de vitamina D, tanto por ingestão inadequada na dieta quanto por condições que causem má-absorção.[9,10]

**Inflamação (infecciosa ou não infecciosa).** A dor associada à osteomielite comumente causa claudicação. Doenças graves podem ocasionar fraturas patológicas. A osteomielite bacteriana

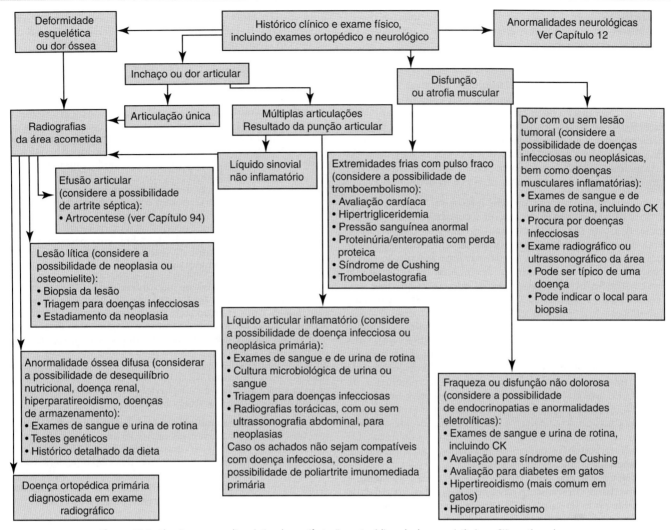

**Figura 14.1** Algoritmo para o diagnóstico de manifestações ortopédicas de doenças sistêmicas. *CK*, creatinoquinase.

pode ocorrer após disseminação hematógena, por traumatismo e inoculação direta da bactéria ou por intervenção cirúrgica.[11,12] Causas fúngicas de osteomielite incluem blastomicose, aspergilose sistêmica, criptococose, histoplasmose e coccidiomicose.[13] A panosteíte é uma doença de adipócitos medulares associada à degeneração granular eosinofílica que afeta cães jovens de raças de tamanho médio a gigante. Os sinais clínicos incluem claudicação, dificuldade em se levantar e dor à palpação de ossos longos.[14]

**Anormalidades da multiplicação celular (multiplicação anormal e neoplasia).** Os distúrbios de crescimento celular podem ser classificados tanto como desvios do crescimento normal quanto aqueles secundários a alguns tipos de câncer. O crescimento anormal de um osso pode causar desconforto quando o peso está sustentado nele ou pode causar dor nos tecidos circunjacentes. Caso ocorra crescimento ósseo anormal próximo ou na coluna vertebral, a compressão da medula espinal pode causar paresia ou paralisia. As neoplasias ósseas podem ser primárias (osteossarcoma, condrossarcoma, fibrossarcoma, hemangiossarcoma, mieloma) ou metastáticas.[15]

Tipos comuns de neoplasias que causam metástase óssea incluem carcinoma mamário, carcinoma do trato urinário (inclusive de próstata), linfoma, melanoma e mastocitoma.[16] Neoplasias ósseas benignas também podem causar claudicação. Estas incluem osteocondroma, cisto ósseo e exostoses cartilaginosas múltiplas (ver Capítulo 348).[15,17]

Doenças sistêmicas que podem causar anormalidade no desenvolvimento ósseo de cães e gatos em fase de crescimento incluem nanismo hipofisário, hipotireoidismo congênito e desequilíbrios nutricionais, tais como hipovitaminose D (raquitismo em animais em crescimento), deficiência de cobre e deficiência de cálcio ou fósforo.[6,17,18] A hipervitaminose A, em gatos alimentados com ração para animais com hepatopatia, pode causar exostoses ósseas múltiplas e entesófitos, frouxidão articular e comprometimento de nervos levando a distúrbios na medula espinal ou em nervos e plexos periféricos (ver Capítulo 187).[19]

Mucopolissacaridoses são doenças de armazenamento hereditárias que podem causar malformações em ossos longos e/ou coluna vertebral. Essas condições podem causar alterações na marcha, o que geralmente inclui uma postura de "agachamento", paresia ou paralisia.[17,20-22] Em esfregaços de sangue periférico, pode ser observada a existência de mucopolissacaridose em leucócitos, na forma de grânulos metacromados.

As doenças de desenvolvimento ósseo primárias (ver Capítulo 353) incluem a síndrome da osteogênese imperfeita e osteocondrodisplasias. Várias estruturas ósseas são afetadas, causando claudicação e aumentando a suscetibilidade a fraturas.[17,23] A displasia fiseal em gatos pode ocasionar deslocamento da epífise proximal do fêmur.[24,25]

Osteodistrofia hipertrófica é uma doença idiopática dolorosa que afeta a metáfise dos ossos longos de cães jovens em fase de crescimento, de raças de grande porte.

A osteopatia hipertrófica pode ser secundária à neoplasia pulmonar e a infecções sistêmicas em cães e gatos adultos.[17,26-28]

**Anormalidades vasculares.** A necrose avascular da cabeça do fêmur está bem documentada em cães jovens de raças de pequeno porte, embora necrose isquêmica também tenham sido relatadas em outros locais.[29,30] Podem ocorrer infartos ósseos medulares, mas geralmente estão associados a neoplasias ou intervenções cirúrgicas (ver Capítulo 353).[31,32]

### Doenças articulares

**Degeneração, lesão e morte tecidual.** Doenças articulares degenerativas que causam inflamação são comuns em cães e gatos. A combinação de anormalidades de conformação e alterações degenerativas dos ligamentos que fornecem a estabilidade articular, tais como o ligamento cruzado cranial ou luxação de patela, podem preceder a doença articular degenerativa. As artropatias degenerativas também podem ser secundárias a crescimentos ósseos anormais, como acontece na acromegalia.[6]

**Inflamação (infecciosa ou não infecciosa).** A inflamação articular pode ser não infecciosa ou secundária a doença infecciosa. A artrite séptica (bacteriana) geralmente é resultado de uma disseminação hematógena ou de uma inoculação traumática direta de bactérias.[33] A efusão em uma articulação única, especialmente as mais proximais, devem levantar a suspeita de uma artrite séptica. Outras condições infecciosas que têm sido identificadas nas articulações incluem micoses sistêmicas (coccidiomicose, blastomicose, criptococose, esporotricose e aspergilose), riquétsias (febre maculosa das Montanhas Rochosas, erliquiose, anaplasmose), espiroquetas (doença de Lyme), vírus (calicivírus e coronavírus felino) e protozooses (leishmaniose, hepatozoonose, babesiose)[13,34] A confirmação do diagnóstico de artrite infecciosa é difícil, pois a cultura microbiológica de amostra de articulações infeccionadas geralmente é negativa e, também, pode haver poucos microrganismos para sua detecção citológica no líquido sinovial.[34] Hemocultura e sorologia podem auxiliar no diagnóstico de doenças infecciosas sistêmicas. Os espaços intervertebrais podem ser infectados, com subsequente discoespondilite fúngica ou bacteriana.[2]

A doença articular inflamatória não infecciosa geralmente é imunomediada, tipicamente afetando múltiplas articulações distais. Ela pode ser tanto erosiva (reumatoide) quanto, principalmente, não erosiva (ver Capítulos 203 e 205). A poliartrite imunomediada não erosiva pode ser idiopática, autoimune primária ou secundária a doenças infecciosas ou neoplásicas.[35,36] Fármacos como a combinação sulfas + trimetoprima podem induzir poliartrite inflamatória. Por esse motivo, é importante realizar uma triagem e adquirir um histórico clínico minuciosos quanto à doença primária (ver Capítulos 15 e 203).

**Anormalidades da multiplicação celular (multiplicação anormal e neoplasia).** O crescimento anormal e a conformação das articulações podem ocasionar doença articular degenerativa. Elas são descritas detalhadamente em literatura sobre ortopedia e incluem displasia conformacional dos quadris e cotovelos, assim como o desenvolvimento anormal de cartilagens, com osteocondrose.[37] Tumores articulares primários que podem causar deformidade articular incluem sarcoma histiocítico, sarcoma de célula sinovial, mixoma sinovial, assim como fibrossarcoma e condrossarcoma.[38]

**Distúrbios vasculares.** Doenças articulares isquêmicas primárias são incomuns. Contudo, coagulopatias secundárias podem causar hemartrose, um acúmulo de sangue no espaço articular (ver Capítulo 197). Essa hemorragia pode ser secundária à deficiência genética de algum fator de coagulação (como acontece na hemofilia) ou pode ser adquirida (como na intoxicação por rodenticida).[39]

**Pigmentação e depósitos teciduais.** Os casos acompanhados de inchaço articular e dor podem estar associados à amiloidose sistêmica, doença mais comum em cães da raça Shar-pei.[40] Depósitos de amiloide também têm sido descritos no interior de articulações.[41] A calcinose circunscrita é uma síndrome de depósito de sais de cálcio em tecidos moles, incomum, que pode afetar as articulações. Essa condição pode ser idiopática ou secundária a uma doença sistêmica (neoplasia e, raramente, doença renal crônica [DRC]). Em cães e gatos, a DRC geralmente causa calcinose em coxins plantares e não nas articulações.[42]

### Doenças musculares

**Degeneração, atrofia ou disfunção.** Diferentemente da distrofia muscular primária, a atrofia ou a fraqueza muscular pode ser causada por diminuição da inervação ou por doenças sistêmicas (ver Capítulo 21). O excesso de glicocorticoides, seja de ocorrência natural ou iatrogênico, geralmente causa fraqueza muscular.[6] O catabolismo muscular induzido por hipertireoidismo pode causar fraqueza.[6] Hipopotassemia pode causar fraqueza muscular generalizada devido à atividade elétrica alterada.[43] A hipocalcemia afeta as funções nervosa e muscular, ocasionando rigidez muscular (tetania), porém o paciente pode ser descrito como fraco.[44] A hipercalcemia comumente causa fraqueza moderada.[6] A miólise pode ocorrer secundariamente à exaustão (rabdomiólise) ou após picada de cobra, cuja peçonha possui miolisina. Há raros relatos de distrofia muscular primária em cães e gatos (ver Capítulo 354).[45,46]

**Inflamação (infecciosa ou não infecciosa).** Muitas protozooses (causadas por *Toxoplasma gondii*, *Neospora caninum*, *Hepatozoon canis*, *Cytauxzoon felis* e *Leishmania*) podem ser acompanhadas de miosite. Exames de sangue estão disponíveis e auxiliam na identificação dessas infecções (ver seção sobre doenças infecciosas). É necessário o exame microscópico de amostras de músculo obtidas por biopsia para o diagnóstico de miopatia não infecciosa. O diagnóstico pode requerer exames especiais para afecções na junção neuromuscular e para miopatia inflamatória (ver Capítulos 116 e 354).

**Anormalidades na multiplicação celular (neoplasias).** Tumores musculares que causam alterações na mobilidade são geralmente grandes, dolorosos ou comprimem nervos. Diferentemente, as neoplasias musculares podem ser detectadas apenas como massas palpáveis indolores. Os tipos de neoplasias que podem surgir nos músculos incluem uma variedade de sarcomas de tecidos mole, hemangiossarcoma, sarcoma histiocítico e leiomioma.

**Anormalidades vasculares.** Doenças tromboembólicas podem causar lesão muscular isquêmica aguda, extremamente dolorosa. Isso pode ocorrer em grandes vasos, como o tromboembolismo aórtico em gatos, ou nas extremidades distais dos membros. Ao exame físico, os membros afetados se apresentam frio ao toque e pulso arterial fraco. Deve-se investigar a causa da hipercoagulabilidade (ver Capítulos 197 e 256).

### Doenças dos nervos

É difícil classificar as diversas anormalidades dos nervos como processos histopatológicos, pois muitas delas são funcionais (ver Capítulo 12). De importância, as condições sistêmicas que se manifestam como alterações na mobilidade incluem neuropatia diabética em gatos, neuropatia associada a hipotireoidismo, insulinoma ou outras neuropatias induzidas por neoplasia, hipopotassemia e hiperpotassemia, além de hipocalcemia e hipercalcemia.

## OUTRAS CAUSAS DE "SINAIS ORTOPÉDICOS"

Algumas anormalidades não relacionadas com o sistema musculoesquelético podem causar claudicação e/ou dificuldade de o animal em se levantar. A inflamação e o câncer de próstata podem ser dolorosos e, ainda, se disseminar para a coluna vertebral, causando dor e desconforto. Doenças que afetam os coxins plantares, tais como dermatite necrolítica superficial e pododermatite plasmocitária podem causar claudicação.

## EXAMES AUXILIARES DE DIAGNÓSTICO

Após obter um minucioso histórico clínico e realizar o exame físico completo, deve-se considerar os diagnósticos diferenciais mais prováveis. Os veterinários podem ou não estar suspeitando de uma anormalidade ou lesão específica que esteja causando os sintomas ortopédicos. As doenças ósseas e articulares são geralmente mais bem avaliadas por radiografias. O líquido sinovial pode ser obtido para exame citológico e cultura microbiológica (ver Capítulo 94). Caso esteja se cogitando o tratamento com anti-inflamatórios não esteroides (AINE) potencialmente nefrotóxicos, a função renal deve ser primeiramente avaliada, mensurando-se a densidade específica da urina e a concentração sanguínea de ureia e/ou creatinina.

Hemograma completo, perfil bioquímico sérico e exame de urina, incluindo cultura microbiológica, são mais recomendados em animais que manifestam não apenas sintomas ortopédicos, mas também sinais sistêmicos. Sinais sistêmicos inespecíficos podem incluir letargia, inapetência, febre, aumento de volume de linfonodos, vômito, diarreia, emagrecimento, tosse, poliúria e polidipsia. Exames adicionais devem ser requisitados de acordo com os achados radiográficos e laboratoriais. Isso pode incluir a triagem para uma doença infecciosa específica, testes genéticos para doenças congênitas ou investigação de coagulopatias.

## REFERÊNCIAS BIBLIOGRÁFICAS

*As referências bibliográficas deste capítulo se encontram online no Ambiente de Aprendizagem.*

# CAPÍTULO 15

# Dor e Tumefação Articulares

Jonathan D. Dear

## DEFINIÇÕES E VISÃO GERAL

Claudicação e anormalidades na marcha são queixas iniciais comuns em pequenos animais. Em muitos casos, os sinais podem ser resultado de doença ortopédica traumática ou do desenvolvimento. Outros animais podem ter neoplasia ou infecção óssea. Este capítulo diz respeito a doenças articulares inflamatórias não traumáticas.

Um animal de estimação com doença articular degenerativa (DAD) pode, na visão do proprietário, aparentar claudicação intermitente ou com alternância de membros. Animais com DAD estão geralmente bem e sem sinais de alterações sistêmicas. Os que apresentam doença articular inflamatória, por outro lado, não aparentam claudicação. Em vez disso, os animais afetados geralmente são trazidos para o veterinário com o proprietário se queixando de letargia e diminuição do apetite. Eles geralmente têm febre.[6] O veterinário pode ser a primeira pessoa a detectar a claudicação ou a doença articular. Doenças articulares inflamatórias podem ser classificadas, de acordo com a etiologia, em sépticas e não sépticas. Além disso, as artropatias são frequentemente caracterizadas de acordo com o número de articulações acometidas: monoartropatia (uma articulação) ou poliartropatia (múltiplas articulações).

## EXAME FÍSICO

Antes de se pensar em uma lista de diagnósticos diferenciais, deve-se realizar um exame físico abrangente, com atenção especial aos exames ortopédico e neurológico. O clínico deve observar casualmente o paciente na sala de exame, além de avaliar a marcha à distância (ou seja, em um corredor). Diferentes superfícies ou velocidades de marcha podem revelar anormalidades sutis da deambulação. Alguns animais que aparentam estar "rígidos" na sala de exame ou no hospital (particularmente gatos) podem simplesmente estar relutantes em se mover.

Todas as articulações apendiculares devem ser palpadas à procura de hipertermia, efusão (derrame) e hipersensibilidade. Em seguida, pode-se avaliar a flexão, a extensão e a amplitude do movimento dessas articulações. Tipicamente, a DAD afeta algumas articulações, enquanto as artropatias imunomediadas e as de origem hematogênica acometem muitas articulações.[10] As articulações distais, tais como as do carpo e do tarso, são alvos específicos, nas doenças imunomediadas. O joelho e o cotovelo são menos comumente afetados.

## FISIOPATOLOGIA

As articulações são constituídas de dois ou mais ossos, cartilagem articular, sinóvia e líquido sinovial. As articulações são encontradas por todo o corpo, inclusive ao longo do esqueleto apendicular (tais como o carpo ou o joelho) ou no esqueleto axial (tais como as articulações vertebrais ou a articulação temporomandibular). Na maioria dos casos de dor articular ou claudicação, o esqueleto apendicular é predominantemente afetado.

Devido à sua anatomia vascular, as articulações são particularmente sujeitas a embolismo. Êmbolos na membrana sinovial podem ser agregados de bactérias, como acontece na artrite séptica, ou de complexos antígeno-anticorpo, como ocorre na poliartrite imunomediada (PAIM). Esta última é o tipo mais comum de doença articular inflamatória e é considerada, geralmente, uma reação de hipersensibilidade do tipo III.

A abordagem diagnóstica de dor e tumefação articulares consiste em sinais clínicos, exame físico, exames de sangue, radiografias e análise do líquido sinovial, como referências, para a confirmação do diagnóstico (Figura 15.1) (ver Capítulo 94).

## ARTRITE SÉPTICA

A artrite séptica pode afetar articulações isoladas como resultado de infecções articulares pós-operatórias, ferimentos ou corpos estranhos penetrantes. Quando causada por bacteriemia, a artrite séptica pode acometer múltiplas articulações. Deve-se primordialmente considerar um processo séptico quando uma única articulação proximal está afetada (joelho, cotovelo, ombro ou quadril). Um histórico recente de traumatismo ou intervenção cirúrgica pode levar ao diagnóstico de inflamação séptica. Inflamação com

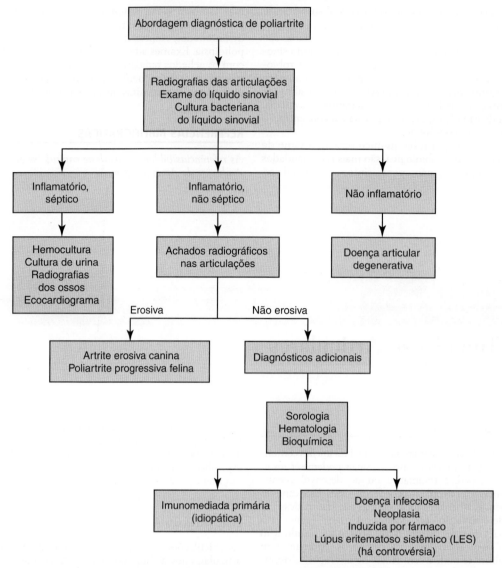

**Figura 15.1** Algoritmo da abordagem diagnóstica de poliartrite.

neutrofilia é observada tanto na artrite séptica quanto na imunomediada, embora a existência de neutrófilos degenerados ou de bactérias intracelulares sugira infecção. Uma cultura microbiológica de amostra obtida na articulação deve ser realizada quando há suspeita de inflamação séptica, embora a sensibilidade desse exame seja muito baixa.

As articulações com infecção devem ser lavadas e antibióticos sistêmicos apropriados devem ser administrados ao paciente enquanto se aguarda os resultados das culturas microbiológicas de amostras de articulação e de outros locais.

## POLIARTRITE IMUNOMEDIADA

A PAIM é o tipo mais comum de doença articular inflamatória diagnosticada em pequenos animais (ver Capítulos 203 e 205). Os pacientes com PAIM geralmente apresentam letargia cíclica (frequentemente associada à febre), anorexia, claudicação com alternância de membros ou hiperestesia evidente. Os animais afetados são frequentemente descritos com aparência de estar "andando em cascas de ovos". Assim como em diversas doenças imunomediadas, a PAIM pode ser primária (autoimune) ou secundária a uma condição desencadeadora endógena ou exógena. A avaliação diagnóstica para doenças imunomediadas é discutida na seção "Exames adicionais", porém as condições desencadeadoras de PAIM secundária dignas de nota incluem doenças transmitidas por vetores (especificamente *Borrelia burgdorferi*) e administração de medicamentos que contenham sulfonamidas (como a combinação sulfametoxazol/trimetoprima, em cães da raça Doberman Pinscher) (ver Capítulo 211).

Poliartrites imunomediadas são classificadas radiograficamente em erosivas e não erosivas, com base na presença de alterações proliferativas e líticas nos ossos e nas cartilagens. Essas categorias podem ser subdivididas com base em outros critérios diagnósticos (ver Capítulos 203 e 353).

## POLIARTRITE EROSIVA

A poliartrite erosiva é caracterizada por osteólise progressiva e proliferação das superfícies articulares periarticulares. Inicialmente, tumefação discreta dos tecidos moles e efusão (derrame) articular podem ser os únicos marcadores radiográficos de doença erosiva. À medida que a condição progride, as evidências de doença erosiva podem incluir diminuição da opacidade óssea pericondral e subcondral, estreitamento do espaço articular e entesiofitose (calcificação do músculo ou ligamento no local de inserção óssea) ou osteofitose (crescimento anormal do tecido ósseo). Em cães, tanto a artrite séptica quanto a artrite reumatoide podem ser erosivas. Como as alterações radiográficas não são específicas, é crucial realizar exame do líquido sinovial, inclusive cultura microbiológica, que auxiliarão na diferenciação dessas enfermidades.

### Artrite reumatoide

A artrite reumatoide, tanto em cães quanto em gatos, é causada pela produção de anticorpos contra imunoglobulina A (IgA), imunoglobulina G (IgG) e imunoglobulina M (IgM) do próprio paciente – conhecidos como fator reumatoide (FR).[1] Esses complexos de anticorpos circulam e se depositam no tecido sinovial, ocasionando intensa resposta inflamatória.[2] A destruição progressiva da cartilagem e do osso pode demorar meses a anos. Em alguns casos, a inflamação crônica é tão destrutiva e tão pouco responsiva ao tratamento medicamentoso que causa deformações ósseas e subluxações.[10] A causa primária da produção desses autoanticorpos não é completamente compreendida. Embora o diagnóstico de artrite reumatoide nos seres humanos siga um rigoroso algoritmo envolvendo vários critérios e fatores, esses critérios ainda não foram estabelecidos em medicina veterinária. O FR no plasma pode ser mensurado, mas esse teste não é sensível nem específico para o diagnóstico dessa doença (ver Capítulos 195, 203, 205 e 353).

### Poliartrite periosteal proliferativa felina

As poliartropatias erosivas são particularmente incomuns em gatos. Os animais acometidos desenvolvem poliartropatia progressiva e osteopatia que envolve proliferação periosteal e osteólise subcondral, podendo progredir para anquilose.[3] Tumefação de tecidos moles e efusão articular são sintomas típicos. Essa doença é diagnosticada mais frequentemente em machos, de qualquer idade. O exame citológico do líquido sinovial revela inflamação neutrofílica asséptica, embora com a cronificação do processo, a natureza inflamatória pode ser tornar linfoplasmocítica. As características radiográficas nessa afecção incluem intensa proliferação periosteal, a qual pode desenvolver um padrão trabecular característico, e destruição do osso subcondral.[9]

## POLIARTRITE NÃO EROSIVA

Comumente, a inflamação causada pela PAIM ocasiona dor articular e tumefação de tecidos moles sem uma notória ou permanente destruição da membrana sinovial ou da interface cartilaginosa (ver Capítulos 195, 203, 205 e 353). Por se tratar de uma reação de hipersensibilidade do tipo III, a doença se deve a um estímulo à produção de anticorpos contra antígenos oriundos de um estímulo antigênico crônico.[8] Contudo, nem sempre é possível identificar a fonte desse estímulo e então, a doença é denominada poliartrite idiopática. Quando identificadas, as causas desencadeadoras incluem neoplasias (particularmente hematológicas), infecção crônica (tais como micose profunda, discoespondilite ou endocardite), doenças imunes primárias (tais como lúpus eritematoso sistêmico [LES]) ou a administração de certos fármacos e vacinas.[4] Pacientes com poliartrite não erosiva geralmente apresentam claudicação intermitente ou com alternância de membros, ou então sinais sistêmicos generalizados inespecíficos, tais como letargia e anorexia. O exame físico geralmente revela febre assim como hiperemia e efusão em múltiplas articulações distais. O tecido ao redor da articulação afetada pode mostrar-se edemaciado, e o volume dos linfonodos locais, aumentado como um componente da resposta imune sistêmica. Embora a PAIM apresente preferência pelas articulações distais, outras articulações, como a temporomandibular e as articulações vertebrais, podem estar afetadas levando ao aparecimento de sinais clínicos como odinofagia (dor ao deglutir), disfagia, dor cervical ou dor nas costas.

A poliartrite induzida por vacina geralmente surge 1 a 2 semanas após a sua administração e, quase sempre, dentro de 1 mês (ver Capítulo 208). Essa poliartrite pode se desenvolver tanto após a dose inicial da vacina, quanto após as doses de reforço. As vacinas comumente envolvidas incluem aquelas contra cinomose e doença de Lyme. A poliartrite fármaco-induzida tem sido relatada mais comumente após a administração de medicamentos que contenham sulfonamidas (como a associação sulfametoxazol/trimetoprima), em cães da raça Doberman Pinscher (ver Capítulo 169).[5,7] As penicilinas e as cefalosporinas também têm sido incriminadas como causas. Outras causas de poliartrite não erosiva incluem a poliartrite juvenil dos cães da raça Akita e a síndrome familiar da tumefação do jarrete dos cães da raça Sharpei.

## OUTRAS CAUSAS DE MONO OU POLIARTROPATIAS

A hemartrose é uma causa incomum de claudicação em um ou mais membros. Quando observada, pode ser o resultado de trombocitopenia ou outro distúrbio de coagulação. A maior parte das neoplasias malignas que ocorrem no sistema esquelético poupam as articulações, embora as neoplasias da membrana sinovial e os tumores de célula redonda (tais como linfoma ou sarcoma histiocítico) possam afetar as articulações e os ossos e cartilagens articulares (ver Capítulo 308).

## ARTROCENTESE

A artrocentese é o exame isolado mais importante no auxílio ao diagnóstico em pacientes com suspeita de doença articular inflamatória e, geralmente, pode ser facilmente realizada na maioria dos animais (ver Capítulo 94). A aspiração da articulação deve ser realizada sob sedação profunda ou anestesia geral, utilizando sempre técnicas assépticas. Quando se suspeita de uma doença imunomediada, deve-se aspirar múltiplas articulações distais (carpos e tarsos), enviando as amostras individualmente para exame citológico. As amostras restantes podem ser agrupadas e enviadas para cultura. Em animais com suspeita de monoartropatia, a artrocentese de múltiplas articulações pode indicar se apenas uma ou mais articulações estão envolvidas. A viscosidade e a consistência do líquido sinovial podem ser avaliadas simplesmente colocando-se uma gota do líquido entre o polegar e o dedo indicador, ou depositá-la em uma lâmina de vidro e tocá-la com o dedo indicador, que lentamente dela se afasta (Figura 15.2). O líquido sinovial normal deve ter aspecto transparente, incolor e "esticar" alguns centímetros quando submetido a esse teste.

## EXAME DO LÍQUIDO SINOVIAL

O líquido sinovial normal existe em pequeno volume, é límpido, viscoso e tem baixa celularidade. A viscosidade pode ser testada de maneira simples, colocando-se uma gota do líquido entre o polegar e o dedo indicador, distendendo o líquido 4 a 5 cm enquanto se

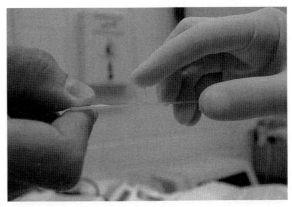

**Figura 15.2** Demonstração de um método de avaliação "grosseira" da viscosidade do líquido sinovial. Uma gota do líquido é colocada em uma lâmina de vidro. Em seguida, é gentilmente tocada com a ponta do dedo que, então, é lentamente movido de modo a se afastar da gota. O leitor deve observar o "fio" viscoso típico de líquido sinovial com viscosidade normal.

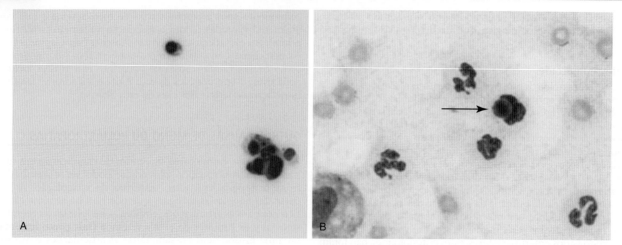

**Figura 15.3** Citologia microscópica da articulação de um cão normal (**A**), mostrando seu aspecto quiescente com pequenos e grandes linfócitos/fagócitos mononucleares ocasionais e (**B**) amostra obtida da articulação canina estéril, porém inflamada, mostrando a alta celularidade e o influxo de neutrófilos, típico dessa condição (*seta*). (Cortesia de Adedeji, DVM, William Pritchard Veterinary Medical Teaching Hospital, UC Davis.)

afastam os dedos (ver Figura 15.2). O líquido encontrado em articulações afetadas geralmente perde a viscosidade e pode estar turvo ou com alteração da cor. Amostras contaminadas com sangue de vasos superficiais durante a colocação ou a retirada da agulha podem apresentar uma pequena mancha avermelhada.

O líquido sinovial normal apresenta uma população relativamente pequena de células mononucleares grandes que atuam como "guardiãs". A contagem normal de células deve ser inferior a 3.000 por microlitro. Na PAIM, a contagem celular de uma única articulação pode ultrapassar 50.000 por microlitro, sendo estas principalmente neutrófilos não degenerados. Articulações infectadas podem apresentar semelhante aumento de neutrófilos; contudo, o líquido sinovial geralmente mostra sinais de inflamação séptica: neutrófilos degenerados, inclusões neutrofílicas intracelulares e cultura positiva para bactérias. Além das culturas para microrganismos aeróbios e anaeróbios, em gatos com poliartrite deve-se solicitar cultura para *Mycoplasma*, visto que várias espécies têm sido associadas a tipos de artrite séptica que causam inflamação articular não degenerativa (ver Capítulo 219).[11] Esse microrganismo é de difícil multiplicação em cultura pelos métodos microbiológicos convencionais. Outros exames complementares do líquido sinovial fornecem poucas informações clínicas úteis.

As fotomicrografias (Figura 15.3) são características citológicas de líquido sinovial normal (ver Figura 15.3 A) e de articulação com inflamação, porém estéril (ver Figura 15.3 B). O líquido sinovial normal é proteináceo, relativamente acelular e espesso, com pequeno número de células mononucleares grandes e raras células pequenas (ver Figura 15.3). O líquido sinovial de um cão com PAIM contém número maior de neutrófilos não degenerados e, no caso de LES, pode conter células de lúpus eritematoso (indicadas pela *seta* na Figura 15.3).

## EXAMES ADICIONAIS

Pode-se suspeitar de artrite séptica em uma articulação independentemente de não existir uma via clara de penetração de bactérias (cirurgia ortopédica recente, traumatismo ou fermento penetrante). Nesses casos, o clínico deve verificar a possibilidade de ter ocorrido disseminação hematógena de bactérias até a membrana sinovial. Condições específicas associadas a bacteriemia incluem endocardite (inclusive causada por *Bartonella* spp.), discoespondilite, pielonefrite ou prostatite. O diagnóstico por exames de imagem e a cultura de sangue ou de urina, deve ser empregado para se confirmar ou excluir estas condições.

Acredita-se que a PAIM seja consequente ao estímulo antigênico crônico, geralmente devido a infecção crônica, inflamação, neoplasia ou aplicação de vacinas ou medicamentos. Pacientes com suspeita de PAIM devem ser avaliados quanto a essas causas desencadeadoras que estimulam o sistema imune. Essa investigação se inicia com uma anamnese bem detalhada, com atenção especial ao ambiente da casa do paciente, assim como o uso de vacinas e medicamentos ou viagens recentes. Um exame físico completo deve auxiliar a identificar comorbidades que possam estar relacionadas com a condição atual e ajudar a compreender o número de articulações envolvidas. Atenção particular deve ser dada ao avaliar o fundo do olho (ver Capítulo 11), auscultar o tórax, palpar o esqueleto axial, realizar palpação retal e verificar o tamanho dos linfonodos.

Uma avaliação clínica abrangente ajuda a identificar qualquer doença desencadeadora e a determinar a saúde geral do paciente, antes do início da terapia. Deve-se realizar hemograma completo e exame de urina, inclusive urocultura, e obter o perfil bioquímico sérico em todos os pacientes. Testes sorológicos para doenças infecciosas endêmicas associadas à poliartrite (tais como infecções por *Ehrlichia canis*, *Borrelia burgdorferi* e *Anaplasma phagocytophilum* ou micoses sistêmicas) devem ser realizados de acordo com a exposição do paciente a algumas regiões geográficas. Quando há suspeita de doença erosiva deve-se obter radiografias da articulação afetada e da articulação contralateral, a fim de determinar a extensão do problema. No intuito de descartar a possibilidade de neoplasias ou outras doenças infecciosas, devem ser realizados exames de imagens do tórax e do abdome. Testes adicionais, como hemocultura, ecocardiograma, radiografias vertebrais e coleta e análise do líquido cerebrospinal, devem ser considerados caso a caso.

Todos os gatos com poliartrite devem ser testados tanto para o vírus da imunodeficiência felina (FIV) quanto para o vírus da leucemia felina (FeLV). A imunossupressão pode participar no desenvolvimento da doença e o FeLV foi associado à patogênese da poliartrite periosteal proliferativa.

Marcadores de doenças imunes, como teste de Coombs, a pesquisa de anticorpos antinucleares ou a detecção do FR podem reforçar a suspeita de doença imune, embora haja dúvida quanto à sensibilidade e à especificidade destes testes. Resultados positivos não excluem a possibilidade de uma doença secundária.

Na ausência de outras doenças que desencadeiam poliartrite, define-se o diagnóstico como PAIM primária ou idiopática (ver Capítulo 203). Essa doença pode afetar pacientes individualmente ou em conjunto com outras doenças imunes, como glomerulonefrite ou LES (ver Capítulo 205).

## REFERÊNCIAS BIBLIOGRÁFICAS

*As referências bibliográficas deste capítulo se encontram online no Ambiente de Aprendizagem.*

# CAPÍTULO 16

# Ganho de Peso

Peter P. Kintzer

## VISÃO GERAL

Em pacientes caninos e felinos, o ganho de peso é comum, tanto como uma queixa durante a anamnese quanto como um achado no exame físico. Em geral, animais que se encontram acima de 10% do seu peso ideal são apontados com sobrepeso significativo, sendo considerados obesos quando excedem o peso ideal em mais de 20%.[1] É importante identificar e tratar, se possível, qualquer doença primária responsável pelo ganho de peso. Entretanto, em muitos casos o ganho de peso se deve a uma combinação de superalimentação e exercícios físicos inadequados. A ingestão calórica em excesso, em relação às necessidades, leva ao ganho de peso e, frequentemente, à obesidade. Alegou-se que ao menos 50% dos cães e gatos, nos EUA, podem ser classificados como tendo sobrepeso ou como sendo obesos. Em 2013, relatou-se que, em comparação com 5 anos antes, 37% a mais de cães e 90% a mais de gatos estavam com sobrepeso. São dados importantes porque a obesidade não é simplesmente um excesso de tecido adiposo, mas também uma condição que pode estar associada a alterações metabólicas e hormonais deletérias capazes de afetar tanto a longevidade quanto a qualidade de vida.[2-4] Existem algumas condições clínicas que podem causar ganhos de peso em cães e gatos. Distúrbios que resultem em ascite, efusão pleural e/ou edema devem ser diferenciados daqueles que causam aumento real da massa tecidual corpórea. Muitas endocrinopatias são responsáveis por ocasionar ganho de peso e obesidade. Cães com hiperlipidemia primária podem manifestar aumento inexplicável do peso corporal.

## HISTÓRICO CLÍNICO

Uma anamnese minuciosa, incluindo investigação detalhada da dieta e do estilo de vida, é fundamental na avaliação do paciente com ganho de peso. É necessário identificar se o apetite está normal, aumentado ou diminuído. Na grande maioria dos casos, o ganho de peso e a obesidade são resultados da ingestão calórica além das necessidades. Em outras palavras, há uma combinação de superalimentação e atividade física inadequada. Portanto, é imperativo obter uma informação detalhada da ingestão calórica (incluindo petiscos, restos de comida etc.), se mais de uma pessoa na casa alimenta o animal e se há outros animais na casa, cuja refeição pode ser ingerida pelo animal em questão (ver Capítulo 170). É imprescindível avaliar o nível de exercício e a existência de alguma anormalidade ortopédica ou neuromuscular. O cálculo das necessidades calóricas do animal em relação a sua atividade física possibilita a identificação do excesso de ingestão calórica como o motivo para o ganho de peso. Algumas raças podem ter predisposição genética ao ganho de peso e obesidade. Adicionalmente, alguns pacientes podem ser mais propensos a ganhar peso do que outros. Por fim, animais mais velhos e menos ativos, além daqueles com problemas ortopédicos, geralmente necessitam menos calorias e são sujeitos a ganhar peso (ver Capítulo 176).

O aumento de apetite, ou polifagia, pode ocasionar ganho de peso e graus variáveis de obesidade. Causas primárias potenciais de aumento de peso incluem tratamentos medicamentosos, algumas anormalidades endócrinas e problemas de comportamento. Alguns fármacos, incluindo corticoides, fenobarbital e progestágenos, podem resultar em polifagia por estimularem o centro do apetite. Por estimular a ingestão de alimento e promover a redistribuição de gordura e o aumento de volume de órgãos, tanto a acromegalia quanto o hiperadrenocorticismo geralmente causam ganho de peso (ver Capítulos 294, 295, 306 e 307). Fatores comportamentais e de criação podem influenciar o ganho de peso (ver Capítulo 176). A pronta disponibilidade de alimentos altamente palatáveis pode induzir superalimentação. A monotonia e a falta de acesso à atividade física podem exacerbar essa tendência. O ganho de peso, com apetite normal ou diminuído, pode ser visto em associação a alguns distúrbios endócrinos, inclusive hipotireoidismo, como resultado da diminuição do metabolismo (ver Capítulo 299); geralmente são relatados outros achados no histórico clínico, associados a doença endócrina primária. Uma anamnese cuidadosa, verificando a existência de outros sinais clínicos como poliúria, polidipsia, letargia, intolerância ao exercício, respiração ofegante excessiva e intolerância ao frio, dentre outros, pode fornecer informações adicionais ao veterinário sobre uma doença primária.

## EXAME FÍSICO

Um exame físico completo é imprescindível. O veterinário deve avaliar o animal quanto a fraqueza, anormalidades neuromusculares ou problemas ortopédicos. É importante compreender se tais condições resultaram em diminuição da atividade física e contribuíram para o ganho de peso. Avaliar o peso corpóreo utilizando uma balança precisa é vital, assim como determinar de maneira objetiva a condição corporal utilizando uma escala de escore corporal padronizada (ver Capítulos 2 e 170). Também deve ser determinado se o ganho de peso ocorreu devido ao aumento do tecido adiposo ou da massa muscular. O ganho de massa corporal magra pode ser decorrência de exercícios vigorosos, assim como de distúrbios endócrinos anabólicos, como acontece no insulinoma em cães, e na acromegalia em gatos.

Existem vários achados no exame físico que podem direcionar o clínico a uma causa primária do ganho de peso. Temperatura corporal, tempo de preenchimento capilar, frequência de pulso e auscultação cuidadosa do coração e dos pulmões podem fornecer importantes informações. O paciente deve ser cuidadosamente avaliado quanto à presença de ascite, efusão pleural e/ou edema, os quais podem ser causados por doenças cardíacas, doenças infecciosas ou inflamatórias e hipoproteinemia (como ocorre nas nefropatias e enteropatias acompanhadas de perda proteica). O ganho de peso associado a essas condições se deve ao excesso de líquido e não a um aumento real da massa corporal (ver Capítulos 17 e 18). A pele e a pelagem devem ser cuidadosamente examinadas à procura de anormalidades como

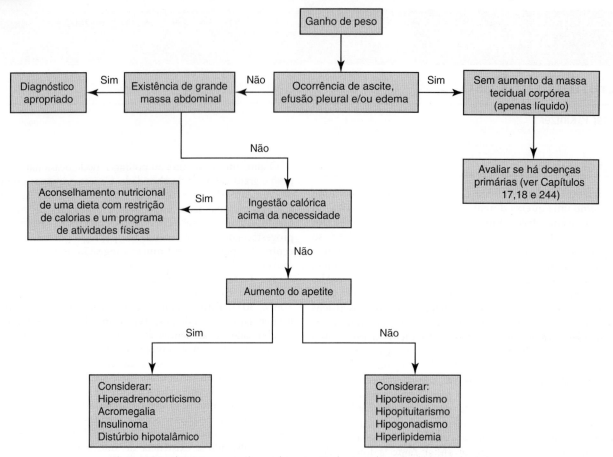

**Figura 16.1** Algoritmo para auxiliar na determinação da causa do ganho de peso indesejado.

adelgaçamento piloso ou alopecia, alterações seborreicas, mixedema, pele fina, hiperpigmentação e comedões, alguns dos quais são compatíveis com algumas enfermidades, como hiperadrenocorticismo e hipotireoidismo. O abdômen deve ser cuidadosamente palpado, verificando-se se há tumores abdominais, distensão abdominal e aumento de volume de órgãos. Gatos com acromegalia frequentemente apresentam ganho de peso e organomegalia. Esses achados clínicos em um gato diabético, particularmente naqueles pouco inspecionados e/ou que recebem dose maior do que a normal de insulina, são compatíveis com acromegalia concomitante (ver Capítulo 294). Pacientes com hiperadrenocorticismo geralmente apresentam hepatomegalia, assim como redistribuição centrípeta de gordura e fraqueza muscular abdominal que podem resultar em abdome em formato de barril (ver capítulos 306 e 307). É fundamental saber se o paciente foi castrado (ver Capítulo 313). Relata-se que a castração reduzir em torno de 24 a 33% a necessidade de energia diária (NED) de gatos adultos. Reduções semelhantes na NED foram documentadas em cães castrados (ver Capítulos 313 e 319).[5] A redução na NED ocorre mais provavelmente devido à diminuição da taxa metabólica basal. Reforça-se que a maior procura por alimento e o menor gasto de energia predispõem o paciente a ganho de peso e obesidade.

## ABORDAGEM DIAGNÓSTICA

Na Figura 16.1 há um algoritmo para a abordagem diagnóstica do ganho de peso. A retenção de líquidos e a existência de grandes massas abdominais são excluídas. A ingestão calórica além da necessidade energética é descartada. A avaliação do apetite (polifagia *versus* apetite normal ou diminuído) irá guiar o veterinário. Deve ser obtida uma base de dados mínima (hemograma completo, perfil eletrolítico sérico e exame de urina). As anormalidades laboratoriais típicas de algumas doenças endócrinas devem ser avaliadas. A adição de uma página com doenças transmitidas por vetores seria apropriada para algumas áreas. Dependendo do paciente, pode-se recomendar exames de imagem. Por fim, testes endócrinos (p. ex., triagem de hormônios da tireoide, concentração de insulina, teor de fator de crescimento insulínico1 (IGF-1), teste de estimulação com hormônio adrenocorticotrófico (ACTH) e teste de supressão com baixa dose de dexametasona) podem ser apropriados para avaliações adicionais das causas do aumento de peso.

## REFERÊNCIAS BIBLIOGRÁFICAS

*As referências bibliográficas deste capítulo se encontram online no Ambiente de Aprendizagem.*

# CAPÍTULO 17

# Distensão Abdominal

Julie Walter

A distensão abdominal é uma queixa comum durante a consulta e pode ser um componente de muitas enfermidades. O proprietário pode notar a distensão abdominal ou pode relatar ganho de peso, letargia, fraqueza, intolerância ao exercício, aumento da frequência e do esforço respiratório, apetite diminuído, ou ainda, sinais específicos de anormalidades primárias (p. ex., colapso no tamponamento cardíaco ou náuseas na síndrome da dilatação vólvulo-gástrica [DVG]). Alguns pacientes com aumento abdominal necessitam de intervenção emergencial, particularmente quando associado a taquicardia, dispneia, hipotensão, dor abdominal, tempo de preenchimento capilar (TPC) prolongado, febre, letargia profunda e/ou fraqueza (ver Capítulo 143 para mais informações sobre abdome agudo). Uma anamnese minuciosa é indispensável para avaliar a necessidade de uma intervenção emergencial e desenvolver uma lista completa de diagnósticos diferenciais. O histórico clínico deve incluir, mas não se limitar a: descrição e duração dos sinais clínicos, ambiente em que o animal vive e histórico de viagens, de administração de fármacos e de doenças anteriores. Os achados no exame físico variam dependendo da etiologia e podem incluir: dor abdominal, distensão abdominal ou do trato gastrintestinal por gás, ou palpação de uma massa em tecidos moles. Causas de aumento abdominal podem ser classificadas em cinco categorias: tecidos moles, líquidos, conteúdo gastrintestinal (GI) (líquido ou fezes), gás e hipotonia dos músculos abdominais (Tabela 17.1).

## DIAGNÓSTICOS DIFERENCIAIS[1]

### Tecidos moles

As estruturas de tecido mole no abdome podem causar aumento abdominal em decorrência de aumento de volume dos órgãos, deposição de tecido adiposo (p. ex., obesidade ou lipoma), neoplasias, granulomas ou prenhez. A organomegalia, incluindo hepatomegalia, esplenomegalia, nefromegalia e prostatomegalia, pode ser secundária a infiltração do órgão (por neoplasia), congestão por obstrução vascular ou linfática ou torção do órgão (torção esplênica). Doenças neoplásicas são comuns e podem ser de origem hepática, esplênica, urogenital (rins, bexiga, útero, ovários ou próstata), GI, adrenal ou pancreática. As mais difusas, como linfomas e carcinomas, podem provocar sinais clínicos semelhantes. Os granulomas também têm sido relatados como causas de distensão abdominal e podem ser vistos em doenças parasitárias (p. ex., larvas parasitárias migratórias), infecções fúngicas ou pitiose (ver Capítulo 246).

### Líquidos

O acúmulo de líquido no abdome pode ocorrer dentro de órgãos, de abscessos ou de estruturas císticas, sendo possível também estar livre nos compartimentos peritoneal ou retroperitoneal. No interior dos órgãos, o acúmulo de líquido pode ocorrer no trato GI, secundário a obstrução ou a um íleo funcional; no útero (p. ex., piometra); nos rins (p. ex., hidronefrose secundária à obstrução do ureter); e na bexiga (p. ex., obstrução da uretra, alteração no reflexo de micção). Líquidos também podem estar presentes em abscessos ou estruturas císticas, além de rins, fígado, pâncreas ou próstata, e os cistos podem ser associados a doença policística renal ou doença hepática.

As efusões peritoneais e retroperitoneais podem ser classificadas em várias categorias com base na aparência macroscópica, no teor de proteína, na quantidade de células e nas características citológicas (Tabela 17.2).[2] A identificação das efusões é comumente descrita com base na densidade específica mensurada com um refratômetro padrão; contudo, esse procedimento não foi validado para outros tipos de líquidos além da urina, não sendo recomendado devido à variação interlaboratorial.[3]

### Transudato puro

Transudato puro é caracterizado por apresentar baixas celularidade e concentração de proteína total, sendo mais comumente secundário à diminuição da pressão oncótica. O aumento concomitante da pressão hidrostática e a existência de vasculite podem contribuir para a formação de transudato puro. As proteínas são essenciais para a manutenção de uma pressão oncótica apropriada, sendo que a diminuição da pressão oncótica é, mais comumente, resultado de hipoproteinemia (ver Capítulo 60) e, mais especificamente, hipoalbuminemia. A hipoalbuminemia pode ser decorrente da perda de albumina, característica da nefropatia com perda proteica (ver Capítulo 325) e da enteropatia com perda proteica (ver Capítulo 276) ou resultado da perda de líquido proteináceo em feridas (p. ex., queimaduras). Além disso, a hipoalbuminemia pode ser causada pela diminuição da síntese proteica, principalmente em insuficiência hepática (p. ex., cirrose) ou inanição.

O aumento da pressão hidrostática origina mais frequentemente transudato modificado, mas pode ocasionar formação de transudato puro, especialmente em pacientes com concentração sérica de albumina baixa ou no limite inferior de normalidade. A pressão hidrostática alta pode ser resultado de um quadro de hipertensão portal pré-hepática (p. ex., atresia congênita da veia porta, obstrução extraluminal por neoplasia ou obstrução intraluminal, como acontece na trombose da veia porta), hipertensão portal intra-hepática (p. ex., anormalidades pré-sinusoidais, como colangite crônica; distúrbios sinusoidais, como hepatite dissecante lobular; ou distúrbios pós-sinusoidais, como doenças veno-oclusivas), hipertensão portal pós-hepática (p. ex., insuficiência cardíaca direita ou síndrome de Budd-Chiari).[4]

### Transudato modificado

O transudato modificado apresenta contagem de células nucleadas e concentração de proteína total cujos valores estão entre os do transudato puro e os do exsudato. Pode ter várias causas; portanto, é possível haver diversos tipos celulares. A diminuição da pressão oncótica, o aumento da pressão hidrostática e a vasculite, como já descrito para transudato puro, também podem resultar em transudato modificado, tipicamente quando há acúmulo de líquido crônico. O transudato modificado também pode ser secundário a neoplasia, granuloma, procedimento pós-cirúrgico ou laparoscópico, torção de órgãos (p. ex., esplênica, intestinal ou mesentérica) e/ou infarto.

### Exsudato

O exsudato apresenta altas celularidade e concentração de proteína total, com os componentes celulares consistindo principalmente de neutrófilos e macrófagos. Pode ser classificado em séptico e não séptico (para peritonite, ver Capítulo 279). Exsudato não séptico é notado em casos de neoplasia, pancreatite ou

**Tabela 17.1** Diagnósticos diferenciais para aumento abdominal.

| TECIDOS MOLES | LÍQUIDO | CONTEÚDO GI | GÁS | HIPOTONIA DOS MÚSCULOS ABDOMINAIS |
|---|---|---|---|---|
| Organomegalia (infiltração, congestão, torção) | Efusão (transudato puro, transudato modificado, exsudato, neoplásica) | Constipação intestinal | Dilatação/vólvulo gástrico | Hiperadrenocorticismo |
| Depósito de gordura | Cistos | Megacólon | Torção intestinal ou mesentérica | |
| Neoplasia | Abscessos | Íleo (funcional ou mecânico) | Ruptura do trato GI | |
| Granuloma | Piometra | Super alimentação | Íleo (funcional ou mecânico) | |
| Prenhez | Obstrução do fluxo urinário (p. ex., hidronefrose) | Infestação parasitária no intestino grosso (filhotes) | Iatrogênico (pós-cirúrgico) | |
| | Íleo (funcional ou mecânico) | | Infecção bacteriana enfisematosa (fígado, vesícula biliar, bexiga) | |
| | | | Trauma penetrante | |

*GI*, gastrintestinal.

**Tabela 17.2** Características de efusões abdominais comuns.

| TIPO DE EFUSÃO | APARÊNCIA MACROSCÓPICA | PROTEÍNA TOTAL (G/Dℓ) | CONTAGEM DE CÉLULAS NUCLEADAS (CÉLULAS/$\mu\ell$) | TIPOS CELULARES PREDOMINANTES/ACHADOS CITOLÓGICOS |
|---|---|---|---|---|
| **Gerais** | | | | |
| Transudato | Claro; incolor | < 2,5 | 1.000 a 1.500 | Células mesoteliais (ocasionais) |
| Transudato modificado | Levemente turvo, cor palha | 2,5 a 5,0 | > 1.000, < 5.000 | Células mesoteliais, neutrófilos não degenerados, macrófagos, linfócitos |
| Exsudato | Turvo ou opaco; marrom-amarelado, pode ter traços de sangue | > 2,5 | > 5.000 | Não séptico: células mesoteliais, neutrófilos não degenerados, macrófagos, linfócitos, ocasionalmente células neoplásicas<br>Séptico: neutrófilos degenerados, bactérias intracelulares |
| **Específicos** | | | | |
| Sangue | Turvo a opaco; vermelho (sobrenadante límpido após centrifugação) | > 3,0; pode ser igual à do sangue periférico | > 1.000, pode ser igual à do sangue periférico | Eritrócitos, leucócitos semelhantes ao sangue periférico, eritrofagocitose |
| Quilo | Opaco; branco a rosa | > 2,5 | Variável, < 10.000 | Linfócitos pequenos (podem ser mistos nos casos crônicos); [triglicerídeos] no líquido > [triglicerídeos] no soro sanguíneo |
| Urina | Límpida a levemente turva; amarelo a amarelo-pálido | variável | > 3.000 | Pode ser séptico; [creatinina] no líquido > [creatinina] no soro sanguíneo |
| Bile | Límpida a turva; verde a marrom | > 2,5 | > 5.000 | Pode ser séptica; presença de cristais de bilirrubina |

peritonite infecciosa felina (PIF). Exsudato séptico se deve mais comumente a perfuração do trato GI, ruptura de abscesso, ferimentos penetrantes ou migração de corpos estranhos. A ruptura da árvore biliar ou do trato urinário pode resultar tanto em exsudato séptico quanto não séptico.

Efusão eosinofílica pode apresentar-se como transudato modificado ou exsudato, sendo que menos de 10% da população celular é representada por eosinófilos. Essa efusão é mais frequentemente causada por linfoma, mastocitoma sistêmico, migração errática de larvas, doenças fúngicas ou granulomatose eosinofílica disseminada.

De modo semelhante, as efusões neoplásicas são geralmente consideradas como subtipo de transudato modificado ou exsudato que contém células neoplásicas. É importante ressaltar que, citologicamente, as células mesoteliais normais podem exibir muitas características de malignidade e, portanto, ser erroneamente consideradas neoplásicas. Por esse motivo, é essencial que um patologista clínico realize as avaliações citológicas; mesmo assim, em alguns casos pode ser impossível confirmar ou refutar de maneira definitiva uma neoplasia mesotelial por meio de exame citológico.

### Sangue

Efusões hemorrágicas são tipicamente definidas como aquelas que apresentam volume globular (hematócrito) > 10%. Sendo assim, a citologia de uma efusão hemorrágica deve se assemelhar à do sangue periférico, incluindo hemácias (ou eritrócitos), neutrófilos e linfócitos. A não ser que a hemorragia seja hiperaguda, geralmente não há plaqueta; portanto, as amostras não formam prontamente um coágulo. As efusões hemorrágicas são mais comumente secundárias a traumas (p. ex., ruptura de órgãos, avulsão arterial), neoplasia (p. ex., hemangiossarcoma), coagulopatias (p. ex., intoxicação por rodenticidas) ou no pós-operatório.

## Quilo

Efusão quilosa é caracterizada por alta concentração de triglicerídeos e baixa concentração de colesterol em comparação ao soro sanguíneo do paciente, com quantidade de células variável. Geralmente há um predomínio de pequenos linfócitos, porém uma população de células mistas pode ser vista em doenças crônicas. A efusão quilosa está mais comumente associada à ruptura de vasos linfáticos (p. ex., ruptura ou obstrução extraluminal) causada por neoplasias ou traumas, ou à insuficiência cardíaca direita. Mais raramente, a causa desencadeadora pode ser linfangiectasia.

## Urina

O uroabdome pode ser consequência da ruptura de uma ou mais estruturas do trato urinário (p. ex., ureter, bexiga e/ou uretra). Após trauma ou obstrução (p. ex., ureterólitos ou neoplasias, como carcinoma de célula de transição), a urina pode acumular-se tanto no espaço peritoneal quanto no retroperitoneal, podendo resultar

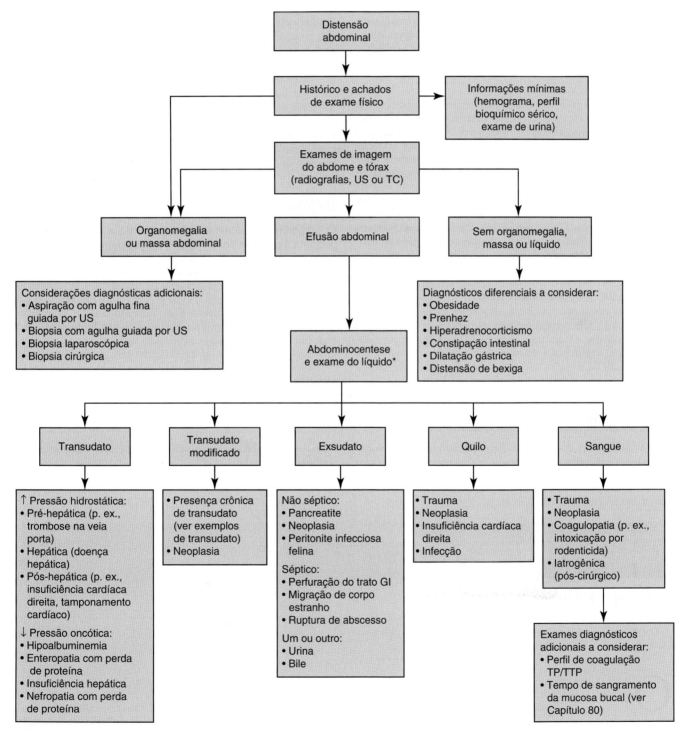

**Figura 17.1** Algoritmo para abordagem diagnóstica de distensão abdominal. *Ver as características das efusões comuns na Tabela 17.2. *TC*, tomografia computadorizada; *TP*, tempo de protrombina; *TTP*, tempo de tromboplastina parcial; *US*, ultrassonografia.

tanto em exsudato séptico quanto em não séptico. As características da efusão resultante são variáveis, mas espera-se uma concentração de creatinina maior do que a do soro sanguíneo do paciente.

### Bile
Efusão biliar pode ser tanto exsudato séptico quanto não séptico; contém cristais de bilirrubina. Vale ressaltar que a concentração de bilirrubina na efusão é maior do que a do soro. Efusão biliar está associada à ruptura em alguma parte do sistema biliar (ou seja, vesícula biliar ou ductos biliares), podendo ser secundária a trauma, colelitíase ou mucocele, com subsequente obstrução, neoplasia ou colecistite.

### Conteúdo gastrintestinal
Aumento de volume do conteúdo do trato GI pode resultar em distensão abdominal. Possíveis etiologias incluem superalimentação, constipação intestinal, infestação parasitária no intestino grosso de filhotes, íleo funcional ou mecânico e megacólon.

### Gás
O acúmulo de gás pode causar distensão abdominal; pode ocorrer no trato GI, no fígado e/ou na vesícula biliar ou na bexiga, ou estar livre no espaço peritoneal ou retroperitoneal. A distensão do trato GI por gás pode ser vista em casos de dilatação gástrica, DVG ou torção mesentérica. O acúmulo de gás no trato GI também pode ser secundário ao íleo mecânico ou funcional. Infecções por bactérias enfisematosas podem resultar na produção de gás na vesícula biliar, no fígado ou na bexiga. Por fim, a presença de gás livre nos compartimentos peritoneal e retroperitoneal pode ser resultado de perfuração do trato GI ou secundária a infecção por bactérias produtoras de gás, como acontece na peritonite bacteriana no traumatismo perfurante, ou iatrogênica, após intervenção cirúrgica (tradicional ou laparoscópica).

### Hipotonia dos músculos abdominais
A frouxidão dos músculos abdominais pode resultar em distensão abdominal, sendo mais comumente associada a hiperadrenocorticismo (ver Capítulos 306 e 307). A hepatomegalia secundária à hepatopatia causada pelo uso de esteroides e a redistribuição da gordura corporal também contribuem para a distensão abdominal nesses pacientes.

## ABORDAGEM DIAGNÓSTICA

Devido às diversas etiologias de distensão abdominal, é fundamental que a abordagem diagnóstica seja minuciosa e em etapas (Figura 17.1). Também, é importante levar em consideração o quadro clínico do paciente, particularmente quando os sinais clínicos são compatíveis com choque (p. ex., hipotensão, TPC prolongado), o que pode alterar o curso do diagnóstico. Após a realização de anamnese minuciosa e exame físico para formular uma lista inicial de diagnósticos diferenciais, deve-se obter uma base de dados mínima (incluindo hemograma completo, perfil bioquímico sérico e exame de urina). O hemograma pode revelar alterações como aquelas compatíveis com sepse ou com tendência hemorrágica, enquanto o perfil bioquímico sérico e o exame de urina podem detectar evidências de disfunção de órgãos, o que requer uma investigação adicional de determinado sistema orgânico (p. ex., trato hepatobiliar ou urinário). Exames de imagem, tanto do abdome quanto da cavidade torácica, são fundamentais e podem envolver o uso de múltiplas modalidades, possibilitando detectar várias anormalidades, como tumores abdominais, efusão cavitária ou cardiomegalia. Após o término de tais exames, podem ser necessários procedimentos diagnósticos mais específicos, inclusive abdominocentese ou toracocentese (ver Capítulos 90 e 102, respectivamente), a fim de obter amostras para avaliação do líquido e exames citológicos, aspiração com agulha fina ou biopsia de tecidos moles e subsequente exame citológico ou histopatológico, ecocardiografia ou laparotomia exploratória para avaliação de órgãos e realização de biopsias de tecidos.

## TRATAMENTO

O tratamento da distensão abdominal deve objetivar a causa primária. Isso pode envolver intervenções específicas à doença, tais como o controle medicamentoso de hiperadrenocorticismo, a correção cirúrgica de DVG, ou intervenções paliativas, como abdominocentese terapêutica em pacientes com insuficiência cardíaca direita. A mensuração da pressão intra-abdominal pode ser apropriada em pacientes com aumento brusco da pressão abdominal que pode resultar em inadequado fluxo sanguíneo regional e diminuição da perfusão tecidual, culminando na síndrome da resposta inflamatória sistêmica e insuficiência múltipla de órgãos, comumente denominada síndrome de compartimento abdominal.[5]

## REFERÊNCIAS BIBLIOGRÁFICAS

*As referências bibliográficas deste capítulo se encontram online no Ambiente de Aprendizagem.*

# CAPÍTULO 18

# Edema Periférico

Deborah M. Fine-Ferreira

O edema periférico é um acúmulo de fluido palpável no interstício subepitelial (Figura 18.1). A matriz intersticial é uma malha densa composta de filamentos proteoglicanos, glicoproteínas, ácido hialurônico, colágeno e fibras de elastina, criando um tecido flexível e, ainda assim, extraordinariamente resistente.[1,2] Normalmente, existe apenas pouca quantidade de líquido livre nesse compartimento, porém, em situações patológicas, o interstício é capaz de suportar um grau considerável de edema. A homeostasia dos líquidos entre os compartimentos intravascular e extravascular é mantida por meio da interação entre as seguintes forças: (1) pressão hidrostática intravascular; (2) pressão oncótica plasmática; (3) pressão hidrostática extravascular;

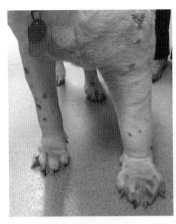 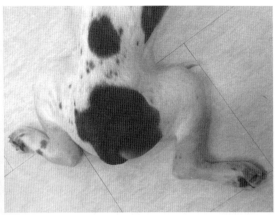

**Figura 18.1** Fêmea castrada, sem raça definida, de 10 anos, com edema nos quatro membros (*à esquerda*, vista cranial dos membros torácicos; *à direita*, vista dorsal dos membros pélvicos). A causa primária era um carcinoma pouco diferenciado, amplamente disseminado. Apesar do acometimento de todos os membros, o membro torácico esquerdo e os membros pélvicos foram mais gravemente afetados do que o membro torácico direito. (Cortesia Amy DeClue, University of Missouri.)

(4) pressão oncótica intersticial; (5) permeabilidade vascular; e (6) ação linfática.[3] Classicamente, a equação de Starling descreve a relação entre as quatro primeiras: $Q = K[(P_c - P_i) - (p_c - p_i)]$, em que $Q$ = fluxo de líquido entre os compartimentos vasculares, $K$ = permeabilidade da membrana, $P_c$ = pressão hidrostática capilar, $P_i$ = pressão hidrostática intersticial, $p_c$ = pressão oncótica capilar e $p_i$ = pressão oncótica intersticial. Nos capilares cutâneos, o equilíbrio normal entre essas forças favorece ligeiramente a transferência de líquido para o interstício; contudo, a reabsorção pelas vênulas pós-capilares e pelos vasos linfáticos mantém normal o volume de líquido intersticial.[4] Existem consideráveis fatores de segurança incluídos neste sistema, de modo que a diminuição na função de um deles será compensada pelo aumento na função de outro, prevenindo qualquer alteração nos estágios iniciais da doença.

## MECANISMOS DE FORMAÇÃO DO EDEMA

Existem diversas fontes potenciais de edema periférico em pequenos animais, sendo que algumas anormalidades podem contribuir para a formação de edema por mais de um mecanismo (Boxe 18.1). O aumento da pressão hidrostática intravascular pode ser um processo localizado secundário a tumor ou trauma no leito vascular que resulte em obstrução venosa, ou pode ser sistêmico, como um processo generalizado em um cenário de expansão do volume plasmático. Essa expansão sucede doenças que resultam na retenção de sódio via ativação do sistema renina-angiotensina-aldosterona (p. ex., insuficiência cardíaca e doença renal crônica).[5] Nos estágios iniciais dessas doenças, a formação do edema é evitada pelo aumento concomitante da captação linfática e aumento simultâneo da pressão hidrostática, o que diminui o gradiente para a transferência de líquido. No entanto, uma vez que os vasos linfáticos, por fim, retornam o líquido para o sistema circulatório, o edema é inevitável, se a anormalidade primária continua a progredir. Os achados de exame físico que indicam expansão do volume plasmático incluem distensão das veias jugulares e dos vasos superficiais. Estes últimos se tornam particularmente evidentes em regiões corporais com poucos pelos, como a parte posterior do abdome. Enquanto em humanos o edema periférico é uma manifestação comum de insuficiência cardíaca congestiva, ele é raro em pequenos animais que apresentam essa condição. Isso ocorre devido às diferenças na homeostasia dos líquidos entre as espécies ou simplesmente em função da maior pressão hidrostática nas partes inferiores dos membros em humanos (orientados, principalmente, em sentido vertical) quando comparada à de pequenos animais (orientados em sentido horizontal).

---

**Boxe 18.1** Mecanismos gerais e causas específicas de edema periférico em pequenos animais

**Aumento da pressão hidrostática**
- Aumento do volume plasmático
  - Fístula arteriovenosa
  - Doença renal crônica*
  - Insuficiência cardíaca direita*
- Obstrução venosa
  - Tumor no mediastino cranial
  - Tumor na parte posterior do abdome
  - Trauma
  - Cirurgia

**Diminuição da pressão oncótica plasmática***
- Perda proteica
  - Enteropatia ou glomerulopatia com perda de proteína
- Diminuição na síntese de albumina
  - Doença hepática
  - Malnutrição

**Aumento da permeabilidade capilar**
- Reações alérgicas, inclusive angioedema
- Inflamação secundária à neoplasia
- Sepse
- Intoxicação/envenenamento
- Queimaduras
- Traumas
- Mixedema

**Disfunção linfática**
- Hipoplasia ou aplasia de linfonodos
- Destruição neoplásica de linfonodos
- Linfangiossarcoma

*Pode causar ascite e/ou edema periférico.

---

Outra causa potencial de edema periférico é a diminuição da pressão oncótica plasmática, tanto pela perda de proteínas[6] (p. ex., enteropatia ou glomerulopatia com perda proteica), quanto pela diminuição da síntese proteica (p. ex., insuficiência hepática, malnutrição).[7,8] Nas fases iniciais da hipoproteinemia, a formação de edema é evitada, pois ocorre diminuição simultânea da pressão oncótica intersticial devido à menor entrada de albumina no interstício. Isso diminui o gradiente oncótico entre o interstício e o espaço intravascular. Adicionalmente, a entrada de líquido no interstício causa aumento concomitante da pressão hidrostática intersticial, que também se opõe à formação de edema. É importante ressaltar que o grau de hipoproteinemia deve ser relativamente grave para causar edema evidente. O desenvolvimento de edema é improvável até que a concentração de albumina seja inferior a 2,0 g/dℓ, a não ser que haja outra doença.[5] Em pequenos animais, a hipoproteinemia se manifesta mais comumente na forma de efusão peritoneal (ascite), em vez de edema periférico.

O aumento da permeabilidade vascular é o motivo da resposta edematosa à inflamação. Esses processos incluem reações de hipersensibilidade (p. ex., urticária, angioedema) e sepse. A permeabilidade vascular é influenciada por inúmeras substâncias químicas, incluindo citocinas inflamatórias, prostaglandinas vasodilatadoras, óxido nítrico, bradicinina e histamina, entre outras.[5] O aumento da permeabilidade vascular também pode ocorrer devido à lesão celular direta por traumas mecânicos ou químicos. Infelizmente, não existem métodos clínicos práticos para a mensuração do aumento da permeabilidade vascular; portanto, isso deve ser inferido a partir de outras anormalidades, como alterações inflamatórias no hemograma, hiperglobulinemia e hipoalbuminemia no perfil bioquímico sérico e hipertermia ou hipotermia durante o exame físico.

Anormalidades linfáticas são outras causas importantes de edema periférico em pequenos animais.[9] A linfa é rica em proteínas e sua presença aumenta o gradiente oncótico no interstício, aumentando ainda mais a formação de edema. Essas anormalidades linfáticas podem ser primárias ou secundárias. O linfedema congênito é incomum em cães e muito raro em gatos.[9,10] Os animais afetados geralmente apresentam evidências de edema logo ao nascimento ou nas primeiras semanas de vida, embora, em algumas ocasiões, muitos meses possam se passar até a manifestação do edema. A apresentação mais comum nos animais afetados é o edema de membros pélvicos, com um dos membros geralmente afetado de maneira mais grave que o outro (Figura 18.2). Contudo, em algumas situações, todos os membros – até mesmo a cabeça e a região ventral do corpo – podem estar acometidos. Pacientes com linfedema congênito possuem poucos ou não possuem linfonodos nos membros afetados. Pode-se suspeitar desse diagnóstico com base nos sinais clínicos e na idade em que se manifestam; porém, para o diagnóstico definitivo são necessários biopsias ou exames de imagem linfática.[11] Existem muitas causas secundárias de doenças linfáticas, incluindo obstrução ou destruição de vasos linfáticos secundária à neoplasia,[12,13] infecções, dirofilariose, cirurgias e traumas.

O mixedema, uma manifestação de hipotireoidismo grave, resulta em edema devido à combinação do aumento do extravasamento proteico capilar e da diminuição da captação linfática.[14] Isso resulta em edema duro que não responde à pressão digital durante o exame físico, assim como em hipotermia, depressão respiratória e bradicardia (ver Capítulo 299).[15,16]

## DIAGNÓSTICO E TRATAMENTO DE DOENÇAS EDEMATOSAS

A avaliação da distribuição do edema e da resposta à palpação são etapas cruciais que auxiliam a diagnosticar a causa primária do edema (Figura 18.3).

É mais provável que o edema periférico difuso seja resultado de uma resposta inflamatória sistêmica (p. ex., sepse, angioedema) ou do aumento do volume plasmático (p. ex., síndrome nefrótica). Por outro lado, o edema localizado é mais comumente o resultado de anormalidades venosas ou linfáticas ou, possivelmente, intoxicação/envenenamento. Geralmente, o edema periférico será mais grave em regiões dependentes, devido às forças gravitacionais e hidrostáticas.

Determinar se o edema é ou não responsivo à pressão também auxiliará no diagnóstico da causa. O edema responsivo é reconhecido como uma depressão persistente na pele após aplicação de firme pressão (Vídeo 18.1). Mecanicamente, o edema responsivo indica a transferência de líquido para o compartimento intersticial, enquanto o edema não responsivo indica

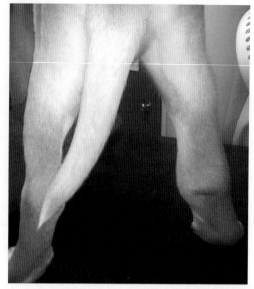

**Figura 18.2** Vista posterior dos membros pélvicos de um filhote de cão da raça Golden Retriever com edema responsivo à pressão e suspeita de linfedema congênito. Note o edema assimétrico, com o membro direito visivelmente mais inchado que o esquerdo. Não foram constatadas anormalidades no hemograma e no perfil bioquímico sérico, tampouco na ultrassonografia abdominal. (Cortesia de Leah Cohn, Universidade do Missouri.)

inchaço intracelular ou retenção intersticial de fluido com fibrinogênio coagulado, o que impede a troca de líquido.[17] Em pequenos animais, o edema responsivo é mais comumente uma manifestação do aumento da permeabilidade vascular (p. ex., inflamação), obstrução venosa (p. ex., tumores, traumatismos), ou anormalidades linfáticas (p. ex., obstrução, hipoplasia). Os estados edematosos do tipo não responsivo incluem angioedema, edema traumático ou pós-cirúrgico, linfedema crônico, linfangiossarcoma e mixedema. O angioedema é do tipo não responsivo, pois se instala nas camadas mais profundas da pele, abaixo da derme. O linfedema crônico gradualmente se transforma em edema não responsivo devido à deposição de colágeno e ao desenvolvimento de fibrose nos tecidos afetados.[9] Uma vez que a fibrose ocorra, existe pouco que pode ser feito terapeuticamente para resolver o edema.

A abordagem diagnóstica ao paciente edematoso deve ser pautada nos achados da anamnese e do exame físico. A existência de edema generalizado requer abordagem sistêmica, incluindo hemograma completo, perfil bioquímico sérico, concentração sérica de tiroxina e exame de urina. A definição do diagnóstico nos casos com presença de edema localizado nos membros torácicos ou pélvicos deve incluir radiografias e exame ultrassonográfico, a fim de excluir a possibilidade de tumores evidentes e determinar se há necessidade de exames de imagem mais avançados.

Exames de imagem diretos dos vasos linfáticos e linfonodos requerem técnicas especiais.[18,19] No passado, a linfangiografia por meio da canulação linfática direta era o único método disponível para a avaliação da estrutura e da função do sistema linfático. Esse método é tecnicamente desafiador e, atualmente, raramente realizado. Em vez dele, são amplamente empregadas técnicas de imagem não invasivas, incluindo cintilografia, tomografia computadorizada (TC), ressonância magnética e tomografia por emissão de pósitrons (PET). Contudo, a disponibilidade destas modalidades é limitada; ademais, o seu custo é relativamente alto.

O tratamento de edema periférico deve ser direcionado à causa primária, quando possível (p. ex., transfusão de plasma, remoção cirúrgica de tumor obstrutivo, tratamento do mixedema com levotiroxina etc.). Em situações onde o tratamento definitivo não é possível, pode-se oferecer cuidados paliativos.

# CAPÍTULO 18 • Edema Periférico

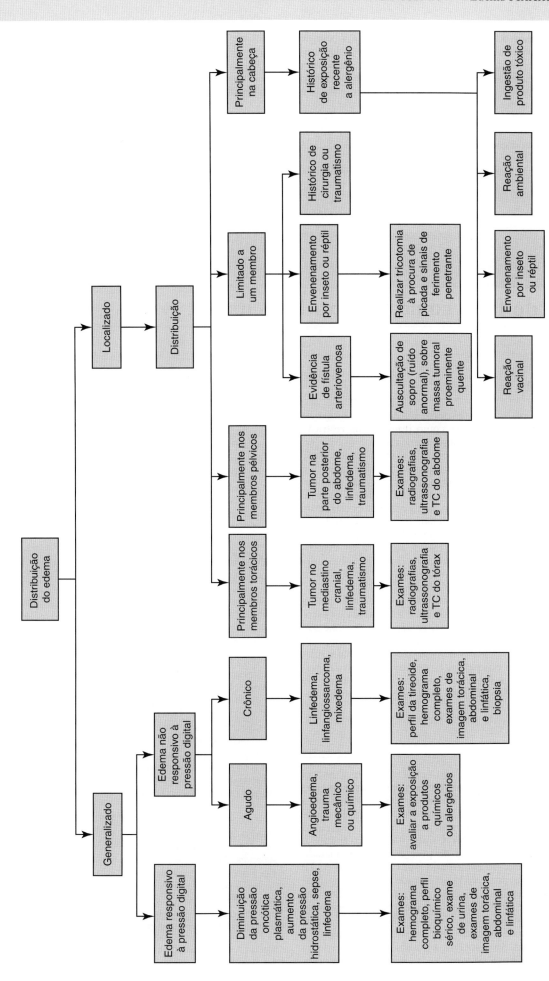

**Figura 18.3** Algoritmo mostrando como o edema se distribui e as abordagens de diagnóstico iniciais. *TC*, tomografia computadorizada.

À exceção dos casos de pressão hidrostática elevada, o uso de diuréticos é relativamente contraindicado em estados edematosos. Apesar do fato de que inicialmente auxiliam a diminuir a tumefação dos membros, nos casos de linfedema, eles aceleram a progressão da doença, concentrando proteínas no interstício e favorecendo a transferência adicional de líquido. Para esses pacientes, pode ser benéfico o uso prolongado de bandagens, cirurgia paliativa ou terapia com rutina, embora esta última ainda não tenha sido cientificamente comprovada.[11] A eficácia do tratamento pode ser monitorada pela mensuração da circunferência do membro afetado antes e depois de uma intervenção, a fim de avaliar objetivamente a resposta terapêutica.[20] Na maioria dos casos, o achado de edema periférico confere prognóstico reservado, e os proprietários devem ser informados de que o tratamento paliativo é um objetivo mais real do que a cura definitiva.

## REFERÊNCIAS BIBLIOGRÁFICAS

*As referências bibliográficas deste capítulo se encontram online no Ambiente de Aprendizagem.*

# CAPÍTULO 19

# Perda de Peso como Queixa Principal

Thomas Schermerhorn

## VISÃO GERAL

A perda de peso pode ser intencional ou não. Em animais, a perda de peso intencional ocorre como resultado da restrição calórica realizada em um programa alimentar voluntário (ou prescrito) (ver Capítulo 176). A perda de peso não intencional, que é o foco deste capítulo, é uma queixa clínica frequente e pode estar associada a doenças graves. A manutenção do peso corporal é reflexo da ingestão, absorção e utilização de nutrientes. Esses fatores podem ser influenciados pela idade, estado de saúde e ambiente (dieta, disponibilidade de alimento etc.). Em humanos, a perda de peso não intencional de 5% ou mais do peso corporal ao longo de 6 a 12 meses, necessita ser investigada.[1] Pelo fato de ainda não existir uma definição sobre uma perda de peso clinicamente relevante em cães e gatos, o valor de 5% é um ponto de referência plausível.

A frequência com que a perda de peso se apresenta como a principal queixa do proprietário de cães e gatos ainda é desconhecida. A perda de peso é um sinal clínico bem reconhecido em diversas doenças. Também é um sinal comum de doença em humanos; a incidência de perda de peso não intencional é relatada em cerca de 65% dos pacientes geriátricos.[2] A alta prevalência em enfermidades clínicas ressalta a necessidade de monitoramento cuidadoso do peso em cães e gatos como parte da avaliação geral de saúde.

## HISTÓRICO CLÍNICO

Cães e gatos podem ser levados ao veterinário com a queixa principal, ou até mesmo única, de perda de peso. Comumente, ela é acompanhada de outros sintomas associados à doença primária. A obtenção de um histórico clínico minucioso deve incluir questões sobre o apetite, ingestão calórica, exercícios diários e sobre o ambiente (ver Capítulo 170). O apetite é variável em animais com perda de peso e pode ser relatado como reduzido, normal ou aumentado (ver Capítulos 16 e 17). O apetite pode estar preservado ou elevado quando a malnutrição resulta de inanição, má absorção, ou má digestão; em contrapartida, pode estar diminuído (hiporexia) ou completamente suprimido (anorexia) por diversas enfermidades sistêmicas, levando à perda de peso não intencional (ver Capítulo 16). Quando um proprietário menciona a possibilidade de perda de peso, o histórico alimentar deve ser cuidadosamente revisto (ver Capítulo 170). Esta revisão deve incluir o tipo e a quantidade de alimento ofertado (incluindo qualquer suplemento alimentar fornecido), a possibilidade de outros animais em casa estarem competindo pela comida e o apetite do animal. É importante identificar e diferenciar esses animais com apetite, mas que não conseguem apreender ou deglutir alimentos, daqueles sem apetite, mas que conseguem mastigar e engolir normalmente (ver Capítulo 272). As considerações diagnósticas sugeridas pelos vários achados no histórico do paciente são apresentadas no Boxe 19.1.

**Boxe 19.1** Considerações diagnósticas em pacientes com perda de peso marcante

**Histórico alimentar – Inadequado**
Inanição
Subalimentação
Baixa qualidade do alimento

**Histórico alimentar – Adequado**
Fatores ambientais
Competição com outros animais por alimento
Acesso limitado ao alimento
Afecção dentária ou bucal
Uso prejudicado dos nutrientes
Deficiência específica de nutrientes
Má digestão por qualquer causa
Má absorção por qualquer causa
Diabetes melito
Doença com perda de proteínas
   Nefropatia
   Gastroenteropatia
Doença cardíaca*
Metabolismo aumentado
Hipertireoidismo
Febre crônica por qualquer causa*
Estágio final de doença renal*
Neoplasia*
Infecção crônica*
Inflamação crônica por qualquer causa (p. ex., doença imunológica*)

*Doenças tipicamente associadas a caquexia em humanos e animais.
Nota: Pacientes podem apresentar-se com ou sem perda do apetite.

Mecanismos comuns que levam à perda de peso incluem diminuição da ingestão calórica, aumento da demanda metabólica, acelerada perda de energia, inabilidade em utilizar as calorias ingeridas e inapetência. Etiologias específicas geralmente causam perda de peso por diversos mecanismos, e cada uma delas precisa ser avaliada caso a perda de peso precise ser entendida e tratada. Alguns tipos de neoplasias podem causar perda de peso grave caso a massa tumoral interfira no processo de ingestão do alimento ou de nutrição. Algumas neoplasias podem causar perda de peso grave devido à produção de fatores humorais que inibem o metabolismo. Por exemplo, tumores bucais podem impedir a mastigação ou a deglutição, enquanto neoplasias gastrintestinais podem interferir na digestão e na absorção dos nutrientes, além de causar náuseas, vômito e/ou diarreia. Algumas neoplasias secretam substâncias que induzem anorexia e caquexia (ver Capítulo 177).

Em humanos, distúrbios gastrintestinais são as principais causas não neoplásicas de perda de peso não intencional; a mesma afirmação pode ser verdadeira para cães e gatos. Afecções dentais e bucais, megaesôfago, gastrenterite crônica, doença intestinal inflamatória (DII), pancreatite, alterações de motilidade e outros distúrbios podem causar perda de peso por meio de diversos mecanismos que incluem indução de náuseas, inapetência, perda de proteína, má digestão e má absorção.

Diversas doenças endócrinas estão associadas a perda de peso. O hipertireoidismo causa perda de peso, em parte, devido ao aumento da taxa metabólica. O diabetes melito, uma condição relacionada com a deficiência relativa ou absoluta de insulina, causa perda de peso devido à incapacidade de utilizar nutrientes. Ambas as condições geralmente estão associadas com aumento do apetite. Outras condições endócrinas como hipoadrenocorticismo e hiperparatireoidismo comumente causam perda de peso e estão associadas à redução do apetite.

Infecções bacterianas ou fúngicas crônicas, especialmente aquelas acompanhadas de inflamação sistêmica persistente, estão associadas com perda de peso. Do mesmo modo, a inflamação sistêmica persistente das doenças de tecidos conectivos, como doenças imunomediadas sistêmicas, podem causar perda de peso por meio de mecanismos semelhantes. Tanto as doenças cardíacas quanto as respiratórias podem levar ao aumento das demandas metabólicas e induzir caquexia. Na verdade, a insuficiência cardíaca causada por cardiomiopatia ou doença valvar crônica é uma causa frequente de caquexia (caquexia cardíaca) em cães.[3] A uremia secundária a doença renal crônica (DRC) comumente ocasiona náuseas, ulceração gástrica e vômito, que, por sua vez, diminui o apetite e reduz a ingestão calórica. Algumas anormalidades neurológicas reduzem o apetite e levam à perda de peso. Outras condições neurológicas diminuem a ingestão de alimento por prejudicarem a mastigação ou a deglutição. Algumas disfunções neurológicas que interferem na função autônoma ou causam alteração da motilidade gastrintestinal podem causar disfunção gastrintestinal e perda de peso. Disfunções cognitivas e transtornos psiquiátricos estão presentes substancialmente em pessoas com perda de peso, mas a participação de anormalidades neurológicas semelhantes em cães e gatos é desconhecida.

Não há uma definição padrão para caquexia. Na prática clínica, caquexia é o termo utilizado para descrever a perda de peso, perda muscular e anorexia que acompanham muitas doenças crônicas (ver Capítulo 177).[3] Contudo, a caquexia não é simplesmente causada pela ingestão inadequada de nutrientes. Caquexia e inanição não são processos fisiológicos semelhantes. Duas características bioquímicas distinguem a malnutrição causada por caquexia daquela causada por inanição.[4] Em primeiro lugar, diferentemente do que acontece na inanição, a inflamação é uma característica constante na caquexia. A caquexia causa ativação marcante da cascata inflamatória, caracterizada por uma intensa resposta de fase aguda e produção excessiva de citocinas pró-inflamatórias, como as interleucinas 1 e 6 (IL-1 e IL-6) e o fator de necrose tumoral alfa (TNF-α).[5] Estas citocinas estimulam a via da ubiquitina, uma via fundamental para o catabolismo (perda) de proteínas.[6] Os complexos de ubiquitina atuam em proteínas celulares e estimulam o seu metabolismo por meio do sistema protease. Em segundo lugar, a caquexia está associada ao aumento do gasto de energia em repouso, que ocorre em consequência da alteração no metabolismo de proteínas, gordura e carboidratos. A perda de massa muscular e de tecido adiposo é marcante, e pode ocorrer no desenvolvimento de uma condição de resistência à insulina. Apesar da aparência clínica semelhante, a ativação do sistema ubiquitina-protease e o aumento do gasto de energia não são características do estado de inanição. O diagnóstico de caquexia deve ser considerado em qualquer cão ou gato com perda de peso marcante, perda muscular grave e diminuição do apetite no cenário de uma resposta inflamatória crônica ou neoplasia.[3] Por essa definição, a caquexia não é um diagnóstico específico, mas um estado de alteração metabólica que pode ser causado por uma gama de doenças.

## ACHADOS FÍSICOS E LABORATORIAIS

A perda de peso é um sinal clínico, não um diagnóstico específico. Quando possível, a suspeita de perda de peso deve ser investigada comparando-se os pesos corporais anteriormente registrados com o estado atual. A percepção de perda de peso do proprietário pode não ser acurada. Peso corporal abaixo do ideal, perda de gordura subcutânea com proeminência de estruturas ósseas subjacentes, aparência de emaciação e baixo escore de condição corporal (ECC) sustentam a suspeita de perda de peso (ver Capítulo 2). Deve-se ter em mente que pode ocorrer perda de peso substancial sem alterações físicas evidentes. Alguns animais apresentam ECC normal, apesar da perda de peso significativa. A perda marcante da condição corporal é um achado característico de caquexia grave, em que a perda muscular pode ser desproporcional à perda de gordura. Em muitos casos, o diagnóstico pode ser aparente após o término do exame físico. Exemplos de "diagnóstico por exame físico" ou "suspeita por exame físico" são abundantes e incluem (mas não se limitam a): detecção de afecções bucais, massas cervicais (tumor de tireoide), arritmia cardíaca ou tumor abdominal. Caso o exame físico geral não consiga detectar um problema considerado importante, poderá ser necessário exame físico direcionado (p. ex., exame neurológico ou ortopédico detalhado) ou exames laboratoriais para a confirmação do diagnóstico.

Achados laboratoriais em animais com perda de peso não intencional não são específicos nem consistentes e tipicamente refletem a causa primária da perda de peso. Na caquexia, esses resultados podem indicar alterações características e, ainda assim, inespecíficas.[5] A concentração sérica de proteínas é variável, mesmo na presença de uma resposta inflamatória sistêmica. Por exemplo, alta concentração de fibrinogênio (como componente de uma resposta de fase aguda) em humanos com neoplasias, podem ser compensadas pela redução da síntese de albumina. Aumentos nas concentrações de hormônios, como o cortisol e a insulina, podem ser observados em animais com caquexia; essas alterações podem resultar ou serem a causa de alterações metabólicas induzidas pela caquexia. Em geral, assim como em outras formas de perda de peso não intencional, os achados físicos e laboratoriais de pacientes com caquexia são representativos da doença primária, e não indicadores específicos de caquexia. Não existem razões convincentes para se realizar exames laboratoriais específicos para o diagnóstico de caquexia. Em vez disso, a caquexia é, em grande parte, um diagnóstico clínico feito quando achados físicos apropriados estão presentes em um cão ou um gato com doença associada à resposta inflamatória crônica.

## PLANO DIAGNÓSTICO

Um algoritmo geral para a obtenção do diagnóstico em casos de perda de peso não intencional é apresentado na Figura 19.1. Em qualquer paciente, uma perda de peso não intencional

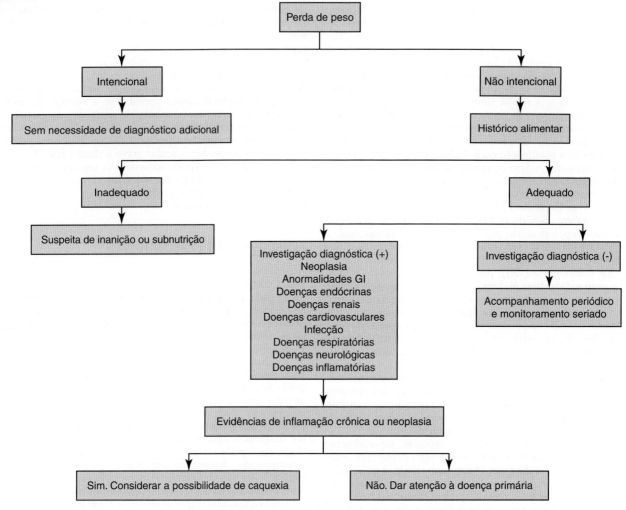

**Figura 19.1** Algoritmo para obter o diagnóstico de caquexia. *(+)*, exame aprovado; *(–)*, exame rejeitado; *GI*, Gastrintestinal.

acima de 5% do peso corporal durante um período inferior a 12 meses deve causar preocupação sobre a possibilidade de doença primária. Portanto, deve ser elaborado um plano de diagnóstico adequado e adaptado aos animais afetados, com base nos achados de exame físico e análise laboratoriais. É importante reconhecer a caquexia, pois animais com essa condição podem não responder como esperado às intervenções terapêuticas e nutricionais. Em humanos, uma investigação diagnóstica pode falhar em definir a etiologia em aproximadamente 30% dos pacientes com queixa de perda de peso não intencioanal.[1] A proporção de cães e gatos com perda de peso e com diagnóstico inconclusivo é desconhecida, mas isso com certeza ocorre.

## TRATAMENTO

O sucesso do tratamento ou a resolução da doença primária é o meio mais efetivo de abordar uma perda de peso não intencional. A terapia ameniza ou reverte os fatores primários que contribuem para a perda de peso, e o peso corporal pode ser restabelecido mediante suporte nutricional. Quando a perda de peso é devida a caquexia, o suporte nutricional permanece sendo o pilar da terapia específica; contudo, considerações adicionais devem ser dadas para se delinear o plano nutricional (ver Capítulo 170). A dieta hipercalórica tem como objetivos suprir os cães e gatos com calorias suficientes para atender o aumento das necessidades calóricas de manutenção (devido ao hipermetabolismo), evitar perda de peso adicional e promover ganho de peso. Infelizmente, a dieta hipercalórica isoladamente pode não ser terapeuticamente suficiente em animais com caquexia. Pessoas com caquexia que receberam dietas hipercalóricas ganharam peso, porém o aumento do peso corporal é quase que exclusivamente resultado do aumento do tecido adiposo, sem causar alterações na massa muscular magra. Dessa maneira, aparentemente uma simples terapia nutricional pode não ser suficiente em todas as situações para reverter o catabolismo proteico anormal que acompanha a caquexia. Terapias farmacológicas que têm sido utilizadas em humanos como tratamento de caquexia e que podem ser úteis no tratamento de animais incluem suplementos nutricionais (inclusive óleo de peixe), estimulantes de apetite, agentes anabólicos, anti-inflamatórios e inibidores de citocinas. Apesar de alguns desses fármacos terem sido extensivamente utilizados para outras condições em pequenos animais, a informação é limitada sobre sua eficácia quando utilizados para caquexia. Inibidores específicos do sistema ubiquitina, que inibem os efeitos da caquexia em nível molecular, podem eventualmente serem desenvolvidos.

Fica menos claro quais passos devem ser dados quando o paciente com perda de peso tem um diagnóstico inconclusivo. O câncer talvez seja o diagnóstico mais sério que os clínicos têm receio de deixar passar nessas circunstâncias. Enquanto faltam informações específicas sobre cães e gatos, o número de neoplasias ocultas diagnosticadas posteriormente em humanos com perda de peso e diagnóstico inicial sem alterações, é surpreendentemente pequeno (< 5%). Dadas as informações coletadas de estudos em humanos e a carência de achados físicos, laboratoriais ou de imagem preocupantes, pode ser prudente adotar a estratégia do "vamos esperar para ver" quando um cão ou gato com perda de peso não tem alteração no exame físico nem um diagnóstico específico mesmo após os exames de sangue, urina e de imagem, bem como o valor da pressão sanguínea. A tática do "esperar para ver" compreende uma estratégia de monitoramento seriado ao longo do tempo, em vez de esforços imediatos continuados e não direcionados, que podem envolver testes de diagnóstico mais caros ou invasivos, ou a busca por diagnósticos improváveis.

## REFERÊNCIAS BIBLIOGRÁFICAS

*As referências bibliográficas deste capítulo se encontram online no Ambiente de Aprendizagem.*

# CAPÍTULO 20

# Déficit de Crescimento

Hans S. Kooistra

## INTRODUÇÃO

O crescimento linear (vertical) é um processo complexo que pode facilmente ser prejudicado. Cães e gatos jovens crescem rapidamente em um período de tempo relativamente curto. Ele ocorre entre os primeiros 6 e 9 meses de vida, mas em alguns cães pode continuar até aproximadamente 2 anos. O crescimento dos ossos longos, em seu comprimento, está limitado às placas de crescimento e ocorre por meio do processo de ossificação endocondral. O crescimento linear é interrompido no momento em que as placas se fecham. Não existe outra espécie com tanta variação do tamanho corporal como o cão, o que pode tornar difícil determinar se o déficit de crescimento é um problema real.

O déficit de crescimento é definido como um crescimento abaixo da taxa prevista ou aquém do tamanho normal. Pode ser a queixa principal do proprietário ou pode ser detectado pelo veterinário durante um exame físico de rotina. Em geral, existe boa correlação entre a altura dos pais e a de suas crias; por isso, se possível, o tamanho do cão com suposto déficit de crescimento deve ser comparado com o dos pais e irmãos. Deve-se considerar a possibilidade de que um nanismo aparente pode simplesmente ser um indivíduo pequeno cujo tamanho está dentro da variação biológica normal. Ademais, o indivíduo pode ser parte de uma ninhada provinda de um acasalamento inesperado ou indesejado, com um pai pequeno.

## FISIOPATOLOGIA

Os fatores genéticos têm importante participação no crescimento linear, e numerosos genes estão envolvidos na sua regulação. Após a domesticação do cão, a seleção de tais genes pelos humanos resultou em raças com ampla variedade de tamanhos corporais e taxas de crescimento. As raças condrodistróficas são um exemplo de seleção, feita por pessoas, para os genes que deram origem à formação angular de membros e patas curtas. Por serem criadas intencionalmente, em geral não se considera que haja algum problema de crescimento nessas raças.

Para alcançar todo o seu potencial genético de crescimento, qualquer animal deve consumir quantidades suficientes de calorias e nutrientes. Após o consumo, o alimento deve ser digerido, absorvido e os nutrientes transportados aos tecidos necessários e utilizados para a manutenção metabólica e o crescimento. As causas de déficit de crescimento podem ser subdivididas em três grupos principais: (1) ingestão inadequada de calorias e nutrientes; (2) alterações metabólicas associadas ao aumento do gasto de energia; e (3) perda de energia. Pelo fato de vários hormônios serem determinantes para o crescimento linear, pode ser útil diferenciar as causas endócrinas e não endócrinas do déficit de crescimento.

## CAUSAS ENDÓCRINAS DO DÉFICIT DE CRESCIMENTO

### Deficiência de hormônio do crescimento e do fator de crescimento semelhante à insulina tipo 1

O hormônio do crescimento (GH), sintetizado no lobo anterior da hipófise (adeno-hipófise), é fundamental na modulação do crescimento. A hipersecreção de GH em idade precoce, ou seja, o hipersomatotropismo juvenil, é um determinante do crescimento linear.[1] Mensurações seriadas das concentrações plasmáticas de GH revelaram que os aumentos iniciais documentados em filhotes de cães da raça Dogue Alemão diminuem para as concentrações de animais adultos em torno dos 6 meses.[2] Em cães da raça Beagle, a secreção de GH aumenta apenas até aproximadamente a sétima semana de idade.[1] Em cães da raça Poodle Miniatura, a concentração de GH não se altera significativamente com o tempo, e os valores em animais jovens situam-se na faixa de referência para adultos.[3]

Na ausência completa de GH, a taxa de crescimento linear varia de 1/3 a 1/4 da taxa normal. A deficiência de GH em animais jovens interfere no crescimento de quase todos os tecidos, resultando em "nanismo proporcional"; isso significa que todos os componentes orgânicos são igualmente pequenos.

Apesar de o GH ter ação direta em vários tecidos, a maioria de suas ações promotoras de crescimento é mediada pelo fator de crescimento semelhante à insulina tipo 1 (IGF-1). O hormônio do crescimento estimula a síntese e a secreção do IGF-1 pelo fígado. Na circulação sistêmica, o IGF-1 se liga às proteínas carreadoras de IGF (IGF-BP; do inglês, *IGF-binding proteins*). Essa ligação prolonga a meia-vida do IGF-1, o que é compatível com sua ação promotora do crescimento a longo prazo. Esse IGF-1 hepático alcança as células-alvo por meio da circulação e estimula processos anabólicos, como a síntese de proteínas, a condrogênese e o crescimento. Adicionalmente ao seu efeito endócrino, o GH também estimula a produção local de IGF-1, que estimula processos anabólicos por meio de mecanismos parácrinos ou autócrinos. Por exemplo, o crescimento linear é amplamente dependente da produção local de IGF-1 nas placas de crescimento. Em cães adultos, existe uma forte correlação entre a concentração plasmática de IGF-1 e o tamanho corporal, enquanto as concentrações plasmáticas basais de GH são bastante similares entre as várias raças. Isso significa que devem ser utilizadas faixas de referências específicas para cada raça, a fim de determinar se o déficit de crescimento se deve à concentração insuficiente de IGF-1 na circulação.

### Hipotireoidismo juvenil

Concentrações circulantes adequadas de hormônios da tireoide parecem ser um pré-requisito absoluto para um crescimento normal. A ausência total dos hormônios da tireoide ocasiona interrupção quase total do crescimento linear. Esses hormônios exercem um efeito direto no metabolismo celular. Adicionalmente, a ação do IGF-1 nas células cartilaginosas depende dos hormônios da tireoide. Pelo fato do crescimento esquelético depender fortemente dos hormônios da tireoide, que promovem a condrogênese, em sinergismo com o GH e o IGF-1, o hipotireoidismo juvenil está associado a fechamento epifisário tardio, crescimento epifisário retardado, redução do crescimento dos ossos longos e nanismo desproporcional.[4]

### Deficiência de insulina (diabetes melito juvenil)

A insulina tem potentes ações anabólicas, além de seus efeitos no metabolismo de carboidratos. Essas ações incluem a estimulação da síntese proteica e da divisão celular. Consequentemente, a deficiência de insulina, ou seja, o diabetes melito juvenil, está associada ao crescimento retardado. Essa falha no crescimento normal, típica de cães e gatos com esse tipo de diabetes, é também decorrente da diminuição do transporte insulinodependente da glicose e dos ácidos graxos para o interior das células musculares e adiposas. Adicionalmente, ocorre perda de glicose na urina.

### Excesso de glicocorticoides

Os efeitos catabólicos dos glicocorticoides são caracterizados por aumento da gliconeogênese, diminuição da captação de glicose pelas células musculares e adiposas, aumento do catabolismo de proteínas e lipólise. Ademais, o excesso de glicocorticoide suprime a secreção do GH pela hipófise. Consequentemente, a administração de glicocorticoides a longo prazo para animais jovens em fase de crescimento pode resultar em retardo do crescimento.

### Excesso de esteroides gonadais

Os andrógenos e os estrógenos gonadais contribuem para o crescimento linear. A gonadectomia pré-púbere pode resultar em indivíduos menores (ver Capítulo 313).[5] A administração de andrógenos ou estrógenos em uma idade precoce pode resultar em baixo crescimento devido ao fechamento prematuro das placas de crescimento.

### Outras hipofunções endócrinas

O hipoadrenocorticismo pode ocorrer em qualquer idade. Os cães da raça Duck Tolling Retriever, da Nova Escócia, são reconhecidos por, ocasionalmente, desenvolverem hipoadrenocorticismo primário em uma idade precoce. O hipoadrenocorticismo está geralmente associado à diminuição do apetite, vômito e diarreia. Esses problemas resultam na redução da ingestão de nutrientes, o que pode dar origem a um déficit de crescimento. O hipoparatireoidismo também pode ocorrer em idade precoce. O paratormônio (PTH) tem um papel importante no metabolismo ósseo e sua deficiência pode resultar em retardo do crescimento. Distúrbios associados com polidipsia grave, como diabetes insípido central, podem resultar em apetite prejudicado e déficit do crescimento normal.

## CAUSAS NÃO ENDÓCRINAS DE DÉFICIT DE CRESCIMENTO

Adicionalmente ao genótipo, outro fator importante que interfere no crescimento é o consumo de calorias e nutrientes. A privação nutricional prejudica demasiadamente o crescimento. Deficiências seletivas de vitaminas ou minerais também podem causar anormalidades de crescimento. A qualidade e a palatabilidade do alimento devem ser consideradas.

A falta de apetite, por exemplo, em razão de uma doença sistêmica, pode resultar em menor consumo de alimentos. Doenças da orofaringe podem causar anorexia. A regurgitação ou o vômito podem fazer com que quantidades insuficientes de nutrientes alcancem o intestino. Uma anomalia de anel vascular, devido à persistência do arco aórtico direito, deve ser considerada em filhotes com baixa taxa de crescimento e regurgitação crônica, especialmente após serem amamentados. Por exemplo, a má digestão devido à insuficiência pancreática exócrina e a má absorção em decorrência de anormalidade de parede intestinal, podem reduzir a absorção de nutrientes. Parasitas intestinais são causas frequentes de absorção inadequada de nutrientes em filhotes de cães e gatos.

Processos catabólicos, tais como aqueles associados com doenças inflamatórias e febre, resultam em maior gasto de energia. Anomalias cardíacas congênitas e endocardite podem estar associadas a taquicardia, o que, por sua vez, utiliza energia em excesso, restando poucas calorias para o crescimento. Distúrbios envolvendo órgãos que têm participação fundamental no metabolismo, isto é, o fígado e os rins, podem resultar em déficit de crescimento. Tanto anomalias renais congênitas quanto aquelas adquiridas, como a pielonefrite, podem resultar em baixa taxa de crescimento. O *shunt* portossistêmico, que resulta em encefalopatia hepática, é a anomalia hepática mais comum associada ao déficit de crescimento. Hepatite e doenças de armazenamento do glicogênio foram associadas à falha no crescimento. Em indivíduos com anemia crônica, a falha no crescimento pode estar associada ao prejuízo no fornecimento de oxigênio aos tecidos, assim como ao aumento do trabalho cardiovascular. O déficit de crescimento pode estar associado à glicosúria causada pelo diabetes melito (juvenil) ou por anormalidades nos túbulos contorcidos proximais. Proteinúria persistente e enteropatia com perda de proteína diminuem o potencial de crescimento.

## ABORDAGEM DIAGNÓSTICA (FIGURA 20.1)

Um histórico alimentar detalhado deve ser obtido em relação a quantidade, qualidade e palatabilidade do alimento ofertado ao animal. A falta de apetite, mesmo com o fornecimento de um alimento palatável e de alta qualidade, sugere a presença de anormalidade gastrintestinal ou de doença sistêmica. A baixa taxa de crescimento em animais com apetite extremamente bom ou voraz, pode sugerir má digestão, má absorção ou perda de energia. O histórico também deve revelar tratamento com esteroides para algum problema não relacionado.

Os sinais clínicos concomitantes podem ajudar a identificar uma causa primária de falha de crescimento. Diarreia ou fezes volumosas podem indicar má digestão ou má absorção. Poliúria pode indicar doenças renal e hepática, diabetes melito, diabetes insípido ou outras condições. Depressão mental pode indicar hipotireoidismo ou encefalopatia (hepática ou renal). Alopecias simétricas no tronco podem ser observadas em cães com deficiência de GH ou com hipotireoidismo. A regurgitação após a refeição pode indicar uma anomalia de anel vascular e megaesôfago.

# CAPÍTULO 20 • Déficit de Crescimento

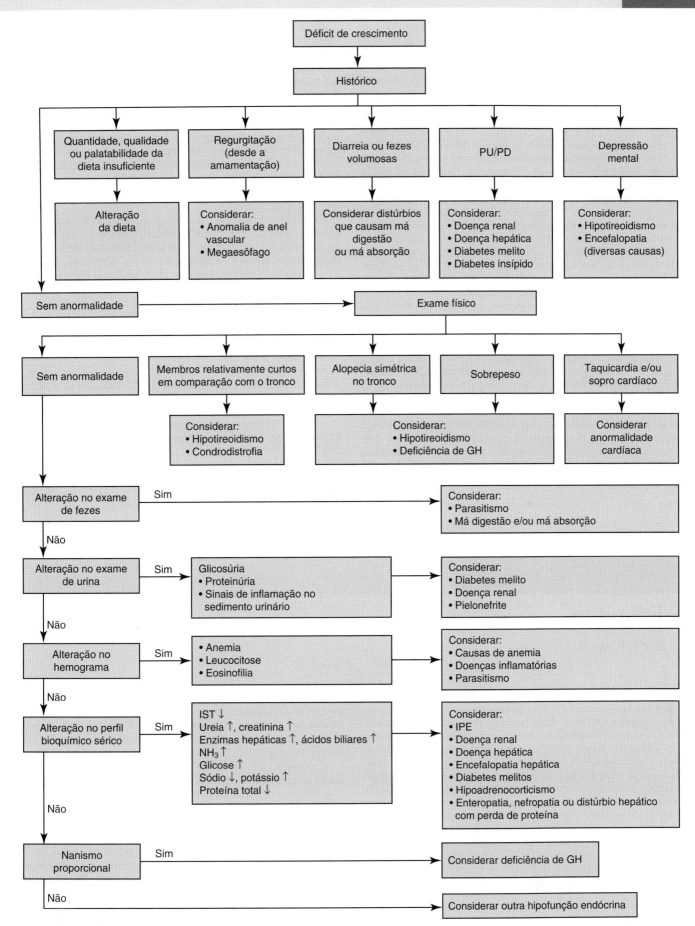

**Figura 20.1** Algoritmo para abordagem diagnóstica de um cão ou gato que aparenta não estar crescendo como o esperado. *GH*, hormônio do crescimento; *IPE*, insuficiência pancreática exócrina; *IST*, imunorreatividade semelhante à tripsina; *PU/PD*, poliúria/polidipsia.

As proporções corporais devem ser cuidadosamente avaliadas em cães e gatos com déficit de crescimento. Membros relativamente curtos quando comparados ao tronco, podem sugerir tanto hipotireoidismo juvenil quanto condrodistrofia. Ao contrário, a deficiência de GH causa nanismo proporcional. Também é importante observar a proporção entre altura e peso. Um animal com déficit de crescimento e sobrepeso em relação à sua altura provavelmente tem um distúrbio endócrino como deficiência de GH ou hipotireoidismo. Malnutrição ou distúrbios sistêmicos certamente resultam em animais abaixo do peso, com déficit de crescimento.

Um exame físico minucioso é essencial em animais com déficit de crescimento, já que achados físicos específicos podem indicar anormalidade específica. Por exemplo, cães com hipotireoidismo apresentam pulso fraco, ou um sopro cardíaco pode revelar anormalidade no coração. Por isso, as avaliações laboratoriais devem incluir exames de fezes seriados à procura de parasitas intestinais, como giárdia. O exame de fezes também pode fornecer informações a respeito da digestão e da absorção dos alimentos. O exame de urina pode revelar proteinúria, glicosúria ou hipostenúria. Sinais indicativos de pielonefrite podem ser constatados no exame do sedimento urinário. O hemograma completo deve ser avaliado quanto à presença de anemia, inflamação ou eosinofilia. Deve-se ressaltar que os filhotes normalmente apresentam contagem de hemácias menor, comparativamente aos indivíduos adultos. A eosinofilia pode indicar parasitismo ou hipoadrenocorticismo; os resultados do perfil bioquímico sérico de rotina podem ajudar a detectar doença renal, doença hepática, diabetes melito ou hipoadrenocorticismo. A diminuição da concentração sérica de proteína total pode indicar doença hepática, enteropatia ou nefropatia com perda de proteína. Diminuição no valor da imunorreatividade semelhante à tripsina (IST) sérica em um cão em jejum confirma o diagnóstico de insuficiência pancreática exócrina (IPE). As concentrações séricas de cobalamina e ácido fólico podem sugerir anormalidades intestinais que estejam causando má digestão e má absorção.

Exames específicos podem ser necessários para diagnosticar doenças endócrinas. A deficiência de GH pode ser diagnosticada indiretamente pela mensuração da concentração sérica de IGF-1, que será baixa. A ausência de aumento significativo na concentração circulante de GH após administração intravenosa do hormônio liberador de GH também indica deficiência de GH. Diminuição na concentração sérica de tiroxina junto com aumento na concentração do hormônio tireoestimulante (TSH) pode confirmar o diagnóstico de hipotireoidismo. Um teste de estimulação de TSH pode ser utilizado para definir o diagnóstico em cães cuja concentração de TSH não esteja aumentada. O diagnóstico de hipoadrenocorticismo deve ser baseado nos resultados do teste de estimulação com hormônio adrenocorticotrófico (ACTH).

Exames de diagnósticos por imagem podem revelar anormalidades esqueléticas. A ultrassonografia pode ser útil para detectar anormalidades estruturais de órgãos internos ou detectar um *shunt* portossistêmico. Biopsias podem ser necessárias quando há suspeita de doenças gastrintestinais, hepáticas ou renais.

## TRATAMENTO

O tratamento varia em função da doença primária. Algumas enfermidades podem ser bem controladas com medicamento, enquanto outras podem necessitar de correção cirúrgica. Caso a doença primária seja diagnosticada e tratada precocemente, geralmente ocorre recuperação do crescimento.

## REFERÊNCIAS BIBLIOGRÁFICAS

*As referências bibliográficas deste capítulo se encontram online no Ambiente de Aprendizagem.*

# CAPÍTULO 21

# Fraqueza

Fred C. Brewer IV

Fraqueza ou astenia (falta/perda ou diminuição da força) é uma manifestação clínica de diversas doenças e, consequentemente, um sinal clínico comum (Figura 21.1). Em Medicina Veterinária, o termo fraqueza é comumente utilizado como sinônimo de fadiga, letargia e intolerância ao exercício. No entanto, fraqueza é a incapacidade de iniciar uma tarefa, enquanto fadiga é a incapacidade de dar continuidade à tarefa após ter iniciado. Letargia é definida como deficiência na atividade ou no alerta mental ou físico e se refere a sonolência, lentidão, perda da vivacidade ou inatividade. Intolerância ao exercício é a incapacidade de manter o nível de atividade física esperado, com base na condição física do paciente. Para os propósitos dessa discussão, o termo fraqueza será utilizado de forma intercambiável para incluir fadiga, letargia e intolerância ao exercício.

Em pacientes veterinários, pode ser difícil estimar ou quantificar com precisão os vários graus de fraqueza. Como resultado, o paciente com sinais clínicos de fraqueza representa um desafio ao diagnóstico para muitos clínicos (Vídeo 21.1). O perfil estabelecido na resenha, a obtenção de um histórico clínico detalhado e a realização de um exame físico minucioso podem não resultar em um diagnóstico definitivo, mas são etapas importantes em direção ao diagnóstico em pacientes que apresentam fraqueza. A realização inicial de exames auxiliares de diagnóstico básicos (pressão arterial, hemograma completo, perfil bioquímico sérico) também é importante na avaliação de casos de fraqueza.

A avaliação dos sinais clínicos do paciente auxilia na priorização de algumas suspeitas de uma lista de diagnósticos diferenciais. Filhotes de cães e gatos são mais vulneráveis a imprudência dietética, exposição a toxinas, parasitismo intestinal, doenças congênitas, hipoglicemia ou doenças infecciosas. Já os pacientes geriátricos podem ser mais suscetíveis a doenças degenerativas dos sistemas cardiovascular, musculoesquelético ou neurológico, bem como a doenças endócrinas ou neoplasias. Em cadelas jovens e de meia-idade, as doenças imunomediadas são mais prevalentes. Também devem ser consideradas predileções raciais para algumas doenças específicas, tendo como exemplo a cardiomiopatia arritmogênica ventricular direita em cães da raça Boxer, o hipoadrenocorticismo em cães da raça Poodle padrão e o hiperparatireoidismo primário em cães da raça Keeshond.

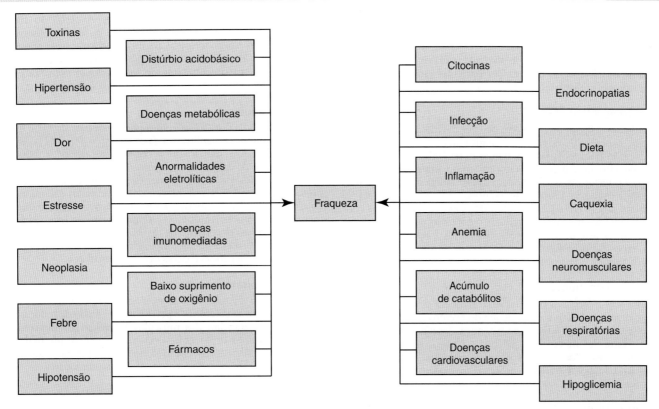

**Figura 21.1** Causas de fraqueza (De Schulman RL. Weakness. In: Ettinger SJ, Feldman EC, editors. *Tratado de medicina interna veterinária*. 7. ed. St. Louis: Elsevier; 2010. p. 148-152.)

As informações do histórico do animal fornecem pistas sobre a causa da fraqueza. Questões a respeito do tempo de progressão, gravidade, fatores desencadeantes associados, medicações concomitantes, sintomas ou doenças adicionais, risco de exposição a toxinas e histórico de viagens abreviam a lista de diagnósticos diferenciais. Por exemplo, um cão com tosse e taquipneia, com sopro alto e fraqueza recente e progressiva ou intolerância ao exercício pode apresentar insuficiência cardíaca congestiva.

A importância de um exame clínico minucioso (ver Capítulo 2) não pode ser superenfatizada. Ele é a base para todas as etapas seguintes e determina a escolha de exames mais específicos. A auscultação cardíaca e pulmonar, à procura de sopros, arritmias ou sons pulmonares anormais, auxilia na exclusão de doenças cardiovasculares ou respiratórias como causas da fraqueza. A dor à palpação e à manipulação de articulações e dos ossos longos pode ser decorrência de um problema ortopédico primário, que ocasiona fraqueza. Um exame neurológico completo (ver Capítulo 259) pode revelar anormalidades e déficits neurológicos responsáveis pelo quadro de fraqueza. Algumas doenças endócrinas podem se manifestar com alopecia simétrica, caquexia, neuropatia periférica ou piodermite recorrente.

## DOENÇAS E MECANISMOS ESPECÍFICOS

### Doenças metabólicas

As doenças metabólicas englobam uma ampla variedade de doenças e estão entre as causas mais comuns de fraqueza. Elas podem provocar um quadro de fraqueza secundário à insuficiência de algum órgão importante ou a anormalidades eletrolíticas, distúrbio acidobásico, acúmulo de catabólitos, produção excessiva de citocinas, anemia por doença crônica e desequilíbrios nutricionais. Os quadros de insuficiência hepática ou renal são exemplos de doenças metabólicas que levam à fraqueza por meio de diversos mecanismos.

### Anormalidades eletrolíticas (ver Capítulos 67 a 69)

Os desequilíbrios eletrolíticos podem ser provocados por diversas doenças e são, comumente, a causa primária de fraqueza. Eles podem causar fraqueza e fadiga muscular, por interferir no sistema nervoso central e, em nível celular, nos potenciais de membrana dos miócitos. Contudo, alterações brandas no equilíbrio eletrolítico tipicamente não causam fraqueza. Um quadro de hipopotassemia significativa pode ser secundário a diversas doenças, incluindo doença renal crônica, diabetes melito não controlada, diarreia excessiva, endocrinopatias (hiperadrenocorticismo), causas iatrogênicas (diuréticos) e alterações internas (alcalose metabólica). Hiperpotassemia é observada nos casos de insuficiência renal anúrica/oligúrica, obstrução de uretra, lesões de reperfusão e hipoadrenocorticismo. Hiponatremia é observada em casos de hipoadrenocorticismo, uso de diuréticos, perdas gastrintestinais e urinárias de sódio, insuficiência cardíaca congestiva e sequestro do íon no terceiro espaço (espaço intercelular). Hipernatremia pode ser constatada nos casos de perda de água livre (vômito/diarreia), intoxicação por sal e hiperadrenocorticismo. A hipocalcemia comumente causa inquietação e excitação, tremores e fasciculações musculares, além de convulsões. No entanto, no intervalo entre os episódios de tetania e convulsões, os cães e gatos aparentam fraqueza. As causas comuns de hipocalcemia incluem insuficiência renal, hiperparatireoidismo primário, eclâmpsia e intoxicação por etilenoglicol. A hipercalcemia pode ser observada em casos de neoplasias, particularmente linfomas, bem como nos casos de hiperparatireoidismo primário, insuficiência renal e intoxicações; ademais, é secundária a causas idiopáticas (em gatos). Hipomagnesemia comumente ocorre em animais gravemente enfermos e se deve geralmente à perda excessiva de magnésio. A hipermagnesemia é menos comum, mas tem sido observada em endocrinopatias e insuficiência renal, bem como em situações iatrogênicas.

### Distúrbio acidobásico

Alterações graves no equilíbrio acidobásico podem ser decorrentes de doenças metabólicas ou respiratórias e resultar em fraqueza. Alguns fármacos e toxinas também podem causar acidose ou alcalose. A maioria dos pacientes gravemente enfermos apresenta distúrbio acidobásico (ver Capítulo 128).

### Condições inflamatórias

Condições inflamatórias podem ocorrer devido a doenças infecciosas, pancreatite, neoplasia, hepatite, queimaduras, trauma e doenças imunomediadas. A inflamação sistêmica induz a liberação de citocinas pró-inflamatórias, como interleucinas (IL-1, IL-6) e interferona-α, que podem causar fadiga por vias centrais e levar à caquexia. Outros mediadores, como o fator de necrose tumoral alfa (TNF-α) e o óxido nítrico, podem deprimir a contratilidade do miocárdio e reduzir o tônus muscular, causando hipotensão sistêmica e, subsequentemente, fraqueza. A produção excessiva prolongada de citocinas inibe a eritropoese, causando anemia e fraqueza.

### Doenças infecciosas

As doenças infecciosas podem causar fraqueza devido à liberação de toxinas que levam a uma cascata de eventos que resultam em síntese de citocinas, inflamação sistêmica, desequilíbrios acidobásicos, distúrbios metabólicos, anemia e balanço energético negativo; todos eles acentuam os sinais de fraqueza. Bactérias, vírus, riquétsias, fungos, parasitas e protozoários podem infectar órgãos e sistemas corporais, causando fraqueza direta ou indiretamente.

### Doenças imunomediadas

Doenças imunomediadas podem acometer órgãos específicos ou múltiplos sistemas, ocasionando dor muscular e articular, anemia, disfunção renal ou hepática, inflamação sistêmica ou caquexia; todos levam a fraqueza, fadiga ou intolerância ao exercício (ver Capítulos 198, 201 a 203). Em alguns cães com poliartrite imunomediada, a única queixa do proprietário pode ser fraqueza generalizada, que também pode ser secundária à relutância em se mover devido à dor.

### Anemia

Anemia é uma alteração laboratorial comum em cães e gatos, podendo causar fraqueza generalizada secundária ao baixo suprimento de oxigênio aos tecidos (ver Capítulos 57, 198 e 199). Comumente, faz-se uma extensa investigação à procura da causa primária da anemia, já que mais de um sistema orgânico pode estar envolvido. Pacientes com anemia podem apresentar desde sinais clínicos graves de choque (perda de sangue aguda) até sinais mais brandos de letargia e fraqueza (anemia crônica).

### Doenças endócrinas

A fraqueza pode estar presente na maioria das doenças endócrinas, inclusive hipoadrenocorticismo, hiperadrenocorticismo, hipotireoidismo, diabetes melito e hipoparatireoidismo. No entanto, ela não é um componente comum do hipertireoidismo. Alguns distúrbios endócrinos resultam em desequilíbrios eletrolíticos que ocasionam fraqueza. Outros distúrbios endócrinos podem causar perda de massa muscular, interferir na pressão sanguínea ou causar arritmias cardíacas; todos podem levar a uma fraqueza persistente ou transitória. Neuropatias e miopatias que causam fraqueza podem ser observadas em casos de hipoadrenocorticismo, hipotireoidismo, diabetes melito e hipoglicemia.

### Doenças cardiovasculares

Um sintoma característico de doenças cardiovasculares é a intolerância ao exercício. Contudo, isso é tipicamente mais aparente em estágios mais avançados. Em paciente com doença cardiovascular moderada e fraqueza, pode ser necessária uma investigação adicional em busca da causa primária. Doenças cardiovasculares podem causar fraqueza porque a redução do débito cardíaco resulta em menor suprimento de oxigênio aos tecidos. A perda de massa muscular e a fraqueza associada à caquexia cardíaca é observada em doenças em estágio terminal. Arritmias podem causar fraqueza transitória. Endocardite bacteriana pode causar letargia intensa devido à presença concomitante de sepse. Efusão pericárdica de diferentes etiologias pode causar fraqueza e colapso súbito grave.

### Pressão sanguínea

Anormalidades na pressão sanguínea podem causar, direta ou indiretamente, fraqueza significativa (ver Capítulo 99, 157 a 159). Hipotensão pode causar fraqueza diretamente devido à redução no suprimento de oxigênio aos tecidos. A hipotensão pode resultar de doenças cardiovasculares (menor débito cardíaco), redução da pré-carga (hipovolemia, retorno venoso prejudicado) e diminuição do tônus muscular. A hipertensão pode causar fraqueza indiretamente, por acometer múltiplos sistemas orgânicos (rins, coração etc.). Ela pode ser decorrente de diversas enfermidades, tais como doença renal, diabetes melito, hiperadrenocorticismo, hipotireoidismo, doenças hepáticas e doenças cardiovasculares.

### Doenças respiratórias

Letargia, fadiga e intolerância ao exercício estão comumente associadas a doenças respiratórias e podem ser resultado da redução da capacidade de trabalho dos músculos, induzida por hipoxemia. Causas importantes de doenças respiratórias incluem enfermidades infecciosas e inflamatórias; contudo, neoplasias, toxinas, traumas e hemorragias também podem causar afecções pulmonares.

### Doenças neurológicas

#### Cérebro

As doenças cerebrais podem causar fraqueza persistente ou transitória. Fraqueza mais generalizada pode ser observada nas doenças cerebrais mais graves, enquanto a transitória pode ser notada, por exemplo, após um episódio de convulsão. As causas de doenças cerebrais incluem as infecciosas (meningoencefalite viral, infecções causadas por bactérias, fungos, riquétsias ou protozoários), inflamatórias (meningoencefalite granulomatosa), neoplásicas (meningioma), congênitas/hereditárias (hidrocefalia, malformação de Arnold-Chiari), metabólicas (acidúria orgânica) e doenças vasculares (infarto).

#### Doenças da medula espinal

Doenças que afetam a medula espinal podem causar vários graus de paresia ou paralisia que podem ser interpretados como fraqueza generalizada. Sinais vagos e generalizados de fraqueza são tipicamente observados em casos de afecções mais crônicas e progressivas da medula espinal. Doenças degenerativas, condições inflamatórias, neoplasias, traumas, doenças infecciosas e acidentes vasculares podem causar problemas à medula espinal.

#### Neuropatias

Doenças que afetam nervos periféricos e sua transmissão neuromuscular estão comumente associadas a hipotonia, atrofia muscular e paresia, as quais podem se manifestar como fraqueza (ver Capítulos 268 e 269). As causas de neuropatia incluem doenças metabólicas (diabetes melito), neoplasias (tumor de bainha de nervo), paraneoplasias (insulinoma), doenças infecciosas (*Toxoplasma gondii*), distúrbios inflamatórios (polirradiculoneurite), traumatismos, intoxicações e fármacos (organofosforados, vincristina), anormalidades autonômicas (disautonomia) e causas idiopáticas. A miastenia *gravis* pode causar fraqueza contínua ou episódica após atividade física, que melhora com o repouso.

#### Miopatias

Doenças dos músculos esqueléticos comumente causam intolerância ao exercício e fraqueza generalizada (ver Capítulo 354). Causas de fraqueza associadas à miopatia incluem atrofia muscular generalizada ou focal, inchaço muscular, miotonia e dor.

As miopatias podem ser consequências de doenças inflamatórias, infecciosas, metabólicas, congênitas, imunomediadas, neoplásicas e paraneoplásicas.

### Neoplasias

Muitos tipos de neoplasias estão associados a fraqueza generalizada ou letargia. Alguns tumores causam fraqueza secundária à caquexia, induzida por uma síntese exagerada de citocinas inflamatórias, tais como o TNF-$\alpha$, o que leva a perda de massa muscular, anorexia e balanço energético negativo. Alguns tumores também podem liberar fatores de crescimento e hormônios específicos, tais como paratormônio, insulina ou fator de crescimento semelhante à insulina tipo 1, eritropoetina, estrógeno e esteroides, que podem causar ou agravar os sinais de fraqueza. Algumas neoplasias malignas podem ocasionar síndrome paraneoplásica que causa neuropatia periférica, dando origem a fraqueza contínua ou episódica, como observado na miastenia *gravis* (ver Capítulos 269 e 352).

### Estresse físico e psicológico

O estresse físico ou psicológico, agudo e crônico, pode influenciar a liberação de citocinas pró-inflamatórias, tais como TNF-$\alpha$, IL-1 e IL-6, por meio da ativação do eixo hipotálamo-hipófise-adrenal e do sistema nervoso simpático, com subsequente liberação de glicocorticoides e catecolaminas. O desequilíbrio entre citocinas pró-inflamatórias e anti-inflamatórias podem levar à fraqueza generalizada. O estresse psicológico em animais é difícil de avaliar, mas não deve ser negligenciado. Tanto fatores estressantes agudos e pontuais (fogos de artifício, trovão, viagem) quanto crônicos (enfermidade, dor, mudança no *status* social, maus-tratos crônicos) podem resultar em sinais vagos de fraqueza (ver Capítulo 9). A atividade física excessiva ou a atividade além da capacidade e da resistência física de um animal, podem levar à intolerância ao exercício.

### Dor

A dor aguda ou crônica pode causar letargia, intolerância ao exercício ou fraqueza. É possível que a dor articular, espinal ou óssea aguda resulte na indisposição do animal em se mover, o que pode ser interpretado como letargia ou fraqueza. A dor crônica progressiva, como um tipo de estresse, induz hiperatividade do eixo hipotálamo-hipófise-adrenal, podendo ocasionar fraqueza generalizada (ver Capítulo 356). Animais que apresentam dor crônica podem ter sinais vagos de fraqueza, letargia, diminuição do apetite e depressão.

### Desequilíbrios nutricionais

Deficiências nutricionais podem causar fraqueza generalizada e ser um problema primário (dieta inadequada) ou secundário a doença crônica (má absorção, ingestão diminuída). Desequilíbrios nutricionais podem resultar em balanço energético negativo, redução da massa e da força muscular, menor ingestão de calorias, deficiências de vitaminas e minerais, alteração na homeostasia da glicose, dislipoproteinemia e desequilíbrios eletrolíticos, condições que podem causar ou exacerbar os sinais de fraqueza (ver Capítulos 170 e 177). Doenças crônicas que causam distúrbios nutricionais incluem neoplasias, endocrinopatias (diabetes melito), doenças hereditárias, além de doenças hepáticas, renais, gastrintestinais e pancreáticas.

### Fármacos e toxinas

Muitos fármacos e toxinas podem causar graus variáveis de fraqueza. Um histórico clínico abrangente auxilia na obtenção de informações relacionadas com possível exposição a toxinas ou fármacos. Medicamentos e toxinas que podem resultar em fraqueza incluem betabloqueadores, anticonvulsivantes, diuréticos, narcóticos, anti-histamínicos, antibióticos, quimioterápicos, glicocorticoides, tranquilizantes, etilenoglicol, noz macadâmia e xilitol, além de intoxicação por uva/passas e consumo de maconha.

# CAPÍTULO 22

# Inquietação

Michael D. Willard

Apesar de ser reconhecida como um importante problema comportamental, a inquietação não tem recebido muita atenção dos clínicos veterinários. Consequentemente, ela não foi definida de modo tão cuidadoso nem foi completamente discutida nos círculos de medicina interna como foram muitas outras "queixas principais dos proprietários". Por esse motivo, muitos veterinários não reconhecem a inquietação quando acomete um paciente ou a ignoram pelo fato de não saberem o que fazer quando é mencionada. Outros podem automaticamente definir a inquietação como um problema de comportamento (ver Capítulo 9); porém, ela pode ser um importante sinal de doença, até mesmo com risco de óbito. Sendo assim, não considerar as causas médicas de inquietação pode colocar o paciente em risco desnecessário. É fato que, algumas vezes, pode ser difícil diagnosticar a causa da inquietação. Contudo, quando não se tem certeza da causa, pode ser mais apropriado dizer ao proprietário que não há dúvida de que o comportamento por ele descrito é real, mas pode ser difícil (e algumas vezes oneroso) determinar a causa.

## HISTÓRICO CLÍNICO

O primeiro passo é reconhecer que o paciente está inquieto; nesse ponto, a anamnese é a chave para detectar e determinar a sua relevância. Enquanto alguns clientes utilizam o termo inquieto, muitos mencionam palavras como agitado, ansioso, nervoso, estereotípico ou desconfortável. Alguns proprietários relatam, recentemente, seus animais "buscam por atenção" constantemente, outros dizem que a inquietação é episódica. Por exemplo, alguns cães com insuficiência cardíaca congestiva são descritos como inquietos à noite, um reflexo da dificuldade respiratória que o proprietário pode ou não notar. Cães e gatos com efusão pleural ou edema pulmonar podem estar inquietos devido à angústia respiratória, justificando a necessidade de uma auscultação cuidadosa e de exames de imagem do tórax. Cães com feocromocitoma têm sido descritos como tendo episódios imprevisíveis de inquietação. A inquietação em animais colocados em um novo ambiente (p. ex., gaiolas de uma clínica veterinária) geralmente não é motivo de preocupação, pois tal comportamento é simplesmente reconhecido como consequência de um ambiente não familiar ao animal. É muito mais provável que a inquietação tenha relevância clínica quando o proprietário reporta episódios de agitação em ambientes mais familiares ao animal.

Caso o animal manifeste outros problemas evidentes e que sejam mais fáceis de excluir (p. ex., déficit de nervos cranianos, fraqueza muscular, vômito, diarreia, perda de peso, dor localizada etc.), eles devem ser o foco do diagnóstico, assumindo que a inquietação do paciente pode ser prontamente atribuída a causas mais comuns (Figura 22.1). Nesses casos, dar menor importância a esse sintoma é provavelmente apropriado, efetivo e de melhor custo-benefício, visto que a inquietação apresenta uma ampla variedade de causas. Um exemplo é a inquietação que ocorre em gatos com suspeita de hipertireoidismo, um problema que é geralmente fácil de diagnosticar por meio do histórico clínico (p. ex., perda de peso, apesar do apetite voraz), do exame físico (p. ex., nódulo palpável na tireoide) e/ou da mensuração da concentração sérica de tiroxina.

Se a inquietação não pode ser explicada por "outro problema evidente" ou é a única queixa principal do proprietário e não há achados específicos no histórico clínico ou no exame físico, deve-se então tentar caracterizar adicionalmente a observação. Assim, é preciso quantificar o grau de inquietação (discreta, moderada, grave), quão abruptamente ela iniciou e quão consistente é (p. ex., menos de 10% do tempo [episódico?], cerca de metade do tempo, ou mais de 90% do tempo), e verificar se é estática e se melhora ou piora com o passar o tempo. Além disso, é importante certifique-se de que os proprietários estão cientes de qualquer estímulo que, conscientemente, resulte em inquietação.

## INTOXICAÇÃO E EFEITO DE FÁRMACOS

Algumas causas de inquietação estão listadas no Boxe 22.1 e a abordagem geral quanto a essa condição é fornecida na Figura 22.1. Algumas das causas (p. ex., choque, dispneia) podem ser identificadas a partir do histórico e/ou exame físico, pois evidências de uma enfermidade primária podem ser óbvias e localizadas; as causas não serão adicionalmente discutidas. Caso não haja evidência de uma causa aparente no histórico clínico e no exame físico, o quão abrupto foi o início é de particular importância. Caso o paciente tenha se tornado claramente inquieto de maneira súbita, as intoxicações e os efeitos de fármacos devem ser as principais suspeitas; afinal, a inquietação pode ocorrer antes que sejam notados sintomas mais graves da intoxicação.

A intoxicação pode resultar da ingestão e/ou absorção de substâncias tóxicas pelo paciente, tais como drogas ilícitas (p. ex., anfetaminas,[1] cocaína[2]), metaldeído,[3] chocolate, termogênicos (micotoxinas do *Penicillium* spp.), fosfeto de zinco, envenenamento (p. ex., picada de aranha viúva-negra[4]) etc. (ver Capítulos 152 a 156). Para se obter o diagnóstico de uma dessas exposições, é necessária alguma suspeita a partir do histórico clínico, do exame físico e, em alguns casos, da análise toxicológica apropriada. O termo intoxicação também pode referir-se ao efeito adverso de um fármaco (ver Capítulo 169). Na clínica de pequenos animais, a causa clássica de inquietação induzida por fármaco é a de cães que recebem excesso de medicamento para tireoide (no tratamento de hipotireoidismo). Animais com diabetes melito tratados com excesso de insulina podem

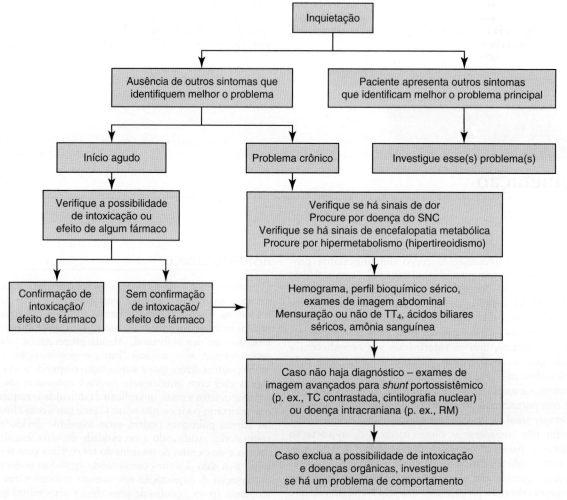

**Figura 22.1** Sugestão de abordagem diagnóstica de inquietação em cães e gatos. *RM*, ressonância magnética; *SNC*, sistema nervoso central; *TC*, tomografia computadorizada; *TT₄*, tiroxina total.

# CAPÍTULO 22 • Inquietação

**Boxe 22.1** Causas de comportamentos que podem ser interpretados como inquietação em cães e gatos

**Intoxicação**
  *Iatrogênica (fármacos)\**
    Antipsicóticos
    Antidepressivos tricíclicos (ADT)
    Inibidores seletivos da recaptação de serotonina (ISRS)
    Metilxantinas
    Simpatomiméticos
    Prostaglandinas
    Opioides
    Metoclopramida
    Anti-histamínicos (especialmente gatos)
    Digoxina
    Salicilatos
    Benzodiazepínicos (fase excitatória)
    Disforia (induzida por fármaco)

  *Várias outras substâncias tóxicas\**
    Metaldeído
    Piretrinas
    Estricnina
    Nicotina
    Organofosforados/carbamatos
    Drogas recreacionais (cocaína, anfetamina)
    Micotoxinas (especialmente tremorgênicas)
    Intoxicação por *Latrodectus*
    Intoxicação por bufotoxina (toxina do sapo)

**Comportamento normal**
  Ciclo estral/acasalamento
  Periparturiente
  Pseudociese
  Desconforto
    Polaciúria
    Tenesmo

**Alteração mental/encefalopatia**
  *Doenças primárias do SNC*
    Epilepsia áurea (pré-ictal)
    Tumores
    Inflamação
    Raiva/pseudorraiva
    Disfunção cognitiva canina

  *Encefalopatia metabólica*
    Encefalopatia hepática
    Hipoglicemia
    Hipocalcemia

  *Aumento da taxa metabólica*
    Hipertireoidismo (iatrogênico ou espontâneo)

  *Estresse psicológico*
    Choque
    Reação à transfusão sanguínea
    Reação anafilática
    Hiperidratação (iatrogênica)
    Dispneia
    Feocromocitoma
    Hipertermia
    Febre
    Prurido

  *Estresse emocional*
    Agressividade
    Estresse por mudança de ambiente ou cegueira
    Proximidade de catástrofes naturais, como terremoto

  *Comportamentos patológicos*
    Várias causas, incluindo vários tipos de ansiedade e projeção da personalidade do proprietário ao animal

  **Dor**

*Essas listas não são abrangentes, contêm apenas alguns dos exemplos mais comuns. SNC, sistema nervoso central.

---

manifestar inquietação como sinal de hipoglicemia. Para a maioria dos veterinários, algumas substâncias são reconhecidamente capazes de causar inquietação, dentre elas estão os fármacos simpatomiméticos (p. ex., efedrina, fenilpropanolamina, albuterol), metoclopramida[5] (especialmente quando aplicada rapidamente na forma de *bolus* por via intravenosa [IV]), metilxantinas (p. ex., teofilina [especialmente quando administrada junto com enrofloxacino, o que resulta em alta concentração sanguínea], teobromina, aminofilina, cafeína), atropina, lidocaína (quando administrada por via IV) e prostaglandinas. A inquietação induzida por fármacos pode ser surpreendente ou inesperada, pois o efeito adverso mais comum de muitos medicamentos é sonolência ou sedação (p. ex., antipsicóticos, analgésicos). Contudo, esses agentes podem ter efeitos paradoxais que se manifestam "desinibindo" comportamentos. Dentre os fármacos que assim atuam, destacam-se anti-histamínicos, cipro-heptadinas, benzodiazepínicos, buspirona, mirtazapina, haloperidol, fenotiazínicos (especialmente a perfenazina), amantadina, fenobarbital, levetiracetam e selegilina. Os glicocorticoides são reconhecidos por causarem alteração de comportamento em humanos e essa classe de fármacos pode, ocasionalmente, causar inquietação em cães. Caso haja suspeita de um efeito farmacológico, o uso do medicamento deve ser descontinuado, e o paciente, observado por alguns dias. Para mais informações sobre fármacos e toxinas específicas, ver os Capítulos 151 a 156 e 169, bem como os livros sobre toxicologia e farmacologia.

A "síndrome serotoninérgica", em particular, é uma intoxicação potencialmente fatal em que a inquietação é um sintoma evidente. Antidepressivos tricíclicos (ADT) e inibidores seletivos da recaptação de serotonina (ISRS) podem causar inquietação. Caso tais medicamentos sejam associados a outros que elevam a concentração de serotonina (p. ex., inibidores da monoamina oxidase [IMAO], como o amitraz), pode ocorrer inquietação.[6,7] Metoclopramida, S-adenosil-L-metionina, 5-hidroxitriptofano (um suplemento nutricional) e dextrometorfano devem ser utilizados com cautela, ou melhor, evitados, em paciente que recebe ADT ou ISRS. A erva-de-são-joão, extensivamente utilizada como medicamento complementar, não deve ser consumida simultaneamente com ADT ou ISRS. A selegilina é um IMAO que, isoladamente, pode causar inquietação.

## DOR E DESCONFORTO

Uma vez excluídos os efeitos colaterais dos fármacos e as intoxicações da lista de diagnósticos diferenciais, por tentativa deve-se considerar dor, desconforto ou encefalopatia como possíveis explicações para a inquietação. A dor pode causar inquietação como condição aguda ou gradual e subaguda (ver Capítulos 126 e 356). A detecção da dor pode ser fácil ou difícil, dependendo da causa, de quão calmo o paciente está e de quanto o veterinário é experiente no exame físico específico (ver Capítulo 2).[8] Pode ser especialmente difícil localizar a origem da dor abdominal difusa e do desconforto muscular generalizado. Durante a consulta, deve-se ter certeza de que o paciente não está recebendo analgésicos ou anti-inflamatórios, os quais dificultam a detecção e a localização da origem da dor. Caso o paciente esteja recebendo tais medicações, elas devem ser descontinuadas e o paciente reexaminado algumas horas ou (no caso de anti-inflamatórios) dias depois. Pode ser necessário repetir o exame físico diversas vezes antes de decidir se há ou não dor. Há relatos de numerosos casos da "síndrome da hiperestesia felina", mas o diagnóstico pode ser um desafio.[9] Recomenda-se hemograma completo, pois a inflamação pode ser a causa da dor. Para mais detalhes sobre esses temas, ver Capítulos 126 e 356, bem como textos sobre a dor.

### ENCEFALOPATIAS METABÓLICAS

A inquietação associada às encefalopatias pode ter início agudo ou ser insidiosa e crônica. As encefalopatias metabólicas (ou seja, encefalopatia hepática, hipoglicemia, hipocalcemia) podem causar, inicialmente, inquietação como único sinal clínico discernível ao proprietário. Por isso, é importante a obtenção do perfil bioquímico sérico (preferivelmente, com coleta da amostra de sangue no momento em que o paciente está manifestando inquietação). Como mencionado anteriormente, a hipoglicemia é comum em pacientes diabéticos que recebem insulina. A inquietação devido à hipoglicemia tem sido comumente descrita em pacientes com tumor secretor de insulina, insuficiência hepática ou hipoadrenocorticismo. Pode ser útil a mensuração da concentração sérica de cálcio ionizado, em vez de cálcio total. Ademais, exames de imagem do abdome (radiografias com ou sem ultrassonografia) são geralmente realizados, pois tal avaliação é necessária independentemente dos achados na bioquímica sérica. O achado acidental de tumor da adrenal em um animal descrito com episódios de inquietação pode ser compatível com feocromocitoma.

Enquanto a detecção de hipoglicemia e hipocalcemia é relativamente fácil, o diagnóstico de encefalopatia hepática pode, em alguns casos, ser difícil. No caso de *shunt* portossistêmico (SPS) congênito, principal causa de encefalopatia hepática em cães e, provavelmente, em gatos, o diagnóstico pode ser um desafio (ver Capítulo 284). Alguns cães com SPS congênito podem manifestar os primeiros sinais de encefalopatia entre 7 e 12 anos e, ainda assim, apresentar perfil bioquímico sérico, exame de urina, concentrações séricas de ácidos biliares em jejum/pós-prandial e concentração sanguínea de amônia normais. Um número considerável de cães com SPS tem fígado de tamanho normal nas imagens abdominais, e o vaso, ou vasos, com *shunt* pode não ser detectado, mesmo por ultrassonografistas com muita experiência. Portanto, em alguns casos, é válido mensurar novamente as concentrações séricas de ácidos biliares e o teor sanguíneo de amônia em paciente com inquietação sem causa definida. Alguns veterinários acreditam que o teste de tolerância à amônia é mais sensível do que a mensuração de ácidos biliares no soro sanguíneo, no diagnóstico do SPS congênito. A mensuração da concentração de proteína C pode indicar insuficiência hepática em alguns pacientes que, de outra maneira, não seriam considerados portadores dessa condição. Em casos selecionados em que não há explicação para a inquietação, mesmo após uma extensa bateria de exames, é relevante a realização de exames de imagem avançados (p. ex., tomografia computadorizada [TC] contrastada do abdome, cintilografia nuclear).

### DOENÇAS INTRACRANIANAS PRIMÁRIAS

A inquietação pode ser o único sinal de uma doença primária do sistema nervoso central (SNC) (ver Capítulos 158 a 168). Déficits de nervos cranianos, déficit postural e atividades convulsivas estão ausentes em alguns animais com doenças do SNC. A inquietação nesses pacientes pode ter início agudo ou desenvolver-se e progredir de modo insidioso. Em animais epilépticos, a inquietação pode ser um evento pré-ictal ou mesmo o evento convulsivo primário (ver Capítulos 35 e 260). É preferível a realização de exames de imagem avançados, como ressonância magnética (RM) do crânio. Contudo, a TC contrastada pode ter valor diagnóstico. Em alguns desses pacientes, pode ser necessário o exame do líquido cefalorraquidiano (LCR) para auxiliar na confirmação do diagnóstico. Devido ao custo, a RM e o exame do LCR geralmente são os últimos exames solicitados, quando todas as demais causas prováveis de inquietação tenham sido excluídas.

### É NECESSÁRIO UM ESPECIALISTA EM COMPORTAMENTO?

Intoxicações, dor/desconforto e alterações das atividades mentais/encefalopatias são particularmente importantes porque podem ser causadas por doenças capazes de progredir rapidamente e causar graves lesões ou até morte. Apenas depois de excluídas todas essas possibilidades consideradas como causas prováveis de inquietação, por tentativa ou definitivamente, deve-se atribuí-la a um problema comportamental, devendo ser consultado um profissional especialista em comportamento.

### REFERÊNCIAS BIBLIOGRÁFICAS

*As referências bibliográficas deste capítulo se encontram online no Ambiente de Aprendizagem.*

## CAPÍTULO 23

# Anorexia

Marnin A. Forman

Anorexia é uma queixa comum dos proprietários na rotina do clínico veterinário de pequenos animais. Ela pode estar associada a numerosas condições ou doenças; por isso, o diagnóstico e o tratamento desse sinal clínico podem ser um desafio (Figura 23.1), além de motivo de frustração para muitos proprietários.

### DEFINIÇÕES E CONSEQUÊNCIAS

Anorexia é definida como falta ou perda do apetite. O termo hiporexia foi introduzido e pode ser mais preciso para descrever a diminuição do apetite, em vez da perda completa.[1] Dificultando o entendimento sobre esse sinal clínico, algumas doenças

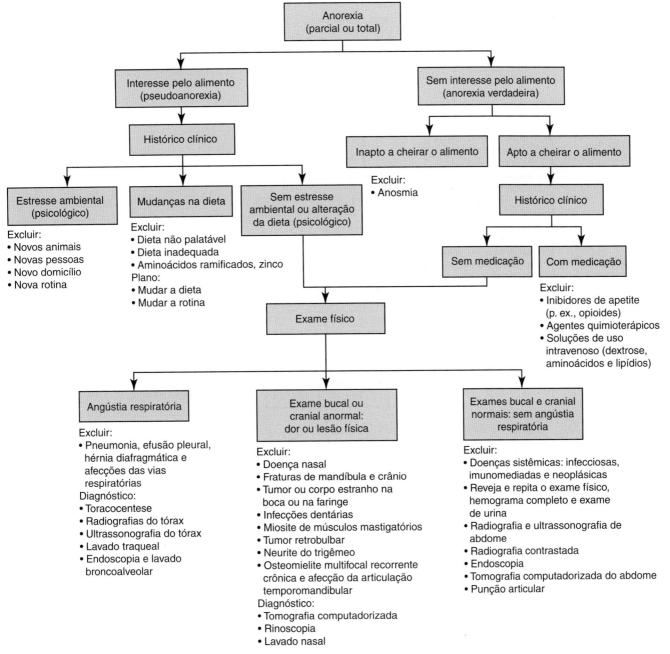

Figura 23.1 Algoritmo para a avaliação de anorexia.

classicamente apontadas como causadoras de anorexia ocasionam, na verdade, incapacidade de o animal se alimentar, e não falta de apetite. Exemplos incluem (existe ampla variedade de possibilidades): (1) afecções dentárias graves; (2) corpo estranho na boca ou na faringe; (3) incapacidade de abrir a boca devido ao avanço da miosite de músculos mastigatórios.

Considerando os desafios na determinação e na relação entre hiporexia e anorexia, questionários com base no cliente têm sido avaliados. Eles foram aplicados em cães e gatos submetidos à quimioterapia e focaram em dois parâmetros: presença/ausência de apetite normal e duração da diminuição do apetite (1 a 2 dias, 3 a 5 dias, mais de 6 dias).[2] É importante determinar a duração da anorexia pensando na prevenção de complicações secundárias. As reservas de carboidrato, como o glicogênio, podem exaurir-se em 3 a 5 dias, resultando em alteração do metabolismo para síntese de glicose, inicialmente a partir da gordura e de algumas proteínas, por meio da gliconeogênese.[1]

As complicações relacionadas com a ingestão inadequada de nutrientes por tempo prolongado são numerosas e, em algumas doenças (p. ex., lipidose hepática felina), podem ser mais graves que a enfermidade primária (ver Capítulo 177). Exemplos dessas complicações incluem a supressão do sistema imune (diminuição da imunidade celular, da síntese de imunoglobulinas, da produção de complemento e da atividade fagocítica) e as disfunções orgânicas secundárias (menor capacidade de detoxificação hepática e alterações intestinais).

## CAUSAS

Pelo fato de as causas de anorexia serem múltiplas, é necessária uma abordagem diagnóstica organizada para determinar rapidamente e de maneira precisa o distúrbio causador do quadro (Figuras 23.1 e 23.2). O primeiro passo, extremamente

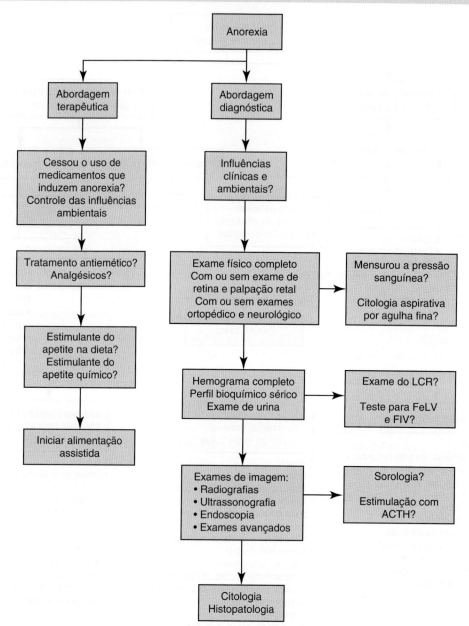

**Figura 23.2** Abordagem terapêutica e diagnóstica de anorexia em cães e gatos. *ACTH*, hormônio adrenocorticotrófico; *FeLV*, vírus da leucemia felina; *FIV*, vírus da imunodeficiência felina; *LCR*, líquido cefalorraquidiano.

importante, é a obtenção de um histórico clínico, alimentar e ambiental minucioso. Muitos medicamentos causam anorexia, inclusive antibióticos, antifúngicos, anti-inflamatórios não esteroides, analgésicos narcóticos, quimioterápicos, glicosídeos cardíacos e diuréticos. É importante detectar náuseas, vômito, respiração laboriosa ou comportamento de dor. Alterações na dieta podem causar anorexia, mas também podem ser úteis no seu tratamento. Nesse sentido, podem ser incluídas modificações no sabor, na umidade, na composição nutricional ou no local de alimentação (incluindo barreiras físicas para a alimentação). Alterações ambientais estressantes, como a introdução de um novo animal ou a mudança para um novo domicílio, podem causar anorexia.[3]

O próximo passo na determinação da causa da anorexia é um exame físico geral completo, incluindo o exame minucioso da cavidade bucal, do tórax e do abdome, além de palpação retal e exame de retina. Em cães e gatos com suspeita de anorexia secundária a dor crônica, deve-se realizar exames ortopédico e neurológico (ver Capítulos 126, 259, 353 e 356). Após esses exames e, adicionalmente, obtenção de uma base de dados mínima (hemograma completo, perfil bioquímico sérico e exame de urina), alguns casos necessitam de exames de imagem (radiografias ou ultrassonografia) ou sorologia. Diversos casos de anorexia são detectados com essa avaliação inicial. Ocasionalmente, são necessários exames adicionais, como o citológico/histopatológico. Deve ficar claro que o propósito da obtenção do histórico e da realização do exame físico é identificar causas de anorexia que não são óbvias nos exames de sangue, urina e fezes, tampouco nos de imagem. Cães e gatos com disfunções cardíacas, hepáticas, renais ou de outro órgão vital podem desenvolver anorexia aguda ou ela pode progredir ao longo do tempo. Infelizmente, um cão ou um gato com um corpo estranho na cavidade bucal provavelmente terá problemas clínicos semelhantes.

## TRATAMENTO

O tratamento de um cão ou gato com anorexia deve sempre ser direcionado ao reconhecimento e tratamento da causa primária. Essas medidas podem incluir modificação de medicamentos indutores de anorexia ou de fatores estressantes ambientais, instituição de uma terapia definitiva (p. ex., remoção de um dente com abscesso) ou a utilização correta de anti-inflamatórios, antieméticos ou analgésicos. Durante o processo de diagnóstico de um paciente com anorexia e antes da determinação da anormalidade-base, pode-se tentar o uso de estimulantes do apetite químicos ou dietéticos. Tais estimulantes propiciam benefícios a curto prazo, quando propiciam. Contudo, os estimulantes do apetite são úteis durante o processo de diagnóstico ou antes da implantação de um dispositivo para auxiliar na alimentação, nos casos em que há necessidade.

Diversos estimulantes do apetite químicos têm sido utilizados, inclusive benzodiazepínicos (p. ex., diazepam), cipro-heptadina, baixas doses de propofol, mirtazapina e citrato de maropitant). Quando comparada ao placebo, a administração de mirtazapina resultou em aumento do apetite e do peso corporal em gatos com doença renal crônica.[4] Estudos preliminares sugerem que o citrato de maropitant não aumenta significativamente o apetite, tampouco resulta em ganho de peso em gatos com doença renal crônica, nos estágios II e III.[5] Na clínica do autor, o estimulante de apetite mais comumente utilizado é a mirtazapina (gatos: dose total diária de 1,875 a 3,75 mg via oral [VO]; cães: 3,75 a 30 mg/dia VO).[6,7] Efeitos adversos têm sido detectados quando utilizada a dose de 3,75 mg em gatos, incluindo vocalização, agitação, vômito, ataxia e inquietação.[8]

A estimulação dietética do apetite envolve amplamente a modificação do ambiente ou do tipo de alimento oferecido. Antes de discutir as modificações na dieta, é importante considerar os comportamentos de aversão alimentar aprendidos. Isso envolve a associação do alimento com um evento adverso (p. ex., vômito) e pode levar o animal a evitar dietas potencialmente benéficas no futuro. Aquecimento, fracionamento em várias pequenas refeições e adição de um aromatizante na nova dieta podem ajudar a evitar o desenvolvimento de comportamento de aversão ao alimento aprendido. Deve-se evitar a oferta de novos alimentos aos animais com náuseas, até que esse problema seja resolvido.

Não foram estabelecidas diretrizes de quando iniciar a alimentação assistida; geralmente isso depende de fatores relacionados com o paciente. Geralmente esse procedimento é indicado quando a ingestão nutricional está abaixo da necessidade energética basal (NEB), que é 70 × o peso corporal$_{kg}^{0,75}$, por 3 a 5 dias. Mesmo com a detecção da causa do problema, a alimentação assistida pode ser necessária durante o período de recuperação, como medida de suporte do paciente (ver Capítulos 82 e 170).

## REFERÊNCIAS BIBLIOGRÁFICAS

*As referências bibliográficas deste capítulo se encontram online no Ambiente de Aprendizagem.*

# CAPÍTULO 24

# Polifagia

Sylvie Daminet

A polifagia refere-se à ingestão excessiva de alimentos; pode ser classificada como fisiológica (ou seja, aumento do apetite secundário a elevação esperada do gasto de calorias, como ocorre durante a lactação ou a atividade de cães atléticos [ver Capítulos 171 e 173]), patológica (secundária a uma doença) ou induzida por fármacos (p. ex., após administração de glicocorticoides). Dificilmente a polifagia é o único sinal clínico de uma doença. Saber se houve ganho ou perda de peso durante o período que o animal apresentou polifagia ajuda a determinar a causa e a elaborar um plano diagnóstico (ver Capítulos 16 e 19).

## FISIOLOGIA E FISIOPATOLOGIA

O consumo de alimentos é controlado por diversos fatores, incluindo gastrintestinais, ambientais e do sistema nervoso central (SNC). No do SNC, os circuitos-chaves que regulam a homeostase energética e a ingestão de alimento se originam no hipotálamo e no tronco cerebral. O núcleo lateral hipotalâmico representa o "centro da fome"; sua estimulação faz com que o animal coma, e sua destruição geralmente resulta em anorexia grave fatal. No núcleo hipotalâmico ventromedial está localizado o "centro da saciedade", e sua estimulação faz com que o animal recuse o alimento, até mesmo aqueles altamente palatáveis. A ablação dessas células geralmente leva a polifagia e obesidade. O centro da fome está constantemente ativo, a não ser que seja inibido pelo centro da saciedade (p. ex., no período pós-prandial). O tronco cerebral atua como coordenador secundário, e o núcleo do trato solitário e a área postrema são de menor relevância.

No cérebro, peptídios melanocortina, tais como o hormônio estimulante de alfamelanócitos (alfa-MSH) e o receptor de melanocortina 4 (MC4-R), para o qual o alfa-MSH é o agonista, são extremamente importantes na ingestão de alimento. Neurônios que expressam pró-opiomelanocortina ou coexpressam o peptídio agouti e o neuropeptídeo Y também são vitais na ingestão de alimento.

Fatores gastrintestinais que interferem no consumo de alimentos incluem grau de distensão gástrica, taxa de esvaziamento gástrico, liberação de hormônios gástricos e absorção de nutrientes (ácidos graxos, glicose e aminoácidos) (ver Capítulo 170). Hormônios intestinais podem atuar localmente no trato gastrintestinal e também no SNC. A secreção de insulina, glucagon, colecistoquinina, PYY (um peptídio relacionado ao neuropeptídio Y) e peptídios pancreáticos causa diminuição nos sinais de fome advindos do SNC. A leptina, um polipeptídeo liberado do tecido adiposo, também pode contribuir com a sensação de saciedade. A grelina, um peptídio secretado principalmente no estômago, estimula a fome. A concentração sérica de grelina diminui progressivamente à medida que a refeição é consumida e, então, se eleva gradativamente antes da próxima refeição. Baixa concentração sanguínea de glicose, aminoácidos ou metabólitos lipídicos podem causar fome por estimular centros neuronais. Doenças que afetam o SNC são capazes de estimular a fome, mesmo que a reserva de energia esteja normal (polifagia primária; Boxe 24.1).

### Boxe 24.1 Diagnósticos diferenciais de polifagia primária

Destruição do centro de saciedade
   Trauma
   Lesões tumorais (p. ex., neoplasias)
   Infecção/Inflamação
Psicogênica
Estresse
Introdução de uma dieta mais palatável

Ocorre polifagia secundária quando a fome é estimulada por fatores não neuronais e pode ser causada por aumento da taxa metabólica, diminuição do suprimento de nutrientes ou por alguns fármacos (Boxe 24.2). O aumento da taxa metabólica pode ser fisiológico (p. ex., prenhez) ou patológico (p. ex., hipertireoidismo). A inabilidade das células para responderem à insulina, ou a deficiência absoluta de insulina (diabetes melito), resulta na incapacidade de utilizarem glicose. O resultado dessa inabilidade celular de "capturar e absorver" esse açúcar "escondido" é o aumento da fome. O centro da saciedade é insulinodependente. Em termos leigos, o corpo acredita que está morrendo de fome, mesmo quando o sangue contém quantidade excessiva. Algumas doenças (p. ex., hiperadrenocorticismo [HAC] e doenças hepáticas) levam a polifagia por mecanismos desconhecidos. A polifagia também pode ser causada por alguns fármacos.

## HISTÓRICO CLÍNICO

Quando se consulta um paciente com polifagia, um dos objetivos é avaliar a possibilidade de o proprietário fornecer alimentação excessiva ao animal ou do animal simplesmente apresentar comportamento glutão. Embora aparentemente simples, isso nem sempre é óbvio. Nesse contexto, questões abertas como "você notou alguma mudança no consumo de alimento?" evitam limitar as informações do proprietário. Além disso, o veterinário deve saber se houve alteração no peso corporal, pois isso tem grande impacto nos diagnósticos diferenciais (Figura 24.1).

### Boxe 24.2 Diagnósticos diferenciais de polifagia secundária

**Taxa metabólica fisiologicamente aumentada**
Baixa temperatura
Lactação
Prenhez
Crescimento
Maior atividade física

**Taxa metabólica patologicamente aumentada**
Hipertireoidismo
Infecção/neoplasia em estágio inicial

**Diminuição do suprimento energético**
Diabetes melito
Síndromes de má absorção
   Insuficiência pancreática exócrina
   Doença intestinal infiltrativa
   Parasitas
   Linfangiectasia

**Redução da ingestão**
Megaesôfago (congênito)
Dieta com baixo teor calórico
Hipoglicemia

**Causas desconhecidas**
Hiperadrenocorticismo
*Shunt* portossistêmico/encefalopatia hepática
Síndrome da degeneração da retina súbita adquirida (SDRSA)

A polifagia primária ou induzida por fármacos tipicamente causa ganho de peso. Nesse cenário, a fome está inapropriadamente aumentada e continua após cada refeição, apesar de o animal ter consumido quantidade adequada de nutrientes. A polifagia patológica secundária está mais comumente associada à perda de peso, pois o suprimento nutricional geralmente não supre as demandas fisiológicas. Contudo, algumas condições, como acromegalia, hipoglicemia causada por insulinoma, síndrome da degeneração da retina súbita adquirida (SDRSA) e HAC, podem ocasionar ganho de peso. A polifagia fisiológica pode resultar em ganho de peso (p. ex., prenhez, crescimento) ou perda de peso (p. ex., lactação, ambiente frio, aumento da atividade física). No entanto, nos estágios iniciais de qualquer uma dessas condições o peso pode se manter estável. Algumas causas de polifagia podem ser diagnosticadas com base no histórico clínico. Deve-se considerar a possibilidade de alimentação com dieta com baixo teor calórico, exposição a ambiente frio, aumento da atividade física e, nas fêmeas não castradas, prenhez e/ou lactação. A polifagia está comumente associada ao uso de fenobarbital ou glicocorticoides, mas também tem sido observada com outras medicações (Boxe 24.3). A polifagia psicogênica foi observada após a introdução de uma dieta mais palatável. Ademais, o aumento do apetite pode ser uma resposta ao estresse, como nos casos de introdução de um novo animal ou criança no ambiente.

Um animal com polifagia primária causada pela destruição do centro da saciedade pode ter um histórico de trauma ou de sinais clínicos associados a afecções do SNC (ver Capítulo 259). Dependendo da extensão da lesão hipotalâmica, podem ser observados sinais relacionados ao neurônio motor superior, nos quatros membros ou unilateralmente. Uma lesão de mesencéfalo geralmente leva a um comportamento estereotípico incessante, andar em círculo e cegueira; poliúria/polidipsia (PU/PD) também podem estar presentes. Distúrbios ocasionados por afecções difusas ou multifocais no SNC podem causar outros sintomas neurológicos. Os achados de histórico clínico associados à polifagia secundária podem ser amplamente variáveis. Animais com diabetes melito, acromegalia, SDRSA e hipertireoidismo geralmente manifestam PU/PD. Pessoas e gatos com HAC tipicamente não exibem polifagia ou PU/PD, enquanto esses sintomas são extremamente comuns em cães com HAC (ver Capítulos 306 e 307). A acromegalia felina acomete principalmente gatos machos de meia-idade ou idosos, enquanto a acromegalia canina de ocorrência natural é observada quase que exclusivamente em cadelas não castradas sob a influência da progesterona (diestro) (ver Capítulos 294 e 295). Em cães machos e fêmeas, a administração de progestágenos pode ocasionar acromegalia. Os proprietários de animais com acromegalia podem constatar estridores inspiratórios ou mudança na conformação corporal, como aumento do espaço interdentário, dobras cutâneas ou tamanho da cabeça (ver Capítulos 294 e 295). Também se deve ressaltar que a administração de progestágenos em cães e gatos pode aumentar o apetite, sem causar acromegalia. Os diversos detalhes do histórico clínico associados ao HAC podem incluir distensão abdominal, respiração ofegante persistente, não crescimento de pelos após tosa, letargia e fraqueza muscular. Os animais com SDRSA comumente manifestam cegueira de início súbito, podendo ser precedida de PU/PD e polifagia. O hipertireoidismo comumente

### Boxe 24.3 Diagnósticos diferenciais: polifagia induzida por fármaco

| | |
|---|---|
| Glicocorticoides | Benzodiazepínicos |
| Fenobarbital | Cipro-heptadina |
| Anti-histamínicos | Mirtazapina |
| Progestágenos | |

# CAPÍTULO 24 • Polifagia

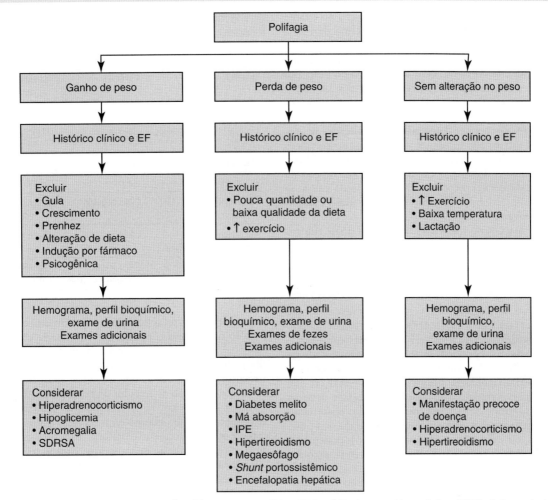

**Figura 24.1** Algoritmo para abordagem diagnóstica de polifagia; *EF*, exame físico; *IPE*, insuficiência pancreática exócrina; *SDRSA*, síndrome da degeneração de retina súbita adquirida.

ocasiona aumento das atividades (raramente depressão e letargia) e sinais gastrintestinais (p. ex., vômito e diarreia) (ver Capítulos 301 e 302).

A hipoglicemia tem numerosas etiologias. Dentre elas, o insulinoma é o que mais provavelmente ocasiona polifagia; porém, algumas outras neoplasias e a dose excessiva de insulina em pacientes diabéticos também podem estar associadas ao aumento do apetite (ver Capítulo 61 e 303). Cães e gatos com hipoglicemia podem manifestar fraqueza, tremores, ataxia, desorientação e, possivelmente, convulsões. A má absorção pode ser decorrente de uma variedade de problemas, como, por exemplo, doenças parasitárias, insuficiência pancreática exócrina (IPE), doença intestinal infiltrativa e linfangiectasia (ver Capítulo 276). Cada uma dessas condições pode gerar bolos fecais volumosos e de odor desagradável. A IPE é mais comumente diagnosticada em cães da raça Pastor-Alemão com menos de 2 anos (ver Capítulo 292). Em cães e gatos idosos, a IPE é rara. Quando diagnosticada, a IPE está mais comumente associada à pancreatite crônica. A "doença infiltrativa" engloba diversos processos, tais como, inflamatórios, infecciosos e neoplásicos. Os detalhes do histórico clínico variam de acordo com a doença primária.

Animais com megaesôfago congênito geralmente manifestam polifagia, ingerindo novamente o alimento regurgitado (ver Capítulo 273). Apesar de a anorexia ser mais comum em animais com *shunt* portossistêmico (SPS), há relato de polifagia em até 10% dos animais afetados (ver Capítulo 284). Também podem ser observados sinais neurológicos, fraqueza, vômito, perda de peso e PU/PD. A polifagia raramente é relatada em casos de encefalopatia hepática. Geralmente se observa icterícia na insuficiência hepática não causada por SPS.

## EXAME FÍSICO

Os achados no exame físico de animais com polifagia são variáveis e dependem da doença primária. Nos casos de polifagia primária, alterações neurológicas, tais como ataxia e déficit de propriocepção podem estar presentes. Deve-se realizar exame neurológico completo e exame de fundo de olho (ver Capítulo 11 e 259). Contudo, nos casos de cegueira aguda de origem central, o fundo de olho pode estar normal.

Se as informações do histórico clínico não estiverem claras, deve-se diagnosticar prenhez por meio de palpação abdominal e lactação pela inspeção das glândulas mamárias. Aproximadamente 80% dos gatos com hipertireoidismo possuem um nódulo palpável na tireoide e cerca de 50% manifestam taquicardia ou ritmo de galope. O hipertireoidismo é muito menos comum em cães e quando ocorre nesses animais eles geralmente têm uma grande massa cervical palpável. O HAC pode ter uma variedade de achados no exame físico, incluindo aumento abdominal e do fígado, perda de massa muscular, alopecia bilateral simétrica, hiperpigmentação cutânea, áreas com escasso crescimento de pelos ou calcinose cutânea (ver Capítulo 306). Apesar de animais com HAC poderem não apresentar alteração de peso, a distensão abdominal pode dar a impressão de ganho ponderal. Os achados físicos associados à acromegalia incluem cabeça proeminente, prognatismo inferior, estridores, sopro cardíaco e poliartropatia degenerativa. Alguns gatos com acromegalia têm aparência normal. Nesse cenário, é recomendado avaliar fotografias antigas do gato, pois estas podem apresentar alterações faciais não percebidas de outra maneira.

Em cães com SDRSA, pode não haver alteração no exame físico, pois nos estágios iniciais da doença o exame da retina parece normal. Cães e gatos com IPE, insulinoma, megaesôfago, encefalopatia hepática ou SPS podem não apresentar anormalidades físicas durante o exame, além da alteração do peso. Em casos raros, as polineuropatias (especialmente dos membros pélvicos) estão associadas a insulinoma. Megaesôfago pode ser acompanhado de pneumonia aspirativa e tosse crônica. Em animais com SPS, podem ser detectadas anormalidades neurológicas; ascite é um achado incomum. Os achados neurológicos associados à encefalopatia hepática são geralmente episódicos, e os demais achados durante o exame variam em função da causa primária da doença hepática. Dependendo da causa da má absorção, os intestinos podem parecer espessados. A linfangiectasia pode levar à ascite.

Outras informações no histórico clínico e os sinais clínicos dependem da causa.

## PLANO DIAGNÓSTICO

O primeiro passo do diagnóstico é verificar se houve alteração no peso corporal (ver Figura 24.1). Após excluir o maior número de diagnósticos diferenciais possíveis com base no histórico clínico e no exame físico, podem ser realizados exames adicionais: hemograma, perfil bioquímico sérico e exame de urina.

Para diagnosticar polifagia primária, deve-se realizar um exame neurológico completo e qualquer anormalidade deve ser localizada (ver Capítulo 259). O exame do líquido cefalorraquidiano (LCR) ou exames de imagem como tomografia computadorizada (TC) ou ressonância magnética (RM) podem ser necessários. Quando o animal apresenta hipoglicemia, a confirmação de insulinoma geralmente é feita pela comparação pareada das concentrações sanguíneas de glicose e de insulina (ver Capítulo 303). O diagnóstico de SDRSA pode basear-se no histórico apropriado, nos achados do exame físico e nos resultados do hemograma, do perfil bioquímico sérico e do exame de urina, que possibilitam excluir outras causas e, se necessário, eletrorretinograma (ERG). Em cães e gatos com suspeita de HAC, o teste de função da adrenal pode auxiliar na confirmação ou exclusão do diagnóstico (ver Capítulo 306 e 307). O diagnóstico de acromegalia pode ser difícil devido à carência de testes comerciais para o hormônio do crescimento; porém, a mensuração do fator de crescimento semelhante à insulina tipo 1 (IGF-1) pode ser útil (ver Capítulo 294 e 295). O histórico clínico, junto com as alterações de conformação, quando presentes, pode fornecer evidências da doença primária. A maioria dos gatos com acromegalia apresenta diabetes melito resistente à insulina, e os exames de imagem da hipófise podem revelar um tumor secretor de hormônio do crescimento. A Tabela 24.1 lista as causas comuns de polifagia patológica em cães e gatos, incluindo os sintomas que as acompanham, como PU/PD, diarreia e alteração no peso. Polifagia, PU/PD e perda de peso são sinais clínicos clássicos de diabetes melito, e todos os animais que apresentam esses sinais devem ser submetidos à mensuração do teor de glicose na urina e no sangue. Cães e gatos diabéticos apresentam glicosúria e hiperglicemia persistentes. Outra causa de polifagia, PU/PD e perda de peso é hipertireoidismo, uma condição comum em gatos idosos, mas incomum em cães. Geralmente o hipertireoidismo pode ser diagnosticado por meio de uma única mensuração da concentração sérica de tiroxina (ver Capítulos 301 e 302).

As "síndromes de má absorção" englobam uma variedade de diagnósticos diferenciais (ver Boxe 24.2). A perda de peso associada à polifagia pode ser causada por parasitismo intestinal. Quando se tem essa suspeita, recomenda-se a realização de exame de fezes e/ou terapia com anti-helmíntico. Caso a vermifugação não resolva o problema, é necessária uma investigação adicional. A enteropatia com perda de proteína pode causar hipoalbuminemia e hipoglobulinemia. Dependendo da causa suspeita, a mensuração das concentrações séricas de folato e cobalamina ou da concentração do inibidor de protease alfa-1 nas fezes pode ter valor diagnóstico. Também é possível realizar radiografias e ultrassonografia do abdome e/ou biopsia, tanto por endoscopia como por laparotomia exploratória. Para o diagnóstico de IPE, deve-se realizar o teste de imunorreatividade semelhante à tripsina sérica (TLI), em jejum (ver Capítulo 292).

O megaesôfago pode ser diagnosticado por meio de radiografias do tórax. Exames adicionais são necessários para determinar a causa. A mensuração pré e pós-prandial das concentrações séricas de ácidos biliares pode indicar disfunção hepática, mas pode ser necessária uma biopsia para identificar a causa. Para visualizar um SPS, pode-se utilizar ultrassonografia, TC ou exame por radionuclídeo (medicina nuclear).

No caso de doenças em estágio inicial pode não ter ocorrido ainda alteração no peso, tornando mais difícil reduzir a lista de diagnósticos diferenciais. Contudo, a obtenção do histórico clínico e a realização de um exame físico minucioso associadas a hemograma de rotina, perfil bioquímico sérico, exame de urina e exame parasitológico das fezes podem levar a um diagnóstico direto em diversas condições.

## CONTROLE

O controle da polifagia depende da causa. Causas fisiológicas de polifagia são transitórias. Caso a condição seja induzida por fármaco, a polifagia pode ser temporária, como é geralmente observada com o uso de anticonvulsivantes. A polifagia psicogênica pode ser corrigida por meio da remoção do fator desencadeante, quando possível, e/ou por meio de terapia comportamental.

No caso de polifagia patológica, na maioria das vezes o tratamento da causa primária resolve o problema. Em alguns animais, pode ser necessário o controle do peso, especialmente se a causa primária que levou ao ganho de peso não puder ser tratada efetivamente ou se a polifagia for induzida por fármacos. O fornecimento de pequenas refeições e de alimentos com baixo teor calórico e altos teores de proteínas e fibras pode ajudar na obtenção de saciedade e prevenir obesidade. No caso de SDRSA, a polifagia geralmente é autolimitante.

**Tabela 24.1** Causas comuns da polifagia patológica em cães e gatos, incluindo poliúria/polidipsia (PU/PD) com diarreia e mudança de peso.

| DOENÇA | ESPÉCIES | SINAIS ESPERADOS NO ACOMPANHAMENTO |
|---|---|---|
| Diabetes melito | Cães e gatos | PU/PD, perda de peso |
| Hiperadrenocorticismo | Cães > gatos | PU/PD, possível ganho de peso |
| Hipertireoidismo | Gatos > cães | PU/PD, perda de peso |
| Acromegalia | Gatos > cães | PU/PD, ganho de peso |
| Síndrome de má absorção | Cães e gatos | Diarreia, perda de peso |
| Insuficiência pancreática exócrina | Cães > gatos | Diarreia, perda de peso |
| Insulinoma | Cães > gatos (raro em gatos) | Ganho de peso |

# CAPÍTULO 25

## Odores Corporais

Darren Berger

Por definição clássica, odor é a sensação percebida por meio do olfato que é estimulado por compostos químicos voláteis, podendo ser interpretado como agradável ou desagradável. Contudo, muitas pessoas não levam em consideração que a circunstância, a cultura da pessoa e suas experiências são fatores importantes que determinam a percepção individual de um odor.[1] Além dessas referências contextuais, existem variações e limiares interindividuais para a sensibilidade do odor. Essas variações interindividuais têm sido observadas há tempos por pesquisadores que avaliam o olfato, sendo influenciadas por idade, sexo, personalidade, funções cognitivas e estado de saúde.[2-4] Tais diferenças no limiar, na sensibilidade e na percepção do odor são importantes para compreender o quadro, já que os veterinários podem não estar aptos a detectar o odor desagradável mencionado pelo cliente ou vice-versa, mesmo quando há uma condição clínica. Um exemplo clínico relevante é o de paciente com cetoacidose diabética, em que apenas uma parte das pessoas pode detectar a presença de corpos cetônicos por meio da olfação, sendo que aqueles que o fazem podem descrever o odor de maneiras diferentes, como sendo frutado ou semelhante à acetona. Como resultado dessas diferenças na percepção, são utilizados diversos termos para a descrição de odores, tais como aroma, fragrância, fedor, mau cheiro ou essência. O entendimento desses termos e suas conotações pode ser útil aos veterinários, tanto no momento da coleta de provas discretas junto aos proprietários a respeito de possíveis preocupações, quanto na transmissão de mensagens apropriadas aos proprietários, de maneira gentil ou franca.

### ABORDAGEM DA QUESTÃO DO ODOR CORPORAL

Muitos fatores contribuem para o odor geral de um animal. É importante estar ciente dos fatores que podem contribuir para a queixa de "animais malcheirosos", para que o veterinário possa determinar se isso representa: (1) animal normal, (2) animal saudável com uma causa claramente não clínica ou (3) animal com doença primária. Independentemente disso, é dever do veterinário tanto tratar a doença primária quanto tornar o odor do animal mais aceitável ao proprietário. O primeiro passo na abordagem de um paciente com queixa primária de mau cheiro, é a obtenção de um histórico clínico minucioso. A maioria dos proprietários está familiarizada com o odor normal do seu animal. Um estudo recente destacou esta percepção do proprietário em relação ao mau cheiro dos seus animais, mostrando que 89% dos participantes foram capazes de distinguir o odor do seu cão de um outro.[5] Dada essa evidência, junto com a experiência clínica, muitos proprietários ficam atentos à alteração no odor normal de seus animais, quando ela ocorre e quais os fatores podem estar associados a essa alteração. Tal informação é de grande utilidade na diferenciação das diversas possibilidades de manifestação do animal.

Após a obtenção de um histórico clínico minucioso, é necessário realizar um exame físico completo, em todos os pacientes, o que inclui, na verdade, cheirar o paciente do focinho até a cauda, a fim de detectar se há odor anormal. Muitos pacientes com odor anormal apresentam piodermite ativa ou dermatite causada por *Malassezia*. Para ajudar a identificar esses pacientes, o veterinário deve prestar particular atenção aos sinais clínicos sutis e suas localizações. Os sinais clínicos que sugerem a presença de uma infecção secundária incluem eritema, alopecia, exsudato anormal ou excessivo, pápulas, pústulas, colaretes epidérmicos ou descamação excessiva. Locais anatômicos específicos aos quais se deve dar atenção especial são canais auriculares, dobras cutâneas e faciais (Figura 25.1), dobras labiais mandibulares (Figura 25.2), ao redor de coleiras, áreas interdigitais (Figura 25.3) e regiões perivulvar e perianal.

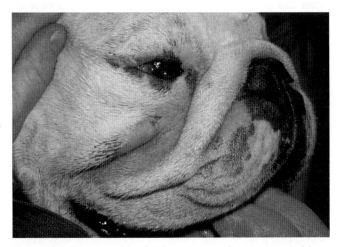

**Figura 25.1** Eritema em dobra facial com aumento de restos ceratossebáceos marrons secundários à dermatite por *Malassezia* em cão da raça Buldogue Inglês, ressaltando a importância de olhar entre as dobras cutâneas de pacientes atendidos por apresentarem odor desagradável. (Cortesia de James Noxon, Universidade do Estado de Iowa, Ames, IA.)

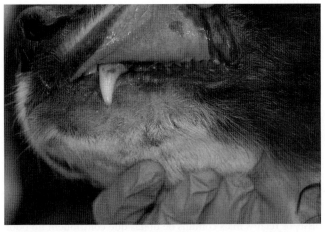

**Figura 25.2** Eritema em dobra labial mandibular, alopecia e manchas secundárias ao crescimento excessivo de bactérias em cão da raça Springer Spaniel Inglês. Esse é um local comum de infecções secundárias que são facilmente negligenciadas, o que resulta em prurido facial e no erro de que o odor se origina na cavidade bucal. (*Esta figura se encontra reproduzida em cores no Encarte.*)

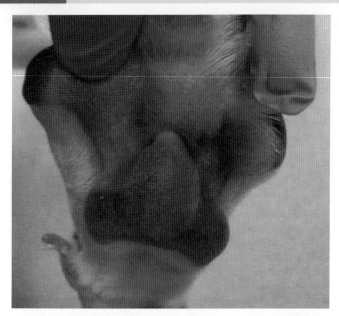

**Figura 25.3** Eritema interdigital com mancha amarronzada nos pelos de um paciente com dermatite atópica e pododermatite secundária à infecção por *Malassezia*. A região interdigital é um local comum de crescimento bacteriano excessivo secundário em pacientes com condições predisponentes, podendo resultar em mau cheiro. (*Esta figura se encontra reproduzida em cores no Encarte.*)

## ODORES NORMAIS

O odor corporal normal é resultado da produção epidérmica de lipídios, secreções glandulares (sebáceas, epitriquiais, atriquiais, ceruminosas e de sacos anais) e de sua decomposição por bactérias produtoras de lipase, em ácidos graxos insaturados e aromáticos, que produzem o odor desagradável percebido.[6] A quantidade de glândulas é maior próximo a junções mucocutâneas, patas, região dorsal do pescoço, garupa e partes específicas da cauda; nessas áreas predomina um odor normal.[7] O odor natural de um animal também depende de espécie, raça, idade, ciclo sexual e saúde geral. Exemplos específicos de indicadores que impactam o odor natural de animais incluem membros da família que tenham odor almiscarado; cães com pelagem oleosa (p. ex., da raça Labrador Retriever) têm odor mais intenso; gatos machos não castrados, comparativamente aos castrados; animais com excesso de dobras cutâneas (p. ex., cães da raça Mastiff); ou aqueles que babam excessivamente, como os cães das raças São-Bernardo e Terra-Nova.[7]

Se o animal estiver totalmente saudável e sem nenhum odor anormal óbvio, será necessário orientar o proprietário e utilizar estratégias de manejo para melhorar ou mascarar o odor que ele descreve como desagradável. Para isso, pode ser necessária uma mudança nos hábitos ou na frequência dos cuidados com o pelame, além da escolha do xampu e do uso de condicionador e *spray* com fragrâncias. Isso é semelhante à abordagem sobre a qual toda a indústria cosmética está construída sendo que, em alguns casos, isso é simplesmente o que o cliente quer. Em outra circunstância, isso pode não ser suficiente e pode ser necessária uma segunda escolha de produtos de uso tópico com diferentes ingredientes, visto que alguns proprietários consideram prejudiciais os componentes de alguns produtos. Por fim, sugere-se que a dieta influencia o odor do animal, especificamente por aqueles que propõem o fornecimento de alimentos crus aos cães; no entanto, ainda faltam estudos documentando tal fato.[8] Apesar disso, os relatos mais comuns de dietas que contribuem no odor corporal têm sido observados em cães que recebem dieta predominantemente baseada em peixes.[9] Nos casos em que não se consegue determinar a causa, pode ser interessante mudar a alimentação para averiguar se os ingredientes alternativos melhoram o odor do animal.

## ANIMAIS NORMAIS COM CAUSAS OBVIAMENTE NÃO CLÍNICAS

A segunda categoria é a de pacientes que não apresentam uma condição clínica primária, mas que têm uma causa óbvia para o odor. Um exemplo seria o de pacientes com pelagens longas, densas e subpelos não submetidos a cuidado de manutenção adequado, ou inadequadamente secos. Isso é observado em cães que nadam frequentemente, babam excessivamente ou em animais cuja pelagem necessita cuidados mais intensivos (p. ex., cães da raça Old English Sheepdog). Em todas essas circunstâncias, a orientação do proprietário, em conjunto com melhora nos cuidados com os pelos ou a tosa eliminam o problema. Contudo, é importante ter em mente que a tosa de um animal pode criar um problema cosmético mais relevante para alguns proprietários.

Em outros casos, o comportamento do animal pode ser a causa do odor anormal. Isso é particularmente verídico em animais que rolam nas fezes ou em materiais em decomposição. Esses pacientes necessitam de mudanças nos cuidados com a pelagem ou banhos mais frequentes, semelhantemente aos pacientes normais que não tenham as causas do mau cheiro definidas. Outros animais podem se assustar facilmente e liberar conteúdos dos sacos anais. Nessas situações, podem ser necessárias mudanças alimentares, modificações comportamentais ou a extirpação cirúrgica dessas estruturas. Por fim, alguns animais podem encontrar animais selvagens, como gambás, em seu caminho, e, como cães e gambás não têm um bom relacionamento, os cães podem ser atingidos pelo "spray" do gambá durante o encontro. É importante ressaltar que pode demorar dias ou semanas para a completa eliminação do odor do gambá e que existem produtos comerciais, assim como remédios caseiros, disponíveis para contornar a situação desses pacientes.[7,9]

## CONDIÇÃO CLÍNICA PRIMÁRIA QUE RESULTA EM ODOR DESAGRADÁVEL NO ANIMAL

A ampla maioria dos pacientes atendidos com queixa de odor corporal desagradável são aqueles que apresentam doença cutânea ou condição clínica primária. Essas condições são apresentadas na Figura 25.4 e no Boxe 25.1. Informações minuciosas

---

**Boxe 25.1** Condições comuns que predispõem ao desenvolvimento de infecções secundárias recorrentes, como piodermite, dermatite por *Malassezia* e otite externa

**Hipersensibilidade alérgica**
Dermatite atópica
Reação cutânea adversa ao alimento
Hipersensibilidade parasitária

**Endocrinopatias**
Hipotireoidismo
Hiperadrenocorticismo

**Anormalidades de queratinização**
Seborreia primária
　Cães da raça Cocker Spaniel Americano
Acne felina
Ictiose
　Cães das raças Golden Retriever e Bulldog Americano

**Outras doenças**
Adenite sebácea
　Cães das raças Poodle padrão, Akita e Vizsla
Dermatite facial idiopática felina
　Gatos das raças Persa e Himalaia

# CAPÍTULO 25 • Odores Corporais

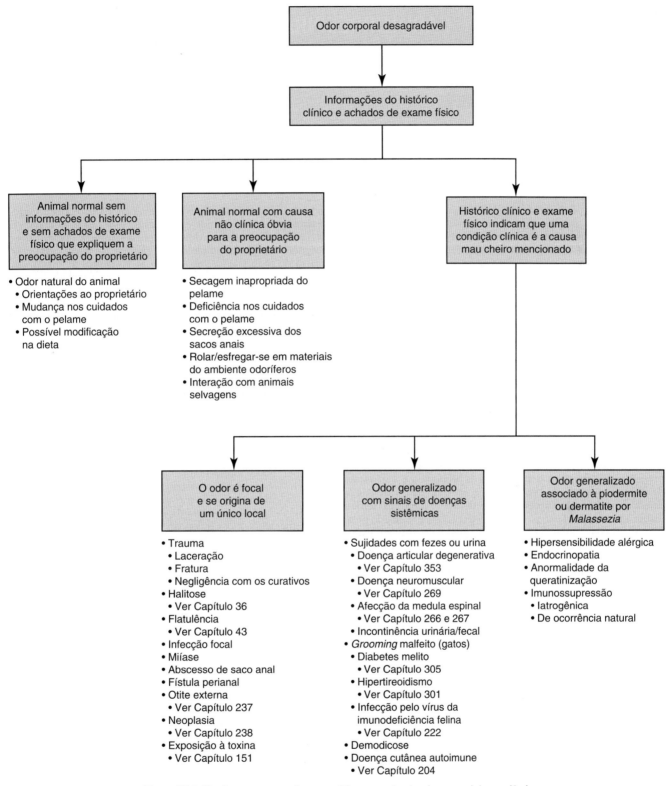

**Figura 25.4** Algoritmo para um paciente atendido com queixa de odor corporal desagradável.

obtidas na anamnese, no exame físico e em exames complementares apropriados devem resultar na identificação da doença primária e de problemas secundários. Uma discussão detalhada e o controle dessas causas estão além do escopo deste capítulo. Para recomendações específicas sobre o controle dessas condições, o autor recomenda ao leitor consultar outros capítulos deste livro ou, se necessário, consultar o livro *Muller & Kirk's Small Animal Dermatology*. Independentemente da causa, é necessário direcionar o tratamento à doença primária e às infecções secundárias e, assim, resolver a questão e evitar recidivas.

## REFERÊNCIAS BIBLIOGRÁFICAS

*As referências bibliográficas deste capítulo se encontram online no Ambiente de Aprendizagem.*

# CARDIORRESPIRATÓRIO

## CAPÍTULO 26

# Tosse

Luca Ferasin

A tosse é uma ocorrência fisiológica importante para a preservação da saúde do trato respiratório; atua expelindo rapidamente substâncias nocivas, tais como corpos estranhos e excesso de muco ou restos teciduais das vias respiratórias superiores. Contudo, a tosse não é apenas um mecanismo de defesa. Ela também pode ser um importante sinal clínico de uma doença primária ou, até mesmo, um sintoma prejudicial caso se torne persistente.[1] Ocasionalmente, a tosse pode causar desmaio, incontinência urinária e fecal, dor muscular e exaustão.[2]

## MECANISMOS DA TOSSE

O reflexo de tosse (RT) típico é caracterizado por uma inspiração profunda inicial seguida de expiração rápida e forte contra a glote fechada, terminando com a abertura da glote, fechamento da nasofaringe e expiração forçada através da boca, acompanhada de vocalização típica causada pela vibração das cordas vocais. A tosse pode ser causada pela estimulação dos receptores de tosse presentes na laringe, na traqueia ou nos brônquios, e a irritação de brônquios menores, bronquíolos e alvéolos não a desencadeia.[3,4] Um segundo mecanismo de defesa importante, semelhante à tosse, é o reflexo de expiração (RE). Este é induzido pela estimulação das cordas vocais ou da traqueia e consiste em expiração forçada contra a glote fechada, não precedida de inspiração particularmente profunda.[4] Esse reflexo é geralmente observado em cães e soa semelhante a um *huff*. A diferenciação entre RT e RE é importante, visto que suas ações fisiológicas são diferentes. A tosse verdadeira suga ar para dentro dos pulmões para aumentar a força da fase de expulsão subsequente, promovendo a eliminação de muco e materiais estranhos presentes na traqueia e nos brônquios. Diferentemente, o RE, a partir da laringe, evita a entrada de materiais nocivos nas vias respiratórias.[2] Portanto, a ocorrência de RT deve sugerir uma afecção de vias respiratórias inferiores, como afecções bronquiais (Vídeo 26.1), enquanto o RE está mais comumente associado à irritação de vias respiratórias superiores (Vídeo 26.2). Por último, o reflexo de espirro também é semelhante ao da tosse, mas é oriundo da mucosa nasal e sua fase de expulsão ocorre, em sua maioria, através do nariz, com o intuito de eliminar o estímulo que o desencadeou (ver Capítulo 27).[5,6] Respostas mistas são possíveis e são expressas por uma mistura de características de tosse e de espirro (Vídeo 26.3). Quando esses reflexos não são efetivos, como nos casos de fraqueza muscular, paralisia de laringe, broncomalácia e bronquite crônica, pode ocorrer pneumonia recorrente.[2]

## HISTÓRICO CLÍNICO

A anamnese, sozinha, raramente fornece informações suficientes para determinar o motivo da tosse. Mesmo assim, uma anamnese minuciosa deve incluir questões sobre a duração, a característica e o momento da tosse. Os proprietários geralmente não conseguem fornecer uma terminologia correta ou uma descrição acurada do sintoma e, portanto, uma gravação em áudio e vídeo do seu animal tossindo pode ser de grande valor, mesmo se obtida de uma câmera de um telefone celular. Muito frequentemente, a notória "tosse noturna" é relatada simplesmente porque o animal dorme no quarto do proprietário, sem supervisão ao animal durante o dia. Por fim, o nível de gravidade da tosse pode ser percebido diferentemente por proprietários distintos e, portanto, devem ser feitas perguntas apropriadas assim que o problema for identificado. A classificação da tosse com base em sua duração é bastante arbitrária. Tosse com duração inferior a 3 semanas denomina-se "tosse aguda". Geralmente é resultado de infecção viral das vias respiratórias superiores (p. ex., tosse dos canis) e quase sempre se resolve espontaneamente, apesar de que em alguns casos, a tosse pós-infecção pode persistir por um longo período. A tosse que persiste por pelo menos 8 semanas é definida como "tosse crônica" e os veterinários também devem reconhecer um período de sobreposição de 3 a 8 semanas.[7] A tosse pode ser classificada como "produtiva", "úmida" ou "torácica" quando há expectoração de grande quantidade de escarro, geralmente deglutido após ser expectorado. Diferentemente, a tosse "seca" ou "seca intermitente" é caracterizada por pouca ou nenhuma produção de catarro. Contudo, existem sobreposições substanciais entre essas duas formas. Ademais, em termos de diagnóstico, o tipo e o momento da tosse não são úteis, visto que a abordagem diagnóstica e o resultado são praticamente idênticos, independentemente se a tosse é produtiva ou não. Um histórico de hemoptise (tosse com sangue) deve estimular uma investigação urgente, visto que pode ser o primeiro sinal da presença de tumor pulmonar, anormalidade de coagulação, tromboembolismo pulmonar, dirofilariose (DIR) ou parasitose pulmonar. O ambiente e os hábitos do animal também podem fornecer elementos úteis para o sucesso do diagnóstico. Animais que vivem dentro de casa podem estar expostos a materiais que causam tosse, como ácaros, mofo, cinzas de lareira, caspa, poeira de caixas de areia de gatos, sprays, desodorantes e fumaça de cigarro. Alterações histológicas bronquiais foram relatadas em vários modelos experimentais com animais, após a inalação crônica de fumaça de cigarro, além de evidências bioquímicas da exposição passiva à fumaça do cigarro, tanto em cães quanto em gatos.[7-10] O histórico clínico pode revelar a exposição a canis, locais de banho e tosa, parques para cães e contato com outros cães nos dias que precederam o início de tosse aguda, sugerindo uma doença infecciosa, especialmente em animais jovens não vacinados. Animais com tosse e que vivem em áreas endêmica para *Dirofilaria immitis* (verme do coração ou DIR), *Angioestrongylus vasorum* (verme do coração francês) ou *Aelurostrongylus abstrusus* (verme pulmonar de gatos) devem ser submetidos a testes para detecção desses parasitas. A presença geográfica desses parasitas muda rapidamente e é importante conhecer a sua potencial prevalência em diferentes regiões.[11]

## DIAGNÓSTICOS DIFERENCIAIS PARA TOSSE

Na maioria dos casos, a tosse é induzida por um estímulo oriundo das vias respiratórias, sendo que as vias respiratórias superiores estão mais frequentemente envolvidas do que as inferiores. Um colapso dinâmico e estático das vias respiratórias é uma das causas mais comuns de tosse em cães e esse distúrbio pode afetar diferentes partes da traqueia, bem como os brônquios principais. Na maioria das vezes essa condição está associada com fraqueza da parede traqueal ou bronquial, em um trato isolado ou estendido (ou seja, traqueomalácia, broncomalácia e traqueobroncomalácia). Os cães que apresentam colapso das vias respiratórias tipicamente manifestam tosse persistente, seca, paroxística e, às vezes, associada a vários graus de dispneia[12,13] (ver Capítulo 241). Em gatos, uma das causas mais comum de tosse é a doença inflamatória crônica das vias respiratórias inferiores, a qual pode ter múltiplas etiologias. Os gatos acometidos comumente apresentam tosse paroxística, que se assemelha ao ato de vomitar tricobezoares (bolas de pelo) e pode, inadvertidamente, levar a uma investigação gastrintestinal, em vez de respiratória. Em geral, os sinais clínicos podem progredir para broncospasmo associado à dispneia grave (crise asmática)[14] (ver Capítulos 131, 139 e 241).

Doenças parenquimatosas, como pneumonia, podem não induzir tosse, a não ser que a doença se estenda para as vias respiratórias (p. ex., broncopneumonia e produção de catarro). De maneira semelhante, como mencionado em relatórios e opiniões anteriores imprecisas, o edema pulmonar cardiogênico e o não cardiogênico não causam tosse.[15,16] Isso pode ser facilmente extrapolado pelo fato de que o reflexo de tosse não está presente na parte mais profunda do trato respiratório. Pacientes com edema pulmonar apresentam taquipneia/dispneia e, ocasionalmente, podem tossir quando há irritação concomitante das vias respiratórias ou se a quantidade de líquido no espaço alveolar for grave o bastante para alcançar as vias respiratórias superiores e estimular os receptores de tosse, como é ocasionalmente observado em cães de raças grandes com edema pulmonar fulminante. A cardiomegalia, em particular a dilatação do átrio esquerdo (DAE), está associada com maior risco de tosse em cães com doença degenerativa crônica da válvula mitral (DDCVM), sendo que o risco de tosse é 10 vezes maior caso existam, concomitantemente, DAE e afecção de vias respiratórias.[15] Parece haver uma discreta associação entre DAE e colapso de vias respiratórias com DDCVM e, portanto, causas primárias de inflamação das vias respiratórias podem representar a principal etiologia da tosse nesses pacientes.[17]

O refluxo gastresofágico (RGE), a síndrome do gotejamento pós-nasal (GPN) e o uso de inibidores da enzima conversora de angiotensina (IECA) ou betabloqueadores são causas comuns de tosse em pessoas, mas são relatadas apenas ocasionalmente em animais.[18-25] Os fatores de risco associados à tosse estão listados na Tabela 26.1.

## ABORDAGEM CLÍNICA

O exame físico do paciente com tosse pode revelar uma causa primária potencial. As secreções nasal e ocular acompanhadas de lambedura e deglutição frequentes podem ser sinais de GPN associado a rinite e sinusite. O fato de a tosse ser facilmente desencadeada por ligeira palpação da traqueia ou do tórax, sugere que os receptores de tosse estão estimulados pela doença primária, mas que o estímulo patológico não é suficiente para atingir o limiar e estimular uma tosse contínua (Vídeos 26.3 e 26.4). Portanto, o conceito amplamente utilizado de "palpação traqueal positiva" é incorreto, pois esta manobra não fornece uma resposta do tipo "positiva/negativa".[2] A auscultação da laringe e da traqueia pode revelar estridores ou "cliques" em animais com tosse e que tenham paralisia de laringe ou colapso de traqueia. A auscultação torácica normalmente revela estridores, roncos, crepitações e sibilos, sugestivos de afecções de vias respiratórias em diferentes locais do trato respiratório. Crepitações inspiratórias podem estar presentes em cães com tosse

**Tabela 26.1** Fatores de risco para indução de tosse em cães e gatos.

| ETIOLOGIA | CÃES | GATOS | ETIOLOGIA | CÃES | GATOS |
|---|---|---|---|---|---|
| **Inflamatória** | | | Cardiomegalia sem afecção concomitante de vias respiratórias | B | B |
| Rinite | M | M | Cardiomegalia com afecção concomitante de vias respiratórias | A | B |
| Sinusite | M | M | | | |
| Faringite | B | B | Efusão pericárdica | M | B |
| Tonsilite | B | B | Efusão pleural | M | M |
| Laringite | A | A | Embolismo pulmonar | M | M |
| Traqueíte | A | A | **Neoplásica** | | |
| Bronquite | A | A | Tumor de laringe | A | A |
| Pneumonia | B | B | Tumor de traqueia | A | A |
| Broncopneumonia | A | A | Tumor de pulmão | M | M |
| Abscesso pulmonar | M | M | Tumor de mediastino | A | A |
| **Alérgica** | | | **Gastrintestinal** | | |
| Asma (com broncospasmo) | X | A | Refluxo gastresofágico | M | B |
| Broncopneumopatia eosinofílica | A | A | Fístula traqueoesofágica | A | A |
| **Degenerativa** | | | Fístula broncoesofágica | A | A |
| Paralisia de laringe | M | M | Disfagia | A | A |
| Colapso de traqueia | A | A | **Infecções parasitárias** | | |
| Broncomalácia | A | A | Migração errática de nematódeos intestinais | M | M |
| Bronquiectasia | A | A | *Dirofilaria immitis* | M | A |
| **Traumática** | | | *Angiostrongylus vasorum* | A | X |
| Quase estrangulação | A | A | *Aelurostrongylus abstrusus* | X | M |
| Quase afogamento | A | A | Outros vermes pulmonares | M | M |
| Corpo estranho inalado | A | A | **Infecções fúngicas** | M | M |
| Contusão torácica | M | M | | | |
| **Cardiovascular** | | | **Iatrogênica** | | |
| Edema pulmonar não cardiogênico | B | B | Inibidores da ECA | B | X |
| Edema pulmonar cardiogênico | B | B | Betabloqueadores | B | X |

A, alto risco de induzir tosse; B, baixo risco de induzir tosse; M, risco moderado de induzir tosse; X, sem risco de induzir tosse ou a condição não foi relatada nessa espécie.

e que tenham doença pulmonar intersticial crônica (DPIC), especialmente em cães da raça West Highland White Terrier e outras raças Terrier.[26] Uma associação entre DPIC e tosse também foi demonstrada em gatos.[27] O mecanismo exato da tosse em animais com DPIC é incerto, porém pode estar relacionado à autorregularão dos receptores das vias respiratórias pulmonares sensitivas, ao aumento da sensibilidade à tosse e/ou às vibrações da parede torácica.[28] Apesar de crepitações serem comumente relatadas na literatura veterinária como indicadores de edema pulmonar alveolar, é mais provável que o mecanismo que origina as crepitações seja o fechamento súbito das vias respiratórias durante a expiração e sua reabertura súbita durante a inspiração, como ocorre mais comumente nos casos de pneumonia e DPIC.[29,30] Tradicionalmente, o "ronco" associado à doença bronquial pode ser erroneamente descrito como crepitação. A percussão torácica pode revelar uma linha de macicez horizontal compatível com efusão pleural, às vezes associada à tosse, tanto em cães quanto em gatos. Geralmente, os tumores torácicos causam tosse devido à compressão mecânica; em alguns casos podem ser detectados por meio de percussão torácica.

## INVESTIGAÇÕES CLÍNICAS

Os exames laboratoriais devem incluir leucograma, inclusive com contagens diferenciais de leucócitos, que pode revelar neutrofilia nos casos de doenças inflamatórias, ou eosinofilia e basofilia em infecções parasitárias ou fúngicas. O exame de fezes pelo método de Baermann-Moraes deve ser realizado na tentativa de detectar vermes pulmonares. Há disponibilidade de exames sorológicos para detecção de *Dirofilaria immitis* e *Angiostrongylus vasorum*, sendo recomendados a todos os animais com tosse e criados em áreas endêmicas. Nos estágios iniciais, é recomendada a realização de radiografias do tórax, visto que anormalidades significativas alteram o plano diagnóstico e evitam investigações desnecessárias. Infelizmente, o exame radiográfico tem pouca sensibilidade na detecção de colapso dinâmico de vias respiratórias, traqueobronquite infecciosa ou infecção parasitária.[31-33] A broncoscopia (ver Capítulo 101) pode ser realizada para avaliação adicional de pacientes com tosse, embora o número de diagnósticos advindos de broncoscopias na avaliação de rotina de tosse crônica tenda a ser baixo. O potencial diagnóstico da broncoscopia costuma ser maior em casos selecionados, como na inalação de corpos estranhos, no colapso dinâmico ou estático das vias respiratórias, na bronquite crônica e na verminose pulmonar. Adicionalmente, a broncoscopia é uma oportunidade para a coleta de uma amostra das vias respiratórias, tanto por meio de biopsia da mucosa quanto pela obtenção de lavado broncoalveolar (LBA). O lavado transtraqueal (LTT) pode ser uma técnica alternativa de amostragem, embora propicie menos resultados diagnósticos. A tomografia computadorizada está se tornando amplamente disponível em medicina veterinária e o uso dessa tecnologia possibilita diagnóstico mais preciso de doenças pulmonares parenquimatosas difusas, afecções bronquiais e presença de corpos estranhos, que podem não ter sido detectados nas radiografias do tórax. Investigações diagnósticas adicionais podem incluir fluoroscopia, endoscopia gastrintestinal, rinoscopia, testes alérgicos etc. Um algoritmo para a abordagem clínica é mostrado na Figura 26.1.

## CONTROLE CLÍNICO

Isoladamente, a tosse raramente é uma condição que ameace a vida do paciente. Contudo, quando sua ocorrência é hiperaguda ela pode indicar um sério problema primário (inalação de corpo estranho, obstrução grave de vias respiratórias, quase afogamento, inalação de fumaça etc.). A tosse é um mecanismo de proteção e não deve ser suprimida. No entanto, a tosse incessante pode interferir na qualidade de vida do paciente, a partir do momento que interfere na respiração, na ingestão de alimento e água, na atividade física e no sono. O padrão de sono do proprietário também pode ser afetado, caso o cão durma no mesmo ambiente. A tosse também pode disseminar infecções; ademais, pode iniciar um círculo vicioso de tosse devido à irritação adicional das vias respiratórias. A supressão da tosse deve ser realizada apenas nas situações anteriormente mencionadas.[2] Preferivelmente, quando se identifica a causa primária, deve-se inicialmente remover a etiologia primária (remoção de corpo estranho inalado, tratamento nas de infecção bacteriana com antibiótico etc.).

### Abordagem não farmacológica

A abordagem inicial pode ser empírica, com intuito de controlar a tosse, aliviar a obstrução de vias respiratórias e reduzir a fonte de irritação, como indicado a seguir:

1. Deve-se evitar fumaça de cigarro, poeira, produtos de limpeza e desodorantes em forma de spray. Os carpetes devem ser aspirados frequentemente. Lençóis limpos de algodão devem ser utilizados para cobrir a cama do animal
2. Caminhadas longas e suaves são mais indicadas do que corridas curtas e intensas. A atividade física leve pode auxiliar no deslocamento de muco bronquial e auxiliar na desobstrução de pequenas vias respiratórias
3. Deve-se utilizar um peitoral, em vez de coleiras de pescoço, quando levar o cão para passear com guia
4. A redução de peso melhora muito a respiração, a capacidade física e a função cardiovascular (ver Capítulo 176). Na verdade, a gordura tende a se acumular no interior do tórax e reduzir o volume pulmonar. Isso pode causar compressão das vias respiratórias e estimular a tosse
5. A nebulização favorece a expectoração de vias respiratórias mais profundas, brônquios e traqueia, pois ela fluidifica o muco e lubrifica o trato respiratório irritado (ver Capítulo 97). Nebulizadores ultrassônicos estão disponíveis em muitas lojas de material hospitalar e drogarias; podem ser ligados durante a noite, no quarto onde o animal dorme. A tapotagem pode ajudar no deslocamento de algumas secreções mais profundas.

### Abordagem farmacológica

Caso não se observe melhora após intervenções empíricas, uma abordagem antitussígena pode ser considerada, no entanto deve-se lembrar que não há evidência científica de eficácia em cães e gatos.

Os corticoides inaláveis (CSI) (p. ex., fluticasona, beclometasona, budesonida) atuam diretamente na mucosa das vias respiratórias reduzindo a inflamação local. São esperados efeitos colaterais irrelevantes, eles são minimamente absorvidos. Os CIS são administrados com auxílio de espaçadores específicos, com máscara(ver Capítulo 97).

1. Expectorantes (p. ex., guaifenesina) atuam aumentando o volume e reduzindo a viscosidade das secreções das vias respiratórias; portanto, aumentam a eficiência da tosse na eliminação dessas secreções
2. Mucolíticos (p. ex., acetilcisteína, guaifenesina, ambroxol, bromexina) modificam a estrutura das glicoproteínas do muco, reduzindo a sua viscosidade. O seu uso deve ser restrito a algumas circunstâncias especiais, como na necessidade de liquefazer secreções mucopurulentas espessas e viscosas
3. Os supressores da tosse (p. ex., butorfanol, codeína, hidrocodona, dextrometorfano) são antitussígenos de ação central que inibem o reflexo da tosse por atuarem no centro medular

# CAPÍTULO 26 • Tosse

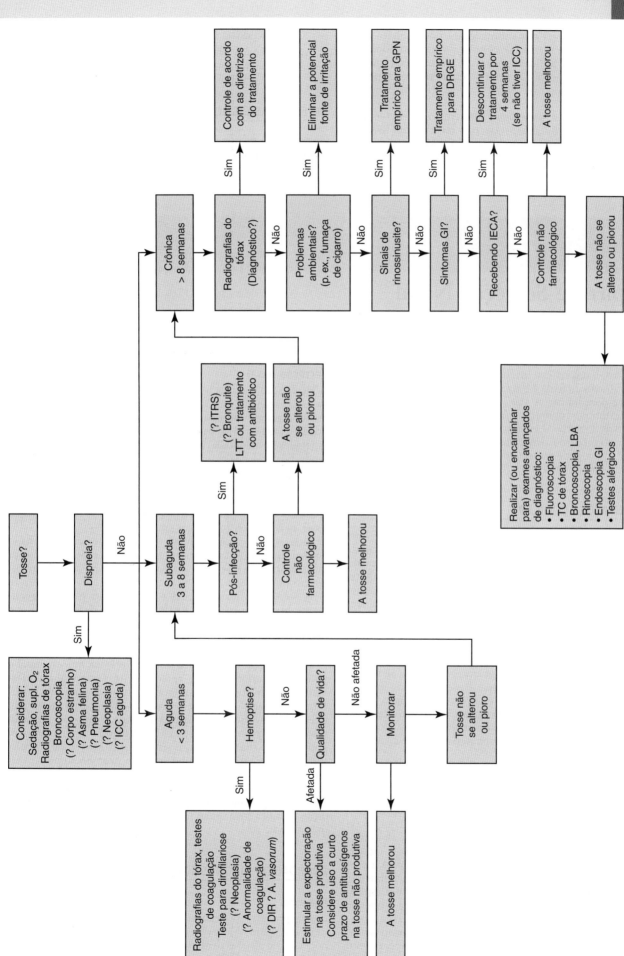

**Figura 26.1** Algoritmo para controle clínico de tosse persistente em cães e gatos. *DIR*, dirofilariose; *GI*, gastrintestinal; *GPN*, síndrome do gotejamento pós-nasal; *ICC*, insuficiência cardíaca congestiva; *IECA*, inibidores da enzima conversora de angiotensina; *ITRS*, infecção do trato respiratório superior; *LBA*, lavado broncoalveolar; *LTT*, lavado transtraqueal; *RGE*, refluxo gastresofágico; supl. $O_2$, suplementação de oxigênio; *TC*, tomografia computadorizada.

da tosse. A maioria dos antitussígenos possui efeito sedativo, o que pode ser desejável nos casos de tosse dolorosa e persistente. A utilidade clínica do dextrometorfano em crianças com tosse foi questionada recentemente; há poucas informações disponíveis sobre sua eficácia em pequenos animais.[34]

4. Broncodilatadores (salbutamol/albuterol inaláveis, teofilina, aminofilina e terbutalina) relaxam a musculatura lisa contraída das vias respiratórias. Portanto, são úteis apenas quando há broncospasmo, como nos casos de asma felina.

Os broncodilatadores inaláveis são preferíveis às medicações sistêmicas. Broncospasmo de ocorrência natural não foi demonstrado, de modo convincente, em cães.

## REFERÊNCIAS BIBLIOGRÁFICAS

*As referências bibliográficas deste capítulo se encontram online no Ambiente de Aprendizagem.*

# CAPÍTULO 27

# Espirro e Secreção Nasal

Julio López

Espirro é um reflexo involuntário e protetor que expele o ar através do nariz e boca de uma maneira súbita e explosiva para limpar as vias respiratórias superiores. Ocorre quando estímulos químicos ou físicos irritam os receptores subepiteliais do nariz. O espirro ou a secreção nasal pode acontecer em afecções do nariz, dos seios nasais e da nasofaringe (Boxe 27.1), ou pode ser secundário a uma doença sistêmica ou de vias respiratórias inferiores (Boxe 27.2).

## APRESENTAÇÕES CLÍNICAS

A maioria dos pacientes com afecções nasais são levados para avaliação por causa da secreção nasal ou do espirro. Os sinais de doenças da cavidade nasal caudal incluem estertores, espirros reversos, deglutição excessiva, engasgos, tosse, disfagia e alterações na fonação. Geralmente, os sinais clínicos não são patognomônicos de uma doença em particular e vários exames auxiliares são necessários para se obter o diagnóstico.

### Estertores

Esse termo se refere a um "ronco" respiratório que indica obstrução do fluxo de ar na nasofaringe que, geralmente, se resolve quando o animal respira pela boca. Possíveis causas incluem secreções nasais, lesões tumorais e edema nasofaríngeo, sendo que classicamente esse som é ouvido em raças braquicefálicas devido ao prolongamento do palato mole, excesso de tecido nasofaríngeo e estenose de vias respiratórias (Vídeo 27.5).

### Espirro reverso

Espirro reverso é um som de ronco inspiratório alto, algumas vezes violento, que ocorre sem sinal prévio. Pode durar segundos a minutos, o que pode dar a impressão, aos proprietários, que o animal está com angústia respiratória. A irritação da mucosa da nasofaringe estimula o espasmo dos músculos faríngeos, levando à obstrução da passagem do ar para a laringe, transferindo as secreções e os materiais estranhos para a orofaringe, para serem deglutidos. É algo comum e, geralmente, sem consequências (Vídeo 27.1). Nos casos em que o espirro reverso é um sinal novo ou quando sua ocorrência aumenta, deve-se investigar anormalidades na nasofaringe, como presença de corpo estranho, ácaro nasal (*Pneumonyssoides caninum*), infecção viral, rinite alérgica ou encarceramento epiglótico do palato mole.

### Secreção nasal

A localização e a caracterização da secreção nasal pode auxiliar na elaboração da lista de diagnósticos diferenciais, tendo em mente a grande sobreposição que ocorre entre as doenças que podem causá-la.[1] Nos casos de corpo estranho, fístula oronasal, aspergilose e neoplasia, a secreção será tipicamente unilateral, sendo bilateral nos casos de doenças inflamatórias, infecciosas ou alérgicas. A secreção pode ser classificada como serosa, mucoide, mucopurulenta, purulenta, sanguinolenta (que contém sangue), epistaxe (hemorragia franca) ou com a presença de alimento. Na afecção nasofaríngea pode não se haver secreção nasal, pois a secreção tende a ser deglutida.

A secreção serosa é aquosa, clara e pode ser um achado normal. Em gatos, caso em excesso, pode ser sinal de doença inflamatória não infecciosa ou de infecção viral do trato respiratório superior.

A secreção mucopurulenta é mais viscosa e opaca, geralmente branca, amarela ou verde. Qualquer afecção nasal que cause inflamação e infecção bacteriana secundária pode apresentar esse tipo de secreção tornando-a, portanto, inespecífica (Vídeo 27.2).

Uma secreção sanguinolenta indica lesão na mucosa nasal e pode ser exteriorizada por apenas espirros contínuos. A destruição significativa dos cornetos nasais ou a erosão de estruturas vasculares nasais causadas por traumas craniofaciais, infecções micóticas ou neoplasias pode ocasionar secreção nasal sanguinolenta ou epistaxe[1] (ver Vídeo 27.2). Ela também pode ser causada por doenças sistêmicas (hipertensão) ou distúrbios hemostáticos (trombocitopenia, trombocitopatia, vasculite ou coagulopatia).[2]

Conteúdo alimentar na cavidade nasal pode sugerir uma anormalidade congênita, como fenda palatina, que é uma condição disfágica em animais jovens, ou fístula oronasal em animais mais velhos.

## ABORDAGEM DIAGNÓSTICA

### Resenha

É mais provável que causas congênitas ou infecciosas de secreção nasal sejam observadas em animais jovens. Diferentemente, neoplasias e afecções dentárias são de ocorrência mais frequente em animais mais velhos. Animais abrigados juntos, estressados

## Boxe 27.1 Causas nasais e paranasais de espirro e secreção nasal

**Congênitas**
Fenda palatina
Discinesia ciliar
Estenose nasofaríngea
Atresia de coana

**Inflamatórias**
Rinite linfocítica/plasmocítica idiopática
Rinite alérgica
Estenose nasofaríngea
Pólipo nasofaríngeo (G)
Rinite polipoide
Corpo estranho

**Infecciosas**
*Virais*
Calicivírus felino (G)
Herpes-vírus felino tipo I (G)

*Bacterianas*
Mycoplasma spp. (G)
Bordetella bronchiseptica (G)
Pasteurella multocida (C)

*Fúngicas*
Aspergillus (C, G)
Penicillium (C)
Rhinosporidium (C, G)
Cryptococcus (G)

*Parasitárias*
Pneumonyssoides caninum (C)
Eucoleus [Capillaria] boehmi (C, G)
Cuterebra sp. (C, G)
Linguatula sp. (C, G)

**Neoplásicas**
Adenorcarcinoma
Carcinoma de célula escamosa
Condrossarcoma
Osteossarcoma
Fibrossarcoma
Linfoma
Tumor venéreo transmissível
Carcinoma neuroendócrino

**Trauma**
Traumatismo por contusão ou penetrante

**Infecções dentárias**
Abscesso de raiz dental
Fístula oronasal

**Malformação vascular**

C, cães; G, gatos.

## Boxe 27.2 Causas sistêmicas de espirro e secreção nasal

**Distúrbios hemostáticos**
Trombocitopenia
Trombocitopatia
Doença de von Willebrand
Deficiência de fatores de coagulação
   Congênita (hemofilia A e B, outras)
   Adquirida (intoxicação por rodenticidas anticoagulantes, coagulação intravascular disseminada [CID], insuficiência hepática)

**Vasculite**
Tóxica
Inflamatória
Imunomediada
   Lúpus eritematoso sistêmico
Neoplásica
Infecciosa
   Erliquiose
   Peritonite infecciosa felina
   Febre maculosa
   Leishmaniose

**Hiperviscosidade**
Mieloma múltiplo
Macroglobulinemia de Waldenstrom (IgM)
Leucemia linfocítica crônica
Linfoma
*Erlichia canis*
Peritonite infecciosa felina (rara)
Amiloidose
Leucemia plasmocitária

**Hipertensão**
Primária ou essencial (rara)
Secundária
   Doença renal aguda ou crônica
   Feocromocitoma
   Hiperadrenocorticismo
   Hipertireoidismo
   Hipotireoidismo
   Acromegalia
   Policitemia
   Diabetes melito
   Hiperidratação

**Infecciosas**
Traqueobronquite infecciosa
Cinomose
Broncopneumonia bacteriana

---

(em exposição, abrigo, canil, novo domicílio) ou aqueles expostos a ambientes externos regionais (infecções micóticas) são mais suscetíveis às doenças infecciosas.

Em cães braquicefálicos, geralmente as causas de afecções de vias respiratórias superiores devem-se à conformação anormal das estruturas e, menos frequentemente, neoplasias nasais; gatos braquicefálicos são mais sujeitos à rinite fúngica.[3,4] Raças dolicocefálicas são mais suscetíveis às afecções nasais, provavelmente devido à maior área da superfície de sua membrana mucosa, aumentando a exposição a alergênios e substâncias irritantes inaladas. Também, apresentam maior incidência de rinite fúngica e tumor nasal.[3]

Em gatos, é provável que a rinossinusite inflamatória não específica seja uma sequela de infecção viral do trato respiratório superior. Altera a anatomia nasal normal e os mecanismos de defesa, predispondo à infecção bacteriana secundária e respostas imunes anormais. É mais provável que gatos com neoplasia sejam idosos, tenham dispneia ou secreção nasal hemorrágica ou unilateral.[5]

## Histórico clínico

A obtenção de um histórico clínico minucioso pode auxiliar na escolha dos exames adicionais a serem solicitados, bem como do tratamento. O proprietário deve ser questionado sobre visitas a exposição/canil, traumas, viagens, atividades ao ar livre (exposição a arestas de capim-rabo-de-raposa/gramínea, fungos) e procedimentos anestésicos recentes (refluxo gástrico nasofaríngeo, extração de dente) (Vídeos 27.3 e 27.4).

Outra informação que auxilia no diagnóstico é sobre o início dos sinais clínicos (hiperagudo, agudo, crônico). Ocorrência de espirros paroxísticos em um cão que esteve recentemente em ambiente externo pode indicar a presença de um corpo estranho vegetal no nariz, especialmente se o animal também esfrega as patas na face. Em gatos, é menos provável que corpos estranhos sejam inalados porque apresentam aberturas nasais estreitas. Corpos estranhos nasofaríngeos podem ocorrer secundariamente ao vômito ou à regurgitação de gramínea ou pelos, que alcançam a nasofaringe. Os proprietários de animais com afecções na parte posterior da cavidade nasal podem relatar espirro reverso, aumento de deglutição ou engasgo (gotejamento pós-nasal), tosse ou sons respiratórios audíveis (estertores).

### Exame físico

A suspeita clínica de afecção nasal pode ser confirmada por um exame físico minucioso, embora, por vezes, pode não se observar anormalidades, mesmo havendo uma doença relevante. O nariz é examinado quanto à presença de secreção, úlceras/crostas ao redor das narinas, despigmentação das narinas (aspergilose nasal), assimetria do nariz e/ou da face (neoplasia nasal, cripotococose) e dor na parte dorsal do nariz (aspergilose/neoplasia nasal). A avaliação da viabilidade dos condutos nasais pode ser realizada colocando-se uma lâmina de vidro ou alguns pelos ou fios de algodão em frente às narinas e observando a condensação na lâmina ou os movimentos dos pelos/fios. Em um ambiente silencioso, deve-se tentar ouvir estertores nasais, enquanto se mantém a boca do paciente fechada.

Um exame oral minucioso, geralmente necessitado de anestesia, é realizado como parte da avaliação completa. Úlceras na mucosa (calicivírus felino), dentes fraturados, fístula oronasal, fenda palatina, inabilidade de abaixar o palato mole ou deslocamento ventral (lesão nasofaríngea) podem ser observados. A halitose pode indicar afecção dentária, fístula oronasal ou corpo estranho.

Exoftalmia, prolapso da membrana nictitante, deformidade dos ossos faciais ou incapacidade de retração do olho pode levantar a suspeita de tumor retrobulbar. Epífora pode ser um sinal de obstrução do ducto nasolacrimal. O exame de fundo do olho (ver Capítulo 11) pode revelar corioretinite (neoplásica ou infecciosa) ou tortuosidade de vasos retinianos, hemorragia ou descolamento de retina (hipertensão sistêmica).

Afecções nasais que se estendem além da placa cribiforme (neoplasia/aspergilose) podem afetar o sistema nervoso central e, portanto, deve-se realizar exame neurológico (ver Capítulo 259).

Doenças torácicas primárias podem causar sinais nasais secundários devido às secreções expectoradas para a nasofaringe. Crostas na narina na ausência de espirro ou secreção nasal sugerem ceratoconjuntivite seca (CCS) ou dermatose primária, como acontece no lúpus eritematoso discoide.

Epistaxe (ver Capítulo 29) é o sinal clínico mais comum de trombocitopenia. Caso se observem petéquias hemorrágicas, equimoses ou melena, deve-se primariamente considerar a possibilidade de distúrbios hemostáticos.

## PLANO DIAGNÓSTICO

Utilizando-se as informações obtidas na anamnese e no exame físico é possível elaborar um plano diagnóstico sistemático apropriado (Figura 27.1). Mesmo com uma avaliação minuciosa, 33,6% dos casos de afecções nasais em cães não são diagnosticados e 22,7% dos cães e 64% dos gatos são diagnosticados com rinite inespecífica.[6,7] Provavelmente contribuindo com esses números estão os casos iniciais de neoplasia ou a presença de corpo estranho, condições em que exames seriados provavelmente definem o diagnóstico. Os exames devem sempre ser repetidos em pacientes com rinossinusite crônica, com sinais clínicos que se agravaram, de modo a detectar o desenvolvimento de uma doença secundária.

Na maioria dos casos de afecção nasal, o hemograma e o perfil bioquímico sérico pouco auxiliam na definição do diagnóstico. Apesar disso, devem ser realizados na investigação de doenças sistêmicas que causam sintomas nasais, antes de prosseguir com exames que requerem anestesia geral. Sorologia para *Cryptococcus* sp. deve ser realizada em gatos. A sorologia para *Aspergilus*, pela técnica de imunodifusão em gel de ágar, pode dar suporte a um diagnóstico de rinite fúngica, pois este exame mostrou-se altamente específico (98%), porém de baixa sensibilidade (ou seja, um resultado negativo não indica ausência da doença).[8] A cultura de fungos como teste único para diagnosticar rinite fúngica não é recomendada devido à possibilidade da presença de organismos fúngicos transitórios que não causam infecção clínica.[9] Geralmente, exames para detecção de vírus respiratórios (calicivírus felino, herpes-vírus felino tipo I) por imunodifusão, teste imunoenzimático (ELISA) ou por reação em cadeia de polimerase (PCR) não têm utilidade, na maioria das situações, devido à alta prevalência desses microrganismos em gatos saudáveis.[10] Em casos de epistaxe, deve-se realizar a contagem de plaquetas, a mensuração dos tempos de coagulação (tempo de protrombina, tempo de tromboplastina parcial ativada) ou teores de proteínas induzidos por antagonismo ou ausência de vitamina K e mensuração da pressão sanguínea, além de, quando indicado, o tempo de sangramento na mucosa bucal (ver Capítulos 80 e 99).

Geralmente, a citologia das secreções nasais revela inflamação inespecífica. Ocasionalmente, pode-se observar fungos (*Criptococcus* sp.), ovos de parasitas (*Euceleus boehmi*) ou células neoplásicas. Pode se utilizar amostras obtidas por meio de *swab*, escova, lavado ou "imprint" de fragmento de tecido (ver Capítulos 96 e 240). Devem ser obtidas amostras de tumefações faciais ou nasais e de linfonodos com aumento de tamanho por meio de aspiração por agulha fina ou biopsia (biopsia por punção com agulha fragmentante tecidual [biopsia *Tru-Cut*] ou biopsia com um aparato com cilindro cortante [*punch*]).

Geralmente, a cultura bacteriana da secreção nasal ou da cavidade nasal (com amostra obtida com *swab* profundo ou biopsia) é de pouco valor, já que quase sempre ocorre crescimento misto da microflora comensal normal. Apesar da raridade de rinite bacteriana primária, exceções notáveis incluem aquelas causadas por *Pasteurella multocida* (cães), *Bordetella bronchiseptica* (cães e gatos) e *Mycoplasma* spp. (gatos).[11,12]

Avaliações adicionais, além dessas etapas iniciais, requerem anestesia geral e devem iniciar com o exame da cavidade bucal. Na suspeita de afecções dentárias, deve-se realizar radiografias dentárias. Os exames de imagem devem ser executados antes da realização de sondagem dentária ou procedimentos endoscópicos para evitar a ocorrência de hemorragia nasal, que prejudica a visualização. Independentemente do método diagnóstico escolhido, deve ser enfatizado que o exame e a coleta de amostras do nariz devem sempre ser bilaterais, mesmo quando há suspeita de doença unilateral.

### Radiografias do crânio

Apesar de não ser a modalidade ideal de exame de imagem quando se investiga uma afecção nasal, uma radiografia de rotina pode revelar a extensão e o tipo da doença, ajudando a direcionar uma possível biopsia. A vantagem é que é um procedimento amplamente disponível a baixo custo. As desvantagens incluem a necessidade de anestesia geral para o correto posicionamento do paciente e a impossibilidade de detectar alterações sutis na cavidade nasal. A sobreposição de estruturas ou o acúmulo de líquido pode obscurecer anormalidades, podendo ser minimizada pela obtenção de imagens dorsoventral intraoral e/ou ventrodorsal com a boca aberta, sendo que a última possibilita avaliação das placas cribiformes. As imagens oblíquas laterais e aquelas rostrocaudais possibilitam a visualização da arcada dentária e dos seios frontais, respectivamente.

Em cães e gatos, a rinite, independentemente da causa, pode ter uma aparência radiográfica variável, dependendo de sua cronicidade e gravidade. A destruição dos ossos cornetos pode ser uma característica tanto de rinite (fúngica/outra) quanto de neoplasia. Esse achado, juntamente com a tumefação de tecidos moles, invasão óssea e opacidade sinusal ipsilateral, é mais observado nos casos de neoplasia nasal.[13,14] Em gatos, *Cryptococcus neoformans*

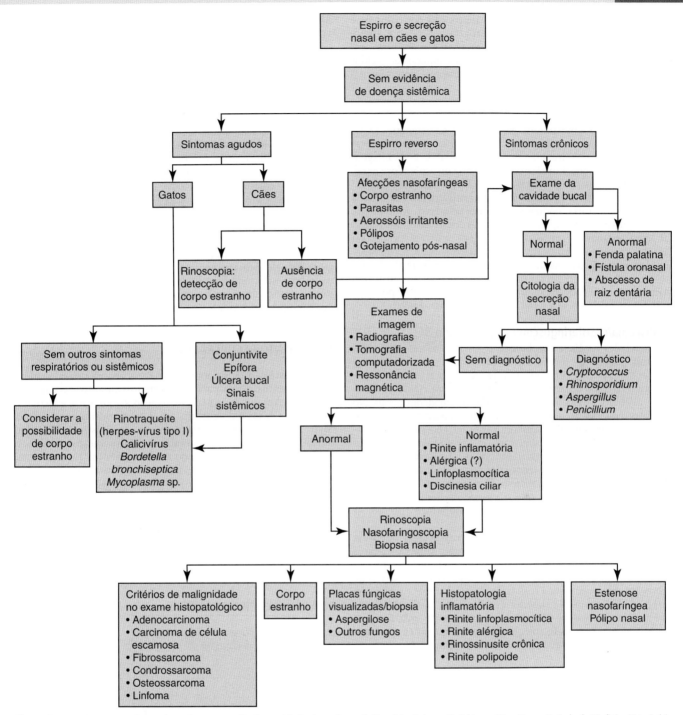

**Figura 27.1** Espirro e secreção nasal em cães e gatos. (De Brown NL. Espirro e Secreção Nasal. In: Ettinger SJ, Feldman EC, editores. *Tratado de Medicina Veterinária Interna*. 7. ed. St. Louis: Saunders Elsevier, 2010).

não costuma causar destruição óssea. Corpos estranhos radiopacos podem ser detectados. Corpos estranhos radiolucentes podem ser detectados como opacidades de tecidos moles causadas por inflamação secundária e presença de secreção.

## Tomografia computadorizada

Diferentemente da radiografia de crânio, a realização de tomografia computadorizada (TC) é muito mais rápida e fornece imagens detalhadas e de qualidade muito superior, sem que haja o problema da sobreposição.[15,16] Ela também possibilita a visualização de áreas inacessíveis por endoscopia, atua como guia para realização de biopsia e ajuda a planejar as estratégias terapêuticas para os casos de rinite fúngica (integridade das placas cribiformes) ou neoplasias (radioterapia). As desvantagens incluem pouca disponibilidade e necessidade de anestesia geral, apesar de estar se tornando cada vez mais acessível e de que o exame em aparelhos mais modernos é possível apenas sob sedação. Enquanto o custo possa ser um fator limitante, o fato de as imagens obtidas serem superiores podem levar a um diagnóstico mais rápido, com custo-benefício favorável.

Apesar de a TC possibilitar uma diferenciação razoavelmente precisa entre doenças neoplásicas e não neoplásicas em cães, sempre a confirmação do diagnóstico é feita por meio de biopsia. A neoplasia está tipicamente associada a densidade de tecidos moles e extensa destruição dos ossos cornetos, enquanto uma aparência normal ou destruição moderada, com ou sem densidade de tecidos moles, é mais típica de rinite inflamatória.[17] A rinite fúngica está associada a uma extensa destruição dos cornetos e condutos nasais hiperlucentes.[16,18,19] Em gatos, há algumas características que se sobrepõem na neoplasia nasal e rinite fúngica.[20] O uso de contraste pode auxiliar a diferenciar líquidos de tecidos moles vascularizados, apesar de não ser possível determinar a natureza da lesão.

### Ressonância magnética

Apesar de estudos mostrarem que a ressonância magnética (RM) é capaz de propiciar o diagnóstico de neoplasias *versus* doenças nasais inflamatórias, atualmente não é a modalidade de imagem avançada de escolha. Em cães com neoplasia ou aspergilose nasal, estudos não mostraram vantagem da RM em relação a TC.[19,21] A carência de efeito de massa foi significativamente associada à doença inflamatória, enquanto o efeito de massa, juntamente com lise do osso vômer, erosão das placas cribiformes, destruição do osso paranasal e invasão tumoral nos seios esfenoides ou nasofaríngeos, foi significativamente relacionado a neoplasia.[22] As desvantagens da RM incluem a anestesia prolongada devido ao tempo necessário para a obtenção das imagens, o custo e a baixa disponibilidade, quando comparada a TC. A RM pode ser útil em casos de doença nasal crônica sem diagnóstico.

### Rinoscopia/nasofaringoscopia (ver Capítulo 96)

As cavidades nasais, a nasofaringe e, em alguns casos, os seios frontais podem ser diretamente visibilizados por meio de um endoscópio. O procedimento requer experiência e um equipamento relativamente caro. Endoscópio pequeno, rígido ou flexível, possibilita a visualização adequada das cavidades nasais. No entanto, é necessário um endoscópio flexível para avaliar a nasofaringe e os seios frontais, embora possa ser necessária trepanação para a realização de sinuscopia.[23] Os endoscópios rígidos possuem ópticas melhores e são mais fáceis de manusear, enquanto os flexíveis estão associados com menor risco de lesões mecânicas traumáticas aos tecidos. Primeiramente, deve-se realizar nasofaringoscopia, já que o sangue da hemorragia resultante da rinoscopia pode se acumular na nasofaringe e prejudicar a visualização.

O procedimento pode ser diagnóstico (visualização de placas fúngicas, corpo estranho, pólipos nasais, lesões tumorais, ácaros nasais, estenose nasofaríngea), bem como terapêutico (remoção de corpo estranho, placas fúngicas, lavagem/sucção de excesso de secreção). Ele possibilita a realização de biopsia sob visualização direta. A endoscopia foi superior às radiografias nasais na obtenção do diagnóstico de afecção nasal persistente em cães.[24] A avaliação das coanas detectou corretamente neoplasias nasais em 26 de 34 animais em que foram realizadas biopsias.[25]

### Biopsia nasal

Devem ser obtidas diversas amostras de cada cavidade nasal, por meio de biopsia, de todos os cães e gatos com afecções nasais crônicas, mesmo que a etiologia pareça ser unilateral, óbvia (corpo estranho) ou que não haja lesão aparente. A biopsia guiada por rinoscopia é a preferida, pois a visualização assegura que seja obtida amostra de lesões específicas. As técnicas de biopsias às cegas também podem ser realizadas, no entanto para evitar a penetração acidental da placa cribiforme, o veterinário deve mensurar a distância desde a ponta do nariz até o canto medial do olho e assegurar que o instrumento de biopsia não ultrapasse essa distância. Uma TC pode determinar o comprimento que esse instrumento deve avançar para alcançar o local acometido. A amostra de biopsia também pode ser obtida por meio de rinotomia ou lavado nasal traumático.

O exame citológico ou o "imprint" de amostras obtidas por biopsia pode ser uma tentativa de diagnóstico rápido.[26] Caso se detecte *Cryptococcus* spp., devem ser realizados exames sorológicos para diferenciar o animal portador assintomático daquele realmente infectado (resultado positivo) e para ajudar a monitorar o tratamento. Como complicações, pode-se esperar hemorragia (com risco à vida) e aspiração de sangue.

## TRATAMENTO/RECUPERAÇÃO

O diagnóstico e o tratamento de uma afecção nasal podem ser frustrantes tanto para o veterinário quanto para o proprietário. Apesar de uma investigação sistemática e extensa, em muitos casos o diagnóstico etiológico continua indefinido. Mais frequentemente, obtém-se um diagnóstico descritivo baseado no infiltrado inflamatório (rinite inespecífica) e o controle da doença é baseado em tratamentos sintomáticos, com intuito de aliviar os sinais clínicos. Tratamentos específicos estão disponíveis para neoplasias, rinite fúngica, corpo estranho, para a maioria das anormalidades congênitas, parasitas e afecções dentárias. Antes de iniciar uma investigação ampla e onerosa, o esclarecimento do proprietário sobre os possíveis resultados e da possível necessidade de um controle da doença por toda a vida auxilia a minimizar expectativas irreais e frustrações.

## REFERÊNCIAS BIBLIOGRÁFICAS

*As referências bibliográficas deste capítulo se encontram online no Ambiente de Aprendizagem.*

# CAPÍTULO 28

# Taquipneia, Dispneia e Angústia Respiratória

M. Lynne O'Sullivan

O termo dispneia é utilizado clinicamente para se referir a uma respiração difícil ou laboriosa, embora na verdade ele se refira mais precisamente a sensação consciente de encurtamento da respiração ou falta de ar.[1] Portanto, talvez o termo "angústia respiratória" seja mais correto para o que se observa clinicamente e implica uma certa gravidade à situação. A taquipneia refere-se ao aumento da frequência respiratória, a qual pode acompanhar a dispneia. Isso deve ser diferenciado de respiração ofegante, caracterizada por respiração rápida sem evidência de angústia respiratória, e está associada à termorregulação, ansiedade ou dor. O termo ortopneia refere-se à dispneia posicional, estando especificamente presente quando o paciente não está em pé ou sentado de maneira ereta.

## FISIOPATOLOGIA

O controle da respiração envolve a integração de três elementos principais: (1) os sensores que coletam as informações e (2) o centro de controle da respiração, no cérebro, que coordena as informações e envia os impulsos para os (3) músculos efetores (diafragma e músculos intercostais). Os principais sensores incluem os quimiorreceptores centrais, os quais são sensíveis às alterações nas concentrações de dióxido de carbono, arterial e periférica, que são sensíveis tanto ao teor arterial de oxigênio quanto ao de gás carbônico. A dispneia é acionada pela hipoxemia ou hipercarbia (geralmente $Pa_{O_2} < 60$ mmHg ou $Pa_{CO_2} > 50$ mmHg, respectivamente, dependendo da duração). As causas de hipoxemia incluem: (1) diminuição da fração de oxigênio inspirada; (2) hipoventilação; (3) comprometimento da difusão gasosa; (4) *shunt* cardiovascular direito-esquerdo; (5) desequilíbrio na proporção ventilação/perfusão (V/Q); e (6) quantidade anormal de hemoglobina. Essa discussão trata de anormalidades que resultam nos itens 2, 3, 4 e/ou 5. As principais causas de hipercarbia são: (1) hipoventilação e (2) desequilíbrio na proporção V/Q.[2,3]

## AVALIAÇÃO IMEDIATA E TRATAMENTO DO PACIENTE COM DISPNEIA (VER TAMBÉM CAPÍTULOS 131 E 139)

A angústia respiratória é uma queixa comum do proprietário durante a consulta e que necessita avaliação e atenção imediata, visto que o comprometimento respiratório pode muito rapidamente progredir para insuficiência respiratória. Pelo fato do estresse e da ansiedade poderem contribuir com essa deterioração, esses pacientes devem ser minimamente manuseados. Deve-se iniciar imediatamente a suplementação de oxigênio por meio de máscara facial, cânula nasal, gaiola de oxigênio e sonda nasal. A escolha do método de fornecimento necessita equilibrar a invasividade da técnica com o teor de oxigênio inspirado desejado para a condição e o temperamento de cada paciente. Enquanto se administra o oxigênio, pode-se obter muitas informações observando o paciente à distância (ver Capítulo 2). É importante analisar a postura, o nível de atividade mental e comportamental, além do padrão respiratório, incluindo a frequência, a regularidade, a profundidade e o esforço (grau e tempo da fase respiratória). Essa informação é utilizada para avaliar a gravidade e localizar o problema, podendo o mesmo se originar nas vias respiratórias superiores ou inferiores, no espaço pleural ou na parede torácica.[3] Os padrões respiratórios devem ser descritos como obstrutivos (respiração lenta e profunda) ou restritivos (respiração superficial curta e rápida). Os padrões obstrutivos podem ser caracterizados adicionalmente como de maior esforço inspiratório (sugerindo anormalidade em vias respiratórias superiores) (Vídeo 28.1) ou de maior esforço expiratório (sugerindo anormalidade de vias respiratórias inferiores) (Figura 28.1; Vídeo 28.2).

Os animais com hipoxemia grave se mostram em pânico, geralmente com abdução dos cotovelos, extensão do pescoço e da cabeça, narinas dilatadas e com expressão perplexa, já que eles estão focados em respirar. É importante reconhecer prontamente uma obstrução de vias respiratórias superiores (esforço inspiratório exagerado, com pouco ou nenhum movimento de ar), sendo necessárias sedação e intubação imediatas. Também, é importante reconhecer o padrão respiratório paradoxal, que indica um grande aumento do trabalho respiratório e fadiga dos músculos respiratórios. Durante a inspiração, os músculos intercostais posteriores e as costelas colapsam para dentro com a contração diafragmática, e o abdome se movimenta para fora, visto que os conteúdos da parte cranial do abdome são forçados para trás (Vídeo 28.3)[1]. Tórax em formato de barril ou aumentado de tamanho pela expansão da parede torácica pode indicar tensão por pneumotórax ou efusão pleural marcante. A fratura de duas ou mais costelas adjacentes pode resultar em tórax instável, reconhecido pelo movimento de um segmento da parede torácica para dentro durante a inspiração e para fora durante a expiração.

Alguns pacientes necessitam tratamento imediato adicionalmente à suplementação de oxigênio (ver Capítulo 139). Isso pode incluir sedação para reduzir a ansiedade e o trabalho respiratório ou para facilitar a intubação. O uso de opioides e benzodiazepínicos, isoladamente ou associados, tende a ser efetivo e tem boa margem de segurança.[4] É desejável que se tenha um acesso IV assim que seja possível e seguro. Pode ser necessário resfriar o paciente visto que ele frequentemente manifesta hipertermia devido ao trabalho respiratório. Para isso pode-se utilizar ventilador, toalhas molhadas frias, solução IV resfriada ou, em casos extremos, pacotes de gelo. Caso seja possível prever uma obstrução de via respiratória ou uma iminente parada respiratória, deve-se realizar intubação endotraqueal (ET). A sucção do tubo ET pode ser útil ao diagnóstico e ao tratamento. A partir disso, quando necessário e dependendo dos valores da hemogasometria e do trabalho respiratório, pode-se instituir ventilação manual ou mecânica. Em alguns casos pode-se utilizar um tubo de alimentação ou um cateter de jugular para ultrapassar o ponto de obstrução e fornecer oxigênio, enquanto se prepara para a realização de traqueostomia. Caso seja notado um padrão respiratório restritivo e haja suspeita, na auscultação, da presença de ar ou líquido no espaço pleural, deve-se realizar toracocentese e coleta de amostras deste líquido para exame citológico e cultura microbiana (ver Capítulo 102). Um ponto-chave no tratamento efetivo é a prontidão da equipe em relação a equipamentos, fármacos e doses.

## INFORMAÇÕES IMPORTANTES DO HISTÓRICO CLÍNICO

A resenha pode ser muito relevante para a identificação de predisposição relacionada à raça e à idade. Os exemplos incluem cães de raças braquicefálicas, como Bulldog com síndrome braquicefálica (estenose de narinas, hipoplasia de traqueia, palato mole alongado, eversão de sáculos laríngeos); cães de raças de pequeno porte com colapso de traqueia, como Yorkshire Terrier e Lulu da Pomerânia; cães idosos de pequeno porte com insuficiência cardíaca congestiva (ICC) devido à insuficiência da válvula mitral crônica (IVMC); cães idosos de raças de grande porte com paralisia de laringe; pacientes jovens com doença infecciosa; cães da raça West Highland White Terrier com fibrose pulmonar; gatos jovens ou de meia-idade com asma; além de gatos de meia-idade ou idosos com efusão pleural.

As informações importantes do histórico incluem duração e progressão dos sinais clínicos, além da presença de sintomas respiratórios concomitantes, como tosse, sibilos, espirros, ronco, secreção nasal ou ocular, ou alteração no latido ou no miado. Também, é importante relatar a presença de outros sinais sistêmicos que possam indicar o envolvimento de outros sistemas corporais (fraqueza, intolerância ao exercício, colapso, vômito, regurgitação, convulsões), ou a presença de um doença preexistente conhecida (respiratória, cardíaca, neuromuscular, metabólica, imunomediada, inflamatória). Deve-se realizar um questionamento minucioso sobre possíveis exposições a traumas, toxinas, alergênios, fumaça, outras condições ambientais, outros cães e carrapatos.

## EXAME FÍSICO COMPLETO

O exame físico completo e minucioso ainda é a base para uma avaliação precisa do paciente e para o diagnóstico inicial. Como mencionado anteriormente, a etapa inicial é a observação do padrão respiratório, incluindo frequência, profundidade, tempo e grau de esforço respiratório (ver Figura 28.1).

Durante o exame da cabeça, deve-se observar a simetria da face e do nariz, pois qualquer assimetria pode sugerir lesões que ocupam espaço ou danos traumáticos. A presença de secreção ocular ou nasal pode indicar doença infecciosa e, nesse sentido,

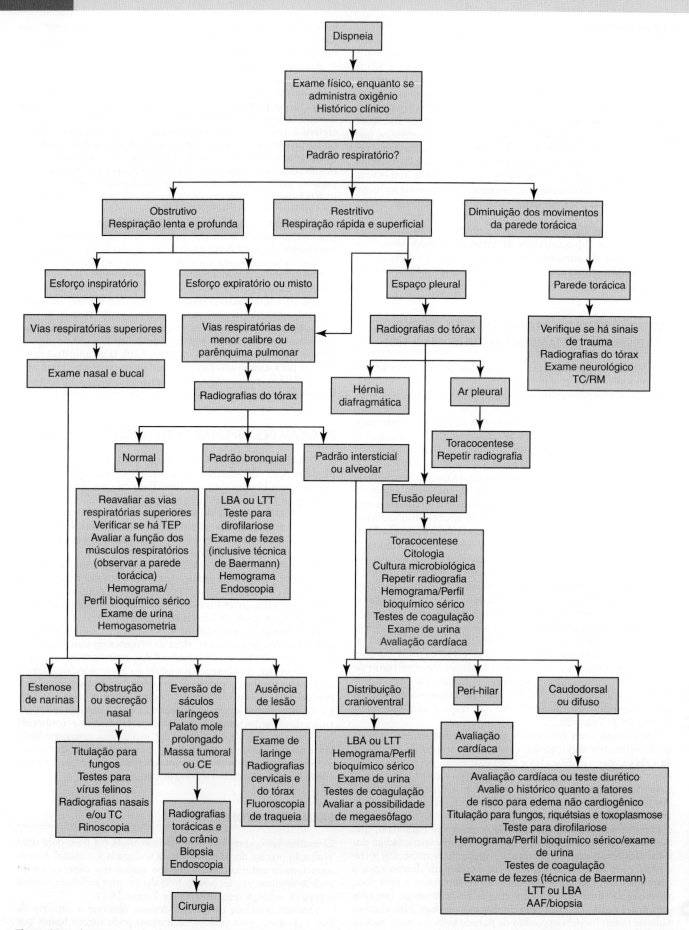

**Figura 28.1** Algoritmo para abordagem ao paciente com dispneia. *AAF*, aspiração por agulha fina; *CE*, corpo estranho; *LBA*, lavado broncoalveolar; *LTT*, lavado transtraqueal; *RM*, ressonância magnética; *TC*, tomografia computadorizada; *TEP*, tromboembolismo pulmonar.

deve-se ter cuidado para evitar sua propagação a outros pacientes, inclusive adotando-se protocolo de isolamento. A constatação de estertores ou estridores indica obstrução de vias respiratórias superiores (ver a seguir). A cor da mucosa bucal fornece um indicativo da oxigenação e perfusão sanguínea (cianose, palidez). Deve-se realizar um exame bucal à procura de feridas de queimadura por eletrocussão, massas tumorais evidentes ou corpo estranho (CE) ou sangue na boca e na faringe, embora um exame completo pode não ser possível até que o paciente esteja sedado. Para realizar um exame da função da laringe é necessário ao menos uma sedação leve (ver Vídeo 28.1). Deve-se palpar o pescoço à procura de sinais de trauma ou CE esofágico.

O tórax deve ser palpado à procura de sinais de trauma, fratura de costela ou frêmito cardíaco. Em gatos, deve-se avaliar a compressibilidade da parte cranial do tórax, pois a falta dela sugere a presença de um tumor torácico cranial ou de mediastino. A auscultação do tórax é de fundamental importância. A detecção de sopros, ruídos de galope ou arritmias durante a auscultação cardíaca sustenta a suspeita de uma doença cardíaca que pode ser responsável pela angústia respiratória. No entanto, é importante reconhecer que os mesmos cães geriátricos de raças de pequeno porte predispostos a IVMC também podem ser predispostos à bronquite crônica ou colapso de traqueia; portanto, a presença de sopro não indica, necessariamente, que a dispneia é de origem cardíaca. Sons cardíacos abafados ou deslocados podem indicar a presença de tumor ou hérnia diafragmática. A auscultação pulmonar pode revelar sons broncovesiculares (BV) aumentados, devido ao fluxo turbulento de ar que ocorre como resultado de um estreitamento das vias respiratórias pela constrição ou presença de secreção. A auscultação da traqueia deve ser realizada para determinar se as origens dos sons BV aumentados realmente são das vias respiratórias inferiores ou oriundos das vias respiratórias superiores. Nas anormalidades de vias respiratórias inferiores, pode-se ouvir crepitações ou sibilos. As crepitações ou estertores são sons de estalo descontínuos que resultam do borbulhamento do ar através de líquido (não apenas no edema cardiogênico) ou da rápida abertura das vias respiratórias rígidas. Os sibilos são sons musicais contínuos e estridentes que indicam a movimentação do ar através de vias respiratórias extremamente estreitas. A diminuição ou a ausência de sons pulmonares indica a presença de algo que está bloqueando a transmissão dos sons através da parede torácica. Caso essa diminuição seja ventral, pode-se suspeitar de efusão pleural ou de uma massa que ocupa o espaço, enquanto, se diminuído dorsalmente, pode haver pneumotórax. Nesses dois cenários, a percussão torácica tende a produzir abafamento e aumento da ressonância, respectivamente.

A palpação abdominal deve ser realizada e pode revelar dor ou desconforto, ascite (sugerindo doença cardíaca ou hipoproteinemia) ou distensão abdominal por aerofagia. A qualidade do pulso femoral pode revelar informações adicionais referentes ao sistema cardiovascular.

É importante reconhecer que, em muitos casos e para a segurança do paciente, talvez não seja possível a realização imediata de exames adicionais. Contudo, a obtenção de um bom histórico clínico e a realização do exame físico abrevia o processo de diagnóstico. Quando se realiza procedimentos ou exames adicionais, é melhor que sejam feitos de maneira interrompida, permitindo que o paciente volte à suplementação de oxigênio e repouse nos intervalos.

## LOCALIZAÇÃO

### Vias respiratórias superiores (ver Capítulos 239 e 241)

As vias respiratórias superiores são compostas por condutos nasais, faringe, laringe, traqueia e brônquios principais. O paciente com obstrução das vias respiratórias superiores apresenta dispneia inspiratória caracterizada por esforço durante uma longa fase de inspiração e baixa frequência respiratória. A exceção é o colapso intratorácico de traqueia ou brônquio, que tende a causar dispneia expiratória. Pacientes com anormalidades nas vias respiratórias superiores podem ter estertores ruidosos (ronco), no caso de obstrução parcial de condutos nasais ou de nasofaringe. Nesses casos, o diagnóstico diferencial deve incluir estenose de narinas, CE nasal, neoplasia, rinite (infecciosa ou inflamatória) ou pólipo nasofaríngeo. Na obstrução de laringe ou traqueia, a dispneia pode ser acompanhada de estridores, caracterizados por um som inspiratório forte e alto. Os diagnósticos diferenciais mais comuns incluem paralisia de laringe, neoplasia, CE, síndrome braquicefálica e colapso de traqueia. Sinais adicionais de obstrução de vias respiratórias superiores podem incluir engasgamento, náuseas, ação de esfregar a face, ou tosse ruidosa (no caso de colapso de traqueia). As prioridades terapêuticas imediatas em pacientes com obstrução de vias respiratórias superiores dependem da gravidade do caso e podem incluir suplementação de oxigênio, sedação no caso de ansiedade, além de realização ou não de resfriamento, intubação ou traqueostomia. Ocasionalmente, pode ser necessária uma intervenção cirúrgica de urgência para corrigir a paralisia de laringe, o colapso de traqueia ou outra forma de obstrução de vias respiratórias superiores.

### Vias respiratórias de pequeno calibre (ver Capítulo 241)

As vias respiratórias de pequeno calibre incluem os brônquios e os bronquíolos. Os pacientes com anormalidades nessas vias respiratórias geralmente apresentam dispneia expiratória, caracterizada por uma fase inspiratória mais curta e uma fase expiratória mais longa, com esforço ou arremetida, algumas vezes envolvendo o abdome. Podem ser auscultados sons BV aumentados, sibilos ou crepitações (inspiratórias e/ou expiratórias). Os diagnósticos diferenciais mais comuns incluem asma felina, bronquite crônica, doenças alérgicas das vias respiratórias, inalação de fumaça e broncopneumonia.

### Parênquima pulmonar (ver Capítulo 242)

As doenças que envolvem os ductos alveolares e os alvéolos, o interstício pulmonar ou os vasos sanguíneos pulmonares podem resultar em dispneia mista, inspiratória ou expiratória. De maneira alternativa, esses pacientes podem ter um padrão restritivo, com respiração rápida superficial, caso a doença impeça os pulmões de se expandirem completamente. Na auscultação geralmente se nota aumento dos sons BV e crepitações. A lista de diagnósticos diferenciais pode incluir edema pulmonar cardiogênico, edema pulmonar não cardiogênico (secundário a estrangulamento ou obstrução de vias respiratórias superiores, eletrocussão, traumas na cabeça, pós-convulsão, vasculite), pneumonias (virais, bacterianas e fúngicas), hemorragias, neoplasias, doenças parasitárias, tromboembolismo pulmonar, fibrose pulmonar idiopática, síndrome da angústia respiratória aguda, ou contusões pulmonares (trauma). Essa extensa (e ainda incompleta) lista de diferenciais enfatiza a importância de identificar e considerar outros dados do histórico clínico e do exame físico, incluindo o histórico ou evidência de doença cardíaca, histórico de vômito ou regurgitação que possa sugerir pneumonia aspirativa, histórico de trauma, eletrocussão, dirofilariose e viagens.

### Espaço pleural (ver Capítulo 244)

Pacientes com anormalidades no espaço pleural tipicamente apresentam um padrão respiratório restritivo caracterizado por respiração rápida e superficial devido à incapacidade de expansão dos pulmões. Como mencionado anteriormente, os sons pulmonares tendem a ser abafados, ao menos ventralmente, nos casos de efusão pleural, e dorsalmente nos casos de pneumotórax. Caso se suspeite da presença de fluido ou ar no espaço pleural, deve-se realizar toracocentese (ver Capítulo 102). Os diagnósticos diferenciais para as doenças do espaço pleural incluem pneumotórax, piotórax, hemotórax, quilotórax, tumor, hérnia diafragmática e efusão pleural transudativa devido a uma variedade de causas, incluindo neoplasia, doença cardíaca, torção de lobo pulmonar ou hipoproteinemia. Como mencionado anteriormente, em gatos com a parte anterior do tórax não compressível, deve-se suspeitar de um tumor.

### Parede torácica (ver Capítulo 245)

Pacientes com anormalidades na parede torácica tendem a apresentar hipoventilação devido à falha do aparato respiratório normal. Eles manifestam angústia respiratória, devido à diminuição dos movimentos da parede torácica, uma disfunção dos músculos intercostais, diafragmático e abdominais durante a respiração. Os pacientes podem ou não apresentar sinais de trauma. Esse padrão pode ser resultado de uma doença neuromuscular (neuropatia periférica, distúrbios centrais, lesão de medula espinal entre C1-C4, anormalidades da inervação frênica) ou trauma (fratura de costela, afundamento do tórax, ferimentos penetrantes). Geralmente, o tratamento desses pacientes requer intubação e ventilação mecânica.

## EXAMES ADICIONAIS E TRATAMENTO

Os exames complementares apropriados, com base nessa avalição inicial, são mencionados na Figura 28.1. Os exames podem incluir radiografias do tórax; exame, inclusive com cultura microbiológica, do líquido pleural; exame da boca e da laringe; rinoscopia; fluoroscopia, no caso de colapso de traqueia ou brônquio; lavado transtraqueal; broncoscopia e lavado broncoalveolar; tomografia computadorizada; e aspiração por agulha fina do pulmão ou de massa tumoral, entre outros. O tratamento, além daquele já mencionado, se baseia nos achados de exame físico e nos resultados dos exames auxiliares de diagnóstico. Caso não seja possível realizar esses exames por algum tempo devido à estabilidade do paciente, geralmente se administra um tratamento empírico para as causas mais comuns de angústia respiratória, ao menos como doses únicas (furosemida, para insuficiência cardíaca; broncodilatadores, para asma felina ou bronquite crônica), particularmente quando no histórico clínico e no exame físico há evidências que sustentam o diagnóstico.

## REFERÊNCIAS BIBLIOGRÁFICAS

*As referências bibliográficas deste capítulo se encontram online no Ambiente de Aprendizagem.*

# CAPÍTULO 29

# Epistaxe e Hemoptise

Tim B. Hackett

## EPISTAXE

Epistaxe consiste em hemorragia nasal de variadas etiologias (Figura 29.1). O conhecimento do animal e de seu ambiente pode auxiliar no reconhecimento da causa da hemorragia. Trauma, tumor venéreo transmissível (TVT) intranasal, parasitas, riquétsias e infecções fúngicas são mais frequentes em cães e gatos que vivem fora de casa. Geralmente, os corpos estranhos são fragmentos de gramíneas inalados por cães que tem liberdade para perambular no exterior da casa. A ingestão de rodenticidas também está associada com a permanência no ambiente externo, mas também pode ocorrer em animais mantidos em ambiente fechado. Cães de raça pura são comumente mais acometidos por doenças imunomediadas, doença de von Willebrand (DVW) ou deficiências congênitas de fatores de coagulação. Tumores nasais em cães são mais comuns em idades avançadas, e nos animais dolicocefálicos. Pólipos nasofaríngeos ocorrem com maior frequência em gatos jovens, enquanto felinos braquicefálicos são mais suscetíveis a infecções virais crônicas.

O histórico de sangramento após castração eletiva ou pequeno trauma pode indicar deficiência congênita de fator de coagulação ou anormalidade plaquetária. O início da epistaxe por inalação de corpo estranho é agudo e muitas vezes acompanhado de espirros, agitação e ato de esfregar a pata no rosto. Objetos estranhos alojados na cavidade nasal por longo tempo estão associados à presença de secreção nasal crônica celular. Pacientes que recebem fármacos antagonistas da vitamina K ou inibidores de plaquetas devem ter suas doses reavaliadas, juntamente com a dieta e os medicamentos de uso concomitante. Disfunção de plaquetas são constatadas após administração de anti-inflamatório não esteroide (AINE). Anormalidades plaquetárias imunomediadas são observadas após administração de vacinas e alguns fármacos. Estrógenos, fenilbutazona e muitos agentes citotóxicos e quimioterápicos podem causar trombocitopenia.

Trauma nasal resulta em hemorragia de início agudo que se resolve com tratamento de suporte e não ocorre novamente. Geralmente, há outros sinais de trauma e, devido à proximidade do cérebro, os pacientes devem ser estritamente monitorados quanto à evidência de aumento da pressão intracraniana ou de hemorragia focal.

A epistaxe sazonal pode ser o resultado de rinite alérgica. A baixa umidade, especialmente a mudança de clima úmido para clima seco, pode ressecar as membranas mucosas nasais e resultar em epistaxe discreta. Episódios recorrentes de epistaxe são vistos nos casos de fístula oronasal, rinite bacteriana ou fúngica e tumor nasal.

Percorrer as áreas endêmicas para fungos e riquétsias, como erliquiose, leishmaniose e hepatozoonose, pode auxiliar na elaboração da lista de diagnósticos diferenciais e refinar o plano de diagnóstico.

O exame físico inicial deve priorizar a hemodinâmica do paciente e a oxigenação tecidual. Enquanto testes de diagnóstico emergenciais são indicados para definir tratamentos específicos, deve-se considerar a possibilidade de hemorragia significativa, uma vez que é difícil saber o volume de sangue perdido antes da ida do animal à consulta. A frequência cardíaca do paciente, o tempo de preenchimento capilar, a cor das membranas mucosas, a qualidade do pulso e a pressão arterial devem ser avaliados. Os pacientes coagulopatas com epistaxe também podem apresentar hemorragia pulmonar ou em outras cavidades do corpo. A auscultação do tórax pode detectar hemorragia intrapleural ou intrapulmonar. Sons cardíacos abafados podem sugerir hemopericárdio. Pacientes com petéquias, hemorragia em membranas mucosas, melena ou hemorragia no fundo do olho provavelmente apresentam anormalidade de hemostasia primária (plaquetas), enquanto aqueles com hemartrose, hematomas ou hemorragia no tórax, pulmões ou abdome possivelmente apresentam anormalidade de hemostasia secundária (fatores de coagulação).

CAPÍTULO 29 • Epistaxe e Hemoptise 121

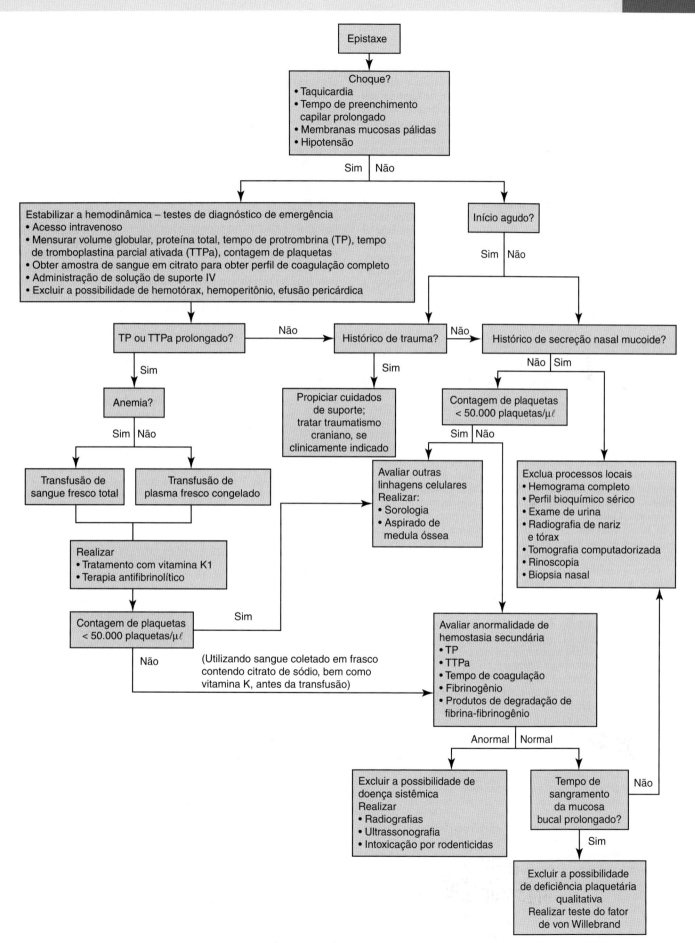

**Figura 29.1** Algoritmo para epistaxe.

Com qualquer evidência de hipovolemia, o acesso vascular deve ser iniciado com um cateter intravenoso periférico ou com um sistema intraósseo (ver Capítulos 75 e 77). Antes de iniciar a administração de líquido, as amostras de sangue devem ser coletadas para testes de coagulação, bem como para a obtenção de volume globular (hematócrito), hemograma, tipagem sanguínea e perfil bioquímico sérico. O rápido restabelecimento do volume vascular deve começar enquanto são aguardados os resultados dos exames laboratoriais.

Pacientes anêmicos que apresentam sinais de choque devem receber transfusão de hemácias. Veja os Capítulos 130 e 198. Pacientes com tempo de coagulação prolongado devem receber uma unidade de plasma fresco congelado ou de sangue total fresco. O plasma é sempre indicado quando há hemorragia clinicamente relevante e um perfil de coagulação anormal. A decisão de usar sangue total depende da disponibilidade de hemoderivados e da necessidade de hemácias. A perda de sangue pode ser minimizada pela anestesia do paciente, protegendo a via respiratória com um tubo endotraqueal, com manguito, e ocluindo as narinas e a orofaringe com cateter de Foley de tamanho apropriado para o tamponamento (Vídeo 29.1). A embolização arterial com técnicas de radiologia intervencionista é um tratamento viável para epistaxe intratável.[1]

Quando o paciente estiver estabilizado, inspecione as narinas e as regiões acima dos seios nasais. Segurando alguns fios de algodão ou uma lâmina de vidro na frente do nariz é possível avaliar a patência nasal e o fluxo de ar. Muitas doenças intranasais, como os tumores nasais, começam com epistaxe unilateral que pode se tornar bilateral à medida que a doença progride e o septo nasal é rompido. Embora a epistaxe bilateral possa indicar causas "extranasais", como coagulopatias, hipertensão, trombocitopenia e trombocitopatia (anormalidade na função plaquetária), isso nem sempre ocorre.

Ulceração e despigmentação do plano nasal podem ser notadas em doenças imunomediadas, infecções fúngicas ou neoplasias. A assimetria nasal é mais frequentemente associada à neoplasia. Gatos com criptococose nasal muitas vezes apresentam nariz convexo, conhecido como "nariz romano". Massas polipoides que se estendem das narinas são notadas em casos de rinosporidiose e criptococose.

Deve-se realizar um exame bucal cuidadoso em busca de doença dentária grave, fístula oronasal, dentes frouxos, deformidade do palato ou massas tumorais. Além das deformidades faciais, os tumores nasais podem se estender em outras direções, causando deformidade do palato duro. O exame do fundo do olho (ver Capítulo 11) pode revelar coriorretinite, no caso de doenças inflamatórias sistêmicas, ou sinais de retinopatia hipertensiva, como hemorragia retiniana ou edema e descolamento de retina (especialmente em gatos). Tumores nasais podem dificultar a retropulsão do globo ocular e causar epífora. Os linfonodos regionais devem ser examinados e aspirados à procura de reatividade, microrganismos infecciosos ou neoplasia metastática. Melena e hematêmese podem ocorrer quando o sangue da nasofaringe é engolido. Pode ocorrer disfunção do sistema nervoso central (SNC) nas síndromes de hiperviscosidade ou quando o tumor nasal se dissemina pelo cérebro.

As doenças intranasais são as causas mais comuns de epistaxe, sendo o tumor nasal a causa mais frequente de epistaxe em animais de estimação idosos. Animais com doença dentária grave e/ou fístula oronasal podem apresentar secreção nasal ou epistaxe. Muito menos comumente, as malformações arteriovenosas podem se romper, causando epistaxe agudas grave. A rinite bacteriana primária é incomum; geralmente é causada por microrganismos que habitam o trato respiratório, como *Bordetella*, *Pasteurella* e *Mycoplasma* spp. A aspergilose em cães e a criptococose nasal em gatos são as causas fúngicas mais comuns de epistaxe. Gatos com infecções do trato respiratório superior podem desenvolver espirros, secreção nasal crônica, lesão em membrana mucosa e epistaxe intermitente.

Causas sistêmicas de epistaxe mais frequentes envolvem distúrbios de coagulação. As anormalidades hemostáticas primárias (formação de tampão plaquetário) incluem trombocitopenia e trombocitopatia. Diminuição da produção de plaquetas, destruição plaquetária anormal, sequestro e aumento do consumo reduzem a quantidade de plaquetas. Hemorragia clínica leve, moderada e grave é possível quando a contagem de plaquetas é inferior a 25.000/µℓ, 10.000/µℓ e 5.000/µℓ, respectivamente. Hemorragia espontânea é rara quando a contagem plaquetária é maior que 50.000/µℓ. A diminuição na produção de plaquetas é secundária a infecções, neoplasia mielocítica, reações medicamentosas ou doenças imunomediadas. O aumento na destruição de plaquetas pode ser imunomediado ou relacionado a alterações microangiopáticas observadas em doenças como hemangiossarcoma. O sequestro de plaquetas no baço, fígado, grandes tumores vasculares ou após envenenamento por cascavel, resulta em trombocitopenia. Aumento do consumo de plaquetas ocorre na coagulopatia intravascular disseminada (CID), vasculite e hemorragia. A DVW é a causa mais comum de trombocitopatia primária. As trombocitopatias secundárias são mais comuns do que as doenças hereditárias e podem surgir durante administração de AINE, neoplasia, CID, doença hepática e disproteinemias, como aquelas observadas na erliquiose. A trombocitopatia pode ocorrer na doença renal terminal devido à presença de toxinas urêmicas.

Hemofilias A e B são coagulopatias congênitas incomuns que variam em gravidade. As coagulopatias adquiridas que afetam os fatores de coagulação incluem intoxicação por rodenticida anticoagulante e diminuição na produção de fator de coagulação secundária à insuficiência hepática. Outra causa sistêmica menos comum de epistaxe é o aumento da fragilidade capilar resultante de hipertensão, neoplasia invasiva, síndromes de hiperviscosidade, hiperlipidemia e doença tromboembólica.

Anemia regenerativa indica uma resposta da medula óssea à perda de sangue. Pode demorar alguns dias para completar a resposta regenerativa normal à perda de sangue, fazendo com que a hemorragia aguda pareça não regenerativa. Anemia não regenerativa por deficiência de ferro também pode ser observada na epistaxe crônica. Esquisócitos podem ser observados em doenças microangiopáticas, como hemangiossarcoma e CID. Leucocitose ocorre em casos de inflamação crônica, infecção ou resposta medular regenerativa à perda de sangue. Leucopenia é observada na erliquiose crônica, durante o uso de drogas citotóxicas, sepse e infecções, como a causada por *Salmonella* e a enterite por parvovírus canino. Trombocitopenia é o resultado do aumento da destruição, diminuição da produção, consumo ou sequestro de plaquetas. No esfregaço sanguíneo é possível avaliar a quantidade de plaquetas.

A trombocitopatia deve ser investigada quando a contagem de plaquetas é superior a 100.000/µℓ. O tempo de sangramento na mucosa bucal (TSMB) é um teste de triagem intra-hospitalar útil na verificação da função plaquetária (ver Capítulo 80). Quando anormais, indicam-se testes específicos, como sorologia para a DVW. Testes de coagulação, como tempo de tromboplastina parcial (TTP), tempo de protrombina (TP) e tempo de coagulação ativada (TCA), devem ser realizados em casos de epistaxe com trombocitopatia e trombocitopenia grave (< 10.000/µℓ). Se anormal, deve-se considerar a possibilidade de coagulopatia por deficiência de fator de coagulação (ver Capítulos 196 e 197). Outras investigações sobre a causa da anormalidade da coagulação incluem testes para rodenticidas anticoagulantes, avaliação das condições hepáticas e pós-hepáticas que afetam a produção de vitamina K, e testes para deficiências específicas de fatores de coagulação. Testes adicionais para coagulopatias por consumo de plaquetas podem incluir mensuração de fibrinogênio, produtos de degradação da fibrina (PDF) e concentração de antitrombina III. A tromboelastografia avalia a eficiência da coagulação sanguínea e pode avaliar parâmetros como função plaquetária, resistência do coágulo e fibrinólise, que os testes de TP, TTP e TCA não conseguem.

A pan-hipoproteinemia pode se desenvolver quando há hemorragia crônica. A hiperglobulinemia está associada a neoplasias ou infecções crônicas. A eletroforese de proteínas séricas pode auxiliar na distinção entre gamopatia monoclonal e policlonal. As gamopatias monoclonais ocorrem em casos de mieloma múltiplo, erliquiose crônica, linfoma, leucemia e macroglobulinemia. A azotemia geralmente é observada em casos de uremia associada à vasculite. A disfunção hepática pode reduzir a produção de fatores de coagulação, podendo ser evidenciada pelo aumento da concentração de bilirrubina e das atividades das enzimas hepatocelulares ou pela diminuição das concentrações de albumina e glicose.

As trombocitopenias causadas por riquétsias, como erliquiose e febre maculosa das Montanhas Rochosas, são diagnosticadas mediante exames sorológicos. O título para *Aspergillus* spp. indica exposição, mas há baixa correlação com a infecção ativa. Testes de aglutinação em látex para antígenos capsulares de *Cryptococcus* spp. são úteis para o diagnóstico e monitoramento terapêutico. Os testes para o vírus da leucemia felina (FeLV) e o vírus da imunodeficiência felina (FIV) são indicados em gatos com doença sistêmica.

O objetivo de exames de imagem em caso de epistaxe é definir o local do sangramento, determinar a gravidade e orientar os procedimentos de biopsia. Estudos de imagem devem ser realizados antes da rinoscopia e da passagem de sonda em dentes comprometidos ou em fístula oronasal. Qualquer coisa que cause hemorragia iatrogênica pode prejudicar a interpretação das imagens. Radiografias nasais devem incluir imagens lateral, oblíqua, com a boca aberta, ventrodorsal, intrabucal e do seio frontal. A tomografia computadorizada (TC) é superior às radiografias no diagnóstico de doença nasal porque possibilita a visualização de lesões ósseas e de tecidos moles, além de propiciar imagens de todas as áreas, incluindo ossos cornetos, septo nasal, placa cribriforme e seios da face. Estudos de imagem devem propiciar a avaliação de assimetria e lise óssea. A exacerbação do contraste pode distinguir tumor de abscesso ou de acúmulo de muco.

Rinoscopia é realizada após a exclusão da possibilidade de coagulopatia, com o animal anestesiado e intubado com um tubo endotraqueal com manguito, a fim de evitar a aspiração de sangue. Com o animal em decúbito esternal, o lado menos afetado é examinado primeiro. A avaliação minuciosa da orofaringe e da cavidade bucal deve ser realizada. Artroscópios rígidos são mais úteis para visualizar os condutos nasais rostrais. A distância desde o canto medial do olho até o final da narina deve ser marcada no instrumento antes de sua introdução no nariz, a fim de evitar a penetração na placa cribriforme. Um otoscópio também pode ser usado para visualizar os condutos nasais rostrais, especialmente em casos de corpo estranho ou tumor grande. Um broncoscópio flexível é mais adequado para visualizar a cavidade nasal caudal e a nasofaringe. Se for utilizado um aparelho rígido, pode-se empregar um gancho para retrair o palato mole para que estruturas da nasofaringe possam ser visualizadas com espelho dental e fonte de luz. Toda a cavidade nasal deve ser examinada à procura de tumor, corpo estranho, pólipo e placas fúngicas ou inflamatórias.

Os *swabs* nasais são limitados em sua utilidade. A presença de bactérias e hifas não é evidência definitiva de uma infecção primária. A cultura microbiológica da secreção nasal rostral também tem valor limitado. As infecções por *Cryptococcus* podem ser diagnosticadas citologicamente usando corante padrão ou nanquim devido à sua característica cápsula espessa que não mancha. Antes de lavar a cavidade nasal ou realizar biopsia, deve-se verificar a adequação do manguito do tubo endotraqueal e a orofaringe precisa ser preenchida com esponjas de gaze. Fazendo a ventroflexão da cabeça e do pescoço e trabalhando abaixo do nível do nariz, o fluido de lavagem e o sangue sairão pelo nariz e boca, protegendo as vias respiratórias. A solução salina pode irrigar as narinas usando um endoscópio rígido, um tubo de alimentação ou um cateter acoplado a uma seringa grande. O líquido recuperado deve ser coletado e examinado quanto à presença de corpo estranho e ao acúmulo de restos celulares, até mesmo de tecido anormal e ovos de parasitas. A irrigação com solução salina também pode ser realizada via nasofaringe, através dos condutos nasais, utilizando um endoscópio flexível ou tubo de alimentação grande. Múltiplas biopsias devem ser obtidas de áreas suspeitas, detectadas na rinoscopia. As complicações da rinoscopia e da biopsia nasal incluem hemorragia grave, aspiração de sangue e sintomas neurológicos quando ocorre lesão da parte rostral do cérebro.

Rinite bacteriana primária é rara, mas a infecção secundária é comum. O tratamento com antibiótico pode amenizar os sinais clínicos, curando as infecções secundárias. Se a doença primária não for tratada, provavelmente ocorre recidiva. As culturas microbiológicas de tecidos profundos são as mais propensas ao crescimento de patógenos primários, nos casos de infecção bacteriana. Se o corpo estranho é muito grande para ser removido ou se a rinoscopia, a lavagem nasal e as biopsias não auxiliam na definição do diagnóstico, deve-se realizar rinotomia exploratória.

## HEMOPTISE

Hemoptise (do grego *hamia*, "sangue" + *ptysis*, "cuspir") é a expectoração de sangue ou de muco sanguinolento do trato respiratório da laringe ou de parte do trato respiratório abaixo dela. Assim como acontece na epistaxe, o ambiente e a resenha podem indicar a origem da hemorragia. Animais que perambulam são mais sujeitos a trauma, intoxicação por rodenticida, inalação e infecções causadas por parasitas, riquétsias e fungos. Animais jovens podem mastigar cabos elétricos ou brincar com pequenos objetos que podem causar obstrução de vias respiratórias. Animais de estimação mais velhos são mais propensos a insuficiência mitral e neoplasia pulmonar primária ou metastática. Além disso, há regiões endêmicas para fungos e dirofilária, onde os animais estão mais predispostos a infecções.

Informações sobre anormalidades cardíacas e pulmonares, medicamentos (inclusive para prevenção de dirofilariose), exposição a toxinas e histórico de viagens são essenciais. O proprietário do animal de estimação deve ser questionado quanto a intolerância ao exercício, dispneia, síncope e tosse. Também, devem ser questionados sobre visita recente a um tosquiador ou a outros eventos potencialmente estressantes que poderiam desencadear edema não cardiogênico. Como a hematêmese pode ser confundida com hemoptise, um histórico cuidadoso de problemas gastrintestinais pode ser necessário. Cirurgia recente, trauma ou doença sistêmica podem predispor os pacientes a tromboembolismo pulmonar. Episódios de hemorragias anteriores sugerem coagulopatia. Animais com histórico de tosse antes de surgir hemoptise podem ter doença crônica, como bronquite, neoplasia, dirofilariose ou insuficiência cardíaca esquerda. Se o sangue é misturado com catarro inflamatório, são mais prováveis problemas supurativos, como broncopneumonia ou bronquite crônica. O líquido do edema pulmonar geralmente é sanguinolento, com característica mais espumosa, enquanto o sangue vermelho vivo provavelmente é devido à hemorragia arterial ativa.

Assim como na epistaxe, o exame físico inicial deve priorizar a hemodinâmica e a oxigenação do paciente. Pequenas quantidades de sangue nas vias respiratórias inferiores podem causar incompatibilidade entre ventilação e perfusão e hipoxemia significativa. A suplementação com oxigênio é geralmente indicada especialmente quando há membranas mucosas pálidas, acinzentadas ou cianóticas. Se o oxigênio suplementado por meio de máscara facial, cânula nasal, capela de oxigênio ou gaiola de oxigênio não for suficiente, o paciente pode ser intubado e ser submetido à ventilação mecânica. Hemoptise secundária a trauma torácico é indicativa de contusão pulmonar. Contusões são mais bem controladas com fluidoterapia cautelosa e atenção à coagulação. A auscultação das vias respiratórias pode revelar estridor fixo sobre a região de um corpo estranho. Estridor dinâmico sobre a região da laringe, mais evidente na inspiração, é comum em casos de paralisia de laringe grave. A auscultação do tórax pode revelar sopro regurgitante na insuficiência mitral, estertores úmidos no edema pulmonar ou linha de líquido na efusão pleural.

Deve-se estabelecer um acesso vascular, embora a fluidoterapia deva ser realizada com cautela. Devem ser obtidas amostras de sangue antes do tratamento para realização de testes de coagulação, para obtenção do volume globular (hematócrito), hemograma e perfil bioquímico sérico. O tratamento específico para insuficiência cardíaca esquerda deve ser instituído se o paciente apresenta grave sobrecarga de volume. Os diuréticos devem ser usados com precaução em pacientes com hipotensão ou hipovolemia.

O edema pulmonar secundário a insuficiência cardíaca esquerda ou a causas não cardiogênicas pode resultar em expectoração de sangue e espuma rosa. Edema pulmonar não cardiogênico é associado a uma variedade de eventos agudos estressantes, incluindo eletrocussão, quase afogamento, obstrução das vias respiratórias (corpos estranhos inalados, estrangulamento, paralisia de laringe) e convulsões. As anormalidades plaquetárias são causas menos importantes de hemoptise, embora as coagulopatias adquiridas, como intoxicação por rodenticidas anticoagulantes, possam ocasionar tal sintoma.

Dirofilariose pode causar hemoptise em cães e gatos. Em cães, a realização de atividade física após o tratamento com antiparasitário adulticida pode resultar em embolização do verme, inflamação de vasos e parênquima pulmonar e hemoptise. Parasitas, incluindo *Capillaria*, *Aelurostrongylus* e *Paragonimus* spp., causam lesões pulmonares que podem ocasionar hemorragia em vias respiratórias. Bronquite crônica (incluindo asma felina), bronquiectasia e infiltrado pulmonar eosinofílico (broncopneumopatia eosinofílica) podem causar inflamação da membrana mucosa, com sangramento durante episódios de tosse. Pneumonia infiltrativa bacteriana e fúngica (*Blastomyces, Histoplasma, Coccidioides* spp.), abscessos pulmonares e neoplasia invasiva podem resultar em hemoptise. Causas menos comuns de hemoptise incluem tromboembolismo pulmonar, hipertensão pulmonar, ruptura de malformação arteriovenosa, endocardite bacteriana e torção de lobo pulmonar.

Além da base de dados mínima anteriormente mencionada, a avaliação da doença sistêmica deve incluir a hemogasometria arterial, exame de urina e a radiografia do tórax em três projeções. A hemogasometria pode ajudar a identificar hipoxemia e hipoventilação que podem exigir fornecimento agressivo de oxigênio e ventilação mecânica. Proteinúria ou densidade urinária estável pode sugerir causas renais ou endócrinas de tromboembolismo pulmonar. As radiografias de tórax devem ser cuidadosamente avaliadas quanto a evidências de aumento cardíaco, congestão vascular pulmonar, edema pulmonar, fraturas e contusões traumáticas de costela, derrame pleural, pneumonia, neoplasia primária ou metastática, corpos estranhos e evidência de dirofilariose. Se as radiografias localizam o sangramento em um lobo, o paciente deve ser posicionado com esse lado dependente. Em cães e gatos de áreas endêmicas deve-se realizar sorologia para dirofilariose. O ecocardiograma pode ajudar a caracterizar o edema pulmonar cardiogênico e diagnosticar hipertensão pulmonar. Lesões parenquimatosas no pulmão podem necessitar detalhes adicionais, em TC ou ressonância magnética do tórax.

Edema pulmonar, hemorragia arterial causada por lesão invasiva e contusões pulmonares traumáticas são as causas mais graves de hemoptise. A sedação e a suplementação de oxigênio após o tratamento da causa do edema não cardiogênico são geralmente suficientes. O edema cardiogênico pode ser controlado apenas com diuréticos, embora casos graves possam requerer suporte adicional (ver Capítulos 242, 243 e 247). As contusões pulmonares traumáticas representam um desafio terapêutico, pois o tratamento agressivo com líquido pode exacerbar o sangramento. Uma atenção especial à pressão arterial, temperatura corporal do paciente, teor de cálcio e pH ajudará a identificar outras causas tratáveis de sangramento no paciente traumatizado. Felizmente, a maioria das outras causas de hemoptise é autolimitada após sedação e repouso em gaiola.

## REFERÊNCIAS BIBLIOGRÁFICAS

*As referências bibliográficas deste capítulo se encontram online no Ambiente de Aprendizagem.*

# CAPÍTULO 30

# Síncope

Mike Martin

Colapso é um termo amplo e genérico definido como a perda súbita do tônus postural, não necessariamente havendo perda de consciência; pode ser de qualquer duração. Síncope é um subconjunto do colapso que envolve perda transitória da consciência, resultante do fluxo sanguíneo insuficiente ao cérebro. Simultaneamente, ocorre redução no suprimento de oxigênio e nutrientes, de curta duração, seguida de recuperação da normalidade.[1] A perda parcial da consciência pode resultar em um breve período de ataxia ou incoordenação, condição denominada *pré-síncope*. É de suma importância diferenciar síncope e colapso não relacionados à síncope, particularmente as causas neurológicas, como as crises epilépticas (ver também Capítulo 35).

A taxa de diagnóstico em animais que apresentam colapso foi relatada como 67%, em um estudo com 743 cães,[2] considerada relativamente alta, pois muitos apresentam anormalidades ao exame físico ou aos testes diagnósticos que levam a um diagnóstico. No estudo, 153 cães apresentavam colapso não diagnosticado, dos quais 42% se curaram, 23% continuaram a manifestar colapso, 24% morreram e 11% foram diagnosticados posteriormente.[2]

Se um animal apresenta colapso, a oportunidade para um exame físico, com uma abordagem lógica, durante o episódio, pode permitir que o sistema corporal afetado seja determinado. No entanto, quando o animal apresenta histórico de síncope ou colapso não associado à síncope e chega à clínica sem manifestar sinais clínicos, então o diagnóstico é desafiador. Em um estudo com seres humanos, o mecanismo de ocorrência da síncope permaneceu inexplicado em 40% dos casos.[3] Além disso, a diferenciação de uma crise epiléptica é difícil; estima-se que 20% dos pacientes humanos que se apresentam em um departamento de neurologia sejam posteriormente diagnosticados com síncope cardiogênica,[4] o que provavelmente acontece em medicina veterinária.

## MECANISMOS E CAUSAS DE SÍNCOPE

É importante entender o mecanismo fisiopatológico da síncope para que a significância relativa das anormalidades nos achados diagnósticos seja compreendida e usada para direcionar o tratamento apropriado (Figura 30.1). Uma vez que a síncope, por definição, está associada a uma redução transitória do fluxo sanguíneo para o cérebro, então há predomínio dos distúrbios cardiogênicos, como consequência da hipotensão associada a arritmias cardíacas ou a reflexos neurocardiogênicos. Somente após obtido o diagnóstico, é que pode ser instituído um tratamento apropriado. Por exemplo, pode ser que pacientes com bradiarritmias intermitentes possam necessitar de implante de marca-passo ou que aqueles com taquiarritmias possam necessitar de terapia antiarrítmica.[5]

### Síncope cardiogênica

A síncope cardiogênica ocorre quando há hipotensão profunda e intermitente que resulta em redução acentuada do fluxo sanguíneo ao cérebro. Estima-se que a pressão arterial deva diminuir pelo menos 50% antes da perda de consciência,[6] e a pressão arterial é geralmente muito menor do que esta durante a síncope.[7] Portanto, para que qualquer arritmia resulte nesse grau de hipotensão arterial sistêmica, ela deve ser profunda e sustentada. Isso requer uma arritmia que resulte em assistolia, como parada sinusal ou parada ventricular, ou redução acentuada do débito cardíaco, como na taquicardia ventricular (TV) rápida

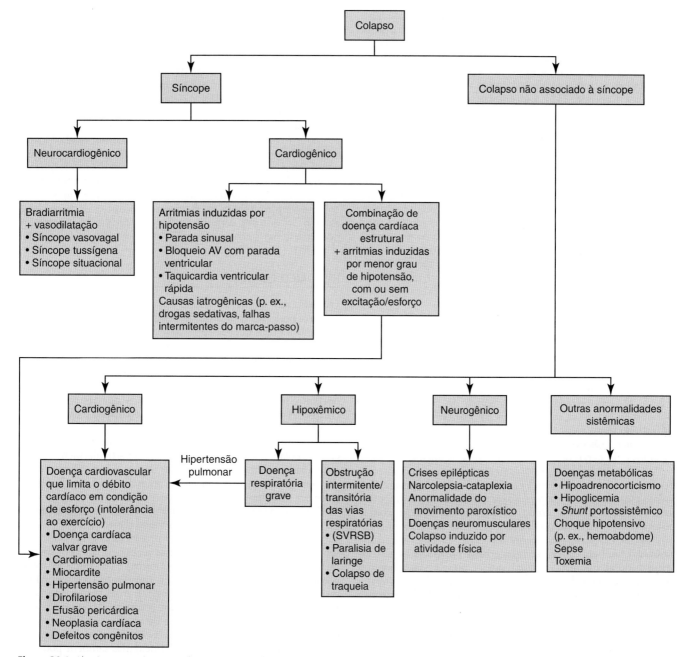

**Figura 30.1** Algoritmo para síncope e colapso não associado à síncope. Esse algoritmo fornece diretrizes para o tratamento de animais com estas duas condições, com o intuito de auxiliar o veterinário na abordagem destes casos clínicos; AV, atrioventricular; SVRSB, síndrome da via respiratória superior braquicefálica.

(ver Capítulo 248). Além disso, a duração de uma arritmia sustentada que causa hipotensão suficiente para induzir síncope deve ser no mínimo de 10 a 30 segundos, dependendo do nível de atividade (demanda metabólica) do animal e da presença ou ausência de doença cardíaca estrutural.

As arritmias mais comuns que causam hipotensão suficiente para resultar em síncope são bradiarritmias que resultam em assistolia (para as quais um marca-passo pode ser indicado), como parada sinusal (que pode ser parte da disfunção sinusal/síndrome do nódulo sinusal), ou com alto grau de bloqueio atrioventricular, de segundo ou terceiro grau, com períodos de estenose ventricular; ou taquiarritmias que têm um efeito marcante no volume sistólico, como a TV rápida (ver Capítulo 248).[8-12] O bloqueio atrioventricular é geralmente evidente no momento do exame, embora raramente possa ser intermitente, particularmente em gatos com cardiomiopatia.[13] A parada sinusal ou a TV podem ser intermitentes e só podem ser detectadas em registros de eventos cardíacos ou em Holter (Vídeos 30.1 e 30.3). A TV nem sempre causa síncope, embora em frequências mais altas geralmente ocorra certo grau de hipotensão e tende a ser a TV mais rápida associada à síncope. Se uma arritmia for diagnosticada, isso deve levar a investigações adicionais para determinar se há uma causa primária de arritmia, como cardiomiopatia, miocardite, neoplasia, doenças sistêmicas ou metabólicas, sepse, toxemia, choque ou causas medicamentosas (ver Capítulo 248). Em animais portadores de marca-passo, a constatação de falhas de estimulação intermitentes, como o deslocamento do eletrodo ou o alto limiar de estimulação, precisa ser considerada (ver Capítulo 249).

Arritmias que produzem um menor grau de hipotensão tendem a resultar em episódios de fraqueza, em vez de síncope. Tais arritmias podem incluir TV menos rápida, taquicardia supraventricular ou bradiarritmias menos profundas. No entanto, a combinação de doença cardíaca estrutural ou hipertensão pulmonar grave o suficiente para limitar o débito cardíaco, com a adição dessas arritmias pode resultar em síncope, particularmente após excitação ou esforço.[14] É importante ressaltar que existem várias doenças cardíacas estruturais que são conhecidas por estarem associadas a uma alta incidência de arritmias, como várias cardiomiopatias e miocardite. A ecocardiografia é, portanto, sempre indicada em animais com síncope.

### Síncope neurocardiogênica

Existem muitos sinônimos que descrevem esse tipo de distúrbio, incluindo síncope vasovagal e síncope vasopressora. A síncope neurocardiogênica ocorre devido à hipotensão grave causada pela combinação de bradiarritmia profunda e vasodilatação reflexa. É caracterizada por falha súbita do sistema nervoso autônomo: há cessação do tônus simpático com aumento abrupto do tônus vagal,[15] embora o mecanismo exato ainda não esteja claro.[16] Os eventos desencadeantes são variáveis e determinados pelo nervo ou receptor aferente estimulado.[17]

A síncope vasovagal é provavelmente a forma mais conhecida de síncope neurocardiogênica em pequenos animais, particularmente em cães jovens da raça Boxer;[2] o estímulo geralmente é uma excitação intensa, como recepcionar ou brincar com o proprietário, resultando no desencadeamento do reflexo neurocardiogênico descrito anteriormente e na síncope. A síncope vasovagal também parece ser exacerbada por doenças gastrintestinais ou abdominais concomitantes e pode cessar quando o distúrbio abdominal se resolve.[18] A presença de cardiopatia estrutural, como estenose aórtica ou cardiomiopatia hipertrófica (CMH) obstrutiva, pode exacerbar a elevação de pressão no ventrículo esquerdo, estimular os receptores de pressão ventricular e desencadear esse reflexo neurocardiogênico; isso é conhecido como *reflexo de Bezold-Jarisch*.[19] Esse reflexo origina-se em receptores sensitivos cardíacos com fibras C aferentes vagais não mielinizadas no ventrículo esquerdo. Quando os receptores são estimulados pelo aumento de pressão do ventrículo esquerdo, o aumento de pressão é percebido como hipertensão; resulta em vasodilatação reflexa, bradicardia e síncope. Esse reflexo também ocorre em animais que apresentam hemorragia aguda grave; a contração vigorosa do ventrículo esquerdo em torno de uma câmara ventricular esvaziada induz aumento paradoxal no disparo desses receptores, resultando em vasodilatação e bradicardia reflexa.[19]

Também é bem conhecido que alguns cães de raças de pequeno porte com doença mitral degenerativa podem apresentar síncope. O mecanismo da síncope nesse cenário ainda não está claro, mas inclui síncope vasovagal, arritmias e hipertensão pulmonar.[20] A síncope situacional ocorre quando o reflexo neurocardiogênico é desencadeado por atividades como tosse (síncope tussígena),[21] vômitos, espirros, micção, defecação,[22] deglutição ou dor visceral.[1,23] A síncope tussígena é comum em cães com doença cardíaca ou respiratória; o mecanismo permanece incerto, mas pode estar associado ao aumento da pressão intratorácica durante a tosse, inibindo o retorno venoso ou, possivelmente, uma resposta vasodepressora-bradicardia do reflexo neurocardiogênico à tosse.[21]

### Colapso não associado à síncope

É difícil diferenciar a síncope das muitas causas de colapso não associadas a ela e que não estejam relacionadas à redução do fluxo sanguíneo ao cérebro. As condições a serem consideradas incluem anormalidades neurológicas, como crises epilépticas (Capítulo 35), narcolepsia (Capítulo 262), distúrbios do movimento paroxístico (Capítulo 31), doença neuromuscular (Capítulo 269) ou colapso induzido por exercício (CIE).[4,26] Animais com hipoxemia profunda, como aqueles com doença respiratória grave, hipertensão pulmonar ou condições obstrutivas transitórias de vias respiratórias superiores, podem apresentar colapso intermitente, particularmente após excitação ou esforço.[24-26] A tosse, comum nas doenças respiratórias, também pode ocasionar síncope tussígena.[27]

## HISTÓRICO CLÍNICO

Quando um animal é levado à consulta para avaliação de colapso, pode ser muito difícil determinar o tipo de colapso e diferenciar entre síncope cardiogênica e convulsões. Os proprietários geralmente lembram dos eventos em uma série de descrições, analogias enganosas ou terminologias mal compreendidas. É fundamental que o clínico use questionamento analítico para obter uma descrição tão boa quanto possível do colapso; isso, portanto, também tem que ser da pessoa que testemunhou o colapso. A diferenciação entre síncope e colapso não associado à síncope é muitas vezes difícil e, portanto, é prudente manter uma mente aberta a todas as causas de colapso transitório. Em caso de colapso, a anamnese é uma tarefa particularmente difícil e desafiadora para o clínico; requer tempo e experiência consideráveis. Obtenção de vídeos do animal durante um colapso pode ser inestimável nessas situações.

Determinar se um animal estava inconsciente ou não, através do proprietário, é difícil. Além disso, "inconsciente" é um sintoma, e não um sinal clínico. O proprietário geralmente não sabe que os olhos do paciente muitas vezes permanecem abertos quando inconscientes (ou mesmo mortos) e isso pode ser interpretado erroneamente como sendo consciente (seu animal de estimação estava "olhando para eles"). É mais apropriado fazer perguntas sobre quão responsivo era seu animal: o animal reagiu ou se moveu em resposta ao toque ou ao chamado? A perda de controle da bexiga e/ou do intestino, com micção ou defecação, não é vista apenas com crise epiléptica, mas também pode ser observada na síncope cardiogênica (Vídeo 30.2). Os animais com síncope cardiogênica são frequentemente imóveis (como se estivessem dormindo) com tônus corporal e membros flácidos. No entanto, alguns pacientes com inconsciência parcial podem agitar os membros (como se estivessem tentando se levantar), de modo que isso pode mimetizar convulsões epilépticas; portanto, é necessário um questionamento detalhado para diferenciar agitação de membros semiconsciente, de movimentos repetitivos de pedalagem (como nadadores) dos membros (mais sugestivo de crises epilépticas). Além disso, cães com síncope cardiogênica prolongada ou grave podem desenvolver profunda hipoxia cerebral, resultando em um breve período de opistótono (membros torácicos estendidos e rígidos, com a cabeça e o pescoço estendidos dorsalmente), o que parece ser incomum nas crises epilépticas (ver Vídeos 30.2 e 30.3). Crises epilépticas são frequentemente caracterizadas por movimentos repetidos da mandíbula ou batedura dos dentes e salivação, seguida de exaustão durante a recuperação devido à atividade física que acompanha um episódio epiléptico. A síncope pode ter um evento desencadeante, como excitação ou início de exercício, enquanto as crises epilépticas geralmente ocorrem em repouso ou durante o sono, sem um fator desencadeante específico, muitas vezes com um período pré-ictal de ansiedade ou comportamento estranho e também podem estar associadas a fasciculações de músculos faciais. Os gatos podem manifestar síncope cardiogênica semelhante a convulsões focais breves.[28,29] Em geral, a síncope cardiogênica é de curta duração e o animal retorna ao normal dentro de alguns segundos até um minuto, embora possa ser difícil para o proprietário recordar com segurança a duração, quando em pânico. As convulsões epilépticas podem ser seguidas de um período pós-ictal de até horas, em que o animal pode ficar confuso, ansioso ou exibir sinais neurológicos localizados.

## ABORDAGEM DIAGNÓSTICA

Se anormalidades forem constatadas no exame físico, elas podem indicar o sistema corporal que requer exame adicional. Se não há anormalidade no exame físico, uma anamnese meticulosa se torna a parte mais importante da avaliação.

É importante obter um perfil sanguíneo abrangente (hemograma e perfil bioquímico sérico, incluindo concentrações de eletrólitos, mensuração de glicose sanguínea em jejum e testes de função da tireoide); se houver suspeita de hemorragia, será necessário repetir os exames de sangue 12 a 24 horas depois para verificar evidência de hemorragia. Se houver suspeita de hipoadrenocorticismo, deve-se realizar um teste de estímulo com hormônio adrenocorticotrófico.

Um eletrocardiograma (ECG) é geralmente indicado, certamente se uma arritmia está presente no exame físico. No entanto, o ECG precisa, preferivelmente, ser realizado durante a ocorrência da síncope, documentando, assim, se uma arritmia intermitente era a causa da síncope ou não. Além disso, é importante excluir a possibilidade de arritmia antes de realizar anestesia geral para investigações diagnósticas adicionais, como obtenção de imagens de ressonância magnética do cérebro. Por essas razões, o monitoramento Holter tornou-se um teste de diagnóstico fundamental em animais que manifestam síncope. É importante, ao usar um monitor Holter, que o tempo do evento seja registrado com precisão e confiabilidade, e isso só é realmente confiável, solicitando ao tutor que pressione o "botão de evento" no monitor Holter. Pressionar o botão tanto no início quanto no final da síncope pode, às vezes, ser útil (Capítulo 103). Muitos animais podem não manifestar um episódio de síncope enquanto usam o monitor Holter, podendo ser recomendadas tentativas de indução de síncope, tendo em vista a importância de definir o diagnóstico para a escolha do tratamento apropriado (desde que tais tentativas não representem risco à vida do paciente). A partir do histórico clínico, deve-se determinar se há um estímulo para a síncope e, embora isso possa não ser comum, se houver, esse estímulo pode ser encorajado com moderação durante a gravação do Holter, desde que o proprietário do animal entenda o risco de induzir a síncope com tal procedimento e autorize. O monitoramento Holter normalmente dura 24 horas, para avaliação de arritmia; no entanto, em animais com síncope, o ideal é manter o Holter até que ocorra um episódio de colapso; isso pode demorar vários dias, ou mais tempo, dependendo da frequência dos episódios de síncope. Em tais casos, um gravador externo de eventos cardíacos também pode ser uma opção viável.[9] Os limites de duração dependem da tolerância do animal, da capacidade do cartão de memória e da duração da bateria. Na maioria dos casos, o monitor Holter pode ser usado de 5 a 7 dias. Mesmo que o animal não manifeste colapso nesse período, pode haver períodos de arritmia que podem sugerir o mecanismo primário da síncope.

Monitores de eventos cardíacos implantáveis são dispositivos que podem ser colocados cirurgicamente.[30] Embora não sejam comumente usados na prática veterinária, eles representam uma alternativa para os animais que não manifestam um episódio de síncope durante o monitoramento Holter, mas ainda há suspeita de arritmia ou é importante excluir essa possibilidade.

Na maioria dos casos, a ecocardiografia é indicada na triagem de cardiopatia estrutural ou de doenças que possam estar associadas a arritmias, como cardiomiopatia (Capítulo 104). As radiografias do tórax podem revelar alterações compatíveis com doença cardíaca ou respiratória; ocasionalmente, podem ser indicativas de choque hipovolêmico (microcardia, pequena veia cava caudal, campos pulmonares hipovasculares) que justifica uma investigação de causas primárias, incluindo exames de sangue e ultrassonografia do abdome, em busca de doenças abdominais, como hemoabdome.

Se os resultados de todas as avaliações mencionadas ainda forem inconclusivos, a etapa principal continua sendo o monitoramento com Holter, para documentar se as arritmias sustentadas intermitentes causam ou não o colapso; isso pode ser repetido algumas vezes, ou um gravador de eventos ou registro de eventos implantável pode ser utilizado. Como alternativas, incluem-se o ensinamento do proprietário em examinar as membranas mucosas à procura de palidez (as mucosas de lábios e gengivas são mais confiáveis do que a da língua), palpação ou mesmo auscultação do coração durante o episódio de síncope, embora isso possa ser difícil quando o episódio é de curta duração. Instruir o proprietário a fotografar o colapso é particularmente útil para propiciar ao clínico a oportunidade de observar o evento e decidir se este é um colapso sincopal ou não associado à síncope e, potencialmente, o sistema corporal envolvido.

O prognóstico para pacientes com síncope depende da causa desencadeante. O prognóstico da síncope pode ser pior quando ocorre em cães da raça Dobermann com cardiomiopatia dilatada (CMD)[31] ou da raça Boxer com displasia arritmogênica do ventrículo direito (DAVD) e síncope, em comparação ao prognóstico de Boxer com DAVD, quando a arritmia é um achado acidental. Por outro lado, uma queixa principal de síncope está associada a um melhor prognóstico do que aquela com sinais de insuficiência cardíaca congestiva (ICC) ou tromboembolismo aórtico (TEA) em gatos com CMH.[32,33]

## RESUMO

Colapso é um termo genérico amplo, definido como a perda súbita do tônus postural, mas não necessariamente perda de consciência. A síncope é um subconjunto do colapso, caracterizada por inconsciência, devido à redução transitória do fluxo sanguíneo ao cérebro, de curta duração, seguida de rápida recuperação do paciente à normalidade. As causas comuns de síncope são classificadas como cardiogênicas ou neurocardiogênicas. É de suma importância diferenciar a síncope do grande número de causas do colapso não associado a síncope, particularmente as convulsões epilépticas e os distúrbios do movimento paroxístico. Há predomínio de doenças cardiovasculares na lista de diagnósticos diferenciais de síncope, mais comumente como consequência de hipotensão associada a doença cardíaca ou reflexos neurocardiogênicos. Se nenhuma anormalidade for encontrada no exame físico, então uma anamnese meticulosa se torna a parte mais importante da avaliação. Se os testes diagnósticos forem inconclusivos, o procedimento-chave é documentar um episódio de colapso no monitor Holter para determinar se há arritmia intermitente, e em alguns animais pode haver necessidade de repetir o procedimento. Definido o diagnóstico, é preciso investigar as causas para a escolha do tratamento apropriado.

## REFERÊNCIAS BIBLIOGRÁFICAS

*As referências bibliográficas deste capítulo se encontram online no Ambiente de Aprendizagem.*

# NEUROLÓGICO

## CAPÍTULO 31

# Distúrbios do Movimento

William B. Thomas

"Distúrbios do movimento" são um grupo de condições neurológicas heterogêneas que resultam em movimentos lentos (distúrbios hipocinéticos) ou movimentos involuntários anormais (hipercinesias). Não existe um sistema de classificação porque as lesões neuroanatômicas ou a fisiopatologia nem sempre são conhecidas. As descrições clínicas fornecem o melhor método para categorizar esses diversos transtornos.

## AVALIAÇÃO CLÍNICA

A avaliação clínica requer uma anamnese minuciosa, bem como uma descrição do movimento anormal. As observações objetivas do tutor geralmente são mais valiosas do que suas conclusões subjetivas. Por exemplo, uma queixa de "tremor" é menos precisa do que relatar "a cabeça repentinamente se abaixa a cada segundo, mais ou menos". Incentive o proprietário a filmar os episódios. Para anormalidades episódicas, questione duração, frequência, progressão e qualquer fator que possa desencadear eventos, como repouso, excitação ou exercício. O paciente é consciente e responsivo durante os episódios? O proprietário pode parar o movimento distraindo, acariciando ou alimentando o animal de estimação? Histórico clínico pregresso e atual, estado de vacinação e doença prévia, lesão ou exposição a toxinas podem ser importantes. Alguma mudança de comportamento, marcha ou outra atividade foi observada entre os episódios? Faça um exame neurológico minucioso para corrigir quaisquer déficits persistentes que possam ajudar a identificar uma lesão neuroanatômica (ver Capítulo 259). Com base na avaliação inicial e no diagnóstico diferencial, exames de imagem, eletrodiagnósticos (ver Capítulo 177) ou exame do líquido espinal podem ser indicados.

## ESPASTICIDADE

Espasticidade é o aumento do tônus muscular devido aos reflexos de hiperexcitabilidade do alongamento muscular (miotáticos) (Vídeo 31.1). Tônus muscular é a resistência do músculo ao alongamento passivo dependente da velocidade, mantida pela rigidez muscular intrínseca e reflexos miotáticos mediados por neurônios motores inferiores. As vias descendentes do neurônio motor superior normalmente atenuam o reflexo miotático. Lesões da via do neurônio motor superior causam alterações na excitabilidade dos neurônios motores, nas conexões interneuronais e nas vias reflexas locais que podem levar a reflexos miotáticos hiperexcitáveis e espasticidade. O intervalo entre a lesão e o aparecimento de espasticidade varia de dias a meses. Uma vez que a espasticidade se desenvolve, o encurtamento muscular crônico aumenta o músculo intrínseco, o tecido colágeno e a rigidez do tendão, que podem levar a contraturas subclínicas e exacerbação da espasticidade. O aumento do tônus muscular predomina nos músculos antigravitacionais (extensores), causando uma marcha espástica caracterizada pela diminuição da flexão do membro. Em repouso, há aumento da resistência à flexão passiva do membro, reflexos miotáticos exagerados e, geralmente, outros sinais de lesão do neurônio motor superior, como paresia e ataxia.

O tratamento da espasticidade é direcionado à lesão primária, mais comumente uma doença crônica da medula espinal. A fisioterapia pode ser útil (ver Capítulo 35). Envolve o fortalecimento e alongamento dos músculos flexores para manter o alcance normal do movimento articular e minimizar a contratura. Benzodiazepínicos como clorazepato (0,5 a 2 mg/kg, via oral [VO], 2 vezes/dia) às vezes ajudam a diminuir o tônus muscular. Em alguns pacientes, a espasticidade, na verdade, auxilia na sustentação do peso corporal, aumentando o tônus muscular dos músculos extensores. Assim, a dose deve ser ajustada de modo a evitar fraqueza.

## MIOTONIA

Miotonia é a contração prolongada ou o relaxamento tardio de um músculo, após contração voluntária ou estimulada. A miotonia congênita é bem caracterizada em cães das raças Chow Chow e Schnauzer Miniatura, sendo esporádica em outras raças de cães e gatos domésticos. Os sintomas são evidentes às 3 semanas de idade e incluem rigidez muscular (resistência não dependente da velocidade ao alongamento), dificuldade de levantar-se e uma marcha forçada que melhora com o movimento. Os pacientes podem apresentar hipertrofia muscular, disfagia ou latidos agudos. A percussão do músculo com um martelo utilizado para estimular um reflexo causa uma covinha. O diagnóstico é baseado no quadro clínico (Vídeo 31.2). Eletromiografia (EMG; Capítulo 177) é usada para confirmar miotonia, mostrando descargas repetitivas complexas (Vídeo 31.3). Em cães da raça Schnauzer Miniatura, a miotonia congênita é causada por uma mutação no gene do canal de cloreto do músculo, para cujo diagnóstico há disponibilidade de testes genéticos. A procainamida de liberação prolongada (40 mg/kg VO, 2 a 3 vezes/dia) ou 8,3 mg de mexiletina/kg VO, 3 vezes/dia) alivia os sintomas.[1]

A miotonia adquirida é uma complicação incomum do hiperadrenocorticismo iatrogênico ou natural (Capítulo 306). Os cães afetados apresentam marcha com membros estendidos e com menor flexão, aumento do tônus muscular, aumento de volume dos músculos do membro proximal, miotonia de percussão e evidências de miotonia no EMG. O tratamento do hiperadrenocosticismo melhora, parcialmente, a condição em apenas uma minoria dos pacientes; a maioria apresenta miotonia persistente. A procainamida pode ser útil. A miotonia é por vezes um componente de outras miopatias progressivas.

## TETANIA

A tetania, contração muscular sustentada, agravada por estimulação e aliviada com o relaxamento, é um resultado clássico de hipocalcemia (Capítulo 69 e 298). A estricnina bloqueia o neurotransmissor inibidor (glicina), causando tetania. Uma síndrome congênita decorrente de contrações musculares induzidas por estímulos que se resolvem com o repouso foi descrita em uma família de cães da raça Labrador Retriever.[2] Movimento ou estimulação voluntária induz rigidez extensora e apneia, mas nenhuma alteração na consciência. Embora denominada "mioclonia reflexa", os sintomas são mais compatíveis com tetania e são semelhantes à hiperexplexia ou "síndrome do bebê rígido", em humanos, causada por uma mutação no gene do receptor de glicina.

## TÉTANO

*Tétano* é uma contração muscular sustentada, sem relaxamento. A causa mais comum é a infecção causada por *Clostridium tetani* (ver Capítulo 214). Sob condições anaeróbicas, esse microrganismo produz a toxina tetanospasmina, que interfere na liberação de neurotransmissores inibidores de glicina e ácido gama-aminobutírico. Pacientes com tétano focal manifestam contrações persistentes nos músculos próximos à ferida, geralmente na cabeça ou no membro. No tétano generalizado, os pacientes manifestam rigidez muscular generalizada, trismo secundário à contração dos músculos mastigatórios, disfagia devido ao envolvimento do músculo da faringe e riso sardônico resultante do envolvimento do músculo facial (Figura 31.1).

## DISCINESIA PAROXÍSTICA

### Conhecimento básico

Discinesia é um termo geral para várias formas de movimento anormal. A discinesia paroxística é caracterizada por episódios de movimento anormal em um indivíduo que, entre eventos, apresenta movimento e comportamento normal. As manifestações clínicas são variáveis e incluem: (1) distonia: contrações musculares resultando em torção e postura anormal da face, tronco ou membros, (2) coreia: movimentos rápidos, irregulares, não repetitivos da face, tronco ou membros, (3): atetose: uma forma lenta de coreia caracterizada por movimentos contorcidos que tendem a se sobrepor, e (4) balismo: uma forma grave de coreia na qual os movimentos são violentos e na forma de arremessos.

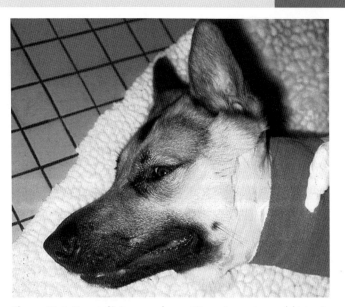

**Figura 31.1** Riso sardônico causado por tétano. As comissuras labiais são contraídas caudalmente e as orelhas ficam eretas.

### Queda episódica em cães da raça Cavalier King Charles Spaniel

Esta doença é caracterizada por tetania paroxística ou aumento do tônus muscular, em cães de 3 meses a 4 anos. Uma mutação autossômica recessiva no gene BCAN, que codifica um proteoglicano denominado brevican, presente principalmente no sistema nervoso central, é uma causa provável.[3,4] Os episódios são desencadeados por excitação, estresse ou períodos variáveis de atividades físicas e consistem em contração sustentada dos músculos dos membros e do tronco, fazendo com que o cão permaneça de pé, rigidamente, ou caia. Não há perda de consciência. Os episódios duram de segundos a minutos, após os quais o paciente se recupera completamente. Os tutores podem, às vezes, interromper um episódio interagindo com o cão. Os resultados de testes laboratoriais e eletrodiagnósticos são normais. O diagnóstico é baseado no quadro clínico e no teste de DNA. Clonazepam (0,5 mg/kg VO, 3 vezes/dia) é útil para minimizar a frequência e a gravidade dos episódios, em alguns cães.[5]

### Síndrome da câimbra epileptoide em cães da raça Border Terrier

A fisiopatologia dessa síndrome, inicialmente denominada doença de Spike, não é conhecida. A idade de início varia de vários meses a 7 anos. Os cães afetados manifestam episódios paroxísticos de dificuldade para deambular, alongar e lamber, que progridem para dificuldade em permanecer de pé, tremor e distonia de membros, cabeça e pescoço. Os episódios são, por vezes, associados a borborigmos, vômito e diarreia. Nos intervalos entre os episódios os animais parecem saudáveis. Os resultados de exames laboratoriais, ressonância magnética (RM) do cérebro e exame do líquido espinal são normais; o diagnóstico é baseado no quadro clínico. A medicação anticonvulsivante geralmente não é efetiva, mas cerca de 50% dos cães acometidos exibem alguma melhora após receberem dieta hipoalergênica ou uma dieta à base exclusivamente de proteína e carboidrato.[6]

### Discinesia paroxística em cães da raça Chinook

É um distúrbio hereditário autossômico recessivo. Os sinais geralmente começam aos 3 anos de idade. Os episódios são caracterizados por esperneio ou agitação (balismo), flexão de membros, movimentos repetitivos dos membros e, ocasionalmente, tremores na cabeça. Não há sinais autonômicos nem perda de consciência. O registro eletroencefalográfico é normal, sugerindo uma condição não convulsiva.[7] Os cães afetados são normais entre os episódios. Os resultados de exames laboratoriais, RM do cérebro e exame do líquido espinal são normais. O diagnóstico é baseado no quadro clínico. Atualmente, não há tratamento efetivo.

### Câimbra em cães da raça Scottish Terrier

É uma condição hereditária autossômica recessiva que acomete cães da raça Scottish Terrier. Uma síndrome semelhante foi relatada em raças relacionadas (Cairn, Norwich, West Highland White e Cesky Terrier). Os sinais clínicos tornam-se aparentes em 6 semanas a 18 meses de vida. A excitação ou o exercício induz o aumento progressivo do tônus muscular, causando cifose lombar e diminuição da flexão dos membros pélvicos, às vezes grave o suficiente para causar queda. Existem algumas evidências de que a doença é causada por alteração na função do neurotransmissor serotonina. Os resultados de testes laboratoriais e eletrodiagnósticos e de biopsias musculares são normais. O tratamento consiste em ajustes no estilo de vida para evitar fatores desencadeantes e administração de maleato de acepromazina (0,1 a 0,75 mg/kg VO, 2 vezes/dia) ou de diazepam (0,5 mg/kg VO, 3 vezes/dia). O distúrbio não é progressivo e não compromete seriamente a qualidade de vida do cão.[8]

### Tremor de cabeça episódico

O tremor de cabeça episódico é verificado em cães das raças Dobermann Pinscher, Bulldog Inglês, Boxer e, menos comumente, em outras raças de cães.[9,10] O início varia, mas geralmente surge na idade adulta. Cães com essa afecção têm tremores de cabeça paroxísticos, verticais ou horizontais. Os episódios duram segundos a horas. Os cães são totalmente conscientes e conseguem se mover normalmente durante um episódio. Em muitos casos, o episódio pode ser interrompido momentaneamente ao distrair o cão como, por exemplo, dar a ele alguma guloseima. A frequência dos episódios varia de uma vez em alguns meses a várias vezes ao dia. Esta síndrome não é totalmente compreendida, mas geralmente não melhora com o uso de medicação anticonvulsivante; por isso pode ser uma discinesia paroxística. Testes diagnósticos, incluindo análises laboratoriais, RM do cérebro e exame do líquido espinal são normais. Não há tratamento efetivo. O distúrbio não afeta negativamente a qualidade de vida. A condição pode se resolver naturalmente. Os proprietários devem assegurar que seus animais não tenham um distúrbio mais grave.

### Discinesias paroxísticas em outras raças

Outras discinesias paroxísticas foram relatadas em cães das raças Bichon Frisé, Boxer, Springer Spaniel e Wheaten Terrier.[11]

## DISCINESIA INDUZIDA POR MEDICAMENTO

Em humanos, as discinesias são efeitos colaterais de vários fármacos, mais comumente aqueles antagonistas da dopamina. Outras drogas incriminadas incluem metoclopramida, anticonvulsivantes, anticolinérgicos e anti-histamínicos. A discinesia, caracterizada por contrações dos músculos faciais, do pescoço e do ombro, foi relatada como efeito adverso do fenobarbital, em um cão.[12] A discinesia induzida por medicamento deve ser considerada em pacientes que desenvolvem distúrbios de movimento enquanto recebem medicamentos. Os sinais tipicamente se resolvem com a cessação do uso do medicamento que os desencadearam.

## MIOQUIMIA E ATAXIA ESPINOCEREBELAR

Mioquimia é a contração de pequenos grupos de fibras musculares, resultando em ondulações semelhantes à movimentação de vermes. Uma doença neurológica complexa caracterizada por ataxia, convulsões e episódios de mioquimia foi relatada em cães das raças Jack Russell, Parson Russell e Russell Terrier. A causa é uma mutação no gene que codifica os canais de potássio da glia, que regulam a excitabilidade neuronal, tamponando o potássio extracelular e facilitando a absorção de glutamato.[13]

A idade de início é de vários meses a vários anos. Os episódios são frequentemente desencadeados por excitação ou exercício e, por vezes, são precedidos por esfregação facial. Há contrações musculares ondulantes visíveis, geralmente mais óbvias no membro proximal. Estas contrações musculares frequentemente progridem para rigidez generalizada e colapso (neuromiotonia). A consciência é mantida. Em geral, os cães acometidos manifestam ansiedade, inquietação, respiração ofegante e hipertermia durante os episódios. Os episódios duram alguns minutos a várias horas. Crises graves podem ser fatais. Os cães afetados comumente apresentam ataxia de membros pélvicos ou ataxia generalizada persistente e hipermetria, a partir de vários meses de idade. Alguns pacientes também apresentam epilepsia. Os exames laboratoriais podem indicar elevações discretas nas atividades séricas de aspartato aminotransferase (AST), alanina aminotransferase (ALT), fosfatase alcalina e creatinina quinase. A EMC é normal ou mostra descargas mioquímicas (atividade espontânea consistindo em impulsos de alta frequência de 2, 3 ou mais potenciais de ação de unidades motoras) em músculos que apresentam contrações evidentes (ver o Capítulo 117). A procainamida (10 mg/kg VO, 2 vezes/dia) ou a mexiletina (4 mg/kg VO, 2 vezes/dia) pode diminuir a gravidade e a frequência dos episódios. É necessária sedação ou anestesia geral para prevenir episódios graves.[14]

## MIOCLONIA

Mioclonia é uma breve contração do músculo esquelético que parece uma reação ao choque elétrico (Vídeos 31.1 e 31.4). A mioclonia fisiológica ocorre em animais saudáveis e normalmente não causa incapacidade. Exemplos conhecidos são soluços (breves contrações do diafragma) e tremores musculares durante o sono. A "resposta de sobressalto" normal é uma resposta estereotípica de mioclonia a um estímulo súbito, inesperado, como a contração da pálpebra e a contração breve dos músculos da cabeça, pescoço e membros em resposta a um ruído alto. A mioclonia epiléptica é uma forma rara de convulsão que consiste em contrações musculares mioclônicas focais ou generalizadas. A causa pode ser idiopática ou uma doença cerebral primária. Uma doença genética semelhante à doença de Lafora em pessoas foi relatada em várias raças de cães e gatos; causa reflexos mioclônicos intermitentes da cabeça, pescoço e membros torácicos, muitas vezes em resposta a estímulos visuais.[15] A mioclonia induzida por medicamentos e toxinas pode surgir após exposição a clorambucila, chumbo ou injeção intratecal de morfina.[16-19] A mioclonia geralmente se resolve após cessar a administração do medicamento ou o tratamento da intoxicação.

## ENCEFALOMIELITE

A encefalomielite causada pelo vírus da cinomose canina é a causa mais comum de mioclonia em cães (ver Capítulo 228; Vídeos 31.4 e 31.5). Essa condição já foi considerada *coreia*, mas a coreia é um movimento mais complexo, não repetitivo, de ocorrência irregular e não o breve e simples movimento muscular notado na mioclonia. Os cães afetados geralmente manifestam outros sinais neurológicos de cinomose, como ataxia ou fraqueza; todavia, a mioclonia pode ser o único sintoma. As contrações musculares são mais evidentes em repouso e podem persistir durante o sono ou até mesmo na anestesia geral, sendo comum ocorrerem ritmicamente a cada 1 a 3 segundos. Em casos raros, a mioclonia é generalizada, mas comumente é restrita a um músculo ou a um grupo de músculos inervados por regiões adjacentes da medula espinal ou do tronco cerebral. Os músculos dos membros ou os músculos maxilares são comumente envolvidos, mas qualquer músculo esquelético pode ser afetado, inclusive a língua e os músculos extraoculares. A mioclonia da cinomose é frequentemente refratária ao tratamento, embora a mioclonia focal geralmente não seja tão incapacitante. A procainamida (10 a 20 mg/kg VO, 3 vezes/dia) pode ser efetiva. Outra doença inflamatória do sistema nervoso também pode causar mioclonia em cães, inclusive meningoencefalomielite granulomatosa, encefalite bacteriana, encefalite protozoária e meningite-arterite responsiva a esteroides.[20]

## DOENÇA DO CÃO DOBERMANN DANÇARINO

A doença do Dobermann dançarino é inicialmente caracterizada pela flexão de um membro pélvico, quando em pé (Vídeo 31.5). Em poucos meses, o outro membro pélvico é afetado de tal forma que o cão alternadamente flexiona e estende cada membro pélvico em movimentos dançantes. Esses cães preferem sentar, em vez de ficar de pé.[21] Esse distúrbio é notado em cães da raça Dobermann Pinscher com 6 meses a 7 anos. Eles podem desenvolver uma paraparesia progressivamente insidiosa com diminuição da propriocepção e atrofia do músculo gastrocnêmio. Com base em teste eletrodiagnóstico (ver Capítulo 177), biopsia do nervo (ver Capítulo 116), pode-se verificar que se trata de uma neuropatia periférica, com movimentos do membro pélvico relacionados à parestesia da pata.

## OUTROS MOVIMENTOS ANORMAIS

Espasmos musculares causados por dor, especialmente extrusão de disco intervertebral, podem ser confundidos com distúrbios do movimento, como a mioclonia. Os animais afetados frequentemente manifestam contrações intermitentes e dolorosas de músculos paravertebrais e podem flexionar um dos membros. O movimento muitas vezes precipita um episódio. Palpação e manipulação da coluna geralmente detecta a região dolorosa.

Tremor é uma oscilação rítmica do corpo, ou parte do corpo, devido a contrações alternadas de músculos antagonistas (ver Capítulo 32). Ocorre com vários distúrbios.

As convulsões podem resultar em uma variedade de movimentos anormais e são geralmente reconhecidas por seu padrão estereotípico e início espontâneo (ver Capítulo 35). As convulsões são frequentemente acompanhadas de alguma alteração na consciência. Também pode haver sinais autonômicos, como micção ou salivação. Há relato de disfunção pós-ictal, como comportamento anormal e ataxia.

Movimentos normais e anormais podem ocorrer durante o sono. Como características importantes, os movimentos ocorrem apenas durante o sono e o paciente pode ser despertado normalmente durante um episódio, sem sinais pós-ictais.

## REFERÊNCIAS BIBLIOGRÁFICAS

*As referências bibliográficas deste capítulo se encontram online no Ambiente de Aprendizagem.*

# CAPÍTULO 32

# Tremores

Clare Rusbridge

## DEFINIÇÃO

Tremor é um movimento oscilatório, rítmico e involuntário de uma parte do corpo ocasionado por contrações alternadas de músculos reciprocamente inervados.[1,2] O tremor é fácil de ver, mas é mais difícil de classificar e tratar,[3] podendo ser confundido com outros distúrbios do movimento, como a distonia (ver Capítulo 31).[4]

## FISIOPATOLOGIA DO TREMOR

A execução de um movimento coordenado requer inervação recíproca (Segunda Lei de Sherrington), isto é, um neurônio pré-motor envia projeções excitatórias para os neurônios motores que inervam o grupo muscular agonista (p. ex., os extensores articulares) e para o neurônio inibitório que inerva o neurônio motor para o grupo muscular antagonista (p. ex., os flexores articulares).[5] Essa inervação recíproca é controlada por circuitos neurais no tálamo, no núcleo olivar inferior, no cérebro e no cerebelo.[6] De particular importância é o trato dentorrubroolivar, que liga o núcleo dentato do cerebelo ao núcleo vermelho contralateral e ao núcleo olivar inferior.[7] Esses circuitos, com suas alças de *feedback* complexas são inerentemente instáveis. Se a excitabilidade da membrana neural aumenta ou se a inibição é reduzida, então o circuito começa a oscilar. Essas oscilações rítmicas se manifestam como tremor.[6]

### Neurotransmissores e substâncias tremolíticas

Os neurônios cerebelares de Purkinje (ou células que fazem sinapse com eles) são incriminados na etiologia de muitas síndromes de tremor.[6,8] As células de Purkinje são inibidoras e GABAérgicas, e interferem no fluxo dos núcleos profundos do cerebelo, como os núcleos dentatos. Outros grupos de neurônios importantes são os noradrenérgicos excitatórios do cerúleo (*locus coeruleus*) que fazem sinapse com as células de Purkinje, influenciando sua ação.[9-11] Sugere-se que a diminuição da inibição GABAérgica dos neurônios profundos do cerebelo desinibe a atividade de marca-passo, resultando em atividade rítmica dos circuitos talâmico e talamocortical.[12,13] Apoiando essa teoria está a observação de que muitos tipos de tremor respondem a fármacos que aumentam a inibição pós-sináptica mediada por GABA, como o fenobarbital e a primidona, e/ou substâncias estabilizadoras de membrana, como propranolol, gabapentina e topiramato.[6,8,14,15] Portanto, essas drogas são a base para o tratamento de muitas condições de tremor em humanos (como tremor essencial) e podem ser benéficas em algumas síndromes de tremor em animais.[16-18] O tremor visto na doença de Parkinson está relacionado com a degeneração dopaminérgica dos núcleos basais e anormalidades da sinalização acetilcolina na região estriatal.[19,20] A base do tratamento da doença de Parkinson em humanos são drogas que interferem na neurotransmissão dopaminérgica, como L-dopa (aumenta a dopamina na região estriatal), agonistas da dopamina e inibidores da monoamina oxidase (degradação do bloqueio de dopamina).[15] Além disso, os sintomas são aliviados pelos anticolinérgicos.[15,19] Como as condições comparáveis à doença de Parkinson ainda não são reconhecidas em pequenos animais domésticos, o uso dessas drogas para síndromes de tremor não foi relatado.

## CLASSIFICAÇÃO

Em medicina humana, o tremor é classificado de acordo com a distribuição topográfica, a dependência de ação ou posição, a frequência e a amplitude. A classificação foi simplificada pela Movement Disorder Society ao elaborar um procedimento de consenso. Meios auxiliares de diagnóstico típicos incluem atividade eletromiográfica do tremor (ver Capítulo 177) e análise computadorizada de tremor com acelerômetros ligados a partes do corpo.[21] Em medicina veterinária, não há essa classificação de consenso e o "empréstimo" do sistema humano tem problemas inerentes, em razão da ausência de técnicas diagnósticas, pois cães e gatos são quadrúpedes com maior sustentação do peso nos membros torácicos que não podem ser utilizados para executar uma tarefa ou para manter uma postura de não sustentação de peso, e porque o diagnóstico geralmente é feito pela descrição subjetiva do paciente.[1] Além disso, é raro que uma síndrome de tremor esteja associada a um único tipo de tremor; por exemplo, a doença cerebelar está associada a mais do que um tremor intencional. Consequentemente, pode ser mais fácil considerar cada síndrome de tremor separadamente. No entanto, tremores diferentes têm etiologia e controle de potencial diferentes, por isso é útil o uso de um sistema de classificação simples. Os tipos básicos de tremores são de repouso e de ação. Como o nome sugere, os tremores de repouso ocorrem em uma parte do corpo completamente apoiada contra a gravidade, sem contração muscular voluntária, enquanto os tremores de ação são acompanhados de contração voluntária dos músculos. Os tremores de ação são subdivididos em posturais, cinéticos (simples, intencionais e de tarefa específica) e isométricos (Tabela 32.1).[1,22,23]

**Tabela 32.1** Classificação e exemplos de síndromes de tremor.

| TIPO DE TREMOR | CARACTERÍSTICAS | EXEMPLO DE ANORMALIDADE PRIMÁRIA |
|---|---|---|
| **Tremor de repouso** | Ocorre quando parte do corpo (músculo) está em repouso (Vídeos 32.2 e 32.11). Nota-se em um paciente deitado e relaxado, mais evidente no membro distal. Pode ser assimétrico<br>Os tremores de repouso são incomuns em medicina veterinária, mas em humanos são um dos sinais mais importantes da doença de Parkinson e de estágios avançados de tremor essencial[60]<br>Deve-se excluir a possibilidade de distonia, na qual movimentos bruscos podem ser vistos em repouso | Micotoxicose |
| **Tremor de ação**<br>*Postural* | Ocorre em uma parte do corpo que assume uma postura contra a gravidade (não em pé). Segurar a parte do corpo contra a gravidade ativa os músculos que sustentam o peso do corpo que, por sua vez, desencadeiam tremor. Nos quadrúpedes, são mais facilmente avaliados na cabeça. As pessoas são examinadas ao ser solicitado que mantenham a postura do braço e do dedo | Fisiológico, exacerbado pela postura (estresse, doença metabólica ou intoxicação)<br>Ataxia cerebelar (apenas como parte de outros sintomas cerebelares) (Vídeos 32.3 e 32.5)<br>Síndrome do tremor generalizado idiopático (ver Vídeo 32.1) |
| *Tremor cinético simples* | Nota-se tremor durante toda a trajetória do movimento | Ataxia cerebelar<br>Micotoxicose<br>Neurotoxina harmalina (modelo experimental de tremor essencial em roedor)<br>Síndrome do tremor generalizado idiopático (Vídeo 32.1) |
| *Tremor cinético intencional* | O tremor aumenta progressivamente até o alvo pretendido | Ataxia cerebelar (Vídeos 32.4 e 32.5) |
| *Tremor cinético de tarefa específica* | Somente durante tarefas específicas, como por exemplo, ato de escrever | Sem exemplos em animais |
| *Tremor isométrico* | Tremor que ocorre durante a contração muscular isométrica. Uma contração isométrica do músculo, ou exercício estático, é aquela em que o músculo dispara, mas não há movimento em uma junção ou mudança no comprimento do músculo. Ocorre durante contrações musculares voluntárias contra uma resistência estacionária (p. ex., ficar em pé) | Tremor do membro isométrico (senil) (Vídeo 32.6)<br>Tremor ortostático em cães das raças Dogue Alemão e Deerhound Escocês (Vídeo 32.7) |
| **Anormalidades de Movimento tipo Tremor** | Mioquimia – contrações musculares ondulantes<br>Mioclonia – contração breve e involuntária de um músculo ou grupo de músculos<br>Distonia – contração involuntária sustentada de um grupo de músculos caracterizada por movimentos repetitivos ou padronizados de puxar ou torcer | Mioquimia – ataxia espinocerebelar com mioquimia em cães da raça Jack Russell Terrier (Vídeo 32.9)<br>Mioclonia – encefalite viral pós-cinomose<br>Mioclonia cortical (tremor cortical) – espasmos mioclônicos associados à epilepsia (Vídeo 32.8)<br>Distonia – tremor de cabeça paroxístico idiopático (Vídeo 32.10) |

## SÍNDROME DE TREMOR GENERALIZADO DE INÍCIO AGUDO

### Tremor fisiológico e tremor fisiológico exacerbado

Tremor fisiológico é um tremor pouco evidente notado em indivíduos saudáveis. O tremor fisiológico pode ser observado em algumas situações como atividade física exagerada (fadiga muscular), estresse, alguns fármacos e toxinas (p. ex., cafeína, teobromina, agonistas beta-adrenérgicos), algumas doenças metabólicas (p. ex., tireotoxicose, hipoglicemia, hipocalcemia) e tremores termorreguladores.[24]

### Micotoxicose e outras intoxicações tremorgênicas

A ingestão de micotoxinas tremorgênicas pode resultar em tremor generalizado de início agudo. As micotoxinas são metabólitos secundários tóxicos produzidos por fungos e hifas; os compostos tremorgênicos mais comumente ingeridos são as toxinas de *Penicillium*, em particular o penitrem A e a roquefortina.[25] Nota-se tremor de todo o corpo em repouso, exacerbado por esforço físico e ansiedade. Os animais afetados também podem apresentar midríase, sintomas vestibulares, mioclonia facial, convulsões generalizadas, hiperestesia, hipertermia, taquicardia e sintomas gastrintestinais (vômito, diarreia, flatulência).[25-27] Os diagnósticos diferenciais mais importantes são outras intoxicações, inclusive medicamentosas (teobromina, cannabis/maconha, dietilamina do ácido lisérgico [LSD], cocaína, anfetamina, fenilpropanolamina, pseudoefedrina, inibidores da colinesterase, ivermectina, metilxantinas) e produtos tóxicos (permetrina, estricnina, metaldeína, etilenoglicol, noz macadâmia).[25] Em um modelo experimental com roedores, constatou-se que as micotoxinas tremorgênicas diminuem o fluxo inibidor GABAérgico e aumentam a liberação de glutamato (excitotoxicidade).[26,28-30] Portanto, os medicamentos que afetam esses alvos parecem mais apropriados para o tratamento. No entanto, os tremores geralmente não respondem ao tratamento intravenoso com benzodiazepínicos,[25] possivelmente devido ao acúmulo intracelular de íons cloreto secundário a excitotoxicidade.[31] Um sumário do tratamento de intoxicação tremorgênica é apresentado na Figura 32.1. Os medicamentos recomendados variam dependendo da preferência dos médicos e o uso é frequentemente baseado em experiências pessoais e casuais.[25,27,32] A autora prefere a dexmedetomidina como o medicamento de primeira linha, seguido, se necessário, de anticonvulsivantes.[32] A dexmedetomidina é um agonista do adrenorreceptor

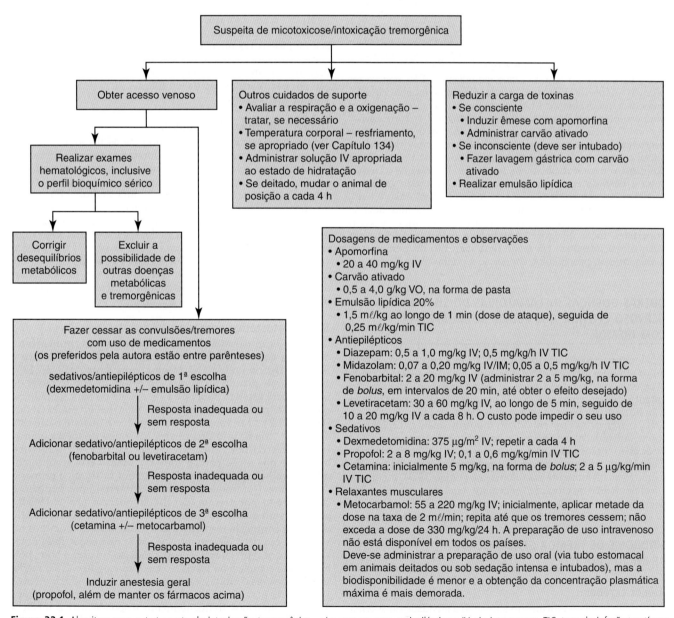

**Figura 32.1** Algoritmo para o tratamento de intoxicação tremorgênica. +/−: com ou sem; antiepilépticos; *IV*, via intravenosa; *TIC*, taxa de infusão contínua; *VO*, via oral.

alfa-2 central que atua no cerúleo (*locus* coeruleus), influenciando as células de Purkinje e a produção GABAérgica.[10,33,34] Relata-se o uso do relaxante muscular metocarbamol em animais sem convulsão, mas a administração é intravenosa, e tal preparação não está disponível em alguns países.[35] As micotoxinas são altamente lipossolúveis, o que explica sua excelente capacidade de penetrar no cérebro,[25] e há algumas evidências de que a injeção intravenosa de emulsão lipídica (p. ex., Intralipid 20%) pode ser efetiva no tratamento de intoxicação causada por agentes lipofílicos (ver Capítulo 151).[36]

### Síndrome do tremor generalizado idiopático

Pacientes com síndrome do tremor generalizado idiopático (STGI) são também referidos como portadores de síndrome do tremor do cão branco, devido à tendência deste distúrbio ocorrer em cães de raças brancas como West Highland White Terrier e Maltês. No entanto, a STGI pode ser constatada em qualquer raça de cão ou em mestiços (raramente em raças de grande porte); também é relatada em gatos.[37,38] Acomete cães adultos jovens; outras doenças são mais prováveis em cães com 5 anos ou mais. A etiologia não é conhecida, mas estudos histopatológicos e de resposta a doses imunossupressoras de corticosteroides sugerem que é uma doença inflamatória não infecciosa do sistema nervoso central (SNC). Os cães afetados manifestam tremor por todo o corpo inteiro, agravado por ansiedade (Vídeos 32.1 e 32.2). Os sintomas associados incluem elevação da temperatura corporal, hiperestesia, opsoclonia (tremor ocular) e sinais vestibulares discretos, como inclinação e desvio da cabeça e ataxia. Os resultados da ressonância magnética e do exame do líquido cefalorraquidiano (LCR) podem ser normais ou sugerir inflamação branda (pleocitose mononuclear ou linfocítica, no exame do LCR). O tratamento consiste em doses imunossupressoras de prednisolona, a partir de 1 a 2 mg kg por via oral (VO), 2 vezes/dia ou dose única. Alguns animais podem necessitar terapia imunossupressora adicional, com tratamento inicial com 4 mg de leflunomida/kg VO dose única. Na maioria dos casos, o tremor melhora em 3 a 10 dias. Depois que o tremor cessa a dose de corticosteroide é reduzida de modo gradativo, geralmente ao longo de 6 meses ou mais. O prognóstico é bom, embora possam ocorrer recidivas; em alguns pacientes deve-se manter uma dose baixa de corticosteroide por vários meses. É importante tratar qualquer comorbidade, especialmente doença inflamatória intestinal. Há relato de tratamento do tremor com diazepam e/ou propranolol, em adição à prednisolona.[18]

## OUTRAS DOENÇAS INFLAMATÓRIAS DO SISTEMA NERVOSO CENTRAL QUE PODEM SE MANIFESTAR COM TREMOR

Qualquer paciente com doença do SNC que envolva o cerebelo ou os circuitos neurais entre o tálamo, o núcleo olivar inferior, o cérebro e o cerebelo pode se manifestar com tremor. No entanto, diferentemente da STGI, em que o tremor generalizado é o sinal predominante, em outras doenças inflamatórias do SNC, o tremor ocorre em adição a outros sinais neurológicos, como dificuldade de manter a postura. Se houver meningite associada, então a dor será a característica predominante. Os diagnósticos diferenciais mais importantes para STGI são meningoencefalomielite granulomatosa (Vídeo 32.3), meningoencefalomielite necrosante, encefalite viral (p. ex., vírus da doença de Aujesky[39]) e encefalite protozoária (Vídeo 32.4).

## SÍNDROME DE TREMOR GENERALIZADO DE INÍCIO CRÔNICO

### Tremor cerebelar

O cerebelo regula o movimento ajustando a atividade do sistema motor descendente do cérebro. Ele atua como um "comparador", compensando os erros de movimento, comparando o desempenho pretendido com o real.[40] A característica da doença cerebelar é o tremor intencional, embora muitos animais com essa doença também manifestem tremor postural, particularmente da cabeça, e uma oscilação postural rítmica (tremor troncular) (Vídeos 32.3 e 32.5).[41] Tremor intencional é uma oscilação associada ao movimento visualmente guiado. Surge durante o movimento do membro e da cabeça e aumenta em amplitude com a aproximação do alvo (ver Vídeos 32.4 e 32.5). Em animais, isto parece uma ação de sacudir a cabeça quando eles vão em direção a um objeto (p. ex., em direção ao alimento, para comer). Existem muitas causas de doença cerebelar em animais domésticos, incluindo ataxia espinocerebelar e outras doenças hereditárias degenerativas, metabólicas ou inflamatórias (ver Capítulos 260 e 261).

### Anormalidades da mielinização (filhotes com tremedeira)

Os distúrbios de desenvolvimento da mielinização central hereditários podem resultar na síndrome dos filhotes com tremedeira. Os animais afetados apresentam tremor generalizado, particularmente quando despertados, a partir de aproximadamente 10 dias de vida. Muitos cães afetados se recuperam com o tempo. Essa condição foi relatada em cães da raça Springer Spaniel (como uma característica autossômica recessiva ligado ao sexo; os machos apresentam um fenótipo mais deletério e fatal).[42-45] Cães das raças Weimaraner,[46-48] Bernese Mountain,[49] Samoieda[50] e gatos siameses,[51] além de outras raças, podem ser acometidos. A ressonância magnética do cérebro pode ser útil como um procedimento de diagnóstico não invasivo.[52] Um diagnóstico diferencial é leucoencefalopatia associada à infecção por parvovírus, relatada em filhotes de cães da raça Cretan Hound aparentados.[53]

### Tremor isométrico de membros

Tremor isométrico é definido como uma oscilação involuntária de uma ou mais partes do corpo durante a contração muscular isométrica, ou seja, quando o músculo dispara, mas não há movimento na articulação nem alteração no comprimento do músculo (p. ex., em pé).[40] Relata-se uma síndrome do tremor do membro pélvico benigna, particularmente em cães mais velhos, e tem sido referida como tremor senil.[18] Ocasionalmente, os membros torácicos podem ser afetados. O tremor surge quando o cão está em pé e cessa durante o movimento voluntário e quando o cão está deitado (Vídeo 32.6). Embora o tremor possa se agravar com o tempo, ele não parece causar desconforto nem interferir na função muscular; consequentemente, não há necessidade de tratamento.

### Tremor ortostático primário

Uma condição descrita como tremor ortostático primário foi detalhada em cães adultos jovens das raças Dogue Alemão e Scottish Deerhound.[16,17] O tremor, com frequência de 13 a 16 Hz, surge quando o cão está em pé ou quando se move de uma postura estática para outra (p. ex., de pé para sentado ou quando se posiciona para se alimentar, beber ou excretar) (Figura 32.2). O tremor cessa ao caminhar e quando o cão está deitado. A condição é progressiva, ao longo de meses e anos. Uma característica que diferencia do tremor isométrico benigno é que o cão parece aflito e a função está comprometida. A condição foi comparada ao tremor ortostático primário de humanos (síndrome das pernas instáveis), que também é caracterizado por tremor de alta frequência (13 a 18 Hz) predominantemente nos membros e no tronco, desencadeado durante a contração isométrica dos músculos dos membros ou a postura em pé.[54] No entanto, há várias diferenças, mais notavelmente que o prognóstico dessa condição em cães é bom, pois há resposta completa ou parcial ao fenobarbital (dose: 2 a 3 mg/kg VO, 2 vezes/dia), muitas vezes em concentração sérica inferior à necessária para controlar convulsões. Diferentemente, a condição em humanos frequentemente responde mal à medicação.[55] Além disso, em humanos, o tremor é descrito como ondulação de amplitude fina que pode ser percebida apenas à

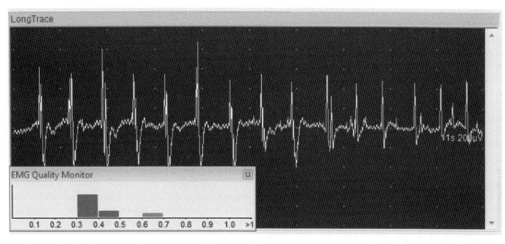

**Figura 32.2** Registro eletromiográfico de um cão da raça Dogue Alemão, macho, com 4 anos, apresentando tremor ortostático primário (Vídeo 32.7). O animal estava consciente e conseguia sustentar todo o peso do corpo nos membros. O registro mostra potenciais de ação da unidade motora rápida em aproximadamente 16 Hz. (Cortesia do Dr. Colina Driver.)

palpação, à auscultação com estetoscópio ou à EMG. O diagnóstico dependente da percepção subjetiva de instabilidade quando o animal está em pé, que cessa quando o paciente senta.[1,55,56] Comparativamente, em cães o tremor é visível, grosseiro e grave (Vídeo 32.7).

### Distúrbios de tremor focais

Existem muitos distúrbios de movimento que podem resultar em contrações musculares breves e repetitivas, que devem ser diferenciadas do tremor (ver Tabela 32.1; Vídeos 32.8 e 32.9).

### Tremor paroxístico da cabeça idiopático

Uma síndrome caracterizada por movimentos rítmicos paroxísticos da cabeça foi diagnosticada em cães das raças Bulldog Inglês (Vídeo 32.10),[57] Dobermann,[58] Boxer, Staffordshire Bull Terrier e outras. Os cães afetados podem ter uma atitude "sim-sim" ou "não-não". É muito raro ver ambas as atitudes, "sim-sim" e "não-não", em um mesmo cão e a direção do movimento não mudar durante um episódio.[58] Pode haver um discreto desvio e inclinação da cabeça (distonia) e esta síndrome pode representar um tremor distônico, ou seja, um tremor de uma parte do corpo afetada pela distonia.[4] A duração dos episódios paroxísticos varia de alguns segundos a várias horas; a frequência e a amplitude dos movimentos são variáveis (variação típica: 4 a 9 Hz). Há muita variação no número de episódios diários e no intervalo entre os episódios.[58] Em alguns cães, a ansiedade pode ser um fator desencadeante e os episódios são mais prováveis (mas não exclusivamente) durante o repouso ou o sono.[57] Os proprietários são capazes de interromper episódios brandos. O cão permanece atento, embora possa parecer ansioso e capaz de se mover, mas pode ser descrito como mais "rígido" ou "desajeitado".[57] O cão pode tentar impedir o tremor pressionando a cabeça contra um objeto ou suas patas. O primeiro episódio geralmente é observado quando o cão é um adulto jovem (em um estudo, a média de idade foi de 2 anos)[57] e pode se resolver espontaneamente em animais mais velhos.[57] Informações sobre tratamento não estão disponíveis. Como a condição é autolimitante e pode haver intervalo de vários meses entre os episódios, a maioria dos cães não é tratada.

### Tremor associado a neuropatia periférica

Um animal pode apresentar um membro trêmulo devido à fraqueza causada por neuropatia periférica ou lesão de medula espinal (Vídeo 32.11). Ocasionalmente, o tremor pode ser desproporcional à fraqueza e, em humanos, tem sido sugerido que, em algumas neuropatias desmielinizantes, pode haver um componente do SNC.

### REFERÊNCIAS BIBLIOGRÁFICAS

*As referências bibliográficas deste capítulo se encontram online no Ambiente de Aprendizagem.*

# CAPÍTULO 33

## Ataxia, Paresia e Paralisia

Ronaldo Casimiro da Costa

Ataxia, paresia e paralisia são os sinais clínicos comumente vistos em várias doenças do cérebro, coluna vertebral e nervos periféricos. A principal diferença entre ataxia e paresia é que a ataxia interfere na coordenação sem influenciar a força muscular, enquanto a paresia interfere apenas na força. Esses sinais clínicos propiciam informações fundamentais para a localização da lesão; portanto, é importante estar familiarizado com sua manifestação, relevância clínica e principais causas. A discussão que se segue, combinada com os vídeos e os algoritmos, visa ajudar o leitor a alcançar esse objetivo.

## ATAXIA

*Ataxia* significa incoordenação, oriunda da palavra grega *a taxis*, que significa sem ordem ou sem coordenação. É um dos sinais neurológicos mais importantes a reconhecer devido à sua importância na localização de lesões no sistema nervoso. Ataxia é a incapacidade do paciente de coordenar a posição de sua cabeça, tronco e membros no espaço. Ataxia é uma disfunção sensorial, não motora, que só pode ser identificada quando o paciente se move. O tipo de ataxia é caracterizado por um exame neurológico completo (estado mental, marcha e postura, reações posturais, avaliação dos nervos cranianos e dos reflexos espinais e percepção da dor). Atenção especial deve ser dada à marcha e à postura. Formas brandas de ataxia podem ser difíceis de reconhecer. A marcha do animal deve ser cuidadosamente avaliada em uma sala grande o suficiente para permitir que o animal se mova livremente. O animal também deve andar, a passo lento, em direção e para longe do clínico em uma área com piso não escorregado. Ataxia é principalmente um sinal de distúrbio neurológico. Muitas vezes é confundida com fraqueza (discutida a seguir), mas são condições bem distintas. Doenças sistêmicas podem causar ataxia, porém mais comumente causam fraqueza sem ataxia. Exemplos de condições sistêmicas que causam ataxia são hipocalcemia, que ocasiona ataxia cerebelar, e deficiência de tiamina, que causa ataxia vestibular.

### Tipos de ataxia

Existem três tipos de ataxia (Figura 33.1): *proprioceptiva, cerebelar* e *vestibular*. A ataxia vestibular é a mais fácil de reconhecer. A ataxia vestibular é caracterizada predominantemente por desvio e rotação da cabeça (*head tilt*). O lado do desvio da cabeça costuma indicar o lado da lesão. Outros sinais comuns de ataxia vestibular são: inclinação do corpo, queda, cambaleio e, ocasionalmente, andar em círculo, estrabismo e nistagmo (Capítulos 31 e 265). A gravidade dos sinais vestibulares depende de vários fatores, mas é geralmente pior na fase aguda da doença, enquanto o paciente ainda apresenta nistagmo espontâneo. É importante a diferenciação entre as vestibulopatias central e periférica, pois os diagnósticos diferenciais e prognósticos diferem muito. Pacientes com doença vestibular central apresentam alterações no estado mental (mais comumente sonolência) e déficit no posicionamento proprioceptivo e/ou salto. A tetraparesia não ambulatória também é comumente associada à doença central. Nistagmo vertical ou nistagmo posicional (aquele que muda de direção ao alterar a posição da cabeça) também pode ser visto. Os déficits de posicionamento proprioceptivo são ipsilaterais ao desvio da cabeça, exceto nos casos de síndrome vestibular paradoxal, em que os déficits proprioceptivos são contralaterais ao desvio da cabeça. Os sinais vestibulares centrais estão associados a lesões medulares rostrais (tronco cerebral) ou a lesões no lobo flóculo-nodular do cerebelo e são comumente causados por encefalite ou neoplasia. Na doença vestibular periférica, como a lesão envolve os receptores da orelha interna localizados fora do cérebro (parte petrosa do osso temporal), o paciente não apresenta alterações no estado mental ou déficits de posicionamento proprioceptivo. O nistagmo está sempre na mesma direção, horizontal ou rotatória, mas não vertical. Tanto a doença vestibular central (tronco cerebral) quanto a periférica (orelha interna) são comuns. É importante enfatizar que a doença vestibular idiopática é sempre periférica. Se o paciente tiver sinais sugestivos de doença vestibular central ou paradoxal, outros exames neurodiagnósticos específicos para investigar o cérebro são necessários. As causas mais frequentes de ataxia vestibular, cerebelar e proprioceptiva são mencionadas no Boxe 33.1.

A ataxia cerebelar é caracterizada por dismetria (incapacidade de controlar a frequência e a amplitude dos movimentos dos passos), geralmente manifestada como hipermetria (passo exagerado). Normalmente, é mais fácil reconhecer uma marcha hipermétrica nos membros torácicos. É importante diferenciar este sinal daquela espasticidade ou hipertonicidade do membro torácico, que frequentemente acompanha a ataxia proprioceptiva secundária a mielopatia cervical. A hipermetria se manifesta como flexão prolongada do passo (protração), enquanto a espasticidade faz com que os membros torácicos pareçam rígidos ou espásticos. Outras características da ataxia cerebelar são tremores na cabeça e no corpo inteiro, tremores intencionais, postura e marcha ampla dos membros pélvicos (Capítulos 31 e 32). Pacientes com ataxia cerebelar pura não apresentam fraqueza (paresia) ou déficit proprioceptivo, já que não há envolvimento dos neurônios motores superiores ou do trato proprioceptivo consciente, respectivamente. Isso pode ser muito útil na distinção entre ataxia cerebelar e ataxia proprioceptiva. Devido às estreitas relações anatômicas e funcionais, ocasionalmente os pacientes apresentam uma combinação de ataxia vestibular e cerebelar, que indica lesão de sistema nervoso central (Vídeo 33.2).

Ataxia proprioceptiva é o tipo principalmente relacionado a doenças da medula espinal. Essa ataxia pode ser diferenciada das ataxias vestibular e cerebelar pela ausência de envolvimento da cabeça (tremor ou desvio) (Vídeo 33.1).

A ataxia proprioceptiva pode ser vista nas lesões cerebrais (tronco cerebral, tálamo, núcleos basais ou córtex), mas é muito mais branda; outros sinais cerebrais são geralmente mais evidentes do que a ataxia (sonolência, alterações comportamentais, envolvimento de nervos cranianos, andar em círculo, convulsões). Ao avaliar um animal com ataxia proprioceptiva, é importante

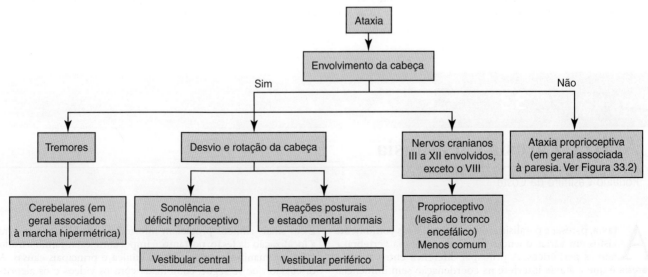

**Figura 33.1** Algoritmo para avaliação clínica de pacientes com ataxia.

## Boxe 33.1 Diagnósticos frequentes de acordo com o tipo de ataxia e a localização da lesão

**Ataxia vestibular periférica**
Otite média/interna
Doença vestibular idiopática
Neoplasia

**Ataxia vestibular central**
Meningoencefalite não infecciosa
Meningoencefalite infecciosa
Neoplasia

**Ataxia cerebelar**
Meningoencefalite não infecciosa
Meningoencefalite infecciosa
Hipoplasia cerebelar

**Ataxia proprioceptiva**
Doença do disco intervertebral
Trauma espinal
Embolismo fibrocartilaginoso
Espondilomielopatia cervical
Neoplasia
Subluxação atlantoaxial

**Sinais difusos de neurônio motor inferior**
Polirradiculoneurite aguda (paralisia de cães da raça Coonhound)
Miastenia *gravis**
Botulismo
Paralisia causada por carrapato

**Segmento C1-C5 da medula espinal**
Doença do disco intervertebral
Subluxação atlantoaxial
Neoplasia

**Segmento C6-T2 da medula espinal**
Doença do disco intervertebral
Espondilomielopatia cervical
Neoplasia

**Segmento T3-L3 da medula espinal**
Doença do disco intervertebral
Trauma espinal
Mielopatia degenerativa
Neoplasia
Embolismo fibrocartilaginoso

**Segmento L4-S3 da medula espinal**
Doença do disco intervertebral
Embolismo fibrocartilaginoso
Trauma espinal
Neoplasia

**Região lombossacra (cauda equina)**
Síndrome da cauda equina
Trauma espinal
Discoespondilite
Neoplasia

*Dependendo do tipo de miastenia *gravis*.

---

excluir a influência de qualquer medicamento (p. ex., sedativos) ou distúrbio metabólico (p. ex., anemia grave) que possa estar causando esse sintoma. Como a ataxia proprioceptiva é comumente associada a doenças da medula espinal, esta discussão enfocará esse aspecto. A ataxia proprioceptiva está relacionada com a substância branca da medula espinal, refletindo uma disfunção dos tratos sensoriais que conduzem a propriocepção inconsciente (tratos espinocerebelares dorsal, ventral e cranial, bem como o trato cuneocerebelar). Os sinais clínicos observados na ataxia proprioceptiva são oscilação do tronco (instabilidade) e postura anormal dos membros e na marcha, como circundução, abdução ou adução, com os membros cruzando um com o outro à medida que o animal caminha. Alguns animais também apresentam um atraso no início da fase de protração da marcha com uma ligeira hiperflexão do membro e passo mais longo que o normal. A ataxia proprioceptiva é observada no início do curso das mielopatias compressivas e pode ou não ser acompanhada de déficit de posicionamento proprioceptivo (déficit de propriocepção consciente [PC]).

Geralmente, os pacientes com doença medular apresentam ataxia associada a déficit proprioceptivo; no entanto, cães com doença de medula espinal crônica apresentam ataxia, sem déficit de PC. Isso pode ser explicado pelo fato de que os locais veiculadores de PC (fascículo grácil e cuneiforme) são diferentes daqueles envolvidos na propriocepção inconsciente e responsáveis pela ataxia. É, portanto, o exame da marcha (presença ou ausência de ataxia proprioceptiva) e não a avaliação da propriocepção (articulação) que define conclusivamente o envolvimento da medula espinal. À medida que as lesões da medula espinal se agravam, surge paresia (Vídeo 33.5).

## PARESIA E PARALISIA

Paresia significa perda parcial da função motora, que geralmente se manifesta como fraqueza. Paralisia (plegia) refere-se à perda completa da função motora. Os termos *plegia* ou *paresia* podem ser usados em associação com um prefixo para especificar qual(is) o(s) membro(s) está(ão) envolvido(s). Tetra-, para-, hemi- ou monoparesia/-plegia refere-se ao envolvimento de todos os quatro membros, membros pélvicos, membros ipsilaterais ou um único membro, respectivamente. É importante fazer a distinção entre paresia ambulatória e não ambulatória e plegia. Um cão "deitado" pode ter paraparesia não ambulatória e, se o tratamento apropriado for estabelecido, os cães com paresia normalmente se recuperarão mais rapidamente do que aqueles com paralisia (plegia). Paresia e ataxia proprioceptiva são sinais comuns em pacientes com doenças de medula espinal (Capítulo 266 e 267). Quanto mais grave o envolvimento da medula espinal, mais fraco o paciente se torna, até o ponto de paralisia. A paresia pode ser vista nos casos de lesões corticais ou talâmicas, mas geralmente é discreta e sempre contralateral à lesão. Paresia mais grave pode ser vista nas lesões caudais ao mesencéfalo e, nesses casos, o envolvimento é ipsilateral. Paresia ou paralisia também podem ser vistas quando há envolvimento dos nervos periféricos, junção neuromuscular e músculo. É importante estabelecer se o paciente tem paresia com ou sem ataxia. Paresia sem ataxia indica que a lesão está localizada fora do sistema nervoso central e, portanto, não afeta a medula espinal. Exemplos clínicos dessa manifestação são polineuropatias e polimiopatias, em que o paciente apresenta graus variáveis de fraqueza nos quatro membros (tetraparesia), mas não apresenta ataxia. Uma avaliação cuidadosa dos nervos cranianos, das reações posturais e dos reflexos espinais ajudará a determinar se o problema envolve nervos periféricos, junção neuromuscular ou músculo. Em um paciente com tetraparesia, se os reflexos estiverem diminuídos ou ausentes, uma neuropatia ou neurite (p. ex., paralisia em cães da raça Coonhound) é provável (Vídeo 33.3). Miopatias causam apenas leve diminuição dos reflexos da coluna vertebral. A abordagem clínica para um paciente fraco deve primeiro excluir causas sistêmicas ou metabólicas de fraqueza. Várias enfermidades sistêmicas podem causar fraqueza. Exemplos incluem anemia; doenças metabólicas, como hipoadrenocorticismo e hipotireoidismo; desequilíbrios eletrólitos, como hipocalcemia e hipopotassemia; doenças cardiovasculares, como efusão pericárdica ou condições associadas à hipotensão; e distúrbios alimentares, como deficiência de tiamina. Um exame físico minucioso, juntamente com hemograma completo e perfil

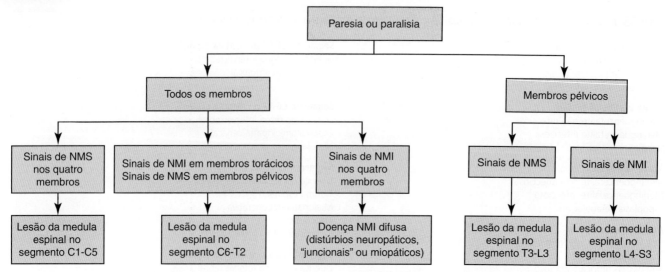

**Figura 33.2** Algoritmo para localização de lesão em pacientes com paresia ou paralisia. *NMI*, neurônio motor inferior; *NMS*, neurônio motor superior.

bioquímico sérico, pode revelar evidência de doenças metabólicas ou neoplásicas, que podem causar tanto neuropatias (p. ex., diabetes melito em gatos [Capítulo 305]) como miopatias (p. ex., hiperadrenocorticismo em cães [Capítulo 306]). Testes adicionais, como perfil dos hormônios da tireoide, e um exame cardíaco minucioso também podem ser recomendados, dependendo do caso.

Se o paciente apresenta paralisia, a lesão situa-se no interior da medula espinal ou em algum local do sistema nervoso periférico. É importante localizar a lesão medular o mais próximo possível para concentrar os procedimentos de diagnóstico na região afetada. Os preceitos do neurônio motor superior (NMS) e do neurônio motor inferior (NMI) são usados para localizar lesões na medula espinal (Figura 33.2). *NMS* é um termo usado para designar um grupo de tratos motores originados no cérebro e que terminam na medula espinal. Os tratos mais importantes que formam o NMS são corticospinal, rubroespinal, reticuloespinal e vestibuloespinal. Basicamente, a função combinada do NMS é facilitar a marcha dos animais, inibindo os músculos extensores dos membros enquanto facilita a ação dos músculos flexores. Assim, quando o animal tem uma lesão medular do NMS, nota-se paresia ou paralisia com aumento do tônus extensor dos membros (devido à falta de inibição do NMS). Os sinais característicos da lesão do NMS são paralisia ou paresia com aumento do tônus extensor (espasticidade ou hipertonia), reflexos espinais normais ou aumentados (hiper-reflexia) e atrofia muscular lentamente progressiva por desuso. Por outro lado, o NMI é formado por um grupo de neurônios que se originam no corno cinzento ventral da medula espinal ou em um núcleo do tronco encefálico, para originar nervos periféricos ou cranianos que inervam o(s) músculo(s)-alvo. O NMI também é conhecido como via final comum porque qualquer atividade motora precisa passar pelo NMI. Quando o paciente apresenta lesão em algum local da via NMI, como o aumento de volume da medula espinal (corno cinzento ventral), raízes nervosas, nervo espinal, nervo periférico ou junção neuromuscular, ocorre disfunção do NMI. Os sinais clínicos de disfunção do NMI são, basicamente, o oposto daqueles observados em lesões do NMS: paresia ou paralisia com ausência de tônus extensor (flacidez ou hipotonia), diminuição ou ausência de reflexos espinais (hiporreflexia ou arreflexia, respectivamente) e atrofia muscular grave de rápida instalação (neurogênica). A presença de sinais de NMS ou NMI dita o local da lesão na medula espinal (Vídeo 33.4).

Clinicamente, a medula espinal pode ser dividida em quatro regiões: cervical (C1-5), cervicotorácica (C6-T2), toracolombar (T3-L3) e lombossacra (L4-S3). O envolvimento dos quatro membros sugere lesão no segmento C1-C5 ou C6-T2. A constatação de tônus e aumentado do reflexo nos membros pélvicos e tônus e reflexo normal ou aumentado (sinais de NMS) nos membros torácicos indicam lesão no segmento C1-5, enquanto a diminuição do tônus e a ausência de reflexo (sinais de NMI) sugerem lesão no segmento C6-T2 (ver Figura 33.2).

Paraplegia ou paraparesia indica lesão caudal a T2. Reflexos normais ou aumentados e tônus muscular sugere lesão no segmento T3-L3, o local mais comum de lesões na coluna vertebral. A localização mais específica da lesão no segmento T3-L3 pode ser obtida avaliando o reflexo cutâneo do tronco e realizando palpação da coluna vertebral. A diminuição de tônus e reflexo sugere lesão no segmento L4-S3 (ver Figura 33.2). É importante ressaltar que os segmentos da medula espinal lombossacra não coincidem com as vértebras correspondentes. Todo o aumento de volume lombar (L4-S3) está localizado no interior das vértebras L4-L5, na maioria dos cães, e L5-L6, nos gatos. As lesões envolvendo as vértebras L6, L7 e S1, em cães, afetam as raízes nervosas dos membros pélvicos, região perineal, esfíncteres e cauda (refletindo o envolvimento dos nervos ciático, pudendo, pélvico e caudal). Como não há medula espinal nessa região, não se observa ataxia proprioceptiva (embora possa ocorrer déficit de posicionamento proprioceptivo); contudo, ocorre paraparesia e dor na região lombossacra. Os reflexos flexor e perineal exibem sinais de NMI. O Boxe 33.1 apresenta diagnósticos comuns de acordo com a localização da lesão.

Há uma notável exceção quanto à localização da lesão na medula espinal, com base nos preceitos de NMS e NMI. É a condição conhecida como síndrome de Schiff-Sherrington, notada em pacientes com lesão toracolombar grave (T2-L7) com dano ao trato proprioespinal, que inibe os músculos extensores dos membros torácicos. Esses pacientes apresentam paraplegia, com marcha normal dos membros torácicos, mas exibem, quando em decúbito lateral, espasticidade dos membros torácicos.

Em um animal com paralisia, é importante estabelecer se a nocicepção (percepção da dor) está ou não intacta. Um estímulo nocivo, como beliscamento de um dedo ou do leito ungueal provoca a retirada do membro, acompanhada por uma resposta comportamental, como vocalização. Se o paciente flexiona o membro, mas não tem percepção consciente do estímulo doloroso, isso indica uma grave lesão na medula espinal e o prognóstico é reservado a desfavorável, particularmente se o paciente teve um trauma externo da coluna, apresenta paralisia por muitos dias e exibe sinais de NMI.

# CAPÍTULO 34

## Estupor e Coma

Karen Lynne Kline

### DEFINIÇÕES

Estupor e coma são anormalidades patológicas causadas pela interrupção estrutural, metabólica e/ou fisiológica da integridade do tronco ou do córtex cerebral. O estupor é caracterizado por um estado em que o animal parece estar dormindo ou inconsciente, mas pode ser despertado por um estímulo nocivo. Uma vez que o estímulo é retirado, no entanto, o animal pode retornar ao estado de sono. O coma é caracterizado por um estado de inconsciência do qual o animal não pode ser despertado nem mesmo por um estímulo nocivo. Um forte pinçamento do dedo, por exemplo, pode desencadear um reflexo de flexão ou aumento do tônus extensor, mas não causa resposta comportamental, como gemer ou morder. Em ambos os casos, é necessária uma ação imediata para tentar reverter esses sinais e tratar a causa primária.

### FISIOPATOLOGIA

A consciência é mantida por estímulos sensoriais que atuam através do sistema de ativação reticular ascendente (SARA) no córtex cerebral. Níveis decrescentes de consciência indicam função cerebrocortical anormal ou interferência na ativação cortical pelo SARA. O córtex cerebral controla o conteúdo da consciência, enquanto o tronco cerebral o nível de consciência. Em certo sentido, o cérebro é a lâmpada e o tronco cerebral é o reostato que regula seu brilho. Todos os folhetos sensoriais têm entrada colateral para o SARA, na ponte e no mesencéfalo, e essa informação é projetada difusamente para o córtex cerebral, onde as sinapses colinérgicas se comunicam continuamente com os neurônios corticais. Há equilíbrio entre o sistema SARA e o sistema adrenérgico (sono), que se projeta do mesencéfalo e diencéfalo (tálamo). Quando ocorre desequilíbrio entre esses dois sistemas, podem ser observados sinais que variam desde hiperexcitabilidade até coma.

As causas de estupor e coma são numerosas. As três mais importantes são: (1) aumento da pressão intracraniana; (2) edema cerebral; e (3) herniação do tecido cerebral. O aumento da pressão intracraniana pode ocorrer secundariamente a um aumento no volume de tecido ou de líquido (p. ex., líquido cefalorraquidiano, edema ou sangue) no interior da abóbada craniana; mesmo pequenas mudanças nesses volumes podem ter consequências gravíssimas. As causas de aumento da pressão intracraniana incluem encefalite, meningite, lesões de massa (p. ex., neoplasia, granulomas ou abscessos), eventos vasculares, lesão traumática ou distúrbios metabólicos subjacentes, tais como hipertensão sistêmica.

Edema cerebral é o acúmulo anormal de líquido no parênquima cerebral. É classificado em três tipos: (1) vasogênico, que é mais comumente associado a massas cerebrais ou acidente vascular cerebral e se deve à perda da integridade da barreira hematencefálica; (2) citotóxico, que é mais comumente associado a distúrbios metabólicos, como hipoxia e neuroglicopenia, que causam morte celular ou neuronal; e (3) intersticial, que provavelmente está associado à hidrocefalia. A consequência final do aumento progressivo da pressão intracraniana e/ou do edema cerebral é a hérnia cerebral.

Há quatro tipos diferentes de herniação, dois dos quais podem induzir ao estupor ou coma: (1) herniação transtentorial caudal, em que porções do lobo temporal se deslocam ventralmente ao tentório do cerebelo e causam compressão mesencefálica; e (2) herniação do forame magno, a forma mais comum, que ocorre quando o verme cerebelar caudal se move através do forame magno, causando compressão do cerebelo deslocado e do bulbo. Nestes casos, a lesão de centro respiratório, tratos descendentes das vias motoras e centros cardiovasculares do tronco cerebral caudal podem ocasionar hipoxia de mesencéfalo irreversível e coma cerebral (Figura 34.1 A e B).

### ABORDAGEM AO PACIENTE COM ESTUPOR OU COMA

Após a avaliação clínica inicial do animal de estimação, deve-se prestar muita atenção às lesões que ameaçam a vida e às sequelas, como hemorragia, hipoxemia ou choque. O ABC da medicina de cuidados intensivos – *airway* (via respiratória), *breathing* (respiração) e *cardiovascular status* (função cardiovascular) – é fundamental. Concomitantemente, deve-se realizar uma anamnese (histórico clínico) abrangente, incluindo início e progressão dos sintomas, doença ou lesão prévia e uso de fármacos ou exposição a toxinas. Devem ser realizados exame físico (ver Capítulo 2) e neurológico (ver Capítulo 259), com ênfase na avaliação do padrão respiratório, bem como da frequência cardíaca e do ritmo cardíaco. A simples inspeção do paciente por um breve período pode gerar informações consideráveis. O diagnóstico anatômico pode ser determinado com base em: (1) conteúdo da consciência ou estado mental e nível de consciência; (2) sinais neuro-oftálmicos (visão, tamanho e simetria da pupila e movimentos oculares); (3) alterações no padrão respiratório; e (4) respostas motoras dos músculos esqueléticos. Temos utilizado uma escala de coma para pequenos animais modificada para ajudar a distinguir prognosticamente a extensão da lesão neurológica em nossos pacientes (Capítulo 148). A função neurológica é avaliada considerando cada uma das três categorias (atividade motora, reflexos do tronco encefálico e nível de consciência), atribuindo-se grau de 1 a 6, de acordo com as descrições para cada grau. A pontuação total é a soma das três pontuações da categoria. Um escore maior indica melhor prognóstico e um escore menor indica prognóstico desfavorável. Seguindo essas orientações é possível melhorar o prognóstico e auxiliar na elaboração de protocolos de tratamento, além de ser essencial para o manejo do paciente (Capítulo 148).

#### Condição mental e nível de consciência

A consciência é mantida pelo SARA, no mesencéfalo, que atua como um reostato, projetando-se difusamente no córtex cerebral. Consequentemente, a doença cerebral difusa ou a doença do mesencéfalo pode resultar em estupor, coma ou outras alterações de consciência, como demência (Capítulo 263). A diferenciação entre estupor e coma pode ser obtida mediante a aplicação de um estímulo nocivo, como o uso de pinça hemostática ou agulha. Ao avaliar o paciente deve haver o cuidado de acompanhar a progressão do quadro clínico, evitando prognóstico precipitado. Em geral, o estupor tem um prognóstico inicial melhor do que o coma, mas pode haver exceções. Outros fatores incluem a idade do paciente, o histórico clínico primário e a causa de alteração da consciência (Figuras 34.2 e 34.3; Vídeos 34.1 e 34.2).

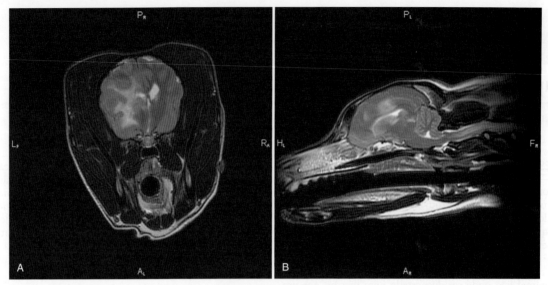

**Figura 34.1 A e B.** Imagens de ressonância magnética de um cão de 9 anos que manifestou início súbito de estupor progressivo. Note o edema extremo na substância branca do hemisfério cerebral esquerdo, bem como herniação do cerebelo através do forame magno. O cão, progressivamente, desenvolveu um padrão respiratório apnêustico, indicativo de herniação do cérebro através do forame magno e subsequente compressão da medula cerebral, resultando em dano ao centro respiratório. Apesar dos esforços agressivos na tentativa de reanimação, o cão não recuperou a consciência e foi submetido à eutanásia.

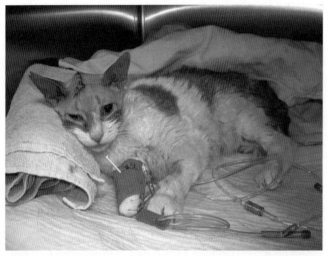

**Figura 34.2** Avaliação do estado mental. Pós-operatório de craniectomia em gato com alteração do estado mental secundária a meningioma. A avaliação do paciente quanto à resposta de "olho de boneca" e às respostas oculocefálicas é fundamental em pós-operatório de craniectomia. Este gato também era mantido com a cabeça elevada e a pressão arterial era mensurada a cada 6 horas, de modo a assegurar adequada avaliação da função neurológica. Imediatamente, no pós-operatório foi instituída fisioterapia para auxiliar na prevenção de contratura dos membros e propiciar conforto ao paciente.

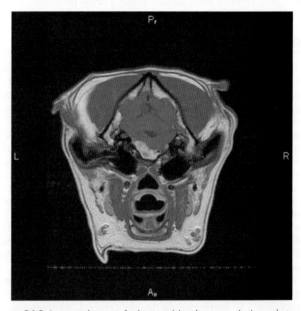

**Figura 34.3** Imagem de ressonância magnética de um meningioma de tronco encefálico esquerdo em um cão. Este cão apresentava apatia e múltiplos déficits de nervos cranianos. No caso de lesão no tronco encefálico, uma queixa comum é a alteração no nível de consciência secundária à lesão do sistema de ativação reticular ascendente ou ao reostato do sistema nervoso central. O cão também apresentava sintomas associados a lesões em tratos de fibras nervosas longas, inclusive hemiparesia e déficits proprioceptivos no mesmo lado da lesão.

## Sintomas neuro-oftálmicos

### Respostas pupilares

O tamanho da pupila e a resposta à luz podem ser normais no paciente em coma; alterações nesses parâmetros podem auxiliar na neurolocalização e no prognóstico. A integridade da retina, do nervo óptico, do quiasma óptico e do tronco cerebral rostral é compatível com pupilas de igual tamanho e que respondem bem à luz e à escuridão. Em geral, as lesões do córtex cerebral e do tálamo podem resultar em pupilas normais ou contraídas (miose) que respondem à luz e à escuridão. Lesões no tronco cerebral podem resultar em contração pupilar (miose) unilateral ou bilateral (ponte) ou dilatação (mesencéfalo), dependendo da localização. As lesões periféricas envolvendo o III par de nervo craniano (NC) geralmente resultam em dilatação das pupilas (midríase) e visão normal. A dilatação bilateral das pupilas (fixas) e a não resposta à luz indicam lesão do ramo parassimpático do NC III, cujo prognóstico é reservado a grave.

### Movimentos oculares

As vias que controlam os movimentos oculares situam-se adjacentes às regiões do tronco cerebral responsáveis pela consciência, sendo clinicamente úteis na avaliação dos movimentos oculares do paciente letárgico ou em coma. Nistagmo fisiológico ou movimentos oculares conjugados (reflexos oculocefálicos e de "olho de boneca") são normais e requerem integridade do NC VIII (nervo vestibulococlear), do tronco encefálico (núcleos vestibulares, fascículo longitudinal medial), do cerebelo (lobo floculonodular) e núcleos dos NC III IV e VI. Qualquer interrupção nessa via resulta em nistagmo patológico (rotatório, horizontal ou vertical). Os reflexos de "olho de boneca" e oculocefálicos são avaliados movendo-se a cabeça do paciente para frente e para trás, em um plano horizontal (sem mover a cabeça dorsal ou ventralmente), ou rapidamente para avaliar o reflexo oculocefálico, ou lentamente para avaliar o reflexo de "olho de boneca". No animal normal, esse movimento resulta em vários movimentos de nistagmo horizontal (com o componente rápido em direção do movimento da cabeça) que cessam com a parada da movimentação da cabeça. Isso é compatível com um reflexo oculocefálico normal. Se o nistagmo persistir após o término do movimento, se ocorrer espontaneamente ou se mudar de posição, provavelmente há lesão no sistema vestibular. Se não há movimentos oculares no paciente comatoso, deve-se suspeitar de lesão grave no tronco encefálico, e o prognóstico quanto ao retorno funcional é reservado a grave. É importante ressaltar que as alterações no tamanho da pupila podem ocorrer subitamente, e estar ciente de uma alteração repentina pode fazer a diferença entre a vida e a morte. Também, é importante enfatizar a importância disso para a equipe técnica, pois seus membros estão intimamente envolvidos no atendimento ao paciente e são responsáveis por acompanhar tais alterações. É importante ressaltar que em um paciente com atividade convulsiva, a resposta oculocefálica (mediada pelo cérebro) pode estar diminuída ou ausente, mas o reflexo de "olho de boneca" deve ser mantido. Se não há reflexo de "olho de boneca" nem a fase lenta dos movimentos oculares, isso indica um prognóstico mais reservado e envolvimento mais relevante do tronco cerebral. É importante virar o paciente de costas para se certificar de que não ocorre mudança no tipo de nistagmo, pois isso ajuda a distinguir as lesões vestibulares centrais e periféricas (Vídeo 34.3).

### Alterações no padrão respiratório

A lesão cerebral grave ou progressiva pode resultar em alterações no padrão respiratório. O ritmo respiratório tipo Cheyne-Stokes é caracterizado por hiperpneia que se alterna com períodos de apneia e pode indicar lesão bilateral em hemisfério cerebral ou lesão de diencéfalo. A respiração neurogênica central ou hiperventilação está associada com lesão no centro pneumotáxico mesencefálico, enquanto as lesões na parte inferior da ponte e na medula resultam em respiração apnêustica e atáxica (ofegante), respectivamente. O ritmo respiratório de Kussmaul consiste em respiração mais profunda que o normal, porém em um padrão respiratório normal. Tipicamente, está associado à cetoacidose diabética e o mecanismo envolve o aumento da ventilação como compensação respiratória para acidose metabólica grave. Quando uma mudança nos padrões de respiração é observada em pacientes com coma ou em estado de estupor, pode ser necessária terapia agressiva para evitar a herniação cerebral. A estimulação do acuponto GV26 pode ser útil em pacientes que não estão respirando bem e precisam de mais suporte ventilatório e estimulação. Isso é feito se introduzindo uma agulha de pequeno calibre na face ventral do filtro labial do nariz e cutucando repetidamente o tecido ósseo e cartilaginoso do nariz. O monitoramento da concentração venosa ou arterial de $CO_2$ também é fundamental para a elaboração de uma estratégia de tratamento a longo prazo para um paciente com estupor ou coma. Nos casos em que ocorre alteração do padrão respiratório, ventilação pode ser deficiente e o paciente pode desenvolver hipercapnia, e o estímulo respiratório pode se alterar. Como mencionado anteriormente, o monitoramento dos parâmetros e a mensuração seriada da concentração de $CO_2$ no sangue é fundamental para a recuperação do paciente. É importante enfatizar que as mudanças no padrão respiratório podem ocorrer rapidamente e devem ser consideradas relevantes. A importância das avaliações seriadas é primordial e isso deve ser informado à equipe técnica, já que comumente os seus membros monitoram esses pacientes de perto.

### Respostas motoras esqueléticas

O exame da função motora no paciente em estupor ou em coma propicia informações valiosas quanto à localização da lesão. Os sinais clínicos devem ser monitorados, de modo a acompanhar o curso da doença. Lesões nos sistemas motores descendentes podem resultar em aumento ou diminuição do tônus extensor e flexor, dependendo do local da lesão. Movimentos involuntários, como espasmos ou movimentos de pedalagem, podem indicar atividade convulsiva. A postura de descerebração (os quatro membros estendidos) indica lesão na parte intermediária ou na ponte e pode ser primária ou secundária à hérnia cerebrocortical; postura de descerebração indica que as vias motoras que auxiliam na flexão estão danificadas e que há estupor ou coma. A postura de descerebelação (membros torácicos estendidos com flexão e extensão alternadas dos membros pélvicos) sugere lesão cerebelar rostral; o nível de consciência pode não ser prejudicado. A paralisia flácida devido aos danos às vias motoras descendentes implica prognóstico desfavorável, especialmente quando o paciente está em estado de estupor ou comatoso.

## PLANO DE DIAGNÓSTICO

As causas de estupor e coma são numerosas (Figura 34.4). Dados laboratoriais de rotina (hemograma completo, perfil bioquímico sérico, exame de urina) podem auxiliar na determinação de alteração da consciência secundária a anormalidades metabólicas. Agentes inflamatórios, infecciosos ou tóxicos podem causar alterações no hemograma, enquanto distúrbios endócrinos ou metabólicos podem resultar em alterações nos resultados do perfil bioquímico sérico, podendo sugerir a necessidade de outros testes de diagnóstico, como a mensuração da concentração sanguínea de amônia e dos teores séricos de ácidos biliares, bem como o teste de estimulação com hormônio adrenocorticotrófico (ACTH) e o perfil de hormônios da tireoide. A imagem diagnóstica de tórax e abdome (radiografias, ultrassonografia) também pode ser indicada se houver suspeita de doença metastática, inflamatória ou infecciosa. Se alterações mínimas forem observadas nesses parâmetros, uma causa primária ou intracraniana de estupor ou coma deve ser considerada. Os métodos não invasivos usados para determinar a causa da doença intracraniana incluem eletroencefalografia e a resposta evocada auditiva do tronco encefálico (BAER; do inglês, *brainstem auditory-evoked response*). Além disso, o monitoramento seriado da pressão arterial (Capítulo 99) é essencial para avaliar os sinais do reflexo de Cushing, que ocorre quando a frequência cardíaca diminui e a pressão sanguínea aumenta para valor perigoso. Isso pode ser um sinal de aumento da pressão intracraniana, edema cerebral e herniação. Eletroencefalografia e BAER são úteis para avaliar a integridade do córtex cerebral e do tronco cerebral, respectivamente, e podem ser realizados sem anestesia geral. A avaliação oftalmológica, inclusive da retina, pode ajudar a determinar se há aumento da pressão intracraniana ou doença infecciosa. A tomografia computadorizada e a ressonância magnética do cérebro são bastante úteis para confirmar a presença e o tipo de lesões intracranianas, como tumores, hidrocefalia e lesões vasculares (Capítulos 260 e 261). Se o cão ou gato estiver em coma, a anestesia geral pode não ser necessária. O exame do líquido cefalorraquidiano é tipicamente útil para determinar se o animal tem uma doença intracraniana inflamatória ou neoplásica; anestesia geral é necessária e acarreta algum risco se houver alta pressão intracraniana.

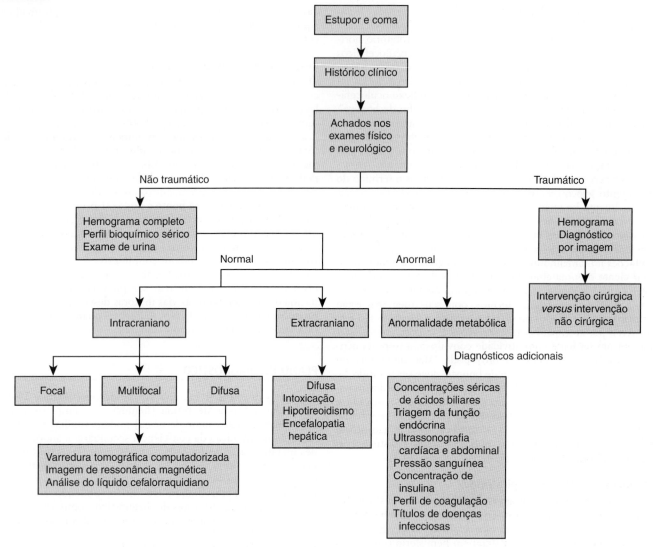

**Figura 34.4** Algoritmo da abordagem diagnóstica de estupor e coma.

## OBJETIVOS DO TRATAMENTO

A maioria dos cães e gatos com estupor ou coma apresentam lesões que ameaçam a vida e exigem atenção imediata. O estabelecimento de uma via respiratória patente e a manutenção da estabilidade da respiração e da condição hemodinâmica (em particular, o valor da pressão arterial e a tensão de $CO_2$ no sangue) são fundamentais para a estabilização, independentemente da causa primária da lesão. O perfil sanguíneo deve ser avaliado e a administração intravenosa de líquidos, anticonvulsivantes, diuréticos osmóticos e, em alguns casos, corticosteroides, pode ser instituída para ajudar na estabilização do paciente. A elevação da cabeça pode ajudar a reduzir o fluxo sanguíneo cerebral excessivo e a temperatura corpórea deve ser monitorada continuamente, especialmente quando há convulsões (Capítulo 35). O edema cerebral pode ser tratado com corticosteroides injetáveis (uma vez estabilizada a pressão arterial), diuréticos osmóticos e de alça (manitol e furosemida, respectivamente) e hiperventilação. As convulsões podem ser controladas com anticonvulsivantes injetáveis, como diazepam, fenobarbital e pentobarbital. Esses tratamentos são discutidos com mais detalhes nos capítulos sobre doenças cerebrais específicas (Capítulos 136, 148 e 260). Os cuidados de enfermagem intensivos são fundamentais, inclusive frequentes mudanças na posição do animal (para evitar congestão pulmonar hipostática), exercícios com extensão passiva dos membros e massagem. Esvaziamento da bexiga, lubrificação ocular, dieta apropriada e cama adequada são imperativos para o suporte contínuo do paciente e a otimização do tratamento. Avaliações neurológicas seriadas e a avaliação das respostas positivas e negativas do paciente são fundamentais para um prognóstico preciso.

## PROGNÓSTICO

O prognóstico de animais com estupor ou coma depende da causa da lesão, da presença de outras doença subjacentes, da localização da lesão, dos sinais clínicos e da resposta ao tratamento. Avaliações neurológicas seriadas que se concentram particularmente no nível de consciência, movimentos oculares, tamanho das pupilas, tônus motor e padrão respiratório podem orientar o clínico quanto às opções de tratamento e ao prognóstico. É necessário ter paciência, especialmente em casos de trauma cerebral, e as tendências de melhora ou agravamento do quadro clínico precisam ser acompanhadas. Se o paciente sobrevive à lesão imediata, o proprietário deve ser informado sobre a possibilidade de sequelas como convulsões, déficits neurológicos permanentes e cuidados de enfermagem a longo prazo.

# CAPÍTULO 35

## Convulsões

Karen R. Muñana

Convulsão é a condição neurológica mais comumente vista na clínica de pequenos animais, com prevalência estimada em uma população de hospital de referência de 1 a 2%, em cães,[1,2] e 2 a 3,5% em gatos.[3,4] Convulsões são distúrbios transitórios da função cerebral que resultam de desequilíbrio entre as neurotransmissões excitatória e inibitória, no cérebro, e são caracterizadas por hiperexcitabilidade e hipersincronia. A alteração da função neuronal pode ser detectada pela atividade epileptiforme distinta no eletroencefalograma (EEG), sendo tipicamente acompanhada de manifestações clínicas. Os sinais clínicos podem consistir em alterações da consciência, alterações comportamentais, atividade motora involuntária e alterações na função do sistema nervoso autônomo, como midríase, salivação, vômito, micção e defecação. As convulsões podem ser precedidas por uma fase pré-ictal, com comportamento atípico, como inquietação, busca de atenção ou tentativa de se esconder. A fase pós-ictal segue imediatamente a convulsão, durante a qual um animal pode apresentar sinais de fadiga, desorientação, inquietação, agressividade, ataxia ou cegueira. Os sinais pós-ictais podem persistir de minutos a dias, e o grau de comprometimento pós-ictal não se relaciona, necessariamente, com a gravidade ou a duração do episódio convulsivo.

## CLASSIFICAÇÃO DAS CONVULSÕES

As convulsões são classificadas como generalizadas ou focais, com base na atividade registrada no EEG no início da convulsão e nos sinais clínicos resultantes da disfunção dos neurônios. Convulsões generalizadas são caracterizadas por atividade neuronal anormal que se origina em ambos os hemisférios cerebrais, no início do episódio, e mais frequentemente se manifesta em cães e gatos como contrações tônico-clônicas simétricas de músculos somáticos, perda de consciência e sinais autonômicos (Vídeos 35.1 e 35.2). Episódios focais se originam nas redes de neurônios de uma região discreta do cérebro ou do tálamo e podem se manifestar como atividade motora focal ou sinais comportamentais (Vídeos 35.3 a 35.5). As convulsões focais podem se tornar generalizadas, caso em que o evento convulsivo se propaga e envolve os dois hemisférios cerebrais. As convulsões focais estão associadas à maior incidência de doença intracraniana primária; portanto, é importante tentar distinguir o tipo de convulsão que o animal apresenta, pois isso influencia no diagnóstico diferencial e no plano de diagnóstico.

## ABORDAGEM DIAGNÓSTICA

A abordagem geral para avaliação diagnóstica de um animal com convulsões é apresentada na Figura 35.1.

### Achados no histórico clínico

As convulsões, sendo eventos episódicos, frequentemente não são testemunhadas pelo veterinário. Por causa disso, é imperativo que se obtenha do proprietário do animal uma descrição precisa do episódio, de modo a determinar se o distúrbio convulsivo é ou não uma possibilidade. Anormalidades que podem ser confundidas com convulsões incluem síncope (Capítulo 30), narcolepsia/cataplexia (Capítulo 262), crises vestibulares (Capítulo 265), transtornos de comportamento (Capítulo 9), tremor de cabeça idiopático (Capítulo 32) e anormalidades do movimento (Capítulo 31). Se o episódio for difícil de caracterizar com base apenas na descrição, pode ser útil a gravação de um episódio em vídeo pelo proprietário, para análise.

Um histórico clínico abrangente também deve ser obtido para explorar as possíveis causas dos episódios. O proprietário deve ser questionado quanto à idade de início, duração e frequência das convulsões, possibilidade de algum evento desencadear convulsões, qualquer histórico anterior de doença ou trauma, possível exposição a toxinas, histórico de vacinação e qualquer histórico familiar de convulsões.

### Exame físico

Um exame físico minucioso é importante na avaliação de qualquer evidência de doença cardiovascular ou respiratória, bem como de quaisquer sinais de doença sistêmica que possam fornecer pistas sobre a causa primária das convulsões. Além disso, um exame neurológico completo (Capítulo 259) deve ser realizado para avaliar quaisquer sinais de doença do prosencéfalo, como alterações de orientação ou comportamento, déficits visuais, anormalidades da marcha ou déficits de reação postural.

### Diagnósticos diferenciais

As convulsões frequentemente são classificadas com base na etiologia (Tabela 35.1). As crises reativas resultam de causas extracranianas, nas quais distúrbios metabólicos (endógenos) ou tóxicos (exógenos) prejudicam secundariamente a função cerebral normal. O termo *epilepsia* deve ser reservado para descrever convulsões recorrentes causadas por anormalidade intracraniana primária. A forma mais comum de epilepsia em cães é a idiopática; é um distúrbio caracterizado por crises recorrentes sem causa primária que não seja uma presumível predisposição genética. A condição análoga em humanos é agora referida como epilepsia genética. A epilepsia idiopática provavelmente se deve a uma anormalidade funcional no nível molecular e ocorre mais frequentemente em algumas raças de cães, com início típico entre 1 e 5 anos. A epilepsia estrutural ou sintomática refere-se a convulsões recorrentes associadas a uma lesão estrutural, congênita ou adquirida, no cérebro, como hidrocefalia, encefalite, doença cerebrovascular ou neoplasia. A epilepsia de causa desconhecida relaciona-se a uma condição de crises recorrentes em que a epilepsia genética é considerada improvável, com base na idade de início ou nos achados de exame, mas uma causa estrutural não foi identificada. Esse quadro clínico também foi referido como epilepsia criptogênica ou provável epilepsia sintomática.

### Plano diagnóstico

Como regra geral, o plano diagnóstico inicial para um animal com convulsões deve se concentrar em possíveis causas extracranianas. Consequentemente, de qualquer animal com convulsões deve-se obter hemograma completo, perfil bioquímico

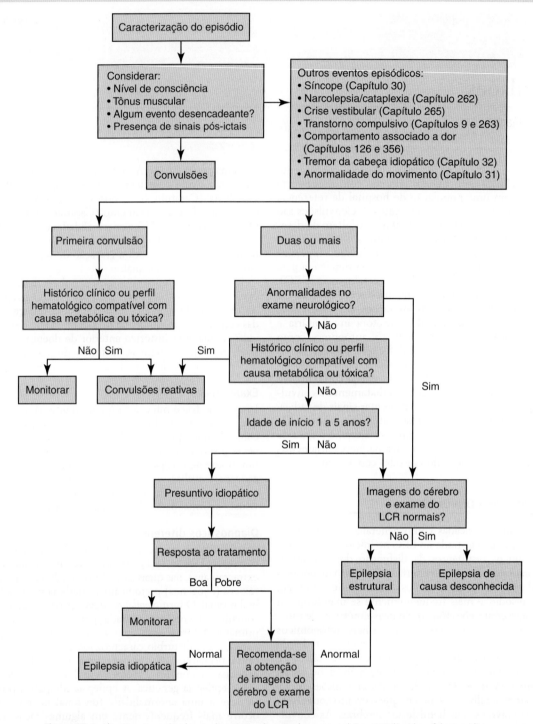

**Figura 35.1** Algoritmo para abordagem diagnóstica de animal com convulsões. *LCR*, líquido cefalorraquidiano.

sérico, exame de urina e mensuração das concentrações séricas de ácidos biliares. Se a intoxicação parece provável devido ao histórico clínico, recomenda-se a realização de testes específicos para verificar possível exposição a toxinas (Capítulos 152 a 155). Exames adicionais para doença sistêmica podem ser justificados com base no exame físico e nos achados laboratoriais iniciais. Os gatos devem ser avaliados quanto à evidência sorológica de doença infecciosa, inclusive infecção pelo vírus da imunodeficiência felina (Capítulo 222), infecção pelo vírus da leucemia felina (Capítulo 223), toxoplasmose (Capítulo 221) e criptococose (Capítulo 231).

Se as causas extracranianas de convulsões forem excluídas, a doença intracraniana deve ser investigada. Ao considerar os diagnósticos diferenciais para causas intracranianas, muitas vezes é útil levar em consideração a possibilidade de doenças, com base na idade do cão no início das convulsões. Em cães com menos de 1 ano, condições anormais e etiologias infecciosas são mais comumente detectadas. A ultrassonografia do cérebro através de uma fontanela aberta pode frequentemente mostrar a presença de ventriculomegalia em um paciente com hidrocefalia (Capítulo 260). Testes de doenças infecciosas, particularmente em animais não vacinados, podem sustentar um diagnóstico potencial de encefalite. No entanto, o exame do líquido cefalorraquidiano (LCR) é necessário para excluir causas infecciosas, e a obtenção de imagens avançadas do cérebro, para detectar a maioria das anormalidades estruturais, além da hidrocefalia.

### Tabela 35.1 Classificação e diagnósticos diferenciais de convulsões em cães e gatos.

| CLASSIFICAÇÃO DAS CONVULSÕES | CATEGORIA ETIOLÓGICA | DOENÇAS ESPECÍFICAS |
|---|---|---|
| **Causas extracranianas** | | |
| Convulsões reativas | Metabólicas | Doença hepática |
| | | Doença renal |
| | | Hipoglicemia |
| | | Hipocalcemia |
| | | Desequilíbrio de sódio |
| | | Hiperlipoproteinemia |
| | | Deficiência de tiamina |
| | Tóxicas | Metais pesados |
| | | Pesticidas |
| | | Etilenoglicol |
| | | Cafeína/metilxantinas |
| | | Micotoxinas |
| | | Fármacos |
| **Causas intracranianas** | | |
| Epilepsia estrutural | Degenerativa | Doenças neurodegenerativas |
| | | Doenças de armazenamento lisossomal |
| | Anômala | Hidrocefalia |
| | | Lissencefalia |
| | | Malformações corticais |
| | Neoplásica | Primária |
| | | Metastática |
| | Infecciosa | Virais |
| | | Bacterianas |
| | | Protozoárias |
| | | Riquetsioses |
| | | Fúngicas |
| | | Parasitárias |
| | Inflamatória | Meningoencefalite granulomatosa |
| | | Encefalite necrosante |
| | Traumática | Traumatismo craniano |
| | Vascular | Doença cerebrovascular |
| | | Hipertensão |
| Epilepsia idiopática | Genética | |
| Epilepsia de causa desconhecida | Indeterminada | Nenhuma causa estrutural identificada |

O diagnóstico de doença intracraniana mais provável em um cão com início de convulsão entre 1 e 5 anos é de epilepsia idiopática. Consequentemente, se a triagem de causas extracranianas indicar resultados negativos, e a resenha, a anamnese (histórico clínico) e o exame físico sugerirem a possibilidade de epilepsia idiopática, então não haverá necessidade de diagnósticos adicionais, podendo-se estabelecer um diagnóstico presuntivo. No entanto, se o proprietário deseja um diagnóstico mais definitivo, recomenda-se a obtenção de imagem do cérebro e o exame do LCR (Capítulo 155). Além disso, os animais nessa faixa etária com convulsões refratárias ao tratamento devem ser submetidos a outros testes de diagnóstico para avaliar a possibilidade de doença cerebral estrutural.

Em cães com início de convulsões com mais de 5 anos de idade, as doenças intracranianas, como neoplasias e doenças cerebrovasculares, assumem maior prevalência. Nesses casos, as mensurações seriadas da pressão arterial devem ser procedimentos de rotina (Capítulo 99), e, se normais, deve-se recomendar a obtenção de imagens do cérebro e, possivelmente, exame do LCR.

Como as convulsões em gatos são mais comumente associadas a uma causa subjacente,[3,4] recomenda-se a realização de exames avançados de imagem e exame do LCR para avaliar a possibilidade de causa intracraniana de convulsões, independentemente da idade.

## PRINCÍPIOS TERAPÊUTICOS

### Diretrizes para o início do tratamento

O tratamento deve ser direcionado a uma causa primária detectada na avaliação diagnóstica. Isso é particularmente importante quando se detecta uma causa metabólica, pois as convulsões secundárias a anormalidades como hipoglicemia ou hipocalcemia geralmente são refratárias ao tratamento com antiepilépticos, se a causa principal não for tratada.

A decisão de iniciar ou não o tratamento de epilepsia com antiepilépticos deve levar em consideração a saúde geral do paciente, bem como o estilo de vida do proprietário, as limitações financeiras e a concordância com o plano terapêutico proposto. Em geral, o autor recomenda iniciar o tratamento com antiepilépticos com base nos seguintes critérios: (1) frequência de crises de uma vez por mês ou mais; (2) histórico de crises convulsivas ou estado de mal epiléptico (*status epilepticus*); (3) sinais de convulsões ou pós-ictais especialmente graves; e/ou (4) forte desejo do proprietário em tratar as convulsões, independentemente da frequência ou da gravidade. A decisão final sobre o início da terapia com antiepilépticos deve ser tomada caso a caso, após cuidadosa consideração desses fatores.

As orientações ao proprietário são fundamentais para o sucesso do tratamento de um animal epiléptico. O dono do animal deve ter uma compreensão clara dos objetivos e expectativas do tratamento. O proprietário deve estar ciente de que muitos animais não ficam livres de convulsões com o tratamento, e que efeitos adversos são comuns com o uso de antiepilépticos, de modo que o objetivo terapêutico é maximizar o controle das crises e minimizar os efeitos adversos, para propiciar melhor qualidade de vida. Além disso, na maioria dos casos o tratamento é por toda a vida, sendo imperativo que antiepilépticos sejam administrados regularmente, em intervalos estabelecidos. Por fim, os animais com epilepsia requerem cuidados contínuos, e provavelmente serão necessários ajustes do protocolo de tratamento ao longo do tempo.

Em geral, a terapia com um único antiepiléptico, em vez de uma combinação de fármacos, é preferida no tratamento dos episódios clínicos, já que isso evita as interações medicamentosas e possibilita um protocolo mais simples, que pode melhorar a adesão do proprietário.[5] Um segundo fármaco não deve ser adicionado até que se comprove a falha do tratamento com o primeiro, com base na continuação dos episódios de convulsão mesmo com dose máxima, obtenção de concentração sérica de referência ou ocorrência de reações inaceitáveis.

Ao escolher um antiepiléptico, os fatores a serem considerados incluem o mecanismo de ação, a eficácia relatada, o risco de reações adversas e interações medicamentosas, a frequência de administração e o custo. As propriedades farmacológicas, as recomendações posológicas e os riscos de reações adversas dos antiepilépticos utilizados em cães e gatos estão resumidos na Tabela 35.2. Uma discussão mais extensa sobre as opções de tratamento de convulsões pode ser encontrada em outras partes.[6]

### Monitoramento da resposta ao tratamento

Tipicamente, a epilepsia é uma condição crônica e deve ser tratada de modo apropriado. Preferivelmente, o objetivo do tratamento é o alívio das convulsões; no entanto, menos da metade dos cães epilépticos é capaz de manter uma

### Tabela 35.2 — Antiepilépticos orais utilizados no tratamento de convulsões em cães e gatos.

| FÁRMACO | ESPÉCIE | DOSE INICIAL RECOMENDADA | TEMPO PARA OBTER CONCENTRAÇÃO EM EQUILÍBRIO ESTÁVEL (DIAS) | REAÇÕES ADVERSAS RELATADAS |
|---|---|---|---|---|
| Fenobarbital | Cães | 2,5 a 3 mg/kg 2 vezes/dia | 10 a 14 | Sedação, ataxia, Polifagia, Poliúria/polidipsia, Hepatotoxicose, Supressão da medula óssea, Hiperexcitabilidade |
|  | Gatos | 1,5 a 2,5 mg/kg 2 vezes/dia | 16 | Sedação, ataxia, Ganho de peso, Discrasias sanguíneas |
| Brometo | Cães | 30 mg/kg, 1 vez/dia | 100 a 200 | Sedação, ataxia, Vômito, Poliúria/polidipsia, Polifagia, Pancreatite |
|  | Gatos | Não recomendado | 37 | Asma brônquica, Sedação, Polidipsia, Vômito, Ganho de peso |
| Gabapentina | Cães | 10 a 20 mg/kg, 3 a 4 vezes/dia | 1 | Sedação, ataxia |
|  | Gatos | 5 a 10 mg/kg, 2 a 3 vezes/dia | Não relatado | Sedação, ataxia |
| Zonisamida | Cães | 5 a 10 mg/kg 2 vezes/dia | 3 a 4 | Sedação, ataxia, Perda de apetite |
|  | Gatos | 5 mg/kg 1 a 2 vezes/dia | 7 | Sedação, ataxia, Anorexia, vômito, diarreia |
| Levetiracetam | Cães/gatos | 20 mg/kg 3 vezes/dia | 1 | Sedação, ataxia |
| Pregabalina | Cães | 3 a 4 mg/kg 3 vezes/dia | 1 a 2 | Sedação, ataxia |
|  | Gatos | 1 a 2 mg/kg 2 vezes/dia | Não relatado | Sedação, ataxia |

condição livre de crises sem manifestar reações adversas induzidas pelo tratamento medicamentoso.[7] Consequentemente, o foco principal do tratamento é otimizar o controle das crises, minimizando as reações adversas ocasionadas pelo medicamento.

O monitoramento da resposta terapêutica depende, em grande parte, da observação precisa do proprietário; os proprietários devem ser instruídos a manter um calendário para registrar as atividades convulsivas e as reações adversas observadas, bem como quaisquer erros na administração do medicamento.

O monitoramento terapêutico do fármaco deve ser rotineiramente realizado para medicamentos como fenobarbital e brometo, cujo índice terapêutico é mais estreito e para o qual foi estabelecido um intervalo de referência. É necessário mensurar a concentração do fármaco assim que se obtém a concentração em equilíbrio estável, após o início do tratamento ou o ajuste da dose, quando as convulsões persistem apesar de uma dose aparentemente adequada ou quando há preocupação com a possível intoxicação pelo fármaco.[8] Ademais, as concentrações do fármaco devem ser mensuradas em intervalos de 6 a 12 meses, a fim de rastrear quaisquer alterações na distribuição do fármaco ao longo do tempo e de procurar manter sua concentração no intervalo de referência. Muitas dos novos antiepilépticos aprovados para uso humano utilizados em pacientes veterinários, como a zonisamida e o levetiracetam, têm amplos índices terapêuticos, de modo que o monitoramento do uso de medicamentos não é uma recomendação de rotina. Além disso, não foi estabelecido um intervalo de referência para as concentrações séricas desses medicamentos, em cães e gatos. No entanto, o autor considera útil mensurar a concentração mínima nos casos em que se relata controle inadequado dos episódios, a fim de determinar se o aumento da dose pode ser seguro.

## PROGNÓSTICO

O prognóstico de um animal com convulsões depende da causa primária e da resposta ao tratamento. Como era de se esperar, o prognóstico de animais com doença idiopática é melhor do que o daqueles com epilepsia estrutural.[4,9] Diferenças de gravidade das convulsões relacionadas à raça foram relatadas em cães com epilepsia idiopática, sendo algumas raças, como Border Collie,[10,11] Pastor Australiano[12] e Pastor-Alemão,[11] menos propensas a um bom controle das convulsões. Além disso, sequências de convulsões e estado de mal epiléptico (*status epilepticus*) influenciaram negativamente o tempo de sobrevivência.[9,13] No entanto, muitos cães com epilepsia idiopática podem ter uma expectativa de vida quase normal;[9,13] um pequeno número de cães (13 a 15%) pode apresentar remissão da doença e se tornar livres de crises epilépticas.[9,14]

## REFERÊNCIAS BIBLIOGRÁFICAS

*As referências bibliográficas deste capítulo se encontram online no Ambiente de Aprendizagem.*

# GASTRINTESTINAL

## CAPÍTULO 36

# Ptialismo e Halitose

Camilla Heinze e Brook A. Niemiec

## PTIALISMO

A saliva é um líquido viscoso à base de proteína que flui pela boca, desempenhando papel importante no suporte e manutenção da saúde dos tecidos moles e duros da cavidade bucal. Entre os mecanismos de defesa do corpo, a saliva atua lubrificando e iniciando a digestão da ingesta, bem como protegendo os tecidos moles da boca.[1] Ptialismo é definido como uma produção excessiva patológica de saliva, podendo ser constatado em várias doenças.[2] Pseudoptialismo refere-se ao extravasamento de saliva (baba) causado pela incapacidade ou relutância em engolir uma quantidade normal de saliva.[3] Salivação excessiva, definida como a presença de saliva além da margem dos lábios, é considerada um achado normal em algumas raças de cães (p. ex., São Bernardo, Dogue de Bordeaux e Mastiff).[4]

### Etiologia e patogenia

A saliva é produzida e secretada pelos tecidos salivares, que estão principalmente nas glândulas, mas também ocorrem difusamente por toda a boca. Existem quatro pares principais de glândulas salivares em gatos e cães: parótidas, zigomáticas, mandibulares e sublinguais (Figura 36.1).[5] O gato tem, além disso, duas glândulas pequenas e circunscritas, situadas linguocaudalmente a cada primeiro dente molar mandibular, conhecidas como glândulas molares linguais.[6]

Fibras nervosas colinérgicas pós-ganglionares parassimpáticas controlam a taxa de secreção salivar, induzindo à produção de grande quantidade de saliva serosa, com baixo conteúdo de proteína. O estímulo simpático promove o fluxo de saliva por meio de contrações musculares nos ductos salivares. Nesse sentido, tanto os estímulos parassimpáticos quanto os simpáticos resultam em aumento da secreção das glândulas salivares. O sistema nervoso simpático também interfere, indiretamente, na secreção das glândulas salivares, inervando os vasos sanguíneos que suprem essas glândulas.

Ptialismo se deve ao aumento na produção de saliva de uma ou de todas as glândulas salivares. O pseudoptialismo resulta de alguma interrupção do mecanismo de deglutição, voluntário ou involuntário. Muitas vezes a interrupção voluntária é induzida por dor, enquanto a involuntária é causada por obstrução.

Existem numerosas causas de hipersalivação e numerosos locais de origem da causa desencadeante.[3,4] A causa incitante origina-se na cavidade bucal, esôfago ou aparelho digestório, ou nas próprias glândulas salivares. Também é possível verificar salivação excessiva nas doenças sistêmicas ou neurológicas.

Salivação excessiva é um achado clínico comum em pacientes com doença da cavidade bucal e geralmente é consequência de dor, inflamação ou obstrução. Pacientes com trauma, como aqueles acompanhados de fratura de mandíbula, podem ter interrupção simultânea dos mecanismos normais de deglutição.

Incapacidade de reter saliva na cavidade bucal devido ao mau controle da cabeça ou dos lábios, boca constantemente aberta, diminuição ou mobilidade anormal da língua, diminuição da sensação tátil, macroglossia, maloclusão dentária e obstrução nasal ocasionam ptialismo.

As toxinas ingeridas podem ter tanto efeito nocivo direto na produção de saliva quanto efeitos indiretos devido à inflamação de superfícies mucosas. Pacientes intoxicados também podem manifestar ptialismo causado pelo efeito central de náuseas da toxina.

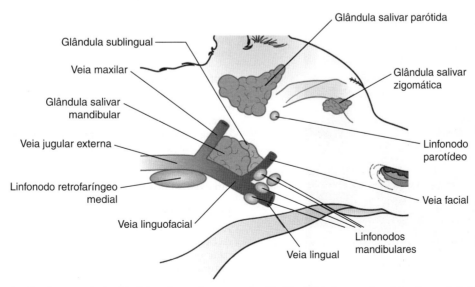

**Figura 36.1** Desenho científico da anatomia das glândulas salivares de gatos e cães. (De Niemic BA. *Doenças dental, bucal e maxilofacial de pequenos animais, manual colorido*. Londres: Manson; 2010.)

Doenças primárias da glândula salivar (p. ex., necrose, inflamação e câncer) geralmente provocam aumento da secreção de saliva. No entanto, outras doenças das glândulas salivares podem resultar em diminuição na produção de saliva.

As neoplasias que afetam as estruturas da cavidade bucal, orofaringe ou esôfago podem comprometer o mecanismo normal de deglutição e causar pseudoptialismo.

O ptialismo verdadeiro é um sinal clínico comum em doenças gastrintestinais, metabólicas e sistêmicas, e envolve a ativação das vias humorais e neurais de náuseas e vômito. Doenças infecciosas, incluindo infecções virais, bacterianas, riquetsioses e protozoárias, podem ter efeito direto ou indireto na produção de saliva. Distúrbios do sistema nervoso central (SNC) podem aumentar a salivação ou interferir no mecanismo normal da deglutição.

## Sinais clínicos

A manifestação clínica clássica é o gotejamento ou extravasamento de saliva da cavidade bucal (Figura 36.2). A condição de salivação pode ser classificada como discreta a grave, bem como intermitente ou contínua. Os sinais clínicos podem ser agudos ou graduais ou crônicos. A saliva pode ter aspecto claro ou pode estar misturada com exsudato sanguinolento ou purulento. Outros sinais clínicos potenciais, como vômito, regurgitação, anorexia, dor bucal e lesões inflamatórias na cavidade bucal, estão relacionados à causa individual.[3,4]

## Diagnósticos diferenciais[3,4] (Figura 36.3)

- *Neurológico*: neuropraxia de trigêmeo, megaesôfago, paralisia facial, convulsões, náuseas induzida por doença vestibular, bem como lesões dos nervos glossofaríngeo, hipoglosso ou vago, que resultam na incapacidade de deglutição[7]
- *De desenvolvimento*: braquignatismo grave, prega labial extensa, língua longa
- *Traumático*: ulceração ou laceração de tecidos moles, queimadura causada por choque elétrico, luxação ou fratura da articulação temporomandibular (ATM), fratura de mandíbula[8-10]
- *Pós-cirúrgico*: anestesia, mandibulectomia, glossectomia e extração do dente canino mandibular[11]
- *Tóxico*: organofosforados, ingestão de produto cáustico, veneno animal[10,12-21]
- *Induzido por fármacos*: opiáceos, medicamentos com sabor amargo ou desagradável[22,23]

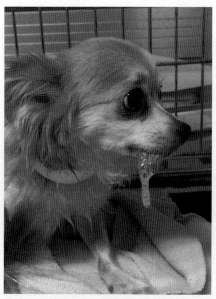

**Figura 36.2** Ptialismo em cão.

- *Comportamental*: salivação condicionada (pavloviana) associada a alimentos, contentamento/humor como em gatos durante o ronronar, dor
- *Obstrutivo*: corpo estranho na boca ou no esôfago, hematoma, seroma ou neoplasia[8,10]
- *Metabólico*: encefalopatia hepática, uremia, insuficiência pancreática exócrina, hipertermia[9,24-27]
- *Gastrintestinal*: náuseas, hérnia de hiato, megaesôfago, dilatação/vólvulo gástrico, úlcera gástrica, estenose de esôfago, esofagite, neoplasia ou corpo estranho[28-30]
- *Infeccioso*: infecção aguda por calicivírus ou herpes-vírus, raiva, pseudorraiva, tétano, botulismo, infecção do trato respiratório superior, candidíase, doença periodontal grave, espirocercose[31-34]
- *Imunomediado*: estomatite paradental ulcerativa crônica (EPUC) em cães, estomatite na parte posterior da cavidade bucal em gatos, pênfigo, penfigoide bolhoso, necrose epidérmica tóxica (NET), miosite do músculo mastigatório, miastenia *gravis*[9,35-38]
- *Salivar*: sialólito, corpo estranho, neoplasia, hiperplasia, infarto, sialocele, necrose idiopática[7,39,40]

## Etapas do diagnóstico

A etapa inicial mais importante é a obtenção de um histórico clínico minucioso e a realização de exame físico completo (Capítulos 1 e 2).

## Histórico clínico

Estabelecer possíveis causas, gravidade, complicações e progressão da doença. Informações importantes do histórico incluem: idade e estágio mental do paciente, cronicidade da doença, sintomas neurológicos associados, duração, fatores desencadeantes e estimativa da produção de saliva. As questões de anamnese devem esclarecer: o histórico clínico geral, a idade, presença de sinais clínicos agudos ou crônicos, outros sintomas gastrintestinais (p. ex., vômito, diarreia), exposição a substâncias tóxicas, medicamentos utilizados ou ocorrência de traumatismo.

### Idade do paciente

*Pacientes jovens* são mais sujeitos à exposição a substâncias tóxicas, corpos estranhos, infecções virais agudas ou "*shunt*" portossistêmico (especialmente animais de raças de pequeno porte, como Yorkshire Terrier e Maltês; Capítulo 284).

*Pacientes com idade avançada* são mais propensos a doenças metabólicas, imunomediadas ou neoplásicas.

### Início agudo versus gradual ou crônico

O *início agudo* de pseudoptialismo ou de ptialismo verdadeiro é mais frequentemente associado a vírus, toxina ou trauma bucal. O *início gradual ou crônico* tem maior probabilidade de estar associado à doença metabólica ou neoplásica.

### Sintomas gastrintestinais

Se o ptialismo estiver associado a náuseas ou vômitos, é mais provável que haja doença gastrintestinal, sistêmica ou neurológica. A regurgitação deve estimular a realização de exame do esôfago, pois isso está tipicamente associado à doença esofágica (p. ex., megaesôfago) (Capítulos 39 e 273). Se o ptialismo for observado em combinação com dificuldade de alimentação ou mastigação, deve-se suspeitar de um problema bucal e realizar um exame bucal e maxilofacial completo.

## Exame físico

A parte mais importante do exame físico é o exame minucioso da cavidade bucal/região maxilofacial/esôfago. O exame da cavidade bucal possibilita avaliar a presença de infecção, neoplasia, fratura/abscesso em dentes, estado periodontal, trauma, doença inflamatória/ulcerativa e presença de corpo estranho.

O clínico deve verificar se há feridas nos lábios ou no queixo, controle da língua, capacidade de deglutição, obstrução de vias

CAPÍTULO 36 • Ptialismo e Halitose    149

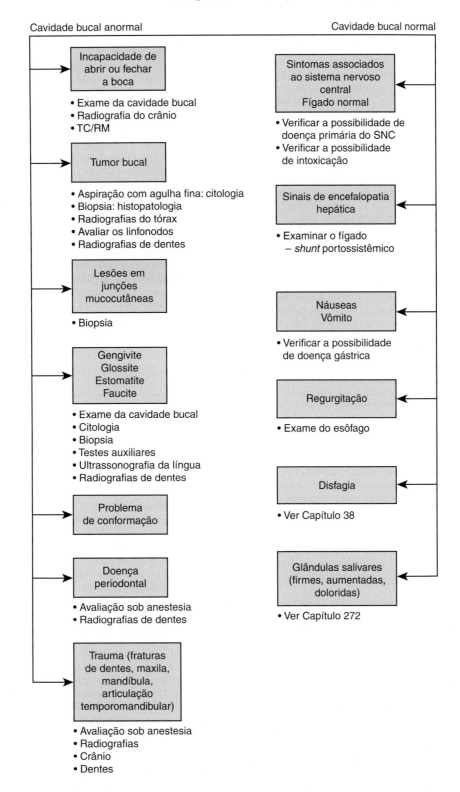

**Figura 36.3** Algoritmo para diagnóstico diferencial de ptialismo. *RM*, ressonância magnética; *SNC*, sistema nervoso central; *TC*, tomografia computadorizada.

respiratórias nasais, diminuição da sensibilidade intrabucal e fechamento anatômico da boca. O exame bucal deve incluir a área sublingual, pois nessa região é comum a presença de tumores e corpos estranhos.

Tipicamente, as doenças inflamatórias ulcerativas da boca encontram-se em estágio avançado, antes da constatação de ptialismo; portanto, nesses casos, achados anormais no exame bucal devem ser facilmente vistos. Essas condições incluem infecção aguda por calicivírus ou herpes-vírus, doenças imunomediadas, ingestão de produtos cáusticos e uremia.

A própria saliva deve ser examinada quanto à consistência e quaisquer componentes adicionais (p. ex., sangue ou pus). A gravidade e a frequência da salivação devem ser avaliadas, bem como o estado de hidratação e a posição da cabeça do paciente.

É importante ressaltar que não é possível a realização de um exame bucal completo sem anestesia geral e que se deve obter um banco de dados mínimo antes do exame sob anestesia.

A saliva sanguinolenta, purulenta ou fétida geralmente é secundária a um problema na cavidade bucal, como: infecções (como a fístula oronasal, trauma, neoplasia, doença inflamatória ou úlceras urêmicas).

O exame maxilofacial deve incluir a avaliação quanto a tumefações, assimetria, luxação da ATM, trauma, função de nervo craniano e tamanho e consistência das glândulas salivares.

A incapacidade de fechar a boca indica uma das seguintes causas: traumática (fratura/luxação da ATM/mandibular), neurológica (botulismo ou neuropraxia do trigêmeo) ou obstrutiva (neoplasia ou corpo estranho). A incapacidade de abrir a boca é mais comumente associada a tétano, osteopatia craniomandibular, miosite de músculo mastigatório, neoplasia ou problemas na ATM. As glândulas salivares devem ser sistematicamente examinadas. O seu aumento pode indicar infecção, sialólitos ou neoplasia.

O exame físico do esôfago é limitado à palpação externa em busca de tumor, dor ou corpo estranho. A avaliação completa pode requerer radiografias (com ou sem contraste), fluoroscopia, tomografia computadorizada (TC) e/ou endoscopia.

### Testes de diagnóstico

É importante iniciar a avaliação diagnóstica com a obtenção de um banco de dados mínimo que inclui hemograma completo/perfil bioquímico sérico/função da tireoide e exame de urina. Isso possibilita excluir a maioria das causas metabólicas, bem como verificar que não há anormalidade no hemograma ou no perfil bioquímico que possam inviabilizar a anestesia para uma avaliação mais minuciosa.[3,4]

No caso de alterações da mucosa bucal não claramente associadas a uma causa tóxica ou à ingestão de produto cáustico ou doença sistêmica (p. ex., úlceras urêmicas), deve-se realizar biopsia cirúrgica sob anestesia geral e submeter a exame histopatológico a amostra obtida. Ao obter a amostra de tecido, certifique-se de que é representativa e de tamanho suficiente para um exame confiável. Vale a pena ressaltar que o exame citológico, bem como cultura microbiológica e antibiograma, muitas vezes são insuficientes para uma avaliação segura das doenças da cavidade bucal.[3,41]

Em casos que clinicamente parecem ter uma causa bucal, mas o problema não pode ser prontamente identificado no exame da cavidade bucal, devem ser realizadas radiografias dentárias. Essas radiografias podem elucidar uma causa subgengival, como abscesso na raiz do dente ou cisto dentígero/radicular. Os pacientes que apresentam anormalidades na movimentação da mandíbula ou tumefações maxilofaciais devem ser avaliados por meio de radiografias do crânio, cintilografia nuclear, ressonância magnética (RM) ou TC. Por fim, testes como sialografia podem ser úteis.

Uma vez excluídas as causas bucomaxilofaciais, outros testes de diagnóstico são indicados, começando com radiografias de tórax e abdome. Se mesmo assim a causa do ptialismo não é detectada, devem ser realizados testes mais específicos, quando indicados, como exame do trato gastrintestinal superior, fluoroscopia e endoscopia (Capítulo 113). O clínico também pode realizar testes para diagnóstico de botulismo e raiva (Capítulos 226 e 214).

### Tratamento

O tratamento é direcionado à causa primária. Exemplos de tratamentos de ptialismo incluem:

- A **exposição tóxica direta** deve ser tratada com terapia por diluição e cuidados de suporte.[9,10,42] A água ou o leite são considerados os líquidos de escolha para a diluição da substância tóxica (Capítulo 15)[43]
- O tratamento de **doenças inflamatórias da cavidade bucal** deve ter como objetivo reduzir a inflamação. Isso pode ser obtido clinicamente, com o uso de agentes imunossupressores, ou cirurgicamente, por meio de tratamento periodontal e/ou extrações[9,10,38,44]
- As **doenças traumáticas da boca** são melhor tratadas cirurgicamente[8,10]
- O *shunt* **portossistêmico** pode ser controlado mediante cirurgia ou uso de medicamentos (ver Capítulo 284)
- **Doenças metabólicas** são tratadas com procedimentos terapêuticos apropriados a ela.[9,10]

Em caso de doenças idiopáticas ou incuráveis, tais como doenças estruturais ou neurológicas, o tratamento visa diminuir o fluxo de saliva e proteger a epiderme do local com umidade crônica. Se a glândula salivar é responsável pela maior produção de saliva, sua extirpação cirúrgica é o tratamento de escolha.[45,46] A queiloplastia pode ser realizada para ajudar a abrandar o excesso de saliva causado por malformação do lábio, mandibulectomia, glossectomia ou distúrbios de deglutição neurológicos.[8] Por fim, o reposicionamento cirúrgico do ducto salivar parotídeo pode ser efetivo no controle da salivação excessiva.[47]

Pode-se tentar a redução generalizada do fluxo de saliva com o uso de atropina ou glicopirrolato. Nos casos de ptialismo idiopático, o fenobarbital pode ser efetivo.[48,49] Nesses casos, acredita-se que ptialismo é uma forma de epilepsia.[7] Na odontologia humana, avaliou-se o uso de injeções de biotoxina ou oleato de etanolamina (OE) nas glândulas salivares, bem como radioterapia, escopolamina em adesivo transdérmico e, até mesmo, acupuntura, como opções de controle da produção de saliva, a longo prazo.[50-54]

## HALITOSE

O termo *halitosis* tem origem na palavra latina *halitus*, que significa "respiração ou ar exalado".[55] A halitose é definida como um odor desagradável do ar expirado.[56] É uma ocorrência comum em animais de companhia, representando um problema psicossociológico relevante na relação animal-proprietário.[57] Não há predileção por sexo ou raça, mas a incidência aumenta com a idade.[55]

### Classificação da halitose

Não há padronização universalmente aceita na terminologia e classificação da halitose.[58,59]

A halitose verdadeira pode ser subclassificada como halitose fisiológica ou halitose patológica. A halitose patológica significa que o odor do hálito é um sinal de doença ou condição patológica. A halitose fisiológica abrange as situações em que o paciente não tem doença, mas apresenta hálito com odor desagradável devido a processos de putrefação que ocorrem na cavidade bucal, mais frequentemente causados por placa bacteriana. Um exemplo de halitose fisiológica é o que se define em humanos como "respiração matinal". Na maioria dos casos, a halitose fisiológica pode ser resolvida melhorando os cuidados bucais domiciliares. Essa classificação do mau hálito é considerada transitória, no sentido de que sua presença ou não é determinada por condições bucais temporárias que podem ser resolvidas de maneira relativamente fácil.

Em pacientes veterinários, o melhor sistema de classificação é aquele baseado na etiologia que enquadra a halitose em diferentes tipos, com base na origem das moléculas que causam o problema. Essa classificação é subdividida como de origem bucal, respiratória, gastresofágica, sanguínea e subjetiva.

A halitose também pode ser classificada de acordo com a característica do odor.[60] *Sulfuroso* é causado por compostos voláteis de enxofre (CVS): metilmercaptano, sulfeto de hidrogênio e sulfeto de dimetila. *Frutado* é causado por acetona. Respiração com odor de *urina* ou *amoniacal* é causada por amônia, dimetilamina e trimetilamina. O hálito com odor *doce* é frequentemente associado a cetonas. O grau de halitose pode ser estimado por meio de uma escala subjetiva de 0 a 3,[61] ou pode ser mensurado objetivamente usando um monitor de sulfeto disponível no mercado.[62]

## Causas da halitose

### Halitose bucal

Em cerca de 90% dos pacientes humanos com halitose, a origem do problema está a própria cavidade bucal.[63] A lista de possíveis causas de halitose originadas na própria cavidade bucal é longa; no entanto, de longe a causa mais prevalente é o crescimento bacteriano abaixo da linha da gengiva, nas bolsas periodontais criadas por periodontite.[64-67]

A doença periodontal é geralmente descrita em duas fases: gengivite e periodontite. A gengivite é o estágio inicial reversível da doença, em que a inflamação se limita à gengiva.[68,69] Nesse estágio não há inflamação do ligamento periodontal ou do osso alveolar. A infecção gengival é iniciada pela bactéria da placa e pode ser revertida nesse estágio se uma profilaxia dentária for realizada e o cuidado domiciliar adequado for mantido.[69] A periodontite é o estágio mais avançado da doença, sendo definida como uma doença inflamatória das estruturas de sustentação dos dentes (o ligamento periodontal e o osso alveolar), causada por microrganismos.[70] Enquanto ocasionado pela placa bacteriana, a progressão da doença é controlada pela resposta imune do paciente.[71] Na verdade, é a resposta do hospedeiro que frequentemente lesiona os tecidos periodontais.[72-74]

Tanto a gengivite quanto a periodontite surgem quando bactérias presentes na boca aderem aos dentes, em uma estrutura denominada placa bacteriana.[64,65,75-77]

A placa bacteriana é um biofilme constituído quase inteiramente por bactérias bucais contidas em uma matriz composta de glicoproteínas da saliva e polissacarídeos extracelulares.[68,69,73]

A formação da placa começa com a formação da película. A película é uma camada fina, derivada da saliva, que contém numerosas proteínas, enzimas e outras moléculas que podem atuar como locais de fixação das bactérias.[68] Isso começa a se formar nanossegundos após a profilaxia.[15] A placa se forma quando as bactérias aderem à película.

A gengivite é causada pelo aumento na quantidade total de bactérias, que são principalmente bastonetes gram-negativos móveis e anaeróbicos.[76] Os primeiros colonizadores são as bactérias aeróbicas gram-positivas, geralmente de mínima patogenicidade. No entanto, eles facilitam o crescimento de microrganismos colonizadores secundários e outros periodontopatogênicos, como *Porphorymonas*. Eles conseguem isso usando oxigênio e produzindo substâncias como lactato, formiato e succinato. O hospedeiro fornece nutrientes para as espécies patogênicas, na forma de sangue e líquido crevicular.[78]

Todo o processo de formação da placa demora 24 horas se não há comprometimento da placa, o que significa que os dentes acumulam placa 1 dia após a profilaxia dentária completa.[68,79] Após o quarto dia, a placa não cresce mais, mas a flora muda de bactérias gram-positivas para gram-negativas. Essa mudança na espécie bacteriana é o que inicia a gengivite.[80]

Em cães, os microrganismos anaeróbios representam apenas 25% da flora subgengival cultivável, em gengivas saudáveis, mas eles se tornam aproximadamente 95% da flora em cães com periodontite.[81] À medida que a patogenicidade das bactérias aumenta, também aumenta o efeito de subprodutos bacterianos que provocam inflamação, incluindo quimiotóxicos, mitógenos, antígenos e enzimas, como hialuronidase, sulfato de condroitina e enzimas proteolíticas.[68]

A halitose bucal se deve, principalmente, a CVS, em especial sulfeto de hidrogênio ($H_2S$), metilmercaptano ($CH_3SH$) e dimetilsulfeto ($CH_3)_2S$.[82] Tipicamente, esses compostos resultam da degradação proteolítica de peptídeos por microrganismos da cavidade bucal. Esses peptídeos estão presentes na saliva, bem como no líquido crevicular gengival, na placa interdental e no sangue. Além disso, eles podem ser oriundos de epitélio, restos alimentares e secreção da nasofaringe. É interessante que apenas as bactérias anaeróbias gram-negativas possuem tal atividade proteolítica. Qualquer que seja a localização, a fisiopatologia comum é a destruição do tecido e a putrefação de aminoácidos por bactérias. As bactérias associadas à gengivite e à periodontite são quase todas anaeróbias e gram-negativas, e todas, sabidamente, produzem CVS.[65,83-87]

Os níveis do CVS na boca correlacionam-se positivamente com a profundidade da(s) bolsa(s) periodontal(ais).[67,82,88,89] Isso é provavelmente devido ao fato de que bolsas mais profundas conterão mais bactérias, incluindo uma porcentagem maior de espécies anaeróbicas. A quantidade de CVS no ar expirado aumenta com o número, profundidade e tendência de sangramento das bolsas periodontais.[82,88,89] Os CVS também agravam diretamente a periodontite. Eles aumentam a permeabilidade das bolsas e do epitélio da mucosa e expõem o tecido conjuntivo subjacente do periodonto aos metabólitos bacterianos.[90] A baixa tensão de oxigênio nas bolsas periodontais profundas resulta em pH baixo e ativação da descarboxilação dos aminoácidos (p. ex., lisina, ornitina) em cadaverina e putrescina, ambas diaminas de odor desagradável. Assim, na presença de gengivite ou periodontite, os CVS desempenham um papel proeminente na halitose; mas é importante lembrar que nem todos os pacientes com gengivite ou periodontite têm halitose e vice-versa.

A associação entre mau hálito e doença periodontal em animais de companhia é uma questão importante, pois a halitose é frequentemente o primeiro sinal clínico de doença periodontal notado pelo dono. No entanto, é importante ressaltar que a halitose é tipicamente um sinal de doença periodontal avançada. Os proprietários devem, portanto, ser informados de que a halitose não é normal e que é uma indicação para a terapia odontológica profissional.

**Tratamento da doença periodontal.** Existem inúmeras opções terapêuticas disponíveis para doenças periodontais; no entanto, a base da terapia periodontal continua sendo o controle da placa bacteriana.[91] A parte mais importante do controle dessa placa e o primeiro passo para qualquer terapia periodontal é uma profilaxia dentária completa. Uma profilaxia dentária completa deve incluir as seguintes etapas: exame pré-cirúrgico, lavagem com clorexidina 0,12%, raspagem supra e subgengival, polimento, lavagem do sulco gengival, sondagem periodontal, avaliação bucal e gráficos dentários, radiografias dentárias, planejamento do tratamento e cirurgia, se necessário.[92]

Bolsas com profundidade superior a 0,5 mm em gatos e 3 mm em cães são patológicas e requerem uma forma mais profunda de limpeza (com ou sem periocêutica). Dentes com bolsas maiores que 6 mm de profundidade, exposição da bifurcação nível II ou III ou mobilidade necessitam de cirurgia de *flap* periodontal ou extração para erradicar a infecção.

A placa bacteriana coloniza as superfícies dos dentes dentro de 24 horas após a limpeza.[68,79] Portanto, sem um compromisso com cuidados domiciliares, a infecção gengival e a inflamação rapidamente se repetem.[70,93-96] Além disso, em relação à doença já estabelecida, um estudo recente constatou que as bolsas periodontais são reinfectadas dentro de 2 semanas após a profilaxia, se o cuidado domiciliar não for realizado.[94] Esse mesmo estudo mostrou que a profundidade da bolsa retorna ao nível pré-tratamento dentro de 6 semanas após a terapia. Além disso, constatou-se em uma revisão humana que as limpezas profissionais eram de pouco valor sem os cuidados domiciliares.[97]

### Outras causas bucais

Pode haver outras vias intraorais de instalação de halitose; no entanto, todas são muito menos comuns do que a doença periodontal.[98-100] A lista de diagnósticos diferenciais associados à cavidade bucal é longa, mas envolve as seguintes condições: infecções, ulcerações, tumores e corpos estranhos.

Os proprietários geralmente diagnosticam incorretamente o mau cheiro causado por intertrigo ou piodermite de dobras cutâneas como halitose (Capítulo 25).[101] O intertrigo surge após o crescimento excessivo ou colonização de dobras cutâneas por bactérias normalmente encontradas na pele e, por vezes, leveduras. Dobras labiais são comuns em raças braquicefálicas, Spaniel e muitos cães d'água, e essas raças são frequentemente levadas à consulta devido ao cheiro desagradável. Os sinais clínicos consistem em perda de pelos, hiperemia e acúmulo de detritos nas dobras labiais, ao redor da boca.

### Vias respiratórias

#### Nariz e seios nasais

Os condutos nasais e sinusais também podem ser a origem da halitose. O cheiro geralmente tem um odor mais forte quando vem do nariz, em comparação com a infecção bucal. Corpos estranhos, neoplasia ou mesmo rinossinusite crônica podem causar halitose nasal. Técnicas de análise do ar expirado não foram aplicadas a essa condição, mas teoricamente existem vários mecanismos possíveis de halitose causada por infecção no nariz ou nos seios nasais.[102-104]

#### Tonsilas

Na literatura humana, há discordância quanto à taxa de halitose causada por tonsilite. As doenças de tonsila que podem estar associadas à halitose incluem: tonsilite caseosa crônica, tonsilolitíase e, em menor grau, abscesso peritonsilar, actinomicose, doenças malignas causadas por diversos tipos de tumores e fungos.[105]

#### Brônquios e pulmões

Causas pulmonares de halitose incluem bronquite crônica e bronquiectasia,[106] resultantes de doença crônica das vias respiratórias, ocasionando dilatação de brônquios e acúmulo de muco e restos celulares no lúmen das vias respiratórias. É comumente constatado em animais que apresentam bronquite crônica ou broncopneumonia.

#### Gastresofágica

O megaesôfago é um distúrbio do esôfago caracterizado por dilatação e diminuição do peristaltismo (Capítulo 273). A halitose é um sinal clínico comum de megaesôfago, juntamente com regurgitação, perda de peso e tosse.[107] A halitose resultante de outros distúrbios gastrintestinais extrabucais é considerada rara. No entanto, tem sido relatada como um dos sinais relacionados a infecções por *Helicobacter pylori* e ao refluxo gastresofágico.[108]

Doenças sistêmicas também podem, ocasionalmente, causar halitose. A lista de diagnósticos diferenciais de causas sistêmicas de halitose inclui: diabetes melito, infecção e insuficiência renal, doença hepática e carcinoma.[87,109] Contudo, os pacientes portadores de tais doenças sistêmicas manifestam tipicamente sintomas adicionais e mais conclusivos do que a halitose, isoladamente.

Diabetes melito é uma doença metabólica caracterizada por hiperglicemia crônica resultante de anormalidade na secreção de insulina e/ou na ação da insulina (Capítulos 304 e 305).[110,111] A deficiência ou a falta de ação da insulina leva à lipólise descontrolada e a teores elevados de ácidos graxos livres no plasma. Essa perda de regulação adequada pode resultar na formação de cetonas, usadas para a produção de energia. Um produto de decomposição espontânea das cetonas (acetoacetato) é a acetona, que é exalada pelos pulmões, o que dá um odor característico ao ar expirado, conhecido como cheiro de "maçã podre".[106]

Insuficiência renal (uremia) ocasiona aumento da concentração de ácido úrico no sangue, que é exalado e dá ao ar expirado um odor semelhante ao da amônia.[112] Isso geralmente é descrito como "odor de peixe".[90] Para a avaliação completa da causa primária do dano renal, frequentemente são realizados exames de imagem, exame de sangue e, muitas vezes, biopsia renal.

Insuficiência hepática, como a cirrose, causa acúmulo de amônia no sangue e exalação dessa substância.[113] *Foetor hepaticus* é um odor peculiar do ar expirado de pessoas com doença hepática grave; é causado por substâncias aromáticas voláteis que se acumulam no sangue e na urina devido ao metabolismo hepático defeituoso. É um sinal tardio de insuficiência hepática, sendo uma das características clínicas da encefalopatia hepática. O mau cheiro causado por doença hepática terminal tem um odor doce, que alguns autores descrevem como cheiro de "rato morto".[106]

### REFERÊNCIAS BIBLIOGRÁFICAS

*As referências bibliográficas deste capítulo se encontram online no Ambiente de Aprendizagem.*

## CAPÍTULO 37

# Engasgamento

Peter Hendrik Kook

### ANATOMIA E FISIOLOGIA

O reflexo de engasgamento é um mecanismo de defesa natural que impede a entrada de corpos estranhos na traqueia, faringe ou laringe. O engasgo compreende elevações rápidas e breves do palato mole, juntamente com contração bilateral dos músculos constritores da faringe, para a ejeção de material indesejado, irritante ou tóxico. Após o estímulo intrabucal, as fibras aferentes dos nervos trigêmeo, glossofaríngeo e vago o transmitem ao bulbo. A partir daí, impulsos eferentes dão origem ao movimento muscular espasmódico e descoordenado, característico do engasgamento. O centro correspondente no bulbo situa-se próximo aos centros de vômito, salivação e cardíaco, e essas estruturas podem ser estimuladas concomitantemente durante o engasgo. Além disso, as vias neurais do centro de engasgo para o córtex cerebral permitem que o reflexo seja modificado pelos centros superiores, ilustrando por que os engasgos raramente podem também ser provocados por sensações não tácteis, como estímulos visuais ou olfatórios. Em pequenos animais, a interpretação do reflexo de engasgo funcional geralmente é de que as vias neurológicas associadas ao engasgo (os nervos cranianos anteriormente mencionados e suas conexões no tronco encefálico) estão intactas. No entanto, em humanos, o reflexo de engasgo não é preditivo da eficiência da deglutição faríngea ou do risco de aspiração, pois pode estar ausente em 20 a 40% dos adultos normais.[1] Em cães, a estimulação vagal central pode deprimir o início do reflexo de engasgo, possivelmente através do bloqueio de impulsos que surgem em resposta ao estímulo da faringe por impulsos aferentes respiratórios conduzidos pelo nervo vago.[2]

Engasgos frequentemente ocorrem juntamente com ânsia de vômito. A ânsia de vômito é uma tentativa involuntária e fútil de vomitar associada a náuseas. Na ânsia de vômito, a direção do peristaltismo espasmódico e descoordenado é invertida, e o ar é forçado sobre a glote fechada, produzindo um som de ânsia de vômito. Geralmente ocorre após a deglutição e é sugestivo de dismotilidade esofágica. A ânsia de vômito em curso geralmente culmina em vômito. Engasgo, ânsia e vômito podem ocorrer separadamente ou em conjunto. Quando ocorrem de modo simultâneo, geralmente se manifestam como uma sequência de diferentes eventos que integram o reflexo do vômito. Diferentemente do vômito, o engasgo e a ânsia não implicam a ativação do reflexo do vômito. Quando engasgos, ânsias e vômitos se manifestam como sinais clínicos isolados, sua significância pode diferir do quadro estereotípico do vômito. Engasgos tipicamente implicam disfagia faríngea ou retrofaríngea e descrevem um paciente que está tentando engolir, na presença de uma fase faríngea disfuncional do processo de deglutição. Isso resulta em perda do bolo alimentar juntamente com tosse ou salivação. Além disso, o engasgo tende a resultar em laringoespasmo, particularmente em gatos. O ato de engolir compreende uma série de eventos sequenciais e bem coordenados que atuam no transporte de alimentos e líquidos da cavidade bucal para o estômago. A deglutição consiste em fase bucal, faríngea e esofágica, e essas três fases estão envolvidas no transporte do bolo alimentar da cavidade bucal para o estômago. A fase faríngea da deglutição envolve o transporte do bolo alimentar da faringe para o esôfago. As contrações sequenciais necessárias são iniciadas pela estimulação de receptores sensoriais através do toque, pressão e ação similar à dos alimentos na língua, nos pilares bucais, no palato mole, na úvula, na epiglote, na parede da faringe e/ou na junção entre a faringe e o esôfago. As fibras nervosas correspondentes pertencem ao ramo maxilar dos nervos cranianos V e IX e ao nervo laríngeo cranial. Essas vias aferentes levam as informações dos receptores periféricos ao tronco encefálico e evocam contrações dos músculos bucal, lingual, faríngeo e esofágico, impulsionando o bolo alimentar em direção aboral. Padrões sensoriais específicos determinam quais respostas motoras da faringe serão evocadas. Geralmente um bolo alimentar sólido é mais efetivo do que líquido na estimulação dos receptores da faringe, para iniciar a deglutição; às vezes são necessárias múltiplas tentativas de deglutição para estimular a deglutição de água, mesmo em animais saudáveis. Finalmente, a expectoração pode ser confundida com engasgo. A expectoração é definida como a ejeção do muco das vias respiratórias e laringofaríngeas ou de outro material e não está associada a náuseas. Em geral, segue-se um episódio de tosse, por exemplo, em animais com doença inflamatória das vias respiratórias (Vídeo 37.1). Nesses casos, engasgamento e ânsia não estão associados a deglutição ou doença gastrintestinal, mas, sim, a doença cardiopulmonar, geralmente após um episódio de tosse.

## HISTÓRICO CLÍNICO

Há uma série de fatores ambientais e clínicos que devem ser avaliados quando um cão ou gato é levado a consulta por estar engasgado. Estes incluem a ocorrência de espirros, tosse, vômito,

---

**Boxe 37.1** Diagnóstico diferencial e testes para o diagnóstico de engasgamento em cães e gatos

i. Seio nasal
  A. Fenda palatina – exame da orofaringe
  B. Parasitas nasais (*Capillaria*, *Pneumonyssoides* spp.) – exame rostral e retrógrado do conduto nasal, rinoscopia
  C. Tumores nasais – o mesmo que B, além de TC/biopsia
  D. Corpo estranho nasal – o mesmo que B
ii. Faringe (morfológica)
  A. Neoplasia – exame da orofaringe, possível TC/RM, citologia aspirativa por agulha fina, biopsia com agulha grossa e histopatologia
  B. Corpo estranho – exame da orofaringe, fistulograma, TC/RM
  C. Amigdalite – amigdalectomia (raramente a única causa)
  D. Faringite, abscesso na faringe – o mesmo que A
  E. Palato mole alongado – exame da orofaringe
  F. Pólipo nasofaríngeo – exame da orofaringe e da nasofaringe
  G. Mucocele faríngea – exame da orofaringe, punção aspirativa com agulha fina
  H. Desarticulação estilo-hióidea – exame da orofaringe, radiografia da faringe ou TC
  I. Barra cricofaríngea – videofluoroscopia, manometria
iii. Faringe (funcional)
  A. Acalasia cricofaríngea – videofluoroscopia, manometria
  B. Dissincronia cricofaríngea – videofluoroscopia, manometria
  C. Doença neuromuscular
    1) Inflamatória – exame neurológico, EMG, biopsia muscular
    2) Degenerativa/idiopática – o mesmo que 1, além de imagem cerebral
    3) Neoplásica – exame neurológico, TC/RM do tronco cerebral
    4) Infecciosa (raiva, pseudorraiva) – históricos de exposição e de vacinação, progressão clínica, histopatologia
    5) Hipocalcemia – concentração sérica de cálcio (ionizado)
iv. Trato respiratório
  A. Via respiratória superior (morfológica)
    1) Corpo estranho – exame de faringe/laringe, radiografia, TC/RM, endoscopia
    2) Neoplasia – o mesmo que 1, além de citologia, histopatologia
    3) Colapso de traqueia – radiografia, fluoroscopia, endoscopia
  B. Via respiratória superior (funcional)
    1) Paralisia de laringe – exame de laringe/faringe
    2) Laringite – exame de laringe/faringe
    3) Traqueobronquite – radiografia, citologia/cultura de aspirado transtraqueal, broncoscopia
  C. Via respiratória inferior (funcional)
    1) Doença bronquial crônica felina – radiografia, lavado broncoalveolar
    2) Traqueobronquite canina – histórico, exame físico, citologia de lavado traqueal
    3) Pneumonite fúngica – histórico, radiografia, citologia de lavado de traqueia e brônquio, teste de antígeno fúngico
v. Esôfago
  A. Morfológica
    1) Constrição/estenose – histórico, radiografia contrastada (com ou sem fluoroscopia), endoscopia
    2) Neoplasia – o mesmo que 1
  B. Funcional
    1) Esofagite – histórico, endoscopia, citologia/histopatologia
    2) Distúrbio de motilidade esofágica – o mesmo que 1, além de Ac contra receptor de ACh, teste de resposta ao edrofônio, EMG, hormônios da tireoide, concentração sérica de cortisol em repouso/estimulação por ACTH, biopsia muscular
vi. Miscelânea
  A. Doença de glândulas salivares (hipersialose) – palpação das glândulas salivares, punção aspirativa por agulha fina, tratamento com fenobarbital

*Ac*, anticorpo; *ACh*, acetilcolina; *ACTH*, hormônio adrenocorticotrófico; *EMG*, eletromiografia; *RM*, ressonância magnética; *TC*, tomografia computadorizada.

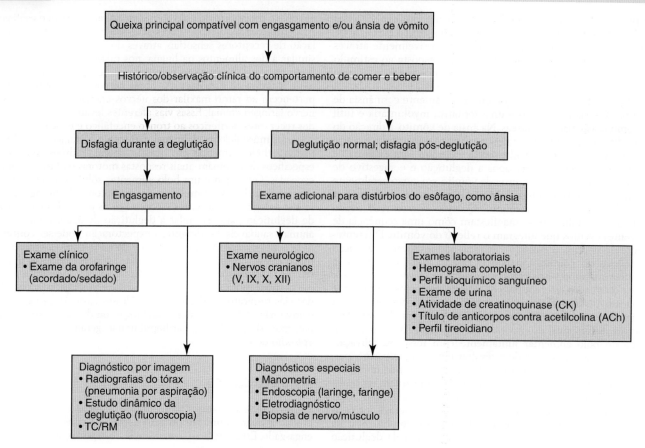

**Figura 37.1** Algoritmo para o diagnóstico de engasgamento.

regurgitação e salivação e alterações no apetite, nível de atividade, força total e vocalização. Além disso, os fatores ambientais; o início, duração e progressão dos sinais clínicos; o risco de exposição a corpos estranhos ou toxinas; e o desenvolvimento de animais em crescimento devem ser avaliados. O histórico de vacinação contra raiva também é interessante porque a incapacidade de deglutir saliva (e alimento) devido à paralisia de laringe causada pela infecção por *lyssavirus* pode, também, provocar engasgamento quando áreas intrabucais conhecidas como "zonas de gatilho", como a base da língua ou o palato, são estimuladas (Capítulo 226).

## AVALIAÇÃO CLÍNICA

O exame físico deve incluir avaliação completa da cavidade bucal e da orofaringe, palpação da faringe, pescoço e glândulas salivares, bem como avaliação do fluxo de ar nas narinas. Geralmente é necessária sedação ou anestesia leve para o exame completo da orofaringe e da laringe. Pólipos auriculares podem causar engasgo, e essa possibilidade deve ser excluída por meio de exame otoscópico, particularmente em gatos. Auscultação do tórax e radiografia torácica de rotina também podem fazer parte da avaliação, pois doença respiratória grave pode mimetizar os sinais de engasgo e ânsia de vômito. O engasgo pode ocorrer como uma sequela da disfagia orofaríngea; portanto, um exame neurológico é indicado (ver Capítulo 259). As doenças neurológicas podem danificar as estruturas neurais que estão envolvidas nos estímulos aferentes ou eferentes do reflexo de engasgamento; entretanto, a maioria das doenças neuromusculares geralmente tende a comprometer a função da faringe, em vez de causar contrações espasmódicas desse órgão tipicamente associadas a engasgo. Por outro lado, a diminuição da limpeza salivar, juntamente com a deglutição prejudicada, pode estimular o reflexo de vômito, e funções mediadas por estruturas neuronais adjacentes podem estar simultaneamente envolvidas. Hemograma completo, perfil bioquímico, incluindo a atividade da enzima creatinoquinase, e exame de urina podem ser realizados para excluir a possibilidade de doença sistêmica. Em cães jovens de raças que sabidamente apresentam má absorção hereditária de cobalamina, a mensuração da concentração sérica dessa vitamina pode ser útil. O comprometimento intermitente da deglutição, secundária a estomatodinia e glossite, que pode desencadear ou mimetizar engasgo, foi descrito recentemente na síndrome de Imerslund-Graesbeck canina.[3] A avaliação da função tireoidiana pode ser útil em casos isolados, pois há relato de disfunção cricofaríngea como uma das queixas no hipotireoidismo canino; foi totalmente resolvida com a suplementação de hormônios da tireoide.[4]

Uma lista de causas de engasgamento junto com testes diagnósticos apropriados é mostrada no Boxe 37.1. Um algoritmo (Figura 37.1) mostra como proceder em caso de engasgamento em cães ou gatos.

## REFERÊNCIAS BIBLIOGRÁFICAS

*As referências bibliográficas deste capítulo se encontram online no Ambiente de Aprendizagem.*

# CAPÍTULO 38

## Disfagia

Julio López

Disfagia e regurgitação são sinais clínicos tipicamente associados a anormalidades na orofaringe ou no esôfago. A atenção cuidadosa à anamnese e aos sinais clínicos ajuda o clínico a localizar a disfagia e a diferenciar regurgitação de vômito, condição necessária para elaborar o planejamento do diagnóstico e o tratamento apropriado (Figuras 38.1 e 38.2) (Capítulo 39).

## DISFAGIA

Disfagia é definida como dificuldade de deglutição. O processo de deglutição consiste em quatro fases: bucal preparatória, bucal, faríngea e esofágica.[1] Para auxiliar na detecção da fase anormal da deglutição é essencial observar o animal se alimentando e bebendo. As fases bucais da disfagia consistem em

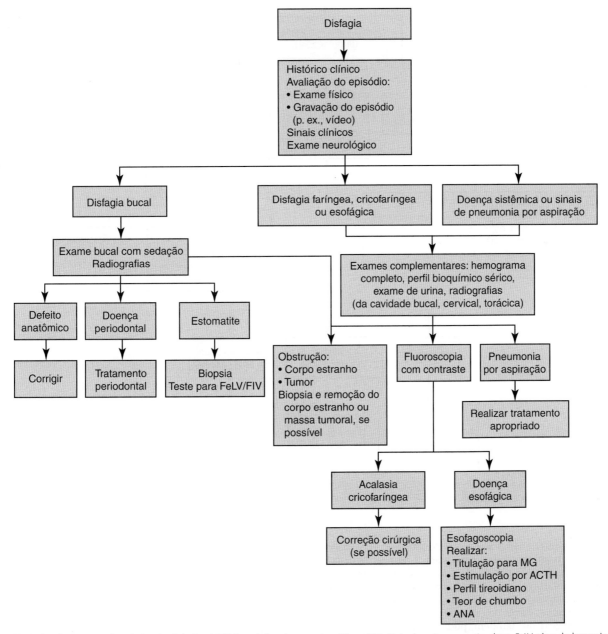

**Figura 38.1** Abordagem para diagnóstico de disfagia. *ACTH*, hormônio adrenocorticotrófico; *ANA*, título de anticorpo antinuclear; *FeLV*, vírus da leucemia felina; *FIV*, vírus da imunodeficiência felina; *MG*, miastenia *gravis* (anticorpo contra o receptor de acetilcolina). (De Schaefer Woolley C. Disfagia e regurgitação. In: Ettinger SJ, Feldman EC, editors. *Textbook of Veterinary Internal Medicine*. 7th ed. St. Louis: Saunders Elsevier; 2010. p. 191-5.)

**156** SEÇÃO 2 • Diagnóstico Diferencial das Queixas Principais

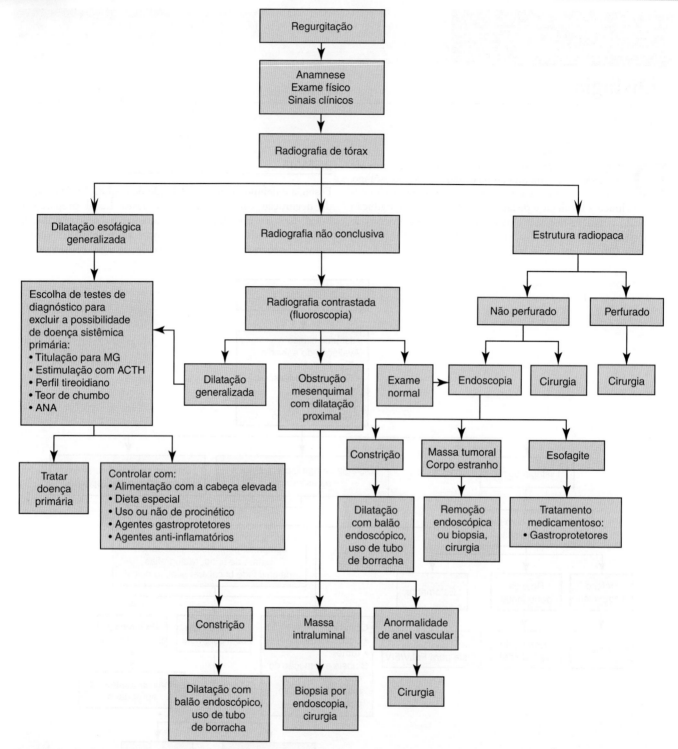

**Figura 38.2** Abordagem para o diagnóstico de regurgitação. *ACTH*, hormônio adrenocorticotrófico; *ANA*, título de anticorpo antinuclear; *MG*, miastenia *gravis*. (De Schaefer Woolley C. Disfagia e regurgitação. In: Ettinger SJ, Feldman EC, editors. *Textbook of Veterinary Internal Medicine*. 7th ed. St. Louis: Saunders Elsevier; 2010. p. 191-5.)

anormalidades relacionadas à preensão, mastigação, lubrificação e transporte do alimento da língua para a faringe. A disfagia faríngea ocorre quando o bolo alimentar não pode ser impulsionado da orofaringe, através da hipofaringe, para o esôfago proximal. Já a disfagia cricofaríngea é o transporte anormal de um bolo alimentar através do esfíncter esofágico proximal (acalasia cricofaríngea) ou, também, pode ocorrer devido à inadequada ou completa falta de abertura/relaxamento (assincronia cricofaríngea). A disfagia esofágica é a dificuldade de passagem do bolo alimentar pelo corpo esofágico.

## Sinais clínicos
Os sinais clínicos dependem da localização e gravidade do distúrbio da deglutição. A disfagia bucal se manifesta como dificuldade de preensão ou mastigação de alimentos, ou incapacidade de transportá-los até a base da língua. A disfagia faríngea pode se manifestar como engasgamento ou mímica de vômito e, como a disfagia cricofaríngea, pode manifestar repetidas tentativas de deglutição, movimentos excessivos da cabeça e queda de alimentos da boca. Já a regurgitação está associada à disfagia esofágica. A tosse pode ocorrer em animais disfágicos, tanto em

associação à deglutição quanto como sinal de pneumonia aspirativa, uma complicação que pode ocorrer com qualquer forma de disfagia (Capítulo 242).

## Resenha

A revisão da resenha e a idade ao início dos sinais clínicos pode auxiliar na elaboração da lista de diagnósticos diferenciais. Defeitos congênitos, como acalasia cricofaríngea, são mais comuns em cães jovens e podem ser observados pela primeira vez no desmame. Em cães da raça Golden Retriever, a disfagia orofaríngea foi identificada como característica hereditária.[2] O hipotireoidismo também pode ser considerado no diagnóstico diferencial.[3] Obstrução mesenquimal (corpo estranho) ou ingestão de substância cáustica é mais provável em animais de estimação jovens ou de meia-idade. Pacientes geriátricos, ou aqueles com sinais de doença crônica (perda de peso, anorexia), são mais propensos à doença sistêmica. Quando outros déficits neurológicos ocorrem juntamente com a disfagia, é provável que haja doença do sistema nervoso, como neuropatia, anormalidade na junção neuromuscular ou miopatia (Boxe 38.1).[4] Os gatos são menos propensos à disfagia em comparação com os cães, mas, quando têm, é geralmente secundária a uma anormalidade estrutural, como neoplasia bucal, úlcera ou estomatite.

## Diagnóstico

A correta localização da origem da disfagia requer a combinação da observação de deglutição anormal, juntamente com as informações obtidas na resenha, na anamnese, nos sinais clínicos e no exame físico. O exame neurológico também deve ser realizado, pois pode auxiliar na detecção de um distúrbio neurológico generalizado (Capítulo 259). O reflexo de vômito deve ocorrer nos casos de disfagia cricofaríngea, mas pode estar diminuído na disfagia faríngea. Como a raiva é um diagnóstico diferencial, deve-se ter cautela em qualquer caso em que haja qualquer suspeita da doença (Capítulo 226). O exame minucioso da cavidade bucal e da laringe, sob anestesia, é essencial para detectar obstruções (corpo estranho, massa tumoral), doenças inflamatórias (estomatite, doença dentária) ou paralisia de laringe (polineuropatia).

Radiografias de cabeça, pescoço e tórax devem ser realizadas, assim como hemograma completo, perfil bioquímico sérico (incluindo creatinina quinase e eletrólitos), exame de urina, teste de função da tireoide e título de anticorpos contra receptores de acetilcolina para o diagnóstico de miastenia *gravis*, que pode se manifestar como uma doença focal adquirida.[5] Muitas vezes, exames de diagnóstico avançados, como endoscopia e/ou exame de movimento por videofluoroscopia com contraste (Vídeos 271.1 a 271.3), são necessários para avaliar a estrutura e a função, respectivamente, das áreas anatômicas envolvidas no reflexo da deglutição e possibilitar um diagnóstico definitivo (ver Figura 38.1).[6]

## Tratamento

Um diagnóstico preciso é a chave para a elaboração de uma abordagem terapêutica, pois a intervenção cirúrgica de uma condição que requer tratamento medicamentoso agrava a disfagia.[7] Quando a causa primária não pode ser tratada, modificações na dieta, incluindo mudanças na consistência do alimento (líquido, sólido), frequência de alimentação (menor, mais frequente) e posição durante a alimentação (vertical), devem ser ajustadas até que seja encontrada a melhor posição para aquele paciente. Se esses ajustes não possibilitam ingestão calórica adequada, a colocação de um tubo de alimentação torna-se necessária (Capítulo 82). Complicações, como a pneumonia por aspiração, também devem ser tratadas.

## REGURGITAÇÃO

Regurgitação é a expulsão passiva de alimento ou líquido do esôfago devido a anormalidades mecânicas, obstrutivas ou funcionais (motilidade) (Capítulo 39). Os tutores podem informar incorretamente que seu animal de estimação está vomitando, um reflexo central, em que o conteúdo gástrico ou duodenal é expelido com força, quando na verdade ele está regurgitando. Portanto, um questionamento cuidadoso ao tutor é primordial na diferenciação entre essas duas condições.

### Sinais clínicos

Em casos de regurgitação, os proprietários podem notar que o animal abaixa a cabeça e elimina alimento/líquido pela boca, ou podem relatar que encontraram líquido ou alimento sem ter examinado o animal. Em contraste, no vômito notam-se ânsia de vômito e contrações abdominais, que podem ser precedidas de hipersalivação. O tempo e o tipo ou consistência do conteúdo expelido não ajudam a diferenciar a regurgitação do vômito. A regurgitação pode ocorrer imediatamente ou horas após a alimentação, e o conteúdo pode variar de alimento não digerido a digerido, muco ou líquido claro espumoso. Já o material bilioso (cor verde-amarelada) não está associado à regurgitação. Em alguns casos, pode-se notar odinofagia (dor ao engolir) e ptialismo. Outros sinais sistêmicos podem incluir perda de peso, polifagia, fraqueza e outras anormalidades neurológicas. Se houver pneumonia por aspiração, pode-se notar dispneia, febre e tosse.

---

**Boxe 38.1** Causas de disfagia

**Lesões obstrutivas (anatômicas ou mecânicas)**
Corpo estranho
Neoplasia
Processo inflamatório (abscesso, pólipo, granuloma)
Linfadenopatia
Sialocele
Frênulo lingual
Acalasia/assincronia cricofaríngea
Fenda palatina
Anormalidade na ATM
Trauma (fratura, luxação)

**Dor**
Periodontal (fratura/abscesso em dentes, periodontite)
Estomatite/glossite/faringite (viral: FeLV, FIV, imunomediada, ingestão de substância cáustica)
Traumática (queimadura por choque elétrico)
Abscesso retrobulbar

**Doenças neurológicas**
Raiva
Afecções do SNC (tronco cerebral)
Afecções de nervos cranianos (V, VII, IX, X, XII)

**Doenças neuromusculares**
Miastenia *gravis*
Miopatia inflamatória (miosite mastigatória, polimiosite)
Polirradiculite
Botulismo
Paralisia por carrapato
Anormalidade na ATM

**Endócrina**
Hipotireoidismo

*ATM*, articulação temporomandibular; *FeLV*, vírus da leucemia felina; *FIV*, vírus da imunodeficiência felina; *SNC*, Sistema nervoso central. (De Schaefer Woolley C. Disfagia e regurgitação. In: Ettinger SJ, Feldman EC, editores. *Textbook of Veterinary Internal Medicine*. 7th ed. St. Louis: Saunders Elsevier; p. 191-5.)

## Resenha

Megaesôfago é o distúrbio de motilidade que acomete o esôfago de cães mais comumente relatado, sendo a causa mais comum de regurgitação em cães.[7] Há maior prevalência de megaesôfago congênito em cães das raças Labrador Retriever, Terra-Nova, Shar-Pei, e de formas congênitas e adquiridas em cães das raças Dogue Alemão, Pastor-Alemão e Setter Irlandês.[8] Outras raças, como Shar-Pei, Bouvier de Flandres e cães Terrier, podem apresentar distúrbios de motilidade esofágica clínica e subclínica, sem megaesôfago, que podem melhorar ou desaparecer à medida que o esôfago completa o seu desenvolvimento.[9] Em cães adultos jovens de raças de grande porte que vivem em áreas endêmicas, a espirocercose pode ser uma causa de disfagia esofágica.[10] Uso recente de anestésico (castração, procedimentos odontológicos) e administração oral de medicamento (doxiciclina, clindamicina) são as causas mais comuns de estenose esofágica e não devem ser negligenciados como potenciais causas de regurgitação.[11] Além da formação de estenose, a anestesia também pode estar associada ao megaesôfago por lesão do músculo esofágico devido à esofagite induzida pelo refluxo gastresofágico. Paralisia de laringe idiopática também foi associada à disfunção esofágica.[12]

## Diagnóstico

O exame físico pode revelar baixo escore de condição corporal ou abaulamento do pescoço devido à dilatação esofágica. Sons pulmonares ásperos ou diminuídos podem ser notados durante a auscultação do tórax, se houver pneumonia por aspiração. Um exame neurológico completo é necessário para detectar quaisquer anormalidades que possam ocorrer no caso de doenças como miastenia *gravis* ou outras neuropatias ou miopatias (ver Figura 38.2 e Boxe 38.2).

As radiografias simples cervicais e torácicas são os primeiros procedimentos para detectar dilatação esofágica (focal com estenose ou anomalia do anel vascular generalizada, com megaesôfago), estruturas radiopacas (corpo estranho, massa tumoral), alargamento do mediastino (timoma) e evidência de pneumonia por aspiração. Hemograma completo, perfil bioquímico sérico, exame de urina, mensuração de tiroxina total e exames de fezes (Capítulo 82) devem ser realizados. Se as radiografias simples não forem diagnósticas, podem ser necessários esofagograma contrastado, exame endoscópico ou exame por videofluoroscopia (Vídeos 271.1 a 271.3 e Capítulo 113). A retenção de qualquer quantidade de contraste no esôfago é considerada anormal. Outros testes especializados, incluindo o teste de estimulação com hormônio adrenocorticotrófico (ACTH) (hipoadrenocorticismo), perfil tireoidiano completo (hipotireoidismo), teste de anticorpos contra receptor de acetilcolina (miastenia gravis) e mensuração do teor de chumbo, podem ser necessários, dependendo da suspeita de uma doença primária específica (ver Boxe 38.2).

## Tratamento

Embora o tratamento de complicações secundárias, como pneumonia por aspiração, deva ser iniciado, é essencial o tratamento da doença primária para o sucesso terapêutico. O controle da regurgitação, fornecendo dieta adequada, é o principal objetivo nos casos de megaesôfago primário ou dismotilidade esofágica. Devem ser feitas modificações na dieta e no fornecimento de alimentos, como ofertas frequentes de porções pequenas e de alto teor calórico. As tentativas de erro e acerto ajudam a determinar a consistência adequada do alimento para cada paciente, uma vez que isso pode variar de uma dieta com alimentos volumosos a uma dieta líquida. Se o animal tem dificuldade em beber água, pode-se tentar adicionar um agente espessante sem sabor. Manter o animal de pé, em posição vertical, durante e após as refeições, manualmente ou com a ajuda de uma cadeira Bailey, bem como uma gentil tapotagem, pode ajudar na passagem dos alimentos pelo esôfago. Alguns pacientes necessitam um tubo de alimentação utilizado após gastrostomia para obter uma adequada ingestão calórica e reduzir os episódios de regurgitação (Capítulo 82). O uso de medicamentos procinéticos (cisaprida, metoclopramida) em cães é controverso, pois mecanicamente eles não atuam no músculo esofágico estriado e podem dificultar a passagem de alimentos para o estômago, pois reduzem a pressão do esfíncter esofágico. Contudo, o uso de betanecol pode ser efetivo, em alguns cães.[13] Em gatos, a cisaprida pode ser um agente procinético mais efetivo, pois atua nos neurônios colinérgicos do esôfago.[14] A terapia gastroprotetora para reduzir a acidez estomacal (inibidores da bomba de prótons, antagonistas de receptores H2) e protetores de mucosa (sucralfato) deve ser instituída em todos os casos, com a adição de medicamentos procinéticos para aumentar o tônus do esfíncter esofágico inferior, no caso de esofagite primária.

## REFERÊNCIAS BIBLIOGRÁFICAS

*As referências bibliográficas deste capítulo se encontram online no Ambiente de Aprendizagem.*

---

### Boxe 38.2 Causas de regurgitação

**Distúrbios esofágicos**
Megaesôfago (primário ou secundário)
Esofagite
Obstrutivo (estenose, corpo estranho, anomalia do anel vascular)
Divertículo esofágico

**Distúrbios alimentares**
Obstrução do piloro
Hérnia de hiato
Síndrome da dilatação vólvulo-gástrica

**Distúrbios neurológicos**
SNC (lesão no tronco cerebral, neoplasia, trauma)
Neuropatia periférica (intoxicação por chumbo ou tálio, polirradiculite, polineurite)
Disautonomia

**Distúrbios neuromusculares**
Miastenia *gravis*
Botulismo
Tétano
Cinomose
Intoxicação por inibidores da acetilcolinesterase (organofosforados)

**Causas infecciosas**
Espirocercose
*Pythium insidiosum*
Neosporose

# CAPÍTULO 39

## Vômito e Regurgitação

Alex Gallagher

Vômito é uma ocorrência comum em cães e gatos. Na maioria dos casos o paciente está realmente vomitando, mas em outros pode estar regurgitando, já que os tutores geralmente desconhecem a diferença entre ambos. O clínico deve distinguir entre esses dois sinais clínicos, pois os diagnósticos diferenciais e a avaliação diagnóstica são bastante diferentes para cada um.

### COMO DIFERENCIAR REGURGITAÇÃO DE VÔMITO

Uma anamnese minuciosa e um exame físico completo geralmente possibilitam diferenciar regurgitação e vômito (Tabela 39.1 e Vídeo 39.1). É necessário pedir aos tutores que relatem os episódios, pois uma descrição de contrações abdominais (ânsia de vômito) ou de bile no vômito é específica para vômitos. Em alguns casos raros de regurgitação, a bile também pode estar presente devido ao seu refluxo do estômago para o esôfago antes de ocorrer regurgitação. Além disso, o vômito é frequentemente associado a sinais prodrômicos de náuseas, como salivação ou lambedura dos lábios. Nos casos de regurgitação, os tutores tipicamente relatam que o animal simplesmente abaixa a cabeça e o conteúdo é expelido.

Fatores como o momento do episódio em relação à alimentação ou a quantidade de conteúdo expelido não possibilitam a diferenciação. Os animais podem vomitar alimentos não digeridos ou regurgitar alimentos com aparência de digeridos. O pH do material expelido é considerado um possível teste de diferenciação, pois espera-se que o conteúdo do vômito tenha um pH baixo e o regurgitado um pH mais neutro ou elevado. No entanto, alguns animais podem regurgitar conteúdo estomacal (como na esofagite por refluxo) e alguns podem vomitar líquido rico em bicarbonato que refluiu do duodeno, tornando o pH um indicador impreciso.

Em alguns casos, o tutor pode não ter testemunhado o episódio, e apenas relatar ter encontrado alimento ou líquido no chão. Em outros casos, a descrição dos episódios pode não permitir distinção óbvia. Assim sendo, boa parte da anamnese e do exame físico deve ser utilizada para determinar se é mais provável ser vômito ou regurgitação. Como a regurgitação é incomum em gatos, geralmente esses episódios podem ser considerados como vômito. Se possível, o tutor registrar um episódio em vídeo pode ser útil. Contudo, embora raro, vômito e regurgitação simultâneos podem ocorrer.

**Tabela 39.1** Achados clínicos utilizados na diferenciação de regurgitação e vômito.

| SINAL CLÍNICO | REGURGITAÇÃO | VÔMITO |
| --- | --- | --- |
| Náuseas ou salivação | Não | Comum |
| Reflexo de vômito | Não | Comum |
| Presença de bile | Raro | Sim ou não |
| Distensão de esôfago cervical | Sim ou não | Não |
| Quantidade de material | Variável | Variável |
| Tempo após a refeição | Variável | Variável |
| pH | Variável | Variável |

## REGURGITAÇÃO

A regurgitação é a expulsão passiva de alimento, líquido ou outro material da faringe ou do esôfago. Deve ser diferenciada de expectoração, que é a expulsão de conteúdo do trato respiratório associado à tosse. A regurgitação pode ser seguida de um esforço que os tutores podem confundir com tosse. Entretanto, a regurgitação pode levar à pneumonia por aspiração, resultando em tosse legítima.

### Fisiopatologia

O esôfago é um órgão tubular longo limitado proximalmente pelo esfíncter esofágico superior e distalmente pelo esfíncter esofágico inferior. A composição muscular do esôfago é diferente entre cães e gatos. Em cães, o corpo esofágico é totalmente composto por músculo estriado, e, em gatos, 1/3 a 1/2 do esôfago é composto por músculo liso. Em ambas as espécies, durante a deglutição, o esfíncter esofágico superior relaxa para permitir a passagem do alimento ou líquido para o esôfago proximal. Uma onda peristáltica primária é iniciada, o que move o alimento distalmente para o estômago. A onda peristáltica secundária é gerada como resposta à distensão intraluminal para limpar o conteúdo remanescente. O esfíncter esofágico inferior relaxa conforme o bolo alimentar se aproxima, permitindo a passagem para dentro do estômago. Afecções que resultam em inflamação, obstrução ou hipomotilidade do esôfago interrompem esse processo normal e podem resultar em regurgitação.

### Sinais clínicos

Na regurgitação pode haver alimentos não digeridos ou digeridos, ou apresentar um líquido claro espumoso. Perda de peso e polifagia podem ocorrer devido à dieta inadequada. Em alguns casos, dilatação do esôfago cervical pode estar aparente. Sinais de pneumonia por aspiração (ver Capítulo 242), incluindo letargia, anorexia, tosse ou dispneia, podem estar presentes. O exame neurológico deve ser realizado (ver Capítulo 259) para avaliar déficits compatíveis com disfunção neuromuscular generalizada.

### Diagnóstico

A avaliação inicial consiste em radiografias cervicais e torácicas para visualização de dilatação esofágica total (megaesôfago) ou focal (anomalia de anel vascular, estenose), corpo estranho, massas intra ou extraluminais (Figura 39.1). A radiografia contrastada (esofagograma) possibilita avaliação adicional em caso de as radiografias simples não serem conclusivas. O uso de fluoroscopia é benéfico para melhor avaliação da motilidade esofágica. A endoscopia (ver Capítulo 113) pode confirmar achados radiográficos, viabilizar tratamento para corpos estranhos ou estenose, permitir biopsia de lesões tumorais e identificar esofagite.

Os exames complementares, incluindo hemograma completo, perfil bioquímico sérico e exame de urina, devem ser requeridos quando há doença sistêmica ou megaesôfago. Teste de estimulação do hormônio adrenocorticotrófico (ACTH), testes de função da tireoide, título de anticorpos contra receptor de acetilcolina e teor sanguíneo de chumbo devem ser realizados em casos de megaesôfago ou hipomotilidade esofágica.

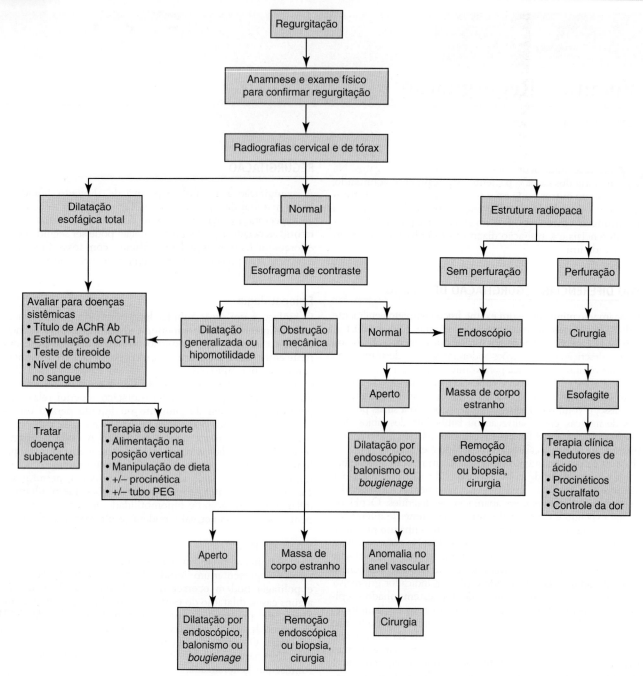

**Figura 39.1** Abordagem diagnóstica da regurgitação. *AChR Ab*, anticorpo receptor de acetilcolina; *ACTH*, hormônio adrenocorticotrófico; *PEG*, gastrostomia endoscópica percutânea.

## Tratamento

O tratamento específico deve ser utilizado para qualquer doença primária, bem como para casos em que há pneumonia por aspiração. Estratégias de controle para reduzir a frequência da regurgitação são utilizadas quando a doença primária não é identificada ou não responde ao tratamento. O controle dietético inclui pequenas, porém frequentes, refeições e alimentação do paciente em posição vertical. A manutenção do animal na posição vertical por 5 a 10 minutos após a refeição permite que a gravidade contribua para o trânsito esofágico. A cadeira Bailey pode ser utilizada com esse propósito. Os tutores devem testar alimentos de diferentes texturas, como líquido, mingau, produto enlatado, ou ainda alimento seco, para determinar com qual textura o animal irá se adaptar melhor. Se houver refluxo gastresofágico, antiácidos e procinéticos podem reduzir o risco de esofagite. Cisaprida (gatos) e betanecol (cães) podem melhorar a motilidade esofágica. O aumento do tônus do esfíncter esofágico inferior pode exacerbar a regurgitação em alguns casos.

## VÔMITO

Vômito é uma das razões mais comuns pelas quais cães e gatos são levados para consulta aos veterinários. É uma expulsão ativa da ingesta do estômago, e algumas vezes do duodeno, pela boca. Em contraste com a regurgitação, o vômito envolve um reflexo central, com fechamento coordenado da nasofaringe e da glote para proteção da via respiratória, reduzindo o risco de pneumonia por aspiração. Porém, como a regurgitação, o vômito deve ser diferenciado da expectoração.

O vômito é uma forma de proteção contra a ingestão de substâncias tóxicas ou nocivas, o que explica sua ativação por estímulos neurais e humorais. É mais frequentemente associado com doenças gastrintestinais primárias, mas também pode ocorrer devido a afecções que não sejam gastrintestinais, como distúrbios metabólicos ou neurológicos. É possível que vômito grave ou prolongado tenha consequências significativas, incluindo depleção do volume (ver Capítulo 127), desequilíbrio ácido-básico e eletrolítico (ver Capítulo 127), pneumonia por aspiração (ver Capítulo 242) e esofagite (ver Capítulo 273).

## Fisiopatologia

Vômito é um reflexo complexo iniciado no centro emético, o qual é composto por um grupo de núcleos localizados no bulbo do tronco cerebral (Figura 39.2). Dentro dessa área estão os receptores serotoninérgicos (5-HT$_1$) e adrenérgicos (alfa$_2$). Além disso, receptores neurocinérgicos (NK$_1$) estão localizados no núcleo do trato solitário adjacente, o qual pode estimular o centro emético. É possível que a ativação desses receptores ocorra indiretamente por vias humorais através da zona de gatilho quimiorreceptora (ZGQ) ou diretamente através das vias neurais do trato gastrintestinal (TGI), córtex cerebral ou sistema vestibular.

A ZGQ está localizada na área postrema, no assoalho do quarto ventrículo, e não possui barreira hematencefálica, permitindo a presença de estímulos químicos do sangue, o que inclui substâncias endógenas (toxinas urêmicas ou hepatoencefalopáticas) e exógenas (drogas, toxinas). Receptores dopaminérgicos (D$_2$), histaminérgicos (H$_1$), adrenérgicos (alfa$_2$), serotoninérgicos (5-HT$_3$), colinérgicos (M$_1$), encefalinérgicos (ENK$_{\mu,\delta}$) e neurocinérgicos (NK$_1$) estão presentes na ZGQ, porém existem diferenças entre as espécies (ver Figura 39.2). Por exemplo, a apomorfina (agonistas D$_1$ e D$_2$) é um potente estimulador da êmese em cães, mas tem pouco a nenhum efeito em gatos, sugerindo a falta de receptores D$_2$ nessa espécie.[1] Entretanto, a xilazina (alfa$_2$-agonista) é um emético efetivo em gatos, significando que receptores alfa$_2$ podem ser mais importantes.[2] Já em cães, os receptores 5-HT$_3$ viscerais parecem ser mais importantes do que os centrais, na êmese induzida por cisplatina.[3]

A estimulação neural do centro emético ocorre através das vias aferentes vagal, simpática, vestibular e cerebrocortical (ver Figura 39.1). Afecções gastrintestinais podem causar vômito diretamente pelo estímulo à liberação de serotonina pelas células enterocromafins, que se ligam a receptores 5-HT$_3$ no nervo vago aferente (cães) ou na ZGQ (gatos). A estimulação vestibular sustenta a ZGQ antes de ativar o centro emético, no cão; no gato, ela parece atuar diretamente no centro emético.

## Abordagem clínica

A abordagem inicial começa com um histórico clínico minucioso. A descrição de episódios de vômito é essencial para diferenciar tosse de regurgitação. Deve-se solicitar ao tutor que descreva a frequência, duração, relação com a refeição ou ingestão de líquido e características do vômito, que pode ainda ser agudo ou crônico (> 1 a 2 semanas de duração). Em alguns casos, o vômito pode ser esporádico, dificultando a diferenciação de doença crônica ou aguda. Vomitar os alimentos mais de 8 horas após a ingestão sugere esvaziamento gástrico retardado devido à obstrução do fluxo gástrico ou hipomotilidade gástrica, enquanto a presença de bile sugere patência do trato de esvaziamento gástrico. A presença de sangue fresco ou digerido (semelhante à "borra de café") indica erosões ou úlceras gastrintestinais.

Um histórico alimentar completo deve ser obtido, incluindo dietas anteriores e atuais, para o planejamento de possíveis testes de dieta (ver Capítulos 178 e 191). Mudanças recentes na alimentação ou a abertura de um novo pacote de ração ou lata de alimento pode ser a causa do vômito. O histórico de uso de medicamento deve incluir perguntas sobre medicações, suplementos, nutracêuticos e terapias alternativas, que podem estar associadas com o vômito. O tutor deve ser questionado também quanto à possível exposição do animal a toxinas ou à ingestão de corpos estranhos. O estado vacinal, o histórico de viagens e o contato com outros animais são importantes para determinação do risco de doenças infecciosas, as quais são mais comuns em animais jovens.

O exame físico deve iniciar com avaliação geral do comportamento do paciente (ver Capítulo 2). O exame bucal pode revelar úlceras urêmicas ou ingestão de toxinas, ou ainda a presença de corpo estranho linear (particularmente em gatos). A constatação de membranas mucosas ictéricas sugere doença hepática e arritmias cardíacas e pode indicar desequilíbrios metabólicos ou ingestão de toxinas. O abdome deve ser palpado para avaliação de dor (pancreatite, obstrução), efusão (peritonite),

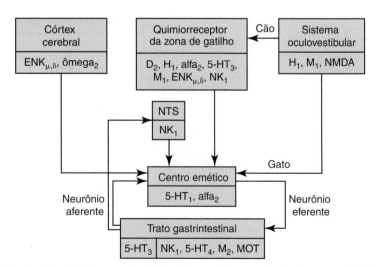

**Figura 39.2** Fisiologia e farmacologia do vômito. *5-HT*, receptor de 5-hidroxitriptamina (serotonina); *Alfa-2*, receptor de alfa-2 adrenérgico; *D$_2$*, receptor de dopamina-2; *ENK$_{\mu,\delta}$*, receptor de encefalina mu e delta; *gama-2*, receptor benzodiazepínico gama-2; *H$_1$*, receptor de histamina-1; *M*, receptor colinérgico muscarínico; *MOT*, receptor de motilina; *NK$_1$*, receptor de neurocinina-1; *NMDA*, N-metil d-aspartato; *NTS*, núcleo do trato solitário. (De Washabau RJ, Day MJ. *Canine and feline gastroenterology*. St. Louis: Elsevier; 2012. Figura 23.2, p. 169.)

distensão por gás (obstrução, dilatação vólvulo-gástrica) ou organomegalia. O exame retal pode revelar evidência de melena, constipação intestinal ou material compatível com a ingestão de corpo estranho.

### Abordagem diagnóstica

A abordagem diagnóstica difere com base na identificação se o vômito é agudo ou crônico (Figuras 39.3 e 39.4). Vômito agudo com sinais clínicos discretos geralmente é autolimitante. Como tal, uma mínima abordagem é necessária. O exame das fezes (Capítulo 81) pode identificar causas parasitárias de vômito. As radiografias abdominais são realizadas se há suspeita clínica de afecção que requer cirurgia (suspeita de ingestão de corpo estranho) ou se o vômito não pode ser resolvido com a terapia inicial.

Por outro lado, sintomas graves ou quando há risco à vida indicam que uma avaliação mais detalhada deve ser feita. Exames como hemograma completo, perfil bioquímico sérico e exame de urina possibilitam a detecção de doenças sistêmicas ou metabólicas. Alcalose metabólica é sugestiva de obstrução no trato de esvaziamento gástrico ou no duodeno proximal e frequentemente está associada com hiponatremia, hipopotassemia e hipocloremia. Radiografias abdominais e/ou ultrassonografia abdominal são utilizadas para avaliação de afecções que requerem cirurgia, como corpo estranho, obstrução, síndrome vólvulo-dilatação gástrica e intussuscepção.

Já em casos de vômito crônico há necessidade de investigação adicional para que a terapia definitiva possa ser prescrita. Hemograma completo, perfil bioquímico sérico e exame de urina devem ser realizados. Além disso, gatos devem ser submetidos aos testes para o vírus da leucemia felina (FeLV) e o vírus da imunodeficiência felina (FIV), e aqueles com mais de 5 anos devem ser avaliados quanto à existência de hipertireoidismo, mensurando a concentração sérica de T4 total. Se a causa do vômito não for definida, testes diagnósticos adicionais devem ser realizados, e, se alguma afecção não oriunda do TGI não é detectada nos exames, avaliação adicional do TGI é necessária. Radiografias contrastadas podem auxiliar, particularmente se o exame ultrassonográfico não estiver disponível ou se o estômago estiver com a visualização prejudicada durante a ultrassonografia devido à ocorrência de gás intraluminal. O teste da ração deve ser realizado em animais estáveis para excluir afecções responsivas à dieta, antes de realizar testes mais invasivos. Biopsia cirúrgica ou endoscópica é necessária para identificar doenças inflamatórias como gastrite, gastrite por *Helicobacter pylori* ou doença intestinal inflamatória (ver Capítulos 113, 275 e 276).

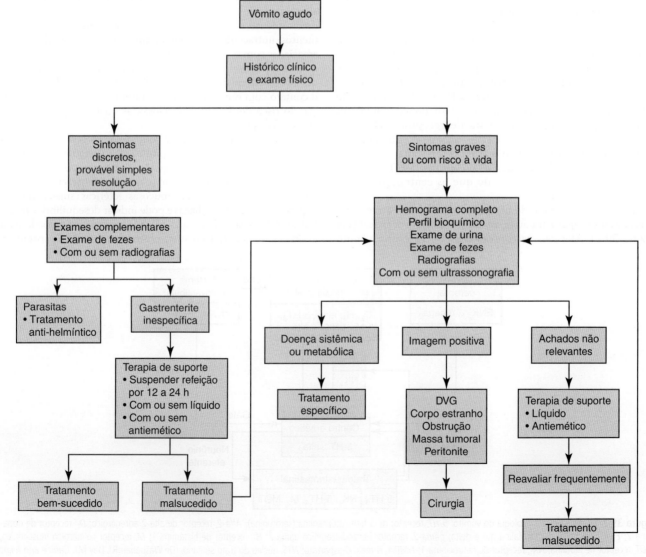

**Figura 39.3** Algoritmo para o diagnóstico de vômito agudo. *DVG*, síndrome da dilatação vólvulo-gástrica.

## CAPÍTULO 39 • Vômito e Regurgitação 163

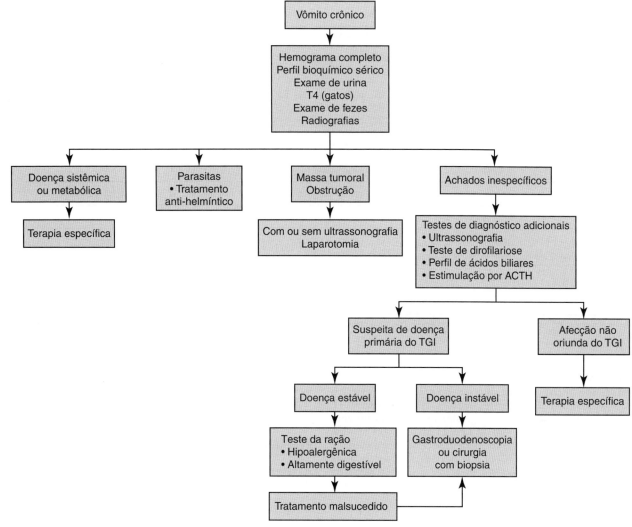

**Figura 39.4** Algoritmo para o diagnóstico de vômito crônico. *ACTH*, hormônio adrenocorticotrófico; *TGI*, trato gastrintestinal; *T4*, concentração de tiroxina sérica.

### Boxe 39.1 Causas comuns de vômito

**Afecções metabólicas**
Doença renal
Doença ou insuficiência hepatobiliar
Desequilíbrios eletrolíticos
Desequilíbrio ácido-básico
Endotoxemia

**Afecções endócrinas**
Hipoadrenocorticismo
Hipertireoidismo

**Toxinas/medicamentos**
Metais pesados
Etilenoglicol
Anti-inflamatórios não esteroides (AINE)
Antibióticos
Quimioterápicos

**Causas dietéticas**
Consumo de alimentos não apropriados
Alergia
Intolerância

**Afecções abdominais**
Pancreatite
Peritonite
Neoplasia

**Afecções gástricas**
Gastrite
Parasitas
*Helicobacter pylori*
Corpo estranho
Obstrução
Dilatação vólvulo-gástrica
Distúrbios de motilidade
Neoplasia

**Afecções de intestino delgado**
Doença intestinal inflamatória
Neoplasia
Obstrução
Parasitas
Infecções

**Afecções de intestino grosso**
Constipação intestinal
Colite

Tabela 39.2 Antieméticos comuns, locais de ação e doses.

| CLASSIFICAÇÃO | DROGAS | LOCAIS DE AÇÃO | DOSES |
|---|---|---|---|
| Antagonistas alfa$_2$ | Proclorperazina | ZGQ, centro emético | 0,1 a 0,5 mg/kg/6 a 8 h SC, IM |
| | Clorpromazina | ZGQ, centro emético | 0,2 a 0,4 mg/kg/8 h SC |
| Antagonistas D$_2$ | Metoclopramida | ZGQ, músculo liso do TGI | 0,2 a 0,4 mg/kg/8 h SC, IM; 1-2 mg/kg/dia IC IV |
| | Domperidona | ZGQ, músculo liso do TGI | 0,1 a 0.3 mg/kg/12 h IM IV |
| | Proclorperazina | ZGQ, centro emético | 0,1 a 0,5 mg/kg/6 a 8 h SC, IM |
| | Clorpromazina | ZGQ, centro emético | 0,2 a 0,4 mg/kg/8 h SC |
| Antagonistas 5-HT$_3$ | Ondansetrona | ZGQ, vago aferente | 0,5 a 1 mg/kg/12 h VO IV |
| | Dolasetrona | ZGQ, vago aferente | 0,6 a 1 mg/kg/12 a 24 h VO IV |
| Antagonista NK$_1$ | Maropitant | ZGQ, centro emético | 1 mg/kg/24 h SC ou IV; 2 mg/kg/24 h VO |
| ENK$_{\mu,\delta}$ | Butorfanol | ZGQ | 0,2 a 0,4 mg/kg/12 h IM SC |
| Antagonistas M$_1$ | Proclorperazina | ZGQ, centro emético | 0,1 a 0,5 mg/kg/6 a 8 h SC, IM |
| | Clorpromazina | ZGQ, centro emético | 0,2 a 0,4 mg/kg/8 h SC |
| Antagonistas H$_1$ | Difenidramina | ZGQ | 2 a 4 mg/kg/8 h VO, IM |
| | Proclorperazina | ZGQ, centro emético | 0,1 a 0,5 mg/kg/6 a 8 h SC, IM |
| | Clorpromazina | ZGQ, centro emético | 0,2 a 0,4 mg/kg/8 h SC |

*IM*, via intramuscular; *IV*, via intravenosa; *SC*, via subcutânea; *TGI*, trato gastrintestinal; *VO*, via oral.

## Tratamento

O tratamento inicial deve ser direcionado à doença primária, o que frequentemente resulta em resolução do vômito (Boxe 39.1). Vômitos agudos e autolimitantes geralmente se resolvem com a reposição de líquidos e jejum de 12 a 24 horas. Casos agudos, com vômito prolongado ou grave, podem se beneficiar da terapia antiemética (Tabela 39.2). Contudo, deve-se ter cautela, uma vez que os antieméticos podem mascarar a doença primária ainda não detectada. O tratamento de casos crônicos é mais efetivo quando se identifica a causa primária. A terapia antiemética pode ser utilizada para propiciar melhor conforto e alimentação, além de evitar a perda excessiva de líquido.

## REFERÊNCIAS BIBLIOGRÁFICAS

*As referências bibliográficas deste capítulo se encontram online no Ambiente de Aprendizagem.*

# CAPÍTULO 40

# Diarreia

Michael D. Willard

Diarreia é causada pelo excesso de água fecal resultante da diminuição da absorção intestinal e/ou do aumento da secreção intestinal. Afecções do intestino delgado causam diarreia apenas se o conteúdo existente no íleo excede a capacidade de absorção do cólon ou causa secreção de água no cólon. Assim, enquanto a diarreia significa que há doença intestinal, a ausência de diarreia não elimina a possibilidade de doença de intestino delgado. Muitos cães e gatos sem diarreia apresentam uma morbilidade grave ou morrem devido a afecções do intestino delgado. Por outro lado, afecções de intestino grosso comumente causam diarreia porque não há nada distal a ele que absorva a água. As atividades do paciente também têm influência relevante na consistência fecal; indivíduos ativos são mais propensos a defecar com maior frequência do que os inativos (aqueles confinados em uma gaiola ou caixa). Assim, um animal que não apresentou diarreia durante a internação hospitalar pode ter diarreia logo após ir para casa e retomar a atividade normal.

## DIAGNÓSTICO DE ROTINA

Inicialmente, é preciso decidir se a diarreia vale o custo e esforço de diagnóstico ou tratamento (Figura 40.1). Exemplos de diarreia que geralmente devem ser considerados incluem aquelas que (1) apresentam uma lista de diagnósticos diferenciais relativamente pequena, (2) são um problema predominante no paciente, ou (3) é provável que causem morbidade ou mortalidade. A diarreia secundária a doença não oriunda do trato gastrintestinal (GI) geralmente (mas nem sempre) é um problema menos relevante, e muitas vezes há achados de anamnese e de exame físico e alterações laboratoriais e/ou em exames de imagem mais prementes e/ou mais propensos a definir o diagnóstico mais rapidamente. Exemplos de doenças não oriundas do trato GI, mas que causam diarreia, incluem pancreatite aguda, insuficiência hepática, insuficiência renal e hipoadrenocorticismo. O hipertireoidismo também é importante causa de diarreia de origem não GI, em gatos.

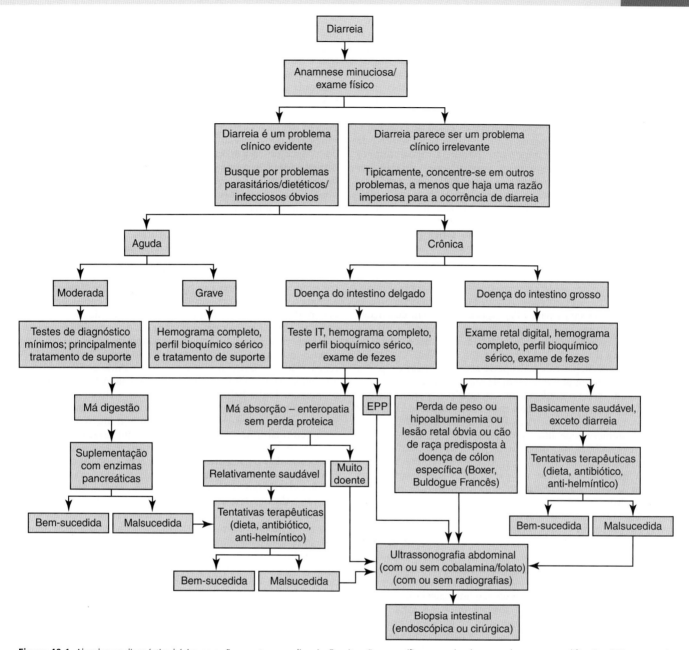

**Figura 40.1** Abordagem diagnóstica básica para cães e gatos com diarreia. Em situações específicas essa abordagem pode requerer modificação; *EPP*, enteropatia com perda de proteínas; *IT*, imunorreatividade à tripsina sérica.

O clínico deve, em seguida, procurar e lidar com os problemas "óbvios", por exemplo, infestação parasitária relevante, alimentos de baixa qualidade, imprudência alimentar importante e doenças contagiosas (ver Capítulo 170). No entanto, o diagnóstico de algumas parasitoses (p. ex., giardíase) pode ser difícil. Em seguida, deve-se determinar se a diarreia é aguda ou crônica. "Aguda" significa diarreia não episódica e que ocorre por menos de 7 a 14 dias. Os cães e gatos podem apresentar diarreia clinicamente irrelevante ou podem apresentar diarreia grave que coloca o paciente em risco (p. ex., gastrenterite hemorrágica; gastrenterite infecciosa e febril, como parvovirose). A maioria dos pacientes com diarreia aguda recebe tratamento adequado, com terapia de suporte/sintomática (p. ex., anti-helmínticos, alterações na dieta). O diagnóstico desses pacientes geralmente é limitado a exames de fezes e a exames laboratoriais selecionados (mensuração da concentração sérica de eletrólitos, volume globular [hematócrito]). Em casos de diarreia aguda grave, capaz de causar morbidade/mortalidade, indica-se a realização de hemograma completo e a obtenção do perfil bioquímico sérico.

A diarreia que não melhora claramente dentro de 14 dias é considerada crônica. Episódios de diarreia que ocorrem por 3 a 4 semanas também podem ser considerados crônicos. A diarreia crônica pode ser classificada como doença do intestino grosso ou do intestino delgado (ver Capítulos 276 e 277). O volume e a frequência dos movimentos intestinais, bem como o vômito, geralmente não ajudam a fazer essa distinção. Perda de peso, hematoquezia e presença de muco nas fezes são considerados critérios mais confiáveis. O intestino delgado absorve nutrientes; portanto, a perda de peso e/ou da condição corporal é esperada quando o intestino apresenta doença crônica importante. Esteatorreia não é um achado frequente, e melena é bastante rara nesses pacientes. Já o intestino grosso absorve água e atua como reservatório de fezes até o momento da defecação. Portanto, não se espera perda de peso em afecções de intestino grosso, a menos que sejam graves; nesses casos a hematoquezia e a presença de muco nas fezes são sinais típicos. Porém, hematoquezia e muco nas fezes são achados incomuns quando a doença de cólon é leve a moderada. Pode ocorrer tenesmo quando há comprometimento do reto.

A próxima etapa da avaliação de pacientes com doença crônica do intestino delgado é verificar se há sinais de má digestão (p. ex., insuficiência pancreática exócrina [IPE]) ou má absorção. Incomum em gatos, a IPE é uma enfermidade importante em cães (ver Capítulo 292). O teste de imunorreatividade à tripsina (IT) sérica é o teste mais sensível e específico para IPE. Uma vez eliminada a possibilidade de IPE, faz-se o diagnóstico de má absorção, por exclusão.

A síndrome da má absorção intestinal é classificada em enteropatia com perda de proteínas (EPP) e enteropatia sem perda proteica. Essa distinção é importante porque a hipoalbuminemia grave está mais frequentemente associada a um prognóstico pior, em casos de EPP: portanto, a enteropatia com perda de proteínas geralmente requer uma abordagem diagnóstica mais agressiva. Tipicamente, a EPP é considerada um problema apenas em pacientes com hipoalbunemia, mas a EPP é uma preocupação sempre que a concentração sérica de albumina diminui progressivamente. Deve-se mensurar a concentração sérica de albumina (a mensuração da concentração sérica de proteína total é inadequada) e usar o mesmo laboratório para repetir o exame das amostras, para que se possa comparar significativamente os resultados. A pan-hipoproteinemia não é sensível nem específica para EPP, especialmente em condições nas quais é comum a ocorrência de hiperglobulinemia. Concentrações séricas de albumina < 2,0 g/dℓ indicam a necessidade de realizar testes de função hepática e exame de urina. A exclusão de insuficiência hepática e nefropatia acompanhadas de perda de proteínas em um indivíduo sem doença cutânea grave (p. ex., queimaduras graves e ulcerações secundárias podem causar perda de proteína) é compatível com o diagnóstico de EPP, por exclusão. Quando há suspeita de EPP, a mensuração da concentração de inibidores de alfa-1 proteinase nas fezes pode ser útil, mas não possibilita um diagnóstico por exclusão; no entanto, existem variáveis envolvidas na realização/interpretação desse teste. A maioria dos pacientes com EPP e com insuficiência hepática apresenta hipocolesterolemia, enquanto os pacientes com síndrome nefrótica apresentam hipercolesterolemia. Exames de imagem, endoscopia e biopsia são geralmente desejáveis em pacientes com suspeita de EPP, mas realizam-se tentativas terapêuticas (p. ex., dieta com teor ultrabaixo de gordura, para linfangiectasia) se o risco anestésico for muito grande ou se as restrições do cliente indicarem o contrário.

Qualquer doença GI pode causar EPP, mas provavelmente as causas mais comuns em cães adultos são linfangiectasia, linfoma, infecções fúngicas (regionais) e doença intestinal inflamatória (DII) (ver Capítulo 276). O diagnóstico de linfangiectasia pode ser difícil, a menos que se conheçam suas particularidades. Parasitismo subclínico e intussuscepção crônica também são importantes em cães jovens. Nos gatos, a DII e o linfoma são as principais causas. Outras etiologias incluem úlceras/erosões, diarreia responsiva a antibióticos e lesões em criptas intestinais.

As principais causas de má absorção na enteropatia sem perda proteica, em cães, são as doenças responsivas à dieta, diarreia responsiva a antibióticos e parasitoses (ver Capítulos 271, 276 e 277). A DII é frequentemente listada como uma causa importante. Uma discussão mais detalhada está além do escopo deste capítulo, mas a DII foi negligenciada no passado porque não se trata simplesmente de um diagnóstico histológico. É preciso constatar inflamação e eliminar as causas conhecidas (p. ex., dieta, parasitas, bactérias). Em gatos, a doença responsiva à dieta, o linfoma e a doença inflamatória intestinal parecem ser as causas mais comuns, mas o hipertireoidismo se assemelha muito à doença GI primária.

## TESTES DE DIAGNÓSTICO AVANÇADOS

A próxima etapa depende da condição clínica do paciente. Se um cão ou gato tiver saúde relativamente boa e não correr grande risco caso a tentativa terapêutica demore 2 a 3 semanas e não seja bem-sucedida, pode-se optar por tratar primeiro a diarreia responsiva à dieta, responsiva a antibióticos e/ou parasitária. As duas primeiras afecções geralmente não produzem lesões histológicas patognomônicas. Se não se pode esperar 2 a 3 semanas para a tentativa terapêutica por causa da natureza avançada ou da rápida progressão da doença, então devem ser realizados testes de diagnóstico mais invasivos. A ultrassonografia abdominal ajuda a detectar lesões gastrintestinais focais que podem ser aspiradas por via percutânea (linfoma, infecção fúngica) e pode revelar se a doença GI é difusa ou situada fora do alcance do endoscópio. A ultrassonografia apresenta especificidade, mas não sensibilidade, na detecção de lesões gastrintestinais; a ausência de alterações ultrassonográficas não elimina a possibilidade de doença GI grave.

A biopsia intestinal (cirúrgica ou endoscópica) geralmente é o próximo passo após a ultrassonografia. Mais rápida, mais segura e mais barata do que a cirurgia, a endoscopia muitas vezes permite encontrar e realizar biopsias de lesões focais em mucosas que não podem ser vistas da superfície serosa durante a cirurgia (ver Capítulos 83 e 113). Essa capacidade de direcionar a biopsia para as áreas afetadas da mucosa intestinal aumenta a chance de diagnóstico histológico. Biopsias endoscópicas do íleo podem ser muito importantes; algumas doenças (p. ex., linfoma, DII, linfangiectasia) podem ser diagnosticadas quando o diagnóstico não é possível em amostras do duodeno (mesmo quando a imagem ultrassonográfica não indica qualquer diferença evidente entre os dois locais). A endoscopia é a mais adequada para a obtenção de amostras diagnósticas, desde que o operador tenha habilidade para coletar e enviar as amostras. Rotineiramente, as biopsias endoscópicas devem conter a espessura total da mucosa intestinal (com ou sem mucosa muscular). Se o veterinário não é capaz de coletar amostras endoscópicas de alta qualidade, pode ser melhor realizar biopsias cirúrgicas ou encaminhar o paciente para endoscopia. Biopsias com obtenção de amostra com espessura total do intestino não são úteis se coletadas de um local onde não há lesão, um problema notado quando a doença intestinal (inclusive doença intestinal grave) é mais irregular do que difusa. O intestino lesionado ou com densos infiltrados submucosos fora do alcance do endoscópio é uma indicação para biopsia cirúrgica. No diagnóstico de doenças do intestino delgado raramente há necessidade de tecido submucoso adequado. Lembre-se, a histologia não é um bom meio de diagnóstico de enteropatias responsivas à dieta ou responsivas a antibióticos.

Em cães, a diarreia crônica causada por afecção do intestino grosso tende a ser uma colite responsiva à dieta e à fibra, também conhecida como colite "clostridiana" (ou seja, responsiva à tilosina) ou colite parasitária. Histoplasmose, pitiose e infecção por *Heterobilharzia americana* são importantes em algumas regiões. Os gatos tendem a apresentar diarreia responsiva à dieta, clostridiana, parasitária (p. ex., *Tritrichomonas*) e colite causada por DII. Em cães, deve-se realizar exame retal digital para avaliar lesões focais (pólipos) ou espessamento da mucosa. Cães de áreas endêmicas geralmente devem ser submetidos ao tratamento para tricuríase, mesmo que não se constatem ovos no exame de fezes. Giardíase é uma infecção do intestino delgado, mas os sinais clínicos às vezes se assemelham à diarreia oriunda do intestino grosso. Em cães e gatos que apresentam apenas diarreia, sem lesão retal e com concentração sérica normal de albumina, geralmente o tratamento é efetivo porque: (1) a melhor maneira de diagnosticar diarreia responsiva à dieta, diarreia responsiva à fibra e diarreia responsiva à tilosina é por tentativa terapêutica; e (2) é improvável que o quadro clínico desses animais se agrave rapidamente caso o tratamento não seja efetivo. Pacientes de áreas endêmicas para histoplasmose ou esquistossomose e aqueles que apresentam perda de peso ou hipoalbuminemia devem ser submetidos a exames (ultrassonografia abdominal, raspado retal, colonoscopia/biopsia, pesquisa de antígenos) devido ao risco de agravamento repentino do quadro clínico. O raspado retal/citologia é um procedimento fácil, rápido e específico (embora sem sensibilidade) para o diagnóstico de histoplasmose de cólon. A pesquisa de antígeno urinário para histoplasmose parece ter sensibilidade razoável (ver Capítulo 233). Existe também um teste de reação em cadeia de polimerase (PCR), nas fezes, para *Heterobilharzia americana*. A biopsia de cólon deve ser realizada por meio de endoscopia; as incisões do cólon de espessura total apresentam risco substancial de deiscência e peritonite. A pinça rígida de biopsia normalmente permite obter grandes amostras de tecido, com grande quantidade de submucosa (especialmente importante em lesões retais). Recomenda-se que os cães das raças Boxer e Buldogue Francês sejam submetidos à biopsia mais precocemente do que os cães de outras raças, devido à predisposição desses animais à colite ulcerativa histiocitária.

As radiografias abdominais geralmente não fornecem informações úteis, a menos que detectem um corpo estranho radiopaco. As culturas de fezes tendem a ser um procedimento de baixo rendimento, a menos que o histórico clínico sugira, fortemente, a possibilidade de contágio. Simplesmente encontrar bactérias "patogênicas" não significa que elas sejam responsáveis pelos sinais clínicos. É essencial entrar em contato com o laboratório para obter instruções sobre coleta e envio das amostras referentes ao(s) patógeno(s) específico(s) que está(ão) sendo procurado(s). Pode ser difícil interpretar os resultados do teste PCR para pesquisa de antígenos bacterianos, nas fezes, bem como os resultados de culturas de fezes.

A mensuração das concentrações séricas de cobalamina e folato pode ser útil em alguns cães e gatos (ver Capítulo 276). A hipocobalaminemia é relativamente específica para diarreia oriunda do intestino delgado, no cão; no entanto, a sensibilidade é questionável. As mensurações de cobalamina e folato não apresentam sensibilidade, tampouco especificidade, para diarreia canina responsiva a antibióticos (condição também conhecida como "disbiose"). A hipocobalaminemia em animal com perda de peso, mas sem diarreia, é uma forte evidência de doença de intestino delgado; no entanto, valores normais de cobalamina não têm significância. A suplementação com cobalamina geralmente beneficia clinicamente os gatos com hipocobalaminemia; a hipocobalaminemia pode ser indicador prognóstico em cães.

# CAPÍTULO 41

# Melena e Hematoquezia

Karen M. Tefft

Testemunhar sangue nas fezes de seus animais de estimação é angustiante para muitos tutores e pode levar a uma visita urgente ao consultório veterinário. No entanto, a presença de sangue nas fezes pode ou não indicar um distúrbio com risco à vida do animal. Além disso, a origem do sangue pode não ser gastrintestinal (GI). O veterinário deve localizar a origem e a gravidade da hemorragia, avaliando cuidadosamente os achados do histórico clínico (anamnese) e do exame físico e os resultados dos testes diagnósticos.

## MELENA

### Definição

Melena refere-se à excreção de fezes escuras a negras, devido à presença de hematina, que é a hemoglobina oxidada (Figura 41.1). Embora classicamente isso ocorra devido a hemorragia proveniente do intestino delgado ou da região bucal, a quantidade de tempo que o sangue gasta no trato intestinal é mais importante do que o local da hemorragia. Hemorragia de cólon pode se manifestar com melena, se a motilidade intestinal estiver diminuída.

### Causas

Os locais de hemorragia a serem considerados em pacientes com melena incluem o trato respiratório superior e inferior, pois o sangue de epistaxe ou hemoptise pode ser deglutido, e o trato gastrintestinal (TGI), incluindo a cavidade bucal, esôfago, estômago e intestino delgado. Raramente, ceco e cólon também podem ser considerados como a origem de melena. Melena também pode ser resultado do sangue ingerido como parte da dieta crua. A ausência de melena não exclui a possibilidade de sangramento GI. Em humanos, foi determinado experimentalmente que pelo menos 50 a 100 mℓ de sangue devem ser ingeridos antes que seja observada melena.[1-3] Condições importantes que mimetizam melena incluem a ingestão de carvão ativado, suplementos de ferro, medicamentos antidiarreicos contendo bismuto ou grande quantidade de mirtilo.

Muitas doenças têm o potencial de causar melena (Boxe 41.1). A maioria dessas condições resulta em hemorragia GI, direta ou indiretamente, danificando as barreiras da mucosa.[4]

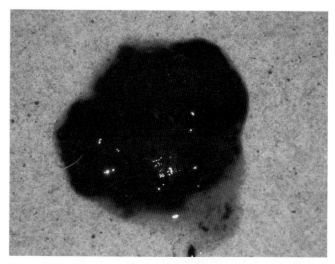

**Figura 41.1** Melena. Note fezes enegrecidas pela presença de hemoglobina oxidada. (*Esta figura se encontra reproduzida em cores no Encarte.*)

Os mecanismos de defesa da mucosa GI incluem camada de muco aderente, natureza hidrofóbica das células epiteliais, secreção epitelial de bicarbonato, rápida reparação da camada epitelial, alto fluxo sanguíneo nas mucosas e presença de prostaglandinas (ver Capítulos 274 a 277).

## Avaliação clínica

### Histórico clínico

Uma anamnese minuciosa é a primeira etapa da avaliação de um paciente com melena. O clínico não deve fazer perguntas importantes sobre a cor das fezes do paciente, mas sim permitir que o tutor use suas próprias descrições. Idealmente, pode-se mostrar ao tutor um conjunto de amostras de fezes para escolher a coloração que melhor representa as fezes do seu animal de estimação, já que inconsistências foram demonstradas no relato de cores subjetivas, em comparação à seleção de uma cor em uma tabela.[5] O tutor deve ser perguntado especificamente sobre dieta, uso de medicamentos e possibilidade de exposição a toxinas; o veterinário usa essas informações para determinar imediatamente se o tutor administrou algum medicamento contendo bismuto ou qualquer outro composto que possa tornar as fezes enegrecidas. A determinação da dieta do paciente, e especificamente quando o animal ingere dieta crua, ou recebe fígado, baço ou ossos na refeição, aborda diretamente essa categoria de causas de melena.

Depois de excluir causas de fezes enegrecidas que não seja hemorragia do trato respiratório ou digestório, o foco da obtenção de detalhes do histórico pode mudar para essas causas patológicas. Sinais clínicos além de melena, incluindo intolerância ao exercício, estertor, tosse ou dispneia, levantam a suspeita de doença do trato respiratório. Anorexia, regurgitação, vômito ou diarreia levantam suspeita de doença do TGI. Os tutores devem ser questionados quanto a outros casos de sangramento observados; epistaxe ou hemoptise podem indicar doença do TGI primária. No entanto, o clínico deve estar ciente de que a causa pode ser, também, uma anormalidade hemorrágica sistêmica, particularmente se hematúria ou equimose forem relatadas.

É importante questionar os tutores especificamente sobre a administração de corticosteroides e anti-inflamatórios não esteroides. Ambas as classes de drogas reduzem a produção de prostaglandinas que protegem a mucosa gástrica, lesionando-a. Na anamnese deve-se investigar se há possibilidade de o paciente ter ingerido rodenticidas anticoagulantes, compostos corrosivos ou corpo estranho. O histórico de viagens do paciente pode sugerir a possibilidade de doenças infecciosas específicas de determinadas regiões.

### Exame físico

Embora atenção especial deva ser dada aos sistemas respiratório e digestivo, o exame físico completo é necessário no paciente com melena (ver Capítulo 2). A inspeção da pele, membranas mucosas e esclera pode revelar petéquias ou equimoses, que podem indicar uma anormalidade hemorrágica ou icterícia sugestiva de doença hepatobiliar. O exame do fundo de olho (ver Capítulo 11) é importante para detectar hemorragias de retina, que podem indicar distúrbio hemorrágico, hiperviscosidade ou hipertensão sistêmica. O exame da pele, das junções mucocutâneas e dos leitos ungueais podem revelar a presença de massas tumorais, que podem indicar doença mastocitária. Um exame minucioso das narinas e da cavidade bucal é necessário para avaliação de potenciais lesões ou hemorragia ativa. Pacientes com perda de sangue moderada a grave podem apresentar membranas mucosas pálidas. A auscultação cuidadosa dos campos pulmonares pode revelar sons anormais que sustentam a presença de doença pulmonar. A palpação completa do abdome pode possibilitar ao veterinário a identificação de sinais de dor, organomegalia ou massas tumorais. Um exame retal digital deve ser incluído para confirmar a presença de melena, para obter amostra de fezes para exame e para avaliar anormalidades da mucosa e de linfonodomegalias sublombares.

---

**Boxe 41.1** Causas de melena

Ingestão de sangue
  Lesão de seios nasais
  Lesão pulmonar
  Lesão de boca/faringe
  Dieta
Inflamatórias
  Esofagite
  Gastrenterite
  Gastrite eosinofílica
  Doença intestinal inflamatória
Infecciosas
  Bacterianas: *Campylobacter, Clostridium, Mycobacterium, Neorickettsia helminthoeca, Salmonella*
  Fungos/algas: *Cryptococcus, Histoplasma, Pythium, Protheca*
  Parasitárias: *Spirocerca, Physaloptera, Ancylostoma, Uncinaria*
  Viral: parvovírus
Isquêmicas/traumáticas
  Choque hipovolêmico
  Trombose/infarto
  Intussuscepção
  Vólvulo
  Corpo estranho
  Corridas de trenó (cães)
Pós-cirúrgicas
  Enterotomia
  Invaginação gástrica após correção de DVG
  Colocação de tubo de gastrostomia endoscópica percutânea

Indução medicamentosa
  Corticosteroides
  AINE
Neoplásicas
  Adenocarcinoma
  Tumor de estroma gastrintestinal
  Leimioma/leiomiossarcoma
  Linfoma
  Mastocitoma
  Gastrinoma
Vasculares
  Ectasia vascular/angiodisplasia
  Fístula arteriovenosa
Metabólicas
  Hipoadrenocorticismo
  Síndrome urêmica
  Doença hepática, particularmente hipertensão portal ou *shunt* portossistêmico
  Pancreatite
  Síndrome hipereosinofílica
Anormalidades hemorrágicas
  Trombocitopenia
  Trombocitopatia
  Coagulação intravascular disseminada
  Intoxicação por rodenticidas
  Deficiências específicas de fatores de coagulação

*AINE*, anti-inflamatórios não esteroides; *DVG*, dilatação vólvulo-gástrica.

## Avaliação diagnóstica

Depois de confirmar a presença de melena, o veterinário deve elaborar um plano de diagnóstico que forneça suporte objetivo às anormalidades detectadas no exame físico e oriente na elaboração da lista de possíveis diagnósticos diferenciais e na definição do diagnóstico (Figura 41.2). Os testes de diagnóstico iniciais consistem em, no mínimo, hemograma completo, perfil bioquímico sérico, exame de urina, tempo de protrombina, tempo de tromboplastina parcial ativada e exame de flotação fecal. A anemia é o achado mais comum no hemograma de um paciente com melena. A anemia pode ser discreta a grave, e uma resposta regenerativa pode ser evidente se decorreu tempo suficiente desde o início da perda de sangue até a obtenção de capacidade de regeneração apropriada. Hemorragia crônica de baixo grau pode resultar em deficiência de ferro que, em última instância, pode causar anemia microcítica hipocrômica não regenerativa. A trombocitopenia, se moderada ou grave, pode ser a principal causa da melena. Trombocitopenia leve provavelmente é um achado secundário resultante do consumo de plaquetas no local da hemorragia aguda. Trombocitose pode ser observada na hemorragia GI crônica. A contagem de leucócitos pode estar diminuída, porém dentro da faixa normal, ou aumentada, dependendo da doença primária; pode ou não haver desvio à esquerda. Eosinofilia pode ser causada por diversas doenças que podem resultar em hemorragia GI, como parasitismo, micose sistêmica, mastocitoma, gastrite eosinofílica ou síndrome hipereosinofílica. Anormalidades comuns no perfil bioquímico sérico incluem concentração desproporcionalmente elevada de nitrogênio ureicossanguíneo comparada à de creatinina, e hipoproteinemia. Atividades de enzimas hepáticas elevadas ou azotemia devem levantar suspeitas de doença hepática e renal, respectivamente. Hiponatremia, juntamente com hiperpotassemia, deve levantar suspeita de hipoadrenocorticismo, embora salmonelose e tricuríase possam, ocasionalmente, causar pseudo-hipoadrenocorticismo. O exame de urina é útil para avaliação de doença concomitante, incluindo causas diferenciais de azotemia. Tempo de coagulação prolongado auxilia no diagnóstico de intoxicação por rodenticidas ou de coagulação intravascular disseminada. A flotação fecal pode identificar ovos de parasitas.

A próxima etapa de testes de diagnóstico, que pode ser realizada concomitantemente aos testes previamente mencionados ou subsequentemente a eles, depende da disponibilidade financeira do tutor; inclui exame de fezes e exames de imagem. Uma preparação direta utilizando fezes em solução salina e esfregaço citológico corado pode mostrar uma variedade de parasitas, bactérias

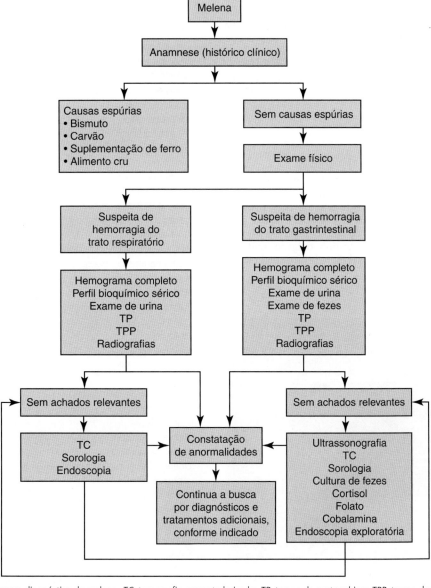

**Figura 41.2** Abordagem diagnóstica de melena. *TC*, tomografia computadorizada; *TP*, tempo de protrombina; *TPP*, tempo de protrombina parcial.

enterotoxigênicas e outros microrganismos. O exame radiográfico de tórax e abdome pode auxiliar na diferenciação entre melena de origem GI ou respiratória. Padrões pulmonares claramente definidos provavelmente estarão presentes em casos de hemoptise. Radiografias de tórax também são úteis para avaliar a presença de doença metastática, quando se palpa uma massa tumoral no abdome. Anormalidades nas radiografias abdominais podem incluir corpos estranhos radiopacos, tamanho ou formato anormal de órgãos, massas tumorais e presença anormal de gás e líquido no TGI. O exame ultrassonográfico do abdome é complementar à radiografia e pode fornecer avaliação adicional de corpos estranhos, arquitetura anormal de órgãos, massas tumorais, linfadenopatia ou intussuscepção.

O diagnóstico definitivo da causa primária de melena geralmente requer técnicas de diagnóstico avançadas, que podem incluir testes sorológicos específicos, cultura de fezes, tomografia computadorizada, rinoscopia (ver Capítulos 238 e 240), broncoscopia (ver Capítulo 101), endoscopia GI (ver Capítulo 113) e laparotomia exploratória.

## Tratamento

O tratamento específico de pacientes que apresentam melena varia de acordo com a causa primária. Entretanto, como a ulceração GI é a etiologia mais comum na maioria dos casos de melena, é razoável que a terapia inicial seja direcionada à ulceração, enquanto se define o diagnóstico. Fármacos utilizados no tratamento de úlcera GI atuam diminuindo a acidez intraluminal e promovendo o mecanismo de defesa da mucosa. Os inibidores da bomba de prótons, análogos sintéticos de prostaglandinas, e sucralfato são comumente utilizados como adjuvantes no tratamento de úlcera GI (ver Capítulo 275).

## HEMATOQUEZIA

### Definição

Hematoquezia refere-se à excreção de fezes vermelho-brilhantes devido à presença de hemoglobina (Figura 41.3). Enquanto classicamente isso é pensado ser devido a hemorragia originária no cólon, o tempo que o sangue demora para passar pelo trato intestinal é mais importante do que o local do sangramento. Hemorragia originária do intestino delgado pode se manifestar como hematoquezia, se a motilidade intestinal estiver aumentada.

## Causas

Algumas sobreposições existem entre as possíveis causas de melena e hematoquezia; contudo, locais de hemorragia que são tipicamente considerados como causas de hematoquezia incluem ceco, cólon, reto e ânus. Sinais que mimetizam hematoquezia e que podem ser acompanhados de fezes avermelhadas incluem ingestão de alimentos ou petiscos contendo corante vermelho ou grande quantidade de beterraba. Além disso, os tutores às vezes confundem o sangramento de uma ferida perineal ou de abscesso do saco anal com hematoquezia. Muitas afecções podem causar hematoquezia (Boxe 41.2).

**Boxe 41.2** Causas de hematoquezia

Sem classificação
  Gastrenterite hemorrágica
Inflamatórias
  Doença intestinal inflamatória
  Colite ulcerativa histiocística
  Colite idiopática
  Fístula perianal
  Lúpus eritematoso mucocutâneo
Infecciosas
  Bacterianas: *Campylobacter, Clostridium, Mycobacterium, Salmonella*
  Fungos/algas: *Cryptococcus, Histoplasma, Pythium, Prototheca*
  Parasitárias: *Ancylostoma, Uncinaria, Trichuris,* coccídios, *Tritrichomonas, Leishmania, Heterobilharzia americana, Entamoeba histolytica*
  Viral: parvovírus
Isquêmicas/traumáticas
  Choque hipovolêmico
  Trombose/infarto
  Intussuscepção
  Inversão de ceco
  Vólvulo
  Corpo estranho
  Fratura pélvica
  Estenose retoanal
  Corrida de trenó no cão
Indução por medicamentos
  Corticosteroides
  Anti-inflamatórios não esteroides
  Quimioterapia citotóxica
Neoplasias
  Adenocarcinomas
  Tumor de célula de estroma gastrintestinal
  Leiomioma/leiomiossarcoma
  Linfoma
  Plasmocitoma
  Pólipo colorretal
Vasculares
  Ectasia vascular/angiodisplasia
  Fístula arteriovenosa
Metabólicas
  Hipoadrenocorticismo
  Síndrome urêmica
  Doença hepática, particularmente hipertensão portal ou *shunt* portossistêmico
  Pancreatite
Afecções hemorrágicas
  Trombocitopenia
  Trombocitopatia
  Coagulação intravascular disseminada
  Intoxicação por rodenticidas
  Deficiências específicas de fatores de coagulação

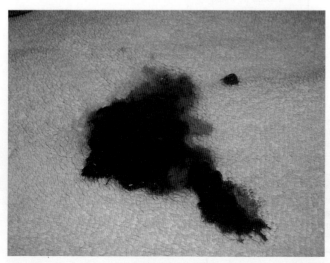

**Figura 41.3** Hematoquezia. Note a presença de sangue nas fezes, tornando-as de cor vermelho-brilhante. (*Esta figura se encontra reproduzida em cores no Encarte.*)

## Avaliação clínica

### Histórico clínico
A maioria das questões formuladas ao tutor de um animal que apresenta melena também se aplica aos casos de hematoquezia, com exceção de questões referentes ao trato respiratório. Questões adicionais específicas do trato GI inferior incluem questionamentos sobre hábitos intestinais do paciente – por exemplo se é disquesia, tenesmo, o paciente se esfrega no chão em posição sentada sobre a região perineal, ou há tentativas frequentes de defecação produzindo apenas pequena quantidade de fezes ou muco. É importante perguntar se as fezes são inteiramente vermelhas ou amarronzadas, sugerindo lesão de cólon proximal, ou se apresentam cor normal, porém com a presença de sangue apenas na superfície, sugerindo lesão anorretal. É importante perguntar ao tutor se o paciente pode ter sido exposto a recentes episódios de estresse ou mudanças abruptas na dieta, pois estes são fatores desencadeantes frequentes de colite autolimitante.

### Exame físico
Embora atenção particular deva ser dada à palpação abdominal e retal, um exame físico minucioso é necessário em pacientes com hematoquezia, como descrito para os pacientes que apresentam melena. Palpação completa do abdome é necessária para identificação de sinais de dor, organomegalia ou presença de massas tumorais. O exame retal digital deve ser incluído para confirmação da presença de hematoquezia, obtenção de amostra de fezes, avaliação de alterações de mucosa como massas tumorais ou constrições, aumento de linfonodo sublombar, fratura pélvica ou outras alterações perianais como fístulas ou ulcerações. O saco anal deve ser palpado para avaliar a presença de nódulos ou celulite, e espremido para avaliar o seu conteúdo. O clínico deve ser cuidadoso ao realizar o exame retal digital, uma vez que a doença primária pode tornar esse exame doloroso para o paciente.

### Avaliação diagnóstica
Em um paciente com hematoquezia aguda simples, caracterizada por estrias de sangue na superfície das fezes e nenhum outro sinal clínico ou anormalidade no exame físico, flotação fecal e preparo direto de lâmina com solução salina são os únicos testes de diagnóstico inicialmente indicados. Pacientes com hematoquezia grave (p. ex., fezes que parecem geleia de framboesa), hematoquezia crônica e/ou outros sinais clínicos devem ser submetidos à investigação diagnóstica como a descrita para pacientes com melena.

### Tratamento
O tratamento específico de pacientes com hematoquezia varia dependendo da doença primária. Em pacientes com hematoquezia aguda simples, como descrita anteriormente, o tratamento empírico com anti-helmíntico de amplo espectro, metronidazona e dieta leve contendo fibras solúveis geralmente é efetivo (ver Capítulos 277 e 278).

### REFERÊNCIAS BIBLIOGRÁFICAS

*As referências bibliográficas deste capítulo se encontram online no Ambiente de Aprendizagem.*

## CAPÍTULO 42

# Constipação Intestinal, Tenesmo, Disquesia e Incontinência Fecal

Peter Foley

### DEFINIÇÕES

Constipação intestinal é definida como evacuação infrequente ou dificultosa de fezes secas e duras. Obstipação é a forma grave de constipação intestinal na qual as fezes estão muito secas e endurecidas, ou a constipação intestinal é tão prolongada que o animal não é mais capaz de defecar. Obstipação requer intervenção médica. Tenesmo é o esforço ineficaz e doloroso notado durante a defecação ou a micção. Disquesia é a dificuldade ou evacuação dolorosa de fezes do reto. Em contraste com o tenesmo, disquesia é o resultado de uma doença de tecidos anais e perianais, enquanto tenesmo é o resultado de uma afecção do intestino grosso ou do trato urinário inferior. Incontinência fecal é definida como defecação sem controle consciente.

### FISIOLOGIA DO INTESTINO GROSSO

O intestino grosso, ou cólon, tem duas funções principais no cão e no gato: absorção de água e eletrólitos e armazenamento de fezes. A absorção de água e eletrólitos ocorre primeiramente nos cólons ascendente e transverso, enquanto o cólon descendente é principalmente o local de armazenamento de fezes.

Em repouso, ocorre considerável mistura de conteúdo do colón devido às contrações segmentares do cólon. Essas contrações haustrais são contrações coordenadas dos músculos lisos circular e longitudinal do cólon que resulta em acumulação de conteúdo do cólon em segmentos não estimulados. Essa mistura de conteúdo do cólon aumenta a exposição do conteúdo à mucosa colônica para absorção máxima de água e eletrólitos, enquanto lentamente vai impulsionando a ingesta ao longo do cólon.

Simultaneamente às contrações haustrais, há períodos de intensa atividade propulsora por toda a extensão do cólon. Isso é denominado movimentos de massa, que impulsionam a matéria fecal em direção ao ânus, preparando para a defecação. Os movimentos de massa ocorrem apenas algumas vezes ao dia, diferentemente das contrações haustrais contínuas. Movimentos de massa são mais comuns após a refeição e são estimulados pelo sistema nervoso autônomo (ver Capítulo 277).

O esfíncter anal é formado por duas estruturas: um esfíncter anal interno, composto por músculo liso, que é uma extensão direta do músculo liso circular do reto, e um esfíncter anal externo, composto por músculo estriado. O esfíncter anal interno permanece contraído na maior parte do tempo, sendo a estrutura mais importante em manter a continência fecal. O esfíncter interno recebe suprimento nervoso parassimpático dos segmentos sacrais da medula espinal, através dos nervos pélvicos. Sua inervação simpática é derivada dos segmentos lombares da medula espinal, via nervo hipogástrico. O estímulo simpático resulta em contração do esfíncter anal interno, enquanto o estímulo parassimpático resulta em seu relaxamento. O esfíncter anal externo está sob controle consciente e permite que o animal resista e evite a defecação, mas é importante lembrar que é o tônus contínuo do esfíncter anal interno o principal responsável pela continência anal. O esfíncter anal externo é inervado por fibras somáticas do nervo eferente, que se originam nos segmentos sacrais craniais da medula espinal e percorrem o nervo pudendo (ver Capítulo 278).

Como os movimentos de massas impulsionam as fezes para o reto, o esfíncter anal interno é estimulado para relaxar. Isso geralmente resulta em defecação. O animal assume a posição de defecação, o diafragma e os músculos abdominais se contraem para aumentar a pressão intra-abdominal e o esfíncter anal externo relaxa. O animal é capaz de inibir os movimentos de massa e o relaxamento do esfíncter anal interno, mantendo a constrição consciente do esfíncter anal externo. Quando a defecação é impedida voluntariamente, os movimentos em massa do cólon se dissipam após 10 a 30 minutos, o reto relaxa para acomodar o material fecal, o esfíncter anal interno recupera o seu tônus e a vontade de defecar acaba.

## CONSTIPAÇÃO INTESTINAL

Existem vários estágios de doenças diferentes que podem causar fezes secas, duras e difíceis de evacuar (Figura 42.1).

Dietas com baixo conteúdo de fibras ou alto de matéria não digestível, como pelos ou ossos, contribuem para a ocorrência

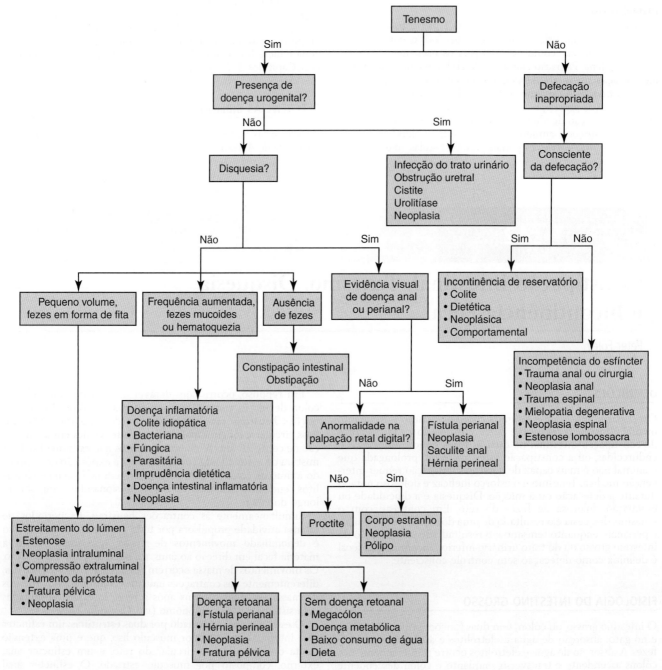

**Figura 42.1** Algoritmo clínico para tenesmo, disquesia, constipação intestinal e incontinência fecal.

de constipação intestinal. Falta de atividade física e fraqueza também são fatores que podem contribuir para a constipação intestinal. Uma boa hidratação é essencial para manter a defecação normal. Animais que têm acesso restrito à água ou que de outra forma experimentaram diminuição da ingestão de água (p. ex., anorexia) geralmente apresentam constipação intestinal. Da mesma forma, grandes perdas de água devido a poliúria ou vômito também podem levar a constipação intestinal se não houver ingestão de água para substituir a água corporal perdida. Obstrução de cólon ou reto, obstrução intraluminal (massa tumoral ou corpo estranho) ou extraluminal (compressão do cólon por tumor, fratura pélvica, hérnia perineal, pseudocoprostasia [obstrução externa com pelos emaranhados com fezes, impedindo a defecação]) podem inibir a defecação e resultar em constipação intestinal. Da mesma forma, anormalidades neurológicas, como megacólon idiopático ou disautonomia, podem resultar em constipação intestinal devido ao comprometimento da motilidade do cólon (Figura 42.2).

### Histórico clínico
Informações devem ser coletadas sobre a duração dos sinais de constipação intestinal e a frequência com que o animal tenta defecar. Detalhes sobre a dieta também devem ser coletados, incluindo o quanto de fibra está presente na dieta e se o animal está consumindo quantidades substanciais de material indigesto, como pelos ou ossos. Anorexia ou diminuição do acesso ao alimento ou à água deve ser determinada. Um histórico de trauma pélvico prévio ou cirurgia abdominal recente é importante porque podem ser fatores contribuintes adicionais. Animais com histórico de dispneia podem relutar para defecar, pois o esforço pode agravar sua angústia respiratória.

### Resenha
Constipação intestinal pode ocorrer em qualquer raça, sexo e idade, porém raças de cão Buldogue Inglês e Boston Terrier e, de gato, Manx, tendem a apresentar maior incidência de constipação intestinal devido a possíveis malformações do segmento sacral da medula espinal (ver Capítulo 266). Cães da raça Pastor-Alemão são predispostos a fístulas perianais, que podem resultar em disquesia e constipação intestinal (ver Capítulo 278). Megacólon tende a ocorrer mais comumente em gatos machos de meia-idade. Cães machos não castrados devem ser avaliados à procura de aumento da próstata (ver Capítulo 337).

### Exame físico
O corpo inteiro deve ser examinado minuciosamente em busca de sinais de doenças sistêmicas que podem causar fraqueza, anorexia ou aumento de perda de água (p. ex., poliúria), as quais podem contribuir para a ocorrência de constipação intestinal. Palpação abdominal pode revelar distensão de cólon com presença de fezes endurecidas. O ânus deve ser inspecionado quanto a obstrução por pelos (pseudocoprostasia), massas tumorais e fístulas perianais. O reto e o cólon distal devem ser cuidadosamente palpados por meio de exame retal digital em busca de evidências de fezes secas e duras; massa ou corpo estranho no cólon ou reto; fraturas pélvicas; aumento do linfonodo sublombar; aumento da próstata em cães; hérnia perineal e doença do saco anal.

### Avaliação diagnóstica
Hemograma completo, perfil bioquímico sérico e exame de urina são úteis para descartar doenças sistêmicas primárias. É possível que radiografias de abdome confirmem distensão de cólon por fezes. Em casos mais graves, o cólon se encontra tão distendido por fezes que sua passagem pelo canal pélvico fica impossibilitada. As radiografias de abdome ainda podem revelar evidências de massa tumoral e corpo estranho no cólon, aumento de volume do linfonodo sublombar e da próstata ou fratura pélvica. A ultrassonografia abdominal pode detectar massas tumorais intra ou extraluminais e aumento da próstata e de linfonodos. Após a evacuação das fezes do cólon e reto, a colonoscopia pode detectar neoplasia de cólon, hérnia perineal, divertículo e estenose.

## TENESMO E DISQUESIA

É importante localizar a causa do esforço tanto para doenças do trato urinário inferior quanto do trato gastrintestinal inferior. Doenças inflamatórias e infecciosas do trato gastrintestinal inferior, como doença intestinal inflamatória, impudência dietética, parasitismo intestinal, colite idiopática, pitiose e colite bacteriana ou fúngica podem causar irritação e esforço na defecação. Obstruções intraluminais (neoplasia de cólon, corpo estranho, estenose) e extraluminais (fratura pélvica, tumores, organomegalia) podem dificultar a defecação e resultar em tenesmo. Disquesia é resultado de afecções das regiões anal e perianal, incluindo saculite anal, fístula perianal, hérnia perineal, neoplasia anal/retal e pseudocoprostasia.

### Histórico clínico
A micção deve ser avaliada cuidadosamente para descartar a possibilidade de doença do trato urinário inferior como causa de tenesmo. O animal produz um volume normal de urina? A urina está com aparência normal? Há gotejamento de urina quando o animal realiza esforço? Detalhes da defecação também são importantes. As fezes estão normais? Fezes finas, lembrando tiras de fita, ou diarreia com pequena quantidade de fezes são comuns em casos de obstruções intra ou extraluminais. A lambedura excessiva da região anal/perianal é comum em casos de afecções nessa região (Figura 42.3). Algumas vezes os tutores podem relatar que o animal se vira e olha para a região posterior ao tentar defecar. Pode haver histórico de trauma e fratura pélvica. Gatos com tenesmo ou disquesia geralmente vocalizam ou defecam fora da caixa de areia. O momento da manifestação de tenesmo em relação à defecação pode auxiliar na localização do problema: tenesmo antes da defecação sugere obstrução, enquanto tenesmo após a defecação sugere irritação/inflamação.

### Resenha
Doenças inflamatórias são mais comuns em animais jovens e naqueles de meia-idade, enquanto neoplasia é mais comum em animais mais velhos. Cães da raça Pastor-Alemão têm predisposição para fístula perianal, e cães da raça Boxer são predispostos à colite histiocítica.

### Exame físico
O trato urinário inferior deve ser examinado por meio da palpação da bexiga para descartar a possibilidade de obstrução de

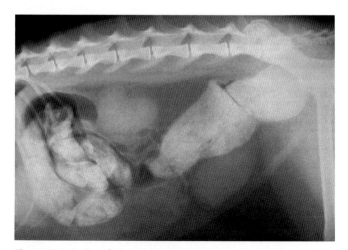

**Figura 42.2** Radiografia lateral do abdome mostrando grande volume de fezes no cólon distendido, típico de obstipação e megacólon, em um gato.

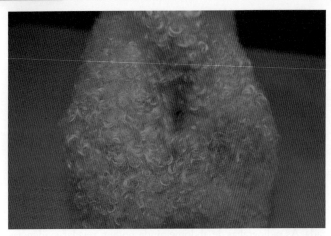

**Figura 42.3** Evidência de lambedura excessiva: a saliva alterou a cor dos pelos na região perineal de um cão da raça Bichon Frisé que apresentava saculite anal. (Esta figura se encontra reproduzida em cores no Encarte.)

uretra (evidenciada por uma bexiga distendida e túrgida). O ânus e a região perianal são mais bem inspecionados visualmente, a fim de descartar a presença de fístula perianal, evidências de ruptura de saco anal e fezes presas em emaranhados de pelos, causando pseudocoprostasia. A palpação retal digital pode revelar em alguns casos urólitos na uretra ou aumento da próstata. O exame também é útil para detectar massas no reto, hérnia perineal, saculite anal, aumento de volume do linfonodo sublombar e fratura pélvica. A palpação retal também permite a caracterização das fezes; fezes ausentes, escassas ou com sangue são compatíveis com doença inflamatória do trato gastrintestinal distal.

## Avaliação diagnóstica

Hemograma completo, perfil bioquímico sérico e exame de urina são úteis para descartar a possibilidade de doença sistêmica. Exame de flotação fecal pode ser realizado para eliminar causas parasitárias no trato gastrintestinal (ver Capítulo 81). Radiografias e ultrassonografia de abdome auxiliam na exclusão de compressão extraluminal do cólon, corpo estranho, fratura pélvica e massa no cólon. Colonoscopia e proctoscopia são úteis para a identificação de massas no cólon, corpo estranho e estenose, uma vez que as fezes são evacuadas do cólon. Biopsias do cólon podem ser necessárias para avaliação da parede do cólon quanto à presença de inflamação, infecção ou neoplasia.

## INCONTINÊNCIA FECAL

Incontinência fecal pode ocorrer devido a danos no esfíncter anal (incompetência não neurogênica do esfíncter), interrupção do suprimento nervoso ao esfíncter anal (incompetência neurogênica) ou redução da capacidade ou complacência do reto (incontinência do reservatório). Na incontinência do reservatório, o animal está consciente da necessidade de defecar, mas o controle consciente da defecação é superado pela presença de doença colorretal que causa irritação, diminuição da capacidade de armazenamento do reto ou volume fecal opressivo. Doenças que podem causar danos ao esfíncter anal e causar incompetência não neurogênica do esfíncter incluem trauma anal ou cirurgia, neoplasia anal e danos aos músculos elevador do ânus e coccígeo. Condições que podem resultar em incompetência neurogênica do esfíncter incluem síndrome da cauda equina, lesões do nervo pudendo, trauma de medula espinal, neoplasia ou lesões compressivas e mielopatia degenerativa (ver Figura 42.1).

## Histórico clínico

A primeira questão a ser estabelecida é se o animal está consciente da defecação e assume postura normal para defecar. Consciência da defecação e ocorrência de diarreia, aumento da frequência de defecação e muco ou sangue nas fezes sugerem doença colorretal ou incontinência do reservatório. É importante descartar a possibilidade de problemas comportamentais quando o animal tem consciência de que está defecando em local inapropriado. Quando há problemas comportamentais, o animal apresenta postura normal para defecar, assim como frequência e consistência de fezes normais. Geralmente a defecação no interior da casa é uma indicação de problemas comportamentais. Por exemplo, se o cão foi previamente punido quando defecou inapropriadamente na presença do tutor, o animal pode procurar outros locais fora da vista do tutor e longe da porta do lado de fora. Animais com incontinência do reservatório geralmente tentam sair para defecar, mas não conseguem reter as fezes e defecam próximo à porta da casa.

Um histórico de trauma recente ou cirurgia perineal pode sugerir lesão de esfíncter anal. Na incompetência neurogênica do esfíncter, outros déficits neurológicos podem ser detectados, incluindo perda da capacidade de abanar a cauda, sustentação anormal da cauda, ataxia ou fraqueza dos membros pélvicos, diminuição dos reflexos espinais nos membros pélvicos e incontinência urinária.

## Exame físico

A inspeção visual do esfíncter anal pode revelar evidências de trauma ou lesões tumorais. O tônus anal pode ser avaliado pela força de constrição do esfíncter em resposta ao toque digital, do termômetro ou da pinça hemostática, ao estimular o esfíncter. O exame retal digital pode revelar a presença de massas que comprometem o esfíncter. Evidências de dor à palpação dos espaços sacrais ou lombossacrais podem ser notadas na estenose lombossacra. A consistência anormal de fezes, com muco ou sangue, geralmente é um indicador de doença colorretal e de incontinência do reservatório. O exame neurológico (ver Capítulo 259) pode revelar tônus da cauda diminuído, ataxia dos membros pélvicos, alterações nos testes de marcha, diminuição dos reflexos espinais dos membros pélvicos, propriocepção consciente diminuída nos membros pélvicos, evidências de dor lombossacra e perda do tônus da bexiga com muitos casos de incompetência do mecanismo neurogênico do esfíncter como resultado de doença ou lesão na medula espinal.

## Avaliação diagnóstica

Além do hemograma completo, perfil bioquímico sérico, exame de urina e radiografias do abdome caudal, exames de imagem adicionais da medula espinal (epidurografia, mielografia, tomografia computadorizada, ressonância magnética) podem ser necessários para caracterização da afecção da medula espinal se causas neurogênicas de incompetência do esfíncter são suspeitadas com base no histórico e no exame físico.

# CAPÍTULO 43

# Flatulência

Alexander James German

"Flato" refere-se ao gás gerado no trato gastrintestinal, e "flatulência é o ato de expelir flatos através do ânus". Flatulência é mais comum em cães do que em gatos; uma pesquisa recente, não publicada, relatou incidência de 10% e que em um quarto dos casos os animais apresentaram sinais diários de flatulência.[1] Entretanto, em muitas circunstâncias os tutores não se preocupam com isso e não procuram atendimento veterinário.

## FISIOLOGIA E FISIOPATOLOGIA DA FLATULÊNCIA

A eliminação de flatos através do ânus é um mecanismo fisiológico normal em espécies mamíferas, incluindo gatos e cães, embora o volume, a frequência e o odor variem. A maior parte dos gases no flatos é oriunda do trato gastrintestinal,[2] com algum gás adicional difundido da corrente sanguínea. A aerofagia também pode contribuir para a produção de flatos, apesar de sua importância ter sido questionada.[3] Embora o rápido consumo de alimentos promova aerofagia em cães, a flatulência excessiva não é mais frequentemente relatada em cães descritos como "gulosos".[4] A aerofagia provoca mais flatulência em cães com anormalidades funcionais do trato alimentar, e exemplos incluem defeitos na função do esfíncter gastresofágico, eructação ou trânsito de gases no trato alimentar (ver Capítulos 276 e 277).

Flatos consistem em uma mistura de gases, sendo que mais de 99% deles são inodoros. Gases típicos incluem oxigênio, nitrogênio, dióxido de carbono, hidrogênio e metano. A maior parte dos gases é produzida no intestino, como resultado da digestão normal dos mamíferos (p. ex., dióxido de carbono) ou da fermentação microbiana (p. ex., metano), embora em alguns casos (p. ex., nitrogênio) surjam do ar ambiente devido a aerofagia.[5] Um volume variável é produzido, em grande parte dependente da composição da dieta (especialmente fibra fermentável), da presença de bactérias produtoras de metano e de doenças concomitantes.[6,7] Em contraste, o odor surge da fração de gases em menor quantidade, que é comumente < 1% do volume total de gases. Os compostos produtores de odor do flatos em cães incluem ácidos carboxílicos, fenol, amônia, sulfeto de hidrogênio, indol, escatol, mercaptanos, aminas voláteis, cetonas, álcoois e ácidos graxos de cadeia curta.[8] O sulfeto de hidrogênio é o mais importante, mas a produção é altamente variável mesmo entre os animais alimentados com a mesma dieta,[8] provavelmente devido a diferenças na presença de bactérias redutoras de enxofre.[9] Possíveis fontes de enxofre incluem mucina intestinal, castanhas e vegetais, bem como carragenina (um polissacarídeo sulfatado). O fornecimento de uma dieta rica em proteínas também pode aumentar os compostos voláteis de enxofre e, portanto, o odor.[5]

A propulsão de gás no trato gastrintestinal é um processo ativo, separado do conteúdo sólido e líquido.[10,11] Fatores dietéticos influenciam esse processo, com proteína, gordura e fibra, retardando o tempo de trânsito, e açúcares simples e umidade da dieta sem efeito.[12,13] Outros fatores que influenciam o trânsito de gases incluem atividade física, que aumenta a velocidade do trânsito de gás e diminui a retenção.[11]

## FISIOPATOLOGIA

Uma vez que a liberação de flatos pode ser um mecanismo fisiológico normal, os tutores geralmente levam seus animais ao veterinário apenas quando ela é problemática (p. ex., volume ou odor excessivo) ou está associada com outros sinais clínicos. Possíveis causas de flatulência excessiva incluem aerofagia, doença do trato alimentar e doenças em outros órgãos. A aerofagia geralmente surge de doenças que afetam a função do esfíncter gastresofágico, eructação e trânsito de gás no trato alimentar, sendo um exemplo-chave a dilatação vólvulo-gástrica (DVG).[14] Doenças concomitantes do sistema respiratório também podem ser responsáveis, por exemplo, a síndrome da via respiratória braquiocefálica.[15] Quando o excesso de flatos resulta de gases endógenos, geralmente é um subproduto de certos alimentos ou se deve à digestão incompleta. Os alimentos comumente implicados são, na maioria das vezes, de origem vegetal e contêm grande quantidade de polissacarídeos, que fornecem substrato para a microbiota do intestino grosso, contendo fibra fermentável ou amido resistente, laticínios (se intolerância à lactose é suspeitada) e outros produtos (p. ex., agentes gelificantes como carragenina e goma de guar em produtos à base de carne). Em humanos, a flatulência pode ser resultado de má absorção de carboidratos, e isso também é uma característica comum em gatos com doença gastrintestinal.[16] De maneira similar, cães e gatos com hipersensibilidade ou intolerância a proteínas específicas podem manifestar flatulência e outros sinais gastrintestinais, caso recebam alimentos aos quais eles são sensíveis. Alterações no teor de proteína podem alterar o odor de flatos, enquanto outros componentes dietéticos podem alterar o trânsito de gases (p. ex., gordura e fibra da dieta). A flatulência pode ocorrer com várias doenças. Em humanos, o predomínio da produção de metano também pode ocorrer em indivíduos com obesidade, constipação intestinal, síndrome do intestino irritável e doença intestinal inflamatória.[17,18] A intolerância à lactose é uma causa ocasional de flatulência, como resultado da produção de gases por bactérias intestinais que utilizam lactose. Além disso, certas infecções entéricas podem causar flatulência, mais notavelmente a infecção por *Giardia* sp.,[19] e há alguma evidência de que o uso de antimicrobianos pode provocar flatulência, devido aos efeitos na microbiota gastrintestinal.

## MANIFESTAÇÃO CLÍNICA E DIAGNÓSTICOS DIFERENCIAIS

Os sinais clínicos associados à flatulência incluem volume excessivo de flatos, odor desagradável, ruído típico e dor ou distensão abdominal ("timpanismo"). Pacientes com flatulência também podem ter eructações ou borborigmos excessivos, bem como outros sintomas associados ao trato alimentar, como vômito, diarreia e perda de peso.

Os diagnósticos diferenciais para flatulência incluem aerofagia excessiva, fatores dietéticos, distúrbios de motilidade, má absorção e causas microbianas. Como discutido anteriormente, a aerofagia pode resultar de desordens da deglutição (p. ex., dismotilidade esofágica, megaesôfago), distúrbios do trato respiratório (p. ex., dispneia) e problemas relacionados ao comportamento alimentar (p. ex., ingestão rápida de alimentos, transtornos obsessivos compulsivos). As causas dietéticas incluem fermentação excessiva (p. ex., devido à excessiva fibra fermentável na dieta) e reações adversas aos alimentos (p. ex., hipersensibilidade, intolerância e imprudência alimentar). Distúrbios de motilidade que causam flatulência incluem dismotilidade esofágica, DVG, disautonomia, íleo, doença intestinal obstrutiva (p. ex., neoplasia, corpo estranho, estenose e aderências) e síndrome do cólon irritável. As causas mais prováveis de má absorção são insuficiência pancreática exócrina (IPE) e enteropatias crônicas que afetam o intestino delgado (p. ex., doença intestinal inflamatória, linfoma). Como a giardíase e o uso de antibacterianos podem causar flatulência em humanos, também são possíveis diagnósticos diferenciais em animais de companhia.

## INVESTIGAÇÃO

Como mencionado anteriormente, a flatulência é uma ocorrência fisiológica normal, e um dos objetivos das investigações é determinar se os episódios relatados são relevantes. Portanto, a extensão das investigações e do controle depende de cada caso. Possíveis razões para um tutor levar o seu cão à consulta incluem flatulência manifestada por um cão que não havia apresentado episódios anteriormente, agravamento dos sintomas (em termos de volume, odor, ruído) ou ocorrência de outros sinais clínicos, que podem sugerir uma doença gastrintestinal primária relevante ou doença em outro órgão. Os dados obtidos na anamnese e no exame físico são úteis, primeiramente, para determinar a possibilidade de uma doença primária e se há mudanças recentes na dieta ou tratamento (Figura 43.1; ver também Capítulos 1 e 2). Isso permitirá que o clínico determine se as investigações são necessárias. Tratamentos apropriados são usados quando uma doença primária é identificada, enquanto a terapia sintomática (dieta, tratamento, medicamentos) pode ser usada em qualquer estágio, se uma causa primária não for suspeita ou identificada nos exames.

Além do histórico clínico, deve-se obter o histórico da dieta, incluindo todos os alimentos fornecidos, tempo, quantidade e se mudanças recentes ocorreram. Tanto a refeição principal quanto os alimentos extras (p. ex., suplementos, restos de comida, guloseimas) devem ser registrados. O clínico também deve considerar a composição da dieta, uma vez que muitos componentes podem causar flatulência (ver item anterior) e a possibilidade de uma reação adversa aos alimentos. Ao exame físico, flatulência, borborigmos, desconforto abdominal e distensão abdominal podem estar presentes. Como outros sinais não seriam esperados em casos simples de flatulência, sua presença pode sugerir uma doença primária (ver Capítulos 178, 179 e 191).

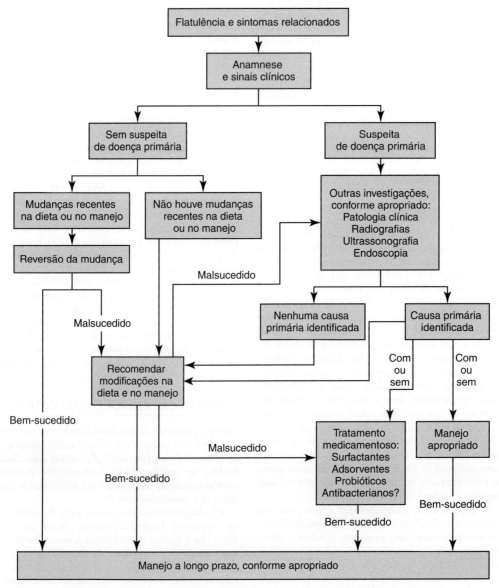

**Figura 43.1** Algoritmo de abordagem sugerida para investigação e controle de flatulência.

Outras avaliações são necessárias quando há suspeita de doença primária, e a escolha dos testes depende de cada caso. Hemograma completo e perfil bioquímico sérico de rotina, juntamente com exame de urina, podem fornecer informações sobre o estado de saúde geral, enquanto o exame de fezes de rotina pode indicar uma infecção entérica. A mensuração das concentrações de folato e cobalamina pode ajudar a confirmar um caso de má absorção, enquanto o teste de imunorreatividade semelhante à tripsina (ver Capítulo 292) pode ser usado para detectar IPE. O diagnóstico por imagem, especialmente radiografias de tórax e abdome, pode mostrar a presença e a distribuição de gases no trato alimentar, além de confirmar problemas como megaesôfago ou DVG. Adicionalmente, embora a biopsia gastrintestinal seja raramente necessária, ela é realizada quando há suspeita de que a má absorção no intestino delgado é a causa primária.

## CONTROLE

Quando há evidência de doença primária, a terapia específica deve ser implementada, e exemplos incluem medicação imunossupressora para doença intestinal inflamatória com má absorção concomitante, suplementação com enzimas pancreáticas no caso de IPE e antiparasitários para giardíase. Nesses casos, a flatulência deve ser resolvida com o tratamento da doença primária, embora o tratamento sintomático também possa ser necessário. Exemplos de terapias sintomáticas para flatulência incluem controle dietético, alteração do comportamento alimentar e tratamento medicamentoso.

O objetivo do controle dietético é reduzir (p. ex., gordura, fibras fermentáveis, agentes gelificantes) ou eliminar completamente (p. ex., proteínas suspeitas de causar hipersensibilidade) o componente do alimento responsável pelos sintomas. Os componentes de diferentes alimentos devem ser comparados quanto ao teor energético do alimento (ou seja, g/1.000 kcal), e não quanto à matéria seca. Quando não é possível determinar o agente desencadeante exato, deve-se optar por uma dieta altamente digestível, com baixo conteúdo de gordura e fibra fermentável. Uma escolha empírica para um cão seria um alimento com menos de 30 g de gordura/1.000 kcal e 15 g de fibra bruta/1.000 kcal (< 25 g de fibra alimentar total/1.000 kcal). Pode ser usada uma dieta terapêutica formulada ou uma dieta caseira. Esta última não precisa ser equilibrada se for fornecida durante cerca de 7 dias (i. e., como um desafio dietético), mas deve ser nutricionalmente equilibrada quando fornecida a longo prazo, de preferência por um especialista em nutrição clínica certificado. De modo geral, é melhor evitar dietas vegetarianas (dado o potencial para um maior conteúdo de fibra fermentável) e alimentos contendo lactose. Além disso, alguns alimentos secos têm a forma e a textura alteradas e exigem mais mastigação, diminuindo assim a ingestão alimentar. Se houver suspeita de uma reação adversa aos alimentos, é aconselhável a realização de um ou mais testes de dieta por exclusão, usando uma dieta com proteínas hidrolisadas ou de fonte única (ver Capítulo 191). Os testes devem durar pelo menos 2 semanas, uma vez que os sinais associados a reações adversas geralmente melhoram em 7 a 10 dias.

Quando a flatulência é resultado de aerofagia, alterar o padrão, o tempo e o método de alimentação pode, às vezes, ajudar. Os animais que são alimentados em grupo podem ser separados para evitar a alimentação rápida gerada pela competição pelo alimento. Quando a ingestão rápida é uma possível causa, os comedouros interativos (p. ex., comedouros tipo "quebra-cabeça" oco e tigelas de alimentação modificadas) podem ser usados para diminuir a taxa de ingestão de alimentos. Além disso, fornecer a alimentação diária em um maior número de refeições pode ajudar, embora evidências de eficácia sejam controversas em um estudo sugerindo que a alimentação 2 vezes/dia seja melhor do que 1 vez/dia,[20] e em outro estudo sugerindo nenhum efeito de mudança na frequência da refeição.[4] O aumento da atividade física também pode ser considerado, uma vez que pode aumentar a taxa de trânsito de gases intestinais e diminuir a retenção de gases;[11] na verdade, os cães que são exercitados com frequência são menos propensos ao timpanismo do que os cães sedentários.

Vários medicamentos podem reduzir sintomaticamente o volume e/ou o odor da flatulência, com opções que incluem surfactantes, adsorventes, antibacterianos e probióticos. A simeticona é um surfactante usado para tratar a flatulência em humanos; reduz a tensão superficial e funde as bolhas de gás no estômago e no intestino, reduzindo o aprisionamento de gás e promovendo sua passagem pelo trato gastrintestinal.[21] Acredita-se que o uso empírico seja seguro em gatos e cães, com uma dose baixa (25 a 200 mg/6 h via oral).[22] Saponinas vegetais obtidas de *Yucca schidigera* interferem na fermentação antimicrobiana.[23] De fato, extratos de *Yucca schidigera* reduzem o odor das fezes quando administrados tanto a cães como a gatos.[24-26] Outros adsorventes usados no tratamento sintomático de flatulência incluem carvão ativado, subsalicilato de bismuto e compostos contendo zinco (p. ex., acetato de zinco, sulfato de zinco). O bismuto e o zinco são cátions bivalentes que se ligam a compostos que contêm um grupo sulfidrila (p. ex., sulfureto de hidrogênio), enquanto o carvão ativado se liga a moléculas que causam flatulência, em uma grande área da superfície interna. Embora esses produtos sejam efetivos,[27] requerem doses frequentes, tornando a complacência um possível desafio. O carvão ativado na dieta reduz as concentrações de sulfeto de hidrogênio e o odor associado à flatulência, em cães.[26] Combinações desses produtos também estão disponíveis para uso veterinário, e os agentes individuais são sinérgicos. Por exemplo, um suplemento contendo extrato de *Yucca schidigera*, carvão ativado e acetato de zinco diminuiu significativamente o conteúdo de sulfeto de hidrogênio nos flatos, quando fornecido ao cão;[26] cada componente teve efeitos independentes, mas o produto combinado foi melhor, em geral.

Em humanos, os antibacterianos são usados empiricamente para controlar a flatulência. Os medicamentos apropriados devem ser administrados por via oral, ser efetivos contra bactérias anaeróbias, não devem ser absorvidos sistemicamente e não devem causar efeitos colaterais. Os exemplos incluem rifamixina, que é mais efetiva que o carvão ativado no tratamento de flatulência em humanos.[28] A terapia antibacteriana também pode ser utilizada em cães com flatulência,[29] mas recomenda-se cautela com uso empírico a longo prazo, dado o risco de resistência antimicrobiana. Se necessário, os antibacterianos que não são absorvidos são preferíveis, como em humanos. Os probióticos são alternativas possíveis, considerando resultados de estudos que sugerem a redução da gravidade da flatulência em humanos com síndrome do intestino irritável.[30] Pesquisa recente em cães também demonstrou a possível eficácia de probióticos no tratamento de flatulência, diminuindo o número de episódios de flatulência, a concentração de sulfeto de hidrogênio e o odor.[31]

Finalmente, embora os procedimentos cirúrgicos não sejam usados diretamente para o tratamento de flatulência, pode ser necessária gastropexia profilática em cães predispostos à DVG. Em vez de eliminar os sinais clínicos, o objetivo principal é evitar futura torção do estômago. No entanto, alguns casos de torção parcial crônica se manifestam com sinais crônicos de flatulência e borborigmos de baixa intensidade. Nesses casos, a cirurgia profilática também pode aliviar, a longo prazo, os sinais clínicos.

## REFERÊNCIAS BIBLIOGRÁFICAS

*As referências bibliográficas deste capítulo se encontram online no Ambiente de Aprendizagem.*

# UROGENITAL

## CAPÍTULO 44

# Secreções Vulvar e Prepucial

Jeffrey de Gier and Auke C. Schaefers-Okkens

## INTRODUÇÃO

O conteúdo deste capítulo é dedicado às causas e à abordagem clínica da secreção vaginal ou prepucial não fisiológica. Esta discussão não incluirá distúrbios do trato urológico e/ou patologia perineal, que podem causar "secreção pseudovaginal", como ocorre com abscesso do saco anal ou dermatite perivulvar. Secreção vaginal fisiológica é comumente observada na cadela durante o proestro, estro, prenhez, parto e dias a semanas após o parto. A secreção é normalmente vista em algumas gatas durante o parto e no pós-parto imediato. Nos cães machos, a secreção mucopurulenta do prepúcio, sem sinais clínicos concomitantes, é frequentemente considerada fisiológica ou de pouca importância.

## SECREÇÃO VAGINAL

Para fazer um diagnóstico adequado, deve-se começar com uma anamnese minuciosa e realizar um exame físico completo. As seguintes informações são importantes: (a) a idade do animal de estimação; (b) o tipo de secreção: serossanguinolenta, mucoide ou mucopurulenta? (c) o animal já foi submetido a ovariectomia ou ovário-histerectomia? Se não castrada, quando foi o último cio? Como componente final do exame físico, o trato genital deve ser avaliado por meio de palpação abdominal e, dependendo da necessidade: palpação digital da cúpula vaginal, vaginoscopia e citologia do vestíbulo da vagina para avaliar a influência estrogênica (ver Capítulo 119). Os exames mais invasivos geralmente não são feitos ou viáveis em gatas e fêmeas jovens sem sedação. Além disso, qualquer um dos itens a seguir pode ser necessário: exames laboratoriais para avaliar inflamação ou hipoplasia da medula óssea, testes endócrinos do eixo pituitária-gonadal, ultrassonografia, citologia aspirativa com agulha fina ou exame histológico de uma amostra de tecido.[1]

### Secreção vaginal serossanguinolenta em cadelas e gatas não castradas (Figura 44.1)

Em cadelas jovens, durante o primeiro ou segundo ciclo estral, é relativamente comum o efeito prolongado dos estrógenos ou "falso cio" (*split heat*). A exposição prolongada ao estrógeno pode resultar em secreção sanguinolenta persistente, que pode ser confirmada no exame citológico da vagina e/ou na vaginoscopia (Vídeo 44.1) (ver Capítulo 119). Essa condição é frequentemente causada por falha na ovulação, como pode ser demonstrada por concentração plasmática de progesterona persistentemente baixa. Outras causas de proestro prolongado incluem folículos ovarianos císticos, "*shunt*" portossistêmico (ver Capítulo 284) ou influência de estrógeno exógeno. Em cadelas de meia-idade ou mais velhas, a causa mais comum de secreção sanguinolenta prolongada é neoplasia de ovário. Essa neoplasia geralmente pode ser detectada por meio de ultrassonografia abdominal ou exames de imagem mais avançados.

A secreção sanguinolenta na ausência de influência estrogênica em cadelas não castradas, de meia-idade ou mais velhas, é mais frequentemente causada por endometrite ou neoplasia do trato urogenital (Vídeo 44.2; ver Capítulos 316 e 351). Em cadelas não castradas, os tumores vaginais são frequentemente benignos (p. ex., leiomioma, fibroma). Citologia ou histopatologia podem ser válidas antes de se tentar a remoção cirúrgica do(s) tumor(es).

A subinvolução de sítios placentários é frequentemente a causa de secreção sanguinolenta prolongada (mais de 2 a 3 semanas), em cadelas após o parto (ver Capítulo 315). Essas cadelas são saudáveis. A secreção sanguinolenta é geralmente evidente na vaginoscopia. As células observadas nos esfregaços vaginais incluem eritrócitos, neutrófilos ocasionais e células gigantes com vacuolização. Os sítios placentários visualizados na ultrassonografia podem parecer grandes. Se não for tratada, a secreção pode continuar até o próximo período de estro.[2] Nas gatas, a secreção sanguinolenta pode ser causada por endometrite ou aborto (parcial). Raramente, a secreção sanguinolenta em cadelas e gatas pode ocorrer por causa de trauma, diátese hemorrágica ou corpo estranho.

### Secreção vaginal serossanguinolenta em cadelas e gatas após ovariectomia (Figura 44.1)

A secreção serossanguinolenta devido ao efeito estrogênico observada em cadela submetida a ovariectomia é geralmente causada por tecido ovariano remanescente funcional. O diagnóstico é facilmente obtido se o efeito estrogênico é confirmado pela constatação de tumefação vulvar, citologia vaginal, vaginoscopia e/ou concentração plasmática de progesterona > 2 ng/m$\ell$. Se nenhuma influência de estrógeno é observada e a concentração plasmática de progesterona é < 2 ng/m$\ell$, então um teste de estimulação com hormônio liberador de gonadotrofina (GnRH) ou a mensuração da concentração do hormônio antimülleriano podem ser necessários para confirmar o diagnóstico. A determinação da concentração plasmática basal do hormônio luteinizante (LH), isoladamente, não é confiável devido a alterações no eixo hipotálamo-pituitária-ovariano, após ovariectomia incompleta.[3-5]

A secreção serossanguinolenta após ovariectomia pode também ser causada pela administração a longo prazo de estrógenos, por exemplo, estriol para incontinência urinária.[6] Causas adicionais de secreção sanguinolenta após ovariectomia, sem efeito estrogênico, incluem endometrite do coto devido à administração de progestinas, neoplasia do trato urogenital (mais frequentemente maligna do que em cadelas não castradas) ou hemorragia do coto uterino 1 a 2 semanas após ovário-histerectomia. Raramente, trauma, diátese hemorrágica ou corpo estranho podem causar secreção sanguinolenta.

### Secreção vaginal mucopurulenta em cadelas e gatas não castradas (Figura 44.2)

A secreção vaginal mucosa clara a opaca é às vezes observada como uma condição fisiológica ao redor do 30° dia da prenhez normal. A secreção vaginal mucopurulenta em cadela não castrada, no início do diestro, também pode ser fisiológica. A causa patológica mais comum de secreção vaginal mucopurulenta na cadela não castrada, após o cio ou a parição, é endometrite (ver Capítulo 316). A secreção vaginal associada ao aborto é geralmente verde-escura. Além disso, a vestibulite/vaginite pode causar secreção mucopurulenta. Vaginite primária não é vista em gatas.

A etiologia da vaginite e/ou vestibulite pode ser mais bem compreendida pela revisão do desenvolvimento embrionário dessa região anatômica. A área imediatamente proximal à abertura da uretra é a parte caudal da genitália interna, que se funde, durante o desenvolvimento embrionário, à genitália externa. Essa "fusão" origina a abóbada vaginal.

A idade e a fase do ciclo estral podem ser importantes. Raramente a inflamação no interior do vestíbulo pode ser decorrência de infecção, por exemplo, pelo herpes-vírus canino. Fatores hormonais e imunológicos podem ter importante participação na ocorrência de "vaginite/vestibulite" em cadelas jovens, cujo sinal clínico frequentemente se restringe à secreção mucosa e à atratividade aos machos.

*"Vaginite de cadela jovem pré-púbere"* e *"vaginite/vestibulite após o primeiro ou segundo cio"* são mais comumente observadas em fêmeas de raças de grande porte braquicefálicas, às vezes já aos 3 meses de idade. Essa condição é caracterizada por discreta tumefação vulvar, secreção mucoide branca ou amarela e/ou atratividade aos machos. A vaginoscopia pode revelar a presença de exsudato, lesões de mucosa principalmente no vestíbulo e hiperplasia dos folículos linfoides concomitante (ver Capítulo 304). Vaginoscopia realizada em cadela normal em diestro mostra uma mistura de áreas brancas e avermelhadas. As áreas vermelhas nessas cadelas não devem ser confundidas com inflamação, se não há lesão de mucosa (Vídeo 44.4).

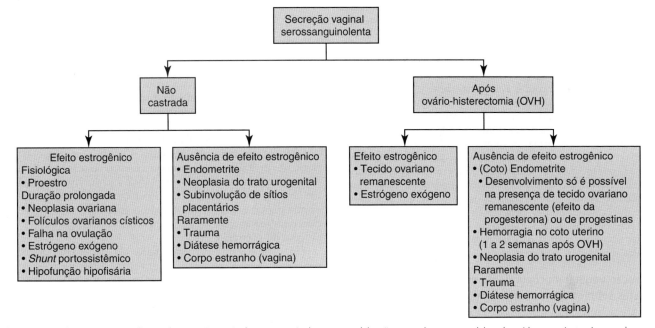

**Figura 44.1** Algoritmo para avaliação da secreção vaginal serossanguinolenta em cadela não castrada ou em cadela submetida a ovariectomia, com base na presença ou ausência de efeito estrogênico.

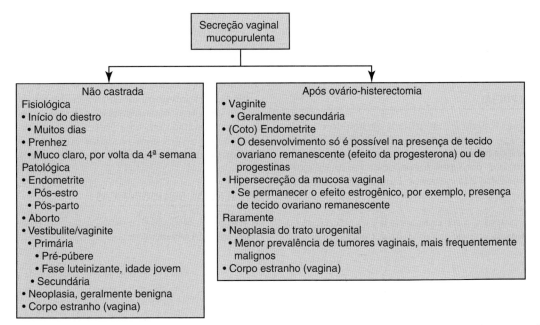

**Figura 44.2** Algoritmo para avaliação de secreção vaginal mucopurulenta em cadela não castrada ou submetida a ovário-histerectomia (OVH).

Frequentemente, os sintomas em cadelas jovens são autolimitantes e desaparecem após o primeiro ciclo estral ou depois da segunda ou terceira fase lútea. O tratamento de "vaginite canina" antes do primeiro cio não é recomendado por várias razões. A maioria dos medicamentos, como antibióticos de uso local ou parenteral, não alivia os sintomas. A aplicação local de pomadas ou outros medicamentos efetivos não é bem tolerada, especialmente por cadelas pré-púberes. Por fim, a saúde geral e a fertilidade dessas pacientes geralmente não são comprometidas por essa condição.

"Vaginite/vestibulite" após o primeiro ou segundo cio pode ser tratada pela aplicação local de pomadas à base de glicocorticoides. Se esses agentes forem benéficos para aliviar os sinais, isso sustenta uma etiologia imunológica primária. Se a secreção vaginal for observada em uma paciente com problemas urológicos concomitantes (p. ex., cistite e/ou pielonefrite), pode ser necessária uma terapia mais intensiva (ver Capítulos 330 e 327). A cultura bacteriana de amostra de secreção obtida da vagina geralmente mostra uma flora normal, não é relevante. No entanto, caso se opte pelo tratamento com antibiótico, deve-se realizar cultura microbiológica e testes de sensibilidade antimicrobiana (antibiograma). Pode haver recidiva de "vestibulite/vaginite", mas geralmente é autolimitante, desaparecendo no final da fase lútea ou com o avanço da idade.

*Vaginite em cadela madura* é geralmente secundária a outros problemas, como corpo estranho ou neoplasia de vagina. Muito raramente, as deformidades anatômicas podem levar ao acúmulo de secreção ou de urina, ocasionando inflamação e secreção vaginal. Vestibulite acompanhada de secreção também pode ser causada por incontinência urinária, como acontece, por exemplo, após ovariectomia. Além disso, vesículas podem ser temporariamente observadas ao longo da mucosa do vestíbulo, se a cadela tiver infecção por herpes-vírus canino. O tecido ovariano remanescente em uma cadela submetida a histerectomia pode ocasionar secreção vaginal não sanguinolenta, principalmente de células superficiais de revestimento (Vídeo 44.5).

### Secreção vaginal mucopurulenta em cadelas e gatas submetidas a ovariectomia (ver Figura 44.1)

A secreção mucopurulenta após ovariectomia, sem efeito estrogênico, pode ser ocasionada por neoplasia do trato genital ou pode ser observada em cadelas com "endometrite do coto" devido à secreção de progesterona pelo tecido ovariano remanescente ou pode surgir após a administração de progestina. A administração de progestina é sempre contraindicada após ovariectomia. Se após ovariectomia ocorre hiperplasia endometrial cística no tecido uterino e não se administrou progestina, então há tecido ovariano remanescente.

### SECREÇÃO PREPUCIAL

A secreção prepucial pode ser constituída de líquido e células oriundas de bexiga, próstata, testículo e epidídimo, uretra e mucosa do pênis e da bainha peniana. A secreção prepucial pode estar presente em cães não castrados ou castrados, mas é extremamente rara em gatos não castrados. Raramente uma doença de mucosa generalizada ou diátese hemorrágica pode causar secreção prepucial.

Em cães não castrados, a secreção normal é caracterizada por uma pequena quantidade de material mucopurulento branco-

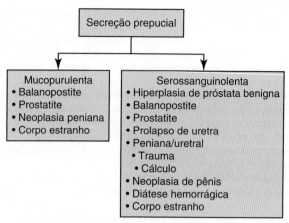

**Figura 44.3** Algoritmo para avaliação de secreção prepucial patológica com base nas características da secreção.

acinzentado a amarelo que pode ser visto no orifício prepucial como um exsudado úmido ou seco. As secreções anormais podem ser mucopurulentas ou serossanguinolentas (Figura 44.3).

É importante considerar a idade, a raça e a condição reprodutiva do animal de estimação. A duração e o caráter histórico da secreção também devem ser observados. Sinais sistêmicos que precedem ou estão associados à secreção prepucial podem acompanhar condições inflamatórias, doença infecciosa, neoplasia, trauma ou exposição a toxina. Os tumores de pênis são raros. A prevalência de tumor venéreo transmissível varia dependendo da localização geográfica. Exame físico completo, incluindo o trato reprodutor masculino, deve ser realizado.[7] O exame digital e a inspeção visual do espaço prepucial (prepucioscopia) podem ser indicados para avaliar toda a superfície da mucosa do prepúcio.

Em cães e gatos castrados antes da puberdade, o tecido peniano pode parecer menos desenvolvido. Além disso, em gatos pode ser mais difícil expor completamente o pênis para sua visualização. Com base na aparência da secreção prepucial, nas informações obtidas na anamnese e nos achados de exame físico, é possível elaborar uma lista de possíveis diagnósticos (ver Figura 44.3).

Uma avaliação adicional pode incluir hemograma completo, perfil bioquímico sérico e exame de urina, bem como ultrassonografia dos testículos, próstata ou bexiga. O exame da secreção testicular ou prostática pode ser possível em amostra de sêmen coletado ou naquela obtida por meio de massagem da próstata (ver Capítulo 111). Testes de diagnóstico adicionais podem incluir cultura bacteriana e teste de sensibilidade antimicrobiana (antibiograma), aspiração com agulha fina ou biopsia.

Os exames anteriormente mencionados podem levar ao diagnóstico definitivo. Na ausência de achados definitivos, o macho deve ser reavaliado em data posterior. A comparação de resultados subsequentes com os dados originais pode levar a um diagnóstico definitivo ou a um plano de controle da condição.

### REFERÊNCIAS BIBLIOGRÁFICAS

*As referências bibliográficas deste capítulo se encontram online no Ambiente de Aprendizagem.*

# CAPÍTULO 45

## Poliúria e Polidipsia

Robert E. Shiel

### INTRODUÇÃO

Poliúria e polidipsia são queixas comuns. A polidipsia é geralmente definida como um consumo de água superior a 90 a 100 m$\ell$/kg/dia, em cães, e superior a 50 m$\ell$/kg/dia, em gatos. Entretanto, a ingestão de água em animais saudáveis é variável e pode ser aumentada pela alta temperatura ambiente, atividade física e consumo de ração seca. Poliúria é definida, em ambas as espécies, como produção de urina superior a 50 m$\ell$/kg/dia.

### DIAGNÓSTICO DIFERENCIAL

As causas da poliúria e polidipsia estão resumidas no Boxe 45.1. A poliúria é causada pela ingestão excessiva de água (polidipsia primária) ou pela menor capacidade de concentração da urina (poliúria primária).

### POLIDIPSIA PRIMÁRIA

A polidipsia primária representa um grupo de anormalidades em que o aumento da sede é o principal mecanismo fisiopatológico. Nas pessoas, muitos casos estão associados a condições psiquiátricas, o que levou ao termo polidipsia psicogênica. A causa da polidipsia primária em cães e gatos não é conhecida (idiopática). Transtornos comportamentais, alteração no mecanismo de regulação central da sede do hipotálamo ou estímulo inapropriado do centro da sede por anormalidades osmorreguladoras, neurais ou hormonais são frequentemente suspeitas, porém difíceis de comprovar. Considera-se que a polidipsia primária contribua para a ocorrência de poliúria relatada no hipertireoidismo e na insuficiência hepática. Uma associação entre polidpsia primária e doença gastrintestinal foi relatada em cães.

### POLIÚRIA PRIMÁRIA

#### Diabetes insípido

A arginina-vasopressina (AVP), ou hormônio antidiurético (ADH), é o principal hormônio responsável pela homeostase da água; atua nos ductos coletores renais aumentando a permeabilidade e a absorção de água do lúmen tubular. A deficiência na produção ou a falta de resposta ao ADH está associada à incapacidade de o animal concentrar a urina. Isso resulta em poliúria e polidipsia compensatória. O diabetes insípido central é a ausência total ou parcial da capacidade de produzir ADH. É mais comumente idiopático, mas pode estar associado a neoplasia, inflamação, trauma ou defeitos de desenvolvimento estruturais (ver Capítulo 296).

O diabetes insípido nefrogênico é definido como ausência total ou parcial de resposta ao ADH. O diabetes insípido nefrogênico primário é uma doença congênita extremamente rara que resulta em poliúria e polidipsia graves, em idade precoce. O diabetes insípido nefrogênico secundário é a causa mais comum de poliúria e polidipsia em pequenos animais. Várias doenças e alguns medicamentos têm a capacidade de diminuir a resposta dos túbulos renais à vasopressina (ver Boxe 45.1). Diversos mecanismos adicionais podem ser responsáveis pela

**Boxe 45.1** Causas de poliúria e polidipsia em cães e gatos

Diabetes insípido central
Diabetes insípido nefrogênico primário
Diabetes insípido nefrogênico secundário
   Hiperadrenocorticismo
   Hipoadrenocorticismo
   Hipertireoidismo
   Hiperaldosteronismo
   Doença hepática
   Pielonefrite
   Piometra/endotoxemia por *Escherichia coli*
   Hipopotassemia
   Hiperpotassemia
   Eritrocitose
   Leptospirose
   Acromegalia
   Leiomiossarcoma
   Medicamentos – glucocorticoides, fenobarbital
Osmótica
   Diabetes melito
   Doença renal crônica
   Glicosúria renal primária
   Síndrome de Fanconi
   Diurese pós-obstrução
   Medicamentos – diuréticos osmóticos
   Dietas com alto teor de sal
Baixa tonicidade medular renal
   Perda da tonicidade medular renal
   Dietas com baixo teor de proteínas
Outras
   Fase poliúrica da doença renal aguda
   Síndrome da secreção inapropriada de ADH
   Hemangiossarcoma esplênico
   Feocromocitoma

ocorrência de poliúria e polidipsia. O comprometimento da ação do ADH é importante porque pode ocasionar hipostenúria, isostenúria ou urina minimamente concentrada.

#### Diurese osmótica

A presença anormal de partículas osmoticamente ativas na urina compromete a capacidade de reabsorção de água pelos rins. Esse mecanismo é responsável pela poliúria verificada no diabetes melito, em distúrbios tubulares renais (como glicosúria renal primária e síndrome de Fanconi), na doença renal crônica (DRC), na diurese pós-obstrução e após a administração de alguns diuréticos, como o manitol. Nessas condições, o soluto anormalmente presente nos túbulos causa perda de água; por isso, não se consta hipostenúria. Quando há grande quantidade de soluto, a urina pode ser erroneamente avaliada como adequadamente concentrada.

#### Outros mecanismos

O aumento do volume intravascular e/ou da pressão é relatado como fator que contribui para a ocorrência de poliúria durante a fase poliúrica da doença renal aguda (DRA), na síndrome da secreção inapropriada do hormônio antidiurético (SIADH) e em alguns cães com feocromocitoma.[1] Poliúria crônica ou administração intravenosa (IV) de líquido pode resultar em perda da tonicidade do soluto medular renal e perda do gradiente osmótico necessário para a reabsorção de água. Da mesma forma, baixa tonicidade intersticial renal e poliúria podem se desenvolver em cães alimentados com dietas com teor de proteína muito restrito. A poliúria também foi descrita em cães com hemangiossarcoma esplênico, mas o mecanismo não foi bem caracterizado.[2]

## ABORDAGEM DIAGNÓSTICA

A investigação de poliúria e polidipsia geralmente é direta, desde que se utilize uma abordagem lógica e sequencial (Figura 45.1).

## Etapa 1: confirmação de poliúria e polidipsia

Antes de iniciar uma investigação diagnóstica, é necessário assegurar que realmente há poliúria e polidipsia. Uma anamnese minuciosa deve ser realizada para distinguir poliúria, incontinência urinária, noctúria e polaciúria. Polidipsia sem poliúria pode ser observada em animais com perda de água de origem não urinária, como acontece em casos de diarreia ou respiração ofegante.

O cálculo do consumo de água durante a hospitalização não é confiável porque o padrão de consumo doméstico pode ser diferente. A mensuração no domicílio é possível, mas pode ser difícil naqueles onde vivem vários animais de estimação. Geralmente não é possível quantificar o volume de urina, embora possa ser estimado pela pesagem da cama do gato, em domicílios em que seja o único gato. Alternativamente, a constatação de urina diluída é sugestiva de poliúria. A osmolalidade da urina é

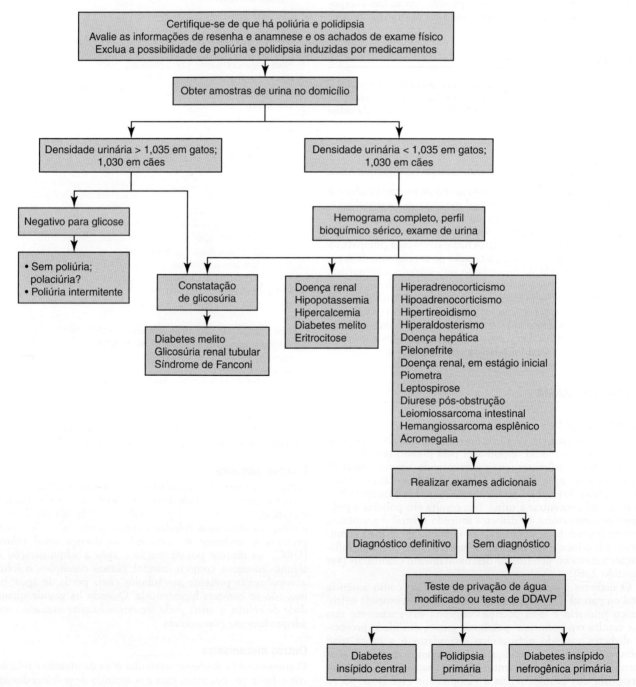

**Figura 45.1** Algoritmo com revisão da abordagem diagnóstica de polidipsia e poliúria em cães. *DDAVP*, acetato de desmopressina 1-desamino-8-D-arginina-vasopressina.

a medida padrão-ouro da concentração urinária, mas não está amplamente disponível. A mensuração da densidade da urina por meio de refratometria é mais comumente utilizada. Em geral, há boa concordância entre as duas técnicas, mas há considerável variação individual entre os refratômetros.[3,4]

A glicosúria pode aumentar a densidade da urina em aproximadamente 0,004 para cada grama de glicose/d$\ell$ de urina. Animais com glicosúria marcante podem apresentar densidade urinária compatível com urina concentrada. Ao mensurar a osmolaridade ou a densidade da urina, é essencial garantir o livre acesso à água, pois alguns animais podem manter a capacidade de concentrar a urina quando não têm acesso à água.

Sem surpresa, os valores da densidade urinária em pequenos animais aparentemente saudáveis variam significativamente, de 1,006 a 1,050 em cães e de 1,005 a 1,090 em gatos.[5,6] Em geral, a densidade da urina é maior em gatos saudáveis, em comparação com cães (média de 1,050 em gatos *versus* 1.033 em cães). Nos cães, a densidade nas amostras de urina obtidas de manhã é tipicamente maior do que nas amostras coletadas à noite.[5] Pode-se recomendar ao tutor que recolha várias amostras de urina em casa, durante vários dias, para determinar as variações na densidade da urina. Na maioria dos casos, a constatação de densidade urinária superior a 1,030 em cães e acima de 1,035 em gatos não sustenta o diagnóstico de poliúria, a menos que haja glicosúria marcante ou poliúria intermitente (polidipsia primária ou anormalidade na regulação da secreção do ADH).

### Etapa 2: resenha, histórico clínico e exame físico

Embora seja improvável que leve a um diagnóstico definitivo, as informações relativas a raça, idade e sexo podem ser úteis para restringir a lista de diagnósticos diferenciais de poliúria e polidipsia. Por exemplo, hipertireoidismo é comum em gatos mais velhos, e piometra deve sempre ser considerada uma possibilidade em fêmeas não castradas. Diabetes insípido nefrogênico primário pode ser excluído, a menos que o animal seja muito jovem.

Medicamentos administrados recentemente devem ser registrados. Alguns fármacos, incluindo glicocorticoides, diuréticos e fenobarbital, causam poliúria e polidipsia de modo dose-dependente. No entanto, a gravidade da poliúria em resposta aos medicamentos pode ser variável. Em particular, a polidipsia pode ser observada em baixas doses e após a aplicação tópica de glicocorticoides. Se possível, os medicamentos devem ser descontinuados ou a dose reduzida, antes de exames adicionais.

Um exame físico completo é essencial, em todos os casos. Animais com doenças como hiperadrenocorticismo, hipertireoidismo, piometra e doença hepática podem ter sintomas adicionais que possibilitam o refinamento rápido da lista de diagnósticos diferenciais.

### Etapa 3: exames de urina

Embora a densidade da urina possa ter sido mensurada para confirmar a presença de poliúria, deve-se realizar um exame completo da urina, hemograma e perfil bioquímico sérico. Hipostenúria marcante (densidade urinária < 1,006) é mais comumente causada por diabetes insípido central, diabetes insípido neurogênico primário, hiperadrenocorticismo, hipercalcemia, polidipsia primária ou leptospirose atípica. A constatação de hipostenúria possibilita a exclusão de DRC e outras causas osmóticas de poliúria. A detecção de glicosúria permite a confirmação de diabetes melito ou doença tubular renal, desde que não haja hiperglicemia por estresse.

A importância da realização de urocultura bacteriana em todos os animais com poliúria tem sido questionada.[7,8] No entanto, a sensibilidade do exame do sedimento urinário para detectar infecção do trato urinário é baixa, e as consequências da não identificação da infecção do trato urinário podem ser deletérias (ver Capítulo 330).[8] Como resultado, a cultura bacteriana da urina é frequentemente recomendada no início da investigação de poliúria. Isso é mais bem realizado na amostra de urina coletada por meio de cistocentese (ver Capítulo 105).[9,10] Pielonefrite é uma causa reconhecida de poliúria, sendo comum identificar o mesmo patógeno nessas amostras de cistocentese (ver Capítulo 330). Infecções do trato urinário são comuns em cães com diabetes melito ou hiperadrenocorticismo e em gatos com diabetes melito, hipertireoidismo ou DRC (ver Capítulos 301, 304 a 306 e 324).[11,12]

### Etapa 4: hemograma completo, perfil bioquímico clínico e mensuração de eletrólitos

A maioria dos animais com hiperadrenocorticismo, hipertireoidismo, hiperaldosteronismo, doença hepática, DRC ou pielonefrite apresenta algumas alterações no exame físico, no hemograma, no perfil bioquímico sérico e/ou na concentração sérica de eletrólitos. Os resultados desses exames podem permitir a exclusão de eritrocitose, hipopotassemia, hipercalcemia, hipoadrenocorticismo, diabetes melito e SIADH. A comprovação de DRC como causa de poliúria pode ser um desafio. Classicamente, isostenúria ou urina minimamente concentrada é característica de azotemia renal e urina concentrada, típica de azotemia pré-renal. No entanto, quando há poliúria, pode não ser possível concentrar a urina, mesmo com hipovolemia grave e desidratação. Azotemia pré-renal com baixa densidade da urina é comum em animais com hipoadrenocorticismo ou hipercalcemia (ver Capítulos 297 e 309). Além disso, certos distúrbios, como hipercalcemia, hipertireoidismo e hiperaldesteronismo, podem contribuir para o desenvolvimento ou progressão da doença renal. Por fim, pode ser difícil detectar o início da DRC porque a poliúria pode preceder o desenvolvimento de azotemia.

Uma das principais características da polidipsia primária é a diminuição da osmolalidade plasmática, efeito de diluição do maior consumo de água. É importante assegurar livre acesso à água até o momento da amostragem para avaliação da osmolaridade do plasma. Preferivelmente, obtém-se a osmolalidade a partir de mensurações do ponto de congelamento ou diminuição da pressão de vapor, mas isso raramente está disponível na prática clínica. Como alternativa, a osmolalidade sérica pode ser estimada com base nas concentrações dos principais determinantes. A fórmula a seguir, que utiliza unidades comuns, mostrou-se confiável tanto em gatos quanto em cães, mesmo quando há hiperglicemia ou azotemia[13,14]:

$$\text{Osmolalidade (mOsm/kg)} = 2 \, (\text{sódio [mEq}/\ell\text{]}) + (\text{glicose [mg/d}\ell\text{]}/18) + (\text{BUN [mg/d}\ell\text{]}/2{,}8))$$

A constatação de baixa osmolalidade sustenta o diagnóstico de polidipsia primária. Exames adicionais são geralmente realizados porque a polidipsia primária pode contribuir para a poliúria observada em várias doenças, inclusive doença hepática e hipertireoidismo.

### Etapa 5: exames adicionais

Caso não se obtenha o diagnóstico definitivo, a escolha de exames adicionais dependerá muito da suspeita clínica. Ultrassonografia abdominal é frequentemente realizada porque podem ser detectadas alterações em cães ou gatos com doença adrenal, hepática ou renal. Apresenta boa sensibilidade no diagnóstico de piometra, hemangiossarcoma esplênico e leiomiossarcoma intestinal. Embora a mensuração da concentração de amônia seja mais sensível do que a de ácidos biliares no animal em repouso, no diagnóstico de *shunt* portossistêmico, o teste de estimulação de ácidos biliares foi avaliado em um número maior de casos de doença hepática, está mais amplamente disponível e requer manipulação de amostras menos rigorosa (ver Capítulo 284).[15]

O diagnóstico de hiperadrenocorticismo pode requerer a realização do teste de resposta do hormônio adrenocorticotrófico

(ACTH), teste de supressão com baixa dose de dexametasona ou mensuração da razão cortisol: creatinina, na urina. A avaliação da função tireoidiana, inicialmente pela mensuração da concentração de tiroxina total, é indicada em gatos mais velhos. A pielocentese pode ser realizada se houver suspeita de pielonefrite, com base nos resultados de exames de imagem do abdome ou de exames de urina, mas um diagnóstico presuntivo geralmente é obtido com base nos exames de imagem do abdome e nos resultados da urocultura. A medição da taxa de filtração glomerular é necessária para se constatar o comprometimento da função renal em cães ou gatos em estágio inicial de doença renal (sem azotemia), embora o teste da dimetilarginina simétrica (SDMA) no sangue possa detectar DRC mais precocemente do que BUN ou mensuração da concentração sérica de creatinina. A leptospirose pode ser confirmada por meio do teste de aglutinação microscópica do soro ou por reação em cadeia da polimerase (ver Capítulo 217). A acromegalia pode ser investigada pela medição da concentração sérica de fator de crescimento semelhante à insulina tipo 1 (IGF-1) (ver Capítulos 294 e 295). Exames de imagem avançados, como ressonância magnética, são indicados quando há suspeita de doença cerebral.

### Etapa 6: teste de privação de água modificado ou teste do acetato de desmopressina 1-desamino-8-D-arginina-vasopressina

O teste de privação de água modificado é realizado para distinguir entre polidipsia primária, diabetes insípido central e diabetes insípido nefrogênico primário. É essencial garantir que todos os outros diagnósticos diferenciais tenham sido excluídos antes de iniciar um teste de privação de água modificado ou o teste do acetato de desmopressina 1-desamino-8-D-arginina-vasopressina (DDAVP).

O teste de privação de água modificado é demorado, requer trabalho intensivo e está associado com risco de desidratação hipertônica grave, que pode ser fatal. Por essas razões, alguns autores propõem teste terapêutico com DDAVP, como alternativa. Mais detalhes relacionados a esses testes e a exames adicionais são fornecidos no Capítulo 296.

### REFERÊNCIAS BIBLIOGRÁFICAS

*As referências bibliográficas deste capítulo se encontram online no Ambiente de Aprendizagem.*

# CAPÍTULO 46

# Polaciúria, Estrangúria e Incontinência Urinária

Mary Anna Labato

Distúrbios da micção são bastante comuns, e micções inadequadas representam o principal motivo que leva um animal à consulta para avaliação médica, ou pior, uma causa de renúncia de posse ou motivo para eutanásia. Deve-se diferenciar polaciúria, estrangúria e incontinência urinária e poliúria (aumento do volume de urina). Os diagnósticos diferenciais para essas três condições são quase sempre doenças do trato urinário inferior ou do trato genital.

## DEFINIÇÕES

Incontinência urinária é definida como um escape involuntário de urina durante a fase de armazenamento do ciclo urinário. Isso pode se manifestar clinicamente de várias maneiras; no entanto, a manifestação mais comum é o extravasamento intermitente ou contínuo de urina entremeado por episódios de micção normal. As causas da incontinência incluem incompetência do mecanismo de fechamento do esfíncter uretral, anormalidade anatômica na parte final da uretra, incapacidade de dilatação ou espasmo da bexiga e lesão de nervo[1-4] (ver Capítulo 333).

A incontinência de urgência ou hiperespasticidade ou instabilidade do músculo detrusor é definida como contração espontânea não inibida do detrusor (bexiga hiperativa). É caracterizada por micção de pequenos volumes de urina. Isso resulta em incontinência urinária, embora os sinais clínicos mais comuns se assemelham à polaciúria. Na maioria das vezes, os animais com hiperespasticidade do músculo detrusor apresentam cistite primária, que deve ser diferenciada de infecção bacteriana, inflamação, cálculos císticos, cistite polipoide, neoplasia ou efeito de medicamentos; é denominada incontinência de urgência. Casos em que nenhuma causa primária é detectada são referidos como instabilidade do detrusor idiopática.[4,5] A síndrome é comumente observada em gatos com cistite ou naqueles com cistite idiopática felina (CIF) (ver Capítulos 330 a 335).

Polaciúria é definida como a excreção anormalmente frequente de urina.[6] Causas comuns são: infecção do trato urinário, doenças inflamatórias da bexiga ou uretra, cistos polipoides, cálculos císticos, neoplasias ou efeito de medicamentos (ver Capítulos 330 a 335).

Estrangúria é definida como uma excreção lenta e dolorida de urina, causada pela contração muscular espasmódica da uretra e da bexiga.[6] Isso pode ser descrito como dificuldade de micção, e o tutor relata que a excreção de urina é gota a gota, com sinais de dor e, até mesmo, tenesmo. As causas mais comuns são semelhantes às mencionadas para polaciúria e incluem infecção do trato urinário, doenças inflamatórias da bexiga ou uretra, cistos polipoides, cálculos císticos e neoplasias (ver Capítulos 330 a 335).

Disúria é definida como micção difícil ou dolorida, e frequentemente são utilizados os termos também empregados para descrever estrangúria ou polaciúria. Durante a anamnese e a inspeção do animal, é importante verificar como ele se apresenta durante a micção, a fim de diferenciar essas condições.

## FISIOPATOLOGIA

A função da bexiga é influenciada principalmente pelo músculo liso. O corpo da bexiga contém músculo liso, referido como músculo detrusor. O conduto de saída de urina é composto pelo trígono e pela uretra proximal. As fibras musculares lisas do detrusor continuam na uretra proximal, formando um esfíncter uretral interno funcional. A uretra distal é composta de músculo esquelético estriado e atua como um esfíncter.

Durante a fase de armazenamento de urina, a bexiga funciona como um reservatório de baixa resistência e alta capacidade. A uretra atua como uma barreira de alta resistência. O inverso é verdadeiro durante a fase de esvaziamento. A bexiga atua como uma bomba muscular e a uretra como um conduto de baixa resistência.

## Controle nervoso

O controle nervoso da bexiga e da uretra é uma combinação de interações autonômicas e somáticas.

A inervação parassimpática do músculo detrusor é oriunda do nervo pélvico, que surge dos segmentos sacrais da medula espinal S1-S3. O estímulo do nervo pélvico resulta em contração do detrusor.

A inervação simpática é oriunda do nervo hipogástrico, que é composto de fibras pré-ganglionares que saem do segmento lombar L1-L4 da medula espinal, e sinapses do gânglio mesentérico caudal. A inervação simpática alcança o músculo liso detrusor e os músculos lisos da uretra e caracteriza a fase de armazenamento de urina. As fibras alfa-adrenérgicas fazem sinapse nos músculos lisos, tanto no trígono quanto na uretra. O estímulo resulta na contração desses músculos e forma um esfíncter uretral interno funcional. Existem também fibras alfa-adrenérgicas que modulam o esfíncter uretral externo. Fibras beta-adrenérgicas fazem sinapse no músculo detrusor; o estímulo resulta em relaxamento. A inervação somática é oriunda do nervo pudendo, que sai do segmento sacral S1-S3 da medula espinal, e estimula o músculo estriado da uretra.

Para que ocorra o controle voluntário da micção deve haver integração entre o córtex cerebral, a ponte e o trato espinorreticular. Uma segunda via do córtex cerebral para os núcleos sacrais modula o controle voluntário do esfíncter. Além disso, os neurônios cerebelares inibem a transmissão nervosa às vias reticuloespinais na ponte.

Os receptores sensitivos estão localizados na mucosa da bexiga e são numerosos na junção ureterovesical e no trígono. A inflamação da mucosa ou a contração da bexiga pode causar dor, urgência para urinar (mesmo se o volume da bexiga for pequeno), espasmo do músculo detrusor ou sensação de queimação. Os receptores sensitivos da uretra respondem ao fluxo, à sensibilidade da uretra e à tração do trígono. Inflamação ou irritação da uretra causa dor, sensação de queimação e espasmo do esfíncter uretral. Nos cães, a doença de próstata (ver Capítulo 337) geralmente envolve a uretra e a bexiga, ocasionando disúria.[7]

## CAUSAS DOS SINAIS CLÍNICOS

Doenças do trato urinário inferior (uretra e bexiga) ou do trato genital inferior (próstata ou vagina) podem resultar em irritação ou inflamação da mucosa e, em consequência, micções frequentes ou dolorosas. Muitas das causas de polaciúria (Boxe 46.1) e estrangúria (Boxe 46.2) estão associadas à piúria e/ou hematúria (ver Capítulo 47). Muitas anormalidades gerais, como urolitíase, infecção do trato urinário, doenças de ureter, neoplasias e doenças de próstata e são discutidas, mais detalhadamente, em seus respectivos capítulos (ver Capítulos 329 a 332 e 334 a 337). O principal diagnóstico diferencial para incontinência urinária de urgência (Boxe 46.3) é cistite ou, em gatos, CIF (ver Capítulos 333 e 334). Excluindo outras causas, pode-se definir o diagnóstico de hiperespasticidade do músculo detrusor. Isso é confirmado pelo perfil da pressão da uretra, mostrando contrações do detrusor não inibidas ou resposta ao tratamento com medicamento antiespasmódico, se não é possível realizar um exame urodinâmico.

### Boxe 46.1 Causas de polaciúria

Infecção: bacteriana, micoplasma, viral, fúngica, parasitária (bexiga, próstata)
Inflamação: cistite polipoide, cistite piogranulomatosa, uretrite granulomatosa, vaginite folicular
Urocistolitíase
Neoplasia (exemplos: carcinoma de célula de transição, adenocarcinoma de próstata, leiomioma/sarcoma de vagina)
Atonia do músculo detrusor (obstrução parcial)
Estenose de uretra
Cistite idiopática felina (CIF)
Produtos químicos/medicamentos (exemplo: ciclofosfamida)
Anormalidade anatômica (hérnia perineal com retroflexão da bexiga, granuloma capilar ou doença do coto uterino [infecção, massa])
Iatrogênica: irritação da uretra secundária à cateterização, palpação, uro-hidropropulsão, dilatação excessiva da bexiga secundária a procedimentos de esvaziamento

### Boxe 46.2 Causas de estrangúria

Cistite: infecciosa versus inflamatória
Uretrite: infecciosa versus inflamatória
Urocistolitíase
Vaginite: folicular (inflamatória) versus infecciosa
Neoplasia (de uretra: carcinoma de célula de transição; de próstata: adenocarcinoma; de vagina: leiomioma/sarcoma)
Doença de próstata: prostatite, abscesso, neoplasia
Trauma, corpo estranho
Cistite idiopática felina (CIF)
Ruptura de bexiga
Estenose de uretra

### Boxe 46.3 Causas de incontinência urinária de urgência

Hiperespasticidade do músculo detrusor (idiopática)
Cistite/uretrite: infecciosa versus inflamatória
Anormalidade anatômica, como ureter(es) ectópico(s)
Bexiga pélvica, displasia uretral
Anormalidade neurológica: bexiga neurogênica
Incompetência do mecanismo do esfíncter uretral
Estenose de uretra

## DIAGNÓSTICO

Anamnese minuciosa e exame físico completo são essenciais para o diagnóstico de qualquer paciente que apresente polaciúria, estrangúria ou incontinência urinária de urgência (Figura 46.1). Isso deve incluir a condição reprodutiva; idade no momento da castração; idade no início do problema; anormalidades clínicas anteriores, especialmente aquelas que envolvem o sistema urogenital; histórico prévio de trauma; e descrição precisa da anormalidade. Quão frequente é a micção? Qual é o volume de urina que está sendo excretado? A polaciúria pode estar associada a volume de urina grande ou pequeno. Há estrangúria? Em caso positivo, notou a excreção de algum volume de urina? Estrangúria é mais frequentemente associada à micção de pequenas quantidades de urina, ou o tutor pode relatar que um volume normal é finalmente produzido após múltiplas tentativas de urinar pequenos volumes de cada vez. Se há incontinência (Figura 46.2), ela é contínua ou intermitente? O animal tem consciência da incontinência urinária? Ocorre apenas em

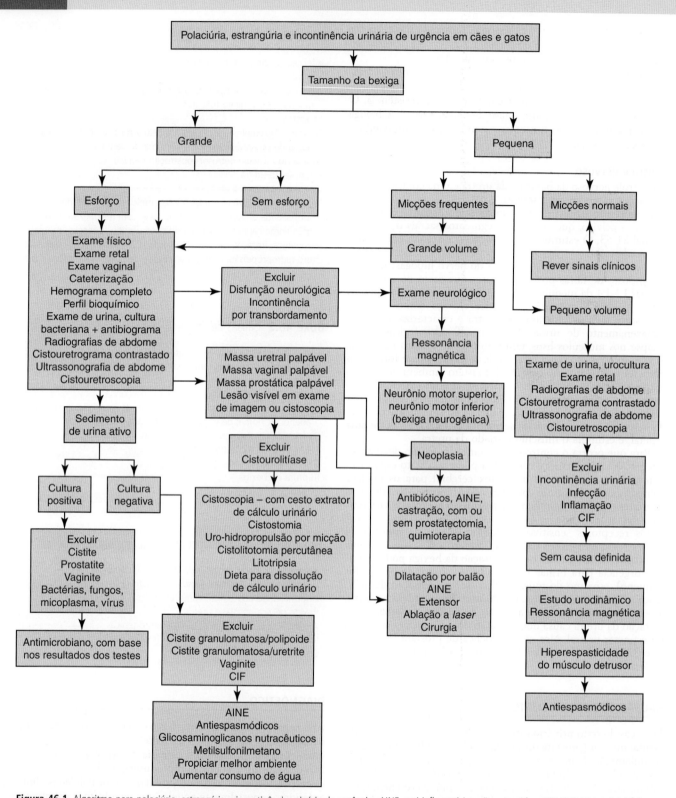

**Figura 46.1** Algoritmo para polaciúria, estrangúria e incontinência urinária de urgência. *AINE*, anti-inflamatórios não esteroides; *CIF*, cistite intersticial felina.

repouso/adormecido ou quando o animal está acordado e em movimento? A incontinência de urgência é mais frequentemente associada à ocorrência de vômitos espontâneos enquanto o cão ou gato está acordado. Os tutores podem relatar que isso é uma micção proposital.

Exames físico completo (ver Capítulo 2) e neurológico (ver Capítulo 259) devem ser realizados, com especial atenção ao sistema urogenital. A bexiga deve ser palpada com cuidado antes e imediatamente após a micção, para avaliar a extensão de sua distensão, o tônus e a facilidade com que ela pode ser esvaziada manualmente. Lesões do neurônio motor superior (NMS) geralmente estão associadas a difícil esvaziamento manual e aumento do tônus do esfíncter. No exame neurológico, a inervação do sistema urogenital deve ser avaliada. O reflexo perineal avalia o nervo pudendo. O reflexo bulboesponjoso avalia a integridade do nervo pudendo e dos segmentos sacrais da coluna vertebral. Polaciúria está comumente associada a bexiga de tamanho moderado a pequeno e com volume de urina normal

# CAPÍTULO 46 • Polaciúria, Estrangúria e Incontinência Urinária

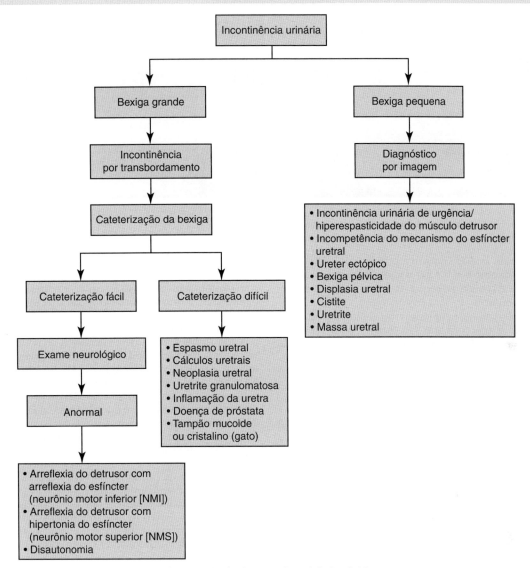

**Figura 46.2** Algoritmo para incontinência urinária.

ou pequeno. Estrangúria está comumente associada a bexiga de tamanho moderado a grande, se normal ou com obstrução parcial; nota-se excreção de volume de urina pequeno a moderado se a estrangúria estiver associada a infecção ou inflamação, sem obstrução ao fluxo urinário. Na incontinência urinária de urgência, a bexiga costuma ser pequena à palpação.

Um exame retal deve ser feito para avaliar a próstata, o diafragma pélvico e o tônus anal. Observe o animal urinando (Vídeo 46.1) para verificar a anormalidade da micção. O volume de urina residual deve ser medido. Deve-se permitir que o animal urine até que cesse a excreção urinária; em seguida, introduz-se um cateter na bexiga e mensura-se o volume de toda a urina residual. Em um animal normal, o volume residual não deve exceder 0,4 m$\ell$/kg. A cateterização da bexiga também possibilita avaliar a patência da uretra. Isso auxilia na confirmação ou exclusão da possibilidade de obstrução total ou parcial causada por cálculo, estenose ou neoplasia. Por fim, pode ser necessário cistouretrograma contrastado, ultrassonografia ou cistoscopia para melhor caracterização da lesão, a menos que seja causada por cálculo radiopaco. A investigação diagnóstica deve incluir hemograma completo e perfil bioquímico sérico para avaliar a condição de saúde geral do paciente. Normalmente, se há infecção ou inflamação do trato urinário inferior o perfil bioquímico sérico será normal. Lesões obstrutivas no trato urinário inferior podem resultar em azotemia, hiperpotassemia e hiperfosfatemia. Se há infecção no trato urinário superior pode haver azotemia. Se houver infecção do trato urinário superior, no hemograma será possível notar leucocitose, mas não tipicamente na infecção do trato urinário inferior, exceto no caso de prostatite aguda ou abscesso de próstata.

O exame de urina é um dos mais importantes testes passíveis de realização (ver Capítulo 72). Hematúria, piúria e proteinúria indicam inflamação de trato urinário. São achados laboratoriais inespecíficos que podem estar associados a doença tanto infecciosa quanto não infecciosa. No exame do sedimento urinário é possível visualizar bactérias, fungos ou ovos de parasitas. Contudo, a presença desses elementos pode não representar infecção. Urocultura quantitativa e teste de sensibilidade antimicrobiana (antibiograma) são procedimentos que definem se há uma verdadeira infecção. Grande quantidade de bactérias em uma amostra de urina coletada apropriadamente indica infecção verdadeira. Pequeno número de microrganismos pode indicar contaminação da amostra.

Cristalúria pode ser observada em pacientes normais, naqueles com urolitíase ou naqueles com distúrbios não associados ao trato urinário, como no *shunt* portossistêmico. A presença de cristais no sedimento urinário deve ser interpretada com cuidado.

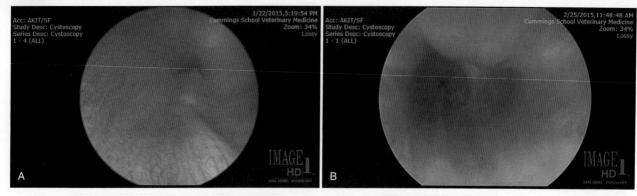

**Figura 46.3 A.** Imagem de estenose de uretra, obtida por cistoscopia, em uma cadela jovem que apresentava estrangúria. **B.** Imagem da estenose uretral, obtida por cistoscopia, logo após a dilatação com balão. (*Esta figura se encontra reproduzida em cores no Encarte.*)

A urina é mais bem avaliada quanto à presença de cristais logo após a obtenção da amostra. Em gatos com CIF, ocorrem hematúria, proteinúria e cristalúria, enquanto piúria de qualquer significância é incomum.[8]

A presença de células neoplásicas no sedimento urinário indica neoplasia de trato urinário. No entanto, pode ser difícil o diagnóstico de neoplasia com base apenas no exame do sedimento urinário. É difícil diferenciar células epiteliais atípicas oriundas de inflamação ou de extremos de pH ou osmolalidade da urina, de neoplasia.[8] O exame citológico do líquido prostático pode ser útil na identificação de prostatite, abscesso ou neoplasia.

O exame de imagem do trato urinário é especialmente útil na diferenciação das várias causas de polaciúria, estrangúria e incontinência urinária de urgência. Radiografias auxiliam na identificação de urocistolitíase. Radiografias contrastadas, como pielograma intravenoso ou cistouretrograma de duplo contraste, podem ser úteis para detectar a presença de cálculos ou de massa que ocupa espaço, especialmente aquelas que causam obstrução parcial. A ultrassonografia de abdome é um procedimento de diagnóstico útil, possibilitando a visualização da espessura da parede, a presença ou ausência de cistólitos e massas de tecido mole no interior da bexiga ou em partes da uretra (ver Capítulo 88). Por fim, a cistoscopia (Figura 46.3) pode ser usada para visualizar uretra, bexiga e, nas fêmeas, a vagina (ver Capítulo 108). Pode-se obter amostra mediante biopsia e escova de citologia, por meio de cistoscopia, para auxiliar na identificação da causa primária de disúria.

O exame citológico do líquido prostático pode ser útil na detecção de prostatite, abscesso ou neoplasia.

## TRATAMENTO

O tratamento de polaciúria, estrangúria e incontinência urinária depende da causa primária. O tratamento detalhado será discutido em capítulos posteriores deste livro que abordam especificamente as causas primárias (ver Capítulos 330 a 335).

O diagnóstico de polaciúria causada por infecção do trato urinário é relativamente fácil, e o tratamento antimicrobiano deve basear-se nos resultados da urocultura e do teste de sensibilidade antimicrobiana (antibiograma). Se a causa primária da polaciúria é uma condição inflamatória consideravelmente dolorosa, pode ser necessário tratamento com anti-inflamatório, como anti-inflamatório não esteroide, e outros analgésicos, como opioides. Se a causa da polaciúria são urocistólitos, há disponibilidade de uma ampla variedade de opções terapêuticas desde antibióticos e dieta para dissolução de cálculos urinários, até procedimentos minimamente invasivos, como uro-hidropropulsão por micção (ver Capítulo 107), cistoscopia com cesto extrator de cálculo (ver Capítulo 124), litotripsia ou cirurgia. Neoplasia pode ser tratada mediante quimioterapia, cirurgia, radioterapia ou uma combinação dessas modalidades, dependendo do tipo de câncer em questão (ver Capítulo 351). Doenças de próstata ou vagina podem ser tratadas com uma ampla variedade de protocolos terapêuticos, dependendo da causa primária, podendo-se utilizar tratamento medicamentoso (terapia de reposição hormonal, terapia de limitação hormonal), tratamento medicamentoso de prostatite ou vaginite, bem como intervenções cirúrgicas (ver Capítulos 44 e 337).

O tratamento das múltiplas causas de estrangúria varia desde o controle clínico com uso de antibióticos, antiespasmódicos e terapia intervencionista (litotripsia/ablação a *laser*, colocação de estensor, tubo de cistotomia; ver Capítulo 124) até o tratamento de câncer.

A identificação seguida de tratamento da causa primária é o melhor procedimento terapêutico para incontinência urinária de urgência. Se o problema for secundário à hiperespasticidade do músculo detrusor idiopática, indica-se um antiespasmódico, como cloridrato de flavoxato, ou oxibutinina, tolerodina ou diciclomina. Se a doença for diagnosticada em gatos com CIF, o tratamento pode variar desde a administração de antiespasmódico para bexiga até relaxante de músculo liso, como prazosina, para a uretra proximal e diazepam, para o músculo esquelético da uretra distal, bem como analgésico, como buprenorfina, modificação da dieta para um alimento enlatado, aumento do consumo de água, glicosaminoglicanos e melhor condição ambiental.

## REFERÊNCIAS BIBLIOGRÁFICAS

*As referências bibliográficas deste capítulo se encontram online no Ambiente de Aprendizagem.*

# CAPÍTULO 47

# Hematúria e Outras Condições que Causam Alteração na Cor da Urina

Thierry Francey

## GERAL

A inspeção visual da urina é a primeira etapa do exame de urina padrão (ver Capítulo 72); visa avaliar a cor e a turbidez. Mais do que ser apenas um complemento à uroscopia, o exame macroscópico da urina pode fornecer informações clínicas úteis. Além disso, a anormalidade da cor da urina é ocasionalmente reconhecida pelo tutor do animal e pode ser a única razão para levar o animal à consulta, especialmente quando a urina é evidentemente vermelha. Cor de urina anormal indica a presença de pigmentos endógenos ou exógenos, sendo geralmente associada a um problema clínico. No entanto, uma doença sistêmica ou do trato urinário relevante pode coexistir com urina de cor normal. A cor da urina propicia informações inespecíficas, e o clínico sempre deve realizar uma anamnese minuciosa, incluindo questões relacionadas à dieta, uso de medicamentos, ambiente onde o animal é mantido e técnica de coleta. O exame físico também é muito importante. Recomenda-se o exame das áreas urogenitais por último, de modo a garantir a conclusão de um exame minucioso antes de abordar a "área problemática". Testes laboratoriais geralmente são necessários, incluindo o exame cuidadoso do sedimento urinário. O conhecimento da cor da urina também pode ser importante na interpretação dos resultados do teste colorimétrico em fita reagente, uma vez que a urina com alteração de cor pode interferir no resultado do teste.

## URINA NORMAL

A urina normal é tipicamente transparente e amarelo-clara, amarela ou âmbar. A intensidade da cor amarela da urina normal varia principalmente em função de sua concentração ou diluição (Figura 47.1 A). A cor amarela está principalmente associada à excreção renal de urocromo plasmático, uma substância amarela que contém enxofre resultante da oxidação de um urocromógeno incolor. A excreção urinária diária de urocromo é relativamente constante, e a intensidade da cor da urina fornece uma estimativa do grau de concentração da urina. Assim, a urina muito concentrada apresenta cor âmbar, enquanto a urina diluída pode ser amarelo-clara ou praticamente incolor. A produção de urocromo depende, em parte, da taxa metabólica. Maior quantidade de urocromo é excretada como resultado de febre, catabolismo ou inanição. O urocromo pode aumentar ainda mais quando exposto à luz, dando a falsa impressão de urina altamente concentrada. Pequena quantidade de um pigmento oriundo da degradação do radical heme, marrom-alaranjado, da urobilina endógena pode contribuir ainda mais para a cor amarela da urina. A urobilina é oriunda da oxidação de seu urobilinogênio precursor incolor, produto da degradação bacteriana da bilirrubina intestinal, reabsorvida na corrente sanguínea. O aumento da concentração de bilirrubina na urina pode dar-lhe uma cor amarela intensa, semelhante à de urina concentrada (Figura 47.1 B). Quando exposta à luz, pode sofrer oxidação e tornar-se castanha ou quase preta.

## ALTERAÇÃO NA COR DA URINA

Qualquer cor de urina diferente do amarelo ou âmbar é anormal. Existem muitas causas potenciais de alteração na cor da urina (Tabela 47.1). As cores de urina anormais mais comuns em cães e gatos são vermelha, marrom ou preta. Essas cores anormais podem ser causadas por hematúria, hemoglobinúria, mioglobinúria e, possivelmente, bilirrubinúria (Figura 47.2; ver também Figura 47.1 C).[1-3]

### Urina amarelo-clara

A urina amarelo-clara, ou amarelo-pálida, pode ser normal ou indicativa de poliúria (ver Figura 47.1 A e Capítulos 45 e 72). Urina clara geralmente indica densidade urinária inferior a 1,015. A urina pode estar adequadamente diluída se estiver associada ao consumo recente de água, administração de líquidos, consumo de dieta com baixo teor de proteínas ou sal, ou administração de diuréticos, barbitúricos ou glicocorticoides.[4] A urina seria considerada inadequadamente diluída na presença de desidratação, indicando falha nos mecanismos fisiológicos poupadores de água. Doenças renais, hipertireoidismo, diabetes insípido, hiperadrenocorticismo, hipodrenocorticismo, piometra ou outras infecções causadas por bactérias produtoras de lipopolissacarídeos, hipopotassemia e hipercalcemia podem estar associadas à urina persistentemente diluída. No entanto, cães e gatos com poliúria grave causada por diabetes melito não complicada geralmente apresentam densidade urinária de 1,025 a 1,035, devido à presença de glicose na urina. A urina desses animais muitas vezes tem cor amarela mais intensa.

Um teste simples para determinar se a poliúria é persistente é a mensuração da densidade urinária em várias amostras de urina da manhã, coletadas pelo tutor, ou a comparação da densidade de diferentes amostras de urina coletadas ao longo do dia. Com base na constatação de urina diluída, o clínico pode recomendar a obtenção do perfil bioquímico sérico e de exame completo da urina. Podem ser necessários outros exames: hemograma completo, exames de imagem do abdome, mensuração da concentração sérica de tiroxina, teste da função adrenal ou monitoramento da densidade urinária após vários dias de administração de desmopressina (ver Capítulos 45 e 296).

### Urina vermelha, marrom ou preta

A urina recém-coletada que se apresenta vermelha, marrom ou preta sugere a presença de sangue, hemoglobina, mioglobina ou alguns de seus produtos de degradação (ver Figura 47.1 C). A concentração e o pH da urina e o tempo em contato com o sangue podem alterar sua cor. As hemácias desintegram-se progressivamente e liberam hemoglobina na urina. Ela pode ser oxidada em metemoglobina e resultar em urina de cor marrom ou preta. Uma fina camada de urina preta, vista sob uma luz brilhante, geralmente parece marrom ou marrom-avermelhada intensa. Hematúria, hemoglobinúria e mioglobinúria fazem com que a pesquisa de sangue em fita reagente seja positiva. "Sangue" indica a presença de globina com grupo heme. Exames adicionais são necessários para diferenciar essas possibilidades (ver Figura 47.2).[2,4]

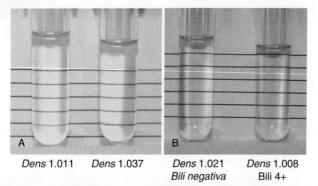

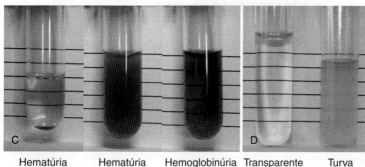

**Figura 47.1** Cor, concentração e turbidez da urina. **A.** Influência da concentração da urina na sua cor. Uma amostra de urina concentrada (*à direita*) apresenta cor amarela mais escura do que uma amostra mais diluída (*à esquerda*), devido às diferentes concentrações do pigmento urocromo endógeno. **B.** A presença de bilirrubinúria (*à direita*) dá à amostra de urina uma coloração amarelo-clara a âmbar e, portanto, a falsa impressão de urina concentrada. **C.** A inspeção visual de uma amostra de urina castanho-avermelhada geralmente possibilita a distinção entre hematúria (*no centro*, turva) e hemoglobinúria (*à direita*, transparente). A centrifugação indica ainda sobrenadante claro e sedimento de hemácias na hematúria (*à esquerda*), e uma amostra inalterada na hemoglobinúria. **D.** Aspecto turvo-leitoso de amostra de urina de um cão com infecção do trato urinário e piúria (*à direita*), comparada com uma amostra de urina transparente normal com a mesma densidade (1,020). *Bili*, bilirrubina; *Dens*, densidade urinária; *Le*, leucócitos; *cap*, campo de alta potência. (*Esta figura se encontra reproduzida em cores no Encarte.*)

**Tabela 47.1** Causas potenciais de alteração na cor da urina.

| COR DA URINA | CAUSAS MAIS RELEVANTES (DESCRITAS EM ANIMAIS) | OUTRAS CAUSAS (DESCRITAS APENAS EM HUMANOS) |
|---|---|---|
| Incolor | Urina muito diluída (diuréticos, diabetes melito, diabetes insípido, excesso de glicocorticoide, fluidoterapia, hiperidratação) | |
| Amarela ou âmbar | Urocromo, urobilina | |
| Amarelo-escura | Urina muito concentrada Fenolsulfonaftalina (na urina ácida) | Quinacrina, nitrofurantoína, fenacetina, riboflavina (grande quantidade) |
| Amarelo-alaranjada | Urina muito concentrada, bilirrubinúria Excesso de urobilina, fenazopiridina | Corante de alimento alaranjado; 2,4-D (dinitrofenil-hidrazina); acetazolamida; fluoresceína de sódio; flutamida; fenacetina; quinacrina; sulfassalazina |
| Amarelo-amarronzada ou verde-amarronzada | Pigmentos biliares | |
| Vermelha, rosa, vermelho-amarronzada ou alaranjada | Hematúria, hemoglobinúria, mioglobinúria, porfirinúria Corante vermelho do Congo, rifampicina, doxorrubicina, fenossulfonaftalina (na urina alcalina), neoprontosil | Intoxicação crônica por metais pesados (chumbo, mercúrio) Corante de alimento vermelho, pigmentos de alimentos (ruibarbo, beterraba, amora), acetazolamida, bromossulfaleína, tetracloreto de carbono, fenitoína, emodina, eosina, fenazopiridina, fenindiona, fenotiazina, rifabutina, varfarina |
| Marrom | Metemoglobinemia, intoxicação por cobre, contaminação fecal (fístula reto-urinária) Melanina | Antracina, bismuto, clofazimina, cloroquina, favas, furazolidona, mercúrio, metocarbamol, metronidazol, naftaleno, nitrofurantoína, fenacetina, primaquina, ruibarbo, sorbitol, sulfassalazina, sulfonamidas |
| Marrom a preta (marrom ou vermelho-amarronzada quando observada uma fina camada em luz brilhante) | Metemoglobinemia, hemoglobinúria, mioglobinúria, pigmentos biliares Melanina | Corantes de anilina, hidrocarbonetos clorados, ácido homogentísico, naftaleno, nitritos, nitrofurantoína, compostos fenólicos, timol |
| Azul | Azul de metileno, mitoxantrona | Infecção por *Pseudomonas* Corante de alimento azul, carmim de índigo e corante índigo azul Amitriptilina, antraquinona, clorofila, indican, ruibarbo, azul de toluidina, triantereno |
| Verde | Bilirrubinúria, biliverdina, cristalato de urato Azul de metileno, ditiazanina | Corante de alimento verde, azul índigo, azul de Evans Amitriptilina, antraquinona, fenol, riboflavina, timol, triantereno |
| Branco-leitosa | Lipidúria, piúria, cristalúria | |

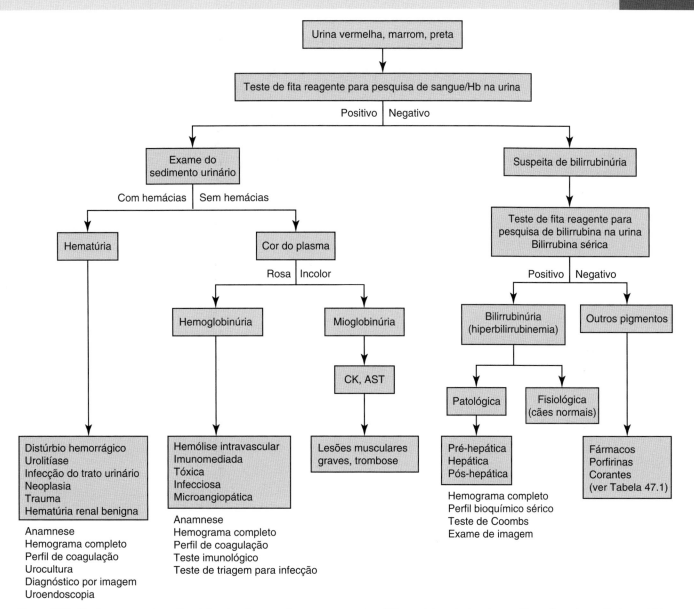

**Figura 47.2** Algoritmo para o plano diagnóstico de urina vermelha, marrom ou preta. *AST*, aspartato aminotransferase; *CK*, creatinoquinase; *Hb*, hemoglobina; *He*, hemácia.

Um teste com fita reagente negativo para sangue em amostra de urina vermelha, marrom ou preta sugere a presença de um cromógeno diferente da hemoglobina ou mioglobina.[1,5] Inicialmente, deve-se excluir a possibilidade de bilirrubina oxidada. Uma cor amarela intensa no plasma sugere hiperbilirrubinemia, que pode ser quantificada mensurando-se a concentração sérica de bilirrubina. A hiperbilirrubinemia pode resultar de hemólise pré-hepática, insuficiência hepática, obstrução pós-hepática ou ruptura do trato biliar (ver Capítulos 53, 143 e 145).

Um teste de fita reagente positivo para sangue na urina deve ser seguido de exame do sedimento urinário. Se a alteração de cor se deve à hematúria, a urina terá inúmeras hemácias e será mais turva. Diferentemente, a urina permanece transparente quando a mudança de cor se deve à hemoglobinúria (ver Figura 47.1 C). Caso não se constatem hemácias no exame microscópico do sedimento urinário, deve-se suspeitar de hemoglobinúria ou mioglobinúria. O exame da cor do plasma pode auxiliar na diferenciação dessas possibilidades. Se a alteração na cor da urina se deve à mioglobinúria, o plasma geralmente se encontra claro porque não há ligação significativa da mioglobina às proteínas, sendo, então, rapidamente excretada. A mioglobinúria indica lesão muscular grave, geralmente com aumento marcante da atividade sérica da enzima creatinoquinase (CK; ver Capítulo 66). A mensuração da concentração dessa enzima muscular é rotineiramente utilizada para confirmar um quadro de mioglobinúria, mais do que a caracterização mais complexa das proteínas heme da urina, em imunoensaios. A atividade sérica de CK tem a vantagem adicional de que a CK é eliminada lentamente do sangue, possibilitando um diagnóstico tardio.

Se a cor do plasma de uma amostra de sangue obtida por punção venosa atraumática é rosa, isso sugere a presença de hemoglobina. Quando presente em pequena quantidade na circulação, a hemoglobina se liga à haptoglobina, o que dificulta sua filtração glomerular. No entanto, quando a capacidade de ligação da haptoglobina é excedida, a hemoglobina livre é filtrada e aparece na urina. Portanto, hemoglobinemia e hemoglobinúria são indicadores de hemólise intravascular significativa, resultante de hemólise imunomediada, bem como hemólise causada por parasitas ou mediada por medicamento ou fragmentação devido a condições microangiopáticas. Uma cor marrom-avermelhada intensa da urina também pode causar reação falso-positiva em outros testes com fita reagente na urina, e isso deve ser levado em consideração na sua interpretação (ver Capítulo 72).

## Urina de aspecto branco-leitoso

O aspecto branco-leitoso pode ser devido à presença de leucócitos (piúria), lipídios ou cristais. Quanto mais concentrada a urina, mais opaca ela pode parecer. Piúria secundária a infecção bacteriana do trato urinário é a causa mais comum de urina branco-leitosa (Figura 47.1 D). No entanto, a piúria também pode ocorrer devido à inflamação, sem infecção. A presença de gotículas de lipídios na urina de animais saudáveis geralmente é um achado microscópico. No entanto, gotículas de lipídios podem contribuir para a turbidez da urina. A lipidúria pode estar aumentada em gatos com lipidose hepática. Cristalúria, se intensa e presente em amostra de urina concentrada, também pode resultar em urina com aspecto branco-leitoso. O exame microscópico do sedimento urinário auxilia na diferenciação dessas causas.

## REFERÊNCIAS BIBLIOGRÁFICAS

*As referências bibliográficas deste capítulo se encontram online no Ambiente de Aprendizagem.*

# SEÇÃO 3
# Diagnósticos Diferenciais para Anormalidades Detectadas no Exame Físico

## CAPÍTULO 48

# Febre

Ian K. Ramsey e Séverine Tasker

*"Febre é um poderoso mecanismo que a natureza introduziu no mundo para a conquista de seus inimigos."*

*Thomas Sydenham (1624-1689)*

## DEFINIÇÃO DE FEBRE, HIPERTERMIA E FEBRE DE ORIGEM DESCONHECIDA

A temperatura corporal pode ser elevada como resultado de febre (pirexia) ou hipertermia (Figura 48.1). Para o propósito deste capítulo, a febre é definida como o aumento da temperatura corporal associado a um ponto de ajuste (valor-alvo; *set point*) termorregulador elevado (e geralmente mais variável) no hipotálamo anterior, secundário à liberação de pirógenos (substâncias indutoras de febre). A hipertermia, ao contrário, não está associada à alteração do ponto de ajuste termorregulador. O animal com hipertermia irá, portanto, realizar mais esforços (fisiológicos e comportamentais) para se resfriar até certa temperatura, quando comparado a um animal com pirexia e à mesma temperatura. A hipertermia surge mais frequentemente após exposição a uma temperatura ambiente elevada, condição relatada no Capítulo 134. A hipertermia também pode surgir após atividade física (em cães com sobrepeso ou naqueles com dificuldade respiratória, especialmente em ambientes quentes e úmidos), convulsões, distúrbios hipermetabólicos (p. ex., hipertireoidismo, hipocalcemia), alguns medicamentos (p. ex., opioides e cetamina em gatos; inibidores da recaptação de serotonina em cães e gatos), intoxicações (p. ex., cocaína em cães), hipertermia maligna e estresse.[1-6]

A febre de origem desconhecida (FOD) é um termo utilizado com relativa frequência em medicina veterinária,[7,8] sendo que as definições variam assim como na medicina humana.[9,10] Extrapolando a definição clássica de FOD em humanos,[9] a FOD em cães e gatos pode ser definida como uma temperatura > 39,2°C, com ao menos 3 semanas de duração, em que não foi observada uma causa óbvia em ao menos três visitas ao veterinário e/ou 3 dias de hospitalização, incluindo uma avaliação básica das informações obtidas na anamnese, sinais clínicos, exame clínico e o mínimo de exames complementares (hemograma completo, perfil bioquímico sérico, exame de urina). Adicionalmente, considera-se que há FOD em cães e gatos apenas quando o uso de um agente antibacteriano para tratar uma possível infecção, após um curto período (p. ex., 7 a 10 dias), não fez desaparecer a febre.[5,11-13] Na medicina humana, mais de 200 doenças foram associadas à FOD.[10] Contudo, como uma causa é detectada na maioria das condições denominadas "casos de FOD", associado ao fato de as causas de febre e FOD não serem suficientemente diferentes, sugere-se que os casos de FOD sejam considerados como de febre contínua. Talvez, no futuro, o termo FOD deva ser reservado para aqueles casos que realmente permanecem sem solução mesmo após uma extensa investigação do quadro de febre, como descrito a seguir. Este capítulo trata da fisiopatologia, diagnósticos diferenciais e abordagem da febre, incluindo FOD, em cães e gatos.

## PATOGÊNESE DA FEBRE

Febre é uma parte importante da resposta adaptativa não específica do corpo a um processo patológico. Essa resposta tem benefícios e riscos, sendo que o equilíbrio entre eles se altera com o tempo, a doença em questão e o paciente.[14] De modo semelhante a outros processos adaptativos, no caso da febre o animal geralmente tem benefícios a curto prazo, mas a longo prazo começa a desenvolver complicações indesejáveis.

Os pirógenos podem ser classificados como internos (endógenos) e externos (exógenos); contudo, os pirógenos exógenos exercem a maior parte da sua atividade pirogênica por meio de vias endógenas.[15] Os pirógenos endógenos, particularmente as citocinas, como as interleucinas 1 e 6 (IL-1 e IL-6) e o fator de necrose tumoral alfa (TNF-α), são liberados por neutrófilos, monócitos e muitas outras células, ativando a cascata do ácido araquidônico.[16] Essa cascata aumenta a concentração de prostaglandina E2, que atua em neurônios termorreguladores e eleva o ponto de ajuste hipotalâmico. Pesquisas mais recentes também sugerem uma importante participação das vias neuronais, em vez das humorais, para o início de uma resposta febril.[17]

Igualmente, o corpo produz antipiréticos endógenos, incluindo glicocorticoides, neuropeptídeos e algumas citocinas (como a IL-10), para se proteger dos efeitos da febre.[18] É possível até que, em altas temperaturas, pirógenos (como o TNF-α) atuem como criógenos, limitando a gravidade da febre.[14] Por essas razões, a febre verdadeira raramente excede 41°C.

## BENEFÍCIOS DA FEBRE

Em termos evolutivos, a febre é uma resposta muito antiga (ao menos 360 milhões de anos) do corpo à infecção.[16] A manutenção dessa resposta ao longo do tempo sugere que

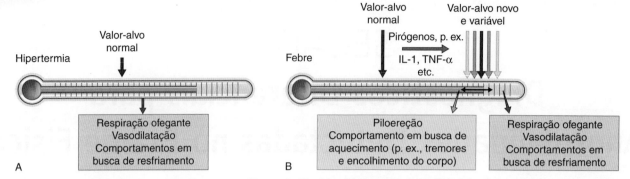

**Figura 48.1** Diagrama ilustrando a importante diferença entre hipertermia (**A**) e febre (**B**). Os pontos de ajuste (valores-alvo) se referem aos valores termorreguladores do hipotálamo. *IL-1*, Interleucina-1; *TNF-α*, fator de necrose tumoral alfa.

ter a habilidade de desenvolver febre confere uma vantagem evolutiva significativa. Os benefícios da febre propostos incluem:
- Aumento do tempo de vida (sobrevivência): diversos estudos em medicina humana, tanto em pessoas quanto experimentais, constataram que aqueles pacientes que desenvolvem febre estão menos suscetíveis a morrer e que, quanto mais alta a febre (até certo limite), maior a chance de sobreviver.[19] Em veterinária, um bom exemplo é a associação entre sobrevivência e desenvolvimento de febre em coelhos com infecção por *Pasteurella*.[20] Contudo, nem todos os estudos em medicina humana demonstraram resultados semelhantes, resultando em controvérsia
- Menor duração das doenças: diversos estudos mostraram que a febre reduz o estágio sintomático da doença e pode reduzir o tempo para a eliminação de vírus ou parasitas[21,22]
- Melhora da função do sistema imune: inicialmente, a febre aumenta a migração de neutrófilos e sua capacidade fagocítica, assim como as funções dos macrófagos e a proliferação de linfócitos.[16] No entanto, nem todas as funções das células imunes são exacerbadas pela febre; as células *natural killer* são menos ativas em temperaturas febris.[16] A função dos neutrófilos e dos monócitos é prejudicada em temperaturas acima de 41,1°C[16]
- Indução de choque térmico e síntese de proteínas de fase aguda: são importantes mecanismos de inativação de radicais livres; ademais, preservam os componentes celulares.[23]

Um mito amplamente propagado é o de que a febre mata bactérias. Na verdade, as bactérias mais comumente associadas às infecções continuam a se multiplicar e sobrevivem bem acima de temperaturas que seriam fatais ao animal.[20] A febre progride como uma *resposta* à infecção, e não como resultado dela: o hospedeiro está tentando melhorar a sua resposta à infecção em vez de matar diretamente as bactérias pelo aumento da temperatura.

## EFEITOS PREJUDICIAIS DA FEBRE

Os efeitos prejudiciais da febre propostos incluem:
- Maior número e gravidade dos sinais clínicos: a febre compromete o bem-estar animal e aumenta a preocupação do proprietário. Contudo, existem pouquíssimas evidências de que uma febre moderada é realmente prejudicial[24]
- Aumento da taxa metabólica: tipicamente, as necessidades energéticas em repouso aumentam em até 1,3 vez.[25,26] Caso isso exceda o consumo de energia do paciente, ocorre déficit energético em tecidos críticos, com maior demanda de oxigênio e maior produção de dióxido de carbono
- Redução de alguns processos constitutivos: por exemplo, a febre reduz a afinidade de ligação do oxigênio à hemoglobina; portanto, ao mesmo tempo que os tecidos periféricos requerem mais oxigênio, a hemoglobina está menos apta a fornecê-lo.[27]

As evidências publicadas até o momento sugerem que os benefícios da febre geralmente se restringem às doenças menos graves e que nas doenças mais graves ou de febre mais intensa (ou prolongada) os efeitos prejudiciais superam os benefícios.[19]

## MENSURAÇÃO DA TEMPERATURA CORPORAL

Os aparelhos de contato invasivos, tais como os termistores de artéria pulmonar e esôfago, são considerados "padrão-ouro" para avaliar a temperatura corporal central,[28] porém não são viáveis para o uso em pacientes veterinários conscientes, sendo reservados para o uso em pacientes anestesiados ou em casos que envolvam cuidados intensivos.[29] Relata-se uma boa correlação entre a temperatura corporal central e a temperatura retal, em cães.[29-30] Estudos semelhantes não foram realizados em gatos. Contudo, pode ser difícil obter a temperatura retal, particularmente em animais agressivos ou naqueles com afecções retais ou perianais. Os termômetros retais também são fonte potencial de contaminação cruzada e de lesões retais. Ademais, a precisão e a repetibilidade das mensurações da temperatura retal podem ser negativamente influenciadas pela profundidade da mensuração, pela presença de fezes e por condições que interferem no fluxo sanguíneo local.[30,31]

Vários estudos examinaram a validade da mensuração da temperatura auricular ou axilar como uma alternativa à temperatura retal.[29-38] A temperatura auricular pode ser mensurada com termômetros específicos, que utilizam sensores piroelétricos para mensurar a radiação infravermelha emanada da membrana timpânica (MT). O termômetro auricular propicia mensuração mais rápida e é mais bem tolerado do que o termômetro retal. Contudo, as mensurações são mais variáveis, comparativamente à temperatura retal.[31,35,36] A temperatura axilar pode ser mensurada com um termômetro retal padrão, sendo um procedimento bem tolerado pelos animais, porém pode ser menos confiável do que a temperatura retal em animais obesos e em cães com pelame espesso.[32,33,35] Apesar dos resultados conflitantes em vários estudos, os autores concordam que as temperaturas axilar e da MT não devem ser utilizadas de forma intercambiável com a temperatura retal. Quando não for possível mensurar a temperatura retal em cães, recomenda-se mais a aferição da temperatura da MT, em vez da axilar, já que é um procedimento mais bem tolerado e um número significativamente menor de cães apresenta diferença clínica inaceitável de mais de 0,5°C.[35] Em gatos, quando não é possível mensurar a temperatura retal, recomenda-se a aferição da temperatura axilar, em vez da auricular, visto que é um procedimento melhor tolerado e que um número significativamente menor de gatos apresenta diferença clínica inaceitável de mais de 0,5°C.[37,38]

### Temperatura normal

Cães e gatos normais apresentam temperatura retal na faixa de 38 a 39,2°C, porém no consultório esses animais podem apresentar temperatura de 39,7°C.[39,40] Estudos sobre a repetibilidade dessas mensurações mostraram que a temperatura retal mensurada durante a manhã, em cães hospitalizados, pode variar em torno de 0,7°C entre os dias, devido apenas à variação espontânea.[41] Em um cão saudável da raça Labrador a atividade física pode elevar a temperatura retal para até 42,2°C; a maioria dos cães pode atingir temperatura de 41,1°C logo após atividade física.[41,43]

Temperaturas corporais que excedam 41,1°C durante o repouso representam ameaça à vida, pois podem resultar em lesões neurológicas, coagulação intravascular disseminada (CID) e anormalidades metabólicas. É mais provável que tais níveis ocorram em pacientes com hipertermia (ver Capítulo 134), sendo necessário resfriamento ativo imediato do animal.

## DIAGNÓSTICOS DIFERENCIAIS DA FEBRE

As causas de febre, especialmente da FOD, podem ser classificadas, de maneira ampla, em infecciosas, imunomediadas, neoplásicas e inflamatórias, além de uma combinação destas.[13,44] Em cães, as causas infecciosas, imunomediadas e neoplásicas são importantes.[7,8,12,13] Um estudo com 66 cães febris em um centro de referência no Reino Unido constatou que em 33% dos casos a etiologia era imunomediada (incluindo condições inflamatórias), em 27% era infecciosa, em 8% era neoplásica, em 9% era uma combinação das causas anteriores e em 23% não se definiu a causa.[7] No entanto, um estudo mais recente, também do Reino Unido, incluindo 101 casos de cães referenciados com FOD, constatou que em 22% dos casos a etiologia era imunomediada, em 16% era infecciosa, em 9,5% era neoplásica, em 11,5% era uma combinação das causas anteriores e em 19% não se definiu a causa. Nesse último estudo, 22% dos casos foram classificados como tendo uma doença primária da medula óssea, porém em grande parte era de etiologia neoplásica; a alta prevalência geral de neoplasia nesse estudo foi atribuída a uma tendência oncológica naquela instituição, naquele momento.[8] Outro estudo, com 50 cães febris atendidos em um hospital-escola veterinário, constatou que 48% dos casos ocorreram devido a doenças inflamatórias não infecciosas (que incluem as doenças imunomediadas), com apenas 18% dos casos sendo de origem infecciosa e 6% neoplásica.[45] Não existem séries de casos descrevendo as causas da febre e da FOD em gatos, mas acredita-se que, nessa espécie, as causas infecciosas são mais comuns que as neoplasias ou as doenças imunomediadas primárias.[5,11,13] As diferenças entre os três estudos acima mencionados e a carência de estudos em clínicas de cuidados primários, ou em gatos, ilustram as dificuldades em quantificar as causas da febre.[46] O Boxe 48.1 lista as causas de febre em cães e gatos mencionadas na literatura.

## ABORDAGEM DA FEBRE

Inicialmente, é importante distinguir febre e hipertermia (Figura 48.2), visto que a hipertermia pode necessitar de terapia urgente para reduzir a temperatura corporal (ver Capítulo 134). A febre é um sinal clínico comum na pratica de pequenos animais, mas geralmente os proprietários relatam sinais inespecíficos, tais como letargia, anorexia, depressão, hiperpneia e rigidez.

A consulta inicial pode propiciar informações importantes sobre a etiologia da febre que, por si sós, podem levar ao diagnóstico ou podem indicar quais os procedimentos que auxiliam na confirmação do diagnóstico. A Figura 48.3 mostra um algoritmo retratando as informações baseadas na resenha, na anamnese e no

---

### Boxe 48.1 Causas de febre em cães e gatos

**Doenças infecciosas**

*Infecções bacterianas sistêmicas*
Bacteriemia (de origem em qualquer parte do corpo)

*Infecções bacterianas localizadas*
Abscessos em qualquer parte do corpo, como tecido subcutâneo, fígado, próstata, pulmão, raiz dentária (periapical). Artrite séptica (e infecciosa) (C > G),[51] endocardite bacteriana (C > G),[52,53] colangite (G > C),[54] discoespondilite (C > G),[55,56] osteomielite (C > G),[57] prostatite (C),[58] piotórax,[59] piometra (inclusive de coto uterino) (C > G)[60,61]

*Outras infecções bacterianas*
Anaplasmose (C > G),[62,63] bartonelose (G > C),[64,65] borreliose (doença de Lyme) (C),[66] erliquiose (C > G),[67,68] tularemia – *Francisella tularensis* (G > C),[69,70] hemoplasmose (G),[71] leptospirose (C),[72] micobacterioses (G[73] > C), nocardiose cutânea (G),[74] yersiniose (G > C)[75,76]

*Infecções virais*
Cinomose (C),[77] adenovírus (C),[78] parvovírus (C > G),[79,80] influenza (C),[81] calicivírus felino (G),[82] herpes-vírus felino (G),[83] peritonite infecciosa felina (como resultado da infecção por coronavírus) (G),[84] vírus da imunodeficiência felina (FIV) (G),[85] vírus da leucemia felina (FeLV) (G),[86] poxvírus (G)[87]

*Infecções fúngicas*
Aspergilose (disseminada, invasiva ou atípica) (C > G),[88,89] blastomicose (C > G),[90] coccidioidomicose (C > G),[91-92] histoplasmose (C > G),[93,94] esporotricose (G > C)[95,96]

*Infecções causadas por protozoários*
Babesiose (C > G),[97,98] hepatozoonose (C > G),[99,100] toxoplasmose (G > C)[101,102]

**Doenças inflamatórias**
Necrose lipídica, esteatite e panesteatite (G > C),[103-105] síndrome hipereosinofílica (G > C),[106-109] celulite juvenil (C),[110] miosite,[111] pancreatite/abscesso pancreático estéril (C > G)[112,113]

**Doenças imunomediadas**
Anemia hemolítica imunomediada (C > G),[114,115] poliartrite (incluindo artrite reumatoide) (C > G),[7,116] polimiosite (C > G),[111] trombocitopenia (C > G),[117,118] doença polissistêmica imunomediada (p. ex., lúpus eritematoso sistêmico) (C > G),[119,120] meningite-arterite responsiva a esteroides (C[121]), vasculite,[122] paniculite nodular (C[123]), síndrome do neutrófilo confinado (C)[124]

**Doenças neoplásicas**
Doenças linfoproliferativas (C > G), como leucemia,[125] linfoma,[8,126] mieloma múltiplo (C),[8] doenças mieloproliferativas (p. ex., doenças histiocíticas);[127] tumores sólidos (p. ex., neoplasia renal),[128] tumor de célula de Sertoli,[129] neoplasia pulmonar,[130] tumor metastático,[131] qualquer tumor necrosado ou infectado

**Miscelânea de doenças**
Reações idiossincráticas a fármacos (especialmente a sulfonamidas) ou a vacinas (C > G),[132,133] mielodisplasia (G > C),[134,135] osteopatia metafisária (hipertrófica) (C > G),[136,137] panosteíte (C)[138]

Exemplos de condições nas quais a febre, incluindo FOD, seja um importante sinal clínico (quando possível, as referências originais foram citadas, e, portanto, a lista foi ampliada a partir de diversas fontes[7,8,13]). Existe uma variação geográfica mundial quanto à prevalência de algumas doenças; aquelas relatadas na região em que o animal vive ou para onde viajou devem ser consideradas. "C" indica cães, "G" indica gatos, sendo indicadas quaisquer diferenças em relação à prevalência. Quando não se indica a espécie, deve-se considerar que a doença tem prevalência igual em cães e gatos.
Nota: Doenças hipermetabólicas, tais como hipertireoidismo e dor, podem causar hipertermia (não febre).
Existem poucas evidências de que o *shunt* portossistêmico ou a doença intestinal inflamatória possa causar febre, diretamente; porém, podem predispor o animal à bacteriemia. Também, é válido ressaltar que algumas infecções, como leishmaniose (cães ou gatos),[139,140] criptococcose (cães ou gatos)[141,142] e neosporose (cães),[143] geralmente não causam febre.

exame clínico (incluindo exames do olho e do sistema nervoso) que podem ser importantes na avaliação de um gato (ver Figura 48.3 A) ou um cão (ver Figura 48.3 B) que apresentam, inicialmente, febre. Geralmente o animal que apresenta febre pela primeira vez pode ser tratado com relativa facilidade. Diversas causas de febre podem ser identificadas durante um exame clínico minucioso, por exemplo, feridas por mordedura, infecção do trato respiratório superior e abscessos dentários periapicais (ver Boxe 48.1). Esses casos devem ser tratados apropriadamente, e podem não ser necessários testes de diagnóstico adicionais.

Caso não haja evidência de sinais localizados, as consequências da febre sejam relativamente brandas e a temperatura se encontre abaixo de 41,1°C, pode não ser necessária uma investigação diagnóstica detalhada, já que a causa primária pode se tornar prontamente aparente. Deve-se monitorar a febre e fornecer suporte apropriado ao paciente. Uma questão que pode surgir nesse momento refere-se a fornecer ou não terapia antipirética e/ou antibacteriana sem um diagnóstico definitivo. Na sessão Tratamento, logo a seguir, há discussão a respeito desse assunto. Contudo, se a febre causa efeitos deletérios graves, pode ser necessária uma investigação inicial.

Caso a febre persista e a causa não esteja aparente no exame clínico dentro de 5 dias após o seu início, elabora-se um plano diagnóstico. Geralmente isso inclui hemograma completo, perfil bioquímico sérico e exame de urina, além dos testes para o vírus da leucemia felina (FeLV) e o vírus da imunodeficiência felina (FIV) em gatos (Tabela 48.1; ver também Figura 48.4). Enquanto se aguarda o resultado desses exames, uma abordagem razoável pode ser a administração de tratamento antibacteriano empírico durante 7 dias. Também, pode-se *instituir* terapia antipirética, com tomada de decisão baseada na gravidade dos sinais clínicos, em vez de se basear na intensidade da febre. Se apesar disso a febre persiste (e, portanto, persistiu por mais de 12 dias), deve-se elaborar um novo plano de diagnóstico de acordo com os achados clínicos ou com os resultados da investigação inicial, especialmente se a febre se restringe a um sistema orgânico ou a uma região corporal. A Tabela 48.1 lista os exames complementares que podem ser utilizados na investigação da febre. É importante repetir a investigação diagnóstica, particularmente um exame clínico minucioso ao longo do tempo, caso a febre persista, visto que novas anormalidades podem surgir e indicar pistas importantes a respeito da etiologia ou da localização da febre (ver Figura 48.4). Exames subsequentes podem revelar dor (p. ex., no pescoço ou nas articulações) ou alterações no exame oftálmico ou neurológico (ver Capítulos 11 e 259). Nos casos em que a etiologia da febre continua indefinida, apesar

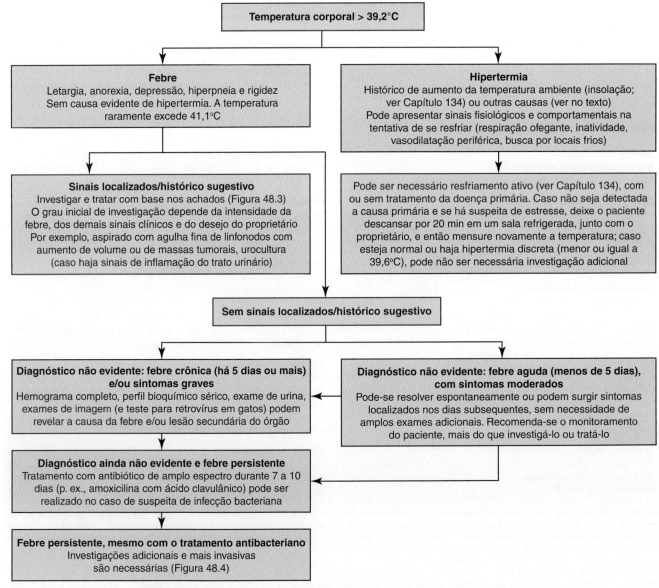

**Figura 48.2** Algoritmo para abordagem geral de casos com aumento da temperatura corporal.

dos exames mencionados, deve-se iniciar uma série sequencial de investigações que podem incluir urocultura, hemocultura, cultura para fungos e bactérias de qualquer secreção ou lesão, artrocentese (ver Capítulo 94), coleta de líquido cefalorraquidiano (ver Capítulo 115), aspiração por agulha fina de qualquer massa tumoral e de alguns linfonodos (mesmo normais à palpação; ver Capítulo 89), ultrassonografia (ver Capítulo 88), radiografias (de tórax, abdome, membros e vértebras), ecocardiografia (ver Capítulo104), sorologia e/ou obtenção de amostras de medula óssea (ver Capítulo 92).[7,8] A citologia pode auxiliar no diagnóstico, mesmo nos casos em que não haja anormalidade clínica nos sistemas de onde foram colhidas as amostras.[7,8] De fato, um estudo recente[45] concluiu que os exames citológicos ou histopatológicos foram os mais úteis na determinação da etiologia da febre em um grupo de cães; de maneira semelhante, outros estudos constataram a utilidade da citologia na definição do diagnóstico.[7,8] Em alguns casos, a ressonância magnética também pode ser útil. A ordem exata de realização dos exames depende de fatores individuais do paciente e das variações regionais da prevalência de doenças. Assim como em medicina humana, é provável que não haja um algoritmo diagnóstico uniformemente útil para investigações adicionais dos casos de febre, além do exame clínico inicial.[10]

Se todos esses testes tiverem sido realizados e a causa da febre ainda seja desconhecida, é aceitável considerar um caso de FOD, mas a distinção entre febre e FOD, em termos de diagnóstico diferencial e investigação, não foi esclarecida, e as duas condições devem ser consideradas como uma só. Considerando que apenas um pequeno número dos casos de febre é encaminhado ao veterinário, os casos de FOD são raros; de 217 cães encaminhados a centros especializados, não se obteve diagnóstico em 48 (22%) deles, e alguns desses animais pertenciam a proprietários que não aceitaram realizar todas as opções diagnósticas.[7,8,45] A maioria das pessoas que manifestam FOD acaba se recuperando de modo espontâneo; isso também pode ser verificado em cães.[7,8,46]

## TRATAMENTO

No tratamento da febre supõe-se que ela seja, ao menos em parte, nociva e que sua supressão reduzirá os efeitos nocivos. Além disso, apesar de muitas tentativas, não existem evidências que sugiram que o tratamento específico da febre realmente melhora a taxa de sobrevivência ou piora o prognóstico.[47] Ademais, demonstrou-se que o tratamento da febre retarda o diagnóstico da causa que a

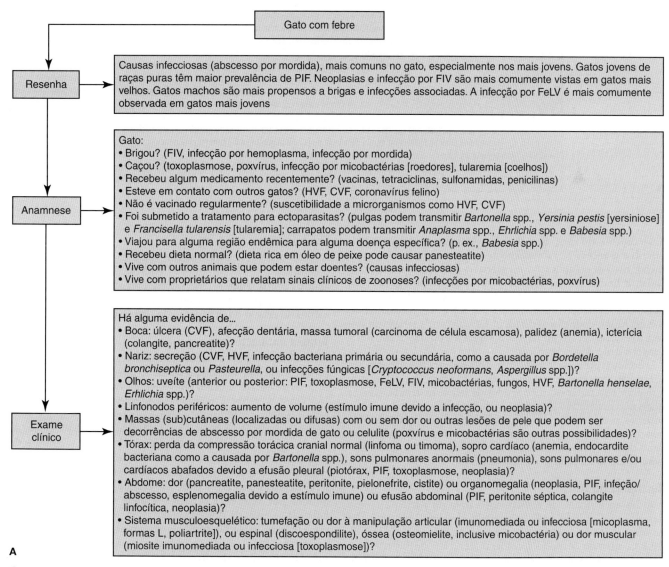

**Figura 48.3** Algoritmo mostrando as principais informações obtidas na resenha, anamnese e exame clínico na avaliação gatos (**A**) e cães (**B**) com febre. *CVF*, calicivírus felino; *FeLV*, vírus da leucemia felina; *FIV*, vírus da imunodeficiência felina; *HVF*, herpes-vírus felino; *PIF*, peritonite infecciosa felina.

*Continua*

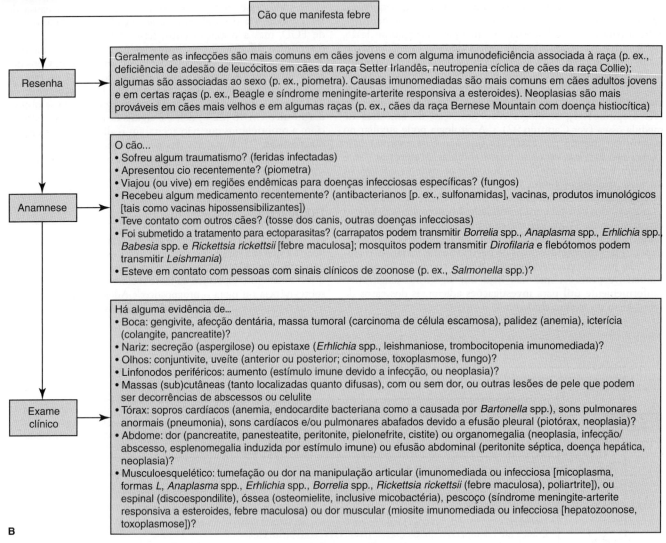

**Figura 48.3** – *Continuação*

desencadeou, em cães.[7] Sem dúvida, pacientes tratados com antipiréticos parecem (e provavelmente se sintam) melhores e têm menor risco de complicações relacionadas à febre, as quais podem variar de branda (p. ex., inapetência) até aquelas que representam risco potencial à vida (p. ex., CID). Contudo, tal tratamento não possibilita qualquer dos benefícios da febre descritos anteriormente. Muito da melhora clínica observada com a terapia antipirética pode ser decorrente da ação analgésica e/ou anti-inflamatória concomitante desses fármacos.

Portanto, preferivelmente, a terapia antipirética deveria ser reservada aos casos graves ou crônicos de febre. Provavelmente é melhor não tratar os casos agudos de febre moderada, para os quais não se identificou a causa. Pode ser mais apropriado esclarecer os proprietários de que a febre geralmente proporciona benefícios ao animal e que o uso de medicamentos pode retardar o desenvolvimento de sinais clínicos importantes, que poderiam ajudar a identificar a causa da febre.

### Resfriamento físico

Não há necessidade de resfriamento ativo do paciente (como descrito no Capítulo 134) com auxílio de ventilador, água fria e outros métodos, a não ser que a temperatura esteja acima de 41,1°C, quando se pode considerar um caso de hipertermia. Pacientes obesos e aqueles com comprometimento do trato respiratório superior são mais predispostos a essa situação e, portanto, devem ser monitorados mais cuidadosamente.

### Fluidoterapia

A febre exacerba a perda insensível de água e, ainda, pode reduzir o consumo hídrico. Portanto, a desidratação é mais comum em animais febris. Pode ser necessária fluidoterapia intravenosa; é necessário dispensar, ao menos, atenção cuidadosa no monitoramento do estado de hidratação de um animal com febre.

### Terapia antibacteriana

Os antibióticos devem ser administrados a todos os cães e gatos com febre acompanhada de sinais de infecção bacteriana, bem como a todos aqueles com febre inexplicável por mais de 5 dias. Nos casos de febre, a prevalência de infecção bacteriana sistêmica ou não identificada é suficientemente alta para justificar tal tratamento. A terapia deve utilizar um antibacteriano de amplo espectro capaz de se difundir nos locais mais comuns de infecção. Sendo assim, a combinação de amoxicilina com ácido clavulânico é uma escolha lógica; no entanto, não significa que seja exclusiva. Em áreas onde são comuns os patógenos transmitidos por vetores, a doxiciclina pode ser uma opção mais indicada. A maioria dos especialistas na área considera inapropriada a escolha de fluorquinolonas, aminoglicosídeos e cefalosporinas de última geração como primeira opção. A administração sucessiva imediata de diversos antibacterianos, durante vários dias, provavelmente não será efetiva e pode aumentar a resistência aos antibacterianos (ver Capítulo 209).

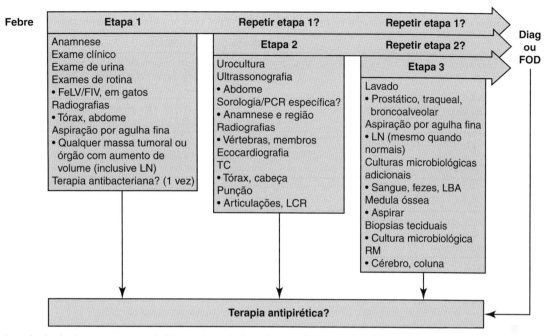

**Figura 48.4** Exemplo de abordagem por etapas de febre prolongada, levando a um diagnóstico (*Diag*). Os componentes de cada etapa variam em função da resenha e dos sintomas manifestados pelo paciente, bem como da prevalência local da doença. Cada etapa pode envolver várias consultas. Inerente a este diagrama é o conceito de que a investigação da febre é um processo contínuo e repetitivo e que não se pode dizer que o paciente apresenta febre de origem desconhecida (FOD) até que todos esses testes tenham sido realizados e que a maioria deles, nas fases iniciais, tenha sido realizada diversas vezes. A FOD deve ser realmente desconhecida para ser descrita dessa maneira. *FeLV*, vírus da leucemia felina; *FIV*, vírus da imunodeficiência felina; *LBA*, lavado broncoalveolar; *LCR*, líquido cefalorraquidiano; *LN*, linfonodos; *PCR*, reação em cadeia da polimerase; *RM*, ressonância magnética; *TC*, tomografia computadorizada.

**Tabela 48.1** Informações que podem ser obtidas em testes diagnósticos realizados para investigação de febre persistente.

| TESTE | INFORMAÇÃO DIAGNÓSTICA |
|---|---|
| Exame de urina (inclusive do sedimento urinário) (1) | Inflamação no trato urinário |
| Relação proteína:creatinina urinária (2) (caso o sedimento urinário seja inativo) | Auxilia na avaliação da função renal (densidade urinária) Doença glomerular |
| Hemograma completo (HgC), incluindo exame do esfregaço sanguíneo (1) | Infecção/inflamação* Hemoparasitas, malignidade hematológica e distúrbios de medula óssea |
| Perfil bioquímico sérico (1) | Diversas doenças metabólicas |
| Eletroforese de proteínas séricas (2), caso haja anormalidade na concentração sérica de globulinas | Consequências sistêmicas da febre Gamopatias monoclonais/policlonais |
| Mensuração das proteínas de fase aguda (2) (se a contagem de neutrófilos for normal) | As proteínas de fase aguda são úteis para monitorar a resposta terapêutica (não são muito úteis para o diagnóstico) |
| Cultura microbiológica e antibiograma – urina (2), fezes (2 ou 3) e/ou sangue (3) | Infecção urinária, entérica ou sanguínea (bacteriemia) |
| Aspiração com agulha fina de qualquer linfonodo com aumento de volume ou anormal, massa tumoral (1) ou de linfonodo normal (3) | Linfoma, linfadenite, doenças metastáticas, linfadenopatia reativa |
| Radiografia de tórax (2) | Pneumonia, infecção por micobactéria, efusão pleural (piotórax), massas intratorácicas |
| Radiografias de abdome (2) | Organomegalia, efusão abdominal (peritonite), ausência de contraste abdominal (pancreatite, panesteatite), lesão tumoral |
| Ultrassonografia abdominal com amostragem de qualquer anormalidade, se apropriada (2). Realizar um exame o mais completo possível, ao menos do fígado, trato biliar, baço, trato gastrintestinal, pâncreas, trato urogenital, próstata, útero e linfonodos | Alterações generalizadas ou localizadas na ecotextura dos órgãos ou no seu tamanho/forma. Possibilidade de coleta de amostra de tecido ou de líquido (p. ex., bile, efusão abdominal) por meio de aspiração com agulha fina (2), biopsia (3) ou lavado prostático (2), para avaliação citológica ou histopatológica e/ou coloração de Gram/bacilo ácido-resistente e/ou cultura e antibiograma |
| Sorologia (2) | Avalia causas infecciosas (p. ex., vírus da imunodeficiência felina, *Erhlichia* spp., leptospirose, toxoplasmose) e/ou doenças imunomediadas (p. ex., teste de Coombs, teste para fator reumatoide, pesquisa de anticorpos antinucleares) |

*Continua*

| Tabela 48.1 | Informações que podem ser obtidas em testes diagnósticos realizados para investigação de febre persistente. (*Continuação*) |
|---|---|
| **TESTE** | **INFORMAÇÃO DIAGNÓSTICA** |
| Reação em cadeia da polimerase (PCR) (2) | Alternativa à cultura microbiológica, para detectar alguns microrganismos infecciosos quando a realização de cultura não é possível ou não confiável, ou é demorada (p. ex., hemoplasmas) |
| Biopsia de tecidos anormais (3) (histopatologia e cultura microbiológica) (p. ex., linfonodos, rins ou fígado)[†] | Linfoma, linfadenite, doença metastática, alguns microrganismos infecciosos (p. ex., vírus da peritonite infecciosa felina) |
| Radiografias ósseas (inclusive radiografias de dentes) (3) | Discoespondilite, panosteíte, osteopatia metafisária, osteomielite, poliartrite, metástase óssea, mieloma múltiplo, infecção por micobactéria, doença dentária |
| Ecocardiografia – quando há sopro (2), ou não (3) | Lesões de massa em válvulas (endocardite bacteriana)<br>Miocardite |
| Artrocentese – se há rigidez/tumefação/claudicação (2), ou não (3). As amostras devem ser submetidas a citologia e/ou coloração de Gram e/ou cultura microbiológica | Artropatia imunomediada ou artrite séptica |
| Tomografia computadorizada (3), principalmente de tórax e cabeça | Pneumonia, massas intratorácicas, afecções nasais, abscesso de raiz dentária, osteomielite craniana, anormalidades na articulação temporomandibular |
| Ressonância magnética (3), principalmente de cérebro e medula espinal, antes da coleta de líquido cefalorraquidiano | Meningite, encefalite, discoespondilite |
| Coleta de líquido cefalorraquidiano – caso haja dor na cabeça/pescoço (2), ou não (3). Envie as amostras para citologia e/ou cultura e antibiograma e/ou PCR, para microrganismos infecciosos e/ou titulação de anticorpos | Meningite séptica ou responsiva a esteroides<br>Encefalite<br>Toxoplasmose, neosporose, coronavírus felino |
| Aspiração e biopsia de medula óssea – caso haja anormalidade no HgC (2), ou não (3) | Doença de medula óssea (p. ex., leucemia, mieloma múltiplo) |
| Broncoscopia e lavado broncoalveolar (ou lavado traqueal) (2 ou 3). As amostras podem ser enviadas para citologia e/ou cultura e antibiograma e/ou PCR | Infecção/inflamação respiratória (p. ex., doença pulmonar eosinofílica, pneumonia por *Bordetella bronchiseptica*) |
| Tratamento antibacteriano (1, 2 ou 3) | Infecção subclínica ou não detectada |

(1) Exames geralmente realizados no início da investigação clínica; (2) exames geralmente realizados com base nos resultados de exames anteriores; e (3) exames mais avançados ou invasivos, geralmente realizados com base nos resultados dos exames das etapas 1 e 2. Diversos exames podem ser repetidos, sequencialmente, para detectar anormalidades no animal e obter mais pistas sobre a etiologia da febre.
*Na febre, é mais comum constatar neutrofilia nas doenças inflamatórias e imunomediadas (comparativamente às infecciosas).[45]
[†]O valor diagnóstico de laparotomia exploratória, laparoscopia e toracoscopia, sem localização adequada dos sintomas, normalmente é muito limitado.

## Tratamento com anti-inflamatórios não esteroides

Os anti-inflamatórios não esteroides (AINE) têm sido a linha de frente da terapia antipirética por muitos anos.[24] Eles atuam reduzindo a síntese de tromboxano e prostaglandinas derivadas do ácido araquidônico, no hipotálamo, por inibição direta da enzima ciclo-oxigenase (COX), regulando, assim, a sua expressão.[47] Isso faz com que o ponto de ajuste termorregulador retorne ao normal. Ademais, há evidências de que os AINE possam ter diversas funções não dependentes da COX na cascara pirogênica, como supressão da inflamação tecidual, redução da produção de citocinas pirogênicas, ou por meio do aumento da expressão de antipiréticos endógenos.[47] Eles também apresentam ação analgésica; sendo assim, são capazes de amenizar muitos sinais clínicos da doença e de melhorar o bem-estar do paciente. Contudo, os AINE estão associados a alguns efeitos colaterais indesejáveis que incluem lesões renais e hepáticas (que podem, em casos raros, ocasionar insuficiência renal e hepática), úlcera gastrintestinal, vômito e discrasia sanguínea. O uso repetido de AINE aumenta o risco de muitos desses efeitos colaterais indesejáveis.[48]

## Glicocorticoides

Os glicocorticoides são fármacos antipiréticos potentes que atuam em diversas vias, inclusive algumas semelhantes às dos AINE. Contudo, o seu uso ocasiona mais efeitos colaterais do que os dos AINE; ademais, reduzem a chance de sucesso no diagnóstico e, em algumas condições, de sucesso terapêutico.[7] Portanto, são indicados apenas quando já se estabeleceu o diagnóstico (como no caso de doença imunomediada). No entanto, quando é difícil diferenciar uma causa infecciosa de uma causa imunomediada primária de febre em gatos (p. ex., algumas infecções sanguíneas causadas por picada de artrópodes), que também podem ter uma doença imunomediada secundária, o uso de corticoides, juntamente com um antibiótico efetivo (como a doxiciclina), provavelmente não agrava essas doenças e auxilia a controlar a febre e outras manifestações clínicas da doença.[5] O conceito de "insuficiência adrenal relativa" tem sido ampla e substancialmente desacreditado em medicina humana, e, enquanto evidências equivalentes ainda não estiverem disponíveis em medicina veterinária, esse conceito não deve ser utilizado como justificativa generalizada para a administração de esteroides a um paciente com febre, mesmo que associada a sepse (ver Capítulo 133).[49,50]

## REFERÊNCIAS BIBLIOGRÁFICAS

*As referências bibliográficas deste capítulo se encontram online no Ambiente de Aprendizagem.*

# CAPÍTULO 49

## Hipotermia

Justine A. Lee

Hipotermia – temperatura corporal abaixo do normal em um organismo homeotérmico[1] – é definida como a temperatura corporal central (TCC) < 37°C.[2] Ela resulta da incapacidade do corpo de manter a homeostase termorreguladora e geralmente se deve à perda excessiva de calor, à diminuição da produção de calor ou ao descontrole das funções termorreguladoras normais.[2] Se não tratada, pode resultar em efeitos fisiológicos relevantes nos sistemas cardiovascular, respiratório e nervoso, bem como no metabolismo (inclusive de eletrólitos, do equilíbrio ácido-base e da coagulação), aumentando muito a morbidade e a mortalidade em pacientes gravemente enfermos.[2,3]

A hipotermia pode ser primária ou secundária. A hipotermia primária é definida como uma hipotermia "acidental" resultante da exposição à temperatura ambiente baixa na presença de produção normal de calor; um exemplo é um cão que vive fora de casa sem abrigo adequado para um ambiente frio. Em medicina veterinária, a hipotermia secundária é a mais comumente observada, podendo ser uma sequela de doenças (p. ex., hipotireoidismo, neoplasias etc.), lesões (p. ex., com hipoperfusão secundária), cirurgias ou alterações na termorregulação e na produção de calor induzidas por fármacos (p. ex., anestésicos, analgésicos).[2-4]

A hipotermia é tradicionalmente classificada como:[3,5]
- Branda: 32 a 37°C
- Moderada: 28 a 32°C
- Grave: 20 a 28°C
- Profunda: < 20°C

Contudo, essa escala é mais precisa nos casos de hipotermia primária.[3] Uma nova classificação foi proposta com base na temperatura corporal e nos sinais clínicos[2,3] (Tabela 49.1).

Normalmente, mecanismos corporais complexos auxiliam na manutenção da TCC. O hipotálamo atua como um "termostato" do corpo, sendo as alterações na temperatura sentidas pelos núcleos hipotalâmicos pré-óptico e anterior, juntamente com sensores ao longo de todo o corpo (na pele, na medula espinal, nos grandes vasos e nas vísceras abdominais).[2] Quando um quadro de hipotermia se desenvolve, ocorrem alterações fisiológicas e comportamentais que incluem o animal se encolher, a busca por calor, a piloereção, os tremores e a vasoconstrição periférica.

As causas levam à hipotermia pela perda de calor, sendo esta decorrente de quatro mecanismos principais:
- Condução: transferência de calor entre a superfície corporal e o ar ao redor do corpo.[2] Um exemplo disso é o "fator do vento frio", em que o ar circulante resulta na transferência de calor[2]
- Convecção: transferência de calor da superfície corporal para os objetos que estejam em contato com o corpo. Um exemplo disso é um paciente anestesiado e posicionado sobre uma mesa de aço inoxidável
- Radiação: perda de calor para as estruturas ao redor que não estão em contato direto com o corpo. Fótons são emitidos por qualquer objeto que tenha temperatura corporal em torno do zero absoluto, resultando em transferência de energia.[2] Um exemplo disso é um corredor de maratona que enrola um cobertor refletivo ao redor do seu corpo para minimizar a perda de calor
- Evaporação: transferência de calor a partir do trato respiratório ou da umidade da superfície corporal para o ambiente. Um exemplo disso é um animal que tem uma grande área de superfície corporal umedecida com excesso de antisséptico durante a preparação para uma cirurgia

Em animais, a perda de calor normalmente ocorre por meio de condução e convecção.[6] Os pacientes sob risco de hipotermia são os neonatos (devido à proporção da sua área de superfície corporal em relação ao volume) e os geriátricos, bem como os pacientes anestesiados e aqueles com doença primária acompanhada de comprometimento na produção de calor e nos mecanismos de termorregulação.

## EFEITOS CARDIOVASCULARES

As alterações cardiovasculares associadas à hipotermia incluem taquicardia inicial seguida de bradicardia progressiva, arritmia,[7-9] distúrbios de condução (p. ex., prolongamento dos intervalos PR, QRS e QT, além da presença de ondas Osborn, também conhecidas como ondas J em humanos)[2,6] e alteração no tônus vasomotor (ver Capítulos 103 e 248).[10] A potente constrição das artérias periféricas pode causar elevação da pressão venosa central,[2,11] resultando no aumento da resistência vascular sistêmica.[2,12] À medida que a hipotermia e a acidose progridem, ocorre perda de responsividade às catecolaminas,[3] levando a vasodilatação progressiva e hipotensão secundária.[2,3] Nos casos de hipotermia grave (p. ex., 28°C), pode ocorrer redução de até 50% na frequência cardíaca como resultado da redução da despolarização espontânea das células do marca-passo cardíaco.[6] Essa bradicardia profunda, geralmente não responsiva à atropina,[6] pode resultar em redução progressiva da pressão arterial média (PAM), vasoconstrição periférica e desvios de líquidos corporais secundários. Ademais, pode ocorrer aumento da viscosidade sanguínea, aumento da pré-carga e estase capilar, o que pode reduzir o débito cardíaco.[6] Quando a TCC se aproxima de 23,5°C, geralmente os animais morrem devido à fibrilação ventricular e à assistolia.[2,6]

### Tabela 49.1 Classificação e sinais clínicos da hipotermia.[3]

| CATEGORIA | TEMPERATURA CORPORAL | SINAIS CLÍNICOS |
|---|---|---|
| Branda | 36,7 a 37,7°C | ↑ FC, PAM normal, FR normal, NC normal |
| Moderada | 35,5 a 36,7°C | ↓ PAM, ↓ FR (gatos), ↑ FC (cães), apatia |
| Grave | 33 a 35,5°C | ↓ FC, ↓ PAM, depressão respiratória, depressão intensa do SNC |
| Crítica | < 33°C | Moribundo, pode parecer morto, alta taxa de mortalidade |

FC, frequência cardíaca; FR, frequência respiratória; NC, nível de consciência; PAM, pressão arterial média; SNC, sistema nervoso central.

## EFEITOS RESPIRATÓRIOS

A hipotermia pode deprimir a ventilação, resultando na redução da frequência respiratória, do volume-minuto respiratório e do volume tidal.[3] Isso pode ocasionar hipoventilação alveolar secundária, hipercapnia e acidose respiratória. Com o aumento da viscosidade do sangue, o fluxo sanguíneo capilar é prejudicado e pode ocorrer hipoxemia secundária. Da mesma maneira, a transferência de líquidos para o espaço alveolar pode afetar a troca gasosa, contribuindo para a hipoxemia.[10] Por fim, a hipotermia aumenta a afinidade da hemoglobina pelo oxigênio (ou seja, desloca a curva de dissociação oxigênio-hemoglobina para a esquerda), reduzindo a liberação de oxigênio pela oxiemoglobina aos tecidos,[10] contribuindo adicionalmente para a estase sanguínea.[3]

## EFEITOS NEUROMUSCULARES

A hipotermia resulta em distúrbios na autorregulação cerebral, diminuição do fluxo sanguíneo cerebral e depressão do sistema nervoso central, como resultado da redução do metabolismo do cérebro. Para cada diminuição de 1°C na TCC, ocorre redução de 6 a 10% no metabolismo cerebral.[2,3,13] Nos casos de hipotermia grave (TCC de 19 a 20°C), o eletroencefalograma pode se apresentar isoelétrico, o que pode potencialmente resultar em um diagnóstico errôneo de morte em um paciente vivo.[6,14] Em temperaturas ao redor de 30°C, são relatados, em humanos, sinais clínicos de confusão mental, comprometimento do raciocínio, diminuição do nível de consciência (NC) e coma.[2] Em pacientes veterinários, pode-se observar ataxia, hiporreflexia e diminuição do NC.[2]

## EFEITOS CLÍNICO-PATOLÓGICOS (ÁCIDO-BÁSICO, COAGULAÇÃO, ELETRÓLITOS)

A hipotermia pode resultar no aumento da produção de catecolaminas e de cortisol, resultando em hiperglicemia;[3] nos casos de hipotermia grave, isso progride para hipoglicemia devido ao comprometimento da gliconeogênese e à depleção de glicogênio.[3] A acidose também pode ser observada devido tanto a causas metabólicas quanto respiratórias (ver Capítulo 128).[2,3] A acidose metabólica pode ocorrer devido à baixa perfusão e ao aumento da produção de ácido láctico, juntamente com o aumento da atividade muscular (secundária aos tremores).[2,3] Também, pode ocorrer comprometimento da função imune, decorrente de um comprometimento da quimiotaxia e da atividade fagocítica dos granulócitos; prejuízo da morte oxidativa induzida pelos neutrófilos; e diminuição da mobilidade dos macrófagos.[2,3] A hipotermia também pode prejudicar a homeostasia por causar trombocitopenia (devido ao sequestro de plaquetas no fígado e no baço),[2,3] disfunção dos fatores de coagulação, disfunção plaquetária reversível[15] e anormalidade no equilíbrio fibrinolítico.[2] Anormalidades hemostáticas secundárias também podem ser observadas. Pode ocorrer tanto uma condição de hipercoagulabilidade fisiológica quanto coagulação intravascular disseminada (CID) (ver Capítulo 197).[2] A avaliação do sangue de cães hipotérmicos por meio de tromboelastografia mostrou a ocorrência de disfunção plaquetária devido à deficiência de agregação das plaquetas.[16]

## EFEITOS RENAIS E METABÓLICOS

Na hipotermia, pode-se observar "diurese do frio", independentemente do estado de hidratação; isso é decorrente do aumento inicial do volume sanguíneo causado pela vasoconstrição periférica.[2,3] A hipotermia também pode causar diminuição na produção de urina e na responsividade do túbulo contorcido distal ao hormônio antidiurético, resultando em menor reabsorção de água e eletrólitos.[2] Nos casos de hipotermia moderada, ocorre diminuição na taxa de filtração glomerular, devido a diminuição do débito cardíaco e do fluxo sanguíneo renal.[2,3] Em humanos, 40% dos pacientes atendidos em uma unidade de tratamento intensivo com hipotermia acidental tiveram evidências de lesões renais agudas.[2] Devido à redução da função tubular, pode-se desenvolver um quadro de acidose e hiperglicemia como resultado da diminuição da excreção de íons $H^+$ e da depuração (*clearance*) renal de glicose.[2] O quadro de hiperglicemia pode se agravar em decorrência da diminuição da sensibilidade à insulina e da redução da secreção desse hormônio pelo pâncreas.[2] Alterações eletrolíticas, tais como hipofosfatemia, hipomagnesemia e hipopotassemia, podem ser observadas secundariamente às alterações intracelulares induzidas pela hipotermia e à disfunção tubular renal.[2,3] Por fim, a redução das atividades das enzimas hepáticas está associada à hipotermia e ocorre provavelmente devido à redução da perfusão sanguínea no fígado.[2] Isso pode, potencialmente, resultar em prolongamento do tempo de excreção e metabolização de fármacos e substâncias comumente utilizados no tratamento de pacientes gravemente enfermos (p. ex., opioides, benzodiazepínicos, anticonvulsivantes, propofol etc.).[2]

## TRATAMENTO

Para minimizar os efeitos fisiológicos deletérios da hipotermia, os objetivos da terapia devem ser:
- Detectar precocemente e corrigir de imediato a hipotermia (realizando procedimentos de reaquecimento seguros)
- Evitar perdas adicionais de calor
- Dar suporte às funções orgânicas, principalmente às funções cardiopulmonares vitais (p. ex., fluidoterapia intravenosa)
- Obter normotermia
- Reduzir os riscos de complicações secundárias ao reaquecimento.

Esses objetivos podem ser obtidos por meios de técnicas de aquecimento ativas e passivas, sendo que ambas devem ser implementadas, conforme descrito a seguir.

### Aquecimento passivo

O aquecimento passivo se refere à minimização da perda de calor para o ambiente e ao aumento da habilidade do próprio paciente em gerar calor.[2] Isso inclui a prevenção das perdas por condução, fornecendo um isolamento das superfícies frias (p. ex., mesas de aço inoxidável durante a anestesia), envolvendo o paciente em cobertores isolantes, mantendo o animal o mais seco possível (p. ex., realizar antissepsia apenas no local da cirurgia e remover o excesso de solução antisséptica) e evitando a evaporação de líquidos corporais ou de líquidos utilizados na preparação cirúrgica. O aquecimento passivo é efetivo em pacientes que apresentam hipotermia branda.

### Aquecimento ativo

Aquecimento ativo é o uso de fontes exógenas de calor e geralmente é utilizado para casos de hipotermia moderada a grave; tipicamente, o paciente é incapaz de gerar calor suficiente para se reaquecer apropriadamente.[2] Exemplos de técnicas comumente utilizadas no reaquecimento externo ativo (REA) em medicina veterinária incluem (Vídeo 49.1):
- Dispositivos de aquecimento externos (colchão de água aquecida, almofadas aquecidas, cobertores elétricos, aquecedor por irradiação, garrafa com água quente, pacote de arroz aquecido etc.); contudo, algumas dessas modalidades representam risco de lesão térmica por contato direto ou indireto
- Aquecimento por ar forçado (p. ex., 3 M Bear Hugger), que fornece ar aquecido através de cobertores descartáveis, permitindo a transferência de calor por convecção aos pacientes
- Aquecimento por resistência (p. ex., colchão térmico elétrico), quando o calor é transferido ao paciente utilizando um material polimérico semicondutivo não descartável, que é aquecido por meio de resistência elétrica (p. ex., eletricidade de baixa voltagem) (Figura 49.1).

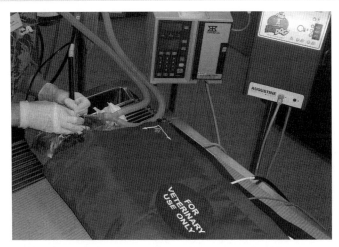

**Figura 49.1** Uso de cobertor térmico elétrico para evitar hipotermia em paciente submetido a procedimento dentário. (Cortesia de John Bayard.)

Tabela 49.2 Taxas de reaquecimento (°C/h).[2]

| | REAQUECIMENTO EXTERNO PASSIVO | REAQUECIMENTO EXTERNO ATIVO | INALAÇÃO DE AR AQUECIDO | LAVAGEM PERITONEAL (MENOS COMUM) |
|---|---|---|---|---|
| 1ª hora | 1,4 | 1,5 | 1,0 a 2,5 | 1,5 |
| 2ª hora | 1,4 | 2,4 | 2,0 | 2,5 |

Outros métodos de aquecimento ativo incluem o uso de solução fisiológica aquecida para lavar o abdome durante cirurgia, líquido aquecido (tipicamente administrado por via intravenosa, mas pode-se realizar lavagem de estômago, cólon ou peritônio) ou inalação de ar aquecido (se o paciente estiver intubado). Contudo, um estudo recente concluiu que a administração intravenosa de líquido preaquecido pode ser minimamente efetiva: mesmo preaquecendo soluções cristaloides a 60°C e administrando-as por meio de equipo de uso IV típico, na taxa de 300 m$\ell$/h, foi possível produzir uma temperatura no local de aplicação de apenas 24,2°C ± 1°C.[17] O objetivo do reaquecimento deve se limitar a um aumento de 0,5°C a 2°C por hora.[2,3] Recomendações gerais de segurança sobre taxas de reaquecimento são mostradas na Tabela 49.2.

### Complicações associadas ao reaquecimento

Complicações associadas ao reaquecimento são raras e, quando ocorrem, podem incluir choque por reaquecimento, lesões térmicas e superaquecimento. O calor deve objetivar aquecer o tronco em vez das extremidades; isso ajuda a minimizar a vasodilatação periférica e a estase sanguínea secundária, que pode ocasionar choque por reaquecimento. Quando áreas superficiais são reaquecidas, pode ocorrer vasodilatação periférica, resultando em risco de hipovolemia. Outra complicação inclui o risco de lesões térmicas, que podem ser evitadas pelo fornecimento de calor por meio de procedimentos seguros. O superaquecimento deve sempre ser evitado. Os dispositivos de reaquecimento ativo devem sempre deixar uma área livre de calor externo, na incubadora ou no chão da gaiola, de modo que o animal possa se afastar da fonte de calor assim que estiver normotérmico, em caso de calor excessivo. Os veterinários devem sempre estar atentos aos parâmetros fisiológicos normais quando se trata de reaquecimento; isso é especialmente importante quando se fornece calor aos neonatos (p. ex., temperatura retal normal de 36 a 37°C, ao nascimento).

### EMPREGO DE HIPOTERMIA COMO TRATAMENTO

O uso da hipotermia terapêutica (com um alvo terapêutico de 32 a 34°C) tem sido estudado devido ao seu efeito neuroprotetor em pacientes com lesão cerebral primária, após parada cardíaca, ou secundária ao choque hemorrágico. Acredita-se que a hipotermia terapêutica evita a morte celular após a lesão, suprime as reações de radicais livres, reduz a demanda cerebral de oxigênio e retarda as reações enzimáticas destrutivas.[2] Recentemente, as revisões realizadas por iniciativa da Reassessment Campaign on Veterinary Resuscitation (RECOVER) sugeriram que o uso de hipotermia branda pode ser benéfica quando implementada o mais brevemente possível e mantida por mais de 12 horas após o retorno à circulação espontânea.[18] Em medicina veterinária, embora haja um número limitado de estudos a respeito, as evidências preliminares são promissoras; estudos prospectivos adicionais são necessários.

### REFERÊNCIAS BIBLIOGRÁFICAS

*As referências bibliográficas deste capítulo se encontram online no Ambiente de Aprendizagem.*

# CAPÍTULO 50

# Palidez

Dan G. Ohad

Palidez é definida como o "branqueamento" de um tecido.[1] Em pacientes veterinários, a avaliação da cor de um tecido é, na maioria das vezes, realizada pela avaliação da cor das membranas mucosas, mas também de áreas do corpo sem pelos. Esse exame simples, porém essencial, é um dos componentes do exame físico de rotina realizado como parte de um exame geral dos pacientes.

Em animais normais, as membranas mucosas devem ser úmidas e róseas; são consideradas pálidas quando a sua cor está subjetivamente muito clara. A cor das membranas mucosas é determinada pela quantidade de hemoglobina oxigenada no sangue e pelo grau de perfusão sanguínea nos tecidos. Pode ser alterada ou até mesmo mascarada pela presença de outros pigmentos séricos, tais como bilirrubina ou mioglobina. Pela mesma razão, a palidez, caso muito grave, pode algumas vezes mascarar outras condições tais como a cianose, a qual deve ser considerada quando se suspeita de insuficiência cardíaca congestiva esquerda, *shunt* cardiovascular direito-esquerdo ou algumas intoxicações (ver Capítulo 52).

Deve-se ressaltar que, pelo fato de o volume globular (hematócrito [HTC]) diferir entre as espécies e as faixas etárias em determinada espécie, as membranas mucosas normais aparentam ser mais claras em gatos do que em cães, assim como em filhotes em relação aos adultos.

A palidez é mais comumente observada pela avaliação de áreas não pigmentadas da face interna dos lábios, das gengivas e da conjuntiva. As membranas mucosas da língua, narinas e trato urogenital (pênis e prepúcio ou vulva e vagina) também podem ser avaliadas, assim como a do reto. Tais membranas são ricas em capilares e facilmente visualizadas. Portanto, alterações na perfusão sanguínea ou no nível de oxigenação podem ser prontamente detectadas quando as membranas mucosas são examinadas apropriadamente. Essas alterações podem ocorrer devido a doenças sistêmicas ou localizadas.

A palidez pode ser decorrente de anemia ou redução na perfusão tecidual, ou ainda de uma combinação desses fatores. Quaisquer condições que resultem no comprometimento da perfusão capilar, tais como a diminuição do débito cardíaco ou a redução da quantidade de hemácias (eritrócitos), podem ocasionar palidez.[2] A diminuição do débito cardíaco pode ser decorrente de taquicardia ou bradicardia extrema, de taquiarritmia altamente irregular, de insuficiência miocárdica sistólica extrema, de tamponamento cardíaco, de hipertensão pulmonar arterial grave, de todos os tipos de choque (hipovolêmico, anafilático, distributivo, cardiogênico ou neurogênico) ou de hipotensão sistêmica.

Da mesma maneira, a vasoconstrição arteriolar, sistêmica ou localizada, pode causar palidez generalizada ou localizada, respectivamente.[3] Isso pode depender do aumento do tônus simpático que acompanha condições estressantes, como dor intensa e medo, ou insuficiência cardíaca.

Embora não necessariamente haja palidez em todos os pacientes anêmicos, a de membranas mucosas é o sinal clínico mais comum em todos os tipos de anemia, seja ela crônica ou aguda, regenerativa ou não regenerativa, independentemente da perfusão capilar tecidual. A hemorragia aguda pode causar palidez inicialmente por causa da hipovolemia e, posteriormente, devido à perda de hemoglobina, enquanto a anemia crônica induz palidez principalmente pela perda contínua de hemoglobina, tipicamente quando o valor do HTC é menor que 25 a 30%. Quando a perda de sangue é aguda, a palidez já pode ser detectada com um valor maior de HTC.

## AVALIAÇÃO

Uma abordagem integrada, rápida e, mesmo assim, minuciosa de um paciente com palidez pode, em alguns casos, ser crucial e possibilitar uma tomada de decisão que salva a vida, especialmente porque algumas das etiologias comuns envolvem uma situação emergencial. A atenção cuidadosa à resenha, à anamnese e à coexistência de achados no exame físico do paciente pode fornecer informações importantes sobre a causa primária da palidez, orientando o veterinário para uma pronta ação, como fluidoterapia em pacientes em choque, transfusão sanguínea em pacientes com anemia grave ou administração intravenosa de diuréticos em pacientes com insuficiência cardíaca congestiva. A escolha inadvertida de uma dessas modalidades, quando na verdade outra é necessária, pode, em alguns casos, ser deletéria (e até catastrófica) para o paciente, visto que algumas das condições mencionadas necessitam de procedimentos diferentes de outras. Não obstante, se a palidez for resultante de anemia ou de menor perfusão tecidual (ou ambas, quando coexistirem), outros achados físicos poderão orientar o clínico quanto à provável causa da palidez. Contudo, deve-se manter em mente que certos achados que acompanham o caso podem, algumas vezes, resultar de diversas potenciais etiologias, o que pode causar confusão. Possíveis exemplos incluem taquicardia sinusal compensatória (quando o débito cardíaco e a perfusão estão muito baixos, ou quando ocorre hipoxemia relacionada à anemia), taquipneia compensatória (quando há hipoxemia relacionada à anemia), fraqueza ou extremidades frias, ou atividade mental anormal. Esses sinais nem sempre são úteis na determinação de qual das duas categorias de distúrbio é a que mais está contribuindo para a palidez. Esse é o motivo pelo qual devem ser feitos esforços direcionados a uma integração cuidadosa de todos os achados antes de se realizar uma ação corretiva.

O histórico e o exame físico podem ser compatíveis com hemorragia externa (p. ex., melena ou epistaxe) ou interna: a combinação de palidez e icterícia (ou a presença de pigmentúria) é altamente sugestiva de anemia hemolítica.

Um dos parâmetros mais informativos e que pode auxiliar na diferenciação entre perfusão diminuída e anemia é o tempo de preenchimento capilar (TPC). Ele é determinado por meio da compressão leve de uma superfície mucosa não pigmentada, que fica esbranquiçada pela interrupção transitória do fluxo sanguíneo capilar, observando o tempo (em segundos) que demora para que a cor da mucosa retorne ao normal. Esse tempo será mais longo que o normal quando a pressão de perfusão capilar estiver diminuída. Contudo, se a pressão manual aplicada for forte o suficiente para comprimir também o fluxo arterial, o TPC pode estar demasiadamente prolongado e levar o clínico a superestimar a gravidade do real comprometimento. Em contraste, o TPC pode permanecer inalterado mesmo na presença de anemia grave, especialmente nos casos crônicos. O TPC normal varia de 1 a 2 segundos; um TPC prolongado, de mais de 2 segundos, é considerado diagnóstico para baixa perfusão tecidual.[2,4] Contudo, esse é um exame altamente subjetivo e de baixa sensibilidade, que frequentemente se apresenta normal em pacientes gravemente comprometidos e vice-versa, principalmente quando não integrado a um painel de outros exames e avaliações. Enquanto os animais com perfusão sanguínea diminuída frequentemente apresentam pulso periférico fraco e rápido e TPC prolongado, aqueles com anemia crônica (ou seja, sem hipovolemia concomitante resultante da perda aguda de sangue, junto com os seus mecanismos compensatórios) quase sempre apresentam pulso rápido, porém limitado, com TPC normal. Visto que nesses casos os volumes intravascular e extravascular permanecem normais, o pulso arterial forte se deve à diminuição da viscosidade sanguínea associada ao aumento compensatório do débito cardíaco. Um exame de sangue simples, como o HTC, pode suplementar os achados de exame físico, propiciando uma indicação sobre qual dessas condições é responsável pela palidez.

A qualidade do pulso pode fornecer informações adicionais a respeito da causa primária (ver Capítulo 56). Por exemplo, quando o pulso diminui durante a inspiração e aumenta durante a expiração (um "pulso paradoxal"), especialmente quando acompanhado de taquicardia, abafamento de sons cardíacos e congestão da veia jugular, deve-se suspeitar de tamponamento cardíaco como causa da palidez, e, caso confirmado, deve ser prontamente tratado (ver Capítulo 254). Quando a pressão do pulso (a diferença entre as pressões arteriais sistólica e diastólica), que é o que dita a intensidade do pulso arterial palpável, está anormalmente alta ou baixa, isso não necessariamente significa que a perfusão tecidual seguirá o mesmo padrão. Um bom exemplo é a bradicardia grave, que se traduz em pressão arterial sistólica elevada (devido ao maior tempo de preenchimento diastólico do ventrículo esquerdo e, portanto, maior força de contração do ventrículo esquerdo), juntamente com diminuição da pressão arterial diastólica (resultante da maior possibilidade de redução da pressão diastólica para um valor menor que o normal). A combinação de alta pressão arterial sistólica e baixa pressão arterial diastólica significa que a pressão do pulso está aumentada por duas razões distintas, ocasionando um forte

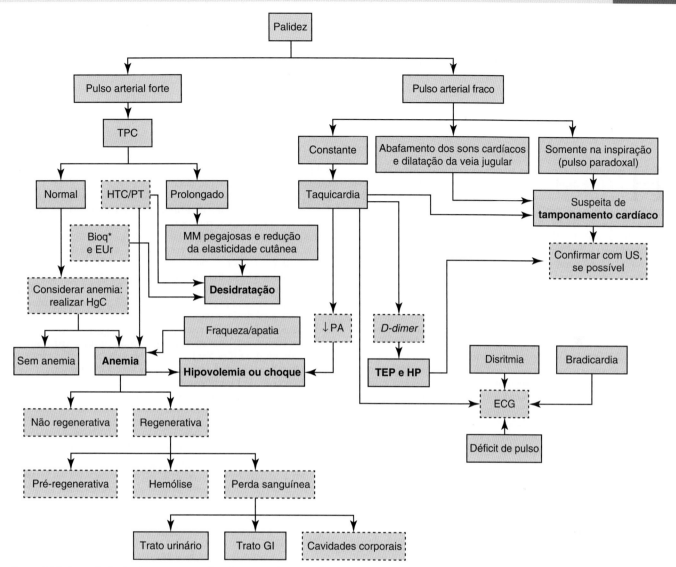

**Figura 50.1** Sugestão de algoritmo com testes diagnósticos com base em informações integradas obtidas na resenha e na anamnese do paciente, após a detecção de palidez durante o exame físico. O fluxograma ilustra como a avaliação de um paciente com palidez pode ajudar a determinar a causa e como a palidez pode ter mais de uma causa ao mesmo tempo. Os achados de exame físico são mostrados em caixas de texto delimitadas por linhas sólidas. Os exames auxiliares a serem considerados são mostrados em caixas de texto delimitadas por linhas tracejadas. Os diagnósticos estão em negrito. *Ao menos glicose, eletrólitos, lactato, creatinina e ureia ou nitrogênio ureico sanguíneo. *Bioq*, perfil bioquímico sérico; *ECG*, eletrocardiograma; *EUr*, exame de urina; *GI*, gastrintestinal; *HgC*, hemograma completo; *HTC*, hematócrito; *HP*, hipertensão pulmonar; *MM*, membranas mucosas; *PA*, pressão arterial; *PT*, proteína total; *TEP*, tromboembolismo pulmonar; *TPC*, tempo de preenchimento capilar; *US*, ultrassonografia; *V*, venoso.

pulso palpável (ver Capítulo 56). Isso, contudo, não deve dar uma impressão errada quanto à perfusão capilar, que ainda pode estar muito comprometida devido à redução geral do débito cardíaco, caso a bradicardia seja suficientemente grave. Nesse contexto, a palidez pode fornecer ao veterinário atento informação suficiente para manter em mente esse risco, especialmente quando associada a outros achados de exame físico, tais como hipotermia central ou regional, ou letargia.

A umidade das membranas mucosas pode diminuir no caso de comprometimento da hidratação, o que não deve ser esperado em pacientes anêmicos, porém bem hidratados. O estado de hidratação também pode ser avaliado por método não invasivo mediante o teste da elasticidade (turgor) cutânea: caso a pele da região interescapular retorne prontamente a sua posição normal após ter sido puxada dorsalmente e liberada, é menos provável que haja desidratação. Contudo, em caso de dúvida, podem ser realizados exames de sangue específicos (p. ex., HTC, proteína total) para esclarecer essas impressões subjetivas.

A taquiarritmia, com ciclos cardíacos prematuros frequentes, pode explicar o déficit de pulso como um fator que contribui para a ocorrência de palidez, caso seja suficientemente grave e com ciclos frequentes (ver Capítulo 248). Um simples exame eletrocardiográfico pode averiguar essa possibilidade (ver Capítulo 103).

A Figura 50.1 mostra uma sugestão de algoritmo para testes diagnósticos a serem realizados pelos veterinários, com base nas informações integradas obtidas na resenha e na anamnese do paciente, quando a palidez é detectada durante o exame clínico. Ele prioriza os testes durante o exame físico e ilustra como a avaliação de um paciente com palidez pode ajudar a determinar a sua causa e, ainda, como a palidez pode ter mais de uma causa ao mesmo tempo.

## REFERÊNCIAS BIBLIOGRÁFICAS

*As referências bibliográficas deste capítulo se encontram online no Ambiente de Aprendizagem.*

# CAPÍTULO 51

# Hiperemia

Anthony C. G. Abrams-Ogg

Hiperemia refere-se ao aumento do fluxo sanguíneo arterial (pré-capilar) nos tecidos. A hiperemia ativa é uma resposta fisiológica normal quando há elevação na atividade metabólica de um tecido, assim como nos músculos em exercício, propiciando o fornecimento de mais oxigênio e nutrientes a esses tecidos.[1] A hiperemia também é uma resposta fisiopatológica fundamental como parte da inflamação[2] (Figura 51.1). O principal sinal clínico associado à hiperemia é o eritema, que estará menos óbvio em um animal anêmico. Hiperemia é diferente de congestão, que se deve à demora na remoção do sangue pós-capilar e não causa eritema. Este capítulo aborda a hiperemia generalizada das membranas mucosas, as quais são sentinelas dos tecidos quanto à condição circulatória, pois recebem abundante suprimento vascular e são facilmente examinadas. Em geral, a hiperemia é inicialmente detectada pela constatação de eritema gengival e conjuntival durante o exame físico geral. É importante assegurar que o eritema não é causado por gengivite ou conjuntivite. Caso haja gengivite, a mucosa bucal deve ser examinada. Se a pigmentação ou o comportamento do paciente impedir a detecção de hiperemia gengival, da mucosa bucal ou da conjuntiva, assim como a confirmação de hiperemia generalizada, deverão ser examinadas as membranas mucosas da vulva, ou o pênis e o prepúcio. Em alguns casos, é possível detectar eritema cutâneo generalizado. O termo "mucosa congesta" é variavelmente utilizado pelos veterinários como sinônimo de hiperemia ou para se referir a um subtipo de hiperemia caracterizada por "mucosa cor de tijolo", mais associada a sepse, insolação e hipoadrenocorticismo.

O eritema de membranas mucosas e pele também pode ser causado por eritrocitose, hemoglobinemia e após tratamento com Oxyglobin®, condições que podem ser excluídas com base nas informações obtidas na anamnese e no hemograma. As membranas mucosas de cães e gatos neonatos também são relativamente mais escuras quando comparadas a sua cor em torno de 6 semanas de vida, em razão do alto volume corpuscular médio dos fetos.[3] De modo experimental, nas intoxicações causadas por monóxido de carbono e por cianeto, é possível notar membranas mucosas vermelho-brilhantes. No primeiro caso, isso ocorre pela formação de carboxiemoglobina e, no último, pelo fato de o oxigênio não ser extraído da hemoglobina, sendo que em ambas as condições ocorre uma resposta hiperdinâmica.[4] As intoxicações por monóxido de carbono e por cianeto são mais comuns quando há inalação de fumaça, ocasião em que, em geral, não há relato de membranas mucosas vermelhas e há predomínio de outros sintomas.[5,6] Essas substâncias também podem ser utilizadas em envenenamentos propositais e tentativas de suicídio.[7]

Assim como acontece em outros tecidos, o fluxo sanguíneo nas membranas mucosas é predominantemente determinado pelo débito cardíaco e pelo tônus vascular arteriolar. Não ocorre hiperemia sem vasodilatação, mas nem todas as causas de vasodilatação ocasionam hiperemia. O tônus vasomotor está sob controle local intrínseco e extrínseco. Os sinais de controle local incluem produtos metabólicos, endotelina-1, óxido nítrico (NO), tromboxano A2, prostaciclina, histamina e bradicinina[1]. Os principais mecanismos de controle extrínseco são os reflexos neuro-hormonais do sistema nervoso autônomo (p. ex., secreção de acetilcolina).[1]

O tempo de preenchimento capilar (TPC) costuma ser determinado quando se examina uma membrana mucosa periférica. É um indicador da perfusão gengival. Em medicina humana, a subjetividade e a inconsistência do TPC têm levantado uma questão quanto a sua utilidade.[8] Esses fatores também podem afetar a interpretação do TPC em animais, mas este ainda permanece como um componente importante do exame físico. Na hiperemia de membranas mucosas, o TPC estará normal (0,5 a 2 segundos) ou diminuído (< 0,5 segundo), caso o débito cardíaco esteja normal ou aumentado, respectivamente. Apesar de parecer paradoxal, pode ocorrer prolongamento do TPC (> 2 a 3 segundos) em membranas mucosas hiperêmicas, indicando vasodilatação grave e risco de hipotensão associada. Para obtenção do TPC, deve-se aplicar uma pressão leve por 1 ou 2 segundos de modo a prejudicar a perfusão sanguínea e a provocar uma área tecidual esbranquiçada. A pressão excessiva ou prolongada, assim como o teste repetitivo em uma mesma área, pode resultar em resposta exagerada de uma hiperemia reativa, ou seja, aumento acima do fluxo sanguíneo normal após a oclusão vascular transitória.

A detecção de hiperemia em gatos é muito menos frequente do que em cães, provavelmente porque nessa espécie o valor do hematócrito normal é menor, o volume sanguíneo é relativamente mais baixo e os distúrbios que causam hiperemia são reduzidos, além de o aumento do tônus simpático em condições estressantes ocasionar vasoconstrição. Outro aspecto que pode dificultar a detecção de hiperemia em gatos é o fato de ser comum a gengivite nessa espécie, além da escassez de exames de rotina da genitália, com exceção dos animais com sinais de doença do trato urinário inferior.

A causa mais comum de hiperemia em cães é a resposta fisiológica normal ao aumento da temperatura ou do calor (Vídeo 51.1). A elevação da temperatura pode ser interna ou externa. Uma das funções do sistema circulatório é o transporte de metabólitos para sua excreção, sendo que o calor interno, além do necessário para manter a temperatura corporal estável, é considerado um desses produtos.[1] No modelo clássico de vasodilatação, o metabolismo elevado causa diminuição na concentração de oxigênio por causa do consumo, levando a um aumento de dióxido de carbono, potássio, adenosina e ácido láctico – todos eles ocasionam vasodilatação. O modelo clássico tem sido desafiado pelo modelo "*bang-bang*", em que a enzima NADPH-oxidase da membrana é ativada e desativada com base no suprimento de oxigênio e glicose para suprir suas demandas. Quando a NADPH oxidase é ativada, ocorre liberação de ânions superóxido no espaço intersticial e subsequente neutralização do NO do intersítio.[9] No cão, o aumento do fluxo sanguíneo para a pele exacerba, em parte, o resfriamento por convecção, porém a respiração ofegante é o principal mecanismo de aumento do resfriamento por evaporação, facilitado pela hiperemia da mucosa bucal. A elevação da atividade física e/ou a excitação potencializa a produção de calor pelos músculos esqueléticos. Esse aumento é mais frequente graças ao comportamento normal ou anormal em determinados cães. Um cenário de superaquecimento não relacionado ao comportamento é o trabalho respiratório associado à paralisia de cães da raça Coonhound (ver Capítulo 269). Uma atividade muscular patológica também pode ocorrer na intoxicação por metaldeído.

O aumento do calor externo se deve à alta temperatura ambiente ou a fontes de aquecimento externas, e o estresse pelo calor externo exacerba a carga de calor interno. O aumento da umidade do ambiente também eleva o estresse pelo calor, pois reduz a efetividade do resfriamento por evaporação. Gatos muito

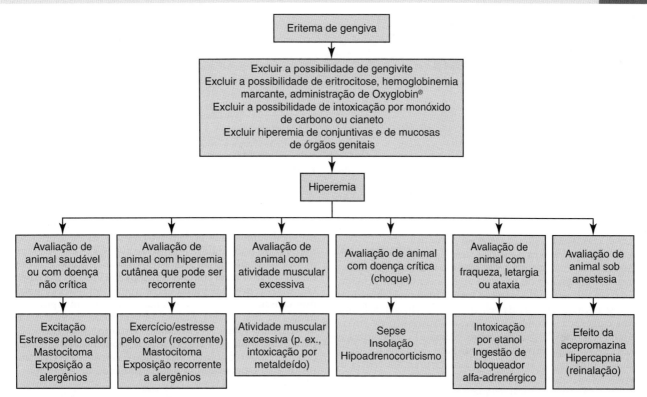

**Figura 51.1** Algoritmo para a detecção da causa de hiperemia de membranas mucosas no cão. O algoritmo também pode ser utilizado para gatos, mas a detecção de hiperemia nessa espécie é menos frequente.

excitados e/ou submetidos a alta temperatura ambiente podem manifestar respiração ofegante e membranas mucosas relativamente hiperêmicas.

A princípio, o superaquecimento está associado a um TPC normal, que progredirá para TPC aumentado com a elevação do estresse térmico, depois para insolação e, por fim, para choque com palidez e TPC prolongado (ver Capítulo 134).[10]

A febre é uma resposta adaptativa e, por si só, não causa hiperemia (ver Capítulo 48). Contudo, ela ocorre frequentemente em razão da sepse, que costuma estar associada à hiperemia. Ao contrário da hipertermia, na qual há vasodilatação apropriada, na sepse os mediadores inflamatórios bradicinina, histamina, serotonina e muitos outros causam vasodilatação inapropriada[11] (Vídeo 51.2). A fase hiperdinâmica do choque séptico é caracterizada por febre, hiperemia, TPC normal ou aumentado e taquicardia. Ela pode progredir para choque séptico hipodinâmico, caracterizado inicialmente por TPC prolongado seguido de palidez e hipotermia. O choque hiperdinâmico em gatos é pouco frequente.

Alguns fármacos e toxinas podem causar hiperemia. Entre eles, são mencionados acepromazina, fenoxibenzamina, prazosina e outros medicamentos que bloqueiam receptores alfa-adrenérgicos. Animais com hiperemia causada por esses fármacos, em geral, se encontram sob sedação. O etanol pode causar vasodilatação periférica, e um possível tratamento pode ser a modulação dos mecanismos extrínsecos do controle vasomotor.[12] Os animais com hiperemia costumam desenvolver ataxia. A ingestão de etanol pode se dar por intoxicação criminosa/acidental, ingestão de massa de pão ou uso de etilenoglicol no tratamento da intoxicação (ver Capítulo 152).[13] A hipercapnia oriunda de reinalação de gás carbônico durante a anestesia pode causar vasodilatação periférica. Se a pressão sanguínea e a oxigenação estiverem adequadas, as membranas mucosas podem estar hiperêmicas. O animal também pode apresentar hiperventilação. É importante ressaltar que a hipercapnia pode ocorrer sem esses sintomas.[14]

Alguns cães com hipoadrenocorticismo atípico e clássico apresentam hiperemia intensa, sem TPC prolongado, e alguns casos foram erroneamente diagnosticados como sepse (ver Capítulo 309).[15] O cortisol é necessário para uma resposta normal à epinefrina e para a inibição da síntese de NO; portanto, a deficiência de cortisol resulta em vasodilatação. Os cães com hipoadrenocorticismo também podem apresentar palidez em razão da redução de volume e da vasoconstrição periférica. Esses achados circulatórios variáveis contribuem para que tal distúrbio seja denominado "a grande farsa". Em geral, nota-se baixa relação sódio-potássio no soro sanguíneo e/ou ausência de leucograma de estresse; contudo, o vômito prolongado pode diminuir a concentração sérica de potássio, e uma doença inflamatória não relacionada pode mimetizar um leucograma de estresse. Às vezes o hipoadrenocorticismo pode causar febre.[16] Nos casos de hiperemia inexplicável, deve-se realizar o teste de estimulação com hormônio adrenocorticotrófico (ACTH). Porém, nesse cenário, ao interpretar a resposta a tal teste, é preciso considerar a possibilidade de carência de corticosteroides relacionada a uma doença grave (ver Capítulo 133).[17]

A histamina é um potente vasodilatador, e cães com mastocitoma costumam apresentar hiperemia autolimitante periódica não associada ao aumento de atividade ou da temperatura ambiente (ver Capítulo 349). A exposição intermitente a um alergênio também pode causar esse sintoma. Caso não haja menção à exposição repetitiva a um alergênio na anamnese e o exame minucioso da pele não revele uma massa tumoral, devem-se realizar exames de imagem e/ou aspiração de baço, fígado e medula óssea (ver Capítulos 89, 92 e 93).

Em humanos, alterações nos mecanismos do NO estão associadas a sintomas vasomotores da menopausa. Existe um modelo animal de vasodilatação na cauda de ratas submetidas à ovariectomia e a exercícios forçados; no entanto, não foram detectados sintomas vasomotores após a ovário-histerectomia em cadelas e gatas.[18]

## REFERÊNCIAS BIBLIOGRÁFICAS

*As referências bibliográficas deste capítulo se encontram online no Ambiente de Aprendizagem.*

# CAPÍTULO 52

# Cianose

Anna Tidholm

Cianose (do grego *ciano* = azul) é definida como a coloração azulada nas membranas mucosas e/ou na pele causada por uma quantidade excessiva de hemoglobina desoxigenada (reduzida) no sangue capilar. A cianose tem uma avaliação subjetiva, sendo observada em diferentes doenças e, em geral, classificada como central ou periférica.

A cianose central é causada pela desoxigenação sistêmica do sangue arterial, mais comumente graças às doenças cardiovasculares ou pulmonares, ou por uma alta concentração de hemoglobina não carreadora de oxigênio (p. ex., metemoglobinemia). A cianose periférica é causada pela redução localizada de hemoglobina oxigenada, secundária a causas obstrutivas (p. ex., tromboembolismo, uso de garrote, corpo estranho), vasoconstrição (p. ex., choque, hipotermia, débito cardíaco insuficiente), diminuição do suprimento arterial ou qualquer uma das causas de cianose central. Quase sempre a cianose central é mais evidente na membrana mucosa bucal, enquanto a periférica é mais perceptível no coxim plantar e nas unhas dos membros afetados (Figuras 52.1 e 52.2).

## FISIOLOGIA E FISIOPATOLOGIA

Em geral, nota-se cianose quando a concentração de hemoglobina desoxigenada excede 5 g/100 mℓ de sangue do leito capilar. Contudo, quando o teor de hemoglobina desoxigenada no sangue arterial alcança um valor de 3,0 a 3,5 g/100 mℓ de sangue, ocorre cianose detectável. A quantidade de hemoglobina desoxigenada depende da concentração de hemoglobina e do seu percentual de saturação no sangue arterial ($Sa_{O_2}$), que está relacionado com a tensão arterial de oxigênio ($Pa_{O_2}$). A tensão alveolar de oxigênio ($Pa_{O_2}$) é de cerca de 100 mmHg quando se respira ar ambiente, e a $Sa_{O_2}$ é de aproximadamente 97%, resultando em $Pa_{O_2}$ ao redor de 95 mmHg. Quando a diminuição na concentração de oxigênio inspirado resulta na redução de $Sa_{O_2}$, ocorre elevação na concentração de hemoglobina desoxigenada no sangue arterial, e a cianose se torna clinicamente detectável a partir do momento que atinge o limiar de 3,0 a 3,5 g/100 mℓ de sangue. Em animais com concentração normal de hemoglobina (cerca de 10 a 20 g/100 mℓ de sangue), a $Sa_{O_2}$ deve estar reduzida à concentração abaixo de 73 a 78% ($Pa_{O_2}$ < 39 a 44 mmHg) para provocar um quadro de cianose visivelmente consistente. Assim, a cianose é um indicador pouco sensível do conteúdo sanguíneo de oxigênio, e a detecção dela em animais sem doença cardíaca cianótica indica hipoxemia arterial grave. A eritrocitose é uma condição caracterizada por alto número de eritrócitos. Em cães e gatos, em geral é secundária a condições que resultam em hipoxemia crônica, porém pode também ser primária (ver Capítulo 57). Animais com eritrocitose apresentam maior concentração total de hemoglobina, facilitando o acúmulo de hemoglobina reduzida. Por exemplo, em um animal com hematócrito de 65%, pode haver 5 g de hemoglobina desoxigenada em cada 100 mℓ de sangue, caso a $Sa_{O_2}$ esteja abaixo de 89%. Ao contrário, animais anêmicos raramente manifestam cianose, visto que, graças à redução absoluta no teor de hemoglobina, a cianose só seria possível caso a $Sa_{O_2}$ diminuísse para concentração incompatível com a vida.

## CAUSAS DE CIANOSE CENTRAL E PERIFÉRICA

A *cianose central* é causada com mais frequência por doenças cardiovasculares ou pulmonares que resultam na desoxigenação arterial (hipoxemia) (Boxe 52.1; ver também Figura 52.1). As causas de hipoxemia podem ser classificadas de acordo com o mecanismo fisiopatológico presente (ver Capítulo 128).

Um *desequilíbrio na relação ventilação-perfusão* é provavelmente a causa mais comum de hipoxemia observada na rotina clínica. Nas doenças pulmonares tromboembólicas e naquelas que causam infiltração pulmonar (p. ex., edema, pneumonia, neoplasia, hemorragia, fibrose), a ventilação alveolar e a troca de oxigênio estão prejudicadas; portanto, o sangue que flui para essas áreas será oxigenado de maneira inadequada. Isso cria um *shunt* fisiológico, já que o sangue desoxigenado se mistura ao oxigenado que está retornando de áreas bem ventiladas do pulmão.

A *hipoventilação* é outra causa potencial de redução da $Pa_{O_2}$, na qual os alvéolos não são ventilados graças à alta pressão pleural (efusão pleural ou pneumotórax), à depressão do centro respiratório (doenças neurológicas, dose excessiva de fármacos) ou à insuficiência dos músculos respiratórios. As causas obstrutivas de hipoxemia, como paralisia de laringe ou corpo estranho na traqueia, resultam em menor disponibilidade de oxigênio. Os *shunts* venoso-arteriais (defeitos cardíacos congênitos direito-esquerdo ou *shunts* extracardíacos) fazem com que o sangue venoso desoxigenado se misture ao sangue arterial oxigenado, o que pode resultar em hipoxemia e cianose (ver Figura 52.2). Se houver cianose em um animal jovem, deve-se suspeitar de doença cardíaca congênita. Um *shunt* direito-esquerdo causado pela persistência do ducto arterioso (PDA) resulta em cianose diferencial graças à localização do *shunt*. O sangue desoxigenado da artéria pulmonar é desviado através do ducto arterioso persistente para a porção da aorta posterior ao tronco braquicefálico e à artéria subclávia, ocasionando cianose da região posterior do corpo, ao mesmo tempo que a parte cranial é suprida com sangue adequadamente oxigenado. Outros defeitos cardíacos congênitos devem ser considerados nos casos de cianose central, como tetralogia de Fallot, defeito de septo atrial ou ventricular, defeitos de endocárdio com hipertensão pulmonar ou estenose pulmonar concomitante, atresia da artéria pulmonar, hipoplasia do ventrículo direito, dupla saída do ventrículo direito e transposição de grandes vasos (ver Capítulo 250).

A *metemoglobina* é um produto normal da oxidação da hemoglobina, mantida em baixa concentração (cerca de 1% da hemoglobina total) pela ação da enzima metemoglobina-redutase presente nos eritrócitos. A porcentagem de metemoglobina pode aumentar com a exposição a oxidantes ou em razão de deficiência de metemoglobina-redutase eritrocitária. Agentes oxidativos que causam metemoglobinemia incluem paracetamol, benzocaína, azul de metileno, fenazopiridina, nitratos e nitritos. Ocorre hipoxemia, pois a metemoglobina não é capaz de carrear oxigênio. Quando a concentração de metemoglobina excede 10% da hemoglobina total, pode-se notar sangue arterial amarronzado. A metemoglobinemia pode ser detectada pela constatação de membranas mucosas marrons ou cor de chocolate.

A *cianose periférica* ocorre quando há oxigenação inadequada do sangue capilar periférico. Isso pode ser causado pela dessaturação da Hb no sangue arterial, ou seja, por qualquer uma das

# CAPÍTULO 52 • Cianose

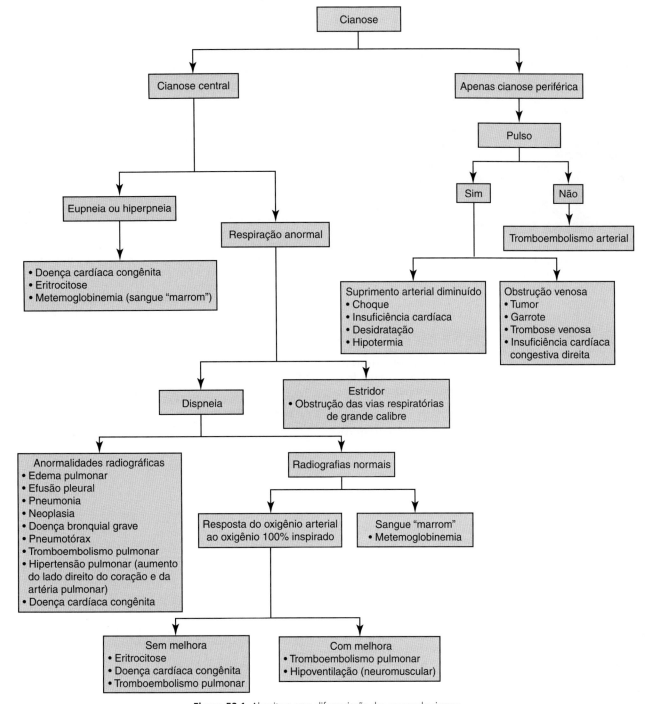

**Figura 52.1** Algoritmo para diferenciação das causas de cianose.

condições que causem cianose central, ou resultar da dessaturação excessiva da Hb nos tecidos periféricos graças a um desequilíbrio entre o suprimento de oxigênio e as necessidades metabólicas do tecido, o que pode ocorrer por uma variedade de causas. A cianose periférica ocorre com mais frequência em razão de tromboembolismo arterial (trombo em sela) e/ou choque, ou de outras causas que incluam oclusão da drenagem venosa (como um garrote) e hipotermia.

## AVALIAÇÃO DO ANIMAL CIANÓTICO

A diferenciação clínica da cianose é baseada nas informações da anamnese (histórico clínico) e nos achados de exame físico e testes diagnósticos. O histórico pode incluir o contato com produtos tóxicos, como o paracetamol, ou sedativos que podem causar hipoventilação. O exame físico inclui avaliação do padrão respiratório do paciente (taquipneia, dispneia e padrão respiratório paradoxal), assim como a avaliação da viabilidade das vias respiratórias (ver Capítulo 28). Caso se constatem estridores, é possível que haja obstrução das vias respiratórias superiores, podendo o paciente precisar de traqueostomia ou intubação endotraqueal emergencial. É essencial definir se a cianose é central ou periférica. Deve-se examinar tanto a região cranial (membrana mucosa bucal e língua) quanto a caudal (vagina ou prepúcio) do corpo, a fim de investigar a possibilidade de cianose diferencial, o que sugere um *shunt* direito-esquerdo em razão da PDA. A cianose diferencial pode estar associada à fraqueza de membros pélvicos e geralmente piora com o exercício. As causas de cianose central estão muitas vezes associadas a achados anormais no

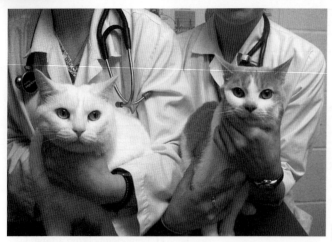

**Figura 52.2** Cianose central (no gato *à direita*, a cianose é especialmente visível no plano nasal) causada por um *shunt* direito-esquerdo em um gato com defeito no septo ventricular. Para comparação, o gato *à esquerda* é normal. (Cortesia do Dr. Etienne Côté.) (*Esta figura se encontra reproduzida em cores no Encarte.*)

exame físico que refletem a etiologia. A cianose periférica pode ocasionar sinais de claudicação ou paresia aguda do membro afetado. O exame físico desses pacientes pode revelar sinais de tromboembolismo (dor, ausência de pulso, palidez, regiões frias palpáveis e paresia) no membro afetado, massa tumoral ou corpo estranho (ou seja, uma bandagem elástica) que causa oclusão venosa ou cianose periférica generalizada oriunda de vasoconstrição e que pode responder ao aquecimento ou à massagem das extremidades.

## TESTES DIAGNÓSTICOS

A hemogasometria arterial é o "padrão-ouro" para avaliar a cianose central (ver Capítulo 128). Embora a amostra de sangue venoso possa contribuir com informações relativas aos gases sanguíneos, a amostra de sangue arterial fornece evidências definitivas de anormalidades na $Sa_{O_2}$, na $Pa_{O_2}$ e na $Pa_{CO_2}$, além da resposta ao oxigênio. A hemogasometria arterial pode ser avaliada quando o animal estiver respirando ar ambiente; no entanto, para o máximo de informações diagnósticas, tal exame deverá ser realizado enquanto o animal estiver recebendo oxigênio a 100%. Infelizmente, essa última condição costuma exigir anestesia geral, que pode não ser bem tolerada por muitos pacientes com cianose.

A oximetria de pulso, que estima a $Sa_{O_2}$, está amplamente disponível na maioria das clínicas e pode ser utilizada para a avaliação da cianose central (ver Capítulo 128). Caso se obtenha um sinal satisfatório, existe uma correlação razoavelmente boa entre a oximetria de pulso estimada e as mensurações invasivas de $Sa_{O_2}$ em cães. Os valores de $Pa_{O_2}$ são extrapolados pela $Sa_{O_2}$, com utilização da curva de dissociação do oxigênio. Deve ser observado que a oximetria de pulso não permite a diferenciação entre hemoglobina oxigenada, carboxiemoglobina, metemoglobina e intoxicação por cianeto. Os resultados da oximetria de pulso podem ser influenciados por hipovolemia, vasoconstrição e anemia grave. Apesar de a oximetria de pulso ter limitações importantes, ela pode ser útil para avaliar a oxigenação basal e a resposta à suplementação de oxigênio quando a hemogasometria não estiver disponível ou não for prática.

A diferenciação entre a hemoglobina desoxigenada e a metemoglobina em cães com cianose central pode ser prontamente verificada ao expor o sangue venoso ao ar. A hemoglobina desoxigenada rapidamente se torna vermelho-brilhante nessas condições, enquanto a metemoglobina permanece marrom-escura.

### Boxe 52.1 Causas de cianose central e periférica

**Cianose central**
*Pulmonar*
Desequilíbrio na relação ventilação-perfusão
  Infiltração pulmonar
    Edema
    Inflamação/infecção
    Neoplasia
    Síndrome da angústia respiratória aguda (SARA)
    Doença pulmonar obstrutiva crônica ou fibrose pulmonar
    Contusão/hemorragia pulmonar
  Tromboembolismo pulmonar
Hipoventilação
  Efusão pleural, pneumotórax
  Insuficiência dos músculos respiratórios (p. ex., fadiga, miopatia ou anormalidade neurológica)
  Intoxicação (dose excessiva de sedativo ou anestésico)
  Doença neurológica primária (p. ex., neoplásica, inflamatória)
Obstrução
  Paralisia de laringe
  Corpo estranho (p. ex., na laringe ou na traqueia)
  Lesão tumoral nas vias respiratórias de maior calibre (p. ex., neoplásica, parasitária, inflamatória)
  Concentração inapropriada de oxigênio no gás inspirado (p. ex., altitude elevada, complicação anestésica)

*Cardíaca (shunt direito-esquerdo)*
Extracardíaca
  *Shunt* reverso causado pela persistência do ducto arterioso (PDA) (cianose diferencial)
  Fístula arteriovenosa pulmonar
Intracardíaca
  Tetralogia de Fallot
  Defeito de septo atrial ou ventricular, com estenose pulmonar ou hipertensão pulmonar
  Defeitos de endocárdio
  Atresia da artéria pulmonar
  Hipoplasia do ventrículo direito
  Dupla saída do ventrículo direito
  Transposição de grandes vasos

*Hemoglobina não carreadora de oxigênio (p. ex., metemoglobinemia)*

**Cianose periférica**
Cianose central (p. ex., insuficiência cardíaca congestiva)
Tromboembolismo arterial
Vasoconstrição periférica (p. ex., hipotermia, choque)
Suprimento de sangue arterial reduzido
Débito cardíaco reduzido
Obstrução da drenagem venosa
  Garrote ou corpo estranho (ou seja, bandagem elástica)
  Trombose venosa
  Insuficiência cardíaca congestiva direita

A eritrocitose pode indicar doença cardíaca congênita ou hipoxemia crônica (ver Capítulo 57). A avaliação da concentração de lactato em amostras de sangue obtidas nos diferentes membros pode ajudar a diagnosticar a cianose diferencial ou a cianose periférica causada por tromboembolismo ou outras condições que reduzem o suprimento de sangue arterial ou que comprometem o retorno venoso (ver Capítulo 70). Em gatos e cães com tromboembolismo arterial agudo, a concentração de glicose no sangue venoso periférico do membro afetado é menor do que a concentração da glicose no sangue venoso central (ver Capítulo 256). Nos casos de efusão pleural e pneumotórax, a toracocentese pode ser tanto diagnóstica quanto terapêutica e deve ser realizada antes de outros exames complementares, quando um padrão respiratório paradoxal sugerir líquido ou ar livre no espaço pleural (ver Capítulo 102). A radiografia de tórax é essencial para diferenciar as muitas causas de cianose, como edema pulmonar, pneumonia, efusão pleural, pneumotórax ou afecções bronquiais. Contudo, a necessidade de radiografias deve ser avaliada considerando a estabilidade do paciente. A ecocardiografia pode ser bastante útil na identificação de doenças cardíacas, hipertensão pulmonar e efusão pleural ou pericárdica. O teste de microbolhas (*bubble test*) pode auxiliar na detecção de *shunt* direito-esquerdo (ver Capítulo 104). A tomografia computadorizada pode ser necessária para diagnosticar tromboembolismo pulmonar e ajudar a diagnosticar *shunt* intracardíaco direito-esquerdo e lesão extracardíaca.

## TRATAMENTO

A *cianose central* é uma condição com risco potencial à vida e requer atenção imediata. Deve-se confirmar a existência de uma via respiratória patente ou estabelecer uma, administrando oxigênio imediatamente enquanto se realiza a estabilização e a avaliação básica (ver Capítulo 131). A maioria dos animais com cianose central melhora com terapia com oxigênio. A hipoxemia e a cianose causadas por hipoventilação, comprometimento da difusão gasosa e desequilíbrio na relação ventilação-perfusão – a menos que o caso seja grave – são os parâmetros que apresentam os maiores benefícios. O tratamento subsequente depende muito da causa primária da cianose. A suplementação de oxigênio não é útil quando a cianose é decorrente de *shunt* cardíaco direito-esquerdo congênito, pois a quantidade de sangue venoso que alcança a circulação arterial não está diminuída. A maioria dos animais com doenças cardíacas congênitas cianóticas se apresenta relativamente confortável em descanso, não sendo necessária intervenção emergencial. O tratamento de metemoglobinemia envolve a eliminação da causa e a tentativa de limitar a lesão tecidual. Recomenda-se o uso de azul de metileno e de N-acetilcisteína no tratamento imediato de metemoglobinemia (ver Capítulos 151 a 153). A suplementação de oxigênio não é efetiva porque a metemoglobina não se liga ao oxigênio. Em todos os casos em que se administra oxigênio, a eficácia da terapia é avaliada mediante inspeções seriadas das membranas mucosas, bem como mensuração da saturação de oxigênio e hemogasometria.

A cianose periférica, embora quase sempre indique uma doença séria, em geral não representa risco à vida, e o tratamento deve ser direcionado à doença primária.

# CAPÍTULO 53

# Icterícia

Christina Alanna Bradbury

Icterícia é definida como uma coloração amarelada da esclera, da pele e de membranas mucosas em decorrência da deposição de bilirrubina. Contudo, emprega-se o termo hiperbilirrubinemia sempre que a concentração sérica de bilirrubina excede o normal. No cão ou no gato, quando o teor sérico de bilirrubina se eleva acima de 2 mg/dℓ, costuma ser possível discernir a tonalidade amarela. Icterícia não é uma doença, e sim uma manifestação clínica de uma enfermidade primária. Muitas patologias podem resultar em icterícia. O entendimento básico da metabolização e da excreção da bilirrubina é essencial para uma avaliação clínica metódica, lógica, e para a abordagem diagnóstica.

## FISIOPATOLOGIA

Bilirrubina é o produto final da metabolização do grupo heme, que é liberado da hemoglobina quando os eritrócitos (hemácias) velhos ou danificados são removidos do sangue pelo sistema fagocítico mononuclear do baço, do fígado e da medula óssea. Na célula mononuclear – em geral, um macrófago –, a enzima hemeoxigenase faz a clivagem do pigmento vermelho carreador de oxigênio (heme), originando um pigmento verde denominado *biliverdina*, a qual é reduzida pela biliverdina-redutase em bilirrubina, que, então, é excretada para o sangue na sua forma lipofílica não conjugada e transportada até o fígado ligada à albumina. Além disso, algumas hemácias velhas são destruídas no compartimento intravascular, com liberação direta de hemoglobina no sangue. Essa hemoglobina livre ligada à haptoglobina é liberada na forma de um complexo no sistema reticuloendotelial hepático para ser degradada em bilirrubina não conjugada.

A bilirrubina atravessa a superfície sinusoidal das membranas dos hepatócitos por difusão passiva e por difusão facilitada. Uma vez nos hepatócitos, a bilirrubina lipofílica é processada e "conjugada" em uma forma hidrossolúvel por meio de glucuronidação. Em seguida, a bilirrubina conjugada, hidrossolúvel, é excretada para o interior dos canalículos biliares por meio de um transportador ativo dependente de trifosfato de adenosina (ATP). A bilirrubina conjugada é incorporada à bile, armazenada na vesícula biliar e excretada no duodeno pelo ducto biliar comum. No trato intestinal, a bilirrubina, sob ação da flora bacteriana, se transforma em urobilinogênio (incolor), urobilina (vermelho-alaranjada), estercobilinogênio e, por fim, estercobilina, o pigmento que concede a cor marrom às fezes. No caso de obstrução biliar total, as fezes não contêm estercobilina e, assim, apresentam cor cinza ou de argila e são denominadas fezes "acólicas" (esbranquiçadas). Na homeostase normal, o fígado e o sistema biliar processam e excretam toda a bilirrubina oriunda da metabolização do grupo heme. Se alguma parte desse sistema se sobrecarrega ou se desorganiza, pode ocorrer icterícia.

## CAUSAS DE ICTERÍCIA

Quando se avalia um paciente, é sensato distinguir as causas de icterícia em três condições primárias: hemólise moderada a grave (icterícia pré-hepática), incapacidade dos hepatócitos de processar e transportar apropriadamente a bilirrubina para fora do hepatócito (icterícia hepática) e incapacidade de excretar a bile para o duodeno por causa da obstrução no trato biliar (icterícia pós-hepática) (Boxe 53.1). A icterícia pré-hepática, em geral, se deve à hemólise extravascular, já que a hemólise

## Boxe 53.1 Causas de icterícia

**Icterícia pré-hepática (hemolítica)**
Anemia hemolítica imunomediada
Infecciosas
- *Mycoplasma* spp., *Babesia* spp., *Cytauxzoon felis* e anemia por corpúsculos de Heinz
- Toxinas/fármacos (paracetamol, cebola, zinco)
- Lipidose hepática

Hipofosfatemia
Anormalidades genéticas
- Síndrome da fragilidade osmótica, deficiência de fosfofrutoquinase e deficiência de piruvato quinase

**Icterícia hepática**
Infecciosas
- Virais (peritonite infecciosa felina e adenovírus canino tipo 1)
- Bacterianas (*Leptospira* spp., *Salmonela* spp. e riquetsioses)
- Protozoárias (*Toxoplasma gondii* e *Neospora caninum*)
- Fúngicas (histoplasmose e coccidioidomicose)
- Parasitárias (*Heterobilharzia americana* e larva *migrans* visceral)

Doenças inflamatórias/imunomediadas
Toxinas
- *Amanita* spp., aflotoxina, sagu-de-jardim e cianobactéria

Fármacos
- Carprofeno, paracetamol, azatioprina e metimazol

Neoplasias
Hepatopatia associada ao cobre
Doença do armazenamento lisossomal

**Icterícia pós-hepática**
Obstrução intraluminal do ducto biliar
- Mucocele, colelitíase, inflamação, estenose e neoplasia

Obstrução extraluminal do ducto biliar
- Pancreatite, neoplasia, linfadenopatia e corpo estranho no duodeno

---

intravascular origina apenas pequena quantidade de bilirrubina. A produção excessiva de bilirrubina sobrecarrega o mecanismo de absorção, processamento e excreção hepática. Nesse caso, a bilirrubina se acumula no sangue. A causa mais comum de icterícia pré-hepática em cães é a anemia imunomediada (AIM). Em gatos, algumas doenças infecciosas e a destruição imunomediada dos eritrócitos também causam hemólise. Os eritrócitos de gatos são particularmente sensíveis a lesões oxidativas, podendo ocorrer hemólise por outra doença, como lipidose hepática. Portanto, é sempre indicada uma avaliação geral cuidadosa do paciente, bem como do quadro clínico. Em cães e gatos, causas menos comuns de anemia hemolítica incluem intoxicação (zinco, cebola, paracetamol), anormalidades genéticas (deficiência de piruvato quinase, síndrome da fragilidade osmótica etc.) e hipofosfatemia.

Em cães e gatos, a hiperbilirrubinemia hepática está associada à disfunção hepatocelular causada por toxinas (fármacos [carprofeno], *Amanita* spp., cianobactérias, aflatoxina, xilitol; ver Capítulo 152), doenças inflamatórias ou imunomediadas (ver Capítulos 282 e 283), doenças infecciosas (bacterianas, fúngicas, protozoárias, virais), neoplasias ou anormalidade genética no metabolismo do cobre (hepatite associada ao cobre; ver Capítulo 285). A lipidose hepática é uma causa comum de icterícia em gatos. A lipidose ocorre após a rápida mobilização de gordura periférica ao fígado, sobrecarregando os hepatócitos e comprometendo a função celular. Também foi constatado que os gatos desenvolvem hiperbilirrubinemia discreta em resposta a doença sistêmica inflamatória grave, sobretudo sepse. Contudo, esses gatos costumam não apresentar icterícia clínica, visto que sua concentração sérica de bilirrubina quase sempre é inferior a 2 mg/dℓ.

A icterícia pós-hepática, ou seja, a obstrução do sistema biliar, pode ocorrer em decorrência de anormalidades no lúmen do sistema biliar ou ser secundária a doenças que afetam os órgãos que circundam a árvore biliar (ver Capítulo 288). A obstrução pode ser parcial ou total. Em cães, causas intraluminais comuns de obstrução do ducto biliar extra-hepática (ODBEH) incluem mucocele biliar, colelitíase, infecção ou neoplasia. A colangite infecciosa, que causa obstrução parcial, é mais comum em gatos do que em cães, ao passo que a mucocele biliar é extremamente rara em felinos. As causas extraluminais de ODBEH incluem pancreatite, neoplasia, aumento de linfonodo regional ou corpo estranho intestinal no nível da papila.

Não obstante a causa, a obstrução total do sistema biliar é uma emergência clínica e cirúrgica.

## ABORDAGEM CLÍNICA

Resenha e anamnese (histórico clínico) minuciosa são extremamente valiosas (Figura 53.1). A identificação do paciente pode oferecer pistas para explicar a causa da icterícia, visto que algumas raças são predispostas a distúrbios genéticos, como a deficiência de piruvato quinase ou a doença do armazenamento de cobre. A idade é importante, pois, por exemplo, é muito menos provável que um cão adulto tenha hepatite causada por adenovírus canino do que um filhote não vacinado. O histórico completo deve incluir viagens recentes, exposição a ectoparasitas, uso de medicamentos, possíveis toxinas ambientais e histórico de vacinação. Uma diversidade de fármacos pode causar anemia hemolítica ou intoxicação hepática. Informações sobre o apetite, a ingestão de água e as características da urina e das fezes podem auxiliar a elucidar a natureza da causa primária. Estabelecer a duração e a progressão dos sinais clínicos pode ser importante. Por exemplo, é mais provável que um cão que estava clinicamente saudável e apresenta vômito agudo e aparecimento súbito de icterícia tenha obstrução biliar ou AIM do que hepatite associada ao cobre.

Os resultados de um exame físico completo podem auxiliar a direcionar o foco da investigação. A avaliação cuidadosa da cor das membranas mucosas, da frequência cardíaca e da qualidade do pulso é fundamental no diagnóstico de anemia. A palpação abdominal pode revelar hepatomegalia, dor abdominal cranial, massa tumoral ou efusão. Febre sugere doença inflamatória ou infecciosa, como AIM, pancreatite, colangite bacteriana ou ruptura de vesícula biliar. Anormalidades hemorrágicas podem estar associadas a AIM (síndrome de Evan, coagulopatia intravascular disseminada [CID]), insuficiência hepática e colestase grave. Portanto, na inspeção cuidadosa da pele e das membranas mucosas é possível notar petéquias ou equimoses (ver Capítulo 54). A palpação retal pode revelar melena ou evidências de hemorragia gastrintestinal secundária ao uso de fármaco (p. ex., carprofeno) e/ou insuficiência hepática. Deve-se realizar exame neurológico (ver Capítulo 259), visto que pode ocorrer encefalopatia hepática, juntamente com lipidose hepática, insuficiência hepática aguda e cirrose. Nos pacientes com encefalopatia hepática, devem-se realizar exames neurológicos frequentes, avaliando a resposta ao tratamento e a progressão da doença.

As informações obtidas na resenha, na anamnese e no exame físico devem auxiliar na elaboração de uma lista de diagnósticos diferenciais prioritários e na abordagem diagnóstica. Por exemplo, membranas mucosas pálidas, taquicardia, fraqueza, taquipneia e pulso rápido devem levar o veterinário a avaliar imediatamente o volume globular (hematócrito). Dor abdominal cranial aguda, vômito, febre e desidratação são sinais típicos de obstrução biliar ou pancreatite e necessitam de uma avaliação diagnóstica agressiva.

## PLANO DIAGNÓSTICO

Deve-se obter a clássica "base de dados mínima" de qualquer paciente com icterícia. O hemograma completo deve ajudar a identificar e caracterizar a anemia, quando presente. A hemólise

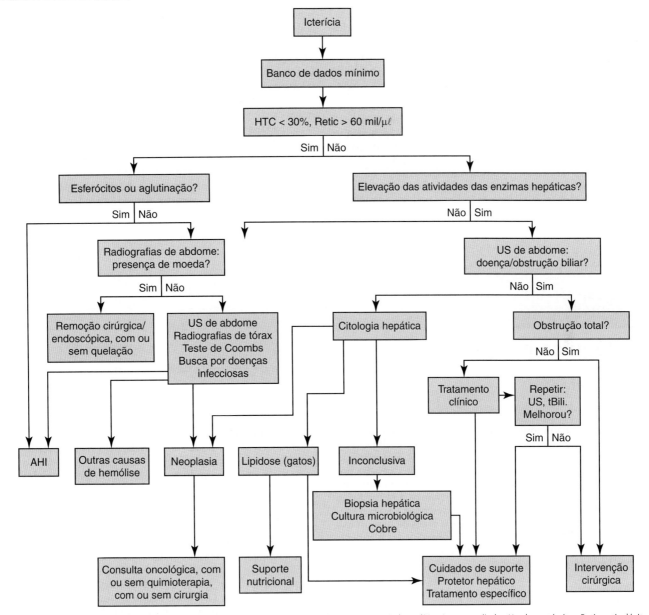

**Figura 53.1** Algoritmo para abordagem diagnóstica em um paciente com icterícia. *AHI*, anemia hemolítica imunomediada; *Htc*, hematócrito; *Retic*, reticulócitos; *tBili*, bilirrubina total; *US*, ultrassonografia.

costuma causar anemia macrocítica hipocrômica regenerativa, enquanto doenças hepáticas crônicas podem causar anemia microcítica normocrômica não regenerativa. A anemia microcítica hipocrômica geralmente se deve à perda de sangue crônica, como ocorre nos casos de infestação grave por pulgas ou na hemorragia gastrintestinal. Gatos com lipidose hepática podem desenvolver anemia por corpúsculos de Heinz regenerativa. Esferócitos e autoaglutinação confirmam hemólise imunomediada, sendo geralmente notado um leucograma inflamatório. Nos casos de AIM ou CID, é possível notar trombocitopenia, que pode ser secundária a insuficiência hepática ou a enfermidade inflamatória grave, como pancreatite ou peritonite biliar.

O perfil bioquímico sérico deve incluir fosfatase alcalina (ALP), alanina aminotransferase (ALT), aspartato aminotransferase (AST), gamaglutamil transferase (GGT), colesterol, nitrogênio ureico sanguíneo (BUN), albumina, glicose e bilirrubina. Na icterícia pós-hepática, quase sempre há hiperbilirrubinemia, elevação marcante das atividades de enzimas indicadoras de colestase (ALP, GGT), hipercolesterolemia moderada a marcante e elevação média nas atividades séricas de "enzimas de extravasamento hepatocelular" (ALT, AST). A função hepática, avaliada com base nos valores de BUN, albumina e glicose, quase sempre permanece inalterada, a não ser que haja outras comorbidades. Em pacientes com icterícia hepática, a elevação na atividade sérica de ALT é semelhante à de ALP, enquanto as concentrações de BUN, albumina e glicose podem estar anormais. A AIM também pode elevar as atividades das enzimas hepáticas. Em gatos obesos e ictéricos, um valor de ALP > ALT, junto com GGT normal, representa um diagnóstico quase certo de patognomônica de lipidose hepática. Bilirrubinúria, proteinúria, glicosúria ou cilindros renais podem sugerir disfunção multissistêmica e requerem investigação adicional.

Exames de imagem abdominais, tanto radiografias quanto ultrassonografia, são valiosos. Radiografias de abdome podem mostrar uma moeda ou outro corpo estranho causador de intoxicação por zinco, lesão tumoral ou colelitíase. Radiografias torácicas devem ser avaliadas quanto a doença metastática, pneumonia ou outras causas de AIM secundária. A ultrassonografia é útil para a avaliação não invasiva do sistema biliar e do parênquima hepático. A esplenomegalia é um achado comum na anemia hemolítica. O conteúdo da vesícula biliar e a espessura de sua parede, a morfologia hepática, a árvore biliar, o pâncreas, o mesentério adjacente e os linfonodos circunvizinhos devem ser cuidadosamente examinados. A ultrassonografia de abdome também pode detectar achados acidentais que podem alterar as recomendações e o prognóstico. A laparotomia exploratória é recomendada quando há dilatação persistente do ducto biliar comum, com hiperbilirrubinemia progressiva, mucocele biliar, ruptura de vesícula biliar ou coleliatíase com evidência de obstrução. Se não houver evidência de obstrução biliar total, os pacientes com suspeita de colangite ou pancreatite serão submetidos a tratamento clínico. Caso se suspeite de colangite, recomenda-se aspiração com agulha fina (AAF) da vesícula biliar, guiada por ultrassom, e cultura microbiológica da bile para orientar o tratamento antimicrobiano. No caso de suspeita de colangite, mas sem possibilidade de cultura, pode-se administrar terapia antimicrobiana empírica. Na suspeita de obstrução parcial, monitoramento da concentração de bilirrubina e exames ultrassonográficos seriados podem ser indicadores úteis da resposta terapêutica. Se houver suspeita de icterícia hepática, recomenda-se o exame citológico de amostra do fígado obtida por AAF (ver Capítulos 89 e 93). A citologia é mais útil no diagnóstico de neoplasia infiltrativa difusa e lipidose hepática. Caso os resultados do exame citológico não sejam conclusivos, recomenda-se biopsia hepática.

Em todos os pacientes, a icterícia indica uma enfermidade primária relevante, mas as etiologias são diferentes. O veterinário deve considerar todos os aspectos dessa condição antes de recomendar qualquer exame. Em geral, com uma abordagem lógica e o entendimento básico da doença primária, é possível identificar a causa e, a partir daí, recomendar tratamento e diagnóstico apropriados.

# CAPÍTULO 54

## Petéquias e Equimoses

Shauna Blois

Petéquias e equimoses são manchas avermelhadas a roxas, vistas na pele ou nas membranas mucosas, resultantes de hemorragia de pequenos vasos sanguíneos. Em geral, as petéquias têm menos de 3 mm de diâmetro e são causadas por hemorragias capilares, ao passo que as equimoses são causadas por hemorragias de pequenas arteríolas e vênulas. Em medicina humana, utiliza-se o termo *púrpura* para descrever lesões semelhantes (de 3 a 10 mm, de modo geral). Os sinais de hemorragia nas superfícies geralmente se devem a anormalidades plaquetárias ou de vasos sanguíneos; porém, também podem ser causados por hemorragias mais globais.

## FISIOPATOLOGIA

As paredes dos vasos sanguíneos são compostas por uma única camada de células endoteliais, unidas por junções íntimas e ancoradas em uma membrana basal. Essa barreira seletiva evita o extravasamento de eritrócitos da circulação. Os vasos sanguíneos participam ativamente da hemostasia. Em condições normais, o endotélio apresenta propriedades anticoagulantes. O número adequado de plaquetas circulantes ajuda na manutenção da estrutura e da função endotelial. Na lesão vascular, ocorre exposição da matriz subendotelial, tornando possível uma interação das plaquetas com o colágeno e com outras moléculas da matriz. As plaquetas circulantes aderem ao local da lesão vascular e recrutam outras plaquetas para o agregamento. Alguns importantes mediadores desse processo incluem o fator de von Willebrand (FvW) e a integrina plaquetária alfa-IIb-beta$_3$.[1] As proteínas de coagulação se ligam e interagem com os fosfolipídios da membrana das plaquetas ativadas que formam o tampão plaquetário, acelerando e exacerbando a reação de coagulação e, por fim, originando um coágulo de fibrina.[2] O papel essencial das interações entre os vasos e as plaquetas na manutenção da hemostasia é constatado quando há uma anormalidade hemostática primária quantitativa ou qualitativa. A trombocitopenia é a principal causa de petéquias e equimoses. As trombopatias e as doenças vasculares também podem causar sinais de hemorragia superficiais.

## Trombocitopenia

A trombocitopenia pode ser causada pelo maior consumo de plaquetas, pela destruição ou pelo sequestro plaquetário, ou ser secundária à menor produção dessas células pela medula óssea (ver Capítulo 201). A trombocitopenia imunomediada (TIM) é a causa mais comum de trombocitopenia grave em cães. A TIM é causada por anticorpos que atuam diretamente nas plaquetas (menos comuns nos megacariócitos), levando à fagocitose dessas células pelo sistema reticuloendotelial. A TIM primária é idiopática, enquanto a TIM secundária pode ser causada por doenças infecciosas, inflamatórias ou neoplásicas, ou por tratamento farmacológico.[3] Em gatos, a TIM primária é rara.[4] Além de trombocitopenia, a TIM pode causar disfunção plaquetária.[5]

A coagulopatia intravascular disseminada (CID) é uma complicação séria que pode surgir em consequência de várias doenças sistêmicas. A princípio os pacientes com CID manifestam hipercoagulação, porém podem progredir para uma coagulopatia por alto consumo de plaquetas, resultando em trombocitopenia e redução na concentração de proteínas da coagulação circulantes. Os sinais clínicos incluem petéquias, equimoses e hemorragia evidente.[6] Outros aspectos de consumo de plaquetas são as vasculites.

As causas de trombocitopenia costumam não provocar hemorragia. O sequestro plaquetário pode ser secundário a hepatomegalia, esplenomegalia, hipotensão, endotoxemia e hipotermia. Hemorragias podem resultar em trombocitopenia moderada.[7] Causas adicionais de trombocitopenia incluem neoplasias e efeitos colaterais de fármacos.[8]

As anormalidades de medula óssea, como mielodisplasia, podem causar trombocitopenia e outras citopenias.[9] A produção de plaquetas pela medula óssea pode ser suprimida secundariamente ao uso de fármacos, a infecções e a neoplasias.

Em algumas condições, a trombocitopenia pode se originar de uma combinação dos fatores citados antes. Por exemplo, a trombocitopenia associada às riquetsioses pode ser causada por destruição plaquetária imunomediada e não imunomediada, consumo de plaquetas em caso de vasculite e CID, sequestro de plaquetas no baço e menor produção dessas células pela medula óssea.[10,11]

## Trombopatias

Os defeitos na função plaquetária podem ser hereditários ou adquiridos (ver Capítulo 201). Disfunções plaquetárias hereditárias foram descritas em alguns cães, incluindo trombastenia de Glanzmann nas raças Great Pyrenee e Otterhound, trombopatia nas raças Basset Hound e Spitz e deficiência do *pool* de armazenamento de grânulos delta na raça Cocker Spaniel Americano.[12-16] Cães com anormalidades plaquetárias hereditárias podem ter histórico de petéquias, equimoses e outros sangramentos espontâneos, assim como maior ocorrência de hemorragias após cirurgias ou traumas. As disfunções plaquetárias hereditárias são raras em gatos.

A disfunção plaquetária pode ser secundária a doenças infecciosas, como riquetsioses, ou, ainda, à doença hepática, à uremia e à neoplasia. Alguns fármacos, como ácido acetilsalicílico e clopidogrel, são utilizados para inibir a função plaquetária, porém petéquias, equimoses e outros sinais de hemorragia raramente estão associados à terapia.[17,18] Disfunções plaquetárias *in vitro* foram descritas como secundárias a vários fármacos e outros agentes, incluindo carprofeno, solução de hidroxetilamido e ácidos graxos ômega, mas a relevância clínica é desconhecida.[19-21]

## Doença de von Willebrand

A doença de von Willebrand (DvW; ver Capítulo 201), distúrbio de coagulação hereditário mais comum em cães, é caracterizada por uma anormalidade quantitativa ou qualitativa no FvW. A molécula do FvW é fundamental para a adesão de plaquetas nos locais de lesão vascular. Os cães com DvW formam tampão plaquetário ineficiente, ocasionando petéquias, equimoses e outros sinais de hemorragia na pele e nas membranas mucosas.[22] A DvW é rara em gatos.[23]

## Anormalidades vasculares

Sinais de hemorragias superficiais em pacientes com contagem e função plaquetária normais são sugestivos de anormalidade vascular. A vasculite imunomediada causa alterações inflamatórias na parede dos vasos sanguíneos e pode resultar em edema, equimoses e hemorragias, que podem ocorrer espontaneamente ou após traumas leves. Os sinais clínicos progressivos incluem lesões de pele ulcerativas e necrosantes, bem como dor. As vasculites podem ser eventos primariamente imunomediados ou secundárias a diversos medicamentos, infecções, neoplasias e outras doenças.[24]

## ABORDAGEM DIAGNÓSTICA

Uma anamnese (histórico clínico) minuciosa do paciente é essencial para o diagnóstico de distúrbios hemostáticos primários. O histórico familiar ou do paciente com tendência a hemorragias é sugestivo de anormalidade plaquetária hereditária. O histórico completo sobre o uso de medicamentos é fundamental para excluir a possibilidade de trombocitopenia, trombopatia e anormalidade vascular associadas a fármacos. Vacinação recente, exposição a carrapatos, histórico de viagem e histórico clínico atual ou prévio também são informações relevantes.

As anormalidades plaquetárias e vasculares podem ser secundárias a um amplo espectro de condições. Um exame físico detalhado ajuda a identificar a extensão da hemorragia e sinais da doença primária. De modo geral, as petéquias são mais observadas na face interna do pavilhão auricular e na pele da região ventral e inguinal do abdome, bem como nas membranas mucosas da cavidade bucal e dos genitais. As equimoses são vistas com mais frequência na pele da região ventral e inguinal do abdome, assim como em locais de venopunção recente. Outros sinais clínicos de defeitos hemostáticos primários incluem sangramento gengival, hemorragias gastrintestinais (hematoemese, melena, hematoquesia), hematúria, epistaxe, hemorragia ocular e formação de hematomas.[3,4] Em cães com anormalidades plaquetárias relevantes, nota-se sangramento excessivo durante ou imediatamente após procedimentos cirúrgicos ou pequenos traumas. Os sinais clínicos não relacionados à trombocitopenia dependem de doenças primárias – como poliartrite, anemia hemolítica e proteinúria – sugestivas de anormalidade sistêmica imunomediada.

A abordagem diagnóstica de um paciente com petéquias e equimoses deve iniciar com a contagem de plaquetas (Figura 54.1). Quando se detecta trombocitopenia no hemograma completo, deve-se realizar um esfregaço sanguíneo para excluir a possibilidade de erros analíticos (p. ex., agregação plaquetária causada por venopunção inadequada), sobretudo em gatos.[25,26] Em situação emergencial, a contagem de plaquetas é estimada em um esfregaço sanguíneo, multiplicando o número de plaquetas por campo em lente de grande aumento (aumento de 1.000 vezes) por 15 a 20.000/$\mu\ell$.[27] O risco de sangramento espontâneo cresce progressivamente à medida que a contagem de plaquetas diminui para valores inferiores a 30.000/$\mu\ell$. Na maioria dos casos de TIM, a contagem de plaquetas é inferior a 10.000/$\mu\ell$.[3,28]

Outras informações obtidas no exame do esfregaço sanguíneo e no hemograma completo podem ser sugestivas da causa de trombocitopenia. A TIM é diagnosticada após a exclusão de outras possíveis causas. O aumento do volume plaquetário médio (VPM), da amplitude de distribuição das plaquetas (PDW) ou do número de plaquetas reticuladas pode refletir na elevação na megacariopoese e na liberação de plaquetas grandes na circulação em pacientes com TIM.[29,30] Anemia e trombocitopenia concomitantes podem ser decorrentes de perda sanguínea associada à anemia hemolítica imunomediada (AHIM) e TIM ou alguma doença de medula óssea. Anemia associada à aglutinação de eritrócitos e/ou esferócitos é sugestiva de AHIM concomitante. Esquisócitos no esfregaço sanguíneo são sugestivos de CID. Pancitopenia indica doença na medula óssea, como mielodisplasia ou mieloptise. Quando possível, deve-se evitar a venopunção jugular em pacientes com suspeita de anormalidades plaquetárias ou coagulopatias, pois há risco de formação de grandes hematomas em uma área onde a correção por compressão manual não é tão efetiva.

Deve-se obter o perfil de coagulação – tempo de protrombina (TP) e de tromboplastina parcial ativada (TTPa) – para excluir a possibilidade de uma combinação de coagulopatias (p. ex., CID) como causa de hemorragia. O prolongamento do TP ou do TTPa, associado à trombocitopenia e ao aumento no conteúdo de produtos da degradação do fibrinogênio, ou *D-dimers*, é sugestivo de CID.[31] O tempo de coagulação ativada (TCA) pode ser utilizado para avaliar a atividade das proteínas da coagulação. Uma trombocitopenia marcante pode prolongar o TCA em razão do baixo teor de fosfolipídios disponíveis para sustentar a coagulação.

Aspiração e biopsia da medula óssea (ver Capítulo 92) podem ajudar a descartar anormalidade medular primária como causa da trombocitopenia, sobretudo em pacientes com outras citopenias ou com células atípicas na circulação. Naqueles com TIM, em geral a biopsia e a aspiração de medula óssea não propiciam muitos resultados, porém devem ser realizadas em pacientes que não respondem ao tratamento.[32] Trombocitopenia marcante não é uma contraindicação para a coleta de amostra da medula óssea, visto que é rara a ocorrência de hemorragia excessiva no local da punção.

### Testes de função plaquetária

A função plaquetária deve ser avaliada em pacientes com contagem de plaquetas normal e que apresentam petéquias e equimoses. O tempo de sangramento da mucosa bucal (TSMB) avalia a interação das plaquetas com os vasos sanguíneos *in vivo* (ver Capítulo 80). O TSMB normal é < 4 min em cães e < 2 min

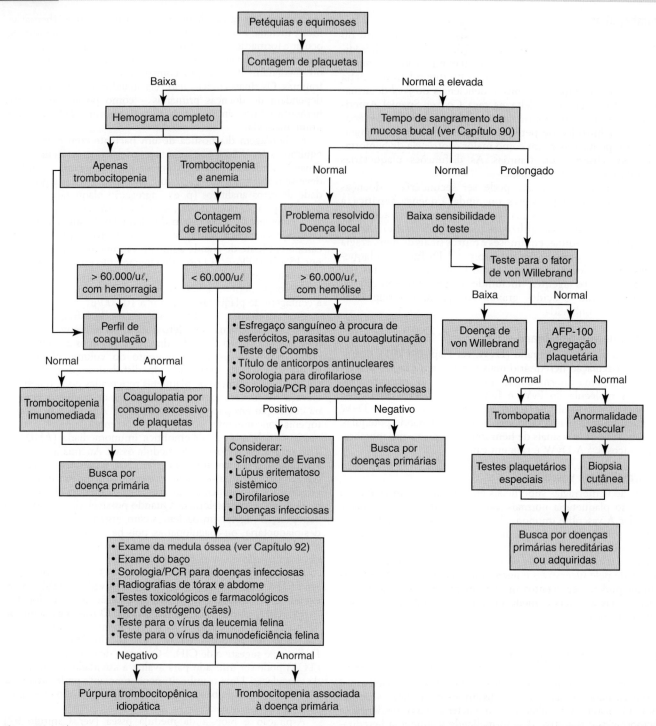

**Figura 54.1** Algoritmo para abordagem diagnóstica de um paciente com petéquias e equimoses. *AFP*, analisador de função plaquetária; *PCR*, reação em cadeia da polimerase. (Cortesia de Mary Beth Callan.)

em gatos. Alguns fatores, como trombopatias, DvW e distúrbios vasculares, podem prolongar o TSMB, condição que também pode ser verificada em pacientes com trombocitopenia, sendo tal exame contraindicado em pacientes com baixa contagem de plaquetas. A anemia, por si só, pode aumentar o risco de sangramento e influenciar os resultados do TSMB na ausência de distúrbios hemostáticos primários.[33]

Pelo fato de a DvW ser a anormalidade de coagulação hereditária mais comum em cães, não se deve excluí-la como possível diagnóstico antes de realizar exames adicionais da função plaquetária. A análise da função plaquetária (analisador AFP-100, AFP-200) é um teste específico que pode ser utilizado para a identificação de distúrbios plaquetários e DvW.[34,35] É preciso realizar o teste para DvW a fim de diferenciar um resultado anormal de um distúrbio plaquetário primário. Contudo, a reposição de plasma em um paciente com plasma de um cão normal corrige os resultados do AFP nos casos de DvW, mas não nos casos de anormalidades plaquetárias primárias.[36] Anemia e trombocitopenia prolongam os valores do AFP.[37]

Testes genéticos estão disponíveis para DvW e alguns outros defeitos plaquetários. Podem ser necessários outros testes especializados, como agregometria plaquetária e citometria de fluxo, para o diagnóstico de outras anormalidades plaquetárias, porém não são amplamente disponíveis.

## TRATAMENTO

O tratamento de anormalidades plaquetárias é variável e depende da causa primária. Cães com suspeita de TIM podem inicialmente ser tratados com doxiciclina, além da terapia imunossupressora, quando viverem ou tiverem viajado para uma região com alta prevalência de riquetsioses que causam trombocitopenia. Medicamentos que podem causar trombocitopenia (p. ex., sulfas e metimazol) devem ser descontinuados.

Não é comum que pacientes com trombocitopenia ou trombocitopatia necessitem de transfusão sanguínea. Aqueles com hemorragias graves podem se beneficiar de transfusão de hemácias (ver Capítulo 130). Em geral, a transfusão de plaquetas não é indicada por causa da limitada vida útil das plaquetas transfundidas, sobretudo em pacientes com TIM. Contudo, em animais com sinais de hemorragia com risco à vida – em especial hemorragias no sistema nervoso central ou perda sanguínea incontrolada –, a transfusão de plaquetas com sangue total fresco, concentrado de plaquetas ou plasma rico em plaquetas pode propiciar benefício a curto prazo, enquanto se inicia o tratamento da doença primária (ver Capítulo 130).[28]

## REFERÊNCIAS BIBLIOGRÁFICAS

*As referências bibliográficas deste capítulo se encontram online no Ambiente de Aprendizagem.*

# CAPÍTULO 55

# Sons Cardíacos Anormais e Sopros Cardíacos

Robert Prošek

A auscultação cardíaca é uma ferramenta importante no arsenal do veterinário. A interpretação dos sons cardíacos e pulmonares se baseia no conhecimento do clínico sobre sua gênese no animal saudável e naqueles acometidos por diversas doenças. Os sons cardiovasculares de curta duração são denominados cardíacos transitórios e incluem os sons normalmente ouvidos, conhecidos como primeira bulha cardíaca ($B_1$) e segunda bulha cardíaca ($B_2$) (Áudio 55.1). Os sopros cardíacos são vibrações auditivas de maior duração que ocorrem quando o fluxo laminar é interrompido.

É fundamental a implementação de boas técnicas, associadas ao uso de um estetoscópio de qualidade. Durante a auscultação, o animal deve estar em pé ou sentado, em ambiente silencioso. Ambos os lados do tórax devem ser cuidadosamente auscultados, com auxílio de diafragma ou campânula, com especial atenção às áreas que se sobrepõem às válvulas cardíacas. O clínico deve correlacionar os sons cardíacos com os eventos do ciclo cardíaco. Uma boa orientação é a palpação do choque precordial (batimento no ápice esquerdo), que ocorre logo após $B_1$, e do pulso arterial, sentido entre $B_1$ e $B_2$.

## SONS CARDÍACOS TRANSITÓRIOS

### Primeira ($B_1$) e segunda ($B_2$) bulhas cardíacas

A primeira bulha cardíaca (Figura 55.1) está associada ao fechamento e ao tensionamento das válvulas atrioventriculares (mitral e tricúspide) que ocorrem no início da sístole, coincidindo com o complexo QRS, no eletrocardiograma. A $B_1$ é mais longa, alta e grave do que a $B_2$. Causas para o aumento da intensidade da $B_1$ incluem parede torácica fina, taquicardia, aumento do tônus simpático, hipertensão arterial sistêmica e anemia. Uma diminuição na intensidade da $B_1$ pode ser percebida em animais obesos e naqueles com efusão pleural ou pericárdica, hérnia diafragmática, cardiomiopatia dilatada, hipovolemia, enfisema ou prolongamento do intervalo P-R. O desdobramento de $B_1$ é ocasionalmente auscultado no ápice cardíaco de cães saudáveis de raças de grande porte, podendo ser resultado de alguma anormalidade elétrica – como batimentos ectópicos, bloqueio de ramo do feixe de fibras nervosas e marca-passo cardíaco – ou de fatores mecânicos – como estenose tricúspide ou mitral.

A segunda bulha cardíaca (ver Figura 55.1) está associada ao fechamento das válvulas semilunares (aórtica e pulmonar), que ocorre no fim da sístole, gerando a onda T no eletrocardiograma. Em cães e gatos, o fechamento da válvula pulmonar ($P_2$) ocorre pouco depois do da válvula aórtica ($A_2$), o que faz com que $B_2$ seja ouvida como um único som. Ocasionalmente, pode-se ouvir o desdobramento da segunda bulha cardíaca em cães saudáveis de raças de grande porte, durante a inspiração, em razão do período de ejeção mais longo do ventrículo direito. O desdobramento patológico de $B_2$ ocorre em casos de dirofilariose, hipertensão pulmonar primária e persistência do ducto arterioso (PDA) com desvio (*shunt*) direito-esquerdo (Áudio 55.2).

O fechamento tardio de $P_2$ também ocorre nos casos de *shunt* intracardíaco esquerdo-direito (defeito do septo atrial), estenose pulmonar, bloqueio do ramo direito do feixe de fibras nervosas, batimentos ectópicos e marca-passo ventricular. O fechamento prematuro de $A_2$ às vezes pode ser observado nos casos de insuficiência ou estenose da mitral. O desdobramento paradoxal de $B_2$ se deve ao fechamento tardio da válvula aórtica, sendo algumas vezes audível em cães com estenose aórtica, bloqueio do ramo nervoso esquerdo, batimentos ectópicos e hipertensão sistêmica.

### Terceira ($B_3$) e quarta ($B_4$) bulhas cardíacas

A terceira e a quarta bulhas cardíacas ocorrem durante a diástole e não são audíveis em cães e gatos normais. $B_3$ e $B_4$ produzem sons de frequências menores que aqueles verificados em $B_1$ e $B_2$ e, em geral, são mais bem ouvidos com a campânula do estetoscópio. Quando ouvidas, $B_3$ e $B_4$ lembram a cadência tripla de um cavalo galopando (Áudio 55.3).

Nesses casos, o termo "ritmo de galope" deve ser evitado, pois a presença de $B_3$ e $B_4$ audíveis não está relacionada com o ritmo cardíaco elétrico subjacente. O que gera o som da $B_3$ é o rápido enchimento ventricular. Esse som também é conhecido como galope da $B_3$, galope protodiastólico ou galope ventricular. Uma $B_3$ audível (Áudio 55.4) é notada com mais frequência nos casos de sobrecarga do volume diastólico, o que ocorre na cardiomiopatia dilatada, na persistência de ducto arterioso e na insuficiência da mitral.

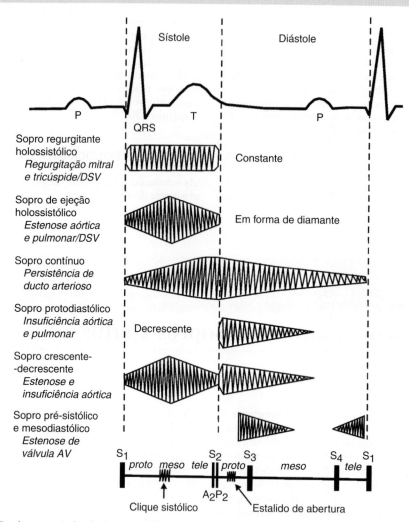

**Figura 55.1** Formas e descrições dos sopros, incluindo alguns exemplos comuns. Também são mostrados sons cardíacos transitórios normais e anormais, bem como sua localização no ciclo cardíaco. $A_2$, fechamento da válvula aórtica; *AV*, atrioventricular; $B_1$, primeira bulha cardíaca; $B_2$, segunda bulha cardíaca; $B_3$, terceira bulha cardíaca; $B_4$, quarta bulha cardíaca; *DSV*, defeito de septo ventricular; *meso*, médio; $P_2$, fechamento da válvula pulmonar; *proto*, no início; *tele*, no fim.

Em cães com insuficiência da mitral, o galope da $B_3$ pode ser confundido com a segunda bulha cardíaca, caso um sopro pansistólico alto (holossistólico) se estenda até a segunda bulha. Em gatos, sons de galope protodiastólicos estão mais associados a cardiomiopatia dilatada, anemia e hipertireoidismo.

O galope pré-sistólico, também conhecido como galope da $B_4$ ou galope atrial, é ouvido imediatamente antes da $B_1$ e ocorre logo após a onda P do eletrocardiograma. Esses sons de baixa frequência são gerados pelo fluxo sanguíneo para dentro dos ventrículos durante a contração atrial; por isso, ocorre a ausência de galope da $B_4$ nos quadros de fibrilação atrial. Uma $B_4$ audível (Áudio 55.5) em cães e gatos geralmente está associada ao aumento da rigidez e à hipertrofia ventricular, sendo algumas vezes audível em animais com bloqueio atrioventricular de terceiro grau.

Quando há elevação da frequência cardíaca, o rápido preenchimento ventricular e a sístole atrial ocorrem muito próximos, tornando impossível diferenciar $B_3$ de $B_4$. O som único e acentuado resultante é denominado de galope de soma.

### Sons de ejeção, cliques sistólicos, estalidos de abertura e ruídos (*knocks*) pericárdicos

Os sons de ejeção são ruídos basilares de alta frequência gerados pela abertura das válvulas semilunares ou pela dilatação dos grandes vasos no início da sístole. Esses sons são ocasionalmente observados nos casos de estenose pulmonar, estenose aórtica, tetralogia de Fallot e dirofilariose. Os cliques sistólicos são ruídos notados da metade para o fim da sístole, de alta frequência, em geral melhor escutados na região sobre a válvula mitral (Áudio 55.6). Os cliques sistólicos às vezes estão associados a doença valvular degenerativa, prolapso da válvula mitral e displasia de mitral. Em cães, a gênese do som é incerta, porém ele provavelmente é gerado pelo tensionamento súbito dos folhetos valvares redundantes ou por cordas tendíneas que se alongam à medida que se fixam no átrio esquerdo. O clique sistólico deve ser diferenciado do desdobramento de bulha (ouvir Áudio 55.2) ou de ruído de galope da bulha cardíaca (ouvir Áudio 55.3). Os *knocks* pericárdicos são ruídos diastólicos precoces incomuns causados por doenças pericárdicas restritivas. O momento do som coincide com o da $B_3$ e parece ocasionado pela restrição abrupta do preenchimento ventricular causado por alguma afecção do pericárdio. A Figura 55.1 mostra os momentos em que ocorrem os sons cardíacos transitórios e as descrições dos sopros.

### SOPROS CARDÍACOS

Os sopros cardíacos representam os sons com duração maior do que os sons cardíacos transitórios. Eles são causados pelo turbilhonamento do fluxo sanguíneo no coração e nos vasos sanguíneos adjacentes, que surgem após a interrupção do fluxo laminar normal. O desenvolvimento de um fluxo sanguíneo turbulento pode se dar graças a um fluxo de alta velocidade, a um fluxo de uma área mais estreita para uma mais ampla ou a uma baixa viscosidade do sangue. A relação entre sopros cardíacos e velocidade do fluxo, tamanho do vaso e viscosidade sanguínea é definida pelo número de Reynolds. Quando esse número atinge um valor alto crítico, o fluxo sanguíneo apresenta turbilhonamento.

Número de Reynolds = (raio)(velocidade)(densidade)/viscosidade

Os sopros podem ser classificados e descritos de acordo com o momento em que ocorrem no ciclo cardíaco (sistólico, diastólico), a localização (ponto de máxima intensidade [PMI]), a radiação, a intensidade (sonoridade), a forma e a frequência (variação com o tempo).

### Momento

Os sopros sistólicos podem ser ouvidos imediatamente na primeira bulha cardíaca e durar até a segunda (sopro pansistólico), ter início logo após $B_1$ e durar até $B_2$ (holossistólico) ou ocorrer no início (protossistólico), no meio (mesossistólico) ou no fim (telessistólico) da sístole. Os sopros diastólicos ocorrem com mais frequência no início (protodiastólico) ou ao longo da diástole (holodiastólico), mas por vezes podem ser audíveis apenas no fim dela (pré-sistólico).

### Localização e irradiação

A localização de um sopro se refere à área valvular na qual o sopro é escutado com mais nitidez (PMI). De modo diferente, a localização pode ser descrita pelos termos "ápice" ou "base" (p. ex., ápice esquerdo ou área da válvula mitral). Alguns sopros podem irradiar para outras áreas, propiciando pistas importantes para determinar sua origem. Por exemplo, o sopro causado por estenose aórtica subvalvular (PMI) na base do lado esquerdo do coração – pode irradiar para a região ventral do pescoço graças ao turbilhonamento nas artérias carótidas, além de poder ser ouvido na parte cranial do lado direito do tórax.

### Intensidade (sonoridade)

A intensidade do sopro costuma ser graduada em uma escala de 1 a 6, sendo 1 o mais leve e 6 o mais alto (Boxe 55.1).

Um sopro de grau 1 é o mais fraco, ouvido em um ambiente silencioso com esforço particular, enquanto os de graus 5 e 6 estão associados a vibrações palpáveis (frêmitos) na parede torácica. A intensidade do sopro em sua origem é determinada pela velocidade do fluxo sanguíneo e pela taxa do fluxo (velocidade × fluxo = força). Essa intensidade na superfície corporal é afetada pela direção do jato turbulento, pelas características do tecido entre a área de auscultação e o jato turbulento, bem como pela frequência. De modo geral, a intensidade de um sopro cardíaco não está diretamente relacionada com a gravidade da lesão, mas é importante defini-la em exames seriados, pois em algumas doenças cardíacas há pelo menos uma discreta correlação entre elas.

### Frequência (variação com o tempo)

A qualidade e a frequência do sopro se relacionam com os componentes de sua frequência, que pode ser alta, média, baixa ou mista. A maioria dos sopros consiste em sons com frequências mistas e intervalo médio. Em algumas ocasiões, são auscultados tons musicais de alta frequência ou semelhantes a "grito de ganso selvagem" de baixa frequência. Sopros musicais são mais comuns em cães com doença de válvula mitral moderada.

### Forma

Os sopros cardíacos costumam ser descritos de acordo com o perfil de frequência no ciclo cardíaco em relação à sua forma no fonocardiograma. Os termos mais utilizados são platô (constante) ou em forma de banda, para sopros de mesma intensidade durante toda a duração; decrescente, para sopros que se afunilam aos poucos após um pico inicial; crescente-decrescente (forma de diamante, sopro de ejeção), para sopros que se elevam até um pico de intensidade e depois diminuem.

## SOPROS CARDÍACOS SISTÓLICOS

### Insuficiência mitral

O sopro relacionado com insuficiência mitral é mais bem auscultado no ápice esquerdo (área da válvula mitral) e costuma se irradiar de maneira dorsal e para o lado direito do tórax, o que dificulta a obtenção de diagnóstico confiável de regurgitação da tricúspide.

O sopro característico, em forma de platô, é holossistólico; contudo, nos estágios iniciais, pode ser protossistólico. Caso ocorra prolapso da válvula mitral, o sopro pode se originar do meio para o fim da sístole. O sopro de insuficiência mitral em geral apresenta frequência mista e som áspero (Áudio 55.7), mas pode ser agudo ou musical (alto) (Áudio 55.8).

A insuficiência mitral pode ser causada por doença valvular degenerativa crônica (endocardiose), endocardite, cardiomiopatia hipertrófica obstrutiva, malformações congênitas e doenças que ocasionam aumento de volume do lado esquerdo do coração e dilatação do anel mitral (p. ex., PDA e cardiomiopatia dilatada).

### Insuficiência tricúspide

O sopro da insuficiência tricúspide soa similar ao da insuficiência mitral, porém é mais baixo e localizado no ápice direito (área da válvula tricúspide). Em geral, é difícil diferenciar insuficiência tricúspide de um sopro irradiado da insuficiência mitral. O sopro de tricúspide também pode ter uma sonoridade diferente quando comparado ao sopro irradiado da mitral e ser acompanhado de pulso jugular. A insuficiência tricúspide pode ser resultante de malformações valvulares congênitas, de doença valvular degenerativa crônica ou de qualquer anormalidade que cause aumento considerável do lado direito do coração e distensão do anel valvular, como hipertensão pulmonar e cardiomiopatia arritmogênica no ventrículo direito. A endocardite de válvula tricúspide é extremamente rara em cães e gatos.

### Estenose aórtica

A estenose aórtica, valvular ou subvalvular, ocasiona sopro de ejeção sistólico (crescente-decrescente), que costuma ser melhor escutado na base esquerda do coração (Áudio 55.11).

Em princípio, o sopro é de frequência mista e áspero, algumas vezes se irradiando em direção à parte cranial do tórax direito, até o pescoço, ao longo das artérias carótidas. Uma obstrução discreta origina um sopro brando difícil de distinguir de um sopro funcional ou inocente. Quando ocorre variação marcante na intensidade do sopro após exercício ou excitação, deve-se considerar de imediato uma obstrução dinâmica do fluxo sanguíneo que sai do ventrículo esquerdo (Áudio 55.9). A obstrução dinâmica desse fluxo é o tipo mais comum de sopro de ejeção em gatos com cardiomiopatia hipertrófica, e seu início e sua duração coincidem com movimento anterior sistólico da válvula mitral. A obstrução dinâmica do fluxo sanguíneo que sai do ventrículo

---

**Boxe 55.1** Classificação dos sopros cardíacos

**Grau 1** – Muito discreto. O sopro é localizado e detectado em uma sala silenciosa, após auscultação atenta por alguns minutos.
**Grau 2** – Sopro discreto, porém facilmente audível após alguns segundos.
**Grau 3** – Sopro de intensidade moderada.
**Grau 4** – Sopro alto, mas não acompanhado de alteração palpável (vibração ou frêmito).
**Grau 5** – Sopro alto acompanhado de alteração palpável.
**Grau 6** – Sopro extremamente alto que causa alteração palpável ainda audível após a remoção do estetoscópio da parede torácica.

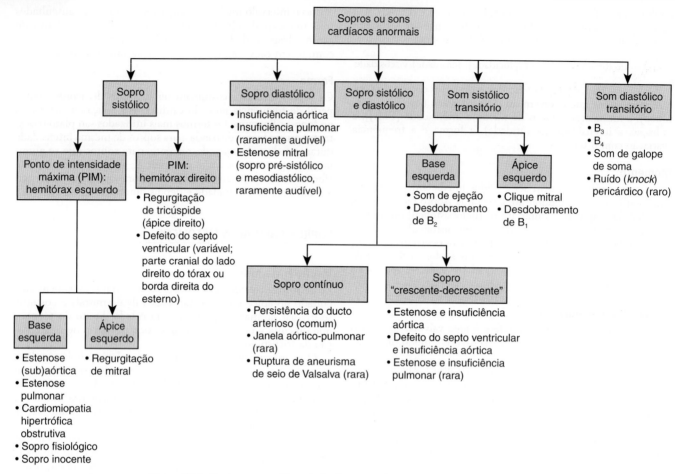

**Figura 55.2** Algoritmo para a diferenciação das causas de sons cardíacos anormais e sopros.

esquerdo não é comum em cães como anormalidade isolada ou em associação com displasia da válvula mitral ou hipertrofia do septo ventricular.

### Estenose pulmonar

Na estenose pulmonar, o sopro costuma ser holossistólico, de alta frequência, crescente-decrescente (ejeção) e mais audível na base esquerda do coração, na área sobre a válvula pulmonar (Áudio 55.10). Pode ser muito semelhante ao verificado na estenose aórtica antes mencionado (ouvir Áudio 55.8), mas não deve irradiar ao longo das artérias carótidas. À medida que aumenta o gradiente de pressão entre o ventrículo direito e a artéria pulmonar, a intensidade do sopro se torna mais alta, com pico mais no fim da sístole.

### Defeito do septo ventricular

O defeito de septo ventricular (DSV) causa sopros que variam muito em forma e qualidade. Frequentemente, o sopro é áspero, de média a alta frequência, holossistólico e mais audível na parte cranial do lado direito do tórax (Áudio 55.18).

Pode ocorrer redução da intensidade do sopro quando há amplo DSV e à medida que se desenvolve hipertensão pulmonar. Na hipertensão pulmonar grave, o sopro pode estar inteiramente ausente e há desdobramento da segunda bulha cardíaca (ouvir Áudio 55.2).

### Defeito do septo atrial

O sopro cardíaco em cães e gatos com defeito do septo atrial (DSA) se deve ao aumento do fluxo pela válvula pulmonar como resultado de um *shunt* esquerdo-direito. Esse sopro se assemelha ao da estenose pulmonar moderada, mas em geral é acompanhado de desdobramento contínuo da segunda bulha. O fluxo por DSA geralmente não é audível.

### Sopros fisiológicos e inocentes

Sopros funcionais (fisiológicos) costumam ser causados pela diminuição da viscosidade do sangue e pelo aumento do débito cardíaco. Os sopros fisiológicos são mais observados em animais com anemia, febre, hipertireoidismo, parede torácica de espessura fina, gestantes e naqueles com aumento do tônus simpático. Quase sempre esses sopros são protossistólicos ou mesossistólicos, de intensidade branda a moderada (graus 1/6 a 3/6) e mais audíveis na base do coração esquerdo (Áudio 55.12). Eles tendem a não provocar ampla irradiação.

Os sopros cardíacos devem desaparecer com o avanço da idade do cão. Eles parecem ocorrer porque os filhotes apresentam maior volume de ejeção em relação ao tamanho dos seus grandes vasos, em comparação com os cães adultos.

Em alguns gatos, pode-se constatar turbilhonamento do fluxo sanguíneo na saída do ventrículo direito, em geral causando um sopro sistólico discreto na região apical do esterno, cujo grau varia de 1/6 a 3/6, sem que haja evidência de doença estrutural. Ele causa poucas consequências clínicas (Áudio 55.13).

## SOPROS DIASTÓLICOS

### Insuficiência aórtica

Na insuficiência aórtica, os sopros costumam ser decrescentes, iniciando na B$_2$ e se estendendo, variavelmente, na diástole (Áudio 55.14).

Em cães jovens, a insuficiência aórtica pode ocorrer como um defeito isolado ou em associação com estenose subaórtica ou problema no septo ventricular. A detecção da insuficiência aórtica em cães ou gatos adultos deve levar à consideração imediata de endocardite bacteriana.

Quando o volume regurgitado for grande, o sopro diastólico costuma ser acompanhado de discreto sopro de ejeção mesossistólico, ocasionando um distinto sopro crescente-decrescente (Áudio 55.15).

O componente sistólico da ejeção é abafado ao fim da sístole, permitindo o reconhecimento da $B_2$ e a diferenciação de um sopro contínuo. Outras causas de sopro crescente-decrescente incluem defeito do septo ventricular que causa perda da sustentação da raiz aórtica e estenose da válvula pulmonar, além de insuficiência pulmonar relevante (rara). Às vezes a regurgitação aórtica grave causa fechamento prematuro da válvula mitral, ocasionando estenose mitral funcional e um sopro diastólico conhecido como *Austin Flint*.

### Insuficiência pulmonar

Na insuficiência pulmonar, o sopro é semelhante ao da insuficiência aórtica; porém, insuficiência pulmonar clinicamente relevante é incomum. O sopro é detectado, algumas vezes, em animais com hipertensão pulmonar, displasia da válvula pulmonar ou dilatação da artéria pulmonar idiopática.

### Estenose mitral

É difícil detectar o sopro diastólico da estenose mitral em cães e gatos. Esse sopro de baixa frequência inicia na mesodiástole e se acentua na fase pré-sistólica por causa da contração atrial (Áudio 55.16). A estenose mitral pode estar acompanhada de outras malformações cardíacas que causam sopro, como estenose aórtica valvular ou subvalvular. Em cães, a estenose mitral pode ser mais comum em raças predispostas a malformações congênitas da válvula mitral, como a Bull Terrier, nos quais quase sempre está associada à estenose aórtica (ver Capítulo 250).

## SOPROS CONTÍNUOS

A causa mais comum de sopro contínuo na base esquerda do coração é a PDA. Esse sopro clássico notado na PDA, conhecido como sopro em maquinaria, é geralmente audível durante todo o ciclo cardíaco, com intensidade máxima próximo à $B_2$ (Áudio 55.17).

Em cães com frequência cardíaca muito baixa, a intensidade do sopro diminui no fim da diástole, sendo que o componente diastólico também pode desaparecer com o desenvolvimento de hipertensão pulmonar. Causas menos comuns de sopro contínuo incluem janelas aórtico-pulmonares, ruptura de aneurisma de seio de Valsalva e fístula arteriovenosa coronariana.

## AUSCULTAÇÃO E ALÉM DELA

As informações obtidas na anamnese (histórico clínico) podem sugerir uma doença cardíaca primária, mas a auscultação minuciosa, com identificação e compreensão dos sons cardíacos anormais e de suas causas, possibilita o reconhecimento das etiologias mais prováveis (Figura 55.2).

Como a auscultação cardíaca é um procedimento muito importante, ela deve ser parte do exame físico completo, que deve integrar ainda a avaliação de áreas pulmonares, veias jugulares, pulso arterial e circulação periférica. A maior acessibilidade e disponibilidade da nova geração de estetoscópios eletrônicos possibilita ao clínico detectar sons cardíacos mais difíceis de ouvir, além de outros sons corporais.

Outros exames podem ser necessários para melhor classificar e definir a anormalidade do animal e, em alguns casos, diferenciar um sopro patológico de um fisiológico, sobretudo em gatos.

# CAPÍTULO 56

# Alterações de Pulso

Christopher Little

Em pacientes veterinários, o exame clínico é baseado em achados físicos palpáveis que podem ser avaliados com nossos sentidos. A avaliação da frequência, da força e da regularidade do pulso é uma das maneiras mais antigas, rápidas, baratas e fáceis de examinar o débito cardíaco.[1] O veterinário perspicaz avaliará o pulso junto com a auscultação da frequência e do ritmo cardíaco, enquanto também analisa a cor das membranas mucosas e o tempo de preenchimento capilar (TPC). Este capítulo explora como e por que ocorrem alterações de pulso.

O pulso em geral é avaliado colocando-se a ponta dos dedos sobre uma ou ambas as artérias femorais. Outros locais, como as artérias podal dorsal e mediana caudal, também podem ser utilizados. Alguns fatores podem dificultar a avaliação do pulso, por exemplo, se o paciente estiver inquieto, tremendo, for muito peludo, estiver sujo, com o pelo emaranhado ou for obeso.

A frequência de pulso, sob circunstâncias normais, será idêntica à cardíaca. No ambiente clínico ou hospitalar, a maioria dos cães exibe frequência de pulso entre 80 e 140 por minuto. Ao contrário do que se acreditava, há fraca relação entre peso corporal e frequência cardíaca em cães.[2-5] Os gatos apresentam frequências de pulso/cardíaca maiores que as dos cães, variando de 130 a 240 por minuto.[6-8]

O coração é um servo do cérebro. A frequência cardíaca se altera de momento em momento graças a alterações do tráfego neural no tronco medular.[9-14] Durante o ritmo sinusal, ela é determinada pelo nó sinoatrial (NSA), onde a frequência cardíaca intrínseca é modificada pelo sistema nervoso autônomo. A frequência intrínseca dos NSA de cães é de aproximadamente 150 a 180 batimentos por minuto (bpm).[15-17] Algumas vezes, o tônus simpático é descrito como o acelerador cardíaco, enquanto o parassimpático seria o desacelerador, porém essa descrição é errônea e inútil. Um conceito mais preciso é o de que existem dois osciladores autonômicos que influenciam o NSA. O tônus parassimpático predomina em cães saudáveis, sobretudo em repouso, portanto a frequência cardíaca costuma ser muito menor do que a intrínseca do NSA.[18-20] A variação do tônus parassimpático ajusta a frequência cardíaca pelo aumento do intervalo entre os pulsos (ou seja, ela diminui) em graus variáveis. Alterações no tônus parassimpático podem ocorrer de maneira muito rápida, dentro de um período de menos de um ciclo cardíaco.[11,21-23] Por outro lado, o tônus simpático altera aos poucos a frequência cardíaca durante um intervalo de tempo de muitos segundos. À medida que o tônus simpático aumenta, a frequência se eleva.[11,21,24,25] Assim, o aumento da frequência cardíaca e de pulso pode ocorrer em razão da redução do tônus parassimpático cardíaco e/ou do aumento do tônus simpático, enquanto a diminuição na frequência cardíaca/pulso pode ser decorrente do aumento no tônus parassimpático e/ou da redução do simpático. Em cães saudáveis em repouso, costuma-se perceber arritmia sinusal, na qual a frequência cardíaca/pulso varia de um batimento a outro graças às rápidas oscilações no tônus parassimpático cardíaco induzidas por fibras eferentes do nervo vago. A arritmia sinusal também é encontrada em outras espécies, incluindo cavalos e humanos. Ela é relativamente incomum em gatos durante o exame clínico, sendo, em geral, bastante sutil nessa espécie.

Se o ritmo cardíaco for regular, a intensidade do pulso também costuma ser regular. Em condições normais, cada batimento cardíaco ocasiona ejeção de sangue para a circulação sistêmica. Se o intervalo entre os batimentos variar substancialmente, a pré-carga dos ventrículos se altera a cada batimento, o que levará à variabilidade no volume sistólico de um batimento para outro. Assim que esse volume de sangue é ejetado na artéria aorta, o tecido elástico das artérias se distende e a onda de pulso se estende em direção à periferia, a qual pode ser detectada pela palpação do pulso. A pressão de pulso representa a diferença da pressão sanguínea entre a pressão arterial diastólica final e a arterial sistólica máxima. A pressão do pulso não está relacionada à absoluta (Figura 56.1). A rapidez da elevação na pressão do pulso depende da elasticidade ou da complacência das artérias, assim como do comportamento inotrópico do coração. Se o coração bater muito forte, se as artérias estiverem muito rígidas ou se ocorrerem ambas as condições, a pressão do pulso aumentará muito. À medida que o sangue passa pelas artérias centrais em direção à periferia, a pressão intra-arterial diminui.

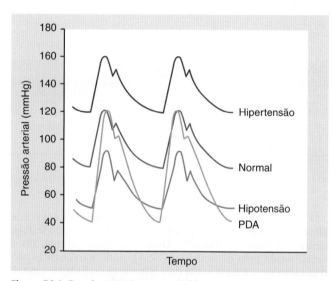

**Figura 56.1** Traçados normais e anormais da pressão arterial. A intensidade do pulso palpável depende da pressão do pulso – a diferença entre as pressões arteriais sistólica e diastólica. *Linha azul*: em um indivíduo normal, o pico de pressão sistólica pode ser 120 mmHg, e a pressão diastólica mais baixa, de 80 mmHg. Dessa maneira, o pulso normal reflete uma pressão de pulso de 120 – 80 = 40 mmHg. *Linha roxa*: em um paciente hipertenso, o pico de pressão sistólica pode ser 160 mmHg e a pressão diastólica mais baixa, 120 mmHg. A pressão de pulso ainda é de 40 mmHg (160 – 120 mmHg), portanto a qualidade do pulso estará normal. Esse exemplo mostra por que a hipertensão sistêmica não provoca um pulso de intensidade incomum. *Linha verde*: no caso de persistência de ducto arterioso (PDA), o esvaziamento diastólico pelo ducto geralmente reduz essa pressão. O pico de pressão sistólica é 120 mmHg, mas a pressão diastólica mais baixa é 40 mmHg. A pressão do pulso é muito alta (120 – 40 = 80 mmHg), o que explica o pulso rápido e forte, ou "em martelo d'água", característico do PDA. *Linha laranja*: na hipotensão moderada, tanto a pressão sistólica quanto a diastólica podem estar baixas, mas, novamente, a pressão do pulso pode permanecer normal. Se as pressões estiverem muito baixas, será sentido um pulso muito fraco ou "filiforme" – isso se for possível palpar o pulso. (Cortesia do Dr. Etienne Côté.) (*Esta figura se encontra reproduzida em cores no Encarte.*)

A inclinação da parte decrescente da curva de pressão é essencialmente um índice de resistência periférica total. Quando a resistência periférica for alta, a redução na pressão arterial será menor. Por outro lado, se a resistência periférica for baixa, a diminuição será rápida e a inclinação do segmento descendente da curva de pressão será íngreme.[26] Infelizmente, a alteração na forma da curva de pressão de pulso varia de maneira muito sutil para ser detectada pelo clínico, porém é uma possibilidade quando se utiliza monitoramento invasivo. Além disso, tecnologias eletrônicas não invasivas mais recentes, como a fotopletismografia, têm fornecido informações úteis.[27]

A despeito da resistência periférica, a pressão diastólica final nas artérias será menor quando o intervalo entre os batimentos estiver prolongado, e maior se esse intervalo for mais curto. Portanto, a percepção da intensidade do pulso pode variar como resultado de diversos fatores. Quando a frequência cardíaca for menor, a pressão diastólica final será mais baixa, pois existe um tempo maior para o escoamento periférico do sangue, e haverá tendência para que a pré-carga do ventrículo esquerdo esteja aumentada, levando a um maior volume de ejeção, um impulso sistólico mais forte e uma pressão sistólica máxima maior. Por outro lado, frequências cardíacas altas tendem a gerar pulsos mais fracos, visto que o volume de ejeção tende a ser menor e a pressão diastólica final tem menos tempo para diminuir. Quando a frequência cardíaca varia muito de um batimento para outro, a pressão do pulso também irá variar. Isso é mais frequente em associação com arritmia sinusal em cães, porém qualquer ritmo cardíaco intermitente pode levar a variações no intervalo e na intensidade de pulso, ou, quando grave, a frequência de pulso palpável pode ser menor do que a cardíaca auscultada, o que é conhecido como déficit de pulso.

Se a pressão de pulso for alta, o pulso é denominado hipercinético; se for baixa, é denominado hipocinético (ver Figuras 56.1 e 56.2). Insuficiência aórtica e persistência do ducto arterioso são formas de doenças cardíacas estruturais nas quais o pulso femoral é hipercinético graças ao rápido escoamento diastólico do sangue da artéria aorta. De maneira inversa, cães com estenose aórtica grave terão um pulso hipocinético fraco e/ou uma pressão de pulso que pode ter um pico mais tardio que o normal durante a sístole, em razão do tempo de ejeção prolongado. Algumas vezes, isso é denominado pulso *parvus* (pulso de pequena amplitude) ou *tardus* (pulso de maior duração).

A maioria das alterações de frequência e ritmo do pulso se deve a alterações do tônus autônomo cardíaco. Um pulso rápido e regular pode ser observado quando o animal está se exercitando, excitado ou com medo, ansiedade, dor, febre ou anemia. Essas são situações nas quais o tônus parassimpático está deprimido e o simpático tende a estar elevado. Exames Holter em cães mostraram picos de taquicardia antes e durante o exercício, e também durante a refeição, sempre que estimulados e quando o proprietário retorna do trabalho.

Condições patológicas importantes associadas à taquicardia incluem hipertireoidismo e anormalidades acompanhadas de hipovolemia, como desidratação ou hemorragia recente. Animais com febre costumam exibir taquicardia associada a um pulso hiperdinâmico em razão da baixa resistência periférica. A insuficiência miocárdica pode causar taquicardia com pulso fraco, também denominado "filiforme". Nesse caso, o baixo volume sistólico se deve a doença cardíaca intrínseca. A fibrilação atrial, muitas vezes notada em cães e gatos com doença cardíaca grave, pode ser reconhecida como uma taquidisarritmia caótica que provoca frequentes déficits de pulso (ver Capítulo 248). Quando um paciente apresenta batimentos cardíacos ectópicos, atriais ou ventriculares, em geral a pressão do pulso também será variável. Mais uma vez, pode-se detectar déficit de pulso nos casos em que um batimento prematuro força o ventrículo a se contrair enquanto ainda está inadequadamente preenchido. Assim, o som cardíaco é auscultado, mas o pulso não é sentido.

Em animais saudáveis, a bradicardia sinusal é observada sobretudo durante o repouso e o sono, quando o tônus simpático

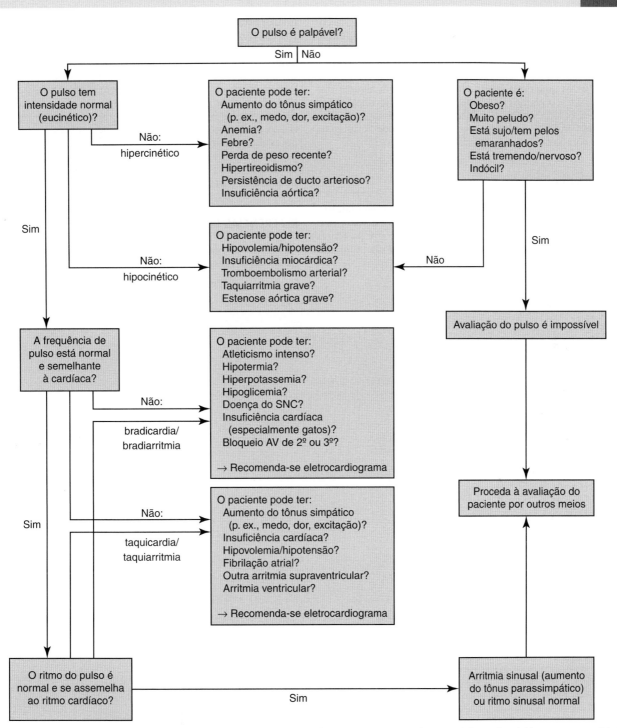

**Figura 56.2** Algoritmo para avaliação do pulso arterial. O exame clínico é um procedimento interativo que se baseia em informações obtidas na anamnese (histórico clínico) do paciente. A frequência e o ritmo do pulso devem sempre ser avaliados junto com outros sintomas, especialmente nível de consciência, temperatura corporal e achados de auscultação. A frequência e o ritmo do pulso devem sempre se assemelhar à frequência e ao ritmo cardíaco. Se isso não ocorrer, deve-se realizar eletrocardiograma. *AV*, atrioventricular; *SNC*, sistema nervoso central.

está praticamente ausente e o tônus parassimpático predomina, porém é variável. Contudo, a bradicardia pode ter significado clínico relevante. Por exemplo, pode ser encontrada em pacientes com hipotireoidismo, hipoglicemia, hipotermia, hiperpotassemia (como em casos de hipoadrenocorticismo agudo) ou distúrbios do sistema nervoso central (SNC) nos quais a pressão intracraniana está elevada ("reflexo de Cushing").[28,29] Na experiência do autor, se um gato estiver apresentando angústia respiratória aguda e com frequência cardíaca de 140 bpm ou menos, ele apresentará muitas vezes hipotermia e insuficiência cardíaca.

Algumas anormalidades de pulso apresentam padrões típicos que são quase considerados patognomônicos de algumas doenças. Os clínicos mais cuidadosos estarão céticos quanto ao reconhecimento de tais padrões, porém o pulso paradoxal denota uma diminuição exagerada nas pressões sistólica, média e de pulso durante a inspiração, além de um aumento exagerado na expiração. Em pacientes veterinários, essa ocorrência é sugestiva de tamponamento cardíaco causado por efusão pericárdica (ver Capítulo 254), apesar de, em humanos e em medicina experimental, ser observada em outra circunstâncias, como asma aguda, doença pulmonar obstrutiva crônica, broncoespasmo e choque hipovolêmico.[30-35] Em vários cães pode ser difícil reconhecer esses padrões, pois o fato de apresentarem respiração ofegante causa oscilações muito rápidas na pressão intratorácica e no retorno venoso ao coração. O pulso alternante se refere a uma alteração entre pulsos fortes e fracos que pode ocorrer algumas vezes quando o ventrículo esquerdo tiver alguma disfunção grave, como nos casos de cardiomiopatia dilatada. O tromboembolismo sistêmico, secundário à cardiomiopatia felina ou a uma condição de hipercoagulabilidade, pode resultar na ausência completa de pulso arterial (ver Capítulo 256).

## PULSO VENOSO

A pressão venosa é sempre muito menor do que a arterial. Isso significa que o pulso venoso, caso seja detectado, é visto, mas não sentido à palpação. É impossível notá-lo em pacientes peludos. Ocorre dilatação da veia jugular quando há aumento da pressão no átrio direito, visto que a pressão venosa da veia jugular está relacionada à pressão do ventrículo e do átrio direitos. Às vezes, nota-se pulso venoso jugular quando há regurgitação significativa na válvula tricúspide (ondas "v" grandes). Em animais normais, a pulsação jugular não deve se estender além de um terço da distância entre a parte alta do pescoço e a entrada do tórax. A pulsação das artérias carótidas adjacentes pode mimetizar um pulso venoso jugular, e a oclusão manual da veia jugular auxilia a diferenciar pulso venoso de pulso arterial. A realização do teste de refluxo hepatojugular ou abdominojugular, pela aplicação de pressão abdominal por 30 segundos, pode aumentar a dilatação da veia jugular, visto que o aumento do retorno venoso quando há doença cardíaca do lado direito pode elevar a pressão do átrio direito.

## REFERÊNCIAS BIBLIOGRÁFICAS

*As referências bibliográficas deste capítulo se encontram online no Ambiente de Aprendizagem.*

# SEÇÃO 4
# Diagnóstico Diferencial de Anormalidades Clinicopatológicas

## CAPÍTULO 57

## Anemia e Eritrocitose

Tracy Stokol

Anemia é definida como redução da massa eritrocitária, sendo detectada pela constatação de valor do volume globular (VG), do hematócrito (HTC), da concentração de hemoglobina ou da contagem de eritrócitos (ou hemácias ou glóbulos vermelhos) inferior ao intervalo de referência estabelecido para aquela espécie. De maneira inversa, o aumento da massa eritrocitária é denominado eritrocitose, sendo detectado por valores acima do limite superior ao intervalo de referência para os exames anteriormente mencionados. Embora policitemia e eritrocitose sejam usados como sinônimos, eles não são. Policitemia é um termo mais amplo, referindo-se ao aumento na quantidade de qualquer célula sanguínea (eritrócitos, leucócitos, plaquetas), ao passo que policitemia se refere a uma anormalidade mieloproliferativa crônica que envolve apenas a linhagem celular eritroide. Este último está relacionado especificamente com aumento absoluto dos eritrócitos (ou da massa eritrocitária) e será utilizado daqui em diante. A tradição na medicina veterinária é utilizar VG ou HTC (uso padrão aqui) como principal indicador da massa eritrocitária.

A primeira etapa da interpretação dos resultados do HTC é decidir se eles são de fato anormais para aquele indivíduo, ou seja, interpretá-los considerando as informações da resenha (raça, idade, sexo e condição reprodutiva). Assim, o uso de intervalos de referência pode induzir a uma interpretação inapropriada, pois em geral os valores são obtidos de animais adultos, presumivelmente saudáveis, e de várias raças, não considerando, portanto, alterações específicas de raça e idade. Por exemplo, um valor de Ht de 45% (0,45 $\ell/\ell$) está dentro do intervalo de referência estabelecido pela maioria dos laboratórios, porém seria compatível com anemia em cães Greyhound, que costumam apresentar valor superior ao de outras raças.[1] Ademais, os intervalos de referência podem ser amplos e de baixa sensibilidade às alterações individuais. Por esse motivo, o autor considera válido obter um hemograma completo e o perfil bioquímico clínico e basal, quando o cão ou o gato atingir a idade adulta – em geral, 12 meses, em raças de cães de pequeno e médio portes e em gatos, e 2 anos, em cães de raças de grande porte – de modo que seja possível detectar anormalidades específicas e individuais subsequentes, utilizando uma abordagem crítica diferenciada.[2] Infelizmente, as diferenças críticas são específicas para a metodologia e o analisador utilizados e não foram estabelecidas para o Ht (ou outros testes hematológicos, em cães e gatos). Desse modo, o clínico deve fazer uma avaliação subjetiva e individual da intensidade da alteração em um animal. Assim que a anemia ou a eritrocitose for confirmada, pode-se utilizar uma abordagem sistemática para identificar os mecanismos fisiopatológicos e, se possível, a causa primária.

### ANEMIA

Anemia é a anormalidade hematológica mais diagnosticada na prática clínica veterinária, podendo ser a causa da doença (p. ex., anemia hemolítica imunomediada [AHIM]) ou um indicador de doença primária (p. ex., câncer ou doença renal crônica). Existem três mecanismos fisiopatológicos principais envolvidos na ocorrência de anemia: hemorragia (perda de hemácias), hemólise (redução da meia-vida das hemácias) e menor produção de hemácias. A distinção entre esses mecanismos é importante para a identificação da doença primária ou a causa da anemia (Boxe 57.1), sendo mais facilmente obtida com o uso combinado das informações de resenha, anamnese, sinais clínicos, achados de exames de imagem e resultados de exames clinicopatológicos do paciente. A anemia pode ser de origem multifatorial, dificultando a detecção da causa primária, e sempre existirão casos desafiadores e potencialmente frustrantes, nos quais o mecanismo fisiopatológico e a causa da anemia permanecem incertos.

### Causas da anemia

Se a anemia for "adequadamente" regenerativa, a causa primária é hemorragia ou hemólise. A distinção entre essas duas causas depende sobretudo dos sinais clínicos, das informações obtidas no exame físico e dos resultados de exames de imagem e outros testes laboratoriais, ou seja, depende da identificação específica da fonte da hemorragia ou da causa da hemólise pelo exame de esfregaço sanguíneo (Figura 57.1). Em algumas doenças, a anemia pode ser causada por uma combinação de hemorragia e hemólise.

#### *Hemorragia*

A hemorragia pode ser interna, em uma cavidade corpórea, ou externa – perda de sangue do corpo, como em uma hemorragia gastrintestinal (ver Capítulo 135). A constatação de baixa

**Boxe 57.1** Mecanismos fisiopatológicos da anemia e características do esfregaço sanguíneo auxiliares (ver Boxe 57.3, mais adiante)

Hemorragia: aguda ou crônica
  Interna, em cavidades corporais (p. ex., hemoperitônio causado por trauma hepático ou esplênico).
  Externa, por via cutânea ou respiratória, geniturinária ou gastrintestinal (p. ex., melena causada por tumor gastrintestinal ulcerado). A hemorragia externa crônica pode resultar em anemia por deficiência de ferro concomitante, que pode ser regenerativa ou não regenerativa.
Hemólise: intravascular ou extravascular
  **Imunomediada\***: primária ou secundária a microrganismos infecciosos, incompatibilidade de grupos sanguíneos (transfusões, neonatos) ou fármacos. Incomum em gatos. Características úteis no esfregaço: esferócitos, aglutinação, células fantasmas*.
  Microrganismos infecciosos: ***Babesia*** sp., ***Theileria*** sp., *Mycoplasma haemocanis* e *M. haemofelis*, *Leptospira* sp.[17-19] Em gatos, apenas *Micoplasma haemofelis* é causa comum de anemia hemolítica. Os outros micoplasmas hemotrópicos de felinos, em geral, não causam anemia.[20]
  **Induzida por agentes oxidantes** (p. ex., intoxicação por zinco, ingestão de cebola, exposição à secreção glandular cutânea de jaritataca em cães,[21-23] e intoxicação por paracetamol ou ingestão acidental de cebola em gatos). Características úteis no esfregaço: presença de corpúsculos de Heinz, excentrócitos e picnócitos.
  Lesão por fragmentação – anemia hemolítica microangiopática (p. ex., vasculite e CID). Características úteis no esfregaço: acantócitos, queratócitos, esquizócitos. Esse tipo de anemia muitas vezes é não regenerativa graças à anemia por doença inflamatória concomitante.
  Atividade aberrante de macrófagos: anormalidades histiocíticas reativas ou neoplásicas (p. ex., sarcoma histiocítico hemofagocítico).[24]
  Defeitos hereditários da membrana dos eritrócitos (p. ex., estomatocitose em cães da raça Malamute do Alaska, esferocitose em cães Golden Retriever) ou das enzimas de vias metabólicas (p. ex., **deficiência de fosfofrutoquinase** em cães e de piruvato quinase em cães e gatos) (rara).[25-27] Características úteis no esfregaço: estomatócitos e esferócitos (deficiência de piruvato quinase em cães).
  Miscelânea: **hipofosfatemia grave e veneno de serpentes ou abelhas**.[28,29] Características úteis no esfregaço: equinócitos (alguns venenos de serpentes) e células fantasmas*.

Menor produção de eritrócitos
  Supressão por doenças extramedulares (comum)
    Doença inflamatória (doença crônica): citocinas inflamatórias suprimem a eritropoese e a liberação e resposta à eritropoetina, bem como sequestram ferro via hepcidina. Pode haver um componente hemolítico extravascular, sobretudo em gatos.
    Doença renal crônica: menor concentração de eritropoetina – outros fatores podem contribuir, incluindo hemorragias que acompanham úlceras gastrintestinais e hemólise por toxinas urêmicas.
    Doenças endócrinas: hipotireoidismo e hipoadrenocorticismo.
  Doenças de medula óssea
    Aumento da taxa de morte celular intramedular (eritropoese inefetiva): imunomediada, ou seja, anemia imunomediada não regenerativa ou imunomediada com anticorpos contra precursores de eritrócitos,[30-33] fármacos e hormônios (p. ex., estrógeno), toxinas, microrganismos infecciosos (p. ex., *Ehrlichia canis*) e anormalidades histiocíticas (reativas ou neoplásicas).
    Produção anormal de eritrócitos com morte celular intramedular: neoplasias (síndrome mielodisplásica ou mielodisplasia primária). Em gatos, geralmente é secundária à infecção pelo vírus da leucemia felina.
    Dano ou lesão de precursores eritroides: imunomediada (aplasia de eritrócitos); microrganismos infecciosos, incluindo vírus (p. ex., parvovírus) e bactérias (p. ex., *Ehrlichia*); fármacos (p. ex., eritropoetina humana recombinante);[34,35] toxinas.
    Produção de hemoglobina diminuída: deficiência de ferro (perda de sangue crônica, deficiência funcional secundária a *shunt* portossistêmico) e intoxicação crônica por chumbo.
    Produção diminuída ou anormal de DNA: deficiência de vitamina $B_{12}$ ou folato (rara) e infecção pelo vírus da leucemia felina.
    Primária (p. ex., leucemia mieloide aguda) ou neoplasias infiltrativas na medula (p. ex., sarcoma histiocítico e mieloma múltiplo, em gatos, e linfoma, em cães): mecanismos múltiplos, incluindo mieloftise, doença imunomediada e citocinas inflamatórias.

*Causas de hemólise intravascular estão marcadas em **negrito**. As células fantasmas serão observadas apenas quando houver hemólise intravascular. Tenha cuidado para não confundir eritrócitos fantasmas resultantes de artefatos de técnicas (pode ocorrer lise de eritrócitos *in vitro* em amostras de sangue armazenadas ou durante a preparação de esfregaço sanguíneo) com eritrócitos fantasmas resultantes de hemólise intravascular. CID, coagulopatia intravascular disseminada.

concentração de proteína total, em especial a combinação de baixos teores de albumina e globulinas, sustenta a conclusão de que a anemia se deve à hemorragia, mas estes achados não são específicos para hemorragia. A concentração sérica de proteínas total normal também não exclui a possibilidade de hemorragia, visto que hemorragia hiperaguda, interna ou externa intermitente crônica pode não resultar em baixa concentração proteica. Se a hemorragia externa for crônica subclínica, pode resultar em deficiência de ferro, condição que pode ser detectada pela constatação de eritrócitos hipocrômicos e de anemia microcítica hipocrômica. Na anemia por deficiência de ferro, a concentração sérica dessa substância e a porcentagem de saturação da transferrina costumam ser baixas, porém também há diminuição nesses valores em doenças inflamatórias. Testes diagnósticos mais recentes para avaliar o conteúdo de ferro nos reticulócitos podem auxiliar na confirmação de anemia por deficiência de ferro em cães, mas geralmente esses resultados não estão disponíveis nem são específicos para a deficiência de ferro, pois são anormais em cães com doenças inflamatórias, *shunt* portossistêmico ou microcitose associada à raça.[3]

### Hemólise

A redução da meia-vida útil dos eritrócitos pode ser decorrente de sua destruição extravascular (ou seja, fagocitose dos eritrócitos pelos macrófagos) ou intravascular (ou seja, ruptura dos eritrócitos no lúmen vascular). A hemólise intravascular, em geral, é acompanhada de hemólise extravascular, porém esta pode ocorrer isoladamente, sendo o mecanismo mais comum de aumento da destruição de eritrócitos na anemia hemolítica (ver Capítulos 195 e 198). É importante distinguir hemólise intravascular de hemólise extravascular, pois isso reduz a lista de diagnósticos diferenciais (ver Boxe 57.1). A hemólise intravascular é caracterizada por hemoglobinemia e hemoglobinúria. Eritrócitos fantasmas e alterações relevantes nos eritrócitos (p. ex., lesões oxidativas) ou nos microrganismos infecciosos pertinentes (p. ex., *Babesia canis*) também podem ser observados no esfregaço sanguíneo, mas a distinção entre hemólise intravascular e extravascular não deve ser embasada apenas nesses achados. Eritrócitos fantasmas são células presentes no esfregaço sanguíneo que "perderam" sua massa de hemoglobina

# CAPÍTULO 57 • Anemia e Eritrocitose

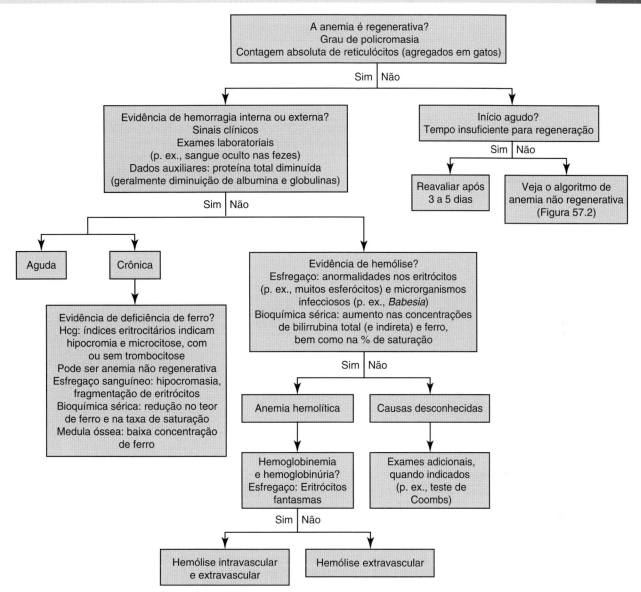

**Figura 57.1** Algoritmo para avaliação de um paciente com anemia. Utiliza-se uma combinação das informações obtidas na resenha, dos sinais clínicos e dos achados no exame físico e nos resultados de exames de imagem e clinicopatológicos para determinar se a anemia é regenerativa – causada por hemorragia ou hemólise – ou não regenerativa – causada por doença extramedular ou doença primária da medula óssea. A anemia hemolítica pode ser extravascular ou intravascular e extravascular. Doenças específicas causam hemólise intravascular (ver Boxe 57.1). Hgc, hemograma completo; He, hemácias. (Adaptada de eClinPath.com [sessão sobre anemia].)

e aparentam estar "desbotadas". Deve-se distinguir os eritrócitos fantasmas resultantes de hemólise intravascular daqueles resultantes da hemólise *in vitro*, em que as células fantasmas são artefatos de técnica, em amostras de sangue armazenadas, ou que aparecem durante a preparação do esfregaço sanguíneo. A anemia hemolítica de qualquer tipo está geralmente associada a concentração sérica de proteína total normal ou elevada e pode resultar em bilirrubinemia, sobretudo graças ao aumento na concentração sérica de bilirrubina não conjugada (indireta). Lembre-se de que a concentração de bilirrubina conjugada (direta) pode se elevar ou mesmo ser predominante em cães com AHIM e em gatos com anorexia (em razão da lama biliar). As atividades das enzimas hepáticas podem estar aumentadas, em virtude de lesões hipóxicas ou normais. A concentração sérica de ferro e a porcentagem de saturação da transferrina se apresentam consistentemente aumentadas em cães e gatos com anemia hemolítica, podendo ser observados siderócitos (eritrócitos contendo agregados de ferritina) no esfregaço sanguíneo de cães. Nenhum desses resultados é específico de anemia hemolítica, portanto devem ser considerados com resultados auxiliares, mas não confirmatórios, do diagnóstico. Da mesma maneira, a ausência desses achados não exclui a possibilidade de hemólise.

## Redução na produção de eritrócitos

Anemia não regenerativa ou "inadequadamente" regenerativa indica problemas na produção de eritrócitos pela medula óssea oriundos de diversas causas (ver Boxe 57.1 e Capítulo 199). Pistas quanto ao mecanismo de anemia regenerativa podem ser obtidas com base na gravidade da anemia, nos índices eritrocitários e em outros achados hematológicos, em particular citopenias concomitantes (especificamente neutropenia e trombocitopenia) e células anormais (neoplásicas) (Figura 57.2). Anemia normocítica normocrômica discreta é a forma mais comum de anemia não regenerativa; em geral, ela decorre de distúrbios extramedulares, especialmente anemia por doença inflamatória – também denominada anemia por doença crônica. As causas mais comuns de anemia não regenerativa grave, sem a presença de outras citopenias, são doenças imunomediadas em cães e infecções pelo vírus da leucemia felina em gatos. Com a

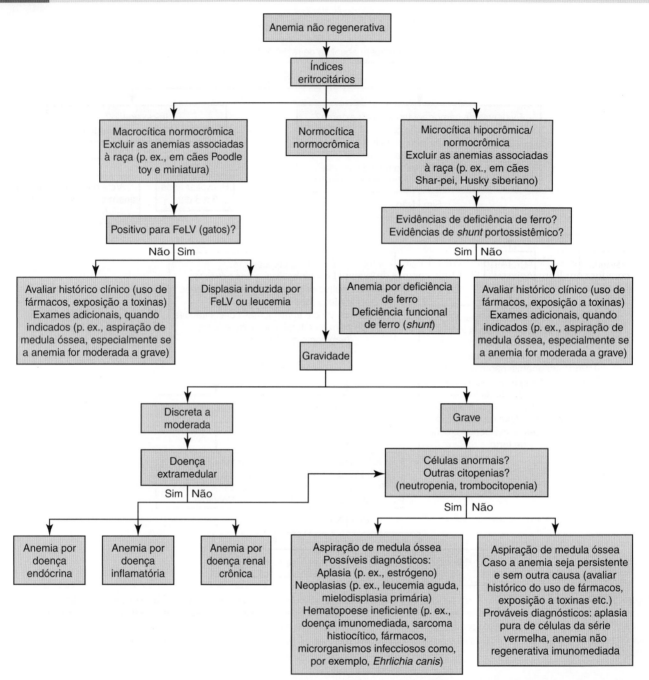

**Figura 57.2** Algoritmo para avaliação de anemia não regenerativa. Os índices eritrocitários (volume corpuscular médio [VCM] e concentração de hemoglobina corpuscular média [CHCM]) podem direcionar para a causa primária potencial, assim como a presença de outras citopenias ou células anormais (p. ex., leucemia). *FeLV*, vírus da leucemia felina. (Adaptada de eClinPath.com [seção sobre anemia].)

introdução da vacina contra o vírus da leucemia felina, as anormalidades hematológicas associadas ao vírus se tornaram muito menos frequentes.

### Abordagem mecanicista da anemia

Pode-se empregar uma abordagem por etapas para distinguir os mecanismos (causas) da anemia (ver Figuras 57.1 e 57.2) baseada nas quatro questões mencionadas a seguir (Boxe 57.2):

1. Quão aguda é a anemia? É importante avaliar se a anemia é regenerativa (questão 2). A medula óssea demora de 3 a 5 dias para induzir uma resposta regenerativa. Anemia de início agudo pode parecer não regenerativa caso a medula óssea não tenha tido tempo suficiente para responder. A anamnese (histórico clínico) e os sinais clínicos podem auxiliar a determinar a duração da anemia, porém isso pode ser difícil, já que na anemia costuma haver sinais clínicos vagos que podem passar despercebidos ao proprietário. A não ser que tenha ocorrido um evento traumático conhecido, a maioria dos pacientes anêmicos já manifesta uma resposta regenerativa por ocasião da consulta. A resposta esperada da medula óssea também depende do grau da anemia. Uma resposta regenerativa vigorosa é esperada em

**Boxe 57.2** Abordagem de anemia baseada em perguntas

1. Quão aguda é a anemia?
2. A anemia é regenerativa?
3. A causa é identificada no exame do esfregaço sanguíneo?
4. Quais exames adicionais são indicados?

casos de anemia moderados a graves, contudo se espera uma resposta mais branda nos casos de anemia discreta.

2. A anemia é regenerativa? A medula óssea responde à anemia por meio da liberação de eritrócitos anucleados imaturos, os quais são caracterizados por maior conteúdo de RNA. Esses eritrócitos imaturos podem ser identificados utilizando-se corantes intravitais, que precipitam o RNA e podem ser visualizados no esfregaço sanguíneo (p. ex., novo azul de metileno) ou corantes fluorescentes que se ligam ao DNA/RNA e podem ser detectados pelo *laser* de analisadores hematológicos automatizados. Esses eritrócitos anucleados, identificados com corantes, são denominados reticulócitos e quantificados como uma porcentagem da contagem de eritrócitos – em gatos, apenas os reticulócitos agregados ou os eritrócitos anucleados imaturos com agregados ou grande quantidade de RNA são quantificados. Por causa do alto conteúdo de RNA, os eritrócitos anucleados imaturos também podem ser denominados eritrócitos policromatofílicos (de cor púrpura) em esfregaços sanguíneos corados com Romanowsky (Diff-Quik, corante de Wright), sendo que a regeneração pode ser subjetivamente estimada pelo grau de policromasia verificado no esfregaço sanguíneo, tanto em cães quanto em gatos. Como exemplo, em uma monocamada de um esfregaço sanguíneo há aproximadamente 100 eritrócitos por campo, em aumento de 100×, em óleo de imersão. A presença de três eritrócitos policromatofílicos por campo (obtenha a média do número de células em 10 campos em aumento de 100×, em óleo de imersão) será equivalente, em nível geral, a 3% de reticulócitos. Contudo, em animais com anemia grave, há bem menos do que 100 eritrócitos por campo, o que deve ser considerado quando se estima a regeneração com base no exame do esfregaço sanguíneo. Uma alta porcentagem de reticulócitos, isoladamente, ou um pequeno número de eritrócitos policromatofílicos no esfregaço não significa necessariamente que a medula óssea está respondendo de modo apropriado à anemia. Portanto, várias fórmulas estão disponíveis para avaliar a "adequação" da regeneração levando em conta a gravidade da anemia, incluindo a contagem absoluta de reticulócitos, a porcentagem corrigida de reticulócitos – procedimento prático para os clínicos, pois é baseado no valor do VG, ou HTC, e não requer a contagem de eritrócitos – e o grau de maturação dos reticulócitos. A escolha do procedimento é uma questão pessoal, porém o autor utiliza a contagem absoluta de reticulócitos (p. ex., com o nosso intervalo de referência atual, uma contagem absoluta de reticulócitos > 95.000/mℓ [cães] ou > 60.000/mℓ [gatos] geralmente indica uma resposta regenerativa).[4] Lembre-se de que eritrócitos nucleados e corpúsculos de Howell-Jolly (fragmentos nucleares) podem ser vistos em esfregaços sanguíneos de animais com anemia regenerativa, porém não são usados para avaliar a resposta regenerativa, visto que também podem ser observados em outras condições (p. ex., insolação e lesão de medula óssea). Nos analisadores hematológicos modernos, os índices eritrocitários (volume corpuscular médio [VCM] e concentração de hemoglobina corpuscular média [CHCM]) costumam ser normais na anemia regenerativa (ou seja, a anemia não é macrocítica hipocrômica), não devendo ser utilizados como indicadores de regeneração.[5] Se a anemia for regenerativa (ou seja, contagem absoluta de reticulócitos acima do intervalo de referência), deve-se a hemorragia ou hemólise, podendo-se excluir a possibilidade de redução da eritropoese. Se a anemia for do tipo não regenerativa (ou seja, contagem absoluta de reticulócitos no intervalo de referência, mesmo que a porcentagem de reticulócitos esteja alta) e a medula óssea tiver tido tempo de responder, os mecanismos de redução da produção de eritrócitos estarão operantes e os testes diagnósticos devem ser direcionados à identificação da causa primária (ver Boxe 57.1).

3. A causa da anemia é identificada no exame do esfregaço sanguíneo? O exame do esfregaço sanguíneo é parte essencial da avaliação de um paciente anêmico e fornece múltiplas informações. As alterações nas características morfológicas dos eritrócitos (e outras linhagens celulares) e a detecção de microrganismos infecciosos, ou de células neoplásicas, podem fornecer pistas sobre, ou até identificar, a causa da anemia (Boxes 57.1 e 57.3). A constatação de eritrócitos com características morfológicas anormais no esfregaço sanguíneo não significa necessariamente que haja relevância patológica. A importância é subjetiva e depende tanto do tipo quanto do número de anormalidades, devendo sempre ser determinada dentro do contexto do paciente. Por exemplo, na anemia por

### Boxe 57.3 Anormalidades eritrocitárias úteis constatadas no esfregaço sanguíneo

**Acantócitos:** resultantes de lesão por fragmentação, anemia por deficiência de ferro (fragilidade mecânica), neoplasias vasculares (p. ex., hemangiossarcoma), CID. Em geral, são constatados junto com queratócitos e esquisócitos. Pode ser um achado irrelevante (raramente observado em animais jovens saudáveis, potencialmente como um distúrbio congênito ou hereditário) ou de relevância incerta em diversas doenças.[36]

**Aglutinação:** AHIM, pseudoaglutinação dependente de ácido etilenodiamino tetra-acético (EDTA).[37] Deve ser diferenciada de *rouleaux* (geralmente no exame microscópico, em diluição 1:4 a 1:10, em solução salina). Testes de deslizamento em lâmina macroscópico são menos confiáveis.

**Excentrócitos:** lesões oxidativas. Um número baixo pode ser observado em diversas doenças, sem indicar anemia hemolítica induzida por agentes oxidantes.[38]

**Eliptócitos:** geralmente resultantes de anemia não regenerativa imunomediada ou aplasia pura de células da série vermelha em cães (indica mielofibrose nessas doenças)[30] e doença hepática em gatos, sobretudo lipidose. É hereditária em cães[39] (rara).

**Corpúsculos de Heinz:** indica lesões oxidativas. Corpúsculos de Heinz pequenos podem ser normais em gatos e não resultam em anemia. Corpúsculos de Heinz múltiplos ou grandes em gatos ou de qualquer tamanho em cães sustentam o diagnóstico de anemia hemolítica induzida por agentes oxidativos. Podem ser observados concomitantemente a excentrócitos, células fantasmas, picnócitos (células que se assemelham a esferócitos)[40] e metemoglobinemia, dependendo do agente oxidante envolvido.

**Queratócitos:** lesões por fragmentação (vasculite, CID e deficiência de ferro, observados com acantócitos e esquisócitos) ou oxidativas (vistos com excentrócitos, com ou sem corpúsculos de Heinz). Um número baixo pode ser normal em gatos.

**Poiquilócitos:** eritrócitos com diversas formas podem ser vistos em gatos com doença hepática, mas não resultar em anemia.

**Formação de *rouleaux*:** causada pela elevação de globulinas secundária a estimulação antigênica (p. ex., doença hepática crônica), inflamação (p. ex., peritonite infecciosa felina) ou neoplasias de células B ou plasmócitos (p. ex., leucemia linfocítica crônica, mieloma múltiplo). A eletroforese de proteínas séricas é útil.

**Esquisócitos:** lesões por fragmentação, geralmente concomitantes a acantócitos e queratócitos.

**Siderócitos,** sobretudo em cães: anemia hemolítica e intoxicação por chumbo, fármacos (hidralazina) e *shunt* portossistêmico.

**Esferócitos:** quantidade elevada a moderada de esferócitos, geralmente é indicação diagnóstica de AHIM. Podem ser observados junto com siderócitos e células fantasmas (se houver hemólise intravascular). Esferócitos parciais (eritrócitos menores com pequeno grau de palidez central) podem ser observados em cães com variantes não regenerativas de AHIM.[30] Alguns poucos esferócitos podem ser observados em lesões por fragmentação, e os eritrócitos transfundidos podem ser esféricos. Em gatos, é difícil detectar esferócitos (os eritrócitos normalmente não apresentam palidez central).

deficiência de ferro, podem ser observados alguns esquisócitos, queratócitos e acantócitos como consequência de uma fragilidade mecânica, e, em pacientes gravemente enfermos com trombocitopenia, a mesma quantidade de alterações nos eritrócitos pode indicar coagulopatia intravascular disseminada (CID) primária e deve requerer exames adicionais para essa anormalidade da hemostasia. Em geral, a identificação dessas anormalidades eritrocitárias é dependente muito da habilidade do patologista clínico.

4. Quais exames adicionais são indicados? Os resultados de exames de imagem e clinicopatológicos (hemograma completo, perfil bioquímico sérico e exame de urina), associados a citológicos e histológicos dos tecidos, são essenciais em todos os pacientes anêmicos, a fim de detectar anormalidades extramedulares que possam estar causando a anemia ou suprimindo a resposta da medula óssea. Na anemia regenerativa ou não regenerativa sem causa aparente, pode ser válido submeter os animais a testes para doenças infecciosas, pois o esfregaço sanguíneo pode não ser sensível para detectar alguns microrganismos. Mesmo que a causa da anemia seja identificada durante o exame do esfregaço sanguíneo, devem ser realizados exames adicionais, a fim de confirmar o diagnóstico (p. ex., teste de Coombs para AHIM, pesquisa de anticorpos antinucleares para lúpus eritematoso sistêmico, além de testes genéticos e sorológicos para doenças infecciosas). Em geral, a aspiração de medula óssea não é indicada nos casos de anemia regenerativa ou de não regenerativa discreta, a não ser no caso de busca por microrganismos infecciosos específicos ou neoplasias primárias (p. ex., *Leishmania* sp., mieloma múltiplo, linfoma). A presença de pancitopenia – definida como anemia não regenerativa, trombocitopenia e neutropenia, não obstante a gravidade – e de anemia não regenerativa grave – isolada ou associada a outras citopenias – indica anormalidade na medula óssea. Nesses casos, indica-se aspiração da medula óssea. De maneira semelhante, a aspiração de medula óssea é válida em animais nos quais foram detectadas células neoplásicas na circulação, visando ao estadiamento de linfoma ou à confirmação do diagnóstico de leucemia. A aspiração da medula óssea com Azul da Prússia para detecção de ferro também é o teste "padrão-ouro" para a confirmação de deficiência de ferro em cães, mas não em gatos, pois o ferro não se cora na medula óssea de gatos saudáveis. Contudo, raramente se realiza aspiração de medula óssea com esse propósito.

## ERITROCITOSE

Em cães, às vezes se nota aumento na contagem de eritrócitos ou do HTC, sendo esse fato um tanto quanto raro em gatos. HTC alto pode ser normal em algumas raças de cães,[1,6] como Jack Russel Terrier e Pastor-Alemão. Assim, deve-se excluir a possibilidade de aumento do HTC em função da raça antes de avaliar o animal quanto a causas patológicas de elevação do HTC. À semelhança do que se faz no caso de anemia, pode-se empregar uma abordagem mecanicista por etapas na avaliação diagnóstica de um animal com HTC alto (Figura 57.3).

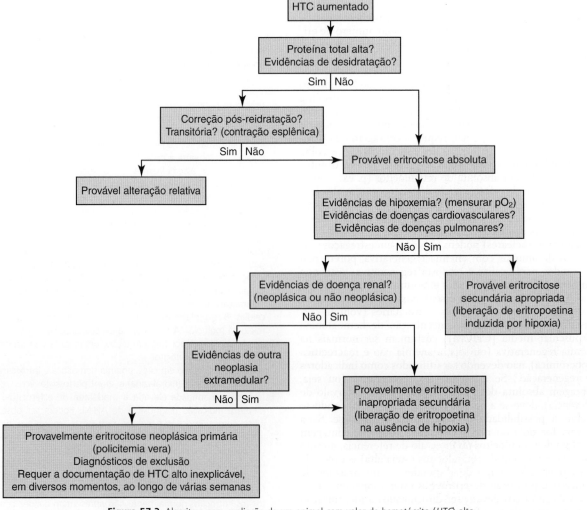

**Figura 57.3** Algoritmo para avaliação de um animal com valor de hematócrito (*HTC*) alto.

## Causas de eritrocitose

A eritrocitose se refere ao aumento do valor absoluto ou real da massa eritrocitária, e não apenas ao da quantidade de eritrócitos. O aumento da contagem de eritrócitos (ou do HTC) pode ser visto como uma alteração relativa, ou seja, no número de eritrócitos em relação à quantidade de água. Um aumento relativo do HTC pode ser decorrência da diminuição da água corporal (p. ex., desidratação) ou da liberação de eritrócitos pelo baço. Até um terço dos eritrócitos é armazenado na polpa vermelha do baço e pode ser liberado por contração esplênica sob a influência da epinefrina, apesar de isso ser incomum em cães e gatos. A mensuração da concentração de proteína total (espera-se elevação) e a hidratação de um animal desidratado, realizando-se na sequência um teste para confirmar a persistência de HTC alto, são procedimentos que podem ser usados para diferenciar um aumento absoluto de uma elevação relativa do HTC.

Eritrocitose é um aumento real da massa eritrocitária causado pela produção de eritrócitos, também descrito como aumento absoluto do HTC. Pode ser classificada em primária ou secundária. A primeira pode ser hereditária em algumas espécies (não em cães e gatos) ou uma doença neoplásica adquirida denominada policitemia vera, que é uma anormalidade mieloproliferativa crônica rara em cães e gatos. Em humanos, até 90% dos pacientes com policitemia vera apresentam uma mutação no gene JAK2 da tirosinoquinase, situado próximo ao gene de receptores da eritropoetina.[7] A mutação induz um estímulo constitutivo da eritropoese, em geral independente da eritropoetina. Uma mutação no JAK2 já foi detectada em um cão com policitemia vera, o que pode facilitar o diagnóstico dessa rara doença, que é feito geralmente por exclusão (ver Figura 57.3).[8] A eritrocitose secundária por aumento de eritropoetina é uma causa muito mais comum de aumento do HTC, tanto em cães quanto em gatos, do que a policitemia vera. Ela pode ser subclassificada em apropriada ou inapropriada, de acordo com o estímulo para liberação de eritropoetina. A liberação apropriada de eritropoetina ocorre em condições de hipoxia e pode resultar em eritrocitose secundária em cães e gatos com doenças respiratórias ou cardíacas.[9] A liberação inapropriada é mais observada em algumas doenças renais, mas também é vista como uma resposta paraneoplásica em neoplasias renais ou extrarrenais.[10-14] Concentrações elevadas de eritropoetina sustentam o diagnóstico de eritrocitose secundária, porém estudos mostraram uma sobreposição da concentração de eritropoetina com diferentes causas de eritrocitose, limitando a utilidade do exame.[15,16] As aspirações de medula óssea não são informativas, pois revelam hiperplasia eritroide, independentemente da causa da eritrocitose (primária ou secundária). Portanto, a diferenciação entre as causas de eritrocitose requer outros testes diagnósticos (ver Figura 57.3 e Capítulo 200).

## REFERÊNCIAS BIBLIOGRÁFICAS

*As referências bibliográficas deste capítulo se encontram online no Ambiente de Aprendizagem.*

# CAPÍTULO 58

# Leucopenia e Leucocitose

Amy E. DeClue e Dennis R. Spann

## INTRODUÇÃO

Os leucócitos do sangue periférico são componentes primários dos sistemas imunes inato e adaptativo. Assim, sua quantidade é dinâmica e influenciada por uma ampla variedade de estímulos, os quais incluem, mas não se limitam a: infecções, inflamações, doenças autoimunes, lesões teciduais, infestações parasitárias e hormônios. Os leucócitos são produzidos continuamente, em uma série de etapas, a partir de células-tronco hematopoéticas na medula óssea (ver Capítulo 202). Essas células-tronco, inicialmente pluripotentes, são autorrenováveis, mas sua replicação é rara. Elas originam uma variedade de linhagens celulares linfoides e mieloides comuns após progredirem de células-tronco hematopoéticas para suas respectivas células progenitoras, diferenciando-se, para resultar em linhagens celulares mais determinadas e restritas. O microambiente das células precursoras na medula óssea, essencial à hematopoese, é composto por células endoteliais e estromais, adipócitos, osteoblastos, macrófagos, linfócitos, matriz extracelular e fatores de crescimento. O microambiente apropriado, as interações celulares e os anexos da matriz extracelular são requisitos para uma ótima proliferação, diferenciação e sobrevivência das células-tronco hematopoéticas. Alterações no microambiente podem influenciar sobremaneira a hematopoese.

Na medula óssea, os neutrófilos estão incluídos em dois reservatórios: um mitótico e outro de maturação e armazenamento. A maturação e a liberação de mieloblastos da medula óssea costuma demorar cerca de 6 a 9 dias, porém a maturação é acelerada por alguns estímulos inflamatórios.[1-4] As interleucinas (ILs)-1, 2, 3, 6 e 11; o fator estimulador de colônias de granulócitos e macrófagos (GM-CSF); o fator estimulador de colônias de granulócitos (G-CSF); e o fator de célula-tronco (SCF) são mediadores inflamatórios que estimulam a produção de neutrófilos, enquanto o GM-CSF, o G-CSF, o fator de necrose tumoral (TNF) e o C5a atuam como mediadores da liberação da medula óssea. Os monócitos se originam de células progenitoras de granulócitos e monócitos, sob as influências de IL-3, IL-34, GM-CSF, e do fator estimulador de colônia de macrófagos (M-CSF). Os monócitos são produzidos mais rapidamente do que os granulócitos e há uma reserva mínima na medula. A replicação, em vez da rápida liberação, é responsável pelo aumento do número de monócitos no sangue.[4-6] Os eosinófilos são derivados da linha progenitora eosinofílica, sob a influência de GM-CSF, IL-3 e IL-5, produzidos por linfócitos Th2 ativados.[7] Os basófilos são produzidos a partir de células progenitoras de basófilos-mastócitos bipotenciais, sob a influência de IL-3, IL-5, GM-CSF, fator de crescimento transformador beta (TGF-β) e fator de crescimento nervoso.[8] Além do microambiente e das citocinas, há pesquisas em andamento sobre a participação de micro-RNA na regulação da inflamação e da hematopoese.[9]

Os linfócitos B e T, bem como as células *natural killer* (NK), são derivados de células progenitoras de linfócitos combinadas, sob a influência de SCF, Flt3L, fator de crescimento semelhante à insulina (IGF) e à IL-7.[4] O gene Notch tem participação importante no equilíbrio das linhagens de células (linfócitos) B e T.[10] Os linfoblastos deixam a medula óssea e migram para o timo, onde se transformam em linfócitos T pela estimulação por compostos presentes no microambiente do timo, pela produção do gene Notch e por fatores de crescimento, incluindo Flt3L e IL-7.[10] Acredita-se que a produção de células NK seja estimulada por IL-2, IL-7, IL-15 e SCF. As células NK são produzidas na medula óssea em um período de aproximadamente 7 dias e podem se originar de linfonodos, fígado e baço.[4,11]

A quantidade de leucócitos (glóbulos brancos) periféricos depende da taxa de produção na medula óssea, da liberação da medula óssea, da proporção das células do reservatório marginal *versus* reservatório circulante e da taxa de migração dos leucócitos para os tecidos. Os leucócitos do sangue periférico estão presentes em dois reservatórios – circulante e marginal – quase iguais, lembrando que existem algumas variações de suas quantidades entre as espécies. Os leucócitos marginais circulam junto ao endotélio, prontos para sair da circulação e migrar para os tecidos-alvo. Eles interagem com o endotélio vascular por meio de interações entre L-selectinas dos leucócitos e P-selectina e E-selectina das células endoteliais, assim como outros receptores celulares. Os leucócitos marginais podem retornar à circulação durante períodos de aumento da velocidade do sangue ou graças aos efeitos do cortisol ou da epinefrina. Mudanças na proporção relativa entre os reservatórios marginal e circulante alteram a contagem de leucócitos, visto que apenas as células do reservatório circulante, ou central, são contadas quando se realiza o hemograma completo (Hgc).

## LEUCOCITOSE

Uma vez que os neutrófilos e, em menor extensão, os linfócitos são as populações de leucócitos mais numerosas e dinâmicas, também são as linhagens celulares mais responsáveis pela leucocitose (ver também Capítulo 202). Raramente outras linhagens celulares se expandem em quantidade suficiente para causar leucocitose. Atividade física, epinefrina e cortisol estão associados a aumento discreto a moderado no número de neutrófilos, sobretudo em razão da transferência de células do reservatório marginal para o circulante, com rápido retorno à contagem celular basal. A contagem de neutrófilos não deve ser maior do que o dobro do limite superior do intervalo de referência nem deve haver desvio à esquerda quando a neutrofilia se deve exclusivamente a esses efeitos fisiológicos.[4] Infecções, inflamações e neoplasias estão associadas à neutrofilia de magnitude variável, sem um limite discriminatório entre cada categoria de doença.

À medida que um processo inflamatório progride, o aumento da demanda por neutrófilos estimula a liberação precoce de neutrófilos do reservatório de maturação, resultando em desvio à esquerda, em direção às formas mais imaturas de neutrófilos. Se a quantidade de formas maduras excede à de formas imaturas, o padrão é conhecido como resposta regenerativa. Quando a demanda de neutrófilos excede a capacidade da medula em liberar neutrófilos maduros, taxas crescentes de formas imaturas são liberadas, resultando em desvio à esquerda degenerativo. Tanto em cães quanto em gatos, o desvio à esquerda degenerativo é causado com mais frequência por infecções e está associado a prognóstico mais reservado,[12-14] com uma taxa de risco de morte ou de eutanásia de 1,9 em cães[12] e de 1,75 em gatos afetados.[14]

Alterações tóxicas são alterações morfológicas dos neutrófilos causadas pela maturação acelerada. Elas podem incluir basofilia citoplasmática, corpúsculos de Döhle, maior vacuolização, menor condensação nuclear e aumento de grânulos (Figura 58.1). Uma leucocitose por neutrofilia, com desvio à esquerda e/ou alterações tóxicas, deve levantar suspeita de infecção como peritonite, pleurite e pneumonia. Contudo, a ausência de desvio à esquerda ou de alterações tóxicas não exclui a possibilidade de infecção. Doenças inflamatórias não infecciosas, como pancreatite grave, anemia hemolítica e outras, podem estar associadas a neutrofilia, desvio à esquerda e alterações tóxicas.

A leucocitose grave (> 35.000 células/μℓ) é muitas vezes denominada reação leucemoide, mas esse termo está em desuso.[15] Em geral, os neutrófilos são o tipo celular predominantemente envolvido na leucocitose grave, porém outras células podem estar envolvidas. As causas mais comuns de leucocitose por neutrofilia incluem infecções, necrose tecidual, neoplasias e doenças imunomediadas (Tabela 58.1).[13,15,16] Outros diagnósticos diferenciais importantes incluem deficiência de adesão de leucócitos,[17] leucocitose paraneoplasia,[18-20] infecção por *Babesia*,[21] infecção por *Hepatozoon canis*,[22,23] anemia hemolítica imunomediada[24] e prostatite bacteriana.[25]

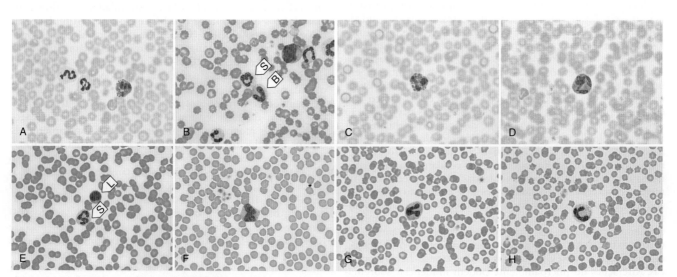

**Figura 58.1** Fotomicrografias de esfregaços sanguíneos de cães e gatos, coloração de Wright-Giemsa, com: um eosinófilo e dois neutrófilos segmentados de cães (**A**); neutrófilo segmentado (*S*) e bastonete (*B*) de cão (**B**); eosinófilo de cão (**C**); basófilo de cão (**D**); neutrófilo segmentado (*S*) e linfócito (*L*) de gato (**E**); monócito de gato (**F**); e neutrófilos tóxicos (**G** e **H**). (Cortesia da Dra. Angela B. Royal, Veterinary Medical Diagnostic Laboratory, University of Missouri.) (*Esta figura se encontra reproduzida em cores no Encarte.*)

| Tabela 58.1 | Causas de leucocitose por neutrofilia grave (leucócitos > 50.000/μℓ) em cães e gatos. |

| CATEGORIA | CÃES | | GATOS |
|---|---|---|---|
| Pesquisa | Lucroy et al.[13] | Weltan et al.[15] | Lucroy et al.[16] |
| Infecciosa | 40/115 (34%) | 106/182 (58%)* | 38/104 (37%) |
| Imunomediada | 38/115 (32%) | 20/182 (11%) | 23/104 (22%) |
| Neoplásica | 24/115 (20%) | 26/182 (14%) | 24/104 (23%) |
| Necrose tecidual | 12/115 (10%) | 23/182 (13%) | 19/104 (18%) |

*Foram agrupados animais com infecção (56/182) e com babesiose (50/182), os quais foram listados em grupos separados no artigo original.

Algumas vezes, a linfocitose pode ser suficientemente intensa para resultar em leucocitose. A linfocitose fisiológica costuma ser discreta. O aumento da concentração de epinefrina, mas não de cortisol, resulta em linfocitose. Gatos são mais propensos que cães à linfocitose reativa frente à inflamação.[6,26,27] A linfocitose secundária à inflamação em geral é branda, mas a quantidade de linfócitos pode ser duas a três vezes maior que o limite superior do intervalo de referência.[26] A linfocitose pode estar associada a infecções crônicas, como aquelas causadas pelo vírus da leucemia felina, pelo vírus da imunodeficiência felina e por *Ehrlichia canis*, bem como por toxoplasmose.[28] O hipoadrenocorticismo está associado à linfocitose, mas raramente resulta em leucocitose.[26] Linfoma, leucemia linfocítica crônica (LLC) e leucemia linfocítica aguda (LLA) podem estar associados à leucocitose marcante. Como as células da LLC são maduras, a distinção entre linfocitose reativa e LLC pode requerer técnicas de diagnóstico avançadas, como imunofenotipagem ou teste de clonalidade por meio da reação em cadeia de polimerase (PCR) para rearranjo dos genes dos receptores de antígenos (PARR). O linfoma leucêmico pode ser difícil de distinguir da LLA, apesar de a infiltração nodal ser menos comum na LLA e a contagem de linfócitos associadas à LLA tender a ser maior.

Eosinofilia e monocitose são causas raras de leucocitose. As principais categorias de doenças que podem resultar em eosinofilia são parasitárias, reações de hipersensibilidade, doença mastocítica, hipoadrenocorticismo, síndrome hipereosinofílica e, por vezes, neoplasia linfoide. Doenças granulomatosas crônicas podem causar monocitose moderada a grave. Outras causas de monocitose incluem lesões celulares e teciduais e infecções crônicas. A leucemia mielomonocítica é uma causa rara de leucocitose, muitas vezes simultânea à neutropenia e à trombocitopenia.[29,30]

## LEUCOPENIA

Como os neutrófilos são maioria na contagem total de leucócitos, as leucopenias geralmente são secundárias à neutropenia. Apesar de os intervalos de referência variarem entre os laboratórios, a neutrofilia, de maneira geral, consiste em contagem de neutrófilos < 3.000 células/μℓ (< 3 × 10$^9$ células/ℓ, < 3 × 10$^6$ células/mℓ).[27] A neutrofilia é considerada branda quando a contagem de neutrófilos está entre 1.500 e 3.000 células/μℓ; moderada, quando entre 500 e 1.500 células/μℓ; e grave, quando < 500 células/μℓ. A neutropenia grave quase sempre está associada a febre e infecções oportunistas, visto que os neutrófilos são a primeira linha de defesa frente a uma variedade de patógenos; portanto, qualquer animal com neutropenia moderada a grave e com febre deve ser submetido a tratamento emergencial. Por outro lado, infecções graves podem causar neutropenia, fazendo com que, em alguns casos, seja difícil diferenciar causa e efeito. Relata-se que o aumento da demanda por neutrófilos secundário a pneumonia, peritonite, dermatite ulcerativa e infecções virais e fúngicas é causa de neutropenia em cães e gatos (Tabela 58.2).[31]

| Tabela 58.2 | Causas comuns de neutropenia em cães e gatos e de neutrófilos tóxicos em gatos. |

| CATEGORIA | NEUTROPENIA EM CÃES E GATOS | NEUTRÓFILOS TÓXICOS EM GATOS |
|---|---|---|
| Pesquisa | Brow et al.[31] | Segev et al.[50] |
| Doenças infecciosas | 135/261 (52%)* | 95/219 (43%)[‡] |
| Aumento na demanda[†] | 29/261 (11%) | NA |
| Induzida por fármacos | 30/261 (11%) | NA |
| Doença de medula óssea primária | 10/261 (4%) | NA |
| Metabólica | NA | 20/219 (9%) |

Estão incluídos o número de gatos acometidos, o número de gatos da pesquisa e o percentual de gatos afetados na pesquisa. *Destes, 123/124 cães apresentavam parvovirose e 10/11 gatos estavam infectados pelo vírus da leucemia felina ou pelo vírus da imunodeficiência felina. [†]Decorrente de inflamação marcante, sepse bacteriana ou endotoxemia. [‡]Bacteriana ou viral. *NA*, não se aplica.

As causas mecanicistas gerais de neutropenia incluem redução na produção pela medula, maior demanda periférica, sequestro vascular (anafilaxia e sepse) e destruição imunomediada tanto de neutrófilos maduros – na periferia ou nas reservas da medula – quanto de precursores imaturos.[32] As causas de uso periférico de neutrófilos incluem diversas infecções (bacterianas, virais ou fúngicas) e, especificamente, peritonite séptica, piometra, piotórax e salmonelose, entre outras.[33,34] Doenças inflamatórias como pancreatite, peritonite biliar, torção de órgãos ou infarto tecidual também podem causar migração de neutrófilos. A maior parte dessas condições pode resultar em neutrofilia. Contudo, caso a demanda exceda à produção de neutrófilos, pode ocorrer neutropenia.[31] Os neutrófilos seguem uma via de citocinas e haptenos compostas de C5a, CXCL-8, leucotrieno B4 e fatores de ativação plaquetária, junto com outros sinais oriundos do local da inflamação.[35-37] A diminuição da produção de neutrófilos pela medula óssea ou de outras linhagens celulares ocorre de maneira secundária à carência dos elementos necessários à hematopoese.[38] O uso de alguns medicamentos, como cloranfenicol, azatioprina, fenobarbital, fenilbutazona, metamizol, derivados da sulfa, entre outros, foi associado à ocorrência de neutropenia e outras citopenias.[36,39-42] Ademais, quimioterapia ou infiltração neoplásica na medula óssea pode resultar em supressão ou colapso hematopoiético da medula.[43-46]

Linfopenia raramente é a causa de uma leucopenia, porém pode contribuir para uma redução na contagem de leucócitos. A linfopenia ocorre com mais frequência em razão de infecções virais do efeito dos glicocorticoides em animais doentes. A diminuição nas contagens de monócitos, eosinófilos ou basófilos circulantes raramente resulta em leucopenia, pois essas células contribuem com pequena porcentagem dos leucócitos totais.

## ABORDAGEM PARA AVALIAÇÃO DE LEUCOCITOSE E LEUCOPENIA

Leucocitose e leucopenia são achados comuns no hemograma. Portanto, é essencial uma abordagem sistemática na avaliação desses casos. As alterações na contagem de leucócitos geralmente não são específicas e quase nunca são patognomônicas de uma doença específica. Em vez disso, essas alterações alertam o clínico quanto a prováveis doenças. No entanto, a contagem normal de leucócitos não exclui a possibilidade de infecções, inflamações, doenças autoimunes ou neoplasias.

A primeira etapa da avaliação da contagem de leucócitos no sangue periférico deve sempre incluir a contagem total absoluta, a contagem diferencial e a descrição morfológica das células. As contagens diferenciais obtidas em aparelhos podem não ser confiáveis, de modo que o exame do esfregaço sanguíneo para obter a contagem diferencial e avaliar a morfologia celular é uma etapa indispensável na avaliação diagnóstica de qualquer animal com leucocitose ou leucopenia. De modo geral, no início de um processo inflamatório, desenvolve-se uma leucopenia transitória, causada pela transferência de leucócitos do reservatório leucocitário ou quando, na inflamação intensa, a demanda de leucócitos excede transitoriamente a sua liberação. É importante saber se a leucopenia é transitória ou persistente por meio de avaliações seriadas da contagem total de leucócitos, bem como da contagem diferencial e da morfologia dos leucócitos. Em geral, as leucopenias transitórias decorrentes de inflamações agudas se resolvem em 4 a 24 horas.

A diferenciação das possíveis causas de leucocitose e leucopenia requer a identificação do padrão celular específico afetado, junto com informações de anamnese e achados de exame físico. Uma anamnese completa – sinais clínicos, doenças anteriores ou recentes, exposição a toxinas, uso de medicamentos, traumas, viagens, vacinação, exposição a microrganismos infecciosos – e um exame físico minucioso permitem ao clínico priorizar alguns diagnósticos diferenciais. Achados como febre ou hipertermia, congestão de esclera, linfadenomegalia, organomegalia, efusões, abscessos ou sopros cardíacos são particularmente importantes. O perfil bioquímico sérico e os exames de urina devem ser revistos à busca de informações não detectadas no exame físico. Baseado nas informações adquiridas, pode-se elaborar uma lista de prováveis diagnósticos diferenciais e formular uma abordagem lógica quanto a exames adicionais. Os exames devem incluir aqueles de imagem, como radiografias, ultrassonografia, tomografia computadorizada e ressonância magnética. Exames adicionais devem incluir sorologia, aspiração ou biopsia de órgãos com aumento de volume ou morfologicamente alterados ou de efusões, ecocardiografia e cultura microbiológica do sangue, da urina, das efusões ou de secreção purulenta. Aspiração ou biopsia de medula óssea costuma ser indicada quando há suspeita de leucemia ou quando se detecta leucopenia, bicitopenia ou pancitopenia. Exames mais especializados, como citometria de fluxo, PARR e pesquisa de anticorpos antinucleares, podem ser realizados, quando indicados, para a identificação de neoplasia ou neutropenia imunomediadas.[47-49]

## REFERÊNCIAS BIBLIOGRÁFICAS

*As referências bibliográficas deste capítulo se encontram online no Ambiente de Aprendizagem.*

# CAPÍTULO 59

# Trombocitopenia e Trombocitose

Marjory B. Brooks

Plaquetas são pequenos fragmentos celulares anucleados importantes na formação de trombos hemostáticos e patológicos. Anormalidades quantitativas, ou seja, aumento ou diminuição na quantidade de plaquetas, são prontamente detectadas no hemograma. Uma estratégia diagnóstica consistente ajuda a agilizar o tratamento de pacientes com trombocitopenia ou trombocitose.

## CICLO DE VIDA (MEIA-VIDA) DAS PLAQUETAS

As plaquetas são produzidas pelos megacariócitos da medula óssea e permanecem na circulação de 5 a 9 dias em cães e gatos.[1] A citocina trombopoetina (TPO) é a principal reguladora da maturação dos megacariócitos, mas fatores de crescimento adicionais atuam em sinergia com ela. O fígado é o principal local de síntese de TPO que, após sua liberação, se liga a um sítio de ligação (c-Mpl) presente nos megacariócitos e nas plaquetas. A concentração de TPO livre mantém constante a massa plaquetária. À medida que a contagem de plaquetas diminui, o teor de TPO livre aumenta para estimular a trombopoese. Por outro lado, à medida que a contagem plaquetária aumenta, o teor de TPO livre diminui e ocorre redução da trombopoese. Além da expressão constitutiva, as plaquetas senescentes, sem resíduos de ácido siálico, se ligam a receptores específicos nos hepatócitos para induzir uma elevação na produção de TPO.[2]

As plaquetas circulantes sofrem um sequestro esplênico transitório, sendo que, em animais sadios, cerca de um terço da massa plaquetária total é armazenado no baço.[3] Estímulos pró-trombóticos e inflamatórios induzem a ativação e a inclusão de plaquetas no tampão hemostático, ou sua migração aos tecidos por meio de extravasamentos microvasculares. As plaquetas não ativadas sofrem apoptose gradual e subsequente fagocitose pelos macrófagos hepáticos e esplênicos.

Processos patológicos que alteram o equilíbrio entre a produção, a ativação e a eliminação de plaquetas resultam em aumento ou diminuição da contagem de plaquetas. A trombocitopenia é um dos distúrbios hemorrágicos adquiridos mais comuns em pequenos animais, enquanto a trombocitose é mais detectada como achado laboratorial anormal, sem sinais clínicos específicos. Os intervalos de referência das contagens de plaquetas em cães e gatos são mostrados na Tabela 59.1.

## DIAGNÓSTICO DA TROMBOCITOPENIA (FIGURA 59.1)

### Sinais clínicos

Os sinais clínicos característicos de trombocitopenia incluem petéquias hemorrágicas, equimoses, hemorragias em membranas mucosas – como epistaxe, hematêmese, hematúria e melena – e sangramento prolongado após lesão (ver Capítulo 201). Os sintomas podem se sobrepor aos sinais de disfunções plaquetárias hereditárias ou adquiridas, coagulopatia, doença de von Willebrand, vasculopatia ou lesão vascular. A contagem de plaquetas é indicada como forma de avaliação rápida para confirmação de trombocitopenia e serve para nortear a solicitação de exames subsequentes. Quando o risco de hemorragia não está relacionado estreitamente com a contagem plaquetária, a trombocitopenia raramente é a causa única de hemorragia grave ou espontânea, com contagem > 30.000 plaquetas/μℓ. Contudo, a hemorragia pode ser exacerbada em pacientes trombocitopênicos com distúrbios de coagulação ou defeitos vasculares concomitantes.

**Tabela 59.1** Intervalos de referência das contagens de plaquetas e do volume plaquetário médio em cães e gatos.*

|  | CONTAGEM DE PLAQUETAS (X10³/μℓ) | VOLUME PLAQUETÁRIO MÉDIO (fℓ) |
|---|---|---|
| Cães | 186 a 545 | 8,4 a 14,1 |
| Gatos | 195 a 624 | 9,1 a 24,3 |

Valores de 2014, Clinical Pathology Laboratory, Cornell University, Ithaca, NY.
*Advia 2120 Hematology System (Siemens Healthcare).

## Testes diagnósticos

### Contagem de plaquetas e exame do esfregaço sanguíneo

A contagem de plaquetas em cães e gatos saudáveis varia de aproximadamente 200.000 a 500.000/μℓ.[1,3,4] Os analisadores hematológicos também mensuram o volume plaquetário médio (VPM), um indicador do tamanho das plaquetas, que pode ser útil na caracterização e no monitoramento da trombocitopenia. Intervalos de referência para contagem de plaquetas espécie-específicos devem ser obtidos na própria clínica ou no laboratório que realiza os exames (ver Tabela 59.1). A trombocitopenia é detectada por meio de contagem manual ou automatizada de plaquetas e deve ser acompanhada de cuidadoso exame do esfregaço sanguíneo.

O exame do esfregaço sanguíneo confirma um baixo número de plaquetas e exclui a possibilidade de falsa trombocitopenia. As plaquetas são altamente reativas e estão sujeitas à ativação e à agregação durante a coleta ou o armazenamento da amostra de sangue.[5] Esses artefatos são minimizados por venopunção atraumática, coleta do sangue diretamente no frasco contendo o anticoagulante citrato, limitação do tempo de armazenamento e ao evitar baixa temperatura. Após revisar as bordas do esfregaço para detectar marginalização das plaquetas, a contagem plaquetária é estimada a partir da contagem de 10 campos, em

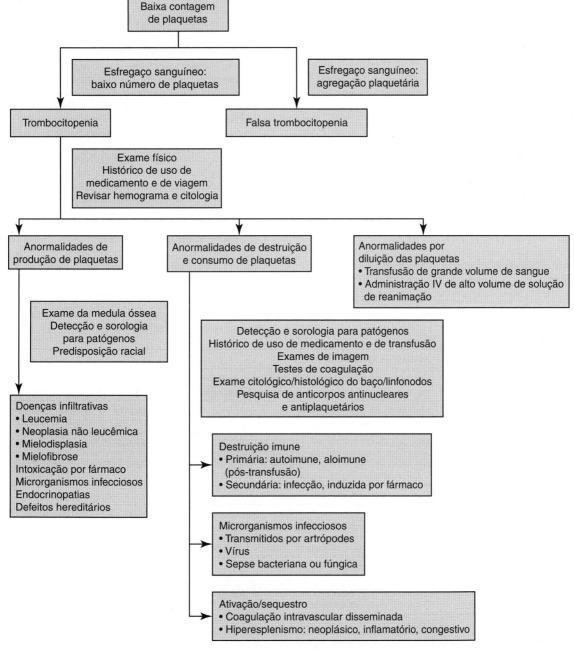

**Figura 59.1** Algoritmo para contagem de plaquetas baixa. *IV*, via intravenosa.

óleo de imersão (100×), da monocamada de células sanguíneas do esfregaço, da seguinte maneira: contagem de plaquetas (por μℓ) = média das plaquetas/campo × 15.000.

### Avaliação diagnóstica adicional

Depois do diagnóstico de trombocitopenia, deve-se solicitar hemograma completo, realizar revisão citológica detalhada do esfregaço sanguíneo, avaliar o histórico sobre uso de medicamento e de viagem, realizar o exame físico, incluindo o do fundo do olho, bem como avaliar cuidadosamente baço, fígado e linfonodos. Exames subsequentes podem incluir avaliação da medula óssea (ver Capítulo 92), detecção direta ou sorológica de patógenos, exames de imagem com coleta de amostras para citologia ou biopsia e testes de coagulação (Tabela 59.2, ver também Capítulo 196).

## CLASSIFICAÇÃO DA TROMBOCITOPENIA

Pacientes com uma variedade de doenças sistêmicas podem desenvolver trombocitopenia transitória leve a moderada (contagem de plaquetas de 100.000 a 150.000/μℓ) que se resolve assim que se recuperam.[6,7] Por outro lado, a trombocitopenia persistente ou progressiva indica que está ocorrendo um desequilíbrio na produção ou no consumo de plaquetas, ou que há anormalidades mais complexas associadas (Figura 59.2; ver também Figura 59.1 e Capítulo 201).

### Anormalidades na produção de plaquetas

A trombocitopenia associada à leucopenia e/ou à anemia, em geral, é indicador de anormalidade da hematopoese causada por doença de medula óssea primária.[4,6,8] Valor de VPM alto e plaquetas "reticuladas" ou coradas pelo laranja de tiazol são características de plaquetas recém-liberadas, contudo o exame direto da medula óssea é a melhor maneira de avaliar a trombopoese (ver Capítulo 92).

- Doenças infiltrativas: a infiltração de células neoplásicas na medula óssea costuma resultar em insuficiência hematopoética e em sinais sistêmicos que incluem hemorragia diretamente relacionada à trombocitopenia. A evolução clínica, o hemograma e o exame de medula óssea são utilizados para a classificação da leucemia em aguda ou crônica, bem como da leucemia linfoide ou mieloide (ver Capítulo 344).[3,4,8] Além da morfologia celular, a classificação mais precisa inclui imunofenotipagem para caracterizar os marcadores da superfície celular.[9] O exame da medula óssea pode revelar infiltrados neoplásicos não leucêmicos, como linfoma, mieloma múltiplo, mastócitos, histiócitos e carcinoma metastático.[8,10] A expansão clonal dos precursores hematopoéticos (mielodisplasia) também causa desajuste na maturação celular e nas citopenias.[11] A mielofibrose consiste em uma matriz fibrosa e acelular que substitui o estroma da medula óssea. A mielofibrose resulta da proliferação excessiva de fibroblastos da medula óssea em resposta a uma lesão. Causas desencadeadoras de mielofibrose incluem tratamento medicamentoso prolongado, anemia hemolítica, neoplasia de medula óssea e inflamação crônica
- Intoxicação por fármacos: a trombocitopenia induzida por fármacos pode resultar da supressão da medula óssea e de destruição imunomediada de plaquetas.[12] Fármacos tóxicos às células-tronco causam pancitopenias, embora os sinais de trombocitopenia possam surgir primeiro. A trombocitopenia é um efeito colateral de muitos quimioterápicos, além de possível complicação da administração de fármacos como estrógeno, cloranfenicol, metimazol, penicilina, procainamida e antibióticos derivados da sulfa[13] (Boxe 59.1)
- Trombocitopenias infecciosas: microrganismos infecciosos podem causar supressão da medula óssea, ativação ou sequestro periférico de plaquetas e destruição plaquetária imunomediada. A aparente prevalência de trombocitopenias infecciosas é alta em razão de testes diagnósticos mais avançados e da maior exposição a microrganismos infecciosos graças a viagens de recreação, suburbanização e expansão de vetores induzida por alterações climáticas[14-16] (Boxe 59.2). Testes rápidos, como SNAP 4Dx e Laboratório IDEXX, estão disponíveis para uma pesquisa rápida de exposição a alguns microrganismos transmitidos por carrapatos. Adicionalmente à trombocitopenia, os microrganismos infecciosos costumam causar doenças sistêmicas. O diagnóstico das doenças é baseado no exame físico, nas anormalidades laboratoriais, na detecção do patógeno (p. ex., testes imunológicos, reação em cadeia de polimerase [PCR] amplificada, cultura e isolamento microbiológico, inspeção direta) e/ou na pesquisa de anticorpos que mensura a resposta imune do hospedeiro a um microrganismo infeccioso

**Tabela 59.2** Exames para diagnóstico de trombocitopenia e trombocitose.

| EXAME | AVALIAÇÕES ESPECÍFICAS |
|---|---|
| Hemograma | Contagem de plaquetas, VPM, morfologia, percentual de plaquetas reticuladas, morfologia celular anormal, inclusões celulares, microrganismos infecciosos e células neoplásicas |
| Citologia/biopsia de medula óssea | Maturação de megacariócitos, depósitos de ferro, microrganismos infecciosos, neoplasias linfoides e mieloides, mielodisplasia e mielofribrose |
| Citologia/biopsia de baço/linfonodos | Microrganismos infecciosos, células neoplásicas e hematopoese extramedular |
| Imunofenotipagem | Expressão de marcadores de superfície celular específicos no sangue periférico, medula óssea, linfonodos ou células esplênicas |
| Exames de imagem | Hepatoesplenomegalia, linfadenopatia, integridade dos tratos gastrintestinal e urinário |
| Sorologia | Detecção de antígenos de patógenos, pesquisa de anticorpos contra patógenos, autoanticorpos contra antígenos nucleares (ANA) ou antígenos plaquetários |
| Testes moleculares | PCR, microarranjo e sequenciamento de patógenos específicos |
| Cultura e isolamento microbiológico | Detecção do patógeno |
| Testes de coagulação | Perfil de coagulação (TTPa, TP), fibrinogênio, antitrombina e D-dimer |
| Anticorpos associados às plaquetas | Detecção de imunoglobulinas (IgG, IgM) ligadas às plaquetas |
| Detecção de mutações | Mutação da tubulina beta-1 em cães das raças Cocker Spaniel, Norfolk e Cairn Terrier |

*IgG*, imunoglobulina G; *IgM*, imunoglobulina M; *PCR*, reação em cadeia de polimerase; *TP*, tempo de protrombina; *TTPa*, tempo de tromboplastina parcial ativada; *VPM*, volume plaquetário médio.

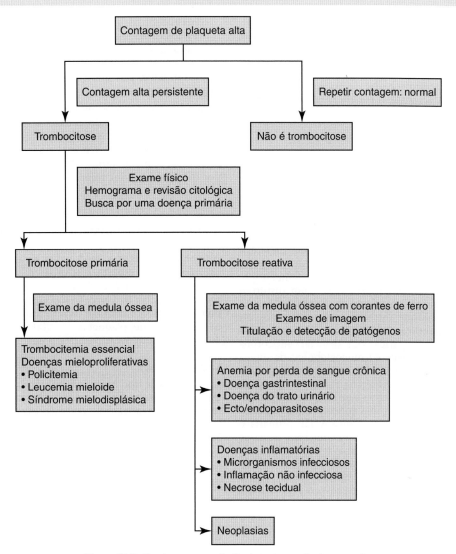

**Figura 59.2** Algoritmo para avaliação de contagem de plaquetas alta.

### Boxe 59.1 Fármacos associados à trombocitopenia

Antibacterianos e antifúngicos: cefalosporinas, cloranfenicol, griseofulvina, penicilinas e sulfonamidas
Anti-inflamatórios/analgésicos: paracetamol, carprofeno, ibuprofeno e fenilbutazona
Fármacos que atuam nos sistemas cardíaco e respiratório: procainamida, quinidina e diuréticos tiazídicos
Fármacos citotóxicos: azatioprina, clorambucila, cisplatina, ciclofosfamida e doxorrubicina
Miscelânea de fármacos: estrógeno, fenobarbital, metimazol e propiltiouracila

### Boxe 59.2 Patógenos que causam trombocitopenia infecciosa

Vírus
  Gatos: vírus da leucemia felina (FeLV), vírus da imunodeficiência felina (FIV), vírus da panleucopenia e coronavírus da peritonite infecciosa felina (PIF)
  Cães: vírus da cinomose, herpes-vírus, parvovírus e adenovírus
Microrganismos transmitidos por artrópodes
  Anaplasma (*A. platys*, *A. phagocytophilum*), *Babesia*, *Bartonella*, *Cytauxzoon felis*, *Dirofilaria*, *Ehrlichia* (*E. canis*, *E. platys*, *E. euwingii*), *Leishmania*, *Mycoplasma haemofelis*, *Rickettsia rickettsii*
Fungos e bactérias
  Sepse: bactérias gram-negativas e gram-positivas
  *Histoplasma*, *Candida*, *Leptospira* sp.

- Doenças endócrinas: o estrógeno causa supressão da medula óssea em cães e pode causar trombocitopenia ou pancitopenia grave.[13] Tumor funcional de célula granulosa do ovário e tumor de célula de Sertoli são fontes endógenas de excesso de estrógeno e costumam ser diagnosticados durante o exame e tratados por meio de excisão cirúrgica. Apesar de hoje em dia ser raro o uso de tratamento com estrógeno, o histórico medicamentoso pode revelar a prescrição de estrógeno exógeno para tratamento de pseudociese, incontinência urinária ou hipertrofia de próstata. O hipotireoidismo está associado à depressão geral da medula óssea, mas é improvável a ocorrência de trombocitopenia clínica grave secundária à insuficiência da tireoide

- Trombocitopenias hereditárias: um amplo estudo com cães da raça Greyhound revelou discreta redução, subclínica, na contagem de plaquetas.[17] A macrotrombocitopenia hereditária de cães da raça Cavalier King Charlie Spaniel é atribuída ao arranjo aberrante dos microtúbulos plaquetários causado por uma mutação pontual no gene tubulina Beta-1.[18] Animas homozigotos apresentam alto valor de VPM e contagem de plaquetas entre 25.000 e 75.000/µℓ. Uma segunda, porém distinta, mutação no gene tubulina Beta-1 foi constatada em cães das raças

Norfolk e Cairn Terrier.[19] Uma variante estrutural da tubulina Beta-1 particular de gatos também é especulada como causa da variação relativamente ampla da contagem e do tamanho de plaquetas em gatos domésticos.[20] Apesar da baixa contagem, a massa plaquetária é mantida nos casos de anormalidades acompanhadas de macrotrombocitopenia. Ademais, as características genéticas não causam tendência hemorrágica.

## Anormalidades com destruição e consumo de plaquetas

A ativação plaquetária excessiva e o sequestro ou a destruição direcionada podem exceder a capacidade da medula óssea em manter o número de plaquetas. Entre esses mecanismos, a destruição imunomediada geralmente está associada à trombocitopenia mais grave (< 20.000/μℓ) (ver Capítulo 201).[6,21,22]

- Destruição imunomediada: a trombocitopenia imunomediada primária (TIP) é uma doença autoimune caracterizada pela produção de anticorpos contra os antígenos plaquetários do próprio hospedeiro.[21-23] As trombocitopenias imunes secundárias estão associadas a um distúrbio primário (p. ex., infecção, neoplasia, exposição a fármaco, transfusão sanguínea) que introduz novos antígenos ou compromete o equilíbrio imune do hospedeiro. A pesquisa de anticorpos antiplaquetários visa detectar anticorpos ligados às plaquetas do paciente (imunoglobulina da superfície plaquetária [PsAIg]) ou circulantes capazes de se ligar às plaquetas.[22] Contudo, os testes para PsAIg ou a pesquisa de anticorpos indireta não diferenciam TIP primária da TIP secundária. Além disso, a ligação a anticorpos plaquetários inespecíficos limita sua utilidade clínica A TIP primária é mais comum em cães do que em gatos. Uma série de casos de TIP canina indica se tratar de uma doença de cães de meia-idade, mais prevalente em fêmeas – algumas raças de cães são predispostas, como Cocker Spaniel, Poodle e Old English Sheepdog.[21,24] Em geral, o diagnóstico é baseado na combinação de critérios clínicos e laboratoriais, como exclusão de doença primária, trombocitopenia grave (< 50.000/μℓ), megacariopoese normal ou aumentada e resposta à terapia imunossupressora
- Anormalidades de consumo e ativação plaquetária: a ativação e a depleção plaquetária acompanham vasculite infecciosa e não infecciosa, com formação de trombos e migração do compartimento vascular. A trombocitopenia é uma característica comum de patógenos endoteliotrópicos em geral constatada em gatos com PIF associada à vasculite por complexos imunes.[25-26] O veneno de algumas serpentes pode ativar as plaquetas e resultar indiretamente na ativação e na eliminação graças à lesão tecidual e ao extravasamento vascular.[27] O consumo progressivo de plaquetas é uma característica da coagulopatia intravascular disseminada (CID).[28,29] O diagnóstico de anormalidades de consumo e ativação costuma envolver a caracterização de um processo de CID por meio de testes de coagulação e busca um microrganismo infeccioso primário, uma neoplasia ou uma síndrome inflamatória. O uso de circulação extracorpórea é raro em animais de companhia. Porém, quando é realizada, a ativação *ex vivo* de plaquetas e a trombocitopenia podem complicar a circulação pela bomba e a terapia farmacológica associada[30,31]
- Anormalidades com sequestro de plaquetas: doenças que causam esplenomegalia podem resultar em sequestro e destruição plaquetária ou hiperesplenismo. As tentativas de diagnóstico se baseiam em diferenciais de esplenomegalia, como microrganismos infecciosos, neoplasias – em geral, mastocitomas, linfomas e hemangiossarcomas – e congestão esplênica secundária à hipertensão portal ou insuficiência cardíaca (ver Capítulos 206 e 344).

## Anormalidades por diluição da quantidade de plaquetas

A rápida administração de grandes volumes de fluidos cristaloides ou expansores do plasma e de transfusão sanguínea (reposição > 1 volume de sangue em 1 dia ou > 50% do volume sanguíneo em 4 horas) pode resultar em diminuição da contagem plaquetária.[32] Apesar de rara, a trombocitopenia por diluição pode ser suficientemente grave para prejudicar a homeostase *in vivo*.

# DIAGNÓSTICO DE TROMBOCITOSE (VER FIGURA 59.2)

Aumentos discretos a moderados na contagem de plaquetas ocorrem como resposta reativa da medula óssea à perda de sangue crônica ou à inflamação. A trombocitose não requer tratamento, além da correção da causa primária. A trombocitemia autônoma (primária) é caracterizada por elevação marcante na contagem de plaquetas (> 900.000/μℓ), uma marca de doença mieloproliferativa rara e potencialmente fatal.[33]

## Sinais clínicos

Os sintomas de trombocitemia primária relatados incluem febre, esplenomegalia, anemia, evidência de trombose e hemorragia. A trombocitose reativa, em geral, não causa sintomas específicos.

## Testes diagnósticos

A trombocitose deve ser inicialmente confirmada pela repetição do hemograma e pela revisão do esfregaço sanguíneo, seguido de exames necessários à identificação da causa primária.[33-36] Contagens plaquetárias sempre altas também podem ser notadas após esplenectomia. A trombocitemia primária é diagnosticada pelo exame de medula óssea, quase sempre com a avaliação dos depósitos de ferro, para excluir a possibilidade de deficiência desse mineral.

## Classificação da trombocitose

### Trombocitemia primária (essencial)

A trombocitemia essencial se refere ao aumento exclusivo da contagem de plaquetas, mas pode ser uma característica marcante em outras doenças mieloproliferativas, como leucemia mieloide, policitemia e síndrome mielodisplásica.[35]

### Trombocitose secundária (reativa)

Um aumento geral dos fatores de crescimento de citocinas, incluindo TPO, é a provável causa de trombocitose reativa. Perda de sangue crônica, infecções, inflamações, malignidades e necroses tecidual são anormalidades associadas a essa resposta. Neoplasias ocultas e perda sanguínea gastrintestinal ou urinária podem necessitar de tentativas de diagnóstico concentradas, inclusive exames de imagem minuciosos, para identificar a causa desencadeadora de trombocitose persistente.

# REFERÊNCIAS BIBLIOGRÁFICAS

*As referências bibliográficas deste capítulo se encontram online no Ambiente de Aprendizagem.*

# CAPÍTULO 60

## Hipoproteinemia e Hiperproteinemia

Shelley Burton

### MENSURAÇÃO DAS PROTEÍNAS DO SORO E DO PLASMA

No perfil bioquímico sérico, as concentrações de proteínas mensuradas em analisadores automatizados são relatadas como proteína total, albumina e globulina(s). A concentração de globulina é obtida ao subtrair a concentração de albumina da concentração de proteína total; portanto, compreende todas as proteínas, exceto a albumina. A maioria das globulinas são anticorpos; o restante é proteínas de fase aguda e diversas outras proteínas. Em comparação com o soro, o plasma contém também fatores de coagulação, como o fibrinogênio, os quais estão ausentes no soro graças à formação do coágulo. Portanto, a amostra de plasma geralmente tem uma concentração de proteína um pouco maior do que uma amostra de soro coletada ao mesmo tempo. A concentração de proteínas plasmáticas obtida como parte de um hemograma completo é determinada por meio de refratometria, na qual os sólidos totais causam uma alteração proporcional no índice de refração. O pressuposto de que o índice de refração é proporcional somente às proteínas assume que a concentração de outras substâncias, como glicose ou lipídios, é normal. No entanto, concentrações altas dessas substâncias aumentam o índice de refração, o que resultará em leituras erroneamente elevadas. Como o plasma contém proteínas de coagulação, ausentes no soro, e pelo fato de refratometria e análises automatizadas serem métodos diferentes, a concordância numérica exata da concentração de proteína total não é razoável. No entanto, uma boa regra é a de que duas leituras devem estar em concordância com variação aproximada de 0,5 g/dℓ (= 5 g/ℓ). Se a diferença for maior que 1 g/dℓ, devem-se investigar outras substâncias ou problemas que estejam interferindo no refratômetro ou no analisador automatizado, mas nem sempre o motivo é prontamente encontrado.

A eletroforese de proteínas séricas separa as proteínas de acordo com carga e peso molecular, em um gel ou outra substância, de modo a possibilitar uma quantificação aproximada dos grupos de proteína e a caracterização do padrão de migração. Os picos do eletroforetograma correspondem à área de gel para as quais as proteínas migraram. No eletroforetograma, as frações proteicas são separadas de maneira subjetiva, mais frequentemente como alfa-1, alfa-2, beta e gama. A maioria das proteínas de fase aguda positivas migram para as regiões (áreas) alfa-1 e alfa-2. A IgM migra para a região beta, enquanto IgA e IgG migram para gama. A concentração de proteínas em cada categoria eletroforética é determinada ao multiplicar a porcentagem da área pela concentração de proteína total. Pequenas alterações nesses resultados não são relevantes, e o padrão eletroforético geral é muito mais útil. Um aumento na região gama ou, em alguns casos, na região beta é denominado gamopatia. Com base no padrão do gráfico do eletroforetograma, considera-se que há dois tipos de gamopatia: a monoclonal, que é caracterizada por um pico único de base estreita, e a policlonal, que se caracteriza por um pico menos agudo de base ampla ou por uma série de picos (Figura 60.1).

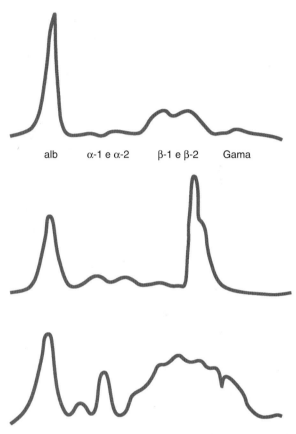

**Figura 60.1** Eletroforetogramas de proteínas séricas mostrando um padrão normal e traçados de gamopatia monoclonal e de gamopatia policlonal. *Alb*, albumina. (Cortesia de Couto CG: Hiperproteinemia. In Nelson RW, Couto CG, editores: Medicina interna de pequenos animais. 5. ed., St. Louis, 2014, Elsevier, p. 1276-1278.)

### PROTEÍNAS DE FASE AGUDA POSITIVAS E NEGATIVAS

Concentrações elevadas de proteínas de fase aguda positivas no soro ou no plasma sugerem inflamação, porém esse exame não está amplamente disponível. Elas são sintetizadas no fígado e incluem proteína C reativa, amiloide A sérica, haptoglobina e muitas outras.[1] O grau de elevação e o tipo de proteínas sintetizadas variam entre as espécies. O termo agudo é, em parte, uma designação incorreta, pois, embora a produção de proteínas aumente rapidamente, ela pode continuar elevada por muitos meses quando a inflamação persiste. Além do fibrinogênio e da haptoglobina, mesmo elevações marcantes na produção de proteínas de fase agudas positivas não são suficientes para aumentar a concentração sérica ou plasmática de proteína total. As proteínas de fase aguda negativas são aquelas cuja concentração sérica ou plasmática diminui em estados inflamatórios. Citocinas como a interleucina (IL)-6 e a IL-1 fazem com que os hepatócitos diminuam a síntese dessas proteínas, enquanto aumentam a produção daquelas de fase aguda positivas.[2] A albumina é a principal proteína de fase aguda negativa,[2] e uma discreta hipoalbuminemia costuma ser constatada em pacientes com algum tipo de inflamação.

## CAUSAS DE HIPOPROTEINEMIA

A hipoproteinemia marcante gera consequências sérias, sobretudo se a concentração de albumina estiver tão baixa a ponto de não ser suficiente para manter a pressão coloidosmótica. Isso pode resultar em edema e efusão.[3] A hipoproteinemia pode ser decorrente da diminuição nas concentrações de albumina, globulinas, ou de ambas – essa última situação é denominada pan-hipoproteinemia. Espera-se uma relação albumina-globulina (A-G) normal na pan-hipoproteinemia, uma baixa relação quando apenas a albumina estiver diminuída e/ou a globulina aumentada e uma alta relação se só a fração globulina estiver diminuída. Uma abordagem para o diagnóstico de hipoproteinemia é mostrada na Figura 60.2.

Pan-hipoproteinemia é constatada em hemorragias, sendo típica de dermatopatia com perda de proteínas, além de perda proteica do compartimento vascular decorrente de vasculite, pleurite ou peritonite.[4] Também é comum nas enteropatias acompanhadas de perda de proteína.[5] Porém, se houver estimulação antigênica suficiente por uma doença intestinal inflamatória ou outras condições, o aumento da produção de anticorpos pode compensar a perda de globulinas, o que pode resultar em concentração sérica de globulinas normal ou alta (ver Capítulo 276).[6] Isso também ocorre em casos de vasculite, pleurite ou peritonite crônica, as quais são acompanhadas de estímulo antigênico. Hipoalbuminemia associada à concentração normal de globulinas deve despertar a preocupação quanto à diminuição da síntese hepática e/ou à perda renal. A redução na produção hepática de albumina, como proteína de fase aguda negativa, demora vários dias para ocorrer, e podem ser constatados achados clínicos ou hematológicos sugestivos de inflamação. Em geral, a magnitude da diminuição da concentração de albumina é baixa (< 30% do valor normal para o paciente);[4] portanto, uma redução mais marcante deve levar a uma investigação de outras possíveis causas. A queda da produção de albumina também ocorre na insuficiência hepática decorrente de anomalias vasculares, como o *shunt* portossistêmico,[7] ou de doença do parênquima hepático (ver Capítulos 282, 284 e 285). O grau de hipoalbuminemia geralmente é maior do que o causado por inflamação. A concentração sérica de outras substâncias sintetizadas no fígado, como ureia, colesterol e algumas

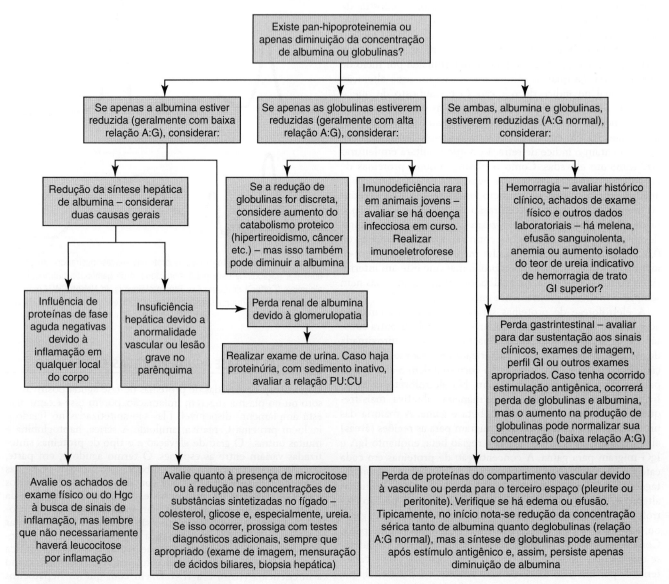

**Figura 60.2** Algoritmo da abordagem diagnóstica para avaliação das causas da hipoproteinemia. Algumas condições se sobrepõem, dependendo da gravidade e do estágio. *A:G*, albumina:globulina; *GI*, gastrintestinal; *Hgc*, hemograma completo; *PU:CU*, proporção proteína urinária: creatinina urinária.

vezes, glicose, pode estar baixa. Em alguns casos, uma pista para o diagnóstico pode ser a microcitose que ocorre por causa da baixa concentração de ferro.[8] A insuficiência hepática é confirmada e caracterizada por meio da mensuração dos ácidos biliares, de exames de imagem e de biopsia (ver Capítulo 280). Outra consideração quanto à hipoalbuminemia é a perda renal de albumina verificada em diversas glomerulopatias (ver Capítulo 325).[9] Visto que a albumina apresenta peso molecular relativamente baixo,[3] ela se perde mais rápido do que as imunoglobulinas, tornando as globulinas o componente principal do soro ou do plasma. Por fim, quando se constata hiperglobulinemia marcante, a concentração de albumina tende a diminuir. Isso pode refletir a menor necessidade de albumina para manter a pressão oncótica, caso as globulinas estejam realizando parte dessa função, porém outras causas relacionadas a doenças podem contribuir.[4]

Diminuições específicas na concentração sérica ou plasmática de globulinas não são comuns e incluem síndrome de imunodeficiência hereditária rara ou redução da concentração em cães de trenó.[10] A hipoglobulinemia discreta, com ou sem hipoalbuminemia branda, é um achado comum em gatos com hipertireoidismo, no laboratório de diagnóstico do autor, talvez graças ao elevado catabolismo proteico.

Quando se avalia a concentração sérica ou plasmática de proteínas, devem-se considerar as diferenças raciais. Cães da raça Greyhound saudáveis apresentam concentração sérica de proteína total mais baixa quando comparados a de outras raças.[11] Isso também ocorre em outros cães de raça Sighthound, mas não é tão bem documentado. Em cães Greyhound, deve-se à baixa concentração de alfaglobulina e betaglobulina, fato que deve ser considerado na interpretação do traçado eletroforético dessa raça.[12]

## CAUSAS DE HIPERPROTEINEMIA

Alta concentração sérica ou plasmática de proteínas pode ser decorrência de aumento proporcional ou desproporcional de albumina e globulina. Quando o aumento é proporcional, a simetria A-G é normal, condição denominada pan-hiperproteinemia ou hiperproteinemia ocasional não seletiva.[4] Trata-se de uma hiperproteinemia relativa resultante da hemoconcentração decorrente de desidratação. Achados relacionados podem incluir eritrocitose e azotemia pré-renal. Por outro lado, uma hiperproteinemia absoluta é caracterizada por alta concentração de proteína total decorrente do aumento da produção tanto de albumina quanto de globulinas. Essa elevação desproporcional desvia a harmonia A-G e, em alguns casos, é denominada hiperproteinemia seletiva.[4]

É raro ocorrer uma elevação considerável na concentração de albumina sem aumento na concentração de globulina, fato que deve levar à imediata suspeita de erro de laboratório ou baixa síntese de albumina causada por tumor hepático.[13] Na maioria dos casos, o aumento desproporcional da concentração de proteína total se deve à elevação da concentração de globulinas, em vez de alteração no teor de albumina. Ocorre maior produção de globulinas graças a estímulo antigênico ou, com menos frequência, à síntese induzida por neoplasia de plasmócito ou de linfócito B.

Quando se detecta hiperglobulinemia marcante, a etapa seguinte lógica é a realização de eletroforese de proteínas séricas para definir se há gamopatia policlonal ou gamopatia monoclonal. Durante o estímulo antigênico decorrente de doenças infecciosas ou imunomediadas, espera-se um padrão de gamopatia policlonal. Os anticorpos com maior produção, que variam sobretudo em função da carga elétrica e do peso molecular, por vários clones de linfócitos B, migram amplamente, originando um pico brando e base ampla e regular no eletroforetograma. Em contraste, o pico estreito observado no padrão de gamopatia monoclonal se deve à migração restrita de muitas imunoglobulinas idênticas ou de fragmentos de imunoglobulinas – ambas denominadas paraproteínas ou proteínas M. Uma gamopatia monoclonal real reflete a proliferação clonal de um único linfócito B ou plasmócito com alteração neoplásica. Isso é notado em vários tipos de câncer, inclusive mieloma múltiplo, linfoma ou leucemia de célula B – raramente, em macroglobulinemia de Waldestrom (ver Capítulo 344). A hiperviscosidade decorrente da alta concentração de paraproteínas nessas condições pode causar sintomas como hemorragia,[14,15] doença oftálmica[16] ou convulsões (ver Capítulo 352).[17]

Doenças infecciosas ou imunomediadas podem estimular múltiplos clones de linfócitos B ou de plasmócitos para produzir anticorpos tão similares em carga elétrica e peso molecular que migram de maneira semelhante durante a eletroforese, resultando em um pico estreito que mimetiza uma gamopatia monoclonal, sendo caracterizada como tal na avaliação do eletroforetograma. Isso é mais bem denominado de padrão de gamopatia oligoclonal restrito, e provavelmente é a explicação para as gamopatias monoclonais relatadas nas doenças infecciosas ou imunomediadas, como piodermites[18] ou enterite plasmocítica.[19] Pensando assim, a neoplasia de linfócito B ou plasmócito nunca é diagnosticada de modo isolado quando é constatada gamopatia monoclonal. Por exemplo, outros procedimentos necessários ao diagnóstico de mieloma múltiplo em cães incluem hipocalcemia, lesões osteolíticas e plasmocitose marcante na medula óssea.[20] Imunoglobulinas de cadeia leve na urina, denominadas proteínas de Bence-Jones, também são um achado que sustenta o diagnóstico. A detecção dessas anormalidades é um desafio, mas é embasada por um teste de precipitação térmica ou por eletroforese das proteínas presentes na urina (ver Capítulo 344).

Nem todas as alterações patológicas nos componentes proteicos resultam em hiperproteinemia. Embora o estímulo antigênico seja uma causa comum de hiperglobulinemia, ele não aumenta, necessariamente, a concentração de proteína total, especialmente se for brando ou inicial. Em qualquer situação de hipoalbuminemia e hiperglobulinemia concomitantes, a proporção A:G diminui, mas a concentração de proteína total pode permanecer no intervalo de referência. Também, há raros casos de elevação de produção de paraproteínas, que leva a um padrão monoclonal, mas que não resulta em hiperproteinemia,[22] ou aqueles que causam proteinúria de Bence-Jones, sem gamopatia monoclonal detectável.[23]

## REFERÊNCIAS BIBLIOGRÁFICAS

*As referências bibliográficas deste capítulo se encontram online no Ambiente de Aprendizagem.*

# CAPÍTULO 61

# Hipoglicemia e Hiperglicemia

Yaiza Forcada

## HIPOGLICEMIA

### Definições e sinais clínicos

Em cães e gatos, a hipoglicemia é definida como concentração sanguínea de glicose inapropriadamente baixa, abaixo do limite inferior do intervalo de referência para o método de mensuração escolhido. O valor exato pode variar; porém, na maioria das vezes, é < 60 mg/d$\ell$. A hipoglicemia deve ser reproduzível, utilizando, de preferência, um método padronizado. Os clínicos precisam estar atentos aos possíveis fatores que podem causar falsa hipoglicemia antes de realizar exames adicionais, os quais incluem demora na separação do plasma ou do soro, que é capaz de ocasionar glicólise *in vitro* nos componentes celulares do sangue – mais grave em animais com eritrocitose ou leucocitose –, hemólise ou uso de aparelhos de mensuração portáteis específicos para humanos.[1,2]

Na maioria dos pacientes, os sinais clínicos de hipoglicemia não ocorrem até que a glicose sanguínea esteja 10 a 20 mg/d$\ell$ abaixo do intervalo de referência, apesar de isso ser variável, dependendo da cronicidade e da causa da hipoglicemia. Alguns dos sinais clínicos mais ligados à hipoglicemia estão associados à ativação do sistema nervoso simpático mediado pela epinefrina, como tremores, irritabilidade, ansiedade, fome e agressividade. Os sinais clínicos também são causados por neuroglicopenia, visto que o cérebro depende da glicose sanguínea para seu metabolismo celular. Os sinais relacionados com neuroglicopenia incluem fraqueza, ataxia, alterações comportamentais, convulsões e coma. Os sinais clínicos podem ser agudos ou crônicos, como no caso de tumores produtores de insulina.

### Causas de hipoglicemia

As causas de hipoglicemia podem ser divididas nos seguintes grupos:
- **Diminuição da produção de glicose**: é a causa mais comum de hipoglicemia observada em cães e gatos jovens, sobretudo em raças Toy. A hipoglicemia em filhotes geralmente está relacionada com a ingestão de quantidade inadequada de alimento. Suas reservas de glicogênio são reduzidas, quando comparadas com as de animais adultos saudáveis. Por isso, a hipoglicemia em animais adultos saudáveis em jejum é extremamente rara. Além disso, animais com insuficiência hepática aguda, em estágio terminal de doença hepática crônica (ver Seção 19) ou com deficiência de cortisol (ver Capítulo 309), podem apresentar menor reserva de glicogênio hepático, bem como prejuízo à gliconeogênese e à glicogenólise. A hipoglicemia é rara em animais com *shunt* (ou desvio) portossistêmico (SPS) (ver Capítulo 284)
- **Aumento da remoção da glicose sanguínea**: as causas dessa maior remoção de glicose incluem dose excessiva de insulina ou uso oral de agente hipoglicemiante. A hipoglicemia de ocorrência natural pode ser causada por tumor produtor de insulina ou de substâncias semelhantes à insulina, quase sempre em animais mais velhos (ver Capítulo 303).[3-11] Toxinas que induzem à liberação inapropriada de insulina, como o xilitol, podem causar hipoglicemia em cães.[12,13] A glicosúria renal primária raramente ocasiona hipoglicemia.

O Boxe 61.1 contém uma lista mais completa dos diagnósticos diferenciais que devem ser considerados em ambos os grupos etiológicos. A lista inclui condições que causam hipoglicemia graças a uma combinação de fatores ou a mecanismos desconhecidos.

### Abordagem diagnóstica

Quando se está determinando a causa da hipoglicemia em um animal, é recomendado iniciar por uma revisão minuciosa do histórico clínico e pela realização de um exame físico completo, que podem fornecer pistas essenciais e ajudar a identificar se a hipoglicemia é a responsável pelos sinais clínicos do paciente (Figura 61.1). Se uma das suspeitas da hipoglicemia não se confirmar nos exames iniciais, é recomendado repetir a mensuração da glicose sanguínea após um período de jejum ou de exercício monitorado de perto. Em geral, os filhotes estão sob maiores riscos de desenvolver hipoglicemia após períodos de anorexia, assim como os animais com SPS, sepse, deficiência de hormônio do crescimento (GH), distúrbios de estocagem de glicogênio ou que tenham ingerido alguma toxina. Cães adultos jovens com hipoglicemia são candidatos a ter hipoadrenocorticismo, SPS, insuficiência hepática, sepse, doença inflamatória sistêmica, ou ingerido toxinas. Cães mais velhos estão mais propensos a sofrer de doenças neoplásicas produtoras de insulina ou de substâncias semelhantes a insulina, hipoadrenocorticismo, estágio terminal de insuficiência hepática crônica, sepse, doença inflamatória sistêmica ou ingestão de toxinas.

---

**Boxe 61.1** Causas de hipoglicemia em cães e gatos, com base na classificação fisiopatológica

**Hipoglicemia decorrente da diminuição da produção de glicose**
*Shunt* (ou desvio) portossistêmico
Insuficiência hepática aguda
Estágio terminal de hepatopatia crônica (hipoglicemia branda)
Hipoadrenocorticismo (hipoglicemia branda)
Toxinas: etilenoglicol/etanol
Medicamentos/toxinas: propranolol*
Deficiência de hormônio do crescimento*
Anormalidades no armazenamento de glicogênio*
 Tipo I: doença de Von Gierke
 Tipo III: doença de Cori

**Hipoglicemia causada por maior remoção de glicose sanguínea**
Dose excessiva de insulina
Hipoglicemiantes de uso oral
Insulinoma
Tumores produtores de substâncias semelhantes à insulina: hepatoma, leiomioma, leiomiossarcoma, carcinoma, melanoma, tumor de plasmócito etc.
Policitemia: eritrocitose primária e leucemia*
Toxinas: xilitol e oleandro*[16,17]
Glicosúria renal*
Infecção: Bartonella*[18]

**Outras causas: desconhecidas/combinação de fatores**
Sepse/inflamação sistêmica[19,20]
Infecção por *Babesia*
Parada/reanimação cardiopulmonar[21]
Toxinas: ácido alfalipóico[22]*
Insuficiência renal aguda/crônica*
Cães de caça*

*Causas raras de hipoglicemia.

# CAPÍTULO 61 • Hipoglicemia e Hiperglicemia

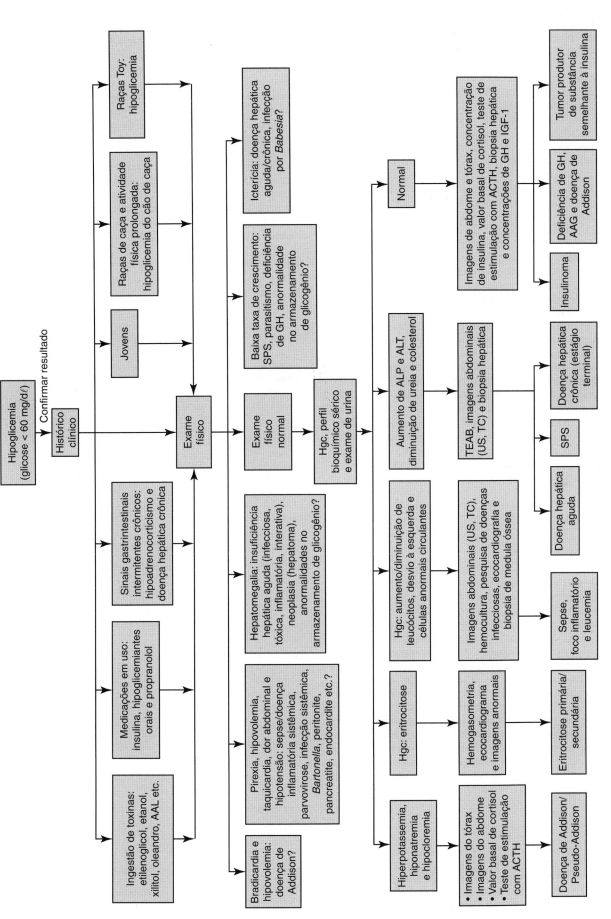

**Figura 61.1** Abordagem diagnóstica sugerida para cães e gatos com hipoglicemia. *AAG*, anormalidade no armazenamento de glicogênio; *AAL*, ácido alfalipólico; *ALP*, fosfatase alcalina; *ALT*, alanina aminotransferase; *GH*, hormônio do crescimento; *Hgc*, hemograma completo; *IGF-1*, fator de crescimento semelhante à insulina tipo 1; *Le*, leucócitos; *SPS*, shunt portossistêmico; *TEAB*, teste de estimulação de ácidos biliares; *TC*, tomografia computadorizada; *US*, ultrassonografia.

Um hemograma, o perfil bioquímico sérico e um exame de urina podem auxiliar na identificação da causa de hipoglicemia. O hemograma pode revelar policitemia, evidências de sepse (leucocitose/leucopenia, desvio à esquerda) ou ausência de leucograma de estresse (hipoadrenocorticismo). Pacientes com SPS ou insuficiência hepática podem apresentar redução nas concentrações de albumina, ureia e/ou colesterol. Nos casos de insuficiência hepática, pode-se verificar aumento das atividades de enzimas hepáticas ou da concentração sérica de bilirrubina – em geral, isso não é notado no SPS. Um teste de estimulação de ácidos biliares nesses animais provavelmente indicará um resultado anormal. Animais com hipoadrenocorticismo podem apresentar anormalidades eletrolíticas típicas da doença, como hiponatremia, hipocloremia e hiperpotassemia. Contudo, a ausência das alterações eletrolíticas clássicas não exclui o diagnóstico de hipoadrenocorticismo. Quando se suspeita dessa doença, é preciso mensurar a concentração basal de cortisol e realizar o teste de estimulação com hormônio adrenocorticotrófico (ACTH), a fim de confirmar ou excluir o diagnóstico. A constatação de glicosúria, junto com hipoglicemia, pode sugerir possível perda renal primária como causa da hipoglicemia. Ademais, a causa mais comum de hipoglicemia acompanhada de glicosúria é a hiperglicemia que excede o limiar renal, de ocorrência súbita, como em alguns animais tratados com insulina. Animais com insulinoma ou tumores produtores de fatores semelhantes à insulina costumam não apresentar anormalidades relevantes no conjunto de informações clinicolaboratoriais básicas.[14,15]

Os exames de imagem do tórax e do abdome – radiografias, ultrassonografia ou tomografia computadorizada – podem ser úteis na identificação de foco séptico/inflamatório ou de neoplasia. Para a confirmação de tumor produtor de insulina, deve-se obter uma amostra de sangue colhida estritamente no *momento da hipoglicemia*, de preferência quando o teor de glicose estiver abaixo de 50 mg/d$\ell$. Uma concentração de insulina normal ou elevada confirma hiperinsulinemia patológica.

## HIPERGLICEMIA

### Definições e sinais clínicos
Em cães e gatos, a hiperglicemia é definida como concentração sanguínea de glicose inapropriadamente alta, excedendo o limite superior do intervalo de referência para o método utilizado no teste. Assim como na hipoglicemia, o valor exato pode ser variável. No entanto, em geral se considera hiperglicemia um valor acima de 130 mg/d$\ell$. Os sinais clínicos de hiperglicemia surgem quando a concentração sanguínea de glicose excede o limiar renal – esse valor pode ser variável, mas geralmente fica ao redor de 180 a 200 mg/d$\ell$ em cães e 200 a 280 mg/d$\ell$ em gatos. O excesso de glicose nos túbulos renais induz diurese osmótica, que ocasiona poliúria (PU), polidipsia (PD) secundária e desidratação, caso a perda de água não seja compensada pelo aumento do consumo. Pode haver sinais clínicos adicionais da doença primária (p. ex., perda de peso) no diabetes melito e alterações de pelagem, respiração ofegante excessiva ou aumento do abdome no hiperadrenocorticismo (ver Capítulos 306 e 307).

### Hiperglicemia induzida por estresse
Os clínicos precisam lembrar que, em gatos mais do que em cães, é possível ocorrer hiperglicemia fisiológica, a qual, acredita-se, seja induzida por estresse, que está associado à secreção de catecolaminas, cortisol, glucagon e GH, ocasionando aumento da concentração sanguínea de glicose e comprometimento na ação da insulina. Em animais estressados, a transformação do lactato gerado durante a atividade muscular está prejudicada.[23] Nos casos suspeitos de hiperglicemia por estresse, deve-se repetir a mensuração da glicose sanguínea em um momento de menor estresse (ou em casa) ou analisar a urina para verificar se há glicosúria, visto que a maioria desses animais não apresenta hiperglicemia que exceda o limiar renal (Figura 61.2). Contudo, um pequeno número de animais manifesta glicosúria. Como alternativa, a mensuração da concentração de frutosamina pode ajudar a diferenciar a hiperglicemia de longa duração daquela súbita induzida por estresse.[24]

### Causas patológicas
As causas patológicas (Boxe 61.2) de hiperglicemia incluem diabetes melito e do diestro, acromegalia, hiperadrenocorticismo,

---

**Boxe 61.2** Diagnósticos diferenciais de hiperglicemia em cães e gatos

**Causas fisiológicas**
Estresse/excitação (gatos)
Pós-prandial
Diestro

**Causas endócrinas**
Diabetes melito
Comprometimento da tolerância à glicose (pré-diabetes)
Acromegalia
    Gatos: tumor de hipófise produtor de GH
    Cães: GH produzido nas glândulas mamárias durante o diestro
Hiperadrenocorticismo
Feocromocitoma
Hipertireoidismo (comum em gatos, raro em cães)

**Anormalidades primárias do pâncreas exócrino**
Pancreatite aguda
Pancreatite crônica (pode estar associada a IPE e/ou diabetes melito)
Neoplasia pancreática

**Causas iatrogênicas**
Glicocorticoides
Progestágenos
Agonistas alfa-2 (medetomidina)
Betabloqueadores
Soluções que contêm glicose
Soluções utilizadas em nutrição parenteral

**Miscelânea**
Toxinas: etilenoglicol
Trauma craniano

*GH*, hormônio do crescimento; *IPE*, insuficiência pancreática exócrina.

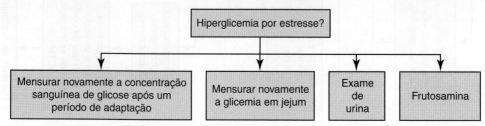

**Figura 61.2** Alternativas para a investigação de provável hiperglicemia induzida por estresse em gatos.

# CAPÍTULO 61 • Hipoglicemia e Hiperglicemia 245

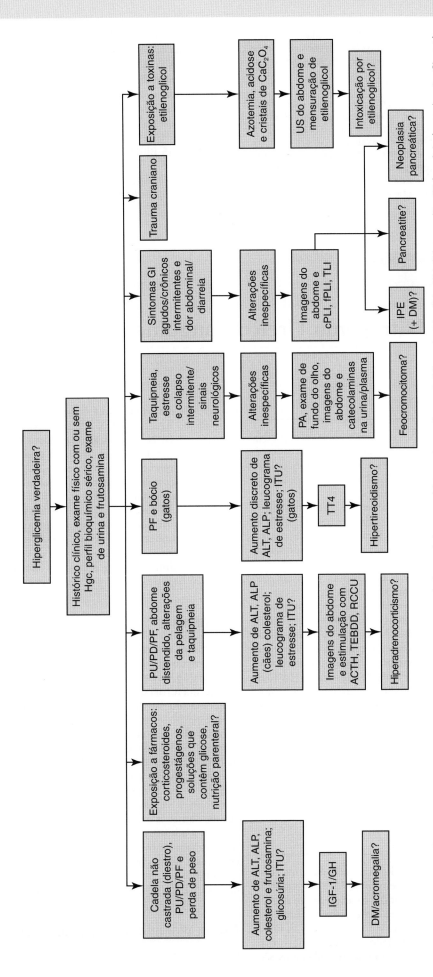

**Figura 61.3** Abordagem diagnóstica sugerida para cães e gatos com hiperglicemia. *ALP*, fosfatase alcalina; *ALT*, alanina aminotransferase; $CaC_2O_4$, oxalato de cálcio; *DM*, diabetes melito; *GH*, hormônio do crescimento; *GI*, gastrintestinal; *Hgc*, hemograma completo; *IGF-1*, fator de crescimento semelhante à insulina-1; *IPE*, insuficiência pancreática exócrina; *ITU*, infecção do trato urinário; *PA*, pressão arterial; *PD*, polidipsia; *PF*, polifagia; *PU*, poliúria; *RCCU*, relação cortisol-creatinina urinária; *TSBDD*, teste de supressão com baixa dose de dexametasona; *US*, ultrassonografia.

feocromocitoma, trauma craniano, pancreatite, neoplasia pancreática, além de causas iatrogênicas, como progestágenos, glicocorticoides, acetato de megestrol e soluções que contêm glicose.

### Abordagem diagnóstica (Figura 61.3)

Anamnese (histórico clínico) e exame físico minuciosos são extremamente úteis. O clínico deve saber se o paciente recebeu algum medicamento que possa contribuir para o aumento do teor sanguíneo de glicose. Devem-se avaliar os sinais clínicos manifestados pelo paciente e definir se estão relacionados com a hiperglicemia ou se fornecem pistas sobre a condição específica. Em todos os casos, recomenda-se obter informações laboratoriais mínimas – como hemograma, perfil bioquímico sérico e exame de urina (inclusive urocultura) –, que possibilitem esclarecer as causas e as possíveis consequências da hiperglicemia. Imagens do abdome são úteis em pacientes com dor abdominal ou para avaliar as glândulas adrenais. Podem ser realizados testes adicionais, como a mensuração da concentração de tiroxina (T4), ou testes endócrinos, dependendo da necessidade.

### REFERÊNCIAS BIBLIOGRÁFICAS

*As referências bibliográficas deste capítulo se encontram online no Ambiente de Aprendizagem.*

# CAPÍTULO 62

# Creatinina e Nitrogênio Ureico Sanguíneo

Carrie A. Palm

## INTRODUÇÃO E DEFINIÇÕES

As concentrações séricas de nitrogênio ureico sanguíneo (BUN; do inglês, *blood urea nitrogen*) e de creatinina são biomarcadores muito usados na avaliação da saúde de animais de companhia. Apesar de muitas vezes avaliados simultaneamente, cada um tem uma importância única. Os clínicos devem saber como utilizar cada um desses testes para a obtenção do diagnóstico e o monitoramento do tratamento. Este capítulo trata de BUN e creatinina, com foco em fatores como geração e excreção desses compostos, os quais devem ser considerados na interpretação dos resultados.

Termos relacionados ao BUN e à creatinina precisam ser definidos, a fim de assegurar um entendimento correto. A expressão "azotemia" diz respeito ao aumento na concentração sanguínea de substâncias que contêm nitrogênio, em particular BUN e creatinina. Pelo fato de BUN e creatinina serem compostos nitrogenados, a elevação da concentração de qualquer um deles é, por definição, azotemia. Uremia ou síndrome urêmica se refere ao acúmulo relevante de substâncias (toxinas urêmicas) geralmente excretadas na urina, em condições fisiológicas normais, em animais saudáveis. A palavra "uremia" é utilizada para descrever uma azotemia mais grave, quando há manifestações clínicas adversas, enquanto azotemia é definida como aumento de BUN e/ou creatinina, que são as toxinas urêmicas mais mensuradas. Elas são, por si só, relativamente benignas e não tóxicas, cada uma atuando como marcador para muitas toxinas urêmicas não mensuradas, associadas à "síndrome urêmica".

## NITROGÊNIO UREICO SANGUÍNEO

A ureia é um composto nitrogenado excretado na urina. Em geral, sua concentração é expressa em mmol/$\ell$. BUN indica a quantidade de ureia nitrogenada no sangue e é expressa em mg/d$\ell$, compostos que fornecem informações semelhantes. Todavia, na maior parte da discussão a seguir será enfocado o BUN. A ureia é um resíduo de produtos nitrogenados excretado na urina. Durante o catabolismo proteico, os aminoácidos liberados são convertidos em amônia, que é metabolizada em ureia, no ciclo da ureia, no fígado. O BUN é filtrado livremente no glomérulo. Contudo, o BUN não é uma estimativa confiável da taxa de filtração glomerular (TFG), já que a ureia pode ser absorvida nos túbulos renais. Portanto, a concentração de BUN na urina não equivale necessariamente à quantidade filtrada no glomérulo. O entendimento sobre a produção, a filtração e a reabsorção do BUN deve auxiliar os clínicos a utilizarem de maneira efetiva os resultados desse teste em qualquer paciente. Por exemplo, o conhecimento de que o BUN é sintetizado no fígado possibilita concluir que a diminuição na concentração de BUN abaixo dos limites de referência do laboratório pode indicar disfunção hepática.

## CREATININA

A creatinina é gerada pela quebra da fosfocreatina nos músculos, de modo que a massa muscular tem um papel importante na avaliação da concentração sérica de creatinina do paciente. Da mesma forma que o BUN, a creatinina é filtrada livremente no glomérulo. Porém, ao contrário do BUN, a concentração de creatinina pode ser usada para estimar a TFG, visto que não ocorre reabsorção nem secreção relevante de creatinina durante o trânsito pelo néfron. Há, porém, uma variação significativa na concentração sérica "normal" de creatinina, relacionada com a massa muscular e o tamanho do animal. Cães saudáveis de pequeno porte apresentam valor de creatinina muito menor do que animais saudáveis gigantes. A concentração sérica de creatinina aumenta durante a fase de crescimento dos animais (de filhotes a adultos). Em todos os pacientes, o ideal é que seja determinada ao menos uma vez a concentração sérica basal de creatinina, junto com a densidade urinária, quando os animais são adultos jovens saudáveis. É essencial avaliar os resultados dos exames no contexto de cada paciente, individualmente.

## DIMETILARGININA SIMÉTRICA (IDEXX SDMA)

Ver seção sobre doença renal crônica (DRC).

## CAUSAS DE AZOTEMIA (AUMENTO NA CONCENTRAÇÃO SÉRICA DE NITROGÊNIO UREICO SANGUÍNEO E/OU CREATININA)

### Revisão

A azotemia pode ser classificada como pré-renal (ou responsiva à administração de líquido), renal ou pós-renal. Todas elas são causadas por diminuição na TGF, com subsequente diminuição na excreção dos biomarcadores renais BUN e creatinina. Embora este dois sejam os biomarcadores mais mensurados, representam só uma fração das moléculas cujas excreções diminuem durante a azotemia e que contribuem para a instalação da "síndrome urêmica". A ocorrência de azotemia, definida como concentrações de BUN e de creatinina acima dos intervalos de referência definidos, requer que cerca de 75% dos néfrons apresentem comprometimento funcional. Valores "anormais" são observados em um estágio mais ou menos tardio de doença que se agrava progressivamente. Portanto, isso ressalta a importância de não considerar os resultados apenas com base nos valores dos intervalos de referência estabelecidos, e sim compreender que pequenos aumentos nas concentrações de BUN e/ou creatinina podem indicar enfermidades relevantes. Mesmo que discutidas em separado, é importante ressaltar que esses tipos de azotemia podem ocorrer ao mesmo tempo (Figura 62.1).

### Azotemia pré-renal

A azotemia pré-renal, ou responsiva à administração de líquido, é definida como diminuição da TFG secundária à hipoperfusão de rins estruturalmente normais. Nessa condição, a correção da hipoperfusão resolve prontamente a azotemia, desde que não tenha ocorrido lesão renal intrínseca secundária. A hipovolemia causada por desidratação, baixo débito cardíaco em decorrência de disfunção cardiovascular e condições acompanhadas de vasodilatação, como choque, é causa comum de azotemia pré-renal, na qual costuma ocorrer aumento da proporção BUN-creatinina – maior que 20:1 – graças à reabsorção de BUN nos néfrons, à medida que há ativação dos mecanismos fisiológicos para o restabelecimento da volemia normal. O hipoadrenocorticismo é um exemplo de uma condição muito associada à azotemia pré-renal, às vezes confundida com doença renal intrínseca (ver Capítulo 309). A avaliação da azotemia deve incluir a mensuração da densidade urinária. A suspeita da azotemia pré-renal é maior quando a amostra de urina correspondente se encontra concentrada. Contudo, em condições em que não há anormalidade na concentração de urina – ou seja, no hipoadrenocorticismo –, pode ocorrer azotemia pré-renal sem a constatação de urina concentrada.

### Azotemia renal intrínseca

#### Definições

Azotemia renal se refere à redução anormal na excreção de resíduos nitrogenados causada pela disfunção intrínseca do rim. Isso inclui tanto doença renal aguda (DRA) quanto DRC. Na azotemia renal, é fundamental uma cuidadosa avaliação da concentração de creatinina, já que durante a tomada de decisão as doenças renais podem passar despercebidas caso se use apenas o intervalo de referência estabelecido. Podem ocorrer disfunções renais significantes antes de a concentração sérica de creatinina se elevar acima dos valores do intervalo de referência. A familiarização com esses conceitos e com cada paciente pode auxiliar no diagnóstico precoce de doença renal.

#### Doença renal aguda

O termo DRA (ver Capítulo 322) tem substituído as várias – e em constante alteração – definições de insuficiência renal aguda (IRA). A DRA representa um espectro de lesões renais e de gravidade da doença, variando desde uma lesão subclínica até graves, que resultam em IRA fulminante. Quando se faz a interpretação tradicional dos valores de BUN e de creatinina, com base nos intervalos de referência dos laboratórios, muitos cães e gatos com doença renal intrínseca não são diagnosticados até que o quadro tenha progredido para IRA, visto que deve ocorrer perda de aproximadamente 75% da função renal antes de os valores de BUN e creatinina excederem seus respectivos intervalos de referência. Teoricamente, um rim inteiro pode parar de funcionar sem que o paciente se torne azotêmico. A aplicação do sistema de graduação de DRA da Internacional Renal Interest Society (IRIS) possibilita que o diagnóstico de DRA seja baseado em pequenas alterações na concentração de creatinina em pacientes sem azotemia (ver Capítulo 322). É constante a busca por biomarcadores mais sensíveis para o diagnóstico precoce de DRA.

#### Doença renal crônica

A DRC se instala quando há comprometimento do tecido renal causado por um processo patológico secundário irreversível. O sistema de estadiamento da DRC da IRIS, baseado na concentração

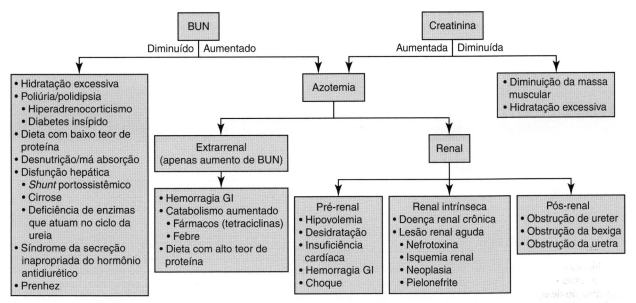

**Figura 62.1** Algoritmo para detecção das causas de anormalidades nas concentrações séricas de nitrogênio ureico sanguíneo (BUN) e creatinina em cães e gatos. *GI*, gastrintestinal.

de creatinina, define estágios precoces de doenças renais não azotêmicas. A DRC de estágio 1 inclui pacientes com concentrações de creatinina < 1,4 mg/dℓ (cães) e < 1,6 mg/dℓ (gatos). O estágio 2 inclui concentrações de creatinina de 1,4 a 2 mg/dℓ (cães) e 1,6 a 2,8 mg/dℓ (gatos). Com base nessa classificação, cães e gatos com concentrações de creatinina na faixa de referência do laboratório e que tenham evidências de DRC no exame ultrassonográfico devem ser considerados portadores de DRC. Outros fatores que podem influenciar o teor de creatinina, como raça, grau de hidratação (ou seja, descartar causas pré-renais) e massa muscular, precisam ser levados em conta, de modo a compreender todas as implicações clínicas dos resultados das mensurações laboratoriais de BUN e creatinina. A dimetilarginina simétrica (IDEXX SDMA) é um novo marcador da TFG, não é influenciada pela massa muscular e detecta DRC mais precocemente do que a avaliação tradicional da creatinina. Estudos mostraram que SDMA detecta DRC, em média, 9 meses antes em cães e 17 meses antes em gatos.[1,2]

### Azotemia pós-renal

A azotemia pós-renal é secundária à obstrução do sistema de excreção urinária (pelve renal, ureter, bexiga ou uretra). Após a desobstrução, ocorre rápida resolução da azotemia, desde que não haja doença pré-renal ou renal intrínseca concomitante. Como mencionado antes, a obstrução unilateral do ureter pode causar doença renal não azotêmica. É possível que o clínico experiente observe e avalie a relevância de aumentos pequenos, porém significativos (ou seja, > 0,3 mg/dℓ), na concentração sérica de creatinina, que podem auxiliar na detecção precoce da doença.

## INFLUÊNCIAS EXTRARRENAIS NAS CONCENTRAÇÕES DE NITROGÊNIO UREICO SANGUÍNEO E CREATININA

### Aumento da concentração de nitrogênio ureico sanguíneo

Hemorragias gastrintestinais e alta ingestão de proteínas podem ocasionar azotemia graças a uma maior produção de BUN. Nesse cenário, talvez não haja aumento concomitante da concentração sérica de creatinina. Estados catabólicos causados por febre prolongada e, com menos frequência, administração de tetraciclina podem elevar a concentração de BUN.

### Diminuição na concentração de nitrogênio ureico sanguíneo

A condição patológica mais associada à diminuição na concentração de BUN é a disfunção hepática, principalmente quando decorrente de cirrose e *shunt* portossistêmico (ver Capítulo 284). Em ambos os cenários, ocorre redução da massa funcional do fígado, e, por consequência, há poucos hepatócitos disponíveis para a conversão de amônia em ureia, resultando em baixa concentração de BUN. Quando o tratamento do *shunt* portossistêmico é efetivo, a concentração de BUN costuma se elevar. Deficiências de enzimas que atuam no ciclo da ureia, como acontece em cães da raça Irish Wolfhound, também podem ocasionar redução na síntese de BUN. A hiperidratação iatrogênica e doenças que impedem a excreção de água ou causam poliúria e polidipsia, como diabetes insípido, síndrome da secreção inapropriada do hormônio antidiurético e hiperadrenocorticismo, podem causar diminuição na concentração de BUN. O fornecimento prolongado de dieta com baixo teor de proteína, ou a má absorção, também pode reduzir a concentração de BUN.

### Diminuição da concentração de creatinina

A redução da massa muscular pode causar diminuição na concentração sérica de creatinina em razão de menor produção dessa substância. Isso pode gerar concentração sérica de creatinina abaixo da faixa de referência estabelecida para um filhote, em que os valores da faixa de referência "normal" são inferiores aos de cães adultos. Outra condição também possível é a de um paciente com perda muscular apresentar concentração sérica de creatinina na faixa de normalidade estabelecida, mas que não reflete a verdade. Neste último caso, uma vez que a produção de BUN não é influenciada pela menor massa muscular, o valor de BUN pode estar acima do intervalo de referência e ser mais representativo da função renal do que a creatinina. Assim como acontece com o valor de BUN, pode ocorrer redução na concentração de creatinina em pacientes com sobrecarga de líquido, e os resultados obtidos podem subestimar o grau de comprometimento renal.

A compreensão da complexidade dos valores de BUN e de creatinina possibilita ao clínico interpretar esses resultados de modo apropriado, não se atendo apenas à comparação com valores dos intervalos de referência estabelecidos. Com essa avaliação crítica e com o entendimento de como avaliar esses biomarcadores no contexto de cada paciente individualmente, podem ser realizados exames apropriados, com um diagnóstico correto.

### REFERÊNCIAS BIBLIOGRÁFICAS

*As referências bibliográficas deste capítulo se encontram online no Ambiente de Aprendizagem.*

# CAPÍTULO 63

# Colesterol e Triglicerídeos

Panagiotis G. Xenoulis

## INTRODUÇÃO E TERMINOLOGIA

Anormalidades no metabolismo de lipídios são comuns em cães, porém mais raras em gatos. Hiperlipidemia se refere ao aumento na concentração de lipídios, ou seja, triglicerídeos (triglicerídeos) e/ou colesterol, no sangue (soro ou plasma). Termos mais específicos são usados quando há aumento apenas na concentração de triglicerídeos (hipertrigliceridemia [HTG]) ou de colesterol (hipercolesterolemia). Como ambos são carreados no sangue ligados a proteínas específicas conhecidas como apoproteínas – o complexo lipídio-proteína é denominado lipoproteína –, a expressão "hiperlipoproteinemia" costuma ser utilizada como sinônimo de hiperlipidemia. Já "lipemia" é utilizado para descrever a aparência turva ou leitosa observada no soro ou no plasma.

A lipemia é resultado de HTG moderada à grave – em geral, > 200 a 300 mg/dℓ –, mas não é observada nos casos de hipercolesterolemia ou HTG discreta. Hipotrigliceridemia e hipocolesterolemia se referem a concentrações sanguíneas reduzidas de triglicerídeos e colesterol, respectivamente. Por fim, dislipidemia é um termo mais geral, usado para descrever qualquer tipo de alteração na qualidade e/ou na quantidade de lipídios e/ou lipoproteínas no sangue.

Em cães e gatos, as lipoproteínas podem ser subdivididas em quatro classes principais, baseando-se na densidade hidratada após ultracentrifugação: quilomícrons, lipoproteínas de densidade muito baixa (VLDL), lipoproteínas de densidade baixa (LDL) e lipoproteínas de densidade alta (HDL). É provável que lipoproteína de densidade intermediária (IDL) também ocorra em gatos. Em cães e gatos, existem várias subclasses dessas quatro classes principais mencionadas, porém sua natureza e seu real significado clínico não foram completamente elucidados.

## HIPERLIPIDEMIA EM CÃES

### Principais causas de hiperlipidemia em cães

#### Amostras obtidas em jejum

Uma lista com as principais causas de hiperlipidemia em cães é mostrada na Tabela 63.1.[1] A hiperlipidemia pós-prandial é fisiológica e costuma se resolver em 7 a 12 horas após a refeição.[2,3] Portanto, a mensuração da concentração sérica de lipídios deve ser sempre precedida de jejum alimentar de pelo menos 12 horas. Contudo, evidências recentes sugerem que pode ser necessário jejum alimentar maior quando se avalia a concentração sérica de triglicerídeos.[4]

#### Hiperlipidemias secundárias

Hiperlipidemia persistente após jejum não é normal e pode ser primária ou secundária a outras doenças ou à administração de fármacos. A hiperlipidemia secundária é a forma mais comum em cães e pode ser resultado de doenças endócrinas, como hipotireoidismo, diabetes melito ou hiperadrenocorticismo (ver Capítulos 299, 304 e 306).[5-12] A hiperlipidemia também pode ser oriunda de pancreatite de ocorrência natural em cães (ver Capítulos 289 e 290).[5,6,13,14] No entanto, resultados de estudo recente ainda não publicado em cães com pancreatite de ocorrência natural indicam que, quando se excluem doenças concomitantes, como diabetes melito e hipotireoidismo, e o uso de alguns medicamentos, a HTG e a hipercolesterolemia são infrequentes (18 e 24%, respectivamente). Quando ocorrem, quase sempre são discretas.[15] Portanto, a hiperlipidemia em jejum, sobretudo quando grave, em cães com pancreatite provavelmente reflete uma hiperlipidemia concomitante – primária ou secundária a outras causas, como doenças endócrinas – e incita a realização de testes diagnósticos adicionais. Diversas outras causas de hiperlipidemia secundária têm sido relatadas em cães e são discutidas em outros textos.[1,3,16-30]

#### Hiperlipidemias primárias

As anormalidades lipídicas primárias geralmente, mas não sempre, estão associadas a algumas raças (Tabela 63.1). Dependendo da raça, a prevalência delas pode variar muito. Além disso, a região geográfica onde vive a população de cães avaliada parece ser importante por causa das diferenças genéticas. A hiperlipidemia primária é muito comum em cães Schnauzer miniatura nos EUA (> 30% dos Schnauzer miniaturas são afetados, com base em um estudo)[31-33] e também foi relatada no Japão,[34] mas provavelmente existe em outros países. Com base em evidências não científicas, a hiperlipidemia nessa raça deve ser consideravelmente menos comum na Europa. A hiperlipidemia primária em cães Schnauzer miniaturas costuma se caracterizar por HTG com ou sem hipercolesterolemia.[32,33,35] Também foi relatada em cães Shetland Sheepdog – no Japão e, talvez, em outros países –,[34,36,37] Beagle,[38] Briad,[39] Collie de pelo longo em uma família do Reino Unido[18] e, não cientificamente comprovada, nas raças Doberman Pinscher e Rottweiler.

### Importância clínica da hiperlipidemia em cães

A hiperlipidemia canina surgiu como uma condição clínica importante que requer uma abordagem diagnóstica sistemática e tratamento apropriado (ver Capítulo 182). Apesar de ela, em si, aparentemente não causar o desenvolvimento de sinais clínicos relevante, tem sido associada ao desenvolvimento de outras doenças importantes e com risco potencial à vida do paciente (Tabela 63.2). Há muito tempo se suspeita de que a hiperlipidemia, mais especificamente a HTG, seja um fator de risco para o desenvolvimento de pancreatite em cães (ver Capítulos 289 e 290), porém isso ainda não foi comprovado.[1,13,14] Os resultados de dois estudos clínicos recentes forneceram melhores evidências de que a HTG, em especial quando grave (> 900 mg/dℓ), é fator de risco para o desenvolvimento de pancreatite em cães Schnauzer miniatura.[40,41] Em um desses estudos, os animais que desenvolveram pancreatite tinham cinco vezes mais probabilidade de ter HTG antes do desenvolvimento da pancreatite do que os cães da mesma raça que não desenvolveram a doença.[41] Portanto, a HTG grave em cães Schnauzer miniaturas deve ser tratada, mesmo quando não há sinais clínicos, em razão do risco de desenvolvimento de pancreatite.

Estudos clínicos e informações não científicas sugerem que dois distúrbios hepáticos estão associados à HTG em cães: a hepatopatia vacuolar difusa e a mucocele de vesícula biliar (ver Capítulos 285 e 288).[1] Hepatopatia vacuolar causada por hiperlipidemia foi relatada, sem comprovação científica, associada à hiperlipidemia primária em cães. Ela é caracterizada pelo acúmulo hepatocelular de triglicerídeos e glicogênio, sendo geralmente denominada lipidose ou esteatose hepática.[1] Mucocele de vesícula biliar tem sido relatada em cães de raças predispostas à hiperlipidemia primária, como Schnauzer miniaturas e Shetland Sheepdog.[37] Em estudo recente, notou-se que a HTG primária estava associada a uma atividade sérica elevada das enzimas hepáticas em cães Schnauzer miniatura saudáveis.[42] Nesse estudo, 60 e 45% dos animais com concentração sérica de triglicerídeos > 4,52 mmol/ℓ (400 mg/dℓ) tinham atividade sérica elevada de fosfatase alcalina e alanina aminotransferase, respectivamente.

Outra potencial complicação da HTG em cães é a resistência à insulina. Em estudo recente, constatou-se que cerca de 30% dos cães Schnauzer miniatura com HTG primária tinham evidências de resistência à insulina, com base na concentração sérica desse hormônio.[43] Contudo, a importância clínica da resistência à insulina associada à HTG precisa ser comprovada. Outras potenciais complicações da hiperlipidemia em cães são aterosclerose – sobretudo causada por hipercolesterolemia secundária a endocrinopatias –,[44-47] algumas doenças oculares – como lipemia retiniana, humor aquoso lipêmico, ceratopatia lipídica e xantogranuloma intraocular sólido em cães Schnauzer miniaturas hiperlipidêmicos –,[48,49] convulsões e outros sintomas neurológicos,[50,51] além de, possivelmente, xantomas e lipomas cutâneos.

### Abordagem diagnóstica em cães com hiperlipidemia

A hiperlipidemia costuma ser diagnosticada pela mensuração das concentrações séricas de triglicerídeos e/ou colesterol após jejum. Como é mais comum ela resultar de outras doenças, pode ser uma pista importante para o diagnóstico. Em geral, é a única anormalidade em cães com hiperlipidemia primária. Com o objetivo de não "deixar passar" uma hiperlipidemia, o clínico deve solicitar a mensuração das concentrações séricas de colesterol e triglicerídeos, como parte do perfil bioquímico sérico de rotina. A mensuração da concentração sérica de triglicerídeos geralmente não faz parte de um perfil bioquímico

**Tabela 63.1** Principais causas de hiperlipidemia em cães e gatos e anormalidades lipídicas esperadas.

| | TIPO DE ANORMALIDADE LIPÍDICA | COMENTÁRIOS |
|---|---|---|
| **Hiperlipidemia pós-prandial*†** | HTG (raramente HCL) | Em geral, o aumento é discreto e dura menos de 15 h. Causa mais comum de hiperlipidemia |
| **Dieta rica em gordura** | HTG e/ou HCL | O conteúdo de gordura deve ser muito alto (em geral, mais de 50%) para causar hiperlipidemia pós-jejum |
| **Hiperlipidemia secundária** | | |
| **Doenças** | | |
| Diabetes melito*† | HTG (principalmente) e/ou HCL | HTG e HCL podem ser discretas a marcantes; notadas em mais de 50% dos casos |
| Hipotireoidismo* | HTG e/ou HCL | HTG e HCL podem ser discretas a marcantes; notadas em mais de 75% dos casos |
| Hipoadrenocorticismo* | HTG e/ou HCL | HTG e HCL podem ser discretas a marcantes |
| Pancreatite* | HTG e/ou HCL | Em geral, HTG e HCL são discretas se outras causas de hiperlipidemia forem excluídas; notadas em aproximadamente 30% dos casos |
| Obesidade*† | HTG e/ou HCL | HTG e HCL podem ser discretas a marcantes; notadas em aproximadamente 25% dos casos |
| Nefropatia com perda de proteína* | HCL | HCL é parte da síndrome nefrótica; HCL quase sempre é discreta |
| Colestase* | HTG e/ou HCL | Em geral, notam-se aumentos discretos |
| Insuficiência hepática* | HTG e/ou HCL | Em geral, notam-se aumentos discretos |
| Linfoma | HTG com ou sem HCL | Hiperlipidemia pode persistir apesar do tratamento |
| *Leishmania infantum* | HTG e HCL | Quando presentes, os aumentos costumam ser discretos |
| Enterite por parvovírus | HTG | Quando presente, a HTG costuma ser discreta |
| Hipernatremia? | HTG e HCL | Baseado em um relato de caso e em evidências da medicina humana |
| Lipidose hepática? | | |
| **Fármacos*** | | |
| Glicocorticoides | HTG e/ou HCL | Os aumentos podem ser discretos a marcantes |
| Fenobarbital | HTG | A HTG pode ser moderada a marcante; notada em aproximadamente 30% dos casos |
| Acetato de megestrol | HTG e/ou HCL | Sobretudo em gatos |
| **Hiperlipidemia primária** | | |
| Cães da raça Schnauzer miniatura* | HCL com ou sem HTG | A HTG pode ser moderada a marcante; a HCL pode ser discreta à moderada; notada em mais de 30% dos cães Schnauzer miniatura nos EUA; a prevalência aumenta com a idade |
| Cães da raça Beagle* | HTG e/ou HCL | Em geral, os aumentos são leves a moderados |
| Cães da raça Shetland Sheepdog* | HCL com ou sem HTG | A HCL pode ser marcante; a HTG costuma ser discreta; notadas em > 40% dos cães Shetland Sheepdog no Japão |
| Cães da raça Doberman Pinscher | HCL | A HCL, em geral, discreta |
| Cães da raça Rottweiler | HCL | A HCL, em geral, é discreta |
| Cães da raça Briard | HCL | A HCL em cães Briard foi relatada apenas no Reino Unido |
| Cães da raça Collie de pelo longo | HCL | Relatado em uma única família de cães no Reino Unido |
| Cão dos Pirineus | HCL | A HCL, em geral, é discreta |
| Gatos | HTG e/ou HCL | Hiperquilomicronemia idiopática |
| Gatos | HCL | Hipercolesterolemia idiopática |

*São causas comuns em cães. †São causas comuns em gatos. HCL, hipercolesterolemia; HTG, hipertrigliceridemia.

### Tabela 63.2 Possíveis consequências e complicações da hiperlipidemia em cães e gatos.

| ANORMALIDADE CLÍNICA | TIPO DE ANORMALIDADE LIPÍDICA RESPONSÁVEL |
|---|---|
| **Cães** | |
| Pancreatite | HTG |
| Doenças hepatobiliares | |
|   Hepatopatia vacuolar | HTG |
|   Lipidose | HTG |
|   Mucocele biliar | HTG/HCL |
| Resistência à insulina | HTG |
| Doenças oculares | |
|   Lipemia retiniana | HTG |
|   Humor aquoso lipêmico | HTG |
|   Ceratopatia lipídica | HTG |
|   Xantogranuloma intraocular | HTG |
|   Arco lipoide corneano | HTG/HCL |
| Convulsões | HTG |
| Lipoma | HTG |
| Aterosclerose | HCL |
| **Gatos** | |
| Xantomas | HTG |
| Doenças oculares | HTG/HCL |
| Outros? | |

HCL, hipercolesterolemia; HTG, hipertrigliceridemia.

de rotina e precisa ser requisitado pelo clínico. Pode-se suspeitar de HTG moderada à grave, mas não de hipercolesterolemia ou HTG discreta, se for constatada uma aparência turva ou leitosa do soro ou do plasma. Contudo, mesmo nesses casos, a mensuração das concentrações séricas de triglicerídeos e colesterol é obrigatória, a fim de obter uma avaliação precisa da gravidade e do espectro da hiperlipidemia. Em alguns casos, pode ser necessário um desafio alimentar para diagnosticar hiperlipidemia pós-prandial, embora a experiência com tal procedimento seja limitada.[4]

A abordagem diagnóstica geral para avaliar cães com hiperlipidemia é mostrada na Figura 63.1. Após o diagnóstico, a etapa seguinte é determinar se o paciente tem uma anormalidade lipídica primária ou secundária. Se for secundária, sua causa deve ser diagnosticada e tratada. Para isso, uma investigação específica deve ser realizada com o objetivo de constatar ou excluir doenças específicas que possam causá-la. Caso se exclua a possibilidade de hiperlipidemia secundária, pode-se tentar o diagnóstico de distúrbio lipídico primário.

Deve-se obter uma anamnese (histórico clínico) detalhada e realizar um exame físico completo. Isso é fundamental, pois os cães com hiperlipidemia secundária costumam manifestar sinais clínicos da doença primária – por exemplo, obesidade, poliúria e polidipsia em cães com diabetes melito, ou hiperadrenocorticismo, hipoatividade e perda de peso em cães com hipotireoidismo –, que podem auxiliar a priorizar os exames complementares e elaborar um plano diagnóstico apropriado. Cães com hiperlipidemia primária podem ou não apresentar sinais clínicos. Nos que apresentam essa condição, deve-se realizar ao menos hemograma completo, perfil bioquímico sérico e exame de urina. Os exames adicionais que podem ser úteis na obtenção do diagnóstico de hiperlipidemia em cães incluem a mensuração das concentrações séricas de tiroxina total e tiroxina livre, concentração sérica do hormônio tireoestimulante (TSH), concentrações sanguínea e urinária de glicose (caso não tenha sido realizada antes), teste da imunorreatividade da lipase pancreática, concentração sérica de ácidos biliares, proporção proteína-creatinina urinária e teste de triagem para hiperadrenocorticismo.

Após a revisão das informações obtidas na anamnese (histórico clínico) e no exame físico e dos resultados dos exames laboratoriais de rotina, devem-se individualizar os exames adicionais apropriados para cada paciente. Naqueles com sinais clínicos vagos ou assintomáticos, pode ser necessária uma seleção mais geral e ampla desses testes. Cães com hiperlipidemia geralmente são saudáveis. É provável que ao menos alguns tenham alguma forma de hiperlipidemia primária. Se ela for discreta ou moderada, pode não ser necessária uma investigação diagnóstica detalhada. A hiperlipidemia primária é comum em Schnauzer miniatura de algumas regiões geográficas. Pode não ser preciso uma investigação diagnóstica mais detalhada em cães dessa raça com hiperlipidemia e que não tenham sinais clínicos sugestivos de uma doença primária. Contudo, se a hipercolesterolemia for a anormalidade principal (com ou sem HTG discreta), é mais provável que o cão tenha alguma forma de hiperlipidemia secundária, justificando a recomendação de testes diagnósticos adicionais.

Para caracterizar ou investigar a causa da hiperlipidemia primária em cães, pode-se realizar o exame de quilomícrons – o soro lipêmico é mantido em repouso por 12 horas em temperatura de 4°C; se houver quilomícrons, forma-se uma camada de aspecto cremoso; o soro restante pode ser límpido ou turvo, o que indica um excesso de VLDL –, bem como eletroforese de lipoproteínas, ultracentrifugação, mensuração de apoproteínas específicas e mensuração indireta da atividade da lipase lipoproteica com um teste de resposta à heparina – mensuração da concentração sérica de triglicerídeos antes e depois da administração por via intravenosa de 90 UI de heparina/kg; a heparina ativa a lipase lipoproteica. Nenhum desses exames é utilizado rotineiramente nos casos clínicos, e sua disponibilidade é limitada. Hoje, não há disponibilidade de exames genéticos para a identificação de anormalidades lipídicas específicas relacionadas a mutações nos genes envolvidos no metabolismo de lipídios.

## HIPERLIPIDEMIA FELINA – DIFERENÇAS ENTRE ESPÉCIES[52-63]

A hiperlipidemia é observada com menos frequência em gatos do que em cães. Em geral, os mesmos princípios mencionados para cães se aplicam a gatos, os quais podem ser pós-prandial, primária ou secundária. As causas de hiperlipidemia secundária em cães provavelmente também são as que causam hiperlipidemia em gatos, sendo as mais comuns e importantes o diabetes melito, a obesidade, a síndrome nefrótica e, talvez, a lipidose hepática grave (ver Tabela 63.1 e Capítulos 176, 305 e 325). Além disso, a hiperlipidemia induzida por fármacos pode ser observada após a administração de corticoides ou acetato de megestrol. A abordagem diagnóstica de hiperlipidemia em gatos não difere daquela descrita para cães (ver texto anterior e Figura 63.1). Deve-se primeiro excluir as causas secundárias com os testes apropriados. Caso se exclua hiperlipidemia secundária, realiza-se uma tentativa de diagnóstico de hiperlipidemia primária. Exames complementares mais específicos – como quilomícrons e ultracentrifugação – podem ser necessários nesse estágio, a fim de auxiliar a caracterizar o tipo de hiperlipidemia. A hiperlipidemia primária em gatos inclui uma HTG hereditária, em geral chamada hiperquilomicronemia hereditária, caracterizada pela diminuição da atividade da lipase lipoproteica e da hipercolesterolemia idiopática (ver Tabela 63.1). É possível que gatos com hiperlipidemia primária grave desenvolvam xantomas cutâneos e outros tecidos (p. ex., fígado, rins e coração), além de manifestações oculares (p. ex., lipemia retiniana). Não há comprovação de que as complicações da hiperlipidemia observadas em cães, como pancreatite e aterosclerose, ocorram em gatos.

# SEÇÃO 4 • Diagnóstico Diferencial de Anormalidades Clinicopatológicas

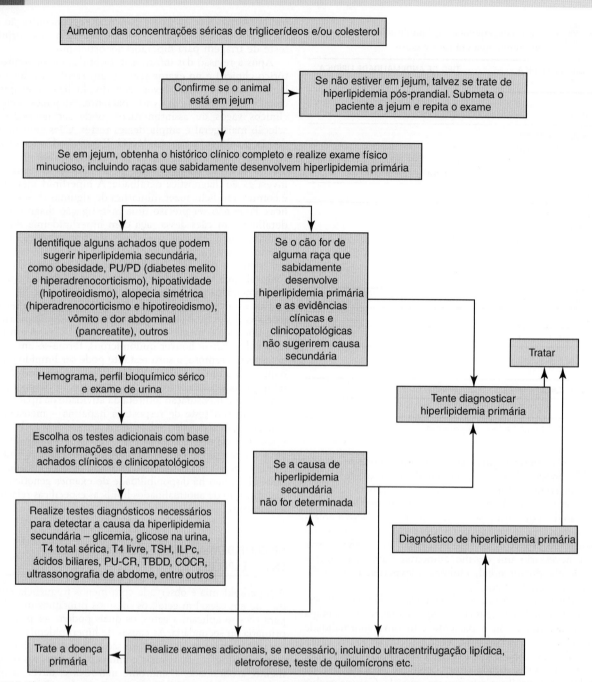

**Figura 63.1** Algoritmo mostrando as etapas básicas para a abordagem diagnóstica de cães e gatos com aumento nas concentrações séricas de triglicerídeos e/ou colesterol. *COCR*, proporção cortisol-creatinina urinária; *ILPc*, imunorreatividade da lipase pancreática canina; *PU-CR*, proporção proteína-creatinina urinária; *T4*, tiroxina; *TBDD*, teste com baixa dose de dexametasona; *TSH*, hormônio tireoestimulante.

## HIPOCOLESTEROLEMIA E HIPOTRIGLICERIDEMIA

As principais causas de hipocolesterolemia em cães e gatos incluem enteropatia com perda de proteínas (p. ex., doença intestinal inflamatória grave, linfoma intestinal e linfangiectasia), insuficiência hepática (p. ex., cirrose e *shunt* portossistêmico) e alguns tipos de câncer. O histórico clínico, junto com os achados de exames físico e clinicopatológicos, em geral fornece informações adequadas para a detecção da causa de hipocolesterolemia. Nos casos não esclarecidos, podem ser necessários exames adicionais, incluindo ultrassonografia, mensuração da concentração sérica de ácidos biliares e do inibidor da alfa$_1$-proteinase fecal, endoscopia ou laparoscopia com biopsia etc. A malnutrição grave também pode causar hipocolesterolemia. À exceção da malnutrição grave, não se conhece outra doença claramente associada à hipotrigliceridemia.

## REFERÊNCIAS BIBLIOGRÁFICAS

*As referências bibliográficas deste capítulo se encontram online no Ambiente de Aprendizagem.*

# CAPÍTULO 64

## Amilase e Lipase

Peter Hendrik Kook

Doenças inflamatórias no pâncreas exócrino de cães e gatos são relativamente frequentes e variam quanto à gravidade, podendo ser classificadas em agudas ou crônicas, com base nos achados histológicos. Os resultados de estudos sobre a sensibilidade e a especificidade dos exames para o diagnóstico de pancreatite são controversos. Parte dessa confusão se dá porque não existe um "padrão-ouro" facilmente aplicável sobre quais métodos diagnósticos podem ser avaliados. Em geral, podem-se observar achados não específicos, como anorexia, vômito, letargia, diarreia, dor abdominal e perda de peso; porém, essa combinação também pode ocorrer em outras doenças. Como a pancreatite crônica geralmente está associada a menor liberação de enzimas, em razão de um remodelamento pancreático fibroso, classificá-la em aguda ou crônica auxiliará na interpretação dos resultados das concentrações séricas das enzimas. Contudo, em alguns pacientes, pode ser muito difícil realizar uma avaliação clinicopatológica quanto à gravidade da doença. O mesmo se dá no que diz respeito à avaliação da cronicidade, em particular quando antes já tiverem ocorrido crises de pancreatite subclínica ou não diagnosticada. A situação se torna mais complicada quando se consideram os resultados de dois estudos recentes sobre a concordância de variáveis pancreáticas ultrassonográficas específicas com os valores séricos concomitantes de lipase (teste de atividade catalítica e imunoensaio).[1-3] A conclusão foi de que os resultados da ultrassonografia pancreática, quando realizada por radiologistas utilizando equipamentos modernos, têm pouco a ver com os da mensuração da concentração sérica de lipase em cães e gatos com suspeita de pancreatite.[1-3] Contudo, essas conclusões parecem problemáticas, pois em estudos clínicos anteriores que avaliaram a precisão dos exames laboratoriais, sem que houvesse exames histológicos como padrão-ouro, o diagnóstico se baseou em uma combinação de achados ultrassonográficos e clinicopatológicos.[4-6] Apesar de ser necessário o exame histológico para a confirmação do diagnóstico definitivo de pancreatite, a histologia por si só não representa o padrão-ouro ideal, haja vista que evidências histológicas de formas brandas de pancreatite aguda ou crônica podem não estar associadas a uma doença clínica, tornando questionável a significância de pancreatite histologicamente discreta. Além disso, uma biopsia pancreática é pouco frequente, em razão de sua invasividade, tendo em vista que um distúrbio localizado pode passar despercebido com uma biopsia simples,[7] e de oferecer poucas consequências terapêuticas diretas. Portanto, baseando-se em uma revisão de literatura até a presente data, envolvendo a utilidade clínica dos exames laboratoriais (p. ex., atividades séricas de amilase e lipase, resultados de imunoensaios), pode-se concluir que é praticamente impossível diagnosticar, de maneira confiável, uma pancreatite sem que haja avaliação histológica padronizada do pâncreas, o que não é prático de ser realizado em situações clínicas.

## CÃES

Apesar de a pancreatite ser um distúrbio relativamente comum em cães, seu diagnóstico pode ser desafiador, sobretudo nos casos brandos da doença, os quais parecem prevalecer em cães.

## ATIVIDADE SÉRICA DA AMILASE

Um antigo estudo reportou que um aumento três vezes acima do normal na atividade sérica da amilase dá suporte a um diagnóstico de pancreatite,[8] mas esse achado nunca foi clinicamente comprovado. Dois estudos recentes demonstraram que a mensuração da atividade sérica da amilase foi o teste menos sensível para o diagnóstico de pancreatite discreta ou moderada à grave, não sendo recomendado como triagem inicial graças à baixa sensibilidade e especificidade.[6,9] A exceção é a pancreatite secundária à ingestão de organofosforado, em geral acompanhada de aumento marcante na atividade sérica da amilase.

## ATIVIDADE SÉRICA DA LIPASE

Até recentemente, acreditava-se que os testes catalíticos para a mensuração da atividade sérica da lipase fossem pouco confiáveis para o diagnóstico de pancreatite porque suas especificidades e sensibilidades não são satisfatórias. A conclusão de que testes catalíticos da lipase foram subótimos para o diagnóstico de pancreatite em cães foi baseada em estudos que utilizaram testes não mais disponíveis[8-10] ou no que utiliza 1,2 diglicerídeo (1,2 DiG),[6,9,11,12] o qual ainda é usado na maioria dos laboratórios. Contudo, um estudo prospectivo recente, que avaliou marcadores de pancreatite em cães com evidências histológicas de pancreatite, constatou que o teste catalítico 1,2 DiG para lipase obteve a média geral mais alta quanto à sensibilidade (54% para pancreatite branda e 71% para pancreatite moderada à grave), seguido da mensuração de lipase pancreática específica pela utilização de um imunoensaio (Spec cPL, ponto de corte > 400 μg/$\ell$; 21% para pancreatite branda e 71% para pancreatite moderada à grave). A especificidade relatada para todas as formas de pancreatite do teste 1,2 DiG para lipase foi baixa, de apenas 43%, quando comparada com 100% do Spec cPL (ponto de corte > 400 μg/$\ell$).[8] Em 2005, um teste catalítico – o teste 1,2-o-dialuril-rac-glicero-3-ácido glutárico-(6'-metilresorufina) éster (DGGR) – foi validado para a determinação colorimétrica da atividade sérica da lipase em cães.[4] Em nossa clínica, temos utilizado esse teste DGGR para lipase, com custo-benefício favorável, por uns 10 anos, acreditando que seja útil durante a investigação de pancreatite. Houve uma boa relação e uma correlação muito forte entre os resultados do DGGR para lipase e o Spec cPL, em uma investigação recente que avaliou 144 cães com suspeita de pancreatite.[2] Conclusões similares foram obtidas por outros hospitais veterinários de ensino nos EUA e na Europa.[13,14] Nosso intervalo de referência atual para o DGGR para lipase é de 24 a 108 U/$\ell$. Podem existir variações interindividuais na atividade sérica da lipase em cães saudáveis, com valores fora do intervalo de referência. É quase impossível provar que uma pancreatite branda transitória não ocorra em cães saudáveis. Portanto, decidimos acrescentar uma "zona cinzenta" de duas vezes o valor da DGGR para lipase (108 a 216 U/$\ell$), semelhante ao que é feito atualmente para a interpretação dos resultados do Spec cPL. Até o momento, não se sabe qual teste tem maior precisão diagnóstica e se são necessários mais estudos, em especial considerando a diferença marcante no custo e no tempo de resposta dos dois métodos.

## GATOS

Em gatos, a forma crônica de pancreatite é muito mais comum do que a aguda.[15-18] Infelizmente, os testes laboratoriais disponíveis apresentam baixa sensibilidade e especificidade para pancreatite crônica, talvez por ocorrer pouco ou nenhum extravasamento de enzimas das células acinares após o remodelamento fibroso do órgão, fazendo com que o diagnóstico seja desafiador para o clínico.

### ATIVIDADE SÉRICA DA AMILASE

Apesar de não terem sido realizados estudos extensos, a atividade sérica da amilase parece não ter valor clínico no diagnóstico de pancreatite aguda em gatos.[19,20] Nossos próprios dados, não publicados, mostram uma relação muito baixa entre a atividade sérica da amilase e os resultados do DGGR para lipase, Spec fPL e histologia pancreática em gatos com suspeita de pancreatite. A lesão pancreática aguda experimentalmente induzida em gatos resultou em diminuição na atividade da amilase,[21,22] mas esse achado não foi investigado nos casos de pancreatite aguda felina espontânea. Trabalhos mais recentes têm mostrado que a atividade da amilase também pode ser influenciada pela concentração sérica de glicose em gatos[23] e que, hoje, a baixa atividade da amilase, isoladamente, não deve ser considerada um marcador para pancreatite. A despeito de serem escassos estudos sobre a utilidade da atividade sérica da amilase em gatos com pancreatite crônica, parece sensato considerar que ela não oferece benefícios ao diagnóstico.

### ATIVIDADE SÉRICA DA LIPASE

Evidências para a performance ruim dos testes catalíticos para lipase em gatos são fracas e baseadas apenas em alguns casos.[19,24,25] Entretanto, o tipo de ensaio para lipase deve ser considerado, pois as metodologias utilizadas para a determinação sérica da lipase variam e o teste 1,2 DiG para lipase – o teste catalítico comercial mais utilizado até o momento – têm contribuído para a má percepção geral dos tradicionais testes catalíticos da lipase para pancreatite em gatos. Um novo ensaio catalítico para lipase sérica (DGGR para lipase) foi recentemente validado para o uso em gatos e comparado com o teste para lipase específica do pâncreas (Spec fPL) em estudos de grande escala em felinos com suspeita de pancreatite.[1,13,17] Existe concordância substancial e forte correlação entre os dois ensaios de lipase, sendo que o teste DGGR parece ser um método útil quando comparado com o da lipase pancreática específica de felinos, particularmente quando o custo é levado em consideração.[1] No maior estudo retrospectivo sobre pancreatite em felinos até o momento, a histopatologia pancreática estava disponível em 31 casos. Considerando os resultados da avaliação histológica, a qual foi considerada o padrão-ouro, a sensibilidade de ambos os ensaios para lipase (DGGR e Spec fPL) foi de 100% para pancreatite aguda e 47% (Spec fPL) e 37% (DGGR) para crônica.[16] A sensibilidade nessa faixa parece ter pouco valor clínico. É importante avaliar esses dados, pois resultado falso-negativo em gatos com pancreatite crônica pode indicar ausência de inflamação ativa ou ser decorrente de alterações histológicas brandas, como demonstrado em cães.[9] Infelizmente, a relevância da gravidade e do tipo (aguda ou crônica) da inflamação, assim como sua distribuição no parênquima, não pode ser esclarecida sem o exame histológico padronizado de todo o pâncreas. O mesmo problema permanece verdadeiro para a avaliação da especificidade dos resultados dos exames para lipase, haja vista que o diagnóstico histológico de pancreatite pode não ser definido durante necropsia ou cirurgia nos casos de doença focal. Por essa razão, comparamos as mensurações de lipase (DGGR e Spec fPL) com uma avaliação histológica padronizada de pâncreas recém-obtida (n = 60), em que todo o órgão foi examinado em cortes seriados a cada 0,5 cm.[18] A distribuição de pancreatite aguda (15%) e crônica (64%) foi semelhante aos achados de um estudo anterior.[16] As sensibilidades de ambos os testes para lipase (DGGR e Spec fPL) quanto à detecção de pancreatite foram estimadas tendo como base o índice de atividade de pancreatite descrito antes,[7] sendo 66,7% para DGGR e 61,1% para Spec fPL. A especificidade foi de 78,6% (DGGR) e 69% (Spec fPL).[18] Quando os riscos antes mencionados envolvidos no diagnóstico *ante mortem* da pancreatite e a deficiência na avaliação histológica como padrão-ouro são levados em consideração, o teste DGGR para lipase parece ser um método tão útil quanto o Spec fPL, além de seu custo-benefício ser mais favorável.

### REFERÊNCIAS BIBLIOGRÁFICAS

*As referências bibliográficas deste capítulo se encontram online no Ambiente de Aprendizagem.*

# CAPÍTULO 65

# Enzimas Hepáticas

Andrea N. Johnston

## ENZIMOLOGIA CLÍNICA

Enzimas catalisam reações bioquímicas em todas as células do organismo. A especificidade a um substrato é utilizada para detectar e quantificar a atividade da enzima.[1] Para que elas sejam marcadores relevantes de doenças, deve haver correlação entre as alterações nas concentrações circulantes das enzimas e mudanças nos tecidos de interesse. Uma vez que diversos fatores afetam a atividade enzimática *in vivo* e *in vitro* (pH, temperatura, concentração de sal ou proteína, potencial iônico, concentração de cofatores e inibidores), a interpretação também requer cautela nas avaliações. Nos testes enzimáticos, são utilizadas amostras de soro ou de plasma obtido de sangue heparinizado.[1] Os complexos de citrato com cátions bivalentes e o EDTA inibem a atividade de quase todas as enzimas, portanto nenhum deles deve ser utilizado nas análises enzimáticas.[2]

### Enzimologia hepática

Apesar de existirem numerosas enzimas hepáticas, apenas quatro são rotineiramente usadas como biomarcadores de doenças hepatobiliares em cães e gatos: alanina aminotransferase (ALT), aspartato aminotransferase (AST), fosfatase alcalina (ALP) e gamaglutamiltransferase ou transpeptidase (GGT, GGTP).[2-4] Essas enzimas têm concentrações circulantes relativamente estáveis graças à rotatividade celular normal contínua. As concentrações podem se elevar quando ocorrerem lesões de membrana, tanto reversíveis quanto irreversíveis (morte celular). As concentrações também podem se elevar quando houver aumento nas taxas de síntese (transcrição e translação), diminuição na remoção (*clearance*), ou, apesar de ainda não descrito na medicina veterinária, pela presença de complexos enzima-autoanticorpos (macroenzimas), os quais prolongam a meia-vida enzimática.[2,5,6] A lactato desidrogenase (LDH), muito utilizada em outras espécies, é uma oxirredutase que catalisa a conversão do lactato em piruvato. A LDH está presente no citoplasma de todas as células e tem pouco valor como marcador de doenças hepáticas em cães e gatos.

A atividade sérica das enzimas hepáticas auxilia na identificação, na diferenciação e no monitoramento da progressão de doenças hepáticas, mas não mensura função hepática. De maneira geral, elas são classificadas como "enzimas de extravasamento hepatocelular" (ALT, AST) ou "colestáticas" (ALP, GGT), com base na sua localização celular e na resposta à lesão hepatocelular (Figura 65.1).[1,4,7] ALT e AST estão presentes predominantemente no citosol, apesar de existir uma isoenzima AST mitocondrial em humanos e cães. Essas enzimas são as primeiras a extravasar para o espaço perisinusoidal e alcançar a circulação sistêmica, secundárias a uma inflamação hepática necrosante com lesão de membranas plasmáticas. ALP e GGT estão associadas às membranas dos canaliculares dos hepatócitos e, no caso da GGT, aos colangiócitos. Elas são liberadas como resultado da solubilização da membrana pelos ácidos biliares ou pela clivagem do domínio de ligação da membrana (GGT) durante uma lesão colestática.[1,4,7]

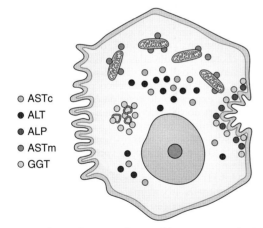

**Figura 65.1** Localização das enzimas hepatocelulares. As enzimas hepáticas mais usadas para diagnóstico estão localizadas no citosol, na membrana canalicular (*à direita*), nos microssomas (REL; *à esquerda*, três triângulos beges arredondados no meio) e na mitocôndria (*no topo*, quatro formas ovais verdes). A alanina aminotransferase (*ALT*) e a isoenzima aspartato aminotransferase citoplasmática (*ASTc*) estão localizadas no citosol. Essas enzimas são liberadas quando há lesão da membrana plasmática. A AST mitocondrial (*ASTm*) canina está associada à mitocôndria. Ambas as isoenzimas da fosfatase alcalina (ALP) localizam-se na membrana canalicular. A gamaglutamiltransferase (*GGT*) está presente na membrana canalicular e no microssoma (REL), onde pode responder à indução enzimática. Nos casos de colestase, as duas últimas enzimas são liberadas graças à dissolução da membrana pelos ácidos biliares ou pela clivagem do domínio de ligação da membrana plasmática (Copyright Elsevier. De Pincos MR, Tierno PM, Fenelos M et al. Evaluation of liver function. In: Mc Pherson RA, Pincos MR, editores: *Henry's clinical diagnosis and management by laboratory methods* ed. 22, Philadelphia, 2011, Saunders, p. 296-311.) (*Esta figura se encontra reproduzida em cores no Encarte.*)

As elevações nas enzimas hepáticas, com frequência, são identificadas nos exames bioquímicos de triagem, mas não identificam doenças hepáticas primárias relevantes (Tabela 65.1).[8] Nenhuma das enzimas já mencionadas é exclusivamente específica do fígado; ademais, há isoenzimas. O fenômeno de indução de enzimas hepáticas pode causar aumentos marcantes sem haver evidência histológica de lesões hepáticas.[3,8-13] As isoenzimas ou isozimas têm diferentes sequências de aminoácidos, combinações variadas de subunidades (LDH), modificações pós-translação únicas (ALP) ou estruturas proteicas (AST), mas catalisam as mesmas reações. As enzimas modificadas por proteases séricas para formas levemente diferentes são chamadas isoformas.[2] Por exemplo, a isoenzima ALP intestinal apresenta uma estrutura proteica diferente quando comparada com as isoenzimas teciduais não específicas renais, hepáticas e ósseas, as quais têm sequências de aminoácidos idênticas, porém diferente composição de carboidratos.[2,10]

As atividades anormais das enzimas hepáticas devem ser interpretadas dentro de um contexto, levando em consideração a resenha do paciente, os achados no exame físico e uma anamnese (histórico clínico) que inclua uso prévio e atual de medicamentos, exposições ambientais a hepatotoxinas ou microrganismos infecciosos e comorbidades. O monitoramento sequencial das enzimas é necessário para mapear o curso da doença, com particular atenção ao tempo de duração da elevação (aguda ou crônica), à estabilidade (aumento ou diminuição, crescente e decrescente) e ao padrão (colestático, inflamatório necrosante ou induzido). Por exemplo, a elevação da atividade enzimática pós-lesão hepática aguda decorrente da exposição a hepatotoxinas se normaliza rapidamente, com os valores retornando aos limites de referência (ver Capítulos 285 e 286). Contudo, o crescimento progressivo da atividade enzimática, ou quando a elevação é crescente e decrescente, reflete doença crônica e/ou progressiva – doença inflamatória necrosante (ver Capítulos 280, 282 a 284, 287 e 288).[4,7,14-23]

## Aminotransferases: alanina aminotransferase e aspartato aminotransferase

### Considerações gerais

ALT e AST catalisam a transferência do grupo alfa-amino da alanina ou do ácido aspártico em alfacetoglutarato, resultando na formação de ácido glutâmico e piruvato ou ácido oxaloacético,

**Tabela 65.1** Atividades das enzimas hepáticas não associadas à doença hepática primária.

| ANORMALIDADE | CAUSAS DO AUMENTO DA ATIVIDADE ENZIMÁTICA |
|---|---|
| Cardiovascular | Congestão, hipotensão e isquemia |
| Endocrinopatias | Doenças de adrenal (anormalidades de cortisol e esteroides sexuais), diabetes melito, hipertireoidismo (gatos) e hipotireoidismo (cães) |
| Doenças gastrintestinais | Diarreia, constipação intestinal/obstipação, síndrome da dilatação vólvulo-gástrica e pancreatite |
| Doenças infecciosas | Abscesso, riquetsiose, pielonefrite, piometra/prostatite, sepse e doenças virais (parvovirose, coronavirose e doença respiratória felina) |
| Miscelânea | Exercícios extenuantes, traumas, miopatias, anemia grave e hipertermia maligna |
| Neoplasias | Ósseas, mamárias e metastáticas |
| Ósseo | Crescimento ósseo, doença óssea metabólica e osteomielite |

respectivamente.[3] Essas enzimas são integrantes do ciclo glicose-alanina. ALT e AST requerem o piridoxal-5-fosfato (P5 P) como cofator, o metabólito ativo da vitamina B6. A alanina reage com o P5 P para produzir piruvato e piridoxina, a qual reage com o alfacetoglutarato, resultando em glutamato e P5 P regenerado. Diminuições na atividade das transaminases estão associadas à baixa concentração sistêmica de vitamina B6, que se deve a algumas doenças ou à administração de alguns fármacos, como cefalosporinas, ciclosporinas e isoniazidas.[1,3] ALT e AST são removidas da circulação por endocitose adsortiva nos hepatócitos sinusoidais; portanto, as taxas de remoção podem estar alteradas nos casos de doenças hepáticas graves e de hipoperfusão sinusoidal (isquemia e anomalias vasculares portossistêmicas).[4,24]

Após uma lesão hepatocelular aguda, as atividades séricas das enzimas ALT e AST se elevam dentro de 24 a 48 horas, em especial quando há necrose. Apesar de existir uma correlação direta entre a magnitude do aumento das aminotransferases e a quantidade de hepatócitos lesionados (leve: menos de 5 vezes acima da faixa dos valores normais de referência; moderada: 5 a 10 vezes; grave: mais de 10 vezes), tais valores não são prognósticos. É necessário o monitoramento seriado das atividades das enzimas e das concentrações séricas de albumina, colesterol, fatores de coagulação e de bilirrubina.[3,4,9,15] Em geral, após lesão hepática aguda, as atividades das transaminases diminuem após 2 ou 3 dias e se normalizam em 2 a 3 semanas. Aumentos e diminuições nos valores das transaminases são observados em condições inflamatórias crônicas (ver Capítulos 282 e 283).[4,18,19] Os baixos valores verificados nas doenças hepáticas crônicas podem ser decorrentes do progresso da doença ou da diminuição do já reduzido número de hepatócitos.

### Alanina aminotransferase

ALT, embora considerada específica do fígado em cães e gatos, também está presente em menor quantidade nas células do coração, dos rins e dos músculos esqueléticos. Em cães, a meia-vida da ALT é de 59 horas; em gatos, é inferior a 24 horas.[1,7] Aumentos leves a moderados podem ser observados nos quadros de indução enzimática – uso de anticonvulsivantes e glicocorticoides (em cães) –, hepatopatia vacuolar, anomalias vasculares portossistêmicas e congestão hepática passiva (ver Capítulo 284). Em cães, os aumentos na atividade sérica da ALT têm maior sensibilidade (80 a 100%) nos casos de necrose e insuficiência hepática, porém são menos sensíveis (50 a 80%) nos casos de cirrose, hepatopatia vacuolar, congestão hepática passiva ou anomalias vasculares portossistêmicas.[4] Em gatos, a ALT é sensível para os casos de oclusão extra-hepática do ducto biliar e colangite/colangio-hepatite (80 a 100%).[4] Em ambas as espécies, a ALT não é específica para doenças hepáticas (< 25%). Os maiores aumentos de ALT são observados em enfermidades inflamatórias necrosantes.[4,6,9,14,15] A lesão hepática inflamatória necrosante aguda pode ser causada por lesão hepática induzida por fármaco (Boxe 65.1; ver Capítulo 286), pela ingestão de hepatotoxinas (metais pesados, amanita, cicadáceas e xilitol) e por doenças infecciosas/inflamatórias (leptospirose, toxoplasmose, hepatopatia associada ao cobre e doenças autoimunes; ver Capítulos 282, 283 e 285).[4,6,14,15,25,26] Nem todos os casos de necrose hepática resultam em elevação das transaminases. A microcistina e a aflotoxina B1 inibem a biossíntese hepática de ALT e AST, portanto tais enzimas não podem ser utilizadas como biomarcadores de lesão hepática após tais intoxicações.[15,27]

### Aspartato aminotransferase

As maiores concentrações de AST são encontradas no músculo esquelético, nos cardiomiócitos e nos rins. AST também está presente no cérebro, no intestino delgado, no baço, no fígado e nos eritrócitos. Uma isoenzima muscular pode ser causa de aumento da atividade de AST caso haja aumento concomitante na atividade de creatinoquinase (CK). Contudo, nas miopatias crônicas, a meia-vida mais curta da CK pode não permitir uma diferenciação.[1] AST está localizada em dois sítios subcelulares do hepatócito de cães: citosol (80%) e mitocôndria (20%). Em medicina veterinária, a AST citosólica é mais importante.[28,29] A meia-vida da AST em cães é de aproximadamente 22 horas, mas períodos mais longos têm sido relatados.[1,4] Em gatos, a meia-vida da AST é de 77 minutos. Por ser uma enzima hepática citosólica solúvel, a atividade sérica da AST espelha a atividade da ALT. Contudo, a AST é a parte menor que se difunde à circulação sinusoidal mais rapidamente após a ruptura da membrana plasmática. Sua atividade pode diminuir antes da ALT graças à sua meia-vida menor.[29] Em felinos, a AST é um indicador mais sensível de lesão hepatocelular, em particular nos casos de necrose hepática, colangio-hepatite, doenças mieloproliferativas, linfomas infiltrativos e obstrução crônica do ducto biliar.[4,7,9]

## Enzimas colestáticas: fosfase alcalina e gamaglutamiltransferase, ou transpeptidase

### Fosfatase alcalina

ALP é uma glicoproteína ligada à membrana que hidrolisa ésteres de fosfato.[2] Em cães e gatos, a ALP é encontrada nas células do córtex renal, da placenta, dos intestinos, dos ossos e do fígado.[1] Foram identificadas diversas isoenzimas de ALP, geralmente em órgãos ou tecidos distintos.[10,13,30] Acredita-se que, em cães, a ALP induzida por glicocorticoides (ALP-G) seja um produto da expressão do gene da ALP intestinal nos hepatócitos. A transcrição da ALP-G demora cerca de 10 dias após o início da administração de esteroides exógenos. Caso o uso desses esteroides não seja interrompido, ela pode continuar aumentando.[10] O cão é o único a expressar duas isoenzimas de ALP da membrana dos canalículos hepáticos.[4] A isoenzima hepática (ALP-H) também pode ser induzida por glicocorticoides, sendo a primeira isoenzima a ser sorologicamente detectada.[10] Embora a transcrição de ALP-H atinja um valor estável após aproximadamente 10 dias de tratamento com prednisona, a transcrição da enzima continua, tornando irrelevante a diferenciação entre as duas isoenzimas.[10,28] O mecanismo de indução da ALP não se limita aos glicocorticoides. A atividade da ALP-G também está associada à inflamação e a doenças crônicas (talvez secundária ao aumento de secreção de glicocorticoides endógenos), além de fármacos anticonvulsivantes (fenobarbital, fenitoína, primidona).[11,31,32] Portanto, a atividade da ALP não deve ser utilizada para a confirmação ou como suspeita de diagnóstico de hiperadrenocorticismo em cães.

As isoenzimas ALP-H e ALP-G têm meia-vida de aproximadamente 70 horas.[1,4] Nos cães, a meia-vida da ALP placentária, renal e intestinal é inferior a 6 minutos. Em gatos, a meia-vida da ALP intestinal é inferior a 2 minutos. Em gatas, a isoenzima placentária pode ser detectada no fim da gestação.[4] A meia-vida da ALP-H em felinos é curta (6 horas). Em cães, as três principais isoenzimas são ALP-H, ALP-G e a isoenzima óssea (ALP-O). Os gatos não

**Boxe 65.1** Fármacos muito ligados a causas de hepatotoxicidade em cães e gatos

| | |
|---|---|
| Acetaminofeno (paracetamol) | Ketoconazol |
| Amiodarona | Mebendazol |
| Anabolizantes | Metimazol |
| Carprofeno | Metoxifluorano |
| Ciclosporina | Mibolerona |
| Diazepam | Óleo de Poejo |
| Dietilcarbamazina/Oxibendazol | Primidona |
| Fenitoína | Sulfonamidas |
| Fenobarbital | Tetraciclinas |
| Fluorquinolonas | |
| Griseofulvina | |
| Halotano | |
| Itraconazol | |

expressam ALP-G. A ALP-O está presente em cães e gatos em fase de crescimento até os 7 meses de vida. Ela também é observada nos casos de hiperparatireoidismo secundário renal, tumores ósseos (prognóstico ruim, indicador de osteossarcoma), osteomielite e hipertireoidismo felino, em parte graças a maior mobilização óssea induzida pelo paratormônio.[7,12,33,34]

O aumento da atividade sérica de ALP é uma das anormalidades bioquímicas mais relatadas em cães.[8] A ALP tem alta sensibilidade, porém baixa especificidade, para doenças hepatobiliares. Caso se identifique um aumento concomitante de GGT, ocorre uma melhora significativa quanto à especificidade de doenças hepáticas tanto em cães quanto em gatos.[35,36] A atividade sérica de ALP do cão pode se elevar nos casos de lesões inflamatórias necrosantes, neoplásicas ou colestáticas. Ainda não se comprovou se o grau de atividade da ALP é útil para a distinção entre causas intra e extra-hepáticas de colestase. A síntese da enzima pode ser induzida – secundária a mediadores inflamatórios ou a glicocorticoides endógenos/exógenos – ou liberada de canalículos hepáticos por meio da solubilização pelos ácidos biliares. Por muito tempo, a hepatopatia vacuolar associada a elevações leves a graves na atividade de ALP e ao acúmulo de glicogênio no citosol foi considerada uma manifestação benigna induzida por hormônios esteroidogênicos (cortisol e esteroides sexuais) e uma gama de doença extra-adrenais. Contudo, existem evidências de que o acúmulo excessivo de glicogênio pode se tornar patológico.[4,37] Diversas publicações recentes destacaram uma hepatopatia vacuolar relacionada com cães da raça Scottish Terrier. As elevações também podem estar associadas ao desenvolvimento de carcinoma hepatocelular em alguns cães.[9,38-41]

A elevação de ALP é menos específica em gatos, mas, ainda assim, clinicamente relevante, sobretudo no diagnóstico de lipidose hepática felina, em que tende a predominar a elevação da ALP, exceto no caso de colangite/colangio-hepatite primária.[4,7]

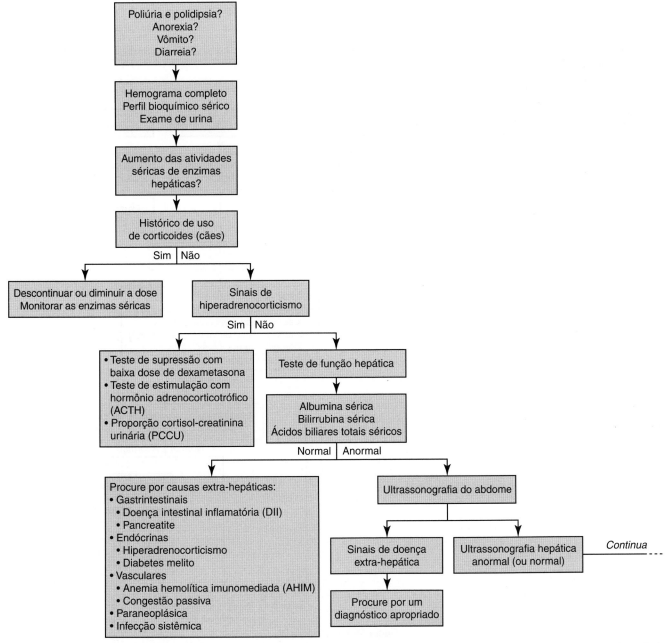

**Figura 65.2** Algoritmo clínico após detecção de aumento nas atividades de enzimas hepáticas. (Reproduzida, com autorização, de Webster CRL. Histórico, sinais clínicos e achados físicos em doenças hepatobiliares. In: Ettinger SJ, Feldman EC, editores. *Tratado de medicina interna veterinária*: doenças do cão e do gato, 7. ed., St. Louis, 2010, Elsevier, p. 1612-1625.)

**258** SEÇÃO 4 • Diagnóstico Diferencial de Anormalidades Clinicopatológicas

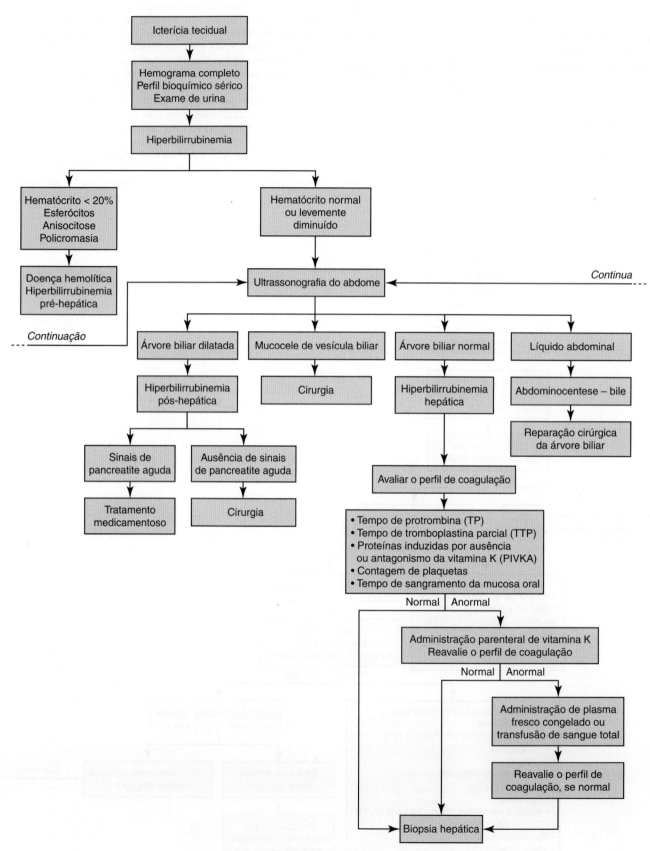

**Figura 65.2** – *Continuação*

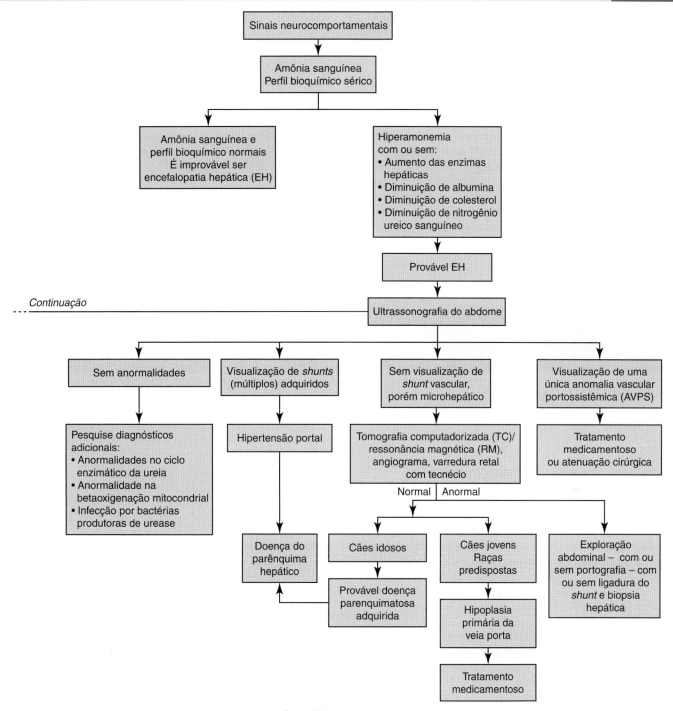

**Figura 65.2** – *Continuação*

Tumefação hepatocelular, alteração do fluxo osmótico e colestase causada por edema celular provavelmente levam à elevação marcante da ALP, associada à lipidose hepática felina.[4,7,42]

## Gamaglutamiltransferase ou transpeptidase

GGT catalisa a transferência do grupo gamaglutamil, a partir da glutationa (GSH), para um receptor, formando glutamato. Essa enzima regula o transporte de aminoácidos pelas membranas celulares e é fundamental para o mecanismo de oxirredução celular. GGT é encontrada nas membranas celulares de rins, pâncreas, epitélio biliar, hepátocitos (zona 1, periporta), intestino, baço, coração, pulmões, músculo esquelético e eritrócitos.[1,3] A meia-vida da GGT em cães e gatos ainda não foi determinada.

Em cães, a maior concentração tecidual da GGT está localizada nos túbulos proximais renais e no pâncreas. Contudo, sua localização epitelial nesses tecidos resulta em perda de urina ou de lúmen pancreático, em vez de entrar na circulação sanguínea.[1,4] A indução das enzimas microssomais ocorre em cães tratados com glicocorticoides (em até 10 vezes), o que ainda não foi comprovado em gatos. Aumentos leves podem ser observados com anticonvulsivantes (fenitoína, primidona), os quais aumentam mais caso se desenvolva hepatotoxicidade. As carcinogêneses hepatobiliar e pancreática elevam moderadamente a atividade da GGT. Neonatos caninos demonstram elevações marcantes na atividade da GGT durante os primeiros 1 a 3 dias de vida, sendo secundário a ingestão do colostro. Isso não é observado em filhotes de gatos.[1,4]

A atividade de GGT também se eleva em condições de estresse oxidativo. A GGT é uma enzima hepática colestática cuja atividade se eleva quando ocorre clivagem de sua membrana plasmática de proteção e pela solubilização por ácidos biliares. GGT não é um marcador sensível de doenças hepáticas no cão (40%), mas tem maior especificidade que a ALP.[4,35] Em gatos, a sensibilidade (55%) excede a especificidade da ALP na detecção de doenças inflamatórias, sendo que a atividade de GGT se eleva de maneira mais marcante nas doenças inflamatórias necrosantes da tríade portal, da árvore biliar e do pâncreas.[4,36,43,44] A GGT estará minimamente elevada nos casos de necrose hepática nas zonas 2 e 3 do fígado em cães e gatos. A obstrução extra-hepática do ducto biliar causa elevações moderadas a graves, em geral maiores em cães do que em gatos. Relata-se que gatos com doença inflamatória necrosante primária e obstrução do ducto biliar ou colestase podem apresentar elevação de GGT maior do que a de ALP.[36,45-48]

## RESUMO

Anormalidades nas atividades de enzimas hepáticas costumam ser constatadas na prática clínica. A correta interpretação dessas anormalidades requer uma abordagem complementar, incluindo teor sérico de bilirrubina, concentrações séricas pareadas de ácidos biliares, concentração de amônia no sangue arterial e mensuração dos fatores de coagulação, a fim de determinar a próxima etapa (Figura 65.2).[9,49-51] Exames de imagem podem excluir a possibilidade de causas extra-hepáticas do aumento das atividades das enzimas hepáticas (radiografias de tórax e abdome) ou comprovar a suspeita de um diagnóstico específico (US de abdome) antes da biopsia hepática.[52,53]

## REFERÊNCIAS BIBLIOGRÁFICAS

*As referências bibliográficas deste capítulo se encontram online no Ambiente de Aprendizagem.*

# CAPÍTULO 66

# Creatinoquinase

Susan M. Taylor

## ATIVIDADE NORMAL E DISTRIBUIÇÃO TECIDUAL

A creatinoquinase (CK) é uma enzima intracelular que catalisa a troca reversível de ligações de fosfato de alta energia entre a fosfocreatinina e o difosfato de adenosina (ADP), gerando o trifosfato de adenosina (ATP) necessário para a contração muscular. Há três isoenzimas diméricas principais de CK (CK-MM, CK-MB e CK-BB), uma isoforma mitocondrial (CK-MT) e duas macroenzimas de significância incerta. A CK-MM contribui para 100% da atividade da CK nos músculos, sendo a isoforma mais encontrada no soro sanguíneo e considerada um importante marcador de doença muscular. Quase toda atividade da CK nos tecidos do sistema nervoso se deve à CK-BB, que pode estar elevada no soro de cães e gatos com doença neurológica. Por exemplo, a atividade de CK-BB no líquido cefalorraquidiano (LCR) está ligada à capacidade de caminhar de cães com paralisia secundária à doença de disco intervertebral. Elevações nas concentrações de CK-BB no LCR podem estar associadas à maior taxa de mortalidade em cães com doença intracraniana. A CK-BB também é encontrada no intestino delgado, e sua concentração sérica pode estar elevada nos casos de infarto ou necrose intestinal. Em humanos, a isoenzima CK-MB predomina no músculo cardíaco, sendo um marcador confiável de infarto do miocárdio. Contudo, no tecido miocárdico de cães e gatos, a maior (97%) atividade de CK se deve à CK-MM, em vez de CK-MB. A concentração sérica de CK total geralmente é elevada em cães com doença do miocárdio isquêmica, inflamatória e traumática, bem como em cães e gatos com baixa perfusão sanguínea nos músculos esqueléticos causada por insuficiência cardíaca. A utilidade da mensuração da atividade de isoformas teciduais específicas de CK continua a ser pesquisada, porém parece que a mensuração de CK total é o teste diagnóstico mais útil em cães e gatos.

A concentração sérica de CK costuma ser um pouco maior do que a plasmática devido à liberação de CK das plaquetas durante a coagulação sanguínea. A atividade sérica da CK permanece estável por 7 dias em temperatura de 4°C e por 1 mês em temperatura de –20°C. Após esse período, ela diminui. Hemólise e hiperbilirrubinemia aumentam a concentração de CK, ao passo que a lipemia não influencia esse parâmetro. O pico de atividade da CK no sangue ocorre 2 a 4 horas após a lesão muscular, retornando à atividade normal após 24 a 48 horas, cessada a liberação de CK. Filhotes de cães e gatos com menos de 8 semanas de vida, em geral, apresentam atividade de CK maior do que adultos (1,5 a 2 vezes). Relata-se que cães Greyhound e de outras raças musculosas apresentam atividade de CK levemente maior (1,5 a 2 vezes) do que a de outras raças. A atividade sérica de CK não é influenciada pelo local de coleta da amostra de sangue, porém uma técnica incorreta de venopunção pode resultar em maior atividade da enzima (2 a 3 vezes o normal), caso a agulha penetre no músculo subjacente.

## EFEITO DA ATIVIDADE FÍSICA NA CONCENTRAÇÃO SÉRICA DE CREATINOQUINASE

Um importante fator a ser considerado durante a interpretação do resultado da mensuração da concentração de CK em indivíduos normais é o nível recente de atividade física. A concentração de CK se eleva após atividade física, sobretudo em cães não treinados ou pouco condicionados. O aumento observado após atividade física moderada durante 60 minutos ou extenuante por 10 minutos geralmente não é relevante (elevação inferior a 5 vezes). A atividade de CK atinge o pico 2 a 4 horas após a atividade física, retornando ao valor basal em 8 horas. Em alguns cães, pode ocorrer elevação mais importante (5 a 15 vezes) e

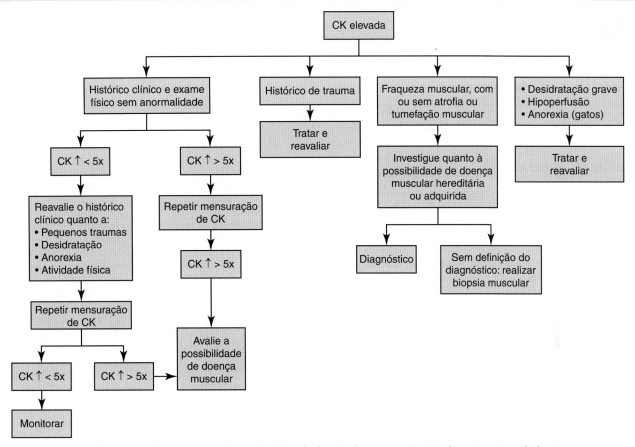

**Figura 66.1** Algoritmo para o diagnóstico clínico de elevação da concentração sérica de creatinoquinase (CK).

persistir por 24 a 48 horas após exercício extenuante por período prolongado, como acontece em cães de trenó que participam de enduro com percurso de mais de 1.000 km. Essas elevações na atividade da CK sugerem lesão muscular branda sempre que o consumo de energia pelo músculo exceder seu suprimento energético. Atividades físicas que vão além da exaustão podem, ocasionalmente, desencadear rabdomiólise por esforço, com risco à vida, condição na qual ocorre elevação descontrolada do teor de cálcio intracelular nas miofibras e liberação de proteases dependentes de cálcio, resultando em mionecrose. Pacientes com rabdomiólise apresentam músculos doloridos (mialgia), fraqueza, elevação marcante da atividade de CK – em geral, 1.000 vezes maior que o normal – e mioglobinúria.

## CONDIÇÕES QUE CAUSAM ELEVAÇÃO NA CONCENTRAÇÃO SÉRICA DE CREATINOQUINASE

A constatação de elevação na atividade de CK é considerada útil no diagnóstico, como marcadores de lesão de miofibras (ver Capítulo 354). Contudo, também ocorre elevação de CK associadas a diversas condições não relacionadas especificamente com músculos (Figura 66.1). Discretas elevações de CK (menos 5 vezes o valor de referência) costumam ocorrer após contenção física ou depois de atividade física moderada. Decúbito prolongado, cirurgia, doenças metabólicas que causam acidose e/ou desidratação, pancreatite, lesão cerebral ou da medula espinal, dirofilariose, endocardite e miocardite podem contribuir para elevação discreta a moderada – em geral, menor que 10 vezes. Em gatos, a anorexia foi associada a elevações de CK em 10 a 100 vezes, possivelmente em razão do uso de músculo esquelético para o fornecimento de aminoácidos e energia. Traumas musculares – como injeções, mordidas ou feridas não penetrantes –, desidratação grave, choque, coagulação intravascular disseminada, tromboembolismo aórtico e hipoperfusão ou infarto tecidual decorrente de sepse foram associados com aumento moderado a marcante de CK.

Em um paciente bem hidratado, com hemodinâmica estável e sem histórico de traumas, a elevação persistente da concentração sérica de CK deve levantar a suspeita de doença muscular. Em cães e gatos, as elevações mais marcantes de CK geralmente são verificadas em casos de miopatia necrosante, inflamatória e distrófica (ver Capítulo 354). Necrose muscular (rabdomiólise) pode ser consequência de atividade física excessiva, hipertermia, sepse, reação medicamentosa, acidente automobilístico, isquemia ou picada de cobra. Polimiosite imunomediada e miosite infecciosa – neosporose, toxoplasmose, sarcocistose, hepatozoonose, babesiose etc. – costumam causar elevações moderadas de CK; porém, às vezes a inflamação muscular progride para mionecrose, resultando em elevações marcantes. Distrofia muscular, causada por deficiência de distrofina, ocasiona grande aumento de CK – quase sempre maior que 100 vezes – em razão da perda da estabilidade da miofibra, o que leva à mionecrose. A maioria das miopatias congênitas graves, incluindo a centronuclear/miotubular, a com núcleo central, a congênita nemalínica do bastão, a mitocondrial e a por armazenamento de lipídios, causa pouco (menos de 5 vezes) ou nenhum aumento da CK. Essa distinção deve permitir ao clínico considerar a atividade sérica da CK para determinar se há distrofia muscular em cães e gatos jovens sintomáticos. Em animais com fraqueza muscular, mesmo que a atividade de CK seja normal ou ligeiramente elevada (ver Capítulo 116), recomendam-se testes metabólicos e biopsia muscular. Esses exames devem ser realizados em todos os animais com elevação moderada a marcante persistente na concentração de CK, quando não se estabelece uma causa desencadeante óbvia.

# CAPÍTULO 67

# Sódio e Cloro

Dan Rosenberg

## CONSIDERAÇÕES GERAIS

Sódio (Na) e cloro (Cl) são, respectivamente, os principais cátions e ânions do líquido extracelular (LEC). Ambos são cruciais para a manutenção da osmolalidade e da tonicidade. Visto que suas concentrações costumam ser concomitantes, os clínicos focam mais na de sódio ([Na]) do que na de cloro ([Cl]) durante a avaliação do equilíbrio hídrico (ver Capítulo 73). Contudo, os conteúdos de Cl e Na são regulados de maneira independente, o Cl está envolvido no equilíbrio ácido-base (ver Capítulo 128). Portanto, são necessários diagnósticos diferenciais distintos para alterações da [Na] e da [Cl].

## HIPERNATREMIA

### Definições

#### Sódio corporal versus quantidade de água

A [Na] sérica se refere à quantidade de Na em relação à quantidade de água no LEC. Alterações na [Na] sérica quase sempre refletem mudanças nas reservas de água corporal total, em vez de alteração no conteúdo corporal total de Na.[1,2] A hipernatremia verdadeira (Figura 67.1) sempre resulta em uma condição hiperosmolar/hipertônica, indicando deficiência de água.[1,3] Uma hipernatremia discreta e pequenas elevações na [Na] sérica no intervalo de referência desencadeiam um mecanismo de correção por meio da sede, a fim de elevar o conteúdo de água corporal, e pela secreção de vasopressina (hormônio antidiurético [ADH]), a fim de reduzir a perda de água.[3,4]

#### Osmolalidade e osmolaridade (ver Capítulo 296)

Osmolalidade é uma medida da concentração de solutos (partículas ativas) em um líquido. Em cães saudáveis, a osmolalidade varia de 290 a 310 mOsm/kg; em gatos, de 300 a 330 mOsm/kg.[5-10] Apesar de não serem equivalentes, a osmolaridade, expressa em mOsm/ℓ, é utilizada na prática graças à disponibilidade e ao custo. Visto que todas as membranas celulares apresentam algum grau de permeabilidade à água – com exceção quase restrita a algumas células do ramo espesso da alça de Henle ascendente –, as osmolalidades do líquido intracelular (LIC) e do LEC são semelhantes.[11] Alguns solutos (p. ex., ureia) passam livremente pelas membranas celulares. Esses solutos, também denominados permeáveis, não induzem a transferência de água nem interferem na tonicidade de ambos os compartimentos: LIC e LEC. A tonicidade dos compartimentos depende dos solutos não permeáveis. Em cães e gatos, a osmolaridade do LEC ou do plasma pode ser estimada utilizando-se a fórmula osmolaridade do plasma (mOsm/ℓ) = 2 [Na] + [BUN] + [Gli], sendo todas as concentrações expressas em mmol/ℓ ou 2x [Na] + [BUN, em mg/dℓ]/2,8 + [Gli, em mg/dℓ]/18.[8,9] A tonicidade plasmática quase sempre é estimada utilizando-se a equação 2[Na] + [Gli] (em mmol/ℓ). Quando a insulina está ausente ou inativa, a glicose não é permeável. Se não houver diabetes, ela é insignificante (em média, 5,6 mmol/ℓ) e permeável. Portanto, pode ser omitida, exceto em animais com diabetes melito.[12]

### Mensurações

A mensuração da [Na] sérica é um teste confiável na maioria das situações veterinárias.[13] A hiperlipidemia e a hiperproteinemia podem diminuir a [Na] mensurada *in vitro* quando se utilizam métodos indiretos que necessitam de um etapa de diluição, sendo que o oposto pode causar falsa elevação da [Na].[14] Em cães ou gatos com hiperproteinemia ou hiperlipidemia, devem-se considerar síndromes de pseudo-hipernatremia e pseudonormonatremia – sódio subestimado em um paciente com hipernatremia – quando se detecta hipernatremia acidental ou se suspeita, porém não se confirma, de hipernatremia.[15-17] Havendo tal preocupação, é necessária a mensuração da [Na] pelo método direto com eletrodos de íons seletivos (ver Figura 67.1). A hipernatremia verdadeira pode ser resultado de déficit de água, perda de líquido hipotônico ou ganho excessivo de Na.

### Causas

#### Hipernatremia isovolêmica

Um simples déficit de água é uma explicação incomum para a ocorrência de hipernatremia, quase sempre causada por hipodipsia primária ou por um ponto de ajuste elevado para a secreção de ADH associado a malformação, trauma ou neoplasia de diencéfalo.[3,18-29] A diminuição da ingestão também pode ser causada pela falta de água por diversos motivos. Condições patológicas associadas à perda de água livre (febre, diabetes insípido) não causam elevação da tonicidade do LEC, quando compensada pela ingestão de água. A falha em compensar com uma ingestão apropriada de água causa hipernatremia.[30,31] A compensação de déficit de água pura é observada tanto no LEC quanto no LIC. Como o volume do LIC é 2x o do LEC, a maioria dos mecanismos compensatórios envolve, inicialmente, o LIC.[3] A pressão oncótica também limita a transferência de água do LEC. Portanto, o déficit de água pura é considerado causa de "hipernatremia isovolêmica", com sintomas mínimos, quando presentes, de desidratação extracelular. Os sinais clínicos associados à depleção do volume do LIC se iniciam no sistema nervoso e são influenciados pela rapidez em que se instala desidratação do LIC. A hipernatremia aguda resulta na contração das células do sistema nervoso, causando desorientação, ataxia, convulsões, vômito, anorexia ou coma. A maioria dos animais com hipernatremia crônica é assintomática, a não ser que a [Na] esteja muito elevada e associada a aumento da tonicidade.[3]

#### Hipernatremia secundária à perda de líquido hipotônico

Perdas de líquido hipotônico não compensadas são as principais causas de hipernatremia.[3] Ao contrário da perda de água pura, a de líquido hipotônico causa déficit no conteúdo total de Na corporal.[1] As perdas renais de líquido hipotônico (doenças renais, diabetes melito e uso de diuréticos) e as perdas digestivas (diarreia e vômito) compreendem a maioria dos cenários, porém perdas associadas ao acúmulo de líquido hipotônico no terceiro espaço (pancreatite, queimadura) devem ser consideradas.[3,32-38] O impacto das perdas hipotônicas no volume do LEC depende de sua tonicidade. A perda de líquido com tonicidade similar ao do compartimento do LEC afeta apenas o volume do LEC, visto que não induz alterações osmóticas. A hipernatremia se desenvolve quando há falta de compensação da perda de líquido.[3]

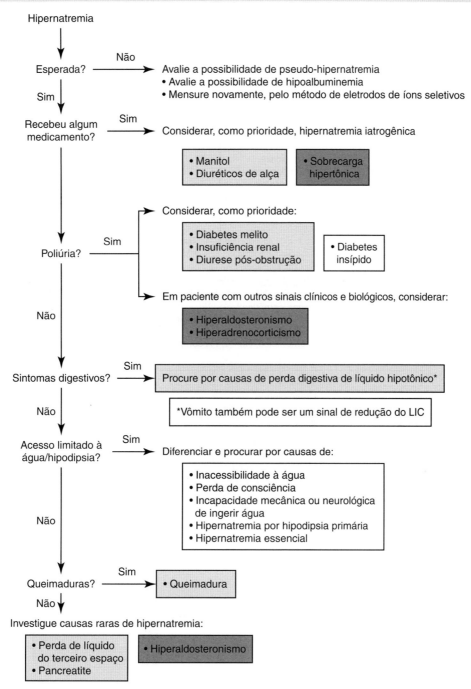

**Figura 67.1** Abordagem diagnóstica de cães e gatos com hipernatremia. Para cada orientação diagnóstica, avalie a consistência clínica mediante exame do líquido extracelular – normal ou ligeiramente diminuído, no caso de déficit de água pura (*caixas de texto não sombreadas*); diminuição discreta a marcante, causada por perda de líquido hipotônico (*caixas de texto levemente sombreadas*); aumento, causado por sobrecarga de sódio (*caixas de texto sombreadas*).

Evidências de depleção do volume do LEC podem incluir perda da elasticidade cutânea, aumento do tempo de preenchimento capilar, pulso fraco e taquicardia.

### Causas incomuns de hipernatremia

Sobrecarga de Na é uma causa rara de hipernatremia em cães e gatos, e intoxicação por sal é descrita ocasionalmente.[39-41] A administração excessiva de líquido que contém sódio pode causar hipernatremia, em especial quando o paciente apresenta oligúria ou redução na função renal (ver Capítulo 129).[42-44] Em casos raros, hiperaldosteronismo, tumor adrenocortical secretor de precursores de aldosterona e hiperadrenocorticismo podem causar hipernatremia branda (ver Capítulos 306 a 308).[45-49] Como essas endocrinopatias geralmente se manifestam com sinais clínicos óbvios, além de anormalidades clinicopatológicas esperadas – por exemplo, hipopotassemia nos casos de hiperaldosteronismo e de tumor secretor de precursores de aldosterona –, a detecção dessa anormalidade bioquímica discreta raramente é decisiva na definição do diagnóstico.

## HIPONATREMIA

### Associações fisiológicas

Em geral, mas não sempre, a hiponatremia (Figura 67.2) resulta em um estado hipotônico.[3] A hiponatremia hipotônica, também denominada hiponatremia por diluição, é um reflexo da retenção de água.[50] A hiponatremia normotônica (pseudo-hiponatremia) se refere à baixa concentração de Na mensurada em pacientes

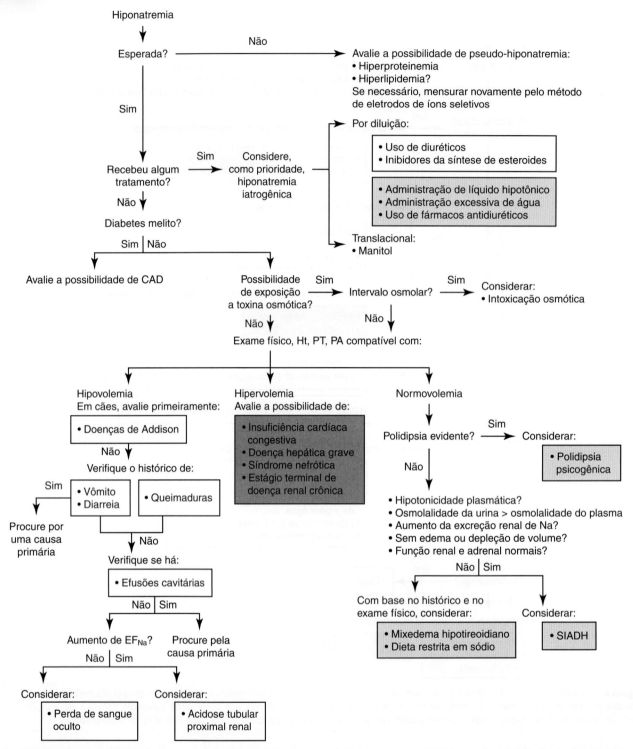

**Figura 67.2** Abordagem diagnóstica de cães e gatos com hiponatremia. As causas de hiponatremia por diluição estão discriminadas de acordo com o volume extracelular correspondente: diminuído (*caixas de texto não sombreadas*), normal (*caixas de texto levemente sombreada*), elevado (*caixas de texto sombreadas*). CAD, cetoacidose diabética; $EF_{Na}$, excreção fracionada de sódio; Ht, hematócrito; PA, pressão arterial; PT, proteína total sérica; SIADH, síndrome da secreção inapropriada do hormônio antidiurético.

com hiperproteinemia ou hiperlipidemia e que não apresentam hiponatremia (ver discussão anterior). A hiponatremia hipertônica se refere à transferência de água quando partículas osmóticas, sem ser o sódio (glicose nos diabéticos), se acumulam em um compartimento por não conseguirem atravessar membranas celulares, retirando água de outro compartimento.[51-56] A água que entra no LEC dilui a concentração de todos os solutos, inclusive a do Na.[2] Na cetoacidose, essa hiponatremia é exacerbada por perdas renais e gastrintestinais adicionais.

## Causas

### Hiponatremia hipertônica

A hiponatremia hipertônica pode ocorrer após administração de manitol ou ingestão de outras moléculas permeáveis, como etilenoglicol.[10,57-63] A identificação da causa da hiponatremia hipertônica costuma ser direta (ver Figura 67.2). Caso se avente a possibilidade de intoxicação por álcool, a mensuração da osmolalidade pode ser útil por identificar um intervalo entre o que é mensurado e o menor valor calculado. Esses solutos não estão incluídos na fórmula de cálculo da osmolalidade, mencionada antes.[64]

## Hiponatremia hipotônica

A hiponatremia por diluição (hipotônica) pode estar associada a uma reserva de Na diminuída, normal ou elevada, e, portanto, a volume diminuído, normal ou elevado do LEC (ver Figura 67.2).[2] A hiponatremia crônica tende a causar alguns sintomas.[2] Quando a hiponatremia hipotônica se instala aos poucos, o cérebro se adapta à hipotonicidade do LEC.[65] O tratamento de hiponatremia crônica está além do escopo deste capítulo, porém a rápida correção da concentração do eletrólito pode ter consequências preocupantes (ver Capítulo 129).[2,3,50,66] Na hiponatremia aguda, a água se transfere de um LEC diluído para um LIC mais concentrado, inclusive das células do cérebro (edema cerebral), o que eleva a pressão intracraniana e pode ocasionar sintomas que podem parecer vagos, porém são graves, como letargia, náuseas, vômito e depressão seguida de incoordenação, convulsões e morte.[3] Na hipernatremia aguda, sua rápida correção não é tão preocupante.[66]

## Hiponatremia por diluição

A hiponatremia por diluição está associada ao estímulo não osmótico apropriado da secreção de ADH ou, em casos raros, à secreção descontrolada (inapropriada) de ADH. Combinada a outros mecanismos, a secreção de ADH explica por que mesmo as perdas hipotônicas (perdas gastrintestinais) resultam em hiponatremia mediante a preservação do volume, ao custo da redução da osmolalidade, por meio do estímulo de sede e da alta taxa de retenção renal de água.[3] As exceções incluem polidipsia primária, hiponatremia induzida por atividade física (ver Capítulo 173) e estágio avançado da doença renal crônica, em que a secreção de ADH está adequadamente suprimida (ver Capítulo 324).

## Hiponatremia hipovolêmica

A maioria dos pacientes com hiponatremia apresenta hipovolemia. A perda de sódio supera a de água graças à compensação pela ingestão de água. Portanto, é muito importante detectar os sinais clínicos de desidratação do LEC e do déficit de perfusão – perda da elasticidade cutânea, ressecamento das mucosas, retração do globo ocular, aumento do tempo de preenchimento capilar e taquicardia – ou a perda de líquido do terceiro espaço – percepção de ondas de líquido abdominal, distensão do abdome, dispneia, abafamento dos sons cardíacos e dilatação das veias jugulares.

A mensuração da concentração sérica de albumina, do volume globular (hematócrito) e da pressão arterial ou da pressão venosa central é fundamental para o entendimento da hiponatremia (ver Figura 67.2).[67] O conhecimento do volume do LEC é apenas uma peça de um quebra-cabeça maior, que inclui outros dados clínicos e o histórico.[68] Por exemplo, só metade dos cães com doença de Addison manifesta desidratação clinicamente perceptível.[69] A doença de Addison (ver Capítulo 309) é uma causa óbvia de perda renal de NaCl, portanto essa enfermidade deve ser considerada, principalmente se o paciente apresentar hiperpotassemia (ver Figura 67.2). Vale lembrar que, apesar de sugestiva, a ocorrência simultânea de hiperpotassemia e hiponatremia não é patognomônica da doença de Addison. Esse padrão eletrolítico raramente é constatado em doenças gastrintestinais, tricuríase, quilotórax, prenhez, obstrução de uretra e outras condições.[70-74] Causas adicionais de hiponatremia hipovolêmica incluem uso de diuréticos e acidose nos túbulos renais proximais.[3,32,75]

Causas extrarrenais de hiponatremia incluem perda de Na causada por vômito, diarreia e acúmulo de líquido no terceiro espaço, além de hemorragia crônica – associada à ingestão inapropriada de sódio na dieta, em alguns casos.[37,70,71,76-83] A excreção renal fracionada de sódio deve estar baixa (ver Capítulo 73).[84] A fisiopatologia da hiponatremia na efusão do terceiro espaço é multifatorial e, em alguns casos, se sobrepõe à hiponatremia hipovolêmica. Condições como insuficiência cardíaca congestiva, doença hepática grave e síndrome nefrótica podem tornar a pressão sanguínea arterial pouco efetiva. Isso, em contrapartida, estimula a retenção de Na e água pelo sistema renina-angiotensina-aldosterona (SRAA), enquanto a secreção de ADH é estimulada para expandir o volume do LEC por meio da reabsorção de água.[3] A [Na] é diluída pelo aumento do volume do LEC, apesar do aumento na concentração total de sódio no organismo – hiponatremia hipervolêmica. A transferência de Na para o líquido de uma cavidade corporal ou para um espaço edematoso e o uso terapêutico de diuréticos aumentam o risco de hiponatremia.[81] A hiponatremia hipovolêmica também pode ser constatada no estágio terminal da doença renal crônica (ver Capítulo 324) em razão da menor capacidade dos rins de excretar sal e água.[3] O reconhecimento dos sinais clínicos de hipovolemia – como efusões, dilatação das veias jugulares e edema periférico ou pulmonar – é crucial para o tratamento.

A polidipsia psicogênica pode se sobrepor à capacidade de excreção renal de água, levando à diluição de solutos.[2] A síndrome da secreção inapropriada do ADH (SIADH) pode causar hiponatremia normovolêmica. Os critérios para o diagnóstico da SIADH incluem: hiponatremia com plasma hipotônico, osmolalidade da urina maior que a plasmática, aumento da excreção renal de sódio, ausência de edema ou depleção de volume e funções renal e adrenal normais.[85-87] A SIADH foi relatada em cães e gatos secundária a dirofilariose, neoplasia de hipotálamo, cisto na bolsa de Rathke, meningite causada por *Acanthamoeba*, hidrocefalite congênita, doença hepática e dose excessiva de vimblastina.[88-98] O aumento da secreção de ADH pode causar hiponatremia por diluição secundária a mixedema hipotireoidiano.[99-107] Administração parenteral de líquido hipotônico, sobrecarga de água enteral e uso de alguns fármacos antidiuréticos (óxido nitroso, barbitúricos e narcóticos) podem causar hiponatremia normovolêmica.[3,108-110] Hiponatremia foi descrita em um filhote de cão alimentado com dieta deficiente em Na, em cães com babesiose ou com sepse, em gato com toxoplasmose e como síndrome de compensação inadequada de perda renal de Na em cães de trenó do Alasca.[111-118]

## HIPOCLOREMIA

No geral, os testes para mensuração da concentração sérica de cloro (Cl) são confiáveis, embora hiperproteinemia, lipemia e administração de brometo possam alterar os resultados.[119-122] O íon Cl constitui cerca de dois terços dos ânions do LEC – a maior parte dos demais é bicarbonato.[123] Além de manter a tonicidade do LEC, o Cl tem uma relação inversa com o bicarbonato, sendo fundamental na regulação ácido-base renal.[124-127] A proporcionalidade desses eletrólitos pode ser demonstrada pela fórmula: [Cl⁻ corrigido] = [Cl⁻ medido] × [intervalo de referência médio de Na⁺]/[Na⁺ mensurado]. A hipocloremia mensurada, com concentração sérica de Cl corrigida normal, é sugestiva de aumento do conteúdo de água do LEC.[123] Nesse cenário, os diagnósticos diferenciais para hiponatremia e hipocloremia são semelhantes (Figura 67.3).[123] Valores da ipocloremia corrigida e da concentração sérica de Cl mensurada no intervalo de referência geralmente estão associados à hipernatremia.

Diminuição (ou aumento) da concentração sérica de Cl não está associada a sinais clínicos, mas sua detecção pode ser útil na busca por um diagnóstico. Pode ocorrer hipocloremia mensurada e corrigida, sem hiponatremia concomitante, quando há perda gastrintestinal (GI) ou renal e em caso de anormalidades acidobásicas mistas. Quando a concentração sérica de Cl diminui em função da perda GI ou renal, a reabsorção do bicarbonato aumenta proporcionalmente, resultando em alcalose metabólica. Por outro lado, na acidose respiratória crônica, presume-se

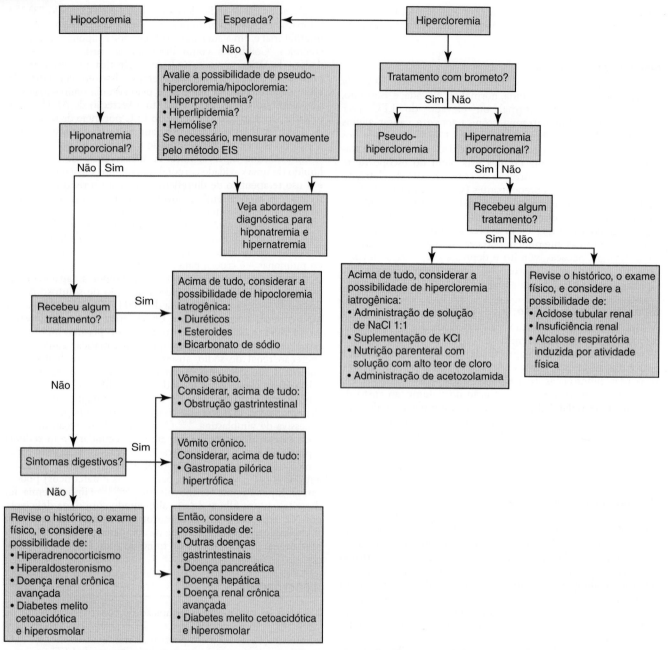

**Figura 67.3** Abordagem diagnóstica para cães e gatos com hipocloremia e hipercloremia. *EIS*, eletrodos de íons seletivos.

que o aumento da reabsorção do bicarbonato esteja associado a maior perda urinária de Cl e hipocloremia.[128,129] A hipocloremia é comum em animais com gastropatia pilórica hipertrófica, naqueles com obstrução gastrintestinal e em alguns com outras doenças GI, hepáticas e pancreáticas, em geral secundárias a vômito e alcalose metabólica.[77,130-138] Em um estudo, constatou-se que cães com suspeita não comprovada de hipoadrenocorticismo apresentavam [Cl] sérica menor do que cães com hipoadrenocorticismo confirmado.[69,139]

A perda renal de Cl pode ser causada pela administração de diuréticos de alça e tiazídicos, e a hipocloremia pode ser exacerbada quando o animal é alimentado com dieta com restrição de sal.[123,140-143] Hipocloremia branda foi documentada em animal com hiperadrenocorticismo de ocorrência natural, hiperaldosteronismo e após o uso de esteroides.[40,144-148] Cerca de 33% dos gatos diabéticos não tratados e maior porcentagem de cães e gatos com DRC terminal apresentam hipocloremia, cuja gravidade é maior caso o animal manifeste hiperosmolaridade e/ou cetoacidose.[37,53,149-153] Hipocloremia foi documentada em cães em estágio inicial de babesiose.[37,118] É possível constatar diminuição da concentração sérica de Cl após a administração de bicarbonato de Na graças à simples diluição por uma solução com sódio cujo sal não contenha Cl e porque o aumento da concentração sérica de bicarbonato causa diminuição recíproca no teor de Cl.

## HIPERCLOREMIA

Tratamento com brometo, hemólise e hiperlipidemia pode causar pseudo-hipercloremia (ver Figura 67.3).[121,122,154] O déficit hídrico e a perda de líquido hipotônico resultam em aumento concomitante das concentrações séricas de Na e Cl. Quando a concentração sérica de Cl corrigida estiver na faixa de referência, mas a [Cl] sérico mensurada for alta, o diagnóstico diferencial de hipernatremia deve ser prioridade (ver Figura 67.3).[3] Uma abordagem semelhante é sugerida para sobrecarga de sal e em raros casos de hiperadrenocorticismo e hipercloremia em cães.[39-41,45] Pode-se calcular a hipercloremia quando a concentração mensurada estiver no intervalo de referência com hiponatremia. Causas de hipercloremia calculada, sem hipercloremia mensurada, são revistas na seção sobre hiponatremia.

Um ganho excessivo de Cl comparado com o de Na pode resultar em hipercloremia calculada.[126] Por exemplo, a administração intravenosa de solução salina isotônica ou o uso de uma fórmula de nutrição parenteral com alto teor de Cl pode causar aumento discreto na concentração sérica de Cl sem hipernatremia.[3,10,123,155] A hipercloremia tem sido descrita tanto na acidose tubular proximal quanto na distal, em cães, e na acidose tubular distal, em gatos.[75,153,156-158] O comprometimento da reabsorção de bicarbonato e as alterações na secreção de íons de hidrogênio podem participar do desenvolvimento de acidose tubular proximal e distal, respectivamente. Uma inibição semelhante da reabsorção do bicarbonato no túbulo proximal, causada pela acetazolamida, um inibidor da anidrase carbônica, resulta em acidose metabólica hiperclorêmica.[159,160] A disfunção tubular pode ter contribuído para a hipercloremia descrita em alguns cães e gatos com doença renal e em alguns cães com babesiose.[32,35,115,132,161] Também há relato de hipercloremia em cães durante o exercício.[162-167] É provável que a elevação na concentração sérica de Cl seja multifatorial, porém a alcalose respiratória e a compensação pelo Cl da subsequente perda renal de bicarbonato podem estar envolvidas.[162-165]

## REFERÊNCIAS BIBLIOGRÁFICAS

*As referências bibliográficas deste capítulo se encontram online no Ambiente de Aprendizagem.*

# CAPÍTULO 68

# Potássio e Magnésio

Ann-Marie Della Maggiore

## POTÁSSIO

### Considerações gerais

O potássio ($K^+$), principal cátion intracelular do organismo, é participante essencial de numerosos processos fisiológicos, incluindo ações enzimáticas, condução neuromuscular e cardíaca, além de funções celulares rotineiras. A permeabilidade da membrana e a concentração de $K^+$ no líquido intracelular (LIC), quando comparada com aquela do líquido extracelular (LEC), são os principais determinantes do potencial de repouso das membranas celulares. O $K^+$ do LIC (95% do total do $K^+$ corporal) é importante na manutenção e no aumento do volume celular. A concentração de $K^+$ no LEC (5% do total) é estreitamente regulada, e o aumento ou a diminuição significativo na concentração de $K^+$ circulante é sempre preocupante, com risco à vida. Os intervalos de referência das concentrações plasmáticas ou séricas de $K^+$ devem ser determinadas pelos laboratórios de maneira independente. A maioria dos intervalos de referência indica um valor médio de aproximadamente 4 a 4,5 mEq/$\ell$. Os testes que utilizam amostras de soro ou plasma são sensíveis e específicos para a mensuração da concentração de $K^+$, tanto que, em geral, mas nem sempre, refletem o conteúdo total de $K^+$ no organismo. Uma exceção é a acidose inorgânica (cetoacidose diabética [CAD], por exemplo), em que as concentrações intracelular e extracelular de $K^+$ são dissociadas.

A ingestão de $K^+$ na dieta é crítica para a homeostase normal. O $K^+$ é absorvido no trato gastrintestinal (estômago e intestino delgado), distribuído por todo o corpo e excretado principalmente pelos rins (90 a 95%) e pelo cólon (5 a 10%).[1] A aldosterona tem uma participação fundamental na quantidade de $K^+$ excretado pelos túbulos renais distais e, assim, é um regulador primário do equilíbrio de $K^+$ (ver Capítulos 308, 309 e 326). Sabe-se que a insulina e a epinefrina aumentam a absorção de $K^+$ nos músculos e nas células hepáticas. Alterações bruscas do pH deslocam o $K^+$ entre os compartimentos de líquidos.

### Hipopotassemia

#### Sinais clínicos

Os sinais clínicos decorrentes da hipopotassemia em cães e gatos variam dependendo da gravidade e da duração. Hipopotassemia significativa (< 3 mEq/$\ell$, na maioria dos laboratórios) geralmente resulta em fraqueza muscular discreta a marcante. A hipopotassemia pode comprometer a habilidade em concentrar urina, resultando em poliúria, com polidipsia secundária. Déficit grave (< 2 mEq/$\ell$) foi associado a ocorrência de rabdomiólise e paralisia dos músculos respiratórios.[2,3]

#### Diagnósticos diferenciais e abordagem

As causas de hipopotassemia incluem baixa ingestão de potássio, transferência excessiva ou anormal entre o LEC e o LIC e/ou perda excessiva de $K^+$ nos rins ou no sistema gastrintestinal (Figura 68.1). Inanição prolongada como causa de hipopotassemia relevante é pouco provável em animais saudáveis (ou seja, sem perda excessiva de $K^+$), pois a aldosterona e os rins, dentro de horas ou dias, ajustam a excreção de $K^+$ para manter sua concentração sérica. Contudo, a administração intravenosa de líquido de reposição suplementado com teor insuficiente de $K^+$ pode ocasionar hipopotassemia em pacientes com anorexia, dependendo da duração e da causa da doença primária. O conteúdo de $K^+$ nesses líquidos, como solução de Ringer (4 mEq/$\ell$), é insignificante e inadequado para uma manutenção a longo prazo – a solução salina não contém potássio. A bentonita contida na areia da caixa de excreta de gatos, se ingerida, pode se ligar ao $K^+$ no trato gastrintestinal.[4,5]

Em cães e gatos com CAD, gravemente enfermos, costuma ocorrer depleção da reserva corporal total de potássio após anorexia, vômito, diarreia e poliúria sem polidipsia compensatória – os indivíduos diminuem ou cessam a ingestão de água, em razão da doença, e se tornam desidratados. Nesses pacientes, a transferência excessiva de $K^+$ do LEC para o LIC, em resposta à administração de insulina, de líquido por via intravenosa, de bicarbonato de sódio e de glicose pode ser intensa, com risco à vida. É muito importante monitorar o paciente continuamente para detectar e controlar as alterações no teor de K⁺ (ver Capítulo 142). Liberação de catecolaminas, alcalemia, dose excessiva de fármacos beta₂-adrenérgicos, envenenamento por picada de cascavel e hipotermia podem causar hipopotassemia. Em gatos birmaneses, há relato de doença familiar que envolve a transferência de K⁺.[6,10]

Perda gastrintestinal de potássio associada a vômito e/ou diarreia é causa comum de hipopotassemia. Embora o vômito não contenha grande quantidade de K⁺, a perda de secreção gástrica gera maior perda renal. A perda de potássio na urina também é comum, e 20 a 30% dos gatos com doença renal crônica (DRC) apresentam hipopotassemia.[11-13] Sugere-se que muitos gatos que se pensava apresentar doença renal primária e hipopotassemia secundária podem, na verdade, ter hiperaldosteronismo primário, o que resulta sobretudo em hipopotassemia e, com o passar do tempo, DRC secundária. Hipopotassemia é menos comum em cães com DRC. A incidência de hiperaldosteronismo primário em cães e gatos não é conhecida, porém talvez seja subestimada em ambas as espécies. A perda de potássio na urina pode ser significativa durante a diurese pós-obstrução, em algumas formas de acidose tubular renal e, raramente, após diálise peritoneal.[14,16] Hipopotassemia é rara em animais com poliúria. Medicamentos que induzem diurese e, potencialmente, hipopotassemia incluem diuréticos de alça e tiazídicos, anfotericina B e excesso de glicocorticoides – raro no hiperadrenocorticismo.[17-19]

## Hiperpotassemia

### Considerações gerais

A hiperpotassemia está mais associada à insuficiência renal aguda (IRA) ou à DRC, pois tais condições são comuns e os rins acometidos podem não ser capazes de excretar quantidade adequada de potássio. Cães e gatos com hiperpotassemia podem não manifestar sinais clínicos antes de a condição se agravar

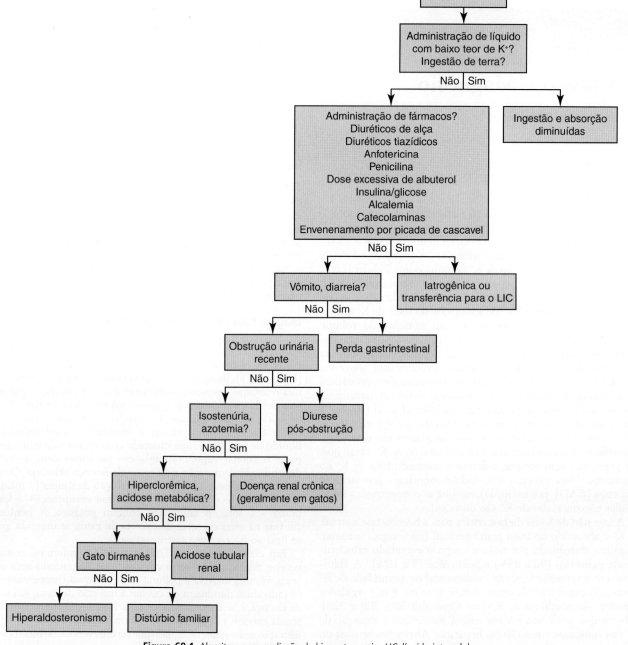

**Figura 68.1** Algoritmo para avaliação de hipopotassemia. *LIC*, líquido intracelular.

(> 7,5 a 8 mEq de $K^+/\ell$), e, mesmo assim, o único sintoma comum é fraqueza – o mesmo sinal clínico associado à hipopotassemia. Muitos animais com hiperpotassemia grave apresentam bradicardia e a clássica ausência de ondas P no traçado do eletrocardiograma (ECG). O ECG desses pacientes também pode revelar ondas T em formato de "tenda" menos óbvias e menos específicas, diminuição do intervalo QT, onda P e intervalo PR prolongado – antes do desaparecimento da onda P.[20] As alterações do ECG não se correlacionam consistentemente com a concentração séricas de $K^+$.

### Abordagem e diagnósticos diferenciais (Figura 68.2)

A pseudo-hiperpotassemia pode estar acompanhada de trombocitose intensa (plaquetas > 1.000.000/μ$\ell$), leucocitose marcante (leucócitos > 100.000/μ$\ell$), hemólise em neonatos e alta concentração intracelular de $K^+$ (p. ex., cães das raças Akita, Shiba Inu, outros?). Caso haja essas suspeitas, deve-se repetir a mensuração do teor sérico de $K^+$. Em raças que sabidamente apresentam alta concentração intracelular de $K^+$, é preciso prevenir hemólise, separando rapidamente as hemácias do soro ou do plasma.

Como já discutido, a hiperpotassemia está mais associada à insuficiência renal. O aumento da ingestão oral de $K^+$ pode contribuir para hiperpotassemia, mas é improvável que seja a única causa. A hiperpotassemia ocorre quando uma quantidade excessiva de $K^+$ é administrada por via intravenosa. Diversos medicamentos podem contribuir para hiperpotassemia: inibidores da enzima conversora de angiotensina (ECA), bloqueadores de receptores da angiotensina, diuréticos poupadores de $K^+$ (p. ex., espironolactona), inibidores de prostaglandinas (p. ex., anti-inflamatórios não esteroides), trimetoprima, ciclosporinas, betabloqueadores inespecíficos (p. ex., propranolol) e heparina.[21] A concentração sérica de potássio pode se elevar transitoriamente após a administração oral de brometo de potássio, porém a hiperpotassemia sustentada provavelmente ocorrerá somente em animais com função renal comprometida. Uma lesão de tecidos após atividade física intensa ou causada por rabdomiólise pode levar à hiperpotassemia.

O hipoadrenocorticismo, causa clássica de hiperpotassemia e hiponatremia, costuma resultar da deficiência de mineralocorticoides e glicocorticoides – alguns cães com doença de Addison não apresentam anormalidades nos teores séricos de eletrólitos (ver Capítulo 309). Hiperpotassemia e a hiponatremia têm sido menos relatadas em animais com efusão pleural ou peritoneal crônica (ver Capítulo 244) e em algumas doenças gastrintestinais, como parasitismo (p. ex., tricuríase), infecção (p. ex., salmonelose) ou úlcera de duodeno perfurada (ver Capítulo 276).[22,23] Pode ocorrer hiperpotassemia e diminuição na excreção renal de $K^+$, apesar da elevada concentração de aldosterona, quando há redução marcante (p. ex., na hipovolemia) do fluxo tubular distal renal.

A obstrução da uretra ou bilateral de ureteres impede a excreção de urina e é uma causa comum de hiperpotassemia. O animal com hiperpotassemia que apresenta bexiga pequena ou não palpável deve ser avaliado quanto à insuficiência renal oligúrica ou anúrica, compatível tanto com DRA quanto com estágio terminal de DRC, ou à ruptura de via urinária. Um histórico de trauma ou de cálculo no trato urinário deve fazer com que a avaliação de ruptura urinária seja priorizada. Animais com hiperpotassemia e obstrução ou ruptura de trato urinário costumam ficar gravemente enfermos, necessitando avaliação completa e tratamento imediato (ver Capítulo 150).

A acidose metabólica pode resultar na transferência de $K^+$ do LIC para o LEC (p. ex., acidose láctica e cetoacidose). Pacientes diabéticos com deficiência de potássio total corporal podem ter concentração circulante de $K^+$ normal ou aumentada.

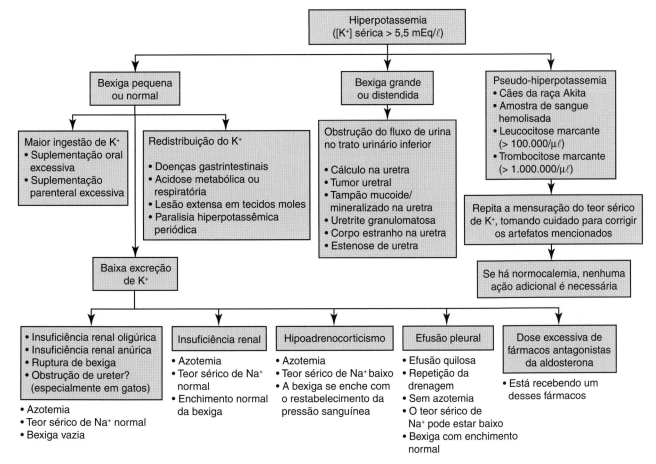

**Figura 68.2** Algoritmo para avaliação de hiperpotassemia.

É importante que o clínico saiba que esses animais são predispostos à hipopotassemia, com risco à vida, quando institui tratamento com insulina, líquido IV, bicarbonato de sódio e glicose, os quais aumentam a transferência de $K^+$ do LEC para o LIC. A preocupação com dose excessiva ou subdose de potássio requer monitoramento bastante rígido e respostas apropriadas (ver Capítulo 142).

## MAGNÉSIO

### Considerações gerais

O magnésio (Mg), cátion bivalente solúvel em água e abundante no meio intracelular, tem participação crítica em diversos processos celulares: estabiliza reações de fosforilação, permite utilização e síntese de glicose, sustenta o transporte de íons e potencializa a síntese de macromoléculas, como proteínas, gorduras e ácidos nucleicos.[24] Pesquisas sobre anormalidades relacionadas com o magnésio têm sido um desafio, porque 99% do Mg se encontra no LIC. É possível mensurar apenas 1% do Mg corporal total, presente no LEC. Cerca de 67% do Mg corporal total está armazenado, junto com cálcio e fósforo, nos ossos. Aproximadamente 20% do Mg corporal total é encontrado nos músculos, e em torno de 10%, em outros tecidos moles.[25,26] Há três formas principais de Mg extracelular: ionizado livre ou não ligado, que é biologicamente ativo (cerca de 55%), ligado a proteínas (20 a 30%) e complexado (15 a 25%). A distribuição do Mg no LIC faz com que a mensuração sérica de Mg tenha valor incerto. Não há um teste padrão-ouro para a determinação de déficit ou excesso de Mg corporal total. As concentrações séricas de Mg total e de Mg ionizado, hoje em dia, são usadas para detectar hipomagnesemia, todavia podem não refletir a reserva corporal total. Estão sendo avaliados exames, como excreção urinária de Mg em 24 horas, retenção de Mg, proporção Mg ionizado-Mg total e teste de tolerância parenteral do Mg.

A homeostase do magnésio depende da interação de três funções fundamentais: absorção intestinal, reserva óssea e filtração/excreção renal. Os rins controlam o balanço de Mg por meio da filtração glomerular e da reabsorção no segmento espesso da alça de Henle ascendente e no túbulo contorcido distal. Em cães, a absorção gastrintestinal de Mg ocorre sobretudo no colón.[27]

### Hipomagnesemia

#### Humanos

Vários casos de hipomagnesemia têm sido documentados em humanos sob cuidados críticos. A hipomagnesemia é mais comum em pacientes hospitalizados que tenham diminuição da ingestão de Mg e aumento das perdas pelo trato gastrintestinal

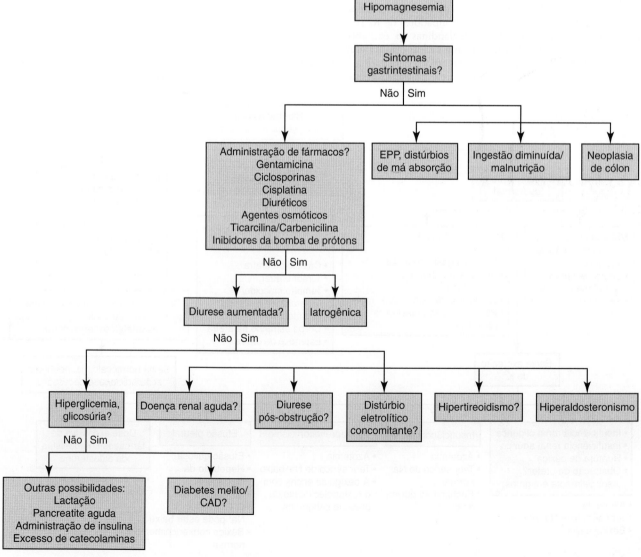

**Figura 68.3** Algoritmo para avaliação de hipomagnesemia. *CAD*, cetoacidose diabética; *EPP*, enteropatia com perda de proteínas.

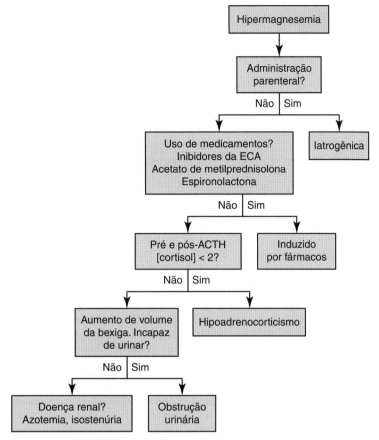

**Figura 68.4** Algoritmo para avaliação de hipermagnesemia.

ou por função renal alterada. As causas de hipomagnesemia em pacientes veterinários não estão bem documentadas, mas acredita-se que os mecanismos gerais de perda sejam similares entre as espécies.

### Abordagem e diagnósticos diferenciais (Figura 68.3)

As causas de hipomagnesemia incluem ingestão diminuída, alterações na distribuição celular e perdas renais ou gastrintestinais elevadas de Mg, além de qualquer combinação desses mecanismos. Distúrbios gastrintestinais que podem causar hipomagnesemia incluem diarreia crônica, má absorção, síndrome do intestino curto e neoplasia de cólon. Em humanos, fármacos associados à hipomagnesemia incluem diuréticos, gentamicina, cisplatina, ciclosporinas, ticarcilina, carbenicilina e inibidores da bomba de próton.[22] Perdas renais de Mg podem ser observadas de modo secundário a diabetes melito, CAD, DRA, diurese pós-obstrução e acidose tubular renal.[22]

O hiperaldosteronismo, o hipertireoidismo e o hipoparatireoidismo primário são condições endócrinas associadas à hipomagnesemia, que costuma ser observada com hipoparatireoidismo (32% dos cães e 85% dos gatos).[28] A depleção de Mg pode prejudicar a secreção do paratormônio (PTH) e diminuir a sensibilidade dos receptores ao cálcio ionizado. Portanto, animais com hipoparatireoidismo podem parecer refratários à suplementação de cálcio e calcitriol até que a hipomagnesemia seja tratada.[22] Outras causas de hipomagnesemia incluem perda excessiva na lactação, infarto do miocárdio, pancreatite aguda, administração de insulina ou excesso de catecolaminas.[26] Tem sido documentada hipomagnesemia em uma frequência elevada em cães Buldogue.[29]

### Hipermagnesemia

### Considerações gerais

A hipermagnesemia pode ser menos relevante em medicina veterinária do que a hipomagnesemia e tem sido observada em 18 e 13% dos gatos e dos cães hospitalizados, respectivamente.[30,31] Existem informações limitadas na literatura veterinária documentando sinais clínicos de hipermagnesemia. Os sintomas relatados em humanos incluem paresia, paralisia, disfunção respiratória, hipotensão, náuseas, vômito e desarranjos eletrofisiológicos na condução cardíaca.[22] Efeitos cardiovasculares relevantes, incluindo arritmia, hipotensão e óbito, foram relatados em pacientes cuja concentração plasmática de Mg era superior a 12 mEq/$\ell$.[32] É recomendado o monitoramento tanto da pressão sanguínea quanto do ECG, em busca de irregularidades, durante a administração parenteral de Mg.

### Abordagem e diagnósticos diferenciais (Figura 68.4)

O magnésio é predominantemente excretado por via renal. Assim, a insuficiência renal e a azotemia pós-renal são as causas mais comuns de altas concentrações circulantes de magnésio. A dose excessiva iatrogênica, por administração parenteral ou oral, foi documentada em pessoas, mas não em cães e gatos. A hipermagnesemia tem sido associada à administração de acetato de metilprednisolona em gatos e de inibidores da ECA e espironolactona em cães com doença valvular degenerativa.[28,33] Ao redor de 35% dos cães com diagnóstico recente de hipoadrenocorticismo tinham hipermagnesemia no momento do diagnóstico, no entanto ela não foi considerada clinicamente significativa.[34] Não há correlação entre as concentrações séricas de magnésio e de creatinina com o pH.

### REFERÊNCIAS BIBLIOGRÁFICAS

*As referências bibliográficas deste capítulo se encontram online no Ambiente de Aprendizagem.*

# CAPÍTULO 69

# Cálcio e Fósforo

Richard John Mellanby

## CONSIDERAÇÕES GERAIS SOBRE O CÁLCIO

Além de causar sinais clínicos que podem exigir tratamento emergencial, a alteração na concentração sérica de cálcio, em geral, ajuda na avaliação diagnóstica de um animal que manifesta sinais clínicos vagos. O cálcio é encontrado em três formas na circulação: ionizado, fisiologicamente ativo, o que representa cerca de 50%; quelado, complexado com lactato, citrato e bicarbonato o que responde por aproximadamente 10%; e ligado à proteína, o que representa mais ou menos 40% da concentração sérica total de cálcio. A porcentagem de cálcio em cada forma pode variar dependendo das concentrações de albumina e de outras proteínas, do equilíbrio ácido-base e da presença de substâncias potencialmente quelantes. A concentração sérica total de cálcio de um animal deve sempre ser interpretada em conjunto com a de albumina, visto que a hipoalbuminemia pode resultar em falsa hipocalcemia ou subestimar a hipercalcemia. Alterações no pH sanguíneo podem levar a alterações nas cargas negativas das moléculas de proteína e, consequentemente, alterar a fração de cálcio ligado à proteína. Os principais hormônios envolvidos na regulação do metabolismo do cálcio em animais saudáveis são o paratormônio (PTH), a 1,25 di-hidroxivitamina D (1,25-$(OH)_2$D), e a calcitonina (ver Capítulos 297 e 298).[1-7]

## HIPERCALCEMIA EM CÃES

### Sinais clínicos

Os sinais clínicos associados à hipercalcemia variam de acordo com a causa primária. Os sistemas neuromuscular, gastrintestinal, renal e cardíaco são os mais afetados (Tabela 69.1). A hipercalcemia inibe a ação do hormônio antidiurético (ADH), levando a uma incapacidade de concentrar urina e, por consequência, a poliúria e polidipsia. Em cães com hipercalcemia, em geral, a densidade urinária é < 1,012, quase sempre < 1,020 nas amostras de urina colhidas em casa. Hipercalcemia prolongada, em especial se acompanhada de hiperfosfatemia, pode resultar em lesão tubular renal e azotemia renal intrínseca. Outros sinais clínicos incluem letargia, fraqueza muscular, inapetência e perda de peso. Vômito, constipação intestinal e diarreia são incomuns, e convulsões são raras.

**Tabela 69.1** Sinais clínicos observados em cães e gatos com hipercalcemia.[17,27]

| SINAL CLÍNICO | FREQUÊNCIA EM CÃES COM HIPERCALCEMIA (%) | FREQUÊNCIA EM GATOS COM HIPERCALCEMIA (%) |
|---|---|---|
| Anorexia | 88 | 70 |
| Polidipsia/poliúria | 68 | 24 |
| Vômito | 53 | 18 |
| Fraqueza ou tremores musculares | 23 | 0 |

## Diagnósticos diferenciais

### Considerações gerais

As causas mais comuns de hipercalcemia em cães são neoplasias malignas, hipoadrenocorticismo, hiperparatireoidismo primário e doença renal crônica (DRC) (Boxe 69.1). Linfoma e adenocarcinoma de glândula apócrina do saco anal são as duas causas mais comuns de hipercalcemia relacionada à malignidade. Causas menos comuns incluem hipervitaminose D (intoxicação por vitamina D), doenças granulomatosas, desidratação, animais jovens saudáveis e erros de laboratório.

### Neoplasias malignas

Linfoma é a causa mais comum de hipercalcemia relacionada com o câncer. Com frequência, mas não sempre, os cães com hipercalcemia e linfoma apresentam alta concentração circulante de peptídios ligados ao paratormônio (PTHrP), sintetizados pelo tumor, e supressão da concentração de PTH (ver Capítulo 297). Cães normocalcêmicos com linfoma têm concentração baixa ou não detectável de PTHrP.[1] O adenocarcinoma de glândula apócrina do saco anal também pode sintetizar PTHrP, causando hipercalcemia relacionada com o câncer.[8,9] Diversas neoplasias têm sido associadas a hipercalcemia, incluindo timomas, carcinomas pulmonares e nasais, melanomas malignos, mieloma múltiplo e leucemia.[10-15] Como a hipercalcemia referente à malignidade costuma ser oriunda da produção

**Boxe 69.1** Condições associadas à hipercalcemia

**Causas comuns**
Neoplasias malignas
  Linfoma
  Adenocarcinoma de glândula apócrina do saco anal (raramente diagnosticado em gatos)
  Mieloma múltiplo
Hiperparatireoidismo primário
Doença renal crônica (DRC)
Hipoadrenocorticismo (causa infrequente de hipercalcemia em gatos)
Algumas doenças granulomatosas
Hipervitaminose D
  Intoxicação por rodenticida que contém colicalciferol
  Suplementação excessiva na dieta
  Ingestão de medicamento humano que contém calcitriol
  Suplementação excessiva, no caso de hipoparatireoidismo

**Causas pouco comuns**
Idiopática (gatos)
Neoplasias diversas (carcinoma de célula escamosa, carcinoma pulmonar, melanoma maligno)
Hiperlipidemia
Cães jovens
Erro laboratorial
Hiperproteinemia

**Causas raras**
Osteossarcoma
Tumor ósseo metastático
Carcinoma mamário

tumoral de PTHrP, tanto a concentração de cálcio ionizado quanto a de cálcio totais se elevam, enquanto o teor sérico de fosfato geralmente está baixo ou no limite inferior do intervalo de referência (Tabela 69.2).

### Hiperparatireoidismo primário
O hiperparatireoidismo primário é bem reconhecido como causa de hipercalcemia moderada à marcante em cães, na maioria das vezes com concentração sérica de fosfato (fósforo) diminuída ou no limite inferior de normalidade (ver Tabela 69.2).[16]

### Doença renal crônica
Cães em gatos com DRC em estágio terminal retêm fosfato (fósforo) e manifestam hiperfosfatemia. Os efeitos da lei das massas ocasionam redução na concentração circulante de cálcio, condição exacerbada pela baixa capacidade dos rins de sintetizar vitamina D. A redução de vitamina D diminui a absorção intestinal de cálcio e eleva a concentração de PTH liberado pela paratireoide. Inicialmente, essa sequência de eventos fisiológicos faz com que a concentração sérica de cálcio retorne ao "normal" – pacientes com DRC costumam ser normocalcêmicos ou, em menor grau, hipocalcêmicos. Caso a disfunção renal progrida, esses eventos podem ser incapazes de sustentar a concentração sérica de cálcio, ocorrendo hipocalcemia. Assim, as consequências da DRC são azotemia, hiperfosfatemia, normocalcemia ou hipocalcemia discreta e isostenúria. Contudo, um pequeno número de cães e gatos com DRC desenvolve hipercalcemia. A etiologia da hipercalcemia em pacientes com DRC é pouco compreendida, porém pode ser decorrente da secreção autônoma de PTH, de elevado ponto de autorregulação do cálcio ou de maior ligação do cálcio aos ânions retidos (ver Tabela 69.2).

### Hipoadrenocorticismo
Na primeira consulta, aproximadamente 30% dos cães com hipoadrenocorticismo apresentam hipercalcemia.[17,18] Quando ocorre hipercalcemia, com aumentos de cálcio total e cálcio ionizado, ela tende a ser discreta. De modo geral, os valores de PTH, de PTHrP e de metabólitos da vitamina D se encontram nos intervalos de referência.[19,20] Hipercalcemia tende a ocorrer em pacientes com maior concentração de potássio e geralmente se resolve com o início do tratamento. Dados não publicados sugerem que a resolução da hipercalcemia nesses pacientes ocorre após a reposição da volemia, associada à terapia de reposição com glicocorticoides e mineralocorticoides.

### Outras causas
Animais jovens saudáveis geralmente apresentam hipercalcemia e hiperfosfatemia discretas, caso se utilizem os intervalos de referência para adultos. A hipercalcemia pode ocorrer após a ingestão de rodenticidas que contenham vitamina D, o consumo de algumas preparações de uso tópico contra psoríase humanos, suplementação dietética excessiva ou durante o tratamento com vitamina D para hipoparatireoidismo,[6,21,22] pois essa vitamina aumenta a absorção gastrintestinal do cálcio e do fosfato. O excesso da vitamina D pode levar a hipercalcemia, hiperfosfatemia, alta concentração de cálcio ionizado e supressão da concentração de PTH. Às vezes, a hipercalcemia está associada a doenças granulomatosas, como blastomicose, aspergilose e esquistossomose.[23-25] A causa da hipercalcemia associada a doenças granulomatosas provavelmente é uma produção excessiva de 1,25-(OH)2D por macrófagos ou pela síntese de PTHrP.[7,26]

## HIPERCALCEMIA EM GATOS

### Considerações gerais
Muitas causas de hipercalcemia em gatos são as mesmas mencionadas para cães. Todavia, há algumas diferenças importantes. Os sinais clínicos mais comuns em felinos com hipercalcemia são anorexia e letargia, sendo menos comuns polidipsia e poliúria (ver Tabela 69.1). Neoplasias malignas e doenças renais são causas comuns de hipercalcemia em gatos.[27] O carcinoma de célula escamosa está associado à hipercalcemia, com a mesma frequência que o linfoma.[17,27] O adenocarcinoma da glândula apócrina do saco anal é raro, e hipoadrenocorticismo é incomum em gatos.[28,29]

A hipercalcemia idiopática é um diferencial importante em gatos.[30] O diagnóstico é reservado para gatos nos quais não foi possível identificar uma causa primária da hipercalcemia, apesar de uma ampla avaliação diagnóstica e de acompanhamento a longo prazo. A concentração de cálcio total e ionizado estarão moderadamente elevadas; a de PTH, de normal a baixa; e a de PTHrP, normal. Nesses gatos, é importante excluir as causas conhecidas de hipercalcemia antes do tratamento sintomático (ver Capítulo 297).[30,31]

## ABORDAGEM DIAGNÓSTICA DE HIPERCALCEMIA

Devem-se obter e avaliar minuciosamente as informações obtidas na anamnese (histórico clínico), seguido de cuidadoso exame

**Tabela 69.2** Valores de componentes bioquímicos séricos circulantes, inclusive hormônios, em cães, compatíveis com condições associadas à hipercalcemia.

| | HIPERPARATIREOIDISMO PRIMÁRIO | NEOPLASIA MALIGNA | HIPERVITAMINOSE D | DRC | HIPOADRENOCORTICISMO |
|---|---|---|---|---|---|
| Cálcio total | Aumentado | Aumentado | Aumentado | Aumentado, normal ou reduzido | Aumentado |
| Cálcio ionizado | Aumentado | Aumentado | Aumentado | Normal ou reduzido | Aumentado |
| Fosfato | Normal ou reduzido | Normal ou reduzido | Normal ou aumentado | Aumentado | Normal ou aumentado |
| Ureia/creatinina | Reduzida, normal ou aumentada | Normal ou aumentada | Normal ou aumentada | Aumentada | Normal ou aumentada |
| PTH | Normal ou aumentado | Reduzido | Reduzido | Aumentado | Normal |
| PTHrP | Negativo | Aumento | Negativo | Negativo | Negativo |
| 1,25-(OH) 2D | Normal ou aumentado | Aumentado, normal ou reduzido | Aumentado | Normal ou reduzido | Normal |
| 25-(OH) D | Normal ou reduzido | Normal ou reduzido | Normal ou aumentado | Normal ou reduzido | Normal |

DRC, doença renal crônica; PTH, paratormônio; PTHrP, peptídios ligados ao paratormônio.

físico, em todos os animais com hipercalcemia (Figura 69.1). Deve-se determinar a duração de quaisquer sinais clínicos e o risco de acesso a toxinas ou medicamentos que contenham vitamina D. A gravidade da doença pode contribuir para a priorização de causas potenciais. Os linfonodos periféricos devem ser avaliados quanto ao tamanho, e a região dos sacos anais deve ser cuidadosamente palpada. Em qualquer linfonodo aumentado, é preciso realizar aspiração com agulha fina ou biopsia, assim como realizar aspiração ou biopsia de qualquer outra massa palpável, visto que neoplasia maligna e lesão granulomatosa podem causar hipercalcemia.

Os resultados do perfil bioquímico sérico são invariavelmente informativos. Deve-se dar atenção especial aos valores de eletrólitos, albumina, ureia (BUN), fosfato e de creatinina. A avaliação da densidade urinária também é útil. Contudo, a densidade urinária em pacientes com DRC, em geral isostenúricos, pode ser semelhante à de pacientes com hipoadrenocorticismo ou hipercalcemia induzida por PTH ou PTHrP, os quais também podem apresentar isostenuria (ver Capítulo 324). É preciso considerar a possibilidade de hipoadrenocorticismo sempre que se constatar hipercalcemia em cão ou gato com hiperpotassemia. Um teste de estimulação com hormônio adrenocorticotrófico (ACTH) deve ser realizado, quando apropriado (ver Capítulo 309).[18]

Exames de imagem da região torácica são úteis, visto que tumores de mediastino, como linfoma e timoma, podem ser visualizados e são as causas mais comuns de hipercalcemia (ver Capítulos 344 e 352). A ultrassonografia abdominal pode ajudar a identificar lesões neoplásicas ou granulomatosas. Aspirados ou biopsias de qualquer massa tumoral no abdome podem ser úteis (ver Capítulo 89). A ultrassonografia da região ventral do pescoço pode ser útil, já que muitas vezes se observa nódulo na paratireoide nos casos de hiperparatireoidismo primário (ver Capítulo 297). Os resultados de testes para PTH e PTHrP podem permitir ao clínico entender a patogênese da hipercalcemia e ser necessários para confirmar o diagnóstico (ver Figura 69.1). Quando disponíveis, confiáveis e com bom custo-benefício, os resultados obtidos de testes para metabólitos de vitamina D também serão úteis.

## HIPOCALCEMIA

### Considerações gerais e sinais clínicos

A hipocalcemia é causada por um número relativamente pequeno de condições. Os sinais clínicos podem variar um pouco, dependendo da causa primária. Alguns animais são assintomáticos, apesar de terem baixa concentração de cálcio circulante, porém a maioria exibe sinais diretamente atribuídos às elevações na excitabilidade neuronal induzida pela hipocalcemia. Esses sinais incluem irritabilidade, alterações comportamentais, tremores musculares focais – sobretudo nas orelhas e nos músculos faciais –, esfregação do rosto, mordidas nas patas, cãibras musculares, andar enrijecido, tetania e convulsões (ver Capítulo 298). Atividade física, excitação e estresse podem induzir ou agravar os sinais clínicos. Anormalidades adicionais incluem febre, catarata e arritmia cardíaca.

### Causas de hipocalcemia

A hipocalcemia tem sido relatada em uma gama de condições clínicas. Ela ocorre quando há diminuição na secreção ou na ação do PTH, prejuízo à síntese ou ação da vitamina D, ou nos casos de precipitação ou quelação do cálcio (Boxe 69.2).

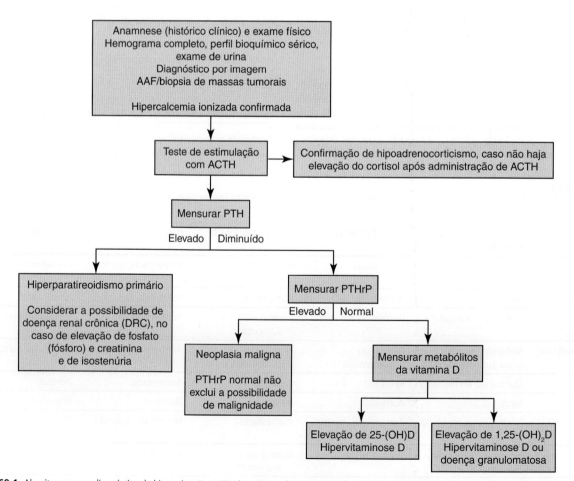

**Figura 69.1** Algoritmo para o diagnóstico de hipercalcemia. *ACTH*, hormônio adrenocorticotrófico; *PTH*, paratormônio; *PTHrP*, peptídios ligados ao paratormônio.

## Boxe 69.2 Condições associada à hipocalcemia

**Causas comuns**
Hipoalbuminemia
Insuficiência renal aguda e crônica
Hipoparatireoidismo
Eclâmpsia
Enteropatia com perda de proteínas
Pancreatite
Insuficiência pancreática exócrina
Trauma
Síndrome da resposta inflamatória sistêmica

**Causas incomuns**
Enema com solução que contém fosfato (fósforo)
Síndrome da lise tumoral
Hipomagnesemia
Hiperparatireoidismo nutricional secundário

## Boxe 69.3 Condições associadas à hiperfosfatemia

**Causas comuns**
Animais jovens saudáveis em fase de crescimento
Hipervitaminose D
DRA ou DRC
Hipoparatireoidismo

**Causas incomuns**
Ingestão excessiva na dieta
Lesões ósseas osteolíticas
Uroabdômen
Hipertireoidismo
Hiperadrenocorticismo
Acidose metabólica
Síndrome da lise de células tumorais
Iatrogênica (p. ex., enema com solução que contém fosfato, administração por via intravenosa de fósforo)
Erro laboratorial

*DRA*, doença renal aguda; *DRC*, doença renal crônica.

### Hipoalbuminemia

A hipoalbuminemia é uma causa comum de hipocalcemia que pode ocorrer secundariamente à enteropatia e à nefropatia, com perda de proteínas, ou à doença hepática. Geralmente, esse tipo de hipocalcemia não tem relevância clínica, a não ser que haja redução na concentração de cálcio ionizado circulante, que pode ocorrer em cães com enteropatia com perda de proteínas (ver Capítulo 276).[32]

### Diminuição da secreção de paratormônio

O hipoparatireoidismo primário idiopático de ocorrência natural, raro em cães e gatos, pode resultar em hipocalcemia grave.[33,34] O hipoparatireoidismo iatrogênico pode ocorrer após lesão acidental ou remoção das glândulas paratireoides durante uma cirurgia cervical, que ocorre com mais frequência em cirurgias de tireoide em gatos (ver Capítulo 298).

### Aumento da perda de cálcio

A eclâmpsia, hipocalcemia induzida pela lactação, ocorre com mais frequência em cadelas jovens e de pequeno porte, sendo relativamente rara em cadelas de grande porte e em gatos. Os sinais clínicos costumam ser constatados 2 a 5 semanas após o parto, apesar de terem sido relatados em algumas cadelas em fim da gestação e em outras mais de 5 semanas após o parto. Outras causas potenciais incluem atrofia da glândula paratireoide e suprimento deficiente de cálcio na dieta.[35]

### Deficiência de vitamina D

Tanto em cães quanto em gatos, a DRC pode ocasionar discreta redução na concentração de cálcio ionizado, porém a concentração de cálcio total geralmente se situa no intervalo de referência (ver Capítulo 324).[36] Em cães e gatos que apresentam enteropatia com perda de proteínas ou insuficiência pancreática exócrina, a menor absorção de vitamina D pode causar hipocalcemia.[32,37] A quantidade inadequada de vitamina D na dieta é causa rara de hipocalcemia.

### Precipitação ou quelação do cálcio

A intoxicação por etilenoglicol faz com que o cálcio se ligue ao ácido oxálico nos túbulos renais. Isso causa cristalúria por oxalato de cálcio e aumenta a perda renal de cálcio. Na doença renal aguda (DRA), ocorre rápido aumento do fosfato (fósforo), que se liga ao cálcio, levando à hipocalcemia. O aumento da perda tubular de cálcio exacerba a hipocalcemia. A obstrução do trato urinário pode causar hipocalcemia leve a moderada, provavelmente em razão do aumento da ligação do cálcio com o fosfato. Relata-se que o enema com solução fosfatada causa hipocalcemia em gatos, mais uma vez graças à rápida elevação do teor sérico de fosfato. Na síndrome da lise tumoral aguda, pode ocorrer hipocalcemia.

Na pancreatite, a hipocalcemia pode se dar pelo sequestro de cálcio na gordura peripancreática ou em tecidos moles, como resultado da saponificação (ver Capítulos 289 a 291).[38] Pode ocorrer hipocalcemia após transfusão de sangue obtido com o anticoagulante citrato por causa da quelação do cálcio.

### Abordagem diagnóstica para hipocalcemia

Há poucas causas comuns de hipocalcemia. Informações obtidas durante anamnese e exame físico, bem como resultados de exames hematológicos, de perfil bioquímico sérico e de exame de urina, são úteis ou suficientes para definir o diagnóstico. A concentração sérica de ácidos biliares pode ser importante para a avaliação da função hepática, e o teste de imunorreatividade semelhante à tripsina e/ou à lipase pancreática canina pode ser útil quando há suspeita de doença pancreática. Exames de imagem do abdome servem para a avaliação da anatomia do trato gastrintestinal, do fígado, do pâncreas e dos rins. Para a confirmação definitiva de hipoparatireoidismo primário, é necessária a mensuração da concentração circulante de paratormônio (ver Capítulo 298).

## FÓSFORO (FOSFATO)

### Considerações gerais

O fósforo é essencial para a função celular normal e é o principal ânion intracelular do corpo. A maior parte do fósforo corporal total é encontrada nos ossos. Apesar de ele estar presente tanto na forma orgânica quanto na inorgânica no plasma, a maioria dos laboratórios clínicos mensura o fosfato inorgânico. A absorção e a excreção do fósforo são reguladas junto com o cálcio. O PTH diminui a reabsorção renal de fósforo, e o 1,25-$(OH)_2$D aumenta a absorção gastrintestinal de fosfato.

### Hiperfosfatemia

A hiperfosfatemia indica uma doença primária e raramente causa sinais clínicos por si só, a não ser que esteja associada a uma hipercalcemia significativa. Ela pode ocorrer graças ao aumento da absorção intestinal de fósforo, à diminuição da excreção renal de fósforo na urina, ou após transferência de fósforo do compartimento intracelular para o extracelular. DRC é a causa mais comum de hiperfosfatemia em cães e gatos (Boxe 69.3). Outras causas de hiperfosfatemia incluem hipervitaminose D, obstrução do trato urinário, DRA, hipoparatireoidismo e hipertireoidismo.

## Boxe 69.4 Condições associadas à hipofosfatemia

**Causas comuns**
Hiperparatireoidismo primário
Hipercalcemia associada à neoplasia maligna
Cetoacidose diabética

**Causas incomuns**
Deficiência de vitamina D
Baixa ingestão na dieta
Doença tubular renal
Acidoses respiratória e metabólica
Iatrogênica (p. ex., ligantes de fosfato, administração parenteral de glicose ou bicarbonato de sódio)

### Hipofosfatemia

A hipofosfatemia pode ocorrer graças à redução da absorção intestinal, ao aumento da excreção renal ou à transferência transcelular de fósforo. Em geral, está associada ao excesso de PTH ou PTHrP circulante (p. ex., no hiperparatireoidismo primário e nas neoplasias malignas, respectivamente). Ela também pode ser secundária ao tratamento de cetoacidose diabética (Boxe 69.4). A hipofosfatemia discreta geralmente não está associada a sinais clínicos, contudo uma marcante pode estar associada à hemólise, à angústia respiratória e a sintomas neurológicos.

### REFERÊNCIAS BIBLIOGRÁFICAS

*As referências bibliográficas deste capítulo se encontram online no Ambiente de Aprendizagem.*

# CAPÍTULO 70

# Lactato

Kari Santoro Beer

## INTRODUÇÃO

O lactato é o produto final do metabolismo anaeróbico, porém pequenas quantidades também são produzidas durante a glicólise aeróbica normal. Uma elevação na concentração plasmática de lactato na ausência de acidose metabólica é denominada hiperlactatemia. A acidose láctica é caracterizada por alta concentração plasmática de lactato concomitante à diminuição do pH sanguíneo sistêmico.[1-3] Hiperlactatemia e acidose láctica são comuns em situações de hipoperfusão e hipoxia. Também há relato de sua associação com outras anormalidades, como sepse, neoplasia, fármacos/toxinas, disfunção mitocondrial e erros metabólicos.[4-6] Clinicamente, a mensuração da atividade sérica de lactato se mostrou útil na avaliação da perfusão e da oxigenação tecidual como um procedimento de estratificação do risco e da previsão de resultado ou resposta à tratamento de pacientes humanos gravemente enfermos.[7] Estudos recentes sugerem que a mensuração do lactato pode ter aplicações similares em medicina veterinária.[8-11]

### Fisiologia e metabolismo do lactato

Uma pequena quantidade de lactato é produzida em condições aeróbicas normais pela conversão da glicose em piruvato no citoplasma celular. A maior parte do piruvato formado se difunde para as mitocôndrias, onde por fim é convertido em $CO_2$ e $H_2O$ no ciclo de Krebs. A sequência de reações a seguir resume a oxidação aeróbica da glicose: glicose + $6O_2$ + 36 ADP → $6 CO_2$ + 36 ATP + 42 $H_2O$.[5] Contudo, em células sem mitocôndrias, como os eritrócitos, o piruvato é transformado em lactato pela enzima lactato desidrogenase (LDH). Essa reação possibilita que o NADH seja novamente oxidado em $NAD^+$, de modo que a glicólise continua: $CH_3COCOO^-$ (piruvato) + NADH + $H^+$ ↔ $CH_3CHOHCOO^-$ (lactato) + $NAD^+$.[8] Em humanos, a produção normal de lactato é entre 1.300 e 1.800 mmol/dia, sendo que a concentração arterial de lactato reflete a produção e a eliminação total, geralmente na faixa de 0,5 a 1 mmol/$\ell$.[3,12,13] Em cães, o intervalo de referência atual é de 0,3 a 2,5 mmol/$\ell$; em gatos, de 0,5 a 2 mmol/$\ell$.[14,15]

Durante condições anaeróbicas, a glicólise é muito menos eficiente, e a produção total de energia é significativamente reduzida quando comparada ao metabolismo aeróbico. A glicólise anaeróbica de 1 mol de glicose ocorre da seguinte maneira: Glicose + 2ADP → 2 íons lactato$^-$ + 2 ATP + 2 $H_2O$.[5] À medida que o lactato é produzido a partir do piruvato, em células com hipoxia ele atravessa a membrana celular e se difunde para a circulação. A produção de lactato, com um hidrogênio livre, é favorecida pelo pH fisiológico. Embora a princípio os íons de hidrogênio sejam inativados pelos sistemas-tampão corporais, às vezes ocorre acidemia à medida que o lactato se acumula.[3,4,8]

O fígado e os rins são os responsáveis pela maior parte da metabolização e da excreção do lactato. Outros tecidos, como os músculos esqueléticos, removem o restante.[5] Embora o lactato seja livremente filtrado no glomérulo, ele é quase totalmente reabsorvido nos túbulos renais proximais. Alta concentração sanguínea de lactato aumenta sua excreção urinária, porém isso compreende apenas 10 a 12% da excreção renal de lactato, sendo o restante metabolizado em glicose durante a gliconeogênese.[8] Disfunções renais e hepáticas têm sido associadas à redução na excreção, em níveis variados.[12]

A despeito de todos os tecidos corporais produzirem uma quantidade de lactato, os maiores produtores são os músculos esqueléticos, o cérebro, o coração, a pele, o intestino e os eritrócitos.[4,6,16] Em pacientes gravemente enfermos, a produção de lactato também ocorre em órgãos esplâncnicos; nos pulmões, quando há lesão pulmonar aguda; e na ativação de leucócitos durante a sepse.[7]

Existem duas formas de lactato: o L-lactato e o D-lactato. O mais mensurado é o L-lactato, que é o isômero levorrotatório, produzido durante o metabolismo celular em animais monogástricos saudáveis. D-lactato, o isômero dextrorrotatório, é produzido durante o metabolismo bacteriano da glicose ou em vias metabólicas alternativas em alguns casos de intoxicação ou doenças.[7] Embora a acidose D-láctica seja incomum em animais monogástricos, ela já foi relatada em um gato com insuficiência pancreática exócrina,[15] assim como em casos de diabetes melito, intoxicação por propilenoglicol e crescimento exagerado de bactérias intestinais.[8,17,18] Enquanto os analisadores comerciais mensuram apenas

L-lactato, a concentração plasmática de lactato total (incluindo D-lactato e L-lactato) pode ser mensurada utilizando-se cromatografia gasosa e espectrometria de massa. Em pacientes com acidose e distúrbios gastrintestinais, porém com L-lactato normal, deve-se investigar se há aumento do teor de D-lactato.[8,18]

## Acidose láctica: tipos e causas

A acidose láctica ocorre quando a produção de lactato excede sua utilização e excreção, resultando em alta concentração plasmática de lactato e redução do pH arterial para menos de 7,35.[2,8,16] Existem dois tipos principais de acidose láctica: A e B. As causas comuns de cada uma delas são mostradas na Tabela 70.1.

A acidose láctica tipo A é a mais comum, causada por hipoxia tecidual e maior produção de lactato em razão da glicose anaeróbica. Causas comuns de hipoxia tecidual incluem hipoperfusão decorrente de hipovolemia ou da redução do débito cardíaco, anemia grave e diminuição do conteúdo sanguíneo de oxigênio, ou perda da capacidade dos tecidos em extrair o oxigênio dos capilares nos casos de edema grave.[19]

A acidose láctica do tipo B é menos comum e ocorre quando o fornecimento de oxigênio está adequado, mas há uma alteração na função mitocondrial ou no metabolismo de carboidratos. Existem três subtipos de acidose láctica B: a B1, que abrange doenças que causam menor excreção de lactato; a B2, que inclui fármacos ou toxinas que interferem na fosforilação oxidativa; e a B3, que inclui os defeitos mitocondriais.[8]

Embora a acidose láctica tipo A, em geral, seja a causa mais comum de hiperlactatemia em pacientes críticos, é bem provável que ambos os tipos ocorram simultaneamente em muitos pacientes. Vários fatores podem contribuir para os tipos de acidose láctica, incluindo hipoperfusão tecidual, aumento do metabolismo decorrente de inflamação, menor eliminação de lactato e entrada de menor quantidade de piruvato no ciclo de Krebs, além da baixa função mitocondrial.[1,7,8]

## Mensuração da concentração de lactato

Com o aumento do uso do lactato como um parâmetro de monitoramento, novos analisadores com maior velocidade, precisão e praticidade têm sido desenvolvidos. Esse parâmetro pode ser útil, pois estudo recente em humanos mostrou melhora do quadro clínico em pacientes críticos quando foi possível uma resposta mais rápida dos valores de lactato.[20]

Dois métodos são usados para mensurar o lactato: a colorimetria e a amperometria enzimáticas. Em analisadores bioquímicos de amostras de sangue, usa-se a colorimetria enzimática, que mensura a produção de NADH, quando o L-lactato é oxidado pelo NAD⁺ e catalisado pela enzima LDH. O NADH é detectado por absorção espectométrica a 340 nm, sendo proporcional à quantidade de lactato na amostra. A amperometria enzimática é muito utilizada na maioria dos hemogasômetros. Ela mensura a concentração de lactato com base na quantidade de peróxido de hidrogênio produzido pela reação do L-lactato com a membrana que contém lactato oxidase. Um potencial elétrico é aplicado e o peróxido de hidrogênio é oxidado, criando uma corrente de elétrons proporcional ao conteúdo de lactato na amostra.[21,22]

Diversos fatores podem influenciar a mensuração do lactato sanguíneo. Embora o tipo de amostra (venosa × arterial) pareça não interferir em resultados clínicos,[8,14,23-25] outros fatores – incluindo atividade física recente, estresse, convulsões, excitação, ingestão de alimento e estase venosa prolongada durante a coleta da amostra sangue – podem elevar a concentração de lactato em 2,5 a 10 mmol/ℓ.[1,26] Em neonatos caninos, com menos de 28 dias de vida, a concentração de lactato no sangue venoso pode ser significativamente maior do que a de cães adultos – o valor se normaliza ao redor dos 70 dias de vida. Aventa-se a possibilidade de que a alta concentração de lactato em filhotes seja secundária à lesão por isquemia e reperfusão durante o nascimento, ou que o valor basal seja maior para evitar hipoglicemia ou graças à menor eliminação hepática.[27] Em gatos, o estresse que ocorre no momento da coleta de sangue pode elevar o teor de lactato. Um estudo mostrou aumento de 10× em gatos saudáveis que ficaram estressados antes da coleta da amostra.[28] Contudo, estudo mais recente mostrou que a resistência do animal aos procedimentos de coleta não ocasionou diferença estatisticamente significativa na concentração de lactato.[29]

Tanto o etileno quanto o propilenoglicol podem elevar a concentração de lactato. O etilenoglicol ocasiona falsa elevação de lactato, quando mensurado pelo método de amperometria enzimática, pois um de seus principais metabólitos, o glicolato, é quimicamente semelhante ao lactato.[30] O propilenoglicol é metabolizado em L-lactato e D-lactato, e há relato de alta concentração de lactato em cães que receberam carvão ativado que continha propilenoglicol.[17,31] A solução de lactato de Ringer (SRL) é eletrolítica, balanceada, muito usada em pacientes veterinários. Ela contém uma mistura racêmica de D-lactato e L-lactato.[32] O L-lactato da SRL é metabolizado em glicose ou oxidado em água e $CO_2$ – ambas as vias resultam no consumo de íons

**Tabela 70.1** Causas de acidose láctica em medicina veterinária.[1,8]

| TIPO DE ACIDOSE LÁCTICA | MECANISMO | CAUSAS |
|---|---|---|
| Tipo A | Hipoxia ou hipoperfusão tecidual | Menor suprimento de $O_2$<br>Anemia (Htc < 10%) ou hipoxemia grave ($P_{O_2}$ < 30 mmHg)<br>Choque: cardiogênico, hipovolêmico e séptico<br>Hipoperfusão regional<br>Hipoperfusão global<br>Intoxicação por monóxido de carbono<br>Maior demanda por $O_2$<br>Atividade física<br>Convulsões<br>Tremores não controlados |
| Tipo B1 | Menor eliminação de lactato | Doença hepática<br>Diabetes melito<br>Sepse, SIRS<br>Insuficiência renal<br>Hipertireoidismo<br>Neoplasias<br>Alcalose |
| Tipo B2 | Fármacos ou toxinas que interferem na fosforilação oxidativa | Etilenoglicol<br>Propilenoglicol<br>Catecolaminas<br>Monóxido de carbono<br>Bicarbonato<br>Salicilatos<br>Paracetamol<br>Outros: cianeto, estricnina, nitroprussiato, halotano, terbutalina, carvão ativado |
| Tipo B3 | Defeitos mitocondriais | Miopatias mitocondriais<br>Inata<br>Adquirida |
| Acidose D-láctica | Produção de D-lactato durante a metabolização bacteriana da glicose ou em vias metabólicas alternativas | Diabetes melito<br>Crescimento bacteriano excessivo no intestino delgado<br>Insuficiência pancreática exócrina<br>Intoxicação por propilenoglicol |

Htc, hematócrito; SIRS, síndrome da resposta inflamatória sistêmica.

de hidrogênio e em um efeito geral alcalinizante. Em geral, a administração de SRL não causa elevação do teor de lactato,[1,33-35] contudo uma pequena quantidade de SRL no cateter, no momento da coleta da amostra de sangue, pode resultar em elevação na concentração de lactato mensurado.[8,24]

### Utilidade clínica e aplicações em medicina veterinária

Em humanos, o monitoramento do lactato costuma ser usado para nortear o tratamento e estabelecer o prognóstico, baseando-se na suposição de que a gravidade da acidose láctica está relacionada com a gravidade da doença, a magnitude da hipoperfusão tecidual e a diminuição geral do suprimento de oxigênio.[16,36] Em humanos, à medida que a concentração sanguínea de lactato se eleva, a probabilidade de sobrevivência diminui.[37-42] Pacientes com acidose láctica apresentam maior taxa de mortalidade e risco de desenvolver falência múltipla de órgãos.[43,44] Como, em humanos, mesmo uma elevação discreta no teor de lactato foi correlacionada com piores resultados, sobretudo nos casos de sepse ou choque séptico, qualquer elevação deve ser causa de preocupação. Em humanos, o limite aceito nas diretrizes estabelecidas para o tratamento inicial direcionado a um objetivo e o protocolo de cuidados é, em geral, 4 mmol/$\ell$.[12,45-47]

Mais recentemente, em medicina humana, tem se dado ênfase ao monitoramento de mensurações seriadas da concentração de lactato. Estudos em pessoas mostraram, de maneira consistente, que pacientes que eliminam alto conteúdo de lactato apresentam melhora clínica mais evidente, quando comparados com aqueles que não eliminam lactato. Ademais, a eliminação mais lenta de lactato está associada a uma recuperação menos efetiva.[41,43,48-52] Em um estudo multicêntrico com pacientes humanos que apresentavam sepse, aqueles que eliminaram lactato em taxa maior ou igual a 10%, considerando a mensuração inicial, apresentaram taxa de mortalidade 41% menor, em comparação com aqueles que apresentaram menor taxa de eliminação de lactato.[49]

Em medicina veterinária, a maioria dos estudos com lactato se limita aos cães. Em geral, a mensuração da concentração de lactato em amostra de sangue venoso tem mostrado que o teor de lactato em pacientes veterinários, à semelhança do que acontece em humanos, pode ser utilizado para detectar um quadro de hipoperfusão e avaliar a resposta ao tratamento.[9-11,14,53-55]

Teores elevados de lactato têm sido documentados e correlacionados com a gravidade da doença e a sobrevivência de cães em estado crítico, incluindo aqueles que envolvem síndrome da dilatação vólvulo-gástrica, babesiose e anemia hemolítica imunomediada.[9-11,53,56,57] Diversos estudos dão suporte ao monitoramento do lactato ao longo do tratamento, associando a taxa de eliminação do lactato a melhores resultados clínicos.[53,57-59]

A mensuração da concentração de lactato em líquidos corporais, além do sangue, tem mostrado valor diagnóstico em medicina veterinária.[54,55] Em cães e gatos com peritonite séptica, a comparação entre as concentrações de lactato e de glicose no líquido peritoneal e no sangue periférico pode auxiliar no diagnóstico. Constatou-se que uma diferença superior a 20 mg de glicose/d$\ell$ no sangue, em relação ao seu conteúdo no líquido peritoneal, tem 100% de sensibilidade e de especificidade no diagnóstico de efusão séptica, em cães, e 86% de sensibilidade e 100% de especificidade, em gatos. Ademais, o líquido peritoneal séptico apresenta maior concentração de lactato do que o sangue periférico, sendo que uma diferença maior que 2 mmol/$\ell$ na concentração de lactato do líquido peritoneal em relação ao sangue sugere peritonite séptica.[54] Também foram realizadas comparações entre os teores de lactato em cães com efusão pericárdica. Apesar de os cães com neoplasias confirmadas terem concentração de lactato na efusão pericárdica significativamente maior, a diferença não foi de utilidade clínica por conta da sobreposição dos valores entre os grupos.[55]

### REFERÊNCIAS BIBLIOGRÁFICAS

*As referências bibliográficas deste capítulo se encontram online no Ambiente de Aprendizagem.*

## CAPÍTULO 71

# Amônia

Allison Bradley

A amônia é produzida no trato gastrintestinal, oriunda da degradação bacteriana de compostos nitrogenados. Ela é carreada pela circulação portal até os hepatócitos, onde ocorre sua detoxificação no ciclo da ureia, possibilitando a excreção renal da ureia. Quando isso não acontece, seja em razão de insuficiência hepática aguda, seja, com mais frequência, em razão de um *shunt* portossistêmico (SPS), ocorre hiperamonemia. Apesar de diversas toxinas terem sido incriminadas na patogênese da encefalopatia hepática (EH), a amônia é o único parâmetro logo mensurado, e em geral é considerado um dos mais importantes. Contudo, nem todos os pacientes com EH manifestam hiperamonemia,[1,2] do mesmo modo que nem todos com hiperamonemia desenvolvem EH.[1]

As indicações mais comuns para a mensuração de amônia são corroborar a suspeita de EH e investigar se há SPS (Figura 71.1). Os achados em diferentes estudos são variáveis, mas, em geral, acredita-se que a mensuração do teor de amônia seja menos sensível do que as mensurações seriadas das concentrações de ácidos biliares no diagnóstico de SPS.[3] A sensibilidade da mensuração da concentração de amônia em repouso para a detecção de SPS é de 62 a 100%, ao passo que a de ácidos biliares pareados é de 79 a 100% em cães. Já em gatos, esses valores são 80 a 100% para amônia e 94 a 100% para ácidos biliares.[1,4-9] No entanto, a mensuração da amônia é mais específica para SPS do que a de ácidos biliares, pois seu teor não é influenciado por colestase, que, em algum grau, ocorre em quase todas as doenças hepatobiliares.[10] A especificidade da amônia em repouso para a detecção de SPS é 86 a 89% (76% nos gatos), enquanto a especificidade dos ácidos biliares no diagnóstico de SPS é 18 a 68% (71% nos gatos).[4,8] A amônia é menos sensível que os ácidos biliares na doença hepatobiliar não associada a SPS. Como o fígado tem ampla capacidade de reserva para a detoxificação da amônia, deve ocorrer perda da maior parte do tecido hepático funcional para que haja hiperamonemia; assim, a mensuração

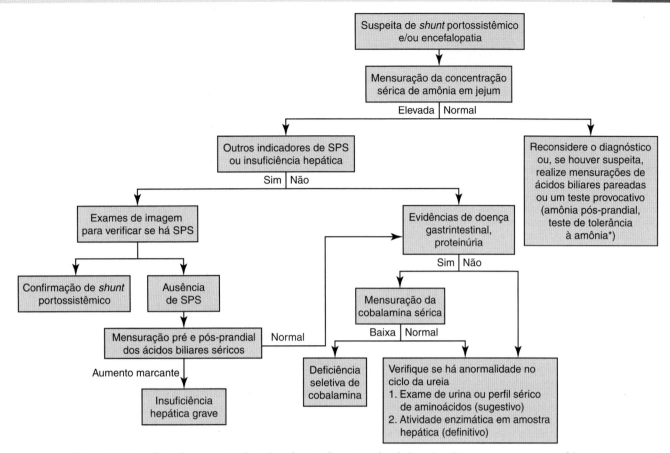

**Figura 71.1** Uso clínico da mensuração de amônia. *Não realize o teste de tolerância à amônia em pacientes com encefalopatia.

da amônia não é um teste sensível para detectar disfunção hepática,[10] mas pode ser útil no exame de animais com icterícia – nos quais a dosagem de ácidos biliares é inútil – a fim de buscar evidências de disfunção hepática ou SPS, bem como para confirmar uma elevação benigna de ácidos biliares observada em alguns cães da raça Maltês com hipoplasia da veia porta.[11] Outras causas de hiperamonemia estão listadas no Boxe 71.1.

Várias recomendações técnicas para a mensuração da amônia limitam a realização desse exame. Embora o sangue arterial tenha maior concentração de amônia,[20] as amostras de sangue venoso são mais utilizadas. Em geral, o paciente é submetido a jejum de 12 horas antes da coleta da amostra. O sangue deve ser armazenado em um tubo que contenha anticoagulante (EDTA ou heparina) e, depois, imediatamente resfriado em gelo – alguns autores recomendam pré-resfriamento do tubo. O sangue deve, então, ser separado em centrífuga resfriada dentro de 20 a 30 minutos após sua obtenção. O teste também deve ser realizado dentro de 20 a 30 minutos depois da coleta. Não se recomenda armazenamento da amostra.[21] Analisadores portáteis disponíveis em alguns locais eliminam a necessidade desse complicado manuseio da amostra, mas a qualidade de seus resultados é variável, e apenas alguns aparelhos propiciam resultados confiáveis.[22,23]

Erros pré-analíticos e analíticos que causam resultado falso-positivo incluem: hemólise, falha em realizar rápido resfriamento e processamento da amostra, presença de fumaça de cigarro ou de amônia no ar e contato com saliva ou substância doce na tampa do tubo com a amostra ou na fita reagente.[10] Alguns fatores relacionados com o paciente relatados como causas de resultado falso-positivo incluem ouso de ácido valproico, asparaginase, narcóticos e sais de amônia; hiperalimentação; dieta com alto teor de proteína ou sangramento gastrintestinal; exercício extenuante; hipopotassemia; e alcalose. Fatores associados a resultados falso-negativo incluem administração de antibióticos, probióticos, lactulose, difenidramina e realização de enema.[3] Relata-se que jejum prolongado ocasiona resultado falso-negativo.[24]

É possível melhorar a sensibilidade do teste de mensuração da amônia em repouso com um exame de tolerância à amônia (TTA), com o qual, embora seguro,[10] deve-se ter cautela, pois pode resultar em vômito – a administração retal de cloreto de amônia reduz esse efeito indesejável[10] – e em EH. O TTA não deve ser realizado em pacientes com EH ou com hiperamonemia em repouso. Os detalhes para o TTA já foram descritos em outras partes do livro.[1,3,10,25] A mensuração da amônia 6 horas após a refeição também tem sido relatada como um procedimento que eleva a sensibilidade da amônia em repouso, podendo ser mais seguro,[9] contudo é menos definitivo que o TTA.[10]

### Boxe 71.1 Causas de hiperamonemia

*Shunt* portossistêmico – congênito ou adquirido
Insuficiência hepática aguda
Anormalidade no ciclo da ureia
   Transitória e assintomática (p. ex., filhotes de cães Irish Wolfhound)[12,13]
   Deficiência enzimática persistente[14,15]
   Deficiência seletiva de cobalamina[16]
   Deficiência de arginina (gatos)[17]
Obstrução do trato urinário, em especial quando concomitante a bactérias produtoras de urease[18]
Tratamento com L-asparaginase

### REFERÊNCIAS BIBLIOGRÁFICAS

*As referências bibliográficas deste capítulo se encontram online no Ambiente de Aprendizagem.*

# CAPÍTULO 72

# Exame de Urina

Peter A. Graham

## CONSIDERAÇÕES GERAIS E INDICAÇÕES

O exame de urina, barato e de fácil execução, é um dos componentes mínimos do banco de dados que muitas vezes fornece informações auxiliares cruciais para o diagnóstico e/ou tratamento do paciente. A urina é a combinação da filtração glomerular com reabsorção e secreção tubular renal, e seu exame fornece informações sobre doenças do trato urinário e anormalidades sistêmicas. Como não se pode prever os resultados do exame, é razoável sugerir que ele seja incluído na triagem de rotina e na investigação de qualquer doença. As necessidades mais óbvias para solicitação de exame de urina é quando cães e gatos apresentam poliúria e polidipsia (PU/PD); sinais clínicos de anormalidade do trato urinário (disúria, hematúria, estrangúria, polaquiuria); histórico de doença ou infecção do trato urinário, doença renal aguda (DRA), doença renal crônica (DRC), urolitíase prévia ou atual; ou doenças sistêmicas. Algumas doenças, como a síndrome de Fanconi e tumores do trato urinário, além de doenças não relacionadas com o trato urinário inespecíficas, como diabetes melito, diabetes insípido, doenças hemolíticas e disfunções hepáticas, podem ser mais bem compreendidas após a revisão dos resultados do exame de urina. Quando realizado na triagem de cães ou gatos assintomáticos, a constatação de urina diluída, proteinúria ou cristalúria pode indicar a necessidade de modificação do tratamento ou testes adicionais. Os resultados podem ser úteis para o monitoramento e a detecção precoce de efeitos colaterais de medicamentos que podem prejudicar a função renal ou lesionar o tecido renal. A interpretação dos resultados do exame de urina, junto com os resultados do perfil bioquímico sérico e do hemograma completo, aumenta o valor de cada um deles.

## COLETA E CUIDADOS COM AS AMOSTRAS DE URINA

Para que os resultados do exame de urina sejam confiáveis, é necessário que a amostra seja coletada e manuseada de maneira apropriada. O método de coleta pode alterar os resultados ou a interpretação do exame. Por exemplo, a urina coletada de uma mesa pode conter microrganismos ou produtos químicos de limpeza, enquanto as amostras obtidas por cistocentese são livres de contaminantes ambientais e do trato urinário inferior, ainda que um pequeno número de hemácias possa ser observado em razão do pequeno sangramento causado pela agulha (ver Capítulo 105).

A amostra de urina deve ser examinada 30 a 120 minutos após a coleta. Atraso na análise de amostras mantidas em temperatura ambiente pode alterar o pH, possibilitar o crescimento de bactérias contaminantes, causar perda de detalhes celulares ou resultar em desintegração ou deterioração de cilindros.

A refrigeração pode ocasionar precipitação de cristais. A urina deve ser congelada apenas para análise química. As amostras de urina refrigeradas e congeladas devem ser reaquecidas até a temperatura ambiente antes do exame. As amostras enviadas a laboratórios externos precisam conter conservantes apropriados, particularmente quando se pretende realizar cultura microbiológica. Tubos com ácido bórico ajudam a preservar a maioria das características que compõem o exame de urina, exceto pH e densidade urinária (DU).

As amostras de urina devem ser homogeneizadas antes de retirar um volume padrão – que possibilita comparações semiquantitativas –, em um tubo cônico, do qual, após centrifugação, obtém-se o sedimento para exame. Antes da centrifugação, pode-se utilizar fita reagente para os testes. Recomenda-se uma força centrífuga relativa (FRC) de 400 a 450 g durante 5 minutos. Em alguns casos, deve-se repetir o teste da fita reagente em amostras do sobrenadante, como nos casos daquelas visivelmente turvas ou com sangue. Os elementos do exame de urina padrão (propriedades físicas, químicas e microscópicas), os resultados dos testes com fita reagente e os valores de referência são componentes importantes no exame de urina.

## EXAME FÍSICO

### Exame visual (cor, turbidez e odor)

A cor da urina geralmente está ligada à hidratação ou à condição renal, haja vista que há uma grosseira correlação de sua cor com a concentração da urina. Em geral, urina transparente ou de cor pálida é compatível com baixa DU (urina diluída). Amostras mais concentradas apresentam cor amarela intensa ou amarelo-amarronzada. A cor deve ser interpretada no contexto da DU e dos resultados dos exames de sangue, pois, no caso de bilirrubinúria, a urina pode se apresentar amarelo-escura. O produto da oxidação da bilirrubina, a biliverdina, dá à urina uma cor esverdeada, enquanto hematúria, hemoglobinúria, mioglobinúria e administração de Oxyglobin (concentrado de hemoglobina) tornam a urina avermelhada, rósea, alaranjada, marrom-escura ou preta. Os pigmentos urinários podem interferir nos resultados do teste com fita reagente (ver Capítulo 47).

A transparência ou a turbidez da urina deve ser expressa de maneira semiquantitativa. A turbidez pode ser resultante de excesso de leucócitos, hemácias, células epiteliais, esperma, cilindros, muco, cristais, bactérias ou lipídios na urina. Ocasionalmente, lipidúria e piúria dão uma aparência leitosa à amostra. Em alguns casos, os lipídios fazem com que a parte mais superficial de uma amostra não homogeneizada (sobrenadante) tenha um aspecto turvo. A turbidez pode aumentar se a análise for postergada. Refrigeração e alteração do pH podem causar precipitação de cristais. O aquecimento de amostras refrigeradas propicia um exame mais preciso do sedimento. A urina fresca normal tem um leve odor de amônia, que exacerba com o tempo ou em algumas infecções. Odor de acetona é compatível com cetonúria.

### Densidade urinária e osmolalidade

Após a inspeção visual inicial, a DU é o primeiro e mais importante exame realizado, único teste que pode fornecer informações sobre a função renal. Tecnicamente, a DU é a relação entre o peso da urina e o da água destilada, estimado pelo seu índice de refração, o qual pode ser influenciado pela temperatura, bem como pelo número, pelo tipo e pelo tamanho das moléculas de soluto. Nos refratômetros, os efeitos da temperatura são amenizados pelos mecanismos do aparelho. Os refratômetros veterinários devem ter escalas diferentes para a urina de cães e de gatos, pois seus índices de refração são distintos.[1]

A osmolalidade (ver Capítulos 45 e 67) representa a concentração de solutos, independentemente do tipo de molécula. A DU e a osmolalidade estão intimamente relacionadas, mas esta, que é um indicador mais confiável da capacidade dos rins de concentrar a urina, é o exame recomendado para estimar a concentração urinária nos testes provocativos.[2] Uma molécula de glicose e uma de albumina têm o mesmo efeito osmótico, porém o fato de a proteína ter maior peso molecular resulta em maior influência na DU do que a glicose. Na proporção osmolalidade urinária-osmolalidade plasmática, valores > 1 são compatíveis com capacidade de concentração da urina pelos rins, enquanto valores < 1 indicam a capacidade de diluição pelos rins. Se a DU estiver acima da faixa de leitura do refratômetro, a amostra deve ser diluída na proporção 50:50, com água destilada. O resultado deve, então, ser duplicado, ou seja, o resultado de 1,035 na amostra diluída é igual a 1,070 na amostra não diluída. Não se recomenda fita reagente para aferir a DU.

Não existe um "intervalo de referência" para a DU, visto que rins saudáveis podem produzir urina extremamente diluída ou concentrada, variando de 1,001 a > 1,075. A DU é influenciada pela hidratação, pelo balanço eletrolítico, pela dieta e por variações individuais.[3,4] A administração de líquido, glicocorticoides ou diuréticos reduz a densidade da urina. O conhecimento sobre estado de hidratação, de tratamentos recentes, de proteínas ou glicose na urina, da concentração de ureia nitrogenada no sangue e da concentração sérica de creatinina melhora a qualidade da interpretação do valor da DU.

## ANÁLISE QUÍMICA

### pH

O pH da urina costuma refletir o balanço ácido-base corporal total. Pode ser influenciado pela dieta, pela hora do dia e por doenças. Dieta com alto teor de proteína (p. ex., carne) acidificam a urina, enquanto dieta à base de vegetais ou cereais a alcalinizam (ver Capítulo 185). A urina obtida após a refeição geralmente é alcalina, graças à secreção de ácidos gástricos. A fração da fita reagente que indica o pH da urina estima valor tão próximo quanto 0,5 a 1 unidade, o que é adequado para o uso clínico. O pHmetro pode fornecer resultados mais precisos.[5,6] Os resultados, não obstante o método ou o aparelho utilizado, são mais precisos quando o exame é realizado em amostra de urina fresca. Na urina alcalina, há tendência à formação de cristais de estruvita, enquanto na ácida há tendência à formação de cristais de ácido úrico e cistina. As infecções do trato urinário (ITU) relativamente incomuns, causadas por bactérias produtoras de urease (p. ex., *Staphylococcus aureus*, *Proteus*), alcalinizam a urina. O pH da urina pode indicar que outros resultados do exame talvez não sejam confiáveis (p. ex., resultado positivo no teste da fita reagente para proteína em urina alcalina). A interpretação concomitante do pH da urina no contexto dos resultados de gases sanguíneos, eletrólitos e bicarbonato auxilia na detecção de acidose tubular renal (ver Capítulo 326).

### Proteinúria

A fita reagente indica o conteúdo de proteína, desde a menor concentração detectável, de 10 a 30 mg/d$\ell$ ("traço"), até a maior, de 500 a 2.000 mg/d$\ell$ ("+++") (Figura 72.1). Há maior sensibilidade para albumina do que para globulinas. Animais normais excretam uma quantidade irrelevante de proteína na urina, e os resultados devem ser avaliados levando-se em conta também a DU e o pH. É improvável que uma leitura "+" seja significativa se a DU for alta, mas pode ser relevante se a densidade for baixa (urina diluída). O pH elevado ou a contaminação da urina com desinfetantes pode ocasionar resultado falso-positivo, enquanto resultado falso-negativo é observado quando o pH for baixo ou a urina, diluída. Pode-se indicar a análise quantitativa de proteínas para confirmar a proteinúria observada na fita reagente caso se suspeite de globulinúria ou se o pH estiver alto. A proporção proteína-creatinina urinária (PPCU) é utilizada para determinar com mais precisão o conteúdo de proteínas. Na urina de cães, é recomendada a obtenção da PPCU para confirmar os resultados, sempre que a fita reagente indicar "++" ou acima disso e quando se obtém resultado "+" em amostra com DU < 1,020.[7] O teste do ácido sulfossalicílico (ASS) é uma alternativa semiquantitativa à PPCU.

Em geral, a proteinúria é classificada como pré-renal/extravasamento, renal (glomerular ou tubular) ou pós-renal. A interpretação da proteinúria deve ser realizada considerando também o exame do sedimento. Hemácias e leucócitos indicam anormalidades renais ou pós-renais. A ausência de hemácias e leucócitos indica proteinúria de origem renal (glomerulonefrite, amiloidose). Causas pré-renais patológicas incluem hemólise (hemoglobina), rabdomiólise (mioglobina) ou tumor de plasmócito (imunoglobulinas). As de origem pré-renal funcional incluem exercício extenuante, febre e convulsões.

A proteinúria renal pode ser funcional e transitória (p. ex., inflamação) ou persistente e patológica. A proteinúria glomerular está associada à perda de albumina, que, dependendo da gravidade, pode causar hipoalbuminemia. Túbulos renais lesionados ou doentes, oriundos de defeitos congênitos ou de DRA adquirida (p. ex., síndrome de Fanconi, intoxicação por gentamicina), podem influenciar a reabsorção de proteínas de baixo peso molecular filtradas e de albumina (ver Capítulos 60, 322 e 324 a 328).

A proteinúria pós-renal pode estar associada a processos patológicos que acometem o trato urinário, da pelve renal até a uretra, e o trato genital extraurinário. Algumas condições incluem infecções, inflamações, neoplasias ou urolitíases. A obtenção da urina por cistocentese nas áreas mais terminais do trato urinário evita a contaminação da amostra. A análise quantitativa do sobrenadante, após centrifugação, limita a contribuição das proteínas no exame do sedimento. Hematúria ou piúria não interferem necessariamente na utilidade da PPCU, e proteinúria pode não ser detectada em alguns animais com piúria e bacteriúria significantes.[8-10]

### Glicose e cetonas

#### Glicose

A glicose passa pelo glomérulo e é reabsorvida ativamente nos túbulos proximais (ver Figura 72.1). Quando a capacidade de reabsorção é excedida (concentração de glicose sanguínea > 170 a 180 mg/d$\ell$ em cães e 260 a 310 mg/d$\ell$ em gatos), surge glicose na urina (ver Capítulos 304 e 305). Embora a glicosúria, em geral, decorra de hiperglicemia (diabetes melito, hiperglicemia por estresse, medicamentos), pode haver glicosúria normoglicêmica (glicosúria renal primária, síndrome de Fanconi).

A fita reagente mensura a glicose urinária de maneira confiável, desde que as instruções do fabricante sejam seguidas. Permita que a urina resfriada atinja a temperatura ambiente antes de realizar o teste e faça a leitura dos resultados da glicose no tempo apropriado, após o contato com a urina. A metodologia da fita reagente é baseada na oxidação da glicose. Um exame alternativo, o da redução do cobre (pastilha Clinitest), pode ser útil se o resultado do teste da fita reagente requerer confirmação. Dependendo do fabricante, os resultados dos testes para pesquisa de glicose na urina utilizando fita reagente e pastilha Clinitest são expressos em porcentagem, mg/d$\ell$ ou mmol/$\ell$: 1.000 mg/d$\ell$ (55 mmol/$\ell$; 1%), 500 mg/d$\ell$ (28 mmol/$\ell$; 0,5%) e 100 mg/d$\ell$ (5,5 mmol/$\ell$; 0,1%). A DU se eleva em 0,001 para cada 270 mg/d$\ell$ (15 mmol/$\ell$) de glicose.

#### Cetonas

As cetonas (acetona, acetoacetato e beta-hidroxibutirato) se acumulam quando ocorre um desvio do metabolismo de carboidratos em gordura, como acontece no diabetes melito insulinodependente não tratado (ver Capítulo 142) – surgem na urina quando o limiar renal é excedido. O teste da fita reagente

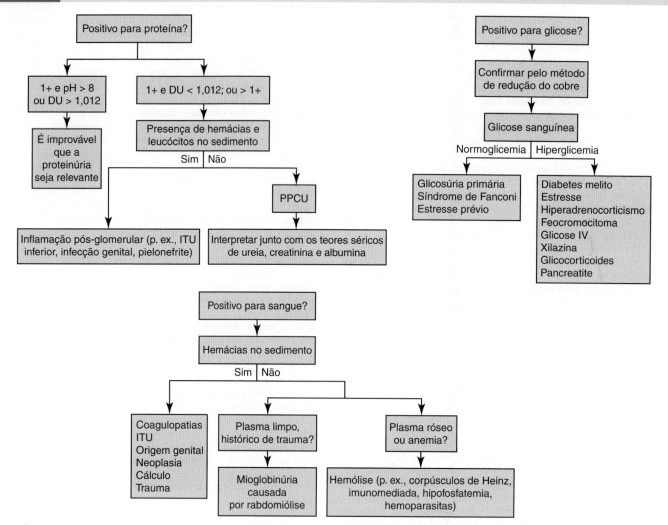

**Figura 72.1** Interpretação de resultados positivos para proteína, glicose e sangue no teste da fita reagente. *PPCU*, proporção proteína-creatinina urinária.

utiliza nitroprussiato, que detecta acetona e acetoacetato, mas não beta-hidroxibutirato. À medida que se trata o diabetes, a síntese de beta-hidroxibutirato diminui, porém sua conversão em acetoacetato pode resultar na permanência ou no aumento da concentração de cetonas mensuradas na urina, o que pode dar a falsa impressão de progressão ou agravamento da doença. Resultado falso-positivo não é comum, porém pode ser constatado em urina fortemente pigmentada pelo uso de captopril ou cisteína. O retardo na análise ou no armazenamento sob refrigeração apropriada pode ocasionar resultado falso-negativo, pois a acetona é volátil. As bactérias que causam ITU podem degradar o acetoacetato. Cetonúria é bastante rara nos casos de jejum, anorexia, vômito ou baixa ingestão de carboidratos. Também é rara em fêmeas lactantes e após exercício extremo.

### Bilirrubina

Bilirrubina é um produto normal da renovação das hemácias, tendo em vista que o grupo heme é liberado no interior de macrófagos do baço e do fígado. Apenas a bilirrubina conjugada (direta) é hidrossolúvel e, portanto, apta a passar pela filtração glomerular. A reação na fita reagente para detecção de bilirrubina na urina se baseia na reação desse pigmento com sais de diazônio. Há disponibilidade de um teste com uso de pastilha mais sensível e confirmatório (Ictotest). A bilirrubina conjugada é sensível à temperatura ambiente e à luminosidade. A concentração diminui quando há liberação de menor quantidade de bilirrubina livre, que é menos solúvel, ou quando a bilirrubina é convertida em biliverdina. O teste da fita reagente para bilirrubina na urina deve ser realizado em amostra não centrifugada, pois a bilirrubina pode adsorver precipitados de cálcio. A sensibilidade do teste diminui quando há ácido ascórbico. A clorpromazina pode ocasionar resultado falso-positivo.

Espera-se bilirrubinúria com hiperbilirrubinemia quando ocorre destruição de hemácias (hemólise), na doença intra-hepática, na colestase e na obstrução biliar (ver Capítulo 53). Em cães, como o limiar renal para bilirrubina é baixo, esse pigmento pode ser detectado na urina antes de a hiperbilirrubinemia evidente se instalar. Os rins dos cães sintetizam bilirrubina, portanto nem toda ela é derivada do sangue. Baixa concentração de bilirrubina, porém detectável, pode ser identificada em amostra de urina concentrada de cães machos saudáveis. A bilirrubinúria em gatos é relevante.

### Sangue (hematúria, hemoglobinúria, mioglobinúria)

Na fita reagente, a detecção de sangue na urina se baseia na atividade da pseudoperoxidase do grupo heme, que reage com peróxido orgânico (ver Figura 72.1). A detecção de hematúria, hemoglobinúria ou mioglobinúria ocorre em nível não aparentemente visto. A sensibilidade desse teste é de 5 a 20 hemácias/$\mu\ell$, comparada com 2.500 hemácias/$\mu\ell$ necessárias ao reconhecimento visual. A fita reagente detecta hemácias íntegras (hematúria), hemoglobinúria e mioglobinúria. Quando há hemácias sem hemoglobina livre, as alterações de cor na fita são irregulares. Para a detecção, as hemácias íntegras devem ser suspensas, e a urina não homogeneizada pode apresentar resultado falso-negativo. É possível constatar resultado falso-positivo em amostra de urina contaminada com produtos de limpeza, como hipoclorito, alvejante e peróxido. A avaliação do resultado da fita reagente quanto a sangue deve considerar o valor da DU, os achados no sedimento urinário, a aparência do soro e as atividades de enzimas musculares. Hematúria é comum, hemoglobinúria é menos comum e mioglobinúria é rara.

A hematúria pode decorrer de sangramento no trato urinário ocasionado por trauma (cistocentese), urolitíase, inflamação, infecção, neoplasia ou coagulopatia (ver Capítulo 47). É recomendada a confirmação por meio do exame do sedimento. Fontes extraurinárias (genitais) de sangramento são possíveis. A hemoglobina pode estar presente na urina como resultado de uma hemoglobinemia (hemólise intravascular) ou hemólise em urina diluída ou alcalina. A hemoglobina surge na urina quando a capacidade de ligação com a haptoglobina do plasma é excedida e os mecanismos de reabsorção tubular renal são sobrecarregados. A mioglobinúria pode ocorrer caso haja algum trauma, isquemia ou necrose muscular (ver Capítulo 354).

A centrifugação da urina e a comparação com a urina não centrifugada e com o sobrenadante podem ajudar na confirmação de hemácias intactas para explicar os resultados positivos. A hemoglobinúria decorrente de hemólise intravascular resulta em plasma róseo, enquanto, no caso de mioglobinúria, o plasma é mais claro. Evidências de parasitas, esferócitos, células-fantasma ou corpúsculos de Heinz no esfregaço de sangue periférico sustentam a hipótese de hemólise intravascular como causa de hemoglobinúria. Quando a urina apresenta alteração de cor graças à mioglobina, ela pode ser descrita como vermelha/amarronzada, em vez de rósea/avermelhada. Na mioglobinúria, espera-se aumento na atividade sérica de creatinoquinase e/ou na atividade de aspartato aminotransferase (ver Capítulos 65 e 66). Hemoglobinúria sem icterícia sugere doença hemolítica aguda. No entanto, quando associada à hiperbilirrubinemia, é sugestiva de hemólise crônica. Notam-se discrepâncias quando se comparam os resultados obtidos no teste de fita-reagente com aqueles do exame do sedimento urinário, por diversas.

### Leucócitos

A fração da fita reagente para pesquisa de leucócitos não é sensível, tampouco específica, para leucócitos na urina de gatos. Já na urina de cães o teste é específico, porém não sensível. Em cães, o resultado positivo tem boa correlação com bacteriúria (urocultura positiva).[11]

## EXAME MICROSCÓPICO DO SEDIMENTO

### Considerações gerais

O sedimento urinário deve ser examinado quanto a hemácias, leucócitos, células epiteliais, cilindros, cristais e microrganismos, componentes que podem se depositar no fundo do tubo e não serem notado, a não ser que a amostra seja homogeneizada antes do exame. A utilidade do exame do sedimento é maior quando são observadas anormalidades macroscópicas, porém os elementos tendem a se deteriorar caso o exame de urina seja adiado.[12,13] O ideal é a pronta avaliação. O exame do sedimento requer competência técnica, equipamentos apropriados e protocolos padronizados (volume específico a ser centrifugado etc.), a fim de fornecer informações confiáveis e consistentes.[11,14] Os protocolos variam entre os laboratórios, e cada um deles deve estabelecer intervalos de referências independentes. O envio de amostra de um volume consistente de urina, de 5 m$\ell$, é o ideal para identificar os elementos da urina – às vezes não é possível obter esse volume de urina em animais pequenos. Caso não seja possível obter 5 m$\ell$ de urina, um registro preciso dos volumes centrifugado e ressuspenso, junto com o número de campos microscópicos, de pequeno aumento ou de grande aumento, além do volume sob a lamínula, possibilita o cálculo estimado da concentração, por m$\ell$, dos elementos presentes no sedimento. Maiores volumes centrifugados associados a menores volumes ressuspensos aumentam a sensibilidade da técnica. Em geral, os cilindros são relatados por campo, em pequeno aumento – apesar de também serem visualizados em grande aumento, para uma identificação precisa –, e os elementos celulares, por campo, em grande aumento. A coloração dos sedimentos pode ajudar na identificação de alguns elementos, mas também pode diluir e alterar as mensurações semiquantitativas. Pode-se colocar uma gota de sedimento não corado e uma gota corada, na mesma lâmina, para efeito de comparação.

### Hematúria

Um pequeno número de hemácias costuma ser observado na urina de cães e gatos normais. As menores quantidades de hemácias são vistas nas amostras colhidas por micção espontânea. As amostras obtidas por cistocentese em cães e gatos saudáveis geralmente apresentam menos hemácias do que aquelas obtidas por meio de sonda. A compressão manual da bexiga pode ser traumática e se tornar uma fonte de hemácias. Deve-se avaliar o resultado da fita reagente considerando também o exame do sedimento e a DU (ver Figura 72.1). Durante a análise do sedimento, as hemácias não coradas aparecem como discos bicôncavos anucleados amarelo-pálidos. As hemácias podem estar contraídas e crenadas na urina concentrada ou inchadas e rompidas – e, portanto, ausentes – na urina diluída ou alcalina. As hemácias podem ser diferenciadas de outros elementos arredondados, de gotículas de lipídios ou de fungos, por seu tamanho uniforme. As gotículas de lipídios tendem a flutuar na superfície da amostra e permanecem em diferentes planos focais. A hematúria pode ser visível ou observada apenas no exame microscópico. Existem várias causas para a presença de hemácias (ver Capítulo 47).

### Piúria

Um pequeno número de leucócitos é comum na urina de cães e gatos saudáveis, com uma proporção leucócitos-hemácias em torno de 1:1. Os neutrófilos são os leucócitos mais comuns, reconhecidos pelo seu tamanho (1,5 a 2 vezes o tamanho das hemácias), por citoplasma granular e pelo núcleo lobulado distinto. Sua morfologia pode variar, dependendo do pH e da DU, o que às vezes dificulta a diferenciação entre neutrófilos e linfócitos, monócitos ou células do epitélio tubular. Os leucócitos se encolhem na urina concentrada e incham ou se rompem na urina diluída ou alcalina. As características nucleares podem ser realçadas por corantes de sedimento ou pelo clareamento com solução de ácido acético glacial 2 a 10%. O número de leucócitos por campo, em grande aumento, pode ser um pouco maior em amostras normais obtidas por meio de sonda urinária ou por micção espontânea, quando comparado com as obtidas por cistocentese.

Um grande número de leucócitos é compatível com inflamação (infecciosa ou não infecciosa) e, em geral, acompanhado por algum grau de hematúria e/ou proteinúria. A presença de várias bactérias, juntamente com leucócitos, é compatível com infecção ativa. O fato de não haver bactérias não exclui a possibilidade de infecção, daí a recomendação de urocultura para amostra de urina com piúria. Causas não infecciosas de piúria incluem neoplasias e urólitos. Espera-se que um tratamento recente com antibiótico elimine as bactérias do sedimento e resulte em urocultura negativa. Bactérias podem ser observadas sem a presença de leucócitos em animais imunodeprimidos ou como contaminantes em amostras armazenadas ou transportadas de maneira inapropriada.

### Células epiteliais

#### Células de túbulos renais

São arredondadas, com núcleo central arredondado e citoplasma granular. Seu tamanho pode ser semelhante ao de leucócitos ou até quatro vezes maior. A menos que incorporadas aos cilindros, essas células podem ser difíceis de identificar. Células colunares com borda em escova se originam nos túbulos proximais.

### Células epiteliais de transição
Elas revestem o trato urinário, desde a pelve renal até a uretra, têm citoplasma granular e se apresentam isoladas ou em aglomerados. Geralmente, são do mesmo tamanho ou maiores que os leucócitos, maiores que as células dos túbulos renais e menores que as células do epitélio escamoso. Podem ser redondas, ovais, caudatas, fusiformes ou poliédricas. Um grande número dessas células indica inflamação, mas também se pode suspeitar de abrasões mecânicas, neoplasias e outras causas.

### Células epiteliais escamosas
São comuns, em pequeno número, em amostra de urina obtida por micção espontânea ou naquela coletada por cateterização. Trata-se de células oriundas da uretra ou da vagina, grandes e achatadas, poligonais delgadas, sem núcleo ou com núcleo excêntrico pequeno e denso. Podem estar presentes como células individuais ou agrupadas. As células epiteliais escamosas contorcidas devem ser cuidadosamente diferenciadas de cilindros.

### Células neoplásicas
Pode ser difícil diferenciar aglomerados de células epiteliais de transição hiperplásicas daquelas de carcinoma. O exame citológico de esfregaço fixado e corado pode ajudar a identificar algum critério de malignidade (ver Capítulo 351). Cateterização, lavagem da bexiga e centrifugação da urina em citocentrífuga podem auxiliar na obtenção de células neoplásicas para o exame citológico. Contudo, é necessário o exame histológico de amostra obtida por biopsia tecidual para confirmar o diagnóstico de neoplasia.

### Bactérias
No sedimento urinário, observam-se tanto cocos quanto bacilos – os cocos em cadeias são relativamente fáceis de identificar. Embora a urina normal seja estéril, as amostras podem conter bactérias advindas da parte final da uretra ou do trato genital, quando colhidas por micção espontânea ou por cateterização. É comum o aparecimento de um pequeno número de bactérias oriundas da uretra ou de áreas genitais, em amostras frescas colhidas por cateterização ou micção espontânea. O atraso no exame ou a ausência de conservante pode resultar em uma proliferação significativa de bactérias. Portanto, quando há um grande número de bactérias sem a presença de leucócitos, deve-se suspeitar de contaminação. É possível haver um resultado falso-positivo quando se identificam, erroneamente, restos celulares, gotículas de lipídios ou pequenos cristais amorfos como sendo bactérias, ou se o corante estiver contaminado.[15,16] A identificação de bactérias no sedimento urinário pode ou não ser relevante, e o fato de não haver não exclui sua presença. Um grande número de bactérias em amostras colhidas por cistocentese, ou em amostras frescas ou preservadas colhidas por meio de cateter, sugere ITU, em particular quando acompanhado de piúria. Recomenda-se urocultura para confirmar ITU. Bactérias observadas no sedimento – sem, porém, crescimento na cultura – ocorrem em amostras de urina armazenadas contaminadas quando há bactérias inviabilizadas pelo método de preservação ou após tratamento recente com antibiótico.

## Cilindrúria (cilindros)

### Considerações gerais
Materiais acumulados nos túbulos podem ser excretados com esse formato, ou seja, parecendo pequenos tubos chamados cilindros. Os cilindros costumam ser compostos de células e mucoproteínas (Tamm-Horsfall) oriundas da alça de Henle, dos túbulos distais e dos túbulos coletores. Os moldes de qualquer uma dessas áreas são cilíndricos, têm lados paralelos e bordas arredondadas, quadradas, irregulares ou cônicas. Sua largura depende do diâmetro do túbulo em que foram formados – cilindros mais largos geralmente são formados nos ductos coletores ou em túbulos dilatados. A base para a classificação dos cilindros envolve todos os materiais agregados às mucoproteínas e excretados e identificados juntos com o cilindro, como células. O tempo que o cilindro permanece no lúmen do túbulo pode levar à degeneração do material aprisionado, alterando sua estrutura e classificação. Um pequeno número de cilindros hialinos ou granulares pode ser observado na urina de pacientes saudáveis, mas não os celulares (células epiteliais, leucócitos).

### Cilindros hialinos
Os cilindros hialinos são quase completamente compostos de mucoproteína de Tamm-Horsfall, incolores, homogêneos, quase transparentes quando não corados e têm bordas arredondadas. A coloração pode auxiliar na sua identificação. Eles estão associados à proteinúria renal ou fisiológica. Um pequeno número de cilindros hialinos (p. ex., até dois por campo, em pequeno aumento) pode ser observado na urina normal moderadamente concentrada.

### Cilindros serosos, gordurosos, granulares e de células epiteliais
Os cilindros serosos, gordurosos, granulares e de células epiteliais podem representar diferentes estágios de um mesmo processo, a degradação das células epiteliais dos túbulos renais no interior do cilindro. Cilindros de células epiteliais contêm células do epitélio tubular que se desprenderam da membrana basal. Sua aparência é similar à das células epiteliais tubulares livres. Como é difícil classificar células degeneradas, no laudo, a classificação pode ser um tanto quanto vaga, como "cilindros celulares". Cilindros de material granular podem conter produtos da degradação celular, em vez de células. Essa característica pode indicar a duração, em vez da gravidade da lesão tubular. Os cilindros de células epiteliais indicam lesão/necrose tubular renal relevante, causada por isquemia, inflamação ou toxinas.

Alguns cilindros são relatados como "granulares" graças ao conteúdo granular opaco e, adicionalmente, classificados de acordo com o tamanho do grânulo: grosseiro ou fino. O tamanho dos grânulos provavelmente representa diferentes estágios de degeneração celular e não tem significância. Restos de células necrosadas oriundos do epitélio do túbulo renal também podem estar presentes. Alguns poucos cilindros granulares (p. ex., um ou dois por campo, em pequeno aumento) às vezes são notados na urina de animais saudáveis. Cilindros gordurosos, cujas origem e importância são as mesmas dos granulares, contêm gotículas de lipídios refrativas derivadas do citoplasma celular degenerado. Cilindros cerosos são incolores, homogêneos, extremamente refrativos, parecem "encerados" e apresentam irregularidades quebradiças ou pontiagudas, podendo ter aparência um tanto quanto torcida e ser relativamente estáveis em urina alcalina ou diluída. Os cilindros cerosos são granulares em estágio final de degeneração. Sua presença sugere um longo período no lúmen dos túbulos e lesão tubular e/ou estase urinária prévia. Em geral, são observados em animais com DRC.

### Cilindros leucocitários
Os cilindros leucocitários, compostos de mucoproteína de Tamm-Horsfall e leucócitos, indicam inflamação tubular e intersticial. Como às vezes é difícil diferenciar cilindros leucocitários dos de células epiteliais, eles podem ser descritos como "cilindros celulares". A coloração pode auxiliar a identificar o núcleo dos neutrófilos, permitindo a distinção de cilindros leucocitários, talvez de origem renal, em um filamento de muco contendo fileiras de leucócitos livres na urina, provavelmente do trato urinário inferior. Após a degeneração, os cilindros leucocitários se tornam granulares. Pode ocorrer inflamação tubular sem cilindros leucocitários. Uma mistura de cilindros leucocitários e de células epiteliais pode ser observada após necrose tubular aguda.

### Cilindros de hemácias
Os cilindros eritrocitários são raros, de cor vermelho-laranja-amarelada e frágeis. Sua presença indica sangramento nos néfrons. Quando a amostra de urina contém sangue, os cilindros eritrocitários devem ser diferenciados de agregados de eritrócitos por meio da visualização da estrutura da mucoproteína.

### Cilindros largos
Cilindros largos são muito maiores do que os outros, mas representam qualquer um dos descritos. Seu maior diâmetro sugere a formação durante estase urinária, no lúmen dos ductos coletores ou de túbulos dilatados. Geralmente são cerosos. Embora os cilindros largos impliquem um distúrbio grave, eles também podem indicar recuperação à medida que a urina começa a fluir novamente, após um período de oligúria.

### Cilindros pigmentados
Os cilindros podem se tornar pigmentados, com hemoglobina marrom-dourada, conforme os eritrocitários se degeneram. O pigmento pode ser a bilirrubina, amarelo ou marrom-dourado, em animais com bilirrubinúria.

### Cilindros bacterianos
Os cilindros bacterianos são incomuns e difíceis de diferenciar dos granulares mais comuns. Coloração de Gram ou citológica pode ajudar na detecção de cilindros preenchidos por bactérias. Sua presença é compatível com infecção bacteriana tubular grave.

## Cristalúria

### Considerações gerais
Cristais de estruvita, fosfato amorfo e oxalato costumam ser observados na urina de animais saudáveis. Cristais de urato, de cistina ou com grande quantidade de oxalato de cálcio geralmente são anormais (ver Capítulos 331 e 332). Alguns cristais são indicativos de doenças relevantes ou de anormalidade metabólica, enquanto outros podem fornecem informações preliminares a respeito da estrutura dos urólitos, quando presentes. Os cristais se formam em urina excessivamente saturada. Alguns fatores que influenciam na detecção de cristais na urina incluem DU, temperatura, tempo até o exame, pH e dieta.[17] A refrigeração induz a formação de cristais e não indica cristalúria *in vivo*. As amostras de urina destinadas ao exame do sedimento devem ser reaquecidas antes da análise. O pH da urina é importante, pois alguns cristais necessitam de certo pH para sua formação. Na verdade, alterações *in vitro* de pH podem tornar mais fácil a detecção de certos cristais e auxiliar na identificação de cristais não usuais, assim como no histórico medicamentoso, visto que alguns são resultado da precipitação de fármacos ou de seus metabólitos. Os cristais urinários mais comuns em animais de companhia são facilmente reconhecidos pela forma, pelo tamanho, pela cor e pelo pH da amostra.

### Cristais de bilirrubina
Os cristais de bilirrubina podem ser achados normais em urina concentrada e em grande quantidade nos casos de bilirrubinúria significante.

### Cristais de oxalato de cálcio
Os cristais de oxalato de cálcio são encontrados na forma di-hidratada e monoidratada. Os cristais di-hidratados podem ser encontrados na urina de cães e gatos saudáveis e de animais com urólitos de oxalato de cálcio. Os cristais monoidratados se formam quando há hipercalciúria ou hiperoxalúria (intoxicação por etilenoglicol, dieta com alto teor de oxalato).[18]

### Cristais de fosfato de cálcio
Os cristais de fosfato de cálcio podem ser amorfos ou em forma de agulhas. Os primeiros podem se diferenciar de cristais de xantina e de urato amorfo de aparência semelhante com base no pH, na solubilidade em ácido ou álcali e na suscetibilidade ao calor. Os cristais de fosfato de cálcio são muito observados, às vezes em grande número, na urina de animais saudáveis. Eles também podem estar presentes junto com urólitos de oxalato/fosfato de cálcio ou de estruvita.

### Cristais de colesterol
Os cristais de colesterol são inespecíficos, por vezes observados em cães saudáveis e provavelmente oriundos de membranas celulares em degeneração. Há relato de associação entre esses cristais e proteinúria e hipercolesterolemia (p. ex., síndrome nefrótica).

### Cistinúria
A cistinúria é uma anormalidade hereditária relatada nas raças Scottish Deerhound, Terra Nova, Buldogue Inglês, Chihuahua, Dachshund, Mastiff, Bullmastiff, American Staffordshire Terrier e em cães sem raça definida. Cães com urólitos de cistina são muito menos comuns do que com cristais desse material. Cristais que se assemelham à cistina podem ser formados por estruvita ou ácido úrico (ver Capítulo 331).

### Fármacos
Fármacos relacionados com a formação de cristais incluem sulfonamidas, ampicilina e contrastes radiográficos. Outros podem predispor à formação de cristais.

### Cristais de fosfato de amônio magnesiano (estruvita)
Os cristais de fosfato de amônio magnesiano (estruvita) são comuns em cães e gatos saudáveis. Eles também são observados em animais com urólitos de estruvita, outros urólitos, e naqueles com outras doenças do trato urinário. ITU por bactérias produtoras de urease podem ser uma fonte de amônia (ver Capítulos 331 e 332).

### Cristais de tirosina
Os cristais de tirosina são raramente vistos em pessoas com doença hepática ou aminoacidúria, bem como na urina de cães e gatos.

### Cristais de urato
Os cristais de urato podem ser encontrados como uratos amorfos ou biuratos. A forma amorfa pode estar presente na urina de cães e gatos normais, ao passo que os de biurato podem ser observados em cães Dálmata e Buldogue Inglês saudáveis. Eles também são observados nos casos de insuficiência hepática, *shunt* portossistêmico (hiperamonemia) e junto com urólitos de urato de amônia.

### Cristais de ácido úrico
Os cristais de ácido úrico são vistos nas mesmas circunstâncias que os de urato amorfo e os de biurato de amônio.

### Xantinas
Os cristais de xantina se assemelham em aparência aos de urato amorfo e de biurato de amônio. Eles estão presentes na urina como consequência da terapia com alopurinol. Raramente também são vistos junto com urólitos de xantina em gatos e como consequência de uma anormalidade hereditária em cães Cavalier King Charles Spaniel.[19]

## REFERÊNCIAS BIBLIOGRÁFICAS

*As referências bibliográficas deste capítulo se encontram online no Ambiente de Aprendizagem.*

# CAPÍTULO 73

# Concentrações de Eletrólitos na Urina

Steven Epstein

## INTRODUÇÃO

A mensuração das concentrações urinárias de sódio (Na+), potássio (K+) e cloreto (Cl-) não é frequentemente utilizada em medicina veterinária. A interpretação da concentração de eletrólitos na urina está embasada no que é "apropriado" às condições fisiológicas daquele paciente, visto que não existe uma faixa de variação normal que se aplique a todos os pacientes. O conhecimento da concentração de eletrólitos na urina pode auxiliar na determinação da etiologia de uma anormalidade eletrolítica sérica e de alguns desequilíbrios do metabolismo ácido-base. Amostras de urina obtidas aleatoriamente podem ser adequadas. Em relação a alguns distúrbios, pode-se aumentar a importância das concentrações de eletrólitos na urina quando os resultados são interpretados considerando a osmolalidade ou a concentração de creatinina na urina.

## ANORMALIDADES RELACIONADAS AO SÓDIO (NA+)

### Considerações gerais sobre o *clearance* urinário de água livre

As anormalidades na concentração sérica de Na+, também denominadas disnatremias, estão associadas ao aumento da taxa de mortalidade hospitalar.[1,13] A gravidade da disnatremia está relacionada com maior taxa de mortalidade, mas não se sabe se isso, por si só, tem relação com a concentração de Na+ ou com a doença primária que causou disnatremia.[1,13] A identificação da causa de disnatremia é muito útil para a assistência ao paciente. Associar o *clearance* (ou depuração) urinário de água livre com a concentração urinária de Na+ ou a excreção fracionada de sódio (Ef$_{Na}$) pode auxiliar na determinação da causa de hiponatremia ou hipernatremia.

O *clearance* urinário de água livre, determinado com base nos cátions presentes na urina, em detrimento da osmolalidade, pode propiciar uma representação mais precisa do equilíbrio de água nas disnatremias.[2] Quando ele é negativo, os rins estão conservando (ou retendo) água; quando positivo, os rins estão excretando água livre.[3] O exame de urina obtida aleatoriamente pode fornecer uma ideia imediata de como os rins do paciente estão regulando o *clearance* de água livre durante o tempo em que a urina foi produzida. Caso tenha sido colocada uma sonda urinária, uma amostra colhida com ela pode representar a atual regulação renal da água livre. Uma amostra obtida de um sistema de coleta fechado durante um período de tempo específico pode fornecer uma avaliação média a partir do momento que o sistema foi esvaziado pela última vez. O volume de urina de um sistema de coleta fechado pode ser multiplicado pelo *clearance* urinário de água livre de modo a fornecer um volume calculado de água livre excretada ou conservada pelos rins. Esse volume pode ser adicionado ao protocolo de fluidoterapia para fazer com que a concentração sérica de Na+ retorne ao normal.

O *clearance* de água livre é determinado primariamente pela quantidade de água ingerida e pela quantidade de hormônio antidiurético (ADH) liberado (Boxe 73.1).[4] A regulação primária da liberação do ADH envolve o aumento da tonicidade do plasma, sendo seu principal componente a concentração de Na+. À medida que a tonicidade do plasma se eleva, o ADH é secretado e o *clearance* urinário de água livre se torna negativo. Se o plasma estiver hipotônico em razão de uma doença ou de ingestão de água, a secreção de ADH é inibida e o *clearance* urinário de água se torna positivo. O ADH também pode ser secretado em resposta à redução de pressão sanguínea ou à diminuição do volume de sangue circulante. Uma grande redução na pressão sanguínea (10 a 15 mmHg) estimula a secreção de ADH, com retenção de água livre, para restabelecer o volume e a pressão (liberação não osmótica de ADH). O resultado desse esforço para a conservação de água é a elevação do volume sanguíneo e, como consequência, a diminuição da concentração de Na+. Esses cenários envolvendo a liberação de ADH são fisiológicos e considerados apropriados. Contudo, algumas vezes, o ADH é secretado de maneira inapropriado. Exemplos de condições associadas à secreção inapropriada de ADH incluem hipoadrenocorticismo, hipotireoidismo e síndrome da secreção inapropriada de ADH (SSIADH; Boxe 73.2), que estão associadas a baixa concentração sérica de Na+ e *clearance* de água livre negativo.

Além do uso para o cálculo do *clearance* urinário de água livre, a concentração urinária de Na+ também podem ser útil na avaliação do volume sanguíneo. Os rins respondem à menor

---

**Boxe 73.1** Cálculo do *clearance* urinário de água livre

*Clearance* urinário de água livre (%)

$$= 1 - \frac{[Na^+] \text{ na urina} + [K^+] \text{ na urina}}{[Na^+] \text{ no soro}}$$

Os três valores devem ter as mesmas unidades.

---

**Boxe 73.2** Causas potenciais da síndrome da secreção inapropriada de hormônio antidiurético (ADH)

Anormalidades vasculares no cérebro
   Lesão cerebral traumática
   Hemorragia subaracnoide
   Acidente vascular cerebral isquêmico
Produção neoplásica de ADH
Doenças pulmonares
Estado emocional
   Distúrbios neuropsiquiátricos
   Dor
   Náuseas
Medicamentos
   Amitriptilina
   Carbamazepina
   Ciclofosfamida
   Ocitocina
   Vasopressina

perfusão sanguínea conservando ambos, Na⁺ e água, a fim de expandir o volume de líquido extracelular (LEC), em parte pela ativação do sistema renina-angiotensina-aldosterona. Quando a aldosterona é secretada, os rins podem conservar sódio de tal forma que, em hipovolemia, a concentração urinária de Na⁺ pode ser < 20 mEq/ℓ, podendo chegar a 1 mEq/ℓ.[5] Valores entre 20 e 40 mEq/ℓ são suspeitos, enquanto > 40 mEq de Na⁺/ℓ indicam que os rins estão considerando normal o volume sanguíneo. Exceções seriam as condições em que há prejuízo ao controle renal de Na⁺, como acontece na DRC ou na hipoperfusão seletiva renal ou glomerular.[5] Acredita-se que a determinação da $Ef_{Na}$ (Boxe 73.3) possa ajudar a diferenciar azotemia pré-renal de doença renal aguda (DRA). $Ef_{Na}$ < 1% é compatível com hipovolemia, e > 1%, com DRA.[6] No entanto, evidências recentes sugerem que esse método não é infalível e que $Ef_{Na}$ < 1% também tem sido associada a DRA, fluidoterapia e uso de fármacos vasoativos ou diuréticos.[7]

## Hiponatremia

### Considerações gerais e definições

A hiponatremia é comum e, quando documentada, deve ser classificada como verdadeira ou pseudo-hiponatremia causada por hiperlipidemia, hiperproteinemia, hiperglicemia ou administração de manitol.[1,8] Nesta discussão, não se considera a pseudo-hiponatremia. A hiponatremia associada à redução do clearance de água livre envolve uma anormalidade tanto na produção de água livre na alça de Henle/túbulos distais quanto no aumento da retenção de água causado por secreção de ADH nos ductos coletores.[9]

### Clearance de água positivo versus negativo

Quando se pensa em diagnósticos diferencias para hiponatremia, deve-se avaliar o clearance de água livre. Se ele for positivo, considera-se um controle apropriado de água. Esse acúmulo excessivo de água provavelmente se deve à ingestão – voluntária ou por tubo de alimentação – ou à terapia IV com solução hipotônica. Já o clearance de água livre negativo pode indicar controle renal inapropriado de água. Para esclarecer se o controle renal de água é apropriado ou não, deve-se avaliar o volume do LEC. A hiponatremia pode estar associada à hipovolemia, normovolemia ou hipervolemia, tornando importante a avaliação do volume, considerando a concentração urinária de Na⁺ e o clearance de água livre (Figura 73.1).

### Hipovolemia

Um paciente com hipovolemia e função renal apropriada deve apresentar alta concentração de aldosterona, clearance negativo de água livre e concentração urinária de Na⁺ < 20 mEq/ℓ. Caso se confirmem esses resultados, é preciso considerar a perda extrarrenal de líquido como causa da hipovolemia. Isso provavelmente está mais associado à perda gastrintestinal ou cutânea causada por queimaduras e à liberação não osmótica de ADH associada. Se o conteúdo de Na⁺ na urina for > 20 mEq/ℓ, talvez a hipovolemia seja secundária à perda renal em razão de doença renal, administração de diurético, administração de bloqueador de receptores da angiotensina ou deficiência de mineralocorticoides (doença de Addison).

### Normovolemia

Quando o paciente é considerado normovolêmico e com concentração urinária de Na⁺ < 20 mEq/ℓ, junto com clearance

---

**Boxe 73.3** Cálculo da excreção fracionada de sódio

$$Ef_{Na} (\%) = 100 \times \frac{[Na^+]\text{ na urina} \times [\text{creatinina}]\text{ no plasma}}{[Na^+]\text{ no plasma} \times [\text{creatinina}]\text{ na urina}}$$

---

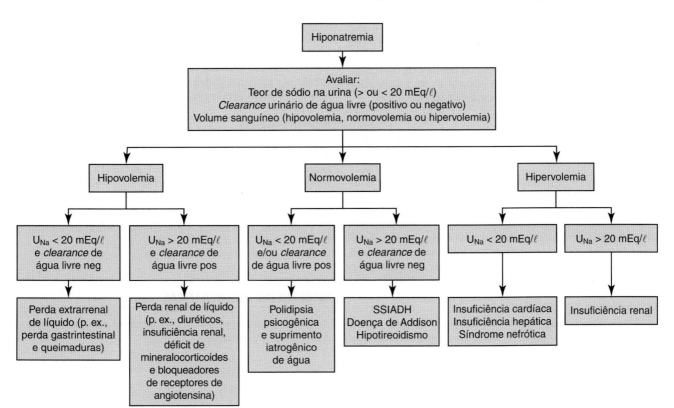

**Figura 73.1** Algoritmo para a detecção da causa de hiponatremia, com base nas concentrações de eletrólitos na urina. Neg, negativo; Pos, positivo; U, urina.

> **Boxe 73.4** Causas de perda de água
>
> Perda de água insensível
>   Queimaduras
>   Trato respiratório
> Perda renal
>   Diabetes insípido (central ou nefrogênico)
>   Diuréticos osmóticos (hiperglicemia, manitol)
> Perda gastrintestinal
>   Lactulose
>   Carvão ativado, com sorbitol
>   Diarreia infecciosa

> **Boxe 73.5** Cálculo do gradiente transtubular de potássio
>
> Gradiente transtubular de potássio
> $$= \frac{[\text{potássio}]\text{ urinário} \times \text{osmolalidade do plasma}}{\text{Osmolalidade da urina} \times [\text{potássio}]\text{ do plasma}}$$

positivo de água livre, deve-se avaliar o histórico de poliúria/polidipsia, que, na ausência de qualquer suprimento iatrogênico de água, indica polidipsia psicogênica como causa de PU/PD. Normovolemia, $Na^+$ urinário > 20 mEq/ℓ e *clearance* negativo de água livre são compatíveis com SSIADH, hipotireoidismo ou déficit de glicocorticoides. O diagnóstico de SSIADH é baseado nos achados mencionados e na exclusão de hipotireoidismo e doença de Addison.

### Hipervolemia

Pacientes com hipervolemia que tenha volume do LEC expandido e concentração urinária de $Na^+$ < 20 mEq/ℓ provavelmente apresentam insuficiência cardíaca e hepática ou síndrome nefrótica. Se o teor de $Na^+$ na urina for > 20 mEq/ℓ, é mais provável haver uma doença renal intrínseca.

## Hipernatremia

### Considerações gerais

A hipernatremia se instala após alto consumo de $Na^+$ ou, com mais frequência, perda de água. Caso persistente, pode decorrer de uma inabilidade para consumir quantidades adequadas de água em razão de falta de sede ou de falha ao ingerir o líquido. A falha ao beber pode ser causada por doenças metabólicas, alterações da condição mental, adipsia congênita ou déficit de água – por exemplo, quando se institui o protocolo NPO (*Nil per os* = nada pela via oral) em alguns pacientes hospitalizados. Assim como acontece na hiponatremia, a verificação da volemia, da concentração urinária de $Na^+$ e do *clearance* urinário de água livre pode ajudar a incluir ou excluir possíveis causas da hipernatremia.

### Hipervolemia

Geralmente, em pacientes com hipervolemia, o que causa hipernatremia é o ganho de sódio. A concentração urinária de $Na^+$ costuma ser > 100 mEq/ℓ, e o *clearance* de água livre é negativo.[10] As causas incluem hiperaldosteronismo, hiperadrenocorticismo, administração de soluções hipertônicas – bicarbonato de sódio, nutrição parenteral total, cloreto de sódio 7,2% –, diálise ou ingestão excessiva de solução hipertônica, como substitutos do leite. Pacientes com insuficiência renal submetidos à reposição IV de líquido estão sob risco de desenvolver hipernatremia em razão da limitada capacidade renal de conservação de água livre e do excesso de sódio administrado por fluidoterapia.

### Normovolemia ou hipovolemia

Nesses pacientes, é mais provável que a hipernatremia se dê em decorrência da perda de água. As causas potenciais estão listadas no Boxe 73.4. Para auxiliar na diferenciação dessas condições, o *clearance* de água livre é avaliado junto com o volume urinário. Se ele for negativo e o volume urinário, baixo, é provável que haja uma perda extrarrenal de líquido hipotônico (gastrintestinal ou perda insensível). Se ele for negativo, mas o volume de urina estiver alto, provavelmente há uma fonte renal de perda de líquido hipotônico (glicosúria, diurese pós-obstrução, administração de manitol). *Clearance* de água livre positivo sugere baixo estímulo do ADH aos rins, tanto por carência de secreção (diabetes insípido central) quanto pela falta de sensibilidade renal (diabetes insípido nefrogênico).

## ANORMALIDADES RELACIONADAS AO POTÁSSIO ($K^+$)

### Gradiente transtubular de potássio

A concentração urinária de $K^+$ pode ser útil para determinar a causa de hipopotassemia ou hiperpotassemia. Em geral, mensurações pontuais da concentração urinária de $K^+$ não são úteis, mas saber o gradiente transtubular de potássio (GTTK) pode ser importante (Boxe 73.5). Essa fórmula é relevante apenas quando a concentração urinária de $Na^+$ for > 25 mEq/ℓ, assegurando que a taxa de liberação renal de $Na^+$ não seja limitada.[11] Pessoas saudáveis, em geral, apresentam valor de GTTK de 8 a 9. Não foram estabelecidos valores para cães e gatos.

### Hipopotassemia

De modo geral, a hipopotassemia é resultado de ingestão inadequada, do aumento da entrada nas células e da perda gastrintestinal ou renal de $K^+$. O GTTK pode auxiliar a diferenciar perda renal (GTTK > 3) de outras causas (GTTK < 3).[12] Perda urinária elevada costuma estar associada ao uso de diurético, à sucção por tubo nasogástrico, à administração de anfotericina B, ao excesso de mineralocorticoides ou à hipomagnesemia.

### Hiperpotassemia

A hiperpotassemia é decorrente de três causas principais: maior ganho de $K^+$ (oral ou IV), transferência transcelular e menor excreção urinária de $K^+$. Animais com causas extrarrenais de hiperpotassemia apresentam GTTK < 7, indicando secreção renal anormal de $K^+$. Valores > 7 indicam ingestão excessiva ou maior transferência transcelular.[11] A menor excreção renal de $K^+$ pode estar associada à insuficiência renal, à diminuição do fluxo renal tubular distal causada pela redução do volume sanguíneo circulatório efetivo ou ao hipoaldosteronismo.

## REFERÊNCIAS BIBLIOGRÁFICAS

*As referências bibliográficas deste capítulo se encontram online no Ambiente de Aprendizagem.*

# CAPÍTULO 74

## Análise de Líquidos Corporais: Torácico, Abdominal e Articular

Tracy Stokol

### LÍQUIDOS DAS CAVIDADES TORÁCICA E ABDOMINAL

As cavidades torácica e abdominal são banhadas por pequena quantidade de líquido que, em princípio, não pode ser aspirado. Portanto, qualquer acúmulo de líquido é algo anormal. A aspiração dos líquidos, com subsequente análise citológica, é parte da rotina da avaliação diagnóstica em pacientes com efusão pleural ou abdominal. A aspiração é um procedimento relativamente inócuo, minimamente invasivo e de baixo custo que pode fornecer pistas sobre a causa da efusão e, em alguns casos, definir o diagnóstico de uma doença primária.

### Análise do líquido

A análise se inicia no momento da coleta, com a avaliação da cor e da facilidade da coleta. Se inicialmente o líquido for límpido e se tornar hemorrágico durante a coleta, ou vice-versa, é quase certo que tenha havido contaminação com sangue. Caso o líquido se apresente hemorrágico durante toda a coleta, provavelmente há hemorragia ou diapedese de hemácias. Se o líquido se assemelhar ao sangue periférico, isso pode se dar graças a uma hemorragia grave ou à aspiração de um órgão altamente vascularizado, como o baço. A diferenciação entre essas possibilidades pode ser obtida ao colocar o líquido hemorrágico em um tubo sem anticoagulante. Como o sangue coagula e rapidamente ocorre lise celular, a ausência de um coágulo sustenta a possibilidade de hemorragia *in vivo*, em vez de contaminação com sangue. Ao contrário, coágulos no líquido darão suporte a uma contaminação por sangue, apesar de ser possível uma hemorragia hiperaguda. A inspeção visual da cor e da transparência do líquido após a coleta também fornece outras informações úteis que podem nortear a preparação do esfregaço e a escolha dos testes diagnósticos adicionais (Boxe 74.1).

### Manuseio, armazenamento e envio da amostra

O líquido deve ser coletado em um tubo com EDTA (tampa roxa) para o exame citológico. O EDTA inibe o crescimento bacteriano e preserva as características celulares. A coleta em tubo sem anticoagulante é útil no caso de líquido hemorrágico e é sempre recomendada, caso o volume permita, quando se desejam realizar testes bioquímicos ou cultura bacteriana, ainda que, para esta, seja preferível o envio de um *swab*. Com o líquido coletado devem ser confeccionados diversos esfregaços logo após a coleta, os quais precisam ser rapidamente secos ao ar – com um secador de cabelo no alto, voltado para a parte de trás das lâminas (ver Capítulo 93). Deve ser feito no mínimo um esfregaço direto de um líquido não concentrado, porém este pode ter poucas células, ou esparsas, caso a contagem total de células nucleadas (CTCN) seja baixa. Assim, esfregaços de sedimento de amostras centrifugadas são recomendados quando se suspeita que o líquido tenha baixa celularidade (transparente a levemente turvo; ver Boxe 74.1). Apenas uma parte do líquido deve ser centrifugada; o restante deve ser reservado para a contagem celular e a mensuração da concentração de proteína total. A maioria dos laboratórios também prefere fazer os próprios esfregaços citológicos. Os esfregaços e os tubos precisam ser etiquetados com a identificação do paciente, a data da coleta, o tipo

**Boxe 74.1** Características visuais de um líquido que fornecem pistas sob o mecanismo e a potencial causa de efusão

**Transparente, incolor:** provavelmente um transudato com baixo conteúdo de proteína e baixa celularidade (recomendam-se esfregaços direto e do sedimento). Avalie a possibilidade de o paciente apresentar baixo teor de albumina e condições que geram perda de proteína e doença hepática (hipertensão portal).

**Amarelo discreto a moderado, transparente ou ligeiramente turvo:** provavelmente uma efusão transudativa (teor proteico baixo ou elevado); celularidade baixa a moderada (recomendam-se esfregaços direto e do sedimento). Várias causas (Tabela 74.1).

**Vermelho discreto a moderado a amarelo-avermelhado, turvação discreta a moderada:** provavelmente uma efusão transudativa (teor proteico baixo ou elevado, porém frequentemente alto) com hemorragia concomitante, diapedese de hemácias ou contaminação por sangue; celularidade baixa à moderada (recomendam-se esfregaços direto e do sedimento). Várias causas (ver Tabela 74.1).

**Amarelo discreto a moderado, transparente a ligeiramente turvo, viscoso, com ou sem coágulo de fibrina** (apenas em gatos): provavelmente efusão exsudativa; celularidade moderada à alta (em geral, esfregaço direto é suficiente); alto teor de proteína total em refratometria (> 2,5 g/dℓ); suspeita de peritonite infecciosa felina (PIF).

**Amarelo a amarelo-esbranquiçado, opaco a floculento, pode ser ligeira a moderadamente avermelhado, com sobrenadante claro após a centrifugação:** suspeita de efusão exsudativa; alta celularidade (esfregaço direto é suficiente); pode-se indicar cultura microbiológica ou testes adicionais (p. ex., mensuração de bilirrubina total ou de creatinina), caso se suspeite de ruptura ou extravasamento do trato biliar ou urinário.

**Branco a róseo a vermelho brilhante, opaco a opalescente, uma camada cremosa quando refrigerado e sobrenadante opaco após centrifugação:** suspeita de efusão quilosa com hemorragia concomitante, diapedese de hemácias ou contaminação por sangue (caso seja vermelho ou róseo); celularidade moderada à alta (em geral, esfregaço direto é suficiente); podem ser indicados testes adicionais, como mensuração de triglicerídeos.

**Verde a verde-amarronzado; um pouco turvo a opaco:** provavelmente celularidade alta (esfregaço direto é suficiente); suspeita de peritonite biliar, enterocentese ou ruptura do trato GI (sobretudo se o líquido for floculento, com partículas ou alimentos). Avalie o esfregaço antes de aceitar o resultado da contagem celular (bactérias e partículas de alimentos são contabilizados como "células").

**Vermelho-escuro (semelhante a sangue), opaco, não coagula em tubo sem anticoagulante, hematócrito mensurável:** suspeita de efusão hemorrágica (esfregaço direto costuma ser suficiente, contudo alguns laboratórios preparam esfregaço direto da camada leucoplaquetária).

**Vermelho-escuro (semelhante a sangue), opaco, coagula em tubo sem anticoagulante, hematócrito mensurável (EDTA):** aspiração do baço, hemorragia hiperaguda causada por ruptura de grandes vasos, do baço ou do fígado.

de líquido (e esfregaço), além de acompanhados de um histórico clínico detalhado. O envio de esfregaços de amostras do líquido é crítico para evitar alterações associadas ao armazenamento que podem interferir na interpretação citológica e na precisão diagnóstica da análise do líquido. Essas alterações incluem:
- Deterioração das células em razão do armazenamento, o que isso interfere na contagem e na identificação celular
- Inchaço dos neutrófilos, o que mimetiza alterações degenerativas
- Atividade fagocítica *in vitro* – a fagocitose de hemácias e bactérias pode ocorrer de 30 a 120 minutos após a coleta da amostra, graças a atividade celular *in vitro*
- Proliferação bacteriana, que pode causar lise celular.

Para minimizar essas alterações associadas ao armazenamento, as amostras de líquidos devem ser enviadas prontamente e mantidas refrigeradas em gelo, sem contato direto, a fim de evitar o congelamento. Os esfregaços devem ser mantidos em temperaturas de 22 a 24°C e enviados em um recipiente inquebrável.

### Resultados citológicos

A maioria dos laboratórios fornece as características macroscópicas do líquido, a CTCN e a contagem de eritrócitos, bem como uma estimativa do conteúdo de proteína total e os resultados da análise citológica de esfregaços idealmente concentrados – o tipo de esfregaço é ditado pela contagem celular. A avaliação citológica pode ser realizada no próprio estabelecimento, com o uso de corantes rápidos, como Diff-Quik, e é válida para um pronto diagnóstico e o aprimoramento das habilidades citológicas – por exemplo, comparando-se os resultados com aqueles do patologista clínico (ver Capítulos 86, 89 e 93).

- Contagens celulares podem ser realizadas manualmente em um hemocitômetro ou com contadores eletrônicos. Os analisadores hematológicos não devem ser utilizados para a análise de líquido em razão da baixa sensibilidade. Os líquidos cavitários também podem formar agregados ou coágulos e obstruir o sistema de tubos do analisador. Nem todas as células nucleadas são leucócitos – podem ser células neoplásicas ou mesoteliais – e bactérias, pois restos celulares particulados podem ser contabilizados como "células", aumentando erroneamente a CTCN
- Proteína total (PT): a concentração de PT é obtida com um refratômetro. Para isso, utiliza-se o sobrenadante do líquido, após a centrifugação, caso a amostra seja turva. Uma mensuração mais precisa da proteína total pode ser obtida com analisadores químicos automatizados, porém se torna mais cara e geralmente não é necessária. Alguns laboratórios fornecem a densidade específica, em vez do teor de proteína total
- Avaliação citológica: os esfregaços são examinados quanto às proporções relativas de leucócitos, neutrófilos degenerados – que sustentam a sepse bacteriana –, citofagia de hemácias ou outras células, bem como quanto à causa potencial (p. ex., células neoplásicas e microrganismos infecciosos). Caso as hemácias estejam em grande número, as plaquetas indicarão a contaminação com sangue ou uma hemorragia hiperaguda, enquanto a eritrofagia, os hemosiderófagos ou os cristais de hematoidina sustentam possível hemorragia prévia. Se o volume da amostra for insuficiente para a realização de todos os exames, deve-se dar preferência à avaliação citológica, pois as contagens celulares podem ser estimadas pelo esfregaço. As contagens celulares e a mensuração da proteína total, isoladamente, podem resultar em diagnósticos errôneos
- Outros testes: testes diagnósticos adicionais podem ser necessários, como mensuração de bilirrubina, creatinina, imunorreatividade da lipase pancreática específica ou lipase,[1] lactato, pH e glicose.[2,3] Os três últimos são mais bem realizados na própria clínica, pois o armazenamento da amostra fornece valores errôneos. Testes diagnósticos avançados para o câncer (p. ex., imunofenotipagem baseada em citometria de fluxo)[4,5] e de clonalidade[5] são mais bem executados em amostras frescas (< 3 dias).

### Classificação das efusões

A autora utiliza uma abordagem mecanicista para a classificação dos líquidos, a qual difere do esquema de classificação tradicional (transudato "puro", transudato "modificado" e exsudato). Os líquidos se acumulam nas cavidades corporais graças aos seguintes mecanismos: transudação, exsudação ou ruptura de vísceras/vasos (ver Tabela 74.1 e Figura 74.1)

#### Transudação

Esse é o tipo mais comum de efusão, decorrente das alterações nas forças hidrodinâmicas – em geral, hipertensão ou obstrução venosa ou linfática. Uma redução marcante na pressão oncótica decorrente de hipoalbuminemia grave – < 1,5 g/d$\ell$ (p. ex., causado por síndrome nefrótica) – pode resultar em efusão transudativa, mas raramente é a causa única – em geral, está acompanhada de hipertensão venosa ou linfática. As efusões transudativas costumam ser discretas ou um pouco amareladas, transparentes a ligeiramente turvas, além de ter CTCN < 5.000/µ$\ell$ e proteína total quase sempre < 5 g/d$\ell$. A contagem de hemácias é variável. Nos esfregaços citológicos, é observado um misto de neutrófilos não degenerados, com alguns linfócitos e células endoteliais (raras em gatos). As hemácias também podem ser decorrentes de contaminação com sangue, diapedese – graças à pressão elevada – ou, com menos frequência, hemorragia. Nota-se eritrofagia (e, raramente, hemosiderófagos) nos casos de diapedese e hemorragia prévia, a não ser na hiperaguda. Infelizmente, a causa muitas vezes não é evidente no exame citológico das efusões transudativas. No líquido peritoneal, mas não no pleural, as efusões transudativas podem ser classificadas como transudatos com baixo ou alto teor proteico. Essa diferenciação é útil, pois identifica o local da hipertensão, ajudando a limitar a lista de prováveis causas (ver Tabela 74.1).

- Transudato com baixo teor proteico (puro ou com baixo teor de proteínas): líquido incolor a amarelo-claro, com mínima quantidade de sangue. A hipertensão pré-hepática (vasos linfáticos mesentéricos), pré-sinusoidal hepática (portal) ou sinusoidal hepática inicial gera extravasamento de linfa de vasos intestinais, com pouca quantidade de proteína. As causas mais comuns são doenças hepáticas, seguidas de condições acompanhadas de perda de proteínas
- Transudato com alto teor proteico (modificado ou com alto teor de proteínas): líquido discreta a moderadamente amarelado, muitas vezes com algum sangue em razão da diapedese concomitante. A hipertensão hepática sinusoidal ou pós-sinusoidal causa extravasamento de linfa de vasos hepáticos, com alto conteúdo de proteína. Causas comuns são doenças hepáticas, câncer e insuficiência cardíaca congestiva. Cães podem desenvolver efusões pleural e peritoneal, sendo esta mais comum, em especial na insuficiência cardíaca direita. Em gatos, a efusão pleural pode ser observada na insuficiência biventricular ou do coração direito
- Efusão quilosa: essa variante transudativa é mais comum no líquido pleural. Em geral, o líquido é opaco e esbranquiçado, muitas vezes com sangue (róseo a vermelho-claro). Uma camada de gordura pode se formar em amostras em repouso ou refrigeradas graças aos quilomícrons em suspensão. A CTCN é variável (pode ser > 5.000/µ$\ell$) e consiste em grande número de pequenos linfócitos, junto com neutrófilos não degenerados e macrófagos, os quais podem conter gotículas de lipídios no citoplasma. Na efusão quilosa de longa duração, uma inflamação concomitante pode estar presente em razão dos efeitos irritantes do quilo. Em líquido produzido há mais tempo, os neutrófilos podem ser dominantes, mas a quantidade de linfócitos ainda será elevada.

### Tabela 74.1  Classificação mecanicista das efusões em cavidades corporais.*

| TIPO DE EFUSÃO | PROTEÍNA TOTAL (g/dℓ) | CONTAGEM TOTAL DE CÉLULAS NUCLEADAS (×10³/μℓ) | ACHADOS CITOLÓGICOS | ALGUMAS CAUSAS (LISTA NÃO COMPLETA; AS DESTACADAS EM *ITÁLICO* SÃO MAIS COMUNS) |
|---|---|---|---|---|
| **Efusões transudativas** <br> Hipertensão, bloqueio ou obstrução venosa ou linfática; dilatação de vaso linfático (linfangiectasia) | | | | |
| Transudato (baixo teor proteico)† | < 2,5 | < 5,0; em geral, < 1,5 | Mistura de macrófagos, neutrófilos, alguns linfócitos e células mesoteliais (raras em gatos), poucas hemácias | **Peritoneal:** *doença hepática crônica* (hipertensão portal), *hipoalbuminemia* (< 1,5 g/dℓ), *neoplasia não esfoliativa*, linfangiectasia <br> **Pleural** (incomum): neoplasia, doença cardíaca, torção de lóbulo pulmonar |
| Transudato (alto teor proteico)† | > 2,5 | < 5,0 | Mistura de macrófagos e neutrófilos, alguns linfócitos e células mesoteliais (raras em gatos), número variável de hemácias (diapedese ou hemorragia; a primeira é mais comum) | **Peritoneal:** *insuficiência cardíaca congestiva* (cão), *doença hepática crônica* (hipertensão sinusoidal), *neoplasia não esfoliativa* <br> **Pleural:** *neoplasia, doença cardíaca*, torção de lóbulo pulmonar etc. |
| Efusão quilosa | > 2,5 (pode ser falsamente elevado por lipídios) | Variável, > 3,0 | Alta proporção de pequenos linfócitos, macrófagos com vacúolos lipídicos; neutrófilos podem predominar, no caso de demora para examinar | **Peritoneal** (rara): neoplasia, linfangiectasia, abscesso abdominal, granuloma ou aderências <br> **Pleural:** *cardiomiopatia* (gatos), *idiopática* (cães e gatos), neoplasia (p. ex., timoma), granuloma parasitário |
| **Efusão exsudativa** <br> Aumento da permeabilidade vascular, com ou sem quimiotaxia para leucócitos | | | | |
| Exsudato clássico | > 2,5 | > 5,0 | Predomínio de neutrófilos, que podem estar degenerados, ou mistura de neutrófilos e macrófagos; a causa pode ser identificada | *Bactérias*, fungos, parasitas (p. ex., Mesocestódios), *neoplasia*, corpo estranho, *ruptura ou extravasamento visceral, inflamação de tecidos/órgãos* (pancreatite, pneumonia) |
| Peritonite infecciosa felina | > 2,5; quase sempre > 5,0 | < 5,0; às vezes maior | Mistura de neutrófilos (60 a 80%) e macrófagos (20 a 40%), coágulos de fibrina, fundo proteináceo, algumas células mesoteliais e linfócitos | |
| **Ruptura visceral ou vascular** <br> Pode começar com contagem transudativa e baixo teor proteico (ruptura biliar, urinária) e, com o passar do tempo, se tornar exsudativa | | | | |
| Hemorragia (em geral, > 1 hemácia × 10⁶/μℓ ou hematócrito > 1%) | Geralmente, > 2,5 | Depende da contagem de sangue periférico | Muitas hemácias, sem ou poucas plaquetas, eritrofagia e/ou hemossiderina nos macrófagos e/ou cristais de hematoidina; leucócitos são oriundos do sangue, a não ser que haja inflamação concomitante | **Ambas as cavidades:** *trauma*, distúrbios hemostáticos (intoxicação por rodenticidas anticoagulantes), neoplasias <br> **Cavidade pleural:** *Angiostrongylus vasorum*,[9] *Streptococcus zooepidemicus*[10] <br> **Cavidade peritoneal:** neoplasia (p. ex., hemangiossarcoma), ruptura de fígado (p. ex., amiloidose em gatos) |

*Continua*

| Tabela 74.1 | Classificação mecanicista das efusões em cavidades corporais.* (*Continuação*) |

| TIPO DE EFUSÃO | PROTEÍNA TOTAL (g/dℓ) | CONTAGEM TOTAL DE CÉLULAS NUCLEADAS (×10³/µℓ) | ACHADOS CITOLÓGICOS | ALGUMAS CAUSAS (LISTA NÃO COMPLETA; AS DESTACADAS EM *ITÁLICO* SÃO MAIS COMUNS) |
|---|---|---|---|---|
| Ruptura/extravasamento biliar | Variável; em geral, > 3,0 | Variável; em geral, > 5,0 | Se exsudativa, há uma mistura de neutrófilos (predominantes) e macrófagos; bile amarelo-amarronzada ao fundo ou em fagócitos; pode-se observar bile "branca" (muco), hemorragia concomitante (eritrófagos, hemossiderófagos); o paciente pode apresentar icterícia; confirmar com a mensuração de bilirrubina no líquido (quase sempre maior que 2x seu teor sérico) | *Trauma, mucocele* (cães), colilitíase, neoplasia ou inflamação necrosante grave (colicistite) |
| Uroperitônio | Variável | Variável | Inicialmente, nota-se baixo teor de proteína e baixa contagem celular (diluição pela urina, em caso de ruptura ampla); com o tempo, torna-se exsudativa; hemorragia concomitante (ver anteriormente); confirme com a mensuração de creatinina no líquido (em geral, maior que 2x o seu teor sérico) | *Trauma*, urolitíase, neoplasia ou inflamação necrosante grave |
| Ruptura/extravasamento gastrintestinal | Variável | Variável (em geral, não confiável quando há interferência de bactérias ou conteúdo intestinal) | Alimento e/ou bactérias fagocitadas, com células do líquido peritoneal (deve ser diferenciada de enterocentese parcial); pode haver hemorragia concomitante | Trauma, inflamação grave, obstrução, torção |
| **Neoplasia** | | | | |
| Causa efusão por meio de vários mecanismos, inclusive transudação, exsudação e ruptura/extravasamento visceral | | | | |
| Efusão neoplásica | Variável; em geral, > 2,5 | Variável | Células neoplásicas no líquido (mais comum em tumor de célula redonda ou epitelial); o líquido costuma ser transudativo, mas pode se apresentar exsudativo (necrose tumoral, citocinas inflamatórias, sepse), com hemorragia concomitante | *Linfoma, carcinoma*, mastocitoma, mesotelioma, outros |

*Essa classificação é baseada na combinação de concentração de proteína total, contagens de células nucleadas e de hemácias, bem como nos achados citológicos. É útil para reduzir a lista de diagnósticos diferenciais para as causas da efusão. †A diferenciação de transudato em efusões de baixo e de alto teor proteico é relevante apenas na efusão peritoneal.

A efusão quilosa pode ser confirmada pela alta concentração de triglicerídeos – em geral, > 2x a concentração sérica ou > 100 mg/dℓ. Em alguns pacientes com anorexia, a efusão quilosa pode não ser evidente e ter baixa concentração de triglicerídeos. Efusão pleural quilosa pode ser observada em gatos com cardiomiopatia, talvez decorrente da alta pressão hidrostática na veia cava cranial. Contudo, a ausência de doença cardíaca, em muitos casos, e o tratamento efetivo com técnicas como ligação do ducto linfático torácico e pericardectomia sugerem que outros, e ainda desconhecidos, mecanismos – potencialmente associados à doença pericárdica – podem ocasionar efusão quilosa em gatos com ou sem doença cardíaca.[6] Ascite quilosa é rara, causada por linfangiectasia ou obstrução linfática (neoplasia, aderência, abscesso etc.).

## Exsudação

Efusões exsudativas são causadas pelo aumento da permeabilidade vascular decorrente de inflamação, com extravasamento de proteínas séricas e quimiotaxia de células inflamatórias. Essas efusões costumam ser de amarelas a brancas, discreta a moderadamente turvas até opacas ou floculentas, com CTCN > 5.000/µℓ e concentração de proteína total > 2,5 g/dℓ. O sobrenadante pode ficar límpido após a centrifugação (porção celular). Quantidades variáveis de neutrófilos e macrófagos, com poucos linfócitos, são observadas nos esfregaços citológicos, com aglomerados de células mesoteliais reativas (raras em gatos). As células inflamatórias predominantes dependem da causa e da duração da efusão. Os neutrófilos quase sempre compreendem > 80% das células nos casos de infecções bacterianas agudas e peritonite estéril, enquanto um infiltrado inflamatório misto (< 80% de neutrófilos e > 20% de macrófagos) ocorre nos casos

# CAPÍTULO 74 • Análise de Líquidos Corporais: Torácico, Abdominal e Articular

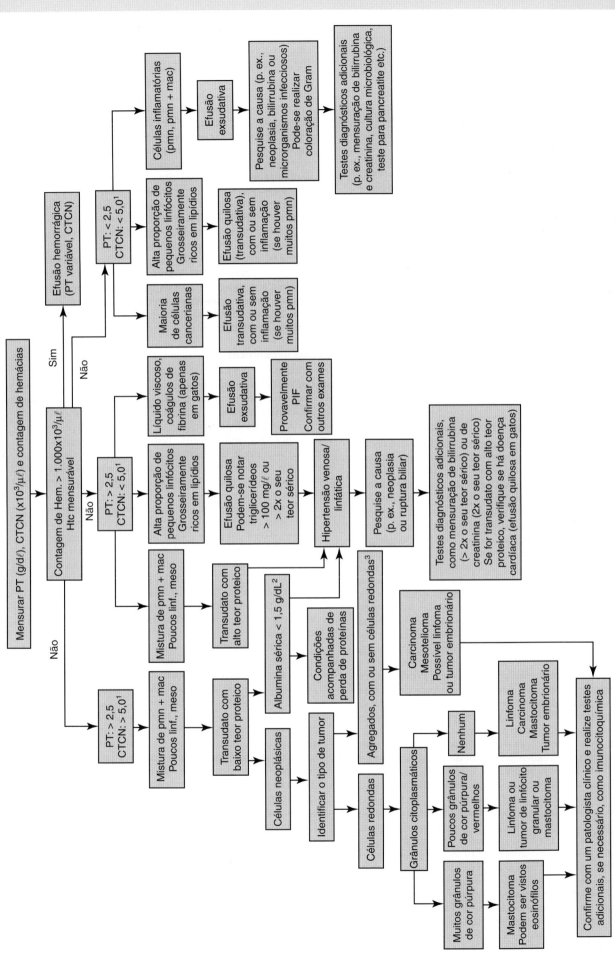

**Figura 74.1** Algoritmo ilustrando uma abordagem mecanicista para a classificação das efusões das cavidades peritoneal e pleural de pequenos animais. *CTCN*, contagem total de células nucleadas; *Hem*, hemácias; *Htc*, hematócrito; *Linf.*, linfócitos; *Mac*, macrófagos; *Meso*, células mesoteliais; *PIF*, peritonite infecciosa felina causada por coronavírus; *pmn*, neutrófilos; *PT*, teor de proteína total obtido por refratometria. ¹Se a contagem de hemácias for > 50x10³/μℓ e não ocorreu contaminação durante a coleta da amostra, provavelmente há diapedese concomitante (transudato) ou hemorragia (exsudato ou, com menos frequência, transudato). ²Não é comum a hipoalbuminemia ser a causa única de efusões transudativas; quase sempre, outros mecanismos transudativos ocorrem ao mesmo tempo, como hipertensão venosa. ³Células tumorais devem ser diferenciadas de células mesoteliais reativas, sobretudo em cães. Essa distinção é baseada em critérios citológicos de malignidade, mas pode ser difícil em alguns pacientes, exigindo testes diagnósticos adicionais (adaptado com a permissão de eClinPath.com).

de efusões de maior duração ou por causas específicas, como algumas infecções fúngicas e câncer. Apesar de neutrófilos degenerados serem considerados uma evidência de sepse bacteriana, essas células também podem ser observadas em inflamações estéreis (p. ex., na peritonite biliar).

A cultura microbiológica do líquido é indicada em animais com efusão exsudativa, havendo ou não neutrófilos degenerados ou sinais de infecção nos esfregaços. Existem várias causas de efusão exsudativa, incluindo microrganismos infecciosos – bactérias, fungos, tênia, coronavírus causador de peritonite infecciosa felina (PIF), corpo estranho (p. ex., esponja cirúrgica retida[7] e sementes de grama penetrantes) –, ruptura ou extravasamento visceral e inflamação tecidual (p. ex., pleuropneumonia, pancreatite e esteatite). A PIF merece uma menção especial graças às características particulares da efusão. A despeito de a efusão ser exsudativa, por causa da vasculite, a quimiotaxia de leucócitos não é proeminente, originando um líquido viscoso com alto teor de proteína, discreto a moderadamente amarelado, com coágulos de fibrina e CTCN quase sempre < 5.000/µℓ. Os esfregaços contêm uma mistura de neutrófilos degenerados, com quantidade moderada de macrófagos e poucos linfócitos ou células mesoteliais, com proteína crescente ou precipitado proteico no fundo do esfregaço. Na experiência da autora, o uso de coloração imunocitoquímica para o antígeno do coronavírus causador de PIF[8] não é recompensador, portanto a confirmação do diagnóstico ainda se baseia no achado histopatológico de inflamação piogranulomatosa com coloração histoquímica positiva para o antígeno desse coronavírus nos macrófagos (ver Capítulo 224).

### Rupturas ou extravasamentos viscerais ou vasculares

Essas condições podem ser classificadas em efusão hemorrágica, rupturas ou extravasamentos biliares e gastrintestinais e uroperitônio (ver Tabela 74.1) (ver Capítulos 90 e 102).

- Efusão hemorrágica: é hemorrágica ao longo de todo o tempo da coleta, assemelha-se ao sangue periférico, não coagula em tubo sem anticoagulante (ver Boxe 74.1) e apresenta hematócrito mensurável (> 1%). Quase sempre se preparam esfregaços diretos ou da camada leucoplaquetária, onde se concentram as células nucleadas, para serem examinados. Nos esfregaços, o líquido se assemelha ao sangue, com leucócitos oriundos do sangue e quantidade variável de células endoteliais. Existem evidências de hemorragia crônica ou prévia – eritrofagia, hemossiderófagos e cristais de hematoidina –, com poucas ou nenhuma plaqueta. Na hemorragia hiperaguda, é possível haver plaquetas e o líquido coagular. Causas comuns de hemorragia abdominal são traumas, neoplasias (hemangiossarcoma) e intoxicação por rodenticidas anticoagulantes. Efusão pleural hemorrágica é incomum e pode ser decorrente de trauma, neoplasia e infecção parasitária ou bacteriana.[9,10] Qualquer animal com efusão hemorrágica sem explicação deve ser examinado para verificar se há anormalidade hemorrágica primária, como intoxicação por rodenticida anticoagulante
- Peritonite biliar: dependendo do grau de extravasamento, o líquido pode ser transudativo ou exsudativo. Contudo, é mais comum a ocorrência de efusão exsudativa, com uma mistura de neutrófilos não degenerados e macrófagos. Podem ser observados pigmentos biliares verde-amarronzados a amarelos, livres ou fagocitados, porém pequena quantidade pode ser perdida, às vezes lembrando outros pigmentos, como hemossiderina. Em alguns pacientes, há apenas agregados de muco azul-claro, também conhecidos como "bile branca".[11] Alta concentração de bilirrubina – em geral, > 2x o seu teor sérico – na efusão pode confirmar o diagnóstico de peritonite biliar, porém baixa concentração pode ser verificada em cães com ruptura de mucocele, em que apenas a "bile branca" está presente no líquido. O muco também pode ser observado no caso de adenocarcinoma mucoso e de mixossarcoma,[12] e uma pequena quantidade pode ser confundida com fibrina, ou vice-versa
- Uroabdômen: na ruptura súbita do trato urinário, a urina pode fluir para o abdome, gerando um transudato de baixo teor proteico. Contudo, com o passar do tempo, uma peritonite estéril se desenvolverá. Não existem achados citológicos típicos de uroabdômen, portanto a confirmação do diagnóstico requer uma alta concentração de creatinina no líquido, quando comparada com a do sangue (geralmente > 2x)[13]
- Ruptura ou extravasamento gastrintestinal: isso resulta em peritonite séptica, com uma mistura de bactérias típicas da flora intestinal, livres e fagocitadas, inclusive cocos gram-positivos em pares e vários bastonetes gram-negativos. Se há crescimento excessivo de fungos ou bactérias, também podem ser observados microrganismos que não pertencem à flora intestinal normal. A fagocitose bacteriana é um achado para diferenciar enterocentese parcial – com aspiração de líquido abdominal e conteúdo GI – de ruptura gastrintestinal aguda. Nesta, espera-se não encontrar bactérias intracelulares em esfregaços de líquido fresco. Se o aspirado contiver somente conteúdo intestinal – partículas de alimentos e uma mistura de bactérias –, é provável que tenha sido feita uma enterocentese.

### Efusões neoplásicas

Apesar de as efusões neoplásicas não fazerem parte do esquema de classificação mecanicista, a identificação de células neoplásicas pode fornecer um diagnóstico imediato. As neoplasias podem ocasionar efusões por meio de todos os mecanismos antes citados e ter a participação de mais de um (p. ex., efusão hemorrágica com inflamação). Tumor de célula redonda, em particular linfoma e mastocitoma, e tumor de célula epitelial apresentam rápida esfoliação, enquanto células neoplásicas de sarcoma raramente são vistas, a não ser que o tumor primário seja aspirado diretamente.

- Linfoma: o linfoma é diagnosticado prontamente quando se constatam muitas células discretas individuais, de tamanho intermediário a grandes, com alta proporção núcleo-citoplasma (ver Capítulo 344). Um pequeno número de células tumorais ou de linfoma de célula pequena é mais difícil de diferenciar de suas contrapartes reativas e normais, respectivamente. Testes diagnósticos avançados, como citometria de fluxo ou testes de clonalidade e imunofenotipagem baseados em exame imunocitoquímico, podem ser realizados em amostras de líquidos cavitários, mas apenas quando houver um número razoável de células tumorais suspeitas, de modo a evitar erro de diagnóstico, como pseudoclonalidade. Outros tumores podem se assemelhar ao linfoma, inclusive mastocitoma pouco granular, tumor embrionário (p. ex., nefroblastomas) e carcinoma
- Mastocitomas: esses tumores também esfoliam como células individuais e podem ser diferenciados do linfoma pela baixa proporção núcleo-citoplasma e por um número variável de grânulos de cor púrpura dispersos no citoplasma (ver Capítulo 349). Também pode haver inflamação eosinofílica. Tumores pouco granulares podem ser difíceis de diferenciar de linfoma de linfócitos granulares[14,15] sem a realização de outros testes, como imunocoloração de triptase ou CD3
- Carcinomas: essas neoplasias esfoliam como aglomerados de células redondas a poligonais, de tamanhos variados, com algumas individuais. As células tumorais devem ser diferenciadas das mesoteliais reativas – sobretudo em cães, pois é raro encontrar muitas células mesoteliais reativas na efusão de gatos – e dos macrófagos, os quais podem ser vistos em pequenos agregados em alguns líquidos. A distinção pode ser difícil, a não ser que as células tumorais apresentem critérios citológicos evidentes de malignidade, como anisocariose marcante e/ou macronucléolos. As células mesoteliais podem se

tornar reativas e apresentar características anormais (p. ex., trinucleação) nas efusões. Por fim, o diagnóstico de carcinoma pode se basear na documentação do tumor em órgãos internos, em particular quando as células são discretas e mimetizam células mesoteliais
- Mesotelioma: esse tumor, definitivamente, não deve ser diagnosticado com base apenas no exame da efusão. Células mesoteliais neoplásicas podem se assemelhar às suas contrapartes reativas – e carecer de critérios citológicos de malignidade – e às células esfoliadas de carcinomas. Mesmo que as células lembrem células mesoteliais – núcleo central, citoplasma moderado com uma franja ou "coroa" – e apresentem características de malignidade, o diagnóstico do mesotelioma requer o registro da invasão tecidual no exame histopatológico. Como o mesotelioma é uma neoplasia incomum, se um aglomerado de células com critérios citológicos de malignidade proeminente for observado no líquido, é muito mais provável que haja um carcinoma primário. A efusão em múltiplas cavidades corpóreas não é específica de mesotelioma.

## LÍQUIDO ARTICULAR

Ao contrário dos líquidos torácicos e abdominais, o sinovial pode ser aspirado de articulações normais (ver Capítulo 94). O líquido sinovial normal é amarelo-claro, transparente, sem sangue, e viscoso em razão de seu conteúdo de ácido hialurônico. O líquido deve ser coletado em tubo com EDTA e manuseado, como descrito antes, para outros líquidos, de cavidades corporais distintas, com ênfase em esfregaços de secagem rápida. Isso ocorre porque as células ficam em suspensão no líquido viscoso e são difíceis de identificar e encontrar estruturas intracelulares que possam ser informativas, como microrganismos infecciosos. O exame citológico do líquido sinovial geralmente inclui contagem celular, mensuração do teor de proteína total em refratômetro, avaliação da viscosidade e exame do esfregaço. A viscosidade costuma ser mensurada de modo subjetivo, de acordo com o comprimento do filamento de líquido que se forma entre a extremidade da agulha e a lâmina ou entre a borda do tubo de coleta e a extremidade da pipeta plástica – a extremidade da agulha ou da pipeta plástica pode ser substituída pela ponta de dedo enluvada (Figura 74.2). O líquido sinovial com viscosidade normal deve formar um filamento de no mínimo 2 cm. Assim como acontece com o líquido de outras cavidades corporais, quando uma pequena amostra é obtida, deve-se dar preferência ao exame citológico de um esfregaço bem feito, em detrimento da contagem celular ou da mensuração da concentração de proteínas.

No líquido sinovial de cães, a CTCN normal varia de 500 a 3.000/μℓ nas diferentes articulações, sendo que o valor de < 3.000/μℓ é utilizado como o limite superior de normalidade, embora a maioria dos líquidos apresente contagem < 1.000/μℓ. Em gatos, quase sempre a contagem é inferior a 1.000 células/μℓ.[16] A concentração de proteína total normal, obtida por refratometria, é < 2,5 g/dℓ. Nos esfregaços, o líquido consiste em células monocelulares – a grande maioria, com < 20% de linfócitos –, com < 10% de neutrófilos e um fundo de cor púrpura, pontilhado ou filamentoso, por causa da viscosidade. Pode ser difícil diferenciar linfócitos de macrófagos não reativos e macrófagos de sinoviócitos, por isso muitos patologistas clínicos usam o termo "células mononucleares pequenas e grandes". A palavra "reativo" significa que o macrófago tem um citoplasma aumentado, com aparência espumosa, e pode conter vacúolos ou partículas fagocitadas *versus* um macrófago não reativo que tem citoplasma sem vacúolos e sem sinais de atividade fagocítica. Em geral, não são realizados outros testes bioquímicos no líquido articular.

### Interpretação citológica

Os resultados do exame do líquido articular raramente são específicos para uma anormalidade em particular e quase sempre se enquadram em duas categorias gerais: doenças inflamatórias e doenças não inflamatórias, que podem ser diferenciadas com base na CTCN, na concentração de proteína total e na proporção dos tipos celulares no esfregaço (Figura 74.3).

### Doença articular não inflamatória

Esse termo é usado para articulações com doença degenerativa causada por anormalidade musculoesquelética, como osteocondrose, ou trauma. O líquido não apresenta evidência de inflamação ativa (< 10% de neutrófilos), podendo estar normal ou ter anormalidades citológicas discretas, como concentração de proteína total um pouco elevada, maior quantidade de macrófagos reativos, discreto aumento da CTCN (em geral, < 5.000/μℓ) e menor viscosidade, sendo que essas características podem aparecer isoladamente ou em várias combinações. Alguns casos têm evidências de hiperplasia sinovial (sinoviócitos multinucleados ou agregados) ou erosão da cartilagem (osteoclastos).

### Doença articular inflamatória

Esse termo se aplica a articulações com inflamação ativa, em especial com alta CTCN (geralmente > 5.000/μℓ), com alta proporção de neutrófilos (geralmente > 20%).[17,18] Existem duas causas gerais: microrganismos infecciosos e doenças imunomediadas – primárias ou secundárias à vasculite ou microrganismos infecciosos, como borreliose/doença de Lyme. Essas causas são difíceis de diferenciar com base apenas no exame citológica, pois os neutrófilos raramente estão degenerados em articulações sépticas e costumam não ter características diagnósticas particulares (ver a seguir). Uma única articulação afetada deve levantar a suspeita de infecção bacteriana (p. ex., causada por um corpo estranho penetrante), enquanto poliartropatia localizada no carpo e no tarso é uma suspeita de doença imunomediada. Todos os animais que manifestam sinais de monoartropatia devem ser cuidadosamente examinados quanto ao envolvimento de outras articulações, a fim que a poliartropatia não passe despercebida. Trauma articular agudo (ruptura do ligamento cruzado cranial) pode resultar em inflamação moderada (CTCN de até 12.000/μℓ, sendo que até 65% são neutrófilos), mas essa anormalidade deve estar localizada na articulação do joelho afetado. Doenças articulares inflamatórias de várias etiologias muitas vezes acometem cães, mas raramente gatos.[19,20] A causa mais comum de poliartropatia inflamatória em cães é uma

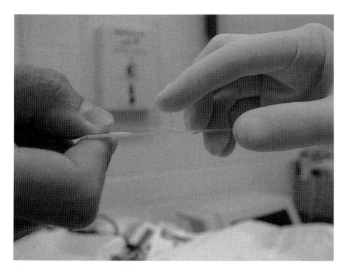

**Figura 74.2** Líquido sinovial normal forma um filamento entre a ponta do dedo enluvada e a lâmina de microscópio na qual foi colocado.

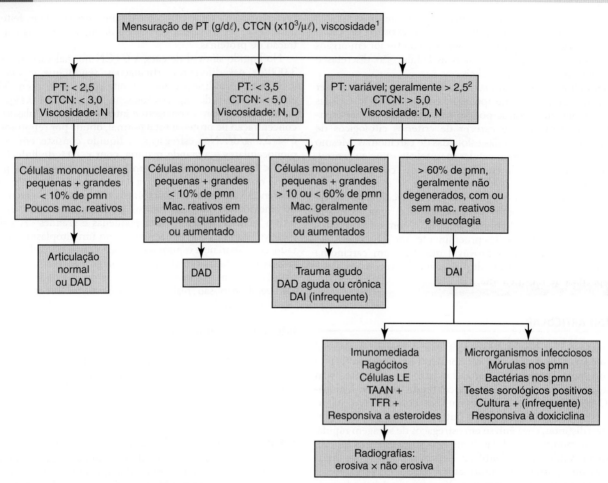

**Figura 74.3** Algoritmo para a interpretação dos resultados do exame do líquido sinovial. Note que nem todos os cenários estão descritos (p. ex., neoplasias ou hemartrose, que são incomuns). *CTCN*, contagem total de células nucleadas; *D*, diminuição; *DAD*, doença articular degenerativa; *DAI*, doença articular inflamatória; *Mac.*, macrófagos; *N*, normal; *pmn*, neutrófilos; *PT*, proteína total; *TAAN*, teste de anticorpos antinucleares; *TFR*, teste do fator reumatoide. [1]Também deve ser realizada contagem de hemácias. A contaminação moderada ou intensa com hemácias eleva a CTCN, a concentração de proteína total e a proporção de neutrófilos, o que pode dificultar a identificação de artropatia inflamatória. Princípios citológicos padrões se aplicam para a diferenciação de contaminação por sangue de hemartrose *in vivo* (ver o texto sobre efusões nas cavidades abdominal e torácica). [2]O EDTA pode elevar falsamente o índice de refração de amostras de pouco volume (< 0,2 mℓ).[19] (Reproduzida com autorização de eClinPath.com).

doença imunomediada.[17,18] No entanto, infecções causadas por picada de carrapato (borreliose, *Anaplasma phagocytophilum* ou *Ehrlichia ewingii*) têm se tornado mais frequentes. Os neutrófilos devem ser cuidadosamente examinados para verificar se há bactérias (p. ex., *Anaplasma morulae*), protozoários (p. ex., *Leishmania*)[21] e partículas (ragócitos) ou material nuclear homogêneo (células de lúpus eritematoso), porém esses achados diagnósticos raramente são observados. O exame citológico, por si só, em geral não é conclusivo para a causa da inflamação articular, sendo necessário outros testes diagnósticos específicos, como sorológicos. Em alguns casos, o diagnóstico se baseia em uma resposta apropriada ao tratamento (p. ex., borreliose com doxiciclina).

## REFERÊNCIAS BIBLIOGRÁFICAS

*As referências bibliográficas deste capítulo se encontram online no Ambiente de Aprendizagem.*

# SEÇÃO 5
# Técnicas

## GERAL

### CAPÍTULO 75

# Punção Venosa e Arterial

Linda Merrill

Venopunção é utilizada para flebotomia ou injeção intravenosa. A identificação do paciente e das amostras ajuda a evitar venopunção desnecessária. Em pacientes que necessitam de coletas de amostras frequentes, recomenda-se a colocação de um cateter (ver Capítulo 76). As veias mais puncionadas são: cefálica, jugular externa, femoral (gatos) e safena lateral (cães) (Vídeo 75.1). Também são usadas as veias sublingual, podal, auricular e abdominal. A anemia adquirida no hospital é uma preocupação em clínicas de pequenos animais, mas pode ser minimizada com a combinação de exames laboratoriais, microfrascos e amostras para testes adicionais. Em humanos, essa condição de alta relevância existe quando há um quadro de anemia e nos casos em que o monitoramento frequente é necessário.[1] O ideal é que as amostras de sangue sejam coletadas após jejum de no mínimo 2 horas, porém, preferencialmente, de pelo menos 4 horas.[2]

A higienização das mãos é essencial; recomenda-se o uso de luvas de procedimento não estéreis. Para a palpação da veia, aplica-se uma leve pressão, o que possibilita determinar a direção, o calibre e a profundidade do vaso sanguíneo. O álcool isopropílico pode facilitar a visualização da veia, todavia a contaminação da amostra com álcool pode resultar em hemólise. A tricotomia de uma pequena área costuma ser aceitável e pode reduzir a urgência de álcool. A pele deve estar livre de contaminantes grosseiros, limpa e seca. Caso se pretenda utilizar a amostra coletada para hemocultura, é necessário antissepsia cirúrgica.

A veia deve ser estabilizada com a mão não dominante colocada próxima a ela, esticando a pele ou flexionando o membro. A oclusão venosa não deve durar mais do que 1 minuto, pois pode causar hemoconcentração e desconforto.[3] Em pacientes desidratados, com pele espessa ou frouxa, pode ser necessário puncionar inicialmente a pele com a agulha antes de puncionar o vaso. Para a punção do vaso sanguíneo, a agulha deve estar centralizada na veia com o bisel para baixo, sendo avançada por movimentos contínuos e rápidos, até que todo o bisel esteja no lúmen vascular. O ângulo de entrada da agulha deve ser de 15° (em veias superficiais) a 30° (em veias profundas). Uma leve perda de resistência pode ser sentida quando a agulha penetra na veia. Caso não haja sangue na seringa, deve-se retirar, redirecionar levemente e, de novo, avançar a agulha, tentando minimizar ao máximo o número de vezes desse procedimento, a fim de evitar traumas teciduais. A pressão negativa aplicada ao êmbolo deve ser leve e contínua. Depois da coleta da amostra, o garrote é liberado, e a agulha é rapidamente retirada. Deve-se fazer uma pressão moderada no local da flebotomia, com algodão, por 1 ou 2 minutos, para evitar sangramento. A área da punção deve ser verificada antes de liberar o paciente. É importante higienizar as mãos após o procedimento.

Quando a flebotomia for realizada corretamente, as complicações são incomuns. Pode ocorrer a formação de um hematoma, caso a agulha seja introduzida parcialmente na veia; quando ambas as paredes do vaso, superior e inferior, forem puncionadas; ou quando o paciente se mover durante o procedimento. Caso isso ocorra, pare imediatamente, retire a agulha e aplique pressão sobre o local. Pode-se minimizar a flebite com técnicas assépticas e mínimos movimentos da extremidade da agulha. Referenciar a relação anatômica das veias aos nervos pode reduzir a chance de uma lesão nervosa.[4] Durante a flebotomia, é possível haver uma síncope vasovagal, no entanto ela é mais provável em pacientes com doença cardíaca. O ideal é limitar a duas o máximo de tentativas para a coleta de sangue, tendo razoável certeza de acessar a veia em cada uma delas. Os resultados de alguns exames podem ser alterados por estresse, ansiedade ou medo, e múltiplas tentativas de venopunção aumentam as complicações. Mudança de pessoal, na contenção ou na técnica, bem como sedação, podem resolver o problema.

## COLOCAÇÃO DE CATETER VENOSO PERIFÉRICO

Um cateter venoso periférico é indicado quando for necessário acesso venoso contínuo. A seleção da veia para a colocação do cateter depende da indicação, da duração esperada do uso (curto ou longo prazo), da quantidade e do tipo da infusão. Quando se espera dificuldade na colocação do cateter, a primeira tentativa deve ser realizada na parte mais distal possível do membro. Dessa maneira, novas tentativas podem ser feitas nas regiões mais proximais. Em todas as situações, exceto nas emergenciais, um cateter de menor diâmetro e adequado à terapia prescrita deve ser selecionado, a fim de que ocorra um adequado fluxo sanguíneo ao redor do cateter, diminuindo o risco de flebite. A colocação de cateter central e na veia jugular é descrita no Capítulo 76.

Os materiais necessários e as etapas do procedimento estão mostrados nos Vídeos 75.2 e 75.3. Antes da colocação, o cateter deve ser preenchido com solução salina, fazendo-se um movimento de rotação no mandril (ou estilete), de modo a facilitar o avanço do cateter. Anestesia tópica ou bloqueios locais podem ser indicados para o conforto do paciente. Para evitar infecção sanguínea relacionada ao uso de cateter intravascular (IS-RC), deve-se realizar uma preparação cirúrgica, asséptica e completa da pele, com solução de clorexidina > 0,5% e álcool isopropílico.[5] A assepsia deve ser mantida durante todo o procedimento. Após a correta venopunção com o cateter e o mandril, nota-se o retorno de um pouco de sangue. Em pacientes com hipotensão, isso pode não ser observado, sendo necessária uma leve aspiração para confirmar o correto posicionamento do cateter. Todo o bisel do mandril e mais 1 a 2 mm do cateter devem ser posicionados no lúmen da veia. Nesse momento, o ângulo de introdução é reduzido, deixando o cateter quase paralelo à pele, o qual deve ser avançado para dentro da veia. Caso haja resistência, o cateter deve ser reposicionado até que se obtenha um fluxo sanguíneo livre, então se tenta novamente avançar o cateter em direção ao lúmen vascular. O cateter nunca deve ser puxado de volta do mandril, o que pode danificar sua extremidade, causando embolização.[6] No momento da colocação de um conector, pode-se aplicar pressão digital próxima ao canhão do cateter, a fim de evitar sangramento. Se o cateter estiver posicionado dentro do vaso, mas não for possível avançá-lo mais, um "mandril de líquido" pode ser utilizado. O mandril é removido e substituído por uma seringa de 3 ou 5 m$\ell$ contendo solução salina. A aspiração confirma se a extremidade do cateter ainda está no lúmen vascular e uma infusão cautelosa de solução salina possibilita que ele seja avançado e "flutue" para a sua posição. Isso é mostrado no Vídeo 75.4. Utilizam-se esparadrapo e bandagem para estabilizar, proteger as extremidades dos conectores e fixar o cateter.

A manutenção do cateter deve incluir:[7]
- Procedimentos de higienização das mãos antes e depois de cada manipulação
- Lavagem do cateter a cada 4 horas, caso a administração de líquido não seja contínua
  - Utilize solução salina para a lavagem do cateter.[8,9] Aspire e introduza a solução para verificar sua patência (ou seja, se o fluxo está apropriado)
- Avaliação diária do local, incluindo a remoção do curativo, se necessário. Analise: (1) a umidade no material do curativo; (2) se o esparadrapo está muito apertado; (3) se há evidências de flebite (dor), trombose (cordão venoso palpável) ou infecção (hiperemia); (4) se há extravasamento; (5) se há inchaço do membro na região distal ao cateter
- Em humanos, a limpeza diária do local com solução de clorexidina 2% diminui a ocorrência de IS-RC[5]
- Antes do uso, passe um *swab* embebido com solução de clorexidina nos conectores (portas para acesso venoso), o que reduz a contaminação.

Para minimizar o risco de infecções nosocomiais, o cateter deve ser trocado a cada 4 dias,[5] se sujos, ou se qualquer problema for observado durante sua manutenção. As quatro vias de contaminação de cateter em medicina humana conhecidas são: migração de microrganismos da pele no local de punção e colonização da extremidade do cateter (mais comum); contaminação direta do cateter ou do conector do cateter por contato (mãos, líquidos, aparelhos); contaminação por outro foco de infecção (menos comum); e contaminação da solução de infusão (rara).[5]

Quando se remove o cateter, deve-se tirar ou cortar todo o material ao redor até que o local da venopunção possa ser visto. Coloca-se um algodão no local da venopunção e, então, remove-se o cateter. Uma pressão moderada é aplicada por 1 ou 2 minutos, envolvendo-se depois a região por aproximadamente 30 min. O cateter deve ser inspecionado quanto a sinais de danos ou infecção.

## ARTÉRIAS: PUNÇÃO ARTERIAL

A punção arterial é usada sobretudo na coleta de amostras para hemogasometria arterial ou para avaliar o equilíbrio ácido-base (ver Capítulo 128). A artéria podal dorsal ou a femoral é a mais puncionada em cães e gatos. Contudo, em certas circunstâncias, as artérias sublingual, radial, braquial ou auricular podem ser utilizadas. A escolha da artéria também depende de circulação colateral adequada, que, nos raros casos de oclusão arterial, garante adequada perfusão ao membro. A punção arterial não é indicada a pacientes com distúrbios hemorrágicos graves.

Caso se utilize uma seringa, 1.000 unidades (1 m$\ell$) de heparina devem ser aspiradas para dentro da seringa, de modo a umedecer toda a sua superfície interna, descartando o que restou. Não deve ser deixado ar – que gera falsa redução da Pa$_{CO_2}$ e falsa elevação de Pa$_{O_2}$ – nem heparina – que gera falsa redução da Pa$_{CO_2}$ – dentro da seringa.[10] Uma seringa própria para a coleta de sangue arterial exclui a preparação. Os materiais necessários e as etapas do procedimento estão mostrados no Vídeo 75.5. A preparação da pele é semelhante à mencionada para a punção venosa. A técnica preferida para palpação da artéria é a colocação de dois dedos da mão não dominante proximais ao local de punção, a fim de determinar a localização, a direção, o diâmetro e a profundidade da artéria. O uso de um Doppler pode auxiliar na localização. Alguns profissionais preferem segurar a seringa e a agulha como se fossem um dardo e introduzir a agulha em um movimento único. Outros preferem primeiro posicionar a agulha sobre a pele e, depois à semelhança da venopunção, avançá-la para o lúmen arterial. Um ângulo de introdução mais agudo (45 a 60 graus) minimiza o risco de trauma vascular e possibilita que as fibras de músculo liso ocluam o local da punção logo em seguida.[10] O bisel pode ser posicionado tanto para cima quanto para baixo. Em humanos, a recomendação atual é que se use o bisel direcionado para cima. O sangue deve fluir espontaneamente para dentro da seringa; porém, em animais muito pequenos ou hipotensos, pode ser preciso aspiração, aplicando pressão no êmbolo. Na sequência, deve-se aplicar pressão digital no local por 1 minuto ou mais, caso se observe sangramento ou formação de hematoma. Deve-se evitar a remoção frequente dessa pressão e recomenda-se o monitoramento do local por pelo menos 5 minutos.

As técnicas para assegurar o sucesso da punção arterial são semelhantes às mencionadas para a venopunção. Além de possíveis artefatos em razão de ar ou de resíduos de heparina na seringa, o envio equivocado de uma amostra de sangue venoso, em vez de arterial, resulta em resultados errôneos. Se for necessária a avaliação do paciente respirando ar ambiente, o fornecimento de oxigênio deve ser interrompido 5 a 10 minutos antes da coleta da amostra de sangue arterial, quando viável.[2]

## COLOCAÇÃO DE CATETER ARTERIAL

Cateter arterial é usado para avaliações hemogasométricas seriadas ou para o monitoramento da pressão arterial (ver Capítulo 99). As indicações e as contraindicações são as mesmas mencionadas para punção arterial e cateterização venosa. Adicionalmente, os fatores de risco para trombose identificados em humanos são: cateter de grande calibre, hipotensão, diâmetro arterial menor, ramos arteriais múltiplos, duração da cateterização, administração de agentes vasopressores e inotrópicos e local da introdução do cateter.[11]

Os mesmos cateteres utilizados para a cateterização venosa valem para a arterial, embora quase sempre a preferência seja para um mais longo. Os materiais necessários e as etapas do procedimento estão mostrados nos Vídeos 75.6 e 75.7. O procedimento é semelhante ao descrito antes para punção arterial e para colocação de cateter venoso. A colocação deve ser rápida, de modo a evitar espasmo arterial. Para a confirmação da cateterização arterial, pode-se usar o teste de microbolhas, mostrado no Vídeo 75.6.

É fundamental assegurar a estabilização do cateter, a fixação das extremidades dos conectores e a proteção do cateter arterial com esparadrapo/bandagem elástica, visto que pode ocorrer perda substancial de sangue, caso ele seja deslocado, haja extravasamento nas conexões ou seja removido prematuramente. O cateter arterial deve ser visualmente identificado, de maneira a evitar a administração equivocada de soluções por via intra-arterial. Além da lista de manutenção, já mencionada para cateter venoso, o arterial deve ser lavado de hora em hora com solução heparinizada[12] e ser removido assim que possível. Quando ele é retirado, deve-se aplicar uma pressão digital direta por no mínimo 5 minutos e colocar uma bandagem no membro por pelo menos 30 minutos.

## REFERÊNCIAS BIBLIOGRÁFICAS

*As referências bibliográficas deste capítulo se encontram online no Ambiente de Aprendizagem.*

# CAPÍTULO 76

# Cateterização da Veia Jugular e Mensuração da Pressão Venosa Central

Meri F. Hall

A cateterização da veia jugular é útil para a administração intravenosa de líquidos, fármacos, soluções hiperosmóticas e nutrição parenteral, além de possibilitar a coleta de amostras de sangue e a mensuração da pressão venosa central (PVC). Em pacientes que apresentam vômito ou diarreia, geralmente o cateter jugular é bem tolerado e o risco de contaminação é menor do que o periférico. É improvável que o cateter jugular seja mastigado pelo paciente. Os cateteres jugulares devem ser usados com cautela em pacientes com pressão intracraniana elevada, pois ela pode ser exacerbada pela colocação do objeto. Em pacientes com anormalidades de coagulação (risco de hemorragia) ou alto risco de formação de trombos, em especial naqueles com hipoadrenocorticismo ou anemia hemolítica imunomediada, os coágulos sanguíneos podem se formar na superfície do cateter.

Quando se coloca um cateter jugular, é importante usar uma técnica asséptica. Isso inclui preparação asséptica da pele, uso de panos de campo e luvas estéreis. Antes de colocar o cateter jugular, é importante mensurar a distância entre o ponto de introdução e o local da cavidade torácica cranial ao átrio direito (p. ex., 4ª costela), pois isso indica o comprimento da parte do cateter introduzida no lúmen da veia. Não é preciso sedar o paciente, porém pode ser necessário, a fim de manter a condição estéril do procedimento, em razão das movimentações do paciente. A colocação do cateter jugular pode ser feita com o paciente em decúbito dorsal, porém é mais fácil com ele em decúbito lateral. O pescoço é estendido e os membros anteriores, posicionados em direção caudal. Uma toalha enrolada pode ser colocada sob o pescoço para ajudar na acessibilidade ao vaso. Deve-se realizar tricotomia e assepsia de uma ampla área. A veia é localizada e visualizada. Pode-se infiltrar anestésico local, mas isso quase nunca é necessário. O tipo de cateter jugular utilizado determinará as etapas do procedimento.

Diversos tipos de cateteres podem ser colocados na veia jugular externa: do tipo *over-the-needle* (OTN), cuja estrutura é semelhante à do cateter periférico IV padrão, ao tipo *through-the-needle* (TTN). Eles podem ser simples ou com múltiplas portas de acesso (conectores). Os cateteres do tipo OTN são mais baratos, porém muitos não são longos o suficiente para alcançar a veia cava cranial, exceto em pacientes muito pequenos. Por essa razão, não podem ser usados para o acesso venoso central na maioria dos cães. Para todos os tipos de cateter, o ponto de introdução na pele e na veia jugular externa deve ser imediatamente cranial ao ponto médio entre o ângulo da mandíbula e a tuberosidade do ombro.

Em medicina veterinária, têm-se utilizado cateteres do tipo TTN. O cateter em si, no interior da agulha, é direcionado para o lúmen da veia jugular. Esses cateteres são mais longos do que a maioria dos OTN, mas podem causar problemas se a agulha não for protegida no mandril de maneira apropriada. Os cateteres de múltiplos acessos estão disponíveis nas versões com duas, três ou quatro vias de acesso. Eles possibilitam a administração de líquidos incompatíveis e de líquidos simultaneamente à mensuração da PVC.

## COLOCAÇÃO DO CATETER: TÉCNICA DE SELDINGER

Os cateteres OTN são introduzidos com a técnica de Seldinger, utilizando um fio-guia ou uma agulha sem bainha (Figura 76.1). Nessa técnica, usa-se um pequeno cateter introdutor e um fio-guia para obter acesso venoso e posicionar o cateter jugular no lúmen do vaso (Vídeo 76.1). Com o paciente em decúbito, o auxiliar segura os membros torácicos do animal direcionados em sentido caudal e oclui brevemente a veia jugular externa mediante pressão manual na entrada do tórax, de modo a localizar o vaso. A área em torno do local da venopunção deve ser preparada previamente. O operador que colocará o cateter localiza, visualiza a veia, e só então abre a embalagem com o *kit* do cateter, mantendo o conteúdo estéril. O operador coloca luvas estéreis, lava cada uma das vias de acesso venoso com solução salina estéril e, utilizando uma técnica asséptica, delimita o campo de atuação com panos de campo estéreis. Na sequência, mensura a distância apropriada para a introdução do cateter, conforme mencionado, e infiltra anestésico no local da introdução, caso indicado. Desloca-se temporariamente a pele em sentido dorsal, afastando-a da veia jugular, a fim de evitar laceração, e, com uma lâmina de bisturi, faz-se uma pequena incisão (poucos milímetros), atravessando toda a espessura do tecido cutâneo, possibilitando que a pele retorne à posição natural.

Dessa maneira, a incisão permite acesso direto ao vaso sanguíneo. O assistente faz o garrote ocluindo a veia e o operador avança o introdutor do cateter pela incisão, direcionando-o para o lúmen do vaso, assegurando seu correto posicionamento pela observação do fluxo de sangue. O operador deve, então, remover o mandril e avançar o fio-guia para o interior do vaso (Figura 76.2). Muitos fios-guias têm uma ponta em J flexível na extremidade distal, a fim de evitar a perfuração do vaso. O operador introduz aproximadamente dois terços do fio-guia, com a extremidade distal primeiro, no lúmen vascular. Mantendo o fio no lugar, remove a agulha e, na sequência, passa o dilatador vascular sobre o fio, realizando um movimento em torção para a frente e para trás, direcionando-o para dentro do vaso, segurando a extremidade proximal do fio-guia. Após essa etapa, o operador retira o dilatador, mantendo o fio no local. Nesse momento, pode ocorrer sangramento no ponto dilatado da venostomia, o qual pode ser controlado com pressão manual direta, caso necessário. O operador, então, coloca a extremidade distal do cateter na extremidade proximal do fio e avança o cateter pelo fio até o local da venotomia. Assim, a extremidade proximal do fio-guia começa a emergir no cateter. Segurando com firmeza essa extremidade proximal do fio-guia, o operador prossegue com o cateter pelo fio em direção ao lúmen da veia até alcançar a distância desejada. Com o cateter no lugar, o fio-guia é retirado. Com uma seringa, aspira-se qualquer ar que possa estar retido nas vias de acesso do cateter, em razão do espaço criado pelo fio-guia; em seguida, fecham-se e lavam-se todas as vias de acesso do cateter com solução salina estéril, finalizando-se com a fixação do cateter.

No método da bainha dilatadora (*peel-away*), utiliza-se uma agulha de introdução especial que é posicionada no lúmen do vaso, da mesma forma que um cateter periférico. O cateter é introduzido por essa agulha. Uma vez no lugar, a agulha de introdução é retirada e o cateter é mantido no lúmen vascular.

Em ambos os métodos, uma vez no lugar, o cateter deve ser fixado, por sutura, à pele, nas arestas da base ou no seu adaptador de posicionamento. Deve-se ter cuidado especial para não perfurar o cateter com a agulha de sutura. A área deve estar limpa, e o cateter, mantido no local com auxílio de bandagem.

O operador deve assegurar que as vias de acesso venoso estejam posicionadas sob a bandagem, de modo a evitar contaminação e tensão excessiva quando estiver conectado ao tubo para infusão intravenosa (Figura 76.3).

## CATETERES VENOSOS CENTRAIS DE INSERÇÃO PERIFÉRICA

Os cateteres venosos centrais de inserção periférica (CVCIP) não envolvem a veia jugular. Assim, são úteis em animais com traumas cranianos ou quando há preocupação quanto à elevação da pressão intracraniana durante sua introdução. Os tubos dos CVCIP são muito longos, de modo que podem ser colocados tanto na veia safena medial quanto na veia safena lateral (Vídeo 76.2). Antes da introdução, a distância entre o ponto de inserção e a veia cava deve ser mensurada. Eles são colocados com o auxílio de introdutores do tipo *peel-away*, sendo fixados no local por meio de sutura e envolvidos por bandagem para evitar que o paciente mastigue o cateter e a fim de mantê-lo o mais limpo possível.

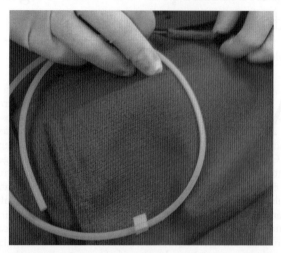

**Figura 76.2** Introdução do fio-guia, pela extremidade reta, no introdutor do cateter e na veia jugular externa esquerda. Sob o pano de campo, a cabeça do paciente está posicionada à esquerda.

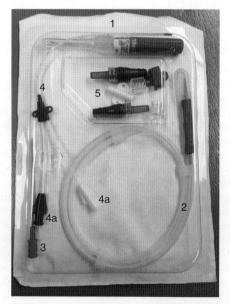

**Figura 76.1** *Kit* para a introdução de um cateter jugular do tipo *over-the-needle*. O conteúdo do *kit* inclui, em ordem de uso: (1) um introdutor do cateter; (2) o fio-guia envolto por uma membrana plástica, com a ponta em J visível; (3) o dilatador do vaso; (4) o cateter jugular de lúmen duplo, com duas vias de acesso proximais (4a); (5) as tampas do cateter e adaptadores para a fixação.

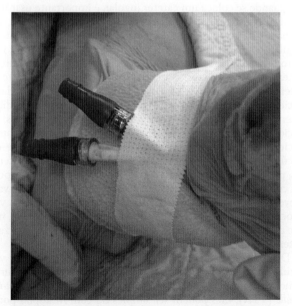

**Figura 76.3** Bandagem macia ao redor de todo o pescoço recobre e protege o local de introdução do cateter, deixando acessíveis as duas vias de acesso. A cabeça do paciente está posicionada à direita.

Em cães pequenos e em gatos, uma abordagem "longa-curta" funciona bem. Nela, introduz-se um cateter periférico na veia safena e, em seguida, se remove a agulha de um cateter TTN, o qual é passado por dentro do cateter periférico. Os mandris dos cateteres são mantidos juntos, e um cateter periférico (tipo OTN) 20 G abriga o cateter 22 G mais longo (tipo TTN). Em cães pequenos e em gatos, utiliza-se a veia safena medial ou lateral, e a extremidade distal do cateter é posicionada no lúmen da veia cava. Caso o cateter precise ser trocado, pode ser removido, deixando-se o periférico no local, e um novo cateter longo é colocado pelo periférico.

Após a colocação de qualquer cateter central, deve-se realizar radiografia lateral, de modo a confirmar seu correto posicionamento antes do uso (Figura 76.4). As bandagens devem ser removidas, e o local de introdução do cateter, inspecionado, sempre que necessário ou, no mínimo, a cada 24 horas. Não deve haver sinal clínico de trombose, infecção ou flebite. Em circunstâncias muito raras, pode ser necessária a troca do cateter venoso central. Contanto que o vaso esteja viável, isso pode ser feito posicionando-se um novo fio-guia dentro do cateter, removendo o atual e colocando um novo por sobre o fio.

## MENSURAÇÃO DA PRESSÃO VENOSA CENTRAL

A mensuração da PVC é realizada utilizando-se tanto um cateter jugular com posicionamento de sua extremidade no átrio direito quanto um CVCIP que alcance a veia cava caudal. A mensuração da PVC é útil em pacientes com doença cardíaca preexistente ou quando se pretende administrar grande volume de líquido por via intravenosa. A PVC fornece uma estimativa da pressão sanguínea na entrada no átrio direito (Figura 76.5). O valor normal da PVC varia de 0 a 10 $cmH_2O$. Em cães com ótima perfusão, a PVC varia de 5 a 10 $cmH_2O$; em felinos, de 2 a 5 $cmH_2O$. Mensurações seriadas da PVC são muito úteis para detectar sua tendência em pacientes individuais. A elevação da PVC pode indicar hiperperfusão, enquanto a diminuição pode indicar hipovolemia.

Em pacientes gravemente enfermos, o monitoramento da PVC é utilizado como guia para a manutenção de uma adequada perfusão aos órgãos. Para obter a PVC, pode-se utilizar uma régua com escala em centímetros, um manômetro ou um monitor eletrônico, os quais fornecem resultados equivalentes. A PVC pode ser mensurada de hora em hora ou continuamente, dependendo do método utilizado. É necessária a confirmação do posicionamento do cateter na veia cava cranial ou caudal. O paciente deve ser posicionado em decúbito lateral direito, porém o esternal também é aceitável.

Para a mensuração manual (régua ou manômetro), o sistema é montado com um frasco de solução de NaCl estéril, uma torneira de três vias, um sistema de mensuração, equipos e extensores de equipo. A marca "zero" da régua ou do manômetro é posicionada ao nível do átrio direito. A torneira de três vias é fechada para o paciente, e o manômetro com o extensor do equipo é fixado à régua, sendo preenchido com NaCl 0,9%. Em seguida, a torneira de três vias é fechada para a bolsa de líquido e aberta para o paciente. Aguarda-se o nível de líquido no equipo do manômetro se estabilizar, sendo o valor registrado como a PVC. Graças às oscilações naturais na pressão intratorácica, o nível de líquido no manômetro pode alterar levemente com a respiração.

Em monitores eletrônicos, o extensor do equipo é conectado a um transdutor ligado ao monitor. O sistema é ajustado para zero, como mencionado para o manômetro. A torneira de três vias é fechada para a bolsa de líquido, e o número mostrado no monitor é a PVC (Figura 76.6).

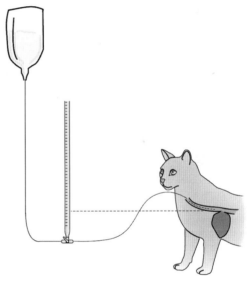

**Figura 76.5** Posicionamento correto na marca zero para a mensuração manual da pressão venosa central (PVC). Em relação ao solo ou ao piso da gaiola, a marca zero deve estar na mesma altura do átrio direito.

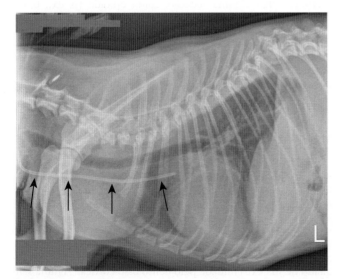

**Figura 76.4** Radiografia lateral do tórax mostrando o trajeto do cateter jugular (*setas*). A extremidade distal está corretamente posicionada no átrio direito.

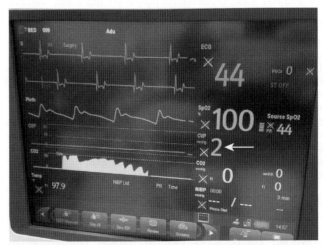

**Figura 76.6** A mensuração contínua da PVC fornece um valor numérico, mostrado em tempo real no monitor (*seta*).

# CAPÍTULO 77

## Cateteres de Uso Intraósseo

Andre C. Shih

### INTRODUÇÃO

O rápido acesso vascular pode salvar vidas em muitas situações emergenciais enfrentadas pelos veterinários. A cateterização intravenosa (IV) permanece sendo o padrão-ouro para um rápido acesso vascular e a administração de líquidos e fármacos (ver Capítulos 75 e 76). Contudo, tecnicamente, a cateterização de veias centrais e periféricas pode ser um desafio, quando não impossível, em situações emergenciais, inclusive em caso de colapso vascular, choque grave e parada cardiorrespiratória (PCR).[1] Além disso, pacientes de pequeno tamanho, obesos ou com trombose venosa podem dificultar e retardar a cateterização venosa. Entre as técnicas disponíveis para o veterinário, a via intraóssea (IO) permite acesso vascular seguro, rápido e confiável para a administração de medicamentos e líquidos, nos casos em que não é possível a cateterização IV.[1,2] Em pequenos animais, pode-se colocar um cateter IO em menos de 2 minutos.[3]

A via IO possibilita acesso à circulação venosa sistêmica por meio da medula óssea, a qual é composta de diversos capilares sinusoides venosos que são drenados para um canal que desemboca na circulação venosa. Esses vasos não se colapsam mesmo durante hipovolemia grave ou em caso de parada cardíaca.[1,2] Como os vasos intramedulares desembocam no sistema venoso central, o tempo de latência dos medicamentos administrados por via IO é semelhante ao daqueles administrados por via IV. Em um estudo, detectou-se corante vermelho do Congo na circulação central e no coração 10 segundos após a administração IO.[4] Em um modelo animal de hipovolemia, não foi constatada diferença nas variáveis hemodinâmicas, quando comparadas as administrações IO e IV de hidroxietilamido (HES).[4] Após a administração de fármacos de emergência, como epinefrina e atropina, verificou-se início de ação mais rápido quando se empregou a via IO, em comparação com a administração endotraqueal (ET).[4]

### CONTRAINDICAÇÕES E POSSÍVEIS COMPLICAÇÕES

De maneira geral, o cateter IO parece ser um acesso vascular clinicamente seguro e efetivo.[1] Em humanos, um estudo em larga escala avaliou 4.270 casos de canulação IO pediátrica e constatou uma taxa geral de morbidade inferior a 1%.[4] Contudo, o cateter IO implica alguns riscos, quando comparado com o IV (Tabela 77.1). Possíveis complicações incluem extravasamento de líquidos, infecções cutâneas, necrose de pele, fraturas ósseas, osteomielite, embolismo gorduroso, síndrome compartimental e dor no local da injeção.[3] Na opinião do autor, a complicação mais observada em medicina veterinária é a migração da agulha, que causa administração acidental de fármacos/líquidos no tecido subcutâneo. Pode ser difícil fixar e manter o cateter IO no lugar, e há a possibilidade de mau funcionamento em momento crítico.

Deve-se evitar a administração de soluções hipertônicas ou de agentes fortemente alcalinos. Isso foi associado a uma maior incidência de infecções locais, alterações histológicas transitórias na medula e gangrena gasosa em modelos animais.[4] Outras potenciais complicações incluem fraturas iatrogênicas ou lesões às placas de crescimento.[2,4] Existe um risco teórico de embolismo medular ou gorduroso nos pulmões. Estudos em animais revelaram que, na administração de líquidos por via IO, alto volume e alta pressão aumentam o risco de embolismo.[4] Apesar desses estudos em animais, não há caso documentado de êmbolo gorduroso ou de cortical ósseo após a infusão IO em medicina veterinária.

Existem algumas contraindicações absolutas para a colocação de um cateter IO, que incluem doenças ósseas graves ou fratura óssea. Locais que já foram utilizados previamente como acesso IO não devem ser usados por mais de 1 ou 2 dias, sendo desencorajadas as tentativas repetidas no mesmo local.[4]

**Tabela 77.1** Comparação de possíveis complicações constatadas com a técnica de cateterização intravenosa (IV) *versus* cateterização intraóssea (IO).

| CATETERIZAÇÃO IV | CATETERIZAÇÃO IO |
| --- | --- |
| Infecção | Infecção |
| Necessidade de parar as compressões torácicas (PCR) durante a introdução do cateter | Migração do cateter e extravasamento de líquido |
| Treinamento adequado e necessidade de material cirúrgico | Risco de fratura, embolismo e infecção |
| | Necessidade de treinamento adequado |

### TÉCNICAS

#### Contenção química e anestesia

É humanitário com o paciente uma sedação adequada ou anestesia geral, o que facilita muito a introdução de um cateter IO. Caso o animal apresente coma, quase sempre não é necessária sedação. Por outro lado, um paciente consciente e acordado costuma exigir alguma sedação, como opioide (p. ex., 0,3 a 0,5 mg de butorfanol/kg IM). Os pacientes também se beneficiam de um bloqueio anestésico local (bupivacaína ou lidocaína, na dose de 2 mg/kg), proximal ao local do acesso IO. É fundamental a cautela com neonatos, a fim de evitar dose tóxica de anestésico local – o fato de o volume a ser injetado ser muito pequeno pode dificultar uma dose precisa; não exceda 4 mg/kg, tanto para bupivacaína quanto para lidocaína.

#### MATERIAL

Várias agulhas e dispositivos são usados para obter acesso IO.[3] Uma agulha espinal simples, 20 a 22G, pode ser suficiente para filhotes de cães e gatos. Nessa idade, o osso é suficientemente mole para permitir a fácil introdução do cateter. Isso tem se provado útil em casos emergenciais em neonatos com anemia/hipovolemia grave, quando trazidos à clínica para reanimação volêmica inicial.[3] As agulhas hipodérmicas não são tão efetivas, pois a ausência de uma alça dificulta o posicionamento adequado de sua extremidade pelo denso osso cortical. Agulha sem mandril também gera maior incidência de obstrução por fragmentos ósseos. As agulhas espinais ou para aspiração da medula óssea, como a agulha de Jamshidi® (Baxter Healthcare, Deerfield, IL), têm um mandril e uma alça que facilitam sua introdução (Figura 77.1 e Capítulo 92).[5]

Além dos dispositivos manuais, existem diversos produtos disponíveis que facilitam a introdução da agulha IO, visto que não dependem de procedimento manual.[3,6-8]

O EZ-IO® (Vidacare, San Antonio, TX) é um dispositivo reutilizável, alimentado por uma bateria de lítio, que tem a forma e opera de maneira muito semelhante a uma pequena broca (Figura 77.2). Ele tem uma agulha com bisel, com uma ponta de broca 15 G, que perfura o osso e alcança o espaço IO a uma profundidade predefinida. Uma vez que a agulha adentra o espaço IO por meio do movimento de perfuração, o qual é percebido pela perda de resistência, o mandril é retirado e o cateter metálico permanece no lugar, com um adaptador do tipo *Luer-lock*. Cada *kit* de agulha contém um sistema de conexão (EZ-Connect) e um pequeno equipo de 90° para a administração de medicamentos e/ou líquidos (Figura 77.2).[6-8]

A pistola de injeção óssea (B.I.G., WaisMed, Kansas City, MO) é um dispositivo IO descartável, de uso único. A pistola é posicionada em ângulo de 90° em relação à superfície cutânea e pressionada firmemente sobre a pele, de modo a disparar um mecanismo de mola que direciona a agulha IO para o interior do córtex (Figura 77.3). Uma vez que o espaço IO tenha sido

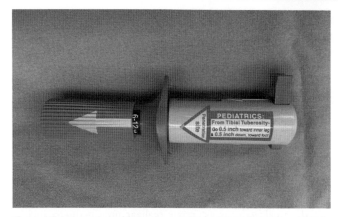

**Figura 77.3** A versão pediátrica de uma pistola de injeção intraóssea (B.I.G., WaisMed, Kansas City, MO) é um dispositivo IO descartável, de uso único.

alcançado, o dispositivo é removido e a agulha IO é deixada no lugar. Uma trava de segurança desliza sobre a agulha para mantê-la seguramente posicionada, antes de sua fixação com esparadrapo.[6-8]

Ambos os dispositivos são utilizados em medicina veterinária. Um estudo em cães constatou que a B.I.G. propicia acesso mais rápido do que a introdução manual de uma agulha Jamshidi (AJ) para a administração de líquidos. Um estudo em gatos relatou que os três métodos de acesso IO (EZ-IO, B.I.G. e introdução manual IO de uma AJ) parecem ser clinicamente aceitáveis.[3] Contudo, o acesso IO obtido com o dispositivo EZ-IO foi significativamente mais rápido e sua fixação foi mais fácil em cadáveres de gatos[3] (Tabela 77.2).

## INTRODUÇÃO DO CATETER INTRAÓSSEO

Sedação adequada ou anestesia geral facilita muito a introdução do cateter IO. Os locais utilizados para a cateterização IO são: úmero proximal, face craniomedial da tíbia proximal, fossa trocantérica do fêmur e crista ilíaca. A região proximal do úmero é acessível com mais facilidade em cães e gatos. A tuberosidade maior é facilmente palpável, e a agulha é posicionada na área achatada, na face craniolateral do úmero, um pouco distal à tuberosidade maior. A mão dominante deve permanecer estéril, segurando a agulha IO, enquanto a outra segura firmemente o úmero distal e o rotaciona, de modo externo, para melhorar a exposição da tuberosidade maior. A introdução da agulha é perpendicular ao eixo longitudinal do úmero (Vídeos 77.1 e 77.2).

Outro local muito usado é a face craniomedial da tíbia proximal. A superfície achatada dessa porção da tíbia é recoberta por pele e tecido subcutâneo, com pouco ou nenhum músculo, tornando mais fácil o acesso ao osso. A mão dominante deve permanecer estéril, segurando a agulha IO, e a outra segura firmemente a parte distal da tíbia/fíbula, realizando um movimento de rotação externa da tíbia para melhor evidenciar a face medial

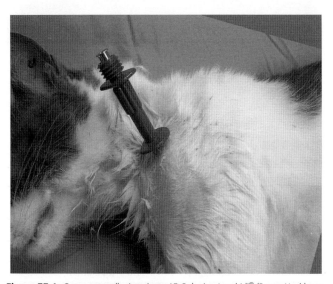

**Figura 77.1** Gato com agulha intraóssea 15 G do tipo Jamshidi® (Baxter Healthcare, Deerfield, IL). O dispositivo tem uma alça para facilitar o posicionamento do cateter e um mandril para evitar a obstrução por um tampão ósseo.

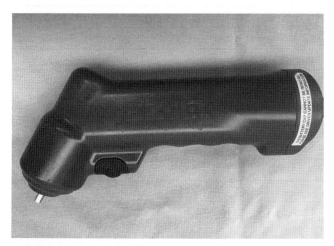

**Figura 77.2** Dispositivo EZ-IO® (Vidacare, San Antonio, TX) movido a bateria, utilizado para perfurar o osso e posicionar o cateter intraósseo.

| Tabela 77.2 | Taxa de sucesso, tempo para introdução e facilidade subjetiva de introdução de três técnicas de acesso intraósseo em cadáveres de gatos.[3] |

|  | EZ-IO | B.I.G. | AJ |
|---|---|---|---|
| Taxa de sucesso (%) | 96 | 75 | 88 |
| Tempo para introdução (seg.) | 74,4 ± 15 | 113 ± 71 | 125 ± 39 |
| Facilidade de introdução (escore quantitativo) | 17,1 ± 20 | 45,5 ± 28 | 41,7 ± 23 |

*AJ*, agulha Jamshidi; *B.I.G.*, pistola de injeção óssea.

da tíbia proximal. A agulha é direcionada de modo perpendicular ao osso e afastada da fise óssea (placa de crescimento)[2] (Vídeos 77.3 e 77.4).

Outros locais menos comuns de cateterização IO incluem a fossa trocantérica do fêmur proximal e a crista ilíaca. A primeira é medial ao trocânter maior do fêmur e mais bem exposta com um movimento de adução e rotação medial do membro. A agulha é introduzida paralela ao eixo longitudinal do fêmur. A crista ilíaca é a face mais larga e dorsal da asa do íleo.[2] A crista pode ser utilizada para aspiração de medula óssea, porém não é muito usada para a colocação de um cateter IO, pois há grande risco de migração da agulha durante o movimento. Ademais, em animais grandes e obesos, sua palpação pode ser difícil.

O local escolhido deve ser palpado e a área, preparada, com técnicas assépticas, inclusive tricotomia e antissepsia. O operador deve calçar luvas estéreis e realizar uma pequena incisão sobre o local com uma lâmina de bisturi (n° 11 ou n° 12). A agulha é introduzida pela incisão até alcançar o periósteo. O operador empurra a agulha pelo córtex com uma ação firme, rotatória para a frente e para trás, ao longo do eixo longitudinal da agulha. Geralmente há diminuição da resistência quando a extremidade da agulha entra na cavidade medular. Uma vez que a agulha esteja bem posicionada, deve parecer firmemente presa ao osso. A introdução é confirmada movendo-se o membro. A agulha deve estar bem introduzida no osso e se mover livremente com o membro. Nesse momento, o mandril pode ser removido, uma seringa com solução salina heparinizada estéril, acoplada, e o cateter IO, lavado e tampado (ver Vídeos 77.1 a 77.4). O cateter IO deve ser fixado com bandagem leve e esparadrapo. É importante evitar o movimento excessivo do membro. Se não estiver em uso, o cateter deve ser lavado a cada 8 horas. Na maioria das vezes, o cateter IO é removido assim que a cateterização IV a longo prazo for efetiva.

## REFERÊNCIAS BIBLIOGRÁFICAS

*As referências bibliográficas deste capítulo se encontram online no Ambiente de Aprendizagem.*

# CAPÍTULO 78

# Taxa de Infusão Contínua

Steven L. Marks

A administração intravenosa de fármacos é muito usada em medicina veterinária, induzindo um efeito imediato e, de alguma forma, previsível. A infusão contínua (IC) é um procedimento que possibilita a manutenção de concentração sérica, plasmática ou tecidual constante de um composto administrado por via intravenosa. Esse método pode ser utilizado como alternativa às técnicas que utilizam *bolus* intermitentes.

A IC pode ser simultânea à administração parenteral de líquido, como um componente da fluidoterapia do paciente, ou fornecida independentemente das necessidades volêmicas do paciente.

Após o início da infusão contínua, ela demora cerca de cinco meias-vidas do fármaco para alcançar o estado de equilíbrio estável.[1] Os fármacos mais apropriados para IC são aqueles que apresentam rápido início de ação e meia-vida curta, o que permite serem administrados até obter o efeito desejado. Nos casos em que há necessidade de ação imediata, pode-se administrar inicialmente uma dose do medicamento na forma de *bolus*, seguida de IC.

Em medicina veterinária, há indicações específicas para o uso de IC, as quais incluem, mas não se limitam a, antibióticos tempo-dependentes, analgésicos, antiarrítmicos, vasopressores, insulina e antieméticos.

Na Tabela 78.1 há uma lista com os medicamentos mais utilizados e os protocolos terapêuticos.[2,3]

Três dispositivos podem ser utilizados para IC ao paciente: bomba de infusão volumétrica (Figura 78.1), bomba acoplada à seringa (Figura 78.2) e bureta com equipos ou "buretrol" (Figura 78.3).

As bombas de infusão volumétricas são usadas quando se adiciona o fármaco às soluções de uso parenteral. Há vários fabricantes dessas bombas, e a maioria delas é muito precisa. Quando utilizadas, o clínico deve saber a dose do fármaco a ser administrada, a taxa de administração da solução e o volume total de líquido em que o fármaco será adicionado. É importante assegurar

**Tabela 78.1** Fármacos muito usados e protocolos terapêuticos.

| FÁRMACO | CONCENTRAÇÃO | TAXA DE INFUSÃO |
|---|---|---|
| Butorfanol | 10 mg/mℓ | 0,2 a 0,4 mg/kg IV, seguida de 0,1 a 0,2 mg/kg/h |
| Diazepam | 5 mg/mℓ | 0,2 mg/kg/h |
| Dobutamina | 12,5 mg/mℓ | 5 a 20 µg/kg/min |
| Dopamina | 40 mg/mℓ | 1 a 3 µg/kg/min |
| Epinefrina | 1 mg/mℓ | 0,025 a 0,3 µg/kg/min |
| Fentanila | 0,05 mg/mℓ | 0,003 mg/kg IV, seguida de 2 a 5 µg/kg/h |
| Furosemida | 50 mg/mℓ | 3 a 8 µg/kg/min |
| Insulina (regular) | 100 U/mℓ | 0,1 U/kg/h |
| Cetamina | 100 mg/mℓ | 0,3 mg/kg/h |
| Lidocaína | 20 mg/mℓ | *Bolus* de 1 a 2 mg/kg, seguido de 20 a 80 µg/kg/min |
| Medetomidina | 1 mg/mℓ | 0,0015 mg/kg/h |
| Metoclopramida | 5 mg/mℓ | 1 a 2 mg/kg/24 h |
| Nitroprussiato | 10 mg/mℓ | 1 a 10 µg/kg/min |
| Norepinefrina | 1 mg/mℓ | 0,5 a 2 µg/kg/min |
| Propofol | 10 mg/mℓ | *Bolus* de 4 a 6 mg/kg, lentamente, seguido de 100 a 400 µg/kg/min |
| Vasopressina | 20 U/mℓ | 0,001 a 0,004 U/kg/min |

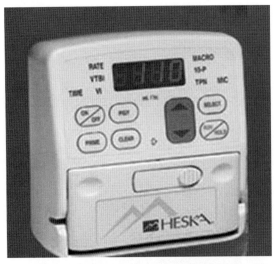

**Figura 78.1** Bomba de infusão volumétrica. (Cortesia de Heska, Loveland, CO.)

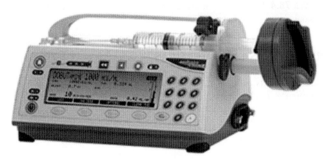

**Figura 78.2** Bomba com seringa acoplada. (Cortesia de Medfusion, Smiths Medical, Dublin, OH.)

que o fármaco seja compatível com a solução na qual está sendo adicionado.[4] Como regra geral, deve-se remover volume igual ao do fármaco adicionado à bolsa da solução antes da adição. Também deve ser considerado o volume de transbordamento da bolsa da solução de uso intravenoso. Podem ser utilizadas múltiplas bombas para a infusão de diferentes medicamentos.

As bombas acopladas à seringa possibilitam ao clínico administrar infusões de modo muito preciso, sem muita dificuldade. Há diversos fabricantes. A maioria das bombas acopladas à seringa é passível de programação da dose e da concentração do fármaco. A bomba administrará na taxa determinada. Essas bombas podem ser acopladas a seringas de tamanhos variados. A vantagem delas é que o produto pode ser fornecido tanto sem diluição quanto diluído em pequeno volume de líquido.

Ambos os tipos de bomba de infusão têm características avançadas de segurança que podem detectar ar no equipo, oclusões e o término da infusão.

O "buretrol" é um dispositivo de infusão que armazena uma quantidade limitada do líquido a ser infundido. A bureta fica posicionada entre a bolsa de líquido e uma bomba de infusão volumétrica. Essa técnica é muito semelhante àquela utilizada por uma bomba volumétrica, isoladamente, porém limita a quantidade de líquido a ser administrado.

Em muitos casos, é preciso se valer de múltiplos pontos de acesso IV. Isso requer o uso de múltiplos equipos – todos os equipos e bombas devem ser corretamente identificados. Existem algumas bombas multicanais disponíveis no mercado (Alaris, Carefusion, San Diego, CA), que possibilitam a administração simultânea de diversos medicamentos por meio de IC.

Diversas fórmulas podem ser usadas para calcular o volume do medicamento que deverá ser adicionado à solução de IC.

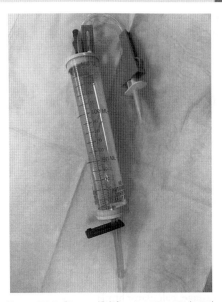

**Figura 78.3** "Buretrol" (Pfizer, Inc., New York, NY).

**Fórmula nº 1**

Fármaco (m$\ell$/h)/taxa da solução [fluido] (m$\ell$/h)
= X m$\ell$ do fármaco/volume total de solução

**Exemplo:**
Metoclopramida (5 mg/m$\ell$) administrada na taxa de infusão de 1 mg/kg/24 h
Peso corporal do paciente: 20 kg
Taxa de infusão da solução (fluido): 50 m$\ell$/h
Em 24 horas, deve-se administrar 20 mg de metoclopramida, ou seja, 0,83 mg/h
0,83/5 mg/m$\ell$ = 0,17 m$\ell$ de metoclopramida/h
0,17 m$\ell$/h/50 m$\ell$/h = X m$\ell$ do fármaco/1.000 m$\ell$
Adicionam-se 3,4 m$\ell$ de preparação de metoclopramida, que contém 5 mg/m$\ell$ a 1 $\ell$ da solução (fluido).

**Fórmula nº 2**

$$M = (D)(PC)(V)/(TI)(16,67)$$

ou

$$R = (D)(PC)(V)/(M)(16,67)$$

M = mg do fármaco a ser adicionado na solução
D = dose do fármaco, em µg/kg/min
W = peso corporal do paciente, em kg
V = volume (m$\ell$) da solução
TI = taxa de infusão (m$\ell$/h)
16,67 = constante de conversão

**Exemplo:**
Taxa de infusão de metoclopramida (5 mg/m$\ell$): 1 mg/kg/24 h
Peso corporal do paciente: 20 kg
Taxa de infusão da solução (fluido): 50 m$\ell$/h
Para o cálculo de D: 1 mg/kg/24 h, ou 1.000 µg/kg/24 h, ou 41,7 µg/kg/h, ou 0,69 µg/kg/min
D = 0,69 µg/kg/min
PC = 20 Kg
V = 1.000 m$\ell$
TI = 50 m$\ell$/h
M = (0,69)(20)(1.000)/(50)(16,67)
M = 16,5 mg
A concentração de metoclopramida é 5 mg/m$\ell$; portanto, 16,6/5 = 3,3 m$\ell$, que é o volume a ser adicionado a 1 $\ell$ da solução (fluido).

## Fórmula nº 3

Esse é um procedimento rápido para a adição de um fármaco a um volume constante, utilizando uma taxa de fluxo contínuo.

D × PC = mg do fármaco que será adicionado a 250 m$\ell$ de solução (fluido) administrada em taxa de infusão de 15 m$\ell$/h

D = taxa de infusão do fármaco (μg/kg/min)
PC = peso corporal do paciente (kg)

**Exemplo:**
Lidocaína (2% ou 20 mg/m$\ell$), cuja taxa de infusão será de 50 μg/kg/min
Peso corpóreo do paciente: 20 kg
5 × 20 = 1.000 mg (50 m$\ell$) de lidocaína adicionados a 250 m$\ell$ de solução (fluido) administrada na taxa de infusão de 15 m$\ell$/h

Além dessas fórmulas, na internet há calculadoras de IC que podem ser usadas para minimizar o risco de erros (www.aucsoc.com/html/dosage_calculator.html).

Quando se utiliza IC, é importante conferir os cálculos 2 ou 3 vezes. As principais causas de erro costumam envolver a dose (mg ou μg) ou o tempo da infusão (minutos, horas ou dias).

Sempre que possível, assegure-se de que uma segunda pessoa revise os cálculos e de que os equipos IV, as bolsas de fluidos e as seringas estejam claramente identificadas, datadas e rubricadas (Figura 78.4).

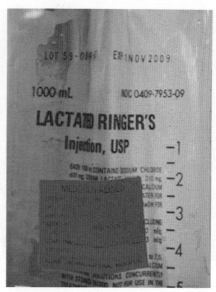

**Figura 78.4** Etiqueta com a indicação do medicamento adicionado à solução (fluido).

## REFERÊNCIAS BIBLIOGRÁFICAS

*As referências bibliográficas deste capítulo se encontram online no Ambiente de Aprendizagem.*

# CAPÍTULO 79

# Monitoramento da Glicemia em Amostra de Sangue Obtida da Veia Auricular

Melanie D. Thompson

Em cães e gatos com diabetes melito, a observação dos sinais clínicos pelo proprietário e as avaliações seriadas de curvas glicêmicas no ambiente hospitalar são métodos comuns de monitoramento do controle da glicemia. Esses parâmetros também são auxiliares na determinação da dose e do tipo de insulina a ser usada, bem como na frequência necessária de injeções (ver Capítulos 304 e 305). Cães e gatos diabéticos costumam ser hospitalizados para o monitoramento da glicose. As amostras de sangue são coletadas em intervalos de 1 a 2 horas, por meio da venopunção direta de uma veia periférica.[1,2] Hospitalização, contenção física para coleta da amostra e venopunção foram associadas à hiperglicemia por estresse, sobretudo em gatos. Além disso, alguns animais hospitalizados podem não se alimentar,[2] o que dificulta a interpretação da curva glicêmica.

Em humanos, a maioria dos pacientes diabéticos realiza automonitoramento da concentração sanguínea de glicose utilizando glicosímetro portátil e sangue capilar. Em geral, o sangue é obtido por meio de uma picada na ponta do dedo com uma lanceta. Esses glicosímetros são utilizados na geração de curvas glicêmicas seriadas em cães e gatos diabéticos. Trata-se de aparelhos baratos, que necessitam apenas de uma gota de sangue para a análise e fornecem resultados rapidamente, os quais têm demonstrado ser precisos para o uso na rotina clínica.[3-6] Quando só uma pequena quantidade de sangue é necessária para o exame, a coleta de sangue da veia auricular pode minimizar o desconforto do paciente, preservar a integridade de veias periféricas e diminuir a urgência de contenção física durante a coleta. Estudos mostraram que a veia marginal da orelha (VMO) é uma alternativa razoável à coleta de sangue venoso para mensurações seriadas das concentrações de glicose.[7] Dois métodos de coleta de sangue de vasos das orelhas de cães e gatos são descritos aqui, ambos rápidos e simples (Vídeo 79.1).

## OBTENÇÃO DE AMOSTRA DE SANGUE CAPILAR COM LANCETA CONVENCIONAL

A primeira técnica utiliza uma lanceta convencional projetada para perfurar a ponta de dedos de humanos diabéticos. Deve-se optar por um dispositivo com ajuste variável da profundidade da agulha. Isso permite que se selecione uma profundidade de perfuração apropriada, a fim de obter uma quantidade adequada de sangue para o teste – em geral, os cães necessitam de profundidade maior, quando comparados com os gatos. Embora qualquer parte do lado interno da pina possa ser usada na coleta do sangue capilar, a punção da VMO costuma resultar em discreto desconforto, pode ser realizada repetidas vezes e o volume da gota de sangue geralmente é excelente.

De início, deve-se identificar a VMO (Figura 79.1 A). Quando necessário, uma gaze úmida aquecida pode ser colocada sobre ela para aumentar a perfusão sanguínea regional. Em animais de pelo longo, espalha-se uma fina camada de gel à base de petróleo sobre o local da punção, para que a gota de sangue se forme sem se espalhar por todo o pelo. Em seguida, a lanceta automática é posicionada sobre a veia (Figura 79.1 B), e a agulha ejetada perfura a pele da orelha, de onde sai uma gota de sangue (Figura 79.1 C). A pessoa que faz a punção deve colocar uma gaze dobrada entre a pina e seu dedo, de modo a evitar a perfuração acidental dele – a lanceta raramente atravessa a orelha. A seguir, une-se o glicosímetro (AlphaTRAK2, Abbott Laboratories), com a fita reagente já inserida, à gota de sangue, mensurando a concentração sanguínea de glicose (Figura 79.1 D).

## OBTENÇÃO DA AMOSTRA DE SANGUE CAPILAR COM LANCETA A VÁCUO

Uma segunda técnica utiliza uma lanceta a vácuo (Microlet Vaculance, Bayer Diagnostics), a fim de facilitar a coleta de uma gota de sangue com volume adequado, por meio da indução de pressão negativa (Figura 79.2 A). O aparelho é projetado para possibilitar a coleta de sangue de outras partes do corpo, além da ponta dos dedos em pessoas, sendo facilmente usado para obter sangue da face interna da pina em cães e gatos. Ele também tem ajuste da profundidade da agulha. Deve-se segurar a extremidade da pina entre os dedos polegar e indicador. A face interna da pina é mantida estendida pelos outros três dedos (Figura 79.2 B). Em seguida, a lanceta é posicionada em um local da pina livre de pelos. O vácuo entre o aparelho e a superfície cutânea da orelha é obtido ao empurrar a parte externa (superfície com pelos) da pina contra o aparelho com a ponta do dedo. Toda a borda da extremidade distal do aparelho deve estar em contato com a pele (Figura 79.2 C). O local é lancetado ao pressionar a tampa do êmbolo para baixo até que ela pare por completo. Enquanto se mantém a pressão entre o fim da tampa e a pele, o êmbolo é lentamente liberado. Isso cria uma pressão negativa, que é mantida até que se obtenha uma gota de sangue de volume adequado. Ocorre ligeira tumefação da pele para dentro da parte distal da tampa (Figura 79.2 D). A pessoa que realiza a punção deve colocar uma gaze dobrada entre a orelha e o dedo, a fim de evitar perfuração acidental. Quando uma gota de sangue de volume adequado se forma, o êmbolo é pressionado até três quartos do seu trajeto para baixo, liberando o vácuo e removendo o dispositivo. Depois, une-se o glicosímetro, com a fita reagente já inserida, à gota de sangue, mensurando a concentração sanguínea de glicose.

Outros locais podem ser usados para a coleta de sangue capilar (ver Capítulos 304 e 305). Em cães e gatos, os coxins cárpico e metacárpico foram validados como locais alternativos de coleta (Figura 79.3 A).[8,9] Em cães, a membrana mucosa bucal também foi validada como área alternativa para a coleta (Figura 79.3 B).[10] Inicialmente, seque a mucosa bucal com gaze antes da coleta. A punção do mesmo local pode ajudar a garantir resultados consistentes. Muitos veterinários e técnicos decidem não utilizar lanceta, e sim uma lâmina ou uma agulha de pequeno calibre para uma punção direta.

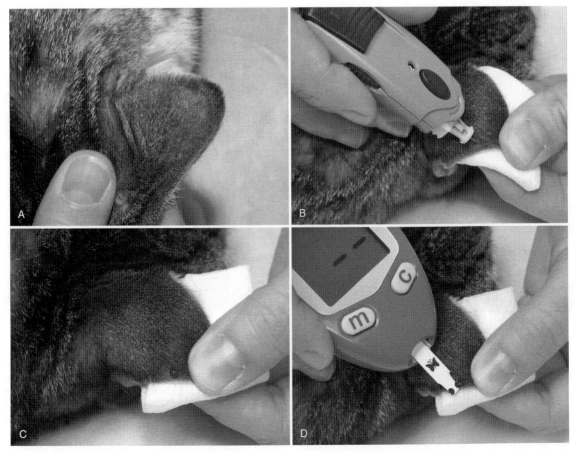

**Figura 79.1 A.** Visualização da veia marginal da orelha. **B.** A lanceta automática é posicionada sobre a veia auricular. Coloca-se uma gaze dobrada embaixo da orelha para que não ocorra perfuração acidental da mão da pessoa que faz a punção. **C.** Após a ejeção da agulha e a perfuração da orelha, surge uma gota de sangue. **D.** Em seguida, faz-se o contato do glicosímetro portátil, já com a fita reagente, com a gota de sangue.

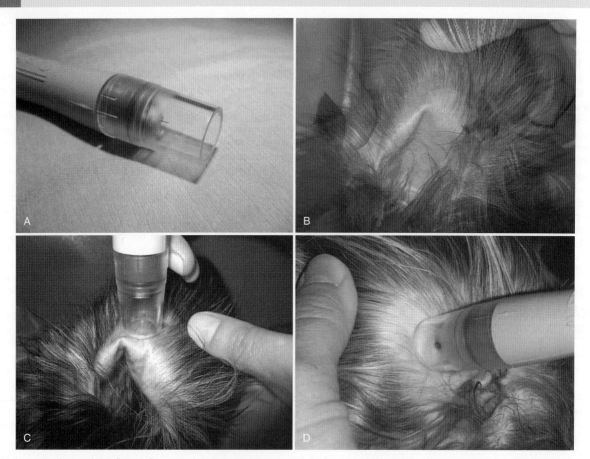

**Figura 79.2 A.** Microlet Vaculance (lancetador a vácuo). **B.** Mantém-se a extremidade da pina entre os dedos polegar e indicador. A superfície da pina é mantida esticada pelos outros três dedos. **C.** A lanceta é posicionada em um local da pina livre de pelos. A face externa da pina é empurrada contra o aparelho para formar um espaço com vácuo. **D.** Após lancetar a pina, a pressão é mantida e o êmbolo é lentamente liberado. A pressão negativa ocasiona tumefação da pele para dentro da parte distal da tampa.

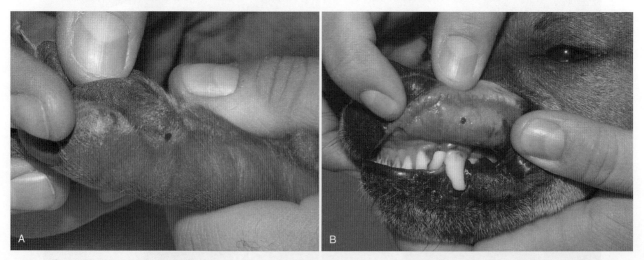

**Figura 79.3 A.** Gota de sangue formada no coxim metacárpico de um cão. **B.** Gota de sangue formada na mucosa bucal de um cão.

Os clínicos devem estar cientes de que existem limitações para o uso dos glicosímetros portáteis. Diversos fatores podem influenciar a precisão da mensuração da concentração sanguínea de glicose obtida nesses aparelhos, entre os quais estão capacitação do usuário, manutenção correta do aparelho, realização do controle de qualidade apropriado, doença concomitante e valor do hematócrito do paciente. Outros fatores que podem interferir no resultado incluem altitude, temperatura e umidade do ambiente, concentração de triglicerídeos, além de hipotensão ou hipoxia.

Deve-se optar por um glicosímetro de fácil operação. Os glicosímetros portáteis estão constantemente sendo melhorados. Os aparelhos mais recentes apresentam alta precisão, mensuração mais rápida, necessidade de menor volume de sangue e menor dependência do operador. Os resultados da glicose sanguínea obtidos na maioria dos glicosímetros portáteis são inferiores àqueles obtidos por laboratórios de referência, e a diferença nos resultados do teste em geral se eleva com o agravamento da hiperglicemia.[11] Há disponibilidade de um glicosímetro veterinário (AlphaTRAK, Abbott Laboratories), o qual se mostrou superior aos aparelhos para uso humano disponíveis no mercado.[11,12] Esse aparelho é espécie-específico – calibrado e validado para cães e gatos –, confiável e de fácil operação. Os valores de glicose obtidos no AlphaTRAK são significativamente mais próximos dos resultados de referências correspondentes, quando comparados com os de outros glicosímetros. É importante que os valores de glicose sejam obtidos "em nominais", pois os resultados desse aparelho podem ser um pouco maiores ou menores do que os laboratoriais.[11] Deve-se familiarizar com o glicosímetro e proceder às manutenções de rotina. Com a prática, veterinários, técnicos e estudantes de veterinária podem se tornar proficientes nessas técnicas, minimizando os erros. A coleta de sangue capilar pode se tornar um método de rotina na elaboração de curvas glicêmicas seriadas em hospitais. Essas técnicas também podem ser ensinadas ao cliente para o monitoramento das concentrações de glicose sanguínea no próprio domicílio. Os proprietários podem ser orientados a acessar *websites* dedicados aos animais diabéticos, os quais contêm informações sobre o monitoramento domiciliar da glicose sanguínea. No campo de pesquisa, digite "monitoramento domiciliar da glicose sanguínea em animais de estimação diabéticos" (ou, em inglês, *home blood glucose monitoring of diabetic pets*).

## REFERÊNCIAS BIBLIOGRÁFICAS

*As referências bibliográficas deste capítulo se encontram online no Ambiente de Aprendizagem.*

# CAPÍTULO 80

# Tempo de Sangramento da Mucosa Bucal

Christine Savidge

O tempo de sangramento da mucosa bucal (TSMB) é um teste diagnóstico fácil de ser realizado e prontamente disponível, sendo utilizado na triagem de anormalidade hemostática primária em cães e gatos. A hemostasia primária envolve as interações entre as plaquetas funcionais, o endotélio vascular e o fator de von Willebrand (fvW).[1] As doenças de cães e gatos que interferem na hemostasia primária e na função plaquetária incluem trombocitopenia (ver Capítulo 59), doença de von Willebrand (dvW), trombostenia, trombocitopatias congênitas e adquiridas (ver Capítulo 201), além de distúrbios vasculares.

Os sinais clínicos compatíveis com anormalidade na hemostasia primária incluem hemorragias cutâneas superficiais (petéquias, equimoses, sangramento excessivo em feridas cirúrgicas ou traumáticas), hemorragias em mucosas (sangramento gengival, epistaxe, hematúria ou sangramento gastrintestinal) e hemorragia escleral. As petéquias e as equimoses ocorrem com mais frequência na pina, na gengiva, no abdome ventral e nas áreas axilares e inguinais.[2] Consulte o Capítulo 54 para verificar os diagnósticos diferenciais para petéquias e equimoses. Por outro lado, as anormalidades hemostáticas secundárias, ou seja, distúrbios na cascata de coagulação, costumam causar hemorragias nas cavidades corpóreas (p. ex., hemotórax e hemoabdome) ou em espaços potenciais (p. ex., hemartrose).

As etapas iniciais para avaliação da hemostasia primária em um paciente com hemorragia ou em risco incluem anamnese (histórico clínico) minuciosa, exame físico, hemograma completo, perfil bioquímico sérico e exame de urina. A anamnese deve incluir questões sobre o uso de fármacos que possam causar trombocitopenia ou distúrbios de coagulação. O hemograma completo deve focar os parâmetros plaquetários, como estimativa da quantidade de plaquetas no esfregaço sanguíneo, contagem de plaquetas em contador automatizado e volume plaquetário médio. Se os parâmetros plaquetários quantitativos estiverem normais, o tempo de sangramento pode ser usado como teste de triagem para alguma anormalidade na função plaquetária.[3]

O tempo de sangramento é o período que uma incisão pequena e padronizada demora para cessar o sangramento, uma indicação da efetividade na formação inicial do tampão plaquetário.[4] O TSMB é um teste rápido, realizado no próprio ambulatório (*point-of-care*), considerado indicador confiável de anormalidade hemostática primária em cães e gatos.[1,5] Um tempo de sangramento prolongado pode indicar baixo número de plaquetas, deficiência do fvW, anormalidades na integridade vascular ou disfunção plaquetária. Consulte os Capítulos 197 e 201 para mais informações sobre doenças que resultam em anormalidade de aderência e agregação plaquetária ou em disfunção do endotélio vascular. O resultado do TSMB é mais útil quando a contagem de plaquetas é normal. Em pacientes com trombocitopenia moderada a grave ($< 70.000/\mu\ell$), o TSMB não fornece informação clínica adicional, uma vez que nessa situação é provável que o tempo de sangramento se prolongue. A magnitude do prolongamento do tempo de sangramento não está relacionada à gravidade da anormalidade na hemostasia primária. Ademais, nem todas as condições que causam disfunção plaquetária resultam em TSMB anormal. Mensurações qualitativas adicionais, como concentração do fvW e testes de função plaquetária *in vitro* (p. ex., agregometria óptica, tempo de formação do tampão plaquetário e citometria de fluxo), podem ser usadas para uma avaliação completa da hemostasia primária.[1]

## REALIZAÇÃO DO TEMPO DE SANGRAMENTO DA MUCOSA BUCAL[2]

Materiais (Figura 80.1):
- Assistência adequada para manter o paciente em decúbito lateral ou esternal ou para contenção química
- Dispositivo com lanceta automatizado, de modo a possibilitar uma incisão padronizada (5 mm de comprimento × 1 mm de profundidade)
  - Dispositivo de indução de sangramento padrão Surgicut Adult™ (International Technidyne Corp., Edson, NJ)
  - Simplate II™ (Organon Teknika Corp., Durham, NC)
- Rolo de gaze com 5 cm de largura
- Papel absorvente/papel filtro redondo Whatman™ n° 1 (Fischer Scientific Co., Clifton, NJ)
- Cronômetro

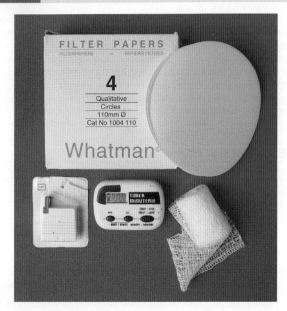

**Figura 80.1** Materiais e equipamentos para a realização do teste de tempo de sangramento da mucosa bucal.

O TSMB (Vídeo 80.1) pode ser realizado em cães conscientes, sedados[6] ou anestesiados, assim como em gatos sedados ou anestesiados. Com o paciente em decúbito lateral ou esternal, everte-se o lábio superior, mantendo-o nessa posição com uma tira de gaze amarrada em torno do focinho. Em cães conscientes, a gaze não é bem tolerada quando posicionada somente ao redor da maxila; portanto, é preciso amarrá-la em torno de todo o focinho (maxila + mandíbula). Ela é amarrada forte o bastante para gerar congestão venosa. Em gatos ou cães braquicefálicos, a gaze é presa de modo caudal às orelhas. É importante utilizar um aparelho padronizado para obter uma incisão de 5 mm de comprimento e 1 mm de profundidade, pois os aparelhos que causam incisões menores, como o Surgicutt Junior ou Neonatal de humanos (Kitvia, Labarthe-Inard, França), bem como uma lâmina de bisturi, podem resultar em diferentes tempos de sangramento,[7] aumentando a probabilidade de um resultado impreciso.

Após remover a trava de segurança, o aparelho automatizado, que tem uma lâmina acionada por mola, é calma e uniformemente colocado contra a mucosa labial, na altura do dente canino superior, rostral à gaze. É importante evitar a perfuração de vasos sanguíneos visíveis e de áreas altamente vascularizadas.[5] A incisão é feita tanto perpendicular quanto paralela à margem labial.[2] O aparelho é acionado e obtém-se a incisão. Em seguida, inicia-se a cronometragem. O dispositivo é removido e descartado logo após a incisão. Com auxílio de papel absorvente ou papel filtro, as gotículas de sangue são absorvidas 2 a 4 mm abaixo da incisão, que deve permanecer visível, já que é essencial não tocá-la, de modo a não interromper a formação do coágulo. Em cães acordados, qualquer sangue que alcance a boca ou a língua do paciente pode incomodá-lo, resultando em movimentação ou tentativa de lamber e interromper o procedimento. As gotículas continuam a ser absorvidas no papel filtro até que não haja sangramento ativo na incisão. Nesse momento, o cronômetro é parado. O tempo de sangramento é definido como o período desde a criação da incisão até o momento em que cessa o sangramento, o que indica a formação inicial do tampão plaquetário.[4]

Os intervalos de referência normais publicados para TSMB são de 1,8 a 4,7 min em cães[4,5,8] e de 0,5 a 2,5 min em gatos.[9,10] Em termos clínicos, TSMB < 4 min é considerado normal em cães e < 3 min é considerado normal em gatos.[9] Cães com trombocitopatia,[5] trombostenia[11] e dvW tipo II ou III,[5] bem como gatos com síndrome de Chédiak-Higashi,[10] podem apresentar tempo de sangramento > 13 min.

Assim como para qualquer exame, existe uma variabilidade de acordo com o operador. No caso do TSMB, mesmo a repetitividade intraoperador pode diferir em mais de 1 min.[12]

Existem muitas vantagens do TSMB na avaliação da hemostasia primária em cães e gatos. O TSMB é um teste simples, sendo específico e razoavelmente sensível no diagnóstico de disfunções hemostáticas primárias quantitativas e qualitativas, mas não é específico para determinado tipo de anormalidade.[8] O TSMB é considerado quase indolor, não invasivo e bem tolerado por um paciente facilmente contido.[8] Os equipamentos necessários são mínimos (ver Vídeo 80.1), baratos e prontamente disponíveis aos clínicos. Suas limitações incluem o fato de ele ser dependente do operador[12] e não ser sensível o bastante na detecção de anormalidades hemorrágicas brandas.[13] Em humanos, há relatos de baixa sensibilidade no diagnóstico de dvW do tipo II discreta.[14] O TSMB não é útil para detectar distúrbios de fatores de coagulação/coagulopatias nem propicia informações adicionais em pacientes com trombocitopenia. A localização, a superfície, a vascularização, a densidade capilar da área escolhida para a incisão e o grau da congestão venosa podem influenciar o TSMB.

Na triagem de humanos para anormalidades hemostáticas primárias, o tempo de sangramento tem sido substituído por analisadores da função plaquetária (p. ex., PFA-100), com elevadas repetitividade e sensibilidade. Embora o PFA-100 propicie resultados mais confiáveis do que o TSMB e seu uso seja o ideal, quando disponível, é idealmente realizado dentro de 5 horas após a coleta da amostra,[13] e o equipamento nem sempre está acessível a muitos clínicos. O TSMB continua sendo um bom teste de triagem de anormalidades da hemostasia primária em pequenos animais.

## CAUSAS DE PROLONGAMENTO DO TEMPO DE SANGRAMENTO NA MUCOSA BUCAL

Consulte o Capítulo 201 e veja uma lista completa de anormalidades plaquetárias.

*Trombocitopatias hereditárias*: defeitos intrínsecos da função plaquetária são raros.

- Aderência e agregação plaquetária prejudicadas na dvW, deficiência do fvW hereditária relatada em várias raças de cães e raramente em gatos. A dvW pode resultar em tempo de sangramento mais do que três vezes maior que o normal[5]
- Anormalidades nas membranas das plaquetas incluem trombostenia de Glanzmann em cães das raças Otterhound e Great Pyrenees[11]
- Disfunções na secreção plaquetária são observadas na trombopatia de cães das raças Sptiz[15] e Bassett Hound, e a deficiência no armazenamento de grânulos nas plaquetas, em cães da raça American Cocker Spaniel[16] e na síndrome de Chédiak-Higashi, em gatos.[10]

*Trombocitopatias adquiridas*: a função plaquetária não é alterada de maneira consistente.

- Uremia causada por anormalidade na aderência plaquetária[17]
- Doenças hepáticas causadas por diminuição da agregação plaquetária[18]
- Anemia[5,19]
- Disproteinemias e coagulação intravascular disseminada, que, acredita-se, resultam do revestimento das plaquetas por paraproteínas e produtos de degradação da fibrina[5]
- Causas infecciosas que podem prolongar o TSMB incluem: leishmaniose canina,[20] erliquiose e anaplasmose[21]
- Doenças mieloproliferativas e vasculopatias (p. ex., vasculite e defeitos vasculares hereditários)[1]
- Infusão intravenosa de Dextrana-70 em cães[5]

- Anti-inflamatórios não esteroides que inibem a ciclo-oxigenase I (COX-1) resultam em menor produção de tromboxano A2, que interfere na função plaquetária. O ácido acetilsalicílico prolonga de maneira inconsistente o TSMB em cães.[22,23] Isso não acontece quando se utilizam fármacos que não inibem a COX-1, como o carprofeno e o meloxicam.[24]

O tempo de sangramento cutâneo é considerado uma alternativa ao TSMB em cães.[23,25] Os resultados não foram padronizados, pois há grandes variações na espessura da pele em diferentes raças. O tempo de sangramento cuticular, realizado ao cortar uma unha e ao determinar o tempo de sangramento, tem sido usado para avaliar a coagulação. Sua padronização é difícil, não diferencia entre hemostasia primária e secundária, além de ser um procedimento doloroso, a não ser quando realizado sob anestesia geral.[4,8] A autora não recomenda tempos de sangramento cutâneo e cuticular.

O TSMB é um teste diagnóstico útil na triagem de um paciente com retardo moderado a grave na hemostasia primária. Ele pode ser utilizado antes de cirurgia quando há suspeita de disfunção plaquetária adquirida ou congênita. Quando testes específicos de função plaquetária não estiverem disponíveis de imediato, o TSMB é importante para o plano diagnóstico em qualquer paciente que manifeste hemorragia e que tenha parâmetros plaquetários quantitativos e tempos de protrombina e de tromboplastina parcial ativada normais.

## REFERÊNCIAS BIBLIOGRÁFICAS

*As referências bibliográficas deste capítulo se encontram online no Ambiente de Aprendizagem.*

# CAPÍTULO 81

# Exame de Fezes

Byron L. Blagburn e Jane D. Mount

Parasitas internos (ou endoparasitas) são prevalentes e levam a importantes doenças em animais de companhia, além de serem potenciais causas de zoonoses aos proprietários desses animais (ver Capítulos 40, 42, 201, 276 e 277).[1,2] A detecção de parasitas internos nas fezes é um procedimento relevante na rotina clínica veterinária. Os procedimentos incluem exame direto (esfregaço úmido); teste de sedimentação e de flutuação (direto ou após centrifugação); técnicas de Baermann e de biologia moleculares e imunológicas em amostras de fezes. A despeito de as últimas não serem muito utilizadas nos hospitais veterinários, estão disponíveis em alguns laboratórios de referência ou podem ser requisitadas em laboratórios de universidade. Falhas ao empregar as "melhores práticas" no exame de fezes podem resultar em erros na detecção dos estágios dos parasitas em amostras fecais.[3-7]

## COLETA E ARMAZENAMENTO DE AMOSTRAS DE FEZES

Para a maioria das ações, recomendamos pelo menos 2 g de fezes. Uma amostra de 2 g de fezes firmes e normais forma um cubo de aproximadamente meio a três quartos de polegada em um dos lados. Às vezes, pode ser necessária uma amostra obtida com auxílio de uma alça fecal ou de um termômetro clínico retal. Nesses casos, um resultado negativo pode não ser relevante, ao passo que um positivo pode implicar um alto nível de parasitismo. O tamanho da amostra deve aumentar à medida que cresce a quantidade de água na amostra. Por ironia, amostras de fezes diarreicas de animais com alta infestação de parasitas podem conter poucos estágios parasitários fecais em razão do efeito de diluição.

Quando possível, colete amostras fecais frescas logo após a defecação. Amostras coletadas do chão podem conter ovos, larvas e outros estágios de parasitas de vida livre. As fezes devem ser armazenadas em um recipiente sem ar. Pode-se usar um saco plástico ou um recipiente hermeticamente fechado. As amostras devem ser mantidas em local seco e fresco, sem incidência direta de luz solar. O armazenamento em refrigerador comum seria o ideal, mas a maioria dos clientes reluta em fazê-lo. As amostras podem ser mantidas refrigeradas por vários dias, até 1 semana, sem afetar a maioria dos parasitas. Os trofozoítos da *Giardia* e das *Tritrichomonas*, além de larvas de certos nematódeos, não sobrevivem ao armazenamento. Quando há suspeita desses parasitas, as amostras devem ser examinadas de imediato. É ideal que se examinem as amostras o mais rápido possível após a chegada ao laboratório. Se as fezes forem mantidas em temperatura ambiente por mais de 1 ou 2 dias antes do exame, muitos ovos e oocistos começam a formar embrião ou esporular. O reconhecimento de ovos ou oocistos parcialmente embrionados ou esporulados pode ser um desafio. As amostras de fezes podem ser fixadas com solução de formalina de 5 a 10%, nos casos em que são enviadas para outro laboratório. Caso técnicas moleculares ou imunológicas sejam usadas pelo laboratório de referência, é sempre uma boa ideia identificar o melhor método para fixação e envio da amostra.

## EXAME MACROSCÓPICO DA AMOSTRA DE FEZES

As amostras de fezes devem ser examinadas de maneira macroscópica quanto à consistência (formadas, semifluidas ou pastosas, fluidas) e à presença de sangue fresco (hematoquesia), muco ou parasitas inteiros. Lesões causadas por parasitas de intestino delgado costumam resultar em fezes escuras (melena), indicando sangue parcialmente digerido (ver Capítulo 41). A cor, a consistência e o muco ou a espuma (bolhas de ar), em geral, são indicadores de doenças gastrintestinais que podem ser causadas por parasitas (ver Capítulos 40, 42, 276, 277).

## ESFREGAÇO FECAL

Incluímos um vídeo e imagens mostrando os procedimentos descritos a seguir (Figuras 81.1 a 81.15; Vídeo 81.1). O esfregaço fecal para exame direto ou "esfregaço úmido" é usado para detectar protozoários móveis, como *Giardia*, *Tritrichomonas*, *Pentatrichomonas*, amebas ou larvas que podem ser danificadas pela solução utilizada em exame de flutuação fecal. Alguns profissionais

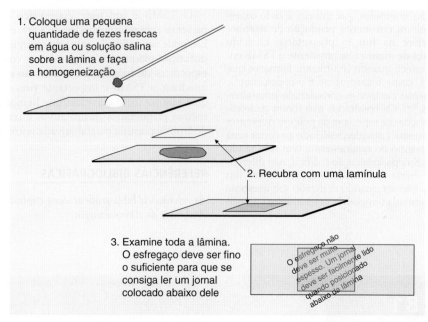

**Figura 81.1** Procedimentos para o esfregaço de fezes em exame direto.

consideram que, quando há disponível apenas uma pequena quantidade de fezes, o exame direto deve ser realizado. Isso não é verdade. A escolha da técnica não deve ser ditada pela quantidade de fezes. Se o objetivo for fazer um teste geral dos parasitas, o melhor é o exame de flutuação após centrifugação da amostra. Se esta for fluida, significa que provavelmente é melhor examinar a amostra se valendo tanto do exame direto quanto do de flutuação após centrifugação, embora o tamanho da amostra possa ser insuficiente para realizar ambos.

O esfregaço fecal para exame direto é confeccionado ao adicionar uma pequena quantidade de fezes – alguns dizem do tamanho de um grão de pimenta –, com o auxílio de um bastão aplicador, em uma pequena quantidade de solução salina 0,85 a 0,9% ou de solução lactato de Ringer aquecida à temperatura ambiente (ver Figura 81.1). Não se deve utilizar água de torneira, pois ela provavelmente romperá os protozoários mais frágeis. Usam-se lamínulas de 22 × 22 mm, mas alguns parasitologistas preferem as de 22 × 40 mm, afirmando que fazem com que a camada da amostra fique mais fina e fácil de analisar. O erro mais comum na preparação de um esfregaço é usar uma amostra de fezes muito grande. Prepare o esfregaço de forma que um jornal possa ser lido quando colocado sob a lâmina na qual foi preparado (ver Figura 81.1). Sempre ajuste o contraste do microscópio por meio da rotação do condensador de subestágio para melhor ver os parasitas pequenos. Não abaixe o condensador de subestágio, uma vez que isso diminui a resolução do microscópio. Em geral, adicionamos uma gota de solução iodada de Lugol ou de D'Antoni à lâmina, antes de colocar a lamínula, ou a adicionamos sob a borda da lamínula previamente posicionada (Figura 81.2), o que aumenta os detalhes de estruturas internas dos parasitas. Lembre-se de que o iodo mata os microrganismos, portanto eles não terão mais motilidade. Outros estágios parasitários, como ovos de ancilóstomos e oocistos de coccídeos, também se coram em marrom e podem não ser detectados. Os esfregaços podem ser corados com azul de metileno ou outros corantes.

## TÉCNICAS DE FLUTUAÇÃO FECAL

A flutuação fecal é o procedimento mais realizado em clínicas e laboratórios veterinários e tem por objetivo separar os parasitas de outros objetos e fragmentos, baseando-se em suas diferentes densidades.[3] Ela é baseada no princípio de que, quando uma amostra de fezes é misturada a uma solução de flutuação contendo açúcar ou sal, os parasitas (e outros objetos) de menor densidade que a solução de flutuação se deslocam para a superfície dessa solução, enquanto os mais densos, consequentemente, se depositam no fundo do recipiente que contém a solução.

Na preparação de amostras de fezes para o exame de flutuação, é desejável eliminar fragmentos grandes (Figuras 81.3 a 81.6; ver Vídeo 81.1). Inicialmente, a amostra de fezes é adicionada à solução de flutuação, sendo o tubo preenchido em cerca de 80% da capacidade. A mistura é agitada para misturar o material fecal. Caso se utilize sacarose, tem-se menor formação de bolhas de ar ao agitar o tubo devagar. A mistura é passada por um coador, ou uma ou duas camadas de gaze, para um recipiente limpo e, na sequência, para um tubo de centrifugação. Em nosso laboratório, valemo-nos de copos de papel descartáveis, abaixadores de língua descartáveis e coadores laváveis (ver Figura 81.7).

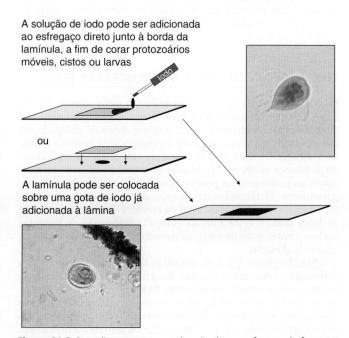

**Figura 81.2** Procedimentos para a coloração de um esfregaço de fezes em exame direto.

CAPÍTULO 81 • Exame de Fezes 313

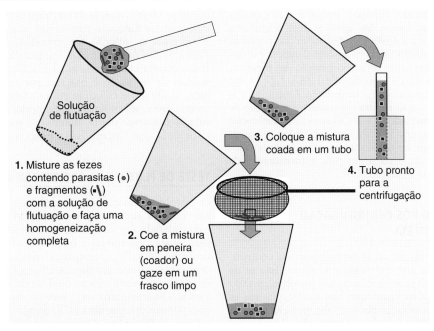

**Figura 81.3** Preparação de amostra de fezes para exame de flutuação.

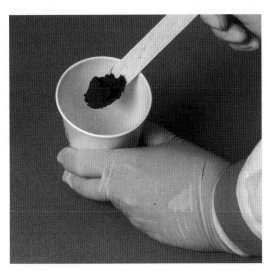

**Figura 81.4** Adicione a amostra de fezes à solução de flutuação e faça uma homogeneização completa.

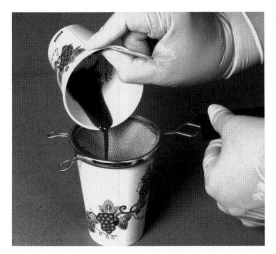

**Figura 81.5** Passagem da amostra homogeneizada por um coador para remover fragmentos grandes.

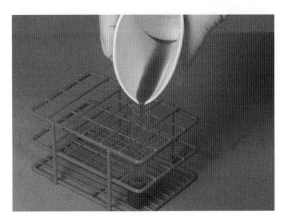

**Figura 81.6** Colocação do filtrado em um tubo de centrifugação.

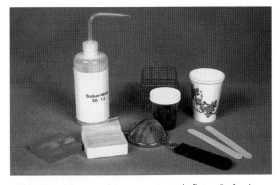

**Figura 81.7** Materiais necessários para o teste de flutuação fecal.

## SOLUÇÕES DE FLUTUAÇÃO

A densidade da maioria das soluções varia de 1,18 a 1,20. Note também que a densidade da maioria dos parasitas comuns é menor que 1,18. Sempre nos perguntam por que as soluções de flutuação não são preparadas com a maior densidade possível. Poderíamos, então, recuperar os estágios parasitários mais pesados (*Taenia* e *Physaloptera*)? Seria possível preparar soluções com densidade 1,35. O problema com as soluções de flutuação muito densas é que nelas não flutuam apenas os parasitas mais pesados, mas também fragmentos, muitos dos quais podem dificultar a leitura dessa preparação ou interferir na flutuação dos parasitas. Altas densidades de flutuação também podem danificar ou distorcer certos parasitas. Para uma ótima recuperação dos parasitas, recomendamos uma densidade específica de 1,18 a 1,27.[4] Uma solução de sacarose preparada com densidade 1,27 e combinada à flutuação após centrifugação resulta em maior recuperação de parasitas.[7] Verifique a densidade da solução com um hidrômetro assim que preparadas e, em seguida, em intervalos semanais (Figura 81.8). Não devem ser usados instrumentos empregados na mensuração da densidade da urina para a mensuração da densidade das soluções de flutuação.

## TESTES DE FLUTUAÇÃO PÓS-CENTRIFUGAÇÃO *VERSUS* FLUTUAÇÃO DIRETA

A sensibilidade do teste de flutuação realizado após a centrifugação é mais sensível do que o de flutuação direta. Isso se dá porque as forças que podem ser aplicadas aos parasitas, quando ocorre rotação dos tubos na centrífuga, são maiores do que as aplicadas durante a sedimentação direta. A recuperação de ovos pesados, como os de *Trichuris vulpis* (nematoide), *Taenia* spp. (vermes chatos), *Eucoleus* (*Capillaria*) spp. e *Cystoisospora* spp. (coccídio), é bastante melhorada quando se utiliza flutuação pós-centrifugação.[4-7] Como animais de companhia bem cuidados abrigam menos parasitas do que animais selvagens ou abandonados, a centrifugação é importante para aumentar a taxa de recuperação de parasitas.[4,5]

Ao contrário do que se presume, centrífugas com rotores de ângulo fixo ou horizontais ocupam pouco espaço na bancada do laboratório. Muitas medem menos de 40 cm. A maioria das centrífugas é barata e dura décadas, com mínima necessidade de manutenção e pouco ou nenhum reparo. Da mesma forma, diversos modelos de rotores estão disponíveis para suprir as necessidades das práticas mais ocupadas. Exemplos de centrífugas disponíveis no mercado são mostrados na Figura 81.9 (ver Vídeo 81.1).

## TESTE DE FLUTUAÇÃO DIRETA

O teste de flutuação direta – algumas vezes denominada "passiva", "simples" ou "de mesa" – depende da força de gravidade para mover os objetos mais pesados (fragmentos) para o fundo do tubo e da força de flutuação para mover os mais leves (parasitas) para a superfície da solução. Os procedimentos estão detalhados na Figura 81.10. As amostras são preparadas como descrito antes e como mostrado nas Figuras 81.3 a 81.6. Elas são misturadas à solução de flutuação e passadas por uma peneira (coador) ou gaze. O filtrado é colocado em um tubo até a formação de um menisco reverso e uma lamínula é colocada sobre ele. Deixa-se a solução descansar por no mínimo 15 minutos e, depois, retira-se a lamínula, que é examinada à procura de parasitas.

## TESTE DE FLUTUAÇÃO PÓS-CENTRIFUGAÇÃO

O teste de flutuação pós-centrifugação é o procedimento de escolha para aumentar a concentração de parasitas nas fezes[7,8] e considerado o padrão-ouro para o exame de fezes.[8] O termo usado para caracterizar a força aplicada aos parasitas em uma centrífuga é a força centrífuga relativa (FCR). Se a FCR for conhecida, o processo de centrifugação pode ser reproduzido em qualquer centrífuga na qual o raio do rotor possa ser mensurado. O nomograma serve para determinar o número de rotações por minuto que uma FCR, comparável em centrífugas com rotores de tamanhos diferentes, alcançará (ver Figura 81.10).[9] O teste de flutuação pós-centrifugação pode ser feito com uma centrífuga com rotor de ângulo fixo ou de ângulo horizontal. Preferimos a segunda, pois diminui o número de vezes que a amostra é manuseada (Figura 81.11). Ao usá-la, coloque o tubo com a amostra no suporte do tubo da centrífuga e adicione a solução de flutuação até a formação de um menisco reverso no topo do tubo. A colocação cuidadosa de uma lamínula sobre o tubo é importante para evitar o aprisionamento de bolhas de ar sob a lamínula. Isso pode ser evitado ao pôr um lado da lamínula em contato com o tubo e, então, deixando que o restante da lamínula faça contato, lentamente, no menisco da amostra. A velocidade do rotor deve ser aumentada aos poucos, o que só é possível em centrífugas equipadas com um botão ou com uma entrada digital que permita que se aumente a velocidade. Se essa velocidade atingir o ponto pretendido, o rotor da centrífuga se move lentamente até uma posição horizontal e a lamínula permanece no lugar. Se a velocidade for aumentada de modo muito brusco, a lamínula pode ser deslocada do tubo com a amostra. Caso a centrífuga não tenha controle de velocidade variável, observe as instruções a seguir para as de ângulo fixo.

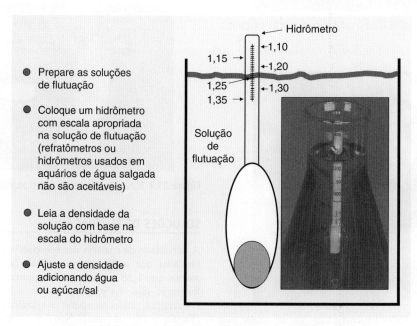

**Figura 81.8** Mensuração da densidade de uma solução de flutuação.

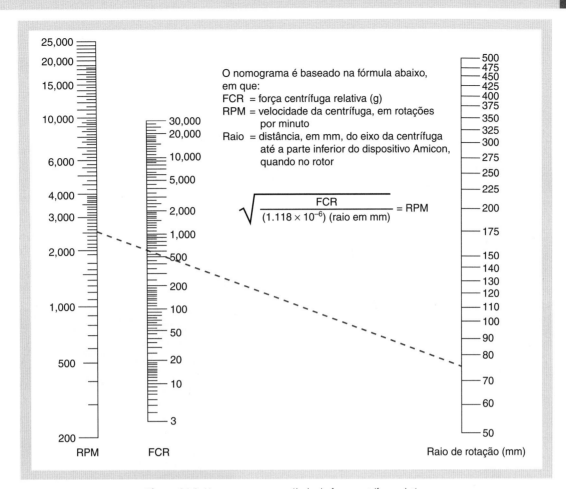

**Figura 81.9** Nomograma para o cálculo da força centrífuga relativa.

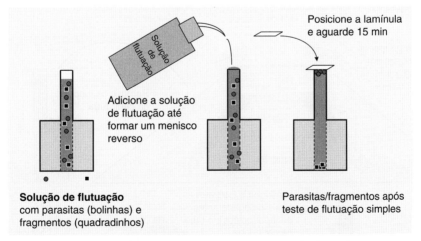

**Figura 81.10** Procedimentos para o teste de flutuação fecal vertical.

Após o tempo necessário de centrifugação (10 minutos), desligue a centrífuga e aguarde até que o rotor pare completamente. Remova a lamínula em um movimento para cima e coloque-a sobre uma lâmina de microscópio. Coloque um dos lados sobre a lâmina de vidro, como descrito antes, para evitar o aprisionamento de bolhas de ar.

No teste de flutuação pós-centrifugação, caso se utilize uma centrífuga de ângulo fixo, é necessário alterar os procedimentos após a centrifugação da amostra (Figura 81.12). Como a amostra é colocada na centrífuga em certo ângulo, não é possível formar o menisco no topo do tubo da centrífuga nem colocar uma lamínula sobre o tubo. De igual modo, como o tubo não está coberto com uma lamínula, a velocidade final na qual a amostra é centrifugada não é tão importante nem é necessário começar a centrifugar em velocidade menor. Contudo, podem-se usar velocidades de centrífuga maiores sem comprometer os resultados. Não sugerimos reduzir o tempo de centrifugação para menos de 5 minutos. Permita que a centrífuga pare de acordo com o descrito anteriormente. Remova o tubo dela, coloque-o em uma estante porta-tubos e adicione a solução de flutuação em quantidade suficiente para que se forme o menisco invertido (Figura 81.13). Siga a mesma estratégia para a colocação da lamínula, conforme descrito antes. Permita que a amostra descanse por no mínimo 10 minutos antes de remover a lamínula,

**316** SEÇÃO 5 • Técnicas

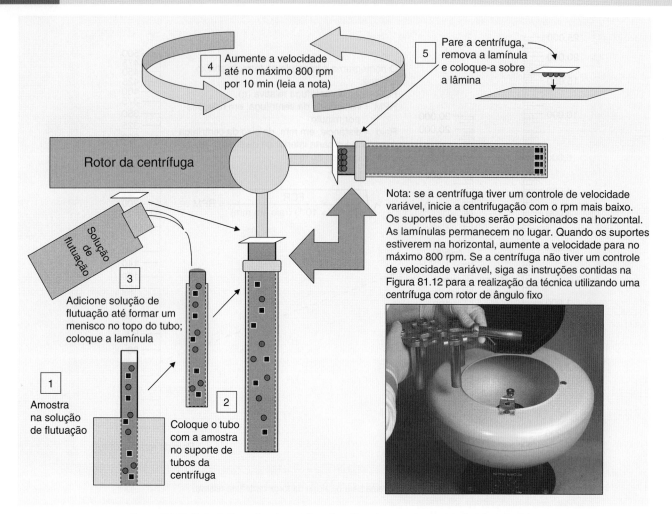

**Figura 81.11** Teste de flutuação pós-centrifugação utilizando rotor com suporte de tubos giratório.

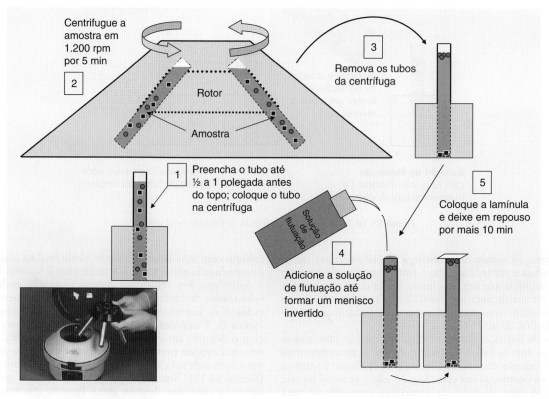

**Figura 81.12** Teste de flutuação pós-centrifugação utilizando centrífuga com rotor de ângulo fixo.

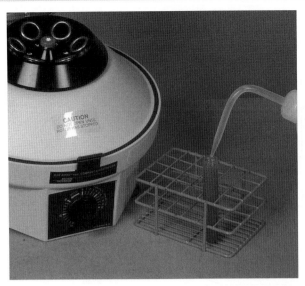
**Figura 81.13** Adição de solução de flutuação até formar um menisco invertido.

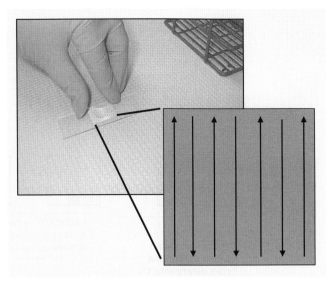
**Figura 81.14** O exame da lamínula deve ser completo e sistemático.

colocá-la sobre a lâmina e examiná-la para verificar se há parasitas. Caso se utilize sacarose como solução de flutuação, pode ser necessário deixar o tubo e a lamínula em repouso por 15 a 20 minutos, a fim de recuperar todos os estágios dos parasitas. Quando se usam outras soluções de flutuação, não é preciso esperar mais do que 10 minutos.

## EXAME ADEQUADO DA LAMÍNULA

O exame da lamínula deve ser completo e sistemático. Uma lâmina preparada com fezes é tridimensional, o que significa que ela tem comprimento, largura e profundidade, sendo esta a mais importante. Inicialmente, foque na superfície da lamínula e, então, mova o foco para baixo. Os menores parasitas (ou seja, *Giardia*, *Cryptosporidium*, pequenos coccídios) são vistos na camada mais superficial. A camada abaixo contém os ovos grandes (nematelmintos, anciióstomos, nematoides), oocistos grandes e larvas. Inicie o exame em um canto da lamínula e movimente-a ao longo da amostra, como mostrado na Figura 81.14. Mova o foco para cima e para baixo, à medida que faz essa movimentação, a menos que suspeite de um parasita de tamanho específico. Se for o caso, concentre os esforços onde o parasita foi encontrado. Toda a lamínula deve ser examinada com objetiva de 10× (aumento total de 100×). Pequenos parasitas ou outros objetos devem ser examinados com objetiva de 40× (aumento total de 400×). A de 100× (em óleo de imersão) não deve ser usada no exame de fezes por flutuação. Alguns laboratórios realizam uma "avaliação pontual" de 5 a 10 campos no centro da lâmina, com aumento de 400×, para garantir que parasitas muito pequenos não passem despercebidos.

## SEDIMENTAÇÃO FECAL

A sedimentação serve para concentrar ovos ou larvas muito densos para flutuar na solução de flutuação ou que possam ser deformados pela solução. O método pode ser direto ou se dar após centrifugação, mas sem solução de flutuação. Preferimos nos valer da centrifugação, uma vez que ela resulta em deslocamento mais rápido dos parasitas para o fundo do tubo. Para realizá-la, misture a amostra de fezes com solução salina, água ou detergente aquoso 0,1 a 1%, colocando essa mistura em um tubo de centrifugação (ver Figura 81.15). Centrifugue a amostra ou deixe o tubo em repouso por 30 minutos. Na sequência, remova a maior parte do sobrenadante, submetendo o sedimento a exame microscópico. Alguns parasitologistas recomendam a ressuspensão do sedimento e, então, a repetição das etapas mencionadas.

## MÉTODO DE BAERMANN

O método de Baermann serve para obter larvas de alguns parasitas, como *Aelurostrongylus*, *Strongyloides* e *Filaroides*, em amostra de fezes. As larvas desses parasitas (e similares) devem estar vivas, portanto o procedimento deve ser feito em fezes frescas. O dispositivo de Baermann consiste em um funil de plástico ou vidro, com um tubo de borracha ou de plástico flexível conectado à base, obstruído por uma pinça. Utilizam-se 3 a 10 g de fezes frescas, as quais são colocadas entre duas camadas de gaze ou de tecido de algodão, presas com elástico e postas sobre um suporte telado dentro do funil. Coloca-se água morna (não quente) no funil até cobrir a amostra e mantém-se o dispositivo em repouso por cerca de 6 horas – algumas pessoas preferem deixar de um dia para o outro. Qualquer larva presente será coletada por meio do afrouxamento da pinça (ou desobstrução do tubo de borracha do dispositivo), permitindo que 5 a 10 m$\ell$ do líquido escoe em um tubo de centrífuga. Centrifuga-se o tubo, suavemente, por alguns minutos. O sobrenadante é removido e o sedimento é examinado à procura de larvas.

## CULTURA DE FEZES PARA PARASITAS

Diversas técnicas têm sido utilizadas para a cultura de parasitas, como *Giardia*, *Tritrichomonas* e *Pentatrichomonas*, a partir de amostras de fezes de cães ou gatos (ver Capítulos 207, 211 e 276). Em geral, essas metodologias requerem recursos que não estão prontamente disponíveis nos hospitais veterinários. Por esse motivo, quando se deseja a cultura de fezes, as amostras devem ser enviadas a um laboratório de referência ou hospital universitário. Uma exceção pode ser a cultura de *Tritrichomonas blagburni*, parasita que causa diarreia oriunda do intestino grosso em gatos e que pode se multiplicar com relativa facilidade em meios de cultura disponíveis no mercado (Felini In Pouch™, Biomed Diagnostics, White City, OR). Uma pequena quantidade de fezes recentemente excretadas (mais ou menos 0,05 g) ou colhidas por meio de suabe retal com extremidade de algodão úmido pode ser colocada no meio In Pouch. Esse meio de cultura

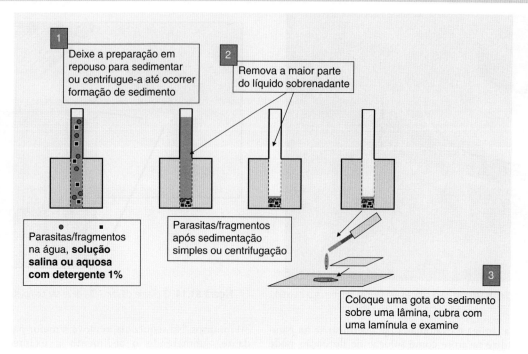

**Figura 81.15** Exame de sedimentação fecal.

é incubado por 24 horas, em temperatura de 37°C, e depois mantido em temperatura ambiente, sendo examinado a cada 48 horas, durante 10 dias. O meio de cultura In Pouch permite que alguns parasitas se reproduzam e, dessa maneira, aumenta a probabilidade de recuperação de protozoários móveis. Caso não haja incubadora, o meio In Pouch pode ser mantido em temperatura ambiente. Contudo, a quantidade de parasitas aumentará logo após a incubação preliminar em temperatura de 37°C.

## TÉCNICAS IMUNOLÓGICAS E MOLECULARES

Diversas técnicas têm sido desenvolvidas a fim de identificar proteínas específicas ou o DNA de parasitas em amostras fecais.[10-15] Processos imunológicos incluem teste de imunoabsorção enzimática (ELISA) e análises com anticorpos fluorescentes. O ELISA é um exame que detecta anticorpo ou antígeno na amostra de fezes. O ELISA indireto costuma ser aplicado para detectar anticorpos contra um antígeno conhecido. A melhor técnica de ELISA fecal conhecida é o SNAP *Giardia* (Idexx laboratories, WestBrook, ME) (ver Capítulos 221 e 276), que captura proteínas da parede do cisto (PPC) da *Giardia* presente nas fezes de animais infectados por esse parasita. Para realizá-la, uma pequena amostra de fezes é misturada com um conjugado anticorpo/enzima em um bulbo. A ligação antígeno/anticorpo/enzima formada na emulsão fezes/reagente é transferida para o dispositivo SNAP. Anticorpos adicionais específicos presentes no substrato sólido do dispositivo SNAP aprisionam o conjugado PPC/anticorpo/enzima à medida que eles se movem para o local que contém os anticorpos. Quando o estojo se rompe, a solução de lavagem e o substrato são liberados. A primeira elimina as PPC não ligadas, ao passo que o segundo é convertido pela enzima em um produto azul visível. O teste SNAP *Giardia* é excelente para confirmar casos de diarreia induzida por *Giardia* em cães e gatos. Ele é recomendado apenas para o exame de amostras de fezes de animais com sinais clínicos compatíveis com infecção por *Giardia*, não devendo ser realizado como procedimento de triagem em animais saudáveis. Além disso, laboratórios comerciais desenvolveram testes ELISA que detectam antígenos de vermes intestinais de cães.[16] Um teste com anticorpo fluorescente direto também está disponível no mercado, para o diagnóstico de infecções por *Giardia* e *Criptosporidium*. O exame Merifluor para *Criptosporium/Giardia* (Meridiam Bioscience, Inc., Cincinnati, OH) contém um anticorpo monoclonal fluorescente marcado com isotiocianato específico para antígenos da parede do cisto. É necessário haver um cisto nas fezes para que o Merifluor tenha resultado positivo. Como consequência, ele não é tão sensível quanto o SNAP para *Giardia*. O Merifluor também requer um microscópio epifluorescente, que quase sempre não está disponível em hospitais veterinários. De igual modo, há disponibilidade de um cartão baseado no ELISA para teste de *Giardia* e *Criptosporidium* (Imunocard STAT!), desenvolvido pela Meridiam.

Há diversos exemplos de técnicas moleculares para o diagnóstico de infecções parasitárias em amostras de fezes, as quais são particularmente úteis na detecção de parasitas presentes em pequena quantidade. As análises de diagnóstico moleculares fecais geralmente estão disponíveis apenas em laboratórios de universidades e de referência. É provável que, no futuro, sejam desenvolvidas e disponibilizadas versões comerciais desses testes.

## RECURSOS DIAGNÓSTICOS

Diversos manuais de diagnósticos podem auxiliar os usuários na identificação de parasitas internos ou endoparasitas.[17-20]

## REFERÊNCIAS BIBLIOGRÁFICAS

*As referências bibliográficas deste capítulo se encontram online no Ambiente de Aprendizagem.*

# CAPÍTULO 82

# Técnicas para Colocação de Sonda por Via Nasoesofágica e por Meio de Esofagostomia, Gastrostomia e Jejunostomia

Stanley Leon Marks

## CONSIDERAÇÕES GERAIS

Dispositivos para alimentação enteral com o objetivo de fornecer nutrientes à parte final do esôfago são indicados a animais que não conseguem ingerir, por si mesmos, quantidade adequada de calorias, mas que têm função gastrintestinal (GI) suficientemente ativa para possibilitar a digestão e a absorção de fórmulas de dieta líquida. A dieta para cada paciente depende, em parte, da via de alimentação selecionada, do estado funcional do trato GI e da necessidade nutricional do animal. Outros fatores, como custo, disponibilidade e facilidade de uso, podem ser considerados. Os animais alimentados com fórmulas líquidas, por meio de sonda de alimentação nasoesofágica ou jejunal, são limitados a receber em torno de 1 a 1,3 kcal/m$\ell$. Quando se utilizam fórmulas enterais de uso humano por mais de 2 semanas, sobretudo em gatos, deve-se lembrar que muitas dessas fórmulas contêm < 20% das calorias na forma de proteínas e não dispõem dos aminoácidos essenciais taurina e arginina. Diversas técnicas para obter um acesso enteral estão disponíveis. A escolha de uma delas vai depender da previsão de duração do suporte enteral, do risco de aspiração do alimento, da integridade do trato GI, do temperamento do animal, da experiência do clínico e da condição do animal em suportar anestesia.

## MATERIAL DAS SONDAS DE ALIMENTAÇÃO ENTERAL E DISPOSITIVOS DE ACESSO

A maioria das sondas de alimentação é feita de borracha vermelha, de poliuretano ou de um elastômero de silicone. A principal falha do silicone está relacionada com sua rigidez e flexibilidade. As sondas de alimentação de silicone necessitam de paredes mais espessas para a integridade ou a rigidez das paredes do tubo. Assim, seu diâmetro interno é menor do que o de sondas de poliuretano de diâmetro externo semelhante, o que pode causar entupimento.[1] Além disso, o silicone é conhecido por sua "sensibilidade ao entalhe", ou seja, a propagação de um defeito após ter sido cortado ou rasgado.[1] Sondas de alimentação feitas com silicone e/ou polímeros de poliuretano, ou outros grupos finais de polímeros, vêm sendo desenvolvidas para ter a suavidade do silicone e a durabilidade/espessura da parede da sonda de poliuretano. O diâmetro do lúmen de uma sonda é expresso em unidades French (F) (cada unidade French equivale a 0,33 mm).

### Sondas nasoesofágicas

#### Indicações e escolhas

A sonda nasoesofágica é simples e eficiente, desde que o protocolo de suporte nutricional seja inferior a 10 dias em cães ou gatos que tenham orifício nasal, faringe, esôfago e estômago normais.[2] As sondas de alimentação nasoesofágicas são contraindicadas em animais que apresentam vômito, coma, ou que não tenham reflexo de vômito. As de polivinilclorido (Infant Feeding Tube, Argyle Division of Sherwood Medical, St. Louis, MO) ou de borracha vermelha (sonda de Robinson, Argyle Division of Sherwood Medical, St. Louis, MO) são as mais baratas, mas as primeiras podem se tornar rígidas 2 semanas após a colocação e causar irritação ou ulceração da faringe ou do esôfago. As de poliuretano (MILA Internacional, Inc., Erlanger, KY) ou de silicone (Global Veterinary Products, Inc., New Buffalo, MI) são mais caras, causam menos irritação, duram mais e são mais resistentes aos ácidos gástricos. Uma sonda 8F, de 91 cm, com ou sem extremidade de tungstênio, é adequada para cães com mais de 15 kg. As 5F são mais apropriadas para gatos e cães de pequeno porte.

#### Colocação

A extremidade da sonda de alimentação deve ser posicionada na parte distal do esôfago, reduzindo o risco de esofagite por refluxo. Para facilitar a colocação e garantir que a sonda não seja posicionada incorretamente, a parte a ser introduzida não deve ser mais longa do que a distância compreendida entre a ponta do focinho e o 7º ou o 8º espaço intercostal.[3] Após essa mensuração, use um pedaço de esparadrapo para marcar o comprimento adequado. Anestesie a cavidade nasal com 0,5 a 1 m$\ell$ de proparacaína 0,5% e incline a cabeça do animal para cima, a fim de possibilitar a ação do anestésico na mucosa nasal. Lubrifique a extremidade da sonda com lidocaína 5% antes da introdução. Mantenha a cabeça do animal em ângulo normal, evitando hiperflexão ou hiperextensão, à medida que a extremidade da sonda é direcionada de modo caudoventral. Ela deve passar com pouca resistência pelo meato ventral da nasofaringe e adentrar o esôfago. A intubação nasoesofágica é mais difícil em cães com conduto nasal longo, estreito, e com estruturas turbinadas (ou cornetos) muito amplas. A pequena aresta ventral na extremidade proximal do conduto nasal de cães faz com que a sonda precise ser inicialmente direcionada, de maneira dorsal, por sobre essa aresta e para dentro do vestíbulo nasal (Figura 82.1; ver também o Capítulo 238).[2] A partir daí, a sonda pode ser direcionada em sentido medial caudoventral, ao mesmo tempo que se empurram as narinas externas de forma dorsal.[4] Essa manobra abre o meato ventral e possibilita a entrada da sonda na orofaringe.

Se a sonda não passar com relativa facilidade para a orofaringe, a extremidade pode ter ido pelo meato médio, atingindo o corneto etmoidal. Deve-se, então, retirar a sonda e redirecioná-la. Uma vez que ela tenha sido introduzida corretamente até a marca feita com esparadrapo, deve ser suturada ou fixada o mais próximo possível da narina (Figura 82.2 A; Superglue, Loctite Corp., Cleveland, OH). Um segundo esparadrapo deve ser fixado na linha media dorsal da pele entre os olhos (Figura 82.2 B e C). As sondas não devem se exteriorizar lateralmente nem entrar em contato com as vibrissas dos gatos. Em geral, é necessário usar um colar elisabetano em cães, mas não em gatos, para evitar a remoção acidental da sonda, que é facilitada pela tricotomia dos pelos grudados no esparadrapo.

Após a colocação da sonda, o correto posicionamento deve ser confirmado injetando-se 5 a 10 m$\ell$ de ar enquanto se ausculta a parte cranial do abdome e se verifica se há borborigmos, infundindo 3 a 5 m$\ell$ de solução salina estéril ou de água pelo tubo e observando se o animal tosse[2] ou realizando radiografia lateral do

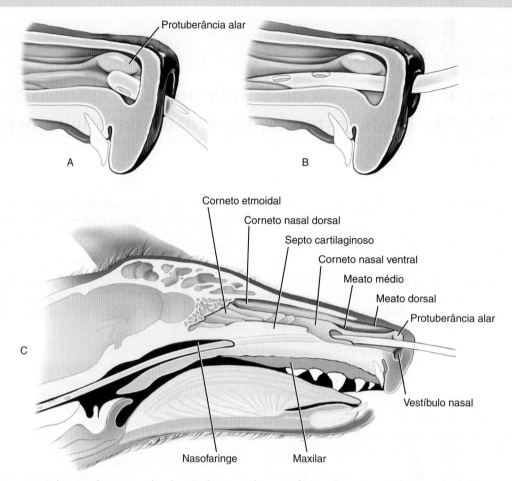

**Figura 82.1** Corte parassagital mostrando as etapas da colocação de uma sonda nasoesofágica pelo meato ventral em um cão. **A.** Uma pequena aresta ventral na extremidade rostral do conduto nasal requer que a extremidade da sonda seja direcionada de modo dorsal, a fim de evitar essa protuberância. **B.** Passada a protuberância, direciona-se a sonda em sentido ventromedial, avançando-a para dentro do meato ventral. **C.** Sonda posicionada no meato ventral e na nasofaringe. (Reimpressa, com autorização, de Crowe DT. *Clinical use of and indwelling nasogatric tube for enteral nutrition and fluid terapy in the dog and cat. J. Am. Anim. Hosp. Assoc.* 1986; 22: 675-682.)

tórax. A verificação do correto posicionamento também pode ser feita por meio de monitor de capnometria. Sonda posicionada no esôfago ou no estômago não geram $CO_2$. As dietas são fornecidas de forma contínua, por meio de bomba de infusão, ou na forma de *bolus*, em horários de alimentação predeterminados.

### Complicações e desvantagens

As complicações mais comuns associadas ao uso de sonda nasoesofágica incluem epistaxe, dacrocistite, rinite, intubação da traqueia (e consequente pneumonia) e vômito.[2] A principal desvantagem da sonda de alimentação nasoesofágica é seu pequeno diâmetro, o que exige fórmulas enterais líquidas. Rações enlatadas diluídas em água invariavelmente entopem a sonda.

### Sondas colocadas por meio de esofagostomia

### Considerações gerais e materiais

A colocação de sonda de alimentação por meio de esofagostomia é um procedimento fácil, que necessita apenas de sedação profunda ou de anestesia geral leve e de intubação com sonda endotraqueal com manguito. As três técnicas básicas para a colocação de sonda por meio de esofagostomia na região cervical média são consideradas minimamente invasivas e não requerem equipamentos endoscópicos especiais.[5-7] O paciente deve ser posicionado em decúbito lateral direito. Procede-se à tricotomia e à preparação asséptica da região médio-cervical esquerda, até a entrada do tórax.[5-7] Prefere-se o lado esquerdo, porquanto o trajeto do esôfago é ligeiramente mais à esquerda da linha média. Uma sonda de borracha vermelha 14F a 20F (Robinson Cateter, Sherwood Medical, St. Louis, MO), um cateter de silicone (Global Veterinary Products, Inc., New Buffalo, MI) ou um cateter de poliuretano (MILA Internacional, Inc., Florence, KY) deve ser previamente medido, a partir da região médio-cervical do esôfago, até o 7° ou o 8° espaço intercostal, sendo essa distância marcada com um pedaço de esparadrapo, a fim de garantir que a extremidade distal da sonda fique posicionada na parte distal do esôfago.[3]

### Técnica com pinça curva de Carmalt, Mixter ou Schnidt

A partir da cavidade bucal, avance a pinça em angulação apropriada para o lúmen da região média cervical do esôfago. Use o ângulo da mandíbula e a ponta do ombro como pontos de referência para ajudar a garantir que a extremidade da pinça possa ser palpada externamente na região cervical média. Empurre a ponta curvada da pinça de forma lateral na região cervical média do esôfago, de modo que possa ser palpada por baixo da pele. Disponha de uma lâmina de bisturi n° 11 para fazer uma incisão somente na pele, expondo o tecido subcutâneo e as camadas musculares do esôfago. Tenha cuidado para não lesionar as veias jugulares e maxilofaciais. Exteriorize a ponta da pinça a partir do lúmen esofágico pela incisão da pele. Guie a pinça pelas camadas de músculo esofágico, faça a dissecção cuidadosa da mucosa esofágica sobre a ponta da pinça com a lâmina de bisturi, use a pinça para fixar a extremidade proximal da sonda e retire-a, exteriorizando a sonda pela cavidade bucal. Segure a extremidade distal da sonda com uma pinça, de

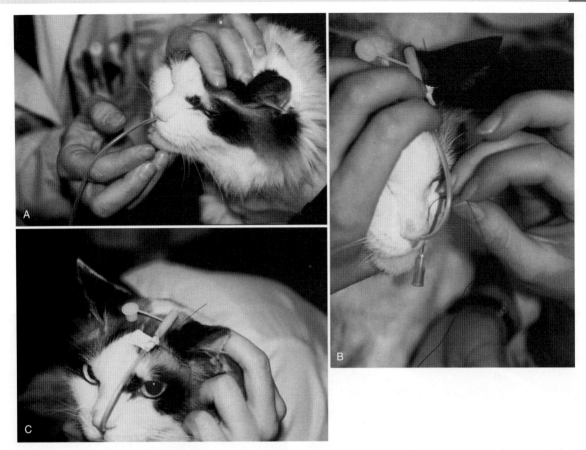

**Figura 82.2 A.** A extremidade da sonda nasoesofágica foi lubrificada e passada por dentro do meato ventral, posicionando-se a cabeça do animal em um ângulo normal de articulação. **B.** A sonda deve ser fixada o mais próximo possível da narina, tanto com fios de sutura quanto com cola. **C.** A sonda nasoesofágica pode ser fixada à pele da linha média dorsal entre os olhos, com "borboletas" de esparadrapo.

modo a garantir que ela permaneça exteriorizada enquanto sua extremidade proximal é puxada para fora da boca do animal. Faça a retroflexão da extremidade proximal da sonda e avance-a em direção aboral, pela faringe e em direção ao esôfago, retraindo lentamente a extremidade distal da sonda cerca de 2 a 4 cm. Pode-se usar um fio metálico guia para facilitar o avanço da extremidade proximal da sonda para dentro do esôfago. Nota-se que a porção exteriorizada da sonda faz uma rotação em direção cranial à medida que a sonda se move para o esôfago, indicando seu correto posicionamento. Suturas de fixação (padrão *Chinese finger-trap*), utilizando um fio de polipropileno 2.0, fixam a extremidade distal da sonda à pele. Outra maneira de fixar a sonda é a sutura com fios mais resistentes, por meio de uma agulha cônica, pela pele próxima à sonda e por dentro do periósteo da asa do osso atlas (1ª vértebra cervical). O local da incisão deve ser recoberto por pomada antibiótica e curativo com gaze, enquanto a sonda e toda a região são enfaixadas folgadamente com gaze.

O correto posicionamento da sonda – parte média à distal do esôfago – deve ser confirmado por meio de radiografia. Tenha certeza de que ela não ultrapasse o esfíncter esofágico inferior, de modo a evitar a predisposição do paciente ao refluxo gastresofágico. A alimentação pode ser iniciada após a recuperação completa da anestesia. A interface sonda de esofagostomia/pele deve ser examinada diariamente durante a primeira semana, a fim de verificar se há infecção ou extravasamento de alimento ou saliva. O local da abertura para passagem da sonda (ou estoma) pode ser mantido limpo com solução antisséptica de uso tópico (solução de Betadina 1:100, diluída em solução de NaCl 0,9%). Quando o suporte nutricional não for mais necessário, retire os pontos de sutura e remova a sonda. A cicatrização da ferida deve se dar por segunda intenção.

### Técnica utilizando aplicador percutâneo de sonda de alimentação

Um aplicador percutâneo Eld é introduzido no esôfago médio-cervical pela cavidade bucal, a extremidade distal é palpada e faz-se uma incisão na pele e no tecido subcutâneo sobre esse local.[8] Dispare o instrumento, que é à base de mola (Figura 82.3 A), para avançar o trocarte pela parede do esôfago e pela incisão (Figura 82.3 B). A extremidade distal da sonda deve, então, ser fixada à extremidade visível do trocarte com um fio de sutura. O dispositivo Eld e a sonda ligada a ele são retraídos para dentro do esôfago e exteriorizados pela cavidade bucal. Depois, a sonda é redirecionada para dentro do esôfago médio-cervical, após a inserção de um mandril guia na extremidade distal da sonda, e fixada à pele, conforme descrito antes.

### Técnica percutânea utilizando cateter com agulha

Nesse método, introduz-se uma sonda de esofagostomia (Van Noorth esophagostomy tube set, Global Veterinary Products, Inc., New Buffalo, MI) (Figura 82.4) até a região mediocervical do esôfago. A abertura na porção distal da sonda é palpada, e uma agulha com bainha *Peel-Away* (Global veterinary products) é introduzida na extremidade distal da sonda. A agulha é removida da bainha e um cateter 10F é introduzido por ela até o terço distal do esôfago. A bainha é retirada, e a sonda de esofagostomia é cuidadosamente removida. A sonda é fixada conforme descrito antes. Uma das limitações dessa técnica é o pequeno diâmetro da sonda utilizada (10F), o que possibilita apenas a administração de água e de fórmulas enterais líquidas.

### Complicações

Apesar do risco de ocorrência de cicatriz, fístula ou estenose esofágica, não há relatos de tais complicações. Um problema comum

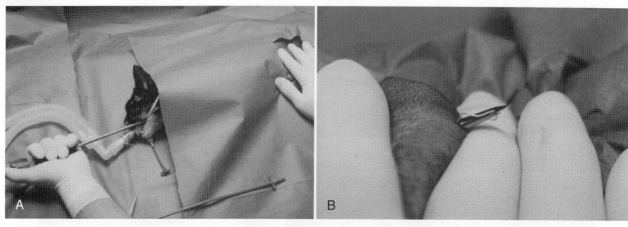

**Figura 82.3 A.** Demonstração de um dispositivo Eld utilizado para a colocação de sonda por meio de esofagostomia ou para a técnica de gastrostomia percutânea às cegas. A ativação do instrumento, à base de mola, avança o trocarte pelo esôfago ou pela parede gástrica. **B.** O fio de sutura é ligado à extremidade exteriorizada do trocarte, que, depois, é retraída para o lúmen do instrumento e cuidadosamente removida do esôfago pela boca do animal. O fio de sutura é exteriorizado e ligado à sonda de alimentação. (Cortesia do Dr. Larry A. Eld.)

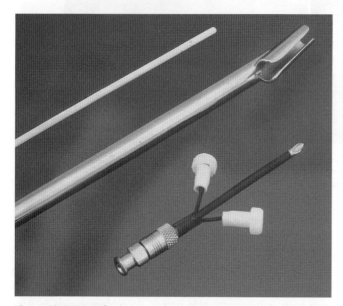

**Figura 82.4** Fotografia de um *kit* de sonda de esofagostomia mostrando a sonda de introdução por meio de esofagostomia, uma agulha com bainha *Peel-Away* 10 G com 5 cm de comprimento e um cateter de silicone 10 F. (Cortesia de Smiths Medical ASD, Inc., Minneapolis, MN.)

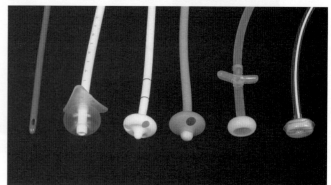

**Figura 82.5** Sondas de gastrostomia demonstrando a variedade de materiais e extremidades de sondas. Da esquerda para a direita: cateter de borracha vermelha French, de silicone com balão, de silicone em cogumelo, de látex em cogumelo, de silicone em domo e de poliuretano com amortecedor.

e de pouca importância é a inflamação periestomal. A formação de abscesso periestomal não é frequente.[5-7] A maioria das reações inflamatórias é discreta e se resolve após limpeza e uso tópico de antibiótico. Complicações menos comuns incluem o ato de "regurgitar" a sonda para a cavidade bucal e sua obstrução.[5-7]

## Sondas de gastrostomia

### Indicações e contraindicações

As sondas de gastrostomia são indicadas para suporte nutricional de longa duração (semanas ou meses) em animais com anorexia ou disfagia, cuja função gastrintestinal (GI) é apropriada para possibilitar a digestão e a absorção das soluções de nutrientes. As sondas de gastrostomia têm diâmetro relativamente grande (20 a 24 F), o que possibilita o fornecimento de mistura de rações de animais de companhia e de medicações. O tubo de gastrostomia é contraindicado em animais tcom vômito persistente, redução da consciência ou obstrução GI. Deve-se tomar cuidado se o estômago não puder ser justaposto à parede corporal, o que acontece quando há ascite grave, aderência ou lesões que ocupam espaço.

### Colocação e materiais

Essas sondas podem ser colocadas por gastrostomia endoscópica percutânea (GEP) ou por gastrostomia percutânea às cegas (GPC).[9-12] Uma variedade de sondas para alimentação pode ser utilizada: sondas de látex, de poliuretano e de silicone com extremidade em cogumelo French-Pezzer, em balão, em amortecedor ou em domo (Figura 82.5). Os cateteres de silicone podem ser adquiridos em Global Veterinary Inc., New Buffalo, KY ou US Endoscopy, Mentor, OH; os de poliuretano, em MILA International, Inc., Erlanger, KY; e o de látex, em BARD Urological Division, Murray Hill, NJ. Podem-se modificar os cateteres cortando e descartando a extremidade aberta, e, depois, cortando dois pedaços de 2 cm para serem usados como dispositivos de fixação internos e externos, a partir da mesma extremidade do corte. A porção terminal oposta à extremidade em cogumelo é aparada para facilitar a introdução em uma abertura maior de uma micropipeta plástica descartável. Faça uma pequena incisão no centro de cada pedaço a ser utilizado para fixação e deslize-o sobre o cateter até que repouse sobre a extremidade em cogumelo. O outro pedaço de 2 cm do tubo serve para a fixação externa, sendo posicionado contra a parede abdominal.

### Técnica e complicações da gastrostomia endoscópica percutânea

A colocação de sonda de gastrostomia requer um breve período de anestesia. O animal deve ser posicionado em decúbito lateral direito para que a sonda estomacal seja colocada pela curvatura maior do estômago e pela parede abdominal esquerda. Qualquer procedimento percutâneo consiste em preparação cirúrgica da pele, na região caudal ao arco costal esquerdo. O endoscópio é introduzido via aboral até o estômago, sendo cuidadosamente inflado, até que o abdome se distenda, porém não muito. A parede abdominal esquerda é transiluminada com o endoscópio, de modo a garantir que o baço não esteja posicionado entre o estômago e a parede abdominal. O local apropriado para a introdução da sonda é determinado pelo monitoramento endoscópico da palpação digital da parede gástrica. Faz-se uma pequena incisão cutânea com lâmina de bisturi e usa-se um cateter IV (16 ou 18 G, com 1,5 a 2 polegadas de comprimento) para puncionar a parede abdominal, atravessando-a e alcançando o lúmen do estômago (Figura 82.6 A). Remove-se o mandril do cateter, e um fio de náilon ou poliéster é passado pelo cateter até o lúmen do estômago. O fio é preso com a pinça de biopsia endoscópica (Figura 82.6 B), e tanto o endoscópio quanto a pinça são cuidadosamente retirados do estômago até saírem pela cavidade bucal. O fio de sutura, então, é preso à sonda de alimentação e aplica-se uma leve tração nele, no ponto em que se exterioriza na parede abdominal (Figura 82.6 C). A sonda de alimentação é puxada pela parede abdominal, e a extremidade em cogumelo pressiona a parede do estômago contra a parede corporal (Figura 82.6 D) e a sonda ancorada aqui por uma aba externa, sobre o cateter, na superfície da pele (Figura 82.6 E). O endoscópio é novamente introduzido no estômago para verificar o correto posicionamento da extremidade em cogumelo contra a mucosa gástrica. Caso haja branqueamento da mucosa, deve-se reduzir a tensão aplicada pela sonda, a fim de evitar isquemia e necrose. Uma fita plástica fixa a sonda, e sua extremidade é conectada a um conector Y, de abertura e fechamento. Coloca-se um revestimento de malha (San Jose Surgical Supply, Inc. San Jose, CA) para proteger o tubo (ver Figura 82.6 E).

As complicações da gastrostomia endoscópica percutânea (GEP) relacionadas com a colocação incorreta da sonda incluem laceração esplênica, hemorragia gástrica ou pneumoperitônio. A sonda usada na GEP pode causar complicações tardias, como vômito, pneumonia aspirativa, saída ou migração da sonda e infecção estomacal.[9,10,13] Complicações menores incluem necrose por pressão na parede estomacal e celulite.[9,10,13] O risco de laceração esplênica é minimizado por meio de insuflação e transiluminação do estômago antes da introdução da agulha ou do cateter na parede abdominal. Uma quantidade controversa de cães de raças de grande porte apresentou como principal complicação da técnica o desprendimento do "domo" de silicone da extremidade da sonda de gastrostomia. O estômago aparenta ser normal em cães afetados, e a alimentação pode ser iniciada sem o conhecimento desse desprendimento, o qual ocorre independentemente de um dispositivo de fixação interno entre o domo e a mucosa gástrica. Cães com peso superior a 30 kg, em particular aqueles cuja cicatrização da ferida é demorada, devem ter o local da gastropexia reforçado com uma sutura de apoio GI Entuir (Cook Medical Inc., Bloomingtom, IN). Ela ancora a parede anterior do estômago na parede abdominal e reduz o risco de ruptura no local da gastropexia.

### Técnica e complicações da gastrostomia percutânea às cegas

A colocação não cirúrgica e não endoscópica de uma sonda de gastrostomia se inicia com um pedaço de sonda de aço inoxidável ou de vinil – com diâmetro de 1,2 a 2,5 cm –, comprado em loja de materiais de construção, com um aplicador de sonda de gastrostomia ELD (Jorgensen Laboratories, Loveland, CO), ou com um kit para introdução de sonda de gastrostomia (Global Veterinary Inc., New Buffalo, KY).[11,12] O aplicador de sonda de gastrostomia ELD é o único dispositivo que tem um trocarte interno. O kit para introdução de sonda de gastrostomia Cook contém um fio metálico que passa pela agulha de introdução. A extremidade distal do tubo de aço inoxidável pode ser aquecida e dobrada em 45°, a partir do eixo longitudinal, para auxiliar na deslocação lateral da parede abdominal. Após lubrificação, a sonda é introduzida pela boca e chega ao estômago, avançando até que sua extremidade desloque esse órgão e a parede abdominal lateralmente. Posicione a cabeça do paciente além da borda da mesa e abaixe a extremidade proximal da sonda para facilitar a identificação da extremidade distal na parede corporal. No caso do kit de introdução de sonda de gastrostomia Cook, ou dispositivo similar, uma agulha percutânea é introduzida no lúmen do tubo introdutor, enquanto um auxiliar segura firmemente a extremidade distal da sonda entre dois dedos. Faz-se uma incisão na pele por sobre a extremidade da sonda e introduz-se uma agulha 14 G no lúmen do tubo de introdução (Figura 82.7 A). O correto posicionamento da agulha é verificado quando se move o canhão da agulha de lado a lado e sente a ponta dela encostar nas bordas internas da sonda. Um fio-guia, incluído no kit, é passado pelo lúmen da agulha para dentro da sonda, até ser exteriorizado na boca do paciente. O tubo de introdução é removido, e a extremidade do fio-guia é presa a um adaptador que se encaixa perfeitamente na extremidade da sonda de alimentação (Figura 82.7 B e C). Aplica-se uma ligeira pressão no fio-guia, no ponto em que ele sai da parede abdominal, facilitando o posicionamento da extremidade em cogumelo da sonda de alimentação contra a mucosa gástrica. Em seguida, a sonda de alimentação é fixada de maneira idêntica à descrita antes para a colocação da sonda de gastrostomia endoscópica percutânea (GEP).

As taxas de complicação são semelhantes às mencionadas para a colocação de sonda de GEP e quando colocada às cegas. Contudo, o risco de penetração no baço, no estômago ou no omento é maior quando o estômago não é insuflado com ar antes de posicionar a sonda contra a parede abdominal lateral.[14] As contraindicações para a técnica às cegas incluem afecções esofágicas e obesidade grave, condições que impedem a percepção segura do posicionamento da sonda contra a parede abdominal. Em ambos os casos, as sondas de gastrostomia devem ser postas por cirurgia.

## Sondas de jejunostomia

### Indicações e opções

Cães e gatos que não toleram alimentação intragástrica ou intraduodenal, mas que apresentam função normal da parte distal do intestino delgado e do cólon, são candidatos à jejunostomia.[15] As indicações específicas para a colocação de sonda de alimentação por meio de jejunostomia incluem obstrução da saída gástrica, gastroparesia, aspiração recorrente/potencial, obstrução do intestino delgado proximal e gastrectomia parcial. A sonda de alimentação jejunal reduz a estimulação do pâncreas e pode servir para o suporte nutricional de pacientes com pancreatite grave.[15] Nos casos de alimentação a longo prazo, costuma-se usar sonda de jejunostomia colocada por cirurgia. Uma alternativa à cirurgia é a colocação percutânea (GEP-J), com o auxílio de fluoroscópio ou endoscópio. A vantagem da GEP-J é que ela possibilita pronto acesso ao estômago para a aspiração de conteúdo do lúmen gástrico.

### Colocação e complicações

Quatro etapas sequenciais devem ser seguidas para o sucesso da sonda de GEP-J em cães e gatos: (1) colocação de uma sonda de GEP de rotina; (2) introdução profunda do fio-guia para o lúmen do intestino delgado; (3) retração do endoscópio, mantendo o fio-guia no lugar; e (4) colocação da sonda de alimentação por meio de jejunostomia sobre o fio-guia.[16,17] O animal é submetido a anestesia de curta duração e posicionado em decúbito lateral direito. Introduz-se, como se faz na rotina, uma sonda de GEP. A parte externa da sonda é cortada em um comprimento de 15 centímetros, maximizando a porção da sonda de jejunostomia que pode ser introduzida no intestino delgado. A sonda de

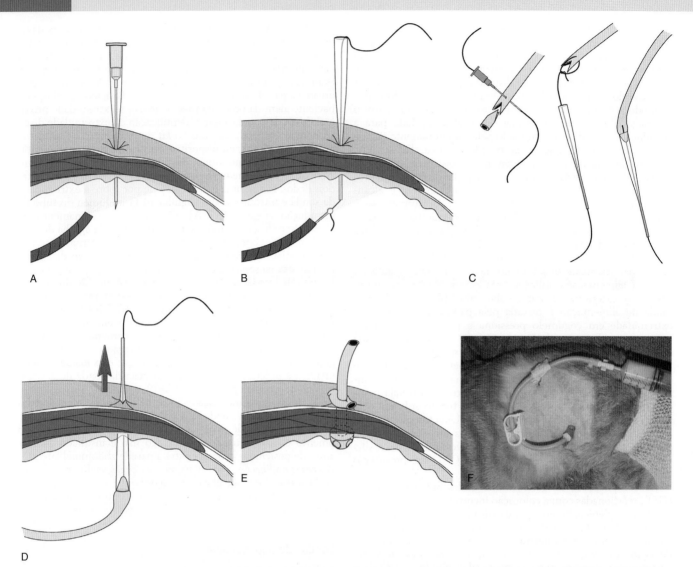

**Figura 82.6** Técnica de gastrostomia endoscópica percutânea (GEP). **A.** Com o animal em decúbito lateral direito, introduz-se o endoscópio no estômago, insuflando-o com ar. A parede abdominal esquerda é transiluminada com o endoscópio, de modo a garantir que o baço não esteja entre o estômago e a parede corporal. Um cateter de 16 a 18 G perfura a parede abdominal até adentrar o lúmen do estômago insuflado. **B.** O mandril do cateter é removido e um fio de náilon é passado por dentro dele, até que possa ser pego com a pinça endoscópica. Esse fio de náilon é puxado até ser exteriorizado na cavidade bucal à medida que o endoscópio é retirado. **C.** O fio de sutura é preso à sonda de alimentação e aplica-se um gel hidrossolúvel à bainha do cateter e na extremidade em cogumelo. **D.** O cateter lubrificado é puxado pelo esôfago até adentrar o estômago, à medida que o assistente aplica uma tração no fio de sutura que sai pela parede abdominal. **E.** O cateter é introduzido até que a extremidade em cogumelo seja suavemente posicionada contra a mucosa gástrica. A endoscopia deve ser repetida para confirmar o correto posicionamento da extremidade em cogumelo. Uma aba externa é pressionada à sonda contra a pele, a fim de evitar que deslize para dentro do estômago. **F.** A figura mostra uma sonda de alimentação introduzida por gastrostomia em um gato, com um dispositivo "abre-fecha" na posição aberta. Terminada a alimentação, a sonda é recoberta com um tecido de malha. (Redesenhada de Washabau R, Day MJ. *Canine and feline gatroenterology*, St. Louis, 2013, Saunders. Os desenhos foram criados por Johnn Doval e Stanley Marks, UC Davis.)

jejunostomia de 65 cm (*Gastrojejunal feeding tube*, Wilson-Cook Medical Inc., Winston-Salem, NC) funciona bem em gatos. Contudo, para a maioria dos cães, recomenda-se sonda de alimentação de jejunostomia > 95 cm. Um laço padrão é passado pela sonda de GEP no estômago com o auxílio de um endoscópio. O laço é aberto e o endoscópio é avançado por ele em direção ao piloro. O animal, então, é posicionado em decúbito lateral esquerdo, e o endoscópio é avançado o mais distal possível no intestino delgado. O conduto acessório do endoscópio é lavado com água, para facilitar a rápida introdução de um fio-guia que é passado pelo canal de biopsia até o intestino delgado. À medida que o endoscópio é cuidadosamente retirado, retornando ao estômago, sua extremidade é puxada, passando pelo laço aberto, o qual é apertado sobre o fio-guia. Em seguida, o endoscópio é removido do animal, com a extensão resultante do fio-guia, para fora da cavidade bucal. O laço fechado é retirado pela sonda de gastrostomia, facilitando a saída de uma parte do fio-guia pela abertura da sonda de gastrostomia. O laço é afrouxado, e um auxiliar puxa suavemente a extremidade proximal do fio-guia pela sonda de gastrostomia, deixando a extremidade distal (aboral) no intestino delgado. A sonda de jejunostomia é lavada com água, ativando o lubrificante em sua superfície interna. A sonda introduzida por jejunostomia é passada sobre o fio-guia, com orientação endoscópica, até que sua extremidade proximal esteja posicionada na sonda de gastrostomia. O fio-guia é removido da sonda GEP-J e realizam-se radiografias para confirmar o correto posicionamento da sonda de jejunostomia, sendo a posição ideal a de 40 a 60 cm distal ao piloro. Um dos pontos críticos para evitar a migração retrógrada do cateter para o estômago é a introdução, o mais caudal possível, da sonda colocada por meio de jejunostomia no lúmen do jejuno.

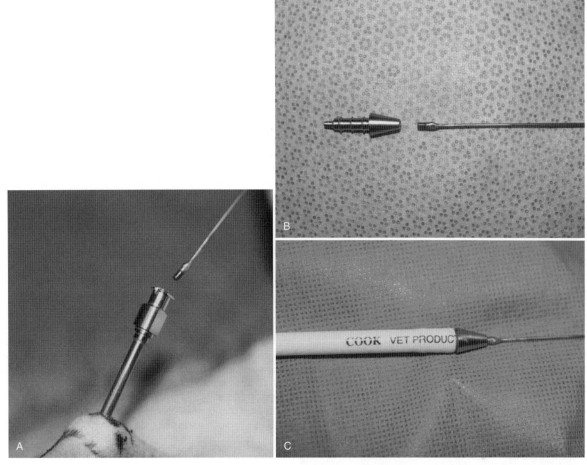

**Figura 82.7 A.** *Kit* de introdução de gastrostomia Cook mostrando uma agulha 14 G posicionada no lúmen do tubo de introdução. O fio-guia incluído no *kit* é passado pelo lúmen da agulha e por dentro do tubo de introdução, até exteriorizar na cavidade bucal do paciente. **B** e **C.** Após a remoção do tudo de introdução, a extremidade rosqueada do fio-guia é presa a um adaptador, que se encaixa perfeitamente na extremidade da sonda de alimentação. Aplica-se uma tração suave ao fio-guia no ponto em que ele sai da parede abdominal, a fim de posicionar a extremidade em cogumelo da sonda na mucosa gástrica.

A colocação de sonda de alimentação por meio de esofagojejunostomia assistida por endoscópio em cinco cães com anorexia crônica com pancreatite foi bem tolerada por todos. As complicações mais comuns foram obstrução da sonda, vômito transitório e fezes moles.[18] Também há relato de sonda de alimentação nasojejunal assistida por endoscopia em cães.[19,20] Irritações faciais, espirros e obstrução dos estreitos tubos 8F limitam essa modalidade em pacientes nos quais se estima a necessidade de suporte nutricional a curto prazo (< 7 dias).

## REMOÇÃO DE SONDAS DE ESOFAGOSTOMIA, GASTROSTOMIA E GEP-J

Diferentemente da sonda de gastrostomia, a de esofagostomia pode ser removida no mesmo dia da colocação, sem preocupação com o extravasamento ou com complicações secundárias. Os curativos e as suturas são removidos ainda com a sonda no lugar. Em seguida, ela é dobrada e removida, tracionando-a suavemente. O local de entrada da sonda na pele deve ser limpo, seguido de aplicação tópica de pomada com antibiótico, e, depois, coberto com um curativo leve por 24 horas, quando é removido para a inspeção do local. Não há necessidade de sutura da pele, visto que a ferida deve fechar em 24 a 36 horas.

No caso de sondas de GEP e GEP-J, recomenda-se que permaneça no lugar por no mínimo 3 semanas. Pacientes muito debilitados ou em terapia imunossupressiva podem exigir um período mais longo para uma vedação peritoneal. A sonda deve ser removida apenas quando a ingestão de alimentos atingir, de maneira satisfatória, as necessidades calóricas do paciente (ver Capítulos 172 e 174). Uma forma de remover a sonda de GEP Pezzer é cortá-la rente à parede corporal e empurrar sua extremidade em cogumelo para o estômago, de modo que seja eliminada nas fezes. Esse método é seguro em cães de porte médio a grande, pois a extremidade em cogumelo e a aba interna devem ser facilmente eliminadas nas fezes. Um segundo procedimento consiste na introdução de um mandril no lúmen da sonda para achatar a extremidade em cogumelo, enquanto se exerce uma tração firme na sonda. Para isso, considera-se que a extremidade não tenha sido cortada com tesoura antes da inserção da sonda. Essa técnica é recomendada em gatos e cães de pequeno porte, uma vez que a extremidade em cogumelo pode obstruir o intestino. A remoção de um cateter MILA se dá ao desinflar o "amortecedor", após a remoção do adaptador em Y. Cateteres com um domo (US Endoscopy) são removidos por tração suave, porém firme, da sonda. A fístula gastrocutânea deve se fechar sem extravasamentos, ou com o mínimo extravasamento, em 24 horas.

## SUBSTITUIÇÃO DE TUBOS DE GASTROSTOMIA E ESOFAGOSTOMIA

No caso de mau funcionamento da sonda de gastrostomia endoscópica percutânea (GEP), ou quando ela é removida prematuramente pelo paciente, é necessária sua substituição. Se uma sonda de gastrostomia for removida dentro de 3 semanas após sua colocação – antes do completo estabelecimento de uma fístula gastrocutânea –, pode-se injetar um contraste iodado pelo local do estoma para determinar se a fístula gastrocutânea ainda está intacta, ou pode-se realizar GEP a fim de avaliar a mucosa gástrica e verificar o correto posicionamento da nova sonda de gastrostomia. Se a sonda for removida de modo inadvertido depois da cicatrização da fístula gastrocutânea, pode-se substituir a original por uma do tipo balão (Flexflo gastrostomy tube, Ross Laboratories, Columbus, OH)[21] ou por um dispositivo de gastrostomia de baixo perfil (DGPB, Bard Interventional Products Division, Murray Hill, NJ) (Figura 82.8 A). Nenhum desses dois tipos requer endoscópio ou anestesia para sua colocação. O "botão" de gastrostomia é um pequeno dispositivo de silicone flexível que apresenta um domo do tipo cogumelo em uma extremidade e duas pequenas abas na outra, as quais se adaptam perfeitamente à parede abdominal externa (Figura 82.8 B). Uma válvula de única via evita o refluxo de conteúdo gástrico pela extremidade superior da sonda. Há dois tipos de DGPB: obturado e não obturado. O primeiro tem uma larga extremidade em forma de cogumelo que necessita ser alongada para sua colocação no estômago, com o auxílio de um introdutor especial (obturador)[22] (Figura 82.8 C). O segundo funciona de maneira semelhante a um cateter de Foley e não requer introdução forçada pelo local da gastrostomia. O comprimento da fístula gastrocutânea deve ser determinado com precisão para guiar a correta escolha de um "botão" com comprimento de eixo adequado. Isso é feito com um dispositivo de mensuração especial fornecido junto com o *kit*. As vantagens do DGPB incluem durabilidade, baixo risco de remoção pelo paciente e aparência esteticamente agradável para o proprietário.[23]

Um dispositivo alternativo de baixo perfil que pode ser usado no lugar de um tubo GEP regular ou dispositivo de baixo perfil de substituição é uma sonda de GEP de baixo perfil de uma etapa ou de "colocação inicial" (One Step Button, renomeado como Endovive Low Profile Percutaneos Endoscopyc Gastrostomy kit; Boston Scientific, Natick, MA) (Figura 82.9 A e B). Isso evita a necessidade de um segundo procedimento para substituir a sonda de GEP original. Essas sondas estão disponíveis nos diâmetros 18 F e 24 F, e seu comprimento de estoma varia de 1,2 a 4,4 cm. Espaçadores de silicone fornecidos pelo fabricante (Figura 82.9 C) ajudam a garantir que esses aparatos sejam adaptados aos animais com diferentes necessidades de comprimentos da fístula do estoma. Um estudo que avaliou as complicações de dispositivos de gastrostomia de baixo perfil de uma etapa para alimentação enteral a longo prazo, em cães e gatos, constatou que os equipamentos foram bem tolerados e que as complicações mais comuns foram relativamente discretas, como inchaço periestomal e secreção periestomal mucopurulenta.[24]

## COMPLICAÇÕES DA NUTRIÇÃO ENTERAL

### Necrose gástrica por pressão

A necrose gástrica por pressão pode ser causada tanto pela extremidade em cogumelo da sonda de GEP quanto pela erosão da aba sob a camada mucosa do estômago, em razão do excesso de tensão aplicada à sonda de GEP durante seu posicionamento. O excesso de zelo na tração da sonda de GEP antes da colocação da aba externa na pele também pode causar necrose por pressão, que se apresenta hiperêmica, inchada e úmida. Para minimizar esses problemas, certifique-se de que a sonda de GEP possa ser rotacionada após sua colocação e deixe um espaço de 1 cm entre a aba de fixação externa ou o "amortecedor" e a pele.

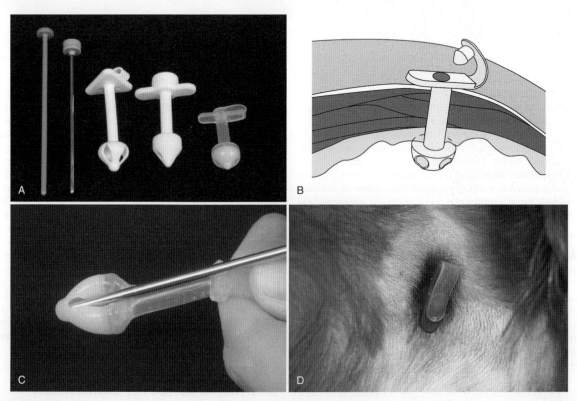

**Figura 82.8 A.** Dispositivos de gastrostomia de baixo perfil e obturadores utilizados para distender a extremidade em forma de domo da sonda de alimentação. Da esquerda para a direita, têm-se os dispositivos de baixo perfil do The Ross Laboratories Estomate, de Cook e o de Bard "Button". **B.** Dispositivo de gastrostomia de baixo perfil, com pequenas abas externas na abertura de lavagem do dispositivo, posicionadas sobre a pele da parede abdominal. Para o fornecimento de alimento, remove-se o pequeno plugue plástico e conecta-se o adaptador de alimentação a uma seringa. **C.** Técnica apropriada para distender a extremidade em formato de domo de um dispositivo de gastrostomia de baixo perfil, com uso de um obturador. A parte do domo não deve ser distendida pela introdução do obturador pelo lúmen do dispositivo, tendo em vista que esse procedimento compromete a integridade da válvula antirrefluxo, localizada adjacente ao domo. **D.** Dispositivo de baixo perfil para gastrostomia, em um cão, mostrando a aparência estética do dispositivo, o qual se adapta perfeitamente à pele do animal.

### Deslocamento da sonda de alimentação

Essa ocorrência é relativamente comum, sobretudo quando se utilizam sondas nasoesofágicas e GEP-J. O deslocamento da sonda de alimentação pode causar aspiração de conteúdo, diarreia ou peritonite em animais com sonda de gastrostomia. As sondas de gastrostomia devem ser marcadas com esparadrapo ou com uma caneta marcadora, ao nível da pele, para ajudar na verificação da posição do tubo. Como em cães de grande porte pode ocorrer afastamento do estômago da parede abdominal, com extravasamento peritoneal subsequente, deve-se colocar uma aba de fixação interna para minimizar o risco.

### Obstrução da sonda

A obstrução das sondas de alimentação é uma das complicações mais comuns da nutrição enteral.[25] Elas geralmente são causadas pela coagulação do alimento formulado, apesar de também poderem se dar graças a fragmentos de comprimidos, dobras na sonda ou precipitação de medicamentos. As sondas nasoesofágicas são predispostas à obstrução em razão do pequeno diâmetro. As obstruções são três vezes mais comuns em pacientes alimentados de maneira contínua, em comparação com aqueles alimentados por meio de *bolus*.[26] Relata-se que o sucralfato e os antiácidos precipitam quando administrados juntamente com as fórmulas enterais, causando obstrução da sonda.[26] A maioria das obstruções pode ser desfeita ao infundir água morna e realizar pressão e sucção suaves. Para as mais difíceis de serem desfeitas, instila-se água com gás na sonda, deixando-a atuar por 1 hora, antes de aplicar pressão e sucção suaves. Há relatos de que enzimas pancreáticas e amaciadores de carne podem dissolver as obstruções de sondas.[25] Em raras ocasiões, é necessária a passagem de um fio metálico angiográfico para desobstruí-las. As obstruções podem ser minimizadas ao lavar a sonda com água morna antes e após a administração de medicamentos ou alimentos. Elas também devem ser lavadas depois da avaliação quanto a resíduos gástricos, pois o pH ácido ocasiona coagulação da fórmula do nutriente na sonda. Sempre que possível, deve-se optar pela administração de medicamentos nas formas líquidas, em vez de comprimidos macerados. Caso não haja uma forma alternativa, os comprimidos devem ser macerados e dissolvidos em água antes da administração pela sonda de alimentação.

### Extravasamento pelo local de ostomia

Pode ocorrer um pequeno extravasamento no local do estoma nos primeiros dias após a colocação de sonda de alimentação. Um extravasamento persistente pode indicar disfunção da sonda, infecção periestomal ou estoma muito grande para o tamanho da sonda. Sinais de inflamação, com ou sem secreção ou febre, podem ser indicativos de infecção no local do estoma, o que deve ser diferenciado de uma fascite. Se for uma infecção simples de ferida, geralmente pode ser tratada com solução de Betadine diluída e trocas mais frequentes dos curativos. Antibióticos quase sempre são reservados a pacientes com sinais clínicos de infecção sistêmica.

### Aspiração

A aspiração pulmonar de conteúdo da sonda (ver Capítulo 242) é uma complicação comum da alimentação enteral, apesar de ser difícil determinar a incidência real. Os fatores de risco incluem alterações no estado mental, lesões neurológicas, ausência do reflexo de tosse ou de deglutição, ventilação mecânica e

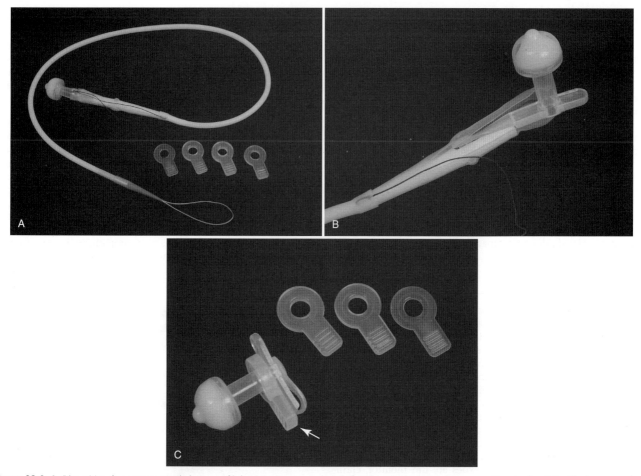

**Figura 82.9 A.** Dispositivo de gastrostomia de baixo perfil de uma etapa com abas de fixação externa dentro de um revestimento de cateter. Quatro espaçadores de silicone também estão presentes. **B.** Dispositivo de gastrostomia de baixo perfil de uma flange com as abas liberadas após laceração do revestimento do cateter circundante, o qual é aberto ao puxar o fio de sutura preto acoplado. **C.** Dispositivo de gastrostomia de baixo perfil de uma etapa separado do revestimento do cateter, mostrando um espaçador de silicone de 5 mm posicionado (*seta*), colocado sobre a haste, e três outros espaçadores de silicone de espessuras variadas.

pneumonia aspirativa prévia.[27] A fonte do material aspirado deve ser identificada, já que manter sondas de alimentação colocadas por gastrostomia ou jejunostomia não surte benefícios, caso as secreções aspiradas pelo paciente sejam de origem orofaríngea. Não obstante a controvérsia, a maioria dos autores concorda que a alimentação pós-pilórica reduz o risco de aspiração.[28] Além disso, alimentação contínua causa menos refluxo gastresofágico do que a por *bolus*.[29]

### Diarreia

Diarreia é a complicação mais citada associada à alimentação por sonda em humanos e animais, com incidência de 2,3 a 66%.[30,31] As implicações clínicas da diarreia relacionadas com a nutrição enteral são relevantes. Diarreia intensa ocasiona perda de líquido, eletrólitos e nutrientes, assim como um considerável comprometimento do quadro clínico do paciente. Naqueles alimentados por sonda, a diarreia se deve a múltiplos fatores, como hipoalbuminemia, dieta hiperosmolar ou com alto teor de gordura, alimentos contaminados ou terapia antimicrobiana.[30,31] A incidência de diarreia em pacientes submetidos a nutrição enteral e que estejam recebendo antibiótico aumenta muito em comparação com aqueles que se alimentam normalmente e que estão recebendo o mesmo antibiótico. A diarreia causada por antibióticos pode ser uma decorrência da multiplicação exacerbada de enterobactérias (*Klebsiela*, *Proteus*, *Pseudomonas*) ou da proliferação de *Clostridium difficile*.

### REFERÊNCIAS BIBLIOGRÁFICAS

*As referências bibliográficas deste capítulo se encontram online no Ambiente de Aprendizagem.*

# CAPÍTULO 83

## Cuidados com o Equipamento de Endoscopia

Valerie Walker, Susan Cox e Katie Douthitt

### CONSIDERAÇÕES GERAIS

Os endoscópios e os instrumentos que o acompanham perfazem um investimento significativo. O custo inicial, somado aos gastos subsequentes com reparos, pode ser considerável. Grande parte de frustração pode ser evitada, e dinheiro pode ser economizado, se o profissional tiver conhecimento sobre o manuseio, a limpeza e os cuidados gerais necessários desses equipamentos. Em locais de rotina intensa, políticas e orientações por escrito quanto a limpeza, desinfecção, manuseio e condução de procedimentos endoscópicos podem auxiliar a prolongar a vida útil desse equipamento. Esquecer ou pular etapas, em especial de procedimento de limpeza, pode manter o endoscópio no setor de manutenção por longos períodos.

Muitas organizações oferecem práticas de treinamento com endoscópios para veterinários e técnicos. No restante deste capítulo, serão descritos cuidados de limpeza de um gastroscópio com quatro vias de desvio e capacidade de ar/água e sucção.

### NOMENCLATURA

Os gastroscópios (Figura 83.1) iniciam como tubos longos. Com o objetivo de visualizar um objeto, filamentos finos (feixes de luz) direcionam a luz a partir de um guia ou da extremidade terminal, por um tubo umbilical, passando pela cabeça do endoscópio (alça de controle), pelo tubo de inserção e, por fim, chegando à extremidade distal do tubo de inserção. Os feixes de imagens são transmitidos da ocular até a extremidade distal. Essa é a descrição de um endoscópio de fibra óptica ou fibroscópio. Uma câmera pode ser anexada à ocular, possibilitando que a imagem seja vista em um monitor, a fim de facilitar a visualização e a participação da equipe de profissionais. Os videoscópios incluem um *chip* de vídeo atrás das lentes da objetiva, convertendo a imagem em um sinal digital transmitido pelas conexões até um monitor, eliminando a necessidade de uma ocular ou de uma câmera (visualização indireta) (ver Capítulos 91, 96, 108 e 113).

A insuflação e a capacidade de sucção e de infundir água são controladas por duas válvulas alojadas na cabeça do endoscópio. A pressão da válvula superior (sucção) permite que o líquido seja sugado para dentro do canal de sucção/biopsia até sair pela porta de sucção na extremidade terminal. A insuflação a partir da extremidade distal ocorre quando o endoscopista causa ligeira obstrução do orifício no topo da válvula de água/ar inferior – mais próxima ao tubo de inserção. O recipiente com água conectado à fonte de luz-guia e sua injeção são controlados quando o endoscopista pressiona a válvula inferior. O *spray* de água atua como um mecanismo de limpeza das lentes das objetivas localizadas na extremidade distal. A angulação é controlada por fios finos conectados a dois medidores na cabeça do endoscópio que se conectam com uma malha metálica na parte dobrada do endoscópio (Figura 83.2). Esses fios metálicos atuam como um sistema de roldanas, possibilitando que a extremidade distal se dobre quando acionada. Todos os canais do endoscópio são selados nas extremidades, mantendo os componentes internos secos. A entrada de água pode fazer com que as fibras ópticas se tornem quebradiças e se rompam, o que causa perda da luminosidade e prejuízo à qualidade das imagens (Figura 83.3).

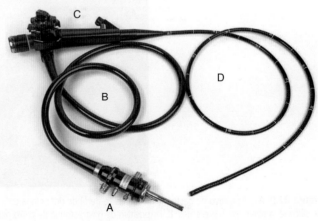

**Figura 83.1** Partes de um videoscópio. **A.** Guia de luz ou extremidade terminal. **B.** Tubo umbilical. **C.** Cabeça do endoscópio. **D.** Tubo de inserção.

# CAPÍTULO 83 • Cuidados com o Equipamento de Endoscopia

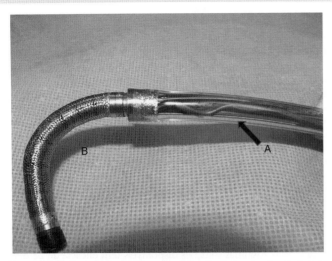

**Figura 83.2** Parte curvada de endoscópio de demonstração de bainha transparente. Fios finos da seção de controle (**A**) são conectados à malha de metal (**B**) que envolve a parte encurvada, possibilitando a angulação da extremidade distal.

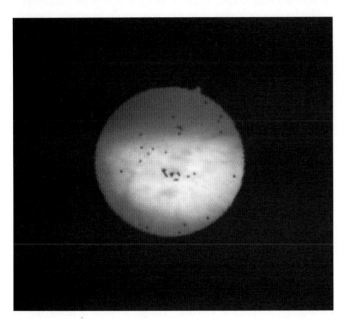

**Figura 83.3** Imagem de um fibroscópio com fibras ópticas quebradas, que aparecem como pontos pretos na imagem.

## MANUSEIO

Os endoscópios costumam ser desenvolvidos de forma que a cabeça seja segurada pela mão esquerda, enquanto a direita segura o tubo de inserção, que nunca deve ser movido ou girado, independentemente da cabeça do endoscópio ("torção"). A "bota" do endoscópio é a junção entre a alça de controle e o tubo de inserção. O uso do endoscópio com a "bota" em ângulo de 90° pode danificar componentes internos do equipamento. O tubo de inserção nunca deve ser colocado ou arrastado sobre objetos afiados, como dentes, durante a passagem do endoscópio pela cavidade bucal. Durante o transporte do endoscópio, a extremidade terminal e a ponta de inserção devem ser seguradas em uma das mãos e próximas ao corpo, em um carrinho com laterais e rodas robustas ou em uma caixa com tampa de fechamento seguro. Quando não estiverem em uso, as válvulas devem ser removidas para secagem e o endoscópio, suspenso em um suporte apropriado, longe do trânsito de pessoas.

## INSTRUMENTAÇÃO

Ao introduzir um endoscópio pela cavidade bucal, deve-se usar sempre um espéculo. Pequenas partes de um êmbolo de seringa de 1 m$\ell$ cortado podem funcionar como espéculo para cães e gatos de pequeno porte.[1] Todas as pinças devem estar na posição fechada antes de entrar no canal de trabalho. A instrumentação precisa sempre ser inspecionada para avaliar se há bordas cortantes que possam lesionar o canal. As "asas" das pinças de biopsia devem ser visíveis ao endoscopista quando exteriorizadas antes de abertas no órgão do paciente (Figura 83.4). O tamanho do canal de trabalho determina o diâmetro externo (DE) da pinça. Por exemplo, endoscópios com canais de trabalho com 2 mm de diâmetro requerem instrumentos de 1,8 mm. O comprimento também é importante. Os instrumentos devem ser 13 a 15 cm mais longos do que o tubo de inserção, a fim de facilitar a visualização e a movimentação após introdução no paciente.

## TESTE DE "CABECEIRA" E LIMPEZA

Antes de cada procedimento, é realizado um teste da capacidade de infusão de ar/água e de sucção do endoscópio, de modo a assegurar que todas as funções do aparelho estejam funcionando. Logo após cada procedimento, essas funções devem ser reavaliadas. Ao lavar os canais, alterne água e ar se valendo de uma válvula de irrigação de todos os canais, que substitui a válvula de ar/água,[2] o que induz uma agitação no canal. Se um videoendoscópio for utilizado, coloque uma tampa protetora sobre os eletrodos antes de expor o endoscópio a líquido. A parte externa do endoscópio, limpa de qualquer fragmento, é transferida à estação de limpeza, para teste de vazamento e limpeza manual (Vídeo 83.1).

## TESTE DE VAZAMENTO

O teste de vazamento (Vídeo 83.2) garante que a parte interna do endoscópio esteja segura quanto à entrada de água.[3,4] Há diversos dispositivos disponíveis para esse teste, como manômetros manuais e unidades automatizadas. O endoscópio deve ser submerso em água limpa, por 2 minutos, para verificar se há vazamentos, os quais aparecem na forma de bolhas de ar. A borracha-A – a fina bainha de borracha que circunda a extremidade distal – deve parecer levemente inflada quando se realiza o teste de vazamento. A curvatura da extremidade distal leva a borracha-A a se esticar levemente, fazendo com que bolhas de ar apareçam, caso o endoscópio esteja comprometido. Se este não passar pelo teste de vazamento, deve-se interromper a limpeza, secá-lo e enviá-lo para manutenção. Continuar o processo de limpeza pode levar a mais entrada de líquido, causando mais danos ao endoscópio.

## LIMPEZA MANUAL

O propósito de limpar manualmente o endoscópio é reduzir a quantidade de bactérias antes de proceder a uma desinfecção de alto nível (DAN) (Vídeo 83.3). A lavagem com detergente enzimático e a escovação dos canais de acesso removem o material rico em proteínas, bem como resíduos de sangue e tecidos. Caso não se retirem esses materiais do endoscópio, eles podem solidificar ao entrar em contato com soluções de DAN, resultando na obstrução dos canais. Após o uso, deve-se realizar a limpeza manual assim que possível. Biofilme é definido como um grupo de bactérias que podem aderir aos canais do endoscópio e secretar um polissacarídeo que não é removido pela DAN.[4,5] Uma atenção imediata à limpeza manual evita a formação de biofilme. Deve-se preparar uma solução enzimática fresca toda vez que

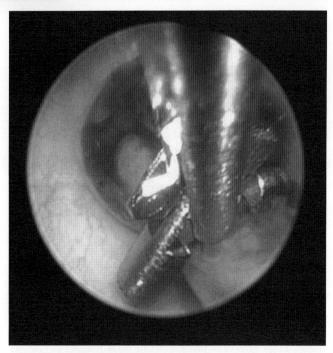

**Figura 83.4** Pinça de biopsia em bexiga. Note que as asas da pinça são facilmente vistas antes da abertura do instrumento. A abertura no conduto examinado pode causar vazamento e entrada de água.

o endoscópio for limpo.[4] A diluição e a temperatura podem alterar a efetividade. Portanto, ao realizar uma diluição, as orientações devem ser cuidadosamente seguidas.

A escovação dos canais é a etapa seguinte. As escovas devem estar em boa condição, incluindo cerdas íntegras e pontas arredondadas ou recobertas. Alguns modelos de endoscópio apresentam escovas específicas para cada canal – o operador deve consultar as orientações do fabricante. Elas precisam passar pelo canal e ser limpas antes da remoção. A escovação deve continuar até que o objeto esteja completamente limpo. A escova deve ser passada em direção única, pois movimentos para a frente e para trás podem corroer o canal.

Os seguintes canais devem ser escovados:
- Da válvula de sucção, por todo o tubo umbilical, até a entrada de sucção na extremidade terminal
- Da válvula de sucção, por todo o canal de sucção/instrumentação, saindo pela extremidade distal (ajuste a escova para entrar no canal)
- Canal de sucção/instrumentação.

Finalizada a escovação, conecte os adaptadores de limpeza apropriados e injete uma solução enzimática pelos canais. Preste atenção especial ao aspecto da solução que sai pelo canal de ar/água na extremidade distal. O diâmetro desse canal é muito pequeno para ser escovado e pode ser facilmente obstruído. Um forte fluxo lateral deve ser observado. Caso especificado nas orientações do fabricante, permita que o endoscópio absorva a solução. Lave com água e, então, injete ar. Se algum líquido permanecer nos canais, pode diluir o desinfetante utilizado na DAN, reduzindo sua efetividade. Limpe todo o endoscópio com um pano macio, com atenção particular ao entorno das manoplas de controle e dos encaixes das válvulas.

Válvulas, recipientes de água e entradas para biopsia precisam ser limpos manualmente, antes da DAN. Limpadores de tubos ou pequenas escovas devem ser usados nos orifícios das válvulas de gás, que são expostos quando apertados. Os instrumentos – pinça de biopsia e espéculo bucal – necessitam ser limpos de maneira similar. Os cabos das pinças envoltos por molas devem ser submetidos a limpeza ultrassônica e, então, autoclavados.

## DESINFECÇÃO DE ALTO NÍVEL

### Considerações gerais

Os endoscópios são considerados itens "semicríticos", segundo a Spaulding Classification of Medical Devices and Level of Disinfection. Portanto, eles devem ser submetidos à desinfecção de alto nível (DAN) (Vídeo 83.4) após cada procedimento.[6] Um desinfetante de alto nível é definido como um germicida químico aprovado pela Food and Drug Administration (FDA) e capaz de destruir todos os vírus, bactérias vegetativas, fungos, micobactérias e a maioria dos esporos bacterianos.[3] Um estudo demonstrou que todas as infecções resultantes de procedimentos endoscópicos foram decorrentes de falha de protocolos de limpeza/desinfecção.[7]

Existem diversos tipos de desinfetantes de alto nível no mercado (ver a lista dos aprovados pela FDA).[8] Consulte as orientações dos fabricantes a respeito de quais produtos são compatíveis com seu endoscópio. Algumas soluções disponíveis têm eficácia de 28 dias. Apesar de essas soluções serem mais práticas do que os desinfetantes efetivos por 14 dias, elas contêm surfactantes que podem ser difíceis de enxaguar. Variações na temperatura também são capazes de alterar a efetividade da solução de DAN e exigir tempo de imersão mais longo.[3] Todas as soluções devem ser manuseadas e diluídas de acordo com as recomendações do fabricante. Deve-se utilizar uma fita-teste que mensura a concentração efetiva máxima e registrar diariamente seus resultados.[3,9] Os desinfetantes de alto nível precisam ser substituídos caso o resultado da fita-teste seja negativo, mesmo que o prazo final não tenha sido atingido. Equipamentos de proteção pessoal, como luvas e protetores faciais, são exigidos durante todo o período em que se trabalha com desinfetantes de alto nível. Algumas dessas substâncias têm odores irritantes. Sempre utilize desinfetantes de alto nível em uma área bem ventilada ou sob uma capela de exaustão.

Os desinfetantes de alto nível podem ser usados em endoscópios por meio de desinfecção manual ou de reprocessador automático para endoscópio (RAE).

### Desinfecção manual

Use uma bacia com tampa hermética para evitar o extravasamento da solução. Faça a imersão de todo o endoscópio no desinfetante de alto nível. Acople uma seringa de 60 m$\ell$, cheia, com a solução de DAN na porta de irrigação de todos os canais, lavando até que todos estejam em contato com a solução e não se observem bolhas de ar. Inclua também todos os instrumentos acessórios, inclusive espéculos bucais, recipientes de água, escovas de limpeza e válvulas. Tampe a bacia e deixe que o endoscópio permaneça na solução durante o tempo de exposição recomendado. Após a imersão, com cuidado, injete ar no endoscópio, a fim de remover o desinfetante de alto nível ainda presente nos canais. Lave o endoscópio com água pelo período de tempo recomendado pelo fabricante.

A secagem do endoscópio pode ser tão importante quanto a limpeza manual e a desinfecção de alto nível.[10] Endoscópios secos de maneira inadequada podem se tornar uma fonte de contaminação. Primeiro, lave os canais com 60 m$\ell$ de álcool isopropílico a 70%, para facilitar o processo de secagem. Seque todos os canais do endoscópio com ar forçado ou adapte um dispositivo de sucção conectado a todos os canais. Pendure o endoscópio em um cabide apropriado, com todas as portas abertas (Figura 83.5). Remova, enxágue e seque todos os instrumentos acessórios.

### Reprocessador automático para endoscópio

Para um clínico ocupado que utiliza o endoscópio diariamente, pode-se recomendar um reprocessador automático. As vantagens em relação à desinfecção manual incluem menor tempo de exposição pessoal aos desinfetantes de alto nível, temperatura compatível e controle do tempo. No entanto, o reprocessador não dispensa a pré-limpeza manual.

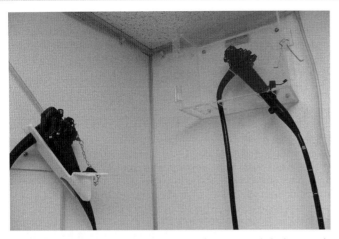

**Figura 83.5** Dois modelos de cabides para endoscópio. O cabide da esquerda é uma caixa desenvolvida que pode ser travada para segurança. Ambos os modelos têm aberturas para secagem das pinças de biopsia.

O endoscópio é conectado ao reprocessador por meio do irrigador de todos os canais. Um ciclo completo inclui lavagem com solução enzimática e com água deionizada (DI), circulação de desinfetante de alto nível e lavagem final com água DI. Um fluxo de ar completa o processo. Também se inclui uma lavagem com álcool. Os acessórios podem ser colocados na unidade. Objetos pontiagudos, como sondas dentais, devem ser processados separadamente, pois podem se mover na bacia e perfurar o endoscópio, o qual deve ser limpo com um pano macio, seco com ar e colocado em cabide apropriado.

## ARMAZENAMENTO DO ENDOSCÓPIO

O endoscópio deve ser armazenado em posição vertical, em cabide apropriado (ver Figura 83.5). Quando armazenado em caixa, a umidade deixada nos canais pode favorecer a multiplicação de bactérias. A exceção a essa regra são os endoscópios ultrafinos frágeis, os quais são totalmente secos e mantidos em caixas. O equipamento deve ser armazenado o mais alto possível, de modo que a extremidade distal não toque o solo.

## DOCUMENTAÇÃO

Os registros endoscópicos quase sempre incluem um breve histórico, o procedimento realizado, o tipo de endoscópio utilizado e as características de interesse (ver Capítulo 113). Registros em vídeo/imagens documentam uma breve descrição de cada imagem e do endoscópio usado. No relatório, pode-se inserir um registro de danos que inclua o pessoal envolvido, a técnica realizada e a data de reparo e retorno. Os registros de danos podem mostrar tendências e sugerir correções a serem implementadas para manter o endoscópio em condições apropriadas de trabalho. Planilhas com dados de segurança de materiais utilizados na desinfecção de alto nível e de soluções enzimáticas devem estar prontamente disponíveis.

## REFERÊNCIAS BIBLIOGRÁFICAS

*As referências bibliográficas deste capítulo se encontram online no Ambiente de Aprendizagem.*

# CAPÍTULO 84

# Medicina Hiperbárica

Melissa L. Edwards

## HISTÓRICO CLÍNICO

A medicina hiperbárica envolve o uso de pressão (acima de uma atmosfera absoluta [ATA]) (Boxe 84.1) no tratamento de doenças e data do meado dos anos 1600. A descoberta do oxigênio, em 1775, por John Priestly, teve um efeito significativo nessa área da medicina.[1] Referências sobre o uso de oxigênio hiperbárico em animais podem ser obtidas em um estudo em coelhos, em 1887.[2] A prática moderna se iniciou em meados da década de 1950[3] e envolve o paciente respirando > 21% de oxigênio mantido sob pressão, procedimento conhecido como terapia com oxigênio hiperbárico (TOHB). Este capítulo discute sobretudo a TOHB como intervenção médica hiperbárica mais realizada atualmente.

**Boxe 84.1** Conversões de pressão

1 atm = 101,3 kPa = 14,7 psi
Atmosfera absoluta (ATA) = pressão atmosférica (atm) + pressão do manômetro (convertida em atm)

*atm*, atmosfera; *kPa*, quilopascal; *psi*, libra (453,59 g) (*psi: pounds per square inch*).

## FISIOLOGIA

Há dois efeitos primários da TOHB e diversos efeitos secundários. Os efeitos mecânicos primários da pressão contribuem para os da TOHB sob bolhas e cavidades corporais que contêm gás. À medida que a pressão se eleva, o volume de gás diminui (lei de Boyle) e há aumento da solubilidade, o que melhora a reabsorção e a eliminação de gases (lei de Henry) como o nitrogênio. Esse é o principal motivo para seu uso em condições como doenças de descompressão[4] e embolismo gasoso advindo de alguma complicação de um procedimento ou de uma cirurgia.[5] Nos casos de íleo adinâmico com distensão significativa do órgão, em que outras opções de tratamento não tenham sido efetivas, tais efeitos também são benéficos.[6] Um estudo recente em humanos sugeriu que, em certas condições, o ar hiperbárico pode ser tão efetivo quanto a TOHB,[7] o que indica um efeito direto adicional da pressão. Os efeitos mecânicos também são responsáveis por complicações como barotrauma, que podem ser causadas por tratamentos hiperbáricos e serão discutidas posteriormente.

O segundo efeito primário da TOHB é o aumento da oxigenação do plasma e, por fim, dos tecidos. O oxigênio dissolvido no plasma é o mais biodisponível. Em tese, o fornecimento de oxigênio a 100% a 3 ATA pode propiciar a dissolução de oxigênio suficiente no plasma para suprir as necessidades normais no corpo em repouso, sem hemoglobina.[8] A elevada concentração de oxigênio no plasma aumenta as forças que ajudam a fornecê-lo aos tecidos comprometidos, visto que eleva a taxa e a profundidade da difusão (lei de Fick). O oxigênio é um componente necessário à função celular, e seu fornecimento pode estar comprometido em razão de lesão ou doença. Quando as demandas de oxigênio desses tecidos estão elevadas, podem ocorrer danos adicionais às células, caso não seja possível obter oxigênio suficiente. Seu fornecimento às células pode ser influenciado por diversos fatores, incluindo anemia, intoxicações, fluxo sanguíneo diminuído (hemorragia, tromboembolismo) e inflamação ou edema, haja vista que esse gás é mais solúvel nos lipídios do que na água. As tensões de oxigênio no sangue e nos tecidos aumentam durante a TOHB e também se mantêm elevadas por mais de 1 hora após o tratamento.[9] A hiperoxigenação é o mecanismo primário no tratamento de condições como anemia grave, intoxicação por monóxido de carbono (CO) e comprometimento de *flaps* e enxertos cirúrgicos.[10] Nos casos de intoxicação por CO, a elevada tensão de oxigênio ajuda a dissociar o CO da hemoglobina[11] e a atenuar o estresse oxidativo mitocondrial durante tal ocorrência.[12]

A TOHB tem diversas implicações secundárias, as quais incluem vasoconstrição; efeitos antimicrobianos, anti-inflamatórios e imunomoduladores; além de neovascularização. Nos tecidos saudáveis, ocorre vasoconstrição para limitar o efeito da hiperóxia, mas o fornecimento de oxigênio é mantido graças à maior concentração plasmática. Nos tecidos comprometidos, por outro lado, esse efeito vasoconstritor está atenuado, possibilitando um elevado fornecimento de oxigênio a essas regiões. A energia celular é preservada para inibir o inchaço e a formação de edema,[13] que podem, em parte, ser decorrentes do efeito da TOHB na produção de óxido nítrico, auxiliando na manutenção da resposta vascular, como constatado em um modelo experimental de choque séptico.[14,15] Isso também pode diminuir o edema vasogênico e a pressão intracraniana (PIC) por meio da redução do fluxo sanguíneo cerebral e da permeabilidade da barreira hematencefálica.[16,17]

Altos teores de oxigênio podem ter efeitos antimicrobianos diretos e indiretos. Os efeitos diretos, tanto bactericidas quanto bacteriostáticos, não são observados apenas em infecções causadas por microrganismos anaeróbicos;[18,19] podem também ser efetivos nas infecções por fungos e na inibição da formação de algumas toxinas bacterianas.[20] Os efeitos antimicrobianos indiretos decorrem da manutenção dos mecanismos de morte oxidativa em leucócitos e da exacerbação da atividade fagocítica dos neutrófilos.[21] Há relatos de que a TOHB tem efeitos sinérgicos com alguns antibióticos.[18]

Pode parecer contraintuitivo, porém muitos dos efeitos anti-inflamatórios e imunomoduladores da TOHB são decorrentes, em grande parte, da alta produção de espécies reativas de oxigênio (ERO) e de nitrogênio (ERN),[22,23] as quais induzem aumento da produção de fatores de crescimento, da mobilização de células-tronco e células progenitoras; diminuição da adesão e do sequestro de neutrófilos; modulação da produção de citocinas; e exacerbam o sequestro de espécies reativas.[22] A elevação na produção de fatores de crescimento e na mobilização de células tronco/progenitoras leva à neovascularização, que tem muitas aplicações na cicatrização, como feridas cutâneas,[24] queimaduras[25] e consolidação óssea.[26] Além disso, a neovascularização aumenta o fornecimento de oxigênio, estimulando a proliferação de fibroblastos e a síntese de colágeno,[27-32] os quais promovem a reparação contínua das feridas. Em condições isquêmicas, de reperfusão e inflamatórias, a modulação de macrófagos e neutrófilos pode diminuir a lesão tecidual, bem como a hipoxia local e sistêmica. Adicionalmente a esses efeitos anti-inflamatórios, a TOHB também atua como imunomoduladora por meio de diversos mecanismos, inclusive alterações em proteínas do complexo principal de histocompatibilidade,[33] na interleucina-10[11] e na expressão do fator de necrose tumoral alfa.[34]

## INDICAÇÕES

Muitas das condições para humanos existem em animais, portanto o uso veterinário da TOHB costuma ser baseado nas indicações aceitas para humanos, muitas das quais foram estabelecidas com base em modelos experimentais em animais. A TOHB em medicina humana pode variar de acordo com a organização e o país, mas geralmente inclui 14 indicações bem-aceitas, sendo que as doenças de descompressão e a perda súbita da audição idiopática são menos relevantes em veterinária. A Tabela 84.1 contém

**Tabela 84.1** Indicações aplicáveis em veterinária com base em indicações aceitas em medicina humana.[35]

| INDICAÇÕES ACEITAS | MECANISMOS DE AÇÃO |
|---|---|
| Embolia por ar ou gasosa | Hiperoxigenação<br>Diminuição do tamanho das bolhas de ar<br>Modulação inflamatória |
| Intoxicações (monóxido de carbono, cianeto) | Hiperoxigenação (remoção do monóxido de carbono, isquemia)<br>Modulação inflamatória |
| Miosite e mionecrose causada por clostrídios | Antimicrobiano<br>Sinergismo com antibióticos<br>Inativação da toxina |
| Lesão por esmagamento/síndrome compartimental Isquemia traumática aguda | Hiperoxigenação<br>Vasoconstrição<br>Modulação inflamatória |
| Insuficiência arterial (oclusão da artéria retiniana central, feridas com problemas específicos) | Hiperoxigenação<br>Angiogênese<br>Modulação inflamatória<br>Com ou sem ação antimicrobiana |
| Anemia grave | Hiperoxigenação<br>Imunomodulação |
| Abscesso intracraniano | Antimicrobiano<br>Redução do edema<br>Sinergismo antimicrobiano |
| Infecções de tecidos moles necrosantes | Antimicrobiano<br>Hiperoxigenação<br>Modulação inflamatória<br>Sinergismo antimicrobiano |
| Osteomielite (refratária) | Hiperoxigenação<br>Antimicrobiano<br>Sinergismo antimicrobiano<br>Potencializa a osteogênese |
| Lesão por radiação tardia (tecidos moles e ossos) | Neovascularização<br>Modulação inflamatória<br>Mobilização de células-tronco |
| Enxerto/*flap* comprometido | Hiperoxigenação<br>Neovascularização<br>Vasoconstrição/redução do edema |
| Lesão aguda causada por queimadura térmica | Hiperoxigenação<br>Vasoconstrição/redução do edema<br>Neovascularização<br>Modulação inflamatória<br>Antimicrobiano |

uma lista das demais indicações aceitas pela Undersea and Hyperbaric Medical Society[35] e os mecanismos de ação. À medida que a TOHB se torna mais disponível em veterinária, os planos de saúde para animais de companhia estão começando a cobrir seu uso como opção terapêutica primária ou adjunta reconhecida, de modo semelhante à cobertura dos planos de medicina humana. À medida que as pesquisas avançam, o tratamento de outras doenças pode ser beneficiado pela TOHB. Uma lista com algumas dessas potenciais indicações se encontra na Tabela 84.2, ao lado dos mecanismos de ação propostos.

## CONTRAINDICAÇÕES

Apesar de a única contraindicação absoluta para a TOHB ser o pneumotórax não tratado, outras doenças necessitam de uma avaliação crítica quanto aos riscos em relação aos benefícios antes da decisão final sobre o tratamento. Algumas dessas contraindicações relativas incluem asma, bolha pulmonar, histórico de cirurgia torácica ou oftálmica, febre alta não controlada – que pode potencializar convulsões induzidas pelo oxigênio –, distúrbios convulsivos mal controlados, gravidez – os efeitos no feto não são conhecidos –, infecção do trato respiratório superior, marca-passo – certifique-se de que o dispositivo tenha sido testado para pressão e em qual profundidade – e ansiedade que possa impedir o tratamento. Essas contraindicações são principalmente para limitar um dos efeitos colaterais conhecidos, o barotrauma, além das convulsões induzidas pelo oxigênio. Medicamentos ou outras intervenções podem atenuar algumas dessas condições, possibilitando a TOHB.

## COMPLICAÇÕES

As complicações associadas à TOHB quase sempre estão relacionadas com barotrauma (orelha média, seios nasais, pulmão), efeitos tóxicos do oxigênio (convulsões, estresse oxidativo, toxicidade pulmonar ao oxigênio) e doença de descompressão. Elas são infrequentes, e, quando se realiza uma cuidadosa avaliação do paciente antes de prescrever a TOHB, com monitoramento durante a terapia, e há conhecimento sobre fisiologia e o mecanismo de ação da TOHB, os veterinários podem considerar a TOHB uma opção terapêutica relativamente segura.

## EQUIPAMENTOS DE SEGURANÇA

Atualmente, existem três tipos principais de câmaras em uso na medicina hiperbárica: individual de baixa pressão (pressão de trabalho típica de 1,2 a 1,4 ATA), individual de alta pressão (pressão de trabalho típica de 2 a 2,5 ATA) e multiusuário de alta pressão. As individuais de alta pressão são as mais usadas em veterinária e estão disponíveis em modelos veterinários específicos. Essas câmaras quase sempre usam o oxigênio como gás compressivo, ao contrário das de baixa pressão e das multiusuários, que utilizam o ar para compressão, havendo a opção de o paciente respirar oxigênio suplementar, se necessário. Em comparação, as câmaras de baixa pressão ainda são relativamente recentes, além de não terem sido estudadas diferenças quanto à eficácia terapêutica.

Existem algumas considerações de segurança quando se utiliza alta concentração de oxigênio em um ambiente pressurizado, inclusive risco de combustão espontânea e de explosão. Essas situações são raras, porém certas precauções de segurança podem auxiliar a abrandá-las, inclusive aquelas relativas ao paciente e ao piso da câmara, certificando-se de que não seja permitida a exposição de metais ou tecidos com muita estática, além de dispositivos eletrônicos ou materiais inflamáveis, como produtos à base de óleo. Em 2011 foi instituído um programa de treinamento e certificação de tecnólogos hiperbáricos veterinários

**Tabela 84.2** Outras potenciais indicações da terapia com oxigênio hiperbárico.

| OUTRAS POTENCIAIS INDICAÇÕES | MECANISMOS DE AÇÃO PROPOSTOS |
|---|---|
| Envenenamentos (picada de cobra, aranha reclusa marrom) | Hiperoxigenação<br>Vasoconstrição/redução do edema |
| Outras infecções (aeróbicas, anaeróbicas, fúngicas, abscessos hepáticos, peritonite, piotórax) | Hiperoxigenação<br>Antimicrobiano<br>Sinergismo antimicrobiano |
| Sepse | Hiperoxigenação<br>Antimicrobiano<br>Modulação inflamatória |
| Tétano | Antimicrobiano<br>Redução da produção de toxinas |
| Doença de Lyme | Imunomodulador<br>Com ou sem ação antimicrobiana (> 2,4 ATA) |
| Asfixia (ao nascimento, quase enforcamento e quase afogamento) | Hiperoxigenação<br>Vasoconstrição/redução do edema<br>Modulação inflamatória |
| Consolidação óssea (fraturas, enxertos) | Hiperoxigenação<br>Neovascularização |
| Pós-parada cardiorrespiratória | Hiperoxigenação<br>Vasoconstrição/redução do edema<br>Modulação inflamatória |
| Íleo adinâmico | Diminuição do tamanho das bolhas de ar e sua eliminação |
| Pancreatite | Hiperoxigenação<br>Vasoconstrição/redução do edema<br>Antimicrobiano<br>Modulação inflamatória |
| Lesão do SNC (DDIV, lesão cerebral traumática, eventos vasculares [derrame, EFC], mielopatia degenerativa, doença vestibular) | Hiperoxigenação<br>Vasoconstrição/redução do edema<br>Modulação inflamatória |
| Doenças imunomediadas (DII, AHIM) | Imunomodulação |
| Contusão miocárdica | Hiperoxigenação<br>Modulação inflamatória |
| Fístula perianal | Hiperoxigenação<br>Imunomodulação<br>Antimicrobiano<br>Neovascularização |
| Ulceração causada por congelamento agudo (de orelhas, dedos...) | Hiperoxigenação<br>Vasoconstrição/redução do edema |
| Edema pós-operatório imediato, tecidos comprometidos (VDG, CE, feridas) | Hiperoxigenação<br>Vasoconstrição/redução do edema |
| Doença tromboembólica | Hiperoxigenação<br>Modulação inflamatória |
| Lesões esportivas | Hiperoxigenação<br>Modulação inflamatória |

*AHIM*, anemia hemolítica imunomediada; *ATA*, atmosfera absoluta; *CE*, corpo estranho; *DII*, doença intestinal inflamatória; *DDIV*, doença do disco intervertebral; *EFC*, embolia fibrocartilaginosa; *SNC*, sistema nervoso central; *VDG*, dilatação vólvulo-gástrica.

credenciados pelo National Board of Diving & Hyperbaric Medical Technology, junto com a Veterinary Hyperbaric Medical Society, a fim de aumentar a segurança e a qualidade da medicina hiperbárica em veterinária.[36]

## PROTOCOLO DE TRATAMENTO (IMERSÃO)

Hoje em dia não há consenso quanto aos protocolos de tratamento para TOHB. Em medicina humana e veterinária, as recomendações consistem em sessões de imersão de 1 a 2 horas – incluindo o tempo de compressão e descompressão – com 100% de oxigênio inspirado a 1,5 a 3 ATA, 1 a 3 vezes/dia, com intervalo mínimo de 4 horas entre as sessões, de modo a minimizar o risco de intoxicação pelo oxigênio. Em doenças agudas e intoxicações, como por monóxido de carbono e embolia gasosa, o momento do tratamento pode ser muito importante, e a TOHB deve ser iniciada o mais breve possível. O protocolo terapêutico varia, dependendo da doença que está sendo tratada e da tolerância do paciente. Mas, com base na experiência do autor, inicia-se com tratamentos de 1 hora, a 2 ATA, 2 vezes/dia, para doenças agudas, até obter melhora relevante no quadro clínico. Em seguida, reduz-se para 1 vez/dia. Em doenças crônicas, realiza-se TOHB 2 a 3 vezes/semana. Os envenenamentos requerem apenas um a dois tratamentos, para os efeitos clínicos.

Em geral, os tratamentos são bem tolerados pelos pacientes veterinários, dependendo da aceitação do animal em entrar repetidas vezes na câmara e de quão relaxado ele se mantém durante o processo. Para pacientes ansiosos, se necessário, pode ser administrado um sedativo leve, inclusive narcóticos, benzodiazepínicos ou acepromazina, para facilitar o procedimento. Caso se note estresse durante a imersão, pode ser necessária a descontinuação do tratamento.

## RESUMO

A disponibilidade de câmaras de oxigênio hiperbárico para uso em medicina veterinária está aumentando. A TOHB, como terapia primária ou auxiliar a outros tratamentos padrões, deve ser utilizada em algumas condições nas quais seu uso tem se mostrado benéfico. A compreensão dos efeitos fisiológicos da TOHB também norteará o tratamento de doenças ainda não indicadas. Além disso, novas pesquisas auxiliarão na ampliação da lista de indicações. A busca pelo recém-desenvolvido certificado de credenciamento de veterinário tecnólogo hiperbárico por profissionais envolvidos na administração da TOHB auxiliará no aumento do uso apropriado, efetivo e seguro dessa modalidade de tratamento.

## REFERÊNCIAS BIBLIOGRÁFICAS

*As referências bibliográficas deste capítulo se encontram online no Ambiente de Aprendizagem.*

# PELE

## CAPÍTULO 85

# Otoscopia, Lavagem da Orelha e Miringotomia

David Stephen Sobel

Quando considerados os quadros mais comuns na clínica de pequenos animais, as doenças auriculares (ou aurais) estão no topo da lista ou próximas disso. Os sinais relacionados com doenças auriculares, em geral, são facilmente identificados pelos proprietários, com frequência têm apresentação dramática, costumam influenciar a qualidade de vida do paciente de forma negativa e podem se tornar crônicos, com consequências adversas a longo prazo. Felizmente, na maioria das vezes as doenças auriculares são logo diagnosticadas e, com intervenção apropriada e no momento certo, compõem um dos grupos de doenças mais recompensadores de tratar na clínica de pequenos animais (ver Capítulo 237).[1-4]

Com esse objetivo, cirurgias e abordagens diagnósticas minimamente invasivas, em especial a otoendoscopia, têm grande utilidade nos estabelecimentos veterinários em geral, assim como nos centros de referência. Tanto as técnicas diagnósticas quanto as terapêuticas são de fácil aprendizagem e aperfeiçoamento, tornando o dinheiro investido e o tempo associado bastante válidos.[5]

Embora os clínicos de pequenos animais tenham se acostumado por décadas a utilizar otoscópios portáteis como ferramenta diagnóstica, equipamentos e técnicas endoscópicas modernas permitem ao veterinário usar imagens muito melhores para a visualização e a avaliação das estruturas auriculares. Ademais, essa modalidade fornece a opção de documentar, monitorar e classificar a doença do paciente, além de permitir a apreciação de seu progresso durante o tratamento. Talvez o mais importante, a habilidade de intervir terapeuticamente foi incrementada com técnicas cirúrgicas minimamente invasivas (TCMI).

## INDICAÇÕES

A otoendoscopia tem grande utilidade na diferenciação de doenças da orelha externa (p. ex., otite externa) e seus anexos, das doenças do tímpano e da orelha média (p. ex., otite média). Os sinais clínicos comuns das doenças auriculares incluem odores aurais desagradáveis, balançar da cabeça, secreção aural, dor à palpação da pina e das estruturas auriculares externas, coçar a cabeça e perda de audição. Com menos frequência, os proprietários podem observar anorexia ou disfagia, ataxia, problemas de equilíbrio e nistagmo anormal durante o repouso. O exame físico cuidadoso pode revelar sinais neurológicos periféricos e anormalidades nos nervos cranianos (ver Capítulo 259).

## EQUIPAMENTOS

Em geral, os equipamentos incluem monitor de vídeo, câmera de vídeo médica para endoscopia, otoendoscópio, fonte de luz e acessórios. A maioria dos otoendoscópios tem um portal único, ao qual é possível acoplar uma ponte que permita a irrigação e a inserção de acessórios. De maneira alternativa, endoscópios rígidos de uso geral podem ser utilizados. Eles costumam ter diâmetro menor e são acondicionados em uma bainha protetora removível, com múltiplas portas que permitem a entrada de fluidos e instrumentais. De modo opcional, o *kit* pode incluir instrumentos de irrigação/sucção mecanizados, dispositivos para gravar o procedimento e armazenar imagens e uma fonte de energia cirúrgica para a realização de eletrocirurgia, radiocirurgia e/ou *laser*.

## ANATOMIA CLÍNICA

A orelha externa pode ser delimitada desde a pina externa até o canal vertical. Nesse contexto estão incluídos a pina, as estruturas cartilaginosas de suporte dos anexos e o canal vertical. Por definição, o tímpano é considerado o limite da orelha externa e o início da média. Há diferenças importantes entre espécies e raças quanto à morfologia da orelha externa, as quais acabam afetando o comprimento do canal vertical e o ângulo da junção entre os canais vertical e horizontal. O início do canal vertical geralmente é identificado pela incisura intertrágica, que separa as cristas cartilaginosas cranial e caudal. A incisura intertrágica é um ponto de referência útil para o endoscopista durante o escaneamento à procura de lesões no canal vertical. A superfície epitelial do canal vertical é escamosa e secretória, com aumento na quantidade de glândulas ceruminosas (glândulas sebáceas modificadas) à medida que o canal vertical se estende até o horizontal e o tímpano. Folículos pilosos, em geral, estão limitados a porções proximais do canal vertical, porém podem estar presentes ao nível do tímpano. Pelos costumam estar associados à raça ou aos somatótipos. Uma crista cartilaginosa firme e minimamente complacente pode servir como ponto de referência entre os canais vertical e horizontal. No entanto, dependendo da raça e do somatótipo, esse ponto de referência pode ser indistinguível. Pacientes com ângulo agudo entre os canais horizontal e vertical podem ser desafiadores ao endoscopista inexperiente. Pacientes com ângulos menos agudos, incluindo gatos e cães braquicefálicos, têm canais horizontais mais fáceis de explorar. Dessa maneira, o tímpano é visualizado de forma mais imediata.

O tímpano é uma membrana fina e brilhante localizada no final do canal horizontal. Na orelha normal, sua porção flácida (*pars flaciddum*) é visualizada de modo dorsolateral e, na maioria dos cães, será responsável por cerca de um terço do campo visível. A porção tensa (*pars tensalis*) ocupa os dois terços ventrais do tímpano visível. Nos casos de otite média, tende a ser a porção do tímpano rompido observada com maior frequência. Nos pacientes com tímpano normal e brilhante, uma crista óssea ventral pode ser observada ao separar a cavidade timpânica da bula. De forma caudodorsal, o manúbrio do maléolo na orelha média pode ser observado pelo tímpano, cuja opacidade, quando afetado, pode limitar a visualização desses pontos de referência. Doenças graves da orelha média podem produzir abaulamento marcante do tímpano, sobretudo na porção flácida, sendo indicativo de fluidos na orelha média. Caso a pressão comprometa a integridade do tímpano, é mais comum que a porção tensa seja a primeira a se romper. Contudo, em pacientes com ruptura timpânica decorrente de doença subjacente da orelha média, em geral é difícil diferenciar as porções individuais do tímpano. Quando este está rompido, em razão de uma doença da orelha média ou por causas iatrogênicas, limpeza e sucção/irrigação cuidadosas podem revelar as estruturas da orelha média (Figura 85.1).

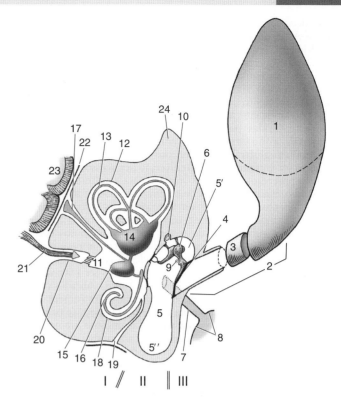

**Figura 85.1** Desenho esquemático da orelha externa, média e interna de um cão. Note que os tamanhos das estruturas mostradas não estão em proporção umas com as outras. I – orelha interna; II – orelha média; III – orelha externa. 1 – pavilhão auricular; 2 – meato acústico externo; 3 – cartilagem anular; 4 – membrana timpânica; 5 – cavidade timpânica; 5' – recesso epitimpânico; 5'' – bula timpânica; 6 – ossículos auditivos; 7 – tuba auditiva; 8 – nasofaringe; 9 – corda timpânica; 10 – nervo facial; 11 – vestíbulo; 12 – canais semicirculares; 13 – ductos semicirculares; 14 – utrículo; 15 – sáculo; 16 – ducto coclear; 17 – ducto endolinfático; 18 – cóclea; 19 – ducto perilinfático; 20 – meato acústico interno; 21 – nervo vestibulococlear no meato acústico interno; 22 – meninges; 23 – cérebro; 24 – parte petrosa do osso temporal. (Fonte: Dyce KM: *Textbook of veterinary anatomy*, St. Louis, 2010, Saunders.)

## EXAME OTOENDOSCÓPICO

Histórico completo, exame físico e trabalho diagnóstico pré-operatório são passos iniciais essenciais (ver Capítulo 237). A pré-medicação deve incluir um fármaco opioide para a analgesia. A anestesia geral é induzida por protocolos baseados no perfil de risco anestésico do paciente, na preferência do anestesista e na duração do procedimento. O paciente deve ser intubado e mantido sob anestesia inalatória.

A otoendoscopia é mais bem realizada sob uma mesa "vazada" ou sobre uma pia cirúrgica, para reduzir o acúmulo de líquidos. É melhor manter o paciente em decúbito lateral do que esternal, mantendo a orelha de interesse no lado não dependente para a realização de um exame mais fácil e completo. O carrinho com os equipamentos endoscópicos é posicionado próximo ao aspecto ventral do paciente. O operador se posiciona na face dorsal, perto do ombro do paciente. O monitor é colocado cranialmente ao paciente, voltado para o operador, que pode segurar o endoscópico na posição neutra em relação à cabeça. Assim, o monitor mostra as estruturas em uma orientação anatomicamente correta.

Para irrigação, um frasco de soro IV e um equipo padrão são conectados à porta de entrada do endoscópio. O fluxo gravitacional geralmente é adequado, porém a pressão manual, um "pressurizador de fluido" ou uma bomba de fluidos podem ser utilizados para aumentar a taxa e a pressão do fluxo. Uma bomba de irrigação/aspiração também pode ser empregada. O fluido não deve ser ototóxico, precisa ser transparente e livre de dextrose. As escolhas mais adequadas incluem solução salina, lactato de Ringer e outros cristaloides isotônicos, como Normosol-R.[6,7]

Para a realização de exames em pacientes acordados ou sedados, um equipamento limpo e desinfetado pode ser usado. Contudo, caso alguma intervenção cirúrgica esteja planejada, todo instrumento deve ser esterilizado de acordo com as instruções do fabricante. Muitas ferramentas endoscópicas não podem ser esterilizadas por métodos de vapor/calor, e técnicas de "imersão" a frio em fluidos esterilizantes – como produtos que contenham glutaraldeído – ou uso de gás de óxido de etileno podem ser empregados. A esterilização dos acessórios é essencial caso o procedimento inclua amostra para a cultura microbiana.

Para o exame otoendoscópico em um paciente anestesiado, o procedimento se inicia com um teste visual das porções visíveis da pina, utilizando o endoscópio com um campo aberto. Se houver quantidades substanciais de restos óticos ceruminosos obscurecendo a visualização, é aconselhável realizar a limpeza auricular padrão antes da otoendoscopia. Em todos os casos nos quais serão coletadas amostras para cultura, a coleta deve ser feita antes de procedimentos aurais mais invasivos. Se forem realizadas culturas bacterianas dos canais vertical ou horizontal, os instrumentais precisam ser preparados de maneira estritamente asséptica para minimizar a possibilidade de contaminação das amostras submetidas ao laboratório. A coleta de exsudato aural para cultura deve ser feita assim que possível durante o exame, de modo a minimizar o risco de contaminação, com a flora superficial sendo empurrada para dentro do canal auricular. Amostras para cultura e citologia podem ser obtidas por meio de lavado, diretamente com um suabe ou com o auxílio de uma pinça de apreensão.[8]

O operador monta o endoscópio, a câmera, o cabo-guia de luz, os fluidos para irrigação, os acessórios associados e, então, segura o endoscópio com a mão dominante. A pina é segurada com a mão não dominante e levemente tracionada de maneira lateral e caudodorsal. O endoscópio é introduzido no canal vertical leve e lentamente, em um ângulo de ≈ 90° em relação ao crânio do paciente. Inicia-se o fluxo de irrigação, a princípio devagar e com pressão mínima, fazendo com que haja deslocamento e saída de qualquer material ceruminoso aderido. O fundo – aspecto mais medial – do canal vertical é visualizado, e o otoendoscópio é inclinado para revelar o canal horizontal, com a visualização do tímpano no campo mais distante. Deve-se tomar cuidado para evitar torção ou dobra excessiva do eixo do endoscópio à medida que se entra no canal horizontal, a fim de evitar tanto lesões iatrogênicas quanto danos ao equipamento.[9-12] Caso se planeje realizar uma biopsia, deve-se primeiro proceder ao exame aural completo, pois hemorragias após a biopsia podem dificultar a visualização.

## LIMPEZA AURICULAR PROFUNDA/LAVAGEM AURAL

A limpeza profunda é indicada se houver secreção aural acentuada que sugira doença do canal horizontal e da orelha média. Em suma, a limpeza auricular profunda é a continuação da irrigação feita durante o exame otoscópico padrão. Caso o volume do exsudato requeira uma limpeza mais agressiva, pode ser necessário aumentar a pressão de irrigação, realizando uma pressão na bolsa de fluidos ou com uma bomba (ver "Exame Otoendoscópico"). O ideal é empregar uma bomba de sucção/irrigação mecanizada que permita uma lavagem intermitente seguida de sucção, para agilizar a limpeza do canal auricular.[13,14] Para a lavagem, podem-se usar cateteres fabricados exclusivamente para esse propósito ou um cateter de polipropileno do tipo Tomcat, cortado a um comprimento manejável. Os cateteres próprios para isso são introduzidos pelo canal de instrumentação do otoendoscópio, oferecendo uma excelente visualização do campo endoscópico ao operador e a capacidade de monitorar o progresso da lavagem. As soluções de lavagem devem ser as mesmas usadas no exame otoscópico padrão. Devem-se evitar soluções ceruminolíticas ou ototóxicas se o tímpano estiver comprometido ou se sua integridade for incerta.

### Excisão de massas aurais

Fibras de diodos de *laser* de diâmetros diferentes podem ser usadas pelo canal de instrumentação dos otoendoscópios para a realização de ablação, remoção, vaporização ou ressecção de massas aurais (Vídeo 85.1). Este autor prefere diodo com comprimento de onda de 810 nm e com potência variando entre 4 e 8 W. Cada *laser* tem propriedades únicas, requerendo protocolos efetivos e seguros para cada dispositivo. O *laser* com esse comprimento de onda fornece uma excelente vaporização tecidual e corte em meio líquido, sendo muito eficiente na presença de sangue, oferece excelente hemostasia e, dessa maneira, ajuda a manter o campo cirúrgico continuamente visível. Embora seja improvável a incisão ou a vaporização por *laser* obter margens cirúrgicas limpas nos casos de lesões neoplásicas agressivas, o dispositivo tem utilidade significativa na remoção de muitos tipos de massas de ocorrência comum no canal auricular[15,16] (Figuras 85.2 e 85.3). Massas auriculares e outras doenças da orelha serão discutidas no Capítulo 237.

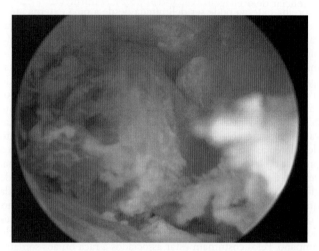

**Figura 85.2** Vista otoendoscópica de uma massa aural em um paciente canino. Determinou-se que a massa tinha origem no assoalho ventral do canal auricular horizontal, aderida à porção tensa do tímpano. Para a remoção, foi necessária uma pequena miringotomia junto ao bordo ventral da porção tensa. Determinou-se, por meio de exame histopatológico, que a massa era um pólipo linfoplasmocítico benigno.

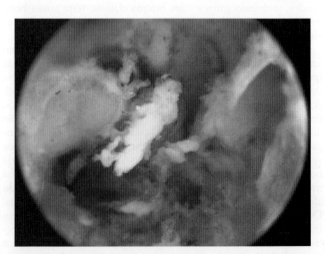

**Figura 85.3** Vista otoendoscópica pós-operatória da orelha média de um cão após ressecção endoscópica por *laser* de uma massa aural que tinha origem na orelha média e se estendia para dentro da bula timpânica. Uma grande porção do tímpano foi incisada para permitir a exposição adequada da lesão, com lesões evidentes aos ossículos. Na histopatologia, o diagnóstico foi de natureza benigna, mostrando que mesmo processos benignos podem causar lesões extensas na orelha média.

## MIRINGOTOMIA

Historicamente, veterinários têm sido reticentes quanto à realização de miringotomias. De fato, a miringotomia iatrogênica, quando realizada durante um exame otoendoscópico, em geral é tratada como uma crise cirúrgica. Estudos recentes mostram prevalência de otite média em cães (em particular), antes subnotificada, e a utilidade da miringotomia para o tratamento dessas enfermidades.[17,18]

A miringotomia é um procedimento simples e seguro que pode ser realizado durante o exame otoendoscópico padrão e com o paciente adequadamente anestesiado (Vídeos 85.2 a 85.4). Ela deve ser considerada em qualquer paciente com evidências visíveis de doenças do tímpano e/ou da orelha média, que geralmente se manifestam como alterações na anatomia e diminuição da opacidade do tímpano. O abaulamento do tímpano para dentro do canal horizontal sugere acúmulo significativo de fluidos dentro da orelha média, situação que pode se beneficiar de drenagem (ver Vídeo 85.2). A miringotomia pode ser realizada por meio de uma perfuração simples, com um cateter Tomcat, sendo a extremidade final cortada na forma de um bisel afiado (ver Vídeo 85.3), ou com uma lâmina própria para isso (ver Vídeo 85.4). Uma das grandes frustrações do profissional que realiza a miringotomia é a rapidez com que o tímpano pode cicatrizar – as miringotomias podem começar a cicatrizar em 72 horas, levando à otite média crônica. A patência ideal para o procedimento deve ser de 7 a 14 dias, permitindo a drenagem adequada da orelha média. Diodos de *laser* aparecem como opção efetiva para a realização da miringotomia, tendo como característica adicional o fato de retardar a cicatrização tecidual, assim como qualquer forma de energia térmica utilizada em cirurgia. Para o procedimento, identifica-se a porção flácida do tímpano e usa-se um diodo *laser* de fibra delgada de 400 a 600 μ calibrado a uma potência muito baixa. Quando há empiema atrás do tímpano, a região que apresenta abaulamento, com maior frequência, é a porção flácida. O tímpano, então, é seccionado em forma de cruz, no centro da porção flácida. Se possível, deve-se evitar a porção tensa, dada sua proximidade anatômica com o manúbrio do maléolo. Contudo, as doenças crônicas do tímpano costumam tornar difíceis a identificação clara e a diferenciação das regiões. Quando o tímpano é incisado, é comum notar um fluxo de fluido escuro ou purulento adentrar o canal horizontal a partir da orelha média, o qual deve ser coletado diretamente para exame citológico, assim como para cultura bacteriana e teste de suscetibilidade (ver Vídeo 85.4). Nesse momento, a pressão do fluxo de irrigação deve ser reduzida, e um lavado resultará na lavagem da orelha média.[19,21]

## COMPLICAÇÕES DA OTOENDOSCOPIA

Mesmo com um modesto grau de experiência, a otoendoscopia é um procedimento muito seguro, associado à morbidade cirúrgica mínima e à mortalidade cirúrgica rara. Caso a otite média não seja tratada adequadamente após a miringotomia, pode ocorrer atraso adicional na cicatrização, podendo levar a um padrão de piora progressiva da otite média, a qual pode se tornar refratária ao tratamento antimicrobiano comum. É importante realizar terapia antibiótica tópica e sistêmica agressiva para resolução adequada e rápida da otite média, assim como para a cicatrização do tímpano. Raramente os pacientes apresentam rotação de cabeça induzida por pressão ou por calor, ou, ainda mais raro, nistagmo, síndrome de Horner ou paresia/paralisia do nervo facial. Essas complicações, quando observadas, em geral são leves e autolimitantes.[21]

## REFERÊNCIAS BIBLIOGRÁFICAS

*As referências bibliográficas deste capítulo se encontram online no Ambiente de Aprendizagem.*

# CAPÍTULO 86

# Raspado, Aspiração por Agulha Fina e Biopsia de Pele e Tecido Subcutâneo

Ralf S. Mueller e Sonya V. Bettenay

## RASPADOS DE PELE

Os raspados de pele utilizados como auxiliares no diagnóstico de ectoparasitoses cutâneas são classificados como superficiais ou profundos. Esses dois tipos de raspado têm usos distintos para a identificação de parasitas diferentes e diferem substancialmente em sua abordagem.

### Raspados de pele superficiais

#### Indicação

Os raspados de pele superficiais são utilizados para detectar ácaros que vivem na superfície da pele ou que estejam escavando para dentro do estrato córneo, como *Cheyletiella* spp., *Otodectes cynotis*, *Sarcoptes* spp. e *Notoedres cati*. Pode ser difícil encontrar tanto ácaros *Cheyletiella* quanto *Sarcoptes*. De 50 a 70% dos animais de estimação com um desses parasitas têm resultados positivos no raspado.[1,2] Os resultados podem ficar abaixo de 50% quando houver infestação precoce com menos ácaros. Gatos com *Notoedris cati* costumam apresentar ácaros abundantes. Os locais anatômicos preferenciais para os raspados variam. Em cães com suspeita de escabiose, cotovelos, margens das orelhas, lateral dos jarretes e região ventral muitas vezes são afetados. Em gatos, o *Notoedris cati* afeta a cabeça. Tanto em cães quanto em gatos, os ácaros *Cheyletiella* habitam a região dorsal do tronco e, em geral, causam descamação. O *Otodectes cynotis* está mais associado a otites externas, porém pode provocar prurido na cabeça, no pescoço e, raramente, dermatite generalizada. Os raspados de pele superficiais devem ser feitos em qualquer cão ou gato que apresente prurido ou descamação.[3]

## Procedimento

Aplica-se uma camada fina de óleo mineral na pele afetada para facilitar a coleta de escamas e restos superficiais, aumentando, assim, a chance de resultados positivos.[1] Selecionam-se locais sem escoriação que tenham descamação e/ou pápulas, e uma lâmina de bisturi número 10 cega é utilizada para colher amostra da superfície de uma grande área (pelo menos 5 × 5 cm). Cães peludos com suspeita de escabiose devem ser inicialmente tricotomizados. Use as lâminas apenas na direção do crescimento do pelo e deixe 1 a 2 mm de pelo – ou seja, não é uma tricotomia cirúrgica –, pois o objetivo é manter a crosta ou a descamação superficial que pode estar presente. A tricotomia não é indicada em animais que possam apresentar queiletielose. O óleo, então, é suavemente raspado da superfície, como se se "passasse manteiga no pão" na direção do crescimento do pelo, e transferido para uma lâmina de vidro. Essa técnica de "grande volume de óleo" permite a confecção de múltiplas lâminas para o exame, fornecendo uma excelente possibilidade de sucesso.

## Técnica microscópica

Aplica-se uma lamínula sobre o material coletado na lâmina para distribuir os restos celulares de maneira homogênea – pode-se deixar de identificar alguns ácaros cobertos por fragmentos – e acelerar a avaliação microscópica em razão da redução da necessidade de ajustar continuamente o foco. Utiliza-se o microscópio para escaneamento (objetiva de 4×, ocular de 10×) e diminui-se o condensador do microscópio para aumentar o contraste. Os raspados de pele, quando se buscam ectoparasitas, devem ser examinados algumas horas após a coleta, pois os ácaros podem literalmente sair andando da lâmina caso a avaliação demore muito tempo.

## Interpretação

Um ácaro ou um ovo é diagnóstico e deve ser considerado um motivo para iniciar a terapia acaricida. Um raspado negativo não exclui a presença de ácaros, e o diagnóstico terapêutico ainda pode ser indicado.

## Raspados de pele profundos

### Indicações

Os raspados de pele profundos são realizados para detectar ácaros do gênero *Demodex*. Em cães, *Demodex canis* vive no folículo piloso, e há a suspeita de que outro ácaro do gênero *Demodex* (*Demodex injai*), de corpo mais alongado, viva nas glândulas sebáceas.[4-6] A demodicose canina é caracterizada por alopecia, comedões, pápulas, pústulas, escamas, crostas, e deve ser considerada em quase todos os cães com doenças de pele inflamatórias ou não inflamatórias. Em gatos, a demodicose é menos comum, muitas vezes secundária à doença sistêmica e afetando principalmente a região da cabeça.[7,8] Padrão de alopecia ventral também foi relatado.

### Procedimento

O ideal é coletar pápulas ou pústulas foliculares de uma área de pelo menos 1 × 1 cm. A contagem de ácaros é maior quando a pele é espremida, antes ou durante o raspado, em uma tentativa de expulsar os ácaros das partes mais profundas dos folículos.[10] Utilizando uma lâmina número 10 coberta com óleo mineral, a pele é raspada na direção do crescimento piloso até que se observe sangramento capilar (Vídeo 86.1). Tricogramas – pelos arrancados, colocados sobre uma lâmina junto com óleo mineral para serem examinados – fornecem um exame alternativo útil sobretudo em animais com lesões perioculares ou podais. Os tricogramas são quase tão confiáveis quanto os raspados de pele profundos, desde que sejam arrancados tufos de pelos suficientes, dentro de uma área de 1 × 1 cm.[10,11]

## Interpretação

O *Demodex canis* é um componente da fauna cutânea normal, às vezes visto em raspados de pele de cães normais. Caso apenas um ácaro seja encontrado, mas os sinais clínicos sejam compatíveis, são indicados novos raspados, tricogramas e biopsias de pele.[3] É importante anotar nos registros clínicos o local do raspado e o número relativo de adultos, larvas, ninfas e ovos por campo de baixa magnificação (CBM). A avaliação da resposta à terapia é baseada na comparação desses números durante as visitas mensais subsequentes.

## Aspiração por agulha fina

### Indicação

A aspiração por agulha fina muitas vezes é realizada em nódulos de pele ou subcutâneos, sendo o "primeiro passo" na tentativa de diferenciar neoplasias de inflamações ou infecções.

### Procedimento

O nódulo deve ser firmemente preso entre o dedão e o indicador de uma das mãos. Com a outra, faz-se a inserção suave de uma agulha 20 ou 22 G no nódulo, redirecionando-a diversas vezes, sem retirá-la completamente do nódulo. A agulha, então, é retirada, e as células dentro do lúmen da agulha são expelidas sobre uma lâmina de vidro, com auxílio de uma seringa de 5 m$\ell$ com ar, conectada ao canhão da agulha. Esse método é adequado sobretudo para nódulos pequenos. O controle da ponta da agulha deve ser suficiente a ponto de, mesmo em cães muito ativos, ser improvável atravessar o nódulo com a agulha e em direção aos tecidos normais subjacentes, potencialmente transferindo células neoplásicas.

Caso não sejam obtidas células com a técnica descrita acima, pode-se utilizar um "método de sucção", no qual a agulha é inicialmente conectada a uma seringa de 10 m$\ell$, antes de ser inserida no nódulo, sendo, então, realizadas diversas aspirações. A sucção deve ser interrompida quando a agulha for redirecionada e, em particular, quando estiver sendo retirada, a fim de evitar que se aspirem as células para dentro da seringa, de onde pode não ser possível recuperá-las. A agulha é desconectada da seringa, o êmbolo é puxado, a seringa e a agulha são reconectadas e o conteúdo é expelido sobre uma lâmina de vidro. Depois, o material é espalhado da mesma forma que em um esfregaço sanguíneo, seco, corado com um corante de Wright modificado (Diff-Quik) e examinado.

### Interpretação

Caso seja encontrada uma população uniforme de células, provavelmente a causa é neoplásica. As características das populações celulares neoplásicas estão descritas mais adiante (ver Capítulo 93). A histopatologia é necessária para definir a graduação tumoral, permitindo a determinação do prognóstico, e auxiliar nas decisões a respeito das próximas ações a serem tomadas. Se as células dominantes forem inflamatórias, como neutrófilos e macrófagos, pode-se suspeitar de infecção, de modo que o próximo passo é a cultura bacteriana e/ou fúngica de tecidos profundos, para diferenciar inflamação estéril de causa infecciosa.

## OBTENÇÃO DO MÁXIMO DE UMA BIOPSIA DE PELE

A seleção do local e a metodologia da biopsia podem fazer diferença entre o sucesso e a falha no diagnóstico específico.[3,12] Mesmo "resultados inconclusivos" podem ajudar a descartar alguns diagnósticos diferenciais.

### Seleção do local

Um exame cuidadoso de todo o animal à procura da região de lesões mais representativas é o primeiro passo para a seleção do local de biopsia. Múltiplas amostras de locais bem escolhidos ajudam a evitar resultados inconclusivos. No caso de uma doença pustular, as máculas eritematosas evoluem para pápulas, depois para pústulas e, por fim, para crostas/erosões. Coletar amostras de cada um desses estágios fornece a gama mais ampla de lesões, e, sempre que possível, múltiplas pústulas devem ser coletadas. A biopsia de lesões com despigmentação deve ser realizada preferencialmente em área ativa (ou seja, com coloração cinza), e não em áreas nas quais as lesões já estejam em seu estágio final (ou seja, brancas).

Amostras devem ser colhidas no centro da área mais alopécica, assim como em locais de transição para áreas normais. Para o envio, deve-se identificar o local de biopsia colocando as amostras em frascos de formol separados, cuidadosamente etiquetados, ou por meio de corantes teciduais, marcando diferentes tipos de lesões com cores distintas. Ao avaliar a alopecia, se possível, evite áreas glabras (desprovidas de pelo) do corpo, visto que elas contêm menos folículos pilosos e glândulas sebáceas menores. Uma linha desenhada na direção do crescimento do pelo antes de iniciar a biopsia, com um marcador à prova de água, indica a direção necessária para que se cortem os folículos de maneira longitudinal (Figura 86.1).[13]

Em cães e gatos com doenças inflamatórias graves, as pistas a respeito das características do crescimento folicular podem estar presentes apenas na pele normal adjacente. Devem-se evitar áreas ulceradas, exceto nos casos de suspeita de enfermidades dérmicas profundas, vasculares ou paniculares. Quando colher amostra de uma lesão ulcerada, utilize incisão elíptica para excisar completamente a úlcera, incluindo pele normal adjacente, ou oriente a incisão a partir do centro da lesão, para incluir a pele adjacente "normal ou intacta".

## Técnica cirúrgica

O pelo sobrejacente deve ser tricotomizado apenas na direção do crescimento piloso e suavemente removido para preservar qualquer escama ou crosta. As crostas devem ser deixadas na pele e incluídas na biopsia, pois podem conter microrganismos ou células inflamatórias e/ou acantolíticas que podem ajudar a estabelecer o diagnóstico. Escreva "por favor, corte nas crostas" no formulário de envio. Técnicas assépticas não são realizadas, exceto quando se for excisar um nódulo solitário. Quase nunca são observadas infecções resultantes da falta de preparação cirúrgica. É indicada anestesia geral para biopsias na face ou nas patas, podendo também ser necessária nos casos de biopsias excisionais maiores. A anestesia local, com ou sem sedação, é uma alternativa prática para muitos animais em casos de biopsias no tronco. A aplicação SC de 1 ou 2 m$\ell$ de lidocaína sem vasoconstritor quase sempre fornece anestesia local adequada. A quantidade máxima de lidocaína a ser usada depende do peso corporal. O local é marcado para permitir a fácil realocação, e o ponto de entrada da agulha deve ser fora da área proposta da biopsia, a fim de evitar a ruptura tecidual.[13]

### Biopsia em cunha/elipse *versus* biopsia com *punch*

A biopsia com *punch* é rápida, relativamente atraumática e quase sempre recomendada quando há suspeita de dermatose infecciosa, inflamatória ou endócrina. A preferência é pelo uso de *punches* de 8 mm, novos e descartáveis. Os *punches* de 4 e 6 mm devem ser reservados para biopsias dos coxins, plano nasal, junções mucocutâneas ou pálpebras.

### *Amostra de biopsia com* punch

Segure o *punch* em um ângulo de 90° em relação à pele. Mantenha firme a pele ao redor da área de biopsia e rotacione o *punch* em uma direção, aplicando pressão contínua, mas relativamente fraca. O fato de a pele parar de "rodar" junto com a rotação do *punch* significa que foi atingida uma profundidade suficiente para liberar a derme de seus anexos subjacentes. Remova o *punch* e realize a hemostasia conforme necessário. Segure o tecido suavemente pela base e separe os tecidos SC adjacentes. A derme e/ou a epiderme não devem ser comprimidas sob nenhuma circunstância, pois isso pode gerar "artefatos de quebra", resultando em uma amostra que não poderá ser lida ou em alterações erroneamente interpretadas como cicatrizes. É recomendado o uso de instrumentais oftálmicos, como tesouras de íris e pinça.

### *Biopsia excisional/incisional*

As biopsias em cunha ou em elipse devem ser usadas como técnicas excisionais quando houver suspeita de lesão dérmica profunda ou panículo. Esse método também precisa ser empregado na remoção de nódulos únicos ou de lesões frágeis, como vesículas. Também são empregadas quando parecer existir uma série de alterações radiando do centro para as bordas das lesões – por exemplo, ulcerações centrais ou alopecia e tecidos adjacentes normais podem ser incluídos em uma elipse (Figura 86.2).

Nos casos de suspeita de neoplasias, pode ser indicada biopsia incisional. Isso permite um diagnóstico preciso, sem preocupação com a contaminação dos tecidos circunjacentes ou com o comprometimento de qualquer cirurgia subsequente. A citologia pode diagnosticar um processo maligno sem a necessidade de biopsia, mas não substitui a informação prognóstica obtida pela avaliação das margens e dos vasos, realizada durante a histopatologia.

Uma vez que a amostra seja obtida, a ferida é fechada de maneira rotineira.

### *Fixação dos tecidos*

A superfície da amostra de biopsia deve ser seca antes de colocada no formol. Para fixação adequada, é necessário um volume mínimo de formol, que corresponde a cerca de 10 vezes o volume da amostra. Em locais de clima frio, a adição de 1 parte de álcool para 9 de formol evitará o congelamento durante o envio. Grandes fragmentos teciduais devem ser seccionados em pedaços de 1 cm para permitir a penetração adequada do formol, *sem* seccionar completamente pelo nódulo. A fim de manter a orientação original para a avaliação das margens, deixe as secções anexadas à base (tecido adiposo).

### *Biopsia por raspado*

Na pina, a cartilagem se encontra logo abaixo de uma derme extremamente fina e o panículo está ausente. Caso se utilizem técnicas com *punch* ou em cunha, a cartilagem pode ser lesionada, alterando o formato da pina de maneira permanente. A biopsia por raspado é uma técnica rápida para o diagnóstico

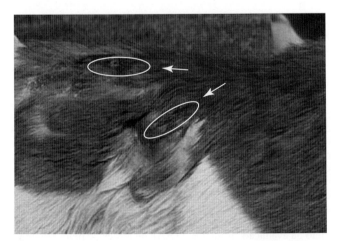

**Figura 86.1** Desenhe uma linha na direção do crescimento do pelo. Essa técnica tem revolucionado a interpretação da patologia folicular. Não desenhe sobre lesões frágeis, como pústulas, as quais podem romper com a pressão.

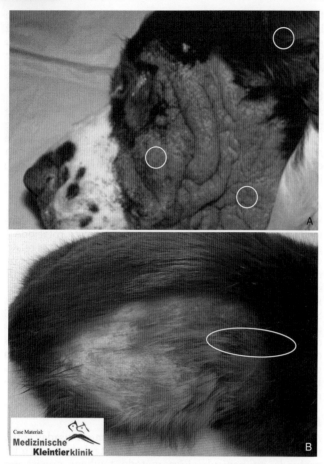

**Figura 86.2 A.** Regra de ouro: inclua 100% de áreas com lesão ou sem lesão quando utilizar um *punch* para a coleta da amostra. **B.** O técnico de histopatologia quase sempre seccionará a biopsia em elipse no decorrer da linha média do eixo longo da elipse. Portanto, a orientação da elipse pela junção entre os tecidos normais e anormais permitirá que o patologista visualize a pele de uma área afetada, passando para uma área ativa e até para uma não afetada, obtendo, assim, a melhor apreciação possível dos estágios da doença e, consequentemente, da etiologia. (Cortesia de Medizinische Kleintierklinik.)

de doenças da epiderme ou da junção dermoepidérmica, como lúpus ou pênfigo, mas deve ser realizada sob anestesia geral. A parte externa da orelha deve ser tricotomizada, porém não é preciso fazer o mesmo com a parte interna/côncava da pina. Uma lâmina de bisturi é segurada em uma das mãos, ao passo que a pina é dobrada sobre o dedo indicador da outra mão. Sob a superfície dobrada, convexa e esticada, a lâmina de bisturi penetra na pele em um ângulo de aproximadamente 20°, até uma profundidade em que seja possível observar sangramento capilar. Nessa profundidade, a incisão é continuada paralelamente à superfície da pele até que se obtenha uma amostra de mais ou menos 5 × 5 mm. Essa amostra é um pedaço bastante fino de pele, que deve ser colocado com a superfície dérmica para baixo, sobre um abaixador de língua ou um pedaço de um papelão, para evitar distorções durante o processo de fixação.

Em geral, a pressão digital firme por 3 minutos ou o uso de um bastão de nitrato de prata são suficientes para parar a hemorragia, e normalmente não é necessário sutura nem há formação de cicatriz. A técnica de biopsia por raspado é útil somente para doenças da epiderme e da derme superior, haja vista que a profundidade da amostra, quando realizada a técnica adequada, não atingirá a parte abaixo do nível médio folicular, impedindo, dessa forma, que alterações dérmicas profundas, como vasculites e distúrbios da cartilagem, possam ser avaliadas.

### Interpretação – realização do diagnóstico

Uma das principais razões que justificam uma biopsia de pele é obter o diagnóstico. Um segundo objetivo, mesmo sem diagnóstico confirmatório, é descartar diagnósticos diferenciais. Para que o patologista pesquise indícios sutis e interprete alterações não usuais, deve-se incluir uma lista de lesões clínicas e diagnósticos diferenciais, junto com a amostra, durante seu envio. Escolha um patologista com interesse ativo em dermatopatologia, ou um dermatologista com treinamento avançado em dermatopatologia.

### REFERÊNCIAS BIBLIOGRÁFICAS

*As referências bibliográficas deste capítulo se encontram online no Ambiente de Aprendizagem.*

# CAPÍTULO 87

# Citologia de Pele e Tecidos Subcutâneos

Ryan M. Dickinson

A avaliação de aspirados por agulha fina (AAF) ou de *imprints* de lesões de pele é um método relativamente barato, rápido e preciso para obter diagnóstico ou fornecer uma lista de diagnósticos diferenciais, levando em consideração os sinais clínicos manifestados pelo paciente, o histórico clínico relevante e outras informações. A avaliação de amostras citológicas apresenta muitas vantagens, incluindo a visualização de detalhes celulares finos – características nucleares e citoplasmáticas sutis, porém importantes – e a morfologia de microrganismos – como bactérias, incluindo micobactérias, e protozoários. Ao mesmo tempo, a interpretação dos AAF pode ser desafiadora e requer a distinção entre materiais reais e artefatos ao fundo – por exemplo, precipitação de corantes. Dessa forma, a experiência de um patologista clínico com treinamento formal é essencial para o diagnóstico de diversas lesões. Contudo, clínicos com interesse em citologia podem ser capazes de fazer diagnósticos diretos ou de categorizar o processo patológico antes de submeter as amostras citológicas a um laboratório de referência. A avaliação citopatológica pode auxiliar o clínico em um tratamento adequado ou na busca de exames adicionais, quando necessário, para um diagnóstico definitivo.

Muitas doenças e distúrbios podem ser diagnosticados por meio da avaliação citológica de AAF de lesões de pele, e diversas fontes excelentes na literatura, preparadas por líderes no campo de citopatologia veterinária, fornecem ótimas imagens e detalhes descritivos de neoplasias, inflamações infecciosas e não infecciosas, hiperplasias e processos associados à lesão tecidual em animais domésticos.[1,5,6] O leitor é encorajado a buscar essas fontes para descrições mais detalhadas de doenças e condições específicas. Este capítulo enfatiza a otimização da preparação da amostra e os pontos-chave para melhores informações a partir de um AAF. O Capítulo 86 aborda os aspectos técnicos da coleta de amostras.

Ao avaliar a citologia de um esfregaço, é essencial visualizar o maior número de áreas possível a fim de garantir que a interpretação seja feita utilizando células representativas da lesão. Para isso, deve-se preparar um bom esfregaço. O conteúdo da agulha é expelido sobre um dos bordos da lâmina, geralmente o bordo mais próximo – mas não encostado – ao fosco/etiquetado da lâmina. Uma vez que o conteúdo celular tenha sido depositado na lâmina, é necessária uma pressão muito leve durante o esfregaço. Uma pressão exagerada pode causar ruptura de células, obscurecendo características morfológicas essenciais do núcleo e do citoplasma, o que em geral impede a interpretação. Realize o esfregaço até cerca de um quarto do lado oposto da lâmina. A primeira metade dela deve conter a maioria das células. Máquinas automatizadas para coloração, usadas por laboratórios de referência – coloração de Wright modificada ou outro corante tipo Romanowsky –, geralmente coram a primeira metade e até dois terços da lâmina, portanto qualquer material fora dessa área não será corado por essas máquinas. Colorações rápidas, como a Diff-Quik, corarão qualquer porção da lâmina que entrar em contato com as soluções de fixação/coloração. Ao obter uma amostra líquida, o esfregaço deve ser preparado imediatamente. Parte do fluido remanescente deve ser armazenada em tubos estéreis, caso se deseje realizar cultura da amostra, e outra parte, em um tubo com EDTA, de modo a evitar a coagulação e para que esfregaços adicionais possam ser feitos, se necessário. A cauda ou franja do esfregaço costuma conter grandes células/aglomeradas e microrganismos. O deslizamento inadequado da lâmina durante o esfregaço leva à formação de aglomerados celulares espessos e tridimensionais, o que impede a avaliação da morfologia de células individuais (Vídeo 87.1). A execução da técnica adequada durante o esfregaço com frequência fornece amostras com qualidade excelente, com grande número de monocamadas celulares de células intactas, o que aumenta a precisão diagnóstica.

Os esfregaços por impressão (*imprints*) de uma amostra de biopsia, ou aqueles obtidos diretamente de uma lesão de pele, podem levar a achados citológicos importantes. Após a coleta do tecido, é importante realizar uma pequena incisão na área superficial, evitando os aspectos mais profundos ou laterais da lesão, pois isso pode obscurecer as margens da biopsia quando o tecido for avaliado histologicamente. Se for possível coletar duas amostras teciduais, uma delas pode ser utilizada na preparação de *imprints* para a avaliação citológica e a outra colocada em solução de formol tamponado para processamento histológico posterior. Os *imprints* de áreas ulceradas de uma massa cutânea podem render muitas células. Contudo, quase sempre há um número grande e desproporcional de células inflamatórias, células rompidas e colônias de bactérias superficiais que podem mascarar o diagnóstico principal. Os esfregaços por impressão devem ser mantidos longe dos frascos de formol, uma vez que, quando abertos, os frascos liberam vapor, e mesmo traços de vapor de formol podem afetar de forma deletéria a qualidade da coloração dos esfregaços. Os esfregaços devem ser enviados em um recipiente hermeticamente fechado, para proteger os vidros da quebra e dos vapores de formol, no caso de envio simultâneo de um frasco com amostras em formol, se ele quebrar durante o transporte.

## PONTOS-CHAVE A CONSIDERAR AO SUBMETER OU AVALIAR AMOSTRAS CITOLÓGICAS

1. Ao submeter esfregaços aos laboratórios de referência, deve-se incluir um histórico clínico breve, porém completo, assim como a localização anatômica exata da lesão da qual foi colhida a amostra. Por exemplo, especificar se o local marcado como "massa torácica" se refere a uma massa de pele, intratorácica ou mediastínica. Caso seja uma massa na pele, ela é dérmica? Subcuticular? Inserida profundamente? Essa informação permite ao patologista fornecer a melhor resposta possível.

2. Avaliar minuciosamente o(s) esfregaço(s) – É importante evitar o diagnóstico prematuro com base apenas na avaliação de alguns pontos. Nem todos os campos contêm as mesmas combinações de células. A avaliação se inicia com uma objetiva de baixa magnificação. Muitos microscópios têm lentes de 4× – o que permite a magnificação de 40×, quando associada às objetivas oculares de 10× – como a menor configuração. O uso da menor magnificação para a leitura de toda a lâmina permite ao examinador avaliar padrões de arranjos celulares, e monocamadas de células podem ser avaliadas em magnificações maiores (400 a 1.000×) quanto a detalhes celulares. É importante evitar o uso inicial de objetivas com alto poder de magnificação, pois características importantes em outras áreas da lâmina podem ser perdidas.

3. Ter familiaridade com as lentes objetivas – Para o uso da lente de 40×, é necessário colocar uma lamínula sobre a amostra na lâmina, a menos que a lente seja para uso com óleo de imersão. Se a imagem estiver borrada ou fora de foco ao utilizar a lente seca, isso pode indicar que a objetiva contém óleo ou a necessidade do uso de lamínula. As lamínulas podem ser facilmente colocadas sobre a amostra após a aplicação de uma gota de óleo na lâmina.

4. Reconhecer células rompidas e evitar a superinterpretação de seus componentes – Após a ruptura, os detalhes citoplasmáticos podem se tornar muito alterados e fragmentos citoplasmáticos podem, algumas vezes, ser mal interpretados como outros elementos, como microrganismos infecciosos. Os núcleos de células rompidas podem se tornar muito inchados, levando a uma falsa anisocariose, que pode ser interpretada erroneamente como critério de malignidade em uma população não neoplásica. Evitar áreas pouco coradas também é importante, uma vez que elas podem conter características que induzem ao erro.

5. Reconhecer artefatos ao fundo, como corante precipitado e fibras de tecido. Contudo, materiais relevantes "de fundo" não devem ser ignorados, pois podem refletir achados clínicos significativos – por exemplo, depósitos magenta de material secretório extracelular ou matriz de tecido conjuntivo.

6. Reconhecer que esfregaços com poucas células pode não ser totalmente representativo de uma lesão. Apesar de menos comum, isso também pode ser verdadeiro em esfregaços com muitas células.

7. Estar consciente de que pode ocorrer mais de um tipo de processo.

8. Ter objetividade na avaliação e na interpretação – Utilizar as informações clínicas essenciais disponíveis é crucial, porém a interpretação prematura baseada em pressupostos precipitados também deve ser evitada.

## INFLAMAÇÃO SÉPTICA *VERSUS* ASSÉPTICA

Ao avaliar agentes infecciosos, é melhor se familiarizar com a magnificação ideal a ser usada na busca de determinado tipo de microrganismo e saber se o microrganismo apresenta localização intracelular, extracelular ou, talvez, ambas. Em geral, é melhor seguir a regra e avaliar o esfregaço inicialmente, com a objetiva de baixa magnificação, em busca de áreas com monocamadas de células inflamatórias. É útil reconhecer que alguns padrões de coleções celulares são mais encontrados em determinadas situações. Por exemplo, em caso de suspeita de infecção por

*Blastomyces dermatitidis*, em geral esse microrganismo pode ser detectado com uma magnificação de 100 a 200× e, se necessário, confirmado com magnificação de 400×, visto que se trata de um microrganismo grande (7 a 15 mícrons de diâmetro[1]), muitas vezes rodeado por aglomerados densos de neutrófilos e macrófagos epitelioides em proporções variáveis. O microrganismo permanece extracelular, porém podem ocorrer exceções nas quais ele pode estar dentro do citoplasma de um macrófago gigante multinucleado. Em contrapartida, as bactérias são muito menores que os fungos (1 a 4 mícrons, dependendo do microrganismo) e, em geral, são encontradas nos neutrófilos e, com menor frequência, nos macrófagos, embora algumas vezes os esfregaços tenham muitas bactérias extracelulares. As bactérias podem ser detectadas com magnificação de 200 a 400×, contudo magnificações maiores – normalmente requerendo lentes de óleo de imersão e magnificação de 500 a 1.000× – costumam ser necessárias para avaliação morfológica detalhada da bactéria. Da mesma forma, as micobactérias com coloração negativa podem se localizar no ambiente extracelular e no intracelular (dentro de macrófagos). Em algumas lesões sépticas, as bactérias estarão imediatamente visíveis, enquanto outras podem conter pouquíssimos microrganismos. Não é recomendado descartar o componente infeccioso caso não sejam encontrados agentes infecciosos no esfregaço, e deve-se considerar a cultura microbiana apropriada em casos nos quais uma infecção subjacente ainda seja uma consideração plausível.

## LESÕES NEOPLÁSICAS *VERSUS* NÃO NEOPLÁSICAS

Muitos continuam a conceituar lesões estritamente como "neoplásicas *versus* inflamatórias", considerando que um ou outro processo esteja representado no esfregaço. De fato, é bem comum que células neoplásicas estejam misturadas a células inflamatórias por motivos diversos – por exemplo, necrose dentro do tumor e produção de citocinas por células tumorais que atraem células inflamatórias. A avaliação minuciosa do esfregaço é importante, visto que é possível encontrar uma lesão que tenha descamado principalmente células inflamatórias, mas cuja inspeção mais detalhada revele um pequeno número de células neoplásicas presentes junto às células inflamatórias. Se o rendimento celular for totalmente representativo, é possível que apenas células inflamatórias esfoliem durante a AAF de uma neoplasia e que os componentes neoplásicos de uma lesão não tenham sido colhidos. Adicionalmente às lesões neoplásicas classificadas, existe também uma coleção de proliferações celulares reativas menos comuns, como a histiocitose cutânea reativa, a qual não é uma proliferação neoplásica clonal verdadeira nem um processo infeccioso (ver Capítulo 350).

## TUMORES BENIGNOS *VERSUS* MALIGNOS

Muitos textos de citopatologia listam que o "critério citológico de malignidade" deve ser considerado quando lesões neoplásicas são avaliadas e interpretadas, a fim de que tumores benignos possam ser diferenciados de tumores malignos. Termos como "anisocitose" (variação no tamanho celular), "anisocariose" (variação no tamanho nuclear) e "pleomorfismo" (variação na aparência geral da célula) ajudam a descrever a morfologia de uma população celular. O reconhecimento de núcleos proeminentes e de tamanhos variados, padrões distintos da cromatina nuclear, variações na composição citoplasmática, presença de células binucleadas/multinucleadas e de figuras mitóticas indica características adicionais que fornecem informações importantes sobre o comportamento biológico esperado de uma população tumoral. Em muitos casos, essas características são úteis na identificação de lesões malignas, porém há exceções. Por exemplo, um plasmocitoma cutâneo benigno pode consistir em plasmócitos (morfologia monomórfica), bem diferenciados e facilmente reconhecíveis, mas é comum que um plasmocitoma cutâneo benigno seja povoado por muitos plasmócitos pleomórficos, que com frequência apresentam formas multinucleadas, além de anisocitose e anisocariose acentuadas na população. Essas características citomorfológicas podem ser bastante impressionantes, mas não indicam que o comportamento biológico do tumor seja mais agressivo do que um plasmocitoma povoado por plasmócitos monomórficos. Em contrapartida, um exemplo clássico de tumor maligno que tem aparência "benigna" é o adenocarcinoma apócrino dos sacos anais. Esse tumor costuma ser povoado por células epiteliais pouco coesas que apresentam anisocitose e anisocariose mínimas, além de características normais na cromatina com figuras mitóticas raras. No entanto, trata-se de um tumor agressivo e com alto potencial para invasão local e formação de metástase a distância. Um citopatologista experiente está ciente de exceções como essas e muitas outras. Por essa razão, os melhores resultados são obtidos quando clínicos e patologistas têm relação de trabalho sólida e excelente comunicação enquanto pesquisam um diagnóstico citopatológico.

## TIPOS DE LESÕES NEOPLÁSICAS

Existe uma grande variedade de lesões neoplásicas cutâneas. Assim como em qualquer outro sistema orgânico, os tipos tumorais podem ser classificados em categorias gerais amplas como tumores de células redondas, epiteliais ou mesenquimais. Mesmo dentro dessas categorias amplas, ainda existem muitas variações morfológicas.

Os tumores de células redondas, epiteliais ou mesenquimais mais comuns em cães e gatos estão listados aqui, com as respectivas porcentagens aproximadas em relação a todos os tumores de pele (dados obtidos de diferentes fontes), observando que outros tipos ocorrem com menos frequência e não estão listados (Tabela 87.1).

Os tumores de células redondas costumam ser identificados nos esfregaços em razão de células redondas individuais com núcleos redondos. As características citoplasmáticas e nucleares variam de acordo com o tipo celular. Em alguns casos, os tumores geralmente classificados como "mesenquimais" apresentarão morfologia de células redondas. Por exemplo, as células de um melanoma podem ser encontradas nas formas redonda, poligonal, fusiforme ou em camadas com aparência coesa. Existem ainda casos raros de metástases cutâneas de osteossarcomas nos quais as células neoplásicas primárias e metastáticas do osteossarcoma podem ser principalmente redondas.

Em geral, os tumores epiteliais são identificados por camadas coesas, sendo menos frequentes células individuais – por exemplo, tumores de células escamosas. A aparência do citoplasma pode variar, e, caso a lesão seja de origem glandular, o citoplasma pode conter vacúolos secretores. Com tumores císticos de folículos pilosos e lesões similares, é comum que os AAF forneçam predominantemente agregados densos de queratinócitos maduros anucleados, sem ou com representação mínima da parede do cisto, tornando difícil um diagnóstico específico. Nesses casos, deve-se considerar uma biopsia, que permitirá a avaliação da arquitetura da parede do cisto e de características adicionais, como inflamação nos focos em que o cisto pode ter rompido, ou que possam sugerir malignidade, embora seja menos comum.

Os tumores de células mesenquimais são identificados pela presença de células individuais que, em geral, apresentam formato fusiforme ou poligonal, apesar de formas arredondadas

**Tabela 87.1** Prevalência de tumores de pele em caninos e felinos, de acordo com a categoria.

| NEOPLASIAS | PERCENTUAL DE TUMORES CUTÂNEOS (%) CÃES | GATOS |
|---|---|---|
| **Tumores de células redondas** | | |
| Mastócitos | 16,8[2] | 16,5[2] |
| Histiocitomas | 8,4[2] | |
| Plasmocitomas | 1,5[3] | Raro |
| Linfoma | 1[3] | 2,8[3] |
| **Tumores epiteliais** | | |
| Carcinoma de células escamosas | 6[2] | 10,4[2] |
| Adenoma ou carcinoma de glândulas perianais | 8 a 18[3] | |
| Adenoma sebáceo | 6,5[2] | 2,8[2] |
| Tumores de células basais/tricoblastoma | 2,6[4] | 2[4] |
| Tumores de folículos pilosos (tricoepitelioma e lesões similares) | 6 a 7[3] | 1[3] |
| **Tumores mesenquimais** | | |
| Lipoma | 9[3] | 5[3] |
| Fibrossarcoma | 1,5[3] | 17,4[2] |
| Melanocitoma/melanoma maligno | 3,4/0,8 a 2[3] | 1,3/0,4 a 2,8[3] |
| Hemangiopericitoma | 4,4[2] a 7[3] | |

serem possíveis. As margens citoplasmáticas das células geralmente são cônicas e, às vezes, indistinguíveis. O núcleo pode ser arredondado ou ovalado, e mais uma vez as características nucleares e citoplasmáticas podem variar de acordo com a lesão. O número de células que podem esfoliar no caso de lesões mesenquimais pode variar de esparsas a abundantes. No caso de esfregaços de alto rendimento, densos aglomerados de células fusiformes podem ser encontrados. O exame minucioso normalmente faz com que o examinador perceba que os aglomerados não são de fato coesos. Os lipomas benignos estão incluídos na categoria mesenquimal e podem estar sub-representados em relatos na literatura. A aspiração das camadas adiposas é um achado comum. Interpretar o significado da camada adiposa na ausência de um bom histórico clínico pode ser desafiador, já que o aspirado da gordura subcutânea normal tem aparência citomorfológica idêntica à de um lipoma. Isso é importante, pois, quando o objetivo é avaliar uma lesão cutânea – porém a agulha não acerta a massa e apenas material do tecido circunjacente é coletado –, um diagnóstico errôneo de lipoma pode ser feito. Caso a suspeita sobre a lesão seja outra, mas não lipoma, e apenas adipócitos sejam coletados durante a aspiração, pode ser indicado refazer a aspiração ou realizar uma biopsia da lesão.

## QUANDO REALIZAR BIOPSIA

Como quase sempre os AAF podem levar ao diagnóstico rápido, os clínicos costumam aguardar o resultado da avaliação antes de realizarem a biopsia em uma lesão. Contudo, ambas as amostras podem ser colhidas e submetidas ao mesmo tempo. Se as amostras forem colhidas no mesmo momento, o clínico tem a opção de preservar a amostra de biopsia em formol e submetê-la somente se os resultados dos AAF não fornecerem um diagnóstico definitivo. A avaliação citopatológica apresenta vantagens, embora a associação entre os resultados da citologia dos esfregaços e da biopsia possa criar um "quadro" mais completo de todo o processo. A avaliação histológica da biopsia não fornece muitos detalhes adicionais quanto à morfologia de células individuais. Contudo, uma grande vantagem é que as características arquitetônicas podem ser avaliadas, as quais podem ser muito informativas. Por exemplo, quando os patologistas avaliam tumores mamários, a avaliação histológica é fundamental para a identificação de algumas características, como invasões capsular e linfática – as quais não podem ser avaliadas durante a análise de um esfregaço de AAF –, que distinguirão uma lesão benigna de uma maligna, caso a citomorfologia do tumor não seja definitiva.

## REFERÊNCIAS BIBLIOGRÁFICAS

*As referências bibliográficas deste capítulo se encontram online no Ambiente de Aprendizagem.*

# ABDOME

## CAPÍTULO 88

# Ultrassonografia Abdominal

Rachel E. Pollard

A ultrassonografia abdominal se tornou uma ferramenta comum e valiosa no arsenal diagnóstico de médicos-veterinários de pequenos animais (ver também Capítulo 143). A compreensão dos fundamentos físicos do ultrassom e dos princípios da formação de imagens permite ao usuário realizar diagnósticos básicos. Ademais, uma metodologia consistente e reprodutível durante a ultrassonografia abdominal minimiza erros, omissões e alterações não identificadas.

## FÍSICA DO ULTRASSOM

O ultrassom médico funciona de forma semelhante a um sonar. Um feixe de som de frequência específica (mega-hertz [MHz]) é enviado pelo transdutor para a área de interesse. O transdutor aguarda os ecos que retornarão e "ouve" sua amplitude (intensidade) e localização (diretamente relacionada ao tempo que leva para o eco retornar). Uma vez que o feixe de ultrassom adentra a área de interesse, ele pode ser absorvido, refratado ou refletido. Se o feixe for absorvido, nenhuma onda de ultrassom retornará ao transdutor e, consequentemente, não haverá informação disponível para a formação da imagem. De maneira semelhante, se as ondas forem refratadas, seus caminhos serão alterados de maneira que elas não retornem ao transdutor. Assim, apenas as ondas ultrassonográficas que penetram o corpo, encontram um objeto (tecido) e são refletidas diretamente de volta ao transdutor são usadas na formação da imagem. Estruturas altamente reflexivas aparecerão brilhantes (gases, minerais), enquanto órgãos parenquimatosos variarão quanto à refletividade e aparecerão em diferentes tons de cinza.

## CARACTERÍSTICAS DOS TECIDOS

A maioria dos órgãos é descrita de acordo com o tamanho, a forma, a ecogenicidade (brilho) e a ecotextura (padrão do parênquima). O tamanho e a forma são termos autoexplicativos e não serão mais abordados. A ecogenicidade é avaliada em escala relativa, comparada com outros órgãos e com o que é considerado normal. Um objeto ou tecido anecoico não apresenta ecogenicidade e é visto na cor preta. Um objeto brilhante em comparação com outros ou com o que era esperado é denominado hiperecoico. Um objeto mais escuro em comparação com outros ou com o que era esperado é denominado hipoecoico.

Uma escala relativa à ecogenicidade normal dos tecidos pode ser estabelecida (Tabela 88.1). É primordial comparar os tecidos uns com os outros para estabelecer a ecogenicidade verdadeira, visto que o brilho dos tecidos pode ser afetado pelas configurações do aparelho. Contudo, utilizando essa escala de ecogenicidade relativa, é possível determinar alterações patológicas. Por exemplo, o fígado com fibrose ou infiltração de gordura ficará mais hiperecoico do que deveria em comparação com outros órgãos, pois está infiltrado por tecidos mais hiperecoicos. De maneira semelhante, o baço edemaciado ou congesto ficará mais hipoecoico do que deveria em comparação com outros órgãos, pois contém mais fluidos do que o normal.

A avaliação da ecotextura tecidual é mais subjetiva. A maioria dos órgãos normais tem ecotextura mais suave e homogênea. Alterações na ecotextura resultam em aparência heterogênea do tecido, tanto de modo focal quanto difuso, e geralmente são acompanhadas por alteração na ecogenicidade. Os termos utilizados para descrever alterações difusas na ecotextura podem incluir "grosseiro", "mosqueado" ou "nodular", enquanto lesões focais podem ser descritas como "complexas", de "ecogenicidade mista" ou "massas".

**Tabela 88.1** Lista dos tecidos em ordem de ecogenicidade relativa do mais escuro (fluido) para o mais brilhante (mineral, gás).

| TECIDO | ECOGENICIDADE |
| --- | --- |
| Água/fluidos | Anecoico |
| Área medular renal | Hipoecoico |
| Córtex renal | Ecogenicidade média |
| Fígado | Ecogenicidade média |
| Baço | Ecogenicidade alta |
| Próstata | Hiperecoico |
| Tecido fibroso, gordura | Muito hiperecoico |
| Minerais, gases | Os mais hiperecoicos |

## EXAME ULTRASSONOGRÁFICO ABDOMINAL COMPLETO

### Preparação

Antes de iniciar a avaliação ultrassonográfica (Vídeo 88.1), deve-se garantir que o animal esteja confortável. É recomendado que o exame seja realizado em uma sala com pouca iluminação e com o menor tráfego possível de pessoas. O aparelho de ultrassom deve ser posicionado adjacente e à direita da cabeça do paciente (cão ou gato) em decúbito dorsal, com o transdutor segurado com a mão direita. A contenção do animal costuma ser realizada com a ajuda de algumas pessoas, que seguram as patas e a cabeça durante o exame. Uma calha almofadada é usada para posicionar confortavelmente o animal em decúbito dorsal. Caso ele esteja muito estressado ou agressivo, ou quando o exame ultrassonográfico for demorado, pode ser indicada uma contenção química.

Para um escaneamento ultrassonográfico adequado, é necessário tricotomizar o pelo do abdome ventral, de modo a reduzir a formação de artefatos e a fornecer melhor visualização dos órgãos abdominais. O pelo deve ser retirado pelo processo xifoide, de modo caudal, até a região inguinal, com as margens laterais seguindo o arco costal e se estendendo aproximadamente até a metade do flanco. Deve-se, então, usar água ou uma solução com álcool para umedecer a pele, eliminar o ar associado ao folículo piloso e remover a camada oleosa superficial, que pode estar presente na superfície da pele. A parte final da preparação inclui quantidades generosas de gel condutor sobre o abdome, o qual deve ser espalhado manualmente sobre a pele tricotomizada para obter melhores resultados acústicos.

### Início

O ponto ou o símbolo para a orientação da imagem na tela deve estar posicionado do lado esquerdo da tela. Esse ponto está correlacionado com a marca, a linha, o ponto ou a luz do transdutor. Esse indicador deve ser posicionado em direção à cabeça do animal, quando se deseja um escaneamento do plano longitudinal, e ao lado direito do animal – em direção ao aparelho e ao ultrassonografista –, para o escaneamento do plano transverso. Durante o escaneamento, o transdutor não deve ser levantado da pele quando se move de uma região a outra. Em vez disso, deslize-o ao longo do abdome até que se encontre a próxima área de interesse.

### Região 1: fígado

Para iniciar o escaneamento, o transdutor deve ser posicionado na orientação longitudinal, adjacente ao processo xifoide e angulado de modo craniodorsal a 60° Essa posição fornecerá ao ultrassonografista a imagem longitudinal do fígado. Iniciar a avaliação por esse órgão permite obter imagens antes que o animal engula ar, que pode bloquear de forma parcial ou total a visualização do fígado. Ademais, o órgão fica na porção mais profunda do abdome e é relativamente homogêneo. A profundidade do aparelho, a compensação ganho-tempo (CGT) e o ganho geral podem ser ajustados de maneira adequada.

Uma vez que uma imagem longitudinal adequada do fígado tenha sido obtida, o transdutor deve ser angulado, indo e vindo, da esquerda para a direita (movimento em leque), para realizar a "varredura". A vesícula biliar é mais bem visualizada ao apontar o transdutor em direção ao cotovelo direito do animal, com o aparelho posicionado logo à direita do processo xifoide. Para o escaneamento transverso do fígado, o transdutor deve ser rotacionado em sentido anti-horário, a fim de que o indicador fique do lado direito do animal. Assim como no plano longitudinal, é recomendado utilizar um movimento em leque para varredura do fígado e não realizar movimentos bruscos deslizantes. O transdutor deve ser deslizado para o lado esquerdo, de modo a visualizar o estômago. Em geral, a avaliação completa do estômago não é possível em razão da quantidade variável de gases no lúmen estomacal.

### Região 2: lobo pancreático esquerdo, baço e rim esquerdo

Com o transdutor na orientação longitudinal, o estômago é posicionado à esquerda (cranial) do monitor. A área no aspecto mais caudal representa a curvatura maior, ao passo que o fundo do órgão é um dos pontos de referência para encontrar o lobo pancreático esquerdo. Outros pontos de referência incluem a veia esplênica, o baço e o cólon transverso. Em animais normais, o pâncreas costuma não ser visualizado.

À medida que o transdutor é movido para a esquerda do animal ao longo do abdome, em direção caudal e lateral, o baço deve ser visualizado no plano mais superficial. A extremidade dorsal do baço fica adjacente à superfície lateral do fundo do estômago e pode se estender a um plano mais profundo ao longo da parede corporal lateral esquerda (de maneira dorsal). Após avaliar o aspecto dorsal do baço, a profundidade do monitor pode ser diminuída para permitir ao ultrassonografista avaliar o corpo e a cauda do baço, os quais estão localizados de modo mais superficial. Tanto o plano longitudinal quanto o transverso podem ser usados para a avaliação do baço com a mesma efetividade.

O transdutor, então, deve ser movido de forma caudal no plano longitudinal da imagem, ao longo da superfície lateral do abdome, até que o rim esquerdo seja visualizado. Uma vez que este tenha sido localizado, geralmente é mais fácil e informativo iniciar com imagens do órgão no plano longitudinal, o qual permite que o ultrassonografista avalie o tamanho e a forma do rim, junto com a visualização da região corticomedular. O transdutor pode ser rotacionado no sentido anti-horário para produzir uma imagem transversal do rim. As imagens obtidas no plano transverso do rim têm maior sensibilidade para a detecção de dilatação da pelve renal.

### Região 3: adrenal esquerda

Os pontos de referência para encontrar a adrenal esquerda são o aspecto medial do rim esquerdo, os vasos renais esquerdos e a aorta abdominal. Para localizar a adrenal, deve-se localizar inicialmente o rim esquerdo no plano longitudinal e, então, apontar de maneira medial, a fim de observar a aorta no plano mais profundo. Abaixando a porção proximal do transdutor em direção à mesa, a aorta será visualizada. A glândula adrenal normal fica muito próxima à parede lateral da aorta. A artéria e a veia renal são vistas adjacentes à superfície caudal da adrenal e agem como os pontos de referência mais caudais. Quando a aorta abdominal é identificada em plano longitudinal, a adrenal pode ser localizada movendo (em leque) o feixe de ondas de modo dorsal ou ventral. Na maioria dos animais, é necessário aumentar um pouco a pressão com a mão sobre o transdutor para obter a visualização adequada da adrenal.

### Região 4: vesícula urinária, próstata/útero, linfonodos sublombares

A transição para essa região requer que o transdutor seja arrastado em direção ao lado esquerdo do abdome, em sentido medial e caudal. O cólon descendente e múltiplas circunvoluções do intestino delgado (jejuno) são observados durante essa transição. Em geral, é mais fácil identificar a vesícula urinária em um plano longitudinal. Contudo, em alguns animais com a vesícula pequena ou com um cólon descendente grande e cheio de gás, a identificação pode ser mais fácil no plano transverso. A avaliação completa da vesícula urinária requer a obtenção de imagens em ambos os planos, pois pequenas alterações, como pólipos ou tumores em fases iniciais, podem ser facilmente perdidas (não visualizadas). Em cães machos, é recomendado escanear a vesícula pelos dois lados do prepúcio e em ambos os planos para uma avaliação completa. Inicialmente, é melhor visualizar a uretra em um plano longitudinal e, então, mover para o plano transversal. A pressão manual deve ser um pouco maior com relação àquela utilizada para a vesícula urinária, e o transdutor deve ser mantido o mais próximo possível da linha média. Na maioria dos animais, o transdutor deve ser angulado em 10 a 40°, em direção caudal, de modo a obter imagens dorsais ao púbis. Em machos não castrados, a próstata é hiperecoica (ver Tabela 88.1), simétrica para ambos os lados da linha média, com formato oval e a uretra no centro. A próstata em machos castrados costuma ser pequena e hipoecoica. Pode ser difícil visualizar a estrutura remanescente da próstata em cães que foram castrados muito precocemente.

O corpo do útero, ao contrário dos cornos uterinos, quase sempre é visível adjacente à vesícula urinária. A localização do corpo uterino é um pouco variável, mas geralmente é dorsal e lateral à vesícula urinária. É vantajoso localizar o corpo uterino no plano transverso e, então, rotacionar e escanear para visualizar o útero no plano longitudinal.

Os linfonodos ilíacos (sublombares) são identificados em planos mais profundos (dorsais) em relação à vesícula urinária, onde a aorta abdominal se ramifica para formar os vasos ilíacos externos e a aorta terminal. A visualização desses linfonodos é inconsistente em animais normais e depende da técnica e das configurações do aparelho. É mais fácil encontrar os linfonodos utilizando o plano transverso, pois ele fornece ao ultrassonografista a melhor oportunidade de visualizar os ramos aórticos. Os linfonodos sublombares podem ser facilmente visualizados craniais aos (e entre os) ramos vasculares. A bifurcação da veia cava caudal também é aparente na região lombar caudal do lado direito da aorta e pode ser identificada ao comprimir o lúmen aumentando a pressão com o transdutor.

### Região 5: rim direito, duodeno/lobo pancreático direito

Durante a transição da região da vesícula urinária para o rim direito, em geral é possível observar mais porções do intestino delgado e o cólon ascendente. O intestino delgado fica medial à região do rim direito, assim como a junção ileocólica. O rim direito fica em uma localização mais cranial e lateral do que se esperaria. Em cães, a melhor maneira de visualizar o rim direito é colocando o transdutor medial à 13ª costela e direcionando o feixe sonoro de modo cranial e, talvez, um pouco lateralmente. Em gatos, em geral o rim direito é facilmente visualizado, e sua imagem pode ser vista pelo lado direito, sem a interferência das costelas e do arco costal associado. A avaliação completa do rim direito consiste na utilização tanto da projeção longitudinal quanto da transversa. A pressão do transdutor deve ser moderada para a avaliação do rim, já que o intestino delgado sobrejacente deve ser deslocado para limitar a formação de artefatos na imagem, secundários ao gás presente nos intestinos.

O duodeno descendente e o lobo pancreático direito associado a ele estão próximos ao rim direito. A pressão do transdutor deve ser diminuída em relação àquela utilizada para a visualização do rim, e a profundidade do monitor, em geral, pode ser reduzida para aumentar a resolução. O duodeno é localizado ao movimentar o transdutor de maneira lateral pelo rim, em plano longitudinal. O lobo pancreático direito é visualizado de maneira inconsistente e fica adjacente ao aspecto medial do duodeno descendente.

### Região 6: adrenal direita

Assim como na adrenal esquerda, para localizar a adrenal direita, o ultrassonografista deve localizar o rim e os grandes vasos. Os pontos de referência usados para a visualização da glândula adrenal direita incluem o rim direito e a veia cava caudal. Para a aquisição de boas imagens da adrenal, é necessário que o transdutor seja direcionado em sentido dorsal e medial, com uma vista longitudinal do rim direito. Essa glândula adrenal fica paralela à veia cava e geralmente está em um plano mais profundo, adjacente à parede dos vasos.

### Região 7: abdome médio

A avaliação do abdome médio inclui os linfonodos mesentéricos e o intestino delgado junto ao omento associado. A técnica inclui variações na pressão do transdutor e nos planos. Devem-se visualizar as alças do intestino delgado nos planos transversal e longitudinal.

Os linfonodos mesentéricos ou jejunais se localizam em grupos associados aos vasos mesentéricos no abdome médio. Em cães normais, sua visualização é inconsistente. Mas, em gatos, geralmente podem ser vistos. Ficam em associação muito próxima à artéria mesentérica cranial, adjacente ao corpo da segunda vértebra lombar. Os linfonodos podem ter forma arredondada ou fusiforme e costumam apresentar a mesma ecogenicidade do baço. Algumas vezes, em animais jovens, os linfonodos mesentéricos são facilmente visualizados e podem parecer proeminentes.

## RESUMO

Assim como a interpretação radiográfica, um bom exame ultrassonográfico abdominal requer o conhecimento sólido de anatomia e uma abordagem sistemática. O conhecimento básico de física e das características dos tecidos também é útil. A avaliação do tamanho, da forma, da ecogenicidade e da ecotextura do órgão, associada ao entendimento do que pode causar alterações nesses quatro fatores, é a base de todos os diagnósticos ultrassonográficos.

# CAPÍTULO 89

# Ultrassonografia Abdominal: Aspirações e Biopsias

Eric J. Herrgesell

## REVISÃO

A coleta de amostras teciduais guiada por ultrassom tem se tornado rotina em muitos hospitais veterinários. Os procedimentos percutâneos guiados por ultrassom têm ganhado popularidade, pois essa técnica permite o posicionamento preciso da agulha. Isso resulta em um procedimento mais seguro e em um rendimento diagnóstico relativamente alto. Em geral, podem ser colhidas não apenas amostras de lesões periféricas, mas também de tecidos localizados mais profundamente. Comparados com os procedimentos às cegas, aqueles que são guiados por ultrassom têm maior potencial de obter um diagnóstico mais preciso e com menos trauma aos tecidos moles. Sabe-se que os padrões ultrassonográficos, em geral, não são característicos de diagnósticos específicos, sendo necessária a coleta de amostras para a identificação definitiva. Nos últimos anos, os avanços na qualidade dos aparelhos de ultrassonografia e no potencial de formação de imagens melhoraram muito a utilização de aspirações e biopsias de tecidos moles guiadas por ultrassom.

Um dos benefícios da coleta de tecidos guiada por ultrassom está no fato de que, normalmente, a anestesia geral não é necessária, sobretudo nos procedimentos de aspiração com agulha fina (AAF). Anestesia ou sedação forte pode ser indicada para procedimentos de biopsia mais centrais, a fim de minimizar a movimentação e a percepção da dor. A decisão sobre o uso de agentes anestésicos ou sedativos deve ser tomada com base na natureza do paciente e na lesão em questão (ver Capítulo 138). Em geral, são usados sedativos e anestésicos de curta duração. Uma limitação da coleta de tecidos guiada por ultrassom consiste no fato de que algumas lesões não podem ser visualizadas de maneira adequada. Isso geralmente decorre da sobreposição de materiais com densidade gasosa ou mineral, pois ambas podem causar a formação de artefatos significativos no ultrassom. Deve-se evitar passar a agulha por qualquer órgão ou tecido não relacionado, de modo a limitar traumas e hemorragias.

Muitos transdutores especializados têm sido desenvolvidos na medicina humana. Entre eles estão os transdutores transesofágicos e intracavitários, os quais facilitam o diagnóstico ultrassonográfico e a coleta de tecidos. Quando tais transdutores estiverem mais disponíveis em veterinária, a coleta de amostras guiada por ultrassom melhorará muito. Os transdutores padrão prontamente disponíveis na medicina veterinária, curvilíneos (convexos) ou lineares, costumam ser usados para procedimentos de citologia e biopsia guiados por ultrassom. Em geral, os transdutores convexos são melhores para a coleta de amostras de tecidos em planos mais profundos, em razão da melhor capacidade de orientação e formação de imagem. Os transdutores lineares quase sempre são excelentes para a coleta de tecidos superficiais ou de lesões menores.

## INDICAÇÕES

A avaliação de amostras obtidas por via percutânea e guiadas por ultrassom pode ser benéfica para o entendimento da natureza de uma anormalidade parenquimatosa difusa ou de lesões em massa que envolvam múltiplos órgãos. Pode ser útil realizar a marcação de uma massa específica ou de um corpo estranho, com o novo azul de metileno, guiada por ultrassom. O ultrassom como "terapia" geralmente é limitado à drenagem de fluidos. A obtenção de fluidos de um abscesso, de um cisto, do espaço pleural, da cavidade peritoneal ou do saco pericárdico pode aliviar a pressão enquanto fornece, ao mesmo tempo, amostras para análise citológica (ver Capítulos 74, 102 e 111). Também são comuns amostras citológicas obtidas por técnicas guiadas por ultrassom para a avaliação de lesões ósseas.

## MATERIAIS

A escolha de um transdutor ultrassonográfico apropriado para uma tarefa específica depende do tipo e da localização da lesão, além da preferência do ultrassonografista. Para lesões com menos de 2 cm de profundidade, pode-se optar por um transdutor linear, graças à sua maior resolução e orientação espacial. Para lesões em profundidade acima de 2 cm, um transdutor convexo ou setorial quase sempre é mais indicado.

Das agulhas de citologia normalmente disponíveis na prática veterinária, uma de 1,5 polegada (3,75 cm), 22 ou 25 G, pode ser usada para a coleta de amostras. A diversidade do tamanho das agulhas varia, e alguns clínicos preferem agulhas 20 G. Contudo, agulhas 25 G em geral fornecem amostras excelentes para uma análise citológica e com menor contaminação por sangue. Para lesões mais profundas, agulhas espinhais 22 G de 2,5 polegadas (6,25 cm) ou de 3,5 polegadas (8,75 cm) podem ser utilizadas.

Biopsias centrais costumam ser obtidas com uma agulha que tenha um estilete e uma porta. Essas agulhas especializadas estão disponíveis nas versões manuais ou automatizadas. O instrumento de biopsia quase sempre é uma agulha *Tru-Cut* com diversas variações disponíveis. As agulhas para biopsias centrais costumam variar de 14 a 20 G, fornecendo uma amostra tecidual de 1 a 2 cm de comprimento. As mais curtas são mais fáceis de orientar. O tamanho da agulha de biopsia central, em geral, varia entre 9 e 15 cm de comprimento, porém isso pode mudar. Agulhas automatizadas, como as disparadas por mola, geralmente fornecem amostras excelentes. Algumas agulhas e instrumentos de biopsia ultrassonográficos têm substâncias ecogênicas prefixadas ao eixo da agulha, promovendo melhor visualização durante o procedimento de biopsia ou aspiração. Alguns fabricantes de aparelhos de ultrassonografia fornecem guias de biopsia que são acoplados a um transdutor específico, os quais não são intercambiáveis. Eles auxiliam a colocação da agulha, reduzindo sua movimentação. Contudo, os guias de biopsia podem requerer agulhas mais longas, visto que esses guias são anexados ao transdutor a cerca de 2 cm da interface paciente/transdutor.

## TÉCNICAS

A coleta segura e bem-sucedida de amostras depende de posicionar a lesão na zona focal do transdutor e da habilidade de introduzir o dispositivo de coleta na lesão. Três fatores de movimento devem ser considerados: o paciente, o transdutor e a agulha. Movimentos do paciente são inevitáveis, em razão da respiração e de outros deslocamentos menores. Em geral, eles podem ser limitados com sedativos ou anestésicos. Uma vez que a lesão da qual será colhida a amostra seja identificada, deve-se colocar a mão sobre o paciente, com o transdutor centralizado sobre a lesão, para reduzir alguma locomoção. O objetivo é ter o transdutor ultrassonográfico "anexado" ao paciente. Esse procedimento é semelhante a descansar a mão com um frasco sobre um olho antes de aplicar uma pomada. Uma vez que o transdutor esteja estabilizado contra o paciente, pode-se avançar a agulha em direção à lesão.

A orientação da agulha e do transdutor é um fator crítico para a obtenção de amostra satisfatória com traumas teciduais mínimos. Os transdutores geralmente disponíveis na veterinária têm um "indicador", que pode ser uma porção mais elevada no transdutor ou uma luz paralela aos cristais dentro do transdutor. O indicador deve estar alinhado com o plano de imagem do transdutor. Basicamente, o transdutor e a agulha devem formar um V (Vídeo 89.1). Avançar a agulha nesse plano facilita a visualização da maior parte ou de toda a agulha de biopsia central. A ponta da agulha também pode ser vista na lesão em questão. O objetivo é ter a lesão centralizada abaixo do transdutor ultrassonográfico, de modo que a agulha se estenda pelos tecidos superficiais e termine dentro da lesão sem cruzar nenhuma estrutura visceral.

Muitas técnicas são reconhecidas e usadas em veterinária visando à coleta de amostras para citologia (ver Capítulos 93 e 95). Uma das técnicas é a colocação da agulha na lesão para, depois, avançá-la e retraí-la cerca de 1 a 1,5 cm, se possível, enquanto realiza uma leve sucção. As agulhas-padrão espinhais ou hipodérmicas devem ser acopladas a uma seringa de 3 m$\ell$. Após visualizar sangue no canhão da agulha, o procedimento deve ser encerrado, e a lâmina, preparada. Outros métodos para a obtenção de amostras são reconhecidos, incluindo o uso da agulha sem uma seringa conectada. Uma terceira técnica envolve o acoplamento de um extensor de equipo à agulha, a colocação da agulha na lesão e o sobe e desce de coleta. O extensor de equipo cria uma leve pressão negativa e pode fornecer amostras citológicas adequadas sem o emprego de muita pressão. Quando estiver usando uma agulha espinhal, avance-a para dentro da lesão com o estilete ainda posicionado. Depois que a agulha estiver dentro da lesão, remova o estilete e obtenha a amostra com um extensor de equipo ou utilize uma seringa de 3 m$\ell$, fazendo uma sucção ou uma leve pressão negativa leve. Deve-se sempre tentar evitar passar a agulha pelos múltiplos órgãos ou vísceras de modo a obter uma amostra de tecido, pois isso pode causar trauma tecidual desnecessário e dificultar a interpretação.

O procedimento para a drenagem de fluidos guiada por ultrassom é semelhante ao realizado para a obtenção de uma amostra tecidual (ver Capítulos 90 e 102). Contudo, uma vez que a agulha esteja posicionada no espaço que contém o fluido, não há mais necessidade de movimentá-la. Caso se deseje drenar uma grande quantidade de fluidos, o clínico deve considerar uma torneira de três vias e um extensor de equipo (Vídeo 90.1, do Capítulo 90). A torneira de três vias permite que se encha e esvazie repetidamente a seringa, depositando o fluido removido em um frasco, sem precisar mover a agulha. Isso ajuda a evitar a contaminação pelo ar, para dentro da cavidade/estrutura que está sendo drenada, enquanto, ao mesmo tempo, a localização do fluido não é perdida. O tamanho da agulha depende, entre diversos fatores, da condição do paciente, do volume de fluido a ser removido e da viscosidade.

O ultrassom é comum para guiar a marcação de uma lesão nodular ou, com mais frequência, abscessos por corpos estranhos, valendo-se de um corante estéril. As lesões de tecidos moles causadas por corpos estranhos, em especial as causadas por sementes de grama, são reconhecidas em diversas regiões geográficas. Em geral, a identificação da lesão que parece compatível com um abscesso por corpo estranho ou um granuloma de tecidos moles é relativamente direta. A abordagem cirúrgica e a avaliação de tais lesões podem ser otimizadas com um marcador colocado sobre a lesão em um procedimento guiado por ultrassom. Pode-se injetar aproximadamente 0,1 m$\ell$ do novo azul de metileno dentro da lesão, logo antes da exploração cirúrgica. Essa técnica resulta em um borrão no tecido que o cirurgião pode visualizar durante a exploração cirúrgica.

## PROCEDIMENTOS GUIADOS POR ULTRASSOM

### Sedação e posicionamento

Normalmente, os pacientes são sedados e posicionados em decúbito dorsal. Para os procedimentos de biopsia, a maioria dos clínicos utiliza sedação profunda ou anestesia geral para reduzir os movimentos e a dor. Para as técnicas de biopsia central guiadas por ultrassom, pode ser prudente obter o perfil de coagulação do paciente por causa da maior chance de sangramento. Para a coleta de amostras para a citologia, agulhas menores causam menos trauma e geram menos preocupações em relação à hemorragia. As decisões quanto aos perfis de coagulação antes dos procedimentos devem ser tomadas caso a caso. Os órgãos colhidos com mais frequência são fígado, baço, rim e linfonodos. As massas gastrintestinais também podem ser colhidas, porém são menos comuns. A melhor posição para o paciente varia caso o objetivo seja, por exemplo, colher amostra de uma estrutura de tecidos moles localizada no aspecto lateral do abdome.

### Fígado

A coleta guiada por ultrassom de amostras do parênquima hepático geralmente é realizada do lado esquerdo. O fígado pode ser bem visualizado, existe quantidade adequada de tecido hepático e o operador poderá desviar da vesícula biliar e dos vasos principais. É necessária a adequada visibilização do estômago por meio da angulação cranial do transdutor e da agulha/dispositivo de biopsia. Deve-se prestar atenção especial ao diafragma, uma estrutura ecogênica curvilínea reconhecível na região cranial ao fígado.

Em algumas situações, a coleta de fluido biliar é indicada, sendo realizada pelo lado direito do paciente. A abordagem da vesícula biliar é feita com base no aspecto ventral do animal, com a agulha sendo introduzida na vesícula biliar por seu aspecto ventral. Embora dependente do tamanho hepático, a vesícula biliar costuma ser cranial e um pouco à direita da linha média. Caso a vesícula biliar esteja muito cranial, pode ser difícil colher uma amostra.

### Baço

A AAF guiada por ultrassom quase sempre é realizada no baço. Em contrapartida, a biopsia esplênica é indicada com frequência muito menor. A amostra pode ser colhida de qualquer parte do baço. O posicionamento da agulha, em geral, é baseado na aparência ultrassonográfica do órgão. Com mais frequência, o baço é localizado à esquerda, sendo as amostras colhidas por esse lado do abdome. A vasculatura esplênica reside na face dorsal e medial do baço quando o animal está em decúbito dorsal. Essa localização limita a perfuração acidental da vasculatura. Um baço anormal geralmente estará aumentado, apresentando quantidades significativas de parênquima para uma coleta.

### Rins

A citologia ou biopsia renal pode ser indicada se houver aumento significativo do órgão, perda de detalhamento/ecogenicidade do parênquima ou uma massa. As amostras devem ser colhidas por meio de biopsias centrais no aspecto caudal do rim. A abordagem da biopsia em sentido medial para lateral ajuda a evitar a perfuração do aspecto dorsal do rim, onde estão localizados os grandes vasos sanguíneos. Em geral, as biopsias de córtex renal são mais úteis. Biopsias da junção do córtex com a medular podem causar hemorragia significativa. Pode ser válido usar o Doppler antes da biopsia para identificar as estruturas vasculares. Amostras para avaliação citológica podem ser obtidas de qualquer parte do rim. Contudo, amostras do córtex ou da região de interesse devem ser colhidas sem avançar a agulha até a pelve renal ou aspecto medial do rim, a fim de evitar hemorragias.

### Linfonodos

A coleta de amostras de linfonodos é comum, pois linfomas e outras neoplasias de células redondas são frequentes. Uma vez que o linfoma é muito esfoliativo e a citologia pode confirmar o diagnóstico, a coleta de amostras costuma ser feita por meio de AAF (ver Capítulo 95). Caso seja necessária uma biopsia central, deve-se primeiro utilizar o Doppler para identificar a vasculatura ao redor. Em geral, os linfonodos são pouco ou moderadamente vascularizados. A técnica é a mesma usada para obter amostras de outras vísceras. O linfonodo deve estar no centro da imagem formada pelo transdutor ultrassonográfico, ao passo que a agulha ou o instrumento de biopsia deve ser avançado em direção à porção central da estrutura, ou um pouco além. A pressão empregada no transdutor pode ser de importância crítica, pois geralmente os linfonodos são móveis dentro do abdome.

## COMPLICAÇÕES

Complicações relacionadas com a obtenção de amostras teciduais por técnicas guiadas por ultrassom são bastante incomuns. A redução no número de problemas depende da habilidade e da experiência do ultrassonografista/clínico. O agravamento mais comum é a hemorragia. Com menos frequência, pode ocorrer peritonite, em razão de perfuração inadvertida do trato gastrintestinal. Lesões neoplásicas envolvendo o trato urinário inferior, em especial as neoplasias de células de transição, podem ser inadvertidamente semeadas no abdome. A coleta de amostras de massas do trato urinário mais baixo não deve ser guiada por ultrassom.

# CAPÍTULO 90

# Abdominocentese e Lavagem Peritoneal Diagnóstica

Oriana Raab

## ABDOMINOCENTESE

### Definição e propósito

A abdominocentese é a remoção percutânea de líquido abdominal com uma agulha ou um cateter. Esse procedimento é rotineiramente realizado com propósito diagnóstico ou terapêutico.

A abdominocentese pode ser realizada com o objetivo de obter líquidos para análise, caso haja forte suspeita de efusão, baseada em teste físico ou em sua detecção em exames de imagem. A análise do líquido abdominal pode auxiliar no diagnóstico de hemorragia abdominal, neoplasia, peritonite estéril ou séptica e ruptura de órgãos cavitários – vesícula biliar, trato gastrintestinal, uterino ou urinário (ver Capítulo 74).[1] A abdominocentese também pode ser realizada para remover grandes quantidades de líquidos em pacientes que manifestam sinais clínicos relacionados com a efusão, como dispneia, inapetência e desconforto abdominal.

### Contraindicações e considerações

Antes de uma abdominocentese, o clínico deve considerar o risco-benefício do procedimento, sobretudo quando às cegas. A abdominocentese deve ser realizada com cautela em pacientes com anormalidades de hemostasia. Nesses casos, o ultrassom para guiar a introdução da agulha ou do cateter, por via percutânea, ao longo da linha média avascular, pode minimizar o sangramento. É recomendado que o paciente seja monitorado após o procedimento.

Impedimentos estruturais para a introdução segura da agulha ou do cateter podem incluir útero gravídico, vesícula urinária distendida, intestinos distendidos ou grande massa abdominal. Em pacientes com bexiga muito volumosa, deve ser feita uma pressão manual suave ou introduzida uma sonda uretral antes da abdominocentese. Os intestinos costumam flutuar no líquido abdominal e se mover em segurança para fora do caminho de um cateter introduzido lentamente.

A abdominocentese deve ser realizada após a avaliação radiográfica e/ou ultrassonográfica. Sem essas imagens prévias, pode ser difícil determinar se o ar livre na cavidade abdominal é iatrogênico ou oriundo da ruptura patológica de um órgão cavitário.[1,2]

### Complicações do procedimento

Complicações, incluindo hemorragia, infecção ou peritonite local e perfuração intestinal, são incomuns e podem ser minimizadas com a abdominocentese guiada por ultrassom. O risco de hematoma subcutâneo pode ser reduzido evitando-se a introdução da agulha ou do cateter nas proximidades dos vasos epigástricos superficiais caudais, os quais se localizam na região paramediana, adjacentes a uma linha longitudinal imaginária traçada entre os mamilos.[2] O uso de um cateter tipo *over the needle*, que apresenta uma agulha em seu interior, em vez de uma agulha hipodérmica, também pode diminuir o risco de penetração ou laceração de um órgão ou vaso sanguíneo, bem como minimizar a chance de resultado falso-positivo.[3] No entanto, cateteres em pacientes com pele espessada ou obesos, ou naqueles com muita movimentação da parede corporal (p. ex., cães ofegantes), podem dobrar ou torcer, tornando-se ineficazes.

## Sedação/analgesia

Quase sempre, a abdominocentese é realizada em animais conscientes e sob contenção física. Sedativos podem ser justificados, dependendo do temperamento do paciente. A administração de analgésico ou de anestésico no local da introdução da agulha ou do cateter deve ser considerada, em particular quando se utiliza cateter calibroso ou se pretende realizar uma lavagem peritoneal diagnóstica (LPD).

## Coleta de amostras

Os materiais que devem estar disponíveis para a coleta de líquido incluem tubos com EDTA (tampa roxa), para a análise citológica, a contagem total de células nucleadas, a mensuração do conteúdo de proteínas e a obtenção do valor do volume globular (ou hematócrito), além de tubos sem anticoagulante (tampa vermelha), para análises bioquímicas e suabes, para a cultura bacteriana e para teste de sensibilidade microbiana (ou antibiograma). Podem ser realizados testes adicionais, dependendo do quadro clínico (ver Capítulo 17).

## Preparação, material e técnicas

Existem diversos métodos aceitáveis para obter a amostra de líquido abdominal. Sempre que possível, deve-se usar ultrassom a fim de confirmar efusão abdominal e guiar a introdução da agulha para a aspiração do líquido (ver Capítulo 143). Se o ultrassom não estiver disponível, pode ser realizada uma única punção às cegas ou a técnica dos quatro quadrantes. No entanto, é importante lembrar que a abdominocentese às cegas pode ser malsucedida em pacientes com pequeno volume de líquido abdominal ou com efusão confinada ao espaço retroperitoneal.

A despeito do método escolhido, a preparação do paciente é a mesma. Após a tricotomia do abdome ventral, faz-se a preparação cirúrgica, com antisséptico e álcool isopropílico. O indivíduo que realizará o procedimento deve calçar luvas estéreis, de modo a garantir a assepsia.

Dependendo do tamanho do paciente, pode-se utilizar uma agulha 18 a 22 G estéril, com 2,5 a 4 cm de comprimento, ou um cateter do tipo *over the needle*, de 16 a 22 G. Caso se opte pelo cateter, antes de iniciar o procedimento, duas a quatro pequenas fenestrações podem ser feitas em posições escalonadas, no terço distal do cateter, com o auxílio de uma lâmina de bisturi estéril número 10 ou 11 (Vídeo 90.1). As fenestrações não devem ser maiores que um terço da circunferência do cateter e devem ser espaçadas o suficiente para não enfraquecê-lo, o que pode levar à sua quebra.[2] Criar essas fenestrações diminui as chances de obstrução do cateter por tecidos soltos, como o omento, e aumenta a probabilidade de obter uma amostra de líquido.[3,4] Pode-se esperar uma porcentagem consideravelmente menor de resultados falso-negativos com o uso de um cateter de diálise ou fenestrado, os quais têm múltiplos orifícios, em vez de uma agulha hipodérmica, que apresenta um único orifício terminal.[3,4] Outros materiais necessários são seringas de tamanhos apropriados e tubos de coleta.

## Abdominocentese simples guiada por ultrassom

O paciente pode ser posicionado em decúbito dorsal ou lateral. O transdutor do ultrassom deve ser mantido estéril, coberto com uma luva estéril ou limpo com uma solução asséptica. Tendo o ultrassom como guia, uma agulha ou um cateter de tamanho apropriado é direcionado por via percutânea até o bolsão de líquido, e o conteúdo é cuidadosamente aspirado.

## Abdominocentese simples às cegas

O paciente pode ser posicionado em decúbito lateral, ou o procedimento pode ser realizado com o paciente em estação. Uma agulha ou cateter de tamanho apropriado é introduzido por via percutânea, na linha média ventral, de 2 a 4 cm caudal ao umbigo. De maneira alternativa, a agulha ou o cateter pode ser introduzido 1 a 2 cm à direita da linha média, para evitar penetração no baço. Uma seringa de tamanho apropriado é conectada à agulha ou ao cateter e faz-se a aspiração com cautela (método fechado). A outra opção é, após a introdução da agulha ou do cateter, aplicar compressão abdominal suave e coletar o líquido diretamente no canhão da agulha ou do cateter, sem necessidade de conectar uma seringa (método aberto).[3]

## Abdominocentese de quatro quadrantes às cegas

Se a abdominocentese simples às cegas for malsucedida, deve-se tentar a técnica dos quatro quadrantes às cegas. O paciente pode ser posicionado em decúbito dorsal ou lateral. Se o animal cooperar, essa técnica pode ser realizada com ele em estação, a fim de aumentar a quantidade de líquido obtida por meio da drenagem gravitacional do líquido na direção ventral. Tendo o umbigo como ponto central, introduz-se a agulha ou o cateter de tamanho apropriado no quadrante cranial direito, no quadrante cranial esquerdo, no quadrante caudal direito e no quadrante caudal esquerdo – ou em uma sequência equivalente, caso o paciente esteja em decúbito dorsal ou em estação. O líquido pode ser colhido pelo método aberto ou fechado, conforme descrito acima. A introdução de agulha, sem seringa conectada, em mais de um quadrante ao mesmo tempo fornece uma entrada de ar que pode permitir que o líquido flua. Uma ligeira palpação em qualquer quadrante completa o processo.[2]

## Abdominocentese de grande volume

Em pacientes hemodinamicamente estáveis, mas que apresentam comprometimento ou desconforto respiratório, pode-se remover grande quantidade de líquido para aliviar os sinais clínicos. A técnica é idêntica à de abdominocentese simples descrita antes, exceto pelo fato de usar um cateter fenestrado com orifícios de maior diâmetro. Após a introdução do cateter, conecta-se um extensor de equipo, uma seringa e uma torneira de três vias, estéreis, que possibilitam aspiração e remoção de líquido abdominal (Figura 90.1; ver vídeo 90.1).

A principal preocupação de segurança em abdominocentese de grande volume é a alteração hemodinâmica. Inicialmente, a pressão arterial diminui à medida que a intra-abdominal também reduz.[5] Contudo, o alívio da hipertensão intra-abdominal pode conferir benefícios hemodinâmicos e constitucionais (p. ex., melhora de comportamento e apetite) em pacientes com ascite e abdome tenso. Apesar de o procedimento raramente causar hipotensão relevante, após o procedimento, deve-se monitorar a pressão arterial (ver Capítulo 99). Não há consenso quanto ao volume de remoção do líquido.

## LAVAGEM PERITONEAL DIAGNÓSTICA

Nos casos em que o bolsão de líquido é muito pequena ou se encontra em locais que não possam ser aspirados com segurança, ou quando se suspeita de peritonite ou outros distúrbios

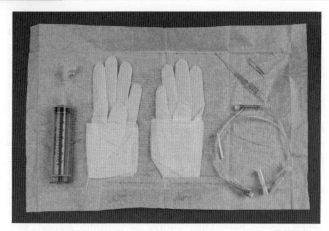

**Figura 90.1** Equipamentos necessários à abdominocentese terapêutica. Da esquerda para a direita (todos estéreis): uma seringa grande (aqui, uma de 35 m$\ell$), uma torneira de três vias, luvas, cateter, equipo extensor e lâmina de bisturi.

efusivos, a LPD é uma alternativa à abdominocentese. Historicamente, a lavagem – com um cateter de diálise ou fenestrado – é superior à abdominocentese às cegas no que diz respeito à detecção de sangue intra-abdominal livre, bem como de outros materiais – por exemplo, bile, urina, quilo, fezes e exsudato.[6] Contudo, as técnicas de punção podem render resultados superiores quando guiadas por ultrassom (ver Capítulo 143). Assim como na abdominocentese, antes da LDP, devem ser obtidas imagens radiográficas ou ultrassonográficas, pois o procedimento pode prejudicar a nitidez das imagens obtidas depois, graças à introdução iatrogênica de solução de lavagem e, possivelmente, de ar na cavidade abdominal.[7] A bexiga deve ser esvaziada antes do procedimento, de modo a evitar um trauma acidental. Se o paciente não consegue o esvaziamento espontâneo, deve-se realizar uma ligeira pressão manual ou colocar uma sonda uretral.

O paciente é posicionado em decúbito lateral ou dorsal. Emprega-se analgesia e sedação consciente. Faz-se tricotomia e preparação asséptica do abdome ventral. Infiltra-se anestésico local na pele e na parede abdominal, na linha média, 2 a 3 cm caudal ao umbigo. Faz-se uma pequena incisão na pele com uma lâmina de bisturi número 10 ou 11. Com uma técnica asséptica, incluindo materiais estéreis, como luvas, introduz-se um cateter de LPD comercial – ou fenestrado 14 a 16 G (de 8 a 18 cm), ou 18 G fenestrado (de 5 cm), para gatos e cães muito pequenos –, por via percutânea, na cavidade abdominal.[6] Após o peritônio ser penetrado, o cateter é cuidadosamente avançado em direção dorsocaudal, enquanto se retira o mandril. Se o cateter não avançar com facilidade, pode estar no espaço subcutâneo ou impedido por um órgão, devendo ser reposicionado. Se ocorrer drenagem livre de líquido pelo cateter, faz-se a coleta de amostras. Caso nenhum líquido seja drenado pelo cateter, após sua introdução, conecta-se um equipo de extensão estéril e, por ele, injeta-se solução fisiológica estéril aquecida (20 m$\ell$/kg) na cavidade abdominal, mantendo o frasco de solução salina acima do nível do paciente, de modo a se opor à pressão intra-abdominal. Em seguida, faz-se a oclusão do cateter com uma tampa estéril. Após se certificar de que o cateter esteja apropriadamente fixado e bem posicionado no local da punção, o abdome é massageado, ou o animal é cuidadosamente rotacionado, de lado a lado, para distribuir e misturar o líquido na cavidade abdominal. O animal, então, é colocado de volta em decúbito lateral, e um sistema de coleta estéril é conectado ao cateter. O recipiente para a coleta é posicionado em um nível abaixo do paciente, e o líquido é coletado por meio de drenagem por gravidade. Caso não se obtenha nenhum líquido, pode-se conectar uma seringa ao cateter e realizar uma aspiração cuidadosa. As amostras do líquido obtido são submetidas a análise citológica, microbiológica e/ou bioquímica. Não é necessário, e geralmente não é possível, remover todo o líquido infundido.

### REFERÊNCIAS BIBLIOGRÁFICAS

*As referências bibliográficas deste capítulo se encontram online no Ambiente de Aprendizagem.*

# CAPÍTULO 91

# Laparoscopia

Keith Richter

Nos últimos 15 anos, a realização de laparoscopia para propósitos diagnósticos e terapêuticos tem aumentado sobremaneira em medicina humana e veterinária. Essa aceitação se deve aos avanços tecnológicos dos equipamentos, ao maior acesso e treinamento e aos melhores resultados em diversos procedimentos obtidos com essa modalidade menos invasiva. Muitas técnicas são aceitas graças à sua praticidade, efetividade e baixa taxa de morbidade. As vantagens da laparoscopia frente à cirurgia aberta incluem dor pós-operatória menos intensa, menor taxa de infecção, melhor visualização de estruturas em diversos casos e menor tempo de hospitalização. A laparoscopia tem algumas vantagens em comparação com outros métodos minimamente invasivos, como ultrassonografia e biopsia guiada por ultrassom.

### EQUIPAMENTO

A iluminação é obtida de uma fonte remota de luz, por meio de um cabo de fibra óptica acoplado ao laparoscópio rígido (telescópio). O tamanho e os ângulos de visualização dos laparoscópios são variáveis. Para a maioria dos cães e gatos, o mais usado é o de visualização direta (0°), com 5 mm de diâmetro externo e 35 cm de comprimento. Como a maioria dos instrumentos laparoscópicos tem 5 mm de diâmetro, isso dá versatilidade, permitindo que o laparoscópio e os instrumentos sejam intercambiáveis, com cânulas do mesmo tamanho. Laparoscópios menores propiciam imagens menores e menor campo de visão. Além disso, é necessária uma luz de intensidade mais forte para os laparoscópios menores. Laparoscópios com até 10 mm de diâmetro também podem ser usados. Apesar de terem qualidade de imagem ligeiramente melhor e permitirem mais entrada de luz do que os laparoscópios de 5 mm, a diferença é pequena, e eles são mais vantajosos apenas em cães muito grandes. Os laparoscópios estão disponíveis com vários graus de ângulos de visualização, de 0° (visualização direta) a 70° O laparoscópio com ângulo 0° é mais fácil de usar e, em geral, é escolhido para a maioria dos procedimentos. Os laparoscópios de 30° podem ser utilizados para visualizar estruturas laterais à sua extremidade. A rotação da extremidade do aparelho expande o campo de visão. Quanto à orientação espacial, os laparoscópios angulados são mais difíceis de utilizar por operadores inexperientes. Muitos laparoscópios têm um canal de biopsia. Aqueles utilizados em cirurgias têm um canal de 5 a 6 mm, com uma ocular se estendendo da extremidade proximal. Esses modelos possibilitam a introdução de instrumentos pelo mesmo local de punção para a introdução do laparoscópio. A desvantagem dos laparoscópios cirúrgicos é a habilidade limitada de manipular os instrumentos passados pelo canal. Em geral, é preferível uma técnica de punção secundária ou acessória.

As imagens podem ser obtidas por uma câmera de vídeo acoplada à objetiva. Essas câmeras têm alta resolução, aumentam de 5 a 15 vezes o tamanho das imagens e fornecem uma imagem nítida. O vídeo é essencial à laparoscopia cirúrgica, e é necessária uma fonte de luz brilhante – em geral, de 150 a 300 watts – para iluminar adequadamente a cavidade abdominal.

Para visualizar as estruturas abdominais, deve-se induzir um pneumoperitônio. Esse procedimento, obtido pela insuflação de gás por um tubo conectado a uma agulha de Veress, afasta as vísceras da parede abdominal. Essa agulha tem uma porção interna romba, acionada por mola, e uma cânula externa com extremidade cortante, a qual é usada para penetrar a parede abdominal. Na sequência, a protrusão da porção interna romba é projetada além da cortante e mantida nessa posição, a fim de evitar lesão às vísceras abdominais. O abdome pode ser continuamente insuflado, conforme necessário, para completar o procedimento. O gás recomendado para isso é o dióxido de carbono ($CO_2$), que é logo absorvido, minimizando o risco de embolia gasosa. Esse tipo de embolia é uma complicação relatada em laparoscopias que utilizam nitrogênio, o qual é absorvido mais lentamente que o $CO_2$.[1] O ar ambiente é o gás de absorção mais lenta. A desvantagem do $CO_2$ é ele ser um pouco mais irritante à superfície peritoneal, portanto é necessário um plano anestésico mais profundo. O gás é infundido com o auxílio de um insuflador automático. Esse dispositivo regula o fluxo de ar e a pressão intra-abdominal. A infusão inicial do gás deve ser lenta (1 ℓ por minuto), de modo a permitir uma acomodação gradual ao aumento da pressão intra-abdominal. Depois de obtida a pressão de insuflação ideal, uma taxa maior pode ser usada para manter a pressão desejada. O ideal é que a pressão intra-abdominal não exceda 10 mmHg – em gatos e cães de pequeno porte – e 15 mmHg – em cães de grande porte. Na maioria dos casos, os valores da hemogasometria arterial permanecem nos limites aceitáveis.[2] A pressão abdominal excessiva diminui o retorno venoso ao coração e reduz a capacidade ventilatória do paciente.

O laparoscópio é introduzido no abdome com o auxílio de um conjunto de trocarte/cânula. A cânula é um revestimento metálico ou de plástico rígido, com uma válvula unidirecional que permite a passagem de instrumentos – como o trocarte, o laparoscópio e os instrumentos acessórios – e evita o escape de gases. O trocarte é um estilete de extremidade afiada usado para penetrar a parede abdominal. Ele é removido, deixando a cânula no lugar para que o laparoscópio possa ser introduzido. Pontos de punção acessórios também são feitos com o trocarte/cânula, os quais permitem a introdução de pinças metálicas rombas, aspiradores, instrumentos para cauterização, pinças de preensão e de biopsia do tipo "colher" ou em "garra", além uma ampla variedade de instrumentos cirúrgicos, os quais são versões alongadas e mais estreitas dos equipamentos padrões. A laparoscopia pode guiar a introdução de uma agulha de biopsia para a coleta de amostras do rim e de outros tecidos mais profundos. Ela é introduzida diretamente pela parede abdominal, sem necessidade de cânula. O uso de um grampeador tem possibilitado aos cirurgiões realizar procedimentos como ligadura de vasos e ressecção intestinal.

## INDICAÇÕES PARA LAPAROSCOPIA

As indicações mais comuns para a laparoscopia envolvem a avaliação hepatobiliar. A laparoscopia possibilita obter amostras maiores, com volume semelhante ao de amostras obtidas por biopsia cirúrgica, utilizando uma pinça de 5 mm, em "colher" ou em "garra". Esse método resulta em tecido de qualidade diagnóstica superior, quando comparado com os obtidos com agulha de biopsia, e tem uma concordância aproximada de 50% com os achados histológicos de amostras obtidas por biopsia cirúrgica.[3] Além disso, a possibilidade de visibilizar o fígado propicia ao clínico uma indicação melhor quanto ao processo patológico em curso. Indicações adicionais para laparoscopia estão listadas no Boxe 91.1.[4-29]

## TÉCNICA

É preferível realizar laparoscopia sob anestesia geral. O posicionamento do cão ou do gato e a localização dos vários pontos de punção dependem do tipo de procedimento, do tamanho do paciente e do órgão a ser examinado. Como o fígado é o órgão mais examinado e submetido à biopsia, esse processo será descrito em detalhes.

## BIOPSIA HEPÁTICA GUIADA POR LAPAROSCOPIA (VÍDEO 91.1)

A principal vantagem da biopsia guiada por laparoscopia é a possibilidade de obter amostras maiores, além de visualizar o fígado, a árvore biliar e outros órgãos abdominais. Com um profissional experiente, a vesícula biliar pode ser examinada, palpada com uma pinça romba, e o ducto biliar pode ser

---

**Boxe 91.1** Indicações para laparoscopia

Biopsia de fígado, pâncreas, rins, baço, próstata, intestino, mesentério, omento e peritônio parietal[4-13]
Estadiamento de tumores abdominais
Aspiração guiada da vesícula biliar, ascite localizada, cistos ou abscessos abdominais[7]
Guiar a inseminação artificial intrauterina transabdominal[7]
Avaliação de traumas abdominais
    Laceração hepática e esplênica, hérnia diafragmática, ruptura da bexiga, ruptura renal, hérnia abdominal
Vários procedimentos cirúrgicos[14-29]
    Ovariectomia/Ovário-histerectomia
    Gastropexia
    Colicistectomia
    Remoção de cálculos císticos
    Adrenalectomia
    Esplenectomia
    Remoção de testículo em animais criptorquídeos
    Colocação do tubo de alimentação no jejuno
    Ressecção intestinal
    Nefrectomia

rastreado até a entrada no duodeno. Dessa maneira, é possível determinar se há obstrução do ducto cístico ou do ducto biliar comum. Além disso, como as lesões focais do fígado podem ser visualizadas diretamente, pode-se escolher o local mais apropriado para a biopsia, evitando dano a outras estruturas intra-hepáticas, como vesícula biliar e vasos do sistema porta. Pode ocorrer hemorragia pós-biopsia, que, quando em excesso, é controlada por compressão direta com uma pinça romba no local. De maneira alternativa, pode-se utilizar eletrocautério ou um material hemostático para o controle da hemorragia. O tempo anestésico necessário para completar o procedimento costuma ser muito menor quando comparado com o gasto na laparotomia. Um exame laparoscópico completo pode ser finalizado, com a obtenção de múltiplas amostras de biopsia hepática, em 10 a 15 minutos. Como são feitas apenas incisões de 0,5 a 1 cm, há um risco menor de infecção da ferida e deiscência de sutura.

O animal é posicionado em decúbito dorsal esquerdo, em um ângulo de 45° Essa posição permite ver ambos os lados do fígado, a vesícula e o ducto biliares, o pâncreas, o duodeno e boa parte das vísceras abdominais. Evita-se dano ao ligamento falciforme, o qual pode ser atingido em uma abordagem pela linha média. Os locais de punção devem ser preparados cirurgicamente. A agulha de Veress, para insuflação, é introduzida por uma pequena incisão – com o auxílio de uma lâmina de bisturi número 11 – na linha média, um pouco à direita do umbigo. Antes da insuflação, aspira-se a agulha de Veress para confirmar que nenhuma víscera tenha sido penetrada. Aplica-se 6 a 8 m$\ell$ de solução salina para garantir o livre fluxo para dentro da cavidade abdominal. O abdome, então, é insuflado com gás até obter uma pressão apropriada, indicada no sensor de pressão do insuflador automático, ou quando a parede abdominal apresentar som timpânico ao toque. Uma vez que se obtenha o grau desejado de pneumoperitônio, uma incisão de pele de 0,5 a 1 cm é feita na parte lateral direita do abdome, entre a última costela e o flanco. A incisão é realizada em direção cranial, em animais de porte maior, e em direção caudal, em animais de menor porte, e deve levar em consideração o tamanho do fígado. Em seguida, introduz-se o trocarte/cânula na cavidade abdominal, com um movimento de torção. O dedo indicador ao longo do eixo da cânula ou a parada da cânula a cerca de 3 cm da extremidade, com a mão livre, evita a introdução inadvertida muito profunda do trocarte/cânula no abdome. O trocarte é removido, e o laparoscópio é inserido na cavidade abdominal pela cânula. A fonte de luz é conectada ao laparoscópio por meio de um cabo de fibra óptica e examina-se o fígado. A linha de insuflação, então, é desviada da agulha de Veress para essa cânula. Depois, é removida, tem sua incisão estendida em 0,5 cm, e uma segunda cânula é inserida sob visualização direta. Isso possibilita a introdução de uma sonda de exploração de extremidade romba, que pode ser usada para palpar o fígado e a vesícula biliar. De igual modo, pode ser utilizada para erguer cada um dos lobos do fígado, a fim de examinar a superfície dorsal e mover o omento para o lado, com o objetivo de rastrear o ducto biliar até o ponto de entrada no duodeno. O lobo pancreático direito também deve ser examinado.

Após o exame do abdome, escolhe-se o local mais adequado do fígado para a biopsia. O autor prefere usar um instrumento do tipo "colher" ou em "garra", que pode ser introduzido pela mesma cânula acessória utilizada para a inserção da sonda de extremidade romba, após sua remoção, otimizando o uso do local de punção adicional e eliminando a necessidade de nova punção. Esse tipo de instrumento resulta em menor ocorrência de hemorragia do que a agulha de biopsia, além de obter amostras muito maiores. Torções repetidas da haste ou retração das garras fechadas para dentro da cânula evitam laceração do tecido hepático e resultam em menos sangramento. O número de amostras obtidas depende do risco de sangramento e da necessidade prevista de uma amostra adequada de tecido. Recomenda-se obter amostras múltiplas de várias áreas do fígado (verifique se ocorre hemorragia após cada coleta). Em geral, as amostras de biopsia hepática são obtidas para exame histopatológico, culturas de bactérias aeróbicas e anaeróbicas e quantificação de metais pesados (cobre, zinco, ferro). Caso ocorra sangramento excessivo, a pinça metálica romba é usada para a compressão direta no local da biopsia. Também pode ser realizada uma aspiração para limpar o campo, se o sangramento não for adequadamente avaliado. Se a hemorragia não for controlada, pode ser estancada com eletrocautério. De maneira alternativa, uma pinça laparoscópica pode ser usada para a introdução de um pedaço de material hemostático sobre o local da biopsia que está sangrando. Após obter as amostras, o clínico termina o procedimento removendo todos os instrumentos, evacuando todo o gás pelas válvulas abertas das cânulas e suturando os locais de punção. Descrições mais detalhadas das técnicas laparoscópicas de biopsia hepática foram publicadas antes.[4-8]

Potenciais complicações do procedimento incluem aquelas relacionadas com anestesia geral, sangramento excessivo, lesão acidental de algum órgão durante a introdução dos instrumentos, distensão excessiva do abdome por gás, embolia gasosa ou tensão por pneumotórax causada por punção acidental do diafragma, pois, assim, o gás da cavidade abdominal adentra a cavidade torácica. Uma atenção meticulosa à técnica, associada à experiência, minimiza complicações. Deve-se prever que o animal terá dor pós-operatória, que deve ser tratada com analgésicos apropriados.

## CIRURGIA LAPAROSCÓPICA

Muitos procedimentos cirúrgicos laparoscópicos vêm sendo realizados em cães e gatos (ver Boxe 91.1).[14-29] As limitações das cirurgias laparoscópicas incluem obtenção de imagens bidimensionais, liberdade restrita de movimentação dos instrumentos, sensação de toque limitada, possibilidade restrita de modificar a posição de um instrumento após a introdução da cânula e necessidade de longo período de treinamento. São necessários estudos controlados para comprovar a utilidade de todos os procedimentos laparoscópicos em medicina veterinária. À medida que clínicos e fabricantes de equipamentos discutem as limitações técnicas, vários processos cirúrgicos na cavidade corporal devem ser receptivos a uma cirurgia laparoscópica.

## REFERÊNCIAS BIBLIOGRÁFICAS

*As referências bibliográficas deste capítulo se encontram online no Ambiente de Aprendizagem.*

## PUNÇÕES E BIOPSIAS EM GERAL

## CAPÍTULO 92

# Aspiração e Biopsia de Medula Óssea

Valerie MacDonald

### VISÃO GERAL

Resultados anormais no hemograma costumam ser as principais indicações para a avaliação da medula óssea. Anormalidades sem explicação, como anemia não regenerativa, neutropenia, trombocitopenia ou contagens de células sanguíneas muito altas, devem demandar a avaliação da medula óssea e a presença de células blásticas imaturas ou maduras atípicas no esfregaço sanguíneo. Outras razões incluem a busca por microrganismos que causam infecções sistêmicas, como espécies de *Leishmania*, *Cytauxzoon* e *Histoplasma*, ou a procura por neoplasias ocultas no caso de anormalidades terem sido encontradas no exame físico, no diagnóstico por imagem ou no perfil bioquímico sérico. Alguns tipos de câncer têm o diagnóstico definitivo por meio da avaliação da medula óssea, inclusive mieloma múltiplo, linfoma e sarcoma histiocítico. Esses processos são valiosos no acompanhamento de pacientes sob tratamento. Os depósitos de ferro também podem ser subjetivamente avaliados por aspiração ou biopsia da medula óssea.[1]

Há pouquíssimas contraindicações quanto à aspiração de medula óssea, pois o risco de sangramento oriundo desse procedimento é muito baixo. A trombocitopenia não é uma contraindicação. Na verdade, a aspiração de medula óssea costuma ser usada para encontrar a causa primária da trombocitopenia. Contudo, uma coagulopatia grave envolvendo deficiência ou diminuição das concentrações de fatores de coagulação pode ser uma preocupação, e a aspiração da medula deve ser protelada até que a situação seja controlada. O risco de causar fraturas ósseas é baixo, mas elas podem ocorrer caso se utilizem agulhas de tamanho inapropriado ao paciente ou o osso já esteja comprometido por alguma doença.

A decisão quanto ao momento de realizar aspiração, biopsia ou ambas pode depender da lista de diagnósticos diferenciais do clínico e do que se procura especificamente. Em diversos casos, a aspiração e a biopsia de fragmento com agulha (biopsia *core*) complementam uma a outra, portanto ambas podem ser solicitadas. A morfologia de células individuais é mais bem avaliada no exame citopatológico de esfregaços de aspirados da medula óssea, que podem realçar poucos microrganismos ou microrganismos muito pequenos, bem como características celulares sutis que podem auxiliar na identificação de linhagens celulares. As biopsias de medula óssea fornecem informações sobre arquitetura da medula, celularidade geral e, havendo mielofibrose, necrose e massas no espaço medular.[2]

### MATERIAIS E EQUIPAMENTOS

Para obter amostras de alta qualidade, é importante selecionar materiais e equipamentos apropriados. O tamanho da agulha deve ser adequado ao paciente e ao local de aspiração. Tanto a agulha de Rosenthal quanto a esternal/ilíaca de Illinois podem ser usadas para a aspiração de medula óssea, enquanto a de Jamshidi costuma ser reservada à biopsia de medula óssea, embora também sirva para a aspiração medular (Figura 92.1).

A autora tem usado agulha de Illinois para biopsias e aspirados de medula óssea, sobretudo em gatos e cães de pequeno porte. Esse tipo de agulha está disponível em diversos tamanhos e comprimentos. Para cães, uma agulha esternal/ilíaca de Illinois 15 G é mais utilizada, enquanto a de 18 G é mais usada em gatos e cães de pequeno porte. Uma agulha de 2,5 cm pode ser apropriada para diversos animais, porém uma de 4 cm é necessária para cães de raças de grande porte. As agulhas de biopsia de Jamshidi estão disponíveis no tamanho 13 e 8 G, sendo a última reservada a cães maiores. Todas as agulhas devem ser estéreis, e o aparato de biopsia consiste em duas partes: a agulha de aço inoxidável oca e um estilete sólido. As agulhas de Illinois têm um revestimento plástico removível e uma capa protetora, podendo ser novamente esterilizadas para uso em outras biopsias; porém, sua extremidade se torna romba rapidamente, sendo recomendado um único uso. A agulha de Jamshidi não tem capa protetora e pode ser reesterilizada, mas sua extremidade também pode se tornar romba rapidamente, dificultando e tornando o procedimento mais doloroso ao paciente.[3]

Recentemente, uma broca movida a bateria (OnControl Bone Marrow [OBM] Biopsy System, Vidacare) vem sendo utilizada para aspiração de medula óssea em humanos e gatos sadios.[4] Em pessoas, esse dispositivo propicia biopsias de fragmentos de medula de melhor qualidade, além de tornar o procedimento mais rápido e menos doloroso ao paciente, quando comparado com o método de Jamshidi.[5] Em um estudo, o OBM se mostrou adequado para o uso em gatos adultos, e a execução da técnica foi mais fácil e rápida em comparação com o método de coleta manual. A broca provoca mais calor do que a coleta manual, mas o artefato térmico histológico não influencia de maneira significativa a qualidade da amostra (Dickinson RM: comunicação pessoal, 1º de novembro de 2014). Outro estudo avaliou o mesmo dispositivo em cães e gatos, obtendo

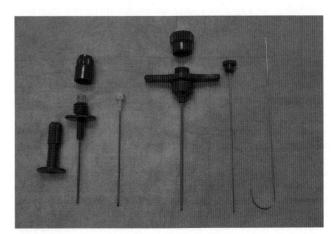

**Figura 92.1** Agulha esternal/ilíaca de Illinois usada para aspiração de medula óssea (*à esquerda*) e agulha de biopsia de Jamshidi (*à direita*). O estilete foi removido.

aspirados de boa qualidade e amostras de fragmentos de medula de tamanho maior, as quais foram consideradas de mais qualidade diagnóstica.[6]

Como a aspiração e a biopsia são procedimentos dolorosos, é recomendado o uso de anestesia geral ou sedação profunda combinada com analgesia. Deve-se realizar tricotomia e preparação cirúrgica do local de punção. Após a preparação, faz-se um bloqueio com anestésico local, iniciando no periósteo e passando pelo tecido subcutâneo e, então, pela pele, com lidocaína a 1 ou 2%. Depois do procedimento, administra-se um anti-inflamatório não esteroide ou tramadol ao paciente, caso não haja contraindicação (ver Capítulo 164).

Devem ser usadas luvas estéreis, assim como todos os instrumentos e demais materiais precisam ser mantidos em campo asseado. Pode-se usar um pequeno campo cirúrgico para manter o campo asséptico. Faz-se uma pequena incisão na pele com uma lâmina de bisturi número 11. Outros materiais necessários incluem lâminas para microscopia, seringas de 10 m$\ell$, anticoagulante estéril (EDTA dissódico ou dipotássico a 4%), placas de Petri ou potes descartáveis para pesagem e pinças ou pipetas. O ideal é ter um assistente, e as lâminas devem ser dispostas de modo angular antes do procedimento.

## ESCOLHA E PREPARAÇÃO DO LOCAL

Antes de iniciar a metodologia, é importante assegurar que o estilete esteja adequadamente alinhado dentro da agulha e, caso esta tenha uma capa protetora, que todos os acessórios estejam ajustados, mas não muito apertados. A agulha deve ser mantida de maneira firme, como um lápis modificado, contra a palma da mão. Sua capa esternal/ilíaca de Illinois tem uma aba no final, onde o polegar e os demais dedos podem se apoiar. Essa posição possibilita uma pressão firme em direção ao osso, propiciando estabilidade e precisão controlada para a introdução da agulha na medula. Alguns clínicos acham útil manter o antebraço dominante dobrado e próximo ao quadril, o que reduz a tensão no ombro e cria um efeito de apoio, caso a ponta da agulha escorregue do osso.

Os locais de punção mais comuns para a obtenção de amostras são a tuberosidade maior do úmero proximal, a crista ilíaca da pelve e a fossa trocantérica do fêmur proximal. O úmero costuma ser o local de escolha, porém isso depende da preferência do clínico, bem como do tamanho e das condições do paciente. A fossa trocantérica pode ser usada em gatos e cães de pequeno porte, ao passo que a crista ilíaca é mais acessível em cães magros e gatos de grande porte, nos quais é facilmente palpável.[7] A aspiração da medula óssea no esterno de cães não é feita com frequência, apesar de o esterno ser alcançável com facilidade e de a técnica causar menos dor durante a aspiração, quando comparada com os outras. Um estudo avaliou amostras obtidas no esterno de cães normais e constatou que a aspiração da medula, a começar desse local, foi possível e segura, com qualidade equivalente à obtida do úmero ou do íleo.[8]

## PROCEDIMENTO: ASPIRAÇÃO DE MEDULA ÓSSEA

Para a coleta de amostras do úmero proximal, o animal deve ser posicionado em decúbito lateral, e é mais fácil usar o mesmo lado da mão dominante do clínico. Um veterinário destro se posiciona de modo ventral ao paciente e utiliza a mão esquerda para segurar o membro anterior direito do animal, de maneira distal ao cotovelo, com ligeira rotação externa, a fim de estabilizá-lo. A face lateral do tubérculo maior é o alvo da punção – uma área achatada e áspera do osso na qual a cobertura muscular e de gordura é mínima, sendo menos provável que a agulha escorregue. A agulha deve ser introduzida pela incisão feita com a lâmina de bisturi e alinhada ao eixo longitudinal do osso.

Aplica-se uma pressão firme, com movimentos de rotação repetitivos, para a frente e para trás, de modo que a agulha atravesse a porção cortical do osso (Figura 92.2).

Para a coleta no fêmur proximal, o animal é posicionado em decúbito lateral. A fossa trocantérica é localizada por palpação do trocanter maior e está localizada de modo medial a ele. O membro deve ser aduzido e rotacionado de forma medial, a fim de minimizar o risco de lesão ao nervo ciático. A agulha é direcionada de modo a ficar paralela ao eixo do fêmur, possibilitando a penetração na cavidade medular (Figura 92.3).

Para a coleta na crista ilíaca, o animal deve ser posicionado em decúbito esternal ou lateral. O clínico palpa a porção mais larga da borda dorsal da crista ilíaca, e a agulha é introduzida em direção ao meio da crista, de modo um pouco caudal à linha vertical, pela crista ilíaca (Figura 92.4).

Independentemente do local escolhido para a aspiração, o procedimento é semelhante, assim como as armadilhas. Se a agulha não estiver perpendicular ao córtex, pode acabar posicionada dentro dele (ou paralela a ele), em vez de atravessá-lo. Mantendo uma pressão estável para a frente com a palma da mão, associada a movimentos rotatórios e de torção, a agulha deve penetrar o córtex e avançar em direção ao espaço medular. É importante não ir muito além da cavidade, a fim de não atravessar a cortical oposta. Alguns clínicos podem sentir uma diminuição da resistência, o que indica que eles adentraram a cavidade medular, porém outros podem não ter essa percepção. Se a agulha estiver adequadamente posicionada, não deve se mover por conta própria. Em vez disso, deve-se mover em uníssono com o membro quando for manipulada.

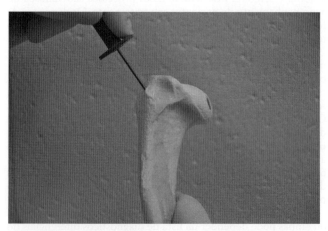

**Figura 92.2** A agulha é introduzida na superfície lateral achatada do úmero proximal cranial, perpendicular ao eixo longitudinal do úmero.

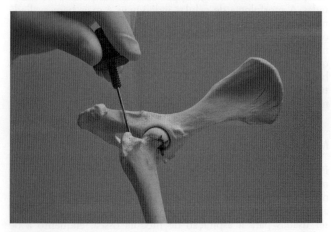

**Figura 92.3** A agulha é introduzida de modo medial ao trocanter maior, na fossa trocantérica.

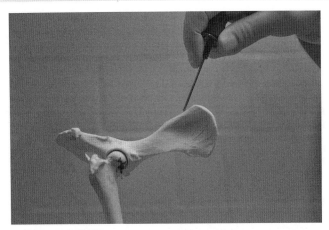

**Figura 92.4** A agulha é posicionada no meio da porção mais larga da borda dorsal da crista ilíaca e direcionada de maneira ventral.

Quando a agulha estiver firmemente posicionada, a tampa e o estilete devem ser removidos. Uma seringa de 12 m$\ell$ é conectada à agulha. O clínico puxa o êmbolo até que uma pequena gota de sangue seja observada e, então, interrompe a aspiração. Nessa situação, pode ser tentador colher a maior quantidade possível de medula óssea, porém a aspiração contínua causa hemodiluição, prejudicando a qualidade da amostra.

Remove-se a agulha do osso, com a seringa conectada, e todo o conteúdo da seringa e da agulha é depositado sobre lâminas de microscópio ou em um recipiente coletor. Como alternativa, é possível remover a seringa e depositar seu conteúdo nas lâminas ou em um frasco coletor contendo EDTA. No entanto, a autora acredita que a melhor amostra está, na verdade, dentro da agulha.

Se a amostra da medula for colocada em lâminas de microscópio, em especial quando não houver EDTA na seringa, é importante preparar as lâminas o mais rápido possível, a fim de evitar a coagulação da amostra (ver Capítulos 93 e 95). Portanto, a melhor opção é ter um assistente para espalhar as amostras nas lâminas, as quais devem ser dispostas de modo angular antes da coleta. O clínico deve rapidamente colocar uma gota da amostra sobre cada lâmina, enquanto o assistente, na sequência, coloca uma segunda lâmina limpa perpendicular à primeira, espalhando suavemente as espículas medulares ao longo das lâminas e logo as secando ao ar.

Caso utilize placa de Petri ou pote descartável, o clínico deve colocar a amostra no recipiente, incliná-lo para possibilitar que o sangue seja drenado e aspirar com cuidado as espículas medulares com a ponta de uma pipeta ou de uma pinça. As espículas devem ser colocadas sobre uma lâmina de microscópio e suavemente esmagadas com uma segunda lâmina de vidro limpa. A medula e o sangue que restam no recipiente podem ser transferidos para um frasco com EDTA, se for necessária a preparação de lâminas adicionais.

Para assegurar a obtenção de amostra adequada, o clínico deve corar e examinar uma lâmina, verificando a celularidade (Figura 92.5A). Uma avaliação microscópica superficial deve revelar partículas de medula bastante coradas contendo células hematopoéticas diversas, com quantidade variável de gordura e hemorragia (Figura 92.5B). Se a celularidade for baixa ou incerta, deve-se proceder a uma segunda tentativa para a coleta de uma amostra celular adequada. Em algumas condições patológicas, como na mielofibrose ou na anemia aplásica, a celularidade será baixa, mesmo quando o procedimento de coleta for realizado da melhor forma possível. Nesses casos, indica-se a coleta de amostra por meio de biopsia de medula óssea. Junto com as lâminas, devem-se enviar os resultados de um hemograma recente. De preferência, enviam-se os dados de um hemograma obtido no mesmo dia da aspiração, pois a precisão da interpretação do exame do aspirado de medula óssea depende dos achados no sangue periférico.

## PROCEDIMENTO: BIOPSIA PARA OBTENÇÃO DE FRAGMENTO (BIOPSIA *CORE*) DE MEDULA ÓSSEA

Pode-se realizar biopsia para obter fragmento (biopsia *core*) de medula óssea no mesmo local, no paciente, ou de um local completamente diferente. Todos os locais mencionados para a aspiração de medula óssea também podem ser usados para a

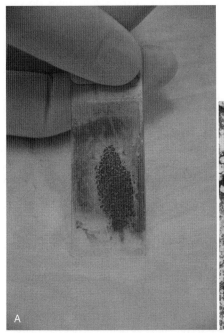
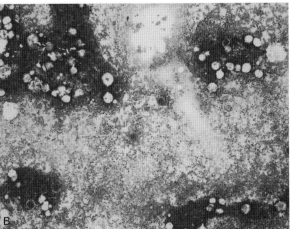

**Figura 92.5 A.** Esfregaço corado. Há muitas partículas de medula agrupadas de maneira oval e intensamente coradas, circundadas por sangue. A qualidade do esfregaço é excelente. **B.** Aspecto microscópico de um aspirado de medula óssea. Notam-se quatro partículas de medula com alta densidade celular na forma de "ilhas", com marcante absorção de corante, uma em cada canto da imagem, cercadas por uma mistura de células hematopoéticas dispostas em monocamadas.

biopsia medular. Um estudo avaliou uma técnica combinada – utilizando a mesma agulha e o mesmo local para aspiração e biopsia –, em comparação com a biopsia diretamente no úmero oposto.[2] O autor constatou que o comprimento do fragmento de medula foi menor e que os artefatos hemorrágicos foram mais comuns quando usada a técnica combinada. Contudo, não se constataram diferenças na celularidade, na contagem de megacariócitos, na proporção mieloide-eritroide, nos depósitos de ferro ou na qualidade do diagnóstico.

A agulha deve ser introduzida da mesma forma que na aspiração. Contudo, assim que penetra o córtex, o estilete é removido. Em seguida, a agulha é avançada por mais 1 cm – ou um pouco mais, em cães de maior porte. Assim que ela estiver profundamente posicionada e segura, o clínico rompe o fragmento da biopsia, liberando suas ligações profundas, ao mover com cuidado a agulha para a frente e para trás, em diversas direções. Depois, remove a agulha de biopsia do osso por meio de tração para fora, com movimento de rotação contínuo. O fragmento é removido da agulha com o auxílio de um gancho tipo "de pastoreio", que o empurra em sentido retrógrado (fora da extremidade do cabo) com uma agulha de Jamshidi ou com o próprio estilete da agulha em sua posição normal, de modo a empurrar a amostra em sentido normógrado, saindo pela ponta da agulha, no caso de utilizar uma agulha de Illinois.[9]

Antes de colocar a amostra em solução de formol a 10% tamponada, o clínico pode deslizá-la sobre uma lâmina de microscópio, para uma análise citológica. É importante evitar a colocação das lâminas destinadas ao exame citológico no mesmo recipiente que contém as amostras em formol, visto que o formol fixa as lâminas e interfere negativamente em sua coloração.

## REFERÊNCIAS BIBLIOGRÁFICAS

*As referências bibliográficas deste capítulo se encontram online no Ambiente de Aprendizagem.*

# CAPÍTULO 93

# Citologia de Órgãos Internos

Lamberto Viadel Bau

## REVISÃO

O termo "citologia", como procedimento diagnóstico, refere-se à avaliação microscópica das células. Em pequenos animais, amostras citológicas podem ser obtidas de quase qualquer órgão interno. Mais frequentemente, as amostras para exame citológico são obtidas por aspiração com agulha fina (AAF), técnica na qual se posiciona a ponta da agulha no tecido alvo. O êmbolo da seringa à qual a agulha está conectada permite que seja realizada uma aspiração suave após a agulha estar posicionada. De modo ideal, as células representativas daquele tecido são aspiradas para dentro da agulha/seringa. Em algumas situações, as amostras citológicas são enviadas após o tecido ter sido pressionado aos poucos contra uma lâmina de microscópio – esfregaço por impressão (ou *imprint*). Esses e outros métodos adicionais de coleta de amostras são mostrados no Vídeo 93.1. As amostras mais enviadas para avaliação citológica de órgãos internos provêm do fígado, do baço, dos linfonodos e da glândula tireoide.

## INDICAÇÕES/VANTAGENS

### Considerações gerais: inflamação *versus* neoplasias

O principal objetivo da avaliação citológica de um órgão é diferenciar inflamação de neoplasia. A citologia, como a obtida em amostra coletada por AAF, deve ser considerada um procedimento "menor". Em geral, é a primeira e menos invasiva etapa do diagnóstico para o entendimento da natureza do tecido suspeito ou que causa preocupação ao clínico. A avaliação da amostra obtida por biopsia – envio de um fragmento real do tecido – pode ser dar suporte à suspeita ou ao diagnóstico citológico. A biopsia também pode ser usada caso o exame citológico não seja conclusivo. Além de ser mais barata e menos invasiva, outra vantagem da citologia em relação à biopsia é o fato de fornecer resultados imediatos. Em geral, a biopsia requer mais tempo para a fixação e o corte do tecido enviado, antes que as lâminas possam ser coradas e avaliadas.

### Antes ou após a biopsia

Antes do envio, pode-se realizar o exame citológico da amostra obtida por biopsia após coloração com um corante rápido (Diff-Quick), a fim de verificar se há necessidade de repeti-la. A citologia pode indicar que o fragmento de tecido obtido por biopsia é representativo, de boa qualidade, e pode ser enviado para análise laboratorial. O exame citológico pode ser realizado em lâminas depois da preparação do *imprint* do tecido ou de amostra obtida por AAF. Alguns tipos de câncer podem ser diagnosticados, de modo confiável, por meio do exame citológico – mastocitoma, tumor venéreo transmissível (TVT), alguns linfomas, carcinomas e melanomas. Em outras neoplasias, como tumores de origem mesenquimal, ocorre pouca esfoliação celular, sendo mais difícil sua identificação por meio de citologia.

### Massas teciduais múltiplas, reincidência e metástase

Recomenda-se AAF de um tecido suspeito quando há múltiplas massas (tumores) ou lesões, o que indica se há uma ou várias anormalidades. A citologia individual (ou de mais de uma) é útil para a identificação do local a ser submetido à biopsia. A avaliação citológica do tecido pode ser usada para confirmar metástases ou indicar a reincidência local de uma neoplasia previamente tratada. Tais informações podem ser úteis quanto ao próximo procedimento a ser adotado em relação aos cuidados com o paciente.

### Citologia *versus* biopsia às cegas: aproveitando o máximo do patologista clínico

Em vez de realizar a remoção cirúrgica às cegas de uma massa tecidual, o diagnóstico citológico prévio possibilita ao cirurgião avaliar melhor o tecido a ser extirpado. A opinião do patologista clínico pode contribuir muito para o cirurgião – por exemplo, ele pode recomendar as delimitações das margens de segurança quando se faz a extirpação da massa tecidual. Às vezes, indica-se uma modalidade terapêutica não cirúrgica antes da operação. O exame citológico de um tecido suspeito durante o processo operatório pode auxiliar sobre se ele deve ou não ser removido, quais margens de excisão devem ser respeitadas ou se outros locais precisam ser submetidos à biopsia.

## DESVANTAGENS OU LIMITAÇÕES

Mesmo que a técnica de amostragem tenha sido realizada da melhor forma possível, nem sempre a citologia é informativa. Alguns processos patológicos podem não ser detectados ou confirmados apenas pelo exame citológico. Os proprietários devem estar cientes dessa limitação e das possíveis complicações. Assim como acontece em qualquer exame, a indefinição do diagnóstico é comum e frustrante. Algumas amostras citológicas às vezes contêm poucas células, células não representativas, ou apresentam hemodiluição. Os resultados da citologia podem ser falso-negativos, condição que pode ocorrer nos casos em que a necrose parece óbvia, mas a amostra foi obtida do centro de um tumor grande e de crescimento rápido. Alterações na aparência celular causadas pelo clínico, em razão de técnica mal realizada, podem ser armadilhas diagnósticas, conhecidas como "lesões que imitam malignidade". A AAF de tumores que não causam rápida esfoliação celular pode não fornecer um diagnóstico nem possibilitar a avaliação da arquitetura tecidual e a presença de invasão tumoral a vasos sanguíneos ou linfáticos. Outro complicador é o fato de alguns tumores benignos se assemelharem a neoplasias malignas – histiocitomas e alguns tumores de paratireoide – e de alguns malignos parecerem benignos – carcinomas bem diferenciados, linfomas linfocíticos. Pode ser desafiador diferenciar tecido normal de hiperplásico, bem como hiperplasia de displasia ou neoplasia. Por fim, o diagnóstico citológico geralmente não é específico ao tecido de origem, como carcinoma.

## COMPLICAÇÕES E CONTRAINDICAÇÕES

Complicações graves secundárias à obtenção de amostras para citologia são um tanto quanto incomuns, mas podem ocorrer, em especial hemorragia, liberação de substâncias bioativas (mastocitomas), ruptura ou laceração de órgãos, formação de pneumotórax e sepse ou peritonite – se um abscesso se rompe, extravasa ou drena no momento da retirada da agulha de um local infeccionado. A disseminação de células tumorais ao longo do trajeto de saída da agulha é bastante incomum, mas foi relatada em casos de hemangiossarcoma esplênico, carcinoma renal, carcinoma de célula de transição da bexiga e tumor de ovário. A AAF é contraindicada se houver alto risco de hemorragia ou quando a anestesia é necessária, porém contraindicada.

## PREPARAÇÃO DA AMOSTRA (VER VÍDEO 93.1)

A qualidade das amostras citológicas é de importância fundamental para um correto diagnóstico. Devem-se evitar suabes de baixa qualidade, pois costumam gerar artefatos que podem induzir a erro no diagnóstico. Após finalizada a aspiração e removida a agulha do paciente, o êmbolo da seringa deve ser empurrado para expelir o conteúdo da seringa, e a agulha, posta em uma lâmina previamente identificada. Em seguida, o material deve ser espalhado como um esfregaço sanguíneo, de modo a obter uma monocamada uniforme de células. Deve-se ser cuidadoso durante a confecção do esfregaço, a fim de evitar lise ou deformação das células. Por exemplo, a lise pode gerar artefatos incomuns de coloração ou um grande número de núcleos nus.

Caso se obtenha apenas líquido durante a aspiração, ele deve ser colocado em um tubo com EDTA, homogeneizado e centrifugado por 5 minutos, em velocidade de 1.000 a 1.500 rpm. Assim, é possível remover a maior parte do sobrenadante. Uma gota do sobrenadante pode ser misturada a uma gota do sedimento, a fim de obter um esfregaço citológico. Não se deve descartar parte alguma do material aspirado até que se confirmem células adequadas para o envio da amostra à citologia. Podem ser obtidos *imprints* do tecido, após os quais as lâminas são secas, fixadas e coradas com Diff-Quik (Vídeo 93.2).

## ENVIO DE AMOSTRAS AO LABORATÓRIO

Graças à difícil interpretação clínica de algumas doenças, podem-se enviar amostras citológicas a um patologista clínico para a confirmação de um diagnóstico importante. Esses profissionais são treinados para reconhecer artefatos ou lesões celulares causados pela preparação inapropriada da amostra. Amostras com hemodiluição ou fixadas de maneira inadequada são comuns. Outros problemas frequentes incluem quantidade insuficiente de células ("aspirado seco"), artefatos oriundos da contaminação pelo gel utilizado em ultrassonografia (materiais amorfos roxo-avermelhados) ou por grãos de talco das luvas cirúrgicas. Os vapores de formalina podem alterar muito a morfologia celular e a qualidade da coloração – amostras para exame citológico e aquelas mantidas em formol não devem ser enviadas no mesmo recipiente. É necessário um acondicionamento adequado para evitar que as lâminas quebrem durante o transporte. Todas as amostras precisam ser claramente identificadas e acompanhadas do histórico clínico descritivo do animal, de resultados de todos os exames previamente realizados e das informações de tratamentos feitos, bem como suas respostas. Quanto mais bem informado o patologista clínico, melhores serão sua interpretação e suas recomendações. Casos difíceis e complicados devem ser discutidos.

## CITOLOGIA DE DIFERENTES ÓRGÃOS INTERNOS

### Tireoide

A contaminação de amostras com sangue geralmente é significativa, e essas amostras costumam apresentar alta celularidade e grupos de núcleos desnudos em um fundo citoplasmático azul-pálido. Materiais amorfos róseos (coloidais) podem estar associados a alguns grupos celulares. Carcinoma maligno da tireoide muitas vezes invade estruturas cervicais ao seu redor e causa metástase. Em gatos, os tumores de tireoide quase sempre são adenomas benignos – população de núcleos uniformes, sem sinais de malignidade – ou hiperplasia adenomatosa.

### Pulmões

Em geral, a citologia dos pulmões consiste em células epiteliais ciliadas, células produtoras de muco (caliciformes) e macrófagos, que são comuns em amostras de lavado broncoalveolar e devem ser diferenciados de células neoplásicas. Maior quantidade de muco não é um achado específico. Deve-se tomar cuidado para não confundir grupos de células alveolares (redondas ou cuboides) e interpretá-las como neoplásicas. A contaminação com sangue é comum – a eritrofagocitose é indicativa de hemorragia patológica. Em geral, a infecção bacteriana está associada a inflamação purulenta. A inflamação piogranulomatosa é típica de infecções micóticas, sendo recomendada cultura microbiológica. Hiperplasia reativa é comum – células respiratórias com morfologia mais cúbica. A metaplasia escamosa decorrente de inflamação crônica é difícil de diferenciar de neoplasia escamosa. A maioria dos tumores pulmonares é neoplásica, porém tumores pulmonares primários, em geral carcinoma solitário, são incomuns. O líquido pleural raramente contém células tumorais. A citologia não possibilita distinguir de maneira confiável carcinoma primário – grande quantidade de células epiteliais na lâmina – de metastático. As neoplasias pulmonares de origem mesenquimal quase sempre são metastáticas. Tecido não pulmonar pode ser aspirado por engano. Tecidos obtidos acidentalmente costumam ser oriundos de linfonodos, do timo, de tecido adiposo ou de órgãos abdominais – hepatócitos e células epiteliais. Deve-se tomar cuidado para não considerar, por engano, que estas sejam células tumorais metastáticas de origem pulmonar.

## Coração
Quase sempre é necessária anestesia geral para obter amostra do coração. Tumores cardíacos primários são raros. O tumor cardíaco mais descrito, o hemangiossarcoma, é mais localizado com mais frequência no átrio direito, sendo altamente maligno e causando efusão pericárdica. Os tumores de base cardíaca e os quemodectomas são menos comuns.

## Timo
Massas teciduais do mediastino cranial são aspiradas para diferenciar timoma (incomum) de linfoma tímico. Os linfomas, em geral, estão associados a grandes grupos de células epiteliais e a linfócitos pequenos, médios e grandes. No linfoma tímico, quase sempre há predomínio de linfócitos médios e grandes.

## Fígado
A citologia hepática normal consiste em quantidade moderada de hepatócitos – em pequenos grupos, células com abundante citoplasma azul e de aparência granular –, eritrócitos (hemácias) causados por contaminação por sangue e células epiteliais do trato biliar – cuboides, que não devem ser confundidas com células neoplásicas. A degeneração vacuolar é decorrente do acúmulo de gordura – lipidose hepática felina – ou de glicogênio e água – "hepatopatia por esteroide", em cães. A citologia hepática não apresenta sensibilidade para o diagnóstico de processos inflamatórios. É importante saber diferenciar nódulos hepáticos hiperplásicos de cirrose ou neoplasia. Em cães, a neoplasia hepatocelular é mais comum do que o câncer de sistema biliar (colangiocelular). Tumores hepáticos primários são incomuns. O carcinoma hepatocelular é o tumor hepático mais comum, sendo caracterizado por agregados celulares. Alguns carcinomas bem diferenciados e adenomas são morfologicamente semelhantes aos hepatócitos normais e aos nódulos hiperplásicos. Tumores não epiteliais, como o hemangiossarcoma, são menos comuns (Figura 93.1). A neoplasia hepática hemolinfática mais comum é o linfoma, quase sempre formado por linfoblastos.

## Baço
A citologia esplênica normal inclui linfócitos pequenos e médios, linfoblastos, plasmócitos, células estromais e macrófagos, oriundos de hemodiluição. De modo macroscópico, a hiperplasia pode parecer nodular ou difusa. De maneira microscópica, a citologia é compatível com lesão crônica (macrófagos, plasmócitos e linfoblastos). Possíveis agentes causais devem ser pesquisados no interior de macrófagos (*Histoplasma* spp. e *Leishmania* spp.) e eritrócitos (*Mycoplasma*, *Babesia* e *Cytauxzoon* spp.). Corpúsculos de Heinz podem indicar intoxicação. A hiperplasia de plasmócitos grave requer diagnóstico diferencial para erliquiose, leishmaniose, plasmocitoma extramedular e mieloma múltiplo. A hiperplasia linfoide pode estar associada a algumas doenças virais. Hematopoese extramedular sugere aumento de precursores eritroides e de precursores de megacariócitos e granulócitos. Os hematomas, relativamente comuns, ou a hematopoese extramedular podem estar associados à hiperplasia ou a neoplasias. Os tumores esplênicos mais comuns em cães são hemangioma e hemangiossarcoma, e, em gatos, são os mastocitomas e os linfomas. Os linfomas ou a leucemia linfocítica crônica podem ser um desafio ao diagnóstico citológico, pois sua aparência é semelhante à de um baço normal ou hiperplásico. Na histiocitose maligna há predomínio de macrófagos anormais e imaturos.

## Rins
É preferível sedar ou anestesiar cães e gatos para a realização desse procedimento. A AAF pode ser indicada caso haja evidências de aumento renal atípico ou suspeita de cisto, abscesso ou neoplasia. Há pouca informação sobre rins atrofiados. As complicações são incomuns, mas há relato de hemorragia intensa. A citologia normal inclui células arredondadas ou cordões de células poligonais, fragmentos de túbulos renais e, em geral, algum grau de contaminação por sangue. Tumores metastáticos são mais comuns do que primários. Neoplasias epiteliais são mais comuns em cães mais velhos – carcinomas, na maior parte das vezes. Alguns tumores, como adenocarcinoma e melanoma, podem ser bilaterais. Em gatos, o tumor renal mais comum é o linfoma.

## Linfonodos
A aspiração é indicada quando um ou mais linfonodos estão aumentados ou irregulares. O propósito da citologia é identificar qualquer processo neoplásico. A citologia de linfonodos normais inclui pequenos linfócitos, com um número menor de linfoblastos e imunoblastos. Na hiperplasia (linfadenopatia reativa), os nódulos aumentados podem apresentar características citológicas normais, porém se notam um alto grau de polimorfismo celular e alta contagem de macrófagos. O aumento do número de macrófagos também é observado na linfadenite granulomatosa, mas os macrófagos tendem a formar grupos ou podem parecer fundidos a células multinucleadas. Após um intenso estímulo antigênico, costuma ocorrer predomínio de plasmócitos – hiperplasia plasmocítica. Deve-se sempre tentar detectar parasitas, como *Leishmania* spp., e são comuns resultados falso-negativos. Assim como acontece nos exames citológicos do baço e do fígado, pode-se notar hematopoese extramedular. O linfoma (neoplasia primária) é citologicamente classificado em de célula grande e de célula pequena. Os linfomas de célula pequena (linfoma linfocítico) geralmente se manifestam como uma população uniforme de pequenos linfócitos, bem diferenciados, que quase sempre se fragmentam e originam fragmentos citoplasmáticos de tamanhos variados, denominados corpúsculos linfoglandulares (Figura 93.2). Os linfomas de células grande e média, conhecidos como linfoblásticos, quase sempre contêm mais de 50% de linfoblastos e abundantes corpúsculos linfoglandulares. A constatação de poucos corpúsculos linfoglandulares pode auxiliar na distinção entre hiperplasia benigna e neoplasia maligna. As características morfológicas podem ser influenciadas pelas técnicas de fixação e secagem. Processos que imitam linfomas podem interferir no estabelecimento de um diagnóstico definitivo. As neoplasias que mais originam metástases nos linfonodos são carcinomas, mastocitomas e melanomas malignos.

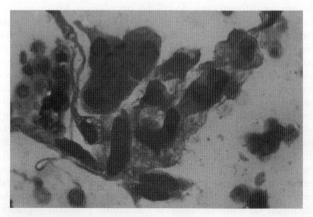

**Figura 93.1** (100×) Fígado. Hemangiossarcoma hepático. Constituído de células fusiformes, com bordas celulares pouco definidas. O tamanho celular varia de um sarcoma para outro, desde muito uniforme até anisocitose e anisocariose marcantes.

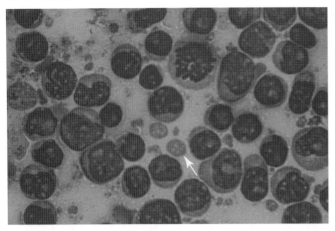

**Figura 93.2** (100×). Linfonodo. Linfoma. Presença de corpúsculos linfoglandulares (seta) e mitose. Pode ser difícil distinguir linfoma de hiperplasia. No linfoma geralmente existem mais corpúsculos linfoglandulares por causa das lesões celulares, além de população celular mais homogênea.

### Próstata

A citologia prostática costuma ser tipificada por grupos de células cúbicas ou cilíndricas em arranjos que lembram uma "colmeia". Na hiperplasia prostática benigna, as células parecem normais, mas têm proporção núcleo-citoplasma um pouco aumentada. Os abscessos prostáticos têm grande quantidade de neutrófilos, muitos dos quais degenerados. Na metaplasia escamosa, várias células escamosas podem ser difíceis de distinguir de uma contaminação por células escamosas da uretra distal, quando as amostras são obtidas por meio de massagem. As neoplasias de próstata são incomuns e quase sempre malignas. O adenocarcinoma, o tumor de próstata mais comum, é difícil de diagnosticar em exame citológico. O carcinoma de célula de transição é menos comum.

### Outros

Às vezes podem ser enviadas ao patologista clínico amostras de secreção uretral (ver Capítulo 44), sêmen (ver Capítulos 111 e 118), sedimento urinário (ver Capítulo 72), aspirado traumático de próstata ou de bexiga (ver Capítulo 111), além de lavados transtraqueal e broncoalveolar (ver Capítulo 101). Esses exames podem ser úteis.

# CAPÍTULO 94

# Artrocentese e Artroscopia

Jonathan D. Dear

## ANATOMIA E FISIOLOGIA

As articulações sinoviais são compostas por dois ou mais ossos articulados, com uma camada superficial de cartilagem articular, a sinóvia (membrana sinovial) e o líquido sinovial. Algumas articulações também podem conter meniscos interarticulares, ligamentos ou coxins gordurosos. A sinóvia é uma membrana delgada constituída por sinoviócitos que envolvem os ossos articulares para criar um "compartimento" fechado. Os sinoviócitos são caracterizados como células do tipo A (fagocíticas) ou B, que secretam hialuronidase e outros componentes no interior da articulação e nos espaços com líquido extracelular (LEC) circundantes. O líquido sinovial é um dialisado de plasma, sendo relativamente acelular em animais saudáveis. O líquido sinovial lubrifica a cartilagem e fornece nutrientes a esse tecido, que tem pouco suprimento sanguíneo direto. A elasticidade e a viscosidade do líquido articular contribuem para suas qualidades lubrificantes. Qualquer condição que cause inflamação articular pode ocasionar anormalidade na porosidade dos vasos sinoviais e induz acúmulo de LEC, de mediadores inflamatórios e de leucócitos no espaço articular. Isso diminui a viscosidade do líquido articular, causa dor e aumenta o risco de lesões estruturais e do desenvolvimento de artrite.

## REVISÃO E INDICAÇÕES

A artrocentese, aspiração de líquido articular, é a técnica para obtenção de líquido de articulações distais. Informações potencialmente úteis, obtidas por avaliação macroscópica e citológica do líquido articular, podem auxiliar a determinar a causa de inchaço articular, claudicação, febre ou doença polissistêmica. Apesar de não ser tecnicamente um desafio, há uma dura etapa de aprendizado para a realização desses procedimentos. Após ter passado por esse aprendizado, o profissional se sente capacitado, confiante, e pode realizar o exame do líquido articular como um método auxiliar de diagnóstico em vários cenários. Ele é útil na avaliação de cães com anormalidades articulares óbvias, mas também de cães com febre de origem desconhecida (FOD) e com sinais vagos de mal-estar. As indicações para a artrocentese foram completamente revistas (ver Capítulos 14, 15, 31, 48 e 59), assim como a análise do líquido articular (ver Capítulo 74). O objetivo deste capítulo é rever a técnica e os procedimento para a coleta de amostras para exames citológicos e microbiológicos.

Os resultados da artrocentese podem ser úteis para diferenciar osteoartrite de doenças imunomediadas, infecciosas ou neoplásicas. O exame do líquido articular deve complementar as informações obtidas no histórico clínico, no exame físico e nas avaliações ortopédicas e neurológicas, bem como em testes laboratoriais e de imagem. Quando indicadas, as radiografias das articulações e dos membros acometidos devem preceder a artrocentese, pois hemoartrose após a punção pode dificultar a interpretação radiográfica.

## TÉCNICAS

### Considerações gerais

A decisão a respeito de quais articulações aspirar deve ser tomada com base nas informações obtidas no histórico clínico, no exame físico e na avaliação ortopédica. Contudo, durante o teste físico, é possível não observar alterações evidentes nas articulações de pacientes com claudicação intermitente, doença sistêmica e febre, ou quando a suspeita for de poliartrite imunomediada. Nesses animais, pode-se optar pela aspiração de múltiplas articulações – em geral, do carpo e do tarso – para aumentar a possibilidade de diagnóstico. Os resultados da artrocentese devem ser interpretados no contexto das condições gerais do paciente. Embora os resultados do exame do líquido articular possam fornecer algumas informações sobre a doença do paciente, raramente propiciam um diagnóstico definitivo.

### Preparação e posicionamento do paciente

Como as doenças articulares podem ser dolorosas, o paciente deve ser submetido a analgesia, a sedação ou a anestesia apropriada. A sedação, como medida mínima, é importante para pacientes indóceis ou excitados e possibilita uma aspiração segura de líquido articular de animais calmos, minimizando o risco da lesão intra-articular causada pela agulha. Após o paciente estar sedado ou anestesiado, deve ser posicionado em decúbito lateral. Quase sempre a articulação do carpo é aspirada da face medial do membro, exigindo acesso ao membro torácico dependente. Há também uma técnica que utiliza uma abordagem dorsal ou anterior à articulação do carpo. As articulações de cotovelo, joelho e tarso geralmente são aspiradas com uma abordagem lateral, exigindo acesso ao membro não dependente. Antes da artrocentese, devem-se realizar tricotomia e preparação asséptica da região articular a ser puncionada, alternando o uso de clorexidina e álcool. Devem ser usadas luvas, agulhas e seringas estéreis. Não é necessário colocar pano de campo. Para reduzir o risco de lesão articular, contaminação da amostra com sangue ou indução de dor, inicialmente, manipule a articulação para encontrar o grau de flexão que forneça a maior "janela" de acesso ao espaço sinovial. A flexão do membro pode ser feita pelo veterinário que realiza a artrocentese ou por um auxiliar. Caso o médico prefira manipular o membro e a articulação, deve aspirar a articulação com uma das mãos estéril – em geral, a dominante – e a outra não estéril – quase sempre a não dominante.

### ▶ Obtenção das amostras (Vídeo 94.1)

Na artrocentese, costuma-se usar agulha curta e de pequeno calibre (22 a 25 G), pois é menos provável que ela cause lesão à articulação. A agulha deve ser conectada a uma seringa pequena (cerca de 3 m$\ell$), certificando-se de que estejam bem conectadas. Antes da introdução da agulha no espaço articular, movimente o êmbolo da seringa para permitir um deslizamento suave do êmbolo. A agulha deve ser introduzida lentamente na articulação, de maneira perpendicular à pele. A articulação do carpo é superficial. No entanto, para alcançar as articulações do cotovelo, do joelho e do tarso, pode ser necessária a introdução de toda a agulha, a fim de obter a amostra de líquido. Se, durante a punção, houver ossos ou cartilagens no trajeto da agulha, ou se nenhum líquido for aspirado, a agulha deve ser retirada e redirecionada.

Deve-se aplicar uma pressão negativa leve e intermitente no êmbolo, assim que a agulha atravessar a pele e alcançar o espaço articular. Como apenas uma pequena quantidade de líquido é necessária ao exame, de 0,5 a 1 m$\ell$ pode ser facilmente aspirado de articulações anormais. Evite aplicar pressão negativa em excesso, pois isso pode ocasionar hemorragia, com menor qualidade da maioria das amostras. A pressão negativa deve ser interrompida antes de se retirar a agulha do paciente, a fim de evitar a contaminação da pele ou do tecido subcutâneo com sangue. Descarte qualquer agulha ou seringa contaminada com sangue. Pode não ser possível retirar mais do que 0,2 m$\ell$ de uma articulação normal. Portanto, a ausência aparente de líquido pode ser um indicativo de articulação saudável.

### Pontos de referência anatômicos (Figura 94.1)

O local de coleta de amostra na articulação do carpo é a região radiocárpica proximal, tanto ao longo da face medial quanto da dorsal. Ao usar a abordagem dorsal, deve-se evitar a veia cefálica, que passa sobre a superfície articular. A articulação tibiotársica é acessada pela face lateral, ao longo do tálus. Novamente, deve-se evitar lesão aos vasos sanguíneos superficiais do local.

A agulha precisa ser avançada em paralelo ao eixo dos metatarsos e perpendicular à tíbia. A articulação do joelho pode ser aspirada em sua face lateral e medial. Para ambas as abordagens, costuma ser necessária uma agulha mais longa – em geral de 4 cm –, visto que o líquido sinovial tende a se acumular na região caudal do coxim de gordura patelar.

### Manuseio da amostra do líquido articular

A amostra de líquido deve ser enviada para exame citológico em um tubo contendo EDTA e/ou em lâminas preparadas para tal finalidade. Isso pode depender do volume de líquido aspirado. As lâminas podem ser preparadas pingando-se uma pequena quantidade de líquido articular sobre uma lâmina de microscópio, próximo à borda fosca dessa lâmina, e lentamente espalhando-a ao longo da lâmina com uma segunda lâmina (ver Vídeo 94.1). O líquido articular e/ou as lâminas preparadas devem ser examinados por um patologista clínico para avaliar a cor, a turbidez, a celularidade, a contagem diferencial de células e a inspeção citológica, à procura de microrganismos infecciosos ou células neoplásicas esfoliadas (Tabela 94.1). Um teste subjetivo da viscosidade do líquido sinovial pode ser realizado sentindo a textura da amostra entre o polegar e o dedo indicador. O líquido articular normal deve se esticar 3 a 5 cm; o líquido de articulações acometidas é menos viscoso e se estica menos. A perda da viscosidade é decorrente da falta de ácido hialurônico. Contudo, a avaliação da viscosidade com os dedos é um procedimento subjetivo e pode induzir a erro de interpretação.

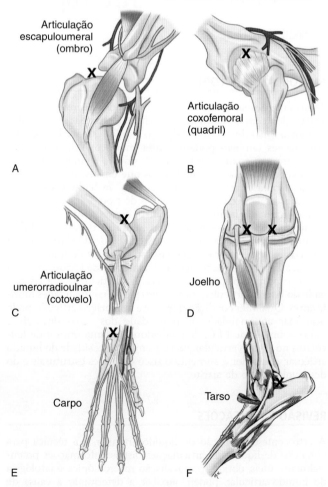

**Figura 94.1** Locais de artrocentese em cães (marcados com um X). (Fonte: De Evans HE, de Larunta A. *Miller's anatomy of the dog*, ed 4, St. Louis, 2013, Saunders.)

### Tabela 94.1 Características citológicas do líquido sinovial.

| CONDIÇÃO | COR | TURBIDEZ | VISCOSIDADE | PROTEÍNA TOTAL (g/dℓ) | CÉLULAS NUCLEADAS/μℓ | CONTAGEM DIFERENCIAL (%) MONO | PMN |
|---|---|---|---|---|---|---|---|
| Normal | Incolor | Claro | Alta | < 2,5 | < 3.000 | > 95 | < 5 |
| Doença articular degenerativa | Incolor | Claro | Variável | < 2,5 | < 5.000 | > 90 | < 10 |
| Trauma | Incolor a amarelo | Opaco | Diminuída | Variável | 2.500 a 3.000 | > 75 | < 25 |
| Infecciosa (p. ex., bacteriana, *Erlichia*) | Amarelo a sanguinolento | Turvo | Diminuída | > 2,5 | 40.000 a 250.000 | < 10 | > 90 |
| Imunomediada (p. ex., idiopática, reumatoide, erosiva) | Amarelo | Opaco | Diminuída | > 2,5 | 4.400 a 350.000 | 20 a 80 | 20 a 80 |

Adaptada de MacWilliams PS, Friedrichs KR. Laboratory Evaluation and Interpretation of Sinovial Fluid. *Vet Clin North Am Small Anim Pratic* 33 (1): 153-178, 2003. *Mono*, monócitos; *PMN*, células polimorfonucleares.

Se houver volume suficiente de amostra e for clinicamente indicado, o líquido sinovial deve ser enviado para cultura microbiológica e teste de sensibilidade antimicrobiana (antibiograma), em um tubo estéril. Caso sejam necessários resultados imediatos, um exame básico do líquido pode ser realizado por meio da avaliação de sólidos totais, cor, turbidez e aparência microscópica. A contagem de células nucleadas pode ser grosseiramente estimada ao multiplicar o número de células nucleadas por campo de grande aumento por 1.000. Embora bactérias intracelulares sejam evidências convincentes de um processo séptico, muitas características celulares são discretas. Pacientes com artrite séptica quase sempre apresentam neutrófilos não degenerados. Portanto, deve-se tomar cuidado quando se interpretam os resultados do exame do líquido articular. Uma descrição completa desse teste está disponível no Capítulo 74.

# CAPÍTULO 95

# Aspiração e Biopsia de Linfonodos

Takuo Ishida

## INTRODUÇÃO

A linfadenopatia – aumento de volume dos linfonodos – é uma condição preocupante, pois a lista de diagnósticos diferenciais inclui uma ampla variedade de anormalidades graves. Linfonodos aumentados estão associados a doenças neoplásicas, infecciosas ou imunológicas. O diagnóstico preciso, baseado no exame histológico de uma amostra obtida por biopsia, é fundamental para iniciar o tratamento apropriado. As técnicas geralmente utilizadas para a obtenção de tecido de qualquer linfonodo periférico ou interno aumentado, visando à avaliação citológica, são biopsia com agulha fina (BAF) não aspirativa ou aspiração com agulha fina (AAF). A citologia é sensível e específica para o diagnóstico de neoplasias, independentemente de serem primárias ou metastáticas.[1,2] A citologia dos linfonodos, combinada com técnicas microbiológicas específicas, também é muito útil para a detecção de evidências de doenças infecciosas, inclusive leishmaniose, erliquiose, criptococose, infecção por *Neorickettsia* e por *Mycobacterium*, entre outras.[3-5]

Quando múltiplos linfonodos estiverem aumentados, é recomendada a coleta de amostra de mais de um deles. Em geral, evita-se realizar biopsia ou AAF de linfonodos submandibulares, desde que outros estejam disponíveis para a coleta. Alterações decorrentes de infecções bucais ou de contaminação por células de glândulas salivares podem dificultar o exame microscópico da amostra. Deve-se também evitar aspirar a área central de linfonodos com grande aumento de volume, pois pode haver tecido necrosado nessa região.[6] Em contrapartida, a coleta de amostra superficial pode fornecer resultados inconclusivos graças à proliferação central de células de linfoma indolente no linfonodo.[7]

O procedimento padrão-ouro para estabelecer a causa do aumento de volume do linfonodo é sua extirpação total, seguida de envio para exame histológico. Como o principal propósito da histopatologia é obter informações sobre a arquitetura tecidual, esse método deve ser sempre utilizado quando o paciente pode ser anestesiado com segurança. Pode-se realizar biopsia central do linfonodo com agulhas operadas manualmente ou automáticas (do tipo *Tru-Cut*), pois a técnica é direta e necessita apenas de sedação ou anestesia leve do paciente. Contudo, tal procedimento costuma falhar em obter amostras apropriadas ao exame histopatológico. Biopsia central com uso de agulha pode ser realizada quando a arquitetura tecidual não for importante para o diagnóstico, como nos casos suspeitos de doenças infecciosas.

## TÉCNICAS DE CITOLOGIA DE LINFONODOS (VÍDEO 95.1)

### Linfonodos periféricos

Inicialmente, pode-se tentar obter células por meio de BAF não aspirativa de um linfonodo periférico ou intra-abdominal que apresenta aumento de volume. Utiliza-se uma agulha estéril 20 a 22 G, para cães de grande porte, ou 22 a 23 G, para cães de pequeno porte e gatos. A pele que recobre os linfonodos periféricos deve ser limpa cuidadosamente com etanol ou álcool isopropílico. Ademais, a pele deve ser preparada cirurgicamente quando se pretende realizar biopsia de um linfonodo interno. Enquanto o operador segura o linfonodo superficial com uma das mãos ou o localiza com auxílio de ultrassom, a agulha é segurada com o polegar e o indicador da outra mão. A seguir, é introduzida no tecido, retraída até a região cortical, sem retirá-la, e redirecionada novamente, aprofundando-a no linfonodo em direção um pouco diferente. O redirecionamento da agulha e a punção de diferentes áreas é um procedimento que deve ser repetido diversas vezes – de preferência, cinco. Células e líquidos são colhidos para dentro da agulha por capilaridade (Figura 95.1A). A agulha é, então, removida do linfonodo.

### Linfonodos internos

Caso o tecido a ser submetido à biopsia esteja na cavidade torácica, a AAF deve sempre ser realizada com a agulha conectada a uma seringa estéril de 3 a 5 m$\ell$, de modo a evitar pneumotórax. A técnica descrita aqui também pode ser utilizada se a tentativa inicial de BAF falhar em fornecer células apropriadas a um diagnóstico citológico confiável (Figura 95.1B). Segurando o linfonodo ou o transdutor (guia) do ultrassom com uma das mãos, introduz-se uma agulha estéril conectada a uma seringa, também estéril, na estrutura de interesse. Enquanto se puxa o êmbolo para gerar pressão negativa, a seringa deve ser puxada levemente para trás. A ponta da agulha deve permanecer na área cortical do linfonodo. A pressão negativa, então, é desfeita, e a agulha avança em direção diferente, antes de aplicar novamente a pressão. Esse redirecionamento da agulha deve ser repetido mais de uma vez – se possível, cinco. Por fim, a pressão negativa é desfeita mais uma vez, e a agulha é cuidadosamente retirada.

A seringa deve ser desconectada da agulha e preenchida com ar antes de ser reconectada à agulha. Tanto para BAF quanto para AAF, qualquer material dentro da agulha deve ser cuidadosamente expelido sobre uma lâmina ou lamínula limpa, pressionando o êmbolo da seringa enquanto a ponta da agulha é posicionada na superfície da lâmina. Deve-se evitar expelir o material da seringa em forma de "jato". Para a preparação de um esfregaço em lamínula, uma segunda lamínula limpa é colocada sobre a primeira. O material entre as lamínulas começa a se espalhar com a pressão aplicada pela lamínula que o recobre. As extremidades de cada lamínula devem ser mantidas separadas. Na sequência, devem ser separadas horizontalmente, assim que o material da amostra se espalhar e atingir o fim de cada lamínula (Figura 95.1C). Com essa técnica, os linfócitos imaturos frágeis podem ser bem preservados, desde que se apliquem movimentos 60% horizontais e 40% verticais ao separar as lamínulas. As lamínulas devem ser imediatamente secas ao ar ou com alguma fonte de calor.

Esfregaços de alta qualidade semelhantes podem ser obtidos com lâminas de vidro finas previamente limpas. Com cuidado, a amostra é expelida sobre a lâmina, a um terço da distância do ápice, e uma segunda lâmina é colocada em contato com a amostra, em um ângulo direto (90°). A amostra se espalha com o peso da segunda lâmina, e elas são separadas (Figura 95.1D). O esfregaço da lâmina inferior geralmente é o melhor para a avaliação. A lâmina deve ser logo seca ao ar. Para a avaliação citológica das amostras na própria clínica, as lamínulas ou lâminas secas ao ar devem ser fixadas em metanol puro por 2 a 5 minutos e coradas com Wright-Giemsa. É importante que o metanol seja puro (> 95%), que se respeite um adequado

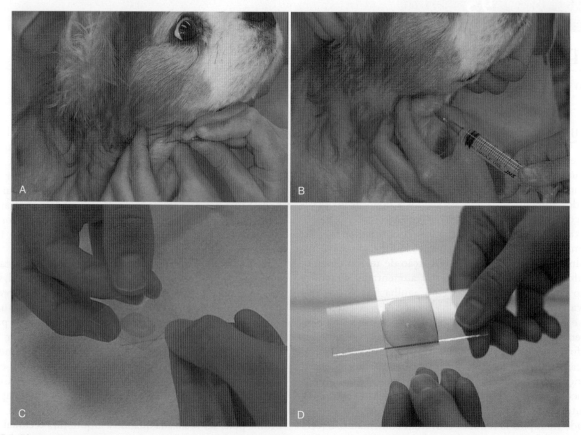

**Figura 95.1** Técnica não aspirativa para obtenção de amostra para citologia de linfonodo, utilizando apenas uma agulha (**A**), e técnica aspirativa com agulha conectada à seringa (**B**). O esfregaço da amostra para citologia é preparado com duas lamínulas (**C**) ou com duas lâminas de vidro (**D**).

CAPÍTULO 95 • Aspiração e Biopsia de Linfonodos 363

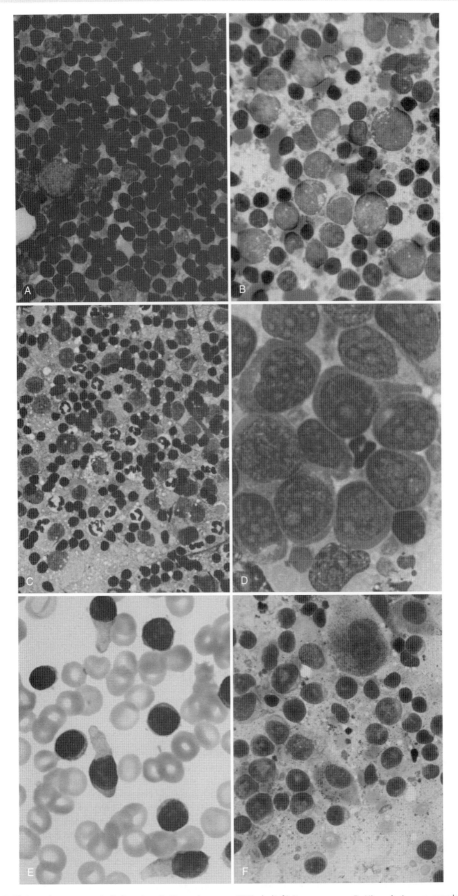

**Figura 95.2** Aspectos citológicos de amostras de linfonodos. **A.** Normal, com > 90% de linfócitos pequenos. **B.** Hiperplasia com grande quantidade de linfócitos médios e grandes (< 30%). **C.** Inflamação com número elevado de células inflamatórias – nesse caso, inflamação piogranulomatosa. **D.** Linfoma de alto grau com elevado número de células blásticas. **E.** Suspeita de linfoma de baixo grau com aumento uniforme de linfócitos pequenos. **F.** Metástase de neoplasia – nesse caso, melanoma maligno.

tempo de fixação e que seja preparada uma solução de coloração nova com um tampão fosfato adequado de pH 6,2. Para avaliação inicial, pode ser utilizada coloração rápida do tipo Diff-Quik, porém o diagnóstico final deve ser definido em preparações que tenham sido adequadamente coradas com corante do tipo Romanoswky, como Wright-Giemsa ou May-Grünwald-Giemsa. Quando for submeter os esfregaços a laboratórios veterinários de referência, podem ser enviadas amostras secas ao ar e não fixadas, mas não junto com amostras para exame histopatológico fixadas em formalina, pois o gás formaldeído fixa a amostra, resultando em lâminas mal coradas, quando se utilizam corantes do tipo Romanoswky.

## INTERPRETAÇÃO DOS RESULTADOS DO EXAME CITOLÓGICO DO LINFONODO

Em geral, o exame citológico dos linfonodos fornece um dos seguintes resultados: normal, hiperplasia (reativo), inflamação, linfoma, metástase de neoplasia ou hematopoese extramedular.[6] A citologia normal de linfonodos consiste em aproximadamente 90% de linfócitos pequenos bem diferenciados e até 10% de linfócitos médios e grandes (Figura 95.2A). Plasmócitos, histiócitos (macrófagos) e neutrófilos quase sempre estão presentes em pequeno número. Alguns mastócitos na lâmina também podem ser detectados.[8]

No linfonodo reativo ou hiperplásico, nota-se maior quantidade – em geral, de 15 a 30% – de linfócitos médios e grandes. A maioria das células de linfonodos hiperplásicos (> 50%) é representada por linfócitos pequenos (Figura 95.2B). Em algumas amostras citológicas, a porcentagem de células médias e grandes pode chegar a 50%. Pode ser necessário exame de lâminas adicionais ou histológico de amostra obtida por biopsia, a fim de diferenciar hiperplasia de neoplasia.[9,10] Na hiperplasia, quase sempre a quantidade de plasmócitos se encontra elevada, e a de outras células inflamatórias, um pouco elevada. A hiperplasia linfoide costuma estar associada à estimulação antigênica decorrente de uma das diversas etiologias: infecção, inflamação, doenças imunomediadas e neoplasias. Exames adicionais podem ser necessários para a confirmação do diagnóstico.

A linfadenite é classificada como supurativa, eosinofílica, histiocítica ou piogranulomatosa, com base no tipo de células inflamatórias.[11] A linfadenite supurativa é caracterizada por um número elevado de neutrófilos (> 5%). Contagens neutrofílicas acima de 20% das células presentes são compatíveis com infecções no linfonodo ou com uma inflamação secundária, às vezes oriunda da drenagem de uma área infeccionada. A linfadenite eosinofílica é diagnosticada quando há um número elevado de eosinófilos (> 3%). Caso a contagem de histiócitos represente > 3 a 5% das células, o diagnóstico provável é de linfadenite histiocítica. Na linfadenite piogranulomatosa, nota-se aumento de histiócitos e de neutrófilos (Figura 95.2C). A linfadenite piogranulomatosa geralmente está associada a infecções causadas por fungos, *Leishmania*, *Neorickettsia* ou *Prototheca*.

O diagnóstico citológico de linfoma de alto grau pode ser obtido pela detecção de > 50% de linfócitos médios ou grandes (Figura 95.2D). Contudo, quase sempre são realizados exames adicionais, incluindo histopatologia, imunofenotipagem e reação em cadeia da polimerase para avaliar a clonalidade, de modo a estabelecer o diagnóstico baseado na classificação mais recente da Organização Mundial da Saúde (OMS).[12] A avaliação histológica é mais bem realizada com a maior secção possível de um linfonodo. Por outro lado, linfonodos de animais com linfoma de grau baixo costumam apresentar um grupo quase uniforme de linfócitos pequenos, tornando difícil o diagnóstico em exame citológico (Figura 95.2E). Mais uma vez, há necessidade de histologia e outros procedimentos diagnósticos. Células normalmente não observadas nos linfonodos (p. ex., células epiteliais ou melanócitos) ou consideradas componentes normais (p. ex., mastócitos) em número excessivo confirmam o diagnóstico de metástase de neoplasia (Figura 95.2F).

## REFERÊNCIAS BIBLIOGRÁFICAS

*As referências bibliográficas deste capítulo se encontram online no Ambiente de Aprendizagem.*

# CAPÍTULO 96

# Rinoscopia, Biopsia Nasal e Lavado Nasal

Caroline Page

## RINOSCOPIA

A rinoscopia é um componente da investigação diagnóstica das doenças nasais que possibilita o exame da cavidade nasal, da nasofaringe e, em algumas circunstâncias, dos seios da face. É indicada para a avaliação de pacientes com congestão nasal, estertores, epistaxe, secreção nasal, espirro e espirro reverso. A rinoscopia é contraindicada em pacientes com anormalidades hemostáticas ou com defeitos na placa cribiforme. Em hipertensos, deve ser realizada com cautela, pois pode resultar em hemorragia intensa. Antes de realizá-la, é essencial ter conhecimento básico da anatomia nasal (ver Capítulo 238). É imperativo um histórico clínico completo, a fim de determinar a duração dos sintomas, de modo a verificar se há secreções nasais e se o surgimento dos sinais clínicos, bilaterais ou unilaterais, foi súbito ou progressivos. Durante o exame físico, deve-se prestar atenção especial à assimetria nasal, à hipopigmentação e a qualquer secreção, além de identificar sinais de doenças sistêmicas, problemas de coagulação ou hipertensão (ver Capítulos 29, 157 e 197). Procure por doenças dentárias, as quais podem resultar em secreção nasal secundária à formação de fístula (ver Capítulos 27 e 272). A maior chance de sucesso no diagnóstico de pacientes com doenças nasais é alcançada ao fazer uma correlação de informações clínicas e anamnese com os achados na rinoscopia, os exames de imagem avançados e a histopatologia. Testes de imagens avançados, com tomografia computadorizada (TC) ou ressonância magnética (RM), são um complemento útil à rinoscopia, pois fornecem informações detalhadas sobre a localização anatômica e a extensão da anormalidade. Na avaliação de doenças nasais, essas técnicas de imagem são muito superiores às radiografias. As lesões detectadas na TC ou na RM podem ser avaliadas por meio de rinoscopia, para uma inspeção mais minuciosa e a realização de biopsia.[1] Os exames de imagem devem sempre ser feitos antes da rinoscopia, haja vista que a lesão da mucosa nasal e o sangramento decorrente de traumatismo causado pelo rinoscópio podem interferir na qualidade da imagem. Os exames pré-anestésicos dos pacientes que serão submetidos à rinoscopia devem incluir hemograma completo, testes bioquímicos e de coagulação, além de radiografias torácicas. Caso haja epistaxe, deve-se mensurar a pressão arterial (ver Capítulo 99) e descartar doenças sistêmicas, como as transmitidas por carrapato (ver Capítulo 218). O procedimento pode ser doloroso; portanto, o protocolo anestésico deve incluir fármacos analgésicos, como os opioides. Os bloqueios perineurais, tanto o infraorbital quanto o maxilar, com bupivacaína ou lidocaína – sobretudo em gatos –, podem ser úteis por reduzir o reflexo de espirro e aliviar a dor durante o procedimento.[2]

Após realizados os exames de imagem, o paciente já anestesiado é posicionado em decúbito esternal, com o focinho direcionado de forma ventral. Um exame endoscópico duplo, com endoscópios rígidos e flexíveis, possibilita uma avaliação mais abrangente da cavidade nasal e da nasofaringe.[3] A maioria dos clínicos prefere endoscópio rígido para o exame anterógrado da cavidade nasal. Endoscópios com campo de visão com ângulo de 30° permitem maior visibilidade, com menor movimentação do endoscópio do que aqueles com campo de visão a 0°. O endoscópio de 1,9 mm é adequado para cães de pequeno porte e gatos. Para animais acima de 10 kg, o de 2,7 mm é mais apropriado. Endoscópios flexíveis podem ser retrofletidos para permitir uma avaliação completa da nasofaringe. Em pacientes com destruição de cornetos (p. ex., nos casos de rinite fúngica), o endoscópio flexível pode ser conduzido para dentro do seio frontal, de modo a auxiliar o diagnóstico[4] e o tratamento. Endoscópios flexíveis com câmeras de vídeo de alta definição permitem uma boa visualização dos tecidos nasais, e alguns clínicos preferem esses aparelhos, em comparação com os rígidos, para realizar a rinoscopia.

O exame inicia com a avaliação da nasofaringe. Coloca-se um abridor de boca para proteger o endoscópio e infla-se o manguito do tubo endotraqueal para vedar e proteger as vias respiratórias. A nasofaringe não deve ser recoberta ou obstruída, pois isso interfere na drenagem de líquidos pela boca. Nesse momento, podem ser obtidas amostras para cultura microbiológica (Vídeo 96.1) com um suabe estéril introduzido na narina. Isso pode resultar em sangramento, o qual pode interferir na visualização. De modo alternativo, amostras de tecidos obtidas por biopsia podem ser enviadas para cultura microbiológica ao fim do processo. O endoscópio flexível retrofletido é introduzido pela boca e curvado sobre o palato mole, a fim de visualizar a nasofaringe. A movimentação rostral do endoscópio possibilita a inspeção completa da nasofaringe. A nasofaringe, as coanas e o palato mole devem ser avaliados quanto a pólipo, estenose, secreção, tumor ou ácaro, além de cor e textura da mucosa. As aberturas das tubas auditivas podem ser vistas (ver Capítulo 238). Durante essa parte do procedimento, o paciente pode necessitar de anestesia mais profunda por causa da sensibilidade da área. Pinças em escova podem ser usadas para obter amostras para citologia, assim como amostras de tecidos anormais podem ser obtidas com uma pinça de biopsia endoscópica.[5] Deve-se ter cuidado para não danificar o endoscópio durante a passagem do instrumento pelos canais enquanto ele estiver retrofletido. Em vez disso, a pinça de biopsia deve ser passada até a extremidade do endoscópio antes de ele ser flexionado. Alguns clínicos utilizam endoscópio rígido para o exame anterógrado da nasofaringe, mas isso pode resultar em sangramento relevante.

Após essa avaliação inicial com o endoscópio flexível, utiliza-se um endoscópio rígido para o exame da cavidade nasal, em uma abordagem anterógrada. A princípio o endoscópio é introduzido em certo ângulo e, depois, endireitado para passar pela cartilagem alar. O endoscópio é cuidadosamente avançado, e cada um dos meatos é examinado. A irrigação contínua com solução salina remove o muco e auxilia na visualização das estruturas nasais. A cavidade nasal é examinada quanto a muco anormal, hiperemia, lise, textura da mucosa, pólipo, tumor e corpo estranho. Os cornetos nasais têm aparências variadas nas diferentes raças e indivíduos.[6] Os cornetos rostrais são róseos e lisos, ao passo que os etmoidais caudais aparecem mais dourados, com textura mais corrugada. Para evitar dano à placa cribiforme, mensure a distância da entrada da cavidade nasal até o nível do olho, não ultrapassando esse ponto com o endoscópio. É importante lembrar que, no exame microscópico, é possível notar alterações inflamatórias relevantes em cavidades nasais que apresentam aparência macroscópica normal,[7] portanto se deve sempre realizar biopsia[8] (ver a seguir). Os pacientes devem ser monitorados de perto durante a recuperação, pois, caso a boca esteja fechada e a narina, obstruída, o animal pode não conseguir respirar. Pode ser necessário um abridor para manter a boca do paciente aberta até que o animal recobre a consciência. A extubação deve ser realizada o mais tardiamente possível, de preferência após o retorno do reflexo de vômito.

## BIOPSIA NASAL

Antes da biopsia nasal, é necessário assegurar que o paciente tenha capacidade de coagulação adequada (ver Capítulo 196), esteja intubado e que o manguito do tubo endotraqueal esteja inflado. Há diversas técnicas de biopsia nasal, cujo objetivo é obter amostras de tecido que tenham qualidade e quantidade adequadas ao diagnóstico. As amostras podem ser obtidas com uma pinça de biopsia introduzida pelo conduto do endoscópio. Isso propicia precisão na amostra da área de interesse, além de ampla visibilidade, condições úteis quando existem lesões focais. Contudo, com esse método, obtém-se amostra muito pequena. Ademais, as amostras podem ser de péssima qualidade para o exame histopatológico, em especial quando se utiliza endoscópio de diâmetro pequeno ou flexível. De maneira alternativa, um instrumento de biopsia maior pode ser guiado, adjacente ao endoscópio, até o local de interesse, o que possibilita a coleta de amostras maiores (Figura 96.1). Com esse método, o manuseio do instrumento de biopsia pode ser difícil, sobretudo em narinas pequenas. Um método efetivo de obtenção de amostras de bom tamanho e de qualidade, na maioria das anormalidades nasais, é às cegas. Isso envolve a passagem do instrumento de biopsia para dentro da cavidade nasal e a obtenção de amostra do tecido, sem que ele seja guiado pelo endoscópio. A distância até o local de

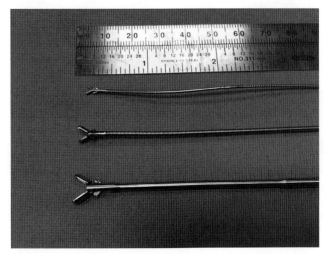

**Figura 96.1** Pinças de biopsia, de cima para baixo, com 1,9 mm, 2,7 mm e 4 mm. Os instrumentos de 4 mm podem ser usados na técnica de biopsia às cegas para obter amostras maiores, que têm qualidade tecidual superior à das amostras menores.

interesse pode ser mensurada com base nos resultados de exames de imagem, e, então, o instrumento de biopsia pode ser marcado com um esparadrapo antes de introduzido na narina (Figura 96.2). Essa técnica propicia resultados comparáveis com os obtidos em biopsia guiada no diagnóstico de câncer nasal.[9] Devem ser obtidos diversos fragmentos, principalmente se as amostras forem pequenas. É importante conhecer a anatomia nasal durante a biopsia e não avançar o instrumento além do nível do olho, a fim de evitar dano à placa cribiforme.

Em geral, a biopsia nasal resulta em sangramento moderado autolimitante. Os métodos de hemostasia pós-biopsia, caso necessários, consistem em instilação de fenilefrina, epinefrina ou várias gotas da erva chinesa Yunnan Baiyao misturada em água. A aplicação de compressa de gelo na ponte da narina após o procedimento também pode ser útil, assim como aspergir solução salina gelada na narina, o que resulta em vasoconstrição na mucosa.

As amostras obtidas na biopsia podem ser envolvidas em gaze embebida em solução salina (Kimwipes) ou em um cassete de biopsia e enviadas em solução de formalina.

## LAVADO NASAL

O lavado nasal (Vídeo 96.2) é um procedimento útil, que permite remover o muco para alívio de rinite crônica, auxiliar na remoção de corpo estranho, ajudar na ressecção de alguns tumores nasais como tratamento paliativo ou antes da radioterapia e preparar a cavidade nasal para o tratamento tópico de rinite fúngica. O lavado nasal não é a maneira ideal de coletar amostras de qualidade para diagnósticos. Para isso, a biopsia é a técnica preferida. Algumas lesões podem não esfoliar bem, ou estar localizadas de modo muito caudal, para que o lavado consiga coletar uma amostra do tecido.

Existem vários métodos para a obtenção de lavado nasal, os quais dependem do propósito para o qual está sendo realizado. O lavado nasal pode ser realizado tanto na direção normógrada, das narinas para a nasofaringe, quanto na retrógrada, da nasofaringe para as narinas.

Para a remoção de muco em pacientes com rinite crônica e para tentar a ressecção de tumores, a técnica é a seguinte: o paciente é posicionado em decúbito esternal, conforme descrito antes, e utiliza-se uma seringa de 12 ou 35 m$\ell$, em pacientes de pequeno porte, ou de 60 m$\ell$, em pacientes maiores, preenchida com solução salina estéril, que é aspergida no nariz. A extremidade da seringa pode ser introduzida diretamente no nariz, ou pode ser usado um adaptador em forma de árvore de Natal (Figura 96.3). A narina contralateral é comprimida e fechada para permitir que o fluxo escorra para a nasofaringe e saia pela boca. Pode-se aplicar uma força vigorosa, provocando um lavado traumático, capaz de causar ressecção do tecido tumoral e remover as placas fúngicas. Essa técnica pode ser associada à curetagem transnasal, para uma ressecção mais efetiva do tumor.[10] O restabelecimento do fluxo de ar é evidente quando não há (ou quando há pouca) resistência ao lavado, com o fluido saindo facilmente pela boca.

O lavado retrógrado pode ser útil caso a placa cribiforme esteja danificada e uma técnica minimamente invasiva seja necessária para obter amostras da parte rostral da cavidade nasal, ou em alguns casos de corpo estranho. Um cateter de polipropileno longo pode ser aquecido com uma chama, a 1 a 2 cm da extremidade, por 2 segundos, moldando-o em forma de gancho para se encaixar facilmente na nasofaringe. A solução salina pode, então, ser injetada, conforme descrito antes. Em geral, é necessário que o paciente esteja anestesiado durante esse processo, em razão da maior sensibilidade da nasofaringe.

O lavado dos seios da face em pacientes com rinite fúngica é uma forma muito efetiva de desbridar as placas fúngicas antes do tratamento local, o que auxilia no sucesso da terapia. São necessários vários litros de solução salina e muita paciência. Um cateter de látex vermelho pode ser introduzido com auxílio de uma pinça de biopsia até o fim de um endoscópio flexível e posicionado no interior do seio no qual se deseja realizar a lavagem. De maneira alternativa, um lavado forçado pelo conduto de um endoscópio flexível adjacente à placa é outra técnica útil nessa situação, assim como um lavado vigoroso anterógrado, como descrito antes.

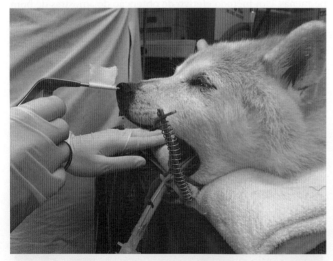

**Figura 96.2** Um esparadrapo marca o instrumento de biopsia para que ele seja introduzido somente até a área de interesse, com base nos exames de imagem, e evita que o equipamento seja avançado além do nível do canto medial do olho, evitando dano à placa cribiforme.

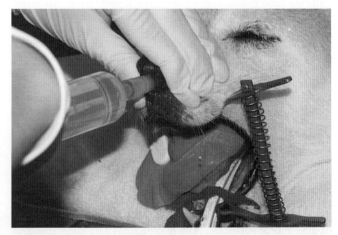

**Figura 96.3** Técnica de lavado nasal. A narina contralateral é ocluída para possibilitar o fluxo do nariz para a boca.

## REFERÊNCIAS BIBLIOGRÁFICAS

*As referências bibliográficas deste capítulo se encontram online no Ambiente de Aprendizagem.*

# RESPIRATÓRIAS E CARDIOVASCULARES

## CAPÍTULO 97

# Terapia Respiratória e Inalatória

Laura A. Nafe

Por definição, terapia respiratória é a administração de um medicamento, na forma de aerossol, para o tratamento de doenças respiratórias crônicas ou agudas. Em veterinária, nossa habilidade em administrar fármacos inalados dessa maneira é limitada pela inabilidade de cães e gatos em coordenar a respiração com a ativação de um inalador com dosímetro (bombinha) ou um dispositivo de nebulização. Métodos usados na terapia respiratória em pediatria humana têm sido adotados com sucesso em clínicas veterinárias de pequenos animais em pacientes selecionados.

## NEBULIZAÇÃO

A nebulização é o provimento de uma substância por meio de pequenas gotículas, facilitando o fornecimento de solução salina estéril ou de um medicamento – quase sempre diluído em solução salina, para facilitar o transporte – diretamente ao trato respiratório. O tamanho da partícula fornecida varia de acordo com o tipo de nebulizador utilizado. Quase todos os dispositivos geram partículas de 0,5 a 10 mícrons. Na maioria dos pacientes, a penetração efetiva das vias respiratórias inferiores é obtida com partículas menores que 3 a 5 mícrons.[1]

### Tipos de nebulizadores

Uma gama de nebulizadores está disponível para o tratamento de doenças respiratórias. Apesar de todos serem capazes de fornecer solução salina ou medicamentos, há variações quanto a mecanismo de funcionamento, portabilidade, praticidade e tamanho da partícula fornecida. Os nebulizadores mais comuns são ou ultrassônicos ou pressurizados por gás. Muitos hospitais e clínicas veterinárias contam com nebulizadores a serem usados durante o período em que o paciente permanece internado, mas esses aparelhos podem não ser práticos para os cuidados em casa graças ao seu tamanho. A espessura das partículas fornecidas é importante quando se considera qual região do trato respiratório é o alvo. Por exemplo, partículas maiores, de 2 a 10 mícrons, são depositadas no trato respiratório superior e benéficas para doenças inflamatórias das vias respiratórias superiores (nasal, laringeana, traqueal).[1] Partículas menores alcançam partes mais distantes do trato respiratório antes de se depositarem e, portanto, são mais úteis para doenças das vias respiratórias inferiores. Em geral, os nebulizadores que criam partículas menores e que sejam portáteis são mais caros, com preço variando entre 150 e 250 dólares. Para a nebulização a longo prazo, em casa, a autora prefere o nebulizador de rede vibratória – Omeron Healthcare, Inc., Lake Forest, IL (Figura 97.1). Em algumas regiões geográficas, há farmácias que alugam nebulizador ao paciente por um período de tempo específico.

### Benefícios da nebulização

A nebulização é um componente importante da terapia respiratória em pacientes com doença respiratória aguda, propiciando hidratação ou medicação diretamente à área acometida

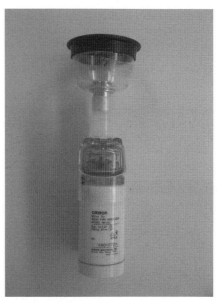

**Figura 97.1** Nebulizador de rede vibratória Omeron (Omeron Healthcare), com máscara facial conectada.

e minimizando, ao mesmo tempo, os efeitos sistêmicos adversos. O fornecimento de gotículas de água é de importância particular, pois facilita a remoção de secreções respiratórias e de muco pelo sistema mucociliar. A nebulização não costuma ser realizada por longos períodos em casa, porém, para pacientes internados, é importante no tratamento de doenças respiratórias de rotina.

### Indicações para a nebulização

Com o objetivo de compreender as indicações para a nebulização de solução salina (NaCl 0,9%), deve-se entender a função do muco no trato respiratório. O muco é um gel aderente que consiste em água e glicoproteínas misturadas com soro, o qual retém resíduos e bactérias, a fim de aumentar a remoção destes do trato respiratório.[2] A extração do muco é um importante mecanismo de defesa respiratório, que envolve um aparato mucociliar efetivo e o reflexo de tosse.[3] Para que os cílios das vias respiratórias funcionem de modo apropriado, deve haver uma camada serosa para facilitar sua movimentação e, portanto, do muco, em direção ascendente.[3] Além da reidratação do aparato mucociliar mediante fluidoterapia intravenosa, a nebulização fornece, diretamente ao trato respiratório desses pacientes, solução salina por meio de gotículas, contribuindo, assim, para a hidratação da camada de muco e facilitando sua remoção pelo paciente pelo mecanismo mucociliar e pela tosse. A nebulização de solução salina é mais utilizada em pacientes com pneumonia, em especial pneumonia aspirativa (ver Capítulo 242).

As indicações para a nebulização de medicamentos incluem infecções bacterianas resistentes, doenças inflamatórias das vias respiratórias (ver Capítulo 241) e tratamento ou prevenção de broncoconstrição, por meio do uso de antimicrobianos, glicocorticoides e broncodilatadores em cada uma dessas condições, respectivamente.

## Como realizar a nebulização

Ao realizar a nebulização com solução salina, deve-se colocar de 3 a 5 m$\ell$ de solução salina normal (NaCl 0,9%) no copo de nebulização. O nebulizador, quando em funcionamento, transforma esse volume de líquido em gotículas de solução salina durante um período de tempo – em geral, de 10 a 20 minutos. Diversas técnicas podem ser usadas para garantir que as gotículas nebulizadas sejam direcionadas ao trato respiratório. Como a maioria dos cães e dos gatos respira pelo nariz, os cornetos nasais podem reter algumas dessas partículas salinas. Em cães que apresentam respiração ofegante, muitas dessas gotículas podem ficar retidas no fundo da cavidade bucal e/ou serem deglutidas pela falta de inspiração profunda. O autor acredita que uma máscara facial ou uma pequena tenda seja útil para facilitar o fornecimento em pacientes que tolerem esses dispositivos. Na maioria dos casos, a nebulização deve ser seguida de tapotagem ou de exercício leve – se tolerado pelo paciente –, a fim de aumentar a remoção de secreções respiratórias (Vídeo 97.1). As contraindicações para a tapotagem incluem regurgitação, cirurgia torácica recente e decúbito. Um aspecto importante no cuidado com o paciente é, no caso de ele estar deitado, a mudança frequente de posição para limitar a formação de atelectasia e aumentar a movimentação das secreções das vias respiratórias.

## Medicamentos nebulizados

Há evidências mínimas que suportam o uso de medicações nebulizadas na clínica veterinária de pequenos animais. Apesar de a maioria das medicações hidrossolúveis poder ser administrada via nebulização, as classes de fármacos mais nebulizadas são antibióticos (p. ex., gentamicina), anti-inflamatórios (p. ex., propionato de fluticasona) e broncodilatadores (p. ex., albuterol). Além disso, outros medicamentos que têm sido avaliados para nebulização em ambientes de pesquisa incluem lidocaína, xilitol e N-acetilcisteína.

O clínico pode usar o tratamento com aminoglicosídeos nebulizados em cães com pneumonia bacteriana multirresistente (p. ex., aquela causada por *Bordetella bronchiseptica*, *Pseudomonas* spp.), em geral adjuvante à terapia antimicrobiana sistêmica. A vantagem da terapia com aminoglicosídeos nebulizados é a capacidade de administrar essa classe de antibióticos via nebulização, com baixo risco de efeitos sistêmicos adversos (p. ex., nefrotoxicidade).[4] Os clínicos devem ter em mente que antibióticos aerossolizados podem causar irritação das vias respiratórias e que o cálculo da dose costuma ser aproximado, sendo impossível estimar qual porcentagem do fármaco alcançará o local da infecção. A autora usa de 6 a 8 mg de gentamicina/kg diluída em 5 a 10 m$\ell$ de solução salina, administrada 1 vez/dia, por meio de máscara facial. Não utilize concentração acima de 25 mg/m$\ell$, pois elas podem reduzir a liberação do fármaco.

Os glicocorticoides, em geral, são liberados por inaladores com dosímetro em pacientes com doença inflamatória das vias respiratórias, sendo que, em cães de porte médio ou grande, talvez a nebulização seja o meio mais efetivo de alcançar as vias respiratórias inferiores. Tem-se avaliado o uso de budesonida em humanos, por meio de nebulização, porém nenhum estudo avaliou o uso de glicocorticoides por essa via em cães.[5] Quando se considera essa via de administração, o veterinário deve avaliar as limitações da nebulização, em especial o custo, visto que esses pacientes provavelmente necessitarão de tratamento por toda a vida.

Assim como os glicocorticoides, os broncodilatadores são fornecidos com mais frequência por meio de inaladores de aspersão. O albuterol nebulizado (0,5% de albuterol; 1,5 mg/gato, diluído em 2 m$\ell$ de solução salina, repetindo a cada 1 a 4 horas ou sempre que necessário) é às vezes utilizado como tratamento, em dose única, de gatos que apresentam crise asmática (ver Capítulo 241) ou como pré-tratamento daqueles submetidos a um procedimento que pode induzir ou agravar a broncoconstrição (p. ex., lavado broncoalveolar; ver Capítulo 101). Se disponível, é preferível o uso do albuterol nebulizador, em vez dos inaladores, com dosímetro para o tratamento emergencial de gatos em crise asmática, pois os pacientes com desconforto respiratório quase sempre não respiram de modo adequado, minimizando a efetividade do fornecimento às vias respiratórias inferiores pelo uso de um dispositivo espaçador. Nessas situações, embora seja preferível um broncodilatador injetável (p. ex., terbutalina), os gatos com doença cardíaca relevante podem não ser bons candidatos a receber agonistas de receptores adrenérgicos beta-2 ou fármacos broncodilatadores que contenham metilxantinas, por via parenteral. A administração de agonista de receptores adrenérgicos beta-2, em geral, não é recomendada a cães com doença respiratória, já que a broncoconstrição não é uma característica comum das doenças respiratórias em cães. A administração parenteral e oral de broncodilatadores à base de metilxantina é usada em doenças respiratórias de gatos e cães, porém a terapia inalatória não foi avaliada.

A nebulização de lidocaína (4%, sem conservante, diluída a 2%; 2 mg/kg/8 h, por 2 semanas) foi recentemente avaliada como um potencial novo agente anti-inflamatório e broncodilatador no tratamento de asma em gatos.[6] Apesar de nenhum efeito adverso ter sido observado, a lidocaína apenas reduziu a hiperatividade das vias respiratórias e não deve ser utilizada como terapia única no tratamento de asma.[6] Em casos específicos, a nebulização de lidocaína pode ser uma opção broncodilatadora alternativa em gatos com cardiopatia.

O xilitol, um açúcar que contém cinco carbonos, hidrata a camada de muco e tem propriedades potencialmente antibacterianas. Em virtude disso, essa terapia tem sido estudada como estratégia potencial no tratamento de fibrose cística em humanos. Um pequeno estudo de segurança avaliou a nebulização de xilitol por 14 dias consecutivos em cães da raça Beagle e não constatou efeito adverso.[7] O uso do xilitol nebulizado não foi avaliado na clínica veterinária e não pode ser recomendado até que informações adicionais sobre segurança e efetividade estejam disponíveis.

A N-acetilcisteína, um antioxidante e mucolítico, às vezes é administrada como agente mucolítico, por via parenteral, oral, ou mediante nebulização. Evidências sugerem que a N-acetilcisteína, quando fornecida por nebulização endotraqueal, pode causar broncoconstrição, com resultante limitação do fluxo de ar em gatos com asma induzida de forma experimental.[8] Doenças que resultam em produção excessiva de muco em cães (p. ex., pneumonia, disquesia ciliar) podem se beneficiar de N-acetilcisteína. Contudo, o risco de broncoconstrição durante ou após a nebulização com N-acetilcisteína é uma preocupação, fazendo com que a maioria dos clínicos não utilize esse medicamento, o qual também não é recomendado pelo autor. Caso decida realizar esse tratamento, recomenda-se o pré-tratamento com broncodilatador.

## Limitações da nebulização

Apesar de a nebulização de medicamentos ser uma opção atrativa para o tratamento de muitos pacientes com doenças respiratórias, limitações devem ser consideradas. Primeiro, há uma preocupação quanto à quantidade do fármaco que efetivamente alcança o local acometido, sendo que o tamanho da partícula tem um papel importante em relação à área medicada. Segundo, o custo associado à compra ou ao aluguel de um aparelho de nebulização, bem como ao gasto com o medicamento, pode ser substancial. Terceiro, o tempo necessário para liberar apropriadamente a medicação pode ser longo e trabalhoso para muitos cuidadores, em especial em pacientes com doença crônica que necessitam de múltiplos tratamentos diários, indefinidamente. Por fim, há sempre o risco de o medicamento causar mais irritação das vias respiratórias, o que ocorre sobretudo com antibióticos e broncodilatadores. É importante considerar essas limitações quando se recomendam medicações via nebulização.

## INALADORES DE ASPERSÃO

O fornecimento de medicamentos por meio de inaladores de aspersão pressurizados é o procedimento padrão para o tratamento de muitas doenças respiratórias em humanos e vem ganhando popularidade em medicina veterinária. Em cães e gatos, a principal limitação da terapia com esse tipo de inalador é a incapacidade desses animais de coordenar a respiração com a liberação do medicamento. Uma máscara facial acoplada a uma câmara espaçadora melhora essa limitação e torna o fornecimento de medicamentos por meio desses inaladores uma boa opção para pequenos animais com doença respiratória.

### Benefícios dos inaladores por aspersão

Assim como a nebulização, o fornecimento de medicamentos por inaladores de aspersão possibilita o tratamento local de uma doença, minimizando os efeitos colaterais sistêmicos do fármaco utilizado. Ao contrário da nebulização, um inalador com dosímetro não é trabalhoso e costuma ser bem tolerado pela maioria dos pacientes, após se acostumarem com a máscara facial/câmara espacial. Na verdade, muitos proprietários de gatos acham mais fácil fornecer medicamentos por via inalatória do que por via oral.

### Indicações de inaladores com dosímetro

Doenças respiratórias que resultem em inflamação e/ou broncoconstrição podem ser tratadas com inaladores com dosímetro. Em cães, algumas doenças comuns tratadas com glicocorticoides liberados por inalador com dosímetro incluem bronquite crônica (ver Capítulo 241), broncopneumopatia eosinofílica (ver Capítulo 242) e, talvez, colapso traqueal (ver Capítulo 241) e rinite linfoplasmocítica (ver Capítulo 238). Como mencionado antes, os cães não desenvolvem uma broncoconstrição verdadeira por contração de músculo liso e, portanto, não se beneficiam de fármacos agonistas de receptores adrenérgicos beta-2 (p. ex., albuterol). Nesses animais, algumas doenças muitas vezes tratadas com medicamentos liberados por inalador com dosímetro incluem asma felina (ver Capítulo 241), bronquite crônica (ver Capítulo 241) e, potencialmente, rinite linfoplasmocítica (ver Capítulo 238).

### Administração de medicamentos por meio de inaladores com dosímetro

Cães e gatos podem não coordenar a inspiração com a liberação do medicamento em forma de aerossol pelo inalador com dosímetro, tornando uma câmara que retém aerossol ou um dispositivo espaçador algo necessário ao tratamento com inalador com dosímetro. Vários dispositivos espaçadores, todos equipados com uma válvula de exalação, estão disponíveis no mercado, com preço de aproximadamente 40 a 80 dólares. O inalador com dosímetro se encaixa em uma das extremidades do espaçador, ao passo que a outra é conectada à máscara facial. É necessário agitar o inalador antes da liberação do medicamento, pois isso abre a válvula interna dentro do canister. O inalador deve, então, ser conectado à câmara do dispositivo espaçador, já conectado à máscara facial, e o dispositivo deve ser colocado sobre o nariz e a boca do paciente, assegurando uma boa vedação, a fim de maximizar a liberação do fármaco em forma de aerossol às vias respiratórias do paciente (Figura 97.2; Vídeo 97.2). Com esse dispositivo, o inalador libera uma dose precisa do medicamento no espaço da câmara, a qual atua como um dispositivo de retenção do aerossol para que, assim, o gato ou o cão possa inalar o aerossol por um período de tempo. É importante ressaltar que o paciente respira de sete a dez vezes, pois é natural que cães e gatos parem de respirar quando a máscara facial é colocada sobre o nariz e a boca.

### Medicamentos fornecidos por meio de inalador com dosímetro

Os glicocorticoides são os fármacos mais administrados por meio de inalador com dosímetro na terapia respiratória de pequenos animais, sendo o propionato de fluticasona o de eleição, por ser mais potente – 18 vezes mais forte que a dexametasona – e ter a meia-vida mais longa.[9,10] Além disso, a maioria dos medicamentos inalantes, cerca de 70% ou mais, se deposita na orofaringe após seu fornecimento e é deglutida. Dos esteroides disponíveis para inalação, a fluticasona é pouco absorvida no trato gastrintestinal, portanto resulta em mínimos efeitos colaterais sistêmicos.[9] A fluticasona (110 μg/12 h), a budesonida – disponível apenas em inaladores de pó seco (200 μg/12 h) – e a flunisolida (250 μg/12 h) têm sido pesquisadas e consideradas efetivas no tratamento de inflamação de vias respiratórias em gatos, com mínimos efeitos adversos sistêmicos.[11-13] Apesar de serem muito usados na rotina clínica, poucas evidências sustentam o uso de glicocorticoides inalados em doenças inflamatórias de vias respiratórias de cães.[14,15] A fluticasona costuma ser o fármaco preferido, em razão da disponibilidade e da eficácia. Pode-se optar por um glicocorticoide alternativo, baseando-se sobretudo na facilidade de dosagem, no custo e/ou na disponibilidade.

Fármacos agonistas de receptores adrenérgicos beta-2 (p. ex., albuterol) são administrados por meio de inalador com dosímetro, na medicina respiratória felina, mais para o tratamento de angústia respiratória aguda secundária à broncoconstrição. O albuterol racêmico (R,S-albuterol) não é recomendado para tratamento de longa duração, pois o enantiômero-S está associado à hiperatividade de vias respiratórias, causando inflamação dessas vias.[16] Caso seja necessário tratamento prolongado com broncodilatador, por meio de inalador com dosímetro, recomenda-se o tratamento diário com levoalbuterol, o enantiômero-R do albuterol. A formulação racêmica do albuterol pode ser usada em terapia de resgate, sempre que necessário, nos casos de angústia respiratória.

### Limitações dos inaladores com dosímetro

Assim como ocorre com a nebulização, há limitações que devem ser consideradas quando se recomenda o tratamento com medicamentos inalantes. Existe sempre a preocupação em relação à quantidade do fármaco que está de fato sendo liberado nas vias respiratórias inferiores. Isso é especialmente verdade em pacientes com 7 a 10 kg ou mais. Ao longo do tempo, o gasto com a compra do inalador com dosímetro pode ser um fator financeiro limitante aos proprietários. Em humanos, os glicocorticoides inalantes podem elevar o risco de infecções respiratórias, em particular as bucais causadas por *Candida*. Por fim, há sempre o risco de uma medicação causar mais irritação das vias respiratórias, sobretudo os broncodilatadores (p. ex., albuterol racêmico).

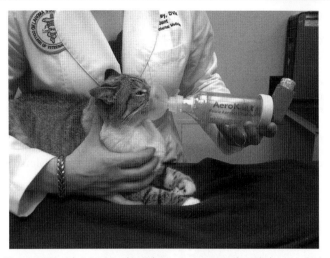

**Figura 97.2** Administração de medicamento por meio de inalador com dosímetro, mostrando o dispositivo de inalação completo, equipado com máscara facial, câmara espaçadora e inalador (AeroKat Trudell Medical International).

## QUIMIOTERAPIA E IMUNOTERAPIA INALATÓRIA

O tratamento de neoplasias pulmonares, primárias e metastáticas, com quimioterapia inalatória, foi minimamente avaliado na clínica veterinária de pequenos animais. Essa técnica aumenta a exposição do tumor pulmonar ao quimioterápico, enquanto minimiza os efeitos sistêmicos adversos. A liberação de cisplatina em um lobo pulmonar específico, por meio de broncoscopia com cateter especial, foi relatada em cães normais e saudáveis.[17] Aerossóis de lipossomos de interleucina (IL)-2 foram avaliados em nove cães com neoplasia pulmonar, com resultados positivos e toxicidade mínima, representando uma terapia potencialmente promissora em casos específicos.[18] As limitações da terapia inalatória para neoplasias são muitas, incluindo a necessidade de equipamento especial, anestesia, risco de exposição humana e custo. Para casos específicos, como tumor pulmonar primário não sujeito à ressecção, a quimioterapia inalatória pode ser uma opção viável para clientes motivados.

## REFERÊNCIAS BIBLIOGRÁFICAS

As referências bibliográficas deste capítulo se encontram online no Ambiente de Aprendizagem.

# CAPÍTULO 98

# Oximetria de Pulso

Steven Epstein

## CONSIDERAÇÕES GERAIS E PRINCÍPIOS BÁSICOS

### $Sp_{O_2}$ versus $Sa_{O_2}$

A oximetria de pulso utiliza luz para mensurar a quantidade de hemoglobina do sangue arterial saturada com oxigênio. Esse método auxiliar de diagnóstico se tornou disponível para humanos no início dos anos 1980 e, desde então, tem sido empregado em medicina veterinária. Os oxímetros de pulso estimam o percentual de saturação de oxigênio ($Sp_{O_2}$). O $Sp_{O_2}$ é utilizado como um substituto para o valor da saturação arterial de oxigênio ($Sa_{O_2}$), o qual é mensurado diretamente por meio de cooximetria.

### Princípios da oximetria de pulso

#### Formas de hemoglobina no sangue

O entendimento dos princípios básicos da oximetria de pulso possibilita reconhecer as situações nas quais uma leitura pode estimar incorretamente a $Sp_{O_2}$. A maioria da hemoglobina em adultos saudáveis existe em uma das duas formas: oxiemoglobina, com uma molécula de oxigênio ligada ao seu grupo heme, ou desoxiemoglobina, também chamada de "hemoglobina reduzida", que não se liga ao oxigênio. A metaemoglobina e a carboxiemoglobina são dois modelos adicionais da hemoglobina que têm capacidade de ligação ao oxigênio alterada e estão presentes em baixas concentrações. A metaemoglobina tem um componente férrico oxidado no grupo heme. A carboxiemoglobina se liga a moléculas de monóxido de carbono.

#### Padrões de absorção de luz

A oximetria de pulso se aproveita dos diferentes espectros de absorção de formas únicas de hemoglobina, absorvidas em comprimentos de luz vermelha e infravermelha (Figura 98.1). Os oxímetros de pulso mais convencionais emitem luz em dois comprimentos de onda (660 e 940 nm), para tirar partido da qualidade de absorção do espectro de luz da oxiemoglobina em relação àquela da desoxiemoglobina. A luz da unidade pode ser refletida de volta à sonda ou transmitida pelo tecido até outro sensor. Essas duas formas de oximetria de pulso são conhecidas como de "reflectância" ou "transmitância". As quantidades relativas absorvidas das luzes de diferentes comprimentos de onda que passam pelos tecidos ou que são por eles absorvidas são mensuradas pelo oxímetro de pulso, determinando a proporção de oxiemoglobina em relação à hemoglobina reduzida, calculando, assim, a $Sp_{O_2}$. Esse valor calculado é gerado por um algoritmo que avalia uma série de pulsos, baseados em uma curva de calibração gerada em humanos. Em cães e gatos, os resultados são um pouco diferentes, mas não devem comprometer sua interpretação.[1] O algoritmo usado foi gerado com base em pessoas saudáveis nas quais as saturações de oxigênio foram reduzidas de 100% para cerca de 70%.[2] Assim, as leituras abaixo de 70% não devem ser utilizadas quantitativamente; apenas como marcador de hipoxemia grave.[3]

### Natureza pulsátil da avaliação

Além das diferenças quanto à absorção de luz, o segundo mais importante princípio da oximetria de pulso é a necessidade de fluxo sanguíneo arterial pulsátil. A luz gerada pelo oxímetro de pulso é inevitavelmente transmitida pelos tecidos que absorvem algum espectro de luz: gordura, sangue capilar, sangue venoso

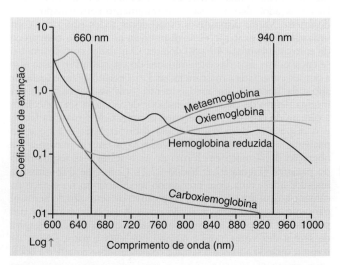

**Figura 98.1** Coeficientes de extinção (taxas de absorção) verificados em diversos comprimentos de onda para hemoglobina reduzida, oxiemoglobina, carboxiemoglobina e metaemoglobina. As linhas em 660 e 940 nm representam as luzes vermelha e infravermelha, respectivamente, usadas na maioria dos oxímetros de pulso.

e tecido conectivo. Para excluir esses valores dos cálculos, um filtro complexo é integrado à unidade, de modo a remover os segmentos não pulsáteis do sinal (Figura 98.2). Dessa maneira, os resultados mais confiáveis obtidos em oxímetros de pulso são aqueles em que o aparelho é posicionado sobre tecidos com um bom fluxo sanguíneo arterial pulsátil. Os oxímetros de pulsos modernos exibem um gráfico de intensidade do pulso para auxiliar o operador a determinar a capacidade do aparelho de detectar um fluxo pulsátil. Caso o aparelho não possa detectar uma frequência de pulso precisa, o número gerado não deve ser confiável.

## TÉCNICA PARA OBTENÇÃO DA LEITURA EM OXÍMETRO DE PULSO

### Escolha do local

Como a pelagem espessa e a pele pigmentada podem interferir no sinal do oxímetro de pulso, esses locais devem ser evitados, ou deve-se fazer uma pequena tricotomia. Os locais mais utilizados em cães são a língua (se anestesiados), os lábios (Figura 98.3A), o pavilhão auricular, a vulva/prepúcio, a área do tendão do gastrocnêmio, a base da cauda ou, às vezes, uma dobra de pele (Vídeo 98.1). Os locais mais utilizados em gatos são a língua (se anestesiados), os lábios, o pavilhão auricular ou os dígitos (Figura 98.3B). Os resultados dos diferentes locais, tanto em cães quanto em gatos, são variáveis. A precisão é maior em cães do que em gatos.[4,5] Caso haja suspeita de hipovolemia ou hipotermia, as extremidades devem ser evitadas, em razão da diminuição da perfusão periférica.

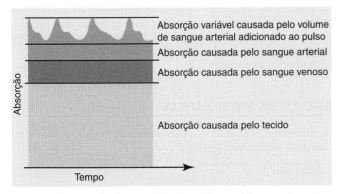

**Figura 98.2** Fontes de absorção de luz à medida que ela passa pelos tecidos. O oxímetro de pulso é capaz de reconhecer a mudança na absorção associada ao pulso e pode, então, calcular a diferença na absorção das luzes vermelha e infravermelha, no pico de cada pulso.

### Obtenção de leitura confiável

Após o sensor do oxímetro ser posicionado no paciente, ele deve ser mantido no lugar, com o animal parado, a fim de evitar artefatos de movimento. As unidades de oximetria de pulso têm sido desenvolvidas para funcionar apesar dos movimentos do paciente, mas não são mais precisas na hipoxemia do que outros modelos mais antigos.[6] Após o oxímetro exibir a leitura, a frequência de pulso exibida deve ser verificada manualmente. Se as frequências não forem iguais, provavelmente a leitura da oximetria não será precisa. O sensor deve ser realocado em local diferente até que a frequência de pulso expressa pelo oxímetro seja igual à determinada manualmente e tenha um bom sinal, nítido. Quando o oxímetro de pulso exibir uma leitura consistente, o número deve ser utilizado. Se o sensor for mantido no local para monitoramento contínuo, poderá ser necessário alterar sua posição a cada poucas horas, pois a compressão do sensor pode diminuir a perfusão sanguínea regional, gerando imprecisões.

## INTERPRETAÇÃO DA LEITURA DO OXÍMETRO DE PULSO

### Oxigenação *versus* ventilação

A oximetria de pulso é um método não invasivo de monitoramento contínuo ou intermitente da oxigenação, em pacientes acordados ou anestesiados. Graças à praticidade, ela quase sempre é o primeiro teste usado para avaliar a condição de oxigenação do paciente. A análise dos gases sanguíneos do sangue arterial (ver Capítulo 128) é mais trabalhosa, porém é uma avaliação mais precisa da função pulmonar, que é uma combinação da capacidade de oxigenação e ventilação dos pulmões, enquanto a oximetria de pulso avalia apenas os componentes da oxigenação. A ventilação é avaliada pela análise dos gases sanguíneos (arterial ou venoso) ou pela capnografia, que pode ser combinada com a oximetria de pulso para obter uma visão global da função pulmonar.

### Hipoxemia

A relação entre $Sp_{O_2}$ e pressão parcial de oxigênio dissolvido no sangue arterial ($Pa_{O_2}$) depende da curva de dissociação da oxiemoglobina. Considera-se hipoxemia quando a $Pa_{O_2}$ for < 80 mmHg, correspondente a um valor de oximetria de pulso de 93 a 95%, sob condições normais. Como a curva de dissociação da oxiemoglobina pode se deslocar em razão da temperatura corporal, do pH e do $P_{CO_2}$ do paciente, o valor de corte de 93% no oxímetro de pulso, para o diagnóstico de hipoxemia, deve ser usado com cautela, visto que não reflete a mesma $P_{O_2}$ em todos os pacientes. Apesar dessa limitação, a oximetria de pulso tem sido útil no monitoramento de pequenos animais em estado crítico.[7,8] Sugere-se também que o uso rotineiro da oximetria de

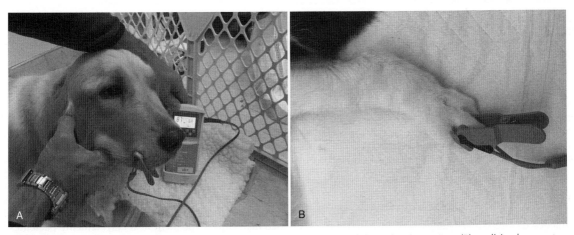

**Figura 98.3** Posicionamento adequado do sensor do oxímetro de pulso, mostrado (**A**) no lábio de um cão e (**B**) no dígito de um gato.

pulso em gatos anestesiados pode reduzir o risco de morte relacionada com anestesia, pois possibilita o reconhecimento precoce de problemas.[9]

Para a maioria dos animais que respiram ar ambiente, uma leitura > 95% na oximetria de pulso é considerada normal e corresponde à $Pa_{O_2}$ > 80 mmHg. Pequenas diminuições na capacidade de oxigenação podem reduzir as leituras do oxímetro de pulso abaixo das faixas de referência e indicar discretas quedas na condição de oxigenação. Caso o paciente seja submetido a uma fração inspirada de oxigênio de 100% ($Fi_{O_2}$ = 1,0), como ocorre durante a anestesia, isso deve elevar a $Pa_{O_2}$ para cerca de 500 mmHg, correspondendo à $Sp_{O_2}$ de 100%. Uma $Pa_{O_2}$ de 120 a 500 mmHg induz o mesmo resultado na oximetria de pulso (100%). Nesse cenário, uma perda da $Sp_{O_2}$ abaixo do "intervalo de referência" indica grave redução na condição de oxigenação, visto que a $Pa_{O_2}$ do paciente deve diminuir de 500 mmHg para < 80 mmHg antes que se detecte alteração. Tal diminuição deve ser avaliada imediatamente.

### Outros fatores que interferem na oximetria de pulso

Além das limitações antes mencionadas quanto à influência da $Sp_{O_2}$ na $Pa_{O_2}$ do paciente, fatores adicionais podem alterar a capacidade da $Sp_{O_2}$ de refletir com precisão a $Sa_{O_2}$. Assim, algumas pessoas podem considerar as leituras do oxímetro de pulso mais aleatórias do que confiáveis. Um relato documentou leitura de 99% no oxímetro de pulso, com um traçado pletismográfico adequado, mesmo com o sensor não conectado ao paciente.[10] O conhecimento das limitações do oxímetro de pulso pode auxiliar o clínico a confiar no número gerado ou a procurar por uma doença concomitante que sabidamente altere os resultados.

Elevações nas concentrações de metaemoglobina ou de carboxiemoglobina podem alterar bastante as leituras da oximetria de pulso. Em cães e gatos, a concentração normal de metaemoglobina é menor que 1%.[11] O aumento no teor de metaemoglobina pode representar uma condição congênita ou ser causado por uma variedade de fármacos, como benzocaína, nitratos, antibióticos à base de sulfa ou paracetamol. À medida que a concentração de metaemoglobina aumenta, a $Sp_{O_2}$ do paciente se altera até alcançar um platô, na faixa de variação de 82 a 86%, independentemente da concentração de oxigênio inspirada.[12] As leituras da oximetria de pulso podem superestimar muito a $Sa_{O_2}$ do paciente, visto que os valores de metaemoglobina podem alcançar 70%, antes de serem fatais.[11]

A intoxicação por monóxido de carbono ocasiona alta concentração de carboxiemoglobina, o que é visto com mais frequência, por exemplo, após exposição a um incêndio. No espectro de luz utilizado pela maioria dos oxímetros de pulso, a oxiemoglobina não pode ser diferenciada da carboxiemoglobina. Isso faz com que o oxímetro de pulso superestime a oxiemoglobina sanguínea, tanto em situações clínicas naturais quanto experimentais. Mesmo com teor de carboxiemoglobina de 70%, a leitura da $Sp_{O_2}$ ainda permanece em 90% ou acima disso.[13,14]

Uma diversidade de pigmentos também pode comprometer a leitura precisa do oxímetro de pulso. Corantes vitais em procedimentos clínicos avançados ou de modo terapêutico podem diminuir as leituras da oximetria de pulso. Leituras menores foram constatadas quando o azul de metileno foi usado no tratamento de metaemoglobinemia ou como marcador cirúrgico de depósito guiado por ultrassom. A indocianina verde, utilizada para mensuração do fluxo sanguíneo, também diminuiu os resultados.[15] Contudo, a fluoresceína aparentemente não interfere nas leituras da oximetria de pulso. A influência da hiperbilirrubinemia nas leituras do oxímetro de pulso não foi consistente. Evidências iniciais sugeriam que ela não interfere nessas leituras, com base em estudos realizados em pacientes com doenças associadas a elevações na concentração de carboxiemoglobina. Evidências mais recentes sugerem que a hiperbilirrubinemia grave pode superestimar a saturação real de oxigênio.[16,17] Parece pouco provável que a hiperbilirrubinemia discreta a moderada interfira nas leituras do oxímetro de pulso.

Quadros de anemia grave têm sido associados a leituras imprecisas da oximetria de pulso. Em um estudo, constatou-se que essas leituras em cães foram precisas quando o volume globular (ou hematócrito) era tão baixo quanto 10%. Caso o hematócrito seja inferior a 10%, o oxímetro de pulso superestima a real $Sa_{O_2}$.[18] Além disso, se a anemia for tratada com carreadores de oxigênio à base de hemoglobina, como a bovina polimerizada (Oxyglobin), pode ocorrer elevação dose-dependente na diferença entre $Sp_{O_2}$ e $Sa_{O_2}$.[19] Apesar dessas limitações, a oximetria de pulso pode ser uma ferramenta valiosa ao clínico na avaliação do paciente.

### REFERÊNCIAS BIBLIOGRÁFICAS

*As referências bibliográficas deste capítulo se encontram online no Ambiente de Aprendizagem.*

## CAPÍTULO 99

# Mensuração da Pressão Sanguínea

Rebecca L. Stepien

A mensuração da pressão arterial (PA) é necessária para o diagnóstico de hipertensão ou hipotensão, bem como para excluí-los como prováveis causas dos sinais clínicos do paciente. Diversas técnicas de mensuração da PA estão disponíveis, e cada uma delas apresenta vantagens e desvantagens.

### SELEÇÃO DO PACIENTE

As mensurações da pressão sanguínea servem como parte da avaliação clínica, que inclui ainda o histórico clínico do paciente, os achados no exame físico, os resultados de outros testes auxiliares e a verificação do uso concomitante de medicamentos, inclusive anestésicos e sedativos. Diversas técnicas de mensuração da PA têm características específicas que necessitam de valores de corte baixos para uma máxima sensibilidade à hipertensão – oportunidade máxima para identificar com precisão um valor muito alto. Infelizmente, níveis de corte baixos também estão associados a números elevados de diagnósticos falso-positivos. Como resultado, diversas técnicas de mensuração da PA são mais capazes de identificar corretamente pacientes hipertensos como anormais quando o exame for realizado em populações com sinais clínicos ou doenças provavelmente associados à hipertensão sistêmica. A mensuração da PA como parte da triagem de rotina em pacientes normais pode auxiliar o clínico a estabelecer um valor basal da PA para um paciente em particular, porém valores muito altos de PA obtidos em pacientes normais devem ser avaliados com cautela, em razão da alta incidência de leituras falso-positivas nessa população.

## INDICAÇÕES PARA AVALIAÇÃO DA PRESSÃO ARTERIAL

A mensuração da pressão sanguínea deve fazer parte da avaliação diagnóstica de qualquer paciente canino ou felino com sinais clínicos associados à hipertensão sistêmica ou a doenças sistêmicas suspeitas ou conhecidas relacionadas com hipertensão sistêmica ou ambas as condições. Os sinais clínicos de hipertensão sistêmica são verificados quando há lesão hipertensiva em diversos sistemas orgânicos ("lesão de órgão-alvo"). Os sistemas orgânicos mais acometidos são os olhos, os rins, o cérebro e o coração. As lesões a esses sistemas podem ser evidentes (p. ex., descolamento de retina ou convulsões) ou sutis, exigindo que o clínico tenha alto grau de suspeita de hipertensão sistêmica quando examina pacientes com anormalidades discretas ou vagas.

Indica-se avaliação da pressão arterial quando se detectam alguns dos sinais, evidentes ou discretos, de lesões em órgãos-alvo (Tabela 99.1). De modo inverso, se houver hipertensão sistêmica, esses sistemas orgânicos devem ser cuidadosamente avaliados quanto a lesões, junto com testes diagnósticos adicionais relativos às possíveis doenças causadoras. Nos casos de doença renal, os testes diagnósticos para a doença primária e as lesões de órgão-alvo são os mesmos.

### Gatos

As causas mais comuns que levam gatos hipertensos às clínicas são anormalidades oftálmicas. Embora outros agentes de hemorragias intraoculares (p. ex., coagulopatias) e de descolamento de retina (p. ex., doenças inflamatórias) devam ser descartadas, a mensuração imediata da PA sistêmica guia o curso da avaliação diagnóstica nesses pacientes. Em gatos com sinais neurológicos (p. ex., alteração do estado mental ou convulsões faciais focais), além dos oftálmicos, o diagnóstico de valor crítico de hipertensão e terapia imediata podem gerar rápida melhora da PA e dos sinais clínicos.

A suspeita ou o diagnóstico de doenças associadas à hipertensão sistêmica em gatos, como insuficiência renal ou tirotoxicose, deve levar à avaliação da PA. Outros achados que podem justificar a avaliação da PA incluem edema palpebral ou hipertrofia do ventrículo esquerdo sem explicação. Em gatos, a PA sistêmica deve ser aferida sempre que anormalidades na auscultação cardíaca (p. ex., ritmo de galope ou sopro sistólico esquerdo) e achados radiográficos, eletrocardiográficos ou ecocardiográficos forem compatíveis com doença hipertrófica do miocárdio do lado esquerdo do coração. Hipertensão sistêmica e hipertireoidismo

**Tabela 99.1** Sinais clínicos evidentes e discretos de lesões em órgão-alvo e exames recomendados, necessários para avaliar a extensão das anormalidades.

| SISTEMA ORGÂNICO ACOMETIDO | SINAIS CLÍNICOS EVIDENTES | SINAIS CLÍNICOS DISCRETOS | EXAMES RECOMENDADOS |
|---|---|---|---|
| Olhos | • Cegueira aguda<br>• Descolamento completo ou parcial da retina<br>• Hifema | • Alterações comportamentais relacionadas com perda de visão não reconhecida<br>• Descolamento bolhoso da retina<br>• Hemorragias de retina<br>• Artérias retinianas tortuosas<br>• Infiltrados sub-retinianos periarteriais<br>• Papiledema | • Exame detalhado de fundo de olho, direto ou indireto |
| Rins | • Perda de peso/inapetência<br>• Poliúria/polidipsia<br>• Anormalidades renais palpáveis<br>• Azotemia<br>• Proporção proteína-creatinina urinária elevada | • Diminuição da capacidade de concentração da urina, com proporção creatinina-NUS normal<br>• Proporções proteína-creatinina elevada e creatinina-NUS normal | • Avaliação das concentrações séricas de creatinina e nitrogênio ureico sanguíneo<br>• Exame de urina, com atenção especial à densidade específica da urina e ao conteúdo de proteínas<br>• Se necessário, cultura de urina para descartar infecções como causa da proteinúria<br>• Proporção proteína-creatinina urinária ou outro teste de avaliação da perda proteica na urina<br>• Exames de imagem, em geral ultrassonografia, com ou sem biopsia renal |
| Cérebro | • Convulsões<br>• Alterações no estado mental<br>• Embotamento mental/coma | • Convulsões faciais focais<br>• Depressão<br>• Fotofobia<br>• Alterações do comportamento (p. ex., mania de se esconder) | • Exame neurológico detalhado<br>• Bioquímica sérica para descartar anormalidades eletrolíticas e da glicemia<br>• Exames de imagem do cérebro (p. ex., RM) |
| Coração | • Sopro recente<br>• Ritmo de galope recente | • Insuficiência renal aguda após administração de fluido<br>• Hipertrofia do ventrículo esquerdo, indicada no ecocardiograma | • Exame ecocardiográfico |

*NUS*, nitrogênio ureico sanguíneo; *RM*, ressonância magnética.

em gatos com mais de 8 anos devem ser excluídos por exames adequados antes de do diagnóstico de cardiomiopatia hipertrófica idiopática. A detecção precoce de PA anormal quase sempre leva à avaliação de outras possíveis doenças sistêmicas, em especial insuficiência renal.

### Cães

Embora anormalidades oftálmicas como hemorragia, descolamento de retina e hifema sejam tão comuns em cães com hipertensão sistêmica quanto em gatos, a hipertensão sistêmica é diagnosticada com mais frequência quando a PA é avaliada como parte de um protocolo clínico em animais com doenças sistêmicas associadas à hipertensão. Em cães, as doenças mais associadas à elevação da PA são as renais acompanhadas de proteinúria, insuficiência renal aguda ou crônica de qualquer etiologia, hiperadrenocorticismo, diabetes melito e feocromocitoma. No caso de doenças renais, os sinais de disfunção renal podem ser sutis (p. ex., proteinúria sem azotemia). A doença renal não pode ser completamente excluída apenas com base nas concentrações séricas normais de creatinina e ureia nitrogenada. Deve-se realizar um exame de urina para avaliar a capacidade de concentração e a perda de proteínas. Assim como em gatos, a hipertensão sistêmica deve ser descartada como causa do espessamento do ventrículo esquerdo de etiologia desconhecida. Por fim, a PA deve ser avaliada em cães com qualquer sinal neurológico intracraniano ou com anormalidades oculares sugestivas de hipertensão sistêmica.

## HIPOTENSÃO

Cães e gatos que apresentarem sinais clínicos de baixo débito cardíaco (p. ex., pulso periférico fraco e extremidades frias), choque, perda sanguínea ou confusão mental devem ser avaliados quanto à hipotensão. Em alguns casos, a hipotensão é diagnosticada com base no conjunto das informações do histórico clínico, dos sinais apresentados e das suspeitas clínicas (ver Capítulos 127 e 159). A mensuração precisa da PA é importante em qualquer paciente hipotenso, de modo a confirmar o diagnóstico e a fornecer os dados basais para o monitoramento da resposta à terapia. No caso de PA baixa, os métodos de avaliação diferem quanto à sensibilidade. Técnicas não invasivas automatizadas, ou seja, oscilométricas, podem não detectar o pulso de um animal hipotenso, e os métodos que dependem do operador para detecção do pulso, como esfignomanometria com Doppler, podem não ser confiáveis quando os sinais forem difíceis de discernir. Dos métodos mais usados para mensuração da PA, a canulação arterial é o mais preciso para documentar e monitorar a hipotensão.

## ESCOLHA DA TÉCNICA DE MENSURAÇÃO DA PRESSÃO ARTERIAL

### Mensuração da pressão arterial para um diagnóstico imediato

Para o diagnóstico da hipertensão sistêmica, podem ser necessários exames adicionais para a detecção de uma doença ou condição primária. Portanto, quase sempre é preferível a mensuração imediata da PA – durante o exame clínico ou a avaliação diagnóstica –, em vez de internar o paciente e colocar cateter arterial. Quando se escolhe um procedimento de mensuração da PA em um animal em particular, questões específicas devem ser consideradas, como disponibilidade do equipamento e de valores "normais" a serem usados como referências, habilidade e experiência da pessoa que realiza a mensuração, além de questões específicas relacionadas com o animal – por exemplo, tamanho, obesidade e temperamento.

Diversos estudos têm sido feitos em cães e gatos anestesiados ou conscientes, gerando resultados conflitantes em relação à precisão de diversos métodos não invasivos de mensuração no que diz respeito à capacidade de prever a PA mensurada, por meio de técnica invasiva, com a implantação de um dispositivo de telemetria ou de cateter arterial posicionado em artéria periférica. Estudos de validação, quase sempre realizados em animais saudáveis e jovens, indicaram que a escolha do método de mensuração (p. ex., oscilometria, ultrassom com Doppler, oscilometria de alta definição) e os detalhes técnicos específicos (p. ex., posicionamento do paciente durante a mensuração, posição do manguito, paciente anestesiado *versus* consciente) influenciam muito a precisão e a eficácia da mensuração da PA em cães e gatos, porém até o momento não há vantagem nem desvantagem consistente em qualquer uma das técnicas não invasivas de avaliação da PA descritas a seguir. Por fim, os estudos mais úteis ao clínico são aqueles que determinam as faixas normais da PA mensurada se valendo de dispositivos específicos em pacientes clínicos, com idades, raças e estados de saúde variados. De maneira alternativa, um estudo bem conduzido com animais normais pode ser utilizado a fim de obter valores normais para métodos não invasivos, em comparação com um procedimento invasivo válido. Além disso, para ter validade, a técnica usada em um estudo específico deve ser reproduzida de maneira precisa na clínica quanto aos "valores normais" sugeridos. Até o momento, poucos estudos têm abordado a capacidade dessas técnicas de distinguir valores "normais" de "anormais" em uma população clínica consciente, ou seja, não anestesiada. Portanto, a avaliação dos valores de PA obtidos pode envolver comparações com níveis normais ou associados a sinais clínicos.

### Monitoramento contínuo da pressão arterial: pacientes conscientes

O monitoramento da PA ao longo do tempo pode ser feita por mensuração contínua (cateterização arterial) ou por mensurações repetidas, gravadas automática – métodos oscilométricos ou oscilometria de alta definição (OAD) – ou manualmente (Doppler com esfigmomanômetro). A cateterização arterial apresenta várias vantagens em pacientes conscientes. A pressão arterial obtida por canulação é precisa quando realizada corretamente, e os valores são objetivos e repetíveis – não é necessária a detecção manual do pulso. Uma vantagem particularmente importante é o fato de que o sistema pode continuar a mensurar com segurança a PA, mesmo quando o animal se movimenta. As principais desvantagens são a necessidade de habilidade técnica e equipamentos específicos para manter um cateter arterial e um sistema de transdutor. Os processos não invasivos costumam ser usados para obter mensurações seriadas da PA em animais conscientes. Embora mensurações não invasivas da PA pareçam simples, elas estão sujeitas a imprecisões marcantes decorrentes da movimentação do animal, da baixa pressão de pulso, de arritmias ou de inconsistências da técnica. *Quando são obtidas mensurações repetidas da PA com esses métodos de monitoramento, a postura do animal, a posição do membro, bem como o tamanho e a posição do manguito, devem ser idênticos para os registros repetidos.*

### Monitoramento contínuo da pressão arterial: pacientes anestesiados

O monitoramento da pressão arterial pela maioria dos recursos clínicos é precisa e reprodutível em animais anestesiados. Um dos principais problemas que podem gerar confusão, a movimentação do paciente, está ausente nesses casos, o que os torna indivíduos ideais para a mensuração da PA. Não obstante, as diferenças entre os valores obtidos por métodos invasivos (cateterização arterial) e não invasivos foram documentadas em diversos estudos, em cães e gatos. Essas pesquisas indicam que os valores numéricos obtidos por técnicas não invasivas quase sempre subestimam a PA real. No caso de animais anestesiados, isso pode resultar em diagnóstico errôneo de hipotensão, mas raramente induz a erro mais grave, como superestimar a PA desses pacientes. Em qualquer um dos casos, o efeito hipotensor de muitos fármacos anestésicos deve ser levado em consideração ao avaliar a PA em um paciente anestesiado.

## TÉCNICAS DE MENSURAÇÃO DA PRESSÃO ARTERIAL

A despeito da metodologia escolhida para avaliar PA em pacientes clínicos, devem-se manter registros por escrito da técnica e dos resultados, em um formulário padrão, incluindo tamanho e local do manguito, valores obtidos, fundamentos para a exclusão de qualquer um dos valores, resultado final (média) e interpretação desses resultados por um veterinário. Pode ser útil registrar a avaliação do comportamento do paciente durante a mensuração – calmo, agitado, com respiração ofegante etc. –, de modo a determinar a necessidade de mensurações confirmatórias.

### Punção ou canulação arterial (técnica "invasiva" ou "direta")

A mensuração direta da PA envolve a introdução de uma agulha, conectada a um transdutor de pressão, diretamente em uma artéria. Esse procedimento pode ser realizado para obter leituras instantâneas da PA, a qual também pode ser mensurada ao longo do tempo com a introdução de um cateter na artéria, em vez de uma agulha. As mensurações invasivas da PA quase sempre são usadas durante procedimentos anestésicos em pacientes sob cuidados críticos, nos quais as informações sobre a PA são desejadas, ou para documentar ou excluir a hipertensão aguda como diagnóstico clínico em cães. Em gatos, a punção arterial com agulha raramente é utilizada para o diagnóstico clínico de hipertensão.

Em cães, a mensuração direta da PA quase sempre é realizada por meio da punção da artéria femoral. Anestesia local é recomendado para esse procedimento, que é bem tolerado pela maioria dos cães. O paciente é suavemente contido em decúbito lateral. Cerca de 5 minutos antes da punção arterial, injeta-se, por via subcutânea, 1 a 2 m$\ell$ de lidocaína 2% no local onde o pulso femoral é palpado, no membro posterior dependente. Uma agulha de 2,5 cm, calibre 22 G, é conectada a um transdutor e "lavada" com solução salina heparinizada, garantindo que não haja bolhas remanescentes no transdutor, o qual é zerado ao nível do esterno do cão em decúbito lateral. O pulso femoral é palpado no trígono, e a agulha é cuidadosamente introduzida na artéria do fêmur (Figura 99.1), até que se registre uma onda de pressão com formato satisfatório na tela do monitor.

Uma amostra do traçado é registrada e a agulha é retirada. Uma pressão firme é aplicada no local da punção arterial, durante no mínimo 5 minutos, após a mensuração. O paciente deve ser cuidadosamente monitorado por pelo menos uma hora depois do procedimento, de modo a avaliar quaisquer complicações relacionadas com a formação de hematoma. Faz-se a média dos valores da PA sistólica, da PA diastólica e da PA média de cinco ciclos cardíacos consecutivos, com ritmo sinusal normal, para obter um valor representativo para o paciente. Quando a preferência for por um cateter arterial, em geral ele é introduzido na artéria podal dorsal. Pode-se utilizar um anestésico local, conforme descrito antes.

### Técnica oscilométrica

A mensuração da PA por um método oscilométrico envolve um sistema automatizado de detecção e um manguito posicionado ao redor do membro ou da cauda do paciente, sobre uma artéria. O manguito é automaticamente inflado até causar uma pressão que oclua a artéria e, então, desinflado aos poucos. O aparelho detecta oscilações na parede dos vasos à medida que a oclusão é amenizada, e a pressão na qual as oscilações são máximas é registrada como arterial média. O monitor usa algoritmos específicos para a técnica e calcula as pressões sistólica e diastólica. Esse recurso se vale de dados de alguns ciclos cardíacos para produzir uma única leitura, portanto é inadequado em animais com rápidas alterações na PA.

A mensuração da PA por meios oscilométricos é mais precisa em cães do que em gatos. Essa ferramenta de mensuração pode gerar resultados imprecisos se o paciente não permanecer imóvel – por exemplo, caso fique trêmulo ou com respiração ofegante –, apresentar pulso fraco ou regular ou tiver artérias pequenas, como a maioria dos gatos. Um manguito de tamanho apropriado é muito importante para garantir mensurações precisas. Sua largura deve ser de mais ou menos 40% da circunferência da parte do membro ou da cauda onde será posicionado, no caso de cães, e de cerca de 30% da circunferência do membro, no caso de gatos. Quando usado na cauda, o manguito deve ser posicionado de modo confortável, próximo à inserção da cauda, com o cão em decúbito lateral ou esternal. Embora seja possível utilizá-lo na cauda, em animais em posição quadrupedal, os movimentos quase sempre interferem na eficácia da mensuração. Quando colocado no membro, o manguito deve ser posicionado no anterior, distal ao cotovelo ou ao redor do metatarso médio, ao nível do arco arterial plantar superficial, no membro posterior (Figura 99.2). Em todos os casos, o centro da parte inflável do objeto deve estar posicionado sobre a artéria que será comprimida. Em geral, uma pequena seta indica o centro da parte inflável do manguito.

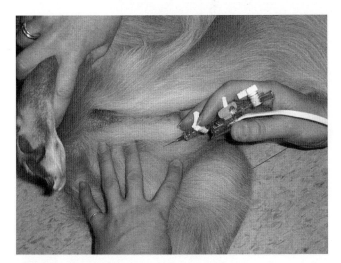

**Figura 99.1** Mensuração invasiva da pressão arterial por meio da punção direta em um cão. Uma agulha calibre 22 G – com um transdutor de pressão conectado, previamente preenchido com solução salina heparinizada e zerado – é introduzida na artéria femoral, ao nível do pulso palpável no trígono, após a infiltração de anestésico local.

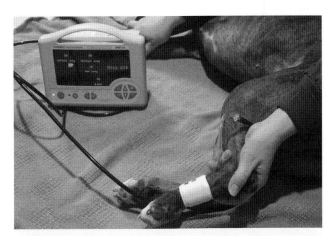

**Figura 99.2** Colocação correta do manguito no membro posterior de um cão para a mensuração da pressão arterial pela técnica oscilométrica, na artéria podal dorsal. A mangueira do objeto é conectada ao monitor oscilométrico da PA para as leituras, e o paciente é suavemente contido em decúbito lateral.

Para maximizar a precisão, durante a leitura, o manguito deve estar ao nível do coração. Por isso, prefere-se o decúbito lateral ou esternal e evita-se usar o manguito em membro de pacientes em posição quadrupedal. Em gatos, a colocação do manguito na cauda gera mensurações mais repetíveis do que nos membros. Em geral, gatos permanecem em decúbito esternal durante as leituras (Figura 99.3).

Em todos os casos, os melhores resultados são obtidos quando o paciente estiver minimamente contido e calmo durante o procedimento. Um pequeno período de aclimatação é recomendado para permitir que fiquem mais calmos. Uma série de pelo menos cinco leituras é obtida em intervalos aproximados de um minuto. Qualquer leitura evidentemente errônea deve ser descartada. Faz-se, então, a média dessas múltiplas leituras para obter um resultado representativo (Vídeo 99.1).

Em cães e gatos anestesiados, os dispositivos oscilométricos são válidos para monitorar tendências da PA. Pelo fato de o animal estar imobilizado e de a PA ser menos variável ao longo do tempo, leituras repetíveis e precisas podem ser obtidas tanto em cães quanto em gatos.

### Técnica de oscilometria de alta definição

A oscilometria de alta definição é uma variação do sistema oscilométrico convencional de mensuração da PA, detecta oscilações nos vasos sanguíneos em tempo real, mensurando a amplitude do pulso, e supostamente tem a capacidade de avaliar uma faixa mais ampla de valores de PA e detectar arritmias. As posições dos membros e dos manguitos são similares àquelas dos dispositivos oscilométricos convencionais, porém a escolha do tamanho depende do peso do cão. Tentativas de validar e desenvolver dados quanto à precisão e à eficácia das mensurações com essa técnica em cães e gatos anestesiados ou conscientes têm gerado resultados variados. Com base nessas avaliações, não existe uma vantagem consistente para o uso clínico desse tipo de dispositivo em relação à oscilometria convencional ou ao Doppler com esfigmomanômetro. Não obstante o dispositivo e a técnica usada, a posição do corpo e dos membros, assim como o tamanho e a posição do manguito, deve ser compatível, para a avaliação individual de cães ou gatos.

### Técnica com Doppler ultrassônico (Doppler com esfigmomanômetro)

A detecção do fluxo com Doppler ultrassônico por meio de um cristal piezoelétrico possibilita observar o fluxo sanguíneo em uma artéria periférica. Faz-se tricotomia do local onde será posicionado o cristal. No caso do membro anterior, a mensuração é realizada na região imediatamente proximal ao coxim palmar metacárpico, ao nível do arco arterial palmar superficial. No membro posterior, a mensuração é feita sobre a artéria podal dorsal. Na cauda, dá-se na face ventral da base (Vídeos 99.2 e 99.3). Um manguito de oclusão, dimensionado como descrito para as técnicas oscilométricas, é colocado próximo ao ponto de detecção do fluxo – no meio do rádio, no membro anterior; perto do jarrete, no membro posterior; ou próximo à colocação do transdutor, na cauda –, e as mensurações são obtidas com o manguito ao nível do coração. Um gel condutor deve ser aplicado na superfície côncava do transdutor do Doppler, mantido na posição durante as mensurações (Figura 99.4) ou fixado na posição com fita adesiva.

Um sinal de pulso audível é obtido, e o manguito é inflado, com o auxílio de uma pera de borracha conectada ao manômetro, até pelo menos 40 mmHg acima do ponto de corte audível do sinal. O objeto, então, é lentamente desinflado, e a pressão na qual o sinal do Doppler é novamente audível é registrada como pressão sistólica. O manguito continua a ser desinflado, e a pressão na qual o sinal audível abruptamente muda de intensidade ou se torna abafado é registrada como diastólica.

O sistema Doppler de detecção de fluxo para mensuração da PA é considerado o mais preciso e repetível das técnicas não invasivas estudadas em gatos conscientes. Ele é muito usado em cães, porém pode fornecer leituras falsamente altas em alguns indivíduos. Em cães, quando leituras anormais são obtidas por esse método, deve-se ter certeza de que são reprodutíveis ao longo de vários períodos de mensuração. As vantagens dessa metodologia incluem flexibilidade quanto ao movimento, baixa pressão, pequenos vasos ou presença de arritmias, assim como a velocidade de mensuração. A rapidez das táticas de mensuração possibilita avaliação imediata de alterações na PA, porém é preciso dar atenção especial a sinais fortes e audíveis, a fim de obter leituras mais precisas da PA. Esse método também é o que mais depende do operador entre aqueles discutidos. A identificação precisa da pressão diastólica melhora com a prática do operador. A mensuração da PA com detecção de fluxo por Doppler ultrassônico é mais precisa, desde que os poucos profissionais que a realizam sejam pessoas bem-treinados.

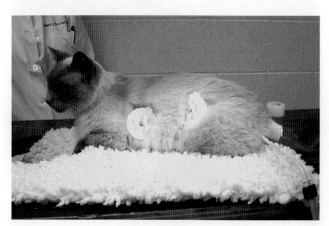

**Figura 99.3** Colocação correta do manguito para leituras oscilométricas na cauda de um gato, que está relaxado e minimamente contido, em decúbito esternal.

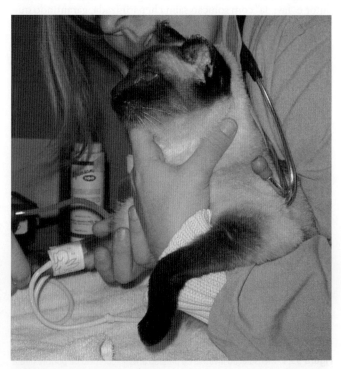

**Figura 99.4** Mensuração da pressão sanguínea por Doppler com esfigmomanômetro no membro torácico de um gato com cegueira aguda causada por descolamento de retina. Note que o manguito inflável está no mesmo nível do coração do animal, que está sentado e confortavelmente contido.

# CAPÍTULO 100

## Colocação de Tubo Torácico

Tim B. Hackett

Lesões que ocupam espaço na pleura reduzem o volume corrente de ar, diminuem a complacência pulmonar e causam um padrão respiratório restritivo, que é caracterizado por respiros curtos, rápidos, e por sons pulmonares abafados (ver Capítulos 139 e 234). Em alguns casos, como no pneumotórax por tensão, a elevada pressão intratorácica pode prejudicar o retorno venoso ao coração, resultando em choque circulatório e comprometimento adicional do suprimento de oxigênio aos órgãos vitais. Embora se utilizem radiografias para o diagnóstico de ar ou líquido no espaço pleural, em situações de emergência essas condições podem ser simultaneamente descritas e tratadas por rápida toracocentese (ver Capítulo 102). Uma vez removido o líquido, deve-se avaliar o paciente para determinar a provável causa (Tabela 100.1; ver Capítulo 74). Para a identificação definitiva de hérnia diafragmática e massa intratorácica, podem ser necessários testes de imagem adicionais. A ultrassonografia é excelente para detectar líquido pleural (ver Capítulo 244).

Os tubos de toracostomia costumam ser colocados durante a cirurgia, após toracotomia aberta, para a manutenção da pressão intrapleural negativa. Esses tubos, de curta utilização, permitem a expansão normal dos pulmões à medida que a pleura visceral é recolocada em contato com a parietal. Esses objetos não são úteis apenas para a manutenção de pressão intrapleural negativa; eles também possibilitam aplicações repetidas de anestésicos locais intrapleurais. Se o tecido pulmonar estiver normal e o fechamento cirúrgico tiver sido adequado, quase sempre esses ductos podem ser removidos 6 a 12 horas após a cirurgia, depois de constatar vários aspirados negativos repetidos. Para a drenagem torácica pós-operatória a curto prazo, em geral se utilizam canos de alimentação, que são baratos. O cirurgião o coloca enquanto o tórax ainda está aberto, para confirmar o posicionamento adequado. O tubo de toracostomia também é necessário em pacientes com anormalidades intratorácicas que necessitam de repetidas toracocenteses para manter a pressão intrapleural negativa e a do volume corrente normal. Exemplos de doenças que requerem esses ductos incluem pneumotórax traumático e idiopático, piotórax, quilotórax e efusões pleurais neoplásicas. Diversos tubos estão disponíveis, e sua escolha é baseada na preferência do veterinário e no uso clínico. A maioria das anormalidades pode ser controlada com um tubo único. No entanto, nos casos de piotórax bilateral, geralmente há necessidade de tubos bilaterais.

## MATERIAL BÁSICO E TIPOS DE TUBOS DE TORACOSTOMIA

Para a colocação de um tubo de toracostomia, os materiais descartáveis incluem um ducto torácico, um adaptador que reduz o lúmen do tubo em diâmetro compatível com uma conexão Luer-Lock padrão, uma torneira de três vias, um fio ortopédico 20 G, um extensor de equipo, material de sutura de grosso calibre para manter o tubo posicionado e seringas de grandes volumes. Os instrumentos estéreis necessários incluem pinças curvas, cabo e lâmina de bisturi, pinças de campo e panos de campo.

Podem-se usar tubos torácicos disponíveis no mercado ou cateter de látex vermelho (Figura 100.1), que é mais barato e quase sempre escolhido em casos de pós-toracotomia de curta duração. Eles são flexíveis e se dobram com facilidade, porém são mais reativos que os ductos comerciais de cloreto de polivinil, razão pela qual são pouco apropriados para uso a longo prazo. Os tubos de látex vermelho também são quase impossíveis de visualizar radiograficamente sem o uso de contraste.

**Tabela 100.1** Causas comuns de efusão pleural em pequenos animais.

| TIPO DE EFUSÃO | PROTEÍNAS (g/d$\ell$) | CONTAGEM CELULAR (/$\mu\ell$) | ETIOLOGIA |
| --- | --- | --- | --- |
| Transudato modificado | < 2,5 | < 500 a 1.000 | Insuficiência cardíaca congestiva<br>Doenças pericárdicas<br>Hipoalbuminemia<br>Neoplasias<br>Hérnia diafragmática |
| Exsudato | > 3,0 | > 5.000 | Peritonite infecciosa felina<br>Neoplasia<br>Hérnia diafragmática<br>Torção de lobo pulmonar<br>Piotórax |
| Quilo | > 2,5 | > 500 | Idiopática<br>Cardiomiopatia<br>Dirofilariose<br>Neoplasia<br>Torção de lobo pulmonar<br>Tuberculose |
| Hemorragia | > 3,0 | > 1.000 | Trauma<br>Coagulopatia<br>Neoplasia<br>Torção de lobo pulmonar |

As efusões são classificadas com base na quantidade de proteína e na contagem celular.

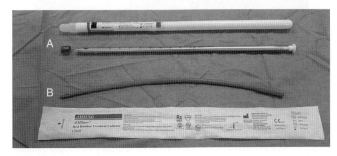

**Figura 100.1** Tubos de toracostomia geralmente utilizados. **A.** Tubo com estilete do tipo trocarte. **B.** Tubo de látex vermelho usado em alimentação ou na cateterização da uretra.

Os tubos estão comercialmente disponíveis em diferentes tamanhos, com diâmetro de 14 a 40Fr, e quase sempre têm uma abertura terminal e orifícios laterais ovais. Também apresentam uma linha radiopaca que corre no sentido longitudinal, do orifício lateral mais proximal até a extremidade. Essa marcação é importante quando se avalia radiograficamente a colocação do tubo. Todos os orifícios devem ser posicionados no interior da cavidade torácica. Caso um orifício lateral mais afastado da extremidade fique sob a pele, o ar pode ser aspirado do exterior do tórax.

Embora tradicionalmente a escolha do tamanho tenha sido feita associando-se o ducto torácico ao diâmetro do brônquio principal, outros fatores devem ser considerados. Os tubos de toracostomia são invasivos e dolorosos. Se aqueles com diâmetro menor forem suficientes, podem ser uma escolha mais apropriada para os casos de efusões crônicas e de pneumotórax discreto ou contínuo. Os maiores devem ser usados nos casos de grande volume de efusão com alta contagem celular e de pneumotórax contínuo.

Recentemente, produtos menores têm se tornado disponíveis, incluindo o *kit* de cateter com estilete e agulhas de Veress (Figura 100.2). O sistema de Veress tem uma cânula romba e segura alojada na agulha chanfrada afiada, além de um indicador de segurança que muda de cor. Esses sistemas são muito mais seguros quando há preocupação com bolsões de líquido ou suspeita de que o pulmão esteja aderido à pleura parietal. Eles quase sempre contêm tubos de pequeno calibre e podem ser indicados quando se espera que ductos de uso paliativo sejam mantidos por longo período. Os pontos de referência e as técnicas descritas na seção a seguir devem ser modificados com base na localização das grandes bolsas de líquidos, as quais são mais bem avaliadas por meio de ultrassonografia (ver Capítulo 244).

## TÉCNICAS

Diversas técnicas foram descritas para a colocação de tubo de toracostomia. Sempre que possível, o procedimento deve ser realizado sob anestesia geral. Quase sempre o quadro clínico do paciente pode ser estabilizado por toracocentese, embora em alguns casos de emergência o tubo possa ser necessário para reestabelecer o volume corrente normal e minimizar o acúmulo de ar no espaço pleural. Nessas situações, o veterinário pode colocar o ducto com o paciente sob sedação e anestesia local. Em geral, este é mantido em decúbito lateral e faz-se tricotomia e preparação asséptica da parede torácica (Vídeos 100.1 e 100.2). Realiza-se uma incisão da pele, entre o 9º e o 11º espaço intercostal, a fim de que ela seja tracionada, de modo cranial, até o local de introdução do tubo, próximo ao tórax médio. A extremidade da pinça curva é introduzida na incisão cutânea e procede-se a uma dissecação, de forma a separar os músculos intercostais, tomando cuidado para evitar vasos e nervos caudais à costela. Se o paciente estiver intubado e sob ventilação, há pouca preocupação quanto à entrada de ar no espaço pleural durante o procedimento. A introdução de um tubo com estilete interno no espaço pleural sem antes realizar a dissecação da parede torácica pode submeter o paciente ao risco de lesões iatrogênicas nas estruturas intratorácicas. Em vez disso, o tubo com estilete interno é suavemente introduzido pelo orifício criado pela dissecação romba. Caso não se use estilete, a extremidade do tubo é segurada com a pinça curva e inserida no orifício criado pela dissecação romba. Os tubos de toracostomia são posicionados no tórax com a extremidade mal alcançando o tórax ventral. A introdução demasiada do tubo pode fazê-lo dobrar. Quando a pele é solta e se retrai de modo caudal, forma-se um túnel subcutâneo da incisão da pele até o local de acesso ao tórax. Isso evita a entrada de ar pela incisão cutânea quando se remove o tubo de toracostomia. Se o paciente for mantido sob intubação e ventilação, não há motivo para o pinçamento mecânico do tubo, pois isso pode criar pequenos furos no objeto, resultando em potencial vazamento de ar para dentro da cavidade torácica. A fixação das conexões necessárias leva pouco tempo, e o pouco de ar que entra durante o procedimento pode ser facilmente removido. Após a fixação das conexões no ducto, pode-se iniciar a evacuação do espaço pleural. O tubo torácico deve ser fixado na pele com um nó de autoaperto e todas as conexões fixadas com fio de cerclagem. Os tubos torácicos são dolorosos e resultam em um padrão de respiração restritivo por causa do desconforto sentido durante o respiro normal. A maioria dos pacientes com tubo torácico deve receber analgesia sistêmica e local.

## SUCÇÃO INTERMITENTE *VERSUS* SUCÇÃO CONTÍNUA

Após a colocação de um tubo de toracostomia, podem ser usadas técnicas de sucção intermitente ou contínua. Durante as primeiras horas, o volume de ar ou de líquido precisa ser avaliado por aspiração intermitente. No caso de acúmulos de pequeno volume e com monitoramento adequado, o método intermitente pode ser controlável. Outra vantagem desse procedimento é o fato de ser mais difícil a remoção acidental do tubo pelo paciente ou dano quando recoberto por um curativo leve.

Em geral, a sucção contínua só é indicada quando há rápido acúmulo de ar, que ocasiona episódios repetidos e frequentes de desconforto respiratório. A sucção contínua requer uma fonte de vácuo e um sistema fechado. É importante que a pressão negativa seja menor que 20 cm de $H_2O$ e que o sistema não permita a entrada de ar no paciente caso a sucção seja desativada. Sistemas disponíveis no mercado têm substituído o de três frascos com três câmaras separadas (Figura 100.3). A câmara mais próxima do paciente é a maior, usada para quantificar o volume de líquido oriundo do paciente. O ducto de sucção é conectado a essa câmara em uma abertura próxima à parte superior. Um tubo liga a parte superior da primeira câmara ao interior da segunda, abrindo-se em vácuo de cerca de 1 cm de $H_2O$. Essa é a câmara que atua como sistema de retenção de água e tem duas funções. A primeira é permitir saber que, durante a sucção contínua, qualquer ar observado borbulhando provém do paciente ou que há um vazamento na conexão entre o paciente e a câmara. A segunda é evitar que o ar seja reintroduzido no paciente se a sucção for descontinuada. A terceira câmara, mais afastada do paciente e próxima ao dispositivo de sucção, modula a pressão negativa. Existe um tubo na parte superior dessa câmara que se abre ao ar exterior e termina perto do fundo. Quando se adiciona água a essa câmara e a sucção é ligada até que o ar seja drenado da parte superior até a inferior, evidenciado pelas bolhas vindas do tubo, a pressão do vácuo se iguala à parte do fundo do tubo. Quando se deseja obter um vácuo de 20 cm de $H_2O$, a câmara é preenchida com até 19 cm de $H_2O$ – o 1 cm de $H_2O$ adicional atua como um sistema de retenção de água na segunda câmara.

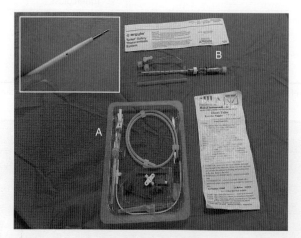

**Figura 100.2** Tubos de pequeno calibre para uso prolongado, em casos de efusão crônica. **A.** Tubo de toracostomia com estilete para introdução percutânea. **B.** Cateter de segurança de Turkel – uma agulha de Veress, com tampa intraluminal acionada por mola, para evitar laceração iatrogênica do pulmão (no destaque).

## SOLUÇÃO DE PROBLEMAS DE PRODUÇÃO CONTÍNUA DE AR

Os pacientes que produzem ar pelo tubo torácico 12 a 24 horas após sua colocação devem ser avaliados quanto a vazamentos na tubulação ou no sistema de sucção. O sistema deve ser checado do espaço pleural – incluindo radiografias para confirmar que todos os orifícios laterais dos tubos se encontram no interior da cavidade torácica – até a incisão na pele, bem como entre as conexões do tubo e o dispositivo de sucção. Os locais onde mais ocorrem vazamentos são os tubos, tanto pelo orifício lateral no espaço subcutâneo quanto por furos feitos por pinça e na conexão em forma de "árvore de Natal" mais próxima ao ducto. Um pequeno volume de líquido no tubo junto ao conector em "árvore de Natal" pode revelar vazamento pela formação de bolhas sugadas quando se aplica pressão negativa (ver Vídeo 100.2).

O tubo de toracostomia é removido quando não é mais necessário. Os pacientes sob sucção contínua em razão de pneumotórax devem ser desmamados pela troca de um sistema de aspiração intermitente em intervalos progressivamente mais longos. As radiografias torácicas são recomendadas logo antes da remoção do tubo, a fim de garantir que a anormalidade esteja resolvida. Se o animal estiver estável, deve ser sedado com analgésicos e sedativos; as suturas de fixação, removidas; e o tubo, retirado com um movimento firme e rápido. A incisão na pele pode ser suturada ou deixada aberta, e um curativo leve com antisséptico é colocado sobre o orifício.

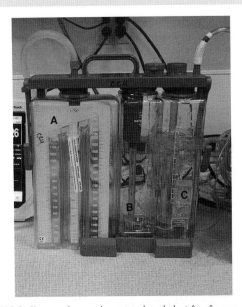

**Figura 100.3** Sistema de esvaziamento pleural de três câmaras. A câmara maior (**A**) é conectada ao tubo torácico do paciente e pode quantificar o volume de líquido removido. A câmara do meio (**B**) cria um sistema de retenção de água que evita que o ar seja reintroduzido no paciente se a sucção for interrompida. Caso se observe borbulhamento na câmara do meio, isso indica ar oriundo do paciente ou do tubo de conexão. A terceira câmara (**C**) é conectada ao dispositivo de sucção e regula a pressão negativa aplicada. Quando se emprega sucção e se observa borbulhamento de ar nessa câmara, a pressão negativa aplicada ao paciente (cm de H$_2$O) se iguala ao fundo desse tubo.

# CAPÍTULO 101

# Lavado Transtraqueal e Broncoscopia

Tekla M. Lee-Fowler

A broncoscopia e a coleta de amostras das vias respiratórias são úteis para a avaliação de doenças que se instalam nessas estruturas. A traqueobroncoscopia permite visualizar a traqueia e as vias respiratórias, ao mesmo tempo que fornece acesso à coleta de amostras. As técnicas de lavado das vias respiratórias, independentemente de serem guiadas por broncoscópio, incluem lavado transtraqueal, endotraqueal e broncoalveolar (às cegas). A escolha do procedimento deve ser baseada na estabilidade do paciente, no fato de a doença ser focal ou difusa, nos objetivos do diagnóstico e no nível de habilidade do operador.

## LAVADO TRANSTRAQUEAL

### Considerações gerais e indicações

Um lavado transtraqueal pode ser realizado para obter amostras do trato respiratório superior em cães de porte médio a grande. Os resultados desse procedimento podem ser bastante informativos em cães com doença pulmonar difusa. Uma grande vantagem do lavado transtraqueal é ele poder ser feito com o paciente acordado ou minimamente sedado. Por não estarem anestesiados, os pacientes costumam tossir durante o processo, aumentando o retorno de material do lavado e, em consequência, o volume da amostra, o que eleva a probabilidade de obter material das vias respiratórias inferiores. O lavado transtraqueal não é indicado em cães agressivos ou muito ansiosos. Algumas contraindicações para esse procedimento incluem anormalidades hemostáticas, piodermite grave na região do pescoço e dificuldade respiratória.[1]

### Procedimento

O cão deve ser posicionado em decúbito esternal e suavemente contido, porém de modo firme, pelo auxiliar, que segura a cabeça com o focinho apontado para cima. São feitas tricotomia e preparação asséptica da região ventral do pescoço, da laringe até a porção proximal da traqueia. Com luvas estéreis, o operador pode palpar a região-alvo. A agulha é introduzida pelo ligamento cricotireóideo ou na linha média entre os dois anéis traqueais adjacentes. Antes da intervenção, realiza-se bloqueio anestésico na região, infiltrando lidocaína 2% por via intradérmica e subcutânea no local da punção. São necessários pelo menos 10 minutos para a ação do anestésico local. O ligamento cricotireóideo está localizado, de modo cranial, entre as cartilagens da tireoide, com a cricoide situada de maneira distal. Introduz-se um cateter de calibre 16 a 19 G pelo local-alvo, acessando o lúmen traqueal. Uma vez presente no lúmen, a extremidade do cateter deve ser inclinada para baixo, em direção ao tórax, e o cateter, avançado pelas vias respiratórias, em direção à traqueia. Assim que o cateter estiver posicionado, pode-se retirar o estilete, e o cateter é fechado com um tampão estéril. Utiliza-se uma seringa para a infusão de solução salina 0,9% estéril e aquecida (5 a 20 mℓ).[2] Aplica-se sucção com o êmbolo da seringa para recuperar o maior volume possível desse líquido. Na ausência de reflexo de tosse, a tapotagem pode facilitar o retorno da amostra do lavado. Em geral, a quantidade de líquido recuperada é muito menor do que a obtida em outras técnicas. Costuma-se recuperar em torno de 10% ou menos do volume infundido, que depende do tamanho do cão e da estabilidade da função respiratória. Embora o volume recuperado possa ser pequeno, é suficiente para o exame citológico, a cultura microbiológica e os testes de sensibilidade antimicrobiana (antibiograma).

## Complicações

As complicações durante o lavado transtraqueal são incomuns. A mais frequente delas é o enfisema subcutâneo transitório. Outras incluem laceração da traqueia, hemorragia endotraqueal, infecção no local da punção e agravamento transitório da doença respiratória.

## LAVADO ENDOTRAQUEAL

O lavado endotraqueal pode ser feito em cães, em especial os de pequeno porte, e gatos, nos quais um lavado transtraqueal não é apropriado. Essa técnica requer anestesia, possibilita amostragem do trato respiratório superior e difere do broncoalveolar às cegas pelo fato de o cateter ser avançado apenas até a altura da carina. Antes do procedimento, prepara-se uma sonda urinária de borracha vermelha estéril, com uma lâmina ou uma tesoura estéril, para criar uma abertura na parte terminal da sonda, mediante a remoção da extremidade distal, logo acima das aberturas laterais. Um adaptador de seringa é conectado à extremidade proximal da sonda (Figura 101.1).

O paciente, então, é intubado com um tubo endotraqueal estéril, e a extremidade da sonda urinária com a abertura é introduzida pelo lúmen do tubo endotraqueal até próximo à carina. Faz-se a infusão de 5 a 20 mℓ de solução salina 0,9% estéril aquecida, pela sonda e com auxílio de uma seringa, e aplica-se pressão negativa no êmbolo para recuperar a amostra. Pode-se realizar tapotagem para facilitar a coleta da amostra. O volume recuperado é semelhante ao obtido no lavado transtraqueal. Pode ser necessário repetir o processo para obter um volume adequado da amostra. A porção total de solução salina usada depende do tamanho do paciente e de sua condição respiratória.

## LAVADO BRONCOALVEOLAR: TÉCNICA ÀS CEGAS

Se houver doença respiratória difusa, o lavado broncoalveolar (LBA) pode ser feito sem ser guiado por endoscópio. Esse método de amostragem difere dos descritos antes por fornecer uma amostra das vias respiratórias inferiores. Essa técnica é mais bem-sucedida em animais de pequeno a médio porte. Para cães maiores, tem sido descrita a substituição da sonda de borracha vermelha por um tubo de alimentação.[3] A preparação da sonda de borracha vermelha antes do LBA envolve o uso de uma lâmina ou de uma tesoura estéril para criar uma abertura na extremidade distal da sonda, por meio de um corte logo acima das aberturas laterais distais. Mais uma vez, conecta-se um adaptador de seringa à extremidade proximal da sonda (Figura 101.1).

O paciente é anestesiado com um anestésico de curta duração, por via intravenosa, intubado com um tubo endotraqueal estéril e posicionado em decúbito lateral. Caso a doença seja mais evidente em um dos lados, ele deve ser posicionado com esse lado para baixo. Introduz-se uma sonda urinária de borracha vermelha estéril, com a extremidade distal aberta, pelo tubo endotraqueal, até o ponto em que ele se dobre ligeiramente e não possa mais ser avançado. Recua-se a sonda alguns milímetros e faz-se uma ligeira rotação, avançando-a suavemente até haver resistência, pois isso ajuda a garantir que a sonda esteja firme dentro de uma das vias respiratórias, e não alojada na divisão delas. Após o posicionamento da sonda, infunde-se solução salina 0,9%, estéril e aquecida, e imediatamente se aspira o líquido. O volume a ser infundido ainda não foi padronizado. Recomenda-se 5 a 30 mℓ por alíquota, utilizando 2 a 5 mℓ/kg. Pode ser necessária a infusão de uma alíquota adicional para a recuperação de um volume adequado. O volume da amostra obtido deve ser em torno de 40% do total infundido. Finalizada a coleta, o paciente deve receber 100% de oxigênio durante 5 a 10 minutos (ver Capítulo 131).

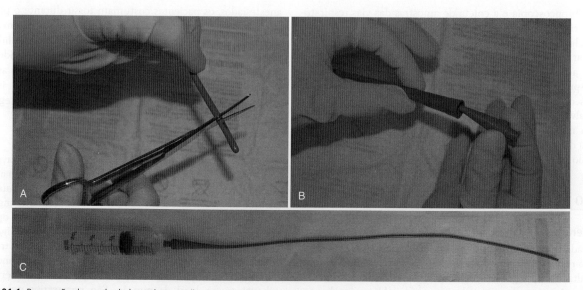

**Figura 101.1** Preparação da sonda de borracha vermelha para obtenção de lavado traqueal ou broncoalveolar às cegas. **A.** Utiliza-se uma tesoura estéril para criar uma abertura na extremidade distal do cateter, por meio da remoção da ponta logo acima das aberturas laterais. **B.** Um adaptador de seringa é conectado à extremidade do cateter de borracha vermelha. **C.** Cateter já preparado com uma seringa conectada, preenchida com solução salina estéril.

# BRONCOSCOPIA

## Considerações gerais

A traqueobroncoscopia com broncoscópio flexível é um procedimento útil para a inspeção visual das superfícies mucosas da traqueia e dos brônquios. Essa técnica permite escolher locais específicos para a coleta de amostras em animais com doenças focais. O paciente é anestesiado por via intravenosa, e a manutenção anestésica é realizada por via intravenosa e por via inalatória. Caso se utilize essa última opção, o broncoscópio é introduzido pelo tubo endotraqueal com um adaptador em T. Contudo, o diâmetro interno dos tubos endotraqueais é um fator limitante em pacientes pequenos. Em gatos e cães de pequeno porte, quase sempre é necessária a manutenção da anestesia por via IV, com a introdução do broncoscópio diretamente na traqueia. Recomenda-se intubar esses pacientes com uma sonda de borracha vermelha de pequeno diâmetro (5Fr), estéril, ao lado do broncoscópio, para fornecer oxigênio suplementar durante a broncoscopia. O oxigênio suplementar também pode ser fornecido pelo canal de biopsia do broncoscópio.

## Avaliação visual inicial

A inspeção da traqueia deve incluir a avaliação da aparência da mucosa, da quantidade de secreção e qualquer evidência de colapso traqueal. A carina deve ser identificada, e cada lobo pulmonar precisa ser sistematicamente examinado (Figura 101.2 e Vídeo 101.1). O endoscopista deve observar se há anormalidades, como tampão mucoso, debris mucopurulentos, hemorragia, corpo estranho, colapso dinâmico ou estático das vias respiratórias, massas ou nódulos e parasitas (ver Capítulo 241).

## Cateter em escova

Pode-se obter uma amostra da superfície mucosa das vias respiratórias utilizando um cateter em escova junto ao broncoscópio. A escova é coberta por uma bainha plástica que pode ser retraída assim que a escova estiver no local desejado. Com o broncoscópio posicionado, essa pequena escova é passada pelo canal de amostragem. Assim que ela é visualizada, é descoberta, suavemente raspada contra a mucosa e retraída de volta para a bainha, sendo, então, removida do broncoscópio. O material obtido com essa escova pode ser enviado para cultura microbiológica. Depois, a escova pode ser suavemente esfregada em uma lâmina de microscópio para o exame citológico.

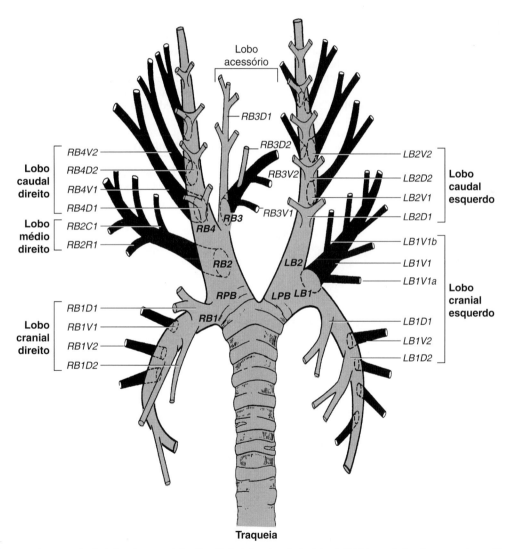

**Figura 101.2** Diagrama da anatomia do brônquio normal de cães. Cada brônquio principal é subdividido em brônquios segmentares: V1, primeiro brônquio segmentar ventral; V2, segundo brônquio segmentar ventral; D1, primeiro brônquio segmentar dorsal; D2, segundo brônquio segmentar dorsal; C1, primeiro brônquio segmentar caudal; R1, primeiro brônquio segmentar rostral. Os brônquios segmentares são subdivididos em brônquios subsegmentares: V1a, primeiro brônquio subsegmentar; V1b, segundo brônquio subsegmentar. LB1, brônquio lobar do lobo pulmonar cranial esquerdo; LB2, brônquio lobar do lobo pulmonar caudal esquerdo; LPB, tronco bronquial principal esquerdo; RB1, brônquio lobar do lobo cranial direito; RB2, bronco lobar do lobo pulmonar medial direito; RB3, brônquio lobar do lobo acessório; RB4, brônquio lobar do lobo pulmonar caudal direito; RPB, tronco bronquial principal direito. (De Amis TC, McKiernan BC: Systematic identification of endobronchial anatomy during bronchoscopy in the dog. *Am J Vet Res* 47: 2649, 1986.)

## Biopsia

De maneira similar à já mencionada, o broncoscópio é posicionado no local desejado e o instrumento utilizado para a biopsia é introduzido no canal de amostragem. O broncoscópio, então, é usado para guiar o instrumento até o local desejado e realiza-se a biopsia. As amostras podem ser enviadas para cultura microbiológica e exame histopatológico. Essa técnica é indicada sobretudo para a amostragem de tecidos proliferativos ou tumores nas vias respiratórias. Foi descrita uma estratégia de biopsia transbronquial de tecidos mais periféricos, em particular nos lóbulos pulmonares caudais. Contudo, complicações como sangramento, pneumotórax, tamanho pequeno da amostra e possibilidade de artefatos podem superar os benefícios.[4]

## Aspiração transbronquial com agulha fina

Esse método é indicado principalmente para obter amostras de linfonodos ou tumores que comprimem as vias respiratórias. Enquanto se visualiza a área comprimida com o broncoscópio, um cateter transbronquial com agulha é introduzido pelo canal de amostragem. Quando a extremidade do cateter é visualizada, a agulha é descoberta, avançada pela mucosa, entre os anéis cartilaginosos do brônquio, atingindo o linfonodo ou a massa que o está comprimindo (ver Capítulo 95). Usa-se uma seringa para aplicar pressão negativa e obter um aspirado. A agulha é retirada sem sucção, recoberta e removida do broncoscópio. As amostras podem ser utilizadas para a confecção de lâminas para exame citológico. As possíveis complicações são semelhantes àquelas mencionadas para biopsia, inclusive hemorragia e pneumotórax.

## Lavado broncoalveolar guiado por endoscopia

Esse modo de amostragem é muito usado para obter amostras de cultura microbiológica e exame citológico das vias respiratórias inferiores, sendo realizada após a inspeção de todos os lobos pulmonares. O broncoscópio é direcionado ao brônquio desejado e avançado até que ele sofra resistência ou oclua a via respiratória. Após centralizar o lúmen da via respiratória na imagem, infunde-se solução salina estéril 0,9%, aquecida pelo canal de amostragem, e imediatamente se faz a aspiração, que pode ser realizada manualmente, com uma seringa, ou por meio de uma bomba de aspiração.[5] O volume de solução salina a ser infundida não foi padronizado em medicina veterinária. Recomenda-se a infusão de alíquotas de 10 a 30 m$\ell$ ou a "dose" de 2 a 5 m$\ell$/kg, em gatos e cães de pequeno a médio porte. É possível recuperar em torno de 40 a 50% do líquido de infusão. Um animal em plano anestésico superficial pode tossir, produzindo uma amostra melhor. Durante a aspiração, pode-se também realizar tapotagem para facilitar a recuperação da amostra. Esse procedimento pode ser repetido até a obtenção de amostras adequadas, dependendo do volume de solução salina utilizado, do tamanho do paciente e de sua função respiratória. Em gatos, a amostragem de dois segmentos pulmonares diferentes pode fornecer resultados citológicos mais precisos.[6] O líquido do LBA pode ser enviado para cultura microbiológica e teste de sensibilidade antimicrobiana, além de exame citológico.

Possíveis complicações do LBA incluem diminuição da saturação de oxigênio, broncospasmo e pneumotórax. Logo após o LBA, recomenda-se a suplementação com 100% de oxigênio para todos os animais (ver Capítulo 131). Em geral, essa suplementação pode ser descontinuada depois de um curto período. Além disso, animais com doenças respiratórias relevantes podem ser beneficiados pela pré-oxigenação a 100% antes do LBA. O broncospasmo, como complicação da broncoscopia e do LBA, é mais observado em gatos. Broncodilatadores como pré-medicação de gatos com suspeita de doença de vias respiratórias inferiores podem reduzir a ocorrência dessa complicação.[7]

## REFERÊNCIAS BIBLIOGRÁFICAS

*As referências bibliográficas deste capítulo se encontram online no Ambiente de Aprendizagem.*

# CAPÍTULO 102

# Toracocentese/Pericardiocentese

Robert Prošek

## TORACOCENTESE

A toracocentese, também conhecida como "drenagem do peito ou pleural", é um procedimento diagnóstico e terapêutico (emergencial) para remover ar ou líquido pleural da cavidade torácica. As indicações para a toracocentese incluem angústia respiratória – aumento da frequência e do esforço respiratório – e abafamento do ruído pulmonar – em geral, no caso de efusão, é possível detectar uma linha de líquido –, confirmados por radiografia torácica – efusão pleural e pneumotórax – e/ou ultrassonografia – efusões (Figura 102.1; ver Capítulo 149). Potenciais contraindicações à toracocentese incluem coagulopatias graves e hérnia diafragmática. Deve-se evitar a penetração de alça intestinal ou do fígado. Para isso, utiliza-se o ultrassom como guia. As complicações potenciais da toracocentese incluem hemotórax, pneumotórax iatrogênico, laceração de órgãos intratorácicos e morte súbita em razão do estresse causado por contenção física mais rigorosa.

Mesmo levando em conta as considerações mencionadas, de maneira geral, a toracocentese ainda é um procedimento simples. As duas técnicas mais comuns incluem tanto um cateter agulhado (Scalp) quanto um cateter plástico com fenestrações. Os dispositivos preferencialmente utilizados nesse processo incluem um Scalp de 2 a 3,5 cm ou uma agulha de calibre 22 a 23 G (o autor prefere Scalp), em gatos e cães de pequeno porte; agulha de 2,5 cm ou cateter calibre 20 a 22 G, em cães de porte médio e gatos grandes; e uma agulha de 4 cm ou um cateter 14 a 20 G, em cães de grande porte. O Scalp ou o cateter fenestrado deve ser conectado a um extensor de equipo – com Scalp, em geral esse extensor não é necessário –, uma torneira de três vias e uma seringa – de 10 a 60 m$\ell$, dependendo do tamanho do animal –, para a retirada do líquido ou do ar pleural. Caso esteja sendo realizada a remoção de líquido, é necessário um recipiente ou um cilindro de seringa graduado para coletar e quantificar o volume de líquido obtido (Figura 102.2).

# CAPÍTULO 102 • Toracocentese/Pericardiocentese

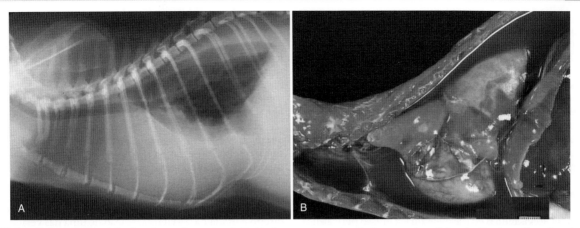

**Figura 102.1 A.** Radiografia lateral do tórax de um cão mostrando líquido livre no espaço pleural, obscurecendo as linhas da silhueta cardíaca. Os pulmões estão comprimidos e desviados pelo líquido no sentido dorsocaudal. **B.** Imagem de tórax aberto durante a necropsia, mostrando líquido pleural livre circundando os pulmões e comprimindo-os.

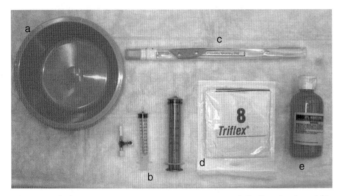

**Figura 102.2** Materiais necessários à remoção estéril de líquido pleural do tórax de cão ou gato. *a*, recipiente para armazenar a efusão; *b*, seringas e torneiras de três vias, estéreis, para coletar a efusão; *c*, cateter venoso central para acessar o espaço pericárdico; *d*, luvas estéreis; *e*, solução para antissepsia.

De modo geral, o paciente deve ser posicionado em decúbito esternal ou permanecer em posição quadrupedal para remoção de efusão pleural ou de pneumotórax. Se preciso, o decúbito lateral pode ser usado para drenar o pneumotórax. Se o paciente tiver sintomas graves de angústia respiratória ou abafamento de sons pulmonares, pode ser necessária uma toracocentese sem diagnóstico inicial. Caso contrário, radiografias auxiliam a identificar o espaço intercostal (EIC) que deve ser puncionado. Geralmente a punção é realizada no sétimo ou no oitavo EIC, ao nível da articulação costocondral, para remoção de líquido, ou no oitavo ou no nono EIC, próximo à articulação costocondral, para remoção de ar. Pode ser necessário ultrassonografia para identificar bolsões menores de líquido (ver Capítulo 149) e recomendável oxigenar o paciente antes do procedimento e/ou fornecer oxigênio suplementar durante a toracocentese. Deve-se realizar tricotomia e preparação asséptica do local de drenagem. Prepare um ambiente estéril para luvas, agulhas e seringas que serão utilizadas (ver Figura 102.2). Pode-se realizar um bloqueio anestésico, mas quase sempre é difícil introduzir a agulha no mesmo espaço onde será introduzida a agulha de drenagem. Insira a agulha em posição imediatamente cranial à costela – em um sistema fechado como o mencionado antes, com uma torneira de três vias e uma seringa –, a fim de evitar danos a vasos e nervos intercostais situados na parte caudal à costela. Aplique ligeira sucção na seringa para gerar pressão negativa. Uma vez definida a posição satisfatória da agulha, se obtiver líquido, ela deve ser orientada de modo ventral; caso se obtenha ar, de forma dorsal, em direção à parede corporal, a fim de reduzir o risco de laceração do lobo pulmonar adjacente. A agulha deve ser removida caso haja aspiração de sangue fresco, quando se percebe que os pulmões fazem contato com a agulha ou o paciente se movimenta em excesso. O líquido removido inicialmente deve ser colocado em tubos estéreis para avaliação de seu aspecto e exame citológico. Caso ele seja sanguinolento e haja suspeita de ser sangue total, ocorrerá coagulação, se colocado em tubo sem anticoagulante. O sangue proveniente de hemotórax não deve coagular (distúrbios hemorrágicos menores), enquanto o oriundo do coração ou de vasos sanguíneos coagula. Caso se opte por usar um cateter no procedimento, é comum haver a torção do objeto em razão da movimentação ou da taquipneia do paciente, decorrente da pressão dos músculos respiratórios. Para ajudar a estabilizar o cateter, a mão que o segura deve ser repousada contra o paciente, na tentativa de evitar movimento excessivo. Caso tudo isso falhe, mantenha o estilete no cateter e seja cauteloso em relação aos movimentos, pois a porção terminal do estilete é afiada e pode causar sérias lesões intratorácicas. A aspiração deve continuar até que o fluxo de líquido cesse. Já a aspiração de ar deve continuar até que se estabeleça uma pressão negativa. Se não se obtiver pressão negativa, há preocupação quanto a pneumotórax de tensão, podendo ser necessária a colocação de um tubo torácico de sucção contínua (ver Capítulo 100). Inicialmente, a remoção de todo o ar do tórax pode ser perigosa, visto que o pulmão lesionado pode expandir. Ao fazer isso, possíveis lacerações do tecido pulmonar podem reabrir. Por isso, a remoção do ar provavelmente deve ser interrompida ao observar que o paciente apresenta respiração menos ofegante.

Amostras do líquido extraído do tórax devem ser enviadas para análise, exames citológicos, cultura microbiológica e teste de sensibilidade antimicrobiana (antibiograma), quando indicado. As efusões quilosas são examinadas quanto à concentração de triglicerídeos, simultaneamente à sua mensuração no sangue total. Uma parte do líquido deve ser armazenada de maneira estéril, caso esteja programada futura cultura microbiológica. Após a drenagem, o paciente deve ser monitorado em relação a sinais de angústia respiratória sugestiva de acúmulo de líquido ou ar, resultante de hemotórax ou de pneumotórax iatrogênico. Além de manter o cão ou o gato em repouso, aquecido e monitorado, de modo a verificar a recorrência dos sinais clínicos, em geral não é necessária nenhuma outra atenção significativa pós-drenagem.

## PERICARDIOCENTESE

A pericardiocentese também é conhecida como drenagem pericárdica. Esse procedimento envolve a introdução de um cateter para remover um volume de efusão pericárdica com propósitos diagnósticos e, mais frequentemente, para o alívio terapêutico de tamponamento pericárdico, que oferece risco de morte associado à efusão. Antes do processo, caso o paciente não esteja em estado crítico, é recomendada uma ecocardiografia para confirmar o diagnóstico. As neoplasias cardíacas são uma das causas principais de efusão pericárdica, sendo os tumores geralmente fáceis de detectar antes da punção, visto que o líquido pericárdico quase sempre contorna a massa tumoral. Além disso, a punção acidental do coração durante a pericardiocentese aumenta a dificuldade de determinar a causa primária da efusão pericárdica. A ecocardiografia também pode fornecer informações quando a efusão decorrer de laceração atrial, já que nessas situações um coágulo pode ser visto no pericárdio (Figura 102.3). Nesses casos, a pericardiocentese seria contraindicada, pois a retirada do coágulo pode gerar recorrência de hemorragia pericárdica aguda. Revisando o ecocardiograma, a efusão pericárdica é vista como um espaço anecoico/hipoecoico entre o epicárdio e o pericárdio, enquanto o líquido pleural também se acumula fora do saco pericárdico, no espaço pleural (Figura 102.4 e Vídeo 102.1; ver Capítulos 104 e 254). A efusão pericárdica pode elevar a pressão intrapericárdica, resultando em diversos graus de comprometimento hemodinâmico. Quando essa pressão se iguala ou excede a pressão de preenchimento diastólica do ventrículo direito e a pressão do átrio direito, ocorre tamponamento cardíaco, com insuficiência cardíaca do lado direito, e desenvolve-se choque cardiogênico. Enquanto o paciente é preparado para a pericardiocentese, a administração intravenosa de líquido pode aumentar a pré-carga, caso haja sinais de choque cardiogênico. No entanto, uma administração excessiva também pode sobrecarregar o sistema vascular, resultando em extravasamento adicional de líquido, sobrecarga vascular e insuficiência cardíaca. Em geral, a suplementação de oxigênio pode auxiliar temporariamente, enquanto o procedimento estiver sendo realizado.

A pericardiocentese (Vídeo 102.2) é realizada com o paciente em decúbito lateral esquerdo. A agulha é introduzida no hemitórax direito, em geral na junção costocondral do quarto ou do quinto EIC direito, cranial à costela. O ideal é que o local da punção seja confirmado pelo ultrassom ou, quando este não estiver disponível, pela contagem de espaços intercostais na radiografia torácica (ver Figura 102.1). A abordagem pelo lado direito é usada para evitar laceração de uma das veias coronárias principais e, em menor grau, para penetrar o chanfro cardíaco maior, área onde os pulmões não cobrem o coração. Fazem-se tricotomia ampla e preparação asséptica da região torácica a ser drenada.

Realizam-se tricotomia, limpeza e preparação cirúrgica da região do tórax a ser puncionada. Tenha à mão todos os itens mencionados a seguir, em ambiente estéril: uma seringa para administração de lidocaína 2% para bloqueio anestésico – a adição de 0,1 a 0,2 m$\ell$ de bicarbonato de sódio 8,4% aquecido a temperatura corporal pode diminuir o desconforto inicial causado pela lidocaína –, luvas estéreis, uma lâmina de bisturi número 11, uma torneira de três vias, um extensor de equipo, um cateter com estilete calibre 14 G ou venoso central, várias seringas grandes estéreis, seringas de 6 m$\ell$, um cilindro ou outro recipiente graduado para armazenar o líquido, tubos com e sem anticoagulante para coleta de amostras do líquido e, possivelmente, cola de tecido (Figura 102.5).

O bloqueio anestésico com lidocaína 2% é feito, por via subcutânea e intramuscular, em torno de 2 cm$^2$ no local da punção (ver Vídeo 102.1). O eletrocardiograma do paciente deve ser monitorado. Lembre-se de que efusões pericárdicas costumam gerar complexos QRS de curta duração. Após calçar as luvas estéreis, o cateter é conectado ao extensor de equipo, que, por sua vez, é conectado a uma torneira de três vias e a uma seringa. Se necessário, usa-se uma lâmina de bisturi para uma pequena (2 a 3 mm) incisão na pele. A seguir, introduz-se a agulha ou o cateter pela pele – perpendicular à parede torácica, em direção à sua cavidade –, enquanto outra pessoa puxa o êmbolo da seringa para criar pressão negativa, sendo a agulha lentamente avançada no sentido do pericárdio. De início, nos casos de efusão pleural, é possível notar pequeno extravasamento de líquido

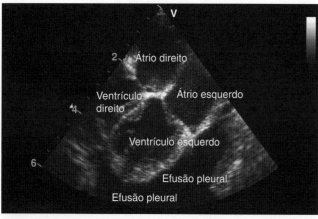

**Figura 102.3** Imagem ecocardiográfica das quatro câmaras cardíacas de um cão com efusão pleural. Na imagem da tela, as câmaras e a efusão aparecem em branco.

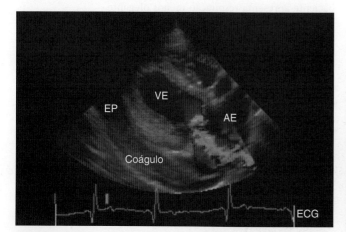

**Figura 102.4** Ecocardiograma de um cão com efusão pericárdica decorrente de ruptura do átrio esquerdo. Note a mistura das cores amarelo e verde no Doppler e um grande coágulo (*branco denso*) no saco pericárdico. *AE*, átrio esquerdo; *ECG*, eletrocardiograma; *EP*, efusão pleural; *VE*, ventrículo esquerdo. (*Esta figura se encontra reproduzida em cores no Encarte.*)

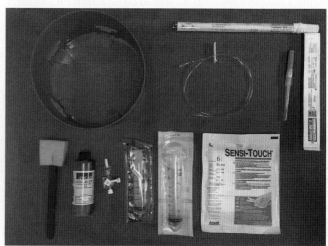

**Figura 102.5** Materiais necessários para a remoção de líquido pericárdico do tórax de um animal.

serossanguinolento no cateter. Continue avançando a agulha aos poucos, até observar um extravasamento de efusão pericárdica no cateter – o líquido pericárdico quase sempre é hemorrágico ou tem cor de vinho do porto, embora não seja uma regra. Em geral, isso é confirmado pelo líquido que sai da agulha de maneira levemente pulsátil, já que o batimento cardíaco empurra o líquido para uma região de menor pressão. Uma vez no saco pericárdico, o cateter é avançado mais 2 a 3 mm para dentro do tórax, mantendo a pressão negativa à medida que o cateter avança sobre o estilete, de modo a posicioná-lo no interior do saco pericárdico. Monitore o tempo todo qualquer sinal de arritmia, reposicionando o cateter conforme necessário ou removendo-o, se ocorrer taquicardia ventricular que ameace a vida do paciente. Remova o estilete e reconecte o extensor de cateter com a torneira de três vias para encher a seringa e drenar em um recipiente. O líquido deve ser removido, e o volume, quantificado. Se a etiologia não for evidente, uma amostra do líquido deve ser enviada para análise, exame citológico e cultura microbiológica, quando indicado.

Potenciais complicações incluem arritmias – complexos ventriculares prematuros e taquicardia –, rápido reacúmulo da efusão, choque cardiogênico – no caso de neoplasias, os hemangiossarcomas –, ruptura atrial e punção cardíaca. A punção cardíaca causada pelo avanço do cateter para dentro do coração pode não resultar em complicações relevantes, desde que o cateter seja rapidamente retirado e reposicionado. O risco de laceração de artéria coronária é minimizado com uma abordagem pelo lado direito. A retirada de líquido que coagula, tanto na seringa quanto no recipiente, deve alertar o clínico sobre a possibilidade de a extremidade do cateter estar no coração, sobretudo se o fluxo for fortemente pulsátil ou decorrente de efusão pericárdica brusca. Após a drenagem, o conforto e a temperatura corporal do paciente devem ser mantidos. Geralmente o animal se torna mais alerta e tem maior mobilidade à medida que os sintomas de tamponamento cardíaco regridem. As radiografias e a ecocardiografia pós-drenagem provavelmente estarão "borradas" pela efusão pleural, já que parte do líquido do saco pericárdico extravasa para o espaço pleural. O exame ultrassonográfico ajuda a identificar se o líquido foi removido com sucesso e se os sinais clínicos de tamponamento cardíaco foram aliviados (ver Capítulos 104, 149 e 254).

# CAPÍTULO 103

# Eletrocardiografia

Erin Anderson

A eletrocardiografia é uma ferramenta diagnóstica não invasiva muito usada para registrar a atividade elétrica do coração a partir da superfície corporal. Os registros resultantes, chamados de eletrocardiograma (ECG), fornecem informações valiosas sobre a frequência e o ritmo cardíacos, sobre o funcionamento do sistema de condução cardíaco e, com sensibilidade e especificidades variáveis, sobre alterações estruturais das câmaras cardíacas.[1-6] As indicações para um ECG incluem arritmias audíveis, sinais clínicos que possam ser causados por arritmias – como letargia, intolerância ao exercício e síncope – e avaliação da terapia antiarrítmica em pacientes com arritmias patológicas. Os ECGs também costumam ser monitorados em pacientes submetidos à ecocardiografia ou à anestesia geral, bem como naqueles com anormalidades eletrolíticas ou morbidades críticas que necessitem de monitoramento intensivo.

## FÍSICA DA ELETROCARDIOGRAFIA

O que o ECG documenta é a voltagem média dos potenciais de ação gerados no miocárdio ao longo do tempo. Em repouso, os miócitos têm uma carga interna negativa em relação ao lado externo da célula, onde a carga é positiva. À medida que eles despolarizam, a carga elétrica se torna transitoriamente positiva dentro das células e negativa fora delas, criando uma região de cargas opostas (ou polaridade), comparada com as células adjacentes não despolarizadas.[7,8] Essa diferença na polaridade é chamada de dipolo, entre os quais as correntes elétricas fluem prontamente.[2] Da superfície cutânea, eletrodos positivos e negativos registram a magnitude e a orientação das ondas elétricas, as quais são compostas de múltiplos dipolos entre os eletrodos, ou seja, a rede de vetores da atividade elétrica.[6-8] Cada par de eletrodos, um negativo e outro positivo, constitui uma derivação. Podem ser usadas de uma a dez derivações diferentes para registrar um ECG de superfície, cada qual propiciando um "ponto de vantagem" diferente, com base no qual se avalia a atividade elétrica cardíaca. Quando o vetor resultante da eletricidade se move paralelamente à derivação, uma deflexão de grande amplitude é registrada. Quando o vetor resultante se move perpendicularmente à derivação, uma deflexão isoelétrica é registrada – uma linha reta ou com deflexões acima e abaixo da linha basal, na mesma proporção. Além da orientação da eletricidade em relação à derivação, a amplitude da deflexão registrada também depende da voltagem da onda elétrica, da distância da derivação em relação à fonte e do meio de condução entre a fonte de eletricidade e os eletrodos.[2,6] A polaridade da deflexão é determinada pelo fato de o vetor resultante da eletricidade se mover em direção ao eletrodo positivo ou negativo.

Três derivações padrões (I, II e III) e três aumentadas (aVF, aVL e aVR) costumam ser avaliadas na eletrocardiografia veterinária. Elas são geradas pela combinação de eletrodos em cada um dos membros torácicos e no membro pélvico esquerdo, configuração originalmente descrita por Willem Einthoven e até hoje conhecida como triângulo de Einthoven (Figura 103.1).[9] As derivações I, II e III são bipolares, o que significa que são criadas por um eletrodo positivo e outro negativo. Ao contrário delas, as derivações aumentadas são unipolares, criadas por um eletrodo positivo e pela média dos outros dois eletrodos – um ponto de referência neutro. As derivações aumentadas criam deflexões menores, pois são unipolares, mas as deflexões são amplificadas pelos aparelhos de ECG, daí o termo "aumentada". Juntas, essas seis derivações criam uma avaliação abrangente da movimentação elétrica cardíaca pelos vários pontos, ao longo do plano frontal do animal. Além disso, derivações torácicas precordiais estão disponíveis para a mensuração unipolar da atividade elétrica de quatro pontos diferentes, ao longo dos planos dorsal e ventral. Para o registro dessas derivações, é necessário um eletrodo positivo em cada um dos diversos pontos específicos ao redor do tórax (Tabela 103.1).[10] As derivações são criadas por esses eletrodos positivos e por um "eletrodo indiferente", teoricamente produzido na junção comum dos três eletrodos bipolares.[2,3] A nomenclatura das derivações precordiais unipolares se originou na cardiologia humana, mas depois foi adaptada para o uso em cães (Tabela 103.1).[10,11]

De maneira geral, isso origina o registro de 10 derivações diferentes, cada uma delas fornecendo pontos favoráveis únicos para "observar", avaliar e mensurar a atividade elétrica cardíaca. Com base nesses registros, pode-se obter a frequência cardíaca e identificar o ritmo cardíaco. Há ainda diversos critérios relatados, com graus variáveis de sensibilidade e especificidade, para a detecção de aumento de câmaras e de anormalidades de condução (Tabela 103.2).[2,3,6,11-18]

## REGISTRO DO ELETROCARDIOGRAMA

Para registrar o ECG (Vídeo 103.1), é necessário primeiro o posicionamento do paciente em decúbito lateral direito. Essa é a posição preferencial, pois a maioria dos intervalos de referência publicados para a mensuração de ondas, complexos e eixo elétrico cardíaco médio foi obtida de animais nessa posição.[14-19] Os registros feitos em pacientes em decúbito esternal ou lateral esquerdo, ou em posição quadrupedal, geralmente são suficientes para interpretar a frequência e o ritmo cardíaco, porém o tamanho e a orientação das diferentes deflexões podem ter diferentes graus de alteração.[1,19-22] Um ponto importante é que o paciente deve estar contido no chão, sobre um tapete emborrachado (ou de espuma) ou em uma mesa não metálica, porém nunca sobre uma superfície condutora. Um ou dois auxiliares

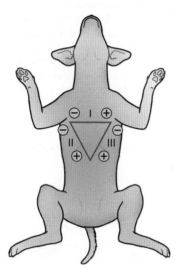

**Figura 103.1** O triângulo de Einthoven é um equilátero formado ao redor do centro do coração. Ele é composto por três eletrodos, um em cada membro torácico e outro no membro pélvico esquerdo. A combinação desses três eletrodos gera as três derivações bipolares a seguir. A I é criada por um eletrodo positivo no membro torácico esquerdo e um negativo no membro torácico direito. A II é criada por um eletrodo negativo no membro torácico direito e um positivo no membro pélvico esquerdo. A III é criada por um eletrodo negativo no membro torácico esquerdo e um positivo no membro pélvico esquerdo. (Adaptada de Ettinger SJ, Suter PH: *Canine cardiology*, Philadelphia, 1970, Saunders.)

**Tabela 103.1** Posicionamento dos eletrodos para as derivações torácicas precordiais.

| DERIVAÇÃO | LOCALIZAÇÃO NO TÓRAX |
|---|---|
| $V_1$ ($CV_5$ RL) | Quinto espaço intercostal, paraesternal direito |
| $V_2$ ($CV_6$ LL) | Sexto espaço intercostal, paraesternal esquerdo |
| $V_4$ ($CV_6$ LU) | Sexto espaço intercostal, junção costocondral esquerda |
| $V_{10}$ ($CV_6$) | Processo espinhoso dorsal de T7 |

**Tabela 103.2** Valores de referência para eletrocardiogramas normais de cães e gatos.

| | CÃES | GATOS |
|---|---|---|
| Frequência cardíaca (batimentos por minuto [bpm]) | 70 a 160 (cães adultos); a 140 (raças gigantes), 80 a 180 (raças Toy); até 220 (filhotes) | 140 a 240, em ambiente hospitalar. Em casa, pode chegar a 100 a 120 |
| Amplitude da onda P (em milivolts [mV]) | < 0,4 | < 0,2 |
| Duração da onda P (em milissegundos [mSeg]) | < 40 (até 50 em raças gigantes) | < 40 |
| Intervalo P-R (em mSeg) | 60 a 130 (varia inversamente com a frequência cardíaca) | 50 a 90 (varia inversamente com a frequência cardíaca) |
| Amplitude da onda R (em mV) | 0,5 a 2,5 ou 3 nas derivações II, III e aVF; < 3 mV na V10 (V6); < 5 mV em V2 e V4 | < 0,9 |
| Duração de QRS (em mSeg) | < 60 | < 40 |
| Intervalo QT (em mSeg) | 150 a 250 (varia inversamente com a frequência cardíaca) | 70 a 200 (varia inversamente com a frequência cardíaca) |
| Segmento ST (em mV) | Depressão < 2 mV nas derivações de membros e depressão < 0,25 mV nas derivações precordiais; elevação < 0,15 mV nas derivações II e III; arrastamento do segmento ST pode indicar anormalidade na repolarização | Sem depressão ou elevação |
| Onda T | Pode ser positiva, negativa ou bifásica; a amplitude é menor que 25% da amplitude da onda R; é positiva na derivação V1 e negativa em V10 (V4); positiva em V10 em cães Chihuahua | Pode ser positiva, negativa ou bifásica, mas geralmente é positiva; a amplitude deve ser < 0,3 mV |
| Eixo elétrico médio | +40° a +100° | 0° a ± 180° |

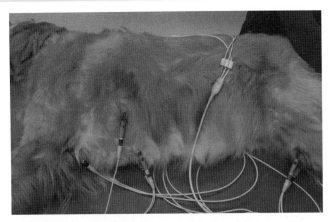

**Figura 103.2** O paciente deve ficar em decúbito lateral direito, ao passo que os eletrodos devem ser posicionados adequadamente para a obtenção das derivações dos membros e das derivações precordiais.

podem se posicionar atrás do paciente, com os braços envolvendo seu pescoço e sobre a lateral dos membros esquerdos, segurando os membros pélvicos e inferiores dependentes (direitos), de modo a manter o animal em decúbito. Os membros torácicos do paciente devem ser direcionados cranialmente, e os pélvicos, caudalmente, a fim de que o úmero e o fêmur de cada membro torácico e pélvico, respectivamente, permaneçam perpendiculares ao tronco (Figura 103.2). Isso evita a formação de desvios por artefatos no registro dos parâmetros, os quais foram relatados em gatos que espontaneamente "dobravam" os membros.[20-22]

Os eletrodos usados para o registro do ECG muitas vezes apresentam extremidades com pinça tipo "boca de jacaré", em pequenas placas metálicas ou em adesivos autocolantes, podendo cada um deles ser posicionado diretamente sobre a pele. Os eletrodos são codificados por cor.[a] O branco é posicionado no membro torácico direito; o preto, no esquerdo; o verde, no pélvico direito; o vermelho, no pélvico esquerdo. Caso se utilize pinça do tipo "boca de jacaré", os eletrodos dos membros torácicos são fixados na pele, na região proximal aos cotovelos; no membro pélvico, na pele logo acima dos joelhos; e os precordiais, em suas respectivas localizações (ver Tabela 103.1). Quando se utilizam placas metálicas, a superfície reta da placa deve fazer contato total com o aspecto caudal do metacarpo ou do metatarso. Os adesivos autocolantes quase sempre são fixados na superfície palmar (ou plantar) da pata, sobre os coxins, por serem áreas sem pelo. Dessa forma, a remoção dos adesivos ao término do procedimento se torna atraumática. O contato entre a pele e os eletrodos deve ser otimizado umedecendo-se a pele com um líquido condutor ou um gel próprio para ECG, antes e depois de posicionar os eletrodos em seus locais apropriados, conforme já descrito.[23] O paciente deve ser encorajado a permanecer o mais calmo e parado possível durante todo o registro, de modo a evitar o aparecimento de artefatos na linha basal, causados por respiração ofegante, ronronar ou movimentos musculares. Interferências elétricas, como eletrocautério ou correntes alternadas de 60 Hz, devem ser evitadas ao máximo, por meio de aterramento apropriado pelo eletrodo-terra e do contato adequado entre o eletrodo e a pele.[3] Outra maneira de controlar a interferência elétrica causada por artefato é com o uso de filtros de ECG, os quais filtram os sinais acima da frequência selecionada. Os filtros podem distorcer involuntariamente o sinal do ECG e levar a uma resposta de artefato de alta frequência, que reduz a amplitude da onda R – o componente de maior frequência do traçado do ECG – e/ou abranda outras características de alta frequência sutis, porém clinicamente importantes, do ECG, como entalhes ou elevações do segmento ST.[24,25] A fim de maximizar o uso dos filtros na eletrocardiografia veterinária, o ideal é utilizar filtros de 50 Hz em cães e de 150 Hz em gatos.[26]

O ECG pode ser registrado com o papel em diferentes velocidades, sendo mais frequente 25 e/ou 50 mm/s, em papel com escala apropriada para tal finalidade. A escala da amplitude pode ser alterada de acordo com a necessidade de obter complexos de diferentes amplitudes. A escala deve ser otimizada de modo a obter complexos facilmente visíveis e mensuráveis. O padrão é o de 10 mm/mV; porém, 20 mm/mV tornam as deflexões maiores, o que pode ser útil em gatos, e 5 mm/mV ficam menores.

Deve-se registrar o maior número possível de derivações durante diversas despolarizações ou, de modo ideal, durante vários minutos. A avaliação de mais de uma derivação ajuda o clínico a compreender melhor a atividade elétrica cardíaca – de modo semelhante ao que acontece na avaliação minuciosa de radiografias torácicas, quando se usam duas projeções ortogonais, em vez de uma única projeção lateral. A avaliação dos registros eletrocardiográficos requer a interpretação da frequência e do ritmo cardíaco, de critério para o aumento das câmaras e do eixo elétrico médio. Isso será discutido no Capítulo 258 (arritmias cardíacas). Os valores de referência normais são apresentados na Tabela 103.2.[1-6,13-18,27-32]

## MONITORAMENTO AMBULATORIAL

O monitoramento ambulatorial estendido do ECG pode ser obtido com monitor de eventos cardíacos externo, monitor Holter ou implantação de um registro de ciclos.[33-37] As características do monitor de eventos cardíacos externo e do Holter são os eletrodos de superfície aderidos à pele do paciente e conectados a um monitor portátil acoplado a ele. O Holter registra continuamente o ECG durante 24 ou 48 horas. Esse tipo de exame é muito empregado para um dos diversos propósitos: avaliar sinais clínicos intermitentes com suspeita de etiologia arrítmica, avaliar a extensão e a gravidade de uma arritmia conhecida ou avaliar a necessidade ou a eficácia de terapia antiarrítmica.[2,3,6,33,34] De outro modo, um monitor de eventos cardíacos externo monitora continuamente o ECG, mas o registra apenas após a pressão física em um botão "gatilho" do dispositivo.[35] Assim, o monitor pode ser usado enquanto durar a bateria (em geral, de 5 a 7 dias). Esse período mais longo de monitoramento aumenta a probabilidade de registro de eventos que não ocorrem diariamente, aumentando a possibilidade de diagnóstico, em comparação com o Holter.[6,35,36] O registro do ECG durante um episódio de colapso pode implicar arritmia cardíaca como causa desencadeadora ou excluir etiologia arritmogênica, caso a frequência cardíaca e o ritmo sejam normais.

Monitores de eventos cardíacos internos – como o monitor de ciclos implantável (MCI), o monitor Reveal – são dispositivos colocados no espaço subcutâneo e podem ser programados para o registro manual e/ou automático do ECG em animais com episódios muito infrequentes de síncope, colapso ou fraqueza.[37,38] O dispositivo de registro permanece no espaço subcutâneo do tórax e pode ser ativado por meio de um "controle remoto" colocado no tórax e operado pelo proprietário, quando surgem os sinais clínicos. Os dados são recuperados por um *software* em um interrogador de marca-passo, dispositivo comum entre os cardiologistas veterinários. Esses monitores de ciclos são fáceis de implantar, têm baixo risco de complicações e podem ser mantidos no local até que um evento seja capturado ou a bateria acabe – em geral, depois de vários meses. Em medicina veterinária, tem sido relatado que os MCI fornecem um rendimento diagnóstico de 48 a 58% em cães com fraqueza intermitente e/ou síncope.[37,38]

---

[a] N.T.: O padrão de cores descrito aqui é o utilizado nos EUA. No Brasil, costuma-se usar um padrão diferente, sendo o eletrodo amarelo posicionado no membro torácico esquerdo; o verde, no pélvico esquerdo; o vermelho, no torácico direito; e o preto, no pélvico direito.

Talvez o dispositivo mais recente disponível para o registro de ECG seja um aplicativo disponível para iPhone. O AliveCore Veterinary Heart Monitor apresenta eletrodos *wireless* em um estojo especial para o *smartphone*. Ao usar esse aplicativo e esse dispositivo, o operador pode encostar o estojo no lado esquerdo do tórax do paciente, posicionado em decúbito lateral direito. A comparação entre o aplicativo específico para humanos (AliveCore Heart Monitor) e o ECG padrão de seis derivações, em 46 cães e 23 gatos, mostrou cálculos instantâneos da frequência cardíaca idênticos, registros do ritmo muito precisos durante 15 s e alta concordância entre os observadores em relação ao diagnóstico do ritmo.[39] Os registros do AliveCore mostraram complexos com polaridades diferentes, às vezes em cães e frequentemente em gatos.[39] Esse método de ECG sem fio é uma complementação inovadora e bastante disponível para a eletrocardiografia padrão.

## REFERÊNCIAS BIBLIOGRÁFICAS

*As referências bibliográficas deste capítulo se encontram online no Ambiente de Aprendizagem.*

# CAPÍTULO 104

# Ecocardiografia

Marie-Claude Bélanger[a]

A ecocardiografia é uma ferramenta não invasiva que fornece informações substanciais sobre o tamanho, a estrutura e o funcionamento do coração. Desde sua introdução por Edler e Hertz na Suécia, em 1953,[1,2] a ecocardiografia clínica tornou-se um componente essencial das avaliações de diagnóstico cardiovascular de animais de pequeno porte[3-10] (ver Capítulos 250 a 255).

## PRINCÍPIOS DA FÍSICA DO ULTRASSOM[6-8]

A propagação de ondas sonoras é favorecida por fluidos e tecido mole e inibida por osso, metal e ar. A ideia básica de qualquer ultrassom é a de que a sonda emite um pulso de som que penetra no tecido-alvo. Uma parte desse ultrassom emitido passará pelo órgão e será perdida, enquanto outra parte será refletida de volta à sonda. Se grande parte do som for refletida para trás, a partir do miocárdio, por exemplo, dizemos que é uma estrutura *hiperecoica* e aparecerá na tela como uma imagem mais branca. Quando muito pouco do som é capturado de volta, como no caso do sangue ou de efusões, a estrutura é chamada *hipoecoica* e aparece escura na tela.

O feixe de ultrassom ecocardiográfico é gerado por um transdutor setorial (*phased-array*; sonda) que consiste em uma série de pequenos cristais piezoelétricos que produzem ondas sonoras que viajam em ciclos. Sondas de varredura setorial geralmente são preferidas na ecocardiografia devido à necessidade de usar sondas com pequenas superfícies de contato (*footprints*) que permitem imagens do coração através dos estreitos espaços intercostais de pequenos animais.

A frequência de um transdutor é determinada pelo número de ciclos que ele envia por minuto. Transdutores de alta frequência (7,5 a 10 MHz) emitem mais ciclos por unidade de tempo e, portanto, têm comprimentos de onda mais curtos (baixa potência penetrante). Esses transdutores refletem o som de estruturas menores e, portanto, produzem melhor definição e resolução de imagem, porém com menor penetração tecidual do que transdutores de baixa frequência. Os transdutores de baixa frequência têm penetração mais profunda e produzem sinais Doppler superiores, mas a imagem resultante tem resolução mais baixa. Em outras palavras, quanto maior a frequência da sonda, menor é a penetração tecidual. Portanto, a escolha do transdutor é determinada pelo tamanho do paciente, uma vez que a penetração tecidual é inversamente proporcional à frequência da sonda. Gatos e cães pequenos geralmente requerem transdutores de 7 a 10 MHz. Uma sonda de 5 MHz é apropriada para a maioria dos cães. Cães muito grandes podem precisar de um transdutor de 2,5 a 3,5 MHz para obter a penetração ideal do tecido. Alguns transdutores têm uma largura de banda de frequência que permite que uma única sonda opere em múltiplas frequências. Esse recurso permite que o sonógrafo se ajuste à frequência adequada ao paciente, sem a troca de sondas.

## EQUIPAMENTO[5-8]

A qualidade das imagens obtidas por meio de estudos ecocardiográficos depende da sofisticação e da tecnologia da máquina de ultrassom, da habilidade e experiência do operador, bem como das características individuais do paciente. A maioria dos sonografistas veterinários posiciona cães e gatos em decúbito lateral e se aproxima do tórax por baixo. Essa posição favorece uma janela acústica maior e melhor qualidade de imagem, uma vez que a gravidade aprimora o grau de contato entre as estruturas cardíacas e a parede torácica. Uma mesa especial (comprada ou personalizada) com aberturas ajustáveis é usada para criar uma janela acústica grande e estável (Figura 104.1). Os ecocardiogramas também podem ser realizados com o animal de pé, particularmente em cães de raça gigante.

## ASPECTOS TÉCNICOS[5-8,10]

Em animais, a pelagem geralmente é tricotomizada para melhorar o contato entre o transdutor e a pele e aprimorar a qualidade da imagem; o gel de acoplamento é aplicado sobre o tórax precordial direito ou esquerdo. É importante lembrar-se de obter o consentimento dos proprietários e criadores antes de cortar a pelagem. A tricotomia muitas vezes não é necessária em cães com pelo muito curto ou esparso. A aplicação de álcool isopropílico ou água pode ocasionalmente substituir o gel de acoplamento, uma vez que fornece um bom contato, mas breve.

---

[a]A autora reconhece e agradece a contribuição de Maxim Moreau com seus desenhos. Sua obra original foi incorporada a este capítulo.

O animal deve ser delicadamente contido em decúbito lateral sobre a mesa ecocardiográfica (Figura 104.1). O uso de contenção geralmente é adequado. Também podem ser colocados sacos de areia sobre os membros posteriores para limitar a necessidade de contenção adicional. Os membros dianteiros do paciente devem ser puxados cranialmente, a fim de manter os cotovelos fora da área de interesse. No entanto, essa posição não deve ser exagerada, pois às vezes pode se tornar desconfortável em animais mais velhos com doenças ortopédicas.

Um ECG simultâneo deve ser obtido durante o exame ecocardiográfico para permitir maior precisão nas medições. Os eletrodos são anexados à pele (código de cor padrão; ver Capítulo 103) com clipes jacaré atraumáticos, adesivos de eletrodos ou placas metálicas mantidas por pulseiras.

Geralmente pode ser realizado um ecocardiograma em cães e gatos sem restrição química, uma vez que o procedimento é indolor, silencioso e tranquilo. Entretanto, a sedação tem a vantagem de minimizar o estresse, o tempo de exame e a má qualidade da imagem em pacientes agitados (ver Capítulo 138). Um colar elizabetano às vezes pode ser útil para proteger assistentes de gatos indóceis que não são bons candidatos à sedação. Animais não cooperativos, ansiosos ou agressivos nos quais uma causa básica de desconforto não foi encontrada (p. ex., doença articular dolorosa, edema pulmonar etc.) podem exigir sedação. A Tabela 104.1 lista protocolos de sedação usados em ecocardiografia. Animais com sinais clínicos evidentes de insuficiência cardíaca congestiva (ICC) devem ter os sinais aliviados com diuréticos antes da realização do ecocardiograma, uma vez que os resultados ecocardiográficos raramente mudarão o plano de tratamento imediato (ver Capítulo 247).

## ECOCARDIOGRAMA NORMAL: AQUISIÇÃO DE IMAGENS, CORTES PADRÃO E SEQUÊNCIA[5-8,10,11]

Um estudo ecocardiográfico abrangente inclui imagens bidimensionais (2D), modo M e, finalmente, uso do recurso Doppler. O exame sempre começa com o estudo 2D, que fornece orientação, referência e pistas diagnósticas para o modo M e o uso do Doppler. As informações mais importantes fornecidas por um ecocardiograma muitas vezes não se limitam à tela da máquina. É essencial combinar os achados eco com a observação do próprio paciente. Um diagnóstico preciso combina um bom exame físico e um histórico minucioso com um exame ecocardiográfico. Além disso, a ecocardiografia nunca deve substituir as radiografias torácicas, uma vez que não fornece informações comparáveis sobre os pulmões, como a presença de edema pulmonar cardiogênico.

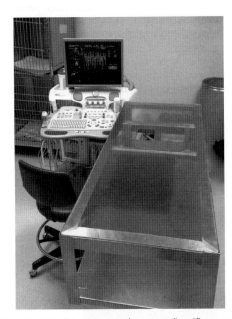

**Figura 104.1** Cenário típico para estudos ecocardiográficos em animais de pequeno porte. Recortes retangulares (aqui) ou semicirculares permitem que o transdutor seja introduzido pela parte inferior da mesa usada para o exame.

**Tabela 104.1** Sugestão de protocolos de sedação para ecocardiografia.

| SITUAÇÃO | MEDICAMENTOS |
|---|---|
| **Protocolos de sedação canina** | |
| Para a maioria dos cães assintomáticos que precisam de sedação | Butorfanol 0,2 mg/kg ± midazolam 0,2 mg/kg IM ou IV; se muito agitado: butorfanol 0,2 mg/kg IM + acepromazina 0,025 a 0,05 mg/kg IM na mesma seringa |
| Cão assintomático agressivo | Hidromorfona 0,1 mg/kg + midazolam 0,2 mg/kg IM na mesma seringa |
| Se for necessário sedar rapidamente | Butorfanol 0,2 a 0,3 mg/kg IV |
| Filhotes | Acepromazina 0,005 mg/kg + buprenorfina 0,01 mg/kg IV ou Butorfanol 0,2 mg/kg ± midazolam 0,2 mg/kg IM ou IV |
| Cão com insuficiência cardíaca congestiva ou arritmia patológica | Butorfanol 0,2 mg/kg ± midazolam 0,2 mg/kg IM ou IV (tratar com furosemida antes do ultrassom se dispneico devido a edema pulmonar cardiogênico) |
| **Protocolos de sedação felina** | |
| Para a maioria dos gatos assintomáticos que precisam de sedação | Butorfanol 0,2 mg/kg IM ou IV; se muito agitado: butorfanol 0,2 mg/kg IM + acepromazina 0,05 mg/kg IM na mesma seringa |
| Gato agressivo assintomático | Acepromazina 0,05 a 0,1 mg/kg + hidromorfona 0,1 mg/kg SC ou IM. Ou em gatos muito agressivos: dexmedetomidina 10 mcg/kg IM e depois reverter com atipamezol 100 mcg/kg IM quando o procedimento estiver concluído (injete o mesmo volume de atipamezol como usado para a dexmedetomidina) |
| Filhotes | Butorfanol 0,2 mg/kg IM |
| Gato com insuficiência cardíaca congestiva ou arritmia patológica | Butorfanol 0,2 mg/kg (+ acepromazina 0,025 mg/kg se não cooperativo) IM (tratar com furosemida antes da sedação se dispneico devido a edema pulmonar cardiogênico) |

*IM*, via intramuscular; *IV*, via intravenosa; *SC*, via subcutânea.

## Ecocardiografia 2D

A ecocardiografia bidimensional é usada para avaliar as alterações estruturais cardíacas resultantes de defeitos congênitos ou outras patologias cardíacas. Produz uma representação anatômica em tempo real do coração durante todo o ciclo cardíaco. Um estudo completo em 2D inclui a imagem de todas as válvulas, segmentos proximais de grandes vasos, tamanhos e espessuras relativos das paredes das câmaras cardíacas (Vídeo 104.1).

A ecocardiografia bidimensional fornece imagens de "cortes" finos do coração e do fluxo sanguíneo. Cada um desses cortes padrão é definido por convenção de acordo com a posição do transdutor no animal (a *localização* do transdutor na *janela acústica*) e pelo plano de imagem do coração (cortes). As imagens são obtidas a partir de locais padrão, que permitem que partes específicas do coração sejam visualizadas em detalhes. As janelas paraesternal direita, paraesternal cranial esquerda, apical esquerda e subcostal são usadas com mais frequência, mas pode ser obtida uma infinidade de planos para visualizar melhor uma parte específica do coração.

A maior parte do coração é coberta por estruturas sonograficamente impenetráveis, como ossos (costelas e esterno) e pulmões. No entanto, o pulmão direito não cobre completamente o coração (o entalhe cardíaco), e há uma área dorsal ao esterno no quarto ou quinto espaço intercostal onde o pericárdio está diretamente sob a parede torácica. Essa região corresponde à *janela paraesternal direita*. Para a maioria dos pacientes, a colocação da sonda na área do hemitórax direito onde o batimento cardíaco é palpável geralmente é o melhor ponto de partida. Para raças braquicefálicas caninas, onde a conformação torácica sofre compressão ventrodorsal, a melhor janela acústica é obtida colocando a sonda mais perto do esterno ou mais ventralmente do que o habitual. O marcador da sonda deve estar apontando para o ombro do animal, a fim de obter um plano longitudinal das quatro câmaras (Figura 104.2 A e B). Os cortes rotineiramente obtidos na janela paraesternal direita são o corte longitudinal das quatro câmaras (Figura 104.2), o corte longitudinal da via de saída do ventrículo esquerdo (Figura 104.3) e os diferentes planos transversais (Figura 104.4). A imagem do eixo longitudinal é obtida com um plano de imagem que corta o coração paralelamente ao seu eixo longitudinal do ápice à base, enquanto um plano perpendicular revela as imagens do eixo transversal (Figuras 104.2 e 104.4). Tecnicamente, isso significa que os cortes transversais podem ser obtidos a partir dos cortes longitudinais, fazendo uma rotação de 90° na sonda, mas são necessários pequenos ajustes para cada paciente individualmente. O operador deve sempre ajustar a profundidade e obter configurações para otimizar a imagem no monitor. Por convenção, o coração, em uma visão 2D, deve ocupar de dois terços a três quartos da tela. No cão, a posição subcostal ou subxifoide é usada especificamente para avaliar a via de saída do ventrículo esquerdo (VSVE) (Figura 104.5). A imagem obtida a partir do plano subcostal muitas vezes pode ser melhorada fazendo com que o cão inspire depois de ocluir sua boca e narinas por 5 segundos. A inspiração desloca o diafragma caudalmente e empurra o coração em direção ao transdutor.

A segunda metade do estudo ecocardiográfico consiste nos planos do lado esquerdo. O ecocardiograma sempre deve ser realizado nos dois lados do tórax. Avaliar apenas o lado direito é como auscultar apenas um pulmão: algumas informações serão obtidas, mas muitas serão perdidas. Ao contrário da localização paraesternal direita, há duas janelas acústicas no lado esquerdo. Os planos paraesternais craniais esquerdos são obtidos no nível do quarto espaço intercostal, enquanto os planos paraesternais caudais (apical) esquerdos são mais bem visualizados

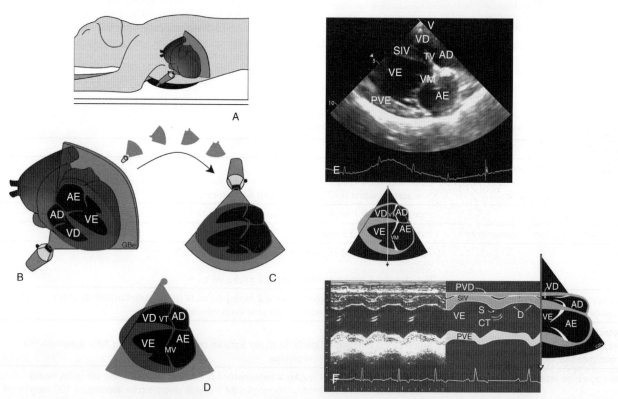

**Figura 104.2 A.** Posicionamento típico do animal para visualização do eixo longitudinal paraesternal direito. Na maioria dos cães, o eixo longitudinal do coração é paralelo a uma linha imaginária que conecta o ombro ao xifoide. **B.** Orientação espacial da localização paraesternal direita, visão de quatro câmaras no eixo longitudinal. **C.** Orientação espacial da localização paraesternal direita, visão de quatro câmaras no eixo longitudinal, conforme observado no monitor de ultrassom. **D.** Ilustração das diferentes estruturas cardíacas observadas por meio dessa janela. **E.** Imagem 2D da localização paraesternal direita, corte de eixo longitudinal das quatro câmaras. **F.** Imagem do modo M correspondente obtida a partir dessa janela. Os ventrículos podem ser observados à medida que se enchem e se esvaziam (diástole [D] e sístole [S]). *AD*, átrio direito; *AE*, átrio esquerdo; *CT*, cordas tendíneas; *PVD*, parede ventricular direita; *PVE*, parede ventricular esquerda; *SIV*, septo interventricular; *VD*, ventrículo direito; *VE*, ventrículo esquerdo; *VM*, valva mitral; *VT*, valva tricúspide.

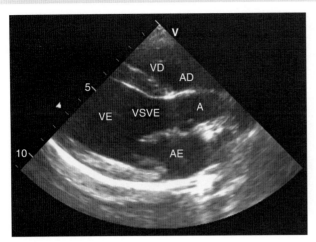

**Figura 104.3** Imagem 2D da localização paraesternal direita, visão de eixo longitudinal da saída do ventrículo esquerdo. *A*, aorta; *AD*, átrio direito; *AE*, átrio esquerdo; *VE*, ventrículo esquerdo; *VD*, ventrículo direito; *VSVE*, via de saída do ventrículo esquerdo.

através do quinto ao sexto espaços intercostais do animal (Figura 104.6). Esses planos podem ser obtidos com o paciente em decúbito lateral esquerdo. Alternativamente, alguns operadores obtêm esses cortes mantendo o paciente sobre o lado direito e movendo o transdutor sobre o lado esquerdo do tórax.

Para obter cortes específicos das estruturas cardíacas ou otimizar a qualidade das imagens, o operador deve sempre lembrar que o transdutor pode ser movido pelo menos de três maneiras diferentes, conforme ilustrado na Figura 104.7.

- *Rotação ou torção*: rotação do transdutor em uma única posição para visualizar os planos intersetoriais ou perpendiculares correspondentes
- *Inclinação*: a ponta do transdutor é reposicionada em um movimento de balanço ou angulada para cortes de diferentes estruturas no mesmo plano
- *Translação ou deslizamento*: movimento do transdutor para uma posição diferente no tórax do paciente visando examinar uma estrutura cardíaca específica a partir da melhor localização, por exemplo, movendo-se de um espaço intercostal para outro.

## Ecocardiografia modo M

O modo M refere-se ao *modo de movimento* em tempo real. A ecocardiografia modo M é usada para avaliar o movimento afásico das estruturas cardíacas durante o ciclo cardíaco. A ecocardiografia modo M é complementar ao ecocardiograma 2D, uma vez que apresenta uma taxa de amostragem mais alta (taxa de quadros mais rápida), permitindo melhor resolução de estruturas em movimento rápido. É especialmente útil para registrar mudanças sutis no movimento da parede e da válvula e historicamente tem sido usada para realizar medições de diâmetro das câmaras e espessura da parede.[12-16] A imagem em modo M é visualizada em uma tela de vídeo, onde a profundidade das estruturas é traçada no eixo Y e o tempo é mostrado no eixo X. Apenas as estruturas seccionadas pelo cursor podem ser observadas nas imagens de modo M. O cursor direcional percorre o coração, e as alterações associadas na espessura ou posição das estruturas são registradas na tela à medida que a câmara cardíaca se enche e se esvazia (Figura 104.8).

Na medicina veterinária, a ecocardiografia modo M geralmente é realizada apenas a partir da localização paraesternal direita (visão de eixo longitudinal e/ou curto). O ecocardiograma modo M habitual inclui uma avaliação do ventrículo esquerdo (LV; Figura 104.8), válvula mitral e raiz aórtica (Figura 104.9).

Conforme recomendado pela American Society of Echocardiography (ASE), as medidas diastólicas finais do ventrículo

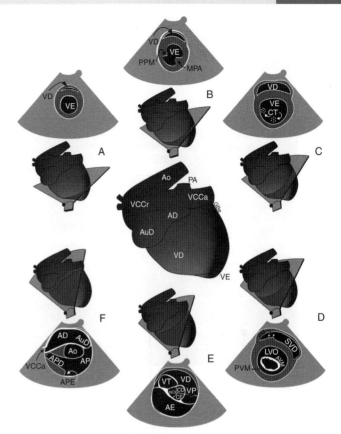

**Figura 104.4** Estudo ecocardiográfico 2D padrão obtido a partir da localização paraesternal direita, cortes de eixo transversal no nível do (**A**) ápice, (**B**) músculos papilares, (**C**) corda tendínea (CT), (**D**) valva mitral, (**E**) aorta e (**F**) artérias pulmonares. *AD*, átrio direito; *AE*, átrio esquerdo; *Ao*, aorta; *AP*, artéria pulmonar; *APD*, artéria pulmonar direita; *APE*, artéria pulmonar esquerda; *AuD*, aurícula direita; *AVM*, folheto anterior da valva mitral; *CD*, cúspide da valva aórtica coronariana direita; *CE*, cúspide aórtica coronariana esquerda; *MPA*, músculo papilar anterior; *MPP*, músculo papilar posterior; *NCE*, cúspide aórtica não coronariana esquerda; *PVM*, folheto posterior da valva mitral; *SVD*, saída ventricular direita; *VCCa*, veia cava caudal; *VCCr*, veia cava cranial; *VD*, ventrículo direito; *VE*, ventrículo esquerdo; *VP*, válvula pulmonar; *VT*, válvula tricúspide. (Fonte: Adaptada de Thomas WP, Gaber CE, Jacobs GJ *et al.*: Recomendações para padrões em ecocardiografia bidimensional transtorácica em cães e gatos. Comitê de Ecocardiografia da Especialidade de Cardiologia, American College of Veterinary Internal Medicine. *J Vet Intern Med* 7:247-252, 1993.)

esquerdo são tomadas no início do complexo QRS (ou do *frame* após o fechamento da válvula mitral) e as medidas sistólicas finais são feitas no nível da excursão interna máxima do septo interventricular.[17] Usa-se o método *leading edge* (i. e., as medidas de cada linha de eco são feitas a partir da borda mais próxima do transdutor). O operador deve estar ciente de que existe um enorme potencial para artefatos e erro quando a imagem modo M é obtida em um plano subótimo (p. ex., cortes tangenciais).

O estudo modo M do ventrículo esquerdo fornece medições absolutas das paredes e câmaras durante a sístole e a diástole (Tabelas 104.2 a 104.5). Pode ser realizado usando a visão paraesternal direita de eixo longitudinal das quatro câmaras ou a visão paraesternal direita de eixo transversal no nível dos músculos papilares (Figura 104.8). Essas medidas de modo M também são utilizadas para calcular os índices de fase de ejeção descritos na seção sobre avaliação da função sistólica.

Uma limitação importante do modo M é a posição padronizada das amostras, o que significa que lesões regionais ou focais podem ser perdidas. É por essa razão que as medidas 2D dos parâmetros do ventrículo esquerdo estão sendo preferidas, especialmente em gatos avaliados para cardiomiopatia hipertrófica.[18-21]

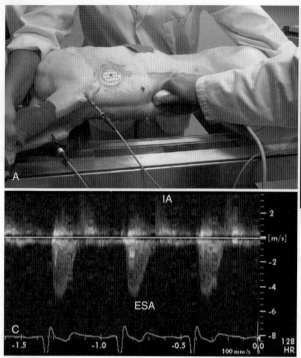
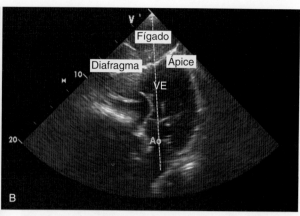

**Figura 104.5 A.** Posicionamento da sonda para a visão subcostal. **B.** Imagem 2D da visão subcostal. **C.** A velocidade sistólica da via de saída é medida com Doppler de onda contínua a partir da visão subcostal, em um cão com estenose subaórtica grave. *Ao*, aorta; *ESA*, fluxo de alta velocidade consistente com estenose subaórtica; *IA*, insuficiência aórtica; *VE*, ventrículo esquerdo.

### Tabela 104.2 — Intervalos de referência para valores (em cm) de eixo longitudinal modo M em cães.

| BW (Kg) | $LVID_{ED}$ | $LVID_{ES}$ | $LVW_{ED}$ | $LVW_{ES}$ | $IVS_{ED}$ | $IVS_{ES}$ |
|---|---|---|---|---|---|---|
| 1 | 1,3 a 1,9 | 0,7 a 1,3 | 0,3 a 0,6 | 0,5 a 0,9 | 0,3 a 0,6 | 0,4 a 0,8 |
| 3 | 1,8 a 2,6 | 1,0 a 1,8 | 0,4 a 0,8 | 0,6 a 1,1 | 0,4 a 0,8 | 0,6 a 1,0 |
| 4 | 1,9 a 2,8 | 1,1 a 1,9 | 0,4 a 0,8 | 0,7 a 1,2 | 0,4 a 0,8 | 0,6 a 1,1 |
| 6 | 2,2 a 3,1 | 1,2 a 2,2 | 0,4 a 0,9 | 0,7 a 1,3 | 0,4 a 0,9 | 0,7 a 1,2 |
| 9 | 2,4 a 3,4 | 1,4 a 2,5 | 0,5 a 1,0 | 0,8 a 1,4 | 0,5 a 1,0 | 0,7 a 1,3 |
| 11 | 2,6 a 3,7 | 1,5 a 2,7 | 0,5 a 1,0 | 0,8 a 1,5 | 0,5 a 1,1 | 0,8 a 1,4 |
| 15 | 2,8 a 4,1 | 1,7 a 3,0 | 0,5 a 1,1 | 0,9 a 1,6 | 0,6 a 1,1 | 0,8 a 1,5 |
| 20 | 3,1 a 4,5 | 1,8 a 3,2 | 0,6 a 1,2 | 0,9 a 1,7 | 0,6 a 1,2 | 0,9 a 1,6 |
| 25 | 3,3 a 4,8 | 2,0 a 3,5 | 0,6 a 1,3 | 1,0 a 1,8 | 0,6 a 1,3 | 0,9 a 1,7 |
| 30 | 3,5 a 5,0 | 2,1 a 3,7 | 0,6 a 1,3 | 1,0 a 1,9 | 0,7 a 1,3 | 1,0 a 1,8 |
| 35 | 3,6 a 5,3 | 2,2 a 3,9 | 0,7 a 1,4 | 1,1 a 1,9 | 0,7 a 1,4 | 1,0 a 1,9 |
| 40 | 3,8 a 5,5 | 2,3 a 4,0 | 0,7 a 1,4 | 1,1 a 2,0 | 0,7 a 1,4 | 1,0 a 1,9 |
| 50 | 4,0 a 5,8 | 2,4 a 4,3 | 0,7 a 1,5 | 1,1 a 2,1 | 0,7 a 1,5 | 1,1 a 2,0 |

*BW*, peso corporal; $LVID_{ED}$, diâmetro interno ventricular esquerdo no fim da diástole; $LVID_{ES}$, diâmetro interno ventricular esquerdo no fim da sístole; $LVW_{ED}$, espessura da parede posterior ventricular esquerda no fim da diástole; $SIV_{ED}$, espessura do septo interventricular no fim da diástole.

## Ecocardiografia com Doppler

A aquisição de imagens com Doppler espectral e de fluxo colorido é feita para avaliar a velocidade e a direção do fluxo sanguíneo dentro do coração e dos grandes vasos.[5,6,22,23] Durante o século XIX, Christian Doppler fez a primeira descrição dos princípios físicos usados na ecocardiografia com Doppler quando percebeu, por meio de suas observações da luz emitida pelas estrelas, que a velocidade de uma fonte móvel de ondas (luz, som) em relação ao observador é responsável pela frequência percebida dessa onda.[24] A mudança de frequência entre o som transmitido por uma estrutura e o som recebido por ele é chamada de *efeito Doppler*. Experimentamos o efeito Doppler todos os dias. Por exemplo, quando estamos em um viaduto, ouvimos o som de um carro se aproximando em nossa direção em tom mais alto do que o som que ouvimos quando o mesmo carro está se afastando do viaduto. O motor está emitindo o mesmo som ao passar por baixo do viaduto, mas ouvimos uma mudança no tom que depende da velocidade e da direção do carro (Figura 104.10).

Na ecocardiografia, o princípio Doppler baseia-se no fato de que o transdutor gera ondas de ultrassom que são refletidas pelas hemácias. A frequência da onda sonora refletida depende da direção e da velocidade dos glóbulos vermelhos e da frequência transmitida. Uma vez que a frequência de ultrassom emitida pelo transdutor e a velocidade do som no sangue são conhecidas, a velocidade das hemácias pode ser calculada e mapeada na forma de curvas chamadas *envelopes*, que descrevem o movimento do sangue em determinada área do coração. Esses sinais de fluxo são exibidos com o tempo no eixo horizontal e a velocidade no eixo vertical (ver Figura 104.5 C).

Quando as ondas sonoras transmitidas encontram as hemácias que se movem em direção ao transdutor, elas são refletidas de volta em uma frequência maior do que aquela em que foram enviadas, produzindo um efeito Doppler positivo ou deflexão positiva na tela (Figura 104.11). O efeito oposto ocorre quando as ondas sonoras atingem as hemácias se afastando do transdutor, produzindo um efeito Doppler negativo. Assim, a ecocardiografia com Doppler avalia tanto a direção quanto a velocidade do sangue em movimento (ou miocárdio – ver Doppler tecidual, a seguir). O sangue que se move em direção ao transdutor cria uma mudança de frequência positiva que é codificada em vermelho no Doppler colorido e é mostrada acima da linha de base do *display* do Doppler espectral. O fluxo

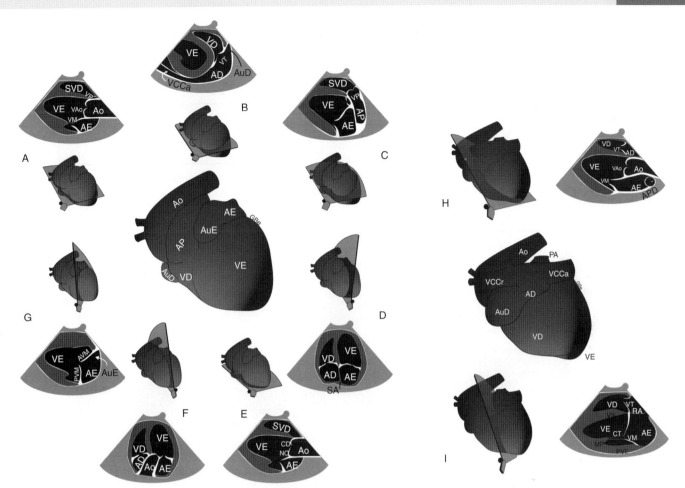

**Figura 104.6** Planos padrão de eixo longitudinal em 2D. **A.** Visão paraesternal cranial esquerda otimizada para a raiz aórtica. **B.** Visão paraesternal cranial esquerda otimizada para átrio e aurícula direita. **C.** Visão paraesternal cranial esquerda otimizada para o trato de saída do ventrículo direito e artéria pulmonar principal. **D.** Visão da via de entrada das quatro câmaras a partir da posição paraesternal caudal (apical) esquerda. **E.** Visão paraesternal caudal esquerda (apical) otimizada para visualização da via de saída do ventrículo esquerdo. **F.** Visão da saída ventricular esquerda de cinco câmaras a partir da posição paraesternal caudal (apical) esquerda. **G.** Localização paraesternal caudal (apical), visão de duas câmaras otimizada para visualização do fluxo de entrada do ventrículo esquerdo e aurícula esquerda. **H.** Visão da via de saída ventricular esquerda da posição paraesternal direita. **I.** Visão longitudinal das quatro câmaras a partir da janela paraesternal direita. *AD*, átrio direito; *AE*, átrio esquerdo; *Ao*, aorta; *AP*, artéria pulmonar; *APD*, artéria pulmonar direita; *AuD*, aurícula direita; *AuE*, aurícula esquerda; *AVM*, folheto anterior da valva mitral; *CD*, cúspide coronariana direita da valva aórtica; *CT*, corda tendínea; *MP*, músculo papilar; *NCE*, cúspide não coronariana da valva aórtica; *PVE*, parede ventricular esquerda; *PVM*, folheto posterior da válvula mitral; *SA*, septo atrial; *SVD*, saída ventricular direita; *VAo*, válvula aórtica; *VCCa*, veia cava caudal; *VD*, ventrículo direito; *VE*, ventrículo esquerdo; *VM*, válvula mitral; *VP*, válvula pulmonar; *VT*, válvula tricúspide. (Fonte: Adaptada de Thomas WP, Gaber CE, Jacobs GJ et al.: Recomendações para padrões em ecocardiografia bidimensional transtorácica em cães e gatos. Comitê de Ecocardiografia da Especialidade de Cardiologia, American College of Veterinary Internal Medicine. *J Vet Intern Med* 7:247-252, 1993.)

sanguíneo que se afasta do transdutor aparece em azul e, no entanto, é exibido como um perfil de fluxo negativo sob a linha de base (Figura 104.11).

## Doppler espectral

Estudos cardíacos com Doppler espectral usam planos de imagem que alinham o feixe sonoro em paralelo com o fluxo sanguíneo. Um marcador é representado na linha do cursor que corresponde ao volume de amostra ou *gate* onde o fluxo deve ser analisado (Figura 104.12). Esse posicionamento paralelo do feixe contrasta com o modo M, no qual o feixe é orientado perpendicularmente para visualizar as estruturas cardíacas. Ao realizar os exames com Doppler, deve-se ter cuidado para alinhar o feixe Doppler com o fluxo do jato (ângulo de interceptação < 20 a 25°), para minimizar a subestimação da velocidade de fluxo. O alinhamento paralelo do feixe de ultrassom mede a velocidade real ou máxima do fluxo sanguíneo. Ao contrário, o alinhamento perpendicular ao fluxo mostrará velocidade zero. Portanto, a análise em um ângulo mais aberto resultará em uma falsa redução da velocidade medida em comparação com a velocidade real (Figura 104.13). Alguns aparelhos de ultrassom têm um recurso que corrige o mau alinhamento do feixe em relação ao fluxo de jato (muitas vezes chamado de *correção de ângulo*). No entanto, esse tipo de correção é impreciso, uma vez que a correção da angulação inadequada em uma dimensão ou plano não faz a correção para as outras duas dimensões.

Existem dois tipos de Doppler espectral mais usados clinicamente: Doppler de ondas pulsadas (PW, *pulsed-wave*) e Doppler de ondas contínuas (CW, *continuous-wave*). Um intermediário entre PW e CW, chamado Doppler de *alta frequência de repetição de pulso* (HPRF, *high pulse-repetition frequency*), é outra forma de

**Movimento do transdutor**

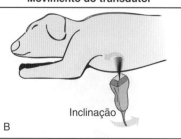
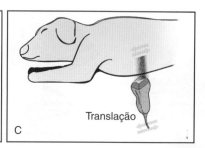

**Figura 104.7** Movimento do transdutor em uma dada janela acústica. **A.** *Rotação ou torção*: girar o transdutor de uma única posição para visualizar os planos intersetoriais correspondentes; **B.** *Inclinação*: virar a ponta da sonda para conseguir imagens de diferentes estruturas no mesmo plano ou em planos adjacentes; **C.** *Translação ou deslizamento*: mover o transdutor para uma posição diferente no tórax, visando examinar uma estrutura cardíaca específica a partir da melhor localização.

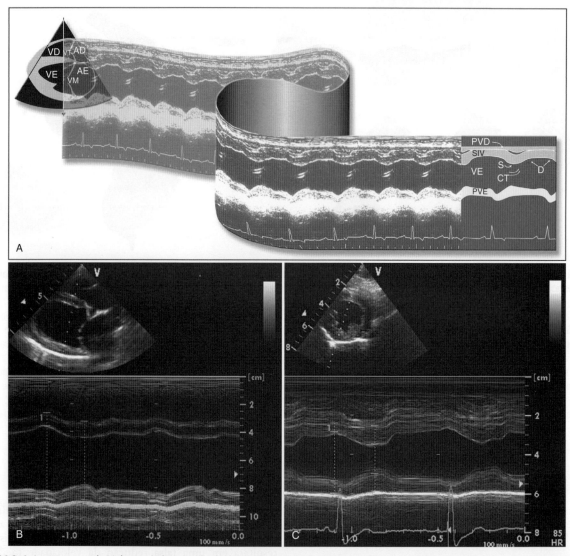

**Figura 104.8 A.** Imagem no modo M do ventrículo esquerdo obtida a partir da visão de eixo longitudinal da janela paraesternal direita. O cursor no monitor pode ser considerado a origem de um rolo de papel que imprime à medida que os ventrículos se enchem e se esvaziam. **B.** Visão paraesternal direita de eixo longitudinal em modo M. **C.** Visão paraesternal direita de eixo transversal. *AD*, átrio direito; *AE*, átrio esquerdo; *CT*, corda tendínea; *PVE*, parede ventricular esquerda; *PVD*, parede ventricular direita; *V*, ventrículo; *VD*, ventrículo direito; *VE*, ventrículo esquerdo; *VM*, válvula mitral; *VT*, válvula tricúspide.

Doppler espectral que é usado com menos frequência. Permite que o operador aumente a frequência de repetição de pulso acima do limite de Nyquist e, assim, reduza o aliasing (ver seção Doppler de ondas pulsadas, a seguir, para maiores explicações).

Estudos com Doppler espectral são úteis na avaliação de gradientes de pressão, pressões das câmaras intracardíacas, frações regurgitantes, taxa de desvio, área valvular/área efetiva do orifício e débito cardíaco. O Doppler espectral é frequentemente usado para calcular **gradientes de pressão instantânea** ($\Delta P$, em mmHg) através de uma área estenótica, válvula regurgitante ou desvio. O gradiente de pressão máxima é calculado a partir da velocidade máxima do jato de fluxo (v, em m/s) usando a equação de Bernoulli modificada:

$$(\Delta P) = 4v^2$$

CAPÍTULO 104 • Ecocardiografia 395

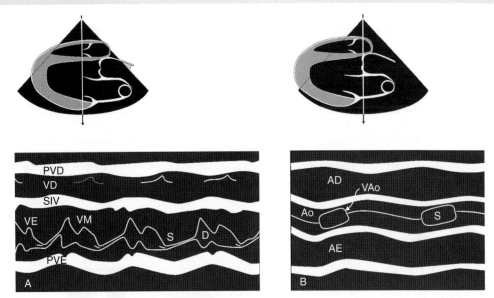

**Figura 104.9** Visualizações padrão no modo M obtidas no nível de (**A**) válvula mitral e (**B**) válvula aórtica. **A.** O movimento normal da válvula mitral durante 1 batimento cardíaco é visto em formato de M. Durante o rápido enchimento ventricular (diástole precoce), a válvula mitral é forçada a abrir, com seus folhetos movendo-se em direção ao septo interventricular e à parede livre do ventrículo esquerdo (LV). À medida que o preenchimento ventricular progride, a pressão no átrio esquerdo (LA) se iguala à pressão de LV e os folhetos da valva mitral se movem em direção um ao outro. Finalmente, os folhetos se abrem novamente durante a contração atrial. O fechamento da válvula mitral ocorre após a sístole atrial. **B.** Durante a diástole, a linha no meio da aorta representa as cúspides aórticas fechadas. Durante a sístole, a válvula aórtica se abre em direção às paredes da aorta, permanece aberta durante a ejeção sistólica do sangue e então se fecha rapidamente no fim da sístole. *AD*, átrio direito; *AE*, átrio esquerdo; *Ao*, aorta; *D*, diástole; *PVE*, parede ventricular esquerda; *PVD*, parede ventricular direita; *S*, sístole; *SIV*, septo intraventricular; *VAo*, válvula aórtica; *VD*, ventrículo direito; *VE*, ventrículo esquerdo; *VM*, válvula mitral (folheto anterior).

**Tabela 104.3** Intervalos de referência modo M (cm) para raças caninas específicas.

| | MINI POODLE[75] | BEAGLE[75A] | COCKER SPANIEL[77] | AFGHAN HOUND[75] | GOLDEN RETRIEVER[75] | DOBERMANN[84A87] | TERRA NOVA[89] | GRANDE DINAMARQUÊS[89] | WOLFHOUND IRLANDÊS[91] | BOXER[81] |
|---|---|---|---|---|---|---|---|---|---|---|
| LVID$_{ED}$ | 1,6 a 2,8 | 1,8 a 3,3 | 3,1 a 3,7 | 3,3 a 5,2 | 3,7 a 5,1 | 3,5 a 4,6 | 4,4 a 6,0 | 4,4 a 5,9 | 4,9 a 5,9 | 2,9 a 4,8 |
| LVID$_{ES}$ | 0,8 a 1,6 | 0,8 a 2,7 | 1,9 a 2,5 | 2,0 a 3,7 | 1,8 a 3,5 | 2,6 a 3,7 | 2,9 a 4,4 | 3,4 a 4,5 | 3,0 a 4,0 | 1,67 a 3,30 |
| IVS$_{ED}$ | 0,4 a 0,6 | 0,5 a 1,1 | 0,7 a 1,0 | 0,8 a 1,2 | 0,8 a 1,3 | 0,8 a 1,1 | 0,7 a 1,5 | 1,2 a 1,6 | 0,6 a 1,0 | 0,83 a 1,61 |
| IVS$_{ES}$ | 0,6 a 1,0 | 0,6 a 1,2 | — | 0,8 a 1,8 | 1,0 a 1,7 | 1,3 a 1,6 | 1,1 a 2,0 | 1,4 a 1,9 | 1,0 a 1,7 | 0,81 a 2,46 |
| LVW$_{ED}$ | 0,4 a 0,6 | 0,6 a 1,3 | 0,7 a 0,9 | 0,7 a 1,1 | 0,8 a 1,2 | 0,6 a 1,0 | 0,8 a 1,3 | 1,0 a 1,6 | 0,7 a 1,2 | 0,9 a 1,55 |
| LVW$_{ES}$ | 0,6 a 1,0 | 0,7 a 1,7 | — | 0,9 a 1,8 | 1,0 a 1,9 | 0,8 a 1,4 | 1,1 a 1,6 | 1,1 a 1,9 | 1,2 a 1,8 | 1,22 a 2,16 |
| EPSS | 0 a 0,2 | — | — | 0 a 1,0 | 0,1 a 1,0 | 0 a 0,8 | 0,3 a 1,4 | 0,5 a 1,2 | 0 a 1,0 | 0,09 a 0,72 |
| FS (%) | 35 a 57 | 20 a 70 | 30 a 39 | 24 a 48 | 27 a 55 | 21 a 38 | 22 a 37 | 18 a 36 | 30 a 40 | 31 a 42 |
| LA$_S$ | 0,8 a 1,8 | — | — | 1,8 a 3,5 | 1,6 a 3,2 | 2,4 a 3,0 | 2,4 a 3,3 | 2,8 a 4,6 | 2,8 a 4,0 | 1,96 a 3,26 |
| Ao$_D$ | 0,8 a 1,3 | — | — | 2,0 a 3,4 | 1,4 a 2,7 | 2,5 a 3,5 | 2,6 a 3,3 | 2,8 a 3,4 | 2,7 a 3,5 | 1,82 a 2,69 |

*Ao$_D$*, diâmetro da raiz aórtica na diástole; *EPSS*, ponto E para separação septal; *FS*, encurtamento fracionado; *IVS$_{ED}$*, espessura septal interventricular no fim da diástole; *IVS$_{ES}$*, espessura septal interventricular no fim da sístole; *LA$_S$*, diâmetro atrial esquerdo na sístole; *LVID$_{ED}$*, diâmetro interno ventricular esquerdo no fim da diástole; *LVID$_{ES}$*, diâmetro interno ventricular esquerdo no fim da sístole; *LVW$_{ED}$*, espessura da parede posterior ventricular esquerda no fim da diástole; *LVW$_{ES}$*, espessura da parede posterior ventricular esquerda no fim da sístole.

**Tabela 104.4** Intervalos de referência para modo M de eixo longitudinal (mm) em gatos adultos.[93-95]

| LVID$_{ED}$ | LVID$_{ES}$ | LVW$_{ED}$ | LVW$_{ES}$ | IVS$_{ED}$ | IVS$_{ES}$ | LA$_S$ | AO$_D$ | FS (%) | EPSS |
|---|---|---|---|---|---|---|---|---|---|
| 11 a 20 | 4 a 11 | 3 a 6 | 5 a 9 | 3 a 6 | 4 a 9 | 7 a 13 | 7 a 11 | 33 a 66 | ≤ 4 |

Essas diretrizes de medição são baseadas na experiência do autor e em dados publicados. *Ao$_D$*, diâmetro da raiz aórtica na diástole; *EPSS*, ponto E para separação septal; *FS*, encurtamento fracionado; *IVS$_{ED}$*, espessura septal interventricular no fim da diástole; *IVS$_{ES}$*, espessura septal interventricular no fim da sístole; *LA$_S$*, diâmetro atrial esquerdo na sístole; *LVID$_{ED}$*, diâmetro interno ventricular esquerdo no fim da diástole; *LVID$_{ES}$*, diâmetro interno ventricular esquerdo no fim da sístole; *LVW$_{ED}$*, espessura da parede posterior ventricular esquerda no fim da diástole; *LVW$_{ES}$*, espessura da parede posterior ventricular esquerda no fim da sístole.

| Tabela 104.5 | Intervalos de referência para valores modo M de eixo longitudinal (mm) em gatos filhotes.* |

| IDADE (SEMANAS) | LVID$_{ED}$ | LVID$_{ES}$ | LVW$_{ED}$ | LVW$_{ES}$ | IVS$_{ED}$ | IVS$_{ES}$ | LA$_S$ | AO$_D$ | FS (%) |
|---|---|---|---|---|---|---|---|---|---|
| 4 | 5,8 a 11,9 | 3,2 a 6,3 | 3 a 5 | 2,4 a 4,5 | 2 a 3,5 | 2,5 a 4,5 | 4,4 a 7,5 | 3,9 a 6,6 | 32 a 59 |
| 6 | 6 a 10 | 2,4 a 5,9 | 1,4 a 3,4 | 2,9 a 4,7 | 2 a 2,8 | 2,8 a 4,7 | 4,9 a 7,7 | 4 a 5,5 | 36 a 65 |
| 8 | 6 a 14 | 3 a 8 | 2 a 4 | 3 a 7 | 2,4 a 4 | 2,6 a 6,8 | 5,4 a 9,7 | 4,2 a 7,4 | 30 a 59 |

Essas diretrizes de medição são baseadas na experiência do autor e em dados publicados. Ao$_D$, diâmetro da raiz aórtica na diástole; EPSS, ponto E para separação septal; FS, encurtamento fracionado; IVS$_{ED}$, espessura septal interventricular no fim da diástole; IVS$_{ES}$, espessura septal interventricular no fim da sístole; LA$_S$, diâmetro atrial esquerdo na sístole; LVID$_{ED}$, diâmetro interno ventricular esquerdo no fim da diástole; LVID$_{ES}$, diâmetro interno ventricular esquerdo no fim da sístole; LVW$_{ED}$, espessura da parede posterior ventricular esquerda no fim da diástole; LVW$_{ES}$, espessura da parede posterior ventricular esquerda no fim da sístole. *Medições feitas a partir da visão paraesternal direita de eixo longitudinal.

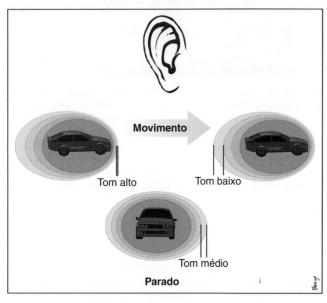

**Figura 104.10** Ilustração do princípio do efeito Doppler. De cima de um viaduto, ouvimos o som do carro se aproximando de nós como um som mais agudo do que o que ouvimos o mesmo carro se afastando de nós. O motor está emitindo o mesmo som, e a velocidade e a direção do carro são responsáveis pela mudança na tonalidade que ouvimos.

O gradiente de pressão máxima é usado em combinação com a determinação da área efetiva do orifício e outros achados ecocardiográficos nos modos 2D e M na avaliação clínica sobre a gravidade da estenose (ver Capítulo 250).

### Doppler de ondas pulsadas

O Doppler de onda pulsada (*Pulsed-Wave*, PW) usa um transdutor de cristal único que transmite e recebe o sinal Doppler. São produzidos pulsos curtos de ultrassom e são analisados os ecos que retornam de um pequeno segmento amostral (chamado *volume de amostra* ou *gate*) ao longo do feixe de ultrassom (Figura 104.12).

A principal vantagem do Doppler PW é a possibilidade de interrogatório da direção, velocidade e características espectrais (laminar ou turbulento) do fluxo sanguíneo de uma região anatômica específica do coração ou dos vasos sanguíneos. O fluxo laminar se caracteriza pela semelhança da velocidade das hemácias dentro do vaso sanguíneo ou do coração, o que cria um sinal Doppler com menor disparidade na velocidade e pouca ampliação espectral, conforme mostrado nas Figuras 104.14 e 104.15. Devido ao atrito, o fluxo sanguíneo normal é sempre ligeiramente mais lento perto das paredes de um vaso, o que dá ao sinal um perfil parabólico típico. O fluxo através do sistema cardiovascular normalmente é laminar e sua velocidade raramente excede 2 m/s em cães e gatos saudáveis,[22,25-27] com a notável exceção de alguns Boxers saudáveis.[28-30] A turbulência

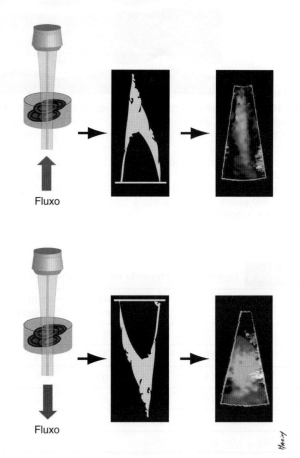

**Figura 104.11** Imagem de Doppler do fluxo sanguíneo. Quando as ondas de ultrassom encontram o sangue que se move em direção ao transdutor, elas produzem uma deflexão positiva no monitor com Doppler espectral e um sinal vermelho na cor do Doppler. O efeito oposto ocorre para os glóbulos vermelhos se afastando do transdutor, produzindo uma deflexão negativa no Doppler espectral e um sinal azul na cor do Doppler. (*Esta figura se encontra reproduzida em cores no Encarte.*)

é observada quando o movimento das células sanguíneas se torna desorganizado e produz vários redemoinhos ou fluxos em velocidades e direções diferentes. Muitas vezes é resultado de uma lesão estrutural subjacente. O perfil de um fluxo turbulento é amplo e a área sob a curva é preenchida porque o transdutor está recebendo muitos desvios de frequência associados a velocidades variáveis (Figura 104.15).

A desvantagem do Doppler PW é o fato de se basear em uma velocidade máxima mensurável chamada de *limite de Nyquist*, que não pode ser excedida devido à frequência limitada de repetição de pulso. Em outras palavras, o Doppler PW só é preciso ao medir velocidades baixas, normais ou ligeiramente elevadas. Quando o limite de Nyquist for excedido, um fenômeno chamado *aliasing* será observado no traçado do

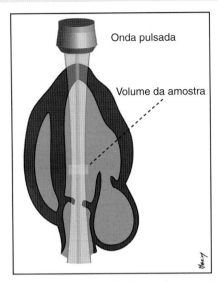

**Figura 104.12** O Doppler de ondas pulsadas é usado para medir a velocidade do fluxo sanguíneo de uma área específica do coração; a velocidade máxima que pode ser registrada com Doppler de ondas pulsadas é menor que a obtida com Doppler de onda contínua.

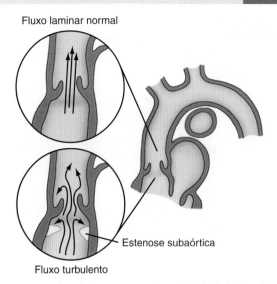

**Figura 104.14** O fluxo laminar se caracteriza pela similaridade das velocidades das hemácias. Devido ao atrito, o fluxo sanguíneo é sempre ligeiramente mais lento próximo às paredes de um vaso, o que dá ao sinal um perfil parabólico típico. Perfis de fluxo turbulento estão associados a velocidades variáveis. *SAS*, estenose subaórtica.

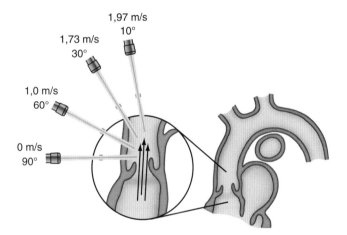

**Figura 104.13** Efeito do ângulo de análise do fluxo na velocidade obtida.

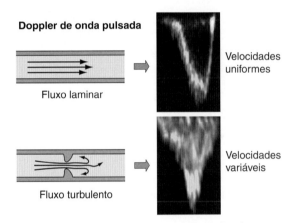

**Figura 104.15** No exame Doppler de ondas pulsadas, o fluxo laminar cria um sinal de Doppler com menor disparidade na velocidade e pouca ampliação espectral. O perfil do fluxo turbulento é amplo e a área sob a curva é preenchida porque o transdutor está recebendo muitos desvios de frequência associados a velocidades variáveis.

Doppler (Figura 104.16). Geralmente a simples troca da sonda pode superar essa limitação, uma vez que o limite de Nyquist é determinado pela frequência do transdutor utilizado. Uma sonda de frequência mais baixa aumenta a capacidade para registrar velocidades mais altas em qualquer faixa. A principal desvantagem desse truque é a redução na qualidade do resultado. Por essas razões, o interrogatório de um fluxo de alta velocidade, como observado em lesões valvulares estenóticas, geralmente pode ser alcançado com Doppler de onda contínua (CW).

O Doppler PW é muito útil na avaliação de padrões de fluxo sanguíneo transvalvular. O fluxo diastólico através das válvulas atrioventriculares (AV) tem padrões semelhantes caracterizados por um sinal inicial de alta velocidade associado ao enchimento ventricular rápido, chamado de *onda E*, seguido por um sinal de velocidade menor produzido pelo fluxo sanguíneo da contração atrial, a *onda A* (Figura 104.17).

Os padrões de fluxo através das válvulas semilunares são caracterizados por uma aceleração rápida durante a ejeção, seguida de uma desaceleração mais gradual (Tabela 104.6). A variância desses padrões de fluxo valvular, como o perfil de fluxo transmitral, é estudada para identificar diferentes patologias cardíacas (Figura 104.18).

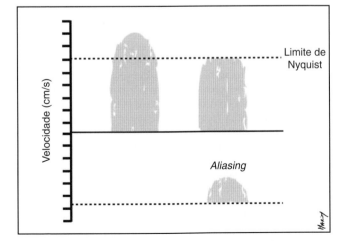

**Figura 104.16** Ilustração do "fenômeno de *aliasing*" causado pelo interrogatório de uma velocidade de fluxo superior à velocidade máxima registrável (ou limite de Nyquist) com uma determinada sonda e uso de Doppler de onda pulsada.

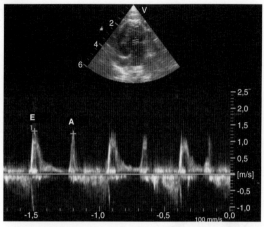

**Figura 104.17** Registro do Doppler de ondas pulsadas do fluxo de entrada transmitral obtido da posição apical esquerda. O ponto E representa o fluxo sanguíneo durante o preenchimento ventricular rápido. A onda A corresponde ao fluxo sanguíneo durante a contração atrial. Exibição de ECG simultâneo registrado, mas não exibido. *V*, ventrículo.

**Tabela 104.6** Intervalos de referência para velocidades Doppler espectral em cães e gatos (m/s).

|  | CANINO | FELINO |
|---|---|---|
| **Válvula mitral** | | |
| Onda de pico E | 0,7 a 1,0 | 0,6 a 0,8 |
| Onda de pico A | 0,4 a 0,7 | 0,4 a 0,6 |
| **Válvula aórtica** | | |
| Velocidade sistólica máxima | ≤2,0 | ≤1,2 |
| **Válvula pulmonar** | | |
| Velocidade sistólica máxima | ≤1,5 | ≤1,2 |
| **Válvula tricúspide** | | |
| Onda de pico E | 0,8 a 0,9 | — |
| Onda de pico A | 0,5 a 0,6 | — |

Esses valores são baseados na experiência da autora e em dados publicados.

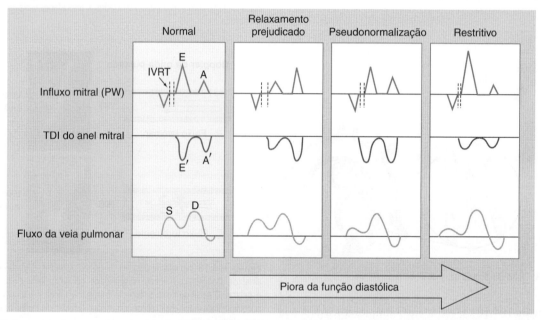

**Figura 104.18** Representação esquemática de vários fluxos de entrada mitral, imagem Doppler do tecido anular mitral (TDI) e perfis de fluxo da veia pulmonar. *PW*, onda pulsada.

### Doppler de ondas contínuas

O Doppler de ondas contínuas (*Continuous-Wave*, CW) usa cristais duplos para transmissão e recepção simultâneas do sinal Doppler. Fluxos muito altos de velocidade podem ser registrados com Doppler CW, uma vez que não há limite de Nyquist; a natureza contínua do feixe de ultrassom no Doppler CW resulta em uma frequência de repetição de pulso (PRF, *pulse repetition frequency*) essencialmente infinita, portanto não há limite teórico para a velocidade máxima que poderia ser registrada pelas técnicas de Doppler CW.[31] A desvantagem do método é que a localização específica e característica do fluxo não podem ser documentadas, uma vez que todas as velocidades são medidas ao longo da linha do cursor (Figura 104.19).

O Doppler PW e o CW são modalidades complementares; o Doppler PW é indicado quando o operador quer saber onde está localizada uma área específica de fluxo anormal, enquanto o Doppler CW documentará a velocidade máxima através do fluxo anormal.

### Doppler de fluxo colorido

O Doppler de fluxo colorido é uma forma de Doppler PW que permite a avaliação visual da direção e velocidade do fluxo sanguíneo através do coração. Seu principal uso clínico é na detecção de distúrbios de fluxo. O desvio do Doppler é codificado com um mapa colorido que geralmente usa vermelho, azul e verde para produzir outras tonalidades de cor, como ciano, amarelo e branco. Convencionalmente, o sangue que se move em direção à sonda é codificado em vermelho, enquanto o sangue que se afasta da sonda é codificado em azul. Essa configuração de mapeamento em cores é chamada de formato Bart (azul/afastamento e vermelho/aproximação; em inglês, *blue/away and red/toward*). O color Doppler é muito útil para alinhar adequadamente jatos de fluxo, buscar jatos de insuficiência, descrever o tamanho e a forma dos jatos regurgitantes, identificar outras áreas de fluxo turbulento e confirmar alguns desvios cardíacos observados no ecocardiograma 2D (Figura 104.20). O fluxo turbulento é caracterizado por velocidades díspares dentro da área de amostragem, que aparece

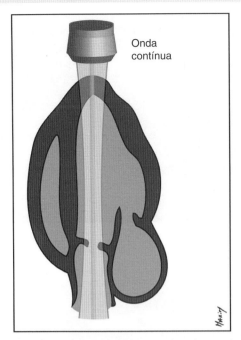

**Figura 104.19** O Doppler de onda contínua mede todas as velocidades ao longo da linha do cursor.

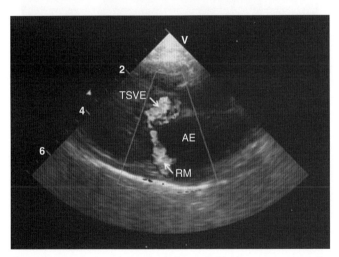

**Figura 104.20** Registro de Doppler de fluxo colorido de um gato com cardiomiopatia obstrutiva hipertrófica, mostrando movimento anterior sistólico da válvula mitral associado à regurgitação mitral (RM) e turbulência no trato de saída ventricular esquerdo (TSVE). AE, átrio esquerdo. (*Esta figura se encontra reproduzida em cores no Encarte.*)

como fluxo desorganizado com um padrão típico de mosaico (Figura 104.20; Vídeo 104.2). Várias posições e planos transdutores são usados para encontrar a imagem ideal de fluxo colorido de uma estrutura cardíaca específica.

## ARTEFATOS

Artefatos de imagem são, infelizmente, um componente comum do ecocardiograma. Um operador inexperiente muitas vezes é confrontado com a possibilidade de não perceber uma lesão (exame falso negativo) ou diagnosticar mal uma estrutura normal como um achado patológico (exame falso positivo). A imagem oblíqua ou tangencial das estruturas cardíacas é uma armadilha comum do estudo ecocardiográfico. Algumas imagens de artefatos podem ser confundidas com massas ou pseudomassas. Uma maneira simples de diferenciar uma massa real de um artefato é examinar o plano perpendicular onde a massa é observada. Se a massa não pode ser confirmada no plano perpendicular, então a explicação mais provável é que se trata de um artefato. Repetindo, a causa mais comum de um resultado falso negativo é a falha em examinar o coração completamente (*i. e.*, a partir de múltiplas janelas). Existem muitas publicações que descrevem os artefatos ecocardiográficos comuns em animais.[6-8,32]

## REPETIBILIDADE E REPRODUTIBILIDADE NA ECOCARDIOGRAFIA VETERINÁRIA

A ecocardiografia quantitativa, especialmente envolvendo medições ecocardiográficas seriais, muitas vezes é usada para avaliar o resultado a longo prazo de doenças cardíacas ou da eficácia de medicamentos. No entanto, o pequeno tamanho do coração canino e felino, o estresse e o movimento causados pela contenção, a duração do procedimento e muitos outros fatores técnicos podem resultar em imagens subótimas ou imprecisões na medição e interpretação de ecocardiogramas. Os coeficientes de variação no mesmo dia e entre os dias podem chegar a 22% para medições de rotina no modo M em gatos.[33] Da mesma forma em cães, a maioria dos coeficientes de variação para esses parâmetros é menor que 20%.[34,35] Esses resultados sugerem que diferenças maiores que 20% para parâmetros durante os ecocardiogramas seriais devem ser considerados um reflexo de alterações genuínas. Além disso, a variabilidade e a reprodutibilidade são conhecidas por melhorar quando um único operador experiente adquire e mede os dados ecocardiográficos seriais.

## TÉCNICAS ECOCARDIOGRÁFICAS ESPECIAIS

Outras técnicas ecocardiográficas podem fornecer informações úteis no imageamento do coração canino e felino. Essas técnicas incluem o Doppler tecidual[36-51] e seus derivados, *tissue tracking*, *strain* e *strain rate*;[52-56] *speckle tracking*;[57-60] ecocardiografia com contraste;[61-63] ecocardiografia transesofágica (TEE);[64-69] e ecocardiografia tridimensional (3DE).[70-74] Embora muito úteis no cenário clínico, alguns desses métodos de imageamento têm uma aplicação limitada na medicina veterinária, uma vez que exigem equipamentos de alto custo. A ecocardiografia transesofágica requer anestesia geral, o que aumenta o tempo e o custo (e um perigo potencial) do procedimento.

### Ecocardiografia transesofágica

A ecocardiografia transesofágica (TEE) utiliza um transdutor especializado montado na ponta de um endoscópio flexível e direcional (Figura 104.21).[64,65] A imagem do coração é feita através da parede do esôfago (Figura 104.22). A qualidade da imagem é aprimorada com TEE devido à proximidade das estruturas cardíacas com o transdutor e à falta de intervenção das estruturas pulmonares e ósseas. A TEE é considerada uma técnica complementar que permite especialmente o aprimoramento das imagens de estruturas cardíacas acima do nódulo AV, como o átrio e as veias pulmonares. A TEE também é muito útil para auxiliar diversos procedimentos de cardiologia intervencionista (ver Capítulo 122).[66,67,69]

### Ecocardiografia tridimensional

A ecocardiografia tridimensional (3DE) ainda não é uma parte padrão do exame ecocardiográfico clínico de rotina em animais e seres humanos. Ela fornece uma descrição anatômica mais detalhada de defeitos cardíacos e massas nas três dimensões espaciais (Figura 104.23).[71] Atualmente também é usada na quantificação de volumes de câmara (Vídeo 104.3).[70,72-74] A capacidade de "fatiar" o coração em múltiplos planos e reconstruir imagens tridimensionais de estruturas cardíacas específicas

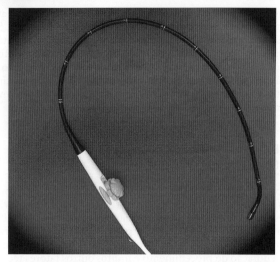

**Figura 104.21** Sonda flexível especializada, com um transdutor de ultrassom direcional em sua ponta, usada para a realização de ecocardiografia transesofágica.

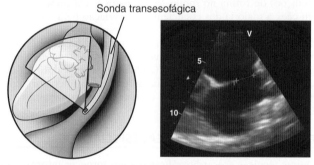

**Figura 104.22** Ilustração de uma ecocardiografia transesofágica com imagem 2D em tempo real de um grande defeito septal atrial em um cão.

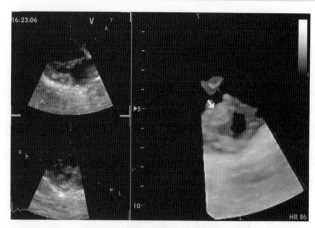

**Figura 104.23** Ecocardiograma tridimensional de um cão com doença crônica da válvula mitral, mostrando o espessamento da válvula (*seta*).

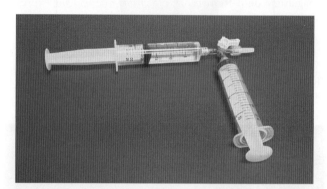

**Figura 104.24** A técnica de microbolhas é utilizada para a realização de ecocardiografia com contraste. As microbolhas são geradas a partir da injeção de 3 a 10 m$\ell$ de soro fisiológico estéril agitado entre 2 seringas conectadas por uma torneira de três vias.

no paciente acordado torna a ecocardiografia 3DE única na caracterização da morfologia de diversas malformações congênitas (ver Capítulo 250). A ecocardiografia quadridimensional refere-se ao exame em 3DE com exibição em tempo real.

### Ecocardiografia com contraste

A ecocardiografia com contraste é outro método de imageamento muito útil na avaliação clínica do sistema cardiovascular. Tem quatro aplicações principais: detecção de desvios, aprimoramento do sinal Doppler, opacificação ventricular esquerda e demonstração da perfusão miocárdica.

A técnica com microbolhas foi um dos diferentes meios de contraste ecocardiográfico a serem utilizados inicialmente[61] e atualmente continua sendo a mais utilizada na cardiologia animal de pequeno porte. As microbolhas são criadas por injeção de 3 a 10 m$\ell$ de soro fisiológico estéril agitado através de uma torneira de três vias, entre duas seringas (Figura 104.24). A injeção em uma veia periférica pode ajudar a confirmar um desvio intracardíaco da direita para a esquerda. As microbolhas refletem o ultrassom e não atravessam capilares pulmonares ou sistêmicos; elas se dissolvem e são reabsorvidas pela vasculatura pulmonar. Portanto, as microbolhas injetadas na veia cefálica permanecerão no lado direito do coração em um paciente normal. Quando estiver presente um desvio da direita para a esquerda, as microbolhas também serão observadas no lado esquerdo do coração (Vídeos 104.4 e 104.5). Na medicina veterinária, o soro fisiológico agitado (preparado conforme descrito anteriormente) ainda é o agente de contraste preferido para o lado direito do coração.

Agentes de contraste disponíveis comercialmente também podem ser usados na ecocardiografia para melhorar a precisão diagnóstica.[62,63] São feitos com gás fluorocarbono de baixa solubilidade encapsulado em microesferas estabilizadas com albumina desnaturada. Os agentes de contraste atuam aumentando a dispersão do ultrassom e, assim, melhoram a visualização das câmaras cardíacas, a ecogenicidade do miocárdio e os sinais de Doppler. Eles são particularmente úteis para a avaliação de trombos intracardíacos ou massas no coração.

### Doppler tecidual e "técnicas derivadas" (*tissue tracking*, *strain* e *strain rate*)

A ecocardiografia com Doppler tecidual (TDI, *tissue Doppler imaging*) é o método de escolha para avaliação não invasiva do funcionamento regional do miocárdio em humanos e é cada vez mais utilizada na medicina veterinária.[36-56] A TDI usa os mesmos princípios do Doppler convencional, exceto pelo fato de o alvo ou refletor ser o movimento do tecido miocárdico em vez do fluxo de hemácias. A TDI é especialmente útil na avaliação da função diastólica, porque a velocidade diastólica do miocárdio é muito menos dependente das condições de pré-carga do que o fluxo sanguíneo transmitral. A TDI de ondas pulsadas pode ser realizada em tempo real colocando um *gate* de amostra sobre uma parte do miocárdio para registrar um desvio do Doppler positivo ou negativo. O padrão do movimento do miocárdio é semelhante, mas inverso e mais lento do que o fluxo transmitral (ver Figura 104.18; Figura 104.25).

A TDI colorida simultânea de várias áreas do coração também pode ser obtida colocando um setor de cor sobre o miocárdio e, em seguida, salvando o *loop* de vídeo para análise *off-line*. Um *gate* é então colocado sobre uma área específica do miocárdio, a partir do *loop* recuperado. São apresentados os movimentos sistólicos e diastólicos correspondentes da área específica (Figura 104.26). A vantagem dessa modalidade de TDI é que o movimento de várias áreas do miocárdio sob o setor colorido pode ser analisado e comparado *off-line* a partir de um *loop* recuperado. A TDI colorida pode, assim, reduzir a variabilidade entre um batimento e outro.

Os sinais do Doppler tecidual do ventrículo esquerdo são registrados pela visão apical de quatro câmaras esquerdas com o uso de Doppler PW. O *gate* de amostra pode ser localizado no nível do anel mitral, parede ventricular basal e ápice. Atualmente, a TDI é comumente utilizada na cardiologia veterinária, particularmente na avaliação da cardiomiopatia hipertrófica felina.

A tecnologia de imageamento tecidual também inclui *tissue tracking* e *strain rate imaging*.[52-56] O *tissue tracking* permite a medição e visualização do movimento longitudinal em cada segmento miocárdico durante a sístole e a diástole. O *strain* mede a compressão e a distensão dos segmentos do miocárdio ("magnitude de deformação"), e a *strain rate imaging* expressa alterações na tensão por intervalo de tempo. O *strain* e a *strain rate* do miocárdio são medidos com o uso de TDI colorida ou mais recentemente pelo uso da técnica *Speckle-Tracking*.

O *speckle tracking* é uma nova tecnologia de imageamento tecidual que fornece informações adicionais sobre a contratilidade e o relaxamento do miocárdio.[57-60] O *speckle tracking* determina a deformação do miocárdio a partir do rastreamento contínuo quadro a quadro de um pequeno bloco de imagem de marcadores acústicos naturais chamados "*speckles*". Esses marcadores são pequenas áreas de maior ecogenicidade que são causadas por reflexos, refração e dispersão de feixes de eco. Rastreando esses *speckles* na parede do ventrículo esquerdo durante todo o ciclo cardíaco, é possível obter informações sobre a direção e a velocidade do movimento do miocárdio. Comparar o movimento de *speckles* individuais entre si permite a análise da deformação do miocárdio ou, em outras palavras, a magnitude do relaxamento (diástole) ou contração (sístole) da fibra miocárdica.

## AVALIAÇÃO DA ESTRUTURA E DA FUNÇÃO CARDÍACA

### Tamanho do coração e dilatação da câmara

As dimensões da câmara cardíaca tradicionalmente têm sido determinadas pela ecocardiografia de modo M, com intervalos de referência relatados para várias raças de cães[75-92] e gatos,[11,93-97] e cada vez mais são obtidos por meio de ecocardiografia 2D, especialmente em gatos.[18-20] As Tabelas 104.2 a 104.6 contêm os intervalos de referência publicados para cães e gatos; a Tabela 104.7 resume as etiologias mais comuns para anomalias no tamanho da câmara. As medidas do modo M variam de acordo com o tamanho do animal, área de superfície corporal, raça e agentes sedativos. Elas também são modificadas por situações como medo e estresse, que podem afetar significativamente a frequência cardíaca e a função do miocárdio de nossos pacientes. Portanto, os intervalos de referência relatados devem ser sempre considerados aproximados. O efeito da raça pode ser minimizado com cálculos específicos; em uma análise *post hoc*, Cornell *et al.* transformaram, com o emprego de logaritmos, os valores para o ventrículo esquerdo no modo M de 494 cães pesando entre 2 e 95 kg e encontraram uma boa correlação com o peso corporal usando essa abordagem.[15]

A relação átrio esquerdo/aorta (relação AE: Ao) é usada para estimar o grau de dilatação da câmara. Várias técnicas foram descritas, incluindo métodos 2D (diâmetro, área, superfície) e modo M. O método de modo M compara o diâmetro do átrio esquerdo na sístole com o diâmetro da aorta na diástole. Essa relação é mais bem obtida com a visão paraesternal direita de eixo transversal, mas também pode ser avaliada pela visão paraesternal direita de eixo longitudinal. A relação AE: Ao no modo M é criticada devido à subjetividade na colocação do cursor. Esse método subestima o tamanho atrial esquerdo quando o cursor não atinge o corpo do átrio esquerdo. Entretanto, superestima o tamanho relativo atrial esquerdo quando é obtido um plano tangencial da aorta. O intervalo de referência relatado para a razão AE: Ao derivado do modo M em cães e gatos normais é < 1,3. Outros métodos ecocardiográficos 2D foram descritos por Rishniw e Erb para estimativa do tamanho do átrio esquerdo.[98] Um dos métodos mede a relação AE: Ao a partir da visão paraesternal direita no eixo transversal da aorta e átrio esquerdo no primeiro quadro que mostra o fechamento da válvula aórtica. O diâmetro interno da aorta é medido ao longo da comissura entre as cúspides da válvula aórtica não coronária fechada e coronária direita (Figura 104.27). O diâmetro interno do átrio esquerdo é medido de uma linha paralela à comissura entre as cúspides da válvula aórtica não coronariana e coronária esquerda até a margem distante do átrio esquerdo. Uma relação 2D AE: Ao > 1,6 em cães e > 1,5 em gatos sugere dilatação do átrio esquerdo, assim como um diâmetro absoluto do AE > 16 mm em gatos.[99]

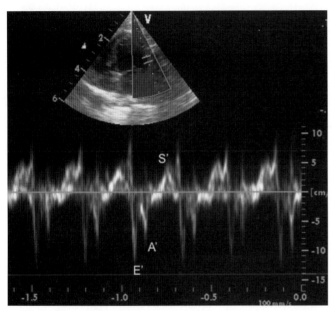

**Figura 104.25** Exibição de imagem de Doppler tecidual do anel lateral da válvula mitral. E' e A' representam o movimento diastólico, e S' corresponde ao movimento sistólico. (*Esta figura se encontra reproduzida em cores no Encarte.*)

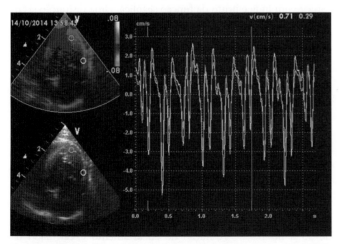

**Figura 104.26** Análise *off-line* com base na imagem de Doppler tecidual do anel lateral da válvula mitral e ápice ventricular esquerdo em um gato. Esse recurso fornece a possibilidade de comparação simultânea de várias regiões do miocárdio ventricular esquerdo. (*Esta figura se encontra reproduzida em cores no Encarte.*)

Tabela 104.7 Causas comuns de anomalias de câmara.

| | DILATAÇÃO | REDUÇÃO DO VOLUME | ESPESSAMENTO DA PAREDE |
|---|---|---|---|
| VE | Sobrecarga de volume<br>• Regurgitação mitral<br>• Desvio da esquerda para a direita<br>• Insuficiência aórtica<br>Cardiomiopatia dilatada<br>Alto débito cardíaco<br>• Hipertireoidismo<br>• Anemia | Depleção de volume<br>• Desidratação grave<br>• Hipoadrenocorticismo<br>• Choque hipovolêmico<br>O sangue inadequado retorna ao coração esquerdo<br>• Dirofilariose<br>• Tetralogia de Fallot | Sobrecarga de pressão<br>• Estenose aórtica<br>• Hipertensão sistêmica<br>Cardiomiopatia hipertrófica<br>Doença infiltrativa do miocárdio |
| VD | Sobrecarga de volume<br>• Regurgitação tricúspide<br>• Defeito do septo atrial<br>Cardiomiopatia dilatada | Tamponamento cardíaco<br>Depleção de volume | Sobrecarga de pressão<br>• Estenose pulmonar<br>• Tetralogia de Fallot<br>• *Cor pulmonale*<br>  • Hipertensão pulmonar<br>  • Dirofilariose<br>Cardiomiopatia hipertrófica felina |
| AE | Regurgitação mitral/displasia<br>Cardiomiopatia dilatada<br>Desvio da esquerda para a direita<br>Estenose mitral | | |
| AD | Regurgitação tricúspide/displasia<br>Cardiomiopatia dilatada<br>Desvio da direita para a esquerda<br>Estenose tricúspide<br>*Cor pulmonale*<br>• Dirofilariose<br>• Hipertensão pulmonar | | |

*AD*, átrio direito; *AE*, átrio esquerdo; *VD*, ventrículo direito; *VE*, ventrículo esquerdo.

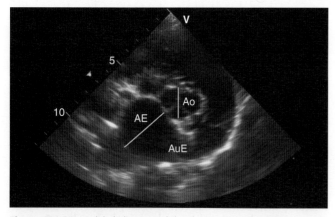

**Figura 104.27** Medida bidimensional da relação átrio esquerdo/raiz da aorta a partir da visão paraesternal direita no eixo transversal da aorta (Ao) e átrio esquerdo (AE). *AuE*, aurícula esquerda.

## Função sistólica

Praticamente todas as formas de doença cardíaca podem estar associadas a certo grau de disfunção sistólica e diastólica. A avaliação dessas disfunções pode fornecer informações prognósticas valiosas. A disfunção sistólica é caracterizada pelo comprometimento da contratilidade e redução da fração de ejeção. Foram descritas muitas técnicas ecocardiográficas para avaliar a disfunção sistólica.[5-8] Os parâmetros a seguir são frequentemente utilizados na cardiologia veterinária clínica.

Os índices de fase de ejeção são usados para quantificar o desempenho sistólico do ventrículo esquerdo. Eles são calculados a partir de medições lineares no modo M ou hoje em dia, mais frequentemente, a partir de imagens estáticas 2D, e incluem a *fração de encurtamento* (FS, *fractional shortening*), o *volume sistólico* (SV, *stroke volume*) e a *fração de ejeção* (EF, *ejection fraction*). O diâmetro sistólico final também é, por si só, um bom indicador do desempenho do ventrículo esquerdo e é um índice mais específico para a contratilidade cardíaca do que a fração de encurtamento. Os métodos no modo M para determinação de volume têm uma correlação limitada com métodos mais invasivos; portanto, esses índices devem ser calculados a partir de métodos ecocardiográficos 2D específicos. Além disso, o examinador deve sempre lembrar que esses índices são significativamente influenciados pelas condições da carga ventricular (pré-carga e pós-carga), de tal maneira que as alterações podem ser resultado da frequência cardíaca, estado de hidratação ou outras variáveis, em vez do funcionamento intrínseco do miocárdio.

### Fração de encurtamento

A fração de encurtamento representa a porcentagem de mudança no diâmetro da cavidade ventricular da diástole para a sístole. Ela fornece um índice bruto da função sistólica. Uma disfunção sistólica grave do VE geralmente estará associada a uma FS muito baixa. Apesar de suas limitações, a fração de encurtamento é o índice clínico mais comumente utilizado na avaliação da função sistólica global do ventrículo esquerdo na medicina veterinária, embora métodos aprimorados para cálculo da fração de ejeção estejam gradualmente tornando a FS obsoleta. É importante compreender que a FS não é uma medida de contratilidade, pois também depende das condições de carga. Em outras palavras, uma FS anormal pode ser causada por alterações de pré-carga, pós-carga ou contratilidade. Por exemplo, pode ser observada uma fração de encurtamento baixa devido à hipovolemia (pré-carga diminuída), sedação com um agonista alfa-2 (pós-carga aumentada) ou função sistólica diminuída (p. ex., cardiomiopatia dilatada). O intervalo de referência para os valores de FS em cães saudáveis é de 24 a 49%, com grande variação entre as raças (ver Tabela 104.3).[75-92] O intervalo de referência para os valores da FS em gatos saudáveis é de 33 a 66%.[13,93-96] A fração de encurtamento é calculado da seguinte forma:

$$FS\,(\%) = \frac{EDD - ESD}{EDD} \times 100$$

onde EDD é o diâmetro interno ventricular esquerdo no fim da diástole (cm) e ESD é o diâmetro interno ventricular esquerdo no fim da sístole (cm). Como FS é calculada no modo M, é importante que as medidas das paredes ventriculares sejam feitas em um plano verdadeiramente transversal do VE (ver Figura 104.8).

### Volume ventricular esquerdo e fração de ejeção

A determinação dos volumes ventriculares esquerdos (LVV) e das frações de ejeção derivadas é essencial para avaliar com precisão a função sistólica do ventrículo esquerdo. Foram descritos muitos modelos e fórmulas experimentais em cães para avaliar LVV com o uso do modo M e da ecocardiografia 2D. O volume ventricular diastólico final esquerdo ($LVV_{ED}$) e o volume sistólico final ($LVV_{ES}$) podem ser estimados pelo método Teichholz, o método da bala e o método da soma do disco (i. e., a regra de Simpson). Este último é considerado o método ecocardiográfico mais preciso na medicina veterinária.[99] Conforme discutido, o método Teichholz derivado do modo M, calculado automaticamente durante as medições do modo M, é menos preciso porque é calculado a partir de uma dimensão apenas, o que pode acarretar um nível de erro de até 100% em um coração doente. Consequentemente, a ASE recomenda o uso de métodos 2D que envolvam menos suposições geométricas, como no método de soma de discos (Figura 104.28).[17] Esse método é particularmente mais preciso quando o coração tem formato irregular, ampliado ou assimétrico, como em muitas das cardiomiopatias caninas e felinas.

Em cães saudáveis, o intervalo de referência para $LVV_{ED}$ indexado à área de superfície corporal (BSA) é de 47,6 ± 8,4 mℓ/m², e para $LVV_{ES}$ indexado à BSA é de 15,9 ± 3,9 mℓ/m².[5,6]

### Volume sistólico

O volume sistólico e, em última análise, o débito cardíaco (CO) podem ser calculados a partir dos volumes finais sistólico e diastólico do ventrículo esquerdo. O SV é calculado da seguinte forma:

$$SV (m\ell) = LVV_{ED} - LVV_{ES}$$

### Débito cardíaco

A ecocardiografia 2D com Doppler pode ser usada para calcular o débito cardíaco (CO, *cardiac output*), o que, em última análise, reflete o desempenho global do ventrículo esquerdo. O *índice cardíaco* (CI, *cardiac index*) é o CO indexado para a área da superfície corporal (BSA) para considerar a variação no tamanho entre os animais.

$$CI (m\ell/min/m^2) = CO/BSA$$

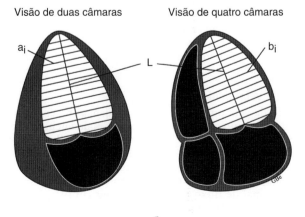

**Figura 104.28** Soma de discos (método de Simpson) para estimar volumes ventriculares esquerdos.

A área de superfície corporal é calculada a partir do peso do animal com o uso da fórmula:

$$BSA (m^2) = (10,1 \times w^{2/3}) \times 10^{-4}$$

em que $w$ é o peso corporal em gramas. CO é o produto entre HR e SV:

$$CO (m\ell/min) = HR \times SV$$

O débito cardíaco pode ser calculado a partir do SV determinado pela avaliação de LVV pela regra da soma de discos de Simpson. Alternativamente, pode ser usada a equação de continuidade para avaliar o CO com o uso do Doppler. A equação de continuidade baseia-se na teoria da conservação de massa aplicada aos fluidos, que especifica que o fluxo através de determinada área de um conduíte deve ser igual ao fluxo através de uma área adjacente durante um tempo determinado. Sendo assim, o SV ejetado normógrado através de um orifício valvar durante a sístole é igual ao fluxo que passa através da válvula, conforme expresso pela equação:

$$SV = A \times VTI$$

onde A é a área transversal do orifício calculada a partir do diâmetro medido pela ecocardiografia 2D e VTI é a integral tempo-velocidade do sinal Doppler de onda pulsada através do orifício valvular.

$$Como\ A = D^2 \times (\pi/4)$$

$$Então,\ CO = HR \times D^2 (\pi/4) \times VTI$$

Praticamente qualquer válvula ou área cardíaca pode ser usada para calcular o CO, mas o trato de saída ventricular esquerda e a válvula aórtica são usados com mais frequência.

### Fração de ejeção

A fração de ejeção (EF) é um índice bruto do encurtamento dos cardiomiócitos do ventrículo esquerdo, uma vez que é a porcentagem de $LVV_{ED}$ ejetada a cada batimento cardíaco. Também corresponde ao volume sistólico do ventrículo esquerdo, e é o equivalente volumétrico 3D da fração de encurtamento. A EF é a razão entre SV ventricular esquerdo e $LVV_{ED}$, como calculado aqui:

$$EF (\%) = \frac{LVV_{ED} - LVV_{ES}}{LVV_{ED}} \times 100$$

Em cães saudáveis, o intervalo de referência para a EF calculado a partir da LVV avaliada pela regra de discos de Simpson é de 66,5% ± 6,4.[5,6] É geralmente aceito que uma EF < 40% indica disfunção sistólica.

### Separação septal do ponto E

A *separação septal do ponto E* (EPSS) é mais útil para avaliar a dilatação ventricular esquerda e a disfunção sistólica. A EPSS mede a distância da abertura máxima da válvula mitral (Ponto E) ao aspecto endocárdico adjacente do septo interventricular (Figura 104.29). No coração normal, a válvula mitral se abre na diástole e seu folheto anterior quase entra em contato com o septo interventricular. Em corações dilatados, ocorre tanto a diminuição do enchimento ativo no início da diástole (devido à disfunção diastólica miocárdica) quanto a dilatação ventricular/hipertrofia excêntrica. Como resultado, a ponta da válvula mitral não chega ao septo. Em cães saudáveis, o intervalo de referência é EPSS < 6 mm e em gatos saudáveis é de < 4 mm.[5,6] Relatos na medicina humana mostram que o tamanho do ventrículo esquerdo sozinho não altera a EPSS, a menos que esteja presente uma disfunção sistólica.

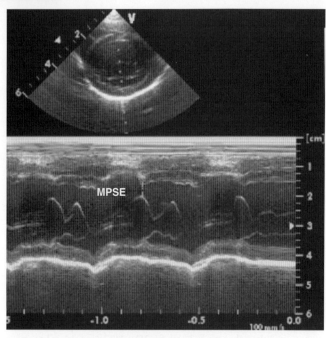

**Figura 104.29** Medição da separação septal do ponto E (MPSE). Uma linha é traçada entre o septo interventricular e a abertura inicial máxima da válvula mitral (ponto E).

## LV dP/dt

O cálculo da alteração de pressão no ventrículo esquerdo durante um período de tempo (*dP/dt*) provou ser um método sensível e preciso para avaliar a função sistólica do ventrículo esquerdo.[60,100] Representa a taxa de aumento da pressão no ventrículo esquerdo. Quando medido durante o período de contração isovolumétrica, é uma medida relativamente independente da carga de inotropia ventricular. Ecocardiograficamente, a LV dP/dt normalmente é calculada a partir da exibição espectral de um sinal de regurgitação mitral (Figura 104.30). Para determinar o dP/dt, calcula-se a diferença de tempo do ponto em que a velocidade é de 1 m/s até alcançar 3 m/s. O tempo entre esses dois pontos representa o período em que ocorre um aumento conhecido na pressão do ventrículo esquerdo (32 mmHg, da equação de Bernoulli modificada: $[4 \times 3^2] - [4 \times 1^2]$). Um dP/dt reduzido indica uma diminuição da função sistólica ventricular esquerda. O dP/dt é calculado da seguinte forma:

$$dP/dt \text{ (mmHg/s)} = 32 \text{ mmHg} \div \text{tempo (segundos)}$$

## Função diastólica

A função diastólica normal permite o preenchimento normal dos ventrículos. A disfunção diastólica ventricular implica uma anormalidade durante uma ou mais das quatro fases da diástole: relaxamento isovolumétrico, enchimento ventricular rápido, diástase e/ou contração atrial. Muitas técnicas ecocardiográficas foram descritas para avaliar a função diastólica. Atualmente na medicina veterinária, técnicas com Doppler para avaliar os perfis de fluxo transmitral (ondas E e A) e/ou perfis de fluxo de veias pulmonares (ondas S, D e A),[26,43,101-103] tempo de relaxamento isovolumétrico (IVRT)[26,43,103] e TDI do anel mitral (conforme citado anteriormente)[36-51] são os mais úteis no cenário clínico (ver Figura 104.18).

### Fluxo transmitral

Este parâmetro representa o gradiente de pressão diastólico instantâneo de LA para LV (através de MV).[26,43,101-103] Em animais normais, a velocidade de pico da onda E excede a

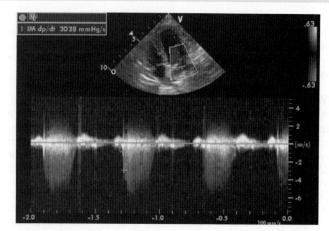

**Figura 104.30** Medição de LV dP/dt a partir de um traçado Doppler de onda contínua de um cão com regurgitação mitral. (*Esta figura se encontra reproduzida em cores no Encarte.*)

velocidade de pico da onda A, de modo que a razão E/A > 1. Em geral, quando existe uma redução na complacência ventricular, a velocidade durante o preenchimento ventricular rápido, ou onda E, é diminuída e a velocidade de contração atrial ativa, ou onda A, é aumentada, tornando a razão E/A menor que 1 – o padrão típico de relaxamento atrasado. Infelizmente, a interpretação do fluxo transmitral anormal às vezes é confusa por causa de um padrão transitório chamado "pseudonormalização", em que a razão E/A parece se normalizar enquanto ocorre a disfunção diastólica progressiva (p. ex., cardiomiopatia hipertrófica felina). Com a pseudonormalização, um aumento na pressão do átrio esquerdo provoca a abertura antecipada da válvula mitral e o aumento do preenchimento passivo do ventrículo esquerdo (a onda E é alta porque o gradiente de pressão entre o átrio e o ventrículo esquerdo é aumentado). Além disso, a pressão ventricular sobe mais rapidamente do que o normal, fazendo com que o gradiente diastólico tardio entre o átrio e o ventrículo esquerdo seja menor do que o normal, resultando em uma onda A mais baixa. Acredita-se que esse fenômeno seja transitório, e ocorre quando o aumento da rigidez do ventrículo resultou na elevação da pressão do átrio. No entanto, à medida que aumenta a rigidez do ventrículo e a pressão no átrio continua a aumentar ainda mais, ocorrem mudanças adicionais no padrão de enchimento, resultando muitas vezes em um padrão restritivo do fluxo transmitral. Esse *padrão restritivo* é caracterizado por ondas E altas (muitas vezes > 1 m/s) e estreitas, e ondas A mais baixas. Muitos animais têm frequência cardíaca alta (> 160 bpm) que resultam na somatória das ondas E e A, impedindo a interpretação do padrão de fluxo transmitral, embora esse problema possa ser corrigido em muitos gatos por breve aplicação de pressão sobre o plano nasal.[104] Padrões de fluxo das veias pulmonares e TDI podem ser usados para resolver essa limitação.

### Fluxo da veia pulmonar

O fluxo da veia pulmonar reflete mudanças na complacência do ventrículo esquerdo e nas pressões de enchimento do átrio e do ventrículo.[26,43,101-103] A avaliação do fluxo da veia pulmonar normalmente é realizada através do plano apical esquerdo. O volume amostral do cursor é colocado na veia pulmonar e o sinal de fluxo no Doppler PW é registrado. O perfil normal de fluxo da veia pulmonar consiste em ondas diastólicas (D), sistólicas (S) e reversão atrial (A ou AR) (ver Figura 104.18).

Ao contrário dos fluxos transmitrais ou venosos pulmonares medidos convencionalmente, a TDI é menos dependente da pré-carga e minimamente afetada pela pressão do átrio esquerdo e, portanto, é muito útil para avaliar melhor particularmente os

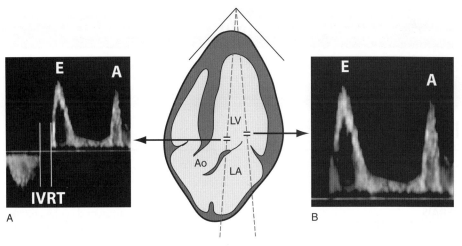

**Figura 104.31** Ilustração do posicionamento do *gate* para registro em Doppler PW do tempo de relaxamento isovolumétrico (**A**) e do influxo mitral (**B**). *A*, onda A ou contração atrial; *E*, ponto E ou preenchimento ventricular rápido; *IVRT*, tempo de relaxamento isovolumétrico.

padrões pseudonormais suspeitos. A avaliação da função diastólica com TDI geralmente é obtida colocando-se o *gate* no nível da parede livre mais basal do ventrículo esquerdo, adjacente ao anel mitral. O padrão de movimento do miocárdio é semelhante, mas invertido e com velocidade mais baixa, em comparação com o fluxo transmitral convencional (ver Figura 104.25).

### Tempo de relaxamento isovolumétrico (IVRT)

IVRT é o intervalo de tempo entre o fechamento da válvula aórtica e a abertura da válvula mitral.[26,43,101-103] O relaxamento ventricular prejudicado provoca o prolongamento do IVRT, enquanto a diminuição da complacência ventricular e a elevação da pressão de enchimento ventricular estão associadas a um IVRT encurtado. O IVRT é determinado a partir de um plano apical esquerdo das quatro câmaras. Utilizando o Doppler PW, um volume amostral é posicionado no meio do percurso entre as válvulas aórtica e mitral para registrar simultaneamente o fluxo de saída aórtica e o fluxo mitral (Figura 104.31). IVRT é o tempo (eixo *x*) entre o fim do envelope de fluxo aórtico e o início do envelope de fluxo mitral adjacente. É sabido que aumenta com a idade e diminui com uma frequência cardíaca mais rápida. O intervalo de referência para IVRT em cães e gatos saudáveis é de 41 a 65 ms e de 36 a 54 ms, respectivamente.

## AVALIAÇÃO DA FUNÇÃO CARDÍACA GLOBAL

### Índice de desempenho do miocárdio (MPI) ou índice Tei

O MPI ou índice Tei reflete o funcionamento global do miocárdio e inclui intervalos de tempo diastólicos e sistólicos. Correlaciona-se bem com a função sistólica e diastólica dos ventrículos direito e esquerdo em cães e é usado para avaliar a função cardíaca geral.[100,105,106] Em pacientes animais, o índice Tei pode ser usado para identificar cardiomiopatia dilatada subclínica, ou disfunção global associada à regurgitação valvular e hipertensão pulmonar. Também pode ser medido por TDI. O índice Tei, um valor sem unidade, é calculado da seguinte forma:

$$MPI = (IVRT + IVCT)/LVET = (MCO-LVET)/LVET$$

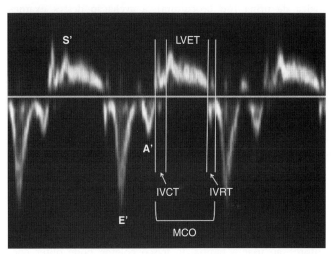

**Figura 104.32** Medida dos intervalos de tempo usados para o cálculo do índice de desempenho miocárdico (também chamado de índice Tei) a partir de uma imagem de Doppler tecidual de onda pulsada. *A'*, movimento miocárdico diastólico tardio; *E'*, movimento miocárdico diastólico precoce; *IVCT*, tempo de contração isovolumétrica; *IVRT*, tempo de relaxamento isovolumétrico; *LVET*, tempo de ejeção do ventrículo esquerdo; *MCO*, tempo entre o fechamento e a abertura mitral; *S'*, movimento miocárdico sistólico.

em que o MCO é o tempo entre o fechamento e a abertura da válvula mitral, ou seja, desde o fechamento da válvula mitral em um batimento cardíaco até a abertura da válvula mitral no batimento cardíaco seguinte (Figura 104.32). Os intervalos de referência para MPI são de $0,38 \pm 0,1$ para cães que pesam entre 3 e 15 kg; $0,41 \pm 0,1$ para cães que pesam entre 15,1 e 35 kg; e $0,45 \pm 0,1$ para cães que pesam entre 35,1 e 55 kg.

## REFERÊNCIAS BIBLIOGRÁFICAS

*As referências bibliográficas deste capítulo se encontram online no Ambiente de Aprendizagem.*

# RINS, VIAS URINÁRIAS, PRÓSTATA

## CAPÍTULO 105

# Coleta de Urina

Amanda Callens e Joseph W. Bartges

## CONSIDERAÇÕES GERAIS

O exame de urina é um componente fundamental da lista de exames laboratoriais mínimos, juntamente com o hemograma completo e o perfil bioquímico sanguíneo (ver Capítulo 72). Em alguns pacientes, recomenda-se, além da cultura microbiológica da urina (ou urocultura), a avaliação desses exames. Como em qualquer avaliação amostral, o método de coleta de urina pode influenciar os resultados.[1,2] É imprescindível que as amostras de urina sejam coletadas e manuseadas de maneira adequada, além de utilizar uma boa técnica, para obter resultados precisos e proteger os pacientes de complicações traumáticas ou infecções nosocomiais. Há uma disponibilidade de vários métodos de coleta de urina, incluindo micção espontânea, cateterismo transuretral e cistocentese.

## MÉTODOS DE COLETA

### Micção espontânea

**Métodos e frascos de coleta** A "coleta direta" de urina é comumente empregada para obter amostras para análise, sendo de fácil realização na maioria dos cães machos. A maioria dos tutores, ao usar a tampa do frasco coletor, pode obter com facilidade a amostra em cadelas: posicione apropriadamente a tampa quando o animal começa a urinar, colete de 5 a 10 m$\ell$ de urina (1 a 2 colheres de chá), despeje o conteúdo da tampa no frasco e feche-o. Com esses métodos de coleta direta, tem-se não apenas uma amostra para análise, mas também a oportunidade de observar o paciente urinando, verificando se a micção é normal ou anormal. Para os gatos mantidos em casa, um método simples é colocar o animal durante a noite em um ambiente que tenha uma caixa de areia com material não absorvente ou cuja maior parte da areia tenha sido removida, deixando o suficiente para arranhar, mas não para absorver toda a urina. Na manhã seguinte, a urina pode ser transferida para um recipiente. Recipientes descartáveis, estéreis e baratos, com tampas bem ajustadas, estão disponíveis e ajudam no bom manuseio da amostra. Quando um tutor obtém a amostra de um cão ou gato por meio de coleta direta, é desaconselhado o uso de recipientes improvisados, pois podem conter contaminantes que alteram os resultados. O uso de um frasco de coleta estéril não garante a esterilidade, pois não é um sistema fechado. O uso de recipientes transparentes pode ser útil na avaliação da cor e da turbidez da urina.

A compressão manual da bexiga também deve resultar em fluxo de urina, facilitando a coleta. Um método eficaz consiste na palpação e no isolamento dela. Em seguida, deve-se aplicar pressão moderada, porém firme, sobre a área máxima possível da bexiga, o que é mais fácil quando ela pode ser envolvida por uma das mãos, como pode ser feito com a maioria dos gatos. Em qualquer espécie, pode ser necessário o emprego das duas mãos, em machos ou fêmeas. Devem ser evitadas compressões fortes, intermitentes ou contínuas da bexiga.[3]

**Vantagens** A vantagem da coleta direta de urina é não pôr em risco o paciente. Quando são utilizados métodos de coleta livre, a urina passa pela uretra distal, trato genital, pelos e pele. Assim, essas áreas podem contaminar a amostra com suas populações de bactérias. O ideal é a coleta da urina do meio da micção, a fim de reduzir o risco de contaminação. No método de coleta manual, o risco de lesão ao animal, apesar de mínimo, existe, pois a bexiga pode sofrer traumatismo se for empregada pressão excessiva. Se a bexiga contiver pouca ou nenhuma urina, a palpação, e mais ainda a compressão, pode ser difícil ou até mesmo impossível.

### Introdução de cateter urinário transuretral

**Material e preparação do paciente** Deve-se utilizar um cateter urinário (ou sonda vesical) de borracha, estéril e flexível, de diâmetro igual ou menor do diâmetro da uretra do paciente. Em geral, a cateterização de gatos tende a ser mais difícil do que a de cães e a de fêmeas mais difícil do que a de machos. Como o tamanho e a cooperação dos pacientes veterinários é muito variável, os equipamentos e as técnicas também variam. A unidade mais comumente utilizada na determinação do diâmetro do cateter é o French (Fr). Cada unidade Fr equivale a 0,3 mm. Para converter French em milímetros, basta dividir o valor em Fr por três. Nos gatos, costuma-se utilizar um cateter 3,5 ou 5 Fr; em cães, um cateter de 5 ou 8 Fr. Os cateteres podem ter fenestrações únicas ou múltiplas, ou "olhos". A finalidade desses orifícios é possibilitar o fluxo de urina da bexiga. Os cateteres de extremidade alargada são os preferidos; caso contrário, o cateter pode migrar para a uretra.

Antes de introduzir qualquer cateter na uretra, limpe a área ao redor do local de introdução com água e sabão germicida. A solução deve ser completamente enxaguada antes do cateterismo, pois pode alterar os resultados do exame de urina. A contaminação por sabão pode resultar em urina turva, além de causar lise celular, inibição bacteriana e alterações enzimáticas. Se houver grande quantidade de pelos, apare-os antes da limpeza do local.[4]

**Colocação do cateter** Ao colocar o cateter, é importante estimar o comprimento desde o orifício distal da uretra até a porção caudal da bexiga. Esse comprimento deve ser mentalmente estimado, a fim de evitar a introdução excessiva, que pode causar dano à mucosa vesical, pois a extremidade e/ou o corpo do cateter raspam a parede da bexiga, causando abrasão. Raramente, quando o comprimento é excessivo, o cateter pode se emaranhar no interior da bexiga, necessitando de remoção cirúrgica. Pode ser necessário o uso de um estilete no lúmen de cateter menos rígido, para aumentar a sua rigidez, sendo mais fácil introduzir um com um estilete acoplado. Alguns cateteres já apresentam estilete; outros necessitam do uso de um estilete estéril. O cateter deve ser revestido com um lubrificante à base de água estéril antes de sua introdução na uretra. A lubrificação adequada aumenta o conforto e a colaboração do paciente e facilita a introdução, diminuindo a resistência do tecido circundante e minimizando o traumatismo local.

É importante manter a limpeza durante todo o processo de cateterização. O cateter não deve entrar em contato com objetos não esterilizados. Após a retirada de sua embalagem estéril, o

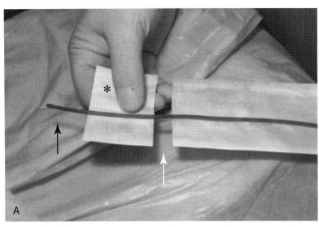
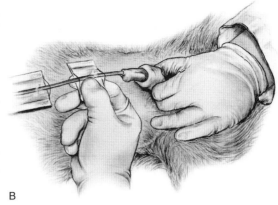

**Figura 105.1 A.** Preparação para introdução de cateter por meio do método *feeder*. A extremidade distal fechada da embalagem deve ser cortada e totalmente removida (*seta preta*). A embalagem deve ser cortada 3 a 5 cm da extremidade de corte, fazendo dois cortes em ambos os lados da embalagem, sem cortar o cateter (*seta branca*). A tira da embalagem (*asterisco*) é então usada para avançar ("alimentar") o cateter. **B.** Cateterismo uretral em cão macho. Uma parte da embalagem é usada para avançar assepticamente o cateter através da uretra.

manuseio do cateter deve ser feito com luvas estéreis, manipulando-o dentro da embalagem estéril (Figura 105.1) ou manuseando-o com instrumentos estéreis. Se for constatada resistência à introdução de um cateter lubrificado, ele deve ser removido ou redirecionado suavemente. O cateter pode ser reintroduzido com um movimento giratório suave. Não devem ser empregadas força e pressão persistentes. Se a resistência persistir, o diâmetro do cateter deve ser reavaliado e empregado um cateter de menor calibre.

Depois da introdução bem-sucedida do cateter através da uretra até o lúmen da bexiga, é importante verificar o posicionamento. O ideal é que o cateter passe pelo orifício vesical e seja posicionado no lúmen da bexiga. O posicionamento pode ser verificado aplicando-se suave pressão negativa com uma seringa conectada à extremidade distal do cateter durante a sua introdução. Assim que a urina passa pelo cateter e entra na seringa, isso significa que o orifício do cateter alcançou o lúmen da bexiga.

**Risco de traumatismo** Esses métodos apresentam risco maior de traumatismo e/ou infecção urinária bacteriana iatrogênica. No entanto, são baratos e na maioria dos cães podem ser realizados sem sedação ou anestesia. Gatos requerem sedação ou anestesia, a menos que estejam enfraquecidos. Durante o procedimento, a extremidade do cateter deve estar sempre bem lubrificada com gel estéril.

**Procedimento em cães machos** Para realização do cateterismo, os cães machos geralmente são mantidos no chão, em pé sobre uma mesa ou em decúbito lateral. O osso peniano de cães contém a uretra, que corre dentro do eixo longitudinal. Esse osso possibilita que o pênis seja facilmente exteriorizado da bainha e seguro durante a limpeza, a introdução e o avanço do cateter lubrificado. Esse procedimento é bem tolerado e não costuma exigir sedação, especialmente se o profissional escolher um cateter de pequeno diâmetro.

**Procedimento em cães fêmeas** Existem inúmeros métodos utilizados para a coleta de urina de cadelas, dois dos quais são aqui descritos. Com a fêmea em pé, pode-se colocar um dedo enluvado e lubrificado, palma para baixo, na abóbada vaginal, para gentilmente palpar a abertura uretral. Uma vez sentida a papila uretral, pode-se introduzir o cateter ao longo da face ventral do dedo inserido usando a outra mão. À medida que a extremidade do cateter atinge a ponta do dedo inserido, uma pressão suave para baixo facilita a entrada do cateter na uretra, em vez de continuar para a frente na abóbada vaginal (Figura 105.2). Pode-se optar pelo uso de espéculo vaginal na abertura vulvar para visualizar a abertura da uretra e a entrada do cateter (Figura 105.3). O uso de um espéculo muitas vezes parece desconfortável e pode não ser tolerado sem sedação ou anestesia, além de poder traumatizar o cão.

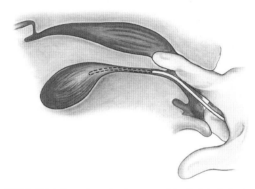

**Figura 105.2** Cateterismo da uretra de uma cadela. O dedo indicador deve ser colocado sobre o orifício uretral, a fim de direcionar o cateter ventralmente para a uretra.

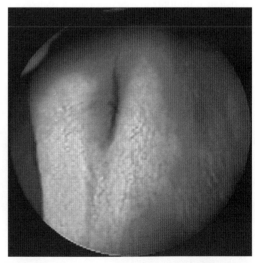

**Figura 105.3** Aparência do orifício uretral de uma cadela visualizado durante o exame endoscópico.

**Procedimento em gatos (Vídeos 105.1 a 105.4)** É rara a necessidade de uso de cateter vesical em gatos para a coleta de urina. No entanto, no caso de obstrução da uretra, é fundamental saber introduzir um cateter de bexiga em gatos (ver Vídeo 105.1). Em machos enfraquecidos ou anestesiados, o pênis pode, de modo geral, ser segurado suavemente entre os dedos polegar e indicador, e estendido caudalmente para endireitar a uretra, e o cateter lubrificado gentilmente introduzido e avançado até o local da obstrução ou até a bexiga (ver Capítulo 107). A introdução de um cateter em gatas consiste na mesma abordagem descrita para cadelas. No entanto, por conta de as gatas serem tão pequenas, esse procedimento raramente é empregado.

## Cistocentese

**Definição, indicações, equipamentos** A cistocentese consiste na punção percutânea da bexiga, a fim de coletar urina diretamente por meio de aspiração. A cistocentese pode ser realizada para fins diagnósticos, como coleta de amostras para exame de urina ou urocultura. A cistocentese pode ser empregada como procedimento terapêutico, propiciando descompressão do trato urinário em caso de doença obstrutiva, estando, em geral, associada a baixo risco de complicações iatrogênicas e sendo melhor tolerada do que o cateterismo transuretral. A cistocentese é o método de escolha quando é necessária a obtenção de uma amostra de urina estéril ou de acordo com a preferência do clínico. O material empregado consiste em uma seringa estéril de 3 ou 6 mℓ e uma agulha calibre 22 de 1½ polegada.

**Técnica empregada em gatos e cães de pequeno porte** A cistocentese é realizada com maior facilidade com o gato em decúbito dorsal, mas pode ser feita em decúbito lateral. Em cães, é mais comumente realizada com o paciente em decúbito dorsal ou em pé (Figura 105.4). A bexiga deve ser localizada e imobilizada independentemente da posição do paciente. A área da pele a ser penetrada pela agulha deve ser limpa com solução antisséptica. Introduz-se a agulha conectada à seringa através da parede abdominal ventral ou lateral. Ao introduzir a agulha, é importante direcionar sua ponta no sentido craniocaudal, em direção ao trígono da bexiga, para que, à medida que a urina é aspirada e a bexiga se contrai, a contração seja ao longo da agulha, minimizando o risco de traumatismo na mucosa vesical. Enquanto a bexiga e a agulha são imobilizadas, a urina é aspirada pela seringa. Uma vez obtido o volume desejado, a aspiração deve ser interrompida e a agulha removida.

**Técnica em cães de grande porte** Em cães maiores, pode ser difícil palpar e imobilizar a bexiga para a realização de cistocentese. Se ela não for palpável devido ao tamanho do paciente, podem-se usar pontos anatômicos para orientar o local de introdução da agulha. Uma possibilidade é visualizar os dois pares mais caudais de glândulas mamárias e traçar linhas entre a última glândula mamária, de um lado, e a penúltima glândula, do outro, e entre a última glândula mamária contralateral e a segunda à última glândula no lado oposto, fazendo um "X". A agulha é introduzida no local em que as duas linhas se cruzam. A cistocentese pode ser guiada por ultrassom (ver Capítulos 88 e 143). O ultrassom possibilita a visualização da bexiga e da agulha durante o procedimento. O paciente é posicionado em decúbito dorsal e a agulha é introduzida sob o transdutor. Cuidado para não perfurar o transdutor. Com o uso de ultrassom, não é necessário palpar a bexiga ou usar pontos anatômicos para localizar a bexiga.

**Protocolos gerais** Durante a cistocentese, a agulha jamais deve ser redirecionada depois de introduzida na cavidade abdominal, evitando-se traumatismo de órgãos intra-abdominais. Não deve ser aplicada pressão negativa à seringa com o êmbolo ao introduzir ou remover a agulha do abdome. A sucção constante aumenta o risco de contaminação da amostra; da bexiga; da cavidade peritoneal e dos órgãos, à medida que a agulha passa por entre alças intestinais e outras estruturas abdominais; e do tecido subcutâneo ou da derme.

O comprimento da agulha varia de acordo com o tamanho do paciente. Para os maiores, pode ser necessário introduzir a agulha até o cubo da seringa, de modo a obter profundidade suficiente para alcançar a bexiga. Em pacientes menores, pode ser necessária a introdução de apenas parte da agulha. Se ela for introduzida e não houver aspiração de urina quando se aplica pressão negativa na seringa, pode ser necessário introduzir a agulha um pouco mais ou retraí-la ligeiramente, dependendo do tamanho do paciente e do volume da bexiga. Se não for obtida urina na primeira tentativa, pode-se repetir o procedimento um pouco acima ou abaixo do local escolhido anteriormente, tendo o cuidado de se manter na linha média se o paciente estiver em decúbito dorsal. Uma nova agulha estéril deve ser usada a cada tentativa. Se a coleta de urina não for bem-sucedida, pode ser necessário visualizar a bexiga sob orientação de ultrassom.

## MANUSEIO DAS AMOSTRAS

Se a urina coletada não for examinada imediatamente, deve ser refrigerada para retardar a degeneração das células e inibir o crescimento de bactérias (ver Capítulo 72). Quanto maior o intervalo de tempo entre a coleta e o exame, bem como o tempo para refrigeração da urina, maior a probabilidade de formação de cristais; portanto, o clínico deve levar em conta esses fatores ao interpretar os resultados do exame de urina. Se ela for obtida por meio de cistocentese, a agulha deve ser substituída antes de transferir a amostra para um frasco ou recipiente estéril. A não substituição da agulha contaminada por uma nova e esterilizada pode influenciar os resultados do exame. Se a urina for coletada apenas para exame simples (tipo 1), deve ser sempre separada uma pequena quantidade da amostra em um recipiente estéril e refrigerado, caso se constatem no exame sinais de inflamação ativa. Se forem identificadas células inflamatórias, a amostra armazenada pode ser submetida a cultura microbiológica e teste de sensibilidade (antibiograma), a fim de descartar ou confirmar a presença de infecção bacteriana. No exame de urina de amostras coletadas por meio de cistocentese, é possível haver eritrócitos, os quais, em quantidade muito pequena, são um achado irrelevante. A presença de sangue é frequentemente causada pela punção da bexiga e/ou da pele durante a coleta. A hematúria resultante costuma ser microscópica e de curta duração.

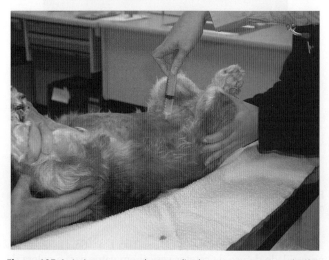

**Figura 105.4** A cistocentese pode ser realizada com o paciente em decúbito dorsal, particularmente se o procedimento estiver sendo feito quando a bexiga não puder ser palpada. Em geral, o local para a introdução da agulha é um ponto entre o umbigo e a borda pélvica. Normalmente a mão esquerda do clínico estaria aplicando pressão sobre o abdome para estabilizar a bexiga, mas nessa figura ela foi afastada para melhorar a visualização.

## REFERÊNCIAS BIBLIOGRÁFICAS

*As referências bibliográficas deste capítulo se encontram online no Ambiente de Aprendizagem.*

# CAPÍTULO 106

# Manuseio de Cateteres Urinários

Amanda Callens e Joseph W. Bartges

## INDICAÇÕES

O cateterismo pode ser utilizado para assegurar a patência da uretra em pacientes com doença obstrutiva, drenar a urina de cães ou gatos em decúbito, avaliar o volume de urina produzido em pacientes hospitalizados, coletar amostras para fins de diagnóstico (ver Capítulo 105) ou realizar procedimentos radiográficos diagnósticos.[1] A colocação do cateter (ou sonda) uretral em ambiente de terapia intensiva é comumente utilizada para monitorar o volume de urina. A coleta de urina em sistema fechado é mais precisa para determinar o débito urinário e para melhor prevenção de infecções. Em cães ou gatos submetidos recentemente à cirurgia de bexiga, pode-se utilizar cateter, a fim de evitar distensão excessiva da bexiga. Nesse cenário, o cateter é usado para manter baixa pressão na bexiga, reduzindo a tensão nos locais de sutura e propiciando condições ideais para a cicatrização. Da mesma forma, pacientes com traumatismo recente na bexiga podem se beneficiar do uso de cateter urinário de demora.

Obstrução uretral refere-se a qualquer anormalidade estrutural ou funcional que prejudique o fluxo normal de urina (ver Capítulo 107). A obstrução do fluxo de urina aumenta a pressão no lúmen do trato urinário inferior, condição que pode causar dano à mucosa e consequente infiltrado de células inflamatórias. A pressão excessiva prolongada pode resultar em danos a nervos e ao músculo detrusor. Por fim, a pressão pode se estender ao trato urinário superior, reduzindo a taxa de filtração glomerular, com desenvolvimento ou agravamento de azotemia.[2]

## CUIDADOS COM O USO DE CATETER URINÁRIO DE DEMORA

### Preparação e instrumentação (Vídeos 106.1 e 106.2)

Os objetivos do cateter (ou sonda) urinário consistem em manter a patência das vias urinárias e reduzir o risco de infecções hospitalares.[3] O cuidado com o cateter começa durante a colocação, empregando-se técnica asséptica, uma vez que é fundamental evitar a contaminação (ver Capítulo 105). Os pelos ao redor da vulva ou do prepúcio devem ser aparados, seguido de antissepsia do local utilizando, por exemplo, solução de clorexidina 1:40. A área deve ser limpa por meio de esfregação com solução de clorexidina, seguida de enxágue da bolsa prepucial ou vulvar, e uma nova limpeza da área. Os instrumentos necessários para a colocação do cateter devem ser separados e, uma vez aberta a embalagem estéril, devem ser dispostos em um campo estéril. Além do cateter escolhido e de um de reserva (que pode ter um diâmetro ligeiramente maior ou menor), geralmente é necessário o uso de um gel lubrificante estéril, um estilete (caso se preveja a necessidade), instrumentos de visualização e uma seringa com líquido estéril para a inflação do balão, caso se utilize um cateter de Foley.

### Sistemas de coleta fechados (Vídeo 106.3)

O cateter urinário de demora deve ser acoplado ao sistema de coleta fechado. Os materiais necessários consistem em cateteres, adaptadores, tubos estéreis e uma bolsa de coleta. Uma vez inserido o cateter, um adaptador deve ser bem conectado ao tubo de coleta. Uma conexão bem ajustada ajuda a prevenir vazamentos no conjunto de coleta e diminui o risco de descolamento acidental do cateter. Uma vez conectados todos os tubos, pode-se fixar uma bolsa de coleta na extremidade distal do sistema para armazenar a urina até o esvaziamento da bexiga. No mercado, há disponibilidade de bolsas de coleta descartáveis, pré-embaladas, estéreis e com válvulas para evitar o refluxo de urina para o equipo. Em geral, essas bolsas contêm um dreno na extremidade distal, com válvulas aberto/fechado de fácil acesso. De maneira alternativa, podem ser usadas bolsas vazias utilizadas para infusão intravenosa, as quais, no entanto, não fornecem a proteção das bolsas projetadas para esse fim, nem devem ser consideradas estéreis, se não forem novamente esterilizadas após o uso. Se forem usados equipos de infusão intravenosa tradicionais como tubos de coleta, os seus grampos de abertura ou fechamento do fluxo devem ser desativados ou removidos, a fim de evitar a obstrução acidental tanto do equipo quanto do fluxo de urina.

### Fixação do sistema (Vídeo 106.4)

Cães e gatos provavelmente tentarão remover o cateter de demora se não forem adotadas medidas preventivas, sendo imperativo o emprego de meios para evitar que o paciente mexa no cateter (ou sonda). Recomenda-se fixar o cateter em vários pontos, mediante a combinação de inflação do balão do cateter, sutura e imobilização de pernas ou cauda, para evitar a remoção acidental dele. Nunca é demais enfatizar a importância das medidas adotadas para manter o cateter no lugar e para evitar sua remoção pelo paciente, a qual muitas vezes requer um segundo procedimento de sedação, tempo adicional, necessidade de novo cateter, estresse desnecessário do paciente e despesas ao tutor.

## EQUIPE

Os cuidados adequados com o cateter e o sistema de coleta são essenciais para manter a patência, diminuir o risco de infecção e evitar a autorremoção do cateter. Os protocolos de cuidados com o cateter devem garantir monitoramento e cuidados adequados constantes. A equipe deve ser composta de profissionais certificados capazes de propiciar cuidados adequados consistentes.

## MONITORAMENTO E CUIDADOS

É importante sempre lavar as mãos e usar luvas descartáveis antes de manusear cateteres e tubos urinários para proteger pacientes e funcionários de contaminação durante o exame. As luvas devem ser trocadas sempre que ficarem sujas e usadas novas em cada paciente. A bolsa de coleta e os tubos devem ser colocadas em nível mais baixo que o corpo do paciente, para facilitar a drenagem da urina [por gravidade]. Isso diminui o risco de refluxo ou estagnação da urina nos tubos. O depósito de urina em equipos de coleta pode levar ao acúmulo de sedimento e à oclusão. Evite colocar a bolsa de coleta e/ou os tubos no chão.

Todas as conexões devem ser verificadas e conectadas com frequência. Quando o diâmetro da uretra for maior que o do cateter, será observado um extravasamento no local da introdução. Nesse caso, o cateter deve ser substituído por um de maior calibre. Se for observado extravasamento em uma das conexões, o local deve ser limpo e novamente ajustado. A limpeza do cateter e do sistema de coleta deve ser feita periodicamente passando-se uma gaze com solução antisséptica ao longo dos equipos. A pele ao redor do cateter deve ser limpa suavemente e monitorada quanto a sinais de infecção. Os volumes de urina não devem ser medidos por marcação nas bolsas, pois não é um método confiável. Em vez disso, a urina deve ser transferida para um béquer de medição, para a leitura precisa do volume. É imperativo verificar o volume de urina produzido, a qual deve ser visualmente avaliada em intervalos de 2 a 4 horas. Nesse momento, a bolsa de coleta deve ser esvaziada e o volume registrado. O valor normal do débito urinário é cerca de 1 a 2 m$\ell$/kg/h, ou mais, dependendo da velocidade de infusão de líquidos e da causa da doença.

## COMPLICAÇÕES

Um paciente com cateter urinário de demora deve apresentar a bexiga vazia e flácida. Se, na palpação, for detectada bexiga cheia, isso deve ser resolvido de imediato. Pode haver oclusão da sonda se o material floculado se agrupar no cateter ou no sistema de coleta. Para descartar a ocorrência de oclusão do sistema, o cateter pode ser lavado com 5 a 10 m$\ell$ de soro fisiológico estéril. Esse volume deve fluir com facilidade pela sonda e ser facilmente recuperado. Se o soro fisiológico não fluir com facilidade, isso significa que o cateter sofreu torção ou oclusão e deve ser removido. Se a urina fluir facilmente pela sonda, mas não puder ser aspirada, provavelmente o cateter está posicionado de maneira inadequada; mais comumente, ocorre migração caudal do cateter, da bexiga para o lúmen da uretra, o que possibilita que o líquido seja eliminado, mas não recuperado.

Uma bolsa de coleta vazia em qualquer ponto de verificação pode ser uma preocupação séria, indicando um problema com o sistema de coleta ou na produção de urina, devendo-se dar atenção imediata a esse paciente. Se houver dúvidas em relação à localização, uma radiografia ou ultrassonografia abdominal pode ajudar a visualizar o cateter e a verificar sua localização. Um cateter que migra distalmente para a uretra jamais deve ser reintroduzido, já que pode ter acumulado bactérias e resíduos em sua extremidade. Cateteres que sofrem migração devem ser substituídos. Uma oclusão distal ao cateter pode ser identificada fazendo-se circular soro fisiológico pelo sistema de coleta para fora do paciente. Se o soro não fluir, deve-se substituir o sistema de coleta. Caso haja torção dos equipos, a oclusão deve ser resolvida. Se houver possibilidade de nova oclusão em determinada área, a sonda e/ou tubo deve ser substituído ou reposicionado. Se os equipos ficarem soltos ou desconectados, devem ser novamente fixados e, se houver defeito, substituídos.

## INFECÇÃO DO TRATO URINÁRIO CAUSADA POR CATETER

Infecções do trato urinário (ITUs) causadas por cateter são comuns (ver Capítulo 330). Bactérias podem migrar ao longo da parte externa dos tubos ou através do lúmen de qualquer cateter. O risco de ITU bacteriana é maior no caso de doença do trato urinário preexistente ou de lesão urotelial. Ocorre ITU bacteriana em > 50% dos animais que utilizam cateter uretral de demora por 4 dias.[3] A terapia sistêmica com antibióticos, enquanto o cateter de demora estiver no local, diminui a frequência de infecção; porém, quando se instala ITU bacteriana, os microrganismos apresentam maior resistência aos fármacos antimicrobianos. Portanto, a terapia profilática com antibiótico para pacientes com cateter urinário de demora NÃO é recomendada. Os antibióticos só devem ser administrados a pacientes com cateter urinário de demora quando houver infecção.

O monitoramento de infecções inclui verificações de temperatura corporal e envio de amostra de urina para cultura microbiológica e teste de sensibilidade antimicrobiana (antibiograma), se indicado. Um paciente com cateter urinário de demora deve ser cuidadosamente observado quanto ao surgimento de febre, piúria ou desconforto. O cateter pode permanecer no local enquanto não forem observados sinais de infecção (febre, secreção purulenta, odor). No entanto, como a colocação de sonda é um processo invasivo com risco de infecção, ela deve ser removida assim que possível.

Pode ocorrer infecção do trato urinário se forem introduzidas bactérias durante o cateterismo. O risco de infecção iatrogênica aumenta com diversos problemas, incluindo: traumatismo do trato urinário, não utilização de técnica asséptica, presença de secreção vaginal ou prepucial, imunossupressão e repetição de cateterismo. O traumatismo que resulta em infecção pode ser causado pela aplicação de força excessiva durante o cateterismo, por lubrificação inadequada do cateter ou se houver obstrução da uretra no momento do cateterismo.

## MONITORAMENTO DE "ENTRADAS E SAÍDAS"

O monitoramento do balanço hídrico, tanto da ingesta quanto do débito urinário, pode ser vital para pacientes gravemente enfermos, especialmente para aqueles com doenças associadas à desidratação aguda ou em risco de sobrecarga de líquidos. Os volumes que "entram" incluem soluções de uso intravenoso, nutrição parenteral e ingestão enteral de água. Os volumes que "saem" incluem urina, vômitos e fezes amolecidas ou líquidas. Juntos, estes são conhecidos como "entradas e saídas".

Pacientes com insuficiência renal representam um excelente exemplo de condição clínica em que o conhecimento dos volumes de "entradas e saídas" é fundamental, porque a hidratação excessiva é comum e as consequências podem ser problemáticas. Ao medir as perdas de líquidos, um volume hídrico apropriado pode ser substituído, evitando-se a hiperidratação. Em animais de companhia com insuficiência renal poliúrica, a desidratação é um risco devido à incapacidade de concentração da urina. É possível equilibrar as "entradas e saídas" repondo o volume de "saídas" em um intervalo de tempo pelo volume "de entradas" no intervalo seguinte (ver Capítulos 129, 322 e 324). Deve ser feito o monitoramento cuidadoso das "entradas e saídas" de qualquer cão ou gato que receba grande volume de líquido, ou seja, quanto aos sinais de sobrecarga.

O débito urinário jamais deve ser zero. Se não for observada a presença de urina, o sistema de coleta e o tamanho da bexiga devem ser imediatamente verificados. Possíveis problemas que resultam em bolsa de coleta vazia incluem oclusão no sistema de coleta, extravasamento nas conexões ou deslocamento do cateter. Se o débito urinário for de fato zero, pode estar ocorrendo oligúria, que deve ser tratada de imediato (ver Capítulo 322).

## REFERÊNCIAS BIBLIOGRÁFICAS

*As referências bibliográficas deste capítulo se encontram online no Ambiente de Aprendizagem.*

# CAPÍTULO 107

# Desobstrução da Uretra

Jody P. Lulich e Carl A. Osborne

## CONSIDERAÇÕES GERAIS

Existem vários métodos para desobstrução da uretra. No entanto, o restabelecimento seguro do fluxo de urina, sem causar traumatismo no trato urinário, requer a estabilização do paciente, o conhecimento da causa primária, a escolha de protocolos anestésicos que relaxem completamente a uretra, o emprego de técnica delicada e cuidadosa e a inclusão de cuidados posteriores adequados.

## MANEJO DO PACIENTE

Antes da desobstrução da uretra, é importante assegurar que o paciente esteja suficientemente estável para ser submetido à anestesia. O relaxamento total da uretra é essencial para resolver a obstrução. A maioria dos cães e gatos com obstrução da uretra se apresenta metabolicamente estável. No entanto, cerca de 15% dos gatos com obstrução e um número menor de cães necessitam de tratamento para hiperpotassemia, hipocalcemia, hipotermia, acidose, desidratação e/ou azotemia (Tabela 107.1). Deve ser conectado um equipo de acesso intravenoso (IV) em todos os pacientes para administração de líquidos, anestésicos, eletrólitos etc.

## DETERMINAÇÃO DA CAUSA

O conhecimento da causa da obstrução uretral é essencial no planejamento para restabelecer o fluxo de urina e evitar recidiva. Por exemplo, gatos com uretrólitos de oxalato de cálcio devem ter o cálculo "lavado" para a bexiga imediatamente, seguido de remoção minimamente invasiva ou cirúrgica (ver Capítulo 124). Para obter esse nível de cuidado coordenado, é essencial a realização de um estudo radiográfico exploratório antes da desobstrução da uretra. Embora a uretroscopia seja

**Tabela 107.1** Redução das consequências metabólicas da obstrução da uretra.

| CONSEQUÊNCIA | INDICAÇÃO PARA TRATAMENTO | TRATAMENTO |
| --- | --- | --- |
| Hipotermia (ver Capítulo 49) | Temperatura corporal < 37,2°C ou descompensação cardíaca | Almofada térmica<br>Lâmpadas de calor<br>Infusão de soro fisiológico aquecido na bexiga |
| Hipovolemia (ver Capítulos 127 e 129) | Azotemia<br>Colapso cardiovascular | Reponha os déficits com soro fisiológico, em intervalos de 2 a 12 h<br>Se necessário, administre um *bolus* inicial de líquidos (10 a 30 m$\ell$/kg) para corrigir rapidamente a hipovolemia<br>Embora a solução salina seja recomendada porque os pacientes muitas vezes apresentam hiperpotassemia, qualquer solução eletrolítica balanceada pode ser útil |
| Azotemia | Se a concentração sérica de creatinina for maior que 3 mg/d$\ell$ | Reponha os déficits hídricos com soluções eletrolíticas balanceadas<br>Cistocentese descompressiva para propiciar excreção renal |
| Acidemia (ver Capítulo 128) | Se o pH do sangue for < 7,1 a 7,2 | Administre um terço a metade da dose de $NaHCO_3$ (0,3 × peso corporal em kg × déficit de base) ao longo de 15 min. A administração rápida ou excessiva de bicarbonato pode exacerbar a hipocalcemia<br>Administre líquido para corrigir a hipovolemia<br>Cistocentese descompressiva para propiciar excreção renal |
| Hiperpotassemia (ver Capítulo 68) | Fraqueza ou choque devido à depressão cardiovascular | Para propiciar a excreção de potássio:<br>1. Cistocentese descompressiva<br>2. Administração de líquidos poupadores de potássio<br>Para promover a translocação intracelular de potássio, escolha uma das seguintes opções:<br>Corrija a acidose metabólica com bicarbonato de sódio (mmol = 1/3 [(0,3 × peso corporal em kg × déficit de base)]) ou<br>Administre 0,1 UI de insulina regular/kg IV, com 1 g de glicose por unidade de insulina administrada<br>Para antagonizar efeitos cardíacos adversos: 50 a 100 mg de gliconato de cálcio/kg IV, em infusão lenta (2 a 5 min)<br>Hipocalcemia e acidemia concomitantes contribuem para a piora da função cardíaca |
| Hipocalcemia (ver Capítulo 69) | Tetania hipocalcêmica ou descompensação cardíaca hiperpotassêmica | 50 a 100 mg de gliconato de cálcio/kg IV, em infusão lenta (2 a 5 min), com monitoramento cardíaco |

precisa para verificar, localizar e determinar a causa de uma obstrução (ver Capítulo 108), ela pode ser tecnicamente desafiadora e complicada durante uma situação de emergência.

Os sinais clínicos de disúria são semelhantes, independentemente de o paciente apresentar ou não obstrução da uretra. Portanto, deve-se verificar a presença de obstrução antes de iniciar o cateterismo uretral. O uso de cateterismo uretral para diagnosticar obstrução pode não ser confiável e traz o risco de perfuração iatrogênica da uretra. Do mesmo modo, a incapacidade de comprimir manualmente a bexiga pode induzir em erro e ser perigosa (i. e., causar ruptura). Se possível, a avaliação do trato urinário deve incluir palpação externa do períneo e da uretra distal, palpação retal da uretra e do canal pélvico e avaliação dos reflexos perineais, do reflexo da cauda e da propriocepção dos membros pélvicos. Faça tentativas de eliminação da urina seguidas de avaliação do tamanho da bexiga (p. ex., radiografia abdominal exploratória, ultrassonografia). Bexiga pequena é compatível com polaquiúria, já grande, com obstrução da uretra. As radiografias exploratórias possibilitam uma avaliação global do trato urinário, indicam o tamanho da bexiga e podem possibilitar a visualização de objetos radiodensos no interior de todo o sistema urinário, mas especificamente no lúmen da uretra. Em alguns cenários, é indicada uretrografia com contraste, anterógrada ou retrógrada.

## ANESTESIA

Como a uretra é bastante inervada, pode ser uma das áreas mais difíceis de anestesiar. Para evitar traumatismos iatrogênicos da uretra, são necessários o relaxamento total dela e analgesia. O tipo e o grau de sedação/anestesia variam dependendo do estado do paciente e da preferência do profissional, mas, para relaxamento total da uretra, recomenda-se uma combinação de anestésicos sistêmicos e locais (i. e., peridural lombar ou caudal). Às vezes o relaxamento total da uretra é suficiente para liberar um tampão uretral. Tem-se sugerido a desobstrução sem sedação em gatos moribundos, usando-se apenas instilação intraluminal de um anestésico local (p. ex., lidocaína) ou anestesia peridural. No entanto, recomenda-se inicialmente a estabilização do paciente (p. ex., cistocentese descompressiva, infusão de solução intravenosa) seguida de um protocolo anestésico balanceado. A adição de anestésicos locais a soluções de enxágue não é efetiva porque não há tempo de contato, tampouco concentração suficiente de fármaco para anestesiar a mucosa uretral. O uso de anestésicos que aumentem o tônus uretral deve ser evitado; por exemplo, a dexmedetomidina, um agonista alfa-2-adrenérgico relativamente seletivo, pode estimular receptores alfa-1-adrenérgicos, causar constrição da uretra proximal e impedir a desobstrução da uretra.

## DESOBSTRUÇÃO DA URETRA EM GATOS

### Considerações gerais

Várias técnicas podem ser empregadas para remover uma obstrução uretral intraluminal. A escolha da técnica deve se basear na causa primária, na necessidade/disposição de realizar cistocentese descompressiva e na gravidade das anormalidades metabólicas com risco à vida (Tabela 107.2). Para minimizar o traumatismo da uretra, jamais se deve usar um cateter para forçar ou empurrar o conteúdo luminal; em vez disso, o cateter é o veículo por meio do qual se pode usar fluxo de líquido para dilatar a uretra e impulsionar o conteúdo para fora do lúmen. Para isso, deve-se utilizar um cateter uretral com ponta aberta (p. ex., com ponta em oliva, do tipo Tom Cat), equipo de extensão IV e seringa com soro fisiológico (Figura 107.1 e Vídeo 107.1). O equipo IV possibilita que uma pessoa estenda a uretra e avance cuidadosamente o cateter enquanto um assistente manuseia a seringa, quando indicada a lavagem. Invariavelmente são encontrados cenários em que o clínico precisa desobstruir a uretra sem um assistente. Ainda assim, recomendamos a conexão

**Tabela 107.2** Características dos métodos para alívio de obstrução uretral em gatos machos.

| PROCEDIMENTO | FLUXO RETRÓGRADO SEM OCLUSÃO URETRAL | FLUXO RETRÓGRADO COM OCLUSÃO URETRAL | EXPULSÃO ANTERÓGRADA COM COMPRESSÃO DA BEXIGA URINÁRIA | EXPULSÃO ANTERÓGRADA VIA MANIPULAÇÃO FARMACOLÓGICA |
|---|---|---|---|---|
| Indicações | • Matriz com tampão cristalino<br>• Coágulo sanguíneo | • Matriz com tampão cristalino<br>• Uretrólito<br>• Coágulo sanguíneo<br>• Corpo estranho sólido | • Matriz com tampão cristalino<br>• Coágulo sanguíneo<br>• Edema ou inflamação mural<br>• Espasmo uretral | • Matriz com tampão cristalino<br>• Coágulo sanguíneo<br>• Edema ou inflamação mural<br>• Espasmo uretral |
| Contraindicações | Anestesia inadequada | Anestesia inadequada | • Uretrólito<br>• Anestesia inadequada<br>• Corpo estranho sólido | • Uretrólito<br>• Corpo estranho sólido |
| Analgesia ou sedação | Considerar | Considerar | Considerar | Sim |
| Anestesia | Sim | Sim | Sim | Não aplicável |
| Cistocentese descompressiva | Não é necessário | Sim | Não | Sim, múltiplas |
| Vantagens potenciais | • Não há necessidade de cistocentese<br>• Reversão rápida da azotemia | • Muito efetivo<br>• Reversão rápida da azotemia | • Evita traumatismo iatrogênico da uretra<br>• Baixo custo<br>• Libera o tampão | • Evita traumatismo iatrogênico da uretra<br>• Baixo custo |
| Desvantagens potenciais | Traumatismo ou inflamação da uretra | Traumatismo ou inflamação da uretra | • Ruptura da bexiga, do uroabdome ou do hemoabdome<br>• Pouco efetivo | • Traumatismo vesical, do uroabdome ou do hemoabdome<br>• É uma técnica nova, que requer maior validação |

## CAPÍTULO 107 • Desobstrução da Uretra

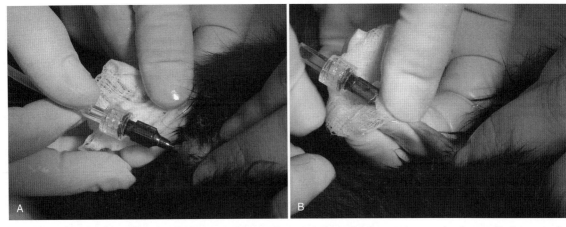

**Figura 107.1** Após a exteriorização do pênis, introduz-se um cateter uretral com ponta em oliva (conectado ao equipo de extensão intravenosa) no lúmen da uretra distal (ver Vídeo 107.1). **A.** Com o uso de uma compressa de gaze umedecida, o lúmen da uretra distal é ocluído ao redor do eixo do cateter urinário com o polegar e o dedo indicador; a uretra é puxada em sentido caudal para desfazer a flexão uretral. **B.** Para lavar a uretra, deve-se infundir soro fisiológico em direção retrógrada, através do equipo de extensão, do cateter uretral e do lúmen uretral, até a bexiga.

de equipos de extensão IV entre o cateter e a seringa. Se a seringa e o cateter estiverem conectados diretamente, torna-se difícil esvaziar a seringa sem forçar inadvertidamente o cateter mais para dentro da uretra e, às vezes, através da parede da uretra.[1] Lembre-se de que as seringas pequenas têm maior força de esvaziamento do que as maiores. Existem quatro técnicas de desobstrução da uretra de gatos. As maiores taxas de sucesso são obtidas aplicando-se um fluxo retrógrado enquanto é feita a oclusão do orifício distal da uretra (o segundo procedimento é listado a seguir).

### Fluxo retrógrado sem cistocentese descompressiva ou oclusão da uretra distal

1. Massageie suavemente a uretra distal rolando-a entre o polegar e o dedo indicador, com o objetivo de interromper a progressão de qualquer tampão uretral. A exteriorização do pênis facilita o procedimento.
2. Prepare o cateter uretral, o equipo de extensão IV e uma seringa grande (20 a 60 mℓ) preenchida com solução fisiológica. Remova o ar do equipo infundindo solução fisiológica no sistema montado.
3. Exteriorize o pênis, tracionando-o suavemente no sentido caudodorsal (*i. e.*, paralelo à coluna vertebral).
4. Sem aplicar força excessiva, introduza lentamente a ponta do cateter urinário na uretra e avance-o até o local da obstrução.
5. Mantenha o pênis exteriorizado e estendido caudalmente (em geral, puxando o prepúcio para baixo) e infunda grande volume de solução fisiológica no lúmen uretral, possibilitando o refluxo de fragmentos do tampão para fora do orifício uretral externo. À medida que o tampão se rompe, avance o cateter lentamente em direção à bexiga.
6. Quando a ponta do cateter alcançar a bexiga, deixe que esvazie através do cateter.

### Fluxo retrógrado com oclusão do orifício uretral distal (ver Vídeo 107.1)

1. Realize a cistocentese descompressiva, se necessário, usando uma agulha calibre 22 G de 1,5 polegada, conectada ao equipo de extensão IV, válvula *stop-cock* de três saídas e seringa. A maior parte da urina, mas não toda, deve ser removida.
2. Dê preferência a um cateter uretral de ponta em oliva (ou outro adequado) para infundir a solução na uretra. Prepare cateter uretral, equipo de extensão IV e uma pequena seringa (3 a 12 mℓ) preenchida com solução fisiológica. Remova o ar do equipo infundindo solução fisiológica no sistema montado.
3. Exteriorize o pênis, tracionando-o suavemente no sentido caudodorsal (*i. e.*, paralelo à coluna vertebral).
4. Sem aplicar força excessiva, introduza lentamente a ponta do cateter urinário na uretra e avance em direção ao local da obstrução.
5. Com o cateter posicionado, faça a oclusão da uretra ao redor do eixo do cateter usando os dedos indicador e polegar. A colocação de uma compressa de gaze umedecida entre a uretra e os dedos reduz o traumatismo à superfície da uretra.
6. Estenda a uretra no sentido caudodorsal, enquanto um assistente pressiona o êmbolo da seringa para empurrar o conteúdo da uretra para a bexiga. Ao impedir o refluxo da solução para fora do orifício externo, essa manobra dilata a uretra, liberando o tampão e possibilitando que ele flua para dentro da bexiga. Pode ser necessário repetir o procedimento para desobstruir completamente a uretra. Para evitar a distensão excessiva da bexiga, use pequenos volumes (p. ex., 6 mℓ) de solução fisiológica. Repita a cistocentese descompressiva conforme necessário.
7. Quando o lúmen da uretra estiver liberado, avance um cateter mais longo lentamente em direção à bexiga e esvazie-a.

### Desobstrução anterógrada por compressão da bexiga

1. Massageie a uretra distal rolando-a entre o polegar e o dedo indicador com o objetivo de interromper a progressão de qualquer tampão uretral. A exteriorização do pênis facilitará o procedimento. A progressão do tampão também pode ser interrompida lavando a uretra com grande volume de solução fisiológica (para esta técnica, consulte a seção Fluxo retrógrado sem oclusão da uretra distal).
2. Certifique-se de que a anestesia seja profunda e que a uretra esteja completamente relaxada (ver Vídeo 107.1). Faça pressão manual constante, mas não excessiva, sobre a bexiga urinária para expulsar o tampão. Evite pressão excessiva na bexiga, porque pode resultar em traumatismo, refluxo de urina potencialmente infectada nos ureteres e/ou ruptura da parede vesical.

### Desobstrução anterógrada por meio de relaxamento farmacológico da uretra[2]

1. Administre buprenorfina (0,01 mg/kg ou 0,075 mg/gato) por via intramuscular (IM), a cada 8 horas, e acepromazina (0,25 mg/gato), IM, em intervalos de 8 horas. Em um estudo, relata-se que os gatos também receberam 0,1 mg de medetomidina/24 horas IM.

2. Alguns pesquisadores também recomendam a acomodação do gato em um ambiente escuro e silencioso, a fim de minimizar a estimulação.
3. Realize cistocentese descompressiva, conforme necessário, para manter a bexiga pequena (pelo menos 3 vezes/dia).
4. Espera-se que os gatos comecem a urinar dentro de 3 dias. Se não for obtido bom resultado, reavalie o diagnóstico e a necessidade de escolher outro método de desobstrução da uretra.

## DESOBSTRUÇÃO DA URETRA DE CÃES

### Considerações gerais

Embora existam relatos da presença de tampão uretral em cães, a causa mais comum de obstrução intraluminal da uretra de cães machos é a uretrolitíase e, em fêmeas mais velhas, a neoplasia uretral. Recomenda-se a uro-hidropropulsão retrógrada com oclusão da uretra para a retirada do urólito.[3] Assim como mencionado para

**Tabela 107.3** Estratégias de manejo do paciente após desobstrução da uretra.

| CONSEQUÊNCIA | INDICAÇÃO DE TRATAMENTO | TRATAMENTO |
|---|---|---|
| Inchaço uretral | Jato de urina fraco, azotemia | O cateterismo transuretral de demora é comumente realizado em gatos<br>Quando indicado, dê preferência a cateter urinário flexível de 3 a 5 Fr, feito com material que minimiza a reação inflamatória ao corpo estranho<br>Os cateteres precisam estar fixados no local e preferencialmente conectados a um sistema de coleta fechado<br>Na maioria dos casos, os cateteres podem ser removidos em 1 a 2 dias |
| Precipitados de resíduos do tampão e de detritos da urina | Jato de urina fraco | A terapia com infusão de solução IV ou subcutânea pode ser usada para aumentar o débito urinário, diluir a concentração de precipitados e facilitar a expulsão durante a micção<br>Ao usar um cateter transuretral, preencha e remova suavemente a solução fisiológica. Tenha cuidado para não causar traumatismo adicional ou distensão excessiva da bexiga<br>A maioria dos tampões uretrais em cães e gatos é composta de estruvita. Recomende o uso de alimentos para dissolver e prevenir a formação de tampões de estruvita após a melhora das graves consequências metabólicas da obstrução (p. ex., azotemia, acidemia, hiperpotassemia)[4] |
| Espasmo uretral | Jato de urina fraco | Principal preocupação em gatos<br>O diagnóstico baseia-se em suposições<br>Para relaxar a uretra proximal (músculo liso): 2,5 a 7,5 mg de fenoxibenzamina/gato por via oral (VO), a cada 12 a 24 h; ou 0,25 a 0,5 mg de prazosina/gato VO, a cada 12 a 24 h<br>Para relaxar a uretra distal (músculo esquelético): 1-2,5 mg de diazepam/gato/8 h VO, ou 0,5 a 2 mg de dantroleno/kg/12 h VO<br>Para relaxar a uretra proximal e distal: 1,1 a 2,2 mg de acepromazina/kg VO, a cada 12 a 24 h |
| Dor (ver Capítulo 126) | Vocalização, lambeção excessiva da área genital, comportamento irritável, desobstrução difícil | Administre medicamentos analgésicos com baixa probabilidade de provocar o surgimento de doenças adicionais. É contraindicado o uso de anti-inflamatórios não esteroides em condições de desidratação (p. ex., diurese pós-obstrutiva) e hipotensão (p. ex., administração de prazosina ou acepromazina). Utilize opioides e outros fármacos mais seguros |
| Diurese pós-obstrutiva | Preveja a ocorrência de diurese pós-obstrutiva em todos os pacientes que desenvolvem azotemia (p. ex., creatinina > 4 mg/d$\ell$) | A perda de líquido é variável e às vezes intensa<br>Ajuste a taxa de reposição com base nos sinais clínicos, parâmetros de perfusão, peso corporal e/ou débito urinário<br>Para cada grama de peso corporal perdido, administre 1 m$\ell$ de solução eletrolítica balanceada |
| Atonia do detrusor | Deve ser prevista em pacientes com distensão extensa e prolongada da bexiga | O uso prolongado de cateter de demora transuretral (2 a 5 dias) é o preferido<br>Os medicamentos para relaxar a uretra foram listados anteriormente<br>Medicamentos para induzir a contração da bexiga: 5 a 15 mg de betanecol/cão/8 h VO; ou 1,25 a 5 mg/gato/8 h VO<br>Compressão manual da bexiga 3 a 5 vezes/dia. Não faça compressão, a menos que a causa da obstrução tenha sido resolvida e o paciente esteja confortável |
| Infecção do trato urinário (ver Capítulo 330) | Instrumentação/ cateterismo urinário | Em pacientes sem infecção sistêmica ou renal, faça administração preventiva de antimicrobianos 1 a 3 dias após a remoção de cateter urinário a curto prazo. Pode ser necessário uso mais prolongado de antimicrobianos, se o trato urinário permanecer danificado ou se demorar mais tempo para se recuperar<br>No caso de infecções confirmadas, a escolha do antimicrobiano deve se basear em resultados de cultura microbiológica e antibiograma; deve ser administrado durante, no mínimo, 7 a 10 dias |
| Hipopotassemia (ver Capítulo 68) | Concentração sérica de potássio inferior a 3 mEq/$\ell$ (3 mmol/$\ell$) | Reposição intravenosa de solução com cloreto de potássio em pacientes submetidos a diurese intensa. Retome a alimentação o mais rápido possível |
| Anemia (ver Capítulo 135) | A necessidade de transfusão sanguínea é rara<br>Hematócrito inferior a 13 a 15% ou sinais clínicos de anemia (p. ex., hiperpneia, depressão, anorexia) | Considere o uso de concentrado de hemácias (ver Capítulo 130) |

os gatos, é essencial anestesiar completamente a uretra para que o procedimento seja bem-sucedido, sem causar dano ao revestimento uretral.

### Técnica

1. Realize cistocentese descompressiva, se necessário, usando uma agulha calibre 22 G de 1,5 polegada conectada ao equipo de extensão IV, válvula *stop-cock* de três saídas e seringa. A maior parte da urina, mas não toda, deve ser removida.
2. Preencha uma seringa de 6 m$\ell$ com 3 m$\ell$ de solução fisiológica e outra seringa de 6 m$\ell$ com 3 m$\ell$ de lubrificante hidrossolúvel estéril. Conecte essas duas seringas à válvula de três saídas. Misture o conteúdo das seringas, esvaziando uma seringa na outra várias vezes. Depois de introduzir o cateter uretral na ponta do pênis do cão, injete 3 a 6 m$\ell$ da mistura para lubrificar o(s) uretrólito(s).
3. Para empurrar os urólitos para a bexiga, introduza um cateter flexível grande na extremidade distal da uretra.
4. Peça ao assistente que insira o dedo enluvado no reto. Pressione ventralmente o assoalho pélvico para ocluir a uretra pélvica, entre o dedo e o assoalho.
5. Usando o polegar e o dedo indicador, faça a oclusão do orifício distal da uretra ao redor do eixo do cateter flexível. A colocação de uma compressa de gaze umedecida entre a uretra e os dedos reduz o traumatismo à superfície da uretra e possibilita uma oclusão mais segura.
6. Preencha uma seringa grande (p. ex., 20 a 60 m$\ell$) com solução isotônica estéril (p. ex., solução fisiológica, solução de lactato de Ringer etc.). Jamais infunda um volume superior a 50 a 75% da capacidade estimada da bexiga (a capacidade vesical normal é de aproximadamente 8 a 10 m$\ell$/kg de peso corporal).
7. Conecte firmemente a seringa e o cateter; coloque a seringa de cabeça para baixo, de modo que o êmbolo fique em cima da mesa. Segure a seringa pelo tambor e a esvazie com força, usando o peso de seu corpo para pressionar o êmbolo para baixo.
8. Assim que houver dilatação, a oclusão da uretra pélvica deve ser liberada enquanto o fluido é continuamente infundido através da uretra, impulsionando os uretrólitos para a bexiga.
9. Na maioria dos casos, os urólitos podem ser empurrados com sucesso para a bexiga, sem lubrificação intrauretral ou oclusão da uretra pélvica (etapas 2, 4 e 8).

### CUIDADOS APÓS A DESOBSTRUÇÃO

Após a desobstrução da uretra, podem ser necessários cuidados adicionais para evitar nova obstrução e para manter o paciente estável (Tabela 107.3). Se a desobstrução da uretra não for bem-sucedida ou se houver formação de edema perineal, realize uretrocistografia, com contraste, para determinar a causa. Se a uretra tiver sido desobstruída recentemente (2 semanas a 2 meses), é comum ocorrer ruptura e subsequente estrangulamento uretral, que muitas vezes requer a repetição do procedimento de dilatação (ver Capítulo 124) ou intervenção cirúrgica (p. ex., uretrostomia).

### REFERÊNCIAS BIBLIOGRÁFICAS

*As referências bibliográficas deste capítulo se encontram online no Ambiente de Aprendizagem.*

# CAPÍTULO 108

## Cistoscopia e Uretroscopia

Julie K. Byron

### CONSIDERAÇÕES GERAIS

A endoscopia urológica (cistoscopia e uretroscopia) é uma técnica minimamente invasiva que possibilita a avaliação dos tratos urinário inferior e reprodutivo distal, o que pode ser importante para o diagnóstico e o tratamento de diversas doenças. A endoscopia urológica possibilita a avaliação visual do vestíbulo vaginal, da vagina, da uretra, da bexiga e dos orifícios ureterais. Em alguns casos, o endoscópio pode ser introduzido nos ureteres para avaliação do lúmen. Procedimentos diagnósticos e terapêuticos também podem ser realizados por meio de endoscopia urinária, incluindo biopsia, recuperação de urólito ou litotripsia e procedimentos cirúrgicos a *laser* (ver Capítulos 124 e 329 a 337). A endoscopia urológica pode ser um procedimento valioso nos protocolos de diagnóstico e tratamento das doenças do trato urinário e propiciar informações diferentes daquelas obtidas em outras modalidades de exames de imagem devido à ampliação das superfícies luminais.

### EQUIPAMENTO

A palavra "endoscópio" é um termo genérico que pode ser aplicado tanto a cistouretroscópios flexíveis quanto rígidos, já que ambos podem ser usados. Os cistouretroscópios rígidos consistem em três partes: o telescópio, a bainha e a ponte (Figura 108.1). Os componentes podem ser separados ou integrados pelo fabricante. O telescópio de fibra de vidro fornece uma visão angular de 0, 12, 30 ou 70° da ponta do telescópio. A autora prefere uma visão de 30°, que permite a visualização de todas as áreas da bexiga, com menor necessidade de manipulação, bem como uma boa visualização do campo de trabalho para utilizar os instrumentos (Figura 108.2). A bainha contém os canais de irrigação e operação, e a ponte tem as conexões de fonte de luz e câmera, bem como o suporte para o instrumental. Sistemas de endoscópio rígidos possuem diferentes diâmetros e comprimentos. Para cistouretroscopia de animais de pequeno porte, são recomendados três tamanhos: 4 mm × 30 cm, para cadelas de porte médio a grande; 2,7 mm × 18 cm, para cadelas de portes pequeno e médio; e 1,9 mm × 18 cm, para gatos, fêmeas e machos, com uretrostomia perineal (Figura 108.3). Além disso, um endoscópio flexível ou semiflexível de 5 Fr pode ser usado para examinar gatos machos. Cães machos com uretra que acomoda um cateter de 8 Fr de diâmetro podem ser examinados com ureteroscópio flexível usado para seres humanos, de 7,5 Fr × 70 cm de telescópio de fibra óptica ou digital. Na falta de um sistema de cistouretroscopia rígido, pode-se também utilizar um endoscópio flexível para examinar cadelas maiores.

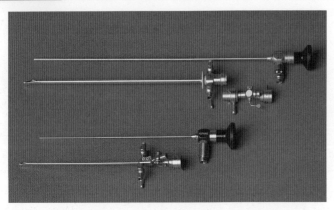

**Figura 108.1** Dois tamanhos de cistoscópio rígido mostrando o telescópio, a ponte e a bainha que o acompanha. Note que o telescópio menor possui uma ponte integrada.

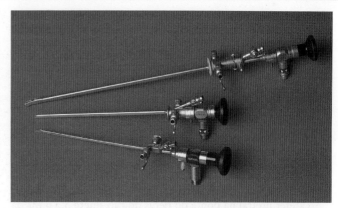

**Figura 108.3** Os três tamanhos de cistoscópios rígidos montados mais utilizados são: 4 mm × 30 cm; 2,7 mm × 18 cm; e 1,9 mm × 18 cm.

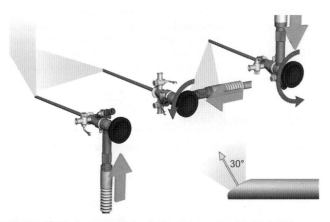

**Figura 108.2** Campo de visão obtido com o uso do ângulo de 30° em um cistoscópio rígido. Note que o telescópio só precisa ser girado em torno de seu eixo para que uma ampla área possa ser visualizada. (Desenho de Tim Vojt usado com permissão de The Ohio State University.)

Existe uma grande variedade de acessórios e instrumentos disponíveis para endoscópios rígidos e flexíveis. É necessária pelo menos uma pinça de biopsia de boa qualidade que se encaixe no canal operacional para a obtenção de amostras de tecido. Além disso, também estão disponíveis cestos de recuperação de cálculos, pinças de apreensão e pontas de cautério.

O sistema de endoscópio rígido requer uma fonte de luz, câmera, monitor de vídeo e, de preferência, um sistema de captura de imagem que possibilite o armazenamento de dados em CD ou DVD. Existem vários fabricantes desses sistemas quase sempre comprados como parte de um pacote, juntamente com os endoscópios. Como existem algumas incompatibilidades entre os sistemas, é melhor usar componentes do mesmo fabricante ou verificar a compatibilidade antes da aquisição.

As melhores fontes de luz para endoscopia urológica por vídeo são de xenônio, com ajuste automático de intensidade. Fontes de luz halógena também podem ser usadas, mas têm intensidade e qualidade de imagem inferiores às de luz de xenônio. Embora muitos endoscópios rígidos e flexíveis tenham sistemas oculares, uma câmera e um sistema de vídeo são essenciais para a visualização e a documentação adequadas e detalhadas de exames urológicos. As câmeras geralmente estão disponíveis em modelos de um ou três *chips*. As de três *chips* têm imagem de melhor qualidade devido à captura e ao processamento de três cores; ademais, produzem melhores imagens em condições de baixa luminosidade, embora os modelos de um *chip* sejam adequados para a maioria das aplicações. O ideal é que a câmera possua um sistema de foco e controle de captura de imagem montado na cabeça operacional ou por meio de operação por pedal. Uma ampla variedade de sistemas de captura de imagens está disponível: desde vídeos de alta definição de última geração até aqueles que gravam apenas imagens estáticas. Como é desejável a captura de uma imagem dinâmica na endoscopia urológica, é preferível optar por um sistema que possibilite captura e gravação de imagens estáticas e de vídeo.

## PREPARAÇÃO DO PACIENTE E PROCEDIMENTO

### Cadelas e gatas

A endoscopia urológica pode ser realizada com o paciente em decúbito dorsal ou lateral. O uso de técnica estéril é importante para minimizar o risco de contaminação iatrogênica do trato urinário. O endoscópio é esterilizado com gás ou líquido, com a utilização de luvas estéreis durante o procedimento. Alguns clínicos também usam avental estéril durante o exame, embora essa não seja uma prática universal na rotina de endoscopia urológica diagnóstica. Em geral, o endoscopista senta-se na extremidade caudal do animal, com a cauda fixada fora do campo operacional. Deve-se fazer tricotomia na região da genitália externa da paciente anestesiada, seguida de preparação cirúrgica. O campo deve ser assepticamente preparado, deixando uma pequena abertura para o acesso à vulva. O endoscopista prepara o telescópio e seus componentes e conecta os cabos de luz e a câmera. O foco e o equilíbrio ou balanço de branco devem ser ajustados de acordo com os requisitos do sistema. Os equipos de irrigação e efluxo são conectados e o telescópio abundantemente recoberto com lubrificante hidrossolúvel estéril. Infunde-se solução fisiológica no equipo de irrigação para distender as partes anatômicas e melhorar a visualização. O telescópio deve ser introduzido no vestíbulo vaginal e as dobras da vulva suavemente mantidas ao redor do telescópio para possibilitar que o líquido preencha a cavidade.[1]

**Aparência normal em fêmeas** A mucosa do vestíbulo vaginal é rosada e lisa (Vídeo 108.1). A abertura da vagina, cercada por uma prega de tecido, o cíngulo, é visualizada na face craniodorsal do vestíbulo. Ventralmente, tem-se a pequena abertura da uretra. Pode haver uma delgada faixa de tecido atravessando dorsoventralmente a abertura da vagina, denominada membrana himenal. A presença de uma faixa mais espessa, conhecida como mesonefro remanescente, costuma estar associada a anormalidades no desenvolvimento da uretra e do ureter (Figura 108.4).[2] A abertura da uretra é frequentemente recoberta por uma dobra tecidual dorsal, presente apenas na cadela não castrada, e não deve ser interpretada como uma lesão tumoral. Na lateral da abertura uretral estão as fossas, que podem conter áreas semelhantes a criptas. Estas podem ser achados normais e não devem ser confundidas com aberturas de ureteres ectópicas.

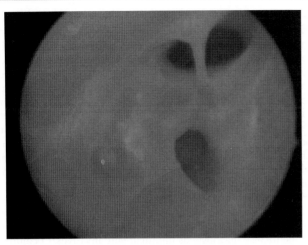

**Figura 108.4** Mesonefro remanescente delgado dividindo o orifício vaginal.

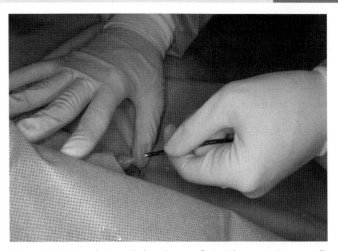

**Figura 108.5** Introdução cuidadosa da ponta flexível do uretroscópio no orifício uretral externo.

O exame da vagina pode ser realizado antes ou depois do exame de uretra e bexiga; no entanto, se houver grande quantidade de muco ou secreção vaginal, a vagina deve ser examinada no final. A mucosa vaginal é rosada, com uma prega longitudinal proeminente ao longo da parede dorsal. O telescópio é introduzido no sentido cranial até atingir a parte caudal do colo do útero. Em virtude de a cérvice ter uma aparência preguada, a introdução do telescópio além desse ponto pode ser difícil e raramente realizada durante o exame urológico de rotina.

O telescópio é redirecionado para a uretra e lentamente introduzido no sentido cranial até a bexiga. A uretra também possui uma prega dorsal, particularmente proeminente na gata; em geral, a mucosa é rosada e lisa. O comprimento da uretra pode variar entre os cães normais. Deve-se tomar cuidado para manter o telescópio centralizado no lúmen, em um ângulo de visão que depende do tipo de aparelho utilizado. O autor usa um telescópio com angulação de 30°, o que requer a manutenção do lúmen no terço inferior do campo visual. Uma vez alcançada a junção vesicouretral, a urina é drenada da bexiga, a qual é novamente preenchida com solução fisiológica, para possibilitar uma boa visualização. A distensão da bexiga é essencial para obter uma avaliação adequada dos ureteres e da parede vesical; no entanto, em excesso, pode causar ruptura do urotélio e hemorragia. Para prevenir essa ocorrência, a bexiga deve ser palpada manualmente através do abdome por um assistente e a distensão interrompida quando se nota a bexiga ligeiramente firme. Se houver sangramento, a bexiga pode ser drenada e novamente infundida com solução fisiológica refrigerada para induzir vasoconstrição e reduzir o impacto na visibilidade. A infusão de um líquido frio pode baixar a temperatura corporal do paciente, o que deve ser cuidadosamente monitorado, especialmente quando vários ciclos de fluido resfriado são infundidos e drenados.

Quando a bexiga estiver totalmente distendida, deve-se examinar o trígono. Os ureteres estão localizados dorsolateralmente à linha média, como duas fendas em forma de lua crescente na parede da bexiga, uma de frente para a outra, como imagens espelhadas. Pode haver uma crista invertida em forma de V ou Y cranialmente a cada uma das aberturas, que se juntam na linha média. A verificação de patência deve ser feita observando-se o fluxo pulsante de urina em cada ureter. O cistoscópio é então introduzido cranialmente até o ápice da bexiga e toda a parede vesical examinada. A mucosa da bexiga é rosada, com padrão vascular fino. Ocasionalmente, a parede da bexiga é semitransparente e os órgãos abdominais podem ser ligeiramente visualizados a partir do lúmen. É importante examinar todas as áreas do interior da bexiga para não passar despercebidas pequenas lesões ou cálculos, que podem se alojar em seu aspecto dependente. A palpação manual e a manipulação da bexiga através do abdome podem auxiliar em uma avaliação completa, assim como a rotação do telescópio em torno de seu eixo. Após a conclusão do exame, o equipo de efluxo é aberto e o líquido é drenado da bexiga.

### Cães e gatos machos

A endoscopia urológica do macho, em geral, é realizada com um endoscópio flexível. Pode ser necessária a ajuda de um assistente para exteriorizar o pênis; suturas hemostáticas atraumáticas ou de sustentação podem ser necessárias para manter a retração do pênis, particularmente no gato. O endoscópio deve ser preparado e lubrificado como descrito para o exame das fêmeas. O endoscopista introduz suavemente a ponta flexível do endoscópio no orifício uretral externo (Figura 108.5). A infusão de solução fisiológica facilita a distensão da uretra à frente do telescópio. É importante não usar a própria ponta do telescópio para distender a uretra, pois isso pode traumatizar o delicado urotélio, o que pode ser interpretado como uma lesão. Por essa razão, a mucosa uretral deve ser avaliada tanto durante a introdução quanto na retirada do aparelho, de modo que seja possível diferenciar as lesões iatrogênicas.

Pequenos ajustes no ângulo do telescópio e na manipulação externa do pênis e da região perineal podem facilitar a manutenção do lúmen uretral no centro do campo visual do aparelho (Vídeo 108.2). À medida que o telescópio passa da uretra perineal para a uretra prostática do cão na mucosa, podem ser observadas pequenas aberturas dos ductos prostáticos, que geralmente não são visualizadas no gato. O colículo seminal é um aglomerado dorsal de tecido que se assenta no nível das aberturas dos ductos deferentes. Ele não deve ser confundido com uma lesão tumoral nem com as aberturas dos ductos com ureteres ectópicos. O exame do trígono, dos ureteres e do lúmen vesical deve ser realizado como descrito para a fêmea, mas pode ser mais difícil devido ao pequeno tamanho do endoscópio em relação ao diâmetro do lúmen da bexiga. Deve-se tomar cuidado para manter a ponta do telescópio próxima à parede da bexiga, para a lesão não passar despercebida.

## COMPLICAÇÕES E MANEJO PÓS-CIRÚRGICOS

Apesar da atenção rigorosa à assepsia, o traumatismo leve a moderado no trato urinário e a proximidade com o ânus podem aumentar o risco de contaminação iatrogênica durante a endoscopia urológica. Recomenda-se, portanto, administrar ao paciente antibiótico de largo espectro durante 5 a 7 dias após o procedimento.[1,3] Como alternativa, o paciente pode receber uma dose de antibiótico de largo espectro IV durante a cirurgia.

Cães e gatos podem manifestar desconforto moderado e polaquiuria após os procedimentos de endoscopia urológica. O autor prefere administrar analgesia peridural com a combinação de ropivacaína e morfina antes da cirurgia, o que melhora o controle da dor e pode facilitar o relaxamento da uretra.[4] Outros medicamentos para dor, como anti-inflamatório não esteroide ou opiáceo de efeito brando, podem ser usados por 2 a 3 dias. Também, pode ocorrer hematúria discreta após cistoscopia, que, em geral, tem curta duração e é autolimitante, mas os tutores devem ser avisados sobre tal ocorrência.

Podem surgir várias complicações durante a endoscopia urológica, sendo a mais comum a incapacidade de avançar com segurança o cistoscópio através do lúmen da uretra. A retenção do endoscópio na uretra pode ser evitada pela escolha adequada do tamanho do telescópio para o paciente e pela lubrificação apropriada do aparelho. O endoscópio, seja flexível, seja rígido, jamais deve ser forçado através da uretra, o que pode causar dano à uretra ou dobraduras semelhantes a "grampo de cabelo" no telescópio flexível e seu alojamento na uretra. Uma pressão suave e, especialmente em machos, o uso adequado do líquido para dilatar a uretra à frente do telescópio devem ser suficientes para possibilitar a passagem do instrumento. Se isso não for possível, deve ser utilizado um telescópio de diâmetro menor.

A perfuração do trato urinário inferior também é um risco em qualquer caso de endoscopia urológica, particularmente em pacientes com problemas graves na uretra ou na parede da bexiga.[5] O endoscopista deve estar atento ao grau de distensão da bexiga por líquido e liberar qualquer sobrecarga através do canal de efluxo. Dependendo da extensão do dano, pode ser necessário reparo cirúrgico para corrigir a ruptura da bexiga. Também pode ocorrer ruptura da uretra, sem necessidade de intervenção cirúrgica. A colocação de um cateter urinário por vários dias pode ser suficiente para possibilitar a cicatrização da lesão. A escolha cuidadosa de um telescópio de tamanho apropriado e de técnica suave minimiza os riscos.

A cistoscopia e a uretroscopia podem ser procedimentos valiosos na avaliação do trato urinário inferior, que, como observado em outras partes deste texto, possibilitam procedimentos terapêuticos e diagnósticos minimamente invasivos. O conforto com a aparência normal do trato urinário e o conhecimento de possíveis complicações podem tornar o procedimento prático e seguro em diversas circunstâncias.

## REFERÊNCIAS BIBLIOGRÁFICAS

*As referências bibliográficas deste capítulo se encontram online no Ambiente de Aprendizagem.*

# CAPÍTULO 109

# Diálise Peritoneal

Alexa M.E. Bersenas

## CONSIDERAÇÕES GERAIS

Diálise peritoneal (DP) é uma forma de diálise que utiliza a superfície do peritônio para remoção de toxinas urêmicas. Requer repetidas infusões de uma solução biocompatível na cavidade abdominal, um tempo de permanência para que os solutos urêmicos sejam transferidos do sangue, através do peritônio, para a solução e posterior eliminação da solução da cavidade abdominal. As vantagens da DP estão associadas ao fato de ser um procedimento relativamente simples, que não requer o uso de equipamentos complexos. Em comparação com a hemodiálise (ver Capítulo 110), pode ser a opção preferida para pacientes hemodinamicamente instáveis, ou de peso corporal muito baixo (porque não requer circuito extracorpóreo), ou com risco de sangramento (evita a ação anticoagulante). A remoção das toxinas urêmicas é gradual, com menor risco de síndrome de desequilíbrio da diálise.[1]

A DP baseia-se nos princípios de difusão, ultrafiltração e convecção para remoção de líquidos e solutos. Moléculas em alta concentração no sangue se difundem através da membrana peritoneal para a solução de diálise até que seja alcançado o equilíbrio. A solução de diálise contém dextrose em concentrações variáveis para propiciar um gradiente osmótico, que extrai líquido da circulação sanguínea do paciente para o peritônio, condição denominada ultrafiltração. Essa ultrafiltração, ou movimento de água, induz o movimento dos solutos, condição conhecida como arrasto de solvente, o que cria uma via de eliminação de solutos da corrente sanguínea. Ao propiciar ultrafiltração, a DP pode ser um método efetivo para remover o excesso de líquidos em pacientes com sobrecarga de fluidos.

Na medicina veterinária, a DP é indicada principalmente no tratamento de doença renal aguda (DRA) potencialmente reversível (ver Capítulo 322). Outras indicações relatadas para DP incluem o tratamento de algumas intoxicações passíveis de diálise (p. ex., por etilenoglicol, etanol, barbitúricos, monofluoracetato de sódio, encefalopatia hepática grave; ver Capítulos 152 e 281) e de hipotermia ou hipertermia (ver Capítulos 49 e 134), insuficiência cardíaca congestiva refratária (ver Capítulo 247), bem como o tratamento pré-cirúrgico de pacientes com obstrução/extravasamento do trato urinário com quadro clínico instável (ver Capítulo 150).[2,3]

## PREPARAÇÃO

A seleção de candidatos com DRA à DP depende de sua produção de urina e da condição metabólica do paciente. Anúria ou oligúria (produção de urina < 0,5 m$\ell$/kg/h) e/ou incapacidade de regular a homeostase da água, hiperpotassemia ou anormalidade no equilíbrio acidobásico justificam a realização de diálise.[4] Mais recentemente, em pesquisas com seres humanos, parece ocorrer melhor resultado com o início precoce de DP, quando há valores de creatinina > 5 mg/d$\ell$ (> 442 micromoles/$\ell$) ou de BUN > 75 mg/d$\ell$ (> 27 mmol/$\ell$), mesmo na ausência de sinais de uremia.[5,6] Mais do que qualquer valor numérico, a progressão da doença, a condição clínica e o prognóstico do paciente devem ser levados em consideração no momento de decidir sobre a realização de DP.

A DP depende da obtenção de um acesso peritoneal por meio de um cateter multifenestrado. Deve-se utilizar cateter macio do tipo "permanente"; cateteres pontiagudos semirrígidos são alternativas menos ideais e para uso de curta duração.[1] Os dois tipos podem ser usados imediatamente após a introdução. Cateteres pontiagudos semirrígidos são inseridos com o auxílio de um trocarte pontiagudo e estão associados a maior risco de perfuração intestinal, extravasamento de solução dialisada, desconforto, e não devem ser deixados no local por mais de 72 horas devido ao alto risco de peritonite.[1,2] Têm sido utilizados vários tipos de cateteres "permanentes" macios para DP; os cateteres de DP Tenckhoff são os mais usados na medicina humana, embora os cateteres de Swan estejam sendo cada vez mais utilizados.[1,7] Cateteres comerciais de DP possuem um a dois anéis de dácron. Esses anéis servem para ancorar o cateter por induzir o crescimento de fibroblastos. Os anéis devem ser posicionados no músculo reto abdominal, próximo ao espaço subcutâneo, antes da saída da pele. Os anéis de dácron reduzem o risco de infecção e de extravasamento do dialisado; no entanto, essas vantagens são tardias, o que não é útil na DP em quadro de doença aguda. Na medicina veterinária, os cateteres que têm sido usados como alternativas de sucesso para substituir os cateteres de DP incluem o dreno de sucção cirúrgica de Jackson Pratt e o dreno de silicone de Blake.[3,8]

## PROCEDIMENTO

Os cateteres podem ser colocados por meio de procedimentos cirúrgicos percutâneos ou laparoscópicos, após anestesia local (com sedação, se necessário).[1,3,9] A colocação cirúrgica é recomendada na medicina pediátrica humana e parece estar associada a maior taxa de sucesso na medicina veterinária.[1,10] Independentemente da técnica de colocação, é obrigatório o uso de uma técnica asséptica rigorosa. Antes da introdução de cateter de DP recomenda-se a administração de antibióticos profilática, usando uma cefalosporina de primeira geração (p. ex., cefazolina).[1,11] Para o uso precoce bem-sucedido do cateter e a diminuição do risco de extravasamento do dialisado, é preferível colocar o cateter de DP fora da linha média abdominal, através do músculo reto abdominal.[7] Independentemente da técnica, recomenda-se a criação de um túnel subcutâneo, saindo da pele a aproximadamente 5 cm do ponto de acesso abdominal[1] (Boxe 109.1).

**Boxe 109.1** Pontos-chave para a colocação bem-sucedida do cateter de DP e o funcionamento inicial

- Certifique-se de que a bexiga está vazia
- Administre antibióticos profiláticos (p. ex., cefazolina) no momento da inserção do cateter de DP
- Use uma abordagem cirúrgica paramediana
- Posicione a ponta do cateter no abdome caudal (cavidade pélvica)
- Certifique-se de realizar um bom fechamento da bainha do músculo reto ao redor do cateter de DP
- Faça um túnel subcutâneo antes da saída do cateter
- Confirme a presença de um excelente fluxo de dialisado antes de fixar o cateter de DP

Uma abordagem minicirúrgica para colocação do cateter de DP (Vídeos 109.1 e 109.2) requer que o paciente seja posicionado em decúbito dorsal, com preparação asséptica do abdome ventral. Deve-se realizar uma incisão paraumbilical de 2 a 3 cm, à direita da linha média, no local de entrada abdominal planejado, após anestesia local, estendida através do músculo reto (bainha externa, músculo e bainha interna). O peritônio parietal deve ser claramente identificado e seccionado (é separado da bainha interna do músculo reto, fora da linha média).[3] O cateter (com estilete, ou auxiliado por pinça hemostática) é avançado através da incisão em direção ao abdome caudal. No local da entrada abdominal, a extremidade distal (externa) do cateter de DP é encapsulada no tecido subcutâneo, antes de sair da pele. Antes do fechamento, o cateter deve ser conectado assepticamente ao (1) dialisado e (2) a um sistema de coleta fechado (usando um sistema em Y), e o cateter deve ser testado. Deve haver facilidade para infundir e recuperar um pequeno volume de dialisado (5 a 10 m$\ell$); caso contrário, recomenda-se o reposicionamento do cateter.[3] Posteriormente, é necessário o fechamento adequado da bainha do músculo reto (p. ex., sutura em bolsa) ao redor do cateter para o início do uso do cateter com menor risco de extravasamento do dialisado.[12] Alternativamente, com o uso de um trocarte, o cateter de DP pode passar por um túnel sob a bainha externa do músculo reto abdominal, para sair da pele a 5 cm do ponto de acesso.[3,13] Esse método possibilita o fechamento total da bainha externa do músculo reto sobre o cateter de DP. Depois disso, finaliza-se o fechamento da incisão cutânea. O local de saída do cateter deve ser coberto com um curativo estéril. Não se recomenda sutura de fixação externa no local de saída da pele; no entanto, deve-se evitar a movimentação do cateter, para permitir a cicatrização e diminuir o risco de remoção acidental e infecção local.[11] Se para a colocação do cateter de DP justifica-se ou prefere-se a realização de laparotomia, recomenda-se omentectomia, a fim de diminuir a probabilidade de obstrução do fluxo de dialisado.[9,14]

Para a introdução percutânea do cateter de DP, o abdome deve ser primeiramente preenchido com soro fisiológico estéril preaquecido (à temperatura corporal), para reduzir o risco de penetração acidental em órgãos. Na medicina humana, a colocação do cateter de DP usando a técnica de Seldinger com dilatações sequenciais da parede do corpo foi relatada como rápida e bem-sucedida.[15,16] No entanto, na medicina veterinária o uso de cateteres percutâneos envolve maior risco de retenção de dialisado.[10]

Após o posicionamento correto do cateter, pode-se iniciar a diálise; todas as pessoas envolvidas devem, sempre, seguir rigorosa técnica asséptica. A higienização das mãos e o uso de luvas estéreis são indicados para qualquer manipulação do equipo ou do cateter de DP. O circuito deve ser um sistema fechado, preferencialmente um sistema em Y, com os três ramos do Y compostos por (1) cateter de DP do paciente, (2) equipo da solução de diálise e (3) equipo para a bolsa de coleta fechada. Esse tipo de sistema de três vias diminui o risco de infecção. Todas as conexões dos equipos devem ser cobertas com curativos embebidos com clorexidina, e as portas de acesso (bolsas de dialisado, frascos de medicamentos, local de acesso para DP) devem ser esfregadas com solução de clorexidina e álcool antes da introdução.[14,17] A substituição da bolsa de dialisado é a fonte mais frequente de contaminação; é aconselhável o esvaziamento do equipo de diálise antes da infusão (técnica de "*flush before fill*").[11]

As soluções para DP disponíveis no mercado consistem em eletrólitos balanceados (que contêm sódio, magnésio, cálcio e cloreto em concentrações variadas); a maioria contém dextrose como agente osmótico. As concentrações padrão de dextrose são 1,5, 2,5 e 4,25%. As soluções comerciais para diálise usam lactato ou bicarbonato como tampão; ambos são bem tolerados pelo peritônio.[18] Quando não há disponibilidade de produtos comerciais, as soluções para diálise podem ser preparadas com soluções de uso intravenoso.[1,3,14] A solução de Ringer com lactato (SRL) é a que mais se assemelha ao produto comercial. A concentração de potássio na SRL é de 4 mmol/$\ell$ (4 mEq/$\ell$), que geralmente possibilita a correção de hiperpotassemia leve a moderada; é a solução ideal quando o teor de potássio do paciente normaliza.[1] Alternativamente, pode-se utilizar solução de NaCl 0,9% como solução de diálise, quando se considera necessária uma solução sem potássio (em pacientes com sinais clínicos de hiperpotassemia graves). Nesse caso, deve ser adicionado bicarbonato de sódio à solução (30 a 45 mmol/$\ell$). Caso se utilizem produtos não comerciais, é necessária a suplementação com dextrose. Com o uso de uma solução de dextrose 50% adicionada a uma bolsa de 1 $\ell$ de solução de diálise, utilizam-se 30, 50 ou 85 m$\ell$ para obter soluções de dextrose de aproximadamente 1,5, 2,5 e 4,25%, respectivamente.[3] Muitas vezes é recomendado o uso de heparina não fracionada como aditivo, a fim de diminuir o risco de formação de coágulo e oclusão do cateter. Rotineiramente são adicionadas 500 UI de heparina/$\ell$ (pode variar de 250 a 1.000 UI heparina/$\ell$) à solução de diálise, pelo menos nas trocas iniciais de DP e durante os primeiros 5 dias de tratamento.[3] Nessa dose a heparina é minimamente absorvida.[2] No caso de peritonite séptica confirmada, é preferível o uso de antibióticos como aditivos na solução de diálise.[2,19] É necessária uma técnica asséptica absolutamente rigorosa na mistura de soluções. Qualquer aditivo deve ser obtido de frascos estéreis e lacrados. A solução de diálise deve ser aquecida à temperatura corporal para melhor tolerância.

Geralmente, no início da diálise utiliza-se solução de dextrose 2,5% para otimizar a ultrafiltração e a remoção de soluto. No entanto, a concentração de dextrose é determinada pelo estado de hidratação do paciente. Para pacientes com sobrecarga de líquido, é feita a opção por solução de dextrose 4,25%. Se o paciente é normovolêmico, deve-se optar por solução de dextrose 1,5%.

No início da DP, são feitas trocas da solução de diálise em intervalos de uma hora, durante um período de 24 horas. A solução de diálise deve ser infundida no abdome ao longo de 5 a 10 minutos. O tempo de influxo da solução deve ser mantido ao mínimo para maximizar o tempo de diálise.[2] É estabelecido um tempo de permanência de 30 a 45 minutos, para possibilitar que ocorram difusão e ultrafiltração. Em seguida, o abdome é esvaziado por gravidade, ao longo de outros 15 a 20 minutos.[1-3] A taxa de ultrafiltração é máxima no início da troca de solução de DP, quando a concentração de dextrose é máxima. Obtém-se volume intraperitoneal máximo em cerca de 120 a 180 minutos de permanência da solução. Tempo de permanência inferior a 30 minutos geralmente não é adequado.[2] Os volumes de solução de diálise recomendados variam de 10 a 40 m$\ell$/kg. No início da diálise, devem-se tentar 10 m$\ell$/kg. Se for bem tolerado, o aumento de volume aumenta a eliminação de toxinas urêmicas, mas também predispõe a extravasamentos. Os volumes podem ser aumentados ao longo de um período de 2 a 3 dias. Durante a infusão e a permanência da solução de diálise, o paciente deve ser monitorado para verificar comprometimento respiratório e sinais de desconforto abdominal. As trocas de solução devem ser contínuas, em ciclos de 1 a 2 horas, até que seja obtido o controle urêmico; posteriormente, o tempo de permanência pode ser estendido para intervalos de 4 a 6 horas. Para pacientes com oligúria ou anúria, frequentemente são necessários vários dias (3 a 7) de DP antes que uma resposta positiva na produção de urina possa ser observada ou avaliada.[3]

Durante a DP, o acompanhamento do paciente é primordial. Mensurações seriadas do peso corporal e reavaliação da hidratação são obrigatórias, a cada 4 a 12 horas, com as alterações nas instruções do procedimento refletindo as alterações no estado do paciente. As "entradas" (soluções de uso intravenoso, medicamentos, nutrição enteral) e as "saídas" (produção de urina, recuperação de dialisado, vômitos etc.) devem ser registradas em intervalos de 4 a 12 horas (ver Capítulo 106). Se o paciente é normovolêmico, o volume de "entrada" deve ser equivalente ao volume de "saída". Outras modalidades de monitoramentos incluem avaliações contínuas do ECG e da pressão arterial (ver Capítulos 103 e 99), mensurações das concentrações séricas de eletrólitos (ver Capítulos 67, 68 e 69) e hemogasometria arterial (ver Capítulos 75 e 128), juntamente com o volume globular (hematócrito), o teor de proteínas totais e o valor da glicemia, pelo menos, a cada 12 a 24 horas. A mensuração diária da concentração sérica de creatinina é o ideal, até que esteja bem estabelecida a melhora do paciente.

## COMPLICAÇÕES

O mau funcionamento do cateter, na maioria das vezes por fluxo lento ou incompleto, é uma ocorrência frequente e pode estar associado à migração do cateter, revestimento pelo omento ou oclusão/coágulo de fibrina.[2,3] Qualquer retenção da solução de diálise deve ser prontamente observada. Ocasionalmente, na troca de solução seguinte pode-se recuperar um volume diferente de solução. Se esse não for o caso, pode-se tentar o reposicionamento do paciente, o uso de enema(s) ou a limpeza asséptica do cateter de DP utilizando uma seringa pré-carregada com 20 m$\ell$ de solução. Alternativamente, os sistemas de cateter de DP podem ser conectados a dispositivos ativos de sucção contínua (bulbos de coleta).[8] Outras complicações documentadas incluem vazamento de dialisado, extravasamento de líquido em compartimentos teciduais (edema perineal/membro pélvico), falha no controle urêmico, taxa de remoção de líquido imprevisível, hemorragia intra-abdominal, hipoalbuminemia progressiva, comunicações pleuroperitoneais (efusão pleural), hiperglicemia, infecções no local de saída do cateter e peritonite.[1,3]

## RESULTADOS

A DP não trata o problema, mas dá tempo para que ocorra a recuperação renal. A DP pode proporcionar uma redução efetiva nas concentrações circulantes de toxinas urêmicas.[10] A literatura disponível na medicina humana, embora limitada, sugere que a DP pode propiciar controle urêmico semelhante ao que é obtido com procedimentos extracorpóreos.[20] O prognóstico e a recuperação da doença renal dependem muito da causa primária da lesão. A taxa de mortalidade global decorrente de DRA em cães é de 60%;[21] a taxa de sobrevivência relatada após o início da DP varia de 24 a 80%;[10,22,23] uma resposta mais efetiva é observada em pacientes com DRA secundária a leptospirose[23] e a obstrução do trato urinário,[10] provavelmente devido, pelo menos em parte, ao controle da causa incitante. A DP em gatos pode ser mais efetiva do que em cães, com taxa de sobrevivência relatada de 45 a 83%.[8,10]

## REFERÊNCIAS BIBLIOGRÁFICAS

*As referências bibliográficas deste capítulo se encontram online no Ambiente de Aprendizagem.*

# CAPÍTULO 110

# Terapia Renal Substitutiva Contínua/Hemodiálise

Mark J. Acierno e Mary Anna Labato

## CONSIDERAÇÕES GERAIS

As terapias de purificação sanguínea extracorpóreas consistem em uma série de modalidades que empregam os princípios de difusão, convecção e adesão para a remoção de toxinas, bem como da correção dos equilíbrios hidreletrolítico e ácido-básico do paciente. Na medicina veterinária, essas modalidades têm sido empregadas principalmente no tratamento de doença renal aguda (DRA) (ver Capítulo 322); no entanto, também têm sido utilizadas com sucesso no tratamento de doença renal crônica (DRC) (ver Capítulo 324) e de intoxicações (ver Capítulos 151 e 152). As terapias extracorpóreas mais empregadas em cães e gatos incluem hemodiálise intermitente (HDI), terapia renal substitutiva contínua (TRSC) e plasmaférese terapêutica (PT).

Os princípios da purificação sanguínea extracorpórea foram descritos pela primeira vez em 1914, quando pesquisadores induziram anticoagulação em um cão e direcionaram o sangue de uma artéria para um equipamento de "vividifusão"[1] (Figura 110.1). Esse equipamento separava o sangue através de membranas semipermeáveis semelhantes a canudos imersos em solução. Observou-se que, alterando a composição da solução, era possível alterar a concentração de solutos no sangue do paciente.[1] Embora o aparelho de vividifusão, construído a partir de cilindro de vidro e membranas semipermeáveis feitas à mão, pareça rudimentar para os padrões atuais, ele serviu como protótipo para todos os dialisadores modernos. O dialisador ainda funciona como um "rim artificial".

## PURIFICAÇÃO DO SANGUE

Difusão é a tendência de as moléculas de uma solução se transferirem de um local de alta concentração para um local de menor concentração.[2] À medida que o sangue do paciente entra no dialisador, ele é separado e passa por milhares de membranas semipermeáveis semelhantes a canudos, imersas em uma solução de diálise, também denominada dialisato.[3] A solução de diálise (ou dialisato) contém concentrações precisas de eletrólitos e solução tampão.[3] As moléculas são forçadas a se difundir do sangue, através da membrana, para a solução de diálise, desde que a sua concentração nessa solução seja menor (p. ex., creatinina). Além disso, substâncias benéficas podem ser forçadas a se transferir do dialisato para o sangue, aumentando a sua concentração no dialisato (p. ex., bicarbonato).[4] Após sair do dialisador, a solução de diálise exaurida é descartada, e o sangue purificado retorna ao paciente. A principal limitação da difusão é o tamanho da molécula que deve atravessar a membrana. Geralmente a probabilidade de uma molécula passar pela membrana é inversamente proporcional ao seu tamanho. Assim, pequenas moléculas, como a ureia, passam prontamente, enquanto moléculas maiores se difundem mais lentamente, ou não se difundem, mesmo que fisicamente possam passar através da membrana. Além disso, como o movimento das moléculas depende do gradiente de concentração, é necessário um suprimento contínuo de solução de diálise (dialisato) nova.

Durante a convecção, o sangue que entra no dialisador é separado e passa por milhares de membranas semipermeáveis semelhantes a canudos, onde é submetido a uma pressão transmembrana positiva.[2] Isso faz com que o líquido, chamado ultrafiltrado, seja forçado a deixar o sangue e atravessar a membrana. O ultrafiltrado carrega toxinas urêmicas, eletrólitos e outras pequenas moléculas[2,5] que são eliminadas. Uma solução de eletrólitos estéril e balanceada é então adicionada ao sangue do paciente para substituir o ultrafiltrado. Ao contrário do que acontece na difusão, é o tamanho dos poros da membrana semipermeável que determina quais solutos podem ser removidos. Todas as moléculas pequenas o suficiente para atravessar os poros da membrana passam na mesma velocidade. Assim, a convecção pode remover efetivamente um número maior de moléculas grandes do que a difusão.[2,6] A convecção pode ser usada para a rápida remoção de líquido em pacientes hiper-hidratados. No entanto, a convecção é tecnicamente desafiadora, pois o ultrafiltrado deve ser substituído com grande precisão para que não ocorra desequilíbrio ácido-básico, eletrolítico ou hídrico.

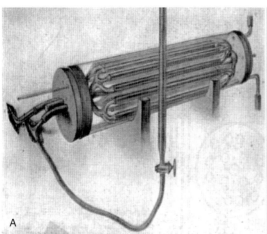
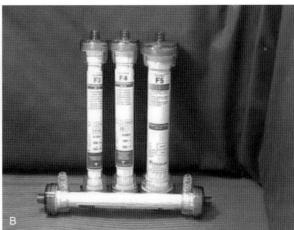

**Figura 110.1 A.** Desenho do aparelho de vividifusão de 1914. Esse primeiro "rim artificial" ainda serve como protótipo para todos os dialisadores modernos. **B.** Modelos de dialisadores modernos.

Adsorção é a tendência de algumas moléculas de se fixar em superfícies do circuito extracorpóreo e serem removidas da circulação. Estudos sugerem que certas membranas dialisadoras podem remover citocinas associadas à sepse; no entanto, até agora não há comprovação de seu benefício clínico.[5,7] A hemoperfusão envolve a adição de uma substância absortiva, muitas vezes o carbono ou resinas, na via sanguínea extracorpórea, a fim de capturar e remover drogas e toxinas. Embora descrita pela primeira vez na década de 1940, é pouco utilizada tanto em medicina humana quanto em medicina veterinária.[8]

## HEMODIÁLISE INTERMITENTE

Durante décadas, a HDI foi considerada a terapia padrão para pacientes que necessitavam de tratamento de DRA ou DRC, ou para a remoção de certas toxinas (p. ex., etilenoglicol).[9] Esse é o tratamento comumente conhecido como "diálise". Os pacientes são tratados por períodos definidos de tempo, muitas vezes de 4 a 6 horas, depois disso são atendidos como pacientes hospitalares típicos. Em alguns casos, podem até voltar diretamente para casa. A HDI envolve uma tecnologia baseada principalmente na difusão. Como são necessárias alterações significativas na composição sanguínea em períodos relativamente curtos, é necessária a produção local de grande quantidade de solução de diálise (dialisato). Como apenas uma fina membrana semipermeável separa o sangue do dialisato, esse dialisato deve ser relativamente puro para evitar que contaminantes ou endotoxinas sejam introduzidos no sangue do paciente.[10] Isso requer um investimento significativo tanto em equipamentos quanto em manutenção.[10]

A produção da solução de diálise, ou dialisato, requer que a água de torneira comum seja submetida a tratamento especial. Primeiramente ela passa por um filtro de sedimentos, para remover contaminantes maiores. Em seguida, é exposta ao carbono, que extrai cloro e cloroaminas. Um filtro de água com osmose reversa remove o restante dos solutos. A água é então colocada no aparelho de diálise, que a aquece e mistura com bicarbonato e solução eletrolítica (ácida) para produzir a solução de diálise, ou dialisato. Como em toda a via por onde o líquido passa há risco de contaminação, é essencial manter um programa de manutenção adequado, que envolva desinfecção e controle bacteriano.

## TERAPIA RENAL SUBSTITUTIVA CONTÍNUA

A terapia renal substitutiva contínua (TRSC) é um novo tipo de terapia de purificação sanguínea extracorpórea, que combina os princípios de difusão e convecção para propiciar quatro modalidades de tratamento diferentes: ultrafiltração contínua lenta (UFCL), hemodiálise venovenosa contínua (HDVVC), hemofiltração venovenosa contínua (HFVVC) e hemodiafiltração venovenosa contínua (HDFVVC).[11] Muitos sistemas de TRSC também podem realizar PT. Como o próprio nome indica, a TRSC é uma modalidade de tratamento contínua, e, uma vez iniciada, a terapia deve ser mantida até que a função renal do paciente seja restabelecida, que o paciente passe a fazer HDI ou seja submetido à eutanásia. As vantagens potenciais da TRSC em relação à HDI incluem um melhor controle dos equilíbrios hidreletrolítico e ácido-básico em pacientes hemodinamicamente instáveis;[12,13] no entanto, na medicina veterinária, muito do interesse dessa modalidade provavelmente se deva à disponibilidade de líquidos pré-embalados para TRSC, que não requerem investimento significativo em instalações de purificação de água ou na manutenção contínua associada à produção de solução de diálise, ou dialisato. A compensação óbvia é que os pacientes submetidos ao tratamento requerem ampla assistência e monitoramento diários por 24 horas.

A UFCL (Figura 110.2) é uma modalidade puramente convectiva.[11] À medida que o sangue do paciente passa pelas membranas semipermeáveis semelhantes a canudos do dialisador, ele é submetido a uma pressão positiva transmembrana, que força a parte líquida do sangue para fora. O sangue concentrado, então, retorna ao paciente. Embora a UFCL seja usada no tratamento de pessoas com insuficiência cardíaca congestiva que não respondem ao tratamento com diuréticos, sua utilidade na medicina veterinária não está bem estabelecida.[2]

A HFVVC (Figura 110.3) também é uma modalidade convectiva; porém, na HDVVC, o ultrafiltrado é reposto por uma solução eletrolítica balanceada estéril.[2,14,15] A solução pode ser adicionada ao sangue antes ou depois do dialisador. Quando adicionado depois do dialisador, uma pressão positiva transmembrana força a parte líquida do sangue para fora do sangue, resultando no aumento da hemoconcentração nas membranas semipermeáveis semelhantes a canudos do dialisador.[2] Antes do retorno do sangue ao paciente, é adicionada uma solução eletrolítica balanceada estéril, denominada "líquido de reposição", para restabelecer o sangue com hematócrito fisiológico. A adição de líquido após o dialisador é uma maneira extremamente eficiente de remover toxinas urêmicas; no entanto, à medida que ocorre hemoconcentração, existe o risco de coagulação. Isso limita a quantidade de líquido que pode ser removida.[2] Alternativamente, o "líquido de reposição" pode ser adicionado ao sangue antes do dialisador, resultando em hemodiluição. O excesso de líquido é então removido no dialisador pelo mecanismo de convecção.[2] Isso diminui a probabilidade de coagulação, mas também é significativamente menos eficiente.[16]

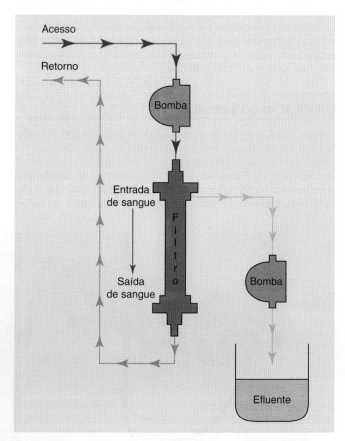

**Figura 110.2** Ultrafiltração contínua lenta (UFCL) – uma modalidade puramente convectiva que gera um ultrafiltrado que não é reposto. (Fonte: Acierno MJ, Maeckelbergh V: Continous renal replacement therapy. *Compend Contin Educ Vet* 30:264-280, 2008.)

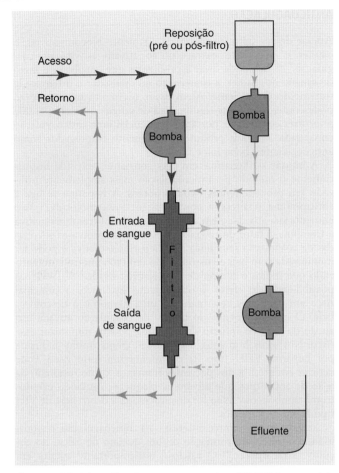

**Figura 110.3** A hemofiltração venovenosa contínua (HFVVC) é uma modalidade convectiva que gera ultrafiltrado. Ao contrário da UFCL, o ultrafiltrado é reposto por uma solução eletrolítica estéril e balanceada. Esse líquido pode ser adicionado antes ou depois do dialisador. (Fonte: Acierno MJ, Maeckelbergh V: Continous renal replacement therapy. *Compend Contin Educ Vet* 30:264-280, 2008.)

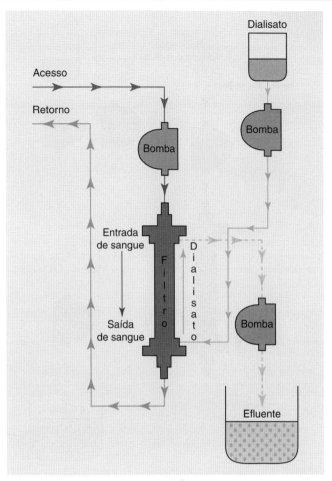

**Figura 110.4** A hemodiálise venovenosa contínua (HDVVC) é uma modalidade de terapia por difusão na qual o movimento de pequenas moléculas depende de sua concentração relativa no dialisato. (Fonte: Acierno MJ, Maeckelbergh V: Continous renal replacement therapy. *Compend Contin Educ Vet* 30:264-280, 2008.)

A HDVVC é uma modalidade de terapia por difusão que se assemelha muito à HDI (Figura 110.4).[11] O sangue entra no dialisador, onde é separado e passa por milhares de membranas semipermeáveis semelhantes a canudos imersas na solução de diálise, ou dialisato. Substâncias que estão em concentração relativamente alta são transferidas do sangue para o dialisato, enquanto substâncias cuja concentração é maior no dialisato são transferidas para o sangue.[3]

A HDFVVC combina o mecanismo de difusão da HDVVC com o mecanismo de convecção da HFVVC (Figura 110.5).[11] O sangue que flui através das membranas semipermeáveis do dialisador é exposto à solução de diálise e a uma pressão transmembrana positiva para que tanto a difusão quanto a ultrafiltração orientem a movimentação dos solutos.[2] Como o operador pode selecionar o grau de difusão e ultrafiltração que ocorre no dialisador, a HFVVC propicia melhor controle do tratamento administrado.

Para o tratamento de pacientes com DRA, não está claro qual modalidade de TRSC é a melhor. As modalidades convectivas (HFVVC, HDFVVC) têm a vantagem de serem capazes de remover moléculas maiores, de "tamanho médio", e, portanto, mimetizar melhor a função renal.[17] No entanto, não está clara a importância dessas moléculas na patogênese da DRA ou da uremia. As modalidades difusivas (HDVVC) são igualmente efetivas na remoção de moléculas menores, como ureia e creatinina, e estão associadas à menor ocorrência de falhas nos dialisadores.[16,18]

## PLASMAFÉRESE TERAPÊUTICA

A plasmaférese terapêutica é uma modalidade convectiva que utiliza um dialisador especializado para separar o plasma dos componentes celulares do sangue. O sangue do paciente entra no dialisador, onde é separado, e passa por milhares de membranas semipermeáveis semelhantes a canudos. O sangue é então exposto a uma pressão transmembrana positiva que faz com que um ultrafiltrado semelhante ao plasma seja forçado a sair. O ultrafiltrado, que contém albumina e globulinas, é eliminado enquanto os componentes celulares são misturados a uma solução coloidal e retornam ao paciente.

Em teoria, qualquer solução coloidal poderia ser usada, inclusive plasma, albumina, bem como coloides sintéticos; no entanto, em estudos com seres humanos, o uso de plasma fresco congelado tem sido associado a taxas de morbidade e mortalidade significativas.[19] Na medicina veterinária, o hidroxietil amido (Hetastarch) tem sido usado sem reações adversas conhecidas. A PT é útil para a remoção de autoanticorpos, complexos imunes e toxinas ligadas fortemente à proteína.

Em seres humanos, a PT é usada no tratamento de algumas doenças autoimunes (p. ex., púrpura trombocitopênica trombótica, miastenia *gravis*, rejeição aguda a aloenxerto renal mediada por anticorpos, síndrome da hiperviscosidade), algumas intoxicações (cogumelos) e *superdosagem* de drogas.[20] Embora a literatura veterinária atualmente inclua relatos de casos em que a PT foi utilizada no tratamento de diversas doenças imunológicas, infecciosas e neoplásicas,[21-24] parece plausível que também seja efetiva

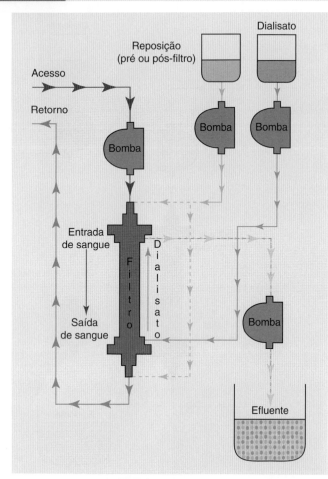

**Figura 110.5** A hemodiafiltração venovenosa contínua (HDFVVC) combina o mecanismo de difusão da HDVVC com o mecanismo de convecção da HFVVC. A difusão orienta o movimento de toxinas urêmicas menores e de eletrólitos, enquanto a convecção facilita o movimento de moléculas maiores e líquidos. (Fonte: Acierno MJ, Maeckelbergh V: Continous renal replacement therapy. *Compend Contin Educ Vet* 30:264-280, 2008.)

no tratamento de algumas intoxicações. Especificamente, é provável que a PT seja efetiva na remoção de toxinas que apresentam baixo volume de distribuição ($V_d < 0,2$ ℓ/kg) e são fortemente ligadas à proteína (> 80%).[20,25,26] Substâncias com baixo volume de distribuição permanecem principalmente no espaço intravascular, onde a PT é capaz de removê-las. Muitos fármacos se ligam fortemente à proteína, o que resulta em meia-vida longa. Como isso dificulta a remoção por meio de HDI, a PT é ideal para remover esse tipo de substância.

É importante ressaltar que, como a PT consiste em um mecanismo convectivo, à medida que o plasma do paciente é removido, o sangue que passa nas membranas semipermeáveis semelhantes a canudos, do dialisador, fica cada vez mais concentrado. Conforme isso ocorre, aumenta o risco de coagulação no dialisador. Portanto, em cada passagem pelo dialisador, apenas uma parte do plasma do paciente é realmente removida por convecção, enquanto o restante é misturado a uma solução coloide e retorna ao paciente. Assim, a remoção de uma substância por meio de PT é limitada, pois a substância de interesse é continuamente diluída pelo coloide. Enquanto cerca de 63% dos solutos do plasma são removidos na primeira troca de volume plasmático (PV = [(0,08 × peso/kg) × (1 − HCT)]), uma troca adicional com metade do volume de plasma remove apenas 15% adicionais de solutos e cada troca subsequente é cada vez menos eficiente.[27,28] Portanto, as recomendações atuais de tratamento são para 1,5 troca de plasma ao longo de 2 a 3 horas, para remover aproximadamente 78% da substância de interesse do espaço intravascular.[20,28]

## ANTICOAGULAÇÃO

Apesar de ser feito de materiais altamente biocompatíveis, o cateter e o circuito extracorpóreo ativam as vias de coagulação.[29,30] Isso pode levar a problemas que envolvem o fluxo de sangue no cateter, a coagulação no dialisador e o tempo de tratamento do paciente. Além disso, o circuito extracorpóreo pode conter uma parte significativa de sangue que será perdida se ocorrer coagulação; portanto, é essencial uma anticoagulação apropriada. Há dois produtos comumente empregados como anticoagulantes: heparina e citrato.

A infusão de heparina, em taxa constante, tem sido historicamente o método de anticoagulação mais amplamente utilizado em procedimentos extracorpóreos. A heparina se liga à antitrombina e altera a conformação dessa molécula.[31] Isso aumenta sua atividade em até mil vezes. A antitrombina inativa a trombina, o fator de coagulação X e outras proteases envolvidas na coagulação sanguínea.[32] A heparina é efetiva e pode ser monitorada com baixo custo usando um cronômetro automatizado que indica o tempo de coagulação ativada.[33,34] Devido à possibilidade de efeito anticoagulante sistêmico, o principal risco em pacientes veterinários é uma hemorragia descontrolada. O monitoramento do tempo de coagulação ativada e o ajuste da taxa de infusão de heparina podem minimizar esse risco. Nos seres humanos, a trombocitopenia imune induzida por heparina (TIH tipo II) representa um sério risco. Pode ocorrer em até 5% dos pacientes humanos, como resultado da ação de anticorpos que ativam as plaquetas, causando eventos tromboembólicos.[35] Não foi documentada a ocorrência de TIH tipo II em cães e gatos.

Recentemente, houve interesse na anticoagulação regional usando citrato para formação de um quelato de cálcio no circuito extracorpóreo.[36] O cálcio é um importante cofator em toda a cascata de coagulação, e o sangue não coagula em sua ausência.[37] À medida que o sangue entra no circuito extracorpóreo, o citrato é infundido para a quelação do cálcio, impedindo a coagulação sanguínea.[37] Depois disso é feita uma infusão de cloreto de cálcio diretamente no paciente, a fim de manter a concentração sérica de cálcio em níveis fisiológicos. O principal benefício do citrato é que não ocorre ação anticoagulante sistêmica. Como existe um risco significativo de desenvolvimento de hipocalcemia e alcalose,[37,38] é necessário o monitoramento frequente da concentração de cálcio e do equilíbrio acidobásico. A anticoagulação regional é um procedimento comum em pacientes humanos, mas seu uso na terapia veterinária é limitado.

## ACESSO VASCULAR

Terapias extracorpóreas requerem taxas significativas de fluxo sanguíneo; portanto, o acesso vascular adequado é essencial. Na maioria dos pacientes, a única veia com calibre grande o suficiente para propiciar esse acesso é a jugular; portanto, esses vasos não devem ser utilizados para outros fins (p. ex., coleta de sangue). Os cateteres de diálise são feitos de material altamente biocompatível, como poliuretano ou silicone, e projetados para que haja uma mistura mínima de sangue processado com sangue não processado. Embora existam muitas variações, a maioria dos cateteres é do modelo "cateter dentro de cateter" ou *"side by side"* (Figura 110.6). Em todos os pacientes, exceto nos de menor porte, pode-se utilizar um cateter de diálise de duplo lúmen usando a técnica de Seldinger modificada. Geralmente, um cateter de 11 a 14 Fr é utilizado em cães de grande porte, enquanto em cães e gatos de menor porte utiliza-se cateter de 7 Fr. Nos pacientes ainda menores, um cateter de 5 Fr de único lúmen para diálise de neonato pode ser introduzido em cada veia jugular.

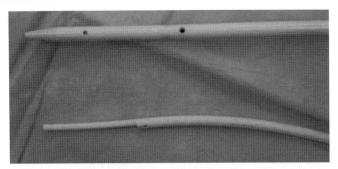

**Figura 110.6** Exemplos de cateteres de diálise. O cateter da parte superior da figura é do modelo "cateter dentro de cateter". O sangue é levado para o equipamento extracorpóreo pelos orifícios laterais do cateter e ejetado pela sua extremidade. Isso minimiza a possibilidade de recirculação, a mistura de sangue purificado com o sangue do paciente. O cateter da parte inferior da figura é um exemplo de cateter "side by side" ou duplo "D".

## COMPLICAÇÕES

Os problemas associados à anticoagulação e à coagulação inadequadas talvez sejam os mais desafiadores no uso de terapia extracorpórea. São comuns as questões relativas à coagulação no cateter de diálise e ao comprometimento do fluxo sanguíneo.[39] Em pacientes submetidos à TRSC por longo período, todo o circuito pode ficar inoperante quando há coágulos sanguíneos no circuito extracorpóreo. Em contrapartida, alguns pacientes apresentam sangramento no local de introdução do cateter dias depois de receber heparina.

Hipotensão é outra complicação potencial. Embora provavelmente multifatorial, acredita-se que resulta, pelo menos em parte, da grande quantidade de sangue necessária para o circuito extracorpóreo.[40] Como tentativa de resolver esse problema em pacientes de menor porte, podem ser usados dialisadores e equipo de acesso pediátrico e a via sanguínea pode ser abastecida com solução coloide ou com sangue.

A síndrome do desequilíbrio da diálise (SDD) pode ser uma grande preocupação no tratamento de pacientes veterinários azotêmicos com HDI.[41,42] Embora várias teorias tenham sido propostas, parece provável que a SDD esteja relacionada à ação da ureia como partícula osmoticamente ativa.[43,44] À medida que se acumula no sangue, a ureia se difunde em vários tecidos por todo o organismo. Cada um desses tecidos pode reter e perder ureia em taxas diferentes. Acredita-se que, como a ureia é rapidamente removida do sangue, pode existir um diferencial de tal forma que a concentração de ureia seja maior em alguns tecidos do que no sangue.[44] O cérebro é um exemplo de tecido em que a perda de ureia é mais lenta do que a sua remoção por meio de HDI. Nesse caso, a ureia atua como uma partícula osmoticamente ativa, provocando edema cerebral que resulta em alterações na atividade mental, convulsões, coma ou morte.[44] A reposição da ureia no sangue por outra molécula osmoticamente ativa, como o manitol, é uma estratégia para ajudar a prevenir a ocorrência de SDD; outra é evitar a redução rápida do teor de ureia. Devido à sua natureza lenta, não há relato de ocorrência de síndrome do desequilíbrio da diálise quando se utiliza TRSC.

## INDICAÇÕES

A principal indicação de TRSC é o controle da azotemia em casos de DRA, em que a função renal provavelmente seja restabelecida em um período relativamente curto. Isso facilita muito o tratamento da doença e dá tempo para que os rins cicatrizem. Anúria e oligúria não são os padrões para o tratamento de DRA; em vez disso, a decisão de iniciar a terapia deve ser baseada na resposta do paciente ao tratamento convencional. Desequilíbrios eletrolíticos, sobrecarga de líquido e azotemia significativos que não respondem à terapia convencional são indicações de tratamento. A TRSC tem sido utilizada no tratamento de DRA secundária a doenças infecciosas, insolação e intoxicações, bem como no tratamento da síndrome da lise tumoral. A TRSC também pode ser usada em casos de doença renal aguda, em situações em que a função renal não deve se restabelecer rapidamente, para que esses pacientes possam ser estabilizados e transferidos para uma instituição que disponibiliza HDI. Na medicina humana, mas não na medicina veterinária, também tem sido usada no tratamento de insuficiência cardíaca que não responde à terapia com diurético.

As indicações de HDI são mais flexíveis, propiciando oportunidade para o tratamento de DRA, bem como de pacientes com DRC e de diversas intoxicações. A capacidade da HDI para remover toxinas depende das características das substâncias, incluindo: tamanho, ligação proteica e volume de distribuição. Quanto maior a molécula, mais firmemente ela se liga à proteína, e, quanto mais se dispersa pelo corpo, menos provável é que a HDI seja útil no tratamento de intoxicação. Listas de medicamentos e toxinas que podem ser efetivamente removidos por meio de HDI e/ou TRSC estão disponíveis em centros especializados nessas modalidades.

### Avaliação da eficácia

Foram desenvolvidos alguns cálculos para ajudar a determinar se a modalidade de terapia utilizada para a purificação do sangue é adequada para o tratamento do paciente. Duas das fórmulas mais utilizadas são a taxa de redução da ureia (TRU) e Kt/V. A TRU indica a redução percentual da ureia induzida pela terapia utilizada. É um cálculo simples: [(ureia pré-tratamento – ureia pós-tratamento)/ureia pré-tratamento] × 100. Sua utilidade reside em sua simplicidade e na capacidade de prever consequências clínicas em seres humanos;[45] no entanto, há limitações. A TRU não considera a ureia produzida pelo corpo durante o procedimento.[46] Esse pode ser um fator irrelevante durante a HDI, mas pode ser importante durante a TRSC. De fato, após o período inicial de tratamento por meio de TRSC, quando o teor de nitrogênio ureico sanguíneo (NUS) diminui para a faixa de normalidade e não está mais diminuindo, a TRU efetivamente se torna 0%. Obviamente, o corpo ainda está produzindo ureia e a TRSC continua a removê-la, mas a TRU não é capaz de explicar isso. Ademais, a TRU não contabiliza a ureia que é removida por meio de convecção, juntamente com o excesso de líquido corporal.[46] Isso resulta em subavaliação da ureia removida em pacientes excessivamente hidratados.

O valor de Kt/V é estreitamente relacionado à TRU; no entanto, reflete com maior precisão a ureia removida por terapia extracorpórea.[46] Kt/V é um valor sem unidade, em que K é uma medida de liberação de ureia expressa em m$\ell$/min.[47] A remoção total do soluto por período de tempo é então definida como o produto de K (em m$\ell$/min) pelo tempo (em minutos) em que o paciente recebe o tratamento. A divisão de Kt pelo volume de distribuição da ureia (m$\ell$) normaliza esse produto. Como a ureia é quase igualmente distribuída em todos os compartimentos orgânicos com a água, o valor de V pode ser estimado em aproximadamente 60% do peso corporal, em quilogramas.[48] O resultado do cálculo de Kt/V representa tanto a ureia produzida pelo organismo quanto a ureia removida por meio de convecção, juntamente com o excesso de líquido corporal. Por essa razão, o grupo Kidney Disease Outcomes Quality Initiative (KDOQI) adotou o Kt/V como padrão para a determinação da adequação da diálise em seres humanos.[49] Na medicina veterinária, o valor de Kt/V é importante para o estabelecimento de prescrições de TRSC, bem como para comparar tratamentos extracorpóreos entre pacientes e modalidades, enquanto o valor de TRU é inestimável para o desenvolvimento de prescrições seguras e eficazes de HDI.[52] As especificidades do cálculo do Kt/V são discutidas em outros capítulos.[50,51]

## REFERÊNCIAS BIBLIOGRÁFICAS

*As referências bibliográficas deste capítulo se encontram online no Ambiente de Aprendizagem.*

# CAPÍTULO 111

# Técnicas de Diagnóstico de Anormalidades da Próstata

Michelle Anne Kutzler

Antes de utilizar qualquer técnica de diagnóstico, deve ser feito um exame superficial da próstata por meio de palpação retal e abdominal, simultaneamente (ver Capítulo 2). A palpação retal possibilita apenas o exame da face dorsal ou dorsocaudal da próstata. A palpação abdominal concomitante não só possibilita o exame da face cranial da próstata, mas também facilita a palpação retal, pois a próstata pode ser empurrada para dentro ou para próximo do canal pélvico. Durante a palpação, a próstata deve ser avaliada quanto a tamanho, simetria, contorno da superfície, mobilidade e sensibilidade dolorosa. A próstata normal é bilobada, simétrica, lisa, móvel e indolor. Com base no histórico, sinais clínicos, exame físico geral e achados à palpação, o clínico deve então determinar qual combinação das seguintes técnicas de diagnóstico de anormalidades da próstata provavelmente propiciará um diagnóstico preciso.

## EXAMES DE IMAGEM DA PRÓSTATA

### Ultrassonografia

A ultrassonografia abdominal é a melhor modalidade de imagem para avaliação da próstata; por ser um método seguro e não invasivo, possibilita que sejam obtidas mensurações precisas, bem como a avaliação do parênquima prostático (ver Capítulo 88). Para a obtenção de imagem da próstata, o transdutor deve ser posicionado contra a parede abdominal ventral, cranial ao púbis. A próstata deve ser examinada em planos longitudinais (sagitais) e transversais para se ter certeza de que todas as áreas da próstata sejam observadas. O verdadeiro plano longitudinal pode ser confirmado observando a uretra hipoecoica. As dimensões da próstata são medidas tanto nos planos longitudinais quanto nos transversais (Figura 111.1).

O comprimento e a largura da próstata são medidos em imagens longitudinais. O comprimento é definido como o diâmetro prostático máximo ao longo do eixo uretral, enquanto a altura é definida como o diâmetro prostático máximo perpendicular ao eixo do comprimento no plano longitudinal.[1] Para um cão castrado, a altura normal da próstata é de cerca de 1 cm. A largura da próstata é determinada a partir do plano transversal, que é obtido girando o transdutor 90°. O volume de cada lóbulo prostático pode então ser calculado usando a fórmula para volume de uma elipse: V (cm$^3$) = (comprimento × largura × altura) × 0,523.[2] O volume total da próstata pode então ser estimado somando as medidas dos lóbulos esquerdo e direito. Como tanto a idade quanto o peso corporal influenciam o volume da próstata de um cão não castrado, o volume esperado da próstata normal pode ser calculado a partir da fórmula V (cm$^3$) = (0,867 × peso corporal [em kg]) + (1.885 × idade [anos]) + 15,88.[3]

A aparência ultrassonográfica da próstata normal de um cão não castrado é característica: nota-se parênquima hipoecoico com pontilhado moderadamente ecogênico, com padrão uniforme em toda a glândula, semelhante ao do baço, com uma cápsula ecoica de margens lisas.[4] A uretra geralmente é hipoecoica em comparação com o parênquima prostático, posicionada longitudinalmente entre os dois lóbulos. Em contrapartida, a aparência ultrassonográfica da próstata de um cão castrado é ligeiramente hipoecoica, comparada à gordura circundante e às estruturas adjacentes, de tal forma que a visualização da uretra é mais difícil. A ecogenicidade da próstata deve ser analisada para avaliar alterações focais, multifocais ou difusas na textura. O aumento da ecogenicidade e uma ecotextura grosseira estão associados à hiperplasia, inflamação, infecção e neoplasia (Vídeo 111.1). A ultrassonografia possibilita determinar a presença ou ausência de cistos no interior da próstata. Devem-se identificar e observar o tamanho, a quantidade e a localização dos cistos. O conteúdo luminal dos cistos deve ser caracterizado como hipoecoico ou anecoico. A mineralização do parênquima também pode ser observada e, em cães castrados, está frequentemente associada à neoplasia.[5] No entanto, ocasionalmente pode se desenvolver mineralização em casos de prostatite crônica em cães não castrados.

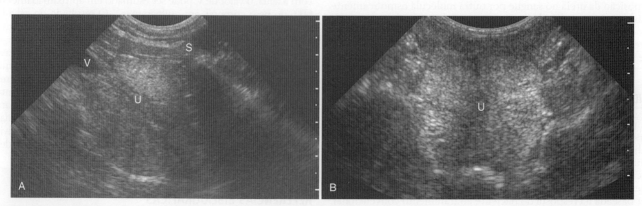

**Figura 111.1** Imagens de ultrassonografia abdominal longitudinal (**A**) e transversal (**B**) da próstata normal de cão não castrado. O parênquima prostático apresenta ecotextura uniformemente média e moderadamente hiperecoica em comparação com as estruturas circundantes, com uretra prostática hipoecoica (*U*). Note o colo vesical anecoico (*V*) e a sombra do osso púbico (*S*) na imagem longitudinal.

Embora o ultrassom possa detectar dilatação e alterações na arquitetura prostática interna, essas características não são patognomônicas para uma doença específica. A aparência ultrassonográfica da próstata não se correlaciona bem com os resultados de culturas microbiológicas, nem a presença e a quantidade de cistos se correlacionam com a presença de infecção.[6,7] No entanto, em comparação com a radiografia, a imagem ultrassonográfica é mais sensível na avaliação da doença parenquimatosa focal ou regional.[8-10] A ultrassonografia também tem sido comprovada como um método útil para avaliar respostas à involução prostática induzida por fármacos.[11,12]

## Radiografia

A localização, o tamanho e o contorno da próstata também podem ser avaliados por meio de radiografia abdominal caudal. A próstata normal não desloca o cólon ou a bexiga de suas posições anatômicas. Radiograficamente, a próstata apresenta opacidade de tecido mole, e sua identificação é influenciada pela opacidade diferenciada dos tecidos circundantes. Em cães, o diagnóstico radiográfico de prostatomegalia pode ser feito quando as dimensões da próstata excedem 70% da distância entre o púbis e o promontório em uma imagem lateral[8] (Figura 111.2). No entanto, o tamanho da próstata pode variar desde uma discreta dilatação até mais de 20 vezes o tamanho normal, e a gravidade da dilatação não pode ser usada para estabelecer um diagnóstico ou um prognóstico.[13] Além disso, as dimensões exatas da próstata muitas vezes não podem ser determinadas devido à sobreposição de estruturas ósseas ou pela falta de detalhes da serosa abdominal pela ausência de gordura, presença de ascite ou peritonite focal associada à prostatite.[13] A capacidade da radiografia para identificar alterações no parênquima associadas à doença limita-se à mineralização, que pode ser indicativa de neoplasia em cães castrados, ou inflamação crônica em cães não castrados.[5] Na radiografia abdominal caudal podem ser observadas evidências de aumento de linfonodo sublombar (ilíaco medial e hipogástrico) pelo deslocamento ventral do cólon.[14] Além disso, podem ser identificadas lesões ósseas proliferativas, líticas ou mistas envolvendo os corpos vertebrais lombares e os ossos pélvicos.[14]

A uretrocistografia com distensão retrógrada e uso de contraste (UDRC) foi descrita como um bom método para determinar a integridade prostática.[15] Na próstata normal, nota-se contraste positivo mínimo no parênquima prostático, próximo à uretra (refluxo uretroprostático). No entanto, existem relatos da ocorrência de volume maior de contraste acumulado no parênquima prostático (refluxo intraprostático), em todos os tipos de doenças da próstata.[16] Irregularidades ou padrão ondulante na superfície da uretra prostática foram associadas a hiperplasia prostática benigna, prostatite bacteriana crônica e neoplasia[15] (Figura 111.3). Foi relatada a ocorrência de estreitamento do diâmetro da uretra prostática na UDRC associada a hiperplasia prostática benigna, abscesso prostático e neoplasia.[7] No entanto, como o diâmetro da uretra prostática é variável em cães com próstata normal devido ao grau de distensão da bexiga, as alterações no diâmetro devem ser interpretadas com cautela.[17] Além disso, a ausência de resultados positivos em exames com contraste não exclui a possibilidade de doença prostática.[7]

## Outras modalidades de exames de imagem

Tanto a tomografia computadorizada (Figura 111.4) quanto a ressonância magnética (Figura 111.5) são excelentes métodos para obtenção de imagens da próstata, bem como de estruturas

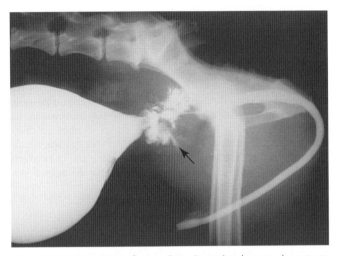

**Figura 111.3** Uretrocistografia com distensão retrógrada e uso de contraste em um cão com adenocarcinoma. Note a prostatomegalia e o refluxo intraprostático do contraste (*seta*). (Cortesia de Root Kustritz MV, Klausner JS: doenças prostáticas. In: Ettinger SJ, editor: *Textbook of veterinary internal medicine*, ed. 5, Philadelphia, 2000, Saunders, p. 1695.)

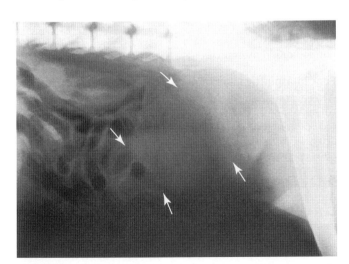

**Figura 111.2** Radiografia lateral de um cão com acentuada prostatomegalia (bexiga, setas craniais; próstata, setas caudais). (Cortesia de Barsanti JA, Finco DR: Canine prostatic diseases. In Ettinger SJ, editor: *Textbook of veterinary internal medicine*, ed 3, Philadelphia, 1989, Saunders, p. 1864.)

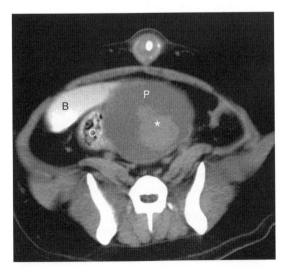

**Figura 111.4** Imagem obtida em tomografia computadorizada transversal do abdome caudal de um cão com prostatomegalia marcante (P), deslocando o cólon (C) e a bexiga (B). Nota-se contraste positivo na bexiga. Observe a massa irregular e altamente atenuante na próstata (*asterisco*).

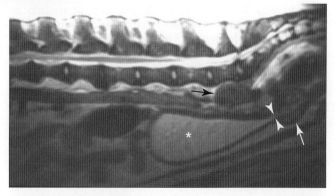

**Figura 111.5** Imagem obtida em ressonância magnética transversal ponderada em T2 de um cão com carcinoma de próstata. A próstata é indicada pela *seta branca*. A uretra prostática é mostrada pelas *pontas de seta brancas*. Na face ventral à L7-S1 nota-se aumento de um linfonodo sacral, com infiltração metastática (*seta preta*). O *asterisco* indica a bexiga. (Cortesia de LeRoy BE, Northrup N: Câncer de próstata em cães: aspectos comparativos e clínicos. *Vet J* 180: 149-162, 2009.)

adjacentes onde a metástase pode ser uma preocupação. Como os cães geralmente são usados como modelos para doenças prostáticas de humanos, há informações abundantes publicadas sobre o uso dessas técnicas em cães. A ressonância magnética é uma modalidade para a avaliação precisa de alterações no volume da próstata de cães: tem alta correlação com o peso de próstatas extirpadas.[18] No entanto, há pouca informação na literatura veterinária sobre a utilidade desses exames no diagnóstico da doença de próstata em cães.[14,19,20] Na prática veterinária, ambos os exames são de alto custo, não estão disponíveis de maneira uniforme e requerem imobilização do animal por meio de anestesia geral.

## COLETA DE AMOSTRAS DA PRÓSTATA

Em todos os cães com suspeita de doença de próstata deve-se submeter o líquido prostático a exame citológico e cultura bacteriana quantitativa. O líquido prostático pode ser obtido por meio de ejaculação ou massagem prostática e cateterização traumática, sendo a ejaculação o método de coleta preferido, especialmente quando há suspeita de infecção bacteriana e cistite concomitantes. No caso de formações císticas, a aspiração da próstata com agulha fina guiada por ultrassonografia abdominal pode propiciar melhores amostras de líquido prostático para fins de diagnóstico (ver Capítulo 89). Dependendo dos diagnósticos diferenciais considerados, também pode ser preciso examinar amostras de tecido prostático para confirmar o resultado do exame citológico, determinar estratégias de tratamento adequadas e obter o prognóstico mais preciso.

### Ejaculação do líquido prostático

A técnica de coleta de líquido prostático (coleta da terceira fração) via ejaculação foi descrita anteriormente[21] (Vídeo 111.2). Para que o cão consiga ejacular, o prepúcio deve ser retraído caudalmente e aplicada pressão com os dedos na base do pênis, proximal ao bulbo da glande. Ocorre um impulso pélvico intenso durante a ejaculação. O líquido prostático (3ª fração da ejaculação) pode ser coletado assepticamente durante a ejaculação, desde que os recipientes de coleta sejam substituídos após a coleta combinada da 1ª e 2ª frações. As duas primeiras frações liberam os microrganismos que normalmente colonizam a uretra distal e devem ser desprezadas para que a amostra não seja por eles contaminada. Durante a coleta da terceira fração, deve-se tomar cuidado para evitar que a ponta do pênis toque no interior do frasco de coleta estéril, para evitar a contaminação da amostra por microrganismos da flora normal da mucosa peniana. A amostra combinada da 1ª e 2ª frações deve ser reservada para a avaliação do sêmen, se indicado. O exame citológico do líquido prostático imediatamente após a coleta ajuda a determinar se a amostra obtida é asséptica. Uma amostra que foi contaminada pelo contato com a superfície mucosa do pênis contém células epiteliais escamosas, juntamente com cocos gram-positivos, mas ausência de neutrófilos.[22] Se houver suspeita de que o líquido prostático tenha sido contaminado durante a coleta, uma segunda ejaculação pode ser coletada após um período de repouso de 1 a 2 horas.

### Massagem prostática e cateterização traumática

Se o cão não ejacular, devem-se realizar massagem prostática e cateterização traumática. Na presença de cistite, é preferível tratar o cão com um antibiótico apropriado (p. ex., ampicilina) que não penetre a próstata antes da realização da lavagem prostática. Após o tratamento efetivo da cistite, pode-se realizar a lavagem da próstata.

A técnica de massagem prostática e cateterização traumática foi descrita anteriormente e deve ser executada cuidadosamente.[22] Brevemente, utilizando uma técnica asséptica, deve-se fazer a cateterização da bexiga e toda a urina ser removida. A bexiga é então lavada com solução salina estéril (5 mℓ), e essa amostra é coletada e preservada (PM-1). O cateter é posteriormente retraído de modo que sua extremidade se posicione distalmente à próstata. A próstata é então massageada pela via retal por cerca de 1 minuto para extrair uma quantidade de líquido prostático na uretra, onde pode ser coletada com um cateter urinário. A solução salina estéril (5 mℓ) deve ser lentamente infundida pelo cateter, ao mesmo tempo que o orifício uretral é ocluído. Assim, o líquido prostático é liberado na bexiga. O cateter é então avançado na bexiga à medida que se faz a aspiração, obtendo-se a amostra (PM-2). A amostra de lavado prostático deve ser fixada em uma lâmina de vidro, corada com hematoxilina e eosina, e avaliada quanto à celularidade (Figura 111.6). Comparando-se o resultado do exame citológico e a cultura bacteriana quantitativa das duas amostras de lavado prostático (PM-1 e PM-2), pode-se determinar o local preciso do problema:[23] a evidência de infecção em ambas as amostras é mais compatível com cistite, enquanto a evidência de infecção apenas em PM-2 é compatível com prostatite. A massagem prostática não é isenta de riscos. Em caso de prostatite aguda ou abscesso prostático, existe o risco de septicemia, com a passagem de bactérias à corrente sanguínea ou causando peritonite.[24] Além disso, há a incerteza de que realmente foi obtido líquido prostático.

### Punção aspirativa com agulha fina

A técnica de punção aspirativa com agulha fina (PAAF) para coleta de amostras de líquido prostático foi revisada.[22] Se essa técnica for utilizada, a superfície da pele através da qual a agulha é introduzida deve ser submetida à tricotomia e preparada assepticamente. Assim que a agulha alcança a próstata, a aspiração deve ser realizada à medida que a agulha é redirecionada várias vezes dentro da glândula (ver Capítulos 89 e 93). A pressão negativa é liberada lentamente e a agulha é retirada. Cerca de 17% das amostras obtidas por PAAF não apresentam valor diagnóstico devido à baixa celularidade.[25] O diagnóstico obtido por PAAF pode ser discordante do diagnóstico obtido no exame histopatológico, se a aspiração do tecido fibroso resultar em baixa celularidade ou se a aspiração de tecido inflamado ou displásico for erroneamente interpretada como neoplasia.[25] A precisão pode aumentar quando a técnica é combinada com ultrassonografia abdominal (Vídeo 111.3).

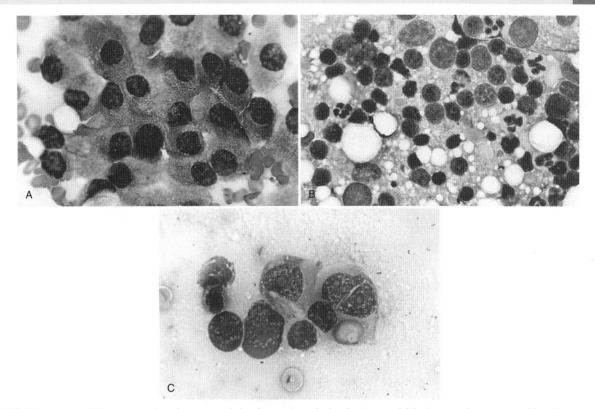

**Figura 111.6** Aspectos citológicos comparativos de amostras de lavado prostático obtidas de cão normal (**A**), cão com adenocarcinoma (**B**) e cão com carcinoma celular transitório (**C**) (aumento de 1.000×). As células epiteliais prostáticas neoplásicas (**B** e **C**) apresentam diversos sinais de malignidade, incluindo anisocitose, anisocariose, aumento da proporção núcleo:citoplasma, múltiplos nucléolos e núcleos. (*Esta figura se encontra reproduzida em cores no Encarte.*)

Se houver suspeita de neoplasia prostática, a biopsia de próstata propicia um diagnóstico mais preciso do que a PAAF.[26] As complicações associadas à PAAF incluem hematúria e hemorragia periprostática.[22,26] Além disso, a aspiração de um cisto intraprostático estéril pode resultar na formação de um abscesso de próstata.[27]

### Biopsia de próstata

As técnicas de biopsia de próstata percutânea foram revisadas.[28] A seleção cuidadosa e a preparação do paciente para a biopsia são essenciais. Não se recomenda biopsia de próstata se houver suspeita de prostatite bacteriana, a menos que também haja suspeita de neoplasia ou a existência de prostatite bacteriana não possa ser confirmada por outros testes.[29] Se houver suspeita de infecção bacteriana, deve-se iniciar a profilaxia com antibióticos 48 horas antes da realização de biopsia da próstata. Um cateter uretral preenchido com líquido ou ar pode ser introduzido antes da coleta de amostras de biopsia prostática, para definir melhor a uretra prostática por meio de ultrassonografia e prevenir danos. O local da biopsia deve ser submetido à tricotomia e preparado assepticamente. Deve-se utilizar ultrassonografia como guia da biopsia da próstata, pois possibilita o posicionamento preciso do instrumento de biopsia. Biopsias prostáticas "às cegas" não são recomendadas. A biopsia guiada por ultrassom reduz o risco de complicações pós-biopsia (hematúria, propagação de infecção, laceração de importantes vasos sanguíneos, tração da uretra, orquite, punção acidental de órgãos adjacentes).[27] Além disso, a precisão diagnóstica da biopsia guiada por ultrassom é maior porque é possível localizar o tecido doente. O transdutor do ultrassom deve ser recoberto com uma luva estéril e deve-se utilizar um gel de acoplamento acústico estéril. O instrumental da biopsia (p. ex., agulha semiautomática Tru-Cut) deve ser direcionado tangencialmente para evitar a uretra prostática central. O instrumento de biopsia pode ser introduzido manualmente ou guiado por ultrassom com clipe. A orientação fornecida pelo clipe garante que a agulha permaneça no plano do feixe de ultrassom. No entanto, o guia limita a manobra do instrumento de biopsia e pode ser um fator complicante.

Para obter informações adicionais sobre a aplicação e interpretação dessas técnicas de diagnóstico relacionadas a doenças da próstata específicas de cães, consulte o Capítulo 337.

### REFERÊNCIAS BIBLIOGRÁFICAS

*As referências bibliográficas deste capítulo se encontram online no Ambiente de Aprendizagem.*

# SISTEMA GASTRINTESTINAL

## CAPÍTULO 112

## Intubação e Lavagem Gástrica

Deborah C. Silverstein

### INTUBAÇÃO GÁSTRICA

A colocação de sonda no estômago pela boca, procedimento também conhecido como intubação orogástrica, é realizada quando há necessidade de remover conteúdo gástrico, descomprimir o estômago distendido (p. ex., síndrome da dilatação volvogástrica), fazer lavagem gástrica e/ou administrar medicamentos ou soluções de diagnóstico – por exemplo, contraste de bário. Embora o procedimento em si não seja difícil, devem ser avaliados benefícios e riscos potenciais antes da inserção.

### Indicações e complicações

As principais indicações para a intubação orogástrica incluem descompressão de estômago dilatado (ver Capítulo 275), remoção de toxinas do estômago com ou sem lavagem (p. ex., toxinas potencialmente letais, pacientes intoxicados com alteração no nível de consciência e que requerem descontaminação controlada ou aqueles que podem apresentar bezoar ou obstrução de estômago ou intestino [ver Capítulo 151]) e administração de medicamentos ou solução usada em diagnóstico no estômago. As complicações potenciais incluem danos ou perfuração da parede esofágica ou gástrica, regurgitação seguida de aspiração do conteúdo gástrico e efeitos adversos da anestesia geral. Animais gravemente enfermos ou intoxicados podem apresentar maior risco de complicações relacionadas com a anestesia.

### Procedimento

Assim que o paciente é identificado como candidato à intubação orogástrica, o protocolo anestésico deve ser escolhido de acordo com o estado sistêmico do animal. Os materiais necessários são mostrados na Figura 112.1 e incluem:
- Equipamentos e medicamentos para indução, manutenção e monitoramento de anestesia geral (nem todos são mostrados); verificar se o balão do tubo endotraqueal está funcionando e se mantém inflado durante o procedimento
- Tubo ou sonda orogástrico (estômago)
- Lubrificante hidrossolúvel
- Fita adesiva ou marcador permanente
- Gaze
- Abre-boca
- Recipiente para o líquido drenado
- Solução isotônica ou água morna para lavagem
- Funil, bomba de escoamento ou bomba estomacal (Figura 112.2)
- Banquinho ou cadeira
- Carvão, se indicado
- Aparelho de sucção (por precaução).

Quando o tubo endotraqueal estiver posicionado, o balão deve ser inflado antes do procedimento para ajudar a prevenir a aspiração do conteúdo estomacal ou do líquido de lavagem. A sonda orogástrica deve ter lúmen único e tubo semirrígido com extremidade lisa, a fim de evitar traumatismo de mucosa. O clínico deve escolher um tubo com o maior diâmetro possível para o esôfago do paciente – mais ou menos o mesmo diâmetro de um

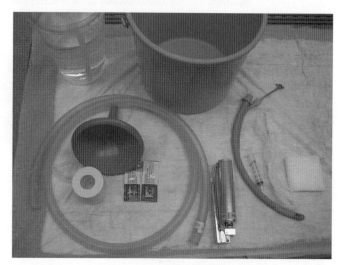

**Figura 112.1** Materiais necessários à intubação e à lavagem gástrica. Note que medicamentos para anestesia e equipamentos de monitoramento não foram incluídos na fotografia.

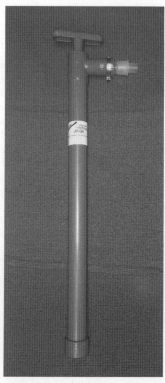

**Figura 112.2** Fotografia de uma bomba estomacal (*JorVet Thirsty Stomach* [Jorgensen Laboratories, Inc., Loveland, CO]). Ela pode substituir o funil para bombear o líquido da sonda orogástrica e do estômago rapidamente.

tubo endotraqueal para aquele animal. Em filhotes pequenos, um cateter de borracha vermelha de 12 Fr pode ser adequado, enquanto um de 18 Fr pode ser usado em adultos com até 15 kg. Já em cães com mais de 15 kg, deve-se usar uma sonda orogástrica convencional. A medição do tubo deve ser feita utilizando as narinas e a última costela como pontos anatômicos (Figura 112.3 A), de modo que o tubo deve ser marcado com um pedaço de fita branca (Figura 112.3 B) ou um marcador permanente.

Há controvérsia em relação a quanto os animais devem ser submetidos à sedação ou à anestesia antes da colocação de sonda orogástrica. O autor prefere anestesiar o paciente e colocar o tubo endotraqueal com balão inflado para ajudar a proteger as vias respiratórias, no caso de o animal regurgitar ou vomitar durante o procedimento. As exceções podem ser recém-nascidos que estão com sonda orogástrica para receber alimentação e não costumam manifestar reflexo de vômito durante o processo (ver Capítulo 171). Cateter de sucção e outros materiais necessários devem estar sempre disponíveis antes do início da intervenção, a fim de que a orofaringe possa ser limpa antes da extubação, ou no caso de regurgitação ou vômito após a extubação orogástrica.

Assim que o paciente é anestesiado e o tubo endotraqueal é posicionado, a boca pode ser mantida aberta com auxílio de um abre-boca ou com o rolo interno da fita adesiva, se necessário. O lubrificante hidrossolúvel deve ser aplicado na extremidade da sonda orogástrica, que deve ser avançada lentamente até o esôfago, localizado na face dorsal esquerda da faringe. A outra extremidade do tubo deve estar sempre em um nível mais baixo do que os cães – e mantida no recipiente de coleta do líquido drenado – para permitir a drenagem por gravidade. O tubo é avançado suavemente até o comprimento predeterminado para alcançar o estômago. Cães que apresentam a síndrome da dilatação volvo-gástrica podem exigir uma leve pressão para a frente, com movimento de rotação, para facilitar a passagem da sonda pela cárdia até o estômago (Vídeo 112.1). Se houver resistência à passagem, o operador pode soprar uma pequena quantidade de ar no tubo enquanto o avança suavemente. Antes disso, porém, recomenda-se pôr um pedaço de gaze sobre a extremidade, a fim de evitar a contaminação da boca do operador. Animais com distensão gástrica grave podem necessitar a introdução percutânea de trocarte no estômago antes da colocação bem-sucedida da sonda orogástrica. Assim que a sonda alcança o comprimento preestabelecido, deve-se notar um líquido ou conteúdo gástrico no recipiente de coleta posicionado abaixo do nível do paciente. Se isso não ocorrer, a pressão cuidadosa do abdome pode elevar a pressão e facilitar a saída de líquido pelo tubo (ver Capítulo 17). Se o conteúdo gástrico estiver ocluindo o tubo e impedindo a drenagem, o tubo pode ser lavado com 10 a 30 mℓ de água morna para desfazer a obstrução.

A fim de evitar o extravasamento de líquido do tubo para o esôfago ou a faringe durante a remoção, ele deve ser firmemente dobrado, a cerca de 10 cm da extremidade próxima ao operador, antes da remoção. A dobra deve ser mantida até que o tubo seja totalmente removido do animal. A boca e a faringe devem ser cuidadosamente inspecionadas para recolher qualquer líquido ou conteúdo estomacal residual e limpas com gaze ou por sucção, conforme necessário.

## LAVAGEM GÁSTRICA

A remoção do conteúdo estomacal por meio de intubação orogástrica é denominada lavagem gástrica. É feita com mais frequência para tentar a remoção de material tóxico ou esvaziar o estômago antes da gastrostomia. Raramente é usada como técnica de resfriamento ou para confirmar sangramento no trato gastrintestinal superior.

A American Academy of Clinical Toxicology concluiu que, em gertal, o paciente com intoxicação ou envenenamento não deve ser submetido a descontaminação gastrintestinal. As evidências clínicas em seres humanos não demonstram o benefício da lavagem gástrica, em comparação com o carvão ativado, na eliminação de toxinas ingeridas.[1,2] No entanto, processos de lavagem continuam sendo usados em muitos hospitais humanos e ainda fazem parte da recomendação atual para o tratamento de animais de pequeno porte, em cenários específicos, apesar das evidências limitadas de eficácia.[3-5] Antes da indução de êmese ou de lavagem gástrica, o clínico deve assegurar que as perguntas do triângulo de descontaminação GI de Bailey tenham sido adequadamente respondidas:[6]

1. A toxina ingerida pode provocar efeitos clínicos relevantes?
2. Há possibilidade de a descontaminação GI alterar a resposta do paciente?
3. Os riscos de descontaminação GI superam os benefícios potenciais nesse paciente em particular?

Os pacientes que podem se beneficiar de lavagem gástrica incluem animais que tenham ingerido uma quantidade de toxina potencialmente prejudicial até 1 hora após a consulta pelo veterinário, quando a indução de êmese não é apropriada em razão do comprometimento neurológico ou não é efetiva na remoção do conteúdo gástrico (ver Capítulo 151). Se os animais tiverem consumido uma quantidade muito pequena da toxina ou vomitado antes da consulta, devem ser considerados os

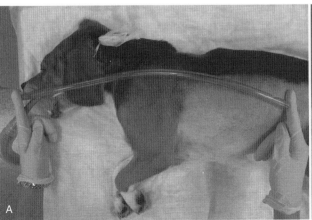
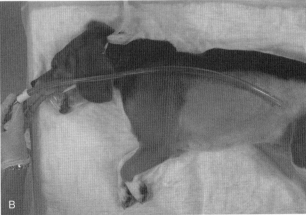

**Figura 112.3 A.** O comprimento da sonda orogástrica é medido desde as narinas até a 13ª costela. Isso mostra a distância apropriada para o posicionamento da extremidade do tubo dentro do estômago, reduzindo o risco de avanço demasiado do tubo (com traumatismo da parede gástrica) de avanço insuficiente (extremidade do tubo posicionada no esôfago) ou, se a traqueia do paciente não estiver com tubo endotraqueal, má colocação (intratraqueal). **B.** Deve ser colocado um pedaço de fita adesiva no tubo para marcar a distância da ponta do nariz até a 13ª costela. Como alternativa, o operador pode usar um marcador permanente.

potenciais riscos e benefícios da lavagem gástrica, porque tal procedimento não é livre de risco, de modo que a administração de carvão ativado pode ser mais segura. Mas há exceções, em especial quando houver ingestão de grande quantidade de uma substância tóxica. A lavagem gástrica não é indicada no tratamento de timpanismo alimentar (sem torção) ou ingestão de material que se solidifica no estômago, como adesivo de poliuretano – por exemplo, cola de madeira. A remoção desse conteúdo estomacal requer gastrotomia. A lavagem gástrica é contraindicada em animais que tenham ingerido substâncias cáusticas ou voláteis, porque podem resultar em refluxo esofágico, dano à mucosa e pneumonia por aspiração. Três estudos em cães avaliaram a eficácia da lavagem gástrica na redução da biodisponibilidade de diferentes marcadores – salicilato de sódio ou sulfato de bário.[7-9] Como esperado, a lavagem gástrica aos 15 minutos recuperou uma quantidade muito maior do marcador do que a realizada após 30 ou 60 minutos. Os três estudos mostraram menos de 15% de recuperação 1 hora após a administração do marcador. Em outra pesquisa, examinaram-se cães que receberam 500 mg de ácido acetilsalicílico/kg e, em seguida, foram submetidos à lavagem gástrica e tratados com carvão ativado (1,5 g/kg) 30 minutos depois.[10] Notou-se redução de 37% no pico da concentração plasmática de salicilato no grupo tratado, em comparação com o de controle, confirmando que a lavagem precoce, com terapia com carvão ativado, pode ser efetiva. Não se sabe como esse tratamento é comparável com a indução de êmese em animais livres de sintomas neurológicos que ingeriram toxinas não corrosivas.

Os principais riscos da lavagem gástrica incluem complicações referentes à anestesia, à aspiração de conteúdo estomacal e a traumatismo (ou perfuração) do esôfago ou do estômago. A incidência de perfuração do trato GI é muito baixa em seres humanos[2] e se supõe ser baixa em animais de pequeno porte, mas não há dados definitivos para comprovar ou refutar essa suposição em veterinária. A absorção excessiva da solução hipotônica usada na lavagem gástrica pode resultar em intoxicação hídrica, com hiponatremia e hipocloremia, mas é improvável que isso ocorra quando a maior parte do líquido é drenada após sua administração. É útil registrar o volume de líquido infundido e recuperado, a fim de evitar a administração excessiva de líquido. Para proceder à lavagem gástrica, deve-se colocar uma sonda orogástrica de lúmen único ou duplo, conforme descrito antes, posicionar o animal em decúbito lateral e verificar se o balão da sonda endotraqueal está inflado. Devem ser infundidos cerca de 10 a 30 m$\ell$ de solução de lavagem aquecida – por exemplo, solução salina isotônica ou água –, com auxílio de uma bomba estomacal, de escoamento ou por meio de fluxo por gravidade em um funil – nunca use uma mangueira. Uma vez infundido o líquido, a extremidade da sonda orogástrica do lado do operador deve ser posicionada no recipiente de coleta do líquido, que drena passivamente pelo fluxo gravitacional (Vídeo 112.2). Enquanto o líquido é infundido, e quando está sendo drenado, o estômago deve ser palpado, a fim de monitorar uma distensão excessiva, e cuidadosamente pressionado para ajudar no esvaziamento do líquido de lavagem, respectivamente. Nunca deve ser feita sucção para esvaziar o estômago, pois isso pode lesionar a mucosa. O conteúdo estomacal recuperado deve ser examinado para verificar se há corpo estranho ou toxina, bem como submetido à análise toxicológica, se indicado. O ciclo de infusão e drenagem deve ser repetido várias vezes – em geral, de 5 a 10 –, a fim de propiciar a limpeza do estômago. O animal pode ser posicionado em decúbito oposto para uma lavagem gástrica adicional, como indicada, mas é importante verificar a posição do tubo endotraqueal e se o balão está inflado após o reposicionamento do paciente. Após o ciclo final de lavagem, pode-se administrar carvão ativado (1 a 5 g/kg), com ou sem catártico, pela sonda orogástrica e no estômago – lavado com água –, se indicado. É importante que o estômago não esteja distendido antes da recuperação e da extubação, a fim de minimizar o risco de vômito e aspiração do líquido. Não há vantagem comprovada da administração de carvão ativado antes da lavagem em medicina humana. Antes, acreditava-se que isso diminuía a absorção intestinal de toxina, que poderia avançar para o duodeno durante a lavagem.[2]

Após a intubação gástrica, com ou sem lavagem, o animal deve permanecer com o tubo endotraqueal, com o balão inflado, até sua remoção e o reflexo de deglutição. Em gatos, no entanto, a extubação não deve ser adiada, graças ao risco de laringospasmo. Portanto, os felinos devem receber baixa dose de carvão ativado, o qual pode ser administrado após a recuperação do animal. O material para sucção orofaríngea deve estar disponível durante o período de recuperação, caso haja líquido na boca ou na faringe que possa ser facilmente removido antes da extubação. O paciente deve ser cuidadosamente monitorado quanto a náuseas ou regurgitação, sendo tratado de modo apropriado.

## REFERÊNCIAS BIBLIOGRÁFICAS

*As referências bibliográficas deste capítulo se encontram online no Ambiente de Aprendizagem.*

# CAPÍTULO 113

# Endoscopia Gastrintestinal

M. Katherine Tolbert

## VISÃO GERAL

Endoscopia gastrintestinal alta (esofagogastroduodenoscopia [EGD]) e baixa (colonoscopia, proctoscopia) são técnicas que permitem a visualização de lúmen e mucosa de revestimento da orofaringe, esôfago, estômago, duodeno proximal, íleo, cólon e reto. Procedimentos endoscópicos avançados, incluindo endoscopia por cápsula de vídeo (ver Capítulo 276) e endoscopia intervencionista (ver Capítulo 123), permitem a avaliação de seções adicionais do trato gastrintestinal. Com equipamentos adequados e o treinamento de operadores, a endoscopia gastrintestinal é uma técnica minimamente invasiva que pode ser usada para uma variedade de intervenções diagnósticas e terapêuticas. Os procedimentos diagnósticos incluem biopsia e coleta de tecido ou fluido para exame histopatológico, citologia, cultura e/ou testes de doenças infecciosas. Os procedimentos endoscópicos terapêuticos incluem recuperação de corpos estranhos ingeridos, dilatação de estenoses esofágicas e retais, polipectomia e colocação de tubos de alimentação enteral e *stents*. Ao contrário dos pacientes humanos, não foram estabelecidas diretrizes para identificar animais com propensão maior a se beneficiar com a endoscopia gastrintestinal; no entanto, as indicações são semelhantes. As indicações comuns para a realização de uma endoscopia gastrintestinal em animais domésticos incluem a presença de sinais gastrintestinais crônicos (vômito, diarreia, perda de peso) que persistem apesar das terapias experimentais, sinais compatíveis com sangramento ativo ou crônico (hematêmese, melena, hematoquezia, anemia por deficiência crônica de ferro inexplicável), disfagia e/ou regurgitação, e/ou para as indicações terapêuticas já mencionadas. Testes diagnósticos de primeira linha e terapia empírica (p. ex., ensaio dietético, anti-helmínticos) devem ser considerados antes da endoscopia como ferramenta de diagnóstico.

## EQUIPAMENTO

O custo do endoscópio, a frequência de uso e a versatilidade devem orientar o tipo de endoscópio e equipamentos adquiridos. As características dos equipamentos endoscópicos padrão utilizados para endoscopia GI canina e felina estão listadas na Tabela 113.1.

Endoscópios flexíveis por vídeo com um sistema de captura de imagem são preferidos para a maioria dos procedimentos endoscópicos gastrintestinais. A endoscopia por vídeo é mais cara e requer o uso de um monitor; no entanto, essa tecnologia fornece resolução superior e é uma ferramenta de diagnóstico superior em comparação com os endoscópios de fibra óptica. Endoscópios rígidos podem ser usados para esofagoscopia e proctoscopia, e podem ser úteis na dilatação de estenoses, recuperação de corpos estranhos e biopsia de tumores no esôfago proximal, cólon distal e reto. No entanto, os endoscópios rígidos têm limitações na capacidade de diagnóstico em razão do alcance inadequado e da inflexibilidade. Pode ser feita a escolha de endoscópios flexíveis de menor diâmetro para a intubação do duodeno de pacientes pequenos, mas eles reduzem também o diâmetro do canal de instrumentos, o que restringe o tamanho das amostras para biopsia. Endoscópios de diâmetro menor também resultam em menor eficiência da sucção simultânea enquanto o canal estiver ocupado pelo instrumento. Os endoscópios ≤ 100 cm de comprimento podem não alcançar o duodeno ou a junção ileocecocólica em cães de raças grande a gigante. Portanto, se as condições financeiras permitem a compra de apenas um endoscópio para ser usado no exame tanto de cães quanto de gatos, recomenda-se um endoscópio flexível de diâmetro médio (5 a 6 mm) com o maior canal de instrumentos possível (≥ 2,2 mm) e o comprimento do tubo de inserção de pelo menos 120 cm.

A qualidade das amostras de biopsia coletadas por via endoscópica tem um grande impacto na consistência e precisão do exame histopatológico em cães e gatos. Quando as amostras de tecido gástrico e duodenal forem de menor qualidade, será necessário um número maior de coletas para identificar as lesões.[2] Portanto, deve-se prestar muita atenção tanto à qualidade da técnica quanto à instrumentação. As pinças de biopsia endoscópica estão disponíveis em uma infinidade de tamanhos (grande, padrão, copo pediátrico), formatos (redondo, oval) e estilos (pontas, dentes de crocodilo). Um estudo recente realizado em cães saudáveis demonstrou que o tamanho, e não o formato do copo de biopsia ou a presença de pontas, tem maior influência sobre a adequação da avaliação histológica.[3] As pinças de maior capacidade têm desempenho superior ao das pinças de menor capacidade no fornecimento de espécimes com menos artefato de esmagamento e com maior qualidade e adequação para o exame histopatológico. Será necessária a realização de exames adicionais para determinar se esses achados se traduzem em cães e gatos com doença gastrintestinal; no entanto, recomenda-se o uso de pinças de biopsia maiores para obtenção de amostras de tecido gastrintestinal.

## PREPARAÇÃO DO PACIENTE

A endoscopia muitas vezes é utilizada para caracterizar melhor uma anormalidade (p. ex., defeito de preenchimento, estenose) identificada na radiografia com contraste de bário. No entanto, a menos que a gravidade dos sinais determine a realização imediata do exame, a endoscopia deve ser adiada pelo menos 24 horas após a administração do bário, pois o agente de contraste pode dificultar a visualização da mucosa gastrintestinal e obstruir o canal do endoscópio se aspirado (Figura 113.1).

| Tabela 113.1 | Características de endoscópios e equipamentos associados comumente utilizados para endoscopia gastrintestinal canina e felina. |
|---|---|
| Tipo de endoscópio | O videoendoscópio flexível é o recomendado para a maioria das aplicações |
| Diâmetro e comprimento do tubo de inserção | 5,9* a 11 mm; 100 a 160 cm |
| Canal de instrumentos | 2 a 2,8 mm |
| Características do endoscópio | Deflexão de quatro vias de pelo menos 180° em um plano × 90° em 3 planos; visualização para a frente |
| Torre | Monitor, sistema de captura de imagens |
| Equipamento para realização de endoscopia | Sucção portátil ou de parede, instrumentação de irrigação, pinça de biopsia, instrumentação de recuperação (cestas, laços etc.), escovas de citologia, agulhas de injeção, cautério |
| Equipamento suplementar | Estojos com esponjas, lâminas de vidro, potes de formalina, soluções de limpeza de endoscopia, adaptadores de limpeza de endoscópio, testador de pressão (vazamento) |
| Fonte de luz | Fonte de luz xenônio e cabo |

*Endoscópios de diâmetro menor podem ser recomendados para práticas exclusivamente felinas.[1]

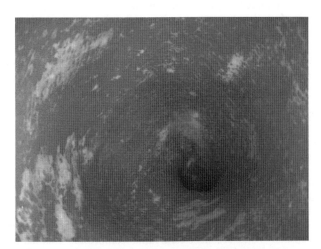

**Figura 113.1** Duodenoscopia em um cão imediatamente após a administração oral de bário. Pode ser observada a aderência da solução de bário à mucosa intestinal. (*Esta figura se encontra reproduzida em cores no Encarte.*)

Recomenda-se um período de jejum de 12 a 24 horas para esofagogastroduodenoscopia e de 24 a 48 horas para endoscopia gastrintestinal baixa. A ingestão de água deve ser restrita até 2 a 4 horas antes do procedimento; no entanto, os fluidos intravenosos devem continuar a ser administrados para evitar a desidratação em animais com vômitos graves e/ou diarreia. A menos que exista a preocupação com vômitos e aspirações, deve ser administrada uma solução de lavagem gastrintestinal (p. ex., polietileno glicol) de 12 a 18 horas antes, além de múltiplos enemas de água morna no preparo para a colonoscopia.[4] A dosagem total é de 60 a 120 mℓ/kg (maior dosagem recomendada, salvo na presença de náuseas) em cães e de 60 mℓ/kg em gatos. A solução deve ser dividida em duas frações, administradas com intervalo de 2 a 4 horas (duas ou três frações, 2 horas ou mais de intervalo em gatos), com infusão lenta através de uma sonda orogástrica ou nasogástrica para reduzir a chance de vômito e aspiração (ver Capítulo 112); a administração deve ser interrompida se houver evidência de náuseas (p. ex., ptialismo) ou vômito.[5] Os enemas, que devem ser administrados bem antes ou depois da administração de soluções de lavagem gastrintestinal para reduzir ainda mais o risco de vomitar a solução, devem ser aplicados até que o líquido eliminado esteja claro (ver Capítulo 114). Precauções para evitar náuseas com o uso de soluções de lavagem gástrica se justificam porque sua aspiração pode ser catastrófica. Se possível, medicamentos que afetam a motilidade gastrintestinal ou o tônus esfincteriano devem ser suspensos antes da endoscopia. Embora muitas vezes haja preocupação com relação ao uso preventivo de opioides e agonistas alfa-2 antes da endoscopia gastrintestinal, a administração de hidromorfina com ou sem glicopirrolato, butorfanol e medetomidina tem demonstrado não ter um efeito significativo na intubação do piloro de gatos por um endoscopista experiente. Portanto, essas substâncias podem ser escolhas razoáveis para pré-medicação de gatos antes de uma EGD,[6] e a mesma abordagem foi extrapolada para cães.

A endoscopia gastrintestinal muitas vezes é realizada em salas específicas para realização desse tipo de exame, com o cão ou gato sob anestesia geral para reduzir o estresse e a ansiedade associados ao procedimento. Um tubo endotraqueal com balão deve ser usado para prevenir complicações, como pneumonia aspirativa. O animal deve ser posicionado em decúbito lateral esquerdo para endoscopia gastrintestinal flexível (para suspender o piloro do lado direito), a menos que esteja sendo colocada uma sonda de gastrotomia endoscópica percutânea (PEG), caso em que o animal deve ser posicionado em decúbito lateral direito, para permitir o acesso percutâneo ao fundo gástrico. Recomenda-se o uso de abre-boca para prevenir danos ao endoscópio; no entanto, os abre-bocas com mola não devem ser usados em felinos, porque os gatos não têm artéria carótida interna e, portanto, ficam suscetíveis à cegueira pós-anestésica secundária à compressão da artéria maxilar associada ao uso de abre-boca.[7]

## ESOFAGOGASTRODUODENOSCOPIA

A EGD deve ser sempre realizada de maneira sistemática e com a mesma abordagem para garantir um exame abrangente. Com o pescoço do animal em extensão, o endoscópio flexível deve ser passado ao longo da linha média até a orofaringe caudal e através do esfíncter faringoesofágico, que fica em posição dorsal à laringe (Vídeo 113.1). Quando a ponta do endoscópio entra no esôfago proximal, deve ser insuflado ar para abrir o lúmen colapsado. Pode ser necessária uma compressão manual do esôfago proximal por um assistente, para manter a insuflação esofágica e permitir a visualização de todo o esôfago cervical e torácico. O lúmen esofágico deve ser mantido no meio do campo de visão. A mucosa esofágica tem coloração rosa-pálido, e em gatos são frequentemente visualizados alguns vasos sob a mucosa. Pode ser observado que a traqueia comprime ligeiramente o esôfago proximal na porção extraluminal, e podem ser vistos os batimentos cardíacos transmitidos através da parede do esôfago torácico. Ao contrário do esôfago canino, que é composto inteiramente de músculos estriados, o terço distal do esôfago felino tem a aparência de espinha de peixe, devido à sua composição de músculo liso nessa área. O esfíncter gastresofágico geralmente está fechado. Pode ser necessário angular o endoscópio ligeiramente dorsalmente, com insuflação de ar, para passar pelo esfíncter e alcançar a cárdia gástrica. O estômago de cães e gatos saudáveis tem coloração mais escura do que o esôfago, e a mucosa gástrica é disposta em pregas e dobras no fundo e no corpo do estômago. O endoscopista deve distender minimamente o estômago com ar para permitir a separação das pregas e a realização de um exame superficial. Deve ser realizada a inspeção do revestimento da mucosa e do conteúdo luminal (p. ex., presença de bile, alimentos) na cárdia, fundo e corpo gástricos, incisura angular e antro pilórico para garantir que artefatos endoscópicos não sejam confundidos com lesões durante o exame posterior. Um exame completo deve ser adiado até depois da inspeção e biopsia do duodeno, para evitar o movimento paradoxal do endoscópio e a dificuldade para atravessar o esfíncter pilórico, secundária à distensão gástrica. Após o exame superficial do estômago, o endoscópio deve avançar no estômago minimamente distendido ao longo da curvatura maior, em direção ao antro pilórico e através do esfíncter pilórico. A ponta do endoscópio deve ser mantida alinhada com o centro do orifício pilórico. Pode ser necessária a aplicação de uma força leve a moderada sobre a ponta do endoscópio contra o esfíncter pilórico, com insuflação intermitente de ar, para avançar através de um esfíncter pilórico fechado. É necessária a utilização de um endoscópio de menor diâmetro (< 9 mm) para atravessar o canal pilórico de gatos de pequeno porte. Ocasionalmente, pode estar presente uma "dobra" sobre o esfíncter pilórico, dificultando o acesso em alguns animais. Posicionar temporariamente o animal em decúbito lateral direito pode corrigir esse problema. Após a intubação do esfíncter pilórico, ocorre um breve "apagão" enquanto as paredes do piloro se fecham ao redor da ponta do endoscópio. A ponta do endoscópio deve ser voltada para a direção ventromedial (tipicamente para baixo e para a direita na tela) para entrar no lúmen do duodeno proximal. Com aplicação de força suave, a ponta do endoscópio é avançada lentamente, longe da parede do duodeno proximal, através da flexura duodenal cranial, até o duodeno descendente. Se for sentida resistência substancial, a ponta do endoscópio deve ser retraída para que possam ser feitos pequenos ajustes. A mucosa saudável do intestino delgado tem coloração rosa-pálido com uma aparência de pelúcia criada pelas vilosidades. A papila duodenal maior (e ocasionalmente a papila duodenal menor em cães) pode ser visualizada após a entrada no duodeno descendente (ver Capítulo 274). As placas de Peyer podem ser identificadas no duodeno descendente canino. Deve-se tomar cuidado para examinar a mucosa quando o endoscópio está sendo passado pela primeira vez através do duodeno descendente, pois o duodeno é mais friável que o esôfago e o estômago, e o traumatismo endoscópico iatrogênico pode resultar no surgimento de lesões mucosas após a retração do endoscópio (Figura 113.2). Depois de avançar através do duodeno descendente, o endoscópio é passado através da flexão duodenal caudal para o duodeno transversal e ascendente. Geralmente o jejuno pode ser alcançado em cães e gatos pequenos quando se usa um endoscópio de comprimento médio. Biopsias duodenais devem ser coletadas à medida que o endoscópio é retraído em direção ao esfíncter pilórico.

O antro pilórico pode ser completamente examinado após a retração do endoscópio do esfíncter pilórico. À medida que o

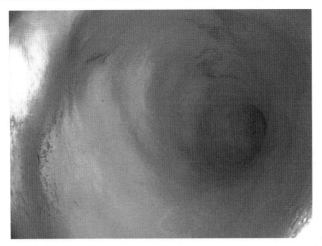

**Figura 113.2** Duodenoscopia em um cão. A hemorragia induzida pelo endoscópio pode ser visualizada em 12 horas. (*Esta figura se encontra reproduzida em cores no Encarte.*)

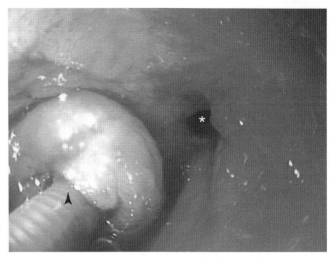

**Figura 113.3** Um instrumento de biopsia é passado cegamente através do esfíncter ileocólico (*ponta de seta*) para obtenção de tecido do íleo de um cão. O esfíncter cecocólico também pode ser visualizado (*asterisco*).

tubo de inserção (corpo do endoscópio) continua a ser retraído, as pregas da curvatura maior devem ser inspecionadas antes de distender totalmente o estômago para completar o exame. Durante a insuflação, deve-se tomar cuidado para evitar colocar ar em excesso, pois isso pode alterar a aparência da mucosa gástrica, resultar em depressão respiratória por comprometimento do diafragma e causar bradicardia por indução vagal. A retroversão do endoscópio ("manobra J") é realizada para visualizar a incisura, a cárdia e o fundo gástrico. Com o endoscópio ao longo da curvatura maior no estômago moderadamente distendido, a ponta do endoscópio deve ser defletida 180° para que a forma do endoscópio se assemelhe à letra J. O endoscópio então pode ser retraído em direção ao esfíncter gastresofágico para se obter uma visão próxima da cárdia e do fundo. Após o exame, devem ser coletadas biopsias de cada região do estômago.

Após a conclusão do exame EGD e da coleta de amostras de biopsia, o ar e o líquido devem ser completamente evacuados por sucção do estômago e do esôfago, para reduzir o risco de dilatação, refluxo e aspiração.[1,8,9]

## ENDOSCOPIA GASTRINTESTINAL BAIXA

A colonoscopia é uma técnica mais fácil de ser realizada por principiantes, se comparada a um procedimento EGD. Depois do exame retal digital para avaliar a presença de uma hérnia perineal e de massas e/ou estenose retal, deve ser inserido um endoscópio bem lubrificado através do esfíncter anal até entrar no reto (Vídeo 113.2). Um assistente pode ajudar na insuflação de ar no lúmen retal fechando o tecido perianal manualmente ao redor do endoscópio. O endoscópio é avançado para o cólon descendente, com o lúmen colônico mantido no centro do campo de visão em todos os momentos, exceto quando atravessa as flexuras. Se o cólon foi adequadamente preparado, a mucosa saudável tem aparência entre rosa-pálido e alaranjado, brilhante e lisa. Quando se encontra a flexura esplênica, a ponta do endoscópio deve ser direcionada dorsalmente enquanto o endoscópio é suavemente avançado contra a mucosa colônica. Com pequenos ajustes, o endoscópio geralmente desliza facilmente para o cólon transversal. A flexura hepática está depois do curto segmento do cólon transversal. O endoscópio é avançado gradualmente até o cólon ascendente, onde pode ser vista a junção ileocecocólica.

A biopsia do íleo é recomendada em todos os cães e gatos com sinais de doença no intestino delgado, a menos que haja preocupação com perfuração. O jejuno e o íleo são os segmentos intestinais mais comumente afetados com doença inflamatória intestinal e linfoma alimentar em gatos.[10] Assim, se for realizada uma endoscopia em vez de laparotomia exploratória, também devem ser incluídas a colonoscopia e a biopsia ileal. A visualização da mucosa ileal muitas vezes não é possível nem recomendada em cães e gatos pequenos, especialmente quando um endoscópio pediátrico não está disponível; portanto, a menos que exista preocupação com perfuração, deve ser realizada biopsia ileal cega (Figura 113.3). Em cães de porte médio a grande, a válvula ileocólica pode ser atravessada, mas isso pode exigir a assistência de pinças de biopsia para funcionar como estilete. Assim que as pinças de biopsia fechadas são suavemente avançadas através da válvula, o endoscópio é passado sobre as pinças até o lúmen ileal. Se for necessário para corrigir a dificuldade de atravessar a válvula ileocólica devido ao ângulo oblíquo da válvula, o animal pode ser temporariamente colocado em decúbito lateral direito. Após a biopsia do íleo, o ceco pode ser inspecionado com a ponta do endoscópio colocada sobre o orifício cecocólico. Assim como na EGD, o exame completo e a biopsia da parede colônica são realizados à medida que o endoscópio é retraído em direção ao reto.[1,8,9]

## EXAME E BIOPSIA ENDOSCÓPICOS

Durante os procedimentos endoscópicos gastrintestinal, o endoscopista deve avaliar a mucosa para a presença de hiperemia, vascularização, edema, descoloração, hemorragia, erosões e/ou ulcerações, friabilidade e outras lesões mucosas. O conteúdo luminal, incluindo alimentos, bile e outros fluidos, também deve ser observado. Deve ser utilizado um relatório de endoscopia padronizado, como o fornecido pela World Small Animal Veterinary Association (WSAVA) International GI Standardization Group, para documentar e padronizar exames endoscópicos gastrintestinais: mucosa duodenal, mucosa colônica, procedimento completo de EGD e procedimento completo de colonoscopia; cada um pode ser registrado em detalhes nesses formulários.[11]

A decisão se é o próprio endoscopista ou seu assistente que obtém as biopsias baseia-se na preferência pessoal e na experiência do endoscopista. Para obter biopsia gastrintestinal, o instrumento de biopsia deve ser avançado através do canal de instrumentos logo após a ponta do endoscópio. Dependendo da localização da biopsia desejada no trato gastrintestinal, as pinças são abertas e avançadas para a frente (mais frequentemente com biopsias cegas) ou direcionadas perpendicularmente à parede da mucosa. Assim que é percebida a resistência, as pinças são fechadas e retraídas em direção ao endoscópio. O número de biopsias necessário para cada região do trato gastrintestinal para exame histológico depende da qualidade do tecido biopsiado e do processo patológico específico.[2] Geralmente podem ser necessárias de 6 a 28 amostras.[12] Os protocolos da instituição do autor recomendam a realização de pelo menos 10 a 12 biopsias em cada região do trato gastrintestinal. Um número maior de amostras deve ser coletado em áreas que contêm lesões em relação a áreas presumivelmente normais. Biopsias consideradas de baixa qualidade devem ser descartadas e não incluídas na contagem. Deve-se tomar muito cuidado ao remover o tecido da pinça e desdobrá-lo para não danificar a amostra. A equipe de endoscopia deve ter uma linha de comunicação aberta com o laboratório de diagnóstico para garantir que o tecido seja orientado e preparado de acordo com as exigências específicas do laboratório.[12] Uma revisão dos princípios básicos para orientação e montagem do tecido gastrintestinal pode ser encontrada em uma declaração de consenso publicada pelo WSAVA GI Standardization Group.[11] O tecido da biopsia gastrintestinal deve ser avaliado e analisado pelo laboratório histopatológico, de acordo com o sistema de classificação padronizado desenvolvido pelo grupo WSAVA GI.[11,13] Amostras adicionais de biopsia também podem ser obtidas para esfregaços de impressão citológica e/ou testes de doenças infecciosas.

## LIMPEZA E ARMAZENAMENTO DE ENDOSCÓPIOS

Para aumentar a vida útil do instrumento e diminuir a probabilidade de transmissão de doenças infecciosas entre os pacientes, os endoscópios e a instrumentação devem ser completamente limpos e desinfetados imediatamente após cada procedimento, de acordo com as recomendações do fabricante.[14,15] Esse processo é descrito no Capítulo 83.

## COMPLICAÇÕES

Complicações são pouco frequentes com endoscopia gastrintestinal, mas podem incluir pneumonia aspirativa (ver Capítulo 242), esofagite de refluxo (ver Capítulo 273), perfuração gastrintestinal (ver Capítulo 279) e hemorragia (ver Capítulo 135).[5] Também podem ocorrer bradicardia sinusal e comprometimento respiratório, secundários à superdistensão do estômago, embora esses sinais geralmente sejam temporários se a distensão for corrigida imediatamente pela deflação do estômago. Cegueira súbita e déficits neurológicos também são possíveis em gatos com o uso de abre-boca com mola.[7]

## REFERÊNCIAS BIBLIOGRÁFICAS

*As referências bibliográficas deste capítulo se encontram online no Ambiente de Aprendizagem.*

# CAPÍTULO 114

# Enemas e Desobstipação

Stefan Unterer

Constipação intestinal é a retenção de fezes dentro do cólon ou reto, associada a movimentos intestinais pouco frequentes (*i. e.*, menos de 3 a 4 defecações por semana) e/ou disquezia (ou seja, esforço para defecar). É uma grande preocupação em gatos[1] e observada eventualmente em cães.[2-5] O reconhecimento precoce da constipação intestinal ajuda a evitar a progressão para a obstipação (impactação), uma forma grave de prisão de ventre, que não pode ser resolvida sem intervenção médica. Se ocorrer obstipação, são necessários enemas e a extração manual de fezes impactadas, seguida de modificações na dieta,[6] laxantes e laxativos procinéticos.[1] Gatos obstipados com megacólon caracterizado por disfunção irreversível da musculatura lisa são muitas vezes refratários ao tratamento médico e podem exigir uma colectomia.[7-9] Deve haver suspeita de impactação do cólon com o histórico do animal e ser confirmada por palpação abdominal, exame retal digital e estudos por imagem (Boxe 114.1 e Figura 114.1). Ver também Capítulo 277.

## ENEMAS E EXTRAÇÃO MANUAL: QUANDO USAR O QUÊ

A eficácia dos enemas e da extração manual das fezes impactadas é influenciada pela causa e gravidade do problema (Boxe 114.2). Casos leves de constipação intestinal frequentemente podem ser

**Boxe 114.1** Parâmetros clínicos e radiográficos que indicam constipação intestinal

**Histórico**
- Tenesmo retal
- Disquezia
- Passagem de fezes duras
- Ausência de defecação por > 2 dias
- Episódios recorrentes de constipação intestinal

**Exame físico**
- Fezes endurecidas no cólon
- Distensão do cólon
- Estreitamento/estenose colorretal no exame digital
- Lesão dolorosa na área perianal ou anorretal

**Alterações radiográficas**
- Tamanho do cólon
  - Diâmetro máximo do cólon/razão de comprimento L5 > 1,5 (gatos)
  - Diâmetro máximo do cólon/razão de comprimento L7 > 1,5 (cães)
- Opacidade fecal
  - Maior densidade de fluidos ou tecidos moles
  - Fragmentos de detritos/ossos

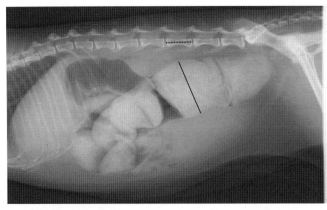

**Figura 114.1** Radiografia abdominal lateral de um gato mostra impactação fecal do cólon transverso e descendente. O traço contínuo representa o diâmetro máximo do cólon (48 mm); a linha tracejada indica o comprimento vertebral de L5 (21 mm). A relação entre o diâmetro máximo do cólon e o comprimento de L5 é de 2,3, o que sugere o diagnóstico de megacólon. A alta opacidade das fezes (quase com densidade óssea) indica desidratação e endurecimento das fezes. Nota: com alterações radiográficas menos graves, o diagnóstico de constipação intestinal só pode ser feito em associação com as informações do histórico clínico e do exame físico.

---

**Boxe 114.2** Diretrizes para avaliação do grau de constipação intestinal

**Constipação intestinal leve**
- Primeiro episódio de constipação intestinal
- Ausência de defecação por > 2 dias, porém < 4 dias
- Esforço sem defecação
- Passagem de fezes duras
- Fezes endurecidas no cólon
- Tamanho normal do cólon

**Constipação intestinal moderada**
- Episódios recorrentes de constipação intestinal (nem sempre presentes)
- Ausência de defecação por > 2 dias
- Esforço sem defecação (nem sempre presente)
- Fezes endurecidas no cólon
- Cólon moderadamente aumentado
- Aumento da densidade fecal

**Constipação intestinal/obstipação grave**
- Episódios recorrentes de constipação intestinal, refratários a tratamento clínico
- Ausência de defecação por > 2 dias
- Esforço sem defecação (nem sempre presente)
- Fezes endurecidas no cólon
- Cólon significativamente aumentado
  - Diâmetro máximo do cólon/razão de comprimento L5 > 1,5 (gatos)
  - Diâmetro máximo do cólon/razão de comprimento L7 > 1,5 (cães)
- Aumento da densidade radiográfica fecal

---

**Boxe 114.3** Medicamentos para desobstipação

**Enemas e supositórios**
- Supositório retal
  - Docusato de sódio — laxante emoliente — 1 a 3 tubos
  - Bisacodil — laxante estimulante — 1 a 3 tubos
  - Glicerina — laxante osmótico — 1 a 3 tubos
- Microenema combinado com: — 1 a 3 tubos
  - Citrato de sódio — laxante osmótico
  - Sorbitol — laxante osmótico
  - Lauril sulfoacetato de sódio — laxante lubrificante
- Macroenema combinado com:
  - Solução salina isotônica — amolecedor de fezes — 5 a 10 mℓ/kg
  - Lactulose — laxante osmótico — 5 mℓ por gato / 10 mℓ por cão
  - Óleo mineral — laxante lubrificante — 5 mℓ por gato / 10 mℓ por cão

Nota: o docusato de sódio não deve ser combinado com óleo mineral!

**Controle da dor com influência mínima sobre a motilidade colônica**
- Metamizol — 20 a 50 mg/kg IV diluído — a cada 8 a 24 h
- Butorfanol — 0,1 a 0,3 mg/kg IV, IM, SC — a cada 1 a 4 h
- Buprenorfina — 10 a 20 mcg/kg IV, IM, SC — a cada 6 a 8 h

**Protocolo de anestesia**
- Pré-anestésico
  - Midazolam — 0,1 a 0,3 mg/kg IV — e
  - Butorfanol — 0,1 a 0,3 mg/kg IV
- Indução
  - Propofol — 2 a 6 mg/kg IV — ou
  - Alfaxalona — 1 a 2 mg/kg IV
- Intubação (obrigatória para prevenir aspiração) e suprimento de oxigênio
- Manutenção
  - Propofol — 1 a 2 mg/kg IV — a cada 10 a 20 min ou
  - Alfaxalona — 0,5 a 1 mg/kg IV — a cada 10 a 20 min ou
  - Anestésicos inalatórios — (isoflurano, sevoflurano)

## ENEMAS E EXTRAÇÃO MANUAL: COMO EXECUTAR (FIGURA 114.2)

### Preparação do paciente

É preciso anestesia geral para extrair manualmente as fezes, mas não é necessária para enemas simples, a menos que o paciente esteja com tanta dor que seja difícil inserir o tubo de enema. Se for realizada a anestesia/sedação, deve ser feito um exame ortopédico (para descartar dor durante o posicionamento; ver Capítulos 353 e 355), e antes de tudo deve ser feito um exame neurológico (para descartar distúrbios neuromusculares; ver Capítulo 259). O paciente deve ser reidratado e as anormalidades metabólicas devem ser corrigidas antes da sedação ou anestesia (ver Capítulos 128 e 129). O tratamento com antibiótico (p. ex., amoxicilina/ácido clavulânico 20 mg/kg IV a cada 8 horas) pode ser indicado se houver sinais de sepse (i. e., hipotermia ou hipertermia, taquicardia, taquipneia, leucopenia, leucocitose, desvio à esquerda). Deve ser evitado o uso de medicamentos que retardam o trânsito intestinal (p. ex., difenoxilato, atropina, loperamida).[10] Pacientes anestesiados devem ser intubados para evitar aspiração.

---

manejados com supositórios ou microenemas (enemas de baixo volume com atividade osmótica e estimulante do cólon e reto, como tubos Microlax 5 mℓ) (Boxe 114.3), com ou sem lactulose oral e dietas enriquecidas com psyllium ou fibras, conforme necessário. A constipação intestinal moderada em um paciente cooperativo geralmente pode ser manejada com macroenemas (enemas de grande volume para amolecer as fezes endurecidas, distender e estimular o cólon e o reto, como solução isotônica de 10 mℓ/kg misturada com lactulose de 5 a 10 mℓ e óleo mineral de 5 a 10 mℓ) sem sedação. Pacientes com constipação intestinal grave podem exigir, além dos enemas, a extração manual das fezes realizada sob anestesia geral.

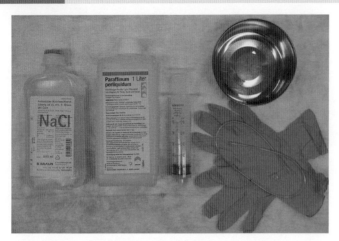

**Figura 114.2** Organização para um enema retal. Da esquerda para a direita: soro fisiológico (aquecido à temperatura corporal), óleo mineral, seringa, tubo de enema e luva não estéril, tigela. (Cortesia da Dra. Kathrin Busch.)

Um exame minucioso do ânus e do reto é primordial na avaliação dos pacientes antes de tentar a extração manual das fezes. A área perianal deve ser avaliada para condições dolorosas (p. ex., fístulas perianais, saculite anal), lesões obstrutivas (p. ex., neoplasia de saco anal e perianal), inchaço ou frouxidão excessiva devido a uma hérnia perineal. Deve ser realizado o exame retal digital para identificar impactação fecal, estenose anorretal, estenose do canal pélvico, massa retal ou protrusão da parede retal (i. e., hérnia perineal). Se for identificada uma causa subjacente, deve ser tratada o mais cedo possível após a desobstipação do paciente, para evitar novos episódios de constipação intestinal e a perda de função do cólon por excesso de distensão.

## Materiais e organização

O procedimento deve ser feito em um ambiente de fácil limpeza (p. ex., mesa dentária, banheira de cachorro) sem o perigo de contaminar áreas limpas. Devem estar disponíveis quantidades abundantes de lubrificante e uma tigela grande com cerca de 50 a 100 m$\ell$/kg de água quente (37°C) (ou fluido isotônico em cães pequenos). A pessoa que realizar o procedimento, bem como qualquer assistente, deve usar aventais impermeáveis. O tamanho do tubo do enema depende do tamanho do paciente e varia de tubos de alimentação para cães e gatos e cães pequenos (i. e., tubos de 4 mm [12 Fr]) a tubos de diâmetro maior para cães grandes (i. e., 7 mm [22 Fr] para 10 a 20 kg e 10 mm [30 Fr] para > 20 kg). Um saco de 1 a 2 $\ell$ ligado ao tubo de enema é uma maneira fácil de permitir que o fluxo gravitacional infunda o líquido no cólon. Uma bolsa de pressão ou uma bomba de bola de borracha podem facilitar a instilação de fluidos, mas deve-se tomar cuidado para não passar o líquido muito rápido ou distender o cólon a ponto de causar dor, vômito ou perfuração.

## Tipos de enemas contraindicados

Raramente a administração de grandes volumes de água da torneira pode produzir intoxicação por água (i. e., hiponatremia aguda) se o enema for retido.[11] Enemas com fosfato de sódio hipertônico podem causar hipernatremia, hipocalcemia e hiperfosfatemia em gatos e em cães se houver retenção do líquido do enema.[12,13] A opção mais segura é um enema composto por solução salina isotônica aquecida, para amolecer as fezes impactadas, muitas vezes com óleo mineral como lubrificante (ver Figura 114.2 e Boxe 114.3).

## Técnica

Sob controle digital, deve ser introduzido um tubo bem lubrificado no cólon, conforme descrito anteriormente. O comprimento da inserção do tubo na parte proximal do cólon descendente é determinado pela medida da distância do ânus até a última costela. Não devem ser utilizados cateteres/tubos rígidos. Enquanto são administrados, lentamente, grandes volumes (10 a 20 m$\ell$/kg) de líquido, o tubo deve ser inserido suavemente no cólon, até onde for possível. Se ocorrer resistência durante o avanço, o tubo não deve ser forçado em direção cranial; em vez disso, o médico deve tentar reposicionar o tubo torcendo-o suavemente, enquanto avança, de modo a evitar traumatismo à mucosa colorretal. Os cateteres devem ser introduzidos muito suavemente no intestino grosso para evitar a perfuração da parede do cólon, excessivamente distendida e frágil. Pode ser feita a tentativa de passar cuidadosamente um cateter muito pequeno (tubo de alimentação) na lateral da impactação para que o líquido ultrapasse o local de obstrução inicial e lubrifique as áreas mais próximas (craniais) da obstrução. O líquido deve ser infundido ao longo de 2 a 5 minutos. Se for observada a presença de vômito ou desconforto abdominal, então o líquido provavelmente foi administrado muito rapidamente e está causando distensão inadequada do cólon. Gatos e cães pequenos são especialmente propensos a esse tipo de problema. Após a instilação do enema e de um tempo de espera de 5 a 15 minutos (dependendo da firmeza das fezes), com o orifício anal mantido fechado por um assistente, a massa fecal deve ser quebrada por massagem abdominal suave e compressão do cólon ao longo de 10 a 15 minutos. Isso deve impulsionar manualmente pequenos pedaços fecais para o reto, que podem então ser evacuados por manipulação digital. Em animais severamente impactados, esse procedimento terá que ser repetido várias vezes. Massagem abdominal pode não ser suficiente para quebrar um material fortemente impactado. A consistência da impactação pode ser quase semelhante à do cimento; nesse caso, o cirurgião/veterinário terá de retirar manualmente pequenos pedaços da extremidade distal da impactação através do reto. Às vezes fragmentos ósseos ficam embutidos na impactação, que têm que ser evacuados cuidadosamente com a extremidade distal do fragmento dentro da palma da mão do cirurgião e a extremidade proximal protegida atrás da ponta do indicador ou do dedo médio, para evitar traumatismo na mucosa. Em casos graves de impactação fecal, pode ser introduzida a pinça de Foerster pelo reto, para fragmentar delicadamente a massa fecal. Para evitar danos à mucosa colorretal, é mais seguro introduzir a pinça através de um colonoscópio rígido e remover as fezes impactadas sob controle visual. Para facilitar a recuperação do paciente e evitar estresse excessivo sobre a parede do cólon, o procedimento completo não deve se estender por mais de 60 minutos.

## Conclusão e manejo adicional

A remoção completa do material impactado pode ser um objetivo irreal, especialmente em cães maiores. Deve-se procurar o equilíbrio entre a remoção do máximo de material possível, sem colocar em risco a integridade da parede do cólon ou prolongar a anestesia geral em um paciente instável (p. ex., gatos idosos com patologia renal e/ou cardíaca subjacente). Um cão jovem e saudável que ingeriu ossos pode tolerar um procedimento mais longo, tanto em termos de fragilidade da parede do cólon quanto de efeitos anestésicos adversos, do que pode um gato idoso com megacólon e doença renal crônica. Mesmo que a remoção das fezes impactadas tenha sido apenas parcialmente bem-sucedida, a maioria dos pacientes consegue eliminar o restante das fezes nas 24 horas seguintes (especialmente se forem administrados medicamentos auxiliares e lubrificantes tópicos). A internação pode ser necessária para garantir a hidratação e a analgesia ideais em casos graves. O manejo da dor pode ser necessário, mas é importante evitar o uso de narcóticos, que atrasam o trânsito intestinal (ver Boxe 114.3). Analgésicos anti-inflamatórios não esteroides devem ser evitados devido a potenciais efeitos colaterais gastrintestinais.[14] O tratamento com antibióticos deve ser considerado em pacientes imunocomprometidos com traumatismo significativo à mucosa colônica, que predispõe à translocação bacteriana.

## AVALIAÇÃO DO TRATAMENTO E MANEJO A LONGO PRAZO

A repetição das radiografias abdominais após a desobstipação do paciente pode ajudar a avaliar o sucesso do tratamento e revelar sinais de perfuração do cólon (p. ex., perda de detalhes na serosa, presença de ar intra-abdominal), quando isso acontecer. Depois que o paciente se recuperou da anestesia, é indicado o uso de lactulose oral (0,5 a 1 m$\ell$/kg, a cada 8 a 12 horas), modificação na dieta (i. e., dietas enriquecidas com psyllium/fibras) e medicação pró-cinética colônica (p. ex., bisacodil, oral, a cada 24 horas: 5 mg para cães e gatos com menos de 10 kg, 10 mg para cães de 10 a 20 kg, 15 mg para cães de 20 a 30 kg e 20 mg para cães > 30 kg; ou tegaserode 0,05 a 0,1 mg/kg, a cada 24 horas). Analgésicos e antieméticos podem ser usados conforme necessário. No dia seguinte, o grau de constipação intestinal deve ser reavaliado radiograficamente. Se ainda for verificada a presença de fezes duras no cólon, os enemas e/ou a extração manual devem ser repetidos. A continuação do tratamento clínico é recomendada por pelo menos 1 a 3 semanas podendo ser necessária a manutenção a longo prazo. A função intestinal e a defecação normais devem ser avaliadas de 1 a 3 semanas, após a remoção das fezes impactadas e semanalmente após uma mudança no tratamento (p. ex., descontinuação dos pró-cinéticos e da lactulose) através do histórico (i. e., defecação diária, sem tenesmo, sem fezes secas/endurecidas na caixa de areia); do exame físico (i. e., sem dilatação ou impactação no cólon) e de radiografias abdominais (i. e., cólon de tamanho normal, densidade fecal normal).

## RESUMO

Episódios recorrentes de constipação intestinal prolongada e grave podem produzir a perda permanente de função da musculatura lisa colônica. É importante identificar pacientes com predisposição para constipação intestinal no início da doença, eliminar as causas subjacentes e prevenir recorrências através de modificações dietéticas, uso de laxantes e/ou agentes facilitadores, conforme necessário.

## REFERÊNCIAS BIBLIOGRÁFICAS

*As referências bibliográficas deste capítulo se encontram online no Ambiente de Aprendizagem.*

# SISTEMA NERVOSO

# CAPÍTULO 115

# Coleta e Exame do Líquido Cefalorraquidiano e Mielografia

John Henry Rossmeisl, Jr.

## INDICAÇÕES E CONTRAINDICAÇÕES DA COLETA DE LÍQUIDO CEFALORRAQUIDIANO

Coleta e exame do líquido cefalorraquidiano (LCR) são procedimentos importantes para avaliação diagnóstica de animais com doença do sistema nervoso (ver Capítulo 259).[1-3] A coleta de LCR também é indicada antes da injeção subaracnoide de contraste (para mielografia) ou de administração intratecal de medicamento. Embora não haja contraindicações absolutas à coleta de LCR, os riscos relativos do procedimento requerem cuidadosa consideração em pacientes com hipertensão intracraniana, hérnia cerebral, traumatismo da coluna vertebral, trombocitopenia ou outros distúrbios hemorrágicos, bem como em casos comprovados ou suspeitos de infecção peridural ou paravertebral.[2,3] Pacientes com essas infecções podem ser identificados por meio de exames laboratoriais adequados e técnicas de diagnóstico por imagem, como ressonância magnética (RM), antes da coleta de LCR.

### Material, técnicas e considerações gerais

O material padrão necessário para a coleta de LCR inclui aparelho para ricotomia elétrico, luvas estéreis, agulhas espinais de 38 a 63,5 mm, com estilete, de calibre 20 a 22, soluções para assepsia cirúrgica e tubos de coleta de vidro estéril (tampa vermelha), sem anticoagulante.[1-3] Há dois locais para a coleta de LCR: a cisterna cerebelomedular (punção cisternal) e a região lombar (punção lombar). Como o fluxo de LCR segue da direção cranial para a caudal, é preferível coletar o LCR em uma região caudal ao local anatômico do processo patológico sob investigação.[2,3] Assim, tipicamente realiza-se punção da cisterna em pacientes com doença intracraniana e punção lombar naqueles com lesão medular. A punção da cisterna apresenta menor risco de contaminação iatrogênica por sangue periférico, quando comparada à lombar.[3] Independentemente do local de amostragem, a coleta de LCR é realizada com o paciente em um plano de anestesia cirúrgico, devendo-se fazer tricotomia no local da punção e preparar a pele de maneira asséptica. Pode-se coletar, com segurança, aproximadamente 1 m$\ell$ de LCR por 5 kg de peso corporal.[2,3]

### Coleta de líquido cefalorraquidiano da cisterna cerebelomedular

O paciente anestesiado deve ser intubado, com suporte ventilatório disponível. O comprimento e o diâmetro ideais da agulha espinal utilizada dependem do tamanho do paciente. Como a cisterna pode estar apenas alguns milímetros abaixo da superfície da pele, em recém-nascidos, gatos e cães pequenos, alguns clínicos usam pequenas agulhas hipodérmicas ou tipo *butterfly* (25 a 27 G) para a coleta de LCR desses pacientes. O animal deve ser posicionado em decúbito lateral, de modo que o lado dependente seja o mesmo da mão dominante da pessoa que faz a coleta, com as faces dorsais da coluna vertebral e do crânio voltadas para o operador e próximo à borda da mesa. Um assistente deve segurar a cabeça flexionada em 90°, com o nariz paralelo à parte superior da mesa (Vídeo 115.1).[1,3]

A definição do local de introdução da agulha raquidiana pode ser obtida mediante a palpação de diversos pontos anatômicos de referência. Para identificar a linha média, um operador destro deve palpar a parte caudal da protuberância occipital com o dedo indicador da mão esquerda, movendo-o caudalmente enquanto aplica pressão digital firme, para identificar a parte cranial do processo espinhoso do áxis (segunda vértebra cervical). Se o arco dorsal do atlas puder ser palpado ao longo dessa linha, deve-se colocar a agulha apenas cranial a ele, perpendicular ao longo da linha entre o eixo e a protuberância occipital. Se o arco vertebral dorsal do atlas não pode ser localizado, como muitas vezes é o caso, as asas do atlas são palpadas, com a visualização de uma linha perpendicular ao eixo longitudinal da coluna vertebral imediatamente cranial e conectando as partes craniais das duas asas do atlas (Figura 115.1 A; ver Vídeo 115.1). A agulha deve ser introduzida perpendicularmente à pele, no ponto em que essa linha cruza com a que liga a protuberância occipital externa ao processo espinhoso do eixo longitudinal da linha média dorsal.

Uma vez introduzida, a agulha deve ser direcionada paralelamente ao tampo da mesa e avançada lentamente de 1 a 2 mm de cada vez, a fim de penetrar o músculo e a fáscia. Alguns operadores preferem parar de avançar após uma introdução de vários milímetros, remover o estilete e verificar se há fluxo de LCR. Para remover o estilete, um operador destro coloca a face hipotenar da superfície palmar da mão esquerda na face dorsal da região cervical e do crânio, para suporte, e imobiliza a agulha com o polegar esquerdo e o dedo indicador. O estilete é então removido com o polegar e o dedo indicador da mão direita (ver Vídeo 115.1). Se não for observado, o estilete é reinserido na agulha, avançando-a mais 1 a 2 mm, e o fluxo de LCR verificado novamente pelo operador, repetindo-se o procedimento até que seja obtida a amostra. Se a ponta da agulha atingir um osso, ela deve ser retraída de 1 a 2 mm e ligeiramente redirecionada cranial ou caudalmente até a trajetória original. Em alguns casos, a penetração da dura-máter resulta em perda perceptível da resistência ou *pop* tátil transferida através da agulha para o operador.[1,3] Uma vez observado o fluxo de LCR, pode-se, se desejado, medir a pressão de vazão do LCR; caso contrário, a coleta deve prosseguir, permitindo que o líquido flua passivamente através da agulha para o tubo de coleta estéril (Figura 115.1 B; ver Vídeo 115.1) até que seja obtido o volume desejado, com a retirada da agulha em seguida. Pode-se realizar uma oclusão manual temporária das veias jugulares para aumentar o fluxo de LCR. Quando possível, com base no tamanho do paciente, o autor prefere coletar LCR em frações separadas de 0,75 a 1 m$\ell$, para possibilitar o envio de amostras para análises bioquímicas e citológicas de rotina, bem como testes auxiliares sorológicos, com biomarcadores ou testes genéticos, conforme indicado.[2,3]

Se for observado sangue fresco na agulha, ela deve ser retirada e o procedimento repetido, usando-se uma nova, pois isso geralmente indica que o plexo venoso vertebral foi penetrado.[1] Se o LCR tiver uma aparência sanguinolenta, o sangramento iatrogênico causado pela punção de um vaso meníngeo muitas vezes desaparece à medida que o LCR escorre da agulha, com a coleta do material limpo feita em um segundo tubo estéril. A rotação da agulha também pode ajudar na prevenção de hemorragia iatrogênica. A presença de contaminação sanguínea discreta ou moderada não impede a interpretação dos resultados do exame do LCR.[4,5]

## Coleta de líquido cefalorraquidiano da região lombar

Dependendo da preferência do operador, o paciente pode ser posicionado em decúbito esternal ou lateral. Recentemente, foram descritas abordagens guiadas por ultrassom e eletroestimulação para punção lombar em cães.[6,7] Os membros pélvicos devem ser estendidos em direção à cabeça, a fim de facilitar a abertura do espaço interarqueado. Esse procedimento pode exigir o uso de agulhas raquidianas longas (88 mm) em cães de grande porte. O espaço L5-L6 é o local mais comum de coleta de LCR lombar, embora o L4-L5 possa ser usado em cães e o L6-L7 em gatos.[3]

O autor prefere realizar a punção lombar usando uma abordagem paramediana (Vídeo 115.2). Os aspectos craniais das asas ilíacas são palpados usando-se o dedo indicador esquerdo, que então é movido cranialmente para palpar o processo espinhoso de L6. A agulha é posicionada lateralmente em relação à linha média, ao lado da borda caudal do processo espinhoso de L6, e direcionada cranioventralmente através do ligamento flavo até o canal vertebral. O avanço da agulha deve ocorrer com o aspecto proximal da agulha em um ângulo de aproximadamente 45° caudalmente em relação ao ponto de introdução da agulha desejado, no ligamento flavo. Se a agulha atingir o osso, ela pode ser "removida" da borda da lâmina dorsal para o espaço interarqueado. À medida que a agulha penetra na dura-máter, é possível, mas difícil, coletar LCR do espaço subaracnoide dorsal. Assim, muitos clínicos optam por avançar ainda mais a agulha até o assoalho do canal vertebral e, em seguida, retraí-la 1 a 2 mm no espaço subaracnóideo ventral, momento em que o estilete é removido e o fluxo de LCR avaliado. A estimulação mecânica da medula espinal e das raízes nervosas nessa área pode resultar em uma contração visível ou palpável dos membros

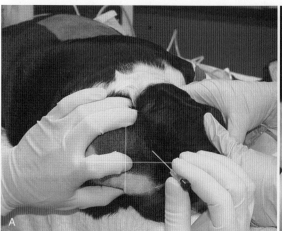 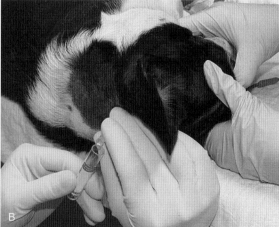

**Figura 115.1** Procedimento para coleta de líquido cefalorraquidiano (LCR) da cisterna cerebelomedular de um cão. **A.** O operador palpa os marcos anatômicos desejados para a introdução da agulha (*linhas brancas* sobrepostas no paciente) com a mão não dominante. **B.** Uma vez a agulha raquidiana posicionada no lugar, confirmado pelo fluxo de LCR, ela deve ser estabilizada digitalmente pelo operador e o LCR coletado em tubos de tampa vermelha estéreis.

pélvicos ou da cauda. Se isso for observado, a agulha deve ser avançada 1 a 2 mm e o estilete removido para avaliar o fluxo de LCR.[1,3]

O LCR normalmente flui mais lentamente durante a coleta lombar quando comparada à cisternal. Sendo assim, alguns clínicos recomendam a conexão de uma seringa de 2,5 a 3 m$\ell$, com um pequeno equipo, à agulha espinal, de modo a possibilitar a aspiração suave do LCR, na região lombar. Se a coleta de LCR lombar com o uso dessas técnicas não for bem-sucedida, deve-se tentar o procedimento no espaço L4-L5.

## Processamento e análise de amostras de líquido cefalorraquidiano

O ideal é que as amostras de LCR sejam processadas para análise dentro de 4 horas após a coleta.[3,8,9] Se o processamento rápido não for possível, a adição de soro autólogo (100 μ$\ell$ de soro/1 m$\ell$ de LCR) ou solução de amido hidroxietílico a 6% (na proporção volume:volume 1:1) pode aumentar a estabilidade da amostra por até 48 horas.[8,9]

As análises de rotina realizadas no LCR incluem inspeção macroscópica de cor e turvação, mensuração das concentrações de proteína total e de glicose, contagem total de leucócitos nucleados e de hemácias, contagem diferencial de leucócitos e exame citopatológico dos constituintes celulares, normalmente feito após a citocentrifugação da amostra.[2,3,10] Deve-se ressaltar que, embora a presença de anormalidades no LCR seja sensível para a detecção de doença do sistema nervoso central, os resultados são extremamente inespecíficos e, com algumas exceções, raramente fornecem um diagnóstico definitivo. Assim, a análise do LCR deve ser integrada ao histórico clínico, ao exame físico, inclusive neurológico, aos resultados de exames de imagem e outros testes diagnósticos, de modo a maximizar sua utilidade. As técnicas analíticas e os princípios da interpretação do LCR são descritos em outras partes desta obra e as descrições de anormalidades associadas a doenças específicas discutidas nas seções deste livro que tratam das doenças neurológicas (ver Capítulos 33 a 35, 260, 261, 265 a 267 e 270).[1-3,10]

## Complicações da coleta de líquido cefalorraquidiano

Os riscos associados à coleta de LCR na cisterna cerebelomedular incluem desvios rápidos do conteúdo intracraniano (hérnias cerebrais) associados à introdução da agulha no espaço subaracnoide em pacientes com hipertensão intracraniana. A maioria das outras complicações potenciais está relacionada com erros técnicos ou riscos associados a pacientes com doenças neurológicas submetidos à anestesia.[3,11] O avanço acidental da agulha no parênquima neural pode resultar em disfunção cerebral fatal, mas também pode estar associado a efeitos adversos não observáveis.[11] As complicações da coleta de LCR lombar incluem a não obtenção de uma amostra de LCR com valor diagnóstico devido à contaminação iatrogênica significativa e à não obtenção de LCR ("punção seca").[3] Hematomielia, resultando em deterioração neurológica, também tem sido raramente relatada após a coleta lombar de LCR.[12]

## MIELOGRAFIA

A mielografia, que consiste no exame radiográfico da coluna vertebral e da medula espinal após injeção subaracnoide de contraste, pode ser realizada por meio de injeção cisternal ou lombar (Vídeo 115.3), com o paciente anestesiado, em decúbito lateral.[13] A introdução da agulha é realizada conforme descrito anteriormente para a coleta de LCR, embora possa ser guiada por fluoroscópio, para facilitar o posicionamento, com a obtenção da amostra para análise antes da injeção do contraste. Em veterinária, costuma-se utilizar contraste não iônico (ioexol ou iopamidol, 180 a 300 mg de iodo/m$\ell$).[13] O volume de contraste injetado varia de 0,3 a 0,45 m$\ell$/kg de peso corporal e depende tanto do local da injeção quanto da localização prevista da lesão, com base no exame neurológico. Por exemplo, para realizar um mielograma cervical por meio de punção lombar, muitas vezes é necessária uma dose maior de contraste.

Uma vez posicionada a agulha no local desejado, faz-se uma injeção-teste conectando a seringa com a dose de contraste e o equipo preparado à agulha raquidiana e infunde-se aproximadamente 0,5 m$\ell$ de contraste, após o que a injeção subaracnoide de contraste é confirmada por radiografia ou fluoroscopia. Uma vez confirmada a administração subaracnoide, o restante da dose de contraste calculada pode ser administrado, a agulha removida e obtida uma série de imagens radiográficas laterais, ventrodorsais e, se necessário, em outras projeções (oblíqua, sob tração, flexão, extensão, lateral oposta) da região de interesse da coluna vertebral.[13,14] As metas de interpretação exigem o reconhecimento de padrões mielográficos anormais (extradural, intradural-extramedular, intramedular), a fim de descrever especificamente a localização neuroanatômica de qualquer lesão observada e, posteriormente, elaborar um conjunto de diagnósticos diferenciais com base nas características verificadas na imagem.

Embora a injeção cervical seja tecnicamente mais fácil, é mais provável o risco de acúmulo intracraniano do contraste, o que aumenta a possibilidade de convulsões pós-mielográficas.[13,15] Ao inclinar o paciente em ângulo de 30° e erguer a cabeça dele, pode-se ajudar a mitigar o acúmulo de contraste intracraniano. Na injeção cervical, o bisel da agulha deve ser direcionado caudalmente, antes da injeção. A punção lombar deve ser realizada com o bisel da agulha voltado cranialmente, podendo ser realizada aplicando-se mais pressão no êmbolo da seringa, o que facilita o fluxo de contraste para além de uma lesão obstrutiva.

### Complicações da mielografia

A obtenção de um mielograma diagnóstico depende muito da técnica e da experiência do operador. A não obtenção de um resultado diagnóstico pode muitas vezes ser atribuída a erros do operador, como injeção peridural acidental, injeção de contraste intraparenquimal ou subdural, ou fatores inerentes ao paciente, como obesidade ou doença degenerativa da coluna vertebral, que complicam a técnica ideal de punção.[13,16] Além disso, sobretudo nas injeções cervicais, o inchaço ou a compressão da medula espinal pode impedir o fluxo de contraste caudal à lesão, o que pode requerer a realização subsequente de um mielograma lombar, embora a obstrução ao fluxo de contraste possa, muitas vezes, ser superada com inclinação, inversão ou rolagem cuidadosa do paciente.[17]

Convulsões são complicações comuns da mielografia, com relato de ocorrência em 3 a 21% dos cães submetidos ao procedimento.[15,17,18] Fatores de risco de convulsões pós-mielográficas relevantes incluem cães de raças de grande porte, local da lesão na medula espinal cervical, técnica de injeção cerebelomedular cisternal e uso de grande volume de contraste.[17,18] A mielografia pode estar associada ao declínio transitório ou permanente da condição neurológica, o que pode ocorrer como resultado de meningomielite química transitória induzida pela injeção de contraste ou após injeção acidental de contraste no parênquima da medula espinal ou no canal central.[19] O risco de declínio da função neurológica após a mielografia pode ser maior em pacientes afetados por mielopatias inflamatórias, compressão crônica da medula espinal ou doenças neurodegenerativas. Complicações raras, mas potencialmente fatais, associadas a mielografia incluem arritmias e parada cardíaca, infusão do meio de contraste no parênquima cerebral durante a punção cisternal e hemorragia subaracnoide intracraniana causada por mielografia lombar.[20,21]

## REFERÊNCIAS BIBLIOGRÁFICAS

*As referências bibliográficas deste capítulo se encontram online no Ambiente de Aprendizagem.*

# CAPÍTULO 116

# Biopsia de Músculos e Nervos

Kerry Smith Bailey

As doenças neuromusculares abrangem patologias musculares (miopatias; ver Capítulo 354), nervosas (neuropatias; ver Capítulos 264 e 268) e nos locais de junção entre músculos e nervos (doenças neuromusculares). O diagnóstico é baseado na interpretação do exame neurológico; em procedimentos eletrodiagnósticos, incluindo eletromiografia (EMG) e estudos de condução nervosa (ver Capítulo 117); e em exame histopatológico de músculos e nervos. Os testes de componentes específicos da unidade motora, inclusive ramos nervosos intrafasciculares, junções neuromusculares, miofibras e tecidos conjuntivo de suporte e vascular, bem como nervos periféricos, possibilitam uma classificação mais definitiva da doença e ajudam a estabelecer o tratamento apropriado.

## BIOPSIA MUSCULAR

### Preparação para a biopsia muscular

Uma vez estabelecido que o paciente tem uma doença neuromuscular que requeira biopsia muscular, devem ser tomadas várias medidas preparatórias. As técnicas convencionais de fixação da amostra de tecido com formalina não são apropriadas para amostra de músculo porque limitam as informações obtidas. Os músculos são tecidos metabolicamente muito ativos, e o exame da localização de enzimas específicas e de produtos de armazenamento pode ser importante para o diagnóstico. São necessários cortes congelados frescos para esses corantes histoquímicos e reações enzimáticas. Graças a manuseio e processamento especiais da amostra, não é recomendado o envio de rotina pela maioria dos laboratórios de patologia comerciais. Além disso, as instruções específicas do laboratório de destino quanto à escolha, ao manuseio e ao transporte da amostra devem ser sempre obtidas antes da coleta. Elas devem ser enviadas ao laboratório 24 a 48 horas após a coleta e não devem chegar durante fins de semana ou feriados. Portanto, o procedimento precisa ser planejado.

### Escolha dos músculos

O músculo selecionado para biopsia deve estar acometido pela doença, com evidência de sinais clínicos – atrofia, hipertrofia, mialgia ou fraqueza – ou resultados anormais na EMG. O ideal é escolher um músculo acometido, porém funcional. Na doença aguda, deve ser selecionado o músculo mais gravemente afetado, enquanto, na doença crônica em estágio terminal, pode ser selecionado um músculo menos acometido, de modo a evitar a coleta de amostra de local atrofiado em que houve substituição de miofibras por tecido conjuntivo e gordura, que ocorre no estágio terminal da doença.

A biopsia deve estar associada à baixa morbidade, de modo que é recomendado escolher um músculo facilmente identificado, com uma abordagem cirúrgica mínima. As fibras musculares devem ser orientadas em uma única direção e a amostra deve ser obtida de um local desprovido de inserções tendinosas e aponeuroses. O local deve estar livre de artefatos induzidos pela introdução da agulha usada na EMG ou nas injeções intramusculares. A introdução de agulhas pode induzir necrose localizada e fagocitose, "miosite de agulha", e, assim, interferir na interpretação dos resultados do exame.

Os músculos mais usados incluem a cabeça lateral do tríceps braquial (terço distal), o vasto lateral (terço distal), o tibial cranial (terço proximal) e os temporais. O diagnóstico de doença neuromuscular generalizada requer amostras por meio de biopsia de músculos torácicos e pélvicos. Caso seja necessária uma biopsia de nervos, a do músculo tibial cranial combinada com a do nervo peroneal comum possibilitam uma abordagem cirúrgica.

Algumas doenças requerem a coleta de amostra de músculos específicos. Por exemplo, o músculo temporal deve ser escolhido para biopsia e diagnóstico de miosite mastigatória. Um erro comum que deve ser evitado ao realizar a biopsia do músculo temporal é a amostragem do músculo frontal, que é delgado e está localizado sob a pele, sobreposto ao temporal. Esse músculo não é afetado na miosite mastigatória e não dará as informações necessárias para definir o diagnóstico. Além disso, a investigação de miastenia *gravis* congênita se baseia na demonstração de redução no número de receptores de acetilcolina em amostras obtidas por biopsias de músculos intercostais externos.

### Procedimento para biopsia muscular

Recomenda-se biopsia muscular aberta realizada sob anestesia geral. Biopsias por meio de punção, obtidas sob sedação, fornecem uma amostra muito pequena, com má orientação das fibras musculares. Em geral, o procedimento é realizado após testes eletrodiagnósticos. Para evitar artefatos de introdução da agulha, o EMG costuma acontecer em um lado do corpo, enquanto a biopsia muscular é feita no outro.

É necessária a preparação cirúrgica de rotina (Vídeo 116.1). Em seguida, deve ser feita uma incisão na pele e na fáscia sobreposta ao músculo, de modo a possibilitar a visualização da orientação das miofibras. Devem ser feitas duas incisões com lâmina de bisturi n°11, paralelas à direção das miofibras, de aproximadamente 1 a 2 cm de comprimento, 0,5 cm de distância entre elas e 0,5 cm de profundidade. O músculo isolado é separado dos músculos circundantes com uma lâmina de bisturi ou uma tesoura. Deve-se evitar traumatismo e manuseio excessivo da amostra. O tecido, então, é envolto em uma compressa de gaze estéril umedecida com solução salina e, em seguida, colocado em um recipiente seco e impermeável, como um tubo de tampa vermelha de 10 m$\ell$. Esse tecido deve ser refrigerado e depois armazenado em gelo. Outro fragmento menor de tecido muscular é coletado, adjacente ao local original, e colocado em solução de formalina 10% tamponada.

A sutura da ferida consiste em técnica de rotina, e recomenda-se aplicar uma compressa fria no local no pós-operatório, a fim de minimizar o inchaço e o desconforto. Complicações como infecção e hematoma não são comuns, sendo, em geral, resultado da interferência do animal na ferida cirúrgica.

### Transporte da amostra

A qualidade das informações obtidas pela biopsia depende da qualidade da amostra que chega ao laboratório. As amostras frescas obtidas por biopsia muscular devem chegar ao laboratório 24 a 48 horas após a coleta e precisam ser enviadas sob refrigeração. Muitos laboratórios solicitam o envio de 5 m$\ell$ do soro sanguíneo do animal, junto com a amostra obtida por biopsia muscular.

### Interpretação dos resultados do exame da amostra obtida por biopsia muscular

São avaliadas as seguintes características musculares, para detecção de anormalidades: tamanho (atrofia, hipertrofia, hipotrofia) e formato (poligonal, redondo, angular) da fibra; proporções dos tipos de fibras e padrões de distribuição (arranjo do tipo de fibra); número e posição dos núcleos (periférico, aleatório ou central); mionecrose e regeneração; infiltração celular; morfologia dos tecidos conjuntivo e vascular; morfologia do nervo intramuscular; e seletividade ou prevalência de um tipo de fibra muscular nas alterações patológicas observadas.

## BIOPSIA DE NERVOS

### Escolha do nervo

Assim como na escolha da amostra de músculo, a de nervo depende da anormalidade nervosa, evidenciada por achados eletrofisiológicos anormais, ou de anormalidades neurológicas clínicas em áreas supridas pelo nervo, como atrofia, hipotonia, hiporreflexia, paresia e/ou déficit sensorial. Quando possível, como nos casos de doença neuromuscular generalizada, o nervo selecionado deve ser coletado facilmente, com baixa morbidade; ter disponibilidade de dados eletrofisiológicos e morfométricos normais; e inervar um músculo que rotineiramente é escolhido para biopsia. Se houver doença generalizada, quase sempre o nervo peroneal comum é o escolhido, pois atende aos critérios acima mencionados, graças à sua anatomia plana e a fascículos facilmente identificados. Trata-se de um nervo misto, que contém fibras nervosas motoras, sensoriais e autônomas. Outros nervos mistos que podem ser prontamente utilizados para biopsia são o tibial e o ulnar. Quando há suspeita de neuropatia predominantemente sensorial, recomenda-se biopsia dos nervos sensoriais cutâneos, como o antebraquial caudal, no membro torácico, ou o nervo sural cutâneo caudal, no membro pélvico.

### Procedimento para biopsia nervosa (nervo peroneal comum)

A biopsia é feita com o paciente sob anestesia geral e, muitas vezes, segue a do músculo tibial cranial ipsilateral (Vídeo 116.2). O nervo peroneal comum é palpável na face lateral do fêmur distal e estende-se caudalmente para a tíbia proximal. Faz-se uma incisão de 6 a 8 cm sobre a região, após preparação cirúrgica padrão do local. A fáscia do músculo bíceps femoral é exposta, e o nervo pode ser palpado pela fáscia. Uma pequena incisão (4 a 5 cm) é feita, tomando o cuidado de elevar a fáscia para evitar danos acidentais ao nervo, o qual pode ser visualizado quando passa sobre a cabeça lateral do músculo gastrocnêmio. Uma dissecção romba cuidadosa da gordura e da fáscia ao redor do nervo ajuda a isolá-lo. Aplica-se uma sutura com fio de seda 5.0 ou 6.0 de um quarto à metade caudal do nervo até a extremidade proximal do local da biopsia, possibilitando uma tração mínima e suave à medida que se obtém a amostra da biopsia fascicular de 3 a 4 cm, com auxílio de uma tesoura íris de ponta fina. Se for difícil visualizar os fascículos individuais, a dissecção cuidadosa do nervo com um cabo de bisturi pode permitir melhor visualização dos fascículos. A incisão inicial pode, então, ser feita com precisão com uma lâmina de bisturi n°11.

Para a sutura da incisão, utiliza-se procedimento de rotina. As complicações podem incluir déficits proprioceptivos temporários, claudicação e flexão do membro pélvico distal no lado da biopsia, que normalmente se resolvem em 3 a 4 dias.

### Processamento de amostras de nervos

A amostra deve ser colocada em solução de formalina 10% ou em glutaraldeído, dependendo da preferência do laboratório. Para minimizar a formação de artefatos durante a fixação, deve-se prevenir a contração do local da biopsia, de modo a manter o comprimento do nervo. Pode-se fixar o nervo em cada extremidade com agulhas calibre 25 em um abaixador de língua ou suturar, ao redor do nervo, na extremidade de uma haste de madeira de um aplicador com ponta de algodão. A amostra do nervo também pode ser congelada em nitrogênio líquido, se for necessária análise bioquímica especial.

### Interpretação do resultado do exame da amostra de nervo

Exemplos de alterações patológicas observadas em amostras de nervo obtidas por biopsia incluem degeneração de axônio, distrofias axonais e desmielinização primária. O conhecimento das variações que podem ser observadas em animais aparentemente normais é essencial para a correta interpretação dos achados patológicos constatados em amostra de nervo periférico obtida por biopsia. Em animais mais velhos, a degeneração de axônio e a desmielinização podem ser achados normais e não devem ser interpretadas como patológicos. Da mesma forma, a falta de uso de um membro pode resultar em perda e anormalidades das fibras nervosas mielinizadas, que não devem ser interpretadas como um processo patológico primário.

# CAPÍTULO 117

# Eletromiografia e Velocidade de Condução Nervosa

David Lipsitz e D. Colette Williams

## COMENTÁRIOS GERAIS

Anormalidades que envolvam qualquer componente do sistema neuromuscular – nervo periférico, músculo ou junção neuromuscular – provocam sinais clínicos idênticos. Um exame neurológico minucioso pode não ser capaz de detectar o componente afetado (ver Capítulo 259). O teste eletrodiagnóstico – equipamento EDX (Vídeo 117.1) – auxilia na localização de lesões do sistema neuromuscular e é útil na escolha de locais para biopsias de nervos e músculos (ver Capítulo 116). Para eliminar o desconforto e a movimentação do paciente, o EDX geralmente é realizado com cães ou gatos sob anestesia geral.[1-3]

# ELETROMIOGRAFIA

## Considerações gerais

A eletromiografia (EMG) é um método de detecção e exibição de atividades elétricas insercionais, espontâneas e voluntárias do músculo esquelético. Em medicina veterinária, a EMG concentra-se na atividade elétrica de fibras musculares únicas ou de pequenos grupos de miofibras. A EMG baseia-se na condição elétrica inerente do músculo esquelético saudável e em alterações nos padrões de excitabilidade associados à doença. Com poucas exceções, o músculo normal em repouso é elétrica e mecanicamente inativo. Fibras musculares carentes de nervos e fibras danificadas por doença muscular primária podem sofrer despolarização espontânea, resultando em atividade anormal facilmente detectável.

## Usos, eletrodos e limitações

A EMG pode auxiliar na detecção de mononeuropatias (ver Capítulo 268), polineuropatias (ver Capítulo 268), miopatias (ver Capítulo 354), bem como na diferenciação da doença atrófica neurogênica por desuso. Os achados são inespecíficos, mas podem ser diferenciados na revisão dos resultados do exame neurológico, na distribuição dos músculos acometidos e nos resultados de exames de condução nervosa. A EMG pode ser usada para selecionar um músculo afetado para a realização de biopsia em doenças nas quais há envolvimento de apenas músculos específicos, como a miosite muscular mastigatória. Atrofia por desuso, anormalidades de transmissão neuromuscular e aquelas restritas à mielina ou a neurônios sensoriais não ocasionam anormalidades na EMG.

Os eletrodos mais usados na EMG são os de agulha concêntricos (coaxiais). Na EMG, além da inspeção visual das formas de ondas, os sons característicos auxiliam na interpretação. A sensibilidade da EMG pode ser aprimorada por múltiplas inserções em um músculo específico e por amostragem de diferentes músculos. As anormalidades verificadas na EMG podem apresentar distribuição irregular em determinado músculo, muitas vezes observada nos casos de miosite, ou se limitam a grupos musculares específicos, ou seja, aqueles com a mesma inervação.

## Definições de eventos normais na eletromiografia

Embora os músculos normais em repouso sejam eletricamente inativos, pode ser detectada atividade no músculo esquelético normal.

- A *atividade insercional* é causada pela estimulação mecânica das fibras musculares e pela interrupção das membranas em razão da colocação da agulha de EMG. Ela deve desaparecer logo depois de cessada a movimentação do eletrodo, em algumas centenas de milissegundos
- Os *potenciais de placa terminal em miniatura* (PPTM) resultam da liberação espontânea de quantidade única de acetilcolina nas terminações nervosas, que induz à despolarização parcial das membranas pós-sinápticas das miofibras. Essa atividade é focal e só pode ser detectada com o posicionamento do eletrodo próximo ao ponto motor do músculo. O som se assemelha ao "ruído beira-mar"
- Os *picos da placa terminal* estão associados aos PPTM e ocorrem quando uma quantidade suficiente de acetilcolina é liberada para despolarizar completamente uma única fibra muscular. Essa atividade não deve ser confundida com potenciais de fibrilação. Sons aleatórios de "estalos" muito agudos são típicos desse evento
- Os *potenciais de ação da unidade motora* (PAUM) resultam da soma dos potenciais de ação de miofibras individuais associadas à atividade em uma única unidade motora na faixa de registro do eletrodo. Estão presentes durante a contração muscular e têm um som regular de cliques, semelhante a um "brinquedo de corda". Quando diversas unidades motoras são ativadas, é possível observar vários PAUM sobrepostos. Esses eventos não são avaliados rotineiramente em EDX veterinário.

## Definições de eventos anormais na eletromiografia

Essas atividades na EMG não são necessariamente espontâneas, mas são anormais

- O *aumento da atividade insercional* é o estímulo prolongado de fibras musculares causado por irritação mecânica induzida pelo eletrodo
- A *diminuição da atividade insercional* é a redução de atividade secundária à perda de fibras musculares – tecidos adiposo e conjuntivo não reagem à colocação de eletrodos
- *PAUM gigantes* são potenciais grandes, muitas vezes polifásicos, e sugerem a reinervação de fibras musculares. A ramificação colateral de axônios saudáveis resulta em inervação de maior quantidade de miofibras por determinado neurônio motor – o correlato histológico é o agrupamento do tipo de fibra.

## Atividade espontânea na eletromiografia

Esse é o termo coletivo para os eventos listados a seguir, que são pontuados de 0 (normal) a 4+, com base em sua distribuição no músculo e na sua quantidade:

- *Potenciais de fibrilação* e *ondas agudas positivas* surgem da despolarização do sistema T-tubular ou do sarcolema superficial. Eles resultam de processos patológicos semelhantes, mas a morfologia é diferente graças à sua posição em relação ao eletrodo. Costumam ocorrer juntos, e o som pode ser descrito como "fritura de *bacon*" ou "chuva em telhado de zinco"
- As *descargas miotônicas* resultam do relaxamento tardio de fibras musculares individuais causadas por defeitos nos canais iônicos. As descargas têm um padrão distinto de aumento e diminuição na amplitude e na taxa de estímulos. Elas produzem o clássico som de "bombardeiro de mergulho"
- *Descargas repetitivas complexas* provêm de estímulos espontâneos em uma única miofibra, que induz ao estímulo de fibras musculares adjacentes. Elas não aumentam e diminuem como acontece com as descargas miotônicas; porém, mantêm a mesma amplitude e frequência, cessando abruptamente. O som por elas provocado foi descrito como semelhante ao de uma "metralhadora". Os termos usados antes incluíam descargas pseudomiotônicas ou bizarras de alta frequência.

## Eletromiografia de fibra única

A EMG de fibra única (EMGFU) é um teste sensível de transmissão neuromuscular. Técnicas de gravação da EMGFU foram descritas tanto para cães quanto para gatos. Na EMGFU, potenciais de ação de miofibras individuais são registrados por eletrodos de agulha especiais. Ocorrem minúsculas variações de latência entre potenciais de ação consecutivos de uma fibra muscular normal. O termo empregado para esse fenômeno é *jitter*. Trata-se de uma medida do fator de segurança da transmissão neuromuscular. *Jitter* excessivo está associado a anormalidades na junção neuromuscular, por meio do qual o fator de segurança é reduzido.

# CONDUÇÃO NERVOSA MOTORA E SENSITIVA

## Considerações gerais

O teste de condução nervosa é necessário para determinar essa função. Os métodos foram desenvolvidos para que fosse possível examinar os componentes motor e sensitivo, separadamente. Os nervos em geral testados são fibular, tibial, radial e ulnar. Os nervos motores podem ser examinados por estimulação de um nervo periférico e pelo registro dos potenciais de ação muscular composto (PAMC) gerados por um músculo inervado por esse nervo.

### Velocidade de condução nervosa motora

A velocidade de condução nervosa motora (VCNM) é calculada pela diferença de latência entre as respostas dos PAMC após a estimulação de um mínimo de dois locais ao longo do nervo e pela distância entre esses locais. Para isso, usa-se a fórmula: VCNM (m/s) = Distância (mm)/Latência$_{proximal}$ − Latência$_{distal}$ (ms). Esse cálculo é necessário porque deixa fora da equação o tempo de transmissão na junção neuromuscular e o de despolarização da miofibra. Locais de estímulos adicionais fornecem informações segmentares, úteis para a avaliação da distribuição do distúrbio nervoso. Variações dessa técnica podem ser usadas para examinar a integridade da junção neuromuscular (estimulação repetitiva) ou do segmento nervoso proximal e das raízes nervosas − ondas tardias (onda f e reflexo H).

### Condução nervosa sensitiva

#### Considerações gerais

A condução nervosa sensitiva pode ser avaliada pela estimulação de um nervo cutâneo, que não tem axônio motor, e pelo registro do potencial de ação do nervo sensitivo (PANS). Os potenciais de ação do nervo sensitivo são registrados diretamente do próprio nervo. Assim, é necessário apenas um local de estimulação para calcular a velocidade de condução. Todavia, registros simultâneos podem ser obtidos de vários locais ao longo do nervo e da medula espinal. Em comparação com os PAMC, os SNAP são mais dispersos temporalmente e bem menores − variação de microvolt *versus* milivolt. É necessário saber a média de sinais de um grande número de respostas individuais para obter registros que possam ser interpretados. A maioria dos sons de fundo é aleatória em relação ao estímulo e tende a diminuir a média, enquanto o sinal de interesse é bloqueado pelo tempo e exacerbado.

#### Anormalidades

As anormalidades dos estudos de condução nervosa incluem:
- Lentidão da condução
- Dispersão temporal excessiva
- Amplitudes reduzidas de PAMC − neuropática ou miopática − ou de PANS. Pode ocorrer diminuição das respostas em todos os locais ou ser mais evidente com o aumento da distância (bloqueio da condução)
- Nervos gravemente acometidos podem requerer estímulos muito altos para induzir uma resposta.

Um exame EDX abrangente envolve todos os testes aqui descritos, muitas vezes em vários nervos. Eles são fundamentais para determinar a integridade funcional do sistema neuromuscular em pacientes com anormalidades neuromusculares (ver Capítulo 269).

### REFERÊNCIAS BIBLIOGRÁFICAS

*As referências bibliográficas deste capítulo se encontram online no Ambiente de Aprendizagem.*

## SISTEMA REPRODUTOR

## CAPÍTULO 118

# Inseminação Artificial em Cadelas

Catharina Linde Forsberg

### CONSIDERAÇÕES GERAIS

#### Fatores que influenciam a inseminação artificial (IA) vaginal ou intrauterina

O sucesso da IA em cadelas depende de uma série de fatores: raça, idade, saúde, fertilidade, momento da inseminação em relação à ovulação, uma *versus* duas inseminações, local de deposição do sêmen (na parte cranial da vagina ou no útero), qualidade do sêmen recém-ejaculado (número de espermatozoides vivos, normais, móveis) e manuseio do sêmen. Os métodos de IA em cadelas incluem a deposição do sêmen na vagina com uso de cateter plástico rígido ou com balão inflável (Mavic ou Osiris). O sêmen também pode ser depositado por meio de técnica intrauterina transcervical (ITC) com cateter escandinavo/norueguês ou equipamento endoscópico, bem como por inseminação intrauterina cirúrgica ou laparoscópica. Cirurgias para realizar IA ou transferência de embrião em animais não são consideradas éticas e podem ser ilegais em alguns países.

Uma pesquisa internacional entre os veterinários que atuam na área de reprodução de animais de pequeno porte indicou que a IA cirúrgica, embora controversa, ainda é a técnica mais usada em cães, em especial com o uso de sêmen congelado, com baixo número de espermatozoides, ou quando o sêmen é de qualidade inferior.[1] O número de veterinários especializado em ITC vem aumentando. O uso do cateter escandinavo/norueguês é simples. O desenvolvimento de equipamentos endoscópicos mais adaptados tornou a ITC mais disponível. O interesse do proprietário também incrementou a ITC. Endoscópios equipados com câmera são apreciados por criadores, que podem assistir pelo monitor enquanto o sêmen é introduzido no útero.

#### Momento da inseminação

O momento da inseminação (ver Capítulo 119) é crucial nos procedimentos de IA, sobretudo quando se usa sêmen congelado, cujos espermatozoides tem um tempo de sobrevivência reduzido após o descongelamento. A mensuração da concentração sérica de progesterona [P] costuma ser usada para determinar os melhores dias para acasalamento ou IA. A mensuração da concentração de hormônio luteinizante para identificar o período pré-ovulatório requer coletas mais frequentes de amostras de sangue. A cadela deve ser inseminada 2 a 5 dias após a ovulação, coincidindo com a finalização da maturação dos oócitos liberados. Nessa fase, a [P] geralmente varia de 10 a 20 ng/mℓ

(30 a 60 nmol/ℓ), mas os resultados diários podem variar até 30 a 40% em cadelas saudáveis. Não há evidência de padrão secretor diurno.[2]

### Dose de sêmen/inseminação artificial

Nos EUA, uma única IA com cerca de $100 \times 10^6$ espermatozoides progressivamente móveis ($\geq 50\%$) tem sido considerada adequada. Na Europa, são usados 150 a $200 \times 10^6$ espermatozoides vivos, normais e móveis, em cada inseminação, com preferência para duas IA por ciclo estral.[3-7] Em um estudo sobre IA cirúrgica usando sêmen fresco ou congelado-descongelado, a probabilidade de uma dose de mais de $200 \times 10^6$ espermatozoides progressivamente móveis resultar em parto é maior, em comparação com a inseminação com 100 a $200 \times 10^6$ ou 75 a $125 \times 10^6$ espermatozoides.[8] Outro estudo que comparou o sucesso da gestação após ITC endoscópica e IA cirúrgica com sêmen congelado constatou que a taxa de gestação foi maior ($P \leq 0,06$) quando foram inseminados mais de $100 \times 10^6$ espermatozoides vivos, móveis e normais, não obstante o método de IA utilizado.[9] As gestações, no entanto, foram alcançadas com apenas $20 \times 10^6$ espermatozoides frescos depositados cirurgicamente na extremidade do corno uterino e com duas doses de $50 \times 10^6$ espermatozoides congelados-descongelados depositados no útero, pelo colo uterino, com o auxílio de um endoscópio.[10,11]

A deposição de sêmen fresco ou congelado-descongelado na vagina requer cerca de 10 vezes mais espermatozoides para obter a mesma taxa de parição e tamanho da ninhada, em comparação com a deposição intrauterina.[10,12] A taxa de prenhez após ITC endoscópica com sêmen congelado-descongelado (65%) foi significativamente maior do que a taxa verificada após IA cirúrgica (45%).[9] Para limitar o volume de sêmen perdido por refluxo vaginal, o volume estendido de sêmen não deve exceder 1 a 3 mℓ na IA intrauterina e 3 a 5 mℓ na IA vaginal, dependendo do tamanho da cadela.[1,4-6,13-16] Relatos informais sugerem que a inseminação lenta, ao longo de 10 a 20 minutos, possibilita a administração de três a quatro vezes mais sêmen, aumentando a taxa de prenhez e o tamanho da ninhada. Essa é uma área na qual a comunidade veterinária se beneficiará de pesquisa e experiência adicionais.

### Quantas vezes a cadela deve ser inseminada?

Em tese, em uma cadela fértil saudável, uma única IA intrauterina realizada no momento ideal do cio, com sêmen de boa qualidade, deve ser suficiente para maximizar a taxa de gestação e o tamanho da ninhada. No entanto, dados clínicos indicam que duas IA, com intervalo de 24 a 48 horas, resultam em taxa de gestação e tamanho de ninhadas significativamente maiores.[6,12,13,17,18] Se apenas uma inseminação for possível, deve-se dar ênfase à determinação do "momento ideal" para IA, ou seja, 2 a 5 dias após o início da ovulação.

### Resultados após inseminação artificial em cadelas

Em cadelas, após o acasalamento natural em condições ideais, a taxa de gestação varia de 85 a 90%. Os resultados obtidos após IA podem ser semelhantes. Quando o sêmen de boa qualidade, mesmo congelado-descongelado, é inseminado por meio de ITC no momento apropriado, no útero de cadelas saudáveis, a taxa de parição tem sido de até 87,5%.[6,9,16,19] A taxa de parição após IA intrauterina em cadelas é significativamente maior do que aquela após IA vaginal. Isso vale para sêmen congelado-descongelado (51% melhor), refrigerado (44%) e fresco (30%).[1,18] O tamanho da ninhada oriunda de IA intrauterina com sêmen congelado-descongelado também é significativamente maior do que aquela obtida na IA vaginal. Estima-se que os tamanhos das ninhadas sejam 25 a 30% menores em cadelas que recebem sêmen congelado-descongelado, em comparação com sêmen fresco e refrigerado.[12-14,16,18] Os resultados da IA dependem de raça, tamanho, idade, fertilidade do cão e da cadela, estação do ano e inúmeros outros fatores.[8,16,20,21]

## TÉCNICAS DE INSEMINAÇÃO ARTIFICIAL EM CADELAS

### Palpação do colo uterino (cérvice) em cadelas

O profissional deve ser capaz de palpar o colo uterino (cérvice) pelo abdome, a fim de se tornar capacitado para realizar a IA transcervical. Esse conceito é enfatizado ao usar a técnica do cateter escandinavo/norueguês para depositar o sêmen no útero sem causar lesão à paciente. Ao usar um endoscópio para visualização e cateterismo do colo uterino, a manipulação manual da cérvice e do útero pode ser útil. A anatomia do trato genital caudal da cadela é mostrada na Figura 118.1. A cadela deve ter o intestino e a bexiga esvaziados para facilitar a palpação. Para palpar o colo do útero, deve ser introduzido na vagina um cateter de IA rígido apropriado para cadela (Figura 118.2). Isso é facilitado quando a vulva é elevada para bem próximo do ânus, semelhante à postura tomada quando uma cadela se posiciona para recepcionar um cão macho durante o acasalamento.

Ao introduzir o cateter no lado esquerdo ou direito do vestíbulo da vagina, pode-se evitar a inserção acidental na abertura uretral localizada na região central. Como a abertura da uretra da cadela está localizada na borda pélvica, é fácil introduzir por

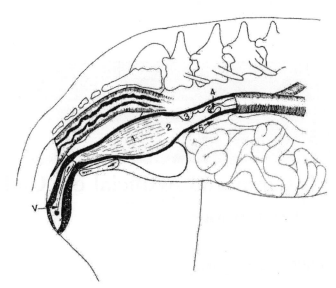

**Figura 118.1** Desenho esquemático do trato genital caudal da cadela. *v*, vulva; *1*, vagina; *2*, vagina cranial; *3*, tubérculo caudal da dobra dorsal medial; *4*, colo uterino e canal cervical; *5*, região paracervical. (Fonte: Lindsay F. The normal endoscopic appearance of the caudal reproductive tract of the cyclic and noncyclic bitch: post-uterine endoscopy. *J Small Anim Pract*, *24*(1):1-15, 1983.)

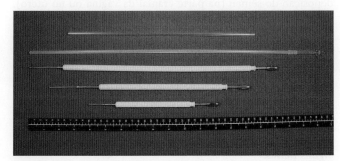

**Figura 118.2** Três tamanhos de cateter de inseminação artificial (IA) escandinavo/norueguês utilizados em cadelas e dois de IA vaginais de plástico rígido descartáveis.

acidente um cateter de IA de plástico ou um endoscópio fino rígido na bexiga. Além do risco de perfuração da bexiga com o cateter, não ocorre prenhez após IA, quando isso acontece. Assim, a posição do cateter deve ser sempre verificada por palpação antes da deposição do sêmen. Se o cateter estiver na bexiga, a parte cranial da vagina e do colo do útero podem ser palpados acima do cateter e não se movimentam em sincronia quando a extremidade do cateter é movida para cima e para baixo. A parede da bexiga costuma ser mais fina do que a da vagina, e a extremidade do cateter se destaca mais do que se fosse na vagina.

Quando a extremidade do cateter é avançada para uma posição cranial à borda pélvica, sua posição deve ser verificada por palpação. Cranialmente, a vagina da maioria das cadelas se inclina um pouco para baixo. No entanto, em algumas raças – em especial cadelas de caça, muitas delas com dorso arqueado –, a vagina pode ter um direcionamento mais dorsal (ver Figura 118.1). A extremidade cranial do cateter deve ser abaixada para mais próximo da parede abdominal, a fim de torná-lo mais acessível à palpação. Quando a extremidade do cateter pode ser palpada, verificando sua posição correta na vagina, ela deve ser cuidadosamente avançada enquanto é palpada, até que alcance a região paracervical. Essa é a porção estreita e cranial da vagina criada pela dobra pós-cervical dorsal medial e pode ser palpada como uma estrutura de 1 a 2 cm de comprimento, em geral um pouco firme. Ela termina no colo do útero, que em uma cadela no cio se apresenta como uma estrutura de 0,5 a 1,5 cm, dura, arredondada ou ovoide, que se move livremente (ver Figura 118.1).

Os cateteres de IA de plástico rígido, cujo diâmetro é 5 mm, podem ser muito grandes para a introdução na região paracervical de algumas cadelas, em especial as de porte menor ou aquelas que ainda não tiveram uma ninhada de filhotes. Assim, dificilmente é possível passar a bainha protetora externa do cateter escandinavo/norueguês, com diâmetro de 10 mm, na área paracervical. Depois de identificada a cérvice, o corpo e os cornos uterinos podem ser palpados logo à frente dessa estrutura. Isso pode ser conseguido baixando a extremidade do cateter e fechando a ponta do dedo polegar contra a do indicador acima do cateter e, então, levantando a extremidade cranial do cateter, de tal modo que a cérvice e os cornos uterinos possam ser puxados para cima, entre os dedos. Seu tamanho e consistência se tornam evidentes (esse método de palpação uterina também é útil para a detecção precoce da prenhez e o exame de cadelas com suspeita de endometrite ou piometra).

## Inseminação vaginal

A IA vaginal, em geral, é feita com um cateter de plástico rígido descartável – 20 a 45 cm de comprimento e 5 mm de diâmetro (ver Figura 118.2) –, que é introduzido na parte cranial da vagina, como descrito antes, o mais próximo possível do colo uterino. Com o cateter posicionado, conecta-se uma seringa contendo o sêmen, e os membros pélvicos do animal devem ser elevados antes da introdução. Após a deposição da dose de sêmen, o cateter é retirado e a cadela é mantida com os membros pélvicos elevados por 5 a 10 minutos, para facilitar a transferência dos espermatozoides em direção aos ovidutos. Deve-se estimular a região perineal e ao redor da vulva da cadela, a fim de fomentar contrações uterinas. O espermatozoide alcança a ponta do corno uterino de 30 segundos a 1 minuto no acasalamento natural e de 30 segundos a 2 minutos depois de IA vaginal, se os membros pélvicos da cadela forem mantidos elevados. Se a cadela for mantida de pé, na posição normal, a transferência do esperma para o útero e os ovidutos é menos eficiente. Para IA vaginal também pode ser usado cateter Mavic ou Osíris, cateteres com um manguito inflável que oclui a parte distal da vagina, impedindo o refluxo de sêmen. Isso é feito para simular a cópula. Em geral, o cateter é mantido na vagina por 10 minutos após a IA, ficando a cadela livre para se movimentar (Figura 118.3).

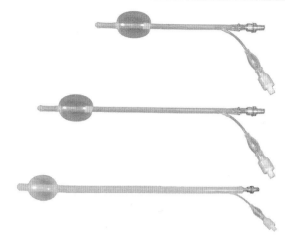

**Figura 118.3** O cateter Mavic para inseminação artificial vaginal em cadelas tem um manguito inflável e é apresentado em três tamanhos. (*Copyright MOFA Global 2014.*)

## Inseminação intrauterina usando cateter escandinavo

O cateter escandinavo/norueguês (ver Figura 118.2) é de aço, mede 1 a 2 mm de largura e sua extremidade tem 0,75 a 1 mm de diâmetro. Há quatro comprimentos diferentes: 20, 30, 40 ou 45 cm. É usado com uma bainha externa de náilon de 10 mm de diâmetro, a fim de proteger a cadela durante a colocação. O cateter de tamanho médio, de 30 cm, pode ser usado na maioria das cadelas de portes pequeno, médio e grande. Animais de raças gigantes podem exigir cateter mais longo. No entanto, o comprimento da vagina varia mais de acordo com a raça do que com o tamanho. Algumas cadelas de raças de grande porte, como Sighthound, têm abóbada vaginal relativamente curta.

A IA intrauterina com cateter escandinavo/norueguês é feita sem sedação e com a cadela em pé. A maioria das fêmeas no cio aceita facilmente esse tipo de manuseio. Caso seja necessária uma sedação leve – em cadela grande, obesa ou agitada –, pode-se administrar 1 a 3 mg de xilazina/kg IM ou IV. A bainha de náilon deve ser introduzida antes e o mais profundo possível na vagina. Se for necessária lubrificação, pode ser usada uma pequena quantidade de vaselina ou outro lubrificante não espermicida. Se a bainha de náilon for introduzida junto com o cateter de aço interno, a ponta dele deve ser completamente coberta pela bainha. A extremidade cranial da bainha deve ser palpada acima da borda pélvica, como descrito antes. Se a ponta da bainha for abaixada em direção à parede abdominal, quase sempre é possível palpar o colo do útero alguns centímetros à frente e acima do cateter. O cateter de aço, então, é avançado pela bainha até que sua extremidade alcance a parte ventral do fórnice. Para isso, a porção cranial da vagina e o colo uterino podem ser manipulados, de modo a propiciar o alinhamento entre o cateter e o colo do útero.

O colo uterino deve ser preso entre os dedos polegar e indicador, tomando cuidado para não o apertar a ponto de ocluir o lúmen. A tração do corpo uterino ligeiramente para baixo o inclina, de modo que a angulação do canal cervical fique mais na horizontal. A ponta do cateter de aço é, então, cuidadosamente retirada, enquanto se empurra repetidamente a superfície do colo do útero em busca da abertura do canal cervical. O toque da abertura foi descrito como semelhante à percepção de uma cartilagem – ou seja, "anelada". Após encontrada a abertura, o cateter deve ser mantido no lugar, e o colo uterino é gradualmente trabalhado sobre o cateter. O canal cervical tem 5 a 10 mm de comprimento e nem sempre é completamente reto (ver Figura 118.1). Assim, pode ser necessário aplicar uma leve pressão ao girar o cateter para facilitar sua introdução. Na maioria das cadelas, a ponta do cateter pode ser facilmente sentida na frente da cérvice, no corpo uterino, mas às vezes essa sensação não é percebida. Em algumas cadelas, o cateter só pode ser introduzido até a metade da cérvice. Esse avanço parcial, no entanto, muitas vezes é suficiente para a deposição bem-sucedida do sêmen.

A seringa com sêmen deve estar firmemente conectada ao cateter. O sêmen deve ser lentamente infundido no útero enquanto é aplicada pressão suave com os dedos polegar e indicador ao redor do colo do útero, a fim de evitar refluxo. Às vezes pode-se notar resistência à infusão se a abertura do cateter for pressionada com muita força contra a mucosa do endométrio. Uma leve tração para baixo, do corpo ou do colo uterino, geralmente alivia a compressão, possibilitando a infusão. Para ter certeza de que a ponta do cateter está no útero, pode ser feita a infusão de 1 a 2 ml de solução fisiológica. Se o cateter estiver na posição correta, no corpo uterino, o líquido pode ser facilmente infundido. No entanto, se estiver na região paracervical da vagina, ocorre um refluxo quase imediato da solução fisiológica entre o cateter e a bainha de náilon. Após a deposição intrauterina do sêmen, o cateter é retirado. Para minimizar o refluxo de sêmen e facilitar o transporte uterino de espermatozoides em direção aos ovidutos, a cadela pode ser mantida com os membros pélvicos elevados por 5 a 10 min após a IA, enquanto se massageia a região perineal e ao redor da vulva para estimular as contrações uterinas e o transporte de espermatozoides.

O domínio dessa técnica requer prática, mas, uma vez aprendida, é um procedimento rápido, que demora apenas alguns minutos. Pelo menos 95% das tentativas são bem-sucedidas. Recomenda-se que, inicialmente, sejam obtidos espécimes de órgãos para fins de treinamento e estudo anatômico. As primeiras tentativas, sempre que possível, devem ser feitas em cadelas de tamanho médio, de temperamento calmo e não obesas que já tenham parido uma ninhada, pois nelas costuma ser mais fácil introduzir o cateter, que, se introduzido às cegas ou com força, pode causar perfuração. Quando, porém, o cateterismo é feito com cuidado e de modo correto, a técnica é segura (essa intervenção pode ser usada para outros tipos de infusão, como na intrauterina de contraste para exames histerográficos da cadela com suspeita de lesão uterina).

### Inseminação intrauterina com visualização endoscópica da cérvice (Vídeo 118.1)

A inseminação intrauterina transcervical pode ser realizada com a cadela em pé e sem sedação, usando um endoscópio de fibra óptica. Embora um endoscópio flexível tenha sido útil em cães da raça Beagle, a maioria dos clínicos prefere endoscópio rígido.[11,22,23] Vários endoscópios rígidos desenvolvidos para humanos têm sido usados para IA em cadelas. Hoje, o endoscópio mais usado para inseminação é o ureterorrenoscópio Storz, de uso na medicina humana, com comprimento útil de 42,5 cm e diâmetro de 3,15 mm na sua extremidade (Karl Storz Veterinary Endoscopy, ou MOFA Global). Ele pode ser usado acoplado a câmera e monitor (Figuras 118.4 e 118.5).

A MOFA Global desenvolveu um conjunto de três endoscópios de diferentes comprimentos (Figuras 118.6 e 118.7). Tanto os médios (35 cm) quanto os grandes (50 cm) acomodam cateteres de até 8 Fr ou dois cateteres menores para procedimentos avançados. O pequeno endoscópio para ITC foi projetado para raças de cães miniaturas e gatos e tem 15 cm de comprimento. Esses endoscópios (o Storz também) apresentam um dispositivo especial, denominado *shunt* ITC (Figura 118.8), disponível em comprimentos de 16 e 21 cm. O dispositivo deve ser introduzido no vestíbulo da vagina. Em seguida, sua extremidade é avançada até depois da abertura da uretra e o manguito deve ser inflado para criar um fechamento hermético e fixá-lo na posição, na parte caudal da abóbada vaginal. O endoscópio, então, pode ser introduzido pelo *shunt*. Esse dispositivo atua como plataforma estabilizadora para o endoscópio durante o procedimento de ITC. Isso pode ser útil nos estágios iniciais de treinamento endoscópico de ITC. No entanto, restringe a mobilidade do telescópio. Assim, se a cadela fizer um movimento brusco, o endoscópio não pode ser rapidamente retirado, aumentando o risco de perfuração vaginal.

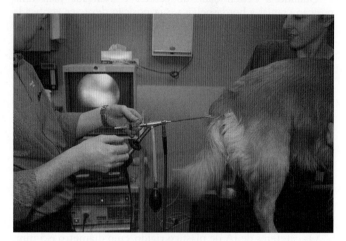

**Figura 118.5** Inseminação artificial intrauterina transcervical usando ureterorrenoscópio Storz, com comprimento útil de 42,5 cm e diâmetro de 3,15 mm em sua extremidade, equipado com insuflador, câmera e monitor. (Cortesia Dr. Stuart Mason.)

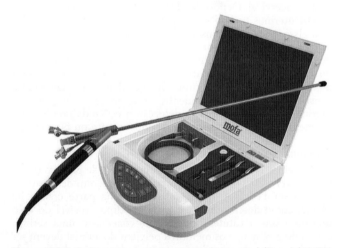

**Figura 118.6** Equipamento para IA intrauterina transcervical. (*Copyright* MOFA Global 2014.)

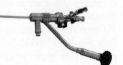

**Figura 118.4** Ureterorrenoscópio Storz com comprimento útil de 42,5 cm e diâmetro de 3,15 mm em sua extremidade. (*Copyright* MOFA Global 2014.)

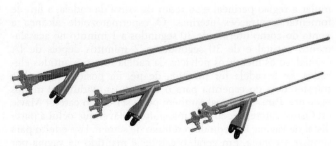

**Figura 118.7** Os três tamanhos de endoscópios para ITC em cadelas e gatas. (*Copyright* MOFA Global 2014.)

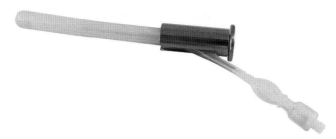

**Figura 118.8** O dispositivo denominado *shunt* TCI, que é apresentado em dois comprimentos, tem um manguito inflável e pode ser usado com o ureterorrenoscópio Storz e com os três tamanhos de endoscópios desenvolvidos pela MOFA Global. (*Copyright* MOFA Global 2014.)

Um cateter urinário para cães, de 6 a 8 Fr, ou um mais longo e fino (3 a 5 Fr) sob medida, é passado pelo canal de operação da bainha. O endoscópio é introduzido na vagina e avançado até que o orifício externo do colo uterino possa ser visualizado. O cateter urinário, então, é manipulado na abertura cervical e mais para dentro do útero. A insuflação do ar distende a vagina e melhora o campo de visão. Para guiar o endoscópio pela abóbada vaginal, muitas vezes tortuosa, pode ser bastante útil deixar o cateter urinário avançar por 1 ou 2 cm, indicando assim a direção correta. Se a abertura do canal cervical for direcionada para longe do endoscópio, portanto, fora do campo de visão, o colo uterino pode ser empurrado ou levantado com a ponta do endoscópio ou com o cateter, enquanto o instrumento é movimentado de um lado ao outro, abaixo da cérvice. Assim como se faz com o cateter escandinavo/norueguês, o posicionamento correto da ponta do endoscópio em relação ao colo do útero pode ser feito por palpação abdominal. Pode-se também usar a palpação para mudar a posição do colo uterino, quando necessário um melhor alinhamento. Depois que o sêmen é depositado no útero, o cateter e o endoscópio são removidos, e a cadela deve ser mantida com os membros pélvicos elevados por 5 a 10 minutos, a fim de evitar o refluxo do sêmen, como descrito antes.

A vantagem dessa técnica é a visualização direta da abertura cervical e da infusão intrauterina do sêmen. No entanto, requer manipulação qualificada do estetoscópio e do cateter. Embora os equipamentos possam ser de alto custo, os clínicos especializados em reprodução canina e IA devem obter pelo menos um endoscópio, com tamanho que possa ser utilizado na maioria das raças. Os equipamentos também podem ser usados para procedimentos diagnósticos, como biopsia de endométrio e cultura microbiológica e citologia intrauterina.

### Inseminação intrauterina cirúrgica

A inseminação intrauterina cirúrgica (Vídeo 118.2) ainda é usada em muitos países, apesar das questões éticas. Para melhorar a chance de prenhez e o tamanho da ninhada, a IA cirúrgica pode ser combinada com ITC ou IA vaginal, em intervalo de 24 a 48 horas. Para o procedimento, a cadela deve ser submetida à anestesia geral e mantida em decúbito dorsal. Fazem-se a tricotomia e a assepsia da região ventral do abdome, seguidas de incisão de 4 a 6 cm na linha alba, a meio caminho entre o púbis e o umbigo. O útero é exposto pela incisão, e a agulha da seringa com o sêmen é introduzida no lúmen do corpo uterino ou na parte cranial de cada corno, em um ângulo de 45°, com o bisel voltado para cima. O sêmen é lentamente injetado no útero, devendo fluir facilmente com a distensão dos cornos uterinos. Caso contrário, a agulha deve ser reposicionada. Uma compressa de gaze umedecida com solução fisiológica deve ser mantida sobre o local da injeção após a retirada da agulha, a fim de evitar o refluxo de sêmen. Depois de 1 minuto, a gaze é removida, o útero é recolocado no abdome e a ferida é fechada por sutura de rotina. Para evitar o refluxo de sêmen pelo canal cervical, a cadela deve ser mantida com os membros pélvicos elevados enquanto se recupera da anestesia. Os riscos gerais associados à cirurgia e à anestesia, e o número limitado de IA cirúrgica que podem ser realizadas em uma cadela, são desvantagens óbvias. A IA cirúrgica pode ser mais cara, demorada e ter taxa de sucesso inferior à ITC.[9]

### Inseminação intrauterina por meio de laparoscopia

Técnicas de IA laparoscópica em cães são bem descritas, mas essa abordagem ainda não é muito utilizada.[24] Preocupações quanto ao custo do equipamento e à necessidade de anestesia geral comprometem a disseminação desse método.

### REFERÊNCIAS BIBLIOGRÁFICAS

*As referências bibliográficas deste capítulo se encontram online no Ambiente de Aprendizagem.*

# CAPÍTULO 119

# Vaginoscopia e Citologia Vaginal em Cadelas

Cheryl Lopate

### INDICAÇÕES

A vaginoscopia e a citologia vaginal podem ser usadas para determinar a fase do ciclo estral de cadelas, inflamações no trato reprodutivo posterior, ou ajudar a elucidar a causa de secreção vulvar sanguinolenta em fêmeas, castradas ou não.[1-7] O epitélio vaginal sofre alterações em resposta às concentrações de estrogênios circulantes endógenos ou exógenos.[1-5,8,9] Além disso, podem ser usadas para auxiliar na determinação do momento ideal para o acasalamento das cadelas – em combinação com testes de progesterona e/ou do hormônio luteinizante (LH) –, avaliar se há infecção ou inflamação no trato geniturinário, elucidar a influência do estrógeno na paciente e detectar células malignas.[1,2,5-9] Vários tipos celulares podem ser observados na citologia vaginal, incluindo células epiteliais, leucócitos, hemácias, bactérias e macrófagos.[1-5,10]

### PROCEDIMENTOS PARA OBTENÇÃO DE AMOSTRA

Os esfregaços para citologia vaginal são obtidos com mais precisão quando feitos com alguma técnica protegida, de modo que a ponta do suabe não seja contaminada com secreções da pele, do clitóris, do vestíbulo ou do trato urinário. Assim, o esfregaço para citologia protegido ou duplamente protegido, ou um espéculo vaginal – cone de otoscópio, proctoscópio curto ou pequeno espéculo de lâmina dupla –, é útil para exames diagnósticos. Pode-se usar um suabe com ponta de algodão ou uma escova para citologia. Os suabes com ponta de acrílico causam mais danos celulares e não propiciam amostra de alta qualidade como a obtida com o de ponta de algodão. Podem ser adicionadas uma ou duas gotas de solução fisiológica (0,9%) ao algodão da ponta do suabe para minimizar o risco de lesão celular durante a amostra, sobretudo em cadelas com suspeita de anestro, uma vez que as células basais são particularmente frágeis. A princípio, o espéculo ou o suabe protegido é introduzido em um ângulo de 45 a 70° em relação ao plano horizontal, a partir da comissura dorsal da vulva, e mantendo-se no vestíbulo de modo dorsal, a fim de evitar o meato uretral (Figura 119.1 A a F; Vídeo 119.1). Assim que a borda pélvica é alcançada, o espéculo ou o aplicador protegido é deslizado cranialmente no lúmen vaginal. O suabe, depois de totalmente colocado, deve ser girado para a frente e para trás, por 10 a 15 segundos, de forma a esfoliar as células da parede da vagina. Em seguida, deve ser retirado pelo espéculo ou mantido na bainha externa. Após a remoção, uma fonte de luz pode ser conectada ao espéculo para que sejam avaliadas a cor, a textura e a natureza do epitélio vaginal. Em alguns casos pode ser necessária a insuflação de ar com uma bomba manual. Depois de coletada, a amostra deve ser logo transferida para uma lâmina de microscopia limpa, seca, e, então, corada com o corante Wright-Giemsa. Outra opção é usar corante tricrômico ou de Papanicolau.

## TIPOS CELULARES OBSERVADOS NO EXAME CITOLÓGICO

### Células epiteliais

As células epiteliais que podem estar presentes em uma lâmina de esfregaço vaginal incluem superficiais basais, parabasais, intermediárias, superficiais nucleadas e anucleadas (Figura 119.2 A e B). As variações consistem em células do metaestro, que são epiteliais – em geral parabasais e intermediárias – e engolfaram um leucócito (macrófago), e células espumosas, que são epiteliais parabasais ou intermediárias que contêm grânulos citoplasmáticos não corados (Figura 119.2 C e D). As células basais, as menores entre todas, são redondas, têm um grande núcleo na região central e um citoplasma fortemente basofílico quando corado com Wright-Giemsa, disponível em quase todas as clínicas veterinárias. As células parabasais são maiores que as basais, com núcleo redondo e menor, que pode ser um pouco excêntrico, e com citoplasma menos basofílico. As células intermediárias são maiores e têm núcleos menores, os quais podem ser centralizados ou ligeiramente excêntricos. As células intermediárias pequenas apresentam margens celulares arredondadas e citoplasma claro ou um pouco basofílico, enquanto as intermediárias grandes – às vezes denominadas superficiais nucleadas – têm núcleo de aparência normal. A margem dessas células apresenta bordas angulares. As células superficiais nucleadas e anucleadas são as maiores entre as epiteliais, com bordas angulares e núcleo menor, picnótico, na região central, e citoplasma um pouco corado, ou não apresentam núcleo. As células superficiais também são conhecidas como cornificadas.[1-5,10]

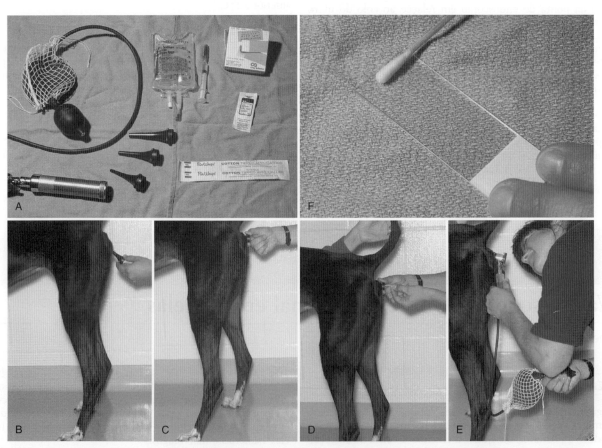

**Figura 119.1** Procedimentos para obter um esfregaço de citologia vaginal e realizar um exame com espéculo. **A.** Material para obtenção de citologia vaginal. **B.** Posicionamento inicial do cone do espéculo, em ângulo de 45 a 70° em relação ao plano horizontal. **C.** Após alcançar a borda pélvica, a ponta do espéculo é girada até a posição horizontal ou um pouco para baixo, de modo a possibilitar o assentamento total do espéculo no vestíbulo. **D.** O suabe com ponta de algodão ou a escova citológica deve ser deslizado cranialmente tanto quanto possível. Em seguida, é movido para a frente e para trás por 10 a 15 segundos. **E.** Após a remoção do suabe, uma fonte de luz é conectada ao espéculo para permitir a visualização da mucosa vaginal. Pode ser necessária a insuflação de ar para uma visualização adequada. **F.** O suabe deve ser suavemente deslizado sobre uma lâmina de microscopia, deixando-a secar antes da coloração.

CAPÍTULO 119 • Vaginoscopia e Citologia Vaginal em Cadelas    451

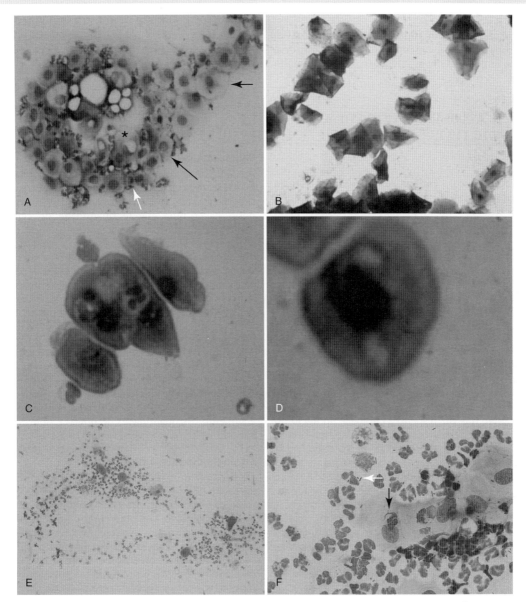

**Figura 119.2** Tipos celulares observados na citologia vaginal. **A.** Célula basal e parabasal – note o citoplasma fortemente basofílico e o pequeno tamanho das células basais (*seta branca*), em comparação com as parabasais (*seta preta longa*); células intermediárias (*seta preta curta*) – note o tamanho maior, as margens celulares arredondadas, o citoplasma levemente corado; e células espumosas (*asterisco*). **B.** Células superficiais nucleadas e anucleadas – note a borda celular angulada e o grande tamanho. Algumas células anucleadas têm núcleos picnóticos, enquanto outras não apresentam núcleo. **C.** Célula do metaestro – note o neutrófilo engolfado pela célula intermediária. **D.** Célula espumosa. Note os grânulos claros no citoplasma da célula parabasal. **E** e **F**. Vaginite. Note o grande número de neutrófilos, com bactérias intracelulares (*seta branca*) e extracelulares, e as células do metaestro (*seta preta*). (*Esta figura se encontra reproduzida em cores no Encarte.*)

### Leucócitos
Neutrófilos, quase sempre não degenerados, são o tipo predominante de leucócitos (Figura 119.2 E), embora possam ser observados linfócitos ou eosinófilos ocasionais, sobretudo após aborto. Em casos de vaginite, endometrite, metrite e piometra, pode haver predominância de neutrófilos degenerados.[1-7]

### Hemácias
Durante o proestro, o estro (cio) e, às vezes, o diestro, pode haver hemácias, que são provenientes dos capilares endometriais que permitem sua passagem sob a influência do estrógeno seguida de diapedese. À medida que o ciclo estral avança, o número de hemácias costuma diminuir.[1-5]

### Bactérias
Bactérias (Figura 119.2 F; Vídeo 119.2) são normalmente encontradas em esfregaço vaginal. Várias espécies de bactérias fazem parte da flora microbiana normal das cadelas. Elas podem ser encontradas em números muito altos no início do proestro, tendem a diminuir durante o estro e sua quantidade é mínima desde o meio até o fim do diestro. Em geral, há uma população bacteriana mista, na forma de cocos e bacilos, embora muitas vezes haja predominância de cocos.[5,11-17]

### Células do metaestro e células espumosas
Durante o diestro, as células epiteliais exercem atividade fagocítica e são observadas na forma de células do metaestro. As espumosas também estão presentes durante o diestro, mas sua função não é conhecida (ver Figura 119.2 C e D).[1-5]

### Contaminantes e outros tipos celulares
Podem ser observados esporos de fungos e leveduras, bem como cristais de urina ou de talco oriundos de luvas utilizadas para a amostra de citologia. No exame citológico de esfregaços de vagina, podem-se notar espermatozoides.[1,2]

### Células neoplásicas

Podem ser observadas células de tumor venéreo transmissível, carcinoma de célula escamosa, carcinoma de célula transitória, leiomiossarcoma, linfossarcoma e adenocarcinoma mamário metastático.[1,2,6,7]

### ALTERAÇÕES CÍCLICAS DURANTE O CICLO ESTRAL[1-5,18] (TABELA 119.1; VÍDEO 119.3)

### Anestro

Durante o anestro, a mucosa vaginal não apresenta influência hormonal significativa, sendo muito delgada. Há predomínio de células basais, embora também possam ser observadas parabasais ocasionais. Muitas vezes, quando as amostras são obtidas durante o anestro, o citoplasma pode não estar mais presente nessas células frágeis, resultando na visualização apenas de núcleos no esfregaço. Em geral, quando presentes, são encontradas poucas bactérias ou neutrófilos durante essa fase do ciclo. Muitas vezes, nota-se grande quantidade de muco. O exame com espéculo pode revelar desde um padrão vermelho-escuro variável até uma coloração rosada irregular. A mucosa é lisa, sem crenulação ou edema.

### Citologia durante o proestro

No início do proestro, o epitélio vaginal começa a proliferar sob a influência estrogênica. Inicialmente, pode-se notar sangue escuro, que logo se transforma em secreção vermelho vivo, quase sempre volumosa. No que diz respeito à citologia, no início do proestro, são observadas células basais e parabasais, junto com intermediárias. Pode haver uma quantidade baixa a moderada de neutrófilos e alto grau de contaminação bacteriana no início do proestro, com ausência de neutrófilos no meio do proestro e diminuição no número de bactérias durante o proestro e no início do estro, até que haja muito menos bactérias visíveis. A quantidade de hemácias diminui conforme o proestro avança. À medida que o meio do proestro se aproxima, o número de células superficiais aumenta, pois as da parede vaginal se diferenciam sob a influência do estrógeno. Entre a metade e o final do proestro, a citologia revela a predominância de células superficiais, algumas delas nucleadas, outras com núcleo picnótico e outras ainda anucleadas. Quando essa fase vai se aproximando do fim para dar início ao estro, o número de células superficiais anucleadas aumenta e o de nucleadas diminui.

### Vaginoscopia durante o proestro (ver Vídeo 119.1)

No início do proestro, a mucosa tem aparência rosada e edematosa (Figura 119.3 A). À medida que a concentração de estrógeno aumenta e a parede vaginal se espessa, a mucosa começa a clarear, muda de um tom mais rosado para um rosa-pálido e, por fim, para um esbranquiçado. O edema da parede da vagina começa a diminuir, e na mucosa se inicia a formação de crenulações ou rugas, resultando no desenvolvimento de muitas pregas (Figura 119.3 B).

### Vaginoscopia e citologia durante o estro

À medida que a concentração de estrógeno diminui e ocorre a ovulação, toda a população celular consiste em células epiteliais superficiais, sobretudo anucleadas, ainda que em algumas cadelas possa haver uma grande quantidade de células superficiais nucleadas. O número de hemácias diminui na maioria das cadelas, mas algumas podem ter uma quantidade significativa durante o estro. Não há leucócitos. É possível notar uma quantidade mínima a moderada de bactérias, porém isso deve ser considerado normal, desde que não haja leucócitos. O fundo da lâmina costuma ser livre de detritos e muco. Assim, a citologia pode ser realizada durante todo o período fértil, ao fim do qual começa uma intensa esfoliação das células superficiais, que podem ser observadas como aglomeradas no exame citológico. Não é possível correlacionar diretamente uma citologia específica com a ovulação, mas em muitas cadelas há correlação entre a ovulação e a cornificação máxima – 70 a 90% de células superficiais anucleadas.[8,9] O exame com espéculo revela uma mucosa esbranquiçada e crenulada durante toda a fase de estro e aumento das quantidades de pregas e dobras à medida que o período fértil avança (ver Figura 119.3 B).

### Citologia durante o diestro

Ocorre uma mudança marcante nas características celulares no início do diestro. O número de células superficiais diminui sobremaneira e a quantidade de células intermediárias e parabasais aumenta. Em 24 horas após o início do diestro, notam-se novamente neutrófilos. No início do diestro, pode ou não haver hemácias, mas depois de poucos dias elas desaparecem. Células do metaestro e espumosas surgem nos primeiros dias do diestro. A quantidade de bactérias pode ser pequena ou numerosa, em especial se ocorrer acasalamento. Pode ser difícil diferenciar, de maneira citológica, os inícios do proestro e do diestro. O exame com espéculo revela uma coloração irregular (duas tonalidades), rosa-escura ou vermelha, com rápido achatamento das pregas

**Tabela 119.1** Tipos celulares presentes em lâminas de citologia vaginal durante o ciclo estral de cadelas.

| | CÉLULAS BASAIS | CÉLULAS PARABASAIS | CÉLULAS INTERMEDIÁRIAS | CÉLULAS SUPERFICIAIS NUCLEADAS | CÉLULAS SUPERFICIAIS ANUCLEADAS | HEMÁCIAS | LEUCÓCITOS | CÉLULAS ESPUMOSAS E CÉLULAS DO METAESTRO | MUCO, BACTÉRIAS E RESÍDUOS NO FUNDO DA LÂMINA |
|---|---|---|---|---|---|---|---|---|---|
| Início do proestro | ++ | ++ | ++ | +/– | – | +++ | + | – | ++ |
| Meio do proestro | – | +/– | + | +/– | ++ | – | – | – | + |
| Fim do proestro | – | – | +/– | ++ | ++ | + | – | – | +/– |
| Estro (Cio) | – | – | – | +/– | +++ | +/– | – | – | +/– |
| Diestro | + | ++ | ++ | +/– | – | +/– | + | + | +–++ |
| Anestro | ++ | + | + | – | – | – | +/– | – | +–++ |
| Vaginite* | +/– | +/– | +/– | +/– | +/– | +/– | +–+++ | + | +–+++ |

*Os tipos de células epiteliais e a presença ou ausência de leucócitos dependem da fase do ciclo em que se constata a vaginite.

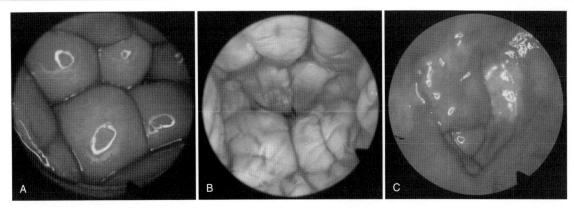

**Figura 119.3** Aparência da mucosa vaginal durante as fases de proestro, estro e diestro. **A.** Proestro: a mucosa se mostra uniforme, rosada e edematosa, com proeminências arredondadas de epitélio visíveis. **B.** Estro: a mucosa tem aparência rosa claro a esbranquiçada, com pregas ou rugas proeminentes; note a coloração uniforme. **C.** Diestro: a mucosa tem coloração rosa irregular. No início do diestro, as pregas ainda podem ser visíveis, mas logo começam a se achatar; note as diferentes tonalidades de rosa. (*Esta figura se encontra reproduzida em cores no Encarte.*)

vaginais. O toque da mucosa com a extremidade do espéculo ou do endoscópio resulta na formação de roseta – branqueamento da mucosa, seguido de preenchimento sanguíneo vascular imediato do local (Figura 119.3 C).

### Outras anormalidades reprodutivas possíveis de detectar na citologia vaginal

#### Infecção

A citologia vaginal pode ser usada para diagnosticar infecções do trato geniturinário, inclusive vaginite, endometrite, piometra, uretrite, cistite, vestibulite, clitorite ou vulvite. Devem ser realizados exames adicionais para detectar o local da infecção.[1,2,6,7,16,17,19]

#### Neoplasia

Tumor venéreo transmissível, carcinoma de célula escamosa, carcinoma de célula transitória, leiomiossarcoma, linfossarcoma e adenocarcinoma mamário metastático podem esfoliar as células do canal vaginal, as quais são vistas no exame citológico. Devem ser feitos exames adicionais para determinar o local e o tipo de neoplasia presente.[1,2,6,7]

#### Outras causas da secreção vulvar hemorrágica

Traumatismo, neoformação angiomatosa vaginal, ectasia vascular ou coagulopatia também podem causar secreção vulvar sanguinolenta, a qual deve ser diferenciada, por meio de procedimentos diagnósticos adicionais, da secreção sanguinolenta notada no proestro.[1,2,6,7,20,21]

### REFERÊNCIAS BIBLIOGRÁFICAS

*As referências bibliográficas deste capítulo se encontram online no Ambiente de Aprendizagem.*

# SEÇÃO 6
# Terapias Intervencionistas Minimamente Invasivas

## CAPÍTULO 120

## Visão Geral Sobre a Medicina Intervencionista

Chick Weisse

### INTRODUÇÃO

Procedimentos cirúrgicos minimamente invasivos têm desempenhado um papel importante e crescente na medicina veterinária. Uma vez que essas terapias vêm se desenvolvendo ao longo dos anos na cirurgia humana, os benefícios quanto à diminuição de morbidade, mortalidade, analgesia, tempo de recuperação e de hospitalização, além de custo, em alguns casos, são indiscutíveis. Ademais, fornecem meios para tratar doenças subjacentes que não são passíveis de abordagens mais tradicionais. Os mesmos argumentos podem ser usados em favor desses procedimentos em pacientes veterinários, mas essa ciência ainda não faz parte da rotina prática em nossa profissão. O embasamento sobre doenças específicas é abordado em outras partes do livro.

### Radiologia intervencionista/ Endoscopia intervencionista

Após a descrição do procedimento de cateterismo arterial percutâneo por Sven Ivar Seldinger, em 1953, a angiografia se tornou uma ferramenta de diagnóstico médico essencial e amplamente usada.[1] Os avanços tecnológicos das técnicas de imagens e dos dispositivos médicos ajudaram a transformar essa modalidade, que antes era um procedimento de diagnóstico, em uma subespecialização com enorme potencial terapêutico. A radiologia intervencionista (RI) envolve estratégias de imagem contemporâneas, como a fluoroscopia e a ultrassonografia, para acessar seletivamente os vasos e outras estruturas por meio de dispositivos de diferentes materiais e por distintas razões terapêuticas. A endoscopia intervencionista (EI) se vale dos avanços recentes da endoscopia para realizar a terapia guiada por imagem, isoladamente ou em conjunto com a fluoroscopia. A endourologia e a gastrenterologia intervencionista são algumas das situações mais comuns nas quais se empregam táticas associadas, em que o(s) operador(es) usa(m) a endoscopia para acessar um orifício, como a junção ureterovesical na bexiga urinária ou a papila duodenal maior, e, na sequência, técnicas de RI sob orientação fluoroscópica para acessar o trato urinário superior ou o trato biliar, respectivamente. Ambos os dispositivos de RI e EI fornecem opções terapêuticas para doenças antes consideradas intratáveis e, hoje, frequentemente são o procedimento padrão para muitas condições em humanos.

### VANTAGENS E DESVANTAGENS

Os processos de RI e EI em pacientes veterinários podem fornecer muitas vantagens em comparação com as terapias mais tradicionais, pois são minimamente invasivos; portanto, podem, em teoria, levar à redução na morbidade e na mortalidade perioperatória, a menores tempos de anestesia e a períodos mais curtos de hospitalização. Alguns exemplos de tais procedimentos com vantagens já relatadas quando comparados com os cirúrgicos abertos tradicionais podem incluir o tratamento para obstruções ureterais felinas ou os *shunts* intra-hepáticos em caninos.[2,3] Embora os instrumentos necessários a essas técnicas muitas vezes possam ter custo alto em razão dos materiais descartáveis e do investimento de capital inicial, os altos (e crescentes) gastos de hospitalização em hospitais de referência terceirizados ou especializados podem ser bastante reduzidos com esses procedimentos, que com frequência são realizados em ambulatório ou exigem internação de apenas uma única noite. As terapias cirúrgicas "invasivas" mais tradicionais podem ter custo de execução menor, porém os cuidados intensivos dispensados em períodos prolongados de internamento nas unidades de terapia intensiva (UTI), os cuidados pós-operatórios, as transfusões etc. podem muitas vezes gerar custos totais ainda mais altos. A maioria dos procedimentos de RI/EI realizados na instituição do autor tem custos semelhantes aos da terapia cirúrgica comparativa. As exceções seriam procedimentos feitos por laparoscopia (ovário-histerectomia, remoção de cálculo da bexiga, gastropexia, biopsias gastrintestinais). Talvez a maior vantagem desses mecanismos seja a capacidade de tratar condições para as quais as terapias mais tradicionais são contraindicadas, associadas à morbidade excessiva ou indisponíveis para pacientes veterinários. Os exemplos incluem escleroterapia para hematúria renal, embolização ou quimioembolização de tumores não operáveis, anomalias vasculares etc.

As principais desvantagens da RI/EI incluem a necessidade de conhecimento técnico não disponível hoje na maioria das instituições veterinárias e de treinamento avançado, além de equipamento especializado (ampla gama de endoscópios e fluoroscópios, com ou sem capacidade de subtração digital) e de capital inicial de investimento para fornecer um inventário adequado de cateteres, fios-guia, balões, *stents* e molas. Hoje são comuns os laboratórios de treinamento e cursos disponíveis nas principais universidades especializadas, assim como os de treinamento privados.

## EQUIPAMENTO

### Centro cirúrgico/sala para angiografia

Uma vez que os procedimentos, em sua maioria, são minimamente invasivos (realizados por meio de orifícios naturais ou de pequenos orifícios na pele), centros cirúrgicos (CC) estéreis tradicionais não são necessários, porém são recomendados. Durante o processo de aprendizagem, mesmo para intervencionistas experientes, pode ser preciso realizar a conversão para cirurgia aberta. Portanto, procedimentos em ambiente estéril, de modo que as conversões cirúrgicas possam ser realizadas rapidamente e de maneira eficiente, facilitam isso. Além disso, abordagens híbridas são usadas com frequência, nas quais pequenas cirurgias são feitas para facilitar o acesso das terapias intervencionistas. Em ambas as circunstâncias, os tutores dos animais devem consentir com as técnicas abertas e o paciente deve ser preparado e tricotomizado para acesso cirúrgico completo, se necessário. Endoscopias e ações intervencionistas previsíveis e mais padronizadas podem ser realizadas em salas dedicadas à endoscopia ou à angiografia limpa, respectivamente.

Equipamentos adicionais requerem que o ambiente dos CC seja maior. Além de necessidades comuns, como aparelhos de anestesia e cirúrgicos, bem como mesas de cirurgia, a sala ideal deve fornecer espaço amplo para "carrinho de emergência", gabinetes para guardar equipamentos, *lasers*, dispositivos de estancamento de vasos e litotritores, além de permitir a movimentação do aparelho de raios X em arco em C, afastando-o da mesa para um local cirúrgico adicional. Recomenda-se uma estação para o controle da sala do CC, que é rara em medicina veterinária, mas vem crescendo em razão da flexibilidade para múltiplas modalidades terapêuticas diferentes dentro do mesmo espaço.

Para muitos dos procedimentos de RI mais realizados, uma unidade de fluoroscopia tradicional é suficiente. Os operadores devem usar aventais de chumbo (ou semelhantes), protetores de tireoide, toucas e máscaras. As unidades fluoroscópicas mais comuns disponíveis hoje em hospitais veterinários, muitas vezes, são "multiúso", uma unidade combinada de radiografia digital e fluoroscopia em um único sistema. Embora sejam suficientes para as necessidades gerais da fluoroscopia, a imobilidade relativa desses locais para rotacionar e os ambientes não estéreis em que normalmente são instalados, aliados à incapacidade de permitir que os cirurgiões fiquem em ambos os lados do paciente ao mesmo tempo, fazem deles escolhas ruins para muitas das técnicas de RI/EI realizadas atualmente, exceto para intervenções cardíacas padrão ou para colocação de *stent* traqueal ou uretral.

De forma alternativa, unidades móveis com arco em C podem já estar disponíveis nos centros cirúrgicos de muitos hospitais veterinários de referência. Em geral, essas unidades são adequadas para as técnicas de RI não vasculares mais básicas e para a maioria dos processos endourológicos. Uma unidade de fluoroscopia com arco em C tem a vantagem da mobilidade do intensificador de imagem – ou, mais recentemente, do detector de tela plana digital –, permitindo múltiplas visões tangenciais sem precisar mover o paciente. Além disso, muitas dessas unidades podem estar aptas a receber atualização de *software*, como pacotes cardiovasculares, com o objetivo de melhorar o desempenho de acordo com a técnica desejada. Em comparação com as unidades fixas maiores e mais caras – montadas no chão ou no teto –, que fornecem resolução de imagem superior, os arcos em C móveis são facilmente movidos de sala a sala, têm menos regulamentações sobre a radiação – paredes com chumbo não são necessárias, mas essa regra pode variar de acordo com o estado – e podem ser comprados ou alugados por uma fração do custo. A mesa do CC muitas vezes é esquecida durante a compra do equipamento. Embora certas mesas padrão sejam finas o bastante para permitir a fluoroscopia quando os pacientes são pequenos e colocados em sua extremidade, algumas "mesas cirúrgicas desenvolvidas especificamente para fluoroscopia" estão disponíveis em muitos modelos. As mais caras costumam estar equipadas com uma configuração de topo de mesa "flutuante", a fim de facilitar o posicionamento do paciente, evitando ter de mover o arco em C, que é muito mais volumoso.

Como essas técnicas quase sempre são realizadas por cirurgiões ou clínicos sem treinamento recente de segurança radiológica, é importante atualizar o conhecimento deles sobre a exposição substancial à radiação que pode ocorrer durante algumas intervenções mais prolongadas. O operador é encorajado a revisar as diretrizes de segurança de radiação e a reduzir a exposição o máximo possível, minimizando o tempo de exposição, o tamanho do feixe e maximizando a proteção e a distância do feixe. Pessoas não essenciais não devem estar na sala durante a fluoroscopia, em particular quando "ciclos" são realizados, pois os níveis de exposição costumam ser aumentados. Os dosímetros devem ser usados rotineiramente e avaliados com regularidade, de modo a monitorar a exposição aumentada.

Tanto a fluoroscopia padrão, disponível na maioria das instalações veterinárias multifuncionais, quanto as unidades móveis com arco em C são aceitáveis para realizar procedimentos mais comuns que envolvam os tratos respiratório, urinário e gastrintestinal. A angiografia por subtração digital (ASD) é altamente recomendada – alguns podem dizer essencial – para as intervenções vasculares, sobretudo quando realizadas em vasos de pequeno calibre com estruturas ósseas e/ou cheias de gás, que, em algumas circunstâncias, podem se sobrepor e interferir na resolução da imagem. A ASD é um programa de computador que processa uma imagem fluoroscópica inicial não contrastada (a "máscara") e a subtrai da imagem subsequente durante um "ciclo" (ou uma série de imagens gravadas). Isso permite o aumento na qualidade da imagem e da resolução vascular sem que as estruturas sobrepostas obscureçam a visão, além de possibilitar ao operador acessar estruturas menores de forma mais confiável e requerer muito menos contraste do que seria necessário de outra forma (Figura 120.1). A ASD é necessária em angiogramas superseletivos de vasos de pequeno calibre e na cabeça – ou onde há um osso que torne a visualização difícil –, em especial ao administrar substâncias tóxicas (quimioterapia) ou embólicas que possam refluir ou entrar em vasos que não sejam o alvo e levem a estruturas vitais. A capacidade de alguns sistemas de "mapear" permite salvar esse estudo contrastado e colocá-lo sobre imagens de fluoroscopia em tempo real, a fim de fornecer um "mapa vascular" para o fio-guia, cateter, agente embólico, ou para manipulações de *stents*.

### Endoscopia

Os endoscópios mais usados durante os procedimentos de EI são os cistoscópios rígidos e os fibroureteroscópios flexíveis. A cistoscopia rígida, que se vale de instrumentais com diâmetros que variam de 1,9 a 6,5 mm, é muito realizada em fêmeas para auxiliar o acesso à uretra, à bexiga urinária e a ureteres (ver Capítulo 124). Ópticas semelhantes são usadas para rinoscopia anterógrada (ver Capítulo 96). A bainha do endoscópio oferece uma borda arredondada e suave para proteger a mucosa e a óptica, além de duas portas separadas para irrigação e drenagem e de um canal de trabalho para passagem de muitos dispositivos intervencionistas – pinça de biopsia, agulhas, cestas, fibras *laser*, fios-guia, *stents* etc. O cistoscópio/rinoscópio com ângulo de visão de 30° é o mais usado, permitindo visualização excelente da cavidade nasal e da parede da bexiga, bem como dos orifícios ureterais. Os ureteroscópios flexíveis (2,5 a 2,8 mm de diâmetro com canal de trabalho de 1 mm) são usados para o acesso do trato urinário inferior em cães machos e para o acesso ureteral em cães com mais de 18 kg. Esses endoscópios tendem a ter resolução de imagem consideravelmente reduzida, em comparação com a tecnologia de lentes dos endoscópios rígidos, e canais de trabalho menores, limitando a irrigação e os dispositivos que podem ser usados, bem como uma iluminação mais fraca.

# CAPÍTULO 120 • Visão Geral Sobre a Medicina Intervencionista

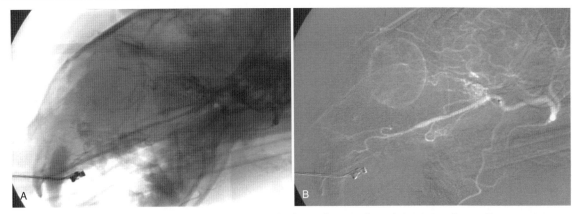

**Figura 120.1** Arteriogramas laterais da cabeça de um felino por meio da abordagem da artéria femoral. **A.** Arteriografia carotídea comum sem angiografia por subtração digital (ASD). Observe a dificuldade para discernir a vasculatura pequena e complexa. **B.** O mesmo arteriograma carotídeo comum usando ASD para remover as estruturas ósseas subjacentes do crânio. Observe a anatomia vascular definida e agora evidente. (De: Weisse C, Mayhew P: *Noções básicas de cirurgia minimamente invasiva*. In Tobias KM, Johnston SA (eds.). *Cirurgia veterinária*: pequenos animais. St. Louis: Elsevier, 2012.)

## Equipamento de imagem auxiliar

Além dos endoscópios, uma "torre" será um investimento de capital necessário. A torre nada mais é que um carrinho com várias prateleiras que comportam a caixa de controle da câmera, a fonte de luz, o monitor e, muitas vezes, os aparelhos para a gravação de dados. As fontes de luz costumam ser halógenas ou de xenônio, sendo esta preferível em razão da maior semelhança com a luz natural. Se possível, é recomendado ter vários monitores – ou pelo menos um único monitor em um braço articulado/plataforma – para facilitar a observação de diversos locais ao redor da mesa cirúrgica, pois os pacientes variam em tamanho, posicionamento e área de acesso entre a ampla variedade de procedimentos realizados hoje em dia. Incluir no projeto da sala procedimentos intervencionistas com a maior flexibilidade possível maximizará sua utilidade. É muito mais fácil mover o monitor do que realocar as torres de endoscopia, que quase sempre são pesadas. Dispositivos para gravação de dados têm se tornado componentes rotineiros, permitindo o armazenamento de imagens e vídeos dos procedimentos, que, recomenda-se, sejam salvos como parte da ficha do paciente para facilitar a revisão em uma data posterior se/quando os procedimentos precisarem ser repetidos. Endoscópios, em geral, são esterilizados a gás – ou às vezes a frio. A esterilização é necessária antes de qualquer procedimento endourológico. Às vezes, a ultrassonografia pode ser útil para o acesso percutâneo de agulhas dentro de vasos ou outras estruturas, como a pelve renal ou o acesso renal percutâneo.

## INSTRUMENTAÇÃO NA RADIOLOGIA INTERVENCIONISTA/ENDOSCOPIA INTERVENCIONISTA

### Acesso

Antes de qualquer procedimento intervencionista, é necessário primeiro identificar o acesso luminal. Essa talvez seja uma das partes mais importantes de qualquer procedimento intervencionista, já que a escolha do local de acesso pode facilitar um procedimento difícil ou dificultar um fácil. O acesso venoso é frequentemente feito por via percutânea, enquanto um corte cutâneo é realizado para acesso da artéria femoral (ou dos ramos) ou da artéria carótida, de modo a permitir a ligação arterial após a conclusão do procedimento. A ligação das artérias femoral e carótida é tolerada com segurança em cães e impede hemorragias pós-operatórias que podem ser significativas, sobretudo em animais que recebem alta no mesmo dia. Embora o contrário tenha sido relatado, a ligação de ambas as artérias carótidas em cães pode não ser universalmente tolerada.[4] Alguns gatos suportaram com segurança a ligação de ambas as artérias carótidas. Cateteres intravenosos padrão ou agulhas podem ser usadas para o acesso vascular. O *gauge* (G) é o número de agulhas ou cateteres que podem ser colocados próximos um ao outro até que se atinja o comprimento de uma polegada. Portanto, agulhas com *gauge* maior têm lumens menores. Por exemplo, uma agulha de calibre 22 G tem um lúmen menor do que uma de 18 G. Uma vez que se tenha mais experiência nesses procedimentos, o operador memorizará rapidamente qual cateter tem o diâmetro adequado para acomodar cada fio-guia. Uma "punção única de parede" ou a técnica de "Seldinger modificada" é preferível para o acesso vascular, a fim de evitar a perfuração dupla da parede vascular, sobretudo em pacientes coagulopáticos, nos quais punções vasculares adicionais podem aumentar o risco de formação de hematomas.

### Fios-guia

Depois que o acesso vascular for alcançado ou que um orifício-alvo (p. ex., a junção ureterovesical [JUV]) for identificado, obtém-se o acesso para o fio-guia. Fios-guia de mola padrão – politetrafluoroetileno (PTFE/Teflon), aço inoxidável, nitinol etc. – estão disponíveis em diferentes diâmetros, comprimentos, níveis de rigidez, configurações de ponta e revestimentos de superfície (Figura 120.2). Em geral, os fios-guia usados hoje em pacientes veterinários têm diâmetro que varia entre 0,014" e 0,038" (polegadas) e comprimento entre 150 e 300 cm. Para vasos ou lumens

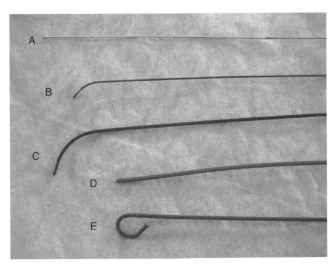

**Figura 120.2** Fios-guia. **A.** Microfio de 0,018". **B.** Fio-guia hidrofílico angulado de 0,018". **C.** Fio-guia hidrofílico angulado de 0,035". **D.** Fio reto de PTFE de 0,035". **E.** Fio Rosen de PTFE de 0,035".

maiores, o acesso costuma ser obtido com um cateter de calibre 18 G, seguido pela colocação de um fio-guia de 0,035" ou 0,038". Em vasos ou lumens menores, o acesso pode ser obtido mais facilmente e com segurança com um cateter de calibre 22 G, seguido de fio-guia de 0,018". O acesso ao lúmen uretral e ureteral quase sempre é obtido por meio de fios-guia hidrofílicos similares angulados[a] com diâmetro que varia de 0,018" a 0,035", dependendo do porte do paciente.

## Bainha introdutora

As bainhas introdutoras[b] são compostas pela bainha – basicamente um cateter –, por um dilatador associado, uma válvula hemostática e uma torneira de três vias (Figura 120.3). Elas são usadas para quase todas as intervenções vasculares (ver Capítulo 122), em especial aquelas em que múltiplos dispositivos podem ser trocados para permitir a dilatação segura e controlada da entrada do vaso e a proteção subsequente da lesão vascular e do risco de hemorragia durante o procedimento. As torneiras de três vias permitem lavagem simultânea, coleta de amostra ou injeção de contraste angiográfico, se necessário. O diafragma na válvula hemostática previne o sangramento reverso pela bainha, permitindo cateteres de tamanhos variados, balões, sistemas para a colocação e o posicionamento do *stent* ou outros dispositivos que poderiam resultar em trauma no vaso ou nos tecidos adjacentes. As bainhas são únicas e nomeadas de acordo com seu diâmetro interno (DI), ao contrário de todos os outros dispositivos, que são nomeados por seu diâmetro externo (DE). Isso, por exemplo, ajuda o operador a escolher o tamanho da bainha para comportar um sistema de colocação e posicionamento do *stent* de determinado tamanho. Os mais usados variam de 4 a 12 French (Fr). Três Fr equivalem a 1 mm; portanto, uma bainha de 6 Fr tem 2 mm de diâmetro interno, mas seu diâmetro externo será maior dependendo da espessura da bainha. O autor costuma usar também bainhas introdutoras para procedimentos endourológicos, colocando-as na uretra, subindo pelo ureter e de modo percutâneo dentro do rim ou da uretra durante o acesso perineal (ver Capítulo 124).

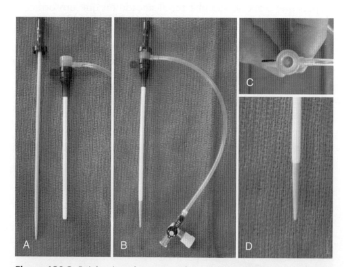

**Figura 120.3** Bainhas introdutoras vasculares. **A.** Dilatador vascular 7 Fr (*azul*) e bainha vascular 7 Fr (*branca*). **B.** Bainha vascular com dilatador vascular e fio-guia posicionados. **C.** Diafragma da bainha vascular com o dilatador removido, demonstrando a válvula hemostática. **D.** Ponta da bainha vascular com o dilatador posicionado sobre o fio-guia. Observe a transição suave da bainha para o dilatador e a diminuição para o diâmetro do fio-guia. (De Weisse C, Mayhew P. Noções básicas de cirurgia minimamente invasiva. In: Tobias KM, Johnston SA [eds.]. *Cirurgia veterinária*: pequenos animais. St. Louis: Elsevier, 2012.) (*Esta figura se encontra reproduzida em cores no Encarte.*)

## Cateteres seletivos

Cateteres seletivos são usados em associação com fios-guia compatíveis, a fim de selecionar diferentes estruturas, com o objetivo de realizar estudos contrastados, obter amostras ou colocar e posicionar materiais (Figura 120.4). Os cateteres de angiografia pré-moldados mais usados são de 4 ou 5 Fr, cônicos, para fios-guia de 0,035" ou 0,038". A maioria dos cateteres tem apenas um orifício na extremidade final, para evitar que agentes embólicos sejam utilizados em outros locais além da pontar, porém alguns têm múltiplos furos laterais úteis para amplificar a injeção do contraste em vasos de fluxo alto, como para as angiografias cardíacas – por exemplo, cateteres duplo J (ver Capítulo 122). Os cateteres mais usados são os com ponta de taco de hóquei (Berenstein)[c] e os com ponta em forma de C ou de cobra.[d] Para acesso a vasos que se originam em ângulos muito agudos, cateteres de curva reversa, nos quais a ponta é angulada para trás, podem ser utilizados. Microcateteres[e] (em geral 3 Fr ou menores) são associados a microfios[f] – quase sempre de 0,014" a 0,018" – e passados de modo coaxial pelo cateter pré-moldado com o objetivo de acessar a segunda ou a terceira geração de vasos sem causar oclusão ou espasmo vascular.

## Balões

Balões de oclusão (baixa pressão e alta complacência) são usados para a oclusão temporária de um vaso, de modo a facilitar a angiografia ou redirecionar dispositivos de embolização para longe de um órgão que não seja o alvo. Esses balões também podem ser utilizados para direcionar o cateter de acordo com o fluxo, o que permite que o fluxo de sangue direcione o cateter

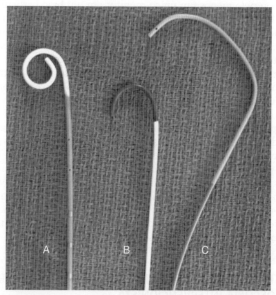

**Figura 120.4** Cateteres seletivos. **A.** Cateter duplo J marcado. Observe os marcadores radiopacos no eixo e as múltiplas fenestrações que permitem a rápida injeção do contraste, sem receio de lesionar a parede do vaso, quando comparado com um cateter de orifício terminal. **B.** Cateter rim (curva reversa), ideal para o acesso à artéria ilíaca interna ipsilateral ou externa contralateral, ou a artérias ilíacas internas a partir da artéria ilíaca externa. **C.** Cateter do tipo cobra com curvatura suave, que facilita o acesso a ramos arteriais de primeira ordem a partir da aorta ou da veia cava. (De Weisse C, Mayhew P. Noções básicas de cirurgias minimamente invasivas. In: Tobias KM, Johnston SA (eds.). *Cirurgia veterinária*: pequenos animais. St. Louis: Elsevier, 2012.)

---

[a]Fio Weaser, Infiniti Medical, Menlo Park, CA.
[b]Bainha introdutora vascular, Infiniti Medical, Menlo Park, CA.
[c]Cateter Berenstein, Infiniti Medical, Menlo Park, CA.
[d]Cateter Cobra, Infiniti Medical, Menlo Park, CA.
[e]Microcateter Tracker ou Renegade, Boston Scientific, Natick, MA/Microcateter, Infiniti Medical, Menlo Park, CA.
[f]Microfio V-18 ou Transent 0,018, Boston Scientific, Natick, MA/Fio Weasel 0,018 ou microfio 0,014, Infiniti Medical, Menlo Park, CA.

em direção a pontos difíceis de acessar, sobretudo em intervenções cardíacas (ver Capítulo 122). Os cateteres de angioplastia com balão[g] (alta pressão e baixa complacência) costumam ser preenchidos com um agente de contraste diluído sob pressão, para dilatar e desfazer constrições ou estenoses dos vasos sanguíneos ou em outros lumens, como esôfago, reto, nasofaringe, traqueia ou uretra (ver Capítulos 121, 123 e 124).

## Cateteres de drenagem

Os cateteres de drenagem permitem a remoção cirúrgica ou percutânea de coleções de líquido – por exemplo, líquido pleural, peritonite, abscesso etc. – ou processos diversificados – por exemplo, nefrostomia, colecistostomia, gástricos etc. Estão disponíveis tanto configurações com trava quanto sem trava, que podem ser colocadas com a técnica de Seldinger modificada (sobre o fio-guia) ou com o trocarte (punção direta). Os cateteres com trava[h] costumam ser escolhidos em razão da trava da sutura, que segura o *loop*, minimizando a retirada prematura do objeto (Figura 120.5). Mais recentemente, descreveu-se um dispositivo de *bypass* ureteral subcutâneo – *subcutaneous ureteral bypass* (SUB),[i] composto por um tubo com trava para nefrostomia e cistostomia, conectados SC para desviar a urina em casos de obstrução ureteral (Figura 120.6) – ver Capítulo 124.[5,6]

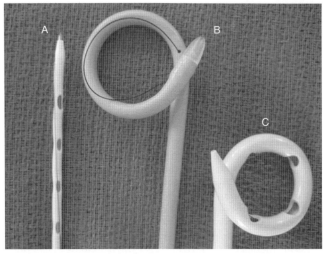

**Figura 120.5** Cateteres de drenagem (com trava). **A.** Cateter com trava sobre o trocarte e o estilete afiado. Observe a ponta afiada, as múltiplas fenestrações e a sutura se originando na primeira fenestração e se estendendo até a fenestração mais proximal. **B.** Cateter de alça de travamento semelhante a estilete e trocarte removido. Observe a sutura de retenção frouxa. **C.** Cateter semelhante de trava com a sutura de retenção travada e apertada, deixando as fenestrações proximais e distais juntas, formando um *loop* seguro com as fenestrações na face interna para facilitar a drenagem. (De Weisse C, Mayhew P. Noções básicas de cirurgia minimamente invasivas. In: Tobias KM, Johnston SA (eds). *Cirurgia veterinária*: pequenos animais. St. Louis: Elsevier, 2012.)

---

[g]Balões veterinários, Infiniti Medical, Menlo Park, CA.
[h]Cateter de drenagem com trava, Infiniti Medical, Menlo Park, CA.
[i]SUB, Norfolk Vet, Skokie, IL.

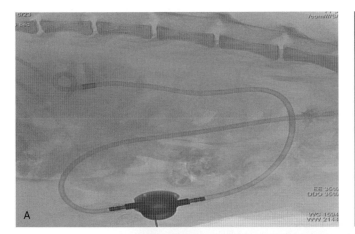

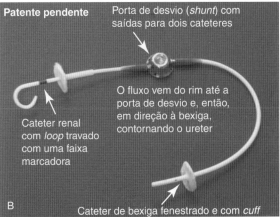

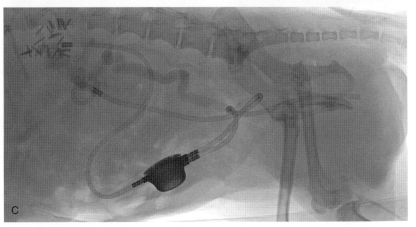

**Figura 120.6** Dispositivo de *bypass* ureteral subcutâneo (SUB). **A** e **B.** dispositivo SUB *in vivo* (**A**) e *ex vivo* (**B**), mostrando os componentes envolvidos. **C.** Dispositivo SUB colocado com uma torneira de três vias em um paciente canino com carcinoma de células transicionais extenso. Duas nefrostomias e um cateter uretral colocado após a excisão radical da vesícula urinária, dos ureteres distais e da uretra proximal.

## STENTS

*Stents* são estruturas tubulares projetadas para restabelecer a viabilidade de um lúmen que se tornou obstruído. Eles estão disponíveis em muitos materiais, formas, tamanhos e *designs* que definem sua adequação para uma estrutura ou um ambiente específico.

Os *stents* podem ser facilmente classificados por algumas de suas propriedades, incluindo o material do qual são feitos – metálico *versus* não metálico – e o *design* – autoexpansível *versus* expansível por balão e/ou coberto *versus* descoberto (Figura 120.7). Um *stent* individual normalmente é denominado de acordo com seu diâmetro e comprimento. *Stents* metálicos (ou semelhantes) costumam ser fornecidos dentro de um sistema de colocação pré-montado (*stents* autoexpansíveis) ou em um cateter com balão (*stents* expansíveis por balão). Os sistemas são nomeados de acordo com os diâmetros externos e, por vezes, podem ter capacidade limitada de colocação do *stent*, em razão do menor porte dos pacientes veterinários.

*Stents* metálicos autoexpansíveis (SMAE) são os mais prevalentes em medicina veterinária, e seu uso tem sido descrito, de modo clínico ou experimental, nos tratos respiratório, cardiovascular, urinário, gastrintestinal e hepatobiliar de animais (ver Capítulos 121 a 124). Os SMAE de malha, compostos de um fio ou de fios finos entrelaçados, são os mais usados para o implante de *stent* traqueal, mas podem ser utilizados em outros locais do corpo. Em geral, mas não de maneira uniforme, os SMAE de malha[j] são "reconstruíveis", o que significa que, em algum ponto definido antes da completa implantação, o *stent* pode ser recaptado para dentro do sistema de colocação e reposicionado ou removido. Essa funcionalidade será útil quando for imprescindível um posicionamento preciso. Infelizmente, esses mesmos *stents* costumam não passar por um grau variável de "encurtamento" durante o posicionamento; à medida que o *stent* se expandir durante a liberação do sistema de colocação, encurtará e assumirá seu diâmetro e comprimento finais. Esse encurtamento vai depender do grau em qual o *stent* se expande dentro do lúmen, o que pode ser difícil prever com exatidão, em particular por operadores menos experientes. A reconstrutibilidade e o encurtamento devem ser compreendidos e antecipados quando se utiliza um SMAE de malha. Os SMAE tecidos ou trançados também são feitos de fios metálicos, porém em geral com um calibre muito mais fino para criar um *stent* mais macio, quase semelhante à malha. Hoje não são muito usados em medicina veterinária, mas têm sido utilizados nos tratos respiratório e gastrintestinal de pacientes veterinários. Os SMAE cortados a *laser*[k] são produzidos de um tubo estreito de metal no qual um *laser* corta o *design* do *stent*, que posteriormente é expandido para criar as dimensões definitivas. Após um processo de acabamento e revestimento, o *stent* é resfriado e pregueado em um dispositivo de colocação de perfil pequeno para permitir a colocação pelos pontos de entrada pequenos. Depois de alcançar a temperatura corporal, o nitinol pregueado – ou um similar metálico com memória de forma – altera as propriedades do *stent* e retorna ao seu diâmetro e comprimento originais. Essas características têm revolucionado o *design* de *stents*, e os cortados a *laser* são os SMAE mais utilizados na radiologia intervencionista. Eles raramente são reconstruíveis e têm encurtamento mínimo, permitindo a colocação precisa sobre lesões focais, embora, uma vez que a implantação a partir do sistema de colocação tenha sido iniciada, o processo não possa ser revertido. Em medicina veterinária, os SMAE cortados a *laser* são mais usados na uretra[7] ou na vasculatura.[8,9] Os enxertos, ou enxertos de *stent*, se referem àqueles com revestimentos ou coberturas – *stents* cobertos –, como o silicone e vários tipos de politetrafluoroetileno (Teflon/PTFE) colocados por dentro, por fora ou circundando as estruturas metálicas subjacentes. Embora eles possam ser úteis para prevenir o crescimento de constrições ou tumores pelo interstício, as desvantagens, como custo elevado, maiores sistemas para colocação e risco de oclusão de lumens adjacentes, em particular no sistema vascular, geralmente limitam seu uso rotineiro.

Os *stents* metálicos expansíveis por balão (SMEB)[l] são pré-montados (comprimidos) dentro de um cateter com balão e posicionados sobre a lesão. À medida que o balão é inflado, o *stent* se expande. O balão, então, é desinflado e removido, e o *stent* permanece no lugar. Os SMEBs são ideais para a colocação precisa de *stents* curtos e rígidos em áreas que talvez não sejam comprimidas externamente. As desvantagens incluem comprimento relativamente curto disponível, baixa flexibilidade e resposta estática à compressão – ou seja, se comprimido, o *stent* permanecerá comprimido e não reexpandirá. Os SMEBs são muito usados para estenoses nasofaríngeas – constrições curtas, muitas vezes circundadas por osso – e, às vezes, em outros locais.[10]

Os *stents* não metálicos (Figura 120.8) são construídos principalmente com diferentes compostos de poliuretano para uso no trato urinário, como o ureteral, ou por compostos bioabsorvíveis,

---

[j]Vet Stent-traqueia, Infiniti Medical, Menlo Park, CA.

[k]Vet Stent-uretra, Infiniti Medical, Menlo Park, CA. Vet Stent-cava, Infiniti Medical, Menlo Park, CA.

[l]Vet Stent-nasofaríngeo, Infiniti Medical, Menlo Park, CA.

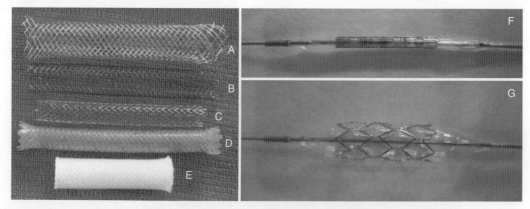

**Figura 120.7** *Stents* metálicos autoexpansíveis (SMAE) e *stents* metálicos expansíveis por balão (SMEB). **A.** SMAE de malha de aço inoxidável (Wallstent, Boston Scientific Corporation). **B.** SMEB de malha de nitinol (Vet Stent-Trachea, Infiniti Medical, LLC). **C.** SMAE de nitinol cortado a *laser* (Vet Stent-Urethra, Infiniti Medical, LLC). **D.** Endoprótese de malha de nitinol revestida com silicone (Vet Stent, Infiniti Medical, LLC). **E.** Endoprótese de malha coberta com poliéster (Wallgraft, Boston Scientific Corporation). **F.** SMEB comprimido em um balão de angioplastia transluminal percutânea antes da dilatação. **G.** SMEB expandido após a dilatação do balão. (De Weisse C, Mayhew P. Noções básicas de cirurgia minimamente invasiva. In: Tobias KM, Johnston SA [eds.]. *Cirurgia veterinária*: pequenos animais. St. Louis: Elsevier, 2012.)

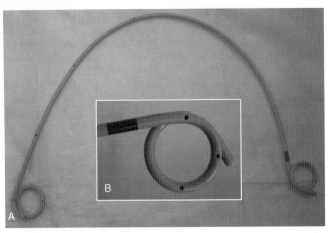

**Figura 120.8** O *stent* ureteral canino (não metálico). **A.** *Stent* ureteral duplo J, multifenestrado 6 Fr (Vet Stent-Ureter, Infiniti Medical, LLC). **B.** Detalhe da extremidade em forma de cauda de porco. Observe as fenestrações múltiplas para facilitar a drenagem da urina. (De Weisse C, Mayhew P. Noções básicas de cirurgia minimamente invasiva. In: Tobias KM, Johnston SA (eds.). *Cirurgia veterinária*: pequenos animais. St. Louis: Elsevier, 2012.)

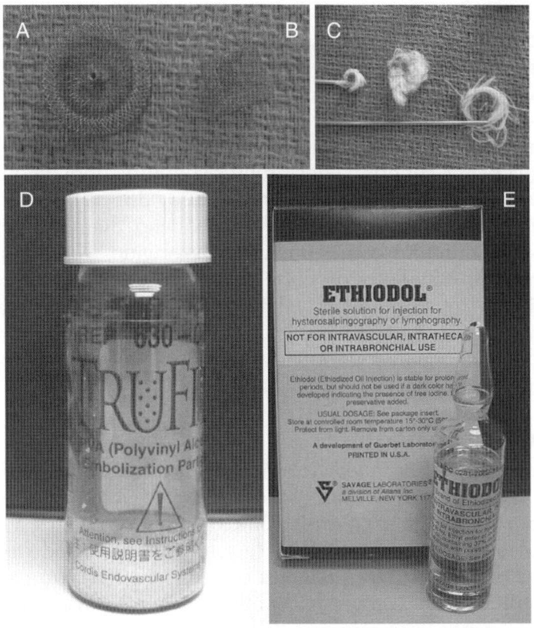

**Figura 120.9** Diversos agentes embólicos. **A e B.** Plugues vasculares de muitos tamanhos. **C.** Molas de embolização trombogênica nos cateteres de colocação e implantados. **D.** Partículas embólicas de álcool polivinílico (PVA). **E.** Agente embólico líquido de óleo etiodizado.

como polidioxanona etc.[11] Os *stents* ureterais[m] estão disponíveis em alguns tamanhos, comprimentos, configurações e durometrias – a medida da rigidez do material. Eles são colocados sobre um fio-guia e posicionados com o cateter "empurrador", que avança sobre o fio-guia atrás do *stent*. Podem ser colocados por cirurgia, endoscopia ou de modo percutâneo, podendo ser temporários – por exemplo, após litotripsia por onda de choque de um nefrólito ou uma reanastomose ureteral – ou permanentes – por exemplo, para a obstrução neoplásica ou ureterólitos.[2,12]

## Agentes embólicos

Os agentes embólicos são compostos ou dispositivos usados para obstruir o fluxo sanguíneo com o objetivo de reduzir a hemorragia, atenuar o suprimento sanguíneo, ocluir anomalias vasculares ou melhorar a concentração local de determinadas substâncias químicas ou biológicas por meio do fornecimento prolongado. Esses agentes são em geral classificados como mecânicos ou em partículas, temporários/biodegradáveis ou permanentes e sólidos ou líquidos (ver Capítulo 125).

Os agentes embólicos mais comuns em pacientes veterinários são os dispositivos mecânicos permanentes utilizados para a oclusão de vasos relativamente grandes, como as molas de embolização trombogênica,[n] além de tampões e oclusores vasculares de nitinol trançados e personalizados[o] (Figura 120.9) – ver Capítulo 122. Essas molas atualmente estão disponíveis em diversos tamanhos, diâmetros de fio, conformações – reta, helicoidal ou complexa – e versões destacáveis. Muitos dispositivos oclusores mais complexos reconstruíveis, reposicionáveis e removíveis estão disponíveis para malformações cardíacas congênitas – ducto arterioso persistente, defeito do septo atrial e do septo ventricular etc. –, mas também têm sido usados em outras partes do sistema cardiovascular em pacientes veterinários.[13-16] Agentes embólicos em partículas e líquidos são utilizados para embolizar os vasos de maior calibre e os leitos capilares nos quais a embolização mais distal é preferível para ablação tumoral ou malformações vasculares.[17] Isso assegura a isquemia tecidual distal mais definitiva e reduz o risco de revascularização, porém aumenta o de necrose tecidual. O uso mais comum de agentes permanentes em partículas inclui as de álcool polivinílico[p] e, mais recentemente, as microesferas de hidrogel,[q] que estão disponíveis em muitos tamanhos, com partículas que variam de 45 até mais de mil mícrons. A embolização resulta da oclusão vascular mecânica inicial seguida da deposição permanente da fibrina. Muitas microesferas de hidrogel liberadoras de fármacos estão disponíveis, e já foi mostrada, por exemplo, liberação controlada de doxorrubicina por semanas a meses.

Os agentes embólicos líquidos têm a vantagem de passar por leitos capilares de tumores e malformações vasculares ou linfáticas, permitindo a completa destruição tecidual por meio da circulação venosa (ver Capítulo 125). Colas – com mais frequência à base de n-butil cianoacrilato –[r] têm sido utilizadas, e seu uso foi relatado em fístulas arteriovenosas vasculares, malformações arteriovenosas e embolizações do ducto torácico[18] em pacientes veterinários. Quando misturadas com o óleo etiodizado (Lipiodol)[s] na proporção de 1:1 a 1:4, a taxa de polimerização pode ser retardada para mimetizar a velocidade do fluxo sanguíneo pelo leito vascular, o que é importante para prevenir a embolização distal ao local-alvo. O óleo iodado também confere radiopacidade à mistura. Deve-se evitar colar o cateter no vaso a ser embolizado, e recomenda-se treinamento adicional antes de tentar um desses procedimentos.

## *LASER*

Os *lasers* têm se tornado uma ferramenta cada vez mais importante na cirurgia veterinária e na endoscopia intervencionista para ablação tecidual, coagulação e tratamento de cálculos. O *laser* de diodo é um contínuo que emite luz no comprimento de onda de 980 nm. Esse tipo de energia tem alta absorção simultânea na água e na hemoglobina, o que faz dele um bom agente para corte e coagulação tecidual, como durante a ablação a *laser* intramural de um ureter ectópico ou no corte do tecido

---

[m]Vet Stent-ureter, Infiniti Medical, Menlo Park, CA.
[n]Mola de embolização Cook, Cook Medical Inc., Bloomingdale, IN.
[o]Oclusor de ducto canino Amplatz, Infiniti Medical, Menlo Park, CA.
[p]Partículas de PVA, Cook, Cook Medical Inc, Bloomingdale, IN.
[q]Microesferas de hidrogel de Badblock, Biocompatibles UK Limited, Farnham, UK.
[r]Sistema embólico líquido nBCA TRUFILL, Cordes Neurovascular, Miami Lakes, FL.
[s]Lipiodol/etiodol, Guerbet LLC, Bloomington, IN.

remanescente de um ducto paramesonéfrico persistente (ver Capítulo 124).[19] O *laser* pulsado Holmium-YAG (Hol:YAG) se encontra na porção infravermelha próxima ao espectro eletromagnético (2.100 nm), com a energia absorvida em < 0,5 mm de fluido, o que o torna um cirúrgico ideal para aplicações endourológicas, como na litotripsia a *laser*. Sua energia é direcionada para a superfície dos urólitos com uma fibra de quartzo flexível com diâmetros diferentes (200, 365, 550 mícrons) guiada pelo canal de trabalho de pequeno diâmetro de um cistoscópio/ureteroscópio flexível ou rígido. O Hol:YAG combina propriedades de corte de coagulação tecidual com a habilidade de fragmentar cálculos sob contato.[20] Apesar da ligeira variação entre os modelos comerciais de litotriptores, a duração, a energia e a frequência do pulso escolhidas são baseadas em cada aplicação específica.

## Agentes de contraste

Os meios de contraste iodados não iônicos de baixa osmolaridade, como o ioexol,[t] são os mais usados na radiologia intervencionista. Embora os agentes de contraste iônico sejam mais baratos, a hipertonicidade e os cátions associados (geralmente sódio) podem resultar em problemas para pacientes com doença renal ou cardíaca concomitante. Os agentes de contraste não iônicos não são hipertônicos e não se dissociam em solução, portanto são os mais seguros em pacientes comprometidos, em especial nos casos de uso intravascular. A baixa osmolalidade do ioexol comparada com os meios de contraste iônicos com concentrações semelhantes de iodo deve resultar em menos reações adversas relacionadas com a osmolalidade. O ioexol está disponível em diferentes concentrações de iodo, que devem ser relatadas. O autor costuma usar entre 240 e 350 mgI/ml e, com frequência, faz diluição 1 a 1 ou 2 a 1 de solução salina-contraste. As complicações associadas aos meios de contraste por via intravascular geralmente são brandas e incomuns, mas podem incluir náuseas, vômito, dor, anafilaxia, efeitos hemodinâmicos e, sobretudo, nefrotoxicose. A nefropatia induzida pelo contraste ainda não é completamente compreendida, mas talvez resulte de uma combinação de citotoxicidade direta e vasoconstrição prolongada, além da diminuição da autorregulação vascular renal.[21] Em pacientes de alto risco, podem-se considerar alternativas aos meios de contrastes iodados, como o gadolínio ou o dióxido de carbono. Os pacientes devem estar bem hidratados antes do uso (bula de Ioexol),[22] embora a dose segura não tenha sido estabelecida, o autor tenta usar menos de 2 a 3 ml/kg durante procedimentos intervencionais vasculares padrão.

## Demais dispositivos

Existem inúmeros dispositivos auxiliares desenvolvidos para facilitar os procedimentos minimamente invasivos que vão além do escopo deste capítulo. Os exemplos incluem cestas e correias para a retirada de corpos estranhos e cálculos vasculares ou intraluminais, equipamentos para biopsia e litotriptores intra e extracorpóreos, bem como aparelhos de trombectomia e interruptores de fluxo ou adaptadores que ajudam a realizar procedimentos coaxiais com microcateteres.

## REFERÊNCIAS BIBLIOGRÁFICAS

*As referências bibliográficas deste capítulo se encontram online no Ambiente de Aprendizagem.*

---

[t]Injeção Omnipaque (ioexol) injection, Amersham Health Inc., Princeton, NJ.

# CAPÍTULO 121

# Terapias Intervencionistas no Sistema Respiratório

Matthew W. Beal

Na última década, as terapias guiadas por imagem mudaram a medicina veterinária, fornecendo alternativas minimamente invasivas aos procedimentos cirúrgicos tradicionais, os quais muitas vezes são feitos por meio de orifícios naturais, reduzindo a morbidade do paciente. Duas das intervenções respiratórias mais realizadas em veterinária são a colocação de stents para o manejo de colapso traqueal e a dilatação nasofaríngea por balão expansível, com ou sem inserção de stent, para o tratamento da estenose nasofaríngea (ENF).

## COLAPSO TRAQUEAL

### Introdução e seleção do paciente

O colapso traqueal é uma doença difusa que afeta traqueia, brônquios do tronco principal e brônquios lobares. É importante lembrar que todo tratamento de colapso traqueal é meramente paliativo, mas que tais cuidados podem salvar vidas, pois diminuem muito os sinais clínicos do paciente. Já foram propostas diversas abordagens para o tratamento do colapso traqueal, variando desde o manejo clínico até a colocação extraluminal de próteses de anéis traqueais.[1] Recentemente, a colocação intraluminal de *stents* metálicos autoexpansíveis (SMAE) tem ganhado popularidade e, hoje, é o tratamento de escolha para o manejo do colapso traqueal em cães cuja qualidade de vida está comprometida pelas manifestações clínicas condizentes com a obstrução das vias respiratórias, pela tosse ou pelo tratamento clínico (ver Capítulo 241).[2-6]

Há quatro fenótipos gerais da síndrome do colapso traqueal que podem estar presentes na rotina de médicos-veterinários. Uma parte da população de cães apresentará sinais clínicos de obstrução das vias respiratórias, o que em geral ocorre graças ao colapso das porções traqueais cervicais e à entrada do tórax. Nesses casos, o estridor respiratório é mais óbvio durante a inspiração, porém é comum haver estridores durante ambas as fases da respiração, sugerindo obstrução estática das vias respiratórias, o que, nessa população de cães, pode ser grave e, muitas vezes, levar a um círculo vicioso de dispneia e piora.[6] Episódios graves de obstrução das vias respiratórias podem culminar na necessidade de cuidados veterinários de emergência, incluindo (mas não limitado a) sedação – acepromazina 0,02 mg/kg IV, butorfanol 0,3 mg/kg IV ou ambos –, oxigenoterapia (ver Capítulo 131), medidas de resfriamento e corticosteroides e/ou antibióticos, se necessário. Alguns cães requerem intubação de emergência para contornar a obstrução, o que pode exigir a colocação emergencial de um *stent* traqueal. Embora o fenótipo dessa população seja a obstrução das vias respiratórias, é importante reconhecer que muitas vezes pode haver também algum grau de colapso intratorácico e tosse.[7] Mesmo que haja doença intratorácica concomitante, o *stent* traqueal intraluminal é muito eficaz no alívio da obstrução das vias respiratórias e dos sinais clínicos de dispneia. Essa população também seria candidata a uma prótese de anel traqueal extraluminal. Porém, até que uma avaliação definitiva dos resultados em curto e longo prazos seja concluída, comparando populações semelhantes de cães tratados com próteses de anéis com aqueles tratados com *stent* traqueal intraluminal, não é possível saber qual deles é mais eficaz.

Uma segunda população de cães com colapso traqueal tende a ser mais velha e a apresentar somente tosse, havendo poucas evidências de obstrução das vias respiratórias (sem estridor), caso haja. O fenótipo desses cães é de colapso intratorácico com tosse. Essa população se beneficiaria menos de um *stent*, pois as vias respiratórias continuariam a entrar em colapso. De preferência, os cães incluídos nessa população devem ser tratados de maneira clínica por muitos anos (ver Capítulo 124).

A terceira população de cães é uma combinação das duas primeiras. Ela manifesta tanto sinais clínicos condizentes com a obstrução das vias respiratórias quanto tosse grave. Nesses cães, um *stent* traqueal aliviará a obstrução das vias respiratórias, diminuindo os sinais clínicos, mas não aliviará a tosse associada ao colapso intratorácico das vias respiratórias, incluindo os brônquios do tronco principal e os lobares. No entanto, a tosse persistente pode ser controlada por meio de tratamento clínico.

Uma quarta e última população apresentará dispneia inspiratória e expiratória consistente com obstrução estática das vias respiratórias, resultante de malformação/inversão do anel traqueal. Nessa condição, o colapso não ocorre em sentido dorsoventral, mas o colapso dorsal é acompanhado pela inversão do anel de maneira ventral, dando a ele uma forma de W transversal. Com base na experiência do autor, o Yorkshire Terrier parece ser a raça mais acometida por essa condição. Cães com esse problema costumam ser encaminhados para a avaliação de "massa traqueal" em razão da densidade que os tecidos moles apresentam a partir da traqueia ventral, como visto nas radiografias cervicotorácicas laterais (Figura 121.1). Não é recomendado um *stent* traqueal nessa condição, pois é difícil everter o segmento invertido do anel, mesmo com a dilatação substancial do balão, uma vez que o *stent* traqueal esteja em posição. Como consequência, o *stent* pode não entrar em contato com a mucosa traqueal nos 360° completos de sua circunferência, predispondo a infecção recorrente e, potencialmente, à formação de tecido inflamatório. Anéis protéticos devem ser considerados nessa população de pacientes.

### Avaliação diagnóstica

A avaliação diagnóstica é o ponto crítico para a seleção da população de pacientes ideais para um *stent* traqueal. O exame laríngeo e orofaríngeo por fluoroscopia, radiografias torácicas e traqueobroncoscopia rotineira permitem a boa caracterização do processo patológico que afeta as grandes vias respiratórias de cães que apresentam sinais clínicos consistentes com (ou com queixa conhecida de) colapso traqueal.

Foram descritas imagens realizadas durante a ventilação com pressão negativa, usadas por alguns para avaliar a extensão do colapso traqueobronquial, porém a avaliação fluoroscópica do paciente com respiração espontânea é de excelente utilidade para o diagnóstico e muito útil para ajudar a avaliar as mudanças estruturais da traqueia durante a respiração espontânea, os estridores e a tosse. Os estudos fluoroscópicos devem incluir uma avaliação lateral real da faringe para descartar o colapso faríngeo e o exame de toda a traqueia, a carina e os brônquios do tronco principal durante todas as fases da respiração, o estridor (se presente) e a tosse. A região do colapso deve ser identificada em relação aos pontos de referência anatômicos estáticos, como os corpos vertebrais. No decorrer da colocação do *stent*, esses pontos de referência podem ser usados para garantir que o *stent* cubra a porção da traqueia afetada de maneira mais grave.

Os exames orofaríngeos e laríngeos são feitos para descartar colapso, disfunção ou outras anormalidades estruturais laríngeas concomitantes. Anormalidades adicionais das vias respiratórias superiores incluem (mas não se limitam a) prolongamento do palato mole, neoplasia das vias respiratórias superiores e retroversão epiglótica, os quais podem ser identificados simultaneamente.

A traqueobroncoscopia permite o exame detalhado do lúmen da traqueia, a graduação da gravidade do colapso em cada região anatômica da traqueia e dos brônquios do tronco principal, bem como a identificação de outras lesões, incluindo malformação/inversão de anel traqueal e lesões em massa em razão de neoplasia.

### Tratamento

Tipos diferentes de *stents* têm sido colocados no lúmen traqueal de cães com colapso de traqueia.[2-6] A recomendação atual é usar

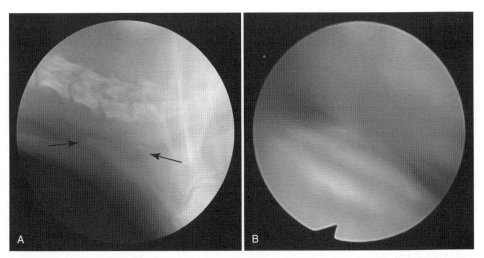

**Figura 121.1 A.** Radiografia cervicotorácica lateral de um Yorkshire Terrier com malformação/inversão de anel traqueal. Observe a densidade do tecido mole surgindo do bordo ventral da traqueia (*setas*), e não o achatamento dorsoventral muito observado na maioria dos cães com colapso traqueal. **B.** Vista endoscópica do mesmo cão da imagem **A**. Observe o bordo ventral do anel traqueal se projetando de modo dorsal em direção ao lúmen (em posição de relógio, 5 para as 9).

um *stent* de malha metálico autoexpansível de nitinol,[a] disponível comercialmente. Em medicina veterinária, a maioria dos *stents* utilizados para o tratamento paliativo dos sinais clínicos do colapso de traqueia vem com diâmetro uniforme ou com formato cônico,[b] nos quais a porção cervical é mais larga do que a torácica. A conformação traqueal de muitos cães é cônica, e, como resultado, o *design* cônico permitirá que todo o *stent* se expanda ao mais próximo possível de seu diâmetro nominal (relaxado), o que pode torná-lo menos suscetível a falhas.

Com o paciente sob anestesia geral de rotina, com o auxílio de um tubo endotraqueal que inclua um marcador radiopaco para melhorar a visualização, deve-se posicioná-lo em decúbito lateral sobre uma mesa de fluoroscopia, com o pescoço estendido, para que toda a traqueia fique reta. A cartilagem cricoide e a carina devem ser visualizadas de forma fluoroscópica. Um cateter esofágico com marcação[c] deve ser posicionado no esôfago, sobre um fio-guia hidrofílico,[d] para servir como referência para a calibração das ferramentas de mensuração (Figura 121.2 A). Um cateter esofágico com marcação é fundamental para obter medições precisas. O tubo endotraqueal deve ser reposicionado logo após a laringe (Figura 121.2 A). Em geral, o *cuff* do tubo endotraqueal permanecerá na laringe. Em seguida, o anestesista realiza respiração assistida com pressão positiva, a qual deve ser mantida a 20 cm $H_2O$. Nesse momento, obtém-se uma imagem estática, que será usada para identificar o diâmetro traqueal máximo na região cervical, na entrada do tórax e intratorácico. Realizar várias medições com base em imagens adicionais ajudará a garantir o dimensionamento adequado (Figura 121.2 B). A tomografia computadorizada também pode ser usada para o dimensionamento ideal do *stent*, já que as medições radiográficas do tamanho do *stent* traqueal podem subestimar as dimensões reais da traqueia em aproximadamente 1 mm.[8]

O diâmetro do *stent* a ser escolhido deve ser 10 a 20% maior que a dimensão máxima da traqueia – em geral, a mensuração cervical. Um *stent* cônico pode ser considerado quando a diferença no diâmetro traqueal for > 2 mm entre a porção cervical e a intratorácica da traqueia. Pode-se selecionar um *stent* cônico 10 a 20% maior em diâmetro do que ambas as medições, cervical e intratorácica.

O objetivo principal ao escolher o comprimento do *stent* é expandir adequadamente toda a porção da traqueia que, baseada em avaliação diagnóstica, demonstra colapso significativo. Os limites anatômicos da(s) região(ões) de colapso referenciados durante a avaliação diagnóstica são usados para determinar o limite do comprimento da traqueia a ser coberto pelo *stent*. As medidas desse comprimento são determinantes (ver Figura 121.2B). Como toda a traqueia é afetada com maior frequência pelo colapso traqueal, o objetivo secundário deve ser expandi-la cerca de 1 cm caudal à cartilagem cricoide até aproximadamente 1 cm cranial à carina. A escolha do comprimento do *stent* pode ser desafiadora, pois o de malha metálica autoexpansível encolhe depois de implantado. Isso significa que, conforme ele se expande, torna-se mais curto, até atingir seu diâmetro nominal. Por exemplo, um *stent*[a] de 12 × 65 mm tem essas medidas quando totalmente aberto (diâmetro nominal). No entanto, se for aberto apenas até 10 mm, terá 83 mm de comprimento.[e] Caso se escolha um *stent* com diâmetro 10 a 20% maior que o traqueal máximo, ele não deve se expandir completamente e, como resultado, será mais longo do que seu comprimento nominal. No caso do *stent* cônico, como ele chega mais próximo de seu diâmetro nominal ao longo de todo o comprimento, a previsão do encurtamento é mais fácil. Gráficos de encurtamento ajudam o operador a escolher um *stent* de comprimento apropriado.[e]

---

[a]Vet Stent Traqueia, Infiniti Medical LLC, Menlo Park, CA.
[b]Vet Stent Duality, Infiniti Medical LLC, Menlo Park, CA.
[c]Cateter marcador, Infiniti Medical LLC, Menlo Park, CA.
[d]Fio Weasel, Infiniti Medical LLC, Menlo Park, CA.
[e]Gráfico de encurtamento, Infiniti Medical LLC, Menlo Park, CA.

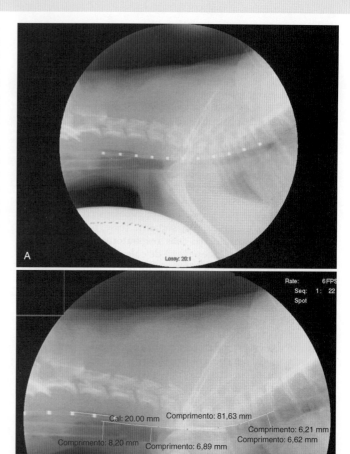

**Figura 121.2 A.** O paciente está posicionado em decúbito lateral com o pescoço estendido para manter a traqueia reta. Um cateter 5 Fr com marcadores radiopacos sobre um fio-guia foi introduzido no esôfago para a calibração dos instrumentos de medição. **B.** Devem ser obtidas medições do diâmetro da porção cervical, da entrada do tórax e do diâmetro intratorácico da traqueia, além do seu comprimento, as quais devem ser realizadas durante um movimento inspiratório por pressão positiva de 20 cm de $H_2O$.

O posicionamento do *stent* se dá com mais frequência por meio de um adaptador de broncoscópio colocado entre o tubo endotraqueal e o circuito de anestesia. Esse adaptador permite a manutenção da conexão do tubo com o circuito de anestesia durante o processo. Os *stents* traqueais costumam ser posicionados sob orientação fluoroscópica e de acordo com as instruções do fabricante (Vídeo 121.1). Cuidados especiais devem ser adotados para garantir que a carina, a cartilagem cricoide e o tubo endotraqueal sejam vistos, de modo que o *stent* seja posicionado no local correto. Na maioria dos casos, o tubo endotraqueal é removido durante as etapas finais de implantação e, então, suavemente substituído por meio de um sistema de colocação, como um estilete, quando o procedimento estiver finalizado. Após o posicionamento, devem ser feitas imagens radiográficas para assegurar a aposição adequada do *stent* na mucosa traqueal (Figura 121.3). Se houver intervalos óbvios, o *stent* pode ser "retocado" com o *cuff* do tubo endotraqueal ou por um balão de dilatação com diâmetro adequado.

Quando o *stent* traqueal for posicionado no local apropriado, o resultado esperado será o alívio completo e imediato da obstrução das vias respiratórias. Em razão de um corpo estranho traqueal

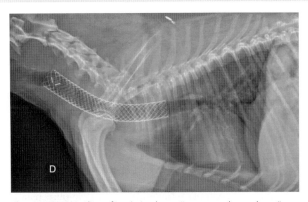

**Figura 121.3** Radiografia pós-implantação mostrando a colocação correta do *stent* traqueal, que começa aproximadamente 1 cm distal à cartilagem cricoide e abrange a área de colapso delimitada por fluoroscopia.

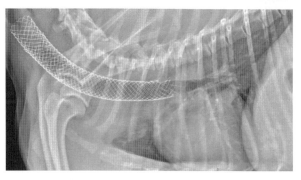

**Figura 121.4** Quebra de *stent* em um cão com tosse persistente associada a traqueíte bacteriana recorrente. Um segundo *stent* foi posicionado dentro do primeiro, resultando em um diâmetro adequado do lúmen traqueal.

(*stent*) e de um colapso concomitante de brônquio do tronco principal, ocorrerá tosse ou persistência dela após a colocação. O autor administra hidrocodona (0,22 mg/kg VO a cada 6 horas), prednisona em regime de desmame gradual de 2 a 4 semanas (iniciada com 0,5 mg/kg VO a cada 12 horas) e antibióticos com eficácia contra *Mycoplasma* sp. por 10 a 14 dias. Pode ser necessário algum tratamento clínico para controlar a tosse, que é um fator de risco para a quebra do *stent*. Exames para a checagem costumam ser realizados entre 1 e 3 meses após o procedimento, a fim de avaliar o encurtamento do *stent* e os sinais clínicos.

## Complicações

As complicações após a colocação do *stent* traqueal são bem documentadas,[9,11-13] sendo as agudas – como subdimensionamento e posicionamento errôneo do *stent* – bastante evitadas por meio de mensurações, da seleção e do posicionamento apropriados – portanto são raras. Elas costumam ser tratadas pela remoção do *stent* e substituição por outro de tamanho adequado, bem como pelo correto posicionamento. Complicações tardias que têm sido documentadas incluem encurtamento do *stent* com colapso traqueal cranial, traqueíte bacteriana, formação de tecido inflamatório e quebra.[5,10-13] As manifestações clínicas comuns incluem recidiva dos sinais de obstrução das vias respiratórias ou piora aguda ou progressiva da tosse. Os proprietários devem ser alertados no momento da alta e a cada novo exame. A avaliação quanto à reincidência da obstrução das vias respiratórias ou ao agravamento da tosse deve incluir histórico e testes físicos completos, associados à análise radiográfica do pescoço e do tórax com os membros posicionados de modo cranial e caudal, permitindo ver o lúmen traqueal, o que pode ajudar a identificar a formação de tecido inflamatório intraluminal e/ou a quebra do *stent* (Figura 121.4). Se este não estiver quebrado, o teste endoscópico do lúmen traqueal será feito para avaliar a formação de tecido inflamatório e colher amostras para cultura aeróbica e *Mycoplasma* sp. O tratamento com antibiótico deve ser instituído com base nos resultados dessa cultura.

Ao identificar a formação de tecido inflamatório (Figura 121.5) dentro do *stent*, a terapia mais usada inclui doses altas de corticosteroides associadas ao tratamento do processo bacteriano com base nos testes de cultura e sensibilidade.[10] Em alguns casos a regressão é possível, enquanto em outros não é. Se a formação de tecido inflamatório estiver causando sinais significativos de obstrução das vias respiratórias, será necessária a implantação de um novo *stent*, de mesmo diâmetro, para marginalizar o tecido inflamatório para a periferia do lúmen (ver Figura 121.5 C). A colocação de um *stent* secundário para tratar essa formação de tecido inflamatório deve sempre se dar concomitantemente ao manejo clínico dessa condição.

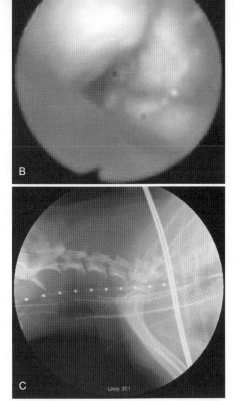

**Figura 121.5 A.** Radiografia torácica lateral e cervical mostrando opacidade nos tecidos moles de modo cranial, dorsal e dentro do *stent*. **B.** Formação de tecido inflamatório causando estenose do lúmen traqueal em um cão com *stent* traqueal colocado 1 ano antes. Observe o crescimento interno, em especial nas margens à direita e à esquerda da imagem, além do lúmen muito estreito. Também havia material purulento copioso no lúmen da traqueia. O exame citológico foi consistente com o quadro de traqueíte bacteriana grave. **C.** Um segundo *stent* foi colocado dentro do original, o qual se estendeu além da borda cranial para marginalizar o tecido inflamatório. Observe o tecido inflamatório dentro e cranial ao *stent* original, impedindo que o segundo pudesse ser aberto completamente e resultando em comprimento maior.

A seleção adequada do paciente e o dimensionamento correto do *stent*, aliados à melhora no *design* e nos processos de fabricação, minimizam as chances de quebra. Quando ela ocorre, o *stent* quebrado pode ser estabilizado pela colocação de um novo, de mesmo tamanho, por dentro do original. Deve-se observar que o novo *stent* será um pouco mais longo, pois não atingirá o mesmo diâmetro do inicial (ver Figura 121.5 C). Ademais, quando posicionado, deve ser colocado pelo lúmen verdadeiro do original, e não entre seus fios danificados.

## ESTENOSE NASOFARÍNGEA

### Etiologia

A estenose nasofaríngea (ENF) é um estreitamento ou oclusão membranosa completa da nasofaringe (ver Capítulo 238). Diversas etiologias têm sido descritas, incluindo infecções das vias respiratórias superiores, inflamação secundária a rinite aspirativa (regurgitação ou vômito) ou inflamação secundária a rinite crônica, trauma, cirurgia, massas expansivas ou ulceração.[14] Em uma série de casos, todos os gatos apresentavam rinite linfoplasmocítica concomitante.[14] A ENF também pode ser congênita, semelhante à atresia de coana. Em cães, a regurgitação ou o vômito com rinite aspirativa secundária é a etiologia mais provável.[15]

### Avaliação diagnóstica

A ENF quase sempre resulta em sinais de estertor, engasgo, dificuldade inspiratória e expiratória – em razão da obstrução estática das vias respiratórias – e secreção nasal. O esforço inspiratório geralmente é mais intenso do que o expiratório. Esses sinais estão associados à necessidade de respirar pela boca em alguns momentos ou o tempo todo, dependendo da gravidade da estenose. Quando a boca é aberta manualmente, a respiração estertorosa costuma cessar. Os sinais são, na maioria das vezes, crônicos.

Muitas modalidades de imagem podem ajudar no diagnóstico da ENF. Embora as projeções radiográficas laterais e a rinografia com contraste positivo[16] possam ser úteis, a imagem transversal – tomografia computadorizada (TC) ou ressonância magnética (RM) –, juntamente com a rinoscopia retrofletida, é o padrão-ouro para o diagnóstico. A imagem transversal permite a reconstrução multiplanar, que permitirá determinar a localização da lesão estenosante, seu comprimento e a mensuração das dimensões normais da nasofaringe rostral e caudal à estenose (Figuras 121.6 A a D). Essas mensurações ajudarão a planejar o tratamento. O local mais comum de ENF parece ser imediatamente caudal à junção dos palatos duro e mole.[14]

### Tratamento

A cirurgia foi o primeiro tratamento de escolha para ENF, mas tem sido abandonada diante das opções de tratamento minimamente

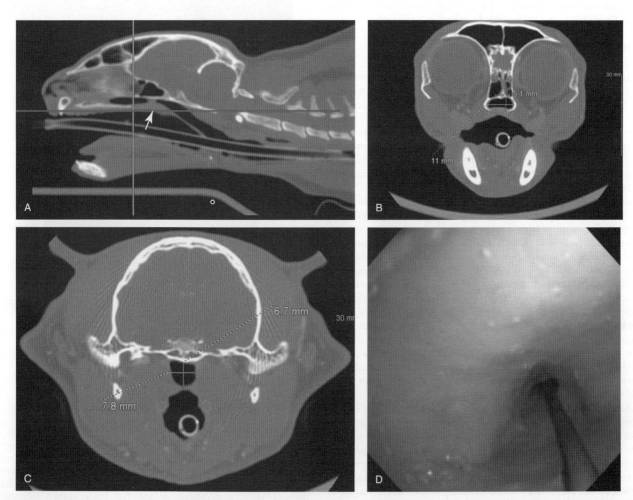

**Figura 121.6** Tomografia computadorizada (TC) e imagem rinoscópica retrofletida de um gato com estenose nasofaríngea. **A.** Imagem da secção sagital da linha média da nasofaringe mostrando a lesão estenosante (*seta*), cerca de 1 cm caudal à junção dos palatos duro e mole. **B.** Imagem do corte axial da nasofaringe na junção dos palatos duro e mole, para permitir as mensurações da nasofaringe em duas dimensões. **C.** Imagem do corte axial da nasofaringe cerca de 1 cm caudal à lesão estenótica, a fim de permitir as mensurações da nasofaringe em duas dimensões. **D.** Imagem feita com o rinoscópio retrofletido do mesmo gato das imagens A a C. Um fio-guia hidrofílico de 0,035 polegadas (0,88 mm) de diâmetro foi passado pela estenose.

invasivas, em razão das preocupações sobre a recidiva da estenose após intervenção cirúrgica. Hoje a dilatação por balão com ou sem a colocação de um *stent* nasofaríngeo é o tratamento de escolha.[14-18] A dilatação por balão e a colocação de um *stent* nasofaríngeo são mais bem realizadas quando guiadas ao mesmo tempo pela fluoroscopia e pela endoscopia. Pode-se tentar a dilatação por balão em todos os pacientes antes de inserir um *stent* nasofaríngeo, contudo as lesões não perfuradas e aquelas com espessura superior a 1 a 2 mm provavelmente são mais bem manejadas com um *stent* nasofaríngeo.

A dilatação por balão para o tratamento da ENF utilizando um balão multifuncional ou um balão de angioplastia/valvuloplastia tem sido relatada com taxa de sucesso variável.[14-16,18] Repetir a dilatação por balão, em vez de por um *stent*, é preferível para lesões estenosantes localizadas do meio para o fim do palato mole. Utilizam-se as medidas da nasofaringe normal rostral e caudal à ENF para planejar o tamanho do balão necessário. Em felinos, a dilatação da ENF é realizada com maior frequência com um balão de 10 a 15 mm.[16-18] Um de 10 a 12 mm talvez seja efetivo, com menor risco de lesão. Para caninos, um balão de 2 cm em geral é adequado, mas um de 4 cm pode ser necessário em alguns cães. Como a passagem de fios-guia, cateteres e outros dispositivos pelo nariz estimula o paciente, é aconselhável se valer de técnicas anestésicas locais ou regionais adicionalmente à anestesia geral.

Quando se usa a fluoroscopia, o paciente deve ser posicionado em decúbito lateral. A rinoscopia retrofletida serve para a visualização contínua da lesão estenosante. Um fio-guia hidrofílico de 0,035 polegada (0,88 mm) × 150 cm com a ponta angulada e dureza padrão[d] é introduzido na narina por meio do meato ventral e pela ENF, se viável (ver Figura 121.6D). O fio-guia, então, é avançado em direção ao esôfago distal. Se a lesão estenosante for uma membrana não perfurada, um cateter ou bainha vascular é introduzida por via retrógrada pelo meato nasal ventral e contra a porção central da ENF. Um trocarte afiado em duas partes[f] é introduzido nela e de modo central pela membrana, de modo a criar uma abertura que permita a passagem de um fio-guia. A fluoroscopia e a rinoscopia retrofletida como guias são essenciais para garantir que a direção da punção esteja certa e, assim, evitar a penetração na abóbada craniana. Dependendo do tamanho da lesão estenosante, um dilatador vascular de 6 a 8 Fr pode ser inserido sobre o fio-guia para pré-dilatar a lesão. O dilatador vascular é removido, e o cateter com o balão de dilatação é introduzido sobre o fio-guia. A rinoscopia retrofletida e a fluoroscopia podem ser usadas para garantir que o balão esteja sobre a lesão. Com um insuflador de pressão,[g] o balão é insuflado com um meio de contraste iodado diluído em solução salina. A insuflação resultará na visualização de uma "cintura" no balão no local da estenose, ao passo que a adicional resultará na "perda de cintura" à medida que a estenose for desfeita. Ela costuma ser mantida por aproximadamente 2 minutos, e o procedimento, repetido de duas a três vezes. O balão é removido sobre o fio-guia e a nasofaringe é examinada com o rinoscópio retrofletido para garantir que a estenose tenha sido desfeita. O exame orofaríngeo é feito para avaliar possíveis lesões no palato. A injeção endoscópica local de triancinolona (0,2 mg/kg) tem sido utilizada, e recomenda-se uma dose progressivamente menor de corticosteroides – prednisona ou prednisolona iniciada a 0,5 mg/kg VO a cada 12 horas.[14,15] Em alguns animais pode ser preciso repetir a dilatação por balão se houver reestenose. A dilatação por balão com infusão local de mitomicina C também pode minimizar a chance de recidiva da estenose.[14] Se a lesão estenosante for uma membrana não perfurada, a simples dilatação por balão, apesar de efetiva no início, provavelmente não resolverá os sinais clínicos a longo prazo, em razão da estenose. Em vez disso, um *stent* revestido provavelmente será necessário.

A colocação de um *stent* nasofaríngeo tem sido descrita como opção de tratamento para manejo da ENF em cães e gatos.[14,16-19] Um *stent* simples evita a recidiva da ENF. Os usados para a ENF estão disponíveis em várias formas, incluindo metálicos expansíveis por balão (SMEB),[h] SMEB revestidos – os quais têm revestimento, muitas vezes politetrafluoroetileno (PTFE, Teflon), para evitar o crescimento tecidual interno e a reestenose – e os de silicone construídos de dispositivos médicos tubulares de silicone.[14,16-19] Os SMEB revestidos são utilizados com maior frequência quando a estenose é causada por uma membrana não perfurada. Os SMEB não revestidos, mais baratos, são usados na maioria das outras lesões. No entanto, com esses dispositivos, ainda haverá risco de crescimento tecidual interno e de reestenose.

A colocação de um SMEB ou de um SMEB revestido é feita com uma técnica semelhante à descrita anteriormente para a dilatação por balão. Contudo, é essencial realizar o dimensionamento preciso do SMEB para evitar a migração. O tamanho do *stent* escolhido deve ser 10 a 20% maior que o da nasofaringe normal rostral e caudal à lesão. Ele não deve se estender mais do que 1 cm para dentro do aspecto caudal do palato mole.[14] Após a inserção de um fio-guia[d] pela lesão (ver Figura 121.6 D), a dilatação por balão deve ser realizada, conforme descrito anteriormente, até atingir o diâmetro de 4 a 6 mm, ou cerca da metade do diâmetro da nasofaringe adjacente normal, a fim de garantir que o sistema de colocação do SMEB passe pela estenose. Uma técnica recomendada é pré-dilatar a estenose, o que permitirá colocar uma bainha vascular sobre o fio-guia pela lesão. O SMEB pode, então, ser posto na bainha vascular e posicionado, ainda dentro dela, no local da lesão. A bainha protege o *stent* enquanto ele está sendo posicionado. Depois que o *stent* estiver em posição, a bainha é retraída e ele permanece no local para o posicionamento final (Figura 121.7 A e B). Um insuflador de pressão[g] é utilizado para a colocação de SMEB e SMEB revestidos, conforme descrito acima. A perda da cintura indica que a estenose foi desfeita. A rinoscopia retrógrada é usada para confirmação (Figura 121.7 C e D). Caso seja utilizado um SMEB não revestido, são indicados corticosteroides em dose gradualmente reduzida, conforme descrito acima. Também é muito importante reconhecer que o SMEB e o SMEB revestido sofrem deformação plástica. A pressão digital dorsal sobre o palato mole deformará o *stent* e obstruirá a nasofaringe. Caso isso ocorra, o *stent* pode ser reaberto por meio de dilatação por balão.

Recentemente uma técnica alternativa para a colocação do *stent* foi descrita e utilizada com sucesso em gatos com ENF.[17] Esse processo envolve a dilatação por balão ou por pinça da ENF, seguida pela colocação de um segmento tubular de silicone de 24 a 28 Fr (8 a 9,33 mm de diâmetro) pela lesão (ver Capítulo 238). Esse fragmento de tubo é deixado no local por 3 a 4 semanas, sendo depois removido. Nessa série, 14 de 15 gatos tiveram a resolução completa e a longo prazo dos sinais clínicos, ao passo que 1 de 15 demonstrou melhora.[17]

### Resultados esperados

Após a recuperação da anestesia geral para a dilatação por balão ou para a colocação de um *stent* para ENF, espera-se alívio completo da obstrução das vias respiratórias. A recidiva dos sinais clínicos costuma ser indicativa de reestenose. Quando presentes

---

[f]Trocarte em duas partes descartável, Cook Medical, Bloomington, IN.
[g]Seringa de inflação BasixCOMPAK, Merit Medical LLC, South Jordan, UT.

[h]Vet-Stent nasofaríngeo, Infiniti Medical LLC, Menlo Park, CA.

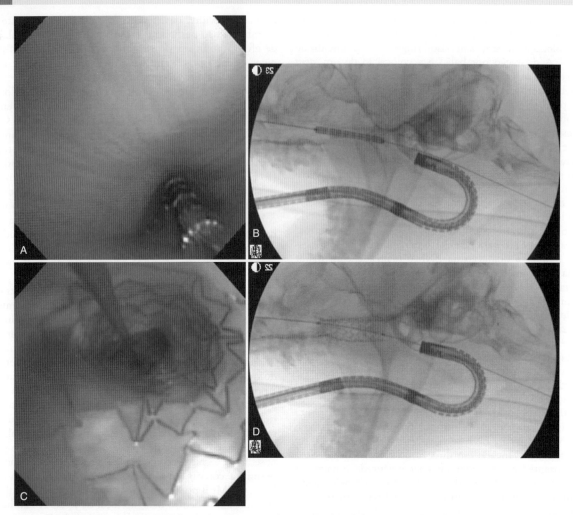

**Figura 121.7 A.** Imagem feita com o rinoscópio retrofletido de um *stent* metálico expansível por balão, posicionado na lesão estenosante e antes da implantação. **B.** Imagem fluoroscópica de um *stent* metálico expansível por balão, colocado na lesão estenosante, momentos antes da implantação. **C.** Imagem feita com o rinoscópio retrofletido de um *stent* metálico expansível por balão, implantado corretamente na lesão estenosante. Observe que as coanas agora são visíveis de modo rostral. Na imagem, o diâmetro do lúmen da nasofaringe em relação ao fio-guia é muito maior do que na Figura 121.6 A. **D.** Imagem fluoroscópica de um *stent* metálico expansível por balão implantado corretamente na lesão estenosante.

antes da intervenção, esperam-se sinais clínicos relacionados com os processos patológicos concomitantes, como rinite crônica, os quais devem ser tratados ao mesmo tempo.

## Complicações

Complicações da dilatação por balão ou da colocação de um SMEB para a ENF são incomuns. Foram documentados dois casos de erosão de palato após um SMEB, porém podem estar relacionados com fatores do paciente ou procedimentos anteriores.[19] Em outro estudo, a obstrução recorrente de um SMEB, por um material com pelos, foi identificada em um gato com um *stent* posicionado na nasofaringe caudal para o manejo da ENF nesse local.[14] Também foi documentado o crescimento interno de tecido em um SMEB não revestido. Caso seja obstruído, um SMEB revestido dentro de um SMEB não revestido aliviará o problema.

Complicações menores, incluindo pequenos sangramentos e bradiarritmias, são esperadas. A bradicardia tem sido documentada durante ou logo após (10 a 15 min) a dilatação por balão para o tratamento da ENF. O mecanismo exato pelo qual isso ocorre ainda é desconhecido, mas suspeita-se que esteja relacionado com a dilatação da faringe e/ou a compressão de nervos aferentes vagais.[14,16] Espera-se que tal intercorrência responda ao uso de anticolinérgicos, medicamentos que podem ser administrados ou incluídos de maneira preemptiva como parte de pré-medicação.

## REFERÊNCIAS BIBLIOGRÁFICAS

*As referências bibliográficas deste capítulo se encontram online no Ambiente de Aprendizagem.*

# CAPÍTULO 122

## Terapias Intervencionistas no Sistema Cardiovascular

Brian A. Scansen

A angiografia (angiocardiografia) se refere à administração de agentes contrastantes (contrastes) no sistema vascular para possibilitar a visualização de imagens, bem como delinear e caracterizar estruturas vasculares e cardíacas. De meados do século XX até a década de 1980, a angiografia e o cateterismo cardíaco eram realizados exclusivamente para fins de diagnóstico.[1-3] No entanto, o conceito de que o veterinário poderia intervir em doenças cardiovasculares orientado por imagens fluoroscópicas se tornou realidade com o desenvolvimento dos sistemas de marca-passo transvenoso,[4,5] dos cateteres de dilatação por balão[6,7] e das molas/dispositivos para oclusão vascular.[8,9] A quantidade de doenças em pequenos animais que hoje podem ser tratadas com uma abordagem minimamente invasiva transcateter continua a se expandir. Este capítulo fornece uma visão geral do equipamento necessário para a intervenção cardiovascular, bem como indicações e estratégias terapêuticas empregadas na medicina cardiovascular de pequenos animais hoje em dia.

### PREPARAÇÃO PARA O CATETERISMO CARDIOVASCULAR

Estudos diagnósticos ou intervencionistas no coração e na vasculatura requerem conhecimento detalhado do equipamento a ser utilizado e das técnicas necessárias, além de boa compreensão da anatomia torácica e cardiovascular. O laboratório de cateterização deve ser um espaço estéril, com estrutura de armazenamento suficiente para uma infinidade de cateteres, fios e dispositivos muitas vezes usados. É necessário contar com os seguintes itens: um aparelho de fluoroscopia de alta qualidade, de preferência com capacidade de rotação ou biplanar; um ultrassom portátil para acesso vascular e ecocardiografia transesofágica; um injetor de alta pressão, para o fornecimento rápido de contrate iodado; um equipamento de monitoramento anestésico e hemodinâmico, para o registro da pressão intravascular; um número suficiente de monitores, para a visualização das imagens e dos parâmetros hemodinâmicos pertinentes em tempo real; um carrinho de emergência, para a estocagem de suprimentos necessários a intervenções emergenciais, incluindo um desfibrilador/cardioversor (Figura 122.1).

Antes da intervenção, é importante entender a anatomia torácica e a interpretação das imagens para o diagnóstico, o planejamento e a seleção de equipamentos adequados, bem como durante o cateterismo, a fim de verificar se a intervenção está sendo realizada no local correto e de solucionar eventos inesperados ou complicações. O tórax tem uma forma tridimensional complexa, com ampla variação na opacidade radiográfica das estruturas torácicas. Além disso, o coração é um órgão que se move rapidamente e tem relação espacial complexa. Esses fatores dificultam a interpretação de uma imagem fluoroscópica bidimensional, o que se torna mais desafiador por causa da alta frequência de fluxo sanguíneo dentro de um coração que está batendo, resultando em um breve período disponível temporariamente para a visualização do contraste e das câmaras, uma vez que os agentes contrastantes são logo ejetados e diluídos após a injeção.

Essa dificuldade na avaliação da anatomia cardiovascular em razão da estrutura complexa do tórax pode ser atenuada pela revisão da imagem em vários planos, pela injeção seletiva de contraste iodado em locais específicos, pelo uso de um injetor de alta pressão e pela angiografia de subtração digital (ASD). Muitos laboratórios de cateterismo humano, em particular aqueles usados para o tratamento de doenças cardíacas congênitas, hoje se valem de sistemas fluoroscópicos biplanares, os quais fornecem imagens em tempo real de dois pontos de vista ortogonais, de modo a aumentar a orientação anatômica.

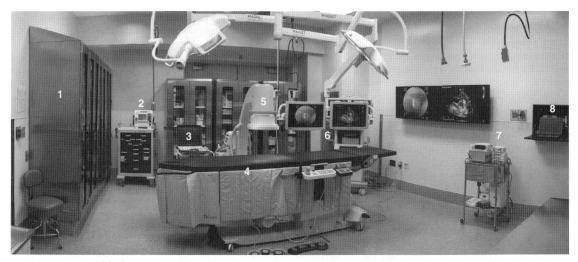

**Figura 122.1** Fotografia de um laboratório de cateterismo. O ideal é que o espaço tenha: (*1*) uma área de armazenamento ampla para cateteres, fios e dispositivos, (*2*) um carrinho de emergência com desfibrilador e medicações emergenciais, (*3*) um sistema de ecocardiografia transesofágico, (*4*) uma mesa radioluscente, (*5*) um fluoroscópio com arco em C, (*6*) monitores que possam ser movidos para permitir um ponto de vista confortável para o operador, (*7*) equipamentos para o registro hemodinâmico e (*8*) um terminal de computador para mapeamento, a fim de ser possível acessar os registros eletrônicos e as imagens arquivadas do paciente. O injetor de alta pressão, útil para injeções controladas de contraste, não está sendo mostrado.

Há também uma nova geração de sistemas de fluoroscopia que realizam angiografia rotacional para registrar, de modo circunferencial, uma única injeção sob todos os ângulos e criar uma imagem tridimensional da estrutura anatômica. De forma alternativa, alguns sistemas têm a capacidade de importar pontos de referência anatômicos baseados em estudos de imagem com cortes transversais – tomografia computadorizada (TC) ou ressonância magnética (RM) – para imagens fluoroscópicas bidimensionais, a fim de melhorar a orientação durante a intervenção. Poucas instalações veterinárias de cateterismo têm essa capacidade, porém atualmente a maioria das intervenções mais comuns pode ser realizada com o auxílio de um fluoroscópio portátil com arco em C, que rotaciona facilmente o campo de visão ao redor do tórax, gerando diversos ângulos de projeção. O sistema fluoroscópico escolhido deve fornecer alta resolução – pelo menos uma matriz de 512 × 512, mas, de preferência, de 1.024 × 1.024 –, gerar energia suficiente para penetrar no tórax de cães de grande porte e ser capaz de exibir e registrar uma alta taxa de quadros – 25 a 30 por segundo ou mais. As frequências cardíacas rápidas de cães e gatos fazem com que o preenchimento da estrutura de interesse com contraste seja temporário e breve, sendo quase sempre necessária a revisão quadro a quadro de um processo angiográfico gravado, para a visualização das estruturas de interesse e a execução das mensurações necessárias. Uma alta taxa de quadros por segundo impede que o operador "perca" a lesão durante a injeção do contraste em um órgão de alto fluxo, como o coração.

Em geral, com a injeção manual do agente contrastante, não se obtém um bólus de contraste suficientemente volumoso que otimize a opacificação da câmara cardíaca em cães de médio e grande portes. Os injetores automatizados superam tal limitação, permitindo ao operador programar o volume, a taxa de fluxo e a pressão da injeção, de modo a maximizar a opacificação do coração ou dos grandes vasos dentro de um a dois ciclos cardíacos. Caso um injetor seja utilizado, é importante que os cateteres angiográficos e os tubos de alta pressão estejam no local correto. Um cateter com uma única abertura terminal não é uma boa escolha para um estudo angiográfico, sobretudo no coração, visto que toda a força da injeção é direcionada por uma única abertura terminal, o que pode levar ao recuo do cateter. Além disso, se a abertura terminal estiver encostada contra a parede de um vaso ou do endocárdio, uma injeção com alta pressão pode lesionar a estrutura de interesse. O cateter angiográfico de escolha é aquele com o maior diâmetro possível para a tarefa, no menor comprimento viável, com múltiplas aberturas laterais e uma extremidade terminal fechada ou cônica – tudo isso para maximizar o fluxo e minimizar o trauma. Para injeções intracardíacas e estudos angiográficos em grandes vasos, o autor prefere o cateter de Berman ou o J (*pigtail*).

Os contrastes empregados nas angiocardiografias são quase exclusivamente à base de iodo – o dióxido de carbono dificilmente é usado como agente de contraste negativo. O iodo tem peso atômico relativamente alto, que equivale à sua radiodensidade, e o grau de opacidade obtido com esse agente é proporcional à quantidade total de iodo na imagem. Contrastes de segunda geração, desenvolvidos na década de 1970, são monômeros não iônicos, que ligam um grupo amida a um anel benzênico iodado, o que evita a dissociação após estarem em solução. Esses agentes causam muito menos reações adversas do que os de gerações anteriores e são de baixa osmolaridade, pois as partículas não se dissociam depois de estarem em solução. Esses agentes ainda têm duas a três vezes a osmolalidade do sangue – por exemplo, 550 a 850 mOsm/kg para a maioria dos agentes. O ioexol é uma amostra de contraste de segunda geração muito usado em medicina veterinária. O único agente de terceira geração comercialmente disponível é o iodixanol, que é um dímero isosmolar feito pela combinação de dois anéis benzênicos tri-iodados não iônicos juntos. Esse arranjo não se dissocia em solução, tem uma razão iodo-partícula de 6:1 e a mesma osmolalidade do sangue (290 mOsm/kg). Embora nenhum estudo esteja disponível em veterinária, uma metanálise em pacientes humanos sob o risco de nefropatia induzida por contraste verificou menor risco de reações adversas para o iodixanol quando comparado com o ioexol.[10] A viscosidade do contraste também é importante, pois afeta diretamente a taxa de infusão durante a injeção. Aquecer o contraste pode diminuir a viscosidade e permitir maiores taxas de infusão. Por fim, os contrastes iodados estão disponíveis em muitas concentrações, sendo necessários volumes pequenos para criar graus comparáveis de radiopacidade, caso soluções bastante concentradas sejam utilizadas. Os relatos de reações ao contraste são raros em animais, de modo que os fatores de risco para tais reações provavelmente são o agente utilizado e a quantidade total de contraste empregada.[11,12] No entanto, as recomendações variam muito, e nenhum estudo prospectivo está disponível. Em geral, o autor tenta manter uma dose cumulativa de contraste para um procedimento cardiovascular abaixo de 720 mg de iodo/kg, mas já forneceu até 2.400 mg de iodo/kg a animais sem reações adversas aparentes. Para animais com insuficiência renal, valores mais conservadores devem ser empregados, além da diurese concomitante com fluidos.

A maioria dos estudos contrastados e das intervenções em doenças cardiovasculares se dá com o animal posicionado em decúbito lateral direito ou esquerdo. O posicionamento lateral permite ao operador monitorar a movimentação dorsoventral e craniocaudal de cateteres e fios à medida que eles avançam em direção ao tórax. Uma deflexão lateral direita-esquerda, entretanto, é vista com menor clareza. Apesar de a projeção ventrodorsal ser menos utilizada do que a lateral nas intervenções cardíacas, ela permite visualizar a lateralidade esquerda-direita e a posição craniocaudal dos cateteres introduzidos no tórax. A localização de cateteres e fios no plano dorsoventral, porém, é desafiadora. Vários planos de imagem adicionais são usados na medicina humana para destacar e otimizar a imagem das estruturas cardíacas. Variações da projeção lateral tradicional ou da ventrodorsal costumam ser dadas por um ângulo, o qual se refere à posição do amplificador de imagem em relação ao tórax do animal em posição ventrodorsal. As angulações quase sempre usadas na medicina humana incluem a oblíqua anterior direita e esquerda (OAD e OAE, respectivamente), com angulação cranial ou caudal variável. Em geral, o amplificador de imagem é rotacionado 30° para a direita (OAD) ou a esquerda (OAD) do animal, podendo também ser empregada uma angulação cranial ou caudal variando entre 10 e 30°. A alteração do ângulo do arco em C pode alongar as estruturas – por exemplo, o trato de saída do ventrículo esquerdo na estenose subaórtica – ou fornecer um plano de visualização mais perpendicular e direto durante a implantação do dispositivo – por exemplo, o septo atrial para o fechamento de um defeito no nível local. Esses ângulos de visualização não foram padronizados em medicina veterinária e são amplamente dependentes do operador ou do caso. Na prática, o ajuste do ângulo do arco em C é mais útil para otimizar um angiograma para mensuração, já que melhora a visualização do diâmetro mínimo de um ducto em caso de persistência de ducto arterioso (PDA) ou compensa o posicionamento do animal na mesa, quando não for o ideal.

## INTERVENÇÕES NO CORAÇÃO DIREITO

### Marca-passo cardíaco

O marca-passo cardíaco transvenoso permanente é discutido em detalhes nos Capítulos 248 e 249.

### Valvuloplastia pulmonar por balão

A estenose da valva pulmonar (EVP) congênita tem sido relatada como o terceiro defeito cardíaco mais comum em cães na América do Norte,[13] embora relatos mais recentes da Europa sugiram que ela seja o defeito congênito mais comum nesses animais.[14] Sem tratamento, cães com EVP têm risco de apresentar sinais clínicos, incluindo intolerância ao exercício, síncope, morte súbita, insuficiência cardíaca congestiva e cianose decorrentes de *shunt* direito-esquerdo (ver Capítulo 250).[15,16]

A valvuloplastia pulmonar por balão (VPB) foi realizada pela primeira vez em um cão em 1980[17] e relatada em uma criança em 1982.[18] Há evidências de que a VPB melhora os resultados clínicos em pacientes humanos e caninos com EVP, com ambos apresentando redução na sintomatologia clínica e aumento na sobrevida.[15,19,20] O procedimento agora é realizado rotineiramente na prática clínica de cães, tendo baixos índices de morbidade e mortalidade para animais com gradiente grave ou com sinais clínicos relacionados com a doença.

Antes da intervenção, deve-se fazer uma tentativa de caracterizar a morfologia valvular para estimar o tamanho do balão necessário. Hoje o ecocardiograma transtorácico com Doppler é o exame padrão na cardiologia veterinária para avaliar a morfologia da valva pulmonar, o tamanho anular e a gravidade da estenose (Figura 122.2). É menos provável que valvas gravemente displásicas – excesso de tecido, hipoplasia anular ou anel fibroso subvalvular – respondam à VPB, e os donos devem ser avisados disso. O autor recomenda realizar VPB em tais casos, visto que é difícil quantificar o grau de fusão valvular pela ecocardiografia por si só – apesar dessa fusão, a VPB pode obter resposta parcial. Nesses animais, o autor tem tentado implantar um *stent* no trato de saída do ventrículo direito (VD) e pelo anel, com pouca melhora dos sinais clínicos e redução no gradiente de pressão.[21]

A estimativa do gradiente de pressão pela valva estenosada é obtida por um Doppler espectral de ondas contínuas (ver Capítulo 104), guiado por uma imagem colorida do Doppler para otimizar o alinhamento paralelo à direção do fluxo turbulento. A maioria dos cardiologistas considera estenose leve quando o gradiente é de 10 a 49 mmHg; moderada, de 50 a 79 mmHg; e grave, quando é ≥ 80 mmHg. A decisão de indicar ou não uma VPB deve ser feita com o gradiente de pressão em mente, sendo que cães com estenose grave provavelmente terão os maiores benefícios advindos desse procedimento. Como acontece com todas as estimativas por Doppler, a velocidade mensurada não depende apenas do orifício da valva, mas também do fluxo através dela no momento da mensuração e da função sistólica do VD. Mudanças no tônus simpático, no *status* de volume intravascular ou na função intrínseca do VD em cães podem alterar a velocidade mensurada.

Existem diversos cateteres de dilatação com balão disponíveis no mercado, com perfis, materiais, tamanhos e pressões máximas variáveis. Os cateteres de dilatação com balão mais usados em medicina veterinária são fabricados por uma companhia de dispositivos pediátricos humanos e incluem as linhas TYSHAK e Z-MED. Os primeiros são feitos de um elastômero fino termoplástico, minimamente complacente, e têm pressão de ruptura máxima relativamente baixa. No entanto, apresentam perfil baixo, e a maioria dos tamanhos pode acomodar um fio-guia de 0,035", tornando-os a escolha frequente para a VPB em cães. Os cateteres de dilatação com balão da linha Z-MED são feitos de um elastômero termoplástico mais espesso, que oferece pressão máxima de ruptura maior, embora necessitem de um introdutor maior. O autor usa essa linha para VPB em cães com valvas displásicas – tecido abundante e espesso ou crista fibrosa subvalvar – e a linha TYSHAK para casos em que há fusão pura da valva, ou em cães pequenos, cuja vasculatura seja muito reduzida para o introdutor necessário da linha Z-MED. Conforme discutido mais adiante na seção sobre estenose subaórtica, os balões Atlas também podem ser usados para VPB de alta pressão, obtendo-se sucesso razoável na experiência do autor.

O procedimento de VPB é realizado por uma abordagem transvenosa, tanto por meio da veia jugular externa quanto da femoral. A jugular deve ser a escolha em cães pequenos, já que proporciona um vaso de calibre maior, podendo ser, portanto, utilizada uma bainha introdutora maior, o que não seria possível caso o acesso se desse pela veia femoral, que quase sempre é usada

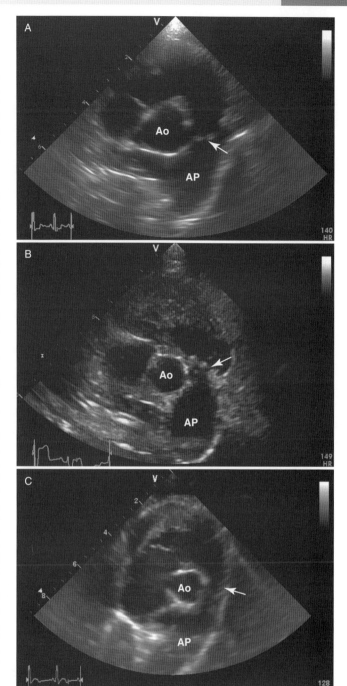

**Figura 122.2** Imagens ecocardiográficas de cães com estenose da valva pulmonar. A morfologia pode variar de valva fundida e em forma de domo em um Cavalier King Charles Spaniel (**A**) até espessada e displásica em um Buldogue Inglês (**B**), ou um anel valvar pulmonar estreito e hipoplásico em um Boxer (**C**). Desses, o melhor candidato para a valvuloplastia pulmonar por balão é o animal com a valva fundida e em domo que aparece na imagem A. Em todas as imagens, a valva pulmonar é destacada pela seta com a aorta (*Ao*) e a artéria pulmonar (*AP*) identificadas.

quando se deseja realizar um estudo arterial ao mesmo tempo, tendo em vista a estreita relação entre a artéria e a veia femoral. O acesso percutâneo pode ser obtido com um introdutor de tamanho apropriado, com o animal em decúbito lateral (veia jugular) ou dorsal (veia femoral). A bainha vascular selecionada deve ter o diâmetro de pelo menos 1 French (Fr) maior do que o necessário para a passagem do cateter de dilatação com o balão que será utilizado. O coração direito é cateterizado e a pressão intracardíaca mensurada, para avaliar a pressão ventricular direita inicial e o gradiente transpulmonar. **Nota:** *é sempre preferível* *cruzar as valvas cardíacas de maneira anterógrada com um cateter direcionado pelo fluxo (com ponta de balão) ou com um do tipo J ou pigtail. Teoricamente, avançar um cateter com abertura terminal pela valva pode perfurar um folheto dela, além de poder se entremear com as cordoálias tendíneas ou danificar o aparato da valva de outra forma. Um cateter com ponta em balão ou J, no entanto, entrará preferencialmente no orifício valvar verdadeiro e minimizará o trauma à valva.*

A ventriculografia direita é feita com um cateter angiográfico apropriado – em geral, o de Berman –, e o tamanho do anel pulmonar é mensurado para dimensionar de maneira correta o balão necessário (Figura 122.3 e Vídeo 122.1). A mensuração do diâmetro do anel pulmonar por angiografia é comparada com a ecocardiográfica, e o balão escolhido deve ter aproximadamente 1,3 vez o diâmetro do anel.

Um cateter de pressão de balão em cunha é passado pela valva pulmonar, saindo por um ramo distal da artéria pulmonar. A artéria pulmonar esquerda – o ramo mais dorsal da artéria pulmonar, quando visto em imagem lateral – deve ser a escolhida, pois fornece um caminho mais suave e seguro para o avanço do cateter de dilatação por balão, quando comparada com a direita. Em seguida, um fio-guia com a ponta em J – geralmente > 180 cm de comprimento – é selecionado e avançado pelo cateter de pressão em cunha, com a ponta posicionada no ramo distal da artéria pulmonar. A ponta em J deve ser escolhida, pois é menos traumática para a artéria pulmonar distal. O diâmetro e a rigidez do fio-guia escolhido dependerão do tamanho do cão e da rigidez do cateter de dilatação que será utilizado. Para a VPB, dá-se preferência aos fios-guia com 0,035" de diâmetro e com rigidez padrão ou muito elevada. Em cães pequenos ou naqueles com hipertrofia grave do VD, o fio-guia com alta rigidez exercerá muita pressão na válvula tricúspide e no endocárdio do VD, em particular quando for introduzido pela jugular. Em cães maiores, os fios-guia com rigidez padrão são muito flexíveis e não mantêm o balão na posição adequada durante a insuflação. Assim, para esses animais é preferível fios-guia com alta rigidez ou cateteres de dilatação por balão não flexíveis. Em cães muito pequenos, o cateter de dilatação por balão escolhido pode não comportar um fio-guia de 0,035". Nesses casos, um de 0,018" a 0,025" pode ser usado, porém fornece menos estabilidade durante o avanço e a insuflação do balão de dilatação. Portanto, sempre que possível, as variedades mais rígidas devem ser escolhidas.

O próximo passo é a preparação do balão. Primeiro, remove-se a bainha plástica ao redor dele. Uma torneira de três vias é conectada ao cateter na porta do balão, com o dispositivo de insuflação à pressão conectado em uma das vias da torneira e uma seringa Luer-lock de 12 m$\ell$ conectada em outra. Uma mistura de contraste iodado e solução salina isotônica (relação 1-1 a 1-3, contraste-solução salina) é puxada para dentro do dispositivo de insuflação, e 3 a 4 m$\ell$ de uma mistura semelhante são puxados para dentro da seringa. Para balões maiores, deve-se usar uma proporção menor de contraste em relação à solução salina, visto que a taxa de desinsuflação do balão depende parcialmente da viscosidade do fluido. O contraste é necessário para visualizar a insuflação, porém resulta em taxas mais lentas de desinsuflação. O cateter de dilatação por balão é esvaziado, puxado pela abertura da torneira de três vias que se conecta ao balão. O lúmen central é lavado com solução salina heparinizada e lentamente avançado sobre o fio-guia, até alcançar uma posição que abranja o anel da valva pulmonar. A projeção de uma imagem de referência da angiografia do VD pode auxiliar a posicionar corretamente o balão. Bandas de marcação de platina no cateter de dilatação permitem ao operador centralizar adequadamente o balão no anel ou o local da estenose. Muitos cardiologistas colocam os marcadores com um terço do comprimento do balão ultrapassando o local da estenose e dois terços permanecendo antes do local da estenose. Mesmo assim, o operador precisará manter a tração no cateter de dilatação durante a insuflação do balão, para se sobrepor às forças da contração sistólica e ao fluxo sanguíneo do VD. A rápida insuflação do balão é realizada sob fluoroscopia, em tempo real, para visualizar o desenvolvimento de uma cintura no local da estenose e permitir a retração (o avanço) do cateter caso a posição mude (ver Figura 122.3; Vídeo 122.2). Deve-se monitorar a pressão gerada pelo dispositivo de insuflação e elevá-la até que alcance a pressão nominal do balão. Se a cintura estenosante persistir, a pressão nominal – na qual o balão alcança seu diâmetro nominal – pode ser excedida, porém a de ruptura não deve ser ultrapassada. Após alcançar a pressão desejada, ou caso o balão migre do local da estenose, realiza-se a desinsuflação rápida, que não deve exceder 5 a 6 segundos. Uma redução abrupta na pressão sistêmica é esperada, com rápida recuperação após 5 a 10 segundos. O resultado desejado com a VPB é a resolução da cintura estenosante, confirmada pela ausência dessa cintura em reinsuflações subsequentes. Em geral, duas a quatro insuflações são feitas para confirmar que a cintura foi desfeita e o problema, resolvido. Mensura-se novamente a pressão do ventrículo direito e o gradiente transpulmonar, e, caso o resultado seja satisfatório, todo o equipamento é removido. A bainha vascular é removida e a hemostasia é realizada com uma sutura em bolsa de fumo em torno do local de acesso, assim como por uma pressão manual direta por 5 minutos. Coloca-se uma bandagem no pescoço, caso a veia jugular tenha sido o ponto de acesso, para

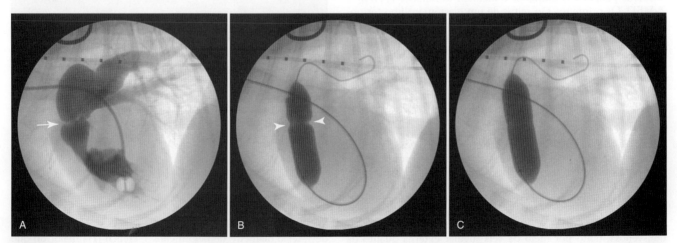

**Figura 122.3** Imagens fluoroscópicas durante valvuloplastia pulmonar por balão de um Boston Terrier de 8 meses com estenose de valva pulmonar. A ventriculografia direita (**A**) por meio de um cateter de Berman destaca o lúmen ventricular direito, além da valva pulmonar fusionada e em domo (*seta*). Um cateter de dilatação por balão é avançado sobre o fio-guia e rapidamente inflado, resultando em uma cintura estenosada (*pontas de seta*) no anel pulmonar (**B**). Com uma grande pressão no balão, a cintura é desfeita e a valvuloplastia está completa (**C**).

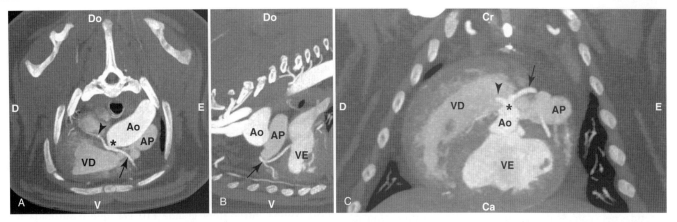

**Figura 122.4** Projeções com intensidade máxima dos planos transverso (**A**), sagital (**B**) e coronal (**C**), com base na angiografia por tomografia computadorizada (TC) em um Buldogue Inglês com estenose de valva pulmonar e artéria coronária esquerda pré-pulmonar. O óstio coronário único (*asterisco*) pode ser visto surgindo da raiz aórtica e dando origem às artérias coronárias direita (*ponta de seta*) e esquerda (*seta*). A esquerda segue um curso pré-pulmonar, envolvendo a valva pulmonar estenosada – essa é uma das contraindicações à valvuloplastia pulmonar por balão. *Ao*, aorta; *AP*, artéria pulmonar; *Ca*, caudal; *Cr*, cranial; *D*, direito; *Do*, dorsal; *E*, esquerda; *V*, ventral; *VD*, ventrículo direito; *VE*, ventrículo esquerdo.

manter o local limpo à medida que o animal se recupera. O prognóstico da VPB em geral é bom, caso haja redução significativa no gradiente de pressão.[15,19,22]

A anatomia arterial coronariana é muito importante em cães braquicefálicos. Relata-se que esses animais têm risco aumentado de desenvolver circulações arteriais coronárias anômalas, caracterizadas pelos óstios coronários direito e esquerdo únicos (ver Capítulo 250).[23-25] Nesses casos, a artéria coronária que não tiver um óstio viável surgirá da artéria coronária contralateral, passando de modo adjacente e cranial ao anel da valva pulmonar, ou, raramente, entre os anéis valvares aórtico e pulmonar. A avaliação da anatomia coronária em cães braquicefálicos com EVP deve incluir a imagem dos óstios coronários, tanto por angiografia aórtica durante o cateterismo quanto por uma imagem transversal, a qual pode ser obtida por uma angiografia por TC antes da intervenção (Figura 122.4). Uma VPB com balão de tamanho padrão (relação balão-anel de 1,2 a 1,5) em cães com anomalia de artérias coronárias pode resultar em avulsão ou lesão da artéria e/ou óbito.[26] Foi relatado que, nesses cães, a VPB com relação balão-anel mais conservadora de 0,9 a 1,0 obteve redução na gravidade da estenose.[27] O benefício a longo prazo do balão conservador nesses cães permanece incerto, mas pode ser considerado.

## Extração de dirofilárias

Cães com síndrome da veia cava causada por infecção grave por dirofilária requerem intervenção emergencial para aliviar a obstrução mecânica do fluxo sanguíneo e interromper a hemólise em curso (Figura 122.5) – veja também o Capítulo 255. Eles são maus candidatos à anestesia, porém a extração dos parasitas é a única maneira efetiva de melhorar sua condição clínica. Nos pacientes afetados de maneira mais grave, a extração pode se dar com sedação leve e anestesia local, a fim de evitar o comprometimento hemodinâmico adicional causado pelos anestésicos. Deve-se estabilizar o paciente durante a preparação para o procedimento de extração das dirofilárias, o que pode incluir reanimação volêmica, fornecimento de hemoderivados para normalizar os distúrbios de coagulação e medicamentos vasopressores.

Para a extração dos vermes, o cão é posicionado em decúbito lateral esquerdo e a região sobre a veia jugular externa direita é tricotomizada e preparada cirurgicamente. Faz-se uma incisão cutânea de 4 a 5 cm sobre a parte proximal da jugular externa direita, com a veia sendo isolada por meio de dissecção romba. São colocadas suturas de sustentação dos vasos, na região proximal e distal ao local planejado para o acesso venoso, de modo a controlar a veia e limitar a hemorragia. Tesouras de tenotomia são utilizadas para criar uma incisão de 2 a 3 mm na parede lateral da veia jugular. O equipamento de extração de eleição é, então, introduzido diretamente na veia ou por uma bainha vascular, a fim de controlar a hemostasia. Diversas técnicas já foram descritas, incluindo a passagem de uma alça de trombectomia com cateter de nitinol com um laço tipo *goose-neck*.[28] Como alternativas, podem ser usadas cestas de recuperação

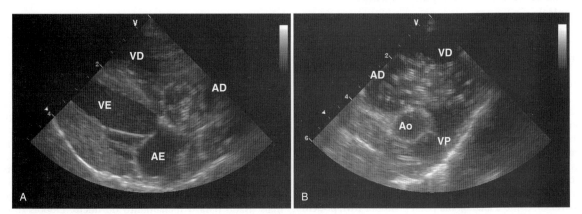

**Figura 122.5** Imagens ecocardiográficas de um cão com dirofilariose e síndrome da veia cava em ambos os planos de imagem, em eixo longo (**A**) e em eixo curto (**B**), mostrando uma massa de vermes que abrange a válvula tricúspide, o que torna necessária a extração desses vermes. *AD*, átrio direito; *AE*, átrio esquerdo; *Ao*, aorta; *VD*, ventrículo direito; *VE*, ventrículo esquerdo; *VP*, valva pulmonar.

endoscópicas[29] e pinças em jacaré[30] ou flexíveis especialmente projetadas.[31] O cateter laço vem em diferentes tamanhos, sendo introduzido na circulação por meio de uma bainha vascular até o nível do átrio direito. O cateter de laço em *goose-neck* feito de nitinol é um conjunto de alças no ângulo certo na extremidade final de um fio semirrígido. O laço é passado pelo cateter e avançado até o coração direito. A alça é manipulada sob orientação fluoroscópica com o objetivo de se "emaranhar" nos vermes – a orientação ecocardiográfica pode ser útil. O laço, então, é apertado e retraído de volta para o cateter, e os vermes são firmemente segurados e retirados pelo ponto de acesso venoso, em conjunto com o cateter em laço. Ao usar um cateter tipo laço, é importante aplicar tensão gradual quando apertá-lo para evitar lacerar os vermes, o que espalharia mais fragmentos de dirofilárias e antígenos na circulação. São realizadas passagens repetidas pelo coração direito até obter várias negativas e/ou até um rápido ultrassom cardíaco não mostrar mais vermes no coração direito ou no tronco pulmonar. A jugular é suturada ou ligada no final do procedimento, e a incisão cutânea, fechada de maneira rotineira. Durante a recuperação, prossegue-se com a estabilização médica para distúrbios hematológicos e bioquímicos, e o tratamento com adulticida é programado para os próximos 1 a 2 meses uma vez que o estado clínico do animal tenha se estabilizado. A síndrome da veia cava em gatos é muito menos comum do que em cães e está associada a uma carga de vermes muito menor. No entanto, técnicas de intervenção semelhantes têm sido relatadas em gatos com síndrome da veia cava e dirofilariose, incluindo o uso de pinças em jacaré[32] e endoscópica do tipo cesta,[33] uma escova de crina[32] e um laço de nitinol.[28] Em gatos, é muito importante evitar danos aos vermes durante a extração, visto que podem ocorrer reações anafiláticas graves, resultando em hipotensão e morte.[34]

Historicamente, o prognóstico para a síndrome da veia cava tem sido de reservado a ruim. Uma revisão de 42 casos revelou que metade dos cães sofreu eutanásia ou teve alta com indicação de eutanásia no momento do diagnóstico.[29] Dos 21 cães nos quais a extração das dirofilárias foi tentada, 2 morreram durante o procedimento, 4 morreram no período pós-operatório, 1 não teve nenhum verme extraído em razão da migração distal e 14 tiveram sucesso na extração e sobreviveram à alta. O tempo de sobrevivência dos 14 cães após a extração bem-sucedida variou de 2 a 56 meses, com média de 24. Dos 21 que foram submetidos à tentativa de extração, 12 tiveram coagulação intravascular disseminada e 9 sobreviveram. Assim, a extração de dirofilárias deve ser considerada em todos os cães com síndrome da veia cava, sendo possível obter bons resultados, mesmo para aqueles pacientes que apresentam distúrbio grave de coagulação no momento do diagnóstico.

## Colocação de *stent* intracardíaco para obstrução venosa central

Em casos raros, a neoplasia intracardíaca pode resultar no comprometimento do retorno venoso e na obstrução do fluxo da veia cava cranial ou caudal, causando edema facial ou efusão cavitária.[35,36] Historicamente, o tratamento clínico era a estratégia terapêutica de eleição para tal condição, com resultados variáveis. Contudo, a implantação de *stents* intracardíacos tem sido relatada para essa condição, podendo abrandar a doença em razão do restabelecimento do retorno venoso normal. Em uma série de três casos, a colocação de um *stent* da veia cava caudal para a cranial resultou na resolução ou na redução substancial dos sinais clínicos, com sobrevida de 5,5 a > 22 meses.[37]

A ecocardiografia é necessária para estabelecer o diagnóstico e avaliar o grau de obstrução venosa (Vídeo 122.3). Imagens em corte transversal, como a angiografia por TC ou por RM, podem ser úteis para caracterizar a extensão tridimensional do tumor e o diâmetro da veia cava, mas não são obrigatórias. Seleciona-se um *stent* com diâmetro 10 a 20% maior que o diâmetro da veia cava, de modo a obter dilatação suficiente para o *stent* ser pressionado contra a parede e a fornecer ancoragem do *stent* cranial e caudal ao átrio direito. Para essa situação, tanto os *stents* autoexpansíveis cortados a *laser* quanto os de tecido têm sido implantados, com vantagens em cada um deles. Os de tecido podem ser novamente retraídos, porém sofrer encurtamento, enquanto os cortados a *laser* não podem ser retraídos após implantados, porém mantêm o comprimento do sistema de colocação.

Os cães normalmente são posicionados em decúbito dorsal para permitir o acesso tanto ao pescoço quanto à região inguinal, e as regiões sobre as veias jugular externa direita e femoral esquerda são tricotomizadas e preparadas de modo asséptico. O acesso vascular é obtido por meio da jugular ou da femoral, dependendo do local de obstrução, sendo feita a colocação de uma bainha introdutora grande (10 Fr), que é suturada no local. Para a obstrução da veia cava cranial, o acesso pela femoral é preferível em razão do edema da cabeça e do pescoço. Uma angiografia, frequentemente a ASD, é realizada nas regiões proximal e distal à obstrução, e as mensurações da veia cava são feitas com um cateter marcador calibrado. Um fio-guia é introduzido pelo átrio direito, e pode ser necessário um cateter em laço para facilitar a passagem à veia cava distal. As mensurações hemodinâmicas devem se dar acima e abaixo do ponto de obstrução para documentar o gradiente de pressão. É provável que vias venosas colaterais tenham se desenvolvido nessa condição, o que é sugerido pela ausência de um gradiente de pressão. Nesses casos, um *stent* pode não melhorar os sinais clínicos. Ele é posicionado sobre um fio-guia, tomando-se cuidado para que 4 a 5 cm ou mais permaneçam em ambas as veias cavas (Figura 122.6). A colocação transatrial ajuda a evitar a migração do *stent* pela válvula tricúspide por assegurar sua posição nas veias cranial e caudal. Isso também pode evitar o deslocamento e a migração de trombos de tumores excessivamente grandes para a circulação pulmonar. Após o posicionamento do *stent*, devem-se repetir a angiografia e o gradiente de pressão. Tumores do átrio direito que levam à obstrução podem liberar substâncias vasoativas, e o anestesiologista deve estar preparado para alterações acentuadas na pressão arterial ou na frequência cardíaca à medida que o tumor for comprimido pelo *stent*.[36] O ponto de acesso venoso costuma ser fechado, geralmente por uma sutura superficial em bolsa de fumo. O acompanhamento depende da natureza da doença, embora a implantação do *stent* tenha sido repetida no caso de efusão cavitária recorrente.[37] O prognóstico é bom, com todos os casos relatados apresentando melhora dos sinais clínicos após o implante de um *stent* transatrial. No entanto, esse procedimento é paliativo, e é provável haver progressão da doença a partir do tumor primário. É possível a sobrevida de vários anos após a implantação do *stent*.

## INTERVENÇÕES NO CORAÇÃO ESQUERDO

### Persistência de ducto arterioso

A persistência do ducto arterioso (PDA) é um defeito congênito cardíaco comum em cães, sendo relatado em algumas pesquisas como o defeito mais comum (ver Capítulo 250).[13,38] Ela também ocorre em gatos, embora com menor frequência.[38] O prognóstico é ruim sem tratamento, de modo que o fechamento do ducto é necessário, seja por ligadura cirúrgica, seja por oclusão intervencionista.[39,40]

A terapia transcateter para PDA em cães foi relatada pela primeira vez em 1994.[41] Na primeira década, o posicionamento de uma mola por via transarterial ou transvenosa foi o método mais usado para o fechamento do ducto. Depois disso, foram relatados implantes humanos com *designs* variados[42-48] para a oclusão do PDA em cães, e em 2007 um dispositivo projetado e otimizado para a anatomia canina chegou ao mercado.[49,50]

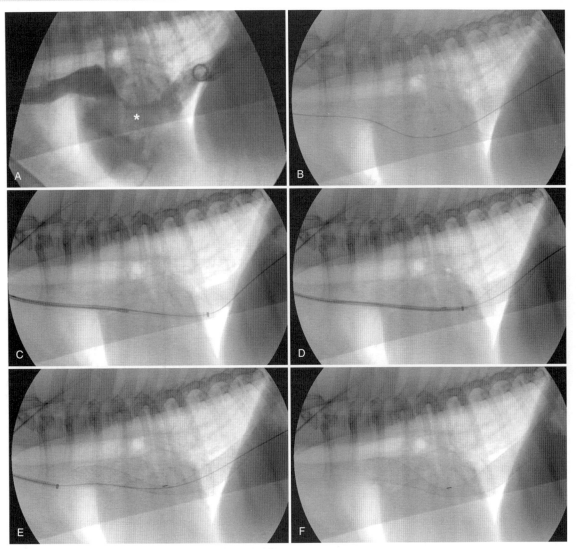

**Figura 122.6** Imagens fluoroscópicas obtidas durante a implantação de um *stent* transatrial, como medida paliativa para um tumor atrial obstrutivo direito em um Pastor Australiano. A injeção bicaval (**A**) mostra um grande defeito de preenchimento no corpo do átrio direito (*asterisco*). Um fio-guia é introduzido pelo átrio direito, da veia cava cranial até a caudal (**B**). Uma bainha de introdução é avançada sobre o fio-guia (**C**). O *stent* é implantado na veia cava caudal e pelo corpo do átrio direito (**D**). A borda cranial é implantada na veia cava (**E**). Uma vez que o fio e a bainha forem removidos, o *stent* continua a empurrar o tumor para longe do lúmen, restaurando assim a viabilidade do fluxo de entrada da veia cava caudal (**F**).

Tal dispositivo, o oclusor de ducto canino Amplatz (ODCA), hoje é o preferido para a oclusão do PDA em cães por apresentar excelentes segurança e eficácia, além da facilidade de posicionamento.[51] Ainda há um subgrupo de cães pequenos, no entanto, nos quais não é viável obter acesso vascular de tamanho suficiente para comportar um ODCA. Nesses animais, as molas permanecem úteis para o fechamento do ducto. Um dispositivo de nitinol para oclusão de PDAs em cães pequenos tem sido avaliado com bons resultados, mas ainda não está disponível comercialmente.[52]

Em quase todos os casos, a técnica de oclusão do PDA por via transcateter começa com o animal posicionado em decúbito dorsal e acesso ao trígono femoral – normalmente o lado direito é o escolhido. O decúbito dorsal facilita o acesso e a introdução do cateter na região inguinal. Uma vez que ele é obtido, o animal ou o fluoroscópio pode ser girado para visualizar o procedimento de um plano lateral. Para colocar um ODCA ou uma mola por via transarterial, a artéria femoral é isolada cirurgicamente por meio da combinação de dissecção romba e aguda (Figura 122.7). O acesso percutâneo pode ser usado para a colocação de uma mola por via transvenosa pela veia femoral e também é factível para a abordagem transarterial, mas nesses casos a hemorragia se torna uma preocupação maior no pós-operatório. O autor tem utilizado dispositivos de oclusão vascular[53] com sucesso no fechamento do acesso percutâneo da artéria femoral em cães – mais especificamente, o dispositivo Mynx. Em filhotes, todavia, o tecido subcutâneo fino torna mais difícil o uso de dispositivos de fechamento vascular, fazendo com que, em cães jovens submetidos a intervenção de PDA, seja utilizada tanto a abordagem cirúrgica quanto a reparação ou a ligação da artéria femoral. O acesso arterial é obtido inicialmente com um cateter de calibre 22 G e com um *kit* de micropunção 4 Fr, com fio de 0,018". Esse *kit* é substituído por um fio-guia angulado hidrofílico de 0,035", com bainha vascular longa e diâmetro interno suficiente para inserir o ODCA desejado e posicioná-lo (Tabela 122.1). A bainha é avançada até o istmo aórtico sobre o fio-guia. Na sequência, o fio-guia e o dilatador são removidos. A angiografia é realizada através da bainha, delineando a anatomia do ducto e seu diâmetro mínimo na maioria dos cães (Figura 122.8A e Vídeo 122.4). Caso não seja possível fornecer fluxo de contraste suficiente pela bainha, um cateter com ponta em J é avançado pela vascular e injeta-se alta pressão na aorta ascendente. Na experiência do autor, isso raramente é necessário. Procede-se à mensuração do diâmetro mínimo do

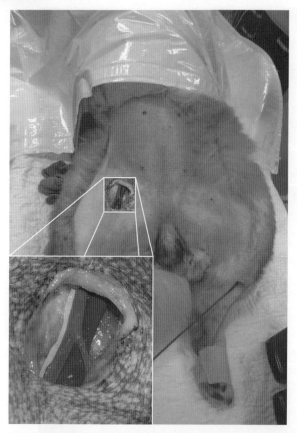

**Figura 122.7** Fotografia de um cachorro sendo preparado para a cateterização da artéria ou da veia femoral. O cão é posicionado em decúbito dorsal para o acesso cirúrgico ao trígono femoral, e a área destacada mostra detalhadamente essa localização no membro. No detalhe ampliado, é possível ver a relação do nervo femoral (*sobreposição esbranquiçada*), da artéria femoral comum (*sobreposição vermelha*) e da veia femoral comum (*sobreposição azul*), que se encontram dispostos no sentido craniocaudal, respectivamente. (*Esta figura se encontra reproduzida em cores no Encarte.*)

**Tabela 122.1** Lista de dispositivos oclusores de ducto canino Amplatz. Tamanho e diâmetro interno necessário para o sistema de colocação, tanto em polegadas quanto em mm.

| TAMANHO DO DISPOSITIVO (CINTURA CENTRAL EM MM) | DIÂMETRO INTERNO MÍNIMO DO SISTEMA DE COLOCAÇÃO (POLEGADAS/MM) | TAMANHO RECOMENDADO DA BAINHA DE INTRODUÇÃO (FRENCH) |
|---|---|---|
| 3 | 0,056"/1,42 | 4 |
| 4 | 0,060"/1,52 | 5 |
| 5 | 0,060"/1,52 | 5 |
| 6 | 0,060"/1,52 | 5 |
| 7 | 0,073"/1,85 | 5 |
| 8 | 0,073"/1,85 | 5 |
| 9 | 0,086"/2,18 | 6 |
| 10 | 0,099"/2,51 | 7 |
| 12 | 0,099"/2,51 | 7 |
| 14 | 0,099"/2,51 | 7 |

ducto no óstio pulmonar com base na imagem angiográfica, comparando-a com a medida obtida na mensuração transesofágica. O ODCA escolhido deve ser de tamanho apropriado, tendo uma cintura central com 1,5 a 2 vezes o diâmetro mínimo do ducto. O fio-guia hidrofílico e o dilatador são recolocados na bainha vascular e direcionados pelo PDA, para dentro do tronco pulmonar, sob orientação fluoroscópica, tomando-se cuidado para não o prender na valva pulmonar ao dilatador ou à bainha. O dilatador e o fio-guia são removidos, e o dispositivo, preparado para implantação. A extremidade do cabo de implantação do ODCA tem uma conexão com rosca, que deve ser testada previamente, removendo-se o dispositivo e rosqueando-o de volta no cabo. Deve ser possível rosquear o dispositivo com facilidade; caso contrário, ele não deve ser implantado no animal. Quando for apertar o dispositivo no cabo, gire-o até que ele pare – totalmente apertado – e, então, gire meia volta para trás. Ele não deve ficar excessivamente apertado. Enquanto estiver preso ao cabo de implantação, o ODCA deve ser lavado e ficar livre de bolhas de ar, realizando expansão e retração com solução salina. Na sequência, ele é introduzido na bainha longa e passado até o tronco pulmonar, tomando cuidado para expandir apenas o disco da artéria pulmonar. Todo o sistema – bainha e cabo de introdução – é recuado até que o disco da artéria pulmonar aberto ocupe o óstio pulmonar da PDA (Figura 122.8B). Uma leve tensão é feita no sistema para garantir que o disco esteja nivelado com a PDA, e essa tensão é mantida à medida que a bainha é lentamente retraída sobre o cabo de introdução, a fim

de expandir o disco na ampola ductal da PDA (Figura 122.8C e Vídeo 122.5). É comum ser necessário um ligeiro avanço do cabo após a implantação do disco do ducto, de modo a permitir que ele recupere sua forma côncava. A posição do dispositivo na imagem fluoroscópica deve ser comparada com a angiografia anterior para confirmar que o dispositivo está posicionado de forma correta no ducto. Empurrar/puxar com cuidado o cabo de introdução ajuda a confirmar que o dispositivo está devidamente implantado. No entanto, mesmo que esteja muito bem posicionado, ele ainda pode ser empurrado ou puxado para fora do ducto, caso uma força muito grande seja exercida. O autor costuma esperar 5 minutos após o posicionamento para realizar angiografia pela bainha vascular, a fim de confirmar o fechamento do ducto (ver o Vídeo 122.5). Talvez ainda seja observada uma pequena quantidade de fluxo central, porém é provável que o ducto feche e que esse fluxo cesse sem intervenções adicionais (Figuras 122.8 D e E; ver também o Vídeo 122.5). Caso haja fluxo de contraste cranial ou caudal à cintura ao redor do dispositivo, significa que o dispositivo está posicionado incorretamente e deve ser reposicionado. Um efeito semelhante, ou a falha no ODCA em adotar a forma correta, pode ser causado por um ODCA com disco proximal muito grande para a ampola ductal do animal. Se posicionado de forma satisfatória, o dispositivo é implantado por rotação no sentido anti-horário, usando para isso o pino fornecido e uma pinça hemostática, e o cabo e a bainha são removidos (Figura 122.8F; ver também o Vídeo 122.5). A artéria femoral é suturada, ligada, ou o sangramento é controlado de outra forma e a pele, fechada. O animal é mantido sedado e quieto durante a noite, sendo a ecocardiografia realizada no dia seguinte para confirmar a oclusão do ducto persistente.

O procedimento de implantação de uma mola por via transarterial é comparável com o descrito para a implantação do ODCA, exceto pelo uso de um cateter de 4 ou 5 Fr para acesso vascular, isoladamente e por uma bainha introdutora. Como o tamanho vascular é insuficiente na maioria dos casos de pacientes submetidos à inserção de uma mola transarterial, é melhor colocar o cateter diretamente no vaso utilizando uma válvula hemostática ou um adaptador Tuohy-Borst conectado ao canhão do cateter para controlar a hemorragia, e não o introduzir pela bainha. A angiografia é realizada como descrito anteriormente, mas por meio do cateter, e não da bainha. A seleção do tamanho

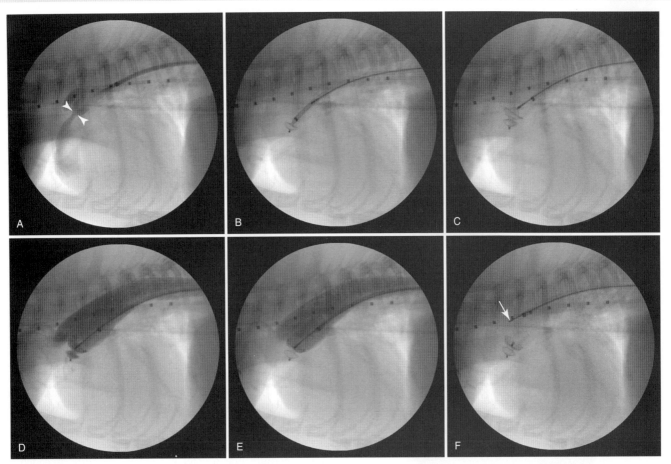

**Figura 122.8** Fechamento transcateter de ducto arterioso persistente em um cão, utilizando-se oclusor de ducto canino Amplatz (ODCA). A bainha vascular longa é introduzida até a aorta torácica, e a angiografia define a localização, a anatomia e o diâmetro mínimo do ducto (*entre as pontas de seta*) (**A**). O disco pulmonar é implantado no tronco pulmonar (**B**) e puxado para trás, contra o óstio pulmonar, antes da inserção do disco do ducto (**C**). A angiografia inicial mostra um leve fluxo pelo dispositivo (**D**), com fechamento completo observado 10 minutos após a implantação (**E**). A rotação do cabo de introdução no sentido anti-horário resulta na liberação do dispositivo (**F**) da ponta com rosca do cabo (*seta*).

da mola também é baseada no diâmetro mínimo do ducto, sendo que o diâmetro das alças da mola escolhida deve ser duas vezes o diâmetro mínimo do ducto observado na angiografia. Em geral, molas de 0,038" ou 0,035" são escolhidas para cães pequenos. O cateter é posicionado no ducto, e a posição, verificada pela injeção manual de contraste. Na sequência, a mola é cuidadosamente avançada pelo cateter até a ampola do ducto (Figura 122.9). Caso molas destacáveis sejam usadas, são montadas em um cabo de introdução e avançadas por dentro do cateter, o qual é retraído para expor a mola, que, uma vez que o posicionamento esteja adequado, é liberada pela rotação anti-horário do cabo de introdução. Caso molas não destacáveis sejam utilizadas, são avançadas com o auxílio de um fio-guia de ponta reta da mesma espessura da mola. A desvantagem das molas não destacáveis é que não é possível reconstringi-las ou reposicioná-las. Assim, a confirmação do tamanho e da localização adequada da implantação é fundamental para o sucesso. O autor reserva a implantação transarterial de molas para cães de tamanho pequeno – em geral, de 2,0 a 3,5 kg – e com um óstio ductal estreito no lado pulmonar, visto que, nesses casos, a oclusão por mola parece mais adequada. Na literatura há relatos de molas menores implantadas em cães ainda menores (1 a 2 kg), tanto pela artéria carótida quanto pela femoral.[54,55] Se o cão pesar < 2,5 kg, o autor recomenda a ligadura cirúrgica.

A introdução de uma mola por via transvenosa também é possível em cães pequenos ou em gatos por meio da canulação retrógrada do ducto.[9,48,56] Com essa técnica, o acesso vascular em pacientes pequenos é mais fácil, pois as veias jugulares ou femorais são maiores e mais maleáveis do que a artéria femoral. A cateterização do ducto da PDA por acesso venoso requer um cateter com abertura terminal no tronco pulmonar, com fio-guia flexível, de ponta reta, avançando pelo ducto até a aorta descendente. Essa técnica é comparável com a descrita para a implantação transarterial de uma mola, embora o sistema destacável seja o preferido por permitir que a mola seja exposta na aorta descendente e retraída para dentro da ampola ductal antes da liberação. Em seguida, o cabo de introdução é retraído para o tronco pulmonar, deixando um pequeno segmento da mola atravessando o óstio do ducto (Figura 122.10).

O prognóstico para uma oclusão transcateter de PDA é muito bom, com taxas de sobrevivência perioperatórias de 90 a 100% e sobrevida média > 11,5 anos.[47,51,57,58] Os fatores relacionados como o tempo de sobrevida incluem a presença pré-operatória de sinais clínicos, cardiopatias congênitas concomitantes, raças grandes, idade avançada, aumento de peso e regurgitação mitral grave documentada 24 horas após o fechamento do ducto.[40]

## Valvuloplastia aórtica por balão

A estenose subaórtica (ESA) é um defeito congênito comum de cães de raças grandes, ao passo que a estenose valvar aórtica é mais rara (ver Capítulo 250).[14,59] As terapias intervencionistas para ESA permanecem controversas. Um estudo prospectivo de casos controlados não conseguiu mostrar benefício à sobrevivência de animais submetidos à valvuloplastia aórtica por balão (VAB), quando comparados com os que receberam somente o tratamento clínico (atenolol).[60] A terapia utilizando novas

478 SEÇÃO 6 • Terapias Intervencionistas Minimamente Invasivas

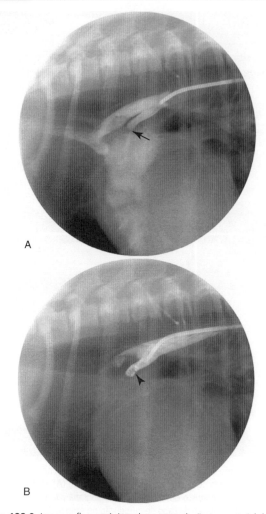

**Figura 122.9** Imagens fluoroscópicas durante a oclusão transarterial de ducto arterioso persistente em cão de pequeno porte. Um cateter angulado (KMP) é avançado até o istmo aórtico, e a angiografia (**A**) destaca a localização e o diâmetro mínimo do ducto (*seta*) persistente. A mola é implantada na ampola ductal e extraída por meio de um fio-guia. Após a implantação, a repetição da angiografia (**B**) confirma a localização da mola (*ponta de seta*) e a interrupção do fluxo ductal.

opções de tratamento intervencionista, incluindo a valvuloplastia com balão de corte (BC) e de alta pressão (BAP), foi realizada em cães com ESA, obtendo resultados razoáveis em curto e médio prazos.[61-63] No entanto, os resultados em longo prazo permanecem desconhecidos, e não foram feitas comparações com o tratamento clínico ou a história natural da doença. Hoje em dia, o autor aconselha VAB por BC e BAP para ESA em cães com sinais clínicos – síncope, fraqueza ou insuficiência cardíaca congestiva – ou nos casos de gradiente estenosante muito grave – por exemplo, gradiente de pressão instantâneo > 150 mmHg –, dados os benefícios incertos da terapia.

A abordagem para VAB costuma ser realizada por acesso na artéria carótida. O cão é posicionado em decúbito tanto dorsal quanto lateral, e a região ventral e lateral do pescoço – direito e esquerdo – é tricotomizada e preparada assepticamente. Uma incisão de 3 a 4 cm é feita ao longo da borda lateral da traqueia, e a dissecação romba e precisa é realizada para expor a artéria carótida comum, que deve ser cuidadosamente separada do tronco vagossimpático. Suturas ou alças de apoio são passadas ao redor da artéria carótida, cranial e caudal ao local do ponto de acesso proposto, a fim de estabilizar o vaso durante o acesso. A punção arterial é feita com cateter de calibre 18 G ou com agulha de acesso arterial, assim como uma bainha vascular com diâmetro de 1 a 2 Fr maior que o necessário para o BAP é introduzida no vaso. O coração esquerdo é cateterizado com cateter marcador com ponta em J, e a ventriculografia esquerda é feita para delinear o local da obstrução subaórtica, bem como o tamanho e a função ventricular esquerda, a regurgitação mitral, a anatomia arterial coronária e outros defeitos concomitantes (Figura 122.11 e Vídeo 122.6). Nesses cães, o maior desafio é cruzar a valva aórtica, pois sua excursão está limitada pelo fluxo normógrado reduzido e a extensa dilatação pós-estenótica permite que o cateter "vagueie" na aorta ascendente. Raramente o cateter em J, por si só, avançará pelo orifício da valva. Como alternativa, um fio-guia com ponta longa e flexível pode ser usado para sondar suavemente o orifício aórtico e, na maioria nos casos, cruzá-lo após tentativas repetidas. Depois da angiografia, o cateter é removido sobre o fio-guia de 0,018", que é pré-moldado com uma curva com ângulo de 540 a 720° no fim, o que permitirá que se assente no ápice do ventrículo esquerdo. Sobre esse fio, o BC é avançado até o nível da crista

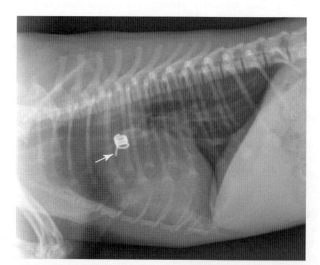

**Figura 122.10** Radiografia torácica pós-operatória de um cão após embolização transvenosa por mola para tratar a persistência de ducto arterioso. Observe que uma única volta da mola atravessa o óstio do ducto e permanece no tronco pulmonar (*seta*). (Cortesia de Jason Arndt, DVM, DACVIM [Cardiologia]; ACESSE Hospital Animal de Especialidades, Los Angeles, Califórnia.)

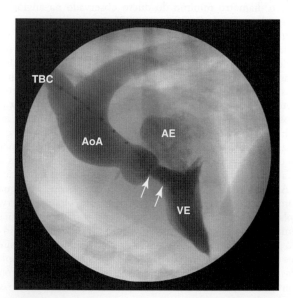

**Figura 122.11** Ventriculografia esquerda de um cão Terra Nova com estenose subaórtica. O ventrículo esquerdo (*VE*) apresenta hipertrofia concêntrica, seu trato de saída está estreitado (*entre as setas*), há regurgitação mitral leve em direção ao átrio esquerdo (*AE*) e dilatação pós-estenose da aorta ascendente (*AoA*) e do tronco braquicefálico (*TBC*).

subaórtica e rapidamente inflado. A escolha do tamanho do BC é baseada no diâmetro mínimo da estenose do trato de saída do ventrículo esquerdo, escolhendo-se um balão em uma proporção grosseira de 1:1 ao diâmetro estenosante. Atualmente o BC de maior tamanho disponível é o de 8 mm de diâmetro, grande o suficiente para envolver a crista subaórtica da maioria dos cães, mas não de todos. Após duas ou três insuflações, o BC é esvaziado e removido do animal, com o cateter em J colocado novamente sobre o fio-guia de 0,018". O fio-guia é trocado por outro ultrarrígido, de 0,035", com um ponta longa e flexível. Seu final também é pré-moldado com uma curva com ângulo de 540 a 720° e posicionado no ápice ventricular esquerdo. O BAP, então, é escolhido, em geral da linha Atlas ou Atlas Gold, pois esses atingem pressões de 12 a 18 atmosferas. Ambos os *designs* funcionam bem, mas é importante entender as diferenças entre as duas linhas. A principal delas é o comprimento dos ombros, a porção do balão que se estreita em cada extremidade. O Atlas, originalmente, tem ombros longos. Assim, os balões com 2 cm de comprimento na linha Atlas são os melhores para a maioria das VAB em cães. Na linha Atlas Gold, os ombros são mais comparáveis com os balões padrão, e os com 4 cm de comprimento funcionam bem para a maioria dos cães. O diâmetro do BAP escolhido é baseado no anel valvar aórtico real e dimensionado com uma relação de 0,9 a 1:1 do diâmetro do balão para a valva aórtica. Para cães menores, em que o menor Atlas (12 mm de diâmetro) ainda é muito grande, o Conquest pode ser escolhido, o qual também tem pressões de ruptura muito altas (até 30 atm) e vem em comprimentos apropriados. O BAP é avançado sobre um fio-guia de 0,035", até o nível da lesão subaórtica, e rapidamente insuflado. Assim como na VAB, o sucesso da insuflação envolve a aparência da cintura estenosante, a qual se resolve com o aumento da pressão e não fica aparente nas insuflações subsequentes (Figura 122.12 e Vídeo 122.7). Depois de duas a três insuflações ao longo do trato de saída, o BAP é removido e realiza-se uma injeção na raiz da aorta para avaliar o grau de insuficiência aórtica. As pressões são novamente medidas, e a mudança no gradiente, avaliada e comparada com os valores pré-operatórios. Uma vez que resultados satisfatórios tenham sido obtidos, o cateter de dilatação por balão é removido, requerendo geralmente a manutenção da pressão negativa constante durante a retirada, a fim de permitir a passagem pela bainha. Outra opção é remover a bainha e o cateter de uma vez só, caso se encontre tensão excessiva durante a retirada, em razão do aumento do perfil do BAP, o que é comum nos desinsuflados. A artéria carótida é suturada com fio monofilamentar 5.0 ou 6.0 e a exposição cirúrgica é fechada rotineiramente em três camadas. Deve-se permitir que o acesso carotídeo sangre temporariamente antes da sutura, para assegurar que qualquer trombo ao redor da bainha introdutora tenha sido removido pelo ponto de acesso antes do fechamento. O pescoço costuma ser enfaixado, e o cão se recupera com o monitoramento do ritmo cardíaco e a administração de analgesia, sedação e antibióticos profiláticos.

Uma abordagem semelhante à VAB pode ser feita em cães com estenose aórtica valvar. No entanto, o BC não é utilizado, e sim cateteres de dilatação por balão das linhas TYSHAK e Z-MED, conforme descrito para a VPB, caso esses cães tenham fusão de cúspides valvares aórticas aparentemente normais, pois não necessitarão da marcação e da ruptura por alta pressão de tecido fibroso, o qual está presente na ESA. Para a estenose valvar aórtica com displasia da valva (espessamento, folhetos hipoplásicos), pode ser necessária VAB com a linha de BAPs Atlas ou Atlas Gold, a fim de alcançar força radial suficiente na valva. Na VAB convencional, a proporção do diâmetro do balão em relação ao anel aórtico, no caso de estenose aórtica valvar, deve ser escolhida como sendo de 0,9 a 1:1, de modo a limitar o risco de insuficiência aórtica pós-operatória.

O prognóstico de VAB por BC ou BAP não é claro, contudo a análise provisória de 28 cães submetidos a esse procedimento verificou a diminuição no gradiente de pressão de pico sistólico de uma média de 143 para 78 mmHg, 1 dia após o VAB; para 84 mmHg, em 1 mês; para 89 mmHg, em 3 meses; para 92 mmHg, em 6 meses; e para 116 mmHg, em 12 meses.[63] Seis cães morreram após a VAB, incluindo três que sofreram eutanásia por insuficiência miocárdica progressiva, um que sofreu eutanásia em razão de convulsões e dois que morreram subitamente.[63] Na experiência do autor, a redução do gradiente é alcançada e os clientes relatam melhora na capacidade de exercício do animal. No entanto, o gradiente costuma ser reduzido a uma faixa moderada-alta (70 a 80 mmHg), persistindo a obstrução substancial. Portanto, como o procedimento é caro e envolve risco anestésico e de arritmias, além de os benefícios serem incertos, é necessário um estudo prospectivo randomizado para responder a essa questão. Na ausência de tal estudo, o autor reserva essa intervenção para casos que apresentem sinais clínicos ou sejam de alto risco para sinais clínicos, com base na gravidade da remodelação cardíaca e no pico de gradiente da pressão sistólica, conforme descrito.

## Oclusão de defeito de septo

Grandes defeitos no septo atrial ou ventricular levam a *shunt* sanguíneo esquerdo-direito, sobrecarga na circulação pulmonar e doença vascular pulmonar e insuficiência cardíaca congestiva do lado esquerdo (ver Capítulo 250). O fechamento de tais

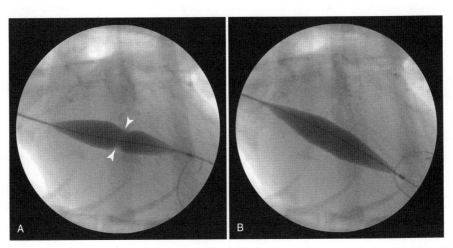

**Figura 122.12** Imagens fluoroscópicas durante uma valvuloplastia aórtica por balão de alta pressão em um cão Terra Nova com estenose subaórtica (um cão diferente daquele mostrado na Figura 122.11). Com a insuflação inicial (**A**), a lesão subaórtica cria uma cintura no balão (*pontas de seta*). Com uma pressão mais alta (**B**), a cintura é abolida e o anel subaórtico é rompido.

defeitos não é comum na medicina veterinária em razão da escassez e do custo de uma cirurgia cardíaca. No entanto, foram descritas opções transcateter que permitem o fechamento de defeitos de septo atrial[64,65] (DSA) e de defeitos do septo ventricular[66-68] (DSV) por métodos minimamente invasivos e sem *bypass* (circulação extracorpórea) cardiopulmonar.

O fechamento transcateter de um DSA é realizado por abordagem transvenosa, tanto por acesso venoso jugular quanto femoral (Figura 122.13). Atualmente, as técnicas transcateter podem ser aplicadas apenas a um DSA do tipo *ostium secundum*, já que é necessário haver tecido suficiente ao redor do defeito para posicionar e manter o dispositivo no lugar. O ideal é que o defeito apresente tecido septal em torno de 75% da circunferência para que o fechamento seja considerado.[65] Todos os casos relatados em cães utilizaram o oclusor septal Amplatzer (OSA), apesar de existirem outros dispositivos disponíveis comercialmente. O centro de referência com a maior experiência nesse tipo de caso indica a abordagem pela veia jugular para o fechamento de DSA em cães,[65] ainda que o autor tenha realizado com sucesso a técnica pela veia femoral, utilizada no primeiro caso relatado em cães.[64] O defeito é dimensionado pela ecocardiografia transtorácica e transesofágica, e esse tamanho é confirmado no laboratório de cateterismo utilizando-se cateter com balão dimensionador (balão dimensionador Amplatzer II). O dispositivo é selecionado para equivaler ou ser minimamente maior (0,5 a 1 mm) que o maior diâmetro mensurado. Os planos de imagem ideais para determinar a dimensão máxima por ecocardiografia não foram estabelecidos em animais, portanto é recomendado usar um balão dimensionador para determinar o dispositivo, que é conectado ao cabo de introdução e cuidadosamente livre de ar, por imersão em solução salina e retrações repetidas no sistema de introdução, seguidas por lavagem com solução salina por meio do sistema de introdução.

Uma bainha de introdução – o sistema de introdução Amplatzer TorqVue 45°, fornecido pelo fabricante do OSA – é avançada sobre um fio-guia, pelo septo atrial, em direção ao átrio esquerdo. Depois que o coração esquerdo estiver cateterizado, o animal é heparinizado com 100 U/kg de heparina não fracionada IV, a fim de limitar o risco de trombose. O dispositivo já preparado é avançado por dentro da bainha de introdução, permitindo algum sangramento pelo dispositivo, para confirmar que todo o ar foi removido. O dispositivo, então, é avançado até o átrio esquerdo, e o disco de retenção distal (disco atrial esquerdo) é implantado (Figura 122.13). Emprega-se tensão cuidadosa sobre todo o sistema de introdução até que o disco de retenção distal esteja retraído contra o septo atrial e a cintura central esteja implantada após a retração da bainha introdutora sobre o cabo de introdução. Em animais com pouca quantidade de tecido na borda do septo é muito fácil puxar o dispositivo pelo DSA, portanto é essencial que a tração exercida seja suave e que a orientação transesofágica seja utilizada. Se a cintura estiver adequadamente posicionada no óstio do DSA, o disco de retenção proximal (disco atrial direito) é posicionado (Vídeo 122.8). O dispositivo deve ser avaliado, por todos os planos, mediante ecocardiografia transesofágica, para confirmar que está adequadamente posicionado e que os discos distal e proximal estão no lado correto do septo (esquerdo e direito, respectivamente), em todos os planos. Pode-se realizar uma manipulação mínima do cabo de introdução para avaliar a estabilidade do OSA, embora,

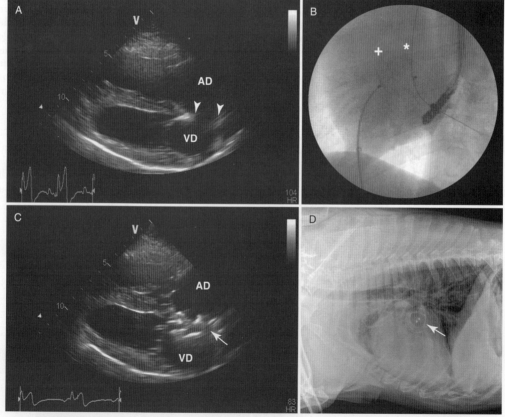

**Figura 122.13** Imagens de um Mastiff com um grande defeito do septo atrial do tipo *ostium secundum*. Na ecocardiografia transtorácica (**A**), o defeito (*pontas de seta*) pode ser visto no septo interatrial entre os átrios esquerdo (*AE*) e direito (*AD*). Um oclusor septal Amplatzer, guiado por fluoroscopia (**B**), requer um disco de retenção distal (*asterisco*) no lado do átrio esquerdo e um disco de retenção proximal (*sinal de soma*) no lado atrial direito do septo. Uma probe de ecografia transesofágica também pode ser observada na imagem. Após o fechamento, pode-se observar o dispositivo (*seta*) abrangendo o defeito tanto na ecocardiografia (**C**) quanto na radiografia torácica (**D**).

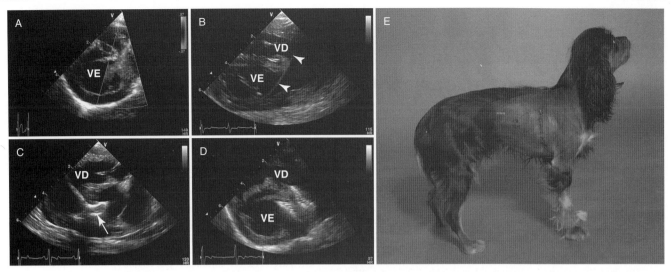

**Figura 122.14** Imagens de um Cavalier King Charles Spaniel com um grande defeito de septo ventricular (DSV) muscular, submetido ao fechamento periventricular híbrido do DSV. **A.** Defeito visto na ecocardiografia transtorácica pré-operatória. **B.** Imagem ecocardiográfica epicárdica mostrando o fio-guia (*pontas de seta*) atravessando a parede livre do ventrículo direito (*VD*) e cruzando o DSV em direção ao ventrículo esquerdo (*VE*). **C.** Bainha pelo DSV com a implantação do disco de retenção distal (*seta*) no VE. **D.** Ecocardiografia transtorácica pós-operatória com o dispositivo no lugar e abrangendo o septo interventricular. **E.** Fotografia do cão 2 dias após a cirurgia mostrando o local da toracotomia lateral direita que forneceu o acesso ao coração para a introdução periventricular do oclusor septal ventricular muscular Amplatzer. Caudal à incisão cirúrgica está uma pequena incisão para a colocação do tubo de toracostomia pós-operatória.

conforme descrito anteriormente, seja fácil deslocar o dispositivo mesmo após a implantação apropriada. Se for concluído que o dispositivo está adequadamente posicionado e estável, o OSA é liberado da ponta de rosca do cabo de introdução por meio da rotação anti-horária do cabo, tanto com o pino fornecido no *kit* quanto com uma pinça hemostática, e o cabo e a bainha são removidos (ver o Vídeo 122.8). O ponto de acesso femoral é suturado, ligado ou controlado de outra maneira, e a pele é fechada. O animal é mantido sedado e quieto durante a noite, e uma ecocardiografia é realizada no dia seguinte para confirmar a posição do dispositivo e avaliar o fechamento do DSA.

A técnica de fechamento transcateter de um DSV é comparável com a descrita para o fechamento transcateter de um DSA. O tipo de DSV mais adequado ao fechamento transcateter é o defeito do tipo muscular, cercado inteiramente por septo muscular em todos os lados.[68] No entanto, o fechamento transcateter de um defeito do tipo membranoso também foi relatado em cães, utilizando os dispositivos assimétricos disponíveis.[67]

O resultado do fechamento transcateter de DSA e DSV parece bom, com relatos de casos e séries descrevendo a sobrevivência livre de intercorrências em muitos cães.[65,68] No entanto, a embolização desses dispositivos é um risco, de modo que pode ser necessária a retirada cirúrgica do dispositivo por meio de técnicas cirúrgicas avançadas, não disponíveis em todos os centros veterinários.[65,69] Além disso, a trombose é um risco, e a terapia com clopidogrel (2 mg/kg VO, a cada 24 horas) é recomendada durante 6 meses após a implantação.

## INTERVENÇÕES HÍBRIDAS

Um procedimento híbrido utiliza abordagem cirúrgica associada à intervenção guiada por imagem.[70-72] Exemplos na medicina veterinária incluem a introdução de um cateter de dilatação por balão diretamente pelo átrio esquerdo, por meio de orientação ecocardiográfica, para o tratamento da estenose de mitral[73] ou da *cor triatriatum sinistrum*,[74] assim como para a oclusão periventricular de um DSV[75] e transatrial de DSA.[69] Provavelmente as futuras opções para reparação ou substituição da válvula mitral também utilizarão uma abordagem híbrida, considerando a complexidade do acesso ao coração esquerdo e os grandes sistemas de introdução necessários a essas técnicas.[76]

### Oclusão periventricular de defeito de septo ventricular

Como exemplo de abordagem híbrida para doenças cardíacas, os dispositivos usados para o fechamento de DSVs descritos acima, por abordagem transcateter, também podem ser introduzidos diretamente pela parede ventricular direita e guiados por ecocardiografia.[75,77] A indicação dessa técnica é ditada pelo tamanho do animal. Os dispositivos transcateter muitas vezes requerem sistemas de introdução com 9 Fr de diâmetro ou maiores, os quais podem ser muito grandes para o acesso vascular em cães pequenos ou em gatos. Nesses casos, a toracotomia lateral direita pode ser realizada para expor a parede livre do ventrículo direito e o coração. Uma sutura em bolsa de fumo é colocada ao redor do local de acesso proposto antes da punção do miocárdio para controlar a hemorragia. Uma agulha de acesso vascular é inserida diretamente pela parede livre do ventrículo direito, guiada por ecocardiografia, por meio da qual um fio-guia é posicionado e o sistema de introdução escolhido é avançado (Figura 122.14 e Vídeo 122.9). É possível proceder à orientação ecocardiográfica e fluoroscópica da mesma forma que a introdução transcateter do dispositivo. Uma abordagem híbrida como essa vence o desafio do acesso vascular em cães pequenos e permite obter um caminho mais direto até o defeito, que pode tornar a implantação do dispositivo mais rápida e simples do que a abordagem percutânea convencional. A desvantagem das técnicas híbridas é o aumento da morbidade associada à abordagem, mas ela costuma ser baixa em cães.

## REFERÊNCIAS BIBLIOGRÁFICAS

*As referências bibliográficas deste capítulo se encontram online no Ambiente de Aprendizagem.*

# CAPÍTULO 123

# Terapias Intervencionistas Gastrintestinais

Allyson C. Berent

## DILATAÇÃO ESOFÁGICA COM BALÃO, BOUGIENAGEM E COLOCAÇÃO DE STENT

### Indicações e revisão

As obstruções esofágicas em cães e gatos estão mais associadas a corpos estranhos ou à estenose esofágica adquirida. Outras causas incluem neoplasias esofágicas e compressões extraluminais em decorrência de anomalias do anel vascular (ver Capítulo 273).[1-3] As estenoses ocorrem secundariamente às lesões da mucosa, sendo estas resultado de refluxo gastresofágico grave, lesões cáusticas na mucosa ou traumas.[2-25] Uma vez que a mucosa do esôfago é revestida por epitélio de células escamosas estratificadas não queratinizadas, a acidez e as enzimas no suco gástrico podem resultar em lesões graves na mucosa e na musculatura, levando ao estreitamento circunferencial, que resulta em estenose esofágica.[16]

Muitos tratamentos têm sido relatados para casos de estenose esofágica, incluindo bougienagem, dilatação por balão, ressecção e anastomose esofágica e colocação de stent para recuperar o esôfago.[1-22,26] Notoriamente, as estenoses esofágicas são condições que geram frustração nos veterinários que as tratam, pois são difíceis de curar, quase sempre recorrentes e podem ser altamente refratárias à dilatação.[26] Tratamentos tópicos, como as injeções de triamcinolona[12,16] ou de mitomicina C,[22] têm sido usados para diminuir sua recidiva. Estudos retrospectivos anteriores que avaliaram a dilatação do esôfago por balão sugerem bons resultados em até 75% dos casos nos quais a dieta pastosa é tolerada,[2,4-9] porém relatam que apenas 14 a 25% dos pacientes voltam a comer alimentos secos normalmente. Em humanos, são consideradas estenoses refratárias aquelas que não se resolvem mesmo após mais de três procedimentos de dilatação,[13-15] o que também é muito visto em pacientes veterinários.

A dilatação por balão e a bougienagem são as opções de tratamento mais usadas em cães e gatos com estenose esofágica.[2-9] Os stents esofágicos (Vídeo 123.3) são reservados a casos nos quais a dilatação por balão ou a bougienagem falham.[18-21,26] Recentemente, houve relato retrospectivo de uso de muitos tipos de stents[26] em um grupo de nove cães: biodegradáveis, plásticos autoexpansíveis (SPAE), metálicos autoexpansíveis (SMAE), bem como revestidos e não revestidos. Os resultados indicam que esses stents melhoraram a disfagia; no entanto, os animais apresentaram desconforto durante a deglutição, náuseas crônicas profundas, hipersalivação e migração do stent como complicações comuns. Em razão da alta probabilidade de baixa tolerância, esse procedimento é reservado a animais nos quais não se obteve sucesso com a dilatação seriada com balão e deve ser considerado uma técnica de recuperação do esôfago. Em geral, recomendam-se stents revestidos, pois, se não forem bem tolerados, poderão ser removidos por endoscopia. Eles parecem ser mais bem tolerados nos casos de estenoses malignas do que nas benignas.[1,23]

### Equipamento

Para a avaliação de obstrução esofágica, usa-se um endoscópio gastrintestinal flexível padrão (ver Capítulos 83 e 113). O ideal é que todos os procedimentos de dilatação com balão ou com *bougie* sejam feitos sob orientação fluoroscópica simultânea. Isso possibilita que o operador veja quando toda a estenose for desfeita, o que não é possível apenas com a imagem endoscópica. Muitas estenoses resultam em fibrose muscular esofágica, assim como de mucosa, e, se a banda fibrosa da mucosa for suficientemente obliterada, o componente muscular pode permanecer intacto, resultando em recidivas.

Os cateteres de dilatação por balão podem ter diâmetro variável ou fixo. Alguns são colocados sobre um fio-guia, enquanto outros têm ponta macia e extremidade fechada. É necessário um dispositivo de insuflação para dilatação adequada. A força necessária para desfazer de maneira adequada uma banda fibrosa pode ser acima de 6 a 12 atm, ao passo que a insuflação manual atinge somente 1 a 4 atm de pressão. Muitos tamanhos de balão estão disponíveis (6 a 30 mm de diâmetro). Recomenda-se que os *kits* de dilatadores de bougienagem sejam introduzidos sob orientação fluoroscópica.

### Técnicas

#### Procedimento de dilatação por balão

Sob a orientação endoscópica, o tamanho do balão é escolhido com base no comprimento da estenose e no diâmetro do esôfago normal. Isso pode ser estimado durante a endoscopia. No entanto, para determinação mais precisa, costuma-se usar um cateter marcador, uma imagem com contraste/ar e a fluoroscopia. Após o tamanho do balão ser escolhido, ele é avançado pelo lúmen da estenose com auxílio da visualização endoscópica. Um fio-guia ajuda a evitar trauma iatrogênico ou perfuração esofágica. O balão escolhido deve ser pelo menos 2 cm mais longo do que a estenose, e seu diâmetro deve ser equivalente ao do esôfago caudal à estenose, mensurado com a fluoroscopia. Se esta não for utilizada, o diâmetro pode ser estimado com base no diâmetro externo do endoscópio como referência. Nesse caso, costuma-se iniciar com balões menores (≈ 6 mm) e trabalhar em incrementos de 2 mm, até que a lesão seja visualmente desfeita e o balão tenha uma boa aposição contra a parede da mucosa esofágica, quando inflado. Se a visualização endoscópica confirmar apenas a resolução da estenose da mucosa, procede-se a uma fluoroscopia para confirmar a da muscular.

Antes da dilatação por balão, podem ser utilizadas injeções locais superficiais de esteroides (triancinolona), as quais talvez auxiliem na redução da recidiva da estenose. Essas injeções são feitas com uma agulha endoscópica de 23 a 25 G, de 4 a 5 mm de comprimento, pré-carregadas com a dose adequada de triancinolona (6 a 8 mg/paciente em alíquotas de 0,5 mℓ por quadrante até 0,3 mg/kg). Na sequência, deve-se observar a formação de uma bolha de líquido sob a mucosa.

Se a dilatação por balão for realizada sob orientação fluoroscópica, o dispositivo de insuflação é preenchido com uma solução de contraste a 50%, de modo que a expansão possa ser vista. Se a fluoroscopia não for usada, é possível infundir somente solução salina. Depois que o balão estiver posicionado na estenose, o dispositivo de insuflação é utilizado para inflá-lo até a pressão recomendada e firmemente mantido no lugar pela boca. Espera-se que ocorram alguma ruptura superficial da mucosa e sangramento. No geral, o procedimento estará completo quando a estenose estiver desfeita com base na imagem fluoroscópica, quando a ruptura da mucosa observada por endoscopia se estender de modo linear além da estenose, profundamente na submucosa, ou quando houver sangramento excessivo.

O intervalo recomendado entre os procedimentos de dilatação por balão varia de acordo com o clínico e a instituição. Não há consenso ou padrão tanto na medicina humana quanto na veterinária.[13-15] Pouquíssimos dados dão suporte à teoria de que pequenos intervalos entre os procedimentos de dilatação por balão sejam melhores.[2-9]

### Procedimento de bougienagem[3]

O tamanho do *bougie* deve ser escolhido com base nas estimativas do diâmetro da estenose, conforme discutido há pouco, para a dilatação por balão. O *bougie* inicial normalmente é 1 a 2 mm maior que o meato da estenose, sendo aumentado subsequentemente em incrementos de 1 a 2 mm até que a lesão tenha tamanho semelhante ao do esôfago normal.

*Infusões tópicas de mitomicina C* (MMC) foram realizadas em casos de estenoses refratárias.[22] A mitomicina C é um fármaco antibiótico e antineoplásico produzido pelo *Streptomyces caespitosus* e que causa a inibição da proliferação de fibroblastos. Foi demonstrado, em crianças com estenose esofágica, que ele previne recidivas.[22] Na medicina veterinária, a autora quase sempre utiliza uma gaze embebida com 2,5 a 5,0 mℓ de solução a 0,1%, que é colocada por endoscopia sobre o local da estenose, por 5 minutos. Em seguida a região é lavada com solução salina. Devem-se utilizar luvas ao manusear esse material.

### Colocação de stent *esofágico*

Para a colocação de um *stent* esofágico, os cães são posicionados em decúbito lateral e todo o esôfago é visualizado com orientação fluoroscópica e endoscópica. A região cervical ventral do cão é tricotomizada e preparada assepticamente, com o objetivo de colocar suturas de fixação no aspecto cranial do *stent*, a fim de evitar sua migração. Uma vez que a estenose seja visualizada, ela e o esôfago são medidos com uma combinação de fio-guia e cateter marcador. A estenose é parcialmente pré-balonada, permitindo que o endoscópio passe de maneira segura pelo lúmen, possibilitando ver o aspecto mais caudal do tecido anormal. O comprimento quase sempre é mensurado para garantir que o *stent* cubra pelo menos 1 a 2 cm do esôfago, de modo tanto cranial quanto caudal à área de estenose. O paciente é posicionado em decúbito dorsal e o arco em C é rotacionado, para que uma imagem lateral seja projetada durante a colocação do *stent* e, assim, se possa observar com precisão sua implantação. Se possível, a extremidade cranial do *stent* deve ser estendida até cruzar o nível da entrada do tórax, de modo que ele possa ser fixado com facilidade e segurança no local, pela parede esofágica, evitando sua migração. As suturas também podem ser posicionadas, de modo endoluminal, com um endoscópio de lúmen duplo. Contudo, esse procedimento não deve ser realizado a não ser que o operador esteja muito confortável com os vários tipos de implantação de *stent*. Com base em dados limitados,[26] a autora recomenda um *stent* revestido, que deve ser suturado no lugar e que possa ser removido caso não seja bem tolerado.

### Acompanhamento

Os pacientes geralmente recebem alta no mesmo dia do procedimento e são medicados com um inibidor da bomba de prótons e sucralfato. O processo de dilatação por balão pode ser repetido sempre que necessário, com base na recidiva de sinais clínicos.

### Complicações

A complicação mais grave observada no tratamento de estenoses esofágicas é a ruptura esofágica, que resulta em pneumomediastino, pneumotórax e, às vezes, piotórax. A maioria das rupturas não requer correção cirúrgica e cicatriza por segunda intenção, mas requer um tubo de gastrostomia endoscópica percutânea (GEP). A recidiva da estenose esofágica pós-dilatação também é observada na maioria dos cães.[3-9]

### Resultados

As taxas de sucesso variam de acordo com os resultados avaliados. É relatado que a dilatação por balão tem taxa de sucesso de 77 a 88%,[2-9] mas a definição de sucesso varia, podendo ser a persistência da regurgitação, porém com menos de 50% do quadro original, ou a tolerância a dietas de qualquer consistência, incluindo cães que só podem ser alimentados com alimentos líquido ou pastosos. Um estudo que avaliou o uso de bougienagem em cães e gatos verificou resultado "bom", obtendo tolerância aos alimentos sólidos e regurgitação mínima, em 70% dos cães e 75% dos gatos.[3]

Na experiência da autora, os maiores sucessos têm sido obtidos quando os procedimentos de "quebra" da estenose são guiados por endoscopia e fluoroscopia em conjunto, já que se observa um falso senso de resolução quando apenas a primeira é usada.

### Considerações especiais

A colocação de *stents* esofágicos deve ser considerada somente quando as tentativas de dilatação tradicionais falharem.

### Alternativas

A autora já introduziu um tubo de alimentação esofágica pelo lúmen da estenose, após a dilatação por balão, para evitar que as bordas coaptassem, na esperança de manter o lúmen viável e de permitir um mecanismo para a alimentação, caso a estenose recidivasse, sem precisar colocar um tubo de gastrostomia. Esse procedimento gerou bons resultados preliminares, mas tais dados não foram publicados. Outra alternativa é usar um dispositivo experimental que está sendo investigado com dilatações por balão seriadas e diárias.

## POLIPECTOMIA/ELETROCAUTERIZAÇÃO GASTRINTESTINAL

### Revisão e indicações

Os pólipos gastrintestinais (GI) são raros em veterinária e estão localizados com maior frequência no estômago ou na junção colorretal.[24,25,27] Na medicina humana, a transformação maligna dos pólipos é a principal preocupação, sendo necessárias varredura e remoção.[28] Em cães, as massas colorretais são raras e, quando diagnosticadas, geralmente representam adenocarcinomas ($\approx$ 60%), pólipos adenomatosos ($\approx$ 20%) ou carcinomas *in situ* ($\approx$ 15%).[24,25] Ao redor de 18% dos pólipos difusos/múltiplos e 7% dos únicos passam por transformação maligna em cães,[24] fazendo com que a remoção oportuna seja ideal. Se a massa for única, séssil ou pedunculada, e se a biopsia for sugestiva de uma condição benigna como um pólipo adenomatoso ou um carcinoma *in situ*, a polipectomia endoscópica pode ser recomendada, com ou sem ressecção endoscópica da mucosa (REM). De forma alternativa, recomenda-se ressecção cirúrgica se a massa for atípica – em forma de "anel de guardanapo" ou de "miolo de maçã" –, com margens pouco definidas, progredindo em tamanho e forma, ou se a histopatologia for maligna e invasiva.

Uma técnica de polipectomia é aquela na qual ocorre remoção endoscópica da lesão em massa com uma alça eletrocirúrgica. A REM é usada quando a massa polipoide tiver a base mais ampla, achatada, ou for séssil. Nesses casos, deve-se "erguer" a massa, injetando fluido na submucosa, para separar a mucosa da camada muscular da parede luminal, tornando a ressecção total mais efetiva e segura. Os pólipos gastrintestinais quase sempre são massas superficiais e pedunculadas com pedúnculo estreito. Pólipos sésseis ou achatados são vistos com mais frequência no cólon.

## Equipamentos

A polipectomia com alça requer um endoscópio gastrintestinal padrão com canal de trabalho grande o suficiente para acomodar o dispositivo de alça de tamanho adequado, que em geral tem 2,0 ou 2,8 mm de diâmetro. Recomenda-se uma videogastroduodenoscopia, que melhora a visualização. Para a eletrocauterização, a placa do eletrocautério deve ser colocada em contato com o exterior do paciente para o aterramento. É necessária uma unidade de cautério de rotina, com adaptador adequado e pedal de ativação. Um cesto endoscópico padrão é utilizado para remover o pólipo. Se a REM for realizada, é necessária uma agulha de injeção, e tanto soro fisiológico quanto azul de metileno podem ser utilizados para a infusão (Figura 123.1).

No caso de pólipos sésseis, pode ser necessário um dispositivo REM com captivador sobre o endoscópio. Isso permite a aplicação e a sucção na lesão para realizar a REM com mais sucesso, bem como a infusão na submucosa durante a eletrocauterização.

## Técnicas

Todo paciente deve ser tratado com antibióticos de amplo espectro, com cobertura para a microflora intestinal, e preparado para gastroscopia ou colonoscopia padrão. Uma gastroscopia ou colonoscopia completa deve ser realizada para identificar a localização, o tamanho, a forma e a aparência de cada pólipo. Se um pólipo séssil ou achatado for observado, deve-se elevá-lo com solução salina, a fim de verificar se é facilmente separado da submucosa. Se for, isso costuma ser um sinal de que a lesão é superficial e de que uma polipectomia é indicada[29-31] (Vídeo 123.2).

Para lesões sésseis ou achatadas, pode-se realizar uma elevação com fluidos, utilizando para tanto uma solução salina ou dextrose a 5%, em água (D5A), ou uma mistura de D5A e epinefrina e/ou azul de metileno. Uma solução 1 a 9 de epinefrina (0,1 mg/m$\ell$) com uma a duas gotas de azul de metileno é útil.[29] A cor azul muitas vezes não é captada pela lesão polipoide; somente pela submucosa, perfazendo uma clara demarcação entre os tecidos normais e anormais durante a ressecção.

A massa é manipulada para avaliar a base e determinar se será necessária a elevação (Figura 123.1).[27] Caso seja necessária, uma

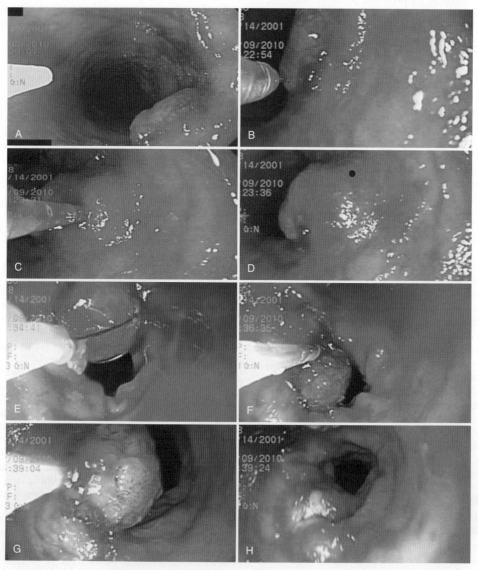

**Figura 123.1** Polipectomia colorretal utilizando a ressecção endoscópica da mucosa (REM) em um cão com um pólipo séssil colorretal. **A.** Imagem colonoscópica de um pólipo séssil e achatado. **B.** Vista da agulha endoscópica inserida pelo canal de trabalho do endoscópio à medida que se aproxima da base do pólipo. **C.** A agulha inserida sob a base do pólipo, na submucosa, à medida que a solução salina é injetada entre os planos teciduais. **D.** Realiza-se a elevação do pólipo, criando uma massa mais pedunculada. **E.** A alça para polipectomia sendo colocada ao redor do pólipo. **F.** A alça está envolvendo a base do pólipo no ponto de elevação. **G.** O eletrocautério é ativado na base. **H.** Uma base limpa após a polipectomia mostrando um defeito na mucosa com hemorragia mínima. (De Weisse C, Berent A. *Intervenções veterinárias guiadas por imagens*, Hoboken, NJ, 2015, John Wiley & Sons, Inc.).

agulha de injeção endoscópica é inserida sob a base, dentro da camada submucosa, e uma bolsa de fluido é criada. Uma "bolha" deve ser claramente visualizada (ver Figura 123.1C e D). Em seguida, o dispositivo em alça é colocado ao redor da base da massa, incluindo a bolha, que permite uma cauterização mais profunda enquanto protege as camadas musculares de queimaduras térmicas e da perfuração. O dispositivo em alça é conectado a uma unidade de eletrocautério. A unidade deve ser configurada para coagulação monopolar com potência de 15 a 20 watts. A tração na massa é realizada para proteger a parte distal da parede cranial. Após a remoção, o local é completamente avaliado por visualização endoscópica, insuflação e contraste +/-, de modo a garantir que não haja perfuração. Se qualquer área questionável for visualizada e a integridade tecidual tiver sido perdida, clipes endoscópicos podem ser usados para corrigir quaisquer defeitos. Essa técnica é realizada de maneira semelhante no estômago em caso de lesões gástricas.[32-34] É mais difícil perfurar o estômago do que o cólon durante uma polipectomia em razão da espessura relativa do tecido. Se a lesão for séssil, uma REM pode ser feita com captivador (REMC), permitindo que a sucção puxe a lesão para longe da parede, visando a uma cauterização mais profunda.

### Acompanhamento
Após a polipectomia, os pacientes costumam receber alta no mesmo dia. Depois de uma polipectomia colorretal, recomenda-se usar metronidazol junto com uma dieta rica em fibras. Os exames retais para examinar o local da polipectomia podem ser considerados a cada 3 a 6 meses. Para pólipos gástricos, recomenda-se um inibidor da bomba de prótons e de alimentos enlatados por alguns dias.

### Complicações
Perfuração do trato GI, hemorragia, recidiva e ressecções incompletas são possíveis, porém raras. Uma síndrome pós-polipectomia é relatada na medicina humana,[29-34] resultante de queimadura transmural e de uma perfuração tardia. Com experiência e a disponibilidade da REM, a incidência dessas complicações foi reduzida drasticamente.[30,31]

### Resultados
Quando a excisão completa de uma massa benigna tiver sido obtida, o prognóstico para a recuperação e a resolução de hematêmese, vômito, hematoquezia ou tenesmo é excelente.[29-34]

## COLOCAÇÃO DE *STENT* GASTRINTESTINAL

### Revisão e indicações
As obstruções do trato gastrintestinal secundárias a estenoses ou tumores ocorrem mais no cólon descendente, na região da junção colorretal (ver Capítulos 277 e 278).[25,35-38] Também foram observados tumores no cárdia gástrico, no antro pilórico e no duodeno proximal.[39,40] Em humanos, a colocação de um *stent* GI para obstruções malignas é muito relatada, sendo normalmente considerada tratamento paliativo para neoplasias não operáveis ou "ponte" para uma cirurgia mais definitiva, fornecendo descompressão endoluminal imediata e melhorando a qualidade de vida.[37-40] Se a cirurgia for contraindicada ou não houver como fazê-la, o *stent* é uma boa solução a longo prazo, com taxas de sucesso clínico próximas a 90% e de sucesso técnico de 92 a 100%.[37-40]

A colocação de um *stent* gastroduodenal no estômago ou no duodeno não costuma ser feita em veterinária. Na prática da autora, ela tem sido realizada nos casos de obstruções malignas da cárdia, do trato de saída pilórico e do duodeno. Os *stents* devem ser reservados a casos nos quais a ressecção cirúrgica tradicional não é recomendada. A localização das papilas duodenais maiores e menores deve ser avaliada antes da colocação de um *stent* duodenal, visto que a compressão de um tumor nessa região pode resultar na obstrução do ducto biliar ou pancreático. No caso de lesões obstrutivas que resultem em vômito e desnutrição, os *stents* são mais úteis.

O adenocarcinoma GI felino é uma forma agressiva de neoplasia GI e mais encontrada na junção colorretal (ver Capítulo 278). Ele está associado a metástases distais em 75% dos casos, tornando a colectomia parcial uma opção difícil de tratamento. Nos casos em que a colectomia foi realizada, gatos com metástases tiveram tempo médio de sobrevida (TMS) menor do que aqueles sem metástases (49 e 259 dias, respectivamente).[41,42] Em cães, os animais submetidos à colectomia parcial tiveram TMS maior (22 meses) do que aqueles que não fizeram a cirurgia (15 meses).[25]

Tanto em cães quanto em gatos, a colocação paliativa de um *stent*[35,36] pode ser considerada, e muitas vezes essa técnica é escolhida frente a outras cirurgias mais agressivas, em razão de sua natureza ambulatorial, morbidade mínima e taxas de complicação baixas. O implante será útil apenas para tratar a obstipação causada pela lesão obstrutiva.

As estenoses de cólon também têm sido tratadas com *stents*.[37,38] Para essas estenoses, quase sempre se usam *stents* revestidos em razão do risco alto de crescimento tecidual interno. O maior problema com *stents* revestidos e recuperáveis é a migração (> 60%). A recidiva da estenose pode ser observada após a remoção do *stent* em cerca de 50% dos casos.[37,38]

### Equipamentos
São necessários endoscópios flexíveis GI padrão. Se o *stent* for posicionado pelo canal de trabalho do endoscópio, deve-se usar um sistema de colocação de tamanho apropriado. O endoscópio é utilizado para avaliação e biopsia da lesão, bem como para passar um fio-guia – hidrofílico com ponta angulada, com diâmetro de 0,035" e com 260 a 400 cm de comprimento – pelo lúmen da obstrução. Na sequência, a fluoroscopia padrão é utilizada para monitorar o fio-guia e implantar o *stent* com precisão. Um cateter de marcação é usado para estimar o diâmetro luminal e o comprimento de obstrução, a fim de que, assim, um *stent* de tamanho apropriado possa ser escolhido.

Os *stents* gastrintestinais quase sempre são de tecido, metálicos e autoexpansíveis. Alguns são revestidos e outros não têm revestimento. Os não revestidos normalmente são utilizados nos casos de obstruções malignas, enquanto os revestidos costumam ser usados em casos de estenose. Os *stents* de cólon têm uma dilatação na extremidade distal para evitar a migração aboral. Os revestidos têm um fio em uma das extremidades para recuperação endoscópica, quando necessário.

### Técnicas
A colocação de um *stent* gastroduodenal se dá após obter acesso pela lesão obstrutiva com a fluoroscopia e a gastroduodenoscopia (ver Capítulo 113). Um fio-guia é introduzido no lúmen GI pelo canal de trabalho do endoscópio e avançado pelo lúmen do tumor. Sob orientação fluoroscópica, o fio é avançado até ultrapassar a área da obstrução. Em seguida, o endoscópio é removido, enquanto o fio é monitorado pela fluoroscopia para garantir que permaneça na área obstruída. Um cateter de marcação é introduzido sobre o fio-guia, e um estudo contrastado é feito para possibilitar a mensuração do diâmetro do lúmen e do comprimento da obstrução. Dessa forma pode-se dimensionar com mais precisão o *stent* a ser utilizado. Depois que este for escolhido, é implantado sob orientação fluoroscópica. Em alguns casos de colocação de *stent* no trato GI superior, ele é inserido pelo canal de trabalho do endoscópio, o qual é utilizado para avaliar a localização do *stent*, ao passo que o contraste pode servir para confirmar a viabilidade luminal.

A colocação de *stents* colônicos (Figura 123.2) se dá com orientação colonoscópica semelhante à descrita. Com o auxílio de um cateter de marcação, procede-se à colonografia e um *stent*

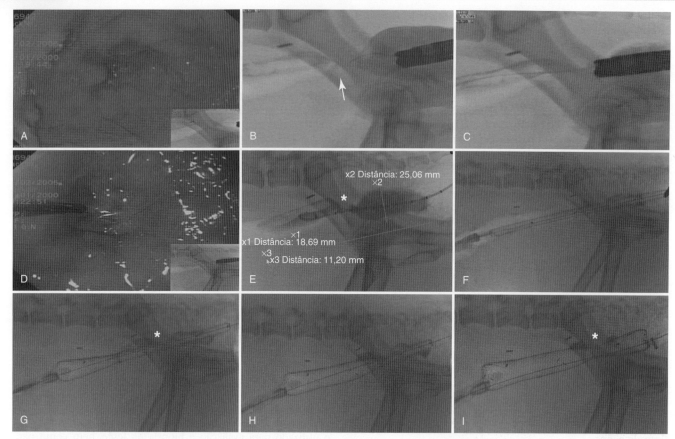

**Figura 123.2** Imagens endoscópicas e de projeções fluoroscópicas laterais de um cão com estenose de cólon recebendo um *stent* colônico. **A.** Imagem endoscópica da estenose grave da junção colorretal. **B.** Imagem fluoroscópica do fio-guia entrando no lúmen da estenose (*seta branca*) durante a colonoscopia. **C.** O fio-guia pelo lúmen da estenose. **D.** Imagem endoscópica do fio-guia entrando no lúmen da estenose. **E.** Cateter de marcação pelo lúmen da estenose (*asterisco*), à medida que o contraste é injetado, para medir o diâmetro do cólon. **F.** O *stent* no sistema de colocação posicionado sobre o fio-guia, visto em projeção lateral, durante a fluoroscopia. **G.** Implantação do *stent* pela estenose (*asterisco*) sob orientação fluoroscópica. **H.** O *stent* à medida que é implantado pela estenose. **I.** Imagem fluoroscópica do *stent* após sua implantação completa. O *asterisco* é a localização da estenose. (*As figuras A e D encontram-se reproduzidas em cores no Encarte.*)

de tamanho apropriado é escolhido. O *stent*, então, é implantado, não devendo ultrapassar a junção retoanal (ver Figura 123.2). Depois que o *stent* for implantado, o endoscópio é avançado para dentro do cólon, a fim de garantir a colocação correta. Se o *stent* for revestido, a extremidade distal pode ser suturada na mucosa retal para evitar que ele migre.

### Acompanhamento

Os pacientes com *stents* gastroduodenais, em geral, devem ser alimentados com refeições pequenas nos primeiros dias. Para os *stents* da cárdia, a terapia com antiácidos e antieméticos deve ser continuada. Os pacientes com *stents* colônicos são tratados com dieta de baixo resíduo, laxantes e antibióticos de amplo espectro.

### Complicações

As complicações mais observadas em medicina humana e veterinária são o crescimento tecidual dentro de um *stent* não revestido e a migração do *stent* revestido. Pode ocorrer incontinência fecal após a colocação de um *stent* colorretal, porém essa complicação raramente é observada quando o *stent* é posicionado na frente do ânus. Nos casos de tumores do cólon, o tenesmo pode estar associado à infiltração dos nervos pélvicos, e, apesar de a desobstrução ter sido bem-sucedida com a colocação do *stent*, pode haver esforço e desconforto contínuos.

Outras complicações potenciais que ainda não foram vistas pela autora incluem perfuração do trato GI, irritação, tenesmo intratável, vômito persistente, encurtamento do *stent* e reobstrução associada, além de hemorragias.

### Desfecho

Apenas um pequeno número de cães e gatos teve *stents* colocados tanto no trato GI superior quanto no inferior. Nos que receberam os *stents* colônicos, o TSM para malignidades foi de aproximadamente 6 meses (intervalo de 19 a 274 dias). Os pacientes com malignidades morreram por efeitos tumorais distantes.

### Considerações especiais

Os *stents* colocados para tratar as obstruções do trato GI beneficiarão o paciente. Mas, caso este esteja se esforçando ou vomitando em razão da doença e dos efeitos locais sobre os nervos, e não em decorrência da obstrução física, o *stent* provavelmente não ajudará.

## COLANGIOGRAFIA ENDOSCÓPICA RETRÓGRADA E COLOCAÇÃO DE *STENT* BILIAR

### Revisão e indicações

O diagnóstico por imagem que se vale da colangiopancreatografia retrógrada endoscópica (CPRE) foi descrito inicialmente na medicina veterinária em 2005.[43-46] Essa série de casos relatou a CPRE diagnóstica em 30 cães de rotina com sinais gastrintestinais vagos, mostrando que o sucesso está associado ao tamanho do paciente.[43] Então, em 2014, o mesmo grupo relatou a CPRE diagnóstica em quatro gatos de pesquisa.[46] O primeiro relato da colangiografia retrógrada endoscópica (CRE), com um *stent* biliar (SB/CRE) descompressivo para o tratamento de obstrução do ducto biliar extra-hepático (ODBEH), foi mais recente.[47]

A CPRE é um técnica minimamente invasiva que combina endoscopia com fluoroscopia para gerar imagens do sistema biliar extra-hepático e dos ductos pancreáticos. Nas últimas décadas, tem sido considerada a melhor opção para melhorar o diagnóstico e o tratamento simultâneo de doenças pancreáticas exócrinas e biliares em humanos.[48,49] As opções de tratamento cirúrgico tradicionais na medicina veterinária têm deparado com altas taxas de mortalidade cirúrgica em cães e gatos, que variam de 25 a 73% e de 50 a 75%, respectivamente, e serão discutidas com mais detalhes nos Capítulos 280, 281 e 288.[50-53] Em humanos, problemas semelhantes estimularam tratamentos menos invasivos, como a CPRE e a colocação de SB.[48,49]

Recentemente, a canulação do duodeno foi possível em oito de nove cães; a CER, bem-sucedida em seis de nove; e a colocação de *stent*, em cinco de seis.[47] Esse estudo foi realizado antes do uso de um endoscópico pediátrico para CPRE, o que melhorou a canulação duodenal, tornando o sucesso do procedimento maior para pacientes menores. Nenhum desses procedimentos resultou em complicação importante. Essa técnica é considerada muito difícil. O ideal é que seja realizada em pacientes estáveis e por alguém experiente em CPRE pediátrica.

## Equipamentos

Um duodenoscópio de vista lateral é necessário para esse procedimento e está disponível em dois tamanhos: 11,3 e 7,5 mm. O menor endoscópio pediátrico tem um canal de trabalho menor (2,0 e 3,2 mm), acomodando apenas instrumentos menores (fios, cateteres e *stents*). Um fluoroscópio com arco em C permite visualizar o ducto biliar comum (DBC) e a vesícula biliar durante a colocação de um SB/CER. É necessário um esfincterótomo de tamanho apropriado ao endoscópio para a canulação da papila duodenal maior (PDM), assim como um fio-guia de ponta flexível e de comprimento variável – em geral, de 480 cm de comprimento. Uma unidade de eletrocautério, com pedal e adaptador de mão, é necessária caso seja realizada uma esfincterotomia. Muitos tipos de *stents* biliares estão disponíveis, incluindo os de plástico e os metálicos. Os de plástico poliuretano têm dilatações para evitar a migração. Eles são considerados temporários e podem ser removidos por endoscopia, por meio de tração suave. Os metálicos são autoexpansíveis e, normalmente, permanentes – se não revestidos. O *stent* deve passar pelo canal de trabalho do endoscópio – 3,2 mm para o maior e 2,0 mm para o menor – e ser longo o suficiente para a implantação endoscópica – em geral, um sistema de introdução de 180 cm.

## Técnicas

As diferenças anatômicas entre cães e gatos devem ser avaliadas antes de considerar esse procedimento. O paciente é colocado sob anestesia geral e em decúbito lateral esquerdo. Relatos anteriores recomendam decúbito dorsal para gatos[46] e esternal para cães,[43-45] porém a autora acredita que o lateral esquerdo funciona melhor. Um duodenoscópio de vista lateral é colocado no estômago e procede-se à entrada no duodeno. Em gatos, recomenda-se azul de metileno tópico diluído para melhor visualização da PDM.[46]

Uma vez que a PDM seja visualizada (Figura 123.3), o esfincterótomo é angulado para canular o DBC, usando como alavanca o canal de trabalho e o fio do esfincterótomo. Depois que o cateter está posicionado na abertura da PDM, utiliza-se o fio-guia para avançar até o ducto, de modo a documentar a colocação adequada e a garantir a entrada no DBC. Quando o fio é visto subindo o DBC na fluoroscopia, o cateter é avançado e uma amostra de bile é colhida para cultura e citologia. Então, realiza-se um estudo contrastado, retrógrado, utilizando a mistura de partes iguais de ioexol-solução salina. O DBC pode acomodar de 5 a 10 m$\ell$ de contraste, mas o ducto pancreático não deve ser injetado com mais de 1 a 2 m$\ell$. Quando o DBC é visualizado, o fio-guia é reintroduzido pelo esfincterótomo, para dentro do DBC, até ultrapassar a lesão obstrutiva e chegar ao ducto intra-hepático ou à vesícula biliar. Em seguida, um *stent* biliar de tamanho adequado é avançado ao longo do fio, pelo canal de trabalho do endoscópio, para dentro do DBC, atravessando a abertura do DBC na PDM no duodeno (ver Figura 123.3). Em geral, felinos comportam um *stent* de plástico de 5 French (Fr) de diâmetro. Em caninos, esse tamanho é variável, a depender do porte (*stents* plásticos de 6 a 8,5 Fr ou SMAE de 6 a 8 mm). Na experiência da autora, o comprimento necessário dos *stents* em gatos é de 3 a 5 cm e, em cães, de 4 a 12. O comprimento é medido de modo fluoroscópico, com o esfincterótomo ou o endoscópio, para ajustar a magnificação. Os *stents* plásticos são implantados com um cateter "empurrador" pelo endoscópio, sobre o fio-guia. O sistema de introdução do *stent* metálico é embainhado sobre o fio-guia sob orientação do endoscópico e do fluoroscópico, o que garante que a terminação distal atravesse a PDM e que aproximadamente 5 mm fiquem no lúmen duodenal (Vídeo 123.1).

Para condições benignas e temporárias, como a pancreatite, recomenda-se um *stent* de plástico, que pode ser facilmente removido por endoscopia.[48,49] Se houver tumor ou estenose, a recomendação em humanos é colocar um *stent* metálico revestido.[48,49] Em veterinária, *stents* metálicos não revestidos foram usados em dois cães e dois gatos com sucesso, todos para casos

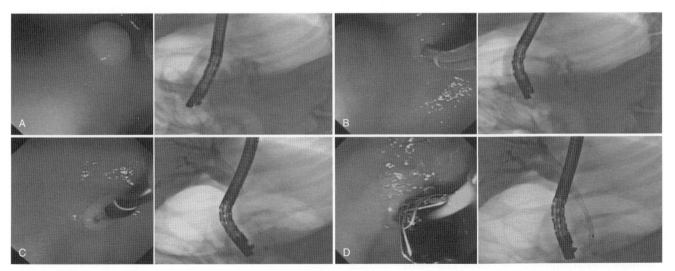

**Figura 123.3** Imagens endoscópicas e fluoroscópicas durante a colocação de um SB/CER em um cão. **A.** Papila duodenal maior (PDM) visualizada por um endoscópio de vista lateral com imagem fluoroscópica concomitante utilizada simultaneamente. **B.** Canulação da PDM com um esfincterótomo, visualizado sob endoscopia e fluoroscopia simultaneamente. **C.** Fio-guia canulando a PDM e subindo até o DBC, visualizado em imagens endoscópica e fluoroscópica. Observe o contraste nos ductos intra-hepáticos muito dilatados. **D.** Implantação de um *stent* no DBC, saindo pela PDM, visualizado pela endoscopia, e fluoroscopia simultaneamente. (*Esta figura se encontra reproduzida em cores no Encarte.*)

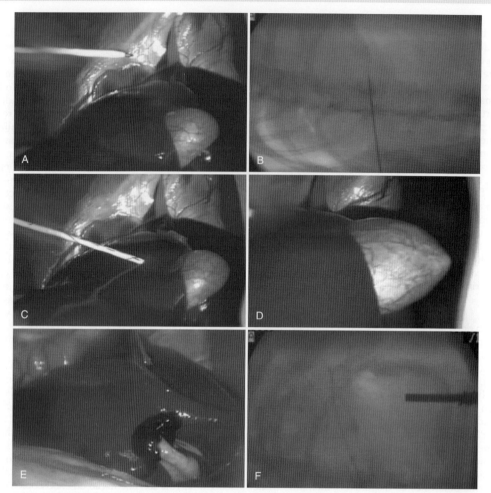

**Figura 123.4** Colocação laparoscópica de um tubo de colecistostomia. **A.** Um cateter em J (*pigtail*) com trava (CPCT) passado pela parede do corpo. **B.** Imagem fluoroscópica mostrando a agulha no abdome. **C.** Vista do CPCT pelo lobo hepático antes de entrar na vesícula biliar. **D.** Vista do CPCT entrando e sendo enrolado na vesícula biliar. **E.** Drenagem da bile após o cateter estar na vesícula biliar. **F.** Imagem fluoroscópica da ponta em J (*pigtail*), dentro da vesícula biliar, após ser enrolada e travada no lugar.

de estenose biliar do DBC. A esfincterotomia é recomendada por alguns médicos no caso de estenoses distais da PDM, mas essa técnica não costuma ser utilizada em veterinária.

### Acompanhamento

Após a colocação bem-sucedida de um SB, a maioria dos pacientes precisará de terapia de suporte padrão para pancreatite, antibióticos perioperatórios e suplementação com ácido ursodeoxicólico (AUDC; ursodiol). Quando o paciente tiver alta, os antibióticos de amplo espectro devem ser mantidos por 6 semanas. Recomendam-se ultrassonografias hepatobiliares e exames de sangue seriados – após 1 semana e 1 mês; depois, a cada 3 meses, por 1 ano; por fim, a cada 6 meses depois disso. Para *stents* permanentes, a autora continua a terapia vitalícia com AUDC e metronidazol.

### Complicações

Durante a CPRE, pode-se induzir pancreatite em razão da infusão de contraste no ducto pancreático e é necessário ter cuidado antes de realizar qualquer estudo contrastado, desenvolvendo familiaridade com a anatomia da papila que está sendo canulada (papila duodenal maior ou menor) e sabendo direcionar o fio para o ducto biliar comum, em vez do ducto pancreático no orifício da papila duodenal maior. Pancreatite é induzida em 5 a 20% das pessoas durante uma CPRE.[48,49] Além disso, a perfuração do duodeno, do DBC ou do ducto pancreático, bem como sangramento e refluxo biliar para dentro dos ductos intra-hepáticos, é possível com canulação, esfincterotomia e infusões retrógradas, respectivamente.

### Resultados

Até o momento foram realizadas poucas implantações de SB/CER em casos clínicos na medicina veterinária, com um total de sete cães de pesquisa e dois de rotina.[47] Na prática da autora, foram feitas tentativas de colocação de SB/CER em oito pacientes (cinco cães e três gatos). Quatro de cinco cães e um de três gatos tiveram sucesso na abordagem endoscópica, tendo os parâmetros bioquímicos hepáticos retornado aos níveis basais após a descompressão a longo prazo. O único canino no qual isso não ocorreu tinha uma massa grande na PDM, tornando impossível a canulação. O tamanho desses pacientes variou de 2,7 a 41 kg. Todo sobreviveram à alta, e o primeiro cão no qual foi realizada a implantação de SB/CER sobreviveu por mais de 2 anos.

### Alternativas

A autora tem investigado o uso de dispositivo de *bypass* biliar intestinal subcutâneo (BBIS) para realizar o desvio do trato biliar com um tubo de colecistostomia conectado SC a um de duodenostomia, utilizando uma porta de desvio. Até o momento a experiência com esse dispositivo ainda é rudimentar e está sob investigação clínica. Tubos de colecistostomia externa também são uma opção temporária (Vídeo 123.4 e Figura 123.4).[54]

## REFERÊNCIAS BIBLIOGRÁFICAS

*As referências bibliográficas deste capítulo se encontram online no Ambiente de Aprendizagem.*

# CAPÍTULO 124

## Terapias Intervencionistas Urológicas

Marilyn E. Dunn e Allyson C. Berent

A urologia intervencionista, também chamada de endourologia, se refere à especialidade dentro da urologia na qual endoscópios, fluoroscópios e outros instrumentos são usados para acessar, sob visualização direta, estruturas do trato urinário. Ao contrário da cirurgia tradicional, o acesso é obtido com mais frequência por meio de orifícios naturais e os procedimentos são realizados de maneira interna, sem (ou com poucas) incisões externas. Abordagens minimamente invasivas têm muitas vantagens sobre a cirurgia padrão, como tempo de hospitalização mais curto, pouco ou nenhum tempo de recuperação e menos desconforto. Outra aplicação da endourologia é o uso em pacientes para os quais as terapias tradicionais não estão disponíveis, estão associadas a resultados ruins, são contraindicadas ou falharam. As autoras acreditam que os procedimentos pouco invasivos deveriam ser considerados e discutidos com proprietários de animais de estimação que sofrem de doenças do trato urinário. Alguns algoritmos podem ser usados para auxiliar no processo de tomada de decisão. Todo o sistema urogenital pode ser acessado pela vulva/pênis por meio da uretra, passando pela bexiga, subindo pelo ureter e chegando à pelve renal. Embora às vezes esses procedimentos pareçam simples, têm sido associados a complicações graves quando realizados por pessoal com treinamento inadequado, portanto os pacientes devem ser encaminhados a um especialista treinado e experiente. Há uma curva de aprendizado associada a esses procedimentos, e a experiência é fundamental para obter os melhores resultados.

## EQUIPAMENTOS

### Esterilidade e panos de campo

Embora prepúcio, vagina e uretra distal tenham uma flora bacteriana normal, os autores usam campos e equipamentos esterilizados, além de realizar a desinfecção completa do material usado entre os pacientes. Campos cirúrgicos estéreis à prova d'água estão disponíveis e preservam a esterilidade ao trabalhar com lavagem contínua com solução salina.

### Endoscópios

Cistoscópios rígidos ou flexíveis são indicados para procedimentos específicos, conforme descrito abaixo (ver Capítulos 83 e 108).

### Imagem

A fluoroscopia é usada em muitos desses procedimentos, e precauções devem ser tomadas para garantir a segurança de todo o pessoal envolvido. Os operadores devem usar proteção adequada contra a radiação emitida pelo equipamento e um esforço preciso ser feito para minimizar o tempo de exposição e o tamanho do feixe, assim como maximizar a proteção e a distância. Um crachá de monitoramento de radiação deve ser sempre utilizado. As duas unidades de fluoroscopia mais usadas em medicina veterinária são o arco em C móvel e a unidade multifuncional fixa. A radiografia digital permite a aquisição rápida de imagens seriadas, possibilitando que alguns procedimentos urológicos intervencionistas sejam realizados em hospitais sem acesso à fluoroscopia. Os agentes contrastantes mais usados em endourologia veterinária são meios de contraste não iônicos de baixa osmolaridade, como o ioexol.

### Fios-guia, cateteres e bainhas

Os materiais necessários aos muitos procedimentos descritos neste capítulo são detalhados nas seções específicas a seguir. A fim de obter acesso ao trato urinário, quase sempre são usados fios-guia hidrofílicos, os quais têm núcleos de nitinol e são revestidos com hidrômeros para produzir fios bastante lubrificados e escorregadios quando umedecidos. Assim que o acesso com fio é obtido, muitas vezes uma bainha introdutora é colocada na sequência, a fim de facilitar a entrada no lúmen sobre o fio-guia. As bainhas são nomeadas de acordo com o diâmetro *interno*, enquanto os cateteres, os sistemas de introdução e os dilatadores são nomeados de acordo com o *externo* – por exemplo, um cateter 8 Fr caberá em uma bainha 8 Fr, pois o diâmetro externo do cateter é de 8 Fr, assim como o diâmetro interno da bainha.

### *Stents*

Os *stents* são projetados para estabelecer a patência de um lúmen e estão disponíveis em muitos materiais, formas e *designs*. Eles podem ser classificados como metálicos ou não metálicos, autoexpansíveis ou expansíveis por balão e revestidos ou não revestidos. Os mais usados em veterinária são os metálicos compostos de nitinol, que é uma liga de níquel-titânio. Na maioria das vezes são utilizados *stents* não metálicos, como os duplo J feitos de uretano, no ureter. Os cortados *a laser* são usados sobretudo na uretra e nos vasos sanguíneos (ver Capítulo 122).[1]

## CATETERIZAÇÃO URETRAL ANTERÓGRADA PERCUTÂNEA

### Indicações

Para obstruções uretrais nas quais o cateterismo uretral retrógrado padrão não pode ser realizado. Esse procedimento é feito com mais frequência em gatos machos com lacerações uretrais secundárias aos traumas decorrentes de tentativas seriadas de cateterismo (ver Capítulo 107 e 335).

### Equipamentos

Um fio-guia angulado hidrofílico de 0,035 polegada, um cateter urinário de 5 Fr (gatos), um cateter IV 18 G, uma torneira de três vias, meio de contraste iodado, fluoroscopia ou radiografia digital.

### Procedimento

O paciente é submetido a anestesia geral e posicionado em decúbito lateral. A região ventrolateral do abdome e o períneo são tricotomizados, preparados de modo asséptico, e os panos de campo são colocados. Um cateter IV 18 G é inserido por via transcutânea até o ápice da vesícula urinária, orientando a ponta do cateter em direção ao trígono. O mandril é removido, e um *kit* de extensão com uma torneira de três vias é conectado a uma seringa vazia e a outra contendo uma mistura 50 a 50 de solução salina e contraste. O contraste é injetado sob orientação fluoroscópica até que a bexiga esteja distendida e a uretra proximal esteja visível. A torneira de três vias é removida, o fio-guia é inserido pelo cateter e manipulado para que vá em direção e para dentro da uretra, sendo avançado até que se exteriorize pelo pênis ou pela vulva. Um cateter urinário com a ponta cortada é avançado de forma retrógrada sobre o fio, adentrando a bexiga urinária. O fio-guia é removido, puxado pelo cateter urinário, e o cateter IV é retirado da bexiga[2,3] (Figura 124.1).

### Considerações especiais
Para os casos de laceração uretral, o cateter urinário deve ser mantido no local por 5 a 10 dias para permitir a completa cicatrização.

### Resultado e acompanhamento
Em um pequeno estudo, a cateterização uretral anterógrada percutânea obteve sucesso em sete entre nove gatos machos. Porém, em 6 semanas, todos foram submetidos a uretrostomia perineal em decorrência de recidiva da obstrução uretral.[2]

### Complicações
A incapacidade de obter o acesso e, raramente, a ruptura da bexiga e o extravasamento de urina e de contraste para dentro da cavidade peritoneal.

### Alternativas
Uretrostomia perineal, cistocentese intermitente, colocação de um tubo de cistostomia ou de um cateter urinário inserido por cistotomia.[4,5]

## COLOCAÇÃO PERCUTÂNEA DE TUBO DE CISTOSTOMIA

### Indicações
Obstruções uretrais funcionais ou mecânicas não responsivas à terapia clínica (ver Capítulos 107 e 335). Um tubo de cistostomia pode ser usado como implante temporário ou permanente em condições como neoplasia uretral, de trígono e prostática; uretrite granulomatosa; estenose uretral; dissinergia; doenças neurológicas; e trauma uretral/vesical.[3]

### Equipamentos
Um cateter de drenagem *pigtail* (J) com trava, um fio-guia angulado hidrofílico, um cateter urinário, uma torneira de três vias, um *kit* de extensão, um meio de contraste iodado, fluoroscopia ou radiografia digital.

### Procedimento
O paciente é submetido a anestesia geral e posicionado em decúbito lateral esquerdo ou direito. O abdome é tricotomizado, assegurando a tricotomia lateral do lado no qual o tubo será colocado e preparado de maneira asséptica. A porção caudal da bexiga é palpada e mantida em posição à medida que o aspecto craniolateral da bexiga é acessado com uma agulha conectada a um extensor, com torneira de três vias e duas seringas. Uma seringa contém contraste e a outra é utilizada para retirar a urina. O contraste é injetado na bexiga, o *kit* de extensão é desconectado e um fio-guia é passado logo pela agulha. O fio-guia é enrolado na bexiga ou pode ser exteriorizado pela uretra. A agulha é retirada sobre o fio-guia e o cateter *pigtail* com trava é passado sobre o fio, adentrando a bexiga, sob orientação fluoroscópica. O cateter *pigtail* é introduzido na bexiga até que todas as fenestrações estejam dentro da bexiga. Depois, o fio-guia é retirado. A alça é travada ao puxar a corda pelo mecanismo de travamento. O cateter é suavemente puxado para que a parede da bexiga fique contra a abdominal e o cateter é fixado com uma sutura de bailarina.

*Retirada do tubo*: o tubo deve ser mantido no local por 10 a 14 dias antes da remoção.[6] Um fio-guia é inserido pelo tubo, sob orientação fluoroscópica, para garantir que a alça esteja desfeita por completo e que a extremidade do cateter *pigtail* esteja reta. O cateter é retirado junto com o fio-guia e uma bandagem oclusiva é colocada e mantida no local por 24 horas. É normal haver extravasamento de urina pelo estoma por 2 a 3 dias após a remoção do tubo.[3,6]

### Considerações especiais
Quando colocado para o tratamento de doença neoplásica do trato urinário, deve haver preocupação com relação à disseminação tumoral na cavidade abdominal e na pele.

### Resultados
Meio eficaz de fornecer esvaziamento da bexiga a longo prazo.

### Acompanhamento
As infecções bacterianas só devem ser tratadas caso o paciente demonstre sinais clínicos associados, sendo recomendada a terapia antimicrobiana direcionada com base na cultura e na sensibilidade.

### Complicações
Infecções bacterianas recorrentes são comuns e ocorreram em até 86% dos pacientes em um estudo.[6] A saída do tubo da bexiga pode resultar em uroperitônio. A obstrução do tubo é possível, mas limpar o sistema ou passar um fio-guia pelo tubo pode ajudar a eliminar a obstrução.

### Alternativas
Colocação de um *stent* uretral ou de tubos de cistostomia posicionados de maneira cirúrgica.

## RETIRADA DE CÁLCULOS DO TRATO URINÁRIO INFERIOR COM CESTO ENDOSCÓPICO

### Indicações
Para a remoção de cálculos uretrais e vesicais não responsivos à dissolução clínica ou muito grandes para serem evacuados pela uro-hidropulsão miccional (ver Capítulos 107, 331 e 332). O cesto de retirada pode ser considerado em cadelas com cálculos com < 5 mm de diâmetro, em cães machos com cálculos de < 4 mm de diâmetro e em gatas com cálculos de < 3 mm de diâmetro.[3,7]

### Equipamentos
Um cistoscópio rígido ou flexível e um cesto endoscópico para cálculos que passe pelo canal de trabalho do cistoscópio.

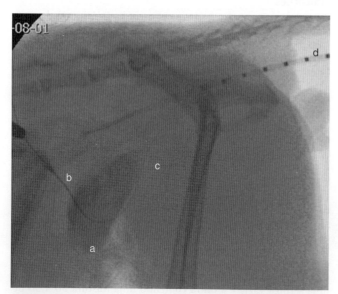

**Figura 124.1** Cateterização uretral anterógrada em um gato macho com obstrução uretral. A bexiga é um pouco distendida com contraste (*a*), um cateter é inserido até a porção cranial da bexiga (*b*) e um fio-guia é passado pelo cateter e pode ser visto dentro da uretra (*c*). Um cateter de marcação (*d*) foi inserido no cólon para possibilitar as mensurações para posterior colocação de um *stent* uretral.

## Procedimento

O paciente é anestesiado e posicionado em decúbito dorsal (fêmeas) ou lateral (machos). A vulva/o prepúcio e a área circunjacente são tricotomizados, preparados, e os panos de campo, posicionados. A cistoscopia é utilizada para visualizar o(s) cálculo(s). Um cesto para cálculos é passado pelo canal de trabalho do cistoscópio e o cálculo é agarrado. Sob lavagem contínua com solução salina, o cesto é puxado em direção à ponta do cistoscópio, retirando-o em conjunto. Caso haja resistência, a pressão da lavagem pode ser elevada com o objetivo de ajudar a dilatar o lúmen uretral e o cesto pode ser suavemente rotacionado. Se ainda assim for sentida resistência, o cesto deve ser aberto para liberar o cálculo e outra técnica deve ser utilizada, a fim de evitar lesionar ou perfurar a uretra.

## Considerações especiais

Se houver estenose/inflamação uretral, o clínico deve estar preparado para remover o cálculo utilizando outra técnica.

## Acompanhamento

A recidiva de cálculos é uma preocupação.

## Complicações

Pode ocorrer estenose ou perfuração uretral durante a retirada de cálculos incrustados ou com bordas afiadas.

## Alternativas

Litotripsia, cistolitotomia percutânea ou cistotomia.

## LITOTRIPSIA INTRACORPÓREA DO TRATO URINÁRIO INFERIOR

### Indicações

Para remover cálculos uretrais e vesicais não responsivos à dissolução clínica, ou muito grandes para a remoção por cesto guiado por cistoscopia (ver Capítulos 331 e 332).[7-10]

### Equipamentos

Um cistoscópio rígido ou flexível, um *laser* hólmio-ítrio (Ho:YAG) com uma fibra que passe pelo canal de trabalho do cistoscópio/litotritor eletro-hidráulico, cesto para cálculos (opcional).

### Procedimento

O paciente é anestesiado e posicionado em decúbito dorsal (fêmeas) ou lateral (machos). A vulva/o prepúcio e a área circunjacente são tricotomizados, preparados, e os panos de campo são posicionados. A cistoscopia é usada para visualizar o cálculo. A ponta da fibra *laser* é colocada em contato direto e perpendicular à superfície do urólito. O cálculo é fragmentado pela energia do *laser* transmitida diretamente a ele, criando uma onda de choque que induz a fragmentação. Os cálculos são fragmentados até que os pedaços sejam pequenos o suficiente para serem eliminados por uro-hidropropulsão ou removidos com cesto de cálculos (Figura 124.2).

### Considerações especiais

O maior desafio é remover os fragmentos dos cálculos do trato urinário, sobretudo em cães machos. O sucesso depende da seleção cuidadosa dos pacientes (Tabela 124.1).

### Resultados

O Ho:YAG é eficaz em todos os tipos de cálculos.[11] A remoção completa dos urólitos foi obtida em 100% dos cães com uretrólitos, de 83 a 96% das cadelas com cistólitos e de 68 a 81% dos cães machos com cistólitos.[7-10]

### Acompanhamento

A recidiva dos cálculos é uma preocupação.

### Complicações

Edema uretral autolimitado e hematúria leve. A perfuração da bexiga pelo *laser* é uma ocorrência rara e pode ser tratada deixando-se um cateter urinário no local por 24 a 48 horas.[7-10]

### Alternativas

Cistolitotomia percutânea (CLP), cistotomia e/ou uretrotomia cirúrgicas.

## CISTOLITOTOMIA PERCUTÂNEA TRANSVESICAL

### Indicações

Para a remoção de cálculos uretrais e vesicais não responsivos à dissolução clínica e muito grandes, ou muito numerosos para a

**Tabela 124.1** Critérios de seleção para a litotripsia intracorpórea.

| Características do paciente | Tamanho | Qualquer cadela ou gata e cães machos > 7 kg* |
|---|---|---|
| | Sexo | O procedimento é mais fácil nas fêmeas do que os machos (mais fácil remover os fragmentos por uro-hidropropulsão miccional) |
| | Localização | Os cálculos uretrais são mais fáceis do que os vesicais (fragmentos do cálculo evacuados com mais facilidade) |
| Características do cálculo | Diâmetro | < 2 a 3 cm em fêmeas < 1 cm em machos* |
| | Número | < 5 cálculos em fêmeas |

*Pacientes com cálculos que não satisfazem esses critérios são bons candidatos à remoção minimamente invasiva por cistolitotomia percutânea (CLP).

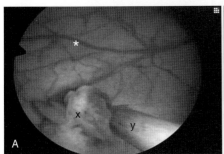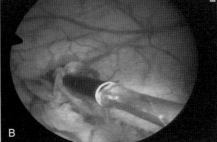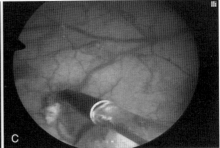

**Figura 124.2 A.** Um cálculo vesical foi acessado por cistoscopia. O *asterisco* indica a mucosa da bexiga, o *x* é o cálculo e o *y* é a probe do litotritor passada pelo canal de trabalho do cistoscópio. **B.** A probe do litotritor entrando em contato com o cálculo. **C.** O cálculo foi fragmentado.

remoção por uro-hidropropulsão miccional, por cesto endoscópico ou por litotripsia (ver Capítulos 331 e 332). Essa abordagem anterógrada pelo ápice da bexiga também pode ser usada para obter o acesso a uretra, bexiga e ureteres.[3,12]

### Equipamentos
Cateter urinário, instrumentos cirúrgicos padrão, cânula laparoscópica rosqueada com diafragma, cistoscópios rígidos e flexíveis, cesto de cálculos.

### Procedimento
O paciente é anestesiado e posicionado em decúbito dorsal. O aspecto ventral do abdome e do prepúcio/vulva é tricotomizado, preparado, e os panos de campo, colocados. Um cateter urinário é posto, e a solução salina estéril é infundida até que o ápice da bexiga seja palpável. Uma incisão de pele de 2 cm na linha média ventral é feita sobre o ápice da bexiga. A incisão é aprofundada até a cavidade abdominal; o ápice da bexiga é identificado e apreendido com uma pinça de tecido. Suturas de arrimo são colocadas e uma incisão é feita no ápice da bexiga. A cânula laparoscópica é rosqueada no lugar e direcionada para o lúmen uretral. Um cistoscópio rígido é avançado pela cânula para o interior da bexiga e os cálculos são identificados e removidos com um cesto de cálculos. Para remover os sedimentos/cálculos pequenos, o diafragma da cânula é removido e a bexiga é lavada enquanto a sucção é aplicada no lúmen da cânula. Assim que todos os cálculos da bexiga forem removidos, a uretra é examinada pela passagem anterógrada, por meio da cânula, de um cistoscópio flexível em cães macho e em gatos, e de um cistoscópio rígido em cadelas. Os cálculos na uretra podem ser removidos com um cesto de cálculos ou empurrados para a bexiga e removidos. A cânula é retirada, e as incisões da bexiga e no abdome são fechadas[12] (Figura 124.3 A e B).

### Resultados
A remoção completa dos cálculos é obtida em 96% dos pacientes.[12]

### Acompanhamento
A recidiva dos cálculos é uma preocupação. As suturas da pele podem ser removidas em 10 a 14 dias.

### Complicações
Infecção da ferida, deiscência e uroabdome são complicações potenciais raras associadas à abordagem transabdominal.

### Alternativas
Cistotomia e/ou uretrotomia cirúrgica.

## COLOCAÇÃO DE *STENT* URETRAL

### Indicações
Para alívio de obstruções uretrais e restabelecimento de via urinária em pacientes com obstrução uretral parcial ou completa (ver Capítulo. 335). Um *stent* uretral é um implante permanente, portanto é importante realizar considerações cuidadosas sobre a condição subjacente. Os *stents* uretrais são colocados com mais frequência para aliviar obstruções causadas por neoplasias uretrais, de trígono e/ou de próstata.[13-17]

### Equipamentos
Fio-guia de Weasel, angulado e hidrofílico; um cateter de marcação e um urinário de borracha vermelha 14 Fr; um *stent* uretral de nitinol, cortado a *laser*, autoexpansível e de tamanho apropriado; um cateter Berenstein (machos); uma bainha introdutora; contraste iodado; fluoroscopia ou radiografia digital.

### Procedimento
O paciente é submetido a anestesia geral e posicionado em decúbito lateral. A região do prepúcio ou da vulva é preparada, e os panos de campo são colocados. Um cateter de marcação é inserido e um urinário é avançado em direção à porção terminal do cólon, sob orientação fluoroscópica. O cateter de marcação é essencial à seleção precisa do tamanho do *stent*. Um fio-guia

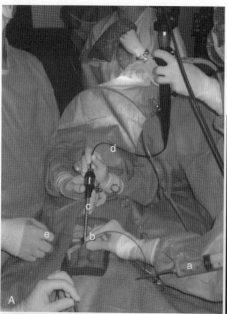
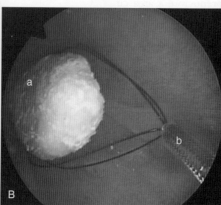
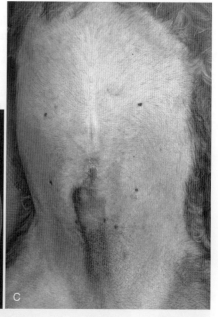

**Figura 124.3** Cistolitotomia percutânea transvesical em um cão macho. **A.** Uma seringa (*a*) é conectada a um cateter urinário (*b*) para fornecer irrigação ou drenagem durante o procedimento. A cânula (*c*) é inserida no ápice da bexiga e um cistoscópio flexível (*d*) é inserido pelo diafragma da cânula, adentrando a bexiga e a uretra. O sistema inteiro é fechado, evitando o vazamento e fornecendo distensão da bexiga e da uretra. As suturas de arrimo (*e*) ajudam a retrair a bexiga durante o procedimento. **B.** Um cálculo (*a*) está sendo agarrado por um cesto de cálculos de quatro pontas (*b*) passado pelo canal de trabalho do cistoscópio rígido inserido pela cânula laparoscópica. **C.** Uma ferida muito pequena na pele (1,5 cm), caudal ao umbigo e cranial ao prepúcio, é visível após o procedimento. (*Esta figura se encontra reproduzida em cores no Encarte.*)

de 0,035 polegada é introduzido na uretra, sob orientação fluoroscópica, e avançado até que se enrole na bexiga. Uma bainha introdutora – em geral, 8 Fr – é deslizada ao longo do fio-guia em direção à uretra distal em machos, avançada suavemente até passar pela obstrução nas fêmeas. Realiza-se uma cistouretrografia contrastada com bainha, em fêmeas, ou com um cateter de Berenstein colocado sobre um fio-guia e pela bainha, em machos. Uma mistura 50:50 de contraste iodado e solução salina estéril é injetada para garantir a distensão total da bexiga, criando uma clara distinção entre uretra, trígono e bexiga. O contraste é inserido enquanto o cateter é retirado em direção à uretra distal sob orientação fluoroscópica. O tamanho e o comprimento da obstrução podem ser determinados junto com a mensuração do diâmetro uretral máximo. Uma uretrocistografia miccional – compressão manual da bexiga sob orientação fluoroscópica – pode auxiliar na visualização da obstrução.

*Seleção de* stent: seleciona-se um *stent* com diâmetro 10 a 15% maior que o diâmetro máximo da uretra próximo da obstrução. O comprimento da obstrução é calculado e o *stent* é escolhido com o objetivo de garantir a cobertura de toda a área obstruída, além de 0,5 a 1 cm de comprimento adicional, cranial e caudal a ela. Sob a orientação fluoroscópica, o *stent* é passado sobre o fio-guia, colocado na posição e implantado. Depois que a implantação tiver sido iniciada, não é possível retrair o *stent*, portanto ela não pode ser interrompida. Uma vez que se confirme a patência, o sistema de introdução do *stent*, a bainha, o fio-guia e o cateter de marcação são retirados[13,15] (Figura 124.4).

### Considerações especiais
Ao contrário do *stent* traqueal (ver Capítulo 121), em que a carina e a laringe devem ser evitadas, um *stent* uretral pode se estender de maneira cranial até o trígono e, de modo caudal, "apontar" para fora da papila e para dentro do vestíbulo, caso a obstrução envolva o trato de saída do trígono ou a papila uretral, respectivamente. Um *stent* pequeno aumentará o risco de migração. Alguns pacientes com obstruções crônicas podem ter atonia vesicular concomitante. Deve-se tomar cuidado ao realizar a palpação retal, a administração de um enema ou a mensuração da temperatura retal, pois o *stent* pode ser danificado ou deslocado.

### Resultados
O *stent* uretral tem uma taxa de sucesso entre 97,5 e 100% para o alívio de obstruções benignas e neoplásicas. Os tempos de sobrevida são variáveis e dependem da doença de base.[13-15]

### Acompanhamento
Recomenda-se realizar regularmente a urinálise com cultura, já que um terço dos cães desenvolvem infecção do trato urinário após a colocação de um *stent*.[13-15]

### Complicações
Taxas de incontinência urinária de 12,5% são relatadas em pacientes submetidos à colocação de um *stent* uretral para obstrução benigna e de 26 a 41% em pacientes com obstrução neoplásica. O comprimento, o diâmetro e a localização do *stent*, assim como o sexo do paciente, não foram preditivos de incontinência.[13-15] A recidiva da obstrução em razão do crescimento tecidual, mais comum com as estenoses benignas, ocorreu em 12,8 a 17%; a migração do *stent*, em 12%; e a disúria e a estrangúria persistentes, em 19% dos pacientes.[13-15] Em gatos, há risco de obstrução uretral após colocação de um *stent* uretral proximal, dada a localização de seus orifícios ureterais.[17]

### Alternativas
Colocação de cateter urinário, ressecção e anastomose uretral, uretrostomia ou inserção percutânea de um tubo de cistostomia. Pacientes com neoplasias obstrutivas podem ser submetidos a ablação endoscópica a *laser* (AEL) diodo guiada por ultrassom. As estenoses uretrais benignas podem ser dilatadas com balão.

## ABLAÇÃO ENDOSCÓPICA A *LASER* GUIADA POR ULTRASSOM DE CARCINOMAS DE CÉLULAS DE TRANSIÇÃO DO TRATO URINÁRIO INFERIOR

### Indicações
Redução de volume de carcinomas de células transicionais da bexiga e da uretra em cães (ver Capítulo 351). Essa técnica também pode ser usada para o estabelecimento de uma via urinária patente em pacientes com doenças neoplásicas obstrutivas causadas por outras neoplasias. Um método semelhante pode ser usado para a ablação a *laser* de tumores benignos e pólipos do trato urinário.[18,19]

### Equipamentos
Cistoscópio rígido, cateter urinário de Foley, um diodo *laser* com fibra que passe pelo canal de trabalho do cistoscópio, ultrassom e um ultrassonografista experiente.

### Procedimento
O paciente é anestesiado e posicionado em decúbito dorsal. A vulva/o prepúcio e a área circunjacente são tricotomizados, preparados, e os panos de campo são colocados. O cistoscópio é avançado de 2 a 5 mm para dentro do tumor e a região é simultaneamente observada por ultrassom abdominal. A energia do *laser* é absorvida pelo tumor, o que aumenta a temperatura do tecido, resultando na desnaturação das proteínas e tornando o tecido mais hiperecogênico na ultrassonografia. O monitoramento permite a ablação do

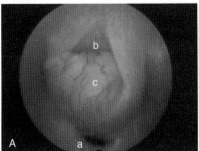
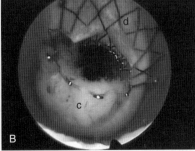
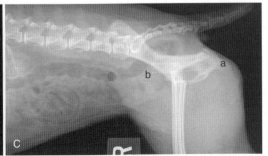

**Figura 124.4 A.** Vista cistoscópica do vestíbulo em uma cadela, em decúbito dorsal, que foi encaminhada em razão de obstrução do trato urinário. A vagina é visível (*a*). A papila uretral (*b*) está completamente coberta por uma massa (*c*) identificada como carcinoma de células transicionais. **B.** Um *stent* uretral foi colocado e é visto um pouco protraído pela papila uretral (*d*) em direção ao vestíbulo, comprimindo a massa (*c*) que estava obstruindo o lúmen uretral. **C.** Radiografia lateral do mesmo paciente mostrando um *stent* uretral posicionado na uretra média e distal. A extremidade mais distal do *stent* termina na papila uretral (*a*), e a extremidade proximal, na uretra proximal (*b*).

tumor sem penetração da parede da bexiga. O tecido resultante desnaturado e avascular descamará em alguns dias. Em cães com tumores na uretra e no trígono, um cateter urinário de Foley é posicionado ao fim do procedimento para evitar a obstrução uretral enquanto se espera o tecido desvitalizado descamar.[18]

### Considerações especiais
Esse procedimento tem uma curva de aprendizado acentuada tanto para o endoscopista quanto para o ultrassonografista. É considerado paliativo, e a quimioterapia deve ser mantida para aprimorar o resultado.

### Resultados
É relatada resolução rápida da obstrução uretral e melhora nos sinais clínicos, com tempo médio de sobrevivência de 380 dias.[18]

### Acompanhamento
O cateter urinário é mantido no lugar por 3 a 7 dias, nos casos de lesões uretrais, e de 1 a 2 dias, nos casos de lesões no trígono. No pós-operatório, 50% dos pacientes desenvolvem cistite bacteriana.[18] Caso os sinais no trato urinário inferior voltem a aparecer, deve-se considerar cistite bacteriana ou crescimento/disseminação do tumor. Os pacientes podem ser submetidos a múltiplos tratamentos a *laser*, e o acompanhamento com ultrassom ou exames cistoscópicos pode auxiliar na identificação precoce da recidiva do tumor.[18]

### Complicações
Apesar do alívio da obstrução uretral, muitos cães permanecem com disúria e polaciúria persistentes, podendo melhorar ao longo do tempo. Cerca de 34% apresentam hematúria macroscópica, com duração de 1 a 2 dias, e 5% desenvolvem tecido cicatricial na junção cistouretral, necessitando de tratamentos a *laser* subsequentes. Raramente tem sido relatada a disseminação do tumor para outras áreas do trato urinário antes não afetadas. É possível haver perfuração uretral e da bexiga, com disseminação subsequente de células tumorais no abdome.[18]

### Alternativas
Cateterismo uretral, *stent* uretral, ressecção e anastomose uretral, uretrostomia ou tubo de cistostomia percutânea.

## TRATAMENTO COM AGENTES DE VOLUME URETRAL EM CASOS DE INSUFICIÊNCIA DO MECANISMO DO ESFÍNCTER

### Indicações
Para tratamento da incontinência urinária em cães e gatos com insuficiência do mecanismo do esfíncter refratária ao processo clínico padrão (ver Capítulos 46 e 333).

### Equipamentos
Cistoscópio rígido, agulha de injeção fornecida pelo fabricante do agente de volume, colágeno bovino reticulado, de disponibilidade limitada – agulha de injeção: 5 Fr 23 G – ou polidimetilsiloxano – agulha de injeção: 5 Fr 20 G – com dispositivo injetor.

### Procedimento
O paciente é anestesiado e colocado em decúbito dorsal. A vulva/o prepúcio e a área ao redor são tricotomizados, preparados, e os panos de campo são colocados. Os orifícios ureterovesiculares, o trígono e a uretra proximal são identificados por cistoscopia. O cistoscópio é retirado até o nível da uretra proximal, mais ou menos 1 a 1,5 cm caudal ao colo da bexiga ou no local da uretra proximal onde o lúmen parece menor. O agente de volume uretral é injetado na submucosa em três locais: nas posições 2, 6 e 10 horas, mais ou menos. A agulha é inserida de maneira que seu bisel aponte para o lúmen e seja inserido de modo superficial na submucosa. O agente de volume é injetado até que uma bolha seja visualizada e se aproxime da linha média. Quando o volume tiver sido administrado, a agulha é mantida no lugar por 60 segundos, a fim de permitir que o composto congele, já que sua retirada prematura pode resultar em vazamento do produto para dentro do lúmen. Ao fim do procedimento, o lúmen uretral deve estar fechado pelas bolhas. Em machos, o acesso à uretra proximal pode se dar por cistolitotomia perineal ou percutânea.[20-22]

### Considerações especiais
As principais desvantagens são a falta de uma eficácia sustentada e, portanto, a necessidade de injeções repetidas. As autoras escolhem a injeção de um agente de volume em cadelas mais velhas com insuficiência do mecanismo do esfíncter uretral refratária ao tratamento clínico por ser uma técnica fácil e pouco invasiva. Em cães mais jovens, opta-se por um esfíncter uretral, que pode ser colocado no momento da castração e gera resultados melhores a longo prazo.

### Resultados
As taxas de continência, quando utilizando colágeno em cadelas, varia de 53 a 68%, com duração média de 17 a 21 meses. Relataram-se taxas de continência de cerca de 75% em cães que receberam injeções de colágeno e foram tratados com um alfa-agonista.[21-23] Um estudo que usou polidimetilsiloxano em cadelas relatou taxas de continência de 86% 1 mês após a injeção, mas o resultado a longo prazo não estava disponível.[20]

### Acompanhamento
Se os pacientes permanecerem incontinentes, pode-se realizar uma segunda injeção de agentes de volume. O tratamento clínico, que consiste no uso de estrogênio e/ou de alfa-agonistas, melhora a resposta à terapia.

### Complicações
A incontinência persistente é a principal complicação. A incapacidade de urinar é infrequente e, se ocorrer, pode ser tratada com um cateter uretral por 24 a 48 horas. Não foram relatadas reações de hipersensibilidade ao colágeno em gatos e cães. No entanto, três cães tratados com polidimetilsiloxano que tiveram reação alérgica aguda (blefaredema e urticária) foram tratados com sucesso com difenidramina.[21]

### Alternativas
Fraldas, confinamento e limitar o paciente a áreas de limpeza fácil; colocação de um esfíncter uretral artificial (EUA); colpossuspensão com ou sem uretroplastia.[24]

## COLOCAÇÃO DE ESFÍNCTER URETRAL ARTIFICIAL

### Indicações
Para o tratamento da incontinência urinária em cães e gatos com insuficiência do mecanismo do esfíncter refratária ao tratamento clínico padrão (ver Capítulos 46 e 333).

### Equipamentos
Instrumental cirúrgico padrão, um EUA com via de acesso injetável, uma agulha de Huber, um dreno de Penrose e uma régua.

### Procedimento
O paciente é anestesiado e colocado em decúbito dorsal. O abdome ventral é tricotomizado, preparado, e os panos de campo são posicionados. Uma celiotomia mediana ventral caudal é feita para expor a bexiga e a uretra. Com uma dissecção romba do tecido conjuntivo periuretral, um espaço de 1,5 cm é criado ao redor da uretra. Em fêmeas, a uretra é afastada da vagina; em

machos, a bexiga é retraída, de modo cranial, para expor a uretra caudal à próstata. A circunferência uretral é mensurada com um dreno de Penrose colocado suavemente ao redor da uretra. O comprimento do dreno fornece a medida da circunferência uretral externa. A medida da circunferência é dividida por 50%, indicando o tamanho do EUA. Os tubos são preenchidos por infusão retrógrada de solução salina estéril, com auxílio de um cateter de poliuretano inserido no tubo para remover o ar. A solução salina é retirada e o volume, anotado, antes da implantação do dispositivo. O *cuff* é posto ao redor da uretra e o anel é fechado com suturas pelos orifícios. Em cadelas de tamanho médio, o *cuff* é colocado 3 cm caudal ao colo da bexiga, enquanto em machos de tamanho médio ele é colocado 2 cm caudal à próstata. Em cães e gatos menores, o *cuff* deve ser posicionado o mais caudal possível do trígono, a fim de evitar a migração cranial e a dobra do *cuff* durante a micção. O *cuff* permanece vazio e é inflado após 6 semanas de pós-operatório, caso a incontinência persista. A parede corporal direita ou esquerda ventral, lateral à incisão, é dissecada entre o tecido subcutâneo e a bainha do músculo reto ventral, criando um bolso para a porta de acesso. O tubo é passado pela parede corporal ventral e inserido no adaptador macho da porta de acesso, e a capa plástica é avançada para cobrir a junção. A porta é suturada na bainha do músculo reto ventral, lateral à incisão da linha mediana. A bexiga é preenchida com solução salina e comprimida manualmente para garantir a viabilidade uretral. O abdome é lavado, e a incisão da celiotomia é fechada de maneira rotineira[25-27] (Figura 124.5 A e B).

### Considerações especiais

Apenas agulhas Huber devem ser usadas com a porta de acesso. A insuflação do *cuff* antes de o tecido periuretral cicatrizar pode interferir na vascularização uretral. O EUA pode ser palpado por via retal e verificado para garantir que não tenha se deslocado. Se houver suspeita de vazamento no sistema, a viabilidade pode ser verificada com a injeção de um contraste na via de acesso[28] (Figura 124.5 C e D). Em cães com bexiga pélvica, uma cistopexia pode ser feita junto com a colocação do EUA, de modo a facilitar o posicionamento do *cuff* e evitar o aprisionamento dos ureteres. A cistoscopia e os cateteres urinários devem ser evitados nos períodos peri e pós-operatório, pois podem induzir lesões de mucosa, aumentando as chances de estenoses intraluminais.

### Resultados

Cerca de 92% dos cães mostraram melhora acentuada na continência, com 33 a 45% dos pacientes não necessitando da insuflação do *cuff*.[25,26]

### Acompanhamento

O paciente deve usar um colar elizabetano até que as suturas de pele sejam removidas. Se a incontinência persistir, pode-se administrar estrogênio e/ou um alfa-agonista.

*Inflação do cuff 6 semanas após a cirurgia:* a área sobre a porta de acesso é tricotomizada e preparada, e 0,1 a 0,2 m$\ell$ de solução salina estéril é injetado na porta usando uma agulha de Huber. Antes de receber alta, o paciente deve ser acompanhado e observado para ter certeza de que consegue urinar, a fim de garantir que a insuflação não resultou em obstrução uretral. Se não conseguir urinar, 20% do volume injetado na porta é retirado. A inflação do EUA é repetida até que haja melhora na continência ou nos sinais de obstrução uretral. O volume injetado a cada vez deve ser anotado para garantir que o preenchimento máximo não seja excedido.

### Complicações

Complicações menores incluem piora temporária da incontinência durante os primeiros 14 dias após a cirurgia (19%), estrangúria leve (7%) e formação de seroma sobre a porta de acesso (11%). Infecções do trato urinário são observadas em 61% das cadelas durante o acompanhamento a longo prazo. Em uma série de relatos de caso, complicações maiores ocorreram em 7 a 17% dos cães, com obstrução uretral em 1,5 a 23 meses após a cirurgia. As causas foram a teia intraluminal em um cão submetido a cistoscopia concomitante; houve quatro casos de estenose extraluminal – dois desses foram tratados pela remoção do EUA, o que resolveu a obstrução em um dos casos, e os outros dois foram submetidos à colocação de um *stents* uretral, o que também resolveu a obstrução.[25-27]

### Alternativas

Fraldas, confinamento e limitação do paciente a áreas que são fáceis de limpar. Injeção cistoscópica de um agente de volume uretral. Colpossuspensão com ou sem uretroplastia.[24]

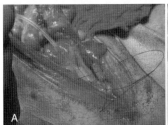
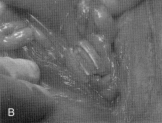
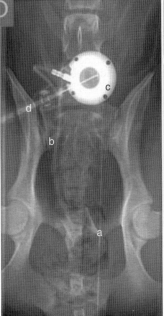
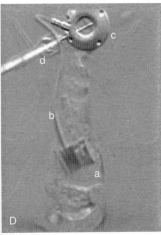

**Figura 124.5 A.** O esfíncter uretral artificial (EUA) inflado é um anel de silicone incompleto, com dois orifícios em cada extremidade do *cuff*, que permitem que se forme um anel, uma vez colocado em torno da uretra. O anel é conectado a um tubo de silicone ligado a uma porta subcutânea de acesso. O *cuff* foi posicionado suavemente ao redor da uretra e as suturas foram passadas pelos orifícios. **B.** As suturas dos orifícios estão agora colocadas, estando o *cuff* ao redor da uretra. O tubo que leva ao *cuff* é visível. **C.** Radiografia ventrodorsal de uma cadela com EUA submetida a um estudo contrastado. O *cuff* ao redor da uretra preenchido com contraste é visível (*a*), e o tubo que vai em direção à porta também está preenchido com contraste (*b*). A porta de acesso é visível (*c*) junto com a agulha de injeção de Huber inserida (*d*). **D.** A mesma imagem é vista sob subtração digital, permitindo melhor visualização do material de contraste dentro do sistema. (*As figuras A e B encontram-se reproduzidas em cores no Encarte.*)

## ACESSO PERINEAL PERCUTÂNEO PARA URETROCISTOSCOPIA RÍGIDA EM CÃES MACHOS

### Indicações

O acesso perineal à uretra torna possível realizar a uretrocistoscopia rígida em cães machos, resultando em melhora substancial da visualização. Essa abordagem é útil nas intervenções ureterais endoscópicas em cães machos – por exemplo, ablação a *laser* de ureteres ectópicos, escleroterapia ou ureteroscopia para pacientes com hemorragias renais idiopáticas, colocação de *stent* ureteral.

### Equipamentos

Um cistoscópio rígido de 2,7 mm, um fluoroscópio com arco em C, um trocarte 18 G, um fio-guia super-rígido Amplatz de 0,035", um fio-guia hidrofílico de ponta angulada de 0,035", um cateter urinário de Foley 8 Fr, uma bainha destacável 14 Fr, contraste e dilatadores vasculares seriados (8, 10, 12 e 14 Fr).

### Procedimento

A abordagem perineal é feita com o paciente em decúbito dorsal e os membros pélvicos tracionados de modo cranial (Figura 124.6). O prepúcio e a área perineal são tricotomizados e preparados de maneira asséptica. Uma sutura em bolsa de fumo é colocada no ânus. Esse posicionamento permite o acesso à uretroscopia retrógrada flexível e o uretral perineal. Após a uretroscopia flexível, um cateter de Foley 8 Fr é inserido e a bexiga urinária é preenchida com ioexol diluído (50%). A unidade fluoroscópica com arco em C é posicionada de modo transversal ao cão, com o objetivo de projetar uma imagem lateral (Figura 124.6). O cateter é puxado de volta para dentro da uretra isquiática e o balão é preenchido com uma mistura de 50% de contraste. Uma incisão de pele de 4 a 5 mm, na linha média da região perineal, é feita em direção à uretra pélvica, ao nível do ísquio. Um trocarte 18 G é colocado no lúmen uretral sob fluoroscopia e sob orientação do ultrassom (ver Figura 124.6). A agulha é direcionada de forma que penetre o balão no cateter de Foley. O mandril é removido, o trocarte oco é avançado até alcançar a uretra pélvica e uma amostra de urina é coletada para confirmar a localização correta. Na sequência, o fio-guia super-rígido Amplatz de 0,035" é introduzido e enrolado na bexiga urinária, sob orientação fluoroscópica. O arco em C é rotacionado para uma projeção dorsoventral. O cateter 18 G é removido sobre o fio, e são utilizados dilatadores seriados (8, 10, 12 e 14 Fr) para dilatar o trato (Figura 124.6), de modo que ele comporte uma bainha descartável 14 ou 16 Fr. Quando a bainha 14 ou 16 Fr estiver na uretra pélvica, o dilatador é removido, um cistoscópio rígido de 2,7 mm é colocado pela bainha e a uretrocistoscopia rígida é realizada (Figura 124.7). Após a intervenção, a bainha é removida. O local da punção cicatriza por segunda intenção e o paciente recebe alta no mesmo dia.

### Resultados

Em um relato com dez cães,[29] o tempo de acesso foi de cerca < 30 minutos, metade dos casos foi para casa no mesmo dia do procedimento e a única complicação encontrada em foi o extravasamento de urina pela incisão perineal 6 horas após a cirurgia, o que não ocorreu novamente. Não foram identificadas complicações a longo prazo em nenhum dos cães, dentro de um tempo de acompanhamento médio de ≈ 7 meses e, em alguns casos, > 3 anos.

### Acompanhamento

A recuperação do paciente é feita sem a necessidade de tratamentos especiais, já que o tratamento é baseado na condição subjacente que foi tratada – por exemplo, *stent* ureteral, ureter ectópico ou hematúria renal.

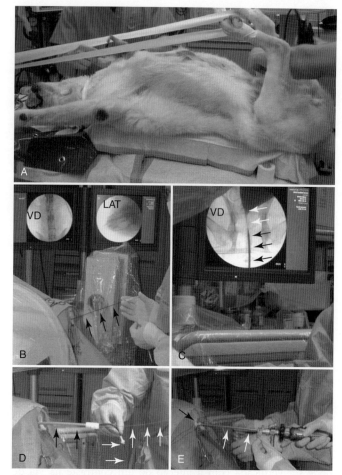

**Figura 124.6** Acesso perineal percutâneo em um Labrador Retriever macho, castrado, de 12 anos. **A.** Posicionamento dorsal do cão com a cauda para fora da extremidade da mesa. **B.** Arco em C fluoroscópico angulado para produzir uma imagem pelo cão, em projeção lateral. Observe a agulha (*setas pretas*) durante a punção percutânea e as imagens de fluoroscopia demonstrando a projeção ventrodorsal (VD) e lateral (LAT). **C.** Imagem fluoroscópica mostrando a bainha (*setas pretas*) sobre o fio-guia (*setas brancas*) no monitor de fluoroscopia, uma vez que o acesso uretral foi obtido. **D.** Dilatação seriada (*setas pretas*) sobre o fio-guia (*setas brancas*). **E.** Endoscópio rígido (*setas brancas*) entrando na bainha para a realização da cistoscopia rígida. (Foto cedida pelo Dr. Chick Weisse.)

### Complicações

As complicações potenciais e mais preocupantes da abordagem perineal percutânea são as hemorragias da vasculatura dos tecidos cavernosos da uretra isquiática e a formação de estenose.[29,30] Até o momento a hemorragia não tem sido um problema, talvez em razão do alongamento (dilatação) dos tecidos, em vez da laceração ou do corte que ocorre durante a exposição uretral/acesso cirúrgico. Como tem sido demonstrado na uretra, também é improvável ocorrer estenoses quanto usadas incisões longitudinais em vez de circunferenciais.[31,32]

## ABLAÇÃO ENDOSCÓPICA A *LASER* DE VESTÍGIOS VESTIBULOVAGINAIS

### Indicações

As cadelas que apresentam vestígios vestibulovaginais (VV), incluindo remanescente do ducto paramesonéfrico (ou ductos de Müller) persistente (RDPP), septo vaginal (SV) ou vagina dupla (VD), podem apresentar muitos sinais clínicos, como dificuldade natural de reprodução, incontinência urinária

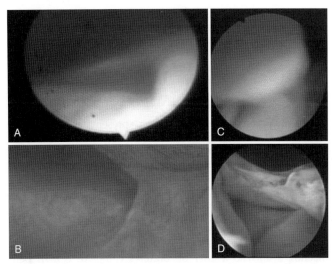

**Figura 124.7** Imagens endoscópicas da junção ureterovesical (JUV) em dois cães (**A** e **B** com hematúria renal idiopática; **C** e **D** com ureteres ectópicos). **A.** Junção ureterovesicular de um cão macho com hematúria renal idiopática, mostrando jatos de sangue saindo pelo orifício durante uma cistoscopia flexível. **B.** O mesmo cão da imagem (**A**) utilizando um endoscópio rígido após o acesso perineal. **C.** Um cão macho com o fio-guia no orifício ureteral ectópico durante a cistoscopia flexível. **D.** O mesmo cão da imagem (**C**) após a ablação a *laser* do orifício ureteral ectópico, utilizando um cistoscópio rígido após o acesso perineal. (*Esta figura se encontra reproduzida em cores no Encarte.*)

persistente, acúmulo de urina vaginal, infecções crônicas e recorrentes do trato urinário, disúria, vaginite, distocia e dermatite vulvar.[33-35] Em estudo recente,[34] a AEL do septo vestibulovaginal remanescente mostrou melhora nos escores de incontinência e diminuição das infecções do trato urinário nos cães afetados. No entanto, o pequeno número de cães com malformações isoladas limitou a relevância da correção dessas lesões. Como as implicações atuais dessas malformações permanecem desconhecidas, ter uma opção de tratamento efetiva e minimamente invasiva, como uma ablação a *laser* guiada por endoscopia, é o ideal.

### Equipamentos

Em geral, usam-se cistoscópios rígidos com lente de 30°. A infusão de solução salina é utilizada para manter a visibilidade, e o ideal é ela ser realizada por um sistema de pressão, de modo a manter a cavidade vaginal distendida. Um fio-guia e um cateter ureteral com a extremidade aberta são usados para avaliar o comprimento e a localização da estrutura remanescente. O *laser* para a ablação da membrana pode ser um diodo ou um Ho:YAG.

### Procedimento

O paciente é colocado em decúbito dorsal, e a região da vulva é tricotomizada e preparada de maneira asséptica. O cistoscópio é introduzido no vestíbulo e se faz a irrigação com solução salina por um sistema de irrigação pressurizado. A abertura vaginal é identificada, e cada compartimento é avaliado com o cistoscópio. O fio-guia e o cateter ureteral são introduzidos em um dos compartimentos vaginais, tanto utilizando o canal de trabalho do cistoscópio quanto guiados ao longo do cistoscópio. Em seguida, o cistoscópio é removido sobre a combinação de fio/cateter e reintroduzido no vestíbulo próximo ao cateter (Figura 124.8). O cistoscópio pode ser introduzido no compartimento contralateral para avaliar o comprimento do septo. Cada malformação é classificada como um RDPP (< 1 cm), SV (> 1 cm) ou VD – toda a vagina até a cérvice – com base nas medições do septo com a extremidade aberta do cateter ureteral – marcas de 1 cm ao longo do comprimento.

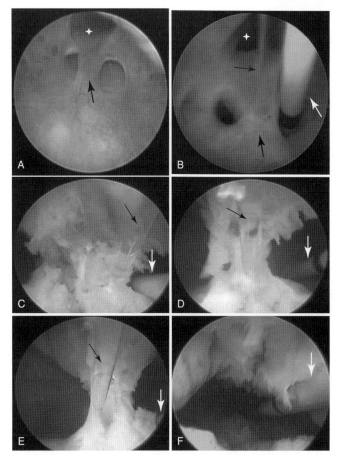

**Figura 124.8** Imagens endoscópicas durante a cistoscopia dorsal de uma cadela com remanescente de ducto paramesonéfrico persistente (RDPP) antes e após a ablação a *laser*. **A.** Abertura uretral (*estrela amarela*) situada logo acima da (ventralmente à) abertura vaginal. A abertura vaginal é revestida por uma banda dorsoventral de tecido (*seta preta*), que é o RDPP. **B.** Um cateter ureteral com a extremidade aberta (*seta vermelha*) por meio de um dos compartimentos da abertura vaginal, enquanto um *laser* (*seta preta pequena*) é direcionado para a banda de tecido (seta preta) pelo canal de trabalho do cistoscópio. **C** a **E.** O *laser* (*seta preta fina*) corta progressivamente a banda de tecido, enquanto ambos os compartimentos da vagina são monitorados com o cateter ureteral (*seta vermelha*). **F.** Todo o remanescente é cortado mostrando um compartimento vaginal único. (*Esta figura se encontra reproduzida em cores no Encarte.*)

Uma fibra a *laser* é posicionada no canal de trabalho do cistoscópio (*laser* diodo de 18 a 22 watts) e faz-se a ablação da malformação do aspecto caudal até a parte mais cranial. O cateter é usado para marcar o compartimento contralateral vaginal até que a vagina seja um tubo aberto com uma abertura única (ver Figura 124.8). O vestíbulo é infundido com uma mistura 1:1 de bupivacaína (0,3 mg/kg) e solução salina isotônica estéril para analgesia transuretral local.

### Resultados

Em estudo recente, os resultados em relação a escores de continência, vaginite e infecções do trato urinário foram superiores após a ablação a *laser* guiada por endoscopia.[34] É difícil atribuir esse achado à correção do septo vestibulovaginal remanescente (SVVR), já que a maioria dos cães foi submetida ao tratamento de outras malformações congênitas ao mesmo tempo, como ureteres ectópicos. Em 30 cães nos quais esse procedimento foi realizado não houve nova formação do SVV.[34]

### Acompanhamento

Os pacientes recebem alta no mesmo dia. Analgésicos, a serem administrados conforme necessário, durante os sinais de desconforto, são fornecidos aos proprietários. A cultura bacteriana da urina é realizada 2 a 4 semanas após a terapia antibiótica em todos os pacientes, sendo recomendado repetir esse exame após 8 semanas, 3 meses, 6 meses, e, depois, a cada 6 meses, caso o paciente tenha desenvolvido infecções crônicas do trato urinário.

### Complicações
É possível haver complicações com esse processo, as quais podem incluir lacerações uretrais, lacerações vaginais e traumas na mucosa. Em estudo recente que avaliou o uso da AEL-VV, 5 de 36 cães (14%) tiveram disúria leve e imediata no pós-operatório, a qual se resolveu nas primeiras 24 a 72 horas pós-endoscopia.[34] Em uma cadela, verificou-se perfuração da parede vaginal a *laser*, porém isso não acarretou consequências clínicas significativas.

### Alternativas
A alternativa é a ressecção da lesão por cirurgia aberta.

## ABLAÇÃO A *LASER* GUIADA POR CISTOSCOPIA DE URETERES ECTÓPICOS INTRAMURAIS EM CÃES

### Indicações
Correção de ureteres ectópicos intramurais em cães fêmeas e machos (ver Capítulo 336). O diagnóstico pode ser feito/confirmado por cistoscopia, e a ablação a *laser* pode ser realizada no mesmo momento.[36,37]

### Equipamentos
Cistoscópio rígido ou flexível, fio-guia hidrofílico angulado, cateter ureteral com a extremidade aberta, meio de contraste iodado, fluoroscopia ou radiografia digital, *laser* diodo ou Ho:YAG com fibra que possa ser passada pelo canal de trabalho do cistoscópio.

### Procedimento
O paciente é anestesiado e colocado em decúbito dorsal. A vulva/o prepúcio e a área circunjacente são tricotomizados, preparados de modo asséptico, e os panos de campo são posicionados. Procede-se à cistoscopia e à vaginoscopia para identificar o local da ectopia e anomalias concomitantes. Quando o orifício ureteral ectópico é identificado, um fio-guia hidrofílico angulado é introduzido pelo canal de trabalho do cistoscópio, adentrando o ureter sob orientação fluoroscópica. Um cateter ureteral com a extremidade aberta é avançado sobre o fio-guia até a parte distal do ureter. O fio-guia, então, é removido, e a ureteropielografia retrógrada é realizada com um meio de contraste iodado diluído 50:50 em solução salina estéril. O caminho intramural do ureter pode ser confirmado, e outras anomalias da pelve renal e do ureter podem ser avaliadas. A parede medial do ureter ectópico recebe as cargas de *laser* até que o orifício ureteral esteja situado no trígono (Vídeo 124.1). Uma uretrocistografia contrastada retrógrada confirma o posicionamento correto e garante que não tenha ocorrido nenhuma perfuração no trato urinário[36,37] (Figura 124.9).

### Considerações especiais
Cães com ureteres ectópicos podem apresentar muitas outras anomalias do trato geniturinário, incluindo remanescentes vestibulovaginais, incompetência do mecanismo do esfíncter uretral, bexiga hipoplásica, bexiga pélvica, agenesia renal, displasia renal e estenoses ureterais. Remanescentes vestibulovaginais são relatados em 93% dos cães com ectopia ureteral, os quais podem ser submetidos à ablação a *laser* no momento da correção da ectopia. O tratamento de infecções do trato urinário inferior que estejam causando sinais clínicos é recomendado antes da ablação a *laser* guiada por cistoscopia.[36,37] Em cães machos, a ablação a *laser* de ureteres ectópicos é mais bem realizada por meio de um acesso uretral perineal guiado por fluoroscopia, permitindo a passagem de um endoscópio rígido pela uretra pélvica.[38]

### Resultados
A ablação a *laser* guiada por cistoscopia resulta em taxas de continência de 47% em cadelas 6 meses após o procedimento. As taxas de continência se elevam para 77% com a adição do tratamento para a incompetência do mecanismo do esfíncter uretral (ver Capítulo 336).[29] As taxas de sucesso são maiores em cães machos.[31] A incontinência persistente é secundária a outras anomalias simultâneas do trato urinário, como a incompetência do mecanismo do esfíncter uretral, que é relatada em 75 a 89% das cadelas com ureteres ectópicos.[39,40]

### Acompanhamento
É necessário tratar a incompetência do mecanismo do esfíncter uretral. Recomendam-se culturas de urina regulares, visto que 30% dos cães são diagnosticados com infecção do trato urinário 6 meses após o procedimento.[36]

### Complicações
Não foram relatadas recidivas da ectopia nem estenoses no orifício ureterovesical. A perfuração do trato urinário inferior é rara e pode ser tratada mantendo-se o cateter urinário no local por 24 a 48 horas. Os pacientes podem apresentar disúria leve e polaciúria autolimitante.

### Alternativas
Correção cirúrgica dos ureteres ectópicos. As autoras consideram a ablação a *laser* guiada por cistoscopia o tratamento padrão para a correção de ureteres ectópicos intramurais.

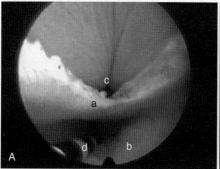 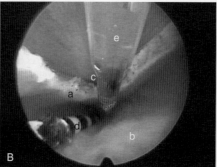 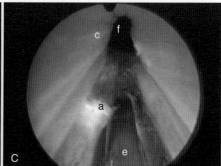

**Figura 124.9** Ablação a *laser* de um ureter ectópico em uma cadela. **A.** Um cateter ureteral com a extremidade aberta pode ser visto no lúmen do ureter ectópico (*d*); a parede medial (*a*) e a lateral (*b*) do ureter ectópico são visíveis ao longo da parede lateral da uretra (*c*). **B.** A probe *laser* (*e*) é vista ao realizar a ablação da parede medial (*a*) do ureter. **C.** O ureter ectópico foi bombardeado com *laser* na parte proximal da uretra. O trígono, junto com o lúmen da bexiga, está visível (*f*).

# TRATAMENTO DAS NEFROLITÍASES

## Indicações

A remoção de nefrolitíases em pacientes caninos e felinos é indicada apenas caso elas sejam complexas e problemáticas. Os critérios para considerar um nefrólito complexo e, assim, passível de remoção são os seguintes: obstrução parcial ou completa da junção ureteropélvica (JUP), resultando em hidronefrose progressiva; perda do parênquima renal em decorrência do crescimento do cálculo; hematúria crônica grave; sinais de dor renal ou caso infecções recorrentes do trato urinário estejam ocorrendo, apesar do manejo clínico apropriado de um nefrólito infectado. Em gatos, a principal indicação para a remoção de urólitos do trato superior é quando o nefrólito se desloca para dentro do ureter e se torna um ureterólito obstrutivo. Se isso ocorrer, é recomendada a descompressão ureteral com um dispositivo de *bypass* subcutâneo (SUB, veja abaixo), e não com nefrolitotomia. As opções para a remoção intervencionista de nefrólitos são a litotripsia por ondas de choque extracorpórea (LOCE), apenas em cães,[41-43] além da nefrolitotomia endoscópica (NLE) e da nefrolitotomia endoscópica percutânea ou cirurgicamente assistida (NLEP ou NLEC), que podem ser realizadas tanto em cães quanto em gatos.[44,45]

## Equipamentos

Existem muitos equipamentos disponíveis para a LOCE, sendo o mais comum o litotritor a seco. Essas unidades são portáteis. O procedimento de NLE requer uma agulha de punção para o acesso renal (18 G), um fio-guia hidrofílico com ponta angulada e um *kit* de dilatação para o acesso renal endoscópico (18, 24 ou 30 Fr). É necessário um nefroscópio de tamanho apropriado (22 Fr) para que o litotritor caiba no canal de trabalho. O autor prefere um litotritor ultrassônico de probe dupla.[a] Se for preciso um nefroscópio menor, pode-se usar um *laser* Ho:YAG, como mencionado, para a litotripsia. Se o procedimento for realizado de forma percutânea, é necessário um cateter *pigtail* (em J) de 6 Fr com trava. Após a conclusão do procedimento, um *stent* ureteral de tamanho apropriado é colocado em todos os pacientes.

## Procedimento

### Litotripsia por ondas de choque extracorpóreas

Uma vez que um paciente esteja sob anestesia geral, a LOCE pode ser feita colocando-se o paciente em diversas posições oblíquas, sob orientação fluoroscópica, para que seja possível o direcionamento preciso pelo litotritor. O pelo sobrejacente ao ponto de entrada das ondas de choque é tricotomizado, e um gel de contato é usado para garantir a transmissão das ondas de choque ao corpo e sobre o cálculo, evitando que bolhas de ar atenuem as ondas de choque na superfície da pele. O urólito é colocado no ponto focal sob a fluoroscopia utilizando o sistema de direcionamento integrado da máquina. Na sequência, são emitidas ondas de choque para induzir a fragmentação do urólitos, sendo estas limitadas à frequência e ao ritmo cardíaco, para evitar o desenvolvimento de arritmias fatais.

### Nefrolitotomia endoscópica

A NLE (Figura 124.10) é feita tanto por via percutânea (NLEP) quanto assistida cirurgicamente (NLEC). Para a NLEP, o paciente é colocado em decúbito lateral, e as áreas sobre o rim e vulva/prepúcio são tricotomizadas e preparadas de modo asséptico. Sob orientação ultrassonográfica, uma agulha de acesso renal 18 G é usada para puncionar a pelve renal pela curvatura maior do rim. Tendo imagens fluoroscópicas como

[a] Cyberwand Dual Ultrasonic Lithotriptor, Olympus, Gyrus/ACMI, Southborough, MA.

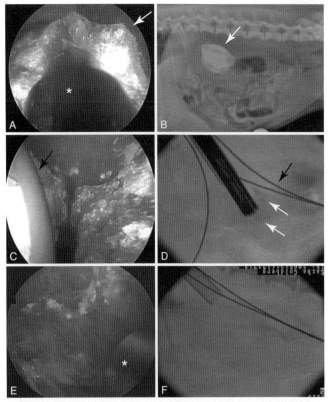

**Figura 124.10** Nefrolitotomia endoscópica percutânea (NLEP) em um cão durante a endoscopia e a fluoroscopia. **A.** Imagem endoscópica de um nefrólito grande (*seta branca*) com o litotritor (*asterisco branco*) no canal de trabalho do endoscópio. **B.** Radiografia lateral de um cão com nefrólitos bilaterais grandes (*seta branca*). **C.** Imagem nefroscópica após o cálculo ser quebrado, com um fio-guia (*seta preta*) passando pelo lúmen da pelve renal. **D.** Imagem fluoroscópica do nefroscópio na pelve renal, monitorando a localização de todos os fragmentos do cálculo (*setas brancas*). Observe os fios-guia mantendo o acesso total (*seta preta*). **E.** Pelve renal após a remoção de todo o nefrólito. **F.** Imagem fluoroscópica mostrando que todos os fragmentos do cálculo foram removidos. (*As figuras A, C e E encontram-se reproduzidas em cores no Encarte.*)

guia, uma ureteropielografia é realizada e um fio-guia é colocado de maneira anterógrada na pelve renal, descendo pelo ureter e adentrando a bexiga urinária, onde é passado pela uretra para obter um acesso total (de ponta a ponta). Um trato, então, é dilatado sobre o fio-guia, dentro da pelve renal, com a combinação de balão/bainha, de modo que a nefroscopia rígida possa ser realizada e a obter acesso intracorpóreo ao nefrólito. Então, o nefroscópio e o litotritor são guiados por endoscopia e fluoroscopia, para quebrar o cálculo maior e remover os fragmentos, até que a pelve renal esteja livre dos resíduos desses cálculos. Por fim, uma vez concluído o procedimento, um *stent* ureteral é posicionado para garantir a patência ureteral no pós-operatório. Se o procedimento for feito de forma percutânea, coloca-se um tubo de nefrostomia *pigtail* (em J) com trava, a fim de garantir que a nefropexia seja feita. Se o processo se der com assistência cirúrgica (NLEC), a mesma abordagem é utilizada, porém, na finalização, o ponto de acesso é fechado com uma sutura de colchoeiro, o que torna desnecessária a colocação do tubo de nefrostomia.

## Considerações especiais

A maioria dos cálculos renais em cães e gatos não é complexa, o que significa que eles não devem ser removidos. Deve-se realizar uma avaliação cuidadosa antes de decidir pela remoção dos cálculos renais, uma vez que os potenciais danos causados, em particular com uma nefrotomia cirúrgica, quase sempre não justificam a remoção. Antes de decidir a melhor técnica para a remoção do nefrólito, o tamanho do cálculo, o tamanho do paciente e o tipo de cálculo devem ser considerados. A troca de um nefrólito não obstrutivo em um ureterólito obstrutivo não é indicada, e pode ser necessária a colocação concomitante de um *stent* ureteral para evitar que isso ocorra. Cálculos de cistina são resistentes à LOCE, e a NLE deve ser considerada, quando necessário. A recidiva de cálculos também é comum; portanto, o tratamento clínico deve ser implementado adequadamente para reduzir a probabilidade dessa complicação (ver Capítulos 331 e 332). Todas as técnicas descritas anteriormente, assim como outras deste capítulo, devem ser realizadas apenas por operadores treinados.

### Resultados

A LOCE e a NLE são seguras, pouquíssimo invasivas e podem ser muito eficientes quando executadas de maneira correta.[46,47] A nefrolitotomia endoscópica (NLE) normalmente é mais efetiva (90 a 100%)[46,48] do que a LOCE (50 a 80%),[47] quando o objetivo é um tratamento único, e tem mostrado efeitos mínimos sobre a função renal em pessoas, quando comparada com todas as outras opções.[48] No entanto, é importante perceber que a NLE é mais difícil de realizar e mais invasiva do que a LOCE. Em um relato recente envolvendo nove cães e um gato (12 unidades renais) em que a NLE foi realizada, o tamanho médio dos cálculos era de 2 cm (0,7 a 5 cm), e as concentrações de creatinina sérica antes e 3 meses após a cirurgia, de 1,3 mg/dℓ (0,8 a 9,1 mg/dℓ) e 1,1 mg/dℓ (0,6 a 6,1 mg/dℓ), respectivamente.[45] O sucesso na remoção de todos os cálculos após um procedimento foi documentado em 92% das unidades renais, e nenhum paciente morreu em razão da NLE, o que corrobora os resultados relatados em humanos.[45,46,48] Em uma série de 140 cães com nefrólitos ou ureterólitos tratados com LOCE, a complicação mais comum foi o desenvolvimento de obstrução ureteral, ocorrendo em cerca de 10% dos cães.[41] O risco de obstrução ureteral tem diminuído com a colocação endoscópica concomitante de um *stent* ureteral.

### Acompanhamento

Após a LOCE, os cães recebem fluidoterapia intravenosa por 12 a 36 horas. Radiografias abdominais são feitas após 24 horas para avaliar a fragmentação do nefrólito e o ultrassom é realizado para confirmar que não ocorreu obstrução ureteral. Se um *stent* ureteral for colocado ao mesmo tempo, os cães quase sempre recebem alta no mesmo dia. Após a NLE, administram-se analgésicos por 24 horas, enquanto o paciente está hospitalizado e recebendo fluidos IV. Eles ganham alta em 24 a 36 horas, e um acompanhamento com imagens e exames sanguíneos é realizado após 2 semanas. Uma vez confirmado que todos os fragmentos do cálculo foram eliminados, o *stent* ureteral é removido sob orientação endoscópica e fluoroscópica. A pelve renal pode permanecer dilatada por algumas semanas/meses, dependendo do tamanho do cálculo removido e do tempo em que ele esteve presente. Para a LOCE, o tubo de nefrostomia é avaliado com cultura da urina em 5 a 7 dias e removido após 1 mês. A remoção deve se dar sobre um fio-guia e pode ser feita junto com a do *stent* ureteral.

### Complicações

A complicação mais comum com a LOCE é a obstrução ureteral (10%).[41] Complicações adicionais que podem ocorrer incluem pancreatite, arritmias cardíacas, hemorragia transitória e necessidade de mais de um procedimento (15 a 30%).[41] A LOCE não é recomendada como tratamento de nefrólitos em gatos, pois o ureter felino tem apenas 0,3 mm de diâmetro, enquanto um fragmento de nefrólito típico após a LOCE tem mais ou menos 1 mm de diâmetro. Portanto, a fragmentação de nefrólitos em gatos é proibitiva, pois provavelmente resultará em obstrução ureteral. Além disso, com o LOCE há maior tendência às hemorragias nos rins felinos, quando comparados com os caninos.

Para a NLE, os principais riscos são hemorragia, perfuração ureteral e extravasamento de urina do ponto de acesso renal. Se o processo for realizado por via percutânea (NLEP), um tubo de nefrostomia permanece no lugar por no mínimo 4 semanas, para criar uma nefropexia. Caso contrário, pode ocorrer extravasamento de urina enquanto o local da nefrostomia cicatriza. O deslocamento do tubo de nefrostomia e as infecções do trato urinário devem ser considerados; portanto, deve-se implementar um monitoramento cuidadoso. No caso da NLEC, o ponto de acesso é fechado com uma sutura assim que o procedimento é finalizado.

A despeito do procedimento realizado, o maior risco é a recidiva do cálculo, o que requer monitoramento e medidas preventivas apropriadas.

### Alternativas

As alternativas para a LOCE ou para a NLE são a nefrotomia cirúrgica, a nefrectomia ou deixar o cálculo no rim. Menos de 5% de todos os cálculos necessitam remoção, e deve-se tomar cuidado ao decidir a melhor abordagem para cada paciente.

## TRATAMENTO DE OBSTRUÇÕES URETERAIS BENIGNAS

### Indicações

Obstruções ureterais benignas são problemas clínicos observados com maior frequência em cães e gatos na última década (ver Capítulo 329).[49-61] Essa condição é mais associada à ureterolitíase e/ou a estenoses ureterais. As opções intervencionistas têm se tornado uma modalidade de tratamento comum em razão das menores taxas de morbidade e mortalidade relatadas, quando comparadas com as técnicas cirúrgicas tradicionais[52,54,56,57,60,61] (Tabela 124.2). Até o momento, os tratamentos intervencionistas recomendados para obstruções ureterais são a colocação endoscópica de um *stent* ureteral para cães e de um dispositivo de *bypass* ureteral subcutâneo (SUB) em gatos.

### Equipamentos

São necessários vários endoscópios rígidos e flexíveis para a colocação de *stents* ureterais por via retrógrada em cães. Esse procedimento é possível em cadelas de qualquer tamanho e em cães machos com peso > 6 kg. Exigem-se fios-guia e cateteres para cada procedimento, e o tamanho depende do *stent* e do cateter utilizados. O dispositivo SUB[b] é um tubo de nefrostomia especializado de 6,5 Fr conectado a um de cistostomia por uma porta colocada de maneira subcutânea, o que cria um ureter artificial.

### Procedimentos

#### Stents *ureterais*

Em cães, os *stents* ureterais são colocados com mais frequência por cistoscopia. O procedimento é feito de forma retrógrada pela junção ureterovesical (JUV). Não é possível realizá-lo quando a obstrução é decorrente de um tumor de trígono que cubra a JUV. Para a inserção endoscópica do *stent* ureteral, o paciente é posicionado em decúbito dorsal, e a vulva ou o prepúcio são tricotomizados e preparados de maneira asséptica. Em cadelas, um cistoscópio de 30° é usado para a cistoscopia de rotina, assim uma combinação de um fio-guia hidrofílico com ponta angulada e tamanho apropriado, de um cateter ureteral, é usada para a canulação do ureter. Depois que o cateter estiver

---

[b]Dispositivo de *bypass* ureteral subcutâneo (SUB), Norfolk Vet Products, Skokie, IL.

# CAPÍTULO 124 • Terapias Intervencionistas Urológicas

no terço distal do ureter, o fio é removido e, sob orientação fluoroscópica, um ureteropielograma retrógrado é realizado. Então, o fio é reintroduzido pelo cateter até o ureter, ao redor da obstrução e adentrando a pelve renal (Figura 124.11). O fio é removido e o contraste é injetado na pelve renal. O fio é reintroduzido e enrolado na pelve renal, e o cateter é removido sobre o fio-guia, monitorado sob orientação fluoroscópica, para garantir que permaneça enrolado na pelve renal. Durante a retirada, o comprimento ureteral é medido com o cateter e monitora-se a JUV pelo cistoscópio. Então, é escolhido um *stent* de tamanho apropriado, com base no diâmetro e no comprimento ureteral. Esse *stent* ureteral duplo J é colocado sobre o fio-guia, pelo canal de trabalho do cistoscópio, até o ureter e enrolado sob o fio na pelve renal. Depois que um cacho for observado na pelve renal, o fio é recuado para dentro do cistoscópio e um cateter "empurrador" é utilizado para empurrar a extremidade distal do *stent* para a bexiga urinária.

Se houver pionefrose, como ocorre em ≈ 25 a 30% dos cães com obstrução ureteral na prática das autoras, uma vez que a pelve renal esteja cateterizada com o cateter ureteral com extremidade aberta, essa pelve deve ser lavada e drenada, a fim de fornecer uma lavagem pélvica adequada antes da inserção do *stent* ureteral. Deve-se tomar cuidado para remover o máximo de restos purulentos.

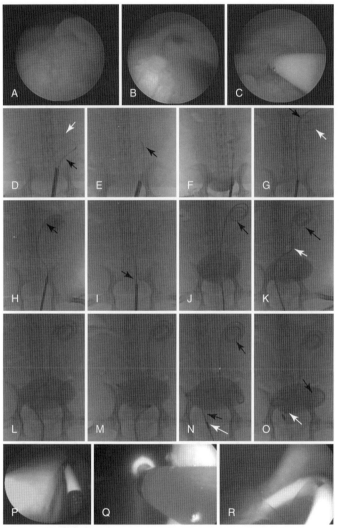

**Figura 124.11** Colocação de um *stent* ureteral por via retrógrada guiado por cistoscópico e fluoroscópio em uma cadela. **A.** Imagem cistoscópica de um cão em decúbito dorsal mostrando a junção ureterovesicular (JUV) esquerda. **B.** Fio-guia sendo avançado em direção ao lúmen ureteral pela JUV. **C.** Cateter ureteral de extremidade aberta sendo avançado sobre o fio-guia para dentro do lúmen ureteral. **D.** Imagem fluoroscópica do fio-guia (*seta branca*) e do cateter ureteral de extremidade aberta (*seta preta*) sendo avançado por via retrógrada até o ureter. **E.** O fio é removido e o cateter permanece no ureter para uma ureteropielografia retrógrada. **F.** Ureteropielografia retrógrada sendo realizada, delineando a obstrução ureteral. **G.** O fio-guia (*seta branca*) é avançado de volta para dentro do cateter e enrolado na pelve renal com o cateter ureteral (*seta preta*) avançado até a pelve renal. **H.** É observado contraste dentro da pelve renal após a pielografia ser realizada com o auxílio do cateter ureteral (*seta preta*). **I.** O cateter ureteral (*seta preta*) é puxado de volta sobre o fio-guia pela JUP na imagem (*H*) até a JUV na imagem (*I*), permitindo a mensuração do comprimento ureteral para o dimensionamento de *stent*. **J.** O *stent* ureteral (*seta preta*) é avançado sobre o fio-guia e enrolado na pelve renal. A bexiga é preenchida com contraste para ser capaz de marcar a JUV sob fluoroscopia. **K.** Quando a alça proximal do *stent* (*seta preta*) está na pelve renal, o fio-guia é retraído (*seta branca*). **L.** O fio-guia é puxado até a terminação distal do *stent* na uretra. Observe que a terminação distal do *stent* está dobrando para dentro da bexiga, pois o fio não está mais no lúmen. **M.** A terminação distal do *stent* está sendo empurrada para dentro da bexiga urinária. **N.** O cateter empurrador (*seta branca*) tem uma marca radiopaca para marcar a terminação distal do *stent*. Observe que o fio está cruzando a junção entre o *stent* (*setas pretas*) e o empurrador. O *stent* é enrolado na bexiga urinária. **O.** Toda a terminação distal do *stent* ureteral é enrolada na bexiga urinária (*seta preta*) e o cateter "empurrador" está na uretra (*seta branca*). **P.** Imagem endoscópica do *stent* ureteral à medida que sai pela JUV. A marca preta observada é um marcador endoscópico para alertar o endoscopista sobre onde a alça distal do cateter duplo J está iniciando. **Q.** Imagem endoscópica da junção do *stent* ureteral e do cateter "empurrador" à medida que saem pelo canal de trabalho do endoscópio. Observe o fio-guia pelo lúmen de ambos os cateteres. **R.** Depois que o *stent* está na bexiga, o cateter "empurrador" e o fio são removidos por completo e observa-se a drenagem de fluidos pelas fenestrações do *stent*, garantindo sua patência. (*As figuras A, B, C, P, Q e R encontram-se reproduzidas em cores no Encarte.*)

**Tabela 124.2** Resultados relatados de acordo com as opções de tratamento das obstruções ureterais em pequenos animais.

*Potenciais resultados de muitas intervenções ureterais*

| PROCEDIMENTO | TRANSOPERATÓRIO | PÓS-OPERATÓRIO (< 1 SEMANA) | CURTO PRAZO (1 SEMANA A 1 MÊS) | LONGO PRAZO (> 1 MÊS) | ACOMPANHAMENTO |
|---|---|---|---|---|---|
| **Tratamento clínico**<br>**Felinos**<br>Obstruções ureterais[49,73] (diurese, manitol, bloqueadores alfa-adrenérgicos, dados apenas sobre os cálculos; não ajudará em cerca de 20% das estenoses[5]) | | • MORTALIDADE: 33% morreram ou sofreram eutanásia antes da alta[49] | • Insuficiência ou melhora da função renal (87%)[49] | • Se sobreviverem à alta, 30% têm melhora na azotemia[49] | • 13% responderam ao tratamento clínico com registro de 7,7% de passagem dos cálculos |
| **Cirurgia ureteral tradicional**<br>**Felinos**<br>(n = 153,[49,73] n = 47[51]) (ureterotomia/reimplantação/ureteronefrectomia/transplante renal;[49,73] ureterotomia/reimplantação,[51] dados apenas sobre os ureterólitos) | • Uroabdome por extravasamento (6%)[3] a 15%[49]<br>• Efusão abdominal pós-operatória (34%)[51] | • Obstrução ureteral persistente (7%)[49] em razão de estenose, edema, cálculos persistentes<br>• Insuficiência ou melhora da função renal (17%)[49]<br>• Necessitaram de uma segunda cirurgia durante a hospitalização (13%)[49,51]<br>• Outras[49]: sobrecarga de fluido (3%), peritonite séptica (2%), pancreatite (1%)<br>• MORTALIDADE (até a alta): 21%[49,51] (25% com ureterotomia/reimplantação; 18% se incluídos o transplante e a ureteronefrectomia)[49] | • Falha em melhorar a função renal (17%)[49]<br>• MORTALIDADE (dentro de 1 mês): 25%[49] | • Reobstrução (40%)[49]<br>• Aproximadamente 1 ano depois, 50% de mortalidade tanto nos casos tratados clinicamente quanto nos cirurgicamente[49] | • Acompanhamento: 1 > 2.000 dias<br>• As principais complicações são as complicações pós-operatórias: extravasamento, reobstrução, formação de estenose e recidiva da obstrução a longo prazo. Poucos casos foram acompanhados a longo prazo (aproximadamente 50%)[49]<br>• 21% de mortalidade perioperatória |
| **Cirurgia ureteral tradicional**<br>**Caninos**<br>(n = 16)[50] (ureterotomia/pielotomia, ureteronefrectomia; dados apenas sobre ureterólitos) | • Uroabdome por extravasamento<br>• Estenose | • Obstrução ureteral persistente<br>• Falha em melhorar a função renal (21%)[50]<br>• Piora na função renal (15%)[50]<br>• MORTALIDADE (até a alta): 6,25% | • Reobstrução[50]<br>• Cálculos ou estenose do local cirúrgico<br>• Disfunção renal persistente (43%)[50] | • ITU recorrente ou persistente (43%)[50]<br>• Reobstrução (15%)[50]<br>• Cálculos ou estenose do local cirúrgico<br>• 25% morreram ou sofreram eutanásia devido às doenças renais relacionadas | • Acompanhamento: 2 a 1.876 dias<br>• TSM: 904 dias (TSM estruvita 333 dias; TSM não estruvita 1.238 dias)<br>• Principais preocupações são a reobstrução e a piora da creatinina a longo prazo. Foram pouquíssimos casos nessa série |

# CAPÍTULO 124 • Terapias Intervencionistas Urológicas

| | | | |
|---|---|---|---|
| **Stent ureteral Felinos** (n = 79,[54] n = 92[56] (71 a 79% dos dados sobre ureterólitos, 21 a 28% sobre estenoses, 1% sobre pielonefrite obstrutiva) | • Penetração/perfuração ureteral com o fio-guia (17%) (poucas consequências clínicas; sem uroabdome)<br>• Extravasamento caso necessária a ureterotomia concomitante<br>• Eversão da mucosa ureteral durante a passagem do stent<br>• Laceração ureteral durante a passagem do stent (3,8%) | • Sobrecarga de fluidos durante diurese pós-obstrutiva (17%)<br>• Pancreatite concomitante (6%)<br>• Falha em melhorar a creatinina (5%)<br>• MORTALIDADE (até a alta): 7,5%[54]<br>• Decorrente de causas não urinárias (pancreatite ou ICC) | • Inapetência (temporária) (25%)<br>• Disúria (autolimitante, 7 a 14 dias) < 10%[54]<br>• Migração do stent[56] (3%) | • Disúria (38%)[54]<br>• Quase todos responderam a prednisolona e/ou prazosina (1,6% persistiram após o tratamento com esteroides)<br>• ITU (13% pós-operatório vs 34% pré-operatório)[54]<br>• Reobstrução (até 3,5 anos) (19 a 26%)[54,56]<br>• Estenose (58% das estenoses ocluíram o stent)<br>• Aderências ao redor do ureter, pela ureterotomia<br>• Pielonefrite obstrutiva<br>• Ureterite proliferativa<br>• Encrustação do stent<br>• Hematúria crônica (18%)[54]<br>• Migração do stent[54] (6%)<br>• Refluxo ureteral[54] (< 2%) | • Acompanhamento: 2 a 1.278 dias<br>• TSM: 498 dias<br>• TSM para causa de morte renal > 1.250 dias<br>• 21% dos gatos morreram de causas relacionadas ao rim<br>• O único preditivo a longo prazo foi a creatinina 3 meses após<br>• As principais questões são a TROCA DO STENT em 27% dos casos, em razão da migração ou oclusão do ureter, e a DISÚRIA em razão de o stent ureteral se localizar na bexiga urinária[54]<br>• 7,5% de mortalidade perioperatória (nenhuma relacionada com complicações cirúrgicas) |
| **Stent ureteral Caninos** (n = 84,[52] n = 14,[60,74] n = 57[61] (55% dos dados são de ureterólitos, 40% de tumores e 5% de estenoses) | • Falha endoscópica (aproximadamente 10% fêmeas; 30% machos)<br>• Perfuração ureteral (< 1%)<br>• Extravasamento (< 1%)<br>• Laceração ureteral (< 1%) | • Hematúria (< 5%)<br>• Disúria (< 2%)<br>• Migração (0%)<br>• Oclusão com restos teciduais (0%)<br>• MORTALIDADE (até a alta): 5,8%[56] | • Disúria < 2%<br>• Obstrução persistente (< 2%)<br>• Hematúria (20%) | • Tecido proliferativo na JUV (5 a 25%)[60,61,74]<br>• Reobstrução (9%)[61]<br>• ITUs (13 a 59% pós-stent[60,61,74], 59% pré-stent)[61]<br>• Migração (6%)[61]<br>• Encrustação (2%)[61]<br>• Hematúria (7%)[61]<br>• Quebra do stent (< 2%)<br>• Disúria (< 2%)[60,61,74] | • Acompanhamento: 30 dias – 6 anos (média 1.158 dias)<br>• As principais questões são a reobstrução e as ITU RECORRENTES, apesar de a frequência ser menor que a pré-stent<br>• < 2% de mortalidade perioperatória<br>• Todos os casos permitiram a preservação renal |
| **Dispositivo SUB Felinos** (n = 61,[53] n = 71[61]) (20% dos dados são de estenoses [± ureterólitos], 76% são de ureterólitos e 4% de ureterite obstrutiva) | • Dobra do cateter (3,5%)<br>• Incapacidade de colocar o dispositivo SUB (< 1%) | • Vazamento (5%)[56]<br>• resolvido com um novo dispositivo<br>• Sobrecarga de fluidos (< 5%)[53,56]<br>• Bloqueio do sistema (2%)[53,56] (coágulo, material purulento, falha do dispositivo)<br>• Falha em melhorar a creatinina (3%)[53,56]<br>• MORTALIDADE (até a alta): 5,8%[56] | • Disúria < 2%[53,56]<br>• Inapetência em aproximadamente 25% (temporária)<br>• Seroma em 1%[53] | • ITU[53] (15% pós-operatório; 35% pré-operatório)<br>• Reobstrução[56] (18%) (0% nas estenoses; 20% no caso de cálculos)<br>• Disúria (< 2%)[53,56] | • Tempo de acompanhamento: 2 dias a 4,5 anos<br>• Média: 762 a 923 dias<br>• A principal questão é: (1) OCLUSÃO DO DISPOSITIVO (10%) que requer troca ou lavagem seriada. Geralmente, em razão do acúmulo de cálculos; (2) DOBRA e (3) VAZAMENTO: com o treinamento adequado são preocupações menores<br>• 5,8% de mortalidade perioperatória (nenhuma relacionada às complicações cirúrgicas) |

*ICC*, insuficiência cardíaca congestiva; *ITU*, infecção do trato urinário; *JUV*, junção ureterovesicular; *SUB*, bypass ureteral subcutâneo; *TSM*, tempo de sobrevivência médio.

## Dispositivo SUB

O dispositivo SUB é utilizado normalmente para todas as causas de obstrução ureteral em gatos, mas quase nunca em cães. Esse dispositivo simplificou o tratamento das obstruções ureterais. O ápice da bexiga e o rim afetado são expostos por meio de uma celiotomia pela linha média ventral. Utilizando a técnica de Seldinger modificada, um cateter 18 G é avançado pelo polo caudal do rim, adentrando a pelve renal. Uma pielografia anterógrada é realizada e, em seguida, um fio-guia com ponta em J de 0,035" é avançado pelo cateter e enrolado na pelve renal. O cateter 18 G é removido sobre o fio monitorado sob orientação fluoroscópica, e o tubo de nefrostomia com alça com trava é avançado sobre o fio, de modo que possa ser enrolado na pelve renal. A corda é, então, travada. A seguir, o ápice da vesícula urinária é isolado, e uma sutura em bolsa de fumo é colocada com o auxílio de um fio de sutura monocryl 3.0. Uma lâmina de bisturi nº 11 é usada para fazer um pequeno corte em estocada na bexiga – no centro da sutura em bolsa de fumo – e o cateter de cistostomia é introduzido no lúmen da bexiga com um trocarte oco. O mandril é removido e a sutura é apertada. Em seguida, ela é usada para prender o Dacron/*cuff* de silicone na parede da bexiga (espessura total), utilizando-se suturas com três pontos simples. Após o primeiro ponto, uma cola estéril de cianoacrilato é utilizada para colar o *cuff* Dacron na serosa da bexiga. Na sequência, os dois últimos pontos são colocados de forma que o cateter fique fixo. Por fim, os tubos de nefrostomia e cistoscopia são conectados a uma porta subcutânea. A pele e os tecidos subcutâneos laterais à incisão são dissecados até a musculatura abdominal e os cateteres são passados pela parede corporal, deixando espaço suficiente para a porta e uma porção do tubo para conectar ao adaptador macho-macho (≈ 6 cm). O cateter de nefrostomia é passado de maneira caudal e o cateter de cistostomia, de modo cranial, o que ajuda a prevenir dobras. O *cuff* azul é avançado sobre o cateter de nefrostomia e a porta é conectada. O pino da porta é usado para segurar o cordão da trava de modo que a ponta em J do cateter permaneça travada. O cordão de trava é cortado com uma lâmina nº 11, garantindo que nenhuma parte dele se projete do cateter uma vez que ele seja avançado sobre as farpas da porta. Esse é um local potencial de vazamento. O mesmo procedimento é feito para o cateter da bexiga, cranial à porta. Quando o sistema estiver fechado, ambos os cateteres são liberados com uma pressão digital e a porta é injetada com solução salina para garantir que não haja vazamentos. Deve-se tomar cuidado para que nenhum fluido seja injetado em direção ao cateter do rim, utilizando pressão digital sobre o tubo, pois isso poderia distender a pelve. Então, a porta é fixada na parede corporal com uma sutura com material permanente. Enfim, o sistema é drenado com o auxílio de uma agulha de Huber e lavado com contraste sob orientação fluoroscópica. A radiologia de subtração digital é recomendada para monitorar extravasamentos no rim, na bexiga e na porta, assim como para quaisquer dobras do dispositivo. Se a patência for confirmada, o tecido subcutâneo é fechado e infunde-se bupivacaína tópica no bolsão formado. Então, o abdome é lavado abundantemente com solução salina morna e fechado de maneira rotineira. Uma imagem fluoroscópica final é realizada para garantir que não haja dobras nos cateteres antes do fechamento completo.

### Considerações especiais

O treinamento adequado quanto ao uso de *stents* e dispositivos de *bypass* ureteral é recomendado antes de considerar a execução desses procedimentos. Imagens de boa qualidade e experiência endoscópica devem estar disponíveis. A colocação endoscópica de um *stent* ureteral em cães machos é possível com um cistoscópio flexível, mas às vezes o acesso perineal percutâneo para uma cistoscopia rígida torna esse ato mais fácil.

### Acompanhamento

Pacientes com *stents* ureterais ou dispositivos SUB precisam ser monitorados de forma muito cuidadosa. Felinos têm risco alto de desenvolver diurese pós-obstrutiva e, caso não se empregue terapia de reposição de fluidos cuidadosa, pode ocorrer sobrecarga de fluido (ver Capítulo 129). Deve-se tomar cuidado para manter o equilíbrio de fluidos adequado, utilizando a hidratação enteral quando possível. É recomendado o tratamento com antibióticos de amplo espectro – incluindo uma fluoroquinolona –, por 2 semanas, para ajudar a prevenir um biofilme pós-operatório sobre os dispositivos urinários.[62] Uma ultrassonografia de rotina do trato urinário com foco no diâmetro da pelve renal, na localização do *stent*, no diâmetro ureteral, se houver qualquer líquido livre e na localização do *stent*/cateter de SUB na vesícula urinária, é realizada para garantir que não haja migração do *stent*/dispositivo SUB, oclusão ou incrustação. Os autores recomendam uma cultura de urina e lavagem do SUB a cada 3 a 6 meses.

O dispositivo SUB deve ser lavado com orientação ultrassonográfica e fluoroscópica após 1 semana, 1 mês e, depois, a cada 3 meses, para garantir que os tubos de nefrostomia e de cistostomia estejam patentes.

### Resultados e complicações

O ponto mais crítico para o sucesso das intervenções ureterais é o operador ter treinamento e experiência apropriados. Esses são alguns dos casos de radiologia intervencionista/endoscopia intervencionista mais difíceis. Além disso, o processo anestésico deve ser conduzido com cuidado, já que esses pacientes têm doença renal e, muitas vezes, cardíaca concomitante.

Em estudo retrospectivo recente com 128 gatos e 158 ureteres obstruídos, tratados de maneira intervencionista com colocação de um *stent* ou de um dispositivo SUB, o tempo de sobrevivência médio foi de 762 a 923 dias (3 dias a > 6 anos) para todas as causas de morte e > 1.442 dias para aqueles que morrem de causas renais.[56] Em outra avaliação retrospectiva incluindo 44 cães (57 ureteres) tratados com *stent* ureteral para obstruções benignas, o tempo de sobrevida médio foi > 1.158 dias, e 68% dos cães ainda estavam vivos no momento do último acompanhamento.[61] Outro estudo avaliando 13 cães com pionefrose submetidos à colocação de *stent* ureteral, além da lavagem pélvica renal, revelou sobrevivência excelente a longo prazo. A recidiva da infecção do trato urinário ocorreu em ≈ 50%, e quase todos puderam ser eliminados sem intervenções adicionais.[60]

As complicações são separadas em quatro categorias: processuais (durante a colocação do dispositivo), perioperatórias (na primeira semana, normalmente durante a hospitalização), a curto prazo (de 1 semana a 1 mês) e a longo prazo (> 1 mês).

### Alternativas

Foi relatada a colocação temporária de um tubo de nefrostomia com alça com trava para uma descompressão ureteral de sucesso em cães e gatos antes do tratamento definitivo da obstrução ureteral.[63] Esses tubos funcionam muito bem, mas, com o advento do dispositivo SUB, o tempo cirúrgico é semelhante para uma intervenção definitiva (SUB) quando comparada com uma temporária (tubo de nefrostomia). Assim, até o presente momento, a abordagem de nefrostomia com alça com trava quase não tem sido necessária na prática das autoras.

## TRATAMENTO DE OBSTRUÇÕES URETERAIS MALIGNAS

### Indicações

Para a descompressão de uma obstrução ureteral secundária a uma neoplasia de trígono que resulte na oclusão da junção ureterovesicular (JUV), pode ser feita uma abordagem anterógrada sob orientação ultrassonográfica e fluoroscópica (ver Capítulo 351).[64]

## Equipamentos

São necessários um fluoroscópio e um ultrassom, uma agulha de punção renal, contraste, fios-guia, cateteres, bainhas de acesso e *stents* ureterais.

## Procedimento

O paciente é anestesiado, e a área sobre o rim, a vulva ou o prepúcio é tricotomizado e preparado de modo asséptico. Ele é posicionado em decúbito lateral, com o rim obstruído para cima. Uma incisão de pele de 3 mm é feita onde a probe do ultrassom mostra o melhor acesso renal. Com orientação pelo ultrassom, uma agulha de acesso renal 18 G é usada para puncionar o rim, pela sua curvatura maior, em direção à junção ureteropélvica (JUP). Uma vez que a ponta da agulha é visualizada na pelve renal, o mandril é removido e um extensor com uma torneira de três vias – ligada a uma seringa vazia e a outra cheia, com contraste diluído (50%) – é conectado à agulha. Uma amostra de urina é obtida, e em seguida o contraste é injetado para preencher a pelve renal e o ureter proximal sob orientação ultrassonográfica. Então, um fio-guia hidrofílico rígido com ponta angulada de 0,035 é utilizado para canular a pelve renal, angulado em direção ao ureter até a JUV e adentrando a bexiga urinária. Esse procedimento é monitorado com orientação fluoroscópica. Uma vez que cruza o tumor, o fio é avançado pela uretra até obter um acesso total (de ponta a ponta). Então, uma bainha de 7 Fr × 45 cm (fêmeas) ou de 55 cm (machos) é avançada, retrógrada, pela uretra até o ureter pela JUV, atingindo a pelve renal. Toma-se cuidado para que o dilatador da bainha não puncione o parênquima renal. Quando o dilatador é removido, um estudo contrastado é realizado pela porta lateral da bainha para obter uma pielografia para um segundo fio-guia. Então, um fio-guia hidrofílico padrão de ponta angulada (0,035") é avançado pela bainha e enrolado na pelve renal próximo ao fio de segurança. A bainha é retirada da JUP até a JUV, deixando ambos os fios na pelve renal, enquanto é monitorada sob a orientação fluoroscópica. Isso permite a mensuração do comprimento ureteral para o dimensionamento do *stent*. Por fim, a bainha é substituída sobre o segundo fio-guia, próximo ao de segurança, e avançada para a pelve renal conforme descrito antes, e um *stent* de tamanho adequado é posicionado sobre o fio-guia, pela bainha. Uma vez que um "enrolado" seja observado na pelve renal, a bainha é removida, mantendo-se o *stent* na pelve renal e monitorando a extremidade distal dele para que seja empurrada, de modo apropriado, para dentro da bexiga urinária, sob orientação fluoroscópica.

## Considerações especiais

A conversão para uma colocação cirúrgica é rara, mas é necessário estar preparado para realizá-la caso o procedimento intervencionista não obtenha sucesso.

## Resultado

Em um estudo com 12 cães (15 ureteres) submetidos à colocação de *stents* ureterais em razão de neoplasias obstrutivas ureterais, um deles necessitou de conversão cirúrgica.[64] Todos os pacientes sobreviveram à alta, e o tempo médio de sobrevivência desde o momento do diagnóstico foi de 285 dias (variando de 10 a 1.571 dias). Após a colocação do *stent*, foi de 57 dias (variando entre 7 e 337 dias).

## Acompanhamento

Recomendamos aguardar pelo menos 1 semana antes de começar ou retomar a quimioterapia, em decorrência do risco de diurese pós-obstrutiva e de desidratação associada. Exames ultrassonográficos do trato urinário e culturas de urina devem ser realizados após 2 e 6 semanas, e, depois, a cada 3 meses. O hemograma completo e o perfil bioquímico sérico também devem ser obtidos. Todos os clientes devem ser encorajados a consultar um oncologista. Após a colocação do *stent*, caso o paciente não esteja azotêmico, o tratamento com quimioterapia e medicamentos anti-inflamatórios não esteroidais mostrou prolongar a sobrevivência.

## Complicações

O maior dos riscos é a perfuração ureteral, resultando em uroabdome, ou o orifício de punção do rim que permanece quando o acesso não é feito pelo tumor. Se o *stent* não tiver sucesso, recomenda-se a conversão cirúrgica. Caso ele seja colocado corretamente, qualquer punção deve cicatrizar em poucos dias, e a conversão não será necessária. Outras complicações potenciais incluem migração, irritação, infecções crônicas e oclusão do *stent*. Todas são raras.

## Alternativas

Um sistema SUB pode ser usado, porém requer colocação cirúrgica. Para casos nos quais o tumor está localizado na bexiga urinária +/- uretra proximal, toda a bexiga e a uretra proximal podem ser removidas por cistectomia radical, e o cateter SUB é colocado em ambas as pelves renais. Então, ambos os cateteres renais são conectados a uma porta de três vias (Figura 124.12), e um terceiro é posicionado descendo pela uretra até a vagina. Esses cães apresentaram incontinência urinária completa, mas se o procedimento for realizado de forma adequada, ficarão apenas lesões microscópicas.

## TRATAMENTO DA HEMATÚRIA RENAL IDIOPÁTICA

### Indicações

A hematúria renal idiopática (HRI) é uma condição rara observada em cães jovens de raças grandes e tem sido relatada em cães e gatos idosos de várias idades. Essa condição resulta em

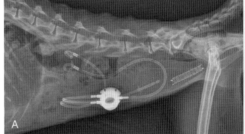
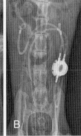
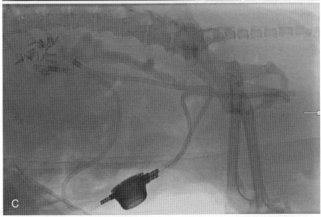

**Figura 124.12** O uso de um dispositivo de *bypass* ureteral subcutâneo para neoplasia obstrutiva em um cão e um gato. **A** e **B.** Radiografia lateral e ventrodorsal de um gato com *bypass* ureteral subcutâneo (SUB) bilateral e um *stent* uretral para neoplasia obstrutiva de trígono. Observe a porta de três vias conectando os dois cateteres renais ao da bexiga. **C.** Imagem fluoroscópica de um cão após o SUB bilateral e uma cistectomia radical. Observe o cateter de cistostomia descendo pela uretra após uma cistectomia radical ter sido realizada.

urina cor de vinho do Porto persistente e pode ser progressiva, tornar-se bilateral, resultar em obstruções uretrais ou ureterais em decorrência de coágulos sanguíneos, além de anemia progressiva.[65-68] A lesão costuma ser de origem benigna e pode ser um angioma, um hemangioma ou uma lesão ulcerativa da pelve renal (pielite). Se qualquer uma dessas condições ocorrer, pode-se considerar uma opção de preservação renal, como escleroterapia ou ureteroscopia com eletrocautério guiada por endoscópio, como tratamento. Tradicionalmente, a ureteronefrectomia tem sido realizada para o tratamento dessa condição, porém > 30% dos animais afetados desenvolvem a doença bilateral ao longo do tempo. No entanto, a lesão é quase sempre benigna e não envolve os néfrons, tornando a nefrectomia desnecessária.[65-68]

### Equipamentos

É necessário um cistoscópio (rígido ou flexível) para diagnosticar qual unidade renal está sangrando. O acesso perineal deve ser realizado em cães machos uma vez que o diagnóstico tenha sido obtido com base na endoscopia flexível. Um balão de JUP é usado para as infusões de escleroterapia para oclusão ureteral, sendo que eles vêm nos tamanhos 5 e 6 Fr. Um fio-guia rígido hidrofílico de ponta angulada e enrijecida com 0,035" é utilizado para a colocação desse cateter. Para a escleroterapia, usa-se um líquido estéril com uma solução de nitrato de prata 0,5 a 1%, além de uma solução com a proporção de 1:1:3 de uma parte de iodopovidona 5% para uma parte de diatrizoato de meglumine 76% (76 DM) para três partes de dextrose em água a 5% estéril (D5A).

A D5A é utilizada para a irrigação durante a endoscopia, em vez de solução salina. Isso ajuda a evitar a lise dos glóbulos vermelhos, melhorando a visibilidade durante a cistoscopia. Além disso, a D5A impede o desenvolvimento de sais de prata durante a escleroterapia com nitrato de prata e auxilia na condução durante a eletrocauterização, se necessário.

Para a eletrocauterização ureteroscópica, um fio-guia rígido hidrofílico com ponta angulada enrijecido com 0,035" é utilizado com uma bainha de acesso ureteral para introduzir o ureteroscópio flexível. A irrigação é feita de modo manual por meio do ureteroscópio utilizando D5A. Uma vez que a lesão na pelve renal é encontrada, usa-se um eletrodo de eletrocautério Bugbee (1 a 2 Fr), tanto no modo de corte quanto no de coagulação, pelo canal de trabalho do ureteroscópio, para a ablação da lesão. Esse eletrodo de pequeno diâmetro mantém a flexibilidade do ureteroscópio na pelve renal. Se necessário, uma bainha de acesso ureteral pode ser utilizada para manter a patência ureteral durante a ureteroscopia. Um cateter ureteral de extremidade aberta e um *stent* ureteral de tamanho apropriado são necessários após a conclusão do procedimento.

### Procedimento

Realiza-se cistoscopia diagnóstica para identificar de qual ureter o sangue está vindo (Figura 124.13; ver Capítulo 108). Então, utilizando um cistoscópio rígido e uma combinação de um fio-guia e um cateter ureteral de extremidade aberta, faz-se a canulação do ureter/rim hemorrágico. Quando o cateter está no meio do ureter, é realizada ureteropielografia retrógrada, sob orientação endoscópica e fluoroscópica, para avaliar quaisquer defeitos luminais.

### Escleroterapia

A escleroterapia normalmente é realizada primeiro (Figura 124.14). O material de contraste utilizado é 76% DM, já que essa é a mistura recomendada para o iodopovidine para a cauterização em humanos.[69] O fio-guia é avançado até a pelve renal, e em seguida um balão de JUP é avançado sobre o fio-guia. Quando o cateter está na parte proximal do ureter, o balão é inflado com ar (0,4 m$\ell$) e o lúmen do ureter é ocluído. O paciente é inclinado em uma posição de Trendelenburg de 20° – membros pélvicos mais altos do que os rins – para melhorar o acúmulo de contraste na pelve renal. Na sequência, o contraste é utilizado para avaliar o sistema de coleta da pelve renal. A determinação precisa desse volume permitirá o preenchimento adequado da pelve renal, para evitar a superdistensão ou o enchimento do parênquima. Uma vez que o volume seja determinado, duas infusões de uma solução de iodopovidine (1:1:3; 1 × 5% IP: 1 × 76% DM: 3 × D5A) são realizadas, com tempo de permanência de 10 a 20 minutos em cada. Depois que os enchimentos tiverem sido drenados pelo cateter, mais duas infusões de uma solução líquida e estéril de nitrato de prata a 0,5 a 1% são administradas, com tempo de permanência de 10 a 20 minutos cada. Essa não deve ser misturada com nenhum contraste nem diluída com qualquer fluido.[70,71] Por fim, a solução é drenada e um fio-guia é reintroduzido até o cateter e enrolado na pelve renal para que um *stent* ureteral possa ser colocado.

### Ureteroscopia com eletrocauterização

A ureteroscopia com eletrocauterização é reservada a cães com peso > 20 kg e, de preferência, realizada após a colocação de um *stent* ureteral por pelo menos 1 a 2 semanas para permitir a dilatação ureteral passiva, o que facilita a navegação pelo ureter e pela pelve renal.[72] Um fio-guia é passado até a parte proximal do ureter, evitando-se a pelve renal para prevenir traumas iatrogênicos. Então, uma bainha de acesso ureteral, com tamanho suficiente para acomodar o ureteroscópio flexível, é introduzida sobre o fio-guia sob orientação fluoroscópica.

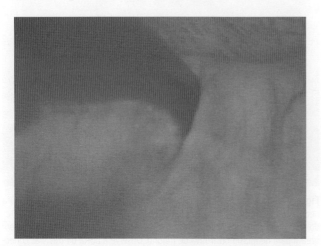

**Figura 124.13** Imagem cistoscópica de um cão em decúbito dorsal com um jato de urina do lado esquerdo com hematúria grave do trato superior. (*Esta figura se encontra reproduzida em cores no Encarte.*)

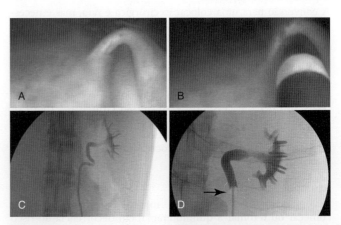

**Figura 124.14** Cadela durante a escleroterapia para hematúria renal idiopática (HRI). **A.** Imagem cistoscópica de um fio-guia cateterizando a abertura ureteral esquerda. **B.** Cateter ureteral de extremidade aberta sendo avançado pelo ureter sobre o fio-guia. **C.** Imagem fluoroscópica durante uma ureteropielografia pelo cateter ureteral. **D.** Cateter com balão JUP (*seta preta*) obstruindo o fluxo ureteral de saída durante a infusão da escleroterapia.

Quando a bainha está no ureter, o ureteroscópio é introduzido sobre o fio-guia até o ureter, utilizando D5A para irrigação. Uma vez na pelve renal, a irrigação é utilizada com cautela para evitar a superdistensão. Quando a lesão hemorrágica é identificada, uma probe com eletrodo cautério Bugbee (Figura 124.15) é introduzida no canal de trabalho do ureteroscópio e a lesão é cauterizada utilizando 12 a 25W no modo de contato. Ao término do procedimento, um *stent* ureteral é posicionado sobre um fio-guia e colocado como descrito anteriormente.

### Considerações especiais

Esse procedimento deve ser feito por pessoas treinadas em endourologia, cateterização ureteral e colocação de *stent* ureteral. Não deve ser realizado sem orientação fluoroscópica, que serve para mensurar o volume de enchimento da pelve renal.

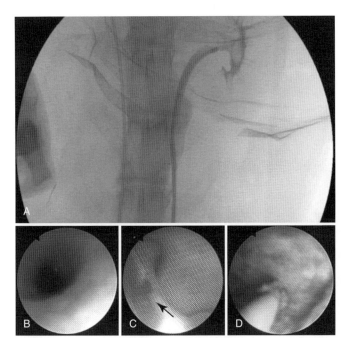

**Figura 124.15** Ureteronefroscopia em um cão com hematúria renal idiopática (HRI). **A.** Imagem fluoroscópica de um ureteroscópio subindo pelo ureter e dentro da pelve renal. **B.** Imagem endoscópica do lúmen ureteral. **C.** Sangramento da pelve renal visualizado (*seta preta*). **D.** Probe do eletrocautério dentro da pelve renal.

### Resultados

Em um estudo no qual a escleroterapia foi usada para o tratamento de HRI, a interrupção completa da hematúria macroscópica ocorreu em quatro de seis cães dentro de uma média de 6 horas (variando do pós-operatório até 7 dias).[67] Os dois cães adicionais melhoraram, um moderada e outro substancialmente. Não foi necessária a nefrectomia em nenhum deles. A ureteroscopia para a eletrocauterização foi realizada apenas em um pequeno número de pacientes, e quase sempre é reservada a pacientes maiores que não tiveram sucesso na escleroterapia. Até o momento, as autoras têm observado interrupção do sangramento em > 80% das unidades renais nas quais a escleroterapia foi realizada.

### Acompanhamento

É esperado que o sangramento diminua em 24 a 48 horas após a escleroterapia ou a eletrocauterização. Utilizam-se antibióticos por 2 semanas após a colocação do *stent* ureteral para evitar a formação de biofilme.[62] Após 2 a 6 semanas, se o sangramento cessar, o *stent* deve ser removido. Caso contrário, realizam-se ureteroscopia e nefroscopia retrógrada, uma vez que o *stent* terá permitido a dilatação ureteral passiva, tornando esse procedimento muito mais fácil.

### Complicações

O risco mais substancial é a perfuração do ureter durante a canulação ou o preenchimento/distensão renal excessivos, resultando em nefrite ou ruptura pélvica. Com o uso da fluoroscopia e da endoscopia associada, é mais fácil garantir o volume de enchimento adequado da pelve renal durante a escleroterapia. Ademais, existe o risco de ureterite pós-escleroterapia e de edema pós-ureteroscopia, portanto o operador deve se sentir confortável com a colocação de *stent* ureteral retrógrado.

### Alternativas

A embolização arterial renal seletiva tem sido considerada para essa condição, mas normalmente não é necessária, a menos que uma anomalia vascular seja identificada na angiografia, o que não foi o caso até o momento. A ureteronefrectomia deve ser evitada sempre que possível.

### REFERÊNCIAS BIBLIOGRÁFICAS

*As referências bibliográficas deste capítulo se encontram online no Ambiente de Aprendizagem.*

# CAPÍTULO 125

# Terapias Intervencionistas Neoplásicas

Chick Weisse

A radiologia intervencionista (RI) envolve a combinação de abordagens minimamente invasivas e modalidades contemporâneas de imagens para obter acesso a órgãos específicos, a fim de entregar uma variedade de dispositivos ou medicamentos com fins terapêuticos (ver Capítulo 120). As técnicas de RI vêm sendo cada vez mais usadas para auxiliar no tratamento de humanos com câncer – oncologia intervencionista (OI) –, nos quais as terapias tradicionais falharam ou mostraram benefícios insuficientes. A OI tem sido referenciada como o "quarto pilar" do atendimento oncológico, junto com os tratamentos clínicos, cirúrgicos e a radioterapia. Tradicionalmente, os veterinários têm pouco a oferecer a pacientes com tumores inoperáveis ou metastáticos. A cirurgia não costuma ser indicada quando as ressecções têm alta probabilidade de morbidade substancial e baixa probabilidade de melhora no tempo de sobrevida. A eficácia relativamente limitada da quimioterapia intravenosa para a doença macroscópica, o custo, a morbidade ocasional e a resistência tumoral associada à terapia por radiação têm estimulado a busca por opções terapêuticas adicionais. Os resultados iniciais têm sido promissores, e técnicas regionais, como a colocação paliativa de um *stent* nos casos de obstruções malignas, quimioterapia transcateter, quimioembolização/embolização arterial transcateter e, mais recentemente, ablação tumoral percutânea estão sendo cada vez mais investigadas.

## COLOCAÇÃO PALIATIVA DE UM *STENT* PARA OBSTRUÇÕES MALIGNAS

### Revisão e indicações

É comum animais sofrerem eutanásia em razão dos efeitos locais de um tumor, e não como resultado dos efeitos sistêmicos associados a uma grande carga neoplásica. Embora essas condições possam ocorrer em qualquer lúmen, como nos sistemas respiratório (ver Capítulo 121), gastrintestinal (ver Capítulo 123) e cardiovascular (ver Capítulo 122)[1-5] (Figura 125.1), um dos exemplos mais comuns é a obstrução maligna do trato urinário. Sinais de risco de morte associados à obstrução completa do trato urinário, ou com a percepção da diminuição da qualidade de vida, podem levar à eleição da eutanásia pelo proprietário, mesmo quando o estadiamento tumoral confirma uma doença localizada. O implante de *stent* uretral endoluminal minimamente invasivo e de *stent* ureteral endoscópico ou percutâneo tem sido realizado em humanos para aliviar as obstruções do trato superior e inferior. Embora a ablação a *laser* guiada por endoscópio seja uma terapia comum para os carcinomas de células transicionais tipicamente superficiais (CCTs) que ocorrem em humanos, esse não é o tratamento recomendado para os CCTs mais agressivos e menos comuns, que invadem os músculos. Considerando as complicações relatadas da ablação a *laser* de CCTs[6] em cães, a colocação de *stent* parece ser favorável em razão do custo, maior tempo de hospitalização, necessidade de repetir os procedimentos (≈ 47%), possível limitação em fêmeas e outros resultados semelhantes.

### Equipamentos

Os equipamentos mais usados na colocação de um *stent* uretral estão listados no Boxe 125.1.

### Técnica para a colocação de *stent* uretral (Figura 125.2)

O paciente é colocado sob anestesia geral e posicionado em decúbito lateral sobre uma mesa de fluoroscopia. Um cateter marcador[a] é posto em um cateter de borracha vermelha 14 Fr, introduzindo-os no reto e avançando-os suavemente em direção

---
[a]Cateter de mensuração Infiniti Medical, Menlo Park, CA.

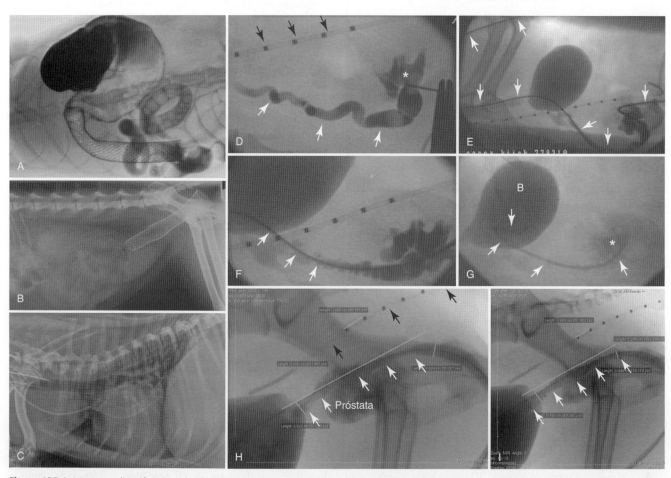

**Figura 125.1** Imagens radiográficas seriadas da colocação de um *stent* para obstruções malignas em animais. **A.** Um *ferret* com a colocação *per os* de um *stent* pilórico para obstrução do trato de saída gástrico. **B.** Gato com um *stent* de cólon. **C.** Cão com *stent* transatrial abrangendo a veia cava cranial até a veia cava caudal para o tratamento de massa cardíaca e obstrução venosa. **D** a **G.** Cão com colocação percutânea de um *stent pigtail* para uma obstrução ureteral por um tumor urotelial (dorsal na *parte inferior* da imagem e cranial à *direita*). **D.** Colocação de agulha na pelve renal (*asterisco*) com ureterografia contrastada (*setas brancas*); um cateter de mensuração (*setas pretas*) mostra as marcas radiopacas que têm 1 cm de distância entre o início de uma marca até o início da próxima. **E.** Fio-guia (*setas brancas*) introduzido pelo ureter e saindo pela uretra. **F** e **G.** Um *stent pigtail* introduzido sobre o fio-guia cobrindo a obstrução. **H.** Tumor prostático canino com obstrução uretral (*setas brancas*) antes e (**I**) imediatamente após a colocação de *stent*. Cateter de mensuração (*setas pretas*, como em **D**) é observado no cólon descendente. *B*, bexiga.

CAPÍTULO 125 • Terapias Intervencionistas Neoplásicas 509

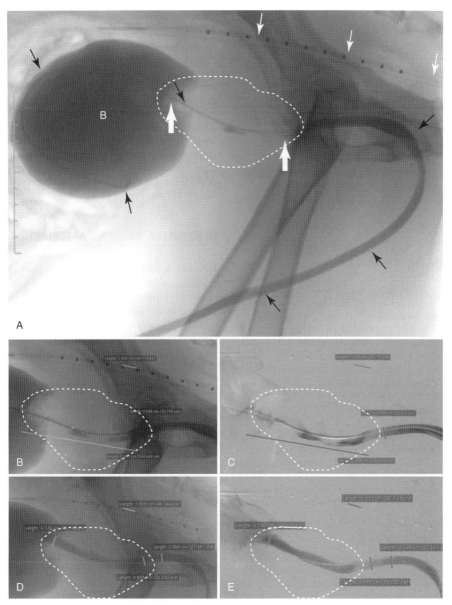

**Figura 125.2** Imagens fluoroscópicas abdominais caudais laterais seriadas de um cão com um tumor de uretra prostática que se estende até o trígono. A cabeça do cachorro está à esquerda em cada imagem. **A.** Um cateter de marcação (*setas brancas*) foi colocado em um de borracha vermelha 14 Fr e introduzido pelo reto com o objetivo de calibrar as imagens radiográficas para uma ampliação. Um cateter de Berenstein 4 Fr (*setas pretas*) foi colocado na bexiga (*B*) sobre um fio hidrofílico angulado de 0,035", o qual foi removido para preencher a bexiga com solução salina e contraste. Realizou-se uma uretrografia pela bainha – como alternativa, pode-se usar o cateter de Berenstein –, que demonstrou um defeito de preenchimento/obstrução causado pelo tumor (*linhas tracejadas brancas*) ao nível do trígono e da parte proximal da uretra. O estreitamento uretral é observado entre as duas setas brancas grossas. Imagem fluoroscópica (**B**) e subtraída (**C**) com medidas uretrais máximas, mostrando que ambas as vistas podem ser úteis na identificação da extensão da obstrução. O diâmetro uretral máximo é de ≈ 6 mm e o comprimento necessário do *stent* foi determinado em ≈ 80 mm. Imagem fluoroscópica (**D**) e subtraída (**E**) de uma uretrocistografia após a colocação de um SMAE cortado a *laser*, de 8 × 80 mm, mostrando o restabelecimento da permeabilidade da uretra pela obstrução maligna. (De Weisse C: Stent Uretral. Em: Weisse C, Berent A, editores: *Intervenções veterinárias orientadas por imagem*, ed. 1, Hoboken, NJ, 2015, Wiley-Blackwell.)

**Boxe 125.1** Equipamentos para a colocação de *stent* uretral

- Cateter de marcação reto[a] com um cateter 14 Fr de borracha vermelha
- *Kit* para um procedimento de angiografia (campos, cubas etc.)
- Fio-guia hidrofílico angulado com 0,035"[b]
- Bainha introdutora vascular 7 ou 8 Fr (ou dimensionada apropriadamente)
- Fio de sutura náilon 3 a 0
- Cateter em bastão de hóquei (Berenstein)[b] 4 Fr
- Contraste com ioexol[e]
- Solução salina estéril para irrigação
- *Stent* metálico autoexpansível cortado a *laser* com sistema de colocação

ao cólon descendente, sob orientação fluoroscópica. Antibióticos perioperatórios são utilizados com frequência, a menos que o paciente já esteja recebendo terapia com antibióticos. Um fio-guia hidrofílico de ponta flexível[b] e angulada, de 0,035", é inserido no orifício uretral e avançado até a bexiga urinária, sob orientação fluoroscópica. Uma bainha vascular[c] 7 ou 8 Fr e o dilatador são colocados sobre o fio-guia e introduzidos na uretra. Em machos, um cateter angiográfico[d] 4 Fr é avançado ao longo

[b]Fio Weasel, Infiniti Medical, Menlo Park, CA.
[c]Bainha de introdução vascular, Infiniti Medical, Menlo Park, CA.
[d]Cateter de Berenstein, Infiniti Medical, Menlo Park, CA.

do fio-guia e introduzido na bexiga urinária; em fêmeas, a bainha é suficiente. Depois de obter o acesso à bexiga com o cateter (machos) e/ou com a bainha (fêmeas), a bexiga urinária é distendida com uma mistura de ioexol[e] e solução salina estéril, na proporção aproximada de 50:50. É importante encher completamente a bexiga urinária para que ela não seja confundida com a parte proximal da uretra.

Após a distensão da bexiga, são registradas algumas imagens fluoroscópicas para determinar o comprimento da estenose e o diâmetro uretral normal. O comprimento da obstrução uretral e o diâmetro máximo do lúmen uretral normal adjacente são extrapolados, utilizando-se para tanto o cateter marcador posicionado no cólon como referência para compensar a magnificação radiográfica. O diâmetro do *stent* escolhido deve ser igual ao diâmetro uretral normal caudal no ponto de obstrução. O comprimento do *stent* é escolhido de forma a abranger a porção obstruída da uretra. O autor prefere um metálico autoexpansível cortado a *laser* (SMAE),[f] em razão de facilidade de uso, posicionamento previsível e preciso, variedade de comprimentos disponíveis, flexibilidade, biocompatibilidade, natureza autoexpansível e resultados documentados. Em geral, deve-se assumir que os SMAE cortados a *laser* não são reconstringíveis – não podem ser recolhidos depois de expandidos –, a menos que esteja especificado de outra forma na embalagem do *stent*. O sistema de implantação do *stent* é lavado com solução salina estéril, de acordo com as recomendações do fabricante. Ele é avançado sobre o fio-guia sob orientação fluoroscópica, posicionado no local da obstrução maligna e implantado. Realiza-se uma nova cistouretrografia contrastada para documentar a desobstrução imediata da uretra previamente ocluída.

### Acompanhamento

Em geral, os pacientes recebem alta no mesmo dia depois de urinarem. Analgésicos raramente são necessários, antibióticos são prescritos até os resultados da cultura da urina e anti-inflamatórios não esteroidais (AINEs) são mantidos, se não forem contraindicados. A reavaliação costuma ser realizada pelo serviço de oncologia para dar continuidade à quimioterapia de acordo com a programação.

### Resultados e possíveis complicações

As técnicas de OI envolvendo o trato urinário quase sempre são rápidas, seguras, minimamente invasivas e eficazes, assim como as complicações relatadas são pequenas e incomuns. Casos de obstruções uretrais malignas, nas quais um *stent* tenha sido colocado em regime ambulatorial, tiveram 97 e 75% de alívio imediato em pacientes com estrangúria leve ou ausente, respectivamente.[7-9] Pacientes parcial ou completamente obstruídos que receberam quimioterapia e AINEs, além do implante do *stent*, mostraram prolongamento nos tempos de sobrevivência (250 dias), com baixa morbidade – limitada a taxas de incontinência 25% maiores.[9] Recentemente foram relatados resultados positivos similares, com baixa morbidade, e taxas de incontinência semelhantes após a colocação de um *stent* uretral em gatos com obstruções benignas ou malignas.[10] Uma série recente de casos de obstruções ureterais malignas em caninos tratados com um *stent* ureteral mostrou que técnicas semelhantes podem ser usadas em casos de obstruções do trato urinário superior. A técnica obtém sucesso em 11 de 12 cães, e todos os pacientes azotêmicos mostraram redução nos teores de nitrogênio ureico sanguíneo (BUN) e de creatinina, bem como houve diminuição no grau de hidronefrose nos 10 cães em que esse parâmetro foi avaliado no pós-operatório.[11] Esse procedimento (quase sempre) ambulatorial é tecnicamente exigente quando realizado de forma percutânea, porém pode se dar por meio de uma técnica cirúrgica com pequena incisão por aqueles sem treinamento intervencionista prévio.

---

[e]Omnipaque (Iohexol), Amersham Health Inc. Princeton, NJ.
[f]Stent de uretra veterinário, Infiniti Medical, Menlo Park, CA.

### Considerações especiais e alternativas

A ressecção cirúrgica local geralmente é incompleta em razão de os tumores quase sempre se localizarem no trígono ou não é durável quando tumores apicais ou CCTs em outros locais, dentro do trato urinário inferior, são removidos, graças à disseminação de metástases. Há pouco tempo, uma combinação de procedimentos intervencionistas/cirúrgicos foi descrita para facilitar a ressecção em bloco dos ureteres distais, da bexiga e da uretra proximal, a fim de fornecer uma ressecção oncológica mais agressiva, na esperança de melhorar as margens livres do tumor nesses casos cirúrgicos complexos e muitas vezes difusos.[12] De forma alternativa, a administração de quimioterapia regional pode levar à melhora nas taxas de resposta biológica, conforme descrito a seguir.

## QUIMIOTERAPIA INTRA-ARTERIAL

### Revisão e indicações

As terapias atuais para tumores volumosos não passíveis de ressecção cirúrgica completa incluem quimioterapia, radioterapia e citorredução cirúrgica, mas nenhuma é totalmente capaz de produzir remissões duráveis. Tumores de linhagens celulares específicas tendem a ser mais sensíveis a certos agentes quimioterápicos, e a elevação da concentração desses agentes tende a aumentar tanto a morte de células tumorais quanto a toxicidade sistêmica. Estudos confirmam que níveis maiores de quimioterápicos no tecido alvo, assim como a melhora na remissão de tumores em animais de laboratório, são obtidos quando técnicas de RI são usadas para fornecer fármacos de maneira bastante seletiva.[13-15]

### Equipamentos

Uma lista com os equipamentos mais usados para a quimioterapia intra-arterial (IA) está descrita no Boxe 125.2. Os procedimentos de quimioterapia IA requerem uma unidade de fluoroscopia com detalhamento excepcional de imagem para a identificação de vasos com calibre muito pequeno, utilizando a angiografia por subtração digital (ASD) e o mapeamento, assim como a capacidade de obter imagens ortogonais quando necessário. A falha na identificação de vasos colaterais pode levar à aplicação de medicamentos fora do alvo desejado e a consequências potencialmente graves.

---

**Boxe 125.2** Equipamentos para a infusão intra-arterial

- *Kit* de acesso cirúrgico
- *Kit* para procedimento de angiografia (panos, cubas etc.)
- Cateter intravenoso 18 G
- Fio-guia hidrofílico angulado de 0,035"[b]
- Bainha de introdução vascular 4 ou 5 Fr (ou de tamanho apropriado)[c]
- Fio de sutura monofilamentar absorvível 3.0 e náilon 3.0
- Um cateter 4 Fr em bastão de hóquei (Berenstein), cobra e/ou rim[d]
- Adaptador de Tuohy-Borst[g] e Flo-Switch[h]
- Microcateter 1,7 a 3 Fr,[i,j] com microfio[k,l] de 0,014" a 0,018" compatível
- Ioexol[e]
- Solução salina estéril para irrigação
- Quimioterápicos

---

[g]Adaptador de Tuohy-Borst, Cook Medical, Bloomington, IN.
[h]Flo-Switch, Boston Scientific, Natick, MA.
[i]Microcateter Renegade ou Tracker, Boston Scientific, Natick, MA.
[j]Microcateter, Infiniti Medical, Menlo Park, CA.
[k]Microfio Transend 0,018" ou V-18, Boston Scientific, Natick, MA.
[l]Microfio 0,014 ou fio de Weasel 0,018, Infiniti Medical, Menlo Park, CA.

## Técnica

O paciente é colocado sob anestesia geral, e a região da virilha ou do pescoço é tricotomizada e limpa para o acesso arterial femoral ou carotídeo, respectivamente, por uma incisão cirúrgica. Uma bainha introdutora[a] de 4 ou 5 Fr é colocada, e uma combinação de fio-guia hidrofílico angulado de 0,035"[b] e cateter de curva reversa[c] de 4 ou 5 Fr (femoral), ou de Berenstein[d] 4 Fr (carotídeo), é avançada sob orientação fluoroscópica até a aorta terminal. A ASD é utilizada para delinear a anatomia vascular, e uma combinação de microcateteres/microfios é utilizada para obter acesso seletivo a uma das artérias terminais que alimentam o tumor – por exemplo, artéria prostática ou vaginal, no caso de tumores do trato urinário inferior. A terapia padrão envolve a dose quimioterápica sistêmica total misturada com um volume idêntico de ioexol, injetado sob orientação fluoroscópica, para garantir o fluxo pela artéria-alvo sem haver refluxo para vasos que não sejam o alvo. O cateter e a bainha são removidos, e a artéria femoral ou carótida é ligada. A incisão é fechada em três camadas, e o paciente, encaminhado para a recuperação.

## Acompanhamento

O paciente normalmente recebe alta no mesmo dia, sendo prescritos os mesmos medicamentos que seriam prescritos após o uso intravenoso (IV) dos mesmos quimioterápicos. A terapia oral com AINEs é mantida quando indicada, e os tratamentos IA quase sempre são alternados com terapias IV para alcançar as doenças sistêmicas (não regionais). Em geral, o reestadiamento é realizado de acordo com as recomendações do oncologista.

## Resultados e possíveis complicações

Essas técnicas foram descritas em casos clínicos veterinários,[16] e um estudo feito na instituição do autor dá suporte ao potencial dessa abordagem terapêutica. De modo retrospectivo, duas populações de cães estatisticamente semelhantes com carcinoma urotelial receberam tanto carboplatina intravenosa e AINEs orais quanto carboplatina intra-arterial, de maneira bastante seletiva, e meloxicam intra-arterial. O grupo intra-arterial mostrou maior redução – significativa estatisticamente – no comprimento tumoral, com redução visível no comprimento, na amplitude e na mensuração unidimensional, quando comparado com o grupo intravenoso. O grupo intra-arterial também teve maior probabilidade estatística de obter resposta tumoral positiva como caracterizado pelos critérios RECIST modificados. Além disso, esse grupo teve menor probabilidade – significativa estatisticamente – de desenvolver certas reações adversas, incluindo anorexia e letargia após a quimioterapia, quando comparado com o intravenoso. As complicações costumam ser incomuns e, em geral, limitadas aos mesmos eventos adversos esperados quando utilizada a terapia intravenosa.

## Considerações especiais e alternativas

Apesar de relatado como seguro, deve-se tomar cuidado com o acesso carotídeo repetido. O autor tem observado sequelas neurológicas temporárias – cegueira, andar em círculos etc. – após a ligação bilateral da artéria carótida em cães, mesmo quando realizada em oportunidades diferentes. Isso raramente é necessário, já que o acesso femoral distal permite que a artéria femoral seja reutilizada em sua parte mais proximal em múltiplas ocasiões. O autor tem usado, com sucesso, uma artéria femoral unilateral por até cinco vezes.

## EMBOLIZAÇÃO/QUIMIOEMBOLIZAÇÃO TRANSARTERIAL

### Revisão e indicações

A embolização se refere à utilização de um dispositivo ou material que interrompa o fluxo sanguíneo. A quimioembolização envolve a quimioterapia arterial seletiva fornecida conjunta e subsequentemente com partículas embolizadoras. A quimioterapia intra-arterial para tumores hepáticos mostrou uma elevação de 10 a 50 vezes nas concentrações intratumorais do fármaco, quando comparada com a administração de quimioterapia intravenosa sistêmica.[17] A embolização subsequente por partículas resulta na necrose das células tumorais por meio de isquemia e paralisa a excreção de quimioterápicos pelas células tumorais, levando à elevação das concentrações locais e minimizando a toxicidade sistêmica. A TAE e a TACE têm sido realizadas em outros locais, porém o fígado é o órgão no qual essas técnicas são mais empregadas.

### Equipamentos

Os equipamentos mais usados para TAE/TACE estão listados no Boxe 125.3. Os procedimentos de embolização requerem uma unidade de fluoroscopia com detalhamento excepcional de imagem para a identificação de vasos com calibre muito pequeno, utilizando a angiografia por subtração digital (ASD) e o mapeamento, assim como a capacidade de obter imagens ortogonais, quando necessário. A falha na identificação de vasos colaterais pode levar à aplicação de agentes embolizadores fora do alvo e a consequências potencialmente graves.

### Técnica para TAE/TACE hepática

Utiliza-se a associação de uma bainha para acesso da artéria femoral seguida por um cateter cobra 4 Fr e fio-guia hidrofílico angulado de 0,035" para selecionar as artérias celíaca e hepática comum. A arteriografia hepática comum é feita com uma diluição de 50:50 de ioexol-solução salina. Uma combinação de microcateter[i,j]/microfio[k,l] 3 Fr é usada para selecionar o vaso específico que supre o leito do tumor, garantindo que a colocação do cateter não seja oclusiva, visto que esses vasos têm calibre muito pequeno. O objetivo é realizar essa seleção precisa para minimizar a embolização em regiões que não são o alvo. O tamanho apropriado das partículas de álcool polivinílico (PVA), ou de outras partículas de embolização, é escolhido com base na arquitetura vascular. Partículas subdimensionadas trazem o risco de oclusão vascular distal extrema e aumentam o risco de necrose e descamação do tecido. Partículas inadequadamente grandes trazem o risco de trombose proximal do vaso, o que pode permitir o desenvolvimento de vasos colaterais que contornem a região proximal ocluída e restabeleçam a perfusão ao tumor. O autor tem utilizado partículas de PVA-200[l] (180 a 300 mícrons) ou microesferas de hidrogel de PVA[m] de

---

**Boxe 125.3** Equipamentos para TAE/TACEc/TACE-GEF

- *Kit* de acesso cirúrgico
- *Kit* para procedimento de angiografia (panos, cubas etc.)
- Cateter intravenoso 18 G
- Fio-guia hidrofílico angulado de 0,035"[b]
- Bainha de introdução vascular 4 ou 5 Fr (ou de tamanho apropriado)[c]
- Fio de sutura monofilamentar absorvível 3.0 e náilon 3.0
- Cateter 4 Fr em bastão de hóquei (Berenstein), cobra e/ou rim[d]
- Adaptador de Tuohy-Borst[g] e Flo-Switch[h]
- Microcateter 1,7 a 3 Fr,[i,j] com microfio[k,l] de 0,014" a 0,018" compatível
- Ioexol[e]
- Solução salina estéril para irrigação
- PVA[m], Lipiodol[n] e/ou grânulos eluidores de fármacos (GEFs)[o]

---

[m]Partículas de PVA – 200, Cook Medical Inc., Bloomington, IN.

[n]Lipiodol/Etiodol, Guerbet LLC, Bloomington, IN.

[o]Grânulo LC/DC, microesferas de hidrogel 100 a 300 mcm, Biocompatibles UK Limited, Farnhan, UK.

100 a 300 mícrons para a embolização hepática. O agente embolizador escolhido é preparado como uma pasta contendo contraste iodado, e a embolização é realizada sob visualização fluoroscópica, utilizando um *software* de mapeamento digital. Deve-se evitar o refluxo de partículas em vasos não alvo. Uma técnica semelhante é empregada quando utilizadas partículas oleosas (TACE "convencional" [TACEc]) ou grânulos eluidores de fármacos TACE-GEF. No entanto, vale consultar as instruções do fabricante para informações quanto a manuseio, carregamento e administração dos fármacos. A dose sistêmica do agente quimioterápico – em geral, doxorrubicina – é selecionada e misturada com óleo de semente de papoula iodado° para formar uma suspensão oleosa (TACEc), ou com grânulos eluidores de fármaco (TACE-GEF). Um tratamento lobar pode ser realizado com a técnica de TACEc. Porém, para a TACE-GEF, deve-se utilizar o acesso seletivo e preciso. Caso se deseje repetir o tratamento em outra ocasião, a embolização pode continuar até quase a parada do fluxo sanguíneo. Se o tratamento for realizado uma única vez, a estase completa pode ser tentada. Após a eliminação de todas as partículas, realiza-se arteriografia seletiva para avaliar o sucesso do procedimento. Se a embolização for bem-sucedida, nenhum fluxo é observado na artéria-alvo que alimenta o tumor. O microcateter é retirado e repete-se a angiografia hepática comum (ou outra), com o auxílio do cateter 4 Fr, para identificar outros vasos que alimentam o tumor. Caso mais vasos sejam encontrados, o procedimento pode ser repetido ou realizado no futuro.

Depois da embolização, todos os cateteres e bainhas são removidos. A hemostasia normalmente é obtida com a ligadura da artéria femoral. Todos os animais devem se recuperar da anestesia em uma unidade de terapia intensiva (UTI) para que seja feito o acompanhamento e o monitoramento. O manejo médico perioperatório é padrão para esses pacientes.

### Acompanhamento

O procedimento quase sempre é repetido em intervalos de 6 semanas, e a resposta do tumor (reestadiamento), avaliada após dois tratamentos.

### Resultados e possíveis complicações

Essas técnicas mostraram melhorar a resposta do tumor e tempos de sobrevivência prolongados quando comparadas com terapias mais tradicionais em humanos com carcinoma hepatocelular (CHC).[18-20] O autor já realizou TAE, TACE à base de Lipiodol e TACE-GEF em cães com tumores hepáticos benignos e malignos, nos quais a cirurgia não foi bem-sucedida ou foi recusada. Em geral, espera-se que a doença estabilize ou regrida parcialmente após a terapia, com respostas melhores sendo obtidas em tumores mais vascularizados. Esses procedimentos exigem conhecimento íntimo da anatomia vascular local para evitar a embolização em regiões não alvo; caso contrário, espera-se que ocorram de 10 a 15% de complicações pouco importantes quando realizados por operadores experientes. As complicações relatadas[21] na literatura humana incluem hemorragia no local do acesso vascular, em razão da embolização de locais não alvo (necrose de pele, lesões no parênquima normal), infarto/abscesso hepático, insuficiência renal aguda (para tumores hepáticos) e síndrome pós-embolização, um conjunto de sinais clínicos caracterizados por mal-estar, febre e dor. A experiência do autor nos últimos 10 anos sugere riscos semelhantes em pacientes veterinários, bem como redução na exposição sistêmica à quimioterapia, morbidade mínima e taxas de resposta melhores do tumor em comparação com a quimioterapia sistêmica.[22-24] Em uma pequena série prospectiva de casos de cães com CHC que receberam TACE-GEF, foi possível identificar quimioterápicos no soro por apenas 30 a 180 minutos em média (contra 720 minutos após a administração intravenosa) e apenas 1/40 da exposição total sistêmica à quimioterapia (área sob a curva) *versus* a mesma dose administrada por via intravenosa em um mesmo paciente canino.[24] A quimioembolização tem sido realizada em outras áreas do corpo, e seu uso provavelmente se expandirá.

### Considerações especiais e alternativas

As técnicas de ablação percutânea podem ser consideradas para tumores menores, embora não tenham sido realizadas rotineiramente em pacientes veterinários.[25-27] A ablação por radiofrequência, por micro-ondas e a *laser*, assim como a crioablação e a injeção percutânea de etanol, tendem a ser mais eficazes nos casos de lesões em pequena quantidade (< 3) e pequenas (< 4 cm de diâmetro). Na experiência clínica do autor, essas circunstâncias são bastante incomuns. No entanto, com o uso rotineiro de técnicas de imagem mais avançadas em medicina veterinária, lesões com esse tamanho e número podem se tornar cada vez mais aparentes durante o procedimento de estadiamento do tumor, tornando as técnicas de ablação tumoral opções razoáveis no futuro.

### REFERÊNCIAS BIBLIOGRÁFICAS

*As referências bibliográficas deste capítulo se encontram online no Ambiente de Aprendizagem.*

# SEÇÃO 7
# Cuidados Intensivos

## CAPÍTULO 126

## Fisiologia, Identificação e Manejo da Dor no Ambiente de Cuidados Intensivos

Lisa Moses

A prática contemporânea da medicina veterinária reconhece a avaliação e o manejo da dor como parte da boa medicina. As mudanças rápidas nas atitudes culturais sobre a importância de os animais de companhia terem a atenção veterinária focada no manejo da dor é tanto uma questão de bem-estar quanto uma demanda do cliente. Em razão disso, a medicina da dor tem mudado e se expandido. Este capítulo fornecerá uma atualização sobre a compreensão dos mecanismos básicos da biologia da dor, além de dar ao leitor uma visão geral acerca de comportamentos, avaliação clínica e abordagem prática do manejo da dor em ambiente de cuidados intensivos. Pontos específicos da terapia analgésica estão descritos nos Capítulos 164 e 166. A dor crônica é abordada no Capítulo 356. As doses, as vias e os intervalos de aplicação dos fármacos descritos neste capítulo são baseados em referências publicadas e na experiência da autora, devendo ser confirmados pelo clínico e adaptados de acordo com o necessário, baseando-se na especificidade de cada caso.

A compreensão da natureza básica da dor como um processo biológico remove algumas das incertezas da avaliação e do tratamento da dor em pacientes que não podem se expressar. Em uma descrição mais simplista, a sensação de dor é o resultado final do processamento de um estímulo sensorial pelo sistema nervoso central. Os estímulos devem ser suficientemente intensos (ou seja, nocivos) para causar a despolarização dos receptores de dor de alto limiar: os nociceptores.[1] A Associação Internacional para o Estudo da Dor (International Association for the Study of Pain [IASP]) define a dor como "uma experiência sensorial e/ou emocional desagradável associada a uma lesão tecidual real ou potencial, ou descrita nos termos de tal lesão", a qual é amplamente utilizada.[2] Embora ela seja uma percepção consciente, porém subjetiva, alguns eventos bioquímicos causados pela dor acompanham essa percepção, e esses eventos podem ocorrer mesmo sem a percepção consciente – ou seja, durante a anestesia geral. Nessa definição de dor estão incluídos animais não humanos e humanos verbais e não verbais. Em geral, é aceito que animais provavelmente sintam dor de forma semelhante aos humanos, já que o "maquinário" pelo qual a dor acontece no corpo é quase idêntico.[3] Apesar dessa semelhança, a diferença comportamental clara e de componentes emotivos dificulta a avaliação em espécies veterinárias. Em razão disso, a pedra angular para a avaliação e o manejo razoável da dor é uma abordagem antropomórfica da identificação dos níveis esperados que sentiríamos por qualquer evento nocivo.[4]

### CONCEITOS ATUAIS NA FISIOLOGIA DA DOR

A sinalização da dor é a soma bastante modificada de processos complexos em vários níveis anatômicos. O sinal consiste na excitação de um nervo periférico, em trocas regionais dentro do corno dorsal da medula espinal e da ativação dos circuitos ascendentes e descendentes entre a medula espinal e as regiões supraespinais. O sistema todo tem grande capacidade de mudança em resposta a sinais persistentes ou intensos (plasticidade), os quais sinais podem ser entendidos como uma alça de *feedback* positivo pró-nociceptiva.[5]

A nocicepção é o processo biológico pelo qual os estímulos nocivos – ou seja, aqueles capazes de produzir lesão no tecido – são detectados e transmitidos por receptores sensoriais únicos chamados nociceptores. Esse processo pode ou não resultar na percepção consciente da dor.[6] O processamento neural das informações codificadas pode ser entendido em alguns passos, cada um dos quais englobando modificações complexas da informação. Os passos são: a transdução do sinal em um potencial de ação, a transmissão da informação da periferia para a medula espinal, a modulação da informação dentro da medula espinal, a projeção da informação da medula espinal para o cérebro e, por último, a percepção da dor (Figura 126.1). Em decorrência da complexidade da modificação do sinal, raramente há relação linear entre a estimulação nociva e a percepção da dor.[7]

### Transdução

A transdução dos estímulos nocivos iniciais ocorre por meio dos nociceptores, que são terminações nervosas livres periféricas de fibras C e A-delta de neurônios sensoriais – e algumas fibras A-beta.[8] Esses neurônios pseudounipolares aferentes têm os corpos celulares no gânglio da raiz dorsal e no gânglio do trigêmeo – para os nervos cranianos –, terminando nas camadas superficiais do corno dorsal da medula espinal[5,9] (Figura 126.2).

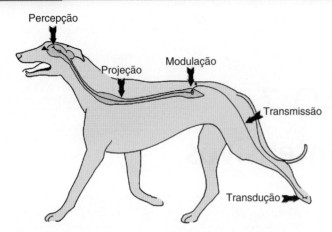

**Figura 126.1** Vias esquemáticas da descrição neuroanatômica da dor. Os estímulos nocivos são transformados em estímulos elétricos (transdução), transmitidos para a medula espinal – na qual a modulação ascendente e descendente periférica ocorre – e, por fim, retransmitidos para o tronco encefálico e o cérebro, onde se dá a percepção. As vias descendentes dos centros mais altos também modulam os sinais de dor.

Os nociceptores das fibras C não mielinizadas respondem a estímulos químicos, mecânicos e térmicos nocivos denominados polimodais. As fibras A-delta mielinizadas respondem rapidamente à estimulação mecânica de alta intensidade, com algumas também respondendo à estimulação térmica.[5] A transdução do estímulo ocorre pelo desencadeamento de uma mudança na conformação de um canal iônico, levando à geração de um potencial de ação elétrico. Muitas substâncias químicas liberadas pela lesão tecidual podem desencadear a transdução do sinal, entre elas prótons, bradicininas, leucotrienos, substância P, histamina, potássio e prostaglandinas.[10] Uma área ativa de pesquisa e um alvo terapêutico são a identificação de moléculas receptoras específicas, dos ligantes e dos detalhes do sinal subsequente. Os canais iônicos sensíveis a ácido (ASIC), os receptores de potencial transitório vaniloide 1 ($TRPV_1$, ativado por calor e vários ligantes, incluindo capsaicina), os canais de sódio sensíveis e resistentes à tetrodotoxina (TTX), os receptores de purinas e os canais de cálcio voltagem-dependentes são exemplos de receptores expressos nos nociceptores.[1,5]

A transdução dos estímulos nocivos é um processo diferente de outros tipos de processamento sensorial. Os nociceptores respondem apenas a estímulos nocivos e não se adaptam à estimulação persistente por dispararem menos. Na verdade, em vez de diminuir os disparos do nociceptor, a estimulação contínua ou rápida pode levar à redução no limiar de resposta,[4] o que é denominado sensibilização e contribui para a sensibilização periférica e a hiperalgesia, descritas em mais detalhes adiante.[6] De 30 a 50% dos nociceptores das fibras C e A-delta são classificados como silenciosos, pois, antes da exposição a

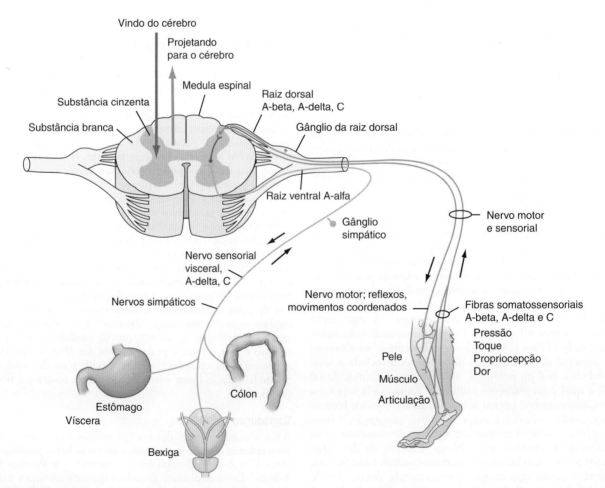

**Figura 126.2** A figura ilustra uma visão esquemática muito simplificada da transdução e da transmissão por fibras nervosas sensoriais aferentes que vai da periferia e das vísceras até a medula espinal. (Adaptada de Muir WW: Fisiologia e fisiopatologia da dor. In: Gaynor JS, Muir WW, editores: *Manual do Manejo da dor na Veterinária*, 2. ed., St. Louis, Mosby Elsevier, p. 33.)

mediadores e neuropeptídeos inflamatórios, eles são não responsivos ou responsivos apenas a uma estimulação mecânica muito intensa. No entanto, após a exposição a esses ativadores químicos, eles são recrutados e respondem a estímulos – ou seja, tornam-se sensibilizados –, aumentando assim a resposta a estímulos nocivos adicionais.[9]

## Transmissão e processamento no corno dorsal

A transmissão do sinal de dor a partir dos nociceptores conduz as informações até as camadas superficiais da substância cinzenta no corno dorsal da medula espinal. A transmissão dos sinais nociceptivos continua pelos axônios dos neurônios de segunda ordem que cruzam a medula espinal e formam o trato espinotalâmico ascendente, o qual se estende até o tálamo, onde eles fazem sinapses com neurônios de terceira ordem que se projetam para o córtex sensorial.[5]

Dentro do corno dorsal existem três grupos funcionais de neurônios que interagem com neurônios aferentes de primeira ordem: interneurônios, proprioespinais e de projeção.[11] O potencial de ação transmitido causa a abertura de canais de cálcio voltagem-dependentes pré-sinápticos e a liberação de neurotransmissores excitatórios e inibitórios nas sinapses com os neurônios de segunda ordem. A substância P e o glutamato são neurotransmissores excitatórios importantes. O glutamato pode se ligar aos receptores N-metil-D-aspartato (NMDA), AMPA e de aminoácidos excitatórios do tipo mGlu.[1] A substância P é um ligante dos receptores de neurocinina-1 (NK-1) referentes à proteína G. O ácido gama aminobutírico (GABA) e as endorfinas são sinalizadores inibitórios comuns que interagem com os receptores GABA e os receptores opioides mu e delta, respectivamente.[1]

Os interneurônios e os neurônios de projeção que codificam as informações nociceptivas são tanto de ampla faixa dinâmica (WDR ou neurônios convergentes) quanto nociceptivos específicos.[9] Os neurônios nociceptivos específicos respondem apenas a estímulos nocivos a alta intensidade, mas os WDR podem responder a uma estimulação de baixa intensidade das fibras A-beta, A-delta e C. Os neurônios de segunda ordem WDR podem alterar sua resposta para corresponder aos padrões de resposta persistente em nociceptores submetidos a descargas contínuas (ou seja, após lesão tecidual).[5] Esse é um dos muitos mecanismos de neuroplasticidade na sinalização da dor, sendo muito importante na dor crônica inflamatória ou neuropática.[12]

Os neurotransmissores produzidos pelos corpos celulares nos gânglios da raiz dorsal são liberados na região central e na periferia do neurônio. Essa sinalização dupla desencadeia eventos de processamento central da dor e efeitos teciduais periféricos, como vermelhidão, inchaço e sensibilidade.[5]

## Projeção dos sinais de dor (vias ascendentes da dor)

Os neurônios que se projetam para sinapses localizadas nas regiões supraespinais da medula, do mesencéfalo e do tálamo projetam-se adicionalmente aos centros corticais.[13] As regiões subcorticais incluem a formação reticular, a substância cinzenta periaquedutal do mesencéfalo e o núcleo da rafe magna da medula. As áreas subcorticais são responsáveis pelas reações inconscientes da dor, como excitação, e respostas fisiológicas, incluindo as endócrinas.[7]

## Modulação dos sinais de dor

Um conceito importante na fisiologia da dor é o de *neuroplasticidade*, aqui se referindo à capacidade dos neurônios de mudarem a excitabilidade, a expressão gênica – ou seja, nos receptores e nos neurotransmissores – e a estrutura em resposta a estímulos nocivos e lesão tecidual. A neuroplasticidade se caracteriza por ser o modo como a sensibilidade à dor, ou a sensibilização, pode seguir os estímulos nocivos. Essa sensibilização pode ocorrer no nível da transdução do sinal periférico (*sensibilização periférica*) ou no corno dorsal nos neurônios de segunda ordem (*sensibilização central*). Ela pode durar minutos ou se estender por um longo período e em muitos níveis.[1] Quando o estímulo nocivo é prolongado ou suficientemente intenso para causar sensibilização, pode haver hiperalgesia e/ou alodinia. A *hiperalgesia* é o aumento da sensação dolorosa a determinado estímulo nocivo, incluindo os de baixo limiar e as respostas mais intensas. Essa mudança pode ocorrer no tecido lesado (hiperalgesia primária), mas também em áreas adjacentes, não lesadas (hiperalgesia secundária). *Alodinia* é um quadro no qual há uma sensação dolorosa a partir de um estímulo que normalmente não causa dor. Um exemplo reconhecível disso é a sensação de queimação causada por água morna na pele queimada pelo sol. A hiperalgesia primária ocorre pela sensibilização periférica, enquanto se considera que a hiperalgesia secundária e a alodinia sejam consequências da sensibilização central.[14] O *windup* é um fenômeno relacionado, porém diferente da hiperalgesia primária e da sensibilização central. Ele é definido como um aumento progressivo da atividade das células do corno dorsal durante a ativação repetitiva das fibras C aferentes primárias. A sensibilização central é um fenômeno que ocorre *após* a estimulação nociva, a qual pode ser propagada de forma autonômica ou por uma estimulação nociva de baixo nível, podendo amplificar as respostas subsequentes.[15]

Além da sensibilização central, existe uma comunicação substancial entre as vias de sinalização e diversas vias diferentes que, adicionalmente, resultam na modificação, na plasticidade do sinal e, por fim, na percepção da dor.[1]

Os sinais de dor estão sujeitos à facilitação e à inibição por meio de vias descendentes que partem de regiões supraespinais em direção ao corno dorsal. Neurotransmissores importantes envolvidos no processo de facilitação descendente incluem: a substância P, o glutamato, a colecistocinina e o fator de crescimento neural (NGF). Neurotransmissores importantes envolvidos no processo de inibição descendente dos sinais da dor incluem: adenosina, canabinoides, dopamina, GABA, norepinefrina e serotonina.[1] Um exemplo da complexidade desse sistema é que não existe separação anatômica entre vias facilitadoras e inibitórias. Isso significa que é possível um único estímulo supraespinal e o mesmo neurotransmissor desencadearem ao mesmo tempo a inibição e a facilitação da dor.[12]

As vias inibitórias descendentes, originadas de múltiplas áreas supraespinais, constituem um sistema endógeno para o alívio da dor, e acredita-se serem responsáveis pela grande variação na percepção da dor observada entre indivíduos e pelo efeito placebo.[16] O sistema endógeno de inibição da dor é de grande interesse para clínicos e pesquisadores, uma vez que a maioria dos métodos farmacológicos e não farmacológicos usados para a produção de analgesia – por exemplo, efeito placebo, estimulação elétrica transcutânea e acupuntura – manipula esse sistema endógeno.[12,13,16] Os circuitos inibitórios descendentes são sistemas muito sensíveis a opioides, sendo que três grupos de opioides endógenos têm sido bem estudados: encefalinas, endorfinas e dinorfinas.[10,16] Fármacos analgésicos, incluindo anti-inflamatórios não esteroidais (AINEs), inibidores da recaptação de serotonina/norepinefrina, canabinoides e opioides exógenos, funcionam, ao menos em parte, mimetizando o efeito dos opioides endógenos.[16] Alguns dos mecanismos inibitórios específicos dignos de nota são (1) o sistema noradrenérgico descendente, no qual os receptores adrenérgicos alfa-2 espinais têm o papel principal; (2) o sistema de analgesia induzida pelo estresse associado aos canabinoides endógenos e betaendorfinas; e (3) o sistema de controle nocivo inibitório difuso, o qual, quando perdido, desempenha um papel importante nos estados de dor crônica.[16]

## Percepção dos sinais da dor

Os sinais corticais determinam as três partes da experiência da dor: sensorial-discriminativa, motivacional-afetiva e avaliativo-cognitiva.[9] A primeira inclui a localização, a intensidade e o tipo de dor percebida. A segunda inclui comportamentos que levam a evitar a dor e as reações emocionais. A terceira inclui experiências anteriores de dor e comportamentos aprendidos como resultado, o que pode afetar positiva ou negativamente a percepção da dor. O sistema de analgesia induzido por estresse, mencionado anteriormente, é um mecanismo pelo qual o componente avaliativo-cognitivo da percepção da dor é afetado – ou seja, é reduzido por estresse fisiológico. A percepção da dor é controlada por diversas regiões corticais, sendo as mais importantes o córtex somatossensorial primário e secundário, o córtex insular, o córtex cingulado anterior, o tálamo e a amígdala.[9]

A percepção da dor visceral é bem diferente da somática por uma série de razões estruturais. A inervação aferente visceral é muito menos densa do que a somática. Ela se espalha por vários segmentos espinais rostrais e caudais à origem, os neurônios espinais envolvidos também recebem impulsos de regiões somáticas concomitantemente e as vísceras têm inervação extrínseca dupla tanto dos nervos espinais quanto vagal ou pélvica.[9] Como resultado dessa arquitetura, a dor visceral é mal localizada, difusa, e pode ser *referida* – percebida como adjacente ao, ou mesmo distante do, local de origem.[10] A dor visceral pode ter correlação ruim com a extensão da lesão tecidual e quase sempre é acompanhada por reações emocionais e autonômicas óbvias. Embora a distensão, a tração, a isquemia e os mediadores inflamatórios sejam nocivos aos órgãos viscerais, algumas vísceras não respondem aos estímulos nocivos, a menos que já estejam inflamadas ou distendidas.

## NOMENCLATURA E TAXONOMIA DA DOR CLÍNICA

O IASP publica regularmente uma lista atualizada com as definições dos termos relacionados com a dor e suas classificações clínicas, as quais são usadas como referência geral para essas informações.[17] A dor pode ser classificada com base em localização, intensidade, tipo, etiologia, fisiopatologia ou resposta ao tratamento.[18] Em razão dessas muitas variáveis, o IASP utiliza um modelo de cinco eixos – região, sistema, padrão temporal, intensidade e etiologia – de taxonomia da dor em pacientes humanos. Para os pacientes veterinários, não existe um método padronizado de classificação da dor clínica. A maioria da literatura veterinária tem como foco a etiologia e o padrão temporal, sendo importante o conhecimento da terminologia relacionada. É fundamental notar, no entanto, que muitas referências têm definições ligeiramente diferentes dos termos relevantes, pois utilizam esquemas de classificação da dor distintos.

A *dor nociceptiva* surge de uma lesão real ou potencial em um tecido não neural e é decorrente da ativação de nociceptores. A *dor fisiológica* é um processo transitório e protetor que inicia estratégias de prevenção antes do dano ao tecido. A dor clínica, às vezes chamada de *patológica*, resulta de um dano *real* ao tecido e provoca um padrão de comportamento/prevenção mais longo ou intenso. A *dor aguda* é resultante de cirurgias ou outros traumas aos tecidos, responde ao tratamento, resolve-se quando a lesão tecidual está cicatrizada e é considerada um sinal clínico.[7] Em alguns esquemas de classificação, o termo *dor inflamatória* – produzida por inflamação do tecido – é considerado sinônimo de dor aguda. A *dor neuropática* é aquela associada a danos ou lesões no tecido do sistema nervoso periférico ou central. O dano pode ser causado por deformação, por compressão dos tecidos circunjacentes ou por um ambiente alterado, não sendo necessária uma lesão direta para causá-la. A *dor crônica* – a qual também é chamada, de maneira confusa, de dor patológica – é um estado patológico de má adaptação definido pela IASP como "dor sem valor biológico aparente que persiste além do tempo de cicatrização normal do tecido".[2] O refinamento adicional dessa definição inclui a ideia de que a dor crônica é uma doença do sistema nervoso que pode estar presente sem uma lesão estrutural demonstrável ou suficientemente significativa para explicar sua persistência. Como discutido acima, a neuroplasticidade relacionada com a dor pode fazer com que a sensação dolorosa seja mantida sem uma estimulação externa ou decorrente de um processamento anormal dos sinais de dor (*dor funcional*).[3] A dor crônica pode ser uma fusão mutável de dor inflamatória, neuropática e funcional.[1] Woolf simplifica a classificação da dor em três entidades diferentes. Duas são funcionais e adaptativas: a nociceptiva e a inflamatória – o termo "agudo", indistintamente, pode ser utilizado aqui. A terceira classificação é a dor patológica não protetora e mal adaptada, a qual é subdividida em neuropática e disfuncional – esta ocorre sem lesão ou inflamação.[19] Esse sistema tem a vantagem de ser mais abrangente e relevante clinicamente.

## IDENTIFICAÇÃO DA DOR EM UM AMBIENTE DE CUIDADOS INTENSIVOS

Como a dor é um estado subjetivo e nossos pacientes não podem se comunicar conosco, somos obrigados a avaliar suas dores com base em nossos próprios preconceitos e observações. Apesar dessa desvantagem, é possível controlar a dor aguda de maneira efetiva. O Boxe 126.1 detalha os princípios-chave para se identificar a dor aguda que formam a base para a identificação efetiva da dor. Essa informação é um resumo de várias pesquisas, em diferentes espécies, quanto às suas respostas frente a uma situação de dor e de um trabalho extenso de validação de escalas de dor para cães e gatos. Os veterinários muitas vezes relutam em tratar a dor, a menos que tenham evidências abundantes de que, de fato, ela exista. Infelizmente essa abordagem não permite que se trate a dor nos animais de maneira eficiente. Ao contrário de outros sinais vitais, não há uma medida objetiva desse estado fundamentalmente subjetivo.[3] Nossos pacientes podem mascarar sinais de dor até que ela seja substancial, e é mais difícil tratá-la quando mais grave. Uma abordagem criteriosa evita um sub ou um supertratamento da dor e se adapta às necessidades do paciente à medida que eles evoluem.

---

**Boxe 126.1** Princípios-chave para a identificação da dor aguda

- Os sinais de dor variam muito entre espécies, idades e indivíduos
- O conhecimento do comportamento e do temperamento normal do paciente, em especial antes do início da dor, melhora sua avaliação
- A reavaliação frequente e a identificação de tendências aumentam a precisão da avaliação da dor
- A reavaliação em intervalos regulares, após terapia analgésica, fornece um guia útil para os ajustes nos planos de manejo da dor
- Ter um único observador ou alguns observadores treinados aumenta a precisão da avaliação da dor, por reduzir a variabilidade interobservador
- O observador mais preciso quase sempre é a pessoa que passa mais tempo com o paciente
- A avaliação da dor aguda é mais precisa quando mensurações objetivas são associadas às observações comportamentais e à resposta à interação
- Não existem comportamentos universais ou patognomônicos de dor nem mensurações objetivas
- Da mesma forma, a falta de certos comportamentos ou mensurações objetivas não exclui a possibilidade de o paciente estar com dor
- A escalas de dor não são suficientemente sensíveis para justificar a retirada ou a redução da terapia analgésica. Elas são mais úteis para confirmar uma suspeita de dor ou sugerir a continuação da terapia analgésica
- Ansiedade, medo e desconforto não relacionados com a dor – como náuseas ou bexiga cheia –, além da disforia causada por opioides, podem dificultar a avaliação. Tendo em vista que estados comportamentais de estresse podem piorar a percepção da dor, abordar essas condições pode melhorar a analgesia.

A identificação da dor em animais requer que, conscientemente, usemos as habilidades de observação desenvolvidas por nossas experiências como clínicos. Nosso conhecimento prévio da postura do paciente e das reações a exames, vocalizações e marcha é muito útil na avaliação, pois quase sempre reconhecemos desvios com base nessas observações. Suspeita-se de que o paciente esteja com dor pela expressão de comportamentos anormais e/ou pela mudança ou ausência de comportamentos normais.[20] Podemos registrar inconscientemente essas mudanças sem interpretá-las como evidência de dor, porém muitas vezes elas são peças-chave das evidências. Por exemplo, perceber que um gato não faz mais um som de saudação quando abordado pode ser uma mudança sutil, mas significativa. O Boxe 126.2 lista os comportamentos típicos de cães e gatos com dor aguda.

O reconhecimento da dor inicia com a atribuição de um nível esperado para um paciente específico em sua situação em particular. Diversos autores têm se valido desse processo como um sistema de escore preventivo para guiar a terapia analgésica.[4,7] O Boxe 126.3 lista os níveis esperados de dor para procedimentos cirúrgicos ou diagnósticos comuns, lesões e doenças. Essas informações podem ser utilizadas como ponto de partida ao formular um plano para o controle da dor.

### Indicadores comportamentais e fisiológicos da dor

Nenhum exame físico ou parâmetro bioquímico mensurável é patognomônico para dor ou livre de influência de fontes não dolorosas. A pressão arterial e as frequências cardíaca e respiratória são indicadores não específicos de dor mais úteis quando combinados com indicadores comportamentais.[21] A observação de tendências nesses parâmetros pode ajudar a confirmar que um paciente está com dor fora de controle e a avaliar a eficácia do plano de controle da dor escolhido. A avaliação da postura, da mobilidade, do comportamento interativo e da vocalização costuma ser válida para considerar dor em animais (ver o Boxe 126.3). Como acontece com todas as avaliações de dor, as mudanças e as tendências desses indicadores provavelmente são a melhor forma de utilizar essas informações.

### Escalas de dor

Muitas ferramentas para graduar a dor foram desenvolvidas para o uso em pacientes veterinários e são objeto de pesquisa intensa. Apesar disso, poucas delas são totalmente validadas com métodos de análise estatística e não são amplamente utilizadas na prática clínica. A maioria das escalas de dor para cães e gatos foi projetada para o uso no pós-operatório e em pacientes traumatizados, podendo não ser aplicáveis àqueles com dor cirúrgica espontânea, como na pancreatite aguda.[22] Isso se aplica sobretudo em pacientes sedados ou que estão muito doentes para manifestar comportamentos típicos de dor.

As escalas são valiosas quando servem para desencadear a avaliação regular e o ajuste do manejo da dor. Elas são muito insensíveis e inespecíficas para justificar o não fornecimento de analgésicos. Uma crítica frequente às ferramentas de pontuação de dor é que elas não conseguem distinguir a dor de disforia, estoicismo ou ansiedade. O bom julgamento clínico deve se sobrepor a um escore de dor, caso haja suspeita de a pontuação ser inadequada. Os princípios listados no Boxe 126.1 devem ser mantidos em mente, independentemente de alguma ferramenta de dimensionamento específico ser utilizada.

Versões para *download* de escalas para avaliação da dor aguda já bem documentadas (incluindo o formato abreviado Escala Composta de Glasgow para Mensuração da Dor [ECGMD] e da escala da Universidade Estadual do Colorado [CSU] para cães e gatos) podem ser encontradas ao pesquisar as palavras-chave "dor escalas" nas páginas iniciais da International Veterinary Academy of Pain Management (IVAPM; www.IVAPM.org) e da Associação de Anestesistas Veterinários (http://www.ava.eu.com/vets-and-nurses).[22,23]

## MANEJO DA DOR COMO UM PADRÃO NA PRÁTICA

A relutância em reconhecer e tratar a dor em pacientes veterinários mudou muito na última década. O fato de a American Animal Hospital Association (AAHA) demandar que a dor seja considerada um sinal vital e avaliada em cada paciente é

---

### Boxe 126.2 Comportamentos de dor aguda em cães e gatos

**Movimento/Atividade**
- Inquietação ou atividade contínua
- Circulando ou destruindo
- Relutância em se movimentar, deitar ou levantar
- Sono excessivo (gatos, em particular)
- Agressão progressiva quando abordado ou manuseado
- Esconder-se (gatos, em particular)
- Sacudir a cauda (gatos).

**Vocalizações**
- Vocalizações espontâneas sem movimentação ou interação
- Ronronar, assobiar, cuspir, uivar (gatos)
- Choramingar/uivar/rosnar (cães)
- Aumento da vocalização ao movimento ou à palpação da área afetada.

**Postura**
- Posições incomuns para dormir ou descansar ou diferentes das normais (ou seja, decúbito lateral em um gato hospitalizado)
- Posição de "reza" (ver o Capítulo 143)
- Encostado na lateral da gaiola, caindo
- Postura curvada quando em pé
- Poupar o peso nos membros afetados ou dificuldade em permanecer em pé
- Rolar sobre as costas ou outras posturas submissas
- Posição anormal da cauda
- Postura rígida.

**Marcha**
- Claudicação
- Marcha rígida.

**Mudanças na expressão facial**
- Apertar os olhos
- Posição anormal das orelhas
- Manter os bigodes em posição anormal (gatos)
- Evitar contato visual.

**Perda de funções corporais normais**
- Anorexia
- Relutância em evacuar
- Falta ou excesso de cuidados consigo (*grooming*).

**Comportamento social**
- Agressão nova ou progressiva; medo quando abordado, manuseado ou próximo a outros animais
- Evita pessoas familiares ou qualquer interação
- Busca de garantias constantes.

**Indicadores fisiológicos**
- Ofegante ou taquipneia, respiração com a boca aberta (gatos)
- Taquicardia
- Hipertensão.

Nota: muitos desses indicadores também podem ser gerados por ansiedade, medo, sedação ou efeitos aditivos da própria medicação. Pacientes com esses comportamentos devem ser investigados para outras causas potenciais, como disforia ou desconforto decorrentes de fontes não dolorosas.

### Boxe 126.3 Níveis esperados de dor para procedimentos cirúrgicos ou diagnósticos comuns, lesões e doenças

**Dor grave a excruciante**
- Dor neuropática aguda, como a experimentada no colo do útero, herniação do disco intervertebral ou lesão do nervo causado por trauma ou inflamação generalizada do tecido neurológico
- Tumores ósseos
- Fraturas patológicas
- Inflamação cutânea ou visceral necrosante extensa, como na fascite necrosante ou na peritonite
- Politrauma grave
- Pancreatite necrosante ou colecistite.

**Dor moderada a grave**
- Distensão de órgão oco
- Distensão da cápsula do órgão visceral
- Torções mesentéricas, gástricas, testiculares ou esplênicas
- Pleurite e peritonite
- Obstruções ureterais, uretrais ou biliares
- Amputação de membro
- Pós-operatório de correção de fratura ou cirurgia intra-articular
- Ablação do canal auditivo
- Pós-operatório de toracotomia
- Trombose ou isquemia
- Doença intraocular ou da córnea ou lesão/enucleação
- Oniectomia
- Dor de câncer
- Pós-operatório de laparotomia de rotina

- Trauma de tecido mole
- Filhote ou amamentação
- Doença do disco intervertebral toracolombar
- Poliartrite
- Doenças musculoesqueléticas inflamatórias juvenis, como panosteíte e osteodistrofia hipertrófica
- Extrações dentárias extensas e inflamação da mucosa oral.

**Dor leve a moderada**
- Procedimentos ortopédicos minimamente invasivos, como a remoção de um fixador externo
- Endoscopia diagnóstica
- Procedimentos odontológicos
- Remoção de massa cutânea
- Cistotomia
- Saculectomia anal
- Castração.

**Dor suave a leve**
- Aspiração de medula óssea
- Cateterismo urinário ou cistocentese
- Flebotomia
- Colocação de sondas nasogástricas ou nasoesofágicas de alimentação, cânulas nasais de oxigênio, cateteres intravenosos e arteriais
- Retirada de drenos e suturas
- Troca de bandagem.

uma forte demonstração dessa mudança. No entanto, pesquisas repetidas com veterinários ao redor do mundo têm mostrado grande variabilidade no reconhecimento e no tratamento da dor.[24,25] Particularmente traiçoeiros são os mitos persistentes sobre o fornecimento de analgesia em animais: o de que a dor pós-operatória é benéfica para a recuperação e o tratamento muitas vezes acarreta o risco de efeitos colaterais graves.[26] Ambas as ideias são contraditas pela pesquisa e pelas diretrizes práticas emitidas pelo American College of Veterinary Anaesthesia and Analgesia, pelo World Small Animal Veterinary Association Global Pain Council e pelo American Animal Hospital Association.[3,27]

O tratamento da dor aguda alcança objetivos clínicos importantes, além de cumprir nossa obrigação profissional de prevenir e aliviar o sofrimento dos animais. A dor produz estresse biológico ou uma tentativa fisiológica de preservar o funcionamento biológico em face das ameaças (ou seja, ambientais, emocionais ou físicas) à homeostase. O sofrimento pode ser definido como um estado biológico em que o custo fisiológico do estresse é alto o suficiente para causar efeitos negativos nas funções biológicas principais.[26] A dor tem uma relação complexa com o estresse biológico e o sofrimento, sendo tanto uma causa quanto um efeito. É óbvio que ela causa sofrimento, podendo resultar de sofrimento, porque a ansiedade e o medo diminuem o limiar nociceptivo e amplificam a percepção da dor. Uma compreensão das implicações da resposta ao estresse sobre a fisiologia nos levou a perceber que a dor não tratada ou subtratada contribui de maneira importante para os efeitos neuro-humorais, imunológicos e hematológicos do estresse biológico. As consequências fisiopatológicas da dor podem incluir aumento do trabalho cardíaco e demanda de oxigênio, inibição vagal, hipoxemia, hipercarbia, atelectasia, íleo paralítico, náuseas, vômito, olgúria, tromboembolismo, fadiga, sedação e medo.[26,27,29] Muitos desses efeitos são decorrentes da capacidade da dor de estimular uma resposta autonômica. Além disso, ela causa uma disfunção no sistema imunológico mediada por vias neuroendócrinas.[9] Esses efeitos podem aumentar comprovadamente a morbidade, a mortalidade, e prolongar a permanência hospitalar em pessoas e, provavelmente, em pacientes veterinários.[30]

## ESTRATÉGIAS PARA O MANEJO DA DOR AGUDA

Os Capítulos 138, 164 e 166 fornecem diretrizes sobre a dose de fármacos e os fundamentos clínicos. Além disso, a Associação Mundial de Veterinários de Pequenos Animais (World Small Animal Veterinary Association [WSAVA]) tem diretrizes para o manejo da dor disponíveis gratuitamente para *download*, englobando uma variedade de situações clínicas (http://www.wsava.org/educacional/global-pain-Council).

Já ficou comprovado que ter uma estratégia direcionada às metas melhora os resultados e reduz eventos adversos em muitas áreas da medicina clínica. O manejo da dor provavelmente não é diferente; no mínimo, as metas garantem que todas as facetas do controle da dor estão sendo consideradas. Os objetivos gerais do tratamento da dor aguda são: (1) maximizar o conforto, (2) normalizar a homeostase fisiológica tanto quanto possível, (3) reduzir o risco de dor crônica no futuro e (4) minimizar os efeitos adversos do controle da dor.[31] As recomendações clínicas a seguir farão referência à maneira como esses objetivos são cumpridos.

Um ponto de partida importante é entender que a dor fica mais complexa quando não tratada (ou subtratada) inicialmente e já se instalou um fenômeno conhecido como *windup* ou hiperalgesia. Visto que isso pode acontecer minutos após o início da nocicepção, os planos de tratamento devem ser direcionados com o objetivo de fornecer alívio abrangente e imediato, em vez de perder uma oportunidade para a prevenção por meio do aumento gradual até atingir o tratamento completo.

Outros fatores também devem ser considerados ao formular um plano para o manejo da dor aguda. Ao desenvolver um plano, devem ser considerados idade do paciente, saúde geral e condição corporal, temperamento, histórico da dor, curso esperado do tratamento e se o animal está sendo tratado em ambiente hospitalar ou ambulatorial. Os cuidadores do paciente devem ser levados em consideração, desde possíveis restrições financeiras até conformidade e expectativas em relação ao tratamento, pois esses fatores terão um grande impacto no plano. Embora a consideração de todos esses aspectos transforme o processo de planejamento em uma arte qualificada, o sucesso depende dessa fórmula multifatorial.

Talvez os fatores mais importantes para garantir o sucesso do manejo da dor aguda sejam a individualização do plano de tratamento e uma avaliação frequente da resposta ao tratamento, a qual funciona como guia para possíveis ajustes no plano. Estar confortável com a resposta usual às terapias mais utilizadas fornece um ponto de partida sólido e algum grau de previsibilidade. Pode ser útil projetar estratégias padronizadas para quadros de dor leve, moderada e intensa, tendo, assim, uma base inicial para a formulação de um plano individualizado.

Quando a terapia analgésica falha em fornecer o alívio da dor, devem ser considerados outros fatores além de apenas a dose inadequada. Apesar de isso parecer óbvio, podemos não perceber que alguns pacientes experimentarão uma dor muito mais intensa do que outros, podendo alguns ter respostas atípicas às estratégias analgésicas que geralmente são eficazes. Sinais inesperados de dor também podem ocorrer em razão de situações estressantes que não sejam dolorosas e podem estar relacionados com muitas condições, como náuseas, bexiga cheia ou hipotermia. Também deve ser avaliada a conformidade do paciente ou da pessoa que administra os medicamentos. Em alguns, pode não ser possível aliviar a dor sem estratégias multimodais mais complexas ou sem terapias não farmacológicas.

Os métodos farmacológicos de analgesia são a pedra angular de terapia, sejam eles administrados regional ou sistemicamente. As principais categorias de fármacos analgésicos incluem anestésicos locais, anti-inflamatórios não esteroidais (AINEs), opioides e analgésicos adjuvantes. Os métodos não farmacológicos para o controle da dor podem melhorar muito a analgesia em pacientes veterinários, enquanto reduzem o risco de efeitos adversos advindos da terapia medicamentosa.

## Analgesia preemptiva

Como mencionado antes, o gerenciamento da dor começa idealmente com a *analgesia preventiva*. O conceito de *analgesia preemptiva* não obteve o sucesso esperado, mas um novo entendimento da nocicepção cirúrgica o atualizou.[32] Em contrapartida a outros tipos de etiologias de dor, quando a nocicepção cirúrgica ocorre pela primeira vez (incisão), o paciente está anestesiado, então o ato de administrar analgésicos antes da cirurgia não parece tão importante quanto continuar fornecendo analgesia suficiente durante e após o procedimento. Em outros estados de dor, a nocicepção mais significativa ocorre durante a própria lesão. Em pacientes submetidos a procedimentos diagnósticos e cirúrgicos, o provimento de analgesia eficaz é mais bem-sucedido quando o nível e a duração da analgesia são capazes de suprimir a nocicepção de maneira suficiente até a interrupção dos estímulos nociceptivos.[31] O paciente pode se beneficiar dessa ferramenta poderosa quando o veterinário inclui agentes analgésicos nos protocolos de anestesia. Opioides, agonistas alfa-2 e cetamina nos protocolos de pré-medicação e indução farão isso, além de aumentarem o grau de sedação. O provimento de anestesia/analgesia local e regional deve ser incluído, sempre que possível, em cada protocolo, uma vez que são capazes de bloquear completamente os impulsos nociceptivos. Os AINEs também são fundamentais para a analgesia preventiva graças à capacidade de bloquear e tratar a inflamação. O impacto benéfico de abordagens simples, como o uso de bloqueios locais infiltrativos e doses únicas de AINEs, não deve ser subestimado. Eles são econômicos, de baixo risco, e podem gerar benefícios significativos no controle da dor atual e futura/crônica em dado paciente.

## Estratégias de analgesia multimodal

Não é possível fornecer analgesia preventiva para os pacientes que já tenham um trauma ou uma doença espontânea. Estratégias de analgesia multimodal, às vezes chamada de balanceada, podem ser as mais eficazes, melhorando a analgesia enquanto reduzem o risco de efeitos adversos. Ela também pode reduzir a sensibilização e o desenvolvimento subsequente de dor crônica. A justificativa para a analgesia multimodal é que a combinação de duas ou mais terapias – medicamentosas ou não farmacológicas – é mais eficaz, pois tratamentos diferentes visam a uma parte distinta do complexo processo de sinalização da dor, funcionando de maneira sinérgica.[33] Isso também permite que se utilizem doses mais baixas de medicamentos que apresentam risco de efeitos adversos. As avaliações da analgesia multimodal no pós-operatório de pacientes humanos mostraram que os AINEs, as técnicas de anestesia local, os agonistas adrenérgicos alfa-2 parenterais e os bloqueadores dos canais de cálcio da subunidade alfa-2-delta-1 – por exemplo, gabapentina e pregabalina – são eficazes e reduzem a dose necessária de opioides.[34] Dados empíricos para mostrar a eficácia da analgesia multimodal em veterinária são limitados principalmente às situações experimentais e às associações de opioides e AINEs em pacientes clínicos.

## Analgesia locorregional

A analgesia local e regional por meio de agentes como lidocaína (p. ex., até 1 a 2 mg/kg SC, dose cumulativa total se administrada em múltiplos locais), bupivacaína (p. ex., 0,5 a 1 mg/kg SC, dose cumulativa total se administrada em múltiplos locais), mepivacaína ou ropivacaína pode cumprir muitos dos objetivos declarados acima em relação à analgesia. Outras classes farmacológicas, como opioides e agonistas alfa-2, estão cada vez mais sendo usados em associação com anestésicos locais para estender a duração e a eficácia da analgesia local.[35] Embora a anestesia completa possa ser alcançada com muitas dessas técnicas, as doses publicadas para infusões de anestésicos locais fornecem com mais frequência analgesia sem perda completa da sensação ou da função motora.

A maioria das técnicas é simples o suficiente para exigir apenas o treinamento mínimo por parte do operador, como anestesia tópica e bloqueios na linha de incisão, infiltrativos locais e circulares (*ring blocks*). Alguns procedimentos requerem treinamento extra, mas ainda assim são facilmente dominados, seguros e econômicos – por exemplo, bloqueios intratesticulares ou orais/dentais. Aplicações únicas por via epidural têm baixas taxas de complicações e podem fornecer analgesia por até 24 h em pacientes submetidos a cirurgias ortopédicas, celiotomias ou toracotomias, ou àqueles que sofreram grandes traumas.[36]

A colocação cirúrgica de cateteres de difusão em feridas (em inglês, *soakers*) para o fornecimento de bloqueio local contínuo após procedimentos como amputação do membro, toracotomia, laparotomia ou ablação total do canal auditivo, por exemplo, permite que os pacientes se sintam confortáveis e móveis sem a necessidade de grandes doses de analgésicos sistêmicos.[37] Um processo relacionado, o bloqueio contínuo de nervo periférico, envolve a colocação percutânea de um cateter permanente perto de um nervo periférico para realizar um bloqueio contínuo. Essa ação ainda é raramente utilizada em veterinária e requer ser guiada por ultrassom. Em humanos, ela permite melhor analgesia pós-operatória, redução do uso de opioides e diminuição no tempo de internação hospitalar.[38]

Outras técnicas regularmente utilizadas requerem equipamento e treinamento mais especializados. Esses dispositivos, incluindo os bloqueios regionais guiados por localizador de nervos e por ultrassom, bem como a colocação de um cateter peridural, são capazes de substituir totalmente ou em parte os medicamentos analgésicos sistêmicos mais utilizados e associados a mais efeitos colaterais.[39]

O passo a passo dos métodos para o fornecimento de analgesia locorregional está amplamente disponível na literatura veterinária e em formatos multimídia (ver acima). Além disso, cursos práticos fazem parte das principais conferências e congressos veterinários ao longo do ano.

## Analgesia farmacológica sistêmica

O fornecimento de analgesia farmacológica sistêmica administrada por via oral ou parenteral é o principal ponto do gerenciamento de um quadro de dor aguda.

Os AINEs são bastante eficazes contra a dor aguda em razão de seus diversos efeitos anti-inflamatórios. Os exemplos incluem, como doses iniciais para cães, o carprofeno 2,2 mg/kg VO a cada 12 horas ou o meloxicam 0,1 mg/kg VO a cada 24 horas, ou, para gatos, o robenacoxibe 1 mg/kg VO a cada 24 horas durante 3 dias. Embora o uso crônico de AINEs venha acompanhado de risco substancial de efeitos adversos em pacientes com doença gastrintestinal (GI), renal ou hepática, eles apresentam riscos cardiovasculares mínimos em pacientes veterinários e podem fornecer analgesia eficaz quando administrados a curto prazo, evitando alguns riscos do uso crônico. O paracetamol, geralmente considerado um analgésico sem efeitos anti-inflamatórios, está sendo reavaliado como possível agente anti-inflamatório e pode ser útil em cães – por exemplo, 10 a 15 mg/kg VO a cada 12 a 24 horas –, apesar de ser altamente tóxico para gatos.[40,41]

Os opioides são considerados a terapia prototípica para o manejo de casos de dor aguda em razão de sua segurança e eficácia. Os opioides têm poucos efeitos cardiovasculares ou, quando presentes, são facilmente controlados, em grande parte reversíveis e titulados ao efeito. A compreensão atual da diversidade de tipos de receptores opioides, de suas localizações e da farmacogenômica levou ao desenvolvimento de novos métodos de fornecimento, novos usos clínicos e redução de efeitos indesejáveis.[42] Por exemplo, a buprenorfina administrada por via transmucosa oral em gatos se tornou rotina em medicina veterinária depois que se percebeu que, assim, ela tem alta biodisponibilidade e produz analgesia confiável.[43] Outro exemplo é o interesse crescente nos efeitos periféricos dos opioides em razão da premissa de que, quando se objetiva atingir receptores opioides periféricos, os efeitos no sistema nervoso central seriam evitados.[7]

Os opioides são subutilizados em veterinária clínica[44] apesar de sua relativa segurança e eficácia. As razões mais citadas são o medo de efeitos adversos e as restrições quanto a substâncias controladas. Em geral, os efeitos adversos estão relacionados com a dose e podem ser minimizados quando esta é titulada ao efeito. Sedação, disforia, depressão respiratória e vômito são menos frequentes quando a dor é mais intensa.[45] A depressão respiratória raramente é significativa em pacientes veterinários conscientes, quando comparada com humanos.[46]

Em pacientes hospitalizados, os opioides injetáveis – por exemplo, em cães, metadona 0,1 a 0,4 mg/kg IV ou IM, ou hidromorfona 0,025 a 0,1 mg/kg IV ou IM; em gatos, buprenorfina 0,02 mg/kg IV ou VO transmucosa, ou oximorfona 0,05 mg/kg IV ou IM – podem ser usados, conforme necessário, como terapia em *bolus* e/ou como infusões contínuas (CRI). Embora as CRI costumem ser relegadas a pacientes sentindo dor intensa, podem evitar efeitos adversos naqueles com dor menos intensa. Em pacientes veterinários, a associação de opioides de diferentes classes funcionais ocorre com frequência, mas os efeitos são imprevisíveis.[47,48] A distribuição de camadas de diferentes agonistas de receptores mu puros – isto é, doses orais ou em *bolus* além de uma CRI – pode permitir o ajuste fino no controle da dor e o gerenciamento de efeitos adversos.

### Outros analgésicos úteis para o tratamento da dor aguda

Os *agonistas do receptor alfa-2 adrenérgico* (*alfa-2 agonistas*) têm efeitos analgésicos profundos além dos sedativos, dos ansiolíticos e das propriedades relaxantes musculares conhecidas. A analgesia é aumentada quando os agonistas alfa-2 são usados em conjunto com opioides.[49] O mecanismo de ação preciso da antinocicepção não é totalmente compreendido, mas parece estar relacionado com a estimulação de receptores alfa-2 adrenérgicos espinais, os quais estão envolvidos com a fase pré- e pós-sináptica da modulação dos sinais de dor e a modulação do sistema descendente.[49] Os alfa-2 agonistas causam efeitos cardiovasculares intensos mesmo em doses muito baixas. Eles também têm efeitos sobre a maioria dos outros sistemas do corpo em razão da natureza generalizada dos receptores adrenérgicos e de alguns efeitos em receptores não adrenérgicos. Contudo, muitos desses efeitos dependem da dose e não impedem o uso cauteloso. Os agonistas alfa-2 – por exemplo, dexmedetomidina 0,5 a 1 mcg/kg IV em *bolus* e 0,5 a 1 mcg/kg/h CRI – podem ser usados como parte de protocolos de sedação para fornecer analgesia, como injeções intermitentes ou CRI em pacientes hospitalizados, ou como parte de associações farmacológicas usadas em bloqueios locorregionais e epidural.

A *gabapentina* e a *pregabalina*, fármacos antiepilépticos relacionados e que têm efeitos anti-hiperalgésicos e ansiolíticos, podem ter papel no tratamento da dor aguda – por exemplo, em relação à gabapentina em cães, para analgesia aguda/perioperatória a curto prazo e possivelmente ansiólise, em pacientes que nunca tomaram gabapentina: 10 a 15 mg/kg VO a cada 8 a 12 horas; essa dose será sedativa nesses pacientes; e para pregabalina: 1 a 2 mg/kg VO a cada 12 horas para gatos e 2 a 4 mg/kg VO a cada 12 horas em cães, porém provavelmente esse fármaco é mais usado para dor crônica. Esses medicamentos têm sido usados há muito tempo para o tratamento da dor neuropática. Porém, mais recentemente, seus efeitos foram estudados na dor perioperatória. A pré-medicação com gabapentina reduz o escore de dor, o uso de opioides, a incidência de náuseas e vômitos pós-operatórios (NVPO), evitando o desenvolvimento de dor crônica em humanos submetidos a muitas cirurgias ortopédicas e de tecidos moles.[50] A pregabalina produziu redução dose-dependente no uso de opioides no pós-operatório e nas NVPO quando utilizada em muitas situações perioperatórias.[51] Existem dados farmacocinéticos para a gabapentina e a pregabalina em cães e gatos, mas poucos estudos avaliam sua ação como analgésicos.[52] A extrapolação de dados em humanos tem gerado relatórios anedóticos do uso para o manejo da dor aguda em veterinária. Parece provável que alguns desses efeitos sedativos e ansiolíticos possam ser benéficos no manejo da dor aguda, além de antinociceptivos diretos. Alguns pontos dignos de nota são que a gabapentina e a pregabalina são excretadas completamente por via renal e que o intervalo de doses é muito grande.

*Inibidores do receptor NMDA*: a cetamina é um agente analgésico bastante pesquisado em espécies veterinárias. O uso de doses subanestésicas em *bolus* ou em CRI – por exemplo, 0,5 a 1 mg/kg IV em cães e gatos +/- CRI IV a 5 a 20 mcg/kg/min – reduz a necessidade de anestésicos gerais e de opioides, aumenta a eficácia dos opioides e, provavelmente, diminui o desenvolvimento de dor crônica. A metadona – por exemplo, 0,1 a 0,4 mg/kg IV ou IM – também tem propriedades inibidoras de receptores NMDA que aumentam sua utilidade como analgésico.

Os *inibidores da recaptação de serotonina e norepinefrina* têm papel de destaque no tratamento da dor crônica, mas o tramadol tem sido muito usado em veterinária. A maioria das pesquisas se concentra em tramadol injetável como forma de diminuir os anestésicos. As evidências na literatura veterinária de que o tramadol é um analgésico eficaz para o tratamento da dor aguda são escassas. A maioria dos estudos clínicos utilizando tramadol no combate à dor pós-operatória mostra que ele é menos eficaz do que os AINEs.[53] O tramadol – por exemplo, para cães: 3 a 5 mg/kg VO a cada 6 a 12 horas, e para gatos: 1 a 2 mg/kg VO a cada 12 a 24 horas – tem combinação e efeitos únicos: atividade fraca em receptores opioides do tipo mu e inibição da recaptação de serotonina/norepinefrina. Em cães em ambiente experimental, esse fármaco mostrou metabolismo limitado à forma ativa do opioide e grande variação entre indivíduos na biodisponibilidade.[54] Curiosamente, alguns pacientes parecem ter efeitos opioides muito mais pronunciados do que outros. Além disso, a eficácia parece ser muito variável de maneira individual. Novas informações sobre os efeitos adversos em pessoas, incluindo hipoglicemia e hiponatremia graves, podem refrear a ideia de que o tramadol é uma alternativa mais segura aos AINEs.[53] Ele reduz o limiar convulsivo e, hoje, é um fármaco controlado pela Food and Drug Administration (FDA) como de uso programado nos EUA.

Os *corticosteroides* certamente inibem a dor inflamatória, mas seus efeitos a longo prazo em tecidos não alvo limitam seu uso como analgésicos. Para o tratamento de doenças inflamatórias, como a poliartrite imunomediada ou a meningoencefalite responsiva a esteroides, os corticosteroides perfazem um papel duplo de tratar a doença subjacente e fornecer analgesia. Eles têm papel na analgesia local ou regional, como parte dos protocolos intra-articulares, epidural, tópicos, oculares, óticos ou de outras inflamações localizadas e para dor aguda. Contanto que um paciente não tenha contraindicações específicas e não esteja recebendo simultaneamente um AINE, os corticosteroides podem ser úteis como agentes anti-inflamatórios por um período muito curto e/ou em processo localizado.[56]

Os *fármacos ansiolíticos* têm papel importante no tratamento da dor aguda, sobretudo em pacientes hospitalizados – por exemplo, a gabapentina (ver a dose listada acima), a dexmedetomidina (ver a dose listada acima) ou a acepromazina (que não é um ansiolítico, mas produz tranquilização fisiológica) com uma dose inicial de 0,01 a 0,02 mg/kg IM IV ou VO transmucosa. A compreensão da conexão fisiológica entre ansiedade e sinalização de dor alterada levou à compreensão de que a redução da ansiedade pode afetar diretamente a percepção da dor. Além disso, os benzodiazepínicos e outros sedativos que promovem relaxamento muscular podem aumentar a analgesia em pacientes com dor de origem musculoesquelética. A desvantagem potencial a ser considerada é se a sedação excessiva com fármacos ansiolíticos pode mascarar comportamentos de dor. Veja o Capítulo 138 para o uso clínico essencial.

### Métodos não farmacológicos de analgesia

No contexto do tratamento da dor aguda, as terapias não farmacológicas podem fornecer analgesia, em grande parte, pela manipulação dos sistemas endógenos inibidores da dor. Algumas intervenções, como distrações por meio de alimentação ou caminhadas, são semelhantes a métodos eficazes usados em bebês, como amamentar e enfaixar.[57] Muitas vezes confundimos a eficácia dessas intervenções como prova de que nossos pacientes não estão com dor, embora as distrações e as modificações ambientais sejam reconhecidos de invocar a analgesia endógena.[58] Intervenções analgésicas mais ativas também podem ser úteis no tratamento da dor aguda. Exemplos muito utilizados são as terapias de reabilitação, incluindo massagem, hidroterapia e crioterapia, órteses, acupuntura, terapia com *laser* de baixa intensidade e estimulação nervosa elétrica transcutânea (ver o Capítulo 355). Contudo, os estudos publicados que estabelecem o sucesso clínico de muitas dessas metodologias permanecem escassos, mesmo com a elucidação do mecanismo de ação em ambiente experimental, em especial para acupuntura.[59] Isso provavelmente continuará a ocorrer, dadas as dificuldades em projetar metodologias adequadas que incluam grupos-controle em relação às terapias não farmacológicas. De maneira anedótica, esses métodos podem aumentar a analgesia e reduzir a necessidade de manejo farmacológico.

### Manejo de condições estressantes, não dolorosas

Durante o curso do tratamento clínico, os pacientes podem experimentar um sofrimento desnecessário em razão de causas não relacionadas com a fonte da dor. Exemplos comuns incluem náuseas, privação de sono, fome, eliminações demoradas, medo, curativos e ambientes desconfortáveis. Tendemos a aceitar essas condições como parte da terapia clínica, mas a maioria delas pode ser reduzida facilmente com tratamento cuidadoso e enriquecimento ambiental. A redução do sofrimento não relacionado com a dor pode reduzir a percepção de dor e a necessidade de analgésicos, diminuindo os efeitos adversos.

### Manejo da dor em procedimentos diagnósticos

Raramente se pensa em dor quando se realizam procedimentos diagnósticos e clínicos menores, que muitas vezes não são reconhecidos como potenciais fontes de dor em pequenos animais.[60,61]

Em pacientes hospitalizados, procedimentos simples podem aumentar substancialmente a dor e a angústia, sobretudo porque os efeitos cumulativos de tipos de intervenções diferentes podem não ser reconhecidos. Em adultos e crianças, a dor processual, como é chamada, é um assunto muito pesquisado.[63] Da mesma maneira, a dor ocasionada por procedimentos de manejo em animais de produção e de técnicas experimentais menores em animais de laboratório é muito mais pesquisada do que em pequenos animais.

Exemplos de intervenções dolorosas muito realizadas e com analgesia inadequada incluem diagnóstico por imagem, endoscopias, aspiração de medula óssea, punção de cavidades viscerais ou articulações, coleta de líquido cefalorraquidiano, trocas de curativos e colocação de um acesso venoso central. É importante considerar se pacientes específicos submetidos a procedimentos menores têm maior risco de sentir dor em razão de dor crônica preexistente, angústia/ansiedade ou exacerbação decorrente do diagnóstico primário. O uso de analgésicos a curto prazo, em especial técnicas de anestesia local, doses únicas de opioides, AINEs, agonistas alfa-2 ou ansiolíticos, é muito eficaz para esse propósito. Igualmente importante é a atenção aos métodos não farmacológicos de conforto, como superfícies acolchoadas, cuidado com a manipulação das articulações sob anestesia, remoção do gás insuflado ou líquido após a endoscopia, manejo do ambiente para minimizar ruídos, grandes variações de temperatura etc., de modo a agrupar tratamentos para fornecer aos pacientes um tempo adequado, sem perturbações, para se recuperarem e descansarem.

## EFEITOS ADVERSOS DO TRATAMENTO DA DOR AGUDA

O tratamento da dor aguda raramente é acompanhado por efeitos adversos graves, os quais, em sua maioria, podem ser "tratados" deixando o tempo passar e ajustando tratamentos futuros para o indivíduo. Alguns outros aspectos da prática clínica precisam ser individualizados, como a escolha do fármaco e das doses para o controle da dor, apesar da abundância de doses e protocolos publicados. Talvez o evento adverso mais comum seja a sedação ou a excitação/disforia excessiva, que prejudica o retorno à normalidade em pacientes ambulatoriais ou atrasa a alta hospitalar. Isso pode ser evitado ao ajustar, no início da terapia, as doses iniciais de opioides e outros medicamentos que têm efeitos sedativos, como os alfa-2 agonistas e a gabapentina. O conhecimento de reações anteriores do paciente a analgésicos e sedativos, bem como seu temperamento basal, é muito útil. A sedação pode ser um efeito desejável no pós-operatório imediato e quase sempre não requer tratamento. Se a sedação excessiva ou a disforia exigir tratamento, os opioides podem ser parcialmente revertidos com baixas doses de butorfanol, começando com 0,05 mg/kg IV, ou com antagonistas dos receptores mu titulados ao efeito – por exemplo, naloxona 0,002 a 0,01 mg/kg IV, titulada para o efeito e administrada na forma diluída para ajudar a reduzir a reversão total da analgesia. Se a sedação excessiva for um problema comum, o veterinário deve considerar como regra começar o tratamento com doses mais baixas de opioides e sedativos. Usar opioides de ação mais curta, como o fentanila, também pode ajudar. Alguns deles estão associados a menores graus de sedação ou disforia, como a metadona e a buprenorfina.

Feitos gastrintestinais durante terapia da dor aguda, com exceção da intoxicação GI induzida por AINEs, não significam necessariamente que a terapia analgésica deve ser interrompida. Considere se o tratamento inadequado da dor, em especial da visceral, pode ser potencialmente a causa dos sinais, e não os analgésicos. A dor visceral pode ser responsável pelos mesmos sinais. O tratamento com antieméticos e pró-cinéticos é realizado com frequência em humanos e pode ser útil em pacientes veterinários. Muitas vezes, tudo o que é preciso é a redução das doses ou a instituição de terapia multimodal, que permite o uso de doses menores de cada medicamento.

Outros efeitos adversos dos opioides que podem ser observados durante o manejo da dor aguda são a retenção de urina e a hiperalgesia induzida por opioides (HIO). A retenção de urina é uma complicação rara que pode ocorrer com a administração sistêmica e epidural de opioides. Esse efeito se resolve à medida que os fármacos são metabolizados. Mas, até lá, pode ser feita a administração de antagonistas opioides, estimulantes do músculo detrusor da bexiga e cateterização uretral.[46] A HIO raramente é relatada em veterinária, mas pode ser subestimada. Ela é mais observada em pacientes veterinários que recebem altas doses de agonistas de receptores mu por períodos mais longos que o normal, ou seja, em pacientes politraumatizados graves ou com câncer em estado terminal hospitalizados. Pode ser difícil distinguir a HIO da dor tratada de forma inadequada, pois as doses dos opioides são escalonadas à medida que a dor aumenta. Em animais experimentais e em humanos, a HIO pode ser evitada ou melhorada pelo uso de antagonistas de receptores NMDA, como a cetamina ou a metadona, pela redução da dose e pela instituição de analgesia multimodal.[62]

## REFERÊNCIAS BIBLIOGRÁFICAS

*As referências bibliográficas deste capítulo se encontram online no Ambiente de Aprendizagem.*

# CAPÍTULO 127

## Choque

Teresa M. Rieser

Um breve histórico do desenvolvimento da compreensão do sistema cardiovascular e do choque mostra quanto progredimos no conhecimento desse tópico muito importante. Cláudio Galeno, também conhecido como Galeno de Pérgamo, iniciou os estudos da circulação propondo que havia dois tipos de sangue: o nutritivo, enriquecido no fígado com nutrientes, e o vital, cheio de pneuma, o espírito vital inspirado no ar e que era crucial para a vida. No entanto, o médico grego não acreditava que o sangue retornasse ao coração para ser recirculado.[1,2] As ideias dele foram amplamente aceitas até 1628, quando William Harvey, que era o médico da corte dos reis Carlos I e Jaime I, publicou o *Exercitatio Anatomica de Motu Cordis et Sanguinis em Animalibus*, trabalho que questionava os ensinamentos de Galeno e propunha que o coração bombeava o sangue pelas artérias e pelas veias, retornando depois ao coração. Harvey não tinha, no entanto, a capacidade de mostrar como artérias e veias se comunicavam, o que foi feito em 1661, por Malpighi, ao visualizar microscopicamente os capilares.[2,3] Essas obras estabelecem as bases para nossa compreensão moderna do sistema circulatório.

O choque tem sido estudado desde os primeiros gregos, incluindo Hipócrates e Galeno.[3] Nos anos de 1700, descrições de choque e morte foram documentadas, e muitos termos foram utilizados para descrevê-lo, incluindo "afundamento final de vitalidade".[2,4] O termo "choque" não se tornou popular até que Edwin A. Morris o usou em seu texto *A Practical Treatise on Shock after Operations and Injuries* (um tratado prático sobre o choque após operações e lesões), sobre a Guerra Civil Americana. Hoje contemplamos muitas causas subjacentes de choque e o grande perigo que ele representa para os pacientes. Neste capítulo discutimos o que é choque, seus diferentes tipos, as alterações hemodinâmicas exclusivas para cada um deles e os objetivos do tratamento.

O choque foi definido como o estado em que ocorre redução intensa e generalizada da perfusão tecidual efetiva, levando inicialmente a um prejuízo celular reversível e, na sequência – caso prolongado –, a uma lesão celular irreversível.[5] Para entender essa definição e suas implicações, o entendimento da fisiologia básica é essencial.

O oxigênio molecular é o substrato para muitas reações celulares enzimáticas necessárias à biossíntese, à produção de energia e à modificação molecular. A maior parte do oxigênio é usada dentro das células pelo sistema mitocondrial de transporte de elétrons, a fim de gerar trifosfato de adenosina (ATP) via respiração aeróbica.[6] A taxa de consumo de oxigênio mitocondrial é determinada sobretudo pela taxa de utilização de ATP pela célula. Quando o sistema mitocondrial de transporte de elétrons fica alterado, o consumo de oxigênio continua, mas não a geração de ATP.[6] Como as mitocôndrias consomem oxigênio, a $P_{O_2}$ intracelular diminui e é criado um gradiente que favorece o movimento do oxigênio do espaço intersticial para a célula. Em estado estacionário, a taxa de utilização de oxigênio corresponderá à da difusão do oxigênio para as células.[6] Foi descoberto que o gradiente entre a $P_{O_2}$ mitocondrial e extracelular é de cerca de 2 a 4 mmHg. Além disso, a $P_{O_2}$ mitocondrial aumentará ou diminuirá paralelamente à $P_{O_2}$ extracelular.[6] À medida que a $P_{O_2}$ extracelular diminui, a disponibilidade de oxigênio para a mitocôndria também reduz, até atingir um nível muitíssimo baixo. Nesse momento, o transporte de elétrons e o consumo de oxigênio dentro das mitocôndrias se tornam dependentes do suprimento de oxigênio. Quando o suprimento extracelular de oxigênio diminui mais, a fosforilação oxidativa aeróbia é interrompida e as concentrações de ATP caem. Nesse ponto, a fosfofrutoquinase é estimulada e a glicólise anaeróbia se inicia. Essa mudança para o metabolismo anaeróbico resulta no rápido esgotamento dos estoques de glicogênio celular e no acúmulo intracelular de lactato e fosfatos inorgânicos.[7] A geração anaeróbica de ATP é ineficiente, mas permite que a célula sobreviva por um breve período. Alguns tipos celulares, como os neurônios, são incapazes de gerar ATP de maneira anaeróbia e, portanto, são especialmente vulneráveis às lesões por hipoxia. Às vezes o esgotamento do ATP causa falhas nas bombas de $Na^+/K^+$ da membrana celular, resultando em inchaço e morte celular.[6,7]

O principal objetivo do sistema vascular é disponibilizar continuamente um suprimento adequado de oxigênio para todas as células do corpo.[6] O fornecimento de oxigênio ($D_{O_2}$) é o produto do débito cardíaco (DC) e da concentração arterial de oxigênio ($Ca_{O_2}$). O DC é determinado pela frequência cardíaca (FC) e pelo volume sistólico (VS). Outra forma de considerar o DC é sua relação com a resistência vascular sistêmica e com a pressão arterial, que pode ser dada por meio da seguinte equação:

$$DC = (PAM - PADir)/RVS$$

em que PAM é a pressão arterial média, PADir é a pressão atrial direita e RVS é a resistência vascular sistêmica. A PADir é muito menor do que a PAM, então essa equação pode ser ainda mais simplificada:

$$DC \cong PAM/RVS$$

Essa é uma relação útil para ter em mente ao tratar o choque de maneira clínica.[8]

O DC pode ser medido de forma invasiva em pacientes veterinários com muitos tipos diferentes de metodologias por diluição de indicadores ou, de forma não invasiva, por meio de um método de reinalação parcial de dióxido de carbono (NICO). Embora isso não seja feito com frequência,[9] a $Ca_{O_2}$ é determinada pela concentração de hemoglobina (Hb), pela saturação da hemoglobina ($Sa_{O_2}$) e pela pressão parcial de oxigênio dissolvido no sangue arterial ($Pa_{O_2}$) (ver Capítulos 75 e 128). A concentração de hemoglobina deve ser multiplicada pelo fator de Huffner, uma constante espécie-específica que descreve a quantidade de oxigênio em mililitros (m$\ell$) e pode ser transportada por grama de hemoglobina.[10,11] O fator de Huffner é 1,39 em gatos e varia de 1,34 a 1,39 em cães.[10] A $Pa_{O_2}$ deve ser multiplicada por 0,003, que é o coeficiente de solubilidade de Bunsen para o oxigênio no sangue. Isso converte a $Pa_{O_2}$ de mmHg para mililitros.[11] Agrupar tudo isso resulta na seguinte equação:

$$D_{O_2} = [(1{,}34 \times Hb \times Sa_{O_2}) + (0{,}003 \times Pa_{O_2})] \times (FC \times VS)$$

Como a contribuição da $Pa_{O_2}$ é muito pequena quando comparada com a da hemoglobina saturada, essa porção da equação, por conveniência, às vezes é omitida. É útil tê-la em mente, pois ela ressalta os diversos alvos das terapias que podem ser alterados durante o tratamento de pacientes em choque. Em repouso, o consumo de oxigênio ($V_{O_2}$) é relativamente constante, mas pode ser alterado por mudanças na taxa metabólica. Os exemplos incluem realização de exercícios ou estresse fisiopatológico causado por sepse.[10] O $V_{O_2}$ pode ser expresso com a seguinte equação:

$$V_{O_2} = DC \times (Ca_{O_2} - Cv_{O_2})$$

em que o $Cv_{O_2}$ é a concentração de oxigênio do sangue venoso. Essa equação pode ser expressa de forma mais prática:

$$V_{O_2} = DC \times 1{,}34 \times Hb\,(Sa_{O_2} - Sv_{O_2})$$

em que a $Sv_{O_2}$ é a saturação venosa de oxigênio. Juntando tudo isso, temos a ideia da taxa de extração de oxigênio (TEO). A TEO descreve a eficiência com que o corpo está extraindo oxigênio para uso nos tecidos terminais.[10]

$$TEO = V_{O_2}/D_{O_2}$$

Estima-se que a TEO normal seja de aproximadamente 0,25. Isso significa que, em animais normais, apenas 25% do oxigênio são extraídos para uso celular.[10]

## TIPOS DE CHOQUE

Em referências mais antigas, o choque quase sempre era dividido em três grandes categorias: hipovolêmico, cardiogênico e distributivo – também chamado vasodilatador.[12] Ainda que os três existam, existem grupos clínicos adicionais que devem ser considerados[13-15] (Boxe 127.1). Também é importante lembrar que a clínica dos pacientes pode ter componentes de diferentes tipos de choque. Um exemplo seria um paciente com choque séptico, que teria evidências de choque distributivo, mas também poderia ter sinais de choque hipovolêmico, em razão de perdas de volume para o terceiro espaço e de choque metabólico.

**Boxe 127.1** Classificação funcional do choque, com exemplos

Hipovolêmico: diminuição no volume circulante efetivo
   Perda sanguínea
   Trauma
   Desidratação intensa
Distributivo: tônus vasomotor inadequado
   Sepse/SRIS
   Anafilaxia
   Neurogênico
Cardiogênico: fluxo diminuído
   Insuficiência cardíaca congestiva
   Arritmias cardíacas
   Sobredose de fármacos (anestésicos, bloqueadores de canais de cálcio, betabloqueadores)
Obstrutivo: fluxo ou retorno venoso diminuído
   Tamponamento cardíaco
   Tromboembolismo pulmonar massivo
   Neoplasias
   Pneumotórax por tensão
   Dilatação vólvulo-gástrica
Metabólico: metabolismo celular anormal
   Intoxicações: brometalina, cianeto
   Hipoglicemia
   Hipoxia citopática na sepse
Hipoxêmico: $Ca_{O_2}$ diminuído
   Anemia
   Doença pulmonar grave
   Meta-hemoglobinemia
   Intoxicação por monóxido de carbono

O choque hipovolêmico ocorre quando há diminuição no volume circulante efetivo. Isso pode ser observado quando há perda de sangue e com a contração do compartimento extracelular de fluido em razão de um quadro de desidratação intensa. Todos os animais com desidratação têm algum grau de hipovolemia, mas nem todos apresentam choque. O choque distributivo cursa com uma diminuição na resistência vascular sistêmica, mas também pode ter regiões focais de vasoconstrição. O exemplo mais comum é a sepse ou a síndrome da resposta inflamatória sistêmica (SRIS), porém isso também pode ser observado no choque neurogênico ou no anafilático. No cardiogênico, há falha do coração em gerar um fluxo sanguíneo adequado. Isso pode decorrer tanto de uma doença sistólica quanto diastólica. Um exemplo seria um paciente com cardiomiopatia dilatada ou arritmia cardíaca graves. No choque obstrutivo, há um impedimento do fluxo arterial ou do retorno venoso. Exemplos incluem o tamponamento cardíaco e a dilatação vólvulo-gástrica. O choque metabólico ocorre quando o $D_{O_2}$ é adequado, contudo o $V_{O_2}$ está alterado. Os exemplos incluem a hipoxia citopática, que é observada na sepse[16] ou na intoxicação por brometalina, em que há uma separação da fosforilação oxidativa.[17] Por fim, o choque hipoxêmico pode ocorrer quando há diminuição do $Ca_{O_2}$. Isso pode ser observado em casos de anemia, nos quais a diminuição da quantidade de hemoglobina pode ter efeitos graves sobre o $D_{O_2}$ ou nos casos de doença pulmonar grave, nos quais a concentração de hemoglobina é adequada, mas a troca gasosa prejudicada impede sua saturação com oxigênio.

### Sinais clínicos

O choque é um processo muito dinâmico, cujos sinais clínicos podem variar com a causa subjacente e com o fato de ele estar ou não compensado. A detecção de um estado de choque compensado pode ser desafiadora, pois os sinais clínicos podem ser bastante sutis. Um achado que tende a ser encontrado em todos os tipos de choque é o estado mental alterado. Pacientes em choque variarão de obnubilados a comatosos, sendo que a depressão mais grave no nível de consciência se dá no choque descompensado. Na verdade, esse parâmetro, dentro do exame físico, é considerado uma "janela" para o *status* do paciente em medicina humana.[13,18] Os outros sinais clínicos de choque são semelhantes para a maioria dos tipos de choque. Isso ocorre em razão dos mecanismos compensatórios que o choque desencadeia no corpo. Como o DC e a pressão arterial diminuem, inicialmente há aumento do tônus simpático. Isso resulta em vasoconstrição periférica, além de aumento da FC e da frequência respiratória. Em seguida, há autorregulação positiva do sistema renina-angiotensina-aldosterona, que promove a reabsorção de sódio e água para elevar o volume circulante efetivo.[19] Há também vasoconstrição direta adicional e liberação de vasopressina, que causa maiores vasoconstrição e reabsorção de sódio e água.[20] Esses mecanismos compensatórios são vistos como mucosas pálidas, taquicardia e taquipneia. Como o choque evolui rapidamente de um estado compensado para um descompensado, sinais adicionais como tempo de preenchimento capilar (TPC) prolongado e baixa qualidade do pulso podem ser identificados. Além disso, a elevação da vasoconstrição resultará em extremidades frias. A aferição da pressão arterial costuma revelar hipotensão (ver Capítulos 99 e 159). Uma diminuição na produção de urina também pode ser observada. Inicialmente, isso pode ocorrer em resposta à redução do volume circulante efetivo e é apropriado. Porém, à medida que a hipotensão piora, o fluxo sanguíneo renal e a taxa de filtração glomerular serão impactados negativamente, resultando em oligúria patofisiológica.[21] Conforme o choque progride para um estado de descompensação tardia ou irreversível, o animal pode ter bradicardia, ficar comatoso, apresentar TPC prolongado, pulso fraco a ausente e hipotermia acentuada (ver Capítulo 49).

Além do exame físico, uma série de testes diagnósticos e parâmetros de monitoramento pode ser usada para determinar a gravidade do choque e orientar a terapia. Um dos testes básicos que podem ser usados tanto no diagnóstico quanto no monitoramento é a aferição da pressão arterial. Muitas vezes, pacientes em choque descompensado terão diminuição da pressão arterial (ver Capítulo 99). A pressão venosa central (PVC) também pode ser útil para orientar a terapia, em especial ao avaliar a resposta do paciente à administração de fluidos intravenosos (ver Capítulo 76). A quantificação do lactato sanguíneo é outra ferramenta valiosa (ver Capítulo 70). Animais em choque tendem a apresentar teor elevado de lactato, o qual é útil para orientar a terapia, com o objetivo de normalizá-lo o mais rápido possível. O valor normal de lactato no plasma é inferior a 2,5 mmol/ℓ, e uma elevação acima de 7,0 mmol/ℓ seria considerada grave.[22-24] Embora alguns fatores, como doenças hepáticas e coleta da amostra, possam afetar os valores do lactato, essa ainda é uma parte importante do diagnóstico e do manejo de pacientes em choque.[22,23] O excesso de base é outro valor que tem mostrado ser valioso em humanos em choque e, recentemente, foi correlacionado com as necessidades de transfusão e mortalidade em pacientes veterinários com traumas contusos.[25] As saturações venosa mista de oxigênio ($Sv_{O_2}$) e venosa central de oxigênio ($Scv_{O_2}$) são dois valores adicionais monitorados de perto na reanimação de humanos em choque. Como a aferição da $Sv_{O_2}$ requer uma amostra sanguínea da artéria pulmonar, a $Scv_{O_2}$, a qual é aferida de amostras retiradas da veia cava cranial, está mais prontamente acessível. A diminuição na $Scv_{O_2}$ é

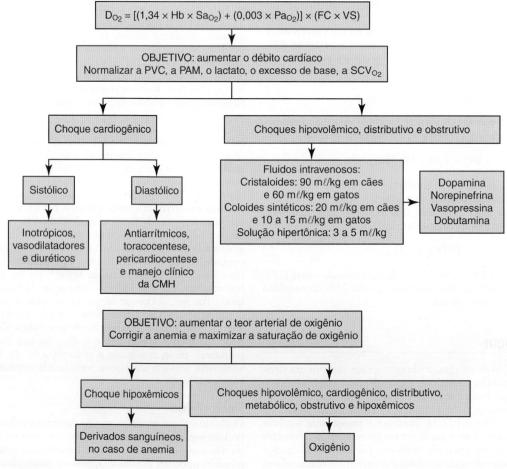

**Figura 127.1** Tratamento do choque por meio da maximização do fornecimento de oxigênio ($D_{O_2}$). *CMH*, cardiomiopatia hipertrófica; *PAM*, pressão arterial média; *PVC*, pressão venosa central.

indicativa da redução no $D_{O_2}$ ou do aumento no $V_{O_2}$, enquanto a elevação na $Scv_{O_2}$ pode ser observada nos casos de hipoxia citopática. Como a TEO normal é de cerca de 25%, recomenda-se ter como meta valores de $Scv_{O_2}$ acima de 70%.[13,18,26] Um estudo com pacientes veterinários em estado crítico mostrou falha em normalizar a $Scv_{O_2}$, apesar da normalização dos parâmetros mais tradicionais que procuramos corrigir durante o choque.[26] Uma área final de interesse é a visualização direta da microcirculação usando uma imagem de campo escuro em fluxo lateral. Essa metodologia permite avaliar a densidade capilar, bem como a proporção de capilares perfundidos e elevações na heterogeneidade do fluxo de sangue a ser avaliado em áreas facilmente acessíveis, como a sublingual em humanos. Anormalidades detectadas com esse tipo de imagem foram associadas a resultados negativos na medicina humana.[13]

### Tratamento

O tratamento do choque deve ser realizado visando melhorar o fornecimento de oxigênio o mais rápido possível, pois há uma janela terapêutica estreita antes de ocorrer alguma alteração na energia celular que não possa ser revertida. Em humanos, essa terapia precoce direcionada ao alvo tem se mostrado benéfica, ao passo que, em veterinária, há evidências de que também é desejável.[13,27] Com as equações do $D_{O_2}$ e do DC em mente, o tratamento pode ser abordado de forma lógica. A fluidoterapia é indicada para a maioria das formas de choque, com exceção do cardiogênico. Aqui, o objetivo é normalizar a pressão arterial, a PVC e os parâmetros físicos, incluindo a FC, a qualidade do pulso, o TPC, o estado mental e o débito urinário (Figura 127.1). Na maioria dos casos, uma solução cristaloide balanceada é uma escolha razoável, porém os coloides sintéticos e a solução salina hipertônica também podem ser usados. Em pacientes em choque com traumatismo cranioencefálico, a solução salina hipertônica é o fluido de eleição para a reanimação.[28,29] A "reanimação com pequenos volumes", também conhecida como reanimação com volume limitado, vale-se de volumes pequenos de fluidos durante a reanimação para obter aumentos moderados na estabilidade hemodinâmica. Nesse tipo de reanimação, coloides sintéticos e solução salina hipertônica ocupam o lugar central, pois permitem a expansão do volume circulante efetivo além do de fluido administrado. O objetivo aqui é minimizar os efeitos deletérios observados na reanimação superagressiva com cristaloides.[30] Se o animal não responder à fluidoterapia ou não estiver com depleção de volume, pode-se considerar o uso de um vasopressor catecolaminérgico, como a dopamina ou a norepinefrina. Outra opção seria a vasopressina, que pode ser eficaz em pacientes refratários a outros agentes vasopressores.[20] Se ele estiver em choque cardiogênico, os fluidos devem ser evitados, indicando-se, no lugar, a terapia medicamentosa com um inotrópico positivo ou um antiarrítmico, com o fim de melhorar a função cardíaca. Outros objetivos do tratamento incluem a maximização da saturação da hemoglobina com oxigenoterapia e, caso o animal esteja anêmico, com derivados sanguíneos, a fim de aumentar a concentração de hemoglobina (ver Capítulo 130). Se anormalidades adicionais forem identificadas, como hipoglicemia ou alguma intoxicação, esses problemas também devem ser tratados prontamente. O reconhecimento precoce do choque e a terapia imediata para restaurar o fornecimento de oxigênio aos tecidos são fundamentais para o sucesso do tratamento (Figura 127.1).

### REFERÊNCIAS BIBLIOGRÁFICAS

*As referências bibliográficas deste capítulo se encontram online no Ambiente de Aprendizagem.*

## CAPÍTULO 128

# Distúrbios Acidobásicos, Oximetria e Análise dos Gases Sanguíneos

Marie E. Kerl

Distúrbios ácido-base e de oxigenação são comuns em cães e gatos com anomalias respiratórias ou metabólicas secundárias a traumas, intoxicações ou doenças naturais. Dispositivos precisos para testes beira-leito estão amplamente disponíveis e acessíveis, fazendo da hemogasometria um teste-padrão para o atendimento de emergências e de algumas especialidades. A interpretação correta do teste e a resposta terapêutica apropriada dependem de trabalhar o conhecimento prático tanto sobre o equilíbrio ácido-base quanto sobre a fisiologia e a fisiopatologia respiratória.

A hemogasometria pode ser realizada com sangue arterial ou venoso, mas apenas o primeiro deve ser usado para avaliar a oxigenação. Os parâmetros ácido-base, com exceção da pressão parcial de oxigênio ($P_{O_2}$), podem ser avaliados com amostras arteriais ou "venosas mistas". O termo "venoso misto" se refere ao sangue venoso coletado do tronco da artéria pulmonar, o que não é simples em ambiente clínico. Utiliza-se sangue jugular ou venoso periférico porque essas amostras são mais fáceis de obter (ver Capítulos 75 e 76). Elas devem ser colhidas em seringas que contenham heparina 1:1000, de modo a evitar a formação de coágulos, ou em seringas especializadas para gasometria (Vital Signs, Englewood, CO) que contenham heparina peletizada (Figura 128.1). A seringa deve ser hermeticamente vedada logo após a coleta, a fim de evitar a contaminação com ar ambiente, o que pode alterar as medições dos gases. A amostra deve ser analisada até 15 minutos depois da coleta ou colocada no gelo.

### BASES DA FISIOLOGIA ACIDOBÁSICA

Um ácido é um doador de íons hidrogênio ($H^+$, ou seja, um próton) e uma base é um receptor de prótons. Os íons hidrogênio são ácidos voláteis ou fixos produzidos pelo metabolismo normal de proteínas e fosfolipídios, sendo excretados pelos rins. Os ácidos são representados pela notação HA, que significa um íon hidrogênio e qualquer partícula carregada negativamente.

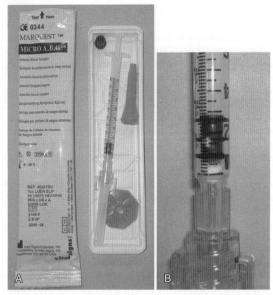

**Figura 128.1 A.** Os *kits* para a amostragem de gases do sangue arterial contêm uma seringa heparinizada e dispositivos para torná-la impermeável ao ar. A vantagem dessas seringas é que a pressão arterial faz com que o sangue encha a câmara até o nível em que o êmbolo está puxado. **B.** A seringa do *kit* para a amostragem de gases do sangue arterial contém heparina peletizada como anticoagulante em níveis suficientes para anticoagular a quantidade máxima de sangue.

Quando colocado em solução, o HA se dissocia em H⁺ (ácido) e A⁻ (base). Uma base se combina com um ácido para diminuir a quantidade de ácido na solução ou para tamponá-la.

O dióxido de carbono ($CO_2$) é um ácido volátil, ou gás solúvel em gordura, que pode se combinar com água na presença da anidrase carbônica para formar o ácido carbônico ($H_2CO_3$). Ele é formado durante o metabolismo normal de carboidratos e gorduras, sendo excretado pelo sistema respiratório. Estas duas fontes de ácido (H⁺ e $CO_2$) estão inter-relacionadas, como é mostrado na equação do ácido carbônico:

$$H^+ + HCO_3^- \leftrightarrow H_2CO_3 \leftrightarrow H_2O + CO_2$$

Essa reação química pode ocorrer em qualquer direção, dependendo da disponibilidade de substrato em ambos os lados da equação. A anidrase carbônica catalisa a reação, e essa enzima é amplamente encontrada em vários tecidos do corpo e nas hemácias.

Por definição, o *pH* é o logaritmo negativo da concentração de íons de hidrogênio. Um ganho de ácido resulta em diminuição no pH do sangue (acidemia), enquanto a perda de ácido resulta em aumento do pH (alcalemia). Pode-se ganhar ácido sistemicamente com a eliminação renal de um composto natural ou com a ingestão de uma fonte exógena de ácido. Mudanças no $CO_2$ influenciam a concentração de H⁺, como evidenciado pela equação do ácido carbônico. Como o $CO_2$ é eliminado pelo aumento da frequência respiratória e da ventilação alveolar, o ácido carbônico se dissocia para formar mais $CO_2$. Por sua vez, o H⁺ e o bicarbonato ($HCO_3^-$) se combinam para formar mais ácido carbônico. A eliminação de $CO_2$ pela ventilação reduz efetivamente a concentração de H⁺ e aumenta o pH. Em contrapartida, à medida que a concentração de $CO_2$ aumenta com a hipoventilação, o pH diminui.

Os tampões agem se ligando ao H⁺, evitando, assim, grandes flutuações no pH. Os sistemas tampão incluem tampões sem bicarbonato (proteínas e fosfatos), que são sobretudo intracelulares, e o $HCO_3^-$, que é o tampão extracelular principal. O bicarbonato é um tampão eficaz, pois existe em concentrações relativamente grandes, quando comparado com outros, é gerado por células tubulares renais e participa da equação do ácido carbônico para produzir $CO_2$, que pode ser eliminado pela ventilação. O sistema tampão $HCO_3^-$, portanto, é considerado aberto, que pode continuar a tamponar enquanto o sistema respiratório for funcional. Em estados patológicos que causem a perda de $HCO_3^-$ de maneira excessiva pelo sistema urinário ou gastrintestinal (GI), o $CO_2$ e a $H_2O$ se combinam para formar ácido carbônico, que se dissocia para aumentar a concentração de H⁺ e causar acidemia. Para uma discussão mais detalhada, os leitores são encaminhados para as referências fornecidas.[1-3]

## DISTÚRBIOS ACIDOBÁSICOS

De acordo com a equação de Henderson-Hasselbalch, que é pH = 6,1+ log [$HCO_3^-$/(0,03 × $P_{CO_2}$)], o pH pode ser caracterizado por alterações na concentração de $HCO_3^-$ e na pressão parcial de dióxido de carbono ($P_{CO_2}$). Como ocorre uma mudança previsível no $HCO_3^-$ com ganho ou perda de íons H⁺, o $HCO_3^-$ pode ser usado para identificar corretamente anormalidades ácido-base decorrentes de distúrbios metabólicos. A acidemia ou alcalemia resultante de um distúrbio respiratório primário mostrará uma alteração correspondente na $P_{CO_2}$. Aumentos na $P_{CO_2}$ ocorrem com acidose respiratória, ao passo que diminuições se dão com alcalose respiratória. Na acidose metabólica, o acúmulo de ácido resulta no ganho de H⁺, que é tamponado por bicarbonato, resultando em baixas concentrações de $HCO_3^-$ mensuradas. Na alcalose metabólica, a redução de H⁺ tem o efeito oposto. Os analisadores de gases sanguíneos comerciais disponíveis quase sempre medem o pH e a $P_{CO_2}$ e calculam o $HCO_3^-$.

Essa equação também pode ser usada para prever a maneira como os mecanismos compensatórios são acionados a fim de diminuir o grau de alteração no pH. Quando a acidose metabólica se desenvolve, o sistema respiratório é estimulado para aumentar a frequência respiratória, de modo a eliminar o $CO_2$ dos pulmões e criar uma alcalose respiratória. Da mesma forma, no caso de um distúrbio respiratório primário, a desordem metabólica oposta é gerada. O sistema respiratório fornece uma compensação rápida, alterando-se minutos depois de um distúrbio metabólico. A compensação metabólica ocorre mais lentamente, levando dias até alcançar a eficácia máxima. Com qualquer sistema, os mecanismos compensatórios devem desacelerar à medida que o pH se aproxima do normal, e a compensação nunca deve normalizar completamente o pH.

O excesso de base, expresso em miliequivalentes por litro (mEq/ℓ), é a quantidade acima ou abaixo do tampão-base normal, um valor calculado levando em consideração a mudança esperada em $HCO_3^-$ secundária às mudanças agudas na $P_{CO_2}$. A regra geral é que a concentração de $HCO_3^-$ aumenta cerca de 1 a 2 mEq/ℓ para cada 10 mmHg de aumento agudo na $Pa_{CO_2}$ acima de 40 mmHg, até um máximo de 4 mEq/ℓ, e que a concentração de $HCO_3^-$ diminui de 1 a 2 mEq para cada redução aguda de 10 mmHg na $Pa_{CO_2}$ abaixo de 40 mmHg, até um máximo de 6 mEq/ℓ. Esse excesso de base negativo pode ser chamado de *déficit de base*.

Por convenção, um distúrbio ácido-base simples é limitado ao distúrbio primário e à resposta compensatória apropriada. Um distúrbio misto é aquele em que pelo menos duas anormalidades separadas ocorrem simultaneamente. Essas anormalidades podem resultar em acidose (metabólica e respiratória), alcalose (metabólica e respiratória), ou ser uma combinação de acidose e alcalose (acidose metabólica e alcalose respiratória). É necessário um exame cuidadoso do paciente e dos resultados da gasometria para evitar atribuir o último cenário a uma simples compensação. Ao nível do mar, valores normais para a interpretação de gases no sangue venoso são pH de 7,35 a 7,45, $P_{CO_2}$ de 40 a 45 mmHg e $HCO_3^-$ de 19 a 24 mEq/ℓ. O excesso de base, em geral, deve ser de −5 a 5 mEq/ℓ. Um algoritmo para interpretação dos valores dos gases sanguíneos é fornecido na Figura 128.2.

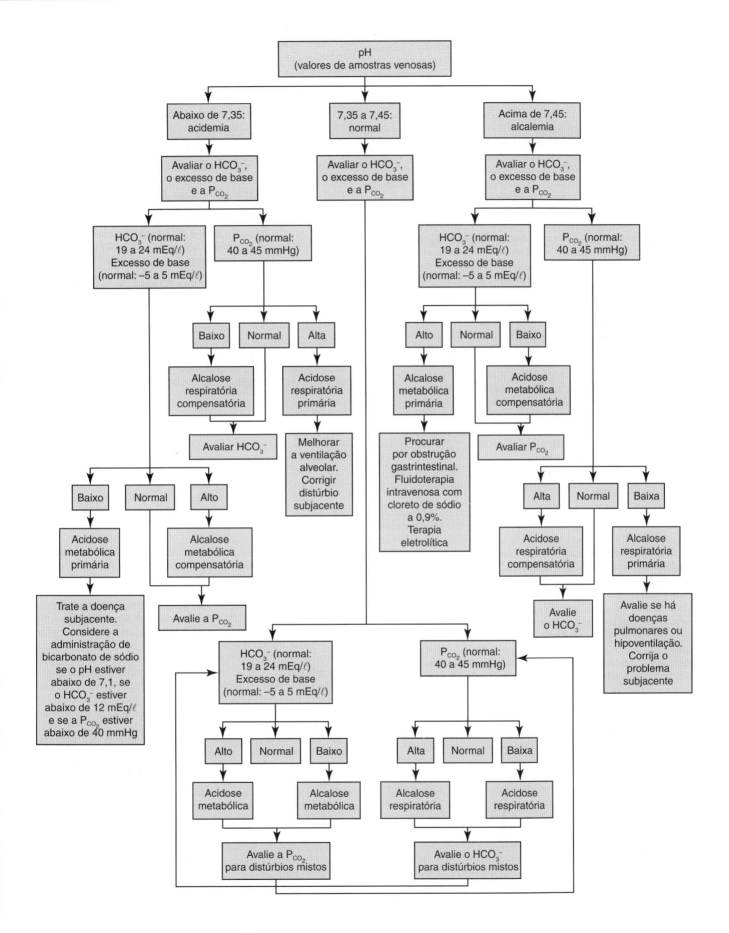

**Figura 128.2** Algoritmo para a avaliação dos resultados da hemogasometria.

## Acidose respiratória

A acidose respiratória resulta do aumento da pressão parcial de $CO_2$ no sangue (hipercapnia). A hipercapnia pode ser causada por qualquer condição que impeça a troca de gases normal no pulmão, incluindo a circulação prejudicada, a redução na frequência ou no esforço respiratório, a circulação de sangue em porções não ventiladas do pulmão ou algum comprometimento da difusão do gás. A dificuldade de difusão é a causa menos provável de hipercapnia, porque o $CO_2$ é ≈ 20 vezes mais difusível do que o oxigênio. Portanto, é necessário um comprometimento muito intenso da difusão antes de haver hipercapnia. Alguns distúrbios que podem causar acidose respiratória incluem a insuficiência circulatória decorrente de uma parada cardiorrespiratória, doenças do sistema nervoso – central, espinal ou junção neuromuscular –, insuficiência da musculatura respiratória – por exemplo, hipopotassemia grave –, algum impedimento físico à ventilação – como doenças do espaço pleural, dor, doenças da parede torácica e constrição externa – ou uma doença pulmonar primária – como inundação alveolar, doença intersticial ou tromboembolismo pulmonar.[4] A acidose respiratória iatrogênica resulta do monitoramento e da assistência ventilatória inadequadas sob anestesia geral.

Os sinais clínicos de hipercapnia são consistentes com o distúrbio que está causando a hipoventilação. Embora algumas causas de hipoventilação sejam mais fáceis de detectar clinicamente, como a obstrução das vias respiratórias superiores, outras representam um desafio diagnóstico maior. Doenças do neurônio motor inferior que causem redução do movimento da parede do tórax podem ser difíceis de identificar sem um exame neurológico completo (ver Capítulo 259) e sem observação cuidadosa. O $CO_2$ expirado pode ser monitorado de forma não invasiva em animais intubados, sob anestesia geral, e que estejam utilizando circuitos respiratórios fechados ou sob ventilação mecânica. Em animais com a respiração regular e nos quais a troca gasosa alveolar esteja ocorrendo, o $CO_2$ expirado se aproxima da $Pa_{CO_2}$.[5]

O tratamento da acidose respiratória envolve a correção do distúrbio subjacente, aumentando a ventilação alveolar. A acidose respiratória crônica deve ser corrigida lentamente. O bicarbonato de sódio não deve ser administrado para o tratamento da acidose respiratória, pois exacerba a hipercapnia ao doar substrato para a equação do ácido carbônico. Elevar a concentração de oxigênio inspirada pode salvar vidas. No entanto, nos casos de hipercapnia grave, a estimulação da respiração é impulsionada pela hipoxemia. Nessas situações, a oxigenoterapia e a resolução da hipoxemia podem resultar na diminuição da frequência respiratória, que, por sua vez, pode promover hipercapnia. O controle hipóxico da respiração permanece adequado quando o teor de oxigênio do sangue arterial ($Pa_{O_2}$) estiver abaixo de 60 mmHg. Não é necessário administrar oxigênio suplementar com o objetivo de normalizar a oxigenação.

## Alcalose respiratória

A alcalose respiratória resulta do aumento na ventilação, pela qual mais $CO_2$ é eliminado do que produzido pela função metabólica normal. Desenvolve-se um quadro de hipocapnia seguido de alcalemia. As causas da alcalose respiratória incluem a hipoxemia decorrente de anormalidades pulmonares, circulatórias ou de outras anormalidades que resultem em hiperventilação; doenças pulmonares primárias que estimulem a ventilação independentemente da hipercapnia; distúrbios do sistema nervoso central; e taquipneia/hiperpneia iatrogênica em animais sob ventilação assistida. A alcalose respiratória crônica geralmente é bem compensada.

O tratamento de animais com alcalose respiratória é destinado sobretudo à causa subjacente da taquipneia ou hiperpneia – por exemplo, tratamento para pneumonia bacteriana ou resolução de ansiedade associada à taquipneia pela administração de um sedativo. Assim como na acidose respiratória, poucos sinais clínicos sugerem especificamente esse distúrbio ácido-base. A suplementação de oxigênio (ver Capítulo 131) pode ser útil no suporte a esses animais enquanto a doença subjacente estiver sendo tratada.

## Acidose metabólica

A acidose metabólica, em geral, resulta do ganho de íons $H^+$ por meio da ingestão de um ácido no corpo, pelo aumento da produção de um ácido endógeno ou pela falha em eliminar uma carga de ácido pelas células tubulares renais. A acidose metabólica também pode ser causada pela perda da capacidade de tamponamento do $HCO_3^-$. É importante diferenciar essas duas causas da acidose metabólica, tanto para o diagnóstico do distúrbio subjacente quanto para determinar a intervenção terapêutica mais adequada.[6]

A dissociação do ácido no íon $H^+$ e no ânion correspondente ocorre na circulação. Quando o ácido se acumula, o $HCO_3^-$ se combina com $H^+$ para tamponar a carga de ácido, enquanto o ânion permanece em solução. Em razão da necessidade de manter a eletroneutralidade à medida que os ânions se acumulam após a dissociação ácida, a diminuição de algum outro ânion circulante deve ocorrer de forma correspondente. O ânion *gap* (AG), representado pela diferença entre os cátions e os ânions medidos, é útil na classificação dos distúrbios que causam acidose metabólica. O ânion *gap*, calculado pelos quatro cátions e ânions mais comuns medidos em um perfil bioquímico sorológico, é dado pela seguinte fórmula:

$$AG = [Na^+ + K^+] - [Cl^- + HCO_3^-]$$

Embora os intervalos do AG possam variar um pouco com base nos hiatos de referência da concentração sérica de eletrólitos de diferentes laboratórios, costuma-se usar um valor de referência de 16 ± 4 mEq/$\ell$. Quando houver um quadro de acidose metabólica com aumento do AG, quase sempre é sinal de que houve ganho de ácido orgânico. As causas de acidose metabólica com ânion *gap* incluem intoxicação por etilenoglicol, uremia, hipoxia tecidual – por exemplo, por acidose láctica –, cetoacidose diabética, intoxicação por salicilatos e outras menos comuns, como por fármacos ou álcool. A acidose metabólica caracterizada por um ânion *gap* normal é causada pela perda de tampões de bicarbonato ou por falha em excretar íons $H^+$, com o aumento correspondente no cloreto para manter a eletroneutralidade. Em geral, essa situação é chamada de acidose metabólica hiperclorêmica, a qual é menos comum do que a acidose metabólica com aumento do ânion *gap*, e é causada por uma acidose tubular renal – falha do tampão de bicarbonato renal ou do sistema excretor de hidrogênio – ou por diarreia grave e perda intestinal de bicarbonato.[7] A acidose metabólica hiperclorêmica iatrogênica também pode ocorrer com a administração de uma solução cristaloide que contenha cloreto e seja livre de álcalis, como o de sódio a 0,9% (NaCl a 0,9%), para a reposição de volume intravenoso.

As anormalidades associadas à acidose metabólica incluem letargia, diminuição do débito cardíaco, hipotensão sistêmica e redução do fluxo sanguíneo hepático e renal. Essas mudanças podem ser atribuídas à acidemia, ao problema subjacente que esteja causando o distúrbio ácido-base ou a ambos. A menos que o paciente tenha algum comprometimento da capacidade ventilatória normal, os mecanismos compensatórios elevam a frequência respiratória, que permite que o animal elimine o $CO_2$ gerado durante a formação do ácido carbônico, mitigando a acidose.

Um estudo descreveu a incidência, a natureza e a etiologia da acidose metabólica em cães e gatos doentes e feridos. Os valores da hemogasometria para esses animais foram revisados, de modo retrospectivo, quando eles foram encaminhados para o atendimento emergencial, em um hospital-escola universitário, durante um período de 13 meses. A acidose metabólica foi definida por um excesso de base padronizado (EBP), sendo esse valor, em cães, de < –4 mmol/ℓ e, em gatos, de < –5 mmol/ℓ. Um total de 1.805 cães e gatos foi incluído no estudo. Desses, 887 (49%) tiveram um quadro de acidose metabólica (753 cães e 134 gatos). A acidose metabólica primária foi o distúrbio mais comum em cães, enquanto o mais comum em gatos foi o distúrbio ácido-base misto composto de acidoses metabólica e respiratória. A acidose metabólica hiperclorêmica foi mais comum do que a com AG elevado. Um total de 25% dos cães e de 34% dos gatos não puderam ser classificados como tendo acidose metabólica hiperclorêmica ou com AG elevado. A acidose metabólica foi associada a uma ampla variedade de doenças. Os distúrbios ácido-base mistos ocorreram com bastante frequência nessa população, e a categorização rotineira da acidose metabólica com base na presença de um AG elevado ou de hipercloremia poderia ser enganosa em grande parte dos casos.[8]

Um segundo estudo analisou os resultados da hemogasometria obtidos após uma parada cardiorrespiratória em cães e gatos em um hospital-escola de uma universidade. As amostras venosas foram obtidas durante a manobra de reanimação cardiocerebropulmonar (RCCP, 24 amostras) ou após o retorno da circulação espontânea (RCE, 18 amostras). Alterações que indicavam acidose metabólica e hiperlactatemia estavam presentes em todas as amostras, e o aumento da $P_{CO_2}$ foi identificado em 88% das amostras coletadas durante a RCCP e em 61% das obtidas depois do RCE. A hiperpotassemia foi observada em 65% das amostras. Quando comparadas com as amostras obtidas durante a RCCP, as obtidas 5 minutos depois do RCE tiveram valores mais elevados de pH e da $P_{O_2}$.[9]

O tratamento deve ter como objetivo corrigir o distúrbio subjacente, o que normalmente envolve melhorar a perfusão do tecidual – por exemplo, com fluidoterapia intravenosa apropriada –, eliminar a toxina ingerida e/ou corrigir a alteração metabólica, renal ou gastrintestinal. O tratamento com fluidos intravenosos com uma solução eletrolítica balanceada é uma boa escolha para o manejo da maioria das etiologias de acidose metabólica em pequenos animais, uma vez que esses fluidos fornecem um tampão que é convertido em bicarbonato. Nos quadros de acidose metabólica grave (pH < 7,15 e $HCO_3^-$ < 12 mEq/ℓ), pode ser feita a aplicação intravenosa de bicarbonato de sódio de acordo com a seguinte fórmula:

Concentração de bicarbonato (mEq) =
0,3 × peso corporal (kg) × déficit de base

Metade dessa dose deve ser administrada lentamente por via intravenosa, durante um período de 6 horas, e o estado ácido-base precisa ser reavaliado antes da continuação da terapia. A correção rápida de um quadro de acidose metabólica pode causar uma série de efeitos colaterais indesejados, incluindo hiperosmolaridade, hipernatremia e hipopotassemia. A tetania hipocalcêmica (ver Capítulo 298) pode ser causada por um deslocamento de cálcio da forma ionizada para a complexada após a administração de bicarbonato. A acidose paradoxal do sistema nervoso central ocorre quando o $CO_2$ gerado depois da administração do bicarbonato atravessa a barreira hematencefálica e fornece substrato para conversão em ácido carbônico e íons de hidrogênio, alimentando essencialmente a produção de ácido no sistema nervoso central. A alcalose metabólica iatrogênica também pode ocorrer após a administração de bicarbonato.

## Alcalose metabólica

A alcalose metabólica ocorre em razão da perda excessiva de cloreto do volume do líquido extracelular, que em geral ocorre como resultado da redução ou do sequestro de fluido da parte superior do trato gastrintestinal (GI). Um diurético tiazídico também pode causar diminuição de cloreto. Mais raramente, a alcalose metabólica pode ser causada pela administração excessiva de bicarbonato de sódio ou outro ânion orgânico, bem como por hiperaldosteronismo – síndrome de Conn –, que causa retenção de sódio diante do excesso de cloreto. Na prática, o problema clínico mais comum associado à alcalose metabólica em pequenos animais é a obstrução do fluxo gástrico. Durante um episódio de obstrução de fluxo gástrico, a compensação renal apropriada evita o distúrbio ácido-base até que a hipovolemia induzida como consequência de vômito resulte na liberação de aldosterona, a qual aumenta a recaptação renal de sódio. Normalmente, o sódio é reabsorvido com o bicarbonato, o cloreto, ou é trocado por potássio. Como o fluido gástrico tem altas concentrações de cloreto e potássio, animais com essa obstrução têm esgotamento sistêmico desses eletrólitos, de modo que, assim, a reabsorção renal de sódio possa ocorrer apenas com a captação simultânea de bicarbonato.

Como acontece com outros distúrbios ácido-base, os sinais clínicos de alcalose metabólica são definidos pelo distúrbio subjacente que está causando a anormalidade ácido-base. Foram relatados espasmos musculares e convulsões em animais com alcalose metabólica. Sinais associados à depleção simultânea de potássio podem incluir fraqueza, arritmias cardíacas, disfunção renal e distúrbios na motilidade GI (ver Capítulo 68).

O tratamento da alcalose metabólica é direcionado para a resolução da causa subjacente. O NaCl 0,9% é o fluido intravenoso de escolha para repor os déficits de volume e normalizar as concentrações de cloreto, uma vez que esses pacientes quase sempre apresentam depleção desse íon. Os fluidos não devem conter tampões – por exemplo, solução de Ringer simples. A obstrução do fluxo pilórico muitas vezes é tratada pela modificação cirúrgica do piloro ou pela remoção de um corpo estranho obstrutivo. Em animais com vômitos abundantes não associados à obstrução, a terapia medicamentosa para minimizar a excreção de ácido clorídrico pode ser uma garantia – por exemplo, famotidina ou omeprazol. Como animais com alcalose metabólica frequentemente apresentam hipopotassemia concomitante, a suplementação intravenosa cautelosa com cloreto de potássio costuma ser indicada.

## OXIGENAÇÃO

A hipoxemia pode ocorrer como resultado de uma baixa concentração de oxigênio inspirado, hipoventilação, comprometimento da difusão, desequilíbrio da relação ventilação-perfusão ou por *shunt* pulmonar.[4] Dois métodos estão disponíveis para avaliar a oxigenação em uma situação de emergência: a medição da $Pa_{O_2}$ e o aferimento da saturação periférica de oxigênio ($Sp_{O_2}$) por meio da oximetria de pulso. Um oxímetro de pulso é um dispositivo não invasivo que calcula a saturação de oxigênio da hemoglobina, medindo diferenças na absorção da luz de dois comprimentos de onda distintos (vermelho e infravermelho) pela hemoglobina oxigenada e desoxigenada (ver Capítulo 98). Os valores mensurados da absorção da luz são aplicados a um nomograma predefinido e um valor de $Sp_{O_2}$ é determinado. Se a perfusão do tecido estiver adequada, a $Sp_{O_2}$ se aproxima da saturação da hemoglobina arterial ($Sa_{O_2}$).[5]

A vantagem da oximetria como ferramenta de monitoramento é que ela fornece uma determinação contínua e não invasiva da saturação de oxigênio da hemoglobina. Os aspectos técnicos que ajudam a garantir a precisão incluem a colocação do sensor em uma parte não pigmentada e úmida da pele com perfusão adequada – em geral, a língua; a mucosa bucal, vaginal ou prepucial; ou o pavilhão auricular –, evitando que o sensor se movimente e a influência de poluição luminosa, além de monitorar a frequência de pulso para garantir a transmissão precisa do sinal de pulso. Em tecidos mal perfundidos, a $Sp_{O_2}$ pode ser falsamente baixa em comparação com o $Sa_{O_2}$. Se houver suspeita de imprecisão da oximetria, deve-se obter uma amostra de sangue arterial e verificar os valores de $Pa_{O_2}$, a fim de avaliar a oxigenação (ver Capítulo 75). Em pacientes com alterações na concentração de hemoglobina que causem aumento de carboxiemoglobina ou metemoglobina, a oximetria pode se apresentar normal, apesar da hipoxemia grave do paciente. A oximetria não avalia o $P_{CO_2}$ e não pode ser usada para determinar o estado da ventilação.

A saturação de oxigênio da hemoglobina e a pressão parcial de oxigênio ($Pa_{O_2}$) contribuem para o conteúdo de oxigênio arterial ($Ca_{O_2}$) de acordo com a seguinte fórmula:

$$Ca_{O_2}\ (O_2\ m\ell/d\ell) = \{Sa_{O_2}\ (\%) \times \text{hemoglobina}\ (g/d\ell) \times 1{,}34\ (O_2\ m\ell/g)\} + \{Pa_{O_2}\ (mmHg) \times 0{,}003\ (O_2\ m\ell/d\ell/mmHg)\}$$

Portanto, a $Sp_{O_2}$, que se aproxima da $Sa_{O_2}$, fornece uma estimativa da saturação de hemoglobina, enquanto a $Pa_{O_2}$ estima a quantidade de oxigênio dissolvido no sangue. De acordo com a fórmula listada, a saturação de hemoglobina é o maior determinante do teor de oxigênio arterial. A elevação da $Pa_{O_2}$ decorrente do aumento da concentração de oxigênio inspirado causa efeito mínimo no conteúdo de oxigênio do sangue, ao passo que o aumento da $Sa_{O_2}$ tem um efeito potencialmente maior. Em pacientes anêmicos, a elevação do teor de oxigênio arterial seria mais bem alcançada ao aumentar a concentração de hemoglobina por meio da transfusão de um derivado sanguíneo contendo glóbulos vermelhos (ver Capítulo 130).

Segundo a curva de dissociação da oxiemoglobina, uma $Sa_{O_2}$ de 90% corresponde a uma $Pa_{O_2}$ de 60 mmHg. Esse valor é relevante, visto que pequenas diminuições além desse ponto, tanto na pressão parcial de oxigênio quanto na saturação de oxigênio da hemoglobina, podem ter consequências clínicas tremendas para a oxigenação. O objetivo do tratamento da hipoxemia é manter a $Sp_{O_2}$ acima de 90% e a $Pa_{O_2}$ acima de 60 mmHg. Em alguns casos, isso pode ser feito por meio de oxigenoterapia. Outros métodos para aumentar o teor inspirado de oxigênio incluem a administração de oxigênio por meio de uma câmara, tenda ou máscara, a colocação de um cateter nasal para o fornecimento de oxigênio ou a ventilação mecânica com uma fração inspirada de oxigênio ($Fi_{O_2}$) elevada (ver Capítulo 131). Outras técnicas para corrigir a hipoxemia estão relacionadas com a solução da causa subjacente. Por exemplo, a correção da hipoxemia em um animal com pneumotórax grave ou com efusão pleural seria feita por drenagem do tórax, enquanto a hipoxemia referente à obstrução das vias respiratórias seria tratada com o alívio da obstrução.

## REFERÊNCIAS BIBLIOGRÁFICAS

*As referências bibliográficas deste capítulo se encontram online no Ambiente de Aprendizagem.*

# CAPÍTULO 129

# Fluidoterapia com Cristaloides e Coloides

Christopher G. Byers

## DISTRIBUIÇÃO DE FLUIDOS E BARREIRA MICROVASCULAR

### Compartimentos dos fluidos

A água corporal total (ACT) representa 60% do peso.[1] Os dois compartimentos principais de fluido no corpo são os que compreendem os líquidos intracelulares (LIC) e extracelulares (LEC). O LIC abarca cerca de 60% da ACT; o LEC, os outros 40% (Figura 129.1).[1] O LIC é encontrado na membrana plasmática bilipídica da célula e está em equilíbrio osmótico com o LEC. Enquanto ambos diferem muito na composição eletrolítica, suas osmolalidades são essencialmente iguais em razão da alta permeabilidade à água da maioria das membranas celulares.

O LEC é dividido em três câmaras: o compartimento intersticial, o compartimento intravascular e o terceiro espaço (Figura 129.1).[1] O primeiro é o líquido que permanece no espaço que circunda as células e permite o movimento de íons, proteínas e nutrientes pelas membranas celulares. Por volta de 75% do LEC está localizado no compartimento intersticial, sendo continuamente trocado e recolhido pelo sistema linfático. O compartimento intravascular compreende aproximadamente 25% do LEC, e os líquidos quase sempre não se acumulam no terceiro espaço.[1] Exemplos comuns de terceiro espaço, também chamado de líquido transcelular, incluem os líquidos peritoneal, pleural, cefalorraquidiano, dentro do trato digestivo, sinovial, bem como humor aquoso e fluido tubular renal.

### Forças de *Starling* tradicionais

O movimento do líquido pelas paredes capilares é essencial para manter uma troca contínua de oxigênio e dióxido de carbono entre as células do corpo e o suprimento sanguíneo. Como mencionado, o fluido dentro do corpo está contido em

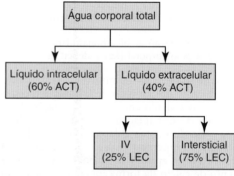

**Figura 129.1** Os compartimentos corporais normais de líquidos de cães e gatos com as respectivas contribuições para a água corporal total. *ACT*, água corporal total; *IV*, intravascular; *LEC*, líquido extracelular.

compartimentos distintos: alguns residem nas células (compartimento intracelular); outros, em torno delas (fluido intersticial); outros, ainda, nos vasos sanguíneos (espaço intravascular).[1] Há uma troca contínua entre esses compartimentos que fornece nutrição às células e remove resíduos. Duas forças principais estão envolvidas: as pressões hidrostática e oncótica, que trabalham uma contra a outra para produzir esse movimento dos fluidos.

A pressão hidrostática é aquela exercida por qualquer fluido em um espaço confinado. Se o líquido estiver em um recipiente, haverá pressão na parede desse recipiente. Caso se imagine um recipiente em forma de coluna, a pressão contra sua parede é maior na parte inferior do que na superior, em razão da força da gravidade. Os capilares são equivalentes a um recipiente em formato de coluna virado de lado. Conforme o fluido se move ao longo de um capilar, a pressão hidrostática faz com que o fluido se mova para o compartimento intersticial. Esse movimento também significa que a pressão hidrostática diminui à medida que o sangue passa da extremidade arteriolar para a venosa do capilar. O fluido empurrado para fora do capilar pela sua parede, por pressão hidrostática, é chamado de filtrado.

Outra força que contribui para o movimento de fluidos pelas paredes capilares é a pressão oncótica. O sangue contém proteínas plasmáticas que deslocam um pouco de água no sangue, e essa menor quantidade de água no compartimento intravascular cria um gradiente de concentração entre os espaços intravascular e o intersticial. Ao que parece, as proteínas plasmáticas puxam a água para o compartimento intravascular, enquanto a força da osmose iguala a quantidade de água entre o compartimento intravascular e o fluido intersticial.

A relação entre as pressões hidrostática e oncótica que promove o movimento do fluido pelas paredes capilares pode ser descrita pela seguinte equação:[2]

$$J_v = K_f ([P_c - P_i] - \sigma [\pi_c - \pi_i])$$

em que:
- $J_v$ é o movimento do fluido entre os compartimentos
- $K_f$ é o coeficiente de filtração
- $P_c$ é a pressão hidrostática capilar
- $P_i$ é a pressão hidrostática intersticial
- $\sigma$ é o coeficiente de reflexão
- $\pi_c$ é a pressão oncótica capilar
- $\pi_i$ é a pressão oncótica intersticial.

### Glicocálice endotelial

De acordo com as forças de Starling tradicionais, a pressão hidrostática empurra a água para fora dos capilares e a oncótica puxa o fluido para o compartimento intravascular.[2] A diferença entre essas pressões determina se a água deixa os capilares ou se será puxada de volta para eles. Desde que dr. Starling publicou originalmente sua hipótese, emergiram novas pesquisas sobre a dinâmica dos fluidos. Hoje, sabe-se que as células endoteliais da superfície luminal são revestidas com um glicocálice de macromoléculas ligadas à membrana composto por proteoglicanas sulfatadas, ácido hialurônico, glicoproteínas e proteínas plasmáticas. O papel principal do glicocálice endotelial (GCE) não foi considerado por dr. Starling, mas é um regulador vital da permeabilidade vascular.[3]

A alta reabsorção de fluido intersticial nos segmentos venulares da microcirculação postulada pelo dr. Starling não acontece. A filtração pela barreira vascular independe da concentração de coloides ao redor do vaso. Em regiões com alta pressão intravascular, o gradiente de pressão oncótica em direção ao interior pelo GCE evita a inundação do espaço intersticial, em conjunto com a alta resistência ao fluxo nos espaços do endotélio estreitos.[3] Nas áreas de baixa pressão, o acesso livre e fácil dos constituintes plasmáticos às células parenquimatosas permite uma troca altamente eficaz de nutrientes e resíduos, porém o deslocamento do fluido é modesto caso a camada superficial do endotélio esteja intacta em razão do baixo gradiente de pressão hidrostática e oncótica nesses segmentos.[3]

O GCE está presente em uma ampla gama de leitos microvasculares e em macrovasos. O papel principal do GCE é manter a barreira de permeabilidade vascular.[3] Outros papéis significativos do GCE incluem a blindagem das paredes vasculares da exposição direta ao fluxo sanguíneo e a mediação da produção de óxido nítrico dependente do estresse de cisalhamento pelo endotélio.[3] O GCE também promove a retenção de enzimas protetoras vasculares – o superóxido dismutase – e ajuda a preservar a concentração intravascular dos fatores de inibição da coagulação – antitrombina, o sistema de proteína C e inibidor da via do fator tecidual – no endotélio.[3] O GCE também auxilia na modulação à resposta inflamatória ao prevenir a adesão de leucócitos e a ligação de quimiocinas, citocinas e fatores de crescimento no endotélio.[3]

### Fatores de segurança dos tecidos

O edema extracelular se forma à medida que o excesso de fluido se acumula no compartimento intersticial, acúmulo que ocorre como resultado do extravasamento anormal do compartimento intravascular para o compartimento intersticial e/ou de uma falha dos vasos linfáticos em retornar o fluido do interstício para o compartimento intravascular. A alteração da filtração capilar se dá pelo aumento do coeficiente de filtração capilar, pela elevação da pressão hidrostática capilar – retenção renal excessiva de água e sódio, pressão venosa elevada e constrição, diminuição da resistência arteriolar – e/ou pela diminuição da pressão oncótica capilar – perda e/ou diminuição da produção de proteínas plasmáticas. Uma inadequação do retorno linfático do fluido para o compartimento intravascular ocorre de modo secundário à neoplasia, a várias infecções, a complicações pós-operatórias e/ou a anormalidades congênitas/de desenvolvimento.

Existem muitos mecanismos no corpo para ajudar a prevenir a formação de edema extracelular.[4] O compartimento intersticial não comporta um grande volume de fluido, portanto a pressão hidrostática intersticial aumenta rapidamente para prevenir mais extravasamento.[5] A elevação do movimento de fluidos do compartimento intravascular para o interstício reduz a pressão oncótica intersticial. Associada ao aumento de fluxo da linfa, a albumina é carreada para fora do interstício, reduzindo a pressão oncótica intersticial.[6] Por fim, a pressão intersticial elevada leva ao aumento do fluxo linfático que ajuda a remover o fluido.[7]

## TIPOS DE FLUIDOS

### Cristaloides

Os cristaloides contêm quantidades variáveis de eletrólitos, água e dextrose (Tabela 129.1). Eles também podem ser caracterizados de acordo com a tonicidade e o efeito no equilíbrio ácido-base, sendo usados tanto para *repor* a perda de sódio quanto para *manter* o *status quo*. Os fluidos de *reposição* contêm sódio em concentrações semelhantes às do plasma normal ($\approx$ 140 mmol/$\ell$), enquanto os de *manutenção* têm concentrações de sódio semelhantes à corporal total normal (70 mmol/$\ell$). Os cristaloides de reposição e de manutenção podem ser classificados como isotônicos e hipotônicos, respectivamente (Tabela 129.2). Cerca de um terço do fluido de reposição isotônico administrado permanece no espaço intravascular, e dois terços entram no espaço intersticial.

Os exemplos mais comuns de soluções de *reposição* são o Ringer com lactato (RL), o Plasma-lyte, o Normosol-R e o cloreto de sódio 0,9%. Os três primeiros têm concentrações de potássio semelhantes às do plasma e contêm um tampão lactato, acetato ou de gliconato para manter um pH fisiológico. Os animais, sobretudo gatos, normalmente perdem potássio na urina, e essa perda aumenta durante a desidratação, a liberação de aldosterona e a conservação de sódio. Por consequência, as soluções de reposição devem ser suplementadas com potássio quando usadas a longo prazo. A solução salina normal (cloreto de sódio a 0,9%) não contém potássio nem tampões e é o fluido de escolha para os casos de hipercalcemia e hiperpotassemia, uma vez que também não contém cálcio. A solução salina normal pode exacerbar a sobrecarga de volume, acidose metabólica, doenças cardíacas e hipertensão.

Os fluidos de *manutenção* são projetados para substituir as perdas diárias de sódio e adequados para a administração a longo prazo. Em geral, são suplementados com dextrose para se aproximar da tonicidade plasmática e evitar a hemólise. Esses fluidos, com baixo teor de sódio, não permanecem no espaço intravascular, não expandem significativamente o volume de sangue e, portanto, nunca devem ser utilizados para reanimação volêmica.

### Tabela 129.1 — Composição dos cristaloides mais usados em cães e gatos.

| FLUIDO | pH | Na⁺ (mEq/ℓ) | Cl⁻ (mEq/ℓ) | K⁺ (mEq/ℓ) | Mg²⁺ (mEq/ℓ) | Ca²⁺ (mEq/ℓ) | GLICOSE (g/ℓ) | OSMOLARIDADE (mOsm/ℓ) | TAMPÃO (mEq/ℓ) |
|---|---|---|---|---|---|---|---|---|---|
| NaCl 0,9% | 5,0 | 154 | 154 | 0 | 0 | 0 | 0 | 308 | 0 |
| Normosol-R | 6,4 | 140 | 98 | 5 | 0 | 3 | 0 | 296 | Acetato 27 |
| Plasma-lyte A veterinário | 7,4 | 140 | 98 | 5 | 3 | 0 | 0 | 294 | Acetato 27 |
| Lactato de Ringer | 6,5 | 130 | 109 | 4 | 0 | 3 | 0 | 272 | Lactato 28 |
| NaCl 0,45% | 5,0 | 77 | 77 | 0 | 0 | 0 | 0 | 154 | 0 |
| D5A | 4,0 | 0 | 0 | 0 | 0 | 0 | 50 | 252 | 0 |
| Normosol-M em dextrose 5% | 5,5 | 40 | 40 | 13 | 0 | 0 | 50 | 364 | Acetato 16 |
| Plasma-lyte-M em dextrose 5% | 5,5 | 40 | 40 | 16 | 3 | 5 | 50 | 376 | Acetato 12 |

D5A, dextrose 5% em água.

### Tabela 129.2 — Fluidos disponíveis mais usados em cães e gatos.

| TIPO DE FLUIDO | EXEMPLOS |
|---|---|
| Cristaloide isotônico/reposição | Cloreto de sódio 0,9% <br> Normosol-R <br> Plasma-lyte <br> Ringer com Lactato |
| Cristaloide hipotônico/ manutenção | Cloreto de sódio 0,45% (com ou sem dextrose) <br> Dextrose 5% em água (D5A) <br> Cloreto de sódio 0,45% <br> Normosol-M em dextrose 5% <br> Plasma-lyte em dextrose 5% |
| Salina hipertônica | Cloreto de sódio 7% (SHT) |
| Coloides | Plasma (fresco congelado, congelado) <br> Hidroxietilamido (Voluven, VetStarch) <br> Albumina sérica humana (ASH) <br> Albumina sérica canina (ASC) |

A solução salina hipertônica pode ser usada por via intravascular para uma rápida expansão de volume, haja vista que puxa o fluido sobretudo do compartimento intersticial. A expansão do volume dura pouco, já que o sódio se redistribui rapidamente por todo o compartimento extracelular. A solução salina hipertônica está disponível em soluções a 7, a 7,5% e a 23%, sendo que a última deve ser diluída antes da administração. Não injete solução salina hipertônica em taxas acima de 1 mℓ/kg/min, de modo a evitar bradicardia mediada por estimulação vagal e potencial parada cardiorrespiratória.

## Coloides

Os coloides são moléculas grandes que permanecem no espaço intravascular em razão do equilíbrio de Gibbs-Donnan. São necessários volumes menores, em comparação com os cristaloides, para atingir a expansão de via intravascular. Assim, quando usados de modo adequado, são menos propensos a induzir hemodiluição, hipoproteinemia, edema extracelular e sobrecarga de fluido.[8]

Os coloides sintéticos, com destaque para os dextranos e os hidroxietilamidos (HES), contêm partículas de alto peso molecular que fazem com que esses fluidos aumentem a pressão coloidosmótica (PCO). Como a albumina é o principal contribuinte da PCO, pode ser vantajoso utilizar coloides no tratamento de hipoalbuminemia, em razão de sua capacidade de aumentar o PCO. Entre os HES mais usados em veterinária estão o hetastarch, o pentastarch e o tetrastarch. A diferença entre eles é o peso molecular médio (PMM) das partículas e o grau de substituição de unidades de glicose na partícula de amido por um grupo hidroxietil. A alfa-amilase sérica degrada o HES, e a eliminação ocorre pelos rins. Portanto, os teores séricos de amilase aumentarão em pacientes que receberem soluções coloides artificiais.

Vários números são usados para descrever as qualidades únicas das soluções de HES, incluindo:

1. *Concentração* – Influencia principalmente o efeito inicial sobre o volume. Uma concentração muito usada, de 6%, é iso-oncótica *in vivo*. Portanto, 1 ℓ substitui 1 ℓ de perdas sanguíneas. As concentrações variam entre 6 e 10%.
2. *PMM* – O PMM do hetastarch, do pentastarch e do tetrastarch é de, respectivamente, 450 kDa, 260 kDa e 130 kDa. Moléculas maiores são degradadas com mais lentidão e, por consequência, soluções com PMM maior têm efeitos mais duradouros.
3. *Substituição molar (SM)* – Refere-se à modificação na substância original pela adição de grupos hidroxietil. Quanto maior o grau de SM, maior será a resistência à degradação. Consequentemente, o fluido permanece no espaço intravascular por mais tempo. Um valor de 0,7 indica que a solução de HES tem uma média de sete resíduos de hidroxietil a cada dez subunidades de glicose. *Starches* com esse nível de substituição são chamados de hetastarches, e nomes semelhantes são aplicados para descrever outros níveis de substituição (0,4 – tetrastarch; 0,5 – pentastarch; 0,6 – hexastarch).
4. *Relação C2:C6* – refere-se ao local onde a substituição ocorre na molécula inicial de glicose. Quanto maior for a relação C2:C6, mais longo será o T1/2 e, por consequência, mais longa será a permanência no sangue. Coloides sintéticos têm sido associados a alguns efeitos colaterais, incluindo o comprometimento da coagulação e o aumento do potencial de sobrecarga de volume em razão da eficácia da expansão do volume intravascular.

Carreadores de oxigênio à base de hemoglobina (COBH), ou seja, *oxyglobin* são produtos de hemoglobina bovina ultrapurificada, polimerizada, livre de estroma, coloides potentes, além de promoverem a entrega de oxigênio ao nível tecidual. A hemoglobina está suspensa em uma solução de Ringer com lactato modificada, tem osmolalidade de 300 mOsm/ℓ e vida útil de 3 anos. Não é necessário realizar tipagem sanguínea e/ou testes de reação cruzada para a administração de COBHs. Os potenciais efeitos benéficos dos COBHs derivam de suas propriedades vasoconstritoras e da PCO. Eles são eliminadores de óxido nítrico (ON) eficientes e, portanto, podem ajudar a combater a vasodilatação grave muito observada em pacientes com inflamação, síndrome da resposta inflamatória sistêmica (SRIS), sepse grave e choque séptico.[9,10] Como esses fluidos são produtos bovinos, recomenda-se uso único, em razão do potencial para formação de anticorpos e reações imunológicas subsequentes. Os COBHs fazem com que as mucosas, a esclera e a urina do paciente fiquem vermelhas ou amarelas, afetando o diagnóstico de exames colorimétricos de sangue e urina. A disponibilidade de COBHs hoje em dia é extremamente limitada, em decorrência da diminuição da produção comercial.

Coloides naturais também estão disponíveis para infusão. O plasma fresco congelado (PFC) é coletado, centrifugado em 6 horas e congelado idealmente a –70°C, por até 1 ano. Essa solução contém fatores de coagulação estáveis (II, VII, IX, X), de coagulação transitórios (V, VIII), de von Willebrand, fibrinogênio e albumina. Não contém hemácias nem plaquetas. As indicações para o uso do PFC são reposição de todos os fatores de coagulação, intoxicação por anticoagulantes rodenticidas, doença de von Willebrand e hemofilia (A e B). Uma dose comum para a reposição de fatores de coagulação é de 10 a 20 mℓ/kg. O plasma congelado (PC) é coletado de maneira semelhante ao PFC, mas é armazenado por mais de 1 ano. Dessa maneira, ele contém fatores de coagulação estáveis, fibrinogênio e albumina, mas não tem hemácias, plaquetas nem fatores de coagulação transitórios. O plasma fresco pode ser usado para hemofilia B, sendo administrado em doses semelhantes às do PFC. O PFC e o PC para o tratamento da hipoalbuminemia não são práticos nem seguros, exceto em pacientes pequenos (gatos e cães de raças Toy), por causa do risco potencial de hipervolemia.

Em quadros de hipoalbuminemia progressiva, há redução semelhante da PCO, contribuindo para o deslocamento do fluido do espaço intravascular ao intersticial, o que pode causar edema, caso os fatores de segurança do tecido estejam sobrecarregados. A albumina sérica (AS) tem sido usada em pacientes muito enfermos para ajudar a manter a pressão sanguínea e auxiliar no tratamento de hipoalbuminemia significativa. Hoje, dois tipos de albumina sérica estão disponíveis para administração: a humana (ASH) e a canina (ASC). A primeira tem sido usada com sucesso em cães e gatos, mas reações imunológicas tanto agudas quanto retardadas já foram documentadas.[11,12] Esse produto está disponível em forma de solução e pode ser infundido em alíquotas de 4 horas durante um período de 4 a 72 horas. A segunda está disponível na forma de um pó liofilizado para reconstituição com solução salina estéril. Atualmente, as concentrações variam entre 4 e 25% e, por não conterem quaisquer conservantes, após a reconstituição, devem ser administradas dentro de 6 horas. A albumina infundida permanece no espaço intravascular por 24 horas, portanto é necessário um monitoramento rigoroso quanto a uma possível sobrecarga de fluidos. As doses relatadas para ASH e ASC variam de 100 mg/kg a 6,3 g/kg.

## PLANOS DE FLUIDOTERAPIA

### Hipovolemia versus desidratação

O *status* de hidratação é uma medida do conteúdo de fluido intersticial e determinado ao avaliar o turgor cutâneo, a umidade (ou falta desta) das mucosas e, talvez, a enoftalmia. O *status* do volume é uma medida da perfusão tecidual e avaliado inicialmente pela verificação da frequência cardíaca, do tempo de preenchimento capilar (TPC), da coloração das mucosas e da pressão arterial (ver Capítulo 99). Animais hipovolêmicos quase sempre apresentam TPCs prolongados, tendem a ter mucosas pálidas e muitas vezes (mas nem sempre) estão hipotensos. Enquanto cães podem apresentar taquicardia, a maioria dos gatos tem frequências cardíacas normais ou bradicardia. Se a hipovolemia for grave, pode haver obnubilação, pulso periférico fraco e falta de distensão venosa quando é feito garrote nas veias. A hipovolemia pode se dar simultaneamente à desidratação, mas é preciso repor o volume antes de reidratar.

Não se deve tratar a hipovolemia por meio da determinação do estado de hidratação do paciente. Para isso, calcula-se, com base na porcentagem de desidratação e no peso corporal, a quantidade de fluidos a ser administrada durante as próximas 6 a 12 horas. O tratamento da hipovolemia deve ser finalizado 1 a 2 horas após o encaminhamento ao hospital. Esse tipo de reanimação muitas vezes requer a administração rápida de grandes volumes de fluidos por via intravenosa, os quais são conhecidos como "*bolus* de choque" de cristaloides de reposição – 40 a 50 mℓ/kg para gatos e 20 a 90 mℓ/kg para cães. Em geral, deve-se prover uma parte (1/3 ou 1/4 da dose) do volume total e, então, reavaliar os desfechos da reanimação para determinar se de fato é necessária a administração de mais volume. O uso indiscriminado dos termos "desidratação" e "hipovolemia" traz risco de confusão e erros terapêuticos. O entendimento da fisiopatogenia da desidratação e da depleção de volume deve abranger o devido reconhecimento e o tratamento adequado dessas condições, bem como se elas ocorrem separadamente ou em conjunto.

### Vias de administração

As vias mais comuns para a administração de fluidos em cães e gatos incluem a intravenosa – periférica, central ou cateteres centrais de inserção periférica (PIC) (ver Capítulos 75 e 76) –, a subcutânea, a enteral, a intraóssea (ver Capítulo 77) e a intraperitoneal (ver Capítulos 90 e 109). De acordo com a Lei de Poiseuille, o fluxo de fluidos não compressíveis/newtonianos, incluindo o sangue, é máximo quando o diâmetro for o mais largo e o comprimento, o mais curto. Assim, para pacientes com hipovolemia, é recomendado um cateter intravenoso curto e de grande calibre. Se não for possível um acesso venoso imediatamente, a via intraóssea pode ser usada até que o acesso vascular seja obtido. Os pontos mais utilizados para acesso intraósseo em situação de emergência são o fêmur proximal e a crista tibial cranial (ver Capítulo 77). A via subcutânea não é adequada para pacientes hipovolêmicos, visto que a vasoconstrição periférica limita muito a absorção. Em quadros de desidratação leve, a via subcutânea pode ser suficiente. A dextrose não deve ser administrada por via subcutânea, e o potássio inserido por essa via pode induzir desconforto ao paciente. Em geral, para a administração subcutânea de fluidos, utilizam-se volumes de 10 a 20 mℓ/kg por local.

A suplementação de água enteral costuma ser usada nas unidades de terapia intensiva (UTIs), mas geralmente é subutilizada em veterinária. Como o trato gastrintestinal de um paciente está apto a receber e manejar fluidos, pode-se usar água enteral para ajudar a prevenir a atrofia das vilosidades, a qual pode ser associada a outras formas de suporte nutricional enteral (ver Capítulo 189).

### Volumes e taxas de administração

Ao determinar o volume de fluido e a taxa de administração mais adequada, o clínico deve se fazer as seguintes perguntas (Figura 129.2):
- O paciente está hipovolêmico?
- Está desidratado?
- Quais são suas necessidades fisiológicas diárias?
- Existem perdas contínuas? Se sim, de quanto?

Ao responder a essas perguntas, estamos abordando os três principais componentes da administração de fluidos (Tabela 129.3):
1. Reanimação.
2. Reposição.
3. Manutenção.

Durante a reanimação volêmica com fluidos, o volume intravascular é restaurado por meio da administração de fluidos pela via intravenosa. Pacientes hipovolêmicos necessitam de reanimação com fluidos, e o volume infundido depende da fase do choque (Tabela 129.4; ver Capítulo 127).
- *Compensatório* – o débito cardíaco aumenta em razão da liberação de catecolaminas; sinais clínicos comuns incluem os sinais vitais normais (ou taquicardia leve), mucosas hiperêmicas (Vídeo 144.1), TPC curto, normotensão e pressão arterial normal

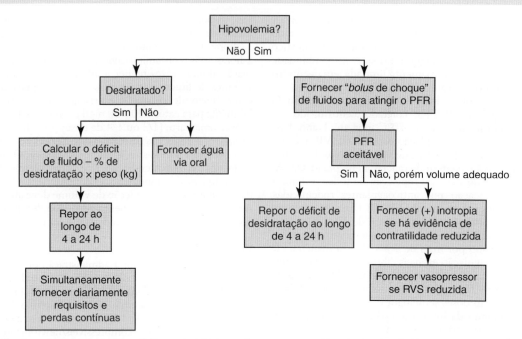

**Figura 129.2** Algoritmo de tratamento para a fluidoterapia inicial em cães e gatos com hipovolemia e/ou desidratação. *PFR*, ponto final de reanimação; *RVS*, resistência vascular sistêmica.

- *Descompensação precoce* – o sangue é preferencialmente distribuído para o coração, o cérebro, e ocorre acidose láctica com hipoxia tecidual; sinais clínicos comuns incluem taquicardia, mucosas pálidas, TPC prolongado, estado mental deprimido, hipotermia e hipotensão
- *Descompensação tardia* – trata-se de uma fase de escape autorregulatório, indicando que o cérebro e o coração não podem mais manter a vasoconstrição mediada pelo sistema simpático, portanto ocorre vasodilatação em todos os órgãos (incluindo coração/cérebro), a fim de causar um colapso no sistema circulatório; os sinais clínicos comuns incluem bradicardia, hipotensão grave, TPC ausente, pulso periférico fraco ou ausente, hipotermia, obnubilação e oligúria.

As intervenções para estabilizar o paciente em choque (ver Capítulo 127) devem visar aos pontos finais da reanimação (PFR), em particular:
- Restauração dos sinais vitais normais
- Normalização de um estado mental alterado
- Restauração da pressão arterial normal (sistólica > 80 a 90 mmHg; ver Capítulos 99 e 159)
- Lactato sérico normal (< 2,5 mmol/$\ell$; ver Capítulo 70)
- Saturação venosa central de oxigênio ($Scv_{O_2}$) > 70%
- Hematócrito (Htc) > 25%
- Débito urinário (DU) > 1 m$\ell$/kg/h
- Oximetria de pulso ($Sp_{O_2}$; ver Capítulo 98) > 93% com uma $F_{iO_2}$ = 21%
- Pressão venosa central (PVC) (ver Capítulo 76) = 5 a 10 cm $H_2O$

Um cristaloide isotônico deve ser administrado em doses de "choque" – em cães, 20 m$\ell$/kg, até 90 m$\ell$/kg; em gatos, 10 m$\ell$/kg, até 50 m$\ell$/kg – ao longo de 15 minutos. Depois, procede-se ao PFR.[13] Nos casos de hipovolemia hipoproteinêmica, a administração de um coloide sintético – HES – pode ser adequada. Esses fluidos devem ser administrados ao longo de 20 a 30 min – em cães, 5 m$\ell$/kg, até 20 m$\ell$/kg; em gatos, 2 a 5 m$\ell$/kg, até 10 m$\ell$/kg –, e o PFR deve ser reavaliado após cada *bolus*.[13]

Depois de abordar de maneira efetiva a hipovolemia, um plano adequado de fluidoterapia deve abordar a desidratação, os requisitos fisiológicos diários e as perdas contínuas. Os cristaloides isotônicos devem ser usados para a reposição de fluidos, corrigindo a desidratação e a reposição das perdas em andamento. Os sinais clínicos de desidratação incluem mucosas

**Tabela 129.3** Componentes da fluidoterapia.

| COMPONENTE | QUESTÕES RESPONDIDAS |
|---|---|
| Reanimação | O paciente está hipovolêmico? |
| Reposição | Está desidratado? Existe alguma perda em andamento? |
| Manutenção | Quais são seus requerimentos fisiológicos diários? |

**Tabela 129.4** Estágios do choque e sinais clínicos associados.

| ESTÁGIO CLÍNICO | CARACTERÍSTICAS | SINAIS CLÍNICOS |
|---|---|---|
| Compensatório | O DC se eleva em razão da liberação de catecolaminas | Sinais vitais normais ou FC levemente aumentada Mucosas hiperêmicas (c) TPC curto (< 1 s) PA Normal Estado mental normal |
| Descompensação precoce | O sangue é preferencialmente direcionado para o coração e o cérebro Ocorre hipoxia tecidual e acidose láctica | Taquicardia (c) Mucosas pálidas TPC prolongado Estado mental deprimido Hipotermia Hipotensão |
| Descompensação tardia | Escape autorregulatório | Bradicardia Hipotensão grave TPC ausente Pulso fraco ou ausente Hipotermia Oligúria Obnubilação |

*(c)*, cão; *DC*, débito cardíaco; *FC*, frequência cardíaca; *PA*, pressão arterial; *TPC*, tempo de preenchimento capilar.

pegajosas, diminuição do turgor cutâneo, enoftalmia e tempo de preenchimento capilar prolongado. O volume necessário para corrigir a desidratação é o produto da porcentagem estimada de desidratação e de peso corporal em quilogramas, devendo ser fornecido em aproximadamente 4 a 24 horas, dependendo do risco de o paciente desenvolver hipervolemia (Tabela 129.5). Depois de corrigir a desidratação, o plano de fluidoterapia do paciente deve ser reavaliado. As perdas contínuas podem ser estimadas pela pesagem da diarreia e do vômito, e é recomendado um monitoramento frequente do peso para ajudar a avaliar o estado hidratação de um paciente.

As necessidades fisiológicas diárias, também chamadas de requerimento de manutenção, podem ser calculadas pelas seguintes fórmulas:

$$(30 \times PC \text{ em quilogramas}) + 70 = m\ell/dia$$

$$80 \times PC^{0,75} = m\ell/dia$$

Tanto os cristaloides isotônicos quanto os hipotônicos podem ser apropriados, sendo que a escolha final do tipo precisa ser realizada com base no *status* do volume do paciente e na concentração sérica de eletrólitos. Os fluidos devem sempre ser titulados ao efeito. A fluidoterapia costuma ser empregada durante o período perianestésico. Os potenciais benefícios do fornecimento de fluidos para pacientes saudáveis durante o perianestésico incluem suporte cardiovascular, capacidade de combater potenciais reações adversas induzidas pela anestesia (vasodilatação) e correção das perdas normais em andamento.

### Reanimação volêmica

A reanimação volêmica é um método de reanimação com fluidos que tem sido defendido por alguns para a estabilização de pacientes com hemorragias descontroladas e com cirurgia planejada para obter o controle de hemorragia. Dois tipos foram descritos: a com volume limitado (hipotensão permissiva) e a tardia. Para a primeira, volumes conservadores de fluidos intravenosos são administrados antes de obter o controle definitivo da hemorragia. Os fluidos melhoram, mas não normalizam a pressão arterial nem a perfusão tecidual. Em vez disso, visam obter uma faixa de pressão arterial pré-operatória específica (pressão arterial média [PAM] 40 a 60 mmHg). Pacientes submetidos à reanimação tardia não recebem nenhum volume de reanimação até que se obtenha o controle definitivo da hemorragia. Uma vez controlada a hemorragia, institui-se a reanimação com fluidos adequados, visando aos pontos finais de reanimação adequados.

O valor da reanimação volêmica em pacientes veterinários é relativamente controverso.[14-17] Ao que parece, o momento da reanimação e o restabelecimento da hemostasia são pontos críticos, tendo em vista que a maioria dos estudos que documentam o uso bem-sucedido dessa técnica teve períodos pré-operatórios muito curtos. A maioria dos pacientes veterinários traumatizados e com hemorragia intra-abdominal atinge a hemostasia espontaneamente, não requer intervenções cirúrgicas e não deve receber reanimação volêmica com fluidos. Pacientes com hemorragias não traumáticas costumam ter períodos de espera pré-operatórios mais longos do que aqueles dos estudos publicados, de modo que a reanimação volêmica resulta em hipotensão prolongada e contribui para o desenvolvimento da SRIS e da síndrome da disfunção de múltiplos órgãos (SDMO). Enquanto a reanimação volêmica pode ser benéfica para alguns pacientes, devem-se avaliar cuidadosamente os benefícios em relação aos potenciais riscos de hipotensão prolongada em um paciente.

### Terapia precoce alvo-direcionada

A inflamação profunda associada à SRIS e à sepse induz um extravasamento vascular secundário a uma disfunção endotelial. Posteriormente, o extravasamento de fluidos resulta em hipovolemia relativa e absoluta, hipovolemia, hipoperfusão e, talvez, choque séptico. A fluidoterapia é a base da reanimação de pacientes com SRIS, sepse, sepse grave e choque séptico. Rivers *et al.* (2001) introduziram o conceito de terapia precoce alvo-definida (TPAD), um algoritmo específico para o gerenciamento de pacientes que apresentam choque séptico.[18] Eles recomendaram a reanimação agressiva com fluidos para alcançar objetivos específicos. No hospital, a mortalidade foi de 30,5% no grupo TPAD e de 46,5% no grupo que recebeu a terapia padrão, um achado significativo.[18] Os pacientes do grupo TPAD também tiveram uma média significativamente maior da $Scv_{O_2}$, valores mais baixos de lactato, menor déficit de base e pH mais alto do que aqueles que receberam a terapia padrão.[18] Orientações clínicas posteriores, as diretrizes da campanha de sobrevivência à sepse – *Surviving Sepse Campaign Guidelines* (SSCG) –, para o manejo de pacientes humanos com sepse grave e choque séptico, foram desenvolvidas e são atualizadas com frequência.[19,20]

A reanimação agressiva com fluidos é considerada a pedra angular da terapia inicial para pacientes humanos e veterinários em sepse grave e choque séptico. O SSCG recomenda a instituição imediata de volume na pessoa afetada, de acordo com um protocolo explícito. Especificamente, os cristaloides são o fluido de escolha inicial, o qual deve ser de pelo menos 30 m$\ell$/kg. Nas primeiras 6 horas de terapia, deve-se ter como objetivos:

- PAM ≥ 65 mmHg
- PVC 8 a 12 mmHg
- Débito urinário (DU) ≥ 0,5 m$\ell$/kg/h
- Saturação venosa central de oxigênio ($Scv_{O_2}$) ≥ 70%

Curiosamente, apesar das orientações do SSCG, há variação marcante no tipo de fluido usado para a reanimação volêmica em pacientes humanos no mundo todo. Nos EUA, os cristaloides são os primeiros fluidos de reanimação recomendados. Mais de 50% das reanimações volêmicas na Austrália se dão principalmente com albumina, ao passo que, nos países europeus, quase 50% são feitas sobretudo com HES. Os vasopressores devem ser usados em até 6 horas naqueles pacientes com hipotensão, apesar da reanimação volêmica inicial agressiva. A transfusão de um concentrado de hemácias, com o objetivo de manter um hematócrito (Htc) acima de 30%, e a terapia vasopressora também podem ser indicadas. Deve-se buscar o monitoramento seriado dos parâmetros de perfusão, com maior destaque para o lactato, e procurar normalizar os níveis de lactato o mais rápido possível.

Apesar das diretrizes do SSCG, até o momento, a composição e o volume ideal do fluido de reanimação não são conhecidos, e permanece um tópico muito controverso em medicina emergencial e de cuidados críticos em humanos. Além disso, não foram realizados estudos prospectivos randomizados controlados em veterinária. Assim, as diretrizes ideais para a reanimação volêmica de pacientes veterinários com SRIS, sepse, sepse grave e choque séptico também são desconhecidas.

Desde a publicação do estudo sentinela por Rivers *et al.*, pesquisas subsequentes foram feitas para documentar os benefícios potenciais de terapias precoces alvo-direcionadas. Os resultados têm sido misturados, dependendo da população de pacientes analisada. O estudo ARISE, que contou com 1.600 pacientes humanos

**Tabela 129.5** Desidratação estimada com base nos sinais clínicos.

| % DESIDRATAÇÃO | ALTERAÇÕES NO EXAME FÍSICO |
|---|---|
| < 5 | Sem alterações específicas; histórico de perda de fluidos (diarreia, vômito) |
| 6 a 8 | Enoftalmia, mucosas secas, diminuição leve/moderada do turgor cutâneo |
| 10 a 12 | Enoftalmia, mucosas secas, pulso periférico fraco, depressão, diminuição marcante no turgor cutâneo |
| 12 a 15 | Estupor, coma, morte |

em estado precoce de choque séptico, falhou em mostrar redução da mortalidade em 90 dias, a despeito da causa, apesar de valer-se de intervenções TPAD.[21] É necessário que se continue a pesquisar, sobretudo estudos prospectivos em cães e gatos.

## Aditivos

A suplementação de potássio muitas vezes é necessária em pacientes veterinários, particularmente naqueles que recebem grandes volumes de fluidos de reposição. As causas mais comuns de hipopotassemia incluem perda de fluido gastrintestinal, diurese e anorexia. A administração de bicarbonato, insulina e/ou dextrose pode induzir um estado hipopotassêmico em razão do deslocamento intracelular do potássio, caso não se forneça suplementação simultânea de potássio (ver Capítulo 68). Os sinais clínicos comuns de hipopotassemia são fraqueza muscular, marcha/deambulação anormal, íleo paralítico, ventroflexão cervical – sobretudo em gatos – e arritmias – atriais e/ou contrações ventriculares prematuras. Na eletrocardiografia, também pode ser documentado o prolongamento do intervalo Q-T (> 0,25 segundos). Os déficits de potássio podem ser bastante variáveis, e a suplementação depende do paciente. Em geral, a taxa de suplementação não deve exceder 0,5 mEq/kg/h sem que haja um monitoramento intensivo do paciente.

A suplementação de vitaminas B é relativamente comum em pacientes veterinários, em particular em um ambiente de cuidados intensivos. Essas vitaminas serão inativadas com a exposição à luz ultravioleta, porém serão relativamente estáveis por cerca de 72 horas em ambientes com luzes fluorescentes e com exposição à luz solar natural mínima. Todas as vitaminas do complexo B são solúveis em água e, portanto, armazenadas no corpo apenas por alguns dias. Elas também costumam ser perdidas no caso de doenças poliúricas, as quais podem contribuir para a anorexia. A deficiência de tiamina foi associada a déficits neurológicos (ver Capítulo 12), enquanto a de cobalamina é comum em pacientes com insuficiência pancreática exócrina e doenças da parte distal do intestino delgado (ver Capítulos 292 e 276). A suplementação com tiamina ou cobalamina pura, respectivamente, é recomendada caso haja suspeita ou confirmação de deficiência de ambas as vitaminas, uma vez que as soluções com vitaminas do complexo B não contêm quantidades suficientes de tiamina ou cobalamina.

O magnésio tem diversas funções importantes como cofator em reações enzimáticas, contribuindo para a estrutura terciária de proteínas e participando na função da membrana celular (ver Capítulo 68). A hipomagnesemia é relativamente comum em pacientes veterinários sob cuidados intensivos e foi associada à hospitalização prolongada.[22] Deve-se suspeitar de hipomagnesemia em pacientes com hipopotassemia refratária. A hipomagnesemia leve muitas vezes é corrigida pela infusão de fluidos que contenham magnésio, ao passo que a deficiência mais pronunciada (magnésio ionizado < 0,35 mmol/$\ell$) deve ser tratada com infusão contínua de sulfato ou cloreto de magnésio em dose inicial de 0,75 a 1 mEq/kg/dia, por 24 horas, sendo feita uma redução de 50% na dose e mantido o fornecimento por mais 3 a 5 dias.

## MONITORAMENTO

Junto com o fornecimento da fluidoterapia vem a necessidade de monitorar a resposta do paciente a essa intervenção. Múltiplos parâmetros podem ser prontamente avaliados para analisar a resposta à fluidoterapia prescrita. Variáveis físicas comuns incluem:

- Peso corporal – a mudança no peso corporal de um paciente é um método não invasivo para avaliar o ganho ou a perda de fluido no dia a dia. Como muitas variáveis – fezes no cólon, grau de enchimento da bexiga urinária, perdas insensíveis etc. – podem predispor essa medição a erros, é recomendado que o peso corporal de um paciente seja mensurado na mesma hora do dia, utilizando sempre a mesma balança, a fim de minimizar a variabilidade
- Mucosas – pacientes desidratados costumam apresentar mucosas secas. Assim, a mudança na mucosa de pegajosa para úmida geralmente indica uma resposta positiva (melhora na hidratação) à fluidoterapia
- Tempo de preenchimento capilar – pacientes com baixa perfusão quase sempre têm tempos de preenchimento capilar prolongados (> 2 segundos), e a baixa perfusão frequentemente se origina da hipovolemia. A melhora no TPC sugere a melhora na perfusão
- Turgor cutâneo – a avaliação do turgor cutâneo de um paciente tem sido usada para avaliar os vários graus de desidratação. Pacientes hiperidratados costumam ser descritos como tendo uma sensação gelatinosa na pele e podem desenvolver edema dependente da gravidade (ver Capítulo 18). Pacientes geriátricos e abaixo do peso, em geral, têm turgor cutâneo reduzido, e aqueles com sobrepeso/obesidade costumam ter turgor cutâneo aumentado. Assim, a avaliação do turgor cutâneo nesses pacientes não é um indicador confiável do estado de hidratação e da resposta à fluidoterapia empregada
- Frequência cardíaca – as fases compensatória e descompensatória precoces do choque hipovolêmico em cães e, às vezes, em gatos estão associadas à taquicardia reflexa. Gatos não desenvolvem essa resposta de modo consistente em razão da estimulação simpática e vagal concomitante. Um *bolus* apropriado de fluidoterapia para cães e alguns gatos hipovolêmicos resolverá essa taquicardia compensatória, indicando uma resposta positiva à fluidoterapia prescrita.

Além dessas variáveis físicas que podem ser prontamente aferidas, uma equipe médica treinada pode detectar outros parâmetros que geram desconforto mínimo no paciente:

- Pressão arterial (PA) (ver Capítulo 99) – a hipovolemia acentuada pode sobrecarregar as respostas homeostáticas de um paciente, resultando em hipotensão (PAM < 60 mmHg). A hipertensão é bem rara em pacientes com sobrecarga de fluidos em razão da grande capacitância da circulação venosa, e os pacientes podem manifestar hipotensão sem ter hipovolemia decorrente da redução da contratilidade cardíaca e/ou da resistência vascular sistêmica diminuída
- Débito urinário (DU) – um DU normal varia de 1 a 2 m$\ell$/kg/h, sendo que valores de 0,5 a 1 m$\ell$/kg/h e menos de 0,3 m$\ell$/kg/h indicam oligúria e anúria, respectivamente
- PVC (ver Capítulo 76) – é a pressão no lúmen da veia cava cranial, a qual se acredita ser equivalente à pressão do átrio direito. A PVC de um paciente é influenciada por débito cardíaco (DC), retorno venoso e tônus venoso; portanto, essa variável estima a relação entre a capacidade e o volume sanguíneo. Excluindo a disfunção miocárdica e/ou o aumento da resistência pulmonar, a PVC é um indicador confiável de um volume de sangue circulante eficaz. Em cães e gatos, a faixa normal de PVC é 0 a 10 cm $H_2O$, e as medições devem sempre ser comparadas com dados anteriores. As tendências da PVC são mais úteis do que as medições únicas para avaliar a resposta de um paciente à fluidoterapia
- Lactato (ver Capítulo 70) – a hipoperfusão secundária à redução do volume circulante eficaz resulta prontamente em hipoxia tecidual, que induz a acidose láctica tipo A. A melhora na perfusão tecidual por meio de reanimação volêmica pode resolver a hiperlactatemia tipo A. No entanto, a hipoxia tecidual pode se dar sem depleção de volume – redução do débito cardíaco (DC), da RVS e do teor de oxigênio arterial ($Pa_{O_2}$) –, enquanto a acidose láctica tipo B pode ocorrer sem hipoxia. Portanto, os valores de lactato devem ser interpretados cuidadosamente.

Medir a quantidade de fluido fornecido e todas as eliminações de um paciente é essencial para uma melhor fluidoterapia. O monitoramento seriado e preciso de "entradas e saídas" de um paciente é inestimável e potencialmente desafiador, porém o clínico deve estar atento a todas as possíveis fontes de perda de fluidos, em particularmente pela urina, pelas fezes, pelo vômito, pelo sangue e por derrames cavitários. O prontuário de tratamento de um paciente deve documentar com precisão tanto o volume de fluido administrado quanto a quantidade total de eliminações um determinado período de tempo.

## COMPLICAÇÕES/CONTROVÉRSIAS

### Sobrecarga de fluidos

Embora animais saudáveis, em geral, sejam bastante tolerantes à administração excessiva de fluidos, pacientes debilitados têm menor capacidade de suportar esse excesso. Os sinais de sobrecarga de fluidos e de super-hidratação incluem ganho de peso, inquietação, taquipneia, dispneia, secreção nasal serosa, quemose (em gatos), sons pulmonares inesperados (estalos), taquicardia, ritmo de galope (em gatos), tosse e distensão da veia jugular.

### Coloides sintéticos

Deve-se aferir a densidade específica da urina antes de administrar certos HES, sobretudo o hetastarch. As moléculas de hetastarch maiores que 50 kD são livremente filtradas pelo glomérulo e geram leituras falsamente altas no refratômetro. As medições de sólidos totais (ST) via refratometria também são afetadas, uma vez que o hetastarch rende um valor de 4,5 g/d$\ell$ sozinho e de 3,0 g/d$\ell$ quando misturado 1:1 com um diluente hipo-oncótico.[23] Assim, as medições dos ST em pacientes que receberam heta-starch em infusão contínua por mais de 24 horas tendem a uma faixa de 3,0 a 4,5 g/d$\ell$. Desse modo, a aferição direta da albumina sérica e/ou da pressão coloido-osmótica (PCO) nesses pacientes fornece uma avaliação mais precisa do estado oncótico.

Os HES têm sido recomendados para a reanimação volêmica em pacientes com hipoalbuminemia e/ou sepse, dada sua capacidade de induzir a estabilização do sistema circulatório de modo mais rápido e duradouro que os cristaloides. O uso do HES tem sido questionado e mesmo desaconselhado em alguns pacientes humanos em razão das muitas reações adversas relatadas em ensaios clínicos, principalmente alterações de coagulação, reações imunológicas, aumento da incidência de lesão renal aguda e necessidade de terapia de reposição renal (ver Capítulo 110).[24]

Até o momento, nenhum estudo em cães ou gatos documentou sintomas agudos de lesão renal secundária à administração de HES. Portanto, os clínicos são advertidos a não extrapolar e a aplicar esses fluidos em cães e gatos. Dito isso, pode ser prudente limitar o uso de HES em pacientes com lesão renal preexistente e/ou naqueles em risco de desenvolver lesão tubular renal.

Os amidos hidroxietílicos têm sido implicados na indução de várias anormalidades de coagulação em muitas populações de pacientes, incluindo cães e gatos. Certamente, o potencial de induzir um distúrbio hemorrágico deve ser considerado ao contemplar HES em pacientes sépticos. Tanto estudos *in vitro* quanto *in vivo* em cães e gatos documentaram efeitos adversos sobre a função plaquetária e a coagulação.[25-27] No entanto, a relevância clínica desses estudos ainda não é verdadeiramente conhecida, de modo que é necessária uma análise prospectiva. Atualmente, o uso de HES em pacientes com anormalidades de coagulação preexistentes deve ser cuidadoso.

Embora reações imunológicas imediatas e tardias ao HES tenham sido documentadas raramente em humanos, existem apenas relatos anedóticos de tais reações em veterinária.

## ALBUMINA

Ainda que as albuminas humana e canina tenham homologia de aminoácidos significativa, há algumas diferenças importantes entre elas, o que gera preocupações sobre a antigenicidade. Um estudo retrospectivo recente com 64 cães que receberam ASH não identificou quaisquer problemas significativos.[28] Entretanto, a recomendação atual é a de que não se deve administrar ASH por mais de 1 semana a partir da dose inicial, graças ao risco aumentado de antigenicidade. A ASH e a ASC são soluções hiperoncóticas e, portanto, passíveis de sobrecarga de fluido e hiperidratação.

## REFERÊNCIAS BIBLIOGRÁFICAS

*As referências bibliográficas deste capítulo se encontram online no Ambiente de Aprendizagem.*

# CAPÍTULO 130

# Transfusões Sanguíneas, Terapia com Hemocomponentes e Soluções Carreadoras de Oxigênio

Anthony C. G. Abrams-Ogg e Shauna Blois

## FONTES DE HEMOCOMPONENTES

Transfusão se refere à infusão de sangue total ou de seus componentes, listados com as respectivas indicações na Tabela 130.1. Os componentes são preparados por meio de centrifugação, separação do sangue total, tendo como foco a transfusão de acordo com as necessidades específicas do paciente, minimizando o desperdício e reduzindo o risco de reações. O sangue total e seus componentes podem ser obtidos em bancos de sangue comerciais. De forma alternativa, esse sangue pode ser coletado nas clínicas com o auxílio de materiais de banco de sangue humano ou veterinário. Os doadores devem ser testados e negativos para doenças infecciosas de relevância regional.[1,2] Detalhes quanto à seleção do doador e do procedimento de coleta são fornecidos em vídeos neste capítulo (Vídeos 130.1 a 130.5) e nas referências.[3-16] As preparações com hemocomponentes não são recomendadas para a maioria das clínicas porque exigem equipamentos especializados e de programas de garantia de qualidade. Caso uma clínica deseje produzir os próprios hemocomponentes, descrições extensas estão disponíveis na literatura.[8-11,17-21]

### Tabela 130.1 Componentes do sangue e suas indicações.

| PRODUTO | DESCRIÇÃO | COMENTÁRIO | INDICAÇÃO ESPECÍFICA |
|---|---|---|---|
| Sangue total fresco | Armazenado em TA < 24 h<br>Refrigerado por 48 h (é provável que propriedades hemostáticas sejam mantidas por períodos maiores)<br>Uma unidade canina = 450 m$\ell$<br>Uma unidade felina = 60 m$\ell$ | Lesão de armazenamento mínima nas hemácias<br>Propriedades hemostáticas máximas | Perda de sangue aguda |
| Sangue total armazenado | Refrigerado > 48 h<br>Uma unidade canina = 450 m$\ell$<br>Uma unidade felina = 60 m$\ell$ | Armazenado em CPDA[1] por até 3 semanas<br>Os fatores de coagulação dependente da vitamina K ficam estáveis | Perda de sangue aguda<br>Adequado para o tratamento de intoxicações por antagonistas da vitamina K |
| Concentrado de hemácias (CHem, chamada de células vermelhas na medicina humana) | Preparado por meio de centrifugação forte do sangue total e pela remoção do plasma<br>Armazenar sob refrigeração | Armazenado em Adsol, Nutricel ou Optiosol por até 3 semanas[170-173] | Anemia hemolítica<br>Anemia crônica não regenerativa<br>Perda de sangue aguda (+ cristaloides ou coloides) |
| Plasma fresco congelado (PFC) | Preparado por meio de centrifugação do sangue total para CHem e pela remoção do plasma<br>Congelado a –18°C ou mais frio em até 8 h após a coleta.<br>Plasma fresco é o plasma transfundido em < 8 h após a coleta<br>Tratar o doador com desmopressina pode aumentar a disponibilidade do fvW | Armazenado por até 1 ano<br>A restrição de 8 h é baseada na preservação do fator FVII termolábil em humanos; a perda é de 20 a 30%. O FVII de cães é mais estável, e a definição de 8 h é excessivamente restritiva nesses animais. O fvW em cães é estável por > 24 h, e o PFC congelado dentro desse período é aceitável para o tratamento a dvW[174] | Sangramento ou antecipação de sangramento causado por coagulopatias de qualquer causa ou dvW<br>No passado, era indicado para o tratamento de pancreatite, mas não há evidências que suportem esse uso<br>Expansão do volume coloide plasmático |
| Plasma | PFC > 1 ano ou plasma separado das hemácias por > 8 h, armazenado a –18°C ou mais frio | Armazenado por até 5 anos<br>Níveis menores do fvW do que no PFC; FVII e FV ligeiramente menores; diferenças insignificantes entre plasma e PFC em relação a albumina, globulinas, alfamacroglobulinas, fatores dependentes da vitamina K e antitrombina. Perda mínima do FVII e do FV no plasma fresco ao longo de 2 semanas[36,150] | Tão bom quanto o PFC para o tratamento de intoxicações por antagonistas da vitamina K<br>Expansão do volume coloidal plasmático |
| Crioprecipitados (CRIO) | Preparado pela remoção do sobrenadante (plasma crioestático) do PFC parcialmente descongelado<br>Tratar o doador com desmopressina pode aumentar a disponibilidade do fvW<br>Uma unidade de CRIO é preparada com uma unidade de plasma | Rico em FVII e fvW<br>Armazenado a 18°C ou menos por até 1 ano | Sangramento ou antecipação de sangramento em razão da hemofilia A ou dvW |
| Criosobrenadantes | Veja CRIO | Rico em albumina e antitrombina | Síndrome nefrótica |
| Solução de albumina | Preparado por meio da extração a álcool do plasma crioestático | Preparações humanas a 5, 20 e 25%<br>Albumina canina liofilizada comercialmente disponível pela ABRI | Expansão a curto prazo do volume coloidal plasmático |
| Imunoglobulina intravenosa (IGIV) | Preparado por meio da extração a álcool do plasma crioestático | Nem sempre disponível a veterinários | IGIV humana tem sido usada intermitentemente no tratamento da ITP canina ou de outras doenças autoimunes. Não apresenta benefícios e é potencialmente perigosa na AHIM canina[176] |

*Continua*

| Tabela 130.1 | Componentes do sangue e suas indicações. (*Continuação*) |||

| PRODUTO | DESCRIÇÃO | COMENTÁRIO | INDICAÇÃO ESPECÍFICA |
|---|---|---|---|
| Plasma rico em plaquetas (PRP) | Preparado por meio de centrifugação leve de sangue fresco e pela remoção do plasma pobre em plaquetas. Uma unidade de PRP é extraída de uma unidade de sangue total | Armazenado em temperatura ambiente, sob agitação constante, por 3 a 7 dias | Sangramento ou antecipação de sangramento decorrente de trombocitopenia |
| Concentrado de plaquetas (CP) | Preparado por centrifugação forte do PRP, por centrifugação forte do sangue total seguida de centrifugação da camada leucoplaquetária, ou por plaquetaférese | Armazenado em TA sob agitação constante por 3 a 7 dias. CP leucorreduzido e criopreservado por plaquetaférese está disponível comercialmente pela ABRI. Os padrões da AABS especificam > 5,5 × $10^{10}$ plaquetas em > 90% das unidades. Os padrões do CoE são > 6,0 × $10^{10}$ plaquetas em > 75% das unidades | Sangramento ou antecipação de sangramento decorrente de trombocitopenia |
| Concentrado de granulócitos (CG) | Preparado pela centrifugação de sangue total e pela remoção da camada leucoplaquetária, ou por leucaférese. Uma unidade de CG é extraída de uma unidade de sangue total. O doador deve ser tratado com fatores de estimulação das colônias de granulócitos | Raramente usada em veterinária. Armazenar em TA por 24 h, sem agitar | Sepse neonatal. Sepse secundária à neutropenia. Dosagem: 1 × $10^9$ granulócitos/kg em um volume total de 15 m$\ell$/kg |
| *Pool* de soro de adultos | Preparado pela centrifugação de coágulos sanguíneos. O soro de vários doadores é misturado | Filhotes de cães: 20 m$\ell$/kg VO ou 20 a 40 m$\ell$/kg SC. Filhotes de gatos: 50 m$\ell$/kg IP ou SC a cada 8 h | Falha na transferência passiva. Em gatos pequenos, dosagens maiores foram mais efetivas e podem ser consideradas para uso em pequenos cães |

*Os tempos de armazenamento são os utilizados na instituição do autor. *AABB*, Associação Americana de Bancos de Sangue; *ABRI*, Animal Blood Resources International, Stockbridge, MI, EUA; *AHIM*, anemia hemolítica imunomediada; *CoE*, Council of Europe; *dvW*, doença de von Willebrand; *FVII*, fator VII; *fvW*, fator de von Willebrand; *TA*, temperatura ambiente.

O banco de sangue foi desenvolvido para melhorar a logística. É admissível ter apenas doadores na clínica ou de plantão, porém uma doação pode não ser concluída em tempo suficiente para tratar um paciente em emergência. Além disso, o sangue pode não ser entregue pelo banco em tempo hábil. Por esses motivos, é recomendado ter sempre disponível uma unidade (bolsa) de sangue total, embora haja o risco de o prazo de validade dessa unidade expirar. Ainda que o banco de sangue facilite a logística e o uso de componentes, há evidências de efeitos deletérios da transfusão de glóbulos vermelhos mais velhos em humanos, a despeito de esses efeitos não serem tão bem documentados em cães e não terem sido descritos em gatos.[22-28] O sangue total fresco também tem propriedades hemostáticas superiores a muitas combinações de componentes.[29-32] Esses pontos devem ser considerados ao decidir entre armazenar o sangue nos doadores ou em sacos plásticos. A mudança nos componentes do sangue durante o período em que permanece no banco é referida como lesão de armazenamento.[33] A leucorredução, que se refere à remoção de glóbulos brancos de hemocomponentes, é bastante praticada em alguns bancos de sangue humanos e uma cultura emergente em cães para reduzir lesões de armazenamento e certas reações transfusionais.[34-39] Há várias técnicas, sendo que todas aumentam os custos e resultam em alguma perda de glóbulos vermelhos e de plaquetas. A leucorredução é mais realizada por filtração no momento da coleta do sangue.

## INDICAÇÕES PARA TRANSFUSÃO E "GATILHOS"

A anemia é o motivo mais comum para uma transfusão (ver Capítulos 198 e 199). Um gatilho de transfusão se refere a uma contagem celular específica na qual uma transfusão será recomendada.[40] Os gatilhos são apenas diretrizes e não devem ser postos em prática sem suporte dos sinais clínicos, outros indicadores e/ou perda celular antecipada.[41-49] Para os casos de sangramento agudo que causem hipovolemia, um gatilho comum para a transfusão de hemácias é um hematócrito (Htc) de 20 a 25% para cães e de 15 a 20% para gatos. Para os casos de anemia hemolítica imunomediada (AHIM), um gatilho comum é um Htc de 15 a 20% para cães e de 10 a 15% para gatos. Eles são mais baixos do que aqueles para a perda de sangue porque os animais estarão menos hipovolêmicos e há preocupação quanto ao agravamento da doença primária. Para casos de anemia crônica não regenerativa, um gatilho comum é o Htc de 12 a 15% em cães e de 8 a 12% em gatos. Os cães se adaptam à anemia com uma elevação da síntese de 2,3-difosfoglicerato. Gatos com anemia crônica têm retenção de água de tal forma que o Htc subestima a massa de glóbulos vermelhos.[50,51] A quantidade a ser transfundida é *estimada* com a equação:[52-54]

$$\text{Volume de sangue a ser transfundido (m}\ell\text{)} = \text{Peso do receptor (kg)} \times \begin{array}{c} 90 \text{ (cães)} \\ \text{ou } 66 \\ \text{(gatos)} \end{array} \times \frac{\text{Htc desejado} - \text{Htc atual}}{\text{Htc do doador}}$$

As alternativas à transfusão de hemácias incluem a solução salina hipertônica para os casos de choque hemorrágico e soluções carreadoras de oxigênio para os casos de anemia, não obstante a causa.[55-58] A única solução carreadora de oxigênio comercialmente disponível é o Oxyglobin (OPK Biotech), um transportador à base de hemoglobina (TOBH) baseado na bovina polimerizada. Hoje, ela está disponível na União Europeia, na África do Sul e, às vezes, em outros países mediante importação. Os benefícios do Oxyglobin incluem a compatibilidade universal, o risco baixo de infecção e a vida útil de 3 anos. As desvantagens são a curta duração do efeito (meia-vida de 18 a 43 horas) e o desenvolvimento de hemoglobinemia, hemoglobinúria e icterícia, que podem interferir no monitoramento do paciente. Um TOBH aumenta a pressão arterial sistêmica e pulmonar, causando expansão de volume plasmático e vasoconstrição. Esse efeito pode ser benéfico nos casos de choque hemorrágico, porém pode causar sobrecarga circulatória, especialmente em gatos com anemia crônica, doença cardíaca ou renal. O produto é licenciado para uso em cães na dose de 15 a 30 m$\ell$/kg, a uma taxa máxima de 10 m$\ell$/kg/h. Pode ser administrado em incrementos de 5 m$\ell$/kg como um vasoconstritor. Não é licenciado para uso em gatos, mas as doses recomendadas incluem 5 a 10 m$\ell$/kg no máximo, a uma taxa de 2 m$\ell$/kg/h, e, para hipotensão, *bolus* de 0,2 a 3 m$\ell$/kg ao longo de 5 a 10 minutos, até um máximo de 10 m$\ell$/kg, ao longo de 30 minutos.[56,57,59]

A principal indicação para transfusão de componentes do plasma é a coagulopatia com sangramento evidente ou previsto.[60-64] As doses iniciais são de 10 a 30 m$\ell$/kg de plasma fresco congelado (PFC) ou plasma e 1 unidade/10 kg de crioprecipitado (CRIO). O PFC não é o tratamento específico para a coagulação intravascular disseminada (CID) ou para pancreatite e só deve ser usado quando há sangramento.[60,65] O plasma é, vez ou outra, usado em cães e gatos para transfundir albumina, como se fosse um coloide, para tratar uma hipovolemia, porém a preferência é pelos coloides sintéticos. Em humanos, o plasma não é usado como coloide, pois as soluções de albumina estão disponíveis. As soluções de albumina humana e bovina têm sido utilizadas em cães e gatos sem reações adversas, porém já foram relatadas reações de hipersensibilidade aguda e tardia graves.[55,66-75] A albumina canina comercial está disponível como alternativa.[76] As soluções de plasma e albumina também podem ser usadas para melhorar a pressão oncótica plasmática e reduzir o edema. Infelizmente, isso é ineficiente, mas fornecerá benefícios a curto prazo. São necessários mais ou menos 22,5 m$\ell$/kg para aumentar a albumina plasmática em 0,5 mg/d$\ell$ (5 g/$\ell$).[53] Em geral, 40% da albumina corporal total é encontrada no plasma e 60%, no interstício, com essa proporção mudando em direção ao plasma nos casos de hipoproteinemia. Após a transfusão de albumina, a proporção volta para o interstício. São necessárias transfusões frequentes de grandes volumes de plasma ou albumina para manter os teores de albumina, em especial se a hipoproteinemia for causada pela perda de proteínas.

A transfusão de plaquetas age melhor nos casos de trombocitopatia ou trombocitopenia decorrente da redução da produção de plaquetas, sendo menos benéfica quando há maior consumo de plaquetas (CID) e menos ainda nos casos de trombocitopenia imunomediada (TPI).[17,42,77-80] A dose de 1 unidade/10 kg de plasma rico em plaquetas (PRP) ou concentrado de plaquetas (CP) aumentará a contagem de plaquetas de cães em ≈ 30 × 10$^9$/$\ell$, e um terço das plaquetas transfundidas será consumido por dia. Realizar a transfusão quando o sangramento for observado ou antes de procedimentos invasivos reduzirá o número de transfusões em comparação com aquelas para evitar sangramentos espontâneos. A transfusão de hemácias também reduzirá o sangramento, pois o tempo de sangramento é inversamente correlacionado com o Htc e, portanto, as transfusões para corrigir a anemia nos casos de TPI amenizam o sangramento.[81-83] O PFC contém micropartículas de plaquetas e também diminuirá o sangramento.

## TESTES DE COMPATIBILIDADE

Muitos componentes do sangue são antigênicos; a incompatibilidade sanguínea existe quando um antígeno do doador incita resposta imunológica no receptor. As incompatibilidades dos glóbulos vermelhos ocorrem em razão dos grupos sanguíneos, que são antígenos herdados na superfície das hemácias.[84] Um grupo sanguíneo simples é aquele no qual um indivíduo é positivo ou negativo para o antígeno (dois alelos). Um sistema de grupos sanguíneos se constitui pela presença de três ou mais alelos. O conhecimento de fenótipos de grupos sanguíneos entre as espécies evoluiu de transfusões experimentais iniciais a estudos sorológicos usando antissoros policlonais preparados de animais sensibilizados ou com anticorpos naturais, para o desenvolvimento de anticorpos monoclonais (mAbs) e citometria de fluxo para o reconhecimento de antígenos e estudos moleculares de modo a definir a estrutura do antígeno. Recentemente, estudos de DNA têm sido usados para descrever genótipos. Exames de reprodução e análises de *pedigree* vêm sendo utilizados para determinar os modos de herança. Antígenos comuns ou de alta frequência são aqueles expressos em > 92% dos indivíduos.

A gravidade de uma reação hemolítica depende do título de aloanticorpos do receptor (quanto maior, pior), da classe (IgM pior do que IgG), da temperatura de atividade (anticorpos quentes são piores do que os frios), da afinidade de ligação (quanto maior, pior), da expressão do antígeno da hemácia do doador (quanto maior, pior) e da dose do antígeno (quanto mais hemácias transfundidas, pior). A gravidade da reação varia de choque hiperagudo a hemólise tardia, na qual uma transfusão não dura tanto quanto o esperado.

Os testes de compatibilidade sorológica para evitar a hemólise incluem o de reação cruzada, a seleção de anticorpos e a tipagem sanguínea.[85-89] O teste de reação cruzada é uma simulação *in vitro* do que vai acontecer *in vivo* com a transfusão e o mais abrangente. Pode ser realizado usando os métodos da lâmina e do tubo (Figuras 130.1 a 130.3). A detecção de aglutinação/hemólise em qualquer etapa indica incompatibilidade, e quanto mais rápida/forte for a reação do teste, pior será a reação à transfusão. Se o laboratório relatar incompatibilidade, o ponto e a força detectados na reação cruzada devem ser expostos. A triagem de anticorpos é uma modificação importante do teste de reação cruzada que utiliza hemácias de um grupo sanguíneo conhecido e, assim, faz o rastreio de anticorpos contra esse grupo no receptor. A tipagem sanguínea é uma modificação menos importante do teste de reação cruzada na qual é usado o antissoro específico para o antígeno em questão. Para alguns antígenos, os mAbs, as lectinas vegetais ou outros agentes têm substituído os antissoros policlonais. As reações de aglutinação por meio de técnicas sorológicas e realizadas por pessoal experiente continuam a ser os métodos de referência para a tipagem sanguínea.

## ANTÍGENOS DAS HEMÁCIAS DE GATOS

Os principais grupos sanguíneos em gatos pertencem ao sistema A-B.[89-94] Para simplificar, o antígeno A é em razão do ácido N-glicolilneuramínico (NeuGc) e o antígeno B é decorrente do ácido N-acetilneuramínico (NeuAc) (mnemônico: o tipo B tem Ac).[95,96] A hidroxilase do ácido citofina-monofosfo-N-acetilneuramínico (CMAH) converte o NeuAc em NeuGc. Os genes que codificam a CMAH de gatos tipos A e B foram sequenciados, e as mutações identificadas nos genes de gatos do tipo B tornam a enzima não funcional, deixando os do tipo B com NeuAc.[97,98] O fenótipo de um gato pode ser dos tipos A, B ou AB. Os tipos A e B são alélicos e seguem a herança mendeliana simples, com A sendo dominante sobre *b*.[99] Um gato do tipo A pode ser *AA* ou *Ab*; um gato tipo B é *bb*. A herança do tipo AB não é

# CAPÍTULO 130 • Transfusões Sanguíneas, Terapia com Hemocomponentes e Soluções Carreadoras de Oxigênio 541

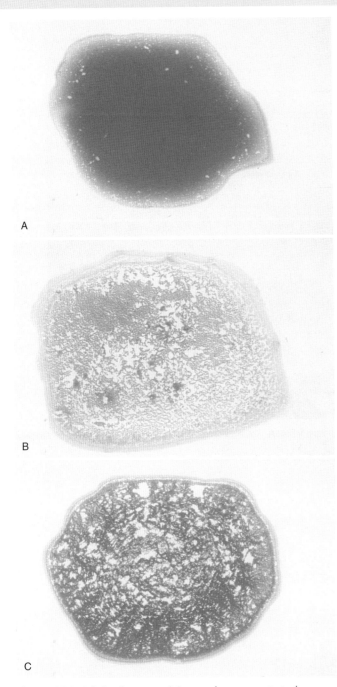

**Figura 130.1** Aglutinação macroscópica e *rouleaux* em um teste de compatibilidade. **A.** Resultado negativo (2 min), plasma tipo A e hemácias tipo B. **B.** Resultado positivo (2 min), plasma tipo B e hemácias tipo A. **C.** *Rouleaux* forte (10 min), plasma tipo A e hemácias tipo A.

mais comum, enquanto nessas quatro raças os tipos A e B são distribuídos de maneira mais ou menos igual. Abissínios, Birmaneses, Himalaias, Somalis, Persas e Scottish Folds são 10 a 25% do tipo B. O tipo AB é raro em todas as raças, com a notável exceção do Ragdoll na Itália, com uma prevalência de 25%.[101]

A maioria dos gatos do tipo B tem altos títulos de anticorpos naturais anti-A.[102,103] Cerca de um terço dos felinos do tipo A têm baixo título de anticorpos anti-B. Os do tipo AB também não têm. Os anticorpos naturais não estão presentes ao nascimento, mas se desenvolvem por volta de 2 a 3 meses.[102,104] A meia-vida média das hemácias após transfusão com sangue compatível é de 21 a 29 dias. A transfusão para um gato do tipo A com sangue tipo B (ou tipo AB) pode causar hemólise tardia, mas uma reação óbvia, se houver, é apenas mínima, sendo a meia-vida média de hemácias transfundidas de 2 dias. Os gatos podem ficar sensibilizados e ter reações mais graves após transfusões subsequentes. Transfundir um gato do tipo B com sangue tipo A (ou tipo AB) pode causar reação grave, muitas vezes fatal, com apenas 0,5 mℓ. A meia-vida média das hemácias transfundidas é de 1,3 hora.[105-109] Os gatos do tipo AB são compatíveis com sangue tipos A ou AB e com hemácias do tipo B, mas não com o sangue total do tipo B, em razão de anticorpos anti-A nesse último.

A tipagem beira-leito é facilmente realizada com *kits* comerciais, incluindo o cartão de aglutinação Rapid Vet-H Feline (DMS), e o imunocromográfico (IC) Quick Test A + B (Alvedia), além de testes Rapid Vet-H IC (DMS). É incentivado que se realize a classificação da reação. O antígeno A é detectado com um mAb anti-A, ao passo que o B é detectado com lectina de gérmen de trigo ou com mAb anti-B.[95,110,111] O cartão Rapid Vet-H Feline está disponível há duas décadas e identifica com precisão o antígeno tipo A em gatos do tipo A e o antígeno tipo B em gatos do tipo B, em geral com reações fortes (2 a 4 +). No entanto, os antígenos A e B nem sempre são identificados em gatos do tipo AB, e os dos tipos A e B já foram tipificados incorretamente como sendo do tipo AB.[112-116] Tipificar errado um gato tipo A como sendo do tipo AB não é tão grave, pois é provável que seja transfundido com sangue do tipo A. No entanto, tipificar um gato do tipo AB como sendo do tipo B é mais preocupante, em razão da reação anti-A potencialmente grave após a transfusão de sangue tipo B, um dos motivos pelos quais se recomenda a confirmação do tipo B. Por sorte, o tipo AB é raro. Contudo, é por isso que qualquer resultado do tipo AB obtido pelo cartão deve ser confirmado. A confirmação dos tipos B ou AB pode incluir uma lavagem de eritrócitos e a repetição do teste, de modo a tipificá-lo novamente e enviá-lo a um laboratório de referência ou de pesquisa. A genotipagem também pode ser feita para distinguir gatos dos tipos B e A/AB.[91,98] Deve-se confirmar qualquer resultado para reação fraca (1 +), autoaglutinação ou em gatos FeLV-positivos. Os testes IC mais recentes se valem de mAbs anti-A e anti-B, não sendo afetados por *rouleaux* e autoaglutinação. Eles têm desempenho melhor do que o cartão de tipificação e provavelmente o substituirão.[115,117] No entanto, problemas com a tipificação AB ainda ocorrem, e as mesmas ressalvas se aplicam aos cartões de aglutinação para confirmar determinados resultados.

Diversos estudos calcularam os riscos de reações transfusionais com base na prevalência do tipo sanguíneo e em títulos de aloanticorpos, porém é equivocado atuar sobre esses riscos, que podem ser baixos, mas geram altas consequências. Um teste de compatibilidade é facilmente realizado e não vale a pena correr nenhum risco. Uma advertência "Cuidado, B" deve ser lembrada sempre que realizar uma transfusão.

Além do sistema A-B, o grupo sanguíneo *Mik* foi relatado em 2007,[118] o qual parece ser um antígeno de alta frequência. Porém, gatos negativos para *Mik* podem ter anticorpos naturais que causam reação hemolítica aguda.[98,118] A única maneira de detectar a incompatibilidade ao *Mik* é por reação cruzada.

totalmente compreendida.[100] Não há um alelo *ab* no mesmo *locus* que A e b, e os genótipos CMAH tipo A e tipo AB são iguais.[91] A genética proposta para o sistema A-B é A > $a^{ab}$ > b, em que $a^{ab}$ está em *locus* gênico diferente.[91] A maioria dos gatos da raça American Shorthair (DSH) é do tipo A, com a prevalência do tipo B < 10% no leste da América do Norte, no norte e no sudoeste da Europa continental, no norte da Inglaterra e da Escócia, bem como na África do Sul. Áreas com 10 a 20% de prevalência de DSH tipo B incluem a costa oeste da América do Norte, a Irlanda, as regiões no sul da Inglaterra, a Itália, a Grécia, Israel e a Nova Zelândia. Áreas com > 20% de DSH tipo B incluem regiões no sul da Inglaterra, a Turquia e a Austrália. Para gatos com *pedigree*, em todas as raças, com exceção de British Shorthair, Rex, Angorá Turco e Van Turco, o tipo A é o

**542** SEÇÃO 7 • Cuidados Intensivos

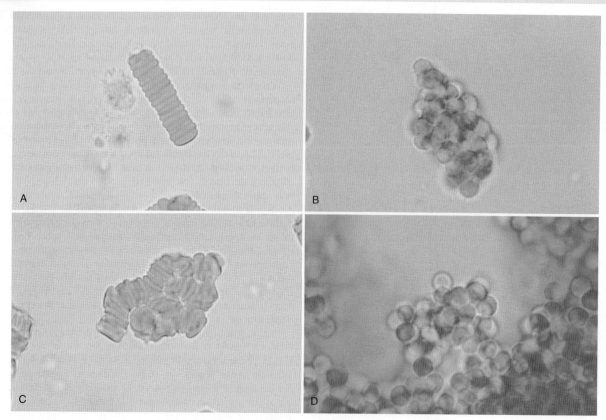

**Figura 130.2** Aglutinação microscópica e *rouleaux* em teste de compatibilidade em um felino. **A.** *Rouleaux* único. **B.** Agregado pequeno. **C.** Rede de *rouleaux*. **D.** Agregado grande.

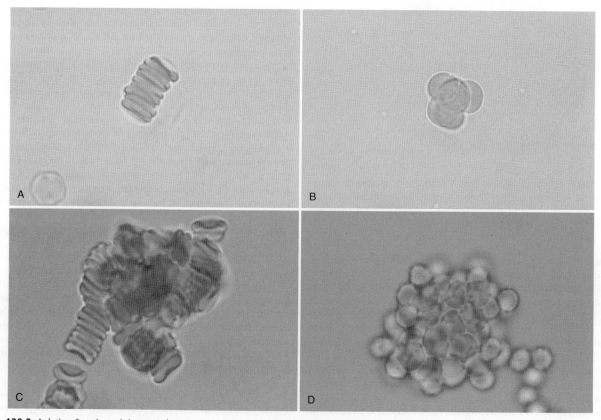

**Figura 130.3** Aglutinação microscópica e *rouleaux* em teste de compatibilidade em um cão. **A.** *Rouleaux* único. **B.** Agregado pequeno. **C.** Rede de *rouleaux*. **D.** Agregado grande.

Foram observadas incompatibilidades leves em gatos compatíveis e que nunca haviam recebido transfusão, as quais também se desenvolveram em gatos transfundidos repetidamente.[119-121] Essas incompatibilidades sugerem haver outros grupos sanguíneos, contudo é mais provável que estejam associadas à hemólise retardada, em vez de reações agudas. Além disso, foram associadas incompatibilidades com doença renal crônica, neoplasia e outros distúrbios, sugerindo que aloanticorpos para grupos sanguíneos não identificados podem ser adquiridos.[86,119] Não é rotina, em gatos, realizar o teste de reação cruzada além da tipagem sanguínea. Todavia, sempre que possível, é recomendado, sobretudo em animais que recebem transfusões repetidas. É necessário ter experiência para detectar incompatibilidades sutis; portanto, o teste de reação cruzada geralmente é realizado em laboratórios de referência. Hoje em dia, existe um kit de reação cruzada de coluna de gel para cães e gatos (RapidVet-H, DMS), e um da Alvedia está sendo desenvolvido para gatos, o que deve facilitar a reação cruzada em procedimentos beira-leito. No entanto, o número de doadores costuma ser restrito, e pode não haver escolha a não ser proceder a uma transfusão com sangue A-B compatível, mas com reação cruzada um pouco incompatível. A incompatibilidade derradeira é com sangue de cão. A transfusão de sangue de cães para gatos é desencorajada, porém estes não têm anticorpos contra os glóbulos vermelhos daqueles, ainda que cães tenham NeuGc e NeuAc. Em um estudo, mais de 60 felinos receberam xenotransfusões sem que fossem registradas reações agudas, e essa opção pode ser considerada em casos nos quais é necessária transfusão para salvar a vida do paciente.[122] Todavia, a hemólise tardia e a sensibilização ocorrerão, e provavelmente a repetição da transfusão será fatal.

## ANTÍGENOS DAS HEMÁCIAS DOS CÃES

Mais de 12 antígenos já foram relatados em cães.[87,88,123,124] No sistema DEA (antígeno eritrocitário de cão), os tipos 1.1, 1.2, 3, 4, 5, 6, 7 e 8 foram definidos por antissoros padronizados internacionalmente. Os antissoros para DEA 6 e 8 não estão mais disponíveis, ao contrário de suprimentos limitados dos outros, embora estes possam ser produzidos por sensibilização. As reações ao DEA 1.1/1.2 têm o maior grau de importância. Estudos recentes por citometria de fluxo indicam que o DEA 1.1 e o 1.2 não são antígenos diferentes, mas representam a continuidade de expressão do antígeno.[125,126] A recomendação foi feita para cães positivos ou negativos para o DEA do tipo 1. Assim como para outros antígenos caninos, a estrutura molecular e o genótipo do DEA 1 não são conhecidos,[127] podendo haver outros fatores que coexistam e influenciem na expressão variável do DEA 1, tornando alguns cães DEA 1 incompatíveis entre si. Esse fato é responsável por relatos anteriores de incompatibilidade entre cães DEA 1.1 e DEA 1.2. A prevalência mundial global de DEA 1 é de aproximadamente 45%, com algumas diferenças raciais e regionais.[124,128-132] Cães das raças Boxer, Border Collie, Doberman Pinscher, Pastor-Alemão, Flat-Coated Retriever e Greyhound provavelmente serão DEA 1 negativos, enquanto indivíduos das raças Bernese Mountain Dog, Dálmata, Golden Retriever, Dogue-Alemão, Rottweiler e São Bernardo têm maior probabilidade de serem DEA 1 positivos. Um questionário aplicado em São Paulo relatou uma prevalência acima de 90% de DEA 1. As raças nativas da Turquia apresentaram prevalência geral de DEA 1 de 65%.

Além dos DEAs, foi relatado que alguns Dálmatas e, em seguida, Doberman Pinschers, Shih Tzus e outras raças foram negativos para antígeno Dal,[133,134] que aparece com alta frequência em cães sem raça definida e pode ser o mesmo que o DEA 6.[124,134]

Os cães não têm (ou têm apenas) anticorpos naturais fracos, e não há evidências de que sejam sensibilizados pela prenhez.[123,135,136] Uma reação hemolítica aloimune aguda não ocorrerá em um receptor que nunca tenha recebido uma transfusão, porém cães sem certo DEA serão sensibilizados após receberem a transfusão de hemácias de animais carreadores desse DEA e estarão em risco de desenvolver reações hemolíticas futuras mediadas por IgG. Por convenção, cães são considerados potencialmente sensibilizados 4 dias após a transfusão. Reações agudas com hemoglobinemia, hemoglobinúria e icterícia foram descritas para os tipos DEA 1, DEA 4, Dal e um antígeno comum indefinido.[133,137-139] A sensibilização a outros antígenos reduzirá a meia-vida de hemácias transfundidas, que normalmente varia de 43 a 104 dias em cães. Independentemente das taxas de prevalência, todos os cães devem ser tipificados para DEA 1 ou transfundido com sangue negativo para DEA 1. Hoje, os kits comerciais que usam mAb anti-DEA 1 para tipificação beira-leito são o cartão de aglutinação Rapid Vet-H (DMS) Canino, o IC Quick Test DEA 1.1 (Alvedia) e, na União Europeia, o QuickVet (DMS), que detecta a aglutinação em razão da alteração na transmissão de luz.[140-144] É incentivado classificar a reação, e os resultados 1+ devem ser considerados inconclusivos. Os cartões detectam de forma confiável os cães DEA 1 negativos, porém algumas reações falso-positivas podem ocorrer, sobretudo em AHIM.[142,145] Graças ao risco de sensibilização de um cão DEA 1 negativo com erro de tipagem, algumas clínicas restringem o uso dos cartões para selecionar doadores DEA 1 negativo. O teste de IC tem desempenho excelente, e falso-positivos são raros.[140,142] Resultados falso-negativos podem ocorrer em cães anêmicos, pois a linha de reação pode ser difícil de ver. Para tal resultado, o teste deve ser repetido depois de concentrar os glóbulos vermelhos.[142] O teste QuickVet teve um desempenho semelhante ao cartão de aglutinação.[141] A tipagem sanguínea e a triagem de anticorpos para DEA 3, 4, 5 e 7 estão disponíveis apenas nas ABRI. O ideal é que essa tipagem seja feita em todos os doadores, porém isso costuma não ser prático, e as incompatibilidades com DEA 3, 5 e 7 provavelmente serão leves.[124] Não é padrão realizar o teste de reação cruzada em cães recebendo a primeira transfusão, embora possa haver incompatibilidades leves.[87,123,124,135-137] No entanto, *a prova de reação cruzada é essencial para qualquer cão que receba uma segunda transfusão* e, historicamente, deve ser realizada, de preferência, em um laboratório de referência que poderia incorporar um teste de Coombs indireto. Além do kit de gel RapidVet-H, o LAB TEST XM (Alvedia) está disponível e incorpora um reagente de Coombs. Estudos avaliando esses kits estão em andamento. Se não estiverem disponíveis, um teste de reação cruzada em lâmina ou em tubo identificará o risco de uma reação grave.

## INCOMPATIBILIDADES DE CÉLULAS NÃO VERMELHAS

Esses eventos são discutidos na seção Reações transfusionais. O único teste de compatibilidade prontamente disponível é o fornecimento de uma "dose teste" da transfusão, na qual ela é realizada a uma taxa inicial de 0,25 ml/kg/h nos primeiros 15 a 30 minutos. Uma dose de teste negativa não impede uma reação posterior ou tardia.

## AUTOTRANSFUSÃO

A autotransfusão resolve tanto a necessidade de um doador quanto problemas de compatibilidade. Existem três tipos: doação pré-operatória, hemodiluição normovolêmica aguda perioperatória e coleta/resgate. Na primeira, o sangue do paciente é coletado e armazenado com técnicas padrão, de 2 a 3 semanas antes do procedimento, para dar tempo de regenerar, minimizando as lesões por armazenamento dos glóbulos vermelhos.[146] Na segunda, o sangue é coletado do paciente antes da cirurgia, repondo o volume em uma proporção de três vezes o retirado, com o auxílio de um cristaloide ou coloide, tendo como alvo um hematócrito de 20 a 28%. Na perda aguda de sangue, o principal problema é a depleção de volume, e não a perda de glóbulos vermelhos. Já no processo de resgate, o sangue intratorácico ou intra-abdominal é coletado e reinfundido. Isso tem sido praticado por > 30 anos em pacientes traumatizados em clínicas de emergência veterinária, e o leitor é direcionado a descrições mais detalhadas.[147-149]

## ADMINISTRAÇÃO DA TRANSFUSÃO

As mãos devem ser bem lavadas antes de manusear componentes do sangue, e deve-se tomar extremo cuidado ao conectar as linhas de transfusão para evitar contaminação.

Em geral, o sangue total e o concentrado de hemácias (CHem) refrigerados não são aquecidos, visto que isso pode diminuir a viabilidade dos glóbulos vermelhos e promover o crescimento bacteriano. No caso de administrações rápidas nas quais a infusão de produtos resfriados possa causar arritmias, bem como para animais em risco de hipotermia, os produtos podem ser aquecidos à temperatura ambiente ao longo de 30 a 60 minutos, ou a linha de infusão IV (equipo) pode ser passada por um aquecedor de infusão. Não é recomendado aquecer a bolsa de sangue por imersão em água morna ou em micro-ondas. Produtos derivados de plasma congelados devem ser descongelados em banho-maria, a 37 a 38°C, ou em uma incubadora. Uma unidade canina (≈ 200 m$\ell$) leva cerca de 30 minutos para descongelar.[150] Agitar a bolsa acelerará o processo, e pode-se usar o micro-ondas.[151]

A transfusão pode ser feita por meio de qualquer veia (ou artéria). Se não for possível obter um acesso IV, é preferível usar a via intraóssea (ver Capítulo 77). A transfusão intraperitoneal não é recomendada. Para a transfusão de hemácias, o cateter de menor calibre recomendado em cães é o de 20 G; em gatos, o de 22 G.

A transfusão deve ser feita com equipos especiais que contenham filtros e possam ser conectados às bolsas de sangue. O equipo para seres humanos adultos contém um filtro de 170 a 260 mícrons e pode ser usado para unidades padrões de cães. As transfusões em gatos e cães de raças Toys são mais bem realizadas com equipos humanos pediátricos, que contêm filtros de 40 a 200 mícrons, pois assim restará menos volume quando a transfusão for concluída. Em gatos, mas não em cães, a transfusão também pode ser feita por um filtro neonatal de 18 mícrons.[152,153] Se um equipo pediátrico não estiver disponível, um para adultos servirá, usando um cristaloide para esvaziar lentamente o restante da transfusão que ficar no objeto ou pondo a transfusão em uma bureta que, por sua vez, pode ser acoplada em um equipo comum. Não se deve usar a mesma linha IV para o fornecimento de dextrose 5% – o que pode causar aglomeração e hemólise – ou de Ringer com lactato, uma vez que o cálcio pode facilitar a microcoagulação. Cloreto de sódio, PlasmaLyte 148 e PlasmaLyte A podem ser administrados simultaneamente e ser usados para diluir uma transfusão. Se uma transfusão for feita com a intenção de fornecer plaquetas, o equipo não deve conter látex, que pode reter plaquetas. O ideal é que o equipo seja trocado após a transfusão, a fim de minimizar o risco de crescimento microbiano. As transfusões podem ser feitas por gravidade, por bombas de infusão volumétricas (verifique a segurança com o fabricante), por bombas de seringa ou por aplicação de *bolus* lentos intermitentes.

Durante a "dose teste", o paciente deve ser continuamente observado, e os sinais vitais, registrados a cada 5 minutos. Após a dose teste, a taxa de transfusão padrão é de 5 a 10 m$\ell$/kg/h, e os sinais vitais devem ser registrados a cada 15 a 30 minutos. A taxa máxima é de 22 m$\ell$/kg/h, reservada para situações críticas. Os padrões de transfusão em humanos especificam que uma transfusão deve ser concluída em 4 horas, de modo a diminuir os riscos de crescimento microbiano, porém esse tempo pode ser estendido caso o risco de sobrecarga de volume seja considerado maior do que o de infecção. As unidades podem ser subdivididas em alíquotas, que podem ser refrigeradas. Ao dividir uma unidade, é preciso tomar cuidado durante a transferência das hemácias, procedendo suavemente, a fim de evitar hemólise e contaminação. Um registro de transfusão deve ser mantido, registrando as informações da etiqueta da bolsa de sangue, do receptor, assim como a data, a hora e os parâmetros do paciente.

## CONSEQUÊNCIAS ADVERSAS DAS TRANSFUSÕES (REAÇÕES TRANSFUSIONAIS)

As reações transfusionais são classificadas como imunológicas e não imunológicas, assim como em agudas e tardias. As imunológicas ocorrem em razão dos glóbulos vermelhos, das proteínas plasmáticas, dos glóbulos brancos e dos antígenos plaquetários. As agudas são aquelas que ocorrem até 2 dias – geralmente dentro de 1 a 2 horas – após o início de uma transfusão. Em geral, as reações tardias são menos graves e ocorrem 2 dias ou mais após a transfusão. Os sinais de uma reação imunológica aguda incluem fraqueza, tremores, agitação, vocalização, febre, taquicardia/arritmias, hipotensão, polipneia/dispneia, salivação, vômito, eliminação, convulsões, urticária/angioedema e parada cardiorrespiratória. As transfusionais são pouco conhecidas, porém ocorrem em aproximadamente 3,3 a 28% dos cães e em 1,2 a 8,7% dos gatos.[18,44-47,61,78,154-157] Elas não estão relacionadas com o aumento do risco de morte em cães com mesmo tipo sanguíneo que receberam transfusão de CHem, todavia as complicações podem afetar o estado clínico do paciente.[22]

## REAÇÕES TRANSFUSIONAIS IMUNOLÓGICAS AGUDAS

A patogênese das reações hemolíticas é discutida no item "Testes de compatibilidade". A reação grave que ocorre em gatos do tipo B a hemácias do tipo A se assemelha à anafilaxia (ver Capítulo 137).[105,107-109] Os sinais mais comuns são decúbito, alongamento de membros, hipotensão, bradicardia e apneia até 2 minutos após o início da transfusão, com duração de até 5 minutos. Reações com menor gravidade estão associadas à hipotensão mais leve, à taquicardia e à polipneia. A hemoglobinúria e a hemoglobinemia podem ser indetectáveis. Ocorre taquicardia e polipneia durante a recuperação, as quais podem durar várias horas. A hipertensão e as arritmias se seguem a uma reação grave por cerca de 30 minutos. Pode ocorrer edema pulmonar.

A hemólise aguda em cães causa sinais de reação imunológica, além de hemoglobinúria e hemoglobinemia.[133,137-139] A febre é comum, mas não o angioedema. A lesão renal aguda e a CID são sequelas incomuns. A gravidade da reação está correlacionada com o número de hemácias destruídas.

As *reações febris não hemolíticas*, caracterizadas por um aumento de temperatura > 1°C, são as mais comuns nas transfusões em cães e gatos com mesmo tipo sanguíneo.[18,22] A febre pode ocorrer durante ou após a transfusão, variando de leve a > 41,0°C, sendo acompanhada por vômitos, tremores, e cessada em 1 a 12 horas. Pode ser causada por antígenos de leucócitos e substâncias bioativas que se acumulam no sangue armazenado. Essas reações não são fatais, mas interferem no estado do paciente e no monitoramento da sepse e da hemólise. O pré-tratamento com paracetamol em cães pode ajudar a evitá-las, mas só é recomendado se houver histórico de reações febris deletérias anteriores. O rodízio de doadores e os produtos de glóbulos vermelhos frescos também podem reduzir o risco. Em humanos, a leucorredução reduz o risco, e pode ter o mesmo efeito em cães.

A lesão pulmonar aguda relacionada com a transfusão (TRALI, do inglês *transfusion-related acute lung injury*) é uma das causas mais comuns de mortalidade por transfusão em humanos. Ela é caracterizada por edema pulmonar não cardiogênico. A maioria dos casos em humanos ocorre pela reação de anticorpos dos doadores com leucócitos dos receptores quando se utiliza sangue de uma doadora que esteve grávida e desenvolveu anticorpos por exposição ao sangue fetal. É improvável que a TRALI ocorra em cães e gatos por causa da baixa taxa de doadoras antes prenhes e da placentação diferente. No entanto, a TRALI pode surgir de diferentes mecanismos, e o edema pulmonar não cardiogênico pós-transfusão foi observado em cães.[22,158] Esses cães estavam muito doentes, e o papel da transfusão e da doença primária em causar a síndrome do desconforto respiratório agudo (SDRA) não é conhecido.

As *reações alérgicas à transfusão* variam em gravidade, indo de urticária leve, angioedema e eritema até uma anafilaxia grave, broncoconstrição e derrames, ocorrendo minutos a horas depois do início de uma transfusão, mesmo que não tenha havido reação a uma dose teste.[53] Acredita-se que sejam principalmente reações a gamaglobulinas e mediadas por IgE. A febre não é comum. O risco de reações alérgicas aumenta com a taxa de transfusão, possivelmente porque algumas reações são anafilactoides. As reações alérgicas podem ocorrer em um receptor que nunca tenha recebido uma transfusão, sendo que o risco pode aumentar nos casos de transfusões múltiplas. Para animais que recebem transfusões múltiplas, considera-se o rodízio de doadores e o pré-tratamento com anti-histamínicos, em especial se houver histórico de reações alérgicas. O pré-tratamento com anti-histamínicos deve ser considerado caso seja necessário utilizar taxa de transfusão rápida, porém não garante que uma reação não ocorrerá. Se um receptor que requer transfusão de glóbulos vermelhos tiver histórico de reações alérgicas graves, devem-se lavar os glóbulos vermelhos antes da transfusão.

## REAÇÕES TRANSFUSIONAIS TARDIAS E OUTRAS REAÇÕES IMUNOLÓGICAS

A hemólise tardia é discutida na seção Testes de compatibilidade. A *reação de imunocomplexo* é pelo menos um dos mecanismos tardios da reação à albumina sérica humana. A *aloimunização de plaquetas* ocorre rapidamente nos casos de transfusões repetitivas em cães, fazendo com que as transfusões de plaquetas se tornem ineficazes. O início da aloimunização plaquetária pode ser tardio ou evitado com o rodízio de doadores, a leucorredução, a irradiação de hemocomponentes e a ciclosporina.[159-161] A *púrpura pós-transfusão* pode ocorrer raramente 1 a 2 semanas após a transfusão e durar até 2 meses. A resposta do anticorpo às plaquetas transfundidas é generalizada para as do receptor. A imunossupressão pode acelerar a recuperação.[162] A imunomodulação relacionada com a transfusão (TRIM, do inglês *transfusion-related immunomodulation*) é um termo amplo que abrange tanto os efeitos pró-inflamatórios quanto os imunossupressores da transfusão, estando associado a efeitos benéficos e prejudiciais.[48-63] Fatores do TRIM incluem neutrófilos, linfócitos, proteínas e citocinas. O principal efeito benéfico do TRIM é a redução da rejeição ao transplante de órgãos sólidos. Os negativos incluem rejeição às células-tronco hematopoéticas transplantadas, reação transfusional referente ao enxerto *versus* hospedeiro – ataque imunológico na medula óssea do receptor causando pancitopenia – e aumento da suscetibilidade à infecção. Efeitos pró-neoplásicos e antineoplásicos foram associados ao TRIM. A leucorredução e a radiação de hemocomponentes ajudam a reduzir, respectivamente, as contribuições dos neutrófilos e dos linfócitos para o TRIM.

## REAÇÕES TRANSFUSIONAIS AGUDAS NÃO IMUNOLÓGICAS

A *hemólise pré-transfusão* pode ser causada por armazenamento incorreto do sangue em bancos de sangue, contaminação bacteriana de bolsas de sangue e manuseio do sangue durante a administração. As reações ao sangue hemolisado mimetizam as reações hemolíticas aloimunes.[154] A contaminação bacteriana de hemocomponentes é sempre um risco, sobretudo nos produtos leucorreduzidos, resultando em sinais de sepse aguda que mimetizam outras reações,[164] muitas das quais estão ligadas às *transfusões de grandes volumes*, em especial *transfusões massivas* que excedam o volume de sangue do paciente. Os componentes sanguíneos exercem um efeito coloide significativo, e, assim como com HBOCs, transfusões de volumes maiores e/ou rápidas podem causar sobrecarga circulatória. A maioria dos componentes sanguíneos utiliza o citrato como anticoagulante, que é metabolizado em bicarbonato após a transfusão. A transfusão de grandes volumes pode sobrecarregar essa via metabólica, levando à hipocalcemia (intoxicação por citrato). A disfunção hepática, a hipotermia e a hipovolemia aumentam o risco. Os sinais clínicos incluem tremores, convulsões e arritmias. A confirmação requer a aferição do cálcio ionizado. Outras complicações de transfusões massivas incluem trombocitopenia por diluição, coagulopatia por diluição, hipomagnesemia, distúrbios ácido-base e hipotermia.[165,166] A amônia se acumula em hemácias armazenadas, e, idealmente, só devem ser usados componentes com < 2 semanas em pacientes com disfunção hepática.

## DIAGNÓSTICO E TRATAMENTO DE REAÇÕES TRANSFUSIONAIS

A transfusão deve ser interrompida imediatamente ao primeiro sinal de reação. O tratamento, nesse caso, é sintomático.[53,157,167-169] Como os sinais de reações transfusionais se sobrepõem, o paciente deve ser reexaminado e observado quanto a outros sinais que possam indicar a reação que está ocorrendo. Durante a transfusão de hemácias, uma amostra de sangue deve ser examinada quanto à hemoglobinemia. Depois, analisa-se uma amostra de urina quanto à hemoglobinúria. Deve-se manter a fluidoterapia para garantir a perfusão renal e monitorar a função renal. A hipotensão, independentemente da causa, deve ser tratada com *bolus* de fluidos ± agentes pressores. A pedra angular do tratamento de uma reação anti-A aguda em gatos do tipo B é o tratamento da hipotensão, sendo que anti-histamínicos com corticosteroides não são rotineiramente usados. Se houver febre, as exclusões incluem hemólise, reações febris não hemolíticas e sepse. Se houver sinais de reação alérgica, podem ser fornecidos anti-histamínicos e/ou corticosteroides. Se ocorrer uma reação alérgica dependente da taxa, a transfusão pode ser retomada com a taxa de aproximadamente 10 a 25% da anterior.

A bolsa de sangue deve ser reexaminada para avaliar se há partículas e mudanças de coloração. Se a transfusão for cancelada, a bolsa de sangue e o equipo não devem ser descartados, e sim mantidos em geladeira, para o caso de uma cultura da bolsa de sangue, um exame microscópico ou um teste de reação cruzada pós-transfusão ser necessário.

## REFERÊNCIAS BIBLIOGRÁFICAS

*As referências bibliográficas deste capítulo se encontram online no Ambiente de Aprendizagem.*

# CAPÍTULO 131

# Oxigenoterapia

Kate Hopper

A oxigenoterapia é uma medida de tratamento de suporte essencial administrada rotineiramente a animais de estimação em estado crítico. Ela aumenta a fração inspirada de oxigênio ($Fi_{O_2}$) na tentativa de elevar o teor de oxigênio do sangue arterial ($Ca_{O_2}$). A fim de que ela seja adequada, é necessário escolher o método mais adequado de administração, de modo a ser possível medir ou estimar a $Fi_{O_2}$ fornecida e monitorar os efeitos da terapia. A $Fi_{O_2}$ pode ser registrada na forma de porcentagem (21 a 100%) ou como um decimal (0,21 a 1,0). A concentração de oxigênio no ar ambiente é sempre de 21%. O oxigênio suplementar pode fornecer uma $Fi_{O_2}$ de 30 a 100%, dependendo da técnica e do equipamento utilizados.

## INDICAÇÕES E OBJETIVOS DA OXIGENOTERAPIA

A oxigenoterapia tem como objetivo aumentar o fornecimento de oxigênio para os tecidos ($D_{O_2}$). Os determinantes do $D_{O_2}$ são a concentração de hemoglobina ([Hgb]), a oxigenação do sangue arterial e o débito cardíaco (DC), conforme descrito pela equação no Boxe 131.1.[1]

A diminuição da concentração de oxigênio no sangue (hipoxemia) e o desconforto respiratório associado são as principais indicações para a oxigenoterapia. A suspeita de hipoxemia pode ser baseada nos sinais clínicos do paciente e/ou documentada diretamente por meio da oximetria de pulso ou da hemogasometria arterial. Os sinais clínicos sugestivos de hipoxemia incluem dificuldade respiratória (dispneia), taquipneia, cianose e até apneia. A confirmação da hipoxemia é feita com base em uma pressão parcial de oxigênio arterial ($Pa_{O_2}$) < 80 mmHg ou saturação arterial de oxigênio da hemoglobina ($Sa_{O_2}$) < 95%. A hipoxemia grave está presente quando a $Pa_{O_2}$ for < 60 mmHg ou $Sa_{O_2}$ for < 90%.[1] De preferência, a oxigenoterapia deve ser ajustada conforme o necessário para que o paciente mantenha $Pa_{O_2}$ de 80 a 120 mmHg e $Sa_{O_2}$ entre 95 e 100%. Uma $Pa_{O_2}$ acima desses valores é de pouco benefício clínico, assumindo que o paciente tenha valores adequados de hematócrito e *status* cardiovascular estável, uma vez que esses animais muitas vezes irão tolerar hipoxemia leve a moderada ($Pa_{O_2}$ de 60 a 80 mmHg).

Outras indicações para a oxigenoterapia incluem anemia grave (diminui a [Hgb]), comprometimento hemodinâmico (diminui o DC) e intoxicação por monóxido de carbono. O fornecimento de oxigenoterapia pode melhorar o $D_{O_2}$ em situações de baixa [Hgb] e/ou baixo DC, com base na equação do $D_{O_2}$. No entanto, infelizmente, essa melhora será mínima se a hemoglobina já estiver saturada ao máximo, pois o oxigênio dissolvido no plasma ($Pa_{O_2}$) representa apenas uma pequena porcentagem do $D_{O_2}$ geral, em comparação com o oxigênio ligado à hemoglobina. Nesses casos, a terapia definitiva deve envolver uma transfusão de sangue para aumentar a [Hgb] e medidas para melhorar o DC, respectivamente. Assim, o objetivo da oxigenoterapia em pacientes com anemia ou comprometimento hemodinâmico é elevar ao máximo o $Ca_{O_2}$ em uma tentativa de aumentar o $D_{O_2}$ até que uma terapia mais definitiva seja instituída. Para isso, deve-se fornecer a maior $Fi_{O_2}$ possível.

Uma indicação incomum, porém importante, para a oxigenoterapia é a intoxicação por monóxido de carbono. Nesses casos, ela atenuará a hipoxia tecidual e acelerará a eliminação do monóxido de carbono ligado à hemoglobina.[2]

O oxigênio suplementar é recomendado em todos os pacientes emergenciais instáveis até que estejam adequadamente estabilizados e suas necessidades de oxigenoterapia contínua possam ser totalmente avaliadas.

## TÉCNICAS

A oxigenoterapia requer uma fonte de oxigênio – cilindro, central de gases ou concentrador. Existem muitas maneiras pelas quais esse oxigênio pode ser fornecido ao paciente. A técnica escolhida é baseada na disponibilidade do equipamento, no comportamento do paciente e na gravidade da afecção. Os procedimentos para a oxigenoterapia estão listados a seguir, ordenados dos menos aos mais invasivos. Eles incluem gaiola de oxigênio, *flow-by* – posicionar o tubo condutor de oxigênio próximo à narina ou à boca do animal –, máscara, colar elisabetano modificado ou capuz de oxigênio, cânulas nasais, cateteres nasais, transtraqueal e endotraqueal, com ou sem ventilação por pressão inspiratória positiva.

### Gaiola de oxigênio

Uma gaiola de oxigênio permite administrar uma $Fi_{O_2}$ conhecida para os pacientes de forma não invasiva e com baixo nível de estresse. Ela é eficaz para gatos com dificuldade respiratória, pois esses animais podem descompensar rapidamente quando manuseados. As vantagens incluem o conforto do paciente, a capacidade de controlar a $Fi_{O_2}$ com precisão e de fornecer uma $Fi_{O_2}$ muito alta quando necessário. Ademais, as gaiolas de oxigênio disponíveis comercialmente são capazes de remover o dióxido de carbono ($CO_2$) (cal sodada) e controlar a temperatura e a umidade. As desvantagens podem incluir o fato de serem caras e exigirem altas taxas de fluxo de oxigênio, de modo que se trata de um método mais dispendioso, quando comparado com a maioria dos outros. Tem-se sugerido que, ao usar uma gaiola de oxigênio, pode ser necessário interromper o fluxo de oxigênio e, consequentemente, o tratamento, a fim de que seja feito o monitoramento do paciente. No entanto, esse tipo de problema é raro quando se utilizam as pequenas aberturas para o manuseio dos pacientes e o fluxo de oxigênio permanece constante, e/ou quando se vale da técnica de *flow-by* durante o manuseio dos animais. Cães grandes podem superaquecer em gaiolas de oxigênio, de modo que a temperatura deve ser monitorada de perto. Uma gaiola de oxigênio temporária pode ser

---

**Boxe 131.1** Equação do fornecimento de oxigênio ($D_{O_2}$)

$$D_{O_2} = DC \times Ca_{O_2}$$

$$Ca_{O_2} = ([Hgb] \times 1{,}34 \times Sa_{O_2}) + (0{,}003 \times Pa_{O_2})$$

$Ca_{O_2}$, conteúdo de oxigênio do sangue arterial; *DC*, débito cardíaco; *Hgb*, concentração de hemoglobina em g/dℓ; $Pa_{O_2}$, pressão parcial de oxigênio arterial em mmHg; $Sa_{O_2}$, saturação arterial de oxigênio da hemoglobina.

feita cobrindo a bolsa ou a caixa de transporte de gatos com um saco plástico e inserindo uma mangueira de oxigênio. É importante fazer vários furos no saco para permitir a dissipação do calor e do $CO_2$. Isso é particularmente útil para gatos que parecem muito angustiados, para aqueles cujo manuseio pode ser prejudicial ou para o transporte de um animal pequeno que necessite de oxigenoterapia. Quando uma gaiola de oxigênio "caseira" é utilizada, há também preocupação quanto aos níveis perigosos de $CO_2$ e de calor que podem se acumular.[3] Assim, é essencial que a gaiola tenha ventilação adequada e que as concentrações de $CO_2$ sejam monitoradas com um mensurador de $CO_2$ (capnômetro) portátil.[3]

### Técnica de *flow-by*

A maneira mais simples de administrar oxigênio é direcionando seu fluxo em direção à boca e ao nariz do paciente. Um tubo ou um circuito de Bain conectado diretamente a um regulador e a um fluxômetro em uma fonte de oxigênio é ideal para esse processo. Um circuito de Bain ou um sistema circular, com gases ou anestésicos expelidos, ligado a um aparelho de anestesia também é eficaz. Uma taxa de fluxo de oxigênio de 2 a 3 ℓ/min fornecerá uma $Fi_{O_2}$ de cerca de 25 a 40%.[4] Esse procedimento é bastante adequado para administrar oxigênio a curto prazo, durante o período inicial de triagem e estabilização de pacientes emergenciais. Esse é um modo fácil e, em geral, bem tolerado pelos pacientes. As desvantagens são que exige muito trabalho, desperdiça oxigênio e a $Fi_{O_2}$ exata fornecida não pode ser determinada. Além disso, alguns animais se ressentem do fluxo de gás direcionado para o rosto, impedindo o fornecimento de oxigênio de forma eficaz.

### Máscara de oxigênio

Uma máscara facial permitirá administrar uma $Fi_{O_2}$ mais alta do que a que pode ser obtida com a *flow-by*. É possível fornecer uma $Fi_{O_2}$ de 60% ou mais, sendo que ela precisa pode ser aferida por um sensor de oxigênio na máscara ao lado da narina do animal.[4] As desvantagens incluem a possibilidade de o calor e o $CO_2$ se acumularem em máscaras faciais bem ajustadas (bem vedada), motivo pelo qual animais com dificuldade respiratória costumam não a tolerar bem. Deve-se ter cuidado ao usá-la para evitar traumas na córnea com a borda da máscara.

### Colar elisabetano

Um colar elisabetano com fonte de oxigênio colocada por dentro e a frente coberta com filme plástico transparente é um método barato e prontamente disponível pelo qual uma $Fi_{O_2}$ razoável pode ser administrada. É importante fazer uma janela na parte superior do envoltório de plástico para evitar o acúmulo de calor e de $CO_2$. Capuzes de oxigênio que funcionam de maneira semelhante também estão disponíveis comercialmente. Taxas de fluxo de 0,5 a 1 ℓ/min podem fornecer uma $Fi_{O_2}$ de 30 a 40%.[5] Com taxas de fluxo de oxigênio maiores, pode-se fornecer uma $Fi_{O_2}$ de 60 a 70%, sendo viável a oxigenoterapia por períodos longos. Pode ser difícil controlar a $Fi_{O_2}$ com essa abordagem, e alguns animais com dificuldade respiratória não tolerarão o colar.

### Cânulas nasais

Um método simples para administrar oxigênio é por meio de cânulas nasais humanas (Figura 131.1). No entanto, elas tendem a ser viáveis apenas em cães de porte médio ou grande. As vantagens incluem a facilidade de colocação e a disponibilidade imediata, ao passo que as desvantagens incluem a facilidade com que podem ser deslocadas e o fato de a $Fi_{O_2}$ exata fornecida não poder ser medida. Pode-se supor que a $Fi_{O_2}$ fornecida seria menor que a alcançada com um cateter de oxigênio nasal com taxa de fluxo semelhante (Tabela 131.1), uma vez que as cânulas são curtas e, provavelmente, alguma quantidade de oxigênio é perdida para o ambiente.

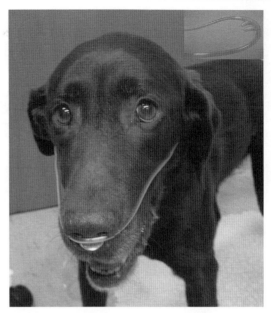

**Figura 131.1** Cânulas nasais representam um método simples de oxigenoterapia adequado para cães de porte médio e grande.

**Tabela 131.1** Fração inspirada de oxigênio ($Fi_{O_2}$) relatada para cateteres de oxigênio nasais unilaterais e bilaterais, com taxa de fluxo de oxigênio variável.

| TAXA DE FLUXO DE OXIGÊNIO (Mℓ/kg/min) | $Fi_{O_2}$ (%) MÉDIA ± DP | |
|---|---|---|
| | CATETER UNILATERAL | CATETER BILATERAL |
| 50 | 29,8 ± 5,6 | 36,4 ± 5,9 |
| 100 | 37,3 ± 5,7 | 56 ± 11,9 |
| 200 | 57,9 ± 12,7 | 77,3 ± 13,5 |

De Dunphy ED, Mann FA, Dodam JR, et al.: Comparison of unilateral *versus* bilateral nasal catheters for oxygen administration in dogs. *J Vet Emerg Crit Care*. 12:245-251, 2002.

### Cateter de oxigênio nasal

Um cateter de oxigênio nasal costuma ser bem aceito pela maioria dos animais e pode fornecer uma $Fi_{O_2}$ de 37 a 58%, com taxas de fluxo de oxigênio de 50 a 200 mℓ/kg/min. Os cateteres de oxigênio nasal bilaterais podem fornecer uma $Fi_{O_2}$ de até 77% (ver Tabela 131.1).[6] Eles apresentam a vantagem de permitir a avaliação e o manuseio prático do paciente sem precisar interromper a oxigenoterapia. Infelizmente, muitos pacientes com dificuldade respiratória grave não irão tolerar a contenção necessária para a colocação, e alguns deles são bastante hábeis na remoção dos cateteres. Outras desvantagens incluem a irritação da mucosa nasal e a dificuldade em determinar a $Fi_{O_2}$ real fornecida, embora os valores possam ser estimados com base nas informações na Tabela 131.1. Com o objetivo de reduzir a irritação nasal, o oxigênio deve primeiro passar por um umidificador, e é preciso administrar um anestésico local no nariz, conforme o necessário.

O cateter de oxigênio nasal deve ser macio e de ponta lisa, como um tubo de alimentação pediátrico, de borracha vermelha ou um de oxigênio nasal disponível comercialmente. Esses cateteres devem ser colocados no meato ventral do nariz após um anestésico local – como um colírio de proparacaína ou gel de lidocaína a 2% – com a ponta avançada ao nível do canto medial do olho (Figura 131.2). O cateter deve ser preso o mais próximo possível das narinas e, em seguida, ao longo do aspecto lateral ou dorsal da cabeça, com suturas, grampos e fita adesiva ou adesivo de cianoacrilato (Figura 131.2).

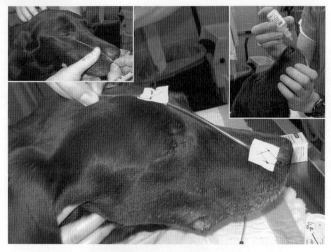

**Figura 131.2** Antes da colocação, deve ser feita a pré-mensuração do cateter de oxigênio nasal ao nível do canto medial do olho (detalhe, canto superior esquerdo). Após a instilação do anestésico local (detalhe, canto superior direito), o cateter é direcionado para o meato ventral até atingir o comprimento pré-mensurado. Em seguida, é fixado com suturas, grampos e/ou um adesivo adequado.

### Oxigênio transtraqueal

O fornecimento de oxigênio transtraqueal requer um cateter na traqueia. Uma fonte de oxigênio umidificado é conectada diretamente ao cateter, e taxas de fluxo de 50 a 200 mℓ/kg/min são utilizadas. A oxigenoterapia transtraqueal fornecerá uma $Fi_{O_2}$ mais alta para a mesma taxa de fluxo de oxigênio, em comparação com o oxigênio nasal. Relata-se que uma taxa de fluxo de 50 mℓ/kg/min fornece uma $Fi_{O_2}$ de 40 a 60%.[7] O cateter transtraqueal pode ser colocado de modo percutâneo ou por meio de uma incisão na traqueia. Ambos os métodos requerem habilidade do operador e exigem técnica asséptica. Esse procedimento pode ser útil para animais móveis e aqueles que não toleram outros tipos de administração de oxigênio. Também pode ser indicada quando outros meios menos invasivos de administrar oxigênio não tiveram sucesso. A colocação de um cateter transtraqueal requer contenção do animal e/ou anestesia geral, o que pode ser contraindicado naqueles com angústia respiratória. Esse recurso pode ser usado a curto prazo para salvar vidas de animais com obstrução completa das vias respiratórias superiores, de modo que o oxigênio pode ser administrado por meio de um tubo de traqueostomia. Nessa situação, devem ser evitadas taxas de fluxo de gás muito agressivas, a fim de impedir barotrauma.

### Ventilação por pressão inspiratória positiva

Quando não for possível corrigir a hipoxemia apenas com a oxigenoterapia ou um paciente requerer $Fi_{O_2} > 60\%$ por longos períodos (24 a 48 horas), indicam-se intubação endotraqueal e ventilação por pressão inspiratória positiva, de preferência com ventilador mecânico, a qual quase sempre permite corrigir a hipoxemia com $Fi_{O_2}$ mais baixa.

### Umidificação

Os gases inspirados normalmente são umidificados pelas vias respiratórias superiores. O fornecimento de um gás seco para o nariz, a traqueia ou as vias respiratórias inferiores pode causar irritação, inflamação e espessamento das secreções. Por isso, qualquer método de administração de oxigênio que forneça altos fluxos de gás intranasal ou intratraqueal deve utilizar gás umidificado.[8] Isso é especialmente importante caso a oxigenoterapia seja fornecida por mais do que algumas horas. O processo mais fácil para umidificar o ar inspirado é por meio de um umidificador, preenchido com água estéril e ligado à fonte de oxigênio. Toda a unidade deve ser esterilizada entre pacientes, mas os intubados em ventilação mecânica precisam de umidificação tanto por um trocador de calor-umidade passivo quanto por um umidificador aquecido ativo.

### Oxigenoterapia nasal de alto fluxo

A oxigenoterapia nasal de alto fluxo (ONAF) é uma abordagem mais recente para a oxigenoterapia nasal que requer um aparelho especializado que fornece gás umidificado aquecido em altas taxas de vazão. Essa técnica aumenta a $Fi_{O_2}$ do paciente – a maioria das máquinas permite que o operador ajuste a quantidade de oxigênio no gás fornecido, portanto a $Fi_{O_2}$ pode ser manipulada. Além disso, as altas taxas de fluxo elevarão a pressão nas vias respiratórias superiores, uma forma de pressão positiva contínua nas vias respiratórias. O gás umidificado e aquecido aumenta o conforto do paciente e a aceitação das altas taxas de vazão. Esse procedimento é adotado em pacientes humanos como alternativa à ventilação não invasiva, em geral com taxas de fluxo variando de 40 a 60 ℓ/min,[9] as quais são necessárias para aumentar a pressão das vias respiratórias a ponto de se obterem os benefícios dos efeitos da pressão positiva contínua nas vias respiratórias. Um pequeno estudo-piloto em cães normais sedados relatou uma $Pa_{O_2}$ significativamente maior nos animais que receberam ONAF de 20 a 30 ℓ/min, em comparação com a administração tradicional de oxigênio nasal.[10] Pacientes veterinários podem ser menos tolerantes à ONAF sem sedação, e não se sabe se taxas de fluxo maiores, de 40 a 60 ℓ/min, seriam viáveis em pequenos animais. A distensão gástrica é uma preocupação potencial com essa técnica. Um dos seis cães do estudo-piloto desenvolveu distensão gástrica com taxas de fluxo relativamente baixas de ONAF.

## MONITORAMENTO

O monitoramento do paciente é essencial para determinar quando a oxigenoterapia é indicada, garantir que seja feita a suplementação de oxigênio suficiente e evitar a suplementação excessiva de oxigênio. As prioridades da administração de oxigênio devem ser a resolução da hipoxemia com risco de morte, a melhora do fornecimento de oxigênio e o alívio da dificuldade respiratória. Como em muitas situações é impossível realizar o monitoramento eficaz durante o comprometimento agudo da respiração, níveis elevados de $Fi_{O_2}$ devem ser usados no início.

O monitoramento de animais de estimação recebendo oxigenoterapia inclui exame físico, hemogasometria arterial e/ou oximetria de pulso. A frequência e o esforço respiratório, a frequência cardíaca e os níveis de ansiedade costumam ser facilmente avaliados e podem ser úteis na avaliação da resposta à oxigenoterapia.

A análise da gasometria arterial inclui a mensuração da $Pa_{O_2}$ e é o padrão-ouro para a avaliação da oxigenação arterial. A análise dos gases sanguíneos arteriais requer uma amostra de sangue arterial e um analisador de gases sanguíneos. A $Pa_{O_2}$ normal ou "esperada" é dependente da $Fi_{O_2}$ e da pressão barométrica. Uma regra prática útil é a de que a $Pa_{O_2}$ normal em um paciente ao nível do mar é de cerca de 5 vezes a $Fi_{O_2}$ aferida em porcentagem. Por exemplo, para um paciente respirando ar ambiente (21% de oxigênio) ao nível do mar, a $Pa_{O_2}$ normal é de aproximadamente 100 mmHg, enquanto a $Pa_{O_2}$ normal com uma $Fi_{O_2}$ de 100% ao nível do mar é de mais ou menos 500 mmHg. A $Pa_{O_2}$ esperada para determinada $Fi_{O_2}$ quando em grandes altitudes é inferior, graças à diminuição da pressão barométrica. Como mencionado, o objetivo da oxigenoterapia é manter a $Pa_{O_2}$ de 80 a 120 mmHg. Se a $Pa_{O_2}$ estiver < 70 a 80 mmHg, a $Fi_{O_2}$ deve ser aumentada; caso a $Pa_{O_2}$ esteja > 120 a 150 mmHg, a $Fi_{O_2}$ deve ser diminuída. A faixa exata de $Pa_{O_2}$ objetivada com a oxigenoterapia dependerá do quadro clínico, bem como da precisão e da frequência do monitoramento. A reavaliação do *status* de oxigenação após qualquer mudança na $Fi_{O_2}$ é sempre importante.

Na ausência de gasometria arterial, a oximetria de pulso pode ser usada. Ela avalia a saturação arterial de hemoglobina com oxigênio ($Sp_{O_2}$). A saturação de hemoglobina é determinada pela $Pa_{O_2}$, e essa relação é definida pela curva de dissociação oxigênio-hemoglobina. Uma $Pa_{O_2}$ de 80 mmHg se correlaciona com uma

$Sp_{O_2}$ de cerca de 95%, enquanto uma $Pa_{O_2}$ de 60 mmHg se correlaciona com $Sp_{O_2}$ de mais ou menos 90%. Consequentemente, o objetivo da oxigenoterapia é manter uma $Sp_{O_2} > 90\%$ e, quando possível, > 95%. Quando a $Sp_{O_2}$ for de 99 a 100% de modo consistente, o $Fi_{O_2}$ deve ser aos poucos reduzida até níveis de $Fi_{O_2}$ nos quais as diminuições de $Sp_{O_2}$ sejam identificadas.

A $Fi_{O_2}$ deve ser definida nesse ponto ou logo acima dele, em uma tentativa de evitar o uso de uma $Fi_{O_2}$ desnecessariamente alta.

## INTOXICAÇÃO POR OXIGÊNIO E DIRETRIZES PARA A ADMINISTRAÇÃO DE OXIGÊNIO

A oxigenoterapia intensiva coloca os pacientes sob o risco de intoxicação por oxigênio, que está associada à disfunção e à falha pulmonar. Seu dano muitas vezes é grave e irreversível. Acredita-se que a intoxicação por oxigênio ocorra como resultado de uma peroxidação lipídica, do aumento da permeabilidade endotelial e da infiltração de leucócitos no pulmão. Cegueira também tem sido relatada como consequência de intoxicação por oxigênio em pessoas, especialmente em neonatos.

A intoxicação por oxigênio é uma função da $Fi_{O_2}$ administrada e da duração da exposição ao oxigênio. A recomendação geral para cães e gatos é evitar a administração de 100% por mais de 12 a 24 horas, e, em situações de oxigenoterapia a longo prazo, a $Fi_{O_2}$ deve ser mantida < 60%.[11,12] Além disso, não há como prever a suscetibilidade individual de um animal à intoxicação por oxigênio. Isso nos leva à recomendação de que a $Fi_{O_2}$ deve ser sempre titulada ao nível mais baixo que o paciente possa tolerar.[12]

## AGRADECIMENTO

A autora e os editores agradecem a contribuição da Dra. Claire R. Sharp a este capítulo.

## REFERÊNCIAS BIBLIOGRÁFICAS

*As referências bibliográficas deste capítulo se encontram online no Ambiente de Aprendizagem.*

# CAPÍTULO 132

# Sepse e Síndrome da Resposta Inflamatória Sistêmica

Amy E. DeClue

A síndrome da resposta inflamatória sistêmica (SRIS) se refere às manifestações clínicas de uma resposta fisiológica complexa a um insulto inespecífico, tanto de origem infecciosa quanto não infecciosa. As frequências cardíaca e respiratória, a temperatura corpórea e a contagem de leucócitos são os critérios clínicos usados para categorizar pacientes com SIRS em veterinária (Tabela 132.1), embora esses parâmetros não tenham sensibilidade e especificidade ideais. Tais critérios são usados para determinar a gravidade e o prognóstico da doença em animais gravemente enfermos. Em um estudo com 500 cães, constatou-se que a taxa de mortalidade foi significativamente associada ao número de critérios clínicos da SRIS preenchidos.[1] Os termos utilizados para descrever a gravidade da sepse e da SRIS estão listados no Boxe 132.1.[2]

**Boxe 132.1** Definições pertinentes à sepse e à síndrome da resposta inflamatória sistêmica[2]

Bacteriemia: presença de bactérias viáveis na corrente sanguínea
SRIS: síndrome clínica causada por inflamação sistêmica de origem infecciosa (sepse) ou não infecciosa. Em cães, o diagnóstico da SIRS é baseado no preenchimento de pelo menos dois destes critérios: taquicardia, taquipneia, hipo ou hipertermia e leucocitose, leucopenia ou > 5% de neutrófilos imaturos
Sepse: 1. Resposta inflamatória sistêmica à infecção ou 2. Disfunção orgânica com risco de morte causada por uma resposta descontrolada do paciente a uma infecção
Sepse grave: o termo caiu em desuso e quase não é utilizado
Choque séptico: 1. Resposta inflamatória sistêmica à infecção, com hipotensão, apesar do restabelecimento volêmico adequado, junto com as manifestações de hipoperfusão ou 2. Subgrupo da sepse no qual as anormalidades circulatórias e celulares/metabólicas subjacentes são graves o suficiente para aumentar substancialmente o risco de morte. Em geral, consiste em sepse com hipotensão persistente que necessita de vasopressores para manter a pressão arterial média (PAM) ≥ 65 mmHg ou a concentração sérica de lactato > 2 mmol/ℓ, a despeito do restabelecimento da volemia com volume de líquido adequado em humanos
Síndrome da disfunção múltipla de órgãos (SDMO): alteração nas funções de dois ou mais órgãos, secundária à SRIS, fazendo com que a homeostase não possa ser mantida sem intervenção
Síndrome da angústia respiratória aguda (SARA): doença pulmonar inflamatória caracterizada por edema pulmonar não cardiogênico, inflamação neutrofílica e hipoxemia

Dados de Singer M., Deutschman C.S., Seymour C.W. et al.: The Third International Consensus Definitions for Sepsis and Septic Shock (Sepsis-3). *JAMA*, 315(8): 801-810, 2016.

**Tabela 132.1** Critérios para o diagnóstico da SIRS em cães e gatos.

| CRITÉRIO SIRS | CÃO | GATO |
|---|---|---|
| Temperatura corpórea | > 39,2°C ou < 37,2°C | > 39,7°C ou < 37,8°C |
| Frequência cardíaca (batimentos/minuto) | > 140 | > 225 ou < 140 |
| Frequência respiratória (movimentos/minuto) | > 40 | > 40 |
| Contagem de leucócitos | > 19.500/µℓ ou < 5.000/µℓ ou > 5% de neutrófilos imaturos | > 19.500/µℓ ou < 5.000/µℓ ou > 5% de neutrófilos imaturos |

Em cães e gatos, as infecções causadas por bactérias gram-negativas são as causas mais comuns de sepse, sendo *E. coli* a bactéria isolada com mais frequência.[3-12] No entanto, qualquer microrganismo, como fungos, parasitas, vírus e protozoários, pode causar sepse. Em cães, a sepse se origina mais no abdome, seguido do trato respiratório.[3,4] Em gatos, está mais associada a peritonite séptica, piotórax e abscesso hepático (Figura 132.1).[8-13]

## PATOGÊNESE

A sepse é uma resposta complexa, variável e prolongada do paciente, desencadeada por uma infecção. Há envolvimento tanto de respostas pró-inflamatórias quanto anti-inflamatórias, as quais podem resultar em inflamação e danos teciduais, imunossupressão e infecção ou na recuperação. As manifestações da sepse variam em função de fatores relacionados com os patógenos e o paciente. Os referentes aos patógenos incluem o tipo, a carga, a virulência e o local de inoculação do microrganismo, enquanto os ligados ao paciente incluem questões genéticas e anatômicas, local da infecção e comorbidades. A sepse não implica só a indução da inflamação, mas também um desequilíbrio no sistema imunológico, de tal forma que não é possível manter a homeostase fisiológica.

De modo geral, a sepse é considerada um desequilíbrio entre as respostas hiperinflamatórias e hipoinflamatórias.[14] A primeira, em grande parte, é incriminada como causa de morbidade e mortalidade associadas à sepse. A segunda é observada no início da sepse, sendo caracterizada pela ativação do sistema imunológico inato e pela abundante produção de citocinas, o que leva ao recrutamento de leucócitos e às manifestações clássicas da sepse. Bilhões de dólares e muitos anos de pesquisa foram gastos na tentativa de obter um tratamento para amenizar a reposta hiperinflamatória durante a sepse. Antes, pouca atenção foi dada à resposta hipoinflamatória, também conhecida como síndrome da resposta anti-inflamatória compensatória (SRAC). Cada vez mais, tem-se constatado a importância de fatores anti-inflamatórios da resposta imune nas taxas de morbidade e mortalidade induzidas pela sepse.[15]

O sistema imunológico inato é predominantemente responsável pelas manifestações iniciais da sepse e ativado, sobretudo, por padrões moleculares associados à lesão (DAMP, do inglês *danger-associated molecular patterns*). Os DAMP incluem moléculas muito conservadas que são encontradas no interior ou na superfície dos patógenos. Essas moléculas são referidas como padrões moleculares associados ao patógeno (PAMP, do inglês *pathogen-associated molecular patterns*). O sistema imunológico inato reconhece os PAMP usando receptores de reconhecimento de padrões, como os do tipo Toll (TLR, do inglês *toll-like receptor*), de lectina C, gene indutor de ácido retinoico tipo I e similares ao domínio de oligomerização ligantes de nucleotídios. Uma segunda classe de DAMP envolvido na sepse é oriunda do paciente. O dano ao tecido ocasiona liberação de padrões moleculares associados à lesão, ou alarminas, como proteína de alta mobilidade do grupo B1, proteína S100, RNA, DNA e histonas.

Na fase inicial da infecção, os PAMP – endotoxinas de bactérias gram-negativas; exotoxinas, peptidoglicanos e superantígenos de bactérias gram-positivas; e material da parece de células fúngicas – induzem inflamação sistêmica por meio da ativação de células imunes inatas locais (Figura 132.2). Por exemplo, durante a sepse causada por bactéria gram-negativa, são liberados lipopolissacarídeos (LPS), os componentes glicolipídios da parede celular de bactérias gram-negativas. A porção de lipídio A do LPS se liga à proteína de ligação ao LPS, o qual é reconhecido por receptores da superfície de macrófagos, como o CD14. A principal função do CD14 é transferir o LPS para o receptor do tipo Toll (TLR)-4 e MD-2 para a subsequente ativação celular. Assim que o LPS se liga a esses receptores da superfície celular, o macrófago se torna ativado. A ativação de células inflamatórias resulta na produção de vários mediadores inflamatórios implicados na indução e na manutenção da sepse.

Há muitos mediadores inflamatórios envolvidos na sepse e na SRIS. O fator de necrose tumoral alfa (TNF-α), a interleucina (IL)-6, o óxido nítrico e os leucotrienos são exemplos de mediadores importantes que contribuem para a sepse em cães e gatos.[16-22] A produção desses mediadores inflamatórios resulta na ativação de células do endotélio vascular e na regulação positiva de moléculas de adesão. Essas mensagens inflamatórias adentram o local lesionado e depois alcançam a circulação sistêmica. Neutrófilos, monócitos e linfócitos se deslocam para o local da infecção, com base nos sinais desses mediadores inflamatórios, secretam uma segunda onda de mediadores inflamatórios e fornecem mecanismos para a eliminação de microrganismos. Os neutrófilos também liberam "armadilhas"

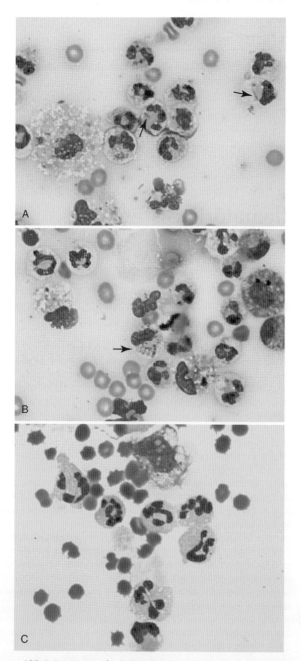

**Figura 132.1** Fotomicrografia do líquido peritoneal de um cão com peritonite bacteriana (**A** e **B**) e com peritonite estéril (**C**). Em todas as fotos há inflamação supurativa. Note a quantidade de bactérias intracelulares (*setas*) no exsudato séptico (**A** e **B**), mas não no exsudato não séptico (**C**). (Cortesia da Dra. Linda Berent, da Universidade do Missouri.) (*Esta figura se encontra reproduzida em cores no Encarte.*)

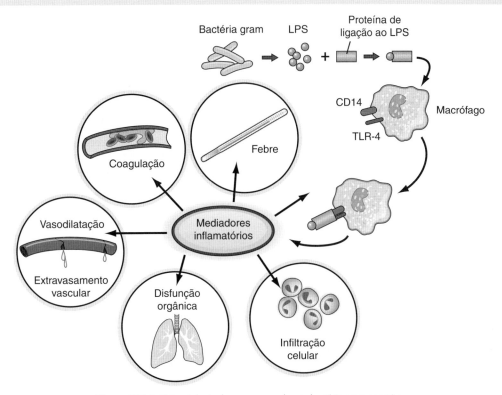

**Figura 132.2** Fisiopatologia da sepse causada por bactéria gram-negativa.

extracelulares que consistem em filamentos de DNA contendo histonas e proteínas granulares. As armadilhas extracelulares dos neutrófilos têm efeitos benéficos, como exacerbação da morte de bactérias, mas também interagem com o sistema de coagulação e podem causar trombose. A transição de um foco inflamatório/infecção localizada à sepse depende da circulação sistêmica de mensagens inflamatórias e da ativação de células imunes distantes da fonte primária de infecção.

O sistema imune adaptativo está envolvido na patogênese da sepse. As células apresentadoras de antígeno que englobaram um patógeno ativam a resposta imune adaptativa. Depois, ocorre proliferação de linfócitos T *naive*, que nunca tiveram contato com um antígeno diferente, sendo geradas células efetoras. No início da sepse, as células T *naive* se diferenciam em células Th1 e Th17, que produzem citocinas adicionais, como TNF, IL-2, IL-12, *interferona* gama (IFN-γ) e leucotrienos ou IL-17A, respectivamente, que costumam estimular um fenótipo pró-inflamatório. Por outro lado, nota-se um fenótipo anti-inflamatório quando há uma resposta Th2, em parte causada pela produção de citocinas como IL-4, IL-5, IL-9, IL-10 e IL-13. O equilíbrio entre as respostas de Th1/Th17 e Th2 contribui para as manifestações clínicas pró-inflamatórias, anti-inflamatórias, ou para a recuperação.

A síndrome da resposta anti-inflamatória compensatória (SRAC) é caracterizada por imunoparalisia variável ou por uma falta relativa de resposta imunológica à infecção.[15,23,24] A imunoparalisia é resultado de perda de linfócitos, células dendríticas, células endoteliais, células epiteliais do trato gastrintestinal (GI) e timócitos. O mecanismo predominante para essa perda é a apoptose.[25] Durante a resposta hiperinflamatória, a ativação de células inflamatórias leva à translocação nuclear de NF-kappa-B e à ativação de IL-1 beta, ambas induzindo apoptose de células imunes adaptativas. Pessoas com sepse apresentam depleção de linfócitos T CD4+ e CD8+, linfócitos B e células dendríticas.[23] A citocina anti-inflamatória IL-10 é produzida em abundância, levando à supressão da função das células T CD8+ e à redução da produção monocítica de citocinas pró-inflamatórias. Uma redução na produção de citocinas e na expressão de receptores inibidores nos linfócitos T também é observada durante a imunoparalisia. Há aumento de linfócitos T reguladores e de células supressoras derivadas de tecido mieloide, que contribuem para a aquiescência de células do sistema imunológico.[23] O reflexo neuroinflamatório leva à liberação de norepinefrina no baço e à produção de acetilcolina por linfócitos T CD4+, que, por sua vez, têm como alvos os receptores colinérgicos alfa-7 dos macrófagos, suprimindo a produção de citocinas. Há uma redução na expressão de HLA-DR pelas células mieloides, o que resulta em menor apresentação do antígeno. A imunoparalisia leva à incapacidade de combater e eliminar a infecção e ao desenvolvimento de novas infecções por microrganismos oportunistas ou, normalmente, de baixa virulência.[25] A reativação de vírus latentes é outra possível sequela.

O modelo fisiopatológico clássico da sepse é uma progressão sistemática que consiste em uma fase hiperinflamatória seguida de resolução durante a fase hipoinflamatória.[23] No entanto, esse paradigma mudou. Hoje, sabe-se que a sepse é uma condição de continuidade em que o animal pode oscilar entre os estados hiperinflamatório e hipoinflamatório – este, com importante participação nas taxas de morbidade e mortalidade.[23,24] Portanto, animais com sepse podem apresentar um desvio pró-inflamatório ou anti-inflamatório. Por fim, a cascata pró-inflamatória descontrolada ocasiona infiltração celular, alteração na termorregulação, vasodilatação, extravasamento vascular, ativação da coagulação, instabilidade hemodinâmica e falência múltipla de órgãos. Por outro lado, animais que têm uma alteração anti-inflamatória desenvolvem infecções que também podem resultar em morte.[25]

## ASPECTOS CLÍNICOS

Durante a sepse, os cães podem manifestar uma resposta hiper ou hipodinâmica. A primeira é caracterizada por febre, membranas mucosas cor de tijolo, taquicardia e pulso forte. Conforme a doença progride, há uma resposta hipodinâmica caracterizada por hipotensão, palidez de membranas mucosas e hipotermia. Muitas vezes, os cães manifestam sintomas gastrintestinais ou respiratórios associados à endotoxemia. Já foram reconhecidas algumas alterações clinicopatológicas durante a sepse, como hiperglicemia ou hipoglicemia, hipoalbuminemia, azotemia, hiperbilirrubinemia e aumento das atividades de alanina aminotransferase e/ou de fosfatase alcalina, leucocitose, neutrofilia com desvio à esquerda ou leucopenia, anemia e trombocitopenia. Em cães com sepse adquirida naturalmente, foram documentadas evidências de coagulopatia, inclusive diminuição das concentrações de proteína C e antitrombina, prolongamento do tempo de protrombina (TP) e do tempo de tromboplastina parcial ativada (TTPa), além de aumento da concentração de D-dímero.[3,26] Muitos cães com sepse apresentam disfunção miocárdica e vasodilatação, condições que levam à hipotensão. Má perfusão, hipoxia tecidual e anormalidades metabólicas celulares podem causar acidose metabólica (ver Capítulo 128).

Gatos com sepse podem desenvolver sinais clínicos e anormalidades clinicopatológicas semelhantes às dos cães, com algumas exceções. Bradicardia, hipotermia e sinais de dor abdominal são ocorrências únicas e frequentes em felinos com sepse.[6,11,13] Os gatos também parecem desenvolver choque séptico mais prontamente do que os cães, e em geral a fase hiperdinâmica não é reconhecida durante a sepse nesses animais. Os mecanismos pelos quais essas manifestações características se desenvolvem não são conhecidos.

A sepse quase sempre resulta na síndrome da disfunção múltipla de órgãos (SDMO) em humanos. A patogênese da falência de órgãos – por exemplo, lesão renal – durante a SDMO é multifatorial, mas se concentra em torno do desenvolvimento de disfunção mitocondrial. Colapso circulatório, alterações microcirculatórias, hipoxemia e inflamação causam isquemia tecidual e prejuízo à função mitocondrial, reduzindo, assim, a produção de energia celular.[27] Em cães, a definição atual da SDMO compreende duas ou mais formas de disfunção orgânica (Tabela 132.2) em animais com fatores de risco comprovados, conquanto os critérios para definir as formas individuais de disfunção orgânica sejam variáveis e, às vezes, controversos.[27,28] Em cães ou gatos com sepse, a incidência de SDMO induzida por sepse não é conhecida, embora já tenham sido reconhecidas disfunção/insuficiência cardiovascular, GI, hepática, renal, endócrina e respiratória.[29-34]

**Tabela 132.2** Definições das disfunções orgânicas em cães.

| SISTEMA ORGÂNICO | CRITÉRIOS |
|---|---|
| Renal | Aumento da concentração de creatinina ≥ 0,5 mg/dℓ, a partir do valor pré-cirúrgico, sem evidência de azotemia pré-renal ou pós-renal |
| Cardiovascular | Hipotensão grave que exige tratamento com fármacos vasopressores |
| Respiratório | Necessidade de fornecimento suplementar de oxigênio ou de ventilação mecânica, é determinado com base em avaliação clínica, hemogasometria (gradiente alvéolo-arterial > 10 mmHg) e/ou resultado da oximetria de pulso ($Sp_{O_2}$ < 95%) |
| Hepático | Concentração sérica ou plasmática de bilirrubina total > 0,5 mg/dℓ |
| Coagulação | TP ou TTPa > 25% acima do limite superior de normalidade e/ou contagem de plaquetas ≤ 100.000/µℓ |

Adaptada de Kenney E.M., Rozanski E.A., Rush J.E. et al.: Association between outcome and organ dysfunction in dogs with sepsis: 114 cases (2003-2007). *J Am Vet Med Assoc*, 236:83-87, 2010.

## DIAGNÓSTICO

Em qualquer paciente gravemente enfermo, deve-se realizar uma avaliação clínica completa, incluindo histórico, exame físico, pressão arterial, hemograma completo, perfil bioquímico sérico, teste de urina, hemogasometria, perfil de coagulação e análises de imagem apropriadas. O diagnóstico de sepse é obtido ao demonstrar evidências de infecção e inflamação sistêmica, ou seja, SRIS. A infecção pode ser identificada por meio de cultura microbiológica, citologia (ver Figura 132.1), histopatologia ou sorologia. Em pacientes com suspeita de infecção bacteriana, sempre devem ser feitos cultura microbiológica e teste de sensibilidade microbiana (antibiograma) para a escolha apropriada dos antibióticos ao microrganismo específico. Com base nos achados clínicos, devem-se obter amostras de sangue, urina, exsudato de ferida e líquidos peritoneal, de lavado broncoalveolar e sinovial antes da administração de antibióticos. Em pacientes com suspeita de peritonite bacteriana, uma concentração de glicose no líquido peritoneal de pelo menos 20 mg/dℓ abaixo da concentração sanguínea de glicose mensurada simultaneamente é diagnóstica de derrame peritoneal séptico.[5] Em alguns casos, a detecção da infecção é difícil e/ou tardia, sendo necessário um diagnóstico presuntivo de infecção com base no quadro clínico. No entanto, deve-se tomar cuidado e considerar no diagnóstico diferencial causas não infecciosas de SRIS, como pancreatite aguda, doença autoimune e intoxicações, sempre que apropriado.

## TRATAMENTO

A gravidade da sepse varia de paciente para paciente. Alguns requerem medidas de suporte clínico avançadas para sobreviver, enquanto outros exigem apenas medidas gerais de suporte. Os aspectos fundamentais do tratamento de sepse incluem (1) estabilização inicial da hemodinâmica, (2) atenuação da causa incitante e (3) medidas de suporte intensivas. O tratamento de sepse pode ser, em princípio, dividido em reanimação inicial – nas primeiras 1 a 6 horas – e tratamento de longa duração – > 6 horas até a alta hospitalar. A reanimação inicial inclui não só o restabelecimento da homeostase hemodinâmica, mas também o alívio da causa incitante por meio de medicamentos antimicrobianos e/ou desbridamento da ferida. Recentemente, o conceito de tratamento precoce com terapia-alvo se tornou prevalente na medicina humana. O tratamento precoce com terapia-alvo é baseado na ideia de adaptá-lo a fim de obter parâmetros fisiológicos específicos que se acredita estarem associados ao restabelecimento da homeostase e a melhores resultados.

### Reanimação inicial: restabelecimento da estabilidade hemodinâmica

O restabelecimento inicial da hemodinâmica em animais com sepse é importante para o da homeostase. Malgrado não haja protocolo de reanimação inicial padronizado e unânime para os animais, foram estabelecidas diretrizes para humanos, as quais estão descritas na *Surviving Sepsis Campaign: International Guidelines for Management of Severe Sepsis and Septic Shock* (Campanha de Sobrevivência à Sepse: Diretrizes Internacionais para Tratamento da Sepse Grave e do Choque Séptico).[35] Os autores recomendam um protocolo de reanimação quantitativa (tratamento com terapia-alvo) de pacientes com hipoperfusão tecidual causada por sepse. O objetivo do tratamento precoce com terapia-alvo em pessoas é alcançar cada um dos objetivos mencionados a seguir nas primeiras 6 horas de intervenção: (1) pressão venosa central = 8 a 12 mmHg, (2) pressão arterial média ≥ 65 mmHg, (3) débito urinário ≥ 0,5 mℓ/kg/h, (4) saturação de oxigênio na veia cava superior ≥ 70% ou saturação de oxigênio venosa mista ≥ 65%, (5) reanimação com o objetivo de normalizar o conteúdo de lactato em pacientes com aumento da concentração sanguínea de lactato.[35] A despeito de esses objetivos não terem sido especificamente testadas em ensaios multicêntricos randomizados em animais, os conceitos gerais por trás dos objetivos podem ter valor em pacientes veterinários, se adaptados aos parâmetros fisiológicos específicos das espécies.

É possível atingir as metas de suporte hemodinâmico administrando solução cristaloide ou coloide isotônica na forma de *bolus* (ver Capítulo 129). A partir daí, a fluidoterapia deve ser ajustada de acordo com as necessidades do paciente, de modo a suprir as necessidades de manutenção, corrigir o déficit de hidratação intersticial, repor as perdas de líquido contínuas e manter a correção de qualquer anormalidade hemodinâmica. Animais com sepse tendem a desenvolver edema intersticial, inclusive subcutâneo e pulmonar, em razão do aumento da permeabilidade vascular e da diminuição da pressão coloidosmótica sanguínea. Soluções coloides, como hidroxietilamido, podem ajudar a prevenir edema intersticial e devem ser usadas para restabelecer a volemia e durante a manutenção de pacientes com sepse, junto com o tratamento de suporte com soluções cristaloides. Em diversos ensaios clínicos realizados em humanos com sepse, o hidroxietilamido aumentou o risco de lesão renal aguda e de morte. No entanto, em cabras com endotoxemia induzida de maneira experimental, o hidroxietilamido não alterou a taxa de depuração da creatinina nem a integridade ultraestrutural dos túbulos renais, indicando que pode haver variação entre as espécies no que diz respeito às respostas dos pacientes ao tratamento com soluções coloides.[37] No momento, não há evidências prospectivas que apoiem ou refutem essa ocorrência em cães e gatos com sepse. Todavia, em um estudo retrospectivo, constatou-se que cães gravemente doentes que receberam hidroxietilamido não tiveram aumento significativo da concentração de creatinina no sangue ou maior incidência de lesão renal aguda, em comparação com aqueles que receberam soluções cristaloides por até 90 dias após o tratamento.[53] Além disso, existem soluções coloides alternativas disponíveis, acessíveis e seguras – por exemplo, albumina humana – usadas em pessoas; porém, tais soluções, como plasma fresco congelado, quando em quantidades inadequadas, podem não ser tão efetivas na expansão da volemia, além do custo proibitivo para cães e gatos e de possíveis riscos adicionais, como reações transfusionais, anormalidades de coagulação e transmissão de doenças infecciosas. Assim, enquanto o uso criterioso do hidroxietilamido deve ser considerado, o possível risco de lesão renal não deve impedir seu uso em animais que necessitem de um suporte para a manutenção da pressão oncótica coloidal. Além disso, a solução de NaCl 0,9% caiu em desuso em pessoas com sepse por causa da quantidade de cloreto (Tabela 132.3). A administração de uma solução com alto teor de cloreto induz choque em modelos animais, promove acidemia metabólica, causa um estado pró-inflamatório, reduz a perfusão renal, aumenta o risco de lesão renal aguda em pessoas com sepse e eleva a taxa de mortalidade em adultos e crianças com sepse.[38] Em cães, cloreto de sódio 0,9% reduz o fluxo sanguíneo renal e a taxa de filtração glomerular.[39] Por essas razões, recomenda-se o uso de solução eletrolítica balanceada, como Plasmalyte.

**Tabela 132.3** Composição de soluções cristaloides comuns e do plasma.

| SOLUÇÃO | Na (mEq/ℓ) | Cl (mEq/ℓ) | pH | TAMPÃO |
|---|---|---|---|---|
| NaCl 0,9% | 154 | 154 | 5,6 | Nenhum |
| Ringer com lactato | 130 | 109 | 6,6 | Lactato |
| Normosol R | 140 | 98 | 6,6 | Acetato/gliconato |
| Normosol M | 40 | 40 | 5,0 | Acetato |
| Plasmalyte-148 | 140 | 98 | 7,4 | Acetato/gliconato |
| Plasma | 140 | 100 | 7,4 | Bicarbonato |

Mesmo com o restabelecimento intensivo da volemia, alguns pacientes necessitam de tratamento de suporte adicional para manter a pressão arterial e a perfusão sanguínea normal. O mais efetivo e seguro para choque séptico em cães ou gatos ainda não foi determinado. Antes de administrar qualquer fármaco simpaticomimético, deve-se assegurar de que o paciente não esteja hipovolêmico. Como o objetivo do tratamento de choque séptico é manter a perfusão tecidual, medicamentos que causam vasoconstrição devem ser usados apenas quando estritamente necessários. Fármacos inotrópicos positivos, como dobutamina, podem ser uma boa escolha para o tratamento inicial de choque séptico, uma vez que ajudam a prevenir a diminuição do débito cardíaco causada pela disfunção do miocárdio sem, no entanto, induzir vasoconstrição periférica. Se o restabelecimento da volemia e o suporte inotrópico positivo falharem em restabelecer a pressão arterial, pode-se adicionar um agente vasopressor, como dopamina, norepinefrina, epinefrina ou vasopressina. Ainda que não existam ensaios clínicos avaliando o uso de tais medicamentos no tratamento da sepse de ocorrência natural, foi relatado que a epinefrina interfere negativamente na função dos órgãos, na perfusão sanguínea sistêmica e na taxa de sobrevivência, em comparação com a norepinefrina ou a vasopressina,[40] bem como no pH da mucosa gástrica e na concentração plasmática de lactato, em comparação com a dobutamina e a norepinefrina,[41] na sepse induzida de modo experimental em cães. Em cães com sepse e hipotensão refratária, constatou-se insuficiência adrenal relativa,[32] condição que deve ser considerada em qualquer animal que precise de terapia vasopressora durante o curso da sepse (ver Capítulo 133).

### Reanimação inicial: atenuar a causa

Um aspecto fundamental no tratamento da sepse é a identificação e a erradicação da causa incitante. O choque é um dos principais contribuintes para morbidade e mortalidade associadas à sepse (ver Capítulo 127). Como o patógeno é o fator estimulante da imunoestimulação, da resposta fisiológica e do choque, sua erradicação deve atenuar essas respostas.[42] Portanto, os clínicos devem analisar como agilizar a eliminação do patógeno. A otimização da eliminação do patógeno envolve a administração precoce de antimicrobianos adequados e o controle da fonte de infecção, quando indicado.[42]

Conquanto esforços rigorosos devam ser feitos para identificar a causa da sepse, o tratamento antimicrobiano precoce é fundamental para a sobrevivência e não deve ser postergado, na pendência dos resultados da cultura microbiológica, em pacientes com sinais clínicos compatíveis com sepse. A terapia com antimicrobianos bactericidas de amplo espectro, como fluorquinolonas + penicilina, administrados por via IV deve ser instituída o mais rápido possível, de preferência nos primeiros 30 a 60 minutos. A terapia antibiótica deve ser definida com base no tipo mais provável de microrganismo, de acordo com o local da infecção. Dependendo da fonte de infecção, pode ser necessário o desbridamento cirúrgico da lesão para o controle da infecção. Uma vez de posse dos resultados da cultura microbiológica e do teste de sensibilidade microbiana (antibiograma), deve-se escolher e administrar um antibiótico com o espectro de ação mais estreito e específico, até que ocorra completa resolução clínica. O restante da terapia se baseia na manutenção da perfusão sanguínea tecidual, no tratamento das disfunções orgânicas e nos cuidados de suporte intensivos (Figura 132.3).

### Tratamento de longa duração: tratamento de suporte

A translocação de bactérias do trato GI pode contribuir para a inflamação sistêmica durante a sepse. A colocação precoce de um tubo de alimentação (ver Capítulo 82), com início de nutrição enteral ou, em pacientes com vômitos, de nutrição parenteral, ajuda a manter a função da barreira GI (ver Capítulo 189). Além disso, medicamentos destinados a manter normais os mecanismos de proteção GI, como omeprazol, famotidina ou sucralfato, podem ser considerados. A hiperglicemia pode ser

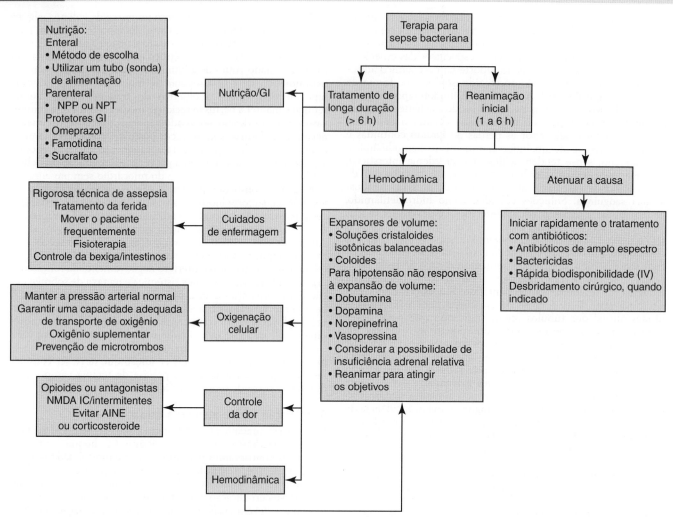

**Figura 132.3** Algoritmo para diagnóstico e tratamento de sepse em cães. *AINE*, anti-inflamatório não esteroide; *GI*, gastrintestinal; *NMDA*, N-metil d-aspartato; *NPP*, nutrição parenteral parcial; *NPT*, nutrição parenteral total; *TIC*, taxa de infusão contínua.

uma complicação da terapia nutricional, em especial quando se utiliza nutrição parenteral. A hiperglicemia foi associada ao agravamento da inflamação e a pior prognóstico em pessoas com sepse e SIRS. Embora a importância da homeostase da glicose em gatos com sepse seja desconhecida, a hiperglicemia iatrogênica deve ser evitada.

A oxigenação, o equilíbrio ácido-base, o volume globular (hematócrito) ou a concentração de hemoglobina e as funções orgânicas devem ser estreitamente monitorados. Além da manutenção de boa perfusão tecidual, a melhora na oxigenação celular ajuda a manter a viabilidade dos tecidos e evitar a disfunção múltipla de órgãos. Isso pode ser obtido propiciando ao animal boa capacidade de transporte de oxigênio, fornecendo um suplementar, quando indicado (ver Capítulo 131), e prevenindo a formação de microtrombos (ver Capítulos 197 e 256). Na maioria dos pacientes com sepse, as alterações ácido-base estão relacionadas com acidose láctica secundária à baixa perfusão tecidual (ver Capítulo 128). Em geral, essas alterações se resolvem assim que a hipotensão for revertida e a perfusão sanguínea for normalizada (ver Capítulo 129). Portanto, a administração de bicarbonato raramente é necessária, podendo até ser contraindicada. Quando a disfunção orgânica é identificada, deve-se administrar terapia específica visando à manutenção da homeostase. Em alguns casos, pode ser exigida diálise peritoneal ou hemodiálise (ver Capítulos 109 e 110), transfusão de plasma ou de sangue (ver Capítulo 130), uso de fármacos inotrópicos positivos (ver Capítulo 159) e ventilação mecânica (ver Capítulo 139).

Por fim, deve-se assegurar de que o paciente esteja confortável. Para isso, é preciso controlar a dor (ver Capítulo 126), cuidar da manutenção do cateter (ver Capítulo 106), monitorar a bexiga/o intestino e girar/movimentar frequentemente o paciente, a fim de evitar a formação de úlceras de decúbito. Quase todos os pacientes com sepse requerem analgésicos para o controle da dor. Ainda que muitos analgésicos, como cetamina[43] e buprenorfina,[44] propiciem vantagens anti-inflamatórias específicas durante a endotoxemia, outros podem ter efeitos prejudiciais. A morfina, por exemplo, aumenta a resposta inflamatória decorrente de endotoxinas, interfere negativamente na pressão arterial média e aumenta a taxa de mortalidade em ratos com endotoxemia.[44,45] Não se sabe se ela tem efeitos prejudiciais durante o curso da sepse em cães e gatos.

A sepse é uma doença inflamatória sistêmica; por isso, estratégias destinadas à imunomodulação ou que modificam as consequências da inflamação foram propostas como novas terapias para sepse. Muitos anti-inflamatórios foram avaliados em ensaios clínicos em humanos, tendo obtido pouco sucesso. Por exemplo, apesar das potentes ações anti-inflamatórias, corticosteroides no tratamento de sepse têm caído em desuso em razão da ineficácia e dos efeitos imunossupressores, ulcerogênicos no sistema GI e protrombóticos.[46,47] Uma exceção pode ser o uso de doses baixas ou fisiológicas de corticosteroides para o controle da insuficiência adrenal durante a sepse (ver Capítulo 133).[48] Se bem que a insuficiência adrenal relativa seja reconhecida em cães com sepse, a administração de corticosteroides neste subgrupo de pacientes não foi estudada.[32]

A única terapia anti-inflamatória que apresentou algum benefício e foi testada em ensaios clínicos de cães foi a polimixina E, que se liga às endotoxinas de bactérias gram-negativas, evitando a interação entre a endotoxina e o sistema imunológico. Em um ensaio clínico controlado, constatou-se que os cães com enterite causada por parvovírus tratados com polimixina E (12.500 UI/kg/12 h IM) tiveram melhora significativa na condição de hidratação, no tempo de preenchimento capilar e na qualidade do pulso, além de menor concentração plasmática de TNF, quando comparados com os animais do grupo-controle (placebo).[49] Possíveis efeitos adversos associados à polimixina E incluem neurotoxicose, nefrotoxicose, parada respiratória, disfunção cardiovascular e hipersensibilidade mediada pela histamina. No entanto, os efeitos adversos da polimixina são dose-dependentes. Assim, tem sido defendido o uso de baixa dose de polimixina (1 a 2 mg/kg), que mantém considerável ação antiendotoxina e evita efeitos adversos. Ainda que nossa experiência com cães seja limitada e os efeitos adversos precisem ser cuidadosamente considerados, a polimixina E pode ser um potencial tratamento para a sepse causada por bactérias gram-negativas em cães. São necessários estudos adicionais. Terapias imunomoduladoras mais recentes, incluindo o uso de imunoestimulantes, estão sendo avaliadas em modelos experimentais e em ensaios clínicos em humanos, podendo no futuro ser opções terapêuticas para sepse em animais.

## PROGNÓSTICO

Em cães e gatos com sepse, a taxa de mortalidade varia de 48 a 79%, mesmo com tratamento intensivo.[11,26,32,50-52] A disfunção de múltiplos órgãos e a hipocalcemia ionizada, em caninos, e a hipocalcemia ionizada persistente, em felinos, estão associadas ao pior prognóstico. À medida que aumenta nossa compreensão sobre sepse, novas terapias visando ao desenvolvimento de cuidados de suporte mais efetivos e ao restabelecimento de equilíbrio pró-inflamatório e anti-inflamatório normal podem ajudar a diminuir as taxas de morbidade e mortalidade.

## REFERÊNCIAS BIBLIOGRÁFICAS

*As referências bibliográficas deste capítulo se encontram online no Ambiente de Aprendizagem.*

# CAPÍTULO 133

# Resposta Endócrina às Enfermidades Graves

Johan P. Schoeman

## CONSIDERAÇÕES GERAIS

Os estudos sobre as alterações endócrinas que acompanham doenças graves levaram à identificação de biomarcadores endócrinos de gravidade, assim como preditores de mortalidade e de recuperação.[1-13] Doenças graves causadas por qualquer uma das abundantes condições díspares podem resultar na ativação das sínteses de glicocorticoide (GC) e de catecolaminas pela glândula adrenal, que são componentes fundamentais da resposta ao estresse e essenciais à sobrevivência.[14] A magnitude da resposta depende, entre outros fatores, de variação individual, diferenças entre gêneros, estágio e gravidade da doença, grau da resposta inflamatória sistêmica e presença de sepse ou choque séptico.[15-19] Além disso, as condições que acompanham as doenças graves, ou seja, hiperglicemia ou hipoglicemia, hipotensão e dor, junto com qualquer tratamento pré-admissão ou uso de medicamentos que alteram a resposta endócrina, também influenciam as respostas endócrinas nos vários estágios de uma doença grave.[20,21] O foco deste capítulo é revisar as alterações endócrinas em resposta aos graves distúrbios da homeostase. São abordados o eixo hipotálamo-hipófise-adrenal (HHA), o eixo hipotálamo-hipófise-tireoide (HHT) e, em menor profundidade, as respostas somatotrópicas, lactotrópicas e gonadais a uma doença grave.

## EIXO HIPOTÁLAMO-HIPÓFISE-ADRENAL

O eixo HHA, em geral, é regulado positivamente por meio de extensas interações imunoneuroendócrinas em resposta a doenças graves. Esse processo culmina em aumento das concentrações séricas de cortisóis total e livre, proporcionais à gravidade da doença, sendo correlacionadas positivamente com a taxa de mortalidade.[10,22-35] O aumento do nível circulante de cortisol foi atribuído à secreção do hormônio adrenocorticotrófico (ACTH) mediada por hormônio liberador de corticotrofina (CRH)/citocinas pró-inflamatórias (interleucina [IL]-6, IL-1 beta e fator de necrose tumoral [TNF]-alfa), bem como a fatores não ligados ao ACTH que estimulam diretamente as adrenais e diminuem o taxa de metabolização do cortisol. A redução da metabolização do cortisol prolonga significativamente as meias-vidas endógena e exógena do cortisol.[36-40] O microambiente adrenal e a integridade do endotélio vascular da adrenal também são importantes nessas respostas.[41,42]

Em contraste a esses processos, prejuízos às respostas do eixo HHA também foram demonstrados e atribuídos a algumas das mesmas citocinas.[43-45] Foram mencionadas várias causas dessas respostas prejudicadas: insuficiência adrenal (IA) em doenças graves, insuficiência adrenal relativa (IAR) e insuficiência de corticosteroides relacionada com doenças graves (ICRDG).[24,31,46-56] Estudos têm sido realizados para caracterizar e diagnosticar essa disfunção adrenal causada por doença em humanos,[57] cães,[49,58,59] ratos[60] e coelhos gravemente enfermos.[61] O teste mais usado para diagnosticar essa condição é o de estimulação com ACTH.[62] No entanto, os resultados não foram consistentes, em parte porque se empregaram diferentes preparações de ACTH, vias de aplicação, dosagens e protocolos.[63-68] Além disso, alguns estudos avaliaram a concentração de cortisol total, enquanto outros analisaram a concentração de cortisol "livre", "salivar" ou intersticial.[69-73] A magnitude da resposta do cortisol livre ao ACTH foi muito maior do que a do cortisol total, em especial nos casos de pacientes com hipoalbuminemia, graças à menor concentração de globulina ligadora de corticosteroides (GLC).[22,74-76] Ademais, diferentes estudos usaram distintos critérios para definir insuficiência adrenal (IA), incluindo cortisol total basal, cortisol estimulado por ACTH, cortisol delta – estimulado pelo ACTH menos o cortisol basal – e a proporção cortisol:ACTH.[19,77-79]

Por exemplo, um estudo constatou que a incidência de IA variou de 6,25 a 75%, dependendo do critério empregado.[19,51,80] As incertezas quanto às respostas endócrinas às doenças graves se devem, em parte, à falha dos protocolos de testes atuais utilizados para identificar os pacientes deficientes em GC em nível celular, os quais se beneficiam da suplementação com GC.[19] Em relação a isso, a mensuração de receptores nucleares e citosólicos de GC pode se tornar um importante biomarcador para diagnóstico e tratamento da ICRD.[81,82]

A busca por melhor entendimento da disfunção adrenal em pacientes com doenças graves também levou à mudança de pensamento em relação à terapia com GC. Vários estudos em animais submetidos à adrenalectomia demonstraram que a resposta adrenal era essencial à sobrevivência.[83-85] Além disso, os GC mostraram ter efeitos fisiológicos onipresentes óbvios que podem ser benéficos aos pacientes em choque: aumento na concentração sanguínea de glicose, estabilização de membranas, sensibilização de receptores vasculares aos efeitos vasoconstritores das catecolaminas, reduzindo a intensa resposta inflamatória, e outras ações imunomoduladoras.[86-90] No entanto, várias metanálises demonstraram que as altas doses de GC preconizadas nas décadas de 1960 e 1970 pioram o prognóstico, razão pela qual essa abordagem foi descontinuada.[91-94]

Em contraste a isso, a identificação de modos de disfunção adrenal relativa em doenças graves levou a recomendações do uso de GC em doses baixas, cuja abordagem teve suporte adicional com o relato de respostas positivas, outrora bastante incrédulas, em pessoas gravemente enfermas na Escócia, as quais apresentavam concentração de cortisol sérico agonal muitíssimo baixa.[95,96] Um estudo multicêntrico francês documentou os benefícios da suplementação de GC e de mineralocorticoides para a sobrevivência.[97] A suplementação de baixa dose de GC se tornou padrão nos atendimentos de pacientes com doença grave e a prática foi estimulada em humanos. Entretanto, pesquisas de países onde não foram usadas doses sedativas de etomidato modificadoras da função adrenal mostraram incidências muito menores de IAR. Então, o confuso efeito dessa droga verificado nos estudos acima se tornou conhecido, levando a uma reavaliação do uso de baixas doses de GC em pacientes com doenças graves, o que não trouxe benefícios quanto à sobrevivência.[20,98-106] Pelo contrário, foram demonstradas maiores taxas de reinfecção e mais efeitos colaterais no grupo tratado com GC. De igual modo, uma reversão mais rápida do choque em pacientes tratados com GC foi certificada nesse e em outros estudos.[106-109]

Assim, o consenso atual é que existe uma condição hipotensiva resistente à vasopressores que é responsiva aos GC em doenças graves. Como essa condição pode ser independente de disfunção adrenal, o teste de estimulação com ACTH não é mais recomendado.[106,110-113] Achados recentes adicionaram questionamentos sobre a teoria da IA, pois o cortisol responsivo ao ACTH se mostrou normal, apesar do prolongamento da doença.[114] Além disso, as baixas concentrações de ACTH em doenças que se estendem por períodos mais longos agora são explicadas por um mecanismo de retroalimentação (feedback) negativa do cortisol em concentração elevada, em vez de insuficiência hipofisária.[40] A despeito de ter sido demonstrada uma condição responsiva aos GC, as questões relativas à dose de GC e para quem eles são indicados ainda são controversas.[115-119] Um estudo seminal comprovou que uma parte da elevada concentração de GC em alguns pacientes gravemente enfermos foi resultado da diminuição da metabolização de GC, em vez do aumento de sua síntese. O resultado é uma meia-vida maior do GC.[40] Dessa forma, a dose atual de hidrocortisona recomendada para humanos (200 mg/dia; 3 mg/kg/dia) pode ser até três vezes maior do que a necessária.[40]

Conquanto a IAR tenha sido demonstrada em cães com sepse e em outro relato de caso, ainda não se sabe se a suplementação de GC é indicada para tais condições.[49,58,120] Tampouco se sabe as GC mais eficazes e seu protocolo de dosagem ideal. Os resultados de estudos em cães e a extrapolação de dados obtidas da experiência humana nos últimos 40 anos sugerem que a terapia com GC seja reservada a um grupo de cães hipotensos e com sepse que não respondem à terapia apropriada com fluidos e ao suporte vasopressor. Nesse cenário, é recomendado o fornecimento de 0,5 mg de hidrocortisona/kg/dia.

## EIXO HIPOTÁLAMO-PITUITÁRIA-TIREOIDE

Em contraste com o eixo HPA, a ação do eixo HPT diminui uniformemente durante o curso de doenças graves.[121-127] Estudos longitudinais em humanos muito enfermos mostraram redução inicial marcante na concentração de triiodotironina ($T_3$) e aumento na concentração circulante de $T_3$ reverso ($rT_3$), dentro de 2 horas, nas doenças agudas. Esse padrão é o resultado de alterações na conversão periférica de tiroxina ($T_4$).[128,129] Tais variações costumam ser acompanhadas de aumentos transitórios nas concentrações de $T_4$ e do hormônio tireoestimulante (TSH). Na sequência, os níveis de $T_4$ e de TSH retornam aos menores valores da faixa de variação normal, os quais são inadequados para a supressão de $T_3$, sugerindo alteração no ponto de ajuste da retroalimentação (feedback) do eixo HPT.[11,130] Por outro lado, também foi demonstrada uma redução da expressão do hormônio estimulante da tireotrofina (TRH), indicando disfunção do eixo HPT, de origem central.[131-134] À medida que a doença progride, o pico noturno normal de TSH é abolido e a liberação em pulso de TSH é reduzida de maneira acentuada.[129,135-137] No caso de doença de curso mais prolongado, as concentrações de $T_4$ e TSH diminuem, enquanto a de $T_3$ circulante é muito baixa para ser detectável, indicando que a disfunção neuroendócrina central potencialmente se sobrepões às adaptações periféricas.[138] Há correlação entre a baixa concentração do hormônio tireoidiano com a gravidade da doença. Os níveis de hormônios da tireoide foram incluídos como índices de predição endócrina em pessoas com doença grave e apresentaram associações semelhantes à taxa de mortalidade de cães gravemente enfermos.[10,139-146] Reduções marcantes nas concentrações de $T_3$, $T_4$ total e $T_4$ livre foram documentadas em cães com sepse, sendo o $T_4$ livre menos influenciado pelas doenças do que o $T_4$ total (ver Capítulo 299).[143,144,147]

Pesquisas fisiopatológicas indicaram a participação de três enzimas deiodinases (D1, D2 e D3) nessas reduções de concentrações de hormônios tireoidianos. Por exemplo, a redução das atividades de D1 e D2 reduz a conversão periférica de $T_4$ em $T_3$, enquanto o aumento da atividade de D3 faz com que o $T_4$ seja convertido em $rT_3$.[148] Da mesma forma, citocinas como TNF-alfa, IL-1 e IL-6 foram avaliadas como supostas mediadoras da síndrome de baixo teor de $T_3$.[131,149-151] Os GC e a dopamina foram incriminados na supressão do eixo HPT central a longo prazo.[21,152-157] O TSH é o primeiro hormônio do eixo HPT a se elevar à medida que a doença se resolve, e, em pacientes humanos em estado grave, é considerado um indicador de prognóstico positivo, um preditor sensível de recuperação clínica.[11-13]

Essas alterações no eixo da tireoide observadas durante a doença aguda foram interpretadas como uma adaptação para reduzir o gasto de energia, semelhante ao que ocorre durante situações de fome, e são tidas como benéficas, não necessitando de intervenção.[158,159] Não obstante, os clínicos se interessam em saber se os pacientes gravemente enfermos obtêm, a longo prazo, benefícios hemodinâmicos ou aumento do tempo de sobrevivência mediante a suplementação de hormônios tireoidianos. Em relação a isso, é preferível a suplementação com $T_3$, dada a baixa conversão periférica de $T_4$ nas doenças graves. No entanto, graças ao suposto envolvimento das disfunções hipotalâmica e hipofisária nessas condições, a terapia com TRH seria mais sensata.[138] Além disso, o tratamento com fatores de liberação hipotalâmica permitem que o corpo use seu sistema de retroalimentação (*feedback*) para assegurar concentrações ideais de hormônios circulantes e teciduais.[138] Como resultado, foram feitos vários estudos utilizando diferentes tipos de preparações com hormônios tireoidianos.[160,161] Constatou-se que o tratamento com a administração simultânea de TRH e de peptídios liberadores de hormônio do crescimento (GHRP) normalizou o eixo da tireoide, com normalização concomitante da concentração do fator de crescimento semelhante à insulina 1 (IGF-1), e reduziu os teores de marcadores de catabolismo.[137,162] Alguns pacientes, em especial aqueles que sofreram infarto do miocárdio ou foram submetidos à cirurgia cardíaca, parecem obter benefícios hemodinâmicos com a suplementação de hormônios tireoidianos.[163-165] Em contraste, alguns estudos não mostraram nenhum benefício da suplementação de hormônio tireoidiano, enquanto outros indicaram efeitos deletérios e maior risco de morte.[166-170]

Não há evidência de que o tratamento com hormônios da tireoide seja benéfico ou deletério em cães gravemente enfermos.[171] Por consequência, a extrapolação de estudos em humanos sugere que se evite a suplementação com hormônios da tireoide em cães gravemente enfermos. Se um paciente estiver sendo submetido a tratamento de suporte à vida por longo tempo, indica-se a administração tanto de GHRP quanto de TRH.[124]

### EIXOS SOMATOTRÓPICO, GONADAL E LACTOTRÓPICO

Esses eixos não foram estudados por completo em cães gravemente enfermos. Estudos em humanos com doença aguda, nas primeiras horas e até alguns dias de doença, constataram alterações consideráveis no perfil do hormônio do crescimento (GH) e resistência periférica ao GH, em parte desencadeadas por citocinas.[172] Ocorre aumento tanto na concentração de GH circulante quanto na sua secreção em pulso, além de diminuição nos teores do fator de crescimento semelhante à insulina 1 (IGF-1) e de várias proteínas de ligação de IGF.[172,173] Essa resposta diferente do eixo da somatotropina é apropriada porque os efeitos lipolíticos diretos e os efeitos antagonistas da insulina ao GH são exacerbados, enquanto os mediados pelo IGF-1 são atenuados. Como resultado, há aumento dos níveis circulante de glicose e de ácidos graxos, ao passo que o anabolismo, dispendioso e menos vital, em grande parte mediado pelo IGF-1, é postergado.[174] Acredita-se que o hipossomatotropismo relativo resultante da carência de secreção em pulso do hormônio do crescimento contribua para a síndrome debilitante que caracteriza em humanos doenças graves de longa duração.[175,176]

Em relação ao eixo lactotrópico, a secreção em pulso da prolactina, inicialmente ativada em resposta à doença, é prejudicada em fases mais crônicas de doenças graves.[177,178] Da mesma forma, há evidências de hipogonadotropismo e insuficiência das células de Leydig, sobretudo em homens com doença graves crônicas, principalmente causadas por disfunção hipotálamo-hipófise-gonadal.[179-181] A concentração de testosterona se torna muito baixa quando há supressão da concentração média do hormônio luteinizante (LH) e da secreção em pulso do LH.[180,181] Hoje em dia, não há consenso quanto à importância da suplementação de GH, prolactina ou testosterona em pacientes gravemente enfermos.

Em conclusão, as doenças graves são caracterizadas por desregulações uniformes do eixo hipotalâmico-hipofisário periférico, não obstante a doença primária. Um claro padrão bifásico é discernível na maioria dos eixos. Baixas concentrações de hormônios periféricos efetores de $T_3$, testosterona e IGF-1, mesmo com a hipófise ativa, caracteriza a fase aguda da doença. Nessa condição, os altos níveis de cortisol, na presença de baixo teor de ACTH, são exceções notáveis. Por outro lado, baixas concentrações de hormônios efetores periféricos, coincidindo com a supressão uniforme do eixo neuroendócrino predominantemente de origem hipotalâmica, são características da fase crônica de doenças graves.

### REFERÊNCIAS BIBLIOGRÁFICAS

*As referências bibliográficas deste capítulo se encontram online no Ambiente de Aprendizagem.*

## CAPÍTULO 134

# Insolação

Elisa M. Mazzaferro

A hipertermia é definida como uma elevação intensa da temperatura corporal, variando de 40,5 a 43°C, após a exposição do animal à alta temperatura ambiente ou à atividade física extenuante.[1,2] A hipertermia pirogênica está associada ao aumento do ponto de regulação do centro termorregulador do hipotálamo em resposta a uma variedade de pirógenos endógenos, exógenos, e, na maioria dos casos, é um mecanismo fisiológico normal (ver Capítulo 48).[2,3] Contudo, a hipertermia não pirogênica é anormal e resulta da incapacidade de dissipar calor.[1] Esforço físico ou exercício realizado por animais em locais de alta temperatura ambiente e elevada umidade relativa do ar podem causar hipertermia em menos de 30 minutos, sobretudo em animais sem acesso à sombra ou sem a oportunidade de descansar e resfriar.[2,4,5] Isso pode resultar em insolação ou hipertermia por esforço.

### FISIOPATOLOGIA

A temperatura corporal é mantida pelo centro termorregulador do hipotálamo. A termorregulação faz com que a temperatura central corporal permaneça constante, apesar da exposição a uma ampla variação de condições ambientais e fisiológicas.[3] O equilíbrio de calor ocorre por meio de ações para gerar calor e de mecanismos para dissipá-lo. O ganho de calor se dá pelo metabolismo oxidativo de alimentos, por exercícios, pelo aumento da atividade metabólica e por temperatura ambiente elevada.[2,3] Os mecanismos de dissipação evitam o ganho excessivo de calor e incluem alterações comportamentais, como a busca por locais mais frescos; alteração circulatória, como vasodilatação periférica; resfriamento, em especial evaporativo, na forma de troca de calor, pela respiração, pela radiação e por convecção (ver Capítulo 49).[2] Quando a temperatura ambiente se eleva e alcança a corporal, a perda de calor evaporativa se torna importante na manutenção da normotermia.[2,3] Animais sem glândulas sudoríparas dependem principalmente da dissipação do calor pelo resfriamento evaporativo do sistema respiratório, por meio da respiração ofegante.[2,6] Quando a temperatura corporal se eleva, o centro termorregulador do hipotálamo é ativado e envia sinais ao centro de ofegação, que é um mecanismo de reflexo básico pelo qual o animal responde ao excesso de calor, dissipando-o, de modo a evitar hipertermia. Conforme o ar entra em contato com as mucosas das vias respiratórias superiores, há resfriamento evaporativo (ver Capítulo 238).[6] Contudo, se a umidade relativa do ar estiver alta, o mecanismo de resfriamento evaporativo não é tão efetivo e a temperatura pode continuar a se elevar apesar do esforço do corpo para se resfriar.[2,7] À medida que a temperatura corporal central se eleva, ocorre aumento concomitante da taxa metabólica, o que resulta em acúmulo adicional de calor. Um segundo método de resfriamento possível é a convecção, em que um animal superaquecido deita sobre uma superfície fria e o calor corporal é passivamente transferido para essa região.

Muitos fatores podem aumentar o risco de insolação, incluindo alta umidade do ar ambiente, obstrução de vias respiratórias superiores, paralisia de laringe, síndrome das vias respiratórias braquicefálicas, colapso de traqueia, obesidade e histórico prévio de hipertermia ou de doença causada pelo calor.[4] Ademais, a falta de locais de sombra e de um período para o resfriamento após exercício pode predispor o animal à insolação ou hipertermia por esforço. É recomendado que qualquer animal que trabalhe ou se exercite em ambiente de clima quente e úmido, sem aclimatação, tenha um período de descanso em local fresco e sombreado, com água à vontade, por um período de 30 a 60 minutos.

Insolação ou hipertermia deve ser considerada um diagnóstico diferencial em qualquer animal com temperatura retal > 40,5°C e que não manifesta sinais de infecção. A hipertermia pirogênica resulta da reinicialização e do aumento do ponto de regulação do centro termorregulador do hipotálamo em resposta à quantidade de pirógenos endógenos ou exógenos. Contudo, a hipertermia não pirogênica é oriunda da incapacidade do corpo para dissipar adequadamente o calor. Portanto, os agentes antipiréticos quase sempre não são efetivos na redução da temperatura corpórea de animais com doenças causadas por calor, sendo, na verdade, até contraindicados, em razão dos efeitos colaterais potencialmente adversos. Os diagnósticos diferenciais em pacientes com temperatura retal > 40,5°C incluem doenças inflamatórias do sistema nervoso central, como meningite, encefalite, e lesões tumorais no hipotálamo que interferem no centro termorregulador. Outros diagnósticos diferenciais potenciais incluem hipertermia maligna, particularmente em cães da raça Labrador Retriever, e atividades convulsivas não presenciadas. Algumas toxinas, como xilitol, anfetaminas, metaldeído, brometalina, estricnina e micotoxinas termogênicas também podem causar convulsão e fasciculações musculares em intensidade que podem elevar a temperatura corporal central.

Na fase inicial da hipertermia ocorre aumento do espaço morto ventilatório, com pouco efeito na eliminação de dióxido de carbono.[6] Contudo, à medida que ela progride, pode haver acidose metabólica.[3] Os efeitos da hipertermia prolongada se sobrepõem aos mecanismos de adaptação normais do corpo; a hipocapnia e a alcalose do líquido cefalorraquidiano, que normalmente diminuem a ofegação, não são mais efetivas; e a respiração ofegante continua. Além disso, conforme a temperatura corporal central se eleva, o corpo compensa por meio de vasodilatação periférica.[3,6] O aumento do fluxo sanguíneo na pele e na periferia pode ajudar a diminuir a temperatura com o mecanismo de convecção. Para manter a pressão arterial normal, os vasos esplênicos se contraem de modo a preservar um volume circulante adequado.[6] As catecolaminas circulantes aumentam a frequência e o débito cardíacos, na tentativa de elevar a circulação periférica frente à hipovolemia relativa e absoluta causadas pela vasodilatação e pela diminuição do volume plasmático circulante.[3] Na fase inicial da hipertermia, ocorre aumento do débito cardíaco e diminuição da resistência vascular periférica.[6] No entanto, à medida que a hipertermia avança, a pressão arterial e o débito cardíaco diminuem.[6] Como a perfusão de órgãos vitais é afetada, pode haver lesões orgânicas difusas.

À proporção que a temperatura corporal se eleva, há lesões térmicas no tecido neuronal, nos miócitos cardíacos, nos hepatócitos, nas células tubulares e do parênquima renal, bem como na barreira gastrintestinal (GI).[3] De igual modo, a fosforilação oxidativa e as atividades enzimáticas diminuem, reduzindo a produção de energia. O efeito combinado da diminuição da perfusão sanguínea aos órgãos, da disfunção enzimática e do desacoplamento da fosforilação oxidativa reduz a glicólise aeróbica e aumenta o débito de oxigênio tecidual, sendo que ambos os fatores contribuem para maior produção de lactato, ocasionando acidose láctica 3 a 4 horas após o início do dano causado pelo calor (ver Capítulos 70 e 128).[3]

Os rins são afetados por causa da lesão térmica direta às células dos túbulos e do parênquima. A diminuição do fluxo sanguíneo renal e a hipotensão contribuem para a lesão hipóxica do epitélio tubular e morte celular (ver Capítulo 322). Com a progressão da doença, pode haver trombose em vasos renais, com coagulação intravascular disseminada (CID). No exame de urina de animais com hipertermia e lesão renal grave, alguns achados consistentes incluem cilindros renais e glicosúria. A rabdomiólise também pode causar mioglobinúria grave e lesão do epitélio tubular renal em razão dos pigmentos de mioglobina.[3]

O trato GI é uma peça-chave na disfunção múltipla de órgãos associada à hipertermia.[3] A redução da perfusão sanguínea no mesentério e a lesão térmica dos enterócitos quase sempre resultam em prejuízo à barreira mucosa do trato GI e na subsequente translocação bacteriana (ver Capítulo 274). A bacteriemia e a elevação das concentrações circulantes de endotoxinas bacterianas podem levar à síndrome da resposta inflamatória sistêmica (SRIS) e à disfunção de múltiplos órgãos.[3] Em um estudo que avaliou o fluxo sanguíneo mesentérico em cães com hipertermia prolongada induzida de forma experimental, constatou-se um aumento significativo das concentrações plasmáticas de endotoxinas circulantes, com maior risco de morte.[7] Os pacientes com hipertermia grave geralmente manifestam hematêmese e hematoquezia graves, com descamação da mucosa intestinal.

A lesão térmica dos hepatócitos resulta na diminuição da função hepática, com elevação das atividades de enzimas hepáticas – alanina aminotransferase (ALT) e aspartato aminotransferase (AST) –, e na concentração de bilirrubina total (ver Capítulos 282 e 283).[1,4] Os achados de necropsia verificados em um estudo retrospectivo de 42 cães com hipertermia incluíam necrose hepática centrolobular, congestão tecidual difusa, evidências de diátese hemorrágica e infarto pulmonar.[4] A hipoglicemia persistente nos pacientes afetados pode estar associada à disfunção hepatocelular e à depleção dos estoques de glicogênio hepático e muscular. A redução na função dos macrófagos hepáticos e a hipotensão portal também podem predispor o paciente à bacteriemia, com sepse e SRIS associadas.

A hipertermia também induz lesão endotelial difusa, um dos pontos-chave para a CID (ver Capítulo 197).[8] Na hipertermia, notam-se todos os elementos da tríade de Virchow, que consiste em lesão do endotélio vascular, estase venosa e hipercoagulação. O fluxo sanguíneo lento durante períodos de hipotensão e a diminuição da produção de fatores de coagulação causada por lesão hepática contribuem para a CID. A exposição do colágeno subendotelial e fatores teciduais causam ativação plaquetária difusa, consumo de fatores de coagulação, ativação de vias fibrinolíticas e, depois, CID. Em uma pesquisa, constatou-se que a hipertermia induzida pela circulação extracorpórea de sangue aquecido causou trombocitopenia, aumento da concentração de produtos da degradação de fibrina, prolongamento do tempo de coagulação e sangramentos espontâneos.[9] Uma trombose generalizada massiva associada à CID pode resultar na disfunção múltipla de órgãos e morte. Em um estudo retrospectivo sobre insolação natural em cães, verificou-se CID em mais de 52% dos casos, condição considerada um fator de risco para o óbito.[1]

Por fim, a hipertermia pode causar danos diretos aos neurônios, morte neuronal e edema cerebral.[10,11] Junto com a CID, também pode ocorrer trombose e hemorragia intracraniana. Danos ao centro termorregulador do hipotálamo, hemorragia intraparenquimal localizada, infarto e necrose celular podem ocasionar convulsões. A alteração nos níveis de consciência está entre os sinais clínicos mais comuns de enfermidades induzidas pelo calor (ver Capítulo 148). À medida que a hipertermia progride, pode ocorrer grave depressão do sistema nervoso central, convulsões, coma e morte. O potencial para a reversão do edema cerebral está ligado ao tempo de exposição dos neurônios ao calor. Anormalidades graves no estado mental estão associadas a prognóstico desfavorável. Em um estudo retrospectivo com cães, notou-se que os únicos sinais clínicos negativamente referentes à recuperação do paciente foram aqueles de coma.[4] Um prognóstico desfavorável também foi associado ao desenvolvimento de estupor, coma ou convulsões até os 45 min iniciais após a consulta.[4]

## SINAIS CLÍNICOS

O paciente com doença induzida por calor ou hipertermia geralmente tem histórico de respiração ofegante excessiva, colapso, vômito, ataxia, hipersalivação, convulsões ou diarreia. Apatia, tremores musculares, nível alterado ou perda de consciência, hematúria, cianose, epistaxe, língua inchada, tremores de cabeça, vocalização, estridores e midríase têm sido descritos com menor frequência. Alterações no estado mental, oligúria, vômito, hematêmese, diarreia, angústia respiratória, icterícia e petéquias podem ocorrer quase imediatamente após a instalação de doença induzida pelo calor ou se tornar aparentes 3 a 5 dias depois de iniciado o evento. Portanto, todos os animais com insolação e hipertermia duradoura devem ser monitorados cuidadosamente durante esse período de tempo.

## ALTERAÇÕES LABORATORIAIS

Em animais com hipertermia, deve ser solicitado hemograma completo, perfis bioquímico sérico e de coagulação, hemogasometria arterial (ver Capítulos 75 e 128), teor de lactato venoso (ver Capítulo 70) e exame de urina (ver Capítulo 72). Em muitos casos, há elevação dos níveis de nitrogênio ureico sanguíneo (BUN) e de creatinina,[1,4] indicando tanto azotemia pré-renal (hipovolemia, desidratação) quanto renal (necrose tubular). Concentrações séricas de creatinina > 1,5 mg/dℓ foram associadas a maior taxa de mortalidade.[1] Alterações e elevações nas atividades de enzimas hepatocelulares secundárias à lesão térmica hepatocelular ou trombose hepática também são demonstradas pelo aumento das atividades de ALT, AST e fosfatase alcalina, assim como pela concentração de bilirrubina total.[1,4] No entanto, hipercolesterolemia, hipoalbuminemia e hipoproteinemia foram associadas a prognóstico menos favorável. Os valores de bilirrubina total e creatinina foram maiores nos indivíduos que não sobreviveram, em comparação com os que sobreviveram. As elevações nas atividades de creatinoquinase (CK) e AST são secundárias à rabdomiólise. A concentração sanguínea de glicose (glicemia) apresentava diminuição inconsistente. Em pacientes cuja glicemia permanecia baixa mesmo com suplementação agressiva de glicose, ou quando era < 47 mg/dℓ, notou-se resultado menos favorável.[1,4] O volume globular (hematócrito) e o acúmulo de proteína total podem estar aumentados graças à hipovolemia, à desidratação e, por consequência, à hemoconcentração.[1] Caso haja CID, é possível verificar trombocitopenia, prolongamento do tempo de protrombina e de tromboplastina parcial ativada, além de aumento na concentração de produtos de degradação da fibrina. Pode haver destruição ou consumo de fatores de coagulação. Em alguns cães e gatos, a trombocitopenia pode não ser aparente até que se passem alguns dias desde o início do quadro clínico. Trombocitopenia é uma das anormalidades clinicopatológicas mais observadas em animais com enfermidades induzidas pelo calor.[1] Contudo, em uma série de casos, constatou-se que não houve diferença significativa na contagem de plaquetas dos animais sobreviventes, quando comparada com a de não sobreviventes.[1] Anormalidades de coagulação podem ou não estar associadas a maior risco de morte.[1] Em um estudo, verificou-se que um índice de desconforto estimado, mas não a temperatura ambiente, foi associado significativamente ao desenvolvimento de CID.[1] Hemácias nucleadas foram observadas em 68% dos cães com insolação, e o aumento das contagens relativa e absoluta de hemácias foi associado significativamente a maior risco de insuficiência renal aguda, CID e morte.[12,13] Os resultados da hemogasometria arterial podem ser variáveis, já que o esforço respiratório pode estar aumentado nos casos de insolação, ocasionando alcalose respiratória. Todavia, o aumento dos níveis de lactato circulante pode causar acidose metabólica e, assim, levar a uma anormalidade ácido-base mista. A necessidade de administrar bicarbonato de sódio é um indicador de prognóstico desfavorável.[3,4]

## TRATAMENTO

Os objetivos do tratamento consistem em tratar a hipertermia, dar suporte cardiovascular e tratar quaisquer complicações referentes à hipertermia. Os procedimentos terapêuticos fundamentais incluem restabelecimento do volume de sangue circulante, aumento da filtração glomerular e do fluxo sanguíneo renal, estabilização do balanço eletrolítico e administração de antibióticos de amplo espectro para minimizar as complicações secundárias à translocação bacteriana e à sepse.

O diagnóstico precoce de hipertermia e a instituição imediata de medidas de resfriamento são importantes. Primeiro, o clínico deve acomodar o animal em um local mais fresco, na sombra ou em ambiente interno, protegido da luz solar direta. Em seguida, o animal deve ser molhado com água fria, mas não gelada, por meio de aspersão. Bolsas frias podem ser colocadas nas regiões axilar e inguinal. Ventiladores e aparelhos de ar-condicionado também ajudam a dissipar o calor e melhorar os mecanismos de resfriamento por convecção. É importante resfriar o paciente até 39,4°C em 30 a 60 minutos após a consulta inicial, porém evitando resfriar demais. Como ocorre desregulação do centro termorregulador em animais com enfermidades induzidas pelo calor, o resfriamento excessivo, abaixo de 39,4°C, causa rápida diminuição da temperatura corporal central. Animais levados ao veterinário até 90 minutos depois do início do evento têm um prognóstico mais favorável do que aqueles levados após esse tempo.[1] Animais que foram resfriados pelos proprietários antes da consulta podem ou não ter um prognóstico mais favorável e menor risco de morte, quando comparados com os não resfriados no momento inicial da insolação.[1,4] O resfriamento em demasia também pode ser lesivo, haja vista que pacientes que apresentam hipotermia no momento da consulta apresentaram maior risco de óbito.[4] Se o resfriamento continuar quando a temperatura estiver < 39,4°C, podem ocorrer tremores, os quais aumentam a taxa metabólica e elevam a temperatura corporal central. A imersão em banhos de gelo ou água fria é totalmente contraindicada, já que causa vasoconstrição periférica e impede a vasodilatação, um dos principais mecanismos de resfriamento do animal. A vasoconstrição resulta em elevação adicional da temperatura corporal central, por isso deve ser evitada a todo custo. A massagem da pele pode favorecer a circulação periférica, melhorar o fluxo sanguíneo periférico e aumentar a perda de calor. Outros mecanismos de resfriamento descritos, mas que não mostraram vantagens reais ou melhora na recuperação clínica, incluem administração de líquidos frios por via intravenosa, lavagem gástrica, enemas com água fria e lavagem peritoneal com soluções frias. Há relato de colocação de álcool nos coxins palmares e plantares, porém isso pode complicar o resfriamento excessivo, portanto não é recomendado.

A administração intravenosa de soluções deve ser estabelecida de acordo com as necessidades individuais do paciente, podendo ser selecionadas e fornecidas com base na pressão venosa central (ver Capítulo 76), no equilíbrio ácido-base e eletrolítico (ver Capítulo 128), na pressão arterial (ver Capítulo 99), na auscultação torácica e na pressão osmótica coloidal, ou pressão oncótica. Uma solução eletrolítica balanceada, como Normosol-R, Plasmalyte-M ou Ringer com lactato, pode ser fornecida de acordo com os valores indicativos de déficit de hidratação (ver Capítulo 127). Se houver déficit de água livre, evidenciado por hipernatremia, o clínico precisa calcular o déficit de água livre e fazer uma reposição lenta, ao longo de 24 horas, para evitar edema cerebral. Evidências experimentais também sugerem o hidroxietilamido pode ser mais efetivo do que o uso exclusivo de solução salina para a reanimação de animais com hipertermia.[14]

O oxigênio deve ser fornecido aos animais com sinais de obstrução de vias respiratórias superiores (ver Capítulo 139). Se houver paralisia de laringe, deve-se considerar a administração de fármacos sedativos e ansiolíticos, como acepromazina. Nos casos de obstrução grave das vias respiratórias superiores e de edema de laringe, também se pode administrar glicocorticoides para reduzir o edema das vias respiratórias. Deve-se proceder à anestesia geral, realizando intubação da via respiratória ou traqueostomia temporária, a fim de contornar a obstrução das vias respiratórias superiores.

Corticoides em pacientes sem sinais de obstrução de vias respiratórias são controversos, visto que podem prejudicar a função renal e predispor à úlcera GI. O uso empírico não se justifica e não é recomendado.

Para reduzir a bacteriemia, devem ser administrados antibióticos de amplo espectro, como cefalosporinas de segunda geração (30 mg de cefoxitina/kg/8 h IV), ampicilina (22 mg/kg/6 h IV),

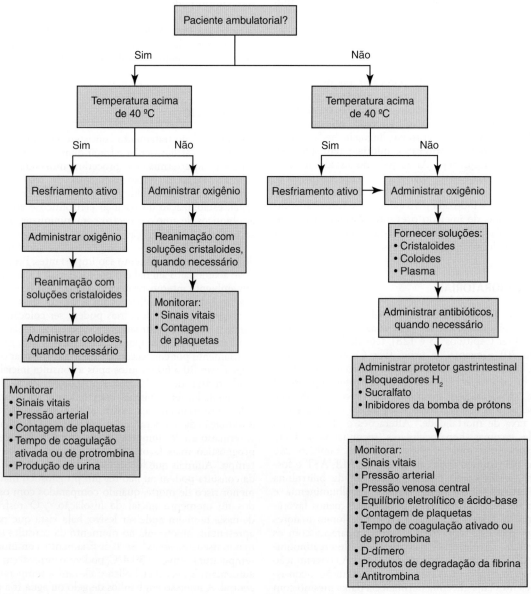

**Figura 134.1** Algoritmo geral para abordagem ao paciente com insolação. A abordagem pode ser ajustada para cada paciente, com monitoramento mais intenso nos animais mais enfermos.

a combinação ampicilina + sulbactam (20 a 30 mg/kg/8 h IV) em combinação com enrofloxacino (10 mg/kg/24 h IV) e, em alguns casos, com metronidazol (10 mg/kg/8 h IV). Devem ser administrados antibióticos que não sejam nefrotóxicos, pois, em pacientes com hipertermia, o comprometimento da função renal é uma das grandes preocupações. É preciso evitar antibióticos aminoglicosídeos.

Fármacos antipiréticos, como dipirona, flunixino meglumina, deracoxibe, meloxicam, carprofeno e etodolaco, são contraindicados por diversas razões. Primeiro, porque diminuem o ponto de regulagem do centro termorregulador em pacientes com febre, mas não com hipertermia, portanto não são efetivos nos casos de insolação. Os fármacos antiprostaglandinas são efetivos apenas para reduzir a temperatura de cães com febre verdadeira. Seu uso também pode agravar a hipotermia, quando presente. Segundo, porque, em altas doses, esses fármacos têm demonstrado reduzir a perfusão renal e podem predispor à úlcera GI.

O volume (débito) de urina deve ser quantificado e calculado para observar se há oligúria ou anúria (ver Capítulos 105 e 106). Após o restabelecimento da volemia, o débito urinário deve ser de 1 a 2 mℓ/kg/h (ver Capítulo 322). Se estiver abaixo disso, pode ser iniciada a infusão contínua de dopamina, na taxa de 3 a 5 μg/kg/min, a fim de aumentar a perfusão renal e o débito urinário. Oligúria ou anúria persistente pode ser potencialmente tratada com diálise peritoneal ou hemodiálise (ver Capítulos 109 e 110). O ECG deve ser monitorado quanto a arritmias ventriculares, as quais devem ser tratadas, quando necessário (ver Capítulo 248).[5] Convulsões devem ser controladas com diazepam (ver Capítulo 136).

## PROGNÓSTICO

A hipertermia grave pode resultar na falência generalizada de órgãos, devendo ser diagnosticada e tratada imediatamente. Na maioria dos casos, o prognóstico é reservado a grave, dependendo de doenças primárias e complicações. A taxa de mortalidade é diretamente relacionada com a duração e a gravidade da hipertermia. Em um estudo, constatou-se taxa de mortalidade de 50%.[1] Obesidade, lesão renal aguda e CID aumentam o risco de morte associada à hipertermia.[1] Podem ocorrer lesões permanentes nos rins, no fígado e no cérebro, inclusive alterações permanentes no centro termorregulador do hipotálamo, o que pode predispor o paciente a episódios futuros de hipertermia.[3] Na maioria dos casos, o clínico deve fornecer um prognóstico reservado. Se o animal tende ao óbito, isso quase sempre se dá nas primeiras 24 horas após o incidente.[1,4] Se ele sobreviver por 48 h de hospitalização, o prognóstico costuma ser bom.[4] Animais que se apresentam em coma ou com hipotermia após um episódio de hipertermia geralmente têm prognóstico muito ruim, mesmo com tratamento muito agressivo (Figura 134.1). Foi proposta uma nova abordagem de escore de gravidade da insolação em cães, que pode auxiliar na definição de um prognóstico mais preciso para os cães acometidos.[15]

## REFERÊNCIAS BIBLIOGRÁFICAS

*As referências bibliográficas deste capítulo se encontram online no Ambiente de Aprendizagem.*

# CAPÍTULO 135

# Hemorragia

Armelle de Laforcade

O termo "hemorragia" se origina das antigas palavras gregas *haimo* (sangue) e *rrhagia* (fluxo excessivo); refere-se à saída de sangue do sistema circulatório. Apesar de as palavras "sangramento" e "hemorragia" serem usadas como sinônimos, a segunda se refere a um sangramento *excessivo*, que pode ser difícil de interromper. As manifestações clínicas da hemorragia podem variar e exigir terapia emergencial em razão do comprometimento cardiovascular causado por hipovolemia resultante. O choque hemorrágico se refere a uma condição de diminuição da perfusão tecidual e do suprimento de oxigênio aos tecidos, em que a demanda celular por oxigênio supera seu suprimento.

A hemorragia aguda em animais de companhia é uma consequência comum de trauma contuso ou penetrante, porém também pode se dar em decorrência de coagulopatia, neoplasia ou complicação pós-cirúrgica.[1,2] Enquanto a hemorragia externa é rapidamente detectada, pode ser difícil diagnosticar uma interna, visto que os sinais clínicos podem variar de acordo com os órgãos acometidos. É necessário um alto grau de suspeita para o rápido diagnóstico. As origens mais comuns de perdas sanguíneas no paciente traumatizado incluem feridas (sangramento externo), abdome (graças à lesão hepática ou esplênica), espaço retroperitoneal (em razão de lesão renal ou perirrenal), espaço pleural e local de fratura de ossos longos ou da pelve. Em cães e gatos, as neoplasias são as principais causas de sangramento interno não traumático resultante da ruptura tumoral ou da invasão de vasos sanguíneos locais pelas células tumorais. Na rotina clínica, o hemangiossarcoma – tanto o primário quanto as metástases – é o tumor mais associado à hemorragia em cães e gatos, podendo resultar em hemorragia intermitente, lenta ou aguda.[3-5] Outras formas de neoplasias associadas a hemorragias no cão incluem mesotelioma maligno, carcinoma metastático, osteossarcoma de costela, carcinoma pulmonar e linfoma.[5,6] Cerca de metade dos gatos com hemorragia espontânea relacionadas com tumores tem algum envolvimento hepático.[4,7] As alterações hemostáticas podem resultar em sinais clínicos compatíveis com perda sanguínea. Hemorragias associadas a distúrbios que causam sangramento resultam da ingestão de toxinas (rodenticidas anticoagulantes), de trombocitopenia imunomediada e da redução grave de fatores hemostáticos e de plaquetas. Por fim, deve-se considerar possíveis causas iatrogênicas de hemorragia, sendo elas pós-cirúrgicas ou oriundas de qualquer procedimento invasivo (Boxe 135.1).

Uma diminuição abrupta no volume de sangue circulante, de menos de 20% do volume sanguíneo total, em geral pode ser compensada por meio de adaptações no sistema cardiovascular, caso não haja doença primária grave. A curto prazo, a redução do retorno venoso ao coração resulta na diminuição da pré-carga cardíaca e no volume diastólico final do ventrículo esquerdo. As consequentes diminuições no débito cardíaco e na pressão arterial aumentam a atividade dos barorreceptores da parede do arco aórtico e do seio carotídeo, levando à venoconstrição

### Boxe 135.1 Distúrbios associados à hemorragia

Ingestão de rodenticidas anticoagulantes
Neoplasias
Insuficiência hepática
Trombocitopenia imunomediada
Trombocitopatia
Deficiência congênita de fatores de coagulação
Coagulação intravascular disseminada
Iatrogênicos

### Tabela 135.1 Alterações no hematócrito e na concentração de proteína total em resposta à hemorragia.

| | HEMATÓCRITO | PROTEÍNA TOTAL |
|---|---|---|
| Hemorragia aguda | Normal | ↓ |
| Hemorragia subaguda | ↓ | ↓ |

(aumento do retorno venoso) e à elevação na contratilidade e na frequência cardíaca. O efeito global dessas alterações é o crescimento do débito cardíaco. A ampliação da resistência vascular periférica secundária à vasoconstrição arteriolar contribui para a normalização da pressão arterial sistêmica. No entanto, essas alterações são consideradas a curto prazo e não suficientes para o restabelecimento da perfusão sanguínea do suprimento de oxigênio aos tecidos. Um mecanismo mais duradouro para o restabelecimento do volume sanguíneo circulante consiste em modificações renais na retenção de sal e água, mediadas pelo sistema renina-angiotensina-aldosterona. A liberação de renina, desencadeada pela diminuição da pressão arterial sistêmica, resulta na síntese/liberação de angiotensina II e aldosterona pelo córtex da adrenal. Outros fatores que contribuem para a liberação de renina incluem estimulação somática e redução da taxa de filtração glomerular (TFG), diminuindo o fluxo no túbulo renal distal. A aldosterona aumenta a reabsorção renal de sódio na parte final do túbulo distal e nos ductos coletores, enquanto a angiotensina II atua diretamente no túbulo proximal para aumentar a reabsorção de sódio e causar vasoconstrição das arteríolas renais eferentes, minimizando a redução da TFG.[8]

Os sinais clínicos associados às hemorragias variam dependendo da natureza e da gravidade do sangramento. Uma perda aguda de 15 a 30% do volume sanguíneo costuma resultar na elevação da frequência cardíaca em repouso, enquanto o colapso cardiovascular se torna aparente com perdas que excedam 40% do volume sanguíneo (30 a 35 mℓ/kg em cães e 20 a 25 mℓ/kg em gatos). Em um cenário emergencial, o pulso hiperdinâmico femoral quando há membranas mucosas pálidas pode ser muito útil para o estabelecimento precoce de suspeita de perda sanguínea. Desse modo, a estratégia de reanimação pode ser modificada adequadamente. No caso de provável fratura de osso longo, a detecção de abdome pendular ou membro muito inchado durante o exame físico é útil para aumentar a suspeita de hemorragia. O sangramento no espaço retroperitoneal geralmente é doloroso, e a observação de uma postura corcunda (lordose) pode ser útil para embasar a solicitação de ultrassonografia abdominal. Tanto para uma hemorragia retroperitoneal quanto para pleural, o uso de ultrassonografia no próprio leito para um exame A-FAST ou T-FAST, respectivamente, pode permitir a rápida identificação do sangramento (ver Capítulos 143 e 149).[9] Na ausência de melena ou hematoquesia, pode ser difícil detectar sangramentos graves resultantes da destruição imunomediada de plaquetas, ainda que isso possa levar a uma perda sanguínea aguda e intensa que requeira tratamento emergencial.

A hemorragia costuma manifestar-se com uma redução simultânea do hematócrito (Htc) e da concentração de proteína total (Tabela 135.1). Contudo, em cães, a contração esplênica induzida pelo cortisol quase sempre mascara a baixa do Htc nos casos de hemorragia aguda, sendo a diminuição nos níveis de proteína total – em geral, com Htc normal ou levemente elevado – considerada um indicador mais sensível da perda de sangue aguda. A queda em ambos – Htc e teor de proteína total – é mais observada após o restabelecimento da volemia. Nos casos em que é possível colher uma amostra da efusão, o valor do Htc dessa amostra deve ser aferido. Caso esteja próximo ou acima do valor do Htc periférico, a suspeita maior é de hemorragia aguda. Se for < 10%, é mais indicativo de efusão não hemorrágica.

Assim como ocorre no choque hipovolêmico (ver Capítulo 172), o tratamento emergencial de hemorragia consiste na reposição do volume intravascular para minimizar os efeitos prejudiciais da hipoperfusão sistêmica no suprimento de oxigênio. Contudo, com a detecção precoce de hemorragia aguda, são necessárias mudanças sutis nas estratégias de restabelecimento da volemia. No caso de hemorragia aguda, a administração de grande volume de soluções cristaloides em curto período de tempo pode acelerar a perda de sangue em razão do aumento agudo da pressão hidrostática intravascular. Clinicamente, uma resposta inicial positiva à fluidoterapia é seguida de sangramento acelerado e agravamento dos sinais de hipoperfusão (taquicardia, palidez de membranas mucosas e pulso fraco), fraqueza/colapso e piora da anemia. Ao contrário do choque hipovolêmico, o restabelecimento ideal da volemia no caso de hemorragia consiste na administração conservadora de soluções cristaloides isotônicas e de derivados sanguíneos (ver Capítulos 129 e 130).[10] O termo reanimação "hipotensiva" ou "a baixo volume" é utilizado para indicar esse tipo de abordagem conservadora, na qual são administradas soluções cristaloides isotônicas em doses de 10 a 20 mℓ/kg, até obter pressão sanguínea considerada minimamente aceitável para a manutenção da perfusão sanguínea renal. Em geral, uma pressão arterial sistólica de 80 a 90 mmHg é considerada uma meta razoável para assegurar pressão arterial média de 60 mmHg.[11,12]

A transfusão de hemácias geralmente é recomendada quando o Htc estiver abaixo de 20 a 25% ou os sinais clínicos de anemia, inclusive taquicardia, fraqueza e letargia, se tornam evidentes (ver Capítulo 130). É complicado usar diretrizes gerais como essas em um cenário de hemorragia aguda ou em andamento, em que o sintoma mais evidente pode ser a redução acentuada na concentração de proteína total, com queda mais discreta do Htc. Nesses casos, é considerado aceitável iniciar a transfusão mais precocemente, com Htc de 26 a 28%. Na hemorragia grave, recomenda-se o uso precoce de derivados sanguíneos na reanimação do paciente. A hemorragia resulta na perda de todos os componentes sanguíneos (hemácias, plaquetas e plasma); portanto, o uso de sangue total é uma escolha lógica quando há necessidade de transfusão. Visto que o sangue total fresco quase sempre não está prontamente disponível, o uso de derivados sanguíneos armazenados é o procedimento mais comum. Inicialmente, pode ser administrado um concentrado de hemácias, com dose inicial de 10 mℓ/kg. No caso de hemorragia grave em andamento, costuma-se repetir a transfusão desse concentrado e, em algum momento durante ou logo após a reanimação, deve-se realizar um teste de coagulação para excluir a possibilidade de coagulopatia por diluição. Em especial nos casos em que é necessária intervenção cirúrgica, é preciso administrar ao mesmo tempo um plasma fresco congelado, se disponível.

A administração de derivados sanguíneos em volume equivalente ao de sangue total (90 mℓ/kg em cães e 40 a 60 mℓ/kg em gatos), ao longo de 24 horas, ou o equivalente à metade do volume sanguíneo, ao longo de 3 horas, é denominada *transfusão maciça*. A complicação mais previsível de uma transfusão maciça é a hipocalcemia, em razão do uso cumulativo de anticoagulantes. Outras possíveis complicações incluem trombocitopenia, prolongamento do tempo de protrombina e de tromboplastina parcial ativada, reações transfusionais e hipotermia.[2,13]

Em cães com hemorragia cavitária, em que o sangue pode ser facilmente coletado dessa cavidade, pode-se realizar transfusão autóloga. Vários métodos têm sido descritos para a autotransfusão utilizando *kits* disponíveis no mercado, além de materiais básicos. O sangue usado na autotransfusão deve sempre ser administrado com um filtro. Outra consideração importante é o potencial de disseminação de células neoplásicas ou de conteúdo gastrintestinal, no caso de ruptura visceral.[14,15]

Recentemente, tem se dado atenção à importância potencial da fibrinólise em pacientes com algum sangramento. Em humanos, a fibrinólise é considerada um fator contribuinte nas coagulopatias associadas a trauma, e fármacos antifibrinolíticos têm sido incluídos na rotina clínica. Constatou-se que a fibrinólise excessiva é um importante agente no sangramento pós-operatório em cães Greyhound e que a administração pré-operatória de ácido aminocaproico nessa raça é uma prática comum (3 a 4 mg/kg/8 h [500 mg para um cão Greyhound] VO, por 5 dias, iniciando na noite anterior à cirurgia).[16] Um estudo recente também constatou hiperfibrinólise em uma população de cães com hemoperitônio espontâneo.[17] Dada a limitada disponibilidade de derivados sanguíneos e seu impacto no custo do tratamento, o interesse sobre a importância potencial dos fármacos que alteram a fibrinólise e de antifibrinolíticos tem aumentado em veterinária. O diagnóstico de alteração na fibrinólise pode ser um desafio, e o crescente uso em ambiente veterinário de testes viscoelásticos, como tromboelastografia e tromboelastometria rotacional, provavelmente será útil na detecção de estados patológicos em que a fibrinólise precise ser investigada como potencial causa de hemorragia (ver Capítulo 196).

Outros tratamentos para o paciente com hemorragia devem ter como alvo a doença primária. A terapia com vitamina K é iniciada concomitantemente à reposição dos fatores de coagulação quando há forte suspeita ou comprovação de intoxicação por rodenticidas anticoagulantes. Em animais cujo sangramento seja resultado de um procedimento invasivo, devem ser realizadas reavaliações frequentes, e pode ser necessário um segundo procedimento para corrigir o dano à integridade vascular, caso haja hemorragia em andamento. Estudos avaliando o uso de derivados sanguíneos têm sugerido que a perda gastrintestinal de sangue é responsável por uma parte significativa do total de derivados sanguíneos administrados.[18]

## REFERÊNCIAS BIBLIOGRÁFICAS

*As referências bibliográficas deste capítulo se encontram online no Ambiente de Aprendizagem.*

# CAPÍTULO 136

# Estado Epiléptico

Alireza A. Gorgi

O estado epiléptico (EE) é uma emergência médica grave, com taxas de morbidade e mortalidade significativas. Muitas vezes, é definido como convulsão epiléptica que dura mais de 5 minutos ou duas ou mais convulsões sem retorno da consciência entre os episódios.[1] O quadro clínico é diferente das convulsões repetitivas agudas em humanos, que geralmente são referidas como em série, ou convulsão em *cluster* (CC) em pacientes veterinários. Embora a definição de convulsões em série seja inconsistente na literatura veterinária, trata-se de dois ou mais episódios no período de 24 horas, entre os quais o paciente recupera a consciência[2,3] (Vídeo 136.1; ver também Capítulos 35, 258 e 260).

Em veterinária, a real prevalência de EE e CC é controversa, uma vez que até o momento não foram realizados estudos em larga escala. Entretanto, de acordo com as informações disponíveis na literatura, a prevalência de EE em cães verificadas em diferentes estudos foi de 2,5, 16 e 59%.[4-7] Em cães com epilepsia idiopática, foi relatada como 41%.[5] A real prevalência provavelmente é menor, já que a maioria dos estudos publicados envolve uma população distorcida de pacientes atendidos em centros de referência. Não há relação entre as ocorrências de EE e CC.[5]

Em certo estudo, constatou-se que cães machos não castrados apresentaram o dobro de episódios, enquanto fêmeas também não castradas mostraram uma frequência de CC significativamente maior do que cães, machos ou fêmeas, castrados.[5] O efeito dos hormônios reprodutivos na atividade convulsiva é bem conhecido em humanos.[8] Tem sido demonstrado que estrógeno e progesterona, respectivamente, aumentam e inibem consistentemente a excitabilidade neuronal, ao passo que o efeito da testosterona na excitabilidade neuronal é menos consistente.[8] Portanto, a castração de cadelas que apresentam EE ou convulsões mal controladas e frequentes parece ter importância clínica na melhora do controle das convulsões. Todavia, a eficácia da castração de cães machos que apresentam EE ou CC, com o intuito de melhorar o controle de convulsões, é questionável. Outro estudo indicou que não podem ser feitas conclusões confiáveis sobre os efeitos da castração no controle de convulsões em cães, machos ou fêmeas.[9] São necessárias pesquisas adicionais para determinar os efeitos dos hormônios reprodutivos em cães e gatos.

Apesar de morte natural em um número bastante pequeno de pacientes com EE (2 a 5%), em cães, a taxa de mortalidade geral, sobretudo por eutanásia, varia de 23 a 38%.[4,5,7] A eutanásia está diretamente associada à periodicidade dos episódios de convulsões em série (*cluster*).[5] Este estudo sugere que a frequência de CC é um fator mais importante para a tomada de decisão do proprietário quanto à eutanásia do que a gravidade dos episódios convulsivos.[5]

Em cães com epilepsia idiopática, a expectativa de vida média do grupo de animais com EE foi de 8,3 anos, em comparação com os cães sem EE, cujo tempo médio de vida é de 11,3 anos.[4] A única variável significativamente diferente entre cães com e sem EE foi o peso corporal. Aqueles com maior peso corporal apresentaram maior propensão a desenvolver EE.[4] A mesma análise indicou que o tratamento precoce e adequado das convulsões não foi um fator significativo na redução da possibilidade de EE em cães com epilepsia idiopática. Baixas concentrações séricas de medicamentos antiepilépticos (MAE) em cães epilépticos foram associadas ao EE – em 5,7% dos cães, o EE se originou de baixos teores de medicamentos.[6] À semelhança do observado em pessoas e em estudos experimentais em roedores, são as convulsões de alta densidade (CC ou EE), e não a alta frequência de convulsões, que aumentam o risco de refratariedade aos MAE.[10] Cães das raças Pastor-Alemão e Boxer apresentaram propensão significativamente maior de manifestação de CC.[5]

A fisiopatologia primária do EE é complexa e multifatorial. Em geral, os mecanismos de rotina que interrompem um episódio isolado de convulsão se tornam ineficazes. A falha pode ser causada por excitação excessiva ou inibição inadequada.[11-13] Alterações nas características funcionais dos receptores do ácido gama-aminobutírico, excitotoxicidade mediada por glutamato, defeitos no agonismo do receptor de adenosina e ativação de receptor N-metil-D-aspartato são alguns prováveis fatores contribuintes.[11-13]

É fato conhecido que a atividade convulsiva prolongada pode causar importantes lesões neuronais no cérebro. Hipotensão, hipertermia e hipoxia simultâneas contribuem para danos cerebrais adicionais. A incapacidade de suprir as demandas metabólicas do cérebro, significativamente aumentadas durante a convulsão contínua, é prejudicial ao órgão. Há um risco maior de danos cerebrais permanentes quando a convulsão dura 30 minutos ou mais. Essa é a principal razão pela qual, historicamente, o EE é definido como uma convulsão que dura mais de 30 minutos. Um dos principais motivos para a alteração da definição para a mais recente – duração de 5 minutos – é o início da intervenção médica antes do alto risco de lesão neuronal irreversível.[14,15]

Consequências sistêmicas muitas vezes são notadas durante atividade convulsiva prolongada. São liberados altos níveis de catecolaminas, o que pode resultar em efeitos cardiovasculares, como hipertensão sistêmica, taquicardia sinusal e outras arritmias cardíacas. A hipertermia é outra consequência do EE secundária à atividade muscular excessiva e ao aumento do tônus simpático, que podem resultar em elevação da temperatura corporal para níveis potencialmente letais (ver Capítulo 134). O comprometimento da função respiratória e a hipoxemia são algumas das preocupações adicionais verificadas durante atividade convulsiva prolongada, e em casos graves podem causar falência múltipla de órgãos (ver Capítulo 132).

As causas subjacentes do EE em cães foram idiopáticas em 37,5%, sintomáticas em 39,8% e reativas em 22,7% dos casos.[11] Em outro estudo, as causas subjacentes das convulsões foram idiopáticas em 26,8%, sintomáticas em 35,1%, reativas em 6,7% – graças aos baixos níveis séricos de MAE em 5,7% – e indeterminadas em 25,8% dos casos.[6] Cães com EE secundários à epilepsia idiopática ou à intoxicação tendem a apresentar um prognóstico mais favorável.[6,11] Um prognóstico ruim (morte ou eutanásia) foi relacionado com meningoencefalite granulomatosa, desenvolvimento de EE parcial e perda do controle da convulsão após 6 horas de internação.[6] Em cães com epilepsia juvenil, o EE foi associado a prognóstico ruim.[16] A identificação da causa primária da convulsão é importante no tratamento do EE, e o ideal é que seja tratada antes de resultar em danos cerebrais irreversíveis. Algumas das anormalidades que requerem avaliação e tratamento imediatos incluem alterações nas concentrações de glicose (ver Capítulo 61), sódio (ver Capítulo 67) e cálcio (ver Capítulo 69).

Histórico clínico completo e dados mínimos de exames hematológicos, perfil bioquímico sérico e exame de urina devem ser obtidos em todos os pacientes com EE. Se eles estiverem recebendo doses de manutenção de MAE, devem-se avaliar as concentrações plasmáticas dos medicamentos. Muitos deles necessitam de testes de imagem avançados, como ressonância magnética (RM) do cérebro, e exame do líquido cerebrospinal assim que estiverem mais estáveis para ser submetidos à anestesia geral. Deve-se ter em mente que valores elevados de enzimas hepáticas, em especial alanina aminotransferase, quase sempre são observados logo após a atividade convulsiva, predominantemente secundária à hipoxemia. Atividades elevadas de enzimas musculares também podem ser notadas depois de uma atividade convulsiva prolongada. Acidose metabólica costuma ser observada em pacientes com EE e se resolve com a cessação da atividade convulsiva (ver Capítulo 128). Pacientes com acidose respiratória e hipoxemia podem exigir oxigênio suplementar (ver Capítulo 131). Avaliações contínuas e repetidas da condição neurológica (ver Capítulo 259), das funções cardiovascular e respiratória, do débito urinário e da temperatura corporal são de suma importância em pacientes com EE. O monitoramento de rotina da pressão arterial e da frequência cardíaca, com o objetivo de avaliar indiretamente o aumento da pressão intracraniana (reflexo de Cushing), pode ser justificável. Para mais informações sobre diagnósticos diferenciais, abordagem diagnóstica e tratamento de convulsões, consulte os Capítulos 35, 260 e 261.

O princípio básico e objetivo do tratamento de pacientes com EE, assim como outra convulsão aguda, é a interrupção imediata de qualquer atividade convulsiva. A terapia atual do EE, não só em pacientes veterinários, mas também em humanos, consiste no uso de medicamentos desenvolvidos há décadas. As recomendações de tratamento se baseiam predominantemente na experiência clínica e nos dados de estudos clínicos em humanos e experimentais em roedores.[14] Em veterinária, a resposta ao tratamento costuma ser avaliada pela cessação total da atividade convulsiva. O monitoramento eletroencefalográfico (EEG) em cães e gatos com EE demonstrou que, mesmo com a cessação das convulsões clínicas após a indução anestésica, todos os animais avaliados apresentaram padrões epileptiformes distintos (Figura 136.1).[17] Esse achado sugere que o monitoramento com EEG é útil em pacientes com EE, o qual, hoje em dia, raramente está disponível em unidades de terapia intensiva veterinária. Convulsões não epilépticas (Vídeo 136.2) também foram relatadas esporadicamente em pacientes veterinários.[18] Novas pesquisas são necessárias para avaliar o monitoramento com EEG em pacientes com EE e definir pontos finais terapêuticos.[17,18]

Ao tratar um paciente com EE, deve-se administrar um MAE por via intravenosa. Em razão do rápido início de ação e da potente propriedade antiepiléptica, os benzodiazepínicos são os fármacos preferidos para o tratamento inicial.[19] Diazepam é o medicamento preferido em pequenos animais.[19] A administração intravenosa (0,5 a 1 mg/kg em cães e 0,25 a 0,5 mg/kg em gatos) é o método mais usado, mas se essa via de aplicação não for possível, também pode ser administrado por via retal (1 a 2 mg/kg em cães e 1 mg/kg, em gatos) ou via intranasal (0,5 mg/kg, em cães).[19-21] Cães que recebem doses de manutenção de fenobarbital necessitam de doses máximas de diazepam, quando administrado por via intravenosa ou retal.[22] Nesses animais, a concentração plasmática média de diazepam é obtida em cerca de 2, 10 a 15 e 5 minutos após as administrações intravenosa, retal e intranasal, respectivamente.[19-21] O uso intramuscular não é confiável e, portanto, não é recomendada. Não há relato de necrose hepática fatal após administração intravenosa de diazepam em gatos. O lorazepam é o benzodiazepínico preferido para o tratamento de EE em humanos, mas parece não ter qualquer vantagem em relação ao diazepam em cães.[23,24] O midazolam (0,2 a 0,4 mg/kg em cães e 0,07 a 0,2 mg/kg em gatos) também tem sido usado no tratamento de EE.[2,25] A administração intravenosa é a preferida, mas também pode se dar por via intramuscular, obtendo-se concentração plasmática máxima confiável em 15 minutos.[25,26] A via intranasal de midazolam (0,2 mg/kg) também parece ser efetiva em cães.[27] A administração retal não é recomendada, pois a absorção não é confiável, o que resulta em disponibilidade sistêmica e acúmulos plasmáticos variáveis.[24] O midazolam é mais efetivo no tratamento de convulsões induzidas por lidocaína em cães, em comparação com o diazepam, mas estudos adicionais são necessários em pacientes clínicos.[26]

Logo após o uso bem-sucedido de benzodiazepínicos, os barbitúricos devem ser administrados para o controle a longo prazo das convulsões. O fenobarbital é o mais usado em pacientes veterinários. A dose de carregamento intravenosa de fenobarbital (16 a 24 mg/kg IV) possibilita que o medicamento atinja uma rápida concentração estável no soro.[2] O fármaco pode ser administrado em dose única ou fracionada – em geral, em intervalos que propiciam o efeito desejado – ao longo de 12

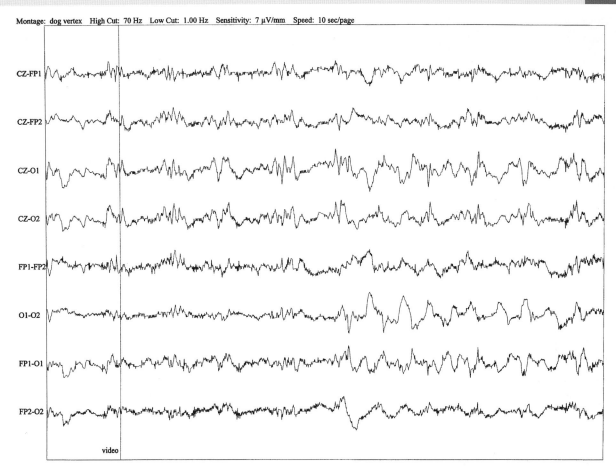

**Figura 136.1** EEG de um cão da raça Jack Russell Terrier castrado, de 7 anos, com meningoencefalite granulomatosa, que apresentou um início agudo de convulsões. O paciente apresentava EE não convulsivante (havia apenas pequenas contrações oculares e das orelhas), mas inconsciente com picos epilépticos no EEG (o EEG demonstrou atividade convulsiva contínua, indicando que o caso era de convulsão não epiléptica). (Cortesia do Dr. Dennis O'Brien.)

a 24 horas. O autor prefere o uso de pequenos *bolus* em intervalos de 30 a 120 minutos, de modo a não exceder a dose de 20 mg/kg ao longo de 24 horas. A terapia de manutenção com fenobarbital deve ser continuada após a dose de carregamento. Se for clinicamente justificada, durante a administração da dose de carregamento de fenobarbital, pode-se usar benzodiazepínico ao mesmo tempo, na forma de infusão contínua.

Como os benzodiazepínicos e o fenobarbital têm propriedades de depressão cardiopulmonar, é necessário um monitoramento respiratório e cardiovascular contínuo. Isso é especialmente importante quando se utilizam doses maiores ou terapia combinada.

Se o fenobarbital não for efetivo ou for contraindicado, pode-se utilizar levetiracetam por via parenteral, em combinação com fenobarbital ou como alternativa. Um estudo prospectivo controlado em cães demonstrou que o levetiracetam (30 a 60 mg/kg IV) foi seguro e aparentemente efetivo no tratamento do EE nesses animais.[28] O fármaco parece ser mais efetivo quando administrado em intervalos de 8 horas. Em gatos, a dosagem é de 20 mg/kg/8 h IV.[29] Esse medicamento causa menos sedação, em comparação com o fenobarbital, e tem ampla margem de segurança, tornando-se indicado para casos refratários à medicação.[28,29] A administração retal de levetiracetam parece ser efetiva em cães.[30] Na experiência do autor, quando os MAE são usados de modo adequado, a maioria dos pacientes responde aos tratamentos supramencionados. Manitol ou solução salina hipertônica pode ser necessário se houver evidências de aumento da pressão intracraniana. Em pacientes que manifestam EE refratário, talvez seja exigido um tratamento adicional, em particular com anestésicos. Propofol tem sido usado na forma de *bolus* intermitente (2 a 8 mg/kg IV) ou de infusão contínua (0,1 a 0,6 mg/kg/min, até obter o efeito desejado, ou até 6 mg/kg/h) para interromper a atividade motora associada às convulsões.[31-33] Anestésicos como cetamina, quetamina (2 a 8 mg/kg IV, na forma de "bolus") ou isoflurano (concentração alveolar mínima de 1 a 2%) são alternativas adicionais para o tratamento de pacientes com EE refratário.[14,34,35] Algumas outras opções terapêuticas potenciais incluem brometo de sódio (600 mg/kg IV, ao longo de 24 horas), pentobarbital (3 a 15 mg/kg IV, até obter o efeito desejado, ou 0,5 a 4 mg/kg/h) ou zonisamida (8 a 12 mg/kg/12 h VO).[32,33,36] Os anestésicos podem causar sedação profunda e depressão cardiopulmonar, portanto pode ser necessário um estreito monitoramento e possível suporte respiratório (intubação e/ou ventilação mecânica). Os anestésicos quase sempre interrompem a atividade motora associada às convulsões, porém são necessárias pesquisas adicionais para determinar seu efeito na atividade convulsiva detectada no monitoramento contínuo do EEG. O início do tratamento de longa duração é de suma importância após o controle da atividade convulsiva em pacientes que apresentam EE.

Em resumo, o EE é uma condição clínica séria, com mecanismos fisiopatológicos subjacentes complexos e multifatoriais. Os benzodiazepínicos são as opções de tratamento de primeira escolha, seguidos do fenobarbital ou levetiracetam como opções de terapia de segunda escolha. Em casos refratários, anestésicos como o propofol são opções terapêuticas de terceira linha. Uma abordagem oportuna, metódica e sensata é essencial para o sucesso no tratamento de pacientes com EE.

## REFERÊNCIAS BIBLIOGRÁFICAS

*As referências bibliográficas deste capítulo se encontram online no Ambiente de Aprendizagem.*

# CAPÍTULO 137

# Anafilaxia

Lori S. Waddell

Anafilaxia é uma reação alérgica aguda, potencialmente letal, que resulta da liberação maciça e generalizada de mediadores de mastócitos, inclusive histamina. A anafilaxia pode ser desencadeada por: venenos de insetos e répteis (ver Capítulo 156); medicamentos como hormônios, antibióticos, anti-inflamatórios não esteroides, anestésicos e sedativos; antiparasitários; e outros fármacos e alimentos diversos (Boxe 137.1; ver também Capítulo 191). O diagnóstico e o tratamento precoces da anafilaxia em cães ou gatos são essenciais para um resultado bem-sucedido.

## PATOGÊNESE

As reações de hipersensibilidade são classificadas em quatro tipos, dependendo da resposta imunológica: I, imediata (dependente de imunoglobulina E [IgE]); II, citotóxica (dependente de IgG, IgM); III, imunocomplexo (dependente de complexo IgG ou IgM); e IV, tardia ou retardada (dependente de linfócito T). A anafilaxia pode ser causada por reação anafilática ou anafilactoide. Ambas têm exatamente a mesma aparência clínica e são tratadas de forma idêntica. Anafilaxia é definida como uma reação de hipersensibilidade tipo I, mediada por IgE, com interação de antígeno e anticorpo IgE na superfície de mastócitos sensibilizados. Essa interação causa liberação de histamina e outros mediadores inflamatórios. A sensibilização requer exposição prévia a um antígeno ou hapteno, cujo tamanho pode variar desde aquele de uma proteína a de um fármaco de baixo peso molecular. As proteínas atuam diretamente como antígenos, enquanto as moléculas menores de fármacos se ligam às células e atuam como haptenos. A IgE é produzida e se liga à superfície de mastócitos e basófilos por meio de receptores de alta afinidade (FcεRI), na porção Fc da imunoglobulina. Quando um antígeno causa ligação cruzada de duas moléculas de IgE da superfície, o mastócito é ativado, com a liberação de mediadores primários e secundários (Tabela 137.1).

### Boxe 137.1 Causas de anafilaxia

**Venenos**
Insetos da ordem Hymenoptera – abelhas, vespas, formigas
Aranhas – viúva-negra, aranha-marrom
Lagartos – monstro-de-gila, lagarto-de-contas
Cobras – crotalíneos (cascavel, cobra-cabeça-de-cobre, cobra mocassin-d'água), cobra coral

**Hormônios**
Insulina
Corticotrofina
Vasopressina
Paratormônio
Betametasona
Triancinolona
Glicocorticoides

**Antibióticos**
Penicilinas – amoxicilina, ampicilina, penicilina procaína
Cloranfenicol
Lincomicina
Gentamicina
Tetraciclina
Sulfonamidas
Cefalosporinas
Polimixina B

**Anti-inflamatórios não esteroides**
Ácido acetilsalicílico
Ibuprofeno

**Anestésicos e sedativos**
Acepromazina
Quetamina (cetamina)
Barbitúricos
Lidocaína e outros anestésicos locais
Narcóticos
Diazepam

**Antiparasitários**
Diclorofeno
Levamisol
Piperazina
Diclorvos
Dietilcarbamazina
Tiacetarsamida

**Miscelânea**
Derivados de sangue
Aminofilina
Asparaginase
Doxorrubicina
Edetato dissódico de cálcio
Meio de contraste iodado
Neostigmina
Anfotericina B
Vacinas
Extratos alergênios – pólen, mofo, alimentos
Enzimas – quimiotripsina e tripsina
Vitaminas – vitamina K, tiamina e ácido fólico
Dextranos e gelatinas

**Alimentos**
Leite
Clara de ovo
Mariscos
Leguminosas
Frutas cítricas
Chocolate
Grãos

**Fatores físicos**
Frio
Calor
Exercício

### Tabela 137.1 Mediadores de inflamação na anafilaxia.

| MEDIADORES | EFEITOS |
|---|---|
| **Primários** | |
| Histamina | Aumento da permeabilidade vascular, vasodilatação, constrição do músculo liso de brônquios e trato GI, elevação da produção de muco |
| Proteases | Produção de quinina, ativação do complemento, iniciação da coagulação intravascular disseminada |
| Heparina | Anticoagulante, urticária, modulação imune |
| ECF-A | Quimiotaxia de eosinófilos |
| NCF-A | Quimiotaxia de neutrófilos |
| **Secundários** | |
| Prostaglandina $E_2$ | Vasodilatação, aumento da permeabilidade vascular |
| Prostaglandina $D_2$ | Broncoconstrição, aumento da permeabilidade vascular, vasoconstrição pulmonar, vasodilatação periférica |
| Prostaciclina | Vasodilatação, inibição da agregação plaquetária |
| Leucotrienos | Broncoconstrição, aumento da permeabilidade vascular, vasodilatação, aumento da quimiotaxia de leucócitos |
| Tromboxano $A_2$ | Aumento da agregação de plaquetas, discreta contração muscular |
| Fator de ativação plaquetária | Agregação plaquetária, sequestro de plaquetas, aumento da produção de tromboxano plaquetário e da permeabilidade vascular, vasoconstrição e broncoconstrição |

*ECF-A*, fator quimiotáxico eosinofílico da anafilaxia; *GI*, gastrintestinal; *NCF-A*, fator quimiotáxico neutrofílico da anafilaxia.

A ligação cruzada dos receptores FcεRI ativa as tirosinoquinases, que ativam a fosfolipase C, induzindo à produção de diacilglicerol e inositol trifosfato. Esses mediadores aumentam as concentrações intracelulares de cálcio e ativam diversas proteínas quinases. A fosforilação da miosina, presente em filamentos intracelulares, faz com que os grânulos se movam para a superfície celular, que se fundem e liberam os principais mediadores da anafilaxia: histamina, heparina, triptase, calicreínas, proteases, proteoglicanos, fator quimiotático eosinofílico de anafilaxia (ECF-A) e fator quimiotático neutrofílico da anafilaxia (NCF-A). A ligação cruzada dos receptores de FcεRI também ativa a fosfolipase $A_2$, que produz ácido araquidônico a partir de fosfolipídios de membrana, resultando na liberação de mediadores secundários: leucotrienos, prostaglandinas, tromboxano e fator de ativação plaquetária. As proteínas quinases também alteram a expressão genética, induzindo síntese e secreção de outras citocinas (interleucina [IL]-4, IL-5, IL-6, IL-13, fator de necrose tumoral-alfa, proteína inflamatória de macrófago-1 alfa), responsável pela resposta inflamatória da fase tardia. A liberação dos mediadores inflamatórios é rápida – a exocitose dos grânulos ocorre em segundos ou minutos; a ativação da cascata do ácido araquidônico, em minutos; e a síntese e secreção de citocinas, de 2 a 24 horas.

Reações anafilactoides causam anafilaxia sem IgE. Existem dois tipos. O primeiro é resultado da ligação de antígeno com as moléculas de IgG, as quais, então, fazem ligação cruzada com os receptores de IgG (FcγRIII) nos macrófagos. Isso resulta na ativação do complemento, na ativação da coagulação e na liberação do fator de ativação plaquetária, mas não na liberação de histamina. A segunda ocorre quando uma substância desencadeia diretamente a degranulação de mastócitos e basófilos, sem imunoglobulina. Calor, frio, exercício, alguns fármacos – inclusive anti-inflamatórios não esteroides e opioides –, bem como etanol e agentes de contraste, podem desencadear esse tipo de reação e não necessitam de sensibilização prévia. O termo "anafilactoide" costuma não ser mais utilizado, pois é indistinguível da anafilaxia, e o diagnóstico e o tratamento clínico são os mesmos.

A anafilaxia resulta em hipovolemia e vasodilatação, potencialmente levando a choque hipovolêmico grave (ver Capítulos 127 e 129). Histamina e leucotrienos são vasodilatadores potentes que também aumentam a permeabilidade vascular, possibilitando o escape de proteína e líquido para o espaço intersticial. Três tipos de receptores de histamina contribuem para os sintomas verificados durante a anafilaxia. A ativação dos receptores $H_1$ resulta em prurido e broncoconstrição, estimulando as células endoteliais a produzir óxido nítrico, um vasodilatador potente que contribui significativamente para a hipotensão. Os receptores $H_1$ também atuam como mediadores da vasoconstrição da artéria coronária e da depressão cardíaca. Os receptores $H_2$ estimulam a produção de ácido gástrico, além de causar vasoconstrição da artéria coronária, vasodilatação sistêmica e aumento da frequência cardíaca e da contratilidade do miocárdio. Os receptores $H_3$ estão localizados nas terminações pré-sinápticas de nervos simpáticos que inervam o coração e os vasos sanguíneos sistêmicos, inibindo a liberação de norepinefrina endógena pelos nervos simpáticos.[1] A ativação dos receptores $H_3$ agrava os sintomas do choque anafilático porque inibe as respostas simpáticas compensatórias normais.

## MANIFESTAÇÕES CLÍNICAS

A anafilaxia pode resultar em hipotensão, broncospasmo, urticária, eritema, prurido, edema de faringe e laringe, arritmias, vômitos e aumento do peristaltismo. Os sinais clínicos dependem das espécies e da via de exposição. Em cães, o fígado e a vesícula biliar são considerados os órgãos de choque, e os sinais clínicos resultam de congestão da veia hepática e hipertensão portal. Anormalidades no exame de sangue normalmente incluem aumento da atividade de alanina aminotransferase (ALT). O exame ultrassonográfico mostra vesícula biliar espessa, com um padrão estriado distinto.[2] Os sintomas iniciais podem incluir excitação, vômito, defecação – muitas vezes, diarreia –, e progredir para anormalidades respiratórias, colapso secundário ao choque hipovolêmico e morte em 1 hora se não forem tratados. Um cão com anafilaxia pode ter vergões generalizados, angioedema – sobretudo no rosto –, prurido, palidez de membranas mucosas, retardo no tempo de preenchimento capilar, taquicardia, pulso fraco, com aparência de depressão ou mesmo de colapso. Casos graves podem resultar em problemas respiratórios secundários à obstrução das vias respiratórias superiores causados por edema de laringe e faringe.

Em gatos, o pulmão é considerado o órgão de choque. Naqueles com anafilaxia, o primeiro sintoma é dificuldade respiratória, que é resultado da obstrução de vias respiratórias em razão de edema de laringe, broncoconstrição e aumento da produção de muco. Outros sinais clínicos em gatos incluem prurido intenso, vômito, diarreia, depressão, hipotensão e morte. No exame físico, gatos em choque anafilático quase sempre apresentam anormalidades respiratórias graves, com palidez de membranas mucosas, retardo no tempo de preenchimento capilar, pulso fraco e sibilos à auscultação.

As reações anafiláticas mais graves geralmente são verificadas quando o antígeno é introduzido por injeção parenteral. A ingestão oral do antígeno muitas vezes causa vômitos, diarreia, urticária e angioedema. A inalação pode resultar em rinite e broncospasmo. A administração tópica pode causar conjuntivite e urticária, com ou sem sintomas sistêmicos. Em geral, pacientes que manifestam início mais rápido de sinais clínicos após a exposição a um antígeno desenvolvem os sintomas mais graves de choque anafilático.

## DIAGNÓSTICO

O diagnóstico de anafilaxia sistêmica é baseado no histórico de exposição ao antígeno e no início hiperagudo de sinais clínicos. Os sintomas costumam surgir segundos a minutos após a exposição. Na exposição oral, o início dos sinais clínicos pode demorar ≥ 30 minutos.

## TRATAMENTO

O tratamento inicial de cães ou gatos com anafilaxia consiste em procedimentos básicos de emergência e na administração de epinefrina (Figura 137.1). A patência das vias respiratórias e a manutenção de respiração/ventilação eficazes devem ser confirmadas imediatamente. Problemas respiratórios podem resultar da obstrução de vias respiratórias superiores, necessitando intubação endotraqueal ou traqueostomia se a intubação não for possível. Caso haja problemas respiratórios sem obstrução das vias respiratórias, deve-se usar oxigênio por meio de máscara ou tubo, durante a avaliação e a estabilização inicial do quadro clínico, e, em seguida, por meio de cateter nasal ou câmara de oxigênio (ver Capítulo 131). A disfunção cardiovascular deve ser tratada com medicamentos e/ou terapia com líquido, conforme a necessidade. O acesso vascular é essencial. Na anafilaxia, o choque hipovolêmico é um importante fator contribuinte para morbidade e mortalidade. A hipovolemia ocorre de modo secundário ao aumento da permeabilidade vascular e à congestão venosa. Quase sempre é indicada terapia com líquidos, começando com um *bolus* de carregamento com solução cristaloide, na dose de 90 mℓ/kg em cães e 60 mℓ/kg em gatos (ver Capítulos 127 e 129). A terapia contínua com solução cristaloide quase sempre é necessária em dose superior à de manutenção, a fim de suprir as perdas contínuas de líquido, e deve ser ajustada ao paciente individualmente. Terapias adicionais com líquidos podem incluir o uso de coloides artificiais ou naturais. Se houver coagulopatia, podem ser necessários derivados de sangue, em especial plasma fresco congelado (ver Capítulo 130). Deve-se administrar 10 a 20 mℓ/kg ao longo de várias horas – ou mais rápido, se necessário para o restabelecimento da volemia. A terapia com líquidos é guiada por parâmetros clínicos, incluindo frequência cardíaca, qualidade do pulso, cor das membranas mucosas, tempo de preenchimento capilar, esforço e frequência respiratórios, hematócrito e concentração de proteína total.

A epinefrina é a base do tratamento de anafilaxia sistêmica. Tradicionalmente, recomenda-se a dose de 0,01 mg/kg, administrada aos poucos por via IV, embora possa ser dada uma dose de 0,02 mg/kg diretamente na traqueia, caso o paciente esteja intubado e não seja possível o acesso IV. Recomenda-se a dose máxima de 0,5 mg IV para pacientes que pesam > 40 kg. A epinefrina também pode ser administrada por via IM na dose de 0,01 mg/kg. A dose pode ser repetida a cada 5 a 15 minutos, conforme a necessidade. A epinefrina é útil graças aos seus efeitos cardíacos inotrópicos e cronotrópicos, bem como à ação vasoconstritora. Ela também causa broncodilatação e aumento da concentração intracelular e de monofosfato cíclico de adenosina, o que diminui a síntese e a liberação de mediadores inflamatórios relativos à anafilaxia. Em um estudo em cães com choque anafilático induzido, constatou-se que uma única dose de epinefrina administrada por via IV, IM ou SC após hipotensão máxima não propiciou melhora sustentada nos parâmetros hemodinâmicos; apenas a aplicação IV causou melhora transitória (< 15 minutos) na pressão arterial média, no volume de ejeção e na pressão pulmonar em cunha.[3] Um estudo posterior sobre a anafilaxia induzida em cães demonstrou que a epinefrina em taxa de infusão intravenosa contínua (TIC) foi a única que causou melhora sustentada nos parâmetros hemodinâmicos, em comparação com o grupo de animais não tratados e com aqueles que receberam o medicamento na forma de *bolus* por via IV, SC ou IM.[4] A dose para aplicação na forma de TIC foi de 0,05 μg/kg/min. Esses estudos sugerem que a epinefrina atua sobretudo como vasopressor, em vez de melhorar especificamente a recuperação imunológica. Deve-se administrá-la na forma de TIC, e não de *bolus* IV. A frequência e o ritmo cardíacos e a pressão arterial devem ser monitorados durante o processo, em especial por via IV, graças à capacidade de causar arritmia cardíaca e hipertensão sistêmica. A epinefrina e a terapia com líquido devem melhorar os sinais clínicos em poucos minutos. Cães e gatos, em geral, estarão totalmente estabilizados em 1 hora.

Outros medicamentos que podem ser úteis no tratamento de anafilaxia sistêmica incluem vasopressores, glicocorticoides, anti-histamínicos, aminofilina e atropina. No caso de hipotensão refratária, pode-se administrar dopamina, na dose de 5 a 10 μg/kg/min IV, em TIC, ou norepinefrina, na dose de 0,01 a 1 μg/kg/min IV, em IIC.[5] Se o paciente for refratário à terapia com líquido e catecolamina, pode-se utilizar vasopressina (0,5 a 1,25 mU/kg/min IV, em TIC).[5]

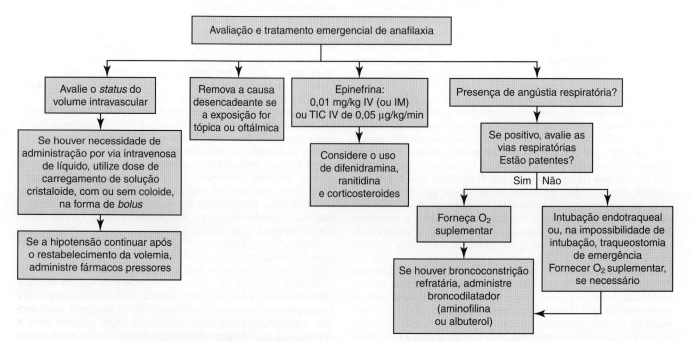

**Figura 137.1** Avaliação e tratamento emergencial do paciente com anafilaxia. *TIC*, taxa de infusão contínua.

Aminofilina ou um agonista beta$_2$ seletivo como o albuterol pode ser usado se a broncoconstrição for refratária à epinefrina. Ela causa broncodilatação, aumento do fluxo respiratório e contratilidade dos músculos respiratórios. Recomenda-se a dose de 10 mg de aminofilina/kg IV para cães e 5 mg/kg IV para gatos. Se houver bradicardia, deve-se administrar 0,02 a 0,04 mg de atropina/kg IV ou IM, mesmo com a epinefrina. Glicocorticoides são úteis para bloquear a cascata do ácido araquidônico e reduzir a gravidade das reações anafiláticas na fase terminal. Há recomendação de 1 a 2 mg de dexametasona/kg IV, a menos que o paciente tenha desenvolvido anafilaxia em decorrência da administração de glicocorticoide, pois pode ocorrer reação cruzada. Nos casos de emergência, é essencial que os glicocorticoides não sejam usados em substituição à epinefrina, pois têm pouco efeito nos estágios imediatos da anafilaxia. Anti-histamínicos se ligam, por meio de competição, aos receptores de histamina e bloqueiam seus efeitos. A difenidramina, um bloqueador H$_1$, deve ser administrada na dose de 1 a 4 mg/kg IM em cães e 0,5 a 2 mg/kg, em gatos, a fim de reduzir o prurido e o angioedema. Se ocorrer por via intravenosa, deve ser lenta, ao longo de mais de 5 a 10 min, em dose inferior a 0,5 a 1 mg/kg, de modo a reduzir o risco de arritmia cardíaca e hipotensão. Os bloqueadores H$_2$, como ranitidina (1 mg/kg IV) ou famotidina (0,5 mg/kg IV), podem ser usados para diminuir a secreção de ácido gástrico estimulada pela histamina. Esses anti-histamínicos não são muito úteis no estágio agudo e potencialmente letal da anafilaxia, mas podem ser eficientes depois da estabilização do quadro clínico de cães ou gatos foi. Em um estudo experimental, constatou-se que o pré-tratamento de cães com o bloqueador H3 maleato de tioperamida aumentou a frequência cardíaca e melhorou a ejeção do ventrículo esquerdo, mas sua utilidade clínica na anafilaxia de ocorrência natural, depois do início dos sintomas, ainda não foi determinada.[1]

É fundamental o monitoramento rigoroso de cães ou gatos por 72 horas após um episódio anafilático. Há relatos de reações bifásicas que podem ocorrer até 3 dias depois do episódio anafilático.[5] O monitoramento deve incluir frequência e esforço respiratórios, frequência e ritmo cardíacos, pressão arterial, oximetria de pulso e/ou hemogasometria arterial, parâmetros de coagulação, funções renal e hepática, hematócrito e concentrações de proteína total e glicose. Cuidados de apoio adicionais, como suporte ventilatório, devem ser fornecidos conforme a necessidade. No futuro, é prudente evitar o fator desencadeante de anafilaxia. É fundamental um questionamento cuidadoso do proprietário sobre a exposição recente a insetos, répteis, alimentos, terapias tópicas e medicamentos, bem como prevenção contra nova exposição (ver Boxe 137.1). O prognóstico para um paciente que apresenta anafilaxia é variável, dependendo da gravidade do início e da progressão da reação. Quanto mais cedo receber a terapia adequada, melhor o prognóstico. Isso é importante porque que a morte pode ocorrer em 1 h ou menos a partir do momento da exposição.

### REFERÊNCIAS BIBLIOGRÁFICAS

*As referências bibliográficas deste capítulo se encontram online no Ambiente de Aprendizagem.*

# CAPÍTULO 138

# Sedação e Anestesia em Pacientes em Unidade de Tratamento Intensivo

James S. Gaynor

## QUEM REQUER SEDAÇÃO E ANESTESIA NA UNIDADE DE TRATAMENTO INTENSIVO?

Sedação e anestesia para pacientes em estado grave na Unidade de Terapia Intensiva (UTI) requerem a mesma atenção aos detalhes da anestesia daqueles submetidos a um procedimento cirúrgico. Os mais propensos a necessitar de sedação ou anestesia costumam ter algum grau de disfunção relacionado com um ou mais sistemas orgânicos – renal, hepático, cardíaco ou respiratório. Esses pacientes podem precisar de sedação ou anestesia por uma série de motivos, incluindo, mas não se limitando a, obstrução de uretra; biopsia de rim, fígado ou outro órgão guiada por ultrassom; endoscopia; broncoscopia; ventilação de longa duração; colocação de cateter central; ou para acalmar o paciente, dependendo de seu comportamento ou do incômodo causado pela doença.

## FÁRMACOS USADOS PARA SEDAÇÃO E ANESTESIA

Vários medicamentos podem ser usados para sedação ou anestesia de pacientes gravemente enfermos. Eles são discutidos com muito mais detalhes em outras fontes de pesquisa.[1,2] Para esse grupo específico de pacientes, é importante considerar os conceitos de reversibilidade e curta duração do efeito do fármaco, bem como reconhecer que um medicamento de ação curta pode não ter meia-vida metabólica igualmente curta. Isso pode ocorrer em razão da redistribuição do fármaco a músculos e tecidos adiposos.

### Agonistas e antagonistas opioides

Os opioides de maior preocupação são os agonistas do receptor *mu* que induzem graus variáveis de sedação, dependendo do medicamento e da dose, mas propiciam maior grau de analgesia (Tabela 138.1). Seus efeitos são completamente reversíveis. Os opioides sempre têm o potencial de induzir disforia, com ou sem sedação, em cães e gatos. Esse efeito indesejável ocorre com menos frequência em cães mais velhos, doentes e debilitados. A disforia induzida por opioides ocorre mais em gatos. Todos os opioides podem aumentar o tônus parassimpático, com posterior diminuição da frequência cardíaca. Não há recomendação clara quanto à administração simultânea de baixa dose de um anticolinérgico, a fim de prevenir bradicardia, ou se o veterinário deve esperar que ocorra bradicardia. Uma vantagem da maioria dos opioides é que eles diminuem minimamente a contratilidade, o débito e a perfusão cardíacos, tornando-se fármacos ideais para pacientes com doença mais grave.

### Tabela 138.1 Fármacos utilizados para sedação e anestesia.

| FÁRMACO | DOSE PARA CÃES | DOSE PARA GATOS | COMENTÁRIOS |
|---|---|---|---|
| **Agonistas e antagonistas opioides** | | | |
| Fentanila | 2 a 5 µg/kg IV<br>2 a 10 µg/kg/h IV<br>5 a 10 µg/kg SC, IM | 2 a 5 µg/kg IV<br>2 a 10 µg/kg/h IV | Administração SC, IM provavelmente induz disforia |
| Hidromorfona | 0,05 a 0,1 mg/kg IV<br>0,05 a 0,1 mg/kg/h IV<br>0,1 a 0,2 mg/kg SC, IM | 0,05 a 0,1 mg/kg IV<br>0,05 a 0,1 mg/kg/h IV<br>0,1 mg/kg SC, IM | Pode induzir hipertermia em gatos |
| Oximorfona | 0,05 a 0,1 mg/kg IV<br>0,05 a 0,1 mg/kg/h IV<br>0,1 mg/kg SC, IM | 0,05 a 0,1 mg/kg IV<br>0,05 a 0,1 mg/kg/h IV<br>0,05 a 0,1 mg/kg SC, IM | Pode induzir hipertermia em gatos |
| Morfina | 0,1 a 0,3 mg/kg IV<br>0,25 a 1 mg/kg SC, IM | NA | É improvável que gatos desenvolvam analgesia em doses usuais em razão da baixa capacidade de converter morfina em morfina-6-glicoronídeo |
| Metadona | 0,1 a 0,3 mg/kg IV<br>0,25 a 1 mg/kg SC, IM | 0,05 a 0,1 mg/kg IV<br>0,05 a 0,1 mg/kg/h IV<br>0,1 a 0,3 mg/kg SC, IM | Provável euforia em gatos, em vez de disforia |
| Butorfanol | 0,1 a 0,4 mg/kg IV<br>0,25 a 0,5 mg/kg SC, IM | 0,1 a 0,25 mg/kg IV<br>0,2 a 0,4 mg/kg SC, IM | Controle discreto a moderado da dor; duração da analgesia de aproximadamente 45 min em cães e 4 h em gatos |
| Nalbufina | 0,1 a 0,5 mg/kg IV<br>0,1 mg/kg/h IV<br>0,25 a 1 mg/kg SC, IM | 0,1 a 0,25 mg/kg IV<br>0,05 a 0,1 mg/kg/h IV<br>0,25 a 0,5 mg/kg IM | Apenas controle discreto a moderado da dor; sem efeitos comportamentais inerentes quando utilizada isoladamente |
| Buprenorfina | 0,01 a 0,03 mg/kg IV, SC, IM | 0,24 mg/kg SC | Essa dose propicia controle discreto a moderado da dor em cães. Em gatos, propicia analgesia máxima por 24 h |
| Naloxona | 1 a 2 µg/kg IV<br>10 µg/kg IV SC, IM | 1 a 2 µg/kg IV<br>10 µg/kg IV SC, IM | Baixa dose para reversão parcial e auxiliar na extubação; altas doses para reverter competitivamente a ação dos opiáceos |
| **Antagonistas alfa-2 e benzodiazepínicos** | | | |
| Dexmedetodimina | 0,5 a 1 µg/kg IV<br>0,5 a 1 µg/kg/h IV<br>3 a 5 µ/kg IV SC, IM | 0,5 a 1 µg/kg IV<br>0,5 a 1 µg/kg/h IV<br>3 a 10 µg/kg IV SC, IM | Baixas doses para induzir sedação ou analgesia induzida por opiáceos na UTI; doses maiores para induzir sedação, com ou sem opiáceo |
| Midazolam | 0,1 a 0,2 mg/kg IV SC, IM | 0,1 mg/kg IV | Doses superiores a 5 mg induzem sedação um pouco mais intensa, mas com maior risco de excitação |
| Diazepam | 0,1 a 0,2 mg/kg IV | 0,1 mg/kg IV | Doses superiores a 5 mg induzem sedação um pouco mais intensa, mas com maior risco de excitação |
| **Anticolinérgicos** | | | |
| Glicopirrolato | 0,005 a 0,01 mg/kg IV, SC, IM | 0,005 a 0,01 mg/kg IV, SC, IM | Não atravessa as barreiras hematencefálica e placentária |
| Atropina | 0,01 a 0,04 mg/kg IV, SC, IM | 0,01 a 0,04 mg/kg IV, SC, IM | Atravessa as barreiras hematencefálica e placentária, podendo induzir sedação |
| **Sedativos e agentes de indução IV** | | | |
| Propofol | 3 a 4 mg/kg IV até obter o efeito desejado<br>10 a 20 mg/kg/h IV | 3 a 5 mg/kg IV até obter o efeito desejado<br>10 a 20 mg/kg/h IV | Administrar lentamente até obter o efeito desejado para reduzir a dose, a apneia e a hipotensão |
| Etomidato | 1 mg/kg IV<br>0,5 a 1 mg/kg/h IV | 1 mg/kg IV<br>0,5 a 1 mg/kg/h IV | Administração prévia de benzodiazepina IV para prevenir mioclonia |
| Alfaxalona | 2 a 3 mg/kg IV<br>6 a 9 mg/kg/h IV | 5 mg/kg/h IV<br>7 a 11 mg/kg/h IV | Administrar lentamente até obter o efeito desejado para reduzir a dose, a apneia e a hipotensão |

*NA*, não aplicável; *UTI*, Unidade de Terapia Intensiva.

## Fentanila

Fentanila é um opioide potente, de ação relativamente curta na maioria dos cães – cerca de 20 a 30 minutos quando administrado por via intravenosa.[3] A duração da ação se estende por até 40 minutos quando fornecido por outras vias. A aplicação intravenosa, com ou sem outro sedativo, pode ser ideal para procedimentos de curta duração.

## Hidromorfona

A duração da ação da hidromorfona é relativamente curta quando administrada por via intravenosa – cerca de 40 a 60 minutos.[4] A ação se estende para até 3 horas quando fornecida por via subcutânea ou intramuscular.

## Oximorfona

A oximorfona é mais potente do que a hidromorfona, indicando que a dose necessária para obter um efeito equivalente ao desta é menor. A duração da ação é semelhante em ambos os casos.

## Morfina

A morfina tem a maior probabilidade de induzir vômitos na dose inicial, também podendo levar à liberação de histamina e, potencialmente, à hipotensão em cães com hipovolemia, quando administrada por via intravenosa.[5] Essas propriedades podem torná-la menos desejável em animais gravemente enfermos. Uma exceção pode ser cães com edema pulmonar. Em cães, o aumento da capacitância dos vasos de grande porte pode melhorar os sinais clínicos associados ao edema pulmonar e promover algum grau de sedação com administração por via intravenosa de baixa dose.[6] A capacidade da morfina de induzir analgesia está relacionada com a conversão em morfina-6-glucuronida (M6 G), por meio do efeito de primeira passagem. Os dados sugerem que gatos produzem pouco ou nenhuma M6 G.[7] Por esse motivo, a morfina não deve ser administrada a esses animais para fins de analgesia.

## Metadona

A metadona induz menos sedação do que a morfina, mas não provoca vômito em quase nenhum paciente.[8] Seu efeito dura cerca de 45 minutos, quando administrada por via intravenosa, e de 4 horas, após injeção IM ou SC. Em gatos, a metadona tende a causar euforia, em vez de disforia, uma grande vantagem para esses animais e para as pessoas envolvidas em seu atendimento.

## Butorfanol

O butorfanol atua como agonista de receptor kappa e antagonista de receptor *mu*, induzindo uma sedação leve e apresentando efeito teto para analgesia, o que propicia apenas controle discreto a moderado da dor. Em cães, mesmo em doses maiores, o butorfanol controla a dor por somente 45 minutos,[9] enquanto a sedação dura várias horas. Em gatos, a analgesia discreta a moderada dura mais ou menos 4 horas. O butorfanol deve ser usado com cautela, pois impede o uso de outros opioides que apresentam melhor ação analgésica por determinado tempo, já que antagoniza os efeitos desses fármacos no receptor *mu*.

## Nalbufina

A nalbufina tem um perfil para receptores semelhante ao do butorfanol, mas é muito improvável que, por si só, leve à sedação.[10] Pode ter efeito analgésico e sedativo sinérgico quando combinada com agonistas alfa-2, como a dexmedetomidina. O fato de não interferir em afetos comportamentais inerentes pode ser uma vantagem quando se deseja antagonizar a sedação causada por opioide, mas ainda manter algum grau de analgesia.

## Buprenorfina

A buprenorfina foi classificada como agonista mu parcial e antagonista mu, indicando que, em doses usuais, só é capaz de induzir um controle discreto a moderado da dor. Dados mais recentes revelam que, em doses maiores, ela pode levar ao controle máximo da dor em gatos por um período de 24 horas.[11,12] Isso pode ser desejável em alguns felinos, mas a buprenorfina deve ser usada com cautela em pacientes gravemente enfermos, mantidos em UTI, pois a ação dos antagonistas opioides não é facilmente revertida. Como antagonista de receptor mu, a buprenorfina pode reverter os efeitos dos agonistas desse receptor, como a hidromorfona. Há pouco ou nenhum benefício de seu uso em cães muito enfermos.

## Naloxona

A naloxona pode ser usada na forma de dose-resposta, a fim de induzir diferentes efeitos. Baixas doses podem reverter parcialmente a ação de um opioide e facilitar a extubação, aumentando a atividade do reflexo da laringe. Parte da analgesia e da sedação permanece. Doses maiores podem reverter completamente o efeito sedativo e analgésico dos opioides, exceto da buprenorfina. Dependendo do tempo de administração comparado com o opioide, o paciente pode manifestar narcose, pois a naloxona apresenta meia-vida relativamente curta.[13] Pode ser necessário repetir a dose.

## Dexmedetomidina

A dexmedetomidina é um agonista alfa-2 que pode induzir sedação moderada a intensa, analgesia e relaxamento muscular. As microdoses também podem aumentar, de forma sinérgica, a sedação e a analgesia já induzidas por opioides. Esses efeitos benéficos não ocorrem sem potenciais ações adversas. A dexmedetomidina aumenta o tônus parassimpático e diminui o simpático, resultando em bradicardia e redução do volume de ejeção, da contratilidade e do débito cardíacos, bem como da perfusão sanguínea geral.[14] Ela também diminui a oxigenação tecidual. Por esse motivo, sempre deve ser usada com cautela, em especial nos pacientes gravemente enfermos. Como mencionado antes, uma baixa dose de dexmedetomidina é útil em pacientes que já receberam infusão de opioides. Microdoses parecem ter efeitos cardíacos mínimos.

## Midazolam e diazepam

Esses benzodiazepínicos podem ser muito úteis em combinação com opioides à medida que os pacientes se tornam mais idosos e debilitados. Eles apresentam probabilidade muito maior de induzir excitação em cães mais jovens e saudáveis. Conforme a doença se agrava, é possível até intubar o paciente apenas com o uso de benzodiazepínico. A maior diferença entre o midazolam e o diazepam é que o primeiro é hidrossolúvel, ao passo que o segundo é uma base de propilenoglicol.[15] A hidrossolubilidade do midazolam torna seu uso mais fácil, possibilitando que ele seja misturado com quase todos os fármacos, sem risco de precipitação do produto. De igual modo, o midazolam é mais bem absorvido quando administrado por vias diferentes da IV. O diazepam deve ser fornecido lentamente, pois uma alta dose de propilenoglicol pode induzir bradicardia.

## Sevoflurano

Apesar de o sevoflurano ser considerado um anestésico, baixas doses podem ser usadas com segurança para sedação. Esse fármaco não apresenta odor desagradável, em comparação com o isoflurano, portanto seu uso é indicado como sedativo inalante.[16] Para obter sedação moderada ou intensa, sem provocar alto grau de ansiedade e comportamento de fuga, o paciente pode usar máscara facial ou bolsa. Como os efeitos negativos dependem da dose e o risco de redução significante do débito cardíaco é mínimo, o sevoflurano pode ser a opção mais desejável para a sedação de gatos com doença mais grave e muito estressados. O odor desagradável do isoflurano impede seu uso em humanos para sedação com o uso de máscara facial ou indução de anestesia.

O sevoflurano também é o anestésico inalante preferido para a manutenção da anestesia. Seu baixo coeficiente de solubilidade nos gases sanguíneos possibilita indução e recuperação rápidas, assim como, o mais importante, alteração na profundidade da anestesia. Os anestesistas devem sempre se esforçar para obter o máximo controle de pacientes anestesiados. O sevoflurano propicia esse controle melhor do que qualquer outro anestésico inalante, e seu custo não é muito maior.[17]

## Atropina e glicopirrolato

Esses fármacos anticolinérgicos podem ser usados para prevenir e/ou tratar a bradicardia decorrente do aumento do tônus parassimpático causado pela administração de agonistas opioide e alfa-2. Seu uso com agonista alfa-2 é um tanto controverso, mas o benefício de aumentar a frequência cardíaca para elevar o débito cardíaco pode ser levado em consideração. Sob anestesia, todos se beneficiam de um ritmo sinusal normal. Pacientes acordados e não anestesiados toleram alterações do ritmo sinusal normal muito melhor do que os anestesiados, além do fato de os anestésicos causarem alteração significativa na função cardíaca.

As maiores diferenças entre atropina e glicopirrolato consistem na penetração dos fármacos pelas barreiras hematencefálica e placentária, sendo a primeira mais importante nos pacientes com doença mais grave. A atropina atravessa a barreira hematencefálica e pode induzir sedação,[18] assim como pode ultrapassar a barreira placentária e levar à sedação em neonatos durante a cesariana. O glicopirrolato não induz esses efeitos, por isso seu uso deve ter preferência.[18]

## Propofol

O propofol pode ser administrado em baixa dose para sedação ou em dose maior para indução e manutenção da anestesia. Ele pode causar vasodilatação, diminuição da contratilidade cardíaca e depressão respiratória, a depender da dose. Quanto mais lenta for a administração por via intravenosa na indução da anestesia,

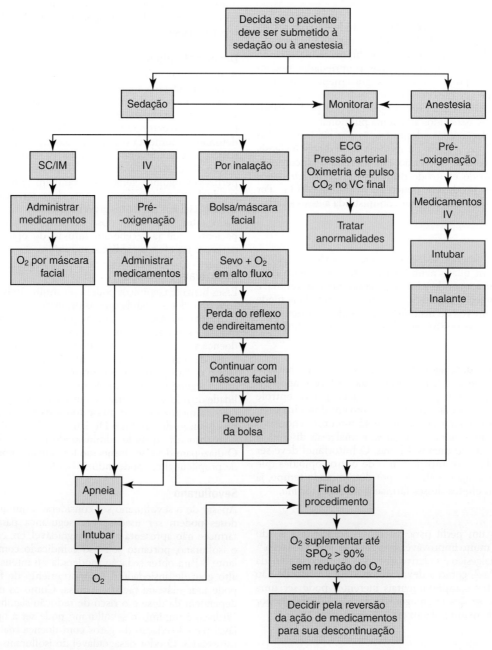

**Figura 138.1** Método de tomada de decisão sobre se um paciente gravemente enfermo deve ser sedado ou anestesiado. *EGC*, eletrocardiograma; *Sevo*, sevoflurano; *SP$_{O_2}$*, saturação de oxigênio (%); *VF*, volume final.

menores a dose e a ocorrência de efeitos adversos. O propofol é apropriado para a maioria dos doentes. Para pacientes com doença cardíaca relevante ou com disfunção hemodinâmica significativa, devem ser consideradas outras possibilidades. Considerando algumas variáveis cardiovasculares, a infusão contínua de propofol pode ser preferível à anestesia inalante.[19] Essa abordagem não possibilita o mesmo controle ou a recuperação rápida observada com o uso de sevoflurano.

### Etomidato

Há séculos, o etomidato é considerado o fármaco *stand-by* para pacientes de maior risco, induzindo um menor efeito geral no sistema cardiovascular. Os efeitos adversos observados devem ser considerados. Além da supressão do córtex adrenal, que tem importância clínica discutível, o etomidato provoca mioclonia.[20] Seu uso deve ser precedido ou seguido de injeção IV de benzodiazepínico. A administração prévia de benzodiazepínico pode ser mais desejável, pois evita a mioclonia, porém há possibilidade de excitação transitória. É possível que os benzodiazepínicos, após o etomidato, não impeçam a mioclonia, resultando em rigidez muscular indesejável durante o período de ação do etomidato.

### Alfaxalona

A alfaxalona é um fármaco mais recente que pode ser usado de forma semelhante à do propofol para sedação, indução e manutenção de anestesia. Sua administração mais lenta possibilita menor dose, além de induzir menos efeitos cardiopulmonares e outras reações adversas. O propofol leva a uma melhor recuperação, em comparação com a alfaxalona, quando administrado apenas para sedação de curta duração ou na forma de infusão.[21] A alfaxalona e o propofol propiciam melhor estabilidade hemodinâmica do que a anestesia inalante.

### PROTOCOLOS

Há uma combinação infinita de protocolos para sedação e anestesia (Figura 138.1). Inicialmente, é preciso estabelecer o objetivo a ser alcançado; em seguida, se é mais apropriada a sedação ou a anestesia. O anestesista deve, então, definir a combinação de fármacos que possibilitam alcançar o objetivo com o mínimo de efeito indesejável. Protocolos comuns de sedação podem envolver uma combinação de um benzodiazepínico e um opioide, ou uma baixa dose de um agonista alfa-2 e de um opioide. A combinação de opioide e propofol ou alfaxalona também pode ser apropriada. Em pacientes com doença mais grave, os medicamentos administrados por via IV possibilitam melhor controle. Todos os pacientes devem receber oxigênio suplementar, a despeito do protocolo. Em geral, a anestesia é realizada seguindo um protocolo de sedação, após o qual há a indução à anestesia.

### MONITORAMENTO E RECUPERAÇÃO

Durante a sedação ou a anestesia dos pacientes, sempre é importante o monitoramento dos sinais vitais por um anestesista dedicado. Esse conceito se torna mais relevante em pacientes com doenças mais graves. O monitoramento de pacientes sedados deve incluir, no mínimo, o acompanhamento da pressão arterial e do ECG (ver Capítulos 99 e 103). Oximetria do pulso (ver Capítulo 98) e capnografia devem ser incluídas, se possível. Pacientes sedados sempre devem receber oxigênio suplementar, em especial se a oximetria de pulso não for possível (ver Capítulo 131).

Pacientes anestesiados devem ser monitorados, no mínimo, com a obtenção de ECG, pressão arterial e saturação de oxigênio. A capnografia deve ser monitorada, se disponível, pois uma rápida diminuição do teor de dióxido de carbono expirado pode representar alterações agudas no débito cardíaco.[22]

A recuperação da sedação e da anestesia deve ser acompanhada de perto, a fim de evitar eventos adversos. Os pacientes precisam ter a saturação de oxigênio monitorada até atingirem > 90% sem oxigênio suplementar. Eles podem precisar permanecer entubados, receber oxigênio por máscara ou cânula nasal, ou ser colocados em uma câmara de oxigênio por algum tempo, de modo a permitir a oxigenação adequada, até que os efeitos da sedação ou da anestesia tenham cessado.

### REFERÊNCIAS BIBLIOGRÁFICAS

*As referências bibliográficas deste capítulo se encontram online no Ambiente de Aprendizagem.*

# CAPÍTULO 139

# Avaliação Inicial de Emergências Respiratórias

Carol R. Reinero

Cães e gatos que se apresentam para consulta com queixa principal de angústia respiratória necessitam de definição da causa principal, a fim de agilizar os procedimentos diagnósticos e terapêuticos em tempo hábil. Um esquema de classificação das causas do problema respiratório envolve oito categorias: (1) obstrução de vias respiratórias superiores; (2) obstrução das vias respiratórias inferiores; (3) tórax instável; (4) distensão abdominal; (5) doença do parênquima pulmonar; (6) anormalidades de cavidade pleural; (7) tromboembolismo pulmonar (TEP); e (8) síndromes "semelhantes". Esse sistema de classificação é útil porque as quatro primeiras causas, em geral, podem ser rapidamente reconhecidas no momento da avaliação inicial, em razão da aparência física do cão ou do gato, do ciclo de respiração predominantemente acometido e dos sons audíveis que podem ser causados por alguns distúrbios. As outras quatro causas requerem testes diagnósticos adicionais para estabelecer o diagnóstico definitivo. Além disso, no Capítulo 28, há informações adicionais sobre as queixas principais envolvendo anormalidades respiratórias.

### PRINCIPAIS CATEGORIAS DE ANGÚSTIA RESPIRATÓRIA

A *obstrução de vias respiratórias superiores* é causada pelo estreitamento mecânico ou funcional das vias respiratórias de grande calibre – faringe, laringe ou traqueia proximal à entrada torácica –

e inclui massas intra ou extraluminais – neoplasia, granuloma, abscesso, coágulo sanguíneo ou pólipo –, corpo estranho, paralisia e colapso de laringe, palato mole alongado, sáculos laríngeos evertidos e colapso, estenose ou estreitamento de traqueia (ver Capítulos 238, 239 e 241). A parte da traqueia localizada na cavidade torácica está incluída na categoria de obstrução de *vias respiratórias inferiores*, que pode ser causada também por estreitamento do lúmen bronquial secundário a broncospasmo, acúmulo de muco ou outro exsudato, edema da parede bronquial ou broncomalácia difusa. O exemplo clássico de doença associada às três primeiras alterações é a asma felina. Em cães, o diagnóstico de asma é extremamente raro, mas a obstrução das pequenas vias respiratórias pode ser observada na bronquite crônica grave secundária à broncomalácia, que está associada ao colapso passivo das vias respiratórias durante a expiração. O *tórax instável* resulta de trauma na cavidade torácica que causa desestabilização – ou seja, fratura de múltiplas costelas adjacentes em dois locais diferentes, originando um segmento à parte do restante da caixa torácica. O resultado é uma respiração paradoxal, de modo que, conforme o animal inspira, o segmento da parede torácica é sugado para dentro e, à medida expira, é deslocado para fora (ver Capítulo 245). A *distensão abdominal grave* pode comprimir o diafragma e dificultar a expansão da cavidade torácica durante a inspiração. Exemplos de condições clínicas associadas à dilatação abdominal incluem ascite, distensão do estômago, hepatoesplenomegalia, tumores abdominais, gestação ou piometra (ver Capítulo 18). As *doenças do parênquima pulmonar* acometem bronquíolos terminais e respiratórios, interstício, alvéolo ou vasos sanguíneos. Podem ser causadas pela infiltração de microrganismos infecciosos, células inflamatórias ou células neoplásicas. Os espaços aéreos podem estar preenchidos por líquido do edema ou por um material estranho, e o tecido pulmonar pode ser substituído por fibroso. Exemplos de condições que acometem o parênquima pulmonar incluem pneumonia infecciosa (bacteriana, fúngica, viral, protozoária e parasitária), pneumonia/pneumonite por aspiração, doenças do interstício pulmonar, edema pulmonar (cardiogênico ou não cardiogênico), hemorragia, neoplasia e síndrome da angústia respiratória aguda (SARA) (ver Capítulo 242). *Anormalidades da cavidade pleural* surgem quando o espaço entre as pleuras parietal e visceral, que normalmente tem apenas uma pequena quantidade de líquido para lubrificação, é preenchido por líquido (derrame pleural), ar (pneumotórax), tumores ou órgãos abdominais (p. ex., hérnia diafragmática; ver Capítulo 244). *TEP* é secundário à obstrução do fluxo sanguíneo nas artérias pulmonares por um trombo ou um êmbolo formado no sistema venoso sistêmico ou no lado direito do coração. Qualquer condição que cause anormalidade no fluxo sanguíneo, dano endotelial ou hipercoagulação pode predispor ao tromboembolismo (ver Capítulo 243). Por fim, as síndromes semelhantes são condições que resultam em dificuldade respiratória aparente durante a respiração em razão de causas não respiratórias, como dor, anemia grave, hipertermia, acidose, medicamentos (p. ex., opioides) e hipotensão.

A avaliação do padrão respiratório (Figura 139.1) pode ser útil para auxiliar na localização da região do local comprometido. Um exame a distância, no qual o animal é observado à procura de sinais auditivos e visuais, deve ser seguido de um teste de rotina. Nos casos de emergência, as principais causas de problemas respiratórios – obstrução das vias respiratórias superiores e inferiores, tórax instável e distensão abdominal – devem ser perceptíveis no exame inicial do paciente. Cães e gatos com obstrução no trato respiratório superior (Vídeo 139.3) apresentam estridor ou chiado característico facilmente audível, mesmo sem o uso de estetoscópio. Além disso, a angústia respiratória é notada durante a inspiração. Cães e gatos com obstrução das vias respiratórias inferiores apresentam sibilos audíveis, embora às vezes seja necessário o uso de estetoscópio para ouvir aqueles mais discretos. Nesses casos, a angústia respiratória é notada predominantemente durante a expiração, condição denominada "esforço expiratório" (Vídeo 139.2). O exame visual revela um tórax instável, com respiração paradoxal, ou distensão abdominal, com maior esforço inspiratório e sem ruído audível.

Para as outras causas de problemas respiratórios, o exame físico pode fornecer informações adicionais úteis. A ausculta da região torácica pode revelar ausência de sons pulmonares, compatível com doença da cavidade pleural; estertores, que suportam a suspeita de doença do parênquima pulmonar; e sopro ou arritmia cardíaca, que pode indicar doença do parênquima pulmonar associada a uma enfermidade cardíaca primária (edema pulmonar cardiogênico), anormalidade na cavidade pleural, sobretudo em gatos, ou TEP. O exame físico pode aumentar a suspeita de síndrome similares, ao constatar membranas mucosas muito pálidas/esbranquiçadas (anemia grave), elevação substancial da temperatura corporal ou sinais de dor notados durante a palpação. Em geral, são necessários testes diagnósticos adicionais para diferenciar essas causas de angústia respiratória.

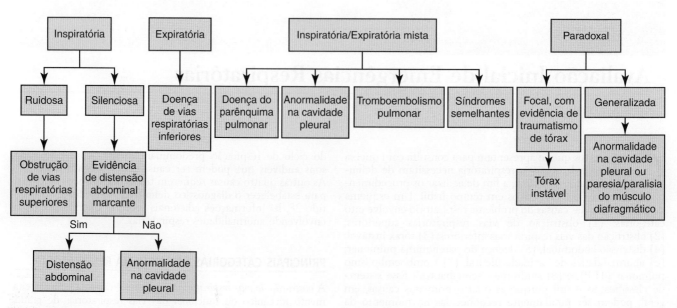

**Figura 139.1** Fluxograma para localização da causa de doenças respiratórias com base nos sons respiratórios e na fase da respiração predominantemente afetada.

Em uma situação de emergência, caso se constate diminuição dos sons pulmonares ou cardíacos durante a auscultação, apesar de isso não ser um sintoma absolutamente patognomônico para doença da cavidade pleural, se houver um padrão de respiração paradoxal (Vídeo 139.1), é prudente realizar uma toracocentese, tanto diagnóstica quanto terapêutica. De igual modo, uma avaliação por ultrassom pode identificar rapidamente um derrame pleural, se existir, e a realização mais segura de toracocentese (ver Capítulo 149). A remoção de qualquer quantidade de ar ou líquido ajuda na estabilização clínica do paciente para continuar a avaliação diagnóstica (ver Capítulo 102).

## RADIOGRAFIA

Os exames radiológicos, ao que tudo indica, representam os procedimentos diagnósticos mais importantes para pacientes com angústia respiratória. É fundamental tentar localizar a causa da angústia respiratória, conforme descrita antes, pois, se a doença se localizar nas vias respiratórias superiores, devem ser realizadas radiografias cervicais e torácicas. Se houver suspeita de colapso dinâmico das vias respiratórias, são necessárias radiografias cervicais e torácicas durante a inspiração e a expiração, a fim de realçar o local da obstrução, durante as diferentes fases do ciclo respiratório. Mesmo com a obstrução de vias respiratórias superiores, ainda são relevantes radiografias de tórax para verificar a possibilidade de edema pulmonar não cardiogênico, que pode resultar em grave obstrução de vias respiratórias superiores, e de doença metastática, se a obstrução de vias respiratórias for secundária a uma massa tumoral. As alterações radiográficas do tórax relevantes podem incluir estreitamento do calibre da traqueia intratorácico (colapso ou obstrução por massa tumoral), padrão bronquial com ou sem hiperinsuflação (anormalidades de vias respiratórias inferiores), padrão intersticial ou alveolar (doença do parênquima pulmonar) ou evidência de anormalidade na cavidade pleural (derrame pleural, pneumotórax, tumor pleural, perda da clara margem do diafragma ou um vaso sanguíneo tortuoso e embotado, com diâmetro e distribuição do fluxo sanguíneo irregular entre os lóbulos pulmonares [TEP]). Outros achados radiográficos inespecíficos na imagem do tórax podem incluir cardiomegalia, nódulos pulmonares ou atelectasia.

## TESTES DIAGNÓSTICOS ADICIONAIS

Os testes diagnósticos adicionais, além do escopo deste capítulo, podem ser planejados com base nos resultados do exame radiográfico, a fim de identificar com mais precisão a doença primária. Outros testes úteis podem incluir: hemograma completo, exames sorológicos para doenças infecciosas e de fezes (ver Capítulo 81), teste para dirofilariose (ver Capítulo 255), imagens avançadas do tórax (ultrassom, fluoroscopia ou tomografia computadorizada), imagem abdominal (na busca por doença da cavidade abdominal relacionada; ver Capítulo 88), exames avançados do tórax (ver Capítulo 11), hemogasometria (ver Capítulo 75), punção com agulha fina para exame citológico/cultura microbiológica (ver Capítulos 89 e 93), exame da laringe, lavado transtraqueal ou endotraqueal, lavado broncoalveolar (ver Capítulo 101), broncoscopia (ver Capítulo 101), biopsia da mucosa bronquial ou de tumor e biopsias obtidas pelo procedimento de buraco de fechadura, toracoscopia ou toracotomia.

## TRATAMENTO

É crucial ter em mente que muitos testes diagnósticos devem aguardar a estabilização clínica adequada do paciente. Qualquer cão ou gato com angústia respiratória deve se beneficiar, até certo ponto, do fornecimento de oxigênio suplementar (ver Capítulo 131). Nos pacientes com suspeita de obstrução de vias respiratórias superiores, a sedação pode minimizar a angústia respiratória e melhorar sobremaneira o conforto respiratório (ver Capítulos 28 e 138). Em alguns casos, pode ser necessário assegurar a patência de uma via respiratória por meio de intubação oral ou traqueostomia. Em cães, o monitoramento da temperatura corporal e o resfriamento, se necessário, são aspectos importantes do tratamento clínico, uma vez que o mecanismo da respiração ofegante, para dissipar o calor, pode estar muito comprometido. Por fim, uma dose anti-inflamatória de corticosteroide pode ajudar a reduzir o edema de vias respiratórias superiores. Para gatos com obstrução de vias respiratórias inferiores, o manuseio mínimo, além do uso de broncodilatadores (injetáveis ou inalantes) para aliviar a broncoconstrição e de corticosteroides, pode propiciar alívio sintomático (ver Capítulo 97). Broncodilatadores provavelmente são menos benéficos para cães com obstrução de vias respiratórias inferiores, já que as doenças mais comuns nessa espécie são colapso da traqueia intratorácico e broncomalácia difusa – nenhuma delas associada à contração de músculo liso dos brônquios. Nesses casos, sedação e doses anti-inflamatórias de corticosteroides também podem ser úteis. Para animais com tórax instável em situação de emergência, é importante posicioná-los em decúbito lateral, com o lado acometido para baixo, e administrar analgésico. Para aqueles com distensão abdominal, deve-se abordar o distúrbio abdominal subjacente. Para pacientes com doença do parênquima pulmonar, a terapia inicial pode incluir tentativa empírica com furosemida, se houver evidência de insuficiência cardíaca; terapia hídrica criteriosa, se não houver evidência de insuficiência cardíaca; umidificação das vias respiratórias; nebulização; tapotagem; e antimicrobianos e/ou anti-inflamatórios (ver Capítulo 97). Para animais com anormalidade na cavidade pleural, a toracocentese pode ser útil, se houver acúmulo de líquido ou ar (ver Capítulo 102). Para aqueles com EP, o suprimento de oxigênio costuma ser o principal meio de estabilização, embora a alteração na proporção ventilação-perfusão, característica do TEP, possa limitar a eficácia da suplementação de oxigênio. Assim que o diagnóstico da doença é definido, pode-se considerar o uso de anticoagulante e/ou trombolítico (ver Capítulos 131 e 243). Por fim, pacientes com síndromes semelhantes quase sempre não respondem à suplementação com oxigênio, uma vez que a doença não se localiza no sistema respiratório, de modo que uma busca por doenças não respiratórias deve ser feita e a doença primária, tratada adequadamente.

## RESUMO

O uso de um esquema de classificação das causas de angústia respiratória pode ajudar na abordagem de pacientes levados à consulta em situação de emergência. A identificação de ruídos audíveis (estridor e sibilo) e de padrões respiratórios – angústias inspiratória, expiratória e ambas, bem como respiração paradoxal – auxilia na localização da doença. Depois da estabilização clínica do paciente, pode-se direcionar o diagnóstico e o tratamento adequado para o local, bem como a causa primária dos sintomas respiratórios.

# CAPÍTULO 140

## Parada e Reanimação Cardiopulmonares

Daniel John Fletcher e Manuel Boller

A parada cardiopulmonar (PCP) é a interrupção total do fluxo sanguíneo, da ventilação pulmonar e da oxigenação do sangue. Se não tratada, resulta em lesão isquêmica irreversível e, por fim, morte. O tratamento é denominado reanimação cardiopulmonar (RCP). Inicialmente, visa restabelecer o fluxo sanguíneo e o suprimento de oxigênio aos tecidos por meio de compressões torácicas e ventilação com pressão positiva, retardando lesões isquêmicas no cérebro e em outros órgãos vitais e restabelecendo o fluxo sanguíneo ao coração, de modo a obter o retorno da circulação espontânea (RCE). O diagnóstico precoce de PCP e a instituição imediata de RCP de alta qualidade são essenciais para interromper a progressão até a morte. Em 2012, a Reassessment Campaign on Veterinary Resuscitation (RECOVER) publicou as primeiras diretrizes de RCP veterinária baseadas em evidências.[1,2] Os resultados dessa extensa revisão são resumidos no algoritmo apresentado na Figura 140.1.

## DIAGNÓSTICO DE PARADA CARDIOPULMONAR

A PCP é um importante diagnóstico diferencial em qualquer paciente sem resposta e se baseia na presença de inconsciência e apneia. Quando o paciente não responde, deve-se realizar imediatamente uma avaliação rápida e padronizada das vias respiratórias, de 5 a 10 segundos, visando descartar PCP.

A inspeção visual das vias respiratória deve consistir na abertura da boca, na tração da língua e no exame da cavidade bucal, a fim de verificar se há massa tumoral, edema ou corpo estranho. A princípio, deve-se tentar uma aspiração ou limpeza cuidadosa para liberar as vias respiratórias. Caso esse procedimento não resolva o problema, faz-se uma palpação cuidadosa com os dedos. Se disponível, deve-se utilizar um laringoscópio. Em todos os casos, se o paciente reagir à manipulação das vias respiratórias, a avaliação respiratória deve ser interrompida, pois, com isso, se exclui a possibilidade de PCP.

A avaliação respiratória de um paciente irresponsivo visa identificar rapidamente a apneia, observando as excursões do tórax, por meio da observação dos movimentos torácicos, da auscultação de sons ou ruídos pulmonares ou da colocação de uma lâmina de vidro ou de um pedaço de algodão na frente das narinas, a fim de detectar o fluxo de ar. Em pacientes com apneia óbvia, o exame das vias respiratórias pode ser feito com o auxílio de um laringoscópio durante a intubação, conforme descrito no item Suporte Básico à Vida, mais adiante.

Apesar de defendida no passado a avaliação completa de vias respiratórias, respiração e circulação, atualmente não se recomenda a análise da circulação do paciente irresponsivo, pois não foi considerada confiável.[1,3-7] Entretanto, se uma prova de circulação for feita, não se deve prolongá-la além de 5 a 10 segundos. Se a incerteza sobre o diagnóstico de PCP persistir depois desses 10 segundos, a RCP deve ser iniciada imediatamente, em vez de qualquer avaliação diagnóstica adicional.[1] As evidências sugerem uma forte associação entre o atraso no início da RCP e a taxa de mortalidade.[8-10]

## INÍCIO DA REANIMAÇÃO CARDIOPULMONAR

Os dois principais aspectos da RCP são SBV e suporte avançado à vida (SAV). A caixa tracejada na parte superior do algoritmo relativo à RCP (Figura 140.1) inclui as etapas essenciais no início da RCP. O objetivo é completar todas as cinco tarefas nos primeiros 2 minutos, mas a equipe deve preenchê-las na ordem recomendada.

## SUPORTE BÁSICO À VIDA

O SBV visa ao restabelecimento da circulação, da ventilação e da oxigenação do sangue. Na ausência de um SBV de boa qualidade, é improvável haver RCE. O SBV consiste em compressões torácicas e ventilação com pressão positiva.

### Compressões torácicas

Os objetivos das compressões torácicas são: (1) propiciar o fluxo sanguíneo pulmonar para a excreção de dióxido de carbono ($CO_2$) e a oxigenação do sangue capilar pulmonar; e (2) suprir oxigênio aos tecidos para manter o metabolismo celular. Se forem aplicadas compressões torácicas externas ideais, apenas cerca de 25 a 40% do débito cardíaco normal pode ser obtido.[11,12] Portanto, essa técnica deve ser criteriosa.

Após avaliação da respiração por 5 a 10 segundos, para confirmar PCP, as compressões torácicas devem ser iniciadas imediatamente. Qualquer atraso pode comprometer a recuperação do paciente.

Na maioria dos casos, para as compressões torácicas, o paciente deve ser posicionado em decúbito lateral, direito ou esquerdo, e o tórax precisa ser comprimido de um terço à metade de sua amplitude a cada compressão. O recuo elástico total do tórax entre as compressões é importante para maximizar o fluxo sanguíneo ao coração e ao cérebro.[13,14] O tórax deve ser comprimido em uma frequência de 100 a 120 movimentos por minuto, em todos os cães e gatos. Como pode demorar até 1 minuto para que as compressões torácicas obtenham pressão arterial estável, sempre que possível, elas devem ser feitas em ciclos ininterruptos de 2 minutos.[15-17] A substituição de um profissional por outro após cada ciclo reduz o cansaço e a possibilidade de compressão de má qualidade.[18,19]

As duas teorias que explicam a geração de fluxo sanguíneo sistêmico utilizando compressões torácicas externas – bomba cardíaca e teoria da bomba torácica – indicam a posição da mão recomendada no tórax, com base na conformação torácica.[20,21] Em cães de médio e grande porte com conformação torácica arredondada – largura e altura do tórax mais ou menos iguais, como acontece com Labrador Retriever, Golden Retriever, Mastiff –, as compressões sobre o ponto mais alto da parede torácica lateral, com o paciente em decúbito lateral, comprimem o tórax e aumentam a pressão intratorácica. Em contraste, em cães de porte médio a grande com conformação achatada do tórax – significativamente mais profundo do que largo, como Sighthound –, as compressões devem ser realizadas diretamente sobre o coração. Cães de tórax plano – significativamente mais largo do que profundo, como Buldogue Inglês – devem ser posicionados em decúbito dorsal, e as compressões sobre o esterno podem ser o procedimento mais efetivo.

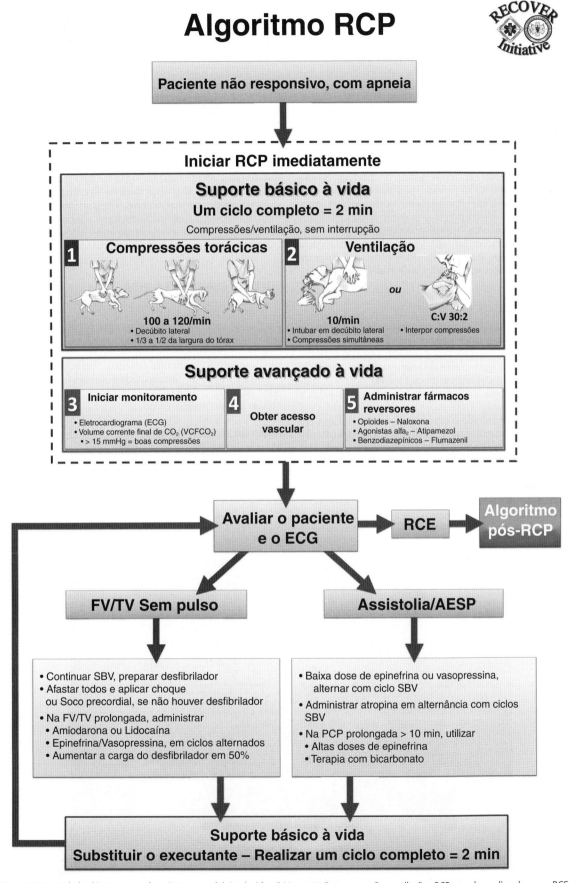

**Figura 140.1** *AESP*, atividade elétrica sem pulso; *BV*, suporte básico à vida; *C-V*, proporção compressão-ventilação; *PCP*, parada cardiopulmonar; *RCE*, retorno da circulação espontânea; *RCP*, reanimação cardiopulmonar; *SFV*, fibrilação ventricular; *TV*, taquicardia ventricular; *VCCO₂F*, volume corrente final de CO₂. (Reproduzida, com autorização, de Fletcher DJ, Boller M, Brainard BM et al.: RECOVER evidence and knowledge gap analysis on veterinary CPR. Part 7: Clinical guidelines. *J Vet Emerg Crit Care* [San Antonio] 22 [Suppl 1]:S102-131, 2012.)

A postura do profissional também influencia a qualidade da compressão torácica. O uso de cotovelos estendidos com os dedos entrelaçados e uma das mãos sobre a outra, mantendo os ombros diretamente acima delas, possibilita que sejam usados os músculos abdominais centrais, em vez dos músculos dos braços (Figura 140.2). Isso reduz o cansaço, possibilitando força máxima de compressão por um tempo maior. Para otimizar a postura, o socorrista deve ficar sobre um banquinho, ajoelhar-se sobre a mesa atrás do paciente ou colocá-lo no chão e ajoelhar-se, conforme necessário.

Gatos e cães de pequeno porte apresentam maior complacência torácica graças à conformação mais estreita do tórax e a um gradil costal mais distensível. Na maioria dos casos, as compressões torácicas devem ser feitas sobre o coração. Nesses pacientes, pode-se tentar uma técnica que utiliza apenas uma das mãos, posicionando-a ao redor do tórax, na altura do esterno. As compressões se dão ao empurrar o polegar contra os dedos do outro lado do tórax, com o intuito de comprimir desde o ápice até a base do coração. Em virtude da alta complacência torácica desses pacientes, essa técnica pode reduzir o risco de compressão excessiva do tórax à metade de sua amplitude.

## Ventilação

A segunda prioridade do SBV é a ventilação com pressão positiva. As diretrizes do RECOVER recomendam iniciá-la o mais rápido possível em cães e gatos com PCP.[1,3] Esses animais, em geral, manifestam parada respiratória primária, por isso a ventilação é um componente importante da reanimação, ao contrário de pessoas adultas com parada cardíaca fora do hospital, que muitas vezes manifestam PCP causada por doença cardíaca primária.[10,22-26]

O animal deve ser entubado o mais rápido possível. Em cães e gatos em decúbito lateral, faz-se facilmente a intubação, de modo que as compressões torácicas devem continuar durante a colocação do tubo endotraqueal (ET). Se não houver disponibilidade imediata de um tubo ET, a ventilação boca-focinho ou máscara-focinho é uma alternativa aceitável, porém menos eficiente. A primeira é feita fechando-se a boca do paciente com uma das mãos, estendendo o pescoço para alinhar narinas e coluna vertebral e fazendo uma vedação sobre ambas as narinas com a boca. Duas respirações rápidas – tempo de inspiração de 1 segundo – são realizadas assoprando firmemente as narinas para insuflar os pulmões, enquanto o socorrista observa o tórax inflar, para garantir a respiração.

A constrição dos pulmões durante as compressões torácicas torna ineficaz a compressão torácica simultânea com ventilação boca a focinho. Para pacientes não entubados, usa-se a técnica do SBV 30:2, na qual se fazem 30 compressões torácicas, com breve pausa, enquanto se realizam duas respirações o mais rápido possível. A alternância entre compressões e ventilações é feita em ciclos de 2 minutos, com troca do executante a cada 2 minutos, a fim de reduzir o cansaço. Em pacientes entubados, compressões torácicas e ventilações podem ser feitas ao mesmo tempo, desde que o manguito (balão) do tubo ET esteja insuflado. Essa abordagem minimiza as pausas durante as compressões, melhorando o fluxo sanguíneo aos tecidos. Os pacientes entubados e com balão do tubo ET insuflado devem receber uma respiração a cada 6 segundos, com tempo de inspiração de 1 segundo. A ventilação excessiva é prejudicial e deve ser evitada.[27]

## SUPORTE AVANÇADO À VIDA

A próxima prioridade é a implementação dos procedimentos iniciais do SAV, que inclui terapia medicamentosa e hídrica, bem como desfibrilação. O algoritmo RECOVER CPR lista, em ordem de prioridade, as três primeiras etapas do SAV: fixação de dispositivos de monitoramento, obtenção de acesso vascular e administração de fármacos de reversão (ver Figura 140.1). O líder da equipe de RCP deve atribuir intervenções de SAV na ordem listada no algoritmo.

### Início do monitoramento

Muitos dispositivos de monitoramento usados, como oxímetros de pulso e monitores de pressão arterial, são de pouca ou nenhuma utilidade durante a RCP em razão dos artefatos de movimento.[28] Entretanto, os monitores de eletrocardiograma (ECG; ver Capítulo 103) e do volume corrente de dióxido de carbono final (VCCO$_2$F) são essenciais e devem ser conectados o mais rápido possível após o início do SBV.[1]

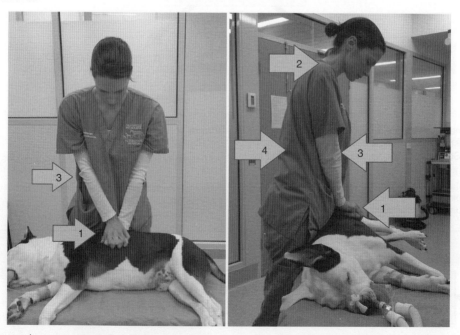

**Figura 140.2** Postura correta durante as compressões torácicas. As *setas* indicam os quatro elementos críticos da postura da executante: (*1*) as mãos são posicionadas de modo a propiciar um ponto de compressão focal; (*2*) os ombros são posicionados verticalmente, acima do local de compressão; (*3*) os braços ficam retos, com cotovelos estendidos; e (*4*) a força de compressão é gerada pelos músculos do tronco, e não pelos braços. Note que a executante está posicionada na face dorsal do animal, de modo a comprometer minimamente o acesso de outras pessoas da equipe aos membros e ao tronco do paciente.

As terapias de desfibrilação e medicamentosa dependem muito do ritmo de parada no ECG. Portanto, a principal prioridade no início do SAV é a conexão dos cabos do ECG, para que, no fim do primeiro ciclo de 2 minutos de compressões torácicas, ele possa ser avaliado durante a breve pausa para a troca do executante, de modo a eliminar artefatos de movimento. Se o ECG não for ligado até o fim do primeiro ciclo do SBV, leva mais 2 minutos até ser possível diagnosticar o ritmo, o que atrasa o início de terapias de SAV.

Os monitores do volume corrente de $CO_2$ final resistem ao artefato de movimento, e o monitoramento do volume corrente de $CO_2$ final é fortemente recomendado durante a RCP, refletindo a quantidade de $CO_2$ nos alvéolos. Como o $CO_2$ alveolar é oriundo dos tecidos, sendo transportado até os pulmões pela corrente sanguínea, é proporcional ao fluxo sanguíneo pulmonar e diretamente relacionado com o débito cardíaco.[29-31] Se um bom fluxo sanguíneo estiver sendo gerado por compressões torácicas de alta qualidade, o volume corrente de $CO_2$ final será maior, em comparação com o baixo fluxo sanguíneo. Como a ventilação-minuto também influencia o volume corrente de $CO_2$ final, a ventilação consistente, de acordo com as diretrizes do SBV, é essencial se o volume corrente de $CO_2$ final for usado para avaliar o efeito do SBV no fluxo sanguíneo. Se esse volume for inferior a 15 mmHg, os procedimentos de SBV devem ser bem avaliados pelos membros da equipe e alterados na tentativa de resolver o problema.[32] Outra utilidade do volume corrente de $CO_2$ final durante a RCP é identificar precocemente a RCE sem parar as compressões.[33-35] A detecção de aumento súbito e rápido do volume corrente de $CO_2$ final é um indicativo da elevação do fluxo sanguíneo pela RCE e deve levar os socorristas à rápida avaliação do pulso.

### Obtenção de acesso vascular

Se o paciente tiver um cateter intravenoso (IV), a patência deve ser confirmada. Em cães e gatos, cateter IV antes da PCP foi associado à RCE.[10] Em pacientes sem acesso intravenoso prévio, deve-se colocar um cateter o mais rápido possível (ver Capítulos 75 e 76). Tentativas repetidas ou prolongadas de colocação de cateter percutâneo não são recomendadas. As ações de dissecção venosa são relativamente simples e facilitam a introdução mais rápida do cateter.[36] Veias mais próximas ao coração (cefálica ou jugular) devem ser priorizadas sobre aquelas mais distantes (safenas lateral e medial).[37] Durante as compressões torácicas, a dissecção da veia cefálica pode ser mais fácil do que a da jugular. O membro dependente costuma ser mais fácil de acessar porque o vaso sanguíneo está posicionado em sua face medial. Em filhotes e gatos pequenos, muitas vezes a colocação de cateter intraósseo (IO) no fêmur é fácil e rápida (ver Capítulo 77).[36] Em animais adultos, os dispositivos de perfuração de IO disponíveis no mercado facilitam a rápida colocação, geralmente na face medial do úmero.

### Administração de fármacos de reversão

A naloxona (0,04 mg/kg IV/IO) pode ser usada para reverter a ação de opioides; o flumazenil (0,01 mg/kg IV/IO), para a ação de benzodiazepínicos; e o atipamezol (0,1 mg/kg IV/IO) ou ioimbina (0,1 mg/kg IV/IO), para a ação de agonistas alfa-2. Uma tabela com medicamentos e dosagens, incluindo a recomendada dos agentes de reversão, deve estar prontamente disponível (Figura 140.3).

## AVALIAÇÃO DO ELETROCARDIOGRAMA

O próximo passo no algoritmo ECG (ver Figura 140.1) é a avaliação (ver também Capítulo 248). As terapias corretas envolvidas no SAV só podem ser administradas se a detecção do ritmo cardíaco for confiável. Todos os membros da equipe devem olhar para o monitor durante a pausa nas compressões torácicas entre os ciclos, e o líder da equipe deve determinar o diagnóstico do ritmo. Se eles discordarem sobre o diagnóstico do ritmo cardíaco, as opiniões controversas devem ser discutidas após o reinício das compressões torácicas. O objetivo principal do exame do ECG durante a RCP é diferenciar (1) ritmo de parada chocável, (2) ritmo de parada não chocável e (3) ritmo de perfusão.

### Algoritmo do eletrocardiograma

Um algoritmo simples pode ser usado para obter o diagnóstico do ritmo cardíaco durante as pausas entre os ciclos no SBV. Os socorristas devem demorar apenas 3 a 5 segundos para avaliar o ECG. Se não ocorrer RCE, devem-se retomar as compressões torácicas. Antes de interrompê-las, um socorrista deve se preparar para palpar o pulso ou o batimento no ápice cardíaco.

Uma vez cessadas as compressões torácicas, determine se há complexos consistentes e repetidos no ECG, cuja forma é irrelevante. Em alguns casos, pode haver mais de um tipo de complexo, mas eles se repetem consistentemente. Se houver complexos repetidos e nenhum sinal claro de circulação efetiva – por exemplo, ausência de batimento no ápice cardíaco, sem pulso e volume corrente final de $CO_2$ < 30 mmHg –, a equipe deve verificar rapidamente a frequência. Se for inferior a 200 bpm, é mais provável que esse ritmo seja uma atividade elétrica sem pulso (AESP), de parada não chocável. Se for superior a 200 por minuto, é mais provável que o ritmo seja de taquicardia ventricular sem pulso (TV sem pulso), chocável.

Na ausência de complexos consistentes e repetidos no ECG, a próxima questão é se o ECG consiste em um traçado plano. Se assim for, isso provavelmente representa assistolia, um ritmo de parada não chocável. Se houver atividade aleatória e não plana no ECG, o caso é de fibrilação ventricular (FV), um ritmo de parada chocável. A FV pode assumir diferentes aparências, mas a atividade aleatória e caótica é uma característica consistente.

### Escolha da terapia apropriada para suporte avançado à vida

Se um ritmo de parada chocável for diagnosticado (FV ou TV sem pulso), a terapia de desfibrilação é a principal prioridade. Se um ritmo de parada não chocável for diagnosticado (assistolia ou AESP), as terapias vasopressora e, potencialmente, vagolítica são priorizadas. Se a RCE for diagnosticada, o cuidado pós-parada cardíaca (PPC) é iniciado para reduzir o risco de recidiva da PCP.[1,38]

A despeito do ritmo da parada, o SBV deve ser retomado por 2 minutos completos, enquanto as terapias de SAV apropriadas são administradas (caixa azul, na parte inferior do algoritmo de RCP, ver Figura 140.1). Ao fim de cada ciclo de 2 minutos, o ritmo da parada é avaliado, o SBV é retomado e as intervenções apropriadas para SAV são administradas. Essas repetições são continuadas até que se obtenha RCE ou a tentativa de RCP seja abortada.

## TERAPIA DE SUPORTE AVANÇADO À VIDA

A diferenciação de ritmos de parada chocáveis e não chocáveis é imperativa porque as medidas de SAV para esses dois tipos são muito diferentes.

### Tratamento para ritmos de parada chocáveis

A desfibrilação elétrica é a terapia mais efetiva para os ritmos de parada chocáveis.[39] Outras práticas foram pesquisadas. Mas, na ausência de desfibrilação elétrica, o prognóstico é desfavorável.[40,41] Entretanto, ritmos chocáveis ocorrem em cerca de um a cada três cães e um a cada cinco gatos durante a RCP, sugerindo que muitos pacientes podem ser reanimados com sucesso mesmo sem desfibrilador elétrico.[10]

## CPR Medicamentos de Emergência e Dose

| | FÁRMACO | DOSE | 2,5 kg / 5 lb (mℓ) | 5 kg / 10 lb (mℓ) | 10 kg / 20 lb (mℓ) | 15 kg / 30 lb (mℓ) | 20 kg / 40 lb (mℓ) | 25 kg / 50 lb (mℓ) | 30 kg / 60 lb (mℓ) | 35 kg / 70 lb (mℓ) | 40 kg / 80 lb (mℓ) | 45 kg / 90 lb (mℓ) | 50 kg / 100 lb (mℓ) |
|---|---|---|---|---|---|---|---|---|---|---|---|---|---|
| Parada | Epi Baixa (1:1000; 1 mg/mℓ) alternada com ciclo SBV x3 | 0,01 mg/kg | 0,03 | 0,05 | 0,1 | 0,15 | 0,2 | 0,25 | 0,3 | 0,35 | 0,4 | 0,45 | 0,5 |
| Parada | Epi Alta (1:1000; 1 mg/mℓ) para RCP prolongada | 0,1 mg/kg | 0,25 | 0,5 | 1 | 1,5 | 2 | 2,5 | 3 | 3,5 | 4 | 4,5 | 5 |
| Parada | Vasopressina (20 U/mℓ) | 0,8 U/kg | 0,1 | 0,2 | 0,4 | 0,6 | 0,8 | 1 | 1,2 | 1,4 | 1,6 | 1,8 | 2 |
| Parada | Atropina (0,54 U/mℓ) | 0,04 mg/kg | 0,2 | 0,4 | 0,8 | 1,1 | 1,5 | 1,9 | 2,2 | 2,6 | 3 | 3,3 | 3,7 |
| Antiarrítmico | Amiodarona (50 mg/mℓ) | 5 mg/kg | 0,25 | 0,5 | 1 | 1,5 | 2 | 2,5 | 3 | 3,5 | 4 | 4,5 | 5 |
| Antiarrítmico | Lidocaína (20 mg/mℓ) | 2 mg/kg | 0,25 | 0,5 | 1 | 1,5 | 2 | 2,5 | 3 | 3,5 | 4 | 4,5 | 5 |
| Reversão | Naloxona (0,4 mg/mℓ) | 0,04 mg/kg | 0,25 | 0,5 | 1 | 1,5 | 2 | 2,5 | 3 | 3,5 | 4 | 4,5 | 5 |
| Reversão | Flumazenil (0,1 mg/mℓ) | 0,01 mg/kg | 0,25 | 0,5 | 1 | 1,5 | 2 | 2,5 | 3 | 3,5 | 4 | 4,5 | 5 |
| Reversão | Atipamezol (5 mg/mℓ) | 100 µg/kg | 0,06 | 0,1 | 0,2 | 0,3 | 0,4 | 0,5 | 0,6 | 0,7 | 0,8 | 0,9 | 1 |
| Desfib Monofásico | Desfib externo (J) | 4-6 J/kg | 10 | 20 | 40 | 60 | 80 | 100 | 120 | 140 | 160 | 180 | 200 |
| Desfib Monofásico | Desfib interno (J) | 0,5-1 J/kg | 2 | 3 | 5 | 8 | 10 | 15 | 15 | 20 | 20 | 20 | 25 |
| Desfib Bifásico | Desfib externo (J) | 2-4 J/kg | 5 | 10 | 20 | 30 | 40 | 50 | 60 | 70 | 80 | 90 | 100 |
| Desfib Bifásico | Desfib interno (J) | 0,2-0,4 J/kg | 1 | 2 | 2 | 3 | 4 | 5 | 6 | 7 | 8 | 9 | 10 |

**Figura 140.3** Tabela de dosagens de fármacos da RECOVER RCP. Os medicamentos estão separados por indicação, e os volumes (mℓ) são fornecidos com base no peso corporal, a fim de evitar erros de cálculo. A dose (carga) é para desfibriladores elétricos monofásicos e bifásicos. *Desfib,* desfibrilação elétrica; *Epi,* epinefrina; *RCP,* reanimação cardiopulmonar. (Reproduzida, com autorização, de Fletcher DJ, Boller M, Brainard BM et al.: RECOVER evidence and knowledge gap analysis on veterinary CPR. Part 7: Clinical guidelines. *J Vet Emerg Crit Care* [San Antonio] 22[Suppl 1]:S102-131, 2012.)

O objetivo da desfibrilação é interromper as contrações ventriculares não coordenadas, com transição simultânea do maior número possível de células miocárdicas para um período refratário, possibilitando a ativação elétrica sincronizada do coração, com o restabelecimento de contrações cardíacas coordenadas.[42,43] Os desfibriladores elétricos podem ser monofásicos ou bifásicos, sendo estes preferidos, já que correntes mais baixas são necessárias para a desfibrilação e a FV cessa de forma mais efetiva.[1,39] A tabela de dosagem da Figura 140.3 pode ser consultada para os esquemas de dosagem recomendados para ambos os tipos de desfibriladores.

Quando um ritmo chocável é detectado durante a verificação do ritmo cardíaco, as compressões torácicas devem continuar até que tudo esteja pronto para a desfibrilação. Depois dela, as compressões devem ser imediatamente retomadas por 2 minutos, até a próxima verificação do ritmo, já que a conversão direta para um ritmo de perfusão é menos provável. Em um estudo observacional prospectivo recente, constatou-se que apenas 27% dos animais submetidos à desfibrilação bem-sucedida obtiveram um ritmo de perfusão logo após o choque.[10] Ao fim de cada ciclo de 2 minutos de SBV, o paciente deve ser submetido à desfibrilação, desde que o ritmo identificado seja do tipo chocável. As descargas subsequentes do desfibrilador podem ser aumentadas em 50%, até descarga máxima de 10 J/kg. Todos os membros da equipe devem ser treinados para operar os equipamentos e para as precauções de segurança pertinentes à desfibrilação, a fim de evitar ferimentos.

Se um desfibrilador elétrico não estiver disponível, um soco precordial (desfibrilação mecânica) pode ser tentado. Trata-se de um forte golpe aplicado diretamente sobre a região cardíaca do paciente. Embora existam alguns relatos de conversão bem-sucedida para um ritmo de perfusão usando um soco precordial, dados mais recentes demonstram uma taxa de sucesso desanimadora. Assim, nunca deve ser aplicado soco precordial quando há um desfibrilador elétrico.[40,41,44]

Para pacientes com PCP prolongada em razão de um ritmo de parada chocável, apesar de múltiplas tentativas de desfibrilação, pode-se considerar a administração de tratamento antiarrítmico auxiliar. A amiodarona é o medicamento mais efetivo para esse fim, mas só tem se mostrado útil quando usada como adjunto à desfibrilação elétrica.[39] A lidocaína pode ser considerada uma terapia alternativa, mas menos eficaz. O uso de vasopressor pode ser aventado em pacientes sem resposta a tentativas repetidas de desfibrilação, a fim de redirecionar o fluxo sanguíneo da periferia para os órgãos centrais.

## Tratamento para ritmos de parada não chocáveis

As terapias envolvidas no SAV para ritmos de parada não chocável visam principalmente maximizar a perfusão sanguínea para coração, pulmões e cérebro, atuando contra condições que possam ter contribuído para a PCP, bem como controlar anormalidades metabólicas secundárias à isquemia.

### Vasopressores

Ao aumentar a resistência vascular periférica, os vasopressores levam à distribuição preferencial do fluxo sanguíneo na direção de órgãos centrais – como coração, pulmão e cérebro –, mantendo a perfusão neles.[45] Em contraste com a desfibrilação, que deve ser realizada a cada ciclo – isto é, a cada 2 minutos –, os vasopressores devem ser administrados entre ciclos alternados – a cada 4 minutos.

O vasopressor mais bem estudado usado para RCP é a epinefrina, uma catecolamina que causa vasoconstrição periférica, estimulando receptores alfa-1.[46] Com diluição 1:1.000 (1 mg/mℓ), inicialmente são recomendadas doses baixas (0,01 mg/kg IV/IO). Na RCP prolongada (superior a 10 minutos), pode-se utilizar uma dose maior (0,1 mg/kg IV/IO), mas isso foi associado a menor taxa de sobrevivência até a alta e só deve ser usado com esse entendimento. A epinefrina também pode ser administrada por meio de tubo ET (baixa dose: 0,02 mg/kg; alta dose: 0,2 mg/kg), com um cateter longo – como uma sonda gástrica de borracha vermelha – passado por ele, após diluição em solução salina isotônica estéril ou água esterilizada, na proporção 1:1.

Na RCP, a vasopressina é uma alternativa à epinefrina, e espera-se que apresente eficácia semelhante ou superior.[39,47-52] Seus efeitos vasoconstritivos são obtidos pela ativação de receptores periféricos V1. Na RCP, a vasopressina pode ser usada em substituição ou juntamente com a epinefrina, na dose de 0,8 U/kg IV/IO. Assim como mencionado para a epinefrina, deve ser administrada em ciclos alternados do SBV – ou seja, a cada 4 minutos – e por meio de tubo ET, usando a mesma técnica descrita para epinefrina.

### Anticolinérgicos

Estudos que avaliaram na RCP o uso de atropina, um fármaco anticolinérgico, não forneceram evidências de efeito nocivo na dose recomendada, mas também não mostraram nenhum benefício consistente.[39] Portanto, a dose de 0,04 mg de atropina/kg IV/IO pode ser considerada no uso de rotineiro durante na RCP de cães e gatos com ritmos de parada não chocáveis. Além disso, em cães e gatos com evidência de aumento do tônus vagal no momento da PCP, é razoável administrar atropina como parte do SAV. Portanto, ela pode ser fornecida em ciclos alternados – a cada 4 minutos – na RCP em pacientes com parada bradicárdica comprovada ou em animais com doença que predisponha ao aumento do tônus vagal, como em gastrintestinais, respiratórias ou oftálmicas. A atropina também pode ser administrada por meio de tubo ET (0,08 mg/kg), conforme descrito antes.

## Outras terapias de suporte avançado à vida

### Administração de soluções de uso intravenoso

Em pacientes com hipovolemia comprovada ou suspeita, *bolus* IV de solução cristaloide isotônica pode melhorar o débito cardíaco durante a RCP, aumentando a pré-carga cardíaca, devendo-se utilizar protocolos de dosagem padrão (20 a 30 mℓ/kg, ao longo de 20 minutos, em cães; 10-20 mℓ/kg, ao longo de 20 minutos, em gatos) (ver também Capítulo 129). Em pacientes com normovolemia ou hipervolemia, soluções de uso intravenoso podem aumentar a pressão no átrio direito, sem aumento da pressão aórtica, diminuindo a perfusão sanguínea no cérebro e no coração.[53] Portanto, nesses pacientes, devem-se evitar essas soluções na forma de *bolus*.

### Terapia de alcalinização

O bicarbonato de sódio (dose única de 1 mEq/kg IV) pode ser benéfico em pacientes com acidemia grave preexistente (p. ex., pH < 7,1) ou com PCP prolongada, pois a acidose tecidual grave causa vasodilatação periférica e anormalidades metabólicas (ver Capítulo 128).[39] Entretanto, isso pode ser rapidamente resolvido com o RCE, devendo ser o bicarbonato reservado a pacientes com PCP prolongada (superior a 10 minutos), de preferência, somente após a comprovação de acidemia grave (pH < 7,0).

## REANIMAÇÃO CARDIOPULMONAR COM TÓRAX ABERTO

Enquanto a RCP com tórax fechado gera cerca de 30% do débito cardíaco, a massagem cardíaca direta com o tórax aberto durante a RCP (RCP-TA) propicia resultado significativamente melhor e aumenta as taxas de RCE e de sobrevivência por ocasião da alta.[54-59] Como a RCP-TA é mais invasiva, cara, e requer cuidados intensivos, os clientes costumam recusá-la. No entanto, se alguém solicitá-la, ela deve ser iniciada sem demora, no caso de PCP. Em pacientes com anormalidade no espaço pleural, doença pericárdica ou danos relevantes na parede torácica, a RCP-TA é fortemente recomendada. A RCP com tórax fechado também apresenta pequena probabilidade de eficácia em cães de raças gigantes, de tórax arredondado. Em pacientes que desenvolvem PCP durante cirurgia abdominal ou torácica, a massagem cardíaca direta, ao que tudo indica, é a única opção viável para RCP.

## PROGNÓSTICO

Infelizmente, poucos dados epidemiológicos de RCP estão disponíveis em medicina veterinária, limitando nossa capacidade de inferir informações prognósticas para cães e gatos com PCP.[10,22,32,60] As taxas de sobrevivência relatadas são muito baixas, mas, assim como na medicina humana, é provável que um dos indicadores prognósticos mais importantes seja a causa primária da PCP. O prognóstico de pacientes com doenças crônicas intratáveis ou progressivas que desenvolvem PCP é ruim. Entretanto, cães e gatos que desenvolvem PCP no período perianestésico apresentam taxas de sobrevivência alta, próximas de 50%.[26] Portanto, as circunstâncias da parada cardíaca são importantes. O diagnóstico rápido da PCP, o início imediato da RCP de alta qualidade e a adesão a essas diretrizes baseadas em evidências podem melhorar a taxa de sobrevivência.

## REFERÊNCIAS BIBLIOGRÁFICAS

*As referências bibliográficas deste capítulo se encontram online no Ambiente de Aprendizagem.*

# CAPÍTULO 141

# Emergências Cardíacas

Manuel Boller

As emergências cardíacas em cães e gatos constituem um grupo de condições agudas clinicamente caracterizadas por problemas respiratórios, crise circulatória ou ambos. Fatores predisponentes incriminados incluem insuficiência retrógrada (p. ex., insuficiência cardíaca congestiva [ICC]), insuficiência cardíaca anterógrada (p. ex., choque cardiogênico causado por arritmia cardíaca, choque obstrutivo causado por tamponamento cardíaco ou doença tromboembólica) ou uma combinação desses fatores. Embora as emergências cardíacas muitas vezes sejam fatais e exijam cuidados apropriados eficazes, a terapia é bem diferente do tratamento administrado para causas não cardíacas de angústia respiratória e choque circulatório. A identificação oportuna da etiologia da doença cardíaca baseia-se sobretudo em exames físico e ambulatoriais. Recomenda-se uma abordagem terapêutica em duas fases. A etapa inicial consiste no início precoce e adequado do atendimento de emergência, com o objetivo de estabilizar o quadro clínico do paciente. Após a estabilização, é possível uma caracterização adicional da condição cardíaca e o refinamento do tratamento, conforme apropriado. Este capítulo discute o diagnóstico, o tratamento emergencial e o resultado esperado para cães e gatos com emergências cardíacas.

## INSUFICIÊNCIA CARDÍACA

A insuficiência cardíaca, em termos gerais, é uma condição na qual o coração reduz a capacidade de ejetar sangue na circulação arterial, pulmonar e sistêmica, de forma a propiciar perfusão sanguínea suficiente ao tecido, ou de receber sangue venoso, possibilitando a drenagem adequada dos leitos microvasculares. Quando há incapacidade de ejetar e receber sangue do coração, ocorre derrame ou edema pleural ou peritoneal, cuja síndrome resultante é conhecida como ICC (ver Capítulo 246).

Em cães e gatos com ICC aguda em situação de emergência, a queixa mais comum é dificuldade respiratória.[1] Isso indica insuficiência cardíaca avançada, causada com mais frequência por doença crônica de valva cardíaca (DCVC) ou cardiomiopatia dilatada (CMD), em cães, e cardiomiopatia hipertrófica (CMH), em gatos.[1,2] O desafio inicial é diferenciar uma causa cardíaca de problemas respiratórios provocados por uma causa não cardíaca. Em muitos cães ou gatos com ICC, a gravidade da dispneia impossibilita testes diagnósticos importantes, como radiografia do tórax, até a estabilização do paciente. O veterinário deve considerar a combinação das informações obtidas no histórico clínico, na resenha, no exame físico, no diagnóstico ambulatorial inicial e na resposta à terapia inicial, como um procedimento de reconhecimento dos padrões, a fim de aceitar ou refutar o diagnóstico preliminar de ICC. Informações sobre insuficiência cardíaca congestiva também são apresentadas nos Capítulos 246 e 247.

As informações obtidas na resenha e na anamnese (histórico clínico) podem ser importantes para sustentar as causas cardíacas de angústia respiratória. Cães com ICC secundária à DCVC geralmente são idosos e de pequeno porte (< 20 kg), inclusive cães mestiços.[3] Em contraste, a ICC causada por CMD é mais comum em cães de meia-idade, de raças de porte grande a gigante.[2,4] Em gatos, a ICC ocorre com mais frequência em animais jovens ou de meia-idade, mas gatos de qualquer idade podem ser acometidos.[1,5-8] É mais comum em gatos domésticos de pelo curto ou longo, mas há relatos de CMH hereditária em várias raças, como Maine Coon, Ragdoll, British Shorthair, Persa e Himalaia.[1,8-11] A ICC é mais comum em cães e gatos machos.[1,2] Os achados do histórico clínico podem incluir tosse, que costuma ser observada em cães, mas não é específica para ICC. Em gatos, a tosse está mais associada à asma, não à ICC. A anamnese (histórico clínico) também deve incluir questionamentos relativos a outros problemas respiratórios, como sinais clínicos de paralisia de laringe, vômito ou regurgitação etc.

Uma avaliação inicial focada no principal sistema corporal possibilita a rápida obtenção de mais evidências a favor ou contra o diagnóstico de ICC. Animais com ICC normalmente apresentam aumento da frequência e do esforço respiratórios, proporcional à gravidade do edema pulmonar ou do derrame pleural. Como característica de doença do parênquima pulmonar, mas não específica para ICC, o aumento do esforço inspiratório e expiratório sustenta a hipótese de doença do parênquima pulmonar, incluindo edema pulmonar cardiogênico. Um crescimento do esforço respiratório predominantemente inspiratório, com estertor ou estridor, pode ser interpretado como não evidência de etiologia cardíaca, pois esses sintomas sugerem que a causa da dispneia se localiza em vias respiratórias superiores (ver Capítulo 28). Entretanto, em alguns casos, a ICC como comorbidade pode exacerbar uma obstrução subclínica preexistente de vias respiratórias superiores ou um colapso de traqueia latente. Na ausência de problema nas vias respiratórias superiores, um padrão de respiração assincrônico ou paradoxal pode sugerir derrame pleural (ver Capítulo 139).[12,13] Dispneia, com tempo expiratório bastante prolongado, é uma evidência de doença obstrutiva das vias respiratórias inferiores. Em gatos, isso sugere asma felina, um importante diagnóstico diferencial de ICC, em especial se simultânea à tosse.[12,14] Na ausculta pulmonar, os estertores ouvidos ao fim da inspiração podem indicar edema pulmonar, mas sua presença é inconsistente em cães e rara em gatos com ICC.[1] Um som maciço à percussão da parte ventral do pulmão pode indicar derrame pleural. Em cães de raça de pequeno porte, a ausência de sopro cardíaco torna menos provável o diagnóstico de ICC. A probabilidade de ICC aumenta com a intensidade do sopro cardíaco sistólico.[15,16] Em um estudo retrospectivo que envolveu 578 cães (< 20 kg) com DVC, sopros de intensidade baixa (grau I-II/VI), moderada (grau III/VI), alta (grau IV/VI) e acentuada (grau V-VI/VI) foram associados às probabilidades de ICC de 0, 8, 20 e 47%, respectivamente.[15] Em contraste, cães acometidos por CMD podem apresentar sopro sistólico discreto, se houver, e taquiarritmia auscultável.[4] Aproximadamente 50% dos gatos com ICC apresentam sopro auscultável, ritmo de galope, arritmia ou alguma combinação desses sintomas no momento da consulta.[7] Apesar de os sopros cardíacos também serem comuns em gatos sem ICC – 52% dos gatos com coração normal –,[7] sons de galope e arritmias são muito mais prevalentes na cardiomiopatia, sobretudo quando há ICC.[7] Palidez de membranas mucosas, aumento do tempo de preenchimento capilar e pulso fraco podem ser sinais de choque cardiogênico, mas também são verificados em pacientes com choque hipovolêmico. Entretanto, um grande número de cães e gatos com problemas respiratórios causados por ICC não manifesta choque cardiogênico simultâneo. Hipotermia é uma ocorrência mais comum em gatos do que em cães com ICC.[1,8]

O ECG de três derivações é um teste diagnóstico inicial apropriado, que pode ser realizado com contenção mínima do animal, essencial para a caracterização de arritmias comuns, sendo a base para a terapia antiarrítmica específica (ver Capítulo 103). A ultrassonografia de pulmão e coração pode ser realizada com o paciente em decúbito esternal, com mínimo desconforto ao animal, e fornecer informações importantes sobre a presença ou a ausência de ICC. O exame ultrassonográfico de tórax (TFAST) e/ou de abdome (AFAST) possibilita a identificação de pneumotórax e de derrames pleural, pericárdico e abdominal (ver Capítulos 143 e 149).[17] A aparência ultrassonográfica característica de "água no pulmão", ao contrário de pulmão seco, indica doença do parênquima pulmonar.[17] A distribuição dos campos pulmonares identificados como "com água" (p. ex., região dorsal *versus* ventral e região cranial *versus* caudal) fornece informações iniciais sobre a etiologia da anormalidade pulmonar e auxilia no diagnóstico de edema pulmonar cardiogênico.[18] A determinação ecocardiográfica do tamanho do átrio esquerdo (AE), em proporção ao diâmetro aórtico (Ao) na valva aórtica (proporção AE:Ao), em imagem bidimensional do eixo curto paraesternal, é de grande valor.[19] Uma dilatação moderada a acentuada do AE, especialmente com proporção AE/Ao > 2:1, torna a ICC o diagnóstico mais provável em animais de companhia com dispneia (Figura 141.1).[7,20-22] A extensão do treinamento necessário para obter capacitação para o exame ecocardiográfico de pacientes com doença crítica não está clara, mas essa habilidade parece viável aos veterinários que não são especialistas em cardiologia.[23,24] A radiografia do tórax é muito efetiva na diferenciação entre origem não cardiogênica e cardiogênica dos sintomas respiratórios; contudo, esse exame pode não ser bem tolerado. Embora radiografias do tórax nunca devam causar estresse ou agravar a dispneia, imagens dorsoventrais, obtidas com o paciente em decúbito esternal, muitas vezes podem ocasionar menor estresse ao paciente, pois essa posição já é a preferida espontaneamente por esses animais, em vez do decúbito dorsal. O diagnóstico radiográfico de ICC se baseia na presença de cardiomegalia, congestão venosa e distribuição de opacidades do interstício pulmonar para os alvéolos, as quais diferem entre as espécies de cães e gatos. A determinação da escala cardíaca vertebral (ECV) pode ser usada para descrever a cardiomegalia de maneira objetiva, com valores normais descritos como 9,7 ± 0,5, para cães, e 7,5 ± 0,3, para gatos.[25,26] ECV > 9,0 foi considerada um indicador muito específico de ICC em gatos com angústia respiratória.[27] O exame radiográfico não é um procedimento sensível, mas é uma ferramenta específica para identificar o aumento de volume do átrio observado em gatos com ICC.[28,29] A aparência radiográfica dos pulmões de cães com ICC é caracterizada predominantemente por opacidade peri-hilar, intersticial ou alveolar, sendo comum o envolvimento unilateral em cães com DCVC.[30] Em gatos, não há predomínio específico da distribuição do edema pulmonar.[1,28,31] Derrame pleural e dilatação da veia pulmonar (maior do que da artéria pulmonar) foram constatados em 51 e 49% dos gatos com ICC, respectivamente.[28] Os cães com ICC secundária a DCVC ou CMD, em comparação com os gatos, costumam apresentar evidências radiográficas de congestão venosa pulmonar e, com menos frequência, derrame pleural.[1,4]

Alterações clinicopatológicas, principalmente anormalidades eletrolíticas, azotemia e alterações de enzimas hepáticas, são comuns em cães e gatos com ICC e tendem a se agravar durante a internação.[1] É importante reconhecer essas mudanças para a tomada de decisões terapêuticas, mas também pode ser de valor prognóstico em alguns casos, como em hiponatremia ou azotemia.[2,32,33] Da mesma forma, a avaliação dos índices hemodinâmicos globais, como a pressão arterial (ver Capítulo 99) ou a concentração de lactato (ver Capítulo 70), pode ajudar na determinação da extensão da instabilidade circulatória do paciente. Em uma série de casos, constatou-se hipotensão em 15% de cães e gatos com ICC, no momento da consulta inicial, e duas vezes mais ao longo da internação.[1]

Há cada vez mais informações de literatura relativas à importância de biomarcadores cardíacos circulantes para identificar cardiopatias. Os marcadores neuroendócrinos aminoterminais do pró-peptídio natriurético tipo-B (NTpró-BNP), do BNP c-terminal (cBNP) e do marcador de lesão de células do miocárdio – a troponina-I (cTnI) – receberam atenção especial em veterinária. Em cães e gatos, foram validados ensaios para os três marcadores, e, no momento da redação deste capítulo, havia disponibilidade de testes ambulatoriais para TNI e NTpró-BNP felino. Evidências sugerem que esses biomarcadores podem ajudar a diferenciar causas cardíacas de não cardíacas de problemas respiratórios em cães e gatos, apesar de haver variações na precisão.[34-41] O valor diagnóstico como testes auxiliares é indiscutível, embora suas limitações como testes autônomos requeiram consideração.[42-47] Isso é discutido com mais detalhes nos Capítulos 246 e 247.

A abordagem terapêutica de emergência para cães e gatos com ICC consiste em suplementação de oxigênio e redução do estresse, além de tratamento medicamentoso de edema pulmonar e choque cardiogênico, quando aplicável, que vai se sobrepor

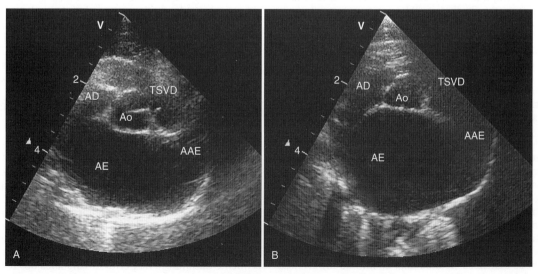

**Figura 141.1** Exame ecocardiográfico. Imagens paraesternais do eixo curto paraesternal direito, na altura da base cardíaca de um gato com CMH. O átrio esquerdo está moderado (**A**) e acentuadamente (**B**) aumentado, quando comparado com o diâmetro aórtico. *AAE*, apêndice do átrio esquerdo, aurícula esquerda; *AD*, átrio direito; *AE*, átrio esquerdo; *Ao*, aorta; *TSVD*, saída do fuxo do ventrículo direito. (Cortesia do Dr. John Rush.)

temporalmente à avaliação diagnóstica mencionada acima. Todos os animais com problemas respiratórios devem receber oxigênio suplementar pelo meio menos estressante disponível (ver Capítulo 131).[48] Sempre que possível, recomenda-se a colocação de um cateter IV periférico no momento da chegada (ver Capítulo 75). Em pacientes selecionados, com ICC e muito ansiosos, pode-se induzir uma sedação leve com opioides, a fim de reduzir o consumo de oxigênio, o tônus simpático e, possivelmente, a carga cardíaca (ver Capítulo 138). O ajuste da dose de butorfanol, em incrementos de 0,05 mg/kg IV ou IM (cão e gato), até a dose total de 0,2 mg/kg IV ou IM, é um procedimento razoável. A furosemida é fundamental para o tratamento agudo do edema pulmonar de origem cardiogênica, pois diminui a recidiva do edema graças à redução da pressão capilar pulmonar, restabelecendo o equilíbrio entre a eliminação e formação de edema.[49] Uma alta dose inicial (p. ex., 2 a 6 mg/kg/2 a 6 horas para cães e gatos) deve ser administrada por via IV, sempre que possível, realizando contenção física criteriosa e breve, a fim de minimizar o estresse. A via IM é uma alternativa quando não for possível o acesso IV; porém, muitas vezes é menos efetiva. Uma boa resposta consiste em melhora evidente do esforço respiratório em 20 a 45 minutos. Em geral, uma dose cumulativa máxima diária não deve exceder 12 mg/kg IV e/ou IM, sendo necessária uma abordagem mais cautelosa para animais nos quais a ICC é complicada por instabilidade hemodinâmica, azotemia ou anormalidades eletrolíticas. Assim, recomenda-se o monitoramento contínuo da função circulatória e a determinação de concentrações de eletrólitos e de valores renais durante a aferição da diurese intensiva inicial de cães e gatos, com maior frequência de avaliações em pacientes portadores de doença renal preexistente ou que são inapetentes.[49] Propõe-se uma dose de carregamento de furosemida, seguida de taxa de infusão contínua, como alternativa mais efetiva e segura, em comparação com a administração intermitente do medicamento na forma de *bolus*. No entanto, hoje as evidências não são suficientes para recomendar esse procedimento na rotina.[50,51] Após a resolução da insuficiência respiratória, a dose IV emergencial é reduzida à dose oral mínima efetiva, para administração crônica, quase sempre na variação de 2 a 4 mg/kg/dia.

O nitroprussiato, um potente vasodilatador arterial e venoso, pode ser usado em cães e gatos normotensos ou hipertensos com ICC aguda grave, na qual a administração inicial e exclusiva de diuréticos não ocasionou rápida resolução dos problemas respiratórios. Sua administração em taxa de infusão contínua (TIC) requer o ajuste cuidadoso da dose, sob monitoramento contínuo da pressão arterial, a fim de evitar danos relacionados com a hipotensão (ver Capítulo 99). Para isso, a TIC é iniciada com dose muito baixa – 1 a 2 μ/kg/min IV em cães e 0,5 μg/kg/min IV em gatos. Ela é aumentada em incrementos de 0,5 a 1 μg/kg/min (TIC máxima de 5 μg/kg/min), a cada 15 minutos, desde que a pressão arterial sistólica ou média permaneça acima de 100 mmHg ou 70 mmHg, respectivamente, e até que se resolva a congestão pulmonar (p. ex., presença de crepitação ou angústia respiratória).[52]

Vasodilatadores de uso oral utilizados para reduzir o volume pós-carga na ICC refratária incluem anlodipino em cães (0,05 a 0,1 mg/kg/8 a 12 h VO) e em gatos (0,625 mg/gato/24 h VO), além de hidrazina (0,5 a 2 mg/kg/8 a 12 h VO) em cães. Esses procedimentos necessitam de ajustes de dose sob monitoramento da pressão arterial.[3] Os inibidores da enzima conversora de angiotensina, enalapril (0,5 mg/kg/12 a 24 h VO para cães e 0,5 mg/kg/24 h VO para gatos) e benazepril (0,25 a 0,5 mg/kg/12 a 24 h VO para cães e 0,125 a 0,25 mg/kg/24 h VO para gatos) são mais utilizados, assim que estabelecida uma dose diurética estável. Em animais com azotemia, é necessário reduzir a dose. Cães com choque cardiogênico causado por DCVC ou CMD podem se beneficiar de uma taxa de infusão intravenosa contínua de dobutamina (3 a 10 μg/kg/min IV), um agonista beta-1 preferencial do adrenorreceptor com efeitos inotrópico, lusitrópico, cronotrópicos e dromotrópicos positivos. Efeitos agonistas adicionais nos adrenorreceptores beta-2 estão associados à vasodilatação, de modo que o efeito geral no débito cardíaco pode ser maior do que na pressão sanguínea arterial. O efeito pró-arrítmico da dobutamina limita seu uso em doses maiores e em animais com taquicardia ventricular preexistente. Pimobendana, medicamento muito usado em cães com ICC, é recomendado àqueles com DCVC e CMD na fase aguda ou crônica de ICC (0,25 a 0,3 mg/kg/12 h VO ou IV).[3,53,54] Hoje, o pimobendana não está aprovado para uso em gatos com insuficiência cardíaca, mas evidências apontam um efeito benéfico também em pacientes dessa espécie com ICC.[55-58] Em cães e gatos com derrame pleural volumoso, deve-se realizar uma toracocentese, que propicia informações diagnósticas e, dependendo da contribuição para o alívio da dispneia, pode ocasionar melhora substancial e imediata do problema respiratório. A toracocentese, por ser um procedimento de baixo risco, se executada corretamente (ver Capítulo 102), pode ser indicada apenas com base nos achados de exame físico, sem necessidade de confirmação radiográfica ou ultrassonográfica prévia de derrame pleural, se houver forte suspeita de derrame pleural. Um derrame transudativo é esperado quando há ICC. Por fim, cães e gatos com dispneia grave o suficiente para representar uma ameaça iminente à vida do animal podem necessitar de ventilação com pressão positiva, a fim de possibilitar mais tempo para que outros tratamentos se tornem efetivos. Um estudo retrospectivo recente, incluindo seis gatos e 10 cães com ICC grave, relatou tempo de ventilação relativamente curto (30 ± 21,3 horas) e taxa de sobrevivência favorável até a alta hospitalar – 62,5% no total e 77% nos casos tratados após 2005 –, em comparação com outras doenças do parênquima pulmonar que exigiram ventilação mecânica.[59-62]

Espera-se que a maioria dos cães e dos gatos com recidiva de episódio agudo de ICC sobrevivam a essa ocorrência inicial e recebam alta para cuidados domiciliares de longa duração. Os percentuais de sobrevivência relatados variam de 56 a 80%.[1,2] Em um estudo, verificou-se que, em animais que sobreviveram até a alta hospitalar, a duração mediana da internação foi de 3 dias, com variação de 1 a 9.[1] Entretanto, é importante que o dono entenda que, exceto a ICC causada por defeitos que possam ser corrigidos cirurgicamente (p. ex., persistência de ducto arterioso ou estenose pulmonar) ou por doenças reversíveis (p. ex., CMD causada por deficiência de taurina em cães), a doença cardíaca primária será irreversível; que é necessário tratamento diário e monitoramento contínuo; que episódios adicionais de angústia respiratória podem exigir internação; e que um grande número de animais terá boa qualidade de vida, mas sobrevive por 1 ano ou menos. Os tempos de sobrevida relatados diferem dependendo da espécie, da fisiopatologia, da gravidade da doença e da presença de comorbidade. Nos animais que se apresentam ICC grave o suficiente para necessitar de internação, os tempos médios de sobrevivência relatados são de 2,5 a 5 meses (com variação de intervalo, 0 a 14 meses), em cães com CMD, de 9 meses (8 a 15 meses) em cães com DCVC, de 18 meses para gatos com CMH (0 a 147 meses) e de 3 meses (0 a 27 meses) em gatos com algum tipo de cardiomiopatia.[8,33,63-66]

## ARRITMIAS

Arritmias cardíacas quase sempre são constatadas em situações de emergências em cães e gatos, como consequência de doença sistêmica ou cardíaca primária. Elas consistem em anormalidades da frequência ou do local de formação do estímulo elétrico cardíaco ou de sua condução pelo coração (ver Capítulo 248). A principal preocupação emergencial são o resultante impedimento da geração de fluxo sanguíneo cardíaco efetivo e a consequente diminuição da perfusão sanguínea nos tecidos – como choque circulatório e síncope – ou deterioração para um ritmo sem sustentação da perfusão – como taquicardia ventricular sem pulso ou fibrilação ventricular (ver Capítulos 30 e 140).

Um eletrocardiograma (ECG) após o exame físico, para indicar frequência cardíaca ou de pulso inadequadamente alta ou baixa, é de importância central para identificar e caracterizar a arritmia e orientar as decisões terapêuticas (ver Capítulo 103).

Bradiarritmias graves podem causar fraqueza ou síncope. A intoxicação por bloqueadores de cálcio, betabloqueadores, digoxina e outros compostos, assim como a presença de anormalidades eletrolíticas, como hiperpotassemia, deve ser considerada uma possível etiologia, já que o tratamento dessas doenças reversíveis é diferente daquele de arritmias causadas por doenças cardíacas primárias.[67,68] Disfunção do nodo sinusal – síndrome do seio doente (SSD) – e bloqueio atrioventricular (BAV) de terceiro grau são doenças cardíacas primárias e causas comuns de síncope (Figura 141.2 A). Embora a maioria dos cães com SSD ou BAV de alto grau assintomáticos não precise de tratamento, aqueles com sinais clínicos muitas vezes necessitam de marca-passo (Figura 141.2 B) para melhorar a qualidade de vida e aumentar o tempo de sobrevivência (ver Capítulo 249).[69-72] O uso de um marca-passo cardíaco temporário, como procedimento a curto prazo até a implantação de um permanente, ou de um transtorácico deve ser considerado em condições emergenciais e quando há risco à vida, como acontece em pacientes com SSD ou BAV de terceiro grau que causam síncope e frequência cardíaca < 40 bpm em cães) ou < 90 bpm em gatos.[73-78]

Taquiarritmias graves podem ocasionar fraqueza, síncope, choque cardiogênico e parada cardiopulmonar súbita. A taquiarritmia pode surgir como uma anormalidade isolada do ritmo cardíaco, como um componente complicador de doenças cardíacas estruturais (p. ex., CMD), ou como exacerbação de condições de baixo débito cardíaco em doenças sistêmicas como choque séptico ou sepse grave.

A diferenciação entre taquicardia supraventricular (TSV) e ventricular (TV) é importante. Esse tema é discutido no Capítulo 248. A fibrilação atrial (FA) é a TSV mais comum em cães, sendo indicativa de doenças cardíacas estruturais em animais de raças não gigantes e de aumento marcante do tamanho do átrio esquerdo em gatos.[79-81] No ECG, os achados de FA se caracterizam por ritmo altamente irregular – intervalo R-R variável entre os batimentos cardíacos –, com condução variável dependente da frequência; pela ausência de onda P; e por uma linha basal ondulante (ondas f) (Figura 141.3). Outras formas de TSV em cães e gatos muitas vezes apresentam ondas P, embora estas às vezes se sobreponham aos complexos QRS anteriores, ou T, que muitas vezes são difíceis de identificar. Essas formas de TSV podem ser sustentadas ou intermitentes, quase sempre apresentam intervalos R-R constantes e, em suas formas mais graves, podem causar um comprometimento circulatório significativo, com fraqueza ou colapso. Exemplos incluem *flutter* atrial e taquicardia recíproca atrioventricular, ocorrendo com bem menos frequência em cães e gatos do que em humanos. Afora a diminuição imediata do débito cardíaco que essas TSVs podem causar quando são muito rápidas, a TSV sustentada por vários dias a semanas pode induzir à remodelagem do coração, com um fenótipo resultante semelhante à CMD.[82,83]

Além da reversão das potenciais causas predisponentes – como desequilíbrios eletrolíticos e ácido-base ou anemia –, do controle apropriado da ICC e de manobras oculares ou vagais, efetivas apenas temporariamente (ver Capítulo 248), recomenda-se a administração de fármacos antiarrítmicos. Em pacientes que manifestam síncope ou TSV muito rápida (p. ex., frequência cardíaca sustentada > 200 bpm em cães de grande porte, > 240 bpm em cães de pequeno porte e > 260 bpm em gatos), como tratamento emergencial, pode-se usar diltiazem – em cães, 0,1 a 0,2 mg/kg IV, ao longo de 2 a 3 minutos, iniciando com dose baixa e ajustando-a até obter o efeito desejado (utilize dose inicial ainda menor quando houver doenças cardíacas estruturais, como CMD), seguida de TIC de 5 a 20 µg/kg/min IV, se necessário – ou esmolol – em cães e gatos, 0,1 a 0,5 mg/kg IV, com incrementos de 0,1 mg/kg, seguida de TIC de 50 a 100 µg/kg/kg/minIV, se necessário. Os efeitos inotrópicos negativos do esmolol justificam

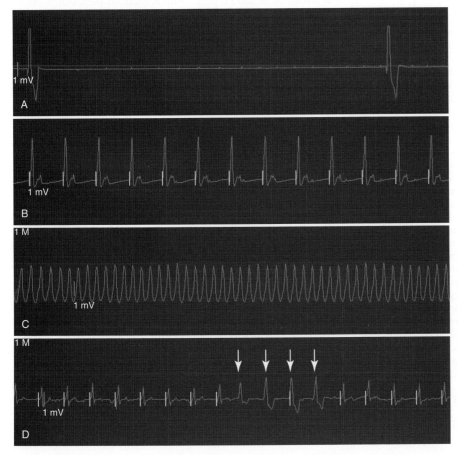

**Figura 141.2** Série de traçados de eletrocardiograma (velocidade do papel = 25 mm/s; 10 mm = 1 mV) obtidos em um cão com doença cardíaca grave e histórico inicial de síncope ao longo de várias semanas. **A.** Bloqueio atrioventricular de terceiro grau, com dois batimentos de escape com intervalo de 10,5 segundos. **B.** Captura ventricular apropriada, com frequência de 65 bpm, após implantação de marca-passo, que resolveu a síncope inicial. As barras verticais brancas representam marcadores do marca-passo. **C.** Taquicardia ventricular (TV), com 230 bpm e síncope notadas várias semanas após a implantação do marca-passo. **D.** Ritmo sinusal normal, com persistência de complexos ventriculares prematuros (*setas*), durante o tratamento com antiarrítmico. (Cortesia do Dr. John Rush.)

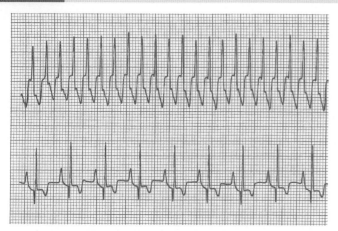

**Figura 141.3** Traçados de eletrocardiograma na derivação II (velocidade do papel = 25 mm/s; 10 mm = 1 mV) de um cão com taquicardia supraventricular sustentada (TSV), com frequência de aproximadamente 300 bpm, levando ao colapso do animal (traçado superior). A administração intravenosa de diltiazem propiciou a conversão para ritmo sinusal, com frequência de 120 bpm (traçado inferior). (Cortesia do Dr. John Rush.)

seu uso cuidadoso em cães com função sistólica do ventrículo esquerdo muito reduzida. Em casos menos agudos, diltiazem oral (0,8 a 1,5 mg/kg PO a cada 8 horas, cão [formulação de liberação não sustentada simples]; 3 mg/kg PO a cada 12 horas, cão [formulação de liberação sustentada]; 7,5 mg/animal PO a cada 8 horas, gato [formulação simples; liberação sustentada não recomendada em gatos]), atenolol (0,25 a 1 mg/kg PO a cada 12 a 24 horas, cão; 6,25 a 12,5 mg/gato PO a cada 12 a 24 horas) ou sotalol (1,5 a 3,5 mg/kg a cada 12 horas PO, cão; 10 mg/animal PO a cada 12 horas, gato) pode ser usado para iniciar o controle crônico de arritmias. Recomenda-se a avaliação por um veterinário cardiologista. Em animais com coexistência de TSV e TV, o sotalol é uma escolha razoável.

A necessidade de tratamento de TV depende da frequência cardíaca, se o ritmo está associado ao comprometimento circulatório (p. ex., doença cardíaca estrutural simultânea) e de características do ECG que sugerem maior risco de deterioração para um ritmo não perfusional, como TV sem pulso ou fibrilação ventricular (ver Capítulo 140). De todo modo, o tratamento deve ser acompanhado de busca pelas causas da TV, como anormalidades eletrolíticas (p. ex., hipopotassemia, hiperpotassemia, hipocalcemia ou hipomagnesemia), intoxicações (p. ex., por chocolate ou broncodilatadores), hipoxia miocárdica (p. ex., hipoxemia, anemia ou isquemia miocárdica), trauma (miocardite traumática), inflamação (miocardite), condições associadas à síndrome da resposta inflamatória sistêmica (SRIS), sepse ou isquemia/lesão por reperfusão (p. ex., DVG), doença esplênica, neoplasia cardíaca e doença de início em idade adulta ou congênita em estágios avançados. As causas reversíveis de TV precisam ser tratadas antes ou junto com a redução farmacológica da arritmia. Contrações ventriculares prematuras notadas em baixa frequência cardíaca, de 60 a 120 por minuto – isto é, ritmo idioventricular acelerado, ou RIVA –, em geral ocorrem em cães gravemente enfermos e não justificam a intervenção farmacêutica, e sim monitoramento contínuo e correção das causas predisponentes reversíveis. A TV de alta frequência (p. ex., cães > 180 bpm; gatos > 250 bpm) pode causar comprometimento circulatório e quase sempre requer tratamento com medicamentos antiarrítmicos (Figura 141.2 C e D). Em veterinária, a importância do fenômeno onda R em onda T – complexo QRS ectópico sobreposto à onda T anterior – não está clara. Ademais, ainda não foi estabelecido benefício do tratamento antiarrítmico somente com base nessa anormalidade.

No início, o tratamento emergencial de TV consiste na administração de lidocaína na forma de *bolus* – 2 mg/kg IV, em um total de até 4 doses, por mais ou menos 30 minutos em cães, e dose única de 0,5 a 1 mg/kg IV em gatos –, com ajuste suficiente para cessar a TV. Alcançado o objetivo, a administração de lidocaína na forma de *bolus* é seguida de uma taxa de infusão intravenosa contínua (30 a 80 µg/kg/min em cães e 10 a 40 µg/kg/min em gatos). Em doses maiores, podem ocorrer vômito e sedação. Caso esse tratamento não seja efetivo, pode-se administrar lentamente procainamida na forma de *bolus* (2 a 4 mg/kg IV, a cada 3 a 5 min, com dose máxima de 16 mg/kg em cães, e dose única de 1 a 2 mg/kg IV em gatos), seguida de TIC (25 a 50 µg/kg/min IV em cães e 10 a 20 µg/kg/min IV em gatos). A amiodarona é muito efetiva na cessação da TV e pode ser utilizada em cães nos quais a lidocaína e a procainamida não foram efetivas no controle da arritmia. Uma única dose administrada lentamente (5 mg/kg IV, cães) é seguida de administração oral (10 mg/kg a cada 1 h, durante 7 dias; 5 mg/kg a cada 12 h, a partir do oitavo dia, em cães). Em geral, a administração intravenosa de amiodarona causa reação de hipersensibilidade aguda em cães, incluindo hipotensão, colapso, urticária e edema facial. Isso se dá pelo solvente da formulação intravenosa.[84] Existe uma nova formulação aquosa de amiodarona que não causa esses efeitos adversos.[85] O tratamento subagudo e crônico pode ser efetivo com a administração oral de antiarrítmicos, como mexiletina, sotalol e amiodarona. A eficácia do tratamento de manutenção é avaliada preferencialmente por meio de monitoramento com Holter (ver Capítulo 248).

## TAMPONAMENTO CARDÍACO

Um acúmulo anormal de líquido entre os pericárdios visceral e parietal é denominado derrame pericárdico (DP).[86-95] Nota-se a síndrome clínica do tamponamento cardíaco quando essa concentração de líquido aumenta ao ponto de ocasionar colapso diastólico do ventrículo direito e comprometimento hemodinâmico, levando à hipoperfusão tecidual causada por choque circulatório (obstrutivo), acompanhado de fraqueza e colapso. Se não tratado, o paciente pode morrer. O volume de DP necessário para causar tamponamento cardíaco é influenciado pela taxa de acúmulo de líquido e pela complacência do pericárdico, de tal forma que um derrame relativamente pequeno pode provocar efeito hemodinâmico significativo em alguns casos, mas não em outros. Os detalhes relativos a manifestação clínica, confirmação do diagnóstico e tratamento do tamponamento cardíaco são discutidos no Capítulo 254, ao passo que a pericardiocentese é descrita no Capítulo 102.

## TROMBOEMBOLISMO AÓRTICO EM GATOS

Apesar de o tromboembolismo aórtico ser raro em cães, é uma emergência cardíaca vista com frequência em gatos.[8,96-112] O tromboembolismo aórtico felino (TEAF) quase sempre ocorre em associação com doença cardíaca grave. Inicialmente, ele é muito doloroso, e pode gerar perda de tecido local, subsequente à isquemia e doença sistêmica grave, em razão de lesão por reperfusão. É difícil tratar efetivamente. Muitas vezes, ocorre recidiva, e o prognóstico é reservado a curto prazo e ruim em longo prazo.[98-100] Em geral, a oclusão tromboembólica ocorre na artéria aorta distal, na bifurcação das artérias ilíacas. Entretanto, às vezes, outros vasos sanguíneos, como as artérias braquial, mesentérica, renal ou cerebral, podem ser acometidos isoladamente ou em combinação.[98,99,101] Gatos de qualquer idade e gênero podem ser afetados, sendo mais comum em machos – sobretudo naqueles com CHM simultânea – e com meia-idade a idoso.[98,99] Por favor, consulte o Capítulo 256 para uma discussão detalhada sobre TEAF.

## REFERÊNCIAS BIBLIOGRÁFICAS

*As referências bibliográficas deste capítulo se encontram online no Ambiente de Aprendizagem.*

# CAPÍTULO 142

# Cetoacidose Diabética e Síndrome Hiperglicêmica Hiperosmolar

Mauria O'Brien

A cetoacidose diabética (CAD) e a síndrome hiperglicêmica hiperosmolar (SHH) são duas complicações graves e potencialmente fatais do diabetes melito (DM), cujos tratamento e fisiopatologia são semelhantes. É razoável sugerir que tais anormalidades sejam duas condições no espectro do diabetes descompensado. Ambas são caracterizadas por hiperglicemia oriunda de uma insulinopenia absoluta ou relativa, combinada com excesso de hormônios contrarregulatórios, ou de estresse. Pacientes com CAD ou SHH muitas vezes manifestam doença grave, de tratamento desafiador e com enfermidades concomitantes que podem contribuir substancialmente para o prognóstico geral. As anormalidades hidreletrolíticas e ácido-base podem ser relevantes (ver Capítulo 128).

A definição de cada entidade varia ligeiramente, dependendo da referência consultada. O diagnóstico de CAD inclui hiperglicemia, glicosúria, cetonemia ou cetonúria com acidose metabólica, além de aumento do intervalo aniônico (ou *ânion gap*).[1] A SHH é definida como um quadro de hiperglicemia grave (> 600 mg/dℓ) e, dependendo da espécie e da referência veterinária, osmolaridade sérica > 320 mOsm/kg.[2-6] No passado, a síndrome era definida pela ausência de cetona, mas atualmente inclui casos com e sem cetonemia/cetonúria detectável.[7,8] A SHH é incomum, com poucos estudos veterinários originais publicados. Muitas conclusões foram baseadas em revisões da doença em pacientes humanos.[7,8]

## FISIOPATOLOGIA

A hiperglicemia se desenvolve quando há ausência ou deficiência de insulina, a qual funciona como uma chave que possibilita que as células utilizem glicose. Mesmo com elevada concentração sanguínea de glicose, na ausência de insulina, as células se tornam carentes de energia. Assim, a maioria delas utiliza ácidos graxos livres (AGL) como fonte de energia. A lipólise gera e libera os AGL na circulação sanguínea. Os hepatócitos captam AGL e os convertem principalmente em triglicerídeos e, em menor grau, em cetonas.[9] A insulina dificulta a lipólise por inibir a ação da lipase sensível ao hormônio, a enzima responsável pela hidrólise de triglicerídeos em AGL. As células cerebrais são únicas, pois não necessitam de insulina para absorver glicose. Mas, ao contrário da maioria dos tecidos, o cérebro não é capaz de usar ácidos graxos como fonte de energia, porém pode utilizar cetonas.[9] Durante o jejum ou a fome, os corpos cetônicos podem fornecer até dois terços das necessidades de energia do cérebro.[10] Pacientes com diabetes não complicado, com fome, convertem a maior parte do excesso de AGL em triglicerídeos, e a produção de cetona é baixa o suficiente para ser controlada pelo corpo.[9]

A CAD é caracterizada pelo aumento da proporção glucagon (GC)-insulina, que eleva a gliconeogênese por meio da inibição ou da estimulação de algumas enzimas glicolíticas.[11-13] Um estudo realizado em cães diabéticos nos quais foram mensuradas a glicemia e o acúmulo de insulina sugeriu que essa proporção GC-insulina é mais relevante do que a concentração hormonal, exclusivamente.[12] Outro estudo corroborou esse conceito, pois alguns cães com DM tinham níveis de insulina normais e, mesmo assim, apresentavam teores mensuráveis de cetonas.[14] Na CAD, com a carência relativa ou absoluta de insulina, a demanda celular por glicose estimula a liberação de glicogênio, que aumenta a gliconeogênese e promove a glicogenólise. Na ausência de insulina, o glicogênio ativa a lipase das células adiposas, aumentando a concentração de AGL, e inibe o armazenamento hepático de triglicerídeos. Graças a um complexo sistema de cascata de segundo mensageiro, uma pequena quantidade de glicogênio induz a síntese de grande quantidade de glicose. Mesmo com a depleção do estoque de glicogênio hepático, o glicogênio acelera a gliconeogênese e aumenta a taxa de extração de aminoácidos da circulação sanguínea, a fim de atuar como substratos disponíveis. Como resultado, eleva os níveis sanguíneos de glicose e, sem a insulina, ocorre hiperglicemia.[9]

O glicogênio também promove a cetogênese, deslocando a produção de triglicerídeos pelos hepatócitos para a produção de AGL. Normalmente, a insulina inibe a malonil CoA, que, por sua vez, impede a oxidação de ácidos graxos e a produção de AGL. Na ausência de insulina, a atividade da malonil CoA é baixa, e o glicogênio estimula a absorção de AGL pelas mitocôndrias, aumentando a concentração hepática de carnitina, que é uma proteína transportadora usada pela enzima carnitina palmitoiltransferase I, a qual leva AGL para as mitocôndrias. A partir daí, os AGL podem entrar no ciclo do ácido cítrico ou ser convertidos em acetoacetato (AcAc) e beta-hidroxibutirato (BHA). Na CAD, o ciclo do ácido cítrico fica sobrecarregado, e a cetogênese prevalece. À medida que as concentrações de cetonas aumentam, elas não podem ser metabolizadas de forma eficiente, o que leva à hipercetonemia. A proporção BHA-AcAc normal no soro sanguíneo é 3:1. Na CAD, essa proporção pode aumentar para até 10:1 (Figura 142.1).[10]

O que distingue CAD de DM não complicada é a carência absoluta ou relativa de insulina, junto com o aumento nos teores de hormônios contrarregulatórios. GC, cortisol, epinefrina (Epi) e hormônio do crescimento (GH) são esses hormônios diabetogênicos, que contribuem para a patogênese, promovendo a lipólise e estimulando a gliconeogênese e a glicogenólise. O cortisol eleva o catabolismo proteico, fornecendo precursores de aminoácidos para a gliconeogênese.[1] Cortisol, Epi e, em menor grau, GH estimulam a lipase sensível ao hormônio, que atua como mediador da conversão de triglicerídeos em glicerol e AAG no tecido adiposo.[15] Alta concentração de Epi e baixa de insulina reduzem a absorção de glicose pelos tecidos periféricos, com desenvolvimento de hiperglicemia.[16]

Embora a patogênese de CAD e a de SHH sejam semelhantes, a produção de cetonas talvez seja mínima ou ausente na SHH, já que esses pacientes têm níveis de insulina suficientes para limitar a lipólise, mas não para controlar a hiperglicemia.[13] Outras explicações para a carência de cetonas incluem concentrações menores de AAGs e/ou aumento do acúmulo de insulina na veia porta.[17] Pacientes com SHH tendem a ser mais desidratados, apresentar menor grau de acidose e podem dispor de concentrações de hormônios contrarregulatórios mais baixas, em comparação com a CAD. Eles em geral desenvolvem "desidratação hipernatrêmica", pois a perda de água livre excede a

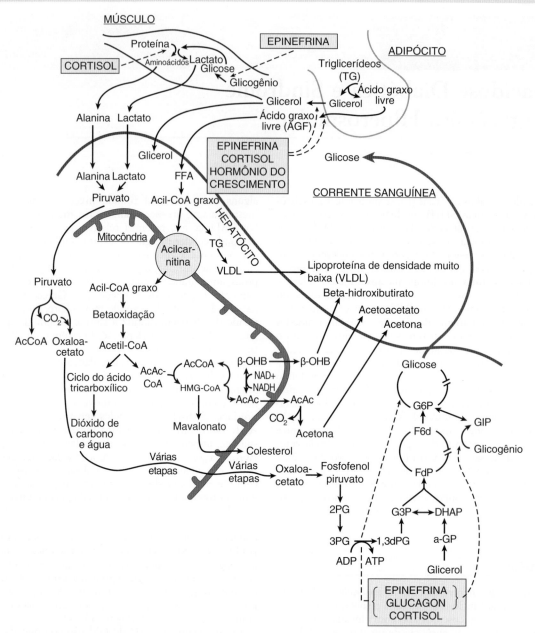

**Figura 142.1** Em resposta a uma ampla variedade de situações de estresse, como sepse, insuficiência cardíaca e pancreatite, o organismo aumenta a produção de hormônios reguladores da glicose, como insulina, glucagon, epinefrina, cortisol e hormônio do crescimento. No diabetes, a carência de insulina faz com que os efeitos glicogênicos dos hormônios do estresse não sejam antagonizados no fígado, no músculo e no tecido adiposo. Isso resulta em produção excessiva de cetonas, tecido adiposo e degradação muscular, uma condição catabólica clássica. *ADP*, difosfato de adenosina; *ATP*, trifosfato de adenosina; *DHAP*, fosfato de di-hidroacetona; *GIP*, peptídio inibidor gástrico; *HMG*, hidroximetilglutaril; *NAD+*, dinucleotídio de nicotinamida e adenina; *NADH*, forma reduzida de dinucleotídio de nicotinamida e adenina. (Adaptada de Feldman E, Nelson R: *Canine and feline endocrinology and reproduction*, Philadelphia, 1987, Saunders.)

de sódio.[7] A glicosúria prejudica a capacidade de concentração renal, agravando essa perda de água. À medida que o volume sanguíneo diminui, ocorre diminuição da perfusão renal e da capacidade dos rins de excretar glicose. Essa cascata de eventos pode levar à hiperglicemia relevante.[18]

Doenças secundárias ou simultâneas são condições predisponentes que contribuem para CAD ou SHH, estimulando a síntese e a secreção de hormônios do estresse. Em humanos, os dois fatores predisponentes mais comuns são concentração inadequada de insulina e infecção.[19] Em pacientes veterinários, pancreatite aguda, infecção do trato urinário, hiperadrenocorticismo, neoplasia, pneumonia, pielonefrite e doença renal crônica (DRC) foram associados a CAD ou SHH.[5,20-22] Gatos com DM e DRC ou insuficiência cardíaca congestiva apresentam maior risco de desenvolver SHH. Aqueles com SHH são menos propensos a apresentar doença pancreática ou hepática concomitante, em comparação com felinos que têm CAD.[5]

A função neutrofílica prejudicada pode explicar o risco elevado de infecção em pacientes com diabetes mal controladas.[23] Condições hiperglicêmicas são pró-inflamatórias capazes de produzir espécies reativas de oxigênio.[24-26] Em pacientes com CAD, constatou-se aumento dos níveis de GH, cortisol e citocinas — marcadores de risco cardiovascular e estresse oxidativo. Pessoas em crise hiperglicêmica podem apresentar leucocitose sem infecção evidente graças ao aumento dos mediadores pró-inflamatórios.[24] A terapia com insulina é anti-inflamatória, já que os biomarcadores pró-inflamatórios diminuem após sua administração.[27,28]

## HISTÓRICO CLÍNICO E EXAME FÍSICO

Alguns cães e gatos com CAD ou SHH podem ser levados à consulta já recebendo insulina. Alguns são pacientes diabéticos recém-diagnosticados, enquanto outros ainda não foram diagnosticados e apresentam histórico recente de poliúria, polidipsia e perda de peso. Contudo, nos dias anteriores à consulta, os donos costumam relatar que notaram letargia, anorexia parcial ou total, vômitos, diarreia e/ou fraqueza generalizada.[20] Os gatos podem manifestar especificamente paresia posterior secundária à neuropatia diabética (ver Capítulo 305).[22] A acidose metabólica grave pode resultar em ritmo respiratório do tipo Kussmaul – um padrão com respiração lenta e profunda, às vezes interpretado de maneira errada como angústia respiratória.[8] Em um estudo, verificou-se que gatos com SHH apresentam diabetes por mais tempo do que aqueles com CAD. Sintomas neurológicos e respiratórios são observados com mais frequência em gatos com SHH.[5] O exame físico deve ser completo, pois esses animais de companhia muitas vezes apresentam doenças concomitantes. É importante avaliar o estado de hidratação e a cor das membranas mucosas.

## DIAGNÓSTICO

### Considerações gerais

Qualquer cão ou gato com suspeita de CAD ou SHH deve passar por avaliação diagnóstica minuciosa para averiguar não apenas a condição atual em relação ao DM, mas também detectar quaisquer comorbidades. Os testes minimamente necessários devem incluir exame de urina – para o diagnóstico de DM e constatação de cetonas –, hemograma completo, perfil bioquímico sérico, concentrações séricas de eletrólitos, hemogasometria, urocultura, ultrassonografia abdominal e radiografias do tórax.

### Exame de urina e hemograma completo

O exame de urina é positivo para glicose e pode ser positivo para cetonas (ou corpos cetônicos). Infecções do trato urinário são comuns. A cultura bacteriana da urina deve ser realizada independentemente da presença de sedimento. Relata-se que 20% dos cães com CAD apresentam crescimento positivo para microrganismos aeróbicos na urocultura, mesmo na ausência de piúria (ver Capítulo 72).[20] O hematócrito (ou volume globular) pode estar aumentado secundariamente à desidratação. Anemia é comum em cães e gatos. As hemácias dos gatos são sujeitas à formação de corpúsculos de Heinz e lesões oxidativas.[29] Em um estudo, verificou-se que 50% dos cães com CAD apresentavam anemia não regenerativa, neutrofilia com desvio à esquerda e trombocitose.[20] Leucocitose é mais comum em gatos.[22,30]

### Atividade de enzimas hepáticas e testes de função renal

Em gatos, o aumento das atividades das enzimas hepáticas pode ser observado na lipidose hepática, na colangioepatite ou na pancreatite (ver Capítulos 62 e 65). Os cães podem apresentar aumento da atividade de fosfatase alcalina e concentrações elevadas de triglicerídeos e colesterol, em associação com DM, hipercortisolismo ou pancreatite. Aumentos nos níveis séricos de creatinina e ureia podem ser causados por desidratação, porém alguns animais de companhia apresentam DRC, com ou sem lesão renal aguda (LRA). Cães com SHH e acetonemia tendem a desenvolver pancreatite aguda, menor duração dos sinais clínicos e maiores temperatura corporal e contagem de leucócitos, em comparação com aqueles com SHH e sem acetonemia. Cães com SHH e sem acetonemia tendem a apresentar azotemia com maior osmolalidade.[6] A hiperosmolaridade relacionada com a SHH pode causar alteração mental.[31]

### Sódio (Na) e potássio (K)

Os efeitos combinados de hiperglicemia, acetonemia, acidose e de diversas comorbidades muitas vezes causam anormalidades eletrolíticas significativas em pacientes com CAD e SHH (ver Capítulos 67 e 68). A diurese osmótica induzida pela hiperglicemia resulta em perdas hidreletrolíticas marcantes. As cetonas contribuem para a diurese de solutos em razão da excreção de cetoânions, que obriga a excreção urinária dos cátions Na, K e sais de amônio.[13] A redução na concentração de Na também pode se dar em decorrência de hiperglicemia. Estima-se que cada aumento de 100 mg de glicose/d$\ell$ no sangue está associado à diminuição de 1,6 mmol de Na/$\ell$.[16,32,33] Essa fórmula pode subestimar o efeito da hiperglicemia no teor de Na.[34] Baixa concentração de Na também pode ser observada na hipertrigliceridemia, condição conhecida como pseudo-hiponatremia. A deficiência de insulina contribui para a perda de soluto, pois ela estimula a reabsorção de sal e água, nos túbulos renais proximais e distais, e de fosfato, nos túbulos proximais.[13]

Hipopotassemia significativa é comum em pacientes com CAD. Inicialmente, muitos pacientes com CAD apresentam níveis séricos de K normal ou um pouco elevados, mas têm grave depleção corporal de K total.[16] Na CAD, a acidose induz ao deslocamento das reservas intracelulares de K para o espaço extracelular, na troca por íons hidrogênio.[35] A depleção de volume causado pela falta de ingestão, combinada com vômito, diarreia e diurese osmótica, pode gerar hiperaldosteronismo secundário, levando à excreção de K na urina.[36] Os desvios intercompartimentais de K podem ser variáveis, dependendo do tipo de acidose (mineral versus orgânica), do tipo de tecido e do pH dos líquidos corporais.[35] A disfunção renal, ao promover hiperglicemia e redução da excreção urinária de K, contribui para a concentração inicialmente normal ou elevada de K.[37] A deficiência de insulina, ao promover proteólise intracelular, prejudica a entrada de K nas células. Paradoxalmente, a princípio, o acúmulo plasmático de K aumenta, apesar da depleção corporal total desse cátion.[1] Na CAD, também se nota depleção de magnésio, cálcio e fósforo, que são excretados sobretudo por via renal.[16]

### Equilíbrio acidobásico, cetonas

A CAD se caracteriza por acidose metabólica, com o aumento do intervalo aniônico. A produção excessiva de BHA e AcAc é o principal fator para essa acidose. Ambos se dissociam completamente em pH fisiológico, resultando na produção de íons hidrogênio e de cetoânions. O rápido acúmulo de íons hidrogênio sobrecarrega o sistema de tamponamento do bicarbonato, resultando em acidose metabólica. Os níveis de cetoânions são refletidos pelo aumento do intervalo aniônico. Perdas hídricas significativas e hipovolemia podem ocasionar acidose láctica, contribuindo para a acidose metabólica. Em pacientes com CAD, a concentração de acetona, a cetona formada após a descarboxilação espontânea do acetoacetato, se encontra elevada, mas não contribui para a acidose porque a acetona não se dissocia. Ela é lentamente excretada pelos pulmões e gera um odor distinto em pacientes com CAD.[10] Essa excreção lenta de acetona pode demandar maior tempo para corrigir a acetonemia, em comparação com a hiperglicemia.[16,38] Em cães e gatos, a gravidade da acidose pode ser mascarada pela alcalose metabólica associada a vômito ou diarreia.

A presença de cetonas costuma ser avaliada no exame de urina, com o uso de fitas reagentes disponíveis no mercado. A metodologia envolve sua reação com o nitroprussiato e mudança de cor. Essas fitas reagentes detectam apenas AcAc e acetona, mas a maioria dos corpos cetônicos é composta de BHA e AcAc, gerando a possibilidade de resultado falso-negativo. O beta-hidroxibutirato é formado a partir de AcAc, na presença de íons hidrogênio; portanto, quanto mais intensa a acidose do animal, maior a formação de BHA.[10] Por ocasião da consulta, alguns pacientes apresentam desidratação significante e bexiga vazia, sem urina para o exame. O plasma heparinizado pode ser testado quanto à presença de cetona com uma fita reagente destinada ao exame de urina. Os resultados se correlacionam com as concentrações séricas de cetona em cães e gatos diabéticos.[39,40] Em animais desidratados, o exame do plasma pode ser mais preciso do que o de urina, já que a excreção de cetonas depende da perfusão sanguínea e de função renal normais. As cetonas são detectáveis no plasma antes de serem vistas na urina.[40] Testes e dosímetros portáteis para detectar BHA no sangue foram aprimorados e são considerados confiáveis no diagnóstico e no monitoramento da resposta à terapia. O dosímetro portátil é uma alternativa ao uso de testes de cetona na urina.[41-47]

A maioria dos pacientes com SHH apresenta acidose, o que reduz as trocas de cátions e limita as perdas de eletrólitos na urina. Por fim, a perda descontrolada de líquido livre ocasiona desidratação intensa, mascarada pela preservação do volume intravascular secundária à condição de hiperosmolaridade.[7] Pacientes com SHH apresentam perdas hídricas mais extensas do que aqueles com CAD. A hiperglicemia grave só ocorre com a redução da taxa de filtração glomerular (TFG) porque a glicose que chega ao rim, em concentração acima do limiar de excreção renal, deve ser excretada na urina. Dessa forma, em pacientes com SHH a hiperglicemia significante exacerba a diurese osmótica.[31] Enfermidades coexistentes podem diminuir a ingestão de líquidos que, junto com perdas causadas por diarreia ou vômito, contribuem para o agravamento da desidratação.

## Osmolalidade

Na CAD, a gravidade da hiperosmolaridade pode ser variável, mas os pacientes com SHH apresentam, por definição, hiperosmolaridade. A osmolalidade é medida por um osmômetro, que usa o ponto de congelamento de uma solução para estimar a quantidade de partículas osmoticamente ativas. A mensuração da osmolalidade é superior à calculada graças à capacidade de mensurar substâncias voláteis presentes na solução.[3] Como a maioria dos veterinários não conta com um osmômetro, foram elaboradas equações para estimar a osmolalidade. A mais utilizada, referida como osmolalidade total calculada (OsmT), é: OsmT (mOsm/kg) = 2 ($Na^+$ + $K^+$) + Glicose/18 + Ureia/2,8.[3] O intervalo de referência calculado varia de 290 a 310 mOsm/kg.[48,49] A osmolaridade efetiva ($Osm_E$) se baseia na equação simplificada: $Osm_E$ = 2($Na^+$) + Glicose/18.[50] Em pacientes com CAD e SHH, a hipertonicidade se deve ao aumento da concentração de solutos que não atravessam a membrana celular (Na e glicose). A ureia não é considerada um "osmole efetivo" porque é igualmente distribuída pelas membranas e porque seu acúmulo não induz um gradiente osmótico.[8] A concentração sérica absoluta de cetona não é rotineiramente mensurada em pacientes com CAD, mas sabe-se que contribuem para a osmolalidade. Na CAD, a mensuração do intervalo osmolar ($Osm_T$ mensurado – $Osm_T$ calculado) indica um intervalo osmolar médio de 29 mOsm/kg, que pode diminuir para valores insignificantes até 24 horas após o início do tratamento.[51-53] Cetoânions costumam se dissociar totalmente em pH fisiológico e, portanto, não contribuem de modo significativo para a tonicidade, mas sim para a osmolalidade, com base no intervalo osmolar.[53,54] A hiperosmolalidade é definida como osmolalidade sérica > 320 mOsm/kg em humanos, > 330 a 350 mOsm/kg em gatos e > 325 a 330 mOsm/kg em cães.[2-7] Gatos com SHH apresentaram $Osm_T$ média de 384 mOsm/kg e $Osm_E$ média de 344,1 mOsm/kg.[5]

Com o aumento da osmolalidade ou da tonicidade do líquido extracelular, o resultado é desidratação celular à medida que a água é transferida do compartimento intracelular para o extracelular. O sistema nervoso é o principal órgão comprometido por essa mudança e disfunção neurológica – desorientação, ataxia, letargia, convulsões e coma – conforme a desidratação celular se agrava. Em defesa da hipertonicidade induzida pela glicose, as células neurais produzem moléculas osmoticamente ativas, conhecidas como osmoles idiogênicos. A formação desses osmoles ocorre ao longo de 4 a 6 horas, o que deve ser considerado durante o tratamento.[55] Tem sido sugerido, mas não comprovado, que, quanto maior a osmolalidade, mais graves os sintomas neurológicos e o risco de edema cerebral.[56-59]

## CONSIDERAÇÕES GERAIS SOBRE ESTRATÉGIAS TERAPÊUTICAS

O tratamento bem-sucedido de pacientes com CAD ou SHH é complexo, envolvendo a correção de muitas anormalidades, ao mesmo tempo que antecipa ou responde às diversas interações medicamentosas. As metas do tratamento incluem (1) restabelecer o volume intravascular, (2) resolver a desidratação, (3) compensar as anormalidades eletrolíticas, (4) corrigir o desequilíbrio ácido-base, (5) reduzir a concentração sanguínea de glicose, (6) livrar o organismo de cetonas detectáveis, (7) identificar e (8) tratar qualquer doença primária ou coexistente. O ideal é que os pacientes com CAD ou SHH sejam hospitalizados em uma instituição apta a realizar testes bioquímicos, exames de eletrólitos e cuidados 24 horas por dia.

Muitos pacientes com CAD e SHH apresentam hipovolemia grave e necessitam de reanimação inicial com líquido. Os parâmetros de perfusão – frequência cardíaca, qualidade do pulso, estado mental, cor das membranas mucosas, tempo de preenchimento capilar e pressão arterial – devem determinar a necessidade de líquido, na forma de *bolus*, antes de outras formas de reidratação serem instituídas. A insulina não é recomendada a animais com hipovolemia porque pode causar transferência de líquido do compartimento extracelular para o intracelular, piorando o volume intravascular já exaurido.[7] A maioria dos pacientes deve ser reidratada durante várias horas, antes de iniciar a terapia com insulina. O monitoramento intensivo da perfusão sanguínea, o estado de hidratação e as concentrações séricas de eletrólitos são procedimentos críticos, independentemente da solução cristaloide escolhida. Os líquidos contribuem para a diminuição inicial dos níveis de glicose, cetonas e hormônios contrarregulatórios, aumentando a TFG e a excreção renal.[19]

## TERAPIA HÍDRICA

### Cetoacidose diabética e síndrome hiperglicêmica hiperosmolar

A maioria das soluções cristaloides disponíveis no mercado é apropriada para reanimação e reidratação (ver Capítulo 129). Embora a solução de escolha inicial seja a de cloreto de sódio 0,9% (solução salina), já que a maioria dos pacientes inicialmente apresenta hiponatremia, ela pode causar acidose metabólica hiperclorêmica temporária, resultante da perda de bicarbonato, em vez de ganho de ácidos orgânicos.[19,60,61] As soluções cristaloides tamponadas têm conteúdo adequado de lactato, acetato ou gliconato, que auxiliam na resolução da acidose metabólica.[62] A acidose induzida por solução salina é temporária e pode causar sequelas graves.[63,64]

Os déficits hídricos são calculados com base nas estimativas de desidratação, com o percentual de desidratação expresso na forma decimal (p. ex., 10% = 0,1):

% desidratação × peso corporal (kg) × 1.000 m$\ell$/kg
= m$\ell$ de déficit hídrico.

Essas estimativas são subjetivas, e há necessidade de reavaliações frequentes na fase inicial do tratamento. A reidratação deve ocorrer em um tempo relativamente curto (6 a 24 horas), ainda que a velocidade de reposição dependa das condições hemodinâmica, osmótica, cardiovascular e neurológica do paciente. A maioria dos pacientes apresenta hiperglicemia e acetonemia por horas a dias, contribuindo para uma diurese osmótica contínua. Ao ajustar a reposição hídrica, o débito urinário deve ser avaliado continuamente. A reidratação do paciente com SHH muitas vezes requer terapia de reposição hídrica mais conservadora do que aquela utilizada na CAD, em razão da combinação de desidratação grave e hiperosmolaridade.

## Edema cerebral

Devem ser evitadas alterações súbitas na concentração de glicose ou de Na, pois interferem na Osm$_E$. Uma queda súbita na Osm$_E$ pode gerar desvio de líquido do compartimento extracelular para o intracelular, no sistema nervoso central (SNC). A água se desloca de locais menos concentrados para os mais concentrados, por meio de membranas semipermeáveis. As células do SNC podem conter osmoles idiogênicos, discutidos antes, equilibrando sua osmolalidade interior, inicialmente, à do espaço extracelular desidratado. A administração intravenosa de líquido (extracelular) fornece água livre, diminuindo a osmolalidade e promovendo o fluxo às células. Esse fluxo de água às células cerebrais ocasiona edema cerebral.

Apesar de ocorrer raramente, crianças e bebês com CAD apresentam maior propensão ao edema cerebral do que os adultos no início do tratamento. Nota-se edema cerebral em cerca de 1% das crianças com CAD, o qual está associado a uma taxa de mortalidade de 40 a 90%.[55] Os mecanismos fisiopatológicos propostos para o edema cerebral permanecem complicados, com a implicação de isquemia e lesão por reperfusão, inflamação, aumento do fluxo sanguíneo, geração de osmoles intracelulares, descontrole osmótico e ação de citotoxinas.[26,57] Outros fatores incluem concentração sanguínea inicial de glicose, administração intravenosa de volume excessivo de líquido, hiponatremia persistente apesar da resolução da hiperglicemia, hipocapnia, acidemia, hiperpotassemia, aumento da proporção ureia-creatinina e administração de bicarbonato de sódio.[55,59,65]

Em pacientes com CAD, geralmente se nota edema cerebral 12 a 24 horas após o início do tratamento. Alguns pesquisadores sugerem que o edema cerebral pode preceder o início da terapia.[66] Estudos anteriores associaram alterações bruscas da Osm$_E$ induzidas pela administração intravenosa de líquido nos casos de edema cerebral.[67] Um conceito atual é a "teoria citotóxica", que diz que gradientes osmóticos são gerados por uma dosagem excessiva de líquido e insulina.[66] Outro conceito sustenta que o edema cerebral é vasogênico e independe da terapia de reposição hídrica. Nesse contexto, ele é causado pelo aumento do coeficiente de difusão de líquido cerebral na fase aguda da doença.[68,69] As recomendações atuais são velocidade inicial lenta da reidratação e baixa dose de insulina, a fim de diminuir aos poucos a Osm$_E$, o que deve induzir redução na concentração sanguínea de glicose e aumento concomitante nos níveis séricos de Na.[57,70] Pesquisas recentes em crianças com CAD compararam o uso de solução salina de concentração mediana e solução salina isotônica, mas não chegaram a conclusões claras.[64,71,72] Como a maioria das soluções isotônicas de uso IV disponíveis no mercado é baseada no Na, as deficiências são tratadas com a terapia IV padrão.

## Sintomas neurológicos

Sintomas neurológicos graves relacionados com o aumento da Osm$_E$ não foram observados em nenhum grupo de gatos com CAD nem em outro grupo de pacientes com SHH. Tampouco foram observadas outras complicações com a terapia de reposição hídrica.[4,5] Na presença de sintomas neurológicos no momento da consulta, o tratamento deve ser mais conservador: reidratar ao longo de 24 a 48 horas e utilizar dose menor de insulina (Boxe 142.1). Pacientes gravemente enfermos, com alteração do estado mental – obnubilação, torpor ou coma –, anormalidades nos reflexos de nervos cranianos ou convulsões devem ser tratados com manitol (0,5 a 1,5 g/kg IV), ao longo de 15 a 20 minutos.

## POTÁSSIO (K)

Quase todos os cães e os gatos com CAD e SHH inicialmente apresentam hipopotassemia. Apesar de a concentração sérica poder estar normal ou aumentada, a princípio, a depleção de K em todo o corpo é uma ocorrência típica, e esse déficit de K deve ser tratado imediatamente e reavaliado com frequência, até que os pacientes estejam comendo, bebendo e não recebendo mais terapia de reposição hídrica intravenosa. Nos casos graves, a hipopotassemia pode gerar fraqueza muscular, flexão cervical ventral em gatos, arritmia cardíaca e insuficiência respiratória (ver Capítulo 68).[73,74] A suplementação de K deve ser iniciada assim que se confirmar o débito urinário. A terapia de reposição hídrica aumenta a TFG e a excreção renal de K, minimizando a acidose metabólica. Todos esses fatores deslocam o K da circulação sanguínea para o compartimento intracelular. O resultado é uma hipopotassemia potencialmente letal. Pode-se adicionar KCl à hidratação IV, com dose baseada na concentração sérica de K (Boxe 142.1). A despeito de algumas fontes alertarem para não administrar mais de 0,5 mEq/kg/h, a hipopotassemia potencialmente letal (< 2,0 mEq/$\ell$) deve ser tratada com 0,5 a 0,9 mEq/kg/h durante a primeira hora, seguida de reavaliação.[75,76] A terapia com insulina deve ser suspensa até que se atinja uma concentração de K > 3,5 mEq/$\ell$, a fim de evitar a perda adicional de K para as células.

## INSULINA

### Considerações iniciais

Após 4 a 8 horas de terapia de reposição hídrica, ou quando o paciente parecer mais hidratado, deve-se colocar um cateter venoso central para permitir coletas frequentes de amostras de sangue, sem necessidade de repetidas punções venosas (ver Capítulo 76). A terapia com insulina deve ser iniciada, e a glicemia, monitorada com frequência, de modo a ajustar a dose de insulina (Boxe 142.1), que é essencial no tratamento de CAD, em parte porque nenhum outro fármaco interrompe diretamente a síntese de cetona. A insulina diminui a concentração corporal de cetona, inibindo a lipólise e, por consequência, reduzindo a disponibilidade de AGL para a cetogênese, interferindo na produção intra-hepática de corpos cetônicos e aumentando a utilização da cetona periférica.[77] Apesar de não necessariamente apresentarem cetose, os pacientes com SHH também necessitam de insulina para reduzir de forma controlada a hiperglicemia.

### Opções de insulina

A insulina regular, administrada em taxa de infusão contínua (TIC), é recomendada para o tratamento inicial de pacientes com CAD ou SHH em estado crítico, em vez de injeção IM.[21] A administração de baixa dose de insulina regular em TIC é considerada padrão para pessoas com CAD ou SHH, com taxa de mortalidade menor do que a observada com o uso de repetidas injeções IM.[1,19] A injeção IM de insulina deve ser reservada para casos não complicados ou quando há restrição financeira. A insulina regular IM, não administrada até que os pacientes tenham sido adequadamente reidratados com um sistema cardiovascular estável, é dada em dose inicial de 0,2 U/kg, seguida de 0,1 U/kg IM, de hora em hora, até que se obtenha concentração sanguínea de glicose inferior a 250 mg/d$\ell$, quando é fornecida por via SC, em intervalos de 6 a 8 horas, na dose de 0,5 a 1 U/kg.[78] Durante a hidratação o paciente deve receber suplemento de dextrose, conforme a necessidade, com base em sua concentração plasmática de glicose (Boxe 142.1).

### Análogos da insulina

A disponibilização de análogos da insulina resultou em alternativas potenciais ao uso na forma de TIC. Em uma pequena coorte de cães com CAD, a insulina lispro se mostrou segura e tão efetiva quanto a regular, ao ser administrada na forma de TIC.[79] Estudos em humanos que avaliaram a administração por via subcutânea de glargina, combinada com baixa dose de insulina regular na forma de TIC, constataram resolução mais rápida da acidose, internações hospitalares mais curtas e redução da hiperglicemia de rebote ao interromper a TIC.[80,81] Do mesmo modo, gatos com CAD tratados com insulina regular na forma de TIC foram comparados com aqueles que receberam insulina regular em TIC combinada com injeção IM ou SC de glargina. O grupo de pacientes que recebeu insulina combinada apresentou resolução mais rápida de hiperglicemia, de cetonemia e da condição ácido-base, além de hospitalização mais curta, mas não houve vantagem quanto à sobrevivência.[82] Um estudo em gatos com CAD que receberam glargina pelas vias IM e SC se mostrou promissor como alternativa à terapia com insulina na forma de TIC.[83]

### Administração intramuscular ou subcutânea de insulina

Cães e gatos gravemente enfermos, com CAD ou SHH, muitas vezes apresentam déficit hídrico grave. O comprometimento circulatório em pacientes desidratados pode dificultar ou alterar a liberação de qualquer medicamento administrado por via IM. A ação imprevisível da insulina pode aumentar o risco de hipoglicemia ou causar alterações súbitas na osmolalidade. Portanto, os pacientes devem ser reidratados de maneira adequada antes de administrar insulina por via IM, com o objetivo de diminuir a concentração de glicose para não mais do que 50 a 75 mg/d$\ell$/h.[84] Se a glicemia diminuir para menos de 250 a 300 mg/d$\ell$ e ainda forem detectadas cetonas, deve-se adicionar glicose à solução IV (Boxe 142.1). Assim que o paciente estiver hidratado e se alimentando, devem ser empregadas formulações de insulina de ação mais longa.

### Concentrações séricas de fosfato (PO$_4$) e magnésio (Mg)

Conforme discutido antes, as concentrações séricas ou plasmáticas de K e PO$_4$ devem ser monitoradas de modo intensivo, em

---

**Boxe 142.1** Doses recomendadas para várias condições em pacientes com cetoacidose diabética (CAD) e síndrome hiperglicêmica hiperosmolar (SHH)

**Etapas do tratamento de cetoacidose diabética**

**1. Terapia hídrica**
- Reidratar ao longo de 6 a 8 h
- Colocar cateter central (ver Capítulo 76) → repetir mensurações de eletrólitos/hematócrito/proteína total
- Após 6 a 8 h, iniciar terapia com insulina no equipo periférico, hidratar no cateter central
- Taxa de hidratação = manutenção 1,5 a 2× (graças à diurese osmótica) até a normalização da glicemia
- Pesar a cada 6 a 8 h

**2. Glicemia, Dextrose, Insulina**
- Dose de insulina regular (adicionar à bolsa de hidratação contendo 250 m$\ell$ de solução)
  **Dose:** 2,2 U/kg/dia (1,1 U/kg/dia em caso de SHH)
  **Gatos:** metade da taxa de hidratação dos cães (ver tabela à direita)
  Substitua a bolsa de hidratação com insulina (bolsa de 250 m$\ell$) a cada 24 h
- Aplicar 50 m$\ell$ de solução de insulina através do equipo intravenoso antes do uso
- Avaliar novamente a glicemia, a cada 2 a 3 h
- Mensurar novamente o hematócrito e a proteína total, a cada 12 h (prepare-se para transfusão concentrado de hemácias em gatos)

| GLICEMIA (mg/d$\ell$) | TIPO DE SOLUÇÃO | TAXA DE INFUSÃO DA SOLUÇÃO DE INSULINA DILUÍDA Cães | Gatos |
|---|---|---|---|
| > 250 | Plasmalyte-A ou Normosol R | 10 m$\ell$/h | 5 m$\ell$/h |
| 200 a 250 | P-lyte + dextrose 2,5% | 7 m$\ell$/h | 3 m$\ell$/h |
| 150 a 200 | P-lyte + dextrose 2,5% | 5 m$\ell$/h | 2 m$\ell$/h |
| 100 a 150 | P-lyte + dextrose 2,5% | 5 m$\ell$/h | 2 m$\ell$/h |
| < 100 | P-lyte + dextrose 5% | Parar | Parar |

**3. Eletrólitos**

| | INTERVALOS ENTRE MENSURAÇÕES | ADITIVO | VALORES NORMAIS | QUANTIDADE ACRESCENTADA À SOLUÇÃO | TAXA MÁXIMA DA SOLUÇÃO (m$\ell$/kg/h) | NOTAS |
|---|---|---|---|---|---|---|
| **Potássio** | 8 a 12 h | KCl 2 mEq K$^+$/m$\ell$ | 3,6 a 5,0 mEq/$\ell$ | 20 mEq/$\ell$ | 26 | Manutenção K$^+$ = 20 a 24 mEq/$\ell$ Em altas concentrações/velocidades, lembrar do K$^+$ mEq fornecido pelo Kphos e líquidos |
| | | | 2,6 a 3,5 mEq/$\ell$ | 40 mEq/$\ell$ | 12 | |
| | | | 2,1 a 2,5 mEq/$\ell$ | 60 mEq/$\ell$ | 9 | |
| | | | < 2,0 mEq/$\ell$ | 80 mEq/$\ell$ | 7 | |
| **Fósforo** | 12 h | KPhos® 3 mmol P/m$\ell$ | 1 a 2 mg/d$\ell$ | 0,03 mmol/kg/h | | KPhos = 4,4 mEq K$^+$/m$\ell$ |
| | | | < 1,0 mg/d$\ell$ | 0,06 a 0,12 mmol/kg/h | | |
| **Magnésio** | 8 a 12 h | MgSO$^4$ mEq Mg/m$\ell$ | < 1,2 mg/d$\ell$ | 0,75 a 2 mEq/kg/**dia** | | Usar soro glicosado ou solução salina Para hipopotassemia refratária Manter alta velocidade em vez de cobrir a suplementação K$^+$ |

**4. Manutenção**
- Continuar TIC de insulina até que não sejam detectadas cetonas e o paciente esteja se alimentando e ingerindo líquidos
- Interromper a dose de insulina do meio-dia → às 18 h: administrar ¼ a ½ U/kg insulina NPH em cães, 1 U da insulina de escolha SC a cada 12 a 24 horas em gatos

Cortesia da Dra. Brittany H. Perry.

especial após o início da administração de insulina. A terapia com insulina é um dos vários tratamentos – administração de solução IV e de bicarbonato de sódio – que carreiam K e $PO_4$ para as células, com depleção desses elementos no compartimento vascular. Os sinais clínicos de hipofosfatemia incluem fraqueza muscular e anemia hemolítica. $PO_4$ pode ser adicionado à solução de hidratação IV, na forma de fosfato de potássio ($KPO_4$; 0,03 a 0,12 mmol/kg/h).[85] Como alternativa, de um terço à metade do K suplementado pode ser adicionado na forma de $KPO_4$ misturado ao KCl (ver Boxe 142.1).[78] $KPO_4$ é incompatível com solução de lactado de Ringer e deve ser adicionado a soluções cristaloides balanceadas, livres de cálcio.[86] O acúmulo sérico de $PO_4$ deve ser monitorado pelo menos a cada 4 a 6 horas após o início da terapia com insulina. Uma concentração sérica de $PO_4$ < 1,5 mg/dℓ pode estar associada a risco de hemólise intravascular.[87]

O magnésio (Mg) é um cofator obrigatório para a maioria das enzimas adenosina-trifosfatases, e sua carência pode ter efeitos prejudiciais na função celular. Por exemplo, baixo teor de Mg pode diminuir a atividade da ATPase na bomba de sódio-potássio.[89] A depleção de magnésio foi correlacionada com a resistência à insulina.[90] Constatou-se hipomagnesemia em pacientes com doença crítica e CAD.[88] Os sinais clínicos são discretos ou inexistentes, mas a baixa concentração de Mg está associada à hipopotassemia refratária, promovendo perdas urinárias. Em alguns pacientes, o nível sérico de K somente se normaliza após a reposição de Mg.[91,92] Gatos tendem a apresentar maior redução do acúmulo de magnésio do que cães.[93] Sulfato de magnésio é adicionado às soluções de uso intravenoso e administrado em TIC na dose de 1 a 2 mEq/kg/dia.

## ANEMIAS

Muitas complicações verificadas durante o tratamento de CAD ou SHH podem ser evitadas ou amenizadas por meio de monitoramento diligente e de constatação de respostas adequadas aos tratamentos. Esse monitoramento pode requerer repetidas amostras de sangue, o que pode levar à anemia e à necessidade de transfusão sanguínea. Gatos, que têm oito grupos sulfidrila reativos em cada tetrâmero da hemoglobina, são propensos à anemia por corpúsculos de Heinz quando apresentam doença crítica, e evidências sugerem que a cetose pode aumentar esse risco.[29] A anemia hemolítica aguda também pode contribuir para a necessidade de transfusão sanguínea, caso a concentração extracelular de $PO_4$ diminua muito com a terapia de insulina.

## ACIDOSE

Em pacientes com CAD, a acidose metabólica normalmente se resolve apenas com a terapia de reposição hídrica e insulina. O uso de bicarbonato de sódio, com o intuito de auxiliar na correção da acidose na CAD, não é mais recomendado. A American Diabetes Association lista o bicarbonato como uma opção de tratamento para pacientes com pH < 7,0 uma hora após o início da terapia de reposição hídrica, sem comprovação da eficácia em estudos randomizados prospectivos.[19] O bicarbonato transfere K para as células, com risco de agravamento da hipopotassemia, desloca para a esquerda a curva da oxiemoglobina, diminuindo a liberação de oxigênio aos tecidos, e pode contribuir para acidose paradoxal no SNC, sobrecarga hídrica, acidose láctica, cetose persistente e edema cerebral.[1,94,95]

## PROGNÓSTICO

Os prognósticos de CAD e HSS dependem, em grande parte, da existência de doença concomitante. Estudos veterinários retrospectivos anteriores listaram taxas de mortalidade de 26 a 30% para CAD[20-22] e de 38 a 65% para SHH.[5,6] No geral, apesar da menor taxa de mortalidade, o prognóstico da SHH é pior, quando comparado com a CAD em humanos (10 a 50% contra 2 a 10%, respectivamente).[7,13,19] Não obstante a espécie, sem a resolução da comorbidade, o prognóstico de CAD ou SHH se torna pior. Um estudo recente demonstrou que os dois principais fatores na previsão de morte causada por CAD em humanos foram doenças concomitantes graves e pH < 7,0.[96] As patogêneses complexas de CAD e SHH representam um desafio clínico considerável para veterinários. Clientes e veterinários devem estar preparados para o custo financeiro, o desgaste emocional e as complicações imprevisíveis do diabetes.

## REFERÊNCIAS BIBLIOGRÁFICAS

*As referências bibliográficas deste capítulo se encontram online no Ambiente de Aprendizagem.*

# CAPÍTULO 143

# Abdome Agudo

Søren Boysen

Abdome agudo é definido como dor abdominal súbita intensa, com evolução em menos de 1 semana, de etiologia incerta.[1,2] Entretanto, estados avançados de choque e/ou redução simultânea do estado mental (p. ex., sedação química) podem mascarar uma resposta óbvia à dor, retardando o diagnóstico de abdome agudo até que o estado mental melhore e/ou a dor abrande. Nesses casos, é necessário um alto índice de suspeita para detectar manifestações discretas de dor abdominal e facilitar o diagnóstico e o tratamento precoces (ver Capítulo 126).

Graças à variedade de causas primárias, tanto clínicas quanto cirúrgicas, o diagnóstico de abdome agudo em animais de pequeno porte é desafiador. Os sinais clínicos variam desde um paciente estável com doença autolimitante até um instável que requeira intervenção imediata. Além disso, muitas doenças primárias que causam abdome agudo são dinâmicas e progressivas, podendo levar à necrose dos tecidos abdominais, se não forem tratadas.[3] O diagnóstico e o tratamento imediatos são essenciais para diminuir o risco de complicações graves, inclusive perfuração de víscera oca, peritonite séptica ou química (ver Capítulo 279) e síndrome da resposta inflamatória sistêmica (ver Capítulo 132).

No paciente que manifesta abdome agudo, os principais objetivos são: avaliar rapidamente a condição cardiopulmonar e estabelecer estabilidade hemodinâmica, iniciar tratamento para aliviar o desconforto (p. ex., analgesia), excluir a possibilidade de condições cirúrgicas potencialmente letais e determinar a causa específica.[3] Em muitos casos, é necessária cirurgia de emergência para estabilizar o paciente e corrigir a causa primária, sendo fundamental o diagnóstico precoce.

## PATOGÊNESE

A compreensão das vias somatossensoriais (ver Capítulo 126) ajuda a explicar por que alguns pacientes com abdome agudo causado por distúrbios como pancreatite ou peritonite parecem estar com mais dor do que animais com doença gastrintestinal obstrutiva ou dilatação de órgãos.[4] Em geral, a dor abdominal pode ser classificada como visceral ou somática. A maioria dos casos de dor abdominal provavelmente está associada a receptores de dor visceral,[5] que ocorre quando os nociceptores localizados em músculos e mucosas de órgãos ocos, no mesentério e nas superfícies serosas dos órgãos abdominais são estimulados por distensão, estiramento, contração vigorosa e isquemia.[5,6] Exemplos incluem massas teciduais que causam estiramento da cápsula de órgão (p. ex., hemangiossarcoma esplênico) ou trombose da artéria mesentérica e subsequente isquemia, inflamação e liberação de citocinas.[7] A localização da dor visceral tende a ser difícil porque os nervos aferentes dessa via têm menos terminações nervosas no intestino, sendo mediado principalmente por fibras C não mielinizadas, as quais entram na medula espinal de maneira bilateral, em vários locais, resultando em dor fastidiosa, que é mais generalizada.[8] Inflamação e congestão tecidual associada ao distúrbio desencadeante podem diminuir o limiar para estímulos, sensibilizando as terminações nervosas, e estimular nervos autônomos, o que resulta em pacientes também demonstrando sinais de náuseas e vômitos.[5]

Receptores de dor somática (parietal) tendem a apresentar mais fibras A-delta e estão localizados principalmente no peritônio parietal, no músculo e na pele. Esses receptores de dor costumam responder ao estiramento, à ruptura ou à inflamação e, ao que tudo indica, são mais estimulados nos casos de peritonite e após procedimentos cirúrgicos. Os nervos que transmitem dor somática são mais numerosos, situam-se nos nervos espinais específicos mielinizados e transmitem estímulos para gânglios específicos da raiz dorsal. Portanto, a dor é mais localizada em um lado ou em outro, mais intensa e, frequentemente, mais aguda.[5] O movimento agrava essa via de dor, o que muitas vezes resulta em pacientes que permanecem parados ou imobilizam parte do corpo ao caminhar ou durante a palpação do abdome.[5,8]

A dor abdominal pode ser confundida com dor reflexa oriunda de locais não abdominais, como doença do disco intervertebral e neoplasia. Devem-se descartar causas não abdominais de abdome agudo. A dor também pode ser um reflexo de locais fora do abdome, como resultado de vias centrais compartilhadas no nível da medula espinal, para neurônios aferentes que se originam em locais distantes.[5,8,9] Um exemplo comum em humanos é o paciente com pneumonia que apresenta dor abdominal porque a distribuição de nervos sensoriais de um único gânglio nervoso espinal (dermátomo T9) é compartilhada no pulmão e no abdome.[8,9] Se não for possível detectar uma causa óbvia de dor no exame do abdome, devem-se realizar radiografias do tórax para descartar dor reflexa oriunda de doença da pleura ou do parênquima pulmonar.[10]

## SINAIS CLÍNICOS

Uma distensão abdominal, com o paciente em decúbito lateral ou na clássica "posição de oração", deve alertar o veterinário sobre a possibilidade de abdome agudo grave (Vídeo 143.1). Essa anormalidade, muito comum, apresenta baixa sensibilidade e especificidade para dor abdominal. A relutância em se mover, ou marcha inclinada e/ou curta ao deambular, também pode refletir dor abdominal.[11,12] Outros pacientes com dor abdominal aguda podem apresentar salivação excessiva causada pela náuseas.[11,12] Embora inespecíficos e variáveis dependendo da causa primária, são observados vômito, diminuição do apetite/anorexia, letargia, diarreia e distensão abdominal.[11,12]

## DIAGNÓSTICO DIFERENCIAL

Lesões em quase todos os órgãos intraperitoneais podem causar dor abdominal e abdome agudo, incluindo doenças hepáticas, pancreáticas, intestinais, renais, urinárias, esplênicas e reprodutivas. Além disso, algumas anormalidades mesentéricas e vasculares também podem resultar em abdome agudo. Os diagnósticos diferenciais, com os principais achados clínicos e indicações de tratamento clínico ou cirúrgico, são mostrados no Boxe 143.1.

### Triagem

Pacientes com abdome agudo, em geral, podem ser classificados em quatro categorias: (1) estáveis que não necessitam de cirurgia e podem ser tratados clinicamente, como aqueles com pancreatite estável; (2) gravemente enfermos que não precisam de cirurgia, mas necessitam de estabilização rápida seguida de tratamento médico contínuo, como aqueles com parvovirose instável; (3) emergenciais que necessitam de cirurgia, mas podem ser submetidos a suporte clínico para estabilização adicional antes da cirurgia, como aqueles com azotemia relevante, com ruptura de bexiga; e gravemente enfermos que necessitam de cirurgia imediata após rápida estabilização, como aqueles com síndrome da dilatação vólvulo-gástrica (VDG).

Um rápido exame de triagem com foco nos sistemas vitais (cardiovascular, neurológico, respiratório) é muito útil para classificar os pacientes com abdome agudo como estáveis ou instáveis. Ele deve ser realizado no momento da consulta, e é preciso iniciar tentativas intensivas de reanimação (vias respiratórias, respiração, circulação) em todo paciente considerado instável (ver Capítulos 127 e 140). Após o início das tentativas de reanimação, ou se o animal estiver estável no momento da consulta, devem-se obter um histórico e realizar exame mais completos, junto com a busca da causa primária.

## HISTÓRICO CLÍNICO E RESENHA

Dor abdominal aguda é um sintoma primário em um grande número de possíveis causas, e um histórico clínico detalhado é importante para ajudar a definir e priorizar diagnósticos diferenciais.[7] Entretanto, se o paciente for considerado instável, a obtenção de um histórico minucioso deve ser adiada em favor da estabilização hemodinâmica, com base no exame de triagem.

Informações importantes a serem coletadas incluem qualquer possibilidade de exposição a toxinas ou a corpo estranho. Vacinação incompleta e exposição a outros animais podem sugerir enterite viral. Deve-se verificar se há vômitos e diarreia. Se houver, é preciso explorá-los mais adiante (ver Capítulos 39 e 40). Vômitos em jato ou logo após a refeição muitas vezes estão associados à obstrução do trato gastrintestinal proximal,[10,12] enquanto hematêmese ou vômito com aparência de pó de café é sugestivo de úlcera gástrica, neoplasia ou distúrbio hemorrágico.[12] A obstrução do trato intestinal inferior pode resultar em vômito com odor fétido semelhante a fezes.[12] A ânsia de vômito não produtiva deve levar à consideração de VDG. Hematúria, estrangulamento, disúria e polaquiúria indicam problema primário ou secundário do trato urinário (ver Capítulos 46 e 47). A alteração da marcha quase sempre ocorre em casos de aderência abdominal e doença de próstata, muscular, esquelética ou da medula espinal.[10-12] Tenesmo e fezes secas sugerem constipação intestinal em gatos e doença de próstata em cães (ver Capítulo 42).

## Boxe 143.1 Diagnósticos diferenciais de abdome agudo

**Sistema Gastrintestinal**
Corpo estranho (CE) (C)
  Sobretudo animais mais jovens; CE lineares são mais frequentes em gatos. US e radiografia muitas vezes são confirmatórias. *A necessidade de cirurgia pode ser emergencial.*
Dilatação vólvulo-gástrica (C)
  Mais comum em cães de raça grande/gigante. Histórico de ânsia de vômito improdutiva e distensão abdominal. A radiografia abdominal lateral direita é confirmatória. Necessidade de cirurgia emergencial.
Úlcera do trato GI (I)
  Histórico de ingestão de AINE, possibilidade de hematêmese e/ou vômito parecido com "pó de café". US e/ou endoscopia podem ser úteis; muitas vezes, diagnosticada com base no histórico clínico e na resposta ao tratamento. Não há necessidade de cirurgia, a menos que seja refratária ao tratamento clínico ou haja suspeita de perfuração.
Perfuração gástrica ou intestinal (MC)
  Considere as causas primárias, como úlcera GI, corpo estranho, massa tecidual (cirurgia GI, no caso de deiscência). AAST e abdominocentese, com citologia/análise de líquido e baixo teor de glicose no líquido peritoneal para detectar derrame séptico. Exame de imagem pode identificar a causa primária. Há necessidade de cirurgia de emergência.
Gastrenterite: não cirúrgica.
  Bacteriana (I)
    Considere o histórico de dieta com alimento cru, ingestão de carniça/carne deteriorada (ver Capítulo 276).
  Gastrenterite hemorrágica (GEH) (I)
    Hematócrito alto e concentração de proteína total normal ou diminuída, na ausência de outras doenças, são característicos.
  Parasitária (I)
    Mais comum em animais mais jovens; flutuação fecal (ver Capítulo 81).
  Toxinas (C)
    Pode acometer paciente de qualquer idade. Histórico de exposição? (ver Capítulo 13).
  Viral (C)
    Enterite por parvovírus mais provável em cães e gatos mais jovens com histórico de vacinação incompleto.
Íleo adinâmico mecânico (obstrução) (C)
  Considere a possibilidade de corpo estranho; neoplasia em animais mais velhos; intussuscepção em animais mais jovens. Exames de imagens geralmente sustentam o diagnóstico ou são conclusivos. Há necessidade de cirurgia; pode ser emergencial.
Íleo funcional (I)
  A US muitas vezes detecta íleo adinâmico. Jejum/anorexia diminui a motilidade GI. Cirurgias recentes e/ou opioides podem ser fatores predisponentes. Não cirúrgico.
Vólvulo-intestinal (I)
  Mais comum em cães de raças grandes, em particular Pastor-Alemão. Sinais clínicos graves. Muitas vezes, a radiografia do abdome é diagnóstica. Há necessidade de cirurgia emergencial.
Intussuscepção (MC)
  Animais mais jovens com gastrenterite, cirurgia abdominal ou terapia com opiáceos recentes. US mostra "lesão em alvo" patognomônica. Há necessidade de cirurgia; pode ser emergencial.
Isquemia (I)
  Relatada após trauma. Muitas vezes, há necessidade de angiografia, LPD ou cirurgia para confirmar o diagnóstico. Há necessidade de cirurgia; pode ser emergencial.
Neoplasia (I)
  Mais comum em animais mais velhos. Exames de imagem para detectar massas tumorais/lesões. AAF e/ou biopsia para obter o diagnóstico. Há necessidade de cirurgia; pode ser emergencial.
Torção de ceco (I)
  Cães > gatos. Histórico de possibilidade de parasitismo ou tifite; US e endoscopia podem confirmar o diagnóstico. Há necessidade de cirurgia; pode ser emergencial.
Constipação intestinal (I)
  Gatos > cães. Histórico de tenesmo e fezes secas e firmes ao exame. Palpação abdominal e radiografia são confirmatórias. Não cirúrgica.
Colite aguda (I)
  Diagnóstico baseado principalmente no histórico, no exame e na flutuação fecal; US pode ser útil. Não cirúrgica.

**Sistema Hepatobiliar**
Hepatite aguda (I)
  Causas tóxicas e infecciosas (ver Capítulos 282, 283 e 286). Atividades séricas de enzimas hepáticas muitas vezes bastante elevadas; US com AAF ou biopsia quase sempre são necessários para o diagnóstico. Não cirúrgica.
Abscesso hepático (I)
  Radiografia/US de abdome muitas vezes detectam lesões. AAF para citologia e C+S são úteis. Há relato de drenagem percutânea com alcoolização. Há necessidade de cirurgia; pode ser urgente.
Trauma hepático (I)
  Suspeita de hemoabdome após trauma, raramente confirmado. Quase nunca necessita de cirurgia; pode ser emergencial.
Ruptura hepática (I)
  AAST confirma hemoabdome, mas não sua localização. US e radiografia de abdome podem identificar a causa. Possível indicação de cirurgia; pode ser emergencial.
Neoplasia hepatobiliar (I)
  Atividades séricas de enzimas hepáticas muitas vezes elevadas. Possibilidade de detecção de massas tumorais na US; AAF pode ajudar a identificar o tipo de tumor: Biopsia com histopatologia é confirmatória. Pode necessitar de cirurgia; pode ser emergencial.
Torção de lóbulo hepático (I)
  Mais comum em cães de raças grandes. Atividades séricas de enzimas hepáticas muitas vezes elevadas. US útil, particularmente com o exame Doppler dos vasos hepáticos. Há necessidade de cirurgia emergencial.
Obstrução biliar (I)
  Hiperbilirrubinemia. US muitas vezes detecta obstrução, mas pode não identificar a causa primária. Pode necessitar de cirurgia; pode ser urgente.
Ruptura biliar (I)
  Hiperbilirrubinemia. US com AAF de líquido abdominal livre (concentração de bilirrubina: líquido > soro). Há necessidade de cirurgia de emergência.
Colecistite (I)
  Altas atividades séricas de enzimas hepáticas, com ou sem hiperbilirrubemia. Radiografia pode mostrar gás na árvore biliar; US é útil. Pode necessitar de cirurgia, em especial quando há necrose (urgente).
Colângio-hepatite (I)
  Gatos > cães. Atividades séricas de enzimas hepáticas elevadas. US e AAF com citologia/C+S podem ser úteis. Não cirúrgica.
Coleliíase (I)
  Cães de raça pequena. Altas atividades séricas de enzimas hepáticas, hiperbilirrubinemia. US pode detectar colelitos radiopacos. Pode precisar de cirurgia; pode ser emergencial.
Mucocele da vesícula biliar (I)
  Cães adultos/mais velhos, de raça menores predispostos, especialmente Shetland Sheepdog. Altas atividades séricas de enzimas hepáticas, hiperbilirrubinemia. US tem valor diagnóstico. Pode precisar de cirurgia e ser emergencial.

**Sistema Pancreático**
Pancreatite aguda (C)
  Considerar indução por dieta, idiopática, indução por medicamentos ou traumática. Fêmeas da raça Schnauzer miniatura, contato com lixo ou restos de alimentos ou dieta rica em gordura. US e ILP são úteis. Raramente necessita de cirurgia, a menos que seja detectado abscesso, necrose grave ou neoplasia.
Abscesso pancreático (I)
  US e AAF para citologia muitas vezes são úteis. Necessidade de cirurgia; pode ser emergencial.
Neoplasia pancreática (I)
  US e AAF para citologia são úteis; pode ser necessária biopsia para histopatologia. Necessidade de cirurgia; pode ser emergencial.

**Sistema Urinário**
Nefrite aguda, pielonefrite (I)
  Azotemia com poliúria, oligúria ou anúria típica. US, U/A e C+S urina são mais úteis. Não cirúrgica.

*Continua*

## Boxe 143.1 Diagnósticos diferenciais de abdome agudo (*Continuação*)

Obstrução do trato urinário superior (renal, ureteral) (I)
   Azotemia com poliúria, oligúria/anúria e hematúria típica. Radiografia e US muitas vezes têm valor diagnóstico. Pode necessitar de cirurgia e ser emergencial.

Doença do trato urinário inferior (cálculo cístico, obstrução uretral) (I)
   Estrangúria, polaciúria e hematúria são comuns. Obstrução da uretra: gatos > cães, machos > fêmeas; azotemia aguda é comum. Exame físico, histórico clínico e resposta à terapia muitas vezes propiciam o diagnóstico de obstrução da uretra. Radiografia e US são diagnósticas para cálculo cístico. Pode haver necessidade de cirurgia; pode ser emergencial.

Trauma-avulsão-ruptura (MC)
   A bexiga é o órgão do trato urinário rompido com mais frequência, sobretudo após trauma. Azotemia aguda. Uroabdome muitas vezes presente. US, abdominocentese com citologia/análise de líquido, com ou sem radiografia com contraste. Necessidade de cirurgia; pode ser emergencial.

Trombose da artéria renal, infarto renal (U)
   A ultrassonografia com Doppler pode ser útil. Pode haver azotemia aguda. Pode haver necessidade de cirurgia; pode ser emergencial.

Neoplasia renal (I)
   Azotemia aguda é comum. Linfoma: renomegalia bilateral, com ou sem metástase no SNC típica. Radiografia, US e biopsia podem ser úteis. Pode ser necessária cirurgia.

### Sistema Reprodutivo

#### Fêmeas

Piometra/Ruptura de útero (C)
   Fêmea não castrada com secreção vulvar e cio recente. Radiografia e US sustentam fortemente o diagnóstico. É necessária cirurgia emergencial.

Torção do útero (I)
   Fêmea não castrada. Radiografia e US muitas vezes têm valor diagnóstico. Há necessidade de cirurgia emergencial.

Neoplasia uterina (I)
   Fêmea não castrada. Radiografia e US muitas vezes são úteis. Há necessidade de cirurgia.

Distocia (C)
   Gestação a termo. Os achados do exame físico muitas vezes propiciam o diagnóstico. Radiografia e US para avaliação do número e viabilidade dos fetos. Pode necessitar de cirurgia; pode ser emergencial.

Cisto ovariano (I)
   Fêmea não castrada. US muitas vezes detecta lesões. Pode ser necessária cirurgia.

Neoplasia ovariana (I)
   Causa incomum de abdome agudo. Fêmea não castrada. Radiografia e US frequentemente detectam massas tumorais. Pode ser necessária cirurgia.

#### Machos

Prostatite aguda (C)
   Causa comum de abdome agudo em cães machos, não castrados, mais velhos. Radiografia e US transretal muitas vezes são diagnósticas; ver Capítulo 111. Não cirúrgica.

Abscesso prostático (I)
   Cães machos mais velhos, não castrados. Exame retal, radiografia, US com AAF, citologia e C+S frequentemente propiciam o diagnóstico. Há necessidade de cirurgia; pode ser emergencial.

Cistos prostáticos (I)
   Cães machos mais velhos, não castrados. Exame retal, radiografia, US com AAF, citologia e C+S negativos muitas vezes são úteis. Há necessidade de cirurgia.

Neoplasia de próstata (I)
   Cães machos mais velhos, não castrados. Exame retal, radiografia e US muitas vezes propiciam o diagnóstico. Pode ser necessário um lavado de próstata traumático e/ou AAF com citologia e C+S (ver Capítulo 111). Há necessidade de cirurgia.

Torção/abscesso testicular (I)
   Cães machos mais velhos, não castrados. Exame físico e US podem ser úteis. Há necessidade de cirurgia emergencial.

### Sistema hematopoético: Baço

Neoplasia esplênica (C)
   Normalmente, cães mais velhos. Radiografia e US, com ou sem AAF, e citologia – dependendo da vascularização do tumor observada na US. Há necessidade de cirurgia; pode ser emergencial.

Ruptura esplênica (tumor, trauma) (C)
   AAST com AAF do líquido e citologia confirmam hemoabdome. Radiografia e US, com ou sem AAF, e citologia – se a US mostrar tumor esplênico vascular. Há necessidade de cirurgia emergencial.

Torção do baço (I)
   Geralmente, em raças grandes e de tórax profundo. US é útil. Há necessidade de cirurgia emergencial.

Esplenite (I)
   Pode ser diagnóstico de exclusão ou achado cirúrgico incidental. Pode precisar de cirurgia.

Abscesso esplênico (I)
   US com AAF, citologia e C+S podem ser úteis. Há necessidade de cirurgia; pode ser emergencial.

Infarto esplênico (I)
   US com Doppler pode ser útil. Não cirúrgico.

### Peritônio e Mesentério

#### Peritônio

Peritonite séptica (I)
   Considere ruptura primária ou abscesso de víscera oca ou translocação de bactérias intestinais. Choque e colapso são comuns. AAST e abdominocentese com citologia do líquido: derrame séptico, baixo teor de glicose no derrame. Radiografia e US podem identificar a causa primária. Há necessidade de cirurgia emergencial.

Peritonite biliar (I)
   AAST e abdominocentese com citologia do líquido: derrame biliar. Radiografia e US podem identificar a causa primária. Há necessidade de cirurgia emergencial.

Uroabdome (MC)
   AAST e abdominocentese com análise do líquido: líquido livre com teor de creatinina > creatinina sérica. Radiografia com contraste e US podem detectar a causa primária. Pode necessitar de cirurgia; pode ser emergencial.

Peritonite viral (PIF) (I)
   Sinais clínicos polissistêmicos, resultados laboratoriais (ver Capítulo 224). Não cirúrgica.

Neoplasia disseminada (I)
   US frequentemente detecta lesões. AAF com citologia e/ou biopsia para histopatologia muitas vezes propiciam o diagnóstico. Pode necessitar de cirurgia.

Panesteatite (I)
   Gatos > cães. Dietas à base de peixes são fatores predisponentes. US pode detectar tecido adiposo hiperecoico difuso. É necessária biopsia do tecido adiposo para o diagnóstico. Não cirúrgica.

#### Mesentério

Tração mesentérica: grandes massas teciduais (I)
   Radiografia e US são úteis para detectar grandes massas tumorais. Há necessidade de cirurgia; pode ser emergencial.

Linfadenopatia mesentérica (I)
   US com AAF e citologia muitas vezes propiciam o diagnóstico. Pode necessitar de cirurgia; pode ser emergencial.

Linfadenite mesentérica (I)
   US com AAF e citologia muitas vezes propiciam o diagnóstico. Não cirúrgica.

Aderências com encarceramento de órgãos, hérnia interna (I)
   Histórico de cirurgias/cirurgias prévias sugestivas. US frequentemente propicia o diagnóstico. Há necessidade de cirurgia; pode ser emergencial.

Doença retroperitoneal (I)
   Considerar abscesso, trauma e extravasamento de urina. US muitas vezes indica a localização. Pode necessitar de cirurgia; pode ser emergencial.

*Continua*

**Boxe 143.1** Diagnósticos diferenciais de abdome agudo (*Continuação*)

**Vascular**
Avulsão mesentérica (I)
  US com Doppler e angiografia podem propiciar o diagnóstico. Há necessidade de cirurgia emergencial.
Trombose da artéria mesentérica (I)
  US com Doppler e angiografia podem propiciar o diagnóstico. Diagnóstico pré-operatório muitas vezes é difícil. Há necessidade de cirurgia emergencial.
Trombose da veia porta (I)
  Ascite, altas atividades de enzimas hepáticas. US com Doppler e angiografia muitas vezes propiciam o diagnóstico. Muitas vezes é tratada clinicamente.

**Parede Abdominal**
Trauma: contuso (C)
  Histórico de trauma e exame físico sugerindo contusões/lesões na parede abdominal. Pode necessitar de cirurgia.
Trauma: penetrante (MC)
  Histórico de trauma e exame físico diagnóstico para ferida penetrante. Há necessidade de cirurgia emergencial.
Abscesso (I)
  Exame físico, US e AAF com citologia e C+S muitas vezes propiciam o diagnóstico. Há necessidade de cirurgia; pode ser emergencial.
Hérnia estrangulada (I)
  Exame físico, radiografia e US muitas vezes propiciam o diagnóstico. Há necessidade de cirurgia emergencial.

Deiscência/infecção da ferida cirúrgica (MC)
  Histórico de cirurgia e exame físico muitas vezes propiciam o diagnóstico. Há necessidade de cirurgia; pode ser emergencial.
Neoplasia (I)
  AAF e citologia e/ou histopatologia muitas vezes propiciam o diagnóstico. Pode necessitar cirurgia.

**Dor Reflexa**
Doença de disco intervertebral (DDIV)
  Dor no dorso, sintomas relativos à medula espinal; exame de imagem para confirmar o diagnóstico.
Discoespondilite
  Dor no dorso, sintomas relativos à medula espinal; lesões líticas da placa terminal vertebral vistas nas radiografias.
Neoplasia espinal
  Sinais assimétricos da medula espinal; exame de imagem para confirmação.
Fratura/luxação vertebral
  Histórico de trauma; dor no dorso, sintomas relativos à medula espinal; exame de imagem para confirmação.
Trauma pélvico
  Histórico de trauma; claudicação/incapacidade de se levantar; radiografias para confirmação.

Adaptado da versão da edição anterior, criada por Jennifer Devey. Nota: Comum (C), menos comum (MC) e incomum (I) representam se a anormalidade é uma causa frequente de abdome agudo na rotina clínica de animais de pequeno porte, não apenas a prevalência da anormalidade. *AAF*, aspiração com agulha fina; *AAST*, avaliação do abdome com ultrassonografia para trauma; *AINE*, anti-inflamatórios não esteroides; *Bx*, biopsia; *CE*, corpo estranho; *C&S*, cultura bacteriana e teste de sensibilidade antimicrobiana (antibiograma); *DDIV*, doença do disco intervertebral; *GI*, gastrintestinal; *ILP*, teste de imunorreatividade da lipase pancreática específica para a espécie; *LPD*, lavado peritoneal diagnóstico; *PIF*, peritonite infecciosa felina; *SNC*, sistema nervoso central; *Tx*, tratamento; *U/A*, exame de urina; *US*, ultrassonografia.

## EXAME FÍSICO E ABDOMINAL

Além do exame físico geral (ver Capítulo 2), há pontos importantes a serem considerados na avaliação de pacientes com abdome agudo. O local deve ser inspecionado visualmente quanto a distensão, alteração de contorno – por exemplo, causada por dilatação de vísceras ocas à presença de líquido no abdome ou de organomegalia –, massas teciduais óbvias, hematomas/hemorragias e lacerações ou perfurações. Pode ser necessária uma tricotomia para visualizar lesões menores. A região sublingual deve ser avaliada para pesquisa de corpo estranho linear, sobretudo em gatos que apresentam vômito. O exame da vulva pode revelar secreção associada à piometra, enquanto o da bolsa escrotal pode indicar retenção de testículos na cavidade abdominal. Recomenda-se um teste retal para detectar melena, massas teciduais, dor/dilatação da próstata ou urólitos que podem ser palpáveis no lúmen da uretra pélvica.

Os achados à palpação que confirmam dor abdominal incluem alteração do comportamento, como gemido evidente ou tentativa de escapar ou morder, além de tensão da musculatura abdominal ou desvio alternado de apoio do peso de um membro para o outro.[10] Entretanto, se houver depressão grave ou peritonite generalizada, os sinais de dor podem não ser evidentes ao exame físico.[10] A palpação do abdome deve começar com uma suave pressão, para avaliar a parede abdominal e as estruturas superficiais, como hérnia na parede corporal, seguida de palpação mais profunda dos órgãos abdominais – detecção de massas teciduais, corpo estranho, organomegalia etc. Em alguns pacientes, pode não ser possível realizar uma palpação profunda em razão da dor associada. Nesse caso, devem ser administrados analgésicos, e o paciente será reavaliado após a melhora dos sintomas, embora sua resposta possa estar diminuída pelo uso do fármaco. A localização da dor pode ajudar a reduzir a lista de diagnósticos diferenciais e a direcionar o diagnóstico em alguns casos. Por exemplo, dor no espaço retroperitoneal à palpação pode sugerir doença do trato urinário superior; dor na parte cranial do abdome sugere anormalidades pancreáticas, hepáticas, gástricas e duodenais; e dor na parte caudal pode sugerir anormalidades reprodutivas ou do trato urinário distal.[10] A utilidade clínica da auscultação e da percussão abdominal em animais de pequeno porte não foi avaliada. Entretanto, a ausculta de sons abdominais tem utilidade diagnóstica na detecção de íleo (obstrutivo ou adinâmico) e de peritonite em medicina humana, apesar da baixa concordância entre os médicos.[13] Recomenda-se pelo menos 5 minutos de auscultação abdominal, de modo a avaliar aumento ou diminuição da frequência dos ruídos GI, bem como a intensidade e o tom desses ruídos.[10,13] A ausência de ruídos intestinais pode sugerir íleo adinâmico, obstrução intestinal crônica, peritonite ou derrame abdominal, enquanto o aumento desses sons pode refletir obstrução intestinal aguda, enterite ou ingestão de toxinas.[10,11]

Deve-se notar também que alguns animais com lesão espinal ou outras extra-abdominais podem manifestar sinais de dor reflexa que devem ser avaliados cuidadosamente para evitar o diagnóstico incorreto de abdome agudo. Em pacientes com alteração da marcha, é importante avaliar cuidadosamente se há dor durante a palpação da coluna vertebral ou da pelve, a fim de descartar a possibilidade de dor reflexa.[9,10]

## TESTES DIAGNÓSTICOS

No abdome agudo, os sinais clínicos e os achados ao exame físico podem ser inespecíficos e se sobrepor a diversas enfermidades, o que requer exames laboratoriais e de imagens diagnósticas.[8] Simultaneamente às tentativas de estabilizar o paciente com instabilidade hemodinâmica, os testes de diagnóstico emergenciais ambulatoriais devem ser iniciados o mais rápido possível.

Eles incluem o banco de dados mínimo – hematócrito (PCV), sólidos totais (TS), glicose, nitrogênio ureico no sangue (BUN), lactato (ver Capítulo 70), eletrólitos e uma gasometria arterial (ABG; ver Capítulos 75 e 128) –, gravidade específica da urina (ver Capítulo 72), eletrocardiograma (ECG; ver Capítulo 103), pressão arterial (ver Capítulos 99 e 159), abdominocentese (ver Capítulo 90), oximetria de pulso (ver Capítulo 98) e avaliação rápida do abdome com ultrassonografia, focada em para trauma (AFAST; Vídeo 143.2), e/ou lavagem peritoneal diagnóstica (LPD; ver Capítulo 90). Quando o paciente está estável, e se o histórico e os exames físico e emergenciais não identificarem uma causa primária, devem ser realizados testes diagnósticos avançados, incluindo hemograma completo e perfil bioquímico sérico, radiografia e ultrassonografia de abdome total (ver Capítulo 88) e, possivelmente, tomografia computadorizada (TC) ou laparoscopia (ver Capítulo 91). Amostras de sangue e urina devem ser coletadas antes de iniciar a terapia hídrica. Em alguns casos, na ausência de diagnóstico definitivo, pode ser necessária laparotomia exploratória, particularmente em pacientes que permanecem instáveis ou apresentam rápido agravamento do quadro clínico, quando se exclui a possibilidade de anormalidades não cirúrgicas.

### Banco de dados emergenciais mínimo

Os valores do hematócrito e da concentração de proteína total podem alertar o clínico para uma hemorragia abdominal ou, se ambos estiverem elevados, possível desidratação. Na hemorragia aguda, é comum notar diminuição da concentração de proteína total antes de o hematócrito diminuir para um valor abaixo do intervalo de referência (ou faixa de variação normal). É recomendável descartar a causa de possível hemorragia ou realizar mensurações seriadas do hematócrito e da concentração de proteína total em pacientes com teor proteico relativamente baixo após um evento traumático.[14] Naqueles com abdome agudo, a baixa concentração sanguínea de glicose pode indicar sepse. Altos níveis de nitrogênio ureico sanguíneo podem indicar doença pré-renal, renal ou pós-renal, e devem ser avaliados junto com os achados de exame físico e a densidade da urina. Altos índices séricos de enzimas hepáticas podem indicar causas hepáticas ou pós-hepáticas de abdome agudo. A mensuração da concentração sanguínea de lactato, junto com a pressão arterial, propicia a avaliação da perfusão tecidual, e podem ser realizadas mensurações seriadas para orientar as tentativas de reanimação. O ECG deve ser avaliado continuamente, a fim de verificar a resposta inicial do paciente às tentativas de reanimação, de determinar a resposta à terapia analgésica, e para detectar arritmias cardíacas, que não são incomuns em pacientes com síndrome do abdome agudo secundária a massas teciduais esplênicas, VDG, torção de órgãos, pancreatite, dor e trauma (ver Capítulos 141 e 248). A oximetria do pulso e a hemogasometria, embora inespecíficas para abdome agudo, podem detectar anormalidades pulmonares primárias simultâneas, como pneumonia por aspiração secundária a vômito.

### Ultrassom de emergência

Pequenos animais que apresentam abdome agudo secundário a trauma devem ser submetidos a AAST para detectar líquido peritoneal livre, que, na maioria das vezes, indica hemorragia. Todavia, ruptura biliar, intestinal e do trato urinário também pode explicar a presença de líquido abdominal livre pós-traumático (ver Vídeo 143.2).[14,15] Imagens em AAST também são indicadas em pacientes instáveis com abdome agudo não referente a trauma. Estudos que avaliaram cães e gatos encaminhados a serviços de emergência ou internados em unidade de terapia intensiva (UTI) constataram que exames AAST feitos em pacientes não traumáticos identificaram líquido peritoneal livre em 75% dos instáveis, em comparação com apenas 9% dos estáveis.[16] As vantagens dos exames de imagens AAST, para detectar líquido livre, são: possibilidade de serem concluídos em menos de 5 min; necessidade de treinamento mínimo em ultrassonografia; chance de realização no ambulatório, enquanto pacientes instáveis são submetidos à reanimação; e possibilidade de repetição conforme a necessidade.[14-16] A detecção de líquido peritoneal livre junto com as análises do líquido, incluindo exame citológico, pode ser fundamental para a tomada de decisão quanto à intervenção cirúrgica imediata. Em alguns casos, após a reanimação hídrica, o líquido peritoneal livre se acumula no peritônio, e exames AFAST seriados (repetidos a cada 2 a 4 horas) podem ser valiosos na detecção tardia de acúmulo de líquido peritoneal livre.[15]

### Abdominocentese e lavado peritoneal diagnóstico (ver Capítulo 90)

A abdominocentese é fácil de realizar, pode ser feita no momento da reanimação inicial e é uma etapa fundamental do diagnóstico para ajudar a determinar a necessidade de cirurgia abdominal de emergência. A abdominocentese, tanto a guiada por ultrassom quanto a realizada às cegas, combinada com análise do líquido peritoneal, inclusive exame citológico, possibilita a detecção de infecção (peritonite séptica), sangue (hemoabdome), urina (uroabdome), bile (peritonite biliar) ou outros derrames não sépticos (ver Capítulo 74). Ela é indicada a pacientes com abdome agudo quando há evidência de líquido abdominal – onda de líquido abdominal palpável, perda de detalhes nas radiografias ou detecção de líquido na ultrassonografia – ou quando há uma causa não identificada de choque e não há disponibilidade de ultrassonografia.

No caso de abdome agudo em que a causa primária permanece incerta e há forte suspeita de peritonite séptica, ou quando há uma pequena quantidade de líquido peritoneal livre que não pode ser aspirado diretamente por meio de centese, deve-se realizar um lavado peritoneal diagnóstico (LPD), ou LPD modificado, guiado por ultrassom (LPDM-GU) (ver Capítulo 90). Apesar de a ultrassonografia ter substituído o LPD em muitas situações, este ainda pode ser valioso em alguns casos de abdome agudo, como na isquemia mesentérica.[17] Foi descrita uma técnica de coleta de LPD modificada guiada por ultrassom.[18] De maneira resumida, o ultrassom é usado para guiar a extremidade do cateter até o local do líquido peritoneal livre. Em seguida, administra-se pelo cateter, por gravidade, uma solução salina estéril aquecida, no volume de 3 a 5 m$\ell$/kg, até que o líquido infundido se misture com o peritoneal livre. Uma amostra pode ser obtida pelo cateter se for oriunda do líquido peritoneal livre preexistente. Como alternativa, o cateter pode ser removido, e realiza-se abdominocentese guiada por ultrassom para obter uma amostra do líquido peritoneal livre diluído.

### Radiografia de abdome e ultrassonografia de abdome total

Os exames radiológico e ultrassonográfico são considerados as modalidades de imagem padrão para avaliação de pequenos animais com sintomas de abdome agudo.[19] Um estudo recente comparando as modalidades de imagem – radiografia, ultrassonografia em modo B, ultrassonografia com contraste e tomografia multidetectores com contraste – em cães com abdome agudo concluiu que radiografias e ultrassonografias identificaram corretamente os casos que necessitavam de cirurgia – obstrução intestinal mecânica, perfuração GI, hérnia diafragmática traumática e abscesso visceral – em 89% dos casos.[19] Entretanto, como as duas modalidades de imagem apresentam sensibilidades e especificidades diferentes na detecção de diferentes anormalidades que causam abdome agudo, elas devem ser consideradas complementares. A ultrassonografia pode ser superior à radiografia na detecção de corpo estranho no trato GI e de íleo adinâmico mecânico.[20,21] Por outro lado, a radiografia pode levar vantagem sobre a ultrassonografia quando há suspeita de perfuração de víscera oca e pneumoperitônio.[19] Além disso, a escolha do exame diagnóstico por imagem varia dependendo da suspeita da doença primária. Por exemplo, a radiografia é preferível para confirmar diagnóstico de suspeita de VDG, enquanto a ultrassonografia é melhor para confirmar suspeita de líquido abdominal livre, pois é mais sensível na detecção de pequenas quantidades e facilita a centese guiada por ultrassom.[19] As radiografias devem ser avaliadas cuidadosamente quanto à presença de ar livre, líquido, massas teciduais, posição do órgão e distensão focal ou difusa de alça intestinal.[11] Consulte o Capítulo 88 para obter detalhes sobre ultrassonografia abdominal.

### Exames de imagens avançados

A tomografia helicoidal direcionada é considerada a modalidade de escolha para avaliação de abdome agudo em humanos,[22-24] e seu uso em animais de pequeno porte com sintomas de abdome agudo provavelmente aumentará à medida que se tornar mais disponível. Além disso, protocolos de tomografia com multidetectores com o paciente acordado e minimamente sedado, utilizando tecnologia de 16 seções, foram usados com segurança e sucesso na avaliação de cães com sintomas de abdome agudo.[25] Se a radiografia e a ultrassonografia não identificarem uma causa e a suspeita clínica de doença abdominal persistir, se possível, deve-se realizar uma tomografia computadorizada.

## TRATAMENTO

Uma vez definido o diagnóstico da causa do abdome agudo, o tratamento ser direcionado a essa causa específica. Todavia, várias intervenções terapêuticas devem ser instituídas precocemente no tratamento do paciente com abdome agudo, muitas vezes antes da confirmação do diagnóstico. Isso inclui estabilização inicial do paciente em choque (ver Capítulo 127), analgesia para aliviar o desconforto abdominal (ver Capítulo 126) e, quando indicada, cirurgia de emergência para evitar o agravamento do quadro clínico. A estabilização hemodinâmica deve ser tentada logo após a identificação de choque ou outras formas de instabilidade hemodinâmica no exame de triagem e concluída antes da anestesia e da cirurgia, a fim de reduzir o risco de complicações associadas, como vasodilatação e hipotensão induzidas pela anestesia, bem como maior perda de líquido e hemorragia relacionada com a cirurgia. Conquanto os opioides muitas vezes sejam indicados e devam ser administrados precocemente, muitos analgésicos podem ser usados em pacientes com dor aguda. Ainda que a administração de opiáceos a pacientes humanos com dor abdominal aguda pareça alterar os achados de exame físico, esses fármacos não causam quase nenhum aumento nas decisões incorretas de manejo.[26-28] Arritmias cardíacas devem ser tratadas se resultarem em sinais clínicos de diminuição do débito cardíaco ou risco de parada cardíaca (ver Capítulo 141 e 248). Os casos com perfuração do trato GI ou sepse requerem exames de amostras do líquido abdominal ou de sangue coletadas para a realização de cultura microbiológica e testes de sensibilidade antimicrobiana (antibiograma) antes da terapia com antibióticos.[29] Em animais de pequeno porte, apesar da carência de evidências que sustentam o uso de cobertura com antimicrobianos de amplo espectro IV, ela deve ser iniciada dentro de uma hora após a detecção de sepse.[29,30] Em muitos pacientes, a causa primária de abdome agudo é uma condição cirúrgica potencialmente letal, o que requer sua identificação imediata para a realização da cirurgia.

### Decisão quanto à indicação de cirurgia

Uma série de condições primárias que causam abdome agudo pode requerer cirurgia tardia ou de emergência (ver Boxe 143.1). Muitas vezes, a decisão quanto à indicação de cirurgia para evitar o agravamento do quadro clínico do paciente é um desafio (ver Capítulo 144). A abordagem de pacientes que apresentam emergências tão agudas envolve um processo de tomada de decisão muito complexo, que pode ser simplificado com a aplicação de um algoritmo clínico. Em alguns casos, eles necessitam de cirurgia de emergência com base nas informações obtidas no histórico clínico e nos achados do exame físico, sem necessidade de outros testes diagnósticos. Entretanto, devem-se tentar a exclusão de causas clínicas e a estabilização hemodinâmica e metabólica do paciente antes da cirurgia.

## REFERÊNCIAS BIBLIOGRÁFICAS

*As referências bibliográficas deste capítulo se encontram online no Ambiente de Aprendizagem.*

# CAPÍTULO 144

# Emergências Gastrintestinais

Amie Koenig

Os animais costumam ser levados aos departamentos de emergência para avaliação de sintomas gastrintestinais (GI), incluindo vômito, diarreia e sinais de dor abdominal. Qualquer uma dessas manifestações pode ser sintoma de doença GI primária ou de enfermidade não GI. Nesses casos, uma das coisas mais importantes é saber se o animal com emergência GI pode ser tratado clinicamente ou se requer intervenção cirúrgica. Às vezes, a resposta a essa pergunta é óbvia. Mas, em outras ocasiões, ela só ocorre após avaliação cuidadosa das informações obtidas no histórico clínico, no exame físico e nos testes diagnósticos (Figura 144.1; ver também Capítulo 143).

## RESENHA

A primeira etapa da avaliação de qualquer paciente é a revisão dos sinais clínicos e do histórico completo do paciente. Nos casos de emergências GI, a idade e a raça podem ajudar a priorizar os diagnósticos diferenciais. Causas infecciosas de doença e corpos estranhos GI são comuns em cães e gatos mais jovens.[1-6] A pancreatite é mais frequente em cães de raças pequenas, Terrier e raças não esportivas, enquanto o hipoadrenocorticismo costuma ser observado em cães das raças Dinamarquês, Portuguese Water Dog, Rottweiler, Poodle padrão, West Highland White

## SEÇÃO 7 • Cuidados Intensivos

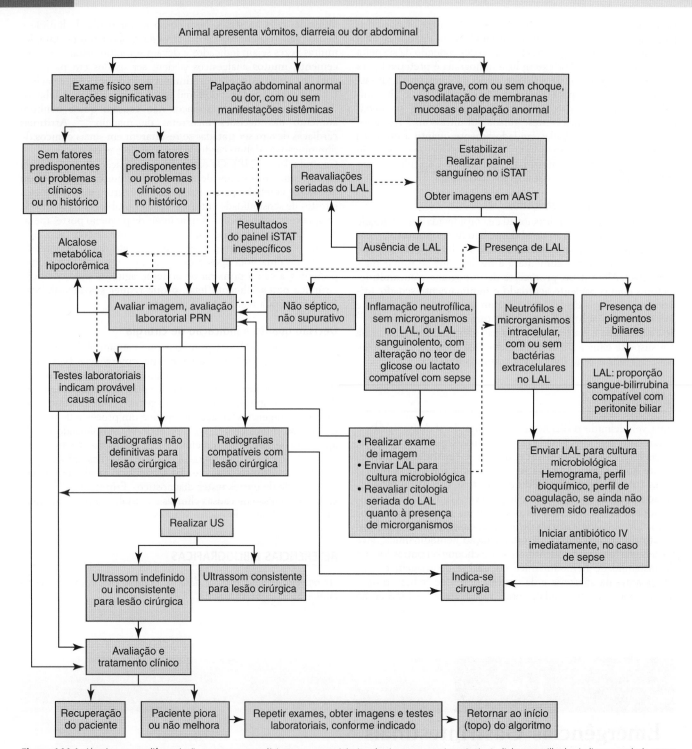

**Figura 144.1** Algoritmo para diferenciação entre um caso clínico e um caso cirúrgico de sintomas gastrintestinais. As linhas pontilhadas indicam possíveis cursos de ação de alguns casos. *AAST*, avaliação focada em ultrassonografia de trauma, triagem e rastreamento; *LAL*, líquido abdominal livre; *PRN*, conforme a necessidade; *iSTAT* (*statim*; do latim, "imediatamente"]), analisador sanguíneo portátil.

e Wheaten Terrier.[7-10] Algumas causas de sintomas GI ou de sinais de dor abdominal são específicas do gênero, incluindo piometra, distocia, torção uterina, torção de testículo e prostatite. A obstrução da uretra é mais comum em machos.

## HISTÓRICO CLÍNICO

Devem-se obter informações sobre o tipo de sintomas GI, como vômito e suas características, diarreia e suas características, hematêmese, hematoquezia ou melena, perda de peso e de apetite. O vômito deve ser diferenciado de regurgitação, que é mais um aspecto de anormalidades do esôfago (ver Capítulo 39). As características da diarreia podem ajudar a identificar os segmentos do trato GI possivelmente envolvidos. Diarreia aguda, muco e sangue fresco indicam diarreia oriunda do intestino grosso, enquanto diarreia aquosa, sangue digerido e menos urgência para defecação são mais características de diarreia oriunda do intestino delgado (ver Capítulos 40 a 42 e 276). A perda de peso também é mais consistente na doença do intestino delgado. Outros sinais, como poliúria e polidipsia, secreção vulvar ou icterícia, podem sugerir doenças não GI.

O início e a duração da doença, a progressão dos sinais clínicos e a resposta a qualquer terapia podem auxiliar na elaboração da lista de diagnósticos diferenciais. O uso recente de antibióticos pode comprometer a flora GI e contribuir para o desenvolvimento de diarreia, vômitos e inapetência. A duração dos sinais clínicos não possibilita diferenciar entre a necessidade de intervenção médica ou cirúrgica. Como exemplo, um paciente com corpo estranho pode ser levado ao departamento de emergência meses depois do início dos sintomas GI e da perda de peso, ou após uma duração mínima dos sinais clínicos. Exacerbação e redução dos sintomas GI podem sugerir hipoadrenocorticismo.

O histórico de vacinação, dieta e exposição potencial a toxinas, corpos estranhos ou microrganismos infecciosos também é importante. Animais que consomem alimentos crus podem ser predispostos à enterite causada por *Salmonela* ou a outras infecções entéricas (ver Capítulos 191 e 192).[11-13] O fornecimento recente de dieta inapropriada pode ocasionar gastrenterite, pancreatite ou ingestão de corpo estranho e subsequente obstrução. Causas infecciosas podem ser sugeridas pelo contato recente com outros animais, como acontece em parques, no campo ou em canis.

## EXAME FÍSICO

O exame físico de qualquer paciente levado ao setor de emergência deve incluir tanto avaliações primárias quanto secundárias. A primeira inclui os sistemas cardiovascular, respiratório, neurológico, e tem como objetivo identificar anormalidades potencialmente fatais. A segunda, que inclui o restante de um exame físico minucioso, segue ou acompanha a estabilização das anormalidades identificadas na avaliação primária.

Animais com doença cirúrgica ou não cirúrgica podem apresentar sintomas semelhantes, dependendo do tipo, da duração e da gravidade da doença primária (ver Capítulo 143). O choque pode ser de origem hipovolêmica, cardiogênica, obstrutiva, distributiva ou metabólica (ver Capítulo 127). Além disso, o trato GI é o órgão de choque em cães, espécie na qual os sintomas GI são sequelas comuns de choque de qualquer etiologia. O choque hipovolêmico é comum em animais com sintomas GI causados por perdas de líquido secundárias a vômito e diarreia, quando há incapacidade simultânea de ingerir e reter água. Os sinais de choque compensatório incluem taquicardia, taquipneia, membranas mucosas róseas – com tempo de preenchimento capilar (TPC) normal ou diminuído –, bem como pulso arterial, temperatura corporal, capacidade mental e pressão arterial normais. Os sinais de choque não compensado recente consistem em taquicardia (cães ou gatos) ou bradicardia relativa (gatos), palidez, TPC prolongado, pulso fraco, taquipneia, hipotermia, depressão e pressão arterial baixa. O choque não compensado tardio, também conhecido como terminal, é caracterizado por bradicardia, membranas mucosas turvas, TPC muito prolongado (ou ausente), hipotermia, estupor ou coma, além de pressão arterial extremamente baixa, se puder ser medida. A detecção de choque deve levar à reanimação imediata com administração de soluções cristaloides com ou sem coloides, fármacos pressores, inotrópicos e outros procedimentos terapêuticos conforme indicado (ver Capítulos 129 e 130). A constatação de membranas mucosas vermelhas e brilhantes, em especial diante de choque e hipotensão, deve desencadear uma avaliação cuidadosa para sepse (Vídeo 144.1). Apesar de existirem muitas outras causas de membranas mucosas vermelhas e brilhantes, a peritonite séptica deve ser a primeira hipótese em um animal com sintomas GI.

Um exame físico completo, incluindo palpação abdominal cuidadosa, deve ser realizado como parte da avaliação secundária (ver Capítulo 2). Achados importantes podem incluir ausculta de abafamento de sons cardíacos em pacientes com hipovolemia grave, mas também naqueles com derrame pericárdico, que muitas vezes apresentam vômitos simultâneos. Por meio da palpação, pode-se localizar a origem dos sintomas GI em uma região do abdome ou de um órgão específico, com base no local da dor ou de marginação anormal, no tamanho ou na localização de estruturas intra-abdominais. Em gatos, tem-se constatado dor abdominal difusa inespecífica, a despeito da origem da sepse.[14] Líquido abdominal livre (LAL) pode ser observado pela detecção de uma onda de líquido no abdome (ver Capítulo 17).

Os achados específicos ao exame físico que sugerem a necessidade de intervenção cirúrgica incluem palpação de material estranho no trato GI, distensão grave do intestino delgado, estômago gravemente distendido ou timpânico, palpação de intussuscepção com formato semelhante à salsicha e detecção de corpo estranho (CE) linear alojado sob a língua. Apenas 6% dos CE lineares foram visíveis sob a língua de cães.[3] Em animais com corpo estranho no trato GI, o objeto ou suas subsequentes anormalidades intestinais são palpáveis em 60 e 76% dos pacientes acordados e anestesiados, respectivamente.[1]

## TESTES DIAGNÓSTICOS

Os testes diagnósticos podem ou não ser indicados, e a extensão da avaliação é baseada no histórico clínico e nos achados de exame físico. Exames de sangue e de imagens avançadas, além de testes para doenças infecciosas, são as avaliações diagnósticas mais realizadas em pacientes que apresentam emergências GI. As anormalidades dependem do tipo, da duração e da gravidade da doença primária.

### Exames de sangue iniciais

Embora um banco de dados mínimo de rotina – hemograma completo, perfil bioquímico sérico e exame de urina – não possa diferenciar um paciente que requer cirurgia daquele que não necessita, ele pode ajudar a direcionar o clínico para as causas, principalmente não GI, de vômitos e diarreia, como doença hepática, doença renal ou hipoadrenocorticismo, que quase sempre são tratadas de modo conservador. Neutrofilia com desvio à esquerda degenerativo, trombocitopenia e anormalidades de coagulação, em geral, indicam uma doença primária mais grave. Além disso, para aqueles pacientes candidatos à intervenção cirúrgica, os resultados de exames laboratoriais podem fornecer informações prognósticas. Por exemplo, a hipoalbuminemia pré-operatória foi associada a maior risco de morte ou deiscência pós-operatória de incisões GI em algumas pesquisas, porém não em todas.[15-23] Concentrações basais de lactato e delta lactato (ver Capítulo 70) foram associadas à necrose gástrica e morte em pacientes com a síndrome vólvulo-dilatação gástrica (VDG).[24-26]

Para pacientes instáveis, muito enfermos e/ou significativamente desidratados, os testes diagnósticos ambulatoriais logo fornecem informações que podem impactar a terapia e seu resultado. Um painel STAT composto por hematócrito e proteína total, citologia de esfregaço de sangue corado com concentração de glicose, hemogasometria de sangue venoso e níveis séricos de eletrólitos e lactato possibilitam a avaliação da hidratação, da capacidade de transporte de oxigênio, de contagens de leucócitos e plaquetas, da glicemia, do equilíbrio eletrolítico e da liberação de oxigênio (choque). A acidose metabólica pode resultar de choque associado à produção de lactato ou causado por cetose, produção de toxinas ou ácidos urêmicos ou hipercalcemia, podendo qualquer um deles estar ligado a sintomas GI (ver Capítulo 128). Em animais com obstrução do trato GI por CE, as anormalidades mais relatadas na hemogasometria incluem elevação do teor de bicarbonato (em cerca de 75% dos pacientes), hipocloremia (51%), alcalose metabólica indicada pelo excesso de base (≈ 45%) e hiperlactatemia. A constatação de alcalose metabólica hipopotassêmica hipoclorêmica não possibilita a diferenciação entre obstrução GI proximal da distal em cães.[2]

### Análise do líquido abdominal livre

Qualquer amostra de líquido abdominal livre (LAL) destinada à análise deve ser coletada por meio de paracentese (ver Capítulos 74 e 90). As indicações citológicas para cirurgia imediata incluem presença de bactérias ou pigmento biliar. Na perfuração do trato GI proximal (estômago ou duodeno proximal), pode-se observar derrame supurativo sem bactérias, o que também pode ser observado em outras causas de peritonite, como pancreatite ou torção esplênica. A cultura bacteriana ainda é considerada o padrão-ouro para o diagnóstico de abdome séptico, porém os resultados da cultura microbiológica não são prontamente disponíveis. Na ausência de microrganismos visíveis no exame citológico do LAL, a diferença entre as concentrações de glicose no sangue e no LAL em amostras obtidas simultaneamente pode ser sugestiva de peritonite séptica. Considerando os valores obtidos em analisador bioquímico, um nível de glicose no sangue > 20 mg/d$\ell$ (> 1,1 mmol/$\ell$) que no LAL foi relatado como 100% sensível e 100% específica no diagnóstico de derrame peritoneal séptico, em cães, e 86% sensível e 100% específica, em gatos.[27] Entretanto, medir uma diferença de sangue total para LAL usando um glicosímetro portátil resulta em um grande número de falsos negativos. A mensuração da diferença de glicose no plasma LAL ou plasma sobrenadante LAL em um glicosímetro portátil é mais sensível.[28] Níveis de lactato > 2,0 mmol/$\ell$ maior no LAL do que no sangue total foram relatados como 100% sensível e específico no diagnóstico de derrame peritoneal séptico em cães.[27]

## Citologia fecal e testes para doenças infecciosas

Como o parasitismo intestinal é uma causa muito comum de doença GI em cães e gatos, deve-se fazer o teste de flutuação fecal básico na maioria dos animais com sintomas GI. Um esfregaço citológico de fezes e/ou raspado retal corado com corante de Romanowsky (p. ex., Diff-Quik) às vezes revela microrganismos, como *Histoplasma* ou *Giardia*, além de bactérias compatíveis com *Clostridium* ou *Campylobacter*. Um esfregaço corado normal deve conter uma população bacteriana heterogênea e poucas hemácias e leucócitos, se houver. As anormalidades potenciais incluem hemácias abundantes compatíveis com hemorragia, neutrófilos abundantes compatíveis com inflamação ou infecção, macrófagos compatíveis com infecção fúngica potencial e uma população bacteriana que carece de diversidade, sugerindo crescimento bacteriano exagerado, desequilíbrio ou uso recente de antimicrobianos. Consulte o Capítulo 81 para obter mais informações sobre exame de fezes.

Vários laboratórios de diagnóstico disponibilizam painéis de reação em cadeia da polimerase (PCR) nas fezes para microrganismos infecciosos (ver Capítulos 207 e 271). Como algumas infecções tendem a ocorrer em determinadas faixas etárias, diferentes painéis de PCR podem estar disponíveis para animais jovens e adultos. Os testes PCR são considerados desejáveis, já que a maioria é sensível e específica. Entretanto, eles também podem detectar microrganismos não viáveis e presentes no trato GI, mas que não causam doenças. Dessa forma, em alguns casos, um resultado positivo do PCR fecal não permite diferenciar a verdadeira infecção da colonização bacteriana; portanto, o ideal é que o teste PCR seja realizado em animais com sinais clínicos compatíveis, e não como teste de triagem. Por exemplo, o exame para *Salmonella* pode ser indicado aos pacientes com febre, diarreia hemorrágica, neutropenia, presença de neutrófilos nas fezes e, possivelmente, com dilatação do ceco. No PCR fecal, um resultado positivo para *Salmonella* deve ser confirmado, depois, por meio de cultura microbiológica e sorotipagem.

Deve-se suspeitar de infecção por parvovírus em cães e gatos muito jovens ou não vacinados que apresentam vômitos e diarreia hemorrágica aquosa, com necrose de mucosa intestinal. Doenças subclínicas e hiperaguda com morte súbita também são possíveis. Os parvovírus canino (PVC) e felino (PVF, vírus da panleucopenia felina) podem ser identificados por *kits* de testes antigênicos em ambulatório.[29] Embora os *kits* SNAP para PVC sejam sensíveis e específicos, um resultado negativo em animais jovens ou não vacinados, com sinais clínicos compatíveis, não exclui a possibilidade de infecção. Devem-se considerar análises PCR fecal adicionais ou repetição do teste ELISA após 24 a 48 horas. Em gatos, o antígeno do PVF só pode ser detectável nas fezes 24 a 48 horas após a infecção.[30] A elevação do título sérico em pacientes convalescentes, o isolamento viral e a microscopia eletrônica fecal são métodos confirmatórios adicionais (ver Capítulo 225).

## Exames de imagens

Os exames de imagem são componentes fundamentais no diagnóstico de muitos pacientes com emergência GI. As modalidades de imagem definitivas muitas vezes devem esperar até que o paciente esteja clinicamente estabilizado. Um teste AAST – avaliação focada na ultrassonografia para trauma, triagem e rastreamento – pode ser um exame ambulatorial valioso para detectar LAL e outras importantes anormalidades ultrassonográficas visíveis no paciente crítico durante sua estabilização clínica (ver Capítulo 143). O ultrassom tem se mostrado um procedimento mais sensível do que o exame radiográfico para detectar pequenos volumes de LAL.[31] A varredura pela AAST usa quatro visualizações padronizadas na tentativa de detectar LAL em locais de acúmulo mais prováveis e fáceis de visualizar: imagens diafragmática-hepática, esplenorrenal, cistocólica e hepatorrenal.[32] Avaliações AFAST seriadas podem ser usadas para monitorar o LAL que pode surgir após o restabelecimento do volume vascular e a melhora da hidratação.

As radiografias de abdome muitas vezes são a primeira modalidade utilizada para pacientes com doença GI. Muitos achados radiográficos indicam a necessidade de cirurgia imediata. Dilatação e desvio do estômago ("bolha dupla") em uma imagem lateral direita é compatível com VDG. A presença de ar livre no abdome, sem cirurgia abdominal recente, costuma estar associada à perfuração do trato GI, embora o ar livre possa persistir na cavidade peritoneal por até 2 semanas após a laparotomia. Os sinais radiográficos sugestivos de obstrução do trato GI incluem dobra e dilatação de segmento intestinal. Em gatos, a probabilidade de obstrução do intestino delgado é > 70%, se a proporção entre o diâmetro do intestino delgado (DID) e a altura dorsoventral da placa terminal cranial da segunda vértebra lombar for > 3,0 em uma imagem lateral. Em cães, uma proporção entre o DID e a altura do ponto mais estreito do corpo vertebral de L5 em uma imagem lateral ≤ 1,6 é normal, e há uma probabilidade > 80% de obstrução se a proporção for > 1,95.[33]

Se a radiografia simples não detectar obstrução ou corpo estranho em um animal com suspeita de CE no trato GI, pode-se usar um contraste positivo ou negativo. Uma série de radiografias com contraste de bário pode ser útil para delinear o CE, apesar da possibilidade de vômito do contraste antes de atingir a obstrução ou de sua retenção no estômago ou no intestino, em razão da presença de íleo adinâmico. Corpos estranhos gástricos também podem ser detectados por meio de pneumogastrografia com uso de ar ou uma bebida carbonada como meio de contraste negativo.[34] A pneumocolonografia pode ser usada para distender o cólon, de modo a diferenciá-lo do intestino delgado distendido.

Pacientes com sintomas de abdome agudo sem anormalidades radiográficas significativas podem necessitar de avaliação com outras modalidades de exame, como ultrassonografia (ver Capítulos 88 e 143). A ultrassonografia, em grande parte, tem substituído a radiografia contrastada como o método preferido para avaliar pacientes quanto a possíveis obstruções ou outras emergências cirúrgicas do trato GI e vem mostrando desempenho melhor na detecção de obstrução quando realizada por profissional qualificado.[35-37] Em um estudo, cães com obstrução foram diferenciados daqueles sem obstrução em 70% dos casos com base nos achados radiográficos, em comparação com 97% dos casos com base em achados ultrassonográficos.[36] Em outro estudo realizado em animais com obstrução do intestino delgado, a possibilidade de obstrução foi corretamente descartada pela ultrassonografia em 74% dos casos e corretamente detectada em 23% dos casos – 100% de sensibilidade e 96% de especificidade.[38] Achados ultrassonográficos compatíveis com obstrução do intestino delgado incluem dobra intestinal, dilatação de segmento intestinal, diâmetro do jejuno > 1,5 cm e/ou detecção da obstrução real.[36] Há relatos de que a ultrassonografia apresenta sensibilidade de até 100% na detecção de CE, identificado pelo sombreamento acústico distal e pela reflexão da superfície.[35,37,38]

A ultrassonografia também pode detectar LAL, perfuração GI, gás livre, espessamento da parede GI, perda de camadas do trato GI e aumento de volume de linfonodos que podem não ser detectados na radiografia.[35,37] Gordura hiperecoica focal ou regional, derrame peritoneal ou pneumoperitônio, distensão gástrica ou intestinal por líquido e espessamento ou perda de camadas da parede GI são os achados ultrassonográficos mais comuns em cães e gatos com perfuração do trato GI. Achados adicionais relatados incluem intestino corrugado ou ondulante, linfadenopatia regional, hipomotilidade, alterações pancreáticas, presença de massa tumoral ou objeto estranho, junção gastroduodenal "enrugada" e mineralização da parede gástrica.[39,40]

Alterações adicionais específicas de órgãos compatíveis com causas de abdome agudo ou dor abdominal, como gastrenterite, pancreatite, colite, piometra, pielonefrite, torção de lóbulo esplênico ou hepático, hepatopatia, obstrução biliar, trombose vascular, entre outras, também podem ser detectadas na ultrassonografia (ver Capítulo 143).

## TRATAMENTO

A detecção de uma lesão cirúrgica deve levar a essa intervenção o mais rápido possível, desde que o paciente esteja reanimado e hemodinamicamente estável. O tratamento com antibióticos deve ser iniciado logo após a identificação de bactérias no LAL, já que a terapia antibiótica precoce melhora o resultado em humanos com choque séptico.[41] A abordagem clínica para vômitos e diarreia pode ser tão simples quanto suspender o fornecimento de alimentos e água por curtos períodos, seguida de uma lenta reinstituição, até um tratamento com monitoramento intensivo, com o animal internado. Tratamentos específicos da etiologia, como administração de antiparasitários, antimicrobianos ou cuidados gerais de suporte, incluindo terapia de reposição hídrica e eletrolítica, antieméticos, redutores da acidez gástrica e cuidados de enfermagem, devem ser incluídos de acordo com o caso. Um bom tratamento de suporte também deve ser incluído como parte do planejamento pré-operatório e durante o pós-operatório.

## REFERÊNCIAS BIBLIOGRÁFICAS

*As referências bibliográficas deste capítulo se encontram online no Ambiente de Aprendizagem.*

# CAPÍTULO 145

# Emergências Hepáticas e Esplênicas

Amanda K. Boag

## CONSIDERAÇÕES GERAIS

Cães e gatos consultados em situações de emergência, com doença hepática ou esplênica primária, podem apresentar uma grande variedade de sinais clínicos. Como acontece com todos os pacientes em situação de emergência, são necessários um histórico clínico completo e um exame físico minucioso para orientar a opções diagnósticas e terapêuticas. Animais de companhia com doença esplênica ou hepática potencialmente letais quase sempre apresentam instabilidade hemodinâmica (choque hipovolêmico, distributivo ou cardiogênico) ou sintomas neurológicos (coma ou convulsões). Esses últimos sinais podem ser observados em casos de encefalopatia hepática (EH), hipoglicemia ou hemorragia intracraniana. A estabilização empírica deve ser iniciada enquanto a avaliação diagnóstica estiver em andamento.

## ABORDAGEM DIAGNÓSTICA

Os sinais e as informações obtidas no histórico clínico associados a emergências hepáticas e esplênicas podem ser vagos e inespecíficos. Entretanto, a maioria dos pacientes atendidos nas emergências apresenta evidências de um ou mais dos seguintes sintomas: choque (colapso/fraqueza; ver Capítulos 21 e 127), icterícia (ver Capítulo 53) ou sinais neurológicos (ver Capítulos 33 a 35 e 259; ver Figura 30.1, no Capítulo 30). As informações obtidas no histórico clínico devem ajudar a identificar sintomas preexistentes (p. ex., poliúria e polidipsia [PU/PD], perda de peso), acesso a toxinas e potencial para doenças infecciosas. O exame do sistema cardiovascular pode sugerir o tipo de choque e ajuda a priorizar os diagnósticos diferenciais. Por exemplo, o paciente provavelmente desenvolve choque hipovolêmico na presença de hemoperitônio ou choque distributivo em casos de abscesso hepático. A constatação de icterícia deve levar à diferenciação de doença pré-hepática, hepática ou pós-hepática (ver Capítulo 53).

Um banco de dados de testes diagnósticos iniciais deve incluir volume globular (VG) ou hematócrito, concentração de proteína total (PT), teores de eletrólitos, hemogasometria venosa (ver Capítulo 128), níveis de glicose (ver Capítulo 61) e lactato (ver Capítulo 70) e esfregaço sanguíneo. Os testes de coagulação – tempo de protrombina e de tromboplastina parcial ativado – são indicados em emergências envolvendo o fígado ou o baço, a fim de ajudar na detecção de coagulação intravascular disseminada (CID) ou na gravidade de coagulopatias, se houver. Devem-se obter hemograma completo, perfil bioquímico sérica e concentração sérica de tiroxina (em gatos), com atenção a indicadores de função hepática – albumina, ureia, colesterol, bilirrubina e glicose – e atividades de enzimas hepáticas. Outros testes laboratoriais podem incluir acúmulo de amônia, triagem para doenças infecciosas, testes dinâmicos de ácidos biliares, imunorreatividade da lipase pancreática e tromboelastografia.

Em animais de companhia com suspeita de doença hepática ou esplênica, o exame de imagem ambulatorial preferido é a ultrassonografia, para detectar líquido abdominal livre (LAL) (ver Capítulo 143).[1] Se ele estiver presente, devem-se realizar abdominocentese e coleta do líquido para análise (ver Capítulos 17 e 74). O líquido pode ser sangue não coagulado, exsudato séptico ou não séptico, quilo, transudato modificado ou apenas transudato. O conhecimento da natureza do líquido é fundamental para obter uma lista de diagnósticos diferenciais racional e definir se justifica intervenção cirúrgica. A avaliação do gradiente de bilirrubina – isto é, a diferença entre os níveis de bilirrubina no líquido abdominal e em amostra simultânea do soro sanguíneo – pode confirmar ruptura do trato biliar. Mesmo não havendo líquido livre, a US é valiosa para avaliar a arquitetura interna do órgão, para detectar massa tumoral e para avaliar o fluxo sanguíneo vascular. Ela pode ser fundamental no diagnóstico de torção esplênica ou de desvio (shunt) portossistêmico. As radiografias, apesar de quase sempre não serem tão definitivas quanto a US, podem ajudar a detectar líquido livre, micro-hepatia, dilatação de órgãos ou presença de massas tumorais no fígado ou no baço. O momento ideal para a tomografia computadorizada (TC) na avaliação das emergências abdominais em cães e gatos está sendo avaliado. Anormalidades hepáticas ou esplênicas focais ou difusas podem ser definidas por meio do exame histológico de aspirado obtido por punção com agulha fina (PAF) guiada por US ou mediante biopsia de fragmento com agulha grossa (ver Capítulo 89). O tecido também pode ser obtido via laparoscopia ou celiotomia (ver Capítulo 91). A técnica escolhida para a coleta da amostra se baseia na avaliação do risco em comparação com o benefício em cada paciente, inclusive a condição de coagulação.[2-4]

## ESTABILIZAÇÃO DO PACIENTE

Os protocolos de estabilização precoce de animais de companhia gravemente enfermos em razão de doença hepática ou esplênica quase sempre incluem terapia hídrica e, com menor frequência, uso de medicamentos antiarrítmicos para estabilização cardiovascular e/ou para melhorar a função neurológica (ver Capítulos 127, 129 e 141). Como prioridade, deve-se mensurar a glicemia. No caso de hipoglicemia, deve-se administrar glicose suplementar (ver Capítulo 61). A terapia hídrica deve ser ajustada às necessidades individuais do paciente, com base na gravidade dos sintomas, no conhecimento de qualquer doença concomitante, nos resultados iniciais de exames e em prováveis diagnósticos diferenciais. O lactato, um indicador objetivo da gravidade do choque, pode ser usado para ajudar na escolha do tratamento (ver Capítulo 70). Entretanto, em alguns cães e gatos com insuficiência hepática grave ou choque distributivo (sepse), a cinética do lactato está alterada.[5,6] Com mais frequência, administra-se bolus de solução cristaloide isotônica por via IV, na dose de 10 a 40 mℓ/kg, em infusão rápida (ao longo de 15 a 60 minutos), a fim de aumentar o débito cardíaco e a perfusão tecidual. Também podem ser indicados soluções coloides ou salina hipertônica, carreadores de oxigênio à base de hemoglobina e derivados sanguíneos (ver Capítulos 129 e 130). A administração de concentrado de hemácias pode ser vital para garantir o fornecimento adequado de oxigênio em pacientes com perda de sangue significativa. A administração de plasma fresco congelado pode ser útil em animais de companhia com coagulopatia simultânea associada à insuficiência hepática aguda ou CID (ver Capítulo 197). Os parâmetros eletrolíticos e ácido-base devem ser avaliados, e, se necessário, inicia-se a terapia hídrica, conforme indicada, para a correção das anormalidades. Testes de coagulação devem detectar tendências de sangramento que raramente ocasionam hemorragia intracraniana e sintomas neurológicos. O uso de plasma fresco congelado – dose inicial recomendada de 20 mℓ/kg, ao longo de 4 a 6 horas – pode ser benéfico.

A estratégia da suplementação hídrica ideal para a reanimação de pacientes em choque hemorrágico não está bem definida. Poucos estudos avaliaram criticamente o tempo ou o volume da terapia hídrica em pacientes com hemorragia ativa (ver Capítulo 135).[7] A reanimação hídrica intensiva precoce usando dose de choque "total" – até 60 a 90 mℓ/kg de solução cristaloide isotônica ou 20 mℓ/kg de solução coloide, em cães – não é mais recomendada, pois pode diluir os fatores de coagulação, exacerbar o sangramento e gerar efeitos deletérios no metabolismo celular. As recomendações atuais consistem na administração controlada de líquido para atender a meta final definida, como pressão arterial sistólica de 80 a 90 mmHg (ver Capítulo 99).[8] Metanálises de estudos realizados em humanos não sugerem nenhum benefício no uso de soluções coloides, em comparação com soluções cristaloides.[9] Recomenda-se cautela quanto ao uso de amido em razão de sua potencial relação com ocorrência de lesão renal aguda.[10]

O uso de solução salina hipertônica pode induzir efeitos imunomoduladores benéficos. As evidências em animais de pequeno porte são limitadas, mas os resultados de um estudo indicaram que os objetivos finais da reanimação são alcançados mais rapidamente quando se utiliza reanimação hídrica com volume limitado.[11] Uma pequena porcentagem de pacientes com doença esplênica manifesta arritmia grave que pode ocasionar choque cardiogênico, identificado por um ritmo cardíaco irregular e déficit de pulso, durante o exame físico (ver Capítulos 2, 140 e 141). Tais achados devem ser confirmados no ECG e tratados com medicamento apropriado (ver Capítulos 103 e 248).

Pacientes com doença hepática grave podem apresentar EH, cujo tratamento deve ser iniciado com terapia com solução de uso intravenoso e enemas múltiplos para remover o máximo possível de fezes (e de amônia) do cólon, antes do uso oral ou retal de lactulose e de antibióticos, a fim de reduzir a quantidade de bactérias produtoras de amônia (ver Capítulos 281 e 284).[12] Tanto a hipopotassemia quanto a alcalose podem agravar os sintomas de EH. Em pacientes que apresentam convulsões ativas, recomenda-se o uso de propofol ou levetiracetam (ver Capítulo 136).[13] Apesar de o diazepam ser considerado um procedimento de rotina para a maioria dos pacientes com convulsões, seu uso em pacientes com EH é controverso.[14]

## CONDIÇÕES ESPECÍFICAS

### Hemoperitônio

O hemoperitônio, nem sempre associado a trauma, é uma emergência hepática/esplênica comum. Dependendo da gravidade, os pacientes com hemorragia abdominal podem apresentar sinais discretos de fraqueza episódica até sinais graves de inconsciência e choque. Animais de companhia em colapso, sem histórico de trauma, podem ter apresentado um ou mais episódios prévios de fraqueza, talvez causados por eventos menos graves de sangramento. Cães em choque hipovolêmico apresentam palidez, taquicardia e alteração na qualidade do pulso arterial. Eles podem apresentar ou não distensão abdominal, mas espera-se que apresentem diminuição no valor do hematócrito e na concentração de proteína total, além de acidose metabólica (láctica). Os testes hematológicos e de coagulação podem ser compatíveis com CID. As imagens obtidas em avaliação abdominal com sonografia para trauma (AAST) mostram líquido livre no abdome, em geral sangue não coagulado, junto com hematócrito de valor semelhante ao do sangue periférico. O uso de faixas de compressão abdominal pode ajudar na estabilização. Gatos com hemoperitônio podem apresentar letargia, anorexia e vômitos.[15]

Se forem visualizadas uma ou mais massas tumorais cavitárias em uma varredura abdominal mais detalhada por US, o diagnóstico mais provável é hemangiossarcoma, embora haja outros tumores malignos e benignos (ver Capítulos 206 e 347).[16-18] Indica-se cirurgia assim que o paciente estiver estável, na maioria dos casos não traumáticos. A taxa de sobrevivência perioperatória é boa. Os fatores de risco para a morte incluem necessidade de transfusões maciças, origem não esplênica da hemorragia e desenvolvimento de sintomas respiratórios.[19] Pode ocorrer metástase, e recomenda-se um exame de imagem do tórax (radiografia ou TC) antes da cirurgia. Os fatores de risco para malignidade incluem baixa contagem de plaquetas, baixa concentração de proteína total e tumores relativamente pequenos.[16,20] Pode-se realizar uma ecocardiografia (ver Capítulo 104) para detectar hemangiossarcoma no átrio direito, embora não seja clara a relação entre o hemangiossarcoma do átrio direito e o abdominal.[21] Animais de companhia com hemoperitônio traumático muitas vezes estabilizam após terapia de reposição de líquidos, compressão abdominal e/ou transfusão sanguínea. Se eles permanecerem instáveis, deve-se considerar a cirurgia.[22]

## Insuficiência hepática aguda

Cães e gatos com insuficiência hepática aguda muitas vezes manifestam colapso, sintomas neurológicos (obnubilação ou convulsões) e/ou GI (ver Capítulo 280). De igual modo, alguns apresentam progressão aguda dos sinais clínicos após doença hepática crônica. Estes são mais propensos a um histórico crônico de perda de peso, falta de apetite e poliúria/polidpsia (PU/PD). Ademais, podem apresentar ascite – secundária à hipertensão portal e/ou à hipoalbuminemia (ver Capítulo 17). A maioria desses animais de companhia apresenta icterícia no exame físico (ver Capítulos 2 e 53). Animais com *shunt* portossistêmico hereditário, em geral, não manifestam icterícia, mas apresentam sinais de disfunção hepática, particularmente EH (ver Capítulo 284). As causas de insuficiência hepática aguda incluem vírus, bactérias e outros microrganismos infecciosos (ver Capítulos 282 e 283), agentes tóxicos – medicamentos, anestésicos, produtos químicos ou biotoxinas (ver Capítulo 286) –, neoplasias (ver Capítulo 287) e doenças metabólicas – por exemplo, lipidose hepática em gatos ou doença do armazenamento de cobre em cães (ver Capítulo 285).[12] Para o diagnóstico definitivo, pode ser necessária uma biopsia do parênquima hepático, mas esse procedimento é propenso a risco, em razão da coagulopatia. O prognóstico é variável.

## Doença biliar extra-hepática

A doença biliar extra-hepática inclui obstrução biliar – secundária à pancreatite ou, com menos frequência, à obstrução intraluminal – e ruptura biliar – secundária a trauma, colecistite ou infarto da vesícula biliar (ver Capítulos 53 e 288). Animais de companhia com ruptura biliar traumática geralmente desenvolvem sintomas progressivos ao longo de 5 a 7 dias, com sinais de peritonite (ver Capítulo 279). O diagnóstico se baseia na abordagem antes discutida, com ênfase em exames de imagem e do líquido abdominal. A maioria desses animais de companhia se beneficia de cirurgia para identificar e reparar o tecido traumatizado. Notou-se taxa de sobrevivência de cerca de 70% em uma população de cães com uma variedade de causas, mas de apenas 50% quando foram avaliados cães com peritonite biliar. O prognóstico de peritonite biliar séptica em cães e gatos é particularmente ruim.[23-26] Algumas obstruções biliares extra-hepáticas, como ocorre na pancreatite, em geral não são tratadas por cirurgia (ver Capítulo 143).

## Torção de lobo esplênico e hepático

Cães com torção esplênica apresentam sintomas de doença abdominal aguda progressiva (ver Capítulos 143 e 206) e, às vezes, arritmia ventricular na primeira consulta ou durante o tratamento. Cães de raças grandes e tórax profundo parecem mais predispostos. Outros fatores de risco são possíveis.[27] Após a torção, o baço se torna bastante evidente no exame físico e nas radiografias. Na US de abdome, a constatação de padrão hipoecoico no parênquima esplênico, junto com uma redução do fluxo sanguíneo venoso, é um forte indício de torção do baço. Após a estabilização do paciente, indica-se cirurgia para remover o baço e realizar gastropexia, se indicada, a fim de reduzir o risco vólvulo-gástrico subsequente. O prognóstico é bom quando a reanimação e o tratamento apropriados são combinados com diagnóstico precoce e cirurgia imediata.

Em cães e gatos, raramente ocorre torção do lobo hepático.[28] Os sinais clínicos e os resultados de exames laboratoriais são inespecíficos. No exame físico, às vezes é possível detectar distensão do abdome ou massa abdominal palpável. O diagnóstico é confirmado por meio de laparotomia exploratória. Faz-se a ressecção do lobo hepático acometido, manualmente ou com auxílio de material de grampeamento, o qual é submetido à avaliação histopatológica.

## Abscessos hepáticos e esplênicos

Abscessos hepáticos e esplênicos são incomuns (ver Capítulo 143). Em geral, os sinais clínicos são inespecíficos.[29,30] No exame físico, nota-se que os pacientes muitas vezes apresentam febre e sinais de dor associados a hepatomegalia ou esplenomegalia durante a palpação abdominal. Os resultados dos exames de sangue costumam revelar leucocitose, trombocitopenia, hipoalbuminemia e aumento da atividade das enzimas hepáticas. Muitas vezes, os testes radiográficos não mostram alteração. Quase sempre, suspeita-se do diagnóstico na US do abdome, sendo confirmado mediante aspiração com agulha fina e citologia da área anormal ou de qualquer líquido abdominal (ver Capítulos 74, 89 e 93). Deve-se realizar uma cultura microbiológica para aeróbicos e anaeróbicos, bem como um teste de sensibilidade antimicrobiana (antibiograma). A etiologia dos abscessos hepáticos e esplênicos é controversa e, provavelmente, multifatorial. A disseminação hematógena de bactérias é uma das causas potenciais, e devem ser investigados possíveis reservatórios de infecção bacteriana, como o sistema respiratório, o trato urinário e as valvas cardíacas. Em quase metade dos pacientes, foram constatadas evidências radiográficas de infiltrados alveolares compatíveis com pneumonia.[29] O tratamento envolve a ressecção cirúrgica do lobo hepático com abscesso ou esplenectomia, administração de antibióticos por longo período e avaliações periódicas por meio de US. A drenagem guiada por US e a ablação alcoólica de abscessos hepáticos foram empregadas com sucesso em cinco cães e um gato.[31]

## Infarto esplênico

O infarto esplênico raramente é diagnosticado em cães. Essa condição muitas vezes está associada a alterações do fluxo sanguíneo e/ou a coagulopatias secundárias a outras doenças. A detecção e o tratamento das doenças primárias são fundamentais para um resultado bem-sucedido.[32] Pode-se realizar esplenectomia, mas esse procedimento é reservado a pacientes que apresentam complicações potencialmente fatais, como hemoabdome ou sepse.

## REFERÊNCIAS BIBLIOGRÁFICAS

*As referências bibliográficas deste capítulo se encontram online no Ambiente de Aprendizagem.*

# CAPÍTULO 146

# Emergências Reprodutivas

Luis Miguel Fonte Montenegro e Ana Martins-Bessa

## EMERGÊNCIAS REPRODUTIVAS EM FÊMEAS

### Piometra

#### Fisiopatologia

Piometra é uma infecção uterina grave em cadelas e gatas, atual ou recente, sob a influência da progesterona, ou seja, muitas vezes essas fêmeas apresentam piometra durante o diestro.[1,2] A progesterona predispõe cadelas e gatas a excesso de secreção intrauterina, crescimento bacteriano, inflamação e infecção avassaladora. Por sua vez, esse processo causa acúmulo de exsudato purulento no lúmen uterino. Em cerca de 80% das cadelas e das gatas com piometra, isola-se a *Escherichia coli* no conteúdo uterino. A maioria dos isolados de *E. coli* no conteúdo uterino e os padrões de sensibilidade é idêntico aos verificados em isolados constatados na urina ou no sangue.[3] A liberação de endotoxinas bacterianas, exclusivamente, pode explicar doença grave, desidratação e choque séptico descompensado, que pode preceder a morte de cadelas com piometra não tratada[3,4] (ver Capítulo 316 para ampla discussão).

#### Sinais clínicos e diagnóstico

A gravidade dos sinais clínicos está relacionada com as endotoxinas bacterianas, a abertura suficiente ou não do colo uterino, de modo a possibilitar a drenagem do conteúdo purulento do útero – "piometra com cérvice aberta" –, e a rapidez com que o proprietário procura cuidados veterinários depois de observar secreção vaginal ou perceber que o animal está doente.[4-7] Animais de companhia com piometra de cérvice fechada não apresentam secreção vaginal purulenta, sinal que alertaria os proprietários sobre o problema. A retenção de conteúdo uterino purulento (um abscesso interno) explica os sinais clínicos geralmente mais graves em animais de companhia com piometra de cérvice fechada. Eles podem necessitar de intervenção rápida para evitar choque séptico e morte (ver Capítulo 132).[3,4]

Os sinais clínicos de piometra incluem anorexia, letargia, obnubilação, vômito, poliúria e polidipsia, com ou sem secreção vaginal. Na maioria dos animais de companhia, os sintomas surgem 4 a 8 semanas após o cio mais recente. Cadelas e gatas podem ser levadas ao serviço de emergência veterinária porque o proprietário nota secreção vaginal. A minoria das cadelas com piometra com colo uterino aberto e a maioria daquelas com piometra com colo uterino fechado serão avaliadas em um regime de emergência em razão dos sintomas sistêmicos da doença. O diagnóstico se baseia na constatação de secreção vaginal purulenta (Figura 146.1), útero aumentado à palpação e/ou visualização de útero aumentado e preenchido com líquido nas imagens (Figura 146.2) em uma fêmea que recentemente manifestou cio.[5,8] É importante ter certeza de que a fêmea não está no início ou na metade da gestação, com vaginite simultânea. Essa distinção é mais bem verificada na ultrassonografia do abdome (ver Capítulo 88). Hemograma completo (HBC), perfil bioquímico sérico e exame de urina podem ser extremamente importantes para detectar anormalidades associadas à piometra e que precisam de atenção, como parâmetros renais, concentrações séricas de eletrólitos, estado ácido-base, glicemia ou qualquer outro problema que possa exigir atenção em um animal muito enfermo (ver Capítulo 316).

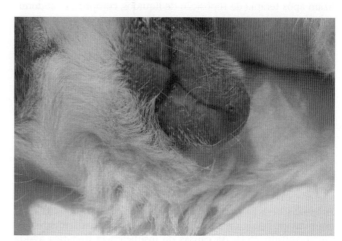

**Figura 146.1** Pode-se notar secreção vaginal purulenta nos pelos abaixo da vulva de uma cadela com piometra. (*Esta figura se encontra reproduzida, em cores, no Encarte.*)

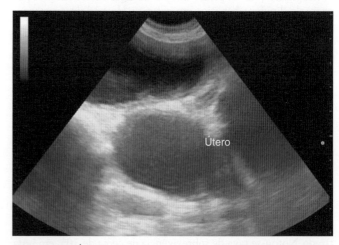

**Figura 146.2** Útero aumentado e preenchido com líquido (grandes áreas anecoicas) em uma cadela com piometra, visualizado na ultrassonografia do abdome.

#### Tratamento

**Considerações gerais** A histerectomia é considerada a única opção de tratamento para cadelas e gatas com piometra gravemente enfermas.[4,9] Em animais de companhia com sintomas sistêmicos, não se indica tratamento medicamentoso da piometra (ver Capítulo 316).[2] A remoção cirúrgica do útero infectado resulta na eliminação rápida das bactérias e de suas endotoxinas, além de evitar recidiva.[6,10]

**Anestesia e cirurgia** A anestesia deve ser postergada até que se inicie o tratamento de hipotensão, choque, desidratação e outras anormalidades graves (ver Capítulos 127, 129, 132 e 159). Pode não ser fácil determinar o momento mais seguro para o início da anestesia e, em seguida, da cirurgia (Figura 146.3 e Vídeo 146.1). Podem ocorrer consequências graves se a anestesia for administrada antes da estabilização clínica do paciente ou se demorar muito tempo. Recomenda-se anestesia peridural, porque, para um animal gravemente enfermo, é necessária anestesia menos profunda. Recomenda-se a combinação de ropivacaína 0,5% com 0,1 mg de morfina/kg.[11] Obtém-se a dose extra de ropivacaína usando o cálculo de 0,1 mℓ/cm de comprimento do occipitococcígeo – parte posterior da cabeça até a base da cauda.[11,12] A pré-oxigenação muitas vezes é benéfica. Dependendo da estimativa da gravidade da obnubilação, podem-se utilizar fentanila (3 a 5 μg/kg, a cada 20 min) e acepromazina (0,01 a 0,02 mg/kg) como pré-medicação. Se o paciente apresentar depressão grave, pode-se administrar propofol para a indução, sem pré-medicação. Em geral, mantém-se anestesia com isoflurano ou sevoflurano, dependendo da estabilidade clínica do paciente.[12,13]

**Tratamento clínico** As alterações causadas pela toxemia resultante da piometra devem ser tratadas tão logo detectadas, sem esquecer que o útero infectado deve ser removido o mais rapidamente possível.[5,9,14] A contagem de leucócitos pode estar bastante aumentada em animais de companhia com piometra, mas essa contagem não é confiável, já que não necessariamente está correlacionada com a gravidade da doença. Às vezes, nota-se anemia normocítica normocrômica não regenerativa.[2,5,9] Animais de companhia com piometra podem desenvolver quadro grave de azotemia, uremia, acidose e hipercalcemia ou hipocalcemia. As concentrações séricas de sódio e potássio são imprevisíveis, mas, quando anormais, devem ser tratadas. A hipoglicemia, resultante de anorexia, vômitos, diarreia, bacteriemia, toxemia e/ou leucocitose, deve ser corrigida (ver Capítulo 61). Entretanto, alguns animais de companhia com piometra desenvolvem hiperglicemia. Aumentos das atividades séricas de enzimas hepáticas são comuns. Todas essas questões reforçam a necessidade de identificar e tratar os muitos problemas imprevisíveis observados em animais de companhia com piometra.[8] Antes da cirurgia, deve-se administrar antibiótico de amplo espectro, por via IV. Os antibióticos recomendados incluem trimetoprima-sulfonamida, ampicilina, amoxicilina/ácido clavulânico, cefalosporinas, enrofloxacino, marbofloxacino e metronidazol.[15,16]

## Distocia

### Descrições práticas

A distocia é definida como a incapacidade de passagem do feto pelo canal de parto, ou canal de nascimento (Tabela 146.1).[17,18]

**Útero** As causas uterinas de distocia incluem fraqueza ou força de contração uterina insuficiente para impulsionar o concepto pelo canal de parto.[19-21] Essa é a forma de distocia com maior probabilidade de responder ao tratamento com ocitocina.

**Pelve** Pode ocorrer distocia quando o canal de nascimento for muito estreito para permitir a passagem do concepto. Essa constrição pode ser causada por um estreitamento congênito do canal pélvico ou um defeito adquirido, como a sequela de fratura pélvica. Também pode ocorrer distocia em várias raças de cães com cabeça e ombro relativamente grandes, mas com pelve estreita, como Buldogue, Boston Terrier etc. Essas formas de distocia necessitam de intervenção cirúrgica.[21,22]

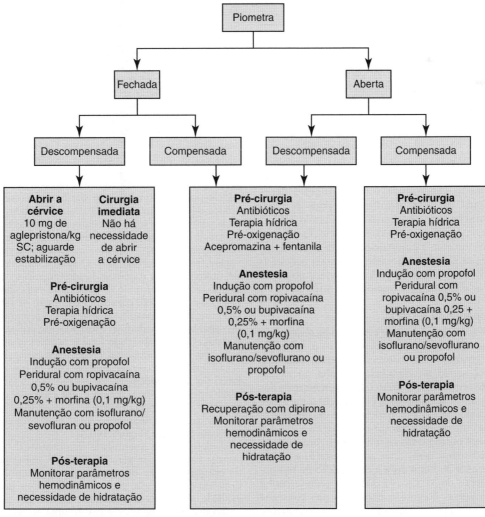

**Figura 146.3** Algoritmo para o tratamento de piometra.

**Tabela 146.1** Causas de distocia maternas e fetais.

| ORIGEM MATERNA | DIAGNÓSTICO | TRATAMENTO |
|---|---|---|
| Inércia uterina primária | Contrações uterinas ausentes ou fracas e improdutivas | Ocitocina e cálcio, em geral, não são efetivos Recomenda-se cesariana |
| Canal de parto (ou de nascimento) estreito | Radiografia | Cesariana |
| Torção de útero | Ultrassonografia: não é fácil de diagnosticar | Cesariana |
| Inércia uterina secundária | Contrações uterinas ausentes ou fracas e improdutivas | Ocitocina e cálcio. Se após três tentativas não houver sucesso, recomenda-se cesariana |

| ORIGEM FETAL | DIAGNÓSTICO | TRATAMENTO |
|---|---|---|
| Feto de grande tamanho | Radiografia | Cesariana |
| Morte fetal | Ultrassonografia | Cirurgia |
| Apresentação anormal do feto Postura anormal do feto | Radiografia | Manipulação obstétrica ou cesariana |

**Feto** Às vezes, o feto é muito grande para o diâmetro do canal de nascimento. A explicação mais comum para o tamanho acentuado do feto é a presença de feto único, potencialmente resultando em um muito grande para o diâmetro do canal pélvico (ver Capítulo 315).[19,20,23] A posição (ou apresentação) anormal do feto no canal pélvico causa um excesso de tamanho "relativo". Esses problemas geralmente necessitam de intervenção cirúrgica.

**Cúpula vaginal** Durante o exame da cadela, o feto pode estar posicionado na cúpula vaginal. Isso pode se dar em decorrência de um feto muito grande ou de diâmetro da pelve menor que o normal. A cúpula vaginal propriamente dita pode ser muito pequena, como ocorre na restrição vaginal (ver Capítulo 319). A banda de tecido vaginal obstrui a passagem do feto. Essa forma de distocia se resolve quando o estreitamento pode ser rompido ou submetido à incisão. De modo alternativo, pode ser necessária uma cesariana. As restrições vaginais podem interferir no acasalamento natural, mas não impedir a inseminação artificial.

### Critérios para suspeitar de distocia

O diagnóstico de distocia quase sempre é baseado na observação do proprietário. Essa observação também é motivo para levar o animal à consulta emergencial. A distocia é considerada uma ocorrência provável, sendo recomendado consulta ou exame veterinário imediato sempre que o dono relatar um ou mais dos seguintes sinais em uma cadela prenhe: (1) 20 a 30 minutos de fortes contrações abdominais, sem parição bem-sucedida; (2) depois do parto de um ou mais recém-nascidos, mais de 4 a 6 horas se passam sem outro parto em uma fêmea com suspeita de ter (ou que sabidamente tem) fetos adicionais; (3) a cadela não consegue parir 24 a 36 horas após a diminuição da temperatura retal para menos de 37°C; (4) o animal geme e lambe ou morde a região vulvar durante o parto; (5) não consegue progredir para a fase II da parição após 8 a 12 horas de aparente trabalho de parto; (6) tem gestação prolongada que persiste além da data de nascimento bem estabelecida, além de 70 a 72 dias do primeiro acasalamento, ou 59 dias depois do primeiro dia do cio (ver Capítulos 312 e 315).[24]

É muito importante lembrar que a pseudociese ("falsa gestação") pode ser acompanhada de sinais de parição e considerada distocia em algumas cadelas. Também é possível que o proprietário acredite que ainda existem fetos no útero quando, na realidade, toda a ninhada nasceu, sem problema. Assim, é preciso confirmar a gestação antes de considerar a intervenção.

### Histórico clínico

O ideal é que a primeira etapa da avaliação de qualquer emergência seja um histórico clínico minucioso informado pelo proprietário (ver Capítulo 1). Entretanto, inicialmente, deve-se examinar a região vaginal para determinar se há um feto no canal vaginal. Se nenhum for detectado, o conhecimento da idade da paciente, seu histórico reprodutivo e as condições médicas prévias ou atuais podem ser cruciais. A idade, por exemplo, é importante, porque uma cadela de 2 anos é menos propensa à inércia uterina primária do que uma de 6 ou 7. Problemas cardíacos, a despeito da idade, podem se agravar durante o trabalho de parto. Na maioria dos casos de suspeita de distocia, há tempo para obter um histórico minucioso, deixando perguntas sobre a gestação para o final. Nesse momento, deve-se verificar se há "data prevista para o parto" e como ela foi determinada. Por exemplo, a data de parição pode ser muito bem determinada com base na citologia vaginal, na vaginoscopia ou em mensurações seriadas das concentrações séricas de progesterona antes e após o acasalamento (ver Capítulos 312 e 315). A gestação foi confirmada? Os fetos estão vivos? Se a resposta for positiva, quando e como isso foi determinado?

### Exame físico

Se nenhum feto for visto ou palpado no canal vaginal, deve-se realizar um exame físico rápido, porém minucioso, a fim de assegurar que problemas contribuintes – por exemplo, arritmia cardíaca, desidratação e febre – não passaram despercebidos (ver Capítulo 2). Às vezes, um problema concomitante é mais preocupante. Em algumas ocasiões, a correção de uma anormalidade primária, como hipoglicemia ou hipocalcemia, resolve simultaneamente a distocia. Se uma cadela manifesta sinais de irritabilidade ou tremores, o veterinário deve diferenciar entre ansiedade, dor e hipocalcemia (ver Capítulo 298).

O exame do trato reprodutivo deve incluir palpação abdominal cuidadosa, palpação digital e exame da cúpula vaginal. Se nenhum feto for detectado no útero ou na cúpula vaginal, a cadela pode ter finalizado o parto ou apresentar pseudociese clínica de alto grau. A cúpula vaginal também pode ser examinada para verificar se há estreitamento, bandas teciduais ou outras anormalidades. Pode-se tentar determinar a presença e a força das contrações uterinas tocando suavemente a parede dorsal da vagina (reflexo de Ferguson). O ideal é o monitoramento direto do útero. Embora menos indicado, podem-se avaliar periodicamente os fetos por meio de ultrassonografia abdominal tradicional. Isso pode ser útil para saber o número de fetos, seu tamanho, sua posição e sua postura. A anatomia, a profundidade e a largura do canal pélvico podem ser estimadas em radiografias do abdome. A avaliação da viabilidade fetal é muito importante e pode ser feita com um monitor fetal. Frequências cardíacas fetais inferiores a 180 bpm, em duas mensurações com menos de 10 minutos de intervalo, são evidências de sofrimento fetal potencialmente resultante de hipoxia, e esse é um indicador para intervenção urgente.[20] Frequência cardíaca fetal inferior a 130 bpm está associada à baixa taxa de sobrevivência, sendo imperativa a realização imediata do parto (Figura 146.4).[17,20]

A detecção de quantidade significativa de sangue fresco na cúpula vaginal pode gerar dúvida. O sangue pode ser oriundo de eventos normais durante o parto, mas também do desprendimento de sítios placentários, condição que pode ser mais bem avaliada por meio de cesariana. Outras causas de hemorragia, como distúrbios hemorrágicos, trauma ao revestimento vaginal etc., sempre devem ser consideradas.

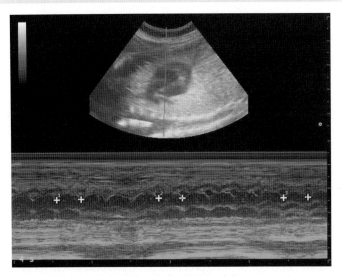

**Figura 146.4** Frequência cardíaca do feto (196 bpm) durante o monitoramento de uma cadela prenhe.

### Palpação de feto na cúpula vaginal

Se um feto for palpado na cúpula vaginal, devem-se avaliar sua posição física e a viabilidade, tentando a manipulação digital e o parto. Primeiro, pode-se valer de um lubrificante, usando um cateter urinário macio, de modo cranial ao feto. Em seguida, uma tentativa de parto pode ser realizada por meio de tração suave de membros, cabeça ou mandíbula. A tração deve ser feita em um arco caudoventral, junto com o giro dos ombros ou da pelve do feto, em um plano dorsoventral, a fim de ajudá-lo a passar pela pelve.

### Monitores de útero e fetos

Monitores uterinos e fetais possibilitam aos veterinários a detecção do início do trabalho de parto e seu monitoramento com maior precisão. Existem sistemas de monitoramento do trabalho de parto na cadela,[25-27] os quais consistem no uso de um tocodinamômetro (sensor) que detecta alterações nas pressões intrauterinas e intramnióticas. O sensor é fixado à parte caudolateral do abdome por uma correia elástica. O monitoramento cardíaco fetal por Doppler se dá com uma unidade portátil, com a cadela posicionada em decúbito lateral. O posicionamento do Doppler perpendicular ao feto amplifica os sons do coração fetal, com distinção dos sons arteriais ou cardíacos da mãe.

O útero de cadelas apresenta padrões de atividade característicos no final da gestação e no trabalho de parto, variando em força e frequência. Proprietários que usam esses sistemas podem acabar querendo levar a cadela para o hospital. Esses sistemas são úteis em ambiente hospitalar (ver Capítulo 315). As duas drogas mais recomendadas para o tratamento da inércia uterina são cálcio e ocitocina. A administração de gliconato de cálcio aumenta a força de contração do miométrio. A aplicação de ocitocina aumenta a frequência, a força e a duração das contrações. O cálcio é recomendado quando são detectadas contrações uterinas ineficazes e fracas. A ocitocina é recomendada quando as contrações uterinas são menos frequentes ou mais fracas do que o esperado para a fase de trabalho de parto e quando a frequência cardíaca dos fetos é normal. A hiperestimulação uterina, com alto grau de contratilidade, que compromete o suprimento de sangue à placenta ou um padrão obstrutivo uterino, impede o uso de cálcio ou ocitocina. Angústia fetal é indicada pela desaceleração sustentada da frequência cardíaca. Aumentos transitórios da frequência cardíaca são decorrências do movimento do feto. Se o estresse fetal for evidente e a resposta à medicação se apresentar insatisfatória, pode ser indicada uma intervenção cirúrgica (cesariana).

### Avaliações laboratoriais

O momento para a intervenção veterinária em pacientes com distocia é importante. A ação prematura causa estresse, podendo retardar o início do parto normal e colocar a mãe e os fetos em risco.[18,21] Sempre que houver dúvida quanto à duração da gestação ou quando se iniciou o parto, deve-se mensurar a concentração sérica de progesterona ($P_4$). Para haver o parto, é necessária concentração de $P_4$ abaixo de 1 a 2 ng/m$\ell$. Um valor > 2 ng/m$\ell$ indica que o trabalho de parto (contrações) provavelmente ainda não começou.[28] A fim de evitar a estimulação uterina prematura do parto ou a cesariana, os níveis séricos de progesterona devem ser < 1 ng/m$\ell$. Todos os animais de companhia sabidamente com distocia precisam ser submetidos à coleta de sangue para a obtenção de um hemograma completo e um perfil bioquímico sanguíneo. Alguns resultados podem explicar especificamente a causa de inércia uterina, como diminuição do acúmulo de cálcio, potássio ou glicose. O volume globular, ou hematócrito, diminui progressivamente ao longo da gestação graças ao aumento do volume plasmático. Valores baixos, ao redor de 30%, são considerados "normais" em cadelas, e ao redor de 20 a 25% são "normais" em gatas. Resultados significativamente menores devem ser investigados.

### Exames de imagem

Um dos testes mais valiosos que o veterinário pode realizar em um animal de companhia com suspeita de distocia é a imagem do abdome (ver Tabela 146.1). As radiografias podem confirmar ou refutar a gravidez. Elas também são excelentes para localizar fetos e identificar um malposicionado, que dificilmente nascerá por via vaginal. A ultrassonografia é excelente para avaliar a viabilidade fetal (ver Capítulos 88 e 143). A primeira condição estabelecida pelas radiografias é a presença ou a ausência de gestação. A cadela não gestante completou o trabalho de parto ou apresenta pseudociese. Se a gestação for confirmada, o veterinário deve perguntar o seguinte: os fetos são viáveis? Quantos há? Onde eles estão? A ausculta abdominal pode responder à questão da viabilidade fetal se forem ouvidos os batimentos cardíacos, mas não quando não se ouve batimento cardíaco. A morte do feto é provável se o veterinário constatar nas radiografias (1) evidências de colapso da coluna vertebral, (2) padrões de gás intrafetal, (3) sobreposição ou desalinhamento dos ossos que compõem o crânio ou (4) posicionamento fetal não compatível com a vida. A ultrassonografia detecta definitivamente a contração do coração e, portanto, é um meio de avaliar a viabilidade quando não há disponibilidade de monitores fetais específicos. Caso se realize tratamento medicamentoso sem o uso de monitor fetal, a ultrassonografia deve ser repetida com frequência.

### Tratamento medicamentoso

O tratamento medicamentoso só deve ser feito se não houver evidência de obstrução.[18,21,29] Em geral, administra-se ocitocina por via parenteral, combinada ou não com cálcio. A dose de ocitocina recomendada é 0,25 a 2 UI/cadela, via IM ou IV.[22,30] Essas doses aumentam tanto a força quanto a duração das contrações uterinas.[21,30] Doses maiores não são benéficas e podem ser prejudiciais por causar contrações uterinas descoordenadas. A dose de ocitocina, IM ou IV, pode ser repetida duas ou três vezes, em intervalos de 30 minutos ou após cada nascimento bem-sucedido.

Algumas cadelas que inicialmente não respondem à ocitocina podem responder à administração por via intravenosa lenta de gliconato de cálcio 10% (1 m$\ell$/min, na dose de 20 a 40 mg/kg), antes de (ou simultaneamente a) qualquer dose subsequente de ocitocina, mesmo quando a concentração sérica de cálcio estiver na faixa normal de variação. As soluções de cálcio devem ser não diluídas ou diluídas em solução isotônica. Não se deve utilizar cloreto de cálcio. Recomenda-se monitoramento eletrocardiográfico contínuo, e o cálcio deve ser descontinuado se for detectada bradicardia ou arritmia (ver Capítulo 298). Se nenhum feto nascer após três doses de ocitocina, com ou sem cálcio e/ou glicose, recomenda-se cesariana.

Se o trabalho de parto começar e um feto nascer após a injeção de ocitocina, deve-se esperar aproximadamente 30 a 45 minutos para determinar se há necessidade de outra dose para o nascimento dos fetos subsequentes. Às vezes, uma única dose de ocitocina pode ser suficiente para iniciar a parição, que continua sem exigir doses adicionais. Às vezes, nasce um feto após cada dose. As doses adicionais de ocitocina podem provocar respostas mais fracas. Antes de iniciar a administração de ocitocina, é imprescindível saber se a fêmea é gestante ou não, bem como, se for o caso, o número de fetos que ainda podem nascer. Deve-se administrar tratamento de suporte com solução isotônica, por via intravenosa, para manter ou restabelecer a hidratação. Pode-se administrar solução de dextrose 2,5 a 5%, quando há confirmação ou suspeita de hipoglicemia. Se a fêmea desenvolver hipoglicemia clínica, pode-se administrar um *bolus* de 0,25 g/kg de peso corporal.[30]

### Anestesia e cesariana

A anestesia peridural é recomendada para cesariana, sempre que possível (Figura 146.5; Vídeo 146.2). O objetivo é evitar o uso de fármacos que possam atravessar a barreira hematoplacentária e causar depressão ou dano aos fetos. Após a pré-oxigenação, faz-se a indução da paciente com propofol, possibilitando o uso da técnica peridural.[31] Recomenda-se solução de lidocaína 2%, que propicia recuperação rápida tanto da propriocepção quanto do sentido. Esse protocolo não interfere nos instintos maternos normais da cadela em relação aos novos filhotes. A dose de lidocaína é de 0,1 m$\ell$ para cada centímetro de comprimento occipitococcígeo.[12] A anestesia deve ser mantida com oxigênio e propofol. Após o nascimento de todos os filhotes, a anestesia pode ser mantida com isoflurano.[32] Anestesia para cesariana, cirurgia e reanimação neonatal são mostradas no Vídeo 146.2.

### Torção e ruptura do útero

Ambas as condições obstruem o canal de parto e são potencialmente fatais, podendo ocorrer no final da gestação, no momento do parto ou nos casos de piometra.[23] Em algumas cadelas, pode haver suspeita de distocia. A ruptura uterina é um potencial efeito adverso da administração de fármacos ecbólicos, como PGF$_{2\alpha}$, à paciente com piometra com cérvice fechada ou durante o trabalho de parto. Esses medicamentos são perigosos quando são usadas altas doses ou se a paciente apresentar obstrução uterina. Além dos sinais típicos de distocia, os sintomas clínicos podem incluir dor abdominal, choque, hipotermia, secreção vaginal hemorrágica, vômitos e inquietação (ver Capítulo 143). A ultrassonografia pode mostrar um útero preenchido por líquido, estresse ou morte fetal e derrame peritoneal.[20] Em geral, há necessidade de cirurgia exploratória para definir o diagnóstico e o tratamento.[20] Considerando a gravidade de ambas as situações, o diagnóstico e o tratamento precoces são essenciais para a sobrevivência.[23]

### Hiperplasia/prolapso de vagina

#### Considerações gerais e características clínicas

A parede da vagina de cadelas saudáveis se torna espessa em resposta ao estrogênio durante o proestro e o estro (cio). Uma resposta exagerada à estimulação normal do estrogênio pode resultar em uma condição frequentemente denominada hiperplasia ou hipertrofia vaginal. O prolapso dessas membranas vaginais é descrito como tecido edematoso. A protrusão do tecido vaginal edematoso pela abertura da vulva leva os proprietários a procurar atendimento veterinário. Algumas dessas cadelas desenvolvem obstrução urinária e podem ser levadas ao veterinário em razão da relativa dificuldade ou esforço para urinar. Em geral, nota-se hiperplasia/prolapso vaginal em cadelas de raças de grande porte (< 2 a 3 anos), na fase de proestro ou estro. Excepcionalmente, essa condição é observada em cadelas menores e mais velhas. Outras possíveis preocupações do proprietário incluem incapacidade ou relutância em acasalar e casos em que o macho parece incapaz de penetrar a cadela. A maioria das cadelas com prolapso vaginal lambe persistentemente o tecido prolapsado, mas apenas uma pequena porcentagem delas desenvolve estrangulamento.

#### Diagnóstico

O diagnóstico é fácil; nota-se uma tumefação evidente surgindo da vulva ou um períneo proeminente em cadela jovem na fase de proestro ou estro (Figura 146.6). Um diagnóstico diferencial para essa tumefação é o alargamento clitoriano, em geral causado pela presença de um osso dentro do clitóris, que é uma estrutura palpável dura, delgada e tubular. Pólipo benigno ou tumor são outras causas de tumefação. Os pólipos costumam ser pequenos e apresentam um pedículo ou base estreita. Tumores quase sempre têm forma irregular, ocorrem em fêmeas mais velhas e não estão associados às fases de proestro ou estro do ciclo ovariano. A exceção a essa regra é o tumor venéreo transmissível, que na maioria das vezes é detectado em cadelas jovens e sexualmente ativas (ver Capítulo 351).

O tecido vaginal prolapsado quase sempre é relativamente grande e macio, muitas vezes redutível. O tecido é uma massa lisa e arredondada, com pregas que surgem em uma base larga do assoalho da cúpula vaginal. O tecido costuma surgir de maneira cranial à abertura da uretra. Com menos frequência, o prolapso vaginal é mais grave e pode incluir toda a circunferência da parede vaginal. Nesse caso, o tecido assume a aparência de um grande *donut* (ver Figura 146.6).

#### Tratamento

O tratamento de hiperplasia vaginal pode ser difícil. Se a cadela conseguir urinar, apesar da presença da massa, e não houver necrose, a hiperplasia não será uma condição emergencial importante. Se ela não conseguir urinar, será necessária a colocação de um cateter uretral de demora (ver Capítulos 105 e 106) após detectar a papila uretral – observe o cateter de Foley, em uma cadela com hiperplasia vaginal, na Figura 146.6. Quase todos os prolapsos de vagina diminuem de tamanho e desaparecem durante o diestro, em seu devido tempo. Portanto, os esforços iniciais são direcionados para (1) manter o tecido limpo prolapsado, lavando-o com solução salina, (2) lubrificar o tecido com produtos apropriados e (3) evitar trauma tecidual. Pode-se prevenir o trauma ao tecido vaginal exposto mantendo a cadela dentro de casa, em superfície lisa, acolchoada, e colocando um colar elisabetano ao redor de seu pescoço para impedir automutilação. O tecido necrosado requer desbridamento cirúrgico. Algumas eversões podem ser reduzidas cirurgicamente. A decisão relativa à ovário-histerectomia não deve ser tomada em situações de emergência.

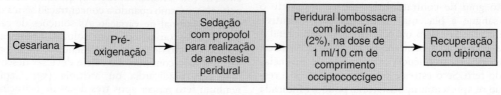

**Figura 146.5** Protocolo anestésico para cesariana.

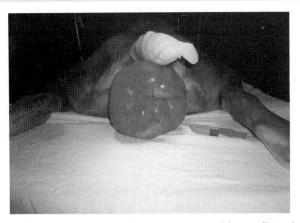

**Figura 146.6** Protrusão vulvar de massa em uma cadela com "hiperplasia vaginal". (*Esta figura se encontra reproduzida, em cores, no Encarte.*)

A extirpação cirúrgica do excesso de tecido vaginal deve ser feita somente quando o prolapso vaginal estiver associado à incapacidade de urinar, se for grande e provavelmente infectado ou se houver recidiva em mais de um ciclo ovariano. A cirurgia pode estar associada a uma grande perda de sangue e ser complicada. Nesse caso, é recomendada apenas se o tecido vaginal estiver intensamente necrosado, se a cadela não consegue urinar ou se houver suspeita de comprometimento do suprimento sanguíneo vascular a esse tecido, ao útero ou à bexiga.

## Hipocalcemia (eclâmpsia)

A hipocalcemia é uma condição aguda, potencialmente fatal, e costuma ocorrer em cadelas de pequeno ou médio porte, que amamentam grandes ninhadas, nas primeiras 3 semanas de lactação (ver Capítulo 315).[8,33,34] A eclâmpsia é menos comum em gatas que amamentam grandes ninhadas, antes do desmame, e, ocasionalmente, em cadelas em final de gestação. Seus sinais clínicos incluem nervosismo, ansiedade, esfregação do focinho com as patas ou no chão, mordidas nas patas ou qualquer alteração óbvia de comportamento, gemido como se estivesse com dor, respiração ofegante, salivação excessiva, tremores e rigidez (ver Vídeo 298.1, no Capítulo 298). O quadro clínico pode progredir para hipertermia grave, tetania generalizada, convulsões e morte.[8,33] Em pacientes com eclâmpsia, a concentração de cálcio ionizado, a forma livre e biologicamente ativa de cálcio, em geral é < 0,6 mmol/$\ell$. Além da determinação dos níveis de cálcio, é necessário mensurar glicose, pois os sintomas podem ser bastante semelhantes e ambas as condições podem ocorrer ao mesmo tempo.[33,35,36] O tratamento consiste na administração de solução de gliconato de cálcio 10% (2 a 20 m$\ell$) até obter o efeito desejado.[8,34,35] Deve-se realizar ausculta cardíaca ou eletrocardiograma para detectar bradicardia ou arritmia. Se isso ocorrer, a administração de cálcio deve ser suspensa.[8,34,37] A temperatura corporal deve ser monitorada de perto, já que o cão em hipertermia e tetania pode desenvolver hipotermia após a administração de cálcio e cessação da tetania (ver Capítulo 134).[8,37] A ninhada deve ser afastada da mãe por 24 horas e alimentada com mamadeira. A amamentação deve ser interrompida se houver recidiva de hipocalcemia.[8] Recomenda-se a suplementação de cálcio durante o restante do período de lactação (100 mg de carbonato de cálcio/kg/dia).[8]

## EMERGÊNCIAS REPRODUTIVAS EM MACHOS

### Parafimose

#### Considerações gerais

Parafimose é a incapacidade de retrair o pênis de volta à cavidade prepucial.[38,39] É considerada uma emergência reprodutiva não pela dor intensa causada por inflamação e pelo edema tecidual, mas porque pode ocasionar estase sanguínea, trombose e necrose do corpo esponjoso do pênis.[8,38,40] Cães não tratados muitas vezes se tornam gravemente enfermos.[38,41] A parafimose pode ser congênita ou adquirida. Entre as condições relatadas, citam-se abertura prepucial estreita, prepúcio curto, persistência do freio peniano, constrição prepucial secundária a emaranhado de pelos, incapacidade dos músculos prepuciais de retraírem o pênis e hipospadia.[40,41] Essa condição é muito observada em machos jovens sexualmente inativos. A parafimose transitória pode decorrer de acasalamento ou masturbação. O tratamento é simples, desde que não haja traumatismo tecidual grave.[42,43] Os principais diagnósticos diferenciais são hematoma (trombose vascular), uretrite crônica, corpo estranho, paralisia do músculo retrátil do pênis, fratura peniana, priapismo crônico (Figura 146.7) e abertura anormal do prepúcio.[39,43,44]

### Tratamento

A abordagem inicial consiste na limpeza da área com solução salina fria, a fim de remover qualquer material estranho. Isso pode ser seguido de aplicação de lubrificante adequado em todo o tecido exposto, na tentativa de facilitar a retração. Também pode ser usada uma solução hiperosmótica (solução de glicose 50%) ou uma bolsa de gelo para reduzir a inflamação e facilitar a retração. Se o pênis for efetivamente coberto pelo prepúcio,

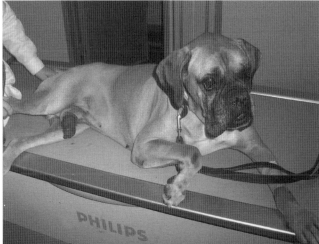

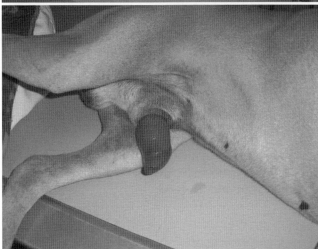

**Figura 146.7** Cão da raça Boxer com priapismo. O pênis não retornou à sua forma flácida após ereção e, assim, não se retrai para a bainha peniana. Essa condição é diferente de parafimose, que é a incapacidade da bainha do pênis de cobrir a glande.

pode-se fazer uma sutura tipo "alça de bolsa" ou "bolsa de tabaco", mas apenas por 1 ou 2 dias. No caso de estrangúria, pode ser necessária a colocação de cateter na bexiga.[40,43,44]

### Torção de testículo

A torção de testículo causa isquemia e necrose, levando a dor, sinais sistêmicos, choque e morte.[42,45,46] Essa condição quase sempre envolve um testículo neoplásico retido em um macho com criptorquidia, provavelmente graças a um espaço para ocorrer a torção dentro do abdome.[8] Quando os testículos estão localizados no escroto, a túnica vaginal restringe seu movimento. Portanto, essa condição é rara em animais cujos testículos estão posicionados normalmente.[8,45] Os sinais clínicos são inespecíficos e incluem dor abdominal, "andar sobre cascas de ovos", retração abdominal e letargia.[42,46]

O diagnóstico se baseia no exame físico, no qual se constata dor abdominal intensa, massa abdominal dolorosa ou palpação de uma massa, que costuma se localizar de modo ventral ao rim. A ultrassonografia de abdome pode ser muito útil. Entretanto, caso se visualizem massas hipoecoicas arredondadas no saco escrotal, recomenda-se aspiração com agulha fina e exame citológico.[8,42,46] O prognóstico depende do tempo decorrido entre a torção do testículo e seu diagnóstico. O tratamento consiste na remoção do testículo anormal, sem liberar a torção.[42,46]

### REFERÊNCIAS BIBLIOGRÁFICAS

*As referências bibliográficas deste capítulo se encontram online no Ambiente de Aprendizagem.*

## CAPÍTULO 147

# Abordagem Geral do Paciente com Trauma

Kenneth J. Drobatz

Trauma é definido como "ferida ou lesão" causada por um acidente. A gravidade da lesão secundária a qualquer trauma pode variar de indetectável a fatal. O trauma pode acometer apenas um sistema orgânico ou múltiplos deles, direta ou indiretamente. Portanto, é necessária uma avaliação geral minuciosa para aumentar a taxa de sobrevivência e diminuir a de morbidade em cães e gatos traumatizados. A abordagem inicial de um animal de companhia gravemente enfermo muitas vezes faz a diferença no resultado final. A equipe veterinária deve ser bem preparada para avaliar e tratar cães ou gatos traumatizados. O primeiro passo a ser tomado é averiguar a disponibilidade de oxigênio aos tecidos – sistemas respiratório e cardiovascular – e aos sistemas nervoso central e urinário. Após essa ação, deve-se proceder a um exame clínico minucioso de todos os outros sistemas orgânicos.

### AVALIAÇÃO INICIAL

O principal objetivo no atendimento de um paciente com gravemente ferido é aumentar o fornecimento de oxigênio aos tecidos. Isso melhora a recuperação de pacientes humanos, e recentemente foi demonstrado que o mesmo ocorre em cadelas com sepse secundária à piometra. Todas as avaliações iniciais e terapêuticas são orientadas para esse objetivo. A ênfase na detecção precoce e na reversão intensiva da perfusão sanguínea nos tecidos ou a liberação de oxigênio aumenta a chance de sobrevivência e minimiza a disfunção de múltiplos órgãos. A liberação de oxigênio depende da concentração de oxigênio no sangue e da perfusão sanguínea nos tecidos (Figura 147.1).

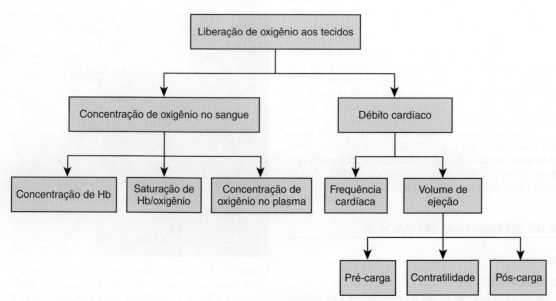

**Figura 147.1** Determinantes da liberação de oxigênio aos tecidos. *Hb*, Hemoglobina.

## Concentração de oxigênio no sangue

A manutenção da saturação de oxigênio na hemoglobina mediante avaliação e tratamento de anormalidades respiratórias é um dos principais objetivos da equipe de cuidados críticos responsável pela manutenção do fornecimento de oxigênio. Membranas mucosas pálidas, cianóticas ou acinzentadas; sinais de dificuldade respiratória, como aumento da frequência e esforço respiratórios, extensão da cabeça e pescoço, respiração com a boca aberta; sons altos em vias respiratórias superiores, anormais ou respiratórios diminuídos na ausculta são indicadores potenciais de saturação de oxigênio inadequada na hemoglobina. Avaliações mais objetivas da oxigenação do sangue incluem oximetria de pulso (ver Capítulo 98) e hemogasometria arterial (ver Capítulos 75 e 128). Tem-se realizado avaliação por meio de ultrassonografia do tórax direcionada ao trauma (USTDT) com o intuito de localizar ou identificar anormalidades pulmonares em cães com trauma (ver Capítulo 149). Deve-se fornecer oxigênio suplementar a qualquer animal traumatizado gravemente enfermo até que seja comprovado que a suplementação de oxigênio não é mais necessária (ver Capítulo 131).

Uma variedade de condições associadas ao trauma pode resultar em problemas respiratórios e diminuição do teor de oxigênio na hemoglobina (Figura 147.2; ver também Capítulos 28 e 149), porém as mais comuns são pneumotórax e contusão pulmonar. Em animais com suspeita de doença do espaço pleural – diminuição dos sons pulmonares com sinais de angústia respiratória –, deve-se realizar toracocentese antes de radiografias do tórax (ver Capítulo 102). Se feita corretamente, o benefício supera em muito o risco. O pneumotórax de tensão é raro, mas é uma anormalidade aguda do espaço pleural potencialmente fatal. É caracterizado por problemas respiratórios extremos, má perfusão sanguínea aos tecidos e, raramente, aparência de "tórax em barril". A toracocentese deve ser realizada imediatamente. Uma pequena incisão no espaço intercostal pode liberar o ar mais rapidamente em animais em que a morte ou o colapso é iminente.

O aumento dos sons broncovesiculares em um animal traumatizado costuma ser resultado de contusões pulmonares (ver Capítulo 242), que muitas vezes pioram antes de melhorar. A terapia de reposição hídrica intravenosa para outras condições deve ser usada com cautela nesses cães e gatos. Não há tratamento específico para contusão pulmonar. Cuidados de suporte com suplementação de oxigênio e alívio da dor representam a base do tratamento. A maioria dos cães e dos gatos com contusão pulmonar começa a melhorar 24 a 36 horas após a lesão inicial (ver Capítulo 149).

Outras condições respiratórias incluem ferimentos de tórax abertos, tórax instável e fraturas de costelas (ver Capítulo 139). Os ferimentos torácicos abertos devem ser recobertos e vedados o mais rapidamente possível. O pneumotórax fechado precisa ser resolvido por toracocentese. O tratamento de um animal com tórax instável ou fraturas de costelas consiste na suplementação de oxigênio e no controle da dor. O reparo cirúrgico raramente é necessário.

Edema pulmonar neurogênico é raro, mas muitas vezes está associado a traumatismo craniano grave (ver Capítulos 148 e 242). Essa forma de edema pulmonar pode variar de discreto a grave o suficiente para requerer ventilação mecânica. A maioria desses animais de companhia pode ser tratada de forma efetiva com cuidados de suporte, como suplementação de oxigênio e terapia diurética criteriosa. Em geral, os problemas respiratórios em animais com edema pulmonar neurogênico causado por traumatismo craniano melhoram bastante em até 48 horas, ou o paciente morre em virtude do grave comprometimento respiratório.

Uma quantidade adequada de hemoglobina no compartimento vascular é fundamental para a manutenção do fornecimento de oxigênio aos tecidos. A diminuição dos níveis de hemoglobina limita muito a capacidade de transporte sanguíneo de oxigênio e pode contribuir para reduzir a liberação de oxigênio aos tecidos. O volume globular, ou hematócrito (HTC), fornece mais rapidamente a estimativa da concentração de hemoglobina em cães ou gatos traumatizados, mas deve ser interpretado junto com a avaliação do volume vascular (ver *Perfusão sanguínea aos tecidos*, a seguir), a fim de obter uma avaliação completa do conteúdo total de hemoglobina no compartimento vascular. Normalmente, a perda aguda de sangue não é refletida na mensuração inicial do HTC graças à contração

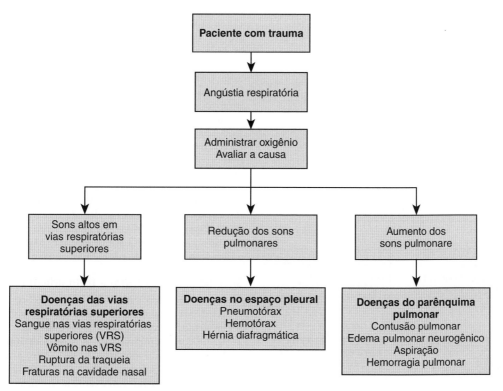

**Figura 147.2** Causas de anormalidades respiratórias em paciente com trauma.

esplênica em cães e ao tempo que leva para o líquido intersticial ser transferido ao compartimento vascular em volume suficiente a ponto de reduzir o valor do HTC. A mensuração da concentração inicial de proteína total (PT) e das mensurações seriadas de HTC e de PT, à medida que se faz a hidratação intravenosa, pode ser um indicador mais sensível de perda sanguínea aguda (ver Capítulo 135). Não há um valor de HTC específico abaixo do qual seja necessária transfusão sanguínea (ver Capítulo 130), a qual deve ser baseada em como o animal é afetado pela diminuição da concentração de hemoglobina, o que é indicado por sinais clínicos como palidez de membranas mucosas, taquicardia, taquipneia, pulso fraco, diminuição do estado mental ou arritmia cardíaca. Como se faz em qualquer animal em estado crítico, é melhor antecipar e tratar os problemas antes que causem comprometimento fisiológico. Por exemplo, se o HTC estiver diminuindo rapidamente, é melhor iniciar a transfusão sanguínea ou administrar solução de hemoglobina antes que o conteúdo de hemoglobina diminua para um nível potencialmente fatal.

### Perfusão sanguínea aos tecidos

As avaliações físicas da perfusão sanguínea aos tecidos no primeiro exame do animal incluem cor das membranas mucosas, tempo de preenchimento capilar e frequência e qualidade do pulso arterial (Figura 147.3; ver também Capítulos 2 e 127).

A pressão arterial deve ser medida direta ou indiretamente por meio de exame Doppler ou oscilometria, quando possível (ver Capítulo 99). A mensuração da concentração sanguínea de lactato ou da saturação de oxigênio venoso central é uma avaliação objetiva da adequação da perfusão tecidual, sendo a primeira um procedimento mais prático (ver Capítulo 70). Os sinais clínicos mais comuns indicativos de baixa perfusão sanguínea aos tecidos são membranas mucosas pálidas ou acinzentadas, tempo de preenchimento capilar prolongado, aumento da frequência cardíaca e pulso fraco. A causa mais comum de baixa perfusão tecidual após um evento traumático é a hipovolemia secundária à hemorragia.

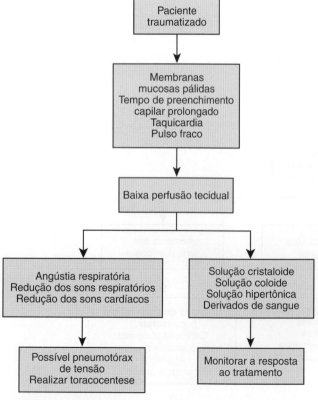

**Figura 147.3** Avaliação da perfusão sanguínea aos tecidos.

A administração de uma solução eletrolítica balanceada, na taxa de infusão de 90 mℓ/kg de peso corporal (PC)/h em cães e de 40 a 60 mℓ/kg PC/h em gatos, é indicada quando há evidência física de baixa perfusão tecidual (ver Capítulo 129). Em cães de grande porte – ou seja, com peso corporal superior a 20 a 30 kg –, podem ser necessários dois diferentes cateteres de grande calibre de uso intravenoso. A coloração das membranas mucosas, o tempo de preenchimento capilar, a qualidade do pulso, a frequência cardíaca e a pressão arterial, se disponível, devem ser avaliados continuamente, e a velocidade de reposição hídrica intravenosa deve ser ajustada à medida que os parâmetros de perfusão sanguínea melhoram ou pioram. Na maioria das situações não complicadas, a melhora na perfusão tecidual muitas vezes é observada no momento em que foi administrada a metade do volume de líquido (45 mℓ/kg em cães, 20 a 30 mℓ/kg em gatos) por via intravenosa. Como mencionado, a terapia de reposição hídrica intensiva deve ser administrada com cautela aos animais com diagnóstico ou suspeita de contusão pulmonar.

Se os parâmetros clínicos de perfusão ou a pressão arterial não melhorarem significativamente após a administração desse volume de líquido, deve-se realizar uma investigação das causas de choque cardiovascular não responsivo. Tais causas incluem perda contínua do volume intravascular – em geral, por hemorragia contínua – ou, com menos frequência, causas cardiogênicas, como arritmia, derrame pericárdico, depressão ou falência do miocárdio, anormalidades eletrolíticas, diminuição do retorno venoso – por exemplo, pneumotórax de tensão – ou isquemia em órgãos. O compartimento peritoneal é o local mais comum de hemorragia substancial que pode levar à hipovolemia e é facilmente detectado por ultrassonografia do tórax direcionada ao trauma (USTDT, ver Capítulo 143). Locais menos comuns são os espaços pleural (ver Capítulo 149) e retroperitoneal (ver Capítulo 88), hemorragia externa e nos músculos ao redor do fêmur (ver Capítulo 135).

A ligadura abdominal pode ajudar a controlar a hemorragia intra-abdominal em curso. Entretanto, ela não substitui a suplementação adequada do volume intravascular. Em humanos, alguns médicos defendem a reanimação tardia. Em animais com hemorragia grave, os líquidos preferidos são sangue total, concentrado de hemácias e plasma, além de substitutos da hemoglobina, como Oxyglobin®, e/ou solução coloide, como amido hidroxitil ou dextrana 70 (ver Capítulos 129 e 130). Se um cão ou gato apresentar hipovolemia após traumatismo craniano ou parecer em choque hipovolêmico grave com alto risco à vida, pode-se administrar solução hipertônica (ver Capítulo 148) antes da administração de volume adequado de solução eletrolítica balanceada (ver Capítulo 127). Em cães com hemoabdome espontâneo, a reanimação com volume limitado propicia estabilização hemodinâmica mais rápida, em comparação com a reanimação com solução cristaloide convencional, apesar de outros estudos serem necessários antes que essa terapia se torne padrão.

Animais traumatizados são fisiologicamente dinâmicos e devem ser sempre monitorados até que os parâmetros fisiológicos estejam estáveis. O acompanhamento intensivo das tendências de anormalidades cardiovasculares e respiratórias possibilita a detecção precoce de problemas, antes que se tornem fatais.

### Sistema nervoso central e trato urinário

O sistema nervoso central (SNC) – cérebro e medula espinal – e o sistema renal são dois outros sistemas orgânicos que devem ser avaliados e considerados prioridades (ver Capítulos 148 e 150). O comprometimento de qualquer um desses sistemas pode resultar em danos irreversíveis. Após a avaliação inicial e o tratamento de anormalidades cardiovasculares e respiratórias, o clínico deve concluir um exame neurológico minucioso, inclusive do estado mental e da função dos nervos cranianos e da medula espinal (ver Capítulo 259). Os resultados dessa avaliação estabelecem valores basais para monitoramento e tratamento adicionais. A disfunção cerebral pode ser resultado da baixa liberação de oxigênio, de danos diretos aos tecidos, hemorragia intracraniana, edema cerebral, isquemia e/ou aumento da pressão intracraniana. Protocolos terapêuticos para traumatismo craniano e disfunção cerebral incluem otimização da perfusão sanguínea tecidual, administração de manitol (0,5 a 1,5 g/kg por via intravenosa), discreta elevação da cabeça – 30° a partir da placa de inclinação horizontal, com a cabeça na extremidade superior, evitando a flexão cervical e a oclusão das veias jugulares – e manutenção da oxigenação (ver Capítulo 148). O exame da medula espinal deve consistir em palpação da coluna vertebral e avaliação da função medular, inclusive de movimento motor voluntário, propriocepção consciente, deambulação, reflexos espinais e sensação de dor.

A função neurológica sempre deve ser avaliada à luz da adequação da perfusão sanguínea no sistema nervoso central. Na maioria dos animais, o traumatismo craniano é óbvio. Entretanto, aqueles com comprometimento grave da perfusão podem manifestar depressão intensa e redução da sensação de dor. As anormalidades do estado mental e da sensibilidade podem normalizar com a correção adequada da perfusão sanguínea tecidual.

Manifestações de lesão ou disfunção do trato urinário podem não ser imediatamente evidentes nem detectadas até que tenham se passado várias horas de monitoramento contínuo (ver Capítulo 150). As possíveis anormalidades do sistema renal/urológico incluem danos renais diretos – por exemplo, contusão, hematoma e avulsão –, ruptura de ureter, ruptura da bexiga e trauma uretral. Qualquer animal traumatizado pode ter sofrido trauma no sistema renal/urinário. Devem-se realizar mensurações seriadas das concentrações séricas de ureia, creatinina e potássio, bem como do débito urinário (ver Capítulos 105 e 106). É preciso lembrar que animais com ruptura da bexiga ainda podem urinar. A ruptura de ureter pode resultar no acúmulo de urina no espaço retroperitoneal, situação na qual a abdominocentese não possibilita a retirada de líquido. Para o diagnóstico de ruptura de ureter, podem ser necessárias radiografias e ultrassonografia do abdome, além de exames com contraste intravenoso. Se houver líquido abdominal livre, ele deve ser examinado para verificar a presença de concentrações de creatinina e potássio, as quais devem ser comparadas com seus níveis no sangue periférico. Se o líquido abdominal for urina, seus acúmulos de creatinina e potássio são maiores do que as do sangue.

## AVALIAÇÕES SECUNDÁRIAS

Depois de avaliar a liberação de oxigênio aos tecidos, bem como as funções do SNC e renal, deve-se proceder a um exame físico completo (ver Capítulo 2). A função dos membros precisa ser avaliada e incluir palpação de todo o sistema esquelético apendicular e axial, além da capacidade do animal de suportar carga e se locomover. Os olhos e a orofaringe devem ser examinados quanto à evidência de trauma. A boca deve ser aberta e fechada manualmente, de modo a avaliar má oclusão, dor ou crepitação. O palato bucal deve ser verificado para avaliar a presença de fenda palatina, um achado comum em gatos que sofreram quedas de locais altos. Deve-se realizar exame retal, com atenção especial à palpação do canal pélvico, em busca de fraturas ou instabilidade e evidência de sangue no reto. A pele deve ser minuciosamente examinada à procura de lacerações, escoriações e hematomas.

## MONITORAMENTO

Após a avaliação inicial, todos os sistemas antes mencionados devem ser monitorados por pelo menos 24 a 48 horas, mesmo que o animal apresente boa aparência ao exame inicial. Em geral, caso surjam problemas, isso quase sempre ocorre nesse período de tempo. A intensidade e a duração do monitoramento devem ser proporcionais ao grau de comprometimento. Os proprietários também devem ser avisados de que podem surgir complicações muitos dias depois. Por exemplo, sinais clínicos de ruptura da vesícula biliar costumam não aparecer até vários dias após a lesão traumática. A avaliação da liberação de oxigênio aos tecidos deve ser feita por ocasião da consulta e tratada de modo adequado. Ela também deve incluir o SNC e o sistema renal/urinário, bem como sistema musculoesquelético, tegumentos e sistema nervoso periférico. Uma abordagem global, com ênfase inicial nas condições mais fatais, otimiza o resultado.

# CAPÍTULO 148

# Traumatismo Cranioencefálico

Eileen Kenney

O traumatismo cranioencefálico (TCE) é uma causa relevante de morbidade e mortalidade em pacientes veterinários, com etiologias que incluem acidente com veículos automotivos, lesão por esmagamento, ataque de humanos ou animais, queda e ferimentos por projétil de arma de fogo ou outros ferimentos penetrantes.[1-3] A gravidade da lesão cerebral pode ser bastante variável, desde discretos déficits a comprometimentos neurológicos potencialmente fatais. A compreensão da fisiopatologia do TCE, junto com o tratamento imediato e apropriado do paciente ferido, é fundamental para maximizar a sobrevivência e a recuperação funcional.

## FISIOPATOLOGIA

A fisiopatologia do TCE envolve lesões neuronais primárias e secundárias. As primeiras ocorrem no momento do traumatismo, causadas por danos mecânicos ao parênquima cerebral. Elas são amplamente classificadas como focais ou difusas, podendo ser definidas com base na localização e no tipo de lesão. Os tipos de lesões primárias incluem concussões, contusões, lacerações, lesões axonais difusas e lesões vasculares.

As lesões secundárias ocorrem horas a dias após o trauma e são causadas por uma variedade de anormalidades que levam a danos neuronais contínuos. Os mecanismos das lesões secundárias incluem: isquemia, depleção de ATP, falha na homeostase iônica, excitotoxicidade glutamatérgica, produção de radicais livres, edema cerebral vasogênico e citotóxico, disfunção mitocondrial, acidose láctica cerebral, liberação de mediadores inflamatórios, ativação da cascata de coagulação e morte celular por apoptose e necrose. Contribuições sistêmicas para lesão cerebral secundária incluem hipotensão, hipoxemia, hipoglicemia, hiperglicemia, hipocapnia, hipercapnia, hipertermia e anormalidades eletrolíticas e ácido-base. Os fatores contribuintes intracranianos incluem hipertensão intracraniana, comprometimento da barreira hematencefálica (BHE), presença de hematoma, edema cerebral, infecção, espasmo vascular e convulsões. A prevenção e o manejo das lesões secundárias são as principais metas do tratamento de pacientes com TCE.

Em cérebros saudáveis, a autorregulação cerebral mantém um fluxo sanguíneo constante (FSC) mediante alterações na resistência vascular cerebral (RVC), sendo FSC = PPC/RVC. A pressão de perfusão cerebral (PPC) é determinada pela pressão arterial média (PAM) menos a pressão intracraniana (PIC), ou PPC = PAM − PIC. Como a PIC normal quase sempre é baixa (5 a 14 mmHg em cães e gatos),[4,5] a PPC depende principalmente da PAM. A autorregulação pode manter o FSC acima da faixa de variação de PAM, de 50 a 150 mmHg. Mas, acima e abaixo dessa faixa, o FSC se torna dependente da pressão. No TCE, a autorregulação cerebral pode estar comprometida regional ou globalmente, de modo que mesmo pequenas reduções na PPC – em razão da diminuição da PAM ou do aumento da PIC – podem levar à queda do FSC, causando isquemia cerebral.

A PIC é determinada por três componentes cranianos: o parênquima cerebral, o sangue arterial e venoso e o líquido cerebroespinal (LCE). A conformidade intracraniana normalmente mantém esses componentes em equilíbrio dinâmico, deslocando os líquidos por meio dos vasos sanguíneos cerebrais e do LCE. Quando ocorre TCE, o limite de complacência intracraniana pode estar sobrecarregado em razão da hemorragia ou do edema, levando ao aumento da PIC, à diminuição da PPC e à isquemia cerebral. O reflexo de Cushing, ou resposta isquêmica cerebral, é desencadeado por aumento agudo grave da PIC, que causa hipertensão sistêmica, de modo a manter PPC normal, junto com uma bradicardia reflexa por indução vagal. Essa resposta representa hipertensão intracraniana potencialmente letal, com hérnia cerebral iminente, e deve ser logo tratada.

**Tabela 148.1** Escala de coma de Glasgow modificada.

| Nível de consciência |
|---|
| 6: Períodos ocasionais de alerta e responsivo ao meio ambiente |
| 5: Depressão ou delírio, capaz de responder, mas a resposta pode ser inadequada |
| 4: Semicomatoso, respondendo aos estímulos visuais |
| 3: Semicomatoso, respondendo aos estímulos auditivos |
| 2: Semicomatoso, respondendo apenas a repetidos estímulos nocivos |
| 1: Comatoso, sem resposta a repetidos estímulos nocivos |
| **Atividade motora** |
| 6: Marcha normal, reflexos normais da coluna vertebral |
| 5: Hemiparesia, tetraparesia ou rigidez descerebrada |
| 4: Decúbito, rigidez intermitente dos extensores |
| 3: Decúbito, rigidez constante dos extensores |
| 2: Decúbito, rigidez constante dos extensores, com opistótono |
| 1: Decúbito, hipotonia muscular, reflexos da coluna vertebral deprimidos ou ausentes |
| **Reflexos do tronco cerebral** |
| 6: Reflexo da pupila à luz e reflexo oculocefálico normais |
| 5: Reflexo da pupila à luz lento e reflexo oculocefálico diminuído |
| 4: Miose bilateral sem resposta, com reflexo oculocefálico normal ou diminuído |
| 3: Pupilas minúsculas, com reflexo oculocefálico diminuído ou ausente |
| 2: Midríase unilateral irresponsiva, com ausência de reflexo oculocefálico |
| 1: Midríase bilateral irresponsiva, com ausência de reflexo oculocefálico |

| ESCORE ECGM | PROGNÓSTICO |
|---|---|
| 3 a 8 | Ruim |
| 9 a 14 | Reservado |
| 15 a 18 | Bom |

## DIAGNÓSTICO E AVALIAÇÃO DO PACIENTE

Os pacientes que sofrem traumas muitas vezes apresentam choque hipovolêmico e/ou angústia respiratória, pois desenvolvem lesões multissistêmicas que prejudicam a perfusão sanguínea sistêmica, a oxigenação e o estado mental (ver Capítulo 127). A abordagem inicial deve se concentrar no tratamento de anormalidades iminentes, como hemoabdome, pneumotórax, contusões pulmonares e traumatismo de vias respiratórias superiores (ver Capítulo 147). Uma vez estabelecida a normovolemia e oxigenação e ventilação apropriadas, pode-se proceder a uma avaliação secundária de lesões adicionais e a um exame neurológico. Além disso, é preciso realizar um breve exame neurológico antes da administração de analgésicos, a fim de obter uma avaliação precisa, que deve se concentrar no nível de consciência, na capacidade motora e nos reflexos do tronco cerebral – diâmetro da pupila, resposta da pupila à luz e reflexo oculocefálico. Os pacientes devem ser classificados com base na Escala de coma de Glasgow modificada (ECGM), que fornece uma estimativa do prognóstico (Tabela 148.1; Vídeo 148.1).[2] Após o início do tratamento para a estabilização neurológica, pode-se realizar um exame neurológico mais detalhado (ver Capítulo 259).

Na avaliação rápida, o exame de sangue deve incluir o cálculo do volume globular, ou hematócrito, e a concentração de proteína total, com o intuito de avaliar a gravidade da hemorragia; a glicemia, para avaliar a gravidade da lesão; e hemogasometria e concentração sanguínea de lactato, a fim de avaliar o equilíbrio ácido-base, a ventilação e a perfusão sanguínea (ver Capítulos 70, 75 e 128). Os valores de eletrólitos e os parâmetros de função renal também devem ser obtidos antes do tratamento, de modo que possibilite a avaliação de anormalidades que possam impedir o uso de medicamentos. Deve-se evitar a coleta de amostras de sangue da veia jugular, pois a oclusão temporária desse vaso pode aumentar rapidamente a PIC.[6]

A radiografia do crânio pode ser usada para detectar fraturas no calvário, mas não fornece informações clinicamente úteis sobre lesões cerebrais. Quando o paciente não responde ao tratamento médico intensivo ou sua condição neurológica se agrava, recomenda-se obter imagens intracranianas avançadas. Nos casos agudos, a tomografia computadorizada é o exame preferido, graças à rápida varredura e à sua capacidade de detectar hemorragia intracraniana, edema cerebral, hérnia cerebral e fraturas.[7,8] Em cães, além de casos agudos, a ressonância magnética é indicada em pacientes mais estáveis que não respondem ao tratamento clínico em virtude de maior sensibilidade a contusões, lesão axonal difusa, hematomas subdural e peridural,[9-11] bem como ao fato de que pode fornecer informações prognósticas.[3]

## TRATAMENTO

Antes de iniciar a terapia direcionada à redução da PIC, é essencial que a hipoxemia, a hipovolemia e a anemia causadas pela perda de sangue sejam tratadas seguindo os parâmetros de reanimação, a fim de minimizar a lesão cerebral secundária ao choque (ver Capítulos 127 e 129). A PAM deve ser mantida ≥ 80 mmHg, para manter a PPC. A suplementação de oxigênio é recomendada durante a estabilização inicial e deve ser continuada, se necessário, para manter $Sp_{O_2}$ > 97% ou $Pa_{O_2}$ > 90 mmHg (ver Capítulo 131). O paciente deve tolerar o método de suplementação de oxigênio, já que os atos de tossir, espirrar, debater-se, além da ansiedade, podem aumentar transitoriamente a PIC. Se o paciente apresentar hipoventilação, a hipercapnia resultante causa vasodilatação cerebral, o que aumenta o FSC e a PIC. Se não for possível manter a $Pa_{CO_2}$ na faixa de variação normal (35 a 45 mmHg), ou se a $Pa_{O_2}$ estiver abaixo de 80 mmHg, mesmo com a suplementação de oxigênio, é necessária intubação endotraqueal, com ventilação mecânica.

Uma vez avaliados os sistemas cardiovascular e respiratório do paciente, pode-se estabilizar a função neurológica por meio de fármacos hiperosmolares, a fim de diminuir a PIC (Figura 148.1). O manitol é um diurético osmótico com efeito expansivo imediato do volume de plasma que, além de melhorar o FSC, causa vasoconstrição reflexa, o que diminui a PIC. Além disso, o manitol pode inativar radicais livres, e seu efeito reológico melhora a microcirculação.[12,13] O manitol é administrado na forma de *bolus*, lentamente, ao longo de 15 a 20 minutos, na dose de 0,25 a 1 g/kg. A administração do manitol é contraindicada em pacientes hipovolêmicos graças ao seu efeito diurético, que exacerba a redução do volume plasmático e, consequentemente, agrava a PPC. Uma alternativa é o uso de solução salina hipertônica, sobretudo em pacientes hipovolêmicos, uma vez que expande o volume plasmático ao mesmo tempo que a PIC, por meio da mobilização osmótica da água pela barreira hematencefálica. A solução hipertônica também melhora a microcirculação, diminui a excitoxicidade e modula a resposta inflamatória.[14,15] É administrada na dose de 3 a 5 m$\ell$ de solução de NaCl 7,5%/kg em cães – e 2 a 3 m$\ell$/kg em gatos – ao longo de 3 a 5 minutos. A administração simultânea de solução salina hipertônico e 2 a 3 m$\ell$ de coloide artificial/kg se mostrou efetiva na redução da PIC.[16,17] A elevação da cabeça em um ângulo de 30° reduz a PIC e facilita a drenagem venosa do cérebro.[18] Deve-se evitar a obstrução das veias jugulares com bandagem constritiva e cateter jugular ou flexionar o pescoço em excesso. Historicamente, recomendava-se o uso de corticosteroides no tratamento de TCE, mas esse procedimento tem sido associado ao aumento da taxa de mortalidade e, hoje, é contraindicado.[19] A furosemida também não se mostrou benéfica e pode agravar a hipovolemia, por isso não é recomendada.[20] A hiperglicemia está associada ao aumento da taxa de mortalidade em humanos com TCE,[21] enquanto em animais o grau de hiperglicemia está ligado à gravidade do TCE, mas não ao seu desfecho.[1] O controle glicêmico é uma área ativa de pesquisa em humanos com TCE, mas novos estudos são necessários para defender seu uso em pacientes veterinários.[22,23]

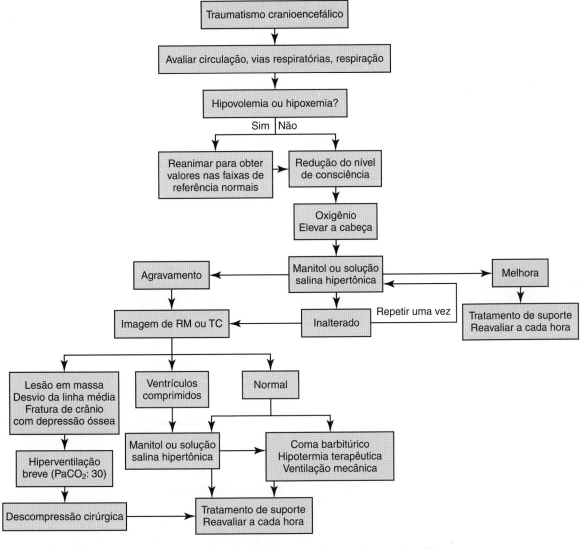

**Figura 148.1** Algoritmo para o tratamento de traumatismo cranioencefálico.

Outras terapias benéficas incluem hipotermia terapêutica moderada, que é utilizada em humanos e animais para diminuir a taxa metabólica cerebral, inibir a liberação de glutamato e de citocinas inflamatórias e diminuir a PIC por meio de vasoconstrição reflexa.[24-26] A indução de coma com barbitúrico pode ser usada para reduzir a taxa metabólica cerebral e a atividade convulsiva.[26] No TCE, a oxigenoterapia hiperbárica (ver Capítulo 84) diminui a PIC e os danos cerebrais secundários, melhorando a oxigenação cerebral, sem aumento de marcadores inflamatórios.[27,28] A craniectomia descompressiva, com durotomia, é efetiva na diminuição da PIC em cães[29] e pode ser indicada em casos de fraturas cranianas abertas ou com depressão óssea, hemorragia contínua, remoção de corpo estranho contaminado ou de hematoma, além de redução da função neurológica, mesmo com tratamento médico agressivo. Pacientes que apresentam agravamento agudo da função neurológica podem ser submetidos à hiperventilação com $Pa_{CO_2}$ não inferior a 30 mmHg, enquanto se inicia estabilização clínica ou cirúrgica adicional. A hiperventilação deve ser breve, já que a vasoconstrição cerebral resultante diminui o volume sanguíneo cerebral, a PIC e o FSC, perpetuando a isquemia.[30]

Após a reanimação hídrica inicial, é necessário continuar a terapia com líquido para suprir as necessidades de manutenção, os déficits e as perdas contínuas de água. Deve-se evitar a restrição hídrica, que coloca o paciente em risco de balanço hídrico negativo, prejudicando a recuperação.[31] Após o TCE, instala-se uma condição hipermetabólica e catabólica, aumentando a demanda por substratos energéticos.[32] A redução do suporte nutricional está associada a um prejuízo à recuperação da função neurológica e ao aumento de mortalidade, por isso se recomenda suporte nutricional dentro de 48 horas após a lesão.[33,34] A analgesia quase sempre está indicada, mas deve ser equilibrada, com preservação da pressão arterial e da ventilação – o ideal é que não impeça a reavaliação neurológica. No caso de TIC, prefere-se o uso de agonistas opioides, pois sua dose pode ser ajustada até obter o efeito desejado, além de sua ação ser facilmente reversível. Há relatos de convulsões hospitalares em 10 a 28% dos cães após TCE.[3,35,36] Assim, caso haja convulsões, deve-se administrar um medicamento anticonvulsivante (levetiracetam ou fenobarbital) durante o período de recuperação (ver Capítulos 35 e 136). Os cuidados de enfermagem devem fornecer roupa de cama seca e limpa, trocas frequentes de posição do paciente e fisioterapia para evitar assadura causada pela urina, feridas de pressão e contratura de membros.

## MONITORAMENTO DO PACIENTE

As funções cardiovascular, respiratória e neurológica devem ser reavaliadas de hora em hora, a fim de verificar a eficácia do tratamento e detectar o agravamento do quadro clínico. A pressão arterial, a $Pa_{CO_2}$ ou a $TECO_2$ (se entubado), além da $Pa_{O_2}$ ou da $Sp_{O_2}$, devem ser monitoradas para assegurar a estabilidade clínica sistêmica. O monitoramento seriado dos valores obtidos inicialmente nos exames de sangue é essencial, já que podem ocorrer mudanças marcantes em razão do tratamento ou das alterações da condição clínica do paciente. Os escores seriados da Escala de coma de Glasgow modificada (ECGM) devem ser registrados como uma avaliação objetiva das alterações na condição neurológica. O monitoramento da PIC costuma ser empregado em humanos para orientar o tratamento quando a PIC excede 20 mmHg, em vez de basear o tratamento em sinais neurológicos globais. Métodos de monitoramento da PIC foram descritos em cães e gatos, mas não são muito utilizados ou disponíveis.[4,5]

O animal pode receber alta hospitalar assim que houver melhora dos sintomas neurológicos e for capaz de suprir as necessidades nutricionais e a hidratação, voluntariamente ou com tubo de alimentação. A recuperação neurológica pode ser total, mas os proprietários precisam estar preparados para a possibilidade de persistência de déficits residuais. Cães e gatos têm uma notável capacidade de compensar a perda de tecido cerebral, por isso é importante não chegar a conclusões prognósticas precipitadas com base na aparência inicial.[37]

## REFERÊNCIAS BIBLIOGRÁFICAS

*As referências bibliográficas deste capítulo se encontram online no Ambiente de Aprendizagem.*

# CAPÍTULO 149

# Trauma Torácico

Elizabeth Rozanski

Trauma, inclusive o torácico, é uma queixa comum na rotina clínica emergencial de animais de pequeno porte. Os princípios básicos da medicina emergencial se concentram na avaliação primária do paciente, incluindo estabilização das funções dos principais sistemas corporais (coração, cérebro, pulmões), seguida de análise secundária, com exame clínico completo (Figura 149.1). O foco deste capítulo é o trauma torácico. O leitor interessado deve consultar o Veterinary Committee on Trauma (VetCOT): https://sites.google.com/a/umn.edu/vetcot/home. Este capítulo fornecer uma visão geral da abordagem ao paciente com trauma torácico, focando especificamente na lesão pulmonar. Entretanto, é importante o exame completo, em vez de se limitar a testes da cavidade torácica.

## MECANISMO DA LESÃO

Traumas podem ser classificados em por contusão, como atropelamento por carro (APC), e penetrante, como ferimento por mordida. É importante conhecer o mecanismo da lesão, se possível. Entretanto, os proprietários podem identificar mal as

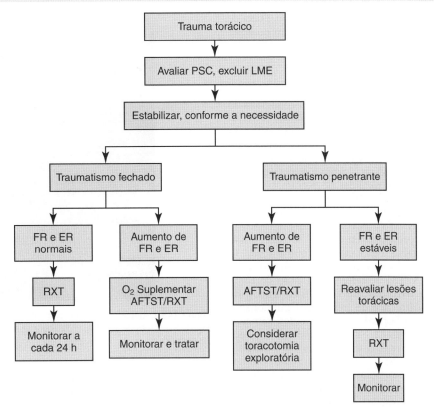

**Figura 149.1** Algoritmo da abordagem de pacientes com trauma torácico. *AFTST*, ultrassonografa com avaliação focalizada no trauma torácico; *ER*, esforço respiratório; *FR*, frequência respiratória; *LME*, lesão da medula espinal; *PSC*, principais sistemas corporais, ou seja, coração, cérebro e pulmão; *RXT*, radiografa do tórax.

condições envolvidas na ocorrência do trauma, como a velocidade do carro ou a raça do cão agressor. Deve-se perguntar se o paciente se afastou do local do acidente caminhando com apoio dos quatro membros ou se perdeu a consciência no local. Em áreas nas quais a raiva é endêmica, deve-se verificar a situação vacinal da vítima e do agressor.

## AVALIAÇÃO E ESTABILIZAÇÃO CLÍNICA INICIAIS

Por natureza, os pacientes com trauma são levados a um serviço de pronto atendimento. Todos os casos devem ser avaliados imediatamente quanto a lesões potencialmente fatais. Com o crescimento recente do número de hospitais veterinários que atendem 24 horas, cada instituição deve desenvolver políticas sobre quais casos devem ser internados para atendimento contínuo na clínica veterinária de atenção básica e quais devem ser encaminhados para atendimento mais especializado. Essas políticas implicam restrições geográficas e filosofia da prática individual. Qualquer histórico preexistente do paciente é útil, mas não é relevante na maioria daqueles com trauma, os quais tendem a ser mais jovens e saudáveis. Os veterinários são aconselhados a estar cientes da possibilidade de lesões não acidentais, compatíveis com abuso.

A avaliação inicial se concentra nos sistemas cardiovascular, neurológico e respiratório. Evidências de comprometimento cardiovascular incluem taquicardia e pulso arterial fraco. Hipotensão é incomum, mas é um achado crucial quando detectada (ver Capítulos 99 e 159). O índice de choque – frequência cardíaca/pressão arterial – foi descrito como um método de identificação de choque em pacientes com anormalidades menos graves e pode ser útil quando a pressão arterial for registrada rotineiramente.[1] O tratamento da disfunção cardiovascular consiste no restabelecimento do volume sanguíneo circulante, em geral com a administração intravenosa de soluções cristaloides ou de transfusão sanguínea (ver Capítulos 129 e 130). Recentemente, as soluções de coloides sintéticas vêm ganhando popularidade, mas as indicações para coloides na reanimação de pacientes traumatizados são consideradas limitadas.[2] A disfunção neurológica consiste em lesões cerebral traumática, na medula espinal e de nervos periféricos, como avulsão do plexo braquial (ver Capítulos 148, 267 e 268). O tratamento da disfunção neurológica depende do tipo de lesão. Por exemplo, animais com trauma torácico também podem apresentar fratura ou luxação de vértebras (Vídeo 149.1). A disfunção pulmonar é reconhecida por respiração laboriosa, ou curta e superficial, quase sempre causada por contusão pulmonar ou pneumotórax.

### Exames de sangue no ambulatório

Os exames iniciais são úteis para avaliar o volume globular ou hematócrito e as concentrações de proteína total e de lactato. Outros testes laboratoriais, como hemograma completo, perfil bioquímico do soro e exame de urina, podem ser indicados de acordo com a condição clínica do paciente, sendo especialmente importantes em pacientes mais velhos, com comorbidade ou quando se planeja um procedimento cirúrgico de grande porte, como reparo de fraturas. Em geral, os testes laboratoriais mostram aumento das atividades de enzimas hepáticas causado por trauma hepático fechado, com pouca relevância clínica. Em particular nos cães, a contração acentuada do baço pode resultar em hematócrito normal ou quase normal por ocasião da consulta, mesmo havendo hemorragia intensa. Entretanto, os níveis de proteína total diminuem, propiciando uma informação útil relativa à perda de sangue. A concentração de proteína total < 6 g/dℓ (< 60 g/ℓ) requer avaliação adicional, em especial quando há, ao mesmo tempo, taquicardia persistente – ou bradicardia, em gatos. Às vezes, doenças crônicas preexistentes podem ser a causa da hipoproteinemia, mas a abordagem mais segura é considerar hemorragia quando se detecta baixa concentração de proteína total por ocasião da consulta.

O lactato costuma ser um marcador de metabolismo anaeróbico (tipo A) e, quando elevado, pode ser útil na confirmação de hipovolemia (> 2,0 mmol/ℓ). A liberação de lactato, ou a taxa de queda de lactato durante o tratamento inicial, também pode ser útil para monitorar a resposta ao tratamento (ver Capítulo 70).

### Imagem obtida em ultrassonografia com avaliação focalizada no trauma

No ambulatório, é muito importante realizar ultrassonografia do tórax no paciente com trauma. Boysen e colaboradores introduziram inicialmente o conceito de ultrassonografia com avaliação focalizada no trauma (AFST, do inglês *focused assessment with sonography for trauma*) em veterinária, e desde então vários estudos documentaram sua utilidade.[3,4] Após a avaliação inicial do paciente e a instituição de medidas de reanimação, uma ultrassonografia padronizada ajuda a detectar líquido ou ar livre na cavidade torácica de forma mais rápida e fácil, em comparação com as radiografias. A AFST envolve o uso limitado do ultrassom para responder principalmente se há líquido ou não e não foi projetada para avaliar toda a cavidade que avaliada. O veterinário deve saber quais locais específicos procurar e registrá-los no prontuário. A AFTST se refere à avaliação do tórax quanto à presença de ar livre (pneumotórax traumático), de derrame pleural ou pericárdico e de infiltrações pulmonares. Pneumotórax é detectado pela perda do sinal de deslizamento (Vídeo 149.2). Na ultrassonografia, é mais difícil detectar pneumotórax do que derrame pleural. A ultrassonografia também é usada para detectar *lung rockets*, os quais são infiltrados pulmonares compatíveis com contusão pulmonar.[4] É essencial lembrar que, em pacientes com trauma, os derrames pleurais de grande monta são mais propensos a resultar em sinais de hipovolemia do que em dificuldade respiratória, pois no trauma o derrame pleural costuma ser composto unicamente por sangue, embora haja raros relatos de urotórax e bilotórax associados a lesões.

O foco deste capítulo consiste em lesões torácicas verificadas no trauma. Entretanto, podem ocorrer lesões de vias respiratórias superiores em pacientes com trauma torácico, e elas são discutidas em primeiro lugar.

## VIAS RESPIRATÓRIAS SUPERIORES

Os ferimentos mais graves de vias respiratórias superiores são causados por mordidas. Quando no pescoço, elas podem lesionar qualquer tecido mole da região, em especial veias jugulares, artérias carótidas, esôfago ou traqueia. Lesões de traqueia podem resultar em enfisema subcutâneo ou pneumomediastino.[5] Na nossa clínica, também atendemos cães com lesão nos nervos laríngeos recorrentes, resultando em paralisia de laringe. O tratamento de lesões de traqueia consiste em reparação primária, com fechamento do ferimento ou monitoramento em alguns casos de possível ruptura de pequeno porte (Figura 149.2). A paralisia de laringe pode exigir cirurgia paliativa, com lateralização da cartilagem aritenoide, enquanto o colapso de laringe pode requerer traqueostomia permanente.

## CONTUSÃO PULMONAR

Contusão pulmonar ocorre quando o trauma torácico fechado faz com que os alvéolos sejam preenchidos com sangue e líquido (inflamação). Embora não haja amplas informações disponíveis, a contusão pulmonar provavelmente ocorre em um grande número de animais que sofreram trauma torácico. As lesões do parênquima pulmonar se desenvolvem de lesões capilares e do subsequente extravasamento de sangue para o interstício. Essa hemorragia desencadeia uma resposta inflamatória e gera influxo de células inflamatórias. Contusões pulmonares diminuem a complacência pulmonar e prejudicam as trocas gasosas, causando hipoxemia e, em casos graves, às vezes hipercarbia. A diminuição da complacência pulmonar implica necessidade de pressão

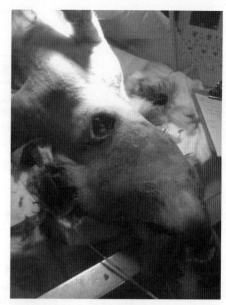

**Figura 149.2** Mordida grave na região cervical de um cão da raça Corgi. Note as extensas lesões de traqueia. (*Esta figura se encontra reproduzida, em cores, no encarte.*)

inspiratória maior para resultar no mesmo volume corrente. Os animais normalmente compensam a redução da complacência com o aumento da frequência respiratória.

Pode-se suspeitar de contusão pulmonar quando há taquipneia e maior esforço respiratório. A contusão pulmonar pode ser confirmada em exame radiográfico, em cujas imagens se constatam infiltrados intersticiais ou alveolares. A localização é compatível com o sítio da lesão. Também é possível realizar AFTST para detectar *lung rockets* ou evidência de edema pulmonar.[4] A tomografia computadorizada, apesar de pouco utilizada em pacientes veterinários com trauma agudo, também confirma contusão pulmonar. Em razão do influxo de células inflamatórias e do edema, quase sempre o exame radiográfico mostra agravamento das contusões pulmonares nas primeiras 12 a 36 horas. Entretanto, as radiografias podem ser feitas a qualquer momento, após o paciente ser considerado suficientemente estável para o procedimento. As radiografias de acompanhamento raramente são realizadas quando o paciente está se recuperando como o previsto. A resolução dos sinais radiográficos pode demorar até 1 semana.

O tratamento de contusão pulmonar consiste em medidas de suporte e pode incluir suplementação de oxigênio (ver Capítulo 131) e reposição hídrica, conforme necessário, para manter apropriado o volume sanguíneo circulante (ver Capítulo 127). Sempre que possível, deve-se evitar a aplicação intravenosa de um grande volume de solução cristaloide, porque isso pode exacerbar a lesão pulmonar, contribuindo para a sobrecarga e o extravasamento de líquido pulmonar. A terapia com solução coloidal sintética não foi avaliada de modo formal em animais com contusões pulmonares.[2] Em humanos, as recomendações consistem em reanimação hídrica adequada, evitando a sobrecarga de volume. A maioria dos cães com contusão pulmonar apresenta melhora marcante em 2 a 3 dias e se recupera completamente em menos de 1 semana.

Contusões pulmonares complicadas são incomuns, porém incluem pneumonia ou síndrome da angústia respiratória aguda (SARA). Pneumonia é muito rara em cães com contusão pulmonar, apesar de o sangue ser um bom meio de cultura para bactérias. Cães com pneumocistos traumáticos podem ser mais predispostos a infecções subsequentes.[6,7] Nas contusões pulmonares isoladas, devem-se evitar antibióticos. Diuréticos não são indicados nas contusões pulmonares, e glicocorticoides não têm utilidade. Podem ser administrados analgésicos, já que as contusões pulmonares implicam danos substanciais simultâneos na parede torácica e na pleura, que são dolorosos. Além disso, a dor torácica não tratada pode limitar a respiração profunda, que causa atelectasia e piora da função pulmonar.

## PNEUMOTÓRAX

Pneumotórax é a presença de ar livre no espaço pleural (Figura 149.3). No pneumotórax traumático, o ar livre se aloja no espaço pleural, seja oriundo do ambiente após lesão da parede torácica (em geral, uma mordida), seja do escape de ar do parênquima pulmonar (p. ex., laceração pulmonar). O pulmão lacerado deixa escapar ar para o espaço pleural graças ao baixo gradiente de pressão, com um pouco de ar indo para o espaço pleural durante cada inspiração. Ademais, ocorre hemorragia no pulmão lesionado. Radiografias, imagens obtidas em AFTST, toracocentese ou, possivelmente, ausculta detectam pneumotórax. A ausculta de cães com pneumotórax pode ser enganosa quando os sons respiratórios forem mais altos do que a média, em razão de contusões pulmonares simultâneas, ou em cães magros de pelame liso – por exemplo, Greyhound –, em comparação com cães da raça Labrador bem condicionados. Em algumas emergências, os cães com dificuldade respiratória são submetidos à toracocentese antes da radiografia, com base no histórico de trauma e no maior esforço respiratório. Há pouco risco de dano associado à toracocentese com agulha, com pressão negativa. A constatação de ausência do sinal normal de deslizamento pleural na imagem obtida em AFTST é diagnóstico para pneumotórax. O Vídeo 149.2 mostra ultrassonografia de um cão normal, com o sinal típico de deslizamento.

Em geral, é preciso remover de 25 a 30 m$\ell$/kg de ar para propiciar melhora significativa da função respiratória (ver Capítulo 102). Como tratamento de pneumotórax, a toracocentese é realizada da mesma forma que no derrame pleural, ou seja, no 7º a 9º espaço intercostal. Alguns veterinários optam por um acesso mais dorsal, a fim de tentar remover maior quantidade de ar, ou o paciente pode ser posicionado em decúbito lateral – se tolerado de forma confortável – e a centese, feita no ponto alto do tórax, no meio de um traçado imaginário entre as linhas dorsal e ventral. Às vezes, é necessário um dreno de toracostomia para a drenagem torácica contínua ou intermitente (ver Capítulo 100). Quase sempre, cães são candidatos a um dreno torácico quando necessitam de mais de três toracocenteses com agulha em menos de 12 a 18 horas, ou se nenhuma melhora for obtida durante a toracocentese. No pneumotórax, os animais costumam apresentar um padrão respiratório restritivo – respiração superficial e curta –, mas isso pode não ser aparente em todos os casos (ver Capítulo 139). O tratamento cirúrgico de pneumotórax traumático pode ser justificável, sobretudo quando há ferimento penetrante – limpeza e desbridamento dos tecidos, remoção ou reparo de extravasamento contínuo. No trauma fechado, a intervenção cirúrgica raramente é necessária, e a cicatrização espontânea quase sempre ocorre em alguns dias. Um dispositivo de aspiração contínua para manter o parênquima pulmonar insuflado e evitar o ciclo insuflação/colapso associado à aspiração intermitente pode facilitar a cicatrização (Vídeo 149.3).

## HEMOTÓRAX

Hemotórax é outra possível sequela do trauma torácico. O derrame pleural pode se dar em decorrência da perda de sangue do parênquima pulmonar lesionado ou de danos às estruturas de tecidos moles. De igual modo, hemorragia pode ser oriunda de pequenas artérias e veias. É improvável um paciente que sofra lesão de um vaso sanguíneo de grande porte – veia cava ou artéria aorta – sobreviver tempo suficiente para chegar ao hospital, a menos que se forme um coágulo que recubra a maior parte do vaso danificado e que, depois, se desprenda. O impacto mais provável do hemotórax é a hipovolemia associada à perda de sangue, em vez de derrame pleural. Em geral, o diagnóstico de hemotórax é presuntivo após a detecção de derrame pleural em radiografias do tórax de um paciente que sofreu traumatismo. O tratamento consiste em medidas de suporte, incluindo repouso e transfusão sanguínea. Em pacientes com traumatismo fechado, pode-se realizar autotransfusão, já que é improvável o sangue estar contaminado. Em geral, a toracocentese pode ser evitada, a menos que seja indicada pela presença simultânea de pneumotórax. Curiosamente, em humanos, recomenda-se a drenagem do hemotórax para evitar a ocorrência de aderências. Em cães e gatos, o hemotórax parece ser mais bem tolerado e não requer remoção, exceto se houver indicação. A exploração cirúrgica é o último recurso e provavelmente está associada à hemorragia intensa. Se a exploração cirúrgica for a opção, deve-se preparar uma transfusão maciça, com disponibilidade de grampos vasculares.

## FRATURAS DE COSTELAS

As fraturas de costelas são comuns no paciente com trauma torácico. Elas parecem ser dolorosas, em particular durante a inspiração. Em geral, as costelas fraturadas individualmente não afetam a função pulmonar, mas podem causar grave lesão torácica. Animais com fraturas de costelas quase sempre apresentam contusões pulmonares associadas. A detecção radiográfica de fratura de costela pode ser fácil, mas muitas vezes requer avaliação cuidadosa de imagens obtidas em duas ou mais projeções ortogonais. A dor pode reduzir os esforços ventilatórios e o mecanismo da tosse, os quais, por causar atelectasia, podem predispor à pneumonia. O tratamento de fraturas de costelas costuma ser conservador e inclui o alívio – em geral, com uso de opioides e bloqueios locais. Podem ser administrados anti-inflamatórios não esteroides, desde que o paciente esteja se alimentando e ingerindo líquido, além de apresentar função renal normal.

Se duas ou mais costelas adjacentes estiverem fraturadas em dois ou mais locais, em cada costela pode se originar uma peça instável, ou "segmento frágil", condição denominada tórax instável.[8] Esse segmento instável se move paradoxalmente durante a respiração, ou seja, quando o paciente inspira, o segmento se move para dentro. Às vezes, esses segmentos podem ser confundidos com rupturas de músculos intercostais, que são lacerações musculares simples entre as costelas, as quais também apresentam movimento paradoxal durante a inspiração. A ausência de fraturas de costelas em um paciente que manifesta esses sintomas é compatível com a ruptura de músculo intercostal. As rupturas de músculos intercostais são particularmente comuns após mordidas, e as lesões cutâneas provocadas por elas podem ser vistas distantes do local da perfuração torácica, em razão da

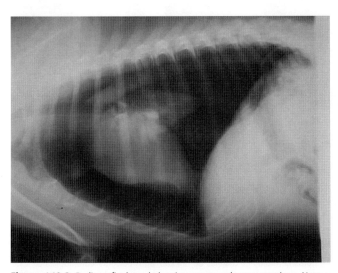

**Figura 149.3** Radiografia lateral do tórax mostrando pneumotórax. Note a elevação marcante do coração em relação ao esterno.

mobilidade da pele (Vídeo 149.4). Foram descritos vários métodos de estabilização de tórax instável, entretanto as contusões primárias muitas vezes são as causas principais do comprometimento da função pulmonar, portanto a instituição de cuidados de suporte é adequada. Se os animais forem submetidos à toracotomia exploratória por outros motivos, como ferimentos por mordeduras, a ruptura dos músculos intercostais deve ser reparada e as costelas fraturadas podem ser estabilizadas. A Figura 149.4 apresenta uma imagem de tomografia computadorizada reconstruída de um cão com múltiplas fraturas de costelas causadas por traumatismo grave oriundo de um atropelamento por veículo.

## HÉRNIA DIAFRAGMÁTICA

Hérnia diafragmática também pode ser notada em animais com lesões torácicas significativas, mas é menos comum do que se acreditava. O diagnóstico geralmente é baseado em imagens radiográficas do tórax (Figura 149.5; ver Capítulo 245). Em alguns casos, sua visualização pode ser difícil em radiografias simples, podendo ser necessárias imagens avançadas, como as obtidas em ultrassonografia ou tomografia computadorizada (Figura 149.6). O momento certo da cirurgia pode ser importante para um resultado bem-sucedido. O ideal é que a cirurgia seja realizada prontamente, dentro de 12 a 24 horas após a lesão. Às vezes, é necessário um reparo cirúrgico mais urgente, como nos casos de migração do estômago para a cavidade torácica, pois o estômago pode se distender com ar e comprometer seriamente a ventilação. Se não for detectada no momento da lesão, o reparo da hérnia diafragmática crônica pode ser muito mais difícil, em razão da formação de aderências na cavidade torácica.

Em pacientes com hérnia diafragmática aguda, as lesões associadas também podem influenciar significativamente a decisão sobre o momento da cirurgia. Técnicas anestésicas seguras incluem intubação rápida e ventilação com pressão positiva, desde o momento da entrada na cavidade abdominal até o restabelecimento da integridade do diafragma. Pode ser útil a inclinação da mesa de cirurgia, de modo que a cabeça do paciente

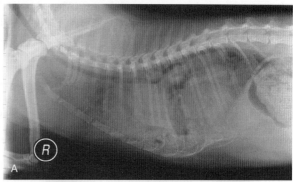
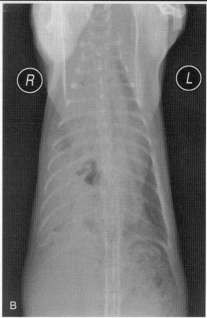

**Figura 149.5** Radiografias lateral (**A**) e ventrodorsal (**B**) do tórax de um gato com hérnia diafragmática. Note a presença de alças intestinais na cavidade torácica.

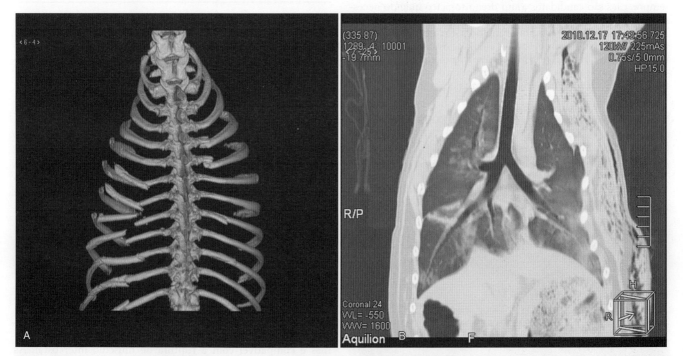

**Figura 149.4 A.** Imagem reconstruída de tomografia computadorizada mostrando fraturas de múltiplas costelas de um cão, após acidente automobilístico. Esse cão foi atropelado por um caminhão de entrega rápida durante temporada de férias. **B.** A imagem, do mesmo paciente, mostra áreas de maior opacidade pulmonar compatíveis com contusão pulmonar.

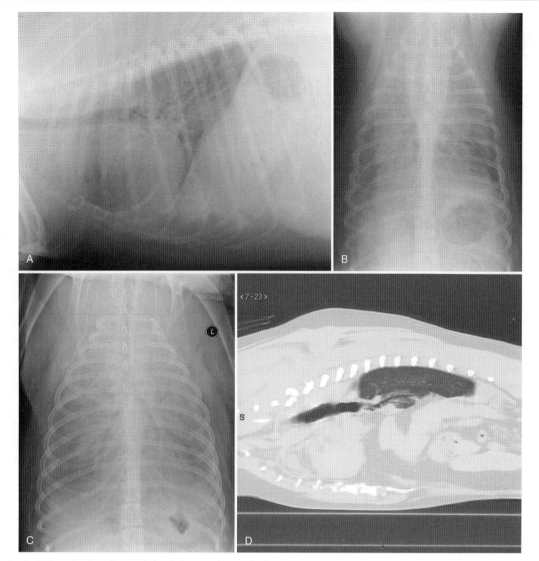

**Figura 149.6 A e B.** Radiografias lateral e ventrodorsal do tórax de um cão da raça Labrador Retriever atropelado por um carro. O cão recebeu alta e retornou 1 semana depois com grande volume de derrame pleural. **C.** Na tomografia computadorizada, detectou-se hérnia diafragmática (**D**).

seja levantada, com o objetivo de evitar a migração do conteúdo abdominal para a cavidade torácica. Como recomendado em todos os pacientes vítima de trauma, devem-se realizar todos os esforços para limitar o tempo de anestesia e cirurgia.

## LESÃO CARDÍACA

Em cães, após um traumatismo, é comum haver arritmia cardíaca, em geral autolimitante (ver Capítulos 141 e 248). Apesar de raramente mensurada, também é comum notar elevação da concentração sérica de troponina cardíaca, condição compatível com lesão de miocárdio. Há relatos de dano valvular ou defeitos de Gerbode adquiridos em cães com traumatismo fechado.[9,10]

## VENTILAÇÃO COM PRESSÃO POSITIVA

Em casos raros, pode-se utilizar ventilação com pressão positiva (VPP) em cães ou gatos com contusão pulmonar ou tórax instável.[11] A VPP é útil para controlar a hipoventilação associada à dor ou à instabilidade da parede torácica, bem como para melhorar a oxigenação, ao propiciar pressão expiratória final positiva (PEFP). A PEFP recruta unidades alveolares e possibilita a ventilação com menor concentração de oxigênio inspirado.

Isso pode ser útil para limitar o risco de toxicidade do oxigênio (ver Capítulo 244). A ventilação mecânica pode ser utilizada em pacientes com evidência de hipoxemia ou dificuldade respiratória persistente, sem resposta à suplementação de oxigênio. Cães e, possivelmente, gatos com contusão pulmonar e submetidos à ventilação mecânica são propensos ao desenvolvimento de SARA, devendo ser utilizada uma abordagem conservadora, se possível com baixo volume corrente, baixo pico de pressão inspiratória e PEFP moderada.

## RESUMO

A maioria dos cães e dos gatos com lesões torácicas traumáticas se recupera sem intercorrências nem complicações de longa duração. O curso padrão é aquele em que ocorre agravamento do quadro clínico do paciente nas primeiras 24 horas após a consulta e, em seguida, se nota uma recuperação relativamente rápida. A abordagem bem-sucedida consiste na detecção correta das lesões e das intervenções no momento apropriado.

## REFERÊNCIAS BIBLIOGRÁFICAS

*As referências bibliográficas deste capítulo se encontram online no Ambiente de Aprendizagem.*

# CAPÍTULO 150

# Traumatismo do Trato Urinário

Amy M. Koenigshof

A lesão do trato urinário é comum após traumatismos e, em veterinária, muitas vezes é causada por atropelamento por veículos. Entretanto, outros tipos de traumatismos fechados e penetrantes também podem ocasionar lesão do trato urinário.[1] Esse trauma pode variar de contusão e hematúria a laceração total de suas estruturas ou avulsão do trato urinário. Sua identificação tardia pode aumentar as taxas de morbidade e mortalidade, por isso é essencial a avaliação cuidadosa do sistema urinário depois de um traumatismo.[1]

## ESTABILIZAÇÃO DO PACIENTE

Após o trauma, os pacientes costumam apresentar lesões em mais de um sistema corporal. Um exame minucioso deve ser realizado, e as lesões mais fatais precisam ser identificadas e tratadas em primeiro lugar (ver Capítulo 147).

## UROPERITÔNIO

### Diagnóstico do uroperitônio

A incidência relatada de uroperitônio após traumatismo varia de 0,8 a 39%.[2-7] Em particular, os pacientes com fratura da pelve apresentam maior incidência de traumatismo do aparelho urinário (até 39%).[2] Pode ocorrer uroperitônio após ruptura da bexiga graças ao aumento da pressão intravesical, à laceração causada por fragmento ósseo de fratura ou a um ferimento penetrante.[1,8] Acredita-se que os cães machos sejam mais predispostos à ruptura da bexiga por causa do aumento da pressão intravesical, haja vista que a uretra mais longa não permite a rápida excreção da urina no momento do trauma.[1,9] Lesão da uretra proximal ou avulsão dos ureteres distais também pode resultar em uroperitônio. Avulsão dos ureteres proximais ou dano à da pelve renal resulta em urorretroperitônio, se o retroperitônio estiver intacto. No entanto, se o peritônio for lesionado durante o trauma, essas lesões também podem causar uroperitônio.

Deve-se suspeitar de uroperitônio em pacientes com dor abdominal após o trauma. Além disso, aqueles que apresentam bradicardia 2 a 3 dias depois do trauma devem ser cuidadosamente avaliados quanto à hiperpotassemia secundária ao uroperitônio. Bexiga palpável ou eliminação livre de urina não exclui a possibilidade de uroperitônio.[1,8,10] Caso haja essa suspeita, podem ser usadas várias técnicas de diagnóstico por imagem como avaliação inicial do paciente (Figura 150.1). Radiografias de abdome são úteis para avaliar um paciente com traumatismo do trato urinário. A perda do detalhamento da cavidade peritoneal ou do retroperitônio pode ser indicativa de líquido livre na cavidade peritoneal ou no espaço retroperitoneal. Além disso, no exame radiográfico, pode-se notar avulsão do rim. A visualização de bexiga nas radiografias não confirma a integridade da bexiga ou do trato urinário.[1]

Além das radiografias, é possível se valer de uma ultrassonografia com avaliação focalizada no trauma abdominal (AFAST), de modo a detectar líquido livre no abdome ou no espaço retroperitoneal (ver Capítulo 143).[5,11] Em seguida, o paciente pode ser submetido à abdominocentese cega ou guiada por ultrassom. Se a ultrassonografia não estiver disponível, pode-se

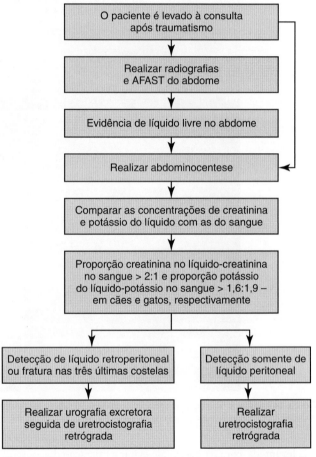

**Figura 150.1** Algoritmo para o diagnóstico do paciente com uroperitônio.

proceder à abdominocentese nos quatro quadrantes abdominais para certificar se o paciente tem líquido livre no abdome (ver Capítulo 90). Com a amostra da efusão abdominal, é possível comparar as concentrações de creatinina e de potássio no soro sanguíneo e no líquido abdominal, a fim de ajudar na confirmação ou na exclusão de uroperitônio.[8] Em gatos, o fluido abdominal que tem pelo menos 1,9 vez a concentração de potássio, quando comparado com o sangue, e pelo menos duas vezes a concentração de creatinina, quando comparada com o sangue, é compatível com uroperitônio.[8,12,13] Em cães, o fluido abdominal que tem pelo menos 1,6 vez a concentração de potássio, quando comparado com o sangue, e pelo menos duas vezes a concentração de creatinina, quando comparada com o sangue, é compatível com uroperitônio.[8,12] O nitrogênio ureico não é tão útil para identificar uroperitônio porque é uma partícula pequena e sem carga elétrica que passa facilmente pelas membranas.[8]

Em seguida à confirmação de uroperitônio ou urorretroperitônio, deve-se identificar o local da ruptura do trato urinário. A origem mais comum de extravasamento de urina é a bexiga, seguida da uretra. A avulsão da uretra ou a ruptura da pelve ou do parênquima renal é incomum em razão da mobilidade dos ureteres e da proteção que a coluna vertebral, as costelas e a musculatura dorsal do tronco propiciam aos rins.[1] Se o paciente apresentar uroperitônio, mas sem evidência de líquido no espaço retroperitoneal, pode-se realizar uretrocistografia retrógrada com contraste para identificar a origem do extravasamento de urina. Se apresentar apenas uroretroperitônio ou líquido nos espaços peritoneal e retroperitoneal, ou se houver fratura da coluna vertebral ou nas últimas três costelas, em primeiro lugar, deve-se fazer urografia excretora para verificar se há envolvimento dos rins ou dos ureteres.[1,8] Esse exame deve ser seguido de uretrocistografia retrógrada com contraste à procura de ruptura de uretra ou bexiga.

### Testes diagnósticos adicionais para derrame peritoneal

Além da mensuração dos níveis de creatinina e potássio, para identificar pacientes com uroperitônio, devem ser feitos diagnósticos adicionais para melhor avaliação do líquido abdominal.[14] Se o líquido estiver vermelho, devem ser obtidos os valores do volume globular, ou hematócrito, e da concentração de proteína total, a fim de detectar hemorragia simultânea. Deve-se proceder ao exame citológico para avaliar a presença de sepse simultânea, decorrente de infecção urinária prévia ou de infecção secundária à lesão, como ruptura intestinal.[1] As mensurações das concentrações de glicose e de lactato também podem ajudar na identificação de sepse simultânea. Níveis de glicose de pelo menos 20 mg/d$\ell$ (1,1 mmol) inferior no líquido abdominal, em comparação com a concentração sanguínea, e teor de lactato pelo menos 2 mmol/$\ell$ maior no líquido abdominal do que no sangue são valores suspeitos, mas não diagnósticos, de sepse abdominal.[15]

### Tratamento de uroperitônio

Após a estabilização do paciente, os ferimentos devem ser priorizados e as lesões mais letais, tratadas primeiro. Se o paciente apresentar anormalidades eletrolíticas significativas secundárias ao uroperitônio, a correção delas precisa ser realizada antes da anestesia, em quaisquer procedimentos cirúrgicos.[16] A hiperpotassemia potencialmente letal, com bradicardia e alterações eletrocardiográficas, como intervalo P-R prolongado, ausência de ondas P e/ou complexos QRS amplos bizarros (ver Capítulo 68), deve ser tratada por administração intravenosa lenta de solução de gliconato de cálcio 10% (0,5 a 1,5 m$\ell$/kg IV).[1] O uso de solução cristaloide para expandir o volume sanguíneo ajuda a diminuir o acúmulo de potássio graças à diluição. A mensuração da drenagem de urina por meio da instalação temporária de um dreno peritoneal também pode ajudar a reduzir o conteúdo de potássio (ver Capítulo 90).[8] Pode-se implantar cateter de drenagem peritoneal, com uso de técnica asséptica e anestesia local. O ideal é utilizar um cateter de diálise para a drenagem peritoneal, já que múltiplas fenestrações reduzem o risco de obstrução do cateter. Como alternativa, pode-se utilizar um dreno tubular flexível, como um dreno torácico (ver Capítulo 100), para a drenagem peritoneal.[17] Devem ser criadas fenestrações no tubo para reduzir o risco de obstrução. Ao mesmo tempo, pode-se implantar um cateter urinário para permitir a drenagem de qualquer quantidade de urina da bexiga (ver Capítulos 105 e 106). Se o paciente estiver gravemente comprometido, o cateter de drenagem peritoneal pode ser usado para diálise peritoneal, até que ele esteja estável para ser anestesiado (ver Capítulo 109).[1] Depois da estabilização, o tratamento consiste na localização da origem do extravasamento de urina.

### Ruptura da bexiga

Para pacientes com ruptura da bexiga, na sequência à estabilização clínica, deve-se proceder à laparotomia exploratória, a fim de identificar e corrigir o defeito da bexiga.[1,16] O tecido necrosado precisa ser extirpado. Se for necessária a ressecção de grande parte da bexiga, ela pode ser fechada com um dreno de cistotomia.[17]

### Ruptura de uretra

Muitos pequenos defeitos da uretra podem ser abordados com a colocação de um cateter urinário durante um período de internação de 7 a 10 dias, possibilitando que ela cicatrize por segunda intenção.[18,19] Nesse momento, deve-se repetir a uretrocistografia retrógrada, de modo a assegurar que ocorreu cicatrização da uretra. Se o defeito persistir, pode-se introduzir um cateter novamente por mais 2 a 3 dias, além de fazer novos exames de imagem. Rupturas próximas à bexiga ou que não cicatrizam por segunda intenção podem necessitar de reparo cirúrgico. Grandes defeitos ou transecção da uretra exigem reparo cirúrgico em primeiro lugar.[19]

### Avulsão de ureter ou ruptura da pelve renal

Avulsão traumática de ureter ou ruptura da pelve renal é incomum.[10,20] Nesses casos, em humanos, recomenda-se o reparo cirúrgico imediato da avulsão de ureter.[1,16] Se não for possível a reimplantação do ureter à bexiga ou o reparo imediato (ver Capítulo 124), pode ser necessária ureteronefrectomia.[10]

### Extravasamento subcutâneo de urina

O traumatismo de uretra distal pode resultar em extravasamento de urina no tecido subcutâneo dos membros posteriores e da região perineal, causando celulite extensa e necrose tecidual. Se a condição não for tratada, podem se formar fístulas.[8] O diagnóstico e o tratamento são os mesmos descritos antes para traumatismo da uretra que causa uroperitônio.

## LESÕES DE VASOS SANGUÍNEOS RENAIS

Lesões de vasos sanguíneos renais podem resultar em hemorragia fatal. A estabilização do paciente deve focar no restabelecimento da volemia e na transfusão de sangue, conforme a necessidade. Em pacientes com hemorragia contínua, justifica-se a exploração cirúrgica do abdome. Muitas vezes, realiza-se ureteronefrectomia.[21]

## CONTUSÃO DA BEXIGA

A real incidência de contusão da bexiga é desconhecida. A hematúria pode ser o único sinal clínico e passar despercebida se o hábito urinário do paciente não for monitorado intensivamente após o traumatismo.[2] Embora não seja necessário tratamento específico das contusões nessa região, elas devem alertar o veterinário para a procura de outras lesões mais graves do trato urinário.

## HÉRNIA DA BEXIGA

Defeitos traumáticos na parede corporal podem levar a hérnias da bexiga,[22] que, em geral, são causadas por mordidas e requerem intervenção cirúrgica.[22] Há relato de outros tipos de hérnias da bexiga raros, como herniação por ruptura retal causada por fraturas pélvicas.[23]

## RESUMO

O prognóstico para animais com trauma do trato urinário depende, em grande parte, das lesões simultâneas.[6] O diagnóstico e o tratamento precoces de todas as lesões são fundamentais para melhorar a recuperação dos pacientes com trauma.

## REFERÊNCIAS BIBLIOGRÁFICAS

*As referências bibliográficas deste capítulo se encontram online no Ambiente de Aprendizagem.*

# SEÇÃO 8
# Toxicologia

## CAPÍTULO 151

## Descontaminação: Tratamento de Exposição a Toxinas

Camille DeClementi

Por ocasião da consulta, todos os pacientes expostos a substâncias tóxicas devem ser estabilizados antes de tentativas de administração de medicamentos antídotos (Tabela 151.1) ou de descontaminação do paciente. Estabilização se refere à correção de anormalidades que ameaçam a vida, as quais podem ser hemodinâmicas (p. ex., hipotensão sistêmica [ver Capítulos 127 e 159] ou arritmias cardíacas [ver Capítulos 141 e 248]), respiratórias (p. ex., angústia [ver Capítulos 28, 131 e 139]), neurológicas (p. ex., convulsões [ver Capítulos 35, 136 e 260]) ou imunológicas (p. ex., anafilaxia [ver Capítulo 137]). Uma vez que o paciente esteja estável, deve-se realizar sua descontaminação para evitar a absorção sistêmica do agente tóxico. As circunstâncias de exposição, como as espécies envolvidas, o tempo decorrido desde a exposição, a natureza química do agente tóxico e a quantidade ingerida, determinarão o método apropriado de descontaminação do paciente. O clínico tem múltiplas opções para isso, incluindo diluição, indução de vômito, lavagem gástrica e uso de adsorventes e catárticos. Em muitos casos, o melhor protocolo de tratamento inclui mais de um desses métodos.

A **diluição** com uma pequena quantidade de água ou leite é recomendada nos casos em que o paciente tenha ingerido um material irritante ou corrosivo. A dose recomendada é de 2 a 6 m$\ell$/kg, que, para um gato de porte médio, seria de aproximadamente 1 a 2 colheres de chá. É importante administrar uma pequena quantidade, pois uma excessiva pode ocasionar vômito e nova exposição do esôfago ao material irritante. A diluição não é apropriada a pacientes com maior risco de aspiração, incluindo aqueles que apresentam convulsão ou desorientação. A diluição com produtos lácteos, como leite, iogurte e queijo *cottage*, tem sido útil em casos de irritação oral após a ingestão de plantas contendo cristais de oxalato de cálcio insolúveis (p. ex., espécies de *Philodendron*).

Os medicamentos **eméticos** geralmente causam esvaziamento de 40 a 60% do conteúdo do estômago e costumam ser mais efetivos quando administrados de 2 a 3 horas após a ingestão de um agente tóxico. Se a substância ingerida se aglutinar e formar um bezoar no estômago, a êmese pode ser efetiva mais de 3 horas após a ingestão. Chocolate e comprimidos mastigáveis são exemplos de produtos que podem formar bezoares. Uma pequena refeição úmida antes de induzir o vômito pode aumentar a probabilidade de êmese bem-sucedida (Vídeo 151.1).

A indução de êmese é *contraindicada* após a ingestão de produtos corrosivos, incluindo álcalis e ácidos, em razão do risco de lesão cáustica na mucosa do esôfago e da boca. A êmese também não é recomendada depois de ingerir destilados de petróleo, pois há risco de aspiração.

O clínico deve levar em consideração, ao decidir se induz a êmese, quaisquer condições preexistentes do paciente que possam causar vômito, as quais incluem doença cardíaca grave (risco de síncope vagal) ou convulsão (risco de aspiração). Em todos os casos, o veterinário responsável deve avaliar cuidadosamente os benefícios da êmese e seus riscos. Ela pode não ser necessária se o animal já vomitou e não é um procedimento apropriado caso ele esteja manifestando sinais clínicos, como convulsões e coma, ou se estiver em decúbito, o que torna a êmese um procedimento de risco. Além disso, se o paciente ingeriu uma substância estimulante e está agitado, a estimulação adicional do vômito pode levar a convulsões.

Peróxido de hidrogênio (na concentração de 3%), cloridrato de apomorfina e cloridrato de xilazina são geralmente usados como eméticos em medicina veterinária. Informações obtidas no banco de dados toxicológicos do Animal Poison Control Center (Centro de Controle de Intoxicação Animais [APCC]), da American Society for the Prevention of Cruelty to Animals (ASPCA), indicam que solução de peróxido de hidrogênio 3% e apomorfina são eméticos efetivos em cães. Indução de êmese, com peróxido de hidrogênio (dose de 2,2 m$\ell$/kg VO; pode repetir uma vez) ou apomorfina (0,03 mg/kg IV; ou 0,04 mg/kg IM [menos preferido]; ou ¼ a ½ comprimido esmagado e dissolvido com algumas gotas de soro fisiológico em uma seringa [sem agulha] e instilado no saco conjuntival, seguido de lavagem à vontade com solução salina após ocorrer vômito), foi bem-sucedida em 92% dos cães. Pode-se repetir a dose de peróxido de hidrogênio se não ocorrer vômito em 20 minutos. Nenhum efeito adverso significativo foi relatado em cães após tal procedimento. A apomorfina é pouco efetiva como emético em gatos, e nessa espécie seu uso é controverso. A xilazina (0,44 mg/kg IM) – sua ação pode ser revertida com a injeção IV lenta de 0,1 mg de ioimbina/kg, após obter o vômito desejado – é um emético efetivo em apenas 42% dos gatos. Alguns clínicos também usam dexmedetomidina (40 μg/kg IM) – sua ação pode ser revertida com a injeção IM de 0,4 mg atipamezol/kg após obter o vômito desejado – como emético em gatos.

Pode-se realizar **lavagem gástrica** nos casos em que a êmese é contraindicada, quando não é possível ou se não foi bem-sucedida (ver Capítulo 112).

**Adsorventes**, em vez de eméticos, e lavagem gástrica podem ser usados com o intuito de impedir a absorção sistêmica de

### Tabela 151.1 Tratamento com antídoto.

| ANTÍDOTO | SUBSTÂNCIA TÓXICA | DOSAGEM E COMENTÁRIOS |
|---|---|---|
| Acepromazina | Anfetamina | • Cão: 0,02 a 0,1 mg/kg IV IM SC<br>• Pode causar hipotensão |
| Atipamezol (Antisedan) | Amitraz | • Cão: 50 μg/kg IM<br>• Reverte depressão do SNC, bradicardia, estase gastrintestinal e hiperglicemia causadas pela intoxicação por amitraz<br>• Em casos de ingestão de coleira impregnada com amitraz, pode ser necessário o uso de atipamezol até que a coleira seja removida do trato gastrintestinal |
| Atropina | Carbamatos, organofosforados (OF) | • Cão/gato: 0,2 mg/kg, ¼ da dose administrada por via intravenosa e o restante IM ou SC<br>• Utilizada para inibir os efeitos muscarínicos, como salivação, lacrimejamento, incontinência urinária, diarreia, dispneia e vômito<br>• Em casos suspeitos, pode-se administrar uma dose-teste de 0,02 mg/kg. Se esta resultar em midríase e taquicardia, o paciente *não* foi intoxicado por carbamato ou OF |
| Cipro-heptadina (periactin) | Inibidores seletivos da recaptação da serotonina (ISRS)<br>5-hidroxitriptofano (5-HTP)<br>Baclofeno | • Cão: 1,1 mg/kg VO ou VR, até 8 h, se efetivo<br>• Usada para impedir a síndrome da serotoninérgica (hipertermia, tremores, convulsões, ataxia, excitação, depressão, hiperestesia, desconforto gastrintestinal) |
| Digoxina imune FAB (Digibind) | Digoxina<br>Plantas contendo glicosídeo cardíaco<br>Sapo *Bufo* | • Cão: administração por via intravenosa lenta de um a dois frascos (ao longo de 30 min)<br>• Espera-se que o paciente melhore rapidamente, dentro de 20 a 90 min<br>• Monitorar hipopotassemia e hipersensibilidade |
| Etanol | Etilenoglicol | • Detalhes fornecidos no Capítulo 152, Boxe 152.2<br>• Causa grave depressão respiratória e do SNC e acidose metabólica<br>• Em gatos, o tratamento deve ser iniciado dentro de 3 h após a exposição ou o prognóstico é ruim |
| Flumazenil (Romazicon) | Benzodiazepínicos | • Cão/gato: 0,01 a 0,02 mg/kg IV<br>• Tem meia-vida curta, então pode ser necessário repetir a dose<br>• Reservado a casos graves de depressão respiratória e SNC |
| Fomepizol (4 MP, 4-metilpirazol) | Etilenoglicol | • Cão: dose inicial de 20 mg/kg IV, seguida de dose de 15 mg/kg às 12 e 24 h e de 5 mg/kg às 36 h<br>• Gato: dose inicial de 125 mg/kg IV, seguida de dose 31,25 mg/kg às 12, 24 e 36 h. Pode causar depressão do SNC<br>• Em gatos, o tratamento deve ser iniciado dentro de 3 h após a exposição, ou o prognóstico é ruim |
| Emulsão intralipídica (ILE) | Bupivacaína<br>Verapamil<br>Propranolol<br>Clomipramina<br>Lidocaína<br>Moxidectina | • Cão/gato: *bolus* inicial de 1,5 mℓ de solução 20%/kg IV lenta, seguida de 0,25 mℓ/kg/min IV, TIC, ao longo de 30 a 60 min<br>• Pode ser útil em intoxicações causadas por outros agentes tóxicos lipossolúveis, inclusive ivermectina, colecalciferol, anlodipino, baclofeno, diltiazem, maconha, permetrina, bupropiona, trazodona, barbitúricos e antidepressivos tricíclicos |
| Metocarbamol (Robaxin) | Permetrina<br>Metaldeído<br>Estricnina<br>Micotoxinas tremorgênicas | • Cão/gato: 55 a 220 mg/kg VO ou IV lento. A dose total não deve exceder 330 mg/kg/dia<br>• Pode ser útil em outras intoxicações que causam tremores intensos |
| Naloxona (Narcan) | Opioides | • Cão: 0,04 mg/kg IV IM SC<br>• Gato: 0,02 a 0,04 mg/kg IV<br>• Usada para reverter a depressão respiratória e do SNC. Não reverte os efeitos GI |
| N-acetilcisteína (NAC) | Paracetamol | • Cão/gato: use solução 5%; dose de ataque de 140 mg/kg VO ou IV, seguida de 70 mg/kg/6 h VO ou IV, no total de sete tratamentos<br>• Pode causar ulceração na mucosa bucal se não for diluída em solução 5% |
| Pamidronato (Aredia) | Colecalciferol (vitamina D3)<br>Análogos da vitamina D3<br>Calcipotrieno (Dovonex) | • Cão: 1,3 a 2 mg/kg IV lenta<br>• Não deve ser misturado com solução de uso IV que contém cálcio<br>• Mais efetivo se administrado dentro de 24 a 36 h após a exposição |
| Pralidoxima (2-PAM) | Organofosforados (OF) | • Cão/gato: 20 mg/kg a cada 8 a 12 h. Dose inicial IM ou IV lenta. Doses subsequentes via IM ou SC<br>• Usada para inibir os efeitos nicotínicos (tremores, fraqueza muscular)<br>• É mais efetiva se usada em combinação com a atropina |
| Vitamina K1 | Rodenticidas anticoagulantes<br>Varfarina | • Cão/gato: 1,5 a 2,5 mg/kg/12 h VO<br>• VO é a preferida<br>• Deve ser administrada com refeição gordurosa para melhorar a absorção |
| Ioimbina | Amitraz | • Cão: 0,1 mg/kg IV<br>• Tem meia-vida curta, então pode ser necessário repetir a dose |

*GI*, gastrointestinal; *IM*, via intramuscular; *IV*, via intravenosa; *SNC*, sistema nervoso central; *TIC*, taxa de infusão contínua; *VO*, via oral.

agentes tóxicos, os quais atuam adsorvendo a substância no trato gastrintestinal (GI) e facilitando sua excreção nas fezes. O carvão ativado é o adsorvente mais usado. Em pacientes assintomáticos, ele pode ser administrado com o auxílio de uma seringa dosadora VO, ou ser fornecido ao paciente em uma vasilha misturada com pequena quantidade de ração enlatada ou caldo de galinha. Em pacientes sintomáticos, o carvão ativado é administrado por sonda orogástrica, sob anestesia geral (ver Capítulo 112).

Caso a substância tóxica ingerida sofra recirculação êntero-hepática, devem-se considerar doses repetidas de carvão ativado. Na recirculação êntero-hepática, o agente tóxico é transportado para o fígado pela circulação porta, após a absorção do trato gastrintestinal. Uma vez no fígado, a substância tóxica alcança a bile e é excretada no trato gastrintestinal, onde novamente está disponível para absorção. Exemplos de substâncias tóxicas que sabidamente passam por esse tipo de reciclagem incluem a maioria dos anti-inflamatórios não esteroides, além de maconha e digoxina. Quando doses repetidas são indicadas, metade da inicial deve ser administrada em intervalos de 4 a 8 horas.[8]

A administração de carvão ativado tem alguns riscos e não liga todos os compostos igualmente. Alguns produtos químicos que não se ligam efetivamente incluem alcoóis, fertilizantes, destilados de petróleo, a maioria dos metais pesados, iodetos, nitratos, nitritos, cloreto de sódio e clorato. O carvão ativado não deve ser administrado a animais que tenham ingerido produtos cáusticos, uma vez que é improvável que se liguem a esses produtos, além de poder ser irritante para as superfícies mucosas e dificultar a visualização de ulcerações bucais e esofágicas.[9]

A administração de carvão ativado é acompanhada de risco substancial de aspiração do produto. O prognóstico para um paciente que aspira carvão ativado é ruim; portanto, em pacientes sintomáticos, é necessária introdução adequada de um tubo estomacal e proteção da via respiratória. Pode ocorrer constipação intestinal e esperam-se movimentos com excreção de fezes enegrecidas, tornando difícil determinar se há melena. Se o carvão ativado permanecer no trato gastrintestinal por longo período, pode liberar o agente tóxico. É por essa razão que ele é frequentemente administrado junto com um catártico. Muitas preparações disponíveis no mercado contêm um catártico, como o sorbitol.

Hipernatremia é outro possível efeito adverso da administração de carvão ativado. A ocorrência de hipernatremia é atribuída à transferência de água dos espaços intra e extracelulares para o trato gastrintestinal, como resultado da atração osmótica do produto de carvão ativado. O Animal Poison Control Center (APCC) recebeu relatos de concentrações séricas elevadas de sódio após a administração de carvão ativado em cães. A hipernatremia parece ser relatada com mais frequência em cães de pequeno porte que receberam múltiplas doses de carvão ativado, mas também foi relatada em cães de grande porte e em pacientes que receberam apenas uma dose. Além disso, diferentemente de relatos de casos humanos, altas concentrações séricas de sódio também foram observadas em animais que não receberam catártico junto com carvão ativado. Com base na informação de hipernatremia associada ao uso de carvão ativado, o APCC constatou que a administração de enema de água aquecida é efetivo na redução do conteúdo sérico de sódio e no controle dos efeitos resultantes no sistema nervoso central (SNC).

Os **catárticos** aumentam a excreção de substâncias, incluindo o carvão ativado administrado, estimulando sua passagem pelo trato gastrintestinal. O carvão ativado se liga a substâncias tóxicas apenas por ligações químicas fracas, por isso, sem a administração de catártico, às vezes a substância tóxica ligada pode ser liberada e reabsorvida. Quando usado com carvão ativado, o catártico é administrado imediatamente após ou misturado ao carvão. Catárticos são *contraindicados* se o animal apresentar desidratação, diarreia, suspeita de íleo adinâmico ou possibilidade de obstrução intestinal.[8]

Existem catárticos formadores de massa, osmóticos e lubrificantes. O catártico formador de massa mais utilizado é o muciloide hidrofílico Psyllium (p. ex., Metamucil). Outro catártico formador de massa que pode ser fornecido a cães e gatos é a abóbora enlatada sem tempero. A absorção gastrintestinal de catárticos osmóticos é limitada, de modo que são capazes de atrair água para o lúmen do trato GI, aumentando, assim, o volume de líquido e estimulando a motilidade para acelerar a excreção do carvão ativado nas fezes. O sorbitol é o mais utilizado, sendo o catártico de escolha e, frequentemente, combinado com carvão ativado em produtos disponibilizados no mercado. Dos catárticos lubrificantes, o óleo mineral é o mais utilizado. Ele não é recomendado após administração do carvão ativado, pois pode reduzir a eficácia do carvão. Como todos os catárticos alteram o equilíbrio hídrico no trato gastrintestinal, seu uso é acompanhado de risco potencial de anormalidades eletrolíticas séricas, sobretudo hipernatremia. O estado de hidratação deve ser monitorado frequentemente, e, se necessário, recomenda-se a administração de líquido por via intravenosa ou por meio de enema.

### REFERÊNCIAS BIBLIOGRÁFICAS

*As referências bibliográficas deste capítulo se encontram online no Ambiente de Aprendizagem.*

# CAPÍTULO 152

# Intoxicações Causadas por Produtos Químicos

Justine A. Lee

De acordo com o Animal Poison Control Center (APCC) (Centro de Controle de Intoxicação Animal) da American Society for the Prevention of Cruelty to Animals (ASPCA), aproximadamente 150 mil animais são expostos a uma variedade de substâncias tóxicas nos EUA a cada ano. Aproximadamente 40% das ligações recebidas pelo APCC, da ASPCA, referem-se a intoxicações por medicamentos para uso humano e veterinário; as demais intoxicações são secundárias a uma variedade de alimentos, inseticidas, rodenticidas, plantas, produtos domésticos, herbicidas, produtos de limpeza, produtos para jardins e jardins considerados tóxicos, além de outras diversas substâncias tóxicas. O Capítulo 13 apresenta maneiras de diferenciar as intoxicações de doenças não tóxicas quando falta um histórico. Neste capítulo é feita uma revisão de alguns dos mais comuns – ou mais letais – produtos químicos tóxicos.

## RODENTICIDAS

Um dos 10 principais agentes tóxicos que causam intoxicação em cães são os rodenticidas. Em razão dos regulamentos da Environmental Protection Agency (EPA) (Agência de Proteção Ambiental) dos EUA que foram obrigatórios em 2011, os rodenticidas anticoagulantes de segunda geração (ACS), como brodifacoum e bromadiolona, estão sendo retirados do mercado nos EUA. Como resultado, o tratamento com antídoto (p. ex., a vitamina K$_1$) está sendo menos frequentemente necessário; em vez disso, o uso de rodenticidas não anticoagulantes, notadamente brometalina e colecalciferol, tornou-se mais comum como ingredientes ativos.

### Brometalina

A brometalina, um rodenticida neurotóxico, atua mediante o desacoplamento da fosforilação oxidativa nas mitocôndrias do cérebro e do fígado.[1] Isso resulta em menor produção de adenosina trifosfato (ATP), que compromete as bombas celulares de sódio e potássio. Como resultado, ocorre lipoperoxidação, resultando em acúmulo de sódio na célula, podendo ocasionar edema no sistema nervoso central (SNC).[1] A brometalina *não* é um rodenticida anticoagulante e *não* deve ser tratada com vitamina K$_1$ como antídoto. É comercializada sob várias marcas populares: Assault, Tomcat Mole Killer, Talpirid, Real Kill, Clout, Fastrac, Vengeance etc.

A brometalina tem uma estreita margem de segurança. Em cães, a DL$_{50}$ da brometalina é de 2,38 a 3,65 mg/kg; a dose letal mínima é 2,5 mg/kg (correspondendo à ingestão de 120 g da isca 0,01% típica consumida por um cão de 5 kg).[1] Um cão de 5 kg saudável precisaria ingerir aproximadamente 12 g apenas para manifestar sinais clínicos. Os gatos são mais sensíveis aos efeitos da brometalina, e nessa espécie a DL$_{50}$ é marcadamente mais baixa (0,54 mg/kg).[1] Os sinais clínicos dependem da dose, e o início dos sintomas depende da quantidade ingerida. Normalmente, na ingestão aguda, os sinais podem surgir dentro de 2 a 24 horas.[1] Podem ser observados sinais clínicos de estimulação ou depressão do SNC, comportamento anormal, ataxia, hiperestesia, convulsões e coma.[1] Outros sintomas comuns incluem paresia, paralisia dos membros pélvicos, anisocoria, nistagmo, alterações no reflexo pupilar e tremores.[1] O tratamento inclui descontaminação precoce do paciente, prevenção de edema cerebral e cuidados de suporte. No caso de ingestão recente, em um paciente assintomático, justifica-se a descontaminação apropriada (p. ex., indução de êmese, lavagem gástrica [Vídeo 152.1], carvão ativado; ver Capítulo 151). Como a brometalina sofre recirculação êntero-hepática, recomenda-se o uso de múltiplas doses orais de carvão ativado (sem catártico) (p. ex., em intervalos de 6 horas, durante 24 horas). Os pacientes devem ser monitorados quanto a sinais de neurotoxicose. Caso necessário, administram-se terapia hídrica intravenosa (IV) (ver Capítulo 129), suporte de oxigênio (ver Capítulo 131), elevação da cabeça em pacientes em decúbito, manitol (para diminuir o edema cerebral; ver Capítulo 148), terapia anticonvulsivante (ver Capítulos 35 e 136) e assegura-se a termorregulação. O uso de corticosteroides para diminuir a pressão intracraniana não é mais recomendado; em vez disso, o manitol é preferido. O prognóstico da intoxicação por brometalina varia de acordo com a quantidade ingerida e a gravidade dos sinais clínicos. Em geral, o prognóstico é razoável a excelente, quando se faz descontaminação adequada do paciente e tratamento *antes* do surgimento de sinais clínicos. O prognóstico é pior no caso de convulsões persistentes ou síndrome paralítica.

### Fosfetos

Os rodenticidas à base de fosfeto resultam na produção do gás fosfina. Quando o fosfeto de zinco se combina com ácido gástrico ou umidade (ou a presença de alimento), o gás fosfina liberado é absorvido rapidamente através da mucosa gástrica e distribuído sistemicamente, onde exerce seu efeito tóxico. O gás fosfina é considerado corrosivo e irritante direto do trato gastrintestinal (GI). Embora esse rodenticida não tenha crescido em popularidade em comparação com outros (p. ex., ACS, brometalina etc.), os veterinários devem estar cientes desse rodenticida, pois ele representa um risco à saúde dos donos de animais e da equipe veterinária.

Os rodenticidas à base de fosfeto têm sido usados desde a década de 1930 e ainda estão disponíveis no mercado.[3] O fosfeto de alumínio, um produto granulado, é usado como fumigante no armazenamento de grãos. O fosfeto de zinco, que é mais prontamente empregado, é utilizado para matar ratos, camundongos, esquilos, arganazes, nútria, ratos-almiscarados e outros animais nocivos.[3] O fosfeto de zinco está disponível nas concentrações de 2 a 10%, na forma de pó, pasta, grânulos ou comprimidos.[3] Os produtos à base de fosfeto de zinco disponíveis no mercado são comercializados com os seguintes nomes populares: Sweeney's Poison Peanut Mole, Gopha-Rid, Zinco-Tox, ZP, Arrex, Gopha-Rid, Gopher Bait II etc.[2] As formulações de fosfetos têm odor desagradável peculiar, semelhante ao de alho podre, peixe ou acetileno.[2]

Em cães, a dose tóxica de fosfeto de zinco é de aproximadamente 20 a 40 mg/kg, mas de até 300 mg/kg em estômago vazio.[3] Em um paciente suspeito de intoxicação por fosfeto de zinco, a administração de alimentos (p. ex., pão, leite etc.) é contraindicada, pois desencadeia a secreção de ácido gástrico, promovendo hidrólise e posterior produção de gás fosfina.[3] Na intoxicação por fosfeto de zinco, os sinais clínicos podem ser vistos dentro de 15 minutos a 4 horas após a ingestão; embora rara, a morte foi relatada dentro de 3 a 48 horas.[3] Os sinais clínicos incluem graves anormalidades GI (p. ex., vômitos, empanzinamento, dor abdominal, hematêmese, melena), sintomas relativos ao SNC (p. ex., tremores, convulsões, morte) e, raramente, sinais cardiopulmonares (p. ex., edema pulmonar, taquipneia, efusão pleural) ou disfunção de outros órgãos.[3]

O fosfeto de zinco representa um risco à saúde pública. A êmese – intencionalmente induzida ou como um sintoma da intoxicação – pode resultar em exposição secundária do proprietário do animal ou do veterinário ao gás fosfina. Em pessoas, há relato de náuseas e dificuldade respiratória. Para minimizar esses riscos, a indução da êmese deve ser sempre realizada em um local bem ventilado (p. ex., abrir a janela do carro se o paciente vomitar ou induzir vômito fora dele). Os proprietários de animais de companhia devem ser claramente orientados sobre o risco de exposição a gases tóxicos. Os proprietários de animais devem ser informados de que *não* devem alimentar o animal, de modo a evitar a produção adicional de gás fosfina. Além disso, a administração de antiácido (p. ex., hidróxido de alumínio, leite de magnésia) antes da indução de êmese ou a assistência veterinária pode ajudar a diminuir a produção de gás fosfina. No caso de ingestão recente, em um paciente assintomático, são necessárias a indução de êmese (após a administração de antiácidos) e uma dose de carvão ativado com catártico, a fim de minimizar os efeitos tóxicos do fosfeto de zinco. São necessários cuidados de suporte, inclusive administração de antiemético, terapia hídrica IV e protetor estomacal. Com o tratamento, incluindo medidas de suporte, o prognóstico é excelente.[2]

### Colecalciferol

O colecalciferol, nome químico da vitamina D3, é um dos rodenticidas mais letais para animais de companhia. A ingestão de conteúdo tóxico de colecalciferol pode resultar em hipercalcemia grave e hiperfosfatemia, acompanhada de insuficiência renal aguda (IRA) secundária à mineralização distrófica de tecidos moles, principalmente nos rins (ver Capítulo 322). Outras fontes comuns de vitamina D3 são medicamentos de venda livre ou aqueles que podem ser comprados sem receita médica (p. ex., ácido acetilsalicílico, ibuprofeno, paracetamol) ou produtos à base de vitaminas de venda livre ou que necessitam de receita médica (normalmente contendo uma combinação de cálcio/vitamina D3) e cremes para psoríase (à base de calcipotrieno). Os rodenticidas à base de colecalciferol têm uma margem de segurança muito estreita, e apenas uma quantidade mínima do rodenticida precisa ser ingerida para ocasionar intoxicação clínica. Em cães, a $DL_{50}$ é de 85 mg/kg (com base na concentração de rodenticida de 0,075%);[4] no entanto, doses baixas, como > 0,1 a 0,5 mg/kg, podem resultar em sinais clínicos e hipercalcemia, respectivamente (i. e., um cão de 30 kg precisaria ingerir apenas aproximadamente 30 g para manifestar sinais clínicos da intoxicação).[4]

Normalmente, o surgimento dos sinais clínicos de intoxicação demora de 1 a 3 dias, quando o paciente já manifesta sintomas evidentes de IRA.[4] Pode-se constatar azotemia 12 a 36 horas após a ingestão de conteúdo tóxico do produto. Os sinais clínicos e os achados clinicopatológicos (ver Capítulo 69) consistem em poliúria e polidipsia, fraqueza, letargia, anorexia, vômito, mal-estar generalizado, halitose urêmica, desidratação, hipercalcemia, hiperfosfatemia, azotemia, melena, diarreia sanguinolenta, perda de peso e morte.[4]

No caso de intoxicação por colecalciferol, o tratamento intensivo é fundamental, devido à estreita margem de segurança. O tratamento deve incluir descontaminação total (p. ex., indução de êmese, lavagem estomacal, administração de carvão vegetal; ver Capítulos 112 e 151). Como ocorre recirculação êntero-hepática do colecalciferol, justifica-se a administração de múltiplas doses orais de carvão ativado (sem catártico) (p. ex., a cada 6 horas, ao longo de 24 horas). O tratamento adicional inclui a indução de diurese agressiva mediante a administração por via intravenosa de solução salina 0,9%, a fim de estimular a calciurese; monitoramento da concentração sérica de cálcio; terapia de suporte gastrintestinal (p. ex., antieméticos, bloqueadores H2, sucralfato, aglutinantes de fosfato etc.); e uso de medicamentos que aumentam a calciurese (p. ex., prednisona, furosemida) e previnem hipercalcemia (p. ex., pamidronato, calcitonina). Em geral, o tratamento é dispendioso e requer hospitalização por um período relativamente longo (p. ex., 2 a 7 dias). Em pacientes com hipercalcemia, quase sempre é preciso manter o tratamento oral (p. ex., furosemida, prednisona) durante várias semanas após a alta hospitalar. O controle frequente dos valores de parâmetros renais e de eletrólitos é fundamental. As concentrações séricas de cálcio total, cálcio ionizado, fósforo e creatinina e o teor de nitrogênio ureico sanguíneo devem ser avaliados a cada 12 a 24 horas durante a internação e, em seguida, a cada 2 ou 3 dias durante as próximas 2 a 4 semanas. Isso possibilita ao clínico ajustar as doses dos medicamentos com segurança e assegurar que o paciente não continue a desenvolver hipercalcemia ou azotemia. Mesmo com a descontaminação e a terapia intensiva, pode ocorrer, como sequela, doença renal crônica (DRC). O prognóstico da intoxicação por esse rodenticida é ruim, pois induz sinais clínicos e azotemia por causa do risco de DRC.

## Anticoagulantes

Os anticoagulantes (ACS) de primeira e segunda gerações inibem a enzima epoxirredutase da vitamina K, resultando na inativação dos fatores de coagulação II, VII, IX e X. Os rodenticidas de primeira geração (p. ex., varfarina, pindona)[5] foram inicialmente substituídos por outros ACS de segunda geração, mais potentes e de ação duradoura (p. ex., brodifacoum, bromadiolona, difacinona, clorofacinona etc.).[5] Entretanto, em 2011 a Agência de Proteção Ambiental dos EUA (US EPA) determinou a remoção de ACS de segunda geração do mercado norte-americano. Embora isso demore vários anos para ser implementado, os veterinários estão vendo menos casos de ACS, como resultado.

É importante ressaltar que a margem de segurança e a $DL_{50}$ dos diferentes ACS são variáveis; alguns têm margens de segurança muito estreitas (p. ex., brodifacoum), enquanto outros têm margens de segurança muito amplas (p. ex., bromadiolona). Em caso de dúvida, deve-se calcular a dose tóxica do produto, ou fazer contato direto com o fabricante do rodenticida (que disponibiliza uma linha telefônica de assistência médica gratuita, 24 horas por dia, 7 dias por semana) para saber se o animal ingeriu uma dose tóxica. Da mesma forma, o Animal Poison Control Center da American Society for the Prevention of Cruelty to Animals (ASPCA APCC) pode ser consultado para assistência emergencial. Por fim, deve-se ter em mente que há diferença entre as espécies; os gatos são muito mais resistentes aos efeitos do ACS do que os cães e raramente desenvolvem intoxicação por ACS.

$DL_{50}$ de alguns rodenticidas, para cães e gatos.

| RODENTICIDA | $DL_{50}$ PARA CÃES[5] | $DL_{50}$ PARA GATOS[5] |
| --- | --- | --- |
| Difetialona | 4 mg/kg | > 16 mg/kg |
| Brodifacoum | 0,25 a 2,5 mg/kg | 25 mg/kg |
| Bromadiolona | 11 a 20 mg/kg | > 25 mg/kg |
| Difacinona | 3 a 7,5 mg/kg | > 15 mg/kg |

Quando ocorre ingestão de quantidade tóxica de ACS, não se constata ou se mensura o prolongamento do tempo de fatores de coagulação (tempo de protrombina [TP] ou tempo de tromboplastina parcial ativada [TTPa]) por 36 a 48 horas, devido à meia-vida do fator VII. Os sinais clínicos geralmente não surgem antes de 3 a 5 dias. Os sintomas são decorrências da depleção do fator de coagulação, resultando em hemorragia generalizada secundária à hipocoagulabilidade. Os sinais clínicos mais comuns consistem em letargia, intolerância ao exercício, inapetência, palidez, dispneia, tosse e hemoptise. Também podem ocorrer hemoabdome, hemotórax e efusão pericárdica. Sinais clínicos mais raros incluem sangramento gengival, epistaxe, equimoses, petéquias, hematúria, hemorragia no espaço subcutâneo ou espaço articular e melena.[5]

O tratamento ideal depende da preferência do clínico e do comprometimento do proprietário do animal em acompanhar o quadro clínico do paciente. No caso de ingestão recente, o ideal é descontaminar o paciente, se apropriado, e obter um valor basal do TP 36 a 48 horas após a ingestão do produto tóxico. Se nesse momento o TP já está prolongado, é necessário iniciar a administração de 2,5 a 5 mg de vitamina $K_1$/kg/24 horas VO, durante 7 dias (para ACS de primeira geração) a 30 dias (para ACS de segunda geração), com nova mensuração do TP 2 a 3 dias após a descontinuação da vitamina $K_1$. Quando a adesão do cliente é preocupante, justifica-se a administração rotineira de vitamina $K_1$ durante 30 dias. Em pacientes com coagulopatia ou hemorragia clínica, o tratamento deve incluir terapia com vitamina $K_1$; transfusões de plasma; tratamento intensivo; oxigênio suplementar; e monitoramento do TP 2 a 3 dias após a descontinuação do tratamento com vitamina $K_1$.

Com frequência, o clínico veterinário comete erros relativos ao tratamento de intoxicação causada por ACS. Embora muitas vezes sejam apropriadas a descontaminação do paciente mediante indução de êmese e a administração de carvão ativado, quando a dose ingerida não é tóxica (com base na $DL_{10}$), tais procedimentos frequentemente são desnecessários (a menos que o paciente seja neonato, geriátrico, apresente hepatopatia subjacente ou tenha anteriormente ingerido ACS). Além disso, a administração de uma "única" injeção parenteral de vitamina $K_1$ no momento da descontaminação é desnecessária e potencialmente prejudicial. Como o fator VII tem a menor meia-vida, o TP será o primeiro exame de sangue a apresentar tempo prolongado 36 a 48 horas após a ingestão de ACS. Testes *anteriores* a esse momento geralmente são desnecessários (a menos que o paciente tenha ingerido cronicamente um ACS por vários dias). Ao administrar uma dose única de vitamina K$_1$, o clínico pode fazer com que o TP do paciente seja brevemente normal de 36 a 48 horas, seguido de coagulopatia e hemorragia clínica dias depois (3 a 5 dias, em vez de 2 dias).

## INSETICIDAS

Alguns inseticidas apresentam uma ampla margem de segurança (p. ex., piretrinas, piretroides); aqueles com margem de segurança mais estreita (p. ex., carbamatos, organofosforados) foram predominantemente retirados do mercado devido à gravidade dos sinais clínicos provocados pela intoxicação acidental ou intencional desses produtos.

### Piretrinas e piretroides

As piretrinas e os seus derivados sintéticos, os piretroides, comumente estão presentes em *sprays* para insetos domésticos e em inseticidas (p. ex., permetrina, cipermetrina, cifenotrina etc.). Devido à diferença no metabolismo de glucuronidação do fígado em gatos, eles são muito mais sensíveis à ação das piretrinas do que os cães. Embora ainda não esteja bem estabelecida a dose tóxica exata para gatos, é possível que produtos cuja concentração de piretrina seja > 5 a 10% causem intoxicação sistêmica. Produtos como *sprays* para insetos domésticos, *sprays* contra pulgas e xampus geralmente contêm < 1% de piretrina; assim, é improvável que a exposição a esses produtos diluídos causem intoxicação. No entanto, produtos com maior concentração, como inseticidas à base de piretrina/piretroide (que normalmente contêm concentração de 40 a 60% de piretrina), são extremamente tóxicos aos gatos. Os sinais clínicos de intoxicação por piretrina em gatos consistem em sintomas relativos ao trato GI (p. ex., hipersalivação, vômito, náuseas), ao SNC (p. ex., desorientação, fraqueza, hiperexcitabilidade, tremores, convulsões) e ao sistema respiratório (p. ex., taquipneia, dispneia).[6]

O tratamento de gatos com sinais clínicos de intoxicação por piretrina consiste na descontaminação dérmica com um detergente desengordurante de uso doméstico líquido (p. ex., Dawn, Palmolive) assim que o paciente esteja clinicamente estabilizado. Os tremores devem ser tratados com metocarbamol, administrado por via parenteral (p. ex., 22 a 220 mg/kg IV, até obter o efeito desejado), um relaxante muscular de ação central.[6] Embora o metocarbamol possa ser administrado por via oral ou retal, por essas vias o início da ação do medicamento é muito demorado. Geralmente os benzodiazepínicos (p. ex., diazepam) são menos efetivos no tratamento de tremores em comparação com o metocarbamol. As convulsões podem ser controladas pelo uso de anticonvulsivantes ou de anestesia geral inalante (ver Capítulo 136). Cuidados de suporte, inclusive terapia hídrica, termorregulação e monitoramento da glicemia, são fundamentais. Os sintomas podem persistir por 1 a 3 dias, dependendo do paciente.[6] O prognóstico é excelente, desde que se façam descontaminação dérmica e tratamento intensivo.

Em cães, raramente ocorre intoxicação sistêmica ou sensibilidade alérgica; em vez disso, na área de aplicação podem ser verificados sintomas de parestesia. A parestesia, que é caracterizada por uma sensação de picadas ou formigamento na pele, pode causar prurido secundário ou lesão local. Recomendam-se descontaminação dérmica e aplicação tópica de pomada à base de vitamina E; o uso de anti-histamínicos e corticosteroides geralmente não é benéfico.

### Carbamatos e organofosforados

O uso de carbamatos e organofosforados (OF), como inseticidas, está em desuso, devido à estreita margem de segurança e à gravidade dos sinais clínicos das intoxicações. A US EPA retirou do mercado muitos dos inseticidas mais tóxicos; simultaneamente aumentou a popularidade do uso de piretrinas e piretroides. No entanto, alguns produtos mais antigos (especialmente produtos que contêm a combinação de fertilizantes e inseticidas vegetais ou de jardinagem) ainda podem conter concentração tóxica de carbamatos ou OF. Os carbamatos e OF inibem, por um mecanismo competitivo, a acetilcolinesterase e a pseudocolinesterase, resultando em acúmulo excessivo de acetilcolina e, portanto, sinais clínicos de "SLMDGE" (ou seja, salivação, lacrimejamento, micção, defecação, desconforto gastrintestinal, êmese).[6]

Diferentes preparados de carbamato e OF podem ter diferentes níveis de toxicidade, dependendo do princípio ativo. Os sinais clínicos consistem em sintomas graves relativos aos sistemas GI (p. ex., hipersalivação, vômito, diarreia), cardiovascular (p. ex., taquicardia, bradicardia, palidez, choque), SNC (p. ex., agitação, sedação, midríase ou miose, tremores, convulsões, coma) e respiratório (p. ex., taquipneia, dispneia, cianose – secundárias à secreção brônquica volumosa ou pneumonia por aspiração). Recomendam-se descontaminação intensiva (p. ex., lavagem gástrica com tubo endotraqueal com manguito inflado [ver Vídeo 152.1; Capítulo 112], administração de carvão ativado com catártico), terapia hídrica IV, antieméticos (p. ex., maropitant), relaxantes musculares (p. ex., metocarbamol), anticonvulsivantes (p. ex., fenobarbital, diazepam, levetiracetam), termorregulação, eletrocardiograma e monitoramento da pressão arterial, bem como cuidados de suporte. Ademais, é ainda mais importante o uso proativo dos antídotos atropina ou 2-PAM (que raramente está disponível) (ver Capítulo 151).[6] O efeito anticolinérgico da atropina inibe os sinais clínicos diretos causados por essa intoxicação, e, geralmente, são necessárias altas doses de atropina (p. ex., 0,1 a 0,5 mg/kg IV, IM).

## PRODUTOS DE USO DOMÉSTICO

Muitos produtos de uso doméstico são ingeridos acidentalmente por cães e, menos comumente, por gatos (Boxe 152.1). Em geral, o prognóstico de pacientes intoxicados por produtos de uso doméstico é bom a excelente, desde que se faça descontaminação adequada do paciente e se disponibilizem cuidados de suporte.

### Limpadores domésticos

A maioria dos produtos domésticos utilizados para limpeza de superfícies geralmente não é tóxica e, quando ingerida diretamente do frasco, pode resultar em sintomas GI de menor gravidade. Contudo, alguns produtos de limpeza concentrados podem ser altamente tóxicos ou corrosivos. O alvejante doméstico, que normalmente contém 3 a 6% de hipoclorito de sódio, é um irritante gastrintestinal, mas o alvejante "ultra", que normalmente contém 5 a 10% de hipoclorito de sódio e 0,2 a 2% de hidróxido de sódio, pode ser corrosivo, resultando em esofagite grave ou lesão ao trato gastrintestinal superior. Produtos detergentes concentrados, produtos de limpeza de vaso sanitário e limpadores de forno também são corrosivos; no caso de intoxicação por esses produtos, deve ser realizada lavagem imediata da boca com água de torneira por 10 a 15 minutos, antes mesmo do atendimento veterinário, a fim de minimizar a lesão tecidual. Na clínica veterinária, deve-se continuar a lavagem bucal. O uso de antiácidos, de dieta pastosa e de analgésicos (p. ex., tramadol) pode ser justificado.

### Detergentes

A maioria dos detergentes resulta em irritação direta a orofaringe, esôfago e trato GI, particularmente em gatos. A ingestão de sabonete, xampu, produtos de limpeza ou produtos de lavanderia pode causar hipersalivação, vômito, anorexia e úlcera bucal. O tratamento consiste em cuidados de suporte (p. ex., lavagem da boca, terapia com antiácidos, suporte nutricional etc.).

## Boxe 152.1 Produtos domésticos comuns prejudiciais a cães e gatos

**Ácido alfa lipoico (ALA)**
É comumente utilizado como suplemento para pessoas com diabetes melito. Em cães e gatos a sua margem de segurança é estreita; os gatos são considerados mais sensíveis. Dose tóxica que justifica descontaminação: > 5 mg/kg (gatos), > 50 mg/kg (cães). Sinais clínicos: podem ser observados sintomas relativos ao trato GI (p. ex., hipersalivação, vômito), ao SNC (p. ex., ataxia, tremores, convulsões etc.), à IRA e à hepatotoxicose. O tratamento inclui suplementação de dextrose, monitoramento da glicemia, terapia hídrica, antieméticos, anticonvulsivantes, hepatoprotetores (p. ex., SAMe, n-acetilcisteína etc.).

**Embalagem com gel de sílica**
Raramente resulta em intoxicação por causa de sua ampla margem de segurança. Raro risco de constipação intestinal ou obstrução por corpo estranho quando ocorre ingestão maciça em pacientes de pequeno porte.

**Pacotes de oxidação de alimentos (comumente encontrados em sacos ou recipientes para produtos alimentícios)**
Raramente resulta em intoxicação. Essas embalagens contêm ferro, em que muitas vezes o pó é preto ou marrom e magnetizado. Raro risco de intoxicação por ferro quando a ingestão é feita por pacientes de pequeno porte. O tratamento da intoxicação por ferro consiste em terapêutica antiácida (p. ex., leite de magnésia), cuidados de suporte, monitoramento da concentração sanguínea de ferro e, potencialmente, quelação (em casos graves). Não se justifica o uso de carvão ativado (não se liga de forma confiável a metais pesados).

**Amitraz**
É um pesticida formamidina presente em colar contra carrapatos. O amitraz é inibidor da monoamina oxidase e agonista alfa-adrenérgico. A intoxicação ocorre quando o colar é acidentalmente ingerido, resultando em absorção gastrintestinal. A dose letal é de 100 mg/kg (cães VO), embora tenham sido relatadas doses tóxicas baixas, como 10 a 20 mg/kg. Os sinais clínicos consistem em sintomas relativos ao SNC (p. ex., ataxia, sedação, midríase, hipotermia, coma) e aos sistemas cardíaco (p. ex., bradicardia, taquicardia) e gastrintestinal (p. ex., vômito, diarreia). O tratamento consiste em descontaminação apropriada do paciente, remoção do colar do trato GI (p. ex., via endoscopia), uso de antagonistas alfa-2 (p. ex., ioimbina ou atipamezol) e cuidados de suporte.

**Aparatos de iscas para insetos**
Normalmente contêm abamectina, hidrametilnona ou fipronil. Raramente é tóxico porque apresenta baixa concentração de ingredientes ativos. Raramente o recipiente de plástico pode resultar em obstrução por corpo estranho. O tratamento raramente é indicado, a menos que o cão tenha a mutação no gene ABCB1 (polimorfismo MDR-1).

**Baterias**
Vários tipos de baterias: de células secas ácidas, de células secas alcalinas, em forma de disco e de lítio. Lesão corrosiva ou lesão induzida por corrente podem resultar, potencialmente, em perfuração gastrintestinal. Podem ser notados sinais clínicos de disfagia, anorexia, taquipneia, dor abdominal e febre. O tratamento deve ter como objetivo a confirmação radiográfica da ingestão da bateria, sua remoção (p. ex., endoscopia, cirurgia), uso de antiácidos e cuidados de suporte.

**Dietilenoglicol (DEG)**
Utilizado como solvente industrial para combustíveis de cozimento para enlatados, fluido hidráulico, lubrificação e fluido de freio. Na intoxicação por DEG, não se constata cristalúria de oxalato de cálcio; no entanto, o DEG pode resultar em lesão renal grave. Podem ser observados sinais clínicos de disfunção do SNC (p. ex., depressão, coma) e dos sistemas gastrintestinal (p. ex., vômito) e renal (p. ex., azotemia). O tratamento e o prognóstico são semelhantes aos mencionados para a intoxicação por etilenoglicol.

**Paintball**
Paintball contém polietilenoglicol, sorbitol, glicerina, gelatina e outros ingredientes que podem resultar em perda de água livre e hipernatremia secundária grave. Podem ser observados sintomas gastrintestinais (p. ex., vômitos, diarreia) e do SNC (secundários à hipernatremia), incluindo ataxia, tremores, pressão da cabeça contra obstáculos, convulsões etc. O tratamento destina-se a reduzir rapidamente a concentração de sódio no sangue mediante administração por via intravenosa de líquido; antieméticos, monitoramento de eletrólitos, anticonvulsivantes e cuidados de suporte também são indicados. Nesse tipo de intoxicação, o uso de carvão ativado é contraindicado.

**Óleo de melaleuca**
Há relato de intoxicação em cães e gatos quando se utiliza óleo concentrado (100%) como um medicamento holístico. É possível notar sinais clínicos de depressão do SNC, fraqueza, ataxia, hipotermia e tremores musculares dentro de 1 a 2 h após a sua aplicação. Raramente é possível verificar coma, aumento das atividades das enzimas hepáticas, irritação dérmica ou bucal ou sintomas cardiorrespiratórios (mais frequentemente em gatos). O tratamento consiste na descontaminação dérmica e bucal (p. ex., várias doses de carvão ativado), suporte hídrico, termorregulação, monitoramento clinicopatológica e cuidados de suporte.

**Miscelânea de líquidos**
Contém óleos essenciais. Relata-se apenas intoxicação em gatos, não em cães. Por apresentarem glucuronidação inadequada, os gatos são muito sensíveis aos detergentes catiônicos e óleos essenciais. Pode resultar em graves queimaduras químicas na boca, juntamente com irritação dérmica e ocular. Raramente, podem-se notar depressão do SNC, edema pulmonar, convulsões e hepatopatia em gatos. O tratamento consiste na descontaminação bucal e dérmica e no uso de analgésicos, antiácidos, terapia hídrica, monitoramento clinicopatológico e cuidados de suporte.

**Metaldeído**
Pesticida comumente utilizado no controle de caracóis e lesmas; frequentemente usado no noroeste dos EUA. Nos últimos anos é menos comumente visto como um agente tóxico devido a sua substituição por um ingrediente mais seguro, o fosfato de ferro. A intoxicação por metaldeído pode resultar em sintomas relativos aos sistemas GI (p. ex., vômito, diarreia), SNC (p. ex., tremores, convulsão, hipertermia secundária) e sinais clínicos variados (p. ex., CID, hepatopatia). O tratamento consiste em descontaminação (p. ex., lavagem gástrica, administração de carvão ativado), terapia antiemética, relaxantes musculares, anticonvulsivantes, termorregulação e cuidados de suporte.

**Alimentos de origem vegetal e fertilizantes**
Ampla margem de segurança; contêm elementos naturais (p. ex., nitrogênio, fósforo, potássio). Notam-se sinais clínicos relativos à anormalidade GI, após a ingestão direta de quantidade moderada a elevada da substância. O tratamento consiste em terapia antiemética, terapia hídrica e cuidados de suporte.

**Fertilizantes orgânicos**
Subprodutos da indústria frigorífica usados como fertilizantes do solo, tipicamente à base de ossos, sangue, penas, peixe etc. Muito palatável para os cães. As manifestações clínicas incluem sintomas GI (p. ex., hipersalivação, distensão abdominal, vômito, diarreia sanguinolenta), metabólicos (p. ex., pancreatite) e risco raro de obstrução por corpo estranho. O tratamento consiste em indução de êmese, terapia hídrica, antieméticos, dieta de fácil digestão e cuidados de suporte.

**Adubo composto (p. ex., alimento mofado)**
Presença de micotoxinas tremorgênicas (p. ex., penitrem A e roquefortina), que interferem na liberação de aminoácidos neurotransmissores. Os sinais clínicos podem ser observados dentro de 2 a 4 h após a ingestão e incluem sintomas relativos ao trato GI (p. ex., hipersalivação, vômito, diarreia, abdome distendido) e do SNC (p. ex.,

*Continua*

## Boxe 152.1 Produtos domésticos comuns prejudiciais a cães e gatos (Continuação)

agitação, hiperestesia, ataxia, tremores musculares, convulsões e hipertermia secundária). O tratamento consiste em descontaminação do paciente, relaxantes musculares, antieméticos, anticonvulsivantes, terapia hídrica, termorregulação e cuidados de suporte.

**Cobertura vegetal com palha de cacau**
Raramente é considerado um produto tóxico, mas pode resultar em intoxicação secundária por teobromina. Podem ser observados sinais clínicos de intoxicação por metilxantina (p. ex., GI, cardíacos, SNC). O tratamento consiste na descontaminação (p. ex., indução de êmese, administração de carvão), terapia hídrica, antieméticos, sedação, ansiolítico, terapia com betabloqueadores, anticonvulsivantes e cuidados de suporte.

**Sais de degelo**
Altas concentrações de misturas de sais (p. ex., cloreto de sódio, cloreto de cálcio, cloreto de potássio, cloreto de magnésio hexa-hidratado etc.) de baixa toxicidade aos cães quando a elas expostos. Intoxicação típica devido à exposição dérmica (p. ex., lamber a pele coberta com neve oriunda de superfície da calçada). Raramente ocorrem sinais clínicos mais graves se ingeridos diretamente da embalagem (saco). Os sintomas consistem em sinais GI (p. ex., vômitos, diarreia); raramente, anormalidades eletrolíticas (p. ex., hipernatremia), geralmente associadas à ingestão de grande quantidade do material. O tratamento consiste em terapia hídrica intravenosa, monitoramento de eletrólitos, uso de antieméticos e cuidados de suporte. Na intoxicação salina não se recomenda o uso de carvão.

CID, coagulação intravascular disseminada; GI, gastrintestinal; IRA, insuficiência renal aguda; SNC, sistema nervoso central.

## Xilitol

O xilitol é um adoçante natural presente em pequena quantidade em algumas frutas. Tornou-se popular por ser isento de açúcar e é frequentemente encontrado em petiscos, alimentos, alimentos cozidos, enxaguantes bucais, cremes dentais, chicletes, doces, balas e polivitamínicos mastigáveis.[7] Os produtos sem açúcar, particularmente aqueles com xilitol listados nos primeiros 3 a 5 ingredientes, podem resultar em intoxicação grave dentro de 15 a 30 minutos após a ingestão. A ingestão de xilitol induz um pico de insulina em espécies não primatas, resultando em hipoglicemia grave. Muitos pedaços de doce e goma (p. ex., Orbit, Trident, Ice Breakers) contêm xilitol, com quantidade variável de, em média, 2 mg a 1 g/peça (uma embalagem comum contém 120 a 170 mg). Infelizmente, o conteúdo de xilitol é considerado privativo de algumas empresas, e suas fontes ou seus valores não são divulgados para todos os produtos. Na intoxicação por xilitol, sempre que possível, é importante saber se ocorreu ingestão de dose tóxica. Doses > 0,1 g/kg são consideradas tóxicas e resultam em hipoglicemia súbita e intensa estimulação da secreção de insulina.[7] Doses de xilitol mais elevadas (> 0,5 g/kg) foram associadas à necrose hepática aguda.[7] Os sinais clínicos da intoxicação por xilitol incluem letargia, fraqueza, vômitos, colapso, anorexia, mal-estar generalizado, tremores e convulsões (devido à hipoglicemia).[7] Quando há ingestão de dose hepatotóxica, os sinais clínicos e os achados clinicopatológicos podem incluir icterícia, diarreia, melena, hipoglicemia, aumento das atividades de enzimas hepáticas, hipoalbuminemia, hipocolesterolemia e redução da concentração de nitrogênio ureico sanguíneo.

Quando um paciente é levado à consulta após a ingestão de quantidade tóxica de xilitol, o veterinário deve mensurar a concentração sanguínea de glicose imediatamente; se o paciente apresentar hipoglicemia, deve-se administrar, por via IV, um *bolus* de 1 mℓ de solução de dextrose 50%/kg, diluída em solução de NaCl 0,9% (na proporção dextrose: NaCl de 1: 3), ao longo de 1 a 2 minutos. Não se deve induzir êmese até que o paciente esteja normoglicêmico. O carvão ativado *não* se liga bem ao xilitol, e sua administração não é rotineiramente recomendada para intoxicação por xilitol. Os pacientes com hipoglicemia devem ser hospitalizados para receber terapia hídrica intravenosa [suplementada com solução de dextrose (2,5 a 5% IV, em taxa de infusão contínua [TIC]], ao longo de aproximadamente 12 a 24 horas, e a concentração sanguínea de glicose deve ser mensurada a cada 1 a 4 horas. Nos pacientes que ingerirem quantidade hepatotóxica de xilitol, é necessário o uso de hepatoprotetores (p. ex., SAMe, n-acetilcisteína), antieméticos e cuidados de suporte (inclusive monitoramento frequente de enzimas hepáticas) (ver Capítulo 286).

## PRODUTOS TÓXICOS UTILIZADOS EM OFICINAS

### Hidrocarbonetos

Hidrocarbonetos são produtos químicos cujos principais constituintes são hidrogênio e carbono. Os exemplos incluem combustíveis líquidos, como querosene, óleo de motor, combustíveis para tochas, gasolina, óleo diesel, solventes para tintas, tintas de madeira, decapantes de madeira, fluidos de isqueiros e asfalto/alcatrão utilizado em telhados. Esses produtos são frequentemente referidos como "destilados de petróleo", com base na viscosidade, no comprimento da cadeia de carbono e na lipossolubilidade. É *contraindicada* a indução de êmese após a ingestão de hidrocarbonetos por causa dos riscos de pneumonia por aspiração. Em razão da baixa viscosidade dos hidrocarbonetos, esses compostos são mais facilmente aspirados, resultando em lesões respiratórias e infecções secundárias. Em geral, os hidrocarbonetos são irritantes do trato gastrintestinal, mas também podem ser irritantes do sistema respiratório (se inalados), olhos e pele. Os sinais clínicos podem incluir náuseas/vômito, taquipneia e irritação dérmica ou oftálmica. Normalmente, a irritação gastrintestinal é autolimitante. Os pacientes devem ser submetidos a terapia antiemética (p. ex., maropitant), terapia hídrica (p. ex., SC ou IV), jejum (sem alimentação por via oral) e dieta de fácil digestão. Em pacientes que apresentam ânsia de vômito ou taquipneia após a ingestão do produto tóxico, devem ser realizadas radiografias do tórax para descartar a possibilidade de pneumonia por aspiração, para a qual o tratamento é de suporte (p. ex., fornecimento de oxigênio, terapia hídrica, terapia com antibiótico de amplo espectro apropriado, nebulização e limpeza de vias respiratórias; ver Capítulo 242).

### Líquido para limpador de para-brisa (metanol)

A maioria dos líquidos para limpador de para-brisa é constituída de água e metanol; entretanto, alguns tipos produzidos para regiões de frio extremo podem conter etilenoglicol (EG), éter monobutílico de etilenoglicol (EGME), etanol, álcool isopropílico, amoníaco ou mesmo hidrocarbonetos (p. ex., gás liquefeito de petróleo). O metanol (álcool metílico) pode resultar em intoxicação em cães, mas não causa lesão de retina e cegueira, como acontece em pessoas. A metabolização do metanol (via álcool-desidrogenase) origina formaldeído, que é rapidamente oxidado pela enzima aldeído-desidrogenase e origina ácido fórmico.[8,9] Em espécies não primatas esse ácido é metabolizado em dióxido de carbono e água, enquanto em primatas o ácido fórmico se acumula devido à baixa concentração tecidual de folato, ocasionando acidose e lesão ocular (cegueira).

Os sinais clínicos consistem em sintomas relativos ao SNC (p. ex., ataxia, letargia, sedação), ao trato GI (p. ex., vômito, hipersalivação) e ao sistema respiratório (p. ex., taquipneia). Na intoxicação por metanol, normalmente a descontaminação não é efetiva, pois os alcoóis são rapidamente absorvidos pelo trato gastrintestinal.[8] Da mesma forma, a administração de carvão ativado é contraindicada, pois ele não se liga aos alcoóis de forma confiável. O tratamento consiste em terapia hídrica IV, uso de antiemético e cuidados de suporte. Na intoxicação por metanol *não* é necessária a administração de fomepizol (4-metilpirazole, 4-MP), o antídoto para a intoxicação por etilenoglicol (EG).[9]

## Etilenoglicol

Em medicina veterinária, pode ocorrer intoxicação acidental ou proposital por EG, pois as pessoas, em geral, estão bem cientes da estreita margem de segurança desse anticongelante. Em cães, a dose letal mínima é de aproximadamente 6,6 mℓ/kg, enquanto em gatos é de 1,4 mℓ/kg.[9] As fontes de EG incluem anticongelante automotivo (líquido de radiador para refrigeração, que normalmente contém 95% de EG), produtos para degelo do para-brisa, óleo de motor, fluido de freio hidráulico, tintas, solventes etc.[9] Uma colher de sopa (15 mℓ) pode resultar em IRA grave em cão, enquanto um volume baixo como 1 colher de chá (5 mℓ) pode resultar em IRA em gatos. O etilenoglicol é metabolizado pelo corpo em metabólitos altamente tóxicos, inclusive glicoaldeído, ácido glicólico e ácido oxálico, que causam IRA grave secundária ao desenvolvimento de cristalúria de oxalato de cálcio.[9] Há três estágios clínicos da intoxicação por EG:

- Estágio 1: ocorre dentro de 30 minutos a 12 horas e parece semelhante à intoxicação por álcool. Notam-se ataxia, hipersalivação, vômitos, espirros e poliúria/polidipsia
- Estágio 2: inicia 12 a 24 horas após a exposição ao produto tóxico e, para o proprietário do animal, os sinais clínicos parecem se "resolver"; no entanto, durante esse período, ocorrem lesões internas graves. Durante esse estágio pode parecer que a ataxia melhora, mas é possível verificar sinais de desidratação, taquicardia e taquipneia
- Estágio 3: em gatos, esse estágio inicia 12 a 24 horas após a exposição ao EG. Em cães, esse estágio inicia 36 a 72 horas após a ingestão. Durante essa fase, ocorre IRA grave secundária à cristalúria de oxalato de cálcio. Podem ser observados anorexia grave, letargia, hipersalivação, halitose urêmica, coma, depressão, vômitos e convulsões.

Qualquer paciente com suspeita de intoxicação por EG deve ser submetido a exames de sangue, incluindo mensuração de EG, hemogasometria venosa e exame de urina. O diagnóstico da intoxicação por EG deve basear-se na combinação de suspeita clínica, interpretação correta dos testes de diagnóstico, sinais clínicos e histórico do paciente, pois a ocorrência de resultado falso positivo é bem conhecida (ver adiante). Um teste de EG positivo em um paciente com exposição conhecida ou suspeita pode ser suficiente para justificar o início imediato do tratamento; acidose metabólica, aumento do intervalo aniônico e cristalúria de oxalato de cálcio reforçam o diagnóstico e conferem um prognóstico muito pior, caso já presentes antes do início do tratamento.[9] É importante ressaltar que o teste de EG só é confiável quando realizado nas primeiras 24 horas após a ingestão, pois pode ocorrer resultado falso negativo depois da metabolização total do EG em seus metabólitos mais tóxicos, que não são rotineiramente detectados no teste de EG. Em testes veterinários específicos para EG, pode ocorrer resultado falso-positivo ocasionado por outros compostos, como propilenoglicol (presente em muitos compostos, notadamente em carvão ativado de uso oral e drogas injetáveis, inclusive diazepam), álcool isopropílico (no local da venopunção), sorbitol, manitol etc. As marcas comerciais para testes de EG para uso veterinário atualmente disponíveis incluem Kacey[10] e Catachem;[11] o teste PRN não está mais disponível. Devido à ocorrência de resultados falso-positivos nesses testes, o autor recomenda o envio de amostras a um hospital humano próximo para a mensuração quantitativa de EG.

O tratamento da intoxicação por EG consiste em terapia com antídotos (p. ex., fomepizol, etanol), terapia hídrica intravenosa intensiva, monitoramento do débito urinário e de parâmetros clinicopatológicos, uso de antiemético e cuidados de suporte. O fomepizol é um antídoto de alto custo, mas salva vidas, sendo preferível ao etanol no tratamento da intoxicação por EG.[9] Embora não seja mais produzido para cães e gatos,[12] ele pode ser preparado por algumas farmácias de manipulação. O clínico deve ter em mente que o antídoto deve ser administrado o mais breve possível: em cães, dentro de 8 a 12 horas após a exposição; em gatos, dentro de 3 horas após a exposição. Se o fomepizol não estiver disponível, o etanol também pode ser usado, uma vez que compete com a enzima álcool-desidrogenase, impedindo o metabolismo do EG em seus metabólitos mais tóxicos. No tratamento com etanol, podem ser observados efeitos adversos de depressão do SNC, sinais de "embriaguez", acidose metabólica, hipoglicemia, bradicardia, hipoventilação e hipotermia. Uma vez que o paciente já tenha desenvolvido azotemia, sem hemodiálise o prognóstico geralmente é reservado a grave (ver Capítulo 110). Por favor, veja o Boxe 152.2 para informações sobre dosagem de antídotos.

## Propilenoglicol

O propilenoglicol (PG), um álcool di-hidróxido incolor, insípido e inodoro, é um componente de muitos produtos de uso domiciliar devido às suas propriedades higroscópicas, emolientes e umectantes.[9,13] Está frequentemente presente em fluidos anticongelantes apropriados para animais de companhia, rações úmidas para animais, desinfetantes, medicamentos (p. ex., solução injetável de diazepam, preparações de carvão ativado para uso oral), desodorantes de ambientes, loções bronzeadoras, cremes cosméticos, tintas e vernizes, corantes alimentícios, lubrificantes e muito mais.[9,13] Quando ingerido por animais, o PG é metabolizado em ambos, ácido láctico D e L, contribuindo para a acidose metabólica. O PG é absorvido rapidamente no trato gastrintestinal. Embora a $DL_{50}$ relatada para cães seja baixa, 9 mℓ/kg,[9,13] o autor raramente constata sinais clínicos graves após a ingestão de PG. Doses diárias de 5 g/kg podem resultar em anemia hemolítica, reticulocitose e hiperbilirrubinemia em cães.[13] Em gatos, a administração oral prolongada de PG, nas doses de 1,6 g/kg e 8 g/kg, durante 2 a 4 semanas, resultou em aumento na ocorrência de corpúsculos de Heinz relacionada à dose de 28 e 92%, respectivamente.[13] Os sinais clínicos de intoxicação por PG incluem depressão do SNC, narcose, taquipneia (secundária à acidose metabólica), espasmos musculares (gatos), hipotensão (gatos), colapso cardiovascular, poliúria/polidipsia (secundária à diurese osmótica) e anormalidades hematológicas (p. ex., anemia hemolítica, anemia por corpúsculo de Heinz).[9,13] O tratamento consiste em medidas de suporte, incluindo terapia hídrica para auxiliar na correção de acidose metabólica, monitoramento da morfologia das hemácias e, raramente, transfusão de hemácias, se necessário. Na intoxicação por PG, não há necessidade de tratamento com antídoto.[9,13]

## Herbicidas

A maioria dos herbicidas é considerada *ligeiramente* tóxica para cães e gatos. Há vários tipos de herbicidas comumente utilizados, incluindo glifosato (p. ex., Roundup), piridina, compostos

## Boxe 152.2 Antídotos para etilenoglicol[9]

**Fomepizol (p. ex., 4-MP, 4-metilpirazol)**
- Cães: dose de carregamento de 20 mg/kg IV, seguida de 15 mg/kg IV às 12 e 24 h. Adicionalmente, administrar 5 mg/kg IV às 36 h. Pode-se continuar o tratamento com 3 mg/kg/12 h IV até que cessem as evidências de acidose metabólica e os sinais clínicos se resolvam
- Gatos: sobredose. Dose de carregamento de 125 mg/kg IV, seguida de 31,3 mg/kg IV às 12, 24 e 36 h após a dose inicial
- Possíveis reações adversas em cães e gatos incluem: anafilaxia após a segunda dose, depressão do SNC, taquipneia, hipersalivação, tremores, diurese osmótica.

**Etanol**
- Escolha um álcool claro, não aromatizado, com alta concentração/teor alcoólico (p. ex., vodca, álcool de cereais etc.)
- Nota: no álcool dos EUA, o teor alcoólico é o dobro da porcentagem de álcool (p. ex., teor 100 = 50% etanol = 500 mg/m$\ell$ OU teor 190 = 95% álcool = 950 mg/m$\ell$)
- Para calcular como preparar certa porcentagem de uma solução de álcool utilize a fórmula: $C_1 \times V_1 = C_2 \times V_2$
- Para fazer uma solução de etanol 7% com um álcool com teor alcoólico 80 (40% de álcool), remova 175 m$\ell$ de uma embalagem de 1 $\ell$ de solução salina; adicione 175 m$\ell$ de um álcool com teor alcoólico 80 de volta ao frasco de solução salina
  - $C_1 \times V_1 = C_2 \times V_2$
  - $(40)(X) = (7)(1.000)$
  - $X = 175$ m$\ell$
- Para fazer uma solução de etanol 7% a partir de álcool com teor de 190 (álcool 95%), remova 74 m$\ell$ de um frasco de 1 $\ell$ de solução salina; adicione 74 m$\ell$ de álcool com teor 190 de volta ao frasco de solução salina
  - $C_1 \times V_1 = C_2 \times V_2$
  - $(95)(X) = (7)(1.000)$
  - $X = 74$ m$\ell$
- Há duas recomendações de tratamento IV para a administração de etanol publicadas:
  - Método da TIC: usando solução de etanol 7% (70 mg/m$\ell$), administre dose única de 8,6 m$\ell$/kg (600 mg/kg) IV lentamente, seguida imediatamente de 1,43 m$\ell$/kg/h (100 mg/kg/h) IV em TIC, ao longo de 24 a 36 h
  - Método alternativo: usando uma solução de etanol 20% (200 mg/m$\ell$), administre 5 doses de 5,5 m$\ell$/kg/4 h, seguida de 4 doses adicionais de 5,5 m$\ell$/kg/6 h
- Possíveis reações adversas em cães e gatos incluem: grave depressão do SNC, sedação, bradicardia, hipoventilação, acidose metabólica, hipotermia, hipoglicemia.

SNC, sistema nervoso central; TIC, taxa de infusão contínua.

---

imidazolinona, compostos clorofenoxi (p. ex., 2,4-D) e dicamba (um herbicida de translocação semelhante aos compostos clorofenoxi). Em geral, quando ocorre ingestão de herbicidas, os sinais clínicos se limitam a anormalidades gastrintestinais (p. ex., hipersalivação, vômitos, diarreia) ou irritação dérmica.

O **glifosato**, um aminofosfonato (inibidor não colinesterásico), é um herbicida pós-emergente não seletivo. O glifosato apresenta ampla margem de segurança em mamíferos e geralmente não é considerado tóxico para mamíferos, peixes e aves.[14] Interfere diretamente na síntese de aminoácidos pela planta. Quando ingerido em grande quantidade ou diretamente da embalagem, podem ser observados sinais clínicos de hipersalivação, vômito e diarreia; isso provavelmente se deve aos surfactantes inativos presentes na formulação líquida.[14] Os herbicidas **piridínicos** (que comumente terminam em "pir") contêm ingredientes ativos, como tiazopir, ditiopir, fluroxipir, triclopir etc. São normalmente usados na forma de *spray* para controlar o crescimento de ervas daninhas de folhas largas. Essa classe de herbicidas atua de modo semelhante à auxina, um hormônio natural que inibe o crescimento das plantas. Os herbicidas de **imidazolinona** também são usados para controlar o crescimento de ervas daninhas de folhas largas e inibem a enzima aceto-hidroxiácido-sintase (impedindo, assim, a formação de aminoácidos nas plantas).

Os compostos **2,4-D** ou clorofenoxi são alguns dos herbicidas mais comumente usados e incluem o conhecido produto químico Agente Laranja, utilizado na Guerra do Vietnã. Embora tenha ampla margem de segurança em animais, esses compostos desacoplam a fosforilação oxidativa e interferem na síntese de ribonuclease, resultando em potenciais efeitos no SNC (p. ex., desmielinização de nervos periféricos). Em estudos experimentais constatou-se que os cães que receberam dose de 175 ou 220 mg/kg desenvolveram sintomas GI e miotonia.[14] Os sinais clínicos relatados após exposição incluem aqueles relativos ao trato GI (p. ex., vômito, diarreia, sinais de dor abdominal) e ao SNC (p. ex., miotonia, rigidez muscular, rigidez extensora).[14,15] Embora sinais clínicos raramente sejam vistos após exposição de pequenos animais ao 2,4-D, preocupa a autora a exposição duradoura ou a altas doses, em razão do seu mecanismo de ação. Vários estudos publicados postularam uma associação entre linfoma e herbicidas fenoxi.[14-17] Por fim, o **dicamba** (que está relacionado aos compostos de clorofenoxi, como o 2,4-D) é um herbicida à base de ácido benzoico comumente utilizado; apresenta ampla margem de segurança. Conforme mencionado para todas as exposições a herbicidas, o tratamento consiste em cuidados de suporte. Quando ocorre ingestão de grande quantidade da substância tóxica, geralmente a descontaminação do paciente é suficiente.

## RESUMO

Em geral, o prognóstico do paciente intoxicado é reservado a bom, desde que o diagnóstico e o tratamento sejam imediatos. Contudo, alguns desses produtos químicos tóxicos apresentam margem de segurança muito estreita (p. ex., OF, carbamatos, etilenoglicol), e há necessidade de terapia intensiva. Em caso de dúvida, o clínico deve consultar o ASPCA Animal Poison Control Center (Centro de Controle de Intoxicações Animais da ASPCA) em casos de emergências com risco à vida, ou quando o mecanismo de ação, os sinais clínicos e o tratamento de determinada intoxicação não são conhecidos.

## REFERÊNCIAS BIBLIOGRÁFICAS

*As referências bibliográficas deste capítulo se encontram online no Ambiente de Aprendizagem.*

# CAPÍTULO 153

# Intoxicação por Medicamentos que Necessitam de Receita e por Medicamentos de Venda Livre

Ahna G. Brutlag

As intoxicações causadas por medicamentos de uso humano ou veterinário que necessitam de receita e por medicamentos de venda livre (i. e., não necessitam de receita para sua aquisição) são responsáveis por aproximadamente 40% de todos os casos relatados à Pet Poison Helpline, um centro de controle de intoxicação veterinária disponível 24 horas por dia, 7 dias por semana, situado em Minneapolis, Minnesota, que atende toda a América do Norte.[1] Essas intoxicações envolvem mais frequentemente dose excessiva (*superdosagem*) não intencional (p. ex., mastigação do conteúdo de um frasco de medicamento por um cão), mas também ocorre administração intencional de medicamento pelo dono do animal (p. ex., administrar anti-inflamatório não esteroide [AINE] de uso infantil a um gato doente) e intoxicações iatrogênicas.

## BLOQUEADORES DE CANAIS DE CÁLCIO

Os bloqueadores de canais de cálcio (BCC), ou antagonistas de canais de cálcio, como anlodipino, diltiazem e verapamil, são comumente usados em medicina humana e veterinária para o tratamento de hipertensão arterial sistêmica; doença cardíaca, inclusive cardiomiopatia hipertrófica, taquiarritmias supraventriculares; e outros problemas cardíacos. Em geral, os BCC inibem o influxo transmembrana de cálcio extracelular através de canais iônicos lentos ou de longa duração (tipo L) localizados principalmente nas células do músculo liso do miocárdio e das artérias. Esse mecanismo resulta em diminuição da contratilidade miocárdica e dilatação arterial, com redução subsequente na resistência periférica, na pressão arterial e no volume sanguíneo pós-carga. A diminuição da condução no nodo sinoatrial (AS) e a redução da condução no nodo atrioventricular (AV) resultam em desaceleração da frequência cardíaca, potencialmente precipitada.

Dose excessiva (*superdosagem*) ou intoxicação por BCC resultam em efeitos terapêuticos exagerados, predominantemente bradicardia sinusal, bradiarritmias (p. ex., todos os graus de bloqueio cardíaco) e hipotensão secundária à vasodilatação (ver Capítulos 159 e 248). Pode ocorrer taquicardia sinusal reflexa por causa de hipotensão grave, que geralmente regride espontaneamente assim que a hipotensão cessa. Também podem ocorrer sintomas não cardíacos, como vômito (especialmente em gatos), hipotermia (ver Capítulo 49), depressão do sistema nervoso central (SNC), edema pulmonar não cardiogênico, hipopotassemia, hiperglicemia, acidose metabólica (secundária à hipoperfusão) e aumento da produção de lactato. Raramente ocorrem sinais de estimulação do SNC, como tremores ou convulsões.[2]

Não foram determinadas as doses tóxicas de BCC em cães e gatos; em razão da estreita margem de segurança desses agentes, a maioria dos casos de dose excessiva é considerada potencialmente tóxica. Sinais de intoxicação foram observados após o uso de doses terapêuticas em cães e gatos; há outros relatos de intoxicação após administração de 14,5 mg de verapamil/kg, em um gato, e de diltiazem de libertação prolongada, na dose de 95 a 109 mg/kg, em um cão adulto.[2,3]

O tratamento da intoxicação por BCC começa com a descontaminação gastrintestinal, se apropriado (ver Capítulos 112 e 151). Em qualquer caso de *superdosagem* potencial de BCC, deve-se continuar a monitorar de perto a frequência cardíaca, o ritmo cardíaco e a pressão arterial (ver Capítulo 99) durante 12 a 24 horas após a exposição ao BCC. Os animais sintomáticos também requerem monitoramento laboratorial de eletrólitos, da glicemia, da condição acidobásica e da concentração de lactato (ver Capítulos 70 e 128). Para o tratamento da intoxicação, geralmente os medicamentos de primeira escolha são soluções cristaloides, via IV, para hipotensão (também podem ser necessárias soluções coloides – ver seção sobre betabloqueadores, neste capítulo e no Capítulo 129); atropina (0,02 a 0,04 mg/kg IV), para bradicardia; e gliconato de cálcio (solução 10%, 0,5 a 1,5 mℓ/kg IV lenta, ao longo de 5 minutos, monitorando o eletrocardiograma (ECG) ou em taxa de infusão contínua [TIC] (ver Capítulo 298), ou cloreto de cálcio (solução 10%, 0,1 a 0,5 mℓ/kg, IV lenta, ao longo de 5 minutos ou em TIC de 0,01 mℓ/kg/h), para aumentar o fluxo de cálcio transmembrana. Se o paciente for refratário a essa combinação de medicamentos, podem-se administrar outros agentes, como a emulsão lipídica intravenosa (ELI) e a terapia com alta dose de insulina (ADI).

Embora o mecanismo exato do tratamento com emulsão lipídica intravenosa não tenha sido completamente elucidado, seus efeitos benéficos provavelmente sejam multifatoriais. As teorias atuais incluem a teoria da "dissipação de lipídios", a qual postula que os agentes lipofílicos (i. e., logP > 1) são removidos de seus sítios receptores e sequestrados no compartimento lipídico do sangue.[4] Acredita-se que o benefício direto adicional ao miocárdio resulte da utilização de ácidos graxos livres como fontes de energia, do aumento do cálcio intracelular, do aumento do efeito vasopressor mediado por receptor alfa-adrenérgico e da redução da vasodilatação induzida por óxido nítrico e insulina pela ELI.[4] A dose atual recomendada de ELI é de 1,5 mℓ/kg IV, na forma de *bolus*, seguida imediatamente de TIC IRC de 0,25 mℓ/kg/min até que os sinais clínicos se resolvam ou ao longo de 30 a 60 minutos, o que for menor. Espera-se melhora significativa em poucos minutos após a administração de ELI. Se não houver melhora significativa, podem ser administradas doses adicionais na forma de *bolus*. A quantidade total de ELI que pode ser administrada com segurança não é conhecida e pode variar muito dependendo de cada paciente, do produto tóxico e da gravidade dos sinais clínicos. Na literatura humana atual, recomenda-se dose diária máxima de 8 mℓ de ELI 20%/kg, mas essa dose foi excedida com segurança, sem eventos adversos, em pessoas e animais. Experimentalmente, a ELI mostrou-se benéfica em cães intoxicados por verapamil; também é frequentemente utilizada em pessoas com *superdosagem* de BCC.[5-7]

O tratamento com alta dose de insulina (ADI), conhecida como terapia de hiperinsulinemia-euglicemia, também foi efetivo no tratamento de cães intoxicados por BCC; atualmente é um medicamento de primeira linha no tratamento de superdosagem de BCC em medicina humana.[7-10] O mecanismo terapêutico proposto para ADI é multifatorial e inclui aumento da captação miocárdica de glicose, supressão da fosfodiesterase III (aumento do cAMP, ocasionando maior influxo de cálcio intracelular) e indução de hipopotassemia discreta que resulta em maior inotropismo cardíaco. A administração de ADI requer um equipo central e a administração concomitante de dextrose para sustentar a euglicemia (ver Capítulo 76). Antes de iniciar o tratamento, é importante monitorar a concentração de glicose no sangue (CGS) e fazer a suplementação se a CGS for < 100 mg/dℓ em cães, ou < 200 mg/dℓ em gatos. Em espécies veterinárias, as doses ainda não foram bem estabelecidas e tal procedimento ainda é considerado recente, mas frequentemente se inicia a administração de 1 UI de insulina regular/kg administrada na forma de *bolus* IV, seguida de 2 UI/kg/h, em TIC.[11] A dose pode ser aumentada em 2 UI/kg/h a cada 10 minutos, até a dose máxima de 10 UI/kg/h, dependendo da resposta ao tratamento. Experimentalmente, constatou-se aumento do inotropismo mensurável dentro de 5 minutos após o início do tratamento com ADI.[7] A concentração de glicose no sangue deve ser monitorada a cada 10 minutos, enquanto se ajusta a dose de insulina. Simultaneamente, administra-se solução de dextrose concentrada, geralmente superior a 5%, às vezes superior a 15 a 30%, por meio de um equipo central. Quando a dose de insulina é estabilizada, deve-se mensurar a concentração de glicose no sangue capilar a cada 30 a 60 minutos e a dose de dextrose ajustada conforme necessário. Além disso, a concentração sérica de potássio deve ser monitorada a cada hora. Com base na literatura humana, é aconselhável manter a concentração de potássio no menor valor da faixa terapêutica; todavia, deve-se administrar cloreto de potássio quando a concentração desse eletrólito for inferior 3 mmol/ℓ.[7] Quando os sinais de intoxicação por BCC forem resolvidos, a dose de insulina pode ser diminuída para 1 a 2 UI/kg/h, continuando a monitorar as concentrações de glicose e de potássio a cada hora. A administração de dextrose normalmente precisa ser continuada por 24 horas após a descontinuação da insulina.[7,11]

Outros tratamentos para intoxicação por BCC tradicionalmente incluem glucagon (50 ng/kg, na forma de *bolus* IV, seguido de 10 a 15 ng/kg/min e até 40 ng/kg/min em TIC), vasopressores e marca-passo temporário, embora atualmente se prefira o tratamento com ADI ou ELI.[12] Há relato de um caso em que se utilizou a combinação de ELI e ADI com sucesso em um cão que havia ingerido 79 mg de diltiazem/kg, após ausência de resposta do paciente às terapias tradicionais, inclusive com glucagon.[13]

## BETABLOQUEADORES

Os betabloqueadores (também denominados antagonistas de receptor beta) são frequentemente usados em medicina humana para tratamento de hipertensão e outras doenças cardíacas. Em razão de sua ampla disponibilidade, exposições acidentais, especialmente em cães, são comumente relatadas à Pet Poison Helpline. Embora não haja betabloqueadores aprovados pela FDA para uso veterinário, esses medicamentos são usados no tratamento de cardiomiopatia hipertrófica ou hipertrófica obstrutiva em gatos e taquidisritmias em cães.

Os betabloqueadores atuam principalmente como antagonistas de receptores beta-adrenérgicos (beta$_1$ e beta$_2$), e muitos apresentam especificidade para um receptor em relação ao outro. Por exemplo, atenolol, esmolol e metoprolol são seletivos principalmente para beta$_1$, enquanto carvedilol, propranolol e sotalol são betabloqueadores não seletivos. Em doses supraterapêuticas, pode-se perder a seletividade por beta$_1$ e pode ocorrer bloqueio de beta$_2$. Alguns desses compostos, como o carvedilol, também podem ser antagonistas de receptores alfa$_1$; outros, como o propranolol, inibem os canais de sódio rápidos, que propiciam um efeito estabilizador da membrana e prolongam os intervalos PR e QRS. Os receptores beta$_1$ estão localizados predominantemente no miocárdio, mas também estão presentes nos rins, no tecido adiposo, nos olhos e no músculo esquelético. Os efeitos cardíacos do antagonismo de beta$_1$ normalmente resultam em efeitos inotrópicos e cronotrópicos negativos e reduzem o débito cardíaco, com a diminuição da frequência cardíaca sinusal e da condução AV. Também pode ocorrer redução da pressão arterial e da demanda de oxigênio pelo miocárdio. Os receptores beta$_2$ estão presentes no músculo liso dos brônquios, no músculo esquelético, no trato gastrintestinal, no pâncreas, no fígado e nos vasos sanguíneos. O antagonismo desses receptores quase sempre resulta em broncospasmo (mais provavelmente em animais com doença de vias respiratórias concomitante) e vasodilatação periférica, que ocasiona hipotensão.

Após superdosagem de betabloqueadores os sinais clínicos podem variar ligeiramente, dependendo do agente específico, mas quase sempre incluem bradicardia, bloqueio cardíaco (de primeiro, segundo ou terceiro graus), redução do débito cardíaco, hipotensão com possível choque cardiogênico, hipoglicemia e comprometimento respiratório/broncospasmo. Convulsões também foram relatadas e podem ser mais prováveis após dose excessiva de propranolol por causa da sua lipofilia. A *superdosagem* de propranolol pode aumentar o risco de prolongamento dos intervalos PR, QRS e QT.

Os dados referentes às doses tóxicas de betabloqueadores em animais de companhia são muito limitados. Em geral, doses superiores a 2 ou 3 vezes a dose terapêutica são consideradas potencialmente problemáticas. Em estudos experimentais em cães intoxicados por propranolol, a administração por via intravenosa de dose de 10 mg/kg resultou, consistentemente, em sintomas graves ou morte.[14]

O tratamento da intoxicação por betabloqueadores é muito semelhante ao da intoxicação por BCC e começa com a descontaminação gastrintestinal, se apropriada (ver Capítulos 112 e 151). Em qualquer caso de intoxicação potencial por betabloqueadores, deve-se realizar o monitoramento cuidadoso da frequência cardíaca, do ritmo cardíaco e da pressão arterial (ver Capítulos 99 e 103) ao longo de 12 a 24 horas após a exposição. Os animais sintomáticos também requerem monitoramento laboratorial de eletrólitos e glicose no sangue, do equilíbrio acidobásico e do teor de lactato (ver Capítulos 67 a 70). Os medicamentos de primeira linha apropriados para o tratamento, semelhantes aos utilizados na intoxicação por BCC, incluem soluções cristaloides IV, para hipotensão (coloides também podem ser necessários; ver Capítulos 129 e 130), e atropina (0,02 a 0,04 mg/kg IV), para bradicardia. Normalmente se obtém o restabelecimento da volemia com administração de solução cristaloide IV para hipotensão, na dose de 20 mℓ/kg para cães, administrada ao longo de 10 a 15 minutos, e de 10 a 15 mℓ/kg para gatos, ao longo de 10 a 15 minutos.[11] A administração na forma de *bolus* pode ser repetida conforme necessário para a estabilização, mas deve-se ter cuidado para evitar a sobrecarga de líquido em pacientes que apresentam choque cardiogênico. Ademais, a terapia hídrica pode não ser efetiva em pacientes com bradicardia grave, e esse problema deve ser corrigido simultaneamente (*i. e.*, com a administração de atropina). Os sinais clínicos compatíveis com sobrecarga de líquido incluem aumento da frequência/esforço respiratório, aumento dos sons pulmonares, diminuição dos valores da oximetria de pulso e anormalidades hemogasométricas concomitantes. Também se recomenda o monitoramento contínuo do ECG, a fim de avaliar a condução elétrica do coração, e o monitoramento frequente da pressão arterial (ver Capítulos 99 e 248). Assim como acontece na intoxicação por BCC, a ELI e a ADI podem ser terapias efetivas e devem ser consideradas em casos graves refratários à terapia hídrica IV e à atropina (para informações detalhadas sobre ELI e ADI, consulte a seção relativa a BCC neste capítulo).[7,11,15]

## INIBIDORES SELETIVOS DA RECAPTAÇÃO DE SEROTONINA E OUTROS

Os medicamentos antidepressivos cuja aquisição requer receita médica são considerados os mais comumente prescritos nos EUA. Além disso, normalmente são usados em medicina veterinária para uma variedade de anormalidades do comportamento, incluindo ansiedade por separação, fobia à tempestade, marcação inadequada de terreno por meio de micção, comportamentos estereotípicos e alopecia psicogênica. Embora possam ser observados efeitos adversos brandos em doses terapêuticas, podem ocorrer intoxicações graves e morte após sobredose, especialmente se esses fármacos forem ingeridos junto a outros medicamentos com propriedades serotoninérgicas (como os inibidores da monoamina oxidase ou do 5-hidroxitriptofano).

Os inibidores seletivos da recaptação da serotonina (ISRS) impedem a recaptação da serotonina na membrana pré-sináptica, o que resulta em maior concentração de serotonina no SNC. Os ISRS comuns incluem fluoxetina (Prozac), citalopram (Celexa), escitalopram (Lexapro), paroxetina (Paxil) e sertralina (Zoloft), muitos dos quais apresentam alta afinidade (ligação) às proteínas; todos são metabolizados no fígado.

A dose tóxica varia conforme o medicamento e a espécie animal. Os gatos, em comparação com os cães, são mais sensíveis aos ISRS, necessitam de menor dose terapêutica e exibem menor faixa de variação de toxicidade.[16] Animais com distúrbios convulsivos, ou comprometimento cardiovascular ou hepático, podem ser mais predispostos à intoxicação. Pequenas sobredoses de ISRS normalmente resultam em sedação ou agitação, hipersalivação, vômito, midríase e tremores. Sobredoses maiores podem causar tremores, convulsões, nistagmo, disforia, vocalização, comportamento agressivo, ataxia e bradicardia. À medida que a sobredose aumenta, sobe também o risco de intoxicação por serotonina (também denominada síndrome da serotonina), uma síndrome tóxica caracterizada por sintomas relativos ao sistema nervoso central (SNC), bem como sintomas autonômicos e neurocomportamentais. Os sintomas podem incluir rigidez muscular, aumento de reflexos, tremores, hipertermia, hipertensão e cegueira transitória.

O tratamento de sobredose de ISRS consiste praticamente em terapia de suporte e sintomática; nenhum antídoto específico está disponível. Recomenda-se descontaminação apropriada. A cipro-heptadina (cães: 1,1 mg/kg; gatos: 2 a 4 mg, dose total, a cada 4 a 6 horas VO ou retal), um antagonista da serotonina, é efetiva na redução da gravidade dos sintomas, especialmente de vocalização e disforia. A agitação pode ser tratada com acepromazina (0,05 a 0,2 mg/kg IV IM ou SC, quando necessário) ou clorpromazina (0,5 a 1 mg/kg IV ou IM). O autor prefere a administração por via intravenosa da primeira dose devido ao início mais rápido da ação do medicamento. Em razão do risco de sedação extrema e hipotensão induzidas por fenotiazinas, é importante iniciar o tratamento com a menor dose da faixa de variação terapêutica, com o aumento da dose conforme necessário. Alguns animais podem necessitar de doses maiores do que as mencionadas. Para convulsões, na ausência da síndrome da serotonina, os benzodiazepínicos (p. ex., diazepam, na dose de 0,25 a 0,5 mg/kg IV) são efetivos. No caso de síndrome serotoninérgica, os benzodiazepínicos *podem* exacerbar os sintomas neurológicos (embora sejam usados rotineiramente em pessoas com essa síndrome); em vez disso, podem-se utilizar barbitúricos (p. ex., 3 a 5 mg de fenobarbital, a cada 20 min, no total de 2 a 3 doses, via IV). Outros tratamentos incluem metocarbamol (55 a 220 mg/kg IV lenta até obter o efeito desejado), para tremores; soluções IV (cristaloides, 1,5 a 2,5 vezes a dose de manutenção; ver Capítulo 129), para resfriamento térmico e manter a hidratação e perfusão sanguínea adequadas; e betabloqueadores (p. ex., 0,02 a 0,06 mg de propranolol/kg IV lenta), para taquicardia e hipertensão, caso são sejam corrigidas após sedação adequada.

Sobredoses de outros antidepressivos, como a duloxetina (Cymbalta), um inibidor da recaptação de serotonina e norepinefrina (IRSN), e venlafaxina (Effexor), um antidepressivo bicíclico, são clinicamente semelhantes às sobredoses de ISRS; no entanto, por causa de seu mecanismo de ação, esses medicamentos adicionalmente induzem aumento das concentrações pré-sinápticas de norepinefrina e dopamina (venlafaxina). Isso pode ocasionar sintomas simpatomiméticos, como midríase, taquicardia, hipertermia, hipertensão etc. O tratamento é semelhante àquele da sobredose de ISRS, mas pode ser necessário mais cuidado com a sedação. Podem ser necessárias doses extremamente altas de clorpromazina (10 a 18 mg/kg IV) ou acepromazina.[16]

## ANTIDEPRESSIVOS TRICÍCLICOS

Os antidepressivos tricíclicos (ATC) são estruturalmente semelhantes às fenotiazinas e atuam em diversos receptores, inibindo a recaptação neuronal de norepinefrina, serotonina e dopamina no SNC. Eles também têm afinidade por receptores muscarínicos e histamínicos $H_1$ e podem causar bloqueio de canais de sódio e potássio em graus variados. Os ATC mais comumente usados em medicina veterinária são amitriptilina e clomipramina (Clomicalm).

Em geral, os ATC apresentam margem de segurança muito estreita, com possíveis efeitos adversos brandos, em doses terapêuticas, e possíveis efeitos graves após sobredose menor (2-3x). Assim, qualquer sobredose deve ser considerada potencialmente grave. Diferentemente do que acontece com ISRS e IRSN, os ATC podem causar intoxicação cardíaca grave, além de sintomas neurológicos. Após a ingestão, os sinais clínicos podem surgir nas primeiras horas e incluir depressão grave do SNC e convulsões, juntamente com sinais anticolinérgicos, como midríase, taquicardia, retenção urinária e lentidão no trânsito gastrintestinal. Por causa da inibição dos canais de sódio rápidos nos ventrículos cardíacos, a despolarização retardada pode ocasionar bradicardia, hipotensão e arritmias. Colapso cardiovascular frequentemente é a causa da morte em animais domésticos.

O tratamento da ingestão aguda consiste em descontaminação apropriada e cuidados de suporte intensivos; nenhum antídoto específico está disponível. Os resultados de exames laboratoriais, especialmente da hemogasometria de sangue venoso e das concentrações de eletrólitos e glicose no sangue, devem ser monitorados rigorosamente (ver Capítulos 61, 66 a 70 e 128). Se ocorrer hipoglicemia, indica-se administração por via intravenosa de solução de dextrose 2,5 a 5%. Recomenda-se o monitoramento contínuo do ECG, a fim de verificar possível ocorrência de arritmia, ampliação do complexo QRS e prolongamento do intervalo PR. Indica-se a administração por via intravenosa de solução cristaloide, 1,5 a 2,5 vezes a dose de manutenção, para corrigir a hipotensão e manter a perfusão sanguínea. A cipro-heptadina pode ser útil (ver a seção ISRS). Se ocorrer convulsão, é importante excluir a possibilidade de hipoglicemia e, se necessário, pode-se iniciar o tratamento com diazepam (0,25 a 0,5 mg/kg IV) ou barbitúricos (p. ex., 3 a 5 mg de fenobarbital/kg IV). As fenotiazinas não devem ser usadas, pois podem exacerbar os sinais clínicos. A duração dos sintomas é muito variável (de horas a dias) e os animais devem ser hospitalizados até que estejam assintomáticos.

## SONÍFEROS: BENZODIAZEPÍNICOS E HIPNÓTICOS NÃO BENZODIAZEPÍNICOS

Os benzodiazepínicos (BZD) são comumente usados como ansiolíticos, anticonvulsivantes, relaxantes musculares e sedativos/hipnóticos. Hipnóticos não benzodiazepínicos (não BZD) são geralmente usados como soníferos. Embora os dois grupos de medicamentos tenham diferentes perfis farmacológicos, ambos exercem suas ações por meio do neurotransmissor inibitório ácido gama-aminobutírico (GABA) e apresentam ação clínica e protocolo de tratamento semelhantes. Em medicina veterinária, os BZD comumente usados *off-label* (sem indicação de tal uso na bula) incluem alprazolam, diazepam, lorazepam, midazolam e zolazepam/tiletamina, um agente dissociativo.

Outros BZD frequentemente usados em medicina humana são clonazepam, oxazepam e temazepam. Os não BZD comuns incluem zolpidem, eszopiclona e zaleplon.

Ambos os grupos de drogas apresentam margem de segurança relativamente ampla, e não é comum a morte do paciente após a ingestão de apenas uma sobredose. Entretanto, em gatos o uso oral crônico de BZD pode resultar em insuficiência hepática fulminante; portanto, não é recomendado (ver Capítulo 286).[17,18] Após a ingestão, rapidamente (30 a 60 minutos) podem surgir sinais clínicos de intoxicação aguda, que comumente incluem depressão do SNC, ataxia, confusão e/ou agressão. Sintomas raros incluem hipotensão, hipotermia, coma ou convulsões. Paradoxalmente, 40 a 50% dos animais que ingerem esses medicamentos exibem estimulação e excitação.[19]

O tratamento da ingestão aguda consiste em descontaminação apropriada, cuidados de suporte e, se necessário, o agente de reversão/antídoto flumazenil. A necessidade de tratamento depende da sobredose e da gravidade dos sintomas. Em animais sintomáticos, recomenda-se o monitoramento da temperatura corporal e da pressão arterial (ver Capítulo 99), bem como de medidas de aquecimento ou solução cristaloide IV, conforme necessário, a fim de manter a perfusão sanguínea, tratar a hipotensão e corrigir a desidratação. Em casos de estimulação paradoxal, os benzodiazepínicos não devem ser administrados, pois podem exacerbar os sinais clínicos. Em vez disso, recomenda-se acepromazina (0,05 a 0,2 mg/kg IV, IM ou SC) ou medetomidina (1 a 10 µg/kg IV, IM ou SC). O agente de reversão flumazenil (0,01 mg/kg IV, até obter o efeito desejado) é o antídoto para sobredose de benzodiazepínicos, mas é recomendado ou necessário apenas em casos de depressão respiratória ou do SNC grave. Ele reverte os efeitos sedativos e relaxantes musculares em cerca de 5 minutos e, em razão da curta meia-vida, deve ser administrado repetidamente, quando necessário.

## FENILPROPANOLAMINA

A fenilpropanolamina (FPA) é uma amina simpatomimética aprovada pela FDA para tratamento de incontinência urinária secundária à hipotonia do esfíncter uretral em cães. Historicamente, era usado como suplemento para perda de peso, de venda livre, e como medicamento para pessoas com resfriado, mas foi proibido pela FDA em 2003 por preocupações com a segurança humana. Embora o mecanismo de ação exato não seja conhecido, acredita-se que estimule diretamente os receptores alfa-adrenérgicos, o que resulta no efeito terapêutico de contração do músculo liso da uretra. Acredita-se, também, que a FPA aumenta a liberação de norepinefrina nos sítios pré-sinápticos, o que resulta em estimulação indireta de ambos os receptores, alfa e beta-adrenérgicos. O medicamento apresenta meia-vida de 3 a 4 horas (em cães), sendo amplamente excretado de forma inalterada na urina em 24 horas.[16]

Sinais clínicos brandos podem ser observados após administração de dose terapêutica (1 mg/kg/12 horas, VO), de modo que deve ser utilizada a menor dose efetiva. Em geral, os cães que ingerem mais de 2 a 3 mg/kg correm o risco de intoxicação leve a moderada e devem ser submetidos à descontaminação e monitorados por 8 horas (ver Capítulo 151). O início dos sinais clínicos pode ocorrer até 30 minutos após a ingestão, mas é mais provável que surjam 2 a 4 horas após a ingestão. Os sintomas de intoxicação relatados são compatíveis com a estimulação de alfa$_1$, alfa$_2$ e beta$_1$, tais como vasoconstrição, aumento do débito cardíaco em razão dos efeitos inotrópicos e cronotrópicos positivos, agitação, midríase e piloereção. Os sintomas neurológicos relatados incluem alteração de comportamento (letargia, ocultação, vocalização), ataxia, nistagmo, hipermetria, tremores musculares (raros) e convulsões (raras).[20,21] Também foram relatados sintomas gastrintestinais, como vômito e hipersalivação, que podem causar desidratação.[20] Os sintomas cardiovasculares comuns incluem hipertensão, taquicardia ventricular e bradicardia (secundária à hipertensão; ver Capítulo 248). Também pode ocorrer eritema do abdome e do pavilhão auricular. Hipertermia é menos comum, mas deve ser monitorada.

Os relatos de efeitos graves causados por sobredose de FPA incluem um cão da raça Labrador Retriever de 4 anos de idade que recebeu dose de 56 a 69 mg/kg e desenvolveu hipertensão grave e sustentada, resultando em retinopatia hipertensiva e elevação da concentração de troponina 1 cardíaca (11,7 ng/m$\ell$; valor de referência: < 0,3 ng/m$\ell$) sugestiva de necrose de miocárdio. Notou-se recuperação clínica total após 30 dias.[22] Um cão da raça Labrador Retriever de 5 anos de idade que ingeriu aproximadamente 48 mg de FPA/kg também desenvolveu provável necrose de miocárdio evidenciada por concentração de troponina 1 cardíaca > 40 ng/m$\ell$ (intervalo de referência: 0 a 0,07 ng/m$\ell$), taquicardia ventricular multiforme e dilatação do ventrículo esquerdo com região discinética focal no septo interventricular dorsal; ocorreu recuperação total dos sintomas após 6 meses.[21] Há relato de morte de um cão que ingeriu 145 mg de FPA/kg, embora a causa da morte não pudesse ser determinada, pois não foi realizada necropsia.[20]

Anormalidades laboratoriais comuns após sobredose de FPA incluem azotemia, mioglobinúria, hipopotassemia discreta, elevação da atividade de creatinoquinase e elevação discreta a moderada das atividades de fosfatase alcalina (ALP) e alanina aminotransferase (ALT) (secundária a lesão muscular e possível lesão por hipoperfusão hepática). Em caso de intoxicação grave, devem-se considerar os seguintes indicadores de diagnóstico: ECG e monitoramento da pressão arterial (ver Capítulos 99 e 103); perfil bioquímico sérico, incluindo parâmetros renais e eletrólitos, hemograma completo, exame de urina a fim de avaliar a função renal e possível mioglobinúria (ver Capítulo 72), creatinoquinase, painel de coagulação, se houver suspeita de coagulação intravascular disseminada (CID) (ver Capítulo 197), e troponina 1 cardíaca e outros biomarcadores para monitorar a possibilidade de necrose/infarto do miocárdio (ver Capítulo 246).

Após descontaminação apropriada e oportuna, faz-se o tratamento sintomático e de suporte, pois não há antídoto para FPA. A sedação geralmente é mais bem alcançada com o uso de acepromazina (que também causa vasodilatação periférica, reduzindo a pressão arterial). O autor recomenda começar com dose de 0,05 mg/kg IV e ajustá-la até obter o efeito desejado. Na intoxicação grave, pode ser necessária uma dose maior. O butorfanol também pode ser efetivo no tratamento de agitação/hiperatividade. Se apenas a sedação não for suficiente para controlar a hipertensão, pode-se administrar hidralazina ou nitroprussiato. Taquicardia refratária pode ser tratada com um antagonista beta$_1$, como esmolol ou propranolol; lidocaína pode ser usada para tratar taquicardia ventricular. Os tremores podem ser tratados com relaxantes musculares (i. e., metocarbamol). As convulsões podem ser tratadas com benzodiazepínicos, mas pode ocorrer agravamento paradoxal dos sinais clínicos. Portanto, inicialmente, esses medicamentos devem ser usados com cautela. O fenobarbital também é efetivo no controle de convulsões, especialmente em casos refratários aos benzodiazepínicos. A terapia hídrica com solução cristaloide IV, pode ser útil para manter a perfusão sanguínea nos órgãos, mas deve ser usada criteriosamente em cães com suspeita ou confirmação de hipertensão. O prognóstico é excelente, desde que o tratamento seja adequado.[20]

## ANTI-INFLAMATÓRIOS NÃO ESTEROIDES APROVADOS PARA USO VETERINÁRIO

Os anti-inflamatórios não esteroides (AINE) são mais comumente usados por suas propriedades antipiréticas, anti-inflamatórias e analgésicas, especialmente em pacientes com osteoartrite e dor pós-operatória. Produtos aprovados pela FDA para uso em pequenos animais incluem carprofeno, deracoxibe, firocoxibe, cetoprofeno, meloxicam, robenacoxibe e tepoxalina. Por ocasião da elaboração deste capítulo, em 2016, alguns AINE, como o mavacoxibe (de ação prolongada) e o ácido tolfenâmico, não estavam aprovados para uso veterinário nos EUA, mas sim em mercados estrangeiros.

O mecanismo de ação dos AINE consiste na inibição da atividade da ciclo-oxigenase (COX, principalmente COX-1 e COX-2), uma enzima que converte o ácido araquidônico em vários prostanoides, inclusive prostaglandinas, prostaciclinas e tromboxano. Embora tanto a COX-1 quanto a COX-2 tenham efeitos constitutivos, a COX-1 parece ter ações fisiológicas mais desejáveis, como a regulação da prostaglandina, resultando em produção de mucosa gástrica, atividade plaquetária normal e regulação do fluxo sanguíneo renal. Em contrapartida, a COX-2 é responsável pela produção de mediadores inflamatórios. Alguns AINE, como carprofeno, deracoxibe, firocoxibe, meloxicam e robenacoxibe, atuam preferencialmente na COX-2 ou são seletivos, ou seja, inibem mais essa enzima do que a COX-1, o que confere a esses medicamentos uma margem de segurança maior, comparativamente às drogas menos seletivas para a inibição de COX. Diferentemente, o cetoprofeno é um inibidor não seletivo das enzimas COX, e a tepoxalina inibe tanto as enzimas COX-1 e COX-2 quanto a enzima lipo-oxigenase (LOX). Apesar da maior segurança dos inibidores de COX-2, essa seletividade é perdida após a superdosagem, que resulta na inibição de COX-1 e, consequentemente, em efeitos adversos ou tóxicos.

As sequelas mais comuns da intoxicação por AINE são erosão ou ulceração gastrintestinal, especialmente das regiões do duodeno gástrica e proximal, e insuficiência renal aguda.[23] Os sinais clínicos de intoxicação incluem vômito (com possibilidade de hematêmese), dor abdominal, melena ou hematoquezia e diarreia, os quais podem causar desidratação secundária. Perfuração gastrintestinal e peritonite séptica são os efeitos GI mais graves (ver Capítulos 275 e 279). A insuficiência renal aguda (IRA) geralmente ocorre quando são utilizadas doses superiores àquela que causa sintomas gastrintestinais; contudo, em raros casos relata-se tal ocorrência em pacientes sem sintomas gastrintestinais (ver Capítulo 322). Os sintomas de IRA decorrente de necrose tubular renal multifocal incluem poliúria, polidipsia, anorexia, letargia e vômito. Palidez de membranas mucosas e taquicardia podem ser secundárias à perda de sangue no trato gastrintestinal, hipovolemia e baixa perfusão sanguínea. A função plaquetária também pode ser inibida pela exposição a AINE.[24] Na intoxicação grave, é possível a ocorrência de sintomas relativos ao sistema nervoso central (SNC), como fraqueza, ataxia e convulsões (ver Capítulo 35). Também pode ocorrer lesão hepática após sobredoses maciças (ver Capítulo 286). O início dos sinais clínicos pode demorar uma hora após a ingestão, embora os efeitos tóxicos, como lesão renal aguda ou perfuração gastrintestinal, possam demorar 48 a 72 horas antes de serem clinicamente evidentes.

A dose tóxica dos diversos AINE é muito variável, influenciada pela espécie, pelo uso concomitante de outros AINE e de outros medicamentos (p. ex., corticosteroides), por doença subjacente (especialmente renal, hepática ou gastrintestinal) e, em menor grau, pela raça. Por exemplo, cães da raça Labrador Retriever podem desenvolver lesões hepáticas idiossincráticas causadas por carprofeno com maior frequência do que outras raças. Como regra geral, sobredoses agudas, que excedem 4 a 5 vezes a dose terapêutica, em cães podem resultar em sintomas de intoxicação e requerem tratamento. Mesmo sobredoses menores podem predispor os gatos à intoxicação pela maioria dos AINE, especialmente se o medicamento não é aprovado para uso em gatos, ou não aprovado para uso por longo tempo em gatos.

O objetivo do tratamento da sobredose e intoxicação por AINE consiste em propiciar descontaminação apropriada, proteção do trato GI, terapia hídrica e outras medidas de suporte. No caso de ingestão recente de AINE, deve-se realizar esvaziamento gástrico por indução de êmese ou lavagem estomacal (ver Capítulos 112 e 151). Dependendo do grau de recirculação êntero-hepática do medicamento, a descontaminação com múltiplas doses de carvão ativado pode ser apropriada. Protetores gastrintestinais, como antagonistas H2 e inibidores da bomba de prótons, são efetivos até 7 a 10 dias após a ingestão. Também pode ser necessária a administração de medicamentos como misoprostol e sucralfato. No caso de sobredose elevada ou sinais

**Tabela 153.1** Risco de intoxicação por medicamentos de venda livre e por aqueles que necessitam de receita médica para sua aquisição em pequenos animais.

| NOME DO MEDICAMENTO | CLASSE DO MEDICAMENTO | MANIFESTAÇÃO OU SINTOMAS MAIS COMUNS | TRATAMENTO BÁSICO |
|---|---|---|---|
| 5-Fluoruracila (5-FU) | Medicamento antineoplásico frequentemente usado topicamente em pessoas para tratamento de queratoses actínicas e carcinomas basocelulares superficiais | Vômitos de início súbito, convulsões, tremores, dispneia, cianose. Outros: ataxia, depressão, hipersalivação, diarreia. Crises prolongadas levam ao aumento da pressão intracraniana, edema pulmonar não cardiogênico com parada cardiorrespiratória. Morte frequentemente em < 24 h. Se sobrevive à fase inicial, ocorre supressão da medula óssea e intoxicação gastrintestinal | Não há antídoto. Terapia de suporte anticonvulsivo multimodal, incluindo levetiracetam (convulsões muitas vezes refratárias ao diazepam) e/ou anestesia geral; ver Capítulos 35 e 136 Soluções IV, antieméticos, suplementação de oxigênio (ver Capítulo 131). Monitoramento frequente do ECG, saturação de $O_2$, pressão arterial (ver Capítulos 98, 99 e 103). Ventilação mecânica |
| Paracetamol (p. ex., Tylenol) | Analgésico de venda livre, inibidor da COX-3 | Gatos são mais sensíveis que cães Metemoglobinemia, angústia respiratória, cianose Hepatotoxicose com icterícia, encefalopatia hepática etc. Edema facial e de patas (mais comum em gatos) CS | Antídoto: N-acetilcisteína (VO ou IV). Terapia de suporte: solução IV, SAMe. Aumente a capacidade de transporte de $O_2$, se necessário: transfusão de concentrado de hemácias, sangue total, Oxyglobin Azul de metileno para MetHb grave (use com cautela). Transfusão de plasma e vit K, em caso de coagulopatia (insuficiência hepática) |

*Continua*

## Tabela 153.1 Risco de intoxicação por medicamentos de venda livre e por aqueles que necessitam de receita médica para sua aquisição em pequenos animais. (*Continuação*)

| NOME DO MEDICAMENTO | CLASSE DO MEDICAMENTO | MANIFESTAÇÃO OU SINTOMAS MAIS COMUNS | TRATAMENTO BÁSICO |
|---|---|---|---|
| Albuterol | Agonista beta-adrenérgico | Apreensão, agitação, depressão/fraqueza (muitas vezes devido à hipopotassemia). Arritmia ventricular, bloqueio AV. Possíveis tremores, vômitos, hipertensão, midríase, hipertermia, hiperglicemia. Raramente retenção de urina | Potássio suplementar, beta-antagonistas para taquicardia, lidocaína para CVP, ECG contínuo e monitoramento da pressão arterial. Antieméticos, quando necessário. A hiperglicemia geralmente se resolve com solução IV |
| Ácido alfalipoico (ácido tióctico) | Suplemento dietético de venda livre, frequentemente utilizado para diabetes melito ou disfunção cognitiva | Sintomas causados por hipoglicemia. Hipersalivação, vômito e ataxia. Possíveis tremores e convulsões. Elevação de enzimas hepáticas 24 a 72 h após a ingestão; também pode ocorrer insuficiência renal aguda | Dextrose IV, monitoramento da glicemia e da diurese. Hepatoprotetores. A tiamina pode ser útil |
| Baclofeno; ciclobenzaprina (Amrix, Flexeril) | Relaxantes de músculo esquelético de ação central utilizados por via oral para o tratamento da espasticidade resultante de esclerose múltipla e lesões/doenças da medula espinal em pessoas | Vocalização, vômito, ataxia, desorientação, depressão. Pode progredir para decúbito, paralisia flácida, convulsões ou parada respiratória | Não há antídoto; apenas cuidados de suporte. Solução IV para melhorar a perfusão/choque, diazepam para convulsões, atropina para bradicardia, cipro-heptadina para vocalização. Em casos graves pode-se utilizar ELI |
| Cafeína | Composto de metilxantina (estimulante), comum em suplementos "energéticos" e para perda de peso. Também é vendido como comprimidos de agente único, inalantes e bebidas | Inquietação, hiperatividade, PU/PD, vômito, incontinência urinária. Taquicardia, hipertensão, fraqueza, ataxia, hipertermia, arritmia cardíaca, convulsões. Desequilíbrios eletrolíticos potenciais | Não há antídoto; apenas cuidados de suporte. Sedação com acepromazina ou clorpromazina (ajuda na hipertensão), solução IV para perfusão e excreção, metocarbamol para tremores, diazepam para convulsões. Betabloqueadores injetáveis para hipertensão ou taquicardia persistente. Cateter urinário ou micção frequente para evitar reabsorção de cafeína pela parede da bexiga |
| Dexmetilfenidato (Focalin); dextroanfetamina/anfetamina (Adderall); dextroanfetamina (Dexedrina); lisdexanfetamina (Vyvanse); metilfenidato (p. ex., Concerta, Metadato, Ritalina) | Prescrição de estimulantes do SNC, muitas vezes usados para tratar TDA/TDAH ou narcolepsia | Inquietação, hiperatividade, estimulação, midríase, taquicardia, taquipneia, hipertensão com potencial bradicardia reflexa. Possibilidade de hipertermia, ato de balançar a cabeça, tremores, convulsões | Não há antídoto; apenas cuidados de suporte. Sedação com acepromazina ou clorpromazina (ajuda na hipertensão), solução IV, metocarbamol para tremores, betabloqueadores injetáveis para taquicardia refratária aos sedativos. Cipro-heptadina para síndrome serotoninérgica. CUIDADO: o diazepam pode causar efeitos paradoxais; use outros anticonvulsivos |
| Pseudoefedrina (Sudafed, Claritin D etc.) | Simpaticomimético de venda livre usado como descongestionante | Veja prescrição de estimulantes do SNC (Vídeo 153.1) | Veja prescrição de estimulantes do SNC |
| Vitamina D2 (ergocalciferol); vitamina D3 (colecalciferol); calcipotrieno; calcitriol | Vitamina D e análogos de venda livre e aqueles que necessitam de receita médica. Os de venda livre contêm dose muito alta, uso de compostos que necessitam de prescrição para tratamento de hipocalcemia (oral) e psoríase (tópica) em pessoas | Hipercalcemia e hiperfosfatemia, resultando em mineralização metastática. Depressão, fraqueza, anorexia. Vômito, PU/PD, desidratação por lesão renal, calciúria. Úlcera gastrintestinal (casos graves). Menos comuns: dispneia, bradicardia, arritmia ventricular | Doses múltiplas de carvão ativado. Pamidronato, diurese salina, furosemida, prednisona para hipercalcemia. Ligantes de fosfato orais. Protetores gastrintestinais. Monitoramento rigoroso de eletrólitos e parâmetros renais. Quase sempre necessita de tratamento prolongado, por 2 a 4 semanas. Ver Capítulo 152 |

*AV*, atrioventricular; *COX-3*, ciclo-oxigenase-3; *CS*, ceratoconjuntivite seca; *CVP*, complexo ventricular prematuro; *ECG*, eletrocardiograma; *ELI*, emulsão lipídica intravenosa; *GI*, gastrintestinal; *MetHb*, metemoglobina; *PU/PD*, poliúria/polidipsia; *SNC*, sistema nervoso central; *TDA/TDAH*, transtorno do déficit de atenção/déficit de atenção com hiperatividade; *Vit K*, vitamina K.

clínicos graves, todos esses medicamentos são recomendados. Os antieméticos, como o maropitant, são quase sempre necessários, especialmente no estágio inicial da intoxicação. Em casos graves, podem ser necessários derivados sanguíneos por causa da perda de sangue causada pela ulceração (ver Capítulo 130).

Os animais expostos a doses nefrotóxicas de AINE requerem tratamento adicional, incluindo administração por via intravenosa de solução cristaloide em volume suficiente para assegurar excelente perfusão sanguínea aos rins (geralmente, 2 a 3 vezes a dose de manutenção), durante 1 a 3 dias (ver Capítulos 129 e 322). o monitoramento diário concomitante dos parâmetros renais e do exame de urina deve continuar por, pelo menos, 3 dias ou até que os valores se normalizem. Devido à forte ligação dos AINE às proteínas, após a sobredose desses medicamentos a hemodiálise não é útil. Se não há evidência de lesão nefrotóxica dentro de 3 a 5 dias após a ingestão, ela não é mais esperada. Além disso, recomenda-se o monitoramento de lesão hepática após a administração de dose excessiva de AINE; nesse caso, o uso de hepatoprotetores, como o SAMe, pode ser benéfico. Outros medicamentos de venda livre ou aqueles que necessitam de receita médica para sua aquisição, que causam efeitos potencialmente tóxicos em cães e gatos, estão listados na Tabela 153.1.

## REFERÊNCIAS BIBLIOGRÁFICAS

*As referências bibliográficas deste capítulo se encontram online no Ambiente de Aprendizagem.*

# CAPÍTULO 154

# Intoxicação por Drogas Utilizadas para Fins Recreativos

Safdar A. Khan

A maioria das exposições a drogas de uso recreativo ou ilícitas em animais de companhia ocorre em cães e pode ser acidental, intencional ou por vezes mal-intencionada.[1] Exposições acidentais são comuns, em parte, por causa do aumento do uso de certos medicamentos cuja aquisição requer receita médica (p. ex., anfetaminas, opiáceos), em seres humanos, o que aumenta o risco de sua disponibilidade no ambiente onde o animal de companhia é mantido. Os cães da polícia correm maior risco de exposição em razão de sua atividade e natureza de procura por essas drogas.[2] A intoxicação por drogas de uso para fins recreativos em animais de companhia é considerada uma condição de emergência, e, pela natureza ilegal da maioria dessas substâncias, os proprietários costumam fornecer históricos de exposição imprecisos ou enganosos, que dificultam o diagnóstico. Além disso, para torná-las mais potentes, as drogas de uso recreativo são, muitas vezes, adulteradas com adição de outras substâncias farmacologicamente ativas, o que torna o diagnóstico ainda mais difícil em face da multiplicidade de sinais clínicos. Diferentes drogas de uso recreativo têm diferentes nomes comuns ("de rua") que variam de área para área. Portanto, em um caso suspeito, o contato com a delegacia de polícia local ou centro de controle de intoxicação animal ou humano pode auxiliar na identificação da substância ilícita se o nome comum da droga envolvida for conhecido.

Uma maneira eficiente de decidir sobre um caso suspeito de intoxicação por drogas de uso recreacional é usar um *kit* de teste de medicamentos de venda livre comumente disponível no mercado. Esses *kits* estão amplamente disponíveis em farmácias humanas, são baratos e fáceis de usar. Eles são projetados para detectar metabólitos de drogas na urina, que podem ajudar a identificar algumas das substâncias recreativas mais comumente disponíveis, como maconha (nota: delta-9-tetraidro-canabinol [THC]), não maconha sintética; veja a seguir), anfetaminas, cocaína, opioides, benzodiazepínicos, barbitúricos e antidepressivos. O uso desses *kits* não foi validado para cães ou gatos; portanto, esses *kits* devem ser usados com cautela em medicina veterinária. Independentemente da espécie do paciente, as sensibilidades e especificidades desses *kits* de teste podem variar e os seus resultados precisam ser interpretados com cautela. Dependendo do momento, e se o paciente ingeriu outro medicamento concomitantemente (os melhores resultados são obtidos sem o uso de medicação prévia no paciente antes da realização do teste), esses *kits* podem gerar resultados falso-positivos ou falso-negativos. A um resultado de teste positivo, portanto, deve ser dado crédito somente quando o histórico e os sinais clínicos são compatíveis com a substância positiva no teste. Os resultados dos testes positivos podem ser confirmados com o envio de amostras apropriadas para análise em um laboratório humano ou veterinário. A maioria dos hospitais humanos ou clínicas de emergência e alguns laboratórios de diagnóstico veterinário oferecem testes de triagem de drogas ilícitas e podem verificar a presença de drogas recreativas ou seus metabólitos em diferentes líquidos corporais. A presença de um medicamento de uso parental ou seus metabólitos no sangue ou na urina pode ajudar a confirmar a exposição em casos suspeitos. Os clínicos devem entrar em contato com os laboratórios para obter orientações apropriadas quanto à coleta e envio de amostras e o tempo necessário para a obtenção dos resultados. A resposta mais demorada geralmente limita o uso desses testes em laboratório de referência para uma confirmação retrospectiva (p. ex., se a intoxicação era incerta, para fins de prevenção de futura exposição, bem como para fins legais).

## MEDICAMENTOS CUJA AQUISIÇÃO REQUER RECEITA MÉDICA

### Anfetaminas e compostos semelhantes à anfetamina

Essas drogas são estimulantes do sistema nervoso central (SNC) e do sistema cardiovascular; comumente são usadas em humanos para controle do apetite, narcolepsia, transtorno de déficit de atenção, parkinsonismo e alguns distúrbios comportamentais. Há disponibilidade de diferentes sais de anfetamina legalmente liberados para prescrição, isoladamente ou em combinação com outras anfetaminas. Algumas anfetaminas comumente encontradas ou drogas relacionadas são benzfetamina, dextroanfetamina, pemolina, metilfenidato, fentermina, dietilpropiona, fendimetrazina, metanfetamina e fenmetrazina. Vários nomes comuns ("de rua") de anfetaminas vendidas ilegalmente são *"speed"*, *"uppers"*, *"dex"*, *"bennies"* ou *"dexies"*. Cafeína, efedrina e fenilpropanolamina são adulterantes comuns.[1]

As anfetaminas de uso oral são bem absorvidas, com pico de concentração plasmática observado em 1 a 2 horas. As formulações de liberação prolongada apresentam absorção retardada, com início mais lento dos sinais clínicos, mas com maior duração. Os sintomas podem ser observados logo aos 15 minutos após a exposição ao medicamento ou podem ser postergados por algumas horas, dependendo da dose e da formulação.[1]

As anfetaminas causam excitação do SNC e do sistema cardiovascular devido à estimulação e liberação de norepinefrina, que atua em receptores alfa-adrenérgicos e beta-adrenérgicos, bem como liberação de catecolaminas no córtex cerebral, no centro respiratório medular e no sistema de ativação reticular. Os principais neurotransmissores do SNC afetados são norepinefrina, dopamina e serotonina.[1]

Os sinais clínicos de intoxicação são relativos à estimulação simpatomimética, incluindo hiperatividade, excitação, irritabilidade/hiperestesia, tremores, agitação da cabeça e convulsões. Outros sintomas relatados incluem hipertermia, vocalização, taquicardia, arritmias cardíacas (complexos ventriculares prematuros), hipertensão ou hipotensão sistêmica, salivação e midríase.[3]

O tratamento visa à descontaminação imediata do paciente e bons cuidados de suporte. Normalmente não se recomenda a indução de vômito no domicílio porque os sinais clínicos geralmente são aparentes no momento da suspeita de intoxicação; no entanto, a indução de êmese pode ser útil em um paciente assintomático, sob supervisão veterinária (ver Capítulo 151). Nos casos iniciais a lavagem gástrica seguida de administração de carvão ativado com um catártico pode ser útil (ver Capítulo 112).

O procedimento preferido para controlar a excitação do SNC é o uso de tranquilizantes fenotiazínicos, como a acepromazina (0,05 a 1 mg/kg, IV ou IM; quando se utiliza alta dose, a administração IV deve ser lenta; a via IV é preferida em pacientes com sinais clínicos graves, como andar em círculo e tremor de cabeça; a via IM pode ser utilizada em casos brandos ou quando não é possível a colocação de cateter IV; repetir a dose, se necessário) ou clorpromazina (0,5 a 1 mg/kg IV ou IM; tomar os mesmos cuidados mencionados para a acepromazina). Como alternativa, os sintomas relativos ao SNC podem ser controlados com diazepam (0,5 a 2 mg/kg IV lenta [monitorar hiperexcitação paradoxal; interromper a administração caso seja observada e usar as alternativas listadas aqui]), barbitúricos (p. ex., pentobarbital 2 a 6 mg/kg/h IV, em taxa de infusão contínua [TIC] ou fenobarbital 5 mg/kg IV a cada 15 a 20 minutos, repetido conforme necessário) ou anestesia inalatória com isoflurano, com sucesso variável. Com o uso repetido, ou quando usado em altas doses, com administração IV rápida, na forma de *bolus*, o diazepam em alguns pacientes pode causar hiperexcitabilidade paradoxal (exacerbação dos movimentos de pedalagem, vocalização, hiperatividade). Para esses pacientes, o diazepam deve ser descontinuado e medicamentos alternativos devem ser usados para controlar os sintomas de excitação do SNC. Para tratar os sintomas da síndrome da serotonina, pode-se tentar o uso de cipro-heptadina (1,1 mg/kg, VO ou via retal). O tratamento da taquicardia depende da natureza desse sintoma (sinusal *versus* ventricular; ver Capítulos 141 e 248). Em todos os casos é fundamental o monitoramento dos sinais clínicos, da frequência e do esforço respiratório, da frequência e do ritmo cardíaco, da temperatura corporal e das concentrações séricas de eletrólitos, administrando tratamento quando necessário.[1,4]

## Sedativos/hipnóticos

### Opiáceos e opioides

Os termos opiáceos e opioides são usados como sinônimos na literatura. O termo opiáceo refere-se a alcaloides naturais, como codeína ou morfina, obtidos da planta papoula (*Papaver somniferum*), enquanto os opioides são medicamentos sintéticos semelhantes à morfina. Os opioides são utilizados terapeuticamente por suas boas propriedades analgésicas e sedativas. Essas drogas também são frequentemente usadas por seres humanos devido às propriedades psicoativas dos opioides. Os opioides incluem várias drogas sintéticas legais e ilegais. A morfina e a codeína são obtidas da planta papoula. Oximorfona e hidromorfona são medicamentos derivados da morfina, cuja aquisição requer receita médica; a heroína é um derivado ilícito. Opioides sintéticos comuns incluem buprenorfina, butorfanol, fentanila, hidrocodona, meperidina, metadona, oxicodona e propoxifeno. Provavelmente, oxicodona, hidrocodona e fentanila são as drogas desse grupo mais comumente usadas. Quando os animais são expostos, normalmente é por ingestão acidental.

A absorção e o início dos sinais clínicos dependem do opioide, da formulação e da via de exposição específicos; os sintomas variam em função da espécie, da dosagem e da idade, bem como do opioide. Por exemplo, a ingestão de fentanila prescrito para humanos, pelos cães, é bastante comum na forma de pirulitos de fentanila ou de adesivos de fentanila novos ou usados. Gatos e cães com a mutação no gene *MDR-1* podem ser mais sensíveis aos efeitos dos opioides. Em geral, os opioides são bem absorvidos no trato gastrintestinal e são metabolizados no fígado. Alguns passam por ampla metabolização hepática de primeira passagem e a sua ação por via oral é muito menos potente (morfina). Os opioides exercem suas ações farmacológicas por interagir com os receptores opioides presentes no sistema límbico, na medula espinal, no tálamo, no hipotálamo, no corpo estriado e no mesencéfalo. Nesses receptores, os opioides podem ter interação agonista, mista (agonista-antagonista) ou antagonista. Em cães, os sinais clínicos da intoxicação por opioides consistem em excitação branda inicial, ataxia, taquipneia, vômito, diarreia e micção, seguidos de depressão do SNC, depressão respiratória, hipotermia, hipotensão e morte por insuficiência respiratória. Os gatos podem manifestar excitação, comportamento agressivo, hipertermia e midríase, mas não vomitam.

O tratamento consiste na descontaminação precoce do paciente (ver Capítulo 151), em medidas de resfriamento para hipertermia (ver Capítulo 134), cuidados de suporte e reversão com naloxona (0,02 a 0,04 mg/kg IV, repetida conforme necessário com base no monitoramento dos sinais clínicos e parâmetros vitais).[5] Em pacientes que apresentam sintomas da síndrome da serotonina, pode-se utilizar diazepam (0,25 a 1 mg/kg IV lenta) para as reações do tipo disfórico (vocalização, desorientação, excitação) e cipro-heptadina (1,1 mg/kg VO ou via retal). Os adesivos de fentanila ingeridos (também representa um corpo estranho) podem necessitar de remoção endoscópica, remoção cirúrgica (muito raramente) ou aumento da dieta para facilitar a eliminação nas fezes. Em pacientes em decúbito e com depressão respiratória grave, pode ser necessária ventilação mecânica. Em pacientes com sinais clínicos graves (coma, depressão respiratória, hipotermia), deve-se administrar solução isotônica IV, para a expansão do volume sanguíneo (ver Capítulo 129).

### Cetamina

A cetamina (ou quetamina), um análogo da fenciclidina controlado da classe III, é amplamente utilizada em medicina veterinária e menos em medicina humana em razão dos efeitos disfóricos e dissociativos. A produção ilícita envolve a evaporação da solução injetável de cetamina a fim de produzir um pó para cheirar, ou pílulas, cristais e cápsulas para ingestão. A cetamina obtida ilegalmente é popular nas ruas e pode ser chamada de "k especial", "jato verde" e "gato valium". Os animais de companhia são expostos quando ingerem ponche com cetamina, consomem alimentos cozidos ou maconha com cetamina, ou inalam fumaça de maconha contaminada. É também usada como um adulterante em alguns estimulantes, como o *ecstasy* (metilenodioximetanfetamina [MDMA]).

O início da ação depende da dose, da espécie e da via de exposição. Quando administrada por via oral, a absorção é limitada. Em baixa dose, causa sinais brandos de estimulação e alucinações, que duram de 30 a 60 minutos. Em alta dose, os sinais clínicos comumente relatados em cães e gatos incluem opistótono, midríase, "olhar vazio", ataxia, agitação, espasmos musculares e aumento do tônus muscular, todos idênticos aos observados quando a droga é usada para fins terapêuticos. Sobredose grave pode causar hipertermia, convulsões, depressão respiratória, coma e morte.

O diagnóstico presuntivo de intoxicação por cetamina baseia-se unicamente em evidências ou histórico de exposição e manifestações de sinais clínicos característicos. Não há teste rápido disponível para determinar a presença ou ausência de cetamina no organismo. Os objetivos do tratamento consistem em descontaminação imediata do paciente e adoção de cuidados de suporte. Animais levemente afetados podem necessitar apenas de monitoramento quanto ao desenvolvimento de outros sinais clínicos. Os animais gravemente acometidos devem ser mantidos em um ambiente escuro e silencioso, com pouca restrição física. Quando necessário, deve-se administrar solução intravenosa e fornecer ventilação mecânica. O diazepam é efetivo no controle da excitação, hiperatividade e convulsões; as fenotiazinas são contraindicadas.[6]

## DROGAS COMUNS ("DE RUA")

### Maconha e maconha sintética

A maconha (*Cannabis sativa*), conhecida como "grama", "erva daninha" e "pot", é a droga "recreacional" mais comum entre as drogas de rua ingeridas por cães, desde sua legalização de uso em alguns estados dos EUA. Permanece ilegal em nível federal. Vários canabinoides estão presentes na resina vegetal, mas o THC é considerado o principal agente psicoativo e mais ativo. O THC é altamente lipofílico e após sua absorção se distribui ao cérebro e a outros tecidos adiposos. Após a ingestão oral, ocorre um substancial efeito de primeira passagem. A concentração de THC na *Cannabis sativa* pode variar de 1 a 8%, embora algumas plantas geneticamente modificadas possam conter concentrações maiores. A maioria das ingestões por animais de companhia é acidental, devido à ingestão de plantas cultivadas no domicílio, de cigarros de maconha ou de alimentos assados (p. ex., *cookies/brownie*) que contenham maconha. Ocasionalmente, animais de companhia são deliberadamente envenenados por pessoas que sopram fumaça em seu rosto para ver o que acontece, ou fornecem maconha ao animal de estimação com intenção terapêutica. Felizmente, a maconha tem uma ampla margem de segurança e raramente causa morte.

O início da ação depende da via de exposição e da dose: os sinais clínicos podem surgir dentro de 6 a 12 minutos após a inalação de fumaça e 30 a 60 minutos após a ingestão de maconha. Nos cães, os principais sintomas são depressão do SNC, desorientação, ataxia, "olhos vidrados", midríase, decúbito, hipotermia, bradicardia e alterações comportamentais.[7] Com frequência, relata-se incontinência urinária em cães. Em gatos, uma alteração comportamental comumente descrita é a síndrome do lambedor ou *fly-biting*. Outros sinais menos frequentes incluem vômito ou diarreia associada à irritação gastrintestinal (GI), estupor e convulsões.

A maconha sintética contém canabinoides sintéticos (CS). Refere-se a uma ampla variedade de misturas de ervas que foram inicialmente sintetizadas no início da década de 1960, a fim de pesquisar suas propriedades terapêuticas e também estudar a fisiologia do receptor canabinoide. Na década de 2000, diversos CS foram produzidos comercialmente e vendidos pela internet, nas ruas e em lojas de fachada, sob várias marcas populares, como "K2", *Spice*, "incenso de ervas", *Cloud 9*, "Mojo", "Erva daninha falsa", *Yucatan*, "Fire", *Skunk*, *Moon Rocks* e muitos outros nomes. Em humanos, o uso de CS tornou-se um grande problema de saúde pública devido à sua imprevisibilidade de toxicidade e ao abuso potencial. Além de suas propriedades psicoativas, os CS ganharam popularidade porque são considerados naturais e legais, são mais baratos e fáceis de produzir e não são detectáveis nos painéis de drogas de rotina. Diferentes produtos geralmente contêm mais de uma estrutura ou forma de CS, o que leva a uma extensa variação na concentração e no potencial tóxico.[8]

Semelhantes aos canabinoides naturais (THC) em termos de propriedades, os CS têm efeitos psicoativos quando ingeridos ou usados na forma de cigarro. Os efeitos psicoativos de ambos, CS e THC, devem-se à ligação aos receptores canabinoides tipos 1 e 2. Os receptores canabinoides estão presentes principalmente no SNC, mas também são encontrados em vários tecidos periféricos, inclusive pulmões, fígado e rins.[8]

Os CS são mais potentes, imprevisíveis e mais tóxicos e, em humanos, estão associados à maior taxa de internações hospitalares em comparação com a maconha natural. Essa maior toxicidade se deve ao fato de que os CS são conhecidos como agonistas totalmente do receptor canabinoide, enquanto o THC é um agonista parcial do receptor canabinoide 1; portanto, os CS se ligam aos receptores canabinoides com maior afinidade que o THC. Diferenças significativas de toxicidade dentre os CS podem ser devidas a diferentes estruturas químicas e concentrações variáveis nas diferentes formulações, possuindo possivelmente efeito aditivo ou sinérgico entre si. Esses produtos também podem conter contaminantes desconhecidos.[8]

A maioria das intoxicações é aguda e ocorre em cães (e ocasionalmente em gatos), principalmente devido à ingestão acidental de produtos que contêm CS disponíveis no ambiente onde vive o animal de companhia. Como acontece em humanos, a intoxicação de cães e gatos é variável e imprevisível, e depende de fatores como dose e concentração de CS no produto. Em geral, esses casos são mais sérios em termos de gravidade e duração dos sinais clínicos e podem ser fatais, diferentemente dos casos de intoxicação natural por maconha. Os sinais clínicos comumente relatados na intoxicação por maconha sintética consistem em decúbito, desorientação, hipotermia, convulsões, coma e morte.

Em pacientes veterinários, o diagnóstico de intoxicação por CS baseia-se principalmente no histórico de exposição e na presença de sinais clínicos característicos. Foram identificadas mais de 20 estruturas de CS e outras mais estão sendo caracterizadas. Devido a essa variabilidade e diferenças entre as estruturas de CS e THC, os CS não são detectados em testes de triagem rotineiros de fármacos, isto é, *kits* de teste para drogas ilícitas de venda livre. Alguns laboratórios clínicos ou de toxicologia humanos podem detectar CS na urina, no sangue, no vômito e a fonte (diferentes marcas) a um custo maior.[8] Entretanto, essa opção para detectar CS pode não ser útil para o tratamento por causa da demora na disponibilização do resultado (até vários dias).

O tratamento da intoxicação por CS e pela maconha natural consiste principalmente em terapia e cuidados de suporte. Animais com intoxicações leves geralmente requerem internação e monitoramento por algumas horas. Os casos de intoxicação por CS com sinais clínicos marcantes podem requerer terapia hídrica, monitoramento da temperatura corporal, da frequência respiratória e da frequência cardíaca durante vários dias. O diazepam (0,5 a 1 mg/kg IV; repetir quando necessário) pode ajudar a reduzir a agitação, a excitação e as convulsões. Em pacientes em coma, pode ser necessário suporte com ventilação mecânica. Os parâmetros indicadores de função renal devem ser monitorados, pois em humanos há relato de insuficiência renal aguda associada à intoxicação por CS. Cães assintomáticos que ingerem grandes quantidades de plantas ou alimentos cozidos podem se beneficiar da indução imediata de êmese (ver Capítulo 151); aqueles com depressão do sistema nervoso central devem ser submetidos à lavagem gástrica (ver Capítulo 112), seguida de administração de carvão ativado com um catártico (ver Capítulo 151).

### Cocaína

A cocaína, um alcaloide obtido de *Erythroxylon coca*, é a droga humana "de rua" mais amplamente consumida e perde apenas para a maconha em potencial de consumo pelos animais. O cloridrato de cocaína, a forma em pó, é referido como "coque", "nariz doce" e "sopro". A cocaína ainda pode ser processada em três alcaloides livres referidos como "*crack*", "manivela", "gelo" e "cristal". As duas formas são altamente tóxicas para os animais, se inalam fumaça, o pó ou ingerem uma embalagem plástica de cocaína que se rompe no trato gastrintestinal.

A cocaína é rapidamente absorvida em todas as superfícies das mucosas, inclusive nas mucosas nasal, bucal, gastrintestinal e de alvéolos respiratórios. Os sinais clínicos podem surgir em minutos, mas isso varia de acordo com a via de exposição, a tolerância e a presença de drogas adulterantes. Os sintomas das intoxicações por anfetamina e cocaína são semelhantes (excitação do SNC) e clinicamente são difíceis de diferenciar. Esses sintomas consistem em excitação, agitação, estimulação, hiperestesia, tremor e convulsões. A hipertermia não febril causada pela produção de calor induzida pela cocaína pode ser uma ameaça à vida (ver Capítulo 134).[9] Outros sintomas associados podem ser taquicardia, hipertensão, arritmias, midríase, parada respiratória e morte.

A indução de êmese não é recomendada devido à rápida absorção da droga e o potencial para ocasionar convulsões. A lavagem gástrica pode ser efetiva, mas é preciso ter cautela em cães policiais ou em "cães de carga" (cães alimentados com embalagens de cocaína lacradas, como método de transporte ilícito de drogas) para que as embalagens não se rompam. A temperatura corporal deve ser estreitamente monitorada; quando necessário, devem ser empregados procedimentos de resfriamento intensivo imediato. A acepromazina ou a clorpromazina pode ser usada com sucesso para controlar tremores musculares e hipertermia associada, enquanto o diazepam ou os barbitúricos podem ser efetivos no controle de convulsões/ excitação do SNC (ver vias de exposição e dosagens, mencionadas anteriormente neste capítulo). Propranolol ou outros betabloqueadores (p. ex., o esmolol) podem ser efetivos no tratamento de taquicardia sinusal de alta frequência persistente (ver Capítulos 141 e 248). Cães com hipertermia com temperatura muito elevada devem ser estreitamente monitorados quanto à possibilidade de coagulação intravascular disseminada (ver Capítulo 134). Todos os pacientes sintomáticos devem ser submetidos a tratamento hídrico intensivo por via intravenosa. Em cães com depressão respiratória grave, pode ser necessária a ventilação mecânica.

## Heroína

Diacetil morfina, ou heroína, é um opioide sintético. Os nomes comuns de rua são "marrom", "cavalo", "preto", "*smack*" e "H." É usada principalmente por via intravenosa, mas às vezes na forma de cigarro ou aspirada. Os cães são mais frequentemente intoxicados quando usados como "cães de carga" ou "mulas de drogas", para o transporte ilegal de heroína. Nesse contexto, os cães ingerem embalagens plásticas lacradas de heroína ou essas embalagens são cirurgicamente introduzidas na cavidade peritoneal. Cuidados extremos precisam ser tomados quando essas embalagens são removidas cirurgicamente para que não sejam rompidas. O tratamento é semelhante àquele mencionado para a intoxicação por opiáceos (citado anteriormente).

## Club drugs

*Club drugs* ou "drogas de grife" são substâncias sintéticas que se tornaram populares nos últimos 10 anos. *Club drugs* comuns incluem GHB (ácido gama-hidroxibutanoico), flunitrazepam e anfetaminas sintéticas, como MDMA/*ecstasy*, 4 MA, MDEA e outras. O GHB e o flunitrazepam são frequentemente referidos como "drogas do estupro". Há poucos relatos de ingestão acidental em animais.

O GHB é um derivado sintético do GABA, presente normalmente no corpo. Os nomes de rua do GHB incluem "líquido x", *ecstasy* líquido e *scoop*. Os seus efeitos ocorrem dentro de 15 a 30 minutos após a ingestão e geralmente duram apenas algumas horas, embora se relate a persistência dos sintomas por mais de 8 horas em algumas pessoas.[10] Os sinais clínicos são semelhantes aos da sobredose de benzodiazepínicos e consistem em letargia/ depressão grave do SNC, coma, hipotonia, tremores, perda de consciência, hipotermia e depressão respiratória. O objetivo do tratamento consiste em descontaminar imediatamente o paciente assintomático e o emprego de bons cuidados de suporte. A indução de êmese no domicílio é contraindicada devido ao rápido início dos sintomas neurológicos. A curta duração da ação pode limitar o tratamento posterior a isso.

O flunitrazepam, um benzodiazepínico cuja aquisição requer receita médica, está disponível na maioria dos países, mas não nos EUA. Os comprimidos de cor azul são referidos como *roofies*, *rohypnol*, *valium* mexicano e "corda". Os sinais clínicos em humanos ocorrem 20 a 30 minutos após a ingestão e duram até 12 horas. Os sintomas mais comuns incluem confusão mental, sedação, amnésia, relaxamento muscular e alucinações.[11] Em pessoas, o tratamento com flumazenil, um antagonista específico dos benzodiazepínicos, foi efetivo. A dosagem de flumazenil em cães e gatos é de 0,01 mg/kg IV, repetida, se necessário, em intervalos de 1 a 3 horas. Para discinesia e reações extrapiramidais (movimentos de pedalagem, vocalização), pode-se administrar difenidramina (1 a 2 mg/kg IM). Não se deve utilizar diazepam para controlar a reação de hiperatividade paradoxal; em vez disso, podem ser usadas baixas doses de acepromazina (0,02 mg/kg IV).

A MDMA, ou 3,4-metilenodioximetanfetamina, ou "*Ecstasy*", também é conhecida como "*lover's speed*", "*roll*" e "biscoitos de discoteca". Estruturalmente semelhante à anfetamina, tem propriedades alucinógenas semelhantes às anfetaminas. Em cães, os sinais clínicos podem surgir em até 45 minutos e persistir por até 8 horas.[12] Os sintomas são dose-dependentes e consistem em hiperatividade, estimulação, tremores de cabeça, midríase, hipertermia, convulsões e morte. Pacientes com hipertermia com temperatura muito elevada persistente têm maior risco de desenvolver coagulação intravascular disseminada, seguida de falência múltipla de órgãos (afetando especialmente o fígado e os rins; ver Capítulos 132 e 197). O tratamento é semelhante ao mencionado anteriormente para a intoxicação por anfetamina.

## Alucinógenos

A dietilamida do ácido lisérgico (LSD, *Lysergsäure-dietilamida*) é um poderoso alucinógeno sintético. Os nomes de rua incluem "ácido púrpura", "bala" e "doce". O LSD é rapidamente absorvido por via oral, com surgimento dos sintomas em 90 minutos e persistindo por até 12 horas. Os sinais clínicos consistem em anormalidade do estado mental associado a alucinações e euforia, desorientação, e ataxia. Gatos expostos ao LSD desenvolveram posturas bizarras, bocejos, contrações na cabeça, tremores corporais, arranhões compulsivos e movimentos anormais.[13] O tratamento visa proporcionar um bom cuidado de suporte, que inclui a manutenção do animal em um ambiente escuro e silencioso, a fim de minimizar o grau de estímulo e propiciar sedação adequada. Diazepam e haloperidol foram usados com sucesso em humanos e podem ser úteis em animais.

A fenciclidina, uma droga sintética semelhante à cetamina, é chamada de "pó de anjo", "combustível de foguete" e "barco do amor". Estritamente falando, a fenciclidina e a cetamina são classificadas como anestésicos dissociativos e não como alucinógenos. Os sinais clínicos de intoxicação incluem convulsões, rigidez muscular e hipo ou hipertensão sistêmica e coma. O tratamento envolve principalmente cuidados de suporte.

## REFERÊNCIAS BIBLIOGRÁFICAS

*As referências bibliográficas deste capítulo se encontram online no Ambiente de Aprendizagem.*

# CAPÍTULO 155

## Intoxicações por Plantas

David C. Dorman

### CONSIDERAÇÕES GERAIS

A ingestão de plantas por pequenos animais de companhia e crianças é uma ocorrência muito comum. Por exemplo, o National Capital Poison Center informou que, em 2013, as exposições a plantas e cogumelos foram responsáveis por aproximadamente 3% de todas as chamadas telefônicas envolvendo crianças com menos de 6 anos de idade.[1] Em 2013, a American Association of Poison Control Centers recebeu mais de 46 mil notificações de intoxicações causadas por exposição a plantas; aproximadamente 12,8% envolvia plantas desconhecidas.[2] As exposições a plantas são responsáveis por aproximadamente 2 a 13% de todas as intoxicações de animais de companhia compiladas por centros de intoxicação ou envenenamento.[3-5] Com frequência, algumas classes de plantas (p. ex., plantas que contêm oxalatos, lírios) fazem parte da lista dos "dez venenos mais comuns" dos centros de controle de intoxicação de animais para cães e gatos.[6-8] A maioria dos casos que envolvem animais de companhia está relacionada à ingestão acidental de plantas ornamentais domésticas, em vez de plantas silvestres.[3] Informações sobre riscos de intoxicação por plantas nem sempre chegam ao consumidor; por exemplo, apesar de quase duas décadas de experiência veterinária com intoxicações por lírio em gatos, em um estudo constatou-se que apenas 27% dos proprietários de gatos pesquisados estavam cientes dos perigos que essas plantas representam aos gatos.[9] Assim, a orientação do cliente é um componente crítico no manejo de casos de intoxicação (Figura 155.1). As intoxicações também podem ocorrer após ingestão de restos de mesa e de outros alimentos, de medicamentos a base de extrato vegetal, miscelânea de alimentos e outros produtos que contenham plantas, bem como produtos oriundos de plantas (mais notavelmente tabaco ou nicotina). O alho é, por vezes, intencionalmente dado aos cães como um suplemento de saúde. Quase sempre os gatos estão sujeitos a maior risco do que os cães, presumivelmente porque eles mastigam mais frequentemente as folhas das plantas. Em geral, a incidência de exposição a plantas é maior em animais jovens e provavelmente reflete sua atitude de curiosidade.

O manejo veterinário de exposições a plantas (ver Figura 155.1), inclusive a decisão de tratar um animal, pode ser complicado por vários fatores. Um problema importante ao lidar com questões de exposição a plantas envolve a identificação correta da planta. A maioria das plantas encontradas na casa ou no jardim tem vários nomes comuns ou triviais e diferentes espécies podem compartilhar o mesmo nome comum (p. ex., *Sansevieria* spp. e *Dieffenbachia* spp. são, às vezes, referidas como "língua de sogra"). Os nomes comuns de "lírio" ou "samambaia" são comumente aplicados a plantas de diferentes gêneros científicos ou mesmo de famílias, muitas das quais não são verdadeiros lírios ou samambaias. Também, frequentemente, não há dados confiáveis sobre a toxicidade de plantas para espécies particulares de interesse (p. ex., cães, gatos, aves de estimação) (ver Tabela 155.1 para informações sobre a toxicidade de plantas discutidas neste capítulo). A toxicidade também quase sempre depende da variedade, da parte consumida, do estágio de crescimento ou da condição da planta.[10] Em muitos casos, o proprietário não consegue estimar com segurança a dose de exposição (p. ex., os gatos tendem a mordiscar com frequência, ao passo que os cães geralmente mastigam e às vezes destroem uma planta inteira) ou deduzir o possível momento da exposição ao vegetal. Também pode haver diferenças entre as espécies quanto à toxicidade sistêmica de uma planta. Por exemplo, o gato parece ter uma sensibilidade particular a várias espécies de *Lilium*, enquanto os cães domésticos parecem mais sensíveis aos efeitos tóxicos de uva-passa. Há uma ampla variedade de recursos *on-line* e no iPhone com base em fotografias de plantas, toxicidade e sinais clínicos prontamente disponíveis para os veterinários e seus clientes.[11-12]

O diagnóstico de intoxicação ou envenenamento por plantas geralmente requer uma avaliação das condições de exposição, do histórico clínico e do estado de saúde. A evidência física de exposição também é um importante indicador de diagnóstico (p. ex., vegetais danificados, restos de plantas em vômito). Ocasionalmente, alguns métodos químicos analíticos estão disponíveis para confirmar a presença de toxinas vegetais no conteúdo gastrintestinal, no sangue ou

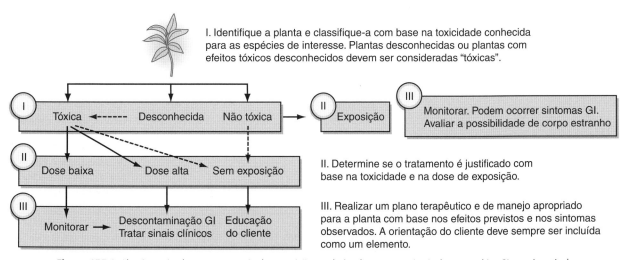

**Figura 155.1** Algoritmo simples para o manejo da exposição aguda às plantas por animais de companhia. *GI*, gastrintestinal.

## Tabela 155.1 — Componentes tóxicos e dados sobre a toxicidade de diversas plantas tóxicas comuns que preocupam os veterinários de pequenos animais.

| COMPONENTE TÓXICO | NOMES CIENTÍFICOS | NOMES COMUNS | ESPÉCIES VETERINÁRIAS AFETADAS | SISTEMAS ORGÂNICOS ACOMETIDOS | DOSE TÓXICA |
|---|---|---|---|---|---|
| Oxalatos de cálcio (solúveis) | *Dieffenbachia* spp. *Zantedeschia aethiopica* *Philodendron* spp. *Schefflera* spp. *Spathiphyllum* spp. *Syngonium podophyllum* | Dieffenbachia, dumbcane Lírio de calla Philodendron Planta guarda-chuva Lírio da paz Videira | Cão Gato Pássaro | Gastrintestinal Renal (raro) | Variável |
| Desconhecido, hidrossolúvel | *Lilium longiflorum* *Lilium tigrinum* ou *lancifolium* *Lilium speciosum* *Hemerocallis dumortieri* e *H. fulva* | Lírio de páscoa Lírio tigre Lírio vistoso japonês Lírio-de-um-dia | Gato | Gastrintestinal Renal | < 1 folha[24] |
| Delta-9-tetra-hidrocanabinol (THC) | *Cannabis sativa* | Maconha, kush, haxixe | Cão Gato (incomum) Outras | Gastrintestinal Nervoso central | A dose oral letal mínima no cão é de aproximadamente 3 g/kg |
| Azoxiglicosídeos (p. ex., cicasina, neocicasinas) | *Cycas revolute* *Zamia* spp. | Sagueiro falso Coontie, araruta da Flórida | Cão Gato (incomum) Outras | Gastrintestinal Hepático | 1 a 2 sementes |
| Andromedotoxina (grayanotoxina) | *Rhododendron* spp. | Rododendro e azálea | Cão Gato | Gastrintestinal Cardiovascular | 2 a 3 folhas |
| Ricina | *Ricinus communis* | Mamona | Cão Gato Outras | Gastrintestinal | Dose letal mínima = 1 feijão |
| Abrin | *Abrus precatorius* | Ervilha-do-rosário | Cão Gato Outras | Gastrintestinal | Dose letal mínima = 1 feijão |
| Vários alcaloides, inclusive licorina e narcissina | *Amaryllis* spp. *Narcissus* spp. *Tulip* spp. *Hyacinth orientalis* | Amarílis Narciso, junquilho e narciso Tulipa Jacinto | Cão Gato Outras | Gastrintestinal Nervoso central | DL$_{50}$ oral de licorina isolada em cães é de, aproximadamente, 40 mg/kg. O conteúdo de licorina em algumas espécies de plantas varia de 0,097 a 0,529%[100] |
| Desconhecido | *Macadamia integrifolia* *Macadamia tetraphylla* | Macadâmia | Cão | Gastrintestinal Nervoso central | Dose tóxica mínima: 2,2 g/kg[69] |
| Sulfóxidos de metil e prop(en)-ilcisteína | *Allium cepa* *Allium sativum* *Allium schoenoprasm* | Cebola Alho Cebolinha | Gato Cão | Hemólise | Variável. A intoxicação foi induzida experimentalmente em cães pequenos, com dose de 30 g/kg.[78] Verificou-se que a dose tóxica é baixa, como 5 g/kg, em gatos, e 15 g/kg, em cães[79] |
| Desconhecido | *Vitis vinifera* | Uvas, uva-passa, passa-de-Corinto | Cão | Renal | 8,5 a 18,5 g/kg. Em cães que desenvolvem insuficiência renal aguda, as menores doses tóxicas relatadas foram 19,6 g de uvas/kg e 2,8 g de uva-passa/kg. Parece que não há correlação entre a dose ingerida e o grau de dano renal |
| Nicotina | *Nicotiana tabacum* *Nicotiana rustica* | Tabaco cultivado Tabaco silvestre (indiano) | Cão Gato Outras | Nervoso Respiratório | A dose letal oral mínima em cães e gatos é de aproximadamente 10 mg/kg |

na urina. Os animais que consomem plantas consideradas não tóxicas podem desenvolver vômito, diarreia e outros sintomas gastrintestinais. Independentemente da toxicidade inata da planta, os animais que ingerem plantas correm o risco de possíveis complicações associadas a um corpo estranho oriundo dessas plantas.[13-14] Em algumas exposições a altas doses tóxicas recentes (< 2 horas), a descontaminação do trato gastrintestinal com o uso de eméticos apropriados para espécies e carvão ativado por via oral (1 a 2 g/kg), juntamente com um catártico, é frequentemente recomendada para animais assintomáticos (ver Capítulo 151). Salvo indicação em contrário, esses métodos de descontaminação são considerados aplicáveis a todas as plantas mencionadas neste capítulo. Tratamentos sintomático e de suporte também são recomendados aos animais acometidos. Às vezes a exposição é relevante o suficiente para requerer a remoção cirúrgica do material tóxico.[13-14] Poucas plantas têm antídotos efetivos. Felizmente, a maioria das exposições às plantas em animais de companhia resulta em exposições mínimas e muitas vezes não são emergências médicas. No entanto, um número relativamente pequeno de jardins e de plantas ornamentais causa intoxicação que requerem emergência médica. Este capítulo discute riscos e tratamento médico relativos a várias plantas ornamentais e de jardim que são extremamente comuns ou estão associadas a síndromes tóxicas que ameaçam a vida.

## PLANTAS QUE CONTÊM OXALATO

Plantas que contêm oxalato de cálcio representam uma das causas mais frequentes de intoxicação por plantas em cães e gatos nos EUA.[5] A maioria das plantas que contêm oxalato, que interessam a veterinários de pequenos animais (ver Tabela 155.1), contém um sal de oxalato de cálcio insolúvel disposto em feixes (ráfides) cristalizados no interior de células idioblastas amplamente distribuídas.[15] Todas as partes das plantas do gênero Dieffenbachia são tóxicas, sendo o caule a parte mais tóxica.[16] Os ráfides são "ejetados" dos idioblastos durante a mastigação ou o contato com a planta e podem aderir aos tecidos expostos. O oxalato de cálcio e seus cristais resultam em lesões mecânicas e inflamatórias na pele e nas membranas mucosas.[14,15,17-19] Enzimas proteolíticas vegetais também podem contribuir para a inflamação local, estimulando a liberação de cinina e histamina pelas células afetadas.[19,20]

A maioria das exposições não resulta em efeitos adversos graves. Os sinais clínicos geralmente são agudos (surgem em poucas horas) e frequentemente se manifestam como resposta inflamatória local na mucosa. Os sinais clínicos comuns incluem dor, hipersalivação, graus variáveis de edema na mucosa bucal e em estruturas peribucais (língua, lábios, palato, faringe) e prurido local. Os animais quase sempre esfregam a pata no focinho ou exibem movimentos de bater ou engolir. É improvável que a ingestão resulte em efeitos sistêmicos, a menos que quantidades muito grandes de material vegetal tenham sido ingeridas. Exposições a doses mais altas podem resultar em vômito, disfagia, dispneia, dor abdominal à palpação, vocalização, diarreia e gastrite hemorrágica ou enterite. A maioria dos casos se resolve com tratamento conservador, em 12 a 24 horas, enquanto ingestões mais significativas podem necessitar de intervenção mais agressiva durante vários dias.

O tratamento consiste em descontaminação gastrintestinal (ver Capítulo 112) e terapias sintomáticas e de suporte. Também se recomenda lavar a cavidade bucal com água ou leite para auxiliar na remoção de cristais de oxalato insolúveis.[14] Em pessoas e animais há relatos de angústia respiratória, que requer terapia de suporte avançada para a sobrevivência, bem como de morte por obstrução grave de vias respiratórias superiores.[15,18,19,21] Em cães e gatos, o prognóstico geralmente é muito bom e raramente a intoxicação representa risco à vida.

## LILIACEAE

Muitos tipos de lírios ornamentais (ver Tabela 155.1) foram associados a lesões renais em gatos.[9,22-24] A intoxicação em gatos tem sido associada à ingestão de flores, folhas ou caules[22-24] e pode ser causada por uma toxina hidrossolúvel desconhecida.[22]

A síndrome tóxica quase sempre é bifásica. Inicialmente, os gatos intoxicados frequentemente (> 70% dos gatos afetados) manifestam hipersalivação e vômitos moderados a graves dentro de minutos a horas após a ingestão do vegetal.[25] O vômito geralmente desaparece após 6 a 12 horas; entretanto, pode ocorrer 24 a 72 horas após a ingestão. A segunda fase da síndrome clínica é caracterizada por insuficiência renal oligúrica a anúrica, anorexia, depressão do sistema nervoso central (SNC), desidratação e hipotermia. A dor abdominal (renal) está frequentemente presente e pode ser devida ao edema e à sensibilidade dos rins.[26] Danos renais com poliúria podem ocorrer até 12 horas após a ingestão. Os exames clinicopatológicos geralmente revelam aumento moderado a marcante das concentrações séricas de creatinina, de nitrogênio ureico sanguíneo (NUS), de fósforo e de potássio.[27] A concentração sanguínea de glicose pode indicar diminuição moderada a acentuada, enquanto as atividades de enzimas hepáticas podem estar normais ou moderadamente elevadas. O exame de urina geralmente revela numerosos cilindros, proteinúria, glicosúria e isostenúria (ver Capítulo 72).[22,27] Ocasionalmente, observam-se cristais birrefringentes, muito provavelmente atribuíveis à menor excreção de oxalatos.[27] O achado histológico mais proeminente é a necrose grave dos túbulos contorcidos proximais, com membranas basais íntegras.[22] Além dos efeitos nefrotóxicos tardios e dos efeitos gastrintestinais agudos, aproximadamente 36% dos gatos que ingerem lírios desenvolvem ataxia, depressão, tremores, convulsões, pressão da cabeça contra obstáculos e outros sintomas neurológicos.[25] Outros sintomas relatados foram edema facial e de pata e dispneia.

Relata-se que, no início da síndrome tóxica, o monitoramento frequente da função renal e a intervenção clínica agressiva são procedimentos efetivos.[9] Os gatos submetidos à descontaminação (com carvão ativado por via oral, com catártico) poucas horas após o início dos sintomas e à diurese com administração de terapia hídrica intensiva durante no mínimo 24 horas, frequentemente, recuperam-se (ver Capítulos 112 e 129).[9] Contudo, atrasos de 18 a 24 horas antes da intervenção são associados à parada renal e morte, ou eutanásia, 3 a 6 dias após a ingestão da planta tóxica.

## MACONHA (CANNABIS SATIVA)

A maconha (ver Tabela 155.1 e Capítulo 154) é uma planta adulta de caule grosseiro e áspero, com folhas opostas ou alternadas, principalmente espalmadas. Essa planta foi inicialmente cultivada para produção de fibra e pode ser encontrada crescendo naturalmente ao longo de estradas, ferrovias e pastagens. A maioria das exposições de interesse veterinário envolve a ingestão de material vegetal fresco ou seco ou produtos alimentares que foram adulterados com a adição de maconha.[28] A exposição de animais de companhia a essa planta é considerada comum.[29] Vários estados aprovaram legislação sobre a legalização da maconha, o que resultou em aumento de vendas e maiores taxas de exposição em crianças e cães.[30,31] A maconha contém delta$^9$-tetra-hidrocanabinol (THC) e outros canabinoides, que interagem com os receptores cerebrais de canabinoides tipo 1 (CB1) que fazem parte do sistema endocanabinoide. Em animais de laboratório, as interações agonistas com o receptor CB1 resultam em hipotermia, analgesia, cataplexia e supressão locomotora – esse grupo de sintomas é denominado tétrade canabinoide.[32,33] A quantidade de THC presente nas folhas, caule, flores e brotos se altera de acordo com a variedade, o gênero, a localização geográfica e a época de crescimento da planta. A potência da maconha é geralmente expressa em porcentagem de THC por peso – plantas frescas podem conter até 1 a 6% de THC, enquanto o haxixe contém até 40% de THC.[34,35] Em cães, os sinais clínicos da intoxicação por maconha mais comumente relatados consistem em ataxia e depressão do SNC, que muitas vezes duram vários dias.[28-30] Outros sinais clínicos comuns são midríase, maior sensibilidade a movimentos ou a ruído, hiperestesia, ptialismo, tremores e incontinência urinária.[10,28,30,36] Os sintomas menos frequentes podem incluir tremores, taquicardia ou, mais comumente, bradicardia e coma.

O tratamento da intoxicação por maconha consiste na descontaminação do trato gastrintestinal (com eméticos, carvão ativado e catártico salino; ver Capítulo 112), além de tratamentos sintomático e de suporte.[28] As propriedades antieméticas da maconha podem limitar a eficácia de alguns medicamentos eméticos, mas mesmo assim podem ser tentados antes do início da sedação ou da ataxia. Como o THC é altamente lipossolúvel, tentativas recentes incluíram o uso de terapia intralipídica para ajudar a reduzir a gravidade e a duração dos sinais clínicos (ver Capítulo 153).[28] Cães que manifestam sinais de estimulação do SNC moderada a grave podem ser tratados com diazepam (0,25 a 0,5 mg/kg IV) ou clorpromazina (0,5 a 1 mg/kg IV).[28] Caso ocorra depressão respiratória significativa, pode ser necessária a respiração assistida. A recuperação completa de cães intoxicados por maconha pode demorar vários dias. O THC pode ser detectado no plasma ou na urina em laboratórios equipados para realizar o teste.

## CICÁDEOS (ORDEM CYCADALES)

Diversos cicádeos tropicais (ver Tabela 155.1) são cultivados como plantas ornamentais na região subtropical dos EUA. Essas plantas contêm azoxiglicosídeos, que após ingestão são hidrolisados pela microbiora intestinal e originam um aglicona hepatotóxico e carcinogênico (metilazoximetanol).[37] Os aminoácidos dos cicádeos podem estar envolvidos na ocorrência da forma nervosa da síndrome.[38,39]

A síndrome tóxica observada em cães caracteriza-se por sintomas gastrintestinais e hepáticos.[40] O início dos sinais clínicos após a ingestão de cicádeos pode ser variável (15 minutos a 3 dias) e geralmente resulta em vômito (com ou sem hematêmese).[10,40] Os sintomas menos frequentes (< 50% dos casos) consistem em depressão do SNC, diarreia (com ou sem sangue), anorexia e sinais neurológicos, incluindo fraqueza, ataxia, déficits proprioceptivos, coma ou convulsões.[10,40,41] Nas intoxicações graves podem ser esperados vômitos persistentes, icterícia generalizada, hemorragia equimótica subcutânea generalizada, ascite, congestão e hemorragia pulmonar dentro de 96 horas. Quase sempre se verificam alterações no perfil bioquímico sérico compatíveis com lesão hepática que consistem na elevação das concentrações séricas de alanina aminotransferase, bilirrubina e fosfatase alcalina, bem como hipoalbuminemia e prolongamento do tempo de protrombina (TP) ou de tromboplastina parcial (TTP) (ver Capítulo 286).[10,40-42] Alterações nas contagens de leucócitos e trombocitopenia também são frequentemente observadas em cães intoxicados (> 25%).[10-40] Também há relato de aumento nas concentrações de amônia e de NUS.[41] Há relatos de taxa de mortalidade superior a 50%.[40] Alterações histopatológicas agudas podem incluir necrose hepatocelular centrolobular, juntamente com graus variáveis de infiltração neutrofílica e hemorragia.[40,43] Foi publicado um caso de cão intoxicado por *Zamia floridana*, que indicou evidências microscópicas de discreta degeneração da fibra do nervo cerebelar, o que pode ser responsável por alguns dos efeitos neurológicos observados.[43]

Dependendo da quantidade de material vegetal ingerido, o carvão ativado deve ser repetidamente administrado, 1 ou 2 vezes, em intervalos de 3 a 4 horas.[40] Pacientes assintomáticos que foram submetidos a descontaminação efetiva devem ser observados por um período mínimo de 24 horas, quanto à evidência de anormalidades digestivas e excreção fecal do carvão vegetal e/ou de fragmentos da planta consumida. Os animais sintomáticos devem ser avaliados rápida e cuidadosamente e tratados quanto aos efeitos cardiovasculares (inclusive coagulação intravascular disseminada), bem como às funções respiratória e neurológica. Em grande parte dos casos, realizam-se tratamentos sintomático e de suporte.

## RODODENDROS

A família Heath, ou *Ericaceae*, inclui plantas ornamentais importantes encontradas em todas as regiões temperadas do mundo. Vários membros dessa família são extremamente tóxicos; a ingestão de apenas 2 ou 3 folhas causa intoxicação grave em cão ou gato. Um dos membros mais importantes da família são vegetais da espécie *Rhododendron* (rododendros, azáleas). Caules, folhas, flores e néctar contêm vários derivados da substância tóxica graianotoxina. Infusões e chás com as folhas secas de *Rhododendron groenlandicum* são outras fontes de exposição possíveis.[44] Em pessoas, a intoxicação por graianotoxina também está relacionada ao consumo de mel ("doença do mel louco") contaminado com néctar de *Rhododendron*.[45,46] A graianotoxina liga-se aos canais de sódio, mantendo as membranas celulares excitáveis em estado de despolarização.[47] Essas plantas também acumulam altos teores de taninos, flavonoides ou glicosídeos fenólicos. Estes últimos compostos são considerados os principais responsáveis por efeitos gastrintestinais importantes após a ingestão. Em medicina veterinária, a intoxicação por graianotoxina ocorre com maior frequência em animais pecuários, sendo incomum em animais de companhia.[48]

A maior parte do nosso conhecimento sobre intoxicação por graianotoxina é oriunda da literatura clínica humana. Em animais, após a ingestão de *Rhododendron*, geralmente surgem os sinais clínicos dentro de 2 a 6 horas. Vômito e diarreia são sintomas agudos (podem ocorrer após poucos minutos), moderados a graves; podem ser duradouros e ocasionalmente hemorrágicos. Dor abdominal, tenesmo, vocalização, depressão do SNC, fraqueza de músculos esqueléticos, dispneia, taquipneia, hipotensão, edema pulmonar e efeitos inotrópicos positivos são comumente descritos.[49] Também podem ocorrer convulsões, colapso e parada cardiorrespiratória. Os efeitos cardiovasculares (arritmias, hipotensão e choque) podem ser fatais e devem ser previstos e cuidadosamente monitorados.[47] O aumento do estímulo vagal pode contribuir para a bradicardia clínica; entretanto, taquiarritmias também podem ser notadas.[46,47,50] Acredita-se que a parada cardiorrespiratória ocorra devido à despolarização do miocárdio induzida pela graianotoxina.

Salvo contraindicações, deve-se induzir o vômito, se não ocorreu espontaneamente, seguido de descontaminação gastrintestinal com carvão ativado oral e catártico (ver Capítulo 112). O manejo depende intensamente do tratamento sintomático, inclusive do uso apropriado de medicamentos antiarrítmicos para controlar os efeitos cardiovasculares (ver Capítulo 248). Vale ressaltar que vários casos de ingestão de grande quantidade de folhas de *Rhododendron* quase intactas necessitam de gastrotomia de emergência.[51] Um teste de espectrometria de massa por cromatografia líquida rápida foi desenvolvido para a determinação quantitativa de graianotoxina no conteúdo gastrintestinal e na urina.[52]

## FEIJÃO-CASTOR E FEIJÃO PRECÁRIO

A mamona (*Ricinus communi*) e a ervilha-do-rosário ou olho-de-cabra (*Abrus precatorius*) estão entre as plantas mais tóxicas. A mamona é prontamente reconhecida por suas grandes folhas lobadas e frutos espinhosos. A mamona e a ervilha-do-rosário contêm as toxinas, ricina e abrina, respectivamente. Sementes e óleo de mamona são utilizados como laxantes e no tratamento de outras doenças.[53] Cascas de sementes de mamona são usadas como cobertura morta e fertilizante, enquanto o resíduo de sua farinha é usado como ingrediente para ração animal.[53] A exposição a esses fertilizantes à base de mamona e a corretores de solo foi incriminada como causa de intoxicações em cães domésticos.[54,55]

A ricina consiste em uma cadeia A neutra (32 kDa) unida a uma cadeia B ácida (34 kDa) por uma ligação dissulfeto.[56] A subunidade B liga-se a glicoproteínas de superfície das células epiteliais, possibilitando que a subunidade A entre na célula por meio de endocitose mediada por receptores.[57] Essa subunidade inativa o RNA ribossômico, inibindo assim a síntese de proteínas, o que leva à morte celular. Todas as partes das plantas são tóxicas; na verdade, as sementes podem conter 5% de ricina. As sementes dessas plantas têm um revestimento duro que requer mastigação para liberar a molécula de ricina. Toxalbuminas são pouco absorvidas no trato digestivo;[58] no entanto, mesmo a absorção de pequenas doses pode ser letal. Dependendo da dose de exposição, o início e a progressão dos efeitos clínicos podem variar desde hiperagudo (dentro de 2 a 4 horas) até retardado (por ≥ 24 horas). Mais comumente, há um período quiescente de 12 a 24 horas seguido do desenvolvimento de gastrenterite hemorrágica grave. A administração sistêmica de ricina pode resultar em efeitos citotóxicos retardados (2 a 5 dias) no SNC, rins, fígado e glândulas adrenais.[55,59,60] Os sinais clínicos podem incluir hipertermia, cólica, náuseas, vômito, desidratação, leucopenia, hemólise, diarreia hemorrágica, hemoglobinúria e insuficiência renal, progredindo para convulsões terminais e morte.[54,55,59,60] As lesões podem incluir gastrenterite grave hemorrágica a necrosante, necrose de órgãos linfoides e degeneração e necrose multifocais de túbulos renais.[55,60]

O tratamento do animal assintomático consiste em indução de êmese seguida de lavagem gástrica e/ou administração de carvão ativado mais uma pequena quantidade (50% da dose normal) de um catártico apropriado (ver Capítulos 112 e 151).[59,61] Doses de choque de solução intravenosa e tratamento de suporte adicional do sistema digestório devem ser utilizados em função da condição do paciente (ver Capítulo 129). Recomenda-se a realização de análises bioquímicas séricas e hemograma completo, com reavaliação diária até a recuperação. Em medicina veterinária, a confirmação da exposição à ricina depende da detecção química analítica do biomarcador ricinina no conteúdo gastrintestinal, fígado e rins.[55,60] Também foi desenvolvida uma variedade de procedimento com base no teste ELISA para a detecção de ricina em amostras biológicas.[62]

## ÍRIS, AMARÍLIS E BULBOS RELACIONADOS

O bulbo da íris (*Iris* sp.) contém resinas irritantes, inclusive irisina, iridina e irigenina. Outros bulbos ornamentais tóxicos incluem amarílis, narciso, junquilho, narciso silvestre, tulipa e jacinto. Os componentes tóxicos presentes nessas plantas não são bem compreendidos, embora várias delas contenham licorina, narcissina e outros alcaloides.[63] Em geral, todas as partes dessas plantas são consideradas tóxicas.[64] A licorina é um potente emético com modo de ação farmacológica não completamente compreendido. Acredita-se que a interação da licorina com receptores da neuroquinina 1 (NK1) e, em menor extensão, da 5-hidroxitriptamina-3 (5-HT3) seja a causa da êmese induzida por licorina, em cães.[65] A êmese induzida por licorina segue a farmacocinética desse alcaloide.[66] Em cães, a licorina tem meia-vida de eliminação < 1 hora após administração parenteral, que coincide com o vômito.[66] A maioria das intoxicações em cães ocorre na estação de plantio dos bulbos; ocasionalmente, os gatos podem ingerir partes de folhas e caules.[67] A ingestão do próprio bulbo pode resultar em gastrenterite grave, vômitos, tremores, convulsões, hipotermia, bradicardia e hipotensão.[64,67] O tratamento das intoxicações causadas por essas plantas é estritamente sintomático e de suporte, consistindo principalmente na descontaminação do trato gastrintestinal com uso oral de medicamentos eméticos (a menos que o vômito já tenha ocorrido) e de carvão ativado juntamente com catárticos (ver Capítulos 112 e 151).

## ALIMENTOS TÓXICOS

Alimentos vegetais naturais que são tóxicos para animais de companhia incluem noz-macadâmia, cebola, alho, cebolinha, uva e uva-passa.[68] A ingestão de noz-macadâmia por cães está associada a uma síndrome tóxica aguda que geralmente se desenvolve dentro de 1 a 12 horas após a ingestão.[68,69] Os sinais clínicos iniciais frequentemente incluem fraqueza, depressão do SNC, vômito, ataxia, tremores, diminuição da propriocepção consciente e hipertermia; alguns animais desenvolvem fraqueza de membros pélvicos, resultando em decúbito.[68,69] A alteração clinicopatológica mais notável é o aumento acentuado da concentração sérica de lipase que pode persistir por vários dias.[69]

Cebola, alho e cebolinha, bulbos, flores e caules – inclusive desidratados, em pó e cozidos – são tóxicos e podem causar hemólise, em cães e gatos.[68,70,71] Essas plantas contêm sulfóxidos que podem ser decompostos em N-propil dissulfeto. O N-propil dissulfeto causa dano oxidativo à hemoglobina e às membranas dos eritrócitos, resultando na formação de metemoglobina, corpúsculos de Heinz e excentrócitos, que causam hemólise intravascular e anemia.[68,72] Os gatos podem ser mais sensíveis aos efeitos tóxicos das cebolas e espécies de plantas relacionadas por causa de diferenças em sua hemoglobina, que resultam em maior sensibilidade ao dano oxidativo.[68] Algumas raças de cães (como Shiba Japonês e Akita Japonês) apresentam fenótipo de baixo teor de sódio e alto de potássio devido à bomba de Na-K ativa presente na membrana de eritrócitos maduros.[73] Acredita-se que essas raças sejam mais sensíveis à hemólise induzida por oxidantes e podem ter risco maior de intoxicação por *Allium*.[73,74] Em todas as espécies estudadas, a hemólise está associada à produção de corpúsculos de Heinz.[71,75-77] O surgimento desses corpúsculos pode ser observado 6 a 24 horas após a ingestão do vegetal. Às vezes a metemoglobinemia também pode ser clinicamente relevante, especialmente quando a dose ingerida é relativamente alta.

Os sinais clínicos associados à ingestão dessas plantas hemolíticas incluem vômito, diarreia e hipersalivação.[68,78,79] Os sintomas podem não se desenvolver antes de 1 a 5 dias e, muitas vezes, surgem à medida que ocorrem as alterações hematológicas. Outros sinais clínicos podem incluir palidez de membranas mucosas, fraqueza, ataxia, anorexia, depressão, taquipneia e taquicardia secundárias a anemia. Icterícia e hemoglobinúria podem ser decorrências da hemólise intravascular.[68] As alterações hematológicas consistem em diminuição do volume globular ou hematócrito e da concentração de hemoglobina. Pode-se notar aumento da contagem de reticulócitos e leucocitose por neutrofilia, em resposta à anemia. As alterações clinicopatológicas incluem hiperbilirrubinemia e aumento do nitrogênio ureico sanguíneo causado por nefrose transitória.[68,79]

Em cães, a ingestão de frutas cruas, bolo de frutas, torta de picadinho de carne, barra de chocolate, pão de malte, bolinho de aveia e barra de petisco que contenham uva, uva-passa e frutas relacionadas foi associada à ocorrência de insuficiência renal aguda (ver Capítulo 322). Até o momento, a toxina e o seu modo de ação permanecem pouco caracterizados. Quase sempre os sinais clínicos surgem dentro de 4 a 6 horas após a ingestão. Não se espera que os animais que permaneçam assintomáticos 1 a 2 dias após a exposição desenvolvam sinais clínicos.[68,80] Os sintomas mais comuns são vômito (que quase sempre surge até

2 horas após a ingestão), letargia, anorexia, depressão do SNC e diarreia.[81,82] Cães gravemente afetados frequentemente desenvolvem evidências de comprometimento da função renal (azotemia, proteinúria, glicosúria, hematúria e cristalúria) 24 a 72 horas após a exposição.[80,82] Redução da produção de urina, ataxia e fraqueza estão associadas a um resultado negativo ou mau prognóstico.[83] Há relatos de alterações clinicopatológicas adicionais, inclusive aumento nas concentrações séricas de fósforo, amilase, glicose, alanina aminotransferase e fosfatase alcalina.[80,82] Os valores de exames bioquímicos do sangue, inclusive de indicadores de função renal, devem ser monitorados periodicamente por 72 horas após a ingestão. Podem ocorrer degeneração e necrose tubular renal. Há relato de necrose aguda de túbulos contorcidos proximais, com ou sem mineralização.[80,84]

O tratamento de um animal com suspeita de ingestão de noz-macadâmia, cebola, uva ou outros alimentos tóxicos depende do quadro clínico inicial do animal e do agente etiológico. A descontaminação por meio de indução de êmese, seguida de administração oral de carvão ativado com catártico, geralmente é um procedimento utilizado em todos os animais assintomáticos com histórico de ingestão recente de alimento tóxico (ver Capítulo 151). Não há antídotos específicos; por isso, a maioria dos protocolos terapêuticos depende muito de terapia sintomática e de suporte. Há algumas medidas adicionais que podem ser empregadas aos seguintes agentes etiológicos:

- Cebolas (e plantas relacionadas): recomenda-se ácido ascórbico (30 mg/kg VO) para a prevenção e controle de anemia e metemoglobinemia causadas por corpúsculos de Heinz.[68,79] Recomenda-se a administração de solução intravenosa para corrigir a desidratação causada por vômitos e induzir diurese, a fim de reduzir o risco de nefrose por hemoglobina. O volume globular (VG) deve ser monitorado diariamente por 5 a 7 dias. Se a anemia se agravar, pode ser necessária a transfusão de sangue total ou de concentrado de hemácias (ver Capítulo 130).[68,79] O uso de antioxidantes não foi efetivo[77]
- Uvas (e plantas relacionadas): a diurese hídrica durante as primeiras 48 horas pode ajudar a reduzir a gravidade da insuficiência renal aguda.[80] Na insuficiência renal anúrica, podem ser usados medicamentos como furosemida, dopamina ou manitol. A hemodiálise ou a diálise peritoneal podem ser benéficas, se disponíveis (ver Capítulos 109 e 110).[85]

## TABACO

As fontes de tabaco incluem cigarros e tabaco de mascar (sem fumaça). O tabaco processado contém uma mistura complexa de produtos de origem vegetal naturais, bem como uma variedade de aromatizantes e outros aditivos.[86] A descrição desses componentes está além do escopo do presente capítulo; em vez disso, o foco principal é a toxicidade da nicotina. Estirpe vegetal, localização geográfica, condições de crescimento e outros fatores contribuem para o teor altamente variável de nicotina no tabaco.[87] Nos EUA, os cigarros individuais processados e disponíveis no mercado contêm aproximadamente 9 a 30 mg de nicotina.[10,87] O recente surgimento dos chamados cigarros eletrônicos levou a um aumento na exposição pediátrica humana e animal à nicotina.[88,89] Esses dispositivos cilíndricos possuem um cartucho preenchido com fluido ("e-líquido" ou "e-suco") que contêm uma solução com até 80 mg de nicotina/m$\ell$.[90] Outros componentes presentes na solução incluem glicerol, propilenoglicol e etilenoglicol.[91] Nos EUA há disponibilidade de várias gomas de mascar de polacrilex com 2 ou 4 mg de nicotina e de adesivos transdérmicos de reposição, de venda livre, para terapia de reposição de nicotina usada na cessação do tabagismo. Nicotina polacrilex é um complexo de resina de nicotina e polacrilina, que é uma resina de troca catiônica preparada com ácido metacrílico e divinilbenzeno. A goma também pode conter sorbitol como adoçante e agentes-tampão para aumentar a absorção bucal da nicotina. A taxa de liberação da nicotina da resina na goma de mascar é variável e depende do vigor e do tempo de mastigação. Os adesivos de nicotina transdérmicos contêm tipicamente 8,3 a 114 mg do alcaloide livre. Todos os adesivos apresentam resíduos significativos de nicotina (2 a 83 mg), mesmo após 24 horas de aplicação. Alguns adesivos consistem em um reservatório de medicamento que contém nicotina em uma matriz de copolímero de etileno-acetato de vinila, que libera a droga através de uma membrana de polietileno que controla a sua taxa. A nicotina pode ser absorvida por meio desses emplastros (e outros produtos) após a ingestão.[92] A maioria das formulações de goma de nicotina e adesivo transdérmico é tamponada em pH alcalino para facilitar a absorção da nicotina através das membranas celulares.[93] Após a ingestão de tabaco ou nicotina, a concentração máxima de nicotina no sangue frequentemente é atingida em poucos minutos, dificultando a descontaminação gastrintestinal.[89,93]

A nicotina é um agonista de receptor colinérgico (nicotínico) que apresenta efeitos tanto estimulantes (em baixa dose) como depressivos (em alta dose) no sistema nervoso periférico e no SNC.[94] Os efeitos cardiovasculares e neurológicos da nicotina geralmente dependem da dose. Por exemplo, baixas doses de nicotina induzem a estimulação do sistema nervoso central ou periférico, com excitação e aumento da frequência cardíaca ou da pressão sanguínea. Em altas doses, a nicotina causa bloqueio ganglionar, que resulta em bradicardia, hipotensão e depressão do estado mental.[95] A nicotina é muito tóxica (a dose letal oral mínima em cães e gatos é de aproximadamente 10 mg/kg) e os efeitos tóxicos surgem rapidamente após sua ingestão.[92,96] As doses tóxicas mínimas em animais de companhia não são completamente conhecidas; porém, em crianças, pode ocorrer intoxicação após a ingestão de 1 mg de nicotina por quilograma de peso corporal.[97] Os efeitos clínicos induzidos pela nicotina podem incluir tremores musculares, hipertensão, taquicardia, taquipneia, vômito, hipersalivação, depressão ou excitação do SNC, midríase, ataxia, fraqueza, convulsões e morte por parada respiratória.[10,89]

O tratamento de sobredose de nicotina geralmente consiste em descontaminação gástrica seguida de terapia sintomática e de suporte (ver Capítulo 151).[89,98] Se não ocorreu vômito após ingestão aguda de nicotina, o estômago deve ser esvaziado imediatamente por meio de indução de vômito ou lavagem gástrica. Imediatamente após o esvaziamento gástrico, deve-se administrar carvão ativado com um catártico salino. Após a ingestão de adesivo transdérmico, deve-se administrar carvão ativado a cada 6 a 8 horas, pois pode ocorrer liberação tardia da nicotina. Caso ocorra hipotensão ou colapso cardiovascular, deve-se administrar terapia hídrica intensiva como tratamento de suporte, além de terapia adicional. As convulsões devem ser tratadas com anticonvulsivante padrão, como o diazepam (ver Capítulo 136). Quando necessário, pode-se administrar atropina para controlar bradicardia, broncoconstrição ou diarreia. Para o tratamento de paralisia respiratória, pode ser necessária a ventilação pulmonar assistida. A nicotina pode ser detectada no conteúdo gastrintestinal, no soro e na urina.[99]

## REFERÊNCIAS BIBLIOGRÁFICAS

*As referências bibliográficas deste capítulo se encontram online no Ambiente de Aprendizagem.*

# CAPÍTULO 156

# Mordidas e Picadas por Animais Peçonhentos (Zootoxicoses)

Michael Peterson

## MORDIDA OU PICADA DE COBRA: COBRAS VENENOSAS

As *pit viper* (cobras venenosas da família Crotalidae), o maior grupo de cobras venenosas nos EUA, estão envolvidas em cerca de 150 mil mordidas anuais de cães e gatos, ou seja, aproximadamente 99% de todas as picadas de cobras venenosas.[1] Na América do Norte, há três gêneros de *pit viper*: *Crotalus* sp. e *Sistrurus* sp. (cascavel) e *Agkistrodon* sp. (mocassim-d'água-cabeça-de-cobre [*copperhead*] e mocassim-d'água [*cotton-mouth water moccasin*]). As *pit viper* controlam a quantidade de veneno que inoculam conforme a situação. As picadas ou mordidas defensivas iniciais geralmente não são venenosas. Picadas ofensivas inoculam uma quantidade controlada de veneno, e as picadas de ataque inoculam toda a carga de veneno. A gravidade de qualquer picada dessas cobras está relacionada ao volume de veneno injetado, sua toxicidade e o local da picada. O local da picada influencia a taxa de absorção do veneno. A toxicidade do veneno de cascavel varia muito entre indivíduos e espécies (Tabela 156.1). Tradicionalmente, acredita-se que as *pit viper* apresentem venenos hemotóxicos, mas muitas espécies de serpentes e várias subespécies produzem veneno com potentes componentes neurotóxicos. Algumas só produzem veneno neurotóxico.[2-4] O principal objetivo do veneno não é matar, mas sim imobilizar a presa e propiciar a pré-digestão de seus tecidos.

Após o acidente ofídico, o surgimento dos sinais clínicos pode demorar várias horas. Em pessoas, 49% de todos os acidentes ofídicos inicialmente considerados graves são posteriormente classificados como não venenosos ou leves. Cada picada de *pit viper* tem um curso diferente. A massa corporal da vítima, o local da picada, a excitabilidade pós-mordida e o uso de medicamento influenciam a gravidade. A gravidade do ataque da cobra varia de acordo com a espécie, o tamanho, a razão do ataque e o grau de regeneração do veneno desde a última picada (Tabela 156.2). Pode ocorrer acidente ofídico com risco à vida sem sintomas locais além do ferimento da picada. A gravidade dos sintomas locais pode não refletir a gravidade sistêmica. As reações teciduais locais ao veneno de cobra consistem em ferimentos perfurantes que podem apresentar sangramento ou inchaço. Além disso, podem ocorrer equimoses e petéquias. As marcas das presas não indicam inoculação de veneno; pode ter ocorrido apenas a picada (Boxe 156.1). Sintomas sistêmicos incluem dor, fraqueza, tontura, náuseas, fasciculações musculares, linfadenopatia regional, alteração da frequência respiratória, salivação, cianose, proteinúria, hemorragia, obnubilação e convulsões. Foram observadas anormalidades no tempo de coagulação, diminuição na concentração de hemoglobina, aumento da quantidade de equinócitos, hipotensão e trombocitopenia.

A hipotensão grave se deve à perda de líquido do compartimento vascular para o compartimento subcutâneo e o acúmulo de sangue em "órgãos de choque" (*i. e.*, leito vascular hepatoesplênico [cães] ou pulmonar [gatos]). As anormalidades de coagulação dependem muito da espécie de cobra que causou o acidente ofídico. As anormalidades hemorrágicas variam desde o bloqueio direto ou da inativação de vários fatores da cascata de coagulação do paciente até destruição de megacariócitos na circulação e na medula óssea. Aproximadamente 60% dos pacientes desenvolvem anormalidades de coagulação, geralmente hipofibrinogenemia, prolongamento do tempo de coagulação e trombocitopenia (30% das vítimas). Alguns venenos causam lise de coágulos formados. O "sistema de pontuação da picada de cobra" (Boxe 156.2) tem se mostrado útil para monitorar a gravidade e a progressão da síndrome clínica, fornecendo um meio preciso para quantificar a condição do paciente.[5] Os pacientes devem ser avaliados por ocasião da consulta inicial e 6, 12 e 24 horas após a internação.

### Tabela 156.1 Produção de veneno por cobras norte-americanas selecionadas.

| ESPÉCIE DE COBRA | PESO SECO (MG DE VENENO) | DL₅₀ IV (RATOS) |
|---|---|---|
| Diamondback oriental (*Crotalus adamanteus*) | 200 a 850 | 1,68 |
| Diamondback ocidental (*Crotalus atrox*) | 175 a 800 | 2,18 |
| Cascavel de Mojave (*Crotalus scutulatus*) | 75 a 150 | 0,23 |
| Cobra-coral oriental (*Micrurus fulvius*) | 2 a 20 | 0,28 |
| Mocassim-d'água (*Agkistrodon piscivorus*) | 90 a 170 | 4,17 |
| Mocassim-d'água-cabeça-de-cobre (*Agkistrodon contortrix*) | 45 a 75 | 10,92 |

### Tabela 156.2 Fatores que influenciam a gravidade da picada de cobra.

| RELATIVOS À VÍTIMA | RELATIVOS À COBRA |
|---|---|
| Massa corporal | Espécie |
| Local da picada | Tamanho |
| Tempo para o atendimento médico | Idade |
| Qualidade dos primeiros socorros | Motivo da picada |
| Medicamentos concomitantes? | Tempo desde a última picada? |
|  | Época do ano? |

### Boxe 156.1 Sintomas comuns de picada de cobra

| | |
|---|---|
| Dor | Desprendimento de tecido |
| Inchaço | Choque |
| Equimose | Perfurações |
| Fraqueza | Náuseas |

**Boxe 156.2** Formulário de pontuação da gravidade da picada de cobra

**Pontuação da gravidade da picada de cobra**

*Sistema pulmonar*
0  Sem sinal de anormalidade
1  Mínima – dispneia discreta
2  Moderada – comprometimento respiratório, taquipneia, uso de músculos acessórios
3  Grave – cianose, falta de ar, taquipneia extrema, insuficiência respiratória ou parada respiratória por qualquer causa

*Sistema cardiovascular*
0  Sem sinal de anormalidade
1  Mínima – taquicardia, fraqueza geral, disritmia benigna, hipertensão
2  Moderada – taquicardia, hipotensão (mas pulso tarsal ainda palpável)
3  Grave – taquicardia extrema, hipotensão (pulso tarsal não palpável ou pressão arterial sistólica < 80 mmHg), disritmia maligna ou parada cardíaca

*Local da picada*
0  Sem sinal de anormalidade
1  Mínima – dor, inchaço, equimose, eritema limitado ao local da picada
2  Moderada – dor, inchaço, equimose, eritema que envolve menos da metade da extremidade e pode se propagar lentamente
3  Grave – dor, inchaço, equimose, eritema que envolve a maior parte ou toda a extremidade e se propaga rapidamente
4  Muito grave – dor, inchaço, equimose, eritema que se estende além da extremidade acometida ou perda significativa de tecido

*Sistema gastrintestinal*
0  Sem sinal de anormalidade
1  Mínima – dor abdominal, tenesmo
2  Moderada – vômito, diarreia
3  Grave – vômitos repetitivos, diarreia ou hematêmese

*Sistema hematológico*
0  Sem sinal de anormalidade
1  Mínima – parâmetros de coagulação discretamente anormais: TP < 20 seg, TTP < 50 seg, contagem de plaquetas: 100.000 a 150.000/μl
2  Moderada – parâmetros de coagulação anormais: TP 20 a 50 seg, TTP 50 a 75 seg, contagem de plaquetas: 50.000 a 100.000/μl
3  Grave – parâmetros de coagulação anormais: TP 50 a 100 seg, TTP 75 a 100 seg, contagem de plaquetas: 20.000 a 50.000/μl
4  Muito grave – anormalidades marcantes dos parâmetros de coagulação, com hemorragia ou sinal de sangramento espontâneo, incluindo TP não mensurável, TTP não mensurável, contagem de plaquetas < 20.000/μl

*Sistema nervoso central*
0  Sem sinal de anormalidade
1  Mínima – apreensão
2  Moderada – calafrios, fraqueza, desmaios, ataxia
3  Grave – letargia, convulsões, coma

**Pontuação total possível: 0 a 20**

TP, tempo de protrombina; TTP, tempo de tromboplastina parcial.

Deve-se obter um hemograma completo, incluindo contagem diferencial de leucócitos, contagem de plaquetas e avaliação da morfologia das hemácias ou eritrócitos. Em um estudo, relatou-se equinocitose de eritrócitos em 89% dos cães, após a picada: equinocitose tipo III marcante (anormalidade em 95 a 100% dos eritrócitos maduros) em 18/28 cães (64%) e equinocitose moderada (anormalidade em 15 a 30% dos eritrócitos maduros) em 7/28 cães (25%).[6] Todavia, animais de estimação sem essa anormalidade ainda podem ter sido picados por cobra, com inoculação do veneno. Ademais, deve-se obter o perfil bioquímico sérico, as concentrações séricas de eletrólitos e o perfil de coagulação. Este último deve incluir tempo de coagulação ativado, tempo de protrombina, tempo de tromboplastina parcial, concentrações de fibrinogênio e de produtos de degradação da fibrina. Também se deve realizar o exame macro e microscópico de urina, inclusive de proteína livre e hemoglobina-mioglobina. O teste deve ser repetido conforme indicado, a fim de monitorar a progressão da síndrome clínica e a eficácia do tratamento. Medições das circunferências da parte do corpo acometida, acima e abaixo do local da picada, em intervalos regulares, auxiliam no monitoramento da progressão do inchaço causado por muitas picadas de *pit viper*.

Embora tenham sido defendidas recomendações de diversos procedimentos de primeiros socorros para vítimas de picada de *viper bits*, nenhum se mostrou efetivo na redução na taxa de morbidade ou mortalidade.[7] As recomendações consistem em manter o paciente calmo e transportá-lo rapidamente a um centro médico para ser hospitalizado e rigorosamente monitorado durante, no mínimo, 8 horas. Um dos procedimentos terapêuticos fundamentais consiste em terapia hídrica intravenosa para sustentar volume sanguíneo e evitar o choque hipovolêmico (ver Capítulos 127 e 129). A única terapia específica comprovada contra o veneno de *pit viper* é a administração intravenosa de antiveneno (soro) polivalente contra essa cobra (Tabela 156.3). As anormalidades de coagulação, a perda de líquidos corporais, as alterações na condição neurológica, as anormalidades na condução do estímulo cardíaco e o efeito necrosante do veneno podem ser drasticamente evitados quando o tratamento com antiveneno é iniciado em tempo hábil. Em pacientes humanos e veterinários as coagulopatias são corrigidas se tratadas dentro de 96 horas após a picada de cobra. A reconstituição adequada do antiveneno liofilizado é mostrada na versão eletrônica deste texto (Vídeo 156.1). O teste cutâneo prévio à administração não é confiável; portanto, não é recomendado.

O antiveneno deve ser diluído em solução fisiológica (100 a 250 ml) e administrado lentamente por via IV nos primeiros minutos, de modo a avaliar a possibilidade de reações alérgicas, que consistem em prurido facial, vômito e hiperemia do pavilhão auditivo (ver Capítulos 130 e 137). Se nenhuma reação adversa for notada após 5 minutos, pode-se aumentar a taxa de infusão da solução com o antiveneno. Se ocorrer reação, interrompa a infusão, mantenha a hidratação hídrica IV e trate o paciente com difenidramina (1 mg/kg IV). Como a maioria das reações está relacionada à taxa de infusão, uma vez estabilizado o paciente quanto às reações do antídoto, a administração pode ser retomada em uma taxa de infusão mais lenta. Se a reação se repetir, interrompa a infusão. O ideal é que o paciente receba a dose total em meia hora. Um único frasco de antiveneno geralmente é suficiente; entretanto, alguns pacientes necessitam da administração de vários frascos. Pacientes com trombocitopenia grave estão sujeitos à recorrência dos sintomas dentro de uma semana, geralmente não tão graves quanto a condição inicial, e deve-se obter a contagem de plaquetas diariamente. Com a administração de antiveneno, quase sempre é necessário o controle da dor; alguns pacientes podem necessitar de terapia adicional (ver Capítulo 126). O fentanila é o medicamento preferido, administrado em taxa de infusão contínua (TIC) IV (dose de carregamento de 2 μg/kg, seguida de 2 a 10 μg/kg/h). Deve-se evitar o uso de morfina porque ela induz a liberação de histamina, que pode ser confundida com o início de anafilaxia. Corticosteroides e anti-inflamatórios não esteroides não devem ser usados. Como não há comprovação da eficácia de vacina na indução de título de anticorpos "protetor" e nenhum estudo de desafio em cães ou gatos, não se recomenda o uso de vacina contra *pit viper*.

## COBRA-CORAL

A picada de falsa cobra-coral não é clinicamente relevante, mas as cobras-corais do leste, do Texas e do sul da Flórida são perigosas.[8,9] As cobras-corais da América do Norte têm nariz preto

## Tabela 156.3 — Antivenenos para tratamento de picada de *pit viper* norte-americana.

| | DOADOR | PROTEÍNA DE LIGAÇÃO | LIOFILIZADO | VENENOS QUE NEUTRALIZA |
|---|---|---|---|---|
| Boehringer-Ingelheim | Equino | IgG | Sim | Cascavel-diamante-ocidental<br>Cascavel-diamante-oriental<br>Jararaca Fer-de-lance*<br>Cascavel sul-americana* |
| BTG Crofab | Ovino | Fab1 | Sim | Cascavel-diamante<br>Cascavel-diamante-oriental<br>Cascavel de Mojave<br>Mocassim-d'água |
| Venomvet | Equino | Fab2 | Não | Jararaca Fer-de-lance*<br>Cascavel sul-americana*<br>Jararaca Lance head |
| Bioclon Antivipmyn | Equino | Fab2 | Sim | Cascavel sul-americana*<br>Jararaca Fer-de-lance* |
| Polyvet | Equino | IgG | Não | Cascavel da América Central<br>Jararaca Fer-de-lance* |

*Pode ser de diferentes regiões da América do Sul e Central.

e faixas coloridas distintas de cor preta, amarela e vermelha. Possuem presas fixas curtas e precisam segurar e mastigar a vítima para inocular o veneno.[10] Essas cobras podem ser agressivas, se ameaçadas, com mordida agressiva. A absorção do veneno pode ser postergada por horas e sua eliminação do corpo da vítima pode demorar 1 semana ou mais. O veneno é neurotóxico, induz bloqueio neuromuscular pós-sináptico não despolarizante (uma síndrome semelhante à paralisia) com pouca reação tecidual no local da picada. Os cães manifestam depressão aguda do sistema nervoso central, vômito, salivação excessiva, quadriplegia com reflexos espinais diminuídos em todos os membros e paralisia respiratória. Além disso, podem apresentar hemólise, anemia, hemoglobinúria e alterações morfológicas em hemácias.[11] Os gatos apresentam quadriplegia flácida ascendente aguda, depressão do sistema nervoso central, redução da nocicepção, anisocoria, ausência de reflexos espinais nos quatro membros, hipotermia e perda do reflexo cutâneo no tronco.[12] Hemólise e hemoglobinúria não foram observadas em gatos.

Os animais de companhia picados por cobra-coral devem ser levados a uma clínica veterinária que presta atendimento e disponibiliza cuidados intensivos e ventilação assistida durante 24 horas. A colocação de uma bandagem compressiva elástica que envolva firmemente o membro picado retarda a absorção do veneno e não deve ser removida até que o antiveneno tenha sido administrado.[12,13] Um animal de companhia picado deve ser hospitalizado por um período de, pelo menos, 48 horas, com monitoramento contínuo (vigilância extrema) e cuidados de suporte que incluem o controle da paralisia e a prevenção de pneumonia por aspiração. Qualquer evidência de angústia respiratória deve ser tratada de forma intensiva e deve-se realizar intubação endotraqueal. O único tratamento definitivo é a administração de antiveneno de cobra-coral, não mais fabricado nos EUA. Estudos mostraram reação cruzada com antiveneno de cobra-tigre australiana (*Notechis scutatus*) ou cobra-coral mexicana (*Micrurus*) (podem estar disponíveis em um zoológico local).[11,14] Outros antivenenos da América do Sul e da América Central não apresentam reação cruzada com o veneno de cobra-coral dos EUA. A administração precoce do antiveneno é mais efetiva. Assim que surgem os sinais clínicos de picada da cobra-coral, eles progridem com rapidez alarmante e sua reversão é extremamente difícil. A dose inicial de antiveneno recomendada é de 1 a 2 frascos, mas podem ser necessários frascos adicionais. Se o antiveneno não estiver disponível ou se a administração for postergada, os cuidados de suporte devem incluir suporte respiratório. Pode-se utilizar ventilação mecânica assistida, mas deve ser empregada por 48 a 72 horas.

## PICADA DE ARANHA-MARROM

Pelo menos 5 espécies de aranhas *Loxosceles* nativas dos EUA (Figura 156.1) foram associadas a aracnidismo necrosante: *L. reclusa*, *L. refuscens*, *L. arizonica*, *L. unicolor* e *L. laeta*.[15] Essas aranhas são comumente conhecidas como "aranhas-violinista ou aranhas-violino", por apresentarem uma marca em forma de violino no cefalotórax, com o colo do violino apontado para o abdome (Figura 156.2). Não raramente, muitas lesões dermonecrosantes são erroneamente diagnosticadas como picadas de aranha-marrom reclusa, pois até 60% dos diagnósticos são feitos em regiões geográficas do país que não possuem populações indígenas de *Loxosceles*. A longa lista de diagnósticos diferenciais inclui desde queimaduras a úlceras de decúbito. Em humanos, é importante ressaltar que o principal erro de diagnóstico é a infecção causada por *Staphylococcus aureus* resistente à meticilina (MRSA). Uma única picada pode causar envenenamento letal. Machos de aranhas de tamanhos equivalentes produzem metade do volume de veneno comparativamente às fêmeas. As aranhas adultas maiores têm mais veneno. Seu veneno possui oito bandas eletroforéticas maiores e 4 menores, sendo a esfingomielinase D reconhecida como o principal fator dermonecrótico.[16] Liga-se às membranas celulares e quimiotaticamente induz a infiltração de leucócitos polimorfonucleares. A toxina causa depleção do complemento hemolítico sérico dos fatores de coagulação VIII, IX, XI e XII,[17] bem como prolonga o tempo de tromboplastina parcial ativada. O veneno induz rápida coagulação e oclusão de pequenos capilares, com subsequente necrose tecidual. Quando há disponibilidade de proteína C reativa e de cálcio, a esfingomielinase D tem efeito hemolítico direto. Na presença da proteína amiloide pode ocorrer agregação plaquetária dependente de cálcio, ocasionando ativação da cascata de prostaglandinas. O veneno libera fragmentos lipídicos corporais na circulação que, subsequentemente, atuam como êmbolos e como mediadores inflamatórios. A resposta imune da vítima determina a gravidade das lesões subsequentes.[17] Histologicamente, as lesões assemelham-se àquelas verificadas nos fenômenos de Arthus e Shwartzman.

O diagnóstico clínico precoce é difícil, pois as lesões inicialmente parecem discretas.[4] A gravidade resultante da picada é determinada pela quantidade de veneno inoculado, pelo local da picada e pela condição imunológica da vítima.[15] Cães e gatos geralmente não são examinados antes que as lesões estejam bem desenvolvidas com necrose. Pessoas vítimas de picada descrevem uma sensação de ligeira ardência que dura até 8 horas. O prurido e a dor subsequentes se desenvolvem quando a vasoconstrição

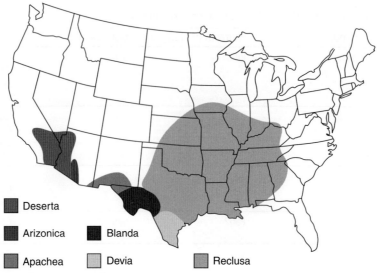

**Figura 156.1** Espécies de *Loxosceles* (aranha-reclusa-marrom ou aranha-violinista) clinicamente relevantes. (Cortesia Richard Vetter, MS.) (*Esta figura se encontra reproduzida em cores no Encarte.*)

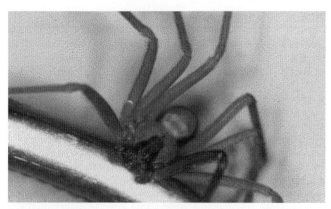

**Figura 156.2** Marcação de violino no cefalotórax da aranha *Loxosceles*. (Cortesia Bill Banner, MD, PhD.)

causa isquemia local. O edema segue-se ao desenvolvimento de uma clássica "lesão de olho de touro" (uma área eritematosa que envolve uma região isquêmica pálida com um centro necrosado escuro à medida que a lesão se desenvolve). As margens das lesões podem progredir de forma desigual, pois a gravidade faz com que o veneno siga para a parte ventral, deixando uma lesão excêntrica, com o centro original localizado dorsalmente. Abaixo pode se desenvolver uma bolha hemorrágica dentro de 24 a 72 horas, com escara em amadurecimento (úlcera de decúbito). Se os animais de companhia não retiram a escara, ela normalmente se desprende dentro de 2 a 5 semanas, deixando uma úlcera indolente que normalmente não penetra no músculo subjacente. As lesões no tecido adiposo podem ser extensas. A cicatrização é lenta e essas úlceras podem persistir por meses, deixando uma cicatriz profunda.

Sintomas sistêmicos são menos comuns, mas podem ser fatais. A condição mais comum é a anemia hemolítica (teste de Coombs negativo) acompanhada de hemoglobinúria significativa, geralmente notada dentro de 24 horas após a picada, que persiste até 1 semana. Outros sinais clínicos de início precoce incluem febre, artralgia, vômito, fraqueza e erupção maculopapular. Animais de companhia podem apresentar leucocitose, trombocitopenia ou coagulação intravascular disseminada (CID) (ver Capítulo 197). A reação sistêmica não está proporcionalmente relacionada à reação local ou vice-versa.[15]

Não há antídoto específico. Os protocolos de tratamento são direcionados a uma ou duas síndromes possíveis, a lesões cutâneas locais e a manifestações sistêmicas do envenenamento. No passado, havia recomendação do uso de antibiótico e inibidor de leucócitos dapsona (4,4'-diaminodifenilsulfona), mas subsequentemente não houve comprovação de sua eficácia clínica. Não se recomenda a excisão cirúrgica. As lesões são tratadas como feridas abertas, com várias limpezas diárias com solução de Burow. Pode ser necessário algum desbridamento. Antibióticos de amplo espectro podem ser indicados. Uma ou duas atmosferas de oxigênio hiperbárico, 2 vezes/dia, durante 3 a 4 dias, podem ser úteis.[18]

Os sintomas sistêmicos de envenenamento por *Loxosceles* são potencialmente fatais e devem ser tratados de forma intensiva. Os pacientes que manifestam tais sintomas devem ser hospitalizados para rigoroso monitoramento. Anti-inflamatórios, antipiréticos e analgésicos podem ser úteis. Compostos que interferem na coagulação devem ser evitados. Os corticosteroides sistêmicos protegem as membranas dos eritrócitos e, assim, inibem a hemólise. Seu uso deve ser limitado aos primeiros dias da síndrome; no caso da prednisolona, deve ser administrada na dose de 0,5 a 1 mg/kg/dia. As anormalidades de coagulação são tratadas conforme indicado (ver Capítulo 135). Podem-se indicar hospitalização e terapia hídrica intravenosa para manter a hidratação e a função renal (ver Capítulo 129).

## ARANHA VIÚVA-NEGRA

As fêmeas de aranhas *Latrodectus* são capazes de causar envenenamento com risco à vida. Elas são pretas brilhantes e globosas, com marca de ampulheta vermelha/alaranjada no abdome. As fêmeas jovens são bege, marrom e avermelhada, cuja cor muda para o preto à medida que se tornam adultas, e a marca da ampulheta se torna mais proeminente (Figuras 156.3 e 156.4). Elas controlam a quantidade de veneno inoculado e uma única picada é capaz de inocular uma dose letal de veneno aos animais de companhia. O veneno induz liberação de neurotransmissores (acetilcolina, norepinefrina e outros) independentes de cálcio para ambiente com baixo gradiente de concentração e inibe sua recaptação subsequente.[19] Os sistemas que envolvem acetilcolina, norepinefrina, dopamina, glutamato e encefalina são sensíveis à ação da toxina.

Os sintomas locais geralmente estão ausentes e as manifestações sistêmicas geralmente ocorrem durante as primeiras 8 horas após a picada. Em envenenamentos moderados a graves, a condição é extremamente dolorosa. Dor muscular progressiva e cãibras musculares generalizadas são comuns, especialmente nas regiões do tórax, abdome e lombar. Rigidez abdominal, sem

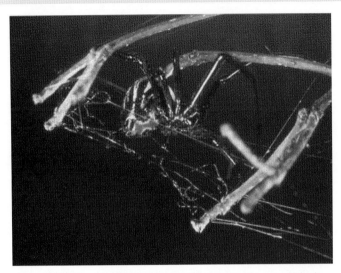

**Figura 156.3** Aranha viúva-negra jovem. Note a coloração mais pálida. (Cortesia Arizona Poison e Drug Information Center, Tucson, AZ.) (*Esta figura se encontra reproduzida em cores no Encarte.*)

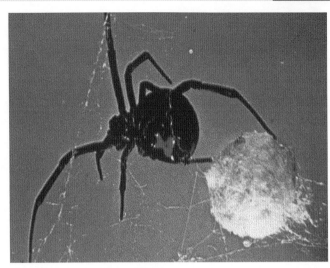

**Figura 156.4** Aranha viúva-negra fêmea adulta com "saco" de ovos. (Cortesia Arizona Poison e Drug Information Center, Tucson, AZ.)

sensibilidade, é um sinal característico. Hipertensão arterial sistêmica e taquicardia são comuns.[20] Os gatos são extremamente suscetíveis ao veneno. Sinais evidentes de paralisia podem ocorrer precocemente. A dor intensa é manifestada por vocalizações altas. Salivação excessiva, inquietação, vômito e diarreia podem ocorrer. Tremores musculares, cólicas, ataxia e incapacidade de se posicionar em pé precedem a paralisia total.

Os animais de companhia picados devem ser hospitalizados por pelo menos 48 horas. O tratamento consiste na administração de antiveneno (soro) específico, geralmente fornecido em um estado liofilizado e reconstituído rapidamente com 2 m$\ell$ do diluente fornecido.[21] O antiveneno deve ser diluído em menos de 20 m$\ell$ de solução fisiológica ou água destilada estéril e administrado por meio de infusão intravenosa lenta, conforme descrito anteriormente. Um único frasco geralmente é suficiente para resolver a síndrome clínica em 30 minutos. Deve-se ter cuidado com a administração de solução IV, pois a maioria dos pacientes apresenta hipertensão. A recuperação completa pode demorar semanas.

## REFERÊNCIAS BIBLIOGRÁFICAS

*As referências bibliográficas deste capítulo se encontram online no Ambiente de Aprendizagem.*

# SEÇÃO 9
# Pressão Sanguínea

## CAPÍTULO 157

## Fisiopatologia e Manifestações Clínicas da Hipertensão Sistêmica

Serge Chalhoub e Douglas Palma

### FISIOPATOLOGIA DA HIPERTENSÃO SISTÊMICA

O produto do débito cardíaco e da resistência vascular periférica é igual à pressão arterial (PA) sistêmica. O débito cardíaco é determinado pela frequência cardíaca e pelo volume de ejeção. Normalmente existem mecanismos contrarreguladores para evitar aumento duradouro da PA. A hipertensão arterial sistêmica (HAS) é definida como elevação patológica persistente da PA sistêmica, principalmente em decorrência da elevação persistente da PA sistólica. Uma interação complexa entre sistemas, incluindo os rins, o sistema nervoso, os vasos sanguíneos e o coração, pode interferir no controle da PA (Figura 157.1).[1] Diretrizes para detecção e avaliação da HAS foram elaboradas com base na probabilidade de lesão ao órgão-alvo (LOA) secundária a HAS. Além disso, já foram estabelecidos o monitoramento recomendado e as diretrizes terapêuticas.[2] Essas diretrizes não levam em consideração as diferenças entre raça, sexo, escore corporal, idade e outros fatores de saúde que potencialmente podem influenciar a PA.

A HAS pode ser classificada em duas amplas categorias: hipertensão secundária e hipertensão idiopática. A hipertensão

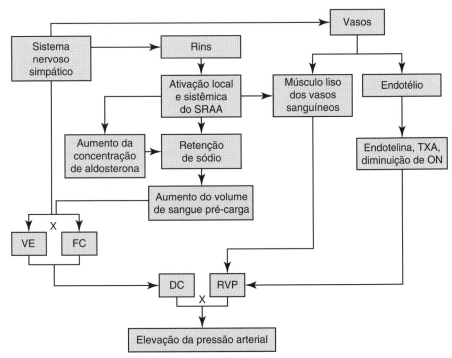

**Figura 157.1** Potenciais mecanismos de desenvolvimento de hipertensão arterial sistêmica (HAS). Doenças renais são, provavelmente, as principais causas de HAS em cães e gatos. Aumento da ativação do sistema simpático, anormalidades no músculo liso dos vasos sanguíneos e doença endotelial são outros mecanismos conhecidos. *DC*, débito cardíaco; *FC*, frequência cardíaca; *ON*, óxido nítrico; *RVP*, resistência vascular periférica; *SRAA*, sistema renina-angiotensina-aldosterona; *TXA*, tromboxano; *VE*, volume de ejeção. (Adaptada de Syme H: Hypertension in small animal kidney disease. *Vet Clin Small Anim* 41:63-89, 2011.)

secundária é induzida por doenças clínicas ou por medicamentos. A hipertensão idiopática ocorre na ausência de uma causa prontamente identificável, com base em investigações clínicas. A hipertensão secundária é muito mais comum em cães e gatos, enquanto o contrário é verdadeiro em humanos, nos quais a hipertensão idiopática é tradicionalmente denominada hipertensão "essencial".

## CONDIÇÕES COMUMENTE ASSOCIADAS À HIPERTENSÃO

### Resenha

HAS é mais comum em cães machos idosos do que em fêmeas.[3] Evidências recentes sugerem que tanto gatos saudáveis quanto aqueles com doença renal crônica (DRC) apresentam aumento significativo da PA com o avanço da idade e também existe uma relação com a elevação da frequência cardíaca.[4] A causa de HAS em idade avançada é provavelmente multifatorial e atualmente é desconhecida.

Em gatos, não há relação entre PA e raça;[5] contudo, provavelmente existam algumas variações entre as raças de cães. Cães da raça Greyhound parecem ter PA sistólica, em média, 10 a 20 mmHg maior do que outros cães;[2] no entanto, estudo recente sobre PA em cães idosos Greyhound de corrida detectou um efeito de pelame branco significativo (notou-se que a PA sistólica e a PA média, além da frequência cardíaca, foram significativamente menores em casa do que no hospital).[6]

### Obesidade

Aparentemente não há, ou é muito pequena, relação entre obesidade e HAS em cães (ver Capítulos 176 e 359). Nos obesos, a HAS pode estar mais relacionada a outras enfermidades, como doenças renais, cardíacas ou endócrinas, mas não à condição reprodutiva (castrado ou não castrado).[5,7,8] Em gatos, nenhum estudo indica relação entre gênero, raça e peso corporal e maior risco de HAS.[9] Diferentemente de cães e gatos, a obesidade é um fator de risco importante para HAS em humanos.[10]

### Doenças renais

As causas mais comuns de HAS em cães e gatos são as doenças renais (ver Capítulos 322 a 328). Cerca de 65 a 100% dos gatos com HAS e LOA apresentam evidências de redução da função renal.[9,11,12] A prevalência de HAS em gatos com DRC varia de 20 a 65%[9,11-13] e, ao contrário de humanos, essa prevalência não parece se elevar com a progressão da gravidade da DRC.[13] Na DRC, provavelmente a fisiopatologia é multifatorial e envolve a ativação sistêmica do sistema renina-angiotensina-aldosterona (SRAA) (Figura 157.2), o prejuízo à excreção de sódio (Na$^+$), o aumento do volume intravascular, o estímulo simpático, as alterações estruturais nas artérias, a doença endotelial, a carência de óxido nitroso (ON) no local para mediar a vasodilatação, a maior produção vascular de endotelina e, provavelmente, o estresse oxidativo com aumento da produção de moléculas reativas de oxigênio (ver Figura 157.1).[9,14,15] A diminuição da excreção de Na$^+$ no início da doença renal pode ser resultado de algum problema no controle do Na$^+$ no ducto coletor, pois, nesse estágio, a redução da filtração de Na$^+$ ocasiona diminuição compensatória na reabsorção de Na$^+$.[1] Não foram relatadas, de maneira consistente, relação entre as concentrações plasmáticas de aldosterona e renina, HAS e DRC, em gatos.[9,16-18]

A angiotensina-II também é produzida localmente no parênquima renal e, provavelmente, o SRAA intrarrenal contribui para a ocorrência de HAS e sua manutenção em humanos com DRC. Isso ocasiona hipertensão glomerular, agrava a proteinúria, causa lesões oxidativas e, por fim, fibrose renal.[19-22] Portanto, a ação sistêmica do SRAA pode não refletir a ação intrarrenal do SRAA. A concentração sistêmica de aldosterona é maior em gatos com DRC, indicando que a elevação do teor de aldosterona pode contribuir para o desenvolvimento de HAS, independentemente

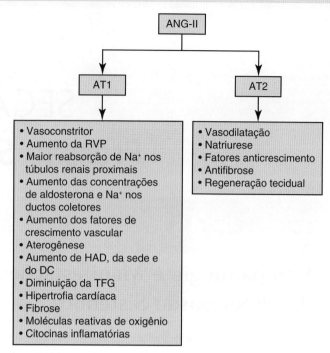

**Figura 157.2** Principais mecanismos de ação da angiotensina-II. *ANG-II*, angiotensina-II; *AT1*, receptor de angiotensina-II do tipo 1; *AT2*, receptor de angiotensina-II do tipo 2; *DC*, débito cardíaco; *HAD*, hormônio antidiurético; *RVP*, resistência vascular periférica; *TFG*, taxa de filtração glomerular.

do SRAA. Nesses gatos, a HAS não é responsiva ao tratamento com inibidores da enzima conversora de angiotensina (ECA); além disso, constatou-se que a atividade plasmática de renina pode estar reduzida ou normal.[16,17] É possível que a patogenia da HAS em gatos esteja associada ao aumento do tônus vascular, mais do que em cães e humanos, e isso pode explicar a resposta exagerada desses animais ao tratamento com bloqueadores dos canais de cálcio.[1,23]

Provavelmente a doença endotelial está envolvida na patogênese da HAS em humanos com DRC. Tanto a dimetilarginina assimétrica (ADMA) quanto a dimetilarginina simétrica (SDMA) plasmáticas interferem na produção e ação do ON. Em gatos com DRC, as concentrações circulantes de ambas encontram-se elevadas; os seus teores também estão relacionados com a concentração plasmática de creatinina. Contudo, a concentração de ADMA não parece estar associada a HAS, tampouco existe relação entre a concentração circulante de ADMA e gatos com LOA. Ademais, não se constatou diferença nas concentrações plasmáticas de ADMA de gatos normotensos não azotêmicos e gatos hipertensos não azotêmicos.[1,13]

Proteinúria é uma variável independente que está significativamente associada à sobrevivência de gatos com DRC, assim como de gatos com qualquer causa de HAS.[23] A perda de proteínas nos glomérulos e túbulos provavelmente estimula a produção de mediadores e de citocinas inflamatórios, ocasionando hipertensão glomerular, esclerose glomerular e fibrose renal.[9] Nas nefropatias com perda de proteína, a HAS é provavelmente resultante da deposição de imunocomplexos nos glomérulos e da proteinúria e alterações vasculares subsequentes. A prevalência de HAS parece ser maior em cães com doença glomerular do que em cães com outras formas de DRC.[24,25] A HAS é prevalente em cães com leishmaniose, sendo que o desenvolvimento de HAS ocorre em 61,5% dos cães com doença glomerular secundária à leishmaniose (ver Capítulo 221).[25]

A ocorrência de HAS é frequente nos casos de lesão renal aguda (ver Capítulo 322), assim como após o uso de agentes estimuladores da eritropoese e nos casos de transplante renal em gatos.[26-29] Gatos com doença renal policística apresentam baixa prevalência de HAS.[30]

## Hiperadrenocorticismo

A HAS é relatada em 59 a 86% dos casos de hiperadrenocorticismo (ver Capítulos 306 e 307) em cães, sendo a prevalência maior nos casos de tumor de adrenal unilateral.[31,32] Em humanos com hiperadrenocorticismo, suspeita-se que a HAS ocorra secundariamente ao aumento da atividade intrínseca dos mineralocorticoides, à ativação do SRAA e à supressão de mecanismos vasodilatadores induzida por corticoides, como a produção de ON. Entretanto, não existem evidências claras da diminuição da concentração de ON ou do aumento da concentração de aldosterona em cães com hiperadrenocorticismo. Muitos cães permanecem hipertensos mesmo após o diagnóstico e tratamento do hiperadrenocorticismo.[31,32]

## Tumores de adrenal

A HAS é comum em gatos com tumor de adrenal (ver Capítulos 308 e 311), e os tumores do córtex da adrenal unilaterais, como o carcinoma, têm maior prevalência. Nesses casos, não se constatou relação entre HAS e sobrevivência, uma vez que a maioria dos gatos hipertensos apresentava pressão arterial normal após o tratamento cirúrgico.[33] É provável que, em gatos com hiperaldosteronismo primário, a HAS seja decorrência do excesso de aldosterona circulante e sua influência na reabsorção renal de $Na^+$. A maior retenção de $Na^+$ ocasiona aumento do volume intravascular e da secreção de potássio.[9] A aldosterona também causa vasoconstrição, levando a um aumento da resistência vascular periférica, além de potencializar os efeitos do sistema nervoso simpático.[9,32] A maioria dos gatos (mais de 90%) com hiperaldosteronismo primário apresenta HAS, com pressão arterial sistólica > 180 mmHg. Esse cenário foi revertido com sucesso em todos os gatos nos quais a pressão arterial foi aferida no período pós-operatório.[9,32,34,35]

Os feocromocitomas são considerados incomuns em cães e raros em gatos. O aumento da secreção de catecolaminas induz um estímulo exagerado dos receptores alfa-adrenérgicos e beta-adrenérgicos, ocasionando HAS sustentada ou paroxística. Ao menos metade dos cães afetados apresenta HAS, em algum momento, e a HAS paroxística, variável, também é uma possibilidade.[32,36,37]

## Hipertireoidismo

Em humanos, o excesso de tiroxina causa redução substancial na resistência vascular periférica (RVP), seguida da diminuição da PA diastólica. Isso, por sua vez, causa aumento reflexo do débito cardíaco. Nos rins, a diminuição da RVP estimula a ativação do SRAA, ocasionando elevação da PA. Ainda mais importante é o fato de os hormônios da tireoide também aumentarem a sensibilidade cardíaca às catecolaminas, elevando, dessa forma, o inotropismo e o cronotropismo cardíacos.[9,32,38]

A prevalência de HS em gatos com hipertireoidismo (ver Capítulos 301 e 302) já foi considerada como sendo de 5 a 23% e o hipertireoidismo como o principal fator de risco para o desenvolvimento de HS e LOA.[9,32,39-41] No entanto, evidências recentes apontam para uma prevalência muito menor do que se pensava,[42] e estudos que avaliaram gatos com algum tipo de LOA, por exemplo, retinopatia, indicaram que apenas um número muito pequeno de animais apresentava hipertireoidismo e parece rara a HS grave. Em cães, o hipertireoidismo é raro, mas pode ocorrer; a HS foi relatada como secundária a adenocarcinoma da glândula tireoide, com subsequente retorno da PA ao valor normal após o tratamento do carcinoma.[43]

## Diabetes melito (DM)

A HS é comum em humanos com DM (ver Capítulos 304 e 305), e acredita-se que a nefropatia secundária a DM seja o principal fator etiológico da HS em humanos com diabetes tipo I. Em pessoas com DM tipo II, uma gama muito maior de fatores relacionados a síndromes metabólicas (obesidade, resistência à insulina, hiperlipidemia) pode estar envolvida na ocorrência de HS.[32,44] A perda de insulina pode ocasionar diminuição dos efeitos vasodilatadores endógenos por alterar a produção de ON, aumentar a retenção de $Na^+$ e água, aumentar a concentração intracelular de cálcio e, subsequentemente, o tônus do músculo liso vascular, proliferação de músculos lisos vasculares e estímulo do sistema simpático.[32,45]

A HS é verificada em cerca de um terço das pessoas com DM tipo I e em mais de 50% dos pacientes com DM tipo II.[46,47] Em cães, a HS é relatada em 35 a 46% dos casos de DM espontâneo agudo, assim como em estudos longitudinais.[47,48] Contudo, não se constatou relação entre hipertensão, proteinúria e retinopatia com o momento do diagnóstico de DM ou com o grau de controle glicêmico; além disso, na maioria dos cães diabéticos, a PA sistólica tende a ser < 160 mmHg. Em cães diabéticos com HS, a elevação da PA geralmente é discreta.[47] Curiosamente, evidências recentes indicam que a PA não aumenta de maneira significativa ao longo do curso da doença em cães, sugerindo que os efeitos da DM na PA ocorrem precocemente.[47] Isso vai contra as evidências anteriores que indicavam aumento da prevalência com a progressão da doença.[48] Em gatos, a HS pode ocorrer apenas em uma porcentagem muito pequena de diabéticos.[32,49]

## Doenças cardiovasculares e dieta

A HS causa alterações cardiovasculares (ver Capítulo 183) em cães e gatos; porém, ao contrário da situação análoga em humanos, doenças cardíacas não parecem ocasionar HS em cães e gatos (ver discussão a seguir).[50] Não existe uma relação conhecida entre dieta com alto teor de sal e desenvolvimento de HS em gatos.[51]

## Hipertensão de consultório (hipertensão do jaleco branco)

A hipertensão do jaleco branco é definida como uma elevação transitória da PA sistêmica que ocorre no ambiente hospitalar, quando comparada ao ambiente normal do paciente e provavelmente é secundária à ativação do sistema nervoso simpático por estímulos ambientais. A hipertensão do jaleco branco é relatada em cães e gatos. Há controvérsia quanto às evidências de os gatos se acostumarem com o ambiente e sua PA retornar ao normal mais rapidamente do que a dos cães.[6,52] Em cães idosos da raça Greyhound de corrida, a adaptação ao ambiente pode não ocorrer até mesmo depois de várias horas ou dias.[6]

## Hipertensão idiopática

A hipertensão idiopática é um tanto quanto rara em cães. Em gatos, relatos indicam que em 13 a 20% dos animais hipertensos a causa é idiopática.[2,9,12,23] Todavia, essa taxa pode estar superestimada, visto que outras doenças, como DRC em estágio inicial, podem ter passado despercebidas em estudos retrospectivos. Quando comparados a uma população de gatos geriátricos normotensos e sem azotemia, os gatos com HS apresentavam concentração plasmática de creatinina significativamente maior (mas ainda não manifestavam azotemia) e menor densidade urinária.[53] O desenvolvimento de biomarcadores renais mais sensíveis podem alterar a prevalência de hipertensão idiopática em gatos, à medida que estágios mais precoces das doenças renais sejam detectados em gatos hipertensos, que anteriormente era classificada como idiopática.

## MANIFESTAÇÕES CLÍNICAS DA HIPERTENSÃO

HS pode resultar tanto em alterações mecânicas quanto funcionais nos vasos sanguíneos, as quais podem ocasionar LOA.[54,55] Há fatores de risco independentes para LOA em pessoas e, provavelmente, em pacientes veterinários, incluindo alterações neuro-hormonais,

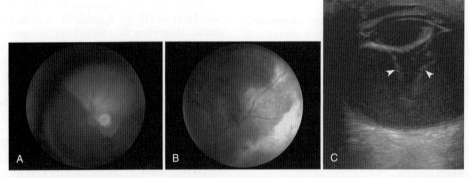

**Figura 157.3 A.** Descolamento bolhoso parcial de retina em um gato. Note a aparência dos vasos da retina na área sem descolamento (não borrada; *abaixo, à direita*) e na região com descolamento (borrada; *centro e parte superior*). **B.** Retinopatia hipertensiva caracterizada por hemorragias multifocais na retina vistas no exame de fundo de olho. **C.** Imagem de ultrassom de retinopatia hipertensiva; descolamento de retina com hemorragia sub-retiniana. As pontas de setas indicam o descolamento de retina. (**A** e **B**. Cortesia da Dra. Alexandra van der Woerdt; **C.** Cortesia de The Animal Medical Center.) (*As figuras A e B encontram-se reproduzidas em cores no Encarte.*)

condições metabólicas ou inflamatórias e fatores relacionados ao paciente (obesidade, dieta).[54-57] As alterações dos vasos sanguíneos ocasionam elevação da pressão aos tecidos ou induzem isquemia local. Os órgãos mais comumente acometidos são os olhos, o cérebro, os rins e o coração. A magnitude da elevação da PA, a sua variação no período de 24 horas e a rapidez da instalação de hipertensão influenciam a ocorrência de LOA em humanos.[58] Existem poucas informações em animais a respeito do desenvolvimento de LOA e da magnitude da elevação da PA, mas sugere-se que a pressão sanguínea seja reduzida quando a PA sistólica é de 150 mmHg e a PA diastólica < 95 mmHg.[2]

## Manifestações oculares

O olho é o local onde mais comumente se desenvolve LOA, sendo o segmento posterior o mais frequentemente acometido (ver Capítulo 11). À medida que a PA excede a autorregulação retiniana, uma coroidopatia/retinopatia hipertensiva compromete a barreira hematorretiniana e altera o calibre dos vasos, reduzindo a perfusão da retina/coroide.[59,60] As lesões hipertensivas da retina são comuns em gatos idosos. Em um estudo, essas lesões foram relatadas em 16% dos gatos com mais de 8 anos de idade.[61] A prevalência é desconhecida em cães. Lesões oculares comumente causadas por HS incluem descolamento parcial ou completo da retina, hemorragias, edema multifocal, tortuosidade dos vasos da retina, edema perivascular retiniano, papiledema, atrofia do nervo óptico e hemorragia no humor vítreo (Figura 157.3).[2,12,62,63] A tortuosidade dos vasos sanguíneos da retina é constatada em pequenos animais, mas pode ser menos distinta do que em humanos.[3,63-65] Alterações na câmara anterior ocorrem com menor frequência e geralmente se manifestam como hifema e/ou hemorragia da íris.[12,64,66] As manifestações extraoculares são raras; hemorragia retrobulbar foi relatada em um gato.[67] Manifestações oculares secundárias incluem degeneração de retina e glaucoma.[12,68]

## Manifestações vasculares

HS pode causar vasculopatia, caracterizada por disfunção endotelial e remodelamento arterial (ou seja, arteriosclerose, estenose arteriosclerótica) (Figura 157.4).[69] O resultado final é a baixa capacidade de dilatação da vascularização de resistência. As alterações vasculares são menos comuns em cães e gatos, comparativamente aos humanos. Contudo, há relato de arteriosclerose em gatos.[9,11] Raramente pode ocorrer dissecção aórtica em cães e gatos (Figura 157.5).[70,71] O remodelamento vascular caracterizado pelo espessamento da túnica íntima, fibrose e degeneração da matriz extracelular resulta na ruptura da túnica íntima. As pressões intraluminais elevadas e o fluxo pulsátil promovem a formação de uma "separação" entre as duas camadas.[72] A dissecção aórtica pode se romper e/ou causar isquemia visceral.

## Manifestações cardíacas

HS pode resultar em alterações cardíacas, tanto funcionais quanto estruturais.[69] A alteração estrutural mais comum é a hipertrofia concêntrica do ventrículo esquerdo (HVE) em resposta à elevada tensão nas paredes (sobrecarga de pressão). A hipertrofia se deve ao esforço para normalizar o estresse da parede e preservar a função do ventrículo esquerdo (VE).[73] Em gatos, a HVE está relacionada, de modo não linear, com HS; a prevalência relatada é de 74 a 85%.[74,75] O espessamento da parede livre do ventrículo esquerdo e do septo interventricular foi significativamente diferente nos animais controles de mesma idade e sem HS.[11] As alterações estruturais são constatadas em modelos experimentais, bem como em 5 a 91,4% dos cães com HS de ocorrência natural, dependendo do critério ecocardiográfico utilizado.[25,76,77] Muitos pacientes têm alterações estruturais limitadas e são assintomáticos.[50,78-80] Alterações estruturais adicionais podem incluir dilatação da raiz aórtica, insuficiência aórtica e, potencialmente, ruptura das cordas tendíneas.[81]

A remodelação dos vasos coronários pode reduzir a reserva de fluxo sanguíneo coronariano. Entretanto, o remodelamento da artéria coronária direta é menos comum em pacientes

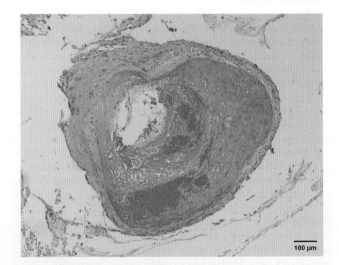

**Figura 157.4** Artéria medular de um gato com hipertensão. As alterações vasculares hipertensivas são caracterizadas por hialinose da parede dos vasos sanguíneos (espessamento devido ao extravasamento de material eosinofílico e sua deposição na parede vascular, resultando em uma aparência hialina) ou por arteriosclerose hiperplásica (espessamento da parede do vaso devido à hiperplasia concêntrica das células fusiformes). Ambas as alterações podem ser vistas nessa imagem. O vaso anormal está marcantemente distendido por um grande trombo. (Cortesia de Taryn Donovan, The Animal Medical Center.) (*Esta figura se encontra reproduzida em cores no Encarte.*)

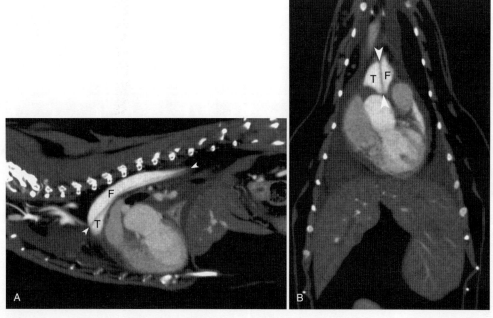

**Figura 157.5** Tomografia computadorizada contrastada de uma dissecção aórtica induzida por hipertensão em cão. Tanto na imagem sagital (**A**) quanto na coronal (**B**), nota-se que a dissecção origina um falso lúmen (*F*) e um lúmen verdadeiro (*T*), separados pelo endotélio da dissecção aórtica (linha hipointensa; *pontas de setas*). (Cortesia de The Animal Medical Center.)

veterinários em comparação aos humanos. Estudos em cães documentaram alterações na autorregulação e na distribuição do fluxo sanguíneo coronariano, independentemente de vasculopatia.[69] Isso pode predispor à lesão cardíaca isquêmica nos casos de menor pressão sanguínea.[82] Tem sido documentada a redução das reservas coronarianas em cães, aumentando a sua susceptibilidade à morte quando o fluxo arterial coronariano é interrompido.[83,84] A hipertrofia ventricular torna a densidade coronariana ainda mais complexa. Em humanos, a redução da circulação coronariana pode se manifestar como angina, uma condição não caracterizada em animais até o momento.

A HS também pode induzir alterações cardíacas funcionais.[85,86] Disfunções diastólicas hipertensivas ocorrem em pessoas e animais.[79,87] Ocorre redução do relaxamento do VE, mas a rigidez geral do VE ou a taxa de modificação da rigidez do VE com a mudança de volume não se altera. Adicionalmente, o aumento da rigidez sistólica do VE e da rigidez arterial exacerba o relaxamento carga-dependente.[87] As alterações no relaxamento frequentemente precedem a hipertrofia e a fibrose; porém, elas também podem contribuir para esses processos.[80,88,89] As características ecocardiográficas das disfunções diastólicas podem incluir reversão da relação entre a onda E da válvula mitral (preenchimento diastólico precoce) e a onda A (contração atrial), além de alterações na imagem Doppler tecidual.[80,88,90] A disfunção sistólica tem sido observada e se manifesta como redução da velocidade de encurtamento do miocárdio, do encurtamento da parede média corrigido pelo estresse e da velocidade e do gradiente sistólico longitudinal da parede livre do VE.[80,88] Contudo, a fração de ejeção geralmente está normal e outros parâmetros sistólicos (elastância sistólica final, elastância sistólica final/massa do VE e trabalho sistólico pré-carga recrutável) estão elevados. Adicionalmente, o reforço da pós-carga do desempenho sistólico é mantido. Algumas dessas alterações podem contribuir para fibrose, hipertrofia e disfunção diastólica (Figura 157.6).[87]

Tanto as alterações morfológicas quanto as funcionais secundárias a HS podem resultar em instabilidade cardíaca elétrica. Arritmias ventriculares e supraventriculares são descritas em humanos, mas não são tão bem caracterizadas em pequenos animais com HS.[91-93] Elas podem ser mais comuns em cães com feocromocitoma, visto que as catecolaminas podem contribuir, de maneira independente, para a ocorrência de arritmogenicidade: têm sido documentados ritmos idioventriculares, contrações ventriculares e atriais prematuras e bloqueio AV completo.[94,95] A hipertensão em pacientes com doença valvular pode colaborar para o aumento do volume regurgitado e a diminuição do volume de ejeção.

## Manifestações renais

A HS pode induzir nefrosclerose hipertensiva caracterizada por necrose glomerular, espessamento medial da parede arteriolar e fibrose da túnica íntima. Em razão da coexistência comum de hipertensão e doença renal, a causa e o efeito têm sido questionados, conforme mencionado anteriormente. Ademais, o tratamento da hipertensão pode mitigar alterações vasculares histológicas. Dois possíveis fatores contribuintes são a redução do fluxo sanguíneo glomerular, por causa do estreitamento do diâmetro da artéria pré-glomerular, e a lesão isquêmica resultante. No entanto, também podem ocorrer hipertensão glomerular e hiperfiltração decorrentes da vasodilatação pré-glomerular.[1] A ativação do SRAA pode ser um fator-chave no desenvolvimento de nefropatia hipertensiva em animais e tem sido sugerida em humanos.[73,96,97]

HS também contribui para a progressão da DRC em pacientes com a doença,[97] mas o controle da hipertensão está diretamente associado às consequências da DRC. HS está diretamente associada com a morte e o risco de crises urêmicas em cães com doença renal.[98] Adicionalmente, um estudo correlacionou diretamente a HS às evidências histopatológicas e laboratoriais de doença glomerular em pacientes com leishmaniose, dando suporte à hipótese do efeito da HS na progressão da DRC.[99] Modelos experimentais de doença renal em cães mostraram redução da lesão glomerular após o tratamento com inibidores da ECA e bloqueadores de canais de cálcio, dando suporte à associação entre a PA e a progressão da doença renal.[100-102] Em gatos, as alterações glomeruloescleróticas são ligeiramente mais comuns em pacientes hipertensos; entretanto, a HS não foi diretamente relacionada ao aumento da taxa de mortalidade.[103] A relação direta entre HS e proteinúria, um preditor independente da progressão da doença renal, dificulta a correlação entre doença

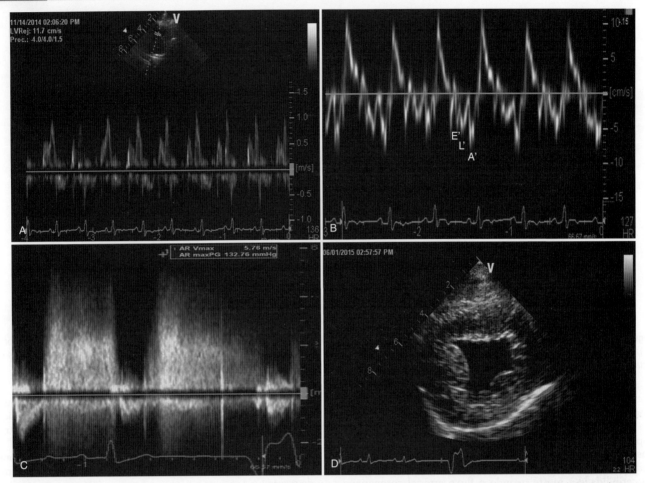

**Figura 157.6 A.** Registro de Doppler de onda pulsada do fluxo mitral padrão do cão: inversão das ondas E e A; sustenta uma anormalidade no relaxamento. **B.** imagem Doppler tecidual: a onda A' é maior que a onda E'; anormalidade de relaxamento. A onda mesodiastólica L' é compatível com disfunção diastólica. **C.** Doppler de onda contínua; elevado pico da velocidade de regurgitação aórtica, compatível com alta PA diastólica. **D.** Hipertrofia do ventrículo esquerdo concêntrica. (Cortesia de Dennis Trafney, The Animal Medical Center.)

renal espontânea (especialmente proteinúrica) e HS. Além disso, o efetivo controle da PA limita a habilidade de determinar a sua participação independente na progressão da doença. O controle da pressão sanguínea em humanos pode retardar a progressão da doença renal/morte, com alguns casos que se beneficiam até mesmo de pressão arterial alvo agressiva.[104-108]

## Manifestações do sistema nervoso

O sistema nervoso também é acometido por HS, sendo a encefalopatia hipertensiva a manifestação clínica mais comum (Figura 157.7; ver também Capítulo 12). No caso de HS aguda, a perda da autorregulação leva a uma alteração na barreira hematencefálica e ao desenvolvimento de edema vasogênico. Na HS crônica, ocorre um desvio à direita na faixa da pressão arterial necessária para manter constante o fluxo sanguíneo cerebral. Isso pode ocasionar alterações nos vasos sanguíneos cerebrais, que resulta na perda do tônus regulador e em alterações nas paredes dos vasos, potencialmente levando a hipoperfusão e derrame.[11,98,109,110] A vasoconstrição secundária também pode induzir isquemia e ocasionar edema.[11,98,109,110] A encefalopatia hipertensiva tem predileção pela substância branca e ocorre predominantemente no cérebro (lóbulos parietal e occipital), embora possa ocorrer em qualquer região cerebral. Os sinais clínicos incluem convulsões, estado mental alterado, cegueira, ataxia ventricular ou cerebelar e nistagmo patológico.[111] A herniação cerebelar tem sido relatada em alguns pacientes.

A medula espinal também é sujeita às lesões decorrentes de HS. A mielopatia isquêmica secundária à isquemia da substância branca da parte ventral da medula espinal é observada em gatos (Figura 157.8). Alterações vasculares histopatológicas (hialinização, dilatação por aneurisma e/ou trombose) podem ser observadas.[112] A maioria dos gatos apresenta paresia/plegia aguda e/ou ventroflexão cervical. Todos os segmentos espinais podem ser afetados, porém existe predileção para que tais lesões ocorram entre C1-C5 e, mais comumente, em C2 ou C3.[113] Lesões intramedulares hiperintensas (RM-T2 [tempo de eco e tempo de repetição longos]) e isointensas > hipointensas (RM-T1 [tempo de eco e tempo de repetição curtos]) são observadas no exame de ressonância magnética.[114] Independentemente, a mielopatia isquêmica relacionada à calcificação perivascular e a trombose podem ocorrer em gatos e estar associadas à mielomalácia.[115,116]

Em humanos, as doenças neurodegenerativas podem ser exacerbadas pela hipertensão.[117] A disfunção cognitiva (Figura 157.9), uma condição neurodegenerativa de pequenos animais, possui similaridade patológica com a doença de Alzheimer em humanos (ver Capítulo 263).[18] A HS é um fator de risco e contribui para a progressão da doença de Alzheimer, por prejudicar potencialmente os mecanismos de reparação vascular.[119]

Há relato de angiopatia amiloide cerebral em cães e gatos geriátricos, tendo sido associada à demência vascular em humanos.[120-122] Adicionalmente, infartos isquêmicos e/ou hemorragias podem ser mais comuns em pacientes com angiopatia amiloide cerebral quando apresentam hipertensão.[123-129] A terapia anti-hipertensiva pode retardar a progressão da disfunção cognitiva e reduzir a incidência de derrame em humanos.[130-131]

CAPÍTULO 157 • Fisiopatologia e Manifestações Clínicas da Hipertensão Sistêmica 665

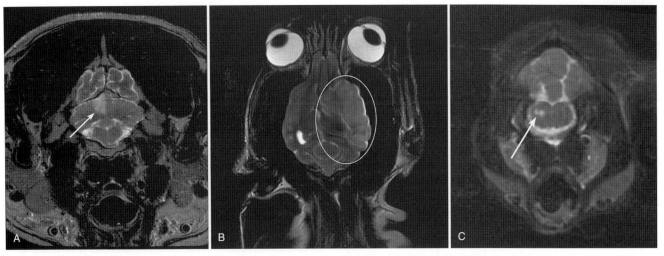

**Figura 157.7** Encefalopatia hipertensiva no cão. Essas imagens de RM (ponderadas em T2) mostram lesões hipertensivas no cerebelo (plano transverso; *seta* em **A**), no cérebro (plano coronal; *elipse* em **B**) e na medula (plano transverso; *seta* em **C**). (Cortesia de The Animal Medical Center.)

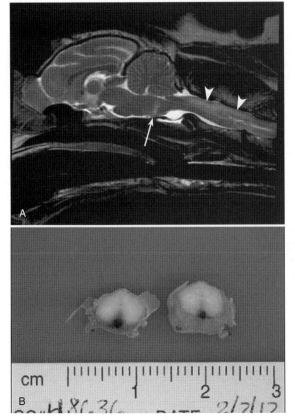

**Figura 157.8** Mielopatia isquêmica no gato. **A.** Lesão hipertensiva na imagem de ressonância magnética (RM), ponderada em T2, sagital (*pontas de seta*). Também se nota lesão na medula (*seta*). **B.** Corte axial macroscópico da medula espinal mostra uma dilatação causada por aneurisma vascular. (Cortesia de The Animal Medical Center.)

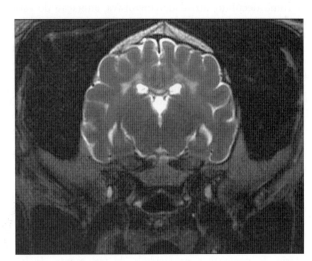

**Figura 157.9** Atrofia difusa do córtex cerebral em um cão, notada em imagem de ressonância magnética (RM), plano transverso, compatível com disfunção cognitiva. (Cortesia de The Animal Medical Center.)

### Epistaxe

Tem sido sugerido que a HS é uma causa de epistaxe em pequenos animais. Porém, essa associação tem sido questionada em humanos. Adicionalmente, revisões retrospectivas sobre epistaxe em cães e gatos mostraram, no máximo, uma rara ocorrência e uma associação geral questionável.[11,132-134] A hipertensão concomitante pode dificultar o controle da epistaxe.[135]

### REFERÊNCIAS BIBLIOGRÁFICAS

*As referências bibliográficas deste capítulo se encontram online no Ambiente de Aprendizagem.*

# CAPÍTULO 158

## Tratamento da Hipertensão Sistêmica

Dan G. Ohad

A hipertensão sistêmica (HS), mesmo quando grave e persistente, pode não estar associada a sinais clínicos. Uma vez reconhecida, é necessário controlá-la mesmo que não esteja associada a sinais clínicos aparentes de uma "lesão em órgão-alvo" (LOA) secundária. Para maximizar o período e a qualidade de vida do paciente, um dos objetivos do tratamento da HS é abrandar os sinais clínicos, quando presentes. As manifestações clínicas associadas a hipertensão podem incluir cegueira aguda (devido a hemorragia intraocular ou de retina, degeneração ou descolamento da retina), sinais neurológicos (tais como decúbito, atividade convulsiva, alteração do estado mental ou sintomas vestibulares), epistaxe e (raramente) insuficiência cardíaca congestiva (em que há insuficiência cardíaca esquerda grave ou sobrecarga de volume sanguíneo circulante) após administração excessiva de líquido por via intravenosa (ver Capítulo 157).[1-3]

Outro objetivo do tratamento é retardar a progressão (se já presente) ou minimizar o risco de desenvolvimento de LOA relacionada a HS, caso ainda não presente. Isso é importante visto que o risco de LOA aumenta com a elevação da pressão arterial (PA) e vice-versa (Tabela 158.1 e Figura 158.1).[4] O prognóstico para cães com doença renal crônica (DRC) e gatos com hipertireoidismo tem se demonstrado pior quando há HS não controlada concomitante.[5,6]

A hipertensão sistêmica, primária (raramente) ou secundária (mais comumente), geralmente é progressiva. Em muitos pacientes, ela permanece subclínica na maior parte do curso da doença e, ainda assim, geralmente requer tratamento vitalício. Nesse caso, muitas vezes pode ser um desafio justificar ao proprietário do paciente a necessidade de tratamento de longa duração.[4] Além disso, o fato de o controle não significar cura aumenta esse desafio. A patogênese da HS é multifatorial e seu diagnóstico pode ser indefinível. Antes de se iniciar o tratamento vitalício, e potencialmente prejudicial, para HS, deve-se confirmar sua presença, a gravidade e os fatores desencadeantes, se identificáveis. Tentam-se estabelecer esses parâmetros com base em algumas ou em todas as seguintes medidas: (1) mensurações seriadas da PA, repetidas em vários momentos (ao menos duas), a fim de confirmar que a HS é persistente (ver Capítulo 99). Para minimizar a possibilidade de subestimar ou superestimar a gravidade da HS e evitar identificações errôneas de tendências de mudanças nos valores da PA, deve-se fazer todo o esforço para que sejam efetivamente utilizados os mesmos instrumentos de mensuração, o mesmo membro para a aferição da PA e a mesma técnica em todas as mensurações da PA.[7] Ademais, é importante minimizar os estímulos auditivos e visuais que possam desencadear uma elevação transitória da PA, reativa e mediada pelo tônus simpático, com risco potencial de superestimar o valor da PA (o "efeito do jaleco branco") e efeitos colaterais desnecessários ou até mesmo intoxicação relacionada ao tratamento. (2) Buscar evidências de LOA ativa ou em alto risco de desenvolvimento. (3) Excluir (ou controlar, assim que necessário) a possibilidade de outras doenças que desencadeiam ou contribuem para a instalação de HS e, ocasionalmente, podem ser adequadamente controladas, enquanto se reduz a dose dos medicamentos anti-hipertensivos (Tabela 158.2). Com frequência, essas doenças primárias são crônicas e incuráveis; elas podem responder por até 80% dos pacientes hipertensos. O controle, infelizmente, nem sempre reduz adequadamente o valor da PA.[4]

**Tabela 158.1** Classificação da hipertensão com base no risco de lesão em órgão-alvo (LOA).[4]

| CATEGORIAS DE RISCO | PA SISTÓLICA (mmHg) | PA DIASTÓLICA (mmHg) | RISCO DE LESÃO EM ÓRGÃO-ALVO |
|---|---|---|---|
| I | < 150 | < 95 | Mínimo |
| II | 150 a 159 | 95 a 99 | Discreto |
| III | 160 a 179 | 100 a 119 | Moderado |
| IV | ≥ 180 | ≥ 120 | Alto |

Essas condições podem incluir uma ou várias das seguintes ocorrências: doença renal, hiperadrenocorticismo, diabetes melito, feocromocitoma, hipertireoidismo felino, hiperaldosteronismo primário, obesidade e, raramente, hipotireoidismo canino (ver Capítulo 157).[1,4,8,9] (4) Descontinuação ou, pelo menos, diminuição na dosagem e/ou frequência de medicamentos que podem aumentar inadvertidamente a PA sistêmica (p. ex., corticosteroides, eritropoietina ou fenilpropanolamina) devem ser considerados.[4]

A HS persistente pode envolver uma vasoconstrição autorreguladora nos leitos vasculares que dependem mais da pressão do que do fluxo capilar, incluindo miocárdio, cérebro, retina e rins.[10] Esses leitos vasculares podem, consequentemente, desenvolver hipertrofia arteriolar medial, isquemia tecidual, infartos microscópicos e hemorragia (p. ex., no cérebro ou na retina).[11]

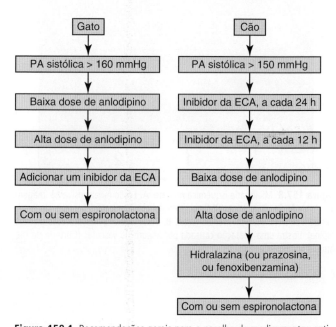

**Figura 158.1** Recomendações gerais para a escolha de medicamentos anti-hipertensão para o controle de hipertensão não emergencial em animais, enquanto se implementa um procedimento por etapas. O prosseguimento para a etapa seguinte é uma progressão do tratamento, que deve ser considerada quando a HS não está adequadamente controlada. Ver Tabela 158.2 e a referência nº 4 para mais detalhes.

## CAPÍTULO 158 • Tratamento da Hipertensão Sistêmica

**Tabela 158.2** Doses de fármacos anti-hipertensão recomendadas, em ordem alfabética.

| FÁRMACO | DOSE EM CÃES | REFERÊNCIAS | DOSE EM GATOS | REFERÊNCIAS |
|---|---|---|---|---|
| Acepromazina (fenotiazínico) | 0,05 a 0,1 mg/kg SC ou IV<br>0,5 a 2 mg/kg/8 h VO | 11<br>4 | 0,05 a 0,1 mg/kg SC ou IV<br>0,5 a 2 mg/kg/8 h VO | 11<br>4 |
| Anlodipino (bloqueador de canal de cálcio; classe di-hidropiridina) | 0,0625-0,25 mg/kg/24 h VO<br>0,05 a 0,1 mg/kg/24 h VO<br>0,1 a 0,25 mg/kg/24 h VO<br>0,1 a 0,4 mg/kg/24 h VO | 74<br>34<br>4<br>11, 15 | 0,125 a 0,25 mg/kg/24 h VO<br>0,13 a 0,3 mg/kg/24 h VO<br>0,625 a 1,25 mg/kg/24 h VO<br>0,1 a 0,5 mg/kg/24 h VO | 47, 49, 56<br>11<br>11, 15, 34<br>4 |
| Atenolol (betabloqueador cardiosseletivo) | 0,25 a 1 mg/kg/12 a 24 h VO<br>0,25 a 1 mg/kg/12 h VO<br>1 mg/kg/12 a 24 h VO | 11, 15, 74<br>4<br>34 | 2 mg/kg/12 a 24 h VO<br>6,25 a 12,5 mg/gato/12 a 24 h VO<br>6,25 a 12,5 mg/gato/12 h VO | 11<br>11, 15, 34, 74<br>4 |
| Benazepril (inibidor da ECA) | 0,25 a 033 mg/kg/24 h VO<br>0,25 a 05 mg/kg/24 h VO<br>0,25 a 0,5 mg/kg/12 a 24 h VO<br>0,5 mg/kg/12 a 24 h VO | 74<br>11<br>15, 34<br>4 | 0,25 mg/kg/24 h VO<br>0,25 a 0,5 mg/kg/24 h VO<br>0,25 a 0,5 mg/kg/12 a 24 h VO<br>0,5 mg/kg/12 h VO<br>0,5 a 1 mg/kg/12 a 24 h VO | 74<br>11<br>34<br>4<br>15, 47, 56 |
| Enalapril (inibidor da ECA) | 0,25 a 0,5 mg/kg/12 a 24 h VO<br>0,5 mg/kg/12 a 24 h VO<br>0,5 a 1 mg/kg/12 a 24 h VO | 11<br>4, 74<br>15, 34 | 0,25 mg/kg/24 h VO<br>0,5 mg/kg/24 h VO<br>0,25 a 0,5 mg/kg/12 a 24 h VO | 74<br>4<br>11, 15, 34 |
| Hidralazina (dilatador arteriolar direto) | 0,5 a 2 mg/kg/12 h VO<br>0,5 a 3 mg/kg/12 h VO<br>0,5 a 3 mg/kg/8 a 12 h VO<br>0,2 mg/kg/2 h **IV** ou **IM**, QN | 4<br>11<br>4, 15, 74<br>4 | 1 a 2,5 mg/gato **SC**<br>2,5 mg/gato/12 a 24 h VO<br>2,5 a 5 mg/gato/12 a 24 h VO<br>2,5 a 5 mg/gato/12 h VO<br>0,2 mg/kg/2 h **IV** ou **IM**, QN | 15<br>4<br>11<br>74<br>4 |
| Fenoxibenzamina (bloqueador alfa-1 adrenérgico) | 0,25 a 2,5 mg/kg/12 h VO<br>0,25 mg/kg/8 a 12 h VO ou<br>0,5 mg/kg/24 h VO<br>0,25 a 1 mg/kg/24 h VO<br>0,25 a 1,5 mg/kg/8 a 12 h VO | 15<br>4<br>74<br>11 | Não recomendado<br>Não recomendado<br>2,5 mg/gato/8 a 12 h VO ou<br>0,5 mg/gato/24 h VO<br>2,5 a 5 mg/gato/12 a 24 h VO | 11<br>15<br>4<br>74 |
| Prazosina (bloqueador alfa-1 adrenérgico) | 0,5 a 2 mg/cão/12 h VO<br>0,5 a 2 mg/cão/8 a 12 h VO<br>0,5 a 2 mg/8 a 12 h | 15, 34<br>11, 74<br>4 | Não recomendado<br>Não recomendado<br>Não recomendado<br>0,25 a 0,5 mg/gato/24 h VO<br>0,5 a 1 mg/gato/8 a 12 h VO | 11<br>34<br>15<br>4<br>74 |
| Propranolol (betabloqueador não cardiosseletivo) | 2,5 a 10 mg/cão/8 a 12 h VO<br>0,2 a 1 mg/kg/8 a 12 h VO<br>0,2 a 1 mg/kg/8 h VO | 34<br>74<br>4 | 2,5 a 5 mg/gato/8 a 12 h VO<br>2,5 a 5 mg/gato/8 h VO | 34, 74<br>4 |
| Ramipril (inibidor da ECA) | 0,125 mg/kg/24 h VO<br>0,125 a 0,25 mg/kg/24 h VO<br>0,125 mg/kg/12 h VO | 15<br>11<br>74 | 0,125 mg/kg/24 h VO<br>0,125 a 0,25 mg/kg/24 h VO<br>0,5 mg/kg/24 h VO | 11, 15<br>47, 56<br>74 |
| Nitroprussiato de sódio (nitrato vasodilatador) | 1 a 5 mcg/kg/min IV, TIC<br>1 a 7 mcg/kg/min IV, TIC | 53<br>74 | 1 a 2 mcg/kg/min IV, TIC<br>≥ 0,5 mcg/kg/min IV, TIC | 74<br>53 |
| Espironolactona (diurético antagonista da aldosterona) | 1 a 2 mg/kg/12 h VO<br>1 a 4 mg/kg/12 a 24 h VO | 4, 15, 34<br>74 | 1 mg/kg/12 h VO<br>1 a 2 mg/kg/12 h VO<br>1 a 4 mg/kg/12 a 24 h VO | 34<br>4, 15<br>74 |

Quando administrado na faixa de dosagem, geralmente o tratamento é iniciado com a menor dose, aumentando-se até obter o efeito desejado. Os destaques em negrito são por precaução, indicando vias e doses parenterais de fármacos que podem ser administradas tanto por via oral quanto por via parenteral. *ECA*, enzima conversora de angiotensina; *h*, hora; *IV*, intravenosa; *QN*, quando necessário; *SC*, subcutânea; *TIC*, taxa de infusão contínua; *VO*, via oral.

Se a HS for causada por exposição persistente à sobrecarga de volume, pode ocorrer insuficiência cardíaca congestiva esquerda em pacientes cardiopatas suscetíveis (ver Capítulo 246). Nos casos em que a HS for causada por uma elevação na resistência vascular sistêmica, em vez de expansão do volume de líquido, o ventrículo esquerdo (VE) é forçado a contrair-se contra uma alta resistência persistente (pós-carga). Isso ocasiona não somente aumento persistente da contração do VE, mas também hipertrofia do ventrículo esquerdo concêntrica compensatória, teoricamente para reduzir o consumo de oxigênio pelos cardiomiócitos do VE.[10] De maneira semelhante, caso a DRC esteja envolvida no desenvolvimento da HS, os rins também podem perder sua capacidade autorreguladora, normalmente útil quando há PA elevada e para evitar que essa elevação da PA seja repassada para dentro do glomérulo, exacerbando ainda mais a lesão renal já presente.[12] Portanto, a escolha da estratégia de tratamento ideal deve ser individualizada e baseada no conhecimento adquirido sobre as comorbidades ativas e sobre os mecanismos subjacentes ao desenvolvimento da HS em cada paciente (ver texto a seguir).

Em animais de companhia com HS discreta a moderada e sem evidência de LOA, devem ser incrementadas mudanças no estilo de vida, antes ou durante a terapia farmacológica. A redução do peso é recomendada em animais de estimação hipertensos e obesos,[8] apesar de essa recomendação ter sido recentemente contestada.[13] Antigamente, com base em uma extrapolação da medicina humana, recomendava-se a redução da ingestão de sódio na dieta,[14] mas isso não se provou benéfico em animais de estimação hipertensos.[15] Ela pode, na verdade, levar a alguns riscos, como depleção de volume, ocasionando menor perfusão renal, podendo resultar em exacerbação de uma doença renal em curso. Outro possível e provavelmente mais importante risco é a ativação do sistema renina-angiotensina-aldosterona (SRAA), acompanhada de caliurese que resulta em hipopotassemia, e até mesmo exacerbação da HS.[15-19] Se a redução da ingestão de sódio na dieta for recomendada por outras razões não relacionadas a HS, ela deve ser realizada gradualmente e em associação com uma terapia farmacológica anti-hipertensão, em vez de substituí-la.[20] Evitar a ingestão excessiva de sódio, no entanto, beneficia pacientes com HS.[4] Em animais com hipertensão renal, a prática comum de evitar a ingestão excessiva de proteínas na dieta é considerada mais importante do que limitar, agressivamente, a ingestão de sódio na dieta. Evitar sódio excessivo na dieta, enquanto se administra um vasodilatador arteriolar ou um betabloqueador, pode evitar os efeitos hipertensivos compensatórios mediados pela retenção de sódio e expansão do volume de líquido extracelular.[21] Apesar desses efeitos compensatórios, os betabloqueadores também têm o potencial de reduzir a PA não apenas em pacientes com hipertireoidismo, mas também naqueles com hipertensão renal, por meio da diminuição da frequência cardíaca e do volume de ejeção, assim como pela inibição da liberação de renina.[15] Animais hipertensos com feocromocitoma também devem receber betabloqueadores enquanto estiverem recebendo fenoxibenzamina, simultaneamente (ver Capítulo 311).[22]

Entre as doenças associadas a HS secundária, a doença renal é uma das causas primárias mais comuns, tanto em cães quanto em gatos (ver Capítulos 157 e 324).[4] Quando se faz o controle de um cão ou um gato com doença renal e HS, o objetivo deve ser reduzir gradualmente, de modo efetivo, a PA; a escolha dos medicamentos anti-hipertensão deve se basear no mecanismo fisiopatológico primário conhecido, ou suspeito, que causa HS. Por exemplo, caso se suspeite que a HS envolva uma concentração sérica elevada de renina, os fármacos que inibem a atuação do SRAA, como os inibidores da enzima conversora de angiotensina (iECA) ou bloqueadores dos receptores de angiotensina (BRA), devem ser a prioridade. Contudo, agentes de ambos os grupos não devem ser administrados simultaneamente quando outras combinações medicamentosas sejam mais efetivas. Não obstante, os iECA não são potentes agentes anti-hipertensão e, portanto, não se espera que controlem uma HS grave quando utilizados como terapia única. Os betabloqueadores, os antagonistas da renina ou os agonistas de receptores alfa-2 de ação central podem, teoricamente, ser administrados a esse paciente, em vez de iECA ou de BRA; entretanto, eles não são tipicamente utilizados como medicamentos anti-hipertensivos de primeira escolha. Se, em vez da ativação do SRAA, a HS se deve à concentração sérica excessiva de sódio e/ou é mediada pelo volume de líquido, os diuréticos, antagonistas de receptores alfa-1 ou bloqueador de canal de cálcio da classe das di-hidropiridinas podem ser mais efetivos e seu uso deve ser a prioridade.[15] Estes últimos, na verdade, são geralmente escolhidos para o tratamento de HS grave em gatos e geralmente são associados ao iECA em cães hipertensos (ver Figura 158.1 e Tabela 158.2).

A elevação da frequência cardíaca mediada pelo sistema nervoso simpático e a retenção de sódio e água mediada pela aldosterona podem atuar como moderadores do efeito de vasodilatadores arteriolares sistêmicos no controle da PA. Assim, pacientes hipertensos com doença renal e que sejam refratários ao tratamento e, portanto, necessitam de mais fármacos, podem ser os mais beneficiados pela associação de mecanismos anti-hipertensivos (o que algumas vezes também pode ajudar a controlar os efeitos colaterais um do outro), por exemplo, interferir na atuação do SRAA e ao mesmo tempo obter relaxamento do músculo liso vascular pelo uso de um bloqueador de canal de cálcio, juntamente com a redução de sódio e do volume de líquido, em vez de uma combinação de dois fármacos diferentes, mas que pertencem ao mesmo grupo.

Uma interação complexa entre múltiplos sistemas orgânicos (coração, rins, sistema hormonal e sistema nervoso autônomo) regula a PA e um desequilíbrio pode prontamente se desenvolver entre as suas contribuições relativas para a manutenção de um estado de equilíbrio estável, em resposta a uma doença subclínica e sutilmente progressiva, ou, de outra forma, a outras condições que interfiram nesse equilíbrio. Portanto, mesmo os pacientes normotensos devem ser regularmente avaliados, em intervalos de 1 a 3 meses, ou mais frequentemente, até que a HS seja controlada. As reavaliações são utilizadas para avaliar a PA e a função renal, e fazer ajustes apropriados nas doses e na frequência de administração dos medicamentos, de modo a alcançar e assegurar uma estabilidade a longo prazo.[1,4] Um exemplo desse princípio é a perda gradual de massa muscular e de massa magra que ocorre em alguns pacientes com DRC, necessitando que seja feita uma redução nas doses dos medicamentos anti-hipertensivos, a não ser que a PA tenha aumentado progressivamente.

Em gatos hipertensos, o exame físico deve incluir a procura de um nódulo na tireoide, juntamente com a obtenção do perfil bioquímico sérico, incluindo a concentração de tiroxina. Deve-se realizar exame de fundo de olho bilateral (ver Capítulo 11), avaliação neurológica (ver Capítulos 12 e 259), avaliação da função renal (ver Capítulo 321), auscultação torácica minuciosa (ritmo de galope intermitente, arritmia ou sopro cardíaco; ver Capítulo 55) e o teste NTpró-BNP (ver Capítulo 246). Achados relevantes justificam uma avaliação mais aprofundada e o tratamento de acordo com as recomendações contidas nos capítulos apropriados deste livro texto (ver texto anterior e o Capítulo 157).[4,23-25]

## TRATAMENTO DE HIPERTENSÃO SISTÊMICA EM CÃES

Relata-se que o controle da HS de ocorrência espontânea em cães é um desafio e geralmente pode requerer uma terapia com mais de um fármaco (ver Figura 158.1 e Tabela 158.2).[1-5] Independentemente da magnitude da PA inicialmente documentada, recomenda-se uma PA sistólica alvo de 140 a 150 mmHg, quando possível, ao mesmo tempo que se evita o desenvolvimento de hipotensão sistêmica (PA < 110 a 120/60 mmHg).[1,4] Também se sugere uma PA diastólica alvo de < 95 a 100 mmHg, se tolerada.[4,11] Em cães hipertensos estáveis, a terapia farmacológica em etapas é sugerida por alguns pesquisadores, iniciando com a administração de um iECA, 1 ou 2 vezes/dia (ver Figura 158.1).[20] Muitos clínicos preferem um fármaco do grupo iECA como primeira escolha no tratamento de cães com HS relacionada à DRC, não por sua comprovada eficácia na redução da PA, mas principalmente por sua efetividade na redução de proteinúria (proporção proteína/creatinina urinária, ou P/C urinária > 0,5 para cães) em doenças renais com perda de proteína, visto que esse efeito está associado a uma menor taxa de progressão da glomerulonefrite, de nefrite hereditária e da DRC.[26-28] Isso, intuitivamente, também faz sentido, visto que a HS progressiva, quando repassada das artérias renais para as arteríolas aferentes glomerulares, contribui para o desenvolvimento e a exacerbação da proteinúria, que, por sua vez, está associada a menor taxa de sobrevivência.[5,29,30] Contudo, apesar das evidências de menor pressão nos capilares glomerulares e de menor escore histopatológico de lesões glomerulares e tubulares após a inibição da ECA em cães com doença renal experimentalmente induzida, os valores de PA sistêmica, nesses cães, tiveram apenas uma discreta redução.[31]

Espera-se que a PA sistólica diminua em até 10%, assim que se alcance um novo estado de equilíbrio estável após o início da inibição crônica da ECA, o que pode ser tudo o que é preciso em cães com HS discreta.[1] Contudo, se a HS for moderada ou grave, ou se a PA não for controlada suficientemente com a monoterapia com iECA, o besilato de anlodipino, um bloqueador de canal de cálcio voltagem-dependente de segunda geração, da classe das di-hidropiridinas, geralmente é administrado concomitantemente, 1 vez/dia. Devido à longa meia-vida de eliminação do anlodipino, a administração 1 vez/dia geralmente é suficiente para reduzir o influxo de cálcio nas células do músculo liso vascular e, portanto, relaxar suficientemente os vasos arteriolares sistêmicos e diminuir a resistência periférica total e a PA sistêmica por muitas horas, tanto em cães quanto em gatos.[11,32-37] O grau, a taxa de progressão e a duração da vasodilatação, assim como a cessação de seu efeito após tratamento oral com anlodipino, têm se mostrado dose-dependentes, ao menos em roedores.[38] A ligação do anlodipino aos receptores dos canais de cálcio do tipo L no músculo liso vascular é lenta. O início da ação, portanto, também é lento, o que é benéfico para minimizar uma hipotensão aguda e a taquicardia reflexa resultante da ativação dos barorreceptores vasculares. De maneira semelhante, a duração do efeito redutor da PA também é longa. Dessa maneira, tipicamente faz-se a escolha pelo besilato de anlodipino, pois esse fármaco está associado a menor risco de taquicardia reflexa do que outros dilatadores arteriolares, como a hidralazina.[1] A administração concomitante de um iECA e do anlodipino pode não apenas induzir um efeito aditivo (modesto) na redução da PA, mas também contribuir para a segurança do tratamento, já que o primeiro ajuda a inibir a atuação do SRAA (e a proteinúria resultante), potencialmente desencadeada pelo último.[1,39] Uma elevação leve e possivelmente tolerável da concentração sérica de creatinina (0,5 mg/dℓ, 50 mmol/ℓ, ou 10 a 20%) é esperada em alguns casos, após o início da terapia com iECA,[11,14] porém a azotemia aguda é considerada rara em pacientes bem hidratados.[40-44] Tal aumento, mesmo que inicialmente discreto e aparentemente tolerável, é considerado por alguns clínicos como evidência de lesão renal aguda, com riscos potenciais que deveriam, e podem, ser evitados por meio de um protocolo de tratamento medicamentoso em etapas, como mencionado anteriormente.[20] No entanto, deve-se ter cautela, especialmente em pacientes com DRC avançada ou naqueles predispostos à desidratação. A taxa de filtração glomerular pode diminuir após a inibição da ECA, especialmente em animais desidratados ou hipovolêmicos. Apesar de estudos com néfrons isolados terem mostrado que esse não é necessariamente o caso em animais de estimação com DRC,[31,41] deve-se ter em mente que os iECA também podem ser diretamente nefrotóxicos, em dose extremamente alta (70 vezes a dose normal) e/ou quando administrados a animais com grave depleção de volume, ou quando administrados simultaneamente a outros fármacos nefrotóxicos, como antibióticos aminoglicosídeos ou anti-inflamatórios não esteroides.[11,44]

Se a terapia combinada ainda for insuficiente para controlar a HS em um cão, a dose de anlodipino deve ser aumentada sucessivamente, com base nas mensurações repetidas da PA (cuidadosamente repetidas com a mesma técnica de mensuração e nas mesmas condições, sempre que possível). Em animais hipertensos sem evidências de LOA e quando se exclui a possibilidade de crise hipertensiva (ver a seguir), as mensurações repetidas da PA são realizadas a cada 1 ou 2 semanas, até que se obtenha um controle satisfatório da PA ou até que se atinja a maior dose recomendada de anlodipino. O conhecimento e a concordância do proprietário com o protocolo terapêutico devem ser confirmados antes de se aumentar, ainda mais, a dose de anlodipino, que deve requerer ao menos 1 ou 2 semanas de tratamento com a dose máxima de anlodipino, a fim de avaliar se um novo estado de equilíbrio estável foi alcançado. A mensuração da PA antes de se decidir por um novo aumento da dose deve ser feita, idealmente, em torno de 12 horas após a dose de anlodipino, de modo a evitar que seu efeito seja subestimado, com base em uma mensuração muito precoce.[1] Deve-se considerar que os pacientes em tratamento podem desenvolver hipotensão (p. ex., valor de PA menor ou igual a 120/60 mmHg, acompanhado de fraqueza, síncope ou taquicardia sinusal) e azotemia.[4] Se mesmo essa medida extrema ainda se mostrar ineficaz para se obter um controle satisfatório da PA, deve-se adicionar hidralazina, prazosina ou fenoxibenzamina ao besilato de anlodipino, embora haja necessidade de estudos clínicos em cães com hipertensão espontânea para dar suporte a essas recomendações. Diuréticos devem ser utilizados apenas no tratamento da HS em pacientes hiper-hidratados; devem ser utilizados com extremo cuidado em animais com DRC, que já são predispostos à desidratação e à descompensação aguda da doença. Devem-se avaliar os riscos e os benefícios de uma combinação terapêutica empírica e adotar um procedimento conservador, em termos de dose e frequência de administração, quando o paciente apresenta taquicardia reflexa e/ou hipotensão. Se o clínico não se sente seguro o suficiente para o uso de um destes últimos fármacos, recomenda-se o seu uso enquanto o paciente está hospitalizado, por 1 a 3 dias, período em que é possível monitorar o perfil bioquímico sérico, o estado de hidratação, o apetite, a PA e a frequência cardíaca.

Um betabloqueador cardiosseletivo, como o atenolol, pode ser adicionado ao tratamento para controlar a taquicardia reflexa resultante do efeito de um vasodilatador arteriolar altamente potente, especialmente quando se acredita que a taquicardia reflexa contribui para um controle inadequado da PA. Entretanto, por se acreditar que a taquicardia reflexa se desenvolva como uma reação compensatória à excessiva hipotensão iatrogênica, devem-se tomar precauções extras e evitar ser muito agressivo no controle dessa taquicardia. Betabloqueadores não cardiosseletivos, como o propranolol, podem, na verdade, inibir os seus próprios efeitos sistêmicos redutores da PA por impedir a dilatação arteriolar nos leitos vasculares dos músculos esqueléticos de todo o corpo. Esse leito vascular específico compreende uma parte grande o suficiente da circulação sistêmica para comprometer a eficácia da terapia anti-hipertensiva, ou ao menos aumentar a resistência periférica total e a pós-carga sistêmica.[45] Além disso, a monoterapia com betabloqueador não tem se demonstrado muito efetiva no tratamento da hipertensão em gatos com hipertireoidismo,[46] e pode, portanto, ser uma monoterapia aquém do ideal também para cães.

## TRATAMENTO DA HIPERTENSÃO SISTÊMICA EM GATOS

PA sistólica < 160 mmHg e, preferivelmente, < 140 mmHg, se tolerada, tem sido recomendada como valor-alvo em gatos hipertensos tratados, evitando-se hipotensão.[47] Em geral, é possível obter redução de 30 a 60 mmHg na PA sistólica ao se atingir um estado de equilíbrio estável, com base na administração diária do besilato de anlodipino, um antagonista dos canais de cálcio de segunda geração.[15,35,36,48] Em um recente estudo clínico duplo-cego aleatório, com administração de placebo ao grupo-controle, constatou-se que a PA sistólica diminuiu, no mínimo, 15% ou até < 150 mmHg, em mais de 60% dos 34 gatos hipertensos que receberam uma dose diária de anlodipino que variou de 0,125 a 0,25 mg/kg, por até 28 dias, enquanto apenas 18% dos 27 gatos tratados com placebo alcançaram esses mesmos resultados.[49] Devido à longa (53 horas) meia-vida de eliminação do anlodipino em gatos,[50] a administração 1 vez/dia não é apenas conveniente, mas também considerada segura e efetiva.[49] Os riscos de hipopotassemia ou hipocloremia discreta raramente são documentados. No entanto, exames periódicos devem ser realizados para excluir a possibilidade de ocorrência de ambos. Devido ao fato de a HS ser potencialmente progressiva e assintomática, o ideal é aferir a PA a cada 6 a 8 semanas, ao menos até que se documentem, repetidamente, valores estáveis de PA e que estejam na faixa de variação alvo; a partir daí a reavaliação pode ser em intervalos de 3 meses.[4,51] Em gatos tratados com anlodipino, estima-se que a chance de sucesso é aproximadamente 8 vezes maior comparativamente aos gatos que receberam placebo.[49] O uso desse medicamento se mostrou suficiente para prevenir o desenvolvimento de encefalopatia hipertensiva e de lesão ocular progressiva, e de estabilizar, ou até mesmo reverter, a hipertrofia cardíaca concêntrica compensatória em gatos com HS.[23,52] A dose inicial de 0,125 mg de anlodipino/kg, 1 vez/dia, tem sido recomendada, e em gatos saudáveis um estado de equilíbrio estável da concentração plasmática é alcançado após cerca de 14 dias de tratamento.[50] Se necessário, essa dose inicial pode ser duplicada dentro de 2 semanas. Em gatos com DRC associada a HS, essa dose pode ser até quadruplicada (gradualmente durante 4 a 8 semanas adicionais), causando apenas mínimos efeitos cronotrópicos ou ionotrópicos negativos, devendo-se comprovar a ineficácia da dose antes de mudar para um procedimento que implica a administração de diversos fármacos (ver Figura 158.1).[20,47] Não há indicação de redução da dose de anlodipino em gatos com DRC, visto que esse fármaco é metabolizado no fígado e, portanto, sua característica farmacocinética não deve ser influenciada por essa doença.[49,53] Contudo, o uso de bloqueadores de canais de cálcio não aumenta a expectativa de vida de gatos hipertensos.[48,54] Não obstante, eles são capazes de melhorar a qualidade de vida desses gatos, incluindo a manutenção do apetite e do peso corporal,[35,47,48] o que pode aumentar indiretamente a expectativa de vida, por exemplo, quando se considera a possibilidade de eutanásia. Antagonistas de canais de cálcio da classe das di-hidropiridinas, como o besilato de anlodipino, também podem atuar diretamente na redução da secreção de aldosterona pelo córtex da adrenal, o que pode adicionar outro mecanismo pelo qual eles contribuem para a redução da PA em gatos hipertensos.[55] Esse efeito específico pode, teoricamente, ser exacerbado pela adição de um antagonista da aldosterona, como a espironolactona. Diferentemente, embora haja algumas evidências preliminares de normalização do valor da PA em aproximadamente 40% dos gatos tratados com ramipril,[56] o uso de iECA como monoterapia geralmente não tem mostrado ser efetivo o suficiente no controle da HS felina grave.[1,3,41,48,57-59] Visto que o besilato de anlodipino dilata preferivelmente as arteríolas renais aferentes, ele pode desencadear uma elevação da pressão intraglomerular em gatos com HS grave relacionada a DRC, quando a redução da PA sistêmica for insuficiente. No entanto, geralmente o anlodipino é capaz de diminuir a PA sistêmica de maneira suficiente para que não ocorra a "transferência" da HS para dentro dos glomérulos, apesar de sua preferência pela dilatação das arteríolas glomerulares aferentes.[54] Em pacientes em que essa "transferência" não pôde ser evitada, a proteinúria (P/C urinária ≥ 0,4, em gatos) pode ainda ser desencadeada ou exacerbada, mesmo que tenha se obtido um controle adequado da HS. A proteinúria persistente, ao contrário, pode causar lesão glomerular e tubular, agravando a doença renal[60,61] e até mesmo diminuindo a possibilidade de sobrevivência.[5,54] Esse é o momento em que a adição de iECA, administrado 1 vez/dia, pode, teoricamente, ser benéfica, visto que esses fármacos desencadeiam, preferivelmente, a dilatação das arteríolas glomerulares eferentes, auxiliando no controle da pressão intraglomerular. Essa medicação simultânea pode ser importante em gatos com proteinúria, com DRC e hipertensão renal, visto que a proteinúria nesses casos está associada a menor taxa de sobrevivência.[54] O objetivo deve ser reduzir a P/C urinária até a faixa não proteinúrica, ou ao menos em 50% do valor basal nos casos em que seja impossível fazer cessar a proteinúria. Não obstante, um pequeno estudo-piloto com gatos hipertensos e com DRC, que comparou a terapia concomitante de benazepril e anlodipino com a monoterapia de anlodipino, não dá suporte a essa teoria.[62] Diferentemente, quando a administração de anlodipino é efetiva em reduzir substancialmente a PA, ela realmente reduz, em vez de exacerbar, a proteinúria.[15] Até que existam mais dados que esclareçam essa controvérsia, a procura por evidências ou a efetiva redução da proteinúria, provavelmente, deve ser considerada como objetivo extremamente importante no tratamento de gatos com DRC e hipertensão renal.[63]

Devido aos potentes efeitos antivasoespásticos do anlodipino, ele não deve ser administrado a gatos hipertensos caso também tenham estenose aórtica de grau moderado a grave, ou doença obstrutiva do fluxo de saída do ventrículo esquerdo, de modo a evitar a exacerbação do gradiente de pressão sistólica transobstrução, o que pode comprometer sua hemodinâmica e estabilidade clínica.[64] De maneira semelhante, o uso de anlodipino deve ser evitado durante o tratamento de animais com insuficiência cardíaca, choque cardiogênico, bradiarritmia grave ou insuficiência hepática grave. Precauções devem ser tomadas quando se administra esse fármaco a animais concomitantemente tratados com antifúngicos do tipo azol, visto que, ao menos em pessoas e cães, alguns podem desencadear efeitos inotrópicos negativos em certas condições.[65-67] Ademais, alguns azóis também podem elevar a concentração plasmática de anlodipino pela interferência no metabolismo da enzima hepática/intestinal CYP3A4.[68]

De maneira semelhante à monoterapia com iECA, o uso de betabloqueadores, ou da espironolactona, como monoterapia para HS em gatos, tem sido, até o momento, desapontador.[46,57,69] Contudo, os betabloqueadores cardiosseletivos ainda podem ser úteis quando se tenta reduzir a HS secundária ao hipertireoidismo felino, quando administrados antes ou logo após o início da terapia para hipertireoidismo, simultaneamente ao anlodipino.[1]

Gatos com PA sistólica > 180 mmHg, antes do início do tratamento de hipertireoidismo, provavelmente permanecem hipertensos após se tornarem eutiróideos. Entretanto, mesmo quando os gatos com hipertireoidismo forem normotensos antes do início do tratamento, provavelmente o monitoramento da PA deve ser realizado periodicamente por pelo menos 6 meses após a normalização da função da tireoide.[70] Apenas nesse momento a terapia anti-hipertensiva pode ser gradualmente reduzida, enquanto ainda se monitoram os valores da PA sistêmica de maneira efetiva, visto que a HS pode, na verdade, ser exacerbada ou até mesmo novamente desencadeada após a resolução da tirotoxicose. Acredita-se que esse fenômeno seja resultante de um efeito "revelador" de uma DRC subclínica primária presente anteriormente, juntamente com hipertensão renal. Quando esse for o caso, a terapia anti-hipertensiva deve ser ajustada e mantida a longo prazo, à medida que necessário.[6]

## TRATAMENTO DA CRISE DE HIPERTENSÃO

Evidências de LOA, juntamente com PA sistólica > 160 mmHg repetidamente documentada, justificam uma intervenção emergencial (Figura 158.2). Se houver LOA aparente e o valor da PA for > 180/120 mmHg, a terapia emergencial deverá ser administrada com base até mesmo em uma única aferição da PA.[4] Porém, a necessidade de um tratamento agressivo continuado deve ser reavaliada assim que o valor da PA diminuir até o valor-alvo e quando houver evidência de melhora da LOA. Diferentemente, caso não haja evidência de LOA e a PA sistólica seja < 200 mmHg, recomenda-se terapia de urgência, em vez de tratamento de emergência.[1] Isso significa que a redução da PA deve ser realizada de maneira mais controlada e gradual e, assim, evitar atingir valor de PA média considerado fisiológico em animais normotensos, mas pode ser muito baixo para manter uma perfusão cerebral adequada naqueles pacientes que até aquele momento apresentavam hipertensão crônica.[34,71-73] Assim como em outros casos não emergenciais, e à luz dos riscos mencionados associados com uma redução muito rápida e/ou muito extrema no valor da PA, deve-se aguardar ao menos 1 semana para se obter um estágio de equilíbrio estável, antes de se decidir sobre qualquer alteração da dose.[1]

Para pacientes emergenciais, a infusão intravenosa contínua de nitroprussiato de sódio (NPS) é uma boa escolha para o clínico experiente, visto que ela pode induzir ao valor-alvo de PA rapidamente e necessitar do ajuste da dose.[1] Além disso, a curta meia-vida de eliminação plasmática do NPS torna sua escolha relativamente segura, desde que sejam mensuradas a frequência cardíaca e a PA frequentemente (i. e., ao menos de hora em hora),

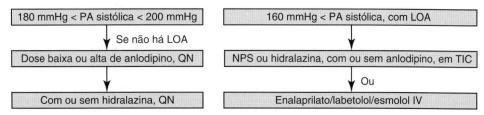

**Figura 158.2** Princípios gerais do tratamento de uma crise de hipertensão. *IV*, intravenosa; *LOA*, lesão em órgão-alvo; *NPS*, nitroprussiato de sódio; *PA*, pressão arterial; *QN*, quando necessário para obter o valor-alvo da pressão sanguínea; *TIC*, taxa de infusão contínua.

de modo confiável e efetivamente documentadas ao longo de todo o período de hospitalização. Isso é recomendado para evitar que se atinja, inadvertidamente, valor excessivamente baixo de PA, o que pode comprometer os leitos vasculares que dependem da pressão, como o renal, o cerebral e a circulação coronariana, uma consideração importante em pacientes com doença renal e em pacientes geriátricos de maneira geral. Outros efeitos adversos associados à diminuição muito rápida ou muito extrema da PA devem ser pesquisados. Estes incluem taquicardia reflexa com fraqueza, síncope e, até mesmo, insuficiência orgânica.[11,34] Caso o NPS não esteja disponível ou seja considerado um medicamento de escolha muito difícil, a hidralazina, oral ou parenteral,[4] pode ser uma alternativa razoável devido a sua alta potência. Contudo, pelo fato de não ser possível sua administração em taxa de infusão contínua, portanto não pode ser descontinuada abruptamente se necessário,[32,53] é uma escolha muito menos segura. Quando associada ao anlodipino, a hidralazina oral pode reduzir a PA em até 25%, ao longo de algumas horas.[1] Uma alta dose oral de anlodipino pode, algumas vezes, ser uma alternativa de monoterapia potente o suficiente para controlar uma crise de hipertensão em gatos. Medicamentos alternativos administrados por via parenteral, se disponíveis, incluem enalaprilato (0,2 mg/kg IV, repetido em intervalos de 1 a 2 horas, se necessário), labetolol (0,25 mg/kg IV, ao longo de 2 minutos, repetido até uma dose total de 3,75 mg/kg, seguido de taxa de infusão contínua de 25 mg/kg/min) e esmolol (em taxa de infusão contínua de 50 a 70 mg/kg/min).[4] Lembre-se de que qualquer medicamento anti-hipertensivo administrado por via parenteral requer monitoramento contínuo direto da PA, utilizando-se um cateter intra-arterial (ver Capítulos 75 e 99). O besilato de anlodipino por via oral pode ser cuidadosamente adicionado assim que o valor de PA começa a diminuir, caso ele ainda não tenha sido administrado até esse momento. Se necessário, altas doses podem ser cuidadosamente empregadas.[4] Uma vez estabilizado o novo valor da PA, sem que haja complicação relacionada ao procedimento e quando a administração oral do medicamento pode ser mantida sem efeitos adversos, pode-se decidir pela alta hospitalar, devendo-se agendar uma nova mensuração da PA dentro de 1 a 3 dias.[4] Em pacientes com estabilidade clínica e hemodinâmica, a reavaliação da PA deve ser realizada 7 a 10 dias após e, então, a cada 1 a 3 ou 4 meses, dependendo da magnitude inicial da HS durante a crise, da progressão da LOA anteriormente documentada e da estabilidade e magnitude do valor da PA após a resolução da crise de hipertensão (ou seja, quanto maior, mais frequentes as reavaliações).[20]

## REFERÊNCIAS BIBLIOGRÁFICAS

*As referências bibliográficas deste capítulo se encontram online no Ambiente de Aprendizagem.*

# CAPÍTULO 159

# Hipotensão Sistêmica

Lori S. Waddell

A pressão arterial é mensurada como sistólica, diastólica e média. As pressões sistólica e diastólica correspondem às fases do ciclo cardíaco. A pressão arterial média (PAM) pode ser calculada utilizando a equação:

$$PAM = diastólica + [(sistólica - diastólica)/3]$$

sendo o valor mais importante quando se pensa na perfusão tecidual. A *hipotensão sistêmica* é definida como pressão arterial sistólica < 80 mmHg e/ou PAM < 60 mmHg, tanto em cães quanto em gatos.

As causas de hipotensão sistêmica incluem redução da pré-carga cardíaca, diminuição do tônus vascular e disfunção cardíaca. A hipotensão, se não tratada, pode levar ao choque devido a inadequada perfusão tecidual e suprimento de oxigênio aos tecidos. O tratamento da hipotensão sistêmica deve consistir na detecção e correção da causa primária. A detecção e o tratamento da hipotensão sistêmica são essenciais para evitar o desenvolvimento de choque refratário, insuficiência orgânica e, em casos mais graves, óbito (Figura 159.1).

O valor da pressão sanguínea fornece uma ideia de como está a perfusão tecidual. As duas não são equivalentes, mas o monitoramento da pressão sanguínea é a maneira mais simples de obter uma mensuração objetiva (ver Capítulo 99). Mensurações subjetivas da perfusão tecidual são obtidas durante o exame físico; elas incluem a qualidade do pulso, a coloração das membranas mucosas, o tempo de preenchimento capilar (TPC), a temperatura das extremidades e a frequência e o ritmo cardíacos. A avaliação simultânea desses parâmetros com o monitoramento da pressão sanguínea é a base para uma estimativa mais precisa da perfusão tecidual. Pressão sanguínea normal não significa, necessariamente, que a perfusão dos tecidos é adequada, visto que a pressão sanguínea pode ser mantida por vasoconstrição periférica grave com ou sem aumento do débito cardíaco.

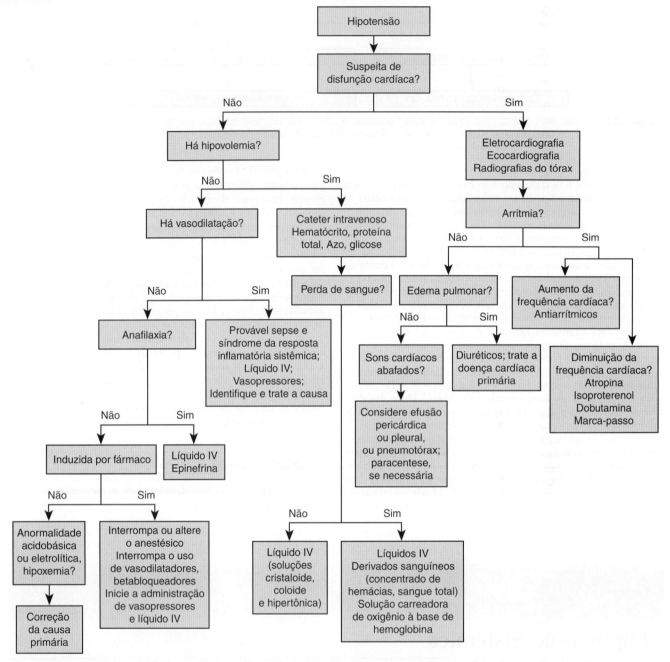

**Figura 159.1** Algoritmo para avaliação e tratamento de hipotensão. *Azo*, Azostix, ou mensuração semelhante ou nitrogênio ureico sanguíneo; *IV*, via intravenosa.

## MANIFESTAÇÕES CLÍNICAS

Os sinais clínicos associados à hipotensão sistêmica dependem da gravidade e da causa da hipotensão. Em cães, a hipotensão geralmente está associada a taquicardia sinusal reflexa, pulso forte ou fraco, membranas mucosas pálidas, prolongamento do TPC (mais de 2 segundos), apatia mental e fraqueza (Vídeo 159.1). Se a causa primária for sepse, as membranas mucosas podem estar congestas ou avermelhadas e o TPC diminuído (menos de 2 segundos; ver Vídeo 144.1, no Capítulo 144). As causas cardíacas de hipotensão sistêmica podem alterar o cenário clínico, com arritmia, pulso fraco e irregular e até mesmo bradicardia grave. Gatos hipotensos geralmente também manifestam taquicardia sinusal, pulso de baixa qualidade, palidez de membranas mucosas, prolongamento do TPC, apatia mental e fraqueza. Contudo, diferentemente dos cães, os gatos com sepse ou com síndrome da resposta inflamatória sistêmica (SRIS) geralmente apresentam bradicardia, em vez de taquicardia, e raramente têm congestão de membranas mucosas. Em ambas as espécies, a hipotensão sistêmica geralmente está associada a menor produção de urina, hiperventilação, hipotermia e extremidades frias.

O fato de não se conseguir palpar o pulso periférico pode ser uma informação útil na avaliação da pressão sanguínea. Quando o pulso metatársico é palpável, a pressão sistólica é > 70 a 80 mmHg. Apesar de a mensuração da pressão sanguínea confirmar a presença de hipotensão sistêmica, o diagnóstico pode ser definido com base nos achados do exame físico.

## PATOGÊNESE

A pressão arterial (PA) sistêmica é dependente do débito cardíaco (DC) e da resistência vascular sistêmica (RVS) (Figura 159.2):

$$PA = DC \times RVS$$

# CAPÍTULO 159 • Hipotensão Sistêmica

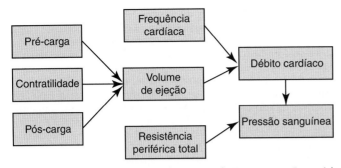

**Figura 159.2** Parâmetros cardiovasculares e sua relação com a pressão arterial sistêmica.

O débito cardíaco é determinado pela frequência cardíaca, pela contratilidade cardíaca e pela pré-carga e pós-carga. As três principais causas de hipotensão sistêmica são diminuição da pré-carga, redução da função cardíaca e diminuição no tônus arterial (Boxe 159.1). Elas podem ocorrer isoladamente ou em conjunto.

A pressão arterial sistêmica é mantida por meio de mecanismos neurais, hormonais e locais. O músculo liso da parede dos vasos sanguíneos é inervada por fibras do sistema nervoso simpático. A ativação desse sistema resulta na vasoconstrição de leitos teciduais, com exceção dos músculos esqueléticos, onde ela causa vasodilatação. A inervação simpática do músculo cardíaco induz aumento da frequência e da contratilidade cardíacas. Ocorre estímulo simpático quando há ativação do centro vasomotor localizado no bulbo. Hipovolemia e hipotensão sistêmica podem ocasionar ativação do centro vasomotor, pois os barorreceptores dos seios carotídeos e do corpo aórtico percebem a falta de estiramento; ademais, os receptores de distensão do átrio e da artéria pulmonar sentem falta de distensão e preenchimento atrial. O centro vasomotor também é ativado por hipoxia ou hipercapnia local, causando a estimulação dos quimiorreceptores dos seios carotídeos e de corpos aórticos. No entanto, esse mecanismo é menos importante que o reflexo de barorreceptores.

A hipotensão também causa liberação de hormônio antidiurético (ADH, vasopressina) e de hormônio adrenocorticotrófico (ACTH) a partir da hipófise, assim como liberação de catecolaminas (norepinefrina e epinefrina) e cortisol das glândulas adrenais. Concentrações elevadas desses hormônios estimulam o aumento da frequência cardíaca, vasoconstrição e retenção de água pelos rins. Simultaneamente, a mácula densa dos glomérulos é acometida e o sistema renina-angiotensina-aldosterona é ativado, resultando na retenção de sódio pelos rins e em vasoconstrição adicional. Esses mecanismos servem para aumentar o volume sanguíneo por meio da retenção de sódio e água, e para, preferivelmente, perfundir o cérebro e o coração, ao mesmo tempo que reduzem a perfusão da pele, dos músculos e órgãos abdominais, incluindo os rins. O reconhecimento e o tratamento da hipotensão são essenciais para evitar o desenvolvimento de choque refratário e de insuficiência orgânica (ver Capítulo 127). A lesão renal aguda e a oligúria/anúria estão entre as consequências mais comuns da hipotensão sistêmica (ver Capítulo 322). Porém, outras sequelas incluem redução da perfusão arterial coronariana decorrente do aumento da frequência cardíaca, aumento do risco de transferência de bactérias do trato gastrintestinal (ver Capítulo 274), prejuízo à função hepática (ver Capítulos 285 e 286) e a ativação da cascata de coagulação (ver Capítulo 197).

Adicionalmente ao mecanismo já mencionado, existem diversos outros efetores da pressão sanguínea e do tônus vascular. A ativação da cascata do ácido araquidônico induz à produção de prostaciclina e tromboxano A2. A prostaciclina causa vasodilatação, e o tromboxano A2 causa vasoconstrição. O óxido nítrico (ON), produzido pelas células endoteliais por meio da óxido nítrico sintetase, é um importante regulador do tônus vascular, resultando em vasodilatação. Existem dois tipos de óxido nítrico sintetase: a forma constitutiva e a forma induzida. Nos casos de sepse e SRIS, existe uma tremenda elevação da produção de ON por meio da síntese induzível de ON, a qual é ativada por uma variedade de mediadores inflamatórios, incluindo interleucina 1 (IL-1), IL-2, IL-6 e fator de necrose tumoral. Essa produção exagerada de ON, associada à depleção de vasopressina, à regulação negativa dos receptores de catecolaminas e ao comprometimento do metabolismo do cálcio no músculo liso dos vasos sanguíneos, pode resultar em vasoplegia, hipotensão grave e choque refratário.

A hipovolemia resulta em redução do débito cardíaco secundária à diminuição do retorno venoso ao coração. Isso, por sua vez, resulta em menor volume de pré-carga. Para interferir na pressão sanguínea, é necessário que a hipovolemia seja moderada a grave, devido às ações compensatórias normais que ocorrem, incluindo elevação da frequência cardíaca para manter o débito cardíaco e aumento da resistência vascular periférica secundário à vasoconstrição. Os mecanismos compensatórios mantêm a pressão sanguínea adequada até que ocorra perda de mais de 20 a 25% do volume intravascular. Hipovolemia pode ocorrer devido à perda de sangue ou ao aumento da perda hídrica secundária a vômito, diarreia, poliúria ou perda para o terceiro espaço.

A restrição do enchimento cardíaco também pode resultar em redução do volume de ejeção, redução do débito cardíaco e hipotensão sistêmica. A efusão pericárdica, na pericardite restritiva e no tamponamento cardíaco, pode resultar em hipotensão sistêmica por tal mecanismo. Pneumotórax grave e ventilação

## Boxe 159.1 Causas de hipotensão sistêmica

**Pré-carga reduzida**

*Hipovolemia*
Perda de sangue
Perdas gastrintestinais
Poliúria
Hipoadrenocorticismo
Efusões ou outras perdas de líquido para o terceiro espaço
Queimaduras
Infarto

*Retorno venoso diminuído*
Tamponamento cardíaco
Pericardite constritiva
Pneumotórax grave
Ventilação com pressão positiva
Síndrome vólvulo-dilatação gástrica
Dirofilariose (síndrome da veia cava)

**Função cardíaca reduzida**
Cardiomiopatias
Doenças valvulares com início na idade adulta
Doenças cardíacas congênitas
Bradiarritmias
Taquiarritmias
Anormalidades eletrolíticas séricas
Desequilíbrio acidobásico
Hipoxemia grave
Sepse/síndrome da resposta inflamatória sistêmica (SRIS)

**Diminuição do tônus vascular**
Sepse/SRIS
Anafilaxia
Neurogênica
Induzida por fármaco (anestésicos, vasodilatadores [p. ex., betabloqueadores, bloqueadores de canais de cálcio])
Anormalidades eletrolíticas
Desequilíbrio acidobásico
Hipoxemia grave

com pressão positiva também podem reduzir o retorno venoso ao coração. Em gatos, a cardiomiopatia hipertrófica reduz o volume do ventrículo esquerdo, reduzindo o volume de ejeção e, portanto, o débito cardíaco.

Bradiarritmias podem afetar a pressão sanguínea por reduzir o débito cardíaco, especialmente quando a frequência cardíaca for extremamente baixa (ver Capítulo 141). Apesar de a qualidade do pulso poder estar normal ou aumentada em um cão ou gato com bradiarritmia, o débito cardíaco pode estar drasticamente reduzido, devido à baixa frequência de batimentos cardíacos. Esse débito cardíaco baixo pode ser grave o suficiente para causar episódios de síncope secundários à hipotensão e à redução da perfusão sanguínea no cérebro (ver Capítulo 30). As taquiarritmias podem resultar em hipotensão sistêmica por reduzir a pré-carga cardíaca. Nos casos de frequência cardíaca extremamente alta, o enchimento das câmaras cardíacas é limitado pela duração do encurtamento da diástole. Isso pode resultar em menor débito cardíaco, apesar da frequência cardíaca elevada, pois, em frequência cardíaca patologicamente elevada, a redução no tempo de enchimento diastólico é desproporcionalmente mais grave que qualquer benefício advindo de frequência cardíaca mais elevada. Além disso, a perfusão coronariana ocorre durante a diástole; portanto, no caso de frequência cardíaca alta, a perfusão cardíaca pode estar marcantemente diminuída e agravar ainda mais a arritmia cardíaca (i. e., ser mais rápida e/ou refratária ao tratamento) (ver Capítulo 248).

A redução do débito cardíaco também pode ocorrer por causa de disfunções cardíacas caracterizadas por disfunção sistólica e/ou regurgitação valvular. A cardiomiopatia dilatada é caracterizada por diminuição no volume de ejeção e redução no débito cardíaco em razão da diminuição da contratilidade miocárdica (ver Capítulo 252). A insuficiência valvular, que resulta em regurgitação, também pode levar à redução do volume de ejeção nos casos em que não ocorre aumento compensatório da função sistólica e quando não há hipertrofia excêntrica (ver Capítulo 251). Outras causas de redução da função sistólica cardíaca incluem miocardite, infarto do miocárdio, depressão miocárdica secundária à sepse, SRIS, anestésicos, betabloqueadores, bloqueadores de canais de cálcio e anormalidades eletrolíticas e acidobásicas.

A redução da resistência vascular sistêmica também pode causar hipotensão. Causas comuns de vasodilatação incluem sepse/SRIS (ver Capítulo 132); anafilaxia (ver Capítulo 137); anestesia; uso de vasodilatadores, incluindo betabloqueadores e bloqueadores de canais de cálcio; anormalidades eletrolíticas; e desequilíbrio acidobásico (ver Capítulo 128). Muitos desses mecanismos também afetam a contratilidade do miocárdio, resultando em hipotensão sistêmica mediada pelo débito cardíaco diminuído e pela vasodilatação simultaneamente.

## MENSURAÇÃO DA PRESSÃO SANGUÍNEA

A mensuração da pressão sanguínea pode ser obtida por dois métodos principais: métodos não invasivos e métodos invasivos (ver Capítulo 99). Os procedimentos não invasivos são os mais comumente utilizados e, em cães e gatos, consistem no uso de um sistema oscilométrico (monitor Cardell, Sharn Veterinary, Tampa, FL) ou Doppler (Parks eletronics, Aloha, OR). A mensuração invasiva da pressão sanguínea envolve a aferição direta da pressão arterial por meio da colocação de um cateter arterial conectado a um transdutor de pressão (ver Capítulo 75); é considerado o método de mensuração padrão-ouro para o monitoramento da pressão sanguínea.

## TRATAMENTO

É essencial que o tratamento inicial da hipotensão sistêmica sempre tenha como objetivo corrigir o problema fisiológico primário: redução da pré-carga cardíaca, disfunção cardíaca ou vasodilatação periférica. A diferenciação entre causas cardíacas e não cardíacas de hipotensão sistêmica é uma importante etapa inicial (ver Figura 159.1). Se o animal estiver hipovolêmico, deve-se administrar líquido e/ou derivados sanguíneos, por via intravenosa, até que se restabeleça a volemia normal (ver Capítulos 129 e 130). Se a hipovolemia for grave o suficiente para causar hipotensão, deve-se administrar um tratamento de choque, na forma de *bolus*. As doses padrão para o tratamento de choque com solução cristaloide isotônica são de 60 a 90 m$\ell$/kg, para cães, e 45 a 60 m$\ell$/kg, para gatos. Caso seja indicada a administração de solução coloide, em vez de cristaloide, deve-se fornecer aproximadamente um quarto da dose mencionada para a solução cristaloide. A solução salina hipertônica (5 a 7,5%) é um rápido expansor do volume intravascular e pode ser utilizada quando há necessidade de reanimação volêmica imediata. A dose da solução salina hipertônica é 5 m$\ell$/kg, administrada ao longo de 5 a 10 min, para cães, e 3 a 4 m$\ell$/kg, para gatos, ao longo do mesmo período de tempo. Após a administração da solução hipertônica, é essencial administrar de um terço à metade do *bolus* de choque da solução cristaloide isotônica, a fim de propiciar uma expansão de volume intravascular continuada e restabelecer o volume de líquido do espaço intersticial. Caso a hipovolemia se deva à perda de sangue, pode ser necessária a administração de derivados do sangue, tais como sangue total ou concentrado de hemácias, ou uma solução carreadora de oxigênio à base de hemoglobina, com o intuito de proporcionar uma adequada capacidade de transporte de oxigênio.

Caso a condição do volume seja desconhecido ou se houver preocupação com a sobrecarga hídrica intravenosa, pode-se utilizar um cateter venoso central para monitorar a pressão venosa central (PVC) (ver Capítulo 76). PVC baixa (< 0 cm de $H_2O$) indica hipovolemia decorrente da perda de líquido ou da vasodilatação secundária à redução da resistência vascular periférica. PVC alta (> 10 cm de $H_2O$) indica sobrecarga de volume intravascular, insuficiência cardíaca direita ou aumento da resistência vascular pulmonar (pós-carga). Se a significância de uma leitura baixa a normal da PVC for questionável, pode-se realizar uma pequena prova de carga com um *bolus* de líquido (solução). Faz-se a administração rápida de um *bolus* de 10 a 15 m$\ell$ de solução cristaloide/kg ou de 3 a 5 m$\ell$ de solução coloide/kg. É importante lembrar que o leito vascular é um sistema complacente, capaz de acomodar alterações no volume, com mínima alteração da pressão. Se o animal tiver PVC baixa devido à hipovolemia, a PVC apresentará um aumento transitório em relação ao valor normal, seguido de uma rápida diminuição, ou não haverá alteração. A PAM também aumenta transitoriamente. A administração de um *bolus* a um cão ou gato euvolêmico geralmente causa pequena elevação na PVC, de 2 a 4 cm de $H_2O$, com o retorno para o valor basal dentro de 15 minutos. Nota-se um aumento maior (> 4 cm de $H_2O$), seguido de lento retorno ao valor basal (mais de 30 minutos), no caso de hipervolemia ou redução da complacência cardíaca.

Se o animal permanece hipotenso depois do restabelecimento da euvolemia, deve-se administrar um medicamento vasopressor. Os vasopressores comumente utilizados no tratamento de vasodilatação são: dopamina (5 a 15 µg/kg/min), epinefrina (0,05 a 1 µg/kg/min), norepinefrina (0,1 a 1 µg/kg/min) ou fenilefrina (0,5 a 5 µg/kg/min), administrados por meio de infusão IV contínua, em razão de seu efeito alfa-agonista. Apenas a fenilefrina é um alfa-agonista puro; os demais apresentam graus variados de efeito beta, além de seu efeito alfa. A vasopressina (0,5 a 5 mU/kg/min) também pode ser utilizada nos casos de choque vasodilatador, podendo ser especialmente útil nos casos de sepse/SRIS, visto que os vasos podem se tornar refratários às catecolaminas. Esses fármacos devem ser administrados em dose suficiente para obter o efeito desejado, requerendo o monitoramento frequente da pressão sanguínea (ver Capítulo 99). Eles nunca devem ser utilizados quando há expansão adequada de volume, pois a maioria dos pacientes com choque hipovolêmico já tem uma vasoconstrição compensatória.

As causas cardíacas de hipotensão devem ser consideradas caso a caso. Na taquiarritmia, quando possível, a causa deve ser corrigida e, se necessário, ser realizada terapia antiarrítmica (ver Capítulo 248). As bradiarritmias podem responder ao tratamento medicamentoso ou podem requerer a colocação de um marca-passo (ver Capítulo 249). O impedimento do enchimento cardíaco devido à efusão pericárdica ou a pneumotórax grave deve ser corrigido por meio de paracentese apropriada. Fármacos com efeito inotrópico positivo, como a dobutamina (5 a 15 µg/kg/min), que é predominantemente um beta-agonista, podem ser administrados em taxa de infusão contínua, quando há suspeita de redução da contratilidade cardíaca.

## PLANO DIAGNÓSTICO

Devido à natureza crítica dos casos de hipotensão sistêmica grave, deve-se iniciar o tratamento de imediato e somente depois disso investigar a causa primária da hipotensão. Em geral, as informações obtidas na anamnese (histórico clínico) e as anormalidades verificadas no exame físico podem auxiliar na determinação de um possível diagnóstico, possibilitando o início do tratamento (ver Capítulo 2). O diagnóstico inicial em um cão ou em um gato hipotenso instável deve incluir a mensuração do hematócrito, da concentração de proteína total, do teor sanguíneo de glicose e da estimativa da concentração de nitrogênio ureico sanguíneo (p. ex., Azostix, Bayer Corporation, Elkhart, IN). As mensurações das concentrações séricas de eletrólitos (ver Capítulos 67 a 69), o equilíbrio acidobásico (ver Capítulo 128) e a concentração sérica de lactato (ver Capítulo 70) também podem ser úteis. Dependendo dos sinais clínicos, pode ser útil a realização de eletrocardiograma (ver Capítulo 103), radiografias de abdome e tórax, ultrassonografia abdominal (ver Capítulos 88 e 143), ecocardiograma (ver Capítulo 104), mensuração da PVC (ver Capítulo 76), oximetria de pulso (ver Capítulo 98) e hemogasometria arterial (ver Capítulos 75 e 128). Devem-se realizar, também, hemograma completo, perfil bioquímico sérico e exame de urina (ver Capítulo 72). Se indicado, em razão de suspeita de hipoadrenocorticismo, deve-se realizar um teste de estimulação com ACTH (ver Capítulo 309). Caso haja suspeita de sepse, devem-se realizar hemocultura e urocultura, a não ser que seja possível a cultura microbiológica de material obtido diretamente do local que deu origem à sepse; assim que possível, deve-se iniciar o tratamento com antibiótico de amplo espectro (ver Capítulo 132).

# SEÇÃO 10
# Considerações Terapêuticas em Medicina e Doença

## CAPÍTULO 160

# Princípios da Distribuição e Farmacocinética de Medicamentos

Butch KuKanich

A farmacocinética descreve a absorção, a distribuição, o metabolismo e a eliminação de medicamentos. Por exemplo, após a administração intramuscular (IM) em cães, a morfina é rapidamente absorvida para o plasma a partir do local da injeção. A morfina se distribui por todo o corpo, incluindo o sistema nervoso central, onde provoca seus efeitos analgésicos. A morfina é metabolizada principalmente no metabólito inativo morfina-3-glicuronídeo, encerrando seu efeito farmacológico, e o metabólito inativo é eliminado principalmente na urina. Ao contrário dos cães, os gatos metabolizam a morfina principalmente em morfina-3-sulfato, mostrando uma diferença espécie-específica no metabolismo da morfina. Embora a farmacocinética de alguns medicamentos seja semelhante entre as espécies, semelhanças não devem ser assumidas.

## ABSORÇÃO

A absorção do fármaco a partir do local de administração precisa ocorrer para qualquer dose extravascular, considerando que efeitos sistêmicos sejam desejados. As vias *per os* (PO)/oral, IM, subcutânea (SC), transdérmica (TD) e transmucosa (TM) são as vias de distribuição mais comuns em cães e gatos. Espera-se que a administração do medicamento por esofagostomia ou tubo de jejunostomia (ver Capítulo 82) tenha absorção muito semelhante à administração PO para a maioria dos medicamentos.

A absorção do medicamento pode ocorrer por difusão passiva (por meio de membranas lipídicas ou poros aquosos e fenestrações capilares) ou por meio de transportadores, como transportadores aniônicos, catiônicos e de aminoácidos, entre muitos outros. A difusão é diretamente proporcional à área de superfície e gradiente do fármaco, e a difusão lipídica é diretamente proporcional à lipofilicidade do fármaco e inversamente proporcional à espessura da membrana. A absorção do fármaco por difusão não é saturável, com doses mais altas resultando em absorção proporcionalmente maior do fármaco. Já a absorção por meio de transportadores pode ser saturada, resultando em diminuição da taxa ou da extensão de absorção em doses mais altas (menos que o proporcional), conforme observado com a gabapentina em cães.[1]

A biodisponibilidade geralmente é definida como a extensão ou fração do medicamento absorvida após a administração extravascular, mas também inclui a velocidade de absorção. Para o contexto deste capítulo, a biodisponibilidade está relacionada à extensão da absorção do medicamento. Vários fatores podem resultar em uma biodisponibilidade incompleta. A biodisponibilidade IM e SC pode ser reduzida pelo sequestro nos tecidos no local da injeção em razão da ligação ao tecido, presença de granulomas, cicatrizes etc.; degradação ou metabolismo no local da injeção; liberação incompleta da formulação farmacêutica; ou fluxo sanguíneo inadequado até o local de administração (p. ex., choque ou injeção inadvertida no tecido conjuntivo).

A biodisponibilidade oral do medicamento pode ser reduzida em razão da degradação ou instabilidade do medicamento (p. ex., hidrólise ácida no estômago), metabolismo pré-sistêmico, disfunção da motilidade gastrintestinal (GI) (íleo ou hipermotilidade), ligação à ingesta ou outros medicamentos, ou a incapacidade de atravessar a membrana celular da mucosa intestinal em razão da baixa lipossolubilidade, ionização do fármaco ou ausência/saturação de transportadores apropriados. A biodisponibilidade oral também pode estar reduzida por transportadores, como a bomba de efluxo da glicoproteína-p (GP-P) efluindo o medicamento absorvido de volta ao lúmen intestinal.[2]

A administração oral de medicamentos comumente é utilizada em pacientes veterinários. Comprimidos, cápsulas, suspensões e soluções podem ser administrados por via oral. As apresentações sólidas devem primeiro se desintegrar no fluido gastrintestinal, para então se dissolverem em solução antes da absorção do fármaco. Alguns medicamentos são pouco solúveis no trato GI (p. ex., itraconazol) e têm baixa biodisponibilidade. As apresentações sólidas podem ser formuladas para alterar a velocidade de desintegração ou dissolução para diminuir a taxa de absorção (liberação prolongada) ou desintegração-alvo para uma parte específica do trato GI (liberação retardada). A maioria dessas formulações de liberação retardada ou prolongada é projetada especificamente para humanos e podem não ser eficazes ou compatíveis para cães e gatos em razão das diferenças na anatomia e fisiologia GI. Fórmulas de liberação retardada ou prolongada podem resultar em liberação imediata em cães e gatos ou podem passar através do trato gastrintestinal sem liberação, resultando em pouca absorção do medicamento. Portanto, a menos que dados específicos estejam disponíveis sobre formulações de liberação retardada ou prolongada em cães e gatos, seu uso deve ser feito com cautela.

O principal local de absorção do medicamento após a administração PO é o intestino delgado (duodeno e jejuno e, em menor extensão, íleo). A grande área de superfície para difusão e presença de transportadores ativos facilita a absorção de medicamentos pelo trato intestinal. As enzimas metabolizadoras (tanto da Fase 1 quanto da Fase 2, veja Metabolismo) também estão presentes no intestino e podem metabolizar os medicamentos absorvidos antes que os fármacos entrem na vasculatura, reduzindo assim a biodisponibilidade oral.[3] Os medicamentos absorvidos do intestino entram na circulação portal, que transporta os fármacos diretamente para o fígado. À medida que os medicamentos passam pelo fígado, eles são novamente expostos a enzimas metabolizadoras de medicamentos (Fase 1 e Fase 2) que podem reduzir a exposição sistêmica aos fármacos. A soma do metabolismo pré-sistêmico intestinal e hepático é conhecida como metabolismo de primeira passagem. É importante observar que a maior parte do medicamento absorvida pelo reto e intestino grosso em cães e gatos também entra na circulação portal; portanto, diferentemente dos humanos, a administração retal de medicamentos em cães e gatos tem pouco efeito na diminuição do metabolismo de primeira passagem do fármaco e, consequentemente, na melhor das hipóteses resulta em biodisponibilidade semelhante à administração oral.[4,5]

A administração IM e SC do fármaco deposita o medicamento no líquido intersticial da musculatura ou espaço subcutâneo, que se comunica com o compartimento do plasma através de poros e fenestrações dentro dos capilares. Portanto, fármacos com baixa lipofilicidade, como os aminoglicosídeos, ainda podem ser absorvidos sem difusão através das membranas celulares. O metabolismo de primeira passagem e seus efeitos na biodisponibilidade são evitados nas injeções IM e SC. Os medicamentos administrados por via IM ou SC na forma de suspensões (partículas sólidas suspensas em um líquido) primeiro devem se dissolver antes de serem absorvidos. Algumas formulações em suspensão podem fornecer intervalos de administração prolongados em razão da absorção retardada (p. ex., penicilina G procaína, acetato de metilprednisolona), mas nem todas as suspensões fornecem efeitos prolongados. Os medicamentos administrados IM ou SC na forma de soluções podem resultar em absorção mais rápida em comparação com as suspensões, já que são moléculas pequenas de medicamento capazes de se difundir na vasculatura, mas algumas formulações de liberação prolongada são soluções (injeção de buprenorfina, Simbadol). Portanto, a farmacocinética da formulação individual deve ser avaliada antes de estabelecer a dose do paciente.

A dor pode ocorrer no local da injeção em razão da tonicidade, inflamação (frequentemente tardia) e conservantes, como álcool benzílico, solventes ou em decorrência do próprio ingrediente ativo. As soluções ácidas ou alcalinas também podem resultar em dor, razão pela qual às vezes é recomendado adicionar neutralizadores de pH para diminuir a dor (p. ex., adicionar bicarbonato de sódio à lidocaína ou injeções extravasculares de fentanila). Técnicas estéreis ou assépticas são desejadas para administração de fármacos IM e SC, pois a introdução de bactérias ou material estranho pode resultar em abscessos, celulite e até septicemia em casos extremos. As injeções SC podem apresentar absorção reduzida ou insuficiente em razão de desidratação, hipotensão, hipotermia e obesidade. Em pacientes com desidratação, hipotensão, hipotermia e obesidade, as injeções IM são preferidas, pois são menos afetadas por essas condições.

A administração transdérmica e transmucosa evita o metabolismo de primeira passagem e pode resultar em maior biodisponibilidade do que a administração oral. A administração transdérmica de medicamentos também pode resultar em efeito de depósito decorrente do sequestro no estrato córneo. Os medicamentos precisam ser muito lipofílicos e não ionizados para serem absorvidos por via TD e TM, o que limita o número de medicamentos disponíveis para essas vias. É importante observar que poucos medicamentos vendidos como formulações de organogel de lecitina plurônica (PLO, do inglês *pluronic lecithin organogel*) realmente são absorvidos por via transdérmica, e a maioria deve ser evitada. Os medicamentos compostos não são obrigados a mostrar segurança ou eficácia (consulte Bioequivalência, Medicamentos genéricos e Medicamentos manipulados). Algumas formulações transdérmicas de metimazol PLO são eficazes em alguns, mas não em todos os gatos com hipertireoidismo, e alguns estudos sugerem que o fenobarbital e o anlodipino têm alguma absorção em gatos, mas a eficácia clínica não foi relatada para o anlodipino nas formulações PLO (ver Capítulo 168).

## DISTRIBUIÇÃO

A distribuição do medicamento depende de muitos fatores, incluindo lipofilicidade do fármaco, fluxo sanguíneo regional, barreiras anatômicas e ligação às proteínas plasmáticas. A lipofilicidade do fármaco é uma medida da sua solubilidade em lipídios. Fármacos pouco solúveis em lipídios (baixa lipofilicidade) não têm a capacidade de alcançar alvos intracelulares e tendem a apresentar distribuição restrita. Por exemplo, os aminoglicosídeos são pouco lipofílicos e, como resultado, são ineficazes para infecções intracelulares e infecções em tecidos como o cérebro e a próstata, em razão da sua incapacidade de se difundir através das membranas lipídicas.

Tecidos altamente perfundidos são aqueles que têm alta proporção de fluxo sanguíneo em relação à massa de tecido. Tecidos altamente perfundidos apresentam equilíbrio mais rápido entre as concentrações plasmáticas e teciduais e, como resultado, podem se equilibrar em concentrações mais altas de fármaco do que os tecidos que não são altamente perfundidos (Figura 160.1). Por exemplo, as concentrações de fentanila no cérebro se equilibram mais rapidamente e em concentrações plasmáticas mais altas após a injeção IV do que os tecidos com menor perfusão, como o músculo. À medida que o fentanila continua a se distribuir nos volumes anatomicamente grandes do músculo (além do metabolismo), as concentrações plasmáticas diminuem abaixo das concentrações do sistema nervoso central (SNC). Isso resulta na difusão do fentanila para fora do SNC, diminuindo as concentrações de fentanila no SNC e, consequentemente, a perda dos efeitos opioides centrais. Portanto, a perda dos efeitos opioides centrais do fentanila é causada, em parte, pela redistribuição do medicamento do SNC para o plasma.

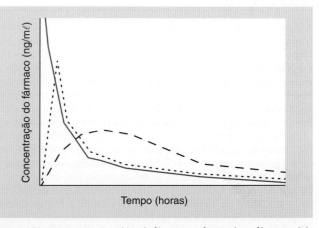

**Figura 160.1** Concentração teórica do fármaco em função do perfil temporal do fentanila intravenosa. A linha contínua representa a concentração de fármaco no plasma, a linha pontilhada representa a concentração de fentanila no SNC e a linha tracejada representa a concentração de fármaco nos músculos. O fentanila é lipofílico e se difunde rapidamente no SNC altamente perfundido e se equilibra em altas concentrações plasmáticas. Entretanto, tecidos menos perfundidos, como o músculo, equilibram-se mais tardiamente e em concentrações mais baixas do medicamento. A perda dos efeitos do fentanila no SNC (analgésico) deve-se, em parte, à redistribuição do fentanila do SNC para o plasma, além do metabolismo.

Barreiras anatômicas podem diminuir a distribuição de medicamentos em certos tecidos para fármacos que não são altamente lipofílicos. A barreira hematencefálica consiste em uma barreira física que inclui células gliais, que diminuem a penetração do medicamento no SNC. Barreiras fisiológicas, incluindo proteínas de efluxo, como as bombas de efluxo GP-P, removem o medicamento que penetra no SNC, bombeando o medicamento de volta para a vasculatura e diminuindo as concentrações do fármaco no SNC. Animais afetados por mutações de GP-P ou que recebem inibidores de GP-P podem apresentar uma concentração aumentada do fármaco no SNC, resultando em efeitos centrais mais pronunciados de medicamentos que são substratos de GP-P. Exemplos de medicamentos que podem apresentar concentrações elevadas no SNC com diminuição da atividade da bomba de efluxo da GP-P incluem ivermectina (resultando em intoxicação por ivermectina em doses terapêuticas) e loperamida (resultando em efeitos opioides centrais pronunciados, incluindo sedação), entre outros. A intoxicação por ivermectina em animais "normais" com GP-P funcional pode ocorrer a partir de interações medicamentosas com um inibidor da bomba GP-P, como o espinosade.

As barreiras sanguíneas da próstata, dos brônquios e as barreiras sanguíneas oculares também diminuem a penetração do fármaco nesses tecidos. Para penetrar nesses tecidos também são necessários medicamentos com alta lipofilicidade. Outras barreiras anatômicas ocorrem em tecidos como a glândula mamária, testículos, placenta e sinóvia, mas em geral são barreiras menos eficazes à penetração de medicamentos.

Os fármacos que se ligam fortemente às proteínas plasmáticas podem ter distribuição restrita, pois o complexo fármaco-proteína é muito grande para se difundir para fora do plasma. Por exemplo, a cefovecina se liga fortemente às proteínas, resultando em uma baixa fração de cefovecina distribuída para os tecidos no local da infecção.[6] Entretanto, é importante notar que a ligação às proteínas plasmáticas é reversível e sempre há algum medicamento livre disponível que pode se difundir para fora da vasculatura. Portanto, alguns medicamentos com alta ligação às proteínas ainda podem se distribuir por todo o corpo. Por exemplo, a buprenorfina se liga fortemente a proteínas em cães, mas se distribui bem no SNC produzindo efeitos opioides centrais.[7] Muitas referências ainda alertam contra o uso de vários medicamentos com forte ligação a proteínas simultaneamente em razão das interações de ligação a proteínas, mas a probabilidade de uma interação verdadeira é mínima. Para que ocorra uma interação de ligação a proteínas, os medicamentos deveriam ser administrados IV, ter um baixo índice terapêutico e sofrer um metabolismo hepático rápido.

## METABOLISMO

O metabolismo do medicamento resulta em alterações químicas na sua molécula para aumentar a eliminação renal ou biliar. O metabolismo do fármaco ocorre através da ação de enzimas que catalisam alterações em sua molécula, transformando-o em uma molécula (metabólito) que é mais facilmente eliminada por mecanismos renais ou biliares. Um medicamento pode não sofrer metabolismo (p. ex., gentamicina, que é eliminada de forma intacta na urina, ou doxiciclina, que é eliminada de forma intacta na bile). Um medicamento pode sofrer um único processo metabólico (p. ex., morfina, que nos cães é metabolizada principalmente em morfina-3-glicuronídeo e é eliminada na urina). Um fármaco também pode sofrer múltiplos processos de metabolismo (diazepam em cães é metabolizado em temazepam, seguido por temazepam metabolizado em oxazepam, seguido por oxazepam metabolizado em oxazepam-glicuronídeo, que é então eliminado na urina).

O metabolismo nem sempre inativa um fármaco. Por exemplo, o tramadol é metabolizado no metabólito O-desmetiltramadol em gatos, aumentando os efeitos opioides mu em aproximadamente 200 vezes em comparação com o tramadol. O metabolismo também pode ser diferente em diferentes espécies. Por exemplo, aproximadamente 60% da codeína é metabolizada em morfina em humanos, mas < 1% da codeína é metabolizada em morfina em cães e gatos, sendo a codeína-6-glicuronídeo o principal metabólito em cães, enquanto a norcodeína é o principal metabólito em gatos.[8]

Existem duas vias de metabolismo primárias: reações de Fase 1 (metabólica) e de Fase 2 (conjugação). Na Fase 1, as reações metabólicas (oxidação, redução, hidrólise e hidratação) são catalisadas por diferentes enzimas. As enzimas do citocromo P450 (CYP) são um grupo importante de enzimas comumente envolvidas na Fase 1 do metabolismo de medicamentos. As enzimas do citocromo P450 são classificadas em famílias (> 40% de homologia de aminoácidos) designadas com um número, seguidas de subfamílias (> 55% de homologia de aminoácidos) designadas com uma letra, e a enzima específica é finalmente rotulada com um número. Por exemplo, os cães têm as enzimas CYP3A12 e CYP3A26, e os humanos têm as enzimas CYP3A4, que têm homologia > 55%, mas são enzimas diferentes. Enzimas diferentes podem ter especificidades diferentes para substratos e inibidores, mas pode ocorrer alguma sobreposição. Por exemplo, a metadona é metabolizada pela CYP2B11 em cães, mas o diazepam é metabolizado pela CYP2B11 e CYP3A12/26 em cães.

Ocorrem semelhanças e diferenças entre espécies no substrato CYP e na especificidade do inibidor. Por exemplo, o metabolismo semelhante do midazolam ocorre pela CYP3A12/26 canina e pela CYP3A4 humana, e a metadona é metabolizada pelas enzimas ortólogas CYP2B11 canina e CYP2B6 humana. Da mesma forma, o cetoconazol inibe as enzimas ortólogas CYP3A em cães e humanos. Entretanto, também ocorrem diferenças de espécies/ortólogos. Por exemplo, o cloranfenicol inibe a CYP2B11 em cães, mas em humanos o cloranfenicol inibe principalmente a CYP2C19, não a CYP2B6 (a ortóloga CY2B humana).

Também podem ocorrer similaridades entre espécies e diferenças na formação de metabólitos. Por exemplo, a metadona é metabolizada principalmente em EDDP (2-etilideno-1,5-dimetil-3,3-difenilpirrolidina) em humanos pela CYP2B6, mas o EDDP não é um metabólito principal em cães, que metaboliza a metadona pela CYP2B11.[9] O tramadol é metabolizado principalmente no metabólito inativo n-desmetiltramadol em cães, mas em gatos é metabolizado no metabólito ativo O-desmetiltramadol.[10] A diferença nos metabólitos primários formados pode ser causada pelas quantidades relativas das diferentes isoformas de CYP (p. ex., gatos podem ter maior quantidade de CYP2D do que cães, que formam o metabólito ativo, mas os cães têm quantidade relativamente maior de isoformas CYP2B11 e CYP3A, que formam o metabólito inativo). Diferentes afinidades de medicamentos e enzimas, ou a ausência de certas enzimas, também podem contribuir para as diferenças entre as espécies no metabolismo dos medicamentos.

As enzimas do metabolismo da Fase 1 podem ser inibidas ou induzidas, produzindo interações medicamentosas clinicamente relevantes. As interações medicamentosas clinicamente relevantes causadas pela inibição da CYP são relativamente específicas, com maior probabilidade de ocorrer quando o medicamento é um substrato para uma CYP específica (não metabolizada por várias CYPs) e possui um índice terapêutico baixo. Em geral, as interações medicamentosas clinicamente relevantes causadas pela indução de CYP geralmente ocorrem em razão do aumento na atividade de CYP (mais enzimas de metabolização), resultando em um metabolismo mais rápido dos medicamentos.

As vias de metabolismo da Fase 2 são reações de conjugação que adicionam um substrato endógeno à molécula do fármaco, resultando em um metabólito com tamanho maior e menor lipofilicidade. O metabólito da Fase 2 pode então ser eliminado através da filtração glomerular, excreção renal ou excreção biliar. As reações de glucuronidação, sulfatação, acetilação e conjugação de aminoácidos são as vias do metabolismo da Fase 2 mais comuns. Enzimas específicas estão associadas a cada tipo de reação de conjugação, e frequentemente existem subtipos dentro de cada reação. As interações medicamentosas que envolvem a indução ou inibição de enzimas de conjugação não são bem caracterizadas em animais e são consideradas raras.

Foram identificadas diferenças específicas entre espécies nas reações de conjugação. Por exemplo, a uridina difosfato glucuronosiltransferase (UGT) é a família de enzimas que catalisa a conjugação do glucuronídeo, com UGT1A6, 1A7, 1A9, 1A11 e 2B31 presentes em cães. Os gatos são deficientes em UGT1A6 e 1A9, o que resulta em conjugação reduzida ou alternada de alguns substratos de conjugação, incluindo paracetamol e morfina.[11] A ausência de conjugação do glucuronídeo para o paracetamol resulta em grandes quantidades de paracetamol sofrendo metabolismo de Fase I, resultando em metabólitos reativos e intoxicação por esse fármaco em gatos, mesmo em doses baixas (subterapêuticas) do medicamento. Em contrapartida, a ausência de glucuronidação para a morfina em gatos é clinicamente "irrelevante", uma vez que nenhum metabólito reativo da morfina é formado, e a morfina é rapidamente eliminada em gatos através da conjugação com o sulfato, com meia-vida de eliminação semelhante em cães e gatos.

Os cães não possuem enzimas N-acetiltransferase, por isso são deficientes na formação de conjugados de acetil. Os efeitos clínicos dessa deficiência incluem a ausência de N-acetil procainamida (NAPA), formação do metabólito da procainamida, um antiarrítmico de Classe 1 (antagonista do canal de sódio).[12] O metabólito da NAPA é um antiarrítmico de Classe 3 (antagonista do canal de potássio); portanto, os efeitos antiarrítmicos da procainamida em cães são diferentes (apenas efeitos de Classe 1) em comparação com outras espécies (efeitos antiarrítmicos de Classes 1 e 3). O metabolismo da sulfonamida na maioria das espécies também envolve reações de acetilação, mas a deficiência de acetilação em cães pode contribuir para um aumento do risco de reações de hipersensibilidade à sulfonamida em razão do metabolismo por outras vias de metabólitos reativos.[13]

O metabolismo do fármaco (tanto o de Fase 1 quanto de Fase 2) pode estar reduzido na presença de doença hepática, mas a extensão da redução do metabolismo para o medicamento pode não ser proporcional à extensão da doença. Existem poucos dados que avaliam a farmacocinética ou o metabolismo de medicamentos em animais com doença hepática de ocorrência natural; portanto, recomendações específicas sobre ajustes de dose não estão disponíveis. Se forem administradas doses parenterais únicas ou doses PO de medicamentos com alta biodisponibilidade oral, o efeito máximo do medicamento será semelhante, mas a duração do efeito pode ser acentuadamente mais longa. Entretanto, múltiplas doses podem resultar em um acúmulo de medicamento maior do que o esperado em razão de uma meia-vida terminal prolongada, resultando em efeitos adversos dose-dependentes (ver Meia-vida). Medicamentos com baixa biodisponibilidade oral podem resultar em efeitos adversos concentração-dependentes, mesmo com dose única, decorrentes do menor metabolismo de primeira passagem e maior biodisponibilidade PO em razão da doença hepática. A melhor opção para animais com doença hepática seria escolher um medicamento com efeito semelhante, mas que sofresse eliminação renal (p. ex., optar pelo atenolol no lugar de propranolol para reduzir a taquicardia sinusal). Outra opção é utilizar um fármaco com monitoramento terapêutico do medicamento (MTM) disponível e ajustar a dose com base nas concentrações plasmáticas (p. ex., teofilina para controlar bronquite), mas a progressão da doença pode resultar em alterações imprevisíveis nas concentrações plasmáticas se o MTM não for feito regularmente. Ajustar a dose com base na resposta clínica é outra opção, mas essa opção seria limitada a fármacos com um alto índice terapêutico nos quais as respostas podem ser prontamente monitoradas (p. ex., codeína oral sem paracetamol em um cão com insuficiência hepática e osteoartrite).

Outras enzimas do metabolismo estão presentes, mas contribuem com menor frequência para o metabolismo dos fármacos. As esterases plasmáticas metabolizam o remifentanila. A xantina oxidase metaboliza e inativa a 6-mercaptopurina, um metabólito ativo da azatioprina. O etilenoglicol e o etanol são metabolizados pela álcool desidrogenase.

## ELIMINAÇÃO

A eliminação inclui a remoção do fármaco e de seus metabólitos do corpo. Alguns fármacos não são metabolizados e, como tal, são eliminados principalmente na forma inalterada do fármaco (p. ex., gentamicina na eliminação renal por filtração glomerular). Alguns medicamentos são eliminados tanto na forma intacta quanto na forma de metabólitos de medicamentos (p. ex., codeína eliminada na urina na forma de codeína e norcodeína em gatos). Outros medicamentos, como o propofol, podem ser quase completamente metabolizados antes da eliminação e eliminados principalmente na forma de metabólitos.

A eliminação renal de medicamentos e de seus metabólitos pode ocorrer por filtração glomerular e secreção tubular renal. Entretanto, também é possível haver reabsorção tubular renal, diminuindo a eliminação em razão de o fármaco ser reabsorvido da urina e consequentemente voltar à circulação sistêmica. Aproximadamente 25% do débito cardíaco vai para os rins e, como tal, a eliminação renal pode ser altamente eficiente. A filtração glomerular é essencialmente um método de ultrafiltração em que proteínas e células são retidas na vasculatura e uma porção do líquido plasmático entra na urina através dos glomérulos. Os fármacos ligados a proteínas tendem a ser retidos na vasculatura e, assim, os fármacos com alta ligação às proteínas podem apresentar eliminação lenta através da filtração glomerular. Por exemplo, a cefovecina liga-se às proteínas plasmáticas > 95% e persiste por semanas após uma única administração. A filtração glomerular não é saturável, e os aumentos na dose ou concentração do fármaco resultam em aumentos proporcionais na eliminação renal por filtração glomerular. A filtração glomerular depende da pressão arterial renal e da pressão oncótica plasmática. Portanto, a hipotensão renal pode reduzir a filtração glomerular e a eliminação do medicamento ou, inversamente, a hipoproteinemia pode aumentar a eliminação renal do medicamento por filtração glomerular.

Os medicamentos também podem ser eliminados ativamente na urina, nos túbulos renais, por meio de transportadores. Transportadores de ácidos fracos (transportadores de ânions orgânicos; TAO) e de bases fracas (transportadores de cátions orgânicos; TCO) estão mais associados à excreção renal, mas outros transportadores, como a bomba de efluxo da glicoproteína-P, também estão presentes. A penicilina e outros betalactâmicos são substratos clássicos do TAO, e a cimetidina é o substrato clássico da excreção renal de TCO. Por serem transportadores, estão sujeitos à saturação e à competição, com o exemplo clássico de probenecida (um ácido fraco) competindo com a excreção de penicilina G (um ácido fraco), o que resulta em menor eliminação da penicilina e intervalos de doses prolongados.

Medicamentos e metabólitos também podem apresentar reabsorção tubular renal ativa e difusão dos túbulos de volta ao plasma com um efeito líquido de diminuição da eliminação do medicamento. Semelhante à secreção tubular renal ativa, a reabsorção tubular ativa pode ser saturada e pode ocorrer competição pela reabsorção, diminuindo a reabsorção. A reabsorção tubular renal também ocorre por difusão e tem princípios semelhantes a qualquer movimento de medicamento por difusão. A taxa de difusão pode ser diminuída (aumentando a eliminação) aumentando o fluxo de urina através da diurese fluida ou alterando o pH da urina. Por exemplo, o fenobarbital é um ácido fraco; portanto, a alcalinização da urina resulta em ionização de fenobarbital, o que impede que ele se difunda para fora dos túbulos renais de volta para a vasculatura, o que produz aumento significativo na eliminação de fenobarbital em cães alimentados com uma dieta alcalinizante da urina, quando comparados com cães alimentados com uma dieta acidificante (também conhecido como aprisionamento de íons).[14] A acidificação urinária (para medicamentos ou toxinas que são bases fracas) e a alcalinização urinária (para medicamentos ou toxinas que são ácidos fracos) são estratégias para ajudar a aumentar a eliminação de medicamentos e toxinas que sofrem reabsorção tubular renal passiva.

É esperado que medicamentos ou doenças que resultam na diminuição da função renal levem a diminuições quase proporcionais na eliminação renal do medicamento. Por exemplo, a eliminação renal da amicacina diminuirá proporcionalmente à medida que a taxa de filtração glomerular diminui e reduz significativamente antes que mudanças na densidade da urina ou azotemia sejam observadas. A melhor estratégia para a escolha de medicamentos em um animal com disfunção renal é optar por um medicamento eliminado pelo metabolismo hepático (p. ex., marbofloxacino em vez de enrofloxacino) ou um medicamento com um índice terapêutico mais alto (p. ex., amoxicilina com clavulanato em vez de enrofloxacino).

A excreção biliar ocorre por meio de transportadores ativos, incluindo TAO e TCO, bem como transportadores neutros e de metais pesados, glicoproteína-P e outros transportadores ativos. Medicamentos e metabólitos eliminados por excreção biliar tendem a ser moléculas maiores, incluindo alguns medicamentos (p. ex., doxiciclina) e metabólitos de medicamentos. Uma vez excretados pela bile no intestino, os medicamentos e seus metabólitos podem ser eliminados nas fezes. Entretanto, existem situações nas quais os metabólitos do conjugado-medicamento (Fase II) secretados na bile são desconjugados pela flora intestinal, resultando na liberação de medicamento livre com potencial de reabsorção (i. e., reciclagem êntero-hepática). A reciclagem êntero-hepática é a justificativa para doses múltiplas de carvão ativado após algumas exposições a medicamentos ou toxinas. O carvão ativado pode ligar os conjugados de fármacos e medicamentos desconjugados, prevenindo a reabsorção e aumentando a eliminação.

Existem outros mecanismos de eliminação de medicamentos. A eliminação respiratória da maioria dos anestésicos inalatórios ocorre por difusão através dos pulmões e eliminação no ar exalado. Alguma eliminação de medicamentos pode ocorrer no leite durante a lactação, mas em animais de companhia normalmente não é uma via de eliminação substancial. Entretanto, a eliminação do medicamento no leite pode resultar na exposição ao medicamento clinicamente relevante para animais lactentes. A rifampicina pode ser eliminada nas lágrimas, que é uma via de eliminação clinicamente irrelevante, mas pode produzir a coloração avermelhada das lágrimas, um efeito que pode ser alarmante para os clientes.

## PARÂMETROS FARMACOCINÉTICOS

Os parâmetros farmacocinéticos frequentemente são determinados com base em estudos usando um pequeno número de animais saudáveis, geralmente da mesma raça e, normalmente, adultos jovens. Por exemplo, a farmacocinética da gabapentina oral foi descrita em 6 cães Galgos saudáveis com idades entre 1,5 ano e 3 anos.[1] As médias e os intervalos são então relatados. A farmacocinética geralmente é bem descrita naquele grupo específico de animais, mas pode não descrever a faixa observada em cães de todas as idades, todas as raças, e os efeitos da saúde, gênero ou castração não são descritos. Portanto, a extrapolação de um pequeno estudo para um paciente específico deve ser feita com o entendimento de que todo cão não é um cão "médio". Mais recentemente, estudos farmacocinéticos populacionais estão sendo realizados em espécies veterinárias nas quais um grande número de animais de várias raças, idades e estados de saúde é incluído para descrever melhor a variabilidade em uma população que representa com maior precisão a população-alvo a ser tratada. Além disso, conforme descrito na seção anterior, vários fatores podem alterar a farmacocinética em um paciente clínico, incluindo interações medicamentosas e estados patológicos.

## MEIA-VIDA

A meia-vida é um termo farmacocinético comumente utilizado e, com frequência, se refere à meia-vida terminal, que é a meia-vida da porção terminal de um perfil de tempo plasmático. A meia-vida terminal descreve quanto tempo leva para que as concentrações plasmáticas diminuam pela metade (50%). A meia-vida terminal pode ser a meia-vida de eliminação (a quantidade de tempo que leva para eliminar 50% do medicamento), mas pode não ser, pois outros fatores, além da eliminação, podem afetar a inclinação terminal.

A meia-vida terminal é útil para muitas aplicações clínicas. A utilidade óbvia é estimar quanto tempo a exposição ao medicamento persistirá após a administração. A porção terminal da curva plasma *versus* tempo, na maioria das vezes, diminui em decaimento logarítmico, no qual uma porção fixa da concentração do fármaco se reduz por unidade de tempo. Essa é a razão pela qual muitos perfis plasmáticos são apresentados com uma escala logarítmica de concentração de fármaco. Por exemplo, as concentrações plasmáticas de morfina em cães e gatos diminuem pela metade a cada hora. Com base nessas suposições, após 3 meias-vidas (ou 3 horas, nesse caso), as concentrações plasmáticas diminuirão em ≈ 88%; em 5 meias-vidas, as concentrações plasmáticas diminuirão em ≈ 97%; e em 7 meias-vidas (ou 7 horas, nesse caso), as concentrações plasmáticas diminuirão em ≈ 99%.

A meia-vida terminal pode ser aplicada a outras situações clínicas. Por exemplo, a duração de uma dose de 0,5 mg/kg de morfina IM em cães é de aproximadamente 4 horas. Se a dose for dobrada para 1 mg/kg IM, a duração do efeito aumenta em 1 meia-vida (1 hora no caso da morfina), uma vez que a quantidade extra será eliminada em 1 meia-vida. Dobrar a dose não dobra a duração do efeito, mas normalmente o estende em 1 meia-vida. Entretanto, dobrar a dose duplica a $C_{MÁX}$ (ver a seguir) e pode aumentar significativamente os efeitos adversos, como a sedação induzida por morfina. Como outro exemplo, um cachorro ingeriu uma garrafa de meloxicam pela manhã e o dono traz o cachorro para você à noite. Quanto tempo leva para que as concentrações plasmáticas diminuam no cão? O meloxicam tem meia-vida terminal de ≈ 24 horas em cães; portanto, em 5 dias (120 horas), a concentração plasmática diminuirá em ≈ 97% desde o momento da apresentação e, em 7 dias, a concentração plasmática diminuirá em ≈ 99%. Portanto, você pode recomendar hospitalização e hidratação por 5 a 7 dias para minimizar os efeitos adversos renais.

A meia-vida terminal também é um parâmetro importante para prever quanto tempo leva para atingir as concentrações plasmáticas em estado constante com doses múltiplas ou infusões de medicamentos. Os medicamentos frequentemente são administrados em múltiplas doses. Se a segunda dose for administrada antes da eliminação completa do fármaco da primeira dose, haverá alguns efeitos aditivos da primeira e da segunda doses nas concentrações plasmáticas do fármaco, e os aumentos nas concentrações plasmáticas do fármaco continuarão com as doses subsequentes até que sejam alcançadas concentrações plasmáticas em estado constante. O estado constante ocorre quando não se observam mais aumentos na concentração do fármaco com a administração continuada (i. e., o fármaco no plasma *versus* os platôs da curva de concentração) (Figura 160.2). O tempo para atingir o estado constante pode ser previsto conhecendo a meia-vida terminal, com o tempo necessário para atingir 97% das concentrações plasmáticas no estado constante sendo de 5 meias-vidas. Por exemplo, o meloxicam possui meia-vida

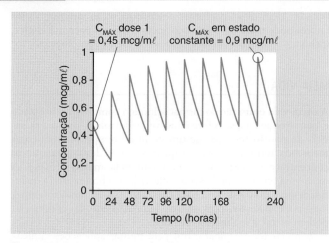

**Figura 160.2** As concentrações plasmáticas em estado constante e a extensão do acúmulo do medicamento podem ser previstas com base na meia-vida terminal e no intervalo entre doses.

terminal de 24 horas; portanto, ≈ 97% da concentração plasmática em estado constante será alcançada em 5 meias-vidas, ou seja, 120 horas (5 dias).

A extensão do acúmulo do medicamento também pode ser estimada conhecendo a meia-vida terminal e o intervalo entre doses (ver Figura 160.2). Se o intervalo entre as doses for muito mais curto do que a meia-vida, poderá ocorrer um grande acúmulo, já que a dose subsequente será administrada antes de diminuições substanciais na concentração plasmática. Se o intervalo entre as doses for igual à meia-vida, então será previsto um aumento de 2 vezes nas concentrações plasmáticas entre a primeira dose e as concentrações plasmáticas no estado constante. Por fim, quando o intervalo entre doses for ≥ 5 vezes a meia-vida terminal, então ocorrerá um acúmulo mínimo (< 5%) entre a primeira dose e as concentrações plasmáticas no estado constante, pois a maior parte da dose anterior será eliminada antes da administração da dose subsequente.

A flutuação entre as concentrações plasmáticas máximas e mínimas também pode ser prevista avaliando o intervalo entre doses e a meia-vida. Uma infusão de velocidade constante essencialmente não apresenta flutuações nas concentrações plasmáticas (no estado constante) porque o intervalo entre as doses é infinitesimalmente menor do que a meia-vida de qualquer medicamento. Entretanto, à medida que o intervalo entre doses se aproxima e depois excede a meia-vida terminal, as flutuações entre a concentração máxima e mínima aumentam. Grandes flutuações nas concentrações máxima e mínima podem ser desejáveis (p. ex., gentamicina para reduzir o risco de toxicidade renal), ou então flutuações mínimas também (p. ex., infusão de morfina para manter a analgesia, minimizando os efeitos dose-dependentes, como sedação).

## DEPURAÇÃO

A depuração plasmática é uma medida da capacidade de o animal remover o fármaco do plasma por meio do metabolismo ou da eliminação. A depuração plasmática é a soma dos mecanismos hepáticos, renais e outros mecanismos de metabolismo e eliminação. A depuração plasmática prevê as concentrações plasmáticas em estado constante (ou concentrações plasmáticas médias) para uma determinada taxa de dose com a seguinte equação:

Taxa de dose = depuração do plasma × concentração média no plasma

Portanto, se você souber a depuração plasmática, poderá calcular a taxa de dose necessária para alcançar a concentração plasmática média (ou estado constante) desejada. Muitos estudos farmacocinéticos estão disponíveis para medicamentos usados em medicina veterinária com a depuração relatada na maioria dos estudos. Por exemplo, a depuração plasmática média publicada de ceftriaxona IV em cães é 3,61 m$\ell$/min/kg.[15] Portanto, se você quiser atingir uma concentração plasmática média de 8 mcg/m$\ell$ (estado constante), poderá calcular a taxa de dose:

Taxa de dose = depuração plasmática × concentração plasmática média
Taxa de dose = 3,61 m$\ell$/min/kg × 8 mcg/$\ell$
Taxa de dose = 28,88 mcg/min/kg
Taxa de dose = 1.733 mcg/h/kg = 1,73 mg/h/kg

É importante lembrar que o tempo para atingir o estado constante ainda é previsto pela meia-vida terminal, que é de 0,9 hora para a ceftriaxona. Levaria aproximadamente 4,5 horas para atingir as concentrações plasmáticas de estado constante para uma infusão IV de taxa constante de ceftriaxona. Também é importante observar que o animal específico tratado pode não ter a depuração "média" e, como tal, a dose pode precisar ser ajustada com base em outros fatores, como disfunção renal ou diurese por fluidos. Se um medicamento for administrado por uma via diferente da IV, a biodisponibilidade (F) deverá ser incluída na equação da seguinte forma:

Taxa de dose = (depuração plasmática × concentração média do plasma) / F

## VOLUME DE DISTRIBUIÇÃO

O volume de distribuição é uma medida da diluição de um medicamento no corpo após a administração. Existem muitas maneiras de calcular e expressar volumes de distribuição, mas elas estão além do escopo deste capítulo. A principal utilidade do volume de distribuição é calcular a dose de ataque necessária para atingir uma concentração plasmática alvo com a seguinte equação:

Dose = volume de distribuição × concentração plasmática

Doses de ataque são importantes para medicamentos com meia-vida terminal longa e quando você deseja atingir imediatamente uma concentração plasmática efetiva do fármaco. Por exemplo, você deseja atingir imediatamente uma concentração plasmática de ceftriaxona de 8 mcg/m$\ell$ (você não quer esperar 4,5 horas para atingir o estado constante). A ceftriaxona apresenta um volume médio de distribuição de 277 m$\ell$/kg. A dose pode ser calculada como um *bolus* IV para atingir imediatamente os 8 mcg/m$\ell$; então, a taxa contínua de infusão (TCI) pode ser iniciada para manter os 8 mcg/m$\ell$. A dose de ataque é calculada da seguinte forma:

Dose = volume de distribuição × concentração plasmática
Dose = 277 m$\ell$/kg × 8 mcg/m$\ell$
Dose = 2.216 mcg/kg = 2,2 mg/kg

Portanto, um *bolus* IV de 2,2 mg/kg alcançaria imediatamente uma concentração plasmática de 8 mcg/m$\ell$, combinado com uma infusão IV de 1,73 mg/h/kg para manter os 8 mcg/m$\ell$.

## CONCENTRAÇÃO PLASMÁTICA MÁXIMA E TEMPO PARA CONCENTRAÇÃO PLASMÁTICA MÁXIMA

A concentração plasmática máxima ($C_{MÁX}$) é a concentração plasmática mais alta (pico) alcançada após a administração do fármaco após a administração extravascular (Figura 160.3). A $C_{MÁX}$ frequentemente é correlacionada com a toxicidade do medicamento (p. ex., depressão cardíaca induzida pelo propofol) ou eficácia (p. ex., efeitos antimicrobianos dos aminoglicosídeos). Outros medicamentos podem ser correlacionados com

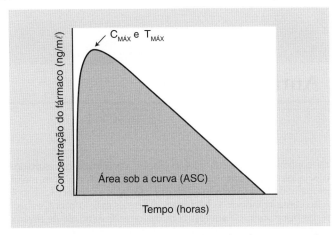

**Figura 160.3** A concentração plasmática máxima ($C_{MÁX}$), tempo para $C_{MÁX}$ ($T_{MÁX}$) e área sob a curva (ASC) para um perfil plasmático geral.

a manutenção das concentrações plasmáticas mínimas (p. ex., opioides) ou com a obtenção de uma área-alvo sob a curva. A $C_{MÁX}$ para a maioria dos fármacos é diretamente proporcional à dose (p. ex., dobrar a dosagem dobra a $C_{MÁX}$, reduz a dose pela metade e reduz a $C_{MÁX}$), mas é claro que há algumas exceções, como aumentos abaixo do proporcional na $C_{MÁX}$ da gabapentina com o aumento da dose em razão da saturação da absorção mediada pela presença do transportador ativo no intestino.[1] O tempo da $C_{MÁX}$ é abreviado como $T_{MÁX}$. O $T_{MÁX}$ é normalmente inalterado pela dosagem (p. ex., se a dose for dobrada, o $T_{MÁX}$ é inalterado), mas há algumas exceções.

## ÁREA SOB A CURVA

A área sob a curva (ASC) é uma medida da exposição total ao medicamento e abrange as concentrações plasmáticas e o período em que as concentrações plasmáticas persistem (ver Figura 160.3). A ASC frequentemente está correlacionada com a eficácia (p. ex., curas clínicas com uso de fluoroquinolonas) ou toxicidade (p. ex., lesão renal induzida por aminoglicosídeo). A ASC para a maioria dos fármacos é diretamente proporcional à dose (p. ex., dobrar a dose dobra a ASC). A redução da eliminação em razão de doenças ou interações medicamentosas resulta em efeitos diretamente proporcionais na ASC (p. ex., se a meia-vida da gentamicina dobra em decorrência da insuficiência renal, então a ASC dobra). Da mesma forma, o aumento da eliminação resulta em diminuições diretamente proporcionais na ASC (se a meia-vida do fenobarbital for reduzida à metade em razão da indução da CYP, então a ASC será reduzida à metade).

## BIOEQUIVALÊNCIA, MEDICAMENTOS GENÉRICOS E MEDICAMENTOS MANIPULADOS

A aprovação regulatória (p. ex., Food and Drug Administration [FDA], European Medicines Agency [EMA] etc.) de medicamentos genéricos geralmente usa estudos de bioequivalência, e os medicamentos genéricos podem não ser obrigados a passar por estudos de segurança e eficácia mais extensos que os produtos pioneiros sofreram. Os produtos genéricos devem ter o mesmo fármaco e a mesma concentração de fármaco do produto pioneiro, ser bioequivalentes, fabricados em instalações inspecionadas e mostrar estabilidade na forma de apresentação. Entretanto, os ingredientes inativos podem ser diferentes.

Os estudos de bioequivalência são estudos farmacocinéticos, sendo a $C_{MÁX}$ e a ASC os principais parâmetros avaliados. O pressuposto é que uma $C_{MÁX}$ e uma ASC semelhantes produzirão exposição semelhante ao fármaco ao longo do tempo e, consequentemente, eficácia e segurança semelhantes. Existem parâmetros estatísticos específicos que devem ser atendidos para estudos de bioequivalência. O intervalo de confiança de 90% da média (IC) para dados transformados em log do medicamento genérico deve ser de 80 a 125% do produto pioneiro para $C_{MÁX}$ e ASC. O IC de 90% é uma medida de variabilidade estatística interpretada como confiança de 90% de que a verdadeira média estaria dentro dessa faixa, se os estudos de bioequivalência fossem repetidos várias vezes. Por exemplo, uma formulação bioequivalente de enrofloxacino é aprovada pela FDA para cães. Os estudos de bioequivalência mostraram uma ASC média de 10.963 h × ng/mℓ para o produto genérico em comparação com 10.931 h × ng/mℓ para o produto pioneiro, com um intervalo de IC de 90% de 98,9 a 103,8% do produto pioneiro. A $C_{MÁX}$ média do produto genérico foi 2.811 ng/mℓ em comparação com 2.785 ng/mℓ do produto pioneiro com uma faixa de IC de 90% de 94,5 a 107,4% do produto pioneiro; portanto, esse produto foi aprovado como bioequivalente.

Manipular é a prática de usar medicamentos aprovados pela FDA para fazer uma formulação ou dose que não está atualmente disponível para um paciente específico (ver Capítulo 168). A manipulação a partir de ingredientes a granel ou ingredientes farmacêuticos ativos (IFA) não é considerada pela FDA como manipulação legítima de medicamentos, mas a fabricação de medicamentos é ilegal nos EUA. Manipular apenas para diminuir o custo não é considerado um motivo legítimo para a escolha de uma formulação manipulada quando uma formulação aprovada está disponível.[16] Comparados aos medicamentos genéricos, os fármacos manipulados não precisam conter a mesma concentração e forma de medicamento ou ter estabilidade e dados de bioequivalência. Nos EUA, os conselhos estaduais de farmácia têm a autoridade regulatória principal sobre as farmácias de manipulação. Uma vez que os medicamentos manipulados não passam por avaliação de bioequivalência, não deve haver expectativa de segurança, efeitos adversos e eficácia semelhantes aos de um medicamento aprovado. Medicamentos manipulados foram suspensos em razão do controle de qualidade deficiente. Por exemplo, testes aleatórios de rotina de medicamentos manipulados (humanos e veterinários) entre 2006 e 2015 pelo Missouri State Board of Pharmacy descobriram que 13 a 25% dos medicamentos testados não tinham a concentração correta de medicamentos. A faixa de concentração nos medicamentos com falha foi de 3 a 225% do teor declarado.[17] Foram realizados *recalls* pela FDA por falta de esterilidade e garantia de endotoxina para medicamentos manipulados "estéreis" de várias farmácias de manipulação.[18,19] Além disso, ocorreram mortes em animais em razão de práticas de manipulação incorretas, resultando em concentração incorreta de medicamentos.[20] Portanto, o uso de medicamentos manipulados em vez de medicamentos aprovados pela FDA aumenta o risco de efeitos adversos, incluindo a falta de eficácia, e aumenta o risco de negligência e ações cíveis. A educação do cliente, descrevendo riscos e limitações dos medicamentos manipulados, é crítica quando são prescritos medicamentos manipulados. Informações adicionais sobre manipulação veterinária estão disponíveis no Capítulo 168, e a American Veterinary Medical Association tem uma Política de Manipulações Veterinárias com mais detalhes sobre as práticas legítimas de manipulação.

## REFERÊNCIAS BIBLIOGRÁFICAS

*As referências bibliográficas deste capítulo se encontram online no Ambiente de Aprendizagem.*

# CAPÍTULO 161

# Tratamento com Medicamentos Antibacterianos

Mark G. Papich

## VISÃO GERAL

A terapia antimicrobiana é uma das mais importantes terapias realizadas por veterinários de pequenos animais. Infecções da pele/tecidos moles, infecções do trato urinário, infecções respiratórias, infecções transmitidas pelo sangue e infecções pós-cirúrgicas são apenas alguns exemplos que requerem antibioticoterapia primária. Além disso, nossos pacientes, pequenos animais, apresentam muitas enfermidades que envolvem vários sistemas do corpo. As infecções bacterianas frequentemente são secundárias ao problema primário, e esses pacientes também necessitam de terapia antimicrobiana. Mais do que nunca, os médicos-veterinários estão sob pressão para usar agentes antimicrobianos com prudência. Praticamente todos os médicos-veterinários em atividade encontraram resistência antimicrobiana a muitos medicamentos. Essas cepas de bactérias podem representar desafios terapêuticos significativos, bem como riscos potenciais à saúde pública. Esse capítulo discutirá os princípios essenciais da terapia antimicrobiana eficaz e prudente para otimizar o tratamento e diminuir os riscos de surgimento de microrganismos resistentes.

## PRINCÍPIOS DO TRATAMENTO

Todo médico-veterinário deve fazer perguntas simples e básicas antes de iniciar a terapia antimicrobiana (Boxe 161.1). Os fatores listados no Boxe 161.1 ressaltam a atividade do fármaco, como alcançar concentrações adequadas no local de infecção e considerações quanto à segurança do medicamento.

### Seleção de um medicamento ativo contra o microrganismo

Na maioria das vezes, os médicos-veterinários iniciam o tratamento antimicrobiano antes de obter cultura e teste de sensibilidade. Para iniciar esse tratamento, os médicos-veterinários devem

**Boxe 161.1** Fatores importantes a considerar quando se inicia uma terapia antimicrobiana

- Atividade do medicamento: suscetibilidade: A seleção empírica de um medicamento será ativa contra o patógeno?
- Penetração: O medicamento penetrará adequadamente no tecido para alcançar o local da infecção?
- Fatores locais que afetam a atividade do medicamento: Existem quaisquer fatores locais que afetarão a atividade antimicrobiana? Esses fatores podem incluir pH baixo, ambiente anaeróbico, restos celulares e pus, e fluxo sanguíneo comprometido.
- Fatores farmacocinético-farmacodinâmicos (PK-PD): É possível liberar uma dose e frequência de administração que sejam ideais para assegurar uma exposição PK-PD apropriada?
- Conveniência do regime medicamentoso: O proprietário do animal conseguirá administrar adequadamente esse medicamento ao animal e obter a adesão desejada ao tratamento?
- Segurança do medicamento: Esse medicamento será seguro para esse paciente? O paciente possui alguma doença orgânica (doença hepática, doença renal); o paciente é jovem, idoso ou gestante?

ter confiança de que sua seleção empírica produzirá os resultados desejados. O primeiro passo é considerar as bactérias com maior probabilidade de estarem presentes no local da infecção. Isso é feito considerando-se as bactérias comensais mais comuns, as bactérias oportunistas e aquelas com maior probabilidade de invadir o tecido. Por exemplo, *Staphylococcus pseudintermedius* é o isolado mais comum da pele de cães, *Escherichia coli* é o isolado mais comum do trato urinário em cães e gatos, e o trato respiratório pode ser infectado com uma população mista. Os médicos devem considerar a probabilidade de um patógeno infectar um tecido ou a necessidade de auxílio de outros testes. Testes diagnósticos simples, como exame citológico de material infectado, podem ser úteis para identificar o patógeno provável. Se as bactérias forem identificadas com precisão, a seleção de antibióticos é simplificada, pois o padrão de suscetibilidade de muitos microrganismos é previsível. O tratamento empírico inicial pode começar com – mas não se limitar aos – agentes listados na Tabela 161.1.

O tratamento para cepas de tipo selvagem de *Staphylococcus pseudintermedius*, espécies de *Pasteurella* e espécies de *Streptococcus* pode ser realizado com a administração de fármacos que são comuns em nossos consultórios veterinários (ver Tabela 161.1). O tratamento para as infecções bacterianas entéricas gram-negativas pode ser iniciado com uma fluoroquinolona (enrofloxacino, ciprofloxacino, marbofloxacino, pradofloxacino ou orbifloxacina), ou uma cefalosporina de amplo espectro (ceftazidima, cefotaxima, cefpodoxima-proxetila), ou um aminoglicosídeo (gentamicina, amicacina). Entretanto, se o tratamento inicial não for eficaz, recomenda-se a orientação de um teste de suscetibilidade. Para *Pseudomonas aeruginosa*, *Staphylococcus* resistente à meticilina ou *Enterococcus* spp., um teste de suscetibilidade sempre é aconselhado, pois esses microrganismos podem ter suscetibilidade imprevisível e os fármacos aos quais eles são suscetíveis podem não ser familiares aos médicos-veterinários.

Se houver suspeita de bactérias anaeróbias (p. ex., *Clostridium, Fusobacterium, Prevotella, Actinomyces* ou *Porphyromonas*), resultados previsíveis podem ser obtidos pela administração de penicilina, cloranfenicol, metronidazol, clindamicina, amoxicilina-ácido clavulânico ou uma das cefalosporinas de segunda geração (cefamicinas). O metronidazol é altamente ativo de forma consistente contra anaeróbios, incluindo *B. fragilis*. A atividade das cefalosporinas de primeira geração, trimetoprima-sulfonamidas/ormetoprima-sulfonamidas ou fluoroquinolonas para uma infecção anaeróbia é imprevisível. Se o anaeróbio for do grupo *Bacteroides fragilis*, a resistência pode ser mais problemática, pois eles produzem uma betalactamase que pode inativar cefalosporinas de primeira geração e ampicilina/amoxicilina, e alguns *Bacteroides* spp. também podem ser resistentes a clindamicina.

## SELEÇÃO EMPÍRICA DE MEDICAMENTOS ANTIBACTERIANOS

O tratamento empírico de infecções comuns nos animais descritos pode ser realizado por meio da seleção do agente antimicrobiano com alta probabilidade de sucesso para a infecção clínica suspeita. Surgiram diversas diretrizes publicadas em anais, artigos de revisão, documentos de consenso e livros didáticos. Mas, quando o tratamento empírico falha, ou quando há suspeita de resistência, uma cultura e um teste de suscetibilidade são

## Tabela 161.1 — Provável suscetibilidade bacteriana com base em cepas do tipo selvagem.

| MICRORGANISMO | LOCALIZAÇÃO | SUSCETÍVEL A |
|---|---|---|
| Espécies de *Streptococcus* (mas não *Enterococcus*) | Infecções respiratórias, infecções de feridas | Penicilina e derivados da penicilina (amoxicilina, ampicilina) |
| *Pasteurella multocida* | Infecções de feridas, ferimentos de mordeduras, feridas pós-cirúrgicas, trato respiratório, piotórax | Penicilinas, tetraciclinas, trimetroprima-sulfonamidas, cefalosporinas* |
| Espécies de *Staphylococcus*, particularmente *Staph. pseudintermedius* | Infecções de pele, infecções de feridas, infecções do trato urinário, infecções ósseas, discoespondilite | Betalactâmicos resistentes à betalactamase (p. ex., uma cefalosporina), ou um medicamento combinado com um inibidor da betalactamase (p. ex., Clavamox). Geralmente também é suscetível a trimetropima-sulfonamidas e clindamicina* |
| Bactérias anaeróbicas: *Clostridium, Peptostreptococcus, Actinomyces,* ou *Bacteroides* (incluindo aqueles do grupo *Bacteroides fragilis*) | Infecções orais, piotórax, infecções em feridas penetrantes. Infecções abdominais (peritonites) geralmente contêm bacilos anaeróbios gram-negativos (p. ex., *Bacteroides* spp.) | Amoxacilina + inibidor da betalactamase (Clavamox), cloranfenicol, metronidazol, clindamicina, ou uma cefalosporina de segunda geração: cefoxitina |
| Enterobacteriaceae: *Escherichia coli, Klebsiella pneumoniae,* espécies de *Enterobacter* | Infecções do trato urinário, pneumonia, sepse, infecções abdominais e patógenos oportunistas em infecções de feridas | Com altas concentrações medicamentosas na urina, eles podem ser suscetíveis a amoxicilina, amoxicilina-clavulanato, trimetroprima-sulfonamidas e cefalosporinas. Nas infecções não urinárias, podem ser suscetíveis a cefazolina, cefpodoxima, fluoroquinolonas, aminoglicosídeos, penicilina – inibidores da betalactamase (piperacilina-tazobactam) e carbapenéns |
| Gram-negativos não fermentadores: *Pseudomonas aeruginosa* | Infecções crônicas de feridas, infecções e otites (crônicas), infecções do trato urinário | Fluoroquinolonas, ceftiazidima, penicilina-inibidores da betalactamase (piperacilina-tazobactam) |
| *Staphylococcus* resistentes à meticilina (p. ex., *Staph. pseudointermedius* resistente à meticilina) | Infecções de pele, pioderma, infecções ósseas e articulares, infecções do trato urinário | Essas cepas são resistentes a todos os antibióticos betalactâmicos e geralmente às fluoroquinolonas, clindamicina e trimetropima-sulfonamida. Algumas cepas são suscetíveis a rifampicina, cloranfenicol e tetraciclinas (confirmar com testes de suscetibilidade) |
| Enterococos (*Enterococcus faecium, Enterococcus faecalis*) | Infecções do trato urinário, infecções biliares e abdominais. Podem ser identificados em algumas infecções, mas nem sempre responsáveis por doenças | Cepas do tipo selvagem podem ser suscetíveis às penicilinas (amoxicilina, ampicilina, amoxicilina-clavulanato). Se forem resistentes às penicilinas, um teste de suscetibilidade deve ser utilizado para selecionar o tratamento apropriado |

*Fluoroquinolonas (enrofloxacino, marbofloxacino, pradofloxacino, orbifloxacina) também podem ser ativas contra esses microrganismos, mas geralmente não são utilizadas como tratamento empírico de primeira escolha.

necessários para orientar a terapia. A escolha empírica para o tratamento inicial se baseia na suposição de que a infecção não é complicada e é causada por bactérias do tipo selvagem. As cepas de bactérias do tipo selvagem são aquelas que não apresentam mecanismos de resistência adquiridos e mutacionais, enquanto as cepas de bactérias do tipo não selvagem são aquelas que apresentam um mecanismo de resistência adquirido ou mutacional para o medicamento em questão. As cepas de tipo selvagem podem incluir bactérias que possuem resistência inerente aos antimicrobianos. Por exemplo, as bactérias anaeróbicas de tipo selvagem são inerentemente resistentes aos aminoglicosídeos em razão da ausência da entrada nas bactérias de um medicamento dependente de oxigênio. As bactérias gram-negativas de Enterobacteriaceae e *Pseudomonas aeruginosa* são inerentemente resistentes aos antibióticos macrolídeos.

## TESTE DE SUSCETIBILIDADE

A cultura e o teste de suscetibilidade aos antimicrobianos (TSA) fornecem uma orientação melhor para a seleção do medicamento quando a suscetibilidade não é conhecida ou a gravidade da infecção justifica uma seleção precisa. Apesar dessas vantagens, entende-se também que, mesmo quando um agente é selecionado na categoria "suscetível", nem sempre o tratamento pode ser bem-sucedido. A previsão de a bactéria responder ou não ao tratamento é comumente conhecida como a "regra 90/60".[1] A regra 90/60 foi derivada da observação de que, em geral, bactérias tratadas com antimicrobianos para os quais a cepa é sensível terão uma resposta terapêutica favorável em aproximadamente 90% dos pacientes. Em contrapartida, quando a bactéria isolada é resistente ao antimicrobiano administrado, apesar do resultado de suscetibilidade, aproximadamente 60% dos pacientes responderão à terapia. Na medicina veterinária, não há dados para confirmar ou refutar a regra 90/60.

A informação mais importante para o clínico é simplesmente quais medicamentos têm "S" e quais têm "R". Esses são os resultados que norteiam o tratamento. Para que o teste seja confiável, o laboratório deve usar os padrões de interpretação disponíveis no Instituto de Parâmetros Clínicos e Laboratoriais (CLSI, do inglês *Clinical and Laboratory Standards Institute*).[2]

O teste mais comum usado por laboratórios comerciais é medir diretamente a concentração inibitória mínima (CIM) de um microrganismo com um teste de diluição antimicrobiana.

A zona de inibição (também conhecida como teste de Kirby-Bauer) também é realizada, mas fornece apenas informações qualitativas. O teste de diluição da CIM é realizado por meio da inoculação de uma placa com a cultura bacteriana e as diluições de antibióticos organizadas nas fileiras. O teste geralmente é realizado em laboratórios modernos com o uso de placas de alto rendimento, mas tubos ou placas individuais também podem ser usados para testes de diluição. A CIM não é uma medida de eficácia; ao contrário, é simplesmente uma medição *in vitro* da atividade do medicamento e da suscetibilidade bacteriana. Quanto mais baixo o valor da CIM, mais suscetível o isolado é para esse fármaco. As CIMs são determinadas com a utilização de diluições seriadas do medicamento de 2 vezes, à qual é adicionado o inóculo padronizado que é incubado por um tempo prescrito. As concentrações são sempre listadas em mcg/mℓ. Por exemplo, se o teste fosse iniciado com uma concentração de 256 mcg/mℓ, a série de diluição de CIM seria a seguinte: 128, 64, 32, 16, 8, 4, 2, 1, 0,5, 0,25, 0,12, 0,06 mcg/mℓ etc. (diluições $Log_2$). Se, por exemplo, o crescimento bacteriano ocorre a uma diluição de 0,12 mcg/mℓ para um medicamento específico, mas não a 0,25 mcg/mℓ e acima, a CIM é determinada como 0,25 mcg/mℓ. O teste de diluição de CIM é apenas semiquantitativo porque existem lacunas entre cada diluição. Realisticamente, a CIM verdadeira está em algum ponto entre esses valores, mas a CIM é registrada como o valor mais alto. Em alguns laboratórios, outros métodos para mensurar a CIM estão sendo usados, como o Etest (teste do epsilômetro) da bioMérieux, Inc. O Etest é uma técnica quantitativa que mede a CIM por medição direta do crescimento bacteriano ao longo de um gradiente de concentração do antibiótico contido em uma tira de teste.

Essa CIM frequentemente é expressa como $CIM_{50}$ ou $CIM_{90}$, que é a CIM que inibe 50 ou 90% das bactérias, respectivamente. Algumas vezes é citado erroneamente que a $CIM_{50}$ e a $CIM_{90}$ são as concentrações médias para 50 e 90% de eficácia. Esses valores não devem ser confundidos com eficácia clínica (ver a seguir).

### Interpretação dos testes de suscetibilidade

A resistência e a suscetibilidade são determinadas comparando-se a CIM do microrganismo com o ponto de corte do medicamento (também conhecido como categoria interpretativa). Depois que um laboratório determina uma CIM, ele pode usar a classificação CLSI "SIR" para pontos de interrupção (S – suscetível; I – intermediário ou R – resistente). Na prática, se a CIM do isolado bacteriano cair na categoria suscetível, há maior probabilidade de sucesso do tratamento (cura) do que se o isolado fosse classificado como resistente. A CIM não garante sucesso; a falha do medicamento ainda é possível em decorrência de outros medicamentos ou fatores do paciente (p. ex., estado imunológico, imaturidade ou patologia grave que comprometa a ação dos medicamentos antibacterianos) e interações. Se a CIM estiver na categoria resistente, a falha clínica é mais provável em razão de mecanismos de resistência específicos ou concentrações inadequadas do medicamento no paciente. Entretanto, um paciente com sistema imunológico competente às vezes pode erradicar uma infecção, mesmo quando o isolado é resistente ao medicamento no teste CIM.

A categoria intermediária é considerada uma zona tampão entre as cepas suscetíveis e resistentes. Essa categoria reflete a possibilidade de erro quando um isolado tem uma CIM que faz fronteira entre suscetível e resistente. Se o valor da CIM estiver na categoria intermediária, a terapia com esse medicamento na dose padrão usual é desencorajada porque há uma boa probabilidade de que as concentrações do medicamento sejam inadequadas para a cura. Entretanto, a terapia bem-sucedida é possível quando o fármaco se concentra em certos locais – na urina ou como resultado de terapia tópica, por exemplo – ou em doses superiores à dose mínima eficaz listada na bula. As diretrizes de prescrição para alguns antimicrobianos permitem o aumento na dose quando o teste de suscetibilidade identifica um microrganismo na faixa intermediária de suscetibilidade. Por exemplo, as fluoroquinolonas foram aprovadas com uma faixa de dose que permite aumentos nas doses quando o teste de suscetibilidade identifica um microrganismo na faixa intermediária ("I") de suscetibilidade. Nesses casos, concentrações mais altas do medicamento tornam a cura possível se o médico-veterinário puder aumentar com segurança a dose acima da dose mínima indicada. Para o exemplo da enrofloxacino em cães, isso seria equivalente a uma dose de 10 a 20 mg/kg/dia, em vez da dosagem mínima de 5 mg/kg/dia.

Os dados da CIM não devem ser usados isoladamente; porém, ao combinar a CIM de um relatório do laboratório com os pontos de corte do CLSI e outras informações importantes, como a virulência da bactéria e a farmacologia dos antibióticos considerados, o clínico pode fazer uma seleção mais criteriosa de um medicamento antibacteriano.

## PENETRAÇÃO TECIDUAL DOS ANTIBIÓTICOS

A interpretação da suscetibilidade e os critérios farmacocinético-farmacodinâmicos (PK-PD) baseiam-se nas concentrações plasmáticas/séricas. Nenhuma interpretação específica do tecido pode ser fornecida para explicar as diferenças na distribuição do medicamento entre os tecidos. Por exemplo, embora seja previsto que muitos antibióticos se concentrem na urina, o que pode ser benéfico para o tratamento de uma infecção do trato urinário, a interpretação da suscetibilidade se baseia na obtenção de concentrações adequadas no sangue. Existem duas exceções a essa regra, pois as interpretações da amoxicilina e da amoxicilina-clavulanato permitem concentrações altas na urina.

### Infecções do trato urinário

Para infecções não complicadas do trato urinário, concentrações altas de fármacos antibacterianos na urina podem ser suficientes para alcançar a cura.[3] Entretanto, essa suposição não se sustenta no tratamento de uma infecção complicada, uma infecção em um paciente com urina diluída (p. ex., doença renal crônica) ou quando outras estruturas estão envolvidas, como as camadas da mucosa da bexiga, rins ou próstata. Nesses casos, concentrações altas na urina, por si só, não são suficientes. Nesses casos, é a concentração no tecido – que está correlacionada à concentração no plasma – que será preditiva de uma cura bacteriológica.[4]

### Penetração do medicamento em outros tecidos

Um erro frequente na interpretação da CIM é comparar a CIM com as concentrações nos tecidos publicadas derivadas de amostras homogeneizadas de todo o tecido. Os dados de concentração de tecidos são frequentemente publicados por empresas farmacêuticas nas informações de seus produtos. Essas concentrações podem ser enganosas, pois podem subestimar ou superestimar (dependendo da afinidade do medicamento pelos sítios intracelulares) a concentração verdadeira do medicamento no local da infecção. Para a maioria dos tecidos, as concentrações de antibióticos no soro ou plasma se aproximam da concentração do fármaco no espaço extracelular (líquido intersticial). Isso ocorre porque não há barreira que impeça a difusão do fármaco do compartimento vascular para o líquido no espaço extracelular.[5] Na realidade, não existe "boa penetração" e "penetração ruim" quando nos referimos à maioria dos fármacos na maioria dos tecidos. Poros (fenestrações) ou microcanais no endotélio dos capilares são grandes o suficiente para permitir a passagem das moléculas do fármaco, a menos que o medicamento seja restringido pela ligação às proteínas no sangue. Tecidos sem poros ou canais podem inibir a penetração de alguns medicamentos (ver a seguir).

Se concentrações adequadas do fármaco podem ser alcançadas no plasma, é improvável que uma barreira no tecido impeça a difusão do medicamento para o local da infecção, contanto que o tecido tenha um suprimento sanguíneo adequado. Os clínicos devem se preocupar ao tratar tecidos com irrigação sanguínea insuficiente ou prejudicada. A difusão do medicamento em um abscesso ou tecido de granulação às vezes é um problema, pois nessas condições a penetração do medicamento depende da difusão simples e o local da infecção possui suprimento sanguíneo adequado. Em um abscesso, pode não haver uma barreira física para a difusão, ou seja, não há membrana impenetrável, mas baixas concentrações do medicamento são obtidas no abscesso, ou as concentrações do medicamento demoram a se acumular.

### Barreiras teciduais

Em alguns tecidos, uma membrana lipídica (como as junções dos capilares) apresenta uma barreira à difusão do medicamento. Nesses casos, um fármaco deve ser suficientemente solúvel em lipídios, ou ser ativamente transportado através da membrana, para alcançar concentrações eficazes nos tecidos. Esses tecidos incluem: o sistema nervoso central, os olhos e a próstata. Uma bomba de membrana funcional (glicoproteína-P) também contribui para a barreira. Também existe uma barreira entre o plasma e o epitélio brônquico (sangue: barreira brônquica). Isso limita a penetração de alguns medicamentos nas secreções brônquicas e no líquido de revestimento epitelial (LRE) das vias respiratórias. Entretanto, no caso de tratamento de pneumonia, essa barreira é amplamente quebrada e as concentrações de fármaco no líquido extracelular podem se difundir para áreas pneumônicas do pulmão.[6] Se a barreira hematobrônquica estiver intacta, é difícil prever a extensão da penetração para antimicrobianos veterinários. Os antibióticos macrolídeos (p. ex., azitromicina) concentram-se nesses líquidos; mas seu espectro de atividade é limitado. A extensão da penetração para outras classes de medicamentos antibacterianos utilizados em pacientes veterinários não foi estudada adequadamente. É provável que a maioria dos agentes produza concentrações mais baixas nesses líquidos do que a concentração plasmática/sérica.

## FATORES LOCAIS QUE AFETAM A EFICÁCIA DO ANTIBIÓTICO

Fatores locais do tecido podem diminuir a eficácia antimicrobiana. Por exemplo, pus e resíduos necróticos podem se ligar e inativar a vancomicina ou aminoglicosídeos (gentamicina ou amicacina), diminuindo sua eficácia. O material celular também pode diminuir a atividade de agentes tópicos, como a polimixina B. O material estranho em uma ferida (como implantes cirúrgicos ou material vegetal) pode proteger as bactérias dos antibióticos e da fagocitose, formando um biofilme (glicocálice) no local da infecção. Resíduos celulares e tecido infectado podem inibir a ação das combinações trimetoprima-sulfonamida por meio da secreção de timidina e ácido para-aminobenzoico, ambos inibidores da ação desses fármacos. Isso pode explicar por que as combinações de trimetoprima-sulfonamida não foram eficazes em alguns tecidos infectados, particularmente nas infecções anaeróbias. Os cátions podem afetar adversamente a atividade dos antimicrobianos no local da infecção. Dois grupos importantes de medicamentos com atividade diminuída por cátions, como $Mg^{2+}$, $Al^{3+}$, $Fe^{3+}$ e $Ca^{2+}$, são as fluoroquinolonas e os aminoglicosídeos (cátions como magnésio, ferro e alumínio também podem inibir a absorção oral das fluoroquinolonas).

Um tecido infectado com ambiente ácido pode diminuir a eficácia de clindamicina, eritromicina, fluoroquinolonas e aminoglicosídeos. A atividade das penicilinas e da tetraciclina não é tão afetada pelo pH do tecido, mas a presença de hemoglobina no local da infecção diminuirá a atividade desses fármacos. Um ambiente anaeróbio diminui a eficácia dos aminoglicosídeos, pois o oxigênio é necessário para a penetração do medicamento nas bactérias.

Conforme mencionado anteriormente, um fluxo sanguíneo adequado é necessário para levar um antibiótico até o local da infecção. As concentrações eficazes de fármacos antibacterianos podem não ser obtidas em tecidos que são mal vascularizados (p. ex., extremidades durante o choque, fragmentos ósseos sequestrados e valvas cardíacas).

## PRINCÍPIOS FARMACOCINÉTICO-FARMACODINÂMICOS (PK-PD)

O uso de relações de exposição e princípios de PK-PD (ver Capítulo 160) para avaliação de compostos antimicrobianos tornou-se comum na literatura veterinária. Praticamente todos os artigos farmacocinéticos sobre antimicrobianos publicados nos últimos anos em revistas veterinárias discutem as características da farmacocinética à luz da farmacodinâmica do medicamento e como isso se relaciona com os regimes racionais de administração.

### Terminologia PK-PD

Os parâmetros usados com frequência incluem o tempo acima da CIM, a relação entre a concentração de pico do plasma e a CIM e a relação entre a área sob a curva e a CIM. Houve tentativas importantes de padronizar a terminologia para os índices PK-PD na antibioticoterapia.[7,8] Na Figura 161.1 mostramos alguns termos usados para descrever a forma da concentração plasmática em função do perfil de tempo. A $C_{MÁX}$ é simplesmente a concentração plasmática máxima (pico) atingida durante um intervalo entre doses. A $C_{MÁX}$ se relaciona com a CIM pela razão $C_{MÁX}$:CIM. A ASC é a área total sob a curva. A ASC para um período de 24 horas se relaciona com o valor da CIM pela razão ASC:CIM. Na Figura 161.1 também mostramos a relação do tempo com a CIM medida em horas (T > CIM). O valor relatado é a porcentagem de tempo durante um intervalo de 24 horas durante o qual a concentração está acima da CIM.

Conforme discutido anteriormente na seção de Penetração tecidual, esses parâmetros estão relacionados à concentração de fármaco no plasma/soro. É preferível usar a fração de proteína não ligada ($fu$) para diferenciar as concentrações totais do fármaco das concentrações não ligadas farmacologicamente ativas. A concentração de medicamento não ligado no plasma, teoricamente, está em equilíbrio com a concentração não ligada nos tecidos. Os testes realizados *in vitro* (testes de suscetibilidade) não utilizam meios proteicos. Se os índices PK-PD não usarem a fração não ligada, eles podem superestimar a atividade do fármaco.

### Otimização dos regimes de administração com princípios PK-PD

As relações farmacocinético-farmacodinâmicas dos antibióticos tentam explicar como esses fatores podem se correlacionar com o resultado clínico. Apesar de esses conceitos terem sido

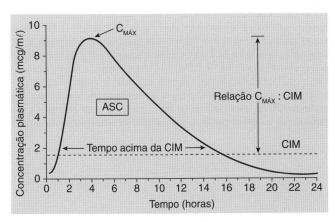

**Figura 161.1** Concentração plasmática *vs.* perfil de tempo ilustrando as principais relações farmacocinético-farmacodinâmicas para terapia antimicrobiana.

originalmente derivados de animais de laboratório, os princípios também se aplicam a outras espécies e podem prever resultados clínicos em pacientes veterinários.[9]

## Aminoglicosídeos

Os aminoglicosídeos (p. ex., gentamicina ou amicacina) são medicamentos bactericidas concentração-dependentes; portanto, quanto maior a concentração do medicamento, maior o efeito bactericida. Um efeito bactericida ideal ocorre se uma dose alta o suficiente for administrada para produzir um pico de 8 a 10 × a CIM. Isso pode ser feito com a administração de uma única dose 1 vez/dia. Os regimes que usam essa estratégia são pelo menos tão eficazes – e talvez menos nefrotóxicos – do que doses mais baixas administradas com maior frequência.[10,11] Nossos regimes atuais em medicina veterinária empregam essa estratégia.[12] A dose única diária geralmente é calculada a partir do volume de distribuição do medicamento (VD). A ligação de proteínas aqui é irrelevante, porque esses medicamentos são essencialmente não ligados.

## Fluoroquinolonas

As fluoroquinolonas são antimicrobianos concentração-dependentes. A relação $C_{MÁX}$: CIM ou ASC: CIM tem sido usada para prever o sucesso antibacteriano, mas nos últimos anos a relação ASC/CIM tornou-se o índice preferido. A maioria dos especialistas concorda que uma relação ASC: CIM acima de 100 a 125 foi associada à cura. Há evidências de que, para algumas situações clínicas, as relações ASC: CIM tão baixas quanto 30 a 55 são adequadas para a cura, porque estudos nos quais uma relação acima de 125 foi citada envolveram pacientes humanos em estado crítico ou animais de laboratório imunocomprometidos.

Para atingir o mesmo alvo PK-PD com fluoroquinolonas, o tratamento de algumas bactérias pode exigir doses mais altas. Por exemplo, uma dose baixa é adequada para microrganismos suscetíveis com baixa CIM, como *E. coli* ou *Pasteurella* spp. Em contrapartida, as espécies de *Staphylococcus* normalmente têm uma CIM mais alta e podem exigir doses um pouco mais altas. Para atingir a concentração necessária para bactérias como *Pseudomonas aeruginosa*, que geralmente têm a CIM mais alta entre as bactérias suscetíveis, a dose em uma faixa mais alta é recomendada. Bactérias como enterococos e anaeróbias são mais resistentes. Mesmo em altas doses, uma concentração de pico suficiente ou relação ASC: CIM será difícil de alcançar para esses microrganismos usando medicamentos veterinários atualmente disponíveis (pradofloxacino é uma exceção porque tem atividade contra bactérias anaeróbias).

## Antibióticos betalactâmicos

Antibióticos betalactâmicos, como penicilinas, aminopenicilinas potencializadas (p. ex., amoxicilina mais clavulanato, piperacilina-tazobactam) e cefalosporinas são bactericidas, mas sua ação pode ser mais lenta do que outros fármacos bactericidas, e geralmente não é observado efeito pós-antibiótico (EPA). Portanto, para obter o efeito bactericida ideal, a concentração deve ser mantida acima da CIM o maior tempo possível durante o intervalo de doses (T > CIM).[13] Os regimes de doses para os antibióticos betalactâmicos devem considerar essas relações farmacodinâmicas. Portanto, para o tratamento de uma infecção gram-negativa, especialmente uma grave, alguns regimes para penicilinas e cefalosporinas necessitam de administração de 3 a 4 vezes/dia. Foram desenvolvidas algumas formulações de penicilina de ação prolongada para prolongar as concentrações plasmáticas (p. ex., penicilina procaína e benzatina), mas essas formulações raramente produzem concentrações plasmáticas acima da CIM para bacilos gram-negativos. Algumas das cefalosporinas de terceira geração têm meia-vida longa, e regimes menos frequentes têm sido usados para esses fármacos (p. ex., cefpodoxima proxetila e cefovecina) (a meia-vida longa da ceftriaxona que é observada em humanos não ocorre em animais em razão das diferenças na ligação entre as proteínas e o fármaco).

Os microrganismos gram-positivos são mais suscetíveis aos betalactâmicos do que as bactérias gram-negativas. Além disso, uma vez que as CIMs são mais baixas para bactérias gram-positivas e os efeitos antibacterianos ocorrem em concentrações abaixo da CIM (efeito pós-antibiótico ou EPA), intervalos mais longos entre doses podem ser possíveis para infecções causadas por bactérias gram-positivas em comparação com bactérias gram-negativas. Por exemplo, cefalexina e amoxicilina-clavulanato têm sido usadas com sucesso para tratar infecções estafilocócicas quando administradas apenas 1 vez/dia (embora a administração 2 vezes/dia seja recomendada para obter resposta máxima).

A duração ideal das concentrações plasmáticas acima da CIM variou entre os estudos, mas uma suposição geral é que a concentração do fármaco deve estar acima da CIM por pelo menos 40 a 50% do intervalo entre doses.[13] Isso pode variar dependendo da competência imunológica do animal e da classe específica do fármaco. A classe de medicamentos carbapeném (p. ex., imipeném e meropeném) é usada com popularidade crescente na prática de pequenos animais. Esses fármacos são mais bactericidas do que penicilinas e cefalosporinas e o T > CIM para uma terapia bem-sucedida pode ser menor para esses fármacos do que para outros betalactâmicos (p. ex., 30% do intervalo entre doses).

## Outros fármacos tempo-dependentes

Muitos dos outros medicamentos que incluímos no grupo tempo-dependente têm efeitos pós-antibióticos e são avaliados por meio da utilização de uma relação ASC/CIM, em vez de T > CIM. Esses medicamentos incluem os macrolídeos, tetraciclina, clindamicina e cloranfenicol. Esses fármacos geralmente são considerados de atividade bacteriostática, mas as linhas entre os medicamentos bactericidas e bacteriostáticos tornaram-se um pouco confusas, pois podem variar com a dose e entre os patógenos. Medicamentos como tetraciclinas, macrolídeos (eritromicina e derivados), sulfonamidas, lincosamidas (lincomicina e clindamicina) e derivados de cloranfenicol tradicionalmente são considerados bacteriostáticos, mas sob algumas condições de administração podem ter atividade bactericida.

A maioria dos medicamentos agrupados sob esse título deve ser administrada com frequência para atingir esse objetivo, a menos que tenha meia-vida longa. Para alguns dos medicamentos desse grupo, pode ser necessária a administração de 2 ou 3 doses ao dia.

## REFERÊNCIAS BIBLIOGRÁFICAS

*As referências bibliográficas deste capítulo se encontram online no Ambiente de Aprendizagem.*

# CAPÍTULO 162

# Terapia Antifúngica e Antiviral

Mark G. Papich

## VISÃO GERAL

Os medicamentos antifúngicos e antivirais são usados para tratar infecções primárias e secundárias em cães e gatos. Medicamentos antifúngicos seguros e eficazes podem ser vitais no tratamento de doenças fúngicas sistêmicas graves, bem como infecções de pele causadas por dermatófitos ou leveduras. Alguns cães e gatos apresentam maior risco de desenvolvimento de infecção fúngica quando imunossuprimidos, recebendo medicamentos anticâncer, submetendo-se a radioterapia ou recebendo corticosteroides cronicamente. Uma vez que existem poucos medicamentos antifúngicos ou antivirais aprovados para uso em cães e gatos, os médicos-veterinários têm usado fármacos experimentais e humanos para controlar essas infecções, contando com evidências publicadas de eficácia, segurança e dosagem.

Contrariamente aos fármacos antibacterianos (ver Capítulo 161), a relação entre as concentrações plasmáticas do fármaco e a eficácia clínica não foi estabelecida para medicamentos antifúngicos e antivirais. Algumas orientações sobre os critérios farmacocinético-farmacodinâmicos (PK-PD) para fármacos antifúngicos estão disponíveis para tratamentos em humanos.[1,2] O teste de suscetibilidade raramente é realizado em patógenos isolados para agentes antifúngicos ou antivirais. Padrões – raramente usados em medicina veterinária – estão disponíveis para testar e relatar suscetibilidades a antifúngicos e a um pequeno número de medicamentos antivirais do Instituto de Padrões Clínicos e Laboratoriais (CLSI, do inglês *Clinical and Laboratory Standards Institute*).[3-5]

## ANTIFÚNGICOS

### Infecções por dermatófitos

Lesões isoladas por dermatófitos (Boxe 162.1) causadas por *Microsporum* spp. ou por *Trichophyton* spp. em cães e gatos são geralmente tratadas com pomadas, cremes ou soluções tópicas que podem ser aplicadas na pele sem preocupação com os efeitos sistêmicos, a menos que o animal esteja lambendo grande quantidade do fármaco. As terapias sistêmicas incluem griseofulvina (Fulvicina), agentes antifúngicos azólicos e terbinafina.

**Boxe 162.1** Medicamentos para o tratamento de infecções por dermatófitos em cães e gatos

**Tópicos (cremes, pomadas, soluções)**
- Enilconazol (Clinafarm)
- Miconazol (Conofite)
- Clotrimazol (Lotrim)
- Terbinafina (Lamisil).

**Sistêmicos (produtos orais)**
- Griseofulvina (Fulvicina)
- Cetoconazol (Nizoral)
- Itraconazol (Sporanox)
- Fluconazol (Diflucan)
- Terbinafina (Lamisil).

As infecções por fungos causadas por *Malassezia pachydermatis*, que afetam com mais frequência o ouvido externo, mas também podem ocorrer na pele, estão incluídas nas infecções por dermatófitos. A dermatite por *Malassezia* pode ser tratada com produtos tópicos, mas medicamentos sistêmicos (p. ex., azóis) também têm sido usados.

### Infecções sistêmicas

As doenças mais graves tratadas com antifúngicos são as micoses sistêmicas (Tabela 162.1; ver Boxe 162.1), incluindo os fungos filamentosos, como *Aspergillus* spp. (ver Capítulos 234 e 235), *Fusarium* spp. e *Penicillium* spp., e fungos oportunistas, como *Histoplasma capsulatum* (ver Capítulo 233), *Blastomyces dermatitidis* (ver Capítulo 233), *Coccidioides immitis* (ver Capítulo 232), *Cryptococcus neoformans* (ver Capítulo 231) e *Candida* spp. (ver Capítulo 236).

### Anfotericina B

#### Histórico

A anfotericina B (Fungizone) é um antibiótico polieno macrolídeo com atividade antifúngica eficaz no tratamento de infecções fúngicas sistêmicas graves. Seu uso, entretanto, está associado a uma alta incidência de efeitos adversos, exigindo administração e monitoramento cuidadosos do paciente. A anfotericina B é ativa contra *Blastomyces dermatitidis*, *Histoplasma*, *Cryptococcus*, *Coccidioides*, *Candida*, *Aspergillus*, bem como *Leishmania* (ver Capítulo 221).

#### Uso clínico e administração

A anfotericina B é pouco absorvida pelo trato gastrintestinal (GI); portanto, geralmente é administrada por meio de infusão intravenosa. A lesão renal aguda (LRA; ver Capítulo 322) é o efeito adverso mais grave e a causa mais comum para a suspensão da terapia antes que o objetivo da dose total seja alcançado. A IRA reversível precoce é observada com cada dose diária, mas a lesão permanente está relacionada à dose cumulativa total. O risco de IRA pode ser reduzido pelo pré-tratamento de cada paciente com solução salina intravenosa e pela administração lenta do medicamento (por mais de 4 a 6 horas). A função renal deve ser monitorada de perto pelo menos 1 vez/dia durante o tratamento (SDMA – ver Capítulos 322 e 324), sabendo que pode ser necessário suspender a anfotericina B se for identificada azotemia persistente. Outros efeitos adversos da anfotericina B incluem vômitos, tremores, pirexia e anorexia. Esses efeitos adversos podem estar associados a cada tratamento diário e, geralmente, podem ser aliviados de alguma forma com anti-histamínicos, anti-inflamatórios não esteroides (AINEs) e/ou antieméticos.

#### Formulações lipossomais

Essas formulações lipídicas e de colesteril da anfotericina B (Boxe 162.2) comumente são usadas em humanos, mas a experiência é limitada em medicina veterinária em razão do custo. A vantagem sobre as formulações tradicionais é que essas formas podem ser administradas em doses mais altas com maior eficácia e menor toxicidade.[6] As doses obtidas com formulações de complexos lipídicos de anfotericina B foram > 3 mg/kg de peso corporal (PC) em comparação com 0,25 a 0,5 mg/kg da

### Tabela 162.1 Antifúngicos selecionados utilizados em animais de estimação.

| MEDICAMENTO | NOME COMERCIAL | FORMULAÇÕES | PROTOCOLO DE DOSAGEM | COMENTÁRIOS |
|---|---|---|---|---|
| Griseofulvina | Fulvicina | Cápsulas de 125 e 250 mg, comprimidos de 125, 250 e 500 mg, xarope oral de 125 mg/mℓ | A dose varia de 22 a 110 mg/kg/dia. A dose mais comum é de aproximadamente 50 mg/kg/dia | Administrar com alimentos. Não administrar em gatas gestantes. Raramente utilizada em comparação com os azóis e produtos tópicos. Consultar referências mais antigas para mais informações sobre a griseofulvina |
| Cetoconazol | Nizoral ou genérico | Comprimidos de 200 mg | Dermatofitose em gatos: 10 mg/kg/dia<br>Candidíase: 10 mg/kg/dia durante 6 a 8 semanas<br>Blastomicose, histoplasmose, criptococose e coccidioidomicose: 10 a 20 mg/kg a cada 12 h<br>Dermatite por *Malassezia* em cães: foram recomendadas doses de 5 a 10 mg/kg/dia<br>Infecções do SNC (*Cryptococcus* em gatos) 10 a 15 mg/kg/dia | A disponibilidade diminuiu nos últimos anos. Administre com comida. Monitore as enzimas hepáticas nos pacientes tratados. Os efeitos adversos, como supressão da síntese endócrina, anorexia, vômito e lesão hepática, são mais comuns do que com outros azóis sistêmicos. O cetoconazol inibe muitas enzimas metabolizadoras de fármacos e a glicoproteína-P |
| Itraconazol | Sporanox e genéricos | Cápsulas de 100 mg e solução sabor cereja de 10 mg/mℓ | Em gatos, as doses para dermatófitos variam de 10 mg/kg a cada 24 h a 3 mg/kg a cada 24 h. Para *Cryptococcus* em gatos, foram usados 8,5 mg/kg/dia. A dose pulsada utilizada para dermatófitos em gatos foi de 10 mg/kg a cada 24 h, por 28 dias, seguida de dose pulsada em semanas alternadas<br>Em cães, 5 mg/kg/dia geralmente é suficiente. A dose pulsada utilizada foi de 5 mg/kg/dia durante 2 dias por semana × 3 semanas | As cápsulas orais de itraconazol devem ser administradas com alimentos; entretanto, o itraconazol solução oral pode ser administrado com ou sem alimentos. Embora as interações medicamentosas sejam menos prováveis do que com o cetoconazol, a inibição das enzimas hepáticas é possível. Os efeitos adversos são menos comuns do que com o cetoconazol, mas ainda são possíveis |
| Fluconazol | Diflucan ou genéricos | Comprimidos de 50, 100, 150 e 200 mg, suspensão oral de 10 e 40 mg/mℓ e solução injetável | Criptococose em gatos: 100 mg/gato/dia em 1 ou 2 doses divididas, ou 2,5 a 5 mg/kg 1 vez/dia<br>Em cães, a dose é de 10 a 12 mg/kg/dia PO | O fluconazol é mais solúvel em água e mais bem absorvido VO do que outros antifúngicos azóis. A limitação do fluconazol é que ele é menos ativo contra muitos fungos em comparação com outros agentes antifúngicos azóis |
| Voriconazol | Vfend | Comprimidos de 50 e 200 mg, suspensão oral (40 mg/mℓ) e uma formulação intravenosa | Gatos: dose de ataque de 5 mg/kg PO, seguida de 2,5 mg/kg a cada 48 h<br>Cães: 6 mg/kg, por dia, PO | A dose em gatos não foi confirmada através de estudos de segurança ou eficácia. A administração a gatos pode causar miose, neurotoxicidade e salivação. A segurança e eficácia não foram estudadas em cães. A lesão hepática é possível, e as enzimas hepáticas devem ser monitoradas durante o tratamento. Como outros azóis, não deve ser usado durante a gravidez |
| Posaconazol | Noxafil | Suspensão oral (40 mg/mℓ), comprimido de liberação tardia (100 mg) e solução injetável | Gatos: dose de ataque de 15 mg/kg, seguida por 7,5 mg/kg PO a cada 24 h<br>Cães: 5 mg/kg a cada 48 h de comprimido de liberação tardia ou 10 mg/kg/dia de suspensão oral | A dose em cães e gatos é baseada em estudos preliminares e não foi testada quanto à segurança ou eficácia |

*Continua*

## Tabela 162.1 Antifúngicos selecionados utilizados em animais de estimação. (*Continuação*)

| MEDICAMENTO | NOME COMERCIAL | FORMULAÇÕES | PROTOCOLO DE DOSAGEM | COMENTÁRIOS |
|---|---|---|---|---|
| Terbinafina | Lamisil | Creme tópico (disponível para venda livre) e comprimidos de 125 e 250 mg | Cães: 30 a 35 mg/kg PO a cada 24 h<br>Gatos: 30 mg/kg/dia, ou ¼ de comprimido para gatos pequenos (62,5 mg), ½ comprimido para gatos de tamanho médio (125 mg) e um comprimido para gatos grandes (250 mg), todos administrados 1 vez/dia | A terbinafina foi usada em alguns estudos clínicos em cães e gatos, com resultados variáveis. A dose é muito maior do que em humanos. Alguns estudos relataram eficácia no tratamento de dermatófitos; outros estudos relataram eficácia limitada |
| Anfotericina B | Fungizone | Frasco injetável de 50 mg | Pré-tratamento com cloreto de sódio a 0,9% seguido por infusão de 0,5 mg/kg em dextrose a 5% durante 4 a 6 h IV a cada 48 h; uma dose de teste de 0,25 mg/kg às vezes é recomendada | Lesão renal é uma limitação séria à terapia. Vômitos, náuseas, febre e flebite também podem ocorrer com infusões IV |
| Anfotericina B lipossomal | Abelcet | Não especificada | 2 a 3 mg/kg IV 3 vezes/semana diluídos em dextrose a 5% para uma concentração de 1 mg/m$\ell$ para um total de 9 a 12 tratamentos (dose cumulativa de 24 a 27 mg/kg) | A formulação lipossomal do Abelcet tem sido a mais utilizada na medicina veterinária. Seu uso é limitado pelo custo alto |

### Boxe 162.2 Formulações de anfotericina B

- Desoxicolato de anfotericina B (formulação convencional)
- Complexo lipídico de anfotericina B (ABLC, Abelcet), uma suspensão de anfotericina B complexada com dois fosfolipídios. O mais extensivamente avaliado em cães mostrou, em um estudo, ser seguro e eficaz em cães com uma dose cumulativa de 8 a 12 mg/kg
- Complexo de sulfato de colesterol de anfotericina B (Amphotec). Essa é uma dispersão coloidal, também chamada de ABCD (anfotericina B dispersão coloidal)
- Complexo lipossomal de anfotericina B encapsulado em uma bicamada lipídica (L-AmB, AmBisome)

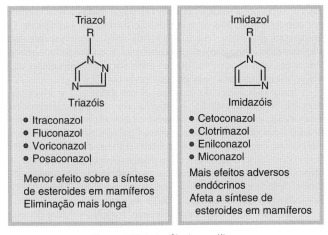

Figura 162.1 Antifúngicos azólicos.

formulação convencional. A diminuição da toxicidade é atribuída a uma transferência seletiva do complexo lipídico anfotericina B, liberando o fármaco diretamente na membrana celular do fungo, preservando os tecidos de mamíferos. A redução das concentrações do fármaco nos rins e a redução da liberação de citocinas inflamatórias dos complexos lipídicos da anfotericina, em comparação com as formulações convencionais, também podem ajudar a reduzir a frequência das reações adversas.

### Fármacos antifúngicos azóis

#### Visão geral

Os antifúngicos azóis (ver Boxe 162.1) são os medicamentos sistêmicos orais mais eficazes usados em humanos e animais. As características comuns compartilhadas pelos azóis são sua alta lipofilicidade e baixa solubilidade. Sua baixa solubilidade limita a absorção GI, a menos que o medicamento seja administrado com alimentos para estimular os ácidos estomacais e auxiliar na dissolução dos lipídios. Antiácidos, fármacos bloqueadores de histamina H-2 (p. ex., famotidina) e inibidores da bomba de prótons (p. ex., omeprazol) podem diminuir a absorção GI. Os medicamentos azóis não são bons candidatos para composição, pois a manipulação afeta a solubilidade (Figura 162.1).

#### Cetoconazol

O cetoconazol é um dos primeiros azóis administrados sistemicamente para infecções fúngicas em animais. O cetoconazol tem um amplo espectro de atividade que inclui leveduras (p. ex., *Malassezia pachydermatis*), fungos sistêmicos e dermatófitos. Embora o cetoconazol raramente seja usado em pessoas em razão dos efeitos adversos e interações medicamentosas, ele continua sendo um agente antifúngico importante e de baixo custo para uso em animais. Os efeitos adversos comuns em animais (náuseas, anorexia, vômito) geralmente estão relacionados à dose e podem ser reduzidos diminuindo a dose, dividindo a dose total em doses menores e/ou administrando cada dose com alimentos. O cetoconazol inibe a síntese de hormônios esteroides por meio da inibição das enzimas do citocromo P-450, principalmente o cortisol e a testosterona. Embora possa ser um efeito adverso da terapia, tem sido empregado para o manejo temporário do hiperadrenocorticismo em cães e como um antiandrogênico.[7,8] As atividades das enzimas hepáticas podem aumentar com a terapia (especialmente fosfatase alcalina e alanina aminotransferase) e foram registrados casos de hepatotoxicose. A hepatotoxicose provavelmente é uma reação idiossincrática (imprevisível), mas pode ser mais comum em doses mais altas (ver Capítulo 169). Não devem ser usados em animais de estimação com evidência de doença hepática nem em fêmeas gestantes, pois pode ocorrer morte fetal.

O cetoconazol é um dos inibidores mais potentes das enzimas microssomais hepáticas e intestinais (enzimas do citocromo P-450), com potencial de alterar o metabolismo e/ou a eliminação de outros medicamentos administrados. Também é um inibidor da bomba de membrana MDR, também conhecida como glicoproteína-P (GP-P), envolvida na penetração do medicamento no intestino, na barreira hematencefálica e em outros tecidos. Por exemplo, se o cetoconazol for administrado com ciclosporina, as concentrações de ciclosporina aumentam 2 a 3 vezes nos cães.

### Itraconazol

O itraconazol (ver Figura 162.1) é um azol do grupo dos triazóis. Os triazóis e os imidazóis apresentam mecanismos de ação antifúngica semelhantes. O itraconazol é um dos triazóis mais amplamente empregados em animais, utilizado para infecções fúngicas sistêmicas ou cutâneas. É mais potente que o cetoconazol (5 a 100 vezes mais ativo), tem menos efeitos adversos e não causa efeitos endócrinos adversos porque os triazóis não têm afinidade por algumas enzimas do citocromo P-450 em animais. A formulação comercial (Sporanox) está disponível em cápsulas e na forma líquida oral. A solução oral é mais bem absorvida em gatos do que a cápsula em aproximadamente 3 vezes, mas pode ser difícil de administrar em gatos em razão do seu sabor. Os grânulos das cápsulas ou a solução podem ser adicionados aos alimentos por conveniência, mas os grânulos não devem ser esmagados. O itraconazol é insolúvel e não é bem absorvido, a menos que seja administrado como formulação comercial. Estudos de bioequivalência em cães mostraram que as formulações manipuladas não são suficientemente absorvidas em gatos ou cães.[9]

A meia-vida longa do itraconazol em gatos (18 a 24 horas) permite a administração 1 vez/dia ou em dias alternados. Embora alguns estudos não relatem efeitos adversos, lesão hepática idiossincrática foi relatada apesar da administração em dias alternados. Em cães, o itraconazol tem sido usado no tratamento de blastomicose, outras infecções fúngicas sistêmicas, dermatofitoses e dermatite por *Malassezia pachydermatis*. Os protocolos foram descritos usando dose em pulso ou dose intermitente, envolvendo a administração 2 ou 3 dias por semana.

O itraconazol é mais bem tolerado em cães e gatos do que o cetoconazol, mas ainda pode produzir reações adversas. Como algumas reações (anorexia, vômito) são relacionadas à dose, é aconselhável diminuir a dose, se as reações forem observadas. Hepatopatia é relatada em até 10% dos cães tratados.[10] As atividades das enzimas hepáticas podem aumentar em 10 a 15% dos cães tratados e a toxicose hepática em gatos pode ser uma reação idiossincrática. O itraconazol causa apenas inibição moderada das enzimas do citocromo P-450; porém, se administrado concomitantemente com outros medicamentos, as concentrações de ciclosporina, digoxina e/ou cisaprida aumentam. O itraconazol também inibe a GP-P, o que pode causar aumento nas concentrações de outros medicamentos.

### Fluconazol

O uso veterinário de fluconazol é comum em razão da sua disponibilidade como medicamento genérico barato. Embora seja mais bem tolerado do que os outros compostos azólicos, o fluconazol não é tão ativo contra dermatófitos, *Blastomyces* ou *Histoplasma*. O fluconazol tem boa atividade contra *Coccidioides* spp. e *Cryptococcus neoformans*. Gatos com criptococose foram tratados com sucesso com fluconazol. Tem sido usado para tratar dermatófitos, infecções fúngicas, bem como algumas infecções fúngicas sistêmicas em cães. O fluconazol é mais solúvel em água do que os outros azóis, com características farmacocinéticas únicas. É bem absorvido independentemente de outros fatores potenciais de interferência.

### Voriconazol

O voriconazol (Vfend) é um triazol semelhante ao itraconazol e ao fluconazol. Tornou-se um fármaco valioso para humanos, especialmente para aqueles com aspergilose disseminada. Seu uso em animais tem sido limitado, mas estão sendo desenvolvidas doses para mamíferos e pássaros. A vantagem do voriconazol é sua atividade excelente contra leveduras, dermatófitos e alguns fungos filamentosos. O voriconazol é semelhante em estrutura ao fluconazol, mas tem atividade muito melhor contra várias espécies de fungos, incluindo *Aspergillus* spp. e *Fusarium* spp. (ver Capítulos 234 e 235).

O uso experimental de voriconazol em cães mostrou absorção rápida e completa do fármaco após administração oral, meia-vida terminal curta e metabolismo induzido (redução das concentrações sanguíneas após administração repetida). Esses fatores podem limitar seu uso a longo prazo em cães. Existem preocupações em relação à neurotoxicose em gatos. Como o medicamento tem meia-vida longa em gatos (mais de 40 horas em comparação com cerca de 3 horas em cães), ele pode se acumular em concentrações tóxicas se administrado diariamente. As doses listadas na Tabela 162.1 são baseadas em estudos farmacocinéticos preliminares, estudos de segurança e eficácia ainda não foram relatados.

### Posaconazol

Posaconazol (Noxafil) é semelhante ao itraconazol, com espectro de atividade ligeiramente diferente. É usado principalmente em pessoas com infecções por *Aspergillus* e *Candida*. Também é ativo contra dermatófitos, *Histoplasma capsulatum*, *Blastomyces dermatitidis*, *Coccidioides immitis* e *Cryptococcus neoformans*. Em contrapartida a outros azóis, o posaconazol também tem atividade contra Mucorales (anteriormente chamados de Zigomicetos: *Mucor* e *Rhizopus*; ver Capítulo 236). O uso de posaconazol em animais foi limitado a alguns relatos de caso em gatos e estudos farmacocinéticos em cães e gatos. Foi bem tolerado em estudos a curto prazo em cães e gatos.

## ANTIVIRAIS

### Visão geral

Medicamentos antivirais (Boxe 162.3) sistêmicos raramente têm sido usados na medicina veterinária. Pomadas tópicas antivirais comumente são usadas em animais de estimação para doenças oftálmicas virais, particularmente infecção pelo herpes felino. O tratamento sistêmico de doenças virais em cães e gatos não foi completamente avaliado, as informações farmacocinéticas são incompletas e os protocolos de terapêuticos são, em sua maioria, empíricos. O tratamento de doenças virais em cães e gatos depende principalmente de cuidados de suporte, juntamente com a prevenção e o tratamento de infecções bacterianas secundárias. *A quimioterapia antiviral não elimina o vírus em cães e gatos infectados.*

Para algumas doenças, como infecções por vírus da leucemia felina (FeLV), imunomoduladores (p. ex., acemanana, interferona ômega, bacterinas) e outros produtos que supostamente atuam como "estimulantes imunológicos" têm pouca evidência de eficácia documentada (ver Capítulo 223). Infelizmente, os termos "imunomodulação" e "estimulação imunológica" são mal definidos. Existem algumas evidências de que a interferona ômega pode melhorar a sobrevida em gatos infectados com FeLV, mas faltam outras evidências. O uso de fármacos para estimular o sistema imunológico pode parecer contraproducente para algumas doenças (p. ex., peritonite infecciosa felina [PIF]) porque os sinais clínicos resultam de um processo mediado imunologicamente.

Para algumas doenças, o uso de medicamentos antivirais desenvolvidos para humanos resultou em falha ou intoxicação. Por exemplo, o tratamento da PIF foi decepcionante. A ribavirina teoricamente deveria ser eficaz em razão da atividade *in vitro*, mas falhou nos ensaios clínicos e resultou em toxicidade. Estudos controlados maiores usando interferona felina não mostraram benefício significativo. Nenhum medicamento antiviral ou imunomodulador mostrou afetar substancialmente o resultado da PIF (ver Capítulo 224).

### Vírus da imunodeficiência felina e vírus da leucemia felina

O manejo de gatos infectados por retrovírus (vírus da imunodeficiência felina [FIV] ou FeLV) com fármacos antivirais tem sido decepcionante (ver Capítulos 222 e 223). Nenhum medicamento disponível elimina qualquer vírus de gatos infectados e foram conduzidos poucos estudos controlados sobre a eficácia do medicamento. Vários medicamentos foram investigados, mas poucos são promissores. Entre os medicamentos listados no Boxe 162.3, alguns têm atividade *in vitro*, mas em cada caso o agente pode não ter sido investigado suficientemente *in vivo*, ou falhou em ensaios clínicos, ou os efeitos adversos tornam o uso contraindicado.[12]

---

**Boxe 162.3** Medicamentos antivirais

- Zidovudina (AZT): proporciona algum benefício em gatos com infecção pelo HIV, mas é menos eficaz para gatos com infecção pelo vírus da leucemia felina. Altas dosagens causam efeitos adversos em gatos
- Estavudina (d4T)
- Didanosina (ddI)
- Zalcitabina (ddC)
- Lamivudina (3TC)
- Suramina
- Foscarnet
- Ribavirina
- Plerixafor
- Famciclovir: promove melhora quando administrado a gatos com herpes-vírus felino-1 (FHV-1).

---

A zidovudina (AZT) tem atividade *in vitro* contra FeLV e FIV por inibir a replicação do vírus. Esse fármaco é um análogo de nucleosídio que bloqueia a transcriptase reversa de retrovírus. Em estudos clínicos em gatos infectados com o FIV, o uso de doses de 5 a 10 mg/kg a cada 12 h SC ou PO, a zidovudina teve benefício clínico, melhorou a qualidade de vida e diminuiu a carga viral. Mas os gatos com FeLV não tiveram melhora significativa após a terapia com zidovudina, enquanto altas doses suprimiram a medula óssea.

### Herpes-vírus felino-1

O tratamento sistêmico com fármacos antivirais tem sido justificado no tratamento de infecções felinas por herpes-vírus-1 (HVF-1). Os agentes avaliados quanto à eficácia têm sido usados em humanos para tratar a infecção pelo herpes-vírus simples tipo 1. Alguns medicamentos foram investigados, como aciclovir, valaciclovir e ribavirina, mas foram ineficazes, tóxicos ou ambos para os gatos. O penciclovir mostrou ter boa atividade *in vitro* contra o HVF-1, mas não é bem absorvido.[13] Entretanto, o profármaco do penciclovir, o fanciclovir, é convertido no composto ativo por desacetilação no intestino e no fígado. A administração do profármaco melhora substancialmente a biodisponibilidade e, uma vez absorvido, o penciclovir é convertido em um processo progressivo em trifosfato, inibindo a DNA polimerase viral para inibir a replicação viral.

Os primeiros estudos com administração oral de fanciclovir a 62,5 mg por gato falharam em produzir concentrações sanguíneas adequadas de penciclovir para serem considerados eficazes.[14] Doses mais altas de 125 mg ou mais, a cada 8 a 12 horas, são agora recomendadas com base em observações clínicas.[15] A despeito de alguns resultados promissores do uso de fanciclovir para lesões cutâneas e oculares, gatos com doença respiratória superior causada por VHF-1 ou calicivírus felino (CVF) geralmente não são tratados com esses agentes (ver Capítulo 229). Esses gatos são tratados com cuidados de suporte e administração de antibióticos para infecções bacterianas secundárias (ver Capítulo 161).

### REFERÊNCIAS BIBLIOGRÁFICAS

*As referências bibliográficas deste capítulo se encontram online no Ambiente de Aprendizagem.*

---

# CAPÍTULO 163

# Terapia Antiparasitária

Byron L. Blagburn e Jane D. Mount

---

Os objetivos da terapia parasiticida são reduzir ou eliminar os sinais da doença e remover o(s) parasita(s) causador(es). Os agentes antiparasitários devem ser seguros, eficazes e convenientes para uso.[1] Considerações adicionais são espectro de atividade (tipos de parasitas que são eliminados), formulação, sexo e idade do animal-alvo, outros problemas de saúde simultâneos, gestação e amamentação, aprovação do produto ou uso fora das recomendações da bula, facilidade de aquisição do parasiticida e outras estratégias atualizadas para o controle de parasitas, como prevenção da dirofilariose e controle de pulgas e carrapatos. Em razão do espectro de parasitas em animais de estimação e a complexidade do mercado de parasiticidas, a seleção de produtos antiparasitários pode ser difícil.[2,3]

## PRECISÃO DO DIAGNÓSTICO

A seleção do parasiticida apropriado depende de um diagnóstico preciso.[4,5] Parasitas intestinais e aqueles encontrados nos pulmões, no sistema hepatobiliar e em outros órgãos que se abrem ou se comunicam com o trato gastrintestinal geralmente são estágios de passagem recuperados nas fezes. Esses parasitas geralmente são confirmados por exame fecal devidamente conduzido (ver Capítulo 81).[4] As estratégias atuais de prevenção (vermes, parasitas intestinais) dependem menos de um diagnóstico inicial do que do risco histórico de infecção parasitária. Os produtos disponíveis destinam-se a fornecer proteção contra os principais parasitas internos, melhorando a adesão ao tratamento.[1]

## ANIMAL-ALVO E FORMULAÇÃO

O espectro de atividade, a dose e a via de administração de fármacos antiparasitários geralmente são desenvolvidos e aprovados tendo em mente os hospedeiros específicos. Presumir que os produtos aprovados para uma espécie hospedeira podem ser usados com segurança e eficácia em outros hospedeiros pode resultar em falta de eficácia ou intoxicação. Os produtos tópicos frequentemente são desenvolvidos e comercializados para cães e gatos, mas são particularmente úteis em gatos em razão da dificuldade (e segurança) de administrar produtos orais ou injetáveis aos gatos. Além disso, os produtos são projetados para liberar o ingrediente ativo a uma taxa que proporcione eficácia e segurança durante o período aprovado. Usar o mesmo produto em uma espécie alternativa pode resultar em uma duração de atividade mais curta ou mais longa. As formulações de alguns parasiticidas podem ser as mesmas para mais de uma espécie de hospedeiro, mas as faixas de peso nos diferentes animais costumam ser diferentes. Por exemplo, alguns tamanhos de embalagens de produtos podem ser duplicados para cães e gatos. É necessário lembrar ao cliente que isso vale apenas para determinados tamanhos de produtos. Mesmo assim, as faixas de peso cobertas pelo mesmo pacote de produto provavelmente sejam diferentes para o cão e o gato.

## ESPECTRO DE ATIVIDADE

A primeira consideração sobre qual parasiticida selecionar é se ele é aprovado em bula para o parasita-alvo ou se sua eficácia é apoiada por dados legítimos de pesquisas publicadas.[1] Os medicamentos antiparasitários estão disponíveis na forma de ingredientes ativos isolados ou combinações de ingredientes ativos. Aqueles com um único ingrediente geralmente são eficazes contra vários parasitas internos. Combinar mais de um ingrediente ativo em um produto geralmente aumenta o espectro de atividade contra parasitas internos e pode adicionar parasitas externos à bula. Quando os parasitas internos comuns (i. e., *Toxocara canis*, *Ancylostoma* spp. e/ou *Trichuris vulpis*) são os alvos, podem ser usados muitos agentes de amplo espectro que estão disponíveis na forma de produtos orais, tópicos e injetáveis. A decisão entre um deles depende de fatores discutidos em outras seções deste capítulo. Quando a prevenção da dirofilariose é necessária, o espectro de produtos disponíveis muda ainda mais. Outra consideração é se o objetivo é eliminar os parasitas existentes, prevenir infecções adicionais, ou ambos. Esses são pontos importantes, pois as concentrações dos ingredientes ativos geralmente determinam o nível de eficácia alcançado e se a eficácia do produto é contra estágios maduros ou imaturos. Claramente, o panorama dos medicamentos antiparasitários é complexo. Considere o seguinte. Exemplos de agentes de amplo espectro de entidade única são pamoato de pirantel, fembendazol, milbemicina oxima, moxidectina, praziquantel, epsiprantel e selamectina. Ativos duplos de amplo espectro incluem pamoato de pirantel/praziquantel, ivermectina/pamoato de pirantel, milbemicina oxima/praziquantel, milbemicina oxima/lufenuron, milbemicina oxima/espinosade e emodepside/praziquantel. Uma combinação de três ingredientes ativos amplia ainda mais o espectro da formulação. Exemplos são milbemicina oxima/lufenuron/praziquantel, ivermectina/pamoato de pirantel/praziquantel e febantel/pamoato de pirantel/praziquantel.[1] Também devemos considerar o uso de medicamentos antiparasitários que não obtiveram aprovação regulamentar, mas são frequentemente usados com segurança e eficácia contra parasitas. Exemplos são metronidazol, secnidazol, ponazuril e ronidazol, apenas para citar alguns.[1]

## EFICÁCIA

A eficácia dos parasiticidas é fundamental quando os objetivos são a remoção dos parasitas-alvo e a eliminação da doença. Para chegar ao mercado, os parasiticidas aprovados devem ser eficazes o suficiente para eliminar a maioria dos parasitas-alvo. A aprovação regulatória geralmente exige a remoção de 90% dos parasitas dos animais tratados em comparação com os controles não tratados.[6] Os antiparasitários que previnem contra a dirofilariose são a única exceção. Os produtos preventivos da dirofilariose devem ser 100% eficazes após a infecção experimental ou natural (ver Capítulo 255). Curiosamente, o dicloridrato de melarsomina, o único parasiticida aprovado para a dirofilariose, deve atingir um nível de eficácia alto (geralmente > 90%), mas não precisa ser 100% eficaz. Muitos parasiticidas que não são aprovados contra parasitas específicos são usados com sucesso com base em dados publicados ou relatos que dão suporte à eficácia. Os autores recomendam fortemente que parasiticidas aprovados sejam usados quando possível. Os medicamentos antiparasitários que não são aprovados devem ser pesquisados exaustivamente e usados de acordo com os dados publicados disponíveis.

## CONTROLE ESTRATÉGICO *VERSUS* PREVENTIVO DOS PARASITAS

A seleção e a frequência do uso de parasiticidas dependem do resultado pretendido. Animais que apresentam parasitismo agudo causado por parasitas confirmados por testes diagnósticos apropriados e confiáveis devem ser tratados com medicamentos antiparasitários que eliminam os parasitas. Também podem ser necessários tratamentos adicionais com outros agentes terapêuticos, bem como terapia de suporte, dependendo da presença de doença concomitante e da condição do animal. A diferença entre os antiparasitários com efeitos terapêuticos e aqueles com efeitos preventivos costuma ser a dose e a frequência de administração. Os produtos terapêuticos administrados para eliminar infecções estabelecidas frequentemente são administrados 1 ou 2 vezes em uma dose maior. Os produtos preventivos geralmente são administrados em intervalos (i. e., mensalmente ou a cada 6 meses). Os produtos usados em estratégias terapêuticas geralmente são administrados em uma dose mais alta do que os produtos preventivos. Entretanto, esse nem sempre é o caso. Os estágios de migração de parasitas (i. e., *Toxocara*, *Ancylostoma*) podem exigir doses mais altas de parasiticidas e regimes de tratamento mais longos. As razões nem sempre são claras, mas provavelmente se devem às taxas metabólicas mais baixas desses estágios e à maior dificuldade em levar quantidades adequadas de parasiticida aos locais de migração do parasita. Alguns parasiticidas são terapêuticos e preventivos na mesma dose, mas geralmente essa é uma situação única que envolve o tratamento de um parasita e a prevenção de outro. Exemplos são os produtos que eliminam os parasitas intestinais adultos enquanto evitam infecções por dirofilariose. Em muitos desses casos, a dose preventiva da dirofilariose é maior do que a necessária, pois dirofilariose não é o parasita limitador da dose. É importante conhecer, com clareza, os parasitas e os estágios-alvo para a aplicação de estratégias preventivas ou terapêuticas de sucesso.[7]

## CONSIDERAÇÕES AMBIENTAIS

O ambiente em que os animais são alojados, bem como seu número e idade, pode afetar o tipo e a intensidade das infecções parasitárias. Essas variáveis, isoladamente ou em combinação, determinam a seleção e o uso de medicamentos antiparasitários. O tratamento e o controle de parasitas em cães em canis e gatos em gatis são diferentes em animais domésticos individuais. O mesmo é verdadeiro para animais em abrigos e instalações de controle de animais. Famílias com vários animais de estimação, incluindo lares para animais de estimação adotados, podem exigir estratégias semelhantes a canis e gatis. A dificuldade nessas situações é fornecer terapias adequadas a muitos indivíduos no mesmo ambiente. Além disso, a variação nas idades e nos tamanhos dos animais torna o tratamento da população com alimentos ou água mais difícil. Conforme mencionado anteriormente, as variáveis ambientais frequentemente resultam em diferentes populações e intensidades de parasitas em cada animal. Isso requer a coleta de amostras individuais, como fezes ou urina, de cada animal. Não existem produtos aprovados para aplicação em alimentos ou água. Alguns parasiticidas, como o amprólio, para o tratamento da coccidiose em cães, podem ser adicionados à água, mas a maioria não. Consequentemente, os animais devem ser tratados individualmente. Muitos produtos são usados fora das indicações da bula nessas situações. Ao usar produtos e formulações destinados a outras espécies hospedeiras, é necessário entender as concentrações das formulações, doses necessárias para o uso eficaz, toxicidades potenciais e armazenamento adequado.[1]

## PARASITICIDAS COMPOSTOS

É comum na prática veterinária atual ter alguns parasiticidas reformulados por farmacêuticos para cálculos de doses mais fáceis e administração mais conveniente do produto. Geralmente são produtos não aprovados para uso rotineiro, mas para os quais existem evidências que indicam que os ingredientes ativos podem ser eficazes se as doses forem calculadas corretamente e toda a dose for administrada ao animal-alvo. Essas formulações geralmente não foram submetidas a avaliação de estabilidade ao longo do tempo ou análise farmacológica em animais-alvo para garantir que as concentrações sanguíneas alcançadas sejam comparáveis aos produtos aprovados ou a outras formulações para as quais a pesquisa foi realizada. Os médicos-veterinários sempre devem consultar os farmacêuticos sobre as informações disponíveis sobre um parasiticida manipulado. Na verdade, os mesmos argumentos poderiam ser feitos contra o uso de parasiticidas de outras espécies hospedeiras que contenham ingredientes ativos iguais ou semelhantes. As diferenças na concentração e taxas de absorção, distribuição e eliminação podem resultar em falta de eficácia ou eventos adversos inesperados. Em resumo, é melhor usar formulações aprovadas para o parasita-alvo e as espécies hospedeiras.[8] Se produtos alternativos forem considerados, é prudente obter o máximo de informações possível sobre eles antes do uso.

## ESTADO REPRODUTIVO DO HOSPEDEIRO

Muitos medicamentos antiparasitários contêm uma isenção de responsabilidade para uso em fêmeas gestantes ou lactantes ou, mais corretamente, informações de que sua segurança em fêmeas gestantes ou lactantes não foi determinada. Isso não indica necessariamente que eles sejam inseguros. Na maioria dos casos, isso significa que não estão disponíveis dados suficientes sobre a segurança reprodutiva para permitir uma indicação na bula. Na opinião dos autores é melhor evitar o uso de produtos em fêmeas gestantes quando tais produtos não foram avaliados quanto à segurança reprodutiva. Dito isso, a decisão de prosseguir com a terapia com um produto não aprovado pode ser justificada, dependendo da gravidade do parasitismo e do prognóstico de recuperação do animal sem intervenção terapêutica.

## REPETIÇÃO DO TRATAMENTO

Frequentemente, somos questionados se tratamentos adicionais são necessários após um único tratamento terapêutico contra parasitas. A necessidade de retratamento é determinada pela melhora dos sinais clínicos e redução nos estágios recuperados nos exames pós-tratamento. Algumas considerações ajudam a determinar se tratamentos adicionais são necessários. Animais com menos de 6 meses de vida frequentemente apresentam estágios migratórios de parasitas que podem não ser eliminados pelo agente antiparasitário selecionado. Portanto, a escolha do intervalo de retratamento correto requer conhecimento do ciclo de vida do parasita. Parasitas com ciclos endógenos mais longos (i. e., período de migração mais longo no hospedeiro) provavelmente exigiriam um intervalo mais longo entre o primeiro tratamento e os tratamentos subsequentes. Além disso, a presença de um grande número inicial de parasitas antes do primeiro tratamento pode deixar uma carga residual de parasitas que exigiria tratamentos adicionais. É importante ter em mente que isso também é determinado pela eficácia do parasiticida. Uma regra geral para a maioria dos parasitas é que, se o retratamento for necessário, um intervalo de 1 a 2 semanas deve ser suficiente. A eficácia do tratamento deve ser o principal fator no qual se baseia a decisão de retratar.

## RESISTÊNCIA AOS MEDICAMENTOS ANTIPARASITÁRIOS

A resistência aos medicamentos antiparasitários foi documentada para importantes parasitas de animais.[9,10] Muitos veem o desenvolvimento de resistência como uma indicação de que o uso subsequente desses medicamentos trará pouco ou nenhum benefício na prevenção de doenças parasitárias. Embora isso possa ser verdade para alguns parasitas de bovinos e equinos, não se provou ser verdade para parasitas de animais de estimação. A resistência foi identificada para algumas cepas de campo da dirofilariose e raramente para alguns parasitas intestinais comuns. Entretanto, na maioria dos casos, os antiparasitários permanecem eficazes e benéficos para os animais de estimação. Existem várias coisas que podem ser feitas para impedir o desenvolvimento de resistência. Primeiro, use os produtos aprovados em suas doses de bula e de acordo com seus regimes aprovados. Subdosagem e uso de produtos em intervalos de tratamento muito frequentes podem levar ao desenvolvimento de resistência. Sempre monitore a eficácia dos medicamentos antiparasitários realizando testes pós-tratamento ou, no mínimo, testes anuais. Evite o uso de produtos fora das recomendações da bula, a menos que pesquisas suficientes comprovem que os tratamentos são eficazes na eliminação do parasita. Se um produto pareceu perder sua eficácia, retrate com um produto de um grupo químico diferente. O aspecto mais importante do manejo da resistência é monitorar a eficácia dos medicamentos antiparasitários por meio de exames de fezes regulares ou outros testes apropriados.

## REFERÊNCIAS BIBLIOGRÁFICAS

*As referências bibliográficas deste capítulo se encontram online no Ambiente de Aprendizagem.*

# CAPÍTULO 164

## Terapia Anti-inflamatória

Shauna Blois e Karol A. Mathews

Os glicocorticoides e os agentes anti-inflamatórios não esteroides (AINEs) são classes de fármacos comumente usados que fornecem ações anti-inflamatórias potentes para tratar muitas condições. As principais ações anti-inflamatórias dessas classes de medicamentos incluem a supressão de citocinas pró-inflamatórias e outros mediadores. Os glicocorticoides são menos específicos em suas ações em comparação aos AINEs, influenciando as funções metabólicas e do sistema imunológico. Farmacologia, indicações clínicas e efeitos adversos de cada classe de fármacos serão discutidos a seguir.

### FARMACOLOGIA E INDICAÇÕES CLÍNICAS PARA O USO DE GLICOCORTICOIDES

Os glicocorticoides entram nas células em grande parte por meio da difusão passiva e se ligam aos receptores no citosol. O número e o tipo do receptor variam entre os tecidos. Após a ligação, os receptores se movem rapidamente para o núcleo, onde exercem efeitos moleculares. No nível do núcleo, os glicocorticoides influenciam a regulação gênica e outros fatores de transcrição.[1,2] Todos os tipos de inflamação, incluindo aqueles decorrentes de resposta infecciosa, traumática, hipersensibilidade ou outra resposta imunológica e etiologias neoplásicas, podem ser impactados pelos glicocorticoides. O processo inflamatório é mediado por fatores de transcrição pró-inflamatórios que, por sua vez, produzem mediadores da inflamação. Os glicocorticoides exercem ações anti-inflamatórias desligando os genes que codificam citocinas, quimiocinas e outros mediadores da inflamação, incluindo moléculas de adesão, peptídios inflamatórios e receptores mediadores. Os glicocorticoides diminuem o movimento e a atividade dos leucócitos e fibroblastos, bem como inibem a expressão da ciclo-oxigenase (COX)-2, citocinas, fatores de adesão celular, componentes do complemento e liberação de histamina (Boxe 164.1). Muitas das ações anti-inflamatórias dos glicocorticoides também suprimem o sistema imunológico, especialmente a imunidade mediada por células, e inibem a cicatrização de feridas. Embora os glicocorticoides possam ser eficazes no tratamento da inflamação indesejada, eles podem suprimir as respostas protetoras necessárias à infecção e à cura. Os glicocorticoides sintéticos são derivados do cortisol produzido endogenamente. As modificações da estrutura molecular levam ao aumento ou à diminuição de propriedades glicocorticoides, mineralocorticoides, entre outras propriedades das preparações de esteroides sintéticos. Além de poderosas ações anti-inflamatórias, os glicocorticoides têm ações disseminadas nas funções metabólicas (Boxe 164.1).

Os glicocorticoides sintéticos podem ser administrados sistemicamente (por via oral ou intramuscular, subcutânea ou injeção intravenosa) ou localmente (p. ex., pomada tópica ou administração em aerossol). Os glicocorticoides sintéticos variam em sua atividade glicocorticoide (anti-inflamatória) e mineralocorticoide e na duração da supressão que exercem no eixo hipotálamo-hipófise-adrenal (EHPA). Os médicos-veterinários devem estar cientes do intervalo de dose equivalente entre as preparações (Tabela 164.1). As preparações de depósito não são recomendadas para uso rotineiro em razão da supressão crônica de EHPA, concentrações sanguíneas imprevisíveis e incapacidade de interromper a terapia associada a tais produtos.

### Boxe 164.1 Ações selecionadas dos glicocorticoides

**Efeitos anti-inflamatórios**
- Supressão de citocinas pró-inflamatórias e quimiocinas (p. ex., interleucina [IL]-1, IL-2, IL-6, IL-8, fator de necrose tumoral [TNF]-alfa)
- Diminuição da expressão de moléculas de adesão celular endotelial (p. ex., molécula de adesão intercelular [ICAM]-1, E-selectina)
- Diminuição da atividade da enzima inflamatória (p. ex., ciclo-oxigenase [COX]-2, fosfolipase [PL]A2)
- Supressão da proliferação de células T
- Inibição da fagocitose mononuclear e da quimiotaxia
- Apoptose de linfócitos ativados
- Indução de citocinas anti-inflamatórias (p. ex., IL-10, fator de crescimento transformador [TGF]-beta)
- Estabilização de membranas lisossomais.

**Efeitos hematopoéticos**
- Aumento de neutrófilos circulantes, monócitos
- Diminuição dos linfócitos circulantes, eosinófilos
- Sequestro de linfócitos; involução do tecido linfoide
- Aumento das hemácias circulantes, plaquetas.

**Efeitos metabólicos**
- Aumento da gliconeogênese hepática
- Aumento do catabolismo de proteínas
- Mobilização de ácidos graxos livres
- Antagonismo da atividade da insulina.

**Efeitos endócrinos**
- Supressão da produção de hormônio adrenocorticotrófico
- Diminuição do hormônio estimulador da tireoide e da produção de hormônio da tireoide.

**Efeitos neurológicos e musculares**
- Alteração de comportamento
- Fraqueza muscular e atrofia.

**Efeitos renais**
- Aumento da taxa de filtração glomerular
- Inibição da resposta antidiurética nos túbulos renais
- Proteinúria
- Retenção de água, sódio e cloreto
- Excreção de potássio e cálcio.

**Efeitos diversos**
- Estimulação do apetite
- Aumento da reabsorção óssea
- Ação antioxidante
- Inibição da proliferação de fibroblastos e atividade de colágeno.

Os efeitos dos glicocorticoides são dose-dependentes e podem variar entre as espécies. As doses devem ser tituladas para maximizar o benefício terapêutico e minimizar os efeitos adversos. Prednisona, prednisolona e dexametasona são glicocorticoides sistêmicos comumente usados em cães. A prednisolona é preferível à prednisona para uso em gatos, em razão da sua farmacocinética superior nessa espécie.[3] Os gatos podem ser mais resistentes aos efeitos dos glicocorticoides e requerem doses relativamente mais altas que os cães.[4] Entretanto, os gatos

### Tabela 164.1 Propriedades farmacológicas de glicocorticoides selecionados.

| | POTÊNCIA RELATIVA DO GLICOCORTICOIDE (AÇÃO ANTI-INFLAMATÓRIA) | POTÊNCIA MINERALOCORTICOIDE RELATIVA | DOSE EQUIVALENTE (MG)* | DURAÇÃO DA AÇÃO EM HORAS (HUMANOS) |
|---|---|---|---|---|
| **Curta ação** | | | | |
| Cortisol | 1 | 1 | 20 | < 12 |
| Hidrocortisona | 1 | 0,8 a 1 | 20 | < 12 |
| **Ação intermediária** | | | | |
| Prednisona/prednisolona | 3,5 a 5 | 0,3 a 0,8 | 5 a 6 | 12 a 36 |
| Metilprednisolona | 5 | 0 a 0,5 | 4 a 5 | 12 a 36 |
| Triancinolona | 3 a 5 | 0 | 4 | 24 a 48 |
| **Longa ação** | | | | |
| Dexametasona | 25 a 30 | 0 | 0,7 a 0,8 | > 48 |
| Betametasona | 25 a 40 | 0 | 0,6 a 0,8 | > 48 |

*Dose anti-inflamatória típica para um cão de 5 a 10 kg (com base no efeito glicocorticoide).

também são mais sensíveis aos efeitos adversos graves dos glicocorticoides, como diabetes e insuficiência cardíaca congestiva.[5,6] Infelizmente, faltam evidências científicas para regimes terapêuticos de glicocorticoides em cães e gatos. A dose anti-inflamatória inicial comum de predniso(lo)na é 0,5 a 1 mg/kg/dia (cães) ou 1 a 2 mg/kg/dia (gatos). Em comparação, a dose fisiológica de predniso(lo)na geralmente é considerada 0,1 a 0,3 mg/kg/dia; as doses imunossupressoras recomendadas variam de 2 a 4 mg/kg/dia em cães e 2 a 8 mg/kg/dia em gatos.

Várias considerações devem ser ponderadas ao escolher entre as muitas opções de terapia com glicocorticoides anti-inflamatórios, incluindo a rapidez de início desejada, o local de atividade e a duração do tratamento. Nos casos em que o início rápido da atividade é necessário (p. ex., inflamação respiratória levando à obstrução das vias respiratórias), são recomendados succinatos injetáveis ou sais de fosfato de glicocorticoides. Comumente, a terapia anti-inflamatória com glicocorticoides é necessária por dias a meses. Os produtos de ação intermediária permitem um agendamento fácil da dose. A aplicação tópica ou local de glicocorticoides pode inibir a inflamação regional, ao mesmo tempo que minimiza os efeitos sistêmicos adversos. Os sítios comuns de terapia local com glicocorticoides incluem os tratos respiratório e gastrintestinal (GI), pele e olhos.

Os glicocorticoides inalados comumente são usados no tratamento de doenças inflamatórias das vias respiratórias, como bronquite crônica e doenças alérgicas das vias respiratórias (ver Capítulos 97 e 241). A fluticasona, a budesonida e a beclometasona inaladas apresentam efeitos adversos sistêmicos mínimos em comparação com os glicocorticoides orais, embora a supressão do EHPA ocorra em alguns pacientes veterinários.[7-9]

A budesonida oral tem alta taxa de metabolismo hepático de primeira passagem em humanos, permitindo seu uso como tratamento tópico para doenças gastrintestinais com menos efeitos adversos do que os glicocorticoides sistêmicos.[10] Da mesma forma, a budesonida oral é eficaz no tratamento de doenças gastrintestinais inflamatórias em cães.[11-13] Entretanto, a budesonida suprime o EHPA em cães e pode causar efeitos adversos em uma taxa semelhante à prednisona em cães com doença inflamatória intestinal.[12,13]

Os glicocorticoides tópicos podem ser usados para o tratamento da dermatite atópica e outras doenças inflamatórias da pele, em conjunto com outros esforços destinados a controlar ou eliminar as causas predisponentes (p. ex., controle de ectoparasitas, hipossensibilização para condições mediadas por alergia).[14] O uso de glicocorticoides tópicos a longo prazo pode levar à absorção sistêmica significativa, especialmente quando as barreiras dérmicas não estão intactas.

Glicocorticoides oculares tópicos (p. ex., acetato de prednisolona a 1% ou soluções de dexametasona a 0,1%) alcançam boa penetração intraocular e fornecem ação anti-inflamatória potente para tratar uveíte e outras condições inflamatórias oculares na ausência de ulceração da córnea.[15] A frequência da terapia pode ser titulada para o efeito (a cada 1 a 8 horas).

## EFEITOS ADVERSOS E CONTRAINDICAÇÕES PARA O USO DE GLICOCORTICOIDES

Os efeitos adversos da terapia com glicocorticoides frequentemente resultam do uso prolongado de doses altas. Os glicocorticoides exógenos podem suprimir o EHPA e causar hiperadrenocorticismo iatrogênico. Os sinais clínicos são semelhantes ao hiperadrenocorticismo hipofisário e adrenal, incluindo poliúria, polidipsia, abdome pendular e alterações dermatológicas (ver Capítulos 306 e 307).[16,17] Infecções secundárias, especialmente infecções do trato urinário e pioderma, podem resultar da terapia prolongada com glicocorticoides.[16,18] Outros efeitos adversos incluem perda de massa muscular, fraqueza, ruptura de ligamentos, obesidade, hipercoagulabilidade, resistência à insulina e diabetes.[5,19] A administração de glicocorticoides pode causar uma ampla gama de efeitos gastrintestinais, desde lesão subclínica da mucosa gástrica até ulceração e perfuração GI em doses altas.[20,21]

Os glicocorticoides causam resistência à insulina e elevam os teores de glicose no sangue; portanto, eles devem ser usados com moderação em pacientes com diabetes melito. Em razão das ações imunossupressoras dos glicocorticoides, seu uso está relativamente contraindicado durante a infecção. Entretanto, o tratamento de algumas doenças infecciosas se beneficia da terapia adjuvante com glicocorticoides para reduzir a inflamação ou modular a resposta imune, quando combinada com antimicrobianos apropriados (p. ex., otite por *Malassezia* ou *Mycoplasma haemofelis*) (ver Capítulo 360). Os glicocorticoides não devem ser usados concomitantemente com a terapia com AINE em razão do risco aumentado de ulceração gastrintestinal. Como os glicocorticoides podem afetar a função do músculo cardíaco e causar retenção hídrica, o uso cauteloso é recomendado em pacientes com doença cardíaca, pois a insuficiência cardíaca congestiva é um risco potencial, especialmente em gatos.[6] Os glicocorticoides oculares tópicos não devem ser usados em pacientes com ulceração ou infecção da córnea, pois as úlceras podem piorar e pode ocorrer derretimento do estroma.

## ANALGÉSICOS ANTI-INFLAMATÓRIOS NÃO ESTEROIDES

Os analgésicos anti-inflamatórios não esteroides (AINEs) são um grupo de fármacos que possuem propriedades analgésicas e anti-inflamatórias. Os AINEs frequentemente são usados na medicina humana e veterinária para aliviar dores leves, moderadas ou intensas. A eficácia de muitos AINEs pode ser superior à do butorfanol ou buprenorfina e superior ou igual aos opioides agonistas mu puros (oximorfona, morfina, hidromorfona, meperidina) no tratamento da dor em tecidos moles e dor pós-operatória ortopédica.[22-36] Quando usados em combinação com os opioides, os AINEs parecem conferir sinergismo e podem exigir dose reduzida do opioide em estados de dor leve a moderada, mas não em estados de dor intensa. Os AINEs concentram-se em articulações e tecidos inflamados, provavelmente contribuindo para a duração do efeito, que varia entre 12 e 24 horas.[37] A duração e eficácia dos AINEs os tornam ideais para o tratamento de dores agudas[22-36] e crônicas[38-49] em pacientes veterinários; entretanto, em razão do seu potencial para efeitos adversos prejudiciais, a seleção do paciente e dos AINEs deve ser considerada antes da administração (ver Capítulos 126 e 356).

Os cálculos de doses para qualquer AINE devem ser baseados no peso corporal ideal do paciente e não no peso real em pacientes com sobrepeso/obesos (Tabela 164.2). Muitas publicações veterinárias revisam o uso clínico de AINEs em grande profundidade, com extensas citações de estudos originais,[50-60] incluindo uma revisão crítica dos estudos publicados.[50]

## FARMACOLOGIA E INDICAÇÕES CLÍNICAS PARA ANTI-INFLAMATÓRIOS NÃO ESTEROIDES

As COXs oxidam o ácido araquidônico em muitos eicosanoides e compostos relacionados, ou prostanoides[61] (Figura 164.1). Os analgésicos anti-inflamatórios não esteroides são, com diferenças variáveis, inibidores da COX-1, COX-2, ambas ou da COX-3, resultando em redução da síntese de prostaglandina (PG). Além da ação periférica, uma parte significativa do efeito antinociceptivo dos AINEs é exercida na medula espinal e nos níveis supraespinais, nos quais as isoenzimas COX-1 e COX-2 são transmissores nociceptivos independentes da inflamação.[62-68] Essa ação, além do alívio da dor, pode ser a responsável pelo

**Tabela 164.2** Indicações e regime de dose para administração de anti-inflamatórios não esteroides com base no peso corporal ideal.

| MEDICAMENTO | INDICAÇÃO | ESPÉCIE, DOSE, VIA | FREQUÊNCIA |
|---|---|---|---|
| Cetoprofeno | Dor cirúrgica | Cães ≤ 2 mg/kg IV SC, IM, PO | Uma vez no pós-operatório |
| | | Gatos ≤ 2 mg/kg SC | Uma vez no pós-operatório |
| | | Cães e gatos ≤ 1 mg/kg | Repetir a cada 24 h |
| | Dor crônica | Cães e gatos ≤ 2 mg/kg, PO | Uma vez |
| | | ≤ 1 mg/kg | Repetir a cada 24 h |
| Meloxicam | Dor cirúrgica | Cães ≤ 0,2 mg/kg IV SC | Uma vez |
| | | ≤ 0,1 mg/kg IV SC, PO | Repetir a cada 24 h |
| | Dor crônica | Cães ≤ 0,2 mg/kg PO | Uma vez |
| | | ≤ 0,1 mg/kg PO | Repetir a cada 24 h |
| | Dor cirúrgica | Gatos ≤ 0,2 mg/kg SC, PO | Uma vez |
| | | ≤ 0,05 mg/kg SC, PO, peso magro | Diariamente × 2 a 3 dias |
| | Dor crônica | Gatos ≤ 0,05 mg/kg SC, PO, peso magro | 1 vez/dia |
| | | Titular redução até o conforto ≈ 0,025 mg/kg ASAP | Diariamente ou 3 a 5 × por semana |
| Caprofeno | Dor cirúrgica | Cães ≤ 4 mg/kg IV SC | Uma vez sob indução |
| | | ≤ 2,2 mg/kg PO | Repetir a cada 12 a 24 h PRN |
| | | Gatos ≤ 2 mg/kg SC, peso magro | Uma vez sob indução |
| | Dor crônica | Cães ≤ 2,2 mg/kg PO | A cada 12 a 24 h |
| Etodolaco | Dor crônica | Cães ≤ 10 a 15 mg/kg PO | 1 vez/dia |
| Deracoxibe | Dor perioperatória | Cães 3 mg/kg PO | 1 vez/dia × ≤ 7 d |
| | Dor crônica | Cães 1 a 2 mg/kg PO | 1 vez/dia |
| Firocoxibe | Dor crônica | Cães 5 mg/kg PO | 1 vez/dia |
| Tepoxalina* | Dor crônica | Cães 10 mg/kg PO | 1 vez/dia |
| Ácido tolfenâmico | Dor aguda ou crônica | Gatos e cães ≤ 4 mg/kg SC, PO | 1 vez/dia durante 3 dias; 4 dias de intervalo. Repetir o ciclo |
| Flunixino meglumina | Pirexia | Cães e gatos 0,25 mg/kg SC | Uma vez |
| | Procedimentos oftalmológicos | Cães e gatos 0,25 a 1 mg/kg SC | A cada 12 a 24 h PRN por 1 ou 2 tratamentos |
| Cetorolaco | Dor cirúrgica | Cães 0,3 a 0,5 mg/kg IV, IM | A cada 8 a 12 h por 1 a 2 tratamentos |
| | | Gatos 0,25 mg/kg IM | |
| | Panosteíte | Cães 10 mg/cão ≥ 30 kg, PO | Somente uma vez |
| | | 5 mg/cão > 20 kg < 30 kg, PO | 1 vez/dia durante 2 a 3 dias |
| Piroxicam | Inflamação do trato urinário inferior | Cães 0,3 mg/kg PO | A cada 24 h por 2 tratamentos, depois a cada 48 h |
| Paracetamol | Dor aguda ou crônica | Cães somente 15 mg/kg PO | A cada 8 h |
| Ácido acetilsalicílico | Dor aguda ou crônica | Cães 10 mg/kg PO | A cada 12 h |

*Não disponível na América do Norte. ASAP, o mais rápido possível; PRN, conforme necessário. As indicações aqui propostas pressupõem que não haja contraindicações ao seu uso. Uma discussão mais aprofundada sobre considerações gerais, indicações e efeitos adversos está disponível na edição anterior deste livro.[99]

bem-estar geral observado e pela melhora do apetite dos pacientes que recebem AINEs injetáveis para alívio da dor aguda (observações pessoais). A COX-1 pode ser induzida em estados inflamatórios e aumenta aproximadamente duas ou três vezes nas lesões teciduais e também pode gerar PGs nos locais de inflamação (p. ex., articulações). Está presente no sistema nervoso central e é ativa na transmissão da dor, principalmente da nocicepção visceral. A COX-1 também é uma enzima constitutiva (i. e., funciona em tecidos continuamente, não induzível) que, em última análise, converte o ácido araquidônico em prostanoides (tromboxanos, prostaciclina e prostaglandinas [$PGE_2$, $PGF_2$ e $PGD_2$]) envolvidos em muitas funções homeostáticas.[67]

A ciclo-oxigenase-2 também é induzível e sintetizada por macrófagos e células inflamatórias, aumentando potencialmente em 20 vezes acima da linha de base, especialmente na lesão tecidual e condições inflamatórias, como a osteoartrite.[63] Os teores elevados de COX aumentam a produção de prostanoides, e esses compostos servem como mediadores da inflamação, amplificadores da estimulação nociceptiva e transmissão tanto no sistema nervoso periférico como no central.[63] Por esse mecanismo, a COX-2 é responsável por uma quantidade substancial de dor e hiperalgesia experimentada após a lesão tecidual. Como a COX-2 parece desempenhar um papel importante na transmissão nociceptiva, os medicamentos que previnem a atividade da COX-2 e preservam as funções constitutivas da COX-1 devem ser eficazes, potencialmente com menos efeitos adversos, no controle da dor. Com base nesses achados, a ênfase é colocada na atividade COX-1 versus COX-2 dos AINEs, no que diz respeito à segurança e eficácia; entretanto, é importante notar que a COX-2 também tem funções constitutivas importantes,[47,48] e a noção de uma "COX boa versus má" é enganosa. A descoberta da COX-3, caracterizada por ser gerada a partir da COX-1, é expressa no cérebro e microvasculatura cerebral de cães e tem sido proposta como alvo do analgésico/antipirético paracetamol e metamizol (dipirona).[67,70,71] Atualmente, a presença de COX-3 parece estar restrita aos cães. Tanto o paracetamol quanto o metamizol têm efeito mínimo sobre a COX-1 e COX-2[67] e frequentemente são usados para reduzir a febre em animais com poucos efeitos adversos gastrintestinais ou renais. O paracetamol e o metamizol são tóxicos para os gatos. A isoenzima COX-3 é mais sensível aos AINEs que são analgésicos e antipiréticos, mas apresentam baixa atividade anti-inflamatória. Como o perfil genético da isoenzima COX-3 é derivado do gene COX-1, isso sugere que o gene COX-1 desempenha um papel integral na dor e/ou febre, dependendo do contexto fisiológico.[65]

As prostaglandinas, especialmente aquelas derivadas da COX-1, estão onipresentes em todo o corpo e regulam muitas funções, como tônus do músculo liso vascular e brônquico e equilíbrio hídrico, para citar alguns. As prostaglandinas exercem um efeito de *feedback* negativo sobre o monofosfato de adenosina cíclica (cAMP) com distúrbios potenciais em muitas funções fisiológicas. A título de exemplo, a reabsorção renal de água depende da ação do hormônio antidiurético (ADH), que é mediada pelo cAMP; a inibição da síntese de prostaglandinas pode levar a teores aumentados de cAMP com potencial para aumento da atividade do ADH. O volume de urina pode diminuir por meio desse mecanismo, mas sem que haja lesão renal.[67,72,73] Na inibição da atividade da COX-2 para o controle da dor, a enzima COX-2 tem algumas funções constitutivas importantes: há um papel protetor para a COX-2 na manutenção da

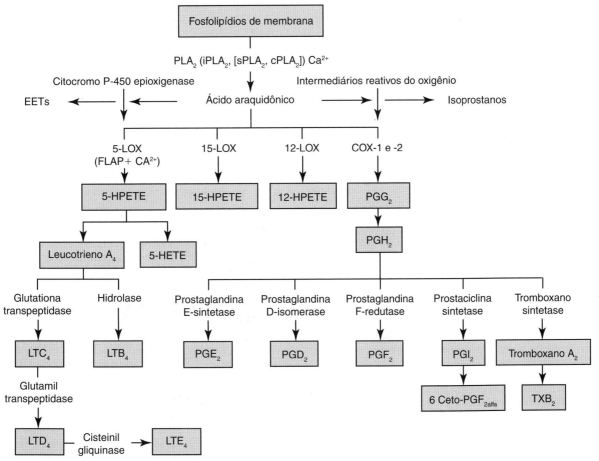

**Figura 164.1** A cascata do ácido araquidônico. *COX*, ciclo-oxigenase; *EETs*, ácidos epoxieicosatrienoicos; *FLAP*, proteína de ativação da 5-lipo-oxigenase; *HETE*, ácido hidroxieicosatetraenoico; *HPETE*, ácido hidroperoxieicosatetraenoico; *LOX*, lipo-oxigenase; *LT*, leucotrieno; *PG*, prostaglandina; *PLA₂*, fosfolipase A₂; *TXB₂*, tromboxano B₂.

integridade gastrintestinal e na cicatrização de úlceras.[74] Além disso, há atividade constitutiva associada à função nervosa, cerebral, ovariana e uterina e ao metabolismo ósseo.[72,75] A COX-2 tem funções constitutivas no rim, que diferem daquelas da COX-1. A COX-2 é importante na maturação do néfron.[73,76] O rim canino não está totalmente maduro até 3 semanas depois do nascimento, nem é completamente funcional até 6 semanas após o nascimento;[76] a administração contínua de um AINE durante esse período, ou à cadela antes do parto ou durante a lactação, pode causar nefropatia permanente. O mais importante é o papel duplo das PGs como mediadores inflamatórios e anti-inflamatórios, onde as PGs derivadas da COX-2 também atuam na resolução da inflamação.[68,71,77]

Em contrapartida, os metabólitos da COX têm sido implicados em alterações funcionais e estruturais na doença inflamatória glomerular e tubulointersticial.[73] Como a expressão da COX-2 também está aumentada nas glomerulonefrites, como na nefrite lúpica, é possível que os inibidores da COX-2 possam alterar o estado do histórico natural de lesões inflamatórias glomerulares.[73] A produção de metabólitos derivados da COX-2 é regulada e localizada nas estruturas renais que desempenham um papel essencial no fluxo sanguíneo renal associado à atividade da renina e homeostase hidreletrolítica.[52,73,78] A COX-2 é sensível aos glicocorticoides, na medida em que se mostra reduzida após a administração de glicocorticoides, o que poderia explicar parcialmente os efeitos anti-inflamatórios e analgésicos dessa classe de medicamentos. De interesse, além do papel da COX-2 na inflamação, a expressão da COX-2 regulada de forma aberrante está cada vez mais implicada na patogênese da doença de Alzheimer e possivelmente outras condições neurológicas, e em uma série de carcinomas de células epiteliais, incluindo aqueles que afetam cólon, esôfago, mama e pele.[79,80] Pesquisas estudam se os inibidores da COX-2 podem ser usados como potenciais agentes anticarcinogênicos. Uma boa revisão dos "Coxibs" está disponível; o histórico e a farmacologia dos Coxibs são revisados em outros textos.[68,79,81]

A maioria dos AINEs que inibem a COX mostrou resultar no desvio de araquidonato para a via da 5-lipo-oxigenase (5-LOX) (ver Figura 164.1). Isso resulta em uma produção excessiva de leucotrienos (LT), que têm sido implicados em muitos estados patológicos, incluindo hiperalgesia e criação de úlceras induzidas por AINEs.[67,82,83] Leucotrienos são produtos da cascata 5-LOX, na qual o ácido araquidônico é convertido por um mecanismo de duas etapas no conjugado trieno epóxido leucotrieno (LTA$_4$), o LT intermediário mais importante biologicamente.[68,83-85] LTA$_4$ é subsequentemente metabolizado em LTB$_4$ e LTC$_4$. Um LTD$_4$ também é reconhecido. As células conhecidas por expressarem 5-LOX incluem neutrófilos circulantes, monócitos, basófilos, eosinófilos, macrófagos de tecido e mastócitos. Essas células liberam LTA$_4$ e participam da biossíntese transcelular de LTC$_4$ ou LTB$_4$.[86] Assim como acontece com os prostanoides, é impossível listar todas as atividades dos LTs, já que também dependem do envolvimento orgânico. Uma discussão aprofundada sobre inibidores duplos está disponível em outros textos.[60,68,87-89]

O risco de distúrbios das funções constitutivas da COX-1 e COX-2 está associado ao uso de AINE, resultando potencialmente em disfunção orgânica. Dependendo do AINE selecionado, formação de tampão primário de plaquetas, modulação do tônus vascular de todos os órgãos (o rim e a mucosa gástrica são de importância específica), funções citoprotetoras na mucosa gástrica, cicatrização da mucosa intestinal, contração do músculo liso e regulação da temperatura corporal serão afetadas.[67,72] Entretanto, a esse respeito, nem todos os AINEs são criados iguais, pois as enzimas COX-1, COX-2 e COX-3 controlam essas funções de forma variável. Alguns AINEs inibem a COX-1 e a COX-2 (ácido acetilsalicílico, fenilbutazona, cetoprofeno [Anafen], cetorolaco [Toradol], flunixino meglumina [Banamine, Schering-Plough]); enquanto outros podem inibir preferencialmente COX-2 e ser inibidores fracos da COX-1 (meloxicam [Metacam], carprofeno [Rimadil], etodolaco [Etogesic], vedaprofeno [Quadrisol-5], ácido tolfenâmico [Tolfedina]). Outros inibem seletivamente COX-2 (deracoxibe [Deramaxx], firocoxibe [Previcox], robenacoxibe [Onsior],[90-92] cimicoxibe [Cimalgex])[93], enquanto outros ainda, como paracetamol e metamizol, podem inibir fracamente COX-1 e COX-2, mas têm maior inibição sobre a COX-3. O metamizol tem sido usado para analgesia pós-operatória após histerectomia total com anexectomia em cães.[94]

A tepoxalina (Zubrin) é um inibidor duplo da COX/lipo-oxigenase (LOX) que reduz em algum grau as concentrações de COX-1, COX-2 e 5-LOX em cães.[95] Licofelone, um novo inibidor duplo verdadeiro que está sendo avaliado em pessoas e cães, pode mostrar maior segurança gastrintestinal do que outros AINEs.[96]

## EFEITOS ADVERSOS E CONTRAINDICAÇÕES AO USO DE AINES

Como um grupo, os AINEs não são reversíveis; portanto, é imperativo que a saúde geral do paciente seja considerada antes de prescrever AINEs. Quando existem formulações de um AINE para grandes animais, não é aconselhável diluir ou estimar a dose para um gato ou cão, pois mesmo um volume muito pequeno pode facilmente resultar em sobredose grave. As doses devem ser calculadas com base no peso ideal de um paciente (ver Tabela 164.2). Foram observados incidentes eventuais de sobredosagens únicas, acidentais e grandes, sem efeitos adversos a longo prazo; entretanto, a proteção gástrica a curto prazo e hidratação intravenosa (IV) para apoiar a função renal são recomendadas nas sobredoses altas. A sobredose relativa que resulta em lesão renal aguda também foi observada em pacientes obesos quando a dose foi baseada no peso real e não no peso ideal. Cães e gatos são mais suscetíveis do que humanos aos efeitos adversos da administração de AINEs; portanto, a segurança relatada de qualquer AINE aprovado para o paciente humano não deve ser presumida para o paciente veterinário e o medicamento não deve ser prescrito. Os gatos são ainda mais preocupantes do que os cães, pois o potencial de intoxicação com certos AINEs é maior do que para outras espécies em razão da sua capacidade limitada de glucuronidação de AINEs, resultando em uma duração prolongada do efeito.[59] Existem muitas interações potenciais entre os AINEs e outros medicamentos, muitos dos quais são contraindicadas durante o uso de AINE.[97]

Com base nas muitas funções fisiológicas importantes que os prostanoides desempenham, pode-se avaliar o potencial distúrbio das funções homeostáticas normais com a administração de AINEs. As doses recomendadas para os muitos AINEs raramente comprometem essas funções; entretanto, se o paciente estiver em um estado prostaglandina-dependente, a administração de AINEs frequentemente resulta em efeitos adversos (ver Capítulos 126 e 356). Entretanto, mesmo em estados normais, os AINEs podem resultar em anormalidades gastrintestinais, renais ou hepáticas, ou raramente uma coagulopatia (predominantemente AINEs COX-1) no indivíduo predisposto geneticamente. Embora a incidência de sinais gastrintestinais possa ser reduzida com AINEs direcionados específicos para COX-2, efeitos adversos ainda podem ocorrer. A expressão da ciclo-oxigenase-2 foi identificada no duodeno de cães e aumentou significativamente após 3 dias de ácido acetilsalicílico (10 mg/kg a cada 12 horas) quando comparada aos efeitos do carprofeno e deracoxibe nas doses recomendadas.[98] A regulação positiva da COX-2 foi identificada no duodeno em resposta à erosão/lesão da mucosa, desempenhando papel integral no processo de cicatrização diária.[98] Analgésicos anti-inflamatórios não esteroides não devem ser administrados a pacientes com lesão renal aguda ou uremia, insuficiência hepática, desidratação, hipotensão, condições associadas a baixo "volume circulante efetivo" (p. ex., insuficiência cardíaca congestiva, ascite), distúrbios hemorrágicos (p. ex., deficiência de fator, trombocitopenia, doença de von

Willebrand), uso concomitante de qualquer outro AINE ou glicocorticoides, evidência de erosão gástrica (vômito com ou sem a presença de material do tipo "borra de café", melena), lesão medular na apresentação (incluindo hérnia de disco intervertebral, especialmente porque muitos desses pacientes recebem glicocorticoides com manejo médico ou cirúrgico). AINEs nunca devem ser administrados a pacientes em choque, casos de trauma na apresentação ou onde a hemorragia é evidente (p. ex., epistaxe, hemangiossarcoma, traumatismo craniano). Pacientes com asma grave ou mal controlada, ou outra doença pulmonar moderada a intensa, podem piorar com AINEs inibidores da COX-1, especialmente o ácido acetilsalicílico. Os AINEs podem ter efeitos adversos sobre o sistema reprodutivo e no feto, pois podem bloquear a atividade da prostaglandina, resultando na interrupção do trabalho de parto, fechamento prematuro do canal arterial do feto e interrupção da circulação fetal.[73] Como a indução da COX-2 é necessária para ovulação e subsequente implantação do embrião,[73] AINEs devem ser evitados em fêmeas reprodutoras durante essa fase do ciclo reprodutivo. Para obter detalhes específicos sobre os efeitos adversos relatados associados à administração de AINEs em cães e gatos, o leitor deve consultar as revisões publicadas sobre esse tópico.[29-39] A devida diligência por parte do médico-veterinário reduzirá os danos potenciais.

## REFERÊNCIAS BIBLIOGRÁFICAS

*As referências bibliográficas deste capítulo se encontram online no Ambiente de Aprendizagem.*

# CAPÍTULO 165

# Terapia Imunossupressora

Todd M. Archer

As doenças imunomediadas são diversas e variam desde as muito específicas do órgão até as sistêmicas. A terapia principal para essas doenças consiste em interromper os danos contínuos causados pelo sistema imunológico e pode incluir imunossupressão inespecífica, bem como a utilização de medicamentos para atingir partes específicas do sistema imunológico; isso prevê fases específicas do ciclo celular e enzimas específicas necessárias para a atividade sustentada do sistema imunológico. Em cães, os glicocorticoides comumente são usados junto a outro agente imunossupressor, pois os cães são muito suscetíveis aos efeitos adversos dos glicocorticoides e podem responder favoravelmente a outros medicamentos imunossupressores. Em gatos, a terapia imunossupressora inicial geralmente inclui apenas glicocorticoides, pois os gatos não são tão suscetíveis aos seus efeitos adversos clinicamente significativos. Atualmente temos mais opções de medicamentos imunossupressores para pequenos animais. Infelizmente, faltam grandes estudos clínicos prospectivos controlados que avaliem esses medicamentos no tratamento de doenças imunomediadas caninas e felinas específicas; portanto, fazer recomendações específicas para determinadas enfermidades pode ser desafiador. O tema da infecção simultânea em pacientes com necessidade de imunossupressão é discutido no Capítulo 360.

## GLICOCORTICOIDES

Os glicocorticoides permanecem como um pilar da imunossupressão na medicina de pequenos animais. Seus efeitos fisiológicos vêm de interações com receptores de glicocorticoides no citosol das células do corpo. Os glicocorticoides entram nas células por difusão passiva e interagem com esses receptores, criando uma mudança conformacional e subsequente liberação de um complexo ativado que se transloca para o núcleo. No núcleo, esse complexo ativado reconhece e se associa a sequências curtas de DNA chamadas de elementos responsivos aos glicocorticoides.[1,2] Essa interação então modula a transcrição do gene, com a formação de proteínas-alvo que podem ser reguladas positiva ou negativamente. Os glicocorticoides também podem interagir com as membranas plasmáticas para criar respostas celulares.

O mecanismo de ação dos glicocorticoides é multifacetado e inclui efeitos nos braços humoral e celular da imunidade. Algumas dessas ações incluem a inibição da produção e liberação de citocinas (interleucina [IL]-1, IL-2, IL-3, IL-4, IL-5, IL-6, IL-10, fator de necrose tumoral alfa [TNF-alfa], interferon gama [IFN-gama]), quimiocinas, moléculas de adesão e outros mediadores da inflamação; a atividade dos macrófagos prejudicada por meio da influência na expressão e função dos receptores Fc dos macrófagos; diminuição do processamento e apresentação do antígeno de macrófago às células T auxiliares; dano à função do complemento; diminuição da ligação do anticorpo; inibição da produção de anticorpos; redução no número de linfócitos; e diminuição da migração de células inflamatórias da corrente sanguínea para os tecidos.[1,3,4]

Existem muitas formulações de glicocorticoides disponíveis. As mais usadas incluem prednisona e prednisolona. A prednisona é um profármaco metabolizado em prednisolona. Em gatos, as concentrações plasmáticas mais elevadas são alcançadas com prednisolona administrada por via oral em comparação à prednisona administrada por via oral; portanto, nessa espécie, a prednisolona é preferida em relação à prednisona.[5-7] A dexametasona é um glicocorticoide oral e injetável que é aproximadamente 7 vezes mais potente que a prednisolona e a prednisona. Informações adicionais sobre muitos tipos e formulações de glicocorticoides e informações sobre doses para doenças específicas podem ser encontradas no Capítulo 164 e capítulos específicos sobre as doenças, respectivamente.

## CICLOSPORINA

A ciclosporina é um agente imunossupressor potente, cada vez mais utilizado no tratamento de doenças inflamatórias e imunomediadas em cães e gatos. A ciclosporina, uma molécula derivada do fungo do solo *Tolypocladium inflatum*, foi originalmente desenvolvida para uso em transplante renal na medicina humana. Agora é um medicamento fundamental na medicina dos transplantes humanos. O mecanismo de ação principal da ciclosporina é a inibição da calcineurina e a subsequente inibição da função dos linfócitos T. Uma vez que a ciclosporina está no citosol das células, ela forma um complexo com a ciclofilina. Esse complexo tem alta afinidade pela calcineurina, causando inibição da fosfatase estimulada pelo cálcio na calcineurina. Essa etapa de inibição da defosforilação não permite a ativação do NFAT (fator nuclear das células T ativadas), que é necessário para a transcrição nuclear de genes que codificam várias citocinas importantes. Em última análise, a produção de citocinas, mais notavelmente IL-2, é inibida. A IL-2 desempenha papel fundamental na ativação e proliferação de linfócitos T e, portanto, sua inibição leva à redução da função das células T e ao embotamento da resposta imune.[8]

A ciclosporina é uma molécula lipofílica que deve ser solubilizada antes da administração. Existem duas formulações para a ciclosporina: uma preparação em óleo vegetal, que é principalmente de interesse histórico, e uma formulação ultramicronizada. A formulação de óleo vegetal (Sandimmune) foi associada a variações intra e interindividuais significativas nas concentrações de fármacos no sangue e, portanto, não é recomendada para uso em pacientes clínicos veterinários.[8] A formulação ultramicronizada mais recente forma uma microemulsão em contato com fluidos aquosos, resultando em aumento de biodisponibilidade e absorção mais previsível. O produto veterinário oral atual aprovado pela Food and Drug Administration (FDA) dos Estados Unidos para cães e gatos é uma formulação ultramicronizada, o Atopica.

O comportamento farmacocinético da ciclosporina pode ser complexo e pode depender de muitas variáveis. Após administração oral, a ciclosporina é absorvida no intestino delgado. Foi mostrado que os alimentos diminuem a absorção oral da ciclosporina em cães, mas não em gatos; portanto, existem recomendações para administrar a ciclosporina em cães 2 horas antes ou depois da alimentação.[8] As concentrações máximas de ciclosporina geralmente ocorrem 2 horas após a administração oral, com os teores sanguíneos diminuindo rapidamente durante o restante do intervalo entre doses. O metabolismo ocorre principalmente no fígado através da via do citocromo P-450 ou enzima CYP, criando uma série de metabólitos da ciclosporina. Muitos medicamentos podem influenciar esse metabolismo e, portanto, podem aumentar ou diminuir as concentrações de ciclosporina no sangue. Em cães, o medicamento usado mais frequentemente de modo concomitante com a terapia com ciclosporina para diminuir propositalmente as necessidades diárias de ciclosporina é o cetoconazol. Estudos do tratamento de fístulas perianais em cães de raças grandes mostraram que as doses diárias de ciclosporina significativamente reduzidas mantêm as concentrações de ciclosporina no sangue quando o cetoconazol é coadministrado;[9,10] essa estratégia para reduzir as necessidades diárias de ciclosporina só é benéfica se o cetoconazol puder ser adquirido a preço adequado. Os metabólitos da ciclosporina são excretados principalmente pelo sistema biliar.

Para monitorar a eficácia da terapia com o uso da ciclosporina, existem duas opções: monitoramento terapêutico do medicamento e avaliação farmacodinâmica. A avaliação das concentrações de ciclosporina no sangue pode ser uma ferramenta importante para ajudar a facilitar o manejo terapêutico bem-sucedido. A intenção é estabelecer e manter o intervalo terapêutico do paciente para ajudar a evitar a intoxicação ou falha terapêutica. O sangue total é a amostra preferida para medir as concentrações de ciclosporina no sangue, com recomendações de amostragem incluindo a medição de uma amostra de pico (2 horas após a dose) e de vale (imediatamente antes da administração do medicamento).[8] Os intervalos de referência para as concentrações de ciclosporina no sangue são específicos para cada laboratório que realiza o ensaio, e as decisões sobre o monitoramento e a implementação de alterações de dose devem ser feitas em consulta com o laboratório que realiza o teste.

O monitoramento farmacodinâmico utiliza ensaios que medem um ou mais biomarcadores. Essa abordagem oferece uma conduta mais individualizada quando as concentrações de ciclosporina no sangue não se correlacionam bem com a resposta clínica. Em cães, isso foi explorado experimentalmente, com o surgimento de um ensaio de PCR validado.[11] Por meio desse tipo de teste, as respostas individuais à supressão de citocinas mostraram ser diferentes em cães que receberam a mesma dose de ciclosporina e em cães com as mesmas concentrações sanguíneas de ciclosporina.[12] Esse ensaio farmacodinâmico de PCR, que mede IL-2 e IFN-gama, está agora disponível para os médicos.

Os efeitos adversos podem ocorrer em pacientes que recebem ciclosporina. Em cães e gatos, os efeitos adversos mais comuns são gastrointestinais (p. ex., vômitos, diarreia, anorexia).[8] Outros efeitos adversos em cães incluem letargia, hiperplasia gengival, hirsutismo, descamação da pelagem, papilomatose cutânea e hiperceratose dos coxins.[8] Os efeitos adversos observados em gatos podem incluir letargia, distúrbios comportamentais (distanciamento, hiperatividade, agressão), salivação excessiva, hiperplasia gengival, secreção ocular e espirros/rinite.[a] Em gatos e cães, a administração em longo prazo pode resultar em infecções secundárias. Hepatotoxicidade e nefrotoxicidade são complicações potenciais raras em cães e gatos; elas não foram relatadas de forma confiável na literatura veterinária.[8,13] A administração de ciclosporina foi associada ao surgimento de neoplasias, principalmente linfoma em cães e gatos.[8,13] A administração de ciclosporina, ao contrário de outros medicamentos imunossupressores, não foi associada a mielossupressão e neutropenia.[8]

O uso clínico da ciclosporina se expandiu muito além da medicina dos transplantes. A formulação veterinária (Atopica) é aprovada para o tratamento de dermatite atópica em cães e dermatite alérgica em gatos. Com a formulação ultramicronizada de ciclosporina como tratamento para cães com doenças sem risco de vida, como doenças de pele ou doença inflamatória intestinal leve, a terapia com ciclosporina geralmente é iniciada em uma dose mais baixa (p. ex., 5 mg/kg PO a cada 24 h ou a cada 12 h) e a dose titulada para cima conforme necessário, com base na eficácia clínica. Frequentemente, as concentrações de ciclosporina no sangue não são medidas nesses casos em razão da falta de correlação entre as concentrações no sangue e a eficácia clínica. Geralmente, a resposta à terapia dita a adequação da dose. Para o tratamento de doenças imunomediadas graves em cães, a formulação ultramicronizada de ciclosporina é administrada em uma dose mais alta. A dose inicial geralmente é de 5-10 mg/kg PO a cada 12 h, com monitoramento de fármacos terapêuticos e/ou testes farmacodinâmicos fortemente recomendados para ajustar a dose e garantir imunossupressão adequada com o mínimo de efeitos adversos. Para obter imunossupressão em gatos, a formulação ultramicronizada de ciclosporina geralmente é iniciada na dose de 3-5 mg/kg PO a cada 12 h.[13,14]

## AZATIOPRINA

A azatioprina é um análogo da purina que afeta os braços humoral e celular do sistema imunológico, suprimindo a ativação e proliferação de linfócitos, bem como a função dos macrófagos. O alvo principal é a imunidade mediada por células, especificamente linfócitos, em razão da ausência de uma via de resgate para a síntese de purina.[4,15] O metabólito ativo da azatioprina, 6-mercaptopurina, assemelha-se à adenina e guanina, e é inserido alternadamente durante a fase S da divisão celular.[16] Essa interferência com a síntese de purina causa codificação incorreta do ácido ribonucleico, levando à interrupção da síntese de RNA e DNA e da mitose.[4] Quebras cromossômicas também podem ocorrer secundariamente à incorporação nos ácidos nucleicos.

O metabolismo da azatioprina em 6-mercaptopurina ocorre no fígado.[16] Tiopurina metiltransferase (TPMT), xantina oxidase e hipoxantina-guanina fosforibosiltransferase são as enzimas responsáveis pelo metabolismo posterior da 6-mercaptopurina, resultando em metabólitos inativos ou intracelulares ativos

---

[a]Rótulo do produto, Atopica para gatos, Novartis Animal Health (2011).

(6-tioguanina nucleotídios).[4,16,17] Variações na atividade de TPMT em pacientes humanos afetam o resultado clínico: baixa atividade de TPMT está associada à maior incidência de efeitos tóxicos, e alta atividade de TPMT está associada à diminuição no efeito da azatioprina.[16,17] Variações de raça foram documentadas em cães, com Schnauzer Gigante tendo menor atividade TPMT e Malamute do Alasca tendo maior atividade em comparação com outras raças.[17] Cuidado e uma dose reduzida devem ser considerados em pacientes caninos recebendo simultaneamente alopurinol, um inibidor da xantina oxidase, concomitantemente com a azatioprina, pois isso poderia permitir o aumento das concentrações intracelulares dos metabólitos ativos.

Em cães, a azatioprina é administrada inicialmente na dose de 2 mg/kg PO a cada 24 h, geralmente em combinação com doses imunossupressoras de glicocorticoides.[2,13,14] Esse medicamento *não* é recomendado em gatos, pois são muito propensos aos efeitos mielossupressores de azatioprina em razão da sua baixa concentração espécie-específica de TPMT.[4,15,18] A azatioprina tem sido usada em cães para o tratamento de trombocitopenia imunomediada (ver Capítulo 201), anemia hemolítica imunomediada (ver Capítulo 198), doenças cutâneas autoimunes (ver Capítulo 204), hepatite crônica (ver Capítulo 282), doença inflamatória intestinal (ver Capítulo 276), doença glomerular imunomediada (ver Capítulo 325), lúpus eritematoso sistêmico (ver Capítulo 205), poliartrite imunomediada (ver Capítulo 203), fístula perianal (ver Capítulo 278), miastenia gravis (ver Capítulo 269), meningoencefalomielite de etiologia indeterminada (ver Capítulo 261), bem como parte dos protocolos de transplante canino (ver Capítulo 323).[3,13,15,17,19] Estudos retrospectivos apoiam seu uso no tratamento dessas doenças, mas ainda não foram realizados estudos prospectivos controlados.

Os efeitos adversos associados ao uso de azatioprina em cães incluem complicações gastrointestinais (anorexia, vômito, diarreia), mielossupressão (leucopenia, anemia e/ou trombocitopenia), hepatotoxicose, crescimento insuficiente de pelos, infecções secundárias e pancreatite aguda.[4,14,15,17,20] A mielossupressão induzida pela azatioprina e a hepatotoxicose são reações idiossincráticas, independentes da dose, que geralmente são reversíveis após a retirada do medicamento. O monitoramento regular de hemogramas e perfis bioquímicos séricos deve ocorrer durante a terapia com azatioprina para identificar precocemente essas reações medicamentosas e, caso ocorram, permitir a interrupção do uso do medicamento.

## MICOFENOLATO DE MOFETIL

O micofenolato de mofetil (MMF) é o profármaco do ácido micofenólico (MPA), que é a molécula imunossupressora ativa.[21,22] O MPA induz seus efeitos imunossupressores ao inibir a inosina monofosfato desidrogenase (IMPDH), uma enzima necessária na via celular *de novo* para a síntese de purina. Essa ação inibe a proliferação de células B e T e a expansão clonal, suprime a formação de anticorpos de células B e induz a apoptose de células T ativadas, afetando assim as respostas humorais e mediadas por células.[21-25] O MPA também diminui a expressão de moléculas de adesão, que diminuem o recrutamento de linfócitos e monócitos para fora da circulação e para os locais de inflamação crônica.[22-24] O MPA inibe de maneira seletiva, reversível e não competitiva a IMPDH. Existem duas isoformas de IMPDH, com o tipo 1 existente na maioria das células e o tipo 2 em linfócitos ativados.[25-27] MMF tem uma afinidade 5 vezes maior para a isoforma IMPDH tipo 2.[5,21,23,25-27] O MPA inibe especificamente a proliferação de linfócitos durante a fase S do ciclo celular, em razão da depleção de nucleotídios de guanosina e desoxiguanosina.[1] Os linfócitos também são preferencialmente direcionados porque são dependentes da via *de novo* para a síntese de purina e não podem usar a via de resgate para a síntese de purina como outras linhas de células podem.[27]

Após a administração oral, o MMF é rapidamente absorvido e completamente desesterificado em MPA.[22,27] O pico de concentração sanguínea do MPA ($C_{máx}$) ocorre 1-2 horas após a administração oral de MMF.[23] O MPA então sofre glucuronidação hepática para formar glucuronídeo de ácido micofenólico (MPAG), um metabólito inativo.[22] A maior parte do MPA e do MPAG circula sistemicamente, ligado à albumina. Parte do MPAG é excretada no sistema biliar, com presumível deglucuronidação de MPAG em MPA pela flora intestinal. A recirculação êntero-hepática e a absorção subsequentes também ocorrem, explicando o pico secundário do MPA no plasma observado em cães 4-12 horas após a administração oral de MMF.[22,28] Mais de 90% de uma dose de MMF administrada por via oral é excretada na urina, principalmente na forma de MPAG.[22,23] Uma pequena porcentagem de MPAG é excretada nas fezes.[22,29]

Ensaios clínicos prospectivos, randomizados e duplo-cegos em receptores de transplantes humanos tratados com uma combinação de MMF, ciclosporina e glicocorticoides mostraram redução nos episódios de rejeição e melhora na sobrevida do paciente e do enxerto.[23] Inicialmente, o MMF foi usado em cães como parte de um protocolo de controle da rejeição ao transplante renal;[30] agora, também está sendo usado para o tratamento de várias doenças imunomediadas e inflamatórias em cães e gatos.[24-27,31-33]

Atualmente, nenhum produto MMF é aprovado para uso veterinário. Entretanto, o MMF está disponível na forma de produtos humanos orais e parenterais. O MMF recentemente se tornou muito mais acessível nos Estados Unidos. Embora um estudo farmacodinâmico inicial em cães tenha sugerido a administração oral a cada 8 horas, essa estratégia de administração não entrou no uso clínico comum.[34] As recomendações de doses para cães variam de 10-40 mg/kg/dia PO administrados 1 vez ao dia ou divididos e administrados 2 ou 3 vezes ao dia, com muitos protocolos recomendando 10 mg/kg PO a cada 12 h.[3,14,24,31] Em gatos, as recomendações de doses incluem 10 mg/kg PO a cada 12 h.[14,25] Acredita-se que o MMF tenha início de ação rápido, ocorrendo dentro de 2 a 4 horas após a administração.[2,5] Em cães, frequentemente é usado como parte de um protocolo de combinação, embora em uma série de casos de 5 cães com trombocitopenia imunomediada, a monoterapia com MMF em uma dose média de 8,5 mg/kg PO a cada 12 h foi associada à remissão completa da doença.[31]

Os efeitos adversos do MMF em pessoas incluem distúrbios gastrointestinais, suscetibilidade à infecção, aumento do risco de linfoma, reações alérgicas, efeitos teratogênicos, dor de cabeça, hipertensão, edema periférico, tosse, confusão, tremor e supressão da medula óssea (leucopenia, trombocitopenia e anemia).[14,23] Com base em estudos veterinários limitados, os efeitos colaterais em cães incluem principalmente complicações gastrointestinais (inapetência, vômito, diarreia, inflamação/ulceração), perda de peso, letargia, papilomatose e reações alérgicas.[14,32] Em um estudo de 5 cães com anemia hemolítica imunomediada recebendo 10-15 mg/kg PO a cada 8 h de MMF, os autores concluíram que o nível de toxicidade gastrointestinal observado poderia não justificar seu uso com esse regime terapêutico, apesar de alcançar remissão em 4 dos 5 cães.[32] Mielossupressão e hepatotoxicidade não foram documentadas, embora o monitoramento do hemograma deva ser considerado em cães que recebem MMF até que se saiba mais sobre seu uso nessa espécie. Como acontece com qualquer medicamento imunossupressor, deve haver monitoramento para infecções secundárias.

## LEFLUNOMIDA

Na medicina veterinária, a leflunomida foi inicialmente investigada para uso nos transplantes caninos.[35,36] Gregory e colaboradores descreveram seu uso em muitas doenças imunomediadas e doenças inflamatórias em cães, com resultados iniciais promissores.[37]

Até recentemente, tinha um custo proibitivo, mas agora a formulação genérica com preços razoáveis está levando ao uso cada vez mais frequente na medicina de pequenos animais.

A leflunomida é um profármaco metabolizado pela mucosa intestinal e fígado em seu metabólito ativo, A77 1726 (ou teriflunomida).[5,38] Seu principal mecanismo de ação é a inibição reversível da di-hidro-orotato desidrogenase, uma enzima necessária para a síntese *de novo* de pirimidinas.[5,37,39] Os linfócitos são alvos principais em razão da ausência de uma via de recuperação para as pirimidinas.[5] Os efeitos incluem a inibição da proliferação de células B e T, supressão da produção de imunoglobulina e interferência na adesão de leucócitos.[37,39,40] Também causa inibição de citocinas e fatores de crescimento mediada pela tirosina quinase[5,37,41] e apresenta um efeito inibitório na replicação do herpes-vírus-1 felino em culturas de células renais felinas.[42]

Em humanos, a leflunomida é usada para tratar artrite reumatoide, doença de Crohn, lúpus eritematoso sistêmico e é usada no manejo de receptores de transplantes.[5] Na medicina veterinária, as informações sobre o uso de leflunomida em cães e gatos são semelhantes às observadas com o MMF, sendo limitadas e incluindo relatos de caso único ou pequenos estudos retrospectivos. A leflunomida foi investigada em cães para o tratamento de anemia hemolítica imunomediada resistente a glicocorticoides (ver Capítulo 198), síndrome de Evans (ver Capítulo 198), trombocitopenia imunomediada (ver Capítulo 201), poliartrite imunomediada (ver Capítulo 203), pênfigo foliáceo (ver Capítulo 204), histiocitose sistêmica (ver Capítulo 350) e encefalite/meningomielite não supurativa (ver Capítulo 261).[37,39,41] Em gatos, foi descrita no tratamento da artrite reumatoide felina.[43]

As reações adversas relatadas em humanos incluem distúrbios gastrointestinais, mielossupressão, infecções secundárias, cefaleia, doença pulmonar intersticial, hepatotoxicose, erupções cutâneas, alopecia e necrólise epidérmica tóxica.[39] Os efeitos adversos relatados em cães incluem vômito, diarreia, inapetência, supressão da medula óssea e letargia.[5]

A faixa de dose inicial atual em cães é de 2-6 mg/kg PO a cada 24 h, com muitos médicos-veterinários começando com 4 mg/kg PO a cada 24 h.[13,14,40,44] Em gatos, a dose inicial geralmente é 2 mg/kg PO a cada 24 h (ou frequentemente uma dose total de 10 mg PO a cada 24 h).[13,14,43] O regime terapêutico pode ser ajustado com base na resposta do paciente à terapia, bem como através da medição das concentrações sanguíneas. As recomendações atuais sobre as concentrações plasmáticas incluem a medição das concentrações mínimas com o alvo de 20 mcg/mL para manter um efeito terapêutico desejado,[13,40,44] com testes disponíveis no Auburn University Veterinary Clinical Pharmacology Laboratory.

## TETRACICLINA E NIACINAMIDA

Essa combinação de medicamentos é usada principalmente para tratar dermatopatias imunomediadas. É discutida no Capítulo 204.

## AGENTES ALQUILANTES

Os agentes alquilantes são usados principalmente em protocolos de quimioterapia antineoplásica na medicina de pequenos animais, mas também têm sido investigados quanto ao seu uso no tratamento de doenças imunomediadas. O medicamento dessa categoria que tem sido mais comumente usado para imunossupressão é o clorambucil. O mecanismo de ação dos agentes alquilantes é a reticulação do DNA, interferindo assim na replicação do DNA e na transcrição do RNA.[1,4,45] Esses compostos são tóxicos tanto para as células em repouso quanto para as que se dividem rapidamente, particularmente os linfócitos em proliferação, e assim afetam tanto a imunidade humoral quanto a imunidade mediada por células.

O clorambucil é um agente alquilante inespecífico do ciclo celular que é citotóxico.[5] Possui alta biodisponibilidade oral e alta ligação às proteínas. Uma vez em circulação, o clorambucil é metabolizado pelo fígado em seu metabólito ativo, o ácido fenilacético.[1,5] O ácido fenilacético é então metabolizado em compostos inativos que são excretados nas fezes e na urina. Os efeitos adversos do seu uso em cães e gatos podem envolver principalmente distúrbios gastrointestinais (vômitos, diarreia, anorexia), mielossupressão e alopecia.[1,5,14] Em gatos, foram observados efeitos adversos neurológicos, incluindo espasmos faciais, mioclonia e convulsões.[1,5,14]

O clorambucil foi avaliado em cães e gatos para terapia adjuvante de várias doenças imunomediadas, incluindo pênfigo foliáceo canino e felino (ver Capítulo 204), complexo eosinofílico felino e anemia hemolítica imunomediada felina (ver Capítulo 198), trombocitopenia imunomediada (ver Capítulo 201) e doença inflamatória intestinal (ver Capítulo 276).[1,5,14,15] Existem protocolos diferentes para as várias doenças, com clorambucil frequentemente administrado a cada 48-72 h, ou a cada 24 h por 4 dias consecutivos, repetido a cada 3 semanas. Infelizmente, faltam evidências fortes para seu uso por meio de estudos prospectivos controlados.

A ciclofosfamida é um profármaco metabolizado pelo fígado, principalmente em 2 metabólitos, 4-hidroxiciclofosfamida e acroleína.[45] Acredita-se que a 4-hidroxiciclofosfamida confere a atividade antitumoral e imunossupressora da ciclofosfamida, enquanto a acroleína pode induzir toxicidade vesical com a possibilidade resultante de cistite hemorrágica estéril.[45] Por apresentar muitas reações adversas possíveis clinicamente significativas e por existirem muitas outras opções terapêuticas mais seguras e eficazes em cães e gatos, o autor não recomenda a ciclofosfamida para o tratamento de doenças imunomediadas em cães e gatos. Seu uso agora é reservado principalmente para indicações específicas no tratamento do câncer.

## APLICAÇÕES E TOMADA DE DECISÃO CLÍNICA

Para doenças imunomediadas de ocorrência espontânea, o tratamento inicial geralmente começa com a terapia com glicocorticoides em razão da sua ampla eficácia e baixo custo. Em gatos, em razão da capacidade de tolerar a terapia com glicocorticoides sem maiores efeitos adversos, os glicocorticoides frequentemente são usados como terapia única. Em cães com doenças graves e risco de vida, como anemia hemolítica imunomediada ou trombocitopenia imunomediada, o autor frequentemente começa a terapia com glicocorticoides com outro medicamento imunossupressor, como a azatioprina, ciclosporina ou micofenolato mofetil. A outra medicação imunossupressora a considerar para adicionar à terapia frequentemente é influenciada pelo custo, efeitos adversos potenciais e capacidade de administrar a medicação de forma adequada (ver Capítulo 360 para uma revisão da supressão imunológica e infecção simultâneas no mesmo paciente). A razão para iniciar uma segunda medicação imunossupressora inicialmente em cães com doenças imunomediadas com risco de vida é dupla: tentar suprimir o sistema imunológico usando 2 fármacos com mecanismos de ação diferentes e diminuir o tratamento com glicocorticoides o mais rápido possível, pois os cães podem ser muito suscetíveis aos efeitos adversos das altas doses dos glicocorticoides. Em cães com doenças imunomediadas mais leves ou sem risco de vida, os glicocorticoides podem ser considerados como terapia única.

Se a eficácia foi demonstrada para uma doença específica usando imunossupressão não glicocorticoide (como terapia com ciclosporina para dermatite atópica canina), então uma única terapia não glicocorticoide deve ser considerada como tratamento inicial.

Se o tratamento for eficaz e bem tolerado, a terapia é reduzida lentamente (muitas vezes uma redução de 25% na dose de apenas um medicamento a cada 3-4 semanas com base na resposta clínica à terapia) para encontrar a menor dose eficaz do(s) medicamento(s) necessária para manter a remissão da doença. Quando mais de um medicamento imunossupressor está sendo usado, o medicamento que causa mais efeitos adversos e/ou é o mais caro geralmente é reduzido primeiro. Em cães, isso geralmente significa que a terapia com glicocorticoides é reduzida primeiro em razão dos efeitos adversos evidentes observados pelos proprietários. Uma vez que os glicocorticoides foram reduzidos em dose suficiente para minimizar ou eliminar esses efeitos adversos, então a outra medicação imunossupressora (se estiver sendo usada) pode ser reduzida lentamente de maneira semelhante. A redução até a dose eficaz mais baixa para manter a remissão da doença pode levar meses e, em alguns pacientes, eventualmente é possível interromper todos os medicamentos.

Se a terapia com glicocorticoides for usada como terapia única e efeitos adversos substanciais forem encontrados ou o tratamento não for bem-sucedido, a adição de outro medicamento imunossupressor, além dos glicocorticoides (ou como um substituto para os glicocorticoides), deve ser considerada.

## REFERÊNCIAS BIBLIOGRÁFICAS

*As referências bibliográficas deste capítulo se encontram online no Ambiente de Aprendizagem.*

# CAPÍTULO 166

# Terapia Analgésica

Kristen Messenger

A Associação Internacional para Estudo da Dor (International Association for the Study of Pain) define dor como "uma experiência sensorial ou emocional desagradável associada a danos reais ou potenciais aos tecidos, ou descrita em termos deste dano".[1] A dor pode ser um desafio diagnóstico e terapêutico na medicina de animais de pequeno porte em razão das dificuldades no reconhecimento da dor, disponibilidade limitada de opções analgésicas e efeitos adversos dos medicamentos. Entretanto, a avaliação e o manejo da dor clinicamente aparente ou suspeita são componentes vitais do cuidado do paciente. Os capítulos 126 e 356 revisam a fisiopatologia da dor aguda e crônica e suas consequências.

Muitas enfermidades em animais de estimação apresentam um aspecto doloroso que deve ser tratado com analgésicos adequados. Quando diagnósticos potencialmente dolorosos, como biopsias teciduais, são realizados, a analgesia preventiva deve ser administrada como um elemento do plano sedativo ou anestésico para o paciente. Para pacientes que sofrem de dor aguda ou crônica graves, como a dor associada à pancreatite, a analgesia multimodal melhora o conforto do paciente. A analgesia multimodal fornece um meio de tratar diferentes passos no caminho da dor para maximizar os efeitos analgésicos, ao mesmo tempo que muitas vezes minimiza as doses gerais e os efeitos adversos dos medicamentos isolados.[2] É importante lembrar que, individualmente, os animais terão respostas diferentes à terapia analgésica e, portanto, avaliar repetidamente o paciente para dor é um aspecto crítico do tratamento.

Este capítulo resume a farmacologia clínica básica dos analgésicos comumente utilizados em cães e gatos, com exceção de anti-inflamatórios não esteroides (AINEs). Para informações mais detalhadas sobre os medicamentos discutidos aqui, o leitor é encaminhado para várias outras fontes[3,4] e para os Capítulos 126, 164 e 356. Os AINEs devem ser incluídos nos protocolos de tratamento da dor, a menos que haja contraindicações específicas a esses medicamentos.

## OPIOIDES

Os opioides são considerados os medicamentos de escolha para o tratamento de dor moderada a intensa em cães e gatos.[2] Os opioides são produtos químicos naturais derivados da planta de papoula, ou compostos sintéticos. Esses medicamentos exercem seus efeitos analgésicos principalmente através do receptor opioide mu, embora a atividade agonista no receptor kappa também resulte em analgesia leve a moderada. Todos os receptores opioides são acoplados à proteína G e estão localizados em muitos tecidos do corpo. As respostas analgésicas ocorrem principalmente através dos receptores localizados no sistema nervoso central (SNC; cérebro e medula espinal), embora os opioides administrados nas articulações também exerçam efeitos locais.[5] Efeitos analgésicos são, em última análise, causados pela diminuição na liberação de neurotransmissores pós-sinápticos, bem como hiperpolarização em neurônios pós-sinápticos.[6] Os agonistas opioides mu puros, como o fentanil, apresentam uma curva linear de dose-resposta, de tal forma que a dose pode ser titulada aos efeitos analgésicos ideais, minimizando os efeitos adversos. Nos Estados Unidos, atualmente existem 3 opioides aprovados pela FDA disponíveis para uso em cães e gatos: buprenorfina (Simbadol), fentanil (Recuvyra) e butorfanol (Torbugesic). Vários outros opioides são usados fora das indicações da bula em cães e gatos nos Estados Unidos (Tabela 166.1). O Simbadol recentemente foi aprovado pela FDA para uso diário em gatos. É administrado por via subcutânea em alta dose e injeção única (0,24 mg/kg).[7]

### Vias de administração

A administração oral de opioides geralmente é desencorajada em decorrência de dados muito limitados sobre eficácia e absorção.[8] No geral, esses medicamentos são eliminados pelo metabolismo hepático de primeira passagem, resultando em biodisponibilidade sistêmica muito baixa.[8,9] Apesar dos dados desencorajadores sobre a absorção oral, parece haver relatos empíricos sobre o uso bem-sucedido de opioides administrados por via oral. A autora desencoraja seu uso até que dados de testes mais controlados estejam disponíveis. A administração oral-transmucosa (OTM) de certos opioides, como a buprenorfina, é viável para cães e gatos pequenos. A biodisponibilidade da buprenorfina OTM é altamente variável, com um valor médio de 40% tanto em cães quanto em gatos, exigindo assim uma alta dose de 0,02-0,04 mg/kg.[10-12] Existem relatos de doses de OTM de até 0,12 mg/kg em cães.[9]

O Recuvyra (fentanil) representa uma nova via de administração de opioides em cães: o líquido tópico foi especificamente formulado para rápida absorção transdérmica. O Recuvyra evita algumas das preocupações gerais de prescrever opioides em medicamentos veterinários, como o desvio de medicamentos pelos

### Tabela 166.1 — Doses de opioides comumente usadas em cães e gatos.

| MEDICAMENTO | INDICAÇÃO | ESPÉCIE, DOSE, VIA, COMENTÁRIOS | FREQUÊNCIA |
|---|---|---|---|
| **Agonistas mu completos** | | | |
| Fentanil e remifentanil | Dor moderada a intensa de qualquer etiologia | Cães e gatos: 2 a 5 mcg/kg IV, seguidos por TIC: 2 a 10 mcg/kg/h, ajustados conforme necessário. Adesivos transdérmicos disponíveis para uso fora das recomendações da bula em cães e gatos. Líquido transdérmico (Recuvyra): dose de 2,7 mg/kg **somente em cães**. Esses medicamentos podem resultar em depressão respiratória e bradicardia clinicamente significativas | TIC recomendada em razão da curta duração da ação. Recuvyra aprovado apenas para administração única |
| Hidromorfina | | Cães e gatos: 0,05 a 0,2 mg/kg IV, IM. Êmese é comum, principalmente após a administração IM | A cada 2 a 4 horas, conforme necessário |
| Oximorfina | | Cães e gatos: 0,05 a 0,1 mg/kg IV, IM | A cada 4 a 6 horas, conforme necessário |
| Morfina | | Cães e gatos: 0,1 a 0,5 mg/kg IM. Não administre IV rapidamente em razão da liberação de histamina. Êmese é comum. A dose peridural e intra-articular é de 0,1 mg/kg da solução livre de conservantes | A cada 2 a 4 horas, conforme necessário |
| Metadona | Dor moderada. Particularmente útil para pacientes em que o vômito é uma grande preocupação, ou seja, pacientes com aumento da pressão intracraniana, paralisia laríngea, miastenia *gravis* etc. | Cães e gatos: 0,2 a 0,6 mg/kg IV, IM | A cada 4 a 6 horas, conforme necessário |
| **Agonistas parciais do receptor mu** | | | |
| Buprenorfina | Dor moderada a intensa de qualquer etiologia | Cães: 0,01 a 0,03 mg/kg IV, IM; 0,04 mg/kg OTM cães pequenos. Gatos: 0,02 a 0,04 mg/kg IV, IM, OTM. *Via SC não recomendada em razão da absorção irregular e ruim | A cada 4 a 8 horas, conforme necessário |
| **Agonistas do receptor kappa** | | | |
| Butorfanol | Dor leve a moderada. Particularmente útil para pacientes nos quais o vômito é uma grande preocupação, ou seja, aqueles com aumento da pressão intracraniana, paralisia laríngea, miastenia *gravis* etc. | Cães e gatos: 0,2 a 0,4 mg/kg IV, IM. Como reversão parcial para agonistas mu completos: 0,01 a 0,1 mg/kg IV, lentamente, para efeito | A cada 1 a 2 horas, conforme necessário |
| Nalbufina | Dor leve | Cães e gatos: 0,1 a 0,5 mg/kg IV; 0,25 a 1 mg/kg SC, IM. Comumente não é usada em medicina veterinária | A cada 1 a 2 horas, conforme necessário |
| **Miscelânia** | | | |
| Tramadol | Dor leve a moderada | Somente gatos: 2 a 4 mg/kg. Gatos podem se tornar aversivos ao gosto amargo | A cada 6 horas, conforme necessário |

Para intervalos terapêuticos listados, é comum administrar o limite inferior do intervalo de referência IV, enquanto doses mais altas são administradas por vias extravasculares. *IM*, intramuscular; *IV*, intravenoso; *OTM*, oral-transmucosa; *SC*, subcutâneo; *TIC*, taxa de infusão constante.

proprietários, embora não necessariamente evite a exposição acidental do dono ou do animal de estimação. Atualmente, antes que um veterinário possa prescrever Recuvyra, é necessário um programa de treinamento *on-line* fornecido pelo patrocinador (Elanco Saúde Animal).[13] O Recuvyra não é aprovado para uso em gatos e atualmente não há estudos publicados sobre o uso dessa formulação em gatos. Até que as informações estejam disponíveis, esse produto não deve ser usado em gatos. A administração transdérmica do fentanil através de adesivos (p. ex., Duragesic) comumente é usada em cães e gatos, e fornece analgesia eficaz, embora a absorção sistêmica seja altamente variável em razão de diferenças na espessura da pele, na composição e no fluxo sanguíneo.[14,15] A buprenorfina transdérmica em forma de adesivo tem sido investigada em cães e gatos, embora os resultados não tenham sido animadores nos modelos de dor testados.[16,17]

A administração peridural e intra-articular da morfina sem conservantes fornece efeitos analgésicos regionais e locais potentes, evitando efeitos adversos associados à administração sistêmica.[14,18] O leitor é incentivado a rever outros recursos para a administração peridural e intra-articular dos analgésicos, e utilizar essas técnicas em sua prática.[19-21]

### Efeitos adversos dos opioides

Efeitos gerais e adversos dos opioides podem incluir vômitos, náuseas, íleo paralítico e constipação, retenção urinária, bradicardia, depressão respiratória, sedação e disforia.[18,22,23] Muitos desses efeitos adversos são dependentes dos medicamentos e sua dose. Nos gatos, a administração de opioides foi associada à hipertermia, que se resolve com cuidados de suporte ou reversão parcial.[14,24-26] Além disso, os opioides podem ter efeitos imunomodulatórios negativos, o que seria mais preocupante em pacientes gravemente doentes.[6] Acredita-se que alguns dos efeitos adversos dos opioides, incluindo a disforia, ocorram através de efeitos no receptor delta. Certos opioides estão associados a menos efeitos adversos em comparação com outros. Por exemplo, a buprenorfina, um agonista parcial do receptor-mu, apresenta menos efeitos adversos graves do que os agonistas puros do receptor mu, como o fentanil. Essas características tornam a buprenorfina mais atraente para o uso clínico em pacientes de risco, como aqueles com maior pressão intracraniana em que a depressão respiratória seria uma grande preocupação.

Os opioides e seus efeitos – tanto analgésicos quanto adversos – são totalmente reversíveis com o uso de antagonistas opioides como a naloxona (0,01-0,04 mg/kg). Butorfanol pode ser usado para reverter parcialmente agonistas mu puros como fentanil, mantendo assim algum nível de analgesia para o animal.

### Tramadol

Há pouca ou nenhuma evidência para apoiar o uso de tramadol no tratamento da dor em cães, embora aparentemente se observe um uso generalizado desse medicamento na medicina veterinária.[8,27] Estudos farmacocinéticos recentes revelam que os cães não produzem o metabólito opioide do tramadol (M1) que é responsável pelos efeitos analgésicos experimentados em humanos.[8] Outros efeitos farmacológicos do tramadol incluem a inibição da recaptação de norepinefrina e serotonina,[28] e alguns dos efeitos observados em cães podem estar relacionados a essas ações.[27] Nos Estados Unidos, o tramadol é atualmente uma medicamento do Programa IV. Com exceção da síndrome da serotonina, há poucos efeitos adversos graves para a administração de tramadol em cães. As contraindicações à administração de tramadol incluem a administração simultânea de serotonina e/ou medicamentos inibidores de recaptação de serotonina e/ou norepinefrina, inibidores de monoamina oxidase ou antidepressivos tricíclicos.[8]

O tramadol pode ser mais eficaz como analgésico em gatos, com doses de 2-4 mg/kg VO a cada 6-12 h conforme necessário, fornecendo analgesia em um modelo de limiar térmico felino.[8,29] Disforia e salivação excessiva (em decorrência do gosto amargo) podem ser observadas após a administração.[8]

## AGONISTAS DO ADRENORRECEPTOR ALFA-2

A dexmedetomidina é o único agonista alfa-2 aprovado para uso em cães e gatos nos Estados Unidos. A dexmedetomidina é o isômero ativo da formulação racêmica, medetomidina, e tem uma alta seletividade para o receptor alfa-2 em comparação com o receptor alfa-1.[30] As propriedades analgésicas potentes desse medicamento ocorrem principalmente por meio de ações nos receptores alfa-2 no cérebro e na medula espinal. Nos gatos, doses que variam de 5-50 mcg/kg proporcionaram analgesia em modelos antinociceptivos térmicos,[31,32] apesar de ser importante destacar que todas essas doses resultaram em sedação profunda.[31] As doses clinicamente recomendadas estão na faixa entre 1 e 5 mcg/kg IV, ou em uma taxa de infusão constante de 1 a 3 mcg/kg/h (Tabela 166.2). O uso da dexmedetomidina em

**Tabela 166.2** Doses de medicamentos para outros usos analgésicos comuns na medicina veterinária.

| MEDICAMENTO | INDICAÇÃO | ESPÉCIE, DOSE, VIA, COMENTÁRIOS | FREQUÊNCIA |
|---|---|---|---|
| Dexmedetomidina | Dor moderada a intensa de qualquer causa em cães e gatos geralmente saudáveis | Cães e gatos: 1 a 5 mcg/kg IV, ou TIC 1 a 3 mcg/kg/h com monitoramento constante | A cada 1 a 2 horas, conforme necessário |
| Cetamina | Dor aguda e crônica, dor neuropática, dor somática | Cães e gatos: 0,12 a 0,6 mg/kg/h, ajustados conforme necessário com base na analgesia ou desenvolvimento de efeitos adversos | TIC |
| Amantadina | Osteoartrite, dor crônica | Cães: 3 a 5 mg/kg PO<br>Gatos: 5 mg/kg PO | A cada 12 a 24 horas |
| Gabapentina | Dor neuropática, possivelmente dor aguda | Cães e gatos: 10 a 20 mg/kg PO | A cada 6 a 8 horas |
| Pamidronato (um bisfosfonato) | Dor óssea | Cães: 1 a 2 mg/kg IV ao longo de 2 horas<br>Gatos: 1 mg/kg IV (sem relatos de uso analgésico em gatos) | |
| Lidocaína (administração sistêmica) | Dor moderada a intensa de qualquer causa; cautela em pacientes com doença neurológica, cardíaca ou hepática graves | Somente cães: 1 a 2 mg/kg IV; TIC 1 a 3 mg/kg/h. Sinais neurológicos se desenvolverão se doses tóxicas forem administradas. Efeitos cardíacos podem incluir parada cardíaca | *Bolus* uma vez, depois TIC |

*IV*, intravenoso; *PO, per os* (via oral); *TIC*, taxa de infusão constante.

cães e gatos deve ser ponderado de acordo com os potenciais efeitos adversos, que são muitos, incluindo êmese, diurese, sedação e hiperglicemia transitória.[33] Os efeitos negativos sobre o sistema cardiovascular são mais notáveis e precisam ser considerados, incluindo hipertensão seguida de hipotensão, bradicardia e arritmias.[34-36] Os efeitos da dexmedetomidina são totalmente reversíveis com atipamezol, em doses de aproximadamente 0,1-0,3 mg/kg IM, embora doses mais baixas frequentemente sejam eficazes.[4]

## ANTAGONISTAS DA N-METIL-D-ASPARTATO (NMDA)

### Cetamina

A cetamina é um medicamento anestésico dissociativo usado em doses subanestésicas para tratar muitas condições de dor aguda e crônica, incluindo a dor grave associada à pancreatite ou cirurgia (ver Tabela 166.2).[28,37,38] Esse fármaco previne com sucesso a remodelação da via da dor no corno dorsal da medula espinal, reduzindo assim a probabilidade do desenvolvimento da dor crônica resistente às terapias tradicionais.[28] A cetamina possui efeitos cardioestimulatórios através da liberação endógena de norepinefrina, embora esses efeitos tenham sido mais bem documentados em doses anestésicas.[39,40] A cetamina pode ter alguns benefícios analgésicos adicionais por meio de efeitos anti-inflamatórios, que foram documentados tanto em pesquisas controladas quanto em ensaios clínicos.[39,41,42] A cetamina deve ser administrada em uma taxa de infusão constante (TIC) para ser mais eficaz, exigindo observação frequente e hospitalização.[28] Apesar de existirem dados veterinários muito limitados, a administração de doses subanestésicas de cetamina em cães e gatos está associada a poucos efeitos adversos ou contraindicações. O medicamento é metabolizado no fígado em norcetamina, que possui alguma atividade anestésica. Em cães, a norcetamina sofre metabolismo adicional, mas em gatos uma grande quantidade de norcetamina é excretada inalterada pelos rins.[43] A cetamina deve ser usada com cautela em gatos com lesão/doença renal grave em decorrência da possibilidade de acúmulo de medicamentos e efeitos aprimorados ou prolongados secundários ao metabólito ativo norcetamina. Doses altas de cetamina podem resultar em disforia e alucinação, que podem ser atenuadas pela interrupção ou redução da taxa de administração, bem como pela administração de um sedativo apropriado.

### Metadona e dextrometorfano

Ambos os medicamentos têm atividade fraca no receptor NMDA, e estudos em humanos sugerem que ambos os agentes possuem atividade analgésica.[28] Existem poucos estudos veterinários que mostram efeitos analgésicos significativos em cães e gatos. Metadona é um agonista opioide mu puro com outros mecanismos farmacológicos, incluindo a inibição da recaptação de serotonina e norepinefrina.[44]

### Amantadina

Amantadina é um agente antiviral, que apresenta atividade fraca sobre o receptor NMDA, bem como boa absorção oral em pessoas.[28] A amantadina parece ser bem absorvida após a administração oral em cães e gatos,[8,45,46] embora não sejam conhecidas as concentrações plasmáticas correspondentes aos efeitos analgésicos. Existem relatos do uso bem-sucedido da amantadina como analgésico adjunto em cães e gatos, com poucos ou nenhum efeito adverso.[45,47,48]

## GABAPENTINA

Originalmente, a gabapentina foi desenvolvida e usada como um medicamento antiepiléptico, mas foi descoberto que ela apresenta benefícios analgésicos em pessoas que sofrem de certas condições dolorosas, em particular dor neuropática[28] e mais recentemente dor pós-operatória aguda.[49,50] A gabapentina é um análogo estrutural da Gaba; entretanto, não interage com receptores Gaba ou influencia a atividade Gaba endógena. Acredita-se, atualmente, que o mecanismo de ação primário seja por meio da inibição de canais de cálcio ativados por voltagem através da ligação na subunidade alfa-2-beta nesses canais,[51,52] apesar de ter sido sugerido que a gabapentina tenha atividade em muitos outros receptores.[28] O uso da gabapentina como analgésico na medicina veterinária apresentou resultados mistos. Em cães, a gabapentina a uma dose de 10 mg/kg VO por dia não melhorou os escores de dor após a amputação de membros torácicos,[50] mas empiricamente acredita-se que a gabapentina seja um analgésico adjuntivo eficaz para dor crônica ou neuropática (ver Tabela 166.2).

Foram publicados estudos farmacocinéticos sobre a administração de gabapentina em gatos[53] e simulações utilizando dados desses estudos recomendaram regimes de administração de 3-8 mg/kg VO a cada 8 h para alcançar concentrações plasmáticas-alvo consideradas eficazes em humanos.[54] Dados farmacodinâmicos em gatos mostraram que a gabapentina não foi eficaz em um modelo de dor por estímulo térmico, com o medicamento alcançando concentrações plasmáticas entre 1 e 10 ng/mℓ após administração oral de 5 e 10 mg/kg.[54]

## BISFOSFONATOS

Os bisfosfonatos incluem ácido zoledrônico, ácido tiludrônico e pamidronato. Esses compostos se ligam à hidroxiapatita no osso e, em última análise, reduzem a reabsorção e destruição óssea através da inibição da atividade dos osteoclastos.[55] Existem evidências muito limitadas de que bisfosfonatos podem ser benéficos no tratamento de osteoartrite associada a dor e cânceres ósseos em cães.[55] Esses compostos são administrados na forma de infusão intravenosa (ver Tabela 166.2). Em humanos, há relatos de osteonecrose associada ao bisfosfonato e toxicidade renal, apesar de os efeitos adversos desses medicamentos em cães e gatos serem desconhecidos.[56,57]

## ANESTÉSICOS LOCAIS

Uma discussão completa sobre o uso da anestesia regional e local está além do escopo deste capítulo; entretanto, essas técnicas podem ser de imenso benefício no manejo da dor em cães e gatos. Por exemplo, uma anestesia peridural sacrococcígea pode ser realizada de forma rápida e segura em gatos que sofrem de obstrução uretral, a fim de fornecer analgesia potente com pouco ou nenhum efeito adverso sistêmico.[58] Uma descrição das técnicas e indicações para uso dos anestésicos locais pode ser localizada em várias fontes listadas anteriormente.[20,21] Adesivos transdérmicos de lidocaína (Lidoderm) têm sido investigados em cães e gatos; apesar de haver absorção sistêmica de lidocaína, os benefícios analgésicos provavelmente sejam mínimos.[59,60] Entretanto, a administração sistêmica da lidocaína tem sido defendida para uso tanto como analgésico quanto anti-inflamatório em cães (ver Tabela 166.2), mas não deve ser administrada a gatos em razão do risco de toxicidade.[36,61] A administração *sistêmica* de outros anestésicos locais, além da lidocaína, é contraindicada em decorrência de preocupações com neuro e cardiotoxicidade, bem como risco de morte.

## ANTAGONISTAS DO RECEPTOR DA NEUROQUININA-1

Maropitant é um antagonista receptor NK-1 aprovado nos Estados Unidos como um antiemético em cães e gatos. Existem evidências muito limitadas de que o maropitant pode fornecer analgesia para dor visceral em cães.[22] Nesse momento, são necessários mais estudos antes que uma recomendação geral possa ser feita para o uso desse medicamento como analgésico.

### ANALGÉSICOS ADJUNTOS PARA A DOR CRÔNICA E DIREÇÕES FUTURAS

Vários compostos analgésicos "não tradicionais" têm sido utilizados como tratamentos aditivos para dor crônica. Esses medicamentos incluem as classes de antidepressivos tricíclicos ou inibidores da recaptação seletiva da serotonina (e norepinefrina).[8] O leitor é aconselhado a buscar nos Capítulos 126 e 356 informações relativas à gestão integral da dor e um artigo de revisão recente.[8] Pesquisadores e empresas farmacêuticas estão investigando novas opções terapêuticas para tratar a dor em cães e gatos. Atualmente, esses produtos ainda estão em fase de testes, mas as opções promissoras incluem terapias com anticorpos monoclonais, como o fator de crescimento antinervo, que é conhecido na medicina humana como tanezumabe.[62] Toxinas voltadas para fibras nervosas específicas e canais de íons, como a resiniferatoxina, ainda estão em pesquisa, embora haja evidências crescentes para o uso clínico desse composto na medicina veterinária.[63]

### REFERÊNCIAS BIBLIOGRÁFICAS

*As referências bibliográficas deste capítulo se encontram online no Ambiente de Aprendizagem.*

# CAPÍTULO 167

# Antioxidantes, Nutracêuticos, Probióticos e Suplementos Nutricionais

Laura Eirmann

Os avanços na compreensão das necessidades de nutrientes em animais de estimação e na tecnologia da ciência dos alimentos permitem que os donos de animais forneçam formulações dietéticas completas e equilibradas que atendam aos requisitos de nutrientes do animal ao longo das várias fases da vida e, muitas vezes, para atender às necessidades específicas de um animal individual. Caminhando paralelamente a essas melhorias, o interesse entre os donos de animais de estimação em relação aos benefícios dos suplementos alimentares e nutracêuticos continua a aumentar. Embora não se aplique a produtos destinados a animais, um Ato de Saúde e Educação em Suplementação Dietética (Dietary Supplement Health and Education Act [DSHEA]) de 1994 definiu suplemento dietético como um produto (além do tabaco) destinado a suplementar a dieta que apresenta ou contém um ou mais dos seguintes ingredientes dietéticos: vitamina, mineral, erva ou outra substância botânica, aminoácido, substância dietética para uso humano para complementar a dieta aumentando a ingestão alimentar total ou um concentrado, metabólito, constituinte, extrato ou combinação desses ingredientes.[1] A publicação do Conselho de Pesquisa Nacional: Segurança de Suplementos Dietéticos para Equinos, Cães e Gatos (National Research Council: Safety of Dietary Supplements for Horses, Dogs, and Cats) define suplemento alimentar animal como "uma substância para o consumo oral por equinos, cães ou gatos, seja no alimento ou oferecida separadamente, destinada a benefício específico ao animal por meios diferentes do fornecimento de nutrientes essenciais para efeito pretendido sobre o animal, além das necessidades nutricionais normais, mas não incluindo fármacos legalmente definidos".[2] Não há definição legal do termo nutracêutico nos Estados Unidos. É uma junção das palavras "nutrição" e "farmacêutico" cunhado por um médico e geralmente aplicado a suplementos alimentares destinados a efeitos terapêuticos específicos.[3] É importante reconhecer que suplementos alimentares e nutracêuticos não são obrigados a passar por um processo de aprovação pré-mercado pela Food and Drug Administration (FDA) dos EUA antes de serem vendidos ao público.

Estima-se que 10 a 33% dos cães e gatos nos Estados Unidos são alimentados com algum suplemento alimentar.[2,4,5] Entretanto, apesar do interesse considerável em suplementos alimentares, muitas vezes o conhecimento sobre sua eficácia, modos de ação e segurança ainda é baixo. Com a miríade de produtos e suplementos disponíveis atualmente, os clientes geralmente solicitam aos médicos-veterinários comentar sobre um produto específico ou fazer uma recomendação. É importante obter uma compreensão dos suplementos alimentares e desenvolver uma abordagem sistêmica e científica para avaliar pacientes e produtos antes de fazer uma recomendação. Uma discussão abrangente sobre todos os suplementos alimentares está além do escopo deste capítulo. Essa revisão, embora não seja longa, fornecerá uma breve visão geral dos aspectos regulatórios dos suplementos alimentares comercializados para animais de estimação nos Estados Unidos e fornecerá orientações para os médicos-veterinários facilitarem a avaliação precisa e, quando possível, fazerem recomendações sólidas apoiadas por estudos publicados na literatura científica revisada por pares. Faremos uma breve visão introdutória de duas categorias de suplementos alimentares, antioxidantes e probióticos.

### ASPECTOS REGULATÓRIOS

Alimentos e medicamentos para humanos ou animais são regulados nos Estados Unidos sob a Federal Food, Drug and Cosmetic Act (FFDCA) de 1938. A responsabilidade de aplicar todos os aspectos da FFDCA que poderiam ser aplicados ao uso em animais cabe ao Center for Veterinary Medicine (CVM) da FDA. A distinção legal entre um "alimento" (item consumido principalmente por gosto, aroma ou valor nutritivo) e "medicamento" (item destinado a tratar ou prevenir doenças ou afetar a estrutura ou função do corpo) depende, em grande parte, da finalidade pretendida ou das reivindicações feitas pelo fabricante ou distribuidor.[3] A DSHEA estabelece um marco regulatório para suplementos alimentares comercializados para humanos que permite uma "declaração de suporte nutricional" relacionada a alegações de "função estrutural", mas requer uma advertência de que o suplemento não foi avaliado pela FDA e "o produto não se destina a diagnosticar, tratar, curar ou prevenir qualquer doença".[1] Essa lei abriu a possibilidade de que certos tipos de alegações (*i.e.*, alegações de estrutura/função) sejam feitos sem provas científicas submetidas à FDA antes da comercialização. Entretanto, em 1996, o CVM publicou um aviso de que a DSHEA não se aplica a produtos destinados ao uso em animais e, portanto, "suplementos alimentares para animais não são reconhecidos como uma classe de produtos".[6] Sob a FFDCA, os produtos comercializados como suplementos alimentares para uso em animais são classificados como alimentos ou medicamentos, dependendo do uso pretendido. Por razões além do escopo deste capítulo, os suplementos de saúde animal, em sua maioria, são medicamentos de baixa prioridade regulatória.[7] Cabe ao médico-veterinário entender que alguns produtos no mercado podem não cumprir a lei aplicável e poderiam conter ingredientes não aprovados ou fazer alegações infundadas, e que o uso fora das recomendações da bula só se aplica a medicamentos aprovados.[6]

## DIRETRIZES GERAIS PARA RECOMENDAÇÃO DE SUPRIMENTOS ALIMENTARES

Por razões legais e éticas, o médico-veterinário deve fazer uma avaliação crítica antes de recomendar um suplemento alimentar ou nutracêutico. Isso começa com um histórico completo do paciente, incluindo questionamentos abertos sobre o uso de suplementos alimentares. Até 70% dos pacientes humanos não relatam uso de suplementos aos seus médicos.[8,9] Os proprietários de animais de estimação podem não mencionar esses produtos quando questionados sobre medicamentos ou podem relutar em mencionar terapias alternativas não prescritas pelo veterinário. Entretanto, estudos relatam que o uso de suplementos varia de 13 a 38% para pacientes veterinários com doença cardíaca ou renal.[10-12] Em razão do potencial para eventos adversos associados ao uso de suplementos e ao potencial para interações suplemento-medicamentos, essas informações são críticas.

Como em qualquer recomendação veterinária, o médico deve primeiro estabelecer um diagnóstico preciso. Um proprietário pode perguntar sobre um suplemento para "saúde articular" quando o paciente não tem uma condição que justifica esse suplemento específico. Se o veterinário determinar que um suplemento dietético específico pode ser benéfico para o paciente, a seleção específica do produto é o próximo passo. A sigla Pets tem sido usada para fazer uma avaliação do produto e pode ser usada para auxiliar discussões com clientes sobre um suplemento específico.[13] Os pontos-chave são resumidos da seguinte forma:

- Qualidade do produto (P): o fabricante deve ser capaz de fornecer informações adequadas sobre um produto específico para auxiliar o médico-veterinário na avaliação da qualidade do produto. O produto deve conter uma quantidade adequada da substância de interesse tanto para a segurança quanto para a eficácia. Infelizmente, há exemplos de produtos que são mal rotulados ou não contêm o ingrediente listado no rótulo.[14] O rótulo deve ser preciso e incluir informações como uma lista de ingredientes, uso pretendido do produto, instruções adequadas para uso, número do lote, data de validade e informações do fabricante. O fabricante deve utilizar boas práticas de fabricação e estar disposto a fornecer informações sobre garantia de qualidade, como ingredientes e testes finais do produto. Um nutracêutico específico pode exigir revestimento entérico, encapsulamento ou condições específicas de embalagem ou armazenamento. Perguntas mais detalhadas para os fabricantes de produtos nutracêuticos podem ser encontradas em outras fontes.[7] Outras fontes também podem fornecer ao médico-veterinário informações sobre a qualidade de um produto específico. Uma organização comercial sem fins lucrativos, o Conselho Nacional de Suplementação Animal (National Animal Supplement Council [www.nasc.cc]), oferece um programa voluntário que fornece aos fabricantes de suplementos animais diretrizes para garantia da qualidade do produto, relatórios de eventos adversos e padrões de rotulagem. A conclusão bem-sucedida desse programa permite que a empresa associada exiba o Selo de Qualidade da NASC em seus produtos, *site*, literatura de produtos e anúncios. Outras fontes incluem o U.S. Pharmacopeial Dietary Supplement Verification Program e o ConsumerLab.com.

- Eficácia (E): definida como a resposta biológica desejada de qualquer terapia, é estabelecida por testes científicos. Primeiro, o composto de interesse deve estar presente em uma forma que seja biodisponível para o animal de estimação. Por exemplo, a biodisponibilidade oral do sulfato de condroitina em cães aumenta com a diminuição do peso molecular.[15] Mostrar a eficácia de uma substância nutracêutica requer testes rigorosos e, muitas vezes, caros, dependendo do efeito do produto informado pelo fabricante e do ambiente regulatório ao redor dessa substância. Os fabricantes devem ser solicitados a fornecer uma documentação de suporte sobre a eficácia do produto. É necessária uma avaliação crítica dos estudos. É importante garantir que os estudos tenham sido realizados nas espécies-alvo utilizando a mesma dose e apresentação de ingrediente ativo com a mesma formulação do produto. O estudo deve ser cego e incluir um grupo-controle adequado, apesar de ser necessário reconhecer que tais evidências robustas nem sempre suportam as recomendações existentes atualmente em muitos aspectos da medicina veterinária. Também é importante determinar se os estudos foram publicados em periódicos revisados por pares e se os resultados são aplicáveis ao paciente específico que está sendo avaliado. Os médicos-veterinários devem ser cautelosos com o apoio e o marketing de produtos com base apenas em depoimentos ou estudos mal desenhados.

- Tolerância (T): para que seja eficaz, deve haver tolerância a qualquer nutracêutico ou suplemento. O plano de tratamento deve ser aceitável tanto para o dono do animal de estimação quanto para o paciente. Por exemplo, o número de comprimidos para alcançar a eficácia e a via de administração devem ser alcançáveis para esse cliente e paciente.

- Segurança (S): é primordial e deve ser conhecida antes de se usar um suplemento alimentar. Dados históricos sobre o uso de determinadas substâncias podem fornecer informações práticas sobre segurança. A margem de segurança (diferença entre dose efetiva e dose máxima segura) pode ou não ser conhecida. O uso de um suplemento específico na ausência de quaisquer dados de segurança publicados nas espécies-alvo é particularmente arriscado, sendo aconselhável cautela. A segurança deve ser avaliada em relação a condição clínica e tratamentos simultâneos do paciente específico. As interações suplemento-medicamentos devem ser consideradas. Os donos de animais de estimação às vezes estão sob a suposição errônea de que "natural" é sempre "seguro". A orientação ao cliente, incluindo uma discussão sobre dados conhecidos, lacunas de conhecimento e controvérsias, possibilitará que o proprietário tome uma decisão informada.

## SELEÇÃO DO NUTRACÊUTICO DE INTERESSE

### Antioxidantes

As espécies reativas de oxigênio (EROs) são onipresentes e altamente reativas nos sistemas biológicos. Estão associadas a reações de oxidação-redução, metabolismo energético, biossíntese, sinalização celular e mecanismos de defesa e desintoxicação do organismo. Sua reatividade pode ser benéfica em razão de reações de ruptura oxidativa e outros mecanismos que caracterizam a função dos neutrófilos e outras células inflamatórias. Elas são produzidas não apenas como resultado do metabolismo normal, mas também pela exposição a estressores ambientais, incluindo radiação UV, poluentes e certos agentes químicos. Quando presentes em excesso, ocorre dano oxidativo e destruição de membranas celulares normais e função celular. As EROs são capazes de reagir com todas as moléculas biológicas, incluindo ácidos nucleicos, proteínas, carboidratos e lipídios. Acredita-se que danos oxidativos contínuos façam parte da patogênese de muitas condições, incluindo câncer, condições degenerativas, como artrite e o processo de envelhecimento, incluindo declínio cognitivo.

Em razão dos efeitos adversos potenciais das EROs, os sistemas celulares utilizam inúmeros mecanismos antioxidantes para inibir danos oxidativos e interromper a formação de radicais livres. Esses sistemas incluem: interação direta com agentes redutores (p. ex., vitamina C, glutationa); eliminação de radicais livres (vitamina E, vitamina C, carotenoides, dismutase de superóxido); redução de hidroperóxidos (p. ex., glutationa peroxidase, catalase); remoção de metais de transição por ligação proteica (p. ex., ferritina, ceruloplasmina e outros quelantes); prevenção da chegada do oxigênio reativo a locais específicos; e até mesmo reparar danos oxidativos.[16]

Como radicais livres decorrentes do metabolismo ou fontes ambientais interagem continuamente nos sistemas biológicos, os oxidantes e antioxidantes estão em um ciclo contínuo de utilização e reposição que deve ser equilibrado para minimizar os danos celulares e teciduais. Isso torna a suplementação antioxidante para aumentar sistemas antioxidantes endógenos uma estratégia potencial de intervenção. Por exemplo, a diminuição das concentrações de glutationa hepática tem sido mostrada na doença hepática de ocorrência natural,[17] e a suplementação com S-adenosilmetionina (SAMe), um precursor da glutationa, tem se mostrado benéfica para cães e gatos com intoxicação por acetaminofeno.[18,19]

A seleção do tipo correto, dose e/ou combinação de antioxidantes para amenizar um sistema biológico tão complexo é desafiadora. Por exemplo, o produto específico SAMe utilizado nos registros do acetaminofeno contém 74% do estereoisômero SAMe ativo biologicamente, enquanto um produto SAMe diferente pode conter muito menos.[20] Certos antioxidantes podem agir como pró-oxidantes em determinados níveis ou sob certas condições biológicas.[21] Algumas modalidades de tratamento dependem de lesões oxidativas, portanto a suplementação com antioxidantes durante a fase específica de tratamento pode não ser ideal. Dessa forma, o médico-veterinário precisa avaliar o paciente, o plano de tratamento e a literatura científica sobre segurança e eficácia de um antioxidante ou da combinação de um antioxidante antes de fazer uma recomendação específica.

## Probióticos

A Organização das Nações Unidas para a Alimentação e a Agricultura e a Organização Mundial da Saúde definem os probióticos como "microrganismos vivos que, quando administrados em quantidades adequadas, conferem um benefício à saúde do hospedeiro".[22] Muitas vezes são bactérias produtoras de ácido láctico e incluem cepas de *Enterococcus*, *Streptococcus*, *Bifidobacterium* e *Lactobacillus* spp. O mecanismo de ação é complexo e provavelmente multifatorial.[23] Isso não é surpreendente, dado que a microbiota compõe 90% do total de células do corpo dos mamíferos. Apenas recentemente, a nova tecnologia de sequenciamento e bioinformática forneceu uma visão melhor sobre o grande número e diversidade da microbiota intestinal.[24] Essa pesquisa está descobrindo um ecossistema intestinal altamente complexo e diversificado que é único para o indivíduo e difere ao longo do trato gastrointestinal.[25] Uma melhor compreensão do microbioma intestinal, sua influência sobre a saúde e a doença dentro e fora do trato gastrointestinal e potencial para os probióticos modularem as interações complexas entre o microbiota e o hospedeiro são áreas de pesquisa ativa na medicina humana e veterinária. As evidências suportam o uso de organismos probióticos específicos em certas populações humanas para condições de doenças definidas, incluindo enterocolite necrosante, diarreia associada a antibióticos e bolsite com painéis especializados dedicados para revisar as pesquisas e fornecerem recomendações específicas para o uso de probióticos em humanos.[26]

Pesquisas que elucidam a microbiota canina e felina e o benefício potencial dos probióticos estão em andamento e são promissoras. Entretanto, a complexidade e os dados limitados atuais tornam as recomendações desafiadoras. Cabe ao médico-veterinário usar as mesmas diretrizes gerais e abordagem "Pets", descrita anteriormente, ao considerar um probiótico para um paciente. Os produtos comerciais têm uma grande variação no controle de qualidade.[23] A avaliação da qualidade do produto inclui a observação do rótulo do produto. O rótulo deve incluir uma análise garantida indicando o número de bactérias probióticas vivas, uma lista do gênero específico, espécie e cepa, e data de validade.[27] Infelizmente, estudos anteriores mostraram que muitos produtos disponíveis comercialmente contêm erros de rotulagem, incluindo falha na lista de microrganismos específicos, erros ortográficos e falha em indicar o número de bactérias esperadas.[14,28] Além disso, a comparação do conteúdo real *versus* as informações dos rótulos mostrou que alguns produtos não atendiam alegações de organismos viáveis, continham microrganismos sem efeito probiótico ou continham microrganismos potencialmente patogênicos.[14,28] O médico-veterinário deve selecionar um probiótico de um fabricante respeitável e fazer perguntas sobre a qualidade do produto, incluindo práticas de fabricação e estudos de estabilidade para garantir que o probiótico sobreviva a produção, armazenamento antes do consumo e passagem pelo trato gastrointestinal. A segurança é de extrema preocupação. A segurança inclui testes para virulência e genes de resistência a antibióticos, bem como tolerância do paciente. É aconselhável cautela ao considerar probióticos em pacientes com comprometimento acentuado da mucosa intestinal, ou aqueles que estão imunocomprometidos ou gravemente enfermos.[23] Eventos adversos associados a qualquer suplemento alimentar devem ser relatados. As evidências atuais de eficácia são mínimas e, às vezes, conflitantes, mas há um corpo crescente de dados na literatura revisada por pares especialmente no que diz respeito à saúde gastrointestinal[29-37] e aos efeitos modulatórios imunológicos[38-43] dos probióticos em cães e gatos. O desenho do estudo deve ser avaliado criticamente e as medidas de resultados devem ser relevantes para o paciente clínico. É realista prever que, com futuras pesquisas científicas usando estudos cegos bem delineados controlados por placebo, com adequação do tamanho das amostras e duração do estudo, as recomendações se tornarão mais refinadas e direcionadas a cepas probióticas específicas que resultam em um efeito biológico desejado para abordar condições específicas em uma população definida de gatos ou cães.

## REFERÊNCIAS BIBLIOGRÁFICAS

*As referências bibliográficas deste capítulo se encontram online no Ambiente de Aprendizagem.*

# CAPÍTULO 168

# Medicamentos Manipulados

Ron Johnson e Dinah G. Jordan

Um dos maiores desafios para os médicos-veterinários pode ser a disponibilidade adequada de apresentações de formulações de medicamentos que permitam uma dosagem mais fácil e precisa para os pacientes e melhorem a adesão ao tratamento por parte do proprietário. Apesar de terem sido feitos avanços com novos medicamentos e novas formas de apresentação aprovados para medicina veterinária, ainda há, claramente, a necessidade de opções adicionais de formulação de medicamentos. Assim, medicamentos aprovados para uma espécie animal frequentemente são usados em outra espécie, incluindo medicamentos aprovados para humanos. Os medicamentos manipulados não foram submetidos ao processo de aprovação rigoroso no qual são testados para segurança, eficácia e estabilidade. Os profissionais devem garantir que a administração de medicamentos manipulados para pacientes veterinários seja justificável, não impulsionada por fatores econômicos, a fim de atender a uma necessidade individual do paciente que não pode ser atendida por um produto aprovado e disponível comercialmente (Boxe 168.1).

## MEDICAMENTOS VETERINÁRIOS MANIPULADOS: REGULAMENTOS

A manipulação na medicina veterinária continua sendo um tema de atenção e indecisão regulatória. A manipulação é definida pela Convenção da Farmacopeia dos Estados Unidos (United States Pharmacopeial Convention) como "a preparação, mistura, montagem, alteração, embalagem e rotulagem de um medicamento, dispositivo de entrega de medicamentos ou dispositivo de acordo com a prescrição de um profissional, receita médica ou iniciativa de um profissional licenciado com base na relação profissional/paciente/farmacêutico/composto manipulado no curso da prática profissional".[1] Enquanto a composição tradicional é regulamentada principalmente no âmbito estadual; o Congresso dos Estados Unidos aprovou a Compounding Quality Act (Title I, Drug Quality and Security Act de 2013), que aborda muitas questões sobre a manipulação na medicina humana. Esse estatuto, entretanto, diz respeito apenas à manipulação para pacientes humanos e não aborda regulamentos para espécies não humanas.[2]

---

**Boxe 168.1** Recomendações gerais para o uso de medicamentos manipulados para animais de estimação

1. O uso de preparações veterinárias manipuladas deve basear-se na terapia medicamentosa racional determinada por um médico-veterinário licenciado dentro dos limites de uma relação veterinário/cliente/paciente válida.

2. Preparações manipuladas podem ser necessárias quando: (i) existe uma necessidade médica legítima, como o sofrimento ou a morte decorrente da falta de tratamento do animal afetado, (ii) não existe um regime terapêutico adequado para a espécie, tamanho, idade ou problema médico do animal, ou (iii) não há nenhum medicamento humano ou animal aprovado comercializado e disponível – seja de forma rotulada, seja fora das recomendações da bula – para tratar a condição, ou há razão para acreditar que os medicamentos aprovados não sejam eficazes ou seguros para o animal.[4]

3. Preparações manipuladas podem ser receitadas por um médico-veterinário licenciado para pacientes em sua clínica. Os médicos-veterinários devem procurar os serviços de uma farmácia de manipulação respeitável quando a complexidade da preparação manipulada exceder a experiência, o treinamento, os equipamentos e/ou as instalações do veterinário.

4. As preparações manipuladas podem ser distribuídas por um farmacêutico licenciado para um paciente veterinário individual de acordo com a prescrição válida conforme as leis estaduais e federais.

5. Os produtos veterinários e humanos aprovados pela FDA devem ser usados para manipulação de acordo com a AMDUCA sempre que disponíveis comercialmente e apropriados clinicamente. Na ausência de um produto apropriado aprovado pela FDA, os IFAs devem ser obtidos em uma instalação registrada na FDA, quando possível, ou outra fonte confiável se nenhum local registrado pela FDA estiver disponível. Todos os IFAs devem ser acompanhados por um Certificado de Análise.

6. Os medicamentos manipulados por um médico-veterinário ou farmacêutico devem ser rotulados de acordo com as disposições de uso fora da recomendação da bula da AMDUCA e todas as leis e regulamentos estaduais aplicáveis.[3] As informações necessárias incluem, mas não se limitam a, identificação do paciente, data da manipulação, nome de todos os ingredientes ativos, quantidade receitada, instruções sobre a administração, identificação do prescritor/farmacêutico, endereço da clínica veterinária ou farmácia, etiquetas auxiliares e de precaução, número do lote e data de validade. Os registros adequados de medicamentos manipulados distribuídos (incluindo fórmulas) devem ser mantidos pelo farmacêutico ou médico-veterinário distribuidor.

7. As preparações manipuladas devem ser específicas para o paciente e não disponíveis para "revenda", o que implica reembalagem e/ou nova rotulação.

8. Os médicos-veterinários podem manter legalmente preparações veterinárias para "uso no consultório" não específicas para o paciente em alguns estados.

9. O médico-veterinário deve estabelecer parâmetros objetivos para o monitoramento dos pacientes, o que indicará se a medicação manipulada é clinicamente eficaz, subterapêutica ou tóxica.[11]

10. O médico-veterinário prescritor e/ou farmacêutico distribuidor deve relatar quaisquer eventos adversos suspeitos associados ao uso de preparações veterinárias manipuladas.

Uma das questões mais gritantes e controversas em relação à manipulação veterinária é a capacidade de manipular medicamentos veterinários a partir das substâncias a granel, também referidas como ingredientes farmacêuticos ativos (IFAs). O Ato de Esclarecimento do Uso de Fármacos Medicinais em Animais (Animal Medicinal Drug Use Clarification Act – AMDUCA) legalizou, para pacientes veterinários, a manipulação de produtos veterinários e humanos aprovados, com poucas restrições para animais que não se destinem ao consumo alimentar humano.[3,4] A Lei, entretanto, não incluiu uma linguagem que informasse especificamente a composição dos IFAs. O Centro para Medicina Veterinária da Administração de Alimentos e Medicamentos (Center for Veterinary Medicine, Food and Drug Administration – FDA) há muito defende a posição de que essa forma de manipulação para animais é ilegal, apesar de ser necessária em alguns casos.

Médicos-veterinários e farmacêuticos reconhecem claramente que existem medicamentos para pacientes veterinários que devem ser manipulados a partir de substâncias a granel, incluindo, mas não se limitando a, brometo de potássio, cisaprida, suspensão de benzoato de metronidazol, dietilestilbestrol, formulações transdérmicas, alguns antídotos para venenos e medicamentos que atualmente não estão disponíveis em razão da retirada do mercado pelo fabricante ou que não estão mais disponíveis comercialmente. A legalidade da manipulação veterinária dos IFAs tem sido um debate de longa data entre farmacêuticos, médicos-veterinários, fabricantes de medicamentos veterinários e o Centro de Medicina Veterinária (Center of Veterinary Medicine), e tem sido objeto de ações movidas no sistema judicial federal dos EUA.[5,6] Parece absurdo que os medicamentos para pacientes humanos possam ser legalmente manipulados a partir de IFAs, mas não para espécies não humanas. Em contrapartida, é sabido que algumas farmácias de manipulação geraram quantidade grande de medicamentos não aprovados para uso veterinário que são, em grande parte, cópias de medicamentos aprovados pela FDA, e médicos-veterinários compraram esses medicamentos para seu inventário clínico. Essas práticas constituem tentativas de contornar o processo de aprovação de medicamentos e podem ser interpretadas como fabricação ilegal disfarçada de manipulação.

Outra questão da manipulação que necessita de resolução regulatória é a necessidade de os médicos-veterinários comprarem medicamentos manipulados não específicos para o paciente (medicamentos de estoque) nas farmácias de manipulação (manipulação antecipada) não apenas para a administração em pacientes enquanto estiverem em suas clínicas, mas também para a administração após a alta do paciente a fim de evitar a interrupção do tratamento. Esses medicamentos podem ser manipulações mais complexas, como soluções oftálmicas estéreis ou pomadas. A maioria dos médicos-veterinários não tem experiência ou treinamento em farmácias e não possui instalações ou equipamentos para manipulação além de reformulações simples de medicamentos não estéreis; portanto, é racional que um médico-veterinário compre preparações de "uso no consultório" de uma farmácia de manipulação. Entretanto, enquanto alguns estados permitem o "uso do consultório", outros não. O dilema surge quando um médico-veterinário precisa receitar um medicamento previamente manipulado por uma farmácia, o que envolveria uma nova rotulação e talvez reembalagem da medicação. Essa prática é considerada "revenda", e não é permitida na maioria dos estados. Nota: Califórnia e Virgínia são, no momento desta publicação, os dois únicos estados americanos que permitem aos médicos-veterinários receitarem um fornecimento de emergência de 72 horas de medicamentos manipulados para "uso no consultório".[7,8]

Essas e outras questões não resolvidas na manipulação veterinária resultaram na formação de uma Força-Tarefa de Legislação de Manipulação Veterinária (Task Force on Veterinary Compounding Legislation) pela Associação Médica Veterinária Americana (American Veterinary Medical Association) em 2014. A Força-Tarefa examina questões como "manutenção do estoque em consultórios, manipulação de ingredientes a granel, relatórios de eventos adversos e garantia de qualidade. Eles também consideram o papel que a escassez de medicamentos e a manutenção do processo de aprovação pela Administração de Alimentos e Medicamentos (Food and Drug Administration) desempenham no acesso a preparações manipuladas".[9]

Os médicos-veterinários devem acompanhar as informações regulatórias vigentes sobre medicamentos manipulados para uso veterinário à medida que o processo regulatório evolui. Organizações profissionais veterinárias, juntamente com a literatura publicada em revistas conceituadas, representam fontes valiosas de informação sobre medicamentos manipulados para animais que podem auxiliar o médico-veterinário com o ambiente regulatório complexo e muitas vezes confuso ao redor dos medicamentos manipulados para uso veterinário.

## COMPREENSÃO DO RISCO EM RELAÇÃO AO BENEFÍCIO DE MEDICAMENTOS MANIPULADOS

### Aspectos farmacêuticos

A manipulação de medicamentos por médicos-veterinários e farmacêuticos não equivale à formulação de produtos fabricados comercialmente por empresas farmacêuticas com produção devidamente registrada. A manipulação, seja por um farmacêutico, seja por um médico-veterinário, deve, portanto, ser feita apenas dentro do nível de experiência, treinamento, equipamento e instalações para um determinado medicamento. Um medicamento manipulado deve possuir pureza, potência adequada e mostrar estabilidade (vida de prateleira) para manter a biodisponibilidade aceitável (extensão da absorção sistêmica do medicamento) do ingrediente farmacêutico ativo, mas não produzir toxicidade ou ser uma preparação ineficaz. Os veículos utilizados no processo de formulação podem alterar a concentração dos medicamentos. Por exemplo, vitaminas/minerais líquidos e algumas formas de melados que contêm ferro, embora palatáveis para muitos animais de estimação, não são boas opções como veículos de manipulação, pois podem quelar o ingrediente ativo do fármaco, tornando-o ineficaz. Alterações no pH causadas por combinações de ingredientes ativos e inativos, quando revestimentos protetores de comprimidos são rompidos ou líquidos são adicionados, também podem resultar na perda de medicamento ativo em uma formulação. Evidências de perda potencial de medicamentos ativos e instabilidade de formulações manipuladas incluem alterações de cor que podem indicar oxidação, separação de fases do produto ou sinais de nebulosidade ou precipitação nas apresentações líquidas, ou rachaduras, dilatação ou liberação de odores em apresentações sólidas.[10] Também não pode haver evidência visível de desativação do fármaco. Manipulações da formulação também podem resultar na contaminação de um produto estéril injetável ou afetar a biodisponibilidade de medicamentos por meio de alterações nas taxas de liberação do fármaco. Em geral, quanto mais extensa a manipulação de uma preparação de medicamentos a partir de sua formulação original, maior a chance de que a eficácia do medicamento seja comprometida.

Como a farmacocinética, a segurança e a eficácia medicamentosa não foram determinadas para a maioria das preparações manipuladas, e como é provável que não sejam, é importante que o médico-veterinário estabeleça parâmetros objetivos que indiquem se a preparação manipulada é eficaz, subterapêutica ou tóxica.[11] Os parâmetros objetivos podem incluir alterações químicas hematológicas ou clínicas, teores séricos dos medicamentos, quando seu monitoramento está disponível, e sinais e resultados clínicos.

Apesar de a manipulação da formulação final de um medicamento aprovado ser recomendada sempre que possível, existem circunstâncias na clínica de animais de pequeno porte que justificam a manipulação de um IFA. Os medicamentos aprovados podem não estar disponíveis comercialmente em razão da falta ou retirada do mercado de consumo humano, como, por exemplo, a cisaprida, usada para o tratamento de distúrbios gastrointestinais em gatos. Em outros casos, nunca houve uma formulação de medicamentos aprovada que contenha o ingrediente necessário, por exemplo, brometo de potássio para controle de convulsões. Finalmente, formulações de medicamentos aprovadas podem ser inaceitáveis, o que justifica a manipulação de medicamentos veterinários por várias razões. Um animal de estimação pode apresentar intolerância a um ingrediente no produto comercial, como o teor de xilitol em alguns produtos aprovados para humanos na manipulação do medicamento para cães. Além disso, excipientes em produtos comerciais não são desejáveis na manipulação de medicamentos transdérmicos. Quando os IFAs são necessários para manipular preparações veterinárias, é fundamental que a fonte do ingrediente seja conhecida e todos os componentes da formulação manipulada atendam aos padrões da Farmacopeia dos Estados Unidos (United States Pharmacopeia – USP), Formulário Nacional (National Formulary – NF), de Código de Produtos Químicos e Alimentares (Food Chemicals Codex – FCC) ou outra fonte de alta qualidade, como reagente analítico ou certificado pela Sociedade Americana de Química (American Chemical Society), e sejam obtidos de uma instalação registrada e inspecionada pela FDA sempre que possível.[12] Se tal instalação não for uma opção, o profissional que faz a manipulação deve usar o julgamento profissional para localizar uma fonte confiável para o produto químico necessário com base na reputação da empresa e sua disposição para fornecer um Certificado de Análise para seus produtos químicos.[12]

### Medicamentos de liberação transdérmica

A liberação sistêmica de medicamentos que utilizam a via transdérmica é um método conveniente para administrar alguns medicamentos para animais de estimação, especialmente pacientes felinos que têm aversão a medicamentos administrados por via oral. Apesar de alguns medicamentos serem adequados para esse sistema de liberação, outros não o são por muitas razões. Primeiro, um medicamento deve ser capaz de atravessar a pele e ser absorvido pela circulação sistêmica. A absorção de medicamentos através da via transdérmica ocorre principalmente por via passiva. Dessa forma, as moléculas de medicamentos ideais para essa via de administração são as de baixo peso molecular (<400 dáltons), de natureza lipofílica e solúveis em água e óleo.[13] Embora amplificadores da penetração química, como organogel de lecitina plurônica, Lipoderme e dimetilsulfóxido possam ser usados em formulações para aumentar a absorção, existem limitações para o que pode ser feito com esses agentes. Com base em estudos realizados em gatos, a biodisponibilidade sistêmica global para preparações transdérmicas é baixa, em comparação com a via oral, e leva mais tempo para os fármacos transdérmicos alcançarem as concentrações sanguíneas terapêuticas, se é que as atingem.[14]

Em segundo lugar, a administração do fármaco também é uma consideração na terapia transdérmica. A dose máxima que pode ser absorvida pela pina interna de um gato é de aproximadamente 25 miligramas em razão da área de superfície limitada.[14] Doses maiores não são boas candidatas à liberação transdérmica. Geralmente, os medicamentos que podem ser considerados para a administração transdérmica são aqueles que atendem aos critérios mencionados e possuem uma ampla margem de segurança, além de parâmetros objetivos de monitoramento. Frequentemente, eles também são mais eficazes na terapia crônica *versus* terapia aguda quando é importante alcançar rapidamente as concentrações sanguíneas terapêuticas. Fármacos que não podem ser recomendados para administração transdérmica incluem, mas não se limitam a, os que são irritantes localmente para a pina, tóxicos para humanos ou outros animais de estimação no domicílio, ou têm um índice terapêutico restrito.

Também podem ocorrer eventos adversos em animais de estimação cujos donos estão passando por terapia transdérmica manipulada. A alopecia canina secundária à terapia de reposição hormonal tópica humana foi documentada na literatura científica e relatada clinicamente.[15] Antibióticos manipulados para liberação transdérmica também não são recomendados em razão do potencial de desenvolver resistência decorrente de teores não confiáveis do medicamento no sangue. Os pré-fármacos que devem ser ativados por enzimas intestinais não podem ser aplicados por via transdérmica, uma vez que não passam pelo trato gastrointestinal. A via transdérmica de liberação de medicamentos proporciona muitas vantagens, incluindo a adesão do proprietário ao regime de tratamento, tolerância do paciente, facilidade de administração e, mais importante, a capacidade de contornar o metabolismo de primeira passagem pelo fígado.[13,16] Entretanto, a pele também é capaz de metabolizar medicamentos.

## MANIPULAÇÃO PELO MÉDICO-VETERINÁRIO E PELO FARMACÊUTICO: FUNÇÕES E RESPONSABILIDADES

É responsabilidade do médico-veterinário, como prescritor, determinar a terapia e a dose adequadas. Quando um medicamento manipulado é necessário, o médico-veterinário prescritor deve decidir se vai manipular a medicação na clínica ou procurar os serviços de manipulação de uma farmácia especializada. Ao tomar essa decisão, os médicos-veterinários devem considerar se possuem treinamento, experiência, equipamentos e instalações adequadas para a manipulação, e se estão cobertos por sua seguradora de responsabilidade, caso haja um problema com a manipulação que cause danos ao paciente. Se o médico-veterinário decidir prescrever ou terceirizar a medicação, deverá ter cuidado na escolha da farmácia de manipulação. Os médicos-veterinários devem fazer as seguintes perguntas:

1. **A farmácia de manipulação é credenciada pelo Conselho de Acreditação de Manipulação Farmacêutica (Pharmaceutical Compounding Accreditation Board – PCAB)?** O credenciamento por esse órgão indica que a farmácia concluiu com sucesso a inspeção por uma organização independente sem fins lucrativos e atende a padrões nacionalmente aceitos para garantia de qualidade, licença e pessoal. A farmácia credenciada deve mostrar o cumprimento das Normas USP para Manipulação (ver seção intitulada "O que é USP?").
   Se a farmácia não for credenciada pelo PCAB, devem ser feitas perguntas adicionais:
   i. **A farmácia tem a licença adequada no estado para onde a medicação deve ser enviada?** Alguns estados também exigem que os funcionários da farmácia incluam um farmacêutico licenciado no estado para onde a medicação deve ser enviada.
   ii. **A farmácia está em conformidade com as diretrizes da USP para atribuir datas limites de utilização?** (veja a seção intitulada "O que é USP?")
   iii. **A farmácia fornece documentação para dar suporte a qualquer dado de uso que exceda as diretrizes da USP?**

2. **Existe um farmacêutico na equipe com treinamento específico em farmácia veterinária?** Essa questão é muito importante, uma vez que medicamentos manipulados projetados para pacientes humanos podem não ser seguros para uso em animais de estimação. Algumas das organizações que oferecem treinamento em farmácia veterinária e/ou manipulação veterinária são as seguintes: Sociedade de Farmacêuticos de Hospitais Veterinários (Society of Veterinary Hospital Pharmacists), Instituto Americano de Farmacêuticos Veterinários (American College of Veterinary Pharmacists), Academia Internacional de Farmacêuticos de Manipulação (International Academy of Compounding Pharmacists) e Centros de Manipulação Profissional da América (Professional Compounding Centers of America).

## O que é USP?

As principais áreas de preocupação para os médicos-veterinários que prescrevem medicamentos manipulados são formulação, pureza e estabilidade. Os médicos-veterinários podem ouvir farmacêuticos citarem as normas da USP ao abordar várias recomendações ou requisitos (legais e éticos) em relação a medicamentos manipulados, como problemas de controle de qualidade, ou atribuir datas limites para o uso. A Farmacopeia dos Estados Unidos (United States Pharmacopeia [USP]) é um compêndio reconhecido legalmente pelo Ato Federal de Alimentos, Medicamentos e Cosméticos (Federal Food, Drug and Cosmetic Act), que contém padrões para medicamentos, incluindo determinação de potência, qualidade e pureza. É publicada pela Convenção de Farmacopeia dos EUA (United States Pharmacopeial Convention) dos EUA e revisada periodicamente. O compêndio também contém padrões para manipulação de medicamentos estéreis (USP <797>) e não estéreis (USP <795>).[12,17] Contém monografias de preparações manipuladas que incluem fórmulas (ingredientes e quantidades), orientações específicas para manipular corretamente a preparação específica, informações de embalagem e armazenamento, informações de rotulagem, pH, datas limites para uso com base em estudos de estabilidade e ensaios detalhados (a maioria das monografias).

Data-limite para o uso é uma consideração importante quando são prescritos medicamentos manipulados, especialmente líquidos orais e injeções. A USP publicou diretrizes para medicamentos manipulados estéreis e não estéreis (veja a seção Diretrizes para atribuir datas-limite de uso para preparações manipuladas). Os médicos-veterinários devem pedir documentação às farmácias de manipulação para apoiar datas de validade para o uso que excedam as diretrizes da USP.

Nos EUA, a manipulação é regulada principalmente em âmbito estadual por meio dos conselhos estaduais de farmácia, e a maioria dos estados agora inclui as diretrizes da USP em seus atos de prática de farmácia, tornando as normas legalmente vinculativas nesses estados.

## Diretrizes para atribuir datas-limite de uso para preparações manipuladas

A USP desenvolveu diretrizes para atribuir datas-limite de validade para preparações manipuladas. O termo "data de validade" é a data além da qual um produto comercial não deve ser usado e é atribuído pelo fabricante com base em testes analíticos e condições de armazenamento definidas. Entretanto, uma "data-limite de uso" é a data após a qual uma preparação manipulada não deve ser usada, e é determinada a partir da data na qual a preparação é manipulada. Deve-se basear em informações de estabilidade aplicáveis a uma formulação específica de medicamentos ou nas diretrizes da USP na ausência de dados de estabilidade química e física para uma formulação específica. Veja a tabela a seguir.

| CLASSE DE MANIPULAÇÃO | DATA-LIMITE DE VALIDADE E ARMAZENAMENTO |
|---|---|
| Formulações não estéreis, não aquosas | 180 dias, temperatura ambiente controlada (20-25 °C) |
| Formulações orais não estéreis que contêm água | 14 dias, temperatura fria controlada (2-8 °C) |
| Formulações tópicas/dérmicas não estéreis, líquidas e semissólidas para mucosas | 30 dias, temperatura ambiente controlada |
| Manipulações estéreis* preparadas com ingredientes estéreis | 48 horas, temperatura ambiente controlada, 14 dias, temperatura fria controlada, 45 dias congelada (< −10 °C) |
| Manipulações estéreis* preparadas com ingredientes não estéreis | 24 horas temperatura ambiente controlada, 3 dias temperatura fria controlada, 45 dias congelada |

Capítulo Geral da Farmacopeia dos Estados Unidos <795>: Manipulação farmacêutica – Preparações não estéreis, USP37/NF32, 2014; Capítulo Geral da Farmacopeia dos Estados Unidos <797>: Manipulação Farmacêutica – Preparações Estéreis, USP37/NF32, 2014.[12,17]

*Compostos estéreis incluem: manipulações biológicas, diagnósticas, medicamentosas, nutrientes e radiofarmacêuticas, incluindo, mas não se limitando a, apresentações que devem ser estéreis quando administradas aos pacientes, como inalações aquosas brônquicas e nasais, banhos e imersões para órgãos e tecidos vivos, injeções (p. ex., dispersões coloidais, emulsões, soluções e suspensões), irrigações para feridas e cavidades corporais, gotas e pomadas oftálmicas e implantes teciduais.

A manipulação de preparações estéreis (inclusive preparações oftálmicas e injeções) requer uma adesão rigorosa às disposições da USP <797> Pharmaceutical Compounding – Sterile Preparations (Preparações Farmacêuticas – Preparações Estéreis).[17] Essa forma de manipulação traz um risco muito maior de danos ao paciente se a preparação estiver contaminada. Para compostos estéreis cujo uso é atribuído além da data determinada pelos padrões da USP <797>, a farmácia deve realizar seus próprios testes de esterilidade com base nos requisitos de tamanho amostral definidos no Capítulo <71> da UPS – Sterility tests using commercially available media (Testes de esterilidade com a utilização de meio disponível comercialmente).[18] Esses medicamentos manipulados estéreis ficam em quarentena por 14 dias enquanto aguardam os resultados dos testes. Se o resultado do teste for positivo, a amostra é enviada ao laboratório de microbiologia para identificação e especificação de contaminantes.

## REFERÊNCIAS BIBLIOGRÁFICAS

*As referências bibliográficas deste capítulo se encontram online no Ambiente de Aprendizagem.*

# CAPÍTULO 169

## Reações Adversas a Medicamentos

Wayne Stanley Schwark

### VISÃO GERAL

Medicamentos fabricados por empresas farmacêuticas são submetidos a agências reguladoras para aprovação de uso humano ou veterinário. Para obter tal aprovação, cada medicamento deve atender a dois critérios fundamentais: ser eficaz e não ser tóxico. Os estudos iniciais no processo de aprovação geralmente são baseados em protocolos experimentais ou ensaios clínicos em um número relativamente limitado de indivíduos. Após a aprovação, quando o medicamento está sendo usado em um grande número de indivíduos, eventos adversos inesperados não detectados durante o processo de aprovação podem se tornar aparentes. Esses eventos adversos podem ser de dois tipos principais: (1) o medicamento não apresenta eficácia em um subconjunto de pacientes ou (2) podem ser observados eventos tóxicos não previstos e graves. Apesar de qualquer medicamento poder apresentar efeitos adversos indesejáveis (ou desejáveis), os "efeitos tóxicos inesperados" são piores do que aqueles associados a ações indesejadas previsíveis. Neste capítulo, reações adversas a medicamentos (RAMs) e toxicidade medicamentosa serão consideradas como sinônimos.

Nos Estados Unidos, o Centro de Medicina Veterinária (Center for Veterinary Medicine [CVM]), uma divisão da Administração de Alimentos e Medicamentos (Food and Drug Administration), vem compilando eventos adversos de medicamentos apresentados por médicos-veterinários, fabricantes de medicamentos e proprietários de animais desde 1987. Esse processo pelo qual os medicamentos são monitorados para detectar, avaliar, entender e, esperançosamente, prevenir efeitos adversos é chamado de farmacovigilância.[1,2] O recurso *on-line* vai além desses medicamentos aprovados especificamente para uso em cães e gatos, inclui medicamentos fabricados para humanos que são usados fora das indicações da bula e medicamentos feitos por farmácias de manipulação que não passaram pelo processo de aprovação.

### LIMITAÇÕES DO SISTEMA DE REGISTROS

Embora os dados gerados pelo programa CVM sejam um excelente recurso, observam-se diversas dificuldades na análise das informações. Deve-se enfatizar que, sempre que uma experiência medicamentosa adversa é relatada, não há prova absoluta de que o medicamento foi o agente causador. Vários relatórios de uma matriz semelhante de RAMs fornecem evidências mais críveis de uma relação causa-efeito. Além disso, não há indicação do número total de animais tratados com qualquer medicamento listado. Assim, os medicamentos mais amplamente empregados podem gerar maior incidência de efeitos adversos com base simplesmente em sua popularidade. Não há informações sobre o estado da doença subjacente a ser tratado ou o uso concomitante de outros medicamentos que possam contribuir, através da interação medicamentosa ou de alguma outra maneira, para o evento adverso. Por exemplo, se os glicocorticoides fossem usados simultaneamente com anti-inflamatórios não esteroides (AINEs), haveria maior probabilidade de toxicidade gastrointestinal (GI).

### FALTA DE EFICÁCIA COMO REAÇÃO/EVENTO MEDICAMENTOSO ADVERSO

A inefetividade de um medicamento na produção do benefício clínico para o qual foi originalmente aprovado constitui um desfecho adverso. A inefetividade foi citada como o resultado negativo mais comum (11% dos cães; 10% dos gatos) no sistema de relatórios do CVM (Figura 169.1).[3] Existem inúmeras razões para um medicamento "não ter eficácia", e algumas das mais comuns são discutidas aqui. Se uma condição foi mal diagnosticada ou inapropriadamente investigada, o medicamento pode não trazer nenhum benefício. Assim, a pneumonia por micoplasma não seria afetada por antibacterianos betalactâmicos, uma vez que o micoplasma não tem o sítio ativo da parede celular para penicilinas e cefalosporinas. Entretanto, o uso

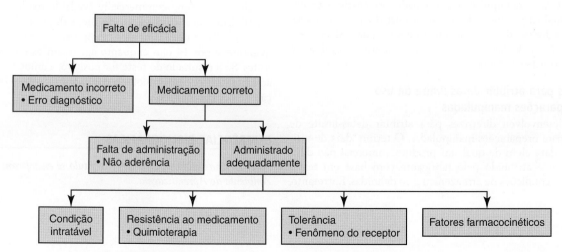

**Figura 169.1** Mecanismos potenciais envolvidos na falta de eficácia dos medicamentos.

adequado ainda pode resultar em desfechos clínicos subótimos. A condição que está sendo tratada pode simplesmente ter progredido na medida em que nenhum medicamento terá efeitos benéficos. Alternativamente, quantidades adequadas de medicamentos podem não ter sido administradas, pois em gatos, por exemplo, medicamentos orais muitas vezes são difíceis de administrar, e a incapacidade de administrar um medicamento impedirá seus efeitos benéficos. Um agente quimioterápico apropriado (p. ex., antibacterianos) pode não produzir o efeito desejado em razão da resistência do microrganismo-alvo, um problema cada vez mais preocupante. Alguns pacientes desenvolvem uma tolerância relacionada à baixa regulação do receptor para alguns medicamentos, como o uso crônico de agonistas beta-adrenérgicos na asma felina. Se a dose dos medicamentos permanecer inalterada, isso levará à diminuição do seu efeito. Fatores farmacocinéticos, como absorção prejudicada (p. ex., um medicamento administrado por via oral em um animal com trânsito gastrointestinal rápido e diminuição da absorção decorrente de diarreia), aumento da taxa de eliminação (p. ex., um medicamento biotransformado hepaticamente em um cão epiléptico que recebe terapia crônica com fenobarbital levando à indução enzimática), interações com medicamentos administrados simultaneamente (p. ex., o sucralfato dificulta a absorção de enrofloxacina do intestino), ou barreiras patológicas ou fisiológicas para o acesso dos medicamentos em abscessos, próstata, cérebro, olho etc., podem resultar na liberação de concentrações insuficientes de um fármaco no local desejado.

## TOXICIDADE COMO REAÇÃO/EVENTO MEDICAMENTOSO ADVERSO (RAM)

### Visão geral e tipos de RAM

As RAMs tóxicas são, de longe, o relato mais comum no *site* do CVM. O efeito adverso pode estar associado ao fármaco propriamente dito, ao veículo, ou pode ser decorrente de erros de manipulação de medicamentos (Figura 169.2).[4] Reações dose-dependentes ("Tipo A") são caracterizadas por um efeito medicamentoso esperado exagerado e são mais prováveis com medicamentos de baixo índice terapêutico. Elas podem ser de natureza fisiológica (p. ex., hipotensão com o uso de tranquilizantes como a fenotiazina) ou de natureza patológica (lesão de órgão/tecido). Medicamentos com altos índices de RAM inerentes (p. ex., agentes antineoplásicos) podem não ser necessariamente relatados às agências reguladoras, uma vez que essa é uma consequência esperada de seu mecanismo de ação. As RAMs do tipo B (ou bizarras), subclassificados como sendo de natureza idiossincrática ou alérgica, são inesperadas, geralmente não são dose-dependentes e inicialmente são de mecanismo desconhecido. As causas podem ser desvendadas com uma investigação mais aprofundada, e algumas eventualmente são mostradas como tipo A com origem farmacogenética, por exemplo, hepatotoxicidade dose-dependente por acetaminofeno ou cegueira induzida por enrofloxacina em gatos.[5,6] As RAMs do tipo B podem ser catastróficas, causando morte, teratogênese ou carcinogênese.

Subclasses de RAM do tipo A incluem aquelas que são tardias (p. ex., cânceres secundários muito tempo depois da quimioterapia inicial para uma malignidade) ou ocorrem somente após a retirada de um medicamento após um curso de terapia (p. ex., hipocortisolismo iatrogênico após interrupção abrupta do tratamento com glicocorticoide em longo prazo). Outra subclasse é formada pelas toxicidades relacionadas a efeitos exagerados de medicamentos, em razão de uma sobredose acidental ou um reflexo de anomalias farmacocinéticas que levam ao acúmulo de quantidades tóxicas em um tecido. Uma vez que fígado e rim são expostos em níveis maiores aos medicamentos circulantes ou seus metabólitos, esses órgãos são locais comuns de toxicidade do tipo A.

### RAMs relacionadas à espécie, raça e interação medicamentosa

Diferenças no metabolismo de medicamentos relacionadas à espécie ou raça podem resultar em efeito medicamentoso aumentado (p. ex., deficiência do metabolismo de fase 1 em Galgos; baixa capacidade de glucuronidação em gatos). A disfunção de um órgão-chave envolvido na eliminação de medicamentos (fígado, rim) pode levar ao acúmulo de níveis tóxicos de medicamentos e à necessidade de ajuste de dose ou uso de uma alternativa menos dependente dessas vias de eliminação.[3] Interações medicamentosas, como um fármaco inibidor da eliminação de um segundo fármaco potencialmente tóxico (p. ex., inibição da enrofloxacina pelo metabolismo da teofilina) é uma causa comum de toxicidade e torna-se mais provável à medida que mais medicamentos são dados a qualquer paciente.[7] A ausência genética de transportadores ABCB1 (MDR-1) que impedem a saída de medicamentos do tecido (como os antiparasitários lactonas macrocíclicas no sistema nervoso central) pode ser uma anomalia farmacocinética/farmacogenética em raças específicas de cães (Collie; Tabela 169.1).[8] A absorção aumentada de enemas à base de fosfatos em gatos em comparação com espécies maiores pode levar à toxicidade sistêmica profunda, um exemplo de preocupação específica com cada espécie. A obesidade ou a composição corporal magra podem afetar o volume de distribuição ou outro parâmetro farmacocinético que pode levar à sobredose ou subdose.

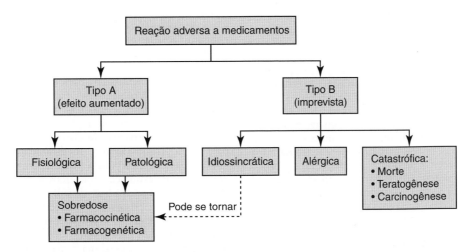

**Figura 169.2** Classificação de reações adversas a medicamentos (RAMs). A linha tracejada indica casos nos quais reações idiossincráticas eventualmente podem ser de natureza farmacocinética/farmacogenética.

**Tabela 169.1** Exemplos de medicamentos selecionados com efeitos adversos em diferentes sistemas orgânicos de cães e gatos, particularmente aqueles com predisposições para espécies.

| SISTEMA ORGÂNICO/ SITUAÇÃO | MEDICAMENTO | EFEITOS TÓXICOS |
|---|---|---|
| Fígado | Acetaminofeno Fenobarbital (cães) Diazepam (gatos) | Necrose hepatocelular, cirrose |
| Rins | Aminoglicosídeos | Necrose tubular |
| Sistema nervoso central | Avermectina (raças de cães) Metronidazol Inseticidas piretroides (gatos) | Depressão do SNC Convulsões, sinais vestibulares Hiperatividade, convulsões |
| Respiratório | Brometo de potássio (gatos) Cisplatina (gatos) | Doença das vias aéreas inferiores Edema pulmonar |
| Cardiovascular | Antineoplásicos à base de antraciclina | Insuficiência cardíaca congestiva |
| Gastrointestinal | AINEs Doxiciclina (gatos, cães pequenos) Medicamentos anticâncer | Úlcera gastrointestinal Estenoses esofágicas Gastroenterite |
| Pele | Glicocorticoides (cães) | Alopecia bilateral |
| Ocular | Sulfonamidas (cães) | Ceratoconjuntivite seca |
| Ótico | Aminoglicosídeos (cães) | Surdez; lesão vestibular |
| Hematológico | Medicamentos anticâncer Cloranfenicol (gatos) Acetaminofeno (gatos) | Supressão da medula óssea Meta-hemoglobinemia |
| Perinatal | Tetraciclinas Fluoroquinolonas (cães) | Pigmentação dental Artropatia |

A morte associada ao uso de medicamentos é a "consequência tóxica final". O sistema de notificação do CVM indica uma alta taxa de óbitos associados ao uso oral de AINEs em cães, possivelmente consequência da toxicidade GI causada por esse grupo de medicamentos.[2] Nos gatos, as maiores taxas de mortalidade foram associadas aos agentes utilizados para anestesia geral, atribuíveis às situações clínicas precárias nas quais esses medicamentos frequentemente são empregados. Teratogênese é uma toxicidade relatada raramente. Teratógenos suspeitos ou conhecidos são extensivamente documentados em muitas fontes veterinárias.[9,10] Griseofulvina, talvez o teratógeno mais reconhecido em gatos, não foi listado como causa de um único defeito de nascimento na compilação feita pelo CVM.[2] Mutagênese e carcinogênese posterior após quimioterapia com agentes citotóxicos para câncer foram documentadas em humanos.[11] Essas informações são escassas em animais, talvez em razão da introdução relativamente recente da quimioterapia contra o câncer em cães e gatos. A genotoxicidade tem sido mostrada após a administração de doses usadas clinicamente de medicamentos não anticancerígenos, como metronidazol. As implicações em longo prazo dessas preocupações não são conhecidas.[12]

## RAMs sobre sistemas orgânicos

Existem compilações extensas de RAMs (muitas das quais foram originalmente classificadas como idiopáticas, que com investigações mais aprofundadas se mostraram um efeito tipo A/exagerado) em cães e gatos.[9,10,13] A Tabela 169.1 resume as RAMs amplamente reconhecidas em diferentes sistemas orgânicos com ênfase naquelas com predisposições para determinadas espécies. A patogênese precisa de algumas RAMs é bem estabelecida (p. ex., hepatotoxicidade ao acetaminofeno), enquanto outras permanecem obscuras (p. ex., artropatia induzida por fluoroquinolonas em filhotes).[14,15] Certas RAMs resultam em dano celular/morte (hepatotoxicidade pelo acetaminofeno; nefrotoxicidade por aminoglicosídeos), enquanto outras causam um evento adverso reversível, quase fisiológico (toxicidade pela ivermectina em Collies e outras raças; neurotoxicidade pelo metronidazol em cães e gatos ou inseticidas piretroides em gatos). Fatores contributivos podem desempenhar um papel no desenvolvimento de RAMs. A desidratação e a diminuição do fluxo sanguíneo renal aumentam a nefrotoxicidade associada aos aminoglicosídeos e AINEs. O aumento do acesso ao ouvido interno de cães com ruptura da membrana timpânica aumenta a probabilidade de surdez e efeitos adversos vestibulares com o uso de preparações óticas que contêm aminoglicosídeos. A capacidade regenerativa do local de uma RAM citotóxica afetará as consequências de longo prazo. Lesões tubulares proximais associadas aos aminoglicosídeos ou insultos hepatocelulares leves geralmente são reversíveis após a retirada do medicamento provocador. Em contrapartida, a retinopatia e a cegueira associadas às fluoroquinolonas em gatos ou danos dentários devido à exposição perinatal ao antibiótico tetraciclina são mais propensos a serem permanentes.

## RAMs alérgicas e de hipersensibilidade

Reações alérgicas a medicamentos não estão relacionadas à dose e, geralmente, necessitam de exposição prévia aos fármacos. Uma exceção é a reação medicamentosa pseudoalérgica/anafilactoide na qual a administração inicial pode provocar a liberação de mediadores de mastócitos (p. ex., histamina) que produzem reações anafiláticas agudas, como broncoconstrição e/ou hipotensão. Essa reação é mais provável com a administração IV rápida de um medicamento como a morfina. O sistema clássico de Gell e Coombs continua sendo a categorização mais amplamente aceita para as reações de hipersensibilidade induzidas por medicamentos (e outros alérgenos): (1) anafilaxia; (2) manifestações hematológicas como hemólise ou lesão da medula óssea que leve à agranulocitose e/ou trombocitopenia; (3) mediada por anticorpos; (4) lesões imunológicas mediadas por células em tecidos como a pele (erupções cutâneas, dermatite, necrólise epidérmica), fígado (hepatite), rim (glomerulonefrite), sítios vasculares e superfícies articulares. As opções de tratamento para as hipersensibilidades do tipo 1 (epinefrina, anti-histamínicos, glicocorticoides) são bem estabelecidas (ver Capítulo 137), enquanto aquelas que envolvem os tipos 2, 3 e 4 dependem de medicamentos imunomoduladores e medidas de suporte.

Exemplos bem documentados de hipersensibilidades induzidas por medicamentos em cães e gatos incluem aqueles que envolvem antimicrobianos betalactâmicos e sulfonamidas, estas últimas principalmente em cães.[16] O meio à base de sulfa encontrado em inúmeros medicamentos, como (p. ex., antimicrobianos, AINEs [deracoxibe], diuréticos [furosemida], medicamentos para colite [sulfasalazina], medicamentos antiglaucoma que inibem a anidrase carbônica [diclorfenamida]), impede seu uso em animais de estimação por serem sensibilizadores conhecidos para antimicrobianos à base de sulfa. Pode haver reação cruzada entre diferentes classes de betalactâmicos (penicilinas, cefalosporinas, carbapenens). Existem evidências documentadas de hipersensibilidade para muitas outras classes de medicamento para humanos, mas geralmente não para animais. Testes cutâneos ou testes imunológicos *in vitro* desenvolvidos recentemente podem ajudar a prever a probabilidade de RAMs alérgicas.[16-18]

## RAMs em humanos associadas a medicamentos veterinários

O sistema de registros do CVM compila dados sobre efeitos tóxicos associados ao uso de medicamentos veterinários em profissionais ou clientes que administram medicamentos aos seus animais (Tabela 169.2). Os dados apresentados foram confinados aos medicamentos nos quais houve pelo menos cem relatos de efeito adverso por fármaco/via. As exposições mais comuns ocorreram via tópica (pele) ou parenteral (injeção acidental). Outras vias de exposição relatadas foram oral (acidental/automedicação? – ver clomipramina), exposição oftálmica ou inalação de medicamentos voláteis. A exposição tópica a medicamentos antiparasitários foi de longe a via mais comumente relatada associada a efeitos adversos. A tilmicosina, um antibiótico animal com potencial para toxicidade grave, incluindo morte em humanos após injeção acidental, gerou muitos relatos de reações adversas, embora nenhuma tenha sido fatal. Evitar a exposição de pessoas a qualquer medicamento administrado a animais é extremamente importante e deve ser explicitamente explicada, especialmente quando os medicamentos têm potencial para toxicidade humana profunda, como cloranfenicol (anemia aplásica rara em humanos), misoprostol (aborto em gestantes) e medicamentos antineoplásicos citotóxicos (mutagênese/carcinogênese; teratogênese).

### Prevenção e tratamento de RAMs

A observação diligente dos animais para qualquer RAM após o início do protocolo de tratamento é fundamental para a prevenção e o manejo das complicações. Os efeitos adversos/toxicidades potenciais informados nos rótulos das embalagens devem ser compartilhados com os clientes quando os medicamentos forem administrados pelos proprietários. Essas informações podem não estar tão prontamente disponíveis em medicamentos lançados mais recentemente, podendo se tornar aparentes com o uso. Medidas profiláticas (p. ex., medicamentos protetores do GI utilizados conjuntamente a uma terapia com AINE, medicamentos contra náuseas durante uma quimioterapia para o câncer; diuréticos para aliviar a toxicidade vesical associada à ciclofosfamida) devem ser consideradas sempre que RAMs forem esperadas. O uso dessas intervenções pode não ser tão fácil ou estabelecido em cães e gatos como é em humanos (p. ex., uso do dexrazoxano para prevenir a cardiotoxicidade pela doxorrubicina).[19]

A investigação de causas precipitantes para uma RAM pode desvendar fatores contribuintes, especialmente com reações do tipo A. Justifica-se a atenção especial às funções hepática e renal, uma vez que esses órgãos afetam mais dramaticamente a farmacocinética. Disfunção hepática ou renal pode resultar no acúmulo tóxico de medicamentos. O ajuste da dose ou a eliminação dos fatores precipitantes podem ser suficientes para evitar a perpetuação da toxicidade. Se necessário, um medicamento pode ser interrompido e substituído por um alternativo. Particularmente no caso de reações alérgicas, deve-se tomar cuidado e optar por medicamentos sem o meio químico ofensivo.

### Tabela 169.2 Medicamentos veterinários comumente envolvidos em efeitos adversos em humanos após exposição inadvertida (RAMs).

| CLASSE MEDICAMENTOSA | MEDICAMENTO | VIA | EFEITO ADVERSO MAIS COMUM (% DO TOTAL DE RAMS) |
|---|---|---|---|
| Antibacterianos | Ceftiofur | Parenteral | Dor no local da injeção (35) |
|  | Enrofloxacina | Parenteral | Dor no local da injeção (25) |
|  | Tilmicosina | Oral | Anormalidade do paladar (22) |
|  |  | Parenteral | Dor no local da injeção (16) |
|  |  | Tópica | Anormalidade do paladar (8) |
| Antiparasitários | Amitraz | Tópica | Eritema (25) |
|  | Doramectina | Tópica | Náusea (6) |
|  | Imidacloprida/ moxidectina | Tópica | Náusea (6) |
|  | Ivermectina | Tópica | Náusea (8) |
|  | Milbemicina | Oral | Náusea (28) |
|  | Moxidectina | Tópica | Náusea (7) |
|  | Selamectina | Tópica | Eritema (29) |
| Comportamental | Clomipramina | Oral | Depressão/letargia (33) |
| Combinações | Dexametasona/ neomicina/ tiabendazol | Oftálmica | Irritação ocular (59) |
| Hormônios | Altrenogest | Tópica | Menstruações irregulares (20) |
|  | Somatotrofina bovina | Parenteral | Dor no local da injeção (26) |
| AINEs | Carprofeno | Oftálmica | Irritação ocular (46) |

Com base em relatórios do CVM de mais de cem RAMs por fármaco/via.
AINE, anti-inflamatório não esteroide; RAM, reação adversa a medicamentos.

## REFERÊNCIAS BIBLIOGRÁFICAS

*As referências bibliográficas deste capítulo se encontram online no Ambiente de Aprendizagem.*

# SEÇÃO 11
# Considerações Dietéticas de Distúrbios Sistêmicos

## CAPÍTULO 170

# Avaliação Nutricional

Kathryn E. Michel

O objetivo da avaliação nutricional de um paciente é permitir que o clínico responda à pergunta "é necessária a intervenção para esse paciente?" e auxiliar o veterinário na seleção nutricional mais apropriada para o animal. Esse processo simples e rápido envolve a avaliação de informações subjetivas e objetivas sobre o paciente e sua dieta, além do manejo da alimentação do paciente e do ambiente.[1] Além de auxiliar na escolha de uma dieta adequada e do manejo da alimentação, a avaliação nutricional também ajuda o clínico a prever possíveis problemas ou complicações e a delinear estratégias para evitar ou monitorar tais desenvolvimentos.

## AVALIAÇÃO DO PACIENTE

Além do histórico (incluindo estágio de vida e *status* reprodutivo) e de quaisquer condições médicas anteriores ou em curso, como medicamentos, a avaliação da condição corporal é uma consideração importante na avaliação do paciente. Embora algumas técnicas sejam usadas atualmente em pacientes humanos ou em ambiente de pesquisa (p. ex., impedância bioelétrica de múltiplas frequências, absorciometria radiográfica de dupla energia [DEXA]), elas não foram suficientemente validadas em animais de companhia ou não estão disponíveis para um ambiente clínico em razão de restrições ou despesas logísticas. A classificação da condição corporal (Figuras 170.1 e 170.2; Vídeo 170.1), ainda que subjetiva, é simples de aprender, não requer equipamento especial e mostrou ser reproduzível e consistente entre vários observadores.[2] Os sistemas de pontuação das condições corporais publicados para animais de companhia baseiam-se, sobretudo, na caracterização da silhueta e na palpação da gordura corporais (ver Capítulo 2). Esses sistemas são úteis, principalmente para identificar pacientes com excesso de peso, mas podem classificar erroneamente alguns desnutridos. É importante reconhecer que o catabolismo do tecido corporal magro pode ocorrer muito rapidamente e ser responsável por uma quantidade desproporcional da massa corporal perdida em pacientes doentes. Conquanto o objetivo do tecido adiposo seja servir como reserva de energia, não há reserva análoga de proteína endógena. Como toda proteína endógena cumpre alguma função, o catabolismo contínuo terá consequências deletérias para o paciente. O processo de avaliação da condição corporal deve, portanto, incluir não apenas a avaliação padrão da silhueta corporal e a avaliação do tecido adiposo (como avaliação das reservas de energia), mas também uma avaliação separada da massa muscular, isto é, um escore da condição muscular, como um meio subjetivo de verificar o *status* de massa magra (Vídeo 170.2). Isso pode se dar pela palpação do músculo esquelético sobre o esqueleto axial e outras proeminências ósseas (ver Capítulo 177).[3]

Outros aspectos do exame físico de um paciente que devem ser levados em consideração incluem a qualidade do pelo e a condição da pele (ver Capítulo 10), anormalidades ou doenças dentárias (ver Capítulo 272), evidência de edema periférico ou ascite – que pode indicar hipoproteinemia (ver Capítulos 17 e 18) – e sinais clínicos que podem indicar deficiências específicas de micronutrientes, como ventroflexão do pescoço ou tetania (ver Capítulo 21).

## COLETA DO HISTÓRICO NUTRICIONAL

Quanto mais informações disponíveis sobre a dieta e o manejo alimentar do paciente, melhor o clínico poderá avaliar a adequação da ingestão de nutrientes e das práticas alimentares, bem como a urgência da intervenção nutricional. No centro de um histórico dietético está a coleta cuidadosa de informações que fornecerão uma imagem precisa dos alimentos que o paciente consome. Idealmente, a pessoa que é responsável por alimentar o paciente deve ser questionada; no entanto, é importante averiguar quem mais reside na casa ou tem contato regular com o animal, incluindo outros bichos. O tutor deve ser indagado sobre todos os alimentos que o animal recebe (Boxe 170.1), se as informações refletem o que se espera para esse animal e se ocorreram alterações. Caso tenham ocorrido, é fundamental saber quando isso se deu.

Além da dieta, o histórico também deve incluir informações sobre apetite, controle da alimentação, alterações documentadas ou percebidas no peso ou na condição corporal, nível de atividade física e quaisquer sinais gastrintestinais (GI). Mais uma vez, o cuidador deve ser perguntado se as informações refletem o que se espera para o animal ou se (e quando) ocorreram alterações. Embora muitas vezes o tutor não possa quantificar com precisão uma alteração exata de peso, tem uma noção de quando ela ocorreu. A perda de peso rápida e a deterioração da condição corporal, em particular se associada à perda de massa muscular, sugerem um grau maior de distúrbio metabólico, uma redução na ingestão de alimentos ou ambos, além de maior potencial de desnutrição significativa do que a perda de peso mais gradual.

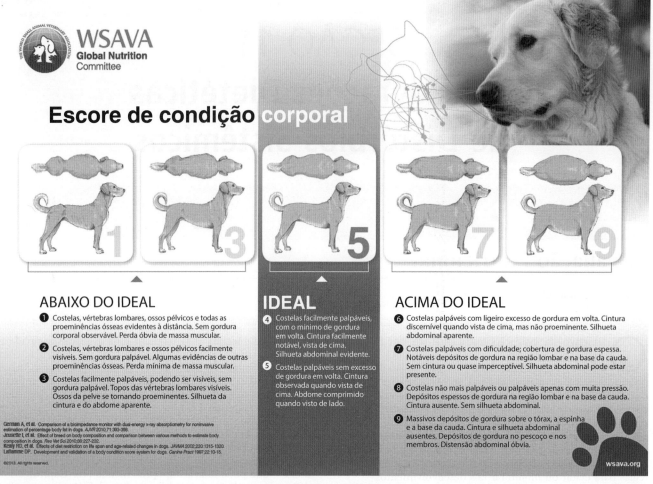

**Figura 170.1** Escore de condição corporal para cão. (Fonte: German A, Holden SL, Morris PJ et al.: Comparison of a bioimpedance monitor with dual-energy x-ray absorptiometry for noninvasive estimation of percentage body fat in dogs. *Am J Vet Res* 71:393-398, 2010; Jeusette I, Greco D, Aquino F et al.: Effect of breed on body composition and comparison between various methods to estimate body composition in dogs. *Res Vet Sci* 88:227-232, 2010; Kealy RD, Lawler DF, Ballam JM et al.: Effects of diet restriction on life span and age-related changes in dogs. *J Am Vet Med Assoc* 220:1315-1320, 2002; Laflamme DP: Development and validation of a body condition score system for dogs. *Canine Pract* 22:10-15, 1997; Cortesia do Global Nutrition Committee Toolkit; World Small Animal Veterinary Association.)

**Boxe 170.1** Informação a ser incluída no histórico de alimentação

- Alimentos comerciais para animais – tipo específico (marca/formulação/sabor) e porção diária. Os alimentos secos devem ser pesados ou medidos com um copo de medição de 250 m$\ell$; os enlatados, medidos pelo tamanho e pela porção usada
- Petiscos comerciais – marca, tamanho e frequência de fornecimento
- Alimentos ou sobras de refeição – informações detalhadas sobre o tipo, tamanho da porção e frequência de fornecimento
- Petiscos para mastigar – por exemplo, couro cru ou orelhas de porco –, tamanho e frequência de fornecimento
- Suplementos alimentares – marca e porção diária
- Alimentos usados para medicação do paciente – tipo, tamanho da porção e frequência de fornecimento
- Acesso do animal ao lixo
- A capacidade do animal de escavar
- Momento, localização e método de alimentação e armazenamento de alimentos

## CONSIDERAÇÕES ESPECIAIS REFERENTES À ALIMENTAÇÃO ASSISTIDA

Não há testes definitivos para estabelecer o estado nutricional do paciente. No entanto, com base nas informações coletadas do histórico médico e dietético do paciente, bem como do exame físico, como descrito antes, o clínico deve ser capaz de classificá-lo como bem nutrido, leve ou gravemente desnutrido. A decisão de intervir com algum apoio nutricional deve equilibrar os benefícios esperados com riscos e custos potenciais. Portanto, a intenção da avaliação nutricional não deve ser apenas diagnosticar a ingestão alimentar inadequada ou a desnutrição, mas também identificar pacientes que correm o risco de ter consequências negativas como resultado do comprometimento do estado nutricional. Investigações em humanos encontraram risco aumentado de morbidade e mortalidade associado a vários marcadores objetivos do estado nutricional, incluindo hipoalbuminemia, linfopenia e reação de hipersensibilidade retardada atenuada. Outros pesquisadores descobriram que a avaliação clínica de pacientes com base no histórico e no exame físico realizados cuidadosamente, como descrito antes, têm valor preditivo semelhante ao de marcadores objetivos do estado

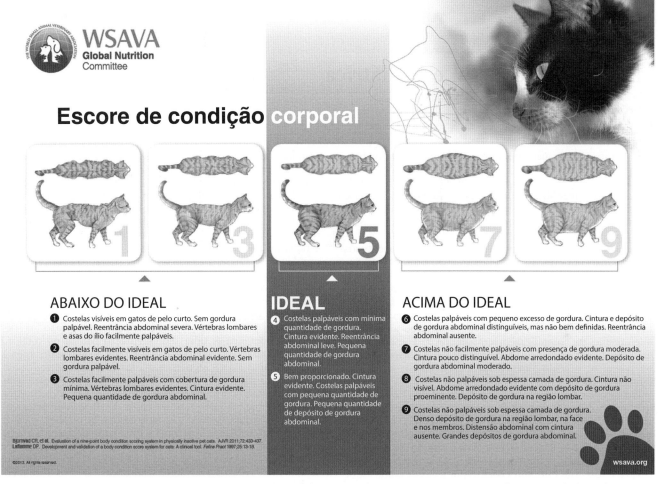

**Figura 170.2** Escore de condição corporal para gatos. (Fonte: Bjornvad CR, Nielsen DH, Armstrong PJ et al.: Evaluation of a nine-point body condition scoring system in physically inactive pet cats. *Am J Vet Res* 72:433-437, 2011; Laflamme DP: Development and validation of a body condition score system for cats: a clinical tool. *Feline Pract* 25:13-18, 1997; Cortesia do Global Nutrition Committee Toolkit World; Small Animal Veterinary Association.)

nutricional, como a concentração sérica de albumina.[4] Além disso, investigações sobre o efeito do suporte nutricional para melhorar o resultado clínico sugerem que os pacientes com desnutrição mais significativa têm maior probabilidade de se beneficiar do suporte nutricional.

Houve apenas uma investigação limitada de valor prognóstico da avaliação nutricional em pacientes veterinários. Mostrou-se que a concentração de albumina sérica no início está correlacionada com o risco de um desfecho clínico ruim em cães gravemente doentes e que a elevação da atividade sérica da creatinoquinase está associada à anorexia em felinos.[5,6] Até o momento, não houve nenhuma investigação do valor prognóstico da avaliação nutricional subjetiva ou do impacto do suporte nutricional no resultado clínico em animais de companhia. No entanto, não é razoável esperar resultados semelhantes aos encontrados em humanos. Portanto, recomenda-se que os pacientes avaliados como significativamente desnutridos na consulta inicial ou que correm o risco de ficar desnutridos no curso da doença, em razão da diminuição da ingestão alimentar, da desassimilação da dieta ou da desordem metabólica, sejam considerados candidatos à alimentação assistida.

## MONITORAMENTO DAS INTERVENÇÕES NUTRICIONAIS

Uma vez feita uma recomendação dietética, o paciente deve ser reavaliado após um intervalo de tempo apropriado. O momento da reavaliação depende da gravidade da doença e do tipo de intervenção nutricional que ele recebeu. Deve-se determinar se as recomendações prescritas estão sendo seguidas, se foram observados problemas com a aceitação ou a tolerância da dieta, se os resultados foram alcançados ou se houve eventos adversos associados à dieta ou ao manejo da alimentação. Uma avaliação nutricional completa, no início, quase sempre identifica possíveis problemas ou complicações, determinando quais parâmetros devem ser monitorados no paciente. No mínimo, o peso e a condição corporal devem ser reavaliados regularmente, a fim de garantir que o paciente esteja mantendo, ganhando ou perdendo peso adequadamente.

## REFERÊNCIAS BIBLIOGRÁFICAS

*As referências bibliográficas deste capítulo se encontram online no Ambiente de Aprendizagem.*

# CAPÍTULO 171

# Nutrição Neonatal e Pediátrica

Cecilia Villaverde

A nutrição adequada durante o período de crescimento – do nascimento até a idade adulta – é muito importante para garantir que um animal atinja o peso corporal (PC) adequado e o tamanho determinado pelo seu potencial genético sem sofrer deficiências ou excessos de nutrientes. Filhotes têm necessidades nutricionais diferentes dos adultos tanto quantitativa quanto qualitativamente.[1] Todos os nutrientes essenciais são importantes, mas os que mostram diferenças mais acentuadas entre animais em crescimento e adultos são proteína, cálcio e fósforo – necessários à formação de novos tecidos –, além de ácido docosa-hexaenoico (DHA). Esse ácido graxo poli-insaturado de cadeia longa do tipo ômega-3 é considerado fundamental para o crescimento de animais, em razão de seu papel no desenvolvimento neural e da retina,[2,3] e mostrou aumentar o desempenho da aprendizagem em filhotes.[2,4] Fornecer DHA diretamente por meio de óleos marinhos é mais eficiente do que seu precursor, o ácido alfalinolênico, em razão da capacidade limitada de cães e gatos de biotransformar.[5]

Deficiências e excessos nutricionais são muito raros em filhotes alimentados com dietas comerciais de fabricantes conceituados, mas podem ocorrer com dietas caseiras (ou cruas) formuladas de maneira inadequada (ver Capítulo 192). Portanto, elas não são a melhor escolha na criação de animais e devem ser evitadas, a fim de prevenir consequências ao longo da vida. Excesso de nutrientes com implicações na saúde esquelética (cálcio, vitamina D, vitamina A) pode ser observado em animais em crescimento alimentados com dieta comercial com adição de cálcio ou outros suplementos vitamínicos/minerais. Os requisitos de energia também são mais altos nos animais em crescimento do que nos adultos, em especial durante os primeiros 4 meses de vida,[1] por isso os alimentos para filhotes costumam ser mais densos em energia e digestíveis do que os para adultos. Em contrapartida, animais de estimação sedentários, que pertencem a raças predispostas à obesidade (ver Capítulo 176) ou castrados (ver Capítulo 313) têm necessidades de energia mais baixas do que a média,[6] razão pela qual as dietas devem ser cuidadosamente avaliadas para cada paciente. Os requisitos de energia para filhotes, expressos em quilocalorias de energia metabolizável (EM) por dia, podem ser estimados em três vezes a necessidade de energia em repouso (NER; $70 \times PC[kg]^{0,75}$) do desmame aos 4 meses de vida e 2× NER para o restante do período de crescimento. Para gatos, o consumo médio diário de energia é estimado em 2,5× NER.[7]

## ALIMENTANDO O RECÉM-NASCIDO

A amamentação é a principal fonte de nutrição para os recém-nascidos. O colostro – secreção da glândula mamária durante os primeiros dias de lactação – fornece nutrientes, energia, imunidade passiva, e é muito importante que os recém-nascidos o recebam nas primeiras 24 a 72 horas após o nascimento.[8] A nutrição adequada da mãe é fundamental para a produção suficiente de leite de qualidade. Durante a lactação, cadelas e gatas devem seguir uma dieta completa no que diz respeito à nutrição, formulada e, de preferência, submetida a testes de alimentação para reprodução ou para todas as etapas da vida. Ela deve ter densidade energética de pelo menos 4 quilocalorias EM por grama de matéria seca, o que é importante em cães de raças grandes com ninhadas grandes nos quais a dieta pode limitar o volume – ou seja, a quantidade de alimento que a mãe precisaria consumir para ter EM adequada é excessiva em volume. Dietas de filhotes de raças de grande porte geralmente não são adequadas para reprodução em razão da densidade energética reduzida. Comida e a água devem estar disponíveis o tempo todo. Em recém-nascidos, sinais como inquietação, vocalização contínua e falha no crescimento em uma taxa adequada sinalizam um problema de saúde materna, erro na sucção ou na produção inadequada de leite.[9] O PC e o escore de condição corporal (ECC) devem ser registrados a cada 24 a 48 horas. Os cães, quando filhotes, devem aumentar 2 a 4 g/kg de peso corporal adulto/dia; os gatos, no mínimo 10 a 15 g/dia, com média de 100 gramas por semana.[8-10] Se a produção de leite não for adequada, recomenda-se uma suplementação parcial ou total. O leite materno é suficiente como única fonte de nutrientes apenas até as semanas 3 a 4 – alimentos sólidos devem ser introduzidos na semana 3 para raças maiores e ninhadas grandes. Apesar disso, o desmame só ocorre entre as semanas 7 a 9 de vida, porque antes da semana 6 pode resultar em problemas comportamentais em ambas as espécies.[11] A dieta da cadela, ou dieta seca de crescimento, amassada com água – uma parte de comida e uma parte de água em volume –, pode ser usada para iniciar os filhotes em alimentos sólidos com 3 a 4 semanas de vida, embora os alimentos enlatados também sejam boas escolhas. Para raças grandes, é indicada uma dieta de filhotes diferente da dieta da mãe. O alimento sólido precisa ser introduzido lenta e gradualmente até ser a única fonte de nutrição da ninhada. Pratos rasos podem ser usados para que os animais pisem na comida e lambam as patas; caso contrário, patas e boca (nunca as narinas) podem ser manchadas com a comida. Veja os Capítulos 315 e 320 para obter mais informações sobre os cuidados com gatas, cadelas e recém-nascidos.

## CRIAÇÃO DE FILHOTES ÓRFÃOS

Os recém-nascidos órfãos ou cuja mãe não produz leite suficiente em razão de doença ou ninhada grande devem ser criados com substituição total ou parcial. A mãe não fornece apenas nutrição, mas também calor, umidade, saneamento e segurança, o que deve ser fornecido também pelo cuidador.[9,10] No que diz respeito à nutrição, a melhor maneira de criar órfãos é encontrar uma mãe adotiva. Se isso não for possível, serão necessários substitutos do leite com produtos comerciais ou receitas caseiras.[9,12] No entanto, receitas caseiras não são ideais[13] e devem ser reservadas a emergências. Embora os produtos comerciais também apresentem problemas, alta variabilidade e deficiências de nutrientes, incluindo aminoácidos, cálcio e DHA, foram descritos entre os substitutos do leite canino dos EUA.[14] Alguns deles têm densidade de energia muito baixa, em comparação com 1,4 kcal/mℓ de leite canino. Um estudo europeu[15] também encontrou problemas com excesso de nutrientes de cálcio e vitamina D em substitutos do leite canino, o que poderia ser um risco para filhotes de raças grandes e de crescimento rápido. Portanto, é importante escolher um produto com pelo menos 1 kcal/mℓ (reconstituído) e selecionar cuidadosamente a empresa fabricante, informando-se sobre suas práticas e conhecimentos nutricionais.[16] As necessidades energéticas de filhotes recém-nascidos são estimadas em 20 a 25 kcal/100 g PC.[1] A divisão pela densidade de energia do substituto do leite dará o volume a ser fornecido por dia, dividido em várias refeições por dia a cada 2 a 4 horas, assumindo uma capacidade estomacal de 4 mℓ/100 g de PC.[8] Recomenda-se iniciar mais devagar (50% dos requisitos de energia) no primeiro dia, a fim de garantir uma transição mais segura. Uma ingestão mais baixa, ou a diluição da fórmula, também é indicada em casos de diarreia. Serão necessários ajustes a cada 48 horas para atingir a taxa desejada de ganho de peso. Estima-se que a necessidade de água seja de 18 mℓ/100 g de peso corporal/dia, e deve ser disponibilizada água adicional se o substituto do leite não o fornecer. Animais mais fortes podem ser alimentados com mamadeira, enquanto recém-nascidos mais fracos devem ser alimentados com sonda de alimentação de 5 a 8-Fr,[8,10] em sentido horizontal, com a cabeça erguida para impedir a aspiração. A fórmula precisa ser aquecida até atingir a temperatura do corpo antes do uso. Após as mamadas, o abdome não deve ser superestendido e o períneo deve ser massageado com um pano úmido ou algodão quente para estimular a eliminação. Alimentos sólidos devem ser introduzidos na terceira semana em forma de mingau – alimentos enlatados para filhotes ou secos podem ser misturados com água ou com o substituto do leite – e aumentados lentamente até o desmame. O Capítulo 320 fornece mais detalhes sobre cuidados pós-natais.

### DO DESMAME À IDADE ADULTA

O filhote deve ser alimentado com uma dieta completa e equilibrada, formulada para o crescimento ou todas as etapas da vida. O ideal é que a dieta seja submetida a testes de alimentação, e nenhum suplemento nutricional deve fazer parte do regime. A alimentação livre é indicada só para filhotes magros que apresentam taxa adequada de ganho de peso e um ECC magro (4 a 5 em 9). A alimentação controlada por porção é recomendada para todos os outros animais durante o crescimento, sobretudo para cães de grande porte, raças propensas à obesidade e filhotes castrados. Um estudo[17] constatou que os labradores mantiveram um ECC de 4/9 (comparado com 6 a 7/9), do desmame até a idade adulta, e na maturidade viviam mais tempo, com as doenças crônicas sendo adiadas e aparecendo mais tarde do que em suas contrapartes. Assim, manter os filhotes magros é muito importante.

Os filhotes de raças grandes precisam de cuidados nutricionais especiais:[18] a superalimentação pode predispor a doenças ortopédicas do desenvolvimento e à osteoartrite na idade adulta. Esses cães devem sempre ser alimentados com porções controladas, visando a um ECC magro de 4/9, usando alimento para filhotes de raças grandes formulado especificamente. Essas dietas são mais baixas em densidade energética, a fim de facilitar um suprimento adequado de energia, e têm níveis controlados de cálcio na matéria seca, uma vez que esses filhotes contam com um sistema de regulação de cálcio imaturo e são suscetíveis a excessos.[19] Alimentos para adultos, uma recomendação comum para esses casos, podem resultar em deficiências e, dependendo da escolha, fornecer mais cálcio e energia do que o desejado, portanto não devem ser usados em nenhum caso. Veja o Capítulo 187 para mais detalhes sobre nutrição e doenças ortopédicas. Os alimentos para filhotes devem ser fornecidos até que o animal atinja o peso corporal adulto e as placas de crescimento se fechem, o que acontece aos 12 meses, para cães de pequeno e médio portes e gatos, e aos 18 a 24, no caso de cães de raças grandes e gigantes.

### REAVALIAÇÃO

Uma avaliação nutricional (ver Capítulo 170) durante cada consulta, assim como um exame do PC e do ECC a cada 2 semanas durante a fase de crescimento rápido – primeiros 6 meses –, são cruciais. Depois, o teste pode ser feito a cada 3 a 4 semanas. O PC pode ser comparado às curvas de crescimento,[20] e o ECC deve ser mantido em 4 a 5/9 a 4 para filhotes de raças grandes. O tutor precisa ser ensinado a avaliar o ECC[16] e a aparência de um filhote de cão/gato saudável e magro (ver Capítulos 2 e 170). Ajustes na dose de calorias podem ser feitos em 10% para atingir as metas de PC e ECC. Mudar para uma dieta com menor densidade de energia pode auxiliar filhotes com muita fome que não são alimentados livremente. O exame de sangue não é uma medida muito sensível ou específica do estado nutricional; os valores bioquímicos séricos – como cálcio, fósforo, albumina, enzimas hepáticas e lipídios – e a contagem completa de células sanguíneas podem ser afetados pela idade dos filhotes,[21,22] assim como os valores alterados comparados com os intervalos de referência de adultos não devem ser malinterpretados como indicativos de desnutrição.

### REFERÊNCIAS BIBLIOGRÁFICAS

*As referências bibliográficas deste capítulo se encontram online no Ambiente de Aprendizagem.*

## CAPÍTULO 172

# Nutrição para Cães Adultos Saudáveis

Martha G. Cline

Dados de 2012 indicam uma população de quase 70 milhões de cães em aproximadamente 43 milhões de domicílios nos EUA.[1] Os proprietários desses animais quase sempre se esforçam para fornecer a eles uma nutrição de qualidade, que deve ser iniciada quando os cães são jovens e saudáveis, e não apenas quando há a identificação de uma doença. "Cães jovens adultos e saudáveis" pode ser definido como um grupo incluindo idades entre 1 e 7 anos, dependendo da raça e do porte. A nutrição deve estar na vanguarda das discussões sobre medicina preventiva entre veterinários e proprietários de cães jovens adultos e saudáveis. Os objetivos nutricionais durante o início da idade adulta precisam incluir a otimização da saúde, a prevenção de doenças, o aumento do desempenho e a longevidade.

## CÃES COMO ONÍVOROS

Cães são membros da ordem *Carnivora*. O carnívoro da palavra descreve o grupo taxonômico e seu comportamento alimentar. A ordem diversa *Carnivora* inclui verdadeiros carnívoros, como os da família *Felidae*, e herbívoros, como os pandas, na família *Ailuropodinae*. Os cães pertencem à família *Carnivora*, mas seu metabolismo e suas necessidades nutricionais se aproximam dos onívoros. Ao contrário dos verdadeiros carnívoros, eles têm a capacidade de sintetizar taurina, ácido araquidônico e vitamina A a partir de seus precursores metabólicos nas plantas: cisteína, ácido linoleico e betacaroteno, respectivamente.

Cães domesticados também são adaptados para prosperar com uma dieta rica em amido. Os genes que desempenham papel na digestão do amido – amilase pancreática (*AMY2B*), maltose-glucoamilase (*MGAM*) e o cotransportadores de sódio-glicose (*SGLT1*) – mostram alterações na expressão e na atividade que favorecem a digestão do amido em cães quando comparados com lobos.[2] A capacidade de lidar com uma dieta rica em amido pode ter alguma variabilidade entre raças, como mostrado por uma grande variação na atividade *AMY2B* entre raças de cães.[3] Como verdadeiros carnívoros, no entanto, os cães têm características metabólicas, como a obrigação de conjugar ácidos biliares com taurina e a incapacidade de sintetizar vitamina D. Eles não são só onívoros; desenvolveram seu próprio metabolismo e necessidades nutricionais à medida que evoluíram.

## ATENDENDO AOS REQUISITOS DE ENERGIA

A energia é fornecida pela oxidação de gordura, carboidrato e proteína. As necessidades energéticas de cães adultos podem ser supridas por dietas com proporções variáveis desses três macronutrientes. Cerca de 80% dos alimentos consumidos por cães adultos são usados para suprir necessidades energéticas. O restante da matéria seca é usado para atender aos requisitos de proteínas, vitaminas e minerais. O excesso de energia é descartado por oxidação para produzir trifosfato de adenosina ou armazenado na forma de tecido adiposo. Cães adultos em balanço energético convertem toda a energia metabolizável (EM) disponível dos alimentos em calorias. O valor de EM de um alimento deve ser conhecido para calcular a quantidade de alimento necessária para atender às necessidades de energia (ver Capítulos 170, 173 e 174).

Os requisitos de energia de manutenção e repouso de cães adultos podem ser estimados por meio de fórmulas referentes a EM com o peso corporal (Boxe 172.1). Como cães adultos têm uma faixa de variação de cerca de 50 vezes o peso corporal (PC) e os requisitos de EM por unidade diminuem com o peso corporal, as fórmulas quase sempre incluem alguma função de poder do peso corporal – por exemplo, peso corporal aumentado para três quartos da potência. O requisito de energia em repouso (RER) representa as necessidades energéticas de um animal alimentado normalmente em um ambiente termoneutro. Vários fatores do estágio da vida podem ser aplicados ao RER, dependendo do nível de atividade e do *status* reprodutivo de um cão adulto. Em geral, o RER × 1,4 a 1,6 é usado para determinar os requisitos de energia de manutenção para adultos (REM). A metanálise do REM de cães adultos mostrou REM médio de 142,8 ± 55,3 kcal/kgPC$^{0,75}$/dia com uma equação alométrica sugerida de 81,5 kcal/kgPC$^{0,93}$/dia.[4] Os requisitos energéticos de cães adultos nessa metanálise foram impactados pela criação – mais alta em cães de corrida, em cães de trabalho/caça, e menos em cães de estimação e canil – e pelo *status* reprodutivo – diminuído em animais castrados em comparação com os sexualmente intactos –, sem efeito de gênero. A equação recomendada para determinar o REM de cães de estimação é 62,5 kcal/kgPC$^{0,97}$/dia.[4]

Há uma grande variação no intervalo de previsão do REM, portanto as fórmulas devem ser usadas apenas como pontos de partida para determinar REM, devendo os cães ser alimentados com uma condição corporal ideal.[5] Uma história completa da dieta (ver Capítulo 170), junto com o acompanhamento do peso e do escore de condição corporal (ECC) do cão ao longo do tempo, ajudará os profissionais a determinar com precisão o REM de um indivíduo. Essas equações podem ser úteis para estimar as necessidades de energia, sobretudo quando um histórico completo da dieta não está disponível para estimar a ingestão de energia. Isso inclui recomendações para nutrição enteral, parenteral, ou recomendações para perda ou ganho de peso corporal.

## MACRONUTRIENTES

### Proteínas e aminoácidos

A proteína fornece aminoácidos cruciais e nitrogênio, o qual é necessário para a síntese de aminoácidos não vitais, heme, purinas, pirimidinas etc. Aminoácidos essenciais e não essenciais são fundamentais para a síntese de proteínas e os precursores de vários hormônios e neurotransmissores. A proteína bruta representa a exigência de nitrogênio em cães e é definida como a quantidade de nitrogênio vezes 6,25. Os requisitos de proteína para cães saudáveis foram determinados pela estimativa de nitrogênio e pela excreção endógena de nitrogênio. Segundo os requisitos nutricionais de cães e gatos do National Research Council (NRC), o mínimo para proteína bruta em cães adultos é de 2,62 g/kgPC$^{0,75}$, ou 20 g por 1.000 kcal, e a dose recomendada é de 3,82 g/kgPC$^{0,75}$, ou 25 g por 1.000 kcal (Tabela 172.1).[6] As recomendações mínimas de proteína da Associação dos Funcionários Americanos de Controle de Alimentos (AAFCO; 51,4 g por 1.000 kcal) são, em parte, baseadas nessas informações e responsáveis por alterações no processamento que podem

---

**Boxe 172.1** Fórmulas para estimar os requisitos de energia (REs) de cães adultos por dia

REs em repouso (equação exponencial): 70 × (PC em kg)$^{0,75}$
REs em repouso (equação linear): 70 × (PC em kg) + 30
*Esta equação não é recomendada para cães < 2 kg ou > 20 kg, pois superestima os requisitos de energia*
REs de manutenção (todos os cães): 81,5 × (PC em kg)$^{0,93}$
*Aplica-se a cães de corrida, trabalho, caça, canil e animais de estimação*
REs de manutenção (cães de estimação): 62 × (PC em kg)$^{0,97}$

PC, peso corporal.

---

**Tabela 172.1** Comparação dos níveis de proteína e gordura em alimentos comerciais para cães (% de energia metabolizável).

|  | REQUERIMENTOS MÍNIMOS DO NRC | REQUERIMENTOS RECOMENDADOS PELO NRC | REQUERIMENTOS MÍNIMOS DO AAFCO | ULTRABAIXO | BAIXO | MODERADO | ALTO |
|---|---|---|---|---|---|---|---|
| Proteína bruta | 7 | 9 | 18 |  | < 20 | 20 a 30 | > 30 |
| Gorduras totais |  | 12 | 12 | < 20 | 20 a 25 | 25 a 35 | > 35 |

AAFCO, Association of American Feed Control Officials; NRC, Conselho Nacional de Pesquisa. Percentual EM calculado usando Fatores Atwater modificados (3,5 kcal/g de proteína, 8,5 kcal/g de gordura).

modificar a digestibilidade ou a biodisponibilidade das proteínas.[7] O NRC e a Associação dos Funcionários Americanos de Controle de Alimentos também estabelecem recomendações mínimas para aminoácidos. Depois que o requisito de aminoácidos é atendido, a proteína adicional é desaminada pelo fígado. Cetoácidos são usados para energia ou armazenados como gordura ou glicogênio. Subprodutos do catabolismo proteico são excretados pelos rins. A porcentagem estimada de EM para definir dieta de baixa, moderada e alta proteína, ao comparar alimentos comerciais para animais de companhia, é fornecida na Tabela 172.1.

### Ácidos graxos essenciais

Ácidos graxos poli-insaturados (PUFAs), ácido linoleico (18: 2n-6) e ácido alfalinolênico (18: 3n-3) devem ser incorporados às dietas dos cães, pois eles não têm enzimas para sintetizar esses ácidos graxos, tornando-as "essenciais". As gorduras alimentares não são apenas uma excelente fonte de energia; também fornecem esses ácidos graxos essenciais (AGEs), dependendo da fonte. Os AGEs são fundamentais para manter a estrutura das membranas celulares, permitir a absorção intestinal de vitaminas lipossolúveis (A, D, E e K), e são precursores de eicosanoides, incluindo prostaglandinas, leucotrienos e tromboxanos com atividades parácrinas e endócrinas. A exigência canina de AGEs é maior para o ácido linoleico, cuja deficiência resulta em hiperqueratose, perda de água pela pele e degeneração testicular. O ácido linoleico é incorporado aos esfingolipídeos na epiderme da pele, auxiliando na função de barreira e ajudando a manter a qualidade da pele e do pelo. Os cães precisam de cerca de 1 a 2% de calorias totais como ácido linoleico para evitar sinais clínicos de deficiência, embora níveis mais altos de gordura total na dieta possam resultar em melhores condições de pelagem. Altas concentrações de ácido alfalinolênico podem ser encontradas em alguns óleos vegetais, como o de linhaça. Cães apresentam necessidades nutricionais de ácidos eicosapentaenoico (20: 5n-3) e ácido docosa-hexaenoico (22: 6n-3), encontrados em altos níveis nos óleos marinhos. No entanto, doses mais altas desses ácidos graxos podem ter um efeito terapêutico em razão de suas propriedades anti-inflamatórias.

As gorduras fornecem duas vezes mais calorias do que proteínas e carboidratos; portanto, alimentos para cães que contenham altos teores de gordura aumentam a densidade calórica. Níveis moderados de gordura costumam variar de 25 a 35% EM, com dietas de baixo teor < 25% e, de alto teor, > 35%. As ultrabaixas em gordura geralmente são as que contêm menos de 20% de EM como gordura (ver Tabela 172.1). Dietas com pouca gordura são recomendadas para cães propensos à obesidade (ver Capítulo 176).

### Fibra

Embora cães não tenham requisitos nutricionais específicos para carboidratos ou fibras, a fibra pode ser adicionada às dietas desses animais para otimizar a saúde por meio de várias funções, como promoção da saciedade ou manutenção da qualidade das fezes. A fibra é uma fonte pobre de energia, de modo que sua inclusão na ração diminuirá a densidade de energia, sendo útil na alimentação de animais com tendência à obesidade. A fibra é expressa nos rótulos dos alimentos para animais de companhia como porcentagem máxima de fibra bruta, o que reflete a porcentagem de celulose (fibra insolúvel). A fibra dietética total reflete com maior precisão o teor de fibra de um alimento para animais de companhia, incluindo solúveis e insolúveis, com exceção de certos tipos, como oligossacarídeos (ver Capítulo 190).

### VITAMINAS E MINERAIS

Cães adultos requerem os mesmos minerais e vitaminas que filhotes em crescimento (ver Capítulo 171), ainda que os requisitos para a manutenção dos adultos às vezes sejam baseados em nosso conhecimento das necessidades nutricionais durante o crescimento e menos precisos. A função e o papel clínico de minerais e vitaminas foram revisados.[8,9] As necessidades de vitaminas e minerais foram publicadas pelo NRC, e a biodisponibilidade dos minerais deve ser levada em consideração ao formular dietas. A biodisponibilidade de cálcio, fósforo e magnésio de fontes vegetais é consideravelmente menor do que a de sais minerais ou osso e deve ser descontada em 50%. Ademais, a biodisponibilidade de cobre e zinco de fontes vegetais também está comprometida. Entretanto, sódio, potássio e cloreto são facilmente substituíveis, e nenhum ajuste é necessário em relação à sua fonte.

Cães devem consumir vitamina D, pois não podem sintetizá-la usando luz ultravioleta.[6,8] A necessidade de vitamina E é uma função do conteúdo total de PUFAs em uma dieta. Já as de vitamina K canina são amplamente atendidas pela síntese intestinal, tornando a suplementação alimentar menos crítica. A colina, não obstante parcialmente sintetizada no fígado, é considerada uma vitamina essencial, haja vista fornecer grupos metil lábeis. A colina é um componente do neurotransmissor acetilcolina que promove o transporte de lipídios no fígado como um componente da fosfatidilcolina e desempenha papel na ativação plaquetária. A deficiência de grupos metil resulta em acúmulo de gordura no fígado. A vitamina C não é essencial na dieta de cães, pois a síntese ocorre a partir da glicose pela via do ácido glicurônico. Não há evidências suficientes para indicar que cães saudáveis se beneficiam de vitamina C adicional na dieta. A L-carnitina, substância semelhante à vitamina, conquanto não seja essencial, pode beneficiar certas raças de cães com capacidade limitada de sintetizar esse nutriente.

## RECOMENDAÇÕES GERAIS DE ALIMENTAÇÃO

Uma avaliação nutricional completa deve ser feita antes de sugerir recomendações dietéticas (ver Capítulo 170). Depois dela, a seleção da dieta, necessidades energéticas, quantidades de alimentos e métodos de alimentação devem ser determinados. Os objetivos principais do manejo alimentar de um cão adulto jovem incluem otimizar a saúde, prevenir doenças, melhorar o desempenho e promover a longevidade. A despeito de ser esperado que cães adultos jovens sejam relativamente saudáveis, a obesidade e a doença periodontal geralmente começam durante esse estágio da vida.[10,11] Com o avançar da idade, o desenvolvimento de vários processos mórbidos, como doença renal crônica (DRC), osteoartrite, câncer e diabetes melito, pode alterar muitos objetivos nutricionais (ver Capítulo 175). Ao selecionar uma dieta apropriada para uma dessas condições, deve-se sempre optar por uma que tenha sido avaliada para o propósito pretendido. A restrição calórica para manter um peso corporal ideal ao longo da vida é recomendada e mostrou retardar o início dos sinais clínicos associados à doença crônica, aumentando a longevidade em Labradores Retrievers em quase 2 anos.[12] Recomenda-se aconselhar os tutores a alimentar com porções pesadas, usando dispositivos de medição padrão (250 mℓ – copo medidor) ou por peso (g), em vez de *ad libitum*, a fim de ajudar na prevenção da obesidade (ver Capítulo 176).

As diretrizes estão disponíveis para ajudar os proprietários de animais de companhia na seleção de alimentos comerciais (Boxe 172.2). Recomenda-se a seleção de uma empresa de alimentos para animais de companhia com um nutricionista qualificado em tempo integral. As qualificações apropriadas incluem PhD em nutrição animal ou certificação do Conselho Americano de Nutrição Veterinária (ACVN) ou Colégio Europeu de Nutrição Veterinária Comparada (ECVCN). Além disso, a empresa deve ser capaz de fornecer um perfil nutricional completo (análise típica) de suas dietas. O ideal é que qualquer nutriente requerido pela AAFCO seja fornecido com base na energia (gramas por 100 kcal ou por 1.000 kcal ou para macronutrientes % EM).

# SEÇÃO 11 • Considerações Dietéticas de Distúrbios Sistêmicos

**Boxe 172.2** Diretrizes para a seleção de alimentos comerciais para animais

1. A empresa de alimentos para animais de estimação emprega nutricionistas qualificados em período integral? Pode fornecer seu nome e qualificações?
2. Quem formulou suas rações e quais são suas credenciais?
3. As dietas passam por testes de alimentação com AAFCO ou são formuladas para atender aos perfis nutricionais de AAFCO? Se o último for realizado, a dieta é feita para atender ao perfil de nutrientes ou é uma análise do produto finalizado?
4. Onde as dietas são produzidas e fabricadas?
5. Quais medidas específicas de controle de qualidade são usadas para garantir a consistência, a qualidade e a segurança da dieta?
6. A empresa pode fornecer uma avaliação completa dos nutrientes além da análise garantida dos alimentos produzidos para cães ou gatos?
7. A empresa realiza pesquisa de produtos? Em caso afirmativo, isso é publicado em periódicos revisados por pares?

*AAFCO*, Associação Americana Oficial de Controle de Alimentos.
(Adaptado de World Small Animal Veterinary Association Global Nutrition Committee: Recommendations on selecting pet foods. Disponível em: http://www.wsava.org/sites/default/files/Recommendations on Selecting Pet Foods.pdf. Acesso em: 15 jan. 2015.)

Os veterinários devem aconselhar os clientes a escolher uma dieta comercial aprovada em um protocolo de ensaio de alimentação da AAFCO para manutenção em adultos ou em todas as fases da vida. As dietas destinadas a todas as fases da vida, em geral, são mais gordurosas e densas em calorias, visto que também se destinam a animais em crescimento e reprodução. Portanto, nem todos os cães adultos devem ser alimentados com esse tipo de dieta, especialmente se estiverem acima do peso ou com tendência à obesidade. As dietas formuladas para atender aos requisitos da AAFCO atendem às necessidades específicas de nutrientes com base em um perfil de nutrientes calculado ou na análise do produto finalizado. Se uma dieta formulada para atender aos requisitos da AAFCO for escolhida por um proprietário, é recomendada a determinação dos nutrientes pela análise do produto finalizado. Em geral, essas informações só estão disponíveis quando se entra em contato com o fabricante. Dietas formuladas para ser completas e balanceadas, que mostraram ser totalmente adequadas em cães adultos por meio de testes de alimentação, são as ideais na seleção de um produto.

## REFERÊNCIAS BIBLIOGRÁFICAS

*As referências bibliográficas deste capítulo se encontram online no Ambiente de Aprendizagem.*

# CAPÍTULO 173

## Manejo Nutricional do Cão Atleta

Joseph J. Wakshlag

### CONDIÇÃO CORPORAL E EXERCÍCIO

A atividade esportiva quase sempre determina a condição corporal necessária para muitos eventos. Em geral, os proprietários de cães de *performance* mantêm seus animais em um escore de condição corporal de 4 a 5/9 (ECC) ao utilizar o sistema de 9 pontos para avaliação (ver Capítulos 2 e 170).[1] No entanto, Galgos, cães que competem em provas de campo, atletas de caça e corrida podem se beneficiar de um escore de condição corporal entre 3 e 4/9. Caninos nessa condição têm costelas facilmente visualizadas, sobretudo em raças de pelo mais curto, processos espinhosos e asas do ílio proeminentes, mas com ampla musculatura paralombar que se estende entre as asas do ílio, de modo que os processos espinhosos sacrais podem ser identificados, porém não se projetam. Ser magro é vantajoso para corridas de velocidade e atividades intermediárias (10 a 30 minutos) cronometradas, para desempenho ideal (Figura 173.1) e alimentação restrita, especialmente em dias de eventos. Em atividades de resistência em que a velocidade é menos importante e há maior chance de perda da condição corporal em razão da atividade prolongada, um escore de condição corporal de 4 a 5/9 pode ser ideal para evitar perda de peso intensa em eventos como as corridas de cães da raça Foxhound inglês ou de cães puxadores de trenó.[2]

### ENERGIA E ATIVIDADE

O National Research Council (NRC) estima que cães de estimação ativos exijam aproximadamente 130 × (peso corporal

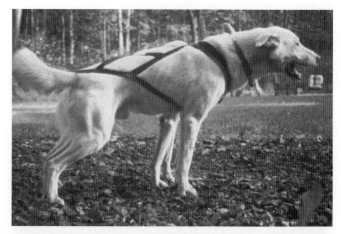

**Figura 173.1** Condição corporal adequada para o cão atleta. Observe a caixa torácica aparecendo logo atrás do cotovelo e a musculatura proeminente do ombro e do membro posterior. Esse cão seria considerado um 4/9 na tabela de ECC.

metabólico [PC] em kg)$^{0,75}$ para os requisitos de manutenção de energia (REM, kcal/dia). Os efeitos do aumento da atividade física foram bastante estudados em cães.[3] O gasto calórico durante o exercício está diretamente ligado à distância percorrida.[4] Por exemplo, seria de esperar que a agilidade exigisse menor gasto calórico em comparação com as atividades de campo.

Estudos em Galgos sugerem gastos de energia de 150 a 160 kcal/kg$^{0,75}$ em uma base diária, o que é um pouco mais elevado em relação aos valores de manutenção de cães ativos.[5,6] A distância percorrida por dia em corridas de Galgos é relativamente curta. Esse REM comparativamente alto para a atividade limitada pode ser um reflexo do aumento da massa muscular dos Galgos.[6] Na extremidade oposta do espectro estão os cães puxadores de trenó, que gastam cerca de 1.000 kcal/kg$^{0,75}$ PC por dia durante a atividade de tração de longa distância, sugerindo que o cão de trenó de 25 kg gasta em média cerca de 10.000 quilocalorias por dia.[7,8] Isso mostra a variação na necessidade de energia para cães atletas, tornando difícil ajustar a alimentação de acordo com a atividade diária. Assim, muitos proprietários e treinadores fornecem a alimentação de acordo com o peso corporal e a condição corporal, que são avaliados todos os dias.

## COMBUSTÍVEL: GORDURAS E CARBOIDRATOS

Discute-se quais substratos são consumidos em quais pontos durante o exercício, mas, em geral, acredita-se que a produção inicial de trifosfato de adenosina (ATP) no músculo seja sintetizada por meio de uma "lançadeira" de fosfato de creatina para a síntese imediata de ATP, esgotando-se em segundos. A glicólise, então, entra em ação para produzir ATP pelo metabolismo da glicose em piruvato, com este alimentando o ciclo do ácido cítrico para a oxidação dos carboidratos. Essa é a principal fonte de energia para 30 a 90 minutos de exercício, em particular se os cães estiverem correndo muito – 50% ou mais de seu consumo máximo de oxigênio. Em 10 minutos, a taxa de betaoxidação da gordura aumentará e atingirá um limite em 30 minutos, o que pode fornecer a maior parte da energia necessária ao exercício. No entanto, isso não pode sustentar níveis muito elevados de atividade – acima de 50% do consumo máximo de oxigênio –, uma vez que a betaoxidação da gordura é limitante da taxa e só pode ser oxidada em cerca de 30 a 40% da capacidade máxima mitocondrial de oxidação (Figura 173.2). A quebra de aminoácidos também é limitante da taxa, mas fornecerá glicose às células por meio da gliconeogênese quando os estoques de glicogênio forem exauridos.[9-13]

A oxidação de carboidratos se torna a principal fonte de energia para exercícios de longa duração com mais de 50% do consumo máximo de oxigênio (20 minutos a 2 horas), desde que haja glicogênio suficiente para a glicogenólise e a taxa de conversão do piruvato em acetil-CoA seja adequada. Um estudo recente em cães com treinamento de resistência sugere que aqueles queimam glicose a uma taxa igual (ou maior) à de gordura quando correm em intensidade submáxima.[14] A oxidação de carboidratos é o principal combustível para a maioria dos atletas de corrida e intermediários – menos de 20 minutos de exercício – e não deve ser restrita. Até 50% da EM como carboidrato digerível pode ser usado com sucesso em velocistas, e 15 a 30% pode ser utilizado com sucesso em cães de resistência.[5,6,15]

A gordura é um combustível preferido em razão dos grandes estoques em todo o corpo; portanto, a dietética muitas vezes é vista como uma boa fonte de energia, com estudos sugerindo que dietas com alto teor de gordura e proteína podem ser vantajosas para o trabalho de resistência.[13,16-20] Dietas com cerca de 55 a 70% de EM como gordura podem fornecer energia adequada para exercícios de resistência, e essa composição é típica de rações para a maioria dos atletas de resistência.[21,22] Tutores e treinadores são aconselhados a introduzir gorduras na dieta lentamente, a fim de evitar a esteatorreia, que é um efeito adverso comum de se alimentar muito rapidamente com dietas ricas em gordura. Para obter todos os benefícios de uma ração com maior teor de gordura, é melhor iniciar essa dieta 8 a 12 semanas antes da competição, de modo a permitir a adaptação mitocondrial e metabólica.[23] O excesso de gordura na dieta pode exigir aumentos dietéticos de cátions divalentes nutrientes (cálcio, ferro, zinco, cobre e manganês), os quais podem quelar ácidos graxos livres, reduzindo sua biodisponibilidade.[21]

### Gorduras e carboidratos – considerações especiais

Muitos especulam que o comprimento da cadeia de ácidos graxos e a saturação afetam muitas questões, desde a inflamação até o estresse oxidativo durante o exercício, apesar de haver pouca informação sobre a ingestão ideal de gordura na dieta de atletas caninos.[29] A composição de ácidos graxos também pode influenciar levemente a detecção de odores em cães treinados, como de caça e de serviço. Um estudo recente utilizando óleo de milho como fonte de ácidos graxos poli-insaturados elevados (ácido linoleico) mostrou detecção um pouco melhor no limiar de odor mais baixo dos cães farejadores da raça Labrador.[27] O mecanismo preciso e a magnitude desse efeito ainda não foram totalmente elucidados, mas o aumento de ácidos graxos poli-insaturados pode melhorar um pouco o desempenho em cães que requerem acuidade olfatória como parte de seu trabalho.

A suplementação estratégica de carboidratos pode ser benéfica para atletas de corrida e de distância intermediária se o glicogênio muscular for esgotado diariamente, ao longo de eventos de vários dias.[12,30,31] As recomendações atuais são fornecer 1 a 1,5 g de suplemento de maltodextrina para qualquer cão que corra entre 5 minutos a 3 horas por dia, sobretudo quando se espera que ele tenha um desempenho semelhante no dia seguinte.

## NECESSIDADES PROTEICAS PARA CÃES ATLETAS

Existem muitos métodos para avaliar a adequação da proteína dietética, cada um com os próprios méritos e desvantagens, que estão além do escopo deste capítulo. A proteína dietética ajuda a manter a integridade muscular e a proteína total adequada, bem como a albumina e o hematócrito. Os dois últimos tendem a diminuir com o treinamento e a corrida, o que parece ser resultado de uma síndrome de supertreinamento[23,24] que pode responder em parte ao aumento da ingestão de proteínas. Estudos com cães puxadores de trenó observaram que mais ou menos 30% da EM diária (70 a 80 g de proteína/Mcal) devem vir de proteína de origem animal altamente digerível.[22,25] A qualidade e a fonte da proteína também são importantes, sendo preferíveis as de origem animal altamente digeríveis.[26]

Cães de corrida requerem menos proteína para exercícios do que atletas de resistência, com estudos sugerindo que 24% da EM podem ser adequados.[15,25,26] Outros cães de trabalho, entretanto, podem ter um bom desempenho com ingestão menor de proteínas. Os farejadores mantiveram o desempenho normal mesmo quando alimentados com uma dieta rica em gordura e baixa proteína, com 18% de ME.[27] Portanto, a necessidade ideal

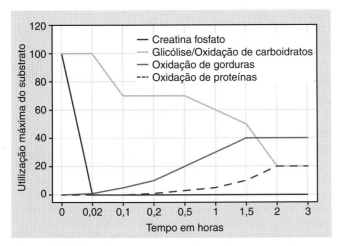

**Figura 173.2** Utilização e intensidade do substrato durante o exercício por um longo período.

de proteína para todos os cães atletas pode ser diferente, dependendo da intensidade do exercício e da tarefa específica, porém há poucos prejuízos associados a uma ração mais alta de proteína. Assim, a recomendação para a maioria dos atletas é de 24% da EM ou acima.[21,28]

### ELETRÓLITOS, MINERAIS E VITAMINAIS PARA OS CÃES DE TRABALHO

Desde que um cão consiga ingerir a maioria de suas calorias por meio de uma alimentação completa e balanceada, é improvável que as deficiências de eletrólitos ou minerais sejam um problema. Apenas nos casos em que os animais são alimentados principalmente com carne e outros alimentos de humanos é que haverá motivo de preocupação. Na verdade, um estudo sugeriu aumento na incidência de distúrbios gastrintestinais em cães que receberam uma bebida com glicose e eletrólitos.[32] Ao contrário de humanos e cavalos, eles se refrescam sobretudo por meio da respiração ofegante, o que não está associado às mesmas perdas de eletrólitos que a sudorese em outras espécies. Portanto, os suplementos dietéticos não são necessários; somente em casos extremos – por exemplo, puxadores de trenó mostrando necessidade de alterações na ingestão de eletrólitos, o que pode ser mais um reflexo das mudanças no padrão de alimentação do que verdadeiramente da necessidade.[33]

Vitaminas, se fornecidas por alimentos completos e balanceados específicos para animais de estimação, são pouco preocupantes, uma vez que a ingestão está diretamente relacionada com as necessidades energéticas da dieta. Vitaminas antioxidantes como C e E têm recebido mais atenção, ao passo que a C é sintetizada em cães pela síntese hepática a partir da glicose. No entanto, os cães podem não sintetizar tanto quanto outras espécies.[34] A possibilidade de limitações na síntese hepática combinada com observações de que as concentrações de ácido ascórbico sérico diminuem mais de 50% após 190 minutos de corrida de trenó levaram a sugestões de que a suplementação pode ser benéfica.[22] Da mesma forma, a vitamina E foi avaliada em cães puxadores de trenó, com implicações de deficiência associadas ao desempenho.[35] O exame atual da suplementação de vitaminas E e C para Galgos de corrida mostrou prejuízo ao desempenho, tornando quaisquer recomendações tênues, na melhor das hipóteses.[36-39]

### DIETAS NÃO CONVENCIONAIS

Na arena esportiva, mais do que em qualquer outro lugar, a alimentação com dietas caseiras cozidas e cruas é comum. As razões exatas não são claras, mas se acredita que elas tenham densidade de energia mais alta, pois muitas vezes podem conter mais gordura, e que a digestibilidade seja maior do que a média da dieta extrusada.[40,41] Infelizmente, muita dietas preparadas em casa não são equilibradas para cães,[42,43] criando deficiências subclínicas e, mais importante, se cruas, colocando-os em risco de infecção bacteriana ou protozoária (ver Capítulo 192).[44,45] Embora esse não seja o foco deste capítulo, já foi estabelecido por alguns órgãos de governo que certos cães de serviço não podem ser alimentados com dietas cruas em razão do risco zoonótico.[46] Para aqueles tutores que procuram alternativas para ração tradicional e dietas enlatadas, um estudo recente sugere que alimentos secos congelados ou pasteurizados sob pressão podem ser uma alternativa para esses clientes, já que raramente testam positivo para contaminantes bacterianos.[47]

### REFERÊNCIAS BIBLIOGRÁFICAS

*As referências bibliográficas deste capítulo se encontram online no Ambiente de Aprendizagem.*

## CAPÍTULO 174

# Nutrição para o Gato Adulto Saudável

Jennifer Larsen

### VISÃO GERAL

Os gatos têm necessidades metabólicas e nutricionais únicas que refletem sua evolução como caçadores, consumindo pequenos mamíferos, pássaros, répteis e insetos. Suas especificidades dietéticas os diferenciam da maioria das outras espécies comumente mantidas como animais de estimação. No entanto, é extremamente desafiador definir com precisão a ingestão ideal de todos os nutrientes essenciais para manter sua saúde ao longo da vida.

Há muita controvérsia a respeito da dieta "ideal" para gatos. Alguns argumentam a favor da alimentação de presas ou dietas cruas à base de carne; outros recomendam o fornecimento apenas de alimentos enlatados (i. e., alimentos cozidos em alta temperatura) ou ração seca. Independentemente disso, há poucas evidências para apoiar a superioridade de qualquer estilo de alimentação específica. O foco cada vez maior na prevenção de doenças leva ao melhor reconhecimento quanto à importância da condição corporal, com ênfase na prevenção da obesidade. Além disso, tem ocorrido, também, a adoção de estratégias de manejo alimentar destinadas a acomodar as necessidades de gatos individualmente ou em conjunto com os demais.

### FISIOLOGIA NUTRICIONAL ÚNICA DO GATO ADULTO SAUDÁVEL

#### Proteínas e aminoácidos específicos

Os gatos têm necessidades maiores de proteína na dieta do que os cães, apesar das necessidades semelhantes de aminoácidos. Embora tais felinos possam adaptar a oxidação de proteínas para controlar o excesso de ingestão, há uma capacidade limitada de conservar nitrogênio se a ingestão de proteínas for muito baixa.[1] Apesar de a quantidade necessária ser baseada na proteína que serve como fonte de nitrogênio e aminoácidos essenciais, ela também fornece energia. Essa dependência de aminoácidos glicogênicos como fonte de energia pode influenciar a alta necessidade de proteína de mamíferos carnívoros com cérebros relativamente grandes e consumidores de glicose.[2] Ao contrário de outras espécies, os gatos requerem *taurina* e *arginina* na dieta, em razão da baixa atividade enzimática nessas vias sintéticas.

## Vitaminas

Vitaminas essenciais na dieta de gatos incluem *vitamina D*, *vitamina A* e *niacina*. Ao contrário de outras espécies que são capazes de sintetizar vitamina D quando o precursor 7-desidrocolesterol presente na pele é exposto à luz ultravioleta, uma fonte dietética de vitamina D é essencial para gatos, cuja fisiologia desvia o 7-desidrocolesterol para metabolizar o colesterol.[3]

Da mesma forma, os gatos têm necessidade dietética de niacina, apesar de possuírem todas as enzimas sintéticas necessárias. A atividade da enzima *ácido picolínico descarboxilase* nesses animais degrada um intermediário na via que levaria à síntese de niacina. Os gatos também têm baixa eficiência de conversão de *betacaroteno* (o precursor vegetal) para ser processado em vitamina A. Portanto, a forma de retinol da vitamina A é necessária.[4]

Uma fonte dietética de ácido araquidônico é necessária para que se reproduzam, em razão da atividade limitada da enzima *delta-6-desaturase*. Muitas das peculiaridades nutricionais dos gatos provavelmente são o resultado de adaptações evolutivas a uma dieta carnívora, o que diminuiu a pressão de seleção para manter vias energeticamente dispendiosas para a síntese de nutrientes.[5]

## Carboidratos, fibras, açúcares e amidos

Dada a sua história natural como caçadores, teorizou-se que os gatos são metabolicamente inflexíveis no que diz respeito à digestão, absorção e metabolismo dos carboidratos dietéticos. Na verdade, sacarídeos, amidos e fibras específicas não são considerados nutrientes essenciais. No entanto, a fibra é um componente benéfico, mas frequentemente esquecido, da dieta felina (ver Capítulo 190). Sugere-se o papel potencial da "fibra de origem animal" pobremente digestível em grandes felinos alimentados apenas com carcaças.[6] Os carboidratos digestíveis são frequentemente incluídos nas dietas de cães e gatos como uma fonte de energia que permite a diminuição no teor de proteína, o que pode se tornar cada vez mais importante em razão das questões emergentes relacionadas às preocupações ambientais e sustentabilidade dos alimentos para animais de estimação.[7] Além disso, faltam evidências de que o consumo de carboidratos resulte em efeitos adversos quando fornecidos em concentrações moderadas, típicas de alimentos para animais de estimação.

Já está bem documentado que os gatos são capazes de digerir e absorver açúcar e amido, apesar de sua natureza carnívora. Eles produzem vários dissacarídeos intestinais (incluindo maltase e sacarose), e a secreção de amilase pancreática é estimulada pelo amido da dieta.[8-10] Os gatos têm menor atividade da amilase do que os cães, independentemente da dieta.[9,11] Mesmo assim, digerem e absorvem com eficiência o amido moído ou cozido, ainda que alimentados com cerca de 30 a 35% do consumo total de energia, semelhante às concentrações encontradas em dietas disponíveis comercialmente.[12,13]

Além da digestão e absorção eficientes, gatos adultos saudáveis também metabolizam carboidratos dietéticos, apesar de algumas idiossincrasias fisiológicas importantes. Uma vez absorvida, a glicose deve ser fosforilada pela *glicoquinase* ou *hexoquinase* antes de entrar em uma das várias vias metabólicas, incluindo a glicólise. Estes animais produzem apenas hexoquinase hepática, e não glicoquinase ou frutoquinase. Curiosamente, eles têm atividades mais altas não apenas da hexoquinase, mas de várias outras enzimas glicolíticas, bem como gliconeogênicas, quando comparados aos cães.[14,15] A hexoquinase é inibida por seu produto primário, a *glicose fosforilada*. A captação hepática limitada de glicose depende da taxa de conversão da glicose "presa" em energia ou outros compostos. Esse limite na atividade da hexoquinase, juntamente com a falta de glicoquinase e frutoquinase, pode contribuir para as perdas urinárias de monossacarídeos, quando fornecidos em altas concentrações na dieta (cerca de 20% da energia fornecida como açúcar).[16,17] No entanto, concentrações menores de carboidratos (cerca de 13% da energia fornecida como açúcar) são bem aceitas e toleradas.[17]

Embora concentrações dietéticas mais altas de glicose ou frutose às vezes resultem em diarreia, glicosúria ou frutosúria, as concentrações de glicose no sangue não são afetadas. Gatos saudáveis não apresentam hiperglicemia persistente, mesmo com um *bolus IV* de glicose.[17,18] Embora interessante academicamente, a glicosúria ou a frutosúria não são um problema clínico em gatos saudáveis que consomem dietas disponíveis comercialmente, uma vez que normalmente estas não contêm açúcares simples. Apesar disso, a resposta à insulina e a atividade enzimática adaptativa parecem ser uma compensação adequada para a falta de glicoquinase sob condições de ingestão de carboidratos tanto típica quanto suprafisiológica em gatos. De maneira geral, em resposta a proporções variadas de macronutrientes, o gato tem a capacidade de aumentar a oxidação de glicose ou proteína, aumentar a glicogênese e aumentar a lipogênese, o que é notável por sua evolução como carnívoro caçador.[1,19,20]

## DETERMINAÇÃO DA DIETA FELINA

### Visão geral

As necessidades nutricionais conhecidas dos gatos são resumidas pelo *National Research Council* como "requisitos mínimos" ou "ingestões adequadas", dependendo dos dados disponíveis, "doses recomendadas" e, para alguns nutrientes, "limites máximos de segurança".[21] Além disso, as concentrações mínimas e, em alguns casos, máximas de nutrientes para uso em alimentos comerciais para gatos são sugeridas pela Associação Americana de Controle de Ração (*Association of American Feed Control Officials* [AAFCO]).[22] Esses perfis nutricionais de alimentos para gatos, orientações para rotulagem de produtos e outros aspectos da fabricação e comercialização de alimentos para animais de estimação, conforme definido nos modelos de regulamentação de alimentos para animais de estimação da AAFCO, são adotados por muitos estados em leis de controle oficial de alimentação.[23]

Apesar de tais recursos bem definidos com relação às necessidades de nutrientes e às quantidades de certos nutrientes exigidos em alimentos para esses animais, informações quantitativas exatas sobre a ingestão ideal de micro e macronutrientes para gatos adultos permanecem desconhecidas. Muitas diretrizes são extrapoladas a partir de dados gerados usando gatos em crescimento ou representam ingestões mínimas que evitam síndromes de deficiência definidas, em vez de caracterizar a dieta ideal para longevidade ou outros parâmetros de saúde mais globais.

### Modelo de gato feral

Definir a ingestão ideal de qualquer nutriente para maximizar a qualidade e a quantidade de vida é um desafio. A utilidade dos estudos até agora é limitada em razão da falta de resultados mensuráveis relevantes. A análise das dietas naturais também tem dados limitados, independentemente da saúde precária conhecida e da vida útil curta dos gatos livres. Embora faltem dados de longevidade para pequenas espécies de felinos selvagens, é improvável que o tempo de vida prolongado para eles, bem como para gatos ferais, se aproxime dos gatos de estimação.

Um estudo mostrou uma alta taxa reprodutiva em colônias administradas de gatos ferais, mas a mortalidade dos filhotes foi alta, com apenas 25% sobrevivendo até os 6 meses.[24] Da mesma forma, outro estudo relatou expectativa de vida menor que 5 anos em gatos ferais em razão de infecção, trauma e envenenamento.[25] Apesar desses impactos na longevidade, o número de gatos de vida livre é estável em razão da sua tenra idade na maturidade sexual e eficiência reprodutiva.[26]

O perfil nutricional estimado de gatos domésticos errantes foi relatado, mas não houve associação com a saúde e a longevidade.[27,28] Visto que a expectativa de vida e o estado geral de saúde da maioria dos gatos errantes difere acentuadamente do desejado pela maioria dos tutores de animais de estimação, não se sabe se uma abordagem "natural" para alimentar gatos proporcionaria saúde e longevidade ideais. Independentemente disso, evitar práticas alimentares associadas a problemas conhecidos pode ajudar a promover a saúde e a longevidade da população de gatos de estimação.

## MANEJO ALIMENTAR DOS GATOS

### Considerações gerais, evitando a obesidade e efeito da castração

A doença nutricional mais comum em gatos de estimação é a obesidade (ver Capítulo 176). Evitar a superalimentação é um objetivo importante na alimentação de gatos saudáveis. Embora os carboidratos na dieta e o uso de alimentos secos tenham sido responsabilizados por aumentar o risco de obesidade nesses animais, o conceito não foi apoiado por dados epidemiológicos ou pesquisas prospectivas.[29-32]

Em vez disso, mostrou-se que a gordura dietética promove a alimentação excessiva, que leva ao ganho de peso, provavelmente como consequência do aumento da densidade energética em comparação com carboidratos e proteínas.[31,32] Além da dieta, dados epidemiológicos mostraram que a castração é um fator de risco importante para obesidade em gatos, especialmente em machos.[33-36]

Gatos com sobrepeso são mais propensos a sofrer de diabetes melito, constipação intestinal, doenças ortopédicas, doenças do trato urinário, lipidose hepática, doenças de pele e outros problemas.[29,37,38] Como a maioria dos gatos de estimação têm fatores de risco conhecidos (*status* reprodutivo) para uma doença que provavelmente resultará em morbidade potencialmente significativa (obesidade), são indicadas estratégias de manejo alimentar destinadas à prevenção.

As relações entre a ingestão de alimentos, peso, condição corporal e gasto de energia após a castração são complexas (ver Capítulo 313). Parece claro que os gatos alimentados *ad libitum* após a castração têm maior probabilidade de ganhar peso.[39-42] O alimento disponível continuamente causa maior peso corporal e maior porcentagem de gordura corporal após a castração de gatos machos e fêmeas, em comparação com gatos que têm acesso restrito à comida.[43,44] Além disso, ganho de peso maior e acúmulo de gordura corporal são observados após a castração quando alimentados com dietas densas em energia.[31,32] Dados tais fatos, o acesso irrestrito à comida deve ser ativamente desencorajado para a maioria dos gatos, e alimentos com densidade energética alta devem ser usados com cautela.

Mostrou-se que o ganho de peso corporal pode ser evitado após a castração, desde que a ingestão de alimentos seja ativamente limitada, embora pareça claro que alguns gatos precisam de restrições bastante graves para manter o peso corporal de antes da castração.[40,45] Isso ressalta a importância do papel da ingestão de alimentos e do manejo alimentar em gatos após tal procedimento, o que também oferece suporte a uma abordagem individualizada para determinar a quantidade necessária de restrição. Alguns gatos precisam de uma redução de 30% ou mais de sua ingestão alimentar pré-castração.[44]

Embora o uso de dietas ricas em umidade ou fibras possa ser eficaz em limitar a ingestão de alimentos, provavelmente são necessárias restrições mais ativas no consumo de alimentos.[46,47] Ainda, dada a redução acentuada na atividade voluntária em gatas após a castração, é possível que encorajar o aumento da atividade ajude a compensar o efeito da esterilização.[44] Portanto, restrições alimentares menos intensas são exigidas de gatos ativos. Em todo caso, recomenda-se a alimentação controlada por porção, e o monitoramento regular do peso corporal e da condição corporal pode ser necessário para permitir ajustes adequados e oportunos. A perda de peso é difícil de alcançar, e recuperar o peso perdido é sempre uma preocupação.

### Necessidades de manutenção

Foi relatado que os requisitos diários de manutenção de energia dos gatos, com base no peso corporal absoluto, podem variar de tão baixos quanto cerca de 30 kcal/kg a tão altos quanto cerca de 100 kcal/kg de peso corporal.[21] Muitos fatores provavelmente explicam essas variações. O Conselho Nacional de Pesquisa fornece equações diferentes para gatos adultos magros e com sobrepeso, porém ambas usam o peso corporal metabólico e não o peso corporal absoluto[21]:

$$\text{Gatos magros: } 100 \text{ kcal} \times PC^{0,67} \text{ kg}$$

$$\text{Gatos acima do peso: } 130 \text{ kcal} \times PC^{0,4} \text{ kg}$$

Muitos nutricionistas clínicos usam uma equação mais simples, com base em um fator de *status* de atividade/reprodução aplicado ao requisito de energia em repouso (RER) no peso atual:[48]

$$1,0 \text{ a } 1,4 \times RER$$

Sendo RER = 70 × (peso corporal atual em kg)$^{0,75}$. Independentemente disso, qualquer equação usada deve ser vista como um ponto de partida, e as recomendações para indivíduos exigem reavaliações e ajustes, conforme necessário, para manter a condição corporal ideal.

### Escolhendo a dieta comercial

A maioria dos gatos é alimentada com alimento comercial, com muitas opções para gatos saudáveis, abrangendo uma ampla variedade de preços, abordagens de *marketing*, disponibilidade, ingredientes e perfis nutricionais. Isso pode ser um benefício, pois existem produtos para atender às necessidades e preferências da maioria dos gatos, bem como às limitações financeiras do tutor e quaisquer inclinações filosóficas. No entanto, a ampla gama de opções também pode ser esmagadora, confusa e, às vezes, enganosa. A informação mais importante do rótulo de alimentos para animais de estimação é a declaração de adequação nutricional exigida nos estados que adotaram o modelo regulamentado pela AAFCO para alimentos para animais de estimação.[22] A declaração de adequação nutricional no rótulo deve indicar o uso pretendido dos alimentos (no que diz respeito a espécies e estágio da vida) e especificar se há uma reivindicação completa e equilibrada *versus* "apenas para alimentação intermitente ou suplementar". O rótulo também deve divulgar como as reivindicações são substanciadas (aprovadas nos testes de alimentação ou formuladas para conter concentrações de nutrientes, conforme especificado pela AAFCO).[22]

Nenhum método de comprovação de adequação é perfeito; no entanto, muitos nutricionistas favorecem o método experimental de alimentação animal, pois ele explica pelo menos parcialmente a digestibilidade e biodisponibilidade dos nutrientes e fornece prova de adequação por testes diretos *in vivo*. Idealmente, os alimentos comerciais para animais são formulados para atender aos perfis de nutrientes da AAFCO por análise laboratorial (não apenas por cálculo), além de serem submetidos a testes apropriados de alimentação animal.

### Conscientização do tutor

A subestimação da obesidade ou o desconhecimento geral da condição corporal é comum entre os tutores de gatos e pode contribuir para o desenvolvimento da obesidade.[35] Um estudo identificou que o fato de os tutores subestimarem a condição corporal do gato é uma das principais variáveis que influencia a obesidade felina.[30] Os tutores devem ser aconselhados sobre o escore de condição corporal apropriado para seu animal de estimação e incentivados a realizar pontuações regulares da condição corporal em casa.[49,50] A determinação das necessidades de energia deve ser baseada na ingestão prévia, se conhecida; no entanto, o grau de restrição necessário para evitar o ganho de peso é variável, e ressalta a importância do monitoramento e ajuste.

A alimentação em livre demanda é comum para gatos e, embora seja conveniente para muitos tutores, pode contribuir para que o animal coma demasiadamente. Tal forma de alimentação é praticada por cerca de 80% dos tutores de gatos, independentemente da condição corporal do animal, e alguns estudos não encontraram nenhuma ligação entre as práticas alimentares e a prevalência de obesidade.[30,51-54] Certamente alguns gatos regulam com sucesso a ingestão de alimentos para manter um peso corporal ideal, enquanto outros tendem a comer demais e tornam-se obesos ou com sobrepeso. Em famílias com vários gatos, embora não tão conveniente, a alimentação individualizada, controlada por porção, pode ser um método eficaz para garantir a ingestão alimentar e a condição corporal adequadas.

A coleta de informações sobre o histórico da dieta deve ser realizada em todas as consultas veterinárias, e deve incluir não apenas a dieta principal utilizada, mas também quantidades e tipos de quaisquer guloseimas e suplementos. O monitoramento do escore da condição corporal e do peso corporal do animal de estimação (ver Capítulo 2), acompanhado por qualquer ajuste necessário na quantidade e tipo de alimento fornecido, é um componente crítico no estabelecimento de recomendações que atendam às necessidades de cada animal. Esse processo começa com uma avaliação veterinária e deve ser mantido pelo tutor e pela equipe veterinária.[50]

## REFERÊNCIAS BIBLIOGRÁFICAS

*As referências bibliográficas deste capítulo se encontram online no Ambiente de Aprendizagem.*

# CAPÍTULO 175

# Nutrição de Cães e Gatos Geriátricos Saudáveis

Cecilia Villaverde

Cães e gatos geriátricos representam uma porcentagem crescente da população de animais de estimação nos EUA.[1,2] Gatos mais velhos podem ser classificados[3] como "maduros" de 7 a 10 anos, "idosos" de 11 a 14 anos e "geriátricos" de 14 anos em diante. Para cães, o tamanho afeta o tempo de vida, com raças menores vivendo mais do que raças maiores.[4] A Força-Tarefa de Diretrizes de Cuidado Sênior da Associação Americana de Hospitais de Animais (*American Animal Hospital Association's Senior Care Guidelines Task Force*[5]) sugeriu que os animais de estimação devem ser considerados geriátricos quando alcançarem os últimos 25% da expectativa de tempo de vida previstos para sua espécie e raça. O envelhecimento é contínuo, e os indivíduos variam muito quanto a esse processo; portanto, qualquer classificação etária deve ser tomada apenas como guia. Larsen e Farcas[6] propuseram que uma avaliação individualizada, na qual são registrados "marcos" do envelhecimento, como doenças articulares e atrofia muscular, seria uma medida melhor do que uma idade de corte. Uma vez expostos tais aspectos, este Capítulo se concentrará nas necessidades nutricionais de pacientes geriátricos saudáveis.

## ALTERAÇÕES RELACIONADAS COM NUTRIENTES E COM ANIMAIS DE ESTIMAÇÃO EM ENVELHECIMENTO

Algumas das consequências fisiológicas do envelhecimento estão relacionadas à utilização de nutrientes e energia,[1] uma vez que o envelhecimento pode alterar a estrutura e função gastrintestinal, fato bem descrito em humanos.[7] Estudos caninos avaliando a digestibilidade de macronutrientes (e alguns minerais) mostram que cães geriátricos têm capacidades digestivas que são semelhantes às de adultos jovens,[8,9] apesar das alterações anatômicas[10] e de microbiota[11] descritas no trato gastrintestinal de cães geriátricos (ver Capítulo 274). Em contrapartida, a digestibilidade dos macronutrientes (proteína e gordura) é reduzida em gatos geriátricos.[12,13] Quanto à energia, as necessidades energéticas caninas médias diminuem com a idade.[14]

Ainda, a obesidade é o principal problema na população canina idosa (ver Capítulo 176). No entanto, os cães mais velhos também têm maior probabilidade de terem peso abaixo do ideal do que os cães adultos.[15] Quanto aos felinos, os maduros (mais de 7 anos) têm necessidades energéticas diminuídas em comparação com os adultos, mas os geriátricos (de 12 a 14 anos) tendem a ter maiores necessidades energéticas,[16] o que pode, em parte, estar relacionado à menor digestibilidade de gorduras e proteínas e resultar em perda de peso indesejada.

As necessidades médias de proteína também mudam com o envelhecimento, com um aumento nas necessidades tanto em cães[17] quanto em gatos.[18] Novamente, em gatos, a menor digestibilidade da proteína pode contribuir para esse aumento. Além disso, a massa corporal magra tende a diminuir em cães[19] e gatos[20] mais velhos. Quanto a outros nutrientes essenciais, como vitaminas e minerais, não há dados conclusivos suficientes para saber se esses requisitos são afetados pela idade avançada. Por esse motivo, nem o Conselho Nacional de Pesquisa[21] nem a Associação Americana de Oficiais de Controle de Ração (*Association of American Feed Control Officials* [AAFCO]) possuem requisitos específicos separados para animais de estimação geriátricos em suas publicações que tratam das necessidades nutricionais de cães e gatos.

As alterações do envelhecimento que não estão relacionadas à utilização de nutrientes, mas que podem responder à modificação dos nutrientes, incluem envelhecimento do cérebro (ver Capítulo 263), degeneração das articulações (ver Capítulos 187 e 353) e alterações no sistema imunológico (ver Capítulo 194).[1,2,6]

O envelhecimento também pode resultar em mudança nos padrões de alimentação, algumas vezes associada a dores secundárias, a problemas orais ou articulares ou a distúrbios cognitivos. Além disso, em humanos idosos, descreveu-se que o paladar e o olfato são alterados,[7] o que também pode acontecer em pacientes geriátricos do campo veterinário.

## AVALIAÇÃO NUTRICIONAL DO ANIMAL SÊNIOR

Os objetivos da alimentação de animais de estimação geriátricos são *retardar as mudanças associadas ao envelhecimento, promover o bem-estar* e, se possível, *promover a longevidade*, enquanto se mantém um peso corporal (PC) e um escore de condição corporal (ECC) saudáveis. Avaliar cada paciente é fundamental, pois nem todos os animais envelhecem da mesma maneira. As diretrizes nutricionais da Associação Mundial Veterinária de Pequenos Animais (*World Small Animal Veterinary Association* [WSAVA]) descrevem como realizar a avaliação nutricional[22] (ver Capítulo 170). A avaliação do paciente, da dieta e do método de alimentação podem identificar os fatores de risco que justificam mudanças na dieta e no método de alimentação. Particularmente para pacientes idosos,[6] é importante ter como foco a avaliação de ECC, a ingestão de energia e o comportamento alimentar, garantindo que a dieta seja completa e balanceada, e avaliando se há alguma alteração associada à idade que poderia ser tratada com a dieta, como atrofia muscular/sarcopenia (ver Capítulo 177), doenças articulares, alterações cognitivas e mudanças na palatabilidade da dieta.

Essa avaliação ajudará a decidir sobre o plano de alimentação: o quanto alimentar, o método de alimentação e o que fornecer (escolha da dieta). Em um paciente sem fatores de risco de desnutrição conhecidos e que já é saudável e magro, mudanças no plano de alimentação podem não ser necessárias. No entanto, se os fatores de risco estiverem presentes, deve-se fazer alterações na estratégia alimentar.

## QUANTO ALIMENTO FORNECER

A quantidade de alimento depende da necessidade de energia do animal (necessidade de energia de manutenção [NEM]). Idealmente, a NEM pode ser determinada a partir da ingestão energética atual se o peso corporal do paciente estiver estável. Em determinados casos, isso não é possível em razão de muitos motivos, como alimentação *ad libitum*, muitos animais de estimação, variedade de dieta e o fornecimento de guloseimas. Então, a NEM pode ser estimada com a fórmula[21,23,24] (Tabela 175.1), mas o erro associado a eles é estimado em 50%;[24] portanto, é necessário monitorar e ajustar o requerimento de energia.

Se houver histórico de perda de peso corporal não intencional ou se o paciente tiver um ECC baixo, a ingestão energética atual (ou a NEM estimada) deve ser aumentada em 10 a 20%. Se o PC não melhorar com o aumento da ingestão de energia, ou se o paciente não comer o suficiente, testes diagnósticos serão necessários para identificar a causa do problema. Deve-se considerar um plano de perda de peso em pacientes com sobrepeso (ver Capítulo 176). O controle de peso e a manutenção do ECC durante a vida do animal têm sido associados (em cães da raça Labrador) a uma vida útil mais longa e ao retardo no aparecimento de doenças crônicas, incluindo osteoartrite.[25] Portanto, manter o peso corporal baixo durante o crescimento e a idade adulta é a estratégia de controle mais importante para manter um cão geriátrico saudável por um longo período.

Uma vez que a ingestão de energia tenha sido determinada, a ração diária deve ser calculada (Figura 175.1). Se as guloseimas forem incluídas no regime, recomenda-se que no máximo 10% das calorias diárias sejam usadas para itens desequilibrados (como petiscos, restos de comida, suplementos). Em todos os casos, são necessárias reavaliações e reajustes frequentes. Cães e gatos idosos devem ser pesados pelo menos uma vez por mês, usando a mesma balança, para fazer ajustes para cima ou para baixo em aportes de 10%.

## MÉTODOS DE ALIMENTAÇÃO

A alimentação *ad libitum*, na qual o alimento está sempre disponível, pode funcionar bem em pacientes magros e para animais exigentes. Para pacientes com sobrepeso (ou propensos ao excesso de peso), a alimentação racionada (em que uma quantidade específica de alimento é fornecida diariamente) é a melhor abordagem. A forma da dieta também afetará a decisão quanto ao método de alimentação, uma vez que apenas alimentos secos podem ser deixados expostos o dia todo com segurança.

A alimentação racionada pode ser adequada na maioria dos casos, mesmo quando o ganho de peso é desejado e para animais com paladar exigente. Isso é importante em famílias com vários animais de estimação, nas quais animais diferentes têm necessidades nutricionais diferentes. A alimentação racionada pode ser feita em uma ou em várias porções por dia. Alimentações múltiplas têm a vantagem de reduzir a fome em animais com restrição energética e também promover ganho

**Tabela 175.1** Fórmula para estimar os requisitos diários de energia adequados para animais de estimação idosos (expressos em quilocalorias por dia).

| CÃES | | GATOS | |
|---|---|---|---|
| Cães sedentários[21] | $(95 \times PC^{0,75})$ | Gatos magros[21] | $(100 \times PC^{0,67})$ |
| Cães ativos[21] | $(105 \times PC^{0,75})$ | Gatos obesos[21] | $(130 \times PC^{0,4})$ |
| Cães propensos à obesidade[24] | $(98 \times PC^{0,75})$ | Gatos propensos à obesidade[24] | $(70 \times PC^{0,75})$ |

PC: peso corporal.

Para todos os alimentos (peso) ⇨ Subsídio diário de alimentos $\left(\dfrac{g}{dia}\right) = \dfrac{NEM \left(\dfrac{kcal}{dia}\right)}{Densidade\ energética \left(\dfrac{kcal}{g}\right)}$

Para alimentos secos (volume) ⇨ Subsídio diário de alimentos $\left(\dfrac{copos}{dia}\right) = \dfrac{NEM \left(\dfrac{kcal}{dia}\right)}{Densidade\ energética \left(\dfrac{kcal}{porção}\right)}$

Para alimentos enlatados ⇨ Subsídio diário de alimentos $\left(\dfrac{latas}{dia}\right) = \dfrac{NEM \left(\dfrac{kcal}{dia}\right)}{Densidade\ energética \left(\dfrac{kcal}{lata}\right)}$

**Figura 175.1** Cálculo da porção energética diária para alimentos enlatados e secos.

de peso em animais intolerantes ao volume ou de paladar exigente. Em pacientes magros, para os quais a oferta de energia deve ser aumentada, as opções são: alimentação *ad libitum* aumentando o volume de cada refeição, acrescentando mais uma refeição à programação ou escolhendo uma dieta mais densa em energia. Os dois últimos são mais úteis em pacientes cuja ingestão é limitada pelo volume. Aquecer a comida ou usar intensificadores de sabor (como caldo feito em casa) pode ajudar a realçar o sabor da comida e encorajar os idosos exigentes a comer (ver também Capítulo 183). Em todos os casos, o enriquecimento ambiental, incluindo métodos de alimentação (como esconder comida, usar brinquedos dispensadores de comida, entre outros), é recomendado.[2,6]

## ESCOLHA DA DIETA

A dieta escolhida deve ser completa nutricionalmente e deve ser especificamente saborosa para o animal. As dietas para animais geriátricos são um subconjunto das dietas para adultos, pois não há uma definição legal do que seja uma dieta para idosos. A composição nutricional dessas dietas no mercado varia muito, e reflete a filosofia de cada empresa fabricante. Um estudo[26] avaliou 37 dietas comerciais de caninos idosos em relação à densidade energética, proteína, gordura, fibra, sódio e fósforo e encontrou grandes variações. Por esse motivo, uma dieta para idosos para um cão ou gato que está no processo de envelhecimento não é uma recomendação útil ou precisa o suficiente, e a escolha deve ser feita sob medida para o paciente, sempre considerando a dieta atual.

Um paciente saudável e magro com boa dieta de adulto atual não precisará necessariamente de uma mudança em sua alimentação. Pacientes com sobrepeso se beneficiarão de dietas terapêuticas para perda de peso fortificadas com nutrientes e um plano de perda de peso (ver Capítulo 176), enquanto indivíduos com tendência à obesidade podem ser alimentados com menor quantidade da dieta atual ou com uma dieta comercial com alto teor de fibras e/ou menor teor de gordura (portanto, com menor densidade de energia). Algumas dietas para idosos e *light* ajudarão neste último caso, mas a densidade energética do produto escolhido em particular deve ser comparada à dieta atual, para garantir que a mudança seja feita na direção correta.

Para pacientes magros, o ganho de peso pode ser promovido usando dietas com densidade de energia mais alta do que a atual (como dietas para filhotes, convalescentes ou dietas de desempenho, ou uma variedade de dietas comerciais para adultos/idosos).

Em relação à composição dos nutrientes, a proteína é um assunto polêmico, pois há a impressão equivocada de que dietas ricas em proteínas podem causar lesões renais. No entanto, como mencionado anteriormente, as necessidades de proteína de animais de estimação idosos são pelo menos tão altas quanto as de adultos, senão mais. Assim, a moderação/restrição de proteína (menos de 20 e 30% de calorias de proteína para cães e gatos, respectivamente) não oferece qualquer benefício e é potencialmente problemática para animais geriátricos. A quantidade de proteína apropriada é particularmente importante em pacientes saudáveis que apresentam algum grau de perda de massa muscular; nesse caso, é indicada a escolha de uma dieta mais rica em proteínas do que a atual.

Se os pacientes têm doença renal crônica e precisam de restrição proteica, além de outras estratégias, eles se beneficiarão com dietas terapêuticas em vez de dietas sênior sem prescrição (ver Capítulo 184). Os antioxidantes podem ser úteis no manejo da disfunção cognitiva associada à idade[27,28] e são sugeridos para melhorar os parâmetros da função imunológica em cães[29] e gatos[30] (embora o significado clínico deste último seja desconhecido).

Existem dietas comerciais e dietas terapêuticas enriquecidas com antioxidantes que podem ajudar potencialmente no envelhecimento do cérebro (ver Capítulo 263); no entanto, há uma falta de estudos padronizados de dose-resposta para fazer uma recomendação específica (tipo, combinação e dosagem) nesse momento. Outros nutrientes que podem ajudar na disfunção cognitiva são os ácidos graxos poli-insaturados de cadeia longa (PUFAs) da série ômega-3 do óleo de peixe e os triglicerídeos de cadeia média (MCTs). O cérebro tem uma alta concentração desses PUFAs da série ômega-3, e eles são muito importantes para o desenvolvimento do cérebro em jovens.[31] Os dados sobre seus efeitos no envelhecimento cerebral de cães e gatos, contudo, ainda são escassos. Em um estudo,[32] gatos de meia-idade alimentados com uma mistura de óleo de peixe, vitamina B, antioxidantes e arginina tiveram melhor desempenho em testes cognitivos do que os gatos-controle, mas é impossível separar os efeitos dos diferentes nutrientes. Quanto aos MCTs, existem dados preliminares em cães[33] mostrando que aqueles podem ajudar nos sinais clínicos associados à disfunção cognitiva leve, e os autores propõem que os corpos cetônicos obtidos do metabolismo dos MCTs fornecem fontes alternativas de combustível para o cérebro idoso, que tem uma capacidade de oxidação de glicose reduzida. Algumas dietas comerciais e terapêuticas contêm MCTs (principalmente de óleo de coco, mas também de outras fontes purificadas).

PUFAs da série ômega-3 (ácido eicosapentaenoico e ácido docosa-hexaenoico) também foram propostos para ajudar a reduzir os sinais clínicos de doença articular (ver Capítulo 187), embora não haja dados que apoiem qualquer modificação nutricional para evitar doenças articulares (ao contrário de tratá-las), exceto controle de peso. O uso de pré e probióticos para modificar a microbiota intestinal (alterada durante o envelhecimento[1]) e a modificação do sistema imunológico são potencialmente interessantes, mas ainda faltam dados. Um estudo[34] em gatos mostrou que a alimentação a longo prazo com uma dieta enriquecida com uma mistura de chicória (um prebiótico), antioxidantes (vitamina E e caroteno) e ácidos graxos ômega-3 e ômega-6 resultou em uma vida mais longa e menor perda corporal de massa magra associada ao envelhecimento em comparação com o grupo-controle, mas nenhuma diferença foi observada em comparação ao grupo alimentado com dieta controle mais antioxidantes. Embora os resultados sejam encorajadores, é impossível discernir os efeitos de cada nutriente individual a partir desse estudo, e não há estudos de controle de dose para fornecer uma recomendação específica.

Em resumo, a senilidade não é uma doença e o plano de alimentação (dieta, quantidade, método) deve ser adaptado ao paciente idoso após uma avaliação nutricional cuidadosa, uma vez que a variação individual impossibilita recomendações genéricas. Animais de estimação idosos devem ser alimentados com dieta completa e balanceada para cães ou gatos adultos (com modificações específicas, dependendo da avaliação), em quantidades suficientes para manter um PC ideal e um ECC magro. O controle adequado do peso desde o desmame é a melhor estratégia para garantir um animal geriátrico saudável. Condições que causam dor, desconforto e alterações na cognição devem ser tratadas.

O uso de dietas enriquecidas com antioxidantes e ômega-3 pode ter efeitos positivos no bem-estar, embora, no momento, nenhuma recomendação específica possa ser feita. Existem muitas dietas comerciais (comercializadas para animais de estimação adultos e idosos) que podem ser usadas, com diferentes ingredientes, processamento e textura para acomodar as preferências de palatabilidade. Indica-se o manejo nutricional específico para cada doença em animais de estimação idosos com problemas de saúde.

## REFERÊNCIAS BIBLIOGRÁFICAS

*As referências bibliográficas deste capítulo se encontram online no Ambiente de Aprendizagem.*

# CAPÍTULO 176

# Obesidade

Juan José Ramos-Plá

## DEFINIÇÃO

A obesidade é definida como excesso de gordura corporal a tal ponto que pode comprometer a saúde.[1] Em geral, cães e gatos são considerados obesos quando o acúmulo de gordura excede o peso ideal em 15 a 20%.[2] Estima-se que 25 a 40% dos gatos de estimação e 25 a 44% dos cães de estimação sejas obesos. Alguns acreditam que essas estimativas se tornarão progressivamente mais conservadoras, em paralelo com a condição humana.[3-7] Crê-se que animais que permanecem com excesso de peso moderado por anos tenham a expectativa de vida diminuída em até 2,5 anos, enquanto sofrem de uma condição relacionada com a obesidade.[8]

A medida mais precisa da obesidade de um animal é a metodologia de análise quantitativa.[2] A absorciometria por raios X de dupla energia (DXA) e o percentual de água corporal total (ACT) são confiáveis.[9-13] A análise de impedância bioelétrica (BIA) é bastante usada em pessoas, embora sua validade em cães e gatos ainda não tenha sido mostrada.[2] Os veterinários precisam de um meio simples, rápido e econômico de estimar a obesidade, como a pontuação da condição corporal (ECC) e as medidas morfométricas (ver Capítulo 2). O ECC é muito aceito para avaliar subjetivamente os níveis de gordura corporal com uma combinação de avaliação visual e palpação nas costelas/coluna vertebral e presença/espessura das pregas abdominais (ver Capítulo 170).[14,15] Cada animal é classificado em uma escala de 1 a 5 ou 1 a 9 pontos.[15-18] A escala de 9 pontos, validada com DXA, estabelece o peso ideal em 5, com cada ponto acima ou abaixo representando ganho ou perda de peso de cerca de 10 a 15%.[2,16,17,19] As *medidas morfométricas* envolvem a estimativa do ECC de cães e gatos medindo várias circunferências da área corporal. Esse método foi validado com DXA e só deve ser usado em animais obesos.[2]

## ETIOLOGIA

A obesidade tem etiologia multifatorial que envolve fatores genéticos e ambientais (Tabela 176.1).[20] Embora algumas doenças (hipotireoidismo, hiperadrenocorticismo etc.), fármacos (glicocorticoides, anticonvulsivantes etc.) e distúrbios genéticos raros, principalmente em humanos, possam contribuir, a obesidade é quase sempre causada por mais calorias sendo consumidas do que utilizadas por um longo período de tempo.[7] A predisposição hereditária à obesidade é relatada em alguns cães e gatos de raça pura (Labrador Retriever, Cavalier King Charles Spaniel, Pastor Shetland, Cocker Spaniel, Rottweiler, Yorkshire Terrier, Poodle, gatos domésticos de pelo curto e longo, gatos de raças mistas, gatos Manx etc.).[21-23] Algumas raças, como Galgos e afins, são resistentes ou menos propensas à obesidade.[24] Outros fatores predisponentes em cães incluem: idade do proprietário, horas de exercício diário, frequência de petiscos, quantidade de alimentos ingeridos, consumo de restos de refeição, condição corporal do proprietário e ser uma fêmea castrada.[5,21,25] Em gatos, fatores predisponentes incluem frequência de alimentação, ser de meia-idade (acima de 7 anos) e um macho castrado.[4,26,27] A castração afeta cães e gatos, pois a ausência de hormônios sexuais reduz as taxas metabólicas.[22,25,28] A castração de cadelas, em especial, as predispõe à obesidade, uma vez que o estrogênio tem efeitos centrais na ingestão de alimentos e no gasto de energia, inibindo o depósito de tecido adiposo e controlando o número de adipócitos.[29]

## FISIOPATOLOGIA

O tecido adiposo é composto por cerca de 50% de adipócitos e 50% de outros tipos de células, como pré-adipócitos, células-tronco, células endoteliais, pericitos, macrófagos, fibroblastos e células nervosas.[20,30-33] Acreditava-se que a gordura era uma energia metabolicamente inerte como um depósito de armazenamento, usado durante o jejum prolongado. Agora, crê-se que seja um órgão complexo e ativo.[20,33,34] Um acúmulo excessivo de gordura leva ao excesso de peso e a um aumento da carga nas articulações e no coração, contribuindo para condições degenerativas. Além do tecido adiposo, os sistemas gastrintestinal e reprodutivo também têm influências hormonais na obesidade.

## TECIDO ADIPOSO COMO ÓRGÃO ENDÓCRINO

### Introdução a leptina e adipocinas

O tecido adiposo é um órgão endócrino que produz não só leptina (a proteína OB), mas também substâncias chamadas

**Tabela 176.1** Fatores de risco para obesidade.

| | |
|---|---|
| Relacionados com o animal | Idade: meia-idade ou mais velhos (cães e gatos)<br>Raça: Labrador Retriever, Cocker Spaniel, Cavalier King Charles Spaniel (c) e Gato Doméstico de Pelo Curto (g)<br>Sexo: fêmea (c) e macho (g)<br>*Status* hormonal: castrado<br>Enfermidades relacionadas: hipotireoidismo (c), hiperadrenocorticismo |
| Efeitos iatrogênicos | Medicação: anticonvulsivantes, esteroides (c e g) etc.<br>Cirurgias: remoção da tireoide (c), castração etc. (ver Capítulo 313) |
| Relacionados com o tutor | Idosos, acima do peso/obesos, mulheres, maiores posses, subestimação do problema, superprotetores etc. |
| Relacionados com a dieta e o alimento | Alimentos não comerciais, enlatados, sobras de refeição (c), alimentação muito frequente, muitos petiscos (c), alimentação irrestrita (g) |
| Relacionados com o estilo de vida e o comportamento | Morar dentro de casa, humanização (c), pedir por comida humana (c), inatividade, substituto para companhia humana, ansiedade, pouco tempo para brincar (g) |

c, cães; g, gatos.

adipocinas que têm efeitos locais e sistêmicos.[20,35-38] O termo "adipocinas" abrange mais de 100 produtos biologicamente ativos, como hormônios esteroides, citocinas, aminas vasoativas, reguladores do metabolismo da glicose e de lipídios, reguladores da função cardiovascular e outros mediadores biologicamente ativos.[30-32,34,36,37] As adipocinas são secretadas pelos adipócitos e por outras células do tecido adiposo, como macrófagos. Embora seus mecanismos fisiológicos não sejam completamente conhecidos, as adipocinas quase sempre são divididas naquelas que alteram a inflamação – pro ou anti-inflamatório – e naquelas que afetam o balanço energético, promovendo a resistência à insulina.[34] Junto com a leptina, cães e gatos têm outras adipocinas: adiponectina, resistina, componentes do sistema renina-angiotensina-aldosterona (SRAA) – por exemplo, angiotensinogênio –, certas citocinas pró-inflamatórias – interleucinas (IL), fator de necrose tumoral alfa (TNF-α) etc. – e outros mediadores inflamatórios – proteína C reativa etc.[30-32,36,39,40]

As adipocinas têm efeitos locais (apócrinos) e sistêmicos (endócrinos ou inflamatórios) que podem diferir dependendo da espécie animal e da localização física do tecido adiposo.[30] Como a deposição nos adipócitos é limitada ou alterada pela lipodistrofia ou pela idade, o lipídio pode ser depositado em outros órgãos – fígado, pâncreas, rins e músculo –, alterando potencialmente a função em razão da lipotoxicidade.[41] Em humanos, como a gordura se acumula em depósitos viscerais e depósitos SC, o risco de resistência à insulina, aterosclerose e diabetes melito aumenta.[42] Leptina, adiponectina e angiotensinogênio foram estudados em cães.[30] Resistina, visfatina e apelina foram estudadas em humanos e em animais de laboratório.

### Leptina

A leptina é um hormônio antiobesidade sintetizado sobretudo nos adipócitos, ainda que pequenas quantidades sejam produzidas pela mucosa gástrica, pelo fígado, pelas glândulas mamárias e pela placenta.[30,43] Indivíduos obesos podem ser relativamente resistentes à leptina, cujas concentrações plasmáticas aumentam em cães e gatos que têm grandes quantidades de gordura corporal e número de adipócitos. Em contrapartida, os níveis de leptina diminuem quando os animais perdem peso.[44-47] A ação primária da leptina é a ligação aos receptores cerebrais, chamados receptores OB-R, que suprimem o apetite e aumentam o gasto de energia, influenciando o comportamento relacionado com os alimentos.[48,49] A leptina também estimula a angiogênese, suprime a apoptose, atua como mitógeno – o que poderia explicar a maior incidência de câncer em pessoas obesas –, regula as funções imunológicas e reprodutivas, modula a sensibilidade à insulina, exerce efeitos pró-inflamatórios – mediados por IL-6 e outros – e pró-trombóticos, além de inibir a adiponectina.[20,30,50] Conquanto seja considerado um regulador a longo prazo do peso corporal, as concentrações pós-prandiais de leptina diminuem transitoriamente em pessoas magras, mas não obesas.[51] Em cães, há aumento transitório nas concentrações circulantes de leptina após as refeições, com um pico pós-prandial de 5 a 8 horas depois, sendo o dobro ou o triplo do acúmulo observado quando os mesmos cães são submetidos a jejum.[52] Em gatos, a elevação da leptina sérica depois das refeições é leve em comparação com a de animais em jejum.[53,54] A maioria dos animais obesos apresenta teores séricos de leptina mais altos do que os magros, talvez em razão da resistência à leptina,[52,55-57] que pode se originar em receptores de leptina defeituosos ou sinalização reduzida do tecido-alvo, como neurônios hipotalâmicos.[48,57] Em um estudo em cães obesos, foram observadas concentrações séricas elevadas de leptina e transporte deficiente de leptina por meio da barreira hematencefálica.[58]

### Adipocinas

A adiponectina é uma adipocina que se acredita ser sintetizada e secretada por adipócitos maduros de cães e gatos. Em roedores e humanos, também pode ser sintetizada no músculo cardíaco.[59-61] Suas concentrações séricas estão diminuídas em cães e gatos obesos, talvez como resultado da inibição causada pela secreção de citocinas inflamatórias.[45,56,59,62,63] Os efeitos da adiponectina variam de acordo com o órgão-alvo. Ela contribui para o aumento da sensibilidade à insulina e concentrações séricas de glicose menores. Os níveis de triglicerídeos no fígado e nos músculos, bem como as respostas inflamatórias e a aterosclerose, são reduzidas pela adiponectina.[30,37,64,65]

### Angiotensinogênio e SRAA

O tecido adiposo é uma fonte importante de angiotensinogênio.[30,66,67] O SRAA tem um papel na diferenciação e no metabolismo dos adipócitos, assim como na homeostase vascular, no equilíbrio hídrico e na função renal.[20,30] Em humanos, roedores e cães, o tecido adiposo pode ativar o SRAA por meio da enzima conversora de angiotensinogênio, renina e angiotensina, resultando em acúmulo de angiotensina II, vasoconstrição e síntese de aldosterona. A aldosterona eleva a retenção renal de $Na^+$, o que contribui para a hipertensão e o comprometimento renal.[67,68] Alterações no SRAA podem contribuir para a inflamação local no tecido adiposo, permitir o progresso da resistência à insulina, estimular a produção de leptina e reduzir a produção de adiponectina.[67,69-71] Conquanto o papel da obesidade e do SRAA não sejam completamente compreendidos nas condições cardiovasculares ou renais em cães e gatos, estudos em pessoas e roedores são sugestivos.[20]

### Resistina

A resistina, sintetizada por adipócitos em camundongos, pode ter efeitos fisiológicos importantes em cães e gatos.[72,73] Em pessoas, a resistina é sintetizada sobretudo por macrófagos, mas também é expressa em adipócitos.[30,74,75] Os níveis de resistina plasmática aumentam em pessoas obesas, mas o receptor celular não foi identificado.[30,76,77] Seu padrão de secreção é semelhante ao da leptina: aumenta com a ingestão de alimentos, e as concentrações plasmáticas são proporcionais ao percentual de gordura corporal.[72] Ela estimula a produção de citocinas pró-inflamatórias em macrófagos, levando ao acúmulo de resistina associado à aterosclerose em pessoas.[30] Os níveis séricos de resistina aumentam na pancreatite aguda e na cetoacidose diabética, mas não no hiperadrenocorticismo hipófise-dependente.[78-80]

### Apelina

A secreção dessa adipocinas, em particular por adipócitos em roedores e humanos, é diretamente influenciada pela insulina. As concentrações séricas de apelina e insulina aumentam em roedores e pessoas obesas, exercendo efeitos cardioprotetores via vasodilatação, diminuindo a pressão sanguínea e as ações vasoconstritoras da angiotensina II.[81-85]

### Visfatina

A visfatina é produzida em adipócitos, linfócitos, medula óssea, fígado e tecido muscular, sendo mais prevalente na gordura abdominal do que na subcutânea. Liga-se aos receptores de insulina, estimulando a glicose por adipócitos e miócitos, suprimindo a liberação de glicose dos hepatócitos.[86] Também tem propriedades pró-inflamatórias e reguladoras em relação a algumas funções imunológicas.[87]

## SISTEMA GASTRINTESTINAL COMO ÓRGÃO ENDÓCRINO

### Considerações gerais

Hormônios gastrintestinais afetam o apetite e a saciedade (ver Capítulo 310). Distúrbios no eixo cérebro-intestino podem levar a ganho de peso e obesidade. Peptídios liberados do trato gastrintestinal, em especial grelina, colecistoquinina e peptídio semelhante a glucagon-1 (GLP-1), afetam os centros reguladores do hipotálamo e do tronco cerebral que controlam a ingestão de alimentos e os hábitos alimentares.[88]

### Grelina

Conhecida como "hormônio da fome", a grelina é sintetizada pelas glândulas oxínticas do estômago e é o único hormônio orexigênico conhecido.[89] Sua forma ativa acilada, produzida após o jejum, atravessa a barreira hematencefálica, ligando-se a receptores que estimulam o apetite e a síntese do hormônio do crescimento.[90,91] Os teores de grelina aumentam durante o jejum noturno e caem para níveis mínimos cerca de 1 hora após a ingestão.[92-94] Os níveis de grelina em humanos e cães são diminuídos em indivíduos obesos e altos naqueles com anorexia. A secreção também é influenciada pela ingestão de calorias e dieta, diminuindo menos com dietas ricas em gordura do que com carboidratos.[47,95-99] As concentrações de grelina diminuem menos após as refeições em pessoas obesas em comparação com as magras.[100]

### Colecistocinina

A colecistocinina (CCK) é um hormônio anorexígeno secretado pelas células L do intestino delgado em resposta à ingestão de alimentos.[101] Ela estimula a digestão, aumentando as secreções pancreáticas e biliares, atrasa o esvaziamento gástrico e exerce um *feedback* negativo sobre o apetite em nível central – núcleo hipotalâmico dorsomedial e eminência mediana.[102-106] Em pessoas magras, as concentrações de CCK pós-prandial aumentam rapidamente, mantendo-se assim mais do que em obesos.[107] Os teores pós-prandiais também são mais altos após as refeições com alto teor de gordura.[108] Embora o CCK seja considerado importante em relação à regulação da ingestão de alimentos, não há uma relação clara com a obesidade.[33]

### Peptídio semelhante ao glucagon-1

O GLP-1 é produzido nas células L intestinais e, em menor grau, no pâncreas e no hipotálamo.[88,105] Sua secreção é estimulada por alimentos no intestino delgado, pelas concentrações de glicose e ácidos graxos ou pela estimulação do nervo vago.[88] Ele estimula a síntese de insulina pelas células beta e inibe a secreção de glucagon nas células alfa,[105] suprimindo o apetite no sistema nervoso central (SNC) por meio de receptores específicos e diminuindo as taxas de esvaziamento gástrico e absorção de alimentos.[109,110] As concentrações de GLP-1 são maiores após a ingestão de refeições com alto teor de gordura.[111] A produção pós-prandial de GLP-1 é menor em pessoas obesas do que em magras, provavelmente em razão das concentrações elevadas de glicose e ácidos graxos associadas à obesidade.[112-114] Em contrapartida, em cães, a obesidade está positivamente associada às concentrações de GLP-1.[40,44]

### OBESIDADE E HORMÔNIOS REPRODUTIVOS

Os hormônios sexuais, em particular os estrogênios, afetam o balanço energético no SNC e periférico.[29] No SNC, eles reduzem a ingestão de alimentos e aumentam o gasto de energia.[115,116] Os estrogênios regulam o metabolismo de lipídios e glicose, inibem a lipogênese e determinam o número de adipócitos.[29,117,118] A castração contribui para o desenvolvimento da obesidade por ação direta nos centros de saciedade e metabolismo, além de afetar indiretamente o metabolismo celular e a interação com hormônios como a leptina.[119] A relação estrogênio/obesidade tem sido extensivamente estudada em pessoas, mas as informações são limitadas em cães ou gatos (ver Capítulo 313).[33]

### OBESIDADE COMO INFLAMAÇÃO CRÔNICA DE BAIXO GRAU

Aumentos rápidos no número de adipócitos além do suprimento sanguíneo reduzem o oxigênio disponível, estimulando a síntese e a secreção de citocinas, bem como fatores angiogênicos que promovem a vascularização.[120] A expansão do tecido adiposo, portanto, pode resultar em aumento das concentrações de citocinas e mediadores pró-inflamatórios. Além disso, a produção de proteína quimioatrativa de monócitos-1 (MCP-1) é aprimorada. Macrófagos atraídos representam uma fonte principal de mediadores inflamatórios no tecido adiposo. Isso pode explicar o aumento da expressão de TNF-α e IL-6 em animais obesos.[34,121-123] Em contrapartida, as diminuições no tecido adiposo estão associadas à redução de macrófagos e a menores níveis de mediadores inflamatórios.[124,125] Além de um número maior de macrófagos, os humanos mostraram ter desequilíbrios de macrófagos "pró-inflamatórios" (M1) e "anti-inflamatórios" (M2) que aumentam o risco de inflamação e distúrbios metabólicos. A obesidade, nesse contexto, pode representar uma doença pró-inflamatória crônica.[126-128]

O TNF-α é uma citocina produzida por muitas células, incluindo macrófagos, mastócitos, neurônios, fibroblastos e adipócitos.[2] As concentrações séricas de TNF-α, sintetizadas principalmente por macrófagos, são mais altas em obesos do que em cães e gatos magros.[123,129-132] Além de sua atividade antitumoral, o TNF-α afeta o metabolismo energético ao bloquear a ativação do receptor de insulina, causando resistência à insulina.[37,133-135] O TNF-α está envolvido em processos inflamatórios, distúrbios autoimunes, choque séptico e febre.[136,137]

As **interleucinas**, que participam de processos metabólicos, regenerativos e neurológicos, também têm papel na inflamação associada à obesidade.[138] Por exemplo, nos obesos, a IL-6 é liberada na circulação portal pelo tecido adiposo visceral, estimulando a secreção hepática de triglicerídeos, reduzindo sensibilidade hepática à insulina e participando ativamente na inflamação ligada à obesidade.[20,139] Os níveis séricos de IL-6 aumentam em humanos com diabetes tipo 2 e síndrome metabólica, estando intimamente relacionados com o excesso de massa corporal.[139]

A **proteína C reativa** (PCR) é gerada no fígado em resposta a IL-6 e TNF-α, com papel importante no aumento da resposta inflamatória.[140-143] É um excelente marcador de inflamação associada à obesidade e uma boa preditora de certas doenças cardiovasculares e diabetes.[144]

## CONSEQUÊNCIAS DA OBESIDADE

### Associações gerais

Os distúrbios associados ao excesso de peso decorrente do acúmulo de gordura corporal podem ser metabólicos, mecânicos ou ambos. Os primeiros podem seguir o aumento da produção de metabólitos pelo tecido adiposo – mediadores inflamatórios, hormônios etc. –, com efeitos locais, periféricos e centrais. Os mecânicos seguem o aumento da massa e do peso corporal nos ossos, nas articulações, no sistema cardiovascular etc., em geral progredindo lentamente. Quando os sinais clínicos aparecem, muitas condições já são crônicas e/ou avançadas. Esse é um dos melhores argumentos para convencer os proprietários a usar medidas preventivas adequadas. A obesidade aumenta o risco de doenças crônicas, reduzindo a expectativa e a qualidade de vida.

### Osteoartrite

A osteoartrite pode resultar de fenômenos metabólicos e mecânicos (ver Capítulos 353, 355 e 356). A ação inflamatória da leptina, produzida em grande quantidade pelo excesso de tecido adiposo, é o fator desencadeante de certas formas de inflamação (osteoartrite).[145] Concentrações aumentadas de leptina na cartilagem (condrócitos) e no líquido sinovial nos obesos estão diretamente relacionadas com o índice de massa corporal (IMC).[146] Junto com o aumento de outras citocinas (IL-1-beta, TNF-α), a leptina pode degradar a cartilagem, em parte por meio do aumento da expressão de enzimas proteolíticas específicas, incluindo metaloproteinases de matriz (MMP-1 e MMP-13) e agrecanases (ADAMTS-4 e ADAMTS-5).[147] Em roedores e humanos, os condrócitos sintetizam leptina e proteoglicanos. Essa ligação sugere que a leptina pode ter papel na atividade anabólica observada na osteoartrite.[146,148] Os condrócitos, estimulados pela leptina, sintetizam fatores de crescimento – por exemplo, semelhante à insulina (IGF)-1 e TGF-β, com aprimoramento a curto prazo do reparo da cartilagem, mas estimulação a longo prazo da produção de osteófitos e sinais relacionados com a osteoartrite.[148-153] Os problemas mecânicos decorrem do excesso de peso, mesmo em casos moderados, por longos períodos. Cães com acúmulo de peso têm expectativa de vida média mais curta e problemas associados à osteoartrite em idade mais jovem, quando comparados com aqueles cujo peso está dentro de uma faixa ideal.[8] Estima-se que um terço dos gatos com claudicação melhorariam se atingissem um ECC ideal.[27]

### Resistência à insulina e diabetes melito tipo 2

#### Vias endócrinas

A resistência à insulina associada à obesidade é um dos muitos fatores predisponentes para o diabetes melito tipo 2 (DM2) – ver Capítulo 305.[154,155] Gatos são quase quatro vezes mais propensos a desenvolver DM2 se houver excesso de peso.[155,156] Diferentes vias endócrinas, neurológicas e inflamatórias são alteradas em obesos e contribuem para a resistência à insulina.[157]

As concentrações de ácidos graxos (AG) aumentam nos obesos e, com outros fatores, ativam as proteinoquinases, que afetam adversamente os principais mediadores da função do receptor de insulina.[158] Hormônios produzidos pelo tecido adiposo – leptina, adiponectina, resistina etc. – desempenham um papel fundamental na resistência à insulina. Os níveis de adiponectina, sintetizadas por adipócitos maduros, diminuem nos obesos. Em modelos experimentais em animais, a ruptura da adiponectina piora a resistência à insulina.[159] No fígado, a adiponectina aumenta a sensibilidade à insulina e a oxidação de AG, reduzindo a secreção hepática de glicose.[160] No músculo, a adiponectina estimula o uso de glicose, a oxidação de AG e, provavelmente, a proteinoquinase ativada por AMP (AMPK).[161] O acúmulo de resistina sérica é elevado em modelos de animais obesos, causando resistência à insulina, pois induz a expressão do supressor da sinalização de citocina 3 (SOCS-3), um regulador negativo da expressão da insulina.[162-164] A falta de resistina melhora a homeostase da glicose em animais experimentais.[165]

#### Vias inflamatórias

A ativação de vias inflamatórias nos hepatócitos pode causar resistência local e sistêmica à insulina.[166,167] A proteinoquinase Jun N-terminal (JNK1) é ativada por estímulos inflamatórios, como TNF-α, e aumenta a atividade de fígado, músculos e tecido adiposo nos obesos.[168] A ativação da JNK1 leva à fosforilação do IRS-1, o que enfraquece a ação da insulina e facilita a resistência a ela.[169] Concentrações de IL-6 são diretamente proporcionais à obesidade, diminuindo a tolerância à glicose, aumentando a resistência à insulina e tendo valor preditivo para o desenvolvimento de DM2.[170,171] Quando administrada, a JNK1 induz hiperglicemia e hiperlipidemia, reduzindo o substrato do receptor de insulina (IRS) e o aumento do SOCS-3.[172,173] Os níveis de TNF-α são diretamente proporcionais ao tecido adiposo de um indivíduo e à resistência à insulina.[123] A TNF-α ativa quinases séricas que aumentam a fosforilação de IRS-1 e IRS-2, convertendo-as em substratos pobres para as quinases que ativam os receptores de insulina e aumentam sua degradação.[174,175] A proteína de ligação ao retinol (RBP4) é produzida no fígado e no tecido adiposo. Concentrações séricas de RBP4 aumentam com a obesidade, causando resistência à insulina em modelos animais e pessoas ao inativar o transportador de glicose tipo 4 (GLUT4) no tecido adiposo.[176]

#### Mecanismos neurológicos

O cérebro processa as concentrações de substâncias como leptina, AGs e insulina para controle do apetite e metabolismo em relação ao armazenamento e ao gasto de energia.[157,177-179] A insulina e a leptina desempenham papéis críticos no controle central do metabolismo periférico da glicose, atuando no hipotálamo e no tronco cerebral, a fim de reduzir a produção hepática de glicose e aumentar a utilização periférica.[180] A administração central da leptina diminui a resistência à insulina em roedores com lipodistrofia e deficiência de leptina.[181,182] Tanto a leptina quanto a insulina induzem a expressão de SOCS-3, o que reduz a sensibilidade a ambas.[183]

### Dislipidemias

As concentrações séricas de colesterol e triglicerídeos nos obesos geralmente aumentam e diminuem com a perda de peso.[97,184] O colesterol e os triglicerídeos são transportados pelas lipoproteínas do sangue e classificados como de densidade muito baixa (VLDL), baixa (LDL) e alta (HDL) (ver Capítulo 182).[185] Anormalidades nos perfis de lipoproteínas de cães obesos com resistência à insulina são semelhantes às de pessoas.[184,186] Cães, gatos e humanos obesos que apresentam resistência à insulina têm menos atividade da lipoproteína lipase (LPL) e menor lipólise.[186,187] Também há aumento nos níveis circulantes de ácidos graxos não esterificados (AGNE) e VLDL.[188,189] A hipercolesterolemia tem sido associada a lesões oculares e hipertrigliceridemia com pancreatite aguda em cães.[190,191]

### Condições cardiovasculares

Uma ligação entre obesidade, distúrbios metabólicos e hemodinâmicos é o aumento associado do volume circulatório e da resistência vascular, contribuindo para a hipertensão,[192-194] o que eleva a massa do ventrículo esquerdo (VE) com dilatação da câmara, mas sem espessamento da parede (hipertrofia excêntrica). O aumento da resistência vascular faz com que a parede do VE fique mais espessa, porém a câmara não se dilata (hipertrofia concêntrica).[195,196] A obesidade abdominal, mais do que a geral, está associada a doenças cardíacas em cães, agravando o relaxamento cardíaco (disfunção diastólica) e reduzindo a função sistólica do VE.[197-199] Isso tem sido associado à trombose de veias portais e à hipoxia miocárdica.[200,201] Em pessoas, enquanto a obesidade é um fator predisponente para doença cardíaca, o prognóstico após o diagnóstico de insuficiência cardíaca é melhor em pessoas obesas ou com sobrepeso do que naquelas cujo peso corporal é igual ou inferior ao ideal.[202,203] Várias explicações foram sugeridas para esse "paradoxo da obesidade": (1) efeitos cardioprotetores de algumas citocinas e hormônios sintetizados por adipócitos,[203,204] (2) pacientes obesos podem manifestar sinais cardiovasculares em estágios mais iniciais da doença do que aqueles que não apresentam excesso de peso[203] e (3) é mais provável que o paradoxo esteja relacionado com a falta de perda de peso do que com o ganho real, dados os efeitos adversos que a síndrome de depauperamento causa em pessoas com insuficiência cardíaca.[205] Cães com insuficiência cardíaca que ganharam peso tiveram sobrevida significativamente mais longa do que aqueles cujo peso permaneceu estável ou diminuiu.[206] Em gatos, pode haver uma ligação entre peso e sobrevivência.[207]

### Doença renal

A relação entre lesão renal e obesidade é uma combinação de fatores hemodinâmicos – incluindo sistema nervoso simpático (SNS) e ativação do SRAA, que leva ao aumento da pressão arterial –, metabólicos (diabetes) e inflamatórios ainda a serem definidos.[208] Excesso de armazenamento de gordura ectópica nas vísceras pode causar lipotoxicidade e acúmulo de metabólitos renais tóxicos derivados do metabolismo lipídico, como diacilgliceróis e ceramidas.[209]

A obesidade aumenta a reabsorção de $Na^+$, o volume de fluido extracelular e a pressão sanguínea.[210,211] A elevação da pressão arterial (PA) e as taxas de filtração glomerular se ajustam inicialmente à reabsorção excessiva de $Na^+$, mas hipertensão crônica, vasodilatação renal, hiperfiltração renal, ativação de

SNS e SRAA, problemas metabólicos e distúrbios inflamatórios contribuem para lesões renais progressivas.[208] Os obesos apresentam ligeiros aumentos na atividade do SNS no sistema renal e nos músculos esqueléticos, cujos efeitos na PA são mediados nos rins.[212,213] A leptina, que ativa o SNS para exercer as funções centrais de reduzir o apetite e aumentar o gasto energético, também pode ser importante no aumento da pressão arterial em indivíduos obesos.[211,214]

### Câncer

Hormônios e fatores de crescimento produzidos por tecido adiposo, inflamação e mecanismos centrais que regulam o balanço energético podem contribuir para o câncer relacionado com a obesidade.[215] Esse vínculo é evidente nos cânceres endometriais, mamários e renais, mas é menos óbvio nos colorretais, nos pancreáticos e nos da próstata.[216] A insulina e o IGF-1 são potencialmente críticos no desenvolvimento do câncer. A restrição calórica, que reduz suas concentrações, também inibe a carcinogênese.[217] A leptina tem sido bastante descrita como mediadora de câncer de cólon e de mama, pois aumenta a proliferação e a transformação celular, tendo efeitos antiapoptóticos.[218-220] Em contrapartida, a adiponectina pode ter efeitos anticancerígenos, reduzindo a insulina/IGF-1 e a produção do fator nuclear kappa-B (NF-kappa-B).[221] Os teores de adiponectina estão inversamente ligados aos cânceres de tireoide e mama.[222-224] A ligação entre a adiponectina e o câncer endometrial é controverso.[225,226] As citocinas inflamatórias (TNF-α, IL-6 etc.) aumentam com a ativação dos complexos NF-kappa-B, e os esteroides são possíveis elos entre obesidade e câncer.[227-229]

### Doenças respiratórias

Embora as síndromes respiratórias e o desconforto das vias respiratórias associado à obesidade tenham sido amplamente descritos na medicina humana, apenas relatos anedóticos ligam a obesidade a um sofrimento maior em cães com colapso traqueal ou paralisia laríngea, ou em gatos com asma.[20] A obesidade parece limitar o fluxo aéreo durante a expiração.[230]

## TRATAMENTO

### Considerações gerais

Sob condições fisiológicas, o peso de um animal tende a permanecer relativamente constante em razão de um equilíbrio entre as calorias ingeridas e as utilizadas. O balanço energético é positivo quando a entrada de energia é maior do que a usada e negativo se o uso exceder a ingestão. As respostas fisiológicas ao excesso de entrada aumentam o gasto de energia.[231] O tratamento da obesidade se concentra na redução da ingestão calórica e no aumento do gasto calórico. Em decorrência das variações na utilização de energia – taxa metabólica basal (TMB) – e dos tipos de atividade física, a maioria dos animais se beneficia de uma abordagem individualizada.[231,232] Uma avaliação deve ser feita para determinar em que medida um cão ou gato está com sobrepeso/obesidade. O método mais fácil é combinar o peso corporal (PC) e o escore da condição corporal (ECC) (ver Capítulo 2).[1]

Essencialmente, o tratamento da obesidade deve se basear em quatro pontos:[233]
a. Avaliação inicial – paciente, proprietário, ambiente, tipo e quantidade de alimento.
b. Redução da ingestão de calorias – alterar a quantidade e/ou a composição da dieta, auxiliares farmacológicos.
c. Aumento do gasto de energia (exercício).
d. Monitoramento e manutenção dos objetivos alcançados.

### Avaliação inicial

É essencial começar com um histórico completo e um exame físico. Exames laboratoriais e de diagnóstico por imagem podem descartar condições associadas. Da mesma forma, PC, ECC e pontuação da condição muscular (PCM) devem orientar o clínico na estimativa do peso ideal (ver Capítulo 177).[233-235] Como discutido, é preciso usar o ECC de 1 a 9 pontos, com 5 sendo ideal e cada ponto acima indicando aumento de 10 a 15% no peso corporal acima do ideal (ver Capítulo 2).[16,17,19]

Quando o animal é examinado e se confirma o excesso de peso, pode-se pedir ao tutor que preencha um questionário, como o do manual de informações fornecido ao cliente, a fim de estabelecer as condições que podem levar ao ganho de peso e o interesse do proprietário em fazer com que seu animal de estimação perca peso. O proprietário é a chave para o sucesso do tratamento. Dos animais de estimação com ECC > 5, cerca de 40 a 50% de seus proprietários não os consideram com excesso de peso.[235] Os tutores devem entender seu papel, modificando hábitos alimentares, tempos de alimentação, reduzindo petiscos, racionando alimentos em uma ou duas refeições (sem alimentação *ad libitum*), evitando alimentar com restos de refeições humanas e aumentando a frequência e a duração dos passeios e das brincadeiras.[233,236]

### Redução da ingestão de calorias

Embora cada animal de estimação deva ser considerado individualmente, pode-se começar reduzindo a quantidade de alimentos oferecidos em 20% por um período de 1 mês.[237] Se a quantidade de alimentos não for conhecida ou se for feita alimentação livre, a necessidade diária de energia para perda de peso costuma ser de cerca de 80% da NER, com base no peso ideal do animal, com verificações a cada 2 a 4 semanas (ver Capítulo 170).[235,238-240] Alguns estudos recomendam restrições maiores na NER (60%).[241] A necessidade de energia em repouso (NER) pode ser calculada com a seguinte fórmula:

$$\text{NER em kcal/dia} = 70 \times (\text{peso ideal em kg})^{0,75}$$

Ainda que o jejum completo possa levar à perda de peso, essa abordagem não é recomendada.[242,243] A única alternativa realista é são dietas caseiras ou comerciais que contenham menos calorias, menos gordura, mais proteína e mais micronutrientes.[7,231] A mudança na composição da dieta pode reduzir o número total de calorias e/ou modificar a sensação de saciedade para melhorar a composição corporal e o gasto metabólico.[231] A perda de peso deve progredir lentamente (0,5 a 2% por semana) em cães e gatos.[232,241,244] Para proteína adequada da dieta, os cães devem receber cerca de 5 g/kg de peso corporal; os gatos, cerca de 2,5 g/kg. Escolha e pese dietas de acordo com a preferência do animal, podendo utilizar uma balança para animais extremamente pequenos.[238]

### Mudanças na composição da dieta

**Dietas ricas em proteínas** Como a taxa de utilização de energia para proteínas (77%) é menor do que para gorduras (94%) e carboidratos (98%), as dietas para perda de peso devem apresentar baixo teor de calorias e alto teor de proteínas.[245] Assim, uma alta relação proteína/calorias deve ser alcançada para que a porcentagem de perda de gordura aumente e a perda de massa muscular seja minimizada.[246,247] Efeito semelhante é alcançado com dietas ricas em proteínas e baixas em carboidratos.[248-250] Esse efeito metabólico está relacionado com o gasto energético pós-prandial maior para proteínas do que gorduras e carboidratos, melhorando seu efeito na saciedade.[251-253]

**Dietas ricas em fibra** Não há acordo universal quanto à eficácia de dietas ricas em fibras como parte do tratamento nutricional da obesidade em cães e gatos. Embora alguns estudos sugiram que a fibra reduz o apetite (efeito de saciedade) e melhore a perda de peso em cães e gatos quando combinada com dietas ricas em proteínas, outros não descrevem esse efeito.[254-258] No entanto, a fibra, com sua baixa digestibilidade, fornece baixa densidade calórica, que pode substituir a dieta de carboidratos ou gorduras, sendo útil para reduzir o total de calorias fornecidas por refeição.[34,256] As fibras fermentáveis podem diminuir a resistência à insulina em pacientes obesos.[259,260]

**Suplementos de L-carnitina** A L-carnitina é um aminoácido sintetizado no fígado e nos rins a partir dos aminoácidos lisina e metionina.[1,7] Seus efeitos incluem retenção de nitrogênio e oxidação de AGs, o que aumenta a massa de tecido magro e reduz a quantidade de gordura corporal total durante a perda de peso.[261-264] Em gatos, ela reduz o acúmulo de gordura hepática e tem um efeito protetor contra a cetose em jejum.[265,266] A suplementação é particularmente importante quando o animal não consegue sintetizar L-carnitina e razão da ingestão insuficiente de proteínas e outros nutrientes.[261]

**Ácido linoleico conjugado** O ácido linoleico conjugado (ALC), da família de isômeros de AG derivados do ácido linoleico, tem efeitos antiadipogênicos, reduzindo o peso e a gordura acumulada.[7,267] O ALC parece ter efeito maior na prevenção do ganho de peso após a perda de peso do que na perda de peso inicial.[268] A maior parte de seu efeito na alteração da massa corporal vem da ação atenuante de seu isômero t10,c12 na diferenciação de adipócitos, induzindo apoptose no tecido adiposo em camundongos.[269,270] Além disso, o ALC inibe a atividade de estearoil-CoA dessaturase, o que limita a síntese de AG monoinsaturados em razão da síntese de triglicerídeos. Em humanos, cães e gatos, estudos sobre a eficácia do ALC para perda de peso mostram resultados variados.[271-273]

**Diacilgliceróis e outros suplementos alimentares** Os diacilgliceróis (DAG) reduzem o peso, a porcentagem de gordura e as concentrações séricas de colesterol e triglicerídeos.[274] O isômero 1,3-DAG foi descrito como apresentando efeito redutor de lipídios. Dietas com adição de 1,3-DAG reduzem a resistência à insulina induzida pela dieta por meio da oxidação da gordura no músculo esquelético e da supressão da gliconeogênese hepática.[274-276] As saponinas e o piruvato também apresentaram alguma atividade antiobesidade.[277-281] Extratos de *Garcinia cambogia*, picolinato de cromo e sementes de chia (*Salvia hispanica*) parecem não ser consistentemente úteis.[282-286]

**Petiscos** Muitos proprietários dão petiscos ao animal de estimação para mostrar carinho. No entanto, é necessário limitá-los a < 10% do total de calorias.[240]

## Farmacoterapia

Às vezes, o aumento do gasto energético e a mudança dos hábitos alimentares do animal podem se dar com a ajuda de medicamentos. Os antiobesidade podem atuar reduzindo o apetite e a absorção de gordura, ou aumentando o gasto energético e a termogênese.[287]

**Inibidores de lipase** A tetra-hidrolipstatina (THL ou Orlistate) é um inibidor reversível da lipase gástrica que não afeta a amilase, a tripsina ou a quimotripsina. É amplamente utilizada em pessoas em conjunto com dietas contendo gordura para limitar a ingestão de calorias, inibindo a hidrólise de triglicerídeos e reduzindo a absorção de monoglicerídeos e ácidos graxos livres.[288] A THL reduz o colesterol total, o colesterol de lipoproteína de baixa densidade (LDL-C) e a pressão arterial, diminuindo a resistência à insulina e melhorando as concentrações de glicose no sangue.[289-291] Os efeitos adversos comuns incluem distúrbios gastrintestinais, como diarreia, flatulência, dor abdominal, dispepsia e inchaço abdominal.[292] Foram descritos episódios isolados de lesões hepáticas graves.[293] Os pacientes devem ser suplementados com vitaminas lipossolúveis (A, D, E, K), pois o tratamento com THL interfere na sua absorção.

**Inibidores de proteína microssômica de transferência de triglicerídeos** Esses medicamentos interferem na absorção de gordura intestinal, reduzindo-a, além de liberarem fatores que diminuem o apetite. A inibição da proteína microssômica (MTP) envolve a formação reduzida de quilomícrons a partir de AGs e proteínas no citoplasma de enterócitos.[294] Seu principal uso na perda de peso é diminuir o apetite. O acúmulo intracelular de gordura causado pela inibição da MTP estimula a liberação do Peptídio YY dos enterócitos na circulação,[294] o qual é um hormônio periférico que ajuda a regular a ingestão de alimentos, suprimindo o apetite e produzindo um efeito de saciedade no hipotálamo e em outros centros do cérebro.[295] Dirlotapida e mitratapida são MTPs atualmente aprovados para uso em cães. Eles têm sido eficazes e seguros por até 1 ano para alcançar a perda de peso lenta, mas constante.[262,296] Reações adversas costumam ser brandas, mas podem incluir vômito, diarreia e alteração dos testes de função hepática.[297-298] Dirlotapida é administrada continuamente, com ajustes de dose feitos conforme o peso muda. A mitratapida é administrada em cursos de 2 a 3 semanas, separados por 2 a 3 semanas sem tratamento. Deve ser acompanhada de técnicas de dieta e de modificação de comportamento.[262] O envolvimento do proprietário é essencial para estabelecer rotinas alimentares corretas e evitar comportamentos inadequados, de modo a evitar ganho de peso quando a terapia medicamentosa for interrompida.

### Aumento no gasto energético

É provável que a perda de peso seja alcançada com uma combinação de restrição calórica e aumento do exercício (ver Capítulo 359). Há elevação do gasto de energia, preservação da massa muscular e melhora da ligação humano-animal.[299-302] Em cães, o número e a duração de caminhadas, bem como os períodos de brincadeira, devem ser aumentados. A natação é um exercício de baixo impacto que pode ajudar na perda de peso. A hidroterapia e as esteiras podem ser benéficas se houver doenças relacionadas com a osteoartrite (ver Capítulo 355).[7,235] Em gatos, pode-se alcançar uma atividade crescente com brinquedos específicos, como bolas alimentadoras, "circuitos" com túneis e torres para subir e colocar comida em locais diferentes para incentivar a atividade.[1,7] Quando possível, permitir que os felinos passem um tempo fora de casa pode aumentar a atividade, melhorar a utilização de calorias e levar à perda de peso. Alguns proprietários podem fornecer espaço restrito no exterior, impedindo que um gato escape, mas permitindo atividades ao ar livre.

### Monitoramento e manutenção dos objetivos alcançados

É mais fácil manter o peso adequado se a perda for gradual, e não rápida, pois isso torna menos provável o efeito rebote.[303] Os donos devem ser instruídos a ajustar a quantidade de alimento às necessidades do animal, mudando e adaptando-o de acordo com situações diferentes – por exemplo, aumentar ou diminuir o tempo gasto na atividade física –, além de pesá-lo regularmente.[240] É importante ajudar o proprietário a entender que a manutenção do peso correto para um animal de estimação pode exigir estratégias ao longo da vida e reavaliações. O envolvimento do proprietário é extremamente importante.

## REFERÊNCIAS BIBLIOGRÁFICAS

*As referências bibliográficas deste capítulo se encontram online no Ambiente de Aprendizagem.*

# CAPÍTULO 177

# Caquexia e Sarcopenia

Lisa M. Freeman

A *caquexia* e a *sarcopenia* ocorrem em muitas doenças crônicas e no envelhecimento, respectivamente. Embora a caquexia seja reconhecida em humanos há mais de 2 mil anos, existe um interesse crescente em razão da descoberta relativamente recente de seus efeitos negativos sobre a morbidade e a mortalidade. Esse é um estímulo ao desenvolvimento de medicamentos novos para combater a caquexia e a sarcopenia em humanos. Pacientes veterinários também se beneficiarão com essa pesquisa, porém é necessário que haja maior conscientização sobre essas síndromes entre a equipe de saúde veterinária e mais pesquisas em cães e gatos.

## CAQUEXIA

A caquexia é uma perda de massa corporal magra que ocorre comumente em humanos e animais de companhia que apresentem muitas doenças crônicas, incluindo insuficiência cardíaca congestiva (ICC; ver Capítulo 246), câncer, doença renal crônica (DRC; ver Capítulo 324), e doença pulmonar obstrutiva crônica (DPOC; ver Capítulo 242), bem como doença aguda e lesões (ver Capítulo 189).[1] A caquexia e a sarcopenia alteram o metabolismo normal de um animal de tal forma que ele perde principalmente músculos, e não gordura. Quando ocorre a perda de peso em animais saudáveis, a gordura é o principal tecido perdido e a massa corporal magra é preservada. Os mediadores inflamatórios elaborados em estados de doença (p. ex., citocinas inflamatórias, catecolaminas, cortisol, insulina, glucagon) fazem com que um animal use aminoácidos como fonte primária de energia e perca rapidamente músculo e massa corporal magra.[1] Portanto, a marca registrada da caquexia é a perda de massa corporal magra.

A perda de massa corporal magra tem efeitos diretos e deletérios sobre a força, função imunológica, cicatrização de feridas e sobrevivência.[1] Muitos dos efeitos da caquexia, como fraqueza, anorexia, perda de peso e má qualidade de vida, são os principais fatores que contribuem para a decisão do tutor para a realização da eutanásia.[2] Como resultado, a caquexia pode ser ainda mais deletéria para cães e gatos em razão da opção por tal prática. Essas implicações clínicas importantes ressaltam a importância da identificação precoce e do tratamento eficaz.

### Formas específicas de caquexia

A marca registrada de todas as formas de caquexia é a *perda de massa magra*, que é mais facilmente evidente nos músculos epaxiais, glúteo, escapular ou temporal. Os músculos epaxiais sobre a região torácica e lombar são os locais nos quais a perda muscular pode ser identificada em seus estágios iniciais (Figura 177.1 e Capítulo 170). A perda muscular temporal é expressa de forma mais variável: em alguns animais, a perda muscular temporal é aparente em um estágio inicial da doença, ao passo que, em outros, a perda muscular moderada a grave está presente em outro lugar, antes que a perda substancial do músculo temporal seja aparente. Existem algumas características únicas nas diferentes formas de caquexia.

### Caquexia cardíaca

Dependendo da definição usada, a caquexia foi identificada em até metade de todas as pessoas com ICC.[3] Em um estudo com cães, mais de 50% dos indivíduos com cardiomiopatia dilatada (CMD) e ICC apresentaram algum grau de caquexia.[4] Em humanos, a caquexia cardíaca, mesmo usando medidas relativamente insensíveis, está associada ao risco aumentado de morte.[5]

A caquexia cardíaca geralmente é reconhecida somente após o desenvolvimento de ICC. Ela geralmente é reconhecida mais facilmente em cães do que em gatos, mas provavelmente ocorre em taxas semelhantes em ambas as espécies. Cães com ICC do lado direito apresentam perda muscular mais avançada em comparação com cães com ICC do lado esquerdo.[4]

Embora a obesidade seja um fator de risco para o desenvolvimento de doenças cardíacas em humanos, na verdade, ela pode conferir um efeito protetor quando a ICC está presente – isso é conhecido como *paradoxo da obesidade*, e ocorre em humanos, cães e gatos com ICC.[6-9] O benefício da obesidade na ICC é provavelmente decorrente da ausência de caquexia, e não à obesidade em si, dados os efeitos adversos daquela. Isso decorre do aumento da reserva de massa corporal magra na obesidade, que pode fornecer uma reserva maior durante o estado catabólico da ICC.

### Caquexia no câncer

Mais de 50% das pessoas com câncer perdem peso involuntariamente, embora a prevalência dependa de seu tipo.[10] Baixo escore de condição corporal (ECC) é incomum em cães e gatos com câncer (4 a 5%), e a obesidade é mais comum,[11,12] mas muitos animais com tal condição experimentaram perda de peso (69%, em um estudo) ou perda muscular (35 a 91%).[11,13] Além disso, os resultados de um estudo mostraram que gatos com baixo ECC tiveram um tempo de sobrevivência significativamente menor em comparação àqueles com ECC igual ou maior a 5.[13] Isso ressalta a importância de analisar não apenas o ECC, que avalia as reservas de gordura (ver Capítulos 2 e 170)[14,15], mas também o índice de massa muscular (IMM; Figura 177.1) e mudanças no peso corporal para detectar a caquexia decorrente de câncer.

### Caquexia renal

A prevalência de caquexia em cães e gatos com DRC não foi mensurada especificamente, mas é muito comum subjetivamente. O paradoxo da obesidade também existe na DRC. Um estudo retrospectivo em cães com DRC mostrou que cães com baixo peso tiveram tempo de sobrevivência significativamente menor em comparação com cães com peso moderado e com sobrepeso.[16]

## SARCOPENIA

A sarcopenia, assim como a caquexia, é caracterizada por uma perda de massa magra, mas, ao contrário da caquexia, a sarcopenia é uma síndrome que ocorre durante o envelhecimento na ausência de doença. Nos humanos, ela começa por volta dos 30 anos de idade e progride com o tempo. A perda de massa magra na sarcopenia frequentemente é acompanhada por um aumento na massa gorda, de forma que o peso total pode não alterar (ou até aumentar), mascarando, assim, a condição.

CAPÍTULO 177 • Caquexia e Sarcopenia 743

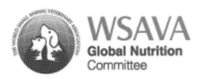

## Condição de Escore Muscular

A condição de escore muscular é avaliada por visualização e palpação da coluna, escápulas, crânio e asas do ílio. A perda muscular tipicamente é notada inicialmente nos músculos epaxiais de cada lado da coluna; a perda muscular em outros locais pode ser mais variável. A condição de escore muscular é graduada como normal, perda branda, perda moderada e perda grave. Note que os animais podem apresentar perda muscular significativa, mesmo quando estão com sobrepeso (escore de condição corporal > 5/9). Em contrapartida, os animais podem apresentar baixo escore de condição corporal (< 4/9), mas perda muscular mínima. Portanto, a avaliação tanto do escore de condição corporal quanto do escore de condição muscular em todos os animais a cada visita é importante.
A palpação é especialmente importante na perda muscular branda e em animais com sobrepeso.
Um exemplo de cada escore está ilustrado a seguir.

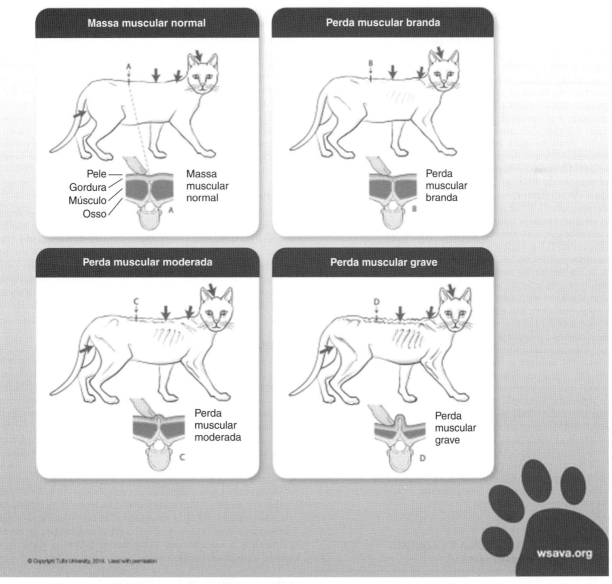

**Figura 177.1** Avaliação da pontuação da condição muscular em gatos. (Cortesia da *World Small Animal Veterinary Association* – WSAVA. Disponível no *site* do *WSAVA Global Nutrition Committee Nutrition Toolkit*: http://www.wsava.org/nutrition-toolkit. Acessado em 29 de junho de 2016. Copyright *Tufts University*, 2014.)

Inflamação; redução da atividade física; diminuição das concentrações de hormônio do crescimento e testosterona; mudanças nas fibras musculares do tipo II; resistência à insulina; e diminuição da síntese de proteínas contribuem para a sarcopenia.[17]

Assim como a caquexia, a sarcopenia está associada ao aumento da morbidade e mortalidade.[17] Ela também ocorre em cães e gatos durante o envelhecimento.[18] É importante notar que caquexia e sarcopenia podem ocorrer simultaneamente em um animal – ou seja, um cão idoso com DRC pode ter perda muscular decorrente de sarcopenia (do envelhecimento) e caquexia (secundária à DRC).

## DIAGNÓSTICO DA CAQUEXIA E SARCOPENIA

A caquexia e a sarcopenia são processos, e não apenas síndromes em estágio terminal. É importante não confiar na perda de peso para diagnosticar ambas, uma vez que a perda de massa magra ocorre antes da perda de peso corporal. Aguardar até que ocorra a perda de peso impede que haja um diagnóstico precoce. Além disso, na sarcopenia e em certos tipos de caquexia (p. ex., caquexia cardíaca com acúmulo de líquido), a perda de peso pode ser mascarada pelo acúmulo de água ou gordura. Outra questão importante é que o tecido muscular em caquexia e sarcopenia não é apenas perdido em quantidade, mas há também mudanças qualitativas no músculo, como aumento do teor de colágeno, função mitocondrial alterada e uma mudança de fibras do tipo I (oxidativo) para o tipo IIb (glicolítico).[17]

Para reconhecer a caquexia e a sarcopenia em seus estágios iniciais, quando a intervenção tem maior probabilidade de ser bem-sucedida, o ECC e a IMM devem ser avaliados de forma consistente em todas as consultas. A meta para o ECC em um cão ou gato saudável é 4 a 5 em uma escala de ECC de 9 pontos. No entanto, em certas doenças (p. ex., ICC, DRC), um ECC ligeiramente superior pode ser desejável (ou seja, um ECC de 6 a 7/9), embora mais pesquisas sejam necessárias para que recomendações específicas sejam realizadas. Mesmo em animais com essas doenças, a obesidade (ECC > 7/9) deve ser evitada.

As marcas de ECC e IMM diferem, pois o ECC avalia os estoques de gordura, enquanto o IMM avalia especificamente a massa muscular.[14,15,19] A avaliação do índice de massa muscular inclui exame visual e palpação da cabeça, escápulas, músculos epaxiais sobre as vértebras torácicas e lombares e ossos pélvicos (ver Figura 177.1 e Vídeo 170.2). O ECC e o IMM não estão diretamente relacionados, pois um animal pode ser obeso, mas ainda assim ter perda muscular substancial (ou, inversamente, ser muito magro, mas ter um IMM normal). A palpação é necessária para avaliar com precisão o ECC e o IMM.

A caquexia deve ser prevista em animais com doenças crônicas, como ICC, DRC e câncer, bem como em animais gravemente doentes ou feridos, nos quais a perda muscular pode se desenvolver rapidamente. A avaliação rotineira do peso corporal, ECC e IMM ajudará a identificar a perda muscular precocemente, em vez de esperar até que a perda muscular esteja mais avançada, quando pode ser mais difícil manejar com sucesso. A perda muscular também pode ocorrer com o envelhecimento, mesmo em indivíduos saudáveis. Portanto, o peso corporal, o ECC e o IMM devem ser avaliados em todas as consultas em cães e gatos geriátricos.

Além do peso corporal, ECC e IMM, um histórico completo da dieta deve ser obtido em cada visita, pois isso facilita identificar fatores que podem contribuir para a perda muscular, como uma dieta nutricionalmente desequilibrada ou ingestão insuficiente de proteínas ou calorias.

## MECANISMOS DA SARCOPENIA E CAQUEXIA E INTERVENÇÕES POTENCIAIS

Existem quatro aspectos principais da fisiopatologia da caquexia: *aumento das necessidades de energia* ou *diminuição da absorção de nutrientes* (ambos mais comuns na ICC); *diminuição da ingestão de energia*; e *alterações no metabolismo*. No entanto, este é um sistema altamente redundante, o que aumenta sua complexidade, mas também oferece múltiplas oportunidades para direcionar a perda muscular. Atualmente, poucas dessas intervenções foram estudadas em animais de companhia, mas o aumento do interesse por essas síndromes em humanos provavelmente levará ao desenvolvimento de produtos que podem ter benefícios em animais ou que podem estimular o interesse na indústria farmacêutica veterinária.

### Diminuição na ingestão de energia

Um problema importante na maioria das formas de caquexia é a diminuição da ingestão de energia (calorias). Por exemplo, a ingesta reduzida de alimentos está presente em 34 a 84% dos cães e gatos com doenças cardíacas.[2,20,21] As alterações do apetite podem ser secundárias aos efeitos colaterais dos medicamentos ou à doença de base. A ingesta absoluta de alimentos pode diminuir em animais com essas doenças, mas também pode haver preferências alimentares alteradas, apetite cíclico e outros problemas que afetam negativamente a ingestão geral de alimentos.

O controle da ingesta de alimentos é um sistema complexo que inclui muitos sinais *anorexigênicos* ou de *saciedade* (p. ex., adiponectina, serotonina, insulina) e sinais *orexigênicos* (p. ex., grelina, neuropeptídeo Y, proteína relacionada ao agouti).[22,23] Exemplificativamente, um desequilíbrio entre hormônios orexigênicos e anorexigênicos ou uma resistência a sinais orexigênicos pode afetar negativamente o apetite. Os mediadores inflamatórios desempenham um papel importante nessa desregulação, que pode fornecer alvos para o tratamento para aumentar a ingestão alimentar.

Nos humanos, a ingestão de alimentos é afetada não só por muitos fatores orexigênicos e anorexigênicos, mas também por fatores fisiológicos, como situação social, memória, hora do dia, fadiga e depressão.[22] O papel desses fatores em cães e gatos é desconhecido, mas podem estar envolvidos, uma vez que cães e gatos parecem desenvolver aversão a determinados alimentos, principalmente quando estão doentes, e isso pode contribuir para a diminuição da ingestão alimentar.

### Intervenções potenciais

Muitos medicamentos, como *agonistas de grelina* e *acetato de megestrol*, foram (e continuam a ser) estudados para melhorar a ingestão de alimentos em pessoas com apetite reduzido. Não está claro se o aumento do apetite por si só reverterá ou mesmo minimizará os efeitos deletérios da caquexia se o peso ganho for gordura e não massa magra. No entanto, a estimulação do apetite pode trazer benefícios para cães e gatos se o aumento do apetite for visto pelo tutor como uma melhoria da qualidade de vida do animal (reduzindo, portanto, a probabilidade de eutanásia).[2]

### Metabolismo alterado

Embora o aumento das necessidades energéticas, alterações na absorção de nutrientes e diminuição da ingestão de energia desempenhem papéis importantes na patogênese da caquexia e sarcopenia, causando *déficit* calórico líquido, as alterações metabólicas também são fatores primários nessa síndrome, incluindo o aumento da produção de citocinas inflamatórias.

O *fator de necrose tumoral alfa* (TNF-α) foi inicialmente considerado a principal causa da caquexia, e as pesquisas sobre ela ao longo da década de 1990 focalizaram no TNF e em outras citocinas inflamatórias. No entanto, agora resta claro que existem múltiplas alterações metabólicas envolvidas na fisiopatologia da caquexia, e que é um sistema redundante com múltiplas vias desencadeando a perda muscular. No centro da caquexia e da sarcopenia está o desequilíbrio entre a diminuição da síntese proteica e o aumento do catabolismo proteico, resultando em perda líquida de tecido magro.

### Citocinas inflamatórias e fator nuclear kappa-b

As citocinas inflamatórias, especialmente TNF, interleucina-1-beta (IL-1) e interleucina-6 (IL-6), são fatores primários na caquexia, pois causam anorexia, aumentam o metabolismo energético e aceleram a perda de massa magra. Essa perda de massa magra resulta em grande parte da ativação da via do *fator nuclear kappa-B* (NF-kappa-B), que, por sua vez, ativa a via da *ubiquitina-proteassoma*. O TNF e a IL-1 também causam hipertrofia e fibrose miocitária cardíaca, e têm efeitos inotrópicos negativos que podem contribuir para a progressão da doença de base.[24] As citocinas inflamatórias também estão aumentadas em cães e gatos com ICC.[4,25]

### Intervenções potenciais

Os agentes anti-TNF (p. ex., receptores solúveis de TNF, anticorpos TNF) mostraram resultados promissores em modelos de roedores e em ensaios clínicos humanos de fase I e II, mas foram menos bem-sucedidos (ou mesmo associados a taxas de mortalidade mais altas) em ensaios clínicos de fase III para ICC. Os antagonistas do TNF são agora um pilar na artrite reumatoide e na *doença de Crohn* em humanos, e alguns estudos mostraram efeitos positivos tanto na doença subjacente quanto na massa muscular, mas são evitados na ICC. Os efeitos do bloqueio do TNF ou de outras citocinas inflamatórias em cães e gatos são desconhecidos, mas seu uso é desafiador, dada a natureza específica da espécie desses anticorpos. Vários outros agentes com efeitos anti-inflamatórios, como a talidomida e a pentoxifilina, também estão sendo avaliados na caquexia.

### Miostatina

A miostatina é um membro da superfamília do fator de crescimento transformador beta que regula negativamente a massa muscular. O exercício diminui as concentrações de miostatina, permitindo que os músculos aumentem de tamanho. Várias mutações de miostatina foram descritas em diversas espécies nas quais a musculatura aumentada está presente (p. ex., raças de gado com músculos duplos, raças "bullies" de animais de estimação).[26,27] A miostatina está aumentada em modelos animais e pessoas com ICC.[28,29] Muitos fatores, como TNF e angiotensina II, aumentam a expressão da miostatina, o que pode causar perda muscular na ICC.[30]

### Intervenções potenciais

Estudos de antagonistas de miostatina (p. ex., anticorpos de receptor ou receptor-isca de ativina tipo IIB, anticorpos de miostatina) mostraram benefícios em modelos de roedores com caquexia, e estudos estão atualmente em andamento em humanos com sarcopenia, DPOC, caquexia devida ao câncer e doenças críticas.[31] Um pequeno estudo piloto usando um antagonista da miostatina mostrou aumentos na massa muscular em alguns cães com caquexia cardíaca.[32] Os exercícios também diminuem as concentrações de miostatina e podem ser benéficos em certas doenças crônicas.[33]

### Ativação neuro-hormonal

A ativação neuro-hormonal é outro mecanismo pelo qual a caquexia pode ocorrer, além da via do NF-kappa-B. Isso é especialmente provável na ICC, na qual ocorrem muitas alterações neuro-hormonais que podem afetar o metabolismo energético do miocárdio e de todo corpo e o fluxo de proteínas (ver Capítulo 246). Catecolaminas e neuro-hormônios (p. ex., sistema renina-angiotensina-aldosterona, epinefrina, cortisol, peptídio natriurético atrial, peptídio natriurético do tipo-B) podem aumentar o catabolismo muscular.[3]

### Intervenções potenciais

Em razão de seus efeitos no músculo, o bloqueio neuro-hormonal pode trazer outros benefícios além dos efeitos cardiovasculares. Por exemplo, alguns betabloqueadores demostraram diminuir a oxidação de proteínas e a atrofia muscular em um modelo de roedor com ICC,[34] e reduzir a caquexia cardíaca em humanos.[35,36]

### Sinais anabólicos reduzidos

Embora o aumento do catabolismo proteico seja um dos principais contribuintes para a caquexia, a diminuição da síntese proteica também desempenha um papel na perda líquida de tecido magro. Mediadores inflamatórios, como o TNF, contribuem para a caquexia ao reduzirem o hormônio do crescimento e o fator de crescimento semelhante à insulina tipo 1 (IGF-1), que são importantes para manter a massa magra.

### Intervenções potenciais

Embora o tratamento com hormônio do crescimento não tenha sido particularmente bem-sucedido no tratamento da caquexia e tenha efeitos adversos importantes, alguns resultados promissores foram observados com o tratamento com IGF-1 em modelos de roedores com caquexia.[37,38] O IGF-1 faz a mediação da maioria dos efeitos do hormônio de crescimento, portanto pode oferecer um método eficaz para o tratamento de caquexia e sarcopenia no futuro, seja por administração de IGF-1, seja por meio de abordagens nutricionais e treinamento de resistência.[39]

Outro agente anabólico é a testosterona, mas seus efeitos adversos limitam o seu uso na caquexia e sarcopenia. No entanto, estão sendo desenvolvidos moduladores não esteroidais seletivos do receptor de androgênio (SARMs) que têm atividade anabólica principalmente no músculo e no osso, com efeitos androgênicos mínimos em outros tecidos, reduzindo, assim, os efeitos colaterais. Os SARMs estão sendo estudados para uso em várias formas de caquexia e sarcopenia em pessoas.

### Efeitos multifatoriais

Tanto a caquexia quanto a sarcopenia parecem ter mecanismos altamente redundantes que tornam improvável que haja um único tratamento com agente que resulte na resolução completa das síndromes. Encontrar terapias que visem a múltiplas vias pode, portanto, ser útil. Por exemplo, a grelina é um hormônio orexigênico. Também estimula a secreção do hormônio de crescimento (e, portanto, a produção de IGF-1), estimula o neuropeptídeo Y e a proteína relacionada ao agouti; diminui a expressão de pró-opiomelanocortina; atenua o tônus simpático renal e cardíaco; estimula a motilidade gástrica; e tem anticitocina e efeitos anti-inflamatórios.[40,41] A grelina é secretada principalmente pelo estômago em resposta ao jejum e resulta em aumento da ingestão de alimentos. Pessoas com ICC parecem ter resistência à grelina, pois as concentrações desta estão aumentadas, mas a ingestão de alimentos está diminuída, embora a administração exógena de grelina possa superar essa resistência a ela.[41-44]

A grelina em si tem meia-vida curta, o que limita seu uso, mas agonistas de grelina com meia-vida mais longa foram desenvolvidos e estão sendo testados em humanos, cães e gatos. Os resultados de estudos conduzidos em humanos com caquexia decorrente de câncer, ICC, DPOC e DRC são promissores para essa classe de agentes.[31,44] Agonistas da grelina para cães e gatos também estão sendo testados em ensaios clínicos para anorexia e perda de peso.

## IMPLICAÇÕES PRÁTICAS PARA AS INTERVENÇÕES NÃO FARMACOLÓGICAS

Até que intervenções farmacológicas eficazes para o tratamento de caquexia e sarcopenia estejam disponíveis para cães e gatos, essas síndromes importantes ainda podem ser tratadas de diversas maneiras. Esses outros aspectos da terapia também continuarão a ser importantes, uma vez que, para ser mais eficaz, um tratamento para caquexia deve incluir três componentes principais: (1) um efeito anticatabólico para diminuir a perda muscular; (2) um efeito anabólico para aumentar a síntese de proteína; e (3) substrato adequado para dar suporte às duas primeiras ações (ou seja, calorias, proteínas e outros nutrientes).[45] Tratamentos com efeitos anabólicos, por exemplo, não serão eficazes se houver substrato insuficiente (ou seja, calorias e proteínas) para formação de músculos. Portanto, a atenção cuidadosa aos aspectos nutricionais do tratamento da caquexia e sarcopenia é crítica para o sucesso.

## Nutrição

A otimização do tratamento médico para a doença subjacente em animais com condições crônicas comumente associadas à caquexia (p. ex., DRC, insuficiência cardíaca ou hepática, câncer, doença respiratória) é de importância primária. Fatores físicos (p. ex., doença dentária, dor nas articulações ou coluna) ou fatores ambientais (p. ex., diversos animais no mesmo ambiente) que podem afetar negativamente a ingestão de alimentos devem ser investigados e tratados. A dieta também deve ser avaliada cuidadosamente para informações que podem fornecer soluções relativamente fáceis e práticas. Uma breve triagem nutricional deve ser realizada em cada paciente em cada consulta, incluindo um histórico de dieta, peso corporal, ECC e IMM.[14,15]

Para animais que têm fatores de risco identificados na triagem (p. ex., animais com condições médicas, animais geriátricos e aqueles com ECC ou IMM alterado), uma avaliação nutricional mais completa é necessária (ver Capítulo 170). O histórico da dieta inclui não apenas a principal refeição dos animais, mas também guloseimas, peles cruas ou outros petiscos mastigáveis e alimentos usados para administrar medicamentos. Os clínicos devem garantir que a dieta ingerida pelo animal seja nutricionalmente completa e balanceada. Se os tutores estiverem fornecendo dieta caseira ao animal, esta quase sempre é desequilibrada nutricionalmente (às vezes gravemente), a menos que um nutricionista veterinário certificado tenha formulado a dieta e o tutor esteja seguindo cuidadosamente a receita prescrita. Mesmo os alimentos comerciais para cães e gatos podem ser desequilibrados nutricionalmente se forem confeccionados por empresas com controle de qualidade questionável ou se o rótulo declarar "para uso intermitente ou suplementar". Essa frase é aceitável para dietas veterinárias que sejam projetadas para auxiliar no controle de doenças e são usadas sob a supervisão de um veterinário, mas as dietas sem prescrição devem sempre ser completas e balanceadas se fornecidas em quantidades substanciais a um animal de estimação.

O histórico da dieta também pode revelar que esta é desequilibrada, não porque o animal está comendo uma formulação desequilibrada, mas em razão da ingestão de uma grande proporção de calorias por guloseimas, peles cruas ou outros petiscos. Nessa situação, mesmo que a dieta principal seja balanceada, os demais alimentos podem ser fornecidos em proporção grande o suficiente para que a ingesta geral fique desequilibrada, o que pode contribuir para a perda de peso e músculo, além de não ser ideal para a doença subjacente.

É importante avaliar não apenas a marca do alimento que está sendo fornecido, mas também o produto e o sabor específicos, pois isso pode revelar fatores que podem contribuir para a caquexia ou sarcopenia (ou que não sejam ideais para a doença subjacente). Por exemplo, animais com ICC não devem ser alimentados com dieta renal ou com proteína reduzida, a menos que haja DRC avançada simultânea. É importante fornecer pelo menos o mínimo segundo a AAFCO para proteína (4,5 g/100 kcal para cães e 6,5 g/100 kcal para gatos),[46] embora níveis mais elevados de proteína na dieta possam ser mais adequados se houver perda muscular.

A restrição de proteína na dieta não diminui a progressão da doença em animais com DRC (a menos que a proteinúria esteja presente) e pode contribuir para a perda muscular, portanto deve ser evitada até que a DRC mais avançada esteja presente. As dietas para idosos são altamente variáveis quanto ao seu teor de proteína[47]; por isso, o produto individual e o sabor devem ser investigados para garantir que sejam apropriados para um paciente individual. Alimentos comerciais para animais de estimação também variam amplamente em densidade calórica – existem alimentos para cães e gatos disponíveis no mercado atualmente que são > 600 kcal/porção ou < 250 kcal/porção.

Portanto, é importante garantir que a perda de peso indesejada não seja simplesmente o resultado da mudança para um alimento com densidade calórica mais baixa.

É importante determinar o uso de suplementos dietéticos. Animais com doenças são mais propensos a receber suplementos,[20,21,48] mas os tutores geralmente não fornecem essas informações, a menos que isso seja especificamente solicitado. Os suplementos dietéticos podem contribuir para a perda muscular, reduzindo o apetite ou interagindo com medicamentos usados para tratar a doença subjacente, diminuindo, assim, sua eficácia ou aumentando os efeitos adversos dos medicamentos. Isso enfatiza a importância de obter e avaliar um histórico completo de dieta em animais com caquexia ou sarcopenia, e fornecerá informações importantes necessárias para otimizar os aspectos nutricionais do cuidado de um paciente. Nutricionistas veterinários certificados são úteis para auxiliar o clínico veterinário por meio de consultas nessas situações.[49,50]

### Abordagem das mudanças no apetite

O apetite pode ser um problema desafiador em animais com caquexia e sarcopenia. A perda completa de apetite (anorexia) pode não estar presente, mas os tutores costumam notar mudanças no apetite, como redução na ingestão de alimentos (*hiporexia*), ou preferências alimentares alteradas ou apetite "cíclico" (*disrexia*). A comunicação com o cliente é importante para lidar com a diminuição ou alteração da ingestão de alimentos. Tutores que estão preparados para mudanças no apetite parecem mais capazes de lidar com essas mudanças de forma eficaz. Dicas para lidar com as alterações no apetite estão incluídas no Boxe 177.1.

---

**Boxe 177.1** Dicas para abordar anorexia, hiporexia e disrexia em pacientes com caquexia ou sarcopenia

- Avalie o paciente para um controle médico ideal de qualquer doença subjacente
- Avalie o paciente quanto aos efeitos colaterais dos medicamentos
- Pergunte ao tutor sobre o uso de suplementos dietéticos, que podem estar causando efeitos colaterais ou gerando interações com medicamentos
- Sugira fornecimento de refeições mais frequentes, mas em porções menores
- Forneça várias opções de dieta para que os tutores possam alternar os alimentos se ocorrer hiporexia ou disrexia
- Sugira aquecimento da comida à temperatura corporal (para gatos), e experimentação de diferentes temperaturas para a comida dos cães – eles podem preferir aquecida, em temperatura ambiente ou até mesmo fria
- Sugira que se alimente o animal com um tipo diferente de prato (p. ex., um novo prato de comida ou um prato de jantar humano)
- Sugira que se alimente em um local diferente da casa
- Sugira que se adicione frango cozido, carne bovina ou caldo de peixe feito em casa à comida do animal (mesmo caldos com baixo teor de sódio comprados em lojas são muito ricos em sódio)
- Para animais com insuficiência cardíaca, sugira que se adicione uma pequena quantidade (1 a 2 colheres de chá) de carne cozida (bovina, frango ou peixe) à comida. Certifique-se de instruir o proprietário a não usar alimentos preparados, como frango assado, lanches ou carnes ou peixes enlatados devido ao alto teor de sódio. Os gatos geralmente preferem carne ou peixe como um intensificador de palatabilidade. Carne ou peixe também podem aumentar a ingestão de alimentos em cães, mas alguns deles preferem sabores doces como um intensificador de palatabilidade (p. ex., xarope de bordo, compota de maçã, iogurte com sabor de frutas). Esses sabores doces também podem ser usados para cães com outras condições médicas (exceto diabetes)
- Suplemente com óleo de peixe, que é rico em ácidos graxos ω-3, para reduzir as citocinas inflamatórias. Isso pode ter benefícios modestos para o apetite

Estimulantes de apetite (p. ex., mirtazapina) podem beneficiar alguns animais com apetite diminuído ou alterado, mas é importante monitorar cuidadosamente o peso corporal, ECC, IMM e ingestão de alimentos para garantir a ingestão calórica adequada. Os tutores (e médicos-veterinários) muitas vezes são confortados por alguma ingestão de alimentos, mesmo que não seja o suficiente para manter o peso ou não inclua um perfil nutricional ideal (p. ex., um gato com DRC que comerá apenas carne ou um alimento comercial com alto teor de fósforo ou alto teor de proteína). Em animais que continuam a perder peso e músculos, uma sonda de alimentação deve ser considerada (ver Capítulo 82). A colocação precoce da sonda normalmente tem um resultado melhor do que esperar até que o animal esteja no estágio final da doença com perda grave de peso e músculos.

### Ácidos graxos da série ômega-3

O aumento dos ácidos graxos poli-insaturados de cadeia longa do tipo ômega-3 na dieta, seja de uma altamente enriquecida, seja por meio de suplementos, pode ter uma série de benefícios em animais com doenças que os predispõem à caquexia ou em animais com sarcopenia. Os ácidos graxos ômega-3 resultam em mediadores inflamatórios menos potentes (*eicosanoides*) do que os ácidos graxos ômega-6, e os ácidos graxos ômega-3 também diminuem a produção de TNF e IL-1. Mostrou-se que a suplementação de ácido graxo ômega-3 diminui a perda muscular em cães com ICC e, em alguns animais, melhora o apetite.[4]

A dose ideal de ácidos graxos ômega-3 não foi determinada, mas a autora atualmente recomenda uma dose de óleo de peixe para fornecer 40 mg/kg de *ácido eicosapentaenoico* (EPA) e 25 mg/kg de *ácido docosa-hexaenoico* (DHA) para animais com qualquer grau de caquexia cardíaca. Doses mais altas podem ser recomendadas para outras condições.[51] A menos que a dieta seja uma das poucas dietas terapêuticas especialmente projetadas, a suplementação será necessária para atingir essa dosagem de ácido graxo ômega-3.

Ao recomendar um suplemento, é importante saber a quantidade exata de EPA e DHA na marca específica de óleo de peixe, porque os suplementos variam muito. Suplementos de óleo de peixe com bom controle de qualidade devem ser usados e sempre devem conter vitamina E como antioxidante, mas outros nutrientes devem ser excluídos para evitar toxicoses.

O óleo de fígado de bacalhau não deve ser usado para fornecer ácidos graxos da série ômega-3 nessa dose alta, pois contém concentrações altas de vitaminas A e D, que podem resultar em intoxicação. O óleo de linhaça ou outros ácidos graxos ômega-3 à base de plantas também devem ser evitados em razão das diferenças metabólicas que os tornam fontes ineficientes (em cães) ou ineficazes (em gatos) de ácidos graxos da série ômega-3 para essas espécies.

### Exercícios físicos

O exercício tem sido um método eficaz para ajudar a manter a massa muscular em humanos com caquexia e sarcopenia. Os exercícios aeróbicos e de resistência são benéficos para minimizar a caquexia e a sarcopenia em humanos, embora os de resistência pareçam ser mais úteis. O exercício pode ser mais desafiador em algumas das doenças associadas à caquexia em cães (p. ex., ICC) e particularmente em gatos, mas atividades como caminhar podem fornecer um tratamento eficaz para a perda muscular em algumas doenças e na prevenção da sarcopenia em animais idosos (ver Capítulos 355 e 359).

### RESUMO

Os médicos-veterinários devem estar cientes da caquexia e sarcopenia e de seus efeitos negativos, pois o diagnóstico precoce fornecerá melhores oportunidades de tratamento. Novos medicamentos, abordagens nutricionais e outros tratamentos para atingir especificamente a sarcopenia e a caquexia estão sendo desenvolvidos e provavelmente beneficiarão cães e gatos, bem como humanos. Enquanto isso, uma avaliação nutricional cuidadosa e recomendações nutricionais detalhadas podem ajudar a otimizar o tratamento de pacientes com essas síndromes comuns e deletérias.

### REFERÊNCIAS BIBLIOGRÁFICAS

*As referências bibliográficas deste capítulo se encontram online no Ambiente de Aprendizagem.*

# CAPÍTULO 178

# Manejo Nutricional das Doenças do Trato Gastrintestinal

Debra L. Zoran

### VISÃO GERAL

O *trato gastrintestinal* (TGI) é um sistema tubular complexo, responsável principalmente por receber e digerir os alimentos, absorvendo nutrientes e água e excretando resíduos do corpo em forma de fezes. Dieta adequada e funcionamento apropriado do TGI são essenciais para o fornecimento de nutrientes,; prevenção de desnutrição; reparo de epitélio intestinal danificado; restabelecimento de populações bacterianas normais no lúmen; promoção de motilidade gastrintestinal normal; e manutenção da função imunológica normal (p. ex., tolerância e proteção contra patógenos).[1] Características dietéticas, por exemplo, a quantidade de alimentos, sua forma, a frequência da alimentação e a composição da dieta, têm efeitos importantes na função do TGI e podem ser usadas para ajudar a melhorar os sintomas de doença. A escolha apropriada da terapia dietética, adaptada para atender às necessidades do indivíduo, espécie e específico para o diagnóstico, é um componente essencial para a recuperação intestinal e o controle efetivo da doença gastrintestinal.

Tradicionalmente, o manejo nutricional de doenças agudas e não específicas do TGI inclui a instituição de um curto período de jejum, ou alteração da ingesta de alimentos, com a intenção geral de "repouso" do intestino.[2] Os tratamentos efetivos de muitos distúrbios gastrintestinais com manifestações clínicas agudas, mas não potencialmente fatais, incluem restrição de alimentos e água por 24 a 36 h, juntamente com a correção dos déficits de água e de eletrólitos. Por exemplo, na gastroenterite aguda causada pela infecção por *parvovírus*, na qual o vômito é um problema significativo, um período de restrição total de alimentos por via oral, ou seja, *nada por via oral* (NPO), por 24 a 36 horas, pode ser essencial para a eficácia do tratamento inicial.[3] No entanto, deve-se evitar jejum prolongado (ou seja, acima de 48 h), pois isso pode contribuir para o retardo do restabelecimento da função intestinal, o desenvolvimento de desnutrição ou a ocorrência de problemas resultantes da falta de nutrição (p. ex., íleo adinâmico, disbiose, translocação bacteriana e função digestiva reduzida devido ao comprometimento das vilosidades intestinais; ver Capítulo 225).[4]

O jejum prolongado também priva o epitélio do TGI de sua fonte de combustível metabólico, a *glutamina*, que está presente no quimo e é necessária não apenas para a substituição de células da mucosa do TGI na renovação celular normal (a cada 3 a 5 dias), mas também no reparo da lesão da mucosa e na função imunológica normal.[5] Assim, a redução do período de jejum para 12 a 36 horas, ou, no máximo, 3 dias, é uma boa regra geral para a reintrodução da alimentação em todos os cães e gatos com doença gastrintestinal. Então, uma dieta palatável e altamente digestível é reintroduzida gradualmente – o tipo da dieta pode variar para cães e gatos – dependendo do diagnóstico, de dietas anteriormente utilizadas e de doenças concomitantes.

Se o cão ou o gato não consegue ou não quer se alimentar, deve-se implementar suporte nutricional enteral através de outros meios (p. ex., alimentação por meio de tubo nasoesofágico ou esofágico; ver Capítulo 82), ou outros métodos de suporte nutricional (ver Capítulo 189). Quando indicado, pode-se reintroduzir gradativamente a dieta original, ou fornecer uma dieta mais adequada para a manutenção a longo prazo.

## DIETAS UTILIZADAS EM DOENÇAS DO TRATO GASTRINTESTINAL: DEFINIÇÃO E SELEÇÃO

A escolha de uma dieta para o manejo de cães ou gatos com doença do TGI deve ser baseada em vários fatores: (1) na doença do TGI específica (se puder ser determinada); (2) na região do TGI acometida; (3) no tipo de dieta anteriormente utilizada no controle da doença (um histórico alimentar completo é essencial para o sucesso de qualquer terapia dietética escolhida; ver Capítulo 170); e (4) no conhecimento de quaisquer outros problemas de saúde que possam influenciar a escolha da dieta (p. ex., doença pancreática, endócrina ou renal). Existem várias características específicas a serem consideradas ao escolher uma rotina alimentar para o controle da doença gastrintestinal, incluindo o tipo e a quantidade de proteína, carboidrato, gordura, fibra (tipo e quantidade) e a digestibilidade.

A consideração mais importante na escolha de uma dieta para um animal com doença gastrintestinal é o conteúdo de nutrientes e a digestibilidade. Se o animal for alimentado com uma nova rotina com proteínas e carboidratos, mas os nutrientes não forem altamente digeríveis, ou se houver muita gordura (p. ex., especialmente em casos de *enteropatia com perda de proteína* [EPP] em cães), a má assimilação desses ingredientes devido à digestibilidade inadequada pode, no mínimo, resultar em nenhuma melhora no quadro clínico e, na pior das hipóteses, contribuir para a progressão dos sinais clínicos (p. ex., vômitos, diarreia, flatulência, inapetência, perda de peso ou fezes fétidas) e, potencialmente, agravamento da doença (p. ex., disbiose, *doença intestinal inflamatória* [DII], EPP).

As rações típicas para manutenção de animais de companhia disponíveis no mercado apresentam digestibilidade de proteína e carboidrato variando de 70 a 85%, com base na *matéria seca* (MS).[6,7] As rações especiais menos conhecidas ou aquelas destinadas a animais de companhia disponíveis a granel podem conter ingredientes de qualidade e digestibilidade muito variáveis. As informações de digestibilidade não precisam, obrigatoriamente, estar disponíveis no rótulo ou embalagem das rações para animais de companhia e, normalmente, só estão presentes se o fabricante quiser que constem essas informações.

No entanto, é geralmente aceito que o ideal é que os alimentos formulados para terapia dietética de doenças do TGI (p. ex., dietas altamente digestíveis ou entéricas) contenham carboidrato e proteínas com digestibilidade de pelo menos 88% da MS.[7,8] Outras características de uma ração ideal destinada ao controle de doença intestinal consistem em: conteúdo baixo ou moderado de gordura (15 a 20% da MS ou 3 a 5 g de gordura/100 kcal consumida, para gatos, e 6 a 15% da MS ou < 3 g de gordura/100 kcal consumida, para cães); ausência de lactose e de glúten, bem como de aditivos, aromatizantes ou corantes artificiais; e baixo conteúdo de fibra alimentar insolúvel ou outro carboidrato pouco digerível.[9] Existem diversas rações terapêuticas disponíveis no mercado, e cada fórmula é única, portanto produzindo respostas individuais. Por exemplo, é provável que as rações terapêuticas contenham diferentes fontes de proteína ou carboidrato e diferentes teores e tipos de gordura (p. ex., algumas formulações contêm ácidos graxos ômega-3 adicionados), e algumas são formuladas com ingredientes destinados a melhorar a integridade gastrintestinal, como os *prebióticos fruto-oligossacarídeos* (FOS).

Embora os benefícios de fornecer qualquer ração altamente digerível possam ter um efeito variável em um animal individual, o benefício de um teste dietético com um alimento altamente digerível (seja comercial, caseiro, orgânico ou cru) em animais de companhia com doença gastrintestinal crônica são amplamente aceitos como importantes para o sucesso terapêutico. No entanto, o difícil é descobrir qual dieta altamente digerível é a ideal para um paciente, com base nas necessidades individuais desse animal e na resposta à terapia.

## IMPORTÂNCIA DA CONSISTÊNCIA, FREQUÊNCIA E QUANTIDADE DA REFEIÇÃO

A quantidade de alimento fornecido deve ser calculada com base nas necessidades energéticas de cada animal e na capacidade do trato gastrintestinal de assimilar diferentes alimentos. Em geral, uma boa regra para qualquer animal com doença gastrintestinal clinicamente significativa é "menos volume, mais frequência; não tente obter um alimento completo". Embora haja discussão contínua entre os nutricionistas sobre o melhor método para determinar as necessidades energéticas de animais saudáveis ou doentes, o objetivo deve ser atender ao *gasto energético de repouso* (GER) diário do animal. Uma equação geralmente aceita para determinar o gasto energético de repouso (em kcal/dia) em cães castrados é:

$$70(peso\ corporal_{kg})^{0,75}$$

e em gatos castrados é:[6,10]

$$60(peso\ corporal_{kg})^{0,67}$$

A equação linear é:

$$[(peso\ corporal_{kg}) \times 30] + 70$$

é uma melhor estimativa para animais com peso intermediário (20 kg) do que para aqueles em qualquer extremidade da escala (< 10 kg ou > 40 kg), mas pode ser usada como um valor de referência razoável. Animais não castrados apresentam GER mais alto, mas, para fins de alimentação de animais com doença gastrintestinal, é melhor não fornecer excesso de alimento e, por isso, recomenda-se o uso de GER e não do *gasto energético de manutenção* (GEM).

Na maioria dos animais com doença do TGI, são recomendadas pequenas refeições (p. ex., menos de um terço da capacidade do estômago) várias vezes ao dia (três a seis refeições). O fornecimento de pequenas refeições reduz a secreção de ácido gástrico, a distensão gástrica (que pode estimular a náuseas), o refluxo gastresofágico e o risco de vômito.[2,4]; também aumenta a mistura e a digestão dos alimentos presentes no estômago. O estômago de gatos tem menor capacidade (aproximadamente 60 mℓ/kg) e se distende menos do que o estômago do cão (cuja capacidade é cerca de 80 a 90 mℓ/kg), que possui maior capacidade devido à maior capacidade de distensão.[4]

Em geral, as dietas líquidas passam mais rapidamente pelo estômago do que os alimentos enlatados, e os alimentos enlatados mais rapidamente do que os secos.[6] Portanto, animais com doença gastrintestinal podem se beneficiar de pequenas refeições de ração enlatada ou da adição de água para umedecer uma ração seca. As rações líquidas disponíveis no mercado têm sido usadas principalmente em condições especiais (p. ex., para alimentação com tubo nasoesofágico ou de jejunostomia) ou em algumas doenças gastrintestinais (p. ex., estenose esofágica, casos selecionados de megaesôfago ou anormalidades no fluxo gástrico), a fim de reduzir o risco de regurgitação ou vômito. No entanto, uma desvantagem das dietas líquidas é que um grande volume de alimento é necessário para suprir as necessidades calóricas de um cão de grande porte (> 25 kg).

Além disso, se as dietas líquidas forem fornecidas muito rapidamente ou em grande volume, pode ocorrer diarreia devido ao esvaziamento excessivo ou rápido do conteúdo do estômago, o que pode sobrecarregar a capacidade do intestino delgado. Um bom uso das dietas enterais líquidas é como substituição à água usada para misturar ou liquefazer uma dieta fornecida por meio de seringa ou tubo de alimentação, a fim de reduzir a diluição calórica.

## COMPOSIÇÃO DA RAÇÃO

Uma variedade de doenças nutricionais e não nutricionais acomete o trato gastrintestinal, e seu tratamento pode ser melhorado pelo fornecimento de dieta apropriada, incluindo alimentos caseiros, orgânicos/holísticos ou crus – o uso seguro e a preparação dessas dietas alternativas são discutidos no Capítulo 192.

Diversas rações terapêuticas estão disponíveis para o tratamento de uma ampla variedade de doenças gastrintestinais de cães e gatos, incluindo alimentos altamente digeríveis contendo novos antígenos, hipoalergênicos, com proteínas hidrolisadas ou com alto teor de fibra. Todas essas diferentes opções dietéticas podem ser usadas no tratamento de distúrbios gastrintestinais; entretanto, a escolha da dieta mais apropriada requer o conhecimento das diferenças na composição de nutrientes dessas formulações. Além disso, dietas específicas (p. ex., alimentos caseiros ou elementares) podem ser necessárias para o controle dietético de doenças do TGI intratáveis ou crônicas, para as quais as opções disponíveis no mercado não mostraram bom resultado.

Exemplos dessas situações podem ser constatados em gatos com diarreia idiopática crônica (que requerem dieta caseira com alto teor de proteína e nenhum carboidrato, para a resolução dos sinais clínicos) ou cães com *enteropatia com perda de proteína* (EPP) grave devido à linfangiectasia (que requerem dieta caseira com teor de gordura extremamente baixo e proteína altamente digerível para superar os efeitos da incapacidade desses pacientes em digerir gordura através dos meios normais). Em cada uma dessas situações, o clínico pode optar pelo fornecimento de dieta não balanceada durante o período de teste de 7 a 10 dias; contudo, no caso de dieta terapêutica fornecida por um período mais longo, deve-se consultar um nutricionista clínico ou um serviço especializado (p. ex., o *site BalanceIT*)[a] para fornecer uma dieta completa e balanceada.

### Proteína

A proteína da dieta é muito importante para a função normal do trato gastrintestinal.[1,5,11] A proteína dietética no estômago aumenta a pressão no esfíncter esofágico inferior e pode ser um potente estímulo para a secreção de hormônios, inclusive de gastrina e hormônios pancreáticos. A proteína também diminui (retarda) o esvaziamento gástrico e o trânsito intestinal.[1,11] No entanto, a má digestão de proteínas de baixa qualidade (de baixa digestibilidade), a carência de enzimas digestivas (p. ex., na insuficiência pancreática exócrina) ou a redução da absorção (p. ex., na DII, disbiose, linfangiectasia/EPP) não apenas reduz o conteúdo corporal de proteína disponível (para a função imunológica, reparo e função muscular) como também tem vários efeitos no ecossistema do TGI.

A má assimilação de proteínas pode prejudicar diretamente a função gastrintestinal (inclusive a motilidade e a liberação de hormônio), a reposição e o crescimento normais de enterócitos, o reparo da lesão da mucosa e a resposta imune da mucosa.[12,13] Além disso, a proteína intacta que alcança o intestino delgado distal e o cólon e aumenta a produção de amônia pelas bactérias, altera a população de bactérias e pode alterar as espécies bacterianas presentes (disbiose). Inicialmente, a mudança na flora bacteriana pode ocasionar a formação de fezes de consistência e odor anormal, flatulência e, eventualmente, diarreia evidente devido à doença intestinal inflamatória (DII). Mais importante, a mudança na flora intestinal pode contribuir para o desenvolvimento de enterite bacteriana, colite ou hipersensibilidade do cólon.[13]

A alimentação com proteína de alta qualidade e altamente digerível é essencial na abordagem inicial do manejo alimentar de qualquer animal com doença gastrintestinal. No entanto, em gatos filhotes ou adultos com doença gastrintestinal, a quantidade, qualidade e digestibilidade da proteína é um dos aspectos mais importantes da terapia nutricional. Devido ao seu trato gastrintestinal mais curto (em comparação com o de cães e outros onívoros)[14] e à maior necessidade de proteína (para suprir as necessidades musculares e de aminoácidos),[14,15] aos gatos com doença gastrintestinal devem ser fornecidas proteínas altamente digeríveis e de alta qualidade, a fim de evitar a perda de massa corporal, a má assimilação de proteínas e o desenvolvimento de disbiose.

Em muitas situações, isso pode ser obtido fornecendo uma fórmula de alta digestibilidade disponível no mercado, com alto teor de proteína e baixo conteúdo de carboidrato (isso inclui algumas das dietas preparadas para gatos diabéticos),[16] mas em alguns gatos com enteropatia grave ou não responsiva pode ser necessária uma formulação caseira estabelecida por um nutricionista ou serviço de nutrição, levemente cozida, completa, balanceada, rica em proteínas e com baixo teor de carboidrato. Na experiência do autor, esta abordagem foi bem-sucedida na resolução dos sinais clínicos (vômito, diarreia ou perda de peso) associados à DII crônica ou disbiose, em vários gatos filhotes e adultos, para os quais o uso de antibióticos, de terapia imunossupressora e de diversas rações comerciais para anormalidades do TGI havia falhado.

Enteropatias crônicas graves em cães, como DII e EPP, são um grupo de doenças intestinais graves que podem ocorrer como enteropatias primárias (p. ex., linfangiectasia) ou enteropatias familiares (p. ex., em animais das raças Irish Soft-Coated Wheaten Terrier, Basenji ou Irish Setter). Alternativamente, eles podem ser secundários a doenças infecciosas, neoplásicas ou inflamatórias que resultam em inflamação, perda de proteínas (causada por má digestão, má absorção ou extravasamento através da mucosa lesionada) e ocasionar vômito, diarreia, alteração de apetite e perda de peso de diferentes graus e gravidade.[12,13,17] Além da perda de proteínas, essas enteropatias também resultam em comprometimento da função da mucosa, distúrbios de motilidade e perda ou cessação de outras funções intestinais.[13,17] Independentemente da causa, a terapia nutricional é essencial no manejo de enteropatias crônicas, como DII e EPP, em cães. Nas formas leves de ambas as doenças, pode ser suficiente o fornecimento de alimento com baixo teor de gordura e altamente digerível, além do tratamento específico da doença primária (a Tabela 178.1 mostra as opções de rações comerciais com baixo teor de gordura).

---

[a] https://secure.balanceit.com.

**Tabela 178.1** Comparação entre as concentrações de gordura em rações comerciais preparadas para cães.

| RAÇÃO PARA CÃES | GORDURA (G/100 KCAL) | GORDURA (%MS) |
|---|---|---|
| Hill's i/d | 2,5/3,4 | 7,4/13,9 |
| Hill's z/d | 3,4 | 14,1 |
| Hill's d/d (salmão) | 3,6 | 14,8 |
| Hill's d/d (venison) | 4,0 | 16,3 |
| Hill's w/d | 2,8 | 8,7 |
| Purina EN | 3,1 | 10,5 |
| Purina HA | 2,4 | 8,0 |
| Purina OM | 2,8 | 8,5 |
| Royal Canin Low Fat | 1,9 | 5,0 |
| Royal Canin Hypoallergenic HP | 4,7 | 17,0 |
| Royal Canin Fiber Response | 4,8 | 14,5 |
| Royal Canin Selected Protein PV (pea/venison) | 3,2 | 10,0 |

MS, matéria seca.

Em cães com doença intestinal grave, como linfangiectasia com hipoalbuminemia moderada a acentuada (albumina sérica < 1,5 g/dℓ), ocorre grave incapacidade em digerir e absorver gordura e proteína (ver Capítulo 276). A progressão da doença pode resultar no desenvolvimento de edema da mucosa gastrintestinal e exacerbar a má assimilação de nutrientes.[17] Esses animais necessitam de dieta com teor ultrabaixo de gordura (conteúdo de gordura < 3 g/100 kcal ou < 10% da MS), com proteína altamente digerível, a fim de prevenir má assimilação e disbiose.[17] Nas formas mais graves de EPP (albumina sérica < 1,0 g/dℓ), pode ser necessária uma combinação de nutrição parenteral e enteral, de modo a fornecer proteína para a manutenção da pressão oncótica e auxiliar na regressão do edema gastrintestinal, até que se possa administrar terapia antimicrobiana ou imunossupressora específica para ajudar na estabilização do paciente.[17,18] Assim que a concentração sérica de albumina alcance valor > 1,5 g/dℓ, uma dieta comercial com baixo teor de gordura e altamente digerível, contendo proteína íntegra, pode ser tolerada. No entanto, alguns cães com enteropatias crônicas graves, como EPP, podem requerer dietas caseiras com teor ultrabaixo de gordura indefinidamente (p. ex., à base de peito de peru sem gordura, queijo *cottage* sem gordura, clara de ovo, arroz e batatas cozidas). Se uma dieta especialmente formulada (caseira ou elementar) for necessária para o controle da doença, um nutricionista deve ser consultado a fim de garantir que a formulação da dieta seja completa e balanceada, se for usada por mais de 1 a 2 semanas.

Existem várias dietas elementares que podem ser fornecidas como dieta suplementar para cães com doença gastrintestinal grave, mas a ração elementar com menor conteúdo de gordura (≈ 5%) mais utilizada no hospital do autor é a Vivonex® T.E.N. (Abbott). Este é um produto de uso humano e não é completo e balanceado para cães; entretanto, pode ser usado como dieta suplementar a curto prazo (ver Capítulo 182). A Vivonex® (e outros alimentos elementares de humanos) não deve ser usada isoladamente como suporte nutricional de gatos porque ela não contém quantidades suficientes de proteínas, aminoácidos essenciais (inclusive taurina) ou ácidos graxos essenciais (p. ex., ácido araquidônico).

As reações adversas aos alimentos são causas importantes de sintomas de doença gastrintestinal em cães e gatos (ver Capítulo 191). Essas anormalidades clínicas geralmente são classificadas como imunológicas (imunomediadas, por exemplo, DII; alergia/sensibilidade alimentar) ou não imunológicas (intolerância alimentar ou reações idiossincráticas aos alimentos). As dietas usadas para estabelecer o diagnóstico de – ou para tratar – reações alimentares adversas devem: (1) conter um número reduzido de novas fontes de proteína ou um hidrolisado de proteína (sem proteínas íntegras, com peso molecular < 10.000 dáltons); (2) conter proteína altamente digerível; (3) ter formulação sem aditivos alimentares e com número reduzido de substâncias conhecidas por causar intolerância (lactose, glúten) ou de substâncias vasoativas (p. ex., conservantes, antimicrobianos, umectantes, corantes, aromatizantes, intensificadores de sabor, emulsificantes, estabilizantes e espessantes); e (4) ser nutricionalmente completas e equilibradas.[19] Tais recomendações podem ser possíveis com o uso de dieta hidrolisada ou uma nova proteína comercial ou com a preparação de uma dieta caseira.

### Gordura e ácidos graxos

Assim como acontece com as proteínas, o conteúdo de gordura na dieta também tem alguns efeitos diretos importantes na fisiologia e função do trato gastrintestinal, inclusive retardo do esvaziamento gástrico em cães e humanos, mas não em gatos.[2,4,6] Em contraste com os efeitos da proteína, o aumento do teor de gordura na dieta diminui o tônus do esfíncter esofágico inferior e pode aumentar o risco de refluxo gastresofágico ou de vômito.[6] Portanto, dietas com baixo teor de gordura e altamente digeríveis favorecem o esvaziamento gástrico em cães e podem reduzir o vômito.

Gorduras ou ácidos graxos não digeridos que alcançam a parte distal do íleo ou o cólon podem aumentar a fermentação bacteriana (especialmente por espécies de bactérias não benéficas), resultando na produção de ácidos graxos hidroxilados pró-inflamatórios e pró-secretores e diarreia osmótica.[9,17] Além disso, embora as dietas com baixo teor de gordura sejam importantes no manejo dietético de muitas enteropatias crônicas de cães, um conteúdo extremamente baixo de gordura na dieta (ou uma doença grave que causa má absorção de gordura) ocasiona deficiência de ácidos graxos essenciais e vitaminas lipossolúveis, podendo interferir sobremaneira na função celular e na síntese de prostaglandinas, colesterol, fosfolipídios, outros mediadores celulares e hormônios. A gordura da dieta também é importante nos alimentos de animais de companhia, como intensificador da palatabilidade – o que pode criar um problema relativo à aceitação de algumas dietas com baixo teor de gordura, alta digestibilidade ou alto conteúdo de fibra.

Em geral, a gordura dietética é altamente digerível – mais ainda, geralmente, do que o carboidrato ou a proteína – com digestibilidade média da gordura de rações comerciais > 85% e tão alta quanto 95% em rações *premium*.[6,7] Portanto, a má absorção de gordura devido à composição da ração é incomum; no entanto, como a digestão e a absorção de gordura são processos complexos que requerem várias etapas, a má assimilação de gordura em cães com doença gastrintestinal é comum.

Em rações comerciais, terapêuticas e altamente digestíveis formuladas para cães com doença do TGI, há uma quantidade reduzida de gordura, variando de 4 a 12% da MS, ou < 3 a 4 g/100 kcal. Há uma grande variabilidade no conteúdo de gordura tanto nas rações hipoalergênicas quanto nas hidrolisadas, mas geralmente há maior quantidade de gordura, porque essas dietas não são formuladas para cães com doenças gastrintestinais graves (Tabela 178.2). A grande variação no teor de gordura da dieta pode influenciar a resposta ao tratamento, especialmente em cães com enteropatias graves.

Em contraste com os cães, as rações para gatos formuladas para doenças gastrintestinais não apresentam a mesma redução no teor de gordura. Existem algumas rações com baixo teor de gordura formuladas para gatos, mas a maioria delas se destina à perda de peso ou é *light*, formuladas para prevenir o ganho de peso em gatos adultos. Existe uma grande variação no conteúdo de gordura de rações para gatos com doença intestinal, de rações com alto teor de proteínas e de rações com novas proteínas – mas, em geral, o menor conteúdo de gordura é cerca de 15 a 20% (4 g/100 kcal). As razões para essa diferença são múltiplas:

(1) não há evidências atuais que justifiquem o fornecimento de dieta com baixo teor de gordura no tratamento de doença intestinal em gatos (em estudo recente, notou-se que a dieta com alto teor de gordura foi a mais efetiva);[16] (2) gatos têm maior necessidade de ácidos graxos essenciais e algumas vitaminas lipossolúveis do que os cães;[14] e (3) a maioria dos gatos se recusa a consumir uma dieta com conteúdo de gordura muito baixo.

## Carboidratos/fibras na ração

Não há necessidade de carboidrato nas rações de cães ou gatos; entretanto, as rações de animais de companhia contêm carboidrato, a fim de fornecer uma fonte de energia prontamente disponível, de reduzir o conteúdo de gordura ou proteína nos alimentos, de propiciar uma fonte de fibra alimentar e de tornar mais econômica a produção de rações.

Os carboidratos presentes em alimentos de animais de companhia são principalmente amido de vegetais, como arroz, batata, milho, trigo e cevada, mas também podem incluir uma variedade de amidos não oriundos de grãos (p. ex., legumes e outros vegetais).[6] Eles variam em termos de digestibilidade, índice glicêmico (capacidade de aumentar o açúcar no sangue rapidamente) e carga glicêmica (capacidade de aumentar a glicose total ao longo do tempo). Nas rações para cães com doença gastrintestinal, a quantidade total de carboidrato é menos importante do que sua digestibilidade. Em gatos, uma espécie carnívora obrigatória, a baixa capacidade de digestão e metabolização do carboidrato da dieta, com eficiência, especialmente na presença de doença gastrintestinal, requer não apenas a presença de carboidrato altamente digerível, mas também uma quantidade bastante reduzida.[14]

A quantidade de carboidrato também influencia outros aspectos do metabolismo em gatos devido à menor capacidade desses animais em remover a glicose da corrente sanguínea após uma refeição com alto conteúdo de glicose. Isso não influencia a doença gastrintestinal, mas pode interferir na função pancreática e, portanto, é uma preocupação relevante.[20] Estudos em gatos com DII mostraram que ocorre má absorção de carboidrato (detectada pelo aumento do hidrogênio no ar expirado), mas não relacionada a alterações evidentes nos sinais clínicos.[21] Outra evidência de intolerância ao carboidrato é verificada pela cessação da diarreia em gatos, filhotes e adultos, quando recebem dieta com alta concentração de proteínas/baixo conteúdo de carboidrato.

A digestibilidade do carboidrato é determinada em função de sua fonte e do cozimento; por exemplo, arroz cozido e trigo triturado são altamente digeríveis; diferentemente, o milho integral cru e o amido de batata são menos digeríveis.[6] A má assimilação de carboidrato pode causar diarreia osmótica, aumento de gases intestinais (flatulência), perda de água e eletrólitos, aumento da fermentação de bactérias no intestino delgado e no cólon e crescimento excessivo de bactérias patogênicas. Além disso, a má assimilação de carboidrato contribui para a acidificação do ambiente luminal do cólon, que propicia a produção de ácidos graxos hidroxilados e outros produtos intermediários potencialmente tóxicos.[9]

O arroz branco é o carboidrato de escolha para a maioria dos cães (é o carboidrato mais comumente usado em dietas terapêuticas), porque é isento de glúten, altamente digestível e não antigênico.[2,6,7] Outras fontes de carboidrato sem glúten incluem batata e tapioca, mas são menos digeríveis que o arroz branco cozido. Resumindo, todas as rações formuladas para cães com doenças intestinais disponíveis no mercado contêm quantidade moderadamente alta de carboidratos altamente digeríveis.

Outra classe de carboidratos presente em algumas rações são os *betapolissacarídeos* (i. e., aqueles decompostos por enzimas bacterianas, mas não por amilase de mamíferos), os quais incluem as fibras da dieta.[6] As fibras dietéticas são um amplo e complexo grupo de carboidratos que incluem polissacarídeos amiláceos e não amiláceos, encontradas nos vegetais. Elas são prontamente digeridas por enzimas bacterianas, mas menos bem digeridos por enzimas de mamíferos.[6] Tradicionalmente, as fibras eram classificadas como solúveis (altamente fermentáveis) ou insolúveis (pouco fermentáveis ou não fermentáveis) com base em sua digestão pela amilase; entretanto, atualmente recomenda-se uma classificação fisiologicamente relevante, baseada na sua atividade no trato gastrintestinal (ver Tabela 178.2).

As fibras solúveis formam gel, quando em uma solução (atraem água); retardam o esvaziamento gástrico e o trânsito intestinal; inibem a absorção de colesterol e de outros nutrientes; apresentam baixa capacidade de formar volume fecal; são altamente fermentáveis no cólon (i. e., aumentam o número de bactérias e a concentração de *ácidos graxos de cadeia curta* [AGCC], especialmente de *butirato*, uma fonte essencial de nutriente ao cólon); acidificam o conteúdo luminal; e estimulam a proliferação celular do cólon.[22] Exemplos de fibras solúveis incluem FOS, pectinas, psílio, aveia, cevada, goma guar, frutas e alguns legumes.[6]

As fibras insolúveis não formam gel, não influenciam o esvaziamento gástrico, aumentam o trânsito do intestino delgado e "normalizam" o trânsito da ingesta no cólon (segmentação); não têm efeito direto na absorção de nutrientes (exceto o tempo mais demorado para a digestão); são boas formadoras de volume fecal (i. e., diluem o conteúdo do cólon e, assim, retêm os agentes nocivos no cólon); são menos fermentáveis e, portanto, produzem menos AGCC; e aumentam o volume das fezes.[22] Exemplos típicos de fibras insolúveis são celulose, casca de amendoim, fibras de trigo e centeio (a maioria das fibras de cereais) e as partes lenhosas de plantas (p. ex., ligninas).[6] As preparações que contêm fibras dietéticas são usadas principalmente em rações elaboradas para perda de peso e para o tratamento de doenças do cólon; as fibras solúveis são usadas para promover o restabelecimento da função do cólon na colite ou em outras doenças infecciosas ou inflamatórias do cólon, e as fibras insolúveis são

**Tabela 178.2** Comparação entre os efeitos das fibras fermentáveis e não fermentáveis no trato gastrintestinal.

| EFEITO | FIBRA SOLÚVEL/FERMENTÁVEL (EXEMPLOS: POLPA DE BETERRABA, GOMA GUAR, PSÍLIO) | FIBRA INSOLÚVEL/NÃO FERMENTÁVEL (EXEMPLOS: CELULOSE, METILCELULOSE) |
|---|---|---|
| Tempo de trânsito GI | Nenhum efeito no trânsito no cólon; retarda o trânsito da ingesta no intestino delgado | Normaliza o trânsito no cólon, aumentando a segmentação (mistura) e melhorando a propulsão; parece aumentar o trânsito da ingesta no intestino delgado |
| Volume de fezes | Diminuído – fezes mais moles e menores | Aumentado – fezes mais secas e maiores |
| Bactéria/fermentação | Aumento da (maior fermentação pode favorecer as bactérias benéficas, como lactobacilos ou bifidobactérias) | Ocorre fermentação, mas em grau muito menor – mínima alteração na flora fecal |
| Ligação à água | Alta retenção de água; forma géis grossos; aumenta o conteúdo de água nas fezes; fezes mais amolecidas e menores | A absorção de água é eficiente – as fezes podem ficar bastante secas se não forem excretadas rapidamente ou se o animal estiver desidratado |

usadas para normalizar a motilidade intestinal (p. ex., colite irritante), atuando como agente de adsorção (p. ex., colite causada por toxinas ou colite bacteriana), ou em animais com tendência à constipação intestinal que precisam dos efeitos propulsores de um agente que aumenta o volume fecal. Deve-se ressaltar que as fibras insolúveis que atuam como agentes formadores de volume podem agravar a constipação intestinal ou causar recidiva quando os animais estão desidratados ou apresentam redução da função do cólon (obstipação/megacólon).

### DEFICIÊNCIAS NUTRICIONAIS DECORRENTES DE DOENÇA DO TRATO GASTRINTESTINAL

As deficiências nutricionais podem ser consequências de doenças gastrintestinais (ver Capítulos 192 e 193). A desnutrição proteica e calórica é a deficiência nutricional mais comum na doença gastrintestinal grave ou crônica. Pode ocorrer uma variedade de deficiências de vitaminas como resultado de doença intestinal grave, mas a deficiência de vitaminas do complexo B, especialmente cobalamina, e de algumas vitaminas lipossolúveis (vitaminas E e K), são as mais comuns e clinicamente importantes diagnosticadas em cães e gatos.[13,23] Recomenda-se ao leitor a consulta do Capítulo 276 para obter mais informações sobre o uso de cobalamina e folato no tratamento de doença gastrintestinal.

### REFERÊNCIAS BIBLIOGRÁFICAS

*As referências bibliográficas deste capítulo se encontram online no Ambiente de Aprendizagem.*

## CAPÍTULO 179

# Manejo Nutricional da Doença do Pâncreas Exócrino

Marjorie Chandler

## PANCREATITE AGUDA

### Fatores de risco nutricionais

Fatores de risco nutricionais para pancreatite aguda (ver Capítulos 289 e 290) em cães incluem obesidade, ingestão de restos de comida ou comida do lixo, refeição rica em gordura ou dieta rica em gordura e pobre em proteínas.[1,2] Cães castrados de meia-idade são considerados de maior risco; essa idade e a condição de castração também apresentam a maior prevalência de cães com sobrepeso e obesos.[3,4]

A obesidade em humanos é um fator de risco para um desfecho desfavorável na pancreatite aguda grave.[5] Ela causa um estado inflamatório de baixo grau e o tecido adiposo secreta numerosas citocinas dos adipócitos e macrófagos do tecido adiposo.[6] A necrose gordurosa ocorre após a liberação de enzimas lipolíticas do pâncreas lesionado.[5]; essa necrose propicia a infiltração de leucócitos nas áreas lesionadas, resultando em aumento das concentrações de mediadores inflamatórios. Os ácidos graxos insaturados gerados pela lipólise também contribuem para a inflamação e necrose, condições piores em humanos e camundongos obesos em comparação com os não obesos.[7]

O maior risco associado a cães que vasculham lixo deve-se à probabilidade de eles terem consumido grande quantidade de gordura contida nos restos de alimentos. A gordura da dieta atua no receptor *Toll-like 4* (TLR4) presente nos macrófagos, neutrófilos, adipócitos e células epiteliais do intestino. Ainda, a ativação de TLR-4 causa a liberação de citocinas oriundas da ciclo-oxigenase-2 e do fator de transcrição *NF-kappa-beta*, que sintetiza o fator de necrose tumoral, aumentando ainda mais a resposta inflamatória. O TLR-4 pode ser estimulado pelo *lipopolissacarídeo* (LPS), uma endotoxina, e existem semelhanças entre a endotoxina LPS e os ácidos graxos saturados de cadeia longa. Estes podem estimular os receptores de macrófagos, com potência semelhante à da endotoxina LPS. O receptor de adipócitos é ativado de forma semelhante por ácidos graxos de cadeia longa, embora com menos potência do que a endotoxina LPS.[8]

Em mais de 90% dos gatos com pancreatite (ver Capítulos 289 e 291), a causa não é identificada e os fatores de risco dietéticos para essa doença não foram bem esclarecidos.[9] A hiperlipidemia foi associada à ocorrência de pancreatite em gatos.[2] Considerando os efeitos dos ácidos graxos da dieta e da obesidade na inflamação e ocorrência de pancreatite em outras espécies, é provável que a dieta tenha alguma participação. A pancreatite acomete alguns gatos alimentados com dietas ricas em gordura (Steiner J, comunicação pessoal, 2014).

### Terapia dietética para pancreatite aguda

#### Informações gerais

No passado, cães e gatos com pancreatite não recebiam qualquer substância por via oral para diminuir a estimulação da secreção de enzimas pancreáticas e "descansar" o pâncreas inflamado. Reconhece-se agora, porém, que a inflamação e necrose pancreática pioram quando a atividade exócrina é suprimida.[10] O intestino também desempenha um papel fundamental na fisiopatologia da pancreatite aguda – isquemia intestinal, aumento da permeabilidade e lesão de reperfusão podem contribuir para a falência de órgãos durante a pancreatite.

A privação de alimentos causa atrofia da mucosa intestinal, aumenta a taxa de apoptose de enterócitos, diminui o transporte de glutamina e arginina e aumenta a permeabilidade intestinal.[11] A alimentação enteral aumenta beneficamente o fluxo sanguíneo na circulação esplâncnica (ver Capítulo 82).[8] Em cães com *parvovirose*, por exemplo, a nutrição enteral precoce acelerou a melhora clínica e provavelmente melhorou a função de barreira do intestino.[12]

#### Humanos e cães

Nos últimos 20 anos, vários estudos envolvendo pessoas com pancreatite aguda demonstraram os atributos da nutrição enteral, em vez da parenteral, inclusive redução da taxa de mortalidade.[13,14] Em pessoas com pancreatite, a alimentação enteral nas primeiras 48 horas de internação hospitalar mostrou-se benéfica.[14] Uma metanálise também mostrou que o resultado da alimentação nasogástrica não foi inferior à alimentação no jejuno.[14]

A alimentação enteral com dieta com baixo teor de gordura, via tubo de esofagostomia, em cães com pancreatite aguda grave, nas primeiras 12 a 24 h de internação, foi bem tolerada e resultou em menos complicações quando comparada à nutrição parenteral.[15] Cães com pancreatite são geralmente alimentados com dietas com baixo teor de gordura (p. ex., menos de 25 g de gordura por 1.000 kcal), embora não haja relato de diferença significativa no grau de resposta fisiológica do pâncreas em cães saudáveis alimentados com dietas contendo 16 ou 5% de gordura em estado natural (como alimento).[16,17]

### Gatos

O manejo dietético de gatos com pancreatite aguda não foi bem descrito. Muitos clínicos constataram que os gatos toleram uma dieta mais rica em gorduras do que os cães com pancreatite. No entanto, provavelmente deve-se evitar alimentos com alto teor de gordura.[18] Em gatos com anorexia, é importante a alimentação precoce por meio de um tubo nasogástrico ou de esofagostomia (ver Capítulo 82) devido ao risco de *lipidose hepática*. Em um estudo com 55 gatos com suspeita de pancreatite aguda, a alimentação por meio de tubo nasogástrico foi bem tolerada. Diarreia e/ou vômito não foram ocorrências comuns.[19]

### Dieta de manutenção

Recomenda-se que cães ou gatos obesos ou com pancreatite aguda causada por hipertrigliceridemia sejam alimentados com dietas com teor ultrabaixo de gordura, com porcentagem de gordura na matéria seca (MS) ≤ 10% para cães e ≤ 15% para gatos. Cães e gatos não obesos e sem elevada concentração de triglicerídeos podem ser alimentados com dietas com < 15% e < 25% de gordura na MS, respectivamente.[20]

Embora exista disponibilidade de rações comerciais para cães que atendam a esses critérios, esta é menor para gatos. Algumas dietas com "baixa caloria" ou "sênior", que podem não conter calorias suficientes para um gato doente, têm baixo teor de gordura.

Efeitos adversos foram relatados com o uso de dietas elementares fornecidas por meio de tubo de alimentação para gatos; portanto, uma abordagem melhor pode ser o fornecimento de dieta líquida com auxílio de tubo nasogástrico.[18] Se o gato for alimentado por tubo esofágico ou tiver retornado à alimentação voluntária, pode-se utilizar uma dieta com teor moderado de gordura (p. ex., a maioria das rações comerciais de manutenção para adultos). Nos felinos, o fator intrínseco – uma proteína ligadora de cobalamina (vitamina $B_{12}$) que promove a absorção da cobalamina no íleo – é produzido apenas no pâncreas. Em cães, é sintetizado no estômago e no pâncreas. Muitos gatos com pancreatite têm deficiência de cobalamina.[21,22] Se houver deficiência, recomenda-se a suplementação parenteral de 250 μg semanalmente durante 6 semanas e, depois, mensalmente.

### Vômito crônico e alimentação parenteral

Quando o vômito é tão difícil de tratar que impossibilita a alimentação enteral, a opção pode ser a nutrição parenteral, periférica ou central (ver Capítulo 189). Se possível, ainda, deve-se tentar o fornecimento de pequena quantidade de alimento por via enteral, a fim de manter a integridade intestinal. Em humanos, constatou-se que a adição de glutamina reduz o tempo de internação hospitalar e diminui as complicações gerais em pacientes com pancreatite aguda que recebem nutrição parenteral.[23]

### Ácidos graxos ômega-3

O fornecimento de ácidos graxos ômega-3 para pessoas com pancreatite aguda diminuiu as complicações e o tempo de internação hospitalar.[23] O *ácido docosa-hexaenoico* (DHA), um ácido graxo ômega-3, influencia as células acinares pancreáticas, inibindo a sinalização intracelular, reduzindo a quantidade de citocinas inflamatórias geradas e induzindo apoptose em vez de necrose.[8] Enquanto as gorduras saturadas estimulam o TLR-4, os óleos de peixes com ômega-3 inibem a estimulação desse receptor.

Não foram realizados estudos em cães ou gatos para comprovar os efeitos benéficos no tratamento de pancreatite aguda; no entanto, os óleos de peixes podem ser úteis no tratamento da hipertrigliceridemia e devem ser fornecidos aos animais de companhia com tal condição, pois eles apresentam maior risco de pancreatite. Os óleos de peixes DHA e *ácido eicosapentaenoico* (EPA) são mais recomendados para uso em gatos e cães do que os ácidos graxos ômega-3 de origem vegetal. A dose recomendada da combinação de EPA com DHA (230 a 370 mg/kg$^{0,75}$) não foi avaliada em cães ou gatos com pancreatite.[24]

### Probióticos

Alega-se que os probióticos beneficiam as pessoas com pancreatite aguda grave, estabilizando a barreira intestinal e minimizando a translocação bacteriana, que contribui para a infecção de tecido necrosado.[25,26] Também foi afirmado que eles estimulam a produção de peptídeos antimicrobianos pela célula hospedeira e produzem fatores antimicrobianos. No entanto, no ensaio Profilaxia Probiótica em Pacientes com Pancreatite Aguda Grave Prevista (PROPATRIA), constatou-se maior taxa de mortalidade em pessoas que receberam um probiótico de múltiplas cepas em comparação com aquelas do grupo-controle.[27] Por causa deste estudo, recomenda-se cautela no uso de probióticos em animais com pancreatite e, certamente, deve-se evitar o uso do probiótico multicepas (*Ecologic 641*) fornecido nesse estudo em pacientes com pancreatite.[14] Uma metanálise de 2014 sobre o uso de probióticos no tratamento de pancreatite não constatou evidência de que os probióticos sejam prejudiciais ou benéficos na prevenção de infecções, no tempo de internação hospitalar ou na taxa de mortalidade.[25] Não há recomendação para o uso de probióticos em animais de companhia com pancreatite.

### Antioxidantes

Uma patogênese da pancreatite comumente aceita consiste em início do dano às células acinares seguido de resposta pró-inflamatória, que pode progredir para uma resposta profibrótica mediada por células estreladas.

O nível de estresse oxidativo na pancreatite aguda grave provavelmente determina a gravidade de qualquer *síndrome da resposta inflamatória sistêmica* (SRIS; ver Capítulo 132); a duração da doença; e, potencialmente, o risco de morte.[8] O equilíbrio entre pró-oxidantes e antioxidantes pode influenciar a resolução da inflamação. Nas pessoas, os coquetéis antioxidantes (p. ex., contendo selênio, betacaroteno, vitamina C e/ou vitamina E) reduzem a dor abdominal, a recidiva da doença, a cronicidade e o tempo de internação hospitalar.[28-31]

Estudos sobre pancreatite experimental em cães indicaram aumento na geração de radicais de oxigênio livre.[32-35] No entanto, um estudo sobre os efeitos da superóxido dismutase na pancreatite induzida experimentalmente não mostrou melhora nos resultados laboratoriais de componentes séricos ou na taxa de sobrevivência.[36]

## INSUFICIÊNCIA DO PÂNCREAS EXÓCRINO

### Considerações gerais

Em cães, a atrofia de ácinos e ductos pancreáticos imunomediada progressiva é uma causa comum de insuficiência do pâncreas exócrino (IPE), embora a pancreatite crônica também possa ser uma causa.[37] Embora a IPE seja menos comum em gatos, ela vem sendo diagnosticada com mais frequência.[38]

Em gatos, a pancreatite crônica é considerada a causa mais comum de IPE.[22,34] Apesar disso, a IPE é uma condição associada a deficiências de enzimas digestivas que pode resultar em má assimilação, fezes volumosas, esteatorreia, borborigmo, flatulência e perda de peso. Embora a terapia enzimática seja a base do tratamento (ver Capítulo 292), o manejo alimentar também é extremamente valioso.

### Gordura dietética e tipos de dieta

A restrição de gordura na dieta foi anteriormente recomendada como parte do tratamento de IPE. A justificativa para reduzir a ingestão de gordura é que as bactérias intestinais metabolizam a gordura não absorvida e originam ácidos graxos hidroxilados, que estimulam a secreção de líquido no intestino delgado distal e no cólon, agravando potencialmente a diarreia.

A esteatorreia também pode ser uma característica da IPE e pode ser agravada pelo alto teor de gordura na dieta.[39] Em cães, no tratamento inicial de IPE, tem-se recomendado o fornecimento de dieta com baixo teor de gordura (p. ex., 12 a 13% de gordura do total de calorias). No único estudo realizado até o momento, não havia grupo-controle e os cães continuaram bem quando submetidos posteriormente a uma variedade de dietas.[40]

Em um estudo sobre IPE em cães, o fornecimento de dietas com conteúdo moderado de gordura e baixo teor de fibras altamente digeríveis diminuiu a flatulência, os borborigmos, o volume fecal e a frequência de defecação, em comparação com o fornecimento das dietas originais. Nenhuma diferença foi observada no apetite ou na consistência das fezes.[41] Em um estudo posterior sobre a restrição de gordura e alteração da dieta em cães com IPE, não se constatou diferença significativa na gravidade dos sinais clínicos ao se fornecer dieta com baixo teor de gordura (13% da *energia metabolizável* [EM] como gordura), em comparação com dietas originais (14 a 30% de calorias, com base na EM).[42] Outro estudo comparou três dietas para cães com IPE: uma dieta com alto teor de gordura (51% de gordura com base na EM); uma dieta com alto conteúdo de fibras e baixo teor de gordura (22% de gordura com base na EM); e uma dieta altamente digerível e teor moderado de gordura (30% de gordura com base na EM).[43] Nenhuma melhora consistente foi associada a qualquer dieta, e, mais importante, a resposta às dietas variou muito entre os cães.

Uma dieta com baixo teor de gordura pode comprometer a atividade da *enzima lipase*, uma vez que as dietas com altos teores de gordura e de proteína otimizam a absorção de gordura quando fornecidas com enzima lipase suplementar no tratamento de IPE induzida experimentalmente, em cães.[44]

Em três cães da raça Pastor-Alemão com IPE, verificou-se que o fornecimento de uma dieta hidrolisada altamente digerível à base de proteína de soja e arroz, com alto teor de gordura (40,8% de gordura com base na EM), melhorou a diarreia e as anormalidades dermatológicas.[45] Quando tolerada, uma dieta rica em gordura provavelmente melhora a condição corporal, que geralmente está comprometida em animais com IPE. Uma dieta com baixo teor de gordura pode não ser necessária, a menos que a esteatorreia seja incontrolável.

Em gatos, não há relato da influência do conteúdo da gordura da dieta na IPE. Em um estudo retrospectivo sobre IPE em 16 gatos, 6 deles receberam uma "prescrição de dieta"[46]. A escolha da dieta parece depender do paciente individual, pois as respostas às dietas variam. Em alguns casos, pode não ser necessária uma mudança na rotina alimentar. Uma dieta com baixo conteúdo de fibras e altamente digestível é geralmente apropriada, com conteúdo de gordura ajustado conforme necessário.

### Triglicerídeos de cadeia média

Os *triglicerídeos de cadeia média* (TCM), com cadeia de ácidos graxos de seis a doze carbonos, foram sugeridos como fonte de gordura para animais de companhia com IPE; no entanto, os resultados de um estudo que analisou três dietas (0, 16 e 35% da gordura total como TCM) sugeriram que a inclusão de TCM na dieta não abrandou os sinais clínicos.[47] Além disso, os TCM apresentam baixa palatabilidade aos cães e extremamente baixa aos gatos.[48,49]

### Vitaminas e minerais

A deficiência de cobalamina foi relatada em muitos cães e na maioria dos gatos com IPE.[38,46,50] Em caso de deficiência, a cobalamina deve ser suplementada por via parenteral, podendo ser necessária administração por longo tempo. Pode ocorrer deficiência de vitaminas lipossolúveis (A, D, E e K) quando há má absorção de gordura, mas tal quadro não requer necessariamente suplementação. A deficiência de vitamina K foi relatada em um gato com IPE.[51]

Se há constatação ou suspeita de coagulopatia, recomenda-se a administração por via subcutânea de 2,5 mg de vitamina K/kg/24 h, por 2 ou 3 dias. A suplementação excessiva de vitaminas A e D pode resultar em intoxicação; a suplementação de vitamina E é geralmente segura.[10] Não há informação sobre a absorção de macro e microminerais em cães e gatos com IPE, embora um estudo tenha verificado concentrações mais baixas de cobre (Cu) e zinco (Zn) no soro e nos tecidos, em comparação com as de cães do grupo-controle.[52,53]

### REFERÊNCIAS BIBLIOGRÁFICAS

*As referências bibliográficas deste capítulo se encontram online no Ambiente de Aprendizagem.*

## CAPÍTULO 180

# Manejo Nutricional das Doenças Hepatobiliares

Craig G. Ruaux

## ENERGIA METABÓLICA E NECESSIDADE DE PROTEÍNAS NA DOENÇA HEPÁTICA CRÔNICA

As intervenções nutricionais em animais de companhia com doença hepática devem fornecer energia metabólica suficiente para suprir as necessidades do paciente, considerando o quadro clínico do animal. A necessidade de proteínas para manter um balanço de nitrogênio positivo pode ser substancialmente maior em animais com doença hepatobiliar do que em cães normais.[1] A restrição de proteína na dieta desse grupo de pacientes pode, na verdade, retardar a recuperação do paciente.

Se a ingestão alimentar for inadequada, um problema comum em pacientes com doença hepática,[2] pode ocorrer desnutrição proteico-calórica, agravando muitos dos sinais clínicos que acompanham a doença hepatobiliar. O principal objetivo do suporte nutricional para a maioria dos animais com doença hepática deve ser, portanto, garantir uma ingestão calórica adequada para suprir as necessidades de energia metabólica (ver Capítulos 170 e 177).[3] Na maioria dos cães com doença hepática, recomendam-se dietas de manutenção normais para cães, utilizando fontes de proteínas de alta qualidade e prontamente digeríveis, a menos que haja sintomas evidentes de encefalopatia hepática.

Embora as reais necessidades de energia metabólica de animais com doença hepática não sejam bem definidas, a experiência clínica sugere que a maioria desses pacientes requer uma dieta com pelo menos a mesma quantidade de energia metabólica fornecida a animais saudáveis e ativos. Em gatos, a ingestão adequada de proteínas é ainda mais importante para manter a massa corporal magra. Nessa espécie, vários aminoácidos (p. ex., taurina, arginina, metionina e cisteína) são essenciais ou tornam-se condicionalmente essenciais em estados de doença, com ingestão voluntária diminuída (ver Capítulo 174).[4] Em tais felinos, os ácidos biliares são conjugados exclusivamente à taurina[5]; como os ácidos biliares são desconjugados pela ação de bactérias intestinais, há uma demanda constante por taurina adicional, que deve ser suprida pela ingestão alimentar ou pela mobilização de proteína muscular.[6] A deficiência de taurina pode, portanto, desenvolver-se rapidamente em gatos com doença hepática. As principais composições nutricionais representativas de rações de vários fabricantes especificamente elaboradas para uso em animais com doença hepática ou aquelas recomendadas pelo fabricante para uso em pacientes com doença hepática estão resumidas na Tabela 180.1.

A maioria das doenças hepáticas encontrada em animais de companhia não apresenta risco de encefalopatia, exceto na doença terminal (Tabela 180.2); assim, o uso de dietas "hepáticas" com conteúdo proteico marcadamente reduzido não é recomendado para todos, ou mesmo para a maioria dos animais com doença hepática. Dietas com conteúdo proteico levemente reduzido, utilizando uma proteína de alta digestibilidade (como as dietas renais e hipoalergênicas listadas na Tabela 180.1), são as escolhas preferidas para a maioria dos animais de companhia com doença hepática.

## USO DE NUTRACÊUTICOS NA DOENÇA HEPÁTICA

Uma definição razoável do termo "*nutracêutico*" seria um alimento, um derivado de alimento ou suplemento dietético fornecido com o intuito de modular a doença ou propiciar benefícios à saúde. Muitos compostos nutracêuticos têm sido sugeridos como suplementos aos seres humanos e animais com doença hepática;[7] no entanto, na literatura veterinária, apenas dois compostos/produtos, *S-adenosilmetionina* (SAMe) e *silimarina*, receberam atenção significativa.

A S-adenosilmetionina é fundamental para a síntese e redução da *glutationa* (GSH), que é um dos mais importantes mecanismos de proteção inicial contra o estresse oxidativo nos hepatócitos.[8-10] A SAMe foi avaliada prospectivamente em gatos saudáveis não tratados e em cães saudáveis recebendo terapia de longa duração com prednisolona.[8,11] Foram observados aumentos da GSH hepática, com aumento da proporção entre a forma de GSH reduzida e a forma de *glutationa dissulfeto*

### Tabela 180.1 Principais composições nutricionais de rações de uso veterinário indicadas para animais com doença hepática ou encefalopatia hepática.

| RAÇÃO | PROTEÍNA (% MS) | PROTEÍNA (G/100 KCAL EM) | GORDURA (% MS) | CARBOIDRATO (% MS) | RECOMENDAÇÕES DO FABRICANTE |
|---|---|---|---|---|---|
| **Cães** | | | | | |
| Hill's l/d, ração seca | 17,8 | 4,1 | 24,4 | 48,5 | Doença hepática; encefalopatia hepática; acúmulo de cobre |
| Hill's l/d, enlatada | 17,6 | 3,9 | 24,2 | 49,3 | |
| Purina NF Renal Function, ração seca | 15,9 | 3,6 | 15,7 | 62,8 | Insuficiência renal; hipertensão; ICC inicial; doença hepática com encefalopatia |
| Purina NF Renal Function, enlatada | 16,5 | 3,6 | 27,4 | 50,4 | |
| Purina NF GastroENteric Fórmula, ração seca | 27,5 | 6,6 | 13,3 | 47,7 | Doença hepática não associada a encefalopatia; enterite; pancreatite; DII |
| Purina NF GastroENteric Fórmula, enlatada | 33,9 | 8,0 | 15,0 | 43,9 | |
| Royal Canin Hepatic, ração seca | 14,0 | 4,0 | 14,0 | 49,0 | Insuficiência hepática; doença hepática; encefalopatia hepática; desvio (*shunt*) portassistêmico; anormalidades no metabolismo do cobre |
| Royal Canin Hepatic, enlatada | 15,0 | 4,1 | 28,0 | 57,0 | |
| **Gatos** | | | | | |
| Hill's l/d, ração seca | 29,0 | 7,0 | 23,1 | 37,7 | Doença hepática; lipidose hepática; encefalopatia hepática |
| Hill's l/d, enlatada | 31,6 | 6,7 | 23,2 | 38,0 | |
| Purina NF Renal Function, ração seca | 28,5 | 7,2 | 12,8 | 50,6 | Insuficiência renal; hipertensão; ICC inicial; doença hepática com encefalopatia |
| Purina NF Renal Function, enlatada | 31,1 | 6,0 | 29,5 | 30,6 | |
| Purina NF GastroENteric Formula, ração seca | 56,2 | 12,9 | 18,4 | 16,7 | Enterite; diarreia; gastrite; lipidose hepática |

*DII*, doença intestinal inflamatória; *EM*, energia metabolizável; *ICC*, insuficiência cardíaca congestiva; *MS*, matéria seca. Os valores são arredondados para um algarismo significante. Dados e indicações obtidos nos respectivos *websites* das empresas ou em materiais impressos em março de 2015.

### Tabela 180.2 Doenças hepáticas comuns em cães e gatos.

| CÃES | GATOS |
|---|---|
| Hepatopatia vacuolar<br>  Induzida por glicocorticoide<br>  Diabetes melito<br>  Doenças crônicas<br>    (pancreatite, DII) | Hepatopatia vacuolar<br>  Induzida por glicocorticoide<br>  Diabetes melito<br>  Doenças crônicas<br>    (pancreatite, DII)<br>  Lipidose hepática (**em casos muito graves, pode haver encefalopatia**) |
| Doenças infiltrativas<br>  Hepatite aguda<br>  Hepatite idiopática crônica<br>  Linfoma | Doenças infiltrativas<br>  Colângio-hepatite<br>  Linfoma |
| Doenças das vias biliares<br>  Obstrução do ducto biliar<br>  Mucocele da vesícula biliar | Doenças das vias biliares<br>  Obstrução do ducto biliar<br>  Colangite<br>  Neoplasia (carcinoma biliar) |
| Neoplasia primária ou metastática<br>  Metástase de hemangiossarcoma<br>  Carcinoma hepatocelular massivo | Neoplasia primária ou metastática<br>  Carcinoma hepatocelular (raro) |
| Hipoplasia/displasia microvascular da veia porta primária | |
| Cirrose | Cirrose |
| **Anomalias vasculares portossistêmicas** | **Anomalias vasculares portossistêmicas** |
| Distúrbios fibróticos juvenis (raros) | |

As condições associadas ao risco de encefalopatia hepática estão em **negrito**. A maioria das doenças hepáticas diagnosticadas em animais de companhia não está associada à encefalopatia hepática, exceto em doença em estágio final. (Adaptada de Center. Nutritional support for dogs and cats with hepatobiliary disease. J Nutr 128 (Suppl 12): 2733S-2746S, 1998.)

*oxidada* (GSSG). Entretanto, em estudo com cães, não se constatou qualquer efeito protetor contra hepatopatia vacuolar induzida por glicocorticoide.[11]

Em um estudo prospectivo aleatório, não cego, verificou-se que os cães submetidos a quimioterapia com *lomustina* (CCNU) e uma combinação de produto S-adenosilmetionina/silimarina apresentaram elevações menos marcantes nas atividades das enzimas hepáticas e foram menos propensos ao retardo do tratamento do que aqueles do grupo-controle, que receberam apenas CCNU.[12]

Os gatos são particularmente suscetíveis à hepatotoxicose induzida por paracetamol, e SAMe parece ser uma indicação racional para essa condição. Infelizmente, estudos controlados sobre o efeito da terapia com SAMe em um modelo de hepatotoxicose por paracetamol em gatos mostraram pouco ou nenhum efeito.[9] Existem poucos estudos clínicos bem controlados que avaliaram a eficácia da SAMe como terapia para doença hepática crônica espontânea em cães ou gatos.[13]

A silimarina demonstrou ter um potente efeito antioxidante em vários modelos de doença hepática mediada por oxidantes.[14] Existem poucos estudos bem controlados sobre o seu uso em animais de companhia com doença espontânea, com a notável exceção do estudo citado anteriormente, que utilizou a combinação SAMe/silimarina em cães com câncer tratados com CCNU.[12] A metanálise de ensaios clínicos usando silimarina em seres humanos revela pouca evidência de benefício clínico, exceto no envenenamento pelo cogumelo *Amanita phalloides*.[20]

Usando uma abordagem estritamente baseada em evidências para a tomada de decisões clínicas, há relativamente poucas evidências de benefícios de qualquer nutracêutico atual no tratamento de doença hepática crônica, em cães e gatos.[13]

Embora seja improvável que esses produtos causem danos e, em muitos casos, existam argumentos fisiológicos convincentes para o seu possível benefício, recomenda-se o diagnóstico preciso da doença hepática primária e a implementação de terapia direcionada a esse diagnóstico, em preferência à terapia empírica com compostos nutracêuticos.

## DIETAS COM RESTRIÇÃO DE COBRE

A hepatopatia por acúmulo de cobre (Cu) é bem reconhecida como uma anormalidade autossômica recessiva em cães da raça Bedlington Terrier (ver Capítulo 282).[15] Em várias outras raças, há evidências de acúmulo excessivo de cobre em algumas doenças hepáticas.[16-18] Como pode ocorrer acúmulo de cobre na colestase e também na doença hepatocelular primária, a importância do acúmulo de cobre como um evento patológico primário é menos clara em muitos desses cães. Em cães da raça Labrador Retriever, estudos sugerem que a terapia de quelação e o fornecimento de dieta com baixo teor de cobre estão associados à melhora da doença inflamatória crônica do fígado e à redução na concentração hepática de tal elemento em casos subclínicos.[19,20]

Animais com acúmulo suficiente de cobre no fígado para causar hepatopatia evidente respondem melhor à terapia específica usando medicamentos quelantes como a *D-penicilamina*, pelo menos até que o conteúdo hepático de cobre seja reduzido abaixo dos níveis tóxicos. A restrição dietética do elemento pode ser útil na fase de manutenção do tratamento de cães com essa doença. As rações de manutenção típicas para cães contêm, no mínimo, 7,3 ppm de Cu, enquanto as rações com restrição de cobre podem conter teor tão baixo quanto 3 ppm de Cu com base na matéria seca.

Procedimentos dietéticos adicionais com o intuito de diminuir o acúmulo de Cu no fígado incluem a suplementação com ácido ascórbico e zinco elementar. A suplementação de Zn aumenta a expressão intestinal da *metalotioneína*, uma proteína de ligação ávida pelo mineral no interior dos enterócitos. A metalotioneína tem afinidade maior ao Cu do que ao Zn. A administração de Zn entre as refeições aumenta a expressão de metalotioneína nos enterócitos. O cobre da dieta é, então, fortemente ligado ao enterócito maduro e excretado nas fezes à medida que o enterócito é excretado.[21]

O zinco é administrado na dose de ataque de 100 mg de Zn elementar VO, 2 vezes/semana, durante 3 semanas, seguida de dose de manutenção de 50 mg de Zn elementar VO, 2 vezes/semana. O paciente pode apresentar vômito e náuseas como efeitos colaterais da terapia com Zn; a sua administração com pequena quantidade de alimentos pode reduzir esses efeitos colaterais.

## SUPLEMENTAÇÃO DE VITAMINAS E MINERAIS

Animais com doença hepática quase sempre apresentam deficiências de vitaminas e/ou de minerais. Diversos fatores, inclusive baixa ingestão voluntária de alimentos, má absorção de gordura, comprometimento da função da mucosa gastrintestinal e perda das reservas desses nutrientes no tecido hepático, podem contribuir na ocorrência de deficiências de vitaminas e minerais. Vitaminas hidrossolúveis, como ácido fólico, tiamina, cobalamina, niacina e riboflavina, geralmente são cofatores fundamentais em vias enzimáticas das células hepáticas. As deficiências dessas vitaminas são comuns em gatos com lipidose hepática.[22] A administração de suplementos multivitamínicos apresenta custo-benefício favorável, é simples e deve fazer parte de todos os protocolos nutricionais para pacientes com hepatopatia.

Em gatos, a má absorção de cobalamina devido à doença do intestino delgado é comumente relatada em associação com doença hepática.[23] Anteriormente, pensava-se que a má absorção de cobalamina devido à doença intestinal não poderia ser superada pelo aumento da sua suplementação alimentar, o que implica a necessidade de terapia parenteral.[24] Dados recentes, no entanto, sugerem que uma pequena, mas suficiente, quantidade de cobalamina administrada por via oral é absorvida pelos cães[25] e gatos (Toresson L, comunicação pessoal, 2015) com doença gastrintestinal. Mais estudos sobre a eficácia da suplementação oral de cobalamina em pacientes com doença gastrintestinal e hepatopatia crônica são veementemente aguardados.

Em alguns pacientes (particularmente cães e gatos estressados), a deficiência de cobalamina ainda pode ser tratada de forma mais efetiva por via parenteral; essa via também pode ser essencial durante a fase inicial do tratamento de alguns pacientes em que a ingestão oral é reduzida ou ausente. O protocolo atualmente recomendado para uso parenteral de cobalamina em gatos com deficiência dessa vitamina causada por doença intestinal é de 250 μg/gato SC, 1 vez/semana, durante 4 semanas, seguida de uma dose 1 mês depois, e com reavaliação 1 mês após. Mais detalhes sobre o atual protocolo de dosagem parenteral de cobalamina e as recomendações de reavaliação podem ser encontrados na página da *Texas A&M University – Veterinary Medicine & Biomedical Sciences* dedicada ao assunto e no Capítulo 292. A concentração de cobalamina nas preparações multivitamínicas injetáveis padrão é insuficiente para suprir tal quantidade em um volume de injeção razoável; em cães e gatos com deficiência comprovada de cobalamina, recomenda-se o uso de preparações puras de cobalamina, além de produtos multivitamínicos.

Elevações significativas na concentração plasmática de proteínas induzidas pelo antagonismo da vitamina K (PIVKA) foram relatadas tanto em gatos com lipidose hepática quanto em gatos com colângio-hepatite associada à doença intestinal inflamatória.[26] A deficiência de vitamina E reduz as defesas celulares contra danos mediados por oxidantes e participa potencialmente na ocorrência de hepatoxicose associada ao cobre.[27,28] Empiricamente, em animais de companhia com doença hepática crônica, recomenda-se a suplementação regular das vitaminas E, A e D, em intervalos de 3 a 4 meses.

## INTERVENÇÃO NUTRICIONAL NA ENCEFALOPATIA HEPÁTICA

A *encefalopatia hepática* (EH) resulta da perda da função de desintoxicação do fígado e subsequente acúmulo de encefalotoxinas na circulação sistêmica e no sistema nervoso central.[29] Essas encefalotoxinas podem ser diretamente tóxicas aos neurônios (como a amônia) ou podem atuar como neurotransmissores "falsos", interferindo na função do sistema nervoso central.[29]

Em pacientes humanos, a EH é avaliada por meio de diversos sistemas de pontuação fisiológica e neurológica, a maioria dos quais se refere aos critérios de West Haven.[29] Nesse sistema de pontuação, a EH é pontuada de 0 (sem encefalopatia) a 4 (coma hepático). Deficiências neurológicas brandas, como desatenção ou tremor leve, são difíceis de detectar em pequenos animais; portanto, a maioria dos animais com diagnóstico de EH se enquadra nas pontuações de 2 a 4 dos critérios de West Haven.

De acordo com uma declaração de consenso da *European Society of Parenteral and Enteral Nutrition* (Sociedade Europeia de Nutrição Parenteral e Enteral), a restrição de proteínas não é indicada em pacientes humanos com escore EH de 0 a 2, pois o balanço proteico negativo e a desnutrição resultante são fatores de mau prognóstico.[2] A restrição de proteínas é indicada em pacientes humanos com escores dos critérios de West Haven de 3 a 4. Esses escores são fortes fatores de mau prognóstico, com a morte da maioria dos pacientes dentro de 1 ano.[2] Um ponto extremamente importante, entretanto, é que a maioria dos animais com doença hepática *não* apresenta esse grau de EH. Em muitos pacientes veterinários com doença hepatobiliar, a restrição agressiva de proteínas é contraproducente.

As recomendações para o conteúdo de proteína na dieta de animais com EH grave são variáveis. A maioria dos cães pode receber dieta contendo 3 a 4 g de proteína por 100 kcal da dieta, enquanto os gatos requerem pelo menos 6 a 7 g/100 kcal. É importante ressaltar que a recomendação considera a proporção de proteína na dieta, não a ingestão de proteína/kg de peso corporal do animal. Várias rações disponíveis no mercado são formuladas para atender a essas recomendações (ver Tabela 180.1).

A composição de aminoácidos da dieta fornecida aos pacientes com EH é outro fator de interesse e controvérsia. Foi sugerido que dietas ricas em *aminoácidos aromáticos* (AAA) provavelmente exacerbam a EH, com os AAA potencialmente atuando como substratos para a produção de encefalotoxinas.[1] Demonstrou-se aumento da proporção molar AAA:*aminoácidos de cadeia ramificada* (BCAA) no plasma de animais com EH.[1] Os BCAA são substratos importantes para a gliconeogênese e, portanto, a desnutrição proteica/calórica causa depleção desses aminoácidos no plasma. Embora essas alterações na proporção AAA:BCAA sejam bem documentadas em pacientes veterinários e humanos, sua importância como causa direta de EH, e não como epifenômeno, não está clara.

Estudos experimentais usando cães com anomalias vasculares portossistêmicas criadas cirurgicamente constataram EH mais pronunciada e maior concentração de amônia no sangue de cães que receberam dieta com baixa proporção AAA:BCAA. No entanto, os cães que receberam essa dieta comeram mais do que aqueles que receberam uma dieta com alta proporção AAA:BCAA, resultando em maior consumo total de proteína.[30] Com base em metanálise de estudos em seres humanos com EH, recomenda-se a suplementação de BCAA em pacientes que apresentem escore de EH grave durante a nutrição enteral.[2]

A situação é menos clara em pacientes humanos com EH de baixo grau e, por extensão, na maioria dos pacientes veterinários. Na maior parte dos casos, é improvável que a suplementação de BCAA ocasione uma resposta líquida negativa, a menos que a ingestão voluntária esteja reduzida. A maioria das rações de uso veterinário especificamente elaboradas para animais com doenças hepáticas são formuladas de modo a apresentar um conteúdo maior de BCAA e propiciar uma proporção significativa de energia metabolizável a partir de gorduras e carboidratos.

A alimentação com várias pequenas porções de ração ao longo do dia costuma ser benéfica aos animais com EH evidente, reduzindo a carga total de amônia após cada refeição.

Outras estratégias usadas para controlar a EH em pequenos animais incluem terapia antibacteriana com neomicina ou metronidazol e terapia com lactulose entérica (oral ou por meio de enema), a fim de reduzir a produção e absorção de amônia, respectivamente, no trato gastrintestinal (ver Capítulos 281 e 284).

## MANEJO NUTRICIONAL DA LIPIDOSE HEPÁTICA EM GATOS

O manejo nutricional apropriado é absolutamente fundamental para a resolução efetiva da *lipidose hepática* (LH) em gatos (ver Capítulo 285). A maioria (> 95%) dos gatos com LH apresenta uma doença primária que predispõe o animal a entrar em estado catabólico.[22] O manejo bem-sucedido geralmente requer o tratamento dessa doença primária para permitir um retorno à normalização do apetite. A curto prazo, é necessária atenção diligente para restabelecer um balanço calórico positivo.

O fígado de gatos apresenta reserva de glicogênio relativamente pequena, tornando-os dependentes da lipólise sistêmica e da metabolização hepática de triglicerídeos logo após o início da anorexia. As anormalidades bioquímicas subjacentes que ocasionam acúmulo hepático desses lipídios são complexas e não totalmente compreendidas; no entanto, parecem estar intrinsecamente associadas à dieta estritamente carnívora dos gatos.[4,31] A suplementação com *arginina, colina* e *carnitina* é comumente recomendada no manejo nutricional de gatos com lipidose hepática.

Gatos em quadro de LH com dieta deficiente em arginina, mesmo se alimentados em quantidade necessária para propiciar ingestão calórica adequada, podem desenvolver EH grave rapidamente, pois ocorre comprometimento do ciclo da ureia.[22] Colina e carnitina são importantes no transporte mitocondrial de ácidos graxos e na inclusão de ácidos graxos em lipoproteínas de densidade muito baixa, para sua saída do hepatócito. Assim, a deficiência desses oligoelementos pode contribuir para o acúmulo de lipídios. Se a dieta usada como alimentação inicial for deficiente em arginina, como é o caso da maioria das formulações de uso humano, esse aminoácido deve ser suplementado na dose de 250 mg/100 kcal da dieta fornecida. O autor suplementa empiricamente os gatos com LH com arginina, carnitina (250 a 500 mg/dia) e taurina (250 a 500 mg/dia), independentemente da fórmula de nutrição enteral usada.[22,32]

A maioria dos gatos com LH apresenta anorexia grave. Nesses pacientes, assim que possível, deve-se introduzir a nutrição assistida. Não se recomenda nutrição oral forçada, porque muitos gatos alimentados à força desenvolvem aversão alimentar. Os procedimentos médicos para estimulação do apetite em gatos são variavelmente efetivos, muitas vezes ineficazes nos com LH, e podem requerer desintoxicação hepática.[33] A colocação precoce de um tubo de alimentação, no mínimo um tubo de esofagostomia, deve ser considerada o procedimento padrão (ver Capítulo 82).

A colocação de um tubo de esofagostomia de grande calibre (10 a 14 Fr) pode facilitar a alimentação e possibilitar o fornecimento de dietas liquidificadas. A introdução percutânea de tubo de gastrostomia, com auxílio de endoscópio, possibilita maior movimentação da cabeça e do pescoço do gato (já que essas regiões não são enfaixadas), permitindo que o gato realize *grooming*. Caso seja possível a colocação percutânea de um tubo de grande diâmetro, por meio de endoscópio, os tutores podem alimentar o gato facilmente no próprio domicílio. Os clínicos com experiência nessa técnica podem colocar um tubo em um procedimento anestésico de 10 a 15 minutos.

No caso de gatos gravemente enfermos, nos quais até mesmo um curto procedimento anestésico para a colocação de um tubo de esofagostomia é considerado um risco excessivamente alto, pode-se tentar alimentação inicial com um tubo nasoesofágico (5 a 8 Fr) (ver Capítulo 82). No entanto, esse tubo é mais propenso a entupimento e falha devido a vômito, regurgitação ou remoção pelo paciente.

Muitos gatos com LH apresentam deficiência de vitamina K e alta concentração de PIVKA[26]; para os gatos com coagulopatia comprovada, recomenda-se a administração subcutânea de vitamina K, 1 a 2 dias antes da colocação do tubo de alimentação. Em gatos com lipidose hepática, a colocação cirúrgica de tubo de gastrostomia, por meio de celiotomia, está associada a alto risco de morbidade pós-operatória e risco inaceitável de deslocamento do estômago.[22]

Durante a etapa inicial da reintrodução da alimentação, podem ocorrer anormalidades eletrolíticas relevantes e potencialmente fatais, particularmente nas concentrações séricas de potássio ($K^+$) e fosfato ($PO_4^{3-}$). Ao iniciar alimentação assistida em gatos com lipidose hepática, essas anormalidades eletrolíticas devem ser previstas e podem requerer tratamento agressivo (ver Capítulos 142 e 305).

Muitos gatos com LH apresentam deficiências de vitaminas hidrossolúveis. Esses pacientes comumente recebem suplementação com a adição de preparações multivitamínicas em soluções de uso IV, na dose de 1 a 2 m$\ell$/$\ell$ da solução. As bolsas de soluções de uso IV contendo multivitaminas suplementares devem ser protegidas da luz.

Em gatos com LH a deficiência de tiamina é particularmente insidiosa. Ambas as deficiências, de tiamina e de $K^+$, podem resultar em obnubilação, fraqueza e ventroflexão cervical (ver Capítulo 21). Esses sintomas podem ser interpretados erroneamente como EH, e essas anormalidades devem ser investigadas e corrigidas antes do fornecimento de dietas com baixo teor de proteína, para a possível encefalopatia. A EH não é um achado característico na maioria dos casos de LH, e o fornecimento de dietas com baixo teor proteico pode causar um resultado adverso.[34]

### REFERÊNCIAS BIBLIOGRÁFICAS

*As referências bibliográficas deste capítulo se encontram online no Ambiente de Aprendizagem.*

## CAPÍTULO 181

# Manejo Nutricional de Doenças Endócrinas e Metabólicas

Jennifer Larsen

O manejo bem-sucedido de muitas doenças endócrinas pode ser facilitado pelo emprego de estratégias nutricionais adequadas, entre as quais a mais importante é o diabetes melito (DM) (ver Capítulos 304 e 305) e, a de menor extensão, o hipertireoidismo felino (ver Capítulo 301). Hipotireoidismo (ver Capítulos 299 e 300) e hiperadrenocorticismo (ver Capítulos 306 e 307), embora tratados clinicamente, muitas vezes requerem o manejo nutricional para controlar o apetite, a perda de peso e a hiperlipidemia secundária (ver Capítulo 182).

## MANEJO NUTRICIONAL DO DIABETES MELITO

### Considerações gerais

O manejo nutricional de DM em cães e gatos inclui a escolha de dieta, horários das refeições, consideração sobre as necessidades de energia, controle de peso e tratamento de qualquer doença concomitante. O histórico ou a presença concomitante de pancreatite deve ser considerada, sobretudo em cães (ver Capítulo 290). Em ambas as espécies, é fundamental identificar e tratar as possíveis causas primárias da resistência à insulina, em especial a obesidade (ver Capítulo 176). O objetivo do manejo nutricional de DM é ajudar a melhorar o controle glicêmico, junto com a terapia com insulina, e o tratamento de outros problemas clínicos ou fatores individuais.[1] Faz-se uma avaliação nutricional individualizada – peso corporal, escore da condição corporal, apetite, histórico de dieta etc. – e abordam-se questões de manejo alimentar, que podem incluir habilidade e limitações do tutor, a fim de assegurar o fornecimento de um plano nutricional personalizado e efetivo (ver Capítulo 170). Além disso, as características da dieta, como teor de gordura e fibras, conteúdo energético e palatabilidade, podem ser fundamentais.

## Considerações nutricionais básicas para cães com diabetes melito

A necessidade de insulina pelos cães com DM (ver Capítulo 304) é determinada, em grande medida, por fatores dietéticos, como o horário e o volume das refeições, bem como a taxa de absorção intestinal de glicose. A consistência do alimento é um fator importante para a elaboração do cronograma de alimentação. O ideal é que uma mesma quantidade de dieta seja fornecida no mesmo horário todos os dias. Duas ou mais refeições menores são preferíveis a uma grande refeição, a fim de minimizar oscilações na concentração sanguínea de glicose. A maioria dos cães com DM é alimentada com duas refeições de iguais volumes, diariamente, coordenadas com injeções de insulina 2 vezes/dia. Uma minoria é seletiva ao alimento e pode preferir pequenas quantidades ao longo do dia. Nesses casos, devem-se estimular os animais a consumir uma parcela significativa da necessidade energética diária (até 50%) no momento da injeção de insulina, de modo a propiciar concentração adequada de glicose para a insulina administrada. Os cães com DM, no momento do diagnóstico ou após uma excelente resposta à terapia, estão quase sempre com fome (polifágico), e a alimentação raramente é um problema. No entanto, a palatabilidade da dieta continua sendo importante para garantir a ingestão adequada de energia e outros nutrientes essenciais.

## Considerações nutricionais básicas para gatos com diabetes melito

Ao contrário dos cães, os gatos com DM (ver Capítulo 305) parecem não exigir um controle rígido das refeições, talvez em razão do tempo maior de esvaziamento gástrico e da absorção de carboidratos.[2,3] Por exemplo, dietas com várias fontes de amido, em concentrações semelhantes às de rações para gatos disponíveis no mercado – cerca de 35% da matéria seca (MS) –, tiveram influência mínima na concentração de glicose pós-prandial e na resposta à insulina em felinos saudáveis. Notou-se uma concentração plasmática máxima de glicose de 68 a 93 mg/d$\ell$ várias horas após as refeições.[4] As maiores diferenças entre cães e gatos na resposta à alimentação foram observadas quando fornecidas dietas com amido de milho – 38 e 34% da MS para cães e gatos, respectivamente. A concentração sanguínea máxima de glicose dos cães foi de 92 mg/d$\ell$, 15 minutos após a alimentação. No entanto, foram necessárias 7,2 horas para que os gatos atingissem a concentração máxima semelhante, de 93 mg/d$\ell$.[4,5] Esses achados são consistentes com dados que demonstram que, em gatos, a resposta glicêmica às rações comerciais secas não é apenas prolongada – a absorção intestinal ocorreu após 10 a 12 horas –, como também não está associada à concentração de carboidratos na dieta ou à digestibilidade deles.[6]

## Controle da hiperglicemia pós-prandial em cães e gatos com diabetes

### Introdução

As características da composição da dieta podem reduzir a magnitude da hiperglicemia pós-prandial em cães e gatos com DM. Esses fatores incluem aumento do teor de fibra e menor quantidade de carboidratos. Ambos os fatores provavelmente contribuem para o menor "índice glicêmico" de alguns alimentos, sendo que aqueles com maior teor de fibra e/ou menor conteúdo de amido apresentam menores índices glicêmicos.[7-9] Em geral, o conceito de índice glicêmico ainda não foi validado em cães ou gatos e, atualmente, não é usado na avaliação de fontes de carboidratos ou de alimentos para animais de companhia. Outras estratégias para prolongar o tempo de esvaziamento gástrico, como aumento do teor de gordura, podem ser contraindicadas em animais com DM graças ao desenvolvimento de obesidade ou à anormalidade na metabolização de lipídios e à resultante intolerância à gordura da dieta (p. ex., pancreatite ou hiperlipidemia).

### Fibras na dieta

Fibras (ver Capítulo 190) compreendem um grupo variado de compostos produzidos por plantas que não são digeríveis por enzimas de mamíferos. As fontes de fibra são sobretudo os carboidratos complexos – cadeias de moléculas de açúcar ligadas (forma beta) –, mas também compostos como lignina, fitatos e ceras. A fibra quase sempre é classificada em função dos graus de solubilidade em água e de fermentação por bactérias intestinais. Ela não é considerada essencial para cães nem para gatos, mas pode ser um complemento útil no tratamento de muitas doenças. Costuma-se adicionar fibra à dieta a fim de obter fezes de qualidade e consistência satisfatórias, promover saciedade, diminuir o conteúdo energético dos alimentos, adquirir efeito prebiótico – por exemplo, fermentação pela microbiota intestinal para produzir ácidos graxos de cadeia curta – ou modular o esvaziamento gástrico e a absorção de nutrientes.

Várias metodologias são usadas para quantificar as diferentes frações de fibra nos alimentos. Hoje, a quantidade de fibra bruta (FB) é o padrão para relatar o teor de fibra de alimentos para animais de companhia. Esse método quantifica algumas (mas não todas) fibras insolúveis, como celulose, hemicelulose ou lignina. No entanto, o teor de fibra solúvel não é avaliado. Em contraste, a fibra dietética total (FDT) é relatada para a alimentação humana. A FDT simula a digestão enzimática no trato gastrintestinal, detecta mais fibra insolúvel do que o método da FB e possibilita a quantificação de fibras solúveis e insolúveis. Métodos mais recentes de obtenção de FDT também quantificam, separadamente, as fibras alimentares de baixo peso molecular, como os oligossacarídeos indigestíveis usados pelos micróbios intestinais. Eles estão incluídos na definição de fibra alimentar da Organização Mundial da Saúde (OMS). Tais distinções são importantes, uma vez que a FB é um indicador deficiente da real concentração de fibras – conforme determinada pela mensuração da FDT – em rações de manutenção para cães adultos, em rações terapêuticas veterinárias formuladas para o controle de obesidade ou DM em gatos e naquelas rações formuladas para cães com DM, obesidade ou doenças responsivas à gordura.[10-12] A mensuração de FB em rações para animais de companhia leva a desafios significativos na comparação de produtos com base no tipo e na concentração de fibras, ao mesmo tempo que superestima o conteúdo de energia e a concentração de carboidratos. Um estudo constatou que o uso de FB vs. FDT resultou em superestimativa de carboidratos de até 93% em rações para gatos formuladas para animais com DM.[11] Assim, as conclusões obtidas em pesquisas anteriores utilizando FB para estimar o conteúdo de fibra e carboidratos das dietas podem não ser precisas.

Há poucas informações relativas à influência da fibra alimentar no controle de DM em gatos. Um estudo cruzado aleatório (randomizado) que investigou a importância da fibra insolúvel no tratamento de gatos com DM demonstrou melhora no controle glicêmico em 12 entre 16 felinos que consumiram dieta com alto teor de fibra (61 g de FDT/Mcal) e em 4 entre 16 que consumiram dieta com baixo teor de fibra (11 g de FDT/Mcal), mas com maior conteúdo de amido.[13] Outro estudo, que avaliou a eficácia da glipizida, incluiu grupos desiguais de gatos que recebiam rações comerciais com diferentes teores de fibra – 16 animais alimentados com dieta rica em fibras e 4, com dieta pobre. Em todas elas, os gatos responderam ao tratamento, mas a taxa de resposta não pôde ser comparada em razão do delineamento do estudo.[14] Ainda não se conhecem a concentração e o tipo ideal de fibra na dieta para o manejo nutricional de gatos com DM.

A fibra insolúvel, em particular, parece ser benéfica em cães com DM, embora a solúvel também possa ter um efeito benéfico. Um estudo em cães constatou menor média de concentração sanguínea de glicose às 24 horas e no período pós-prandial quando os animais foram alimentados com dieta rica em fibra – principalmente fibra insolúvel (56 g FDT/Mcal) –, em comparação com os valores basais.[15] Há evidências de que dietas com alto conteúdo de fibra insolúvel (73 g FDT/Mcal), quando comparadas com dietas ricas em fibra solúvel (56 g FDT/Mcal), são benéficas no controle de DM em cães, incluindo menor concentração média de glicose, menor concentração máxima de glicose no sangue e menor área sob a curva de glicose sanguínea.[16] No entanto, quando os tipos de fibra foram comparados em estudos de alimentação de cães com DM experimental, verificou-se que as dietas ricas em fibra insolúvel (celulose; 70 g FDT/Mcal) ou solúvel (pectina; 55 g FDT/Mcal) resultaram em menor concentração sanguínea quando comparadas com dieta com baixo conteúdo de fibra (24 g FDT/Mcal). Não se constatou diferença entre os grupos alimentados com dieta rica em fibras.[17] Com relação à eficácia de concentrações moderadas de fibra, não houve benefício aos cães com DM, que receberam dieta contendo 18 a 20 g de FDT/Mcal, quando comparada com dieta com baixo conteúdo de fibra, de 14 g de FDT/Mcal, em particular de fibra insolúvel.[18] Em resumo, caso se opte pelo fornecimento de dieta com alto teor de fibra, o conteúdo deve exceder 55 g FDT/Mcal, de uma fonte de fibra insolúvel ou mista, para obter um efeito benéfico.

## Diabetes melito em gatos

### Considerações gerais

Não há consenso sobre estratégias dietéticas específicas para gatos com DM, e são poucas as evidências científicas que apoiam a promoção de qualquer abordagem nutricional específica. Quase todas as dietas usadas em estudos com gatos com DM apresentavam conteúdos de carboidratos e fibras que se baseavam em cálculos imprecisos, usando a mensuração de FB, o que provavelmente contribuiu para a superestimação do conteúdo de carboidratos nas dietas testadas.[11] Além disso, os ensaios clínicos sobre o efeito das rações disponíveis no mercado diferem em muitos aspectos. Até o momento, nenhum estudo comparando dietas para gatos com DM controlou fatores como ingredientes, tipo de fibra, concentração de fibra, fonte de carboidrato ou outros macronutrientes (gordura e proteína). Conquanto alguns testes de produtos clínicos sejam úteis para comparar a eficácia de dietas específicas no tratamento de determinadas doenças, eles não fornecem informações definitivas sobre o efeito de qualquer nutriente específico no controle de DM em gatos. Sabe-se que outros fatores dietéticos, além da concentração e da fonte de carboidratos, interferem no tratamento de gatos com DM. Por exemplo, um estudo constatou benefícios atribuíveis ao maior consumo de fibra.[13]

### Carboidratos

O foco recente nas concentrações de carboidratos pode estar equivocado. As definições do que constitui uma dieta "com baixo teor de carboidratos" são subjetivas, ainda que tenha sido sugerida uma faixa de até 25%, como base energética.[1,19] Além disso, na ausência de dados relativos aos gatos com DM alimentados com dietas controladas, com concentrações graduais de carboidratos, também há carência de curvas de dose-resposta para determinar as quantidades ideais. De igual modo, o cálculo impreciso das concentrações de carboidratos usando valores de FB pode resultar na eliminação desnecessária e incorreta de opções dietéticas potencialmente benéficas.[11] Rações para gatos comercializadas como de "baixo teor de carboidratos" tendem a ser ricas em gordura e ter alto conteúdo energético, abaixo do ideal para a maioria dos felinos com sobrepeso e DM, em especial se a quantidade restrita não for aceitável para o tutor ou para o animal.[11] Isso pode ser um pouco melhorado pelo uso de ração com alto teor de umidade (enlatada).[20] Ainda não se sabe se os efeitos de uma dieta específica são mantidos a longo prazo e com magnitude suficiente para sustentar a perda de peso e uma condição corporal ideal.

### Comparações de dieta

Poucos dados examinando o efeito da dieta no controle da DM de ocorrência natural em gatos foram publicados. Vários estudos envolveram o fornecimento de apenas uma dieta durante o período de teste, importante para a padronização antes da mensuração das variáveis dependentes. No entanto, tal abordagem omite grupos de controle dietético e impede a interpretação de qualquer potencial resposta a fatores nutricionais.[21-25] Até onde sabemos, só quatro pesquisas compararam duas ou mais dietas em gatos com DM. Nelas, a melhora ou a remissão da DM foi observada em mais de um grupo dietético.[13,14,26,27] Dois desses estudos demonstraram que a maioria dos gatos se beneficiou de uma dieta rica em fibras, se bem que a análise estatística das taxas de resposta não tenha sido possível em um deles.[14] Um terceiro exame constatou melhora quando os gatos foram alimentados com dieta com menos carboidratos, menos fibras e mais gordura,[26] ao passo que um quarto não verificou diferença alguma nas taxas de melhora entre os gatos com DM alimentados com dieta com baixo teor de carboidratos e aqueles alimentados com dieta de "manutenção" – o qual também relatou ganho de peso corporal médio em ambos os grupos de dieta.[27] No geral, parece que a melhora ou a resolução do estado diabético pode ser mais provável em gatos que eram obesos e que perderam gordura corporal, a despeito da dieta.[22,26] Pesquisas adicionais sobre o porquê de alguns gatos atingirem a remissão – enquanto outros não a atingem, independentemente da dieta – são necessárias para compreender a fisiologia subjacente e identificar potenciais alvos para terapia dietética e clínica.

### Abordagem individualizada para o manejo nutricional de diabetes melito

Para cães e gatos, o manejo dietético adequado da DM depende, em parte, de fatores individuais, como peso corporal, escore da condição corporal, tendência a ganho de peso, palatabilidade da dieta, aceitação de alimentos, exercícios e guloseimas. A restrição de energia e a manutenção de um escore corporal magro melhoram a tolerância à glicose e aumentam a qualidade e o tempo de vida de cães saudáveis (ver Capítulos 2 e 170).[28] Não se sabe se isso se aplica a cães com DM, mas foi demonstrado que o consumo de uma dieta muito rica em gorduras – 80% de calorias na forma de gordura – pode levar a obesidade, comprometimento do transporte de insulina no sistema nervoso central, resistência à insulina e menor capacidade de síntese e secreção de insulina.[29,30] A prevenção ou a reversão da obesidade é importante para a saúde, a longevidade e o aumento da sensibilidade à insulina. Portanto, um escore corporal magro deve ser a meta para qualquer paciente. Dietas com altos conteúdo energético e teor de gordura não seriam apropriadas para obter um escore corporal magro em um animal com excesso de peso. Por outro lado, uma dieta com baixo teor energético e rica em fibra não seria ideal para um paciente diabético magro.

Para cães e gatos com evidência de intolerância à gordura – por exemplo, pancreatite ou hiperlipidemia –, a experiência clínica sugere que a redução da gordura da dieta em pelo menos 50%, como base energética – percentual das calorias representada por gordura –, é um procedimento efetivo. A formulação de uma dieta adequada requer a interpretação correta de um histórico nutricional detalhado e a determinação da quantidade de gordura consumida rotineiramente antes do diagnóstico de DM. A consideração dos fatores relevantes do paciente, bem como a disposição e a capacidade do tutor de comprar e fornecer um tipo específico de dieta, é um aspecto importante da avaliação e do manejo nutricional contínuo. Não havendo necessidade de abordar problemas simultâneos, pode não ser necessário modificar a dieta, se o horário das refeições for apropriado e a dieta, balanceada. A abordagem ideal para a alimentação de cães e gatos com DM deve ser personalizada para cada indivíduo.

## ABORDAGEM NUTRICIONAL DO HIPERTIREOIDISMO EM GATOS (VER CAPÍTULO 301)

### Considerações gerais

O hormônio tireoidiano é essencial ao crescimento, ao desenvolvimento e ao metabolismo. O selênio e o iodo estão entre os nutrientes necessários à função normal da tireoide, embora as quantidades imprescindíveis possam parecer pequenas (microgramas). Selenoproteínas, como a iodotironina 5'-desiodase tipo I, que converte $T_4$ (tiroxina) em $T_3$ (triiodotironina), são influenciadas pelo suprimento de selênio na dieta. Como acontece com outros mamíferos, em gatos alimentados com dieta com baixo teor de selênio, nota-se aumento da concentração de $T_4$ circulante e diminuição da concentração de $T_3$, bem como baixas concentrações de selênio e glutationa peroxidase (outra selenoproteína).[31] Apesar de haver certa variabilidade nas concentrações de selênio nas rações para animais de companhia, as deficiências em gatos que consomem rações comerciais são raras ou não diagnosticadas.[32] Da mesma forma, a intoxicação por selênio é improvável, não descrita, e estudos mostraram que os felinos parecem aumentar a excreção urinária para regular a homeostase do selênio ingerido em grande quantidade.[33,34]

O iodo é necessário para a síntese dos hormônios tireoidianos $T_3$ e $T_4$. Como mencionado para o selênio, a concentração de iodo nas rações de animais de companhia é muito variável.[35-37] Especula-se que a variabilidade e/ou a ingestão extrema de iodo podem contribuir para a patogênese do hipertireoidismo. As concentrações séricas de $T_4$ livre em 10 gatos não foram influenciadas pela ingestão crônica e estável de dietas com alto ou baixo teor de iodo (21 vs. 0,11 mg/kg de matéria seca [MS]) durante um período de 5 meses.[38] No entanto, a alternância dos níveis de ingestão a cada 2 semanas, ao longo de 12 semanas, em dois grupos de oito gatos, resultou em uma relação inversamente proporcional significativa entre a ingestão de iodo e a concentração sérica de $T_4$ livre.[39]

A redução na ingestão de iodo tem sido motivo de modificações dietéticas com o intuito de controlar hipertireoidismo em gatos, pois sua deficiência na dieta em outras espécies resulta em hipotireoidismo. Existem dados limitados relativos ao efeito da deficiência de iodo em gatos. Em um estudo, constatou-se hiperplasia da glândula tireoide, sem outras anormalidades clínicas, em filhotes de gatos alimentados com dieta com baixo conteúdo de iodo por várias semanas (0,45 mg/kg de MS).[40] Outro estudo não mencionou sinais clínicos de deficiência nem qualquer influência nas concentrações de hormônios tireoidianos, apesar de causar equilíbrio de iodo negativo em gatos adultos ao longo de um período de 9 meses (0,46 mg/kg de MS).[41] A necessidade de iodo na dieta de gatos com hipertireoidismo é desconhecida, porém dietas com baixo teor de iodo têm sido usadas como estratégia para reduzir a síntese de hormônio tireoidiano em gatos com hipertireoidismo. Alguns dados apoiam o uso bem-sucedido de dieta com restrição de iodo como tratamento para gatos com hipertireoidismo. Um estudo prospectivo não controlado avaliou um grande número de gatos com hipertireoidismo de ocorrência natural. Um número variável de gatos teve parâmetros clínicos e sanguíneos avaliados no início do estudo e 4 e 8 semanas depois do consumo de dieta com restrição de iodo (0,14 e 0,19 mg/kg de MS, em rações enlatadas e secas, respectivamente).[42] A concentração total de $T_4$ normalizou em 56 de 88 gatos após 4 semanas de consumo da ração, enquanto os parâmetros clínicos, como perda de peso e baixa qualidade da pelagem, melhoraram em subgrupos de felinos para os quais foram avaliados.[42] Em outro estudo menor, cego e randomizado, notou-se que 12 gatos com hipertireoidismo alimentados com dietas com baixos conteúdos de iodo – 0,21 e 0,36 mg/kg de MS para rações enlatadas e secas, respectivamente –, durante 12 semanas, apresentaram menores concentrações de $T_4$ total e $T_4$ livre, em comparação com 10 gatos alimentados com ração de manutenção como controle – 6,34 e 3,01 mg de iodo/kg de MS, para rações enlatadas e secas, respectivamente. Seis de doze gatos com hipertireoidismo que receberam a dieta-teste se tornaram eutireoidianos.[43] A concentração de creatinina diminuiu, e não se constatou alteração na densidade da urina e no peso corporal.[43] Em outros trabalhos, ainda não publicados, foram utilizadas dietas com concentrações de iodo em níveis de indução e manutenção de eutireoidismo em gatos com hipertireoidismo por até 3 anos.[44-46]

Há disponibilidade de uma ração terapêutica de uso veterinário com restrição de iodo (0,2 mg/kg de MS) para o manejo nutricional de gatos com hipertireoidismo. Ainda que o tratamento definitivo do hipertireoidismo com terapia com iodo radioativo ou tireoidectomia cirúrgica seja o procedimento preferido, a terapia dietética é uma alternativa para gatos que não são candidatos apropriados a tais procedimentos. A terapia dietética também é uma alternativa quando medicamentos antitireoidianos não são uma opção. Graças à necessidade de controle rigoroso e consistente da quantidade de iodo na dieta consumida, devem-se considerar os fatores que podem interferir nesse controle dietético de iodo, bem como evitar o consumo de guloseimas que contenham iodo, o acesso a outros alimentos e o consumo de animais de caça e alguns suplementos. Portanto, a terapia dietética pode funcionar melhor em casas que tenham apenas um gato ou no caso de tutores que podem controlar a ingestão dos felinos, individualmente, em casas com vários deles.

## REFERÊNCIAS BIBLIOGRÁFICAS

*As referências bibliográficas deste capítulo se encontram online no Ambiente de Aprendizagem.*

# CAPÍTULO 182

# Considerações Clínicas e Dietéticas em Casos de Hiperlipidemia

Richard C. Hill

A metabolização de lipídios em cães e gatos tem sido assunto de várias revisões substanciais.[1-5] Esses relatos discutem semelhanças e diferenças importantes sobre como a gordura é metabolizada nos mamíferos, o que limita a extrapolação de informações de humanos para cães e gatos. A hiperlipidemia é diagnosticada apenas esporadicamente em cães e gatos, exceto em algumas raças. As recomendações são baseadas, portanto, em alguns estudos retrospectivos de casos controlados e em relatos de casos. O monitoramento cuidadoso da resposta de um indivíduo ao tratamento continua sendo essencial.

## METABOLIZAÇÃO DA GORDURA (LIPÍDIOS)

Nos alimentos, os triglicerídeos são emulsificados pelos ácidos biliares no intestino e hidrolisados pela lipase pancreática, resultando em ácidos graxos e monoacilglicerídeos, que são absorvidos e, então, reagrupados em triglicerídeos nos enterócitos. Os ácidos biliares são sintetizados pelo colesterol, no fígado, e passam por reciclagem êntero-hepática – são excretados pelo fígado e reabsorvidos no intestino. Triglicerídeos, colesterol, ésteres de colesterol e fosfolipídios são transportados no sangue como lipoproteínas – como quilomícrons oriundos do intestino, lipoproteínas de densidade muito baixa (VLDL) do fígado, ou como lipoproteínas de densidade intermediária (IDL), lipoproteínas de baixa densidade (LDL) e lipoproteínas de alta densidade (HDL) (Figura 182.1).

Cães e gatos saudáveis se adaptaram ao consumo de dietas com alto conteúdo de gordura. Há relatos de cães puxadores de trenó que foram alimentados, sem problemas, com uma dieta contendo grande quantidade de gordura.[6,7] Os cães transportam mais ácidos graxos na albumina, têm sobretudo fibras musculares aeróbicas e capacidade de metabolizar a gordura duas vezes maior que a de espécies menos aeróbias.[8,9] A gordura fecal é principalmente de origem endógena.[10,11] Os cães parecem não ter a proteína de transferência de éster de colesterol (CETP), o que facilita a conversão de colesterol de HDL para VLDL e quilomícrons. Como consequência, metade de suas lipoproteínas de alta densidade (HDL) permanece grande e o transporte reverso do colesterol é limitado. Em pessoas, o aumento da atividade da CETP foi correlacionado com hiperlipidemia pós-prandial e maior risco de doença.[12] O risco de aterosclerose é mais elevado em pessoas com baixa concentração de HDL e alta de LDL, mas, em cães e gatos, cerca de 66% das lipoproteínas, em jejum, são HDL, e 33%, LDL, enquanto, em humanos, 66% são LDL e 33% são HDL, talvez explicando por que a aterosclerose é rara em cães e gatos.[13]

## RISCO DE DOENÇA RELACIONADO COM A CONCENTRAÇÃO SANGUÍNEA DE GORDURA (LIPÍDIO)

O controle da hiperlipidemia é difícil. A decisão de tratá-la deve levar em conta o risco de doença que causa (ver Capítulo 63). Por exemplo, pessoas obesas com uma combinação de lipídios anormais no sangue, resistência à insulina e hipertensão apresentam uma condição conhecida como "síndrome metabólica" e maior risco de diabetes melito (DM) tipo 2, aterosclerose, doença coronariana e acidente vascular cerebral. Os pontos de corte para cada componente da síndrome são baseados em valores limiares acima dos quais a doença se torna mais provável.[14] Em cães e gatos, não é possível estabelecer esses pontos de corte com base no risco de doença, porque esses animais raramente desenvolvem aterosclerose, trombose cardíaca ou acidente vascular cerebral. Uma tentativa de definir a síndrome metabólica em cães usando pontos de corte de referência para lipídios e glicose no sangue não levou em consideração o risco de doença e, portanto, são de valor limitado.[15]

A resistência à insulina foi demonstrada em cães da raça Schnauzer miniatura com hiperlipidemia e obesidade (ver Capítulo 176), porém tem sido relatada em cães e gatos de modo geral.[16-19] O DM tipo 2 é comum em gatos, raro em cães (ver Capítulos 304 e 305),[20] e foi previamente descrito. Notou-se maior prevalência em cães obesos, contudo a causa e o efeito não foram estabelecidos.[21-23] Não se sabe por que alguns gatos obesos desenvolvem DM. Assim, não foi estabelecida uma associação entre a concentração de lipídios no sangue e maior risco de DM nesses animais. Em caninos, quase sempre a aterosclerose está ligada a DM e hipotireoidismo, entretanto também foi descrita naqueles sem endocrinopatia ou hipercolesterolemia.[24] A aterosclerose foi induzida em cães e gatos saudáveis que consumiram dietas ricas em gordura (> 60 g/Mcal) e colesterol (> 4 g/Mcal), todavia foi preciso manter a concentração sérica de colesterol acima de 750 mg/d$\ell$ durante > 6 meses em cães antes do desenvolvimento da patologia.[25-27]

O aumento da prevalência de outras doenças e anormalidades foi descrito em cães com hiperlipidemia, ainda que não tenham sido estabelecidas relações causais. Assim, não está claro se as enfermidades se desenvolvem como resultado da hiperlipidemia, ou vice-versa. Por exemplo, a hiperlipidemia é cerca de três vezes mais comum em cães com mucocele da vesícula biliar.[28] Cães da raça Schnauzer miniatura com hiperlipidemia são mais propensos a apresentar elevação das atividades séricas de fosfatase alcalina e alanina aminotransferase.[29] No entanto, a obstrução do trato biliar aumenta em quatro vezes a concentração sérica de colesterol e em duas a de triglicerídeos.[30,31] Desse modo, as alterações séricas podem ser consequências ou causas da doença. Em cães Schnauzer miniatura, a proteinúria aumenta com a concentração de triglicerídeos e é mais grave quando a concentração de triglicerídeos é > 400 mg/d$\ell$.[32] A síndrome nefrótica está associada à hipercolesterolemia. Verificou-se que, em cães com doença renal crônica (DRC), ocorre elevação da concentração de LDL e diminuição de HDL (ver Capítulo 324), mas parece que a trigliceridemia é a causa do dano glomerular (ver Capítulo 325).[33]

A hiperlipidemia é cerca de 15 vezes mais comum em cães Schnauzer miniatura que se recuperaram de pancreatite, em comparação com aqueles sem pancreatite (ver Capítulo 290), sugerindo que os caninos com anormalidades lipídicas são mais suscetíveis à pancreatite.[34] A hiperlipidemia, entretanto, pode ser secundária à pancreatite. Os cães Schnauzer miniatura com

# CAPÍTULO 182 • Considerações Clínicas e Dietéticas em Casos de Hiperlipidemia

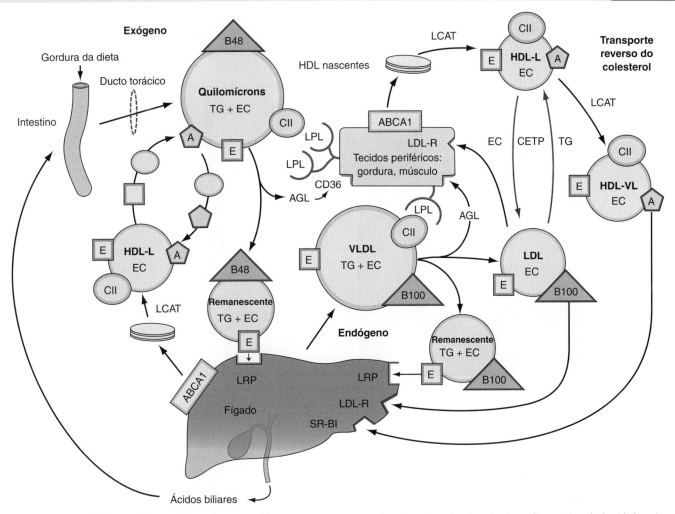

**Figura 182.1** Metabolização de lipoproteínas exógenas e endógenas e transporte reverso do colesterol envolvendo quilomícrons, lipoproteínas de densidade muito baixa (*VLDL*), lipoproteínas de baixa densidade (*LDL*), lipoproteínas de alta densidade grandes e muito grandes (*HDL-L* e *HDL-VL*, respectivamente). A lipoproteína lipase (*LPL*) hidrolisa triglicerídeos (*TG*) de lipoproteínas que contêm apoproteína CII (*oval azul*). Os ácidos graxos livres (*AGL*) gerados são absorvidos por tecidos periféricos, mediados pelo receptor de varredura (*scavenger*) CD36. As apoproteínas B (*triângulo rosa*) e E (*quadrado verde*) são reconhecidas pelo receptor LDL (*LDL-R*), no fígado e em tecidos periféricos, e pela proteína referente ao receptor LDL (*LRP*), no fígado. As HDL nascentes são secretadas pelo cassete de ligação do ATP, membro 1 da subfamília A (*ABCA1*), em muitos tecidos e, em seguida, acumulam ésteres de colesterol (*EC*) pela ação da lecitina colesterol aciltransferase (*LCAT*). O HDL também obtém apoproteína A (*pentágono roxo*) em troca de apoproteínas C e E com os quilomícrons. O HDL transporta o colesterol de volta ao fígado e aos tecidos esteroidogênicos, em que a captação de EC é mediada pelo receptor de varredura B, tipo I (*SR-BI*). Alguns animais, entre os quais os cães não se incluem, apresentam um método adicional de transporte reverso do colesterol (*linhas vermelhas*), em que EC são trocados por TG entre HDL e outras lipoproteínas pela ação da proteína de transferência de éster de colesterol (*CETP*). (*Esta figura se encontra reproduzida em cores no Encarte.*)

hiperlipidemia apresentaram concentração de imunorreatividade da lipase pancreática (PLI) maior do que os animais do grupo-controle, e aqueles com concentração de colesterol acima de 860 mg/dℓ eram 4,5 vezes mais propensos a apresentar concentração de PLI compatível com pancreatite.[35] Altas concentrações de PLI também foram observadas em cães obesos com concentração pós-prandial de triglicerídeos > 440 mg/dℓ, mas estes não desenvolveram sinais evidentes de pancreatite ao longo de > 4 anos. Portanto, é preciso determinar se o fornecimento de gordura deve ser restrito em cães com alta concentração pré ou pós-prandial de PLI, porém sem pancreatite evidente. Quando as concentrações normais não são alcançadas, deve-se tentar manter as concentrações de lipídios próximas do normal enquanto os sinais de doença clínica são monitorados. Recomendações anteriores para manter a concentração pré-prandial de triglicerídeos < 500 mg/dℓ podem não ser suficientes, exigindo manter essa concentração < 400 mg/dℓ, a fim de prevenir lesão glomerular.[4] A concentração sérica de colesterol deve ser mantida abaixo de cerca de 700 mg/dℓ, de modo a prevenir aterosclerose.

## DIAGNÓSTICO E MONITORAMENTO DA HIPERLIPIDEMIA

### Considerações gerais

A hiperlipidemia costuma ser a primeira suspeita no exame físico, em razão da aparência anormal dos olhos, ou na avaliação da aparência do sangue (Figuras 182.2 e 182.3). Atualmente, a mensuração da concentração sérica pré-prandial do colesterol e da concentração de triglicerídeos é o padrão para o diagnóstico de anormalidades lipídicas e a avaliação da resposta ao tratamento. Em cães e gatos normais, a concentração de triglicerídeos aumenta após uma pequena refeição gordurosa, atinge o pico após cerca de 2 a 4 horas e retorna ao normal depois de mais ou menos 8 horas.[36,37] Alimentação recente é a explicação mais comum para o aumento da concentração sérica de lipídios e, em geral, não justifica uma investigação adicional. Pode ser suficiente um jejum de 12 horas para mensurar a concentração de lipídios em alguns cães, porém a refeição pode demorar > 12 horas para passar pelo intestino delgado.[38] A concentração de triglicerídeos pode aumentar por um período mais longo em cães obesos,

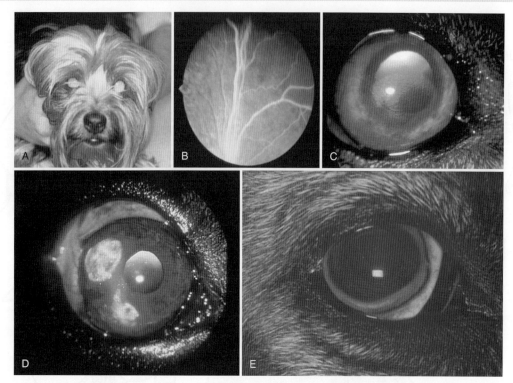

**Figura 182.2** Algumas anormalidades oftálmicas que podem ser secundárias à hiperlipidemia. **A.** Humor aquoso lipêmico. **B.** Lipemia retinal. **C.** Distrofia corneana lipídica. **D.** Ceratopatia lipídica. **E.** Arco corneano. (Cortesia dos Drs. DE Brooks, RD Whitley, KE Plummer, todos da Universidade da Flórida.) (*Esta figura se encontra reproduzida em cores no Encarte.*)

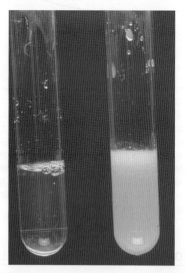

**Figura 182.3** Aparência de soro normal (*tubo à esquerda*) e hiperlipidêmico (*tubo à direita*). O normal deve ser límpido, sem evidência de turvação. O soro turvo obtido após jejum indica excesso de lipídios (*tubo à direita*).

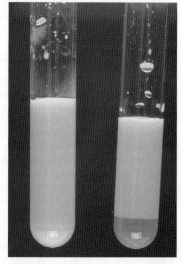

**Figura 182.4** Teste de refrigeração de soro hiperlipidêmico. À esquerda, uma amostra de soro hiperlipidêmico obtido de um cão em jejum. Após o teste de refrigeração, surge uma camada leitosa ("camada de creme") na parte superior. Isso se deve ao aumento das partículas de quilomícrons presentes na amostra de soro. Note que o soro abaixo da camada leitosa superior também é turvo, indicando excesso de outras lipoproteínas.

naqueles que recebem fenobarbital e em alguns gatos birmaneses.[36,37,39] Assim, pode ser preciso um jejum superior a 12 horas para mensurar a concentração pré-prandial de lipídios, assim como a mensuração da concentração de lipídios 4 a 6 horas após a refeição, porque pode ocorrer hipertrigliceridemia pós-prandial em pacientes com concentração pré-prandial normal.[36,39,40] Recomenda-se uma reavaliação a cada 6 a 8 semanas, a fim de analisar a resposta à mudança da dieta ou de tratamento alternativo.[41]

Em humanos, as frações de lipoproteínas são mensuradas para avaliar o risco de aterosclerose com a técnica de eletroforese ou ultracentrifugação. Se as amostras de cães ou gatos forem avaliadas em laboratório humano, deve-se estar familiarizado com as diferenças entre as lipoproteínas humanas e animais (ver Capítulo 63).[1] As lipoproteínas responsáveis pelo aumento na concentração sérica de lipídios podem ser mais bem compreendidas quando se avalia o sangue refrigerado (Figura 182.4) ou centrifugado (Figura 182.5). Os quilomícrons se separam como uma camada de creme, a aparência de VLDL é leitosa e as lipoproteínas menores (LDL, HDL) não são visíveis. Aumentos relativos na concentração de triglicerídeos, em comparação com a do colesterol, podem ser informativos, uma vez que os quilomícrons e a VLDL contêm mais triglicerídeos do que o colesterol. Em animais de companhia, podem ser mensuradas as diferentes frações de lipoproteínas, mas a importância desse procedimento não foi estabelecida.[42]

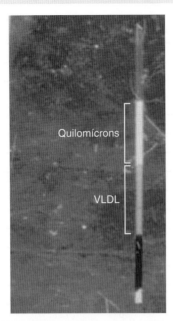

**Figura 182.5** Tubo de micro-hematócrito contendo sangue lipêmico centrifugado. O excesso de quilomícrons faz com que a camada superior tenha aparência de creme; VLDL (lipoproteína de densidade muito baixa) causa turvação (aspecto leitoso) abaixo da camada de quilomícrons. (*Esta figura se encontra reproduzida em cores no Encarte.*)

### Hiperlipidemias secundárias

Em cães e gatos, a hiperlipidemia pode ser secundária a alimentação com dieta rica em gordura (60% de gordura na forma de energia metabolizável [EM]), obesidade, certas doenças endócrinas (DM, hipotireoidismo, hiperadrenocorticismo), diestro, perda de proteína (síndrome nefrótica), pancreatite, obstrução do ducto biliar (mucocele) e alguns medicamentos. Nessas condições, não se deve fazer tratamento específico da hiperlipidemia, e sim da condição primária. Medicamentos que podem elevar a concentração sanguínea de lipídios – por exemplo, corticosteroides, fenobarbital, tiazidas, betabloqueadores sem efeito alfa e estrógenos – devem ser descontinuados, se possível.[37,43] Sugere-se que cães e gatos com DM sejam alimentados com dieta com baixo teor de gordura, mas isso não deve ser necessário se as anormalidades desaparecerem com o tratamento e a perda de peso. A mudança da dieta fornecida a um paciente diabético recém-diagnosticado pode ser prejudicial, caso ele desenvolva aversão ao alimento. Dieta com baixo teor de gordura pode ser indicada a animais de companhia obesos ou com pancreatite. Uma nova dieta só deve ser introduzida depois de controlar as crises de náuseas com medicamento (ver Capítulo 39). A ovário-histerectomia previne o aumento periódico das concentrações de progesterona e lipídios durante o diestro.[44] O exercício pode diminuir a concentração de triglicerídeos,[45] e antioxidantes também podem beneficiar pacientes obesos. Relata-se que o extrato de chá-verde (0,9 mg/kcal/dia) normaliza as concentrações plasmáticas de triglicerídeos e VLDL, estimulando a lipoproteína lipase e aumentando a sensibilidade à insulina em 60%, quando administrado a cães obesos alimentados com dieta rica em gordura (47 g de gordura/Mcal).[46] Cada grama de extrato de chá-verde continha 36 mg de epicatequina, 65 mg de galato de epicatequina, 20 mg de epigalocatequina e 153 mg de galato de epigalocatequina (total: 0,25 mg de catequinas antioxidantes/kcal de EM).

### Hiperlipidemias primárias

Há relatos de hiperlipidemia primária em cães e gatos – hipertrigliceridemia em cães das raças Schnauzer miniatura e Brittany Spaniel; hipercolesterolemia em cães Briard, Sheltie, Rough Collie, Doberman Pinscher e Rottweiler; aumento das concentrações de triglicerídeos e colesterol em cães Beagle. Além disso, gatos com deficiência de lipoproteína lipase e birmaneses com elevada concentração pós-prandial de triglicerídeos, mas normal após jejum, também podem apresentar essa condição. Os sinais clínicos associados podem ser neurológicos (convulsões e neuropatia periférica), oftálmicos (lipemia retinal, humor aquoso lipêmico, distrofia da córnea ou ceratopatia e arco corneano; ver Figura 182.2), renais (proteinúria), gastrintestinais (vômito, diarreia, dor abdominal, pancreatite) e dermatológicos (xantoma).

## MANEJO NUTRICIONAL DE HIPERLIPIDEMIA

### Considerações gerais

Uma dieta com baixo teor de gordura continua sendo o tratamento básico da hiperlipidemia primária. A ingestão de gordura é determinada tanto pelo conteúdo de gordura quanto pela quantidade de alimentos consumidos. Assim, é importante avaliar o conteúdo de gordura em relação à energia metabolizável (EM) do alimento e a EM necessária para manter a condição corporal. Infelizmente, os rótulos do produto só precisam listar o percentual mínimo de gordura garantido na ração. A declaração de "baixo teor de gordura" não é confiável, haja vista que a definição de baixo teor de gordura usada pela Association of American Feed Control Officials (AAFCO) é diferente para rações secas e enlatadas. Pode-se obter uma estimativa aproximada do conteúdo de gordura em relação à EM (g/Mcal) ao adicionar 1 à porcentagem de gordura garantida, multiplicar esse número por 10 e dividi-lo pela kcal de EM/g da ração. É melhor, entretanto, obter o valor típico expresso em g/Mcal EM do fabricante. A Tabela 182.1 lista alguns tipos de ração com baixos e moderados conteúdos de gordura, com teor expresso em relação à EM.

As rações comerciais contêm cerca de 18 a 65 g de gordura/Mcal de EM; as terapêuticas, as menores quantidades (< 25 g de gordura/Mcal em rações para cães e < 30 g de gordura/Mcal em rações para gatos). Várias rações extrusadas secas de baixo custo e algumas terapêuticas destinadas à perda de peso ou a doenças intestinais apresentam quantidade moderadamente baixa de gordura (25 a 35 g de gordura/Mcal de EM). Elas podem reduzir a concentração sanguínea de lipídios em animais de companhia obesos que consomem menos calorias, a fim de perder peso. No entanto, muitas vezes é necessária uma restrição grave de gordura. Em alguns casos, pode ser benéfico formular uma dieta caseira com < 18 g de gordura/Mcal. O National Research Council sugeriu a dose de 13,8 g de gordura/Mcal EM, com base em uma ingestão adequada de 10 g de gordura/Mcal EM para cães adultos que mantêm a condição corporal quando consomem cerca de 130 kcal EM/kg de peso corporal (PC)$^{0,75}$ por dia.[9] As tolerâncias recomendadas (g/Mcal EM) para a manutenção de cães adultos são 2,8 para ácido linoleico e 0,11 para ácido linolênico. As doses sugeridas (g/Mcal EM) para gatos adultos que mantêm a condição corporal quando consomem 100 kcal EM/kg de PC$^{0,67}$ por dia foram 22,5 de gordura, 1,4 de ácido linoleico e 0,015 de ácido araquidônico. Ao formular uma dieta caseira, deve-se consultar um nutricionista para garantir a inclusão de nutrientes e gorduras essenciais. A necessidade mínima de gordura não é conhecida com precisão e pode ser menor do que o recomendado em alguns indivíduos. Também não se sabe como a necessidade de gordura muda em animais que mantêm a condição corporal quando consomem menos que a necessidade média de calorias. Portanto, ao fornecer dieta com teor de gordura muito baixo, é preciso vistoriar com cuidado os sinais de deficiência de ácidos graxos, como pelagem, doenças cutâneas, comprometimento renal, infecções, fragilidade celular, cicatrização deficiente de feridas, hematomas e prejuízo às funções neurológicas e oftálmicas.[9]

### Suporte de nutrição enteral com baixo teor de gordura

Em pacientes hiperlipidêmicos que relutam em se alimentar, pode ser necessário fornecer suporte nutricional com dieta líquida

## Tabela 182.1 — Conteúdos de gordura e proteína (g/Mcal de EM)[a] de rações comerciais selecionadas.

| FABRICANTE | NOME COMERCIAL | RAÇÃO SECA GORDURA[b] | RAÇÃO SECA PROTEÍNA | RAÇÃO SECA EPA + DHA[c] | RAÇÃO ÚMIDA GORDURA[b] | RAÇÃO ÚMIDA PROTEÍNA | RAÇÃO ÚMIDA EPA + DHA[c] |
|---|---|---|---|---|---|---|---|
| **Cães** | | | | | | | |
| Hill's | r/d | 27 | 106 | | 29 | 85 | |
| | w/d | 27 | 58 | | 26 | 59 | |
| | Adulto light | 27 | 74 | | 25 | 57 | |
| | i/d | 33 | 63 | | 36 | 70 | |
| | i/d baixo teor de gordura | 20 | 73 | | 23 | 69 | |
| Iams | peso | 23 | 84 | | 38 | 89 | |
| Nestlé-Purina | OM | 24 | 104 | | 34 | 136 | |
| | EN[d] | 30 | 63 | | 41[e] | 95 | |
| | HA[d] | 26 | 62 | | | | |
| | JM | 34 | 81 | 1,8 | | | |
| Royal Canin | Baixo teor de gordura | 19 | 63 | 0,4 | 18 | 80 | 0,3 |
| | Controle de caloria | 28 | 96 | 0,4 | 36 | 121 | 0,5 |
| | Suporte de saciedade | 33 | 103 | 1 | | | |
| **Gatos** | | | | | | | |
| Hill's | r/d | 28 | 111 | | 30 | 123 | |
| | w/d | 27 | 112 | | 48[e] | 115 | |
| | Adulto light | 26 | 94 | | 40[e] | 100 | |
| | i/d | 46[e] | 93 | | 57[e] | 89 | |
| Iams | Peso Perda/plus Mobilidade | 28 | 110 | | 25 | 102 | |
| Nestlé-Purina | OM | 25 | 166 | | 38 | 132 | |
| | EN | 42[e] | 129 | | 61[e] | 100 | |
| | HA | 27 | 78 | | | | |
| Royal Canin | Controle de calorias | 26 | 110 | 0,4 | 32[c] | 140 | 0,5 (lata com 164 g) |
| | Controle de calorias | | | | 28 | 123 | 0,1 (lata com 85 g) |
| | Suporte de saciedade | 29 | 111 | 0,5 | | | |
| **Alimentos de espécies mistas** | | | | | | | |
| Abbott | CliniCare | 51[e] | 82 | 0,9 | | | |
| Nestlé | Vivonex Plus | 7 | 45 | | | | |
| | Mixture 1[f] | 27 | 62 | 0,4 | | | |
| | Mixture 2[f] | 20 | 56 | 0,3 | | | |

[a]Os valores são aqueles que costumam ser recomendados pelo fabricante nas bulas dos produtos e dependem do método pelo qual o conteúdo de energia metabolizável (EM) da ração foi determinado. Quando os fabricantes usam fatores de Atwater modificados para calcular o conteúdo de EM de dietas digeríveis, mas ricas em fibra, o conteúdo de gordura em relação à EM pode ser superestimado, pois esses fatores subestimam o conteúdo de EM dos alimentos. Os valores relatados para as rações mudam ao longo do tempo. [b]As rações com baixo teor de gordura contém < 25 g de gordura/Mcal para cães e < 30 g de gordura/Mcal para gatos, porém a classificação como teor baixo ou moderado é um tanto arbitrária. A restrição da ingestão de energia limita o consumo de gordura; assim, rações com teor moderado, contendo 25 a 35 g de gordura/Mcal EM, podem restringir a ingestão de quantidade suficiente em animais que consomem poucas calorias, como aqueles submetidos a um programa de perda de peso. Rações com alto teor de proteína (> 90 g de proteína/Mcal) são recomendadas para manter a massa corporal magra. [c]EPA + DHA representa a concentração combinada de ácidos eicosapentaenoico (EPA) e docosa-hexaenoico (DHA). As rações com mais de 1 g de EPA e DHA combinados/Mcal não precisam de suplementação com óleo de peixe adicional. [d]Contém triglicerídeos de cadeia média. [e]Essas rações com alto teor de gordura foram incluídas para mostrar que algumas com nomes semelhantes, em especial as enlatadas, nem sempre têm o mesmo teor de gordura. [f]A mistura 1 compreende uma lata (250 mℓ) de CliniCare e um sachê de Vivonex Plus diluído em 300 mℓ. A mistura 2 contém 125 mℓ de CliniCare misturado a 300 mℓ de Vivonex.

por meio de sonda nasogástrica, jejunal, ou com dieta mista por meio de sonda esofágica ou gástrica de maior calibre (ver Capítulo 82). A maioria das dietas líquidas destinadas a seres humanos contém 33 g de gordura/Mcal, ao passo que, para cães e gatos, apresentam muito mais gordura. A dieta líquida à base de aminoácidos para humanos, Vivonex Plus, contém 6 g de gordura/Mcal e pode ser misturada a outras com alto teor de gordura, de modo a obter uma dieta com teor intermediário. A Vivonex Plus apresenta pH em torno de 5 quando misturada com água. Isso está próximo do ponto isoelétrico em que ocorre precipitação da caseína, presente na maioria das dietas líquidas. Assim, pode ser preciso aumentar o pH da solução Vivonex Plus antes de misturá-la a uma dieta à base de caseína. Essa correção de pH pode ser obtida ao adicionar hidróxido de sódio (0,5 a 1 mℓ de solução 6N) ou 10 a 20 mℓ de bicarbonato de sódio 1 mEq/mℓ (8,4%) a cada 300 mℓ de Vivonex. Essas misturas líquidas podem conter um pouco menos que a quantidade recomendada de alguns nutrientes essenciais, como cálcio, fósforo, cobalamina e oligoelementos. A disponibilidade de nutrientes provavelmente será alta; portanto, as deficiências são improváveis a curto prazo.

As rações comerciais com baixo teor de gordura podem ser misturadas com água para administração por sonda esofágica ou gástrica de maior calibre. No entanto, a maioria das rações comerciais com baixo teor de gordura tem quantidade de fibra insolúvel superior, que absorve água. Esses alimentos ricos em fibras geralmente precisam ser diluídos em água extra para atingir uma consistência adequada para seu fornecimento por meio de sonda, reduzindo o conteúdo energético e aumentando o que deve ser fornecido. Uma dieta com baixo teor de gordura (25 g/Mcal) e alto teor energético, adequada para administração por sonda de maior calibre, pode ser obtida misturando um sachê de Vivonex em pó com uma lata de ração para filhotes de gatos de 159 g e uma pequena quantidade de água.

### Alteração do tipo de gordura

O tipo de gordura deve ser alterado quando uma ração com baixo teor não resolve adequadamente a hiperlipidemia após 6 a 8 semanas. A adição de óleo de peixe ou de crustáceo (*krill*), que naturalmente contém gordura ômega-3, à ração pode diminuir a concentração sérica de lipídios se administrado em alta dose.[41] Óleo de peixe e cápsulas de ômega-3 apresentam quantidades e tipos variáveis de ômega-3. As recomendações de doses são para a combinação de ácidos eicosapentaenoico (EPA) e docosa-hexaenoico (DHA). Relata-se baixa taxa de conversão em cães e gatos de outros lipídios ômega-3, como o ácido alfa-linolênico, em EPA e DHA. Uma recomendação padrão para cães é 0,22 g de óleo de peixe contendo 66 mg de EPA + DHA/kg de PC/dia. Isso equivale a cerca de 1 mg de EPA + DHA/kcal EM, assumindo que um cão de 10 kg consome cerca de 120 kcal/kg$^{0,75}$/dia.[41] Algumas rações já contém 1 g de EPA e DHA/Mcal (ver Tabela 182.1), caso em que a suplementação adicional pode não ser benéfica. A dose que considera a EM é preferível àquela calculada com base no peso corporal, que fornece uma quantidade desproporcional de EPA e DHA para cães de raças de grande porte. Doses um pouco mais baixas podem ser eficazes em alguns animais de companhia, caso o hálito tenha odor de peixe.[41]

Estudos em outras espécies sugerem que a substituição da gordura da ração contendo ácidos graxos de cadeia longa por triglicerídeos de cadeia média pode diminuir a concentração sanguínea de triglicerídeos, mas aumentar a de colesterol.[1] Algumas rações comerciais contém triglicerídeos de cadeia média (ver Tabela 182.1). Relata-se que a substituição de sebo obtido de bovinos ou de óleo de coco – que contém principalmente gordura saturada – por óleo de caroço de algodão ou de cártamo – que contém principalmente gordura insaturada – evita o desenvolvimento de aterosclerose ou trombose em cães alimentados com rações com alto teor de gordura.[26,47] Não é possível avaliar a importância da ingestão de colesterol no manejo nutricional de cães e gatos com hiperlipidemia, uma vez que não há relato do teor de colesterol nas rações para animais de companhia. No entanto, à medida que o teor de gordura da ração diminui, uma proporção crescente de gordura deve ser de origem vegetal, a fim de assegurar a inclusão de quantidade adequada dessas substâncias. Como os óleos vegetais não têm colesterol, seu conteúdo deve diminuir com a quantidade de gordura na ração.

### Outras mudanças dietéticas

Outras mudanças na dieta influenciaram a concentração sérica de lipídios em cães saudáveis e podem melhorá-la em animais com hiperlipidemia. Por exemplo, relata-se que a adição de polpa de beterraba e frutos oligossacarídeos à dieta diminui os níveis séricos de triglicerídeos e colesterol em cães saudáveis.[48] Acúmulos mais altos de gordura no sangue podem ser tolerados, desde que sejam fornecidos antioxidantes em quantidade suficiente para prevenir o dano oxidativo. A administração de 400 UI de vitamina E por dia evitou o dano endotelial e manteve o fluxo sanguíneo coronário em cães de 7 kg alimentados com ração rica em gordura e colesterol que induziu a aterosclerose.[49] A vitamina E diminuiu os níveis do marcador oxidativo malondialdeído e do colesterol tecidual, sem alterar a concentração sérica de colesterol. Essas doses de vitamina E (54 UI/kg, 90 UI/kg$^{0,75}$, por dia, ou 750 UI/Mcal EM, assumindo o consumo de 120 kcal EM/kg$^{0,75}$ por dia) são muito altas e podem inibir a absorção de outras lipossolúveis. Não se sabe se doses menores propiciam o mesmo efeito. As doses recomendadas para cães e gatos adultos são 7,5 e 10 UI de vitamina E/Mcal, respectivamente. É provável que uma dose intermediária (100 UI/Mcal) iniba a oxidação sem causar efeitos colaterais indesejáveis.

## CONTROLE MEDICAMENTOSO DA HIPERLIPIDEMIA

### Considerações gerais

Em cães com hiperlipidemia primária, qualquer doença ou condição que aumente a concentração de lipídios – por exemplo, obesidade ou endocrinopatia – deve ser tratada. A terapia medicamentosa deve ser utilizada quando o manejo alimentar falha em reduzir a concentração sérica de lipídios de forma adequada. Os fibratos podem ser fornecidos aos animais com hipertrigliceridemia, ao passo que as estatinas podem ser disponibilizadas àqueles com hipercolesterolemia. A niacina tem benefício potencial em animais com hipertrigliceridemia e hipercolesterolemia.

### Fibratos

Os fibratos, agonistas do receptor alfa ativado pelo proliferador de peroxissoma, estimulam a lipólise pela ação da lipoproteína lipase, diminuindo as concentrações de VLDL e LDL por aumentar a captação hepática. Eles não são efetivos em cães com hipercolesterolemia, pois a administração de 25 mg de genfibrozila/dia não reduziu os níveis de colesterol.[50] As doses de fibratos relatadas para cães e gatos se baseiam sobretudo em informações anedóticas – genfibrozila (Lopid): 10 mg/kg para gatos ou cães ou 200 mg (com variação de 150 a 300 mg), a cada 12 horas, para cães; bezafibrato (Bezalip): 4 a 10 mg/kg/24 h para cães. A dose de 10 mg de fenofibrato/kg/dia reduziu o acúmulo sérico pré e pós-prandial de lipídios em cerca de 30% dos cães obesos alimentados com ração contendo alto teor de gordura.[51] A alta concentração do medicamento/comprimido (600 mg de genfibrozila e 400 mg de bezafibrato) requer a formulação de preparação para baixas doses. O fenofibrato está disponível em uma variedade de tamanhos de comprimidos. A genfibrozila foi tolerada por cães em doses de até 150 mg/kg/dia, por 12 meses, todavia foram observadas anormalidades hepáticas em alguns animais que receberam 300 mg/kg/dia durante 12 meses.[52] Os efeitos colaterais também são relativamente incomuns em cães, ratos e pessoas submetidos a tratamento de longa duração com fenofibrato.[51,53] Em seres humanos, os efeitos colaterais incluem mal-estar, dor muscular e artralgia, erupção cutânea, aumento das enzimas hepáticas e doença hepática crônica relacionada com a dose, elevação da concentração sérica de creatinina, hematúria e lesão renal aguda. Relata-se o desenvolvimento de cálculos renais em alguns cães que receberam fenofibrato e bezafibrato por longo tempo.[53]

### Estatinas

As estatinas reduzem a hipercolesterolemia por inibir a HMG-CoA redutase, a enzima que limita a taxa de síntese de colesterol. A atorvastatina (Lipitor), na dose de 2 a 5 mg/kg/dia, reduziu a concentração de colesterol total proporcionalmente à dose em 15 a 30% dos cães normais e foi bem tolerada durante um estudo de 1 ano com dose ≤ 10 mg/kg.[54-57] A rosuvastatina (Crestor), na dose de 2 mg/kg/dia, e a pitavastatina (Livalo), na dose de 0,4 mg/kg/dia, foram bem toleradas e reduziram em 30% a concentração de colesterol total em cães com insuficiência cardíaca induzida de modo experimental.[58,59] As estatinas devem ser administradas com o estômago vazio, 30 minutos antes da refeição.[60]

### Niacina

A administração de 2 g de niacina/dia (≈ 1 g/Mcal EM) aumenta a concentração de HDL e diminui as de VLDL e LDL em humanos. Uma dose tão alta pode ser tóxica a cães.[9] Há relato de que uma dose muito mais baixa (100 mg) reduz os níveis de lipídios em caninos, mas foram notados eritema e prurido naqueles que receberam apenas 25 a 100 mg.[61]

### Inibidores da absorção de gordura

O cálcio forma ésteres no trato intestinal que, comprovadamente, diminuem a absorção de gordura, em especial saturadas e de cadeia longa.[62] Por exemplo, o aumento do teor de cálcio na dieta, de 1,1 para 3,6% da matéria seca (MS), pode inibir a digestibilidade da gordura em cerca de 5%.[62] As consequências da alta ingestão de cálcio devem ser consideradas individualmente. Os inibidores da proteína de transferência microssomal (Dirlotapide [Slentrol], Mitratapide [Yarvitan]) também inibem a absorção de gordura. Esses fármacos são aprovados para administração a curto prazo para auxiliar na perda de peso, inibindo o apetite (ver Capítulo 176).

### Inibição da absorção de colesterol

Cães saudáveis que receberam inibidores da absorção de colesterol compensaram a perda de colesterol biliar aumentando a síntese hepática. A concentração sérica de colesterol de cães diminuiu 30 a 60% quando o inibidor da absorção ezetimiba (0,007 mg/kg/dia) foi administrado junto com um de HMG-CoA (5 mg de lovastatina/kg, 5 mg de fluvastatina/kg, 2,5 mg de pravastatina/kg, 1 mg de fluvastatina/kg ou 1 mg de atorvastatina/kg), durante 2 semanas.[56,63] Os fitoesteróis e os ésteres de estanol também inibem a absorção intestinal de colesterol e diminuem o acúmulo de colesterol LDL em pessoas, mas não no mesmo grau que as estatinas. A administração de 0,7 mg de colestiramina/kg/dia reduz a concentração sanguínea de colesterol em 16% em cães normais ao se ligar aos ácidos biliares e aumentar sua excreção nas fezes.[64] Em cães normais, tem-se administrado doses de até 4 mg/kg, por tempo prolongado. Há proposta de uso de quitina, como a quitosana, para limitar a absorção de gordura, mas sua eficácia é incerta.

### REFERÊNCIAS BIBLIOGRÁFICAS

*As referências bibliográficas deste capítulo se encontram online no Ambiente de Aprendizagem.*

---

## CAPÍTULO 183

# Manejo Nutricional das Cardiopatias

Lisa M. Freeman e John E. Rush

O objetivo da nutrição não é mais apenas prevenir deficiências. Sabe-se agora que a modificação da dieta é uma parte importante da terapia medicamentosa de doenças cardíacas. Na década de 1960, as principais recomendações nutricionais para cães com insuficiência cardíaca congestiva (ICC) eram fornecer dieta com baixo teor de sódio para todos os estágios da cardiopatia, oferecer dieta restrita em proteínas e prover vitaminas do complexo B suplementares.[1] Poucas mudanças nessas recomendações foram feitas até a década de 1970, quando a menção de caquexia cardíaca apareceu na medicina veterinária[2] e a questão de quão cedo instituir a restrição de sódio foi levantada, na década de 1980.[3] Foi também no fim da década de 1980 que foi publicada a relação entre a deficiência de taurina e cardiomiopatia dilatada (CMD) em gatos.[4] Hoje, as pesquisas começam a mostrar que a nutrição pode modular as doenças cardíacas por retardar a progressão, minimizando a necessidade de medicamentos e melhorando a qualidade de vida, ou, em casos raros, curando a doença. Portanto, a nutrição é um complemento importante da terapia medicamentosa em animais com doenças cardíacas. Os principais objetivos da dietoterapia para essas enfermidades são manter o peso corporal ideal, evitar deficiências e excessos nutricionais e aproveitar os potenciais benefícios das doses farmacológicas de alguns nutrientes.

### MANUTENÇÃO DO PESO IDEAL

Um dos principais objetivos do controle das cardiopatias é manter o escore corporal ideal, pois o peso, a massa muscular e a obesidade podem ter impacto significativo na saúde.

### Caquexia

Caquexia cardíaca é a perda muscular muito observada em pacientes com ICC (ver Capítulo 177). Em um estudo de cães com CMD e ICC, constatou-se que mais de 50% dos pacientes apresentavam algum grau de caquexia.[5] A perda de peso que ocorre em animais com ICC é diferente da observada em cães ou gatos saudáveis que perdem peso. Em um animal saudável recebendo calorias insuficientes para suprir as necessidades, as adaptações metabólicas possibilitam que a gordura seja usada como a principal fonte de energia, preservando a massa corporal magra. Por outro lado, a principal fonte de combustível em animais com doenças agudas ou crônicas, incluindo as cardíacas, são os aminoácidos dos músculos; portanto, esses animais rapidamente catabolizam a massa corporal magra. Assim, a característica distinta da caquexia é a perda de massa corporal magra, que tem efeitos diretos e deletérios na força muscular, na função imunológica e na sobrevivência.[6] A caquexia costuma ser erroneamente considerada uma síndrome em estágio terminal manifestada por cães ou gatos com emaciação. Na verdade, trata-se de um processo progressivo de perda muscular que pode ser muito sutil inicialmente e até ocorrer em animais obesos. A detecção do processo de caquexia em estágio inicial possibilita melhor chance de controle efetivo.

Na caquexia cardíaca, a perda de massa corporal magra é um processo multifatorial causado por diminuição/alteração do apetite, aumento das necessidades energéticas e alterações metabólicas.[6] Animais com ICC podem apresentar anorexia (perda completa do apetite), hiporexia (apetite reduzido) ou disrexia (alterações no apetite e nas preferências alimentares). Nota-se anorexia em 34 a 75% de cães e gatos com cardiopatia clinicamente relevante.[5,7-9] Essas alterações de apetite podem ser secundárias à fadiga ou aos efeitos colaterais de medicamentos.[6] No entanto, as citocinas inflamatórias, como o fator de necrose tumoral alfa (TNF-α) e a interleucina-1beta (IL-1β), são mediadores primários da caquexia.[6] Elas causam redução do apetite e aumento das necessidades energéticas e do catabolismo da massa corporal magra. O TNF e a IL-1 também geram hipertrofia e fibrose dos miócitos cardíacos e têm efeitos inotrópicos negativos.

A caquexia cardíaca quase sempre é detectada apenas depois do desenvolvimento de ICC e é mais facilmente reconhecida em cães do que em gatos, muitas vezes verificada na CMD ou na ICC do lado direito. A perda de massa corporal magra é observada com mais frequência em músculos epaxiais, glúteo, escapular ou temporal. O índice de massa muscular, junto com o escore da condição corporal (ECC), que avalia as reservas de gordura do animal (ver Capítulos 2, 170 e 177), deve ser avaliado em cada consulta de animais com doenças cardíacas.[7] Esse índice é classificado como normal, perda muscular discreta, perda muscular moderada ou perda muscular grave (Figura 183.1).[8] Além disso, um histórico completo da dieta deve ser avaliado em cada consulta, pois isso pode identificar os fatores que estão contribuindo para a perda muscular – por exemplo, ingestão insuficiente de calorias ou proteínas, dieta com desequilíbrio nutricional.[7] Há disponibilidade de formulários de histórico da dieta[8] ou pode ser usado um que tenha sido elaborado para animais com doenças cardíacas (Boxe 183.1). As considerações nutricionais para caquexia cardíaca devem incluir o controle da alteração do apetite, se houver. A modulação nutricional da produção de citocinas também pode ser útil. Um método para diminuir a produção e os efeitos das citocinas é a suplementação com ácidos graxos poli-insaturados (PUFA) do tipo ômega-3 (n-3) (ver a seguir). A suplementação com óleo de peixe, rico em ácidos graxos n-3, pode diminuir a produção de citocinas em cães com ICC e melhorar a caquexia.[5] Em alguns, mas não em todos os cães com anorexia causada por ICC, a suplementação com óleo de peixe pode melhorar o consumo de alimentos.[5] Além disso, relata-se que a ingestão de ácidos graxos n-3 foi associada à sobrevida mais longa em cães com ICC.[9]

## Obesidade

Sobrepeso (acima do peso corporal ideal) e obesidade (mais de 20% acima do peso corporal ideal) são ocorrências comuns na população de animais de companhia e podem ser prejudiciais à saúde (ver Capítulo 176). Portanto, manter peso corporal e ECC ideais deve ser uma meta para cães e gatos saudáveis e para aqueles com doença cardíaca assintomática. Os efeitos da obesidade são menos claros em animais com ICC. A obesidade é comum mesmo em animais com ICC. Em um estudo, constatou-se que 41% dos cães apresentavam sobrepeso ou obesidade no momento do diagnóstico de insuficiência cardíaca.[9] Embora a obesidade tenha alguns efeitos fisiológicos que podem ser prejudiciais ao paciente com ICC, vários estudos em pessoas com ICC mostraram que a obesidade, na verdade, está associada a maior tempo de sobrevivência, o que é conhecido como "paradoxo da obesidade".[10,11] Os resultados de um estudo em cães com ICC mostraram que os animais que ganharam ou mantiveram peso tiveram um tempo de sobrevivência maior do que aqueles que perderam peso.[9] Um estudo em gatos também mostrou que o sobrepeso, mas não a obesidade, estava associado a uma sobrevida mais longa.[12] Isso sustenta o conceito de que as perdas de peso e, em particular, muscular são muito prejudiciais à ICC, de modo que a atenção cuidadosa ao peso corporal, à perda muscular e ao apetite é fundamental em animais com doenças cardíacas. Os autores recomendam ECC de 4 a 5/9, para animais saudáveis e aqueles com doença cardíaca assintomática, e de 6 a 7/9, para aqueles com ICC. ECC > 7/9 ainda pode ser prejudicial; portanto, a obesidade deve ser evitada, embora os autores normalmente não tentem iniciar um plano de perda de peso em cães ou gatos após o início da ICC, a menos que a obesidade seja grave e influencie negativamente a qualidade de vida. É importante estar ciente de que a caquexia – ou seja, a perda muscular – pode ocorrer mesmo em animais com sobrepeso e obesos, de modo que o monitoramento do índice da massa muscular em todas as consultas é importante.[8] A perda muscular em animais com excesso de peso geralmente é mais aparente nos músculos epaxiais.[8]

## MODULAÇÃO DE NUTRIENTES ESPECÍFICOS

As deficiências nutricionais já foram consideradas causas comuns de cardiopatias em pessoas e, provavelmente, em animais. Em gatos, a deficiência de taurina era considerada uma causa comum de doença cardíaca até o fim da década de 1980. Deficiências nutricionais identificáveis agora são incomuns em cães e gatos – a menos que os tutores estejam fornecendo dietas caseiras, vegetarianas ou nutricionalmente desequilibradas (ver Capítulo 192) –, mas ainda podem ter importância na etiologia de algumas cardiopatias. As deficiências nutricionais também podem ser secundárias à doença ou ao seu tratamento. Uma nova área de pesquisa é a farmacologia nutricional, o conceito de que a suplementação com alguns nutrientes pode propiciar benefícios além de seus efeitos nutricionais conhecidos. Portanto, pode-se recomendar o fornecimento de quantidade maior de certos nutrientes para alguns animais com doenças cardíacas.

### Proteína e taurina

#### Proteína

Deve-se evitar restrição de proteínas a cães e gatos com cardiopatias, pois esses pacientes são predispostos à perda de massa corporal magra. Rações com baixo teor de proteína – mesmo que formuladas para cardíacos –, rações para pacientes com doença renal e "ração para idosos" não são recomendadas, a menos que haja disfunção renal grave. Caso contrário, recomenda-se um alimento balanceado de boa qualidade, que forneça pelo menos o suprimento mínimo de proteína para cães (4,5 g/100 kcal) e gatos (6,5 g/100 kcal), de acordo com a Association of American Feed Control Officials (AAFCO).[13]

#### Taurina

Taurina é um aminoácido encontrado em alta concentração no miocárdio. Apesar de a deficiência de taurina na CMD felina ser um problema conhecido, um pequeno número de gatos ainda desenvolve CMD (ver Capítulo 253).[4] A maioria dos casos atuais de CMD felina não envolve deficiência de taurina, mas é preciso suspeitar dessa etiologia em todos os gatos com CMD. Um histórico alimentar deve ser obtido com os tutores para determinar se o felino foi alimentado com dieta caseira ou vegetariana de baixa qualidade ou com dieta não balanceada. Devem-se mensurar as concentrações de taurina no plasma e no sangue total, e o tratamento com taurina (125 a 250 mg/12 h VO) deve ser iniciado junto com o medicamentoso. Se a concentração de taurina for normal, a suplementação pode ser descontinuada, embora alguns benefícios possam ser derivados de outros efeitos da taurina (ver a seguir).

Ao contrário dos gatos, acredita-se que os cães sejam capazes de sintetizar uma quantidade adequada de taurina, a qual não é considerada necessária na dieta desses animais. A maioria dos cães com CMD não apresenta deficiência de taurina, mas foram constatados baixos níveis de taurina em alguns cães com a doença.[14-20] As raças mais comuns nas quais se relatou que a CMD está associada à deficiência de taurina são American Cocker Spaniel, Golden Retriever, Labrador Retriever, Portuguese Water Dog, São Bernardo, Setter Inglês e Newfoundland (ver Capítulo 252).[14-20]

A dieta parece ter importância no desenvolvimento de deficiência de taurina em cães, uma vez que rações com teor de proteína muito baixo, dieta de arroz e carne de cordeiro, bem

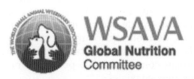

## Índice de Massa Muscular

O índice de massa muscular é avaliado por visualização e palpação de coluna vertebral, escápulas e crânio. Em geral, a perda muscular costuma ser observada primeiramente nos músculos epiaxiais em cada lado da coluna. Em outros locais ela pode ser variável. O índice de massa muscular é classificado em normal, perda leve, perda moderada ou perda grave. A perda poderá ser significativa se o animal estiver com excesso de peso (índice de massa corporal [IMC] > 5). No entanto, é possível ter baixo IMC (< 4) e mínima perda de massa muscular. Portanto, é importante avaliar tanto o IMC quanto o índice de massa muscular em cada animal e em cada visita. A palpação é especialmente importante quando a perda muscular é leve e em animais acima do peso. Um exemplo de cada índice é mostrado a seguir.

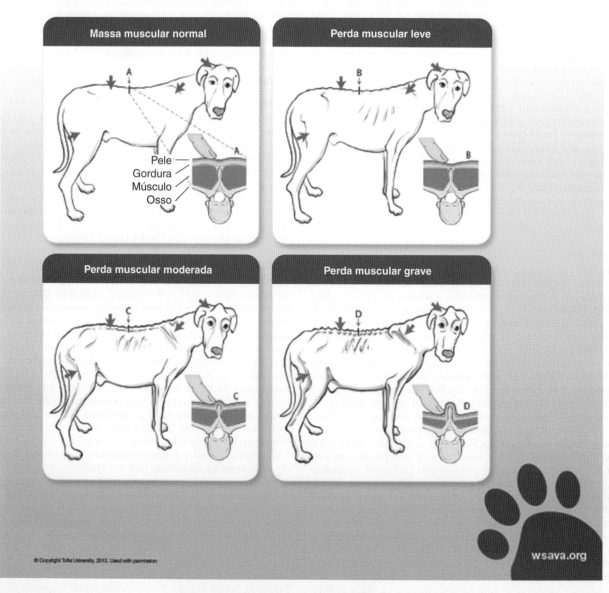

**Figura 183.1** Avaliação do índice da massa muscular em cães. Um gráfico semelhante para gatos também está disponível em http://www.wsava.org. (Permissão concedida pela World Small Animal Veterinary Association [WSAVA]. Disponível no *site* da WSAVA Global Nutrition Committee Nutrition Toolkit: http://www.wsava.org/Nutrition-toolkit. Acessado em 29 de junho de 2016. Copyright Tufts University, 2014.)

**Boxe 183.1** Formulário do histórico da dieta para animais com doenças cardíacas

**Responda às seguintes perguntas sobre seu animal de companhia**

Data: _____

Nome do animal: _____        Nome do tutor: _____

1. Como você avalia o apetite do seu animal? (marque na linha o termo que melhor o representa)

   **Ruim**                                                                    **Excelente**
   _____

2. Indique como está o apetite do seu animal nas últimas semanas (marque todas as opções aplicáveis)
   - ☐ Come quase a mesma quantidade de sempre    ☐ Come menos que o normal    ☐ Come mais que o normal
   - ☐ Parece preferir alimentos diferentes da dieta normal

3. Nas últimas semanas, seu animal (marque uma alternativa)
   - ☐ Perdeu peso    ☐ Ganhou peso    ☐ Permaneceu com o mesmo peso    ☐ Não sei

4. Liste abaixo as marcas e os nomes dos produtos (se aplicável) e a quantidade de TODOS os alimentos, guloseimas, petiscos e qualquer outro item alimentar que seu animal come atualmente.

| Ração | Tipo | Quantidade | Freq. | Desde |
|---|---|---|---|---|
| Exemplos: | | | | |
| Purina Dog Chow | Seca | 1½ xícara | 2 vezes/dia | Jan. 2011 |
| Science Diet Adult Gourmet Beef Entree | Úmida | ½ lata grande | 1 vez/dia | Jan. 2012 |
| Carne moída 90% magra | Cozida | 85 g | 1 vez/semana | Jan. 2011 |
| Biscoito médio | Seco | 1 | 2 vezes/dia | Ago. 2010 |
| Petisco de couro | Seco | Tira de 2×6 polegadas | 3 vezes/semana | Dez. 2011 |

_____
_____
_____
_____
_____

5. Você fornece algum suplemento dietético ao seu animal (p. ex., vitaminas, glucosamina, ácidos graxos ou quaisquer outros suplementos)?
   ☐ Sim    ☐ Não    Em caso afirmativo, liste quais e indique os nomes comerciais e as quantidades:

| Nome comercial | | | Quantidade | Tam. e freq. do comprimido/cápsula |
|---|---|---|---|---|
| Taurina | ☐ Sim | ☐ Não | _____ | _____ |
| Carnitina | ☐ Sim | ☐ Não | _____ | _____ |
| Antioxidantes | ☐ Sim | ☐ Não | _____ | _____ |
| Multivitamínicos | ☐ Sim | ☐ Não | _____ | _____ |
| Óleo de peixe ou de fígado de bacalhau | ☐ Sim | ☐ Não | _____ | _____ |
| Coenzima Q10 | ☐ Sim | ☐ Não | _____ | _____ |
| Outro (por favor, liste) | ☐ Sim | ☐ Não | _____ | _____ |

6. Como você administra comprimidos para seu animal?
   - ☐ Não administro medicamento algum
   - ☐ Administro sem alimento
   - ☐ Coloco-os no alimento do meu cão/gato
   - ☐ Coloco-os em um *pill pocket* ou em produto similar
   - ☐ Coloco-os nos alimentos (liste-os): _____

**As informações abaixo devem ser preenchidas pelo veterinário:**

Peso corporal atual: _____ kg

Peso corporal ideal: _____ kg

Pontuação do escore corporal atual: _____/9

Pontuação do índice de massa muscular:    ☐ Músculo normal    ☐ Perda muscular discreta
                                          ☐ Perda muscular moderada    ☐ Perda muscular grave

De Smith FWK Jr, Tilley LP, Oyama MA et al.: Manual of canine and feline cardiology, ed 5, St Louis, 2016, Elsevier.

como as ricas em fibras, foram associadas à deficiência de taurina, além de dietas com baixo teor de metionina, mas o papel exato da dieta permanece desconhecido.[16-25] A deficiência de taurina também pode ser decorrência da maior perda renal ou fecal de taurina, maior necessidade ou outras anormalidades metabólicas em certas raças.[23-25]

Embora alguns cães com CMD tenham baixo acúmulo de taurina circulante, nem todos respondem de forma evidente à suplementação. Um pequeno estudo prospectivo mostrou que os cães Cocker Spaniel suplementados com taurina e carnitina tiveram melhoras clínicas e ecocardiográficas.[26] Não se sabe se a resposta seria semelhante com a suplementação individual de taurina ou carnitina. Uma análise retrospectiva de 12 cães com deficiência de taurina e CMD documentou melhora da contratilidade cardíaca após a suplementação de taurina.[17] Em outra, com filhotes de cães da raça Portuguese Water Dog, constatou-se baixa concentração plasmática de taurina em todos os testados e foi diagnosticada CMD em oito de nove deles.[20] A suplementação de taurina foi instituída em seis dos filhotes, procedimento que aumentou significativamente a concentração circulante de taurina e a função cardíaca.[20] Por fim, em um estudo com cães Beagle alimentados com ração com baixo teor de taurina e conteúdo muito baixo de proteína durante 48 meses, verificou-se que um animal desenvolveu CMD, mas mostrou melhora significativa na contratilidade cardíaca após a suplementação de taurina.[21]

Cães com CMD e deficiência de taurina que respondem à suplementação com esse aminoácido geralmente não têm uma resposta tão evidente quanto gatos na mesma situação. No entanto, fazem-se as mensurações das concentrações de taurina no plasma e no sangue total nas raças de cães com CMD listadas acima ou naquelas que, em geral, não são sujeitas ao desenvolvimento de CMD, como Border Collie e Dachshund. A concentração de taurina também deve ser mensurada em cães com CMD alimentados com dietas à base de arroz e cordeiro, bem como dietas com baixo teor de proteína, vegetarianas ou ricas em fibras. A análise de taurina quase sempre não é recomendada em raças que costumam não desenvolver CMD, como Doberman Pinscher e Boxer. Recomenda-se suplementação com taurina (250 a 1.000 mg VO, em intervalos de 8 a 12 horas) em cães com deficiência comprovada, embora a dose exata para a reposição não seja conhecida. Alguns dos benefícios potenciais da taurina em cães com CMD podem se dar graças a efeitos farmacológicos, afinal a taurina é um inotrópico positivo, tem ação antioxidante e desempenha papel importante na regulação do cálcio no miocárdio.

## Gordura

A gordura (lipídio) fornece calorias e aumenta a palatabilidade dos alimentos para animais de companhia, mas também pode influenciar significativamente os parâmetros imunológicos, inflamatórios e hemodinâmicos. Os ácidos graxos do tipo n-3, eicosapentaenoico (EPA) e docosa-hexaenoico (DHA) são de cadeia longa nos quais a primeira dupla ligação está na posição do carbono 3 da extremidade metil – diferentemente de PUFA n-6, ou seja, linoleico, gamalinolênico e araquidônico, nos quais a primeira dupla ligação se encontra no carbono 6.[27] Essa pequena diferença química transmite diferentes características estruturais e funcionais ao ácido graxo. As membranas plasmáticas, em geral, contêm concentrações muito baixas de ácidos graxos n-3, mas os teores podem ser aumentados por ração ou suplemento enriquecido com ácidos graxos n-3. Cães com ICC mostraram ter anormalidade nas concentrações plasmáticas de ácidos graxos, incluindo redução nos níveis de EPA e DHA, em comparação com animais normais.[5] Em um estudo com cães com CMD e ICC, verificou-se que a suplementação com óleo de peixe normalizou as concentrações plasmáticas de ácidos graxos.[5]

Outro potencial benefício da suplementação de ácidos graxos n-3 é que os produtos de sua degradação (eicosanoides das séries 3 e 5) são, em geral, mediadores inflamatórios menos potentes do que os eicosanoides derivados de ácidos graxos n-6 (eicosanoides das séries 2 e 4), o que diminui a produção de citocinas e outros mediadores inflamatórios, que podem minimizar a caquexia.[5,27] Por fim, os ácidos graxos n-3 têm efeitos antiarrítmicos em uma variedade de espécies, inclusive cães da raça Boxer com arritmia ventricular (ver Capítulo 252).[28] Os autores atualmente recomendam a dose de 40 mg de EPA/kg e 25 mg de DHA/kg para cães e gatos com ingestão alimentar reduzida/alterada ou caquexia. Essa dose também pode ser usada como um complemento à terapia medicamentoso para arritmias. Por fim, os autores discutem possíveis benefícios da suplementação com ácido graxo n-3 com todos os tutores de cães ou gatos com ICC, alertando que pode haver algum benefício com a suplementação em todos os casos de ICC. Exceto algumas rações veterinárias especialmente elaboradas, a maioria das rações comerciais não contém esse teor de ácidos graxos n-3, portanto a suplementação quase sempre é necessária. As quantidades de EPA e DHA em suplementos individuais de óleo de peixe varia muito, por isso é importante saber a quantidade exata na bula/rótulo do suplemento recomendado. A formulação mais comum de óleo de peixe, no entanto, são cápsulas de 1 g que contêm cerca de 180 mg de EPA, 120 mg de DHA, e podem ser compradas sem receita na maioria das farmácias ou lojas de alimentos naturais. Nessa concentração, o óleo de peixe pode ser administrado na dose de uma cápsula/4,5 kg de peso corporal (PC) para atingir as doses de EPA e DHA recomendadas pelos autores. Os suplementos de óleo de peixe devem conter vitamina E como antioxidante, mas outros nutrientes não devem ser incluídos, para evitar intoxicação. Os óleos de fígado de bacalhau e de linhaça não devem ser usados como fontes de ácidos graxos n-3.

## Minerais

### Sódio

As recomendações quanto ao grau de restrição alimentar de sódio e ao momento em que ela deve ser iniciada continuam a evoluir para cães e gatos com doenças cardíacas. Estudos na década de 1960 mostraram que dietas com teor de sódio muito baixo podem ajudar a controlar o acúmulo de líquido em cães com ICC.[1] Nas décadas de 1960 e 1970, os autores recomendavam uma dieta com rigorosa restrição de sódio quando o sopro cardíaco fosse detectado pela primeira vez, antes mesmo de surgirem os sinais clínicos. Mais recentemente, foram levantadas questões sobre a restrição rigorosa de sódio aos pacientes com doença cardíaca assintomática (e mesmo ICC) graças à ativação do sistema renina-angiotensina-aldosterona.[29,30] Um estudo em cães com doença valvular crônica (DVC) assintomática mostrou que uma dieta com baixo teor de sódio resultou em aumento da concentração de aldosterona e da frequência cardíaca, sem melhora no tamanho do coração ou na função cardíaca.[30] Em razão da falta de benefícios comprovados e dos potenciais efeitos adversos da restrição rigorosa de sódio na doença assintomática, os autores recomendam apenas restrição leve de sódio (< 100 mg/100 kcal) na cardiopatia assintomática (estágios 1a e 1b do International Small Animal Cardiac Health Council [ISACHC]). No entanto, esse é um momento oportuno para começar a educar o tutor sobre os padrões gerais da dieta do animal – ração, guloseimas, alimento caseiro e como os medicamentos são administrados –, já que geralmente é muito mais fácil instituir modificações dietéticas no estágio inicial, antes de o animal desenvolver sinais clínicos de ICC. A maioria dos tutores não tem conhecimento do teor de sódio nas rações para animais de companhia e precisa de orientações muito específicas sobre alimentos apropriados e guloseimas com baixo teor de sal.[31]

Quando a ICC surge pela primeira vez, é recomendada restrição adicional de sódio (< 80 mg de sódio/100 kcal), que pode ser alcançada com uma ração veterinária elaborada para animais com doenças cardíacas precoces, com outras elaboradas para doenças distintas ou mesmo com algumas sem prescrição. Os conteúdos de sódio e outros nutrientes, como proteínas, potássio e magnésio, podem ser obtidos em bulas/rótulos de produtos ou consultando os fabricantes ou sites confiáveis.[31] Recomenda-se cautela com "rações para idosos", que geralmente apresentam baixo teor de proteínas, o que não é indicado para animais com cardiopatias. Essas rações também apresentam teores muito variáveis de sódio e outros nutrientes. Em um estudo com 37 rações comercializadas para cães idosos, verificou-se que o teor de sódio variou de 33 a 412 mg/100 kcal.[32] Da mesma forma, dietas destinadas a animais com doença renal quase sempre não são recomendadas, embora possam ter baixo teor de sódio, por causa da restrição proteica – exceto se houver proteinúria ou disfunção renal avançada. À medida que a ICC se agrava, uma maior restrição de sódio (ou seja, < 50 mg/100 kcal) pode possibilitar doses menores de diuréticos para controlar os sinais clínicos.[33] Não há comercialização de rações veterinárias específicas para gatos com cardiopatia, mas uma série delas, comerciais, tem baixo teor de sódio e pode atender às necessidades nutricionais de um gato, individualmente.[31]

### Potássio

A hipopotassemia causa fraqueza muscular e potencializa a arritmogênese. Além disso, os medicamentos antiarrítmicos da Classe I, como mexiletina e lidocaína, são relativamente ineficazes em face da hipopotassemia, a qual pode ser precipitada por diuréticos de alça (p. ex., furosemida), diuréticos tiazídicos (p. ex., hidroclorotiazida) ou ingestão alimentar inadequada, muitas vezes associada à anorexia ou à hiporexia.

Os inibidores da enzima de conversão da angiotensina (ECA) causam preservação renal de potássio, o que pode aumentar o acúmulo sérico de potássio. Portanto, alguns animais desenvolvem hiperpotassemia. A espironolactona, hoje usada em alguns cães com doenças cardíacas, é um antagonista da aldosterona e um diurético poupador de potássio. Embora os animais que recebem inibidores da ECA ou espironolactona possam desenvolver hiperpotassemia, uma situação mais grave desse quadro, a ponto de afetar o apetite ou o estado clínico, não é comum, a menos que estejam recebendo ração com alto teor de potássio.

O acúmulo de potássio em rações comerciais varia muito. As rações comerciais com baixo teor de sódio apresentam variação de < 150 a > 300 mg/100 kcal, sendo os teores mínimos recomendados pelo AAFCO de 170 mg/100 kcal para cães e 150 mg/100 kcal para gatos. Se um animal com cardiopatia apresentar hiperpotassemia, deve-se optar por uma ração com menor teor de potássio. Por outro lado, se apresentar hipopotassemia, recomenda-se uma com alto teor de potássio ou a suplementação oral dessa substância. Essas informações podem ser obtidas por meio de contato direto com os fabricantes.

### Magnésio

O magnésio desempenha um papel importante na função cardíaca normal. Alterações na homeostase do magnésio podem ocorrer em pessoas e cães e ter efeitos deletérios em uma variedade de condições cardiovasculares, incluindo hipertensão, doença arterial coronariana, ICC e arritmias cardíacas. Alguns medicamentos cardíacos, como diuréticos de alça, estão associados à depleção de magnésio. Portanto, os animais com ICC que recebem esses medicamentos apresentam risco de hipomagnesemia, a qual pode elevar o risco de arritmias, diminuir a contratilidade cardíaca, causar fraqueza muscular, contribuir para a perda renal de potássio e potencializar os efeitos adversos de alguns medicamentos cardíacos.

A hipomagnesemia não foi um achado consistente em estudos de animais com cardiopatias, mas isso pode ter ocorrido porque a concentração sérica de magnésio não é um indicador confiável do estoque corporal total desse mineral.[34] Assim, sua concentração normal não significa, necessariamente, que haja estoque corporal total adequado. No entanto, ainda pode ser útil a mensuração rotineira dos níveis séricos de magnésio, sobretudo em animais com arritmias ou que recebem altas doses de diuréticos.

Como acontece com o potássio, o acúmulo de magnésio varia muito em rações comerciais para animais de companhia. Aquelas com baixo teor de sódio podem conter 10 a 50 mg de magnésio/100 kcal – a AAFCO recomenda no mínimo 11 mg/100 kcal para cães e 10 mg/100 kcal para gatos. Uma dieta com alto teor de magnésio seria indicada para um animal com baixa concentração sérica de magnésio. Em alguns animais que se encaixam nesse quadro, o ajuste da dieta, por si só, não corrige o problema, sendo necessária uma suplementação oral do mineral.

## Vitaminas

### Vitaminas do complexo B

A deficiência de tiamina é conhecida por ser uma das causas de cardiomiopatia em pessoas, mas há poucas pesquisas sobre a importância das vitaminas do complexo B como causa de cardiopatias em cães e gatos. Anorexia e perda urinária de vitaminas hidrossolúveis podem contribuir para a baixa concentração de vitamina B em pacientes com ICC. Em um estudo em humanos com ICC, por exemplo, notou-se que 33% deles apresentavam deficiência de tiamina.[35] Assim como acontece com outros nutrientes, como o potássio, as deficiências de vitamina B podem ser muito mais comuns quando se utiliza furosemida como principal fármaco na terapia de pacientes com ICC. A pesquisa sugere que as concentrações das vitaminas B6, B12 e folato podem ser significativamente menores em gatos com cardiomiopatia do que em pacientes saudáveis do grupo-controle, um efeito que parecia não estar relacionado com a dieta ou o uso de furosemida.[36,37] Animais com cardiopatias, pelo menos aqueles que recebem diuréticos, podem ter maior necessidade de vitaminas do complexo B. A suplementação de rotina dessas vitaminas em animais com doenças cardíacas que recebem ração comercial de boa qualidade provavelmente é desnecessária. No entanto, pode-se tentar a suplementação empírica em animais tratados com altas doses de diuréticos, em especial naqueles com anorexia, hiporexia, ou que recebam dieta desequilibrada.

## Outros nutrientes

### Carnitina

A L-carnitina está concentrada nos músculos esquelético, cardíaco, e é crítica para o metabolismo dos ácidos graxos e a produção de energia. A deficiência de carnitina está associada à doença primária do miocárdio em várias espécies e foi descrita em uma família de cães da raça Boxer.[38] Há relatos da eficácia da L-carnitina na CMD de cães, mas nenhum estudo prospectivo cego de monoterapia foi feito, portanto sua relevância para a CMD permanece indefinida. Mesmo que a deficiência de carnitina não seja a causa estimulante de CMD, a suplementação de L-carnitina pode ser benéfica, melhorando a produção de energia do miocárdio. Um estudo de ICC induzida por estimulação rápida em cães mostrou que a concentração miocárdica diminuiu em cães normais após o início da ICC,[39] porém os efeitos da suplementação em cães sem deficiência primária são desconhecidos. Existem poucos efeitos colaterais da suplementação de L-carnitina, mas o alto custo é um impedimento a alguns tutores. Hoje em dia, discute-se com os tutores de cães com CMD a opção de suplementação de L-carnitina (50 a 100 mg/kg/8 h VO).

### Antioxidantes

Muita atenção tem sido dada aos antioxidantes por seu potencial efeito na prevenção e no tratamento de doenças cardíacas em humanos. As espécies reativas de oxigênio são subprodutos do metabolismo do oxigênio que o corpo normalmente compensa por meio da produção de antioxidantes endógenos. Um desequilíbrio entre a produção de oxidante e a proteção antioxidante, entretanto, pode aumentar o risco de cardiopatias. Os antioxidantes são de origem endógena ou exógena, sendo os principais as enzimas antioxidantes – superóxido dismutase, catalase e glutationa peroxidase – e os inibidores de oxidação – vitamina C, vitamina E, glutationa e betacaroteno. A maior parte das pesquisas em cardiologia humana aborda doença arterial coronariana. Mas, em cães com ICC secundária a CMD ou DVC, há um desequilíbrio entre a maior produção de oxidante e a redução da proteção antioxidante, sobretudo quando a doença se agrava, e particularmente para vitaminas lipossolúveis, como a E.[40,41] Antioxidantes suplementares estão incluídos em muitas rações veterinárias comerciais – há pelo menos uma para cardiopatas – e podem aumentar os níveis de antioxidantes circulantes, reduzindo a oxidação.[30] No entanto, os potenciais benefícios clínicos da suplementação com antioxidantes requerem estudos adicionais.

### Coenzima Q10

A coenzima Q10, como a carnitina, é um cofator em várias reações que produzem energia, mas também é um antioxidante. Estudos em humanos sugerem um efeito benéfico desse suplemento. Possíveis razões para os supostos benefícios da suplementação incluem correção da deficiência, melhor eficiência metabólica do miocárdio ou maior proteção antioxidante. Se bem que a suplementação com coenzima Q10 tenha sido relatada como benéfica a cães com CMD, são necessários estudos prospectivos controlados para julgar com precisão a eficácia desse produto. Uma análise de ICC induzida de maneira experimental em cães mostrou que não houve redução da concentração sérica de coenzima Q10 e que a suplementação com esta elevou sua concentração no soro sanguíneo, mas não no miocárdio.[42] A dose hoje recomendada para cães é de 30 mg/12 h VO, embora possam ser usadas até 90 mg/12 h VO em animais de porte grande. Mais pesquisas são necessárias em cães com CMD.

## ASPECTOS PRÁTICOS DA ALIMENTAÇÃO DO PACIENTE COM DOENÇA CARDÍACA

Não há uma dieta "melhor" para o controle de cardiopatias. É importante combinar as necessidades nutricionais de um paciente, individualmente, com a dieta (ou as dietas) que melhor atenda a essas necessidades. Pacientes com doenças cardíacas manifestam diferentes sinais clínicos, parâmetros laboratoriais e preferências alimentares – todos influenciam a escolha da dieta. Por exemplo, animais com doença cardíaca assintomática requerem restrição de sódio menos grave do que aqueles com ICC. Cães com caquexia cardíaca necessitam de dieta com alto teor de calorias, enquanto um com excesso de peso e sem ICC deve ser alimentado com uma dieta restrita em calorias. As doenças concomitantes também influenciam a escolha da dieta, e um estudo constatou tais doenças em mais ou menos 61% dos cães e 56% dos gatos com cardiopatia, respectivamente.[43,44] Por exemplo, um gato com cardiomiopatia hipertrófica e histórico de urolitíase causada por cálculos de estruvita precisaria de uma dieta restrita em sódio, mas também com modificação nutricional, para reduzir o risco de formação desses urólitos. Por fim, os resultados de exames laboratoriais, como azotemia moderada a grave ou alteração na concentração de potássio ou magnésio, também podem influenciar a escolha da(s) dieta(s) ideal(is).

A avaliação nutricional do paciente em cada consulta pode otimizar os manejos nutricional e clínico (ver Capítulo 170). Ela ajuda a identificar se a dieta atual pode estar contribuindo para a doença cardíaca – por exemplo, em um cão com CMD consumindo dieta vegetariana ou um gato com ICC consumindo dieta com teor muito alto de sódio –, se otimiza o controle da cardiopatia, e também ajuda a conhecer as preferências do animal e do tutor. Além disso, a avaliação nutricional identifica todos os componentes da dieta do animal que precisam ser considerados ao elaborar um plano nutricional. A triagem pode ser feita só com a aplicação de um breve formulário contendo o histórico da dieta, os achados de exame físico, e inclui peso corporal, escore da condição corporal, índice de massa muscular e informação de outras enfermidades que também requerem modificação nutricional, como doença gastrintestinal, do trato urinário inferior dos felinos ou renal crônica.[7,8] O histórico da dieta inclui dados relativos à principal ração fornecida – ou a receita da dieta preparada em casa, se for o caso –, além de guloseimas, suplementos dietéticos e alimentos usados para a administração de medicamentos (ver Boxe 183.1).

Com base nesses e em outros parâmetros do paciente, as dietas podem ser elaboradas de modo a suprir as necessidades individuais. Hoje, existem várias rações veterinárias disponíveis no mercado elaboradas especificamente para animais com doenças cardíacas. As características desses alimentos são variáveis, mas apresentam restrição moderada a grave de sódio, quase sempre contêm maior concentração de vitaminas do complexo B e variável conteúdo de proteína. É fundamental garantir a ingestão adequada de proteínas. Algumas rações para cardiopatas também podem conter teores mais elevados de taurina, carnitina, antioxidantes ou ácidos graxos n-3. Muitas rações veterinárias destinadas a outras doenças, ou mesmo dietas de venda livre, podem ter o perfil nutricional desejável.[31] Acima de tudo, a dieta deve ser palatável o suficiente para que o animal a consuma com vontade. Os autores costumam recomendar dietas específicas para cada animal, as quais são oferecidas como opções para este e para o tutor. Dispor de opções dietéticas é benéfico para pacientes mais gravemente afetados, nos quais é comum a perda cíclica ou seletiva do apetite. Uma meta inicial para recomendação de calorias aos animais com ICC é de 1 a 1,2 vez a necessidade de energia do animal em repouso, mas é preciso um ajuste para manter os escores corporal e muscular ideais. Todas as recomendações de dieta também devem incluir orientações quanto a guloseimas, sobras de refeições e alimentos usados para a administração de medicamentos (Boxe 183.2).[7,8]

Como mencionado, as alterações do apetite são um problema comum em animais com ICC e podem contribuir para a síndrome da caquexia cardíaca. Outro problema importante relativo à redução do apetite é que ela pode afetar a sobrevivência, influenciando a decisão do tutor de submeter o animal de companhia à eutanásia. Em um estudo com tutores de cães submetidos a eutanásia em razão de ICC, verificou-se que a redução do apetite foi um dos fatores que mais contribuíram para a decisão.[45] Anorexia, hiporexia e disrexia se tornam mais comuns

---

**Boxe 183.2** Métodos de administração de medicamentos para cães e gatos

1. Ensine o tutor a fornecer os comprimidos ao animal sem usar alimentos.
2. Use *pill pocket* para administrar comprimidos, mas verifique a marca para avaliar o teor de sódio e outros nutrientes importantes. Isso é particularmente importante se muitas dessas guloseimas forem usadas diariamente para ajudar na administração de medicamentos.
3. Use um aplicador apropriado para comprimidos.
4. Use um medicamento líquido com sabor palatável preparado em farmácia de manipulação, em vez de comprimido.
   Nota: A manipulação do medicamento pode alterar sua farmacocinética. Ademais, verifique o conteúdo de sódio do um produto manipulado (ver Capítulo 168).
5. Misture os medicamentos em alimentos apropriados, como:
   • Frutas (banana, laranja, melão, frutas vermelhas [não uvas])
   • Queijo com baixo teor de sódio
   • Rações enlatadas para animais de companhia, com baixo teor de sódio
   • Manteiga de amendoim (em cuja embalagem consta "sem adição de sal")
   • Carne cozida (sem sal) no domicílio, mas não a preparada para a refeição das pessoas.

à medida que a doença cardíaca avança. Os tutores frequentemente relatam apetite variável ou cíclico, isto é, quando o animal aceita bem um alimento por alguns dias e depois o recusa, mas consome bem um alimento diferente. Essa disrexia é comum em animais com ICC avançada. As recomendações para controlar a redução do apetite estão listadas no Boxe 183.3. Em animais com episódio agudo de ICC, deve-se evitar mudar a dieta até que o paciente esteja clinicamente estável. Quando ele estiver em casa, com quadro clínico estabilizado com medicamentos, pode-se fazer uma modificação gradual para uma nova dieta. Mudanças dietéticas forçadas quando o animal está doente ou iniciando novos fármacos podem induzir aversões alimentares.

Em muitos casos, as modificações de nutrientes desejadas podem ser alcançadas apenas por meio da dieta. No entanto, a suplementação de certos nutrientes pode ser desejável se eles não estiverem em uma dieta específica nem em quantidade suficiente para obter o efeito desejado. É importante estar ciente de que os suplementos dietéticos não requerem comprovação de segurança, eficácia ou controle de qualidade para serem comercializados. Portanto, os veterinários precisam recomendar marcas específicas, que tenham o logotipo do *United States Pharmacopeia Dietary Supplement Verification Program*, que avalia suplementos dietéticos humanos quanto a ingredientes, concentrações, solubilidade e contaminantes. Outro bom recurso é a consulta ao Consumerlab.com, que realiza testes independentes de suplementos dietéticos, sobretudo humanos, mas também alguns para animais de companhia.

Além de valer-se de uma dieta com propriedades nutricionais e palatabilidade desejadas, também é importante elaborar um plano alimentar geral que atenda às expectativas do tutor, ou seja, que este imagine que seu animal vá gostar, que forneça guloseimas aceitáveis e estabeleça um método satisfatório para administrar medicamentos. Em um estudo, constatou-se que mais de 90% dos cães com doença cardíaca recebiam guloseimas, as quais costumam conter alto teor de sódio.[43] Um menor número de gatos (33%) recebia guloseimas regularmente, mas essa fonte adicional de nutrientes também deve ser discutida com os tutores de felinos.[44] Além disso, a maioria das pessoas que administram medicamentos a seus cães usa alimentos como forma de dar a medicação,[43] de forma que métodos apropriados devem ser recomendados aos tutores (ver Boxe 183.2). Apenas 34% dos tutores de gatos usam alimentos para administrar medicamentos.[44] Mas, em razão da dificuldade desse procedimento em felinos, cuidados especiais devem ser tomados para garantir que o tutor tenha sucesso e seja complacente. Para obter sucesso na modificação da dieta, é importante incluir informações sobre todas as fontes de alimentos, como rações para animais de companhia, guloseimas e alimentos utilizados para a administração de medicamentos.

### Boxe 183.3 Procedimentos importantes para controlar anorexia, hiporexia e disrexia em pacientes cardiopatas

- Avalie o paciente quanto ao controle clínico ideal da insuficiência cardíaca
- Avalie o paciente quanto aos efeitos colaterais dos medicamentos – por exemplo, desidratação, azotemia, hiperpotassemia ou intoxicação
- Forneça refeições em intervalos mais frequentes, porém em menor quantidade
- Forneça várias opções de dietas para que os tutores possam alternar os alimentos, caso ocorra hiporexia ou disrexia
- Aqueça a refeição à temperatura corporal (para gatos). Experimente diferentes temperaturas para a refeição dos cães – eles podem preferir aquecida, em temperatura ambiente ou mesmo fria
- Alimente o animal com diferentes tipos de comedouros – por exemplo, um novo recipiente de comida ou um prato de jantar como o utilizado por pessoas
- Alimente o animal em diferentes locais da casa
- Adicione ao alimento frango, carne bovina ou caldo de peixe feitos em casa, pois mesmo aqueles comerciais, com baixo teor de sódio, ainda têm muito
- Adicione à refeição uma pequena quantidade (uma a duas colheres de chá) de carne cozida (de bovino, frango ou peixe). Lembre-se de recomendar ao tutor não usar alimentos preparados, como frango assado, carnes ou peixes enlatados, em razão do alto teor de sódio. Gatos geralmente preferem adição de carne ou peixe para melhorar a palatabilidade. Carne bovina ou peixe também podem aumentar o consumo de alimentos pelos cães, mas alguns preferem doces como intensificadores de palatabilidade – por exemplo, xarope de bordo, compota de maçã, iogurte com sabor de frutas
- Forneça óleo de peixe suplementar, que é rico em ácidos graxos n-3, para reduzir as concentrações de citocinas inflamatórias. Isso pode ter benefício modesto ao apetite.

### REFERÊNCIAS BIBLIOGRÁFICAS

*As referências bibliográficas deste capítulo se encontram online no Ambiente de Aprendizagem.*

# CAPÍTULO 184

# Manejo Nutricional das Doenças Renais

Joseph W. Bartges

## DOENÇA RENAL CRÔNICA

A doença renal crônica (DRC), comum em cães e gatos (ver Capítulo 324), é caracterizada pela diminuição irreversível da função renal, que pode se estabilizar ou estagnar por alguns períodos, mas, invariavelmente, é progressiva. Estudos clínicos em cães e gatos com DRC mostraram que modificações na dieta podem retardar o avanço da doença, prolongar a sobrevida e melhorar a qualidade de vida do nefropata.[1-5] O American College of Veterinary Nutrition recomenda avaliação do paciente, da dieta e dos métodos de alimentação (ver Capítulo 170). Em seguida, podem ser desenvolvidos protocolos que incluem dieta e estratégias de alimentação. Periodicamente, deve-se fazer uma reavaliação usando esse processo de duas etapas.[6] Como a DRC progressiva, não há período definido para os ajustes, o que é ditado pela condição do paciente.

## PROCESSO DE DUAS ETAPAS NA ELABORAÇÃO DE RECOMENDAÇÕES DIETÉTICAS PARA CÃES E GATOS COM DOENÇA RENAL CRÔNICA

### Etapa de avaliação

#### Paciente

Alguns cães e gatos com DRC parecem saudáveis, enquanto outros apresentam alterações compatíveis com doenças crônicas, como aparência desleixada, pelagem opaca, perda de peso e/ou de massa muscular. Sinais clínicos de doença crônica são indicadores de prognóstico desfavorável (ver Capítulo 177).[7,8] Sinais adicionais de uremia podem estar presentes, como úlcera gastrintestinal (GI) ou halitose urêmica. A International Renal Interest Society (http://iris-kidney.com/) desenvolveu um sistema para o estadiamento da gravidade da disfunção em cães e gatos com DRC (ver Capítulo 324) com base no grau de azotemia e na presença de proteinúria e/ou hipertensão.[9] Alguns animais de companhia com DRC têm anorexia e náuseas causadas por retenção de toxinas urêmicas, desidratação, alterações bioquímicas (azotemia, acidose metabólica, desequilíbrios eletrolíticos ou desequilíbrios minerais), anemia, hiperparatireoidismo secundário renal (HPSR) ou gastrenterite urêmica.[10,11] Úlceras gástricas ocorrem com menos frequência em cães e gatos do que em pessoas, porém muitos animais com DRC têm lesões gástricas que incluem alterações vasculares, edema e hiperacidez causada pela hipergastrinemia por diminuição da excreção renal (ver Capítulo 275).[12,13] A administração de maropitant, mirtazapina ou ondansetrona pode ser benéfica na gastroenterite urêmica.[14-18]

#### Dieta

**Energia** O peso e a condição corporais variam entre cães e gatos com DRC. Os obesos podem ser propensos à hipertensão arterial sistêmica (ver Capítulos 157 e 176), enquanto aqueles abaixo do peso ou caquéticos podem ser propensos a intolerância à medicação, infecções secundárias e/ou baixa qualidade de vida (ver Capítulo 177).[19] Cães com DRC e má condição corporal têm expectativa de vida mais curta quando comparados com aqueles com DRC em ótima condição ou com sobrepeso.[8] A diminuição da ingestão de energia oriunda de inapetência ou insuficiência renal avançada pode ocasionar baixo escore da condição corporal.

**Ácidos graxos** O teor médio de gordura de rações para cães e gatos adultos é de cerca de 12%, com base na matéria seca (MS), contendo predominantemente ácidos graxos poli-insaturados n-6, a menos que seja adicionado óleo de peixe. As citocinas oriundas de ácidos graxos n-6 ligados à membrana incluem prostaglandinas, tromboxanos e leucotrienos das séries 2 e 4. Elas costumam ser pró-inflamatórias e vasoativas. Em pessoas com DRC e cães com DRC induzida, ocorre produção intrarrenal de radicais livres e depleção de antioxidantes, o que pode favorecer a progressão da DRC.[20-22]

**Antioxidantes** A DRC é uma condição pró-oxidante desde o início da doença e progride à medida que a enfermidade se agrava.[22,23] A alteração do estresse oxidativo pode beneficiar o controle da DRC, inclusive com melhora da função dos neutrófilos e diminuição do dano ao DNA.[21,24-28]

**Vitaminas hidrossolúveis** Teoricamente, a perda de vitaminas hidrossolúveis é maior em animais de companhia com DRC, em razão da poliúria, mas nenhum estudo a documentou. Uma pesquisa não constatou diferença nas concentrações plasmáticas de vitaminas hidrossolúveis em cães com DRC.[29]

**Eletrólitos** Notam-se hipopotassemia e depleção de potássio (K) corporal total em 20 a 30% dos gatos com DRC – possivelmente associadas ao hiperaldosteronismo primário em alguns pacientes (ver Capítulos 308 e 324) –, mas são incomuns em cães (ver Capítulo 68). Hiperpotassemia foi relatada em 13% de 186 gatos com DRC.[30] As consequências da hipopotassemia incluem polimiopatia e fraqueza secundária, hiporexia e progressão da DRC.[31] A anlodipino pode causar hipopotassemia em alguns gatos com DRC,[32] enquanto enalapril e benazepril podem ocasionar hiperpotassemia em cães e gatos com DRC.

Na DRC, a concentração sérica de sódio (Na) costuma ser normal, e as interações entre Na da dieta, hipertensão arterial sistêmica e DRC não são completamente compreendidas (ver Capítulo 67). A ingestão elevada de sal não foi associada à hipertensão arterial sistêmica em cães ou gatos; porém esses estudos foram realizados em animais saudáveis, com doença induzida ou doentes por um curto período de tempo.[32,33] Um estudo de 2 anos em gatos idosos não azotêmicos não mostrou influência na taxa de filtração glomerular (TGF), na pressão arterial ou em outros parâmetros laboratoriais de rotina em gatos alimentados com uma dieta contendo 3,1 g de Na/Mcal em comparação com outra de 1,0 g de Na/Mcal. Em um estudo cruzado de 3 meses com gatos saudáveis, obesos, mais velhos ou que tinham DRC em estágio II (IRIS), o consumo de dieta com "alto teor de Na", de 2,9 g de Na/Mcal, aumentou a ingestão de água e a produção de urina, exceto naqueles com DRC, quando comparada com o de dieta com "baixo teor de Na", de 0,9 g/Mcal.[34] O consumo da dieta que continha 2,9 g de Na/Mcal não foi associado ao aumento da pressão arterial em nenhum dos grupos de animais, porém os aumentos nas concentrações séricas de nitrogênio ureico, creatinina e fósforo em todos os gatos foram semelhantes. Os maiores aumentos foram observados naqueles animais com DRC.[34]

**Equilíbrio acidobásico** Acidose metabólica é comum em cães e gatos com DRC graças à retenção de ácidos metabólicos, produção de ácido láctico, desequilíbrios eletrolíticos e/ou ingestão de ácidos contidos na dieta. À medida que a função renal diminui, as capacidades de excretar íons hidrogênio e reabsorver íons bicarbonato também diminuem. A acidose metabólica pode exacerbar a hipopotassemia, aumentar o catabolismo muscular, causar perda de massa muscular magra, interromper o metabolismo intracelular e gerar osteodistrofia. Gatos parecem se adaptar à DRC, e, ao que tudo indica, a acidose metabólica não surge antes de um estágio mais tardio da doença.[35] Relata-se que, em cães e gatos com DRC e azotemia, o fornecimento de um agente alcalinizante, como bicarbonato de potássio ou citrato de potássio, é benéfico.[36,37]

**Umidade** Graças à natureza poliúrica da DRC, pode ocorrer desidratação, sobretudo em gatos. As rações em lata apresentam 70 a 80% de umidade, enquanto as secas têm de 10 a 12%. Portanto, a desidratação é mais provável em animais que consomem a segunda.

**Proteína** Azotemia é, por definição, o aumento de compostos nitrogenados no sangue, muitos dos quais oriundos de proteínas da dieta ou do catabolismo de proteínas endógenas. A formulação de uma dieta reduzida, porém com proteína biologicamente de alta disponibilidade e quantidade adequada de calorias não proteicas, é baseada na premissa de que a redução no conteúdo de proteínas não essenciais resulta em menor produção de compostos nitrogenados.[38] Isso pode favorecer a melhora dos sinais clínicos associados à azotemia renal.

Não foi esclarecido se a redução do teor proteico na dieta altera a progressão da DRC.[39-47] A restrição de proteína na dieta reduz a excreção urinária e aumenta as concentrações séricas de albumina em cães azotêmicos e não azotêmicos com proteinúria.[48,49]

**Minerais** Com frequência, nota-se HPSR em cães e gatos com DRC.[1,50] Aventa-se a hipótese de que a deficiência de calcitriol (vitamina D3) seja de fundamental importância no desenvolvimento de HPSR, mas a retenção de fósforo provavelmente também é importante.[51] A retenção de fósforo e hiperfosfatemia surgem no início da DRC e é um importante fator no desenvolvimento de HPSR e na progressão da insuficiência renal. Ela suprime o fator de crescimento de fibroblasto 23, que pode ser parte da progressão da DRC.[36,41,42,52-56]

### Método de alimentação

Os principais fatores envolvidos no controle nutricional da DRC são o apetite e o consumo de quantidade adequado de alimentos. É importante questionar os tutores sobre o volume de alimento fornecido, com que frequência se dá, quanto da refeição é consumida e se o animal tem preferência por determinada forma de dieta.

### Etapa de iniciação e monitoramento

#### Escolha da dieta

A segunda etapa do planejamento nutricional para animais de companhia com DRC é escolher a dieta e os meios mais adequados para fornecê-la. Uma vez iniciada a nova dieta, devem-se fazer o monitoramento e o ajuste, conforme necessário. Há diversas rações comerciais formuladas para a alimentação de cães ou gatos com DRC. Embora elas sejam um tanto semelhantes em seus componentes, contêm diferentes ingredientes e outras variações nutricionais. As dietas caseiras devem ser formuladas por nutricionistas veterinários certificados. Ainda que as rações comerciais tendam a ser consistentes em sua composição, vários estudos mostraram variabilidade no conteúdo de nutrientes e alguns desequilíbrios nas dietas caseiras.[57,58]

**Energia** Deve ser fornecida energia suficiente para manter a condição e o peso corporais. Assim, é necessário suprimento energético suficiente para minimizar o catabolismo proteico, que pode resultar em desnutrição e exacerbar azotemia e uremia. As necessidades calóricas para cães e gatos com DRC não são de todo conhecidas, mas provavelmente são semelhantes às de cães e gatos saudáveis (ver Capítulos 172 e 174).[59] Lembre-se de que as necessidades calóricas diárias, em repouso, são apenas estimativas e de que a variabilidade individual pode ser significativa. Portanto, o peso corporal, a condição corporal e o apetite devem ser monitorados rigorosamente, e os ajustes, feitos, conforme necessários. Gatos e cães com DRC costumam manifestar períodos de anorexia parcial ou completa, condição que causa perda de peso e outros problemas compatíveis com doença crônica. Portanto, as dietas mais calóricas do que as de manutenção para adultos propiciam ingestão adequada de energia sem a necessidade de o paciente consumir grande volume. Isso pode ajudar a reduzir a distensão gástrica e os episódios de náuseas. Como a gordura da dieta contém mais calorias do que as proteínas ou os carboidratos, as rações para DRC quase sempre são mais gordurosas do que as de manutenção para adultos. As rações formuladas para DRC geralmente contêm 12 a 30% de gordura bruta, com base na matéria seca. Náuseas e anorexia associadas à DRC podem ser decorrentes de hipergastrinemia e hiperacidez gástrica.[12] Em pacientes com DRC, a administração de antagonista do receptor de histamina-2, outros antiácidos, antagonista do receptor da neurocinina-1 ou um medicamento que atue nas vias da serotonina pode ser benéfica.

**Ácidos graxos** Em humanos, a DRC está associada ao aumento da produção de radicais livres e à depleção de antioxidantes, condição que pode favorecer a progressão da doença. Os cães alimentados com rações contendo 15% de gordura na forma de óleo de peixe apresentaram maior TFG sustentada, quando comparados com aqueles alimentados com sebo bovino ou óleo de cártamo.[60] Esse benefício ainda não foi demonstrado em gatos.

**Antioxidantes** Gatos alimentados com ração terapêutica formulada para controlar DRC, suplementada com vitamina E (742 mg/kg), vitamina C (84 mg/kg) e betacaroteno (2,1 mg/kg), apresentaram redução significativa no dano oxidativo ao DNA.[28]

Em um estudo não publicado, usando o modelo de rim remanescente, cães Beagle de 6 a 8 anos foram distribuídos em quatro grupos em função da dieta: com alto teor de ácidos graxos n-3, com alto teor de ácidos graxos n-3 mais suplementação com antioxidantes, com alto teor de ácidos graxos n-6 e com alto teor de ácidos graxos n-6 mais suplementação com antioxidantes.[21] Os antioxidantes específicos foram vitamina E, carotenoides e luteína (quantidade não especificada); o conteúdo total de ácidos graxos poli-insaturados da dieta (n-6 + n-3) foi de aproximadamente 2,5%, com base na matéria seca. Os resultados demonstraram efeitos protetores independentes e aditivos da terapia antioxidante e dos ácidos graxos n-3. A redução da TFG foi retardada pelo consumo de ácidos graxos n-3 e antioxidantes; os efeitos foram aditivos e associados a menor grau de proteinúria, glomeruloesclerose e fibrose intersticial.

**Vitaminas hidrossolúveis** Embora não haja comprovação de deficiência de vitamina B, muitas rações formuladas para controlar DRC contêm maiores quantidades de vitaminas do complexo B quando comparadas com aquelas de manutenção para adultos. Ademais, a suplementação com vitamina B pode estimular o apetite.

**Eletrólitos** As rações formuladas para DRC quase sempre apresentam maior conteúdo de potássio (K) do que as de manutenção para adultos. O citrato de potássio é usado para fornecer K e funciona como agente alcalinizante, com o objetivo de manter a concentração sérica de K na metade superior da faixa de referência do laboratório. Se necessário, o K pode ser suplementado por via oral, na forma de sais de citrato ou gliconato. O cloreto de potássio não é recomendado graças à baixa palatabilidade e à ação acidificante. O gliconato de potássio (2 a 6 mEq/gato/dia) e o citrato de potássio (40 a 75 mEq/kg/dia) podem ser administrados por via oral. A dose depende do tamanho do animal e da gravidade da hipopotassemia. Aos gatos com DRC, recomenda-se a suplementação com baixa dose de K, utilizada na rotina. No entanto, um estudo não constatou que o gliconato de potássio (4 mEq/dia) melhora as reservas musculares de K, quando comparado com o de sódio.[61] Nesse estudo, o conteúdo muscular médio de K foi maior no grupo suplementado com uma quantidade próxima à concentração do músculo normal do gato, sem efeitos adversos relevantes. Com base nos dados atuais, nenhuma recomendação pode ser feita a favor ou contra a suplementação com baixa dose de K em gatos com DRC. Há controvérsia quanto à magnitude de restrição de sódio na dieta de pacientes com DRC. Em um estudo, verificou-se que alto teor de sódio na dieta de gatos com DRC de ocorrência natural agravou a azotemia.[34] Em outro, sobre DRC experimental em gatos, a restrição de sódio foi associada à hipopotassemia.[32] Portanto, a suplementação e a restrição de sal devem ser feitas com cautela, e os pacientes, monitorados. O aumento do conteúdo de sódio na dieta pode aumentar a excreção urinária de cálcio, contribuir para o dano renal contínuo e favorecer a formação de urólitos de oxalato de Ca (ver Capítulos 331 e 332).

**Equilíbrio acidobásico** As opções de tratamento para controlar a acidose metabólica associada à DRC incluem modificação da dieta e terapia alcalinizante. A proteína da dieta é a principal fonte de ácidos orgânicos, portanto a redução do conteúdo de proteína na dieta reduz a acidose metabólica. As rações formuladas para DRC geralmente contêm menos proteínas e citrato de potássio, um composto alcalinizante. Para a alcalinização adicional, pode-se administrar bicarbonato de sódio, por via oral. Os efeitos dos ácidos gástricos na solução de bicarbonato de Na de uso oral são imprevisíveis; assim, as doses devem ser individualizadas. A dose inicial é 8 a 12 mg/kg VO, em intervalos de 8 a 12 horas. Como muitos cães e gatos recusam a ingestão de bicarbonato de Na, uma alternativa é o citrato de potássio, o qual tem a vantagem de também fornecer K. A dose inicial é de cerca de 40 a 80 mg/kg VO, em intervalos de 8 a 12 horas.

**Umidade** A ingestão voluntária de água pode ser insuficiente para manter a hidratação, especialmente em gatos. O fornecimento de ração em lata, que contém 70 a 80% de água, complementa a ingestão de líquidos. Em animais de companhia que não conseguem manter a hidratação apenas por meio do consumo voluntário, podem ser administrados líquidos adicionais, por via SC, por sonda nasogástrica ou de esofagostomia, ou por meio de gastrostomia (ver Capítulos 82 e 324).

**Proteína** As necessidades mínimas de proteína na dieta de cães e gatos com DRC não são conhecidas com precisão. As rações formuladas para o controle de DRC em cães geralmente contêm 13 a 18% de proteína, com base na matéria seca, e, para o controle de DRC em gatos, quase sempre contém 25 a 32% de proteína, com base na matéria seca. Para diminuir as concentrações sanguíneas de compostos com nitrogênio – nitrogênio ureico sanguíneo e creatinina –, pode-se facilitar a excreção de nitrogênio pelo trato gastrintestinal por meio do fornecimento de probióticos ou de fibras solúveis (ver Capítulos 167 e 190). Há disponibilidade de novos suplementos contendo polissacarídeos semelhantes às fibras oriundas da quitina. Ademais, há disponibilidade de bactérias ligadoras de fosfato e de agentes que reduzem a azotemia. Há dados limitados quanto à eficácia; obtém-se efeito máximo quando combinados com terapia nutricional.[62-66]

**Minerais** A restrição de fósforo na dieta diminui o grau de hiperfosfatemia e de hiperparatireoidismo, retardando a progressão da DRC em cães e gatos.[3,41,42,52,67] O teor de fósforo na ração para controle de DRC deve ser de 0,2 a 0,5%, com base na matéria seca, mantendo uma relação Ca:P de 1,1 a 1,3:1. Na DRC, em estágios I e II, uma dieta com restrição de fósforo pode normalizar a concentração de paratormônio (ver Capítulo 324).[53,67]

**Estudos clínicos** Vários estudos mostraram, em parte graças ao manejo alimentar, uma sobrevivência mais longa e melhor qualidade de vida em cães e gatos com DRC de ocorrência natural.[1-4] A maioria constatou aumento de pelo menos duas vezes na sobrevida de cães e gatos alimentados com ração para "insuficiência renal". As rações foram mais efetivas nos casos de DRC em estágio II. Não se constatou eficácia DRC em estágio I, embora cães com DRC em estágio I e proteinúria se beneficiem da restrição de proteína na dieta.[48]

### Escolha do método de alimentação
A maioria dos cães e dos gatos com DRC são alimentados por via oral, porém o suporte nutricional pode ser fornecido por meio de tubos de alimentação (ver Capítulos 82 e 324).[68] A formulação da ração, seca *versus* úmida, pode ser modificada para estimular a ingestão nutricional adequada e a ingestão de água. Rações enlatadas aumentam a ingestão de água e podem ajudar a prevenir desidratação. Pode ser necessário modificar a frequência de alimentação se os animais não puderem ou não quiserem consumir uma ou duas refeições por dia. Alguns cães e gatos respondem melhor a três ou mais refeições diárias (ver Capítulo 177).

### Monitoramento da resposta do paciente
A DRC é progressiva; portanto, o monitoramento é importante. O monitoramento do manejo nutricional da DRC envolve escore da condição e do peso corporais, apetite, qualidade de vida e parâmetros bioquímicos. A frequência deve ser individualizada para o paciente e o estágio da doença. A maioria dos animais em estágio I ou II deve ser monitorada a cada 4 a 6 meses da DRC e com mais frequência nos estágios III e IV da doença, ou se a DRC estiver instável ou progredindo rapidamente (ver Capítulo 324).

### REFERÊNCIAS BIBLIOGRÁFICAS
*As referências bibliográficas deste capítulo se encontram online no Ambiente de Aprendizagem.*

## CAPÍTULO 185

# Controle Nutricional da Doença do Trato Urinário Inferior

Yann Queau e Vincent C. Biourge

A doença do trato urinário inferior (DTUI) envolve várias anormalidades caracterizadas por disúria, estrangúria, polaciúria, hematúria, periúria e, às vezes, obstrução da uretra. A urolitíase é responsável por 18% e 7 a 22% dos casos de DTUI em cães (ver Capítulo 331)[1] e gatos (ver Capítulo 332),[2-5] respectivamente, enquanto a cistite idiopática (CI) é predominante em gatos, representando cerca de dois terços dos casos (ver Capítulo 334).[2-5]

É fundamental buscar a etiologia precisa (ou a falta dela, no caso de CI) dos sintomas de DTUI para o sucesso no controle nutricional. Para orientar e otimizar o tratamento dietético, são essenciais informações sobre o histórico alimentar e o ambiente do paciente, análise quantitativa dos urólitos ou cálculos e diagnóstico de qualquer distúrbio metabólico potencial.

## UROLITÍASE

Urólitos são estruturas policristalinas que se formam sob certas condições, influenciando as concentrações urinárias de cristaloides e de inibidores ou promotores de cristalização, bem como o pH. A supersaturação relativa (SR) é um índice de risco de cristalização em humanos[6] e animais de companhia.[7] Para calcular a SR, são inseridos os valores do pH da urina e das concentrações de dez solutos, de uma amostra representativa de urina, em um algoritmo de computador. A SR define três níveis de saturação: *subsaturação* (dissolução de cristal, SR < 1), *supersaturação metaestável* (nem formação de cristal nem dissolução) e *supersaturação lábil* (formação e aumento espontâneo de cristais). Até o momento, o cálculo da SR não está disponível no ambiente clínico. A gravidade específica ou densidade da urina (DU), o pH e um exame microscópico podem ser realizados prontamente, como métodos indiretos e não precisos de avaliação do risco de formação de cristais. Em pacientes de risco, muitas vezes se recomenda manter a DU < 1,030 em gatos e < 1,020 em cães.[8]

### Considerações gerais: estímulo da diurese
Seja qual for o cálculo, a diluição da urina é a estratégia fundamental para a prevenção e/ou a dissolução de urólitos. O aumento da diurese diminui a SR e estimula a micção mais

frequente, diminuindo o tempo de agregação dos cristais. O fornecimento de rações úmidas (com umidade > 70%; em latas, sachês) é uma forma efetiva de aumentar a ingestão de água e a diurese em cães e gatos.[9-11] A fim de propiciar umidade às rações secas a um nível comparável, pode-se adicionar água morna sobre a ração – a adição de uma xícara e meia de água a uma xícara de ração propicia aproximadamente 80% de umidade. A aceitação dessa ração pode ser um desafio em gatos.

Uma alternativa à umidade como estimulante da diurese é a suplementação com cloreto de sódio. Em vários estudos, constatou-se que cães e gatos apresentaram maior ingestão de água e de volume de urina e, na maioria dos casos, menor DU, quando alimentados com rações comerciais secas com teor de sódio > 2,5 g/1.000 kcal.[11-19] Rações com alto teor de sódio são controversas. Com base em estudos em humanos, surgiram preocupações quanto às funções renais e cardíacas e à pressão arterial. Um exame em gatos verificou aumento reversível da concentração de creatinina em quatro animais com função renal comprometida quando alimentados com ração com conteúdo de sódio de 2,9 g/1.000 kcal.[17] Por outro lado, cinco estudos[20-23] de curta duração (1 a 12 semanas) e dois de longa duração[18,19,24] (6 a 24 meses) não constataram nenhuma influência da maior ingestão de sódio nas funções renal – inclusive na taxa de filtração glomerular – e cardíaca. Em nenhum deles se notou hipertensão arterial sistêmica. Outra potencial preocupação é o aumento da excreção urinária de cálcio em animais alimentados com ração com alto teor de sódio.[12,14] No entanto, graças à diluição simultânea da urina, a concentração de cálcio permanece inalterada[11,12,14] ou diminuída.[15] Já as de solutos, como o oxalato, podem diminuir, reduzindo a SR do oxalato de cálcio ($CaC_2O_4$).[11,12,15]

## Considerações específicas de acordo com o tipo de urólito

A maioria dos cálculos ocorre como urólitos puros, e seu controle alimentar específico é descrito nesta seção. Entre 5 e 15% dos casos podem ocorrer como urólitos compostos ou mistos. Nessa situação, a prevenção alimentar deve ter como alvo a parte interna do cálculo (núcleo), que se formou primeiro e facilitou a precipitação do segundo mineral.

### Estruvita

Os cristais de estruvita são compostos de magnésio, amônio e fosfato. Eles podem se formar na urina estéril – a maioria dos casos, em gatos (ver Capítulo 332) – ou, de modo secundário à infecção do trato urinário (ITU), por bactérias produtoras de urease – a maioria, senão todos os casos, em cães (ver Capítulo 331). Portanto, os objetivos do controle dietético de urólitos de estruvita dependem da espécie do paciente: prevenção e dissolução, em gatos, e dissolução, em cães. O alvo é uma SR de estruvita < 1 para subsaturação e 1 a 2,5 para supersaturação metaestável.[7,25]

Promover a diluição da urina pode ajudar, mas é menos importante para urólitos de estruvita do que para outros. O pH urinário é o fator mais importante na prevenção e na dissolução de estruvita. Na urina alcalina, o fosfato se encontra em seu estado trivalente ($PO_4^{3-}$), tornando-o prontamente disponível para formar cristais de estruvita ($NH_4 MgPO_4 \cdot 6 H_2O$). Quando a urina é acidificada, a protonação do fosfato ($HPO_4^{2-}$, $H_2PO_4^-$ ou $H_3PO_4$) diminui sua disponibilidade. Quanto mais baixo o pH da urina, menor será a SR da estruvita. No entanto, outros fatores, como diluição da urina e concentrações de precursores, também influenciam a SR. O potencial de acidificação da dieta depende de seus ingredientes e do equilíbrio entre acidificantes (metionina, sulfato de cálcio ou sódio, cloreto de cálcio ou amônio etc.) e alcalinizantes (carbonato de cálcio ou de sódio, citrato de potássio etc.). O consumo de pequenas refeições ao longo do dia, em vez de uma ou duas grandes refeições, atenua a alcalinização pós-prandial e está associado à produção de urina mais ácida e a uma menor quantidade de cristais de estruvita na urina.[26] O pH urinário alvo para controlar a urolitíase por estruvita geralmente varia de 6 a 6,3 – pelo menos para rações secas –, a fim de ajudar a obter uma SR < 2,5. A acidificação crônica excessiva eleva a excreção urinária de potássio e pode levar à depleção de potássio corporal, se o conteúdo de potássio na dieta for muito baixo.[27,28] Também pode causar desmineralização óssea, embora isso não tenha sido comprovado em estudos com gatos.[29-31] Em cães, a ITU causada por bactérias produtoras de urease induz a produção de urina alcalina e a liberação de amônia, aumentando o risco de formação de cálculo de estruvita. No caso de ITU, as dietas acidificantes não são capazes de diminuir significativamente o pH urinário sem a ajuda de terapia antibiótica. Há uma relação direta entre as quantidades de precursores de estruvita, em especial magnésio e fósforo, na dieta e sua excreção na urina.[32,33] Na ausência de controle do pH urinário, altas quantidades desses minerais na dieta podem aumentar o risco de urolitíase por estruvita. Ambos os minerais interagem para sua absorção. Estudos comprovaram a eficácia de rações comerciais secas e enlatadas que continham quantidades controladas de precursores de estruvita e propriedades acidificantes e/ou diuréticas na dissolução de urólitos de estruvita de ocorrência natural em gatos.[34-37] Nesses animais, o tempo médio de dissolução completa dos urólitos foi de 13 a 28 dias, com variação de 6 a 141. Em cães, a dissolução pode demorar até 3 meses, e os protocolos devem ser combinados com terapia antimicrobiana apropriada.[38-40]

### Oxalato de cálcio

Até o momento, os urólitos de oxalato de cálcio ($CaC_2O_4$) não são passíveis de dissolução clínica. O objetivo do manejo alimentar é reduzir o risco de recidiva. Uma SR de $CaC_2O_4$ de 1 a 12 corresponde à urina com supersaturação metaestável.[25] Isso pode ser obtido ao estimular a diurese. Na maioria dos estudos, constatou-se que o aumento da ingestão de água por meio de sua adição na ração[9,11,41] ou da suplementação de sódio na dieta[11-16,41,42] reduziu a SR do $CaC_2O_4$ em animais saudáveis e predispostos à formação de cálculos.

A importância dos precursores dietéticos na fisiopatologia da formação de urólitos de $CaC_2O_4$ é pouco compreendida. Em um estudo retrospectivo, verificou-se que maiores teores de umidade, proteína, sódio e potássio na dieta foram associados a menor risco de urolitíase por $CaC_2O_4$ em gatos (ver Capítulo 332).[43] Em cães alimentados com rações secas e enlatadas, o risco de urolitíase por $CaC_2O_4$ foi maior naqueles que consumiram dietas com menores conteúdos de proteína, sódio, potássio, cálcio, fósforo e magnésio (ver Capítulo 331).[42,44,45] Com base no conhecimento atual, a prevenção da urolitíase por $CaC_2O_4$ visa reduzir as concentrações urinárias de cálcio e oxalato. Um alto teor de cálcio na dieta aumenta a absorção e a excreção urinária, ocasionando SR mais alta.[46] No entanto, a absorção de cálcio é influenciada por fósforo, magnésio, oxalato e vitamina D na dieta. A absorção de oxalato é afetada pelo cálcio da dieta.[47-49] Ingredientes como beterraba, feijão, batata e vegetais folhosos apresentam alta concentração de oxalato, mas o efeito do oxalato na dieta em sua excreção urinária é variável.[46,50,51] Em humanos, o oxalato pode ser degradado pela microflora intestinal. A produção endógena de oxalato pela metabolização de alguns açúcares (glicose e frutose), aminoácidos (hidroxiprolina, glicina, serina etc.), vitamina C e glicolato também influencia sua excreção.[50-52] A deficiência de vitamina B6 (piridoxina) aumenta a produção endógena e a excreção de oxalato na urina.[53] No entanto, a deficiência dessa vitamina é muito improvável, e a suplementação com altas doses não diminui a concentração de oxalato na urina.[54]

Em humanos, as dietas com alto conteúdo de proteínas de origem animal estão associadas à acidose metabólica e à hipercalciúria.[55] Portanto, são considerados fatores de risco para urolitíase por $CaC_2O_4$. Por outro lado, um alto teor de proteína na dieta parece proteger contra a formação de cálculo de $CaC_2O_4$ em cães e gatos,[43-45] induzindo o aumento do volume de urina,[56] o que pode reduzir as concentrações de cristaloides. Um estudo constatou maior SR de $CaC_2O_4$ em gatos com alto teor de proteína na dieta (35 a 57% da MS).[57] Entretanto, as diferenças foram muito pequenas e, provavelmente, sem importância biológica. Além disso, o aumento do teor de proteína não foi associado a uma elevação consistente na excreção de cálcio nem à diminuição do pH urinário. O magnésio pode formar complexos com o oxalato. Estudos epidemiológicos constataram que baixo teor de magnésio na dieta aumenta o risco de urolitíase por $CaC_2O_4$ em gatos.[43] No entanto, sua suplementação excessiva pode aumentar o risco de urolitíase por estruvita.

Há alguma controvérsia quanto ao efeito do pH da urina no risco de urolitíase por $CaC_2O_4$. Considera-se que a crescente prevalência de cálculos de $CaC_2O_4$ estava associada à acidificação geral de rações para animais de companhia nas décadas de 1980 e 1990. Estudos epidemiológicos retrospectivos demonstraram que o potencial de uma dieta para induzir acidificação da urina (pH < 6,25) está associado a maior risco de urolitíase por $CaC_2O_4$ em gatos,[43] mas não em cães.[44,45] Acredita-se que a acidose metabólica crônica induza liberação de cálcio e fosfato dos ossos e, assim, calciúria,[27] diminuindo a concentração de citrato na urina, um inibidor da cristalização do $CaC_2O_4$. Os resultados de estudos sobre o efeito do pH da urina na SR do $CaC_2O_4$ são conflitantes e mostram aumento da SR em pH urinário mais baixo, apesar de cálcio ionizado e calciúria semelhantes.[31] Em outro estudo, não se constatou diferença na SR.[58] Geralmente, recomenda-se citrato de potássio para diminuir o risco de urolitíase por $CaC_2O_4$, por meio da alcalinização da urina e do aumento da excreção de citrato. No entanto, essa estratégia não se mostrou efetiva em um estudo com cães.[59] Ainda é preciso definir a importância do pH urinário no controle de formação de urólito de $CaC_2O_4$.

### Fosfato de cálcio

Quando os urólitos de fosfato de cálcio ocorrem como componente secundário de cálculos de oxalato de cálcio ou de estruvita, o controle deve ser direcionado ao urólito original (núcleo). Cálculos de fosfato de cálcio puro estão associados a distúrbios metabólicos que causam hipercalciúria – como hipercalcemia e hiperparatireoidismo (ver Capítulo 297) – e/ou pH urinário alcalino – como acidose tubular rena (ver Capítulo 326).[60] Esses urólitos não são passíveis de dissolução por meio de medicamentos. O tratamento da causa primária deve ser o primeiro passo para reduzir o risco de recidiva. A dieta precisa levar à diluição da urina; conter quantidades controladas de cálcio, fósforo e vitamina D; e induzir um pH urinário moderadamente ácido.

### Urato

O controle dietético de urólitos de urato se baseia sobretudo na prevenção de episódios recorrentes em cães suscetíveis – mutação no gene SLC2A9 e desvio (*shunt*) portossistêmico – e em gatos. A dissolução do cálculo por meio de medicamentos só foi relatada em cães da raça Dálmata (ver Capítulo 326).[61] Como acontece com outros urólitos, o primeiro passo deve ser a diluição da urina por meio de estímulo à ingestão de água. Em cães com desvio portossistêmico não corrigido e encefalopatia hepática, pode-se recomendar uma ração formulada para animais com doença hepática (ver Capítulo 284).

O urato presente na urina é oriundo do catabolismo de purinas endógenas ou da dieta. A alteração no conteúdo de purinas é uma forma efetiva de diminuir a excreção urinária de metabólitos de purinas.[62] Há recomendação de dietas com baixo teor de proteínas para reduzir a excreção urinária de ácido úrico em 24 horas.[63,64] No entanto, o conteúdo de purinas nas proteínas é variável – é alto em vísceras e em peixes, por exemplo. Ao usar fontes de proteína selecionadas, não é necessária uma restrição grave para obter baixa concentração de urato.[62,65] Em gatos, não foi realizado nenhum estudo dietético relativo à formação de cálculo de urato. Hoje, são recomendadas rações elaboradas para pacientes com doenças renais ou hepáticas, que normalmente apresentam restrição proteica. Os cristais de urato são um pouco menos solúveis em urina ácida. Portanto, a dieta não deve induzir a produção de urina ácida. Por fim, o alopurinol, que inibe a conversão de hipoxantina em ácido úrico, pode ser administrado em cães, junto com dietas restritas em purinas, a fim de diminuir a excreção urinária de urato.[66,67]

### Xantina

Urólitos de xantina quase sempre se formam após o uso de alopurinol em cães alimentados com dietas com alto conteúdo de purinas, mas sua formação também pode ser espontânea. Não há relatos de dissolução desse urólito por meio de medicamentos. A prevenção de recidiva de cálculos de xantina depende do ajuste da dose de alopurinol e de uma estratégia dietética semelhante à mencionada para urólitos de urato, porém com restrição.

### Cistina

Os cálculos de cistina podem ser dissolvidos, e o controle dietético deve ter como objetivo a dissolução e a prevenção de recidiva (ver Capítulo 331). Mais uma vez, o estímulo à ingestão de água e a diluição da urina são de suma importância. A excreção urinária de cistina pode ser modulada pela ingestão de proteínas na dieta, mais especificamente de metionina e cisteína.[68] Portanto, recomenda-se fornecer uma dieta com quantidades desses aminoácidos essenciais próximas às necessidades mínimas do animal. A maioria das fontes de proteínas de origem vegetal contém menores quantidades desses aminoácidos sulfurados do que as as proteínas de origem animal. A solubilidade da cistina é altamente dependente do pH, com maior solubilidade em pH > 7,2.[69] O tratamento medicamentoso com 2-mercaptopropionilglicina (2-MPG) foi usado com sucesso em cães.[70] Em cães com cistinúria, constatou-se deficiência de taurina e cartinina.[71] Ademais, a taurina e a carnitina são recomendadas na prevenção de cardiomiopatia dilatada, em especial quando o animal é alimentado com dieta restrita em seu precursor: a metionina.

### Outros

Urólitos de sílica são incomuns em cães e gatos, e não há relato de dissolução por meio de medicamentos. Para a prevenção, deve-se propiciar a diluição da urina. Recomenda-se prevenir alotriofagia, evitar dietas ricas em ingredientes vegetais com alto teor de sílica – como arroz integral ou casca de soja – e fornecer água mineral em regiões de solo com alto teor de sílica. As rações enlatadas, além de estimularem a diurese, normalmente contêm menos ingredientes vegetais. O efeito do pH da urina na solubilidade da sílica é desconhecido.

## IMPLEMENTAÇÃO PRÁTICA DO CONTROLE ALIMENTAR

Antes da prescrição de controle dietético, é importante obter o histórico alimentar do paciente, a fim de identificar os potenciais fatores de risco dietéticos associados ao urólito suspeito ou que foi tratado (ver Capítulo 170). Várias rações comerciais estão disponíveis para os diferentes urólitos. Rações úmidas podem ser preferidas em razão de seu efeito na diurese. Rações secas, com alto teor de sódio ou adição de água, são alternativas efetivas quando o paciente recusa as enlatadas. A dieta mista (ração seca + ração enlatada) pode comprometer a diurese, mas seu fornecimento deve ser desencorajado, a menos que seja validado pelo fabricante. Se a opção forem dietas caseiras, elas devem ser formuladas por um nutricionista veterinário e apresentar alto teor de umidade. As guloseimas não devem exceder 10% das calorias diárias nem interferir na estratégia alimentar. Frutas e vegetais geralmente contêm baixas concentrações de purinas. Os petiscos de couro cru podem conter grande quantidade de precursores de oxalato.

## CISTITE IDIOPÁTICA FELINA

Hoje em dia, acredita-se que a cistite idiopática felina (CIF) se deva à ativação anormal do sistema de resposta ao estresse (ver

Capítulo 334).[72] A maioria dos episódios de CIF é autolimitada e se resolve em 2 a 7 dias. O tratamento visa prevenir a recidiva mediante uma abordagem multimodal, com melhoria das condições ambientais, limitação de fatores estressantes sociais e limpeza rigorosa da caixa de areia ou de excretas.[73] A dieta é parte dessa abordagem multimodal. Com base em evidências limitadas, são recomendadas rações úmidas, em razão de seu efeito na diurese, já que a urina diluída pode ser menos irritante à mucosa da bexiga.[74,75] Avaliou-se o uso de glicosaminoglicanos por via oral, mas não se constatou benefício algum.[76,77] Relata-se que uma ração comercial diminuiu alguns sinais clínicos de DTUI, em comparação com uma dieta-controle, cujas composições diferiam em vários nutrientes. Todavia, não se notou diferença na proporção de gatos com recidivas ao longo de um período de 1 ano.[78] Relata-se que um hidrolisado de caseína (alfacasozepina) melhorou os comportamentos relativos à ansiedade em gatos[79] e pode ser útil, porém são necessários estudos adicionais.

## RESUMO

A dieta é um aspecto fundamental do tratamento médico da DTUI em cães e gatos. O estímulo à ingestão de água e a diluição da urina são procedimentos de controle comuns, não obstante a etiologia da doença. O controle de alguns urólitos (estruvita, urato, cistina) depende muito de um perfil alimentar específico. O sucesso do controle dietético requer a identificação adequada do urólito, o controle dos distúrbios metabólicos e a adesão do tutor à alimentação com a dieta recomendada.

## REFERÊNCIAS BIBLIOGRÁFICAS

*As referências bibliográficas deste capítulo se encontram online no Ambiente de Aprendizagem.*

# CAPÍTULO 186

# Abordagem Nutricional de Afecções Dermatológicas

Manon Paradis

A nutrição tem um papel fundamental na prevenção e no manejo de diversos distúrbios dermatológicos.[1-3] Este capítulo discutirá três áreas distintas a seguir: (1) hipersensibilidade alimentar (reação adversa cutânea ao alimento); (2) deficiências nutricionais; e (3) suplementação nutricional para o manejo de doenças de pele.

## HIPERSENSIBILIDADE ALIMENTAR

O desenvolvimento de hipersensibilidade[4-13] a um ou mais ingredientes da dieta pode causar distúrbios cutâneos, gastrintestinais ou ambos.[14,15] O prurido é o sinal dermatológico mais frequentemente observado, que pode ser acompanhado por lesões autoinflingidas subsequentes (p. ex., alopecia, escoriação, eritema). A otite externa alérgica é uma característica comum de hipersensibilidade alimentar em cães e, às vezes, é a única manifestação clínica, a qual pode simular outras condições alérgicas, como dermatite atópica[16] ou dermatite alérgica à picada de pulga, e o quadro clínico pode ser ainda mais complicado pela presença desses distúrbios concomitantemente, bem como por piodermite secundária ou dermatite por *Malassezia*. Em gatos, a hipersensibilidade alimentar pode se apresentar como alopecia simétrica autoinflingida, escoriações (envolvendo principalmente a cabeça e o pescoço), dermatite miliar e placas eosinofílicas (ver Capítulos 10 e 191).

### Diagnóstico de hipersensibilidade alimentar

A dieta de exclusão, que consiste no fornecimento exclusivo de uma dieta caseira ou "hipoalergênica" comercial, geralmente por um período de até 8 a 10 semanas, é o teste diagnóstico mais importante e confiável para diagnosticar ou excluir a hipersensibilidade alimentar.[17-19] Outros testes, como o teste cutâneo intradérmico com antígenos alimentares, os testes de contato e a mensuração das concentrações de imunoglobulina E sérica específicas para alergênios alimentares, não têm valor diagnóstico devido à baixa sensibilidade e especificidade.[20]

Antes de considerar a dieta de exclusão, é de extrema importância primeiro excluir ectoparasitas (p. ex., pulgas, piolhos, *Sarcoptes*, *Cheyletiella*, *Otodectes*) e infecções bacterianas e fúngicas como causas potenciais de prurido. Normalmente, o teste alimentar é conduzido apenas se o prurido residual persistir após as causas parasitárias e infecciosas terem sido excluídas ou controladas.

### Dieta de exclusão

O padrão-ouro para o diagnóstico de hipersensibilidade alimentar consiste no fornecimento de uma dieta de eliminação exclusivamente caseira para o paciente com uma nova fonte de proteína e carboidrato por até 8 a 10 semanas. Os ingredientes alimentares escolhidos para o teste da dieta de exclusão devem se basear na exposição anterior já conhecida do paciente a vários alimentos, evitando-se as fontes de proteína e carboidratos às quais o paciente foi exposto. Como as proteínas animais ingeridas geralmente são incriminadas como o alergênio agressor e devido à possível reatividade cruzada entre várias fontes de carnes, fontes de proteínas, como lentilhas, feijão ou outras leguminosas, podem mais adequadas para testes de dieta caseiras em cães. Por outro lado, uma nova fonte de proteína animal é, algumas vezes, usada em gatos. Normalmente, não é recomendado adicionar suplementos (p. ex., ácidos graxos essenciais [AGE], vitaminas, minerais) durante o teste de exclusão, uma vez que podem ser fontes potenciais de alergênios (p. ex., óleo de peixe, cápsula de gelatina) e por causa da duração fixa do teste. As dietas caseiras, embora incompletas e desequilibradas, podem ser usadas com segurança para a fase de diagnóstico na maioria dos animais de estimação adultos saudáveis. As "dietas hipoalergênicas" disponíveis no mercado abrangendo uma fonte de proteína hidrolisada ou nova, além de oferecer comodidade, são nutricionalmente completas e balanceadas.[21-24] No entanto, não são tão confiáveis quanto as dietas de exclusão caseiras: foram relatadas taxas de falha de até 25% devido à presença de conservantes, corantes, agentes de processamento, apenas proteínas parcialmente hidrolisadas e/ou contaminação cruzada em plantas de processamento com proteínas e carboidratos nem mesmo listados no rótulo dos alimentos para animais de estimação.[25] Outra razão frequente para o fracasso de testes dietéticos é a falta de aceitação por parte do cliente, que pode ser evitada com conscientização adequada.

A dieta de exclusão deve ser introduzida gradualmente ao longo de alguns dias. Nenhuma outra fonte de alimento deve ser oferecida (sem guloseimas, ossos, restos de comida, brinquedos de mastigar com aromatizante; glucosamina, vitaminas, AGE do tipo ômega-3, medicações orais saborizadas contra dirofilariose,[26] pasta de dente com sabor etc.). A melhora dos sinais clínicos costuma ser observada em 4 semanas, mas pode levar até 12 semanas para a resolução completa em alguns gatos (p. ex., placas eosinofílicas).

### Teste de provocação (desafio alimentar)
Se for observada resolução ou diminuição substancial no nível de prurido durante o curso do teste da dieta de exclusão, o paciente deve ser submetido mais uma vez ao desafio com todos os componentes da dieta original ao final do teste, a fim de confirmar o diagnóstico de hipersensibilidade alimentar e garantir que a melhoria ao longo desse período não seja apenas uma coincidência (p. ex., mudança de estação, novos tratamentos simultâneos). Deve ocorrer recorrência do prurido dentro de 2 semanas (15 minutos após a ingestão e, em geral, dentro de 1 semana) em casos de hipersensibilidade alimentar, cujo diagnóstico é confirmado apenas se houver recidiva do prurido após o desafio com a dieta original e cessação, mais uma vez, com a reintrodução da dieta de exclusão.

### Identificação dos ingredientes dietéticos agressores[27,28]
Normalmente é feita quando o paciente for alimentado com uma dieta hipoalergênica comercial adequada e o prurido estiver em remissão. Introduz-se e fornece-se o provável ingrediente alimentar causador da hipersensibilidade alimentar (p. ex., carne bovina, frango, laticínios, trigo, ovo, soja, milho) por um período de 2 semanas ou até que o prurido seja observado. Se o paciente ingerir esse alimento por 2 semanas e não apresentar nenhum efeito adverso, ele não é alérgico a esse ingrediente, podendo consumi-lo sem problemas. No entanto, se ele desenvolver sinais clínicos com um alimento de desafio, o tutor deve evitar fornecê-lo no futuro. O paciente deve então ser alimentado apenas com a dieta hipoalergênica comercial adequada até que os sinais desapareçam antes de repetir esse processo com outros ingredientes suspeitos.

### Manejo a longo prazo da hipersensibilidade alimentar[17,21,29]
Em geral, consiste em alimentar o paciente alérgico com uma dieta saborosa, completa e balanceada e que não contenha o(s) alergênio(s) agressor(es), o que é geralmente conseguido com o fornecimento de uma "dieta hipoalergênica" comercial tolerada pelo paciente. Ocasionalmente, uma vez que o(s) item(ns) alimentar(es) ofensivo(s) é(são) identificado(s), é possível fornecer uma dieta comercial padrão tolerada pelo paciente. Dietas caseiras costumam não ser recomendadas para manutenção a longo prazo porque são inconvenientes para muitos tutores e precisam ser suplementadas para serem completas e balanceadas. Se for escolhida uma dieta caseira (por conta da indisponibilidade de uma dieta comercial adequada ou preferência do tutor), é essencial que a ela seja devidamente balanceada (ver Capítulo 192).

### Prognóstico da hipersensibilidade alimentar
Em geral, o prognóstico para animais com hipersensibilidade alimentar é muito bom, caso seja possível evitar estritamente os itens alimentares aos quais o paciente demonstrou ser alérgico. Se houver recorrência ou recrudescência de prurido em uma dieta hipoalergênica de manutenção, devem-se considerar falta de adesão a longo prazo, mudança na formulação da dieta comercial, sensibilização recente ao novo item alimentar ou possível recorrência de uma infecção bacteriana ou levedura da pele ou infestação por ectoparasitas. Por outro lado, é possível a resolução espontânea da hipersensibilidade alimentar, mas não se sabe com que frequência ou quando ela pode ocorrer.

## DEFICIÊNCIAS NUTRICIONAIS

Uma vez que a pele é um grande órgão com altas necessidades nutricionais, a dieta é fundamental para fornecer nutrientes para manter a integridade epidérmica e otimizar a cicatrização tecidual. Muitas deficiências nutricionais sistêmicas (p. ex., proteína, AGEs, zinco, vitaminas A e B) podem estar associadas a dermatopatias;[30,31] entretanto, a maioria produz uma gama semelhante de sinais clínicos dermatológicos que podem se tornar evidentes somente após a alimentação com uma dieta deficiente por vários meses. Os sinais, que costumam não ser específicos, incluem descamação excessiva, eritema, alopecia ou crescimento insuficiente dos pelos e pele oleosa, que podem ser acompanhados por piodermite secundária e prurido.

As condições dermatológicas que ocorrem como resultado de deficiências nutricionais atualmente são raras em países desenvolvidos, porque a maioria dos cães e gatos se alimenta com dietas comerciais completas e balanceadas que atendem às necessidades nutricionais desses animais. No entanto, o armazenamento prolongado ou inadequado da dieta (p. ex., oxidação de ácido graxo [AG]) e o excesso de suplementação (p. ex., deficiência de zinco após suplementação excessiva de cálcio) podem ser responsáveis por deficiências nutricionais (ver Capítulo 167). Além disso, com a tendência recente de alimentação com dietas não convencionais (p. ex., dietas cruas, caseiras ou vegetarianas), é provável que surjam dermatoses associadas a dietas incompletas e desequilibradas (ver Capítulo 192). Quando da suspeita de deficiência nutricional, costuma-se recomendar a mudança para uma dieta bem formulada e armazenada de maneira adequada, em vez de tentar corrigir a deficiência adicionando-se ácidos graxos e vitaminas.

Apesar da alimentação com uma dieta adequada, deficiências nutricionais podem surgir ocasionalmente em animais com doença gastrintestinal crônica (p. ex., má digestão e má absorção), doença metabólica (p. ex., dermatite necrolítica superficial) e fatores genéticos (p. ex., absorção de zinco prejudicada em cães Husky Siberiano e Malamute do Alasca).

Existem duas síndromes de dermatose responsiva ao zinco no cão:[30,32] a síndrome I é observada predominantemente em raças árticas e a síndrome II, em filhotes de crescimento rápido, geralmente alimentados com ração de baixa qualidade. Ambas se apresentam com descamação aderente ao redor da boca, do queixo, dos olhos, do pavilhão auricular e dos coxins plantares. Cães com a síndrome I requerem suplementação oral de zinco (com correção dietética, quando apropriado), enquanto os com síndrome II necessitam de uma dieta de melhor qualidade. A dermatite necrolítica superficial (também chamada de necrose epidérmica metabólica e síndrome hepatocutânea) é uma doença rara observada em cães mais velhos em que deficiências nutricionais (p. ex., hipoaminoacidemia e possível deficiência de AGE e zinco) estão associadas a distúrbios metabólicos sistêmicos, muitas vezes resultantes de doença hepática.[33] Manejo nutricional paliativo (p. ex., alimentação com gema de ovo, zinco e suplementos de AGE) ou infusões de aminoácidos intravenosos podem ser benéficos (ver Capítulos 10, 180 e 285).

## SUPLEMENTAÇÃO NUTRICIONAL PARA O MANEJO DE DOENÇAS DE PELE

Suplementos nutricionais administrados em níveis suprafisiológicos têm sido recomendados para o manejo de várias doenças de pele,[34-37] com os interesses voltados para o valor terapêutico do AGE no tratamento da dermatite atópica canina.[38-40] Em geral, altos níveis de ácidos graxos ômega-3 (n-3) são usados para controlar a inflamação, ao passo que, de ômega-6 (n-6), para promover uma barreira epidérmica saudável. Embora haja alguma evidência de que os suplementos com ácidos graxos n-3 e as dietas enriquecidas com eles forneçam alguns benefícios clínicos no tratamento de dermatite atópica,[34] a magnitude desses benefícios ainda é pouco documentada. Ainda não se sabe se o ácido alfalinolênico (ALA, de linhaça) é tão útil quanto os ácidos eicosapentaenoico (EPA) e docosa-hexaenoico (DHA), ambos encontrados principalmente em peixes de água fria. Além disso, há um debate contínuo sobre se a proporção de ácidos graxos n-6 para n-3 em alimentos, ou uma dosagem absoluta de n-3, é mais importante na modulação da inflamação. Normalmente, recomenda-se a suplementação com 40 a 50 mg/kg de EPA por via oral (VO), a cada 24 h, podendo-se levar de 8 a 12 semanas até que seja observada a redução do prurido (variando de 0 a 40%). O tratamento com ômega-3 quase sempre é usado na tentativa de reduzir a dosagem de manutenção de glicocorticoide ou ciclosporina em cães atópicos (ver Capítulos 164 e 165).[41]

As principais empresas de alimentos para animais de estimação formulam dietas prescritas para o controle de doenças de pele caninas, especialmente para dermatite atópica. Vários micronutrientes ou cofatores são adicionados, além dos altos níveis de ácidos graxos n-3, para auxiliar a barreira epidérmica e a função imunológica. No entanto, seus benefícios são amplamente subjetivos, havendo-se a necessidade de estudos controlados para sustentar essas alegações. É importante ressaltar que as dietas caninas especificamente formuladas para melhorar a saúde e a mobilidade das articulações geralmente contêm mais ácidos graxos n-3 do que aquelas projetadas para a saúde da pele.

Suplementos com ácidos graxos n-3 e n-6 (ou dietas enriquecidas com ácidos graxos n-3 e n-6) também podem ser benéficos para cães com onicodistrofia lupoide simétrica (oniquite lupoide simétrica).[35,42] Doses suprafisiológicas de *vitamina A natural* (800 a 1.000 UI/kg/dia), em vez dos retinoides sintéticos mais caros (p. ex., isotretinoína, acitretina), são recomendadas para o tratamento de alguns distúrbios de cornificação, como adenite sebácea, ictiose e comedões em raças caninas sem pelos, bem como em dermatite actínica, acantomas infundibulares queratinizantes, linfoma cutâneo epiteliotrópico de células T e carcinoma de células escamosas.

Doses suprafisiológicas de *niacinamida* (vitamina $B_3$), geralmente em combinação com tetraciclina (ou doxiciclina) ou *vitamina E*, são usadas por seus efeitos anti-inflamatórios e imunoestimuladores em várias doenças cutâneas imunomediadas (p. ex., lúpus eritematoso discoide, onicodistrofia lupoide, dermatomiosite) com efeitos variáveis. Doses suprafisiológicas de *zinco* são necessárias em cães Husky Siberiano e Malamute do Alasca que sofrem de síndrome I de dermatose responsiva ao zinco.

### REFERÊNCIAS BIBLIOGRÁFICAS

*As referências bibliográficas deste capítulo se encontram online no Ambiente de Aprendizagem.*

# CAPÍTULO 187

# Distúrbios Esqueléticos Relacionados com a Nutrição

Ronald Jan Corbee

### VISÃO GERAL

Os distúrbios esqueléticos relacionados com a nutrição incluem condições associadas a desequilíbrios tanto de nutrientes essenciais (cálcio, fósforo, vitaminas A e D) quanto por supernutrição (i. e., obesidade como agravante da osteoartrite; ver Capítulo 176). Os desequilíbrios nutricionais podem afetar o esqueleto de cães e gatos de qualquer idade, mas são mais prejudiciais em animais em crescimento, por causa da maior taxa de renovação óssea em animais jovens. Além disso, pode haver aumento da incidência de doença ortopédica do desenvolvimento (DOD), incluindo um grupo diverso de distúrbios musculoesqueléticos que ocorrem em animais em crescimento, mais comumente cães de raças grandes e gigantes de crescimento rápido, com peso adulto > 25 kg, por desequilíbrios dietéticos. A compreensão do papel da nutrição na fisiopatologia dessas doenças facilita a prevenção, o diagnóstico e o tratamento (ver Capítulo 353 para uma descrição detalhada dos distúrbios esqueléticos).

### METABOLISMO DO CÁLCIO

Embora mais de 99% do cálcio (Ca) corporal total seja armazenado no esqueleto, é a concentração de cálcio ([$Ca^{2+}$]) do fluido extracelular (plasma) que é crítica para uma infinidade de processos celulares, contrativos e enzimáticos (ver Capítulos 69 e 297). Como resultado, [$Ca^{2+}$] plasmática é rigidamente controlada por um complexo mecanismo homeostático envolvendo fluxos de cálcio entre fluido extracelular e rim, osso e intestino. Três hormônios principais – paratormônio (PTH, do inglês *parathyroid hormone*), calcitonina e 1,25-di-hidroxicolecalciferol (1,25[$OH$]$_2$D, calcitriol) – regulam o influxo e efluxo de cálcio.[1] O aumento da [$Ca^{2+}$] plasmática inibe a secreção de PTH e estimula a secreção de calcitonina. A função primária da calcitonina é prevenir o aumento da [$Ca^{2+}$] plasmática por meio de diferentes ações: estimulação do transporte de Ca para as organelas celulares, armazenamento de Ca no reservatório lábil de Ca do osso e aumento da excreção glomerular de Ca.[2]

A diminuição da [$Ca^{2+}$] plasmática estimula a secreção de PTH, cuja função primária é aumentar a [$Ca^{2+}$] plasmática para o nível normal por meio de diferentes ações: aumento da mobilização de Ca (e P) do osso, da reabsorção renal de Ca do filtrado glomerular e da excreção urinária de P e estimulação da conversão de 25-hidroxicolecalciferol (calcidiol) em 1,25[$OH$]$_2$D. A função primária da 1,25[$OH$]$_2$D é mineralizar o osteoide recém-formado e a cartilagem da placa de crescimento mediante diferentes ações: aumento da mobilização de Ca (e P) do osso, da reabsorção renal de Ca (e P) do filtrado glomerular e da absorção de Ca (e P) do trato gastrintestinal e, finalmente, a mineralização do osteoide recém-formado e da cartilagem da placa de crescimento com o Ca e o P liberados. Além disso, 1,25[OH]$_2$D inibe a secreção de PTH, fornecendo o mecanismo de *feedback* negativo[3,4] (Figura 187.1).

## HIPERPARATIREOIDISMO SECUNDÁRIO NUTRICIONAL

O hiperparatireoidismo secundário nutricional ocorre quando a ingestão ou absorção crônica e insuficiente de Ca estimula a secreção contínua de PTH.

Se o aumento da absorção de Ca no intestino for insuficiente para atender às necessidades diárias, o Ca será reabsorvido na superfície endosteal das diáfises ósseas e nas áreas de osso esponjoso.

Além da ingestão crônica inadequada de Ca, a ingestão excessiva de fósforo (P), associada à ingestão inadequada de cálcio, pode resultar em hiperparatireoidismo secundário nutricional. O excesso de fósforo reduz a concentração sérica de cálcio ionizado pela lei de ação de massas, resultando em hipersecreção de PTH. Osteoclasia excessiva e fraturas patológicas do osso em crescimento são resultados do hiperparatireoidismo a longo prazo. A mineralização do osteoide e da cartilagem não será alterada, resultando em placas de crescimento de largura normal.[5,6]

## Avaliação clínica e radiográfica

Embora animais de qualquer idade possam ser afetados, a maioria daqueles com hiperparatireoidismo secundário nutricional são jovens que consomem alimentos com deficiência de Ca.[7] Por exemplo, os animais alimentados com comida caseira formulada de maneira inadequada ou dietas totalmente à base de carne podem receber cálcio insuficiente e/ou fósforo em excesso (ver Capítulo 192). Os sinais clínicos podem incluir relutância para se mover e brincar, claudicação, marcha descoordenada, decúbito esternal, dentes soltos e mastigação dolorosa.

As concentrações de cálcio no sangue costumam estar dentro dos limites normais, embora esses valores possam, em casos raros, estar diminuídos. Aumentos nas concentrações séricas de PTH e 1,25[OH]$_2$D podem ser detectados[4,6] (ver Figura 187.1). As radiografias podem revelar córtices finos, cavidades medulares largas, fraturas dobráveis (em galho verde), largura normal das placas de crescimento com bordas metafisárias relativamente brancas, bem como fraturas por compressão do osso esponjoso de epífises e vértebras.[5,6]

## Diagnóstico diferencial

As anormalidades radiográficas e fraturas patológicas incluem hiperparatireoidismo secundário nutricional e erros inatos do metabolismo, que incluem osteogênese imperfeita, mucopolissacaridose e outras doenças raras (Figura 187.2). O hiperparatireoidismo pode ser primário ou secundário (i. e., nutricional ou renal). A deficiência crônica de Ca pode ser complicada pela deficiência de vitamina D, caso as dietas compostas apenas por carne sejam a única fonte de alimento.

## Tratamento

A correção da dieta inclui a utilização de ração comercial completa e balanceada para cães ou gatos. A quantidade absoluta de cálcio na comida é mais importante do que a proporção cálcio-fósforo em cães jovens em crescimento.[8,9] Os alimentos devem fornecer 0,8 a 1,2% de matéria seca (MS) (ou 0,5 a 0,7 g/MJ) de cálcio, e a relação cálcio-fósforo deve ser mantida dentro dos limites fisiológicos (1,1:1 a 2:1), sendo preferível a proporção de 1,2:1.[10] A melhora na mineralização do esqueleto deve ser evidente em 3 a 4 semanas, porque quase 100% do Ca ingerido será reabsorvido devido aos altos níveis de 1,25[OH]$_2$D induzidos pelo hiperparatireoidismo[4]. Durante esse tempo, é importante prevenir mais fraturas patológicas, especialmente das vértebras, reduzindo o manuseio e fazendo repouso em gaiola, pois o esqueleto é muito fraco para bandagens, talas ou implantes. Anti-inflamatórios não esteroides devem ser prescritos para o tratamento adequado da dor (ver Capítulos 126, 164 e 356). A suplementação de Ca como carbonato de Ca ou lactato de Ca (e não fosfato de Ca ou farinha de osso), na dose de 50 mg de Ca/kg de peso corporal (PC), pode acelerar a mineralização dos osteoides, mas a correção da dieta costuma ser suficiente. Osteotomias corretivas podem ser planejadas, se necessário, após o esqueleto estar normalmente mineralizado. Mesmo os animais de estimação com fraturas por compressão da medula espinal podem apresentar recuperação completa.

## RAQUITISMO

Como cães e gatos não são capazes de sintetizar vitamina D sob a influência da luz UVB, eles precisam de uma fonte dessa vitamina essencial (hormônio) nos alimentos.[2,5] A vitamina D é absorvida no intestino delgado por difusão passiva dependente de sais biliares e, então, transportada para o fígado, onde é hidroxilada em 25-hidroxivitamina D (calcidiol).[2] Uma segunda hidroxilação ocorre no rim, seja para 24,25-di-hidroxivitamina D, seja para 1,25[OH]$_2$D (calcitriol).[2] Ambos os metabólitos são necessários para a mineralização de osteoide e cartilagem.[2]

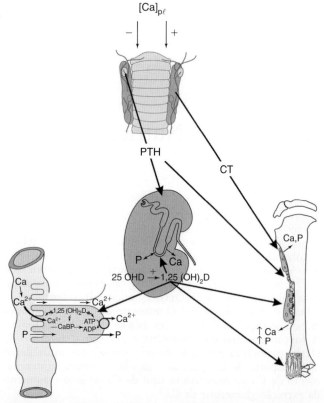

**Figura 187.1** Homeostase do cálcio regulada por hormônios calciotrópicos. Um aumento (+) da concentração plasmática de cálcio ([Ca]$_{p\ell}$) estimula a secreção de calcitonina (CT) pelas glândulas tireoides, o que aumenta a excreção renal e inibe a reabsorção óssea de cálcio, que, a longo prazo, prejudicará a remodelação esquelética e a ossificação endocondral. Uma diminuição (−) de [Ca]$_{p\ell}$ estimula a secreção do paratormônio (PTH) das glândulas paratireoides, causando (1) encolhimento dos osteoblastos, permitindo que os eles reabsorvam o osso, e (2) aumento da reabsorção de Ca e excreção de fósforo (P) e aumento da formação de 1,25[OH]$_2$D no rim. Como resultado do último, há aumento da absorção intestinal ativa de Ca e P e da reabsorção renal de Ca e P e estimulação da mineralização de osteoide e cartilagem recém-formados.

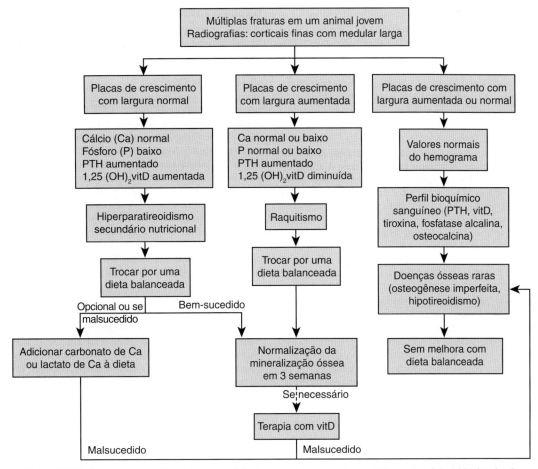

**Figura 187.2** Algoritmo para múltiplas fraturas patológicas em cães e gatos jovens. PTH, paratormônio; vitD, vitamina D.

O raquitismo é caracterizado por mineralização defeituosa de osso e cartilagem recém-formados, bem como por espessamento metafisário.[5,11] *Raquitismo* é o termo usado para descrever a hipovitaminose D em animais jovens; em adultos, é chamada de *osteomalacia*. A hipovitaminose D surge mais comumente da ingestão inadequada de vitamina D, mas as lesões por raquitismo também podem ocorrer secundariamente à ingestão reduzida de fósforo ou por uma razão anormal de cálcio para fósforo.[12-14] Além disso, o raquitismo pode ocorrer apesar da ingestão normal de vitamina D, se a ingestão de cálcio for excessiva em uma idade precoce (≈ 3 semanas de vida), o que causa hipercalcemia, hipoparatireoidismo secundário e diminuição da formação terciária de 1,25[OH]$_2$D.[6,13]

### Avaliação clínica e radiográfica

Um histórico completo da dieta é crítico. Uma vez que os alimentos comerciais para animais de estimação contêm 2 a 10 vezes as quantidades mínimas de vitamina D recomendadas pela Associação Americana Oficial de Controle de Alimentos (AAFCO), o raquitismo costuma ser visto apenas em animais alimentados com comida caseira formulada de maneira inadequada, como dietas estritamente vegetarianas não suplementadas (ver Capítulo 192). Também pode ocorrer em animais com atresia biliar ou erros inatos do metabolismo da vitamina D.[15-19] As radiografias demonstram córtex de ossos longos finos e placas de crescimento extremamente espessadas. O aumento da largura da placa de crescimento não está associado a alimentos com baixo teor de cálcio/alto teor de fósforo, mas é um forte indicador de raquitismo. Apesar do hiperparatireoidismo, a [Ca$^{2+}$] plasmática e o fósforo podem estar normais ou discretamente reduzidos. O diagnóstico da deficiência de vitamina D pode ser feito medindo-se os níveis circulantes dos metabólitos da vitamina D. No raquitismo, haverá diminuição dos níveis de 1,25[OH]$_2$D, ao passo que, no hipoparatireoidismo secundário nutricional ou renal, aumento dela.[2,15]

### Tratamento

A transição para um alimento comercial para cães ou gatos nutricionalmente balanceado costuma ser suficiente para resolver o raquitismo. A mineralização da cortical óssea, das calosidades e das placas de crescimento ocorrerá em 3 semanas. Se o cão ou gato não responder a uma dieta balanceada, a terapia com vitamina D pode ser recomendada.

## PANOSTEÍTE (ENOSTOSE, PANOSTEÍTE ESOSINOFÍLICA)

Em cães jovens, a alta ingestão de Ca leva à hiperplasia das células produtoras de calcitonina na glândula tireoide, o que resulta em atividade osteoclástica reduzida, que pode durar inclusive meses após um episódio de alta ingestão de Ca (ver Figura 187.1).[20] Em cães imaturos, existe um grande suprimento de sangue para a área metafisária óssea (na fronteira com as placas de crescimento). Essa rede de arteríolas recebe sangue de ramos do lado periósteo e das artérias medulares. Essas últimas entram no osso, principalmente por meio do forame nutricional. A direção do fluxo de sangue eferente atravessa o córtex diafisário e percorre canais ósseos rígidos. Para o alargamento desses canais no osso em crescimento, é necessária a atividade osteoclástica. Devido ao hipercalcitoninismo, os canais não podem ser alargados, resultando em edema, que também pode estar abaixo do periósteo, torando-o, portanto, doloroso em resposta à pressão ou à atividade muscular. Até agora, não foi mostrada nenhuma outra causa além da alta ingestão de Ca.[21]

## Avaliação clínica e radiográfica

A panosteíte é observada principalmente em cães de porte médio e grande (especialmente nos da raça Pastor-Alemão), aos 6 meses de idade, com início súbito de claudicação e demonstração de reação de dor à palpação profunda dos ossos longos. As radiografias mostram perda do padrão trabecular, com a observância de espessamento cortical subperiosteal bem definido.

## Tratamento

Como a doença é autolimitada e não diagnosticada em cães com mais de 22 meses de idade, o tratamento é limitado à administração de anti-inflamatórios não esteroides (ver Capítulo 164) e à adaptação da dieta. O tratamento dietético consiste na redução da ingestão de Ca, com uma dieta próxima às necessidades mínimas desse mineral e com uma quantidade de alimento necessária para manter a condição corporal ideal.

## DEFORMIDADE FLEXURAL DO CARPO

Descreve a hipoextensão, a hiperextensão ou a hiperflexão da articulação do carpo e é diagnosticada principalmente em cães machos de porte médio a gigante de 10 semanas (principalmente de 6 a 12 semanas).[22] Acredita-se que a alimentação deficiente e/ou a ingestão excessiva sejam a causa da deformidade flexural do carpo, como resultado do rápido ganho de peso antes do desenvolvimento ósseo adequado, em combinação com fraqueza dos ligamentos devido à diminuição da síntese de colágeno, que pode ser causada pela deficiência de cobre, uma vez que ele é incorporado à lisil-oxidase, necessária para a síntese de colágeno.[23] A deformidade flexural do carpo é tratada com o ajuste da dieta para uma ração para filhotes completa e balanceada, fornecida em quantidades, para prevenir o rápido ganho de peso, bem como exercícios em superfícies de tração (areia, grama ou carpete) e natação, proporcionando boa tração muscular[24] (ver Capítulos 353 e 355). Em casos graves, são indicados curativos, talas, tenotomia e/ou artrodese. Normalmente a deformidade flexural do carpo é autolimitante.

## DOENÇA ORTOPÉDICA DO DESENVOLVIMENTO

No cão, a patogênese da DOD é multifatorial, envolvendo suscetibilidade genética, influências ambientais e nutrição. A DOD é uma causa comum de osteoartrite secundária e doença articular degenerativa (DAD) em cães. A osteoartrite é a condição ortopédica não traumática mais comumente diagnosticada em cães, com uma prevalência estimada de 20% em adultos.[25,26] A osteocondrose e a displasia coxofemoral canina (DCC) constituem a maioria das DODs com etiologia relacionada com a nutrição. Em cães jovens, os fatores de risco específicos para DOD incluem: (1) raças grandes ou gigantes (genética) (> 25 kg de peso adulto); (2) alimentação de livre escolha (manejo), particularmente de alimentos de alta energia (nutrição); e (3) ingestão excessiva de cálcio e vitamina D de alimentos, guloseimas e suplementos (nutrição).[27-35] Os principais fatores nutricionais que contribuem para as DODs são o excesso de cálcio e energia.[29] A ingestão excessiva de cálcio (e subsequente hipercalcitoninismo) resulta em ossificação endocondral alterada, núcleos cartilaginosos retidos e maturação esquelética retardada.[5] A ingestão insuficiente de cálcio resulta no enfraquecimento dos ossos devido ao Ca insuficiente para a mineralização. Ossos enfraquecidos são mais propensos a trauma e distúrbios de ossificação endocondral, resultando em DOD (p. ex., síndrome do rádio curvo, displasia coxofemoral e osteocondrose). A ingestão excessiva de energia promove crescimento rápido e obesidade e (frequentemente) também resulta em aumento da ingestão de Ca.

## Displasia coxofemoral

A DCC é uma doença poligênica de herança complexa. Dessa forma, fatores ambientais, como nutrição e estilo de vida, têm uma forte influência na incidência e na gravidade.[36] A ingestão excessiva de energia parece ser fundamental para a expressão fenotípica de DCC em cães adultos e em crescimento (mais informações no Capítulo 353). Um estudo a longo prazo de cães geneticamente predispostos à DCC documentou que a prevalência e a gravidade da osteoartrite/DAD (a expressão fenotípica de DCC) são maiores em cães com escores de condição corporal (ECCs; ver Capítulos 2 e 170) acima do normal.[37] Ao longo da vida, a idade mediana dos cães com evidência radiográfica de DCC/osteoartrite foi significativamente menor (6 anos) em cães com sobrepeso quando comparados àqueles com peso normal (12 anos).[36] Além disso, a idade média em que 50% dos cães necessitaram de tratamento a longo prazo para sinais clínicos atribuíveis à osteoartrite foi significativamente mais precoce (10,3 anos, $p < 0,01$) nos cães com sobrepeso quando comparados àqueles com ECCs normais (13,3 anos) (ver Capítulo 176).[38]

## Osteocondrose

A osteocondrose é comum em espécies domesticadas, jovens, de crescimento rápido, de sangue quente e no homem, sendo a etiologia considerada multifatorial em todas elas. Em cães, os fatores de risco para osteocondrose incluem idade, sexo, raça, crescimento rápido e excesso de nutrientes (principalmente cálcio e energia).[29,30,32,33] Todos os cães de raças grandes e gigantes apresentam maior risco de osteocondrose, principalmente os das raças Dogue Alemão, Labrador Retriever, Terra Nova e Rottweiler.[32] A osteocondrose é uma interrupção da ossificação endocondral que resulta em uma lesão focal, mas é considerada uma doença sistêmica.[39,40] Ela ocorre na fise e/ou na epífise da cartilagem de crescimento, mais comumente no ombro, no joelho, no tarso e no cotovelo. A doença articular inflamatória aguda (ou DAD) pode ocorrer quando a superfície da cartilagem é rompida e o osso subcondral exposto ao fluido sinovial. Mediadores inflamatórios e fragmentos de cartilagem são liberados na articulação (osteocondrite dissecante), o que perpetua o ciclo de DAD (ver Capítulo 353).[41,42]

## Tratamento de doenças ortopédicas de desenvolvimento

Para ajudar a prevenir DOD em um filhote de porte grande a gigante (> 25 kg de peso adulto), é melhor fornecer um alimento comercial específico para as necessidades únicas de nutrientes. A ingestão recomendada da maioria dos nutrientes em cachorros de crescimento rápido, de raças grandes e gigantes, é semelhante à de outras raças. No entanto, é importante notar que as recomendações são mais rigorosas para densidade de energia, gordura dietética, cálcio e relação cálcio-fósforo (densidade de energia = 3,5 a 4,1 kcal/g, gordura = 8,5 a 17% de MS, cálcio = 0,8 a 1,2% de MS [ou 2 a 3 g/1.000 kcal, ou 0,5 a 0,7 g/MJ, Ca:P de 1,1:1 a 2:1, com preferência pela extremidade inferior do intervalo [1,2:1]). Vários alimentos comerciais especificamente formulados para cachorros de crescimento rápido, de raças grandes e gigantes, estão disponíveis (ver também Capítulo 171). É importante selecionar um alimento que seja mais semelhante aos padrões de referência de fatores nutricionais. Para prevenir desequilíbrios e excessos, não se recomenda a adição de suplementos vitamínicos ou minerais aos alimentos balanceados, o que é particularmente verdadeiro para cálcio, fósforo e vitaminas D e A. Se um alimento nutricionalmente adequado estiver sendo fornecido, a suplementação é contraindicada. O filhote de raça grande a gigante deve ser alimentado para manter um ECC entre 4/9 e 5/9 (ver Figuras 170.1 e 170.2, no Capítulo 170). As deficiências dietéticas são de preocupação mínima nesta era de alimentos comerciais especificamente preparados para cães jovens em crescimento; o maior potencial de danos resulta do consumo excessivo de energia e cálcio. Um alimento balanceado fornecido em quantidade adequada ajudará a otimizar as condições de desenvolvimento esquelético e diminuir o risco de DOD. Quando apropriado, a correção cirúrgica das condições subjacentes deve ser considerada.

## HIPERVITAMINOSE A

A vitamina A é necessária para a diferenciação terminal e a função normal dos osteoblastos e osteoclastos. Em animais jovens, a alta ingestão de vitamina A inibe tanto a condrogênese nas placas de crescimento quanto a síntese de colágeno nos osteoblastos na maioria das espécies, causando doença da hiena devido ao fechamento prematuro das placas de crescimento. Como os gatos são incapazes de excretar grandes quantidades de retinol e ésteres de retinol na urina, eles são mais suscetíveis à hipervitaminose A. Nos mais velhos, a hipervitaminose A é mencionada como causa de osteoartrite.[43]

### Avaliação clínica e radiográfica

A maioria dos casos que relatam hipervitaminose A em gatos deve-se ao consumo de grandes quantidades de fígado (porco ou gado).[44] Ao contrário de outras espécies, a hipervitaminose A em gatos é caracterizada por neoformação óssea sem osteólise, começando nos pontos de inserção dos ligamentos, dos músculos e das cápsulas articulares, causando, por fim, anquiloses nas vértebras e nas grandes articulações claramente visíveis nas radiografias. Isso resulta em dor, rigidez e, às vezes, claudicação. Concentrações elevadas de vitamina A no plasma e no fígado sustentam o diagnóstico, assim como fibrose hepática e células estreladas hepáticas edemaciadas observadas em biopsias hepáticas.[45]

### Tratamento

Uma vez que as anquiloses são irreversíveis, o tratamento dietético visa prevenir novas anquiloses, fornecendo uma dieta pobre em vitamina A por várias semanas, seguida de uma completa e balanceada para alimentação a longo prazo. O tratamento de suporte consiste na administração de anti-inflamatórios não esteroides (ver Capítulos 164 e 356).

## TRATAMENTO DA OSTEOARTRITE

Uma vez diagnosticada a osteoartrite, a base da terapia multimodal é a nutrição terapêutica. A princípio, o tratamento nutricional da osteoartrite deve enfocar a redução de peso se o ECC for maior que 5/9 (ver Capítulos 176 e 359). Alimentos concebidos para cães com osteoartrite devem fornecer nutrição adequada à idade e nutrientes específicos que possam ajudar a reduzir a inflamação e a dor, retardar o processo de degradação, complementar os medicamentos prescritos e proporcionar melhora tangível nos sintomas de osteoartrite. Estudos clínicos indicam que o manejo nutricional usando um alimento terapêutico suplementado com ácidos graxos n-3 ajudou a reduzir os sinais clínicos de osteoartrite em cães, conforme observado por tutores de animais de estimação, exame clínico ortopédico e análise da força de reação do solo da marcha.[46-48] Com base nesses estudos, um alimento desenvolvido para auxiliar no manejo da osteoartrite em cães deve fornecer níveis de 0,4 a 1,1% (MS) de ácido eicosapentaenoico (EPA). Os cães que consomem o alimento/suplemento terapêutico devem receber uma média de 50 a 100 mg de EPA/kg de peso corporal (PC) por dia. Em gatos com osteoartrite de ocorrência natural, um estudo avaliou o efeito de uma dieta terapêutica com EPA, ácido docosa-hexaenoico (DHA), glucosamina, sulfato de condroitina e um extrato de mexilhão de lábios verdes, ao usar sinais clínicos e análise da marcha como parâmetros de resultado, a qual mostrou eficácia.[49] Outro estudo, realizado em gatos de propriedade do cliente com osteoartrite de ocorrência natural, demonstrou a eficácia de um suplemento de EPA e DHA nos sinais clínicos de osteoartrite.[50] Com base nesses estudos, um alimento projetado para auxiliar no tratamento da osteoartrite em gatos deve fornecer níveis de 4,5 a 6% (MS) de EPA e 1,2 a 3% (MS) de DHA. Os gatos que consomem alimento/suplemento devem receber uma média de 75 a 100 mg de EPA e de 20 a 50 mg de DHA/kg de peso corporal por dia. Para outros suplementos, não há nenhuma evidência científica clara atualmente. Para veterinários que desejam usar cloridrato de glucosamina e sulfato de condroitina, o autor sugere uma dose de ataque de 50 mg/kg (peso corporal) e 40 mg/kg, respectivamente, seguida de uma dosagem de manutenção de 25 e 20 mg/kg, respectivamente. O suplemento mais recente, com resultados promissores em cães, é o colágeno tipo II não desnaturado do esterno de frango; 10 mg por cão por dia demonstraram melhora significativa na pontuação da dor (tanto observacional quanto por análise da plataforma de força).[51] Além do tratamento dietético, medicamentos anti-inflamatórios não esteroides e reabilitação física podem ser prescritos (ver Capítulos 164, 355 e 356). Em casos graves, a cirurgia eletiva pode ser indicada[52] (ver Figura 187.3).

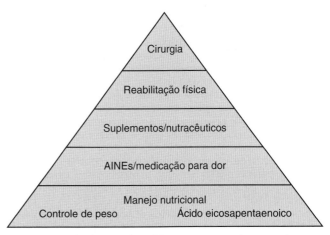

**Figura 187.3** Abordagem multimodal para o tratamento da osteoartrite secundária à doença ortopédica do desenvolvimento. *AINEs*, anti-inflamatórios não esteroides.

## REFERÊNCIAS BIBLIOGRÁFICAS

*As referências bibliográficas deste capítulo se encontram online no Ambiente de Aprendizagem.*

# CAPÍTULO 188

## Abordagem Nutricional do Câncer

Glenna E. Mauldin

### DESNUTRIÇÃO ASSOCIADA AO CÂNCER: CAQUEXIA DO CÂNCER

"Caquexia do câncer" é a forma complexa de desnutrição proteico-calórica classicamente associada à presença de tumor. É comum em pessoas e também descrita em cães e gatos. Um recente consenso define a caquexia do câncer em pessoas como uma síndrome multifatorial caracterizada por perda de > 5% do peso corporal atual ou de > 2% nos casos em que há depleção preexistente. Os indivíduos acometidos apresentam perda contínua de massa muscular esquelética, quase sempre com perda concomitante de estoques de gordura. Os defeitos metabólicos causais subjacentes foram identificados, embora a diminuição da ingestão de alimentos, bem como as anormalidades funcionais que interferem na digestão ou absorção dos alimentos, também possa contribuir para tal. O desenvolvimento progressivo da caquexia ocorre por meio de estágios – de pré-caquexia para caquexia e, depois, para caquexia refratária –, sendo classificada com base no grau de depleção dos estoques de energia e massa corporal magra, combinada com a gravidade da perda de peso contínua.[1]

A caquexia do câncer é clinicamente importante porque tem um efeito independente e negativo no prognóstico. Pessoas, gatos e cães com câncer e perda de peso concomitante apresentam aumento de morbidade e mortalidade e baixa qualidade de vida. O esgotamento da massa corporal magra leva à diminuição da massa muscular e à fraqueza. A composição corporal alterada pode alterar a farmacocinética e a farmacodinâmica do medicamento, aumentando a toxicose relacionada com o tratamento e comprometendo a capacidade de tolerância à terapia agressiva. Em geral, e independentemente da espécie, os indivíduos com perda de peso associada ao câncer têm sobrevida mais curta em comparação àqueles com a mesma doença, porém com peso estável.[2-11]

A caquexia do câncer é mais bem conceituada como uma síndrome paraneoplásica em que o metabolismo energético é alterado por uma resposta inflamatória sistêmica pronunciada: em última análise, as calorias consumidas são usadas de forma ineficiente, com ocorrência de perda de peso.[2,12-14] Uma das características da caquexia do câncer é que ela não pode ser revertida simplesmente com o aumento da ingestão de alimentos.[15] Várias citocinas, incluindo fator de necrose tumoral alfa (TNF-α) e interleucina-6 (IL-6), estão implicadas no mecanismo subjacente, com a observância de alterações bioquímicas distintas, como intolerância à glicose, hiperlactatemia e aumento da lipólise, em indivíduos acometidos.[12-14] Trabalhos recentes também sugerem que a inflamação crônica pode causar uma mudança fenotípica de tecido adiposo branco para gordura marrom, levando ao aumento da mobilização de lipídios e gasto de energia.[16,17]

A perda de peso parece ser menos comum em cães com câncer do que em pessoas com a doença.[18,19] Embora algumas das alterações metabólicas relacionadas com a caquexia do câncer tenham sido descritas em cães com tumores espontâneos,[20-24] uma clara associação entre essas alterações, perda de peso e desfecho não foi comprovada até o momento; por exemplo, a causa mais comum de hiperlactatemia em cães com tumor é a hipoperfusão, e não a caquexia no câncer.[25,26] A perda de peso é relativamente mais comum em gatos com câncer, ocorrendo em aproximadamente 50% dos animais. Como seria de se esperar, tem um impacto negativo no prognóstico.[10,11]

### DESNUTRIÇÃO ASSOCIADA AO CÂNCER: OBESIDADE

Apesar da correlação tradicional entre perda de peso e câncer, uma relação entre obesidade e câncer é, nos dias de hoje, amplamente reconhecida. Pessoas obesas são predispostas a desenvolver cânceres, incluindo linfoma e tumores de esôfago, cólon, endométrio e mama.[27-30] Acredita-se que o aumento da síntese de fatores, como fator de crescimento semelhante à insulina-1, estrogênio e leptina na obesidade, promova a transformação maligna por estimular a proliferação celular, bem como por meio da interrupção da diferenciação celular e apoptose. A resposta inflamatória sistêmica associada à obesidade também pode resultar em um ambiente permissivo para a indução e progressão do tumor.[29-33] Apenas alguns estudos examinaram a relação entre obesidade e câncer em gatos ou cães,[34] mas, com base em pesquisas publicadas, é provável que 20 a 30% dos cães com câncer estejam acima do peso ou obesos.[18,19] Embora isso não prove uma relação de causa e efeito, as ligações entre o desenvolvimento do tumor e a obesidade, bem como um histórico de ingestão de gordura, foram demonstradas entre cadelas não esterilizadas com carcinoma mamário.[35-37]

A obesidade tem um impacto complexo no prognóstico do câncer. De muitas maneiras, é mais difícil diagnosticar e tratar indivíduos obesos com câncer do que seus homólogos com peso normal.[30] Os diagnósticos tendem a ser feitos mais tarde no curso da doença: exames físicos são difíceis de realizar, com o comprometimento da acurácia dos testes diagnósticos, como ultrassonografia e imagem em corte transversal. O metabolismo dos quimioterápicos pode ser alterado de maneira significativa pela obesidade e a dosagem precisa é um desafio.[38,39] A radioterapia é mais difícil de administrar por causa do aumento da mobilidade da pele e das vísceras abdominais e dos pontos de referência ósseas obscurecidos. Por fim, a obesidade aumenta a probabilidade de alguns tipos de complicações cirúrgicas.[40] Alguns estudos mostram que pessoas com excesso de peso com câncer apresentam tempo de sobrevivência mais curto e maior taxa de mortalidade por todas as causas, específicas do câncer e cardiovasculares.[41,42] No entanto, outros estudos revelam que o aumento moderado da massa corporal confere uma vantagem paradoxal de sobrevivência, provavelmente devido à maior disponibilidade de reservas de energia.[4,43,44]

### ALIMENTAÇÃO DOS GATOS E CÃES COM CÂNCER: CONSIDERAÇÕES GERAIS

As chamadas "dietas oncológicas" geralmente são recomendadas para cães e gatos com doenças neoplásicas. A maioria dessas dietas compartilha duas características principais: são ricas em gordura e pobres em carboidratos. Uma justificativa para isso é que se assume que animais com câncer costumam estar em risco para perda de peso, o que pode ser resolvido com uma dieta rica em gordura e alta energia. Além disso, as células neoplásicas têm preferência por carboidratos e glicólise, em vez de usar combustíveis derivados de gordura.[45] Em teoria, então, uma dieta rica em gordura para um paciente oncológico fornece, de preferência, energia para as necessidades aumentadas e limita a energia disponível para o tumor.

Embora dietas oncológicas ricas em gordura possam ser apropriadas em alguns casos, uma mudança nela não é necessariamente indicada quando um animal com câncer está se alimentando com uma dieta de boa qualidade e bem tolerada e em ótimas condições corporais. Mudanças na dieta, na verdade, podem ser contraindicadas a animais que fazem uso de alimentos prescritos para o controle de doenças preexistentes, como doença renal, pancreatite ou alergias alimentares. Além disso, as dietas oncológicas ricas em gordura provavelmente serão contraproducentes em animais obesos no momento do diagnóstico de câncer.

Uma avaliação nutricional cuidadosa é a melhor maneira de determinar se um gato ou cachorro com câncer pode ou não se beneficiar de uma mudança na dieta (Figura 188.1; ver Capítulo 170). Esse processo envolve a coleta sistemática de dados clínicos que avaliam o estado nutricional individual e consiste em três componentes: alimentos e fatores relacionados com os alimentos, como dieta atual mais guloseimas, suplementos e medicamentos; animais e fatores relacionados com os animais, incluindo sinais clínicos, histórico médico, achados de exames físicos, peso corporal e escore de condição corporal e resultados de testes diagnósticos; e, por fim, fatores do tutor e do manejo alimentar. Os dados coletados são integrados à avaliação de rotina do paciente e usados para fazer recomendações nutricionais precisas. Uma mudança na dieta é indicada se a avaliação nutricional revelar evidência de doença causada por nutrição subótima ou doença em que a nutrição pode ser usada como terapia adjuvante.

Se for tomada a decisão de mudar a dieta de um gato ou cachorro com câncer, a primeira escolha sempre deve ser por uma ração comercial de boa qualidade produzida por um fabricante confiável. Os produtos vendidos sem prescrição médica devem ter uma declaração clara no rótulo, confirmando os testes apropriados, a fim de comprovar a adequação nutricional (ver Capítulo 193). Os produtos com prescrição podem não ter uma declaração de adequação nutricional no rótulo, mas, em geral, aqueles destinados ao uso a longo prazo foram submetidos a testes de adequação nutricional, informação essa que deve ser disponibilizada pelo fabricante. Se for seguida uma receita caseira, ela também deve ser completa e balanceada, inclusive com a adição de vitaminas e minerais.

Uma vez que uma dieta específica tenha sido selecionada, uma quantidade apropriada de ingestão é calculada. Em um cão ou gato autossuficiente no ambiente doméstico, ela se baseia na estimativa do requerimento energético de manutenção (REM). Muitas equações diferentes podem ser usadas para calculá-lo; o autor usa REM = 110 (peso corporal$_{kg}$)$^{0,75}$ em cães e REM = 50 a 80 (peso corporal$_{kg}$) em gatos (variando com o nível de atividade). Ambas as equações fornecem uma estimativa do número de calorias de energia metabolizável necessárias para a manutenção diária. Qualquer novo alimento deve ser introduzido lentamente, especialmente se for rico em gordura. O peso corporal e o escore de condição são monitorados por avaliações nutricionais repetidas, aumentando ou diminuindo a ingestão de alimentos, conforme indicado para manter a condição desejada.

As dietas de cuidados intensivos prescritas geralmente são enriquecidas com nutrientes que podem ser necessários em maiores quantidades durante doenças, como o câncer, incluindo ácidos graxos n-3 (ômega-3), aminoácidos de cadeia ramificada, arginina, glutamina e antioxidantes; inúmeros outros produtos de venda livre também são estimulados para uso em cães e gatos com câncer. Infelizmente, poucos estudos avaliaram o benefício clínico de tais suplementos de forma objetiva, com o resultado

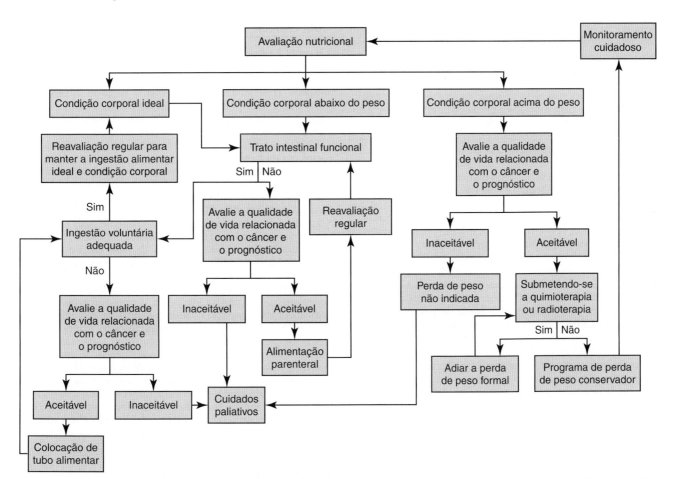

**Figura 188.1** Algoritmo de decisão clínica delineando o manejo nutricional de cães e gatos com câncer. Avaliações nutricionais completas e objetivas da qualidade de vida relacionada com o câncer e do prognóstico do animal devem ser repetidas em intervalos regulares para garantir que sejam feitas escolhas ideais ao longo do curso da doença.

de que tanto as indicações quanto as contraindicações devem ser consideradas individualmente, caso a caso. O ideal é que, antes que um suplemento nutricional específico seja recomendado ou aprovado para uso em um cão ou gato com câncer, haja uma hipótese científica clara que explique o funcionamento do produto; se não há risco – ou o risco é limitado – de interações adversas com a terapia do câncer em andamento; deve haver dados disponíveis de estudos controlados que investiguem a segurança em curto e longo prazos do produto, quando administrado a cães e gatos; bem como algum meio de verificar se o produto é de boa qualidade, com concentração consistente, disponibilidade do princípio ativo e ausência de contaminação.

## ABORDAGEM ALIMENTAR DE GATOS E CÃES COM CÂNCER E COM PERDA DE PESO

A introdução gradual de uma dieta rica em energia que forneça 40 a 60% das calorias como gordura deve ser considerada para cães e gatos com perda de peso associada ao câncer, bem como para os animais em risco de perda de peso futura. A menos que seja contraindicado por doença renal ou hepática, é, em geral, acompanhada pela ingestão ampla ou aumentada de proteínas (30 a 50% das calorias) para proteger a massa corporal magra existente e atender às necessidades potencialmente aumentadas na doença.[46] Em geral, as rações comerciais que se enquadram no perfil desejado incluem aquelas desenvolvidas para cães e gatos filhotes e dietas prescritivas de cuidados intensivos. Uma dieta rica em gordura prescrita para cães com câncer também está disponível (Hill's n/d, Hill's Pet Nutrition, Inc.). O REM é calculado conforme descrito anteriormente para determinar a ingestão inicial de comida, embora a oferta de um incremento acima do REM para o peso corporal atual do animal muitas vezes seja necessário para prevenir ou reverter a perda de peso; mais uma vez, um processo de tentativa e erro com avaliação nutricional repetida é usado para, finalmente, identificar a ingestão ideal.

Estratégias adicionais além de uma simples mudança na dieta podem ser usadas para controlar a perda de peso em cães e gatos com câncer. A suplementação com ácidos graxos n-3 costuma ser recomendada, embora os resultados em pessoas com câncer sejam inconsistentes: diminuição da síntese de citocinas pró-inflamatórias e condição corporal estabilizada são relatadas em alguns estudos, mas não em todos.[47-51] São observadas alterações análogas na composição da membrana celular dos ácidos graxos em cães com aumento da ingestão alimentar de ácidos graxos n-3, o que afeta a produção de eicosanoides da membrana celular e altera a síntese de citocinas, como IL-1, TNF- e IL-6.[52] A diminuição da inflamação sistêmica, por sua vez, pode ter efeitos benéficos na caquexia do câncer, embora isso ainda não tenha sido provado em definitivo.[53] Muito menos informações estão disponíveis sobre o uso de ácidos graxos n-3 em gatos em comparação a cães,[54] mas, independentemente disso, a dosagem e o método de administração apropriados para o controle da perda de peso associada ao câncer são desconhecidos em ambas as espécies.

A estimulação farmacológica do apetite é outra abordagem que pode ser prática e econômica em casos selecionados em que a ingestão voluntária de alimentos é inadequada. Embora os agentes progestacionais, como o acetato de megestrol, tenham um papel bem estabelecido no tratamento do câncer e da anorexia relacionada com o tratamento do câncer em pessoas,[47,55-58] o uso deles é raramente relatado em cães e gatos. Historicamente, os derivados de benzodiazepina e o antagonista da serotonina, cipro-heptadina, têm sido usados com mais frequência em pequenos animais;[59] mais recentemente, o antidepressivo tetracíclico mirtazapina tem se mostrado promissor, especialmente em gatos anorexígenos.[59,60] Seja qual for o estimulante de apetite específico escolhido, é essencial, no entanto, cuidar do monitoramento da ingestão real de alimentos. Os clínicos devem se precaver contra a tentação de adiar a colocação mais apropriada e eficaz de um tubo de alimentação enquanto aguardam uma resposta clínica à estimulação farmacológica do apetite.

O tratamento mais agressivo para animais com câncer que não conseguem ingerir comida de maneira voluntária consiste na alimentação assistida, que, em geral, envolve a colocação de sonda enteral (ver Capítulo 82). A alimentação parenteral pode ser considerada em alguns casos nos quais a disfunção do trato intestinal é muito grave (ver Capítulo 189), observando-se aumento das complicações, melhora marginal no estado nutricional e tendências de redução da sobrevida em pessoas com câncer alimentadas por via intravenosa.[61] É provável que isso esteja relacionado, pelo menos em parte, com o comprometimento da função intestinal e da imunidade ocorrido durante a alimentação parenteral, devendo-se usar, sempre que possível, uma combinação de alimentação parenteral e enteral, em vez de apenas alimentação parenteral, para minimizar essas complicações potenciais.

Embora a alimentação assistida forneça um benefício clínico claro para muitos cães e gatos com câncer, ela também pode representar um desafio ético. Quando a qualidade de vida de um animal está gravemente comprometida e o prognóstico a longo prazo é muito ruim, a avaliação cuidadosa da vantagem esperada da alimentação assistida é sempre indicada. Estudos em pessoas com câncer terminal mostram que a alimentação assistida provavelmente não melhorará o estado nutricional ou funcional quando o tempo de sobrevivência esperado é muito curto.[62-65] Uma discussão franca com o tutor do animal a respeito do valor realista da alimentação assistida é uma parte essencial do processo de tomada de decisão: é responsabilidade do veterinário garantir que a alimentação assistida seja sempre uma escolha humana.

## ABORDAGEM ALIMENTAR DE GATOS E CÃES OBESOS COM CÂNCER

Os riscos à saúde associados à obesidade em cães e gatos normais estão bem documentados.[34] No entanto, o potencial benefício da perda de peso em um animal obeso com câncer deve ser avaliado com cuidado, especialmente quando o prognóstico associado à doença neoplásica subjacente for ruim. Os programas de perda de peso podem ser estressantes, trabalhosos e caros; portanto, o tempo de sobrevida associado ao câncer deve ser longo o suficiente para justificar o tempo e o esforço necessários para a perda de peso.

Em geral, a ingestão de alimentos para perda de peso efetiva em cães e gatos saudáveis é calculada com base no REM do peso corporal ideal estimado do animal, diminuindo-se, em seguida, esse número em 20 a 30% em gatos e 25 a 50% em cães (ver Capítulo 176). As abordagens provavelmente mais conservadoras são apropriadas para muitos animais com câncer, devendo-se considerar a interrupção da perda de peso em uma condição corporal relativamente acima do peso do que seria normalmente aceito. A perda de peso é contraindicada durante doenças críticas, independentemente da gravidade da obesidade. Também é questionável a tentativa de perda de peso durante a terapia anticâncer ativa, mesmo quando o animal parecer clinicamente estável. A perda excessiva de massa corporal magra durante a perda de peso proposital pode contribuir para complicações clinicamente importantes, incluindo perda significativa de músculo e função muscular, escores de desempenho reduzidos, imunossupressão e maior risco de intoxicações relacionadas com o tratamento do câncer. A perda de peso contínua também pode dificultar o monitoramento do paciente, especialmente em gatos: a estabilização ou a reversão da perda de peso é um marcador substituto muito valioso do estado de remissão nessa espécie.[11]

## REFERÊNCIAS BIBLIOGRÁFICAS

*As referências bibliográficas deste capítulo se encontram online no Ambiente de Aprendizagem.*

# CAPÍTULO 189

# Nutrição em Cuidados Intensivos

Daniel L. Chan

## VISÃO GERAL

As respostas metabólicas a doenças ou ferimentos colocam os animais gravemente enfermos em alto risco de desnutrição e de seus efeitos deletérios. Esses problemas incluem alterações no metabolismo energético, comprometimento da função imunológica, redução da cicatrização de feridas e, provavelmente, um impacto negativo na sobrevida em geral.[1-4] Enquanto os animais saudáveis perdem principalmente gordura quando não recebem as calorias adequadas (inanição simples), os pacientes doentes ou traumatizados catabolizam a massa corporal magra (inanição por estresse; ver Capítulo 177). A ingestão inadequada de calorias é um problema comum em animais gravemente enfermos devido à anorexia, à incapacidade de comer ou tolerar alimentação (p. ex., êmese) ou à diminuição da capacidade de absorção.[1,4]

Como a desnutrição pode ocorrer de maneira rápida, é importante fornecer suporte nutricional por meio enteral ou parenteral caso a ingestão oral seja inadequada. Os objetivos do suporte nutricional são prevenir o desenvolvimento da desnutrição ou tratar a desnutrição. Embora não comprovado em cães e gatos, é lógico supor que o tratamento ou a prevenção da desnutrição diminuem a morbidade e a mortalidade.[1,2,4,5] Sempre que possível, o suporte nutricional oral (enteral) deve ser utilizado por ser mais seguro, conveniente, fisiologicamente correto e de menor custo. Embora a nutrição enteral seja preferida em animais gravemente enfermos, a nutrição parenteral (NP) é um método estabelecido para fornecer suporte nutricional a pacientes cujo trato gastrintestinal não tolere alimentação enteral.[2,3,5-11]

Embora o uso da NP de suporte tenha se tornado mais comum, persiste a percepção de que é tecnicamente difícil, associado a complicações e limitado a hospitais universitários e centros de referência. Na realidade, a NP de suporte pode ser adotada em muitos ambientes clínicos. Além disso, as complicações podem ser reduzidas substancialmente com técnicas de manejo adequadas. Os objetivos deste capítulo são delinear o processo de identificação de cães e gatos com maior probabilidade de se beneficiar da NP; revisar o processo de formulação, implementação e monitoramento do suporte nutricional parenteral; e discutir como a NP pode ser incorporada em várias situações práticas.

## AVALIAÇÃO NUTRICIONAL

A primeira etapa na consideração do suporte nutricional é a avaliação adequada do paciente. A avaliação do estado nutricional por meio de medições objetivas da composição corporal (p. ex., antropometria, impedância bioelétrica, absorciometria de raios X de dupla energia ou indicadores séricos de desnutrição) raramente é empregada na medicina veterinária clínica. Portanto, a avaliação clínica subjetiva (ver Capítulo 170) permanece primordial na identificação de animais desnutridos que necessitam de suporte nutricional, bem como daqueles em risco iminente de desnutrição. Os indicadores de desnutrição incluem perda de peso, pelagem deficiente, perda de massa muscular, sinais de cicatrização inadequada de feridas, hipoalbuminemia, linfopenia e coagulopatias. No entanto, essas anormalidades não são específicas da desnutrição e não ocorrem no início do processo. Além disso, as mudanças de fluidos podem mascarar a perda de peso em pacientes gravemente enfermos. Dadas essas limitações, é crucial identificar fatores de risco precoces que podem predispor animais de estimação à desnutrição (p. ex., anorexia de > 3 dias de duração), doença subjacente grave (p. ex., trauma, sepse, peritonite, pancreatite, cirurgia gastrintestinal) ou extensas perdas de proteína (p. ex., êmese prolongada, diarreia, nefropatias com perda de proteína, drenagem de feridas ou queimaduras).

A avaliação nutricional também deve identificar fatores que podem afetar o plano nutricional, como anormalidades eletrolíticas séricas específicas, hiperglicemia, hipertrigliceridemia ou hiperamonemia, ou doenças comórbidas, como doença renal ou hepática. Esses achados exigem ajustes na formulação da NP e, em alguns casos, levam a mudanças no plano nutricional. Análises laboratoriais adequadas (p. ex., perfil bioquímico sérico, análise de urina) devem ser realizadas em todos os cães e gatos para avaliar esses parâmetros.

## OBJETIVOS DO SUPORTE NUTRICIONAL

Os objetivos do suporte nutricional são atender às necessidades contínuas do animal, prevenir ou corrigir deficiências ou desequilíbrios, minimizar distúrbios metabólicos e prevenir mais catabolismo dos tecidos magros do corpo. A restauração da condição corporal ideal não deve ser necessariamente o objetivo do suporte nutricional nos estágios agudos das doenças. Em cães e gatos gravemente desnutridos, o suporte nutricional é direcionado para a preservação do tecido corporal magro e da função orgânica, em vez da reversão completa da desnutrição, realizada quando o paciente entra em convalescença. A necessidade de suporte nutricional é ditada pelas necessidades individuais, e não necessariamente pela doença específica. O objetivo final do suporte nutricional é fornecer os nutrientes e calorias necessários até que o cão ou gato consuma de maneira voluntária uma quantidade adequada de alimento em seu próprio ambiente.

## PLANO NUTRICIONAL

Uma chave para o manejo nutricional bem-sucedido de animais gravemente enfermos está no diagnóstico e no tratamento adequados da doença subjacente. Enquanto se tenta diagnosticá-la e tratá-la, um fator de cuidado crucial é a seleção de uma via apropriada para suporte nutricional (Figura 189.1).

É sempre preferível fornecer nutrição por meio de um sistema digestivo funcional. Portanto, deve-se ter cuidado especial ao determinar se a alimentação enteral seria tolerada. Mesmo que apenas pequenas quantidades de nutrição enteral pudessem ser toleradas, essa via de alimentação deve ser seguida e suplementada com NP apenas quando necessário. A colocação de dispositivos de alimentação enteral é descrita no Capítulo 82. Com base na avaliação nutricional, na duração prevista de suporte e na via de administração apropriada (i. e., enteral ou parenteral), um plano nutricional pode ser formulado.

Os primeiros passos para instituir o suporte nutricional incluem o restabelecimento do estado de hidratação adequado, a correção de distúrbios eletrolíticos ou ácido-básicos e a obtenção da estabilidade hemodinâmica. Ao se iniciar o suporte nutricional antes que tais anormalidades sejam tratadas, pode-se aumentar o risco de complicações e, em alguns casos, comprometer ainda mais o animal. A implementação do plano nutricional deve ser gradual, com o objetivo adequado de atingir o nível-alvo de fornecimento de nutrientes em 48 a 72 horas.

## CÁLCULO DE REQUISITOS NUTRICIONAIS

O ideal é que o suporte nutricional forneça substratos amplos para a gliconeogênese, a síntese de proteínas e a energia necessária para manter a homeostase. O clínico deve garantir que calorias suficientes sejam fornecidas para sustentar processos fisiológicos críticos (p. ex., função imunológica, reparo de feridas, divisão celular e crescimento celular). Portanto, é necessário calcular o gasto total de energia do animal. No entanto, como as medições diretas do gasto de energia em cães e gatos clinicamente disponíveis ainda estão em fase de desenvolvimento, o uso de fórmulas matemáticas é o único meio prático de estimar as necessidades de energia. O requerimento de energia em repouso (RER) é definido como o número de calorias necessárias por dia para manter a homeostase em repouso em um ambiente termoneutro enquanto o animal está em um estado pós-absortivo.[12] Embora existam várias fórmulas propostas para o cálculo do RER, uma fórmula alométrica amplamente utilizada e que pode ser aplicada a cães e gatos, independentemente do peso corporal, é RER = 70 × (peso corporal em kg)$^{0,75}$. Para animais com peso de 2 a 30 kg, outra fórmula que fornece estimativa razoável do RER é: RER = 30 (peso corporal em kg) + 70.

Apesar da convenção de multiplicar o RER por um fator de doença entre 1 e 2 para contabilizar aumentos no metabolismo associados a diferentes doenças e lesões, menos ênfase está sendo dada agora a tais fatores subjetivos e extrapolados.[5] A recomendação atual é usar estimativas de energia mais conservadoras (*i. e.*, começar com o RER do animal) para evitar a superalimentação. A superalimentação pode resultar em complicações metabólicas e gastrintestinais, disfunção hepática e aumento da produção de dióxido de carbono.[12] Um estudo demonstrou que o uso de "fatores de doença" no cálculo das necessidades energéticas de gatos estava fortemente associado ao desenvolvimento de hiperglicemia.[13]

Como a preservação da massa corporal magra é o objetivo principal do suporte nutricional, monitoramento rigoroso de peso corporal, distribuição de fluidos, resposta ou tolerância à alimentação e mudanças na condição subjacente devem ditar o aumento do número de calorias fornecidas no plano nutricional. Normalmente, se um animal continua a perder peso com suporte nutricional, o número de calorias fornecidas deve ser aumentado em 25% e o plano reavaliado em alguns dias. Ajustes adicionais ao plano nutricional também podem incluir a adição ou restrição de eletrólitos, como magnésio e potássio, conforme ditado por perfis bioquímicos séricos.

## SUPORTE NUTRICIONAL

Uma grande vantagem da nutrição enteral em relação à NP é a manutenção superior da estrutura e da função intestinal. A presença de nutrientes no lúmen intestinal provoca efeitos tróficos que medeiam a proliferação das células da mucosa. Também foi proposto que a falta de nutrição enteral contribui para o comprometimento da função de barreira da mucosa, permitindo que a translocação de bactérias ou endotoxinas intestinais leve à sepse e a uma resposta inflamatória sistêmica.

No entanto, em animais incapazes de tolerar a alimentação enteral, como aqueles que estão vomitando, regurgitando ou incapazes de proteger as vias respiratórias, a NP deve ser considerada. A incapacidade de tolerar alimentação enteral é a

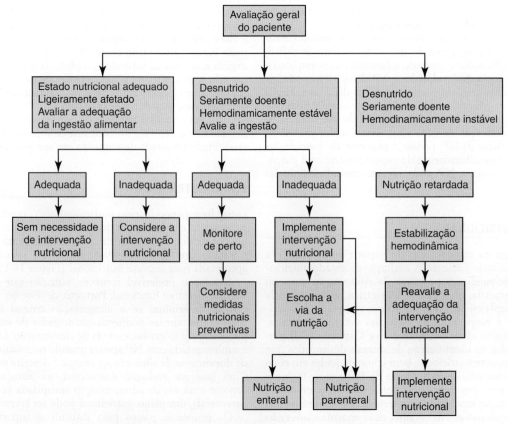

**Figura 189.1** Algoritmo para avaliação nutricional e formulação de plano nutricional.

indicação mais importante para NP de suporte. Apesar da dificuldade em se obter acesso enteral em pacientes gravemente enfermos, todos os esforços devem ser feitos para garantir que um trato gastrintestinal funcional não seja ignorado. Uma revisão mais extensa da nutrição enteral é fornecida no Capítulo 82.

## NUTRIÇÃO PARENTERAL

Algumas vezes, a NP foi caracterizada como uma técnica repleta de complicações. Na realidade, muitas das complicações atribuídas à NP no passado podem estar mais relacionadas com a superalimentação ou "hiperalimentação" do que com a própria via de alimentação. Embora complicações metabólicas possam estar associadas à NP, elas costumam ser leves, ter consequências mínimas e raramente exigir a interrupção do suporte nutricional. As complicações sépticas associadas à NP podem ser consideravelmente minimizadas com atenção cuidadosa à técnica asséptica na composição da NP, à colocação de cateteres específicos para NP e ao monitoramento cuidadoso do local do cateter (ver Capítulos 75 e 76).

### Tipos de nutrição parenteral

A terminologia utilizada para descrever o uso de NP em pacientes veterinários evoluiu; vale a pena revisar a nomenclatura atual. A nutrição parenteral total (NPT) foi anteriormente definida como o fornecimento de todas as necessidades de proteínas, calorias e micronutrientes do paciente por via intravenosa, enquanto a nutrição parenteral parcial (NPP) o foi como o fornecimento de apenas uma parte desse requisito (normalmente 40 a 70% da necessidade de energia).[5] Mais recentemente, houve uma mudança na descrição da NP em termos de "atender às necessidades de energia e nutrientes", uma vez que estes permanecem amplamente desconhecidos em animais. Em vez disso, recomendações recentes enfatizam a categorização da NP pelo modo de administração. Assim, a NP administrada em uma veia central é descrita como nutrição parenteral central (NPC) e a NP administrada em uma veia periférica é descrita como nutrição parenteral periférica (NPP).[14]

A osmolaridade mais baixa das soluções de NPP, em comparação às soluções de NPC, é obtida diluindo-se a solução (o ideal é que seja para menos de 800 mOsm/ℓ), o que diminui a densidade calórica e proteica, mas a torna adequada para administração por veias periféricas.

### Componentes da nutrição parenteral

A NP é formulada como uma mistura de carboidrato (glicose), aminoácidos e, geralmente, gordura (lipídio). O carboidrato, na forma de glicose (normalmente 5 ou 50%), pode ter benefícios além de atuar como substrato combustível. Esses potenciais benefícios incluem estimulação da secreção de insulina, redução do catabolismo da proteína muscular e inibição da produção de glicose hepática, o que pode evitar que a proteína muscular seja catabolizada para a gliconeogênese. No entanto, a administração de glicose ou a suplementação de fluidos de manutenção com glicose como única fonte de calorias, na maioria dos casos, não representa um suporte nutricional adequado e deve ser desencorajada. Por exemplo, uma infusão de glicose a 5% fornece apenas 170 kcal por litro de solução e forneceria menos de 25% do RER para um cão ou gato em taxas de fluidos de manutenção. As infusões de glicose são mais apropriadas para o tratamento de hipoglicemia do que para suporte nutricional.

As soluções cristalinas de aminoácidos são um componente essencial da NP. A importância do fornecimento de aminoácidos está relacionada com a manutenção do balanço positivo de nitrogênio e a reposição de tecido magro, o que pode ser vital, pois cães e gatos gravemente doentes começam a se recuperar de doenças. A suplementação de aminoácidos pode apoiar a síntese de proteínas e evitar que as proteínas do tecido sejam catabolizadas por meio da gliconeogênese.[8] A solução de aminoácidos mais comumente usada (Travasol, Clintec Nutrition, Deerfield, IL) contém a maioria dos aminoácidos essenciais para cães e gatos, exceto taurina. No entanto, como a NP normalmente não é usada por mais de 10 dias, a falta de taurina não se torna um problema na maioria das circunstâncias.

As soluções de aminoácidos estão disponíveis em diferentes concentrações, de 4 a 10%, sendo a de 8,5% a mais comumente usada. Soluções de aminoácidos também estão disponíveis com e sem eletrólitos. Animais com concentrações normais de eletrólitos séricos recebem, em geral, soluções de aminoácidos sem eletrólitos, enquanto aqueles com distúrbios eletrolíticos podem se beneficiar de soluções de aminoácidos com eletrólitos. Formulações especiais de soluções de aminoácidos com concentrações mais altas de aminoácidos de cadeia ramificada estão disponíveis, embora com um custo muito maior. Essas soluções foram originalmente consideradas úteis no tratamento de doenças metabólicas altamente catabólicas ou na encefalopatia hepática, mas os estudos não confirmaram um benefício claro na sobrevida global.[15]

As emulsões lipídicas são o componente caloricamente denso da NP e uma fonte de ácidos graxos essenciais. As emulsões lipídicas são isotônicas e estão disponíveis em soluções de 10 a 20% (Intralipid, Clintec Nutrition, Deerfield, IL). Essas emulsões lipídicas disponíveis no mercado são feitas principalmente de óleos de soja e cártamo, fornecendo predominantemente ácidos graxos poli-insaturados de cadeia longa, que incluem os ácidos linoleico, oleico, palmítico e esteárico. Essas soluções são emulsificadas com fosfolipídios de gema de ovo e a tonicidade ajustada com glicerol. As partículas de gordura emulsionadas são comparáveis em tamanho aos quilomícrons e são removidas da circulação por meio da ação da lipase lipoproteica periférica. Existe um equívoco comum com relação ao uso de NP com lipídios para animais com pancreatite. Embora a hipertrigliceridemia possa ser um fator de risco para pancreatite, as infusões de lipídios não mostraram aumentar a secreção pancreática nem piorar a pancreatite. Portanto, tais terapias são consideradas seguras,[16] exceto quando a concentração sérica de triglicerídeos estiver elevada, o que indicaria uma falha clara na depuração de triglicerídeos. De acordo com as diretrizes mais recentes fornecidas pela Sociedade Americana de Nutrição Parenteral e Enteral, a proporção de lipídios em NP em seres humanos com concentrações de triglicerídeos séricos superiores a 400 mg/dℓ (4,52 mmol/ℓ) deve ser acentuadamente reduzida ou eliminada por completo.[16] Embora não existam dados específicos sobre o nível máximo e seguro de administração de lipídios em cães e gatos, parece prudente manter as concentrações séricas normais de triglicerídeos.

Outra preocupação com relação ao uso de lipídios na NP é seu suposto efeito imunossupressor, que pode se desenvolver por meio do comprometimento do sistema reticuloendotelial, principalmente quando são usadas soluções de NP com uma alta porcentagem de lipídios.[9] Apesar das evidências *in vitro* que sustentam a noção de que infusões de lipídios também podem suprimir a função de neutrófilos e linfócitos, estudos ainda não correlacionaram o uso de lipídios e o aumento das taxas de complicações infecciosas.

As recomendações diárias de vitaminas para cães e gatos que estejam recebendo NP foram extrapoladas dos requisitos nutricionais orais estabelecidos.[5] As preparações multivitamínicas destinadas à administração intravenosa fornecem um meio conveniente e prático de suplementação de vitamina e podem ser adicionadas às soluções de NP. Também é possível a adição de outros medicamentos parenterais às misturas de NP; entretanto, deve-se verificar a compatibilidade primeiro. Os medicamentos conhecidos por serem compatíveis e às vezes adicionados à NP incluem heparina, insulina regular, cloreto de potássio e metoclopramida. Embora a adição de insulina à NP costume ser necessária em pessoas que estejam recebendo a NP, ela não o é em cães e gatos. No entanto, animais de estimação diabéticos geralmente necessitam de ajustes no regime de insulina ao receber NP. Embora um protocolo veterinário tenha sido descrito para a adição de insulina diretamente à NP, em geral é mais fácil controlar diabéticos que estejam recebendo NP com injeções de insulina por via subcutânea.[2,5]

## Composição da nutrição parenteral

Com base na avaliação e no plano nutricional, a NP pode ser formulada de acordo com o encontrado nos Boxes 189.1 e 189.2. Para a NPC (ver Boxe 189.1), a primeira etapa é o cálculo do RER do paciente. As necessidades de proteína (gramas de proteína necessárias por dia) são calculadas levando-se em consideração fatores como perda excessiva de proteína, doença hepática grave ou doença renal significativa. Embora algumas recomendações atendam a todas as necessidades de energia apenas com glicose e lipídios, o protocolo listado aqui também leva em conta a energia fornecida pelos aminoácidos e subtrai as calorias fornecidas pelos aminoácidos do RER diário para estimar o total de calorias não proteicas necessárias. As calorias não proteicas são normalmente fornecidas como uma mistura 50:50 de lipídios e glicose, proporção essa que pode ser ajustada em casos de hiperglicemia ou hipertrigliceridemia persistentes (p. ex., uma proporção maior de calorias seria fornecida de lipídios em um animal com hiperglicemia).

### Boxe 189.1 Cálculos de nutrição parenteral central (NPC)

1. Calcular o requerimento energético em repouso (RER)
   RER = 70 × (peso corporal atual em kg)$^{0,75}$
   ou para animais que pesam entre 2 e 30 kg:
   RER = (30 × peso corporal atual em kg) + 70
   RER = ___ kcal/dia

2. Requisitos de proteína

   |  | CÃES (g/100 kcal) | GATOS (g/100 kcal) |
   |---|---|---|
   | *Padrão | 4 | 6 |
   | *Reduzido (doença renal/hepática) | 2 a 3 | 3 a 4 |
   | *Aumentado (perda de proteína excessiva) | 6 | 7 a 8 |

3. Volume de soluções nutritivas necessárias
   a. Solução de aminoácidos a 8,5% = 0,085 g de proteína/mℓ

   ___ g de proteína requerida/dia ÷ = ___ mℓ/dia de
   0,085 g/mℓ                           aminoácidos

   b. Calorias não proteicas: as calorias fornecidas pela proteína (4 kcal/g) são subtraídas do RER para obter o total de calorias não proteicas necessárias

   ___ g de proteína req/dia ×    = ___ kcal fornecidas
   4 kcal/g                          pela proteína

   RER − kcal fornecidas pela    = ___ total de kcal não
   proteína                         proteicas/dia necessárias

   c. As calorias não proteicas são geralmente fornecidas como uma mistura 50:50 de lipídios e glicose

   *Emulsão lipídica a 20% = 2 kcal/mℓ
   Para fornecer 50% das calorias não proteicas

   ___ kcal lipídicas requeridas ÷    = ___ mℓ de lipídios
   2 kcal/mℓ

   *Solução de glicose a 50% = 1,7 kcal/mℓ
   Para fornecer 50% das calorias não proteicas

   ___ kcal de glicose requeridas ÷   = ___ mℓ de glicose
   1,7 kcal/mℓ

4. Necessidades diárias totais
   ___ mℓ de solução de aminoácidos a 8,5%
   ___ mℓ de lipídios a 20%
   ___ mℓ de glicose a 50%
   ___ mℓ totais de solução de NPC a ser administrada ao longo de 24 h

### Boxe 189.2 Cálculos de nutrição parenteral periférica (NPP)

1. Calcular o requerimento energético em repouso (RER)
   RER = 70 × (peso corporal atual em kg)$^{0,75}$
   ou para animais que pesam entre 2 e 30 kg:
   RER = (30 × peso corporal atual em kg) + 70
   RER = ___ kcal/dia

2. Calcular o requerimento energético parcial (REP)
   Plano para fornecer 70% do RER do animal com NPP:
   REP = RER × 0,7 = ___ kcal/dia

3. Proporção dos requerimentos nutricionais de acordo com o peso corporal (Nota: Para animais ≤ 3 kg, a formulação excederá os requerimentos de fluidos de manutenção.)
   a. Cães e gatos 3 a 5 kg:
      REP × 0,20 = ___ kcal/dia de carboidratos requeridos
      REP × 0,20 = ___ kcal/dia de proteínas requeridas
      REP × 0,60 = ___ kcal/dia de lipídios requeridos
   b. Cães e gatos 6 a 10 kg:
      REP × 0,25 = ___ kcal/dia de carboidratos requeridos
      REP × 0,25 = ___ kcal/dia de proteínas requeridas
      REP × 0,50 = ___ kcal/dia de lipídios requeridos
   c. Cães 11 a 30 kg:
      REP × 0,33 = ___ kcal/dia de carboidratos requeridos
      REP × 0,33 = ___ kcal/dia de proteínas requeridas
      REP × 0,33 = ___ kcal/dia de lipídios requeridos
   d. Cães > 30 kg:
      REP × 0,50 = ___ kcal/dia de carboidratos requeridos
      REP × 0,25 = ___ kcal/dia de proteínas requeridas
      REP × 0,25 = ___ kcal/dia de lipídios requeridos

4. Volume de soluções nutritivas requeridas:
   a. Solução de glicose a 5% = 0,17 kcal/mℓ

   ___ carboidratos requeridos/dia ÷  = ___ mℓ/dia glicose
   0,17 kcal/mℓ

   b. Solução de aminoácidos a 8,5% = 0,34 kcal/mℓ

   ___ kcal proteínas requeridas/dia ÷  = ___ mℓ/dia aminoácidos
   0,34 kcal/mℓ

   c. Emulsão lipídica a 20% = 2 kcal/mℓ

   ___ kcal lipídios requeridos/dia ÷   = ___ mℓ/dia lipídios
   2 kcal/mℓ

   = ___ mℓ totais de solução de NPP a ser administrada ao longo de 24 horas

Observação: Esta formulação fornece aproximadamente uma taxa de fluido de manutenção. As soluções de aminoácidos a 8,5% comumente usadas com eletrólitos contêm potássio. Para animais ≤ 35 kg, a solução de NPP feita de acordo com este formulário fornecerá níveis de manutenção de potássio aproximados. Para animais > 35 kg, o potássio contido na solução de NPP será menor do que os níveis de manutenção. As taxas de outros fluidos intravenosos administrados concomitantemente devem ser ajustadas de acordo.

*Ao usar uma solução comum de aminoácidos a 8,5% com potássio, a NPC feita de acordo com este formulário fornecerá potássio em níveis mais elevados do que os de manutenção. Portanto, pode não ser necessário suplementá-lo em quaisquer outros fluidos que o paciente esteja recebendo. A NPC para animais hiperpotassêmicos deve ser formulada com soluções de aminoácidos sem eletrólitos. As taxas de outros fluidos intravenosos administrados concomitantemente devem ser ajustadas de acordo.

As calorias fornecidas por componente (aminoácidos, lipídios e glicose) são então divididas pelas respectivas densidades calóricas, e as quantidades exatas de cada componente são adicionadas aos frascos de NP de maneira asséptica. A quantidade de NPC administrada frequentemente fornecerá menos do que a necessidade diária de fluidos, e o fluido adicional pode ser adicionado ao frasco de NP no momento da composição ou fornecido como uma infusão separada.

Para a formulação de NPP, o Boxe 189.2 fornece um passo a passo de como os animais de vários tamanhos podem receber 70% do RER e atender aproximadamente às necessidades diárias de fluido de manutenção. Em animais extremamente pequenos (≤ 3 kg), a quantidade de NPP excederá a necessidade de fluido de manutenção e aumentará o risco de sobrecarga de fluido, sendo necessários, portanto, ajustes de volume. Além disso, em animais que necessitam da administração conservadora de fluido (p. ex., pacientes com insuficiência cardíaca congestiva), esses cálculos para NPP podem fornecer volumes de fluido excessivos. Essa formulação foi projetada de forma que a proporção de cada componente da NP dependa do peso do animal, de modo que um menor (3 a 5 kg) receberá proporcionalmente mais calorias de lipídios, quando comparado a um cão grande (> 30 kg), que receberá mais calorias na forma de carboidratos. Isso permite que a formulação resultante se aproxime da necessidade diária de fluidos.

A composição da NP deve ser feita de maneira asséptica sob uma capela de fluxo laminar usando-se um misturador de NP semiautomático de sistema fechado. Os regulamentos implementados pela Farmacopeia dos EUA, em 2004, exigem o cumprimento estrito da composição estéril de soluções de NP.[17] Dadas essas condições estritas, tornou-se mais fácil ter em hospitais humanos locais ou empresas de assistência médica domiciliar (p. ex., CORAM – Nourish Nutrition Support Service) os compostos das soluções de NP, de acordo com os protocolos descritos nos Boxes 189.1 e 189.2, as quais são entregues à clínica em algumas horas.

De maneira alternativa, preparações comerciais prontas para uso de glicose ou glicerol, aminoácidos e lipídios estão disponíveis para uso intravenoso (Tabela 189.1), tendo sido publicada recentemente a experiência clínica com tais produtos.[18,19] Embora essas preparações prontas para uso sejam convenientes, elas fornecem apenas 30 a 50% das necessidades calóricas quando administradas em taxas de fluidos de manutenção e, como resultado, só devem ser usadas para suporte nutricional provisório ou para suplementar dosagem alimentação enteral.[18,19] Em clínicas que não tenham acesso a NP manipulada, as soluções prontas para uso podem ser uma opção viável para o fornecimento de suporte nutricional. Alguns desses produtos estão disponíveis em frascos com câmaras segregadas, e as soluções são misturadas antes do uso, apertando-se o frasco e rompendo-se os selos internos, resultando em uma mistura de aminoácidos, glicose e lipídios (Vídeo 189.1).

**Tabela 189.1** Alternativas comercialmente disponíveis para nutrição parenteral combinada.

| NOME DO PRODUTO | PROPRIEDADES | FABRICANTE |
| --- | --- | --- |
| Clinimix* | Aminoácidos a 2,75%, glicose a 5% | Clintec Nutrition, Deerfield, IL |
| Quickmix | Aminoácidos a 2,75%, glicose a 5% | Clintec Nutrition, Deerfield, IL |
| ProcalAmine | Aminoácidos a 3%, glicerol a 3% | B. Braun, McGraw Inc., Irvine, CA |
| Kabiven 5 Periférico | Aminoácidos a 2,4%, glicose a 6,7%, emulsão lipídica a 3,5% | Fresenius Kabi, Bad Homburg, Alemanha |

*Existem várias fórmulas com diferentes concentrações de aminoácidos e glicose.

## Administração de nutrição parenteral

A administração de qualquer NP requer um cateter específico, assepticamente colocado, usado exclusivamente para a administração de NP (ver Capítulos 75 a 77). A maioria dos cães e gatos gravemente enfermos que recebem NP necessita da colocação de um cateter novo ou adicional, porque a NP não deve ser administrada por meio de cateteres previamente existentes colocados por outros motivos que não a NP. Cateteres longos compostos de silicone, poliuretano ou tetrafluoroetileno são recomendados para uso com qualquer tipo de NP, a fim de reduzir o risco de tromboflebite.[3,5] Cateteres multilúmens quase sempre são recomendados para administração de NPC, podendo permanecer no local por longos períodos. Os lúmens não utilizados na NP, nesses cateteres, podem ser usados para coleta de sangue e administração de fluidos adicionais e de medicamentos intravenosos, eliminando a necessidade de cateteres separados colocados em outros locais.[5,17]

Embora a colocação de cateteres multilúmens requeira mais habilidade técnica do que os cateteres jugulares convencionais, eles podem ser valiosos no tratamento de qualquer animal gravemente enfermo. A alta osmolaridade das soluções de NPC (geralmente ≈ 1.200 mOsm/ℓ) requer a administração por meio de um cateter venoso central (jugular), enquanto as soluções de NPP podem ser administradas por meio de um cateter jugular ou venoso periférico. A preocupação com a administração de fluidos com alta osmolaridade tem sido pelo risco de tromboflebite, embora esse efeito colateral não tenha sido demonstrado em cães ou gatos.

Devido aos vários distúrbios metabólicos associados à doença crítica, a NP deve ser instituída gradualmente ao longo de 48 horas. Recomenda-se que a NPC seja iniciada em 50% do RER no dia 1 e, em seguida, aumentada para a quantidade desejada no segundo dia. Desse modo, o eletrólito sérico, a glicose, o estado ácido-básico, as necessidades totais de fluidos e outros parâmetros podem ser monitorados conforme a NPC é administrada. Na maioria dos casos, a NPP pode ser iniciada sem um aumento gradual. Também é importante ajustar as taxas de outros fluidos administrados simultaneamente. Para NPC e NPP, o cateter do animal e as linhas de infusão devem ser manuseados de maneira asséptica em todos os momentos para reduzir o risco de infecção relacionada com a NP.

A NP deve ser administrada como uma infusão de taxa contínua ao longo de 24 horas por meio de bombas de infusão de líquido. Pode ocorrer a administração inadvertida de grandes quantidades de NP caso não tenha sido devidamente regulada. Administração cíclica de NP (i. e., alternar NP com outros fluidos parenterais a cada 12 horas) também foi descrita. No entanto, essa prática não é recomendada, pois contorna a manutenção de um sistema fechado para administração de NP e pode aumentar o índice de complicações. Uma vez que um frasco de NP é configurado para administração, ele não deve ser desconectado nem mesmo para caminhadas ou procedimentos de diagnóstico. O regulador de gotejamento pode ser diminuído a uma taxa extremamente lenta e acompanhar o(a) paciente se ele(ela) precisar ser movido(a). A administração de NP por meio de um filtro (Air Eliminating Filter, Departamento de Nutrição da Clintec, Deerfield, IL) também é recomendada; o filtro é acoplado no momento da configuração. Esse processo de configuração é realizado diariamente com cada novo frasco de NP, que deve conter apenas o equivalente a 1 dia de NP, e os conjuntos de administração de fluidos que acompanham o filtro são trocados ao mesmo tempo usando-se técnica asséptica. Caso estejam sendo utilizadas soluções de NP prontas, a recomendação é de que o frasco ou a bolsa fique em uso por apenas 24 horas, com o descarte de qualquer solução remanescente após esse período. No entanto, não há estudos que confirmem se essa abordagem é necessária. A descontinuação da NP deve ser feita quando o animal voltar a consumir um número adequado de calorias (i. e., pelo menos 50% do RER). Enquanto a NPC deve ser descontinuada gradualmente ao longo de um período de 6 a 12 horas, a NPP pode sê-lo de maneira abrupta.

## Complicações

Como acontece com qualquer terapia destinada a animais em estado crítico, podem ocorrer complicações. Aquelas associadas à NP podem incluir problemas mecânicos do cateter, tromboflebite, anormalidades metabólicas e sepse. Complicações mecânicas, como remoção inadvertida e oclusão do cateter e desconexão ou quebra da linha, provavelmente não estão inerentemente relacionadas com a NP e não são mais comuns do que em qualquer cão ou gato com um cateter intravenoso. As complicações metabólicas são muito mais prováveis de estarem relacionadas com a NP e incluem hiperglicemia, hipertrigliceridemia, hiperbilirrubinemia, aumento da atividade da fosfatase alcalina, azotemia, desvios eletrolíticos e hiperamonemia.[2,5,6,10,11,13,14,18,19] As complicações mais comumente encontradas, hiperglicemia e hipertrigliceridemia, costumam ser transitórias e podem ser tratadas com eficácia sem consequências graves. No entanto, um estudo demonstrou taxas de mortalidade mais altas em gatos submetidos a NP que desenvolveram hiperglicemia nas primeiras 24 horas de suporte.[11] A redução da taxa de infusão por 12 a 24 horas costuma ser eficaz, embora em alguns casos a reformulação da NP seja necessária. Animais com alterações bioquímicas subsequentes ao início da NP devem realizar avaliações de parâmetros laboratoriais mais frequentes.

Complicações sépticas, incluindo infecção no local do cateter com e sem septicemia, embora incomuns, variando de 3 a 12%, foram relatadas em cães e gatos submetidos a NP.[2,6,10,11,18] As complicações sépticas podem ser minimizadas pela adesão estrita aos protocolos estabelecidos e atenção cuidadosa aos primeiros sinais de problemas relacionados com o cateter. Qualquer cateter com suspeita de causar febre, aumento na contagem de leucócitos ou outro sinal compatível com infecção deve ser removido e enviado para cultura.

## Monitoramento

Dado o potencial de complicações, o monitoramento de cães e gatos que estejam recebendo NP é uma parte vital do suporte nutricional, o qual deve ser semelhante ao já existente para qualquer animal em estado crítico. O monitoramento cuidadoso do local do cateter é recomendado para detectar problemas precocemente (p. ex., sinais de inflamação ou mau posicionamento) e deve ser feito diariamente. Os cateteres devem ser avaliados quanto à permeabilidade e os curativos trocados todos os dias. No mínimo, o peso e a temperatura corporais, a frequência respiratória, o local do cateter e a glicose sérica devem ser avaliados diariamente. Todos os tubos de sangue devem ser inspecionados para lipemia visível. O monitoramento de outros parâmetros (p. ex., eletrólitos, estado acidobásico, hemograma completo, perfil bioquímico) também pode ser indicado. Hiperglicemia persistente, hipertrigliceridemia ou sinais de encefalopatia devem exigir uma reavaliação e necessitar a redução da taxa de infusão ou reformulação da NP e avaliação seriada do hemograma.

## RESUMO

Com o crescente reconhecimento de que o suporte nutricional é parte integrante do regime terapêutico de muitos animais gravemente enfermos, está se tornando cada vez mais importante para os veterinários serem capazes de incorporar o suporte nutricional na prática ou encaminhar esses casos para centros capazes de fornecer tal terapia, quando necessário. A identificação adequada de cães e gatos com maior probabilidade de se beneficiar da NP e a capacidade de formulá-la, administrá-la e monitorá-la são fatores essenciais para garantir o sucesso da incorporação do suporte nutricional parenteral nos cuidados.

## REFERÊNCIAS BIBLIOGRÁFICAS

*As referências bibliográficas deste capítulo se encontram online no Ambiente de Aprendizagem.*

# CAPÍTULO 190

# Usos Nutricionais da Fibra

Amy Farcas

As fibras alimentares (FAs) podem ser utilizadas no tratamento de inúmeras condições médicas e na manutenção da saúde geral. Várias propriedades/atributos geralmente associados à FA incluem sua solubilidade em água (fibra alimentar solúvel [FAS] ou fibra alimentar insolúvel [FAI]), capacidade de ser fermentada pela microflora intestinal e sua contribuição de energia para uma dieta.

## CONSIDERAÇÕES SOBRE O USO TERAPÊUTICO DE FIBRA ALIMENTAR

Há muito tempo se sabe que a fibra alimentar afeta parâmetros físicos aparentemente não relacionados, como a qualidade das fezes, o metabolismo e o estado imunológico. A FA não é uma entidade química única, mas pode ser vista como um "termo genérico" sob o qual muitos tipos de fibra podem ser incluídos. Não se espera que todas as FAs tenham os mesmos efeitos, sendo certos pares considerados resultantes de respostas clínicas opostas. Ainda, para complicar, muitos alimentos e rações fontes de FA fornecem misturas de vários compostos de FA e a maneira como ela é fornecida (como um alimento/ração integral ou como um composto purificado) também afeta sua ação. Historicamente, não foi possível testar a FA com precisão. A confiança na ingestão de fibra alimentar, em termos de quantidade e composição, é necessária para obter informações úteis de estudos que relatam a resposta à FA. No entanto, medições precisas nem sempre estão disponíveis.

## TIPOS DE FIBRAS ALIMENTARES

A FA pode ser entendida, em parte, tanto como um conceito quanto como um componente alimentar específico. Embora isso possa parecer não científico, é apropriado, uma vez que a FA representa material vegetal indigestível. Apesar de ser indigestível por enzimas de mamíferos, algumas FAs podem ser fermentáveis por microflora gastrintestinal. A FA representa um grupo de compostos diferenciados em termos de indigestibilidade e um pouco mais. Uma seleção de fontes e tipos de FA comuns para alimentos para animais de estimação está incluída na Tabela 190.1. Dentro das FASs (FAs solúveis), existem categorias de fibras alimentares de alto peso molecular (FASAPM), compostas por > 10 moléculas de açúcar, e fibras alimentares de baixo peso molecular (FASBPM), compostas por < 10 moléculas de açúcar.

## MEDIÇÃO E RELATÓRIO DE FIBRA ALIMENTAR EM ALIMENTOS PARA ANIMAIS DE ESTIMAÇÃO

Em teoria, FA é facilmente definida como a porção vegetal indigesta de uma dieta. No entanto, não há nenhum ensaio que discrimine com precisão os componentes dos alimentos com base na digestibilidade. Em estudos que medem a FA, a definição da FA testada invariavelmente muda de "a porção indigestível da planta da dieta" para o resultado de um teste específico para aquele estudo. Infelizmente, o teste atualmente disponível que mede de forma precisa e completa todo o material vegetal indigestível presente nos alimentos é caro e não comumente utilizado. Embora as definições e metodologias para o ensaio de FA tenham melhorado, nenhuma delas está isenta de problemas. Existem três métodos reconhecidos para determinar as quantidades de FA em alimentos para animais de estimação (Figura 190.1). O método da fibra bruta (FB) de 200 anos continua a ser usado para detectar porções variáveis de FAI (FA insolúvel) presentes em amostras de alimentos. O método FB é padrão e obrigatório para rotulagem de alimentos para animais de estimação nos EUA. Outro método, imprecisamente denominado método de fibra alimentar total (FAT), foi desenvolvido na década de 1970. Esse ensaio, que mede FAI e FASAPM, é o padrão atual na rotulagem de alimentos humanos, mas apresenta falhas quanto à medição do componente FASBPM, recentemente incluída na definição de FA. O método fraciona os tipos de fibra alimentar e relata os resultados como totais (FAI + FASAPM), FAI e FAS (na verdade, FASAPM). Essas informações devem ser úteis para os clínicos que estão tentando determinar os potenciais efeitos clínicos de uma dieta ou a mudança dela em um paciente específico. Os dados de FAT foram relatados para alguns alimentos terapêuticos para animais de estimação, mas não amplamente. Recentemente, foi desenvolvido um método de FAT que também inclui FASBPM, mas ainda não foram relatados estudos veterinários que usassem esse novo ensaio.

O ideal seria ter a capacidade de fornecer dosagens de FA e comparar as respostas entre os estudos. No entanto, tem havido variáveis no relatório de conteúdo de FA. Entre elas, estão se os resultados foram obtidos das concentrações de matéria seca (MS) das dietas experimentais, se as dietas foram relatadas com base na alimentação ou pelo peso corporal do indivíduo, se a FA foi fornecida como substância purificada ou alimento integral ou se foi suplementada em adição à dieta basal ou incorporada na formulação desta. Além disso, existem diferenças inevitáveis na formulação das dietas basais.

## USO TERAPÊUTICO DA FIBRA ALIMENTAR

### Parâmetros das fezes

Talvez os efeitos mais amplamente relatados da mudança na ingestão de FA em animais de estimação sejam na quantidade e na qualidade das fezes, o que é verdadeiro tanto para animais saudáveis quanto para aqueles com várias doenças gastrintestinais. A FA afeta como a ingesta se move através do trato gastrintestinal (TGI), a taxa na qual os nutrientes são absorvidos e a estrutura e o conteúdo de água das fezes. A FAI tende a criar estrutura para o alimento ingerido, mas pode interferir na absorção de nutrientes. Como a estrutura adsorve água, ela contribui para fezes maiores e "mais volumosas", o que pode afetar o tratamento da doença do saco anal, constipação intestinal devido a problemas funcionais e fezes moles e não formadas. Fatores relacionados com a qualidade das fezes são as principais razões para a adição de uma fonte de FAI à maioria das formulações comerciais de rações. O tamanho de partícula da FA também desempenha um papel.[1,2]

**Tabela 190.1** Classificação e fontes de fibras alimentares (FAs) com base na solubilidade em água.

| TIPO DE FIBRA | FAI/FASAPM/FASBPM |
|---|---|
| Celulose | FAI |
| Lignina | FAI |
| Hemicelulose | Misto (FAI/FASAPM) |
| Casca de *Psyllium* | Misto (FAI/FASAPM) |
| Goma guar | FASAPM |
| Carragenina | FASAPM |
| Farinha de alfarroba | FASAPM |
| Amido resistente | Misto (FASAPM/FASBPM) |
| Arabinogalactana | FASAPM |
| Polpa de beterraba (fonte de pectina) | FASAPM |
| Pululana | FASAPM |
| Chicória (fonte de inulina/frutooligossacarídeos) | FASBPM |
| Parede celular de levedura (fonte de mananoligossacarídeos) | FASBPM |
| Polidextrose | FASBPM |
| Gamaciclodextrina | FASBPM |

*FAI*, fibra alimentar insolúvel; *FASAPM*, fibra alimentar solúvel de alto peso molecular; *FASBPM*, fibra alimentar solúvel de baixo peso molecular.

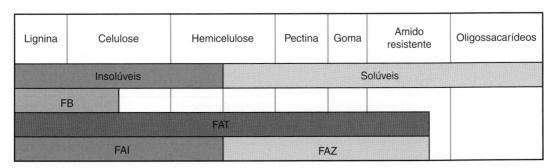

**Figura 190.1** Comparação simplificada dos tipos de fibra alimentar (FA) com os testes atuais de FA. *FAI*, fibra alimentar insolúvel; *FAT*, fibra alimentar total; *FAZ*, fibra alimentar solúvel; *FB*, fibra bruta.

A FAS puxa água para o conteúdo intestinal osmoticamente, criando fezes mais macias e com menos estrutura. Esses atributos podem tratar a constipação intestinal por causas não funcionais. A resposta ao amido resistente à FAS em dietas para cães varia de acordo com a raça. Os cães de raças grandes são mais sensíveis ao desenvolvimento de fezes moles com dietas que incluam FAS.[3] A variabilidade interindividual, bem como entre cruzamentos, em resposta à suplementação de FA pode ser esperada. Tanto a FAI quanto a FAS aumentam o peso fecal e o conteúdo de água. Consulte a Tabela 190.2 para obter um resumo dos efeitos da FA nas fezes por tipo/fonte de FA.

### Fermentabilidade

A maior parte das FAIs não é fermentável, em contraste com a FAS tipicamente fermentável (particularmente FASBPM). A casca de *Psyllium* é uma exceção a essa generalização, porque fornece FAI e FAS não fermentável.[4] A fermentação da FA por micróbios produz ácidos graxos voláteis (AGVs) acetato, propionato e butirato. Este pode ser usado como fonte de energia para os colonócitos; assim, a fermentação da FA aumenta a massa colônica, a capacidade de absorção e a função.[5] Esses AGVs também são absorvidos sistemicamente e podem desencadear a liberação de peptídio semelhante ao glucagon-1 (GLP-1, do inglês *glucagon-like peptide-1*) pelas células L no intestino, o que contribui para a regulação glicêmica.[6,7] Misturas de FAs fermentáveis e não fermentáveis podem ser usadas para criar combinações específicas de melhoria na qualidade das fezes, além dos benefícios da fermentação microbiana.[8] A FA não é o único componente alimentar com potencial para sofrer fermentação microbiana. A proteína com baixa digestibilidade presente na digesta também sofre fermentação por bactérias do cólon, contribuindo para o mau cheiro fecal.[9]

### Microbioma

A força motriz por trás dos efeitos da FA nos produtos de fermentação é seu efeito no microbioma intestinal. Uma vez que os estudos relatam alto grau de variação individual nessa área, variação na resposta à suplementação de FA também seria esperada, especialmente com dosagem variada de FA.[10-17]

Muitos estudos avaliaram o efeito da FA no microbioma fecal (ver Tabela 190.2), mas os resultados podem não refletir as

**Tabela 190.2** Efeitos da fibra alimentar na qualidade das fezes, nos compostos fecais de odor, nos produtos de fermentação e nas populações microbianas.

| Qualidade das fezes | |
|---|---|
| Celulose | Mais firmes[1,2,24,31,62,63] |
| Casca de soja | Mais firmes[64] |
| Fibra de cana-de-açúcar | Mais firmes[62] |
| Goma guar | Mais firmes[37]/sem alterações[65] |
| Carragenina | Mais firmes[37] |
| Farinha de alfarroba | Mais firmes[37] |
| Amido resistente | Sem alterações/mais macias[3] |
| Polpa de beterraba/pectina | Mais macias[24,63] |
| Chicória/inulina/FOS | Sem alterações[17,66,67] |
| Parede celular de levedura/MOS | Sem alterações[17] |
| Polidextrose | Mais macias[68] |
| Pululana | Mais macias[69] |
| Gamaciclodextrina | Mais firmes[69] |
| **Odor fecal** | |
| FAI (inespecífica) | Diminuído[70] |
| FOS | Diminuído[67]/sem alterações[45] |
| MOS | Diminuído[67] |
| **Produtos de fermentação** | |
| Celulose | Sem alterações[8,71] |
| Polpa de beterraba/pectina | Aumento dos AGVs totais[11,13,63]<br>Aumento do butirato[13] |
| Goma guar | Aumento do butirato[72] |
| Chicória/inulina/FOS | Aumento dos AGVs totais[73]<br>Diminuição dos AGVs totais[15,74]<br>Sem alterações[75]<br>Diminuição do acetato, propionato[15]<br>Aumento do butirato[15]<br>Diminuição do acetato[15]<br>Diminuição do acetato, butirato[74] |
| Parede celular de levedura/MOS | Aumento dos AGVs totais[73] |
| Polidextrose | Aumento dos AGVs totais[68] |

| Populações microbianas | |
|---|---|
| Polpa de beterraba/pectina | Aumento do total de bactérias[76]<br>Aumento de Firmicutes[12,76]<br>Aumento de Bifidobactérias[13,76]<br>Aumento de Lactobacilos[10,13]<br>Diminuição de Fusobactéria[12]<br>Aumento de Proteobactéria[76]<br>Aumento de *Clostridium perfringens*[10]<br>Aumento de *E. coli*[10] |
| Chicória/inulina/FOS | Aumento de Bifidobactérias[10,13,17,19,74,76,77]<br>Aumento de Lactobacilos[13,14,19,77]<br>Aumento de aeróbios totais[75]<br>Diminuição de *E. coli*[10,14]<br>Diminuição de *Clostridium perfringens*[75]<br>Sem alterações[15,66,67]<br>*Clostridium* sem alterações[78]<br>*E. coli* sem alterações[78] |
| Parede celular de levedura/MOS | Aumento de Bifidobactérias[14,17,19]<br>Aumento de Lactobacilos[16,19]<br>Diminuição de *E. coli*[17,79]<br>Diminuição de *Clostridium perfringens*[79]<br>Diminuição de aeróbios totais[16,67] |
| Polidextrose | Diminuição de *Clostridium perfringens*[68]<br>*E. coli* sem alterações[68]<br>Lactobacilos sem alterações[68]<br>Bifidobactérias sem alterações[68] |
| Pululana | Aumento de Lactobacilos[69] |
| Gamaciclodextrina | Diminuição de *Clostridium perfringens*[69] |
| Arabinogalactana | Aumento de Lactobacilos[58] |

*AGVs*, ácidos graxos voláteis; *FAI*, fibra alimentar insolúvel; *FOS*, frutooligossacarídeos; *MOS*, mananoligossacarídeos.

mudanças em todo o TGI.[18] Poucos estudos avaliaram o efeito da FA em seções mais proximais do trato intestinal, mas o frutooligossacarídeo (FOS) e o mananoligossacarídeo (MOS) aumentam os lactobacilos no íleo e as bactérias aeróbias colônicas distais e diminuem o *Clostridium* ileal.[19,20] Cães com um diagnóstico clínico de supercrescimento bacteriano do intestino delgado suplementados com FOS mostraram menos unidades formadoras de colônias aeróbicas no duodeno, mas nenhuma diferença nas espécies de bactérias do intestino delgado.[21]

## Mucosa

Dado que a suplementação com FA afeta o microbioma gastrintestinal, não é de se surpreender que mudanças na integridade da mucosa também tenham sido demonstradas, o que é particularmente verdadeiro com a FA fermentável. Os cães alimentados com fontes de fibra fermentáveis, como polpa de beterraba, FOS ou misturas dessas fontes, apresentaram aumento da área de superfície do intestino delgado, do peso intestinal, da altura das vilosidades, da massa da mucosa e uma maior capacidade de captação de glicose mediada por transportadores em comparação aos animais suplementados com celulose.[22,23] Nenhuma mudança na espessura da mucosa do cólon, na área de cripta, na área de lâmina própria, na área de célula caliciforme ou no tamanho médio de cripta foi demonstrada em gatos suplementados com polpa de beterraba, farelo de trigo ou fibra de cana-de-açúcar.[24] A suplementação de inulina em cachorros infectados com *Salmonella* diminuiu a gravidade da descamação de enterócitos e manteve o transporte de Na$^+$-dependente de glicose no íleo normal.[25]

## Trânsito

Um atraso no trânsito intestinal pode elevar a absorção de nutrientes, aumentando o tempo de contato entre o conteúdo intestinal, as enzimas intestinais digestivas e as superfícies de absorção. A FA pode modular o tempo de trânsito gastrintestinal por meio de suas propriedades físicas, que envolvem solubilidade em água, capacidade de ligação, efeitos sistêmicos e locais na motilidade gastrintestinal.[26,27]

Em geral, a FAS aumenta a viscosidade da ingesta, enquanto a FAI tem efeito mínimo.[28] A ingesta de baixa viscosidade está sujeita a um esvaziamento gástrico rápido, enquanto as suspensões de FAS de alta viscosidade o atrasam e demonstram uma taxa de esvaziamento gástrico máximo aparente.[29,30] O galactomanano (uma FASBPM) aumenta a frequência e a força da motilidade intestinal.[29] Em gatos com constipação intestinal crônica, as dietas enriquecidas com *Psyllium* melhoraram os sinais clínicos e diminuíram a necessidade de terapia medicamentosa.[30] Em cães, a celulose diminuiu o tempo de trânsito intestinal total em um estudo, mas tanto a celulose quanto a fibra de milho não alteraram o tempo de trânsito em outro.[31,32] Em gatos, uma dieta com maior FAI não afetou o esvaziamento gástrico.[33] Fibra de aveia, bagaço de tomate, casca de amendoim, farelo de trigo e goma guar também não afetam o tempo de trânsito gastrointestinal.[34-36] Estudos sobre polpa de beterraba não forneceram resultados consistentes.[35,36]

## DIGESTIBILIDADE

A FA é, por definição, indigesta. Como tal, pode contribuir para a formação de ingesta viscosa e interagir com nutrientes ou componentes dietéticos específicos. A FA pode diminuir a digestibilidade, ao se ligar ou sequestrar componentes dos processos digestivos, bem como aumentá-la, ao ampliar o tempo de trânsito. A digestibilidade aparente (trato total) associada à FA pode ser enganosa, especialmente no que diz respeito à digestibilidade da proteína, assim como os efeitos da FA, especialmente a fibra fermentável, quando os processos e produtos de fermentação bacteriana do cólon são incluídos nos produtos fecais finais avaliados. Por essas razões, a "digestibilidade aparente" será omitida desta discussão. A medição da digestibilidade no íleo evita bastante esse problema, ao mesmo tempo que fornece uma avaliação mais clara do próprio processo digestivo, sem os efeitos confundidores da fermentação colônica (Tabela 190.3). A FA pode afetar a digestibilidade dos componentes individuais da dieta, incluindo proteínas, gorduras ou minerais, mas, em geral, segue a digestibilidade ileal da dieta.[15,37] A variabilidade na resposta está além do escopo deste capítulo.

## METABOLISMO DA GLICOSE

Algumas FAs foram associadas a um "efeito da segunda refeição", o que significa que a FA ingerida durante a primeira refeição afetará a resposta glicêmica a uma refeição de glicose posterior.[38] Em cães e gatos saudáveis, os efeitos da FA sobre as concentrações de glicose no sangue, na insulina e no GLP-1 estão resumidos na Tabela 190.4.

Em cães e gatos com diabetes melito, foram estudadas as respostas glicêmicas e insulinêmicas a refeições com FA. A alimentação de cães diabéticos estáveis com dietas classificadas como ricas em FAI e FAS ou pobres em FA não afetou a dosagem de insulina. A dieta rica em FAI, mas não em FAS ou pobre em FA, diminuiu a resposta glicêmica às refeições e reduziu as concentrações de frutosamina.[39] Das dietas avaliadas, no entanto, a dieta rica em FAS continha menos FAT do que a rica em FAI, e a FA na dieta rica em FAS era predominantemente FAI. Além disso, nem a concentração de FA nem a composição da dieta pobre em FA foram relatadas, embora a dieta pobre em FA contivesse polpa de beterraba e FOS. Embora a dieta rica em FAI tenha sido associada à melhora na resposta glicêmica em comparação às duas outras, ainda não está claro se a dosagem de insulina pode ser atribuída estritamente ao tipo ou à quantidade de FA. Em outro estudo com cães diabéticos estáveis, a goma guar foi superior à própria dieta-controle ou àquele alimento com farelo de trigo adicionado, conforme avaliado pela resposta glicêmica diminuída às refeições.[40] No entanto, a quantidade e o tipo de FA presente na dieta basal não foram descritos. Um terceiro estudo em cães diabéticos estáveis avaliou duas dietas, uma classificada como rica e outra pobre em FAI. A média de glicose pós-prandial e o jejum foram menores com a dieta rica em FAI. A maioria dos cães foram melhor regulados com a dieta rica em FAI, como demonstrado com a diminuição das dosagens de insulina.[41] Nesse estudo, a dieta pobre em FAI continha uma quantidade moderada de FA, que era predominantemente FAI. A dieta rica em FAI apresentava uma formulação quase idêntica, mas era suplementada com

**Tabela 190.3** Efeitos da fibra alimentar na digestibilidade ileal da matéria seca e/ou orgânica da dieta.

| | |
|---|---|
| Celulose | Diminuição[64] |
| | Sem alterações[80] |
| Goma guar | Aumento[37] |
| Farinha de alfarroba | Aumento[37] |
| Carragenina | Aumento[37] |
| Polpa de beterraba | Sem alterações[80] |
| Chicória/inulina/FOS | Aumento[15,75] |
| | Sem alterações[81] |
| Parede celular de levedura/MOS | Aumento[79] |
| | Diminuição[16] |
| Pululana | Sem alterações[37] |
| Gamaciclodextrina | Sem alterações[37] |

FOS, frutooligossacarídeos; MOS, mananoligossacarídeos.

**Tabela 190.4** Efeitos da suplementação de fibra alimentar na resposta glicêmica, insulínica e de peptídio semelhante ao glucagon-1 às refeições.

| Resposta glicêmica | |
|---|---|
| Celulose | Sem alterações[23,38,82] |
| Casca de soja | Sem alterações[38] |
| FAI (inespecífica) | Diminuição[83] |
| Farelo de trigo | Sem alterações[24] |
| Fibra de milho solúvel | Diminuição[84-86] |
| Fibra de cana-de-açúcar | Diminuição[24] |
| Polpa de beterraba/pectina | Diminuição[83,87] Sem alterações[23,24,88] |
| Goma guar | Sem alterações[82] |
| Chicória/inulina/FOS | Diminuição[38,87,89] Sem alterações[23,88,90] |
| MOS | Diminuição[83] |
| Pululana | Diminuição[84,85] Sem alterações[91] |
| **Resposta insulínica** | |
| Celulose | Sem alterações[82] |
| Casca de soja | Diminuição[92] |
| Fibra de milho solúvel | Diminuição[84-86] |
| Polpa de beterraba/pectina | Sem alterações[82,88] Aumento[23] |
| Goma guar | Diminuição[88] Sem alterações[82] |
| Chicória/inulina/FOS | Sem alterações[88,89] Aumento[23] |
| **Resposta ao GLP-1** | |
| Celulose | Sem alterações[23] |
| Polpa de beterraba/pectina | Aumento[23] |
| Chicória/inulina/FOS | Aumento[23] |

*FAI*, fibra alimentar insolúvel; *FOS*, frutooligossacarídeos; *GLP-1*, peptídio semelhante ao glucagon-1; *MOS*, mananoligossacarídeos.

**Tabela 190.5** Efeitos da suplementação de fibra alimentar nos parâmetros de lipídios séricos em cães e gatos.

| Triglicerídeos | |
|---|---|
| Linho | Sem alterações[93] |
| Fibra de cana-de-açúcar | Diminuição[24] |
| Polpa de beterraba/pectina | Sem alterações[24] Diminuição[87] |
| Goma guar | Diminuição[88] |
| Chicória/inulina/FOS | Sem alterações[88] Diminuição[87] |
| **Colesterol** | |
| Celulose | Aumento[82] |
| Farelo de trigo | Aumento[24] |
| Polpa de beterraba/pectina | Diminuição[82] Sem alterações[24,87] |
| Goma guar | Diminuição[88] |
| Chicória/inulina/FOS | Sem alterações[87] |

*FOS*, frutooligossacarídeos.

celulose adicional. A melhora no controle glicêmico pode ser interpretada como a maioria dos cães responde melhor clinicamente a uma dieta rica em FAI, em vez de moderada. Nenhuma interpretação sobre os efeitos da FAS ou de uma dieta pobre em FA ainda pôde ser feita. Um estudo de cães com diabetes induzido por aloxano demonstrou que a suplementação de celulose ou pectina diminuiu a resposta glicêmica aos alimentos.[42] Gatos com diabetes melito adquirido naturalmente foram alimentados com dietas com alto teor de FAI e celulose ou com dietas não suplementadas com baixo teor de FAI (baixo teor de FAT, com FAT composta inteiramente de FAI). A melhora do controle glicêmico foi demonstrada em gatos diabéticos que receberam dieta rica em FAI; a maioria deles foram melhor controlados com ela.[43]

## METABOLISMO LIPÍDICO

Além de afetar potencialmente a digestibilidade da gordura dietética e interferir na recirculação êntero-hepática do colesterol, a FA fermentável também pode reduzir a lipogênese hepática (Tabela 190.5; ver Capítulo 182).[44]

## METABOLISMO DE PROTEÍNAS/NITROGÊNIO

Uma vez que a ingesta de FA fermentável promove o crescimento bacteriano no cólon, com o envolvimento da síntese de proteína microbiana do nitrogênio, foi teorizado que a ingesta de FA fermentável promoveria a perda geral de nitrogênio nas fezes. Em um estudo, FOS, polpa de beterraba e uma mistura de FAS fornecida a cães aumentaram o nitrogênio microbiano fecal, mas não foi observada nenhuma mudança na excreção de nitrogênio fecal em gatos alimentados com um suplemento de FOS[20,45] nem demonstrada diminuição da ureia sérica.

## INGESTÃO DE ALIMENTOS

A energia derivada dos AGVs absorvidos é insignificante, mas a FA contribui para o volume total de alimentos consumidos.[46-49] Esse efeito de diluição na densidade de energia, além dos efeitos da FA no esvaziamento gástrico e no GLP-1, pode ser benéfico em programas de perda de peso. Em cães alimentados com dietas suplementadas com FAI, a ingestão de alimentos aumentou, mas a ingestão de calorias diminuiu.[50] A polpa de beterraba e a fibra de aveia aumentaram a ingestão de alimentos e calorias em um estudo com cães, mas casca de amendoim, farelo de trigo, polpa de beterraba ou bagaço de tomate não afetaram a ingestão em outro.[35,36] Gatos suplementados com altas concentrações de celulose diminuíram a ingestão, com níveis mais baixos de suplementação do que os usados em cães.[51]

A saciedade foi estudada em cães usando-se uma refeição-teste não suplementada após a administração de dietas suplementadas com polpa de beterraba ou FOS.[52] Eles consumiram menos tanto a refeição-teste quanto as dietas suplementadas. Dietas suplementadas com FAI, FAS, farelo de trigo, celulose, farinha de casca de amêndoa, fibra de ervilha ou lentilhas fornecidas a cães com restrição alimentar em um programa de perda de peso não diminuíram a ingestão de refeição-teste.[53-55] Resultados semelhantes foram obtidos em gatos com fornecimento de celulose.[51] Em cães, uma dieta rica em proteínas e

FAT, incluindo celulose, casca de *Psyllium*, polpa de beterraba e FOS, reduziu a ingestão total, enquanto dietas ricas em proteínas ou em FAT isoladamente, não.[56]

Filhotes de cães da raça Beagle alimentados com dietas suplementadas com farelo de trigo mostraram um declínio dependente da dose no consumo de ração, eficiência alimentar e proteica e crescimento.[57] Deve-se observar que a concentração de FA na qual esse efeito foi observado é bastante alta e não consistente com a alimentação comercial para animais de estimação. Em cachorros infectados por *Salmonella*, a suplementação com inulina ou FOS diminuiu o declínio relacionado com a doença na ingestão de alimentos.[25]

## EFEITOS DO SISTEMA IMUNE

Grande parte do sistema imunológico está localizada dentro ou ao redor do intestino. A FA também afeta parâmetros relacionados com a função do sistema imunológico.[58] A Tabela 190.6 resume os efeitos da FA nos leucócitos e nas imunoglobulinas (Igs) de cães e gatos. A falta de efeito na função dos leucócitos também foi mostrada.[59] A suplementação com parede celular de levedura em cães causou diminuições nas concentrações séricas de IgA, bem como na saliva e nas lágrimas.[60] Cadelas suplementadas com FOS exibiram maior teor de colostro e IgM no leite, sem efeito concomitante sobre IgG ou IgA. Os filhotes delas mostraram maior resposta IgM à vacinação contra *Bordetella*.[61] Uma mistura de polpa de beterraba, goma arábica e FOS alterou a composição das células T do tecido linfoide associado ao intestino e aumentou a resposta mitogênica nas células T.[59]

**Tabela 190.6** Efeitos da fibra alimentar nos parâmetros de leucócitos e imunoglobulina.

| Parâmetros de leucócitos | |
|---|---|
| Celulose | Sem alterações[13] |
| Linho | Sem alterações[93] |
| Polpa de beterraba/pectina | Sem alterações[13,59] |
| Chicória/inulina/FOS | Sem alterações[13,17,59,67] Diminuição de linfócitos[17] |
| Parede celular de levedura/MOS | Sem alterações[13,67] Diminuição de linfócitos[17] Diminuição de monócitos[79] |
| Arabinogalactana (formas específicas) | Aumento de leucócitos, neutrófilos, eosinófilos[58] |
| **Imunoglobulinas (Igs)** | |
| Celulose | Sem alterações[13] |
| Polpa de beterraba/pectina | Sem alterações[13] |
| Chicória/inulina/FOS | Sem alterações[13,19,67] |
| Parede celular de levedura/MOS | Sem alterações[13,19,67] Aumento de IgM[60] |
| Arabinogalactana (formas específicas) | Sem alterações[58] |

FOS, frutooligossacarídeos; MOS, mananoligossacarídeos.

## REFERÊNCIAS BIBLIOGRÁFICAS

*As referências bibliográficas deste capítulo se encontram online no Ambiente de Aprendizagem.*

# CAPÍTULO 191

# Reações Adversas aos Alimentos: Alergias *versus* Intolerância

Jason W. Gagné

Reação adversa aos alimentos (RAA) é um termo genérico que abrange tanto a intolerância quanto a alergia alimentar. Ambos os distúrbios podem levar a uma resposta anormal que se manifesta clinicamente como sinais dermatológicos e gastrintestinais (GI). A intolerância alimentar abrange reações farmacológicas/metabólicas, intoxicação e idiossincrasia alimentares, não tendo base imunológica. Alergia alimentar (também conhecida como hipersensibilidade alimentar) é um termo reservado para aqueles pacientes com sinais clínicos devido a uma reação imunológica (Figura 191.1).

A prevalência de RAA em cães e gatos varia de fonte para fonte. Dos cães com dermatoses pruriginosas não sazonais, 10 a 30% são diagnosticados como portadores de RAA.[1-6] Dos cães com doenças de pele, apenas 1% foi atribuído à alergia alimentar,[7,8] que é a terceira alergia cutânea mais comum, atrás apenas da alergia à picada de pulga e da dermatite atópica, sendo responsável por 10 a 15% de todas as doenças cutâneas alérgicas.[9]

A prevalência de RAA em gatos é relatada como 1 a 6% de todas as doenças de pele felinas e a terceira hipersensibilidade mais comum.[10,11] Dos cães e gatos diagnosticados com alergia alimentar, 15 a 50% são agora reconhecidos como tendo sinais gastrointestinais.[4,12-14] Além disso, pacientes com prurido e sinais gastrintestinais têm maior probabilidade de serem diagnosticados com hipersensibilidade alimentar.

## INTOLERÂNCIA ALIMENTAR

Uma vez que a intolerância alimentar tem uma etiologia não imunológica, ela não requer a estimulação e sensibilização do sistema imunológico, conforme observado na alergia alimentar. Portanto, pode ocorrer em uma primeira exposição a um alimento, "aditivo alimentar ou substância".

As reações farmacológicas/metabólicas incluem uma variedade de compostos. Essa categoria inclui aminas vasoativas e biogênicas, como histamina encontrada em peixes escombrídeos (cavala, atum, gaiado), que podem causar reações adversas minutos após a ingestão. Como a concentração de histidina disponível para conversão bacteriana em histamina para causar tais reações em alimentos comerciais é baixa,[15,16] estas são mais prevalentes em dietas caseiras de peixes crus. A má digestão com má

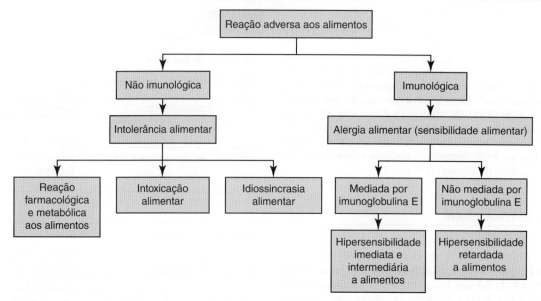

Figura 191.1 Classificação das reações adversas aos alimentos. (De Verlinden A, Hesta M, Millet S et al.: Food allergy in dogs and cats: a review. *Crit Rev Food Sci Nutr* 46[3]:259-273, 2006.)

absorção secundária causadora de diarreia osmótica (p. ex., intolerância à lactose) é um exemplo de reação adversa metabólica.[17,18] A lactose não digerida é rapidamente fermentada por bactérias do intestino delgado e do cólon, criando ácidos graxos de cadeia curta, borborigmo, gases, desconforto abdominal e diarreia. A atividade da lactose dos filhotes cai para 10% no momento do desmame em comparação ao nascimento.[17] A atividade das dissacaridases da borda em escova, como a lactase, também pode ser diminuída por infecção viral, jejum e mudança na dieta.

As reações de intoxicação alimentar ocorrem em resposta à ingestão de alimentos com toxinas ou contaminação microbiana. A aflatoxina, uma micotoxina produzida por *Aspergillus* spp. comumente encontrada em grãos, causa alta mortalidade devido à insuficiência hepática por necrose hepatocelular (ver Capítulo 286).[19,20] A Food and Drug Administration (FDA), dos EUA, estabeleceu um nível máximo de 20 ppb em alimentos para humanos e animais de estimação,[21] mesmo porque cães e gatos são mais sensíveis à aflatoxina do que outras espécies (ratos, ovelhas, galinhas, humanos).[22] Portanto, os fabricantes de alimentos para animais de estimação definem os níveis toleráveis mais baixos do que os de alimentos para humanos e testam regularmente os ingredientes crus e as dietas finalizadas. As cepas e toxinas de bactérias que contaminam os alimentos e causam enterite aguda em cães e gatos incluem *Salmonella*, *Campylobacter* e *Clostridium* spp., além de *Escherichia coli*.

O termo idiossincrasia alimentar é usado para descrever uma resposta anormal a aditivos e substâncias alimentares, como agentes gelificantes, gomas, emulsificantes, conservantes, corantes e umectantes. Embora todos tenham sido implicados como causa de distúrbios gastrintestinais em cães e gatos, as evidências existentes são mínimas.[12,23]

## ALERGIA ALIMENTAR

A alergia alimentar é uma RAA com uma base imunológica em resposta à ingestão/absorção de um antígeno dietético, geralmente uma proteína dietética. O trato gastrintestinal tem uma defesa de três pontas para reduzir o potencial de respostas alérgicas.

A primeira defesa é a digestão. As proteínas são expostas a várias enzimas e compostos, como pepsina, pH e enzimas pancreáticas e intestinais, que destroem os fatores antigênicos de uma proteína. A segunda defesa é a barreira funcional inerente ao trato gastrintestinal, com enfoque para as junções compactas das células epiteliais. Em circunstâncias normais, apenas traços (0,002%) de proteínas intactas serão absorvidos, pequenas quantidades essas removidas pelas células do sistema reticuloendotelial ou células de Kupffer do fígado e nódulos linfáticos mesentéricos.[24] Além disso, o peristaltismo, a camada de muco e a imunoglobulina A secretada encontrada na lâmina própria fornecem proteção adicional.[25] Por último, o papel do tecido linfoide associado ao intestino (GALT, do inglês *gut-associated lymphoid tissue*) é distinguir o "próprio" do "não próprio", para eliminar aqueles estranhos ao corpo e proteger os componentes do "próprio". Todos os antígenos dietéticos são estranhos, o que demonstra a capacidade fascinante do GALT em criar uma tolerância oral aos nutrientes enquanto remove os patógenos. O comprometimento de qualquer um desses três sistemas pode levar ao desenvolvimento de alergia alimentar.

O tecido linfoide primário no qual ocorre tolerância oral são as células em micropregas (também conhecidas como M) das placas de Peyer no epitélio intestinal. As células M coletam amostras de potenciais antígenos e microrganismos do lúmen do intestino,[26] e a tolerância oral ocorre com a aceitação de um antígeno alimentar por meio de interações complexas de células apresentadoras de antígenos, células B, células dendríticas, macrófagos e células T. De modo alternativo, pode ocorrer o processo de sensibilização e estimulação a um antígeno alimentar, resultando em uma resposta imunológica, que envolve linfócitos específicos do antígeno e mastócitos portadores de imunoglobulina E, levando a inflamação e manifestações clínicas de sinais dermatológicos e/ou gastrintestinais, comparados às hipersensibilidades dos tipos I, III e IV.[27]

A maioria dos alergênios alimentares que induzem uma resposta imune em humanos são glicoproteínas solúveis em água com pesos moleculares entre 10 kDa e 70 kDa, relativamente estáveis ao calor, ao pH e às enzimas digestivas.[28-31] Em cães, todas as proteínas alérgicas reconhecidas pesavam ≥ 20 kDa,[32,33] sendo os alergênios alimentares mais comuns carne bovina, laticínios e trigo e, em gatos, carne bovina, laticínios e peixes,[34] o que reflete os ingredientes mais comumente fornecidos em rações comerciais para animais de estimação.

## CARACTERÍSTICAS CLÍNICAS

### Respostas dermatológicas em cães (ver Capítulo 186)

Não há predileção por sexo ou idade para doenças cutâneas devido à RAA em cães.[6,8,35,36] A idade em que os sinais clínicos foram relatados varia de 4 meses a 14 anos,[37] com sinais iniciais relatados naqueles com menos de 1 ano de idade em 33 a 51% dos casos. Um risco aumentado foi relatado nas seguintes raças: Boxer, Shar Pei Chinês, Cocker Spaniel, Collie, Dachshund, Dálmata, Pastor-Alemão, Golden Retriever, Labrador Retriever, Lhasa Apso, Schnauzer miniatura, Irish Soft Coated Wheaten Terrier, Springer Spaniel e West Highland White Terrier.[6,35,38-40]

A apresentação de cães com RAA ocorre em uma base não sazonal, e os cães acometidos podem se parecer com aqueles que apresentam dermatite atópica. Os sinais clínicos incluem graus variáveis de prurido, que pode ser generalizado ou localizado na face, nos pavilhões e nas regiões perineal, axilar, inguinal e da pata.[6,35,38-40] Infecções bacterianas/fúngicas secundárias, pápulas, pústulas, colarinhos epidérmicos e seborreia também podem ser observados.[6,8,35,36] Otite externa foi observada com infecções bacterianas e/ou por *Malassezia*. As alterações crônicas podem incluir hiperpigmentação, liquenificação e alopecia. Consulte a Figura 191.2 para a manifestação clínica dermatológica da RAA canina.

Os sinais clínicos incomuns relatados incluem urticária caracterizada por pápulas,[41] eritema multiforme,[42] vasculite[43] e anafilaxia (ver Capítulo 137). O angioedema, uma forma localizada, é caracterizado por inchaço edematoso dos lábios, da face, das pálpebras, das orelhas, da conjuntiva e/ou da língua, com ou sem prurido. O angioedema também pode resultar de medicamentos, vacinas, infecções, dermatite atópica e transfusões de sangue.

### Respostas dermatológicas em gatos (ver Capítulo 186)

Não há predileção por sexo ou idade para doenças cutâneas devido à RAA em gatos. A idade média de início é de 4 a 5 anos. A idade em que os sinais clínicos foram relatados varia de 6 meses

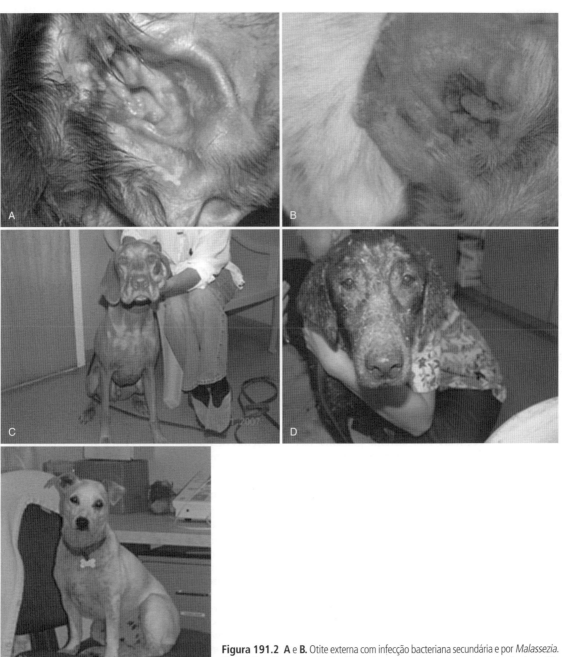

**Figura 191.2 A e B.** Otite externa com infecção bacteriana secundária e por *Malassezia*. **C.** Focinho eritematoso. **D.** Região periocular eritematosa com descamação da região facial. **E.** Regiões cervicais, axilares e inguinais eritematosas com infecção bacteriana secundária. (Cortesia de Dawn Logas, DVM, DACVD, Veterinary Dermatology Center, Maitland, FL.) (*Esta figura se encontra reproduzida, em cores, no Encarte deste livro.*)

a 11 anos,[8,44] com 46% dos gatos apresentando sinais iniciais aos 2 anos de idade em um estudo.[45] Risco aumentado foi relatado em gatos Siameses, cruzas de Siameses e Birmaneses.[6]

Os sinais clínicos incluem prurido não sazonal, localizado ou generalizado em 100% dos gatos com alergia alimentar.[40,45] O prurido se localiza principalmente na cabeça, no pescoço e nas orelhas (o que pode causar autotraumatismo grave), mas pode se espalhar para os membros, abdome ventral e região inguinal. Não apenas alopecia por "lambedura", mas também dermatite esfoliativa, exsudativa e miliar e dermatoses descamativas secundárias foram relatadas. Pode haver também o desenvolvimento de otite externa, placas eosinofílicas e úlceras, bem como urticária, angioedema e conjuntivite.[44-46]

Em gatos com diagnóstico de alergia alimentar, 20 a 50% apresentam eosinofilia absoluta[46,47] e 30%, linfadenopatia periférica moderada a acentuada.[37]

### Limiar pruriginoso

O conceito de limiar pruriginoso é que cada cão ou gato, de maneira individual, tem um nível de tolerância diferente, que uma vez atingido, provoca o desenvolvimento de prurido. Os estímulos que fazem com que o animal atinja ou exceda esse limite incluem (mas não estão limitados a) ectoparasitas, dermatite atópica e dieta. Com relação aos ectoparasitas e à dermatite atópica, esses estímulos podem não estar presentes (ou ser controlados farmacologicamente) em certas épocas do ano e, portanto, podem reduzir a carga de alergênios ao limite para um indivíduo, o que permitiria que um cão ou gato tolerasse um alimento ao qual ele poderia ser alérgico ou intolerante, sem experimentar a manifestação clínica de prurido. Essa situação resultaria em uma alergia alimentar de natureza sazonal.

Não é incomum observar uma resposta alérgica causada por vários alergênios no mesmo paciente. Em cães, 20 a 30% dos casos de alergia alimentar apresentam doenças de pele, incluindo dermatite atópica e alergia a pulgas.[5,6,38,40] Em um estudo com gatos, 35% tinham alergia a pulgas concomitante.[52] A combinação de doenças pode dificultar o diagnóstico de alergia alimentar, destacando-se a importância da dieta e do histórico alimentar como meio de reduzir a carga alergênica para evitar ultrapassar o limiar pruriginoso.

### Respostas gastrintestinais em cães e gatos

Não há predileção por sexo ou idade para doenças gastrintestinais devido à RAA em cães ou gatos. As raças mais comumente afetadas incluem Shar Pei, Pastor-Alemão e Setter Irlandês.[37] Os sinais clínicos podem incluir êmese, borborigmo, dor abdominal intermitente e diarreia (aumento da frequência, volume e consistência mole).[2,5,8,36,44,47] A RAA está incluída em uma vasta gama de diagnósticos diferenciais para doença gastrintestinal, uma vez que pode ocorrer em qualquer segmento do trato gastrintestinal e se apresentar como aguda ou crônica. O início agudo da RAA é provavelmente intolerância alimentar, e não alergia alimentar.

A bem documentada enteropatia sensível ao glúten dos cães da raça Setter Irlandês parece ser hereditária (ver Capítulo 276).[48] As manifestações clínicas da gliadina e da glutenina (proteínas dos grãos de cereais) ocorrem em uma idade precoce e são reversíveis quando esses cães são alimentados com uma dieta sem glúten. Essa não é a mesma doença de humanos, conhecida como doença celíaca.[49]

A doença inflamatória intestinal (DII) envolve uma interação complexa entre a genética do hospedeiro, o estado imunológico e a microbiota. A dieta tem efeito na quantidade e diversidade da microbiota.[50,51] É possível que possam ocorrer alterações nela em pacientes com RAA, o que pode contribuir para o desenvolvimento de DII, mas atualmente o papel da RAA é desconhecido.

## DIAGNÓSTICO

Após histórico (ver Capítulos 1 e 170), exame físico (ver Capítulos 2 e 10) e banco de dados mínimo (para descartar outras causas), pode-se suspeitar de RAA com sinais clínicos apropriados. Um teste de eliminação de alimentos (ver Capítulo 186) é a ferramenta diagnóstica mais importante, embora não possa elucidar o mecanismo patogênico subjacente da RAA. Um diagnóstico clínico é feito após a resolução dos sinais clínicos em uma dieta de eliminação, seguido de recrudescência dos sinais clínicos na reintrodução do antigo alimento após o teste.[27,53] Se houver apenas sinais gastrintestinais, um teste de 2 a 4 semanas pode ser suficiente,[23] ao passo que um de 8 a 12 semanas pode ser necessário para aqueles animais com sinais dermatológicos.[54]

Um histórico alimentar completo e a conformidade do tutor são de extrema importância. Este deve remover todos os potenciais alergênios, incluindo dieta atual, medicamentos com sabor e brinquedos, guloseimas, alimentos usados para administrar medicamentos, restos de comida e acesso a outros alimentos, se na casa houver mais de um animal. A falta de conformidade do tutor resultou em uma taxa de abandono de até 33% para cães em centros de referência.[2,6,55,56] Para aumentar a adesão do tutor, a dieta de eliminação escolhida deve ser um alimento palatável completo e balanceado para a fase de vida adequada do paciente e conveniente para o proprietário. O alimento escolhido deve conter um número limitado de fontes proteicas intactas ou hidrolisadas, às quais o paciente não tenha sido exposto anteriormente e que sejam altamente digeríveis. Para o paciente gastrintestinal, recomenda-se uma restrição moderada de gordura e uma fonte de fibra fermentável.

O diagnóstico por qualquer outro meio, incluindo teste cutâneo intradérmico, sorologia e gastroscopia, deve ser evitado devido à baixa sensibilidade e especificidade.[57-62] Um esboço de como realizar um teste de eliminação-desafio alimentar pode ser encontrado na Figura 191.3, com informações adicionais no Capítulo 186.

### Dietas de eliminação caseiras

Tradicionalmente, dietas caseiras que contenham uma única fonte de proteína e carboidratos têm sido consideradas o "padrão-ouro" e usadas como dieta de eliminação para o diagnóstico de RAA.[4] Essa abordagem depende 100% do histórico alimentar, uma vez que os ingredientes escolhidos são limitados àqueles aos quais o paciente não tenha sido previamente exposto. Devido ao número limitado de ingredientes, as dietas caseiras costumam não ser completas e balanceadas, carecendo de cálcio, ácidos graxos essenciais, certas vitaminas e outros micronutrientes e levando a deficiências nutricionais a longo prazo. Estudos anteriores descobriram que > 90% das receitas caseiras de dietas não são completas e balanceadas, de acordo com as recomendações da Association of American Feed Control Officials.[63,64] Se uma dieta caseira for escolhida, o cliente é encorajado a consultar um nutricionista credenciado (ver Capítulo 192).

### Dietas de eliminação comerciais

Esta categoria inclui proteínas inéditas e/ou dietas hidrolisadas. Ambas as opções são completas e balanceadas, convenientes para o tutor fornecer e não envolvem o trabalho de uma dieta caseira. Caso se opte pela abordagem da dieta proteica inédita, o histórico alimentar é novamente crucial, com a escolha de uma dieta veterinária de prescrição. Em um estudo recente, 75% das dietas com carne de veado de venda a granel continham aves, soja e/ou carne bovina quando analisadas pelo ensaio de imunoabsorção enzimática (ELISA).[65] A contaminação cruzada de ingredientes comuns com aqueles considerados inéditos pode ocorrer em vários pontos de fabricação, mas é inaceitável. Portanto, não são recomendadas dietas de proteína inédita vendidas a granel como prescrição de dieta de eliminação.

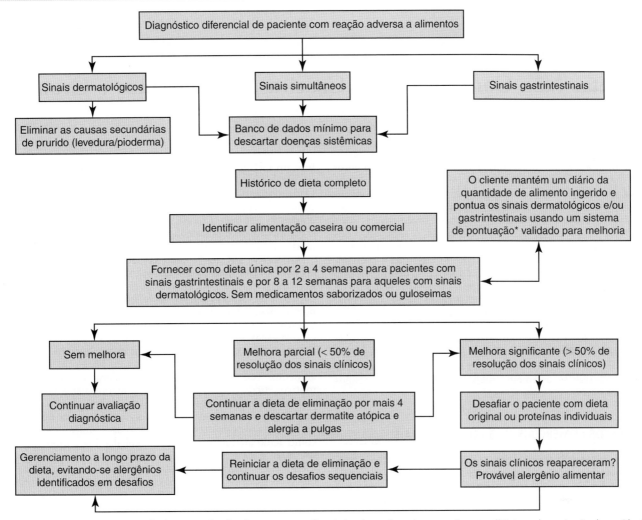

**Figura 191.3** Protocolo para testes de eliminação-desafio alimentar para o diagnóstico de reações adversas a alimentos. (*Sistema de pontuação de prurido: De Paterson S: Food hypersensitivity in 20 dogs with skin and gastrintestinal signs. *J Small Anim Pract* 36:529-534, 1995. Sistema de pontuação fecal – St. Joseph, MO. Nestlé Purina 2014.)

Com a crescente variedade de "proteínas inéditas" vendidas a granel, o emprego de dietas de proteínas hidrolisadas ganhou popularidade. A hidrólise de uma proteína resulta em um peso molecular reduzido e forma alterada em comparação à proteína original. O objetivo é reduzir a alergenicidade e antigenicidade porque o hidrolisado é muito pequeno para provocar a reticulação de imunoglobulina E no mastócito, evitando-se, portanto, a degranulação e os sinais clínicos, caso a RAA seja semelhante a uma hipersensibilidade do tipo I. Um equívoco comum é de que todas as proteínas hidrolisadas devem ter menos de 10 kDa, quando, na verdade, o peso molecular ideal de um hidrolisado de proteína varia com o tipo de proteína usada.[34] Em um estudo com cães com alergia confirmada à soja e ao milho, 79% não apresentaram sinais clínicos quando alimentados com uma dieta de soja hidrolisada e amido de milho.[66] Em um estudo separado com cães alérgicos a frango, os sinais clínicos melhoraram em 11 de 12 cães quando eles foram alimentados com uma dieta de frango hidrolisado.[67] Em um estudo de caninos com doença crônica do intestino delgado de ocorrência natural, significativamente mais cães eram assintomáticos quando alimentados com dieta hidrolisada (conforme avaliado pelo Índice de Atividade de Doença Inflamatória Intestinal Canina) em comparação a uma dieta altamente digestível.[68]

## TRATAMENTO

O tratamento da RAA consiste em identificar e, uma vez identificados, evitar os alergênios alimentares agressivos (ver Capítulo 186). Alguns cães e gatos podem sofrer reações adversas mesmo a pequenas quantidades de um alimento nocivo, enquanto outros podem apresentar um limiar superior. As alergias concomitantes podem influenciar o nível do limiar dos sinais clínicos em alguns animais, caso em que pode ser necessário o tratamento medicamentoso. Uma dieta completa e balanceada deve ser escolhida após obtenção de um histórico alimentar completo. Caso se opte por uma dieta caseira, um nutricionista credenciado deve ser consultado para garantir a adequação nutricional. Deve-se sempre tentar encontrar um alimento comercial aceitável que aumente a conformidade do tutor. Dietas hidrolisadas comerciais podem ser a melhor escolha prática, uma vez que há possibilidade de recidiva caso o paciente se torne alérgico a outra fonte de proteína, momento em que outro teste alimentar deve ser realizado.

## REFERÊNCIAS BIBLIOGRÁFICAS

*As referências bibliográficas deste capítulo se encontram online no Ambiente de Aprendizagem.*

# CAPÍTULO 192

# Dietas Não Convencionais (Caseiras, Vegetarianas e Cruas)

Sally C. Perea and Sean J. Delaney

Embora a maioria dos tutores nos EUA ofereça alimentos comerciais convencionais aos animais de estimação, há um crescente interesse e mercado por dietas não convencionais.[a] As dietas não convencionais incluem nichos de especialidades, como vegetarianos, naturais, orgânicos e uma variedade de dietas caseiras cruas e cozidas. A motivação dos tutores para optar por dietas não convencionais varia, mas grande parte da mudança do mercado foi atribuída à humanização dos animais de estimação e à importância desempenhada pela comida no vínculo humano-animal. Alguns proponentes de dietas caseiras ou com alimentos crus citam benefícios, como controle sobre os ingredientes, prevenção de conservantes artificiais, preservação de enzimas naturais e incorporação de fitonutrientes.[1] Outros motivos relatados incluem o desejo de mimar, de fornecer uma dieta mais saudável ou nutritiva, para benefícios médicos, para melhorar a saúde dental ou oferecer uma dieta que se assemelhe mais à de canídeos ou felinos selvagens.[1]

## ALIMENTOS COMERCIAIS NÃO CONVENCIONAIS

Entre os tutores de animais de estimação, há um interesse crescente por alimentos naturais e orgânicos, bem como o desejo de alimentá-los de acordo com a própria filosofia em relação à comida. Além disso, eles têm uma preocupação maior com a segurança dos alimentos para animais de estimação devido aos *recalls*, como o ocorrido em grande escala em 2007, nos EUA, associado à melamina e ao ácido cianúrico. Esses objetivos e preocupações resultaram em um maior interesse por alimentos não convencionais, que podem ser percebidos como tendo um nível mais alto de qualidade e segurança.[2]

Com esse interesse crescente por alimentos não convencionais, um amplo espectro de produtos entrou no mercado com filosofias nutricionais baseadas nas tendências humanas. Muitos desses novos produtos desenvolveram o que tem sido chamado de segmento de rações "naturais". Conforme definido pela American Feed Control Officials (AAFCO), o termo natural inclui:

> Um alimento ou ingrediente derivado exclusivamente de fontes vegetais, animais ou mineradas, seja em seu estado não processado, seja tendo sido sujeito a processamento físico, processamento térmico, renderização, purificação, extração, hidrólise, enzimólise ou fermentação, mas não tendo sido produzido por um processo quimicamente sintético ou sujeito a ele e que não contenha quaisquer aditivos ou auxiliares de processamento quimicamente sintéticos, exceto em quantidades que possam ocorrer inevitavelmente em boas práticas de fabricação.[3]

Os produtos de alimentação natural para animais de estimação expandiram essa definição regulatória ao incluir ingredientes que o tutor do animal consideraria "naturais", como frutas, vegetais, e evitar aqueles que não sejam reconhecíveis ou familiares.[3] A maioria desses tipos de dieta é elaborada dentro dos mesmos parâmetros nutricionais dos alimentos comerciais convencionais, mas oferece opções aos tutores de animais que buscam incluir ou evitar ingredientes específicos com base nas necessidades ou benefícios reais ou percebidos para a saúde. Dada a quantidade limitada de dados nessa área, há uma oportunidade para pesquisas adicionais para melhor entender os alimentos naturais para animais de estimação e seus efeitos no crescimento, no desempenho, na disponibilidade de nutrientes, na digestibilidade e em outros parâmetros de saúde.

Embora a "adequação" nutricional não seja a principal preocupação com a maioria dos alimentos completos e balanceados, não convencionais, para animais de estimação, há algumas preocupações ao fornecer uma dieta vegetariana ou vegana, especialmente para gatos. Um segmento de tutores de animais de estimação demonstrou interesse em fornecer dietas vegetarianas e/ou veganas alinhadas com suas filosofias dietéticas. Ao contrário dos tutores de animais de estimação que buscam dietas mais naturais para os animais, os donos que fornecem dietas com alimentos vegetarianos ou veganos podem ser motivados por motivos éticos.[4] Como os gatos são carnívoros natos, alimentá-los com alimentos veganos ou vegetarianos levanta preocupações em relação aos nutrientes essenciais. Além da maior necessidade de proteína, os gatos têm uma necessidade única de nutrientes, como ácido araquidônico, niacina, cobalamina, piridoxina, vitaminas A e D e alguns aminoácidos, como taurina, arginina, metionina e lisina. Esses nutrientes podem ser limitados nas dietas veganas e vegetarianas e não atender aos requisitos mínimos dos gatos.[5] Um estudo que avaliou por análise laboratorial duas dietas veganas felinas comercialmente disponíveis encontrou múltiplas deficiências de nutrientes, incluindo proteína total, metionina, taurina, lisina, arginina, ácido araquidônico, cálcio, fósforo, vitamina A, piridoxina, niacina e cobalamina.[6] Esse estudo reforçou as preocupações que haviam sido levantadas sobre a alimentação de gatos com comida vegana ou vegetariana. Os tutores de gatos devem ser alertados sobre esses riscos ao decidirem fornecer esses tipos de alimento. Devem também ser incentivados a fornecer aos gatos uma dieta à base de carne, mas, nos casos em que isso não for possível, o monitoramento dos níveis de aminoácidos no sangue e no plasma é uma avaliação que pode ser oferecida para ajudar a identificar potenciais deficiências antes do desenvolvimento de problemas clínicos. Além disso, avaliações veterinárias mais regulares (pelo menos a cada 6 meses) também são recomendadas para ajudar a identificar potenciais deficiências nutricionais.

## DIETAS CASEIRAS

### Visão geral

Uma pesquisa de 2008 com tutores de animais de estimação nos EUA e na Austrália mostrou que alimentos não comerciais (*i. e.*, restos/sobras de comida ou alimentos caseiros) eram fornecidos como parte da dieta principal para 30,6% dos cães e 13,1% dos gatos.[1] Esses alimentos não comerciais representam, pelo menos, um quarto da dieta de aproximadamente 17% dos cães e 6% dos gatos. Nessa pesquisa, menos de 3% dos tutores de animais de estimação relataram fornecer exclusivamente dietas preparadas em casa, mas aproximadamente 7% dos cães receberam pelo menos metade da dieta como comida caseira.

Um estudo mais recente que pesquisou criadores de cães sugere que a frequência de alimentação com alimentos preparados

---
[a] N.R.T.: Inclusive no Brasil.

em casa pode estar aumentando, com aproximadamente 11% deles alimentando os animais exclusivamente com dietas caseiras para todas as fases da vida.[7] As dietas preparadas em casa foram fornecidas com mais frequência por criadores canadenses (35,7%) e menos frequentemente por criadores da região sul dos EUA (6,3%). O tipo de dieta fornecida (caseira versus comercial) foi significativamente associada à confiança do criador em todas as fontes de informação sobre nutrição. Criadores que forneceram dietas caseiras foram cerca de 8 vezes mais propensos a classificar os veterinários como não muito confiáveis ou nada confiáveis como fontes de informação nutricional, quando comparados àqueles que ofereceram dietas comerciais. Além disso, os criadores que alimentam os animais com dietas caseiras classificam os sites, livros ou grupos de e-mail não veterinários como fontes de informação nutricional muito ou um tanto confiáveis. Os achados desse estudo corroboram os de um estudo anterior segundo o qual tutores de animais de estimação que fornecem dietas caseiras não convencionais estão buscando por alternativas com base em percepções de qualidade e segurança, bem como na desconfiança de fabricantes de rações e veterinários que recomendam dietas convencionais.[2] Isso ressalta a importância da educação nutricional para os veterinários e da habilidade destes em fornecer conselhos nutricionais sólidos aos clientes, ajudando a melhorar a confiança e o cumprimento das recomendações nutricionais.

## Adequação nutricional das dietas caseiras

Uma das principais preocupações com o fornecimento de dietas caseiras é o equilíbrio nutricional e sua adequação. Dos 54 tutores de animais que alimentaram os animais de estimação com, pelo menos, metade da dieta com alimentos caseiros na pesquisa de 2008, apenas 16 usaram uma receita destinada a eles. Dessas receitas, 8 foram obtidas de um veterinário, 3 na internet e 5 de outras fontes.[1] Embora a adequação nutricional dessas dietas não tenha sido avaliada, isso levanta preocupações em relação à possível desinformação disponível ao público sobre dietas preparadas em casa para cães e gatos. Mais preocupante ainda é a grande proporção de tutores que fornecem alimentos caseiros não destinados a animais de estimação.

A inadequação nutricional e/ou o equilíbrio impróprio são problemas que podem afetar tanto as dietas caseiras quanto as cruas. Um estudo que avaliou a adequação nutricional de dietas caseiras para animais de estimação de seis recursos publicados (49 dietas de manutenção e 36 de crescimento) descobriu que 86% apresentavam níveis inadequados de vários minerais, 62% de várias vitaminas e 55% de proteínas ou aminoácidos essenciais.[8] Outro estudo que avaliou a adequação nutricional de 5 dietas cruas (2 comerciais e 3 caseiras) constatou que todas continham nutrientes essenciais abaixo dos níveis mínimos recomendados pela AAFCO.[9] Além dessas deficiências, todas as 3 dietas cruas preparadas em casa apresentavam relações cálcio:fósforo (Ca, P) balanceadas de maneira inadequada, 2 exibiam níveis excessivos de vitamina D e 1 de vitamina E.[9]

Um estudo avaliou 200 receitas de uma variedade de fontes, incluindo livros-textos de veterinária, livros sobre cuidados com animais de estimação para tutores e sites,[10] e destacou a preocupação de que a maioria das receitas (92%) continha instruções vagas ou incompletas sobre ingredientes, método de preparação ou suplementos. A maioria (89,5%) delas não continha a orientação alimentar. Algumas apresentavam grandes variações no conteúdo calórico para diferentes receitas recomendadas para animais de estimação do mesmo tamanho. Instruções vagas e falta de diretrizes alimentares podem resultar em resultados bastante variáveis, dependendo da interpretação do tutor do animal, e levar a práticas inadequadas de alimentação e aumento do risco de desnutrição. No geral, a maioria das receitas (95%) continha pelo menos um nutriente essencial em concentrações que não atendiam às diretrizes do National Research Council (NRC) ou da AAFCO, muitas delas (83,5%) com deficiências múltiplas. As deficiências nutricionais mais comuns foram de zinco, colina, cobre, a combinação de ácido eicosapentaenoico (EPA) mais ácido docosa-hexaenoico (DHA), cálcio e vitaminas D e E. Nove receitas ultrapassaram o limite superior seguro para vitamina D e seis, os limites superiores de segurança por combinar EPA e DHA.

Os estudos que avaliaram as receitas caseiras para animais de estimação com problemas médicos, como doença renal e câncer, foram publicados.[11,12] À semelhança dos que avaliaram dietas de manutenção para adultos, esses estudos mostraram inúmeras preocupações com inadequação nutricional, receita altamente variável e instruções de preparo. Além disso, alguns nutrientes essenciais para a condição indicada, como fósforo e ácidos graxos ômega-3 para o controle renal, estavam acima ou abaixo dos níveis recomendados e podem não ter sido idealmente projetados para controlar a doença.[11] A principal conclusão desses estudos é que há uma necessidade crescente de que veterinários aconselhem os clientes sobre o potencial risco da alimentação com dietas preparadas em casa e os encoraje a consultar nutricionistas veterinários certificados com experiência na formulação de dietas que garantam uma nutrição ideal para manutenção e gerenciamento de doenças.

Além das deficiências nos perfis nutricionais, foram relatadas deficiências clínicas de nutrientes secundárias a dietas caseiras desequilibradas.[13-17] Cálcio inadequado e relações inadequadas de cálcio:fósforo são problemas comuns relatados em cães e gatos alimentados com dietas caseiras desequilibradas.[13,14,16,17] A deficiência de cálcio, com ou sem deficiência de vitamina D, pode causar hiperparatireoidismo secundário nutricional (ver Capítulos 69 e 187). Animais jovens em crescimento costumam desenvolver anormalidades nos ossos longos, enquanto animais adultos desenvolvem reabsorção óssea da mandíbula e da maxila, resultando em uma síndrome da "mandíbula de borracha".[13,14,16] Um relato de um cão de 6 anos de idade alimentado com uma dieta caseira desequilibrada por 18 meses para controlar a enterocolite linfocítico-plasmocítica documentou hiperparatireoidismo secundário nutricional, baixa concentração sérica de 25-hidroxicolecalciferol e achados clínicos e de tomografia computadorizada compatíveis com a síndrome da "mandíbula de borracha".[14] Como acontece com muitas deficiências nutricionais, a deficiência de cálcio subjacente não costuma ser reconhecida até que os estoques estejam significativamente reduzidos. Portanto, animais de estimação que recebem dietas desequilibradas podem não apresentar sinais clínicos de insuficiência nutricional subjacente. Da mesma forma, muitas deficiências de nutrientes, como o cálcio, não são imediatamente aparentes em exames de sangue de rotina, porque as concentrações séricas são rigidamente reguladas, apesar das graves deficiências dietéticas.

Em animais em crescimento, os sinais clínicos de deficiência nutricional costumam ser mais graves e pronunciados. Foi relatado que um cão Pastor de Shetland de 8 meses de idade, alimentado com uma mistura em pó vegetal comercialmente disponível combinada com carne crua moída por um período de 4 meses, estava magro e anormalmente pequeno em estatura, com membros torácicos curtos em relação aos membros pélvicos. Esse cão teve um início repentino de dor no pescoço, colapso e incapacidade de se levantar.[16] Osteopenia difusa, deformidades poliostóticas associadas à remodelação da fratura e aparente arcada dentária flutuante foram observadas na avaliação radiográfica. Hipocalcemia, hipofosfatemia e baixos valores de vitamina D foram identificados. A gravidade dos sinais clínicos foi semelhante à de um São Bernardo de 8 meses, alimentado com uma dieta caseira desequilibrada devido à intolerância ao frango, cuja hipocalcemia resultou em convulsões tetânicas e levou à avaliação veterinária e à confirmação de hiperparatireoidismo secundário nutricional e deficiência de taurina.[17] Embora a taurina não seja um nutriente essencial para cães, a cardiomiopatia dilatada associada à deficiência de taurina foi identificada em algumas raças, incluindo São Bernardo.[18] Esses relatos destacam a importância de avaliar um histórico alimentar completo em todos os exames veterinários, particularmente em animais em crescimento, nos quais a desnutrição pode ter consequências mais graves (ver Capítulo 170).

### Avaliação da adequação nutricional de dietas caseiras

A análise química de nutrientes, em geral com custo demasiadamente elevado, é o método ideal para avaliar a composição de nutrientes de um alimento preparado em casa, sendo a maioria das dietas avaliada com análise baseada em computador. Um estudo que utilizou tanto a análise química de nutrientes quanto a análise baseada em computador de 15 dietas caseiras mostrou que essa última é altamente preditiva de deficiências e excessos.[10] No entanto, o estudo mostrou que os valores absolutos das concentrações de nutrientes específicos variaram entre 0,21 e 62,1%, o que provavelmente reflete a variação nos dados de nutrientes em ingredientes individuais, que podem variar sazonalmente e por localização geográfica. Os perfis nutricionais de ingredientes individuais podem ser obtidos em bancos de dados, como o *USDA Nutrient Database*.[b] No entanto, eles fornecem apenas uma média, com provável variação dos ingredientes reais usados em dietas caseiras. Por esse motivo, recomenda-se que os animais alimentados com dietas caseiras sejam monitorados de modo rotineiro e que as reavaliações dietéticas ocorram de maneira regular. Além das variações sazonais e geográficas, o conteúdo nutricional dos ingredientes pode variar de acordo com os métodos de cozimento, corte da carne e parte da planta fornecida. Ao coletar um histórico de dieta, é importante incluir todos os alimentos fornecidos, quantidades e metodologias de cozimento para todos os ingredientes preparados em casa. Uma vez completo o histórico da dieta do animal, ela pode ser avaliada com o uso de análise baseada em computador.

Embora avaliações detalhadas devam avaliar com cuidado a adequação nutricional e o equilíbrio de uma dieta, existem ingredientes que podem ser avaliados de maneira rápida (Figura 192.1). Deve-se determinar a quantidade de comida não balanceada fornecida diariamente. Muitos tutores de animais fornecem pequenas quantidades de alimentos não balanceados que ainda comprometem a adequação nutricional e o equilíbrio da dieta. Alimentos não balanceados e guloseimas não devem fornecer mais do que 10% da ingestão calórica diária total. Quando alimentos não balanceados são adicionados a uma dieta completa e balanceada, ocorre a diluição dos nutrientes, com a possível quedas daqueles essenciais abaixo dos requisitos mínimos. Por exemplo, a carne, rica em fósforo, quando adicionada a uma dieta completa e balanceada, pode resultar em relações cálcio:fósforo desequilibradas. As guloseimas podem fazer com que a ingestão total de alguns componentes exceda os limites superiores de segurança. Por exemplo, o fígado pode ser rico em algumas vitaminas e minerais, como a vitamina A.

Se os alimentos não balanceados fornecerem mais de 10% da ingestão calórica diária total, eles devem ser avaliados quanto aos nutrientes essenciais. Primeiro, identifique a fonte de proteína e aminoácidos essenciais, como carne ou proteína vegetariana (p. ex., soja). Em geral, a proteína deve representar, pelo menos, um terço da dieta em volume (quantidades maiores podem ser necessárias para algumas fontes vegetarianas, como legumes). De modo geral, os cães podem apresentar um bom desempenho com fontes de proteína vegetarianas, o que é mais desafiador para os gatos. Fontes vegetarianas de proteína podem não ter aminoácidos com enxofre suficientes, como a metionina. A proteína vegetariana também carece de ácido araquidônico, um ácido graxo alimentar essencial para gatos, não para cães, encontrado principalmente na gordura animal e difícil de ser fornecido em dietas vegetarianas. No entanto, um estudo recente em gatos demonstrou que a alimentação com grandes quantidades de óleo de borragem, uma fonte de ácido gamalinolênico (GLA), resulta no enriquecimento de ácido araquidônico de eritrócitos, sugerindo que dietas que contêm grandes quantidades de GLA podem ser um substituto adequado para ácido araquidônico pré-formado.[19]

Além de uma fonte de ácido araquidônico para gatos, cães e gatos precisam de uma fonte de ácido linoleico (18:2 n-6), importante para a saúde da pele e da pelagem.[20] As gorduras animais costumam fornecer algum ácido linoleico, mas a maioria das dietas requer fontes adicionais para atender aos requisitos. Os óleos vegetais (de milho, de noz, de canola, de cártamo e de soja) podem servir como fontes dietéticas de ácido linoleico. Dos óleos vegetais prontamente disponíveis, os de milho e de noz fornecem

---

[b] N.R.T.: No Brasil, a tabela TACO de composição dos alimentos é recomendada como fonte de consulta.

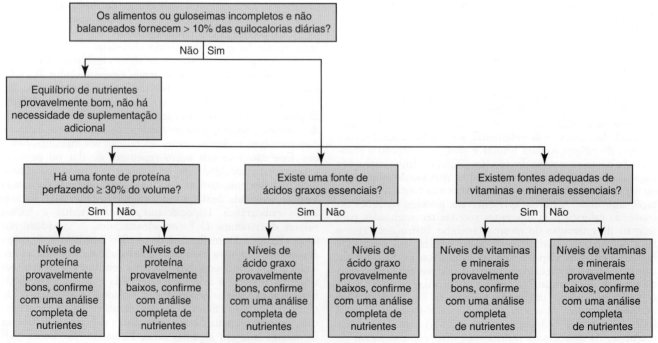

**Figura 192.1** Avaliação rápida para integridade de nutrientes.

altas concentrações de ácido linoleico; portanto, como é necessário menor quantidade deles para atender aos requisitos mínimos, eles costumam ser usados por nutricionistas veterinários.

Muitos tutores de animais gostam de cozinhar com azeite de oliva e podem substituí-los por óleos vegetais recomendados. O azeite de oliva tem um alto teor de ácidos graxos monoinsaturados (AGMIs). Em pessoas, estudos mostraram que os AGMIs podem ajudar a proteger contra doenças cardíacas, controlando os níveis de colesterol de lipoproteína de baixa densidade (LDL) (colesterol "ruim"), ao passo que aumenta os níveis de colesterol de lipoproteína de alta densidade (HDL) (colesterol "bom").[21] Portanto, o azeite de oliva é quase sempre recomendado como parte de uma dieta saudável para humanos. Cães e gatos, porém, não mantêm LDLs em circulação, o que evita a oxidação e a formação de placas ateroscleróticas neles.[22] Assim, alguns benefícios à saúde promovidos para humanos não são aplicáveis para cães e gatos. Além disso, o azeite de oliva tem baixos níveis de ácido linoleico, exigindo quatro a cinco vezes a quantidade de azeite (em comparação aos óleos de milho ou noz) para atender aos requisitos, aumentando de maneira significativa o teor de gordura (Tabela 192.1). Assim, o azeite é evitado ou usado em combinação com outras fontes de ácido linoleico. O óleo de coco é sugerido e usado como fonte de triglicerídeos de cadeia média, mas é uma fonte ruim de ácido linoleico.

Embora o ácido alfalinolênico (18:3 n-3) não tenha sido considerado "essencial" para cães e gatos, estudos recentes sugerem que o fornecimento dele na dieta oferece alguns benefícios para a saúde ideal, especialmente em animais em crescimento e em reprodução.[20] Da mesma forma, agora se sabe que o DHA é essencial para o desenvolvimento ideal do cérebro e da retina em filhotes.[23,24] O conteúdo de ácidos graxos de óleos e gorduras comumente suplementados está resumido na Tabela 192.1. Embora o ácido alfalinolênico possa ser fornecido por fontes de óleo vegetal terrestre (óleo de canola ou linhaça), fontes de óleo de algas ou peixe devem ser usadas para fornecer ácidos graxos ômega-3 de cadeia longa, como EPA e DHA.

Depois de avaliar uma dieta caseira para proteínas, aminoácidos e ácidos graxos essenciais, deve-se identificar a fonte de vitaminas e minerais essenciais. Muitos alimentos contribuem para o conteúdo de vitaminas e minerais de uma dieta, mas geralmente é necessária uma forma suplementar para garantir que as doses recomendadas sejam atendidas. Dependendo dos suplementos usados, a combinação de vários deles pode ser necessária para atender a todas as necessidades essenciais específicas para cães ou gatos. A maioria dos suplementos multivitamínicos/multiminerais projetados para pessoas são limitados em uma ou mais vitaminas essenciais e minerais traço necessários para atender às recomendações mínimas caninas e felinas. Cálcio, fósforo, potássio, cloreto, iodo, colina e taurina adicionais (para gatos) são comumente adicionados a um suplemento multivitamínico/multimineral. Suplementos veterinários *all-in-one*, como Balance IT (propriedade, em parte, do autor SJD), foram projetados para atender às necessidades nutricionais de cães e gatos alimentados com dietas caseiras.

Ao usar um suplemento multivitamínico/multimineral projetado para pessoas, cálcio e fósforo são dois minerais-chave que normalmente ficam aquém dos níveis necessários. O cálcio pode ser suplementado como carbonato de cálcio, citrato de cálcio ou uma combinação de cálcio e fósforo, como fosfato de cálcio di ou tribásico ou farinha de osso. Normalmente, os suplementos somente de cálcio e de fosfato de cálcio são necessários para criar uma relação adequada de cálcio:fósforo. Apesar de prontamente

**Tabela 192.1** Contribuição de ácido graxo de fontes de óleo e gordura comumente suplementadas.

| Ingrediente (Quantidade) [USDA Nº]* | Gordura Saturada (g) | AGMI Total (g) | AGPI Total (g) | ÁCIDOS GRAXOS ÔMEGA-6 AL 18:2[†] (g) | AA 20:4[†] (g) | ÁCIDOS GRAXOS ÔMEGA-3 ALA 18:3[†] (g) | EPA 20:05 (g) | DHA 22:05 (g) |
|---|---|---|---|---|---|---|---|---|
| Óleo de milho (1 cc – 4,5 g) [04518] | 0,583 | 1,241 | 2,46 | 2,395 | 0 | 0,052 | 0 | 0 |
| Óleo de canola (1 cc – 4,5 g) [04582] | 0,331 | 2,847 | 1,332 | 0,855 | 0 | 0,411 | 0 | 0 |
| Óleo de girassol (1 cc – 4,5 g) [04511] | 0,279 | 3,359 | 0,646 | 0,646 | 0 | 0 | 0 | 0 |
| Óleo de oliva (1 cc – 4,5 g) [04053] | 0,621 | 3,283 | 0,474 | 0,439 | 0 | 0,034 | 0 | 0 |
| Óleo de nozes (1 cc – 4,5 g) [04528] | 0,410 | 1,026 | 2,848 | 2,38 | 0 | 0,468 | 0 | 0 |
| Óleo de coco (1 cc – 4,5 g) [04047] | 3,892 | 0,261 | 0,081 | 0,081 | 0 | 0 | 0 | 0 |
| Óleo de linhaça (1 cc – 4,5 g) [42231] | 0,426 | 0,916 | 2,992 | 0,576 | 0 | 2,416 | 0 | 0 |
| Óleo de salmão (1 cc – 4,5 g) [04593] | 0,894 | 1,307 | 1,815 | 0,069 | 0,03 | 0,048 | 0,586 | 0,135 |
| Manteiga, sem sal (1 cc – 4,7 g) [01145] | 2,431 | 0,995 | 0,144 | 0,129 | 0 | 0,015 | 0 | 0 |
| Gordura de frango (1 cc – 4,2 g) [04542] | 1,27 | 1,907 | 0,892 | 0,832 | 0,004 | 0,043 | 0 | 0 |

*AA*, ácido araquidônico; *AGMI*, ácidos graxos monoinsaturados; *AGPI*, ácidos graxos poli-insaturado; *AL*, ácido linoleico; *ALA*, ácido alfalinoleico; *cc*, colher de chá; *DHA*, ácido docosa-hexaenoico; *EPA*, ácido eicosapentaenoico; *USDA*, Departamento de Agricultura dos EUA. *Composições de ácido graxo adquiridas do *USDA National Nutrient Database*. Espera-se que os valores nutricionais tenham variações naturais, com a verificação de fontes individuais. [†]Alguns valores se aproximam de valores indiferenciados, quando a diferenciação n-3 ou n-6 não foi relatada pelo USDA.

disponível, a farinha de osso caiu em desuso devido a preocupações com a contaminação por chumbo. Ao usar suplementos de cálcio projetados para pessoas, deve-se ter cuidado ao levar em consideração qualquer adição de vitamina D, o que é especialmente verdadeiro quando usado em combinação com outras vitaminas e suplementos minerais que já a fornecem.

Os sais podem ser usados em dietas caseiras para fornecer sódio, cloreto, potássio e iodeto adicionais, incluindo sal iodado padrão, que fornece sódio, cloreto e iodo. Os substitutos do sal (misturas de cloreto de potássio) não fornecem iodo. O salitre fornece uma mistura 50:50 de sal iodado e substituto do sal. Pode ser necessário adicionar colina, um componente dos fosfolipídios de colina e um doador de metila para reações de metilação no corpo. Outros doadores de metila, como a metionina, podem servir como equivalentes de colina na dieta. Portanto, os níveis dietéticos de metionina acima dos necessários podem servir para atender a uma parte das necessidades de colina. No entanto, como a metionina pode ser um aminoácido limitante, especialmente em dietas com proteínas reduzidas, a suplementação adicional de colina costuma ser recomendada. Nutrientes limitantes comuns, como vitamina $B_{12}$ e zinco, podem ser necessários. Como a simples adição de quantidades maiores do suplemento multivitamínico/multimineral pode levar outros nutrientes além dos limites seguros, podem ser necessários suplementos separados que abordem os principais nutrientes limitantes.

### Alimentação com dieta crua

Além de possíveis inadequações nutricionais, a alimentação com alimentos crus traz risco de infecção bacteriana patogênica, contaminação ambiental e possível obstrução gastrintestinal pelos ossos. A contaminação com bactérias patogênicas em alimentos crus para animais de estimação foi bem documentada.[25-27] Embora seja desconhecido o número de animais de estimação que desenvolvem doenças quando alimentados com alimentos crus, foram relatados casos bem documentados, incluindo salmonelose em dois gatos da mesma casa alimentados com uma dieta à base de carne crua.[28] Um dos dois gatos morreu após apresentar sinais clínicos de perda de peso, fezes moles e pelo menos 1 semana de anorexia. As culturas de tecidos retiradas do pulmão, fígado, baço e rim na necropsia mostraram ser positivas para *Salmonella typhimurium*. Amostras da dieta não foram cultivadas. O segundo gato, examinado 9 meses depois, como estava contundido, foi submetido à eutanásia a pedido do tutor. A necropsia revelou pneumonia supurativa e enterite com embotamento das vilosidades e erosão. Culturas de tecidos e subtipagem revelaram *Bordetella bronchiseptica* no pulmão e *Salmonella enterica* sorotipo Newport em amostras de pulmão e intestino delgado. As amostras de carne crua moída fornecida a esse filhote de gato mostraram-se subsequentemente positivas para o sorotipo Newport de *S. enterica*, confirmando a carne crua como a fonte de infecção.

Muitos dos estudos sobre práticas de alimentação com alimentos crus foram conduzidos em instalações de criação e corrida de Galgos, onde a alimentação com carne crua é comum. Uma investigação de um surto de doença diarreica e morte de filhotes em um criadouro de Greyhound revelou infecções por *Salmonella enterica* que remontavam à carne crua fornecida aos cães.[29]

As necropsias revelaram septicemia por *S. enterica*, enterite e colite. Várias amostras foram coletadas da instalação, com a recuperação de *S. enterica* em 88 de 133 amostras; 57 de 61 amostras fecais (93%), assim como 75% das de carne crua fornecidas, também testaram positivo. Outras amostras positivas foram coletadas do solo, das tigelas de comida, dos baldes de água, da pia da cozinha, dos utensílios de limpeza, da superfície do chão e das moscas. A sorotipagem de 88 amostras positivas para *S. enterica* revelou 94,3% de Newport, 3,4% de Typhimurium, 1,1% de Anatum e 1,1% de sorotipos de Uganda. O sorotipo Newport foi identificado em várias amostras de carne crua, confirmando-a como a principal fonte de infecção. Mais recentemente, alimentos crus comercialmente disponíveis tentaram mitigar alguns desses riscos de patógenos por meio do uso de processamento de alta pressão hidrostática (também chamado de pasteurização de alta pressão). Embora esse processo possa reduzir o número total de patógenos, não os elimina e há potencial para o desenvolvimento de resistência bacteriana e viral.[30] Há necessidade de mais pesquisas nessa área para definir melhor a eficácia desse método de processamento e as implicações em termos de saúde animal geral e risco de infecções patogênicas.

Os animais de estimação que não desenvolvem doenças clínicas quando alimentados com produtos de carne crua contaminados ainda apresentam um risco para os humanos e outros animais de estimação no ambiente, por meio da eliminação de organismos nas fezes.[31,32] Crianças, idosos e indivíduos imunossuprimidos ou imunocomprometidos correm o maior risco de contaminação ambiental. Em resposta às preocupações de saúde pública, a Food and Drug Administration (FDA) preparou um conjunto de diretrizes para tutores de animais de estimação sobre o manuseio adequado de alimentos crus para animais de estimação, para ajudar a minimizar o risco de contaminação cruzada por patógenos.[33] Com essa diretriz, "A FDA não defende uma dieta de carne crua, aves ou frutos do mar para animais de estimação, mas está intensificando seus esforços para minimizar o risco que tais alimentos representam para a saúde humana e animal, porque entendemos que algumas pessoas preferem fornecer esse tipo de dieta aos animais de estimação". Essa abordagem educacional também deve ser implementada por veterinários, ao discutir alimentos crus para animais com os clientes. Depois de discutir os riscos com os tutores, podem ser oferecidas opções alternativas de alimentação que aumentem a segurança. Existem muitos alimentos cozidos para animais disponíveis comercialmente que fornecem distribuições calóricas semelhantes às de alimentos crus e incorporam filosofias alimentares semelhantes, como evitar grãos, o uso de vegetais, a adição de probióticos e o uso de conservantes e ingredientes naturais. Para tutores de animais que preferem preparações caseiras, pode-se sugerir uma dieta caseira completa e balanceada como alternativa.

## INDICAÇÕES PARA DIETAS CASEIRAS

Como as formulações de alimentos comerciais são consistentes, completas e balanceadas, geralmente são preferidas aos alimentos preparados em casa, que estão sujeitos a desvios e inconsistências de receita. Alimentos comerciais que foram submetidos aos testes de alimentação da AAFCO também têm a vantagem de demonstrar o desempenho do alimento em uma espécie e a biodisponibilidade de nutrientes. As principais vantagens das dietas caseiras são que os ingredientes e nutrientes podem ser adaptados às necessidades do animal de estimação, importante para aqueles com múltiplas doenças que requerem abordagens nutricionais não disponíveis em um único alimento comercial.

Ao selecionar o manejo nutricional adequado para qualquer paciente, o clínico deve fazer uma série de perguntas: (1) Qual é a distribuição calórica apropriada de macronutrientes na dieta desse paciente? (2) Existem micronutrientes que devem ser modificados para atender às necessidades desse animal? (3) Existem ingredientes ou antígenos dietéticos específicos que devem ser evitados? e (4) Há algum alimento comercial que atenda às necessidades identificadas nas questões 1 a 3? Para responder à primeira questão, o clínico deve considerar se são indicadas modificações nos níveis de proteína, gordura ou carboidrato da dieta. Se ele concluir que mais de um desses macronutrientes deve ser reduzido ou restrito, as opções comerciais de alimentos podem ser limitadas. Por exemplo, um paciente com histórico de doença renal e pancreatite terá restrição de proteína e gordura. No entanto, a maioria dos alimentos disponíveis no mercado destinados ao tratamento da doença renal tem teor de gordura moderado a alto. A segunda e a terceira questões consideram quais micronutrientes da dieta devem ser modificados e se algum ingrediente deve ser evitado. Novamente, se houver várias doenças, as modificações de nutrientes necessárias podem não estar disponíveis em uma dieta. Por exemplo, um gato com histórico de urolitíase por estruvita e alergias alimentares pode não tolerar os ingredientes fornecidos por alimentos comercialmente disponíveis projetados para o tratamento da urolitíase por estruvita, mas os alimentos desenvolvidos para o tratamento de alergias alimentares podem não fornecer níveis adequados de fósforo e magnésio para tratar a urolitíase por estruvita.

Depois de determinar as modificações nutricionais necessárias, os alimentos comerciais devem ser explorados para potenciais opções. Pode haver casos em que um alimento comercial atenda a todas as necessidades do paciente. Quanto ao exemplo de doença renal e pancreatite concomitantes, os alimentos atualmente disponíveis projetados para o tratamento da doença renal devem ser avaliados para níveis variáveis de gordura. Estas perguntas devem ser feitas: "Qual é a tolerância de gordura desse paciente?" e "Há algum alimento comercial que possa atender a essas necessidades?". O nível de restrição de gordura necessário varia de paciente para paciente e, em geral, está relacionado com o nível de gordura da dieta que contribuiu inicialmente para o episódio de pancreatite. Caso o paciente estivesse recebendo um alimento com alto teor de gordura quando do desenvolvimento da pancreatite, o animal pode tolerar um nível moderado de gordura fornecido por um alimento disponível comercialmente desenvolvido para o tratamento de doenças renais. No entanto, se o paciente for sensível à gordura e não puder tolerar níveis moderados de gordura, a maioria, senão todas, as opções disponíveis comercialmente serão eliminadas e o preparo do alimento em casa será a única opção viável para lidar com ambas as condições.

Se a opção for tratar com uma dieta caseira, o próximo passo é promover uma formulação adequada e nutricionalmente equilibrada. A consulta com um nutricionista veterinário certificado costuma fornecer orientações e adaptações individualizadas da dieta para atender às necessidades do paciente. Outros programas de *software* veterinário e receitas publicadas são opções disponíveis para veterinários que buscam por formulações dietéticas mais padronizadas ou recomendações. Em geral, consultas formais e uso de *software* de nutrição são preferíveis às receitas publicadas, pois, além de fornecer estratégias nutricionais mais atualizadas, podem ser formuladas de maneira individualizada para o animal de estimação. O mais importante é que a dieta seja completa e balanceada para alimentação a longo prazo e desenvolvida por um nutricionista veterinário certificado. Tal como acontece com todas as dietas terapêuticas veterinárias, são essenciais verificações regulares para garantir que a terapia dietética esteja atendendo às necessidades do paciente. A maioria dos nutricionistas veterinários incentiva o *feedback* sobre como a formulação da dieta caseira está funcionando para o paciente e, conforme necessário, pode fornecer reformulações e ajustes nela.

## REFERÊNCIAS BIBLIOGRÁFICAS

*As referências bibliográficas deste capítulo se encontram online no Ambiente de Aprendizagem.*

# CAPÍTULO 193

# Segurança Alimentar e Aspectos Regulatórios de Alimentos para Animais de Estimação

David A. Dzanis

Alimentos para animais de estimação tendem a receber mais do que sua parcela de culpa por quaisquer efeitos adversos à saúde observados em cães e gatos. Historicamente, os alimentos para animais de estimação apresentam um bom histórico de segurança nos EUA. Na verdade, apesar da alta prevalência e frequência de uso em domicílios com animais de estimação, apenas 1,7% das notificações em que a causa de envenenamento em cães ou gatos foi confirmado como atribuível à comida.[1] Em termos de frequência de ocorrência, é muito inferior ao de muitas outras fontes de toxinas frequentemente encontradas em casa, como medicamentos, inseticidas, plantas, raticidas e produtos de limpeza. Apesar dessas estatísticas, os sinais adversos em animais de estimação são quase sempre atribuídos à comida do animal. O enorme *recall* de alimentos para animais de estimação, em 2007, devido à contaminação com melamina e seus análogos, juntamente com os problemas em andamento com guloseimas de carne seca importada da China, aumentou a consciência e preocupação do público sobre a segurança dos alimentos para animais de estimação. Apesar dos esforços dos fabricantes em fornecer produtos seguros e saudáveis, podem ocorrer incidentes de contaminação de alimentos para animais e efeitos adversos subsequentes. No caso de suspeita de doença transmitida por alimentos para animais, o veterinário pode ajudar a confirmar a causa e, se indicado, relatar as descobertas às autoridades competentes.

## REGULAMENTO DOS ALIMENTOS PARA ANIMAIS DE ESTIMAÇÃO

Nos EUA, os alimentos para animais de estimação estão sujeitos à regulamentação em nível federal e estadual. O Centro de Medicina Veterinária da Food and Drug Administration (FDA) dos EUA tem autoridade sobre todos os alimentos para animais de estimação (incluindo os completos e balanceados, guloseimas, suplementos nutricionais, petiscos mastigáveis e ingredientes destinados a serem incorporados a qualquer um desses produtos) no comércio interestadual,[2] o que também inclui produtos para animais de estimação que contenham ingredientes de carne ou aves. Isso é diferente da regulamentação de alimentos destinados ao consumo humano, em que os produtos de carne e aves são supervisionados por uma agência do Departamento de Agricultura dos EUA (USDA). Além disso, muitos estados também impõem regulamentações para alimentos para animais de estimação distribuídos nas respectivas jurisdições, muitas vezes por meio da adoção, pelo menos em parte, da Lei e das Regulamentações Modelo da Association of American Feed Control Officials (AAFCO) para rações e alimentos especiais para animais de estimação.[3]

De acordo com a Lei Federal de Alimentos, Medicamentos e Cosméticos e as leis estaduais formuladas de forma semelhante, um alimento para animais de estimação que contenha um contaminante microbiológico, químico ou físico pode estar sujeito à ação de fiscalização como um alimento adulterado.[2] Especialmente quando a exposição ao produto adulterado resultar em riscos à saúde de animais ou humanos, um *recall* pode ser o meio mais eficaz de conter o risco de maneira rápida, estando os detalhes de como ele é conduzido em outra referência.[4] Até recentemente, todos os *recalls* eram voluntários (*i. e.*, a parte responsável pela contaminação ou outra causa de risco à saúde tinha que concordar em participar do processo). Há pouco incentivo para uma empresa recusar um pedido de *recall*, pois as potenciais repercussões em termos de responsabilidade legal e reputação da empresa/marca podem ser muito mais onerosas a longo prazo do que os custos associados ao próprio *recall*. Nos raros casos em que isso ocorreu, a FDA sempre teve outro recurso regulatório. Independentemente disso, a Lei de Modernização da Segurança Alimentar de 2011 agora fornece aa FDA autoridade de *recall* obrigatório.[5]

## PAPEL DO MÉDICO-VETERINÁRIO NA SEGURANÇA ALIMENTAR DE ANIMAIS DE ESTIMAÇÃO

Os médicos-veterinários estão na "linha de frente" e quase sempre na melhor posição para detectar primeiro um possível surto de doenças transmitidas por alimentos para animais de estimação. Obviamente, a manutenção dos registros dos históricos dietéticos de todos os pacientes pode ajudar a expor um padrão se vários animais mostrarem sinais semelhantes em um curto período de tempo. Esses registros também podem ser muito úteis se um *recall* for anunciado em uma data posterior.

A devida diligência deve ser feita para descartar outras potenciais causas de apresentação de sinais, como drogas, pesticidas, toxinas domésticas e outros animais. Ainda assim, a possibilidade de adoecimento por contaminação de alimentos deve permanecer na lista de diagnóstico diferencial até que seja descartada ou quando a causa definitiva for apurada. Infelizmente, os sinais de doenças de origem alimentar raramente são patognomônicos. A contaminação de alimentos para animais de estimação por *Salmonella* ou outros organismos entéricos patogênicos pode causar sinais gastrintestinais (p. ex., êmese, diarreia), letargia e febre. A maioria das micotoxinas afeta principalmente o fígado de maneira adversa. Verificou-se que a combinação de melamina e compostos relacionados (adicionados de maneira fraudulenta como um componente do que foi representado como "glúten de trigo" em alimentos para animais de estimação em 2007) resulta na formação de cristais nos túbulos renais, o que pode levar à nefrotoxicose aguda.[6] Um achado único em muitos animais relatados como tendo sofrido danos pelo consumo de petiscos de carne seca de origem chinesa é o início de uma síndrome semelhante à de Fanconi, caracterizada por insuficiência renal e glicosúria, mas sem hiperglicemia simultânea (ver Capítulo 326).[7] Apesar de anos de investigação, nenhuma causa foi determinada.

Quando houver suspeita de uma doença transmitida por alimentos, deve-se registrar o máximo de detalhes possível sobre o alimento (Tabela 193.1). Se alguma das informações não estiver imediatamente disponível, o tutor deve ser solicitado a transmitir esses detalhes por telefone o mais rápido possível. É aconselhável verificar o *site* do Centro de Medicina Veterinária da FDA para qualquer aviso existente de recolhimento de qualquer alimento suspeito e clicar na guia "*Recalls*" em *www.fda.gov/cvm*.

Além do exame físico do animal e da análise laboratorial de espécimes biológicos apropriados, o exame do alimento suspeito também é prudente. As empresas de alimentos para animais de estimação relatam que mesmo pequenas mudanças no odor, na cor ou na textura não relacionadas com qualquer preocupação com a segurança, costumam ser motivo de alarme por parte dos tutores de animais de estimação. Exceto por bolor evidente, ranço óbvio ou inclusão visível de materiais estranhos, a maioria dos incidentes de contaminação de alimentos provavelmente não estará aparente após uma inspeção geral. Assim, a coleta de amostras para análises laboratoriais pode ser indicada quando o alimento for suspeito. O manuseio adequado da amostra como evidência legal pode ser decisivo se houver a possibilidade de um processo judicial em uma data posterior.[1]

**Tabela 193.1** Informações necessárias ou úteis na investigação de uma possível doença transmitida por alimentos de animais de estimação.

| | |
|---|---|
| Alimento | Tipo de alimento (p. ex., seco, úmido, cru congelado) |
| | Tipo de recipiente (p. ex., saco, caixa, bolsa, lata, luva de plástico) |
| | Onde foi comprado (p. ex., nome da loja e endereço, endereço do *site*) |
| | Data da compra |
| | Aparência dos alimentos (p. ex., mofado, odor desagradável, infestação de insetos, material estranho) |
| | Aparência do recipiente (p. ex., rasgado, molhado, amassado, costuras abertas ou salientes, vazando) |
| | Como foi armazenado (p. ex., congelado, refrigerado, transferido para outro recipiente)? |
| | Como é tratado e preparado? |
| | Resultados de testes de diagnóstico (p. ex., microbiano, micotoxina, produto químico), se houver |
| Rótulo | Marca, produto e nome exato da variedade |
| | Uso pretendido (p. ex., filhote, adulto, cão, gato) |
| | Nome e endereço do fabricante ou distribuidor |
| | Tamanho da embalagem (peso líquido ou volume) |
| | UPC (código universal do produto, isto é, número do código de barras) |
| | Identificação de lote (p. ex., código, data de vencimento, quaisquer outras marcações) |
| Animal | Se houver mais de um animal na família, quantos estão acometidos? |
| | Sinalização e histórico de saúde anterior |
| | Início e progressão dos sinais em relação ao tempo de consumo |
| | Outros alimentos, guloseimas, suplementos, medicamentos? |
| | Resultados do teste de diagnóstico, se houver |
| | Diagnóstico provisório ou confirmado |

Muitos laboratórios de diagnóstico veterinário (bem como os laboratórios dos escritórios oficiais de controle de alimentos para animais) podem realizar as análises necessárias em amostras de alimentos para ajudar no diagnóstico de doenças relacionadas com os alimentos. O máximo de informações possível com relação aos sinais clínicos, aos achados de patologia clínica e aos detalhes sobre o período de eventos (p. ex., tempo entre o consumo e o início da doença, curso da enfermidade) pode ser útil para determinar o provável contaminante e os tipos de análise a executar. O assinalamento com um tique no item "checagem para veneno" em uma folha de envio raramente é útil para detectar a presença de um contaminante.

Mesmo quando um alimento para animais de estimação já estiver sujeito a um *recall*, o relato oportuno de um caso de doença transmitida por alimentos pode ajudar a conter um surto maior. A FDA estabeleceu um "Portal de Relatórios de Segurança" em seu *site*, onde tutores de animais de estimação e veterinários podem relatar um problema (Tabela 193.2). Também existem meios para entrar em contato com um coordenador de reclamações do consumidor da FDA por telefone. Dependendo da natureza da reclamação, a FDA pode fazer um acompanhamento com o veterinário e/ou cliente para obter mais informações ou providenciar a coleta de amostras do produto. A notificação do controle de alimentos estadual também é prudente, pois eles podem coordenar esforços com a FDA para investigar o relatório e tomar medidas contra o alimento para animais de estimação, se necessário.

Embora não seja exigido pelos regulamentos, a maioria dos rótulos de alimentos para animais de estimação trazem números de telefone gratuitos "0800" para serem usados para relatar reclamações. Na verdade, a empresa de alimentos deve ser contatada imediatamente sempre que houver suspeita de contaminação de um alimento, já que ela pode estar na melhor posição para reconhecer um padrão emergente se forem recebidas várias reclamações sobre um produto.

**Tabela 193.2** Relatório de contaminação suspeita ou confirmada de alimentos para animais de estimação.

| PARA QUEM | COMO CONTATAR | MÉTODO DE CONTATO ALTERNATIVO |
|---|---|---|
| Empresa de ração/alimento | Número de telefone gratuito "0800" na etiqueta | *Website* da empresa |
| FDA | Para relatar eletronicamente, clique em "*How to report a pet food complaint*" na página principal de produtos de origem animal e veterinária (www.fda.gov/cvm) e siga os *links* para o "*Safety Reporting Portal*" | Para relatar por telefone, clique em "*How to report a pet food complaint*" e siga os *links* para encontrar o número de telefone do coordenador de reclamação do consumidor no escritório distrital apropriado da FDA |
| Controle de alimentação oficial do estado (agência varia, mas mais frequentemente no departamento de agricultura do estado) | Para encontrar informações de contato para o escritório estadual apropriado, clique na aba "*Consumers*" no site da AAFCO (www.aafco.org) e siga os *links* | *Site* do governo estadual (provavelmente em seu programa de "alimentação comercial") |

## REFERÊNCIAS BIBLIOGRÁFICAS

*As referências bibliográficas deste capítulo se encontram online no Ambiente de Aprendizagem.*

# CAPÍTULO 194

# Imunologia e Nutrição

Nick John Cave

## NUTRIÇÃO E IMUNIDADE

As interações entre nutrição e imunidade são complexas e não completamente compreendidas, havendo efeitos bidirecionais entre patógenos, respostas imunológicas, necessidades nutricionais e metabolismo (Figura 194.1). Os alimentos também contêm numerosos antígenos, que normalmente estimulam respostas imunológicas inofensivas (tolerância oral), mas podem provocar hipersensibilidades prejudiciais. A nutrição pode afetar a imunidade (1) aumentando ou exagerando, (2) suprimindo ou limitando e (3) alterando a natureza da resposta. Qualquer efeito pode ser bom ou ruim, dependendo da doença específica e do estado do paciente. Assim, o aumento de uma resposta imune pode ser desejável para prevenção ou eliminação de infecção ou imunidade ao desenvolvimento de tumor, enquanto a atenuação de uma resposta imune pode ser benéfica em doenças de hipersensibilidade, doença inflamatória crônica ou em respostas inflamatórias sistêmicas prejudiciais. Em contraste, a imunossupressão durante a infecção pode levar a uma morbidade prolongada ou mesmo a uma sepse devastadora (ver Capítulo 360). Da mesma forma, o aumento da imunidade pode aumentar a autolesão quando já existe uma ativação imunológica excessiva ou mal regulada (p. ex., síndrome de resposta inflamatória sistêmica,

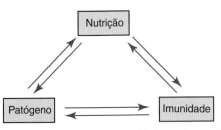

**Figura 194.1** As interações entre nutrição, imunidade e patógenos são complexas e multidirecionais. A nutrição pode afetar a natureza e a magnitude de uma resposta imunológica. Por sua vez, as respostas imunes requerem o fornecimento adequado de nutrientes e alteram a distribuição destes aos tecidos não imunológicos. A dieta também pode modificar diretamente a microbiota e os patógenos oportunistas residentes, que, por sua vez, podem influenciar os patógenos da mucosa.

doenças de hipersensibilidade). Fica claro, então, que uma dieta não pode atender às necessidades de todos. Os vários pontos em que uma resposta imune pode ser modulada pela nutrição estão representados na Figura 194.2.

## REQUERIMENTOS NUTRICIONAIS PARA IMUNIDADE

A deficiência nutricional pode afetar profundamente os leucócitos em desenvolvimento a qualquer momento, do útero até o fim da vida.[1] A Tabela 194.1 lista alguns dos efeitos das deficiências nutricionais sobre a imunidade. A desnutrição durante o desenvolvimento pode alterar os microrganismos comensais da mucosa, prejudicar as respostas aos comensais e aos patógenos, aumentar a suscetibilidade à infecção e diminuir a capacidade de eliminar os patógenos infectantes. A desnutrição no início da vida pode produzir uma alteração vitalícia no imunofenótipo de um animal.

Em repouso, os leucócitos utilizam glicose e glutamina como combustível. Após a ativação de macrófagos e neutrófilos, ou estimulação da proliferação de linfócitos, a captação de glicose é consideravelmente aumentada e é um combustível essencial.[2] Embora os ácidos graxos e as cetonas possam ser oxidados para a produção de ATP, a ativação celular e a proliferação de leucócitos não aumentam o uso de nenhum deles.[3,4] Tanto a glutamina quanto a glicose são apenas parcialmente oxidadas, consistente com a necessidade de as células sobreviverem com baixa disponibilidade de oxigênio (p. ex., em tecido isquêmico ou espaços não vascularizados).[3] Além do uso como combustível, a glicose e a glutamina também são utilizadas como precursores da síntese de nucleotídios pela proliferação de linfócitos. Não é de se surpreender, então, que as baixas concentrações de glutamina e glicose no plasma tornem os leucócitos mais sensíveis à apoptose e causem imunossupressão.[2,5] O efeito imunossupressor da asparaginase demonstrou ser devido à sua capacidade de hidrolisar a glutamina, e não à redução da asparagina.[6] Em modelos de sepse grave, quando a glutamina plasmática está frequentemente deprimida, a suplementação de glutamina aumenta a fagocitose dos macrófagos, ajuda a manter o número de linfócitos T circulantes e normaliza a função dos linfócitos. Previsivelmente, a suplementação de glutamina com soluções de nutrição parenteral mostrou reduzir a morbidade em alguns pacientes humanos sépticos, em comparação às soluções sem glutamina (ver Capítulo 189).[7]

Vários outros nutrientes afetam a natureza e a magnitude das respostas imunológicas. Os antioxidantes dietéticos protegem os leucócitos e as células hospedeiras contra os danos dos radicais livres derivados endogenamente e previnem a oxidação dos lipídios da dieta antes do consumo. Os antioxidantes

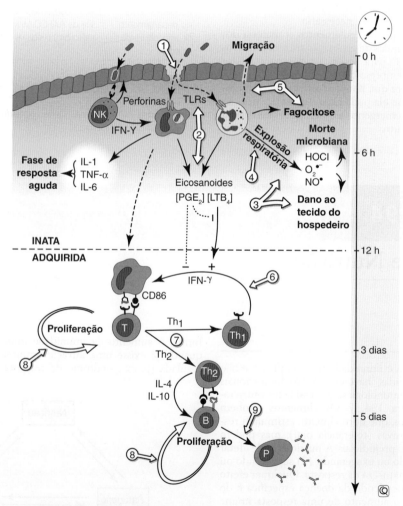

**Figura 194.2** Esquema para mostrar os vários pontos nas respostas imunes inatas e adquiridas que podem ser moduladas pela nutrição. (1) Integridade epitelial – vitamina A, desnutrição proteico-energética. (2) Sinalização de TLR e produção de eicosanoides – AGPI. (3) Danos dos radicais livres – antioxidantes, desnutrição proteico-energética. (4) Explosão respiratória – antioxidantes, arginina, glutamina, genisteína, carotenoides, taurina, leptina. (5) Migração de neutrófilos e fagocitose – glutamina, genisteína, ferro, taurina. (6) Respostas mediadas por $Th_1$ – leptina, luteína, genisteína. (7) Desenvolvimento de $Th_1/Th_2$ – leptina, vitamina E, AGPI. (8) Proliferação de linfócitos – leptina, luteína, genisteína, cobre, zinco, vitaminas B, glutamina, glicose, antioxidantes, AGPI. (9) Produção de imunoglobulina – luteína, vitamina A, ferro, leptina. *AGPI*, ácidos graxos poli-insaturados; *B*, linfócito B; *IFN*, interferona; *IL*, interleucina; *LTB*, leucotrieno B; *NK*, natural killer; *P*, célula plasmática; *PGE*, prostaglandina E; *Th*, célula T auxiliar; *TLR*, receptor semelhante ao *toll*; *TNF*, fator de necrose tumoral.

## Tabela 194.1 Efeitos das deficiências de nutrientes específicos na imunidade.

| DEFICIÊNCIA NUTRICIONAL | DEFEITO IMUNOLÓGICO | MANIFESTAÇÃO CLÍNICA |
|---|---|---|
| Zinco | Atrofia tímica, linfopenia, diferenciação alterada de linfócitos T, redução da produção de citocinas $Th_1$, diminuição da produção de anticorpos | Diarreia, aumento da suscetibilidade à infecção de comensais cutâneos |
| Cobre | Linfopenia, redução da proliferação de linfócitos, aumento da virulência viral | Neutropenia, anemia |
| Selênio | Defesa oxidante prejudicada, aumento da virulência viral | Aumento da suscetibilidade à infecção, aumento do dano oxidativo ao órgão |
| Ferro | Respostas humorais diminuídas, fagocitose diminuída e explosão respiratória, proliferação de linfócitos T reduzida | Anemia, aumento da suscetibilidade a infecções |
| Vitamina E | Aumento de IgE e da produção de $PGE_2$ | Aumento dos sinais de doença atópica? Aumento do dano oxidativo ao órgão |
| Vitamina A | Defeitos da barreira mucosa (metaplasia escamosa), linfopenia, diminuição da produção de anticorpos, diminuição das respostas $Th_2$, diminuição da maturação de neutrófilos e macrófagos | Maior suscetibilidade geral a infecções, especialmente infecções respiratórias, diarreia |
| Proteína | Respostas mediadas por células prejudicadas, produção diminuída de citocinas | Maior suscetibilidade geral à infecção |
| Proteína – desnutrição energética | Atrofia tímica, redução da massa de tecido linfoide (nódulos linfáticos), diminuição dos linfócitos T e B circulantes, diminuição das respostas mediadas por células, diminuição da produção de citocinas, redução da migração de neutrófilos | Aumento geral da suscetibilidade à infecção de fontes exógenas e endógenas, aumento da morbidade e mortalidade, diarreia (embotamento das vilosidades, enterite crônica) |

*IgE*, imunoglobulina E; *$PGE_2$*, prostaglandina $E_2$; *$Th_1$*, linfócito T auxiliar tipo 1.

intracelulares em neutrófilos e macrófagos incluem taurina, glutationa, ascorbato e tocoferol. As deficiências dietéticas destes podem reduzir o número de células circulantes e a proliferação, ao passo que o enriquecimento dietético pode aumentar a atividade celular e a produção de anticorpos.[8-11] Os antioxidantes são discutidos no Capítulo 167.

As concentrações normais de circulação das vitaminas A e D são necessárias para respostas leucocitárias ideais. O receptor da vitamina D é expresso em linfócitos, células dendríticas e macrófagos, e alguns leucócitos ativados produzem vitamina $D_3$, que pode limitar a função das células dendríticas, alterar o endereçamento dos linfócitos e inibir a proliferação das células T, com um desvio de uma resposta do tipo $Th_2$.[12] O baixo nível de vitamina D representa um risco de doença alérgica, bem como de doença imunomediada, como esclerose múltipla em humanos.[13,14] A vitamina A modula as respostas imunes inatas e adquiridas por meio de efeitos na barreira da pele, neutrófilos, produção de anticorpos, tráfego de linfócitos, equilíbrio de linfócitos T auxiliares tipos 1 ou 2 ($Th_1/Th_2$) e muitas citocinas reguladoras.[15,16] A cinomose canina é rapidamente fatal em ferrets alimentados com uma dieta deficiente em vitamina A, mas a suplementação logo após a infecção restaura a proteção.[17] Embora as deficiências dietéticas primárias dessas vitaminas sejam provavelmente raras, a doença intestinal crônica em cães e gatos costuma estar associada à hipovitaminose de vitaminas lipossolúveis e afetar a imunidade.[18,19]

## EFEITOS DA MALNUTRIÇÃO NA IMUNIDADE

### Inanição

A desnutrição e a simples inanição (ver Capítulo 177) levam a defeitos físicos e funcionais nas barreiras epiteliais do trato respiratório e intestinal, bem como na derme. O resultado líquido é um aumento na suscetibilidade à infecção de fontes endógenas, como pele e comensais intestinais, e fontes exógenas, como hospitais.[8,20]

Quando os camundongos estão em jejum por apenas 48 horas, os linfócitos, especialmente as células T $CD4^+$, são drasticamente reduzidos na circulação e no tecido linfoide primário.[21] Linfócitos isolados de camundongos em jejum proliferam menos e produzem menos interleucina (IL)-2 e IFN-gama. Dentro de 4 dias de inanição, os gatos saudáveis apresentam redução dos leucócitos circulantes, principalmente células T $CD4^+$, que tendem a proliferar menos.[22] Aos 7 dias de inanição, a fagocitose dos macrófagos é suprimida e a apresentação do antígeno prejudicada.[23] Em geral, esses efeitos a curto prazo são completamente reversíveis na realimentação.

Um mediador principal dos efeitos imunossupressores da fome aguda é a leptina. O receptor de leptina é expresso por neutrófilos, macrófagos e linfócitos, e a leptina promove seu desenvolvimento, maturação, ativação e proliferação.[24] Como tal, ela é um regulador-chave da imunidade celular e tem um efeito pró-inflamatório nas respostas imunes inatas e adaptativas normais e patológicas. A concentração de leptina cai de maneira rápida durante a fome e permanece baixa durante períodos prolongados de perda de peso. Os números de linfócitos circulantes e as respostas de proliferação reduzidas em roedores em jejum correlacionam-se com as concentrações de leptina sérica.[25] Em um estudo intensivo do estado morfométrico, inflamatório, metabólico e endócrino de crianças hospitalizadas com desnutrição aguda grave, o marcador, no momento da admissão, que melhor previu a sobrevida foi a leptina sérica.[26] Em ambientes experimentais, a administração de leptina ou a recuperação da massa de gordura corporal restaura a função imunológica.[27]

O fornecimento de calorias é insuficiente para normalizar as respostas celulares, no entanto a ingestão inadequada de proteínas prejudica em muito a imunidade mediada por células. Os camundongos alimentados com uma dieta deficiente em proteínas, infectados então com *influenza*, experimentam maior replicação viral, redução das respostas de anticorpos reduzidas, das células T CD8[+] e da função de células *natural killer* (células NK) e aumento da mortalidade, todos os quais podem ser suprimidos com a introdução de uma dieta adequada de proteínas.[28,29] A instigação precoce de nutrição para cães hospitalizados com peritonite séptica encurtou a permanência hospitalar.[30] Portanto, mesmo a desnutrição a curto prazo pode ser prejudicial, mas a alimentação restauradora pode afetar de maneira significativa o desfecho da sepse.

## Obesidade

Em várias espécies, incluindo cães, a obesidade altera as respostas imunológicas, que se normalizam após a redução de peso (ver Capítulo 176).[31-33] Redução da função das células NK, alteração da razão de linfócitos CD8[+]:CD4[+] e redução da atividade de explosão respiratória de neutrófilos foram descritas.[34] No entanto, a obesidade é acompanhada, sobretudo, por um aumento do estado inflamatório, caracterizado por concentrações elevadas de citocinas inflamatórias circulantes e pelo aumento da produção de proteínas de fase aguda, normalizadas com a perda de peso.[35,36] Citocinas inflamatórias, como fator de necrose tumoral-alfa (TNF-α, *tumor necrosis factor-alpha*), interleucinas-1 e -6, e outros mediadores inflamatórios são produzidos por linfócitos e macrófagos ativados que se acumulam no tecido adiposo excessivo e pelos próprios adipócitos.[37,38] A inflamação subclínica de baixo grau contribui para a resistência periférica à insulina em humanos e provavelmente o faz em cães e gatos obesos. Em cães, mesmo dentro de um curto período de ganho de peso, a obesidade pode aumentar não só o número de linfócitos circulantes e as respostas proliferativas, como também as concentrações de anticorpos séricos,[39] sendo, assim, um estado de ativação imunológica intensificada. A leptina é novamente central para o estado imunológico, mas na obesidade, em excesso, promove inflamação sistêmica e, em pessoas, aumenta o risco de algumas doenças autoimunes e alérgicas.[40]

## EFEITOS DAS RESPOSTAS IMUNES NA NUTRIÇÃO

As respostas imunológicas podem afetar o estado nutricional dos pacientes. Um achado quase universal na doença inflamatória significativa é a redução na ingestão de alimentos, mediada, em parte, pela ação das interleucinas-1 e 6 e pelo TNF-α nos nervos centrais e periféricos.[41] O fato de a anorexia da infecção ser um efeito quase universal em mamíferos e até mesmo em insetos sugere que pode ser benéfica. Em apoio a essa noção está a observação de que a alimentação forçada pode aumentar tanto a mortalidade de camundongos sépticos anoréxicos quanto o tempo de sobrevivência dos que resistirem.[42] Nas doenças inflamatórias, a maioria das células do corpo (especialmente o fígado) é relativamente resistente à insulina. Essa resistência reduz a utilização periférica da glicose e a preserva do sangue para tecidos essenciais (cérebro, eritrócitos, leucócitos). Um aumento concomitante do cortisol induz a lipólise e a proteólise muscular, aumentando a entrega de ácidos graxos e aminoácidos livres para o fígado. A resistência hepática à insulina significa que a alimentação pouco faz para prevenir a produção hepática de glicose, resultando em hiperglicemia.[43] Portanto, a ativação imune sistêmica pode resultar em resistência à insulina, aumento da produção hepática de glicose e hiperglicemia (ver Capítulos 304 e 305).[44] Parece que a prevenção da hiperglicemia na doença inflamatória grave reduz a morbidade e a mortalidade.[45] As interleucinas-1 e 6 e o TNF-α alteram a sinalização da insulina intracelular, causando sinalização inadequada em um estado de doença. Além disso, as células independentes da insulina podem sofrer sobrecarga de glicose celular, como neurônios, endotélio, alvéolos, músculo liso vascular e células do túbulo renal. A disfunção celular subsequente leva a lesão renal aguda, anemia, neuropatia e imunossupressão.

A sepse está associada a um aumento na produção de óxido nítrico (•NO) por macrófagos ativados e neutrófilos. A produção de •NO é limitada, principalmente, pela disponibilidade de arginina livre a partir da qual é sintetizado, e o aumento da arginina disponível aumenta o •NO produzido por qualquer estímulo inflamatório.[46] Na imunidade, o •NO tem muitas funções, que variam de protetivas até patogênicas.[47-50] No geral, parece que a arginina suplementar, administrada por via parenteral ou oral, aumenta a resposta imunológica deprimida de indivíduos que sofrem de trauma, cirurgia, desnutrição ou infecção, presumivelmente por meio de sua capacidade de aumentar a produção de •NO.[51] Embora benéfica para alguns pacientes, também pode contribuir para a doença, sobretudo nas síndromes de resposta inflamatória sistêmica.[51,52] Assim, pode haver casos em que a suplementação com arginina, além daquela fornecida por uma fonte proteica convencional, pode ser benéfica, enquanto em outros casos pode ser prejudicial,[51] o que pode ser particularmente verdadeiro para pacientes com sepse grave, em comparação aos sem sepse.[53,54]

## EFEITO DA VIA DE NUTRIÇÃO

Além da composição e da quantidade da dieta fornecida, a via de alimentação (enteral ou parenteral) afeta os aspectos inatos e adaptativos da imunidade.[55] A falta de estimulação enteral leva à diminuição da produção de imunoglobulina A (IgA) no trato intestinal e respiratório e falha no estabelecimento da imunidade antiviral e antibacteriana mediada por IgA.[56] O aumento da permeabilidade da mucosa e a translocação bacteriana das bactérias luminais para linfonodos mesentéricos, fígado e baço são observados com a nutrição parenteral (ver Capítulo 189).[57] A falta de nutrientes luminais resulta em inflamação intestinal.[55,58,59] Em pacientes humanos com trauma, a alimentação enteral diminui a incidência de pneumonia em comparação à nutrição parenteral total ou a à inanição, aumentando a IgA secretada e acelerando a eliminação do vírus.[60,61] Pacientes sem choque séptico preexistente que receberam nutrição enteral apresentaram menos episódios de sepse grave ou choque séptico, com menor tempo de permanência na unidade de terapia intensiva em comparação àqueles que receberam nutrição parenteral.[53]

### Recomendações para alimentação em doenças inflamatórias graves

É claro que a alimentação com excesso de carboidratos exacerbará a hiperglicemia e aumentará a morbidade, enquanto a com excesso de gordura pode promover o desenvolvimento de fígado gorduroso e disfunção hepática. Até que se saiba mais sobre as respostas em cães e gatos, as recomendações gerais são de instigar o suporte nutricional de maneira precoce, de preferência por via enteral. Dietas completas são preferíveis a soluções não balanceadas simples, como glicose ou eletrólitos, mas são recomendadas taxas iniciais conservadoras de aproximadamente 25% das necessidades energéticas de repouso estimadas, devendo qualquer aumento ser feito apenas se tolerado. As dietas convencionais altamente digestíveis, com mais de 1,5´ das necessidades mínimas de proteína (para permitir a alimentação hipocalórica), são provavelmente adequadas. Os pacientes devem ser monitorados quanto à hiperglicemia, à hipertrigliceridemia e à taxa de alimentação ou composição da dieta ajustada, no caso de alguma delas ocorrer.

## MODULAÇÃO NUTRITIVA DA IMUNIDADE

O motivo mais comum para modificar a dieta a fim de afetar a imunidade é reduzir as doenças imunomediadas. Doenças alérgicas, como dermatite atópica (ver Capítulo 186), doenças inflamatórias crônicas, como osteoartrite (ver Capítulos 187 e 353), doenças autoimunes, como pênfigo (ver Capítulo 204), e doenças inflamatórias idiopáticas, como doença inflamatória intestinal (ver Capítulo 276), são passíveis de modificação dietética. Embora raramente seja suficiente como terapia única, a modificação dietética pode reduzir a dosagem de medicamentos imunossupressores ou anti-inflamatórios necessários.

## Ácidos graxos poli-insaturados

Os ácidos graxos poli-insaturados (AGPIs) da dieta podem modular as respostas imunes por meio de vários mecanismos.[62-68] As proporções dos AGPIs n-6 e n-3 com 20 carbonos nas membranas celulares fosfolipídicas dos leucócitos e de outros tipos de células são determinadas pela dieta. O AGPI n-3 eicosapentaenoico (EPA) compete com o AGPI n-6 araquidônico (ARA) como substrato para a ciclo-oxigenase (COX) e a lipo-oxigenase (LOX); sendo utilizado de maneira menos eficiente, o EPA reduz a produção de eicosanoides. Além disso, os eicosanoides derivados de EPA funcionam de maneira diferente e variam de mediadores antagônicos a equipotentes e derivados de ARA. No entanto, embora complexo, o efeito líquido é que os eicosanoides derivados de n-3 são menos inflamatórios do que os mediadores derivados de AGPI n-6.

Os AGPIs também podem afetar diretamente a transcrição gênica ao interagir com os receptores ativados por proliferadores de peroxissoma (PPAR, do inglês *peroxisome proliferative-activated receptors*), que são uma família de proteínas citosólicas que, uma vez ligadas a um ligante apropriado, se difundem no núcleo e promovem ou inibem a transcrição gênica. PPARs são expressos por macrófagos, células T, B, dendríticas, endoteliais e outros tipos de células.[69] Os AGPIs n-3 de cadeia longa são ligantes do PPAR-gama, levando à redução da produção de TNF-α, interleucinas-6 e 1 por macrófagos e produção de interleucina-2 por linfócitos e indução de células T regulatórias.[69-72]

A incorporação de EPA no lugar de ARA nas membranas fosfolipídicas altera as propriedades físicas e estruturais das membranas celulares nos linfócitos, afetando as membranas lipídicas nas quais a maioria dos receptores da superfície celular está localizada, o que diminui a transdução de sinal através do receptor de células T e deprime a ativação de células T.[68] Por último, tanto o EPA quanto o ácido docosa-hexaenoico (DHA) antagonizam a interação entre o lipopolissacarídeo (LPS) gram-negativo e os receptores do tipo *toll*, reduzindo a produção de COX, TNF-α e interleucinas-1, 6 e 8 e melhorando a morbidade na sepse grave.[65,73,74]

Portanto, o enriquecimento da dieta com AGPI n-3 pode ter efeitos imediatos na imunidade (p. ex., antagonismo da sinalização de LPS), mas levará várias semanas antes que uma resposta máxima seja alcançada (*i. e.*, saturação das membranas celulares do tecido). Embora os efeitos e mecanismos de modulação dos eicosanoides pelos lipídios dietéticos sejam complexos, há valor na generalização de que as dietas enriquecidas com AGPI n-3 reduzem a inflamação em relação às enriquecidas com AGPI n-6. No entanto, o efeito de uma determinada dieta depende de muitos fatores dietéticos e do animal, e a redução da descrição do teor de gordura de uma dieta para uma razão simples de AGPI n-6 para n-3 fornece informação muito limitada e potencialmente enganosa.

A suplementação de uma dieta com uma fonte de AGPI n-3 terá efeitos muito variados, dependendo da natureza da dieta basal e do paciente. A maioria das dietas comerciais apresenta altas concentrações de AGPI n-6, e a adição de uma pequena quantidade de AGPI n-3 (p. ex., óleo de peixe marinho), tal como contido em muitos suplementos veterinários de ácido graxo, acrescenta pouco ao regime alimentar. A melhor abordagem é começar fornecendo uma dieta já enriquecida com EPA, sem excesso de ARA. A Tabela 194.2 lista algumas dietas completas adequadas enriquecidas com AGPI n-3. Nenhuma das listadas produzirá um efeito imunossupressor máximo, podendo-se adicionar óleo de peixe à dieta enriquecida, cuja dosagem total recomendada é de 0,2 a 2% da dieta por peso por dia, ou um máximo de 0,4 g de EPA/100 kcal, incluindo o teor de n-3 da dieta.[75] Observe que a razão de EPA para DHA no óleo de peixe varia entre 1:1 e 3,5:1.

## Compostos dietéticos não nutritivos

Há uma infinidade de compostos dietéticos não nutritivos (ver Capítulo 167) capazes de modular a imunidade, dos quais apenas alguns são discutidos aqui. A genisteína, um composto isoflavona encontrado principalmente em plantas da família

### Tabela 194.2 — Conteúdo de ácidos graxos poli-insaturados de uma seleção de dietas enriquecidas com ácidos graxos n-3 de cadeia longa.

| FABRICANTE | DIETA | N-3 | N-6 | N-6:N-3 | EPA | EPA +DHA |
|---|---|---|---|---|---|---|
| | | g/100 kcal | g/100 kcal | | g/100 kcal | g/100 kcal |
| Nestlé-Purina | DRM | 0,3 | 0,3 | 1,0 | – | – |
| Nestlé-Purina | JM | 0,3 | 0,4 | 1,8 | – | – |
| Royal Canin | Mobility Raças Grandes | 1,2 | 1,9 | 1,6 | – | 0,8 |
| Royal Canin | Mobility | 0,9 | 2,2 | 2,5 | – | 0,6 |
| Royal Canin | Skin Support | 1,0 | 3,1 | 3,1 | – | 0,6 |
| Royal Canin | Mobility felina | 1,2 | 3,8 | 3,2 | – | 0,7 |
| Hill's Pet Nutrition | j/d felina enlatada | 0,3 | – | – | – | – |
| Hill's Pet Nutrition | j/d felina ração seca | 0,4 | – | – | – | – |
| Hill's Pet Nutrition | j/d canina enlatada | 1,0 | – | – | 0,2 | – |
| Hill's Pet Nutrition | j/d canina ração seca | 1,0 | – | – | 0,1 | – |
| Eukanuba | Dermatosis FP canina, ração seca | – | – | 2,8 | – | – |
| Eukanuba | Dermatosis FP felina, enlatada | – | – | 5,0 | – | – |

Dados extraídos de informações de produtos dos fabricantes.

Leguminosae, incluindo soja, trevo e alfafa,[76] pode interagir com receptores de estrogênio e inibir numerosas cascatas do ciclo celular pela inibição das tirosinoquinases, bem como a proliferação celular pela inibição da topoisomerase II do DNA. Isso pode reduzir as cascatas de sinalização de leucócitos, ativação e proliferação de linfócitos, ativação de neutrófilos e produção de superóxido, fagocitose bacteriana por macrófagos, respostas de anticorpos e de hipersensibilidade do tipo retardado.[77-85] As dietas comerciais à base de soja podem conter genisteína suficiente para afetar a imunidade da mucosa ou até mesmo sistêmica.[86-88] Carotenoides dietéticos, incluindo betacaroteno e luteína, são incorporados às membranas das organelas, especialmente nas mitocôndrias ou nos linfócitos.[89,90] Foi demonstrado que a incorporação de luteína na dieta de gatos aumenta de maneira significativa a imunidade celular e humoral deles, possivelmente por meio de efeitos antioxidantes localizados.[91]

## REFERÊNCIAS BIBLIOGRÁFICAS

*As referências bibliográficas deste capítulo se encontram online no Ambiente de Aprendizagem.*

# SEÇÃO 12
# Doenças Hematológicas e Imunológicas

## CAPÍTULO 195

## Doenças Hematológicas e Imunológicas: Introdução e Terapia Medicamentosa

Suliman Al-Ghazlat e Ann E. Hohenhaus

O sistema imunológico é vital para proteger o corpo de agravos internos e externos. Muitas interações complexas entre as células e os mediadores do sistema imunológico devem ser rigidamente reguladas para manter uma homeostase saudável. É essencial compreender de forma abrangente os mecanismos imunológicos básicos pelos quais o corpo prepara e regula uma resposta imune apropriada, para manipular de forma eficaz esses mecanismos e prevenir ou tratar reações imunológicas indesejáveis.[1-4] Apesar das pesquisas extensas nas últimas décadas, a desregulação do sistema imunológico ainda é pouco compreendida, mas provavelmente é multifatorial. A apresentação inadequada de um autoantígeno por uma célula apresentadora de antígeno, juntamente com a falta dos efeitos imunorreguladores das células T reguladoras (Tregs), é considerada o resultado de uma desregulação imunológica intrincada nas respostas imunes inatas e/ou adaptativas.[1-4] Geralmente a desregulação do sistema imunológico provoca doença clínica por ativação excessiva de células Th1 e destruição citotóxica de tecido-alvo ou ativação de células Th2 e doença mediada por autoanticorpos.

### DOENÇAS AUTOIMUNES/IMUNOMEDIADAS E TERAPIA IMUNOSSUPRESSORA

A suscetibilidade a doenças autoimunes é ditada por uma interação complexa de determinantes genéticos e fatores ambientais. Pesquisas recentes mostraram que as características genéticas desempenham papel significativo na predisposição de cães a doenças autoimunes.[5-7] Os fatores desencadeantes mais significativos são considerados agentes infecciosos, como riquétsias ou doenças virais.[8-10] A patogênese da maioria das doenças hematológicas imunomediadas é mediada por células Th2, resultando na produção de um autoanticorpo que reconhece um autoantígeno ou um antígeno estranho associado aos eritrócitos, plaquetas e/ou leucócitos.[11-14] A sensibilização e subsequentemente a destruição frequente dessas células ocorrem por meio do sistema complemento, células do sistema reticuloendotelial ou ambos.[11-14] Além desta seção, que se concentra na anemia hemolítica imunomediada (AHIM) (ver Capítulo 198), trombocitopenia imunomediada (TIM) (ver Capítulo 201) e neutropenia imunomediada (ver Capítulo 202), muitos outros capítulos deste livro fornecem informações adicionais sobre doenças imunológicas, incluindo imunologia e nutrição (ver Capítulo 194), poliartrite (ver Capítulo 203), doenças de pele (ver Capítulo 204) e lúpus eritematoso sistêmico (ver Capítulo 205). Informações complementares sobre fármacos imunossupressores podem ser encontradas nos seguintes capítulos: 165, 261, 266, 268, 269, 276, 281 a 283, 323, 325 e 354.

As terapias imunossupressoras disponíveis atualmente atuam por muitos mecanismos diferentes, mas, em última análise, suprimem a produção de anticorpos pelos linfócitos e/ou suprimem a depuração das células opsonizadas pelos macrófagos ou pelo sistema complemento.[3-6] É importante ressaltar que, uma vez que a classe de anticorpos envolvida na maioria dos casos de AHIM canino é IgG e sua meia-vida é de aproximadamente 1 semana, é improvável que as terapias direcionadas apenas à supressão da produção de anticorpos melhorem o resultado na fase aguda da doença.[11,13] Nas últimas décadas, grandes avanços foram feitos no desenvolvimento de vários agentes imunossupressores que são mais potentes, mais seletivos e menos tóxicos quando comparados aos glicocorticoides (GCs).[13-38] A grande variedade de novos medicamentos possibilita o uso de múltiplos fármacos que bloqueiam diferentes vias de ativação imune e, ao mesmo tempo, selecionam combinações de fármacos com perfis de toxicidade não sobrepostos.

### MECANISMO DE AÇÃO DE AGENTES E PROCEDIMENTOS IMUNOSSUPRESSORES COMUNS

Com poucas exceções, tais como anticorpos monoclonais, os medicamentos usados para tratar doenças imunomediadas têm vários mecanismos benéficos para o paciente com doença imunológica.

Os GCs são os agentes mais amplamente usados na medicina veterinária e inibem vários mecanismos subjacentes às doenças imunomediadas. A seguir há uma descrição geral do mecanismo de ação dos agentes imunossupressores e procedimentos usados em cães e gatos. Informações adicionais sobre os fármacos comumente usados em cães e gatos estão na Tabela 195.1.

- Reguladores da expressão gênica: os exemplos clássicos são GCs (ver Capítulos 165, 201, 261, 266, 268, 276, 281 a 283, 323, 325, 354, 358 e 360). Estudos recentes mostraram que os GCs afetam a inflamação por outros mecanismos (não genômicos)

**Tabela 195.1** Características dos agentes imunossupressores comumente usados.

| NOME DO AGENTE | CICLOSPORINA A | AZATIOPRINA | MICOFENOLATO | LEFLUNOMIDA |
|---|---|---|---|---|
| Mecanismo de ação | Bloqueia a transcrição de genes de citocinas em células T ativadas (particularmente IL-2) | Antagonista de purina competitivo | Inibidor de IMPDH, uma enzima-chave na biossíntese *de novo* de purinas | Inibidor de DHODH, a enzima limitadora da taxa na síntese *de novo* de pirimidinas |
| Vias de administração | Intravenosa e oral | Oral | Intravenosa e oral | Oral |
| Reações adversas | Toxicose TGI e hepatotoxicose leves a moderadas, hiperplasia gengival | Mielossupressão, hepatotoxicose, pancreatite | Toxicose leve a grave do TGI Em humanos: neutropenia rara e anemia | Toxicose leve a moderada do TGI, neutropenia rara e anemia em altas doses |
| Doses e indicações | 5 mg/kg/dia VO para DII, fístula perianal e dermatite atópica 4 a 7 mg/kg VO a cada 12 h para AHIM, TIM | 2 mg/kg/24 h VO na primeira semana, depois 2 mg/kg/48 h para AHIM, TIM 50 mg/cão/dia VO para fístula perianal | 10 mg/kg VO ou IV a cada 12 h para TIM, AHIM e miastenia *gravis* | 4 mg/kg/dia para TIM, AHIM, IMPA quando usado sozinho 1 a 2 mg/kg VO diariamente quando usado com outros agentes |

*AHIM*, anemia hemolítica imunomediada; *DHODH*, Di-hidro-orotato desidrogenase; *DII*, doença inflamatória intestinal; *IMPA*, poliartropatia imunomediada; *IMPDH*, inosina monofosfato desidrogenase; *TGI*, trato gastrintestinal; *TIM*, trombocitopenia imunomediada.

- Agentes alquilantes, incluindo ciclofosfamida, procarbazina (ver Capítulo 261) e clorambucila (ver Capítulos 204, 205, 276 e 325), reticulam hélices de DNA, evitando sua separação e, portanto, a formação de um molde de DNA.[3,45] Esses agentes são tóxicos para as células em repouso e em divisão (particularmente os linfócitos em proliferação)
- Inibidores da síntese *de novo* de purinas: os inibidores de primeira geração são 6-mercaptopurina e azatioprina (ver Capítulos 165, 199, 204, 266, 281, 325 e 354). Os inibidores de segunda geração são a mizoribina e o micofenolato de mofetila (MMF) (ver Capítulos 165, 203, 205, 323, 325 e 354). O efeito imunossupressor é obtido por meio da supressão da ativação e proliferação dos linfócitos, resultando na redução da produção de anticorpos. Esses agentes são menos tóxicos para as células em repouso e, portanto, apresentam um espectro mais estreito de reações adversas em comparação com a ciclofosfamida
- Inibidores da síntese *de novo* da pirimidina: semelhantes aos inibidores da síntese de purinas, esses agentes atuam por meio da supressão da proliferação de linfócitos. Leflunomida (ver Capítulos 165, 203, 205, 261 e 323) representa esse grupo
- Inibidores de quinase e fosfatases: incluem ciclosporina A (CsA) (ver Capítulos 165, 198, 204, 261, 268, 276, 278, 281, 282, 323 e 354) e tacrolimo (ver Capítulos 204, 278 e 323), que inibem as cascatas de quinase e, em última análise, suprimem a ativação da transcrição de muitas citocinas vitais para a proliferação e maturação de células T
- Inibidores de macrófagos: o clodronato lipossomal é o único fármaco usado na medicina veterinária com efeitos imunossupressores primários dirigidos contra macrófagos
- Imunomodulação processual: essa categoria inclui esplenectomia e plasmaférese
- A imunoglobulina humana intravenosa (ver Capítulo 201) tem vários mecanismos de ação, incluindo modulação da expressão e função dos receptores Fc, interferência com a ativação das células B e T e complemento, e redução na produção de imunoglobulina
- Anticorpos monoclonais: a maioria desses agentes é dirigida contra antígenos de células B. Embora desenvolvido para o tratamento do linfoma de células B, o rituximabe é usado para tratar doenças imunomediadas em humanos. É dirigido contra o antígeno de células B CD20. Recentemente, dois anticorpos monoclonais caninos foram aprovados para o tratamento do linfoma canino: um contra o CD20 e o outro dirigido ao CD52 para o tratamento do linfoma das células T. O uso desses anticorpos monoclonais em doenças caninas imunomediadas não foi investigado.

## PRÁTICA: SELEÇÃO DO PROTOCOLO IMUNOSSUPRESSOR

Ao longo deste livro, o leitor descobrirá que os GCs são considerados como terapia de primeira linha para a maioria das doenças imunológicas, apesar da falta de evidências geradas por ensaios clínicos para apoiar seu uso. Os GCs são amplamente disponíveis e são baratos. O perfil de eventos adversos dos GCs é bem conhecido e pode ser revertido quando o uso do medicamento é interrompido. Também é óbvio, ao longo deste livro, o uso frequente de azatioprina como terapia de segunda linha. Idealmente, a seleção de fármacos imunossupressores seria feita com base em ensaios clínicos randomizados controlados. Na realidade, os medicamentos para tratar doenças imunológicas são frequentemente escolhidos com base no custo, no perfil de eventos adversos, na disponibilidade, no mecanismo de ação e no julgamento clínico. As seguintes recomendações gerais sobre a escolha de agentes imunossupressores são baseadas na interpretação dos autores da literatura disponível.

A prednisolona é comumente usada em gatos por causa das preocupações com a biodisponibilidade da prednisona.[39] Em decorrência dos seus efeitos insignificantes de mineralocorticoides, a dexametasona é o tipo de GC preferido em pacientes nos quais a retenção de água é prejudicial.[40,41] Empiricamente, se houver suspeita de resistência aos GCs, a mudança para um GC alternativo pode resultar em remissão novamente (Tabela 195.2).[40-42] Os riscos *versus* benefícios do uso de GCs em gatos com doença cardíaca avançada concomitante ou diabetes melito (ver Capítulo 358) devem ser analisados cuidadosamente. O início tardio de ação da azatioprina indica que ela não deve ser a primeira escolha no tratamento da fase aguda de doenças potencialmente fatais, como AHIM e TIM.[43-45] Ciclosporina, leflunomida e MMF parecem ter um início de ação mais rápido e, portanto, são mais apropriados para controlar a fase aguda das doenças.[25-35] Também é aconselhável evitar o uso de azatioprina em pacientes com doença hepática concomitante.[46] A azatioprina é uma boa escolha como agente poupador de esteroides para o gerenciamento da fase de manutenção da doença imunomediada, especialmente em cães grandes.[47,52]

## CAPÍTULO 195 • Doenças Hematológicas e Imunológicas: Introdução e Terapia Medicamentosa

**Tabela 195.2** Potência relativa, retenção de água e meia-vida dos glicocorticoides.

| MEDICAMENTO | POTÊNCIA ANTI-INFLAMATÓRIA | MINERALOCORTICOIDES E EFEITOS DE RETENÇÃO DE ÁGUA | MEIA-VIDA BIOLÓGICA |
| --- | --- | --- | --- |
| Hidrocortisona | 1 | 1 | 8 a 12 h |
| Prednisona/prednisolona | 4 | 0,4 a 0,8 | 12 a 36 h |
| Metilprednisona | 5 | 0,4 | 12 a 36 h |
| Dexametasona | 25 | 0 | 35 a 54 h |
| Betametasona | 25 | 0 | > 48 h |
| Triancinolona | 5 | 0 | 24 a 48 h |

Em razão dos seus efeitos colaterais gastrintestinais, o MMF oral deve ser evitado em pacientes com doença gastrointestinal preexistente.[28-31] Doses de MMF superiores a 10 mg/kg VO a cada 12 horas estão associadas à intoxicação gastrintestinal significativa.[30] A seção a seguir oferece mais informações sobre terapia imunossupressora para AHIM como um exemplo do processo de raciocínio sobre o tratamento de doenças imunomediadas agudas que representam risco de morte.

### TERAPIA IMUNOSSUPRESSORA PARA ANEMIA HEMOLÍTICA IMUNOMEDIADA

Os GCs (ver Capítulo 165) são a base da terapia imunossupressora para AHIM (ver Capítulo 198).[48] Nesse ponto, não há evidências convincentes para apoiar o uso de um segundo agente imunossupressor na fase aguda (as primeiras 1 a 2 semanas).[48] A maioria dos clínicos recomenda o uso de um segundo agente imunossupressor para manter a remissão e evitar recaídas enquanto a dose de GC é reduzida. A ciclofosfamida não é mais recomendada para o tratamento de AHIM.[17,47-51] Um grande estudo retrospectivo incorporando azatioprina no protocolo de manejo para AHIM canino sugeriu um tempo de sobrevida maior quando comparado aos controles históricos.[52] Em razão da falta de evidência para apoiar a superioridade das alternativas mais caras, o estudo resultou em uma mudança perceptível na prática clínica. GCs combinados com azatioprina se tornaram o protocolo imunossupressor mais comum usado para AHIM canino. Vários outros estudos retrospectivos descreveram o uso da azatioprina para essa doença, com resultados conflitantes em relação aos seus efeitos no desfecho do paciente.[17,45] No entanto, a gravidade e a alta mortalidade da AHIM pressiona muitos clínicos a usarem outros agentes imunossupressores além dos GCs, e o baixo custo e a boa tolerabilidade da azatioprina tornam-na uma escolha atraente. O uso de CsA para AHIM também é frequentemente relatado. O custo da CsA, a variabilidade de absorção, as reações adversas e a falta de evidências para sustentar sua superioridade em comparação com outras alternativas mais baratas limitaram seu uso nos últimos anos.[18,19,53,54] Alguns estudos retrospectivos e amplos dados empíricos relataram o uso de MMF e leflunomida para AHIM.[30-32] Ambos os agentes são teoricamente mais apropriados do que a azatioprina para a fase aguda de AHIM.[27-32] Um pequeno relatório descreveu o uso de esplenectomia no tratamento inicial de AHIM canino com resultados positivos; no entanto, a grande maioria dos clínicos reserva essa terapia para casos refratários e crônicos.[55,56] Clodronato lipossomal e plasmaférese são outras opções promissoras que requerem estudos adicionais.[24,38,57]

Em pacientes sem fatores prognósticos negativos (bilirrubina > 5 mg/dℓ, autoaglutinação, hipoalbuminemia e hemólise intravascular), os autores geralmente usam GCs sozinhos.[58] Em cães com risco de efeitos colaterais graves de GC (raças de grande porte e excesso de peso), azatioprina ou leflunomida são adicionadas para permitir um desmame rápido do GC. Em razão do custo e das reações adversas gastrintestinais, os autores raramente usam MMF ou CsA para pacientes sem indicadores prognósticos negativos. Para pacientes com um ou mais indicadores prognósticos negativos, o médico pode considerar o início da terapia com GC combinada com um agente poupador de esteroides. Os autores iniciam o MMF com 10 mg/kg VO ou IV a cada 12 horas ou leflunomida com 2 a 4 mg/kg VO diariamente e ajustam a dose com base na resposta clínica e efeitos adversos.[31,32] A literatura limitada sobre AHIM felina apoia o uso de GCs como o único agente imunossupressor na maioria dos gatos.[59] A adição de um segundo agente imunossupressor é recomendada para gatos com maior risco de efeitos colaterais graves de GC, como gatos com excesso de peso ou gatos com doença cardíaca concomitante. O MMF pode ser usado na dose de 10 mg/kg VO ou IV a cada 12 horas.[60] CsA é uma alternativa ao MMF; no entanto, a CsA pode causar mais resistência à insulina em gatos diabéticos ou com sobrepeso.[61]

### MONITORAMENTO DE PACIENTES

Cães e gatos que recebem terapia imunossupressora requerem monitoramento frequente, não apenas para avaliar o sucesso ou a falha do tratamento, mas também para monitorar complicações e eventos adversos. A frequência do monitoramento é dinâmica e varia com diferentes doenças e medicamentos usados. Verificações pelo menos semanais com exames físicos no primeiro mês de terapia imunossupressora são essenciais para detectar efeitos colaterais, como perda de apetite, ganho ou perda de peso corporal/escore de condição corporal, ulceração gastrintestinal, pioderma, fraqueza muscular ou ruptura do ligamento cruzado.[18,62-72] O exame físico também é fundamental para detectar um efeito adverso comum a todos os medicamentos imunossupressores: as infecções secundárias.[65-69] Para obter mais informações sobre infecções simultâneas e imunossupressão, consulte o Capítulo 360. Muitos médicos-veterinários incluem a avaliação da qualidade de vida em sua avaliação de animais de estimação tratados para doenças crônicas, e essa avaliação seria apropriada em animais de estimação com doenças imunomediadas. A fim de estabelecer protocolos de monitoramento apropriados, os médicos devem estar familiarizados com o perfil de efeitos adversos de cada medicamento (ver Capítulos 165 e 343). A toxicose hematológica é mais comumente observada com agentes citotóxicos e análogos de nucleotídio/nucleosídio, necessitando do monitoramento de um hemograma completo em intervalos apropriados para o medicamento em questão. Em geral, os agentes citotóxicos induzem neutropenia e trombocitopenia entre 7 e 21 dias após a administração. Se fármacos imunossupressores (como clorambucila ou azatioprina, por exemplo) são administrados continuamente, a intoxicação hematológica pode aparecer meses após o início da terapia.[63,65] O monitoramento regular do perfil bioquímico auxilia na identificação de eventos adversos, como pancreatite e hepatopatia por azatioprina, diabetes melito induzida por GC e toxicoses renais e hepáticas induzidas por ciclosporina.[18,46,63,64] A infecção do trato urinário ocorre em aproximadamente 30% dos cães tratados com CsA e GCs.[66,70] Esse achado sugere que a urinálise, a cultura e a sensibilidade de rotina em cães tratados com CsA e GCs são necessárias. Dados semelhantes não estão disponíveis para outros agentes imunossupressores, mas um bom julgamento clínico sugere que o monitoramento de infecções do trato urinário seria prudente. Em um esforço para otimizar a terapia medicamentosa, as concentrações sanguíneas de alguns agentes imunossupressores, como CsA, podem ser monitoradas e ajustadas para obter imunossupressão adequada sem intoxicação excessiva (ver Capítulo 165).

## REFERÊNCIAS BIBLIOGRÁFICAS

*As referências bibliográficas deste capítulo se encontram online no Ambiente de Aprendizagem.*

# CAPÍTULO 196

## Teste de Coagulação

Stephanie A. Smith e Maureen McMichael

O teste de hemostasia laboratorial geralmente é dividido nas fases pré-analítica, analítica (teste) e pós-analítica (interpretação). A fase pré-analítica cobre todos os aspectos da preparação do paciente, coleta da amostra, processamento e armazenamento, rotulagem e envio. O teste de hemostasia requer atenção estrita aos detalhes, particularmente durante a fase pré-analítica, em razão da variação na interpretação associada ao hematócrito, hemólise, escolha do anticoagulante e volume de preenchimento (relação anticoagulante: sangue total). Discussões estão em andamento na medicina humana sobre a fase pré-analítica (i. e., qual teste devo solicitar para esses sinais clínicos?), e os serviços de hemostasia interpretativa podem ajudar em todas as fases[1] (Tabela 196.1 e Figura 196.1). Erros pré-analíticos comuns incluem escolha inadequada de anticoagulante (p. ex., preenchimento insuficiente do tubo de citrato [pó-azul] ou uso de EDTA [tubo com tampa de lavanda] em vez de citrato), proporção incorreta de anticoagulante para o sangue, resfriamento ou aquecimento de amostras, transporte laboratorial atrasado e velocidades de centrifugação inadequadas. Todos esses fatores podem ter um impacto significativo na interpretação e levar a decisões terapêuticas inadequadas. O cumprimento estrito das diretrizes de coleta e manuseio de amostras é essencial para a interpretação adequada dos resultados.

### Tabela 196.1 Testes para estados protrombóticos e fibrinólise.

*Pontos fortes e fracos (prós e contras) dos cinco testes que podem ser usados para avaliação de um estado pró-trombótico.*

| TESTE | AMOSTRAS ESPECÍFICAS | O QUE É TESTADO | PRÓS E CONTRAS |
|---|---|---|---|
| Tromboelastometria, tromboelastografia | Sangue total com citrato; espera máxima = 30 min; ativador forte | Hemostasia global desde a geração inicial da enzima até a fibrinólise | Pró: inclui células na avaliação da coagulação<br>Contras: reprodutibilidade pobre sem um fator tecidual forte ou ativador de contato, interpretação difícil em animais com Htc alterado, plaquetas |
| Complexo trombina-antitrombina | Plasma citratado | Um marcador da atividade da trombina *in vivo* | Pró: o uso de plasma elimina os efeitos do Htc e das plaquetas<br>Contras: caro, deve ser agrupado |
| Trombografia automatizada calibrada | PPP ou PRP de plasma citratado | Avalia a geração de trombina *in vitro* | Prós: indicador sensível de geração de enzimas e atividade, pode avaliar a contribuição das plaquetas com PRP<br>Contra: não é amplamente disponível |
| Dímero-D | Plasma citratado | Degradação de fibrina reticulada insolúvel | Pró: específico para a quebra de fibrina reticulada (quebra do coágulo)<br>Contra: não disponível em todos os laboratórios |
| Produtos de degradação de fibrina[ogênio] | Plasma citratado | Degradação de fibrina reticulada insolúvel, monômero de fibrina solúvel, fibrinogênio | Prós: barato, simples de executar<br>Contra: Inespecífico: pode indicar lise de fibrinogênio, fibrina ou fibrina reticulada |

*Htc*, hematócrito; *PPP*, plasma pobre em plaquetas; *PRP*, plasma rico em plaquetas.

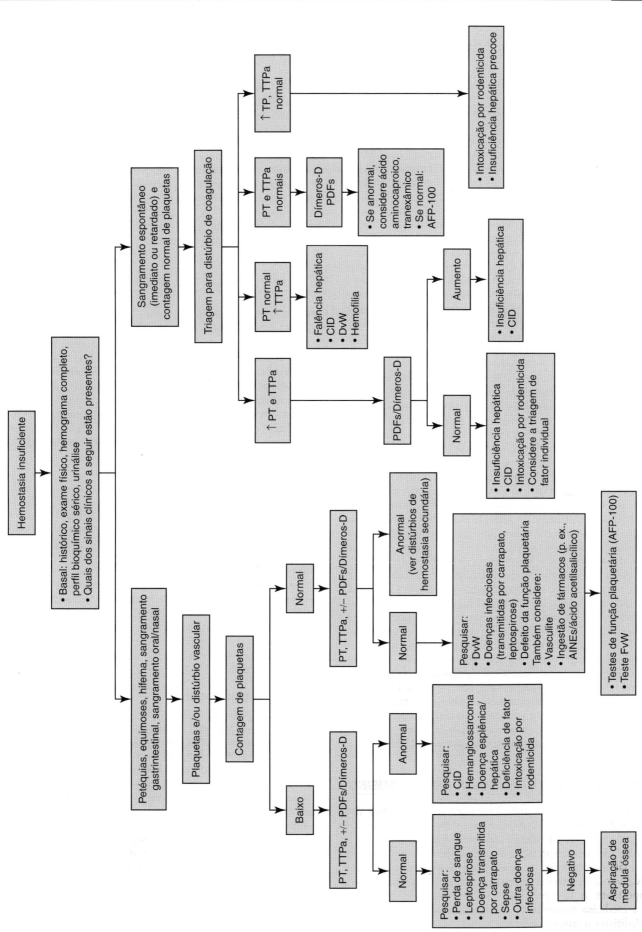

**Figura 196.1** Um algoritmo que descreve opções para testar hemostasia insuficiente. *AFP*, analisador da função plaquetária; *AINE*, fármaco anti-inflamatório não esteroide; *CID*, coagulação intravascular disseminada; *DvW*, doença de von Willebrand; *FvW*, fator de von Willebrand; *PDF*, produto de degradação da fibrina[ogênio]; *R/O*, descartar; *TP*, tempo de protrombina; *TTPa*, tempo de tromboplastina parcial ativado.

## HISTÓRICO CLÍNICO E EXAME FÍSICO

Um histórico abrangente de um paciente com suspeita de distúrbio de hemostasia deve incluir episódios de sangramento anteriores (p. ex., associado a corte de orelha ou cauda, esterilização ou castração, onicectomia, perda de dentes decíduos, estro), a distribuição anatômica de sangramento, se o sangramento foi espontâneo ou secundário à lesão e se o sangramento foi imediato ou retardado. Sinal, raça, idade no primeiro episódio, histórico de viagens e medicação atual ou exposição a toxinas devem ser registrados. Embora os distúrbios hemorrágicos congênitos e adquiridos possam causar sangramento em qualquer lugar, padrões específicos podem ajudar a distinguir um distúrbio hemorrágico do outro. Em geral, os distúrbios adquiridos aparecem pela primeira vez tardiamente. Esses pacientes geralmente não têm histórico de sangramento durante cirurgias anteriores (p. ex., esterilização, castração) e podem ter comorbidades. Os distúrbios hemorrágicos congênitos frequentemente se manifestam como episódios hemorrágicos associados ao desafio do sistema hemostático durante a juventude (p. ex., esterilização, onicectomia).[2] Em pacientes com risco de trombose, aspectos essenciais da história incluem doenças predisponentes (p. ex., hiperadrenocorticismo, nefropatia com perda de proteína, anemia hemolítica imunomediada [AHIM]), medicamentos atuais ou exposição a toxinas e procedimentos de intervenção recentes (p. ex., colocação de cateter intravenoso).[3]

Um exame físico completo é essencial, com avaliação cuidadosa de pele, olhos, articulações, membranas mucosas, urina e fezes para evidências de sangramento (ver Capítulo 135). Os distúrbios que afetam as plaquetas e a parede vascular podem incluir trombocitopenia, trombocitopatia, anormalidades do fator de von Willebrand (FvW) e vasculite (ver Capítulo 201). A trombocitopenia pode levar à petequiação se a contagem de plaquetas for < 20.000/µ$\ell$, enquanto a trombocitopatia, a doença de von Willebrand (DvW) e a vasculite causam mais frequentemente sangramento da superfície da mucosa e hematomas.[4,5] Deficiências ou distúrbios do fator de coagulação resultam em equimoses, hematomas e/ou sangramento muscular, articular ou da cavidade corporal (ver Capítulo 197).[2] Em animais com risco de trombose, uma avaliação completa da perfusão (p. ex., palpação cuidadosa do pulso, temperatura das extremidades, estado mental, produção de urina) e do sistema respiratório é essencial. A avaliação secundária da perfusão, incluindo ultrassom de áreas suspeitas (p. ex., aorta distal, vasos femorais etc.), pode ser útil no diagnóstico de tromboembolismo periférico (ver Capítulo 256). A avaliação do sistema respiratório para tromboembolismo pulmonar pode revelar um déficit de oxigênio (taquipneia, oximetria de pulso e Pa$_{O2}$ abaixo da faixa aceita, gradiente alvéolo-arterial aumentado; ver Capítulos 128 e 132) com radiografias torácicas normais ou alterações radiográficas leves, incongruentes com a gravidade dos sinais clínicos (p. ex., derrame pleural mínimo, perda de definição da artéria pulmonar, regiões pulmonares hiperlucentes; ver Capítulo 243).

## COLETA DE AMOSTRAS E MÉTODOS DE ARMAZENAMENTO

Idealmente, todas as amostras devem ser coletadas antes das intervenções terapêuticas. A eliminação ou minimização de erros pré-analíticos na coleta e no armazenamento otimiza a possibilidade de interpretação dos resultados. A comunicação com o laboratório sobre os aspectos que podem afetar o teste (p. ex., hemólise, icterícia, ingestão de uma refeição gordurosa) é importante. A fase pré-analítica foi revisada recentemente para a medicina veterinária.[6,7] A punção venosa, a seleção do tubo/aditivo e o armazenamento são particularmente importantes. A punção venosa direta em um Vacutainer é o método preferido de coleta, pois essa abordagem resulta em menos hemólise do que a coleta com agulha e seringa.[8,9] Resultados dos dois métodos de coleta para tempo de protrombina (TP), tempo de tromboplastina parcial ativada (TTPa) e fibrinogênio para cães se mostraram clinicamente similares.[10] Se estiver usando um cateter central para coleta, a lavagem com solução salina heparinizada seguida pela remoção de pelo menos 3 m$\ell$ de sangue do cateter antes da coleta da amostra minimiza a contaminação com heparina, solução salina ou outros líquidos.[10] O sangue de depuração pode ser devolvido ao paciente, mas terá passado por algum grau de ativação de contato. Imediatamente após o enchimento, os tubos devem ser invertidos 4 a 6 vezes.[11] O anticoagulante preferido para hemograma completo e contagem de plaquetas é K + EDTA, um agente quelante que se liga ao cálcio.[12] Citrato de sódio (3,2%, proporção de citrato de 1: 9 para sangue) é o anticoagulante de escolha para a maioria dos ensaios de coagulação.[13]

## TESTES DE PLAQUETAS E DA PAREDE VASCULAR

### Contagem de plaquetas

A trombocitopenia pode ser decorrente de diminuição da produção, destruição, perda ou sequestro de plaquetas. Fontes de erro em contagens automatizadas incluem células (i. e., microesferócitos, fragmentos de células) de tamanho semelhante contadas como plaquetas, plaquetas gigantes contadas como outras células e aglutinação.[14] Estimativas manuais de plaquetas podem ser realizadas pela avaliação de um esfregaço de sangue periférico usando sangue anticoagulado com EDTA ou amostras frescas. Uma estimativa da contagem é obtida multiplicando $15 \times 10^3$/mc$\ell$ pelo número médio de plaquetas contadas em pelo menos 5 campos de imersão em óleo.

### Tempo de sangramento da mucosa bucal

O tempo de sangramento da mucosa bucal (TSMB) só deve ser realizado em um paciente com contagem de plaquetas e perfil de coagulação normais (ver Capítulo 80).

### Tempo de sangramento da cutícula

O teste de tempo de sangramento da cutícula (TSC) é imprevisível e pouco confiável, além de causar dor. A interpretação é afetada pelo movimento da pata, que pode perturbar a formação do tampão hemostático. Sedação ou anestesia são frequentemente necessárias, especialmente se forem necessários vários cortes nas unhas. O teste de TSC não é recomendado para pacientes veterinários.

### Teste de função plaquetária

As opções para detecção de trombocitopatia incluem agregometria plaquetária de sangue total por impedância (WBA), agregometria de transmissão de luz baseada em plasma e um analisador de função plaquetária disponível comercialmente (PFA-100). Existem também adaptações à tromboelastografia[ometria] (TE) para teste de trombocitopatia. Técnicas de agregometria têm sido classicamente usadas para pesquisa em razão do custo e dos requisitos para pessoal treinado, mas uma técnica de agregometria de eletrodos múltiplos rápida e automatizada (Multiplate) foi desenvolvida para WBA com potencial para uso clínico.[15] O PFA-100 mede o tempo para interrupção do fluxo de sangue total (tempo de fechamento) através de uma abertura central sob condições de alto cisalhamento. A membrana é revestida com colágeno e epinefrina ou adenosina-5'-difosfato (ADP). O cartucho de colágeno/ADP tem uma sensibilidade mais alta para plaquetas caninas.[16] O sangue total é coletado em citrato de sódio e mantido em temperatura ambiente antes do processamento.[17] O PFA-100 é fácil de usar e fornece resultados precisos e rápidos que são reprodutíveis. A agregação plaquetária depende do número e da função plaquetária, bem como do FvW funcional.[14] Os resultados podem ser afetados pelo tempo de espera, anticoagulantes, hematócrito e medicamentos.[14,17] O PFA-100 é usado como um teste de triagem para detectar anormalidades de função plaquetária, mas não é específica para nenhuma doença em particular. Um resultado normal do tempo de fechamento do PFA-100 geralmente exclui um defeito grave da função plaquetária ou DvW grave, mas formas mais leves dessas doenças ainda podem estar presentes. Em um relatório, o teste teve uma sensibilidade de 95,7 e 100% de especificidade em cães usando o cartucho de colágeno/ADP.[18]

### Fator de von Willebrand/doença de von Willebrand
A DvW é abordada no Capítulo 201.

## TESTES DE COAGULAÇÃO

### Tempo de protrombina
O TP avalia a via do fator tecidual (extrínseca; FVII) e a via comum (FX, FV, protrombina, fibrinogênio; ver Capítulo 197).[19] O plasma citratado é adicionado ao $CaCl_2$ e o fator tecidual a uma membrana lipídica (tromboplastina); o TP é o tempo até a formação dos primeiros filamentos de fibrina. Um TP prolongado (com TTPa normal) indica deficiência de FVII. A heparina geralmente não prolonga o TP em razão da inclusão de antagonistas da heparina em reagentes comerciais de TP. Em decorrência da meia-vida curta do FVII, o prolongamento do TP na deficiência de vitamina K inicialmente é decorrente da deficiência de FVII (não associada a sangramento), mas o sangramento clínico ocorre com o desenvolvimento de deficiência de protrombina.[20]

### Tempo de tromboplastina parcial ativada
O TTPa avalia a via de contato (pré-calicreína, FXII, FXI); a via intrínseca (VIII, IX); e a via comum (FX, FV, protrombina, fibrinogênio). Observe que os únicos fatores de coagulação que não afetam o TTPa são FVII e FXIII.[14] O plasma citratado é incubado com um ativador de contato (p. ex., celite, caulim) e lipídios para permitir a geração de FXIIa e FXIa, então recalcificado para permitir etapas de coagulação a jusante. O TTPa é o tempo desde a recalcificação até a formação das primeiras fitas de fibrina. Um prolongamento do TTPa (com um TP normal) é compatível com a deficiência de FXII, FXI (hemofilia C), FVIII (hemofilia A), FIX (hemofilia B) ou terapia com heparina. Observe que a deficiência de FXII (comumente identificada em gatos) é um achado incidental clinicamente irrelevante, pois não está associada a sangramento clínico.[21,22]

As condições associadas ao prolongamento do TP e do TTPa incluem exposição a rodenticida anticoagulante (deficiência de vitamina K), doença hepática, coagulação intravascular disseminada (CID) e hipo ou disfibrinogenemia.[21]

### Tempo de coagulação ativado (TCA)
O TCA é um teste simples, rápido e barato, semelhante ao TTPa (avalia todos os fatores, menos FVII e FXIII), exceto por usar sangue total. O tubo contém um ativador de contato, e as plaquetas na amostra de sangue fornecem a superfície lipídica; observe que o TCA, portanto, pode ser prolongado com trombocitopenia grave, mesmo quando a cascata de coagulação está intacta.[23] O TCA pode rastrear intoxicação por rodenticida, hemofilia, coagulopatias associadas à hepatopatia e CID.[23] Os tubos TCA originais (Becton Dickinson) não estão mais disponíveis. O tubo MAX-ACT [TCA] mais recente (Helena Laboratories, Beaumont, TX) foi projetado para uso em um sistema automatizado. Ele contém 3 ativadores FXII (celine, caulim, contas de vidro) e um ímã. Uma versão manual do teste (usando apenas os tubos) foi validada com o uso de sangue de cães e gatos saudáveis. O tubo MAX-ACT deve ser preenchido imediatamente após a punção venosa direta (agulha e seringa) com 0,5 m$\ell$ de sangue total, batido suavemente para misturar a amostra sem inversão e colocado em banho-maria a 37°C por 30 segundos e, em seguida, homogeneizado a cada 5 a 10 segundos. A formação visível de coágulos é o ponto final. A sensibilidade, especificidade e validação do seu uso em animais com sangramento clínico não foram relatadas. Os valores normais relatados são 66 (intervalo: 55 a 85) segundos para gatos e 71 (intervalo: 55 a 80) segundos para cães.[23]

### Níveis de fator
As concentrações de fatores de coagulação individuais podem ser medidas usando modificações especializadas do TP ou TTPa. Esses testes geralmente estão disponíveis apenas em laboratórios veterinários especializados. O teste de fatores é necessário para confirmar a suspeita de deficiência de FXII, ou hemofilia A, B ou C, em um paciente com TP normal, mas com TTPa prolongado.[24] O laboratório deve ser contatado antes da flebotomia para discutir a preparação e o teste apropriados da amostra.

## TESTES DE FIBRINOGÊNIO E FIBRINÓLISE

### Fibrinogênio
Os defeitos do fibrinogênio podem ser qualitativos (disfibrinogenemia) ou quantitativos (hipo ou afibrinogenemia) e adquiridos (consumo, diminuição da síntese hepática ou anticorpos inibidores) ou congênita. Além de seu papel na coagulação, o fibrinogênio é um forte reagente de fase aguda em cães, com aumentos (hiperfibrinogenemia) que ocorrem durante a inflamação e infecção.[25] O ensaio mais comum para detecção da atividade do fibrinogênio é o método de Clauss, que é o ensaio baseado em coagulação. Baixas concentrações de fibrinogênio medidas por esse método podem indicar hipofibrinogenemia ou disfibrinogenemia.[26] Falsas diminuições podem ocorrer com esse método, em razão da presença de anticoagulantes, elevações nas concentrações de PDF (produto de degradação de fibrina[ogênio]), hipoalbuminemia, deficiência de fator XIII ou amiloidose.[27]

### Tempo de trombina
No tempo de trombina (TT), o plasma citratado é coagulado pela adição de trombina. O TT é o tempo desde a recalcificação até a formação dos primeiros fios de fibrina. O TT é um indicador da concentração e/ou função do fibrinogênio. Assim como no método de Clauss, os resultados do TT podem ser aumentados em razão da presença de anticoagulantes, elevações nos PDFs, hipoalbuminemia, deficiência de fator XIII e amiloidose.[27] Semelhante ao método de Clauss, outros fatores podem prolongar falsamente o TT.

### Produtos de degradação de fibrina[ogênio]
Os produtos de degradação de fibrina[ogênio] (PDFs) são criados quando a plasmina lisa o fibrinogênio, monômeros de fibrina solúveis, fibrina insolúvel e/ou fibrina reticulada. PDFs em excesso indicam meramente a atividade da plasmina; eles não são específicos para a degradação da fibrina reticulada. As concentrações de PDF podem ser aumentadas em muitos distúrbios, como CID, intoxicação por rodenticida anticoagulante, doença hepática, trombose, AHIM, neoplasia, pancreatite, dilatação gástrica-vólvulo, insolação e outros.[28,29]

### Dímero-D
Dímero-D é uma forma de PDF que só pode ser gerada a partir de fibrina reticulada. A maioria dos ensaios disponíveis é imunológica, sem reatividade cruzada com fibrinogênio ou fragmentos de monômero de fibrina.[30] Concentrações aumentadas de Dímero-D indicam geração de trombina, formação de fibrina, reticulação por FXIIIa e atividade de plasmina. Como o Dímero-D tem meia-vida curta, sua presença indica fibrinólise recente (≈ 5 horas).[30] Concentrações aumentadas de Dímero-D foram relatadas em cães com AHIM, doença hepática e renal, insuficiência cardíaca, neoplasia, hemorragia interna e após a cirurgia.[31] Os ensaios de Dímero-D estão disponíveis comercialmente e requerem uma única amostra de citrato,[30] mas nem todos os ensaios concebidos para amostras humanas apresentam reação cruzada com Dímeros-D de animais.

## INDICADORES DE POTENCIAL HEMOSTÁTICO GLOBAL E HEMOSTASE *IN VIVO*

Uma nova pesquisa sobre a contribuição das células (p. ex., plaquetas, eritrócitos) para a coagulação *in vivo* destaca as deficiências dos testes de coagulação padrão, que são realizados em plasma pobre em plaquetas (PPP) e são planejados com base na natureza. O que se segue é uma visão geral dos ensaios que se mostraram promissores na avaliação do potencial hemostático global e dos estados protrombóticos.

### Tromboelastografia[ometria]
Analisadores viscoelásticos de coagulação, usando sangue total, podem fornecer uma avaliação da coagulação global, desde o início da formação do coágulo até a fibrinólise. Na medicina veterinária, o uso clínico de tecnologia viscoelástica foi relatado em cães, gatos, potros e cavalos adultos.[37-45] Há, entretanto, limitações substanciais ao seu uso, incluindo dados causados por artefatos em animais com massa eritrocitária alterada.[46,47]

Os testes viscoelásticos atuais realizados ao lado do animal, incluindo os dispositivos Sonoclot, TEG e ROTEM, foram revisados.[48] O uso do Sonoclot foi relatado principalmente para sangue equino. TEG e ROTEM foram relatados em pesquisas e ambientes clínicos com sangue de pequenos animais. Os resultados do TE não dependem apenas da geração de enzimas de coagulação, mas também são afetados pelas plaquetas, massa de eritrócitos e fibrinogênio. Anormalidades nesses parâmetros podem levar a uma interpretação incorreta dos resultados de TE.[46,47] Especificamente, as amostras com hematócrito mais alto (eritrocitose) exibem traçados relativamente hipocoaguláveis, enquanto as amostras com hematócrito inferior (anemia) exibem traçados hipercoaguláveis, provavelmente em razão de um artefato da tecnologia.[45-48] A interpretação de TE, especialmente em estados anêmicos (p. ex., AHIM, hemoabdome, CID), pode não ser possível. Observe também que, como com o TP e o TTPa, os resultados obtidos com o TE dependem dos ativadores adicionados à amostra de sangue total. As condições de manuseio aplicadas à amostra também podem impactar os resultados obtidos; por exemplo, em cães, tempos de espera mais longos levam à ativação da via de contato, e isso, ou a adição de quantidades incorretas de fator tecidual, ou a falta de uso de um ativador de contato, pode produzir resultados que são errôneos ou irrelevantes para um paciente *in vivo*. Foram feitas tentativas para melhorar a padronização.[49]

### Trombograma calibrado automatizado
A trombina é a enzima central na hemostasia e trombose, mas a maior parte da trombina é produzida após a formação do coágulo de fibrina.[50] O ensaio de trombograma calibrado automatizado avalia a capacidade de gerar trombina em tempo real *in vitro* em resposta a estímulos específicos. Pode ser usado com plasma pobre em plaquetas (PPP) ou plasma rico em plaquetas (PRP), mas não com sangue total (portanto, o artifício associado à massa de eritrócitos que ocorre com TE não é uma preocupação). A metodologia foi revisada em detalhes.[51] O trombograma calibrado automatizado avalia com sensibilidade as contribuições de todos os fatores de coagulação, exceto fibrinogênio e FXIII, e é sensível a fármacos anticoagulantes e inibidores diretos da trombina.[51] As contribuições do FvW, hipofibrinogenemia, trombocitopenia e fármacos antiplaquetários podem ser avaliados usando PRP.[52] Os resultados do trombograma calibrado automatizado foram relatados em estados hipercoaguláveis em animais; isso é principalmente para pesquisa, mas o trombograma calibrado automatizado tem aplicações clínicas potenciais (p. ex., monitoramento de fármacos).[53,54]

### ELISA de trombina-antitrombina
A meia-vida da trombina é extremamente curta *in vivo*, pois é rapidamente inibida pela antitrombina (AT). Consequentemente, não é possível medir a concentração de trombina diretamente no plasma. Em vez disso, a concentração do complexo ELISA de trombina-antitrombina (TAT) estável é um indicador indireto da geração de trombina *in vivo*. Descobriu-se que o TAT é 97% sensível para CID em humanos.[55] O ELISA comercialmente disponível apresenta reação cruzada com o TAT canino, felino e equino. Um aumento nos complexos TAT foi relatado na síndrome de Cushing, neoplasias malignas e blastomicose.[43,56,57] O projeto da placa de múltiplos poços e o custo geralmente requerem processamento de amostras em lote, tornando esse ensaio impraticável para o uso clínico de rotina.

## RESUMO

A avaliação laboratorial da hemostasia deve seguir uma abordagem sistemática, começando com um histórico completo e exame físico. Os testes de triagem geral (plaquetas, TP, TTPa) devem ser realizados com testes mais específicos. A localização (petéquias, mucosas, locais de venopunção) e o momento (intermediário *vs.* tardio) devem nortear os diagnósticos diferenciais e exames subsequentes. Petéquias indicam distúrbios plaquetários ou vasculares (contagem de plaquetas). Atrasos no sangramento (p. ex., 8 a 12 horas após a cirurgia) sugerem distúrbios fibrinolíticos (TE, PDFs, Dímero-D). Quando há suspeita de um estado pró-trombótico, testes de hemostasia global (valor TE limitado com anemia), PDFs ou Dímero-D podem ser indicados. Todos os testes laboratoriais dependem de variáveis pré-analíticas e precisam ser interpretados à luz da apresentação clínica e dos resultados de outros testes diagnósticos.

## REFERÊNCIAS BIBLIOGRÁFICAS

*As referências bibliográficas deste capítulo se encontram online no Ambiente de Aprendizagem.*

# CAPÍTULO 197

# Estados Hiper e Hipocoaguláveis

Shauna Blois

## INTRODUÇÃO

O sistema hemostático é responsável por controlar a hemorragia e manter o fluxo sanguíneo adequado. As plaquetas e as proteínas de coagulação do plasma atuam simultaneamente em resposta à lesão vascular e ao trauma, gerando, em última instância, um coágulo sanguíneo à base de trombina (Figura 197.1). Proteínas anticoagulantes mantêm esse sistema em equilíbrio, evitando geração de coágulos e, eventualmente, coágulos formados por lise nos locais de lesão vascular.[1] Anormalidades quantitativas e qualitativas no processo de coagulação podem levar a alterações na hemostase normal (Boxe 197.1).

A hipercoagulabilidade frequentemente é atribuída a uma ou mais anormalidades na tríade de Virchow: aumento da coagulabilidade (aumento da atividade das plaquetas ou fatores pró-coagulantes, deficiências de fatores anticoagulantes ou fibrinólise inibida); estase vascular; e rompimento ou ativação do endotélio vascular. Trombose refere-se a um coágulo de sangue (ou trombo) em um vaso sanguíneo que obstrui o fluxo sanguíneo; quando um coágulo sanguíneo é desalojado de sua origem e viaja para um local distante na circulação, isso é referido como tromboembolismo (ver Capítulos 243 e 256). A hipocoagulabilidade pode ser secundária à diminuição da atividade plaquetária ou pró-coagulante, ou fibrinólise excessiva. Essas condições podem levar a sinais clínicos de hemorragia (ver Capítulo 135).

## TESTE HEMOSTÁTICO

Os testes hemostáticos comuns incluem a contagem de plaquetas, tempos de sangramento da mucosa e tempos de coagulação (p. ex., tempo de protrombina [TP]; tempo de tromboplastina

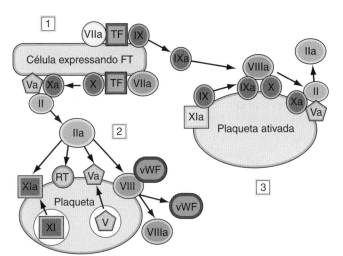

**Figura 197.1** Modelo de coagulação baseado em células. Iniciação (1): A exposição ao fator tecidual (*FT*) é o principal iniciador da coagulação. O fator VIIa liga-se ao FT exposto para formar um complexo FT-fator VIIa. As reações na superfície celular levam à geração de pequenas quantidades de trombina (fator II). Pequenas quantidades de fator IXa se difundem da superfície celular para ativar mais plaquetas ou outras células. Amplificação (2): A pequena quantidade de trombina gerada na superfície das células portadoras de TF liga-se aos receptores de trombina (*RT*) na superfície das plaquetas. A ativação plaquetária também é facilitada por outros estímulos, incluindo o fator de von Willebrand (*FvW*) e a exposição de colágeno na matriz subendotelial. Após a ligação à trombina, as plaquetas sofrem alteração morfológica e liberam o conteúdo dos grânulos para amplificar a coagulação. A trombina do estágio de iniciação ativa o fator XI e o fator V na superfície das plaquetas e libera o FvW do fator VIII para estimular ainda mais a ativação e agregação plaquetária. Propagação (3): as plaquetas ativadas expõem ligantes para facilitar as interações e a agregação plaqueta-plaqueta. A fosfatidilserina é expressa nas superfícies das plaquetas ativadas, fornecendo uma superfície para apoiar a montagem dos fatores de coagulação das fases de iniciação e amplificação. O fator XIa ativa o fator IX; o fator IXa se liga ao fator VIIIa para formar o complexo tenase, levando à ativação do fator X. Na superfície das plaquetas, o fator Xa se confunde com o fator Va, gerando uma explosão de trombina e convertendo o fibrinogênio em fibrina. A polimerização da fibrina forma, então, um coágulo de fibrina insolúvel. Os algarismos romanos referem-se aos fatores de coagulação, "a" denota o fator ativado.

**Boxe 197.1** Distúrbios hemostáticos adquiridos comuns em cães e gatos

**Hipercoagulabilidade**
- Anemia hemolítica imunomediada
- Inflamação sistêmica
  - Pancreatite aguda
  - Trauma
  - Doença imunomediada
- Sepse
- Cardiomiopatia (hipertrófica, restritiva/não classificada, dilatada)
- Endocardite infecciosa
- Dirofilariose
- Nefropatia com perda de proteínas
- Enteropatia com perda de proteínas
- Neoplasia
- Hipotireoidismo
- Hiperadrenocorticismo
- Terapia com corticosteroides
- Diabetes melito
- Coagulação intravascular disseminada (fase inicial)

**Hipocoagulabilidade**
- Ingestão de antagonista da vitamina K1 (anticoagulante rodenticida)
- Deficiência de vitamina K1
  - Doença hepática acentuada
  - Diminuição da síntese pela microflora intestinal
  - Grave má absorção de gordura (secundária à obstrução biliar extra-hepática, insuficiência pancreática exócrina, linfangiectasia)
- Disfunção hepática
  - Hepatotoxicose aguda (p. ex., ingestão de *Amanita*)
  - Cirrose
  - Lipidose hepática
- Coagulação intravascular disseminada (fase tardia)
- Anticoagulantes adquiridos (p. ex., anticorpos antifosfolipídios, inibição adquirida do fator VIII)
- Neoplasia

parcial [TTP]; tempo de coagulação ativado, [TCA] [ver Capítulo 196]). O tempo de tromboplastina parcial ativada (TTPa) especifica que o teste é potencializado, o que era uma inovação na metodologia de teste décadas atrás; hoje o protocolo de teste sempre inclui ativação; portanto, TTP e TTPa são usados de forma intercambiável. A diminuição da atividade plaquetária pode ser identificada através do tempo de sangramento da mucosa bucal (ver Capítulo 80), bem como testes específicos da função plaquetária (p. ex., analisador da função plaquetária). O prolongamento do TP indica diminuição da atividade *in vitro* das vias extrínseca (fator VII) e comum (fatores I, II, V e X); o prolongamento do TTP, do TCA ou de ambos indica diminuição da atividade das vias intrínseca (VIII, IX, XI, XII) e comum. O tempo de coagulação da trombina (TCT) é uma medida direta da função do fibrinogênio (Figura 197.2). Em geral, o TP e/ou o TTP tornam-se prolongados quando a atividade de um ou mais fatores de coagulação é/são reduzidos a < 30 a 50% da atividade normal, mas isso varia dependendo dos reagentes usados.[2,3] No entanto, esses testes convencionais de coagulação são insensíveis para detecção de hipercoagulabilidade.

Os testes viscoelásticos de hemostasia (tromboelastografia [TEG]; tromboelastometria rotacional [ROTEM]) têm crescido em popularidade na medicina veterinária. Esses testes de sangue total descrevem a formação de coágulos desde o início, ao longo do processo até a fibrinólise. O teste viscoelástico tem maior probabilidade de se correlacionar com o fenótipo clínico do que o teste de coagulação convencional. Em um estudo com cães, o TEG foi mais sensível do que o TP e o TTP na detecção de hipocoagulabilidade.[4] O teste viscoelástico também é útil na identificação de hipercoagulabilidade. No entanto, os resultados dos testes viscoelásticos podem ser confundidos por vários fatores. Baixo hematócrito e hiperfibrinogenemia podem produzir resultados compatíveis com hipercoagulabilidade, enquanto a trombocitopenia pode causar resultados que sugerem hipocoagulabilidade.[5,6] Elevadas concentrações de Dímero-D resultam da lise de fibrina reticulada e sugerem formação excessiva de trombo, mas esse teste tem baixa especificidade para doença tromboembólica.[7,8] Ensaios de geração de trombina têm sido úteis na identificação da hipocoagulabilidade e podem ajudar a identificar a hipercoagulabilidade.[9,10]

## ESTADOS HIPERCOAGULÁVEIS ADQUIRIDOS

### Anemia hemolítica imunomediada

Cães com anemia hemolítica imunomediada (AHIM) são propensos a doenças tromboembólicas. Tromboembolismos venoso e arterial foram relatados em cães com AHIM, embora o tromboembolismo pulmonar pareça ser mais comum (ver Capítulo 243).

A taxa de mortalidade de cães com AHIM pode chegar a 80%, e a maioria das mortes ocorre logo após o diagnóstico.[11] Até metade das mortes é atribuída ao tromboembolismo de órgãos principais, mesmo quando a terapia anticoagulante preventiva é administrada.[12,13] Cães com AHIM geralmente são hipercoaguláveis quando avaliados com teste viscoelástico, embora a anemia possa confundir os resultados desses métodos de teste.[5,14-16] Os possíveis mecanismos de hipercoagulabilidade em pacientes com AHIM incluem aumento da reatividade plaquetária, aumento da expressão de fator tecidual em monócitos e células endoteliais, exposição de fosfatidilserina da membrana dos eritrócitos, micropartículas pró-coagulantes circulantes e atividade anticoagulante endógena diminuída.[17-20] A AHIM cria um estado inflamatório sistêmico nos pacientes, fornecendo estímulos pró-coagulantes adicionais.

Várias estratégias de tratamento antiplaquetário e anticoagulante são empregadas para prevenir a doença tromboembólica em pacientes com AHIM. No entanto, tem sido difícil determinar a eficácia dessas terapias por causa da falta de estudos controlados e da dificuldade de identificar a ocorrência de tromboembolismo nesses pacientes.[20-23]

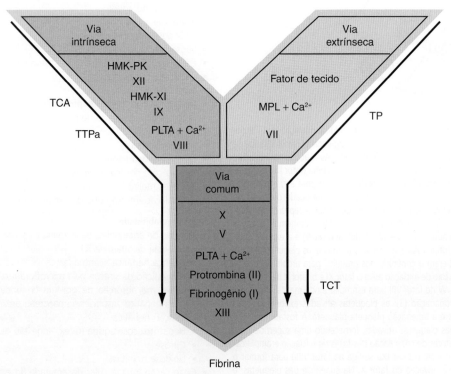

**Figura 197.2** O modelo de cascata de coagulação clássico é útil na descrição dos componentes da coagulação avaliados pelos testes de tempo de coagulação ativada (*TCA*), tempo de tromboplastina parcial ativada (*TTPa*), tempo de protrombina (*TP*) e tempo de coagulação da trombina (*TCT*). Os algarismos romanos referem-se aos fatores de coagulação. $Ca^{2+}$, íons de cálcio; *HMK*, cininogênio de alto peso molecular; *MPL*, fosfolipídios de membrana; *PK*, pré-calicreína; *PLTA*, plaquetas ativadas.

## Doença cardíaca

A cardiomiopatia hipertrófica (CMH) é a causa mais comum de tromboembolismo aórtico (TEA) em gatos (ver Capítulo 256). A incidência relatada de TEA em gatos com CMH foi de 33% em um estudo, e a taxa de sobrevivência relatada de gatos afetados foi de aproximadamente 35%.[24,25]

Aproximadamente metade dos gatos com CMH é hipercoagulável.[26] Vários fatores provavelmente contribuem para o desenvolvimento de hipercoagulabilidade e TEA em gatos com CMH. O aumento do átrio esquerdo leva à estase de sangue e fluxo sanguíneo turbulento. A hiperatividade plaquetária e a lesão endocárdica também estão associadas à CMH e podem contribuir para a TEA.[26,27] Essa complicação provavelmente surge após um fragmento do trombo se desprender da região atrial esquerda e se alojar distalmente, mais comumente na bifurcação aórtica.

A terapia profilática com anticoagulantes ou inibidores de plaquetas é recomendada para gatos com CMH quando houver alto risco de tromboembolismo (p. ex., um gato com aumento do átrio esquerdo com histórico de tromboembolismo). A terapia com clopidogrel foi associada a tempos de sobrevivência mais longos do que o ácido acetilsalicílico em um estudo de gatos com CMH (ver Capítulo 256).[28]

A endocardite infecciosa e a dirofilariose têm sido associadas à doença tromboembólica em cães.[29] Essas condições interrompem a integridade endotelial normal e o fluxo sanguíneo, promovendo o desenvolvimento de tromboêmbolos. Cães com dirofilariose também apresentam aumento da reatividade plaquetária.[30]

## Distúrbios com perda de proteína

A nefropatia com perda de proteínas ocorre secundariamente à doença glomerular (ver Capítulo 325) e é uma condição comum em cães com doenças renais crônicas (ver Capítulo 324). O dano glomerular leva a uma nefropatia com perda de proteínas (NPP), em que proteínas de baixo peso molecular (albumina, antitrombina) são perdidas na urina. A perda de antitrombina parece ser um mecanismo primário de trombose em pacientes com NPP. Outros mecanismos de hipercoagulabilidade nesses pacientes incluem aumento da reatividade plaquetária, hiperfibrinogenemia e diminuição da fibrinólise.[31,32] O grau de hipercoagulabilidade não está fortemente correlacionado com o teor de albumina sérica ou a atividade de antitrombina em cães com NPP.[33]

Cães com NPP têm achados de TEG compatíveis com hipercoagulabilidade.[31,33] NPP é uma causa relatada de complicações tromboembólicas venosas e arteriais em estudos retrospectivos de cães, e trombose foi relatada em 14 a 27% dos cães com NPP.[31,34-36] A hipoalbuminemia pode ser um marcador de risco tromboembólico em pacientes com NPP, embora cães com teores normais de albumina também pareçam hipercoaguláveis.[32,33,37]

A prevalência de hipercoagulabilidade também parece alta em cães com enteropatia com perda de proteína (EPP) com base nos resultados de TEG, embora a taxa relatada de doença tromboembólica clinicamente significativa seja relativamente baixa. Cães com EPP apresentaram concentrações de antitrombina marginalmente baixas em um estudo, um possível mecanismo de sua hipercoagulabilidade. No entanto, uma vez que a própria inflamação induz hipercoagulabilidade, a condição inflamatória desses cães poderia predispô-los à hipercoagulabilidade.[38]

## Neoplasia

Anormalidades de coagulação são frequentemente identificadas em pacientes com neoplasia, sendo a maioria dessas anormalidades hipercoagulabilidade.[39] A hipótese de que a hipercoagulabilidade em pacientes com neoplasia é secundária a múltiplos fatores, como aumento da expressão solúvel ou celular de fator tecidual, hiperatividade plaquetária, inflamação e ruptura tumoral do endotélio vascular.[40-42] Outros fatores de risco para anormalidades hemostáticas em pacientes com câncer são a terapia com fármacos citotóxicos e o desenvolvimento de coagulação intravascular disseminada (CID).[35]

Cães com carcinoma mostraram ser hipercoaguláveis com base nos resultados de TEG e apresentam contagem de plaquetas e concentração de fibrinogênio elevadas em comparação com cães saudáveis.[43] Em um estudo retrospectivo, a neoplasia foi a causa subjacente mais comumente identificada em cães com tromboembolia pulmonar (TEP).[35]

Evidência viscoelástica de hipocoagulabilidade foi documentada em 17% dos cães com neoplasia em um estudo. Curiosamente, todos os cães hipocoaguláveis tinham doença metastática.[39] Da mesma forma, o prolongamento dos tempos de coagulação foi um achado comum em cães com carcinoma mamário e piorou com o aumento do estágio da doença.[44] Pacientes com câncer com hipocoagulabilidade comumente mostram trombocitopenia e tempo de coagulação prolongado. CID é comum em pacientes com câncer, uma possível explicação para tendências hipocoaguláveis nessa população.[45,46] Em um grande estudo canino, 20 de 208 cães (9,6%) com neoplasia apresentaram CID, especialmente aqueles cães com hemangiossarcoma carcinoma mamário e adenocarcinoma de pulmão.[45]

A terapia de anormalidades hemostáticas em pacientes com câncer deve ter como alvo a neoplasia subjacente, ao mesmo tempo que fornece suporte hemostático ao paciente, conforme necessário.

## Endocrinopatias

As doenças endócrinas parecem aumentar o risco de trombose. Hiperadrenocorticismo, hipotireoidismo e diabetes melito foram relatados como condições subjacentes em cães que desenvolvem trombose.[35,36,47-49] Além disso, cães com hiperadrenocorticismo mostram tendências hipercoaguláveis usando TEG e outros parâmetros.[50-52] O mecanismo de hipercoagulabilidade em cães com doenças endócrinas é desconhecido. Aterosclerose foi relatada em cães com hipotireoidismo e diabetes melito e pode ser um fator que contribui para o estado de hipercoagulabilidade.[36,53] A terapia para o distúrbio endócrino é recomendada, mas a hipercoagulabilidade pode não se resolver com uma terapia bem-sucedida.[50] Semelhante ao que é observado com hiperadrenocorticismo espontâneo, a terapia com prednisona oral causa achados hipercoaguláveis de TEG em cães.[10]

## Inflamação e sepse

Qualquer doença que induz inflamação generalizada, como pancreatite aguda, sepse, trauma e doença imunomediada, pode aumentar o risco de trombose (ver Capítulo 132).[54-57] Inflamação e hemostasia são processos intimamente ligados no corpo, e a inflamação pode induzir a coagulação por meio de vários mecanismos. A doença bacteriana sistêmica foi uma causa subjacente de tromboembolismo pulmonar em 20% dos cães em um estudo.[35]

As citocinas pró-inflamatórias estimulam a produção de plaquetas, e a reatividade plaquetária é aumentada em estados inflamatórios.[58] Mediadores infecciosos e inflamatórios, como a endotoxina, atuam como ativadores plaquetários, aumentando ainda mais a atividade plaquetária. As citocinas inflamatórias e outros mediadores aumentam a expressão do fator tecidual nas células endoteliais e monócitos, iniciando a coagulação pela via do fator tecidual. A atividade anticoagulante está diminuída em estados inflamatórios, assim como a fibrinólise.[57,59,60] A hipercoagulabilidade associada a distúrbios inflamatórios sistêmicos pode progredir para CID. Além disso, a hipercoagulabilidade com o desenvolvimento de trombos microvasculares é um fator que pode contribuir para a disfunção de múltiplos órgãos durante a sepse.

## Antiplaquetário, anticoagulante e terapia trombolítica

Os métodos mais eficazes para tratar pacientes com risco de doença tromboembólica não são bem definidos e provavelmente variam dependendo dos mecanismos subjacentes. Agentes antiplaquetários (clopidogrel, ácido acetilsalicílico em baixa dose) e anticoagulantes (varfarina, heparina) são usados empiricamente em estados de hipercoagulabilidade, mas grandes estudos prospectivos e randomizados para investigar a sua eficácia estão ausentes em muitas áreas. As terapias antiplaquetárias e anticoagulantes não dissolvem os trombos existentes, mas são usadas para diminuir a trombogênese e prevenir trombose adicional. Relatos de terapia sistêmica e local com ativador do plasminogênio tecidual, estreptoquinase e uroquinase para dissolver trombos existentes estão disponíveis na literatura veterinária.[61-64] Hemorragia, lesão de reperfusão e embolia são potenciais efeitos adversos das terapias trombolíticas. Os *stents* endovasculares podem ser usados para tratar a oclusão vascular (ver Capítulo 122).[62] A terapia multimodal provavelmente é necessária para tratar com sucesso pacientes com oclusão vascular grave secundária à doença tromboembólica.

## ESTADOS HIPOCOAGULÁVEIS ADQUIRIDOS

### Deficiência de vitamina K

A deficiência de vitamina K é uma das coagulopatias mais comumente adquiridas em pequenos animais e geralmente é causada pela ingestão de rodenticidas antagonistas da vitamina K. Causas menos comuns incluem diminuição da síntese de vitamina K pela microflora intestinal e diminuição da absorção de vitamina K.

A vitamina K é um cofator importante na produção e ativação dos fatores de coagulação dependentes da vitamina K – II, VII, IX e X – e das proteínas anticoagulantes endógenas C e S. A vitamina K na forma reduzida é essencial para a carboxilação dos resíduos de ácido glutâmico desses fatores de coagulação.[65] Os rodenticidas anticoagulantes antagonizam a vitamina K epóxido redutase, causando rápida depleção dos fatores de coagulação dependentes da vitamina K (Figura 197.3).[66] Os fatores II, VII, IX e XI têm meias-vidas relativamente curtas (42, 6,2, 13,9 e 16,5 horas, respectivamente), e teores reduzidos de fatores podem ser detectados logo após a ingestão de rodenticida anticoagulante. Cães e gatos que consomem roedores intoxicados com rodenticidas anticoagulantes têm baixa probabilidade de desenvolver coagulopatias, pois a quantidade de rodenticida dentro do roedor é pequena.

Os sinais clínicos de sangramento geralmente são observados de 2 a 5 dias após a ingestão do anticoagulante rodenticida e incluem epistaxe, melena, hemoptise, hematoquezia, hematoma, equimoses, hematúria e sangramento gengival (ver Capítulo 152). Outros sinais clínicos incluem dispneia, tosse, letargia,

colapso e palidez.[67] Os teores de proteínas induzidas pela ausência/antagonismo de vitamina K (PIVKA) começam a aumentar dentro de 12 horas após a ingestão. O TP será prolongado dentro de 36 a 72 horas, seguido pelo prolongamento do TTP e TCA.[67] As concentrações de rodenticida no sangue e no soro atingem o pico algumas horas após a ingestão; o tecido hepático na necropsia pode ser usado para medir a concentração de rodenticida. Um teste *point-of-care* está disponível para detectar rodenticida anticoagulante no sangue, mas foi útil apenas na detecção de varfarina e não de rodenticidas anticoagulantes de segunda geração em um estudo com cães.[68] O diagnóstico de intoxicação por rodenticida anticoagulante geralmente é baseado em histórico compatível, sinais clínicos e resultados dos testes de coagulação.

Após a ingestão aguda, eméticos, adsorventes e catárticos devem ser administrados para minimizar a absorção. A suplementação com vitamina $K_1$ (fitonadiona) é recomendada. A maioria dos rodenticidas anticoagulantes comerciais é de segunda geração (bromadiolona, brodifacoum e difacinona) e têm meia-vida de 5 a 6 dias; portanto, o tratamento oral com vitamina $K_1$ é recomendado por 2 a 4 semanas (ver Capítulo 152). O tempo de protrombina normalmente se normaliza 14 a 36 horas após o início da terapia com vitamina $K_1$.[67] A transfusão de plasma repõe rapidamente os fatores de coagulação enquanto aguarda o início do efeito da terapia com vitamina $K_1$, se a hemorragia clínica for significativa. A transfusão de hemácias pode ser necessária em casos de hemorragia grave (ver Capítulo 130). O tempo de protrombina deve ser checado novamente 36 a 48 horas após a interrupção da terapia com vitamina $K_1$ para garantir o estado normal de coagulação e duração suficiente do tratamento.

### Insuficiência hepática

O fígado é responsável pela síntese da maioria dos fatores pró e anticoagulantes e desempenha um papel central na hemostasia. A maioria dos pacientes com doença hepática apresenta um declínio paralelo nas proteínas pró e anticoagulantes, resultando em um sistema hemostático relativamente equilibrado *in vivo* nos estágios iniciais da doença. Defeitos hemostáticos *in vitro* (TP/TTP prolongado) são comumente detectados em pacientes com doença hepática, mas o sangramento clínico é incomum e geralmente está associado à insuficiência hepática fulminante ou a um estágio terminal.[69-73] A deficiência de vitamina K pode resultar de doença hepática e exacerbar a deficiência do fator de coagulação.

Dados os efeitos complexos e múltiplos que a doença hepática tem na hemostasia, sangramento e/ou trombose podem ser consequências. Em pessoas com insuficiência hepática, foram relatadas as seguintes anormalidades que favorecem o sangramento: trombocitopenia, trombocitopatia e interação da parede do vaso, diminuição dos teores de fatores de coagulação II, V, VII, IX, X, XI, disfibrinogenemia e diminuição de alfa$_2$-antiplasmina. As seguintes anormalidades que favorecem a trombose foram relatadas: teores elevados de fator VIII e fator de von Willebrand e concentrações diminuídas de proteínas C e S, antitrombina e plasminogênio.[69]

Além da terapia primária para doença hepática (ver Capítulo 281), o tratamento de suporte em casos de hemorragia secundária à insuficiência hepática pode incluir terapia com vitamina $K_1$ e transfusões de plasma.

### Coagulação intravascular disseminada

A coagulação intravascular disseminada (CID) é uma ativação sistêmica da coagulação, que leva à deposição de fibrina intravascular, trombose e disfunção orgânica. CID é uma coagulopatia consumptiva que pode resultar de muitas doenças sistêmicas, incluindo inflamação generalizada, sepse e neoplasia.

O fator tecidual é um mediador primário de CID. Normalmente, o fator tecidual não é exposto ao sangue circulante. No entanto, em estados de inflamação e outras doenças, as citocinas

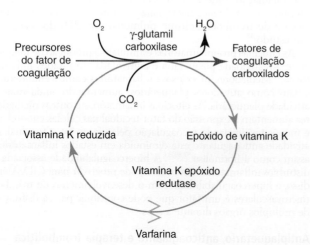

**Figura 197.3** Ciclo da epoxidase da vitamina K ilustrando a carboxilação de fatores de coagulação e o local de inibição da varfarina. (Cortesia do Dr. Christian Bédard.)

e endotoxinas pró-inflamatórias induzem a expressão e liberação de fatores teciduais. Altas concentrações de fator tecidual podem ser encontradas em monócitos circulantes, células endoteliais, células neoplásicas, micropartículas e outras fontes. Uma vez em circulação, o fator tecidual forma um complexo com o fator VII ativado, um potente estímulo para a formação de trombina. O excesso de trombina circulante cliva o fibrinogênio, deixando para trás múltiplos coágulos de fibrina que podem levar à trombose microvascular e macrovascular. Os inibidores da coagulação são consumidos no processo, promovendo ainda mais a coagulação. À medida que os coágulos se formam, as plaquetas ficam presas e a trombocitopenia é identificada. Simultaneamente, o excesso de trombina circulante resulta na conversão do plasminogênio em plasmina, levando à fibrinólise. A fibrinólise resulta em quantidades excessivas de produtos de degradação do fibrinogênio (PDFs), que têm propriedades anticoagulantes, que possivelmente contribuem para a hemorragia. O excesso de plasmina também ativa os sistemas complemento e cinina, levando a sinais clínicos como choque, hipotensão e aumento da permeabilidade vascular.[74,75]

Durante os estágios iniciais (não ocultos ou compensados) da CID, os pacientes estão em uma fase hipercoagulável. No entanto, os fatores pró-coagulantes são consumidos progressivamente, levando a uma fase hipocoagulável (aberta ou não compensada). Tempos de coagulação prolongados acompanhados por sinais clínicos de sangramento podem ser aparentes na fase hipocoagulável. Os pacientes em CID aguda e fulminante apresentam sangramento; no entanto, em formas mais crônicas, os pacientes podem mostrar sinais relacionados apenas ao distúrbio subjacente.[74,75]

O diagnóstico de CID pode ser desafiador em razão da natureza dinâmica da condição e variação considerável nos perfis de coagulação dos pacientes afetados. Qualquer animal que tenha experimentado hipotensão prolongada (ver Capítulo 159), síndrome da resposta inflamatória sistêmica (ver Capítulo 132), fluxo sanguíneo alterado para um órgão principal ou traumatismo de tecido importante (ver Capítulos 143 e 147) está em alto risco de desenvolver CID. Uma combinação de achados clínicos e laboratoriais é usada para identificar a CID. Os achados laboratoriais típicos incluem prolongamento dos tempos de coagulação, trombocitopenia, elevação dos marcadores de fibrinólise (Dímero-D e PDFs), hipofibrinogenemia, diminuição da antitrombina e sinais de fragmentação de eritrócitos no esfregaço de sangue.[74,76] O teste viscoelástico pode ser usado para distinguir os vários estágios de CID em cães.[77,78] Em um estudo, a maioria dos pacientes com suspeita de CID apresentou traçados hipercoaguláveis. Nesse estudo, a mortalidade foi associada a altas concentrações de Dímero-D, baixas concentrações de antitrombina e traçados de TEG hipocoaguláveis em comparação com os sobreviventes.[77] O diagnóstico precoce de CID pode levar a uma intervenção mais rápida, melhorando potencialmente os tempos de sobrevivência. No entanto, os resultados do teste viscoelástico podem ser confundidos com anemia, trombocitopenia e hiperfibrinogenemia, potencialmente complicando os esforços para compreender o estado de coagulação in vivo de um paciente com CID.[79]

O tratamento da CID deve começar pela condição subjacente (p. ex., antimicrobianos para pacientes sépticos). Os líquidos intravenosos (ver Capítulo 129) e a oxigenoterapia (ver Capítulo 131) promoverão a perfusão e a oxigenação dos tecidos. As recomendações terapêuticas para lidar com as consequências da CID são controversas. A terapia com heparina é comumente usada na fase hipercoagulável da CID, apesar de poucos relatos documentarem seu verdadeiro benefício.[80] A heparina é um anticoagulante indireto, que exerce a maior parte de seu efeito por meio da potencialização da atividade antitrombina, que pode ser diminuída nos estados de CID. A heparina não elimina os trombos existentes, mas pode evitar a formação de novos trombos. O uso de heparina em pacientes veterinários com CID foi relatado, mas os regimes terapêuticos ideais não são conhecidos.[74,81] O aumento da morbidade foi relatado em pessoas com CID que recebem heparina enquanto sangram ativamente; a terapia com heparina deve ser evitada em pacientes veterinários com CID e evidência de sangramento. A transfusão profilática de plasma não mostra um benefício considerável em humanos com CID, e as transfusões de plasma geralmente são recomendadas apenas em pacientes com sinais clínicos de sangramento.[80] Da mesma forma, plasma fresco congelado ou terapia com crioprecipitado (ver Capítulo 130) são recomendados nos pacientes veterinários com CID e sinais de sangramento secundário à deficiência de fatores. A transfusão de plaquetas raramente é indicada em pacientes veterinários com CID.[74]

O prognóstico geral para CID é ruim e varia de acordo com o distúrbio subjacente. O diagnóstico e a intervenção precoces podem levar a um prognóstico melhor.[77]

## Anticoagulantes adquiridos

O desenvolvimento espontâneo de inibidores da coagulação raramente é relatado em pacientes veterinários. Os inibidores da coagulação são anticorpos (geralmente IgG) que se ligam e inibem a atividade do fator de coagulação ou causam aumento da eliminação do fator de coagulação. Os anticoagulantes adquiridos podem desenvolver-se secundariamente a doença imunomediada, reação medicamentosa, doença linfoproliferativa e outras neoplasias, CID e após múltiplas transfusões de sangue.[82-86] Anticorpo de proteína antifosfolipídica (i. e., anticoagulante lúpico) inibe a interação entre as proteínas da coagulação e as membranas celulares, causando prolongamento dos tempos de coagulação, como TTP.[87] Paradoxalmente, a presença de anticorpos da proteína antifosfolipídica está associada clinicamente à trombose. Anticorpos de proteína antifosfolipídica raramente são relatados na medicina veterinária.[88] O desenvolvimento de anticorpos inibidores do fator VIII ou IX é uma consequência relatada de múltiplas transfusões em humanos e cães com hemofilia.[86,89-91]

Os sinais clínicos relacionados aos anticoagulantes adquiridos podem estar ausentes ou incluir sinais de hemorragia. Como outros aspectos da hemostasia podem ser interrompidos, hipercoagulabilidade e trombose podem ser observadas simultaneamente. Os tempos de coagulação (TP, TTP) são anormais, dependendo de quais fatores são afetados. Um teste de mistura de plasma pode ser usado para dar suporte ao diagnóstico de anticoagulante adquirido. Nesse teste, várias diluições de plasma do paciente e de um controle são incubadas. Se um inibidor estiver presente, a atividade do fator de coagulação no plasma de controle será inibida e o teste de coagulação permanecerá anormal. O teste de confirmação com ensaios específicos pode ser realizado (p. ex., ensaio Bethesda para quantificação do inibidor do fator VIII).

## Tratamento geral de hipocoagulabilidade adquirida

A terapia para tratar o distúrbio subjacente à hipocoagulabilidade é recomendada quando possível. A terapia com vitamina $K_1$ é recomendada em casos de intoxicação por rodenticida anticoagulante (ver Capítulo 152) e na disfunção hepática que causa coagulopatia (ver Capítulo 281). Pode ser administrada uma dose inicial de 2,5 a 5 mg/kg SC ou VO, seguida 6 a 12 horas mais tarde de terapia de manutenção (0,8 a 1,7 mg/kg VO a cada 8 horas). A vitamina $K_1$ nunca deve ser administrada por via intravenosa, pois tem sido associada à anafilaxia. A terapia com vitamina $K_3$ não é recomendada em razão do início de ação mais lento e à possível formação do corpo de Heinz.

As transfusões de plasma podem repor temporariamente os fatores de coagulação. O plasma geralmente é administrado em uma dose inicial de 10 a 20 m$\ell$/kg (ver Capítulo 130). O plasma fresco congelado contém todos os fatores de coagulação e proteínas plasmáticas, incluindo os fatores de coagulação lábeis (V e VIII). O crioprecipitado contém principalmente fatores VIII e XIII, fator de von Willebrand, fibrinogênio e fibronectina, em aproximadamente 50 a 80% dos níveis do plasma fresco congelado, mas em um volume menor. O criossobrenadante, ou plasma criopobre, tem quantidades suficientes da maioria dos fatores de coagulação, exceto aqueles contidos no crioprecipitado.[92] Em comparação, o plasma armazenado contém concentrações significativamente mais baixas de fatores V e VIII, mas contém níveis adequados de fatores dependentes de vitamina K e outras proteínas plasmáticas.[92,93] O plasma fresco congelado ou armazenado é adequado para a reposição de fatores dependentes da vitamina K, bem como para o tratamento de outras deficiências de fatores. Plasma fresco congelado é recomendado a pacientes com sinais de hemorragia secundária a doença hepática ou CID.[94,95]

## ESTADOS HEREDITÁRIOS HIPOCOAGULÁVEIS

### Síndrome de Scott

Embora a síndrome de Scott seja um defeito da atividade pró-coagulante na superfície das plaquetas, ela se manifesta como uma coagulopatia porque a superfície das plaquetas não pode suportar a atividade da proteína de coagulação plasmática.[96,97] A síndrome de Scott canina parece ser uma característica autossômica recessiva que afeta principalmente os cães da raça Pastor-Alemão.[96,98,99] Cães afetados apresentam sinais de epistaxe, hemorragia de tecidos moles e hemorragia cirúrgica; os sinais clínicos podem variar em gravidade.

A síndrome de Scott é diagnosticada pelo ensaio de consumo de protrombina ou pela detecção da falta de fosfatidilserina externalizada nas plaquetas por meio da citometria de fluxo. Episódios de hemorragia podem ser tratados com transfusão de produtos plaquetários (p. ex., plasma rico em plaquetas criopreservado), mas a melhora é apenas transitória.[99]

### Deficiências de fator hereditárias

Deficiências de fatores únicos ou combinados produzem sinais clínicos variáveis, desde estados assintomáticos a tendências graves de sangramento. Dependendo do(s) fator(es) deficiente(s), o prolongamento do TP e/ou TTP é observado (Tabela 197.1). A medição da atividade do fator de coagulação individual é necessária para o diagnóstico definitivo. O teste genético também está disponível para alguns distúrbios hereditários da coagulação.

### Hemofilia A e B

A hemofilia A é uma deficiência do fator VIII e a hemofilia B é uma deficiência do fator IX. A hemofilia A é mais comum do que a hemofilia B, e ambas as formas foram documentadas em cães e gatos.[100-107] As hemofilias A e B são traços recessivos autossômicos ligados ao X, que afetam principalmente os homens, enquanto as mulheres são portadoras.[100] Várias mutações genéticas são responsáveis pela hemofilia A ou B. Em alguns casos, a hemofilia dentro de um *pedigree* pode ser rastreada até o animal índice original, enquanto outros casos são suspeitos de surgirem de mutações *de novo*.[100,102,108]

A falta de fator VIII ou IX inibe a formação do complexo tenase, dificultando a geração de trombina a jusante e a formação de coágulos sanguíneos. Consequentemente, a hemorragia é o principal sinal clínico associado à hemofilia A ou B, e essa hemorragia normalmente pode se manifestar como sangramento prolongado após trauma ou cirurgia, hematomas subcutâneos ou intramusculares, sangramento da mucosa ou claudicação decorrente de hemartrose.[94,104,106,109]

Há suspeita de hemofilia A ou B em pacientes com diátese hemorrágica e TTP ou TCA prolongado, com TP concomitantemente normal. A medição da atividade do fator de coagulação (FVIII: C ou FIX: C) é necessária para um diagnóstico definitivo. Os teores normais de atividade do fator são 50 a 150%. A hemofilia é considerada leve quando o nível de fator correspondente é de ≈ 6 a 20%; hemofilia moderada e acentuada pode ser

**Tabela 197.1** Deficiências herdadas do fator de coagulação relatadas em cães e gatos.

| FATOR | DEFICIÊNCIA | RESULTADOS DOS TESTES DE TRIAGEM DE ROTINA |
|---|---|---|
| I | Afibrinogenemia; hipofibrinogenemia; disfibrinogenemia | ↑ TP, TTP, TCA ↓ para fibrinogênio normal |
| II | Hipoprotrombinemia | ↑ TP, TTP, TCA Fibrinogênio normal |
| VII | Hipoproconvertinemia | ↑ TP TTP normal, TCA, fibrinogênio |
| VIII | Hemofilia A | ↑ TTP, TCA PT normal, fibrinogênio |
| IX | Hemofilia B (doença de Natal) | ↑ TTP, TCA TP normal, fibrinogênio |
| X | Deficiência de Stuart-Prower | ↑ TP, TTP, TCA Fibrinogênio normal |
| XI | Hemofilia C | ↑ TTP, TCA PT normal, fibrinogênio |
| XII | Traço de Hageman | ↑ TTP, TCA TP normal, fibrinogênio |
| XIII | Deficiência de fator XIII | TP normal, TTP, TCA, fibrinogênio |
| II, VII, IX, e X | Deficiência combinada de fator dependente de vitamina K | ↑ TP, TTP, TCA Fibrinogênio normal |

*TCA*, tempo de coagulação ativado; *TP*, tempo de protrombina; *TTP*, tempo de tromboplastina parcial.

definida quando os teores de fator são ≈ 2 a 5% e < 2%, respectivamente.[106,110] A gravidade da deficiência de fator se correlaciona com os sinais clínicos em pessoas afetadas, embora variáveis adicionais, como a função de outras proteínas hemostáticas, o nível físico do paciente e doenças concomitantes desempenham um papel.[111,112] Em um estudo, a ocorrência de episódios de sangramento espontâneo não foi significativamente diferente entre cães com hemofilia A leve, moderada e grave.[106]

Dependendo da gravidade dos episódios de hemorragia, a transfusão pode ser usada para repor fatores deficientes e aliviar o sangramento a curto prazo (ver Capítulo 130). Embora a injeção de desmopressina aumente temporariamente as concentrações circulantes de fator VIII em pessoas, o mesmo não parece ser verdadeiro em cães.[113] A transfusão profilática pode ser necessária em pacientes com hemofilia antes da realização de procedimentos invasivos.

O prognóstico para cães e gatos com hemofilia parece variável. Animais gravemente afetados provavelmente morrem ao nascer. O prognóstico não se correlacionou com o grau de deficiência de fator em cães com hemofilia A em um estudo.[106] Após a transfusão, o paciente pode desenvolver inibidores ao fator deficiente (ou seja, fator VIII ou inibidores IX), levando a maiores necessidades de transfusão em transfusões subsequentes.[86,90,91] A púrpura pós-transfusão foi relatada em um cão com hemofilia A e foi tratada com sucesso com corticosteroides.[114] A análise de linhagem e os teores de atividade do fator devem ser analisados em reprodutores que deram origem a indivíduos afetados pela hemofilia. Os teores de fator frequentemente são normais a baixos em fêmeas portadoras, e podem se sobrepor aos de fêmeas não afetadas, tornando difícil determinar o *status* de portador com base apenas na análise fatorial. A falta de sinais clínicos em animais portadores ou levemente afetados pode levar à propagação da doença por meio de um *pedigree*.

## Outras deficiências do fator de coagulação herdadas

Os distúrbios hereditários do fibrinogênio (fator I) incluem a falta completa ou parcial de fibrinogênio (afibrinogenemia e hipofibrinogenemia, respectivamente) e defeitos qualitativos no fibrinogênio (disfibrinogenemia).[100,115] Os distúrbios do fibrinogênio parecem ser incomuns em cães, mas foram relatados.[100,116-118] Dependendo da gravidade do distúrbio, a hemorragia pode ocorrer espontaneamente ou após trauma ou cirurgia. Paradoxalmente, os pacientes afetados também podem ter trombose.[100,115-117] Defeitos do fibrinogênio podem ser suspeitados quando o TP, o TTP, o TCA e o TCT são prolongados; distúrbios quantitativos de fibrinogênio têm uma concentração de fibrinogênio diminuída concomitantemente. Pacientes com disfibrinogenemia normalmente têm concentrações normais a baixas de fibrinogênio e baixa atividade de fibrinogênio funcional (p. ex., teste de Clauss).[117] Em razão da natureza incomum dos distúrbios hereditários de fibrinogênio, as causas mais comuns de baixas concentrações de fibrinogênio, como CID ou doença hepática, devem ser excluídas primeiro.

Outras deficiências de fator hereditário que resultam em hemorragia foram descritas, incluindo deficiência de fator II em cães;[118] deficiência de fator VII em cães;[107,118-123] deficiência de fator X em cães[118,124] e gatos;[125] deficiência de fator XI em cães[126] e gatos;[127] e deficiência de fator XIII em um cão.[128]

A deficiência de fator XII felino (traço de Hageman) é o defeito mais comum dos fatores da via intrínseca (contato). Gatos com deficiência de fator XII mostram TTP prolongado, mas hemorragia ou outros sinais clínicos não resultam dessa deficiência, pois a formação de coágulos *in vivo* depende principalmente do fator VII e da ativação do fator tecidual.[46,129,130] Hemofilia A ou B simultânea foi relatada em gatos com deficiência de fator XII, o que pode originar sinais clínicos de hemorragia.[131,132]

A deficiência congênita dos fatores de coagulação dependentes da vitamina K resulta da gamaglutamil carboxilase defeituosa ou do complexo da vitamina K 2,3 epóxido redutase (VKOR) nas pessoas. Esse distúrbio causa deficiências de fatores combinados (fatores II, VII, IX e X; proteínas anticoagulantes C, S e Z) e resulta em sangramento variável, bem como distúrbios esqueléticos e de desenvolvimento nas pessoas.[133] Um defeito na vitamina K gamaglutamil carboxilase foi relatada em gatos Devon Rex, levando à deficiência de fatores de coagulação dependentes da vitamina K e sangramento espontâneo em alguns gatos afetados.[134,135] Gatos afetados têm TP, TTP e TCA prolongados, bem como aumento de PIVKA; as atividades dos fatores II, VII, IX e X são diminuídas. A ingestão de rodenticida anticoagulante deve ser descartada antes de buscar um diagnóstico de deficiência congênita de fatores dependentes de vitamina K. O diagnóstico definitivo requer biopsia hepática para identificar defeitos enzimáticos.[135] A terapia com vitamina $K_1$ normaliza os níveis de fator de coagulação e sinais clínicos de hemorragia.[134] A deficiência de fator dependente de vitamina K também foi relatada em um cão jovem Labrador Retriever, embora o mecanismo exato de deficiência nesse caso fosse desconhecido.[136]

## Tratamento de coagulopatias hereditárias

Deficiências de fator único ou combinado podem ser tratadas usando transfusão de produto de plasma para repor temporariamente o(s) fator(es) deficiente(s) durante episódios de hemorragia (ver Capítulo 130). As concentrações plasmáticas são semelhantes às descritas anteriormente para coagulopatias adquiridas. O plasma fresco congelado pode ser usado para a maioria das deficiências de fator, incluindo hemofilia A. O plasma armazenado não possui fatores V e VIII, mas pode ser usado para tratar outras deficiências de fator. O crioprecipitado é adequado para transfundir volumes plasmáticos menores ricos em fatores I, VIII e XIII; o criossobrenadante não possui esses fatores, mas pode ser usado para tratar outras deficiências. A deficiência do fator XII não requer tratamento, pois não resulta em sinais clínicos.

## REFERÊNCIAS BIBLIOGRÁFICAS

*As referências bibliográficas deste capítulo se encontram online no Ambiente de Aprendizagem.*

# CAPÍTULO 198

# Anemias Hemolíticas Imunomediadas e Outras Anemias Regenerativas

Christine Piek

## DEFINIÇÕES E VISÃO GERAL

A anemia é definida como uma redução no número de eritrócitos circulantes (RBC), hematócrito (Ht) e hemoglobina, que causa diminuição da capacidade de transporte de oxigênio do sangue (ver também Capítulo 57). A anemia resulta de doenças que causam diminuição da produção de hemácias, perda de hemácias, destruição de hemácias ou uma combinação delas. A documentação de eritropoese adequada em resposta a uma anemia é fundamental para diferenciar essas categorias causais. A eritropoese faz parte da hematopoese e começa com a produção de células-tronco na medula óssea (MO) que posteriormente se diferenciam em hemácias, granulócitos, monócitos, plaquetas e outras células do sistema imunológico. O órgão produtor de hemácias é denominado éritron. No feto, a eritropoese é encontrada na MO e no fígado.[1,2] Após o nascimento, a eritropoese ocorre na MO e, na anemia, a eritropoese extramedular pode ocorrer no fígado e no baço. A massa circulante de hemácias reflete o equilíbrio entre a produção e a destruição ou perda. O hormônio eritropoetina é o regulador fisiológico da produção de hemácias.[2] Concentrações aumentadas de eritropoetina induzidas por hipoxia cortical renal aumentam a proliferação e diferenciação de precursores eritroides em um éritron saudável.[2,3]

Na MO, os precursores de hemácias podem ser identificados nas chamadas ilhas eritroblásticas. Nela, eritroblastos em diferentes estágios de desenvolvimento cercam macrófagos que fornecem o ferro necessário para a produção de hemoglobina.[3]

Esses precursores eritroides proliferam e se diferenciam de pró-eritroblastos a eritroblastos basofílicos, eritroblastos policromáticos, eritroblastos ortocromáticos, reticulócitos e, finalmente, em eritroblastos maduros.[3] Esse processo leva cerca de 5 a 7 dias.[4-7] Na saúde, os reticulócitos permanecem na MO por 2 a 3 dias antes de serem expelidos para a corrente sanguínea. Seu RNA residual, que os distingue dos eritrócitos maduros, é gradualmente perdido durante as primeiras 24 a 48 horas na circulação.[6,7] Os eritrócitos que retêm pequenos aglomerados de RNA, visíveis com a nova coloração com azul de metileno ou azul cresil brilhante, são chamados de agregados reticulócitos.[5] Após um episódio de hemólise ou perda de sangue, agregados de reticulócitos começam a aparecer dentro de 48 horas. Em gatos, os reticulócitos agregados se desenvolvem em reticulócitos pontilhados nos quais apenas 1 a 3 pequenos aglomerados de RNA são visíveis antes de amadurecerem em eritrócitos. Esses reticulócitos pontilhados podem permanecer em circulação por 2 a 3 semanas.[5]

## RECONHECIMENTO DA ANEMIA REGENERATIVA

O número de reticulócitos agregados pode ser contado microscopicamente ou com um analisador hematológico pelo número de RBCs circulantes.[5] Eles podem ser relatados como porcentagem ou convertidos para o número de reticulócitos por volume de sangue.[5] Uma vez que os reticulócitos são medidos como porcentagem de hemácias circulantes, eles podem aumentar na resposta inicial à anemia após perda de sangue ou hemólise, sem aumento na produção real de hemácias. A porcentagem de reticulócitos deve ser avaliada em associação com a diminuição correspondente no Ht. Isso pode ser feito com a avaliação da porcentagem de reticulócitos corrigida, que pode ser calculada pela multiplicação da contagem de reticulócitos observada pelo Ht do paciente dividida pelo Ht na saúde. Este último pode ser estimado com base nos valores de referência de Ht. A regeneração adequada de eritrócitos está presente quando a porcentagem de reticulócitos corrigida está acima do intervalo de referência de reticulócitos.[5] Na saúde, o número de reticulócitos é baixo, cerca de 1% dos eritrócitos circulantes. Portanto, os coeficientes de variação para as contagens manual (8 a 23%) e automatizada (5 a 8%) são relativamente altos.[8] Essa variação deve ser levada em consideração quando a adequação da reticulocitose é avaliada.

Geralmente leva de 2 a 5 dias para que a reticulocitose se desenvolva após um evento hemorrágico ou hemolítico.[5] Sob influência da eritropoetina, os reticulócitos podem ser liberados prematuramente da MO, juntamente com eritroblastos policromatofílicos tardios ou os chamados normoblastos.[4,5] Os reticulócitos imaturos podem ser reconhecidos em um esfregaço de sangue por seu tamanho relativamente grande e citoplasma policromático. A reticulocitose nesses casos apenas reflete a liberação precoce da MO, não o aumento da produção. Isso pode apresentar uma "imagem lisonjeira" da produção de RBC, mas não é uma estimativa confiável.[5] Foi sugerido que esses reticulócitos imaturos requerem 2 a 3 vezes mais tempo antes de se tornarem eritrócitos maduros.[5]

Depende do clínico determinar se a produção de hemácias é apropriada na anemia, provavelmente após perda de sangue ou hemólise. Deve-se dar tempo suficiente para que a MO mostre resposta regenerativa após hemólise aguda ou perda de sangue, e geralmente são necessários 4 a 5 dias para a liberação de novos reticulócitos. O exame citológico e/ou histológico de uma biopsia da MO pode permitir a avaliação da resposta eritrocitária mais cedo (ver Capítulo 92). Raramente é necessário realizar biopsia de MO com o único propósito de documentar uma resposta regenerativa adequada. Em muitos casos, uma reavaliação do Ht e dos reticulócitos após 1 a 3 dias é suficiente para documentar a presença de regeneração de RBC adequada.

## ABORDAGEM DE DIAGNÓSTICO PARA ANEMIAS REGENERATIVAS

### Diagnóstico diferencial

A anemia regenerativa é causada por perda, destruição de eritrócitos ou ambos. O diagnóstico diferencial para destruição de eritrócitos pode ser categorizado como anemias hemolíticas não imunes adquiridas, distúrbios hemofagocíticos e as anemias hemolíticas imunomediadas (Boxe 198.1). As anemias hemolíticas não imunes adquiridas incluem doenças que destroem os eritrócitos em razão de danos diretos à membrana, lesões oxidativas, infecções, fragmentação de eritrócitos e condições que interferem no metabolismo energético dos eritrócitos. Mesmo um diagnóstico diferencial detalhado pode não ser completo. Doenças em que o tempo de vida dos eritrócitos é encurtado, mas sem anemia, e algumas doenças extremamente raras foram omitidas neste capítulo. O sucesso do diagnóstico depende da compreensão das características e da prevalência das condições individuais no diagnóstico diferencial, bem como da valorização dos testes diagnósticos que as discriminam.

---

**Boxe 198.1** Diagnóstico diferencial de doenças que causam anemia hemolítica regenerativa

**Anemias hemolíticas não imunes adquiridas**
Intoxicações
  Venenos, como picadas de cobra,[36-39] picadas de abelha[40,41]
  Substâncias oxidantes que causam anemia por corpúsculos de Heinz:[43] zinco,[45-51] paracetamol (gatos),[53,54] azul de metileno (gatos),[55] cebola (cães)[44,225-227]
Infecções
  Babesiose canina[64,66]
  Mycoplasma haemofelis[88,228]
Síndromes de fragmentação de hemácias[95]
Neoplasia (hemangiossarcoma)[95,97]
Síndrome hemolítico-urêmica[99,229,230]
Anemias hemolíticas hereditárias
  Deficiências de enzimas eritrocitárias[101,186]
    Deficiência de piruvato quinase em gatos*[231,232] e cães†[95,233-236]
    Deficiência de fosfofrutoquinase em cães‡[26,32,237]
  Distúrbios da membrana eritrocitária
    Estomatocitose§[25,31,111-113]
  Hipofosfatemia felina
    Em diabetes melito, lipidose hepática e alimentação enteral[57-59]

**Anemias hemofagocíticas**
Histiossarcoma hemofagocítico¶[116,123]

**Anemias hemolíticas imunomediadas**
Anemia hemolítica imunomediada idiopática
Anemia hemolítica imunomediada secundária
  Doenças infecciosas (viral, protozoária, bacteriana)
  Neoplasia
  Medicamentos[187-189]
    Penicilinas, cefalosporinas,[191] sulfonamidas,[192,193] metimazol[194,195]
  Doenças autoimunes
    Trombocitopenia imunomediada idiopática[131,168]
Anemia hemolítica aloimune
  Isoeritrólise neonatal felina[218]
  Transfusões de sangue incompatíveis[238,239]

*Abissínio, Somali, Pelo Curto Doméstico; Polimorfismos nucleares únicos associados à deficiência de PK ocorrem em 12 raças [231]. †Predisposição racial relatada: Basenji, Beagle, Cairn Terrier, Chihuahua, Dachshund, Pug, Labrador Retriever, Toy American Eskimo Dog, West Highland White Terrier. ‡Predisposição racial relatada: Springer Spaniel Inglês, Cocker Spaniel Americano, Whippet, Wachtelhund. §Predisposição racial relatada: Alaskan Malamute, Drentse Patrijshond, Schnauzer Miniatura, Schnauzer Standard. ¶Predisposição racial relatada: Bernese Mountain Dog, Rottweiler, Golden Retriever, Retriever de pelo curto.

A abordagem diagnóstica (Figura 198.1) utiliza uma abordagem racional em cães com anemia regenerativa, que primeiro visa fazer o uso ideal das informações disponíveis no histórico e no exame físico. Testes adicionais discriminam ainda mais os diagnósticos diferenciais.

## Hemorragia *versus* hemólise

A via diagnóstica começa com a diferenciação entre as anemias regenerativas hemorrágicas e hemolíticas. O histórico e o exame físico quase sempre identificam a perda de sangue externa (ver Capítulo 135). Distúrbios dos órgãos abdominais, como neoplasia ou amiloidose, podem causar sangramento intermitente, que é mais difícil de reconhecer.[9-11] A perda de sangue oculto no trato gastrintestinal geralmente começa como uma anemia regenerativa, mas, por fim, a anemia se torna não regenerativa em razão da deficiência de ferro.[12,13] Se não houver evidência de perda de sangue, a hemólise é a próxima explicação provável para anemias regenerativas. Os eritrócitos senescentes na saúde sofrem eritrofagocitose de macrófagos na MO, baço e fígado. Nas doenças hemolíticas, a hemólise também pode ocorrer no espaço intravascular, causando hemoglobinemia e hemoglobinúria. Os sinais clínicos de hemólise são geralmente os de anemia. Na hemólise aguda grave, a hipoxemia pode causar necrose do tecido e diminuição da capacidade hepática de lidar com eritrócitos. Nesse cenário, pode-se desenvolver icterícia. A degradação maciça da hemoglobina pode resultar na coloração amarelo-alaranjada das fezes, uma vez que os produtos da degradação da hemoglobina são excretados pela bile no duodeno. A hemólise pode ser confirmada pela presença de sinais como urina vermelha, fezes amarelas e icterícia no histórico ou no exame físico.

## Testes disponíveis

### Esfregaços de sangue e teste rápido de fragilidade osmótica

Depois de obter o histórico e o exame físico, o clínico deve avaliar um esfregaço de sangue microscopicamente. Nas anemias regenerativas, os macrócitos com policromasia refletem o grau de reticulocitose, enquanto os precursores de RBC (p. ex., normoblastos) podem ser vistos. Parasitas, como *Babesia* ou *Mycoplasma haemofelis*, podem ser facilmente identificados. Em anemias agudas, tais infecções devem ser excluídas por testes de diagnóstico molecular. Deve-se observar a presença e o número de esferócitos. Os distúrbios de fragmentação dos eritrócitos podem ser detectados microscopicamente, assim como as anemias com corpúsculos de Heinz. Alternativamente, os achados no esfregaço podem ser indicativos da via fisiopatológica para a anemia, como o achado de micrócitos e hipocromasia na anemia por deficiência de ferro.[12,13] O teste de fragilidade osmótica (TFO) é útil para discriminar condições hemolíticas de não hemolíticas.[14] A hemólise pode ser observada após centrifugação (5 minutos, 2.431 × g) de eritrócitos que foram primeiro separados em 2 tubos, um incubado por 5 minutos em solução salina a 0,9%, outro em solução salina a 0,55%.[14,15] O teste é negativo se não for observada diferença de cor entre os sobrenadantes nos dois tubos, e positivo se o sobrenadante no tubo com solução salina a 0,55% for obviamente mais vermelho. Uma modificação inclui um controle negativo de RBC (Figura 198.2).

### Esferócitos e teste de fragilidade osmótica

As anemias hemolíticas imunomediadas (AHIMs) são comuns e geralmente suspeitas pela primeira vez após a observação de

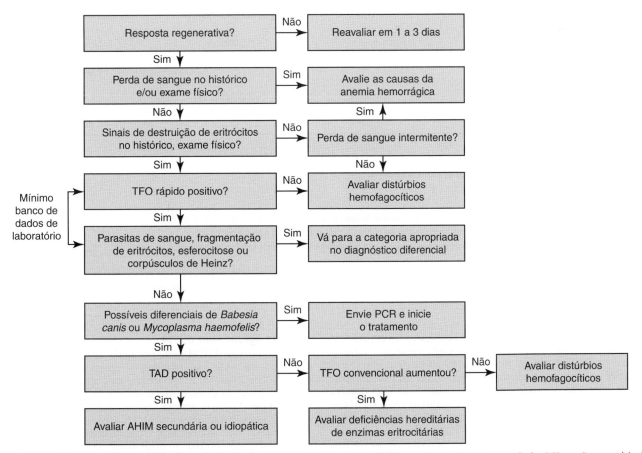

**Figura 198.1** Algoritmo que mostra a abordagem de cães e gatos com anemia regenerativa. *AHIM*, anemia hemolítica imunomediada; *PCR*, reação em cadeia de polimerase; *TAD*, teste de aglutinação direta; *TFO*, teste de fragilidade osmótica.

### Teste rápido de fragilidade osmótica de eritrócitos

#### Protocolo laboratorial

**Materiais**
- 4 tubos de reação vazios, limpos e numerados
- Seringa de 5 m$\ell$
- Pipeta Pasteur
- Amostra de sangue fresco (com EDTA ou heparina) de cão ou gato saudável como controle negativo
- Amostra de sangue fresco (com EDTA ou heparina) do paciente

**Método**

1. Em cães: adicione NaCl a 0,9%, água (da torneira) e sangue (heparina ou EDTA) em quatro tubos de reação numerados

| Tubo nº | NaCl 0,9% | H$_2$O | Sangue do cão normal | Sangue do paciente |
|---|---|---|---|---|
| 1 | 5 m$\ell$ | – | 5 gotas | – |
| 2 | 5 m$\ell$ | – | – | 5 gotas |
| 3 | 3 m$\ell$ | 2 m$\ell$ | 5 gotas | – |
| 4 | 3 m$\ell$ | 2 m$\ell$ | – | 5 gotas |

Em gatos: adicione NaCl a 0,9%, água (da torneira) e sangue (heparina ou EDTA) em quatro tubos de reação numerados

| Tubo nº | NaCl 0,9% | H$_2$O | Sangue do gato normal | Sangue do paciente |
|---|---|---|---|---|
| 1 | 5,5 m$\ell$ | – | 5 gotas | – |
| 2 | 5,5 m$\ell$ | – | – | 5 gotas |
| 3 | 4 m$\ell$ | 1,5 m$\ell$ | 5 gotas | – |
| 4 | 4 m$\ell$ | 1,5 m$\ell$ | – | 5 gotas |

2. Misturar os tubos usando vórtex
3. Incubar por **5 minutos em temperatura ambiente**
4. Centrifugar por 5 minutos a 2.431 × g
5. Resultados:
    Os tubos 1 e 3 devem estar transparentes. Os eritrócitos devem estar intactos no fundo dos tubos
    O tubo 2 pode estar ligeiramente hemolisado se o plasma do paciente já estiver hemolisado
    O tubo 4 mostrará mais hemólise do que o tubo 2 se a fragilidade osmótica for aumentada

**Figura 198.2** Material necessário e protocolo a seguir para realizar o teste rápido de fragilidade osmótica de eritrócitos.

esferocitose extensa em esfregaços de sangue. A identificação de esferócitos é subjetiva, portanto exige conhecimento e experiência.[15,21] O TFO rápido fornece uma alternativa objetiva à busca de esferócitos e pode ser realizado como um teste interno, disponibilizando os resultados diretamente.[14,15] O TFO detecta defeitos de membrana eritrocitária e é positivo em 85 a 100% dos cães com AHIM.[14,15,21] No entanto, o TFO rápido e o convencional podem ser positivos em outras doenças além da AHIM. Essas incluem defeitos hereditários da membrana eritrocitária e outras doenças que afetam a estabilidade da membrana eritrocitária.[14,22-35]

### Teste de aglutinação direta

O diagnóstico de AHIM pode ser ainda mais apoiado com um resultado de teste de aglutinação direta (TAD) (teste de Coombs) positivo.[16-20] É importante começar o tratamento no início do curso da doença, que é um dos fatores determinantes no resultado. Assim, os resultados dos testes diagnósticos devem estar disponíveis rapidamente. O TAD convencional oferecido pela maioria dos laboratórios especializados em hematologia veterinária pode atrasar o diagnóstico definitivo de AHIM. Várias técnicas alternativas de TAD foram descritas e podem estar disponíveis em breve para testes internos.[21] É importante ressaltar que os resultados de TAD não são influenciados pelo armazenamento de amostras por alguns dias, imunossupressão ou transfusões.[21] Se o TAD for negativo, outros diagnósticos deverão ser pesquisados. Um diagnóstico definitivo de AHIM é baseado em um TAD positivo ou esferocitose. A integridade eritrocitária não é comprometida em distúrbios hemofagocíticos e tanto o TFO quanto o TAD são negativos nessas condições. Uma predisposição racial ou a presença de organomegalia abdominal cranial podem sugerir a presença de um distúrbio hemofagocítico no início da via diagnóstica.

## DIAGNÓSTICO DIFERENCIAL PARA HEMÓLISE

### Visão geral

Os diagnósticos diferenciais são agrupados como distúrbios hemolíticos não imunes adquiridos, hemolíticos imunomediados e hemolíticos hereditários (ver Boxe 198.1). A hemólise adquirida pode resultar da exposição direta de eritrócitos a produtos químicos, estresse físico, infecção, ou pode ser mediada por anticorpos. Em doenças hereditárias, os eritrócitos podem ser mais suscetíveis à hemólise.

### Anemias hemolíticas não imunes adquiridas

#### Toxinas de células vermelhas

Os distúrbios hemolíticos não imunes adquiridos podem resultar de toxicidade direta, como no caso de venenos de cobra ou picada de abelha. Isso pode ser óbvio com base no histórico e no exame físico.[36-41] As substâncias químicas podem ter efeito oxidante, que danifica as membranas eritrocitárias por meio de espécies reativas de oxigênio, que desnaturam a hemoglobina e resultam em metaemoglobinemia e formação de corpúsculos de Heinz. Um pequeno número de corpúsculos de Heinz provavelmente tem poucas consequências, mas a formação excessiva de corpúsculos de Heinz aumenta a rigidez dos eritrócitos, tornando-os suscetíveis à hemólise.[42] Corpúsculos de Heinz coram da mesma cor que os eritrócitos e aparecem como massas únicas estendendo-se das áreas mais centrais e formando projeções de contornos de membranas celulares.[43] Até 80% dos eritrócitos de cães alimentados com cebolas continham corpúsculos de Heinz e até 6% tinham excentrócitos 1 a 3 dias após a ingestão.[44] A ingestão de pedaços de metal contendo zinco pode causar anemia por corpúsculos de Heinz.[45-51] Todos os 19 cães em uma série de casos retrospectivos de cães com intoxicação por zinco eram anêmicos, e cerca de metade tinha corpúsculos de Heinz na apresentação.[47] O diagnóstico é feito por determinação das concentrações de zinco. Maiores números de corpúsculos de Heinz foram observados em gatos com *diabetes* melito, hipertireoidismo e linfoma. O hematócrito nesses gatos diminuiu apenas moderadamente.[52] A formação de corpúsculos de Heinz, geralmente com hemólise grave, foi relatada na intoxicação por paracetamol e azul de metileno.[53-55]

#### Hipofosfatemia

A hipofosfatemia diminui os estoques de adenosina trifosfato de hemácias, tornando-as suscetíveis à hemólise.[56] Hipofosfatemia grave que causa anemia hemolítica foi relatada quase exclusivamente em gatos com *diabetes* melito, em lipidose hepática e após alimentação enteral.[57-59] Pode ser diagnosticada com base no histórico e nas concentrações plasmáticas de fosfato inorgânico.

#### Infecções de glóbulos vermelhos

**Histórico** A hemólise associada à infecção pode decorrer da exposição direta ou a produtos de agentes virais, bacterianos ou parasitários. A babesiose e a hemoplasmose felina são as duas doenças infecciosas mais comuns que causam hemólise e anemias regenerativas. A citauxzoonose felina, mais comumente, mas não exclusivamente no meio-oeste dos EUA, pode causar anemias hemolíticas, mas não regenerativas.[60-63]

**Babesiose** A babesiose canina é uma doença causada por protozoários transmitida por carrapatos com distribuição mundial (ver Capítulo 221). A doença pode ser causada por diferentes espécies de *Babesia*, dependendo da localização.[64-66] A infecção por *B. gibsoni* pode ocorrer após a transmissão direta de cão para cão.[67,68] A babesiose felina é menos comum e foi relatada principalmente na África do Sul.[69-71] A anemia regenerativa resulta de hemólise aguda. A hemólise intravascular é decorrente da lesão direta aos eritrócitos pela replicação parasitária intracelular. Dependendo da espécie de *Babesia*, a hemólise pode ser causada por substâncias hemolíticas séricas, dano oxidativo ou ligação de anticorpos aos eritrócitos. A ligação do anticorpo estimula a ativação do complemento, a formação de esferócitos e o aumento da fragilidade osmótica dos eritrócitos.[64,72-76] A hemólise extravascular pode resultar do aumento da eritrofagocitose.[64] O sequestro de eritrócitos esplênicos pode contribuir para o desenvolvimento da anemia.[77,78]

Os sinais clínicos diferem entre as diversas espécies de *Babesia*. Sinais inespecíficos (febre, inapetência, letargia) podem ser acompanhados por sinais de anemia, esplenomegalia, icterícia e urina vermelha.[64,79] Na maioria dos casos, a anemia hemolítica regenerativa ocorre simultaneamente à trombocitopenia.[64,79-81] O TAD pode ser positivo. Anticorpos contra eritrócitos foram documentados em cães infectados com *B. gibsoni* e *B. vogeli*, mas não em infecções por *B. canis*.[64,82-84] O TFO pode ser aumentado.[76] O diagnóstico, na maioria dos cães com doenças agudas, é prontamente confirmado por exame microscópico de um esfregaço de sangue recém-corado. O sangue capilar que está concentrado na ponta da orelha ou na unha do pé e preparações de capa leucocitária coradas podem ter níveis mais altos de parasitemia.[85,86] As espécies de *Babesia* aparecem nos eritrócitos como parasitas simples ou pareados, piriformes, ovais ou redondos medindo aproximadamente 2 a 5 mícrons de diâmetro. Os testes de diagnóstico molecular têm a vantagem de maior sensibilidade e oferecem a possibilidade de diferenciar as diversas espécies de *Babesia*, mesmo espécies menores, difíceis de identificar microscopicamente.[64] A diferenciação de espécies de *Babesia* é relevante, uma vez que o tratamento e o prognóstico podem ser diferentes. A combinação de títulos de anticorpos das fases aguda e convalescente também pode ser usada para documentar a infecção por *Babesia*.[64]

**Infecções hemotrópicas por *Mycoplasma*** As infecções hemotrópicas felinas por *Mycoplasma* são infecções bacterianas eritrocíticas que ocorrem em todo o mundo (ver Capítulo 219).[87,88] Entre as espécies de *Mycoplasma* felinas, *Mycoplasma haemofelis* pode causar anemia aguda e grave, especialmente em gatos jovens,[87,88] e pode variar de 3 a 50%, dependendo da região geográfica e da presença de doença clínica ou anemia na população estudada.[87,88]

Outros micoplasmas hemotrópicos felinos, *Candidatus Mycoplasma haemominutum* e *Candidatus Mycoplasma turicensis* raramente causam sinais clínicos.[87,88] Os estudos de prevalência identificam principalmente gatos cronicamente infectados. A ausência de uma associação consistente com anemia nesses estudos pode ser decorrente do fato de os gatos não ficarem livres da infecção e se tornarem portadores a longo prazo, independentemente do tratamento. A infecção retroviral concomitante é um fator de risco para infecção por hemoplasma, que pode ser decorrente da imunossupressão ou do fato de ambas as infecções compartilharem vias de transmissão semelhantes.[88]

Os sinais clínicos de infecção aguda podem ser inespecíficos (letargia, inapetência, febre) em combinação com sinais decorrentes da anemia. A icterícia pode ser vista em uma minoria dos animais. As infecções crônicas com *Mycoplasma haemofelis* geralmente não causam anemia. É interessante notar que nenhuma diferença significativa foi encontrada na prevalência de hemoplasma comparando gatos anêmicos com não anêmicos.[89-91] Gatos com infecção aguda por *Mycoplasma haemofelis* podem ter um TAD positivo e autoaglutinação persistente.[92] Os anticorpos aparecem após o início da anemia.[92] O tratamento de escolha é a doxiciclina.[87]

**Hemoplasmose canina** A hemoplasmose canina é uma causa extremamente incomum de anemias hemolíticas e causa rara de anemia hemolítica imunomediada em cães.[93,94]

### Síndromes de fragmentação de hemácias

A síndrome de fragmentação de hemácias é consequência de trauma físico às células, levando à hemólise intravascular. Os esfregaços sanguíneos geralmente apresentam número significativo de fragmentos de eritrócitos incomuns, triangulares, de contornos nítidos, pontiagudos, de tamanho e número variáveis.[95] A causa da anemia nem sempre é óbvia, e outros mecanismos, além da hemólise, podem contribuir.

Nas anemias hemolíticas microangiopáticas, a fragmentação de eritrócitos resulta da interação com o endotélio vascular anormal, como no hemangiossarcoma (ver Capítulo 347).[96,97] Também pode ocorrer com outros cânceres, insuficiência cardíaca, glomerulonefrite e mielofibrose.[95] Microangiopatias trombóticas começam como tromboses microvasculares e causam trombocitopenia e hemólise em razão da fragmentação de eritrócitos.[98] Em cães, foi relatada uma síndrome hemolítica urêmica na qual lesões endoteliais arteriolares e arteriais renais induzem trombos locais e lesão renal aguda.[99] A fragmentação de eritrócitos também é observada na coagulação intravascular disseminada, quando os eritrócitos são danificados em razão de múltiplos microtrombos venosos (ver Capítulo 197).[95]

### Anemias hemolíticas hereditárias

As anemias hemolíticas hereditárias são um grupo heterogêneo de doenças raras (ver Boxe 198.1). Deficiências genéticas de enzimas eritrocitárias que causam prejuízo ao metabolismo energético eritrocitário, como deficiência de piruvato quinase e deficiência de fosfofrutoquinase em cães, ou distúrbios genéticos da membrana, como estomatocitose, são relevantes como diagnósticos diferenciais em anemias hemolíticas regenerativas. Eles devem ser considerados se o TFO for aumentado e o TAD for negativo. À medida que os testes genéticos se tornam mais amplamente disponíveis para diferentes mutações específicas da raça, espera-se que a prevalência dessas doenças diminua. Como alternativa, a atividade enzimática pode ser avaliada, mas o teste está disponível apenas em alguns laboratórios de pesquisa.[100-102]

As deficiências de piruvato quinase são traços hereditários autossômicos recessivos que foram relatados em muitas raças.[100,101] Cães afetados têm graus variáveis de anemia regenerativa.[100,101] A sobrecarga progressiva de ferro devido à hemólise contínua pode levar à hemossiderose e fibrose hepática.[103-105] Alguns cães, mas não os gatos, desenvolvem mielofibrose progressiva e esclerose.[105] Em contrapartida aos cães, que são diagnosticados jovens, os gatos podem ser mais velhos quando diagnosticados pela primeira vez.[100,101,106] A deficiência de fosfofrutoquinase em cães é herdada como uma característica autossômica recessiva.[100,101,107-109] Alguns cães não têm sinais clínicos, mas a maioria tem anemia hemolítica persistente exacerbada por crises hemolíticas esporádicas secundárias à alcalemia de hiperventilação induzida por exercício.[108,110] A estomatocitose, raramente observada, é um distúrbio hereditário de eritrócitos no qual a anemia hemolítica é um dos sinais de apresentação.[25,31,111-113] Cães com deficiência hereditária de espectrina têm fragilidade osmótica aumentada, mas geralmente não são anêmicos.[114]

### Hipofosfatemia felina

A hipofosfatemia inibe a produção de adenosina trifosfato de eritrócitos e interfere no metabolismo energético dessas células, o que resulta em diminuição da estabilidade da membrana eritrocitária, aumento da fragilidade osmótica, suscetibilidade ao estresse oxidativo e hemólise. Hipofosfatemia e hemólise foram relatadas em gatos com *diabetes* melito, lipidose hepática e após alimentação enteral.[56-58] A hipofosfatemia pode ocorrer após ingestão inadequada, mudanças do plasma para o espaço intracelular, perda gastrintestinal (GI) ou renal e foi relatada em gatos com pancreatite e doenças gastrintestinais.[115] O diagnóstico é feito pela medição das concentrações plasmáticas de fosfato, e o tratamento envolve reposição oral ou parenteral.

### Anemias hemofagocíticas

Vários distúrbios histiocíticos proliferativos, ou sarcomas histiocíticos, foram identificados em cães, mas são raros em gatos (ver Capítulo 350).[116-122] As raças de cães predispostas são Bernese Mountain, Rottweiler, Golden Retriever e Retriever de Pelo Curto, mas a condição foi diagnosticada em outras raças.[116,123] Sarcomas histiocíticos (SH) são mais comumente derivados de células dendríticas intersticiais e um subgrupo de SH hemofagocítico é derivado de macrófagos. A causa da anemia regenerativa é a eritrofagocitose, uma preocupação comum no SH hemofagocítico. Algumas características diferenciam o SH hemofagocítico de outras condições do complexo SH. Animais com SH hemofagocítico não têm lesões de massa, mas histiócitos eritrofagocíticos mostram padrões de crescimento infiltrativo no baço, fígado, pulmão e medula óssea.[116,123] Os linfonodos são infiltrados com menor frequência.[116,123]

Os sinais clínicos de SH hemofagocítico incluem sinais vagos de anorexia, perda de peso e letargia. Muitos apresentam esplenomegalia e hepatomegalia. As anormalidades laboratoriais incluem anemia moderada a grave com reticulocitose abundante. Cerca de metade tem contagem de plaquetas < 100.000/micro$\ell$.[123] O TAD geralmente é negativo. Apesar da infiltração abundante de órgãos, os histiócitos geralmente aparecem bem diferenciados. Em geral, aqueles dentro do baço mostram mais atipia, como células gigantes mononucleares e multinucleares atípicas.[116,123] Os histiócitos podem apresentar eritrócitos fagocitados ou depósitos de hemossiderina como evidência de eritrofagocitose prévia.[123] SH hemofagocítico pode ser diferenciado de outros distúrbios proliferativos histiocíticos por imunofenotipagem para as integrinas B-2 CD11/CD18.[123] Raramente os cães podem ter SH hemofagocítico com origem em células dendríticas.[116,123] SH hemofagocítico canino tem prognóstico ruim, com sobrevida média de apenas 4 semanas.[123] A anemia causada por SH hemofagocítico pode ser diferenciada de outras síndromes hemofagocíticas da MO que geralmente apresentam anemias não regenerativas e outras citopenias.[124-127]

### Anemias hemolíticas imunomediadas

As AHIMs são decorrentes da destruição de hemácias mediada por anticorpos e podem ocorrer após sensibilização prévia, como na isoeritrólise neonatal e transfusões de sangue incompatíveis. A AHIM é mais comum, entretanto, como doença autoimune idiopática. A autoimunidade pode se desenvolver em indivíduos geneticamente suscetíveis, nos quais a falha da autotolerância leva à produção de linfócitos autorreativos funcionais. Acredita-se que o início da doença autoimune siga um gatilho ambiental aleatório, como infecção ou lesão.[128] Parte integrante da resposta a um desses gatilhos é uma resposta alterada aos autoantígenos entre os sistemas imune inato e adaptativo.[128]

A AHIM idiopática é uma das doenças imunomediadas mais comuns em cães.[102,129-132] Em um hospital veterinário universitário, a incidência de diagnósticos de AHIM foi estimada em 0,2%.[133] Em cães, associações familiares e a identificação de raças específicas e antígeno leucocitário de cão (ALC) – haplótipos como fatores de risco para AHIM – sugerem suscetibilidade genética.[16,19,134-143] Células T autorreativas foram identificadas em cães com AHIM, bem como em irmãos, apoiando a hipótese de que o haplótipo ALC é, de fato, um *locus* de suscetibilidade para AHIM.[144] As estimativas de risco conferidas pela raça são, em geral, maiores do que aquelas conferidas pelo haplótipo ALC sozinho, sugerindo que o haplótipo ALC não é a única explicação para o risco em AHIM.[134] O evento central no desenvolvimento de AHIM é a perda da autotolerância aos antígenos RBC. Como consequência, os anticorpos se desenvolvem para eritrócitos e causam hemólise por eritrofagocitose mediada por anticorpos, eritrólise mediada por complemento ou ambas. Em cães com AHIM, a molécula de troca aniônica (proteína banda 3) e diferentes glicoforinas da membrana do eritrócito são os principais antígenos-alvo.[145]

## ANEMIA HEMOLÍTICA IMUNOMEDIADA CANINA

### Fisiopatologia

As taxas de mortalidade em AHIM idiopática canina foram relatadas entre 21 e 83%; a maioria das mortes ocorre nas primeiras 2 semanas após o diagnóstico.[16-20,135,140,146-149] Uma revisão da literatura de estudos sobre AHIM canina sugere que até metade das mortes é relacionada ao tromboembolismo.[19,134,139,150-153] Até 50% dos cães com AHIM idiopática têm anormalidades em seus parâmetros de coagulação compatíveis com coagulação intravascular disseminada (CID; ver Capítulo 197).[134] A avaliação do *status* de ativação plaquetária e o teste de tromboelastografia indicam que a maioria dos cães com AHIM está em estado hipercoagulável no momento do diagnóstico.[148,150,154-157]

Muitos estudos que usam análises multivariadas sugerem que icterícia, petéquias, aumento da concentração de nitrogênio ureico sanguíneo, tempo de tromboplastina parcial ativada prolongado (TTPa), trombocitopenia, desvio à esquerda de leucócitos inflamatórios com monocitose e concentrações aumentadas de citocinas envolvidas na ativação de macrófagos são os determinantes principais que impõem um risco aumentado de morte.[20,134,138,140,158-162] Existe a hipótese de que a hipoxia induzida por anemia aguda grave causa resposta inflamatória, subsequente ativação da coagulação e, em seguida, necrose hepática e insuficiência renal.[20,134,158,159] A distribuição de oxigênio foi prejudicada nos modelos de anemia isovolêmica canina com hematócritos < 10%, mas a hipoxia foi um fator de risco identificado em apenas alguns estudos sobre AHIM.[17,138,163,164] Isso pode ser explicado pela heterogeneidade dos pacientes com AHIM e porque transfusões de sangue oportunas modificam a duração e os efeitos patológicos da anemia.[134,158] Um estudo de patologia em cães com AHIM sustenta as hipóteses de que a anemia é fundamental para o alto risco de mortalidade.[139] A presença de necrose hipóxica ao redor das veias centrais hepáticas foi associada ao aumento da contagem de leucócitos.[139] A exposição prolongada a concentrações elevadas de lactato plasmático causada pela anemia aumentou a mortalidade.[165] Ademais, a icterícia e a insuficiência hepática que contribuem para o risco de mortalidade estão de acordo com a hipoxia como fator de risco.

### Apresentação clínica

#### Resenha

A idade média dos cães com AHIM é de 6 anos. É incomum em cães com menos de 1 ano de vida (4% de 222 em um estudo), mas pode ocorrer de outra forma em qualquer idade.[17,18,129,134,135,140,146,160,166] Incidências maiores de AHIM foram relatadas em fêmeas, especialmente quando em estro ou durante o parto, e em cães castrados.[16,19,134-137,167]

#### Sinais

A maioria dos cães apresenta sinais inespecíficos: letargia e perda de apetite. Vômito e diarreia foram relatados em 15 a 30% dos cães.[20,134,137,160] A anemia na AHIM geralmente se desenvolve rapidamente, em até 3 dias, e os cães podem ser levados para cuidados veterinários antes que sua MO possa gerar uma resposta.[134]

O exame físico pode revelar sinais compatíveis com anemia: taquicardia, taquipneia, membrana mucosa pálida e sopro sistólico.[18,140] Coloração amarela a laranja das fezes e urina vermelha são compatíveis com hemólise.[18,20,134,137,140,160] Urina vermelha é observada em 24 a 44% dos cães e febre em 46%.[17,18,20,140,149,160] Trombocitopenia concomitante que causa petéquias foi relatada em apenas 2 a 5% de casos de AHIM e pode decorrer por causa de destruição imunomediada de plaquetas, que pode ser referida como síndrome de Evans.[18,20,168] Esplenomegalia e hepatomegalia são encontradas em até 40% dos casos.[17,18,20,140]

### Testes laboratoriais

#### Hemograma

No momento da apresentação, a maioria dos cães com AHIM tem anemia grave (Ht < 12 a 14%).[17-20,135,137,140,160,166] Esses resultados, no entanto, provavelmente, são tendenciosos para cães gravemente doentes, uma vez que a maioria dos estudos de AHIM é de hospitais de referência terciários. Alguns cães têm uma forma mais crônica da doença e um Ht mais alto quando identificado pela primeira vez.[169] Em muitos cães, a anemia não é claramente regenerativa no momento de diagnóstico, as medianas da contagem de reticulócitos corrigidas variam de 0,9 a 2,7% em cinco estudos diferentes.[17-20,160] Normalmente, o número de reticulócitos aumenta durante os primeiros dias de hospitalização, pois já houve tempo suficiente para o início de uma resposta adequada da MO. Um leucograma inflamatório está presente em quase todos os cães no momento do diagnóstico ou durante os primeiros dias de hospitalização.[134,170] Leucocitose pronunciada com desvio à esquerda é comum, e a monocitose é observada em cerca de 50% dos cães com AHIM.[17-20,135,137,140,150,160,166,171] Diminuição da contagem de plaquetas é comum, até 70% dos cães com AHIM apresentam contagens < 200.000/mc$\ell$. Cerca de 40% têm contagem de plaquetas < 100.000/mc$\ell$ e cerca de 25% têm trombocitopenia grave (< 50.000).[17-20,134,137,150]

#### Teste de coagulação

O tempo de protrombina (TP) está aumentado em até 50% e o TTPA está aumentado em cerca de 50 a 60% dos cães com AHIM.[18-20,134,150] Essa combinação, junto com trombocitopenia, é sugestiva de CID (ver Capítulo 197). Essa conclusão ainda é apoiada pela descoberta de concentrações baixas de fibrinogênio em cerca de 20% dos cães, enquanto em muitos cães verificam-se diminuição da antitrombina (AT), diminuição da atividade do fator de coagulação e aumento dos Dímeros-D e produtos de degradação da fibrina.[20,150,159] No entanto, um estudo verificou que as concentrações de fibrinogênio aumentam em 30 a 90% dos cães, o que pode ocorrer porque o fibrinogênio é secretado durante a resposta de fase aguda.[172] Traçados de tromboelastografia (TEG) em cães com AHIM são sugestivos de hipercoagulabilidade, que aumenta durante a hospitalização.[157,173,174] Embora importantes, os traçados de TEG em cães com anemia e hemólise graves nem sempre são confiáveis.[175-178]

#### Teste de diagnóstico específico

O diagnóstico de AHIM em um cão com anemia hemolítica é feito pela confirmação de sua patogênese imunomediada. O teste de aglutinação direta (TAD), introduzido pelo médico-veterinário Dr. Coombs em 1945, detecta imunoglobulinas ligadas aos eritrócitos e complemento, é específico para a espécie e está amplamente disponível.[179] Vários elementos do TAD são essenciais para resultados confiáveis.[21,132,180,181] Os eritrócitos são lavados várias vezes antes de realizar o teste com o intuito de remover imunoglobulinas e proteínas plasmáticas não especificamente ligadas que podem interferir na ligação dos reagentes TAD. Os eritrócitos lavados são então incubados com o reagente TAD. A aglutinação é um resultado positivo. Diluições crescentes dos reagentes TAD são adicionadas aos eritrócitos para evitar a inibição da aglutinação por excesso de anticorpo reagente que pode, de outra forma, levar a falsos negativos. Os laboratórios tradicionalmente usavam tubos na realização do TAD, mas as placas de microtitulação agora são comumente empregadas. A avidez dos anticorpos antieritrócitos pode diferir em diferentes temperaturas e, portanto, o teste pode ser realizado em diferentes temperaturas. Foi relatado que a realização do TAD a 4°C e 37°C, contrariamente a 22°C, melhora a qualidade da aglutinação observada e torna a leitura do teste mais fácil.[15,21,132,182,183] Relata-se que o uso de um TAD monovalente, no qual os reagentes individuais contêm anticorpos anti-IgM, anti-IgG e anti-complemento, aumenta a sensibilidade em comparação ao uso de um reagente polivalente que contém IgG e complemento.[184] A positividade para anticorpos IgM foi associada a distúrbios subjacentes que desencadeiam a AHIM.[132,184,185]

É difícil avaliar a sensibilidade do TAD (50 a 89%), uma vez que não existe nenhum teste padrão-ouro para comparação. É provável que a otimização e padronização dos protocolos TAD em laboratórios que incorporam as etapas discutidas anteriormente melhorem o desempenho do TAD.[21] Os resultados do teste TAD facilmente usados na clínica se correlacionam bem com os resultados do tubo convencional ou ensaio de microtitulação.[21,185] A imperfeição da sensibilidade do TAD como auxílio diagnóstico para AHIM pode ser tratada com testes alternativos. Os esferócitos, provenientes da fagocitose parcial de membranas de hemácias revestidas com anticorpos, são característicos de AHIM. Os esferócitos não são 100% específicos, aparecem como micrócitos hipercromáticos em um esfregaço de sangue e são vistos em 67 a 94% dos cães com diagnóstico de AHIM.[15,17-19,21,132,180,183] Esferócitos podem ser vistos em outras condições hemolíticas e em doenças hereditárias de eritrócitos.[114,186] A presença de esferócitos deve ser quantificada de forma padronizada para evitar falsas interpretações.

Aglutinação macroscópica ou microscópica de RBCs frequentemente é vista em cães com AHIM e é sugestiva de AHIM (Vídeo 198.1).[16,18,19] A autoaglutinação pode ser causada por diferentes proteínas de anticorpos patogênicos anti-RBC implicados na AHIM.[21] O grau de autoaglutinação e a persistência após a primeira etapa de lavagem TAD variam. A lavagem geralmente faz com que os eritrócitos aglutinados se rompam.[21] Os protocolos descritos que visam diferenciar a "autoaglutinação verdadeira" na AHIM da aglutinação não específica não são validados, não são padronizados e não devem ser usados (ver Capítulo 130).[21,134]

O TFO pode confirmar a presença de hemólise, mas não se ela é imunomediada. Como a prevalência de doenças hereditárias da membrana de hemácias é baixa e outros diferenciais podem ser excluídos pelo histórico, exame físico e, se indicado, exames adicionais, é justo usar esse teste para identificar a AHIM. No TFO, as hemácias são incubadas em diferentes concentrações de solução salina (0,10 a 0,85%), depois centrifugadas e observadas quanto à hemólise. Esse protocolo foi modificado e usado para TFO interno rápido usando apenas duas concentrações de solução salina (ver Figura 198.2). Os resultados foram comparáveis aos TFOs convencionais em 89 a 100% dos casos.[14,15,21] O aumento da fragilidade osmótica na AHIM pode ser decorrente da presença de esferócitos ou danos à membrana mediados pelo complemento.[14,15] Na Holanda e na Bélgica, o TFO rápido é rotineiramente usado na investigação de um paciente com AHIM.[14,15,20]

### Diagnóstico diferencial

A AHIM secundária se desenvolve se os anticorpos nas superfícies de hemácias ocorrerem durante ou após uma infecção, neoplasia, administração de alguns medicamentos ou, possivelmente, vacinação. A AHIM secundária, então, é parte de uma resposta imunomediada sistêmica.[19,131,146,168,187-195] Em 70 a 80% dos cães com diagnóstico de AHIM, nenhuma evidência de um gatilho subjacente é encontrada. A esses cães é atribuído o diagnóstico de AHIM idiopática.[20,160]

### Tratamento

### Visão geral

A imunomodulação é a base do tratamento da AHIM idiopática, para diminuir a eritrofagocitose e suprimir a produção de imunoglobulina. Se a anemia for grave e comprometer a oxigenação dos tecidos, podem ser necessárias transfusões de sangue (ver Capítulo 130).[196] Muitos estudos retrospectivos descobriram que as transfusões são seguras.[16,18,19,135] Muitos protocolos de tratamento com o uso de glicocorticoides em combinação com outras terapias, incluindo agentes imunossupressores, foram descritos.[16,17,137,140,160,197-204] O tratamento de AHIM secundária deve ser direcionado ao distúrbio subjacente.

### Prednisolona

Conclusões após revisões sistemáticas recentes foram de que nenhuma evidência de eficácia de qualquer protocolo combinado foi melhor do que o uso de glicocorticoides isoladamente para AHIM idiopática.[205] Os regimes terapêuticos e informações relacionadas ao uso de glicocorticoides diferem entre os estudos. Um estudo retrospectivo de coorte mostrou que a prednisolona, reduzida ao longo de aproximadamente 2 meses, controlou a AHIM na grande maioria dos cães afetados.[20,160] A dose oral inicial recomendada de prednisolona é de 2 mg/kg/dia. Dexametasona (0,2 a 0,3 mg/kg/dia) IV ou SC é usada quando a medicação oral não é apropriada. Inicialmente, o Ht deve ser avaliado diariamente e, quando estabilizado, a prednisolona é mantida na dosagem inicial por mais 3 dias, a seguir 1,5 mg/kg/dia durante 7 dias, 1 mg/kg/dia durante 10 dias e 0,5 mg/kg/dia durante 14 dias. Se o cão continuar a melhorar, a mesma dose é administrada, mas em dias alternados por 14 dias (7 tratamentos) e, subsequentemente, reduzida para 0,25 mg/kg a cada 48 h por 21 dias. A eficácia da terapia deve ser avaliada nas visitas programadas 4 e 10 semanas após o início da terapia. Se o cão se recuperar completamente, definido como Ht > 36%, o protocolo de prednisolona deve ser concluído. Se for diagnosticada recidiva, a dose de prednisolona deve reverter para 2 mg/kg/dia. A recidiva é definida como a diminuição no Ht após melhora inicial ou mesmo recuperação completa com Ht > 36%. Se um cão melhorou, mas o Ht permaneceu < 36%, a duração de cada estágio do processo de redução gradual deve ser duplicada.

### Tromboprofilaxia

A maioria dos cães com AHIM está em um estado hipercoagulável e em risco de eventos tromboembólicos. Essa é a justificativa para a tromboprofilaxia.[16,149,171,206] Uma revisão recente concluiu que as evidências atuais são insuficientes para fornecer diretrizes terapêuticas relacionadas à tromboprofilaxia em AHIM idiopática canina.[207]

### Prognóstico

Estima-se que 65 a 75% dos cães com AHIM sobrevivam ao primeiro ano.[20,159,160] A maioria das mortes ocorre nas primeiras 2 semanas após o diagnóstico (Figura 198.3). As mortes foram atribuídas a tromboembolismo, insuficiência renal ou insuficiência hepática.[20,134,158,159] A hemólise pode ser difícil de controlar em alguns cães, o que resulta na necessidade de transfusão de sangue. Se o tratamento hospitalar intensivo for bem-sucedido, o Ht aumentará até, ou próximo, ao intervalo de referência em 2 a 3 semanas. Esses cães têm alta probabilidade de sobrevivência a longo prazo. A maioria dos cães tem resultados negativos de TAD e TFO nessa época.[20,160] Pouco se sabe sobre a incidência de recidiva, mas um estudo retrospectivo de coorte indicou recidivas em pelo menos 12% dos cães até 5 anos após o primeiro diagnóstico.[208]

A AHIM pode ser acompanhada de trombocitopenia grave, e seu impacto, quando presente, é debatido.[148,209] Em razão da falta de acesso a diagnósticos de rotina para o diagnóstico definitivo de trombocitopenia imunomediada, o último diagnóstico muitas vezes não pode ser confirmado. Além disso, a trombocitopenia na AHIM idiopática pode ser causada por CID, tromboembolismo ou sua combinação. Em alguns cães com AHIM, sua MO é lenta ou falha na regeneração de hemácias. Essa pode ser uma AHIM não regenerativa, explicada por MO lesionada por hipoxia

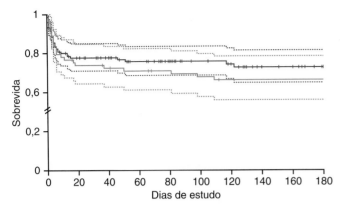

**Figura 198.3** Estimativa Kaplan-Meier da sobrevida em cães com AHIM idiopática tratada com prednisolona isolada ou em combinação com azatioprina, incluindo intervalos de confiança de 95% (linhas tracejadas). O desfecho foi morte decorrente de AHIM; outros resultados foram censurados. Todos os cães nesse estudo foram tratados com o mesmo protocolo de prednisolona, conforme descrito em detalhes no parágrafo sobre AHIM idiopática canina deste capítulo. Nenhuma diferença estatisticamente significativa foi encontrada para os tempos de sobrevida Kaplan-Meier estimados, comparando a coorte que recebeu apenas prednisolona (n = 73, *azul*) com a coorte que recebeu prednisolona e azatioprina (n = 149, *vermelho*) atuando como um controle histórico. Os efeitos adversos decorrentes da azatioprina foram observados em 8,1% dos cães.[20,160] (*Esta figura se encontra reproduzida em cores no Encarte.*)

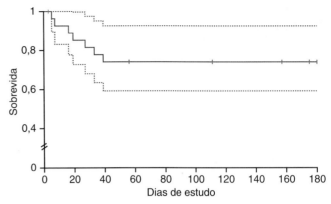

**Figura 198.4** Sobrevida Kaplan-Meier estimada (linha contínua) em gatos com AHIM idiopática tratados com prednisolona, incluindo intervalos de confiança de 95% (linhas tracejadas). Estimado a partir dos dados de uma coorte de 30 gatos com diagnóstico de AHIM idiopático.[216] O desfecho foi morte em razão da AHIM; outros resultados foram censurados. Todos os gatos nesse estudo foram tratados com o protocolo de prednisolona descrito em detalhes no parágrafo sobre AHIM idiopática canina deste capítulo.

durante a crise hemolítica inicial e/ou tromboembolismo dentro da MO.[210] A AHIM não regenerativa deve ser diferenciada da aplasia eritrocitária pura (AEP), uma vez que as condições e as respostas ao tratamento diferem (ver Capítulo 199).[211]

## ANEMIA HEMOLÍTICA IMUNOMEDIADA FELINA

A escassez de literatura sobre AHIM felina sugere baixa prevalência da doença em gatos, mas esse conceito pode mudar. Em um estudo, a hemólise foi a causa da anemia em cerca de 10% de 180 gatos anêmicos, muitos dos quais eram suspeitos de ter hemólise imunomediada.[212] Em outro estudo, 20% dos 78 gatos com anemia haviam sido diagnosticados com AHIM idiopática.[213] Embora muitas características da AHIM canina sejam verdadeiras em gatos, existem algumas diferenças. O Ht mediano em gatos com AHIM é de cerca de 12%.[213] Apesar desse nível de gravidade, a falência de órgãos decorrente da hipoxia ou uma resposta inflamatória sistêmica e hipercoagulabilidade são bastante incomuns. Em uma série, 13 de 19 gatos apresentavam hiperbilirrubinemia, mas apenas 2 apresentavam icterícia clínica. Uma leve azotemia pré-renal foi identificada em 6. Apenas 2 gatos tinham leucocitose. No momento da apresentação, cerca de metade dos gatos tinha anemia regenerativa.[213] Foi mostrado que a anemia grave resulta em sobrecarga de volume e aumento das dimensões do coração esquerdo.[214]

O diagnóstico laboratorial de AHIM felina pode ser confirmado com um TAD positivo, como em cães. Resultados de TFO aumentados também podem sugerir IMHA.[213] Como em cães, deve-se perceber que outras doenças podem aumentar TFOs.[215] A autoaglutinação está presente em muitos gatos, mas não após as lavagens de RBC, como é necessário ao realizar o DAT e, portanto, não interfere nos resultados.[215] A esferocitose em gatos é difícil ou impossível de avaliar, uma vez que seus eritrócitos normais não apresentam a palidez central presente nos eritrócitos de cães saudáveis.[102]

A AHIM secundária deve ser diferenciada da AHIM idiopática. Em um estudo, 36 de 102 gatos TAD-positivos apresentavam AHIM.[216] As causas mais comuns de doenças secundárias a AHIM eram doenças infecciosas: *Mycoplasma haemofelis*, coronavírus e infecções retrovirais. Menos gatos tiveram neoplasia hematopoética e alguns tiveram distúrbios na imunomediação sistêmica.[216] Uma vez que o critério de inclusão foi apenas o resultado de TAD positivo, é possível que outros mecanismos além da hemólise contribuíram para o desenvolvimento da anemia. A ausência persistente de uma resposta regenerativa de hemácias pode ser explicada por PRCA.[210,217]

Gatos com AHIM idiopática podem ser tratados com transfusões de sangue, conforme indicado, e glicocorticoides. O mesmo protocolo de prednisolona por 2 meses, conforme descrito para cães, foi usado em coorte de gatos e resultou em tempos de sobrevivência estimados de 75% (Figura 198.4).[216] Além disso, a taxa de mortalidade (cerca de 24%) relatada em gatos com AHIM idiopática é semelhante à dos cães.[213] Foi sugerido que cerca de 30% dos gatos podem ter recidivas após a melhora inicial.[213]

## HEMÓLISE ALOIMUNE FELINA

A hemólise aloimune felina é decorrente da incompatibilidade do grupo sanguíneo AB. Os gatos do tipo B desenvolvem títulos altos de anticorpos anti-A durante os primeiros 3 meses de vida, com atividade hemolisante e hemaglutinante (ver Capítulo 130). Esses anticorpos são os culpados pela aglutinação e destruição graves de eritrócitos em transfusões incompatíveis e na isoeritrólise neonatal felina (INF). A INF ocorre quando um gatinho do tipo A ou AB consome colostro de uma gata do tipo B.[218-221] Sinais de anemia hemolítica aparecem em horas a dias, e a gravidade é provavelmente determinada pela quantidade de colostro consumido.[222] A melhor maneira de prevenir a FNI é evitar acasalamentos incompatíveis. Em outros casos, os gatinhos devem ser impedidos de sugar colostro incompatível. A fim de evitar hemólise relacionada à transfusão, os gatos devem sempre ser submetidos à tipagem sanguínea antes da transfusão de sangue e apenas sangue compatível com AB deve ser dado.[221,223,224]

## REFERÊNCIAS BIBLIOGRÁFICAS

*As referências bibliográficas deste capítulo se encontram online no Ambiente de Aprendizagem.*

# CAPÍTULO 199

## Anemias Não Regenerativas

Ann E. Hohenhaus e Sarah Elizabeth Winzelberg

### INTRODUÇÃO

A anemia é definida como hematócrito (Ht), concentração de hemoglobina ([Hb]) ou contagem de glóbulos vermelhos (RBC) abaixo do intervalo de referência do laboratório. Na medicina veterinária, o Ht é o parâmetro usado com maior frequência para fazer o diagnóstico de anemia. Muitos fatores influenciam a frequência do diagnóstico de anemia: definir anemia como um, dois ou os três desses parâmetros fora do intervalo de referência; os dados demográficos das populações de pacientes estudadas; se as populações de cuidados primários ou centros de referência são avaliadas. Apesar dessas distinções, a anemia continua sendo um problema clínico comum na medicina veterinária, ocorrendo em aproximadamente 4% de todos os felinos e em até 31% dos pacientes caninos com mais de 8 anos.[1,2]

A anemia não regenerativa é a forma mais comum de anemia observada em cães e gatos.[1,3-6] Deve-se ter cuidado ao fazer o diagnóstico de anemia em um gato, uma vez que Ht [Hb] e contagem de hemácias diminuem aproximadamente 25% em gatos durante anestesia geral.[7] Em cães, os resultados da contagem de [Hb], Hct e RBC dependem do vaso sanguíneo amostrado. As amostras de sangue arterial fornecem valores mais baixos do que as amostras venosas, e um diagnóstico espúrio de anemia não regenerativa pode ser feito se as amostras arteriais forem comparadas com os intervalos de referência da amostra venosa.[8]

A anemia não regenerativa também pode ser descrita como anemia com reticulocitopenia pois a característica da anemia não regenerativa é uma contagem de reticulócitos inferior a 60.000/μℓ em cães e inferior a 50.000/μℓ em gatos, embora esses valores variem com base no método de contagem de reticulócitos.[9] As contagens automatizadas de reticulócitos têm um coeficiente de variação menor e são mais reprodutíveis do que as manuais.[10,11] Uma vez que a hipoxemia ocorra, são necessários 3 a 7 dias para a produção de reticulócitos; assim, a anemia por perda sanguínea e a anemia hemolítica podem, inicialmente, parecer não regenerativas. Consequentemente, a anemia em alguns pacientes pode não ser imediatamente classificável como regenerativa ou não regenerativa. Medidas substitutas de regeneração, incluindo volume corpuscular médio (VCM), hemoglobina corpuscular média (HCM), concentração de hemoglobina corpuscular média (CHCM) e amplitude de distribuição de glóbulos vermelhos não são indicadores confiáveis de regeneração em cães ou gatos.[1,11,12] A identificação de policromasia fornece uma estimativa melhor da regeneração do que os índices de hemácias em cães.[11,13] Os reticulócitos felinos ocorrem em pelo menos duas formas: pontilhados e agregados (ver Capítulo 198). Os reticulócitos agregados são considerados os mais importantes para avaliar a resposta à anemia e representam os que são contados com o uso de analisadores hematológicos automatizados.

Alguns analisadores hematológicos automatizados têm a capacidade de medir os índices de reticulócitos, incluindo os semelhantes a VCM e HCM relatados para glóbulos vermelhos maduros. Teor de hemoglobina reticulocitária baixo (CHr ou CHretic) e volume corpuscular médio de reticulócito (rVCM ou VCMretic) têm sido associados a marcadores hematológicos e bioquímicos de deficiência de ferro.[14] Os índices de reticulócitos podem ser úteis no diagnóstico de deficiência de ferro antes do desenvolvimento de microcitose e hipocromia.[15] No entanto, as alterações nos índices de reticulócitos não são específicas para a deficiência de ferro e também podem ser encontradas em outras causas de microcitose, como desvios portossistêmicos e microcitose associada à raça.[16]

Uma compreensão completa da fisiopatologia da anemia não regenerativa, uma extensa lista de diagnósticos diferenciais e um plano de diagnóstico abrangente são necessários para identificar a causa e tratar com sucesso os pacientes com anemia não regenerativa (Tabela 199.1). Determinar a causa da anemia não

**Tabela 199.1** Diagnósticos diferenciais de anemia não regenerativa.

| CAUSAS MEDULARES | CAUSAS EXTRAMEDULARES |
|---|---|
| Medular primária | Renal |
| • Anemia aplásica | • Lesão renal aguda |
| • Síndromes mielodisplásicas | • Doença renal crônica |
| • Síndromes mieloproliferativas | Endócrina |
| • Dismielopoese | • Hipoadrenocorticismo |
| • Mieloftise | • Hipotireoidismo |
|   • Leucemia aguda e crônica | Gastrintestinal/má absorção |
|   • Mieloma múltiplo | • Deficiência de cobalamina sérica |
| • Necrose da medula óssea | Doença hepática |
| Secundária à infecção medular: | Pancreatite |
| • Vírus da leucemia felina (G) | Neoplasia |
| • Vírus da imunodeficiência felina (G) | Deficiência de ferro |
| • Parvovírus | • Sangramento gastrintestinal crônico (massa gastrintestinal, doença inflamatória intestinal significativa, ectasia vascular,[29] parasitas gastrintestinais) |
| • Erliquiose | • Hematúria crônica (hematúria renal, massa urogenital) |
| • Sepse | |
| Reações medicamentosas: | |
| • Agentes antimicrobianos | |
| • Drogas quimioterápicas | |
| • Estrogênios (C) | • Outras perdas externas crônicas: massa dérmica, carga alta/crônica de ectoparasitas, sangramento orofaríngeo, epistaxe |
| • Fenobarbital (C) | |
| • Eritropoetina recombinante humana | |
| • Deficiência de cobre secundária à terapia de quelação | |
| Toxinas: | |
| • Aflatoxina | |
| Neoplasia: | |
| • Tumor de células de Sertoli (C) | |
| • Linfoma | |
| • Doença histiocítica | |
| Congênita: | |
| • Osteosclerose por deficiência de piruvato quinase (C) | |
| • Má absorção de cobalamina (C) | |
| • Deficiência de cobre[28] (C) | |
| Imune: | |
| • Variante não regenerativa de AHIM | |
| • Aplasia pura de eritrócitos | |

AHIM, anemia hemolítica imunomediada; C, ocorre em cães; G, ocorre em gatos.

regenerativa é fundamental para o tratamento e o resultado ideal do paciente, pois a anemia é uma variável prognóstica importante. Em cães com a variante não regenerativa da anemia hemolítica imunomediada (AHIM), naqueles infectados com *Leishmania infantum,* ou diagnosticados com linfoma, a anemia prediz o desfecho.[17-19] Gatos gravemente anêmicos têm menor probabilidade de receber alta do hospital e se a anemia é decorrente de doença renal crônica, os gatos com anemia têm sobrevida mais curta do que aqueles sem.[3,20]

## SINAIS CLÍNICOS E ACHADOS DO EXAME FÍSICO

Os sinais clínicos de anemia são vagos em cães e gatos e são atribuíveis à diminuição da oferta de oxigênio aos tecidos (Tabela 199.2). O exame físico revela achados compatíveis com RBC, [Hb] e Ht baixos: palidez, fraqueza e depressão. O exame físico também identifica os mecanismos fisiológicos que compensam a redução do fornecimento de oxigênio, como taquicardia e taquipneia. O exame físico completo, frequentemente, pode identificar sinais clínicos do processo de doença subjacente responsável pela anemia.

## CARACTERIZAÇÃO DA ANEMIA

Para caracterizar com precisão a anemia, são necessários vários descritores de tamanho da célula, teor de hemoglobina e regeneração. Essa caracterização da anemia não fornece nenhuma indicação quanto à fisiopatologia subjacente. Consequentemente, este capítulo categoriza as anemias não regenerativas naquelas causadas por insuficiência da medula óssea ou causas medulares e naquelas por causas secundárias ou extramedulares. A maioria dos casos de perda de sangue e hemólise que causa anemia (ver Capítulo 198) se torna regenerativa após uma janela de tempo em que a medula óssea aumenta a produção de reticulócitos em resposta à anemia (tipicamente 3 a 7 dias). No entanto, certos fatores podem limitar o mecanismo de resposta natural do corpo

**Tabela 199.2** Histórico e achados de exames físicos em cães e gatos com anemia.[3,21-26]

| HISTÓRICO | EXAME FÍSICO |
|---|---|
| Letargia | Palidez |
| Anorexia | Fraqueza |
| Pica (mais comum em gatos) | Depressão |
| Diminuição da atividade | Icterícia |
| Perda de peso | Pirexia ou hipotermia |
| Administração de fármacos | Linfadenopatia |
|    Estrogênio | Esplenomegalia |
|    Fenobarbital | Hepatomegalia |
|    Cloranfenicol | Cardiovascular |
| |    Taquicardia |
| |    Síncope |
| |    Sopro cardíaco |
| |    Galope |
| | Respiratório |
| |    Taquipneia |
| |    Tromboembolismo |
| | Sinais clínicos de doença subjacente |
| |    Uremia |
| |    Coagulopatia |
| |      Hemoptise, hematêmese, melena, púrpura |
| |    Endocrinopatia |
| |    Má absorção |
| |    Neoplasia |
| |    Infecção/sepse |

para produzir um número maior de glóbulos vermelhos, resultando em anemia hemolítica não regenerativa ou anemia por perda de sangue. As causas desses tipos de anemia não regenerativa incluem deficiência absoluta de ferro (como no caso de sangramento crônico de baixo grau ou outra perda de sangue), sequestro de ferro por inflamação crônica e meia-vida eritrocitária reduzida ou outras comorbidades que prejudicam a resposta medular a um gatilho hipóxico. Até 1/3 dos cães e mais de 50% dos gatos com anemia hemolítica imunomediada podem ser não regenerativos no momento do diagnóstico.[24,27] Além disso, a anemia secundária ao direcionamento imunológico de precursores de glóbulos vermelhos pode permanecer não regenerativa até que o paciente esteja adequadamente imunossuprimido.

## PATOGÊNESE

Muitas doenças sistêmicas resultam em anemia não regenerativa (ver Tabela 199.1), e sua patogênese é complexa e multifatorial (Figura 199.1). Os mecanismos patológicos podem ser divididos em duas categorias principais: diminuição da expectativa de vida dos eritrócitos e diminuição da eritropoese ou eritropoese ineficaz.

### Redução da vida útil do eritrócito

O tempo de vida de um eritrócito normal é de 100 dias em um cão saudável e 72 dias em um gato saudável.[30] Durante esse tempo, ele é responsável pelo fornecimento de oxigênio aos tecidos e requer a manutenção das características celulares de deformabilidade para otimizar seu desempenho. À medida que os eritrócitos envelhecem, inúmeras alterações bioquímicas, imunológicas e mecânicas prejudicam sua capacidade de se recuperar de muitos danos. O acúmulo de tais lesões desencadeia a remoção de um eritrócito senescente da circulação pelo sistema reticuloendotelial (SRE), principalmente por células fagocíticas mononucleares no baço, fígado e nódulos linfáticos. O estresse oxidativo dos glóbulos vermelhos é causado tanto pela autoxidação da hemoglobina endógena quanto por oxidantes exógenos que podem resultar em envelhecimento celular e prejuízo funcional, encurtando o tempo de vida dos eritrócitos ao desencadear a remoção pelo SRE.[31] Estresse oxidativo, estresse mecânico, lesão induzida por complemento, rearranjo de fosfolipídios de membrana, contato com proteínas catiônicas liberadas de neutrófilos ativados, formação de corpúsculos de Heinz e parasitas hemotrópicos, todos alteram a viscosidade citoplasmática, resultando em prejuízo à deformabilidade e ao direcionamento dos glóbulos vermelhos para remoção precoce da circulação.[32] Da mesma forma, defeitos eritrocitários hereditários, como anormalidades de proteínas de membrana, deficiências enzimáticas eritrocitárias, hemoglobinopatias e aumento da fragilidade osmótica, levam a uma vida útil mais curta dos eritrócitos. A ativação excessiva do SRE, como observada com algumas condições imunomediadas, infecciosas, inflamatórias e paraneoplásicas, também pode estimular a remoção precoce de glóbulos vermelhos da circulação. Em geral, os distúrbios que resultam na diminuição da expectativa de vida dos eritrócitos causam anemia regenerativa em cães e gatos; entretanto, eles também podem ser fatores contribuintes em casos de anemia não regenerativa.

### Eritropoese diminuída e ineficaz

A eritropoese pode ser diminuída em razão da falta absoluta ou relativa de eritropoetina, ou pode ser ineficaz secundária à diminuição da resposta da medula à eritropoetina. A eritropoetina é produzida principalmente pelo rim nas células intersticiais peritubulares do córtex renal interno e medula externa. A hipoxia renal é o principal fator de estimulação da síntese de eritropoetina. A hipoxia renal leva à inibição da degradação do fator 1 induzível por hipoxia (HIF-1), permitindo que o HIF-1 se ligue a elementos de resposta à hipoxia de genes regulados por

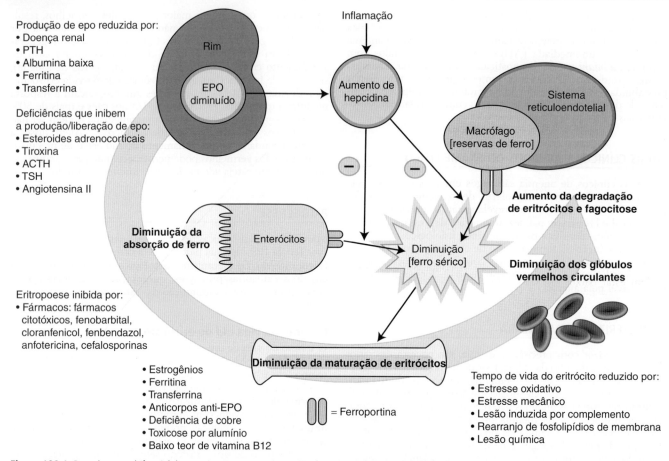

**Figura 199.1** Patogênese multifatorial da anemia não regenerativa. *ACTH*, hormônio adrenocorticotrófico; *EPO*, eritropoetina; *PTH*, hormônio da paratireoide; *TSH*, hormônio estimulador da tireoide.

oxigênio, levando ao aumento da produção de eritropoetina.[33,34] A produção de eritropoetina é reduzida nas causas agudas e crônicas de doença renal, e a doença renal crônica é conhecida por ser uma causa comum de anemia não regenerativa (ver Capítulo 324).[33] O local de produção extrarrenal mais importante de eritropoetina é o fígado, com produção adicional limitada em locais como cérebro, células endoteliais vasculares, pulmão, útero, testículos e vários tumores sólidos.[33,35,36] A síntese de eritropoetina por tecidos extrarrenais não pode ser induzida adequadamente para compensar quando há diminuição da produção renal.[35] A hipoxemia não aumenta a produção hepática de eritropoetina; porém, outras causas de lesão hepática podem levar ao aumento da produção de eritropoetina pelo fígado.[33]

A eritropoese ineficaz pode ser secundária a deficiências absolutas em nutrientes cruciais para a biossíntese de hemoglobina e maturação de hemácias ou em razão de uma série de anormalidades diferentes de citocinas observadas em vários estados de inflamação, comumente designadas como anemia de doença crônica. Em humanos, os estados inflamatórios sistêmicos são induzidos por muitas doenças, incluindo infecções, condições autoimunes, malignidades, doença renal, pancreatite, *diabetes* melito, doença cardíaca, trauma, doença crítica, pós-cirurgia e envelhecimento.[37-40] Citocinas inflamatórias, como IL-1, IL-6, TNF-α e interferona-gama, reduzem a produção de eritropoetina endógena em face da hipoxemia e suprimem a resposta do progenitor eritroide à eritropoetina.[38,41] IL-6, principalmente, aumenta a produção de hepcidina, uma proteína de fase aguda produzida pelo fígado, que é responsável pela homeostase do ferro, resultando em um estado sistêmico de relativa deficiência de ferro. Teores elevados de hepcidina também podem ocorrer secundariamente à diminuição da depuração renal e mutações nos supressores de hepcidina.[42] Os teores elevados de hepcidina resultam em aumento da internalização celular e degradação da ferroportina, uma proteína integral da membrana do enterócito responsável pelo movimento do ferro para fora do enterócito e para a circulação. O efeito líquido da elevação da hepcidina na ferroportina é o aprisionamento de ferro nos enterócitos, sequestrando o ferro da utilização sistêmica. Além disso, a hepcidina impede a liberação de ferro armazenado em macrófagos e hepatócitos e bloqueia a absorção intestinal luminal de ferro. Isso leva a teores baixos de ferro no sangue e deficiência sistêmica relativa de ferro.[43] A deficiência de ferro, absoluta ou secundária a elevações na hepcidina, prejudica a biossíntese da hemoglobina e compromete a resposta da eritropoetina em decorrência da sensibilidade reduzida à eritropoetina das células progenitoras na medula óssea.[43] A deficiência de cobre está associada a uma deficiência funcional de ferro em razão da diminuição da síntese de hemoglobina, e a literatura confirma que as deficiências iatrogênicas, congênitas e nutricionais de cobre são causas incomuns de eritropoese ineficaz e anemia não regenerativa em cães.[28,44-46] Deficiência de vitamina B₁₂ inibe a síntese de purina e timidilato, prejudicando a síntese de DNA dentro dos eritroblastos e causando apoptose eritroblástica.[47] A hipocobalaminemia secundária à má absorção seletiva hereditária de cobalamina é uma causa de anemia não regenerativa, muitas vezes eritroblástica, em cães.[48-51] Embora a deficiência de folato seja também associada a eritropoese ineficaz em humanos, nenhuma documentação de anemia é observada no corpo da literatura veterinária em relação à deficiência de folato e anemia. Hipoalbuminemia e elevações no hormônio da paratireoide, ferritina e saturação de transferrina prejudicam significativamente a resposta eritropoética e podem resultar em eritropoese ineficaz.[52] Toxicose por alumínio, secundária a altas doses crônicas de hidróxido de alumínio ou outra exposição tóxica, pode resultar em eritropoese ineficaz decorrente da interferência com a utilização do ferro como precursor eritroide e redução da vida útil dos eritrócitos resultante de alterações morfológicas nos glóbulos vermelhos.[53] Relatos de anemia secundária ao acúmulo de alumínio são limitados na medicina veterinária, mas estão bem documentados em populações humanas e de roedores.[53-56] O uso de inibidores da enzima conversora da angiotensina pode levar à anemia. Embora os mecanismos pelos quais essa anemia é mediada não sejam totalmente elucidados, há suspeita de redução da liberação de eritropoetina, bem como eritropoese ineficaz em razão dos efeitos diretos do fármaco sobre os precursores dos eritrócitos.[57,58]

Diferenciar a anemia por deficiência de ferro da anemia por inflamação pode ser difícil e, em alguns casos, ambas as condições podem ser fatores determinantes; no entanto, a diferenciação é essencial para selecionar o tratamento adequado. Avaliar alguns índices de ferro pode ajudar a distinguir se um componente da restrição de ferro está contribuindo para a anemia, o que ajuda a orientar as recomendações terapêuticas. Os teores de ferro sérico são baixos em ambas as condições e também podem estar baixos em cães com desvio portossistêmico.[59] A ferritina – a forma de armazenamento solúvel de ferro nos tecidos – é uma proteína de fase aguda positiva e, na saúde, é uma medida representativa dos estoques totais de ferro no corpo. Os teores de ferritina estão classicamente diminuídos na anemia por deficiência de ferro e aumentados na anemia por inflamação. Entretanto, a ferritina também pode estar aumentada em hepatopatias agudas ou necrose hepática em razão da sua produção regulada positivamente como uma proteína de fase aguda ou da liberação aumentada de hepatócitos lesionados.[16,44] A transferrina é a principal proteína do sangue que se liga ao ferro e o transporta. Na medicina veterinária, a transferrina é medida indiretamente e relatada como capacidade total de ligação ao ferro (CTLF). A transferrina é uma proteína de fase aguda negativa. Embora a CTLF geralmente seja normal a aumentada em casos de deficiência de ferro, a inflamação simultânea pode dificultar a interpretação. Elevações na transferrina também podem ser observadas com doença hepática crônica ou um estado de sobrecarga de ferro.[60] A porcentagem de saturação de ferro (ferro sérico/CTLF) inferior a 20% pode ser sugestiva de deficiência de ferro.[60] Uma vez que as avaliações convencionais de VCM e CHCM para microcitose e hipocromasia são marcadores insensíveis de deficiência de ferro, os índices de reticulócitos são melhores indicadores do estado de ferro.[15] Os índices de reticulócitos foram avaliados em causas diferentes de anemia. Embora as alterações nesses índices não sejam específicas para cães com deficiência de ferro, cães com concentração diminuída de hemoglobina reticulocitária (≤ 26 g/dℓ) e CHretic (≤ 20,1 pg), e aumento da porcentagem de reticulócitos com baixa concentração de hemoglobina reticulocitária (74%) e CHretic baixo (> 50%) devem fazer o clínico suspeitar de um diagnóstico de anemia por deficiência de ferro.[16]

### Identificação da causa subjacente de anemias não regenerativas

A lista de diagnósticos diferenciais (ver Tabela 199.1 e Boxe 199.1) para causas de anemia não regenerativa é extensa. Os diagnósticos diferenciais devem ser priorizados com base na queixa principal, histórico e apresentação do paciente. Causas incomuns de anemia não regenerativa devem ser consideradas em certos casos. O uso de um algoritmo para orientar as recomendações de diagnóstico ajuda a minimizar testes desnecessários e, ao mesmo tempo, maximizar as chances de obter um diagnóstico (Figura 199.2).

### Falha da medula óssea como causa da anemia não regenerativa

Múltiplos distúrbios da medula óssea produzem anemia não regenerativa (ver Tabela 199.1 e Boxe 199.1). Estes incluem os

**Boxe 199.1** Causas incomuns de anemia não regenerativa

**Causas medulares**
Síndromes mielodisplásicas primárias
Síndromes mieloproliferativas primárias
   Leucemia granulocítica crônica
   Mielofibrose primária[77]
Dismielopoese primária
   Diseritropoese congênita
      Springer Spaniel[61]
   Má absorção intestinal seletiva hereditária de cobalamina (síndrome de Imerslund-Grasbeck)[51]
      Schnauzer gigante
      Border Collie
      Beagle
      Pastor-Australiano
Necrose primária da medula óssea[62]

**Causas extramedulares**
Dismielopoese secundária
   Doenças hematológicas imunológicas
   Anemia aplásica induzida por estrogênio/pancitopenia
      Exógeno
      Tumor endógeno de células de Sertoli
   Anticonvulsivantes
   Infecção retroviral felina[88]
   Deficiência de cobre[28,45]
Mielofibrose secundária
   Deficiência de piruvato quinase[63]
   Infecção pelo vírus da leucemia felina
   Administração de eritropoetina humana recombinante
Necrose secundária da medula óssea[62]
   Sepse
   Neoplasia
   Infecção
   Fármacos
Mieloftise

distúrbios medulares primários: aplasia eritrocitária pura, que pode ser uma forma mais grave de AHIM não regenerativa, anemia aplásica/pancitopenia, síndromes mielodisplásicas primárias, distúrbios mieloproliferativos primários, dismielopoese primária e mielofibrose primária. As causas secundárias ou extramedulares de insuficiência da medula óssea induzem também anemia não regenerativa, mas, como esses distúrbios têm etiologia extramedular, o tratamento tem como alvo o distúrbio primário. A mieloftise, tanto primária quanto secundária, pode resultar em anemia não regenerativa. Para obter mais informações sobre os tumores que causam mieloftise, consulte os Capítulos 344, 349 e 350. A deficiência de piruvato quinase e a intoxicação por estrogênio levam à mielofibrose secundária, e a administração de fenobarbital causa dismielopoese secundária. As síndromes mielodisplásicas secundárias ocorrem em humanos como resultado de terapia com fármacos citotóxicos ou exposição à radiação.

Sua ocorrência não foi documentada em pacientes veterinários. Para uma classificação mais detalhada dos distúrbios medulares primários e secundários, consulte o Capítulo 202.

## DIAGNÓSTICO

O diagnóstico de insuficiência da medula óssea requer aspiração da medula óssea, para avaliar a morfologia celular, e biopsia do núcleo da medula óssea, para avaliar a celularidade (ver Capítulo 92). Quando não é possível identificar outra causa de anemia não regenerativa, o teste da medula óssea costuma ser a etapa diagnóstica final (Figura 199.2). A maioria dos distúrbios

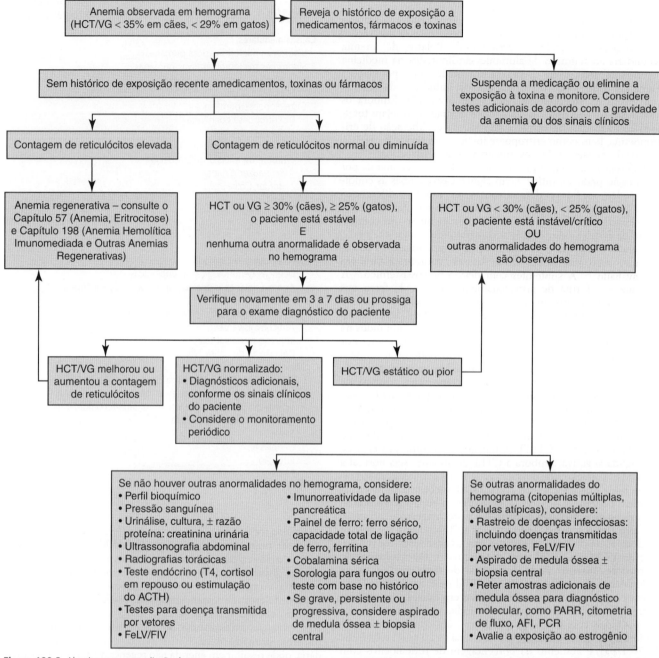

**Figura 199.2** Algoritmo para a avaliação de um paciente com anemia não regenerativa. *ACTH*, hormônio adrenocorticotrófico; *AFI*, anticorpo fluorescente indireto; *CBC*, hemograma; *FeLV*, infecção pelo vírus da leucemia felina; *FIV*, infecção pelo vírus da imunodeficiência felina; *PARR*, PCR para rearranjos do receptor do antígeno; *PCR*, reação em cadeia de polimerase; *T4*, tiroxina.

medulares primários tem prognóstico ruim, em parte porque a identificação do defeito molecular subjacente está ausente em pacientes veterinários e, como causa menos comum de anemia não regenerativa, sua raridade dificulta a identificação do tratamento ideal.

## OPÇÕES TERAPÊUTICAS

Os tratamentos para anemia não regenerativa incluem terapia sintomática quando necessário e identificação e tratamento da causa subjacente. Se os pacientes apresentam sinais clínicos de anemia, a terapia sintomática por transfusão com papa de hemácias ou sangue total pode ser indicada (ver Capítulo 130). Quando a anemia é grave, as opções terapêuticas podem incluir a suplementação de precursores de glóbulos vermelhos, como ferro e cobalamina, bem como o uso direcionado de agentes estimuladores da eritropoese até a recuperação da medula óssea. Para tratamentos específicos de causas extramedulares de anemia não regenerativa, consulte os Capítulos 222 e 223. Para anemia regenerativa, o leitor deve consultar o Capítulo 198. Para obter mais informações sobre medicamentos imunossupressores, consulte os Capítulos 195, 165 e 360.

### Terapia sintomática

- Transfusão: embora a anemia não regenerativa seja mais comum do que a anemia regenerativa, a revisão das indicações para transfusão de hemácias em cães mostra que a transfusão para insuficiência da medula óssea é muito menos comum do que para perda de sangue ou anemia hemolítica.[64,65] Em razão da alta frequência de doença renal crônica em gatos, a transfusão para anemia não regenerativa é mais comum do que em cães.[66-68] A baixa taxa de transfusão de hemácias para anemia não regenerativa reflete o grau moderado de anemia presente nessa condição, seu início lento, mecanismos compensatórios adequados e prognóstico ruim. Certos pacientes com anemia não regenerativa podem receber múltiplas transfusões de glóbulos vermelhos, o que aumenta a importância da tipagem sanguínea (ver Capítulo 130) e do teste cruzado antes da transfusão.[69]

### Terapias específicas
- Suplementação de ferro: a suplementação de ferro pode ser administrada por via parenteral ou enteral. A administração parenteral é preferível em razão da absorção mais confiável, especialmente se a deficiência for secundária à má absorção. Cães que recebem suplementação de ferro, CHretic e VCMretic podem ser mais sensíveis para identificar resposta nos estoques corporais de ferro.[15] Em casos de deficiência de ferro, a suplementação parenteral resulta em uma resolução mais rápida em comparação com a suplementação enteral quando os índices de reticulócitos são avaliados.[15] A suplementação oral, entretanto, é a forma mais barata de suplementação e também é considerada a mais segura. O sulfato ferroso é o suplemento oral mais comum, com dose variada relatada na literatura veterinária. A dose recomendada é de 100 a 300 mg/cão por dia administrada por via oral (20 a 60 mg de ferro elementar) ou 50 a 100 mg/gato por dia administrada por via oral (10 a 20 mg de ferro elementar).[34,70] Efeitos adversos com as doses recomendadas incluem distúrbios gastrintestinais, geralmente de natureza leve. A administração concomitante com alimentos pode reduzir a absorção, assim como a administração com medicamentos que aumentam o pH gástrico.[70] A administração de ferro pode reduzir a absorção de antibióticos, como fluoroquinolonas e tetraciclinas, e deve haver espaçamento entre as doses.[70] Outros suplementos orais, como gliconato ferroso e fumarato ferroso, estão disponíveis e são usados para suplementação humana. Há menos informações publicadas sobre a dose desses na medicina veterinária; no entanto, informações empíricas têm como alvo a mesma quantidade de ferro elementar que com a administração de sulfato ferroso. A dose sugerida para o gliconato ferroso é de 16,25 mg/kg/dia em gatos.[71] A suplementação parenteral inclui ferro dextrana, gliconato de ferro e sacarose de ferro. Ferro dextrana é a suplementação parenteral mais comum em medicina veterinária. A dose recomendada é de 10 mg/kg em cães e gatos.[70,71] Em gatos, o indicado é administrar a cada 3 a 4 semanas.[70,71] Recomenda-se que a administração seja feita por via intramuscular, com risco aumentado de reação anafilática quando administrada por via intravenosa. É absorvido lentamente através do sistema linfático após a injeção, com aproximadamente 60% do fármaco absorvido em 3 dias e até 90% absorvido após 1 a 3 semanas.[70] Agentes mais novos sem a porção dextrana, como gliconato de ferro e sacarose de ferro, estão associados a uma taxa mais baixa de reações anafiláticas em humanos e podem ser administrados por via intravenosa, bem como por via intramuscular. Um dos compostos mais novos de ferro-carboidrato é a carboximaltose férrica, projetada para imitar a ferritina fisiológica.[72] Contudo, os dados sobre o uso desses novos suplementos de ferro parenteral e administração intravenosa não estão disponíveis para populações veterinárias.[73]
- Agentes estimuladores de eritropoese (AEEs): o uso de AEEs humanos recombinantes pode ser considerado no tratamento da anemia não regenerativa. Cães com anemia não regenerativa sem características de mielodisplasia primária respondem ao uso de AEEs e tendem a ter sobrevida prolongada em comparação com cães com mielodisplasia primária, que normalmente não respondem às terapias padrão.[74] Entretanto, os AEEs também foram usados com resposta positiva em um caso de síndrome mielodisplásica com predomínio eritroide em um cão.[75] Em humanos, os AEEs têm amplo uso clínico e são a terapia mais comumente usada para anemias secundárias a síndromes mielodisplásicas, apesar de não serem aprovados pela Food and Drug Administration para esse uso específico.[76] Em cães com mielofibrose secundária, o uso de AEEs em conjunto com outras terapias está associado a uma sobrevida prolongada.[77] Em humanos, esses agentes também são usados para tratar a deficiência relativa de eritropoetina, como pode ser visto com mieloma múltiplo e linfoma não Hodgkin.[78]

Vários produtos de eritropoetina humana recombinante estão disponíveis no mercado, incluindo epoetina alfa, epoetina beta e darbepoetina alfa. A homologia significativa (> 80%) entre eritropoetina humana e eritropoetina canina e felina permite que produtos humanos recombinantes se liguem e interajam com os receptores da eritropoetina em cães e gatos.[79,80] A darbepoetina é hiperglicosilada em comparação com a epoetina, resultando em meia-vida circulante 3 vezes maior do que a da epoetina e uma redução no tempo de depuração média de mais de 70% (m$\ell$/kg × h).[81] A escolha de qual agente usar deve ser baseada em vários fatores. A darbepoetina é administrada apenas 1 vez/semana e, empiricamente, está associada a um risco reduzido de aplasia eritrocitária pura secundária à formação de anticorpos antieritropoetina, quando comparada com a epoetina.[34] Em gatos, a posologia recomendada inicialmente é de 1 mcg/kg SC 1 vez/semana.[34,82] Uma vez que o hematócrito alvo é atingido, a frequência de administração é diminuída a cada 2 a 3 semanas com a dose ajustada para manter o VG dentro do intervalo-alvo (25 a 35%).[34] Para cães, a dose inicial recomendada na literatura é de 0,45 mcg/kg SC 1 vez/semana, com ajustes adequados para manter a VG na faixa-alvo (37 a 45%).[70] Epoetina requer administração 3 vezes/semana, mas pode ser marginalmente mais barata do que darbepoetina.[34] No início, a dose recomendada em cães e gatos é de 100 unidades/kg SC 3 vezes/semana.[70] Uma vez atingido o PCV-alvo, a frequência de dose pode ser reduzida para 2 vezes/semana como terapia de manutenção.[70] Além da aplasia eritrocitária pura, outros efeitos adversos desses agentes incluem hipertensão, convulsões e deficiência de ferro.[70] A suplementação parenteral mensal concomitante de ferro é recomendada quando AEEs são administrados. Especificamente para a epoetina, eventos adversos adicionais de reações no local de injeção (que podem ser preditivos da formação de anticorpos), como febre, artralgia e úlceras mucocutâneas, também são possíveis.[70]

### Tratamento de causas medulares de anemia não regenerativa

Tratamentos baseados em evidências para anemia não regenerativa decorrente de doença medular primária estão ausentes na medicina veterinária. Relatos de casos únicos e séries de casos predominam na literatura e, como existem muitos esquemas de classificação para doenças da medula óssea, a comparação dos resultados do tratamento é difícil

- Glicocorticoides: se o tratamento for buscado, apesar do prognóstico ruim para recuperação em animais de estimação com insuficiência da medula óssea, quase todos os pacientes recebem tratamento inicial com doses imunossupressoras de glicocorticoides (ver Capítulo 165). Muitos cães com aplasia eritrocitária pura ou a variante não regenerativa da anemia hemolítica imunomediada respondem aos glicocorticoides com resolução da anemia.[23,83] Em outros distúrbios da medula óssea, a resposta é mais variável
- Ciclofosfamida: embora a maioria dos cães com aplasia eritrocitária pura e a variante não regenerativa da anemia hemolítica imunomediada responda à imunossupressão por glicocorticoides, alguns cães parecem requerer imunossupressão adicional com ciclofosfamida 50 mg/m² VO a cada 24 horas × 4 dias, repetida semanalmente.[23,83] A ciclofosfamida não é recomendada

atualmente para o tratamento da anemia hemolítica imunomediada regenerativa (ver Capítulo 198)
- Azatioprina: como alternativa à ciclofosfamida, a azatioprina (2 mg/kg VO a cada 24 horas × 5 dias e depois a cada 48 h) tem sido recomendada para o tratamento da aplasia eritrocitária pura e da variante não regenerativa da anemia hemolítica imunomediada.[23]
- Hidroxiureia: a leucemia granulocítica crônica representa um distúrbio mieloproliferativo primário extremamente raro em cães. Se o tratamento for indicado, hidroxiureia 50 mg/kg VO 1 vez/dia pode induzir a remissão.[84,85] Se a remissão for alcançada, a frequência de administração pode ser diminuída para cada 48 a 72 horas. Em humanos, a translocação cromossômica leva ao aumento da produção de granulócitos na leucemia granulocítica crônica, que pode ser inibida pelo tratamento com inibidores da tirosinoquinase. A presença de uma mutação semelhante em cães com leucemia granulocítica crônica não foi documentada
- Outros agentes citotóxicos ou imunossupressores: citarabina, ciclosporina e quimioterapia combinada têm sido usadas com sucesso variável para tratar síndromes mielodisplásicas em gatos positivos para o vírus da leucemia felina.[89] Em humanos, a ciclosporina associada a outros agentes imunossupressores pode induzir a remissão em pacientes com aplasia eritrocitária pura e certas síndromes mielodisplásicas. Faltam evidências para o uso de ciclosporina em pacientes veterinários com aplasia eritrocitária pura e síndromes mielodisplásicas.[86,87]
- Vitamina K2: um relatório preliminar indicou que um análogo da vitamina K2 (menatetrenona) foi benéfico nas síndromes mielodisplásicas felinas quando administrada na dose de 2 mg/kg.[89] A menatetrenona promove a diferenciação celular *in vitro*.

### Novos rumos na terapia

O manejo da anemia não regenerativa da inflamação usando ferro e AEEs é ineficaz para alguns pacientes e há riscos, o que leva à busca de novas terapias direcionadas ao eixo hepcidina-ferroportina. Uma delas é a inibição da função da hepcidina com o uso de antagonistas diretos da hepcidina, a fim de evitar a transcrição da hepcidina com inibidores da produção de hepcidina (incluindo inibidores da via da IL-6 e vitamina D). Desse modo, promove-se a resistência da ferroportina à ação da hepcidina com agonistas/estabilizadores da ferroportina.[90] Como o uso desses agentes é mais explorado para humanos e seus perfis de eficácia e segurança estão estabelecidos, esses novos agentes são considerados em pacientes veterinários para expandir nosso arsenal de opções para o manejo a longo prazo desses casos desafiadores.

### REFERÊNCIAS BIBLIOGRÁFICAS

*As referências bibliográficas deste capítulo se encontram online no Ambiente de Aprendizagem.*

# CAPÍTULO 200

# Policitemia Primária e Eritrocitose

Ann E. Hohenhaus

## DEFINIÇÕES

O termo eritrocitose indica um aumento na contagem de glóbulos vermelhos, concentração de hemoglobina e hematócrito em comparação com o intervalo de referência e decorre do aumento da massa de glóbulos vermelhos ou da diminuição do volume de plasma. Relatórios crescentes de intervalos de referência específicos de raças com contagem de glóbulos vermelhos, concentração de hemoglobina e hematócrito maiores do que os intervalos de referência laboratoriais tradicionais sugerem que um diagnóstico de eritrocitose não deve ser feito em um cão de raça pura até que o intervalo de referência específico da raça tenha sido revisado.[1-3] A policitemia costuma ser considerada sinônimo de eritrocitose, mas, neste capítulo, a policitemia será usada com relação primária ou secundária para indicar o mecanismo da eritrocitose (Figura 200.1). A policitemia relativa ocorre quando a água plasmática é perdida sem perda simultânea de glóbulos vermelhos. A policitemia primária, ou no léxico da medicina humana, a policitemia vera, é um distúrbio mieloproliferativo no qual a produção de glóbulos vermelhos é constitutiva e independente da produção de eritropoetina. Na policitemia primária, o ciclo de *feedback* negativo permanece intacto, e o número aumentado de glóbulos vermelhos fornece oxigênio adequado aos rins, inibindo a produção de eritropoetina renal. Em humanos com policitemia primária, as contagens de leucócitos e plaquetas estão comumente elevadas, e 90% dos pacientes apresentam uma mutação no gene *JAK2*. A presença dessa mutação tornou-se um critério diagnóstico importante para policitemia vera.[4] Uma mutação *JAK2* foi sequenciada em um cão com policitemia primária.[5] Ocasionalmente, gatos com policitemia também apresentam trombocitose.[6] A policitemia secundária é fisiologicamente apropriada, resultante de um aumento na produção de eritropoetina em resposta à hipoxemia, ou fisiologicamente inadequada, resultante de um aumento na produção de eritropoetina na ausência de hipoxemia. A policitemia secundária fisiologicamente inadequada é mais comumente decorrente da produção paraneoplásica de eritropoetina. Tanto o mRNA da eritropoetina quanto seu produto proteico foram identificados em tumores associados à policitemia.[7,8] Um subconjunto específico da policitemia secundária fisiologicamente inadequada é mediado por hormônios via tiroxina, hormônio do crescimento e cortisol, em razão dos efeitos estimulantes que esses hormônios têm sobre a produção de glóbulos vermelhos.[9,10]

## ERITROPOESE NORMAL

Os glóbulos vermelhos, especificamente a hemoglobina, transportam oxigênio para os tecidos. Os rins atuam como órgão sensor da hipoxemia. A hipoxia renal estimula a produção de fator induzível por hipoxia que, por sua vez, estimula os fibroblastos intersticiais corticais a produzirem eritropoetina.[11] O hormônio tireoidiano aumenta diretamente a proliferação de

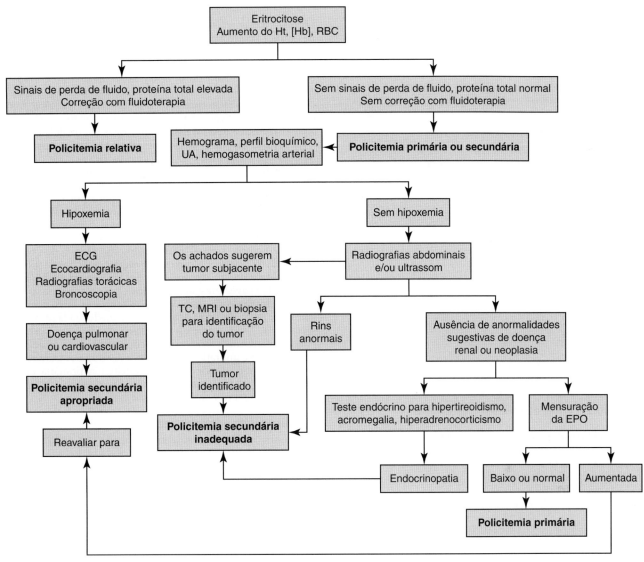

**Figura 200.1** Algoritmo para a diferenciação de eritrocitose e policitemia. *ECG*, eletrocardiograma; *EPO*, eritropoetina; *Hb*, hemoglobina; *Ht*, hematócrito; *RBC*, contagem de glóbulos vermelhos; *TC*, tomografia computadorizada; *UA*, urinálise.

células progenitoras eritropoéticas e também aumenta a produção de eritropoetina induzível por hipoxia.[12] Os glicocorticoides têm sinergia com fatores que induzem hipoxia para estimular unidades formadoras de explosão eritroide, capazes de autorrenovação.[13] Esses mecanismos podem ser responsáveis pela eritrocitose observada em pacientes com hipertireoidismo e hiperadrenocorticismo. O hormônio do crescimento estimula diretamente a hematopoese ou se liga a receptores como os do fator de crescimento semelhante à insulina e prolactina, estimulando a produção de glóbulos vermelhos.[14]

## ERITROPOESE NA POLICITEMIA

O controle da produção de glóbulos vermelhos na policitemia depende do tipo de policitemia. Na policitemia relativa, a produção de glóbulos vermelhos não é alterada. O aumento aparente dos glóbulos vermelhos decorre da perda de fluido intravascular. Na policitemia secundária, o aumento da contagem de hemácias resulta de um aumento na eritropoetina em resposta à hipoxemia na policitemia fisiologicamente apropriada, ou um aumento na eritropoetina independente da hipoxemia – frequentemente um processo paraneoplásico – na policitemia fisiologicamente inadequada. Foram propostos dois mecanismos para o aumento da produção de eritropoetina e subsequente policitemia secundária à doença renal: hipoxia renal como consequência do processo mórbido primário e aumento ou produção aberrante de eritropoetina por células neoplásicas. A origem da produção excessiva de glóbulos vermelhos na policitemia primária é desconhecida, mas há uma mutação genética subjacente à doença em humanos, e investigações recentes sugerem um mecanismo semelhante em cães.[4,5]

## SINAIS CLÍNICOS E ACHADOS DO EXAME FÍSICO NA POLICITEMIA

Os sinais clínicos associados à policitemia variam de acordo com a causa subjacente. As marcas da policitemia relativa incluem desidratação e evidências clínicas de perda de fluidos, mais comumente por vômito e/ou diarreia. Excitação, exercício ou estresse também podem resultar em policitemia relativa. A hiperviscosidade e a hipervolemia causam sinais clínicos na policitemia primária e secundária, mas não ocorrem na policitemia relativa (Boxe 200.1). Além disso, cães e gatos com policitemia secundária podem apresentar sinais relacionados à doença cardiovascular, renal, respiratória ou neoplásica subjacente (Boxe 200.2).

## Boxe 200.1 Causas de sinais clínicos e achados de exame físico na policitemia primária e secundária

**Hipervolemia**
Manifestações oculares
    Uveíte de vasos retinianos ingurgitados e tortuosos[33]
    Descolamento de retina/hemorragia
    Glaucoma
Membranas mucosas ingurgitadas

**Hiperviscosidade**
*Sinais do sistema nervoso central*
    Desmaio
    Fraqueza/paresia posterior/ataxia
    Convulsões
    Letargia/depressão
    Outros sinais do sistema nervoso central

*Mecanismos não classificados ou múltiplos*
Hemorragia
    Epistaxe
    Hematoquezia
    Diarreia hemorrágica
    Hematêmese
Poliúria/polidipsia[34]
Vômito
Diarreia

## Boxe 200.2 Causas da policitemia secundária

**Fisiologicamente adequado (hipoxemia presente)**
Cardíacas
    Desvio da direita para a esquerda
        Persistência do ducto arterioso[27,29]
        Tetralogia de Fallot[35]
        *Truncus arteriosus* persistente[36]
Hematológicas
    Hemoglobinopatia (não relatada em animais)
Respiratórias
    Doença do parênquima pulmonar
    Amiloidose vascular pulmonar[37]
    Alta altitude
    Obesidade
Renais
    Linfoma[38]

**Fisiologicamente inadequado (hipoxemia ausente)**
Renais
    Pielonefrite[24,39]
    Hipoxia renal local
Neoplasia
    Fibrossarcoma nasal[40]
    Schwanoma[8]
    Leiomiossarcoma cecal[7]
    Carcinoma de células renais[21,23,26,39,41]
    Fibrossarcoma renal[42]
    Linfoma renal[43]

## TESTES DIAGNÓSTICOS

Em cães e gatos identificados com eritrocitose com base nos resultados do hemograma ou hematócrito, um hemoglobinômetro portátil pode ser usado para confirmar com precisão a hemoglobina elevada.[15] Em pacientes com suspeita de policitemia relativa decorrente da perda óbvia de fluidos e do aumento da concentração sérica de proteína total, o tratamento com fluidos intravenosos e resolução da eritrocitose confirmam o diagnóstico.

Quando a eritrocitose não se resolve com fluidoterapia, o histórico, o exame físico e o teste diagnóstico devem se concentrar na distinção entre a policitemia primária e a secundária. Os donos de animais de estimação devem ser questionados sobre residência ou viagem prolongada para um ambiente com baixo teor de oxigênio como causa de policitemia secundária apropriada. O exame físico pode revelar anormalidades dos sistemas orgânicos, como sopro cardíaco, aumento da frequência respiratória, tumor ou sinais compatíveis com endocrinopatia. Nesses pacientes, o teste diagnóstico deve avaliar melhor essas anormalidades.

A eritrocitose na presença de saturação arterial normal de oxigênio (ver Capítulos 75 e 128) e na ausência de condições sabidamente associadas à policitemia secundária é o padrão diagnóstico atual para policitemia primária em cães e gatos. O diagnóstico de policitemia primária é feito por exclusão; por isso, o teste deve seguir um esquema organizado com foco nos sistemas respiratório, cardiovascular e renal, bem como na busca de causas neoplásicas de policitemia (ver Figura 200.1). A hemogasometria arterial com saturação arterial de oxigênio abaixo de 92% indica hipoxemia e sugere policitemia secundária fisiologicamente apropriada. Se acidose metabólica sem hipoxemia estiver presente, a acidose é provavelmente o resultado do aumento da viscosidade do sangue e fluxo sanguíneo lento, que pode decorrer de policitemia inadequada primária ou secundária.[16] Um aumento na massa de glóbulos vermelhos pode ser confirmado usando eritrócitos autólogos marcados com $^{51}$Cr, mas isso é impraticável na clínica de rotina. A trombocitose foi relatada em associação com policitemia primária em um gato.[6] A policitemia primária também foi associada a hipertrofia cardíaca e glomerulopatia transitória.[17,18]

### Mensuração de eritropoetina

A mensuração dos teores de eritropoetina não pode substituir uma avaliação diagnóstica completa; no entanto, será mais útil para confirmar o diagnóstico de policitemia secundária. A saturação arterial de oxigênio abaixo de 92% estimula a produção de eritropoetina na policitemia secundária fisiologicamente apropriada e a elevação paraneoplásica da eritropoetina pode ser detectada na policitemia secundária fisiologicamente inadequada. O uso de um ensaio de eritropoetina validado para as espécies testadas é imperativo, e a falta de um teste prontamente disponível limita a utilidade clínica da medição de eritropoetina. A sobreposição do intervalo de referência da eritropoetina em cães e gatos clinicamente normais com aquele encontrado em casos de policitemia primária significa que os valores da eritropoetina devem ser interpretados com cautela.[19,20] Teores elevados de eritropoetina sugerem que um diagnóstico de policitemia secundária deve ser fortemente considerado.

## TRATAMENTO

O objetivo inicial do tratamento da policitemia primária e secundária é o controle dos sinais clínicos por meio da redução do hematócrito com flebotomia. Em casos de policitemia secundária, o tratamento bem-sucedido da causa subjacente pode resolver a policitemia sem terapia adicional.[7,8,21-24] Quando o processo primário da doença não pode ser corrigido, como na doença cardíaca congênita com *shunt* da direita para a esquerda, o manejo da policitemia secundária é semelhante ao da forma primária. Alguns autores sugerem uma meta de diminuir o hematócrito até o limite superior do intervalo de referência, exceto em pacientes com doença cardíaca cianótica, tornando o VG alvo de 58 a 65% (ver Capítulo 250).[25]

### Flebotomia

A redução rápida do hematócrito por flebotomia (15 a 20 m$\ell$/kg) e reposição de volume com cristaloides ou coloides deve ser a primeira linha de terapia, embora nem todos os pacientes pareçam necessitar de reposição de fluidos.[26-28] A tolerância de animais de estimação e seus donos à flebotomia crônica determinará se esse tratamento pode ser usado como um método de tratamento a longo prazo para policitemia.[28,29] A sangria com uso de sanguessugas, uma forma natural de flebotomia, foi usada com sucesso para tratar policitemia primária em um gato.[30]

### Terapia mielossupressora

Se a flebotomia for necessária mais de uma vez a cada 4 semanas ou for difícil em razão da hiperviscosidade, a terapia mielossupressora é indicada. A hidroxiureia é mais comumente prescrita. As estratégias de administração são empíricas: 50 mg/kg a cada 48 h; 30 mg/kg/dia durante 7 dias seguidos por uma dose de manutenção de 15 mg/kg a cada 24 h ou 12,5 mg/kg a cada 24 h.[26,27,31] A dose exata e a frequência de administração devem ser tituladas para cada paciente individual. O clorambucila tem sido usado em humanos com policitemia vera, mas foi associado ao aumento do risco de transformação da leucemia, limitando sua utilidade. Não há informações disponíveis sobre seu uso para policitemia primária em cães e gatos.

O tratamento com radiofósforo com [32]P tem se mostrado bem-sucedido no tratamento da policitemia canina, mas problemas de segurança radiológica tornaram seu uso incomum.[32]

### Complicações do tratamento

A flebotomia crônica/exagerada pode resultar em deficiência de ferro, hipoproteinemia e edema periférico.[7] Deve-se ter cuidado ao usar a flebotomia para controlar a policitemia secundária fisiologicamente apropriada para que o equilíbrio seja mantido entre a necessidade de controlar os sinais clínicos decorrentes da hiperviscosidade, enquanto ainda mantém um número apropriado de glóbulos vermelhos para fornecer oxigenação tecidual adequada. A terapia mielossupressora pode resultar em leucopenia e trombocitopenia, mas essas anormalidades costumam ser clinicamente silenciosas. Em humanos, a trombose é a principal causa de morbidade e mortalidade em pacientes com policitemia vera. A trombose não foi relatada como uma complicação da policitemia primária em pacientes veterinários.

### REFERÊNCIAS BIBLIOGRÁFICAS

*As referências bibliográficas deste capítulo se encontram online no Ambiente de Aprendizagem.*

## CAPÍTULO 201

# Trombocitopenia Imunomediada, Doença de von Willebrand e Outros Distúrbios Plaquetários

Mary Beth Callan e James L. Catalfamo

## HEMOSTASIA PRIMÁRIA

### Visão geral

As plaquetas desempenham papel crítico no início, na regulação e na localização da hemostasia. O termo *hemostasia primária* se refere às interações entre as plaquetas, o fator de von Willebrand (FvW) e a parede do vaso que culminam na formação de um tampão plaquetário. Essas reações começam com o contato das plaquetas com a parede do vaso danificado, adesão mediada pelo FvW e prosseguem por meio da ativação plaquetária, degranulação, agregação e são concluídas com o desenvolvimento da atividade pró-coagulante plaquetária-dependente e retração do coágulo.

### Fisiologia plaquetária

As células precursoras megacariocíticas na medula óssea são programadas, por meio da ação de fatores de transcrição e da trombopoetina, para formar organelas específicas das plaquetas e expressar proteínas da superfície das células plaquetárias. Nos estágios finais de maturação de megacariócitos, grandes pseudópodes se desenvolvem e se esticam para formar processos pró-plaquetários finos. Os processos se prolongam à medida que as organelas das plaquetas se movem individualmente sobre os microtúbulos até o fim da pró-plaqueta, onde as plaquetas nascentes se acumulam. As pró-plaquetas em crescimento se ramificam e formam restrições ao longo de seu comprimento, dando-lhes uma aparência de contas. Todo o megacariócito é convertido em uma massa de pró-plaquetas que se separam do corpo do megacariócito e se fragmentam em plaquetas individuais. As plaquetas são liberadas da medula e circulam no compartimento vascular como discos lisos, quiescentes, não adesivos. Lá elas atuam como células sentinelas que procuram locais de lesão nos vasos. Aproximadamente 100 bilhões de plaquetas são liberadas a cada dia para manter uma contagem de plaquetas periféricas de 200 milhões a 500 milhões de células por mililitro de sangue. As plaquetas têm vida útil de 6 a 10 dias em circulação.

A lesão da parede de um vaso desencadeia a ativação das plaquetas em nanossegundos. Na etapa inicial de ativação, as plaquetas se transformam rapidamente em esferas espinhosas adesivas capazes de reconhecer e se ligar a componentes expostos da matriz subendotelial. A ligação à superfície inicia as vias de sinalização celular, que então mediam a secreção dos grânulos. O conteúdo dos grânulos inclui nucleotídios de adenina, cálcio, serotonina e proteínas adesivas, como fibrinogênio, FvW, fibronectina e P-selectina. Os compostos secretados se acumulam localmente, interagem com seus respectivos receptores de superfície e recrutam plaquetas adicionais para o local da lesão. Agregados de plaquetas de grande ordem se acumulam e formam uma ponte sobre a zona de dano vascular para formar um tampão hemostático. A clivagem do fibrinogênio pela trombina fortalece o tampão plaquetário à medida que uma rede fibrina-plaquetas se desenvolve.

Um subconjunto de plaquetas ativadas por colágeno e trombina, denominado plaquetas revestidas,[1] embaralhamento de fosfatidilserina (PS) do folheto da membrana plasmática interna para a superfície da membrana plaquetária externa e liberação de micropartículas ricas em PS, que atuam como andaime para montagem de tenase altamente ativa e complexos de fator de coagulação de protrombinase. A expressão da atividade pró-coagulante plaquetária (ACP) amplifica muito a geração local de trombina e fibrina. A contração das proteínas do citoesqueleto das plaquetas ligadas aos receptores de integrina das plaquetas para fibrina e fibrinogênio resulta na consolidação e subsequente retração do coágulo em crescimento.

A ativação plaquetária requer engajamento simultâneo dos receptores de superfície da membrana plaquetária (Figura 201.1). As diferenças de espécies em resposta a estímulos plaquetários podem refletir diferenças na densidade do receptor e/ou subclasses para ligantes específicos. Os endoperóxidos prostaciclina (prostaglandina $I_2$ [$PGI_2$]), prostaglandina $E_2$ ($PGE_2$) e prostaglandina $D_2$ ($PGD_2$), que são sintetizados por células endoteliais e liberados no espaço vascular, servem como ligantes antagonistas que reagem com seus respectivos receptores de plaquetas para amortecer a reatividade plaquetária.[2]

As integrinas plaquetárias e os receptores de glicoproteínas não integradas desempenham um papel crítico na adesão (interações plaquetas-matriz subendotelial) e agregação (associação plaquetas-plaquetas). O complexo alfa-IIb-beta-3 (GPIIb/IIIa) é a integrina plaquetária mais abundante e funciona como receptor dependente de ativação para fibrinogênio, fibronectina e FvW. A ligação do fibrinogênio a esse receptor é essencial para a agregação e retração do coágulo.[3] A adesão das plaquetas ao colágeno e a sinalização induzida por colágeno são apoiadas pela interação do colágeno com o receptor alfa-2-beta-1 da integrina (GPIaIIa) e pela interação do colágeno com GPVI de plaquetas.

Receptores de superfície acoplados às proteínas G atravessam as membranas plaquetárias e transmitem sinais induzidos pela ligação do agonista. Nas plaquetas, o Gq serve como elo para a maioria dos agonistas e é acoplado à fosfolipase C, que por sua vez gera diacilglicerol (DAG) e trifosfato de inositol, levando à liberação de cálcio do retículo endoplasmático, ativação da proteinoquinase C e ativação da miosina quinase de cadeia leve e fosforilação de proteínas de sinalização de plaquetas. Durante a ativação, a fosfolipase $A_2$ libera ácido araquidônico dos fosfolipídios da membrana. A ciclo-oxigenase e a tromboxano sintetase convertem o ácido araquidônico no potente agonista tromboxano $A_2$ (Figura 201.1).

### Interação entre plaquetas e fator de von Willebrand

Fibrilas de colágeno subendotelial e FvW ligado são expostos após lesão endotelial vascular. A afinidade e a força da ligação FvW-colágeno são proporcionais ao tamanho do multímero FvW. O FvW ligado ao colágeno apresenta uma mudança conformacional que permite que ele interaja com o complexo GPIb/V/IX das plaquetas. Conforme o GPIb das plaquetas entra em contato e se engaja com o FvW, as plaquetas rolam lentamente e tornam-se ativadas pela interação com as fibrilas de colágeno. O FvW então se liga aos receptores GPIIb/IIIa expostos na superfície das plaquetas ativadas. A adesão e a agregação em altas taxas de cisalhamento dependem dessa ligação de FvW para ativar a GPIIb/IIIa de plaquetas.

## APRESENTAÇÃO CLÍNICA DE DISTÚRBIOS HEMOSTÁTICOS PRIMÁRIOS

O sangramento superficial é uma característica marcante dos distúrbios hemostáticos primários. Petéquias, equimoses e epistaxe (ver Capítulo 54) são mais comumente observadas com trombocitopenia grave (contagem de plaquetas < 30.000/mcℓ), mas também podem ser observadas com trombopatia ou vasculopatia (ver Capítulos 59 e 135). A doença de von Willebrand (DvW) raramente causa petéquias, embora equimoses possam ser observadas em alguns cães com DvW após trauma e procedimentos cirúrgicos. O sangramento da superfície da mucosa (p. ex., epistaxe, melena, hematúria) pode ser grave e levar à anemia por perda de sangue, exigindo terapia de transfusão (ver Capítulo 130). Pode ocorrer sangramento com risco de vida no sistema nervoso central ou nos pulmões.[4-6] Embora o sangramento da cavidade seja mais comumente associado a distúrbios de hemostasia secundária (i. e., coagulopatia), hematomas, hemotórax, hemoperitônio e hemartrose foram relatados em cães com distúrbios hemostáticos primários.[5,7-9] Sangramento excessivo após cirurgia ou trauma pode ser a primeira indicação de um distúrbio hemorrágico hereditário, incluindo defeitos hemostáticos primários, coagulopatia (p. ex., hemofilia) ou fibrinólise excessiva. Episódios repetidos de sangramento superficial ou sangramento semelhante em indivíduos relacionados devem levar à avaliação de um distúrbio hemostático primário hereditário.

## TROMBOCITOPENIA IMUNOMEDIADA

### Definições/fisiopatologia

#### Trombocitopenia imunomediada primária

Trombocitopenia imunomediada (TIM) primária é um distúrbio no qual os anticorpos se ligam às superfícies das plaquetas, resultando em sua destruição, levando à trombocitopenia grave. A TIM primária, também conhecida como púrpura trombocitopênica idiopática (PTI), é um distúrbio autoimune no qual o anticorpo é direcionado contra os antígenos da superfície das plaquetas. Os anticorpos dirigidos contra epítopos nas plaquetas GPIIb/IIIa – o receptor de fibrinogênio – foram identificados em cães com TIM primária.[10] Além disso, um novo modelo canino de TIM primário foi desenvolvido usando um anticorpo monoclonal murino, 2F9, contra GPIIb caninos, que causou trombocitopenia profunda e dose-dependente.[11] Uma revisão detalhada da imunopatogênese da TIM primária está além do escopo deste capítulo, mas um estudo piloto recente documentou redução nas células T regulatórias (Treg), que desempenham papel importante na autotolerância e regulação das respostas imunes, no sangue periférico de cães com TIM primária, sugerindo que a perda de Tregs pode estar causalmente associada ao início de TIM primária em cães.[12]

#### Trombocitopenia imunomediada secundária

A TIM secundária se desenvolve como resultado de um estímulo antigênico, geralmente de um fármaco, doença infecciosa ou neoplasia, levando à produção de anticorpos. Um estudo caso-controle retrospectivo de 48 cães com TIM primária presumida não conseguiu encontrar uma associação entre a vacinação recente (em 42 dias) e o início da TIM.[13] Qualquer medicamento tem o potencial de causar TIM secundária, mas antibióticos, incluindo sulfonamidas e cefalosporinas, são mais comuns.[14-16] Há um único relato de caso de TIM em combinação com anemia hemolítica imunomediada (AHIM) e dermatite neutrofílica em um cão jovem suspeita de ser uma reação adversa ao carprofeno.[17] Quando um medicamento é administrado pela primeira vez, aproximadamente 5 a 7 dias de exposição são normalmente necessários para produzir sensibilização e início de trombocitopenia, embora a reexposição subsequente ao mesmo medicamento possa resultar em uma rápida recidiva de trombocitopenia em razão da persistência indefinida de anticorpos.[18] Os agentes infecciosos que têm sido associados ao desenvolvimento de anticorpos ligados às plaquetas em cães incluem: *Anaplasma phagocytophilum*,[7,19] *Babesia* sp.,[5,7,20] *Ehrlichia canis*,[5,7] *Leptospira* sp.[5,7] e *Leishmania infantum*.[7,21] Isso sugere que a trombocitopenia observada com essas condições pode ser decorrente, em parte, da TIM secundária. A neoplasia pode estar associada à trombocitopenia por vários mecanismos (p. ex., aumento do consumo de plaquetas secundário a um tumor hemorrágico ou coagulação intravascular disseminada, sequestro esplênico, diminuição da produção de plaquetas em razão da mieloftise), além de TIM secundária. Os distúrbios neoplásicos nos quais os anticorpos ligados às plaquetas foram documentados incluem linfoma,[5,7] hemangiossarcoma[5] e sarcoma histiocítico.[7] Doenças inflamatórias, incluindo hepatite crônica, pancreatite e síndrome da resposta inflamatória sistêmica (SIRS), também foram associadas a anticorpos ligados a plaquetas em cães trombocitopênicos.[7] Foi relatado que um único cão apresentava TIM secundária presumida após envenenamento maciço por abelhas africanizadas.[22]

# CAPÍTULO 201 • Trombocitopenia Imunomediada, Doença de von Willebrand e Outros Distúrbios Plaquetários

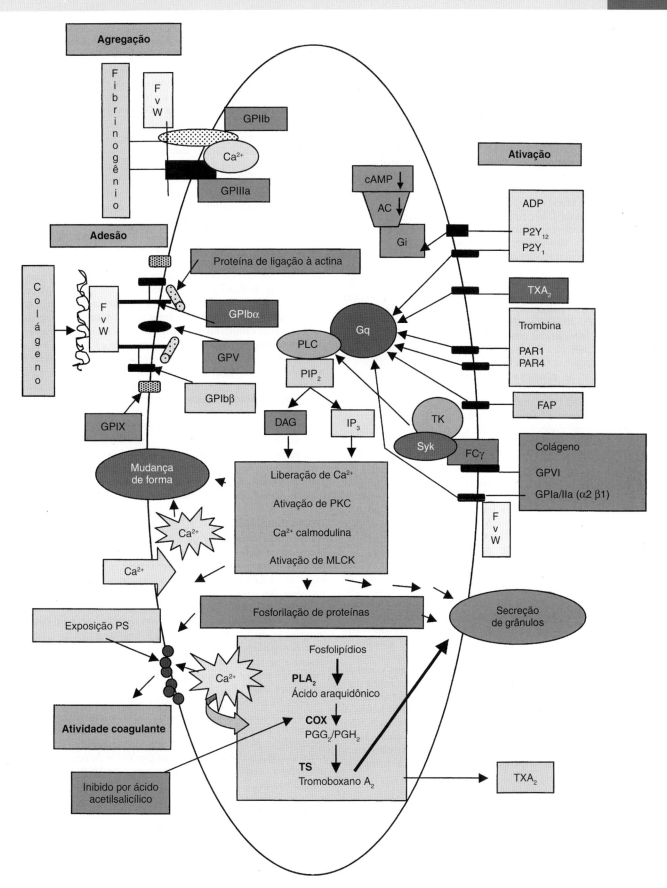

**Figura 201.1** Principais mecanismos de sinalização envolvidos na ativação plaquetária. *AC*, adenilato ciclase; *cAMP*, monofosfato de adenosina cíclico; *COX*, ciclo-oxigenase; *DAG*, diacilglicerol; *FAP*, fator de ativação plaquetária; *FCγ*, receptor do tipo imunoglobulina; *FvW*, fator de von Willebrand; *GP*, glicoproteína; *Gq e Gi*, proteínas de ligação a GTP; *IP3*, trifosfato de inositol; *MLCK*, quinase de cadeia leve de miosina; *P2Y1 ou P2Y12*, receptores de nucleotídios purinérgicos; *PAR 1 ou PAR 4*, receptor 1 ou 4 da trombina ativada por proteína; *PG*, prostaglandina; *PIP₂*, bifosfato de fosfatidilinositol; *PKC*, proteinoquinase C; *PLA2*, fosfolipase A2; *PLC*, fosfolipase C; *PS*, fosfatidilserina; *syk*, syk quinase; *TK*, tirosinoquinase; *TS*, tromboxano sintase; *TXA₂*, tromboxano A₂.

## Avaliação diagnóstica

A trombocitopenia é uma anormalidade laboratorial comum observada em cães e gatos e pode ser espúria em razão da venopunção traumática e aglomeração de plaquetas. Se não houver evidência de sangramento, deve-se repetir a contagem de plaquetas em uma amostra de sangue fresco e avaliar o esfregaço de sangue para evidências de aglomerados de plaquetas (ver Capítulo 59). Em um estudo retrospectivo de 871 cães com trombocitopenia (definida como contagem de plaquetas < 150.000/mcℓ), a TIM primária foi responsável por apenas 5,6% dos casos, enquanto a trombocitopenia foi atribuída a neoplasia e doença infecciosa/inflamatória em 28 e 35% dos cães, respectivamente.[8] No entanto, a TIM é considerada a causa mais comum de trombocitopenia *grave* em cães.

O diagnóstico de TIM primária é sempre presuntivo e baseado na exclusão de causas conhecidas de trombocitopenia e doenças de base. Isso requer um histórico médico completo, exame físico e avaliação diagnóstica que pode incluir exames de imagem e de doenças infecciosas (ver Capítulo 59). O exame físico de cães com TIM primária frequentemente revela evidências de sangramento superficial (petéquias, equimoses, epistaxes) e, potencialmente, palidez, esplenomegalia e febre.[5] Trombocitopenia grave (≤ 30.000/mcℓ) é típica[5,7,8,13,23] e pode ser a única anormalidade laboratorial observada. Em um estudo retrospectivo de 48 cães com TIM primária presuntiva, a contagem mediana de plaquetas foi 1.000/mcℓ (intervalo 0 a 39.500/μℓ).[13] Uma contagem de plaquetas ≤ 30.000/μℓ foi positivamente correlacionada com a ocorrência de sangramento espontâneo em cães com TIM.[5] Na prática clínica, o diagnóstico de TIM primária geralmente é baseado no achado de trombocitopenia grave, exclusão de doença subjacente e uma resposta à terapia imunossupressora (ver a seguir).

A documentação do anticorpo ligado às plaquetas dá mais suporte ao diagnóstico de TIM. Um ensaio de citometria de fluxo para detectar anticorpos ligados às plaquetas (também conhecido como IgG associado à superfície das plaquetas [PSAIgG]) é considerado uma ferramenta sensível, mas não específica para o diagnóstico de TIM primária, pois o ensaio não diferencia os autoanticorpos plaquetários dos anticorpos induzidos por infecção subjacente, neoplasia ou fármacos.[5,7,8,20] Valores aumentados de PSAIgG foram detectados em 10 de 13 cães (77%) com TIM primária e todos os 4 cães (100%) com TIM secundária em razão de infecção por *Babesia gibsoni*.[20] No entanto, um teste de anticorpos ligados às plaquetas negativo torna o diagnóstico de TIM, primária ou secundária, improvável.[24] Amostras de sangue anticoagulado com EDTA são recomendadas para avaliação de PSAIgG, e a idade da amostra é crítica, pois foi documentado que os valores de PSAIgG aumentam de 3 a 7 vezes em amostras de sangue de cães normais armazenadas por 24 a 72 horas.[20] O teste de PSAIgG está disponível no Laboratório de Imunologia Clínica/Citometria de Fluxo da Faculdade de Medicina Veterinária da Universidade Estadual do Kansas. Outros parâmetros plaquetários, incluindo volume plaquetário médio (VPM), componente plaquetário médio (CPM) e plaquetócrito, foram avaliados em cães com TIM primária, mas é improvável que ajudem a fechar o diagnóstico.[7,23,25,26]

## Tratamento e resultado

### Imunossupressão

A remoção do medicamento agressor ou o tratamento da doença subjacente é essencial para a resolução da trombocitopenia em cães com TIM secundária. A terapia imunossupressora concomitante pode ser necessária em alguns cães, embora seja geralmente recomendado tratar qualquer doença infecciosa subjacente primeiro e reservar imunossupressão para os que não respondem à terapia antimicrobiana. Os glicocorticoides são a base do tratamento para a TIM primária (ver Capítulos 165 e 195). Vincristina e imunoglobulina intravenosa humana (hIVIG) foram documentados para encurtar a duração da trombocitopenia grave em cães com TIM primária em comparação com prednisona isolada.[27-29] Em um estudo prospectivo de 24 cães, 12 tratados com prednisona isolada e 12 tratados com prednisona e vincristina (0,02 mg/kg IV uma vez no momento do diagnóstico inicial de TIM), os cães que receberam vincristina tiveram aumento significativamente mais rápido na contagem de plaquetas para > 40.000/μℓ, com um tempo médio de resposta de 4,9 dias em comparação com 6,8 dias para cães tratados apenas com prednisona.[27] Um ensaio clínico subsequente comparando prednisona isolada (n = 9 cães) com prednisona mais uma dose única de hIVIG (0,5 g/kg) (n = 9 cães) documentou que a terapia adjuvante com hIVIG resultou em um tempo mais curto para a recuperação das plaquetas (mediana, 3,5 dias vs. 7,5 dias).[28] Dada a despesa associada a hIVIG, outro grupo comparou o efeito da dose única de hIVIG (0,5 g/kg) com vincristina (0,02 mg/kg) sobre o tempo de recuperação das plaquetas em cães com TIM primária recebendo terapia concomitante com corticosteroides; não houve diferença entre os grupos de tratamento (10 cães em cada grupo), ambos com tempo médio de recuperação plaquetária de 2,5 dias.[29] Concluiu-se que a vincristina deve ser o tratamento adjuvante de primeira linha para o tratamento agudo de TIM primária canina, em razão do seu menor custo e da facilidade de administração em comparação com hIVIG.[29] Embora a vincristina, em uma dose única de 0,02 mg/kg IV, seja geralmente bem tolerada por cães com TIM primária (nenhuma reação adversa observada nos 22 cães que receberam vincristina nos estudos mencionados anteriormente), existem complicações potenciais, incluindo descamação perivascular com extravasamento. Uma vez que a maioria dos cães com TIM primária responde apenas aos glicocorticoides em 7 dias,[27,28] o tratamento adjuvante nem sempre pode ser necessário. A duração do tratamento para cães com TIM primária varia, mas muitos cães são tratados com doses graduais de fármacos imunossupressores ao longo de 4 a 6 meses, durante o monitoramento de recidiva.[6]

### Imunomodulação

Além da administração de vincristina e hIVIG para o tratamento de trombocitopenia aguda e grave, não há estudos prospectivos controlados que documentem a eficácia de agentes imunomoduladores adjuvantes no tratamento de cães com TIM primária. No entanto, estudos retrospectivos e séries de casos de TIM primária canina relatam o uso de azatioprina,[5,6,13] ciclosporina[5,6] e micofenolato mofetil[6] em combinação com corticosteroides (com ou sem vincristina). Entretanto, não é possível tirar conclusões sobre sua eficácia. Há um relato de caso que descreve o tratamento com micofenolato de mofetila (dose média 8,5 mg/kg VO a cada 12 horas) como um agente único em 5 cães com TIM primária presumida nos quais os corticosteroides foram considerados contraindicados em razão da administração crônica de fármacos anti-inflamatórios não esteroides.[30] Os cinco cães alcançaram remissão completa, com o tempo para recuperação plaquetária (contagem de plaquetas > 50.000/μℓ) variando de 2 a 6 dias e nenhuma evidência de recidiva durante um tempo médio de acompanhamento de 16 meses (variação 5 a 32 meses).[30]

### Terapia transfusional

Além da terapia imunossupressora, transfusões de sangue (ver Capítulo 130) podem ser necessárias em cães com TIM e sangramento grave das superfícies mucosas, mais comumente no trato gastrintestinal (GI). Nesses casos, as transfusões de papa de hemácias são indicadas para fornecer suporte adicional para o transporte de oxigênio. As transfusões de plaquetas raramente são administradas a cães com TIM em razão da crença de que as plaquetas transfundidas são rapidamente destruídas após a administração. Contudo, em cães com TIM que apresentam sangramento descontrolado ou com risco de vida (p. ex., suspeita de sangramento no cérebro ou nos pulmões), as transfusões de plaquetas podem fornecer hemostasia a curto prazo, apesar do aumento insignificante na contagem de plaquetas pós-transfusão. Na prática clínica, o sangue total fresco é a fonte de plaquetas mais facilmente disponível, mas outras opções incluem plasma fresco rico em plaquetas (PRP) ou concentrado de plaquetas (CP) e plaquetas criopreservadas.

Embora ainda não estejam disponíveis comercialmente, as plaquetas caninas liofilizadas podem ser uma opção no futuro. A segurança e a viabilidade da administração de plaquetas caninas liofilizadas a cães com trombocitopenia de ocorrência natural foram avaliadas em um ensaio clínico prospectivo randomizado multicêntrico em que 37 cães (incluindo 27 cães com diagnóstico de TIM primária) foram avaliados: 22 cães receberam as plaquetas liofilizadas e 15 no grupo de CP fresco.[31] A contagem média de plaquetas pré-transfusão foi de ≈ 17.000/mcℓ, e os sinais clínicos mais comuns de sangramento incluíram petéquias, equimoses e hemorragia gastrintestinal. A gravidade do sangramento em cada grupo foi descrita como leve a grave. CP fresco e plaquetas liofilizadas foram dosadas em aproximadamente 6,6 × 10$^9$ e 3,3 × 10$^9$ plaquetas/kg de peso corporal, respectivamente. A evidência de sangramento ativo permaneceu inalterada imediatamente após a transfusão em 18 dos 22 cães que receberam plaquetas liofilizadas e em todos os cães que receberam PC fresco. Potenciais reações adversas às transfusões de plaquetas foram observadas em 3 cães no grupo de plaquetas liofilizadas (1 cada: febre, taquicardia sinusal e vômito) e 2 cães no grupo de PC fresco (1 cada: urticária e vômito). Não houve diferença entre os grupos de tratamento na necessidade de transfusão de papa de hemácias ou transfusões de plaquetas adicionais, tempo de hospitalização, taxa de alta hospitalar ou sobrevida de 28 dias. Embora a eficácia das plaquetas liofilizadas não possa ser avaliada, sua administração foi fácil e associada a uma baixa taxa de reações adversas.[31]

### Prognóstico

Cães com TIM primária têm bom prognóstico com tratamento adequado e cuidados de suporte, incluindo transfusões de sangue quando a anemia por perda de sangue é grave. Em um estudo retrospectivo de 30 cães, 29 cães (97%) sobreviveram até 14 dias após a apresentação inicial e 27 (93%) cães sobreviveram pelo menos 15 a 1.684 dias seguintes (média de 220 dias); de 19 cães observados durante um período prolongado (112 a 1.684 dias; mediana de 340 dias), 5 cães (26%) tiveram recidiva com trombocitopenia entre os dias 19 e 286 (mediana de 66 dias).[5] Em outro estudo retrospectivo de 73 cães com TIM (25% dos quais testaram positivo para doenças transmitidas por vetores e, portanto, podem ter TIM secundária), 61 cães (84%) sobreviveram à alta hospitalar; de 54 cães que foram acompanhados a longo prazo, 5 cães (9%) tiveram recidiva de trombocitopenia, com intervalo médio de recidiva de 1.743 dias (variação de 735 a 2.555 dias).[6] Da mesma forma, em um terceiro estudo, a taxa de mortalidade hospitalar entre 48 cães com TIM primária foi de 19%, com 77% dos cães (36 de 47) sobrevivendo até pelo menos 1 mês após a alta e 43% sobrevivendo além de 1 ano após a alta.[13]

### Trombocitopenia imunomediada e anemia hemolítica imunomediada simultâneas em cães

Os cães com TIM raramente têm AHIM sequencial ou simultânea, uma condição referida como síndrome de Evans em humanos (ver Capítulo 198). Dois estudos retrospectivos relataram a evolução de cães com AHIM concomitante e trombocitopenia grave, com conclusões divergentes. Foram identificados 21 cães com AHIM concomitante e trombocitopenia grave (definida como < 50.000 plaquetas/mcℓ) e 16 (76%) morreram ou foram sacrificados dentro de 30 dias da admissão hospitalar, levando à conclusão de que a AHIM concomitante e a trombocitopenia grave são associadas a um resultado ruim.[32] Em contrapartida, 12 cães com AHIM concomitante e trombocitopenia grave (definida como contagem de plaquetas ≤ 15.000/mcℓ) tiveram uma taxa de mortalidade de 25%, semelhante à relatada para cães com TIM ou AHIM isoladamente, sugerindo que cães com AHIM e TIM simultâneos não têm um prognóstico pior.[33] Uma explicação potencial para diferenças nesses dois estudos é a maior probabilidade de excluir cães com coagulação intravascular disseminada (CID), conhecidos por terem um prognóstico ruim, com definição mais rigorosa de trombocitopenia grave no último estudo.[33]

### Trombocitopenia imunomediada felina

A TIM primária raramente é diagnosticada em gatos. Duas séries de casos independentes descreveram TIM primária em 5 e 4 gatos durante períodos de 8 e 5 anos, respectivamente.[34,35] O sangramento em gatos com TIM primária é semelhante ao de cães, com sangramento superficial incluindo petéquias (particularmente nas orelhas), equimoses, epistaxe, sangramento gengival, hematúria e hemoptise.[34,35] Os anticorpos ligados às plaquetas foram documentados por um ensaio de citometria de fluxo em gatos trombocitopênicos.[36] As doenças subjacentes associadas ao desenvolvimento de anticorpos ligados às plaquetas em gatos incluem infecções virais (vírus da leucemia felina, vírus da imunodeficiência felina e peritonite infecciosa felina), doença inflamatória (necrose gordurosa) e neoplasia (linfoma).[36]

Com base nos 13 gatos relatados com TIM primária, a taxa de mortalidade foi de 15% e 11 sobreviveram à alta hospitalar.[34] Embora os glicocorticoides sejam a base do tratamento de TIM primária em cães, a prednisolona oral foi considerada eficaz em apenas 5 de 9 gatos nas 2 séries de casos.[34,35] Outros agentes imunossupressores administrados a esses gatos incluíram dexametasona, ciclosporina e clorambucila, embora não haja casos suficientes para comentar a eficácia.[34,35] Na série com 4 gatos, cada um tinha curso crônico com recidivas frequentes observadas, e terapia imunossupressora a longo prazo foi necessária para 3 gatos que sobreviveram à alta hospitalar.[35]

## DOENÇA DE VON WILLEBRAND HEREDITÁRIA

### Definição e classificação

DvW, o distúrbio hemorrágico hereditário mais comum em cães, é um distúrbio de adesão plaquetária resultante de deficiências quantitativas (DvW tipos 1 e 3) ou qualitativas (DvW tipo 2) do FvW plasmático. A DvW canina é classificada de acordo com a concentração e estrutura multimérica do FvW plasmático, bem como a gravidade clínica. A DvW tipo 1 é caracterizada por uma baixa concentração de FvW no plasma, uma gama completa de multímeros de FvW e tendências de sangramento leves a moderadas. Na DvW tipo 2, há uma redução variável na concentração plasmática de FvW, mas uma ausência de multímeros de FvW de alto peso molecular, causando tendências moderadas a graves de sangramento. A DvW tipo 3 é caracterizada por uma ausência completa de FvW plasmático, que resulta em tendência grave ao sangramento.

### Avaliação diagnóstica

#### Teste de triagem

O sangramento da superfície da mucosa ou sangramento excessivo após cirurgia ou trauma em um cão com contagem normal de plaquetas, tempo de protrombina (TP) e tempo de tromboplastina parcial ativada (TTPa) devem levar à avaliação para DvW. Um teste de triagem que pode ser realizado na prática clínica é o teste de tempo de sangramento da mucosa bucal (TSMB) (ver Capítulo 80), com resultado anormal específico para distúrbios hemostáticos primários.[37] Um TSMB prolongado (> 4 minutos) em um cão com contagem de plaquetas > 100.000/mcℓ e hematócrito (HT) > 30% é sugestivo de D DvW, trombopatia ou, raramente, vasculopatia. Como a DvW é muito mais comum em cães do que defeitos intrínsecos da função plaquetária, a medição da concentração plasmática do antígeno FvW (FvW:Ag) é recomendada antes do teste de função plaquetária. O Analisador da Função Plaquetária (*Platelet Function Analyzer* [PFA-100, Siemens]), um instrumento portátil que avalia a adesão e agregação plaquetária sob condições de altas forças de cisalhamento, é sensível na identificação de cães com DvW tipo 1 com concentrações plasmáticas de FvW: Ag < 35%.[38,39] O PFA-100 mede o tempo de fechamento, necessário para a oclusão total de uma abertura de 150 mícrons em uma membrana de colágeno. Se a contagem plaquetária for > 100.000/mcℓ e PCV > 30%, um tempo de fechamento prolongado é sugestivo de DvW ou trombopatia.

### Ensaio quantitativo de doença de von Willebrand

O diagnóstico laboratorial de DvW é mais frequentemente baseado na medição da concentração plasmática de FvW: Ag por um teste ELISA. A Seção de Coagulação Comparativa do Centro de Diagnóstico de Saúde Animal (*Animal Health Diagnostic Center*) da Cornell University é o laboratório mais usado nos EUA para testes de DvW. Os resultados são apresentados como % FvW: Ag em comparação com um padrão de plasma canino combinado de 100%: intervalo normal = 70 a 180%, intervalo limítrofe (indeterminado) = 50 a 69% e intervalo anormal = 0 a 49%. O sangue pode ser coletado em tubos a vácuo contendo EDTA ou citrato de sódio (3,2 ou 3,8%), com remoção do plasma após centrifugação e congelado (≤ -20°C) até o envio. A hemólise da amostra pode causar diminuição falsa na razão FvW plasmático: Ag.[40] Além disso, a variação temporal na concentração de FvW: Ag foi documentada em cães saudáveis individuais, embora os valores normalmente permaneçam na mesma faixa (i. e., normal, limítrofe ou anormal).[40] Cães doentes, particularmente aqueles com doença inflamatória grave, como sepse, podem ter aumento na concentração plasmática de FvW: Ag em razão da lesão e ativação endotelial.[41] A concentração plasmática de FvW: Ag também aumenta durante a gravidez, com picos no parto em cães normais e cães com DvW tipo 1.[42] Portanto, a triagem para DvW (via medição de FvW plasmático: concentração de Ag) não deve ser realizada durante a doença ou gravidez. O teste de cãezinhos com idade de 3 a 180 dias indicou que a concentração plasmática de FvW: Ag permanece estável durante esse período de crescimento.[40]

### Teste de DNA

Os testes de DNA estão disponíveis comercialmente a raças caninas nas quais as mutações causais (ou o que se acredita ser a mutação causadora) para DvW foram identificadas (Tabela 201.1).[43-47] O modo de herança para DvW tipo 2 e tipo 3 é autossômica recessiva. Em humanos, a herança de DvW tipo 1 é controversa. É transmitida como um traço autossômico dominante[48] ou um distúrbio multifatorial complexo com componentes genéticos e ambientais inter-relacionados.[49] Na DvW canina tipo 1, foram relatadas evidências de modos de herança autossômica dominante[50] ou recessiva.[51] A mutação do local de corte usado para diagnosticar DvW tipo 1 a segregou como autossômica recessiva.[43] Embora a literatura contenha relatos da ocorrência de DvW tipo 2 apenas no Pointer Alemão de Pelo Curto e no Pointer Alemão de Pelo de Arame, a mesma mutação (N883S) foi identificada em um Collie e em alguns cães de Crista Chinês, mas não há dados clínicos disponíveis para essas outras raças (Loechel R da VetGen, comunicação pessoal, 9 de março de 2015). Uma vez que a concentração plasmática de FvW: Ag de portadores heterozigotos para DvW tipo 2 e tipo 3 pode se sobrepor ao limite inferior da faixa de referência, o teste de DNA detectará portadores de forma mais confiável e, portanto, será útil para criadores que tentam eliminar DvW de suas linhagens.[44,46] O uso de um teste de DNA para DvW tipo 3 em cães da raça Kooiker Holandês por seu clube de criação permitiu-lhes eliminar a mutação do sítio de união na fronteira do exon 16 de todos os animais reprodutores em poucos anos. Isso não exigiu nenhum aumento aparente de consanguinidade ou uso preferencial do reprodutor.[47]

### Ensaios de Fator de von Willebrand qualitativos

Embora a mensuração da concentração plasmática de FvW: Ag possa ser usada para detectar DvW tipo 1 ou tipo 3, o diagnóstico de DvW tipo 2 requer a documentação de ausência de multímeros de alto peso molecular de FvW por meio de um ensaio de FvW funcional ou análise do tamanho distribuição de multímeros usando eletroforese em gel de agarose-SDS. Uma vez que o último ensaio é complexo, um ELISA que mede o FvW plasmático: atividade de ligação do colágeno (ELC) é frequentemente usado para diagnosticar DvW tipo 2.[52] A ligação do FvW canino ao colágeno bovino dos tipos I e III usado no ELISA depende da presença de multímeros de alto peso molecular. Portanto, os cães com DvW tipo 2 diminuíram o FvW: ELC em relação ao FvW: Ag. Enquanto a proporção de FvW: Ag para FvW: ELC é de aproximadamente 1 em cães normais e cães com DvW tipo 1, a proporção é > 2 em cães com DvW tipo 2.[52]

## Tratamento

### Fundamentos

O manejo médico da DvW visa controlar o sangramento espontâneo (p. ex., epistaxe, hematúria) ou trauma/cirurgia induzida. Embora cães com DvW tipo 2 e tipo 3 tenham inevitavelmente uma tendência a sangramento grave, o fenótipo entre cães com

**Tabela 201.1** Raças para as quais o teste de DNA para doença de von Willebrand está disponível.

|  | RAÇAS | MUTAÇÃO |
|---|---|---|
| DvW tipo 1 | Bernese Mountain Dog, Corgi (Cardigan e Pembroke Welsh), Coton de Tulear, Dobermann Pinscher, Perdigueiro Holandês, Pinscher Alemão, Goldendoodle, Setter Irlandês, Kerry Blue Terrier, Manchester Terrier, Papillon, Poodle, Stabyhoun, West Highland Terrier | Mutação no sítio de *splice* ancestral no exon 43 (nucleotídio 7437 G → A) [Observação: todas as raças listadas têm a mesma mutação] |
| DvW tipo 2 | Pointer Alemão de Pelo Curto, Pointer Alemão Pelo Arame [Collie, Crista Chinesa] | SNP A → G no exon 28 (N883S) |
| DvW tipo 3 | Kooiker Holandês,* Scottish Terrier,** Shetland Sheepdog*** | * Mutação do sítio de *splice* no limite do exon 16<br>** Deleção de base no exon 4<br>*** Deleção do nucleotídio T735 |

Nota: Com relação ao teste de DNA, "afetado" se refere a cães que são homozigotos para a mutação DvW, e "portador" se refere a cães que são heterozigotos para a mutação DvW. Algumas raças designadas como "afetadas" (mutação ancestral de emenda, DvW tipo 1) podem não apresentar tendência a sangramento. O tratamento e as decisões de reprodução devem ser feitos após consulta ao médico-veterinário. O teste de DNA para DvW está disponível através da VetGen, Animal Genetics, VetNostic Laboratories e Paw Print Genetics. *N*, Asparagina; *S*, serina; *SNP*, polimorfismo de nucleotídio único.

DvW tipo 1 é variável, com alguns cães apresentando reduções marcantes na concentração plasmática de FvW: Ag, mas sem tendência aparente de sangramento.[53] Portanto, a necessidade de tratamento profilático, principalmente com terapia com hemoderivados, deve ser avaliada caso a caso.

### Desmopressina

O acetato de desmopressina (1-deamino-8-D-arginina vasopressina [DDAVP]), um análogo sintético do hormônio neuro-hipofisário vasopressina, é usado para controlar o sangramento em muitos distúrbios hemostáticos, mas mais comumente DvW em cães. Embora a administração de DDAVP a humanos com DvW tipo 1 e em indivíduos clinicamente normais resulte no aumento de 2 a 5 vezes na concentração plasmática FvW: Ag, o efeito de DDAVP é menos dramático em cães. Uma hora após a administração de DDAVP (1 mcg/kg SC) a 16 Dobermann Pinschers com DvW tipo 1, a concentração plasmática média de FvW aumentou de uma linha de base de 10 para 17%.[54] Apesar do aumento modesto na concentração plasmática de FvW: Ag, DDAVP resultou em melhora da função hemostática, conforme avaliado pelo PFA-100 e encurtamento do TSMB.[39] Foi proposto que os efeitos hemostáticos favoráveis de DDAVP podem ser mediados, em parte, pelo aparecimento de novos multímeros de FvW de alto peso molecular no plasma.[55] No entanto, o FvW: CBA plasmático aumentou em concordância com o FvW: Ag plasmático e a análise de multímero FvW plasmático revelou aumentos proporcionais na intensidade da banda para todos os tamanhos de multímero 1 hora após a administração de DDAVP a Dobermann Pinschers com DvW tipo 1, sugerindo que há um mecanismo diferente de aumento preferencial em multímeros de FvW de alto peso molecular, resultando em hemostasia primária melhorada.[54]

O DDAVP está disponível como uma solução estéril (4 mcg/mℓ) para administração por via intravenosa e um *spray* nasal (100 mcg/mℓ) que pode ser administrado por via subcutânea a cães. A preparação para *spray* nasal é usada com maior frequência em cães com DvW em razão do seu menor custo, e a dose recomendada é de 1 mcg/kg SC administrada não mais do que 1 vez/dia em decorrência do risco de retenção de água e hiponatremia associada aos efeitos do hormônio antidiurético, bem como taquifilaxia, ou falha em induzir a liberação de FvW dos corpos de Weibel-Palade em células endoteliais com administração repetida. O DDAVP deve ser administrado 30 minutos antes da cirurgia quando usado profilaticamente para prevenir sangramento excessivo em cães com DvW.

### Terapia de hemocomponentes

Os produtos sanguíneos que contêm FvW incluem sangue total fresco, plasma fresco congelado (PFC) e crioprecipitado (CRIO), o último representa o hemocomponente de escolha para tratar o sangramento em cães com DvW. O crioprecipitado é preparado a partir de PFC e contém uma quantidade concentrada de FvW, FVIII, fibrinogênio, fibronectina e FXIII (ver Capítulo 130). Ao comparar a administração de PFC (1 unidade/15 kg de peso corporal, com 1 unidade contendo 250 a 300 mℓ) e CRIO (1 unidade/15 kg de peso corporal, com 1 unidade de CRIO [volume médio de 37 mℓ/unidade] preparado a partir de 250 a 300 mℓ unidade de PFC) para Dobermann Pinschers com DvW tipo 1, verificou-se que aumentos maiores na concentração plasmática de FvW: Ag foram alcançados com transfusão de CRIO.[56] Com base na farmacocinética do FvW avaliada em cães com DvW tipo 1 após a administração de PFC e CRIO, o volume estimado necessário para atingir um FvW alvo: concentração de Ag de 35 UI/dℓ foi de 49 mℓ/kg para PFC e 4 mℓ/kg para CRIO, indicando que CRIO é um meio mais eficiente de controlar a hemorragia em cães com DvW e evitar sobrecarga de volume.[57]

Diretrizes para terapia com hemocomponentes no manejo de sangramento em cães com DvW incluem a administração de CRIO em uma dose de 1 unidade/10 kg (1 unidade definida como CRIO preparado a partir de 200 a 250 mℓ PFC) ou PFC em uma dose de 10 a 15 mℓ/kg.[58] Embora seja caro administrar 3 a 4 unidades de CRIO a um Dobermann Pinscher ou outro cão de raça grande em um único evento de transfusão, essa abordagem de dose alta aumenta rapidamente os teores plasmáticos de FvW para apoiar a adesão plaquetária, permitindo controle mais rápido do sangramento. Em razão da meia-vida curta do FvW plasmático (≈ 12 horas), as transfusões de CRIO ou PFC podem precisar ser administradas a cada 8 a 12 horas para controlar o sangramento grave. Os concentrados de hemácias compatíveis com o tipo de sangue e teste cruzado de compatibilidade devem estar disponíveis quando cães com DvW estão sendo submetidos a cirurgia, mesmo quando DDAVP e CRIO são administrados profilaticamente, no caso de perda excessiva de sangue.

## SÍNDROME DE VON WILLEBRAND ADQUIRIDA

Nas pessoas, a síndrome de von Willebrand adquirida (SVWA) é um distúrbio hemorrágico raro caracterizado por alterações estruturais ou funcionais no FvW causadas por distúrbios linfoproliferativos, mieloproliferativos, cardiovasculares, autoimunes ou outros.[59] Os mecanismos potenciais responsáveis pelas anormalidades do FvW dependem do distúrbio subjacente, mas incluem depuração em razão da ligação de paraproteínas, inibição de FvW, adsorção à superfície das plaquetas e aumento da tensão de cisalhamento de fluido, resultando em aumento da proteólise de FvW por ADAMTS13 e depleção de multímeros de FvW de alto peso molecular.[59] O último mecanismo é responsável por SVWA observada em humanos com regurgitação mitral, defeitos do septo ventricular e estenose aórtica, com melhora na SVWA e tendência de sangramento associada documentada após a correção do defeito cardíaco.[59,60]

Embora não tenha sido relatado que causa sangramento em Cavalier King Charles Spaniels ou outros cães, SVWA secundária à doença valvar mitral mixomatosa e estenose subaórtica foi documentada, com diminuição na concentração plasmática de FvW: Ag e perda de multímeros de FvW de alto peso molecular.[61,62] SVWA transitória foi relatada em cães de pesquisa que receberam um *bolus* de tetramido (40 mℓ/kg IV por 30 minutos), com diminuição significativa no plasma FvW: Ag e FvW: CBA (sem alteração na razão Ag: CBA) observada até 2 horas após a infusão, mas resolvida em 4 horas. O significado clínico desse achado não é claro.[63] Há um relato de possível SVWA secundária à angioestrongilose em um Golden Retriever jovem com hemorragia cerebral e conjuntival.[64] Embora provavelmente incomum em cães, a SVWA deve ser considerada em casos com novo início de sangramento sempre que os achados laboratoriais sugerem DvW, particularmente na presença de condições semelhantes às relatadas em humanos com SVWA.

## DOENÇA DE VON WILLEBRAND EM FELINOS

Existem apenas dois casos relatados de DvW em gatos, ambos com diagnóstico de DvW tipo 3. Um Himalaio macho castrado de 9 anos apresentou hemorragia oral persistente após a extração do dente com subsequente sangramento gengival espontâneo.[65] Uma Gata Doméstica de Pelo Longo de 1 ano desenvolveu epistaxe espontânea, que se resolveu com transfusão de PFC, mas não com administração de DDAVP.[66] Embora a DvW pareça ser um distúrbio incomum em gatos, deve ser considerada um diagnóstico diferencial em gatos com tendência a sangramento, na ausência de trombocitopenia grave ou coagulopatia (i. e., tempo prolongado de protrombina ou tromboplastina parcial ativada). Tal como acontece com os cães, o diagnóstico de DvW em gatos pode ser confirmado pela mensuração da concentração plasmática de FvW: Ag.

## DISTÚRBIOS DE FUNÇÃO DE PLAQUETA

### Disfunção plaquetária hereditária

#### Princípios

A trombopatia hereditária – ou disfunção plaquetária intrínseca – é causa importante e potencialmente sub-reconhecida de sangramento espontâneo e pós-cirúrgico/trauma. Muitos defeitos hereditários da função plaquetária foram identificados em cães e gatos (Tabela 201.2).[67-85] Os distúrbios mais bem caracterizados são trombastenia de Glanzmann e trombopatia de fator de troca de nucleotídio de cálcio-diacilglicerol guanina (CalDAG-GEFI), o último anteriormente conhecido como trombopatia de Basset.[67-72] Revisões excelentes das características clínicas e caracterização molecular desses distúrbios plaquetários hereditários estão disponíveis.[73,74]

#### Deficiência de pró-coagulante plaquetário (síndrome de Scott)

A pesquisa durante a última década melhorou muito a nossa compreensão da deficiência de pró-coagulante plaquetário canina, também conhecida como síndrome de Scott, um distúrbio autossômico recessivo identificado até agora apenas em Pastores-Alemães.[75] As características das plaquetas da síndrome de Scott incluem falha em externalizar PS, diminuição da liberação de microparticulas e formação de plaquetas revestidas e diminuição da atividade da protrombinase.[76-78] Na ausência de APC, há geração insuficiente de trombina para suportar a maturação e estabilização do coágulo de fibrina, resultando em tendência ao sangramento. Eventos hemorrágicos pós-cirúrgicos relatados para cães com síndrome de Scott incluem epistaxe e hemorragia de tecidos moles.[79] Curiosamente, os cães afetados não desenvolvem petéquias espontâneas e equimoses, que são características de distúrbios plaquetários, sugerindo que o APC não é necessário para manter a integridade capilar geral, mas é necessário para a manutenção da microvasculatura arterial da cavidade nasal, conforme evidenciado pela epistaxe profunda que requer embolização local em alguns cães.[79] O reconhecimento da síndrome de Scott pode ser desafiador na prática clínica, uma vez que os resultados dos testes de triagem hemostática (p. ex., BMBT, PFA-100, tromboelastografia, agregometria plaquetária) são normais. Um ensaio simples de citometria de fluxo, com base na incapacidade das plaquetas caninas da síndrome de Scott de externalizar PS quando estimuladas, e o teste de DNA para a mutação recentemente identificada que causa a síndrome de Scott em Pastores-Alemães estão disponíveis na Universidade Cornell.[79a]

#### Distúrbio do receptor P2Y12

Uma nova mutação do gene do receptor P2Y12, uma deleção de 3 pares de bases (CTC) prevista para eliminar a serina 173 (173Sdel) da segunda alça do domínio extracelular desse receptor ADP, foi identificada ao longo de 5 gerações em uma família de cães Grande Boiadeiro Suíço (*Greater Swiss Mountain dogs*) e associado a hemorragia pós-operatória.[80] O sangramento espontâneo está ausente a leve em cães afetados; entretanto, sangramento grave e com risco de vida que requer transfusão

**Tabela 201.2** Trombopatias hereditárias em cães e gatos.

| DISTÚRBIOS PLAQUETÁRIOS | DEFEITO ESPECÍFICO | RAÇAS AFETADAS | DIAGNÓSTICO |
|---|---|---|---|
| Trombastenia de Glanzmann | Ausência ou deficiência do receptor de fibrinogênio, GPIIb-IIIa | Otterhounds Great Pyrenees | Teste de DNA*,†,68,69 |
| Distúrbio do receptor P2Y12 | Ligação prejudicada de ADP ao seu receptor de plaquetas | Grande boiadeiro Suíço | Teste de DNA*,†,80 |
| Trombopatia CalDAG-GEFI | Desordem de transdução de sinal que impede a mudança na conformação de GPIIb-IIIa necessária para a ligação do fibrinogênio | Basset Hound Spitz Landseer | Teste de DNA*,†,72 |
| Variante LAD-I ou LAD-III | Distúrbio de transdução de sinal decorrente de Kindlin-3 disfuncional ou ausente, prejudicando a ativação da integrina | Pastor-Alemão | Teste de DNA*,†,81 |
| Deficiência de pró-coagulante plaquetário (síndrome de Scott) | Externalização prejudicada da fosfatidilserina (PS) da membrana plaquetária e diminuição da atividade de protrombinase, levando à diminuição da geração de trombina | Pastor-Alemão | Teste de DNA‡ |
| Hematopoese cíclica | Associado a neutropenia cíclica e defeito de células-tronco. Desordem do *pool* de armazenamento de plaquetas (serotonina, ATP e Deficiência de ADP); fosforilação prejudicada de uma proteína intraplaquetária, impedindo a ativação plaquetária por colágeno, PAF e trombina | Grey Collie | Teste de DNA†,§,82 |
| Síndrome de Chediak-Higashi | Associado a anormalidades de leucócitos e melanócitos. Distúrbio do *pool* de armazenamento de plaquetas associado à falta de grânulos densos discerníveis e deficiência de ATP, ADP, serotonina, $Ca^{2+}$ e $Mg^{2+}$ | Gatos Persas | Presença de grânulos característicos em leucócitos (esfregaço de sangue) e melanócitos (biopsia de pele)[85] |
| Doença do pool de armazenamento delta de plaquetas | Deficiência de grânulos densos plaquetários de ADP | Cocker Spaniel Americano | Aumento da proporção de ATP: ADP das plaquetas[83] |

*Teste de DNA disponível na Auburn University. †Genética de impressão de pata. ‡Cornell University. §VetGen, Animal Genetics e HealthGene. *CalDAG-GEFI*, fator I de troca de nucleotídio de cálcio diacilglicerol guanina; *LAD*, deficiência de adesão de leucócitos.

de plaquetas foi observado após ovário-histerectomia. A prevalência da mutação P2Y12 na raça de cães Grande Boiadeiro Suíço é relatada em cerca de 60%, incluindo cães afetados heterozigotos e homozigotos (Boudreaux M, comunicação pessoal, 18 de março de 2015).

### Disfunção plaquetária adquirida

Defeitos in vitro da função plaquetária foram documentados em associação com vários distúrbios sistêmicos, incluindo uremia,[86] doença hepatobiliar[87,88] e paraproteinemia.[89,90] Os mecanismos subjacentes às trombopatias adquiridas não estão bem definidos e, provavelmente, são multifatoriais. A anemia pode ser um fator que contribui para a tendência ao sangramento, potencialmente em razão das propriedades reológicas alteradas do sangue, limitando o contato das plaquetas com a parede do vaso, bem como uma fonte diminuída de ADP (de menos hemácias) para ativar as plaquetas.[91] Muitos medicamentos (p. ex., hidroxietilamido,[92-95] anti-inflamatórios não esteroides,[96,97] cefalosporinas[98,99]) foram documentados como causadores de efeito adverso na função plaquetária in vitro, embora o significado clínico não seja claro. No entanto, o uso de tais medicamentos em paciente com tendência conhecida para sangramento deve ser com cautela. Dois fármacos que são frequentemente administrados para sua atividade antiplaquetária em pacientes predispostos a complicações tromboembólicas incluem ácido acetilsalicílico, uma substância inibidora irreversível da ciclo-oxigenase, e clopidogrel – antagonista do receptor P2Y12 ADP plaquetário (ver Capítulos 198 e 256).

### Avaliação diagnóstica

A apresentação clínica clássica para muitas trombopatias hereditárias inclui sangramento espontâneo na forma de petéquias, equimoses e sangramento da superfície da mucosa, e sangramento excessivo após trauma ou cirurgia. Esse histórico de sangramento, em conjunto com uma contagem normal de plaquetas, TP, TTPa e concentração plasmática de FvW:Ag, deve levar à avaliação diagnóstica de uma trombopatia (Figura 201.2). Quanto à DvW, um teste TSMB e PFA-100 podem ser realizados como testes de triagem para trombopatia. Para cães de uma raça com mutação conhecida para trombopatia, o diagnóstico pode ser confirmado por teste de DNA (ver Tabela 201.2). Os testes especiais de função plaquetária para cães e gatos com suspeita de trombopatia hereditária incluem estudos de agregação plaquetária (ótica ou impedância), medição da liberação de ATP, citometria de fluxo para avaliar a presença de glicoproteínas da membrana plaquetária e alterações específicas da ativação (p. ex., CAP-1 ligação do anticorpo monoclonal ao fibrinogênio ligado ao complexo GPIIb-IIIa) e microscopia eletrônica. Os testes de função plaquetária requerem uma coleta meticulosa (para evitar a ativação plaquetária) e amostras de sangue frescas (menos de algumas horas). Isso dificulta o teste remoto da função plaquetária.

### Tratamento

Cães e gatos com trombopatias hereditárias passando por hemorragias graves (p. ex., hemoabdome resultando em anemia após uma ovário-histerectomia) ou sangramento com risco de vida (p. ex., hemorragia pulmonar ou do sistema nervoso central) requerem transfusões de plaquetas para controlar o sangramento. Além disso, transfusões de plaquetas profiláticas devem ser consideradas em pacientes submetidos à cirurgia com tendência conhecida de sangramento e trombopatia documentada.

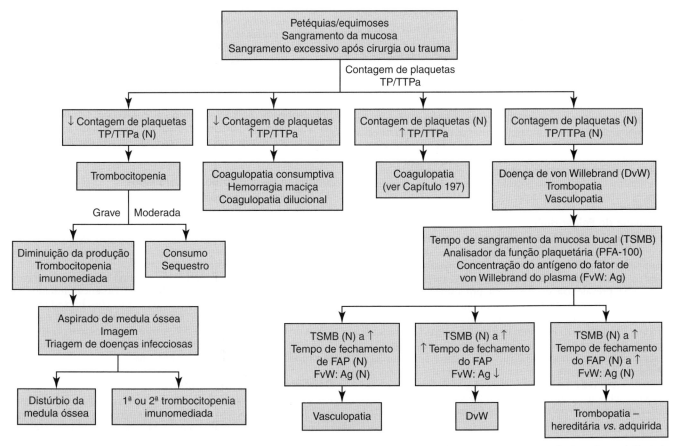

**Figura 201.2** Algoritmo de diagnóstico para defeitos hemostáticos primários. *DvW*, doença de von Willebrand; *FvW: Ag*, concentração de antígeno do fator de von Willebrand; *N*, normal; *PFA-100*, analisador da função plaquetária-100; *TP*, tempo de protrombina; *TTPa*, tempo de tromboplastina parcial ativado; *TSMB*, tempo de sangramento da mucosa bucal.

Conforme discutido, as opções para transfusões de plaquetas incluem sangue total fresco, PRP fresco, PC fresco e PRP/PC criopreservado (ver Capítulo 130). Plaquetas criopreservadas caninas foram administradas profilaticamente a cães com síndrome de Scott antes da castração eletiva em uma dose média de 5,7 × 10⁹ plaquetas/kg de peso corporal, bem como no manejo de hemorragia não cirúrgica, principalmente epistaxe, com eficácia aparente.[79] Uma vez documentado que plaquetas criopreservadas caninas descongeladas externalizaram PS, foi levantada a hipótese de que as plaquetas criopreservadas podem fornecer uma vantagem quando comparadas às plaquetas frescas na promoção da geração de trombina em cães com síndrome de Scott.[79]

## REFERÊNCIAS BIBLIOGRÁFICAS

*As referências bibliográficas deste capítulo se encontram online no Ambiente de Aprendizagem.*

# CAPÍTULO 202

# Distúrbios Imunomediados e Não Neoplásicos em Leucócitos

Jennifer L. Johns

## DISTÚRBIOS PRIMÁRIOS/CONGÊNITOS DE CÉLULAS SANGUÍNEAS

### Síndrome de Chédiak-Higashi

A síndrome de Chédiak-Higashi é relatada em humanos e em muitas espécies animais, incluindo gatos Persas, como uma imunodeficiência primária com neutropenia recorrente e defeitos da função de neutrófilos, juntamente com defeitos da função plaquetária.[1] Em humanos é/são documentada(s) mutação(ões) específica(s) no gene *CHS1*; uma manifestação do distúrbio é o albinismo oculocutâneo parcial, que se manifesta em gatos Persas como uma pelagem azul-esfumada. Neutrófilos, eosinófilos e outras células contêm grânulos anormalmente fundidos. A terapia do fator estimulador de colônias de granulócitos (CSF-G) em gatos pode corrigir parcialmente os defeitos da função do neutrófilo, embora os gatos pareçam menos propensos à infecção do que outras espécies com síndrome de Chédiak-Higashi.[2] A anomalia da granulação do gato Birmanês também causa granulação citoplasmática anormal de neutrófilos que pode mimetizar a síndrome de Chédiak-Higashi, granulação de neutrófilos tóxicos e mucopolissacaridose.[3]

### Anomalia de Pelger-Huët

A anomalia de Pelger-Huët é uma doença autossômica dominante que causa maturação terminal de granulócitos defeituosa (uma "laminopatia") e é descrita em humanos e mamíferos, incluindo cães[4] e gatos.[5] Pastores-Australianos estão super-representados, com uma prevalência de 9,8% em um estudo, com provável penetrância incompleta do traço dominante.[6] Os granulócitos têm núcleos hipossegmentados com cromatina madura (Figura 202.1 A e B). Nenhum defeito funcional foi encontrado em estudos de neutrófilos de cães com anomalia de Pelger-Huët, e acredita-se que a imunodeficiência não ocorre nessa condição.[7] O estado homozigoto pode ser letal para embriões, conforme relatado em um gato e teorizado para cães.[6,8] A anomalia pseudo-Pelger-Huët em gatos e cães pode ser causada por infecções, inflamação grave, neoplasia mieloide (p. ex., síndrome mielodisplásica) e toxicose por fármacos.[8]

### Deficiência de adesão de leucócitos

As deficiências de adesão de leucócitos (DALs) são decorrentes da(s) mutação(ões) nas proteínas de adesão de leucócitos e evitam a adesão normal e a migração dos leucócitos através do endotélio luminal. A DAL do tipo I resulta de um defeito na subunidade beta-2 (também conhecido como CD18) das integrinas heterodiméricas, e é descrita em Setters Irlandeses. A mutação específica foi caracterizada em Setters Irlandeses europeus[9] e, desde então, foi identificada em Setters nos EUA e na Austrália.[10,11] Uma doença clinicamente semelhante foi descrita em cães mestiços, mas a mutação descrita em Setters irlandeses não estava presente; a transcrição de CD18 foi reduzida, e foram descritos déficits adicionais da função de neutrófilos.[12] Neutrofilia periférica acentuada com hipersegmentação nuclear (Figura 202.1 C) é um achado diagnóstico típico em DAL canino, junto da ausência de neutrófilos nos tecidos. Filhotes afetados podem apresentar, inicialmente, onfalite seguida de linfadenopatia, baixo peso corporal e infecções febris.[13] A antibioticoterapia geralmente é ineficaz para prolongar a vida; a maioria dos filhotes sucumbe ou é sacrificada aos 2 a 3 meses de vida.

### Síndrome de neutrófilos aprisionados

A síndrome de neutrófilos aprisionados é uma neutropenia autossômica recessiva em Border Collies, originalmente descrita em cães da Austrália e Nova Zelândia. O distúrbio é caracterizado por neutropenia periférica com desvio degenerativo à esquerda e monocitose marcada, e hiperplasia mieloide na medula óssea com aumento de neutrófilos maduros.[14] O desenvolvimento craniofacial pode ser anormal em animais gravemente afetados. Filhotes com o distúrbio são encaminhados ao atendimento inicialmente em razão de infecções bacterianas ou outras infecções recorrentes, reação adversa à vacinação ou em razão do pequeno tamanho.[15,16] A mutação causadora é análoga à da síndrome de Cohen em pacientes humanos, e os cães são um modelo natural da doença humana.[17]

### Deficiência de piruvatoquinase

Cães com deficiência congênita de piruvato quinase (ver Capítulo 198) desenvolvem mielofibrose progressiva e osteosclerose da medula óssea, com alterações no fígado (revisado em Harvey 2006[18]). Essas alterações são exclusivas dos cães, pois gatos e humanos com deficiência de piruvato quinase não desenvolvem anormalidades semelhantes na medula óssea. A mieloftise progressiva leva à insuficiência da medula óssea e à diminuição da

# CAPÍTULO 202 • Distúrbios Imunomediados e Não Neoplásicos em Leucócitos

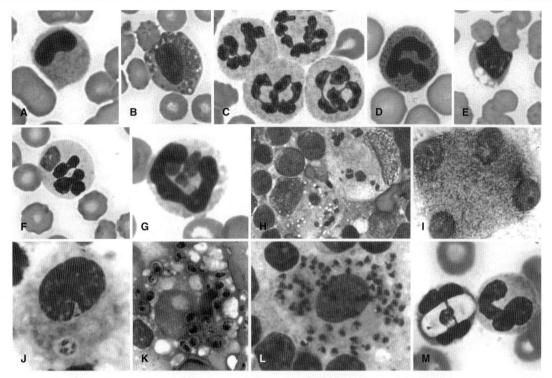

**Figura 202.1 A.** Neutrófilo e **B.** Eosinófilo com hipossegmentação característica da anomalia de Pelger-Huët; **C.** Neutrófilos hipersegmentados na deficiência de adesão de leucócitos caninos (imagem cortesia do Dr. William Vernau); **D.** Granulação anormal de neutrófilos na mucopolissacaridose VI; **E.** Vacuolização anormal de linfócitos na gangliosidose GM2; **F.** Inclusão do vírus da cinomose canina contendo neutrófilos; **G.** Neutrófilos contendo mórulas de *A. phagocytophilum*; **H-L.** Macrófagos contendo **H.** Mórulas de *N. helminthoeca*; **I.** Micobactérias; **J.** *P. carinii*; **K.** *Sporothrix schenkii*; **L.** *Leishmania*; **M.** neutrófilos contendo gamonte de *Hepatozoon*.

produção de todas as células sanguíneas na medula. Os mecanismos de fibrose da medula em cães afetados podem incluir sobrecarga de ferro decorrente de anemia hemolítica e absorção intestinal excessiva de ferro e os efeitos do aumento prolongado da eritropoese.[19,20]

## Imunodeficiência combinada grave ligada ao X

A imunodeficiência combinada grave ligada ao X (SCID-X) é causada por mutações no gene que codifica a cadeia gama do receptor comum da interleucina 2 (IL-2-R), e é relatada em Welsh Corgis Cardigan e Basset Hounds, bem como em humanos.[21-23] Em cães, a deficiência da cadeia gama do IL-2-R afeta principalmente os timócitos CD4-CD8- em desenvolvimento.[24] Os filhotes afetados apresentam crescimento atrofiado, desenvolvem infecções recorrentes e/ou crônicas à medida que a proteção materna com anticorpos diminui e raramente sobrevivem após 4 meses de vida.[25] Cães com SCID-X têm timos hipoplásicos e displásicos, e outros tecidos linfoides são hipoplásicos ou ausentes. Filhotes com SCID-X, inicialmente, têm linfócitos T periféricos raros e número aumentado de linfócitos B; com o tempo, um número baixo de linfócitos T não funcionais pode aparecer na circulação.

## Imunodeficiência combinada autossômica recessiva grave

A imunodeficiência combinada grave é caracterizada por eventos de recombinação defeituosa durante a maturação dos linfócitos T e B. É relatado, em Jack Russell Terriers, em cavalos árabes e em humanos. Em cães, é causada por uma mutação pontual no gene que codifica a subunidade catalítica da proteinoquinase dependente de DNA.[26,27] Os filhotes afetados apresentam linfopenia grave, diminuição das concentrações de globulina sérica decorrente de agamaglobulinemia e hipoplasia linfoide acentuada no baço, no timo e em outros tecidos linfoides.[28] Infecções oportunistas e vacinação com vírus vivo modificado são causas frequentes de morte em cães com essa forma de SCID.

## Hematopoese cíclica em Grey Collies

Também chamado de neutropenia cíclica, esse distúrbio decorre de um defeito no tráfego de proteínas da membrana lisossomal e é relatado em cães Grey Collie; a cor da pelagem cinza resulta do defeito nos melanócitos.[29] Uma mutação de inserção no gene AP3B1 é documentada em cães afetados e resulta na circulação de neutrófilos e outras células sanguíneas com periodicidade de aproximadamente 2 semanas.[30,31] A mutação causal, periodicidade do ciclo celular, presença de hipopigmentação e herança (autossômica recessiva em cães) diferem daquelas no distúrbio humano.[32] Os neutrófilos em cães afetados são deficientes em elastase neutrofílica e mieloperoxidase.[33,34] Infecções frequentes ocorrem em cães afetados, e a maioria sucumbe antes de 6 meses de vida. O tratamento com G-CSF recombinante eliminou os episódios neutropênicos, mas não corrigiu os defeitos funcionais em um relato.[33]

## Imunodeficiência comum variável

Descobriu-se que Dachshunds Miniatura com pneumonia por *Pneumocystis carinii* tinham déficits de função linfocitária, incluindo hipogamaglobulinemia e ausência de células B nos linfonodos, que se assemelhavam aos observados na imunodeficiência comum variável em humanos. Deficiências de imunoglobulina semelhantes foram encontradas em Cavalier King Charles Spaniels com pneumonia por *P. carinii*.[35,36]

## Doenças do armazenamento lisossomal

Vários distúrbios de armazenamento lisossomal são relatados em pequenos animais; as manifestações clínicas mais comuns são neurológicas, mas mudanças hematológicas podem ser vistas em algumas dessas doenças. Em cães e gatos, uma mucopolissacaridose tipo VI (deficiência de arilsulfatase B) e tipo VII (deficiência de betaglucuronidase) pode resultar em grânulos anormais no citoplasma de neutrófilos, monócitos e linfócitos

(Figura 202.1 D).[37,38] Uma gangliosidose GM2 pode resultar em vacuolização anormal no citoplasma de leucócitos periféricos (Figura 202.1 E).[39,40]

## DISTÚRBIOS DE CÉLULAS SANGUÍNEAS SECUNDÁRIAS/ADQUIRIDAS

### Neutropenia imunomediada

Tal como acontece com outras doenças hematológicas imunomediadas, a neutropenia imunomediada (NIM) pode ser secundária a causas como doenças transmitidas por carrapatos ou administração de medicamentos, ou pode ser idiopática. NIM em pequenos animais pode ocorrer em conjunto com outras doenças imunomediadas, incluindo anemia hemolítica imunomediada (AHIM; ver Capítulo 198), trombocitopenia imunomediada (TIM; ver Capítulo 201) e poliartrite (ver Capítulo 203).[41,42] Um diagnóstico de NIM deve excluir outras causas, incluindo demanda periférica aguda ou exacerbada, diminuição da produção decorrente de neoplasia hêmica ou outras formas de mieloftise ou lesão medular induzida por fármacos e sequestro decorrente de esplenomegalia.[43] Infecções, doenças neoplásicas, distúrbios autoimunes concomitantes e fármacos estão associados a NIM em humanos.[44] Anticonvulsivantes, incluindo fenobarbital, podem induzir neutropenia e trombocitopenia em cães, assim como cefalosporinas, e uma possível associação com a administração de ivermectina foi observada em um caso de NIM canino.[43,45,46] NIM idiopática foi a causa menos comum de neutropenia em um estudo (ver também Capítulo 58).[47] A idade mais jovem é um fator de risco para cães desenvolverem NIM, e as contagens de neutrófilos são significativamente menores do que em outros distúrbios neutropênicos.[48] Em um relato de aplasia pura de leucócitos em um cão, o paciente apresentou granulocitopenia absoluta no sangue periférico e ausência de precursores granulocíticos na medula óssea.[49] Métodos para diagnosticar NIM frequentemente requerem anticorpos específicos para espécies e antígenos; portanto, têm disponibilidade limitada em animais. A aglutinação de granulócitos e imunofluorescência não foram consideradas sensíveis para NIM em um estudo de gatos neutropênicos.[50] Métodos de citometria de fluxo podem ser usados para detecção direta e indireta de anticorpos antineutrófilos e foram considerados sensíveis e específicos para o diagnóstico de NIM em cães neutropênicos.[51,52] A resposta rápida à terapia imunossupressora (p. ex., prednisona) foi documentada em cães e é considerada necessária para confirmar o diagnóstico de NIM.[41]

### Síndrome mielodisplásica primária

Síndromes mielodisplásicas (SMDs) primárias são distúrbios clonais decorrentes de mutações em células-tronco hematopoéticas e progenitoras. Como distúrbios clonais (neoplásicos), as SMDs primárias estão fora do escopo deste capítulo, mas a diferenciação entre as SMDs primárias e a dismielopoese secundária pode ser extremamente difícil;[53] uma breve sinopse é, portanto, apresentada aqui. A anemia não regenerativa é uma característica compatível com a SMD primária em cães e gatos (ver Capítulo 199). As infecções retrovirais felinas podem causar SMD e dismielopoese (ver Capítulos 222 e 223).

A evidência de clonalidade na SMD primária é difícil de obter em animais; para o diagnóstico, é necessária uma combinação de histórico, sinais clínicos e categorização precisa de anormalidades hematopatológicas.[54] Muitos casos de SMD felina são atribuíveis à infecção pelo vírus da leucemia felina (FeLV); comprovou-se a origem clonal para mielodisplasia associada ao FeLV e leucemia mieloide aguda.[55] A SMD primária é rara em cães, e uma origem clonal não foi comprovada na SMD canina.[56] Alterações morfológicas microscópicas que sugerem SMD primária em vez de dismielopoese secundária incluem precursores imaturos aumentados, porcentagens mais altas de células displásicas e precursores eritroides megaloblásticos.[54,57] Além disso, um histórico de exposição a fármacos/toxinas ou doença concomitante pode dar suporte à dismielopoese secundária em vez de SMD primária. A SMD primária é semelhante à leucemia mieloide crônica; ambas apresentam anemia ou citopenias múltiplas e medula óssea normal/hipercelular com células blásticas compreendendo < 30% de todas as células nucleadas; uma diferença-chave é a falta de células mieloides aumentadas (predominantemente maduras) em circulação com SMD.[58]

Vários esquemas de classificação para SMD em cães e gatos foram propostos. Na medicina humana, o esquema de grupo de trabalho franco-americano-britânico (FAB) é frequentemente usado.[59,60] Um esquema alternativo proposto pela Organização Mundial da Saúde inclui a genética molecular.[61] Em pequenos animais, o esquema FAB foi modificado e aplicado a distúrbios compatíveis.[54] O esquema a seguir é um FAB modificado para classificação de SMD primária em pequenos animais.[62]

### Síndrome mielodisplásica-blastos em excesso (SMD-EB)

A síndrome mielodisplásica-blastos em excesso (SMD-EB) é, provavelmente, a SMD mais comum em cães e está associada a sinais clínicos mais graves e a um prognóstico ruim na apresentação.[63] A neutropenia ocorre nessa forma de SMD primária com trombocitopenia e anemia não regenerativa. Mieloblastos aumentados (até 20%) e displasia de todas as três linhagens celulares são encontrados na medula óssea.[63,64] As alterações displásicas incluem maturação assíncrona nas linhagens celulares, granulócitos hipersegmentados, núcleos de megacariócitos dispersos e displasia eritroide conforme descrito a seguir para SMD-citopenia refratária.[53,65] O prognóstico para cães com SMD-EB é pior do que para outras formas de SMD.[57]

A SMD-EB afeta gatos de 1 ano até a idade avançada.[66] Estudos mostram que gatos com SMD-EB constituem 31 a 65% de todos os gatos com SMD primária; gatos com dismielopoese secundária foram excluídos desses grupos.[66-69] Em um estudo, 6 de 13 gatos com SMD-EB testaram positivo para infecção por FeLV. Outros estudos encontraram porcentagens mais altas de positividade para FeLV; os resultados discrepantes podem ser decorrentes da diminuição da prevalência de FeLV e/ou à diferença na prevalência entre as regiões geográficas.[66,68,69] Como em cães, o prognóstico para gatos com SMD-EB tende a ser pior do que para outras formas de SMD felina.[66,68]

### Síndrome mielodisplásica-citopenia refratária (SMD-RC)

A síndrome mielodisplásica-citopenia refratária (SMD-RC) tende a ocorrer em cães mais velhos e tem início insidioso com sinais clínicos decorrentes do agravamento progressivo da anemia não regenerativa. Outras citopenias, incluindo neutropenia, podem ocorrer, mas são incomuns. A medula óssea pode ser hipercelular, em razão da hiperplasia eritroide, ou normocelular. A displasia eritroide, incluindo assincronia nuclear:citoplasmática, binucleação e fragmentação nuclear, é um achado característico.[63] Os rubriblastos podem estar aumentados (até 30% de todas as células nucleadas da medula óssea).[57,58] Descrições de SMD-RC em gatos geralmente incluem citopenias e alterações displásicas em múltiplas linhagens de células sanguíneas, em vez de apenas células eritroides; nesse esquema de classificação, propõe-se que tais casos representem síndrome mielodisplásica-citopenia refratária com displasia multilinhagem (SMD-RCMD; ver a seguir) em vez de SMD-RC.[62,66,68,69]

### Síndrome mielodisplásica-citopenia refratária com displasia multilinhagem

SMD-RCMD é definida como displasia em pelo menos 2 linhagens celulares na medula óssea, semelhante a SMD-EB, mas sem aumento substancial em mieloblastos (< 5% de mieloblastos para SMD-RCMD). SMD caracterizada por anemia refratária com diferenciação sideroblástica pode ser incluída nessa categoria como SMD-RCMD em cães, pois a displasia ocorre em várias linhagens.[62]

Em gatos, a infecção experimental com FeLV produziu doença hematológica semelhante a SMD-RCMD com citopenias e displasia em múltiplas linhagens celulares.[70] Foram relatados vários gatos com formas sideroblásticas de SMD-RCMD.[66,69]

### Tratamento de síndrome mielodisplásica primária

O tratamento pode ser complicado pela dificuldade de diferenciar a SMD primária da dismielopoese secundária; ver Tabela 202.1 para a lista de agentes usados terapeuticamente.[71-73]

### Síndromes mielodisplásicas secundárias

As síndromes mielodisplásicas secundárias em humanos são doenças clonais; as mutações são induzidas por agentes quimioterápicos, exposição a toxinas e/ou radioterapia. Dismegacariopoese e doenças mieloproliferativas ocorrem após a terapia de radiação em cães, sugerindo que essas síndromes ocorrem potencialmente em pequenos animais.[68,74,75]

### Dismielopoese secundária

As doenças mais comuns associadas à dismielopoese secundária (uma doença não neoplásica) em cães são TIM e AHIM, mielofibrose, aplasia pura de eritrócitos e linfoma; fármacos, incluindo agentes quimioterapêuticos, cloranfenicol, estrogênios e fenobarbital; superprodução endógena de estrogênios; intoxicação por metais pesados; falta de ferro; adenocarcinoma; e leishmaniose.[53,56,76,77] A displasia pode afetar uma ou várias linhagens de células sanguíneas, muitas vezes dependendo da etiologia subjacente. Por exemplo, as formas sideroblásticas da doença estão associadas a distúrbios inflamatórios e mielofibrose.[56] A citologia da medula óssea por si só pode ser insuficiente para distinguir a SMD primária da dismielopoese secundária. Acredita-se que as porcentagens mais baixas de células displásicas e as porcentagens não aumentadas de células blásticas sugerem dismielopoese secundária, embora as exceções possam incluir a recuperação de sepse ou lesão tóxica da medula óssea.[53,54,58,67]

Doenças associadas à dismielopoese secundária em gatos incluem anemia hemolítica imunomediada e trombocitopenia, aplasia pura de eritrócitos, linfoma, glomerulonefrite, peritonite infecciosa felina e infecção pelo vírus da imunodeficiência felina (FIV).[66,67,78]

### Doença mieloproliferativa (neoplasia mieloproliferativa)

Essa categoria pode ser difícil de definir, pois leucemias agudas e síndromes mielodisplásicas podem ser incluídas (ver Capítulo 344).[79] Os quatro processos de doença listados a seguir são análogos às categorias de neoplasias mieloproliferativas humanas[80]; evidências de mutações genéticas específicas em animais são amplamente escassas.

### Policitemia vera (rubra)

A policitemia vera é uma expansão clonal de progenitores hematopoéticos (ver Capítulo 200). Leucocitose e trombocitose frequentemente ocorrem em adição à eritrocitose em humanos afetados, mas essas anormalidades são raras em animais.

### Leucemia granulocítica crônica

Em humanos, a leucemia granulocítica crônica é definida pela translocação do cromossomo Filadélfia. Uma anormalidade genética análoga raramente é encontrada em pequenos animais, e a diferenciação da leucemia granulocítica crônica de outras causas de leucocitose neutrofílica grave, por exemplo, neutrofilia paraneoplásica, geralmente depende de sinais clínicos, histórico de doenças concomitantes etc. (ver Capítulos 58 e 352).

### Trombocitemia essencial

A trombocitemia essencial é um distúrbio clonal que afeta principalmente megacariócitos e resulta em superprodução de plaquetas; a diferenciação de distúrbios não neoplásicos requer a demonstração da mutação genética causal e/ou o uso de esquemas diagnósticos de exclusão.[81] A trombocitose marcada em cães e gatos geralmente é decorrente de trombocitose reativa (ver Capítulo 59). Alguns relatos parecem descrever a verdadeira trombocitemia essencial com base na exclusão de outros diagnósticos.[82-84]

### Mielofibrose primária

A mielofibrose primária em humanos é uma doença mieloproliferativa clonal rara que resulta na ablação progressiva do espaço medular decorrente da fibrose; a hematopoese extramedular pode ser acentuada.[85] A confirmação da mielofibrose primária em humanos depende de testes genéticos moleculares.

**Tabela 202.1** Resumo das opções de tratamento para pacientes com doenças leucocitárias.

| CATEGORIA DE DOENÇA | NOTAS E REFERÊNCIAS RELEVANTES DO CAPÍTULO |
| --- | --- |
| Imunodeficiências primárias | O tratamento é desnecessário para a anomalia de Pelger-Huët assintomática. Os cuidados de suporte para outras condições incluem terapia com antibióticos, conforme indicado; a terapia com CSF-G pode ser útil em condições neutropênicas.[33] Os tratamentos experimentais curativos incluem terapia genética e transplante de medula óssea.[139-141] Ver também Capítulo 360. |
| Neutropenia imunomediada | A imunossupressão é indicada, mas as causas mais comuns de neutropenia, principalmente as doenças infecciosas, devem ser excluídas antes do início da terapia imunossupressora. Ver Capítulos 165, 195, 198 e 201. |
| Síndromes mielodisplásicas primárias | Diferencie da dismielopoese secundária. Os agentes de tratamento citotóxico para cães e gatos com SMD incluem ciclofosfamida, prednisona, ciclosporina, daunorrubicina, vincristina, hidroxicarbamida e citarabina.[71-73] Opções terapêuticas adicionais incluem transfusão, se indicado (ver Capítulo 130), e agentes eritropoéticos para dar suporte à produção de eritrócitos. Ver Capítulos 165, 199, 339, 343 e 344. |
| Dismielopoese secundária | Elimine a causa subjacente, se possível. Os cuidados de suporte podem incluir transfusão, eritropoetina, CSF-G, antibióticos e/ou terapia imunossupressora.[76,142] Ver Capítulos 130, 165 e 199. |
| Doenças mieloproliferativas | O tratamento é indicado quando surgem sinais clínicos e/ou citopenia significativa; a hidroxiureia é comumente usada junto aos cuidados de suporte. Ver Capítulos 200 e 344. |
| Infecções virais | A terapia antiviral e/ou cuidados de suporte variam de acordo com a infecção específica. Ver Capítulos 162 e 222.225. |
| Infecções bacteriana, fúngica e protozoária | O tratamento antimicrobiano é específico para o agente infeccioso e/ou local(is) de infecção. Infecções bacterianas: ver Capítulos 132, 161, 212, 213 e 218. Infecções fúngicas: ver Capítulos 162 e 231.236. Infecções por protozoários: ver Capítulos 163 e 221. |

*CSF-G*, fator estimulador de colônias de granulócitos; *SMD*, síndrome mielodisplásica.

A ocorrência de suspeita de mielofibrose primária em todos os animais domésticos é extremamente rara,[86] e a maioria dos casos de mielofibrose provavelmente é secundário (ver a seguir). Muitos casos de mielofibrose primária presuntiva foram relatados em cães,[87-89] e mielofibrose sem evidência de um distúrbio subjacente foi relatado em gatos.[67]

## Mieloftise

A mieloftise, definida como substituição de tecido hematopoético na medula óssea por células ou tecidos anormais, geralmente é causada por neoplasia hêmica. A mielofibrose secundária é uma causa relativamente comum e não neoplásica de mieloftise. Em cães, a deficiência de piruvato quinase (ver, anteriormente, Capítulo 198) é a causa mais frequentemente relatada de mielofibrose secundária. Outras causas em pequenos animais são dose alta de eritropoetina recombinante humana, infecção por FeLV, necrose da medula óssea, infecções e fármacos/toxicoses.[90-93] A mielonecrose está associada à mielofibrose e isquemia medular; as causas incluem AHIM, sepse, neoplasia hêmica na medula óssea e medicamentos. O mecanismo específico que liga a mielonecrose e a mielofibrose não é claro.

## Mielotoxicose e mielossupressão

Em razão da sua alta taxa de proliferação, as células hematopoéticas da medula óssea são suscetíveis a lesões por muitos medicamentos, e os agentes quimioterápicos estão entre as causas mais comuns de mielotoxicose (ver Capítulo 343). A mielossupressão aguda também pode ocorrer após radiação de meio corpo para linfoma canino, mas pode ser minimizada por meio de otimização;[94,95] ver "Dismielopoese secundária", anteriormente, para outros medicamentos e agentes de mielotoxicose.

## Infecções virais de cães e gatos

### Infecção por parvovírus

As infecções parvovirais caninas e felinas (ver Capítulo 225) causam lesão da medula óssea e leucopenia. A neutropenia é observada frequentemente em infecções graves por parvovírus canino, mas não em todos os casos; leucopenia foi relatada em menos da metade dos cães infectados na apresentação em uma série de casos.[96] Em um estudo retrospectivo, 92% dos cães clinicamente enfermos e 84% dos gatos com infecção parvoviral tinham medula óssea acelular ("despovoamento completo de") na avaliação histológica.[97] O tratamento com CSF-G canino recombinante (não humano) melhorou a contagem total de leucócitos e neutrófilos e reduziu a duração da hospitalização, mas o tempo de sobrevida diminuiu, sugerindo efeitos adversos potenciais.[98-100]

### Infecção por cinomose e paramixovírus

O vírus da cinomose canina (ver Capítulo 228) infecta vários tecidos e células, incluindo células linfoides e outras células hematopoéticas. A imunossupressão ocorre no início da infecção e decorre da lise de linfócitos mediada por vírus; linfonodos muito aumentados e atrofia tímica se desenvolvem.[101] Os linfonodos secundários estão ausentes microscopicamente. Pode ocorrer linfopenia; inclusões virais citoplasmáticas (raramente nucleares) podem ser vistas em leucócitos em esfregaços de sangue periférico (Figura 202.1 F) no início da infecção.[102] A imunossupressão pode ser prolongada em alguns cães e pode exacerbar a replicação e a disseminação viral.

### Infecção pelo vírus da leucemia felina

Em gatos, a supressão da medula óssea está frequentemente associada à infecção por FeLV (ver Capítulo 223). Os precursores eritroides são mais comumente afetados, mas a supressão da hematopoese pode ocorrer em todas as linhagens celulares por meio de efeitos diretos e indiretos/imunomediados. Neutropenia é observada em aproximadamente 50% dos gatos que apresentam doenças relacionadas ao FeLV.[103] Hematopoese cíclica foi observada em gatos infectados.[104] Gatos com mielodisplasia e mielofibrose frequentemente são FeLV-positivos. A mieloftise por mielofibrose e/ou outras causas, principalmente neoplasia hêmica, pode contribuir para a diminuição da produção de leucócitos.

### Infecção pelo vírus da imunodeficiência felina

A infecção aguda por FIV (ver Capítulo 222) pode desencadear anormalidades leucocitárias leves, mas mudanças substanciais são variáveis em qualquer estágio da infecção. Em um estudo, não foram encontradas diferenças entre gatos infectados com FIV e não infectados na ocorrência de anormalidades leucocitárias periféricas;[105] em outro, a infecção por FIV aumentou a razão de chances de neutropenia.[106] A panlinfopenia pode ocorrer na infecção aguda.[107] A cepa viral é um fator importante: neutropenia grave com linfocitose de linfócitos granulares foi observada durante a infecção experimental aguda com FIV-C-PG.[108] A infecção crônica está associada à diminuição da razão de células T CD4+: CD8+[107] e ao desenvolvimento de doenças neoplásicas e inflamatórias secundárias.

### Peritonite infecciosa felina

Anormalidades leucocitárias do sangue periférico, particularmente neutrofilia e linfopenia, são comuns na peritonite infecciosa felina (ver Capítulo 224), mas não são específicas. Derrames na cavidade corporal geralmente são transudatos modificados ou exsudatos com altas concentrações de proteínas em relação às contagens de células nucleadas e populações de células inflamatórias mistas de neutrófilos, macrófagos e linfócitos.

## Infecções bacterianas, fúngicas e protozoárias de cães e gatos

### Infecções riquetsiais

Em cães, as riquétsias mais frequentemente associadas a anormalidades leucocitárias são *Ehrlichia canis*, *Ehrlichia chaffeensis*, *Ehrlichia ewingii*, *Anatoplasma phagocytophilum*, *Neorickettsia helminthoeca*, *Neorickettsia risticii* e *Rickettsia rickettsii* (ver Capítulo 218). Infecções naturais e/ou experimentais por *E. canis*, *A. phagocytophilum* e *N. risticii* são relatadas em gatos.[109-112] Agudamente, a infecção por *E. canis* pode causar neutropenia e/ou leucopenia total;[113] as mórulas bacterianas podem ser encontradas em linfócitos, monócitos e macrófagos em esfregaços de sangue periférico/capa leucocitária, medula óssea e amostras de nódulos linfáticos.[114] Infecção crônica grave causa pancitopenia e pan-hipocelularidade acentuada da medula óssea.[115] *E. chaffeensis* é outro agente da erliquiose monocítica canina na América do Norte, mas as anormalidades hematológicas são mais brandas, e a pancitopenia crônica está ausente.[116,117] *E. ewingii* e *A. phagocytophilum* causam erliquiose granulocítica e anaplasmose granulocítica.[118,119] Linfopenia, monocitopenia, neutropenia, eosinopenia ou leucopenia total são observadas na infecção por *A. phagocytophilum*.[120,121] As mórulas de qualquer uma das bactérias podem ser vistas nos neutrófilos do sangue periférico (Figura 202.1 G). A poliartrite neutrofílica pode se desenvolver em ambas as infecções; mórulas também podem ser encontradas em neutrófilos do líquido sinovial.[122] A infecção aguda por *N. helminthoeca*, o agente causador da intoxicação por salmão em cães, causa linfopenia; os linfonodos periféricos e internos estão aumentados em razão da reatividade linfoide e inflamação histiocítica.[123] Os microrganismos podem ser encontrados em esfregaços citológicos de linfonodos corados com a coloração de Giemsa e variam de inclusões irregulares a mórulas dentro dos macrófagos (Figura 202.1 H).[124] A infecção natural por *Rickettsia rickettsii* de cães foi caracterizada por leucocitose acompanhada por granulação tóxica de neutrófilos.[125] A infecção experimental produziu leucopenia inicial progredindo para leucocitose.[126]

### Infecções por Bartonella em cães e gatos

Infecções por *Bartonella* em cães (ver Capítulo 215) podem induzir inflamação granulomatosa localizada de linfonodos, coração, fígado e/ou outros locais ou inflamação sistêmica.[127-129] Leucocitose neutrofílica, monocitose e eosinofilia ocorrem em *Bartonella vinsonii* – cães infectados.[130] Eosinofilia persistente é observada em alguns gatos infectados por *Bartonella* (ver Capítulo 216); pode ocorrer neutrofilia com inflamação.[131,132] Hiperplasia linfoide em gânglios linfáticos e baço é observada em gatos infectados, junto a inflamação piogranulomatosa em órgãos.

### Infecções micobacterianas

As infecções micobacterianas em cães e gatos (ver Capítulo 212) podem induzir piogranulomas focais ou multifocais ou podem se disseminar. A avaliação citológica e histopatológica das lesões costuma ser útil no diagnóstico. As colorações álcool-ácido resistentes são necessárias para identificar micobactérias, pois as colorações de rotina "coram negativamente" os microrganismos dentro dos macrófagos (Figura 202.1 I).

### Infeções fúngicas

As infecções fúngicas em cães e gatos podem causar neutrofilia e monocitose (ver Capítulos 231 a 236), bem como inflamação piogranulomatosa nos tecidos. Algumas infecções fúngicas, por exemplo, *Pneumocystis carinii* (Figura 202.1 J), estão associadas à imunodeficiência.[36,133,134] Outros patógenos fúngicos comumente encontrados em macrófagos em amostras de tecido incluem *Sporothrix schenckii* (Figura 202.1 K), *Histoplasma capsulatum*, *Blastomyces dermatitidis* e *Cryptococcus* spp.

### Infecções por protozoários

As infecções por protozoários (ver Capítulo 221) podem induzir anormalidades leucocitárias sistêmicas, por exemplo, neutrofilia e eosinofilia. Muitos protozoários infectam leucócitos e podem ser encontrados na avaliação citológica de esfregaços de sangue periférico e/ou aspirados de tecido. Taquizoítos intracelulares de *Neospora caninum* ou *Toxoplasma gondii* podem ser vistos em monócitos ou macrófagos em amostras, incluindo fluido de lavagem das vias respiratórias. Esquizontes de *Cytauxzoon felis* podem ser encontrados em macrófagos em amostras de tecido aspirado de gatos infectados; pode ocorrer pancitopenia.[135] Amastigotas de *Leishmania* são encontradas em macrófagos em aspirados de linfonodo e medula óssea e esfregaços de impressão de feridas de drenagem (Figura 202.1 L).[136] Neutrofilia marcada e gamopatia monoclonal são relatadas em cães.[137] A avaliação citológica pode ser insensível para detecção de microrganismos *Leishmania* em gatos infectados.[138] Microrganismos *Hepatozoon* spp. podem ser vistos em leucócitos de sangue e tecido em cães infectados (Figura 202.1 M).

## REFERÊNCIAS BIBLIOGRÁFICAS

*As referências bibliográficas deste capítulo se encontram online no Ambiente de Aprendizagem.*

# CAPÍTULO 203

# Poliartrite Imunomediada e Outras Poliartrites

Michael Stone

As poliartropatias são caracterizadas por inflamação neutrofílica de múltiplas articulações. Os sinais clínicos são claudicação, rigidez e/ou relutância para andar, e alguns pacientes apresentam sinais de doença sistêmica. A avaliação diagnóstica pode identificar um agente etiológico ou outra causa desencadeante, que então justifica um tratamento específico. O diagnóstico de poliartropatia idiopática imunomediada (PAIM) é feito com a exclusão da presença de causas conhecidas de inflamação articular, e uma boa resposta ocorre com o tratamento imunossupressor de PAIM.

A poliartrite é definida como inflamação neutrofílica de duas ou mais articulações. A poliartrite pode ser de etiologia infecciosa, reativa e primária (idiopática imunomediada). A PAIM primária é subdividida em formas erosiva e não erosiva (Boxe 203.1).

## VISÃO GERAL DO DIAGNÓSTICO

### Características típicas da poliartrite idiopática imunomediada

- Envolvimento de múltiplas articulações, especialmente se não houver resposta ao tratamento antirriquétsia. As artropatias degenerativas são diferenciadas pela inflamação mononuclear do líquido sinovial (ver Capítulo 353).
- Febre de origem desconhecida.

**Boxe 203.1** Classificação de poliartrite

Infecciosa (riquétsia, bactéria, *Mycoplasma*, bactérias da forma L, fungos, vírus [gatos])
Secundária ao estímulo imunogênico distante ("reativo")
    Foco infeccioso não articular (bacteriano, fúngico, protozoário, outro)
    Foco inflamatório não articular (dermatopatia imunomediada, enteropatia, hepatopatia)
    Medicamentos (trimetoprima-sulfa, albumina humana, outros antibióticos)
    Neoplasia não articular
    Pós-vacinal
Poliartropatia primária não imunomediada
    Não erosiva
        Lúpus eritematoso sistêmico
        Associada à raça (Shar-Pei, Akita)
        Poliartropatia imunomediada idiopática
    Erosiva
        Associada à raça: Galgo
        Idiopática
            Artrite reumatoide (principalmente lise óssea subcondral)
            Poliartrite proliferativa periosteal (gatos; proliferação óssea periosteal proeminente)

- Inflamação neutrofílica no líquido sinovial, se apenas uma articulação foi avaliada (ver Capítulo 74). A diferenciação entre monoartropatia e poliartropatia às vezes é difícil apenas pelo exame físico. A menos que uma monoartropatia esteja obviamente presente (i. e., cirurgia articular anterior ou lesão penetrante), a análise do líquido sinovial de múltiplas articulações é recomendada (ver Capítulo 94).

### Características típicas da artrite séptica (bacteriana)
- Inchaço e dor em uma articulação que foi submetida a cirurgia
- Edema e dor em uma única articulação grande (cotovelo, ombro, joelho ou quadril). A doença articular degenerativa predispõe as articulações à artrite bacteriana por disseminação hematogênica. Febre, dor acentuada e doença sistêmica sugerem infecção, e não exacerbação da doença articular degenerativa. Em contrapartida, poliartropatias imunomediadas afetam articulações múltiplas, menores e distais
- Claudicação em um paciente com história de terapia imunossupressora, como com corticosteroides ou ciclosporina
- Claudicação em um paciente com histórico de infecção bacteriana crônica, mais frequentemente de origem urinária ou cutânea.

### Exclusão de agentes infecciosos da lista de etiologias prováveis
- Agentes transmitidos por carrapatos (como *Borrelia burgdorferi*, *Anaplasma phagocytophilum*, *Rickettsia rickettsii* e *Ehrlichia canis*) são mais facilmente excluídos com uma tentativa de tratamento com doxiciclina ou minociclina. A resposta ao tratamento antirriquétsia ocorre em 72 horas. A mensuração dos títulos sorológicos pode ser útil, mas os sinais clínicos da doença podem ocorrer antes do desenvolvimento de anticorpos séricos; portanto, os resultados dos testes podem ser negativos em cães com infecção aguda. A infecção por *A. phagocytophilum*, *R. rickettsia* ou *E. canis* não pode ser excluída por um único resultado sorológico negativo
- Cães com uma única articulação inchada e dolorida devem ser avaliados com maior cuidado quanto a uma etiologia infecciosa. A cirurgia prévia aumenta muito a probabilidade de etiologia bacteriana. A sensibilidade da cultura bacteriana do líquido sinovial é baixa; o líquido sinovial é mais bem subcultivado em meio de hemocultura antes da submissão ao laboratório.[1] Culturas simultâneas de sangue e urina devem ser obtidas em casos de suspeita de origem hematógena
- Cães com infecções sistêmicas (como endocardite bacteriana, piodermite profunda, doença fúngica ou leishmaniose) podem desenvolver uma poliartropatia imunomediada (PAIM) secundária. Nesses casos, a cultura do líquido sinovial costuma ser negativa, apesar da etiologia infecciosa. A avaliação de pacientes com poliartropatia pode incluir testes sorológicos, radiografias torácicas, ecocardiografia, ultrassonografia abdominal e/ou radiografias do esqueleto
- Microrganismos incomuns ocasionalmente são identificados como causa da artrite. A cultura do fluido articular pode incluir avaliação para agentes aeróbios, anaeróbios, micoplasmas, fúngicos e bactérias da forma L
- A cultura bacteriana do líquido sinovial raramente é positiva quando várias articulações estão envolvidas. No entanto, em alguns pacientes, uma articulação está obviamente inchada, e o envolvimento de outras articulações é incerto. Nesses casos, a centese de múltiplas articulações é garantida (ver Capítulo 94), e o fluido da articulação mais obviamente afetada é submetido à cultura
- Doenças endêmicas localmente são consideradas ao fazer uma lista de diagnóstico diferencial. Doenças fúngicas sistêmicas são consideradas em áreas endêmicas ou após viagens para áreas endêmicas, por exemplo. Títulos sorológicos, culturas microbianas em um laboratório especializado e/ou ensaios moleculares podem ser úteis.

## POLIARTROPATIAS INFECCIOSAS

### Doença riquetsial transmitida por carrapatos
Em áreas endêmicas, doenças infecciosas transmitidas por vetores são causas comuns de poliartrite inflamatória. *Borrelia burgdorferi* (ver Capítulo 211), *Anaplasma phagocytophilum*, *Rickettsia rickettsii*, *Ehrlichia canis*, *E. ewingii* e *E. chaffeensis* (ver Capítulo 218) foram todas implicadas. Em áreas onde doenças transmitidas por carrapatos são endêmicas, a artrocentese raramente é indicada em cães ou gatos com múltiplas articulações inchadas até que haja falha em responder a um ciclo de 3 a 5 dias de doxiciclina ou minociclina.

### Leishmaniose
A leishmaniose é uma doença sistêmica crônica causada por um parasita protozoário encontrado principalmente na América do Sul, África, Índia e no Mediterrâneo (ver Capítulo 221).[2] Nos EUA, doença visceral foi relatada em Foxhounds Americanos. As anormalidades clínicas se desenvolvem de 3 meses a 7 anos após a infecção e geralmente consistem em inapetência, perda de peso, atrofia muscular e lesões cutâneas. A poliartrite que causa claudicação e intolerância ao exercício é comum, e as radiografias das articulações podem revelar alterações erosivas. O diagnóstico é feito quando os microrganismos são identificados citologicamente, ou por testes sorológicos ou de diagnóstico molecular.

### Bacteriana
As grandes articulações, como joelho, quadril, ombro ou cotovelo, são afetadas com maior frequência, mas qualquer articulação pode estar envolvida (ver Capítulo 353).[3] A maioria das infecções articulares não cirúrgicas se desenvolve a partir de disseminação hematogênica; porém, apenas raramente a doença bacteriana envolve simultaneamente múltiplas articulações. Os agentes mais comuns são aeróbios gram-positivos. Quando há suspeita de artrite bacteriana não cirúrgica, devem-se coletar sangue e urina para cultura e, se positiva, exames de imagem adicionais (ecocardiografia [ver Capítulo 104], ultrassonografia abdominal [ver Capítulo 88]) são realizadas. Consulte "Artrite reativa" a seguir.

### Micoplasma
Existem relatos veterinários isolados de poliartrite associada a espécies de *Mycoplasma*: *M. gatae* e *M. felis*, que foram isoladas de gatos, e *M. spumans*, de cães. A análise do líquido sinovial revela neutrófilos não degenerados. As culturas aeróbias e anaeróbias de rotina do fluido articular são negativas, e o diagnóstico requer isolamento em meio especial para micoplasma. Os ensaios de PCR podem ser mais sensíveis do que a cultura para a detecção de espécies de *Mycoplasma*. A doxiciclina e as fluoroquinolonas são ativas contra a maioria dos isolados de *Mycoplasma*.[4]

### Artrite bacteriana associada à forma L
Uma síndrome rara de abscessos subcutâneos com poliartrite associada foi descrita em cães e gatos com suspeita de bactérias da forma L como causa. Uma forma L é uma bactéria mutante que perdeu sua parede celular. Os gatos afetados apresentam articulações inchadas e doloridas e febre. Feridas subcutâneas fistulantes podem se desenvolver nas articulações afetadas. As culturas para microrganismos aeróbios, anaeróbios, micoplasmáticos e fúngicos são negativas, e devem ser

usados meios específicos na forma L para o crescimento do microrganismo. As bactérias da forma L são difíceis de reconhecer com um microscópio óptico, mas podem ser identificadas na microscopia eletrônica. O tratamento com doxiciclina ou fluoroquinolona deve ser eficaz.[5]

### Fúngica
Doenças fúngicas sistêmicas (blastomicose [ver Capítulo 233], histoplasmose [ver Capítulo 233], coccidioidomicose [ver Capítulo 232]) podem estar associadas ao envolvimento direto das articulações. Poliartrite reativa imunomediada e a cultura negativa também pode ocorrer e, provavelmente, é mais comum do que o envolvimento direto da articulação.

### Viral
Ambas as infecções por calicivírus (ver Capítulo 229) e vacinas atenuadas de calicivírus hepático (ver Capítulo 208) foram associadas à poliartrite transitória em gatinhos de 6 a 12 semanas de vida. Os sinais clínicos incluem claudicação, rigidez e febre, com melhora espontânea em 2 a 4 dias. A análise do líquido sinovial revela pleocitose mononuclear.[6]

## POLIARTROPATIAS SECUNDÁRIAS A ESTÍMULO IMUNOGÊNICO DISTANTE ("REATIVO")

Animais com poliartrite reativa podem ter sinais clínicos vagos ou pouco relacionados à doença subjacente e podem ser encaminhados para atendimento apenas quando a inflamação das articulações os torna relutantes para andar.[7] É importante realizar exame físico completo dos animais com poliartrite (Vídeo 203.1), para obter um histórico completo de medicamentos e avaliar as evidências de doença sistêmica. Os testes de triagem (hemograma com contagem diferencial manual, perfil bioquímico sérico, teste sorológico para doenças infecciosas endêmicas, urinálise, radiografias torácicas e ultrassonografia abdominal) geralmente são realizados para detectar uma causa subjacente de poliartrite.

### Foco infeccioso não articular (bacteriano, fúngico, protozoário, outro)
Pacientes com infecção em locais distantes das articulações podem desenvolver uma PAIM secundária. Endocardite, discoespondilite, piometra, pioderma/celulite bacteriana, abscessos por corpo estranho, pancreatite, prostatite, pielonefrite, pneumonia ou actinomicose podem representar uma fonte de inflamação crônica, levando à circulação de complexos imunes e doença inflamatória sistêmica. Embora a doença inflamatória subjacente seja infecciosa, a poliartrite nesses pacientes é causada pela deposição sinovial de imunocomplexos, e as culturas do líquido sinovial são negativas. Em alguns casos, como aqueles com urocultura positiva, pode ser difícil determinar se a infecção representa a origem da disseminação bacteriana hematogênica, a fonte inicial de inflamação ou doença incidental. A baixa sensibilidade das culturas do líquido sinovial para detecção de infecção contribui para essa confusão. Dirofilariose, otite crônica e gengivoestomatite grave representam enigmas comuns.

### Foco não conjunto, inflamatório, não infeccioso (doença de pele imunomediada, doença inflamatória intestinal e hepatite crônica)
Essa forma de artrite reativa origina-se de estímulos antigênicos não infecciosos distantes das articulações. Em alguns casos, essas doenças podem qualificar a doença do paciente para ser categorizada como lúpus eritematoso sistêmico (ver Capítulo 205). Pode ser difícil estabelecer se um foco inflamatório é o problema primário e causa artropatia reativa secundária, ou se ambos representam manifestações de um único processo mórbido (i. e., lúpus eritematoso sistêmico).

### Medicamentos e vacinação
A poliartrite pode se desenvolver após a administração de qualquer medicamento; entretanto, é mais comumente relatada com antibióticos (ver Capítulo 169). A poliartropatia foi descrita após a administração de sulfonamidas, vacinas, albumina humana, penicilina, cefalexina, lincomicina, eritromicina, fenobarbital e eritropoetina, embora nem todas sejam bem descritas. Com as sulfonamidas, os sinais de poliartrite se desenvolvem 5 a 20 dias após a exposição ao medicamento e podem estar associados a febre, trombocitopenia, hepatopatia e lesões cutâneas ou orais. Dobermann Pinschers parecem ser predispostos. A melhora ocorre dentro de 7 dias após a suspensão do fármaco.[8]

A vacinação representa uma causa potencial de poliartrite (ver Capítulo 208); o início dentro de 30 dias após a administração da vacina leva a essa suspeita. Ainda é difícil determinar se a vacinação em si representa um risco ou se a estimulação imunológica desencadeia o distúrbio em um paciente com predisposição genética. As doenças imunomediadas desencadeadas por vacinas podem ser autolimitantes e responder mais favoravelmente do que as doenças de aparecimento espontâneo. Foi relatado que cães com poliartropatia induzida por vacina se recuperam em 1 a 2 dias sem terapia com fármacos imunossupressores.[9]

Em 7 cães saudáveis que receberam albumina humana, 6 desenvolveram sinais compatíveis com doença de imunocomplexos (5 de 7 desenvolveram claudicação).[10] Os sinais se desenvolveram 5 a 13 dias após a administração de albumina humana e, em cães sobreviventes, resolveram-se após 2 a 37 dias.

### Neoplasia distante
A poliartropatia tem sido associada a carcinomas de origem tonsilar, mamária e renal; seminoma; tumor de células de Sertoli; e leiomioma. Pode não estar claro se o câncer causa poliartropatia ou se representa uma condição coexistente. Nos casos em que a neoplasia é a causa desencadeante, a resolução da condição neoplásica (p. ex., por remoção cirúrgica) deve eliminar a poliartropatia e a claudicação associada. Em muitos casos, a dor nas articulações responde à terapia imunossupressora, mesmo se a neoplasia primária permanecer sem tratamento.

## POLIARTROPATIAS IMUNOMEDIADAS PRIMÁRIAS

### Poliartropatia imunomediada primária não erosiva

#### *Lúpus eritematoso sistêmico*
O lúpus eritematoso sistêmico (LES) é definido como um distúrbio polissistêmico imunomediado, frequentemente associado a um título positivo de anticorpos antinucleares (ver Capítulo 205). A manifestação mais comum do LES é a poliartropatia. O teste diagnóstico revela manifestações imunomediadas adicionais, como proteinúria, anemia hemolítica, trombocitopenia, doença cutânea imunomediada e/ou ulcerações orais mucocutâneas (ver Capítulo 204). O tratamento da poliartropatia associada ao LES é igual ao da PAIM idiopática; no entanto, atenção adicional é dada ao monitoramento do desenvolvimento e/ou da progressão das manifestações sistêmicas da doença.

#### *Associada à raça*
**Shar-Pei** Os cães Shar-Pei podem apresentar episódios recorrentes curtos de febre (12 a 48 horas), acompanhados por inflamação das articulações (especialmente os jarretes, isto é, a síndrome do jarrete inchado). Esse distúrbio também é conhecido como febre familiar do Shar-Pei (FFS). Os episódios

geralmente são mais frequentes durante os primeiros anos de vida e tornam-se menos frequentes com a idade. A administração de anti-inflamatórios não esteroides (AINE) parece útil durante os episódios. O principal constituinte da pele espessa de Shar-Peis é o ácido hialurônico (AH), e o AH é superexpresso em Shar-Peis em comparação com outras raças caninas. A extensão da hialuronanose varia entre os Shar-Peis individuais, embora quase todos sejam afetados. A administração de corticosteroides diminui a mucinose cutânea em Shar-Peis, talvez por diminuir a expressão de hialuronano sintase.[11] O papel que o AH excessivo em Shar-Peis desempenha na FFS precisa ser investigado mais detalhadamente. Os cães Shar-Peis afetados com FFS estão em risco de desenvolver amiloidose AA sistêmica reativa e subsequente insuficiência renal ou hepática. O tratamento de Shar-Peis afetados por FFS com colchicina (0,025 a 0,03 mg/kg [máximo por dose: 0,6 mg] VO a cada 12 h) foi recomendado. O benefício da administração de colchicina, corticosteroide ou outro imunossupressor a longo prazo, entretanto, ainda precisa ser publicado.

**Akita** Um relatório descreveu 8 cachorros Akita (< 8 meses de vida) com poliartropatia grave.[12] Apenas 2 de 8 eram responsivos à terapia antimicrobiana e imunossupressora. Os pacientes afetados remontam a um ancestral comum, e essa síndrome não parece estar disseminada.

### Poliartrite imunomediada idiopática

Uma vez que os agentes infecciosos e as doenças degenerativas tenham sido excluídos, uma etiologia idiopática imunomediada é presumida.[7,13-16] Acredita-se que a causa seja uma discrasia do sistema imune, com alvo diretamente nas articulações ou que envolva doença causada por imunocomplexos circulantes (Arthus tipo III). A imunossupressão está associada a uma resposta clínica rápida, e é fundamental evitar os efeitos adversos relacionados à medicação.

**Sinalização** A poliartrite imunomediada idiopática é mais comumente diagnosticada em cães de 3 a 7 anos, embora os pacientes tenham sido diagnosticados dos 6 meses aos 12 anos. Não há predileção por sexo, e todas as raças podem ser afetadas. PAIM é rara em gatos; casos relatados são em animais jovens a meia-idade.

**Sinais** A maioria dos casos apresenta marcha rígida e relutância para ficar de pé e/ou andar. Anorexia, perda de peso e linfadenopatia periférica podem estar presentes. Febre é relatada na metade dos pacientes afetados. Edema e dor nas articulações costumam ser detectados, mas em alguns casos essas anormalidades são sutis. As articulações do carpo e do tarso são preferencialmente afetadas. A poliartrite pode ocorrer concomitantemente com meningite, polimiopatia, dermatopatia, hepatopatia, gastroenteropatia ou como uma síndrome paraneoplásica; os achados físicos podem refletir doença concomitante. PAIM é uma causa comum de febre de origem desconhecida (ver Capítulo 48), e o diagnóstico não pode ser excluído apenas pelos achados do exame físico.[17]

Os *diagnósticos diferenciais* incluem doença riquetsial/transmitida por carrapatos, processos infecciosos hematogênicos (bacterianos, fúngicos, protozoários), meningite, polimiosite, panosteíte, osteodistrofia hipertrófica, doença articular degenerativa, lesões congênitas (i. e., displasia do cotovelo, lesões de osteocondrite dissecante) e trauma.

**Teste de diagnóstico** Em cães jovens, é importante palpar a diáfise e a metáfise dos ossos longos para diferenciar a poliartrite (nenhum sinal de dor é esperado da palpação profunda nesses locais) de panosteíte ou osteodistrofia hipertrófica (ver Capítulos 187 e 353). A mucosa oral deve ser avaliada para ulceração (sugerindo doença imunomediada, particularmente LES) e o pescoço palpado e manipulado para sinais de resistência ou dor compatível com meningite. A ausculta pode revelar sopro cardíaco sugestivo de endocardite bacteriana. Todas as articulações são avaliadas quanto a edema, dor, amplitude de movimento e instabilidade. Preferencialmente, o carpo e o tarso são afetados e devem receber atenção especial: palpação para evidência de derrame articular e hiperflexão suave, porém firme, para sinais de dor (ver Vídeo 203.1). A claudicação do joelho comumente está associada à ruptura do ligamento cruzado, e não à poliartrite, e uma avaliação cuidadosa deve ser realizada.

Os exames laboratoriais incluem hemograma com diferencial manual, contagem de plaquetas, perfil bioquímico sérico e urinálise. Anemia não regenerativa leve e leucocitose leve são comuns. A presença de trombocitopenia sugere trombocitopenia transmitida por carrapatos ou imunomediada concomitante, e não doença idiopática. Elevações marcantes das atividades de enzimas hepáticas podem requerer avaliação adicional (ácidos biliares, ultrassonografia e possivelmente exame histopatológico de uma amostra de biopsia hepática) para avaliar a hepatopatia como um estímulo imunogênico distante. A proteinúria deve levar à avaliação da relação proteína/creatinina urinária e da pressão arterial sistêmica (ver Capítulo 99).

A necessidade de imagens é avaliada individualmente. Radiografias torácicas, radiografias de articulações e ultrassonografia abdominal são mais úteis para pacientes com idade avançada, instabilidade articular e/ou anormalidades no hemograma, perfil bioquímico sérico ou exame de urina. As radiografias articulares são claramente indicadas em casos não responsivos ou com instabilidade articular; entretanto, na maioria dos casos, pelo menos no momento do diagnóstico inicial, os resultados geralmente não são esclarecedores.[18] A artropatia erosiva pode não ser radiograficamente visível no momento da avaliação inicial e ser detectada apenas com avaliação repetida (Figura 203.1).

Os títulos sorológicos de anticorpos antinucleares e fator reumatoide podem ser avaliados (ver Capítulo 205 e "Artropatia erosiva" a seguir). A preparação para lúpus eritematoso tem baixa sensibilidade. Títulos para doenças transmitidas por carrapatos podem ser avaliados para ajudar a distinguir a causa da poliartrite; contudo, em áreas onde essas doenças são endêmicas, um curso de tratamento com antibióticos antirriquetsiais (doxiciclina, minociclina) é sempre recomendado. Como os sinais da doença podem preceder o desenvolvimento de anticorpos séricos, a doença riquetsial aguda não pode ser excluída por títulos séricos negativos. Em contrapartida, em áreas endêmicas,

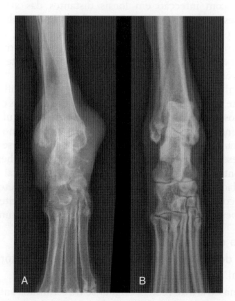

**Figura 203.1 A.** Radiografia anteroposterior de articulação tarsal canina, demonstrando extensa destruição óssea subcondral e edema periarticular moderado dos tecidos moles. Esses achados são consistentes com o diagnóstico de artrite erosiva. **B.** Articulação tarsal canina normal para comparação.

a soroconversão assintomática para agentes transmitidos por carrapatos é comum. De forma mais prática, a falha em responder a um curso de 3 a 5 dias de terapia antibiótica apropriada exclui o diagnóstico de doença causada por riquétsias.

A artrocentese é fundamental para o diagnóstico de distúrbios inflamatórios das articulações (ver Capítulo 94). Pelo menos quatro articulações (p. ex., carpos e tarsos) são amostradas rotineiramente, independentemente dos achados do exame físico. O líquido sinovial anormal pode ser detectado na ausência de dor ou inchaço nas articulações. É comum obter < 0,2 m𝑙 de líquido sinovial e, em muitos casos, apenas lâminas para avaliação citológica podem ser preparadas. Volumes maiores permitem cultura e/ou contagem de células nucleadas; no entanto, a preparação da lâmina é suficiente para fins diagnósticos na maioria dos casos. A viscosidade do líquido sinovial é avaliada após sua expulsão da agulha. O líquido sinovial normal produz um fio de 1 a 2 cm entre a agulha e a lâmina; o fluido articular anormal perde a viscosidade e a formação de fios locais. A contaminação do fluido articular por eritrócitos confunde a interpretação. Deve-se ter cuidado para evitar vasos sanguíneos superficiais, usar uma técnica suave e liberar a pressão negativa da seringa antes de remover uma agulha de dentro do espaço articular.

**Interpretação da citologia do fluido sinovial** Doença articular degenerativa, trauma e lesão ligamentar prévia estão associados à inflamação mononuclear (< 10% de neutrófilos no líquido sinovial), enquanto doenças imunomediadas e infecciosas estão associadas a > 10% de neutrófilos (ver Capítulo 74). A contaminação por sangue altera a contagem diferencial de células e torna a interpretação da inflamação menos certa. Na presença de contaminação sanguínea marcante, os resultados citológicos de articulações adicionais, juntamente com a comparação com contagens de sangue periférico, devem ser utilizados.

**Tratamento (cães)** Os corticosteroides (prednisona, prednisolona) são altamente eficazes. Prednisona 1 a 2 mg/kg VO a cada 24 horas é a dose inicial; doses mais baixas podem ser eficazes em casos menos graves. Doses altas são administradas até a remissão completa da doença, definida como resolução dos sinais clínicos e também das alterações laboratoriais que estavam presentes inicialmente. Depois de alcançada a remissão, a dose é reduzida, geralmente pela metade, por aproximadamente 4 semanas. É realizada reavaliação e, se os sinais de doença estiverem ausentes (na avaliação física e laboratorial), a dose é novamente reduzida à metade. A redução gradual é repetida mensalmente até que o animal tenha uma recidiva ou a medicação seja interrompida. A duração mínima recomendada da terapia é de 4 meses. Casos relacionados a vacinas ou medicamentos podem não exigir terapia de duração tão longa. Se ocorrer recidiva durante a redução gradual, a dose deve ser aumentada para a dose eficaz mais recente.

A terapia imunossupressora combinada com a adição de micofenolato de mofetila frequentemente é mais eficaz e produz menos efeitos adversos do que a terapia com corticosteroides isoladamente (ver Capítulo 165). Prednisona (1 mg/kg VO a cada 12 a 24 horas) e micofenolato (10 mg/kg VO a cada 12 horas) são administrados em combinação. A dose de prednisona é reduzida gradualmente a cada 2 semanas, enquanto o micofenolato é mantido com a mesma dose. O objetivo é interromper completamente os corticosteroides e manter a remissão apenas com micofenolato. Se, após 2 meses, a remissão for mantida com apenas micofenolato, a dose é reduzida à metade por 2 meses e, em seguida, interrompida. Animais que apresentam recidiva após a suspensão do micofenolato são reinduzidos com um curso curto de prednisona; o micofenolato (10 mg/kg VO a cada 12 a 24 horas) é então continuado por toda a vida. Os efeitos adversos do micofenolato são geralmente leves (diarreia), e os efeitos colaterais hematológicos são incomuns.

A incapacidade de controlar os sinais de PAIM usando apenas micofenolato pode levar a uma mudança na terapia.

O micofenolato é descontinuado, e a leflunomida (2 a 4 mg/kg VO a cada 24 horas) é administrada com corticosteroides. Os corticosteroides são novamente reduzidos, com o objetivo de descontinuação completa. Se um bom controle for mantido por vários meses com leflunomida isolada, a dose pode ser gradualmente reduzida (2 a 4 mg/kg VO a cada 48 horas × 3 meses, a seguir a cada 72 horas × 3 meses e então descontinuada). As recidivas são tratadas com um curso curto de corticosteroides e a dose de leflunomida que anteriormente mantinha a remissão. Os efeitos adversos da leflunomida geralmente são leves (anorexia, letargia, vômito); entretanto, hemogramas e atividade sérica de enzimas hepáticas devem ser monitorados.

Pacientes que recebem AINEs (carprofeno, meloxicam, deracoxibe etc.) requerem atenção especial. Quando combinados com AINEs, os corticosteroides estão associados a alto risco de ulceração gastrintestinal. Portanto, para qualquer transição de AINEs para corticosteroides, os AINEs devem ser descontinuados com um período de "lavagem" de 7 dias antes da administração de corticosteroides. A administração de micofenolato ou leflunomida pode começar durante esse período de eliminação, e medicamentos alternativos para a dor (tramadol e/ou paracetamol no cão) podem ser iniciados. Após 7 dias, os corticosteroides podem ser adicionados se não houver resposta à terapia inicial.

A falta de resposta ou incapacidade de reduzir os corticosteroides pode levar à consulta com um especialista em medicina interna. Os imunossupressores alternativos podem incluir azatioprina, ciclosporina, clorambucila ou ciclofosfamida.

**Tratamento (gatos)** Alguns gatos não respondem à prednisona, e um corticosteroide alternativo (prednisolona, metilprednisolona, triancinolona ou dexametasona) precisa ser substituído. O clorambucila pode ser administrado com corticosteroides para gatos que requerem imunossupressão adicional. O clorambucila é administrado em doses de 15 mg/m$^2$ VO a cada 24 horas (geralmente 4 mg/gato/dia) por 4 dias, e o tratamento de 4 dias é repetido a cada 3 semanas. Alternativamente, 2 mg de clorambucila (dose total) podem ser administrados a cada 2 a 3 dias. Os efeitos colaterais potenciais podem incluir anorexia e supressão da medula óssea. Em gatos, a dose de clorambucila deve ser reduzida antes que a prednisona seja reduzida. O tratamento com metotrexato e leflunomida também foi descrito (ver "Artrite reumatoide", a seguir).

**Acompanhamento** A necessidade e o momento da reavaliação dependem da resposta clínica do paciente, da necessidade de monitoramento da doença concomitante, das anormalidades laboratoriais e da prevenção de efeitos colaterais relacionados ao medicamento. Uma vez que a resposta esperada dos casos de PAIM idiopático é boa com a administração de corticosteroides, a falta de resposta aos corticosteroides em 7 dias deve levar a uma reavaliação. Isso deve incluir a reconsideração do diagnóstico, a avaliação da dose, a administração adequada dos medicamentos e a consideração de possíveis efeitos adversos relacionados aos fármacos.

Anormalidades laboratoriais prévias (anemia, trombocitopenia ou proteinúria) devem ser monitoradas. Resolução rápida da trombocitopenia, resolução gradual da anemia (mais comumente devido à anemia da doença crônica com resolução ao longo de várias semanas) e resolução lenta (meses) ou estabilidade da proteinúria são esperados. A administração de corticosteroides está associada à proteinúria, e seu efeito deve ser considerado. A proteinúria progressiva pode sugerir lesão glomerular, e o tratamento padrão para doença glomerular pode ser justificado nesses casos. A pele e o trato urinário devem ser monitorados para infecção.

A artrocentese repetida/seriada não é recomendada na rotina; em vez disso, os pacientes são monitorados por avaliação clínica. Em casos selecionados com instabilidade articular ou alteração degenerativa concomitante, a análise repetida do líquido sinovial pode ser necessária para determinar se a claudicação se deve ao controle inadequado da doença imunomediada. A proteína C reativa pode representar um marcador sorológico de resposta clínica.[19]

**Prognóstico** Uma resposta rápida à terapia imunossupressora é esperada na maioria (90%) dos casos. Alguns pacientes respondem prontamente e podem ter a medicação completamente suspensa. Muitos outros respondem, mas requerem alguma dose de imunossupressor para evitar recaídas. Alguns (10%) não respondem e sofrem claudicação contínua com dano articular progressivo. Muitos pacientes sofrem efeitos colaterais relacionados aos efeitos da terapia com corticosteroides, especialmente quando a administração a longo prazo é necessária. Muitos cães são sacrificados em razão desses efeitos, e um objetivo importante é evitar danos relacionados à medicação. O ganho de peso é um problema sério; muitos proprietários não sabem disso, e a condição corporal deve ser cuidadosamente monitorada (ver Capítulo 2). Uma estratégia bem-sucedida para diminuir os efeitos adversos induzidos por glicocorticoides é o uso de um agente imunossupressor adicional, conforme descrito anteriormente. A administração de micofenolato, ciclosporina ou leflunomida é – para a maioria dos pacientes – mais segura do que o uso de corticosteroide a longo prazo.

## Poliartropatias imunomediadas erosivas

A artrite erosiva é caracterizada pela presença de lise óssea subcondral radiograficamente visível (ver Figura 203.1). A destruição dos ligamentos articulares de suporte leva à instabilidade e à luxação da articulação.

### Associada à raça

Uma poliartrite gravemente erosiva foi descrita em Galgos jovens.[20] Um único caso sugeriu *Mycoplasma spumans* como o agente causador; entretanto, *Mycoplasma* não foi isolado de dois Galgos adicionais. A verdadeira causa é desconhecida, e o prognóstico é reservado.

### Artrite proliferativa periosteal felina

A doença articular erosiva em gatos inclui duas síndromes: uma mostra formação óssea periosteal acentuada (forma proliferativa periosteal); outra apresenta formação óssea periosteal mínima (artrite reumatoide).[21] O tratamento é igual ao da artrite reumatoide (ver a seguir).

### Artrite reumatoide

Em cães e gatos, a artrite reumatoide (AR) é uma doença rara caracterizada por inflamação, perda de cartilagem articular, erosão do osso periarticular e deformação articular. Muitos pacientes apresentam resultado sorológico de fator reumatoide (FR) positivo. A causa da AR é desconhecida, e o prognóstico reservado. Muitos pacientes ficam gravemente incapacitados apesar do tratamento.

Suspeita-se da artrite reumatoide pela presença de lesões erosivas radiograficamente visíveis e/ou instabilidade articular. A idade de diagnóstico em cães é, em média, aos 5 anos. Aproximadamente 1/3 dos casos apresentam febre, letargia e/ou inapetência, além de claudicação.[22] A maioria dos cães apresenta dor nas articulações, diminuição da amplitude de movimento e evidência palpável de derrame articular. A deformação articular diferencia esses casos da poliartrite não erosiva. Embora por definição a AR seja uma doença que envolve as articulações, outros sistemas do corpo também podem ser afetados.

AR felina é muito rara. O início gradual de rigidez com articulações inchadas e doloridas é típico. Radiograficamente, a poliartrite erosiva no gato foi separada em um grupo com lise principalmente óssea (AR) e outro com proliferação periosteal marcada adjacente às articulações (poliartrite proliferativa periosteal). Não está claro se essas doenças são entidades separadas ou se representam diferentes manifestações do mesmo processo mórbido.

Fator reumatoide é um termo geral para autoanticorpos contra IgG. Acredita-se que esses anticorpos desempenhem um papel na opsonização e eliminação de complexos imunes. Os teores séricos de FR podem estar elevados em qualquer doença inflamatória, e a utilidade do teste é limitada pela falta de especificidade para AR. Aproximadamente 70% dos cães com AR diagnosticada clinicamente são positivos para FR; portanto, sua ausência não exclui o diagnóstico. A concentração de FR, se presente, pode ser útil para acompanhar o curso da doença: a diminuição nas concentrações de FR pode estar associada a uma terapia eficaz e um aumento na recidiva da doença.

O teste diagnóstico inclui um hemograma com diferencial manual, contagem de plaquetas, perfil bioquímico, urinálise, radiografias das articulações afetadas e do tórax e análise do líquido sinovial. Os gatos podem ser testados para o vírus da leucemia felina e o vírus da imunodeficiência felina. Os achados radiográficos incluem perda de osso nas epífises, estreitamento dos espaços articulares e margens articulares irregulares. Mono ou oligoartropatias erosivas estimulam a cultura do líquido sinovial para bactérias, *Mycoplasma* spp. e, se possível, bactéria da forma L. A maioria dos casos é tratada inicialmente com antibióticos, de acordo com os resultados da cultura. A doxiciclina, minociclina ou uma fluoroquinolona é o fármaco de escolha.

A imunossupressão é a base da terapia para a artrite erosiva imunomediada. Prednisona e micofenolato, conforme descrito anteriormente para o tratamento de PAIM, são recomendados para cães. O tratamento de gatos com metotrexato 7,5 mg VO 1 vez/semana (a cada 7 dias) e leflunomida 10 mg VO a cada 24 horas foi descrito com melhora acentuada em 7 de 12 gatos tratados.[23] Quando ocorreu melhora clínica acentuada, a dose foi diminuída para 2,5 mg de metotrexato 1 vez/semana e 10 mg de leflunomida a cada 3 a 4 dias (2 vezes/semana). Não foram observados sinais graves de intoxicação.

Os medicamentos usados em humanos com AR incluem o antagonista de IL-1 anakinra e os inibidores do TNF-α infliximabe, adalimumabe, certolizumabe pegol, golimumabe e etanercepte. Não há relatos publicados sobre seu uso em cães com AR. Adalimumabe foi usado em dois cães com dermatopatia.[24]

**Prognóstico** AR é uma doença progressiva implacável. A maioria dos pacientes apresenta deterioração das articulações ao longo do tempo. Cães de raças pequenas podem se sair razoavelmente bem, apesar da deformação articular óbvia; cães maiores não tão bem. Medicamentos para a dor (tramadol, paracetamol [somente cães], gabapentina, amantadina) são frequentemente necessários (ver Capítulos 164 e 356). Ocasionalmente, procedimentos cirúrgicos podem ser usados para melhorar a estabilidade e a dor nas articulações; sinovectomia, artroplastia, substituição articular e/ou artrodese podem ser benéficas em pacientes selecionados.[25] Sugere-se o monitoramento dos efeitos adversos dos medicamentos imunossupressores, bem como das manifestações sistêmicas da doença imunomediada.

## REFERÊNCIAS BIBLIOGRÁFICAS

*As referências bibliográficas deste capítulo se encontram online no Ambiente de Aprendizagem.*

# CAPÍTULO 204

# Doenças Dermatológicas Imunomediadas

Petra Bizikova

As dermatoses imunomediadas abrangem um amplo espectro de doenças que resultam de respostas imunes aberrantes que lesionam a pele e/ou anexos da pele. Essas respostas imunes podem ser dirigidas principalmente contra autoantígenos (doenças de pele autoimunes, como pênfigo, epidermólise bolhosa aquisita, lúpus cutâneo), ou contra antígenos estranhos (fármacos, vírus ou bactérias), o que leva a uma reação imunológica que lesiona o tecido do hospedeiro (doenças imunomediadas secundárias, como eritema multiforme, vasculite induzida por vacina). Com base nos dados relatados, as doenças cutâneas imunomediadas primárias (excluindo hipersensibilidade) são responsáveis por < 5% de todas as dermatoses caninas e felinas.[1-3] Em razão da sua raridade, frequentemente representam um desafio diagnóstico para os clínicos. Este capítulo fornece uma visão geral das dermatoses autoimunes mais comuns para auxiliar os médicos em um processo diagnóstico, enquanto a Tabela 204.1 inclui uma lista mais extensa de doenças.

## PÊNFIGO FOLIÁCEO

O pênfigo foliáceo (PF) é a doença cutânea autoimune mais comum em cães e gatos.[4] É causada por autoanticorpos que interrompem a adesão desmossômica entre os queratinócitos e induzem pústulas subcórneas.[5] A desmocolina-1 é um dos principais autoantígenos-alvo no PF canino; em gatos, os autoantígenos-alvo permanecem desconhecidos.[6]

### Sinalização

Akitas e Chow Chows são predispostos ao PF, embora o PF tenha sido relatado em outras raças, como Buldogue Inglês, Dobermann, Collie e Pastores-Australianos.[7-10] A idade média de início é de ≈ 6 anos (intervalo: < 1 a 16 anos) e há um risco igual para machos e fêmeas.[7,8,10,11] Em gatos, nenhuma raça ou predisposição por sexo foi reconhecida,[8,12] e a idade média de início é de ≈ 5,5 anos (variação: < 1 a 17 anos).[8,12,13]

**Tabela 204.1** Visão geral de doenças de pele autoimunes selecionadas de cães e gatos.

| PATOGÊNESE | DOENÇA (ESPÉCIES, PREDISPOSIÇÕES DA RAÇA)[†] | LESÕES DE PELE CARACTERÍSTICAS | DISTRIBUIÇÃO DE LESÃO CARACTERÍSTICA | AUTOANTÍGENO PRINCIPAL[‡] | CRITÉRIO DIAGNÓSTICO |
|---|---|---|---|---|---|
| **Doenças da epiderme** *Distúrbios da coesão epidérmica* Superficiais | Pênfigo foliáceo (cão [Chow-Chow, Akita], gato) | Pústulas, erosões e crostas superficiais | Plano nasal, região dorsal do nariz, pálpebras, pina côncava, coxins, (+ leitos ungueais e mamilos em felinos); sem envolvimento de mucosa | Desmocolina-1 | 1. Clínico: pústulas que evoluem rapidamente para erosões e crostas; predominância na face e patas<br>2. Histo: pústulas epidérmicas ou foliculares ricas em neutrófilos e grupamentos de queratinócitos acantolíticos<br>3. R/O outras doenças pustulares neutrofílicas acantolíticas (piodermite estafilocócica associada à toxina esfoliativa, dermatofitose pustular)<br>4. IF: anticorpos antiqueratinocíticos ligados à pele do paciente (IF direta) e/ou circulantes[§]<br>5. Determinação de autoantígeno: anticorpos autógenos circulantes direcionados à desmocolina-1 (quando disponíveis) |
| Profundas | Pênfigo vulgar (cão, gato) | Vesículas flácidas, erosões profundas | Mucosas e junções mucocutâneas, pina côncava | Desmogleína-3 | 1. Clínico: predomínio de vesículas flácidas, erosões e úlceras mucosas e mucocutâneas<br>2. Histo: acantólise e sulcos suprabasais<br>3. IF: anticorpos antiqueratinocíticos ligados à pele do paciente (IF direta) e/ou circulantes[§]<br>4. Determinação de autoantígeno: anticorpos autógenos circulantes direcionados à desmogleína-3[§] |

*Continua*

| Tabela 204.1 | Visão geral de doenças de pele autoimunes selecionadas de cães e gatos. (*Continuação*) |||||
|---|---|---|---|---|---|
| PATOGÊNESE | DOENÇA (ESPÉCIES, PREDISPOSIÇÕES DA RAÇA)[†] | LESÕES DE PELE CARACTERÍSTICAS | DISTRIBUIÇÃO DE LESÃO CARACTERÍSTICA | AUTOANTÍGENO PRINCIPAL[‡] | CRITÉRIO DIAGNÓSTICO |
| *Profundas* | Pênfigo paraneoplásico (cão, gato) | Vesículas flácidas, erosões profundas | Mucosas e junções mucocutâneas, pele com pelos | Desmogleína-3 + plaquinas (cão) | 1. Clínico: predomínio de vesículas flácidas, erosões e úlceras mucosas e mucocutâneas; neoplasia concomitante<br>2. Histo: acantólise e sulcos suprabasais e apoptose unicelular em múltiplas camadas da epiderme<br>3. IF: anticorpos antiqueratinocíticos ligados à pele do paciente (IF direta) e/ou circulantes[§]<br>4. Determinação de autoantígeno: anticorpos autógenos circulantes direcionados à desmogleína-3 e plaquinas[§] |
| *Distúrbios da coesão dermoepidérmica* | Penfigoide de membrana mucosa (cão [PA], gato) | Vesícula tensa, erosões profundas, úlceras, cicatrizes, despigmentação | Junções mucocutâneas, mucosas | Colágeno XVII | 1. Clínico: predomínio de vesiculação e ulceração com ou sem cicatrizes mucosas e mucocutâneas<br>2. Histo: vesiculação subepidérmica com grau variável de inflamação<br>3. IF: anticorpos anti-ZMB ligados à pele do paciente (IF direta) e/ou anticorpos anti-ZMB ligados predominantemente ao aspecto epidérmico do substrato de pele submetida à técnica Salt-Split Skin (IF indireta com Salt-Split Skin)[§]<br>4. Determinação de autoantígeno: anticorpos autógenos circulantes direcionados a colágeno XVII ou laminina-332[§] |
| | Epidermólise bolhosa adquirida (cão [DA]) | Vesícula tensa, erosões profundas, úlceras | Predominante pele com pelos (almofadas plantares, áreas de fricção), bem como mucosas e junções mucocutâneas | Colágeno VII | 1. Clínico: pele com pelos e doença vesicular e ulcerativa da mucosa/mucocutânea<br>2. Histo: vesiculação subepidérmica microscópica com grau variável de inflamação, principalmente neutrofílica<br>3. IF: Acs Anti-ZMB ligados à pele do paciente (IF direta) e/ou Acs anti-ZMB circulantes ligados principalmente ao lado dérmico do substrato de pele dividido em sal (IF indireta)[§]<br>4. Determinação de autoantígenos: autoAcs circulantes direcionados ao colágeno VII[§] |
| | Penfigoide bolhoso (cão, gato) | Vesícula tensa, erosões profundas, úlceras | Predominante pele com pelos (pinna côncava, áreas de fricção) | Colágeno XVII | 1. Clínico: doença vesicular e ulcerativa com predominância de pele pilosa<br>2. Histo: vesiculação subepidérmica microscópica com grau variável de inflamação<br>3. IF: anti-ZMB Abs ligado à pele do paciente (IF direto) e/ou anti-ZMB Abs circulante que se liga predominantemente ao lado epidérmico do substrato de pele dividida em sal (IF indireto)[§]<br>4. Determinação de autoantígenos: autoAbs circulantes direcionados ao colágeno XVII[§] |

*Continua*

## Tabela 204.1 Visão geral de doenças de pele autoimunes selecionadas de cães e gatos. (*Continuação*)

| PATOGÊNESE | DOENÇA (ESPÉCIES, PREDISPOSIÇÕES DA RAÇA)[†] | LESÕES DE PELE CARACTERÍSTICAS | DISTRIBUIÇÃO DE LESÃO CARACTERÍSTICA | AUTOANTÍGENO PRINCIPAL[‡] | CRITÉRIO DIAGNÓSTICO |
|---|---|---|---|---|---|
| **Desordens de morte celular de queratinócitos** *Lúpus eritematoso cutâneo* | **Lúpus eritematoso discoide, forma clássica** (cão, gato) | Despigmentação, atrofia da pele (perda da arquitetura do plano nasal), erosões, descamação, formação de crostas | Plano nasal | n.d. | 1. Clínico: despigmentação, atrofia, erosões no plano nasal e área perinasal<br>2. Histo: dermatite de interface rica em linfócitos com morte celular basal, espessamento ZMB<br>3. IF: depósitos de IgG ao longo do ZMB da epiderme e vasos[§] |
| | **Lúpus eritematoso discoide, forma generalizada** (cão) | Anular hiperpigmentado ou placas policíclicas com descamação e erosões, cicatrizes | Generalizado | n.d. | 1. Clínico: placas hiperpigmentadas predominantes no tronco com descamação e erosões<br>2. Histo: dermatite de interface rica em linfócitos com morte celular basal, espessamento ZMB<br>3. IF: depósitos de IgG ao longo ] [do ZMB da epiderme e vasos[§] |
| | **Lúpus mucocutâneo eritematoso** (cachorro [GShep]) | Erosões, úlceras reticuladas hiperpigmentação | Junções mucocutâneas (genital/perigenital, ânus/perianal, perioral, periocular) e pele de pelo circundante | n.d. | 1. Clínico: erosões e úlceras envolvendo junções mucocutâneas<br>2. Histo: dermatite de interface rica em linfócitos com morte celular basal<br>3. IF: depósitos de IgG ao longo do ZMB da epiderme e vasos[§] |
| | **Lúpus cutâneo vesicular eritematoso** (cachorro [Col, Shetl]) | Pápulas, vesículas flácidas, erosões policíclicas e úlceras | Virilha, axila, ± junção mucocutânea | Antígenos nucleares solúveis | 1. Clínico: doença vesicular e ulcerativa com predominância de pele glabra<br>2. Histo: dermatite de interface rica em linfócitos com morte celular basal proeminente levando à vesiculação<br>3. IF: depósitos de IgG ao longo do ZMB da epiderme e vasos[§] |
| | **Lúpus eritematoso cutâneo esfoliativo** (cão [BAPC]) | Descamação, alopecia, erosões | Cabeça, rosto, orelhas, dorso | n.d. | 1. Clínico: descamação e alopecia predominantemente na face e tronco; claudicação e anormalidades hematológicas<br>2. Histo: dermatite de interface rica em linfócitos, adenite sebácea ocasional e/ou falta de glândulas sebáceas<br>3. IF: depósitos de IgG ao longo do ZMB da epiderme e vasos[§] |
| **Desordens de melanócitos** | **Síndrome uveodermatológica, VKH** (Akita, RN) | Leucoderma/ leucotriquia, eritema, erosões, crostas | Face (periocular, plano nasal e focinho) predominantemente; uveíte | n.d. | 1. Clínico: eritema predominante facial, leucoderma e leucotriquia; uveíte<br>2. Histo: dermatite de interface rica em linfócitos, adenite sebácea ocasional e/ou falta de glândulas sebáceas |
| | **Vitiligo** (ão [Dobermann?], gato [Siamês?]) | Leucoderma macular, leucotriquia | Rosto (nariz, lábios, pálpebras) predominantemente | n.d. | 1. Clínico: leucoderma macular com predominância facial e leucotriquia<br>2. Histo: perda de melanócitos e pigmento de melanina nos queratinócitos; linfócitos raros direcionados a melanócitos |

*Continua*

**Tabela 204.1** Visão geral de doenças de pele autoimunes selecionadas de cães e gatos. (*Continuação*)

| PATOGÊNESE | DOENÇA (ESPÉCIES, PREDISPOSIÇÕES DA RAÇA)[†] | LESÕES DE PELE CARACTERÍSTICAS | DISTRIBUIÇÃO DE LESÃO CARACTERÍSTICA | AUTOANTÍGENO PRINCIPAL[‡] | CRITÉRIO DIAGNÓSTICO |
|---|---|---|---|---|---|
| **Doenças dos anexos da pele** *Desordens de folículos capilares* | Alopecia areata (cão [Dachshund?]) | Alopecia, leucotriquia (pelo recém-crescido) | Rosto predominantemente ("óculos de proteção alopécica") | Trico-hialina, queratinas do folículo piloso | 1. Clínico: alopecia espontânea não inflamatória; pelo branco na regeneração 2. Histo: morte celular de queratinócitos bulbar mediada por linfócitos |
| *Desordens das glândulas sebáceas* | Adenite sebácea (cão [Akita, Samoyeda, Havanês], gato) | Descamação, moldes foliculares, pelo de baixa qualidade, alopecia | Generalizado (geralmente começando na cabeça) | n.d. | 1. Clínico: fundição folicular, grandes escamas prateadas em forma de placa, alopecia 2. R/O outras causas de fundição folicular/alopecia, como demodicose, dermatofitose, foliculite bacteriana 3. Histo: adenite sebácea granulomatosa a piogranulomatosa; falta de glândulas sebáceas |
| *Desordens das garras* | Onicodistrofia lupoide simétrica (cão [PA, GSett]) | Paroníquia, onicalgia, onicosquizia, onicomadese, onicodistrofia | Garras e camas de garras exclusivamente | n.d. | 1. Clínico: separação de garras no leito de garras múltiplas em todos os quatro membros; novo crescimento de garras curtas e disformes 2. Histo: dermatite de interface liquenoide do epitélio do leito da garra |
| Outros | Policondrite (gato) | Edema, eritema e deformação bilateral das orelhas | Orelha (outras cartilagens podem estar envolvidas) | n.d. | 1. Clínico: edema doloroso, eritema e deformação dos pavilhões 2. Histo: inflamação, degeneração, necrose e perda de coloração basofílica da matriz da cartilagem da orelha |

[†]Espécies nas quais a doença foi reconhecida. [‡]O antígeno principal é definido como um antígeno reconhecido por autoanticorpos circulantes (séricos) em mais de 50% dos cães afetados. [§]O teste é opcional (pode auxiliar no diagnóstico, mas a disponibilidade do teste varia). *Acs*, anticorpos; *BAPC*, Braco Alemão de Pelo Curto; *Col*, Collie; *DA*, Dogue Alemão; *GSett*, Gordon Setter; *histo*, avaliação histopatológica de espécime de biopsia de pele; *IF*, imunofluorescência; *n.d.*, não determinado; *PA*, Pastor-Alemão; *RN*, raças de cães nórdicos; *R/O*, descartar; *Shetl*, cão-pastor de Shetland; *VKH*, síndrome de Vogt-Koyanagi-Harada; *ZMB*, zona da membrana basal.

## Sinais clínicos

A lesão cutânea primária característica de PF canino e felino e mais valiosa em termos diagnósticos é a pústula subcórnea. No entanto, as pústulas progridem rapidamente para erosões e crostas secundárias, que podem representar os únicos achados clínicos durante o exame físico. A maioria dos cães e gatos apresenta lesões iniciais na face, principalmente no plano nasal, face dorsal do nariz, áreas perioculares e pavilhões côncavos (Figuras 204.1 e 204.2).[7,8,12] Mais de metade dos pacientes progride para o fenótipo generalizado envolvendo regiões corporais adicionais, como o tronco e/ou almofadas das patas.[9,10,12] As lesões das almofadas das patas são caracterizadas por hiperqueratose proeminente, crostas e fissuras (Figura 204.1). Ocasionalmente, pústulas podem ser encontradas nas margens das almofadas das patas. No PF desencadeado por pesticidas, uma entidade clínica descrita recentemente em associação com preventivos contra pulgas, como Pro-Meris Duo, Certifect e Vectra 3D, a lesão inicial sempre está presente entre as margens dorsais das escápulas, que correspondem ao local de aplicação do produto. Em 2/3 desses cães, as lesões podem se tornar generalizadas e mimetizar o PF de ocorrência natural tanto clínica quanto histologicamente.[14-16] Em gatos, as dobras ungueais costumam ser afetadas, e os mamilos podem estar envolvidos (Figura 204.2).[12] Em contraste com outras dermatoses pustulares, como pioderma bacteriano ou dermatofitose pustular, as lesões cutâneas no PF são bilateralmente simétricas.

## Abordagem diagnóstica

Os diagnósticos diferenciais relevantes incluem outras dermatoses pustulares primárias, como pioderma bacteriano e dermatofitose pustulosa. Queratinócitos acantolíticos misturados com neutrófilos não degenerados e/ou eosinófilos na avaliação citológica ou histopatológica de amostras levantam a suspeita de PF; no entanto, a acantólise não é específica para PF e pode ser detectada com pioderma ou dermatofitose pustulosa.[17,18] Portanto, o diagnóstico de PF é baseado na combinação de: (1) tipo de lesão cutânea e distribuição, (2) exclusão de uma infecção e (3) achados histopatológicos de suporte.[4] Imunofluorescência direta (IF) ou imuno-histoquímica (IHQ) podem ser usadas para demonstrar anticorpos antiqueratinócitos em biopsias de pele de cães com PF, mas os resultados devem ser interpretados com cautela porque tais anticorpos foram detectados em amostras de pele de outras dermatoses.[7,8,19-21] IF indireta demonstra autoanticorpos antiqueratinócitos circulantes (séricos) em até 84% de soros PF testados, dependendo do tipo de substrato utilizado.[5,22] Infelizmente, 80% dos soros de cães saudáveis

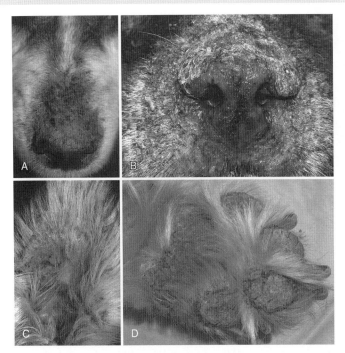

**Figura 204.1** Pênfigo foliáceo canino. Lesões cutâneas características consistem em pústulas, erosões e crostas envolvendo o plano nasal e o nariz dorsal (**A** e **B**), aspecto côncavo do pavilhão auricular (**C**) e almofadas digitais (**D**). *(Esta figura se encontra reproduzida em cores no Encarte.)*

também contêm títulos baixos de IgGs antiqueratinócitos, diminuindo a especificidade desse teste.[5] Por fim, o teste sorológico antidesmocolina-1 parece ser mais específico para PF; porém, esse teste atualmente não é oferecido comercialmente.[6]

## Tratamento

Historicamente, o padrão de cuidado para o tratamento de PF canino e felino dependia de uma dose imunossupressora de glicocorticoides (cães: prednisona ou prednisolona 2 a 6,6 mg/kg VO a cada 24 horas; gatos: prednisolona 2 a 5 mg/kg VO a cada 24 horas ou triancinolona 0,6 a 2 mg/kg VO a cada 24 horas).[7,8,10,12,23,24] Se os glicocorticoides sozinhos não foram capazes de fornecer resolução suficiente dos sinais clínicos e/ou se eles causaram muitos efeitos adversos, um fármaco imunossupressor adicional, como azatioprina (apenas cães: 2 a 2,5 mg/kg VO a cada 24 horas), clorambucila (0,2 mg/kg VO a cada 24 a 48 horas) ou ciclofosfamida (25 mg/m² VO a cada 24 horas), foi adicionado.[7,8,10,12,23,25] Recentemente, a ciclosporina em doses variáveis (5 a 18 mg/kg VO a cada 24 horas, com ou sem cotratamento com cetoconazol) foi relatada como benéfica no manejo do PF canino e felino.[13,26,27] Ademais, o tratamento com glicocorticoides tópicos ou tacrolimo deve ser considerado em casos com lesões cutâneas localizadas.

## PENFIGOIDE DE MEMBRANA MUCOSA

O penfigoide da membrana mucosa (PMM) é uma doença cutânea bolhosa subepidérmica reconhecida em humanos, cães e gatos, na qual os autoanticorpos têm como alvo o colágeno XVII ou laminina-332 (laminina 5) da membrana basal. Embora raro, o PMM é a dermatose bolhosa autoimune subepidérmica mais comum (DBAIS) reconhecida na medicina veterinária.[28] Como as informações sobre a PMM felina são limitadas,[29] as informações a seguir referem-se à doença canina.

### Epidemiologia

A PMM geralmente é diagnosticada em cães adultos (idade média de 5 anos), e os machos são 33% mais frequentemente afetados do que as fêmeas.[30] Ela afeta muitas raças, mas os cães da raça Pastor-Alemão são os mais comuns (29%).[30]

### Sinais clínicos

A PMM é uma doença crônica com bolhas na mucosa e região mucocutânea com tendência a formar cicatrizes (Figura 204.3). Erosões profundas e úlceras são as lesões mais comuns, enquanto vesículas intactas são vistas apenas raramente. Cicatrizes são frequentemente observadas em casos crônicos. Uma característica dessa doença é a notável predileção por lesões na cavidade oral, outras mucosas (olhos, genitália, ânus), áreas perimucosas (junções mucocutâneas), bem como nariz e pavilhões auriculares. Lesões cutâneas verdadeiramente cutâneas, e não perimucosas, são raras.[30,31]

### Abordagem diagnóstica

Os diagnósticos diferenciais relevantes incluem outras doenças bolhosas subepidérmicas, pênfigo vulgar e pênfigo paraneoplásico, lúpus eritematoso mucocutâneo e eritema multiforme maior (ver Tabela 204.1). As biopsias são necessárias para confirmar as vesículas subepidérmicas com ou sem inflamação e descartar diferenciais. Se uma vesícula intacta não puder ser amostrada, a borda de uma nova erosão pode ser a melhor escolha para revelar bolhas microscópicas. A coloração com ácido periódico-Schiff (PAS) ou para colágeno IV pode ser usada para mostrar que a fenda surge acima da lâmina densa da zona da membrana basal (ZMB).[31,32] Além disso, a demonstração de ligação ao tecido e/ou anticorpos circulantes anti-ZMB e/ou, se disponíveis, anticorpos anticolágeno XII ou laminina-332 pode auxiliar ainda mais no processo de diagnóstico.[31]

### Tratamento

As informações sobre o tratamento e o resultado da PMM canino são limitadas. A tetraciclina e a niacinamida (250 a 500 mg de cada, VO, a cada 8 horas) mostraram-se eficazes, especialmente nos casos leves. Se a qualidade de vida estiver prejudicada, o tratamento com glicocorticoides orais (p. ex., prednisona/prednisolona 1 a 4 mg/kg, VO, a cada 24 horas), com ou sem azatioprina, deve ser considerado. A adição de glicocorticoides tópicos ou tacrolimo é benéfica.[30]

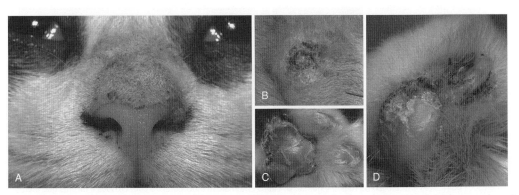

**Figura 204.2** Pênfigo foliáceo felino. Lesões cutâneas características consistem em pústulas, erosões e crostas envolvendo o plano nasal e o dorso do nariz (**A**), área de um mamilo (**B**), almofadas digitais (**C**) e dobras em garras (**D**). *(Esta figura se encontra reproduzida em cores no Encarte.)*

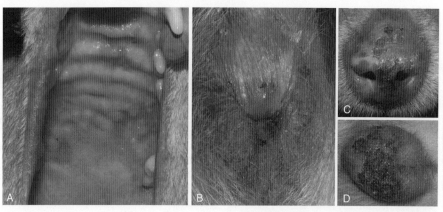

**Figura 204.3** Doença cutânea subepidérmica autoimune canina. Lesões cutâneas características consistem em erosões profundas e úlceras no palato duro e ânus (**A** e **B**) e erosões profundas, crostas e cicatrizes no plano nasal e escroto (**C** e **D**). (Cortesia do Dr. H.L. Tham, material de caso NCSU.) *(Esta figura se encontra reproduzida em cores no Encarte.)*

## EPIDERMÓLISE BOLHOSA ADQUIRIDA

O diagnóstico de epidermólise bolhosa adquirida (EBA) é dado a aproximadamente 25% dos cães com DBAIS, tornando-se o segundo DBAIS mais comum nessa espécie.[28] Autoanticorpos direcionados ao colágeno VII – outra proteína ZMB – foram descobertos na maioria dos cães afetados.[33,34] Essa doença pode ocorrer no contexto do lúpus eritematoso sistêmico clássico (LES) (ver Capítulo 205), momento em que é reconhecido como um LES bolhoso tipo I.[35]

### Epidemiologia
EBA afeta cães de várias raças e idades; porém, mais da metade deles é de cães da raça Dogue Alemão jovens. Os machos são duas vezes mais afetados do que as fêmeas.

### Sinais clínicos
Em contraste com a PMM, a EBA é uma doença que afeta predominantemente áreas pilosas, com lesões mucosas concomitantes. As lesões iniciais se apresentam como manchas eritematosas e urticariformes, geralmente na face, nas axilas, no abdome e na região inguinal. Elas progridem rapidamente para vesículas tensas, que se rompem e evoluem para ulcerações difusas, geralmente confluentes, de bordas afiadas. Descamação epitelial oral é uma característica comum. A ulceração cutânea é mais proeminente em áreas de fricção, como axilas, região inguinal e almofadas das patas. Letargia, febre e anorexia são relatadas na maioria dos cães com EBA.[36]

### Abordagem diagnóstica
Os diagnósticos diferenciais relevantes incluem outro DBAIS com um fenótipo predominante na pele (p. ex., penfigoide bolhoso), bem como outras doenças bolhosas, como pênfigo vulgar e pênfigo paraneoplásico, lúpus eritematoso cutâneo (LEC) vesicular e eritema multiforme maior/síndrome de Stevens-Johnson (ver Tabela 204.1). As biopsias são necessárias para confirmar a vesiculação subepidérmica contendo neutrófilos e alguns eosinófilos. A coloração com PAS ou para colágeno IV pode ser usada para mostrar que, na maioria dos casos, a bolha surge abaixo da lâmina densa do ZMB.[32] Demonstração de anticorpos anti-ZMB ligados ao tecido e/ou circulantes e/ou anticorpos anticolágeno VII pode auxiliar ainda mais no diagnóstico.

### Tratamento
O resultado do tratamento é variável. Aproximadamente 30% dos casos são sacrificados em razão da falta de resposta ao tratamento. No restante dos pacientes, a doença parece responder ao tratamento imunossupressor padrão com glicocorticoides (p. ex., prednisona/prednisolona 2 a 4 mg/kg, VO, a cada 24 horas) e/ou outros fármacos imunossupressores.[36]

## LÚPUS ERITEMATOSO CUTÂNEO

O LEC é subdividido em quatro entidades patológicas na medicina veterinária (ver Tabela 204.1): lúpus cutâneo vesicular (LECV),[37,38] lúpus discoide (LED), que pode ser facial clássico ou generalizado,[1,39,40] lúpus cutâneo esfoliativo (LECE)[41] e lúpus mucocutâneo recém-descrito (LEMC).[42] A única forma de LEC descrita em gatos é a forma clássica de LED.

O *lúpus eritematoso discoide* (variante nasal "clássica") afeta cães e gatos.[43,44] Em ambas as espécies, as lesões consistem em eritema, despigmentação e atrofia, frequentemente acompanhadas por erosões e úlceras (Figura 204.4 A). As lesões geralmente

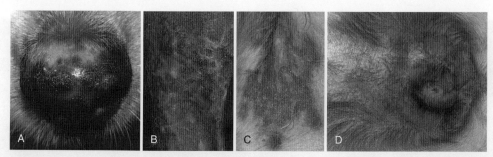

**Figura 204.4** Lúpus eritematoso cutâneo canino. **A.** Lúpus eritematoso discoide (forma clássica) com despigmentação do plano nasal e perda da arquitetura da pele (atrofia). **B.** Lúpus eritematoso discoide (forma generalizada) com placas policíclicas com hiperpigmentação reticulada e cicatriz central. **C.** Lúpus eritematoso cutâneo vesicular com erosões policíclicas e ulceração na região inguinal. **D.** Lúpus eritematoso mucocutâneo com erosões e úlceras que afetam a junção mucocutânea da vulva e a pele pilosa adjacente. (**B.** Cortesia do Dr. U. Oberkirchner, material de caso NCSU; **D.** Cortesia do Dr. T. Olivry, material de caso NCSU.) *(Esta figura se encontra reproduzida em cores no Encarte.)*

estão presentes no plano nasal e na pele ao redor. Foi relatada resposta favorável a uma ampla variedade de tratamentos, incluindo tetraciclinas e niacinamida.[45,46] O tratamento tópico com glicocorticoides ou tacrolimo pode ser benéfico também.[47]

O *lúpus eritematoso discoide (forma generalizada)* foi descrito em dois cães.[39,40] As principais lesões cutâneas consistem em placas anulares hiperpigmentadas com descamação fina, erosões centrais e cicatrizes (Figura 204.4 B). Nenhuma progressão para lúpus eritematoso sistêmico foi observada nesses casos. Um dos casos teve resposta favorável à hidroxicloroquina, enquanto o outro foi tratado com sucesso com ciclosporina.[39,40]

O *LEC vesicular* afeta predominantemente Collies adultos, Pastores de Shetland e seus mestiços. As fêmeas superam os machos. Os cães com LECV apresentam eritema, vesículas flácidas e úlceras na pele glabra do abdome, das axilas, da virilha e das coxas mediais. As lesões são anulares com arestas vivas, policíclicas ou serpiginosas (Figura 204.4 C). Alguns pacientes apresentam ulceração das junções mucocutâneas, dos pavilhões auriculares e da cavidade oral. As lesões cutâneas parecem responder à imunossupressão com glicocorticoides administrados por via oral com ou sem azatioprina. A ciclosporina oral e o tacrolimo tópico são eficazes em alguns pacientes.[38,48,49]

O *LEC esfoliativo* é uma condição hereditária do Braco Alemão de Pelo Curto.[50] As fêmeas superam os machos. As principais lesões cutâneas do LECE canino consistem em alopecia espontânea e descamação, evoluindo posteriormente para erosões. As lesões geralmente afetam focinho, pavilhão auricular e tronco. Glomerulonefrite, anormalidades hematológicas e sinais sistêmicos, como claudicação, podem ocorrer com o tempo, mas um título positivo de anticorpos antinucleares não foi relatado de forma consistente.[51] A resposta à terapia é insuficiente. Uma resposta favorável pode ser obtida com altas doses de glicocorticoides orais com azatioprina e/ou hidroxicloroquina, embora a maioria dos cães acabe sendo sacrificada.[51]

O *lúpus eritematoso mucocutâneo* afeta predominantemente Pastores-Alemães, mas outras raças podem ser afetadas. As fêmeas superam os machos. As principais lesões cutâneas consistem em erosões e úlceras envolvendo predominantemente as regiões genital e anal mucocutânea, espalhando-se para a pele adjacente (Figura 204.4 D). Uma resposta favorável a uma ampla variedade de tratamentos foi relatada, e os glicocorticoides orais parecem fornecer resolução mais rápida.[46,52]

## REFERÊNCIAS BIBLIOGRÁFICAS

*As referências bibliográficas deste capítulo se encontram online no Ambiente de Aprendizagem.*

# CAPÍTULO 205

# Lúpus Eritematoso Sistêmico

Michael Stone

Pacientes veterinários com lúpus eritematoso sistêmico (LES) tradicionalmente mostram pelo menos duas manifestações distintas de autoimunidade, além da presença de anticorpo antinuclear (AAN). Alguns pacientes mostram características clínicas de autoimunidade multissistêmica, mas não apresentam AAN sérico.

## PATOGÊNESE

A doença autoimune pode ser definida como uma síndrome clínica causada pela ativação do sistema imunológico na ausência de infecção ou outra causa discernível. No LES, postula-se que a desregulação do sistema imunológico que leva à formação do complexo imunológico induz lesões aos tecidos (hipersensibilidade do tipo III); entretanto, citotoxicidade direta mediada por anticorpos (hipersensibilidade tipo II) e autoimunidade mediada por células (hipersensibilidade tipo IV) também ocorrem.

### Efetores de lúpus eritematoso sistêmico

#### Anticorpos patogênicos
Os pacientes com LES produzem anticorpos direcionados contra uma ampla gama de moléculas nucleares, citoplasmáticas e de membrana celular. Os autoanticorpos podem causar lesões por meio da formação de imunocomplexos, opsonização de células-alvo e interferência na fisiologia celular.[1]

#### Imunocomplexos patogênicos
Os imunocomplexos, formados quando o anticorpo encontra o antígeno, são normalmente removidos pelo sistema fagocitário mononuclear. Teores elevados de imunocomplexos circulantes podem ocorrer com produção persistente de autoanticorpos e/ou mecanismos de eliminação defeituosos. Os imunocomplexos se depositam perto dos vasos sanguíneos onde há saída fisiológica de fluido, como glomérulos, sinóvia e plexo coroide. Os complexos imunes aprisionados ativam o complemento, atraem células inflamatórias e causam lesões aos tecidos.[2]

#### Células T autorreativas
As células T podem causar lesões diretas aos tecidos no LES. Lesões dermatológicas e renais foram associadas a danos mediados por células T citotóxicas.[3]

### Genética do lúpus eritematoso sistêmico
Muitos genes têm sido associados ao desenvolvimento de LES em humanos, e a maioria codifica proteínas envolvidas com a função do sistema imunológico:[1] o principal complexo de histocompatibilidade, citocinas, receptores de antígenos, membros de cascatas de sinalização de citocinas ou antígenos e outros. Existem genes protetores que impedem o desenvolvimento do LES. Em cães, o LES é claramente herdado, e colônias experimentais de cães com LES foram estabelecidas.[4-6] O LES em cães foi associado ao alelo DLA A7,[7] o *locus* DRB1 em Duck Tolling Retrievers da Nova Escócia,[8] um alótipo específico do quarto componente do complemento,[9] e diminuição da IgA sérica.[10] Existe uma associação negativa (ou "protetora") com DLA A1 e B5.[7] O LES pode ocorrer com maior frequência em gatos de raça pura, sugerindo também influência genética.[11]

### Fatores ambientais e lúpus eritematoso sistêmico

A taxa de concordância de LES abaixo do esperado entre gêmeos idênticos humanos mostra a importância dos gatilhos ambientais.[12] A exposição à luz ultravioleta causa surtos de doenças em humanos com LES e foi relatada em cães[5,13] e gatos.[14] Dos casos de LES, 90% ocorrem em mulheres, sugerindo influência do estrogênio e da prolactina, ou os efeitos protetores da testosterona; a predileção por gênero não foi identificada em cães ou gatos. A exposição a agentes infecciosos no início da vida pode suprimir o desenvolvimento de doenças alérgicas e autoimunes.[15] Foi sugerido que a alergia e as doenças autoimunes estão relacionadas à diminuição da exposição a agentes infecciosos durante o desenvolvimento inicial, causando estimulação inadequada.[16]

### Fármacos e lúpus eritematoso sistêmico

Certos medicamentos podem induzir doenças semelhantes ao LES em humanos[17] (Boxe 205.1), provavelmente diferentes do LES verdadeiro. As manifestações clínicas do lúpus induzido por fármacos em humanos incluem artrite, serosite, fadiga, mal-estar e febre baixa; nefrite e doença neurológica são raras. As manifestações desaparecem na maioria dos pacientes dentro de algumas semanas após a interrupção do medicamento agressor, sem reaparecer novamente, a menos que ocorra nova exposição.[18] Em gatos, o AAN ocorreu com anemia hemolítica e trombocitopenia (propiltiouracila)[19] ou sem sinais clínicos de LES (metimazol).[20] Hidralazina foi associada ao desenvolvimento de AAN em cães.[21]

### Agentes infecciosos e lúpus eritematoso sistêmico

Não foram identificados agentes infecciosos que causem LES. Contudo, é provável que as infecções possam precipitar o desenvolvimento de sinais clínicos em pacientes com os genes predisponentes adequados para o LES. Os antígenos microbianos podem iniciar a autorreatividade por meio de mimetismo molecular, ativação policlonal ou liberação de antígenos previamente sequestrados.[22] A imunogenicidade dos autoantígenos pode ser aumentada pela inflamação, explicando por que as crises de doença imunomediada podem ser induzidas por vacinação ou infecção. O vírus da leucemia felina (FeLV) e o vírus da imunodeficiência felina (FIV) podem induzir doença semelhante ao LES em gatos, e AAN sérico pode ocorrer no início da infecção por FeLV.[23] Debate-se se a doença induzida por FeLV ou FIV é realmente semelhante ao LES.[24] A doença erliquial felina foi associada a AAN positivo.[2,25]

Em suma, o desenvolvimento dos sinais clínicos depende da herança de um número adequado de genes de suscetibilidade ao LES, da falta de genes protetores e de um estímulo ambiental que ponha todo o processo em ação.

## ACHADOS CLÍNICOS

A idade típica de diagnóstico em cães é de 3 a 7 anos, embora pacientes de 6 meses a 13 anos tenham sido relatados. Os gatos foram diagnosticados com 1 a 11 anos.

Os sinais clínicos relatados em cães e gatos com LES estão resumidos na Tabela 205.1.

A claudicação decorrente da poliartropatia não erosiva é a queixa principal mais frequente em cães (ver Capítulo 203). Articulações menores (carpos, tarsos, cotovelos, joelhos) são afetadas com maior frequência. A análise do líquido sinovial revela inflamação neutrofílica (> 10% de neutrófilos). Em gatos, os sinais articulares também são comuns.

Alguns gatos podem apresentar inchaço nas articulações e líquido sinovial anormal, mas não apresentam sinais de claudicação.

A febre frequentemente é relatada em cães e gatos, e pode ser persistente ou intermitente (ver Capítulo 48).

Em humanos, o rim comumente está envolvido; as biopsias mostram envolvimento em quase todos os pacientes com LES.[34] O envolvimento renal pode ser benigno e subclínico ou progressivo e fatal. A primeira manifestação é a proteinúria. Em cães com LES, a proteinúria (ver Capítulo 72) e lesões glomerulares (ver Capítulo 325) também são frequentes. A biopsia pode revelar hipertrofia mesangial e/ou endotelial, glomerulonefrite proliferativa e/ou membranosa e alterações escleróticas. Proteinúria e/ou glomerulonefrite também é(são) comumente relatada(s) em gatos.

As manifestações cutâneas em cães podem incluir eritema, descamação, crostas, despigmentação e alopecia. As lesões podem se desenvolver na pele, nas junções mucocutâneas e na cavidade oral. A localização preferencial das lesões pode ocorrer em áreas mal protegidas pela pelagem e ser exacerbada pela exposição ao sol. As lesões cutâneas em 25 casos relatados em gatos incluíram eritema, ulceração, crostas e despigmentação da face, orelhas e patas em 7, biopsias compatíveis com pênfigo foliáceo ou pododermatite plasmocítica em 4, estomatite ulcerativa em 3 e distúrbio de cornificação (dermatite seborreica) em 1 caso.

---

**Boxe 205.1** Causas do lúpus eritematoso sistêmico induzido por fármacos em humanos

| | | |
|---|---|---|
| Ácido nalidíxico | Estreptomicina | Nitrofurantoína |
| Alopurinol | Fenotiazinas | Penicilamina |
| Aminoglutetimida | Fenilbutazona | Penicilina |
| Ácido acetilsalicílico | Fenitoína | Piroxicam |
| Atenolol | Griseofulvina | Prazosina |
| Captopril | Hidralazina | Primidona |
| Carbamazepina | Isoniazida | Procainamida |
| Clorpromazina | Labetalol | Prometazina |
| Cimetidina | Leuprolide (acetato) | Propranolol |
| Clonidina | Lítio | Propiltiouracila |
| Danazol | Lovastatina | Quinidina |
| Difenil-hidantoína | Mefenitoína | Sulfassalazina |
| Disopiramida | Metimazol | Sulfonamidas |
| Enalapril | Metoprolol | Tetraciclina |
| Espironolactona | Mesalazina | Timolol colírio |
| Estatinas (atorvastatina, lovastatina etc.) | Minociclina | Valproato |
| | Minoxidil | |

Adaptado de Chang C, Gershwin M: Lúpus eritematoso induzido por fármacos. *Drug Safety* 34: 357-374, 2011.

---

**Tabela 205.1** Sinais clínicos em cães e gatos com suspeita de lúpus eritematoso sistêmico.

| SINAL CLÍNICO | PREVALÊNCIA EM CÃES* | PREVALÊNCIA EM GATOS* |
|---|---|---|
| Poliartrite não erosiva | 236/302 (78%) | 9/25 (36%) |
| Febre | 186/275 (68%) | 11/21 (52%) |
| Lesão renal | 167/302 (55%) | 10/25 (40%) |
| Lesões dermatológicas | 138/302 (46%) | 15/25 (60%) |
| Linfadenopatia/esplenomegalia | 66/175 (38%) | |
| Leucopenia | 54/302 (18%) | |
| Anemia hemolítica | 45/302 (15%) | 6/25 (24%) |
| Trombocitopenia | 40/302 (13%) | 2/25 (8%) |
| Miosite | 16/275 (6%) | |
| Distúrbios do SNC | 16/302 (5%) | 6/25 (24%) |
| Neuropatia | 7/302 (2%) | |

*Número de pacientes afetados/número de pacientes descritos. SNC, sistema nervoso central. (Dados resumidos das referências 11, 13, 14, 24, 26-33.)

Apenas raramente anemia, leucopenia ou trombocitopenia é a característica de apresentação do LES humano sem problemas concomitantes de pele, articulações, sistema nervoso central (SNC) ou sistema cardiopulmonar. Em cães, embora a presença de anemia por inflamação crônica seja comum, a anemia hemolítica é incomum. Trombocitopenia leve é observada em alguns pacientes, embora trombocitopenia grave também possa ocorrer. Leucopenia foi relatada. As concentrações do complemento diminuíram em 3 dos 8 cães com suspeita de LES em um estudo.[9] Como em cães, a anemia hemolítica é incomum em gatos com LES, e trombocitopenia grave é rara. Os teores de complemento diminuíram em um gato.[11]

A presença do "anticoagulante lúpus" foi relatada em cães e gatos.[29,35,36] É um anticorpo direcionado contra os fosfolipídios de membrana. Causa prolongamento in vitro do tempo de tromboplastina parcial ativada, o que explica o nome "anticoagulante". Paradoxalmente, o efeito do anticorpo in vivo é causar ativação plaquetária, hipercoagulabilidade e trombose.

Comprometimento de memória, dor de cabeça, epilepsia e alterações de personalidade podem acompanhar o LES em humanos. O envolvimento do SNC sem outras características clínicas ou laboratoriais do LES é incomum. Em gatos, as manifestações do SNC relatadas incluíram hiperatividade; espasmos das orelhas, cauda e membros posteriores; hiperestesia; vocalização; lambidas repetitivas; ventroflexão do pescoço; e convulsões.[10] Suspeitou-se de polimiosite em vários cães e gatos, e polineurite, caracterizada por hiperestesia, foi relatada em um cão.[13]

Em humanos, podem ocorrer fibrose pulmonar, embolia pulmonar, derrame pleural, derrame pericárdico, arritmias cardíacas e/ou miocardite com o LES. Miocardite neutrofílica foi mostrada em quatro cães com LES.[28] Alterações pulmonares subclínicas foram observadas em radiografias torácicas de um gato,[11] mas nem pleurite nem pericardite foram observadas em gatos com LES.

## DIAGNÓSTICO

Critérios foram desenvolvidos para o diagnóstico de LES em humanos, e esses critérios podem ser modificados para serem aplicados a pacientes veterinários (Tabela 205.2). Pacientes veterinários com LES habitualmente mostram pelo menos duas manifestações distintas de autoimunidade, juntamente com um título positivo de AAN. Pacientes com três ou mais manifestações separadas de autoimunidade também podem ser considerados portadores de LES, apesar da ausência detectável de AAN. A síndrome mais comum reconhecida no cão é a poliartrite imunomediada, em combinação com doença de pele imunomediada, glomerulonefrite, anemia hemolítica e/ou trombocitopenia. Sinais semelhantes ocorrem no gato; porém, os sinais do SNC podem ser mais comuns.

O teste diagnóstico de pacientes com suspeita de LES deve incluir hemograma, perfil bioquímico sérico, urinálise, imagem, citologia do líquido sinovial (ver Capítulos 74 e 94), exame histopatológico da pele (ver Capítulo 86) e/ou rim (ver Capítulo 89) e título de AAN sérico. Os gatos devem ser testados para o vírus da leucemia felina e o vírus da imunodeficiência felina. As doenças infecciosas e neoplásicas devem ser excluídas por meio de exames de imagem, cultura de urina, sangue e/ou líquido sinovial, títulos sorológicos para doenças fúngicas e transmitidas por carrapatos e testes de antibióticos terapêuticos. Em áreas infestadas por carrapatos, um curso de doxiciclina de 3 a 7 dias deve ser considerado antes de concluir a presença de doença imunomediada.

As investigações de imunodiagnóstico podem incluir testes de Coombs; triagem de autoanticorpos plaquetários e fator reumatoide; teste de coagulação para anticorpos antifosfolipídios; e teste para imunoglobulina sérica, complemento, concentrações de imunocomplexos circulantes e autoanticorpos endócrinos (i. e., antitireoglobulina). A investigação imuno-histológica pode incluir coloração imuno-histoquímica e imunofluorescência.[43]

As biopsias podem dar suporte, mas raramente são diagnósticas de LES sozinhas. Quando a pele é biopsiada, deve-se tomar cuidado para evitar úlceras ou erosões, uma vez que uma epiderme intacta é necessária para fundamentar o diagnóstico (ver Capítulo 86). As amostras de biopsia oral raramente são benéficas, uma vez que úlceras, que não são inerentemente diagnósticas, são comuns nesse local. As áreas eritematosas adjacentes às úlceras fornecem os resultados diagnósticos mais úteis.[44] Os achados histopatológicos podem revelar dermatite de interface, que consiste em infiltrado de células mononucleares na junção derme-epidérmica, apoptose e alteração vacuolar dos queratinócitos basais e separação dermoepidérmica.

O diagnóstico de LES em gatos é menos bem definido. Em alguns estudos, todos os gatos com resultados positivos do teste de AAN foram diagnosticados com LES, mas se esses pacientes realmente tinham LES é discutível. Outra questão sem resposta é como categorizar pacientes FeLV ou FIV-positivos: alguns relatos incluem gatos FeLV-positivos, enquanto outros os excluem.[11,24,29-31,45] Em razão da possibilidade de doença erliquial, foi recomendado que todos os gatos recebam um ciclo de doxiciclina antes de ser feito o diagnóstico de doença imunomediada.[46]

**Tabela 205.2** Critérios propostos para o diagnóstico de lúpus eritematoso sistêmico.

| | |
|---|---|
| 1. AAN | Título anormal de AAN na ausência de fármacos, doenças infecciosas ou neoplasias sabidamente associadas ao seu desenvolvimento |
| 2. Lesões cutâneas | Despigmentação, eritema, erosões, ulcerações, crostas e/ou descamação, com achados de biopsia compatíveis com LES |
| 3. Úlceras orais | Ulceração oral ou nasofaríngea, geralmente indolor |
| 4. Artrite | Artrite não erosiva e não séptica envolvendo duas ou mais articulações periféricas |
| 5. Distúrbios renais | Glomerulonefrite ou proteinúria persistente na ausência de infecção do trato urinário |
| 6. Anemia e/ou trombocitopenia | Anemia hemolítica e/ou trombocitopenia na ausência de fármacos agressivos |
| 7. Leucopenia | Baixa contagem total de glóbulos brancos |
| 8. Polimiosite ou miocardite | Doença inflamatória óssea ou músculo cardíaco |
| 9. Serosite | Presença de um processo inflamatório não séptico, derrame da cavidade (abdominal, pleural ou pericárdico) |
| 10. Distúrbios neurológicos | Convulsões, neuropatia periférica, miopatia, ou déficits de nervos cranianos na ausência de doenças conhecidas |
| 11. Anticorpos antifosfolipídios | Prolongamento de tempo de tromboplastina parcial ativada que não é corrigido com uma mistura 1: 1 de plasma normal e do paciente, na ausência de heparina ou produtos de degradação da fibrina |

*O diagnóstico de LES é estabelecido se um paciente manifestar 3 ou mais critérios simultaneamente ou durante qualquer período. AAN, anticorpo antinuclear; LES, lúpus eritematoso sistêmico. (Adaptada das referências 28 e 39 a 42.)

## Teste específico

### Teste de células de lúpus eritematoso

Uma célula lúpus eritematoso (LE) é reconhecida como um neutrófilo que contém material nuclear fagocitado. Em razão de problemas técnicos e de sensibilidade, principalmente no que diz respeito à subjetividade da interpretação dos resultados (resultados falso-negativos são comuns), o teste de células LE foi amplamente substituído pelo teste AAN mais sensível.[26,27,47] Células LE raramente podem ser observadas em esfregaços de líquido pericárdico, pleural, peritoneal, articular, cefalorraquidiano e vesicular e, quando presentes, são altamente sugestivas de LES.

### Anticorpos antinucleares

Os anticorpos antinucleares (AANs) são uma população heterogênea de anticorpos dirigidos contra vários antígenos nucleares. Embora o teste AAN seja a pedra angular do diagnóstico de LES, ele tem limitações substanciais na medicina veterinária. Não existe um protocolo universalmente aceito para o teste de AAN usado por laboratórios veterinários. O resultado de um teste de AAN é comumente relatado como um título sérico e, às vezes, um padrão de coloração nuclear. Os padrões mais comumente observados são a coloração pontilhada ou homogênea, mas não há uma associação clara entre os padrões e a natureza da doença clínica. Um título clinicamente significativo deve ser diferenciado de baixos títulos de AAN, que podem estar presentes em até 10% dos animais normais e animais com qualquer doença inflamatória crônica, infecciosa ou neoplásica.[48,49]

Em humanos, os substratos tendem a permanecer comparáveis em sua capacidade de detectar AAN comum, mas diferem no título de anticorpos.[50] Em cães, foi sugerido que vários substratos sejam usados para aumentar a sensibilidade do teste.[51] Dois estudos em cães encontraram resultados de AAN marcadamente diferentes quando o fígado de rato e o substrato de células HEp2 foram comparados;[51,52] entretanto, os resultados foram bem correlacionados em um terceiro relatório.[53] Foi descoberto que os resultados do teste de AAN felino têm um baixo coeficiente de correlação quando soros idênticos são enviados para diferentes laboratórios.[54]

Em conclusão, o substrato, o conjugado e a metodologia mais adequados para o teste de AAN permanecem indefinidos, e o valor de cada laboratório deve ser interpretado individualmente. Casos de LES AAN-negativos têm sido descritos em pacientes veterinários,[5,26-28] e um AAN-positivo não deve ser necessário nem suficiente para fazer o diagnóstico de LES.

### Autoanticorpos

A suspeita de LES humano leva ao teste de anticorpos específicos que fornecem informações para o diagnóstico e prognóstico. Da mesma forma, certos estudos de autoanticorpos foram realizados em pacientes veterinários.

**Anticorpos para DNA.** O anti-DNA fita dupla (nativo) é altamente específico para o diagnóstico de lúpus humano, embora apenas 60 a 83% dos pacientes sejam positivos. O anti-DNA de fita dupla raramente foi encontrado em cães com LES.

**Antígenos nucleares extraíveis (ANE).** São moléculas extraídas da fração solúvel dos núcleos das células (DNA e proteínas histonas são insolúveis; portanto, excluídas). A ligação de anticorpos séricos a extratos de tecido comercialmente disponíveis é a base para o teste sorológico, e ANEs importantes incluem Sm, Ro, La e ribonucleoproteína. Na medicina veterinária, os anticorpos contra ANE ainda não demonstraram significado diagnóstico ou prognóstico.

**Anticorpos anti-histona.** As histonas são um grupo de proteínas que se ligam à estrutura helicoidal do DNA na formação de supercoil. Os anticorpos histonas são característicos do LES induzido por fármacos em humanos. Investigadores em uma universidade[13,56,57] detectaram anticorpos anti-histona em 61 a 72% dos cães com LES. Os anticorpos anti-histona foram detectados no soro canino por outros pesquisadores; no entanto, não houve diferença significativa na concentração entre os soros AAN positivos e negativos,[52] e os anticorpos anti-histona foram detectados em outras condições além do LES canino.[55] O uso de anticorpos anti-histona como um indicador de LES induzido por fármacos em pacientes veterinários não foi relatado.

**Anticorpos antifosfolipídios.** Ligam-se a fosfolipídios associados à célula, como a membrana celular. O anticorpo interfere na função de fosfolipídios pró-coagulantes em testes de coagulação *in vitro*. Pacientes com o anticoagulante lúpico têm tempo de tromboplastina parcial ativada prolongado que não é corrigido com uma mistura 1:1 do plasma do paciente e plasma normal. Em humanos, sua presença está associada a trombocitopenia, trombose e perda fetal. Anticorpos antifosfolipídios foram descritos em 1 cão com LES,[35] 2 cães com anemia hemolítica[36] e 1 gato com LES.[29]

## TERAPÊUTICA

A luz solar deve ser evitada se ocorrer fotossensibilização. A maioria dos pacientes também requer imunossupressão (ver Capítulos 165 e 360). Inicialmente administra-se prednisona 1 a 2 mg/kg, via oral, a cada 24 horas; doses mais baixas podem ser eficazes em casos menos graves. Essas doses altas são administradas até que a doença esteja em remissão completa, definida como resolução dos sinais clínicos e alterações laboratoriais que estavam presentes inicialmente. Depois que a remissão é alcançada, a dose é reduzida, geralmente pela metade, por ≈ 4 semanas. A reavaliação é realizada e, se os sinais de doença permanecerem ausentes nas avaliações física e laboratorial, a dose é novamente reduzida à metade. A nova verificação e a redução gradual são repetidas mensalmente até que o animal tenha uma recaída ou interrompa a medicação. A duração mínima recomendada da terapia é de 4 meses. Se ocorrer recidiva durante a redução gradual, a dose deve ser aumentada para a dose eficaz mais recente e deve ser mantida nesse patamar por alguns meses. Se a necessidade de manutenção for inaceitável em razão dos efeitos adversos associados aos corticosteroides, um agente imunossupressor adicional deve ser acrescentado.

Alguns gatos não respondem à prednisona,[37] e um corticosteroide alternativo (prednisolona, metilprednisolona, triancinolona ou dexametasona) deve ser substituído em vez ou antes da adição de terapias imunossupressoras adicionais.

Para cães, a terapia imunossupressora combinada com micofenolato de mofetila geralmente é mais eficaz e tem menos efeitos adversos do que a terapia com corticosteroides isoladamente (ver Capítulo 165). Prednisona (1 mg/kg, via oral, a cada 12 a 24 horas) e micofenolato (10 mg/kg, via oral, a cada 12 horas) são administrados em combinação. A dose de prednisona é reduzida a cada 2 semanas, enquanto o micofenolato é mantido com a mesma dose. O objetivo é interromper os corticosteroides completamente e manter a remissão apenas com micofenolato. Se a remissão é mantida apenas com micofenolato por 2 meses, a dose é reduzida à metade por mais 2 meses e, exceto se há recidiva, é descontinuada. Animais que apresentam recidiva após a interrupção do micofenolato são reinduzidos com um curto período de prednisona; o micofenolato (10 mg/kg, via oral, a cada 12 a 24 horas) é então continuado por toda a vida. Os efeitos colaterais do micofenolato geralmente são leves (diarreia) e relacionados à dose; efeitos colaterais hematológicos são incomuns.

Para gatos que requerem imunossupressão adicional, é possível administrar clorambucila com corticosteroides. O clorambucila é administrado a gatos em doses de 15 mg/m² (dose de 4 mg para a maioria dos gatos) via oral a cada 24 horas por 4 dias e repetido a cada 3 semanas. Alternativamente, 2 mg de clorambucila (dose total) podem ser administrados a cada 2 a 3 dias. Os efeitos adversos potenciais incluem anorexia e supressão da medula óssea; hemogramas devem ser monitorados periodicamente. Em gatos, a dose de clorambucila deve ser reduzida antes que a prednisona seja reduzida.

A falta de resposta ou incapacidade de reduzir os corticosteroides enquanto se mantém a remissão deve levar à consulta com um especialista em medicina interna. Os imunossupressores alternativos podem incluir azatioprina, ciclosporina, clorambucila, ciclofosfamida ou leflunomida.

Uma abordagem terapêutica em cães incluiu prednisona (1 a 2 mg/kg via oral a cada 24 horas) combinada com levamisol (2 a 5 mg/kg, máximo 150 mg via oral a cada 48 horas).[13] A prednisona foi reduzida gradualmente e descontinuada após 2 meses, enquanto o levamisol foi administrado continuamente por 4 meses e depois interrompido. Se houvesse recidiva da doença, o levamisol era administrado novamente por um período adicional de 4 meses. Aproximadamente 75% dos cães tratados com essa terapia alcançaram remissão. Os efeitos adversos incluíram agranulocitose, comportamento excitado e agressão.[42]

Em humanos, um medicamento antimalárico, como a hidroxicloroquina, pode fornecer alívio adicional. Os agentes antimaláricos têm múltiplos efeitos bloqueadores do sol, anti-inflamatórios e imunossupressores, embora seu mecanismo de ação não seja completamente compreendido.[61] Seu uso não foi relatado em cães ou gatos com LES.

A proteinúria acentuada (proporção de proteína/creatinina na urina > 2 com creatinina sérica normal, ou > 0,5 se a creatinina sérica for elevada) deve ser tratada com uma dieta restrita em proteínas suplementada com ácidos graxos ômega-3, enalapril (0,5 mg/kg via oral a cada 12 a 24 horas) e ácido acetilsalicílico (1 mg/kg via oral a cada 24 horas; cuidado se corticosteroides forem administrados concomitantemente).[62] A pressão arterial deve ser monitorada em pacientes proteinúricos, que podem ser propensos à hipertensão sistêmica (ver Capítulo 99). Os corticosteroides promovem aumento transitório ou persistente da proteinúria, e seu efeito deve ser considerado durante o monitoramento. Lesões cutâneas localizadas podem responder a corticosteroides tópicos ou tacrolimo.

## PROGNÓSTICO

O curso natural do LES em pacientes veterinários é difícil de prever e é variável. Os pacientes podem permanecer bem controlados, e os medicamentos, reduzidos gradualmente; porém, recaídas devem ser previstas. A avaliação de rotina deve incluir hemograma completo, perfil bioquímico sérico, urinálise e, possivelmente, um título de AAN sérico a cada 1 a 3 meses. O título de AAN pode se correlacionar com a gravidade clínica e diminuir com a melhora clínica, mas o anticorpo pode persistir em títulos baixos durante a remissão clínica. Foi sugerido que a terapia deve ser mais agressiva quando o quadro clínico inclui doença renal.[42] O resultado da nefrite lúpica é imprevisível, varia de proteinúria assintomática a glomerulonefrite rapidamente progressiva. O monitoramento de alteração da função renal é importante para pacientes com LES.

## REFERÊNCIAS BIBLIOGRÁFICAS

*As referências bibliográficas deste capítulo se encontram online no Ambiente de Aprendizagem.*

# CAPÍTULO 206

# Doenças Não Neoplásicas do Baço

David John Argyle e Robert T. O'Brien

*"O baço é como a língua de um boi [ou] a planta do pé; ligeiramente curvado para fora no lado esquerdo, um pouco côncavo no lado interno, em direção ao estômago. Tem uma superfície irregular e é um pouco áspero, com alguns tubérculos..."*

**William Harvey, Lectures on the Whole of Anatomy (1653)**

Por muitos anos, a capacidade de rir foi considerada um sinal de que o baço estava funcionando bem. Considerado o repositório da substância mais nociva do corpo – a bile negra (em grego: *melanos kholis*), o baço evitou o aparecimento da melancolia ao conter o fluido corporal que produzia esse estado mental. A compreensão do baço melhorou muito nos últimos séculos. No entanto, a avaliação clínica desse órgão permanece principalmente morfológica, baseada na palpação, no diagnóstico por imagem e principalmente no exame de ultrassom, seguido de citologia ou histopatologia. Nenhum teste bioquímico foi projetado para avaliar a função esplênica. Consequentemente, embora a esplenomegalia seja comum na prática clínica, identificar a causa pode ser, muitas vezes, um desafio clínico.

## PREVALÊNCIA

A prevalência de distúrbios esplênicos não pode ser facilmente estimada em cães e gatos. A esplenomegalia pode ser assintomática e, na ausência de esplenomegalia, é difícil determinar, com base nos sinais clínicos, que o baço seja responsável pelo estado do animal. A maioria dos estudos de prevalência em cães e gatos é baseada em necropsias ou biopsias. Os estudos baseados em necropsia superestimam as doenças com mau prognóstico ou sem relevância clínica. As doenças tratadas com cirurgia são superestimadas em estudos de prevalência baseados em biopsias, mas são subestimadas em estudos de prevalência baseados em dados de necropsia. Isso pode explicar a ausência de hemangiossarcoma e a baixa relação hemangiossarcoma/hematoma encontrada em estudos de necropsia em cães. Com base em biopsias submetidas a um laboratório de diagnóstico regional de 1.372 cães[1] e 455 gatos,[2] amostras de baço de cães representaram 1,3% de todas as submissões ao laboratório, enquanto as amostras de baço de gatos representaram 0,3%. Entretanto, essas porcentagens não representam a prevalência verdadeira, pois as biopsias de todas as espécies foram incluídas no número total de submissões.[1]

Em dois levantamentos de necropsia, doenças não neoplásicas representaram aproximadamente 50% dos distúrbios esplênicos felinos.[2,3] Congestão, hiperplasia linfoide, capsulite, hematopoese extramedular e nódulos hiperplásicos foram responsáveis por mais de 50% dos gatos com doença esplênica não neoplásica.

Infelizmente, essas eram descrições patológicas, com doença subjacente não aparente em muitos casos. Em dois estudos retrospectivos que analisaram a prevalência de arritmias em cães com massas esplênicas,[4,5] hematomas foram encontrados em 17[5] a 44%[4] dos casos. Em um estudo prospectivo que analisou a prevalência de arritmias em cães submetidos à esplenectomia, 38% dos cães apresentavam neoplasia, e 32% hematomas.[6] Hiperplasia nodular, doença imunomediada não responsiva à terapia medicamentosa e torção esplênica representaram, cada uma, 10% dos casos. Hiperplasia nodular, hematoma, hematopoese extramedular, congestão e hiperplasia linfoide foram as lesões não neoplásicas mais comuns encontradas no baço de cães em necropsias ou biopsias.[1,7-9] Em um estudo durante toda a vida de Beagles cronicamente expostos a rádio e estrôncio radioativos, anormalidades esplênicas estavam presentes em 105 dos 865 cães. Nódulos hiperplásicos com ou sem hematoma e hiperplasia linforreticular difusa representaram 66% das esplenomegalias encontradas nesses cães.

Assim, a proporção de doença esplênica não neoplásica para neoplásica em cães varia entre os estudos. A prevalência de doenças não neoplásicas em populações que incluíram todos os casos de esplenomegalia ou massas[1,8] é superior a 50%. A maior prevalência de tumores é encontrada em populações submetidas à esplenectomia[6,9] e em cães com massas esplênicas e arritmias.[4,5] Massas não neoplásicas, portanto, são tão comuns quanto massas neoplásicas no baço de cães.

## MANIFESTAÇÕES CLÍNICAS

As queixas dos proprietários de cães e gatos com distúrbios esplênicos geralmente são vagas, e esses sinais podem surgir da doença subjacente. As queixas comuns incluem vômito, anorexia, fraqueza, colapso, aumento abdominal e perda de peso (Boxe 206.1). Podem ocorrer poliúria e polidipsia; o mecanismo não está claro, mas ocorre resolução após a esplenectomia. Os sinais clínicos geralmente estão relacionados à distensão abdominal de uma massa, esplenomegalia uniforme ou sangramento intra-abdominal. Letargia e colapso podem ocorrer em razão da hipovolemia, arritmia ou anemia.

Sinais relacionados ao distúrbio subjacente também podem estar presentes (Boxe 206.1). As taquiarritmias ventriculares parecem ser altamente prevalentes em cães com massas esplênicas (hematoma, hemangiossarcoma ou leiomiossarcoma),[4-6] particularmente se a massa tiver rompido.[6] Cães submetidos à esplenectomia, independentemente do motivo, também são propensos a arritmias durante e após a cirurgia (ver Capítulo 248).[6]

O sinal clínico mais confiável de doença esplênica é a esplenomegalia palpável. Contudo, nem todas as esplenomegalias são anormais. Existem variações de raça no tamanho do baço,

---

**Boxe 206.1** Sinais clínicos de doença esplênica em cães e gatos

Distensão abdominal
Palpação indica:
- Esplenomegalia
- Massa esplênica*

Sangramento intra-abdominal*
Arritmias
Sinais inespecíficos e sinais do distúrbio subjacente
- Letargia
- Fraqueza
- Colapso
- Anorexia
- PU-PD
- Diarreia
- Membranas mucosas pálidas
- Icterícia

*Sinais sugestivos de tumor esplênico. PD, polidipsia; PU, poliúria.

---

principalmente em cães. Os Pastores-Alemães têm baços grandes, e algumas outras raças (p. ex., Schnauzer Miniatura, Cocker Spaniel e Galgos) podem ter o baço localizado mais caudalmente no abdome, fazendo com que pareçam artificialmente aumentados.[10] É importante lembrar que nem todos os baços aumentados são palpáveis.

As principais anormalidades laboratoriais que acompanham a doença esplênica estão relacionadas à doença sistêmica subjacente. As alterações nas contagens de células sanguíneas podem ser causadas pela doença primária ou pelo baço anormal. As contagens de eritrócitos são geralmente normais ou diminuídas, mas podem ser aumentadas em pacientes com esplenomegalia associada à policitemia vera.[11] A esquistocitose, que é altamente indicativa de um distúrbio esplênico neoplásico, foi observada em 23% dos pacientes com tumores esplênicos, mas apenas em 3% de cães com doença não neoplásica.[9] As contagens de granulócitos e plaquetas também podem estar diminuídas, normais ou aumentadas (ver Capítulos 58 e 59).

A hematopoese extramedular pode ocorrer no baço. Como o baço mantém a capacidade de hematopoese, mas não retém os mecanismos inibitórios normais presentes na medula óssea, ele libera glóbulos jovens para a circulação.[12] Aumentos nos glóbulos vermelhos nucleados e glóbulos brancos imaturos (efeito leucoeritroblástico) podem aparecer no sangue periférico em pacientes com distúrbios esplênicos.

## ABORDAGEM DE DIAGNÓSTICO

A esplenomegalia pode ser detectada por exame físico, radiografias abdominais, ultrassom ou técnicas de imagem avançadas, como tomografia computadorizada (TC) ou ressonância magnética (RM). Embora a esplenomegalia possa ser identificada durante a palpação, a gravidade do aumento não pode ser avaliada de forma confiável em cães com essa técnica apenas. A diferenciação entre uma massa esplênica (esplenomegalia localizada com pelo menos uma grande massa) e esplenomegalia difusa (aumento uniforme do baço) ajuda a estreitar o número de diagnósticos potenciais (Boxe 206.2). A aspiração do baço com agulha fina pode fornecer o diagnóstico final ou caracterizar o tipo de inflamação presente. No entanto, isso nunca deve ser realizado sem imagens apropriadas para garantir que haja pouco ou nenhum risco de sangramento importante de um tumor cheio de sangue. Uma abordagem sequencial para diagnosticar a origem da esplenomegalia é mostrada na Figura 206.1.

### Radiografia abdominal

Radiograficamente, o baço é aparente tanto no cão quanto no gato. A extremidade dorsal (cabeça) é comumente vista nas projeções ventrodorsais no abdome esquerdo cranial, caudal ao fundo gástrico e cranial ao rim esquerdo, ao longo da parede corporal esquerda. Nessa projeção, a cabeça esplênica tem formato triangular. O corpo do baço pode ser direcionado transversalmente através do abdome, imediatamente caudal ao estômago, ao longo da parede esquerda do corpo ou em qualquer lugar entre eles. Em cães, o aspecto ventral (cauda) é frequentemente visto ao longo da parede corporal ventral, imediatamente caudal ao fígado na projeção lateral. A distensão do estômago pode deslocar a cauda caudalmente. A cauda do baço é incomum em gatos.

A esplenomegalia generalizada pode aumentar o comprimento esplênico. O baço também pode se dobrar a partir da parede ventral, estendendo-se em vários comprimentos até a parede direita do corpo ou expandir-se mais caudalmente em direção à vesícula urinária. No gato, a visualização da cauda esplênica ao longo da parede ventral do corpo dá suporte ao diagnóstico de esplenomegalia. Alternativamente, com aumento generalizado ou massas focais, o baço produz um efeito de massa, deslocando os intestinos caudalmente. O baço é uma origem muito comum de massas no abdome cranial médio e

## Boxe 206.2 Causas de esplenomegalia em cães e gatos

**Massa esplênica (esplenomegalia assimétrica ou não uniforme)**
Hiperplasia nodular
- Linfoide*
- Fibro-histiocítico (C)

Hematoma*
Tumores malignos*
- Hemangiossarcoma*
- Fibrossarcoma
- Leiomiossarcoma
- Sarcoma histiocítico
- Doença metastática

Tumores benignos
- Hemangioma
- Mielolipoma

Abscesso
Hematopoese extramedular (G)
Granuloma

**Uniforme (simétrico)**
Variação da raça (C)
Congestão
- Fármacos*
- Hipertensão portal*
- Torção esplênica

Hiperplasia†
- Infecção crônica*
- Doença inflamatória intestinal
- Lúpus eritematoso sistêmico
- Policitemia vera

Hematopoese extramedular†
- Anemia crônica*
- Anemia hemolítica imunomediada*
- Trombocitopenia imunomediada*

Neoplasia
Doenças infiltrativas neoplásicas
- Linfoma*
- Leucemias*
- Mieloma múltiplo
- Eritrocitose primária (policitemia vera)
- Tumor primário de mastócitos (G)
- Tumor de mastócitos metastático
- Histiocitose maligna disseminada

Doenças infiltrativas não neoplásicas
- Síndrome hipereosinofílica (G)
- Amiloidose

Inflamatório‡
Supurativo
- Sepse*
- Endocardite bacteriana*
- Hepatite infecciosa canina
- Toxoplasmose
- Corpo estranho
- Feridas penetrantes
- Tumores

Granulomatoso
- Criptococose
- Histoplasmose (G)
- Micobacteriose
- Leishmaniose

Piogranulomatoso
- Peritonite infecciosa felina* (G)
- Blastomicose
- Esporotricose

Eosinofílico
- Gastrenterite eosinofílica
- Síndrome hipereosinofílica (G)
- Tumores

Linfoplasmocitário
- Erliquiose*
- Anaplasmose*
- Micoplasmose hemotrópica* (G)
- Enterite linfoplasmocitária*
- Piometra
- Brucelose

Tecido necrótico
- Torção
- Centro necrótico de neoplasias
- Hepatite canina infecciosa (C)
- Infecção anaeróbia
- Tularemia
- Calicivirose sistêmica (G)
- Salmonelose

*Doenças mais comuns. †As causas de hematopoese extramedular e hiperplasia podem se sobrepor. ‡A resposta inflamatória típica para cada organismo; existe algum grau de sobreposição. C, cães; G, gatos.

cranial esquerdo. A localização esplênica atípica, com alterações na forma, pode ocorrer em cães com torção esplênica. É comum derrame peritoneal concomitante. As lesões raramente causam alterações na radiopacidade esplênica.

### Ultrassonografia abdominal

A ultrassonografia é uma ferramenta muito eficaz para avaliar o tamanho, a forma e o suprimento vascular do baço (ver Capítulo 88). Não há critérios objetivos para o tamanho esplênico normal. Como regra, os gatos têm baços muito menores do que os cães de tamanho semelhante. As variações normais em cães incluem invaginação capsular (focos hiperecoicos adjacentes às veias esplênicas), baço dobrado ou uma porção dobrada sobre si mesma. O aumento isoecoico generalizado pode ser uma variação normal em Pastores-Alemães e outras raças de cães e em alguns gatos. O comprimento geral do baço e a evidência de deslocamento intestinal são os critérios usados para avaliar a esplenomegalia. Uma verdadeira diminuição do tamanho do baço (microesplenia) pode ocorrer com anemia aguda decorrente da contração do baço. A ultrassonografia é mais sensível que a radiografia para detectar alterações na forma e na margem externa do baço. Irregularidades na forma e mudanças focais na ecogenicidade são os principais critérios para a caracterização da doença esplênica em cães e gatos.

A doença nodular é facilmente detectada nas regiões do meio e da cauda do baço. Frequentemente, a cabeça do baço está dentro da caixa torácica, e massas na extremidade dorsal podem exigir um exame rigoroso com uma abordagem intercostal. As massas benignas podem ser hipoecoicas, hiperecogênicas ou de ecogenicidade mista. Massas benignas não podem ser diferenciadas de massas malignas apenas com base na ultrassonografia em escala de cinza. A hematopoese extramedular e a hiperplasia nodular (Figura 206.2), que são lesões regenerativas comuns, geralmente são hipoecoicas e são observadas no baço de cães mais velhos. Essas lesões são muito menos comuns em gatos.

Certas lesões têm aparência ultrassonográfica mais característica. O mielolipoma, um tumor benigno observado em cães mais velhos, é muito ecogênico e atenuante. O resultado é uma lesão hiperecoica clássica e sombreada indistintamente (Figura 206.3). Ao contrário da mineralização, a atenuação não é completa, e a arquitetura interna da lesão pode ser vista em várias profundidades.

# SEÇÃO 12 • Doenças Hematológicas e Imunológicas

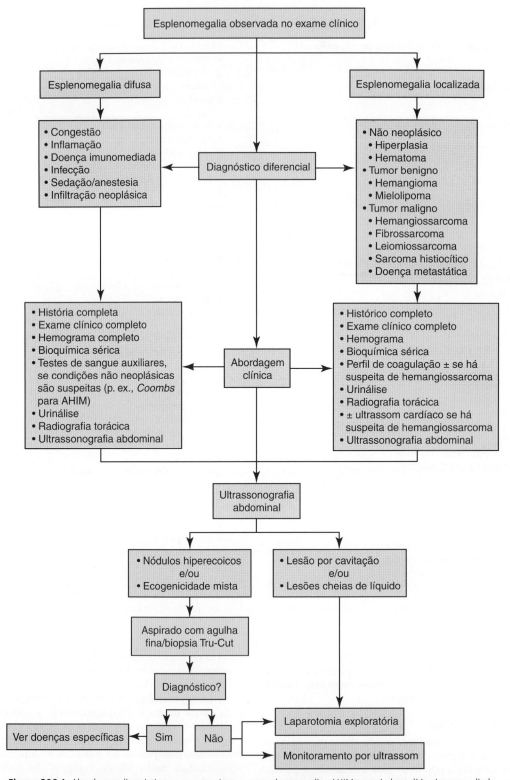

**Figura 206.1** Abordagem diagnóstica para um paciente com esplenomegalia. *AHIM*, anemia hemolítica imunomediada.

O baço tem predisposição para doenças vasculares porque está ligado apenas em um polo e é propenso a abrigar neoplasia difusa. A torção esplênica e a invasão tumoral difusa podem resultar em hipoecogenicidade difusa uniforme ou uma aparência de "queijo suíço", mais mista (Figura 206.4). O exame Doppler das veias esplênicas é uma etapa importante para identificar a falta de retorno venoso. Assim como ocorre com o fluxo da veia porta, o fluxo venoso esplênico é de baixa velocidade e essencialmente não pulsátil. O Power Doppler é especialmente valioso, pois essa modalidade é mais sensível a fluxo de velocidade muito baixa. A trombose pode ocorrer após torção mecânica, invasão vascular do tumor ou doenças tromboembólicas. Os infartos regionais são comumente vistos em cães com coagulação intravascular disseminada (CID) (ver Capítulo 197) e condições autoimunes, como anemia hemolítica imunomediada (ver Capítulo 198) e trombocitopenia imunomediada (ver Capítulo 201). As regiões infartadas geralmente são periféricas, hipoecoicas e edemaciadas (Figura 206.5). A necrose pode ser observada com doença vascular crônica grave e resultar na formação de gás livre no baço e líquido livre no peritônio.

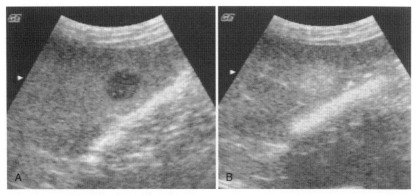

**Figura 206.2** Hiperplasia nodular. Observe o padrão de aumento de contraste nas imagens pré-contraste (**A**) e pós-contraste (**B**).

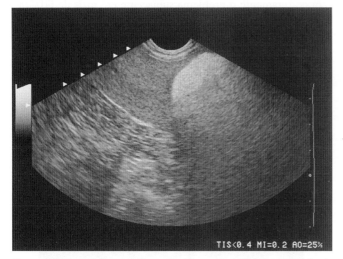

**Figura 206.3** Mielolipoma. Observe a hiperecogenicidade e o padrão de hiperatenuação.

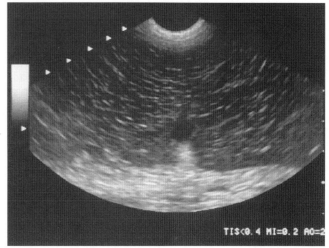

**Figura 206.4** Torção esplênica. Observe o padrão ecogênico "rendado" de necrose esplênica.

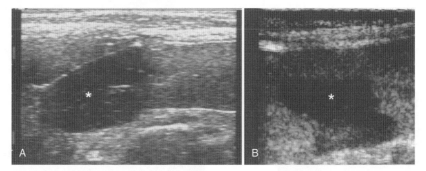

**Figura 206.5** Baço infartado em dois cães. **A.** Observe a porção infartada hipoecoica do baço na imagem de ultrassom em escala de cinza (*asterisco*). **B.** Na imagem de ultrassom com contraste, a porção infartada não foi vista na ultrassonografia em escala de cinza, mas era hipoecoica em comparação com o baço circundante bem perfundido e realçado com contraste (*asterisco*).

Uma modalidade de ultrassom adicional para avaliação de doenças nodulares e vasculares focais do baço é a ultrassonografia harmônica com contraste. Os agentes de contraste de ultrassom de segunda geração são esferas de gás inerte encapsuladas em lipossomas que são injetadas por via intravenosa e pequenas o suficiente (3 a 5 mícrons) para passar pela circulação pulmonar sem embolização.

A tecnologia de *software* de ultrassom harmônico permite a detecção de ondas sonoras que são múltiplos da frequência transmitida. As bolhas de contraste de ultrassom são geradoras muito poderosas de frequências harmônicas e, combinadas com a supressão de sinal dos tecidos, criam um novo método para a perfusão de imagens de órgãos. Esses meios de contraste, que podem ser usados como agentes de *pool* sanguíneo, fazem com que as regiões infartadas pareçam hipoecoicas em comparação com o baço circundante normalmente perfundido.

Vários estudos preliminares indicam que os agentes de contraste de ultrassom podem ajudar a discriminar entre massas malignas e benignas, explorando as diferenças no suprimento de sangue. Os hemangiossarcomas e hematomas têm um padrão geral de perfusão muito pobre, mas os hemangiossarcomas têm vasos alimentadores distintos e tortuosos.[13] Esse padrão de perfusão foi observado em massas de hemangiossarcoma no fígado, pulmão, peritônio e baço. No fígado, os nódulos metastáticos apresentam *wash-in* e *wash-out* mais rápidos em comparação com o fígado normal ou nódulos hepáticos benignos. Os nódulos hiperplásicos benignos no baço apresentam boa perfusão geral.

## Tomografia computadorizada abdominal

A tomografia computadorizada pode contribuir muito para a avaliação geral da doença esplênica. Com exceção da ultrassonografia com contraste, que não está amplamente disponível nos EUA, a TC com contraste é a única modalidade capaz de detectar déficits de perfusão.[14] Além disso, a TC fornece uma avaliação mais global do abdome e pode ser realizada em pacientes críticos sem anestesia geral em uma situação de emergência.[15]

O suprimento vascular esplênico normal é feito através das artérias esplênicas, que, logo após entrarem no baço, perdem exclusivamente qualquer identidade vascular distinta e entram na polpa vermelha. A perfusão do baço frequentemente é bimodal, a polpa vermelha presumida aumenta regionalmente antes da polpa branca.[16,17] O momento dos estudos de TC deve levar em conta esse padrão bimodal, e os médicos devem planejar o uso de um protocolo que não levará a falsas lesões decorrentes de déficits de perfusão.

Os relatos dos achados da TC de lesões esplênicas não neoplásicas são esparsos na literatura veterinária. Os infartos esplênicos são observados com qualquer doença preexistente que causa hipercoagulabilidade, incluindo doença autoimune. O infarto resulta em um déficit de perfusão regional persistente no parênquima esplênico (Figura 206.6). Conforme observado anteriormente, isso precisa ser verificado por meio de um protocolo que inclua uma fase venosa tardia. A torção esplênica, baseada em um único relato de caso, tem uma combinação mais complexa de recursos de imagem, incluindo déficit de perfusão panesplênica e baixo realce arterial esplênico. Presumivelmente, a angiografia por TC aumentaria significativamente as características gerais de TC dessa doença. Abscessos do baço são muito incomuns, mas podem resultar em déficits de perfusão regionais e gás parenquimatoso. Dependendo da gravidade e cronicidade do abscesso, podem ser observados acúmulo de gordura concomitante, fluido livre peritoneal, linfadenopatia regional e gás peritoneal livre[14] (Figura 206.7). O acúmulo de gordura é um achado de TC não específico de uma aparência estriada da gordura peritoneal que aumentou o teor de água como resultado da infiltração celular (p. ex., glóbulos brancos) ou edema da gordura peritoneal. Os feixes de gordura em imagens de TC correspondem a regiões de gordura peritoneal hiperecogênica em imagens de ultrassom (Figura 206.8). A aparência de nódulos benignos e malignos na TC não foi estudada.

A comparação de hemangiossarcoma e hematoma com base nos achados da TC foi relatada.[18] A distinção de imagem mais importante em todas as modalidades de imagem, incluindo ultrassom com contraste e TC com contraste, são os vasos alimentadores tortuosos aberrantes (Figura 206.9). Além disso, houve atenuação significativamente menor (unidades Hounsfield [UH]) nas imagens pré e pós-contraste dentro da massa e maior prevalência de fluido peritoneal livre concorrente em pacientes com massas malignas. As maiores massas, em relação ao tamanho total do baço normal restante, eram hematomas.

## Aspiração por agulha fina

Embora a imagem do baço apenas raramente resulte em diagnóstico, um aspirado pode fornecer uma amostra citológica e a possibilidade de um diagnóstico (ver Capítulo 89). A biopsia do núcleo é possível, mas geralmente não é necessária. A maioria das doenças do baço esfolia bem e é adequadamente amostrada com técnicas de agulha fina. Os aspirados esplênicos identificaram corretamente o problema subjacente em mais de 60% dos casos em um estudo. O diagnóstico incorreto ocorreu em 15% dos casos, e a histopatologia foi necessária para distinguir entre neoplásicos e reativos em 22% dos casos.[19] Das técnicas de agulha fina, a variação que parece fornecer a maioria das células sem hemodiluição indevida não envolve pressão negativa com a seringa acoplada e múltiplos movimentos de penetração com

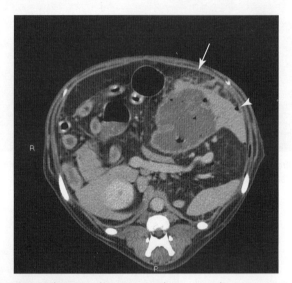

**Figura 206.7** Abscesso esplênico em cão. Observe que o abscesso tem conteúdo que não aumenta, incluindo gás livre, e há gás livre (*ponta de seta branca*) e acúmulo de gordura (*seta branca*) no peritônio.

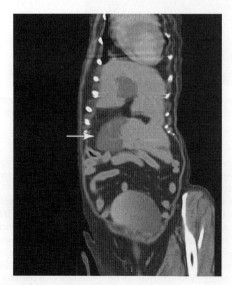

**Figura 206.6** Infarto esplênico (*seta branca*) em um paciente com pancreatite necrosante. Observe a transição abrupta entre o baço normal e o segmento infartado na imagem de tomografia computadorizada (TC) pós-contraste de reconstrução multiplanar do plano dorsal (RMP).

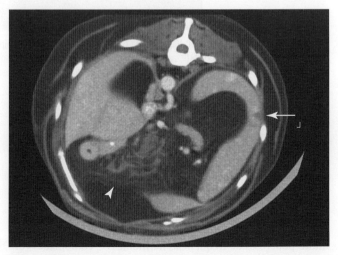

**Figura 206.8** Acúmulo de gordura (*ponta de seta branca*) na gordura peritoneal de um paciente com pancreatite e um pequeno infarto esplênico (*seta branca*).

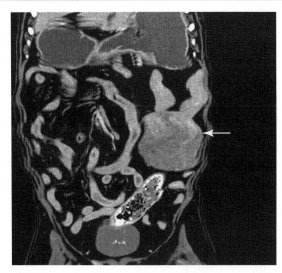

**Figura 206.9** Vasos alimentadores tortuosos em um paciente com hemangiossarcoma do baço. Observe os vasos curvilíneos que realçam o contraste (*seta branca*) na imagem de tomografia computadorizada (TC) de reconstrução multiplanar do plano dorsal pós-contraste (RMP).

a agulha. Com o êmbolo já puxado para trás no corpo da seringa antes da inserção da agulha, é fácil expelir o conteúdo da agulha pressionando o êmbolo. Essa técnica funciona bem para hiperplasia nodular e hematopoese extramedular, nódulos benignos, carcinomas metastáticos e tumores hematopoéticos. Sarcomas sólidos podem não esfoliar bem com técnicas de aspiração, e uma amostra de núcleo pode fornecer um resultado melhor. Lesões cavitadas raramente são amostradas, com base no risco para o paciente.

A aspiração por agulha fina parece ser segura mesmo na presença de coagulopatias ou trombocitopenia.[20] Como regra geral, todos os baços anormais que não apresentam lesões cavitadas devem ser aspirados. A aspiração não é necessária em pacientes com torção esplênica sempre que a falta de fluxo sanguíneo adequado puder ser determinada pela ultrassonografia Doppler, nem em pacientes com mielolipoma se apenas lesões com as propriedades acústicas clássicas estiverem presentes. A aspiração também pode não ser necessária para pacientes com esplenomegalia homogênea difusa e sem sinais clínicos atribuíveis a distúrbios esplênicos e em pacientes com uma causa conhecida de congestão (p. ex., tranquilizantes, hipertensão portal, insuficiência cardíaca do lado direito) ou para lesões "clássicas" de infarto em pacientes assintomáticos.

A aspiração por agulha fina pode fornecer o diagnóstico final em doenças neoplásicas ou, quando o microrganismo pode ser identificado, em doenças infecciosas. Aspirados do baço normal revelam pequenos linfócitos com ocasionais linfócitos médios e grandes e neutrófilos raros (ver Capítulo 93). Alguns macrófagos e plasmócitos podem estar presentes.[21] Os precursores de todas as três linhas celulares podem ser vistos em pacientes com hematopoese extramedular, mas as células eritroides são mais comuns. Na hiperplasia decorrente de reação antigênica, ocorre aumento de linfócitos médios e grandes e de macrófagos e plasmócitos.[21] Pacientes com esplenite apresentam aumento de células inflamatórias. A identificação do tipo de célula predominante reduz o número de diagnósticos potenciais. A inflamação pode ser caracterizada ainda com base no tipo de célula predominante como supurativa, granulomatosa, piogranulomatosa, eosinofílica ou linfoplasmocitária. As causas mais comuns para cada tipo de inflamação são mostradas no Boxe 206.2.

## Biopsias esplênicas/esplenectomia

As biopsias do baço podem ser obtidas em pacientes nos quais o diagnóstico primário de uma massa não é obtido por aspiração com agulha fina. Deve-se ter cuidado com esfregaços de impressão feitos de biopsias do baço. Fazer impressões inadvertidamente da superfície capsular em vez do parênquima revelará lâminas uniformes de mesotélio frouxamente aderido que não serão diagnósticas.[15] A esplenectomia deve ser considerada em animais com massas cavitadas sem metástase ou necrose.

### Outros testes de diagnóstico

Além de técnicas de imagem e aspiração com agulha fina, urinálise, hemograma e perfil bioquímico são necessários em todos os pacientes com esplenomegalia. É importante que os gatos sejam testados para infecção pelo vírus da leucemia felina (FeLV) (ver Capítulo 223) e vírus da imunodeficiência felina (FIV) (ver Capítulo 222). Radiografias torácicas devem ser obtidas em pacientes com massas esplênicas para descartar metástases, e o exame da medula óssea pode ser indicado em pacientes com citopatias inexplicadas (ver Capítulo 92).

## CAUSAS COMUNS DE ESPLENOMEGALIA EM CÃES E GATOS: DOENÇAS NEOPLÁSICAS

Tanto no cão quanto no gato, o baço pode ser local de tumores malignos e benignos, bem como de doenças não neoplásicas. Em cães, cerca de dois terços das massas esplênicas são diagnosticados patologicamente como neoplásicos. Dessas lesões, cerca de metade a dois terços são diagnosticados como hemangiossarcoma. Em gatos, cerca de metade das lesões esplênicas submetidas ao exame patológico é diagnosticada como neoplásica. Os tumores do baço geralmente se apresentam como esplenomegalia localizada ou difusa e podem ser confundidos com condições não neoplásicas. As características clínicas reais dos tumores esplênicos primários podem ser muito vagas, exceto em casos de ruptura esplênica e sangramento.

### Tumores malignos do baço canino

#### Hemangiossarcoma

Hemangiossarcoma (ver Capítulo 347) é um tumor altamente maligno que surge do endotélio vascular. É mais comum em raças de cães maiores (especialmente Pastor-Alemão); a idade média dos cães afetados é de 10 anos. O sítio primário mais comum de hemangiossarcoma em cães é o baço, mas também pode afetar sítios cutâneos. Cerca de 25% dos cães com hemangiossarcoma esplênico também apresentam hemangiossarcoma concomitante que afeta o átrio direito.[22,23]

A apresentação clássica do hemangiossarcoma em cães é de uma lesão solitária cavitada que sangra, causando hemoperitônio e colapso hipovolêmico de início súbito (ver Capítulo 143). Os cães frequentemente apresentam colapso de início súbito, palidez, taquicardia, taquipneia e abdome distendido. A abdominocentese (ver Capítulo 90) revela hemorragia evidente. Se possível, uma contagem de plaquetas e perfil de coagulação devem ser realizados. Aproximadamente 50% dos cães que apresentam sangramento abdominal estão em CID (ver Capítulo 197). Anemia e trombocitopenia são comuns. A reticulocitose e a policromasia podem ocorrer dependendo de quando o sangramento ocorreu. Um esfregaço de sangue periférico pode revelar esquistocitose como cisalhamento dos eritrócitos à medida que percorrem a lesão tortuosa no baço (anemia hemolítica microangiopática).[24-27]

**Diagnóstico e estadiamento clínico** Cães com hemoperitônio e alterações hematológicas concomitantes, como esquistocitose e trombocitopenia com anemia concomitante, devem ter suspeita de hemangiossarcoma. O estadiamento clínico para determinar a natureza e a extensão da doença deve incluir radiografia torácica em três posições (vistas laterais direita e esquerda e dorsoventral), hemograma e bioquímica sérica, perfil de coagulação, ultrassom cardíaco e abdominal e potencialmente laparotomia exploratória (ver Capítulo 347). O sistema de estadiamento da Organização Mundial da Saúde para o hemangiossarcoma canino é apresentado no Boxe 206.3.[28] A única maneira de diagnosticar definitivamente o hemangiossarcoma é pela histopatologia após a esplenectomia. Mesmo na cirurgia, a distinção entre hemangiossarcoma ou hemangioma é morfologicamente impossível. A citologia geralmente não é recompensadora, e a aparência macroscópica do baço costuma ser um indicador precário da doença subjacente. Grandes hematomas ou hemangiomas benignos podem ter uma "aparência" idêntica ao hemangiossarcoma na cirurgia, e nenhuma decisão deve ser tomada sobre a eutanásia durante a cirurgia, a menos que haja evidência de doença metastática grave. Para obter um bom diagnóstico patológico, também é importante enviar as amostras mais adequadas aos patologistas. Se o patologista não estiver no local, será difícil submeter o baço em sua totalidade, pois ele não se fixará adequadamente no formol. Além disso, vários locais precisam ser amostrados e fixados, porque o baço também contém diversas áreas de hemorragia e fibrose que podem se parecer grosseiramente com um tumor. Amostras grandes podem ser fatiadas como um pão para garantir a penetração uniforme do formol.

**Tratamento** O tratamento de escolha para o hemangiossarcoma esplênico primário é a esplenectomia (ver Capítulo 347). Os cães que se apresentam em choque hipovolêmico agudo não são candidatos a cirurgia e devem ser estabilizados antes que a cirurgia seja considerada (ver Capítulo 127). Frequentemente, os cães são encaminhados para atendimento após um grande sangramento, mas, se o sangramento não continuar, esses pacientes se autotransfundirão e se tornarão melhores candidatos à cirurgia no período de 24 horas subsequentes. Vale ressaltar que cerca de 20% dos cães podem desenvolver arritmias ventriculares associadas a tumores esplênicos. Os cães devem ser monitorados eletrocardiograficamente antes e durante a cirurgia e no período pós-operatório imediato (ver Capítulo 103). Em alguns desses cães, as arritmias podem ser difíceis de controlar até que o baço seja removido cirurgicamente.[29,30]

A esplenectomia alivia a distensão abdominal causada pelo tumor e previne qualquer sangramento adicional. Entretanto, é difícil determinar o papel da cirurgia por si só na melhoria da sobrevida em razão do rápido início da metástase. A causa mais comum de morte em cães é a metástase, e muitos protocolos de quimioterapia foram descritos como terapias adjuvantes para melhorar a sobrevida. O tempo de sobrevivência após a cirurgia com ou sem quimioterapia é mostrado na Tabela 206.1.[31-41] No geral, o prognóstico deve ser considerado ruim, mesmo com quimioterapia adjuvante. Embora o estágio seja considerado um fator prognóstico negativo para a sobrevida, um estudo recente que explorou o uso do protocolo VAC para hemangiossarcoma em estágio III não mostrou diferenças significativas entre cães com doença em estágios I/II e III.

As melhorias mais promissoras na sobrevida vieram de um estudo que combinou quimioterapia (doxorrubicina e ciclofosfamida) e tripeptídeos muramil encapsulados em lipossomas (LMTP) como imunoterapia. LMTP é um biológico inespecífico que aumenta a ativação de macrófagos. Nesse estudo, o tempo médio de sobrevivência melhorou de 179 dias (quimioterapia sozinha) para 273 dias.[43] No momento em que este capítulo foi escrito, o LMTP não está mais disponível para uso veterinário. Contudo, recentemente foi concedida uma licença europeia para o Mifamurtide (Mepact), um LMTP desenvolvido para uso em crianças e adolescentes com osteossarcoma. O uso em pacientes veterinários com esse produto é limitado pelo custo e pela disponibilidade no momento.

### Sarcomas não angiomatosos não linfoides do baço

Fibrossarcoma, leiomiossarcoma, mixossarcoma, osteossarcoma, lipossarcoma e sarcoma indiferenciado foram descritos como tumores malignos esplênicos primários (ver Capítulo 346). Ao contrário do hemangiossarcoma, os sinais clínicos associados a esses tumores são geralmente vagos e envolvem anorexia progressiva e letargia. Em casos raros em que o tumor se tornou grande, pode resultar em torção esplênica.

O tratamento de escolha é a cirurgia, sem ensaios clínicos em larga escala que descrevam os benefícios da quimioterapia adjuvante. Como grupo, o tempo médio de sobrevida após a esplenectomia é relatado em cerca de 4 meses, mas há uma grande variação, dependendo do tipo de tumor. O índice mitótico no exame histopatológico tem implicações prognósticas. Tumores com índice mitótico menor que 9 têm melhor prognóstico do que aqueles com índice maior que 9.

### Sarcoma histiocítico

Os distúrbios histiocíticos caninos representam uma variedade de doenças que são desafios diagnóstico e terapêutico (ver Capítulo 350). Essa doença é mais comum nas raças Bernese Mountain Dog e Retriever, mas foi relatada em muitas outras raças. O baço pode ser um local para sarcoma histiocítico primário ou um local de disseminação de histiocitose maligna. O sarcoma histiocítico esplênico primário foi associado a uma síndrome hemofagocítica caracterizada por anemia Coombs negativa decorrente de eritrofagia por histiócitos malignos. Primária ou parte de um complexo de doença secundária, a doença histiocítica associada ao baço tem

---

**Boxe 206.3** Sistema de estadiamento da Organização Mundial da Saúde para hemangiossarcoma canino

**Tumor primário (T)**
T0 Sem evidência de tumor
T1 Tumor confinado ao baço
T2 Tumor confinado ao baço, mas rompido
T3 Tumor que invade estruturas adjacentes

**Linfonodo regional (N)**
N0 Sem envolvimento de linfonodos regionais
N1 Envolvimento de linfonodos regionais
N2 Envolvimento de linfonodos distantes

**Metástase a distância (M)**
M0 Sem evidência de metástase a distância
M1 Metástase a distância

**Estágios**
I   T0 ou T1, N0, M0
II  T1 ou T2, N0 ou N1, M0
III T2 ou T3, N0, N1 ou N2, M1

Fonte: Wood et al.[28]

---

**Tabela 206.1** Tempos de sobrevivência para cães com hemangiossarcoma esplênico que foram tratados.

| TRATAMENTO | TEMPOS DE SOBREVIVÊNCIA MÉDIA |
|---|---|
| Esplenectomia sozinha (estágio 1 ou 2) | 86 dias |
| Esplenectomia mais VAC* | 164 dias |
| Esplenectomia mais AC* | 179 dias |
| Esplenectomia mais doxorrubicina | 60 dias se houver evidência macroscópica de doença após esplenectomia; 172 dias se não houver evidência de outras doenças |

*Etapa desconhecida. AC, doxorrubicina, ciclofosfamida; VAC, vincristina, doxorrubicina, ciclofosfamida (mais clorambucila e metotrexato). (Adaptada de Murphy e Brearley.[42])

prognóstico ruim. Os cães frequentemente morrem de doenças disseminadas, mesmo após a esplenectomia. Lomustina (CCNU) ou doxorrubicina encapsulada em lipossoma foram sugeridas como terapias adjuvantes, mas ainda faltam estudos clínicos em grande escala.[44-47]

### Tumores benignos do baço canino

Vários tumores benignos foram relatados no baço canino. Em geral, eles carregam um bom prognóstico com longo tempo de sobrevida após a esplenectomia. Os mielolipomas são tumores que contêm uma mistura de tecido adiposo e tecido hematopoético (ver Figura 206.3). Os lipomas são tumores benignos de gordura que podem afetar o baço. Hemangiomas são tumores benignos originados da vasculatura. Eles podem ser distinguidos do hemangiossarcoma apenas na histopatologia. A esplenectomia é considerada curativa.[48,49]

### Tumores metastáticos do baço canino

Além de ser um local para neoplasia primária, o baço também é um local para depósitos ou infiltrados tumorais secundários. Entre eles, destacam-se o linfoma, as leucemias, o mieloma múltiplo, a eritrocitose primária (policitemia vera), os mastócitos metastáticos de alto grau e os carcinomas. O manejo de tumores esplênicos secundários gira em torno do manejo da malignidade primária subjacente e geralmente envolve quimioterapia sistêmica.

### Tumores malignos do baço felino

#### Tumor de mastócitos (ver Capítulo 349)

Em gatos, o baço é um local comum para tumor de mastócitos primário, e o tumor de mastócitos representa o diferencial mais comum para doença esplênica em gatos. Não há predileção por sexo, mas tende a ocorrer em gatos na faixa etária mais velha (> 10 anos). Embora o baço pareça ser o local primário do tumor, outros sistemas orgânicos são frequentemente afetados, incluindo fígado, pulmões, medula óssea, nódulos linfáticos e intestino. Alguns gatos apresentam derrames pleurais ou peritoneais ricos em mastócitos. A mastocitose é comum. Normalmente, esses pacientes apresentam uma história de apatia e letargia, anorexia progressiva, vômitos ocasionais (liberação de histamina) e esplenomegalia difusa no exame clínico.[50,51]

O diagnóstico geralmente é feito por aspiração com agulha fina do baço guiada por ultrassom. O tratamento de escolha é a esplenectomia, com sobrevida média em torno de 12 a 18 meses após a cirurgia. No entanto, essa é uma cirurgia de alto risco porque o manuseio excessivo do baço pode levar a uma grande liberação de histamina e heparina, levando ao choque e, por fim, à morte. A terapia pré-cirúrgica com anti-histamínicos, técnica cirúrgica cuidadosa e monitoramento anestésico adequado são essenciais para o sucesso. Após a cirurgia, a mastocitose geralmente desaparece sem qualquer terapia química. O uso adjuvante de quimioterapia é controverso, sem estudos clínicos em grande escala provando seu benefício.[50]

#### Hemangiossarcoma esplênico felino

Comparado com a doença canina, o hemangiossarcoma esplênico felino é raro (ver Capítulo 347). Gatos com essa condição normalmente apresentam sinais clínicos inespecíficos, como anorexia, perda de peso e vômito. Muito raramente, os gatos têm choque hipovolêmico e colapso. Há poucos casos de felinos relatados na literatura, embora os descritos tenham sido associados a doença metastática. Foi relatada sobrevida média de 20 semanas após a cirurgia. Não há estudos clínicos em grande escala que mostrem o benefício da quimioterapia após a cirurgia.[52]

#### Outros tumores malignos

Tal como acontece com os cães, outros sarcomas primários (p. ex., fibrossarcoma) foram relatados, mas são muito raros. O tratamento de escolha é cirúrgico, e não há informações sobre o uso de terapias adjuvantes. Sarcoma histiocítico de origem macrófaga foi relatado no gato, mas é muito raro e, como no cão, apresenta um prognóstico ruim.[53]

### Tumores benignos do baço felino

Vários tumores benignos foram relatados no baço felino. Em geral, eles carregam um bom prognóstico, com longo tempo de sobrevivência após a esplenectomia. Entre eles estão os hemangiomas, tumores benignos que surgem da vasculatura. A esplenectomia é considerada curativa.

### Tumores metastáticos do baço felino

O baço felino pode ser um local tanto para neoplasia primária quanto para depósitos ou infiltrados tumorais secundários. Entre eles, destacam-se o linfoma, as leucemias, o mieloma múltiplo (raro em gatos) e a carcinomatose. O manejo de tumores esplênicos secundários gira em torno do controle da malignidade primária subjacente e geralmente envolve quimioterapia sistêmica.

## CAUSAS COMUNS DE ESPLENOMEGALIA EM CÃES E GATOS: DOENÇAS NÃO NEOPLÁSICAS

A esplenomegalia generalizada ocorre não apenas com infiltração tumoral, mas também pode ser causada por congestão, hiperplasia esplênica/hematopoese extramedular, inflamação ou infiltração celular. As massas esplênicas geralmente são decorrentes de neoplasia, hematoma, abscesso ou hiperplasia nodular.

### Congestão

A congestão é comumente observada como consequência de sedação ou anestesia, hipertensão portal ou trombose da veia esplênica. A administração de sedativos fenotiazínicos (p. ex., acepromazina) ou barbitúricos de ação ultracurta (p. ex., tiopental) produz esplenomegalia substancial. A esplenomegalia pode ser grave porque até 30% do volume sanguíneo pode se acumular no baço. A administração de propofol a cães, porém, não produziu esplenomegalia estatisticamente significativa.[54]

A congestão também pode ser secundária a hipertensão portal com doença hepática e hipertensão venosa sistêmica na insuficiência cardíaca direita ou compressão da veia cava caudal intratorácica. A congestão crônica do baço pode causar hiperplasia esplênica. Nenhuma mudança na ecogenicidade foi subjetivamente observada em baços congestos, embora uma atenuação aumentada significativa e uma tendência para retrodifusão aumentada (ecogenicidade) tenham sido notadas.[54] Mudanças difusas na ecogenicidade esplênica em pacientes com uma causa conhecida de congestão, portanto, são prováveis em razão de outra condição subjacente.

A torção do pedículo esplênico é uma causa especial de congestão em cães. Geralmente se desenvolve em cães grandes e de peito profundo, especialmente o Pastor-Alemão e o Dogue Alemão.[55] Os machos representaram 79% dos casos em um estudo.[55] A torção aguda causa sinais sistêmicos profundos com choque e desconforto abdominal, enquanto a torção crônica está associada a sinais vagos, incluindo vômito, anorexia, letargia e icterícia. Radiograficamente, uma diminuição nos detalhes abdominais, deslocamento de outros órgãos abdominais e perda de visualização do corpo do baço à esquerda do quadrante cranial do abdome são identificados na vista ventrodorsal. Na vista lateral, o baço está aumentado, anormalmente posicionado ou em forma, e pode haver gás intraesplênico.[56] Ultrassonograficamente, o baço está difusamente aumentado e anormalmente localizado. Geralmente é hipoecoico, com diminuição do fluxo pelas veias esplênicas. Em um estudo, trombos intravasculares podem ser identificados em 50% dos casos (ver Figura 206.4).[55] Imagens de TC do baço durante a torção foram descritas anteriormente.[57] A terapia de suporte deve ser instituída imediatamente nesses pacientes, e o baço removido cirurgicamente. Se tratada adequadamente, a torção esplênica apresenta um prognóstico favorável.[55]

### Infarto esplênico

Os infartos podem ser observados em pacientes em estados hipercoaguláveis associados a doença hepática, doença renal ou hiperadrenocorticismo.[58] A causa mais comum é a doença imunomediada, como anemia hemolítica autoimune e trombocitopenia. Também pode ocorrer com esplenomegalia uniforme preexistente[20] ou torção esplênica.[56] O infarto esplênico é um sinal de coagulação ou fluxo sanguíneo anormal, e os sinais clínicos estão relacionados à causa subjacente. Ultrassonograficamente, as regiões do infarto são geralmente periféricas e visíveis como áreas hipoecoicas e inchadas (ver Figura 206.5). Após a injeção de contraste, eles parecem hipoecoicos quando comparados ao baço circundante normalmente perfundido. As regiões infartadas podem se resolver com a terapia apropriada da doença subjacente.

### Hiperplasia esplênica/hematopoese extramedular

A esplenomegalia observada com hiperplasia esplênica e hematopoese extramedular reflete "hipertrofia de trabalho" resultante da remoção de células sanguíneas anormais da circulação, aumento da atividade de células mononucleares fagocíticas e linfoides e aumento da produção de células sanguíneas. Na anemia hemolítica imunomediada e na trombocitopenia, o baço serve como um local de produção de anticorpos e também como um local importante de remoção de células sensibilizadas por anticorpos. A destruição crônica aumentada de glóbulos vermelhos em algumas doenças hemolíticas não imunomediadas também parece causar esplenomegalia hiperplásica em cães e gatos.[59] Estimulação crônica de antígenos por agentes infecciosos (p. ex., endocardite bacteriana), parasitas sanguíneos ou doença imunomediada podem estimular a hiperplasia de células mononucleares fagocíticas e linfoides.

Na hipertrofia de trabalho, o baço está uniformemente aumentado e pode estar hipoecoico no exame ultrassonográfico. Citologicamente, os pequenos linfócitos ainda predominam, mas há aumento de linfócitos de médio e grande portes, e as células plasmáticas são comumente observadas.[59]

A hematopoese extramedular (HEM) pode acompanhar a hiperplasia esplênica em pacientes com anemia, trombocitopenia ou leucopenia concomitantes. É um diagnóstico citológico muito comum em cães com esplenomegalia uniforme[14] e que pode ocorrer também com muitas neoplasias esplênicas. HEM também é comum em gatos; foi diagnosticada em 21% dos gatos em um estudo.[60] Um padrão nodular é mais comum em gatos com HEM. A presença de glóbulos vermelhos nucleados no sangue periférico sugere a HEM. Citologicamente, os precursores das três linhas celulares podem ser observados nessa condição.[59] Um achado de precursores hematopoéticos com grande número de vacúolos no fundo sugere a presença de um mielolipoma em vez de HEM.[59]

### Hiperplasia nodular/hematoma

A hiperplasia nodular é uma proliferação regional não neoplásica de componentes celulares normalmente encontrados no parênquima do baço canino.[61] A proliferação linfoide hiperplásica nodular é a forma mais comum em cães, mas não é comum em gatos.[1,2] Uma alta porcentagem de lesões esplênicas em cães apresenta características de hematomas e hiperplasia nodular, sugerindo que esses distúrbios podem ser diferentes estágios de um mesmo processo. Elementos linfoides geralmente são observados com hematomas sobrepostos.[1] Foi sugerido que a distorção do zoneamento marginal causada pela hiperplasia nodular interrompe o fluxo sanguíneo esplênico regional dentro e ao redor do nódulo hiperplásico, levando à formação de hematoma.[1] Os gatos têm um tipo de baço "não sinusal" e arquitetura e padrão de circulação sanguínea diferentes da circulação intermediária na fronteira com a polpa branca.[2] Essas diferenças podem tornar o baço felino menos vulnerável à interrupção do fluxo sanguíneo e à formação de hematoma.

Lesões hiperplásicas nodulares são geralmente hipoecoicas no exame ultrassonográfico (ver Figura 206.2). Os hematomas esplênicos em cães estão associados a grandes massas esplênicas. O histórico de trauma é raro.[62] A maioria dos cães com hematoma esplênico é relativamente saudável e não tem ruptura esplênica aguda,[59] embora possam desenvolver hemoabdome.[63] Nódulos hiperplásicos grandes e hematoma esplênico não podem ser diferenciados de hemangiossarcoma macroscopicamente. A esplenectomia é o tratamento de escolha para hematomas e nódulos hiperplásicos grandes o suficiente para causar esplenomegalia.[62]

Uma variação particular do nódulo hiperplásico em cães é o nódulo fibro-histiocítico.[61] A proliferação fibro-histicítica nodular é caracterizada por uma população mista de células histiocitoides ou fusiformes entrelaçadas com elementos hematopoéticos, plasmócitos e linfócitos. Esses nódulos parecem formar um *continuum* entre a hiperplasia nodular linfoide e o histiocitoma fibroso esplênico maligno.[61] Histologicamente, a relação linfoide: fibro-histiocítico é o preditivo de sobrevivência mais importante nesses cães. Uma proporção maior de células do tipo linfoide para fibro-histiocítico foi associada ao aumento da sobrevida a longo prazo.[61]

### Esplenomegalia inflamatória

A esplenomegalia inflamatória (esplenite) é uma esplenomegalia uniforme geralmente secundária a infecção. Além da resposta inflamatória associada a hiperplasia, os pacientes com esplenite também apresentam aumento de outras células inflamatórias. É importante classificar a esplenite de acordo com o tipo de célula predominante, pois agentes etiológicos diferentes estão associados a diferentes tipos de inflamação. Existe alguma sobreposição, e o mesmo microrganismo pode causar uma resposta inflamatória diferente em um paciente diferente. Por exemplo, esplenite linfoplasmática foi observada em pacientes com peritonite infecciosa felina, histoplasmose e blastomicose. Deve-se ter cuidado ao diagnosticar esplenite supurativa em pacientes com neutrofilia periférica ou esplenite eosinofílica naqueles com eosinofilia periférica. As causas mais comuns de esplenite de acordo com a resposta inflamatória predominante estão listadas no Boxe 206.2. Os agentes infecciosos que podem causar esplenite ou levar à esplenomegalia por estimulação crônica do antígeno, distúrbios do fluxo sanguíneo ou por causar anemia crônica estão listados no Boxe 206.4.

## O PACIENTE COM NÓDULO ESPLÊNICO

Nódulos esplênicos sem esplenomegalia associada são um achado relativamente comum em cães mais velhos submetidos a ultrassonografia abdominal por motivos não relacionados. A maioria dos nódulos esplênicos nessa faixa etária é benigna e pode não exigir nenhuma ação adicional. Os mielolipomas podem ser facilmente identificados, enquanto a hiperplasia linfoide, HEM e infartos esplênicos podem ser mais difíceis de diferenciar de uma lesão neoplásica inicial. Diagnósticos adicionais devem ser tentados em raças com alto risco de hemangiossarcoma, pacientes com tumores sistêmicos com probabilidade de envolver o baço (p. ex., linfoma, hemangiossarcoma), anormalidades hematológicas, febre ou outros sinais de doença infecciosa sistêmica.[63] A aspiração por agulha fina deve ser tentada em todos os nódulos esplênicos (ver Capítulo 89). O principal risco associado ao procedimento é a contaminação da cavidade abdominal com células tumorais em caso de hemangiossarcoma. Não é provável que o hemangiossarcoma se manifeste como um ou alguns pequenos nódulos, mas pode ser um risco em raças predispostas. Uma abordagem mais conservadora envolvendo a

## Boxe 206.4 Causas infecciosas de esplenomegalia/esplenite*

**Viral**
Vírus da imunodeficiência felina (G)
Peritonite infecciosa felina (G)
Vírus da leucemia felina (G)
Hepatite infecciosa canina (C)
Calicivirose sistêmica (G)

**Riquetsial e micoplasmática**
Erliquiose e anaplasmose (G, C)
Micoplasmose hemotrópica
Febre Q (*Coxiella burnetii*)
Febre maculosa das Montanhas Rochosas (*Rickettsia rickettsii*)

**Bacteriana**
Bacteriemia
Bartonelose
Brucelose (C)
Endotoxemia
Borreliose da Flórida
Borreliose de Lyme
Melioidose
Salmonelose
Tularemia

**Micobacteriana**
Peste de Nocardiose

**Fúngica**
Blastomicose
Criptococose
Histoplasmose
Esporotricose
Infecções oportunistas
　Paecilomicose
　*Monocillium indicum* (C)
　Candidíase sistêmica

**Protozoária**
Babesiose
Citauxzoonose (G)
Hepatozoonose (*Hepatozoon canis*, C)
Leishmaniose
Toxoplasmose
Tripanossomíase

*A doença infecciosa pode afetar o baço diretamente ou causar esplenomegalia, causando anemia crônica, estimulação crônica do antígeno ou distúrbios no fluxo sanguíneo (p. ex., endotoxemia). C, cães; G, gatos.

---

repetição do exame ultrassonográfico em 4 semanas foi sugerida.[27] Qualquer aumento no tamanho do nódulo durante esse período deve ser acompanhado agressivamente. Deve-se lembrar que uma mudança no diâmetro de 1 para 1,2 cm está associada à duplicação do volume para uma massa esférica.[63]

## MANEJO GERAL DE UM PACIENTE COM DOENÇA ESPLÊNICA

A esplenomegalia difusa geralmente é tratada clinicamente. A maioria das doenças que causam esplenomegalia difusa é sistêmica, e o tratamento deve ser direcionado à causa subjacente. A torção esplênica em cães é a exceção à regra. Alguns tumores e doenças mieloproliferativas também podem se beneficiar da remoção do baço. A esplenectomia também pode ser considerada em pacientes com anemia imunomediada ou trombocitopenia refratária à terapia. É importante demonstrar hiperplasia da medula óssea na linha celular com diminuição do número periférico antes de a esplenectomia ser realizada. A remoção do baço é o tratamento de escolha para pacientes com massas esplênicas.

A remoção do baço pode predispor o paciente a infecções. Os humanos esplenectomizados têm maior probabilidade de morrer de sepse, mas essa predisposição ainda não foi confirmada em cães e gatos. Alguns microrganismos que infectam células sanguíneas (p. ex., babesiose, micoplasmose hemotrópica e erliquiose) são conhecidos por ocorrerem mais em pacientes esplenectomizados. Idealmente, cães e gatos devem ser testados antes da esplenectomia e tratados de acordo se infectados.

## REFERÊNCIAS BIBLIOGRÁFICAS

*As referências bibliográficas deste capítulo se encontram online no Ambiente de Aprendizagem.*

# SEÇÃO 13
# Doenças Infecciosas

## GERAL

### CAPÍTULO 207

## Diagnóstico Laboratorial de Doenças Infecciosas

Michael R. Lappin

Existem dois métodos principais para diagnosticar doenças infecciosas: detecção do microrganismo ou detecção de anticorpos contra o microrganismo. Os microrganismos infecciosos são detectados em amostras biológicas, mais frequentemente em cultura microbiana, exame citológico, exame de fezes, histopatologia, técnicas imunológicas e técnicas de amplificação de ácido nucleico. O teste de reação em cadeia da polimerase (PCR) e o *de transcriptase reversa* (RT-PCR) são as técnicas de amplificação de ácido nucleico mais comumente usadas. A detecção do microrganismo fornece a maioria das informações que apoiam o diagnóstico clínico de uma doença infecciosa, mas esses testes não estão disponíveis nem são ideais para todos os microrganismos. Assim, a detecção de anticorpos ainda é comumente usada para auxiliar no diagnóstico de algumas doenças infecciosas. Em algumas situações clínicas, recomenda-se a combinação de testes de detecção de microrganismos e de detecção de anticorpos.

Ao avaliar os resultados dos testes de diagnóstico de doenças infecciosas, a *sensibilidade analítica* define a quantidade mínima detectável da substância em questão que pode ser mensurada com precisão; a *especificidade analítica* define se a substância detectada apresenta reação cruzada com outras substâncias. A *sensibilidade diagnóstica* é a proporção de resultados de teste positivos de animais sabidamente infectados; a *especificidade diagnóstica* é a proporção de resultados de teste negativos de animais sabidamente não infectados. O *valor preditivo de um teste positivo* (VPP) é a probabilidade de que um animal com teste positivo esteja doente; o *valor preditivo de um teste negativo* (NPV) é a probabilidade de que um animal com teste negativo seja saudável, ou esteja dentro da normalidade. Quanto menor a prevalência da doença, menor o VPP. A prevalência da doença pouco influencia o valor preditivo negativo.

Sensibilidade, especificidade, PPV e NPV variam em função do teste empregado. Muitos dos microrganismos infecciosos detectados na rotina clínica de pequenos animais colonizam animais normais, além de causarem doenças em alguns indivíduos. Por exemplo, o DNA de *Candidatus M. haemominutum* pode ser amplificado no sangue de aproximadamente 20% dos gatos saudáveis e raramente está associado a doenças.[1] Assim, quando o DNA de *Candidatus M. haemominutum* é amplificado no sangue de um gato anêmico febril, o resultado do teste, por si só, não comprova que o microrganismo é a causa dos sinais clínicos (VPP < 100%). Assim, os veterinários geralmente precisam utilizar uma combinação de achados para auxiliar no diagnóstico clínico de uma doença infecciosa:

- Resenha e histórico apropriados para o microrganismo infeccioso suspeito
- Sinais clínicos relacionados ao microrganismo
- Detecção do microrganismo (citologia, cultura, teste antigênico, PCR) ou de anticorpos contra o microrganismo
- Exclusão de outras causas da síndrome clínica
- Resposta a um tratamento adequado.[2]

### DETECÇÃO DO MICRORGANISMO

#### Cultura microbiológica

Pode-se utilizar cultura microbiológica para documentar a presença de algumas bactérias, riquétsias, fungos, vírus e protozoários em amostras biológicas. No entanto, algumas bactérias (p. ex., hemoplasmas) nunca foram cultivadas e muitas riquétsias, vírus e protozoários são difíceis de cultivar. Assim, com frequência, realiza-se teste PCR para detectar essas infecções (consultar o tópico Técnicas de amplificação de ácido nucleico). No entanto, para muitas bactérias e fungos, a cultura microbiológica ainda é a maneira ideal de detectar a infecção. Por exemplo, para a maioria das doenças causadas por bactérias aeróbias, a cultura é superior ao teste PCR, porque é possível realizar o teste de sensibilidade antimicrobiana (ou antibiograma) para determinar a terapia medicamentosa ideal.

Na rotina clínica de pequenos animais, a cultura de bactérias aeróbicas é utilizada com mais frequência. Para minimizar a morte de microrganismos ou o crescimento excessivo da flora normal, o material a ser cultivado deve ser coletado sem contaminação e transportado para o laboratório o mais rápido possível, em meio de transporte mais apropriado, devendo-se utilizar os materiais de cultura mais apropriados.

Para a cultura de bactérias aeróbicas de rotina, caso se espere um atraso superior a 3 h, devem ser utilizados suabes embebidos em meio de transporte. Se as culturas não forem iniciadas em

4 horas, os suabes devem ser refrigerados (ou transportados com bolsas de gelo), a fim de inibir o crescimento bacteriano; algumas bactérias se multiplicam mais rapidamente do que outras, prejudicando a detecção de microrganismos fastidiosos.

A maioria das bactérias aeróbicas sobrevive por 48 horas em temperatura de 4°C (refrigeração de rotina) em tecidos ou em suabes embebidos em meio de transporte. A cultura aeróbica de rotina geralmente é bem-sucedida quando se utilizam amostras de líquidos (p. ex., urina, lavado de vias respiratórias) armazenadas a 20°C por 1 a 2 horas, a 4°C por 24 horas ou a 4°C por 72 horas, se coletadas em meio de transporte. Os capítulos do livro sobre endocardite bacteriana (ver Capítulo 251) e *Bartonella* spp. (ver Capítulos 215 e 216) contêm discussões sobre as técnicas ideais para cultura de amostra de sangue.

Se forem cultivadas amostras de fezes para isolamento de *Salmonella* spp. ou *Campylobacter* spp., deve-se enviar ao laboratório aproximadamente 2 a 3 g de fezes frescas para a obtenção de resultados confiáveis. Caso se espere por atraso no processamento da amostra, deve-se utilizar um meio de transporte. O laboratório deve ser notificado sobre o patógeno suspeito para que meios de cultura apropriados possam ser usados. Também é possível a cultura de *Tritrichomonas foetus* e *Giardia* spp. em amostras de fezes, mas isso raramente é feito porque atualmente há disponibilidade de testes antigênicos (para *Giardia* spp.) ou testes PCR – para ambos os microrganismos (ver Capítulo 276).[3-5] Além disso, atualmente, demonstrou-se que a cultura microbiológica não é específica para *T. foetus* e que deve ser realizado PCR para a identificação da espécie antes do tratamento.[3]

Em certas situações, também se pode indicar cultura de microrganismos anaeróbicos, *Mycoplasma* spp., *Mycobacterium* spp. ou cultura de fungos. Se disponíveis, os meios de transporte de fase sólida asseguram a multiplicação da maioria dos aeróbicos, anaeróbicos, *Mycoplasma* spp., *Mycobacterium* spp. e fungos, por vários dias, se as amostras são mantidas refrigeradas. O meio de transporte AMIES ou o meio de transporte bacteriano de Stuart modificado também são frequentemente usados para transportar amostras destinadas à cultura de *Mycoplasma* spp.

Nas culturas de *micoplasma* e *ureaplasma*, são mais comumente utilizadas amostras de lavado de vias respiratórias, líquido sinovial e exsudato de fístula crônicas em gatos; urina de animais com doença do trato urinário crônica; e secreção vaginal de animais com doença do trato genital. Podem ser indicadas culturas de *Mycobacterium* spp., *Mycoplasma* spp., *Bartonella* spp. e de fungos, quando há inflamação piogranulomatosa. A maioria dos laboratórios comerciais não realiza teste de sensibilidade antimicrobiana (antibiograma) de fungos ou bactérias anaeróbicas, *Mycoplasma* spp. e *Mycobacterium* spp.; portanto, as amostras positivas devem ser guardadas para transporte para laboratórios especializados, conforme indicado.

Sistemas de cultura domiciliares estão disponíveis para fungos cutâneos. Amostras de cães ou gatos com suspeita de infecção fúngica sistêmica podem ser transportadas para o laboratório conforme descrito para amostras para cultura de bactérias, e o laboratório pode ser informado especificamente sobre qual a cultura de fungo necessária. A fase micelar de alguns fungos sistêmicos, como *Blastomyces dermatitidis* e *Histoplasma capsulatum*, ocorre em cultura e pode infectar humanos; portanto, não se recomenda a cultura domiciliar desses fungos.

Alguns laboratórios podem isolar vírus de amostras de tecidos ou secreções. No entanto, para a maioria das infecções virais de rotina em cães e gatos, agora há disponibilidade do teste PCR ou RT-PCR para amplificar vírus RNA (consultar o tópico Técnica de amplificação de ácido nucleico).

## Citologia e histopatologia

Os exames citológicos de amostras de exsudatos (ver Capítulo 74); aspirados de medula óssea (ver Capítulo 92); esfregaços sanguíneos; líquido sinovial (ver Capítulos 74 e 94); esfoliações gástricas (ver Capítulos 113 e 275); secreções duodenais (ver Capítulos 113 e 275); urina (ver Capítulo 72) lavado prostático (ver Capítulo 111); lavado de vias respiratórias (ver Capítulo 101); esfregaços fecais (ver Capítulo 81), *imprints* de tecido (ver Capítulo 93); e biopsias por aspiração (ver Capítulo 89) são procedimentos de baixo custo e extremamente valiosos para a detecção de infecções recentes. Para detecção da maioria dos microrganismos infecciosos transmitidos pelo sangue, prefere-se esfregaço fino.

As células presentes em amostras de lavados de vias respiratórias, lavados prostáticos, urina, humor aquoso e *líquido cefalorraquidiano* (LCR) devem ser agregadas por meio de centrifugação a 2.000 × g, durante 5 min, antes da realização do esfregaço e sua coloração. Devem sempre ser feitos vários esfregaços em lâminas. Após a amostra ser colocada na lâmina de microscopia, o esfregaço é seco ao ar em temperatura ambiente, fixado se necessário para a técnica utilizada e corado. As lâminas que não forem coradas imediatamente devem ser fixadas mediante à imersão em metanol 100% e secas ao ar. As amostras para exame citológico podem ser coradas com corantes de rotina; há disponibilidade de técnicas imunocitoquímicas para alguns patógenos (consultar o tópico Técnicas imunológicas). Os corantes utilizados rotineiramente no diagnóstico de doenças infecciosas de pequenos animais incluem os corantes Wright-Giemsa, Diff-Quik e de gram, bem como a coloração ácido-resistente.

Uma lâmina para exame citológico é geralmente corada inicialmente com o corante de Wright-Giemsa ou Diff-Quik. Se forem observadas bactérias (Tabela 207.1), faz-se a coloração

**Tabela 207.1** Morfologia citológica característica de bactérias comuns de pequenos animais.

| BACTÉRIA | CARACTERÍSTICAS MORFOLÓGICAS |
| --- | --- |
| *Actinomyces* spp. | Bastonete filamentoso gram-positivo, ácido-resistente negativo, em grânulos de enxofre |
| Anaeróbicas | Geralmente se apresentam em grupos morfológicos mistos |
| *Bacteroides fragilis* | Bastonetes filamentosos delgados, gram-negativos |
| *Campylobacter* spp. | Espiroqueta em forma de gaivota nas fezes |
| *Chlamydia felis* | Grandes inclusões citoplasmáticas em células conjuntivais ou neutrófilos |
| *Clostridium* spp. | Bastonetes gram-positivos grandes |
| *Clostridium perfringens* | Bastonetes formadores de esporos nas fezes |
| Hemoplasmas* | Em forma de bastonete ou anel na superfície de hemácias |
| *Helicobacter* spp. | Espiroquetas fortemente enroladas em amostras de escovação gástrica ou duodenal |
| *Mycobacterium* spp. | Bastonetes ácido-resistentes intracitoplasmáticos em macrófagos ou neutrófilos |
| *Nocardia* spp. | Bastonetes filamentosos gram-positivos, ácido-resistente positivo em grânulos de enxofre |
| *Leptospira* spp. | Espiroquetas na urina; é necessário microscopia de campo escuro (ver Capítulo 217) |
| *Yersinia pestis* | Bastonetes bipolares em linfonodos cervicais ou secreção de vias respiratórias |

*Mycoplasma haemofelis*, *Candidatus M. haemominutum* e *Candidatus M. turicensis* infectam gatos; e *M. haemocanis* e *Candidatus M. haematoparvum* infectam cães.

# CAPÍTULO 207 • Diagnóstico Laboratorial de Doenças Infecciosas

de gram em outra lâmina para diferenciar os microrganismos gram-positivos e gram-negativos, procedimento que pode ser útil para auxiliar na escolha empírica de antibióticos.

*Actinomyces* (não ácido-resistente) e *Nocardia* (geralmente ácido-resistente) podem ser diferenciados pelas características da coloração ácido-resistente. Se houver inflamação piogranulomatosa, recomenda-se a coloração ácido-resistente para verificar se há *Mycobacterium* spp. no citoplasma de macrófagos.

No exame citológico de esfregaços de sangue finos, é possível observar hemoplasmas (ver Tabela 207.1 e Capítulo 219), algumas riquétsias (Tabela 207.2; *Anaplasma* spp., *Ehrlichia* spp.) e alguns protozoários (*Babesia* spp., *Cytauxzoon felis*). No entanto, a quantidade de microrganismos pode oscilar e, portanto, o resultado do exame citológico pode ser falso-negativo. Para a detecção desses microrganismos na rotina, o melhor corante é o Wright-Giemsa. Quando a amostra de sangue é coletada em EDTA, os hemoplasmas podem deixar a superfície das hemácias (ou eritrócitos). Assim, os melhores resultados são obtidos quando se preparam esfregaços sanguíneos finos imediatamente, de amostras de sangue que não foram coletadas em EDTA (Figura 207.1). A coleta de amostra de sangue de um vaso sanguíneo da borda da orelha para realização de esfregaço e exame citológico podem aumentar a chance de detecção de *Ehrlichia* spp. (Figura 207.2) ou mórula de *Anaplasma* spp. (Figura 207.3) no interior de leucócitos.

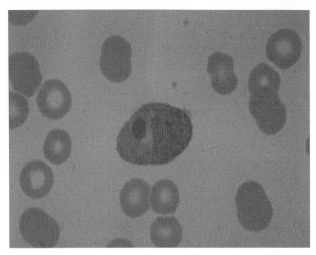

**Figura 207.2** Mórula de *Ehrlichia canis* no citoplasma de uma célula mononuclear circulante (1.000×). (Cortesia do Dr. Ed Breitschwerdt, North Carolina State University.) (*Esta figura se encontra reproduzida, em cores, no Encarte.*)

### Tabela 207.2 Morfologia citológica característica de riquétsias comuns de pequenos animais.

| RIQUÉTSIA | CARACTERÍSTICAS MORFOLÓGICAS |
|---|---|
| *Anaplasma phagocytophilum* | Grupos de bactérias gram-negativas (mórulas) em neutrófilos e eosinófilos |
| *Anaplasma platys* | Grupos de bactérias gram-negativas (mórulas) em plaquetas |
| *Ehrlichia canis* | Grupos de bactérias gram-negativas (mórulas) em células mononucleares |
| *Ehrlichia chaffeensis* | Grupos de bactérias gram-negativas (mórulas) em células mononucleares |
| *Ehrlichia ewingii* | Grupos de bactérias gram-negativas (mórulas) em neutrófilos |
| *Neorickettsia risticii* | Grupos de bactérias gram-negativas (mórulas) em células mononucleares |

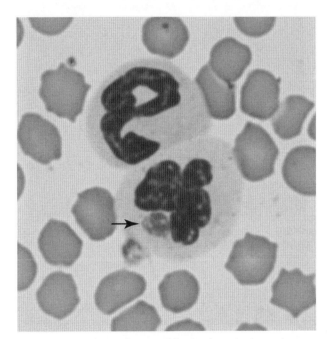

**Figura 207.3** *Anaplasma phagocytophilum* (seta) no citoplasma de um neutrófilo circulante, em um gato submetido à inoculação experimental (1.000×). (*Esta figura se encontra reproduzida, em cores, no Encarte.*)

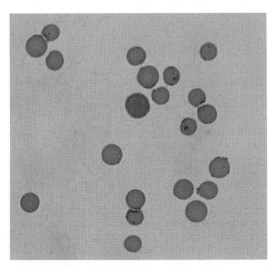

**Figura 207.1** Esfregaço sanguíneo de gato com infecção aguda causada por *Mycoplasma haemofelis*. Note a localização epicelular dos microrganismos (1.000×). (*Esta figura se encontra reproduzida, em cores, no Encarte.*)

Embora não seja possível obter o diagnóstico definitivo com as técnicas mencionadas a seguir, pode-se realizar exame citológico de amostra de fezes ou do reto em todos os cães e gatos com diarreia, a fim de orientar o plano diagnóstico ou terapêutico. Uma pequena quantidade de material fecal deve ser coletada da superfície das fezes ou da parede do reto com uso de um suabe, que é rolado várias vezes em uma lâmina de microscópio, de modo a propiciar áreas de esfregaço com diferentes espessuras. Após a secagem ao ar, a lâmina é geralmente corada com o corante Diff-Quik e examinada quanto à presença de leucócitos e de bactérias morfologicamente compatíveis com *Campylobacter* spp. (espiroquetas; Figura 207.4) ou *Clostridium perfringens* (bastonetes formadores de esporos; Figura 207.5). Também é possível detectar *H. capsulatum* ou *Prototheca* no citoplasma de células mononucleares. Outras colorações podem ser utilizadas para auxiliar na identificação de protozoários entéricos (ver Capítulo 221).

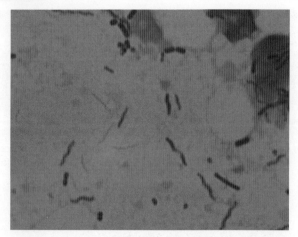

**Figura 207.4** Citologia fecal mostrando várias bactérias espiroquetas diferentes (1.000×). (*Esta figura se encontra reproduzida, em cores, no Encarte.*)

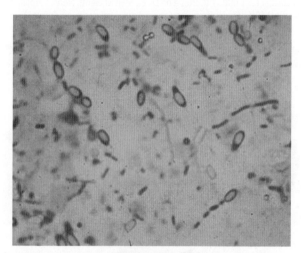

**Figura 207.5** Citologia fecal mostrando bastonetes formadores de esporos compatíveis com *Clostridium* spp. (1.000×). (*Esta figura se encontra reproduzida, em cores, no Encarte.*)

Artrósporos e conídios de dermatófitos podem ser identificados no exame citológico. Amostras de pelos coletados da periferia de uma lesão são recobertas com solução de hidróxido de potássio de 10 a 20%, em uma lâmina de microscópio, a fim de limpar os resíduos. Em seguida, a lâmina é aquecida, mas não fervida, e examinada à busca de dermatófitos. Em todos os cães ou gatos com lesões cutâneas exsudativas crônicas, devem ser feitos *imprints* das lesões e estes devem ser submetidos ao exame citológico para verificar a presença de fungos (Tabela 207.3). Isso é muito importante quando na lista de diagnóstico diferencial consta *Sporothrix schenckii*, pois esse microrganismo causa zoonose (Figura 207.6 e Capítulo 236).[6]

A infecção pelo vírus da cinomose canina causa inclusões em linfócitos, neutrófilos e eritrócitos circulantes, em alguns cães (ver Capítulo 228). Raramente, o coronavírus associado à peritonite infecciosa felina resulta em inclusões intracitoplasmáticas em neutrófilos circulantes (ver Capítulo 224). O *herpes-vírus felino 1* (FHV-1) resulta transitoriamente em corpos de inclusão intranucleares em células epiteliais (ver Capítulo 229). No entanto, quase sempre o resultado do exame citológico é falso-negativo para doenças virais de cães e gatos. Para esses microrganismos, a sensibilidade e a especificidade das técnicas imunocitoquímicas ou de amplificação de ácido nucleico geralmente são maiores do que as do exame citológico.

Amostras de tecidos coletadas de animais com suspeita de doença infecciosa podem ser avaliadas por meio de várias

**Tabela 207.3** Morfologia citológica característica de fungos sistêmicos de pequenos animais.

| FUNGO | CARACTERÍSTICAS MORFOLÓGICAS |
|---|---|
| *Blastomyces dermatitidis* | Fungo extracelular, com 5 a 20 mícrons de diâmetro, parede espessa, contorno duplo refrátil, brotamento de base larga; colorações de rotina são apropriadas |
| *Cryptococcus neoformans* | Fungo extracelular, 3,5 a 7 mícrons de diâmetro, cápsula espessa não corada, brotamento de base fina, cor violeta com cápsula vermelho-claro com coloração de gram, cápsula não corada com tinta nanquim |
| *Coccidioides immitis* | Esférulas extracelulares (20 a 200 mícrons de diâmetro) contendo endosporos, parede externa dupla vermelho-escuro a roxo com endosporos vermelho-brilhantes com a coloração de ácido periódico de Schiff |
| *Histoplasma capsulatum* | Fungo intracelular em fagócitos mononucleares, 2 a 4 mícrons de diâmetro, centro basofílico com corpo mais claro com coloração de Wright |
| *Sporothrix schenckii* | Fungo intracelular em fagócitos mononucleares, 2 a 3 mícrons por 3 a 6 mícrons de diâmetro; redondo, oval ou em forma de charuto |

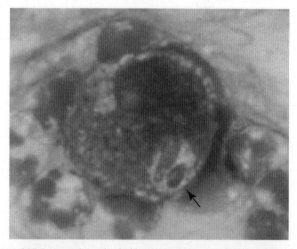

**Figura 207.6** *Sporothrix schenkii* (dois microrganismos indicados pela *seta*) em um macrófago presente em fístula de um gato (1.000×). (*Esta figura se encontra reproduzida, em cores, no Encarte.*)

técnicas diferentes. As amostras destinadas à cultura devem ser recém-obtidas; em seguida, os tecidos podem ser congelados, colocados em solução de formalina 10% tamponada ou colocados em solução contendo glutaraldeído. A avaliação histopatológica de rotina é realizada em tecidos fixados em formalina. Colorações especiais podem ser utilizadas para maximizar a identificação de alguns microrganismos infecciosos, e o clínico deve alertar o laboratório de histopatologia sobre quais são os agentes infecciosos suspeitos. As amostras de tecidos congelados podem ser superiores às de tecidos fixados em formalina, para técnicas de coloração imuno-histoquímica e de amplificação de ácido nucleico. As soluções de fixação contendo glutaraldeído são superiores a outros fixadores para o exame dos tecidos em microscópico eletrônico.

## Exame de fezes

Os microrganismos infecciosos comumente causam doenças gastrintestinais. Uma série de técnicas de exame de fezes, inclusive esfregaço salino direto, citologia fecal ou retal, teste de flutuação fecal, técnica de funil de Baermann, técnicas imunológicas e técnicas de amplificação de ácido nucleico, é usada para avaliar cães e gatos com vômitos ou diarreia (ver Capítulos 276 a 278). Além disso, algumas técnicas de exame de fezes podem auxiliar no diagnóstico de infecção por parasitas respiratórios, uma vez que esses agentes são frequentemente engolidos e excretados nas fezes (ver Capítulo 81).

O teste de flutuação fecal é recomendado em cães ou gatos com sintomas de doença gastrintestinal. Cistos, oocistos e ovos presentes nas fezes podem ser concentrados para aumentar a sensibilidade da detecção. A maioria dos ovos, oocistos e cistos é facilmente identificada após centrifugação da amostra em solução de sulfato de zinco ou solução de açúcar de Sheather.[7,8] Esses procedimentos são superiores às técnicas de flutuação passiva para a detecção da maioria dos parasitas, em particular *Giardia* spp.

Se houver diarreia, a flutuação fecal é frequentemente combinada com o exame microscópico de fezes aquosas frescas ou exame de esfregaço úmido para pesquisa de trofozoítos de protozoários (*Giardia* spp. [diarreia oriunda do intestino delgado], *T. foetus* [diarreia oriunda do intestino grosso], e *Pentatrichomonas hominis* [diarreia oriunda do intestino grosso]). Um volume de fezes frescas ou muco de 2 mm × 2 mm × 2 mm é misturado completamente com uma gota de solução de NaCl 0,9% ou de água, em uma lâmina e recoberta por lamínula e examinada imediatamente à busca de microrganismos móveis, examinando-a em aumento de 100× (Vídeo 207.1).

## Técnicas imunológicas

Várias técnicas imunológicas são utilizadas para identificar agentes infecciosos ou seus antígenos em líquidos corporais, fezes, células ou tecidos. Em geral, os anticorpos policlonais ou monoclonais contra o microrganismo em questão são usados em uma variedade de metodologias de teste, incluindo teste de fluorescência direta para pesquisa de anticorpo, em amostras de células, tecidos ou fezes; exame imuno-histoquímico em tecidos; e teste de aglutinação e ensaio de imunoabsorção enzimática (ELISA) para detecção de antígeno no soro, plasma, sangue ou fezes. Sensibilidade, especificidade, NPV e PPV variam entre os testes, mas geralmente são altos para a maioria dos ensaios. Alguns exames requerem equipamentos especiais, como microscópio de fluorescência e, portanto, estão disponíveis apenas em laboratórios de diagnóstico. Outros estão disponíveis como testes rápidos (*point-of-care tests*).

Os testes para pesquisa de antígenos atualmente disponíveis para análise de soro ou plasma sanguíneo de cães ou gatos incluem aqueles para *Dirofilaria immitis*, *Cryptococcus neoformans*, *B. dermatitidis*, *H. capsulatum* e vírus da leucemia felina (FeLV). Procedimentos de detecção de antígenos de parvovírus, *Cryptosporidium parvum* e *Giardia* spp. estão disponíveis para uso em amostras de fezes. O teste para o antígeno de *Blastomyces* também mostrou ter utilidade clínica em amostras de urina.[9]

Técnicas imunocitoquímicas e imuno-histoquímicas estão disponíveis para a detecção de uma variedade de doenças infecciosas. Esses procedimentos são particularmente úteis na detecção de doenças virais, detecção de pequena quantidade de microrganismos e na diferenciação de microrganismos com características morfológicas semelhantes. Em geral, a sensibilidade e a especificidade dessas técnicas são maiores do que as de exame histopatológico e são semelhantes às de cultura bacteriológica. Indica-se a consulta aos capítulos específicos para uma discussão mais ampla desses testes.

## Técnicas de amplificação de ácido nucleico

A reação de PCR amplifica o ácido desoxirribonucleico (DNA).[10] Com essa técnica, um número de cópias de DNA muito baixo pode ser amplificado para níveis detectáveis (Figura 207.7). Por meio de uma etapa da transcriptase reversa, o ácido ribonucleico

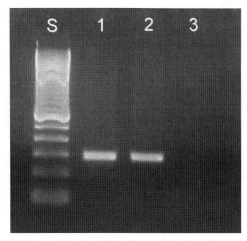

**Figura 207.7** Exemplo do teste da reação em cadeia da polimerase convencional. *S*, padrões; *1*, amplicon positivo; *2*, amplicon positivo; *3*, amostra negativa.

(RNA) é convertido em DNA; portanto, a técnica também pode ser usada para detectar RNA (RT-PCR). Dependendo do microrganismo infeccioso em questão, a sensibilidade dessa técnica pode ser maior do que a de outros testes disponíveis. Além disso, os resultados do PCR muitas vezes podem ser obtidos dentro de 24 h após o envio da amostra, o que geralmente é mais rápido do que a cultura microbiológica. No entanto, as amostras que serão submetidas ao PCR devem sempre ser enviadas para um laboratório de diagnóstico, pois é necessário equipamento especial. Se o microrganismo em questão for difícil de cultivar (p. ex., *Ehrlichia* spp.) ou se não for possível o seu cultivo (p. ex., hemoplasmas), a realização do teste PCR é particularmente útil para detectar a infecção.

A especificidade dos testes PCR pode ser muito alta, dependendo dos *primers* (iniciadores) utilizados na reação. Por exemplo, os *primers* podem ser elaborados para detectar um gênero de bactéria, mas não outros. Os *primers* também podem ser projetados para identificar apenas uma espécie. Exemplificativamente, um teste PCR pode ser desenvolvido para detectar todas as espécies de *Anaplasma* ou apenas uma espécie, como *A. phagocytophilum*.

Embora muitos laboratórios comerciais ofereçam testes de amplificação de ácido nucleico, há um mínimo ou nenhuma padronização desses testes. Além disso, em alguns laboratórios, pode haver baixo controle de qualidade externo. Ilustrativamente, amostras obtidas de gatos com e sem infecção pelo *vírus da imunodeficiência felina* (FIV) foram enviadas para quatro laboratórios diferentes que faziam o teste de PCR para FIV.[11] O laboratório com melhor desempenho obteve resultado correto em 90% das amostras; dois dos laboratórios obtiveram resultado correto em < 60% das amostras.

Embora os testes PCR sejam muito sensíveis, o PPV de muitos deles pode ser muito baixo. Por exemplo, como a técnica detecta DNA ou RNA de microrganismos vivos e mortos, podem ser obtidos resultados positivos mesmo quando a infecção tenha sido controlada. Quando o microrganismo testado infecta comumente a população de animais de companhia saudáveis, a interpretação do resultado de um único animal pode ser difícil. Exemplificativamente, o *calicivírus felino* (FCV) é um importante patógeno de gatos. No entanto, o microrganismo também é comumente transportado por gatos saudáveis; ademais, cepas de vacinas vivas modificadas colonizam gatos.[12] Assim, embora o teste RT-PCR para FCV seja uma forma sensível de detecção da infecção por FCV, o valor de PPV do resultado de RT-PCR para FCV é realmente muito baixo. Em um estudo de gatos com e sem estomatite, o valor do PPV do teste RT-PCR para FCV, em esfregaços bucais, foi 0%.[13] Existem problemas semelhantes para o valor no teste PCR para FHV-1.[14,15] Em um estudo de gatos com e sem conjuntivite, foram detectados mais testes positivos para FHV-1 no grupo de controle, de animais saudáveis, do que no grupo com conjuntivite.[14]

O *PCR em tempo real* ou *PCR fluorogênico* é um tipo de teste PCR que pode ser utilizado para determinar a quantidade de DNA microbiano em uma amostra biológica (Figura 207.8).[12-15] Essa técnica pode ser utilizada para monitorar a resposta ao tratamento com fármacos.[16-19] É possível que a carga de DNA ou RNA em uma amostra se correlacione com a presença de doença, para alguns microrganismos. No entanto, isso não parece ser verdade para conjuntivite crônica causada por FHV-1, bem como para infecções por *Mycoplasma haemofelis* ou *Candidatus M. haemominutum*.[16-18]

Com base nessas observações, é muito importante que os clínicos de pequenos animais avaliem cuidadosamente os valores preditivos da PCR atualmente disponível e a experiência e confiabilidade do laboratório que realizará os testes. Novos ensaios de PCR estão sendo desenvolvidos quase diariamente. Recomenda-se consulta aos capítulos específicos para discussão sobre o uso de PCR na detecção individual de microrganismos.

## DETECÇÃO DE ANTICORPOS

### Anticorpos séricos

Uma vez exposto a antígenos estranhos, o sistema imunológico gera *anticorpos séricos* (resposta imune humoral). Fixação do complemento; inibição da hemaglutinação; neutralização sérica; testes de aglutinação; imunodifusão em gel de ágar; *fluorescência indireta para pesquisa de anticorpos* (IFA); ELISA; e imunoensaio *Western blot* são comumente utilizados para detectar anticorpos séricos contra microrganismos infecciosos. Os testes de fixação do complemento, inibição da hemaglutinação, neutralização sérica e aglutinação geralmente detectam todas as classes de anticorpos presentes em uma amostra de soro. Os anticorpos específicos mais comumente testados são imunoglobulina M (IgM), imunoglobulina G (IgG), imunoglobulina A (IgA) e imunoglobulina E (IgE). ELISA, imunoensaio *Western blot* e IFA são os testes geralmente adaptados para detectar respostas específicas de IgM, IgG ou IgA. Os imunoensaios *Western blot* têm a vantagem potencial de possibilitar a determinação dos diferentes antígenos reconhecidos pelas respostas imunes humorais (Figura 207.9).

A comparação de respostas de anticorpos IgM, IgA e IgG contra um microrganismo infeccioso pode ser utilizada para tentar comprovar uma infecção recente ou ativa. Em geral, a IgM é o primeiro anticorpo produzido após a exposição antigênica.[20] A mudança da classe de anticorpos para IgG ocorre dentro de dias ou semanas. As respostas séricas de IgA frequentemente refletem aquelas da IgG (Figura 207.10).

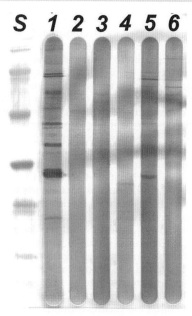

**Figura 207.9** Exemplo de imunoensaio *Western blot*. *S*, padrões de massa molecular; *1*, controle positivo; *2*, controle negativo; *3*, amostra negativa; *4*, amostra positiva; *5*, amostra positiva; *6*, amostra negativa.

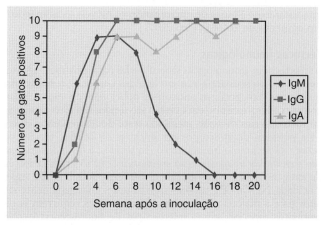

**Figura 207.10** Exemplo hipotético das respostas séricas de IgM, IgG, IgA a um antígeno ao longo do tempo. (*Esta figura se encontra reproduzida, em cores, no Encarte.*)

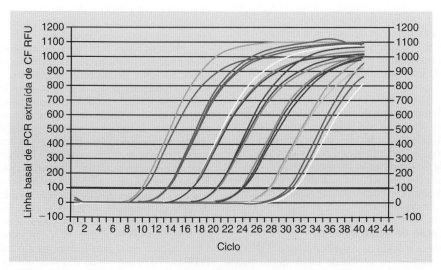

**Figura 207.8** Exemplo de traçado de reação em cadeia da polimerase (PCR) em tempo real fluorogênico. *CF RFU*, curvas de regressão linear (*curve-fit*) de unidades de fluorescência relativa. (*Esta figura se encontra reproduzida, em cores, no Encarte.*)

Ressalta-se que o momento da realização do teste de anticorpos é importante. Em geral, os testes de anticorpos séricos em filhotes de cães e gatos não podem ser interpretados como respostas específicas até pelo menos 8 a 12 semanas de vida devido à presença de anticorpos da mãe transmitidos a estes filhotes por meio do colostro (ver Capítulo 208). A maioria dos microrganismos infecciosos pode induzir doença dentro de 3 a 10 dias após a exposição inicial; usando muitos testes, os anticorpos IgG séricos geralmente não são detectados até pelo menos 2 a 3 semanas após a exposição inicial.

Com base nesses fatos, os testes de anticorpos séricos falso-negativos durante a doença aguda são provavelmente comuns na rotina clínica de pequenos animais. Se o teste de anticorpos séricos específicos for inicialmente negativo em um animal com doença aguda, deve-se repetir o teste após 2 a 3 semanas para avaliar a soroconversão. A detecção de aumento dos títulos de anticorpos é compatível com infecção recente ou ativa. Devido ao baixo potencial de variação entre os testes, é preferível avaliar amostras de soro nas fases aguda e de convalescência da infecção usando o mesmo teste, no mesmo dia.

Muitos dos microrganismos infecciosos constatados na rotina clínica de pequenos animais infectam grande porcentagem da população, resultando na produção de anticorpos séricos, mas apenas induzem a doença em um pequeno número de animais do grupo infectado. Exemplos notáveis incluem coronavírus, *Bartonella henselae*, *Toxoplasma gondii* e *Borrelia burgdorferi*.[20-22] Para esses exemplos, embora haja disponibilidade de testes com boa sensibilidade e especificidade para a detecção de anticorpos séricos, o VPP para comprovar a presença de doença é extremamente baixo, uma vez que os anticorpos são comumente detectados em animais não doentes. A utilidade diagnóstica de alguns testes sorológicos também é limitada devido à presença de anticorpos induzidos por vacinação. Os exemplos incluem coronavírus de gatos, alguns testes para *Borrelia burgdorferi*, FHV-1, FIV, parvovírus, calicivírus e vírus da cinomose canina (ver Capítulo 208).

Os resultados positivos de testes de anticorpos séricos devem sempre ser interpretados apenas como evidência de infecção atual ou anterior pelo microrganismo em questão. A infecção recente ou ativa é sugerida pela presença de IgM, um título crescente de anticorpos ao longo de 2 a 3 semanas, ou soroconversão (resultado negativo para anticorpos no primeiro teste, resultado positivo de anticorpos no teste de amostra obtida na convalescença). Se detectado, a documentação de títulos crescentes de anticorpos pode sugerir exposição recente a um antígeno. No entanto, o período desde o primeiro resultado positivo e os títulos máximos de anticorpos pode ser muito curto. Por exemplo, em alguns gatos inoculados experimentalmente com *T. gondii*, o período desde o primeiro título detectável até o título máximo é de 1 a 2 semanas.[20]

A detecção de infecção recente com base em testes de anticorpos nem sempre comprova que a doença é causada pelo microrganismo em questão, especialmente quando a maioria dos animais infectados apresenta doença subclínica. *Borrelia burgdorferi*, *T. gondii* e *B. henselae* são exemplos comuns. Por outro lado, a não detecção de infecção recente ou ativa com base em testes sorológicos não exclui o diagnóstico de doença clínica. Por exemplo, muitos cães com erliquiose e cães ou gatos com infecções fúngicas sistêmicas desenvolvem sinais clínicos da doença depois que os títulos de anticorpos séricos atingiram seu platô.

Ainda, há variação individual entre os animais quanto à resposta humoral contra antígenos específicos. Alguns animais geram resposta potente com alta concentração de anticorpos específicos, enquanto outros não. Assim, a magnitude da titulação de anticorpos não comprova definitivamente que houve exposição antigênica recente, ativa ou associada à doença clínica. Isso é particularmente verdadeiro para a classe de anticorpos IgG e para os microrganismos que causam infecções persistentes. Por exemplo, muitos gatos saudáveis experimentalmente inoculados com *T. gondii* possuem título de anticorpos IgG > 10.000 6 anos após a última inoculação.[20] Como os resultados de testes de anticorpos por si só não comprovam a presença da doença, eles devem ser combinados com outros parâmetros clínicos.

## Anticorpos em líquidos corporais

Alguns microrganismos infecciosos causam doenças oculares e do *sistema nervoso central* (SNC). A detecção de anticorpos específicos desse microrganismo no humor aquoso, humor vítreo ou no *líquido cerebroespinal* (LCE) pode ser usada para comprovar o envolvimento desses tecidos. A quantificação de anticorpos oculares e no LCE é difícil de interpretar se há anticorpos séricos e doença inflamatória porque os anticorpos séricos extravasam para os fluidos oculares e para o LCE, em razão da inflamação. A detecção da produção local de anticorpos no olho ou no SNC tem sido utilizada para auxiliar no diagnóstico de infecções por vírus da cinomose canina (ver Capítulo 228), FHV-1 (ver Capítulo 229), bartonelose felina (ver Capítulo 216) e toxoplasmose felina (ver Capítulo 221). A seguir, há um método para comprovar a produção local de anticorpos, no olho ou no SNC.

$$\frac{\text{Anticorpo específico no humor aquoso ou no LCE}}{\text{Anticorpo específico no soro}} \times \frac{\text{Anticorpo total no soro}}{\text{Anticorpo total no humor aquoso ou no LCE}}$$

Se essa proporção for maior que 1, sugere-se que o anticorpo no humor aquoso ou no SNC foi produzido localmente. Esta fórmula tem sido amplamente utilizada na avaliação de gatos com uveíte. Nos EUA, aproximadamente 60% dos gatos com uveíte apresentam valor de IgM, IgA ou IgG contra *T. gondii* > 1.[23] Essa fórmula também foi utilizada para auxiliar na comprovação de que FHV-1[24] e *B. henselae*[23] causam uveíte em gatos.

## REFERÊNCIAS BIBLIOGRÁFICAS

*As referências bibliográficas deste capítulo se encontram online no Ambiente de Aprendizagem.*

# CAPÍTULO 208

# Vacinação de Animais de Companhia

Michael J. Day

## HISTÓRIA DAS VACINAS E VACINAÇÃO

A demonstração de Edward Jenner da proteção cruzada entre o vírus da varíola (*vaccinia*) e a varíola humana, em 1796, abriu caminho para mais de dois séculos de pesquisas e desenvolvimento em vacinação humana e veterinária. A eficácia da vacinação no controle de doenças infecciosas é facilmente demonstrada pela erradicação da varíola humana, em 1979, e pela subsequente erradicação da peste bovina em ruminantes, em 2011. Com exceção do trabalho de Louis Pasteur sobre vacinas antirrábicas, a vacinação de pequenos animais de companhia possui um histórico mais curto, com a introdução de vacinas contra parvovírus felino já na década de 1940 e de vacinas contra cinomose canina na década seguinte. Atualmente, as vacinas para animais de companhia envolvem uma grande indústria global com avanços paralelos notáveis na tecnologia ou no caso de vacinas contra o câncer, precedendo a introdução de novos produtos equivalentes na medicina humana.

## IMUNOLOGIA DA VACINAÇÃO

A imunização ativa (diferentemente da administração de anticorpos pré-formados na imunização passiva) envolve a administração de um antígeno por uma via que gera uma resposta imune ativa e memória imunológica persistente no hospedeiro. A maioria das vacinas atuais é projetada para induzir respostas imunes protetoras contra microrganismos infecciosos, mas algumas induzem respostas imunes a antígenos cancerígenos (p. ex., a vacina contra melanoma canino) ou supressivas a alergênios (p. ex., imunoterapia específica contra alergênios). O foco deste capítulo é a antiga classe de vacina.

A administração de uma vacina visa replicar a resposta imune protetora natural ao patógeno específico, e agora está claro que a natureza da imunidade protetora difere entre os diferentes microrganismos. O conhecimento do tipo ideal de resposta imune ao microrganismo-alvo possibilita o desenvolvimento de vacinas efetivas; ademais, a possibilidade de detectar e mensurar a resposta imune após a vacinação propicia uma "correlação de proteção", que indica que o animal vacinado está imune. No caso de vacinas de animais de companhia, as correlações de proteção dependem do microrganismo, de sua porta de entrada no corpo, do patogênese da doença causada pela infecção e da resposta imune ideal do hospedeiro. Para algumas vacinas, há uma correlação muito forte entre a indução de anticorpos circulantes específicos contra o microrganismo e a imunidade protetora. Por exemplo, no caso do vírus da cinomose canina (CDV), do adenovírus canino-2 (CAV2), do parvovírus canino-2 (CPV2) e do parvovírus felino (FPV), há uma forte associação entre proteção e presença de anticorpos neutralizantes do vírus sérico ou de anticorpos inibidores da hemaglutinação. No caso do herpes-vírus felino-1 (FHV1), a correlação mais forte da proteção é a presença de uma resposta imune mediada por células; no caso de patógenos que causam infecção do trato respiratório superior (p. ex., *Bordetella bronquiseptica*), a melhor correlação de proteção é a presença de uma resposta imune mucosa local. A detecção de respostas imunes mediadas por células ou a imunidade de mucosa é tecnicamente desafiadora, mas atualmente é simples mensurar as respostas de anticorpos séricos em animais vacinados, a fim de verificar se foram protegidos por vacinas específicas (ver a seguir).

Nas últimas décadas, ocorreram rápidos avanços na ciência da imunologia, e esses novos conhecimentos aumentam nossa compreensão de como as vacinas atuam e como podemos projetar vacinas mais efetivas. As respostas imunológicas vacinais seguem o padrão de indução de imunidade ativa para qualquer antígeno estranho ao corpo.[1] Primeiramente, os antígenos da vacina devem ser detectados por células apresentadoras de antígenos (APC), como as dendríticas ou os macrófagos, no local da administração da vacina ou em locais distantes alcançados pelo microrganismo infeccioso contido na vacina. A interação entre o antígeno da vacina e as APC provavelmente envolve a detecção de "padrões moleculares associados ao micróbio" na superfície ou no interior do microrganismo vacinal com "receptores de reconhecimento de padrões" na superfície ou no interior das APC. As APC têm uma série de funções-chave na indução da atividade imune: (1) processamento interno e apresentação de pequenos fragmentos de peptídios de antígenos da vacina associados a moléculas da classe I ou classe II do complexo de histocompatibilidade principal (MHC) na superfície da célula; (2) transporte do antígeno da vacina, desde o local de aplicação até o tecido linfoide organizado mais próximo; (3) contato com linfócitos T (ou células T) específicos de antígeno que carreiam receptor de células T que podem reconhecer a combinação peptídio-MHC na superfície da APC; e (4) ativação dessa célula T para liberar sinais coestimuladores, inclusive proteínas mensageiras solúveis específicas (citocinas) que atuam em receptores de citocinas na célula T alvo.

A natureza do antígeno, o contexto de sua entrada no corpo e os sinais recebidos da APC, por sua vez, norteiam o desenvolvimento posterior de linfócito T CD4+ *naïve* (i. e., que ainda não teve contato com antígeno) antígeno-específica. A célula T "*naïve*" começa a multiplicar (proliferação clonal), mas também assume um fenótipo funcional específico como um linfócito T auxiliar (*helper*; Th)1, Th2 ou Th17 CD4+, ou linfócito T regulador (Treg). As células Th1 são caracterizadas pela produção da citocina interferona gama (IFN) e pela estimulação da imunidade mediada por células envolvendo ativação de linfócitos T citotóxicos (Tc) CD8+ e linfócitos *natural killers* (NK). As células Th17 produzem citocinas, inclusive interleucina (IL)-17, e são importantes na resposta imune às infecções fúngicas mediadas por granulócitos e macrófagos. As células Th2 produzem citocinas, incluindo IL-4, IL-5, IL-9 e IL-13, e são fundamentais para a indução de imunidade humoral por meio da coativação e proliferação clonal de linfócitos B antígeno-específicos, de sua transformação em plasmócitos e de secreção de anticorpos antígeno-específicos (no caso de vacinas, geralmente de imunoglobulina [Ig] G ou IgA). Em cada um desses eventos de ativação, são produzidos linfócitos T e B de memória duradoura, que atuam como mediadores de resposta imune protetora, às vezes por toda a vida. Os linfócitos Treg são populações de células que suprimem a resposta imune ativa; é provável que eles tornem efetiva a imunoterapia alergênio-específica, ao menos em parte, estimulando essa população de linfócitos.

Embora seja provável que muitas vacinas contendo microrganismos infecciosos estimulem componentes tanto da imunidade celular (Th1) quanto da humoral (Th2), as respostas imunes vacinais com potentes anticorpos circulantes ou de mucosa, como correlato de proteção, podem ser superadas pela imunidade induzida por Th2, enquanto as vacinas que requerem uma resposta celular podem envolver respostas imunes com predominância de linfócitos Th1.

## EPIDEMIOLOGIA DA VACINAÇÃO

Na rotina clínica de pequenos animais de companhia, a vacinação agora faz parte da "medicina individualizada", e os requisitos de vacinação devem ser adaptados para as necessidades do animal individualmente (ver a seguir). No entanto, a vacinação não se trata apenas de proteger o indivíduo, como também a população, por meio de "imunidade de rebanho". Esse conceito simplesmente sugere que, quanto mais indivíduos vacinados em uma população, mais difícil é a disseminação da infecção nesta população, quando esta infecção é nela introduzida.

A imunidade de rebanho é mais bem demonstrada no caso de infecção pelo vírus da raiva canina, em que, devido ao valor relativamente baixo de $R_0$, a cobertura vacinal de 70% da população propicia proteção da população humana e animal contra a doença. $R_0$ é definido como o número de pacientes que são infectados por um indivíduo infectado, em uma população totalmente suscetível à infecção; no caso da raiva, o R0 é em torno de 1,2 (o que significa que cada cão raivoso infecta em média 1,2 outro). Nosso objetivo deve ser sempre vacinar o máximo de animais possível da população, mas estamos longe de alcançar até 50% de cobertura vacinal em animais de companhia, na maioria das regiões (mesmo em países desenvolvidos). Ademais, a redução da imunidade de rebanho estabelecida pode levar à recorrência de doenças infecciosas. Um excelente exemplo foi o surto de infecção pelo CDV na Finlândia, em meados da década de 1990. Mais de 5 mil cães morreram durante o surto, o que refletiu uma redução da vacinação na população de cães.[2]

## TIPOS DE VACINA

A gama de vacinas para animais de companhia se expandiu consideravelmente nos últimos anos. Por natureza, é útil considerar as vacinas como "infecciosas" ou "não infecciosas". Uma vacina infecciosa contém um microrganismo íntegro vivo, porém atenuado, capaz de circular no corpo, infectando células e se replicando dentro delas, estabelecendo uma infecção de baixo nível e transitória que gera uma potente resposta imune, sem necessidade de estímulo imune não específico adicional (ou seja, por meio da adição de um adjuvante). Por exemplo, uma vacina infecciosa de CPV causa viremia transitória e excreção fecal do vírus da vacina após a vacinação.[3] Vacinas infecciosas também são conhecidas como vacinas "vivas", "vivas atenuadas" ou "vivas modificadas".

Uma vacina não infecciosa contém um microrganismo inteiro, morto e inerte, geralmente após o tratamento com uma de gama de substâncias químicas. Outros tipos de vacina não infecciosa incluem antígenos imunodominantes selecionados e extraídos do microrganismo ou obtidos pelo emprego de técnicas moleculares, como os antígenos recombinantes. Elas são denominadas "vacinas de subunidades". Portanto, as vacinas não infecciosas não causam infecção ativa e muitas vezes requerem a adição de adjuvante. As vacinas não infecciosas geralmente exigem doses múltiplas para induzir imunidade, além de repetição da dose (i. e., dose de reforço) com intervalo mais curto para manter a proteção imune e a memória imunológica. Por essas razões, com algumas exceções (ver a seguir) e quando for possível escolher, geralmente prefere-se o uso de uma vacina infecciosa.

As vacinas não infecciosas mais recentes são produzidas por meio de técnicas moleculares. As vacinas "com vetor recombinante" consistem na inserção de material genético que codifica uma proteína imunodominante do microrganismo-alvo (p. ex.,
vírus da leucemia felina [FeLV], CDV ou vírus da raiva canina) no material genético de um vírus "portador" benigno, incapaz de causar doença nas espécies-alvo (p. ex., o uso do canarypox vírus em cães ou gatos). As vacinas com DNA não encapsulado ("naked DNA") exclui totalmente a necessidade de um organismo portador e dependente da administração de um plasmídeo bacteriano contendo o gene de interesse. Esses plasmídeos penetram nas células hospedeiras (inclusive nas APC) pelo processo de "transfecção", resultando na expressão do antígeno imunodominante do microrganismo-alvo pelas células hospedeiras. Essa tecnologia é utilizada na produção de vacina contra melanoma canino.[4]

As vias disponíveis de aplicação de vacinas em animais de companhia também estão se expandindo. A maioria das vacinas tradicionais é administrada por meio de injeção subcutânea, mas cada vez mais alguns microrganismos vacinais são administrados via intranasal; atualmente, há uma vacina de uso oral. A administração da vacina diretamente no local anatômico da infecção natural confere resposta imune protetora mais relevante e potente. As vacinas com vetor recombinante ou com DNA não encapsulado também foram aplicadas por via percutânea, sem necessidade de agulha, utilizando um sistema transdérmico de alta pressão. Essa via de aplicação tem a vantagem de utilizar menor volume de vacina, ao mesmo tempo que visa mais especificamente as populações de APC da epiderme e da derme, fundamentais para a resposta imune.

## APROVAÇÃO DE VACINAS

Como qualquer produto farmacêutico, as vacinas de uso veterinário devem passar por um rigoroso procedimento regulatório antes de serem disponibilizadas no mercado. Essencialmente, como precisam ser consideradas seguras para o uso nas espécies-alvo, as vacinas devem ser produzidas de acordo com altos padrões de qualidade e demonstrar eficácia na proteção contra doenças infecciosas. Os testes de eficácia geralmente envolvem testes de desafio experimentais, nos quais animais vacinados e não vacinados são infectados com o microrganismo infeccioso virulento, em um momento definido, após a vacinação. A vacina deve ser capaz de propiciar proteção aceitável contra infecção ou doença clínica.

Esses estudos regulatórios representam a base para a solicitação de aprovação da vacina, que será claramente detalhada (junto a outras informações) em um formulário de dados sobre a vacina ou como um "resumo das características do produto". Os profissionais devem estar cientes de que a especificação de vacinas pode diferir e que nenhuma vacina, humana ou animal, pode assegurar 100% de proteção. Alegam-se que algumas vacinas previnem a infecção pelo microrganismo, enquanto outras apenas amenizam a gravidade dos sinais clínicos após a infecção e não previnem a infecção ou mesmo a excreção do agente infeccioso.

## EVENTOS ADVERSOS APÓS A VACINAÇÃO

A história de 60 anos de vacinação de animais de companhia teve efeitos profundos na saúde e no bem-estar da população de animais de estimação; muitas doenças infecciosas já não são prevalentes como antes em várias regiões geográficas. Além disso, no caso da vacinação de cães contra raiva e, mais recentemente, da vacinação contra leishmaniose, houve um grande impacto na saúde humana. Não há dúvida de que a vacinação é um elemento-chave do cuidado preventivo à saúde dos animais de companhia e deve ser fomentada pela classe veterinária.

Com milhões de animais vacinados em todo o mundo a cada ano, é inevitável que em raras ocasiões surjam eventos adversos após a vacinação. Há um amplo espectro de tais eventos associados à vacinação reconhecidos em animais de companhia, e, para a maioria deles, a patogênese precisa (ou seja, como uma vacina pode causar reação) é desconhecida.[5] Em uma extremidade do espectro de reações está a frequente ocorrência de pirexia discreta e transitória, letargia e anorexia, durante 2 a 3 dias após a vacinação, particularmente em animais jovens. Esse "evento adverso" simplesmente indica que a vacina está estimulando a imunidade, com a liberação de citocinas pró-inflamatórias como parte dessa resposta. Na outra extremidade do espectro estão as reações letais, como anafilaxia aguda (ver Capítulo 137), indução de doença autoimune com risco à vida (ver Capítulo 10) ou indução de sarcoma felino (FISS; ver Capítulo 346) no local da injeção. Alguns estudos tentaram quantificar a frequência das reações, e as principais pesquisas epidemiológicas sugerem que elas podem surgir em algo como 30 a 50 animais para cada 10 mil animais vacinados.[6,7] Os veterinários devem ser encorajados a relatar todos os eventos adversos pós-vacinais ao fabricante ou, em países onde existe tal esquema, às bases de dados nacionais de relatos de casos.

Há muita discussão na internet sobre a segurança das vacinas veterinárias por grupos de pessoas bem-intencionados, e isso tem causado preocupação entre os proprietários de animais de companhia. É obrigação do veterinário advertir que o risco muito discreto de evento adverso após a vacinação é superado, em muito, pelos benefícios ao animal, protegendo-o de doenças infecciosas potencialmente fatais.

## ALTERAÇÕES NA PRÁTICA DE VACINAÇÃO

Impulsionada por preocupações profissionais e públicas sobre a segurança das vacinas para animais de companhia, a classe veterinária elaborou uma série de painéis com especialistas científicos para discutir a vacinação e as formas de melhorar sua administração no contexto da prática veterinária moderna. Para esse fim, vários painéis elaboraram diretrizes para a vacinação de cães e gatos. O primeiro desses grupos foi a American Academy of Feline Practitioners, que elaborou diretrizes já em 1998, com a mais recente publicada em 2013.[8] A American Animal Hospital Association (AAHA) elaborou diretrizes para vacinação de cães, atualizadas pela última vez em 2011,[9] e o Advisory Board on Cat Diseases (ABCD) publicou diretrizes para a vacinação de gatos, sendo a mais recente de 2013.[10] As diretrizes mais abrangentes são as do World Small Animal Veterinary Association (WSAVA), da Vaccination Guidelines Group (VGG), que elaborou recomendações para a vacinação de cães e gatos para profissionais dos oitenta países membros da WSAVA[11] e, mais recentemente, especificamente para veterinários do continente asiático.[12] O VGG está atualmente trabalhando em uma revisão de 2.015 diretrizes mundiais. Na realidade, agora há grande consistência nas recomendações disponíveis nesses vários documentos de orientações, e, ao longo do tempo, as recomendações contidas nas fichas de vacinas também estão sendo alteradas para seguir essas diretrizes.

Os clínicos devem estar cientes de que as diretrizes representam a essência do pensamento científico mais recente sobre vacinas e suas aplicações e são elaboradas para fornecer informações aos veterinários de modo que eles possam formular suas próprias políticas de práticas de vacinação. As recomendações das diretrizes podem diferir daquelas fornecidas nas fichas de dados da vacinação, visto que os grupos de diretrizes consideram estudos científicos recentes, publicados e não publicados, que podem ser posteriores à elaboração desta ficha. As fichas de dados das vacinas (ou *Summary of Product Characteristics* [SPC]) são documentos legais que orientam a utilização das vacinas; contudo, qualquer veterinário pode usar para uma condição não indicada na bula (*off label*), de acordo com as recomendações das diretrizes e com o consentimento, por escrito, do cliente. Jamais um veterinário foi processado por não seguir as recomendações do fabricante quanto à aplicação de vacina.

## VACINAS ESSENCIAIS *VERSUS* NÃO ESSENCIAIS

Os grupos de diretrizes de vacinação adotaram o conceito de classificar as vacinas em três categorias. Uma vacina "essencial" é uma vacina obrigatória a todo cão ou gato, não importa onde ou como viva, porque protege o animal contra doenças infecciosas que podem ser letais ou causar alta morbidade. O conceito de vacinação essencial também inclui a antirrábica, que deve ser administrada a todos os cães e gatos em qualquer país onde a doença seja endêmica, mesmo que a legislação não obrigue. Em contraste, uma vacina "não essencial" é aquela que todo cão ou gato não precisa receber. A escolha de administrar uma vacina não essencial deve ser baseada na prevalência geográfica da infecção, no estilo de vida de cada animal de companhia e no risco desse animal de entrar em contato com um portador da infecção. Uma terceira categoria, a de "não recomendada", consiste em vacinas que não possuem evidência científica suficiente para justificar o seu uso no campo.

## VACINAS ESSENCIAIS PARA CÃES

As vacinas essenciais para cães são aquelas que protegem contra CDV (ver Capítulo 228), CAV (ver Capítulo 228), CPV (ver Capítulo 225) e raiva onde é endêmica (Tabela 208.1; ver Capítulo 226). A escolha das vacinas essenciais para o cão é, portanto, simples e sem controvérsia. A formulação mais efetiva e conveniente das vacinas essenciais para cães é um produto infeccioso trivalente (vírus vivo modificado), que deve ser preferivelmente utilizado em vez de produtos não infecciosos semelhantes, se disponíveis. Em alguns países, há disponibilidade de uma vacina com vetor viral contra CDV. Embora o uso de vacinas essenciais pareça simples, em muitos países torna-se complicada, porque três antígenos essenciais são frequentemente combinados com componentes não essenciais adicionais, e a vacina pode conter até oito componentes. Isso torna a vacinação de acordo com as diretrizes atuais muito difícil para os clínicos desses países, para os quais se espera que, com o tempo, a indústria a mesma variedade de vacinas que está disponível em outros lugares.

A vacinação essencial deve ser iniciada em ninhadas de filhotes de cães e gatos. É bem sabido pelos clínicos que os filhotes de cães e gatos adquirem imunidade materna passiva ao ingerir anticorpos colostrais, que dura aproximadamente 24 horas após o nascimento. Esses anticorpos maternos (AcM) circulam no

| Tabela 208.1 | Vacinas essenciais recomendadas para cães. |

| VACINA | POSSÍVEL PROTOCOLO PARA FILHOTES | POSSÍVEL PROTOCOLO PARA CÃES ADULTOS |
|---|---|---|
| CDV, CAV e CPV (vacina MLV infecciosa; recombinante com vetor viral CDV; injetável) | 8, 12 e 16 semanas, ou mais, com dose de reforço aos 12 meses | Revacinação não antes de um intervalo de 3 anos; pode-se fazer sorologia para avaliar a proteção vacinal |
| Raiva (vacina não infecciosa com vírus morto e adjuvante; injetável) | 12 semanas e dose de reforço aos 12 meses | Revacinação a cada 3 anos, dependendo da legislação local e DOI aprovada para vacina |

*CAV*, adenovírus canino; *CDV*, vírus da cinomose canina; *CPV*, parvovírus canino; *DOI*, duração da imunidade; *MLV*, vírus vivo modificado. Para obter detalhes completos, consulte as diretrizes de vacinação da WSAVA[11] ou AAHA.[9]

recém-nascido e fornecem proteção passiva contra infecções nas primeiras semanas de vida. Em cães, os AcM tem meia-vida de cerca de 11 dias, o que significa que após esse período resta metade da quantidade de AcM circulante. A presença de AcM interfere na capacidade do neonato em estimular sua própria resposta imune protetora à maioria das vacinas essenciais atualmente disponíveis. Em algum momento após o nascimento, a quantidade de AcM restante é insuficiente para fornecer proteção imunológica completa, mas ainda é suficiente para impedir a resposta imunológica endógena. Esse curto período é conhecido como "janela de suscetibilidade". Não é possível prever com precisão quando essa "janela" ocorre em qualquer neonato, pois a quantidade de AcM transferida aos filhotes varia entre e dentro das ninhadas. Até recentemente, acreditava-se que a "janela" correspondia de 8 a 10 semanas de vida na maioria dos filhotes, portanto um esquema básico de vacinação às 8 e 12 semanas de vida induziria uma resposta imune primária em todos os filhotes de cães. Agora sabemos que esse não é o caso e, portanto, os graus de bloqueio dos AcM provavelmente persistem em 10% dos filhotes com 12 semanas de vida (RD Schultz, estudo não publicado). Por esse motivo, todas as diretrizes de vacinação de cães agora recomendam uma série de três doses das primeiras vacinas dos filhotes: a aplicação da primeira dose para 8 a 9 semanas de vida, da segunda dose para 3 a 4 semanas depois e a terceira dose para 14 a 16 semanas de vida (e preferencialmente no final de 16 semanas ou mais). É fundamental a aplicação de uma dose de "reforço" aos filhotes no primeiro ano de vida, geralmente aos 12 meses de vida ou 12 meses após as três primeiras doses de vacina depois do nascimento. Em muitos países onde há suspeita de baixa concentração de MDA, há produtos contendo antígenos de CDV e CPV, que podem ser administrados a partir de 6 semanas de vida; porém, as vacinas infecciosas não devem ser administradas em cães jovens (particularmente com menos de 4 semanas de vida).

Em regiões endêmicas, os filhotes também devem ser vacinados contra raiva canina. Todas as vacinas contra raiva canina contêm o vírus morto e adjuvante. A recomendação global é de que uma dessas vacinas seja administrada para 12 semanas de vida, com uma segunda dose administrada no primeiro ano. As diretrizes da WSAVA também sugerem que, em áreas altamente endêmicas (p. ex., na África ou na Ásia), uma segunda dose contra raiva possa ser aplicada para 16 semanas de idade.

Para cães adultos, a aplicação da vacina essencial agora também é relativamente simples. As vacinas essenciais para cães (i. e., CDV, CAV2 e CPV2) são altamente efetivas e há uma correlação extremamente forte entre a presença de anticorpos séricos contra o antígeno e a proteção contra doenças. Uma das principais mudanças globais na prática de vacinação de cães diz respeito à frequência da revacinação dos animais adultos com vacinas essenciais. As vacinas infecciosas trivalentes essenciais foram originalmente aprovadas com "duração de imunidade" (DOI) de 1 ano, ou seja, um teste de desafio experimental determinou que os cães vacinados estavam protegidos por 1 ano após a vacinação contra um desafio infeccioso. No entanto, isso sempre foi uma DOI mínima, e foi bem reconhecido que os cães vacinados apropriadamente quando filhotes (e nunca mais) em geral tinham concentração de anticorpos séricos protetores para o resto da vida. Existem agora dados que mostram que a DOI mínima para vacinas infecciosas essenciais para cães é, na verdade, de 9 anos (por desafio experimental)[13] e que o título de anticorpos protetores pode persistir por pelo menos 15 anos após a vacinação quando filhotes. Em resposta às diretrizes de vacinação, os fabricantes realizaram novos testes de desafio, que forneceram evidências de DOI mínima de 3 a 4 anos. Consequentemente, na última década, a maioria das fichas de vacinação foi alterada para refletir esse fato e aconselhar a revacinação de cães adultos com vacinas infecciosas essenciais apenas a cada 3 a 4 anos.

O conhecimento de que a revacinação trienal ainda reflete apenas a DOI mínima e de que há uma correlação excepcionalmente forte entre proteção e anticorpos séricos para CDV, CAV e CPV faz com que muitos clínicos agora optem por realizar testes sorológicos a cada 3 anos, em vez de revacinar automaticamente um cão adulto. O teste sorológico se tornou mais acessível com a disponibilidade de *kits* para o teste na própria clínica, que podem determinar rapidamente se o cão possui anticorpos séricos para esses três antígenos virais.[14,15] A sorologia, em vez da revacinação, atualmente é uma opção mais cara, porém reduz o risco de eventos adversos pós-vacinação e, em muitos países, provou ser muito popular entre os clientes.

A vacinação de cães adultos contra a raiva agora também pode ser realizada trienalmente, pois em muitos países as vacinas antirrábicas não infecciosas com adjuvantes, produzidas internacionalmente, apresentam DOI aprovada para 3 anos. Isso pode se tornar um problema em países nos quais ainda há exigência legal de revacinação anual, mesmo quando uma vacina com DOI de 3 anos está disponível. Nessa situação, a classe veterinária deve liderar uma campanha para solicitar que a legislação acompanhe a ciência. É importante ressaltar também que, em alguns países, existem vacinas produzidas nacionalmente com DOI de 1 ano e que não há evidências de que esses produtos possam proteger por períodos mais longos. Por fim, a vacinação antirrábica de cães de companhia de propriedade individual que visitam o veterinário é diferente daquela de campanhas de vacinação em massa, em países endêmicos. Neste último contexto, é importante manter a revacinação anual, simplesmente por causa da alta rotatividade na população de cães errantes.

## VACINAS NÃO ESSENCIAIS PARA CÃES

As vacinas não essenciais para cães mais amplamente utilizadas são as que conferem proteção contra patógenos do grupo responsável pelo complexo doença respiratória infecciosa canina (DRIC) ("tosse dos canis", ou seja, *Bordetella bronchiseptica*, CAV2 e vírus da parainfluenza canina [CPiV]; ver Capítulo 227) e contra leptospirose (Tabela 208.2; ver Capítulo 217). Outras vacinas não essenciais com disponibilidade geográfica mais restrita incluem as contra *Borrelia* (ver Capítulo 211), vírus da influenza canina (CIV) (ver Capítulo 227), herpes-vírus canino (ver Capítulo 228), *Leishmania* (ver Capítulo 221) e *Babesia* (ver Capítulo 221).

**Tabela 208.2** Vacinas não essenciais recomendadas para cães.

| VACINA | POSSÍVEL PROTOCOLO PARA FILHOTES | POSSÍVEL PROTOCOLO PARA CÃES ADULTOS |
|---|---|---|
| *Bordetella bronchiseptica*, sozinha ou com CPiV e/ou CAV2 (vacina infecciosa intranasal ou oral) | 1 dose para 3 a 4 semanas de vida | Dose de reforço anual |
| *Leptospira* (vacina multivalente não infecciosa mais relevante para a região; injetável) | 2 doses com intervalo de 3 a 4 semanas, iniciando após as vacinas virais essenciais; dose de reforço para 12 meses | Dose de reforço anual |
| *Borrelia* (vacina não infecciosa injetável contendo microrganismo inteiro ou subunidade) | 2 doses com intervalo de 3 a 4 semanas, iniciando após as vacinas virais essenciais; dose de reforço para 12 meses | Dose de reforço anual |

Para obter detalhes completos, consulte as diretrizes de vacinação da WSAVA[11] ou AAHA;[9] a escolha das vacinas não essenciais baseia-se na avaliação de risco.
*CAV2*, adenovírus canino tipo 2; *CPiV*, vírus da parainfluenza canina.

Quando o estilo de vida de um cão individual justifica o uso de uma vacina contra DRIC, deve-se lembrar que há vários patógenos envolvidos na ocorrência dessa doença, não contidos nas vacinas atuais; ademais, a doença envolve outros fatores, como ambientais. A vacina contra CIRD não previne a ocorrência de doença clínica, mas pode amenizar sua gravidade. Essas vacinas estão disponíveis em diferentes combinações dos três antígenos listados anteriormente e como formulações injetáveis (*Bordetella bronchiseptica* morta não infecciosa), intranasais (*Bordetella bronchiseptica* atenuada infecciosa, com ou sem CPiV e CAV2) e, agora, formulações orais (*Bordetella bronchiseptica* atenuada infecciosa). As vacinas de uso intranasal e oral podem ser administradas em dose única para cães (as vacinas intranasais podem ser utilizadas a partir de 3 a 4 semanas de vida e a vacina oral, a partir de 8 semanas de vida), enquanto as injetáveis são administradas em duas doses com intervalo de 2 a 4 semanas. Todas essas vacinas devem ser administradas anualmente em cães adultos, de modo a manter a imunidade protetora.

A leptospirose canina é atualmente uma doença que desperta muito interesse em pesquisas (ver Capítulo 217). Numerosos estudos avaliaram a prevalência geográfica dessa infecção e os sorogrupos da bactéria envolvidos em casos de campo. Esse novo conhecimento levou à introdução de novas vacinas multivalentes não infecciosas (mortas) contra leptospirose canina.[16] A vacina tradicional de *Leptospira* para cães continha os sorogrupos *L. canicola* e *L. icterohaemorrhagiae*, mas agora vacinas trivalentes ou quadrivalentes (p. ex., contendo *L. canicola*, *L. icterohaemorrhagiae*, *L. grippotyphosa* e *L. pomona*, nos EUA) carregam uma gama mais ampla de sorogrupos. Entretanto, um cão vacinado contra leptospirose ainda é suscetível à doença, pois há vários sorogrupos (não incluídos nas vacinas) que podem causar infecção. Em muitas partes do mundo, a vacina contra leptospirose canina é considerada "essencial", em vez de "não essencial", porque acredita-se ser uma doença grave e altamente prevalente que também tem implicações zoonóticas potenciais. No entanto, em outras regiões, a doença não é reconhecida, o que é refletido pelas diretrizes globais ao classificarem a vacina como não essencial.

Há diferenças entre as recomendações da vacinação de filhotes de cães contra leptospirose nas fichas de dados da vacinação e as recomendações das diretrizes, embora em todos os casos se reconheça que são necessárias duas doses da vacina, com intervalo de 2 a 4 semanas. Estudos experimentais realizados por fabricantes comprovaram que a vacina pode induzir imunidade quando integrada ao momento de administração das vacinas básicas em filhotes de cães; no entanto, as diretrizes sugerem retardar a administração da vacina até a conclusão da série de vacinas virais essenciais (ou seja, 16 semanas de vida ou mais). Essa recomendação é amplamente baseada nas questões tradicionais de que há maior risco de as bacterinas com adjuvante causarem reações alérgicas em cães jovens. Seja qual for a vacina contra *Leptospira* utilizada, os cães adultos devem ser revacinados anualmente para manter a imunidade protetora; ademais, as diretrizes da WSAVA também sugerem que, para cães com alto risco de exposição, pode-se realizar revacinação semestral.

Em filhotes, faz-se administração injetável de CIV não infeccioso (vacina com vírus morto) ou de *Borrelia* (vacina com bactéria morta ou com subunidade recombinante), em duas doses com intervalo de 2 a 4 semanas e, em seguida, uma dose de reforço anual em cães adultos.

## VACINAS NÃO RECOMENDADAS PARA CÃES

Grupos de diretrizes de vacinação geralmente não recomendam o uso de vacinas contra coronavírus entérico canino (CCoV) ou *Giardia*. O CCoV induz apenas doença gastrintestinal discreta em cães, a menos que haja infecção concomitante por CPV; além disso, não foi possível induzir doença experimental com CCoV em cães com mais de 6 semanas de vida, sendo impossível avaliar a eficácia de qualquer vacina. Os estudos de campo não mostraram evidências claras de que o CCoV é um patógeno gastrintestinal primário nessa espécie. As vacinas contra *Giardia* canina foram retiradas do mercado na maioria dos países, mas ainda estão disponíveis em alguns locais. A prevalência de infecção de cães por *Giardia* é baixa, não apresenta risco à vida, responde ao tratamento e raramente há risco zoonótico. Não há evidência de que a cepa de *Giardia* incluída na vacina confere proteção cruzada contra as várias cepas que podem infectar os cães.

## VACINAS ESSENCIAIS PARA GATOS

São universalmente consideradas vacinas essenciais para gatos aquelas que protegem contra FPV (ver Capítulo 225), FHV1 (ver Capítulo 229), calicivírus felino (FCV; ver Capítulo 229) e raiva em qualquer país onde a doença é endêmica (ver Capítulo 226), mesmo que não seja obrigatório por lei (Tabela 208.3). As vacinas essenciais para gatos estão frequentemente disponíveis como uma combinação trivalente de antígenos infecciosos (vírus vivos modificados) ou antígenos não infecciosos (vírus morto, com ou sem adjuvante) e, em alguns países, está disponível como uma combinação infecciosa (vírus vivo modificado) de uso intranasal. Os dois microrganismos do trato respiratório (FHV1 e FCV) às vezes também são formulados como uma vacina bivalente para ser usada juntamente à vacina monovalente contra FPV. Uma vacina contra FCV não infecciosa (vírus morto e sem adjuvante) contém duas cepas do vírus. Em geral, a preferência deve ser por uma vacina infecciosa injetável, que induz resposta protetora mais efetiva aos três componentes; no entanto, deve-se optar por vacinas não infecciosas para uso em gatos infectados por retrovírus ou para as raras ocasiões em que as gatas podem ser vacinadas durante a prenhez ou para uso em ninhadas em que não há doença do trato respiratório superior preexistente. As mesmas vacinas antirrábicas não infecciosas

### Tabela 208.3 Vacinas essenciais recomendadas para gatos.

| VACINA | POSSÍVEL PROTOCOLO PARA FILHOTES | POSSÍVEL PROTOCOLO PARA GATOS ADULTOS |
|---|---|---|
| FPV, FHV1, FCV (vacina MLV infecciosa; injetável) | 8, 12 e 16 semanas ou mais, com dose de reforço aos 12 meses | Para o FPV, a revacinação não é mais frequente que a cada 3 anos; revacinação com FHV1 e FCV a cada 3 anos para gatos de baixo risco e anualmente para gatos de alto risco |
| Raiva (vacina não infecciosa, com vírus morto, adjuvante ou vetor viral recombinante; injetável) | Para 12 semanas e dose de reforço aos 12 meses | Revacinação a cada 3 anos, dependendo da legislação local e DOI da vacina aprovada |

*DOI*, duração da imunidade; *FCV*, calicivírus felino; *FHV1*, herpes-vírus felino-1; *FPV*, vírus da panleucopenia felina; *MLV*, vírus vivo modificado. Para obter detalhes completos, consulte os guias de vacinação da WSAVA,[11] AAFP[8] ou ABCD.[10]

(mortas e com adjuvante) são usadas em gatos e em cães, mas para os gatos há também uma vacina contra raiva não infecciosa de vetor viral recombinante.

As mesmas considerações relacionadas aos AcM de filhotes de cães se aplicam aos filhotes de gatos; no entanto, estudos recentes sugerem que a persistência de AcM em gatos pode ser ainda mais longa do que em cães, com alguns gatos tendo níveis de bloqueio de AcM até 20 semanas de vida.[17,18] A recomendação para a vacinação básica de gatos é semelhante à mencionada para cães. A vacinação deve começar entre as 8 e 9 semanas de vida, com uma segunda dose para 3 a 4 semanas depois e a terceira dose para 16 semanas de vida ou mais (diferente de algumas recomendações atuais de 14 a 16 semanas). Novamente, é fundamental a revacinação no primeiro ano de vida, geralmente aos 12 meses de vida ou 12 meses após a conclusão do esquema vacinal inicial. A vacinação antirrábica de gatos é realizada com uma única injeção às 12 semanas de vida e uma segunda dose aos 12 meses.

A vacinação básica de gatos adultos está sujeita a maior controvérsia do que a de cães. Várias vacinas contra FPV (vacinas monovalentes ou quando o FPV é adicionado a uma vacina trivalente) agora possuem uma DOI mínima aprovada de 3 anos. As vacinas contra FPV, como as principais vacinas caninas, mostram forte correlação entre a presença de anticorpos séricos e proteção, mas esse não é o caso para os componentes FHV1 e FCV. Em estudo, constatou-se que as vacinas contra FPV também induzem proteção duradoura, com DOI mínima de 7,5 anos para as vacinas não infecciosas.[19] Portanto, quando a gama de vacinas disponíveis permite, as recomendações atuais são para revacinação trienal de gatos adultos contra FPV. Dada a forte correlação entre soropositividade e proteção contra FPV, algumas práticas agora optam por usar o *kit* de teste sorológico rápido na própria clínica para determinar a proteção e decidir sobre a frequência de revacinação.[20,21] Deve-se ressaltar que esse teste sorológico não deve ser base para escolher as vacinas essenciais contra infecções do trato respiratório superior.

Em contraste, todas as vacinas atuais contra FHV1 e FCV para gatos apresentam DOI mínima aprovada de 1 ano, embora no estudo citado anteriormente verificou-se que uma vacina trivalente não infecciosa propiciou proteção igualmente efetiva contra um desafio infeccioso em gatos vacinados pela última vez há 7,5 anos, em comparação com gatos que receberam vacinas essenciais de reforço regulares para adultos. As recomendações para a revacinação de gatos adultos contra FHV1 e FCV são, portanto, mais variáveis e determinadas pelo risco de exposição de cada animal. Um gato em baixo risco (ou seja, um único gato na casa que não tem contato com outros gatos) pode ser vacinado, com segurança, trienalmente (como para FPV), mas para um gato de alto risco (ou seja, vive dentro de casa, mas com acesso para o exterior ou mantido no interior da casa com muitos outros gatos ou que tem contato regular com outros gatos) pode ser melhor uma vacina anual ou bienal contra os componentes do vírus que causam infecção do trato respiratório superior.

Gatos adultos podem ser revacinados contra raiva trienalmente (dependendo dos requisitos legais) com uma vacina não infecciosa (com vírus morto e adjuvante) ou uma vacina infecciosa contendo vírus recombinante, com DOI aprovada para 3 anos.

## VACINAS NÃO ESSENCIAIS PARA GATOS

As vacinas não essenciais para gatos incluem aquelas que protegem contra infecções causadas por FeLV (ver Capítulo 223), *Chlamydia felis* (anteriormente *Chlamydophila felis*; ver Capítulo 229) e *Bordetella bronchiseptica* (ver Capítulos 227 e 229). A vacina contra o vírus da imunodeficiência felina (FIV; ver Capítulo 222) é classificada de forma variável, como não essencial ou não recomendada (Tabela 208.4).

A prevalência da infecção causada por FeLV varia dependendo da região geográfica e diminuiu nos últimos anos, mas em muitos países considera-se importante propiciar proteção aos filhotes de gatos contra esse vírus e, em alguns países, a vacina é considerada mais essencial do que não essencial. Uma variedade de vacinas contra FeLV está disponível, incluindo vacinas não infecciosas (com vírus inteiro morto) e vacinas de subunidade, ambas com adjuvante, e uma vacina com vetor viral recombinante e sem adjuvante. Em geral, elas podem ser administradas a filhotes a partir das 8 semanas de vida, com administração da segunda dose 3 a 4 semanas depois. As diretrizes da WSAVA recomendam uma dose de reforço aos 12 meses e subsequente revacinação de gatos adultos apenas a cada 3 anos – intervalo mais longo do que a DOI de 1 ano, aprovada para essas vacinas produtos.

As vacinas contra *Chlamydia felis* podem ser utilizadas em grupos de gatos nos quais há histórico de infecções associadas a doenças clínicas. Há disponibilidade de vacinas injetáveis infecciosas (com vírus vivo atenuado) e não infecciosas (com vírus morto e com adjuvante). Estas podem ser administradas em filhotes a partir de 9 semanas de vida, com segunda dose 3 a 4 semanas depois e com dose de reforço anual para gatos adultos em risco sustentado de exposição.

A vacina contra *Bordetella bronchiseptica* pode ser aplicada em gatos em semelhantes condições de alto risco. A vacina é do tipo infeccioso (com vírus atenuado) de uso intranasal e pode ser usada como dose única em filhotes com mais de 8 semanas de vida, com dose de reforço anual para os animais adultos com risco sustentado de exposição.

### Tabela 208.4 Vacinas não essenciais recomendas para gatos.

| VACINA | POSSÍVEL PROTOCOLO PARA FILHOTES | POSSÍVEL PROTOCOLO PARA GATOS ADULTOS |
|---|---|---|
| *Bordetella bronchiseptica* (vacina infecciosa intranasal) | 1 dose a partir de 8 semanas de vida | Dose de reforço anual, se houver risco sustentado de infecção |
| FeLV (vacina não infecciosa contendo vírus inteiro com adjuvante ou subunidade; vetor viral recombinante; injetável) | 2 doses com intervalo de 3 a 4 semanas, a partir de 8 semanas de vida; dose de reforço aos 12 meses | Não mais frequente do que a cada 3 anos, se houver risco sustentado de infecção |
| *Chlamydia felis* (vacina não infecciosa ou infecciosa com adjuvante; injetável) | 2 doses, com 3 a 4 semanas de intervalo, a partir de 9 semanas de vida; dose de reforço aos 12 meses | Dose de reforço anual, se houver risco sustentado de infecção |
| FIV (vacina não infecciosa com adjuvante; injetável) | 3 doses, com intervalos de 2 a 3 semanas, a partir de 8 semanas; dose de reforço aos 12 meses de vida | Dose de reforço anual, se houver risco sustentado de infecção |

FeLV, vírus da leucemia felina; FIV, vírus da imunodeficiência felina. Para obter detalhes completos, consulte as diretrizes de vacinação da WSAVA,[11] AAFP[8] ou ABCD;[10] o uso de vacinas não essenciais é baseado na avaliação do risco.

O uso de vacina contra FIV é controverso por uma série de razões: (1) se os dois clades do vírus contidos na vacina (A e D) induzem proteção cruzada efetiva contra outros clades dominantes em diferentes regiões geográficas; (2) a vacina induz soropositividade que interfere no diagnóstico que utiliza técnicas sorológicas (mas não moleculares); (3) a vacina contém adjuvante e deve ser administrada repetidas vezes (ver a seguir). A vacina é do tipo não infeccioso (com vírus morto e adjuvante) e pode ser administrada em filhotes a partir de 8 semanas de vida, com duas doses adicionais a cada 2 a 3 semanas, uma dose aos 12 meses e, em seguida, uma dose de reforço anual para gatos adultos considerados em risco sustentado.

Como discutido anteriormente, um dos fatores de risco para FISS (ver Capítulo 346) é a administração de vacinas com adjuvante. Há várias recomendações de diretrizes sobre a melhor forma de minimizar o risco de FISS. Claramente, em gatos, a escolha de vacinas sem adjuvante é uma opção, em vez de vacinas com adjuvante; outra possibilidade é o uso de vacinas não essenciais. O local de administração da vacina, em particular aquelas com adjuvante, deve ser cuidadosamente considerado em gatos. As recomendações vão desde a pele do abdome lateral,[11] até os membros pélvicos distais[8] e a vacinação na cauda mencionada em estudo recente.[22] Qualquer que seja o protocolo adotado, é sensato alternar os locais de injeção na pele de um gato (de vacinas ou de qualquer outro produto) e não injetar repetidamente na região da nuca.

## ADMINISTRAÇÃO DE VACINAÇÃO

As diretrizes sobre vacinação fornecem recomendações científicas sobre as melhores práticas atuais de vacinação de cães e gatos; no entanto, elas também enfatizam que se deve mudar a forma como a vacina é "vendida" aos clientes. O conceito de que a visita anual ao veterinário é para a aplicação de "dose de reforço da vacina" deve ser substituído pelo novo conceito de "exame de saúde anual", que considera a saúde geral e o bem-estar do animal, sendo a discussão sobre qual vacina pode ser administrada em determinado ano apenas uma parte da questão. Desta forma, a ênfase deve ser dada à consulta profissional e à experiência, em vez do conteúdo da agulha e da seringa.

## REFERÊNCIAS BIBLIOGRÁFICAS

*As referências bibliográficas deste capítulo se encontram online no Ambiente de Aprendizagem.*

# CAPÍTULO 209

# Resistência Antimicrobiana, Vigilância e Infecções Nosocomiais

J. Scott Weese

## INTRODUÇÃO

Logo após a introdução dos antimicrobianos, a *resistência antimicrobiana* (RAM) passou a ser uma preocupação e atualmente é um problema relevante em medicina veterinária e humana. Embora as principais preocupações sobre RAM tenham se acentuado nos últimos 50 anos, ela não é um fato novo. As bactérias desenvolveram meios de resistir aos efeitos de substâncias antimicrobianas por milênios como uma forma de neutralizar a guerra biológica em curso entre os micróbios presentes no meio ambiente. Os seres humanos têm aproveitado essa capacidade para um ganho tremendo, por meio do desenvolvimento de antimicrobianos terapêuticos a partir dessas substâncias de ocorrência natural. No entanto, também sofremos consequências profundas da capacidade das bactérias em resistir à ação dos antimicrobianos.

À medida que aumenta a importância dos antimicrobianos na manutenção da saúde dos pacientes, aumentam as implicações da RAM. Além disso, como a capacidade das bactérias em desenvolver novos métodos de resistência supera a capacidade (ou melhor, os esforços) de desenvolver novos antimicrobianos, a RAM, sem dúvida, continuará a ter grande impacto na medicina de animais de companhia.

## RESISTÊNCIA ANTIMICROBIANA EM PEQUENOS ANIMAIS

### Patógenos que causam preocupação

A resistência antimicrobiana é uma preocupação relacionada a praticamente todos os patógenos, mas os problemas são maiores em algumas bactérias devido à sua tendência em desenvolver resistência e sua participação na ocorrência de doença. A lista de bactérias resistentes a múltiplos antimicrobianos (RAM) pode variar entre as regiões, entre as clínicas na mesma região ou mesmo entre os serviços clínicos (p. ex., dermatologia *versus* cuidados intensivos) na mesma instituição. A lista também está em constante evolução, já que as questões de interesse atuais poderiam ter sido de interesse limitado, ou mesmo desconhecido, apenas alguns anos atrás.

Os *estafilococos resistentes à meticilina* (SMR) estão entre os patógenos oportunistas mais importantes em animais (e humanos). Incluem *S. pseudintermedius* resistente à meticilina (MRSP), causa cada vez mais comum de infecções de pele e tecidos moles em cães (e, em menor grau, em gatos); *S. aureus* resistente à meticilina (MRSA), causa predominantemente humana de infecções oportunistas em cães e gatos; e uma variedade de outras espécies de estafilococos resistentes à meticilina de potencial patogênico variável. Além de sua resistência inerente a praticamente todos os *antimicrobianos betalactâmicos*, os estafilococos RM, particularmente MRSP, frequentemente são resistentes a uma ampla gama de outros antimicrobianos, limitando sobremaneira as opções de tratamento. Preocupações zoonóticas também existem, particularmente em relação ao MRSA.

Bactérias da família *Enterobacteriaceae* produtoras de *betalactamase de espectro estendido* (ESBL) são bactérias gram-negativas que possuem genes que as tornam resistentes a cefalosporinas e monobactamas de espectro estendido (de terceira geração). São cada vez mais prevalentes em pacientes veterinários e motivo de preocupação devido à sua resistência inerente, o seu potencial de estabelecer reservatórios de longa duração na microbiota intestinal e o seu potencial de transmissão às pessoas (transmissão zoonótica).[1-3]

As bactérias da família *Enterobacteriaceae produtoras de carbapenemase* (CPE) são bactérias gram-negativas resistentes aos antimicrobianos carbapenêmicos (p. ex., *meropenem*).[4-6] Embora os carbapenêmicos sejam utilizados raramente em medicina veterinária, as bactérias CPE normalmente também são resistentes a muitos outros antimicrobianos, e a perda de eficácia de antibióticos de última geração, como o meropeném, é uma grande preocupação.

Atualmente, as bactérias CPE parecem ser raras em animais, mas, se (ou conforme) a prevalência desses microrganismos aumenta nas pessoas da comunidade, a transmissão aos animais é provavelmente inevitável. De preocupação ainda maior é o surgimento de bactérias da família *Enterobacteriaceae produtoras de Nova Delhi metaloproteinase 1* (NDM-1), com alguns isolados se aproximando da panresistência.[7] Embora atualmente isso pareça representar risco limitado aos pacientes veterinários devido à sua raridade, pode ser um problema emergente e, curiosamente, parece que um dos primeiros isolados identificados contendo NDM-1 na América do Norte ocorreu em um gato com infecção no trato urinário.[8] Isso vislumbra um real potencial para ocorrência de uma "infecção não tratável" causada por uma bactéria resistente a todas as opções terapêuticas disponíveis.

Os enterococos tendem a possuir uma virulência limitada em comparação com outros microrganismos oportunistas, mas o desenvolvimento de resistência não é incomum e algumas infecções podem ser difíceis de tratar. Devido à sua resistência inerente a muitos antimicrobianos, o desenvolvimento de resistência adquirida a outros antimicrobianos pode dificultar o tratamento devido à redução do número já limitado de antimicrobianos disponíveis. *Enterococos resistentes à vancomicina* (VRE) são os microrganismos de maior atenção em humanos.[9] Embora os VRE sejam raros em cães e gatos,[10,11] os enterococos sensíveis à vancomicina, mas resistentes à maioria das outras opções antimicrobianas, são relativamente comuns e o seu tratamento pode ser um desafio.

Isto está longe de ser uma lista completa e os patógenos resistentes a apenas um antimicrobiano podem ter relevância clínica se esse antimicrobiano for escolhido empiricamente para tratar o paciente.

## Prevalência e incidência

A maioria dos patógenos resistentes é oportunista e pode ser encontrada em indivíduos saudáveis.[12-15] As taxas de transmissão variam muito entre as diferentes bactérias, diferentes espécies e diferentes regiões, mas é razoável supor que uma pequena, mas apreciável, porcentagem de animais clinicamente normais excreta um ou mais patógenos resistentes, em algum momento. Esses portadores podem ser fontes de infecção para eles próprios e para outros animais ou pessoas; assim, a excreção de patógenos RAM por animais saudáveis representa um dos maiores desafios para o controle da infecção causada por bactérias RAM.

A incidência de infecções causadas por patógenos resistentes é pouco conhecida. Embora as taxas de transmissão tenham sido bem definidas para alguns patógenos, como o MRSP, os dados sobre a incidência de doenças são bem menos relatados. Em particular, a incidência de doenças em unidades de atenção primária (não encaminhadas) não é clara e provavelmente varia entre as regiões. É importante ter conhecimento das taxas de infecções locais e específicas das instituições para a identificação de problemas e determinação do diagnóstico correto e de procedimentos terapêuticos, para a implementação de medidas de controle de infecções relevantes e para a orientação apropriada do cliente.

## Impacto da resistência antimicrobiana

Em humanos, as infecções causadas por vários patógenos resistentes mostraram estar associadas a morbidade, mortalidade e custos de tratamento significativamente maiores.[16-18] Em medicina veterinária, em grande parte, há carência de dados equivalentes, principalmente por causa da avaliação limitada ou limitações de estudos. Por exemplo, em um estudo não se constatou diferença nas taxas de mortalidade causadas por infecções por MRSP e por *S. pseudintermedius* sensível à meticilina;[19] no entanto, a maioria dos casos envolveu infecções cutâneas, as quais não se esperava que estivessem associadas à mortalidade, mesmo se tratadas de forma ineficaz.

É razoável supor que as infecções causadas por patógenos RAM são de maior impacto para o paciente do que aquelas causadas por patógenos sensíveis, mas isso é resultado da ineficácia da terapia antimicrobiana empírica. Os patógenos resistentes não são inerentemente mais virulentos do que os patógenos sensíveis porque os genes de resistência apenas conferem resistência aos antimicrobianos. Isso destaca a necessidade de testes diagnósticos imediatos para detectar resistência, pois os resultados do tratamento das infecções causadas por microrganismos resistentes *versus* suscetíveis devem ser idênticos quando se administra tratamento apropriado, algo que depende de testes diagnósticos.

## Fatores de risco

Foram identificados vários fatores de risco para a excreção de diferentes patógenos RAM. Estes se relacionam amplamente à exposição a antimicrobianos e veterinários em hospitais, mas também incluem fatores como local onde o animal é mantido (p. ex., abrigo *versus* domicílio) e contato com instalações de saúde humana.[1,20-22] Apesar desses estudos, o amplo conhecimento da epidemiologia de patógenos RAM, particularmente na população em geral, é mal compreendido.

## Riscos zoonóticos

Muitos patógenos RAM que infectam os animais também podem infectar pessoas. Cepas indistinguíveis de MRSA, enterococos RAM e bactérias produtoras de ESBL podem ser encontradas em humanos e animais, justificando a preocupação de que animais infectados ou colonizados podem ser uma fonte de infecção de humanos contactantes. No entanto, a real participação dos animais na ocorrência de infecção humana e na incidência de infecção zoonótica é amplamente desconhecida. A redução da incidência dessas infecções em animais e o uso de práticas básicas de controle de infecção, a fim de reduzir a transmissão animal-animal, animal-humano e humano-animal provavelmente são as medidas mais importantes para reduzir os riscos de doenças zoonóticas.

## CONTROLE DA RESISTÊNCIA ANTIMICROBIANA

A resistência antimicrobiana não pode ser eliminada. Mesmo a retirada completa dos antimicrobianos não resultaria na reversão de todas as bactérias a um estado de pansensibilidade. Os objetivos do manejo antimicrobiano é reduzir a incidência de microrganismos RAM e o impacto clínico dessas bactérias (em animais e humanos). Embora simples no conceito, isso pode ser difícil de aplicar devido às limitações do conhecimento sobre o impacto do uso de antimicrobianos e da restrição antimicrobiana na resistência antimicrobiana.

### Teste de diagnóstico

Quando as tendências de patógenos e resistência são previsíveis, o teste de diagnóstico é menos importante. Entretanto, com o surgimento generalizado de RAM em hospitais veterinários e na comunidade, é mais difícil prever quais os patógenos e sua sensibilidade com precisão, dificultando a escolha empírica de antimicrobianos e aumentando a probabilidade de falha desse tratamento empírico. Isso ressalta a importância dos testes diagnósticos.

Embora os patógenos RAM não sejam inerentemente mais virulentos do que suas contrapartes sensíveis, o sucesso do tratamento depende de informações diagnósticas imediatas e eficazes para que possa iniciar o tratamento apropriado. Além disso, a proliferação de RAM na microbiota comensal, inclusive de bactérias que podem ser isoladas comumente em amostras clínicas como contaminantes, indica a necessidade de coletar amostra adequada e considerar a relevância clínica dos resultados da cultura microbiológica para evitar tratamento desnecessário de RAM e de bactérias clinicamente irrelevantes. O tratamento desnecessário pode ser reduzido evitando a contaminação da amostra durante a coleta, assegurando que os laboratórios sigam testes e práticas de relato de resultados padronizados e levando em consideração a relevância clínica dos resultados (não tratar cegamente todas as bactérias relatadas nos resultados da cultura microbiológica).

### Diretrizes de tratamento

Na medicina humana, grandes esforços têm sido realizados no sentido de desenvolver diretrizes clínicas para otimizar o diagnóstico e o tratamento de uma ampla gama de doenças.[23-25] Essas diretrizes baseiam-se em uma revisão completa de evidências científicas, que normalmente incluem numerosos testes clínicos amplos e bem delineados. A elaboração de diretrizes clínicas é um procedimento relativamente recente em medicina veterinária, mas algumas diretrizes clínicas foram publicadas nos últimos anos (Tabela 209.1), inclusive algumas direcionadas especificamente à terapia antimicrobiana, bem como declarações de consenso mais amplas baseadas em doenças, que incluem recomendações de tratamento.

Um ponto fraco da maioria (senão de todas) as diretrizes veterinárias é a carência de dados de apoio de alta qualidade. Em contraste com os numerosos estudos amplos e bem planejados muitas vezes disponíveis em humanos, as diretrizes veterinárias geralmente são baseadas em uma combinação de dados obtidos de humanos, de pequenos estudos veterinários, de informações básicas sobre a doença, de princípios da terapia antimicrobiana, de estudos farmacocinéticos e da opinião de especialistas. Mesmo assim, esses podem ser documentos muito úteis; no entanto, a falta de evidência destaca uma importante fraqueza na pesquisa de doenças infecciosas em medicina veterinária que provavelmente dificulta o diagnóstico e o tratamento apropriados.

### Programas de controle antimicrobiano

As preocupações com RAM resultaram no desenvolvimento de programas abrangentes para melhorar o uso de antimicrobianos em medicina humana. Embora focado principalmente em hospitais, também foram implementados esforços para melhorar a prescrição de antimicrobianos em nível de comunidade (p. ex., clínico geral).[26-28] O objetivo geral é limitar o uso inadequado e excessivo de antimicrobianos, otimizando a recuperação dos pacientes. Esses programas podem assumir muitas formas, mas os elementos principais são descritos na Tabela 209.2.

### Restrição antimicrobiana

A restrição ao acesso a antimicrobianos é controversa, mas deve ser discutida em medicina veterinária. Alguns países, a exemplo da Holanda, baniram o uso de algumas classes de antimicrobianos (p. ex., carbapenêmicos), enquanto outros restringiram quando e como antibióticos como fluoroquinolonas e cefalosporinas de última geração (3ª ou 4ª geração) podem ser utilizados em animais.

Foi recomendado que a medicina veterinária considere as práticas de restrição voluntária para otimizar o uso de classes de antimicrobianos importantes e para demonstrar uma abordagem proativa (e, portanto, talvez reduzir a pressão por restrições regulatórias amplas). Um exemplo disso seriam as diretrizes de restrição da vancomicina que são utilizadas em algumas instalações, que permitem que o medicamento seja usado, mas apenas em situações especificamente designadas onde há uma necessidade clara. Todas as instalações veterinárias se beneficiariam de suas práticas de uso de antimicrobianos, e

**Tabela 209.1** Exemplos de diretrizes clínicas.

| REGRA | REFERÊNCIA |
|---|---|
| Diretrizes para uso de antimicrobiano no tratamento de doença do trato urinário de cães e gatos: grupo de estudo de diretrizes de uso de antimicrobianos da International Society for Companion Animal Infectious Diseases (Sociedade Internacional de Doenças Infecciosas de Animais de Companhia) | 29 |
| Declaração de consenso para pequenos animais da ACVIM sobre doença de Lyme em cães: diagnóstico, tratamento e prevenção | 30 |
| Declaração de consenso para pequenos animais da ACVIM, de 2010, sobre leptospirose: diagnóstico, epidemiologia, tratamento e prevenção | 31 |
| Diretrizes sugeridas para o uso de antimicrobianos sistêmicos nas infecções bacterianas da pele: parte 2 – escolha do antimicrobiano, protocolos de tratamento e consentimento | 32 |
| Infecção por *Bordetella bronchiseptica* em gatos: diretrizes da ABCD sobre prevenção e conduta | 33 |
| Micobacterioses em gatos: diretrizes da ABCD sobre prevenção e conduta | 34 |
| Infecção por *Chlamydophila felis*: diretrizes da ABCD sobre prevenção e conduta | 35 |

**Tabela 209.2** Principais elementos dos programas de controle antimicrobiano.[36]

| ELEMENTO | EXEMPLOS |
|---|---|
| Compromisso de liderança | Disponibilização de pessoal, recursos financeiros e de tecnologia da informação necessários; atividades de apoio |
| Responsabilidade | Designar um líder, de preferência um clínico |
| Experiência com antimicrobianos | Nomeação de um líder farmacêutico para auxiliar na melhora da prescrição |
| Ação | Implementar uma ação em resposta a outras experiências do programa ou a observações específicas de instalações (p. ex., ordens de parada automática se o uso prolongado de antimicrobiano no hospital estiver relacionado à falha de um comando de cessar, restringir o uso de certos medicamentos, mudanças no relatório de sensibilidade) |
| Triagem | Monitorar a prescrição e os padrões de RAM |
| Relatórios | Fornecer informações obtidas com o uso de antimicrobiano e RAM aos cuidadores e outros funcionários relevantes |
| Educação | Orientar os clínicos que prescrevem antimicrobianos sobre a possibilidade de resistência e as práticas de prescrição ideais |

*RAM*, resistência antimicrobiana.

práticas de restrição poderiam ser implementadas para otimizar o atendimento ao paciente e limitar o uso de medicamentos de "último recurso".

### Prevenção de doenças

Talvez o maior impacto positivo potencial do uso de antimicrobianos e RAM seja a redução de infecções. Se as infecções forem evitadas, a necessidade de antimicrobianos e a pressão correspondente para RAM são eliminadas. Embora a eliminação completa de infecções seja impossível, o melhor uso de programas de medicina preventiva (p. ex., vacinação), o controle de comorbidades que podem predispor à infecção (p. ex., dermatite atópica, hiperadrenocorticismo; ver Capítulo 360) e a redução da transmissão de patógenos em hospitais veterinários e comunidade locais (p. ex., canis, adestramento de filhotes) podem ter um impacto profundo.

### REFERÊNCIAS BIBLIOGRÁFICAS

*As referências bibliográficas deste capítulo se encontram online no Ambiente de Aprendizagem.*

# CAPÍTULO 210

# Zoonoses

Michael R. Lappin

## INTRODUÇÃO

Existem muitos microrganismos infecciosos que são "comuns, compartilhados ou transmitidos naturalmente entre humanos e outros vertebrados", o que é uma das definições clássicas de zoonose. Embora a maior parte das preocupações com as zoonoses seja dirigida a humanos que adquirem infecções de animais, a via predominante de infecção de animais para humanos ou vice-versa (antroponose) varia de acordo com o microrganismo. Para os veterinários de pequenos animais, as principais questões relacionadas às zoonoses envolvem a proteção da equipe e dos proprietários e o fornecimento de informações precisas aos proprietários para auxiliar em suas decisões sobre os animais de companhia no que se refere aos riscos de zoonoses.

A maioria dos microrganismos infecciosos discutidos neste capítulo pode infectar e causar doenças em pessoas imunocompetentes, mas a doença geralmente é mais prevalente ou mais grave em pessoas imunossuprimidas. Em humanos, há muitas formas de imunossupressão que podem influenciar a decisão de propriedade de animais de companhia; pessoas com síndrome da imunodeficiência adquirida (AIDS) são questionadas frequentemente. No entanto, existem muitos outros indivíduos que podem estar em maior risco de desenvolver doenças clínicas se expostos a um microrganismo que causa zoonose, incluindo os muito idosos, os muito jovens e os que recebem quimioterapia para doenças imunomediadas, transplante de órgãos ou neoplasia. Pessoas imunossuprimidas às vezes são aconselhadas a desistir de seus animais de companhia. No entanto, se o animal for saudável e forem tomadas as devidas precauções, os benefícios à saúde propiciados pela guarda do animal podem superar o risco potencial. Em todo o mundo, há trabalho contínuo na tentativa de determinar os reais riscos e benefícios aos proprietários de animais de companhia.[1,2] Todos os profissionais de saúde humana e animal devem fornecer informações precisas aos proprietários de animais de companhia sobre os riscos e benefícios da guarda desses animais, para nortear a decisão de adquiri-los e mantê-los. Existem agora muitos recursos *online* que podem ajudar os proprietários, veterinários e médicos a trabalharem juntos para a tomada de decisão familiar lógica sobre a propriedade de animais de companhia. O *site* do Center for Disease Control and Prevention (CDC) – Healthy Pets, Healthy People (Centro de Controle e Prevenção de Doenças – Animais de Companhia Saudáveis, Pessoas Saudáveis) é um excelente recurso (*http://www.cdc.gov/healthypets/index.html*). Para indivíduos com doenças que causam supressão imunológica, as *Guidelines for Prevention and Treatment of Opportunistic Infections in HIV – Infected Adults and Adolescents* (Diretrizes para Prevenção e Tratamento de Infecções Oportunistas em Adultos e Adolescentes Infectados pelo HIV), do CDC, também são um excelente recurso (*http://www.cdc.gov/mmwr/preview/mmwrhtml/rr58e324a1.htm*).[3]

Muitos agentes infecciosos podem contaminar humanos pelo contato direto com animais de companhia, inclusive com seus exsudatos ou excrementos. Esses agentes são os mais importantes para os profissionais de saúde veterinária e para os proprietários de cães e gatos e são discutidos neste capítulo, como provável via de exposição. Alguns microrganismos causam "zoonoses vetoriais compartilhadas", entre os quais se incluem *Anaplasma* spp., *Bartonella* spp., *Borrelia burgdorferi*, *Ehrlichia* spp. e *Rickettsia* spp. Para vários desses microrganismos, o animal de companhia traz o vetor para o ambiente doméstico, resultando potencialmente na exposição das pessoas. No caso de outros microrganismos que causam zoonose, incluindo *Histoplasma capsulatum*, *Coccidioides immitis*, *Blastomyces dermatitidis* e *Cryptococcus neoformans*, o proprietário e o animal são infectados por exposição ambiental compartilhada ao microrganismo.

O objetivo deste capítulo é fornecer uma visão geral das zoonoses comuns transmitidas por cães e gatos e diagnosticadas na rotina clínica de pequenos animais. Diretrizes gerais para evitar a transmissão de zoonoses aos veterinários e aos proprietários de animais de companhia estão listadas nos Boxes 210.1 e 210.2. Para obter mais informações sobre diagnóstico e tratamento de alguns desses microrganismos, o leitor é direcionado a outras seções deste livro.

## ZOONOSES ENTÉRICAS

Vários agentes infecciosos do trato gastrintestinal podem ser compartilhados entre animais e humanos (Tabela 210.1). Alguns microrganismos entéricos, ou intestinais, são infecciosos imediatamente após a excreção das fezes (p. ex., *Campylobacter* spp., *Cryptosporidium* spp., *Giardia*), enquanto outros requerem um tempo fora do corpo para se tornarem infecciosos (p. ex., *Ancylostoma* spp., *Toxocara* spp., *Toxoplasma gondii*). Como muitos

## Boxe 210.1 Diretrizes gerais para membros da equipe veterinária para reduzir o risco de transmissão de zoonoses

- Os membros da equipe veterinária devem se familiarizar com questões relativas às zoonoses e assumir um papel ativo na discussão dos riscos e benefícios da propriedade de animais com os clientes, para que possam ser tomadas decisões lógicas sobre propriedade e manejo de animais individuais
- Os membros da equipe veterinária devem orientar todos os proprietários quanto às técnicas para evitar mordidas ou arranhões
- Os membros da equipe veterinária devem deixar claro aos proprietários que eles entendem as doenças associadas à deficiência imunológica. Devem ser discretos e estar dispostos a ajudar; folhetos ou cartazes podem ser efetivos para este fim
- Os membros da equipe veterinária devem fornecer aos proprietários de animais de companhia informações sobre aspectos veterinários ou de saúde pública das zoonoses, mas não devem diagnosticar doenças ou discutir tratamentos específicos em humanos
- Os membros da equipe veterinária devem sempre encaminhar os proprietários doentes de animais de companhia a um médico para obter informações e tratamentos adicionais
- Quando indicado, os veterinários devem se propor a falar com o médico do proprietário para esclarecer questões zoonóticas
- Quando os membros da equipe veterinária oferecem conselhos relacionados à saúde pública, isso deve ser documentado no prontuário
- Quando são diagnosticadas zoonoses de notificação obrigatória, as autoridades de saúde pública responsáveis devem ser contatadas
- Devem ser oferecidos planos diagnósticos para avaliar a presença de microrganismos com potencial zoonótico, especialmente aos proprietários doentes de animais de companhia
- Deve-se recomendar vacinação antirrábica para todos os cães e gatos
- Deve-se recomendar medicamentos que controlem as infecções causadas por ancilostomídeos e nematoides para todos os cães e gatos
- Os produtos de controle de pulgas e carrapatos devem ser recomendados para todos os cães e gatos
- Os membros da equipe clínica veterinária devem evitar o uso de agulhas contaminadas com sangue ou efusões

## Boxe 210.2 Diretrizes gerais para proprietários de animais de companhia para reduzir o risco de transmissão de zoonoses

- Busque por cuidados veterinários para todos os animais de estimação doentes
- Realize exame físico e exame de fezes do animal pelo menos uma ou duas vezes por ano
- O material fecal excretado no ambiente doméstico deve ser removido diariamente, de preferência por uma pessoa que não apresente imunossupressão
- Utilize forros na caixa de areia (ou caixa de excretas) e limpe-a periodicamente com água fervente e detergente
- Não permita que cães ou gatos ingiram água do vaso sanitário
- Use luvas ao realizar jardinagem e lave bem as mãos quando terminar
- Filtre ou ferva a água de fontes do ambiente
- Lave as mãos depois de manusear animais
- Não manuseie animais com que você não está familiarizado
- Pessoas imunocomprometidas não devem lidar com animais doentes, se possível
- Mantenha os animais de companhia dentro do ambiente doméstico, para reduzir a exposição a animais que possam transmitir microrganismos causadores de zoonose, ao excremento de outros animais e a pulgas e carrapatos
- Só alimente os animais de companhia com rações comerciais
- Não compartilhe utensílios alimentares com animais de companhia
- Evite ser lambido por animais
- Garras de gatos devem ser cortadas com frequência para reduzir o risco de penetração na pele
- Para diminuir o risco de mordidas e arranhões, não provoque ou contenha fisicamente cães e gatos
- Se for mordido ou arranhado por um cão ou gato, procure atendimento médico
- Faça o controle de potenciais transmissores, como moscas e baratas, que podem trazer microrganismos que causam zoonoses para dentro de casa
- Cozinhe a carne para consumo humano em temperatura de 80°C durante, no mínimo, 15 min (carne média a bem passada)
- Use luvas ao manusear carne e lave bem as mãos com água e sabão quando terminar
- Se um novo animal de companhia está para ser adotado em uma casa com um membro da família imunocomprometido, ela deve escolher um animal adulto clinicamente saudável, livre de artrópodes, de uma família privada, pois ele é menos propenso a ser um risco zoonótico
- Uma vez definido o animal a ser adotado, ele deve ser submetido a quarentena, isolada de qualquer pessoa com imunossupressão, até que seja realizado exame físico minucioso e avaliação do risco de zoonoses por um veterinário

agentes etiológicos de zoonoses intestinais podem causar diarreia, recomendam-se exames para o diagnóstico de infecção intestinal em cães ou gatos com sintomas gastrintestinais não apenas para cuidar do animal, mas também devido aos riscos potenciais à saúde humana. A resolução da diarreia é fundamental para diminuir o risco zoonótico, porque é mais fácil controlar as fezes formadas no ambiente; embora possa ser difícil eliminar a condição de portador de alguns agentes (p. ex., *Giardia*), geralmente se acredita que cães ou gatos com fezes normais transmitem menor quantidade de microrganismos do que os animais de companhia com diarreia ou vômito. O leitor é direcionado a outros capítulos individuais para obter mais detalhes sobre os procedimentos de diagnóstico e tratamento nesses casos.

A larva *migrans* visceral pode ser notada em humanos infectados com *Toxocara cati*, *Toxocara canis* ou *Baylisascaris procyonis*.[4-6] Em pessoas, é comum detectar anticorpos contra *Toxocara* spp.; uma revisão recente concluiu que a prevalência da doença é relevante.[5,6] Os ovos desses nematoides são excretados nas fezes e se transformam em larvas infectantes após 1 a 3 semanas. Os ovos podem permanecer viáveis no ambiente durante meses e são a principal fonte de infecção humana. Os nematoides são comumente transmitidos por cães e gatos jovens e adultos.[7-9] Há relatos de ovos embrionados de *Toxocara* spp. transmitidos por minhocas, moscas de lixo e baratas e encontrados na pele de animais de companhia.[10,11] A doença em cães e gatos é discreta. Em humanos, as larvas são liberadas de ovos larvados e ingeridas, depois penetram na parede intestinal e migram através dos tecidos. Ocorrem reações granulomatosas eosinofílicas envolvendo a pele, os pulmões, o sistema nervoso central (SNC) ou os olhos, que podem ocasionar sinais clínicos de doença.

*Ancylostoma caninum*, *Ancylostoma braziliense*, *Ancylostoma tubaeformis*, *Uncinaria stenocephala* e *Strongyloides stercoralis* foram associados à larva *migrans* cutânea.[12,13] Em um amplo estudo com mais de 1 milhão de cães em 547 hospitais veterinários privados em 44 estados dos EUA, constatou-se que 4,5% das amostras continham ovos de *Ancylostoma* spp.[8] *Ancylostoma tubaeforme* e *A. braziliense* foram encontrados nas fezes de 75 e 33%, respectivamente, de gatos testados em um estudo na Flórida.[7] Após a excreção de fezes com ovos de ancilóstomo para o ambiente, as larvas infectantes são liberadas após incubação de 1 a 3 dias; os humanos são infectados pela penetração da larva na pele. Além disso, pode ocorrer enterite eosinofílica em humanos após a ingestão de ovos larvados de *A. caninum*.[12] *Trichuris vulpis*, o nematoide do cão, foi detectado nas fezes de algumas pessoas, mas elas raramente apresentaram sintomas gastrintestinais.[14]

### Tabela 210.1 Zoonoses intestinais comuns em cães e gatos.

| AGENTE ETIOLÓGICO | PRINCIPAIS SÍNDROMES CLÍNICAS |
|---|---|
| *Ancylostoma caninum* (D) e *A. tubaeforme* (C)* (ancilostomídeos) | Cães e gatos: anemia por perda de sangue, diarreia, prostração<br>Humanos: larva *migrans* cutânea, dor eosinofílica |
| *Baylisascaris procyonis* (nematoides) | Cães: falha no desenvolvimento/crescimento<br>Humanos: larva *migrans* visceral, doença do SNC |
| *Campylobacter jejuni* e *C. coli* (bactérias) | Cães e gatos: diarreia e vômito<br>Humanos: diarreia e vômito |
| *Cryptosporidium* spp.[†] (coccídio) | Cães e gatos: diarreia e vômito<br>Humanos: diarreia e vômito |
| *Escherichia coli* (bactéria) | Cães e gatos: diarreia e vômito<br>Humanos: diarreia e vômito |
| *Echinococcus multilocularis* (cestódio) | Cães e gatos: infecção subclínica<br>Humanos: doença multissistêmica |
| *Echinococcus granulosus* (cestódio) | Cães: infecção subclínica<br>Humanos: diarreia e vômito |
| *Entamoeba histolytica*[‡] (ameba) | Cães: diarreia e vômito<br>Humanos: diarreia e vômito |
| *Giardia* spp.[§] (protozoário flagelado) | Cães e gatos: diarreia e vômito<br>Humanos: diarreia e vômito |
| *Helicobacter* spp.[‖] (bactéria) | Cães e gatos: vômito<br>Humanos: refluxo e vômito |
| *Salmonella* spp. (bactéria) | Cães e gatos: diarreia e vômito<br>Humanos: diarreia e vômito |
| *Strongyloides stercoralis* (ancilóstomo) | Cães e gatos: anemia por perda de sangue, falha no desenvolvimento/crescimento<br>Humanos: larva *migrans* cutânea |
| *Toxocara canis* e *T. cati** (nematelmintos) | Cães e gatos: vômito, falha no desenvolvimento/crescimento<br>Humanos: larvas *migrans* ocular e visceral |
| *Toxoplasma gondii*[¶] (coccídio) | Gatos: diarreia raramente, doença multissistêmica<br>Humanos: sintomas oculares e do SNC, doença multissistêmica |
| *Uncinaria stenocephala** (ancilóstomo) | Cães e gatos: anemia por perda de sangue, diarreia, prostração<br>Humanos: larva *migrans* cutânea |
| *Yersinia enterocolitica* (bactéria) | Cães e gatos: infecção subclínica<br>Humanos: diarreia e vômito |

*A transformação de ovos em larvas ocorre após sua excreção para o meio ambiente; portanto, a transmissão direta é menos provável do que a contaminação ambiental. [†]A maioria dos cães e gatos são infectados por *C. canis* ou *C. felis*, respectivamente, e essas espécies adaptadas ao hospedeiro raramente são encontradas em humanos. [‡]Nos EUA, a infecção de cães é considerada rara. [§]Existem grupos de espécies adaptadas ao hospedeiro e zoonóticas. Cães e gatos podem abrigar espécies zoonóticas, mas não foi comprovado se o nível de infecção resulta em reinfecção em humanos. [‖]A maioria das espécies de *Helicobacter* encontradas em cães e gatos é de espécies adaptadas ao hospedeiro. Quando *H. pylori* é detectado em um cão ou gato, é provável que seja decorrente de transmissão zoonótica reversa. [¶]A esporulação de oocistos ocorre após sua eliminação no meio ambiente; portanto, a transmissão direta é menos provável do que a contaminação ambiental. SNC, sistema nervoso central.

Devido ao risco de infecção humana causada por esses nematoides de cães e gatos, recomenda-se o controle de excrementos dos animais em ambientes humanos. Todos os filhotes de cães e gatos devem ser tratados rotineiramente com um anti-helmíntico efetivo contra nematoides. O Companion Animal Parasite Council (Conselho de Parasitas de Animais de Companhia) (*http://www.capcvet.org*) e o European Council (Conselho Europeu) (*http://www.esccap.org/*) são excelentes fontes de informações atualizadas sobre a desverminação estratégica de animais de companhia.

*Dipylidium caninum*, *Echinococcus granulosus* e *Echinococcus multilocularis* são cestódios de cães e gatos que podem infectar humanos.[15-17] Carnívoros selvagens são os hospedeiros definitivos mais comuns de *Echinococcus* spp. e liberam ovos infectantes no ambiente. Ovos de *Echinococcus granulosus* podem ser excretados nas fezes de cães após a ingestão de tecidos de ovelhas ou coelhos infectados; *E. multilocularis* pode ser excretado nas fezes de cães ou gatos após a ingestão de um roedor infectado. A transmissão aos humanos ocorre após a ingestão do hospedeiro intermediário (pulga, *Dipylidium*) ou ovos (*Echinococcus* spp.). A infecção de cães e gatos com cestódios é geralmente subclínica; a infecção de humanos com *Echinococcus* spp. pode resultar em doença relevante.[16] A prevenção ou controle de cestódios é baseada em procedimentos de saneamento e uso de tenicidas. A restrição do comportamento de caça de cães e gatos e a alimentação restrita a processados ou cozidos deve diminuir a exposição potencial a *Echinococcus* spp. A administração mensal de medicamentos com atividade contra cestódios deve ser considerada em cães e gatos aos quais permite-se a caça em áreas endêmicas. O controle de pulgas deve ser mantido para diminuir o risco de infecção por *D. caninum*.

*Cryptosporidium* spp. e *Toxoplasma gondii* são os coccídios intestinais com os quais as pessoas têm mais probabilidade de entrar em contato por meio de contaminação fecal (ver Capítulo 221).[18,19] *Cryptosporidium canis* é mais comum em cães, enquanto *C. felis* é mais comum em gatos; esses parasitas não são considerados causadores de zoonose relevantes em pessoas.[18,20,21] Os humanos são mais propensos à infecção por *C. parvum* ou *C. hominis*, que geralmente estão associados à ingestão de oocistos em fezes de grandes animais ou de humanos, respectivamente.[22,23] *Cryptosporidium* spp. tem um ciclo biológico intestinal que culmina na produção de oocistos autoinfectantes de paredes finas e oocistos de paredes espessas resistentes ao ambiente, que são excretados nas fezes já esporulados e, portanto, infectantes. Os oocistos são pequenos (com aproximadamente 5 micrômetros de diâmetro), o que os torna difíceis de diagnosticar, porém fáceis de adquirir em água ou alimentos contaminados com fezes. Não é possível diferenciar por meio de microscopia óptica as cepas que infectam animais de companhia e pessoas das que só infectam animais de companhia; portanto, todos as espécies de *Cryptosporidium* devem ser consideradas potencialmente zoonóticas. O teste da reação em cadeia da polimerase pode ser utilizado para obter o genótipo de *Cryptosporidium* spp., em amostras de fezes de cães ou gatos, se os proprietários estiverem preocupados com a transmissão de espécies causadoras de zoonose (*http://csu-cvmbs.colostate.edu/vdl/Pages/default.aspx*). No entanto, cães ou gatos quase nunca são positivos para *C. parvum* ou *C. hominis*. O uso rotineiro de PCR como teste diagnóstico de triagem pode detectar, ocasionalmente, a condição de portador de *Cryptosporidium* spp.[24] Não há tratamento conhecido para eliminar *Cryptosporidium* spp. do animal em condição de portador (ver Capítulo 221), mas se as fezes de cães e gatos forem normais, o risco de infecção em humanos é mínimo. Evitar a exposição é a maneira mais efetiva de prevenir a infecção por *Cryptosporidium* spp. Os desinfetantes utilizados na rotina requerem um contato extremamente longo com o parasita para serem efetivos. Secagem, congelamento-descongelamento e limpeza do ambiente por meio de vaporização podem inativar o microrganismo. A água de superfície coletada no campo para beber deve ser fervida ou filtrada.

Os gatos são os únicos hospedeiros definitivos conhecidos de *Toxoplasma gondii*, e os riscos para humanos, gatos e cães são reconhecidos há anos (ver Capítulo 221).[19] Depois de excretados, os oocistos de *T. gondii* esporulam dentro de 1 a 5 dias, sobrevivendo no ambiente por meses, e tornam-se infectantes para a maioria dos vertebrados de sangue quente. Após a infecção por *T. gondii* em gatos ou em hospedeiros intermediários, inclusive cães e humanos, ocorre uma fase extraintestinal com formação de cistos teciduais contendo o microrganismo. A ingestão de carne malcozida contendo cistos teciduais é uma das principais vias de infecção em humanos.[25] Em cães, gatos e humanos, o protozoário também é transmitido por via transplacentária, se a mãe for infectada pela primeira vez durante a gestação. Evidências recentes baseadas na detecção de anticorpos antiesporozoíto no soro de humanos sugerem que a ingestão de oocistos esporulados presentes no ambiente é uma forma comum de infecção em humanos.[26] Em geral, as pessoas imunocompetentes infectadas são assintomáticas; febre autolimitante, linfadenopatia e mal-estar são sintomas ocasionais. Em humanos, a infecção transplacentária resulta em manifestações clínicas, incluindo natimorto, hidrocefalia, hepatoesplenomegalia e retinocoroidite. Em humanos, além dos achados clínicos mencionados anteriormente, há uma discreta a moderada associação entre a infecção por *T. gondii* e várias anormalidades comportamentais.[27,28] Assim, está claro que evitar essa infecção é uma boa estratégia para pessoas. Em suma, a prevenção consiste em evitar a ingestão de fezes de gatos excretadas a mais de 24 horas, bem como o consumo de carne malcozida. No entanto, conforme discutido no Capítulo 221, adquirir a infecção por *T. gondii* de um gato individual é improvável, porque o período de eliminação de oocistos é muito curto, os oocistos excretados não são esporulados, a maioria dos gatos não deixa resíduos de fezes no corpo por um longo período e a repetição da eliminação de oocistos é improvável, mesmo em face à administração de ciclosporina (ver Tabela 210.1).[19,29]

*Giardia* spp. (protozoário flagelado), *Entamoeba histolytica* (ameba) e *Balantidium coli* (protozoário ciliado) são protozoários intestinais de cães e gatos que podem ser transmitidos a humanos pelo contato com as fezes; os cistos desses microrganismos não requerem período de incubação para se tornarem infectantes (ver Capítulo 221). Não se sabe com que frequência os humanos são expostos a *E. histolytica* ou *Balantidium coli*, mas foram detectados cistos de *Entamoeba* spp. em 94 de 600 amostras de fezes de cães, no Paquistão[30], bem como cistos de *E. histolytica* em parques públicos, na Espanha.[31] Embora grupos zoonóticos de *Giardia* (A e B) sejam ocasionalmente amplificados a partir de fezes de cães ou gatos, a maioria é positiva para grupos C, D ou F adaptados de cães ou gatos.[32-36] No entanto, não é possível identificar as cepas zoonóticas de *Giardia* spp. por meio de exame microscópico ou teste antigênico; assim, as fezes de todos os cães e gatos infectados com *Giardia* spp. são consideradas um risco potencial para a saúde humana. Se não é possível eliminar a infecção, há disponibilidade de genotipagem para comprovar se um cão ou gato é portador de genótipo zoonótico (*http://csu-cvmbs.colostate.edu/vdl/Pages/default.aspx*). Em pessoas, a prevenção de giardíase zoonótica consiste em ferver ou filtrar a água de superfície (lagos, represas etc.) para beber e lavar as mãos contaminadas com fezes, mesmo com o uso de luvas. Em cães e gatos tratados para giardíase, a infecção pode ser detectada de novo várias semanas depois em aproximadamente 75% dos animais. Não se sabe se esses casos representam falha de tratamento ou reinfecção. Assim, o principal objetivo do tratamento de giardíase é fazer cessar a diarreia. O tratamento de cães saudáveis ou gatos portadores de *Giardia* ainda é controverso (*www.capcvet.org*).[37]

*Salmonella* spp., *Campylobacter* spp., *Escherichia coli*, *Yersinia enterocolitica* e *Helicobacter* spp. infectam cães e gatos. O contágio é direto e pode causar doenças em humanos.[38-42] A transmissão de animais para humanos ocorre por contato fecal-oral. Cães e gatos podem manifestar gastrenterite após infecção por *Salmonella* spp., *Campylobacter* spp. ou *E. coli*. As infecções causadas por *Helicobacter* spp. causam gastrite, que geralmente se manifesta como vômito, eructação e tendência ou desejo de ingerir substâncias estranhas à alimentação normal. Embora *Helicobacter pylori* tenha sido isolado de uma colônia de gatos, a maioria dos cães e gatos são infectados por *Helicobacter* spp. não zoonótico. *Yersinia enterocolitica* provavelmente é uma bactéria comensal na maioria dos cães e gatos, mas causa febre, dor abdominal, poliartrite e bacteriemia em humanos e foi associada à diarreia em filhotes de cão.[42]

A detecção de *Salmonella* spp., *Campylobacter jejuni*, *E. coli* e *Y. enterocolitica* em animais com infecção clínica é baseada na cultura microbiológica das fezes ou no teste PCR (ver Capítulo 220). Prefere-se a cultura microbiológica por esta possibilitar a determinação da sensibilidade antimicrobiana (antibiograma), cujo resultado norteia a elaboração do protocolo de tratamento. Em geral, o tratamento de bactérias intestinais só é realizado para controlar doenças clínicas, quando indicado. O tratamento de portadores subclínicos provavelmente só induz o surgimento de cepas de bactérias resistentes aos medicamentos. A prevenção de zoonoses bacterianas intestinais baseia-se em medidas sanitárias e no controle da exposição às fezes. Os médicos-veterinários devem se esforçar para fazer cessar a diarreia em cães e gatos infectados, pois os animais sem diarreia têm menos probabilidade de excretar uma grande quantidade de patógenos entéricos. Pessoas com imunossupressão devem evitar contato com animais jovens, oriundos de abrigos insalubres ou com alta densidade populacional de animais, particularmente se houver sinais clínicos de doença do trato gastrintestinal. O fornecimento de alimentos crus é um fator de risco para cães ou gatos com zoonoses intestinais bacterianas e deve ser evitado (*https://www.avma.org/KB/Policies/Pages/Raw-or-Undercooked-Animal-Source-Protein-in-Cat-and-Dog-Diets.aspx*), particularmente se houver um membro da família imunodeprimido (ver Capítulo 192).[39-41]

## ZOONOSES POR EXPOSIÇÃO E EXSUDATOS

Há várias bactérias e fungos em exsudatos oriundos de fístulas ou de outras doenças de pele de cães ou gatos, os quais podem causar infecção por contágio direto em proprietários ou membros da equipe veterinária (Tabela 210.2). *Staphylococcus aureus* resistente à meticilina (MRSA) e *Staphylococcus pseudintermedius* resistente à meticilina (MRSP) causam infecções de pele e de feridas e podem ser transportadas por cães e gatos normais.[43-49] Esses microrganismos podem ser disseminados entre pacientes veterinários ou humanos e clínicos, sendo um problema relevante em hospitais.[43,49] Um estudo recente de amostras nasais e perianais obtidas em um abrigo de admissão aberta detectou MRSA em 0,5% das amostras de gatos e de cães e MRSP em 3% das amostras de cães.[50] Essas taxas de prevalência são geralmente mais baixas do que as de cães ou gatos atendidos em hospitais veterinários. Cães ou gatos saudáveis portadores de MRSA ou MRSP geralmente não representam risco às pessoas saudáveis imunocompetentes, mas, se um animal infectado estiver sendo cuidado, deve-se tomar cuidado para evitar a contaminação de feridas abertas.

*Sporothrix schenckii* (ver Capítulo 236) e dermatófitos são os fungos com maior probabilidade de infectar proprietários ou membros da equipe veterinária, por contato direto.[51-55] No mesmo domicílio podem ocorrer infecções de pessoas e animais causadas por *Histoplasma* (ver Capítulo 233), *Blastomyces* (ver Capítulo 233), *Coccidioides* (ver Capítulo 232), *Aspergillus* (ver Capítulos 234 e 235) e *Cryptococcus* (ver Capítulo 231), mas geralmente resultam de uma exposição ambiental comum (ver

| Tabela 210.2 | Infecções zoonóticas comuns causadas por arranhão, mordida ou exsudato em cães e gatos. |
|---|---|
| **AGENTE ETIOLÓGICO** | **PRINCIPAIS SINAIS CLÍNICOS** |
| *Bartonella* spp.* (bactéria) | Gatos e cães: subclínica, febre, hiperglobulinemia, uveíte, linfadenopatia, outros sintomas<br>Humanos: febre, mal-estar, linfadenopatia, angiomatose bacilar, peliose bacilar, outros sintomas |
| *Capnocytophaga canimorsus* (bactéria) | Cães e gatos: infecção bucal subclínica<br>Humanos: bacteriemia |
| Dermatófitos (fungos) | Cães e gatos: doença dermatológica superficial<br>Humanos: doença dermatológica superficial |
| *Francisella tularensis*[†] (bactéria) | Cães e gatos: febre, linfadenopatia, sepse, pneumonia<br>Humanos: formas ulceroglandular, oculoglandular, glandular, pulmonar ou tifoide (dependendo da via de inoculação) |
| Raiva (vírus) | Cães e gatos: doença progressiva do SNC<br>Humanos: doença progressiva do SNC |
| *Sporothrix schenkii*[†] (fungo) | Gatos: fístulas cutâneas com exsudato<br>Humanos: fístulas cutâneas com exsudato |
| *Yersinia pestis*[†] (bactéria) | Gatos: forma bubônica, bacterêmica ou pulmonar (dependendo da via de inoculação)<br>Humanos: forma bubônica, bacterêmica ou pulmonar (dependendo da via de inoculação) |

*Bartonella henselae*, *B. koehlerae* e *B. clarridgeiae* são transmitidas entre cães e gatos por *C. felis* e por isso também estão listadas como doenças transmitidas por pulgas. Há outras espécies de *Bartonella* com implicações zoonóticas. Os gatos geralmente desenvolvem um nível mais alto de bacteriemia do que os cães, e por isso estão epidemiologicamente relacionados mais frequentemente à doença humana. Os vetores de algumas espécies de *Bartonella* são desconhecidos. [†]Cães raramente excretam quantidade suficiente de microrganismos para representar um risco à saúde pública. SNC, sistema nervoso central.

o tópico Zoonoses causadas por mordida ou arranhão). O controle de dermatófitos zoonóticos foi revisado.[51,52] *Sporothrix schenkii* representa um complexo de espécies que inclui *S. schenkii stricto sensu*, *S. brasiliensis*, *S. globosa*, *S. mexicana* e *S. luriei*. O Brasil é um dos países onde infecções endêmicas são mais comuns, sendo a maioria delas causadas por *S. brasiliensis*, mas[54,55] os microrganismos são encontrados no solo em todo o mundo. A maioria dos casos de transmissão zoonótica ocorre em gatos que apresentavam maior quantidade de microrganismos nos exsudatos quando comparados aos cães. Acredita-se que os gatos sejam infectados por arranhões de garras contaminadas de outros gatos; ademais, a esporotricose é mais comum em machos que vivem em ambiente fora do domicílio. Os gatos podem desenvolver esporotricose cutaneolinfática, cutânea ou disseminada, sendo comum a exsudação crônica da fístula cutânea. Os humanos podem ser infectados pela contaminação de feridas cutâneas com exsudato de gatos infectados; portanto, a equipe de cuidados veterinários fica em alto risco ao tratar gatos infectados. O microrganismo pode ser detectado em exame citológico de exsudatos ou em cultura microbiológica. Consulte o Capítulo 236 para discussão sobre o tratamento dessa síndrome. Devem ser utilizadas luvas ao cuidar de cães ou gatos com feridas infectadas ou com fístulas; depois, as mãos devem ser bem lavadas e desinfetadas.

## ZOONOSES CAUSADAS POR MORDIDA OU ARRANHÃO

Nos EUA, o número de mordidas por animais foi estimado em 300 mil a 4,7 milhões, por ano.[56,57] Em um estudo, constatou-se que 70% das mordidas foram de cães e 13%, de gatos.[56] A cavidade bucal de cães e gatos é portadora subclínica de diversas bactérias. Em indivíduos imunocompetentes, a maioria das bactérias aeróbias e anaeróbias presente em ferimentos de mordida ou arranhões causa apenas infecção local. No entanto, em um estudo recente, verificou-se as mordidas de gatos foram seis vezes mais prováveis de serem infectadas do que as mordidas de cães.[58] Depois que uma pessoa é mordida ou arranhada, inicialmente nota-se celulite no local, potencialmente seguida por evidências de infecção de tecidos mais profundos. Podem ocorrer sequelas graves, inclusive meningite, endocardite, artrite séptica, osteoartrite e choque séptico. Pessoas com imunossupressão ou expostas a *Pasteurella* spp., *Capnocytophaga canimorsus* (DF-2) ou *Capnocytophaga cynodegmi* desenvolvem mais consistentemente doença clínica sistêmica (ver Tabela 210.2).[59-61] Pessoas submetidas à esplenectomia apresentam maior risco de bacteriemia. Outras bactérias que causam infecções menos comuns por mordidas incluem *Mycoplasma* spp., bactérias sem parede celular (variantes da forma "L"), *Francisella tularensis* e *Yersinia pestis*.[62] Tularemia e peste também são doenças transmitidas por vetores e podem ser adquiridas por inalação. Consulte as seções deste capítulo para uma discussão mais aprofundada dessas duas síndromes. O diagnóstico de infecções bacterianas é confirmado por meio de cultura microbiológica. O protocolo terapêutico de pessoas com infecção clínica inclui tratamento local do ferimento e terapia com antibiótico parenteral. Os derivados da penicilina são altamente efetivos contra a maioria das infecções causadas por *Pasteurella*, enquanto as penicilinas e as cefalosporinas são efetivas contra *Capnocytophaga* spp. *in vitro*. Não é necessário tratamento de cães e gatos portadores de *Capnocytophaga* spp.

A zoonose associada à arranhadura ou mordida mais reconhecida é a doença da arranhadura do gato (febre) causada por *Bartonella henselae*.[63,64] Cães, gatos e humanos podem ser infectados com várias outras espécies de *Bartonella*, inclusive *B. clarridgeiae*, *B. koehlerae*, *B.vinsonii* subespécie *berkhoffi* (cães e humanos) e *B. quintana*; consulte os Capítulos 215 e 216 para a discussão sobre as síndromes clínicas em pequenos animais. Pouco depois da descoberta do gênero *Bartonella*, a *B. henselae* foi associada à angiomatose bacilar e à peliose bacilar, doenças comuns em pessoas com AIDS. Nos últimos anos, *Bartonella* spp. têm sido associada à endocardite e a uma série de doenças inflamatórias crônicas em pessoas.[63-67] A neurobartonelose parece ser uma manifestação comum, e os profissionais de saúde veterinária estão em maior risco.[65,67]

O contato com cães ou gatos é um fator de risco conhecido para a ocorrência de bartonelose. Esses microrganismos infecciosos estão entre os mais comuns do mundo. *Bartonella henselae*, *B. clarridgeiae* e *B. koehlerae* são comuns em gatos e suas pulgas.[68]

O DNA de *Bartonella vinsonii*, subespécie *berkhoffi*, em pulgas foi amplificado e diversas espécies de *Bartonella* foram detectadas em carrapatos.[69] Assim, as infecções por *Bartonella* spp. também devem ser consideradas zoonoses vetoriais compartilhadas.

Gatos com infecção por *B. henselae* mantidos com gatos livres de *Ctenocephalides felis* não compartilham a infecção.[70,71] No entanto, com a infestação de pulgas, a transmissão ocorre rapidamente. *Bartonella henselae* sobrevive em pulgas durante dias, e parece provável que as garras e os dentes dos gatos sejam contaminados com *B. henselae* durante o "*grooming*" e, em seguida, inoculados em humanos durante mordidas ou arranhões. Também é possível que as infecções por *Bartonella* spp. ocorrem depois que a pulga contamina as barreiras cutâneas lesionadas, como as cutículas. Essas descobertas enfatizam a importância do controle de pulgas em cães e gatos durante todo o ano. Estudos relatam que o uso de produtos contendo imidacloprida impede a transmissão de *B. henselae* entre os gatos.[71,72] A infecção por *Bartonella* spp. também foi associada a picadas de agulha; portanto, a amostra de sangue de cães ou gatos deve ser manuseada com cuidado.

Hemocultura, PCR em amostra de sangue e teste sorológico podem ser utilizados para determinar a condição de infecção por *Bartonella* spp. em gatos, cães ou pessoas, individualmente. O uso do meio de cultura BAPGM com teste PCR tem se mostrado uma das formas mais sensíveis de comprovação de bacteriemia por *Bartonella* spp. em cães e pessoas; esses testes estão disponíveis em um laboratório comercial (www.galaxydx.com). Em cães e gatos, embora o teste sorológico possa ser usado para determinar se um indivíduo foi exposto, os animais soropositivos e soronegativos podem apresentar bacteriemia, limitando a utilidade diagnóstica do teste sorológico. Assim, o teste de cães ou gatos saudáveis para *Bartonella* spp. atualmente não é recomendado pelos Centers for Disease Control and Prevention (Centros de Controle e Prevenção de Doenças) ou pela American Association of Feline Practitioners (Associação Americana de Veterinários de Gatos).[3,64]

Em estudos experimentais, constatou-se que a administração de doxiciclina, de tetraciclina, de eritromicina, da combinação de amoxicilina-clavulanato ou enrofloxacino pode limitar a bacteriemia, mas não cura a infecção em todos os gatos, e o tratamento com antibióticos em gatos saudáveis não reduziu o risco da doença da arranhadura do gato. A azitromicina foi comumente administrada em gatos com suspeita de bartonelose clínica, mas agora é contraindicada para bartonelose felina devido à rápida indução de resistência antimicrobiana.[73] Portanto, o tratamento de gatos com bacteriemia saudáveis com antibióticos é controverso e não é atualmente recomendado pelos Centers for Disease Control and Prevention ou pela American Association of Feline Practitioners.[3,64] O controle de pulgas e carrapatos deve ser mantido em todos os cães e gatos. Pessoas com imunossupressão devem evitar contato com filhotes de gatos com pulgas. As garras dos gatos devem ser mantidas curtas ou recobertas com protetores, e os gatos nunca devem ser importunados. As lesões causadas por gatos devem ser lavadas imediatamente e é preciso procurar orientação médica.

A raiva ainda é a única zoonose viral de contágio direto de pequenos animais relevante nos EUA. Veja o Capítulo 226 para discussão sobre o vírus, bem como o Compendium on Rabies Control (Compêndio sobre o Controle da Raiva), de 2016.[74] A pseudorraiva, ou doença de Aujeszky, é causada por um herpesvírus que infecta suínos; cães e humanos podem desenvolver doença clínica após a exposição ao vírus.[75] Até o momento, não há evidência de que o retrovírus de gatos infecte pessoas.[76] No entanto, como o vírus da leucemia felina (FeLV) e o vírus da imunodeficiência felina (FIV) podem induzir deficiência imunológica, os gatos infectados devem ser considerados mais predispostos do que os gatos livres de retrovírus portadores de outros potenciais agentes zoonóticos, particularmente se houver sinais clínicos da doença.

Um dos principais objetivos da prevenção da zoonose é os veterinários treinarem os donos de animais e os novos membros da equipe veterinária, de modo a evitar mordidas ou arranhões.[77,78]

## ZOONOSES OCULARES E DE TRATO RESPIRATÓRIO

Existem apenas alguns patógenos respiratórios de cães ou gatos que causam doenças clínicas em pessoas (Tabela 210.3). *Bordetella bronchiseptica* é o patógeno bacteriano primário mais comum associado ao complexo de doença respiratória infecciosa canina (ver Capítulo 227) e pode atuar como patógeno em alguns gatos (ver Capítulos 212, 229 e 241). Os humanos raramente desenvolvem doença clínica causada por *B. bronchiseptica*, a menos que apresentem imunossupressão.[79-81] Foram relatados menos de 100 casos de infecção por *B. bronchiseptica* em humanos, causados tanto por gatos quanto por cães; a maioria dos pacientes apresentava imunossupressão. O diagnóstico é mais bem confirmado em cultura microbiológica, a qual possibilita a realização de teste de sensibilidade aos antimicrobianos (antibiograma). Cães ou gatos com sinais clínicos geralmente respondem ao tratamento da combinação amoxicilina-clavulanato ou de doxiciclina. Pessoas com imunossupressão devem evitar o contato com cães ou gatos com suspeita de doença inflamatória infecciosa do trato respiratório superior ou inferior, até que os animais estejam clinicamente normais – no entanto, os animais tratados ainda podem excretar pequena quantidade de *Bordetella bronchiseptica*.

*Chlamydia felis* (anteriormente *Chlamydia psittaci*) causa conjuntivite e rinite leve em gatos.[82] No Japão, as taxas de prevalência de anticorpos contra um isolado de *C. felis* foram 51% em gatos errantes, 15% em gatos de companhia, 3% na população humana geral e 5% em veterinários de clínica de pequenos animais, sugerindo que a infecção de gatos possa ser transmitida aos humanos.[83] Em pessoas, relata-se conjuntivite após contato direto com secreção ocular de gatos.[84] Um isolado humano de *Chlamydia* spp. foi inoculado em gatos, resultando em conjuntivite e infecção persistente, sugerindo que era uma cepa felina. Ocasionalmente, o microrganismo causa doença sistêmica, inclusive pneumonia atípica, endocardite e glomerulonefrite. No entanto, o DNA de *C. felis* também foi amplificado de pessoas saudáveis.[85] O diagnóstico é baseado na detecção da bactéria em cultura microbiológica e de corpúsculos de inclusão característicos no exame citológico, na coloração de anticorpos fluorescentes em raspados de conjuntiva ou na amplificação do DNA específico por meio de reação

**Tabela 210.3** Zoonoses oculares e do trato respiratório comuns em cães e gatos.

| AGENTE ETIOLÓGICO | PRINCIPAIS SÍNDROMES CLÍNICAS |
|---|---|
| *Bordetella bronchiseptica* (bactéria) | Cães e gatos: espirros e tosse<br>Humanos: pneumonia em imunossuprimidos |
| *Chlamydia felis* (bactéria) | Gatos: conjuntivite, espirros<br>Humanos: conjuntivite |
| *Francisella tularensis** (bactéria) | Gatos: febre, linfadenopatia, sepse, pneumonia<br>Humanos: forma ulceroglandular, oculoglandular, glandular, pulmonar ou tifoide (dependendo da via de infecção) |
| *Streptococcus* grupo A (bactéria) | Cães e gatos: subclínica, portadores transitórios<br>Humanos: faringite estreptocócica, sepse |
| *Yersinia pestis** (bactéria) | Gatos: forma bubônica, bacterêmica ou pulmonares<br>Humanos: forma bubônica, bacterêmica ou pulmonares |

*Também pode ser transmitido por vetores.

em cadeia da polimerase. Em geral, pomadas oculares contendo tetraciclina ou cloranfenicol são efetivas no tratamento da infecção. A administração oral de doxiciclina ainda é considerada a maneira ideal de eliminar a condição de portador em abrigos de gatos. Deve-se evitar o contato conjuntival direto com secreções respiratórias ou oculares de gatos, especialmente por pessoas com imunossupressão. Os funcionários devem ser orientados a usar luvas ou lavar cuidadosamente as mãos ao tratar gatos com conjuntivite.

Os seres humanos são os principais hospedeiros naturais da bactéria *Streptococcus* do grupo A, *S. pyogenes* e *S. pneumoniae*, que causam faringite estreptocócica em humanos. Cães e gatos em contato próximo com pessoas infectadas podem desenvolver colonização bacteriana transitória e subclínica dos tecidos da faringe e transmitir a infecção a outras pessoas. No entanto, são casos mal documentados e considerados incomuns. O microrganismo pode ser cultivado a partir de amostras obtidas nas criptas tonsilares. Animais com cultura bacteriológica positiva devem ser tratados com derivados da penicilina. Se os animais forem tratados em uma residência na qual há uma criança com faringite estreptocócica recorrente crônica, todas as pessoas da residência também devem ser tratadas, porque podem ser portadoras subclínicos crônicos.

*Francisella tularensis* é um bacilo gram-negativo que causa tularemia, encontrado em todo o território dos EUA. Das quatro subespécies, é comum a ocorrência de *F. tularensis* subsp *tularensis* (tipo A) e *F. tularensis* subsp *holarctica* (tipo B) no Hemisfério Norte, incluindo todas as regiões dos EUA (exceto o Havaí), e são as causas mais comuns de doenças em humanos e outros animais.[86-89] As pessoas são mais comumente expostas ao microrganismo por contato direto com animais (principalmente coelhos ou gatos), ingestão, inalação de aerossóis ou picadas de carrapatos ou moscas. A infecção de pessoas pode ser comum após a inalação da bactéria após manuseio de coelhos ou roedores infectados. Os gatos e cães são provavelmente infectados por meio de picadas de carrapatos ou ingestão de coelhos ou roedores infectados. Os cães podem ser menos predispostos à doença do que os gatos e geralmente não são considerados fontes de infecção, mas podem facilitar a exposição humana ao trazer carrapatos infectados para o ambiente. O desenvolvimento de sinais clínicos depende da dose de inoculação da cepa de *F. tularensis* e do estado imunológico do indivíduo exposto. Cães ou gatos com infecção clínica geralmente manifestam febre ou linfadenopatia. As formas ulceroglandular, oculoglandular, glandular, orofaríngea, pulmonar e tifoide foram descritas em humanos, e as suas ocorrências dependem da via de exposição. Os casos humanos aumentaram muito nos estados do Colorado, Nebraska, Dakota do Sul e Wyoming (EUA) em 2015 (n = 100), em comparação com 2004-2014.[86] Nesse relatório, as formas pulmonar (n = 26), ulceroglandular (n = 26) ou febril (n = 25) foram as manifestações mais comuns. O microrganismo pode não ser visto no exame citológico; portanto, a infecção é confirmada por meio de cultura bacteriológica, coloração de anticorpo fluorescente, PCR ou detecção de título sorológico crescente. Os humanos infectados geralmente respondem à terapia antimicrobiana; uma morte foi relatada no surto de 2015, no oeste dos EUA.[86] O tratamento ideal para cães e gatos infectados é desconhecido, enquanto aminoglicosídeos, doxiciclina, cloranfenicol ou quinolonas são antibióticos usados em pessoas.[90] A doença é prevenida evitando-se a exposição a lagomorfos, carrapatos e gatos com infecção clínica. Todos os gatos com febre ou linfadenopatia ou com evidência clínica de bacteriemia devem ser manuseados com cuidado e devem passar por uma avaliação para tularemia e peste se criados em áreas endêmicas e/ou com histórico de exposição compatível. As autoridades locais devem ser notificadas quando se faz o diagnóstico de tularemia. Os animais hospitalizados devem ser mantidos em isolamento e manuseados pelo menor número possível de indivíduos, que devem usar jaleco, luvas, protetores oculares e respirador, se disponível.

A peste felina é causada por *Yersinia pestis*, um cocobacilo gram-negativo encontrado mais comumente nos estados do Meio-Oeste e do Extremo Oeste dos EUA, particularmente Arizona, Novo México e Colorado.[91,92] Os roedores são os hospedeiros naturais dessa bactéria; acredita-se que os gatos sejam mais comumente infectados após a ingestão de roedores ou lagomorfos com bacteriemia ou pela picada de pulgas de roedores infectadas com *Yersinia*.[91-95] Gatos não domésticos em áreas endêmicas também estão expostos.[93] Os humanos são mais comumente infectados por picadas de pulgas de roedores, mas foram documentados muitos casos de transmissão por exposição a animais selvagens e gatos domésticos infectados. Acreditava-se que um cão infectado causava peste pneumônica em pessoas; ademais, havia suspeita de um caso de transmissão entre pessoas.[94] Em humanos, o contato com animais pode estar associado à infecção por *Y. pestis*, por meio de inalação de secreção respiratória, feridas de mordida ou contaminação de membranas mucosas ou de pele lesionada com secreção ou exsudato.

As formas bubônica, septicêmica e pulmonar pode se desenvolver em gatos e humanos; essas formas são acompanhadas de febre, cefaleia, fraqueza e mal-estar. A forma pulmonar não tratada geralmente é fatal.[95] Como os gatos são mais comumente infectados após a ingestão de roedores com bacteriemia, a linfadenite supurativa (bubão) em linfonodos cervicais e submandibulares é a manifestação clínica mais comum. Exsudatos de gatos com linfadenopatia devem ser submetidos a exame citológico quanto à presença de grande número de bastonetes bipolares característicos. A coloração de anticorpos fluorescentes, a cultura microbiológica, o teste PCR de amostra de exsudato, da tonsila ou da saliva e a detecção de títulos crescentes de anticorpos confirmam o diagnóstico. Pessoas expostas a gatos infectados devem ser encaminhadas com urgência ao médico para terapia antimicrobiana, e as autoridades de saúde pública devem ser notificadas. Doxiciclina, fluoroquinolonas, cloranfenicol ou aminoglicosídeos podem ser efetivos no tratamento da infecção.[96] Antibióticos parenterais devem ser utilizados durante a fase de bacteriemia. Gatos com linfadenite supurativa devem ser considerados suspeitos da infecção, e deve-se ter cautela ao manusear exsudatos ou tratar feridas exsudativas. Os animais suspeitos devem ser tratados contra pulgas, mantidos em isolamento e manuseados pelo menor número possível de indivíduos, que devem usar jaleco, luvas, protetor ocular e respirador, se disponível. Os gatos geralmente não são considerados fontes de infecção para os humanos após 4 dias de tratamento com antibióticos, mas os veterinários devem consultar as autoridades locais de saúde pública para obter orientação.

Nos EUA, não há relatos atuais de vírus respiratório de cães ou gatos como causa de infecção humana. No entanto, ocorreram vários casos de transmissão, entre espécies, do vírus da influenza A, e o potencial de risco zoonótico desses e outros vírus pode aumentar ao longo do tempo.[97-99]

## ZOONOSES DO TRATO UROGENITAL

Os microrganismos infecciosos mais comumente associados à transmissão zoonótica por meio de exposição à urina ou a materiais do trato genital são *Brucella canis*, *Coxiella burnetii* e *Leptospira* spp. (Tabela 210.4).

A *Brucella canis* é uma bactéria que infecta preferencialmente testículos, próstata, útero e vagina de cães (ver Capítulo 213). Em cães, a infecção é mantida principalmente por transmissão venérea, mas em filhotes pode ocorrer transmissão direta por exposição oral ou nasal. Os humanos podem ser infectados pelo contato direto com secreção vaginal e prepucial de cães. Nessas espécies, as síndromes clínicas são diversas, mas comumente incluem aborto, natimorto, falha em ficar prenhe, orquite, epididimite, secreção vaginal, uveíte, discoespondilite e

### Tabela 210.4 Zoonoses do trato urogenital comuns em cães e gatos.

| AGENTE ETIOLÓGICO | PRINCIPAIS SÍNDROMES CLÍNICAS |
| --- | --- |
| Brucella canis (bactéria) | Cães: orquite, epididimite, aborto, natimorto, secreção vaginal, uveíte, febre<br>Humanos: febre, mal-estar |
| Coxiella burnetiii (riquétsia) | Gatos: subclínica, aborto ou natimorto<br>Humanos: febre, pneumonite, linfadenopatia, mialgia, artrite |
| Leptospira spp. (espiroqueta) | Cães: febre, mal-estar, doença inflamatória do trato urinário ou doença hepática, uveíte, doença do SNC<br>Humanos: febre, indisposição |

SNC, sistema nervoso central.

### Tabela 210.5 Infecções zoonóticas comuns transmitidas por vetores de cães e gatos.

| AGENTE | PRINCIPAIS SÍNDROMES CLÍNICAS |
| --- | --- |
| **Pulgas**<br>Bartonella spp.* (bactérias) | Cães e gatos: subclínica, febre, hiperglobulinemia, uveíte, linfadenopatia, outros<br>Humanos: febre, mal-estar, linfadenopatia, angiomatose bacilar, peliose bacilar, SNC, poliartrite, endocardite, outros |
| Rickettsia felis (riquétsia) | Cães: subclínica<br>Humanos: febre, SNC |
| Yersinia pestis (bactéria) | Gatos: bubônico, bacterêmico ou pneumônico (dependendo da via de inoculação)<br>Humanos: bubônico, bacterêmico ou pneumônico (dependendo da via de inoculação) |
| **Carrapatos***<br>Anaplasma phagocytophilum (riquétsia) | Cães e gatos: febre, poliartrite<br>Humanos: febre, polissistêmica |
| Borrelia burgdorferi (espiroqueta) | Cães: infecção subclínica, febre, poliartrite, nefropatia<br>Humanos: poliartropatia, doença cardíaca e do SNC |
| Ehrlichia spp. (riquétsia) | Cães: infecção subclínica, febre, polissistêmica<br>Humanos: febre, polissistêmica |
| Francisella tularensis (bactéria) | Gatos: febre, linfadenopatia, septicemia, pneumonia<br>Humanos: ulceroglandular, oculoglandular, glandular, pneumônico ou tifoide (dependendo da via de infecção) |
| Rickettsia rickettsia (riquétsia) | Cães: infecção subclínica, febre, polissistêmica<br>Humanos: febre, polissistêmica |

*Bartonella spp. O DNA foi amplificado de alguns carrapatos, mas a extensão do papel que os carrapatos desempenham na transmissão desses agentes não foi totalmente determinada. SNC, sistema nervoso central.

bacteriemia. Febre intermitente, depressão e mal-estar são comuns em pessoas infectadas.[100,101] O diagnóstico é baseado em testes sorológicos ou detecção do microrganismo em cultura bacteriológica ou teste PCR. É improvável que cães soronegativos abriguem B. canis, a menos que a exposição seja hiperaguda. Cães soropositivos devem ter resultados confirmados por meio de teste de aglutinação em tubo ou em imunodifusão em gel de ágar, e deve-se fazer cultura ou teste PCR. O tratamento prolongado com antibióticos (tetraciclinas, aminoglicosídeos, quinolonas) nem sempre elimina a infecção; então, alguns profissionais recomendam a eutanásia de cães infectados. A realização de ovário-histerectomia ou castração reduz a contaminação do ambiente. Os membros da equipe veterinária devem evitar o contato direto com a secreção do trato genital durante o tratamento de casos suspeitos de brucelose. Os proprietários devem consultar o seu médico sobre a propriedade de um cão comprovadamente positivo para B. canis.

Coxiella burnetii é uma riquétsia cosmopolita, encontrada inclusive na América do Norte. Muitos carrapatos, incluindo Rhipicephalus sanguineus, são naturalmente infectados com C. burnetii, mas sua importância na transmissão desse microrganismo foi recentemente questionada.[102] A maioria das pessoas é infectada após a inalação da riquétsia, portanto é comum ocorrer pneumonia. Outros achados clínicos da febre Q incluem febre, mal-estar, cefaleia, pneumonite, mialgia e artralgia.[103] Bovinos, ovinos e caprinos comumente manifestam doença subclínica e excretam o microrganismo no ambiente por meio da urina, das fezes, do leite e das secreções de parturientes. Alguns gatos e cães também são soropositivos ou PCR-positivos para C. burnetii, e várias vezes os gatos foram incriminados como causa de febre Q em humanos.[104-106] Alguns gatos infectados experimentalmente manifestaram febre, anorexia e letargia; há relato de aborto em gatas. Tetraciclinas, cloranfenicol e quinolonas geralmente são antibióticos efetivos em humanos. Luvas e máscaras devem ser usadas no atendimento a gatas ou cadelas parturientes ou que estejam abortando. Pessoas que desenvolverem febre ou doença do trato respiratório após exposição a gatas ou cadelas parturientes ou que estejam abortando devem procurar atendimento médico e informar o profissional responsável sobre o risco de febre Q zoonótica.

Leptospira spp. pode ser transmitida às pessoas por meio de urina de cães e gatos infectados, resultando em doença clínica.[107-109] Espécies adaptadas ao hospedeiro causam infecção subclínica; a infecção por espécies de Leptospira não adaptadas ao hospedeiro comumente resulta em doença clínica. Veja o Capítulo 217 para uma discussão detalhada das manifestações clínicas dessa doença e seu tratamento em cães e gatos. Em pessoas, as síndromes clínicas variam dependendo do sorotipo de bactéria, mas são semelhantes às que ocorrem no cão. O controle da infecção por Leptospira spp. em animais hospitalizados está detalhado na ACVIM Consensus Statement (Declaração de Consenso da ACVIM).[109] Os efeitos colaterais da vacina contra Leptospira spp. são mínimos, portanto cães em risco devem receber as vacinas que contenham 4 sorotipos de Leptospira[109,110] (https://www.aaha.org); para mais informações, veja o Capítulo 208.

## ZOONOSES CAUSADAS POR VETORES COMPARTILHADOS

Alguns microrganismos zoonóticos são transmitidos de animais aos humanos por meio de vetores compartilhados, como pulgas, carrapatos, mosquitos, flebotomíneos ou percevejos (Tabela 210.5).[111] Rickettsia rickettsii (carrapatos), R. felis (pulgas), Ehrlichia spp. (carrapatos), Anaplasma phagocytophilum (carrapatos), Borrelia burgdorferi (carrapatos), Bartonella spp. (pulgas e carrapatos), Dipylidium caninum (pulgas),

*Dirofilaria immitis* (mosquitos), vírus do Nilo Ocidental (mosquitos), *Trypanosoma cruzi* (triatomíneos – percevejos) são exemplos de zoonoses comuns transmitidas por vetores nos EUA. Em outros países, a infecção por *Leishmania* spp., transmitida por flebótomo, também é importante. Nas zoonoses transmitidas por pulgas e carrapatos, o animal traz o vetor do organismo para o ambiente, resultando na exposição do ser humano. Os profissionais de saúde veterinária podem estar em risco ligeiramente maior de exposição, porque lidam com muitos animais infestados com pulgas e carrapatos. No entanto, o vetor (e não o contato direto com o animal infestado) geralmente é o que resulta na infecção humana. O controle de pulgas e carrapatos deve ser sempre mantido em animais (*www.capcvet.org*), e animais infestados atendidos na clínica devem ser tratados imediatamente.

## ZOONOSES DE AMBIENTE COMPARTILHADO

Alguns microrganismos que infectam animais e pessoas não são comumente transmitidos do animal de companhia para seu dono por contato direto, mas são adquiridos da mesma fonte ambiental. Exemplos notáveis incluem *Histoplasma capsulatum* (ver Capítulo 233), *Coccidioides immitis* (ver Capítulo 232), *Blastomyces dermatitidis* (ver Capítulo 233), *Cryptococcus neoformans* (ver Capítulo 231) e *Aspergillus* spp. (ver Capítulo 234 e 235).

## REFERÊNCIAS BIBLIOGRÁFICAS

*As referências bibliográficas deste capítulo se encontram online no Ambiente de Aprendizagem.*

# DOENÇAS BACTERIANAS

## CAPÍTULO 211

# Doença de Lyme

Meryl P. Littman

## INTRODUÇÃO

A doença de Lyme (borreliose) é transmitida por carrapatos e mais comum em pessoas na América do Norte. Muitos cães e gatos são expostos, tornam-se portadores crônicos e apresentam título de anticorpos persistentemente alto, mas apenas um pequeno número desenvolve a doença. Revisões abrangentes[1-7] e artigos de opinião[8-10] mostram que ainda há controvérsia a respeito do diagnóstico, do tratamento e da prevenção da doença de Lyme canina.

## MICRORGANISMO E CARRAPATO, AVES, CAMUNDONGOS E CERVOS

Existem no mínimo 36 espécies de *Borrelia* spp. (16 patogênicas), incluindo pelo menos 20 espécies do complexo *Borrelia burgdorferi lato sensu*, a causa de borreliose de Lyme. Os principais agentes etiológicos da doença de Lyme são *B. burgdorferi stricto sensu* (*Bb*) na América do Norte e *Bb*, *B. afzelii Bb* e *B. garinii Bb* na Eurásia. O DNA da *Borrelia* spp. foi detectado em carrapatos incrustados em âmbar[11] de 20 milhões de anos e o de *Bb* foi encontrado na múmia alpina Tyrolean Iceman (Homem do Gelo Tirolês), de 5 mil anos.[12] Portanto, a doença não é nova, mas foi assim nomeada depois que um grande número de crianças da cidade de Lyme, no estado de Connecticut (EUA), foi acometida por artrite reumatoide juvenil, em 1976,[13] e teve diagnóstico errado. O ativismo materno levou a investigações pelo Centers for Disease Control and Prevention (Centros de Controle e Prevenção de Doenças) dos EUA e pelo Dr. Allen Steere. O microrganismo recebeu o nome de Willy Burgdorfer, que pesquisou carrapatos em Shelter Island para estudo de *Rickettsia rickettsii*, constatando que muitos carrapatos *Ixodes scapularis* continham espiroquetas.[14] Foram disponibilizados testes sorológicos para pessoas afetadas, os quais comprovaram a exposição a essas espiroquetas, bem como a associação desses microrganismos com a ocorrência da doença. Modelos experimentais em animais de laboratório e cães confirmaram essa associação, e os microrganismos e a doença foram estudados extensivamente, incluindo o sequenciamento genômico. Há pelo menos 30 cepas de *Bb*, com base nos genótipos do antígeno OspC, e predomínio de diferentes cepas em pessoas e cães doentes.[15-17]

Em carrapatos, ocorre transmissão transestadial, mas não transovariana, de *Bb*. Durante o ciclo biológico de 2 anos do carrapato *Ixodes*, os ovos eclodem ao ar livre e as larvas são ativas no verão, aderindo e se alimentando em aves, camundongos e pequenos mamíferos que adquiriram ninfas de *Bb* infectadas ao se alimentaram desses parasitas. Em camundongos, ocorre transmissão de *Bb* em 53 horas[18] (ou menos)[19] após a fixação do carrapato, que é o tempo para a infrarregulação da OspA – a proteína A da superfície externa que atua como gancho no intestino do carrapato –, suficiente para possibilitar a saída do microrganismo e sua entrada no hospedeiro. A essa altura, a OspC e muitos outros antígenos são expressos, mais do que a OspA e antígenos expressos por *Bb*, no interior do carrapato ou quando cultivados *in vitro*. As larvas de carrapato se infectam com *Bb* em seu primeiro hospedeiro no verão, hibernam e surgem como ninfas, com *Bb* intacto (transmissão transestadial), infectando na primavera a próxima geração de aves, camundongos, pequenos mamíferos, bem como cães, cervos, pessoas e outras espécies animais. As ninfas se alimentam, sofrem mudas e surgem no outono, transmitindo *Bb* aos seus terceiros hospedeiros, quase sempre grandes mamíferos, pois os carrapatos adultos se instalam em arbustos mais altos.

A distribuição geográfica dos carrapatos infectados com *Bb* se expande à medida que infestam aves migratórias. Em 2013, 95% dos casos de doença de Lyme em pessoas foram constatados apenas em 14 estados das regiões de Nova Inglaterra, Médio Atlântico e Alto do Centro-Oeste: Pensilvânia (PA), Massachusetts (MA), Nova Iorque (NY), Nova Jérsei (NJ), Connecticut (CT), Wisconsin (WI), Minnesota (MN), Nova Hampshire (NH), Maine (ME), Virgínia (VA), Maryland (MD), Vermont

(VT), Rhode Island (RI) e Delaware (DE).[20] Os resultados para cães soropositivos para Lyme são semelhantes.[21] Em algumas regiões, 70 a 90% dos cães saudáveis são soropositivos para a doença de Lyme.[22-24]

Além de Bb, os carrapatos Ixodes podem transmitir outras espiroquetas – B. mayonii, que é outra causa de doença de Lyme, febre recorrente transmitida por carrapato (TBRF), microrganismos do grupo B. miyamotoi (Bm) e B. davisii[25] –, riquétsias (Anaplasma phagocytophilum e Ehrlichia muris), protozoário (Babesia microti), bactéria (Bartonella spp.), vírus (Powassan ou vírus da encefalite transmitida por carrapato) e, possivelmente, outros microrganismos. Podem ocorrer problemas concomitantes, que talvez não sejam diagnosticados, como infecção por Bm, que foram identificadas apenas recentemente. Em um estudo, verificou-se que, no estado de Connecticut, 35% dos carrapatos Ixodes eram positivos para Bb e 6%, para Bm.[25] Em pessoas, a infecção por Bm pode causar sinais neurológicos e sintomas semelhantes aos da influenza.[26,27] Na Nova Inglaterra, relata-se que a soropositividade para Bm foi de 1% em pessoas saudáveis, 3,2% em pessoas com diagnóstico de doença de Lyme e 21% em pacientes com doença semelhante à influenza no final da primavera/verão no sul do estado de NY.[27]

Borrelia spp., que causa doença de Lyme, são espiroquetas gram-negativas espiraladas móveis, transmitidas por carrapatos Ixodes que infectam aves, mamíferos hospedeiros, e migram do local da picada do carrapato para o interstício celular, ocultando-se no meio extracelular entre colágeno e fibroblastos. Em ambiente hostil, é possível haver uma forma L, esferoplasto ou forma cística dormente de Bb.[28-37] O escape do sistema imunológico do hospedeiro também ocorre por recombinação de cassetes de DNA, produzindo variação antigênica e, talvez, sinais clínicos recorrentes.[2] Ao contrário de Borrelia spp., que causa TBRF como Bm de carrapatos Ixodes, B. hermsii (Bh) e B. turicatae (Bt) – e carrapatos argasídeos flexíveis Ornithodorus, que fazem repasto sanguíneo por apenas 15 a 90 minutos –, Bb geralmente não circula no sangue ou nos líquidos corporais. Os microrganismos causadores de TBRF podem ser vistos em esfregaços de sangue periférico, com microscopia de campo escuro ou colorações de Wright-Giemsa, laranja de acridina ou prata. A qualidade de amostra de sangue para cultura de microrganismo causador de TBRF (meio Barbour Stoenner Kelly) ou teste PCR (sequenciamento do gene 16S rRNA, flaB ou domínios espaçadores intergênicos para identificar o agente específico) é maior quando obtida antes de iniciar o tratamento com antibióticos. Anticorpos contra TBRF, com reação cruzada, podem ser vistos no teste de imunofluorescência (IFA) em célula inteira mais velha ou no teste ELISA para anticorpos contra Bb. Borrelia Bh foi identificada em um cão doente, no estado de Washington, e Borrelia Bt, em cães doentes nos estados do Texas e da Flórida.[38,39]

## COMPARAÇÃO ENTRE DOENÇA DE LYME EM PESSOAS E EM CÃES: MODELO EXPERIMENTAL CANINO

Na Europa, por muitos anos, sabia-se que uma doença (erupção cutânea e sinais neurológicos) verificada após a picada de carrapato em pessoas respondia ao tratamento com penicilina. Nos EUA, a erupção cutânea expansiva no local da picada do carrapato é acompanhada com mais frequência de sinais semelhantes aos da influenza (cefaleia, febre, mialgia/artralgia) e, posteriormente, da oligoartrite dolorosa e edemaciada em articulação próxima ao local da picada. Depois, podem ser observadas neuroborreliose e manifestações cardíacas e cutâneas crônicas.[40,41] Um modelo experimental de doença de Lyme em cães, via picada de carrapato, foi estudado extensivamente.[42-56] Quando carrapatos infectados da Nova Inglaterra foram colocados em filhotes com 6 a 12 semanas de vida, eles não manifestaram nenhuma doença aguda. Mas após 2 a 5 meses, manifestaram doença autolimitante – ou seja, 4 dias de febre, diminuição do apetite e claudicação com articulação quente/edemaciada no membro mais próximo do local de fixação do carrapato –, possivelmente com alguns episódios recorrentes no mesmo membro, ou em membro diferente, a cada 2 semanas.[42,45-51] As articulações afetadas apresentavam alterações inflamatórias neutrofílicas assépticas. Quando carrapatos infectados foram colocados em filhotes com 13 a 26 semanas de vida, ocorreram apenas 2 dias dessa doença autolimitante, com menos recidivas.[52,53] Quando os carrapatos foram colocados em filhotes mais velhos e em cães adultos, não se constatou sintoma algum da doença, mesmo durante um período de acompanhamento de mais de 1 ano. No entanto, todos os cães do estudo se tornaram portadores e com título de anticorpos persistentemente alto.[42-44] Foram observadas alterações histológicas sinoviais discretas, subclínicas,[42,54] embora às vezes tais alterações também tenham ocorrido em cães soronegativos e vacinados.[55,56] Outras alterações histológicas incluíram dermatite supurativa e não supurativa, periarterite linfoplasmocitária e perineurite.[55]

Curiosamente, muitos cães manifestaram infecções concomitantes causadas pela exposição aos carrapatos, em especial (35 a 45%) a Anaplasma phagocytophilum[46,53] ou, às vezes, a Babesia microti.[42] Entretanto, esses animais não foram testados para Bartonella. A condição de portador de Bb por mais de 1 ano após a exposição ao carrapato foi comprovada por culturas positivas ou teste de reação em cadeia da polimerase (PCR) em amostras de pele, obtidas por biopsia, em locais de picada do carrapato. Os antibióticos, em geral, eliminaram a condição de portador, porém 10 a 15% dos cães permaneceram portadores, apesar do tratamento de 1 mês com alta dose de doxiciclina (10 mg/kg/12 h VO), amoxicilina (20 mg/kg/8 h VO), azitromicina (25 mg/kg/24 h VO) ou ceftriaxona (25 mg/kg/24 IV).[45,47-49] No modelo experimental, os portadores permaneceram assintomáticos, persistentemente soropositivos – não houve correlação entre a magnitude do título de anticorpos e a doença –, e nenhum desenvolveu nefrite de Lyme. Alguns cães apresentaram claudicação após a descontinuação abrupta de esteroides, mas traumas ou infecções concomitantes podem ter sido importantes.[48]

Os gatos parecem ser mais resistentes às doenças causadas por infecções por espiroquetas, e os soropositivos não apresentam maior risco de ter a doença.[57] Recomenda-se a triagem de infecções concomitantes, como bartonelose, anaplasmose, vírus da leucemia felina ou vírus da imunodeficiência felina. Durante a necropsia, notou-se que os gatos expostos a microrganismos de carrapatos manifestaram claudicação de vários membros e inflamação articular, pulmonar, linfoide e do sistema nervoso central (SNC).[6]

## SINTOMAS DA DOENÇA DE LYME EM CÃES NO CAMPO

### Artrite de Lyme

Como verificado em modelo experimental, a condição de positivo para doença de Lyme no campo independe de quão alto seja o título de anticorpos, não predizendo doença em cães.[58] Sinais de erupção cutânea[55] e sintomas neurológicos[59] e cardíacos[60] da doença de Lyme raramente ou nunca ocorrem. Relatos originais na Nova Inglaterra mostraram que < 5% dos cães soropositivos tinham histórico de claudicação, mesmo após período de acompanhamento de 20 meses. A mesma porcentagem de cães soronegativos apresentava sinais clínicos semelhantes.[61] Um número de gatos soropositivos ainda menor manifestou sintomas. Um estudo demonstrou que a artrite de Lyme é sobrediagnosticada em 40% das vezes.[62] Portanto, talvez < 3% dos cães soropositivos apresentem sintomas decorrentes de artrite de Lyme. Os sinais clínicos atribuídos a essa patologia incluem oligoartrite ou poliartrite – com articulações dolorosas, quentes e edemaciadas –, derrame articular, linfadenopatia local, febre e hiporexia. Os diagnósticos diferenciais incluem artrite transmitida por carrapatos, poliartrite imunomediada, lúpus eritematoso sistêmico, artrite reumatoide, endocardite bacteriana, artrite séptica, doença articular degenerativa, ruptura do ligamento cruzado cranial, doença de disco intervertebral, trauma, panosteíte, neoplasia, polimiosite ou imobilidade causada por doença cardiopulmonar, metabólica ou neurológica.[1] Em regiões endêmicas de Lyme, muitos cães apresentam infecção concomitante por *Anaplasma*, os quais podem ter maior probabilidade de manifestar sinais clínicos.[63] Citopenia sugere coinfecção. O exame citológico do líquido sinovial obtido por artrocentese indica inflamação neutrofílica e, às vezes, infecção por *A. phagocytophilum morulae* (ver Capítulos 74 e 94). As radiografias mostram apenas edema de tecidos moles – artrite não erosiva (ver Capítulo 203). Os sintomas geralmente são autolimitantes ou respondem logo ao tratamento antimicrobiano (1 a 2 dias). Recomenda-se tratamento por 1 mês.[1] Doxiciclina ou minociclina costumam ser o antimicrobiano preferido, em razão da possível coinfecção a ele sensível (*Anaplasma, Ehrlichia, Rickettsia, Bartonella, Mycoplasma* spp.) e das propriedades anti-inflamatórias e antiartríticas (ver Tratamento, a seguir). *Borrelia Bb* também é sensível a amoxicilina, eritromicina, azitromicina, cefovecina e ceftriaxona.[64,65]

### Nefrite de Lyme

Uma porcentagem menor (< 2%) de cães soropositivos pode desenvolver nefrite de Lyme, uma nefropatia com perda de proteína (NPP) associada à glomerulonefrite imunomediada e à deposição de complexo antígeno-anticorpo específico de Lyme nos glomérulos renais.[7] Cães das raças Labrador e Golden Retriever são mais sujeitos à doença, embora, em um estudo, não se tenha constatado uma associação entre proteinúria e a condição de soropositivo para doença de Lyme em Retriever.[66] Não se sabe por que tantos cães com títulos altos e, ao que parece, altas concentrações de imunocomplexos circulantes não desenvolvem nefrite de Lyme. Pode haver influência de fatores genéticos ou imunológicos do hospedeiro, ou diferenças entre as cepas infecciosas. Em humanos, alguns haplótipos genéticos predispõem doenças imunomediadas desencadeadas por antígenos de Lyme (HLA-DR4).[1,67] Sem um modelo experimental de nefrite de Lyme em cães, é difícil estudar esse aspecto da doença. Talvez alguns cães Retriever sejam geneticamente predispostos à glomerulopatia – por exemplo, os da raça Bernese Mountain com soropositividade simultânea –,[7] possivelmente graças à podocitopatia ou a um desajuste imune. Não se sabe se os complexos imunes específicos de Lyme são primários (causadores da doença) ou absorvidos passivamente por glomérulos já anormais. Os estudos de eluição em rins realizados após a morte mostraram uma variedade de complexos antígeno-anticorpos de Lyme, mas não estão disponíveis em casos clínicos. Não há coloração validada para amostras obtidas por biopsia renal para a comprovação imuno-histoquímica de que os imunocomplexos encontrados nos glomérulos são específicos de doença de Lyme. Assim, presumivelmente, a nefrite de Lyme é diagnosticada em cães soropositivos com NPP. Os sinais clínicos podem ser ocultos (proteinúria) ou marcantes, como eventos tromboembólicos que causam déficits neurológicos, paresia/paralisia dos membros pélvicos ou dificuldade respiratória (ver Capítulos 243 e 256); lesão hipertensiva que causa cegueira ou acidente vascular cerebral (ver Capítulos 11 e 157); ou síndrome nefrótica, com edema ou efusões, mesmo antes do surgimento de sinais de uremia, como anorexia e vômito (ver Capítulo 325). Poliúria/polidipsia é um sintoma tardio, que indica lesão tubular secundária. Cães com doença glomerular primária podem apresentar azotemia sem isostenúria, por exemplo, com densidade urinária (ou gravidade específica da urina) de 1,020 a 1,030. O diagnóstico diferencial inclui leptospirose e causas de NPP (infecciosa, imunomediada, genética, tóxica, vascular, neoplásica e amiloidose).[1,7,68-71]

Na descrição original de nefrite de Lyme, apenas 30% dos cães afetados tinham histórico de claudicação.[72] As manifestações clínicas de NPP podem incluir hipertensão sistêmica, eventos tromboembólicos, edema, derrame e, às vezes, sinais de uremia, como anorexia, perda de peso, vômito e/ou poliúria/polidipsia. As alterações laboratoriais são aquelas mencionadas para NPP, como proteinúria, cilindriúria, hipoalbuminemia, hipercolesterolemia e, talvez, anemia e trombocitopenia – por consumo excessivo ou como coinfecção. Alguns cães apresentam sedimento urinário ativo, glicosúria e isostenúria em razão das alterações tubulares secundárias à doença glomerular grave. Alterações tubulares, hipoalbuminemia e/ou azotemia podem ser decorrências de leptospirose, podendo haver soropositividade à nefrite de Lyme simultânea.[71]

Relatos originais de alterações histopatológicas em cães com infecção grave mostraram a tríade glomerulonefrite imunomediada (GNIM), necrose/regeneração tubular e nefrite intersticial,[72] mas é provável que haja formas precoces ou mais discretas, sem alteração tubular. Os relatórios originais incluíam 30% dos cães com histórico prévio de vacina contra doença de Lyme, mas não se sabe se a vacina administrada após a exposição não foi protetora ou se os antígenos dela poderiam causar sensibilização ou agravamento da deposição de imunocomplexos. Apenas 30% dos animais tinham histórico de claudicação.

## TESTES DIAGNÓSTICOS PARA DETECÇÃO DE EXPOSIÇÃO À DOENÇA DE LYME

O local da picada do carrapato raramente é conhecido e a *Borrelia Bb* migra para o interstício celular, não circula no sangue e quase nunca é encontrada em amostra de líquido articular ou de outros líquidos corporais. Portanto, os testes diagnósticos para comprovar a exposição não dependem de cultura microbiológica ou de teste PCR, e sim de exames sorológicos para a pesquisa de anticorpos contra antígenos da *Borrelia Bb*. Testes mais antigos, como IFA de célula inteira ou ELISA, mostraram reações cruzadas com outras espiroquetas e com antígenos vacinais. O teste Western de imunotransferência ajuda a mostrar padrões de bandas que se alteram ao longo do tempo por causa da variação antigênica induzida pela *Borrelia Bb* no hospedeiro durante o estado de portador. Mais uma vez, pode haver reações cruzadas. Os títulos de IgM e IgG não são úteis em cães em razão do longo tempo de incubação antes do surgimento da doença (2 a 5 meses), de modo que é improvável que os cães apresentem a enfermidade quando há IgM+/IgG. A variação antigênica pode induzir novos picos de IgM durante a fase de portador, portanto a condição IgM+/IgG+ não indica necessariamente que houve exposição recente.

O teste rápido SNAP-4DxPlus (IDEXX) fornece um resultado qualitativo para antígeno de dirofilária e anticorpos contra *Ehrlichia canis, E. chaffeensis, E. ewingii, Anaplasma phagocytophilum, A. platys*, bem como contra o antígeno peptídico Lyme C6, o qual é uma réplica recombinante da região constante de um antígeno (VlsE) que só é expresso por *Borrelia Bb* quando ela está no hospedeiro. Ele não é encontrado no carrapato, nem em cultura *in vitro* desse microrganismo, nem em qualquer vacina contra doença de Lyme. Assim, os anticorpos contra o peptídio C6 são específicos para exposição natural. Como o teste SNAP-4DxPlus não usa reagentes espécie-específicos, pode ser usado em gatos, mesmo sem a indicação do fabricante, para detectar anticorpos após exposição a *Borrelia Bb* e a *Anaplasma* spp.

O teste Lyme C6Quant (IDEXX) fornece um resultado quantitativo. A magnitude de qualquer título para doença de Lyme não prediz doença e não é causa para o início do tratamento em cães que não apresentam sinais clínicos nem são proteinúricos. Em cães tratados, o teste SNAP-4DxPlus qualitativo é muito sensível, e provavelmente seu resultado se mantém positivo durante anos, mesmo com um nível baixo de C6Quant. Foi demonstrado que o nível C6Quant diminui após o tratamento,[73] de modo que um teste basal (ou referência) 3 a 6 meses após o tratamento pode ser útil para comparações futuras. Se os sinais de doença sugerem reinfecção ou recidiva de Lyme, mas o nível de C6Quant não for muito maior que o valor do teste basal pós-tratamento, provavelmente os sinais não são atribuíveis à doença de Lyme e não se recomenda a repetição do tratamento.

O teste AccuPlex4 (Antech) fornece resultado qualitativo para antígeno de dirofilária, anticorpos contra *Ehrlichia canis*, *Anaplasma phagocytophilum* e cinco antígenos de doença de Lyme. Um algoritmo é usado para interpretar a magnitude e a relação dos anticorpos com (1) OspA, p31, o antígeno presente em todas as vacinas contra doença de Lyme, mas às vezes também expresso no hospedeiro e detectado em pessoas não vacinadas com doença de Lyme crônica não responsiva a antibióticos, que poderia ser uma doença imunomediada;[74-76] (2) OspC, que aumenta 2 a 3 semanas após a exposição natural e diminui 3 a 5 meses depois, se o cão não for exposto novamente – novas vacinas contendo bacterina podem induzir a produção de anticorpos contra OspC; (3) OspF, que aumenta 6 a 8 semanas após a exposição e persiste por longo tempo, possivelmente apesar do tratamento; (4) p39, anticorpos detectados em 88% dos animais naturalmente expostos contra 47% dos vacinados;[77] e (5) antígeno SLP (patenteado). De acordo com Antech Laboratories e estudos realizados na Colorado State University, o teste AccuPlex4 pode detectar anticorpos contra *Anaplasma* e microrganismo causador da doença de Lyme 1 semana antes do teste SNAP-4Dx.[78] Contudo, um estudo recente comparando esses testes constatou que o AccuPlex4 não era tão replicável e foi menos específico e sensível do que o SNAP-4DxPlus para a pesquisa desses anticorpos.[79] Outros testes incluem o Multiplex (Cornell University Animal Health Diagnostic Center), que fornece resultados quantitativos para títulos de anticorpos contra OspA, OspC e OspF, e o qualitativo rápido VetScan Canine Lyme Rapid (Abaxis), que detecta anticorpos contra VlsE, OspC e flagelina, os quais podem apresentar reação cruzada com outras flagelinas bacterianas.

A diferenciação entre os anticorpos vacinais e aqueles de exposição natural e entre os anticorpos de infecção precoce e aqueles de infecção tardia pode não ser tão direta como se pensava antes. Os anticorpos contra OspA, detectados principalmente em animais vacinados, com título protetor desconhecido, e os anticorpos contra OspC, detectados sobretudo em animais não vacinados, podem ser detectados em pacientes vacinados e não vacinados. Os anticorpos contra OspC e OspF podem fornecer uma indicação sobre quando o cão foi exposto pela última vez a esses antígenos do microrganismo causador da doença de Lyme, mas não quando foi exposto pela primeira vez. Em cães, a informação de que a infecção (exposição) é inicial ou tardia pode não ser útil.

Sempre que um cão mostrar evidência de exposição natural, saudável ou doente, pelo menos três repercussões importantes são aparentes: (1) ele deve ser rastreado quanto à proteinúria renal, de modo que seja realizada intervenção precoce para possível nefrite de Lyme, se indicada; (2) ele foi exposto a carrapatos e animais selvagens, portanto podem ser indicados testes adicionais para a avaliação de exposição ou sinais de infecções concomitantes – como anaplasmose, babesiose, bartonelose, erliquiose, febre maculosa das Montanhas Rochosas, leptospirose, outras infecções causadas por *Borrelia* spp. etc.; e (3) ele precisa ser submetido a um melhor controle dos carrapatos. Os cães soropositivos são sentinelas, indicando que os donos vivem em uma região onde os carrapatos são portadores do microrganismo que causa doença de Lyme. Os proprietários ficam gratos quando os veterinários os orientam sobre doenças transmitidas por carrapatos, controle de carrapatos, condições ambientais e questões de saúde pública. Por exemplo, os veterinários podem alertar as pessoas a não esperar pelo surgimento de exantema ou da doença para consultar o médico quando encontrarem um carrapato ingurgitado em si mesmas, porque, para quem que vive em regiões endêmicas para doença de Lyme, o tratamento com uma dose de doxiciclina dentro de 72 horas após a remoção de um carrapato *Ixodes* ingurgitado tem sido útil na prevenção da doença de Lyme.[80]

## TRATAMENTO DE ARTRITE E NEFRITE DE LYME

### Tratamento de cães assintomáticos e sem proteinúria

Há controvérsia quanto à necessidade de tratamento de cães assintomáticos e sem proteinúria com título de anticorpos contra o microrganismo causador de doença de Lyme positivo (Tabela 211.1).[8,9] A magnitude do título não é preditiva nem mesmo associada à doença, e a autora não defende o tratamento de todos os cães. Os soropositivos devem ser examinados e monitorados várias vezes ao ano para avaliar se há proteinúria – a frequência e o tempo necessários não são conhecidos. Não há comprovação de que o tratamento previna doenças futuras.

### Tratamento de artrite de Lyme em cães

Estudo experimental mostrou que a artrite de Lyme é autolimitante; portanto, a necessidade de tratamento é questionável. No campo, no entanto, cães com suspeita de artrite de Lyme geralmente são tratados com doxiciclina ou minociclina, em razão da ocorrência comum de infecções concomitantes – por exemplo, anaplasmose –, quase sempre durante 4 semanas, na dose de 5 a 10 mg/kg/12 horas por via oral, embora não se saiba o melhor protocolo. Os sinais clínicos, em geral, melhoram sobremaneira 1 a 2 dias após o início da terapia; caso contrário, outros diagnósticos devem ser considerados, como poliartropatia imunomediada, que responde ao tratamento com corticosteroides. A maioria dos casos de doença de Lyme é eliminada com 1 mês de terapia antimicrobiana. Os valores do teste Lyme C6 Quant (IDEXX), obtidos antes e 3 a 6 meses após o tratamento, são úteis para futuras comparações, uma vez que é comum notar uma redução ≥ 50% no valor inicial, > 100, desde que o controle de carrapatos seja adequado para prevenir nova exposição. O valor obtido 6 meses pós-tratamento pode ser usado como basal, sendo útil para futuras comparações, se o cão manifestar novamente sinais de possível doença de Lyme, bem como para indicar se a reinfecção/recidiva justifica ou não novo tratamento. Os testes diagnósticos qualitativos para doença de Lyme permanecem positivos durante anos, mesmo após o tratamento, portanto não indicam uma condição de portador nem a necessidade de repetir o tratamento. Não se sabe se o título de anticorpos contra OspF diminuem após o tratamento, mas, no teste IFA ou ELISA com células inteiras, o título de anticorpos não diminui de modo tão marcante quanto o título de anticorpos contra o peptídeo C6 após o tratamento.[48,73] Anticorpos podem ser decorrência da memória imunológica, e não necessariamente da condição de portador contínuo.

### Tratamento de nefrite de Lyme em cães

Sem um modelo experimental para nefrite de Lyme, especula-se o melhor protocolo terapêutico. A duração do tratamento antimicrobiano geralmente é longa – 3 a 6 meses, ou até haver redução do valor do teste de Lyme C6Quant (IDEXX) –, pois em 10 a 15% dos cães o microrganismo pode não ser eliminado após apenas 1 mês de tratamento. Recomenda-se o tratamento padrão para NPP[81] (ver Capítulo 325), como inibidores da enzima conversora da angiotensina; outros inibidores do sistema renina-angiotensina-aldosterona (SRAA), se necessário; dieta com baixo teor de proteínas, suplementação com ácido graxo ômega-3, antitrombóticos, anti-hipertensivos; e tratamento de doença renal crônica, quando necessário (ver Capítulo 324) – por exemplo, ligadores de fosfato, antieméticos, protetores gástricos, estimulantes de apetite, cristaloides/coloides etc. Sugere-se o monitoramento da proteinúria a cada 1 a 2 semanas em cães que apresentem sinais clínicos moderados ou, menos frequentemente, em pacientes estáveis. O monitoramento é baseado na média dos resultados da proporção proteína/creatinina na urina (PPCU) em uma mistura de alíquotas iguais obtidas de três amostras diárias; hematócrito; concentrações séricas de albumina, globulina, creatinina, nitrogênio ureico sanguíneo (NUS),

# CAPÍTULO 211 • Doença de Lyme

**Tabela 211.1** Recomendações para cães com anticorpos contra o microrganismo causador de doença de Lyme, após exposição natural.

| | ASSINTOMÁTICO | SEM PROTEINÚRIA | OLIGOARTRITE OU POLIARTRITE, FEBRE |
|---|---|---|---|
| **Testes diagnósticos** | Triagem para proteinúria* | Pesquisa de proteinúria (renal?); Estadiamento IRIS Excluir outras causas de NPP (HC; perfil bioquímico sérico; MPS; urinálise; urocultura; PCU; teste C6Q; radiografias de tórax; ultrassom abdominal; possível biopsia renal (ver texto) | Triagem para proteinúria* Líquido articular para citologia e cultura, HC, perfil bioquímico sérico, radiografias Realize o teste C6Q Considere outras causas de claudicação/febre (ver texto) |
| **Considerar coinfecções:** A positividade para doença de Lyme pode ser coincidência e apenas um indicador de exposição a carrapatos e animais selvagens | Triagem para infecções possíveis:<br>• Anaplasmose/erliquiose<br>• Babesiose<br>• Bartonelose<br>• Dirofilariose | Triagem para doenças infecciosas:<br>• Anaplasmose/erliquiose[†]<br>• Babesiose<br>• Bartonelose<br>• Dirofilariose<br>• FMMR[†]<br>• Leptospirose[†]<br>• Considere a possibilidade de doenças fúngicas, brucelose, hepatozoonose, leishmaniose, outras infecções | Triagem para doenças infecciosas:<br>• Anaplasmose/erliquiose[†]<br>• Babesiose<br>• Bartonelose<br>• Dirofilariose<br>• FMMR[†]<br>• Leptospirose (miosite)[†]<br>• Brucelose, infecções fúngicas e outras infecções |
| **Tratamento e monitoramento** | Controle de carrapatos (ver texto) Há controvérsia quando ao tratamento antimicrobiano; ademais, não há comprovação de que previne doenças futuras A magnitude do título de anticorpos contra doença de Lyme não foi associada a doenças futuras Caso utilize antimicrobiano, teste C6Q antes e 3 a 6 meses depois para obter um valor basal para futuras comparações | Controle de carrapatos (ver texto) Tratar com antibióticos (protocolo desconhecido, possivelmente 3 a 6 meses) e tratamentos padrão de NPP: dieta renal, iECA/iSRAA, ácidos graxos ômega 3, antitrombócitos, anti-hipertensivos, ligadores de fosfato, antieméticos/protetores, considere o uso de imunossupressores, coloides etc. Teste C6Q antes e 3 a 6 meses depois para obter um valor basal para futuras comparações | Controle de carrapatos (ver texto) Tratar com antibióticos (1 mês) Se não responder após 1 a 2 dias, considere outra causa para os sinais clínicos Evite o uso de AINE quando há necessidade de esteroides, no caso de suspeita de PAIM Teste C6Q antes e 3 a 6 meses depois para obter um valor basal para futuras comparações |

*Verifique se há proteinúria três a quatro vezes no primeiro ano e, em seguida, duas vezes por ano. [†]Podem ser necessários testes na fase aguda e em convalescentes. *AG*, ácidos graxos; *AINE*, anti-inflamatório não esteroide; *C6Q*, teste Lyme C6Quant (IDEXX); *FMMR*, febre maculosa das Montanhas Rochosas; *HC*, hemograma completo; *iECA*, inibidor da enzima conversora de angiotensina; *IRIS*, International Renal Interest Society (www.iris-kidney.com); *iSRAA*, inibidores do sistema renina-angiotensina-aldosterona; *MPS*, mensuração da pressão sanguínea; *NPP*, nefropatia com perda de proteínas; *PAIM*, poliartropatia imunomediada; *PPCU*, proporção proteína/creatinina na urina.

fósforo, cálcio, Na e K; e mensuração da pressão sanguínea. Esses resultados são usados para ajustar o protocolo de tratamento, conforme necessário. Em cães que apresentam azotemia, vômito e anorexia, o prognóstico é reservado. Os cães mencionados anteriormente, antes de manifestarem sinais de uremia, podem responder ao tratamento padrão para NPP.

Como a nefrite de Lyme está associada à glomerulonefrite imunomediada (GNIM), pode-se administrar terapia imunossupressora.[70,82,83] Se possível, recomendam-se a exclusão de diagnósticos diferenciais e a comprovação de GNIM em amostra obtida por biopsia renal antes do início do tratamento imunossupressor.[69] As amostras de rim obtidas por biopsia devem ser enviadas ao International Veterinary Renal Pathology Service para exame em microscopia óptica de corte histológico delgado, colorações especiais, imunofluorescência e microscopia eletrônica de transmissão. No entanto, não há corantes validados que comprovem algum complexo imune específico para doença de Lyme. Se os sinais clínicos da doença forem rapidamente progressivos, recomenda-se a terapia imunossupressora, mesmo sem a confirmação de GNIM na amostra de rim obtida por biopsia.[70] Ainda não se sabe o melhor protocolo terapêutico. Quase sempre, opta-se pelo micofenolato, mas ele pode causar efeitos colaterais gastrintestinais. Outros protocolos terapêuticos incluem pulsoterapia com corticosteroides (2 dias), ciclofosfamida a cada 2 semanas, clorambucila, azatioprina ou ciclosporina (ver Capítulo 165).

## PREVENÇÃO DA DOENÇA DE LYME EM CÃES

### Controle de carrapatos

Como várias enfermidades são transmitidas por carrapatos, além da doença de Lyme em regiões endêmicas, recomenda-se o controle de carrapatos, a despeito do uso ou não de vacinas contra a doença de Lyme. O controle/prevenção de carrapatos envolve fatores ambientais, evitando-se seus hábitats, removendo-os (Vídeo 211.1) e usando carrapaticidas. Embora a transmissão da doença de Lyme quase sempre não ocorra antes de 2 a 4 dias após a fixação do carrapato no animal, os produtos que matam os carrapatos apenas 24 horas após a fixação – por exemplo, o fipronil – não são preferidos porque pode ocorrer a transmissão de outros microrganismos, também transmitidos por carrapatos, com mais rapidez. Portanto, recomendam-se produtos que previnam a fixação de carrapatos ou que os matem logo após sua fixação. Exemplos são os produtos de uso tópico à base de permetrina (p. ex., K9 Advantix II [Bayer], mensalmente), colar contendo piretroide (p. ex., Seresto [Bayer], atua por 8 meses), colar contendo amitraz (p. ex., Preventic [Virbac], atua por 3 meses) ou compostos recentes de isoxazolina de uso oral (mastigáveis), que inibem os canais de cloreto dependentes de GABA específicos para artrópodes e matam os carrapatos logo após o início do repasto sanguíneo, como NexGard (Merial, mensalmente), Bravecto (Merck, atua por 3 meses contra carrapatos *Ixodes*, *Rhipicephalus* e *Dermacentor* e por 2 meses contra carrapatos *Amblyomma*) ou Simparic (sarolaner, Zoetis).

### Vacinas contra doença de Lyme

Várias bacterinas, uma vacina de subunidade de OspA recombinante sem adjuvante e uma nova vacina recombinante quimérica (crLyme, Zoetis, que inclui material OspC de 7 cepas de *Borrelia Bb*) estão disponíveis.[10] Todas elas induzem a produção de anticorpos contra OspA, reduzindo o número de microrganismos *Bb* vivos no interior do carrapato, à medida que ele faz o repasto sanguíneo. Atualmente, todas as bacterinas disponíveis também induzem a produção de anticorpos contra OspC, bem como a de outros anticorpos que podem matar quaisquer microrganismos *Bb* transmitidos ao hospedeiro. Ainda há controvérsia quanto ao uso de vacinas contra doença de Lyme, pois (1) há disponibilidade de excelentes produtos para o controle de carrapatos e, de todo modo, são necessários para prevenir outras doenças transmitidas por carrapatos em regiões endêmicas para doença de Lyme; (2) a artrite de Lyme ocorre apenas em < 5% dos cães expostos a *Borrelia Bb*; (3) a artrite de Lyme é autolimitante ou facilmente tratada com antibióticos; (4) as vacinas contra a doença de Lyme são menos eficazes, com menor duração da imunidade e mais eventos pós-vacinais do que as vacinas contra outras doenças;[1,56,84-88a] (5) a vacinação pode dar uma falsa sensação de segurança; (6) não há comprovação de que as vacinas contra a doença de Lyme previnam nefrite de Lyme; (7) as vacinas contra doença de Lyme podem interferir na interpretação de alguns resultados de testes diagnósticos; e (8) as formas mais graves da doença de Lyme são raras, provavelmente imunomediadas, e não se sabe se os antígenos das vacinas contra a doença de Lyme podem sensibilizar ou agravar a doença em indivíduos geneticamente predispostos.[10] Em modelos animais e em pessoas geneticamente predispostas, o OspA tem ação inflamatória, sensibiliza e induz uma resposta marcante de $T_H1$; alto título de anticorpos anti-OspA está associado à doença imunomediada após doença de Lyme crônica não responsiva; e foram encontrados antígenos do microrganismo causador de Lyme, inclusive OspA, em depósitos de imunocomplexos em cães com suspeita de nefrite de Lyme.[7,22,67,89-96]

O desenvolvimento de futuras vacinas pode tirar proveito de outros modelos, como a proteína da saliva do carrapato, Salp-15, que se liga à *Borrelia Bb* e facilita o início da infecção no hospedeiro.[97-99]

### REFERÊNCIAS BIBLIOGRÁFICAS

*As referências bibliográficas deste capítulo se encontram online no Ambiente de Aprendizagem.*

## CAPÍTULO 212

# Micobacteriose, Actinomicose e Nocardiose

Joanna Whitney e Carolyn R. O'Brien

### MICOBACTERIOSES

O gênero *Mycobacterium* é membro da ordem Actinomycetales. As micobactérias são bacilos sobretudo intracelulares, aeróbicos, álcool-ácido-resistentes, não produtores de esporos e resistentes ao ambiente. Em geral, são saprófitos e não patogênicos, conquanto várias espécies sejam consideradas patógenos primários ou oportunistas. As infecções causadas por micobactérias vêm sendo mais diagnosticadas em animais de companhia graças a melhores técnicas de diagnóstico, uso de medicamentos imunossupressores e seu potencial zoonótico. É provável que a prevalência de micobacterioses em cães e gatos seja subestimada, uma vez que há um baixo índice de suspeita, causam sintomas inespecíficos e pode ser difícil confirmar o diagnóstico antes da morte do paciente.[1]

As micobactérias são classificadas com base na manifestação clínica em pacientes humanos (tuberculoide, não tuberculoide e leproide) ou em suas propriedades físicas e bioquímicas. Em animais de companhia, elas quase sempre são classificadas em doença tuberculosa, saprófita (de crescimento rápido e lento) e lepromatosa. No entanto, há muita sobreposição de sintomas em pequenos animais. Diferentes microrganismos causam sinais clínicos semelhantes, e a categorização desses organismos não é consistente.

### MICOBACTERIOSE TUBERCULOSA

#### Considerações gerais

A tuberculose é uma infecção causada por membros do complexo *Mycobacterium tuberculosis* (MTB), que são patógenos obrigatórios. Em gatos, relata-se que a tuberculose é causada por *M. bovis*, *M. microti* e, raramente, *M. tuberculosis*.[1-12] Em cães, a ocorrência dessa doença é menos comum e está associada à infecção por *M. tuberculosis* ou *M. bovis*.[2,13-29] Há relatos também da causada por *M. microti tuberculosis*.[12]

#### Epidemiologia e patogênese

##### Reservatórios

O principal reservatório de *M. bovis* é o bovino doméstico. Entretanto, ratos, porcos e cervídeos selvagens, texugos e gambás são propostos como vetores da infecção.[3,30,31] Na epidemiologia de *M. bovis*, gatos e cães são considerados hospedeiros *spillover*, ou seja, o microrganismo conseguiu se adaptar e migrar de uma espécie para outra. Os gatos parecem mais suscetíveis à infecção do que os cães.[2,32] Os humanos são os hospedeiros reservatórios de *M. tuberculosis*, e a infecção de cães e gatos é resultado do contato próximo com pessoas infectadas.[19,29,33-35] Relatam-se altas taxas de transmissão em cães que vivem em ambientes de alto risco, embora a incidência seja baixa.[25] Elevados níveis de infecção subclínica foram demonstrados em caninos infectados com *M. tuberculosis*.[36] Ratos silvestres foram identificados como hospedeiros reservatórios de *M. microti* na Grã-Bretanha. A infecção por esse microrganismo foi relatada em humanos, alpacas, lhamas, texugos, suínos, bovinos, equinos, furões e, com mais frequência, gatos.[10,37,38]

##### Cães e gatos

Em gatos, a tuberculose, em grupos exclusivos com base nas espécies de micobactérias, quase sempre é verificada em regiões endêmicas.[2,3,5] Em cães, a ocorrência é considerada rara, sobretudo em áreas onde as taxas de infecção em humanos e bovinos são baixas.[15] Gatos adultos sem raça definida e com acesso ao ambiente externo são mais infectados por microrganismos do complexo MTB, embora as infecções por *M. microti* em siameses possam ser superestimadas. Felinos com infecção por *M. microti* quase sempre são machos mais velhos, ao contrário daqueles nos quais se isola o *M. bovis*.[5] Em gatos, a caça e a captura de roedores têm se mostrado um fator de risco para infecção por *M. microti*. Ademais, a imunossupressão pode resultar em reativação de infecções latentes.[5,9,29,39] A infecção pelo vírus da imunodeficiência felina (FIV) foi proposta como causa da rápida progressão da doença (ver Capítulo 222). No entanto, apenas 2/339 animais com micobacteriose foram positivos para FIV.[5,6] Mais do que o agente etiológico específico, a resposta imune do hospedeiro e a duração da infecção são consideradas responsáveis pela morfologia da lesão.[40] Lesões tuberculoides se desenvolvem pela agregação de macrófagos nos locais da infecção. Essa resposta pode determinar se a infecção se torna latente ou permanece ativa. Mediadores pró-inflamatórios liberados pelos macrófagos podem resultar em sinais sistêmicos da infecção.[41]

### Via de infecção

A via de infecção parece responsável pelas manifestações iniciais da doença e pela localização da(s) lesão(ões) primária(s). Assim, a doença tende a surgir inicialmente na pele, no trato gastrintestinal (GI) ou nas vias respiratórias. No entanto, graças à cronicidade da infecção e ao potencial de disseminação hematogênica, o sítio primário pode não ser identificável no momento do diagnóstico. Lesões periféricas e o histórico de mordida de animais selvagens em gatos – e, às vezes, em cães – sugerem que a maioria se desenvolve após a inoculação de microrganismos por meio de feridas provocadas por mordida.[7,20,42] Uma série de casos recentes destacou o risco de disseminação nosocomial de *M. bovis* em gatos.[43]

### Histórico e sinais clínicos

A manifestação mais comum da tuberculose em gatos é o desenvolvimento de massas teciduais subcutâneas (SC), muitas vezes com fístulas e linfadenopatia regional.[5-7,9,13,42] Os felinos podem manifestar sinais sistêmicos inespecíficos de letargia, anorexia, perda de peso ou angústia respiratória, além de lesões cutâneas.[5-7] Em cães, os sinais clínicos de tuberculose são inespecíficos ou refletem o local da infecção. Informações comuns no histórico clínico incluem letargia, anorexia, perda de peso, tosse, dispneia, vômito e diarreia.[12,14,15,20,22,28,29,44-46] Os sintomas menos comuns são disfunção neurológica, lesões cutâneas, epistaxe e claudicação.[12,14,20,28,29,47] No momento da consulta, quase sempre os cães apresentam pirexia e baixo escore de condição corporal.[12,15,22,28,44]

### Diagnóstico

Na tuberculose, os resultados de exames laboratoriais e os achados de testes de imagem diagnósticos geralmente são inespecíficos, embora possam refletir o local da infecção ou a gravidade da doença.[48] A diferenciação individual entre agentes etiológicos da tuberculose ou entre as infecções tuberculosas e outras causadas por micobactérias não pode ser baseada só em achados clínicos.[5] O diagnóstico inicial de tuberculose é baseado na suspeita clínica, na localização geográfica e na detecção do bacilo álcool-ácido resistente (BAAR) no exame histológico de amostras de tecido. Em geral, a confirmação requer cultura do microrganismo, que pode demorar de 4 a 6 semanas e requer um meio especial.[49] Um subconjunto de gatos foi identificado como negativo para BAAR em exame laboratorial inicial. Contudo, com base nessas amostras, podem ser isoladas micobactérias, em particular *M. bovis* e *M. microti*.[5,50]

Testes de tuberculina intradérmica (ID) e título de anticorpos contra *M. bovis*, em gatos, e testes ID, em cães, não são úteis.[51] Foram avaliados vários exames imunodiagnósticos *ante-mortem* para *M. bovis*, os quais mostraram excelente potencial.[49,52-54] A amplificação de DNA se mostrou um meio rápido e preciso de identificação de microrganismos do complexo *M. tuberculosis*.[11,36] Há relatos de testes moleculares como auxiliares na identificação dos agentes etiológicos da tuberculose, sobretudo em cães.[9,12,15,22,28,47,55]

### Tratamento e prognóstico

O potencial zoonótico da tuberculose deve ser explicado aos proprietários antes do início do tratamento. Não há apenas risco zoonótico, e o prognóstico de gatos com tuberculose é reservado. Embora muitos animais respondam bem a uma variedade de antimicrobianos, a escolha inadequada de medicamentos e a duração do tratamento muitas vezes resultam em recidiva da doença e disseminação sistêmica.[50] O tratamento efetivo envolve extirpação cirúrgica ou desbridamento de lesões cutâneas e terapia antimicrobiana de longa duração. Os gatos devem ser tratados inicialmente por 2 meses com uma combinação de rifampicina, fluoroquinolona (de preferência pradofloxacino ou moxifloxacino) e claritromicina ou azitromicina, seguida de administração adicional de rifampicina e fluoroquinolona ou macrolídeo por 4 a 6 meses.[56] O prognóstico de cães com doença sistêmica é grave. A maioria dos animais foi sacrificada por causa da progressão da infecção e/ou dos efeitos adversos da terapia.[12,15,44,45,55] O tratamento efetivo com antibioticoterapia tripla foi relatado em um cão com peritonite aguda.[22]

### Considerações sobre saúde pública

Há raros relatos de transmissão de tuberculose de animais de companhia aos proprietários. O potencial zoonótico de animais infectados é uma preocupação crescente, particularmente em proprietários imunossuprimidos.[57] A tuberculose é uma doença de notificação obrigatória em muitos países. As autoridades de saúde pública devem ser informadas acerca de qualquer diagnóstico positivo em cães ou gatos, quando necessário. Quando a tuberculose for um diagnóstico diferencial, deve-se ter cuidado no manuseio do paciente e das amostras em hospitais veterinários. Há relato de infecção da equipe veterinária por *M. tuberculosis* após a aerossolização do microrganismo durante a necropsia de um cão infectado.[29]

## MICOBACTERIOSE SAPROFÍTICA

### Etiologia

Micobacterioses saprofíticas são causadas por bactérias presentes em ambientes terrestres e aquáticos. As infecções provocadas por *Mycobacteria* spp. são conceitualmente classificadas em micobactérias de crescimento rápido (MCR) e de crescimento lento (MCL) (Tabela 212.1). O complexo *Mycobacterium avium* (CMA) é um MCL composto por *M. avium* e *M. intracellulare*. Há quatro subespécies de *M. avium*, e o *M. avium* subespécie *paratuberculosis* é o único patógeno sabidamente obrigatório nesse grupo de microrganismos. Micobactérias saprofíticas são relatadas como causas de doenças mais comuns em gatos do que em cães.[58-132]

### Epidemiologia e patogênese

#### Micobactérias de crescimento lento

As micobactérias saprofíticas de crescimento lento (MCL), em particular a *M. avium*, causam doença granulomatosa local e sistêmica, resultando em síndromes indistinguíveis da tuberculose.[60-62,64,66,68-70,73,74,76,78,80,83,85,86,94-96,98,104,105,107-109,112-114,117,120,123,125-129,132] Ao contrário de outras MCL, a *M. ulcerans* produz micolactona, uma toxina macrolídea que acredita-se ser a causa das lesões distintas associadas à infecção por essa espécie.[133] A *M. avium* é a MCL mais associada a infecções sistêmicas em cães e gatos (ver Tabela 212.1), embora a patogenicidade das subespécies individuais ainda não esteja totalmente elucidada. A *M. avium* subsp. *paratuberculosis* foi identificada em humanos

### Tabela 212.1 — Mycobacteria spp. em cães e gatos.

| | | CÃES | GATOS |
|---|---|---|---|
| Tuberculosa | | **M. bovis**[DCP]<br>**M. tuberculosis**[DCP]<br>M. microti[D] | **M. bovis**[CD]<br>**M. microti**[CDL]<br>M. tuberculosis[CD] |
| Saprofítica | Crescimento rápido | M. fortuitum[LC]<br>M. goodii[CP]<br>M. smegmatis[CP]<br>M. chelonae-abscessus[L] | **M. fortuitum**[PCL]<br>**M. smegmatis**[PD]<br>M. chelonae-abscessus[PC]<br>M. alvei[P]<br>M. goodii[D]<br>M. thermoresistibile[PL]<br>M. phlei[P]<br>M. massiliense[C]<br>M. mucogenicum[C] |
| | Crescimento lento | **Complexo M. avium**[D]<br>M. ulcerans[C]<br>M. kansasii[DL] | **Complexo M. avium**[CDL]<br>M. ulcerans[C]<br>M. terrae[C]<br>M. xenopi[PD]<br>M. simiae[D]<br>M. celatum[D]<br>M. malomense[C]<br>M. heckeshornense[D]<br>M. genavense[D] |
| Leproide | | **Espécies não classificadas**[C] | M. lepraemurium[C]<br>M. visibile[PCD]<br>Espécies não classificadas[C] |

C, lesões cutâneas; D, doença disseminada; L, doença pulmonar; P, paniculite.
**Microrganismos comuns em negrito.**

com doença de Crohn, bem como no trato gastrintestinal (GI) de cães com enteropatia crônica, mas sua importância clínica não foi esclarecida.[134,135] MCL causam infecções oportunistas, quase sempre em animais jovens e imunossuprimidos.[61,66,67,71,72,74,75,78,83,85,87,91,94,96,105,107,109,114,118,124,127,129] Há relatos de predisposição racial em cães e gatos, sugerindo, em alguns deles, anormalidade imune hereditária. As infecções causadas por MCL em gatos Siameses, Somalis e Abissínios, bem como em cães das raças Schnauzer Miniatura e Basset Hound, são super-representadas.[61,80,98,104,105,105,107,109,112,123,129,130]

### Micobactérias de crescimento rápido

Em gatos, as micobactérias de crescimento rápido (MCR) causam infecções difusas, em vez de nodulares, subcutâneas (SC) ou cutâneas. A infecção é menos comum em cães, presumivelmente após a inoculação durante brigas ou traumas.[60,63,77,79,89,90,97,106,122,136] Os animais acometidos quase sempre estão obesos e aparentemente imunocompetentes.[77,89] Gatas são super-representadas.[77,89] Há relatos de casos esporádicos de infecções pulmonares e sistêmicas causadas por M. fortuitum, M. thermoresistibile e M. smegmatis.[65,72,115,119,131]

### Histórico e sinais clínicos

Doença pulmonar, gastrintestinal ou disseminada associada à infecção causada por MCL é indistinguível da tuberculose. As manifestações clínicas típicas incluem perda de peso crônica, inapetência, vômito, diarreia e/ou dispneia.[61,66,83,91,94,96,105,109,114,117] O exame físico costuma revelar linfadenopatia periférica e pirexia.[61,86,94,105,107,114,117,118,129] As MCR têm predileção por tecido adiposo e, com mais frequência, causam paniculite na região ventral do abdome e nas áreas inguinais de gatos. O tecido costuma ficar firme graças ao espessamento e à ulceração da pele que o recobre. Pode-se notar uma ou mais fístulas. Embora a infecção respiratória e a disseminação sistêmica sejam raras, gatos infectados podem apresentar pirexia, inapetência e letargia.

### Diagnóstico

O diagnóstico de micobacteriose saprofítica, em geral, é baseado na manifestação clínica, nos achados de exames citológicos ou histopatológicos e na cultura de micobactérias ou em teste molecular. Assim como ocorre com as infecções tuberculosas, as sistêmicas causadas por MCL ocasionam resultados inespecíficos nos exames hematológicos de rotina, no perfil bioquímico sérico e em testes de imagem diagnósticos, compatíveis com doença infiltrativa disseminada dos órgãos afetados. A coloração ácido-resistente de tecido obtido de animais infectados por M. avium e outras MCL frequentemente revela maior quantidade de microrganismos do que a verificada em infecções tuberculosas. No entanto, estes têm um crescimento bastante lento em cultura microbiológica e quase sempre se recomendam testes moleculares para posterior caracterização. O exame citológico de lesões decorrentes de infecções por MCR, em geral, revela uma inflamação granulomatosa na qual os microrganismos podem não ser visíveis. A MCR muitas vezes pode ser cultivada em meio de cultura de rotina, ainda que diferentes espécies necessitem de um meio de cultura específico e possam ser necessários testes moleculares para o diagnóstico definitivo.

### Tratamento e prognóstico

As MCL, em particular a M. avium, apresentam maior resistência inata e variáveis sensibilidades aos antimicrobianos. Sempre que possível, deve-se realizar um teste de sensibilidade (antibiograma). A terapia combinada de longa duração foi recomendada, porém parece ser mais efetiva em gatos do que em cães.[60,61] Em felinos, o prognóstico da infecção disseminada causada pelo complexo Mycobacterium avium (CMA) é reservado, pois mesmo alguns animais que respondem à terapia inicial apresentam recidivas. Em cães com doença sistêmica, o prognóstico é grave, sendo muitos deles submetidos à eutanásia logo após o diagnóstico.

O tratamento de paniculite granulomatosa é mais efetivo com o uso de antimicrobiano (gentamicina) no pré-operatório e no perioperatório, além de citorredução cirúrgica radical e terapia antimicrobiana no pós-operatório, única ou combinada, de longa duração, com base em testes de sensibilidade.[88,122] O prognóstico é variável, sendo que alguns microrganismos apresentam altas taxa de recidiva da doença.[77]

### Considerações relativas à saúde pública

Como microrganismos saprofíticos, essas micobactérias podem infectar pessoas com imunossupressão da mesma forma que as infecções animais. Em humanos, há raros relatos de micobacteriose saprofítica causada por mordida de cão ou ferimento gerado por arranhadura de gato.[137-140]

## SÍNDROMES LEPROIDES

### Considerações gerais

Síndromes leproides foram descritas em cães, gatos,[141-172] e são caracterizadas por lesões cutâneas discretas. Seus agentes etiológicos não podem ser cultivados prontamente em meio de cultura padrão para as micobactérias. As técnicas de diagnóstico molecular possibilitaram maior elucidação da identidade desses microrganismos.

### Etiologia

#### Gatos

A hanseníase felina resulta de uma das várias espécies de micobactérias consideradas saprofíticas que causam infecções oportunistas. O sequenciamento genético de amostras de tecido detectou *M. lepraemurium* em cerca de metade dos casos.[142,148,151] *M. intracellulare*, *M. mucogenicum* e espécies de micobactérias não classificadas também foram isoladas de lesões semelhantes.[144,148,173]

#### Cães

Não foi determinado se a "síndrome do granuloma leproide canino" resulta da infecção por um único agente ou por múltiplos. Até o momento, foram isolados microrganismos geneticamente idênticos de granulomas leproides caninos. No entanto, sua espécie permanece não caracterizada graças à carência de culturas laboratoriais.[161,164,165] Essa nova espécie possivelmente é um saprófita oportunista presente no ambiente.[166]

### Epidemiologia e patogênese

#### Gatos

Casos de hanseníase felina foram relatados na Austrália, na costa do Pacífico do Canadá, no Reino Unido, na Holanda, na França, na Itália, nos EUA, no Japão, na Grécia e na Nova Zelândia.[8,141,142,144-152,154-156,158,174] Acredita-se que a infecção por *M. lepraemurium* seja transmitida por contato ou mordida de roedores. Isso é apoiado por evidências de que pelo menos alguns animais infectados caçaram e comeram ratos.[145,150] Ainda que a transmissão por inseto-vetor tenha sido sugerida, há evidências limitadas a respeito. Maior incidência de hanseníase felina foi relatada nos meses mais frios em alguns países. Embora isso possa indicar a preferência de pelo menos um dos microrganismos causadores por temperaturas mais baixas, outros fatores – em animais que permaneciam mais tempo dentro de casa, possibilitando uma observação mais detalhada – não podem ser excluídos.[152,158] Uma distribuição etária bifásica foi descrita em gatos com hanseníase felina. O primeiro grupo compreendia gatos machos jovens, aparentemente imunocompetentes, infectados por *M. lepraemurium*. O segundo compreendia animais mais velhos com a forma lepromatosa da doença. Foi sugerido que os felinos desse segundo grupo apresentavam função imunológica prejudicada causada pela infecção crônica por FIV ou por doença concomitante.[151] A imunidade à *M. lepraemurium* após a recuperação da infecção foi demonstrada em felinos.[157]

#### Cães

O granuloma leproide canino foi originalmente relatado em cães no Zimbábue.[169,170] Hoje em dia, é considerado uma dermatopatia micobacteriana relativamente comum na Austrália e no Brasil.[161,163,165-168,171,175] A condição é muito menos frequente nos EUA e na Nova Zelândia, e um único caso foi relatado na Itália.[162,164,171,172] Semelhanças climáticas do Brasil, da Austrália e da costa oeste dos EUA sustentam a hipótese de que o clima pode ter importância na epidemiologia. No Brasil, os granulomas leproides caninos são mais diagnosticados durante os meses mais quentes.[161,164]

A transmissão por inseto-vetor tem sido considerada em razão da localização anatômica das lesões, da conformação das raças mais afetadas e de seus ambientes de vida comuns.[166] Embora moscas e pernilongos estejam presentes no ambiente da maioria dos cães afetados, também há algumas evidências contraditórias.[161,169,171] Várias vezes, notou-se que a síndrome do granuloma leproide canino tem predileção por cães de raças de grande porte de pelo curto, sendo os da raça Boxer, em particular, super-representados.[161,164,166,167,169-171]

Em uma série de casos, constatou-se que a idade dos cães afetados variava de 1 a 11 anos, com média de 7.[161] Foi sugerido que os cães mais afetados podem apresentar predisposição genética e de pelagem de características semelhantes ou abrigo externo que facilite a picada de insetos. Grupos de casos de doenças foram identificados em cães Foxhound aparentados e que eram criados juntos na Nova Zelândia. Propôs-se que isso tenha ocorrido graças a fatores ambientais associados à caça, à predisposição genética ou à deficiência imunológica em cães Foxhound. Um inseto-vetor foi considerado menos provável. Aglomerados semelhantes foram bem menos descritos na Austrália e nos EUA.[171]

### Histórico e sinais clínicos

#### Gatos

Os granulomas leproides em gatos podem ser nódulos cutâneos únicos ou múltiplos, ou nódulos subcutâneos com ou sem ulceração, em qualquer parte do corpo, mas são mais comuns na cabeça e nos membros.[142,145,151,152,173] Duas formas da doença foram descritas, junto com a distribuição etária bifásica. Gatos mais jovens muitas vezes desenvolvem lesões rapidamente progressivas e ulceradas nos membros, enquanto os mais velhos são mais afetados por lesões difusas, não ulceradas e de progressão lenta.[151] Lesões oculares foram relatadas ocasionalmente.[145,149]

#### Cães

Os granulomas leproides caninos surgem mais como nódulos firmes, indolores e bem delimitados na derme, subcutâneo, na pele com pelos. A cabeça e a região dorsolateral dos pavilhões auriculares são mais afetadas.[161,164,166,167,171] No entanto, pápulas, placas e massas teciduais também foram descritas, com lesões na face e nos membros.[161] Em geral, ocorrem lesões múltiplas, cujos tamanhos podem variar de alguns milímetros a vários centímetros. Os nódulos são ocasionalmente ulcerados com exsudação, quase sempre mais extensa sobre lesões maiores ou protuberantes.[160]

### Diagnóstico

A suspeita de infecção leproide pode ser baseada em achados físicos e clínicos. Esfregaços de impressão (*imprints*) de lesões ulceradas coradas pelo método de Ziehl-Neelson, modificado por Kinyuon, com frequência revelam diversos bacilos álcool-ácido-resistentes.[142,160] A confirmação do diagnóstico quase sempre requer teste PCR, pois os microrganismos são fastidiosos e raramente podem ser cultivados. Foi demonstrado que o sequenciamento do gene 16S rRNA, da região espaçadora transcrita (ITS) interna do gene 16-23S rRNA e do gene hsp65, facilita o diagnóstico rápido e preciso do patógeno, sem necessidade de cultura microbiológica.[145,147-149,151,161,162,164,165,171,172,176-178]

### Tratamento e prognóstico

O tratamento das síndromes leproides nem sempre é necessário, pois a remissão espontânea foi relatada em gatos e, com mais frequência, em cães.[157,164,166,167] Lesões refratárias devem ser tratadas por meio de ressecção cirúrgica e terapia antimicrobiana dupla por longo tempo.[142,151,167] Em cães, em geral o prognóstico é excelente, se bem que lesões persistentes possam se tornar desfigurantes.[171] Os gatos devem ser tratados com terapia antimicrobiana logo após o diagnóstico, haja vista que a leproide felina costuma ser progressiva e pode haver recidiva depois da extirpação cirúrgica, caso não seja administrada tratamento medicamentoso apropriado.[179]

### Considerações sobre saúde pública

Não há relato ou suspeita de risco zoonótico associado aos microrganismos envolvidos em infecções leproides em cães e gatos.

## ACTINOMICOSE

### Etiologia

*Actinomyces* spp. são microrganismos anaeróbicos facultativos ou microaerofílicos, gram-positivos e de coloração irregular. São bactérias filamentosas ramificadas; não são ácido-resistentes, não esporulam e não apresentam mobilidade. Esses patógenos oportunistas são comensais das membranas mucosas, em particular da cavidade bucal, conquanto também possam habitar os tratos gastrintestinal e geniturinário.[180-184] *A. weissii* e *A. canis* foram incriminados como causa de doença periodontal em cães, enquanto *A. viscosus*, *A. hordeovulneris*, *A. bowdenii*, *A. canis*, *A. catuli* e *A. turicensis* foram isolados de lesões em outros locais em cães.[182,185-192] *A. viscosus*, *A. meyeri* e *A. bowdenii* foram isolados de lesões infecciosas em gatos.[191,193,194] Vários casos atribuídos à infecção por *A. pyogenes* foram relatados, porém esta e várias outras espécies de *Actinomyces* foram reclassificados com base no sequenciamento do gene 16S rRNA e, hoje, pertencem ao gênero *Arcanobacterium*.[195] Esses patógenos oportunistas causam doenças após a inoculação e resultam em manifestações clínicas semelhantes à actinomicose.[196]

### Epidemiologia e patogênese

As lesões piogranulomatosas características de actinomicose compreendem microcolônias de bactérias e células hospedeiras rodeadas por macrófagos, neutrófilos e plasmócitos. Infecções subagudas e crônicas resultam na formação de tecido de granulação, fibrose extensa e fístulas.[181] Muitas vezes, exsudatos e efusões apresentam odor fétido e podem conter "grânulos de enxofre", agregando macroscópicos de bactérias e hialina.[197,198] Acredita-se que a patogenicidade de *Actinomyces* spp. seja exacerbada nas infecções polimicrobianas. Tem-se detectado infecções sinérgicas causadas por bactérias anaeróbicas facultativas, sobretudo em associação com doenças dentárias. Tais infecções provavelmente se instalam em outros locais.[199,200] Nenhuma toxina bacteriana específica que contribui para a patogênese foi identificada na infecção por *Actinomyces* spp., contudo as aderências podem facilitar a colonização bucal.[181,201]

A actinomicose resulta da introdução do microrganismo nos tecidos corporais. Em cães e gatos, as portas de entrada incluem perda da integridade da barreira da mucosa GI em razão de gengivite e doença periodontal crônicas, migração de corpo estranho, inoculação do microrganismo por meio de mordedura ou material vegetal e aspiração de material orofaríngeo.[194,202-208] A infecção costuma acometer cães e gatos competentes, malgrado tenha sido relatada com doença imunossupressora e neoplasia concomitantes.[209-211]

Cães jovens, machos e de raças de grande porte mantidos no ambiente externo ao domicílio são super-representados em relatos de actinomicose. Animais de caça e de trabalho quase sempre são afetados e manifestam, principalmente, abscessos de partes moles ou piotórax.[205,212,213] Há variabilidade nas informações da resenha de gatos infectados. Os machos jovens têm maior probabilidade de serem afetados, graças às interações agressivas e aos ferimentos oriundos de mordidas.[214]

### Histórico e sinais clínicos

Em cães, as infecções por *Actinomyces* são mais detectadas como doença periodontal e menos como abscessos subcutâneos ou em tecidos moles ou pleurite/pneumonia secundária à penetração ou à inalação de material vegetal contaminado.[205,209,212,215-222] Há relatos de sintomas relativos aos sistemas nervoso central, ocular e cardíaco, bem como lesões peritoneais e infecções de implantes ortopédicos.[190,204,216,223-228] Poliartropatia imunomediada secundária à actinomicose foi relatada em um cão.[190] A maioria dos gatos infectados desenvolve piotórax, provavelmente após aspiração da flora bucal.[202] Outros sinais incluem infecções nasais e faciais, granulomas abdominais, empiema intracraniano/espinhal e colecistite.[203,207,208,210,229-233]

### Diagnóstico

Um diagnóstico preliminar de actinomicose pode ser baseado na identificação de microrganismos filamentosos não ácido-resistentes no exame citológico de amostras de líquido ou tecido coradas usando um método modificado de Ziehl-Neelsen (Kinyoun). O diagnóstico definitivo e a diferenciação de nocardiose requerem isolamento e identificação do agente etiológico. Apesar de a cultura microbiológica ter sido tradicionalmente usada, pode ser demorada, e a identificação fenotípica não é confiável, em virtude do grande número de novas espécies. Prefere-se a identificação do genoma bacteriano, em particular do gene 16S rRNA, com base em amostras clínicas.

### Tratamento e prognóstico

A combinação de cirurgia e tratamento antimicrobiano parece ser superior ao uso exclusivo de terapia antimicrobiana na resolução da maioria das infecções actinomicóticas em cães e gatos.[213] No entanto, embora a toracotomia e o desbridamento sejam recomendados em cães, acredita-se que os gatos necessitem somente de drenagem torácica e tratamento medicamentoso.[202,212] *Actinomyces* spp. costuma responder bem à terapia de longa duração com altas doses de penicilinas, bem como a uma variedade de outros antimicrobianos. O prognóstico para animais de companhia com infecção subcutânea ou de tecido mole e para gatos com piotórax é bom.[202,205] Entretanto, a sobrevida de cães com doença torácica é variável. Ademais, todos os casos relatados de actinomicose no SNC foram fatais.[203,204,232]

### Considerações sobre saúde pública

Em humanos, as infecções causadas por *Actinomyces* spp. podem ocorrer após mordida de cães ou gatos, mas não há relato de transmissão da doença de animais infectados para as pessoas.

## NOCARDIOSE

### Etiologia

O gênero *Nocardia* consiste em bactérias aeróbicas gram-positivas, variavelmente ácido-resistentes, catalase-positivas e não móveis, que formam filamentos que podem se desfazer e originar formas de bacilos e cocos. São microrganismos saprofíticos do solo, onipresentes no meio ambiente e envolvidos na decomposição de material vegetal. Espécies patogênicas foram isoladas de poeira doméstica, solo de jardim, areia de praia e água de piscina e de torneira em diferentes regiões.[234]

Muitos relatos de nocardiose em cães e gatos não incluem a identificação completa ou válida dos agentes etiológicos e foram descritos antes da reclassificação dos actinomicetos.[235] As espécies de *Nocardia* relatadas como patogênicas em cães incluem *N. asteroides*, *N. abscessus*, *N. otitidiscaviarum*, *N. nova* e *N. brasiliensis*.[236-240] A nocardiose foi referida em gatos como consequência de infecções geradas por *N. tenerifensis*, *N. africana*, *N. nova*, *N. cyriacigeorgica*, *N. farcinica*, *N. otitidiscaviarum* e *N. elegans*.[239,241-247]

### Epidemiologia e patogênese

Acredita-se que a infecção em cães e gatos ocorra após a inalação de microrganismos aerossolizados ou a inoculação por meio de ferimentos perfurantes. A resposta das células (linfócitos) T é essencial para limitar a disseminação da infecção nocárdica depois da inoculação, mas também é responsável pelo desenvolvimento das lesões granulomatosas ou supurativas típicas da nocardiose.[248] Em gatos e cães, a nocardiose costuma causar lesões cutâneas em animais imunocompetentes, sobretudo gatos.[213,239,241,247,249,250] Doença disseminada, muitas vezes envolvendo o sistema nervoso central e tórax, foi relatada mais em cães jovens e imunossuprimidos.[237-240,251-254] *Nocardia* spp. também foi isolada em casos de osteomielite, cistite e hepatite.[236,242,244,255-257]

### Histórico e sinais clínicos

Lesões cutâneas e subcutâneas podem se desenvolver como abscessos superficiais ou tumefações mais endurecidas (micetomas), com ou sem disseminação local e envolvimento de linfonodos.[213,239-243,250] Lesões cutâneas e superficiais estão muito associadas ao desenvolvimento de fístulas e seios da face.[213,214,242,247] A doença torácica pode se manifestar como pneumonia ou piotórax, resultando em dispneia, taquipneia, letargia, perda de peso e febre.[212,254,258-260] Esses sintomas são inespecíficos, com sinais clínicos semelhantes na doença peritoneal e disseminada.[237,240,245,261]

### Diagnóstico

Um diagnóstico presuntivo de nocardiose pode ser obtido com base nos exames macroscópico e microscópico de amostras clínicas. Os microrganismos em lâminas coradas pelo método de gram aparecem como gram-positivos, delgados e filamentosos sobre um fundo de linfócitos e macrófagos na lâmina. A coloração ácido-resistente pode ser usada para demonstrar "resistência ao ácido" após a detecção de microrganismos filamentosos na coloração de gram. No entanto, tal reação não é confiável em amostras clínicas diretas e pode depender do meio de crescimento usado e da idade das amostras de cultura.[262] *Nocardia* spp. pode ser cultivada na maioria dos meios de cultura, durante 2 a 14 dias, com variação acentuada na aparência de diferentes espécies. A identificação das espécies tem sido realizada com base em métodos bioquímicos, quimiotaxonomia e sorologia. Os testes moleculares, sobretudo o sequenciamento do gene 16S rRNA, se tornaram o método de escolha na identificação bacteriana, pois fornecem um resultado rápido e preciso.[263,264]

### Tratamento e prognóstico

Assim como mencionado para actinomicose, o tratamento da nocardiose requer desbridamento e drenagem da lesão, além de terapia antimicrobiana adequada. A maioria de *Nocardia* spp. é sensível às sulfonamidas, as quais têm sido a base do tratamento medicamentoso. No entanto, as sulfonamidas podem ser maltoleradas, e algumas espécies de *Nocardia* são resistentes a esses antimicrobianos.[265,266] Uma variedade de outros fármacos também se mostrou eficaz em protocolos multidrogas recomendados para o tratamento de infecções persistentes ou disseminadas.[238,239] Na maioria dos animais de companhia, é necessário tratamento de longa duração, de 6 a 12 meses, para obter os melhores resultados.[238-247]

Em pacientes com doença disseminada, particularmente com envolvimento do SNC, em geral o prognóstico é desfavorável, com a maioria sendo submetida à eutanásia ou sucumbindo à doença.[237,239,253] Conquanto os casos de doença superficial possam, de início, responder ao tratamento, muitos são submetidos à eutanásia graças ao agravamento do quadro clínico, apesar do tratamento, ou à recidiva da enfermidade.[239,242,244]

### Considerações sobre saúde pública

Em humanos, há relatos de infecções por *Nocardia* spp. causadas por arranhão de gatos, mas não de transmissão da doença de animais infectados para as pessoas.[267-269]

### REFERÊNCIAS BIBLIOGRÁFICAS

*As referências bibliográficas deste capítulo se encontram online no Ambiente de Aprendizagem.*

# CAPÍTULO 213

# Brucelose

David P. Beehan

## ETIOLOGIA

A brucelose canina é causada com mais frequência pela bactéria em forma de cocobacilo, gram-negativa, *Brucella canis*, e, com menos frequência, por *Brucella melitensis*, *Brucella suis* ou *Brucella abortus*. É uma bactéria predominantemente transmitida pelas vias oral e venérea que causa aborto e infertilidade em cães. Em alguns estados ou países, a brucelose canina pode ser uma doença de notificação obrigatória, exigindo que as autoridades locais apropriadas sejam informadas de um diagnóstico positivo.

## PATOGÊNESE

A *Brucella* costuma ser excretada na urina, na secreção vaginal, nos tecidos abortados, no sêmen e, em menor grau, no leite, na saliva e na secreção nasal.[1] Ela se liga e atravessa as membranas mucosas – genital, oronasal e conjuntival –, sendo fagocitada por macrófagos e transferida aos linfonodos. A bacteriemia começa de 7 a 30 dias após a infecção e pode persistir por até 6 meses. As recidivas intermitentes podem ocorrer ao longo de 66 meses ou mais.[2] Essas bactérias têm preferência por órgãos reprodutivos dependentes de esteroides, como próstata, epidídimo, testículos, vagina, útero e placenta (Figura 213.1).

## SINAIS CLÍNICOS

### Considerações gerais

Os sintomas variam de acordo com o órgão e o sistema orgânico afetado, sendo os mais comuns aborto e infertilidade. Entretanto, outros sinais clínicos relatados incluem pelame de baixa qualidade, apatia, fadiga, letargia, intolerância à atividade física, perda de peso, claudicação, dor na coluna, linfadenopatia, déficit visual e alterações comportamentais.

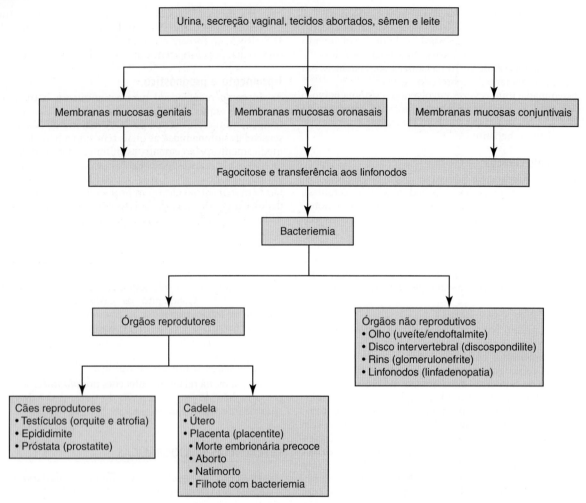

Figura 213.1 Patogênese da brucelose canina.

## Machos

Em machos, os sinais clínicos podem iniciar como epididimite e orquite agudas, que causam dor edema e dermatite escrotal. A inflamação e a irritação podem induzir lambedura persistente do escroto e dermatite escrotal secundária. Pode ser notada dor à palpação dos testículos durante a coleta de sêmen (ver Capítulo 111). A avaliação do sêmen pode revelar astenospermia, teratospermia, agregação de cabeças de espermatozoides e leucócitos.[3,4] Por fim, a atrofia testicular resulta na perda dos túbulos seminíferos funcionais e em azoospermia. Pode ser observado epidídimo aumentado ou firme e atrofia testicular unilateral ou bilateral. Em machos castrados, a *Brucella* pode persistir na próstata e ser excretada na urina.

## Fêmeas

Em cadelas grávidas, a multiplicação de *Brucella* ocorre nos tecidos placentários, resultando em aborto geralmente após 45 a 59 dias de gestação.[3,5] Pode-se notar secreção vulvar viscosa serossanguínea por várias semanas após o aborto, contendo até $10^{10}$ bactérias/m$\ell$.[6,7] A infecção em fêmeas também pode resultar em morte embrionária precoce, fetos natimortos ou abortos repetidos. Algumas cadelas infectadas parem uma ninhada aparentemente normal, porém os filhotes morrem em poucos dias ou permanecem bacterêmicos. Outras doenças não reprodutivas secundárias à infecção por *Brucella* incluem endoftalmite, discoespondilite, linfadenopatia e reações granulomatosas na pele, nos testículos e em outros órgãos (ver Figura 213.1).[3,8-12]

## DIAGNÓSTICO

### Considerações gerais

Não existe um teste disponível que confirme de forma confiável o diagnóstico de brucelose. Não se deve confiar apenas em um único exame para o diagnóstico de brucelose. O diagnóstico baseado só no histórico ou nos sinais clínicos é imprudente, uma vez que, em cães, infertilidade e aborto envolvem diversas indicações diferenciais (ver Capítulo 315). Além disso, muitos animais de companhia criados em domicílio são adotados em abrigos, já castrados. No entanto, eles podem estar infectados e assintomáticos. Para ajudar a descartar outros diagnósticos diferenciais em potencial, pode-se realizar hemograma completo, perfil bioquímico sérico e exame de urina. Em cães com brucelose, os resultados costumam ser normais.

### Testes diagnósticos

#### Escolhas

Podem-se realizar exames sorológicos a partir de 4 semanas após a infecção. As opções disponíveis consistem em testes de aglutinação rápida em lâmina (TARL) e 2-mercaptoetanol-RSAT (ME-TARL), teste de aglutinação em tubo (TAT), teste de imunofluorescência indireta (IFA) para pesquisa de anticorpo e imunodifusão em gel de ágar (AGID) para pesquisa de antígeno de parede celular ou antígeno de proteína citoplasmática. As cepas de *B. suis* e *B. abortus* de parede lisa, que também podem infectar cães, não apresentam reação cruzada com os testes sorológicos utilizados no diagnóstico de infecção por *B. canis*.

### Testes de aglutinação rápida em lâmina, anticorpo e imunodifusão em gel de ágar e teste de aglutinação em tubo

O TARL é um teste feito em cartão altamente sensível, disponível no mercado a custo baixo, que possibilita a rápida triagem de cães com brucelose. O resultado do teste, que consiste na precipitação de complexos anticorpo-antígeno, fica disponível em 2 minutos, com baixa incidência de falso-negativos. A sensibilidade é > 95%.[13,14] Ocorrem até 40 a 60% de resultados falso-positivos, porque os anticorpos apresentam reação cruzada com outras bactérias gram-negativas.[4] Quando há resultado positivo, o teste deve ser repetido com a adição de 2-mercaptoetanol (2-ME), que inibe a reação cruzada de IgM, aumentando a especificidade.[14] Se o resultado do TARL for negativo, o cão pode ser considerado livre de *Brucella*, a menos que a infecção tenha ocorrido nas 4 a 12 semanas anteriores. A soroconversão se dá 4 semanas depois da infecção e, em alguns animais, é retardada por até 12 semanas. Recomenda-se repetir o exame. Se for positivo após a adição de 2-ME, recomenda-se AGID ou TAT para confirmar o diagnóstico. Esses testes podem ser feitos 12 semanas após a infecção. Embora tenham maior sensibilidade e especificidade do que o TARL, ainda é possível haver resultados falso-positivos.

### Hemocultura ou reação em cadeia da polimerase

A hemocultura ou reação em cadeia da polimerase (PCR) para *Brucella* propicia um diagnóstico definitivo. No entanto, ainda não se pode presumir que um resultado negativo indique um verdadeiro negativo. A triagem por meio de PCR para brucelose canina já está disponível. Cães positivos para *Brucella* foram detectados em amostras de soro sanguíneo, sangue, linfonodos, sêmen, secreção vaginal, urina e tecido uterino.[15-19] O teste PCR é considerado mais sensível que a hemocultura e possibilita um diagnóstico mais precoce do que o sorológico.[19,20] O teste PCR em esfregaços vaginais mostrou boa sensibilidade. PCR é um teste de triagem útil para cães que serão adicionados a um canil.[18,19] As cadelas encaminhadas para consulta veterinária por apresentarem aborto devem ser submetidas à coleta de secreção vaginal, placenta e fetos abortados, para uma cultura microbiológica ou PCR.

## TRATAMENTO

A *Brucella* é uma bactéria intracelular, condição que dificulta sua erradicação. Nenhum antibiótico, isoladamente ou em combinação, demonstrou ser 100% eficaz. A enrofloxacino se mostrou promissora, preservando potencialmente a fertilidade, em um surto da infecção em canil, sem efeitos adversos à prenhez.[21] Se nascerem infectados, os filhotes favorecem a persistência da infecção, em quaisquer cães expostos. Os antibióticos reduzem a quantidade de bactérias circulantes, o que pode alterar os resultados dos testes sorológicos e sua interpretação, caso os cães sejam tratados por até 4 a 6 semanas ou repetidas vezes. O ressurgimento da bactéria pode ocorrer durante períodos de estresse e quando há aumento das concentrações de hormônios reprodutivos, como acontece no cio. A *Brucella* persiste em linfonodos, baço, útero e próstata.[21,22] As principais desvantagens do tratamento com antibióticos incluem custo, disponibilidade do medicamento, vias de administração do medicamento, duração do tratamento, adesão do proprietário e necessidade de novo teste 6 a 12 meses depois. Sempre existe o risco de infecção futura de outros cães e pessoas. A eutanásia é o procedimento preferido por muitos proprietários, criadores e veterinários.

## PREVENÇÃO

Não existe vacina contra *Brucella* para a fim de prevenir a infecção de animais saudáveis. Novos animais devem ser mantidos isolados e submetidos a teste de triagem, como TARL mensalmente, até que se obtenham dois resultados negativos.[3] Da mesma forma, qualquer animal que apresente sinais clínicos de brucelose deve ser imediatamente isolado e assim mantido até que resultados semelhantes estejam disponíveis.

Os canis precisam ser projetados para ser facilmente limpos, com drenagem para ralos e sem canis adjacentes. Um bom canil deve evitar o contato entre os animais. Não deve haver nenhum equipamento compartilhado entre cães – por exemplo, tigelas e roupas de cama. De preferência, devem ser usadas luvas pelos trabalhadores ao manusear os animais. A *Brucella* não sobrevive livre no ambiente por muito tempo. Materiais orgânicos como madeira, papel, fezes, ou condições de calor úmido, prolongam sua sobrevivência. Os desinfetantes efetivos contra *Brucella* incluem amônio quaternário, hipoclorito de sódio a 1% (alvejante), soluções de iodóforo, etanol a 70% e formaldeído. Para os criadores, a inseminação artificial (IA) é fortemente recomendada para ajudar a reduzir a exposição a *Brucella*. Em cães, a IA apenas previne a infecção de machos pelas cadelas; o contrário não acontece. As cadelas podem ser infectadas por inseminação. Nenhum diluente de sêmen disponível no mercado inibe efetivamente a transmissão de *B. canis*.[4]

## ZOONOSE

Apesar de ter forte preferência pelo hospedeiro, a *B. canis* pode causar doença em humanos. A infecção é mais relatada em pessoas cujos trabalhos as expõem a animais reprodutores não castrados, ou seja, a sangue, sêmen e placenta. A prevalência nesses trabalhadores é maior do que o esperado. Todas as pessoas em contato com cães são suscetíveis.[23] Em humanos, o período de incubação pode variar de 5 dias a 5 meses, antes do início de qualquer sinal clínico.[24] Os sintomas da infecção aguda são semelhantes aos da influenza, ou seja, febre, suor, cefaleia, dor nas costas, mal-estar e fraqueza. A infecção crônica pode reaparecer anos depois, com sintomas que incluem febre recorrente, dor nas articulações e fadiga. Nos EUA, a brucelose humana é uma doença de notificação obrigatória.

## REFERÊNCIAS BIBLIOGRÁFICAS

*As referências bibliográficas deste capítulo se encontram online no Ambiente de Aprendizagem.*

# CAPÍTULO 214

## Tétano e Botulismo

Simon R. Platt

Clostrídios são bactérias gram-positivas, anaeróbicas e formadoras de esporos, onipresentes no meio ambiente. As neurotoxinas produzidas pelas bactérias são responsáveis tanto pelo tétano (manifestado como paralisia espástica) quanto pelo botulismo (manifestado como paralisia flácida), em humanos e animais domésticos. O mecanismo de ação primário básico dessas toxinas, que são metaloproteases dependentes de zinco, é a inibição da liberação de neurotransmissores, em ambas as doenças, apesar dos sinais clínicos muito diferentes observados.[1]

## TÉTANO

A prevalência de tétano em cães e gatos é relativamente baixa porque eles são considerados resistentes à infecção, sobretudo quando comparados com equinos e humanos. Os gatos são cerca de 10 vezes mais resistentes à infecção do que os cães, que, por sua vez, são 600 vezes mais resistentes do que os equinos.[2] A resistência nessas espécies se deve em parte à incapacidade da toxina de penetrar e se ligar ao tecido nervoso.

### Etiologia

O tétano é causado pela ação de neurotoxinas produzidas no corpo por *Clostridium tetani*, uma bactéria móvel, gram-positiva, não encapsulada, anaeróbica, formadora de esporos e em forma de bastonete. A toxina é produzida durante o crescimento vegetativo do microrganismo em ambiente apropriado.[3,4] O DNA dessa toxina está contido em um plasmídeo e é antigenicamente homogêneo. Os esporos resistentes do microrganismo são onipresentes; o hábitat natural é o solo úmido e fértil. No entanto, eles podem sobreviver indefinidamente em ambientes internos empoeirados. Os esporos são resistentes à água fervente e à temperatura de autoclave de 120°C por até 20 minutos.[2] Entretanto, a fase vegetativa dessa bactéria é sensível à inativação química e física. Os microrganismos podem ser isolados de fezes de cães, gatos e pessoas, mas sua presença não indica infecção porque nem todas as cepas têm o plasmídeo.[3]

### Patogênese

O tétano surge quando os esporos são introduzidos em feridas ou lesões penetrantes. A maioria dos casos se desenvolve após ferimentos na pele, mas a infecção pode ocorrer depois de erupção de dentes, fraturas dentais, infecções do leito ungueal, parto ou cirurgias como ovário-histerectomia.[5-7]

Às vezes, não se constata ferimento evidente.[8] Na condição de anaerobiose verificada em tecido necrosado ou infectado, o bacilo do tétano secreta duas exotoxinas: tetanospasmina e tetanolisina. A segunda é capaz de danificar localmente o tecido que, de outra forma, seria viável ao redor do local infectado e otimizar as condições para a multiplicação bacteriana.[3]

A tetanospasmina causa a síndrome clínica do tétano. Essa toxina pode representar > 5% do peso do microrganismo.[3] É um polipeptídio de 150 mil Dáltons de duas cadeias, inicialmente inativo, e composto por uma cadeia leve e outra pesada. A pesada tem alta afinidade com os receptores de superfície dos gangliosídeos das placas neuromusculares terminais e é responsável pela internalização, pela translocação citosólica e pelo transporte axonal retrógrado rápido da cadeia leve.[9,10] A cadeia leve é a verdadeira neurotoxina e atua na pré-sinapse para impedir a liberação de neurotransmissores pelos neurônios afetados. A tetanospasmina se liga às membranas das terminações nervosas motoras locais. Se o conteúdo de toxina for elevado, algumas podem alcançar a corrente sanguínea, de onde se difundem para se ligar às terminações nervosas por todo o corpo, podendo até entrar no sistema nervoso central (SNC) pela barreira hematencefálica intacta. A toxina, então, é internalizada e transportada por axônio, de forma retrógrada, para o corpo celular, na velocidade de 75 a 250 mm por dia.[2,3] O transporte ocorre primeiro nos nervos motores e, posteriormente, nos sensitivos e autonômicos. O transporte intraneural retrógrado posterior se dá com a propagação da toxina para o tronco cerebral, de forma bilateral, alcançando a medula espinal. Essa passagem inclui a transferência retrógrada pelas fendas sinápticas por um mecanismo ainda não esclarecido.

A cadeia leve da tetanospasmina se torna ativada após a internalização em neurônios inibitórios. Nesse estágio, a toxina não está mais acessível à neutralização pela antitoxina.[10] Ela impede a liberação do neurotransmissor, clivando e inativando a sinaptobrevina, uma proteína de membrana ou proteína de ancoramento (*docking*) necessária à exteriorização de vesículas intracelulares contendo o neurotransmissor.[11] A sinaptobrevina é membro da família de proteínas SNARE (do inglês, *soluble N-ethylmaleimide-sensitive-factor attachment receptor*), um grupo altamente conservado de proteínas essenciais para a ancoragem e a fusão de vesículas de neurotransmissores com a membrana pré-sináptica (Figura 214.1).[1,9-12] Além de impedir a ação de proteínas de ancoragem, a toxina pode causar reticulação das vesículas sinápticas com o citoesqueleto, impedindo a liberação de neurotransmissores.[13]

A toxina afeta predominantemente interneurônios inibidores, impedindo a liberação de glicina e ácido gama-aminobutírico (GABA).[3] Os interneurônios que inibem os neurônios motores alfa são afetados primeiro, e os neurônios motores perdem o controle inibidor. O efeito de desinibição no neurônio motor pode reduzir a ação na junção neuromuscular; portanto, a consequência clínica é diferente daquela causada pela toxina botulínica relacionada. Os centros medular e hipotalâmico também podem ser afetados. A descarga autonômica desinibida compromete o controle autonômico, com hiperatividade simpática e concentrações plasmáticas excessivas de catecolaminas.

A ligação da toxina ao neurônio é considerada irreversível. A recuperação funcional requer o crescimento de novas terminações nervosas, o que explica a longa duração da manifestação clínica do tétano.[14]

### Manifestação clínica

O tétano afeta com mais frequência cães jovens de raças de grande porte, sendo raro em gatos.[7] O surgimento dos sinais clínicos pode demorar até 3 semanas após a infecção, embora na maioria dos casos os animais infectados manifestem sintomas em 5 a 12 dias.[5,7,8] Os sintomas iniciais podem ser localizados ou generalizados, sendo os primeiros mais comuns em gatos. Apenas alguns felinos com tétano foram documentados na literatura; a maioria tinha sinais clínicos predominantemente localizados.[15-19] Um estudo de 38 cães com tétano revelou que as

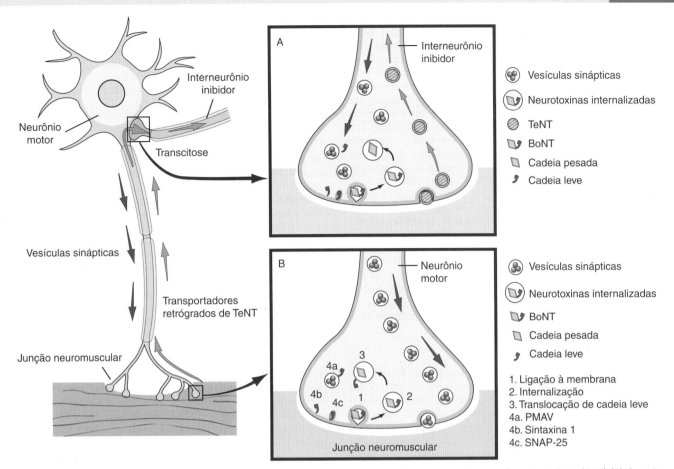

**Figura 214.1** Ilustração esquemática do neurônio motor e do interneurônio inibidor de mamíferos. Os locais de ação da toxina tetânica (*TeNT*) (**A**) da toxina botulínica (*BoNT*) (**B**) estão realçados. São ilustrados os mecanismos celulares das neurotoxinas clostridianas. Ambas, *TeNT* e *BoNT*, seguem um mecanismo de quatro etapas para penetrar e inibir neurônios: ligação à membrana (*1*), internalização (*2*), translocação (*3*) e ação intracelular (*4*). SNAP-25, *soluble NSF attachment protein-25*; PMAV, proteína de membrana associada à vesícula.

alterações oculares e faciais foram os sintomas iniciais mais comuns.[5] Os sinais clínicos localizados surgem próximos ao local inicial da infecção e podem incluir rigidez de um único músculo, rigidez de todo o membro e espasmos dos músculos faciais. Gatos podem ter maior probabilidade de manifestar flexão do carpo, enquanto os cães exibem extensão.[15,16] Os sinais clínicos podem progredir com envolvimento muscular mais extenso.[20] Os sintomas generalizados incluem andar rígido envolvendo todos os membros, aumento do tônus muscular, dispneia, elevação da cauda e postura de "cavalete", ainda que o animal possa se sentir desconfortável em pé com tal atividade muscular excessiva. Pelo menos 50% dos cães progridem para decúbito dorsal com espasmos musculares graves em mais ou menos 4 dias, com variação entre 0 e 14.[5,7,8]

O envolvimento da cabeça pode levar a espasmo dos músculos mastigatórios e faríngeos, causando trismo mandibular e disfagia. O trismo, por si só, não é um sintoma patognomônico de tétano e deve ser diferenciado de outras causas, que incluem doença ou subluxação da articulação temporomandibular, miosite em músculo mastigatório e abscesso retrobulbar.[21] O trismo pode ser exacerbado pelo aumento da salivação, da secreção brônquica e da frequência respiratória, em razão do envolvimento dos núcleos dos nervos cranianos parassimpáticos e somáticos. Raramente, pode ocorrer regurgitação e refluxo gastresofágico causado por hérnia de hiato esofágico e megaesôfago, o que pode causar pneumonia por aspiração, quando combinados com os problemas descritos antes.[22] A contração excessiva dos músculos faciais causa ereção de orelhas e enrugamento da testa, dando ao animal um sorriso de escárnio característico, conhecido como *risus sardonicus* (sorriso sardônico) (Figura 214.2 e Vídeo 214.1).

Além disso, o paciente pode apresentar protrusão da terceira pálpebra e enoftalmia resultante da retração do globo causada pela hipertonia dos músculos extraoculares.[2] A progressão grave dos sinais pode causar decúbito, opistótono, atividade semelhante à convulsão, paralisia respiratória e parada respiratória central, potencialmente fatal se não for logo detectada e tratada. Em três estudos retrospectivos recentes de cães, verificou-se taxa de mortalidade de 8 a 50%, e muitos dos cães que morreram apresentavam sintomas autonômicos concomitantes.[5,7,8]

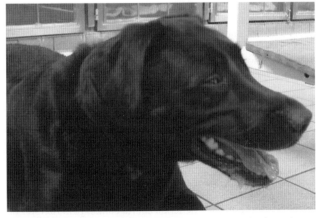

**Figura 214.2** Cão da raça Labrador com tétano; note a ação das toxinas nos músculos da expressão facial que ocasiona a clássica aparência de *risus sardonicus*.

É possível observar a ação no sistema nervoso autônomo, evidenciada por episódios de bradicardia e taquicardia, hipertensão sistêmica, vasoconstrição acentuada e hipertermia.[7] Um estudo com 38 cães com tétano revelou que 37% apresentavam anormalidades na pressão arterial e/ou na temperatura retal, compatíveis com distúrbio autonômico.[5] Em casos generalizados discretos, o envolvimento autonômico pode se manifestar como disúria e retenção urinária, constipação intestinal e distensão do trato gastrintestinal (GI) por gases. Em pessoas acometidas, ocorrem "tempestades autonômicas", causando instabilidade cardiovascular marcante, hipertensão grave alternada com hipotensão profunda e até parada cardíaca recorrente.[3] Durante essas "tempestades", os teores plasmáticos de catecolaminas aumentam dez vezes, à semelhança daqueles observados em animais com feocromocitoma.[3]

Um sistema de classificação da gravidade do tétano foi proposto em cães:[5] animais da classe I apresentam apenas sinais faciais de tétano; os da classe II têm rigidez generalizada ou disfagia, com ou sem sinais da classe I; os da classe III manifestam sinais da classe I ou II e permanecem deitados ou têm convulsões; e os da classe IV apresentam sintomas da classe I, II ou III, bem como anormalidades das frequências cardíaca e respiratória ou da pressão arterial.[5] A taxa de sobrevivência diminui com o aumento da classe de gravidade.

## Diagnóstico

O histórico e os sinais clínicos do paciente costumam ser suficientes para obter um diagnóstico presuntivo de tétano. Em pacientes com tétano, a lista de diagnósticos diferenciais deve incluir polimiosite imunomediada, intoxicação por estricnina, trauma raquimedular, hipocalcemia ou meningoencefalite.

Caso se utilize anestesia geral em testes de diagnóstico, como coleta de líquido cefalorraquidiano, os espasmos musculares podem ser reduzidos, mas raramente são abolidos. A intubação pode ser difícil em pacientes com trismo. Em animais gravemente afetados, deve-se prever uma intubação com uso de sonda.

O hemograma completo (HeC) pode sugerir infecção de um ferimento, enquanto o perfil bioquímico sérico, com exceção das enzimas musculares, e os achados da análise do líquido cefalorraquidiano são normais.[2] Por causa da espasticidade muscular persistente, constatou-se elevação da atividade da enzima creatinoquinase (1.599 a 18.405 U/ℓ [intervalo de referência 61 a 394 U/ℓ]) em > 50% dos cães acometidos.[8] Radiografias podem ser úteis para detectar o envolvimento do esôfago e do diafragma, bem como alterações pulmonares secundárias resultantes de pneumonia por aspiração.

Anormalidades eletrodiagnósticas em pacientes com tétano são inespecíficas e consistem em descargas elétricas prolongadas após a introdução da agulha de eletromiografia (ver Capítulo 117).[19] Há persistência subsequente de descargas da unidade motora na forma de "pares", que são descargas duplas da mesma unidade motora em intervalos curtos e, muitas vezes, atividade simultânea de músculos agonistas e antagonistas.[19] As velocidades de condução nervosa são normais.[23] Ondas F foram relatadas como anormais em gatos com tétano localizado.[19]

Alguns laboratórios podem mensurar o título de anticorpos séricos contra tetanospasmina, teste que define o diagnóstico. Os valores devem ser comparados com os de animais do grupo-controle. O teste da reação em cadeia da polimerase (PCR) tem sido usado para detectar o gene da toxina do tétano em feridas, mas no momento não está disponível no mercado para uso em veterinária.[24]

As tentativas de isolar *C. tetani* de ferimentos muitas vezes falham em razão da baixa concentração de microrganismos e de condições estritas de cultura anaeróbia a 37°C por pelo menos 2 semanas.[2] Em esfregaço de ferida aberta corado pelo método de gram, podem-se identificar bastonetes gram-positivos e endósporos esféricos de coloração escura, mas a morfologia da bactéria é inespecífica e semelhante à de muitas outras bactérias.[2]

## Tratamento

Existem três estratégias de tratamento para cães e gatos com tétano: (1) neutralização das toxinas no corpo, fora do SNC; (2) eliminação dos microrganismos no corpo para evitar a liberação de toxinas; e (3) minimização dos efeitos da toxina que já alcançaram o SNC. O tratamento intensivo dos animais afetados é essencial.

### Neutralização da toxina não ligada

A antitoxina neutraliza qualquer toxina que não esteja ligada a componentes do SNC. Portanto, o momento da administração em relação ao início da doença é essencial para sua eficácia. A antitoxina pode ser soro antitetânico equino ou imunoglobulina antitetânica humana, a qual tem maior probabilidade de produzir reações se administrada por via intravenosa.[25] A intervenção precoce tem sido recomendada como uma questão de rotina, mas não há estudos prospectivos que avaliem objetivamente o uso de antitoxinas em cães ou gatos e sua eficácia em casos sem evidência de ferida recente. Em cães tratados com antitoxina, não se constatou benefício significativo na sobrevida, na gravidade dos sinais clínicos ou na duração dos sintomas.[7] Além disso, não se verificou benefício da administração prévia de antitoxina na progressão dos sinais clínicos – piora da classificação da gravidade do tétano – ou na taxa de mortalidade.[5]

A dose de antitoxina equina recomendada para cães e gatos é de 100 a 1.000 U/kg (dose máxima de 20.000 U/kg) IV SC ou IM.[2] A administração intravenosa é preferível à administração por via intramuscular ou subcutânea. No entanto, o uso intravenoso de antitoxina está associado à alta incidência de anafilaxia (ver Capítulo 137).[2] Para reduzir esse risco, deve-se usar uma dose de teste (0,1 a 0,2 mℓ de solução 1:10.000), por via intradérmica, 15 a 30 minutos antes da intravenosa.[2] A formação de pápula no local da injeção pode indicar o desenvolvimento de reação anafilática. Para o caso de reação adversa, devem estar prontamente disponíveis epinefrina (0,1 mℓ/kg IV, na diluição de 0,1 mg/mℓ), glicocorticoides e anti-histamínico – por exemplo, difenidramina. Às vezes, os dois últimos são administrados como profiláticos. O risco de reações adversas é maior quando se aplicam repetidas doses de antitoxina. Esse procedimento não é recomendado nem necessário, pois a concentração terapêutica da antitoxina persiste por cerca de 14 dias.

A injeção intramuscular no local ou próximo do ferimento (1.000 U) pode ser útil nas formas localizadas de tétano.[2] Embora a administração intratecal de antitoxina não tenha se mostrado efetiva, estudos experimentais sugeriram que ela pode ser útil em cães, reduzindo as taxas de morbidade e mortalidade em pacientes afetados.[2]

### Remoção da fonte de infecção

Qualquer ferimento evidente deve ser submetido à desbridação radical após a administração de antitoxina. A lavagem da ferida com peróxido de hidrogênio a 3% aumenta o teor de oxigênio, condição que inibe a multiplicação de microrganismos anaeróbios. Todavia, a cicatrização da ferida pode ser prejudicada.[2]

Os antimicrobianos são essenciais para eliminar as formas vegetativas de *C. tetani* e, assim, reduzir a quantidade de toxina circulante. Embora a administração de antimicrobianos no local da ferida tenha sido aconselhada, a parenteral é a mais recomendada.[2] A penicilina G tem sido o antimicrobiano de escolha, seja por via IV na forma de penicilina G potássica ou sódica, seja por via IM na forma de penicilina G procaína (20 mil a 100 mil U/kg, a cada 6 a 12 horas, durante 10 dias, em gatos e cães). No entanto, a eficácia do metronidazol (7 a 10 mg/kg VO ou IV, a cada 8 a 12 horas, por 10 dias) foi superior à penicilina G no quadro clínico de tétano porque propicia concentração terapêutica bactericida em tecidos anaeróbicos.[2] Outras opções terapêuticas são clindamicina (10 mg/kg VO IV ou IM, a cada 8 a 12 horas) e tetraciclina (22 mg/kg/8 horas VO ou IV) ou doxiciclina (5 a 10 mg/kg/12 horas VO ou IV).[2]

## Controle de rigidez e espasmo

A prevenção do estímulo sensorial desnecessário é fundamental, mas a base do tratamento é a sedação com benzodiazepínicos, os quais aumentam o agonismo do GABA no receptor $GABA_A$. Para isso, pode-se usar diazepam (0,5 a 1 mg/kg/8 horas VO, em cães [dose máxima de 10 mg] e 0,25 a 0,5 mg/kg em gatos [dose máxima de 5 mg; cuidado com o uso oral de diazepam em gatos, em razão do risco de hepatotoxicidade], ou infusão IV contínua de 0,1 a 1 mg/kg/h, em cães e gatos) ou clorazepato (0,5 a 1 mg/kg/8 horas VO, em cães; 0,2 a 0,5 mg/kg VO, a cada 12 a 24 horas, em gatos), embora ambos os procedimentos terapêuticos possam causar sedação excessiva em alguns pacientes. Como alternativa, o midazolam pode ser usado como infusão intravenosa contínua (0,2 a 0,5 mg/kg/h).

Uma sedação adicional pode ser obtida mediante terapia anticonvulsivante, em particular com fenobarbital (1 a 4 mg/kg VO ou IV, a cada 12 h, ou IM, em intervalos de 6 h), que exacerba a atividade GABAérgica. As fenotiazinas podem ser muito efetivas no controle da hiperexcitabilidade. A clorpromazina (0,1 a 0,5 mg/kg IM, IV ou VO, a cada 6 a 12 horas) é o medicamento preferido, conquanto a acepromazina (0,005 a 0,05 mg/kg IV a cada 2 h, conforme necessário [dose máxima de 3 mg, para qualquer cão]) seja um substituto útil.

No caso de sintomas graves, como atividade convulsiva tônico-clônica generalizada, rigidez corporal generalizada e opistótono, pode ser necessária infusão IV de propofol, mas os parâmetros cardiorrespiratórios devem ser rigorosamente monitorados. Deve-se ter cuidado com o paciente submetido à intubação e à ventilação com pressão positiva. Relata-se que a sedação com propofol auxilia no controle do espasmo muscular e da rigidez em humanos, sem o uso de fármacos bloqueadores neuromusculares,[26] os quais podem ser uma opção a pacientes veterinários mais gravemente afetados. A ventilação assistida, porém, é fundamental. Recentemente, constatou-se que a infusão de solução de sulfato de magnésio ($MgSO_4$) ou a terapia suprafisiológica com magnésio é útil como auxiliar no tratamento da paralisia espástica em cães com tétano.[27] No entanto, uma metanálise humana recente de pacientes com tétano tratados com magnésio não detectou diferença na taxa de mortalidade.[28] Uma dose de 70 mg/kg, ao longo de 30 min, seguida de taxa de infusão contínua (TIC) IV inicial de 100 mg/kg/dia, foi recomendada para cães, com base na literatura humana. O objetivo desse tratamento é aumentar a concentração sérica de magnésio total para 2 a 4 mmol/ℓ (4,86 a 9,73 mg/dℓ), com base em uma faixa terapêutica alvo obtida da literatura humana.[27]

A toxina botulínica para a rigidez induzida pelo tétano em humanos foi sugerida recentemente.[29] A ação dessa toxina ainda é muito restrita às terminações nervosas do neurônio motor inferior, inibindo a liberação de acetilcolina e a ativação dos músculos voluntários. Por isso, podem contribuir para a redução da hiperatividade muscular em pacientes com tétano.

## Cuidados intensivos de suporte

Os cuidados intensivos de enfermagem são essenciais ao tratamento bem-sucedido de pacientes com tétano. Cães ou gatos devem ser isolados em um ambiente escuro e silencioso, com tampão de algodão nos condutos auditivos externos, a fim de reduzir o efeito dos estímulos auditivos, mesmo daqueles discretos (Figura 214.3). O manuseio mínimo é ideal; portanto, todos os tratamentos devem ser coordenados de modo a serem realizados juntos, em horários definidos, ao longo do dia. Um estudo de 13 cães com tétano documentou as complicações que ocorreram nesses cães durante o tratamento, as quais incluíram pneumonia por aspiração, obstrução do trato respiratório superior com necessidade de traqueostomia, hérnia de hiato, hipertermia e luxação coxofemoral.[8]

A colocação percutânea de sonda de gastrostomia (ver Capítulo 82) pode prevenir as complicações associadas à alimentação por sonda nasogástrica, sobretudo o estresse induzido por um

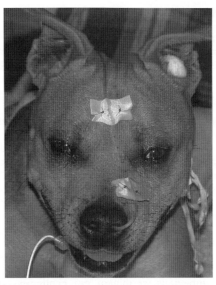

**Figura 214.3** Cão com tétano. Note como as orelhas estão eretas e os lábios, repuxados de modo caudal. O tratamento intensivo de pacientes com tétano costuma requerer suporte respiratório. O da foto necessitou de oxigênio intranasal e traqueostomia. A terapia de suporte inclui redução de estímulos ambientais que pode ser obtida ao colocar tampões de algodão nos condutos auditivos externos, como pode ser visto nesse cão, e com máscara de dormir.

tubo intranasal permanente. A alimentação auxiliada por sonda de gastrostomia ou de gastrojejunostomia também pode reduzir o risco de pneumonia por aspiração, uma complicação potencial em cães com formas graves de tétano e naqueles que ficam deitados por longo tempo. Caso ocorra obstrução das vias respiratórias causada por espasmo da laringe ou por acúmulo de saliva ou secreção traqueal, podem ser necessárias intubação e ventilação mecânica. A traqueostomia geralmente é realizada nesses pacientes para diminuir a necessidade de anestesia contínua. Em alguns pacientes com esfíncteres anal e urinário hipertônicos, ocorre retenção de fezes e de urina. Para esses pacientes, um cateter urinário de demora (ver Capítulo 106) pode ser benéfico, porém a urina deve ser examinada regularmente em busca de evidências de infecção nosocomial. As úlceras por pressão, ou de decúbito, devem ser evitadas com o uso de lençóis macios ou acolchoados adequados e mudanças frequentes da posição do animal em decúbito.

## Prognóstico

A recuperação de cães com tétano depende de medidas de suporte efetivas ao animal, enquanto se formam novas terminações axonais. A maioria dos cães que se recuperam (58 a 77%) mostra alguma melhora em 5 a 12 dias, mas anormalidades autonômicas indicam mau prognóstico.[5,7] Em cães, relata-se tempo médio de hospitalização de 13 dias (com variação de 6 a 42 dias). Um estudo estimou a taxa de mortalidade em cerca de 18% em cães afetados, porém há relatos de até 50%.[27] A mortalidade provavelmente está relacionada com a gravidade dos sinais clínicos. Um estudo revelou que todos os cães com sinais clínicos de classe I ou II sobreviveram, ao passo que só 58% com sinais de classe III ou IV sobreviveram.[5] No entanto, pode ser difícil estimar a taxa de mortalidade real em razão do ônus financeiro dos cuidados intensivos de longa duração aos proprietários dos pacientes, de modo que muitos animais são submetidos à eutanásia, em vez de tratados por longo tempo. A recuperação total pode não ser possível em pelo menos 15% dos cães que sobrevivem, mas uma melhora contínua pode ser observada por 3 a 5 meses.[5,7,8] Os gatos se recuperam bem de tétano localizado, com alguns déficits residuais que permanecem vários meses depois.[15-18] Não há grandes estudos avaliando o prognóstico em gatos com tétano generalizado.

## BOTULISMO

O botulismo é relativamente incomum em pacientes veterinários, e a maioria dos casos pode ser causada pela ingestão de alimentos estragados ou carcaça em decomposição, possibilitando a multiplicação de bactérias produtoras de toxina botulínica.

### Etiologia

A toxina botulínica, em geral, é produzida por C. *botulinum*, que representa um grupo heterogêneo de bactérias gram-positivas em forma de bastonetes, anaeróbicas e formadoras de esporos, presentes no solo em todo o mundo. Sete tipos de toxina antigenicamente distintos são descritos (A, B, C1, D, E, F e G).[30] Todos os casos até o momento relatados em cães e gatos foram causados pela toxina tipo C, com exceção de dois cães no Senegal (toxina tipo D) e um na França (toxina tipo B).[30,31] Isso se deve, pelo menos em parte, ao fato de o C. *botulinum* tipo C, ao que parece, ser um parasita obrigatório de animais e aves, podendo ser encontrado em carcaça em decomposição.[32] Os esporos formados por essas bactérias, muito resistentes às graves condições ambientais, germinam em condições anaeróbicas, como as que ocorrem em carcaça em decomposição. A lise do esporo é necessária à liberação do complexo de toxina progenitora inativa, que se torna ativo após o consumo no ambiente alcalino do trato intestinal.[33] A toxina ativada consiste em uma cadeia pesada e outra leve.

### Patogênese

O botulismo ocorre após a ingestão de toxina pré-formada em alimentos estragados ou em carcaças, sobretudo de aves. Mas, às vezes, pode se dar após a colonização de tecidos anaeróbicos por C. *botulinum*, com produção local de toxina.[30,31,34-36] Também há evidências anedóticas de ingestão de toxina botulínica causada por coprofagia em cães de canis. O único surto de ocorrência natural conhecido de botulismo em gatos foi associado à ingestão de uma carcaça de pelicano.[37] A forma tóxico-infecciosa de botulismo descrita em humanos, na qual a toxina é produzida durante a multiplicação das bactérias em um ferimento ou no trato gastrintestinal, não foi descrita em cães nem gatos.[30]

Após a lise de células ou esporos bacterianos, a toxina é liberada e se liga a outros complexos proteicos para formar toxinas progenitoras, as quais são muitíssimo estáveis, sobretudo em pH baixo, e do estômago para o intestino delgado, onde é liberada e absorvida. A toxina é absorvida no intestino delgado por meio de endocitose, alcançando o sistema linfático e, a partir daí, a corrente sanguínea. A cadeia pesada da toxina botulínica se liga, rapidamente e com afinidade bastante alta, às terminações nervosas pré-sinápticas periféricas, afetando os músculos de membros, tronco e cabeça. O mecanismo de ligação neuronal compreende: (1) ligação a receptores de superfície celular neuronal, (2) internalização endossômica da toxina, (3) translocação da membrana e, por fim, (4) modificação das proteínas SNARE alvo necessárias à exocitose de acetilcolina na junção neuromuscular (ver Figura 214.1).[9,10,30] O direcionamento das proteínas SNARE pela cadeia leve da toxina do botulismo impede a liberação pré-sináptica de acetilcolina na junção neuromuscular, resultando em paralisia flácida (neurônio motor inferior) e evidência de disfunção do sistema nervoso autônomo.[10,38,39] A ação da toxina é prolongada, e a recuperação funcional depende do surgimento de novas terminações do axônio e da restauração das placas terminais neuromusculares funcionais.[40]

### Manifestação clínica

O botulismo é caracterizado por paresia afebril de início agudo, progressivo e flácido, com envolvimento adicional do sistema nervoso autônomo[30,34,35] (Vídeos 214.2 a 214.6). Os sinais clínicos costumam surgir rapidamente, em 12 horas após a ingestão da toxina, mas o período de latência pode ser de até 6 dias.[30,41] O início e a gravidade dos sinais clínicos dependem da dose total de toxina ingerida e da sensibilidade individual do animal. Alguns podem progredir logo para tetraplegia, enquanto outros apresentam apenas discreta fraqueza muscular ascendente predominantemente nos membros pélvicos. Nota-se redução ou ausência dos reflexos e do tônus muscular, compatível com lesão do neurônio motor inferior. Os déficits dos nervos cranianos – paralisia do nervo facial, redução do reflexo de *gag*, diminuição do tônus mandibular, redução da vocalização e megaesôfago – são comuns em animais gravemente afetados, mas a função sensorial, inclusive percepção de dor e nível de consciência, não é comprometida. É possível notar sintomas colinérgicos, inclusive alteração da frequência cardíaca (aumentada ou diminuída), alteração pupilar (midríase acompanhada de redução do reflexo da pupila à luz), ceratoconjuntivite seca, retenção urinária e constipação intestinal.[30,42]

Em casos graves, os músculos respiratórios podem ser afetados, com diminuição do tônus abdominal e respiração diafragmática primária. O diafragma é mais resistente à toxina do botulismo e só é afetado em casos muito graves.[30] A morte pode resultar de paralisia dos músculos respiratórios ou ser causada por pneumonia por aspiração e complicações decorrentes do decúbito prolongado.

### Diagnóstico

O diagnóstico de botulismo é baseado sobretudo no histórico e no quadro clínico sugestivo da doença. Graças à origem alimentar da toxina, vários casos podem ocorrer em um mesmo grupo e pode haver histórico de exposição à carcaça de animais.[30,34,36] Os diagnósticos diferenciais para botulismo incluem polirradiculoneurite aguda, paralisia por carrapato, miastenia *gravis* fulminante, polimiosite aguda, envenenamento por cobra coral, intoxicação por lasalocida e poliomielite decorrente de raiva. Em muitos casos de botulismo em animais domésticos e humanos, o agente etiológico primário não é identificado.

Os resultados de exames de rotina – hemograma, perfil bioquímico sérico, teste de urina e de líquido cefalorraquidiano – geralmente são normais ou refletem complicações secundárias de decúbito e paralisia. Devem ser realizadas radiografias de tórax com o animal acordado, a fim de avaliar a evidência de megaesôfago e pneumonia por aspiração secundária.

O diagnóstico definitivo é baseado na detecção de toxina botulínica no início da doença, seja no sangue (amostra de 10 mℓ de soro sanguíneo), seja no conteúdo intestinal (deve-se coletar amostra de 50 g de fezes, vômito ou alimento), utilizando um teste de proteção em camundongos.[43] Alternativas ao ensaio biológico em camundongos incluem teste de imunoabsorção enzimática e PCR, a fim de detectar toxina botulínica em alimentos, mas muitos desses testes ainda estão sendo validados.[41] Quanto mais rapidamente a amostra é coletada após o início dos sintomas, maior a probabilidade de confirmação do diagnóstico. As amostras devem ser refrigeradas, porém não congeladas, uma vez que o congelamento afeta a forma vegetativa de C. *botulinum*, contudo não a toxina. A amostra deve ser rotulada como material de risco biológico, em especial porque humanos são mais suscetíveis à toxina botulínica do que cães ou gatos. A cultura do microrganismo com base em amostras de alimentos ou de material do ambiente não é útil, todavia a do microrganismo em amostras de fezes ou de conteúdo gástrico do paciente pode ser muito útil no apoio ao diagnóstico. O C. *botulinum* pode ser cultivado com sucesso em amostras de fezes ou do conteúdo gástrico de cerca de 60% dos pacientes humanos, mas isso requer rigoroso procedimento anaeróbico.

A avaliação eletrodiagnóstica das funções muscular e nervosa pode auxiliar no diagnóstico, mas não é definitiva (ver Capítulo 117).[35,42,44-47] A característica eletrodiagnóstica típica do botulismo é uma redução acentuada na amplitude do potencial de ação motor composto durante a condução do estímulo no nervo motor, na presença de velocidade de condução nervosa normal e sem evidência de dispersão temporal do potencial de ação motor composto.[34,35,42,44,46,47] A redução da amplitude reflete a menor transmissão do estímulo na junção neuromuscular. Além da redução da amplitude, na eletromiografia há alguns relatos potenciais de fibrilação discretos e aumento da atividade de inserção após longo período de paralisia (cerca de 2 semanas), seguidos de ondas agudas positivas durante a recuperação e discreta diminuição da velocidade de condução nervosa em alguns pacientes caninos.[35,42] Estímulos nervosos repetitivos de baixa frequência (3 Hz) podem ocasionar pequeno decréscimo no potencial de ação motor composto, e uma estimulação rápida (50 Hz) provavelmente causa incremento nos potenciais de ação motores compostos sucessivos, o que é sugestivo de botulismo, embora não tenha sido relatado em cães.[35,42]

## Tratamento

Os cuidados de suporte representam a base do tratamento do botulismo, em particular a prevenção de problemas associados ao decúbito prolongado, sobretudo da função da bexiga – incluindo prevenção de cistite por retenção (ver Capítulo 106) –, bem como úlceras por pressão, acesso a alimentos e água, limpeza, apoio ao paciente enquanto retorna à atividade física normal e fisioterapia (ver Capítulos 355 e 356). Em casos mais graves, também pode ser necessário suporte respiratório. Em casos recentes, em que a toxina ainda pode estar presente no trato gastrintestinal, deve-se tentar a remoção do material ingerido, com cuidado, para evitar pneumonia por aspiração. Isso pode incluir procedimentos como lavagem gástrica (ver Capítulo 112), enemas (ver Capítulo 114) e uso de catárticos.

O controle da função da bexiga é importante, pois os animais em decúbito tendem a reter urina e podem desenvolver cistite por retenção. A bexiga deve ser mantida o mais vazia possível, a fim de minimizar o volume residual de urina, seja por meio de apoio para urinar, compressão manual da bexiga, cateterismo intermitente, seja pelo uso de sistemas fechados de coleta de urina. O cateterismo intermitente está associado a uma menor incidência de infecções do trato urinário, seguido por compressão manual e, por fim, sistemas fechados de coleta de urina.

Todos os pacientes em decúbito devem ser mantidos em lençóis macios, de modo a evitar o desenvolvimento de úlceras por pressão, e devem ser mudados de posição com frequência. A fisioterapia – massagem e amplitude passiva de movimento articular – também ajuda a manter o movimento articular (ver Capítulo 355). Os animais devem ser mantidos limpos, a fim de evitar assaduras causadas por urina, fezes, e contaminação de quaisquer úlceras de pressão com fezes.

### Administração de antitoxina

A administração de antitoxina é a única terapia específica para botulismo. A antitoxina só é efetiva na limitação da gravidade dos sinais clínicos se realizada no início da doença. A antitoxina não reverte o quadro de fraqueza ou paralisia já estabelecido. Em cães, a maioria dos casos se deve à toxina botulínica tipo C, e a antitoxina trivalente humana atua contra os tipos A, B e E. Portanto, a antitoxina disponível não é efetiva. Se a antitoxina do tipo C estiver disponível, anafilaxia e outras reações de hipersensibilidade são possíveis. Assim, inicialmente, deve-se aplicar uma pequena dose-teste, por via subcutânea ou intradérmica.

### Prognóstico

Animais com botulismo podem apresentar recuperação total, sem déficits a longo prazo, se forem sustentados durante o período de paralisia flácida e puderem ser evitadas complicações secundárias. A maioria dos cães se recupera em 2 a 3 semanas. Apesar de uma recuperação aparentemente completa, a fraqueza muscular ainda pode estar presente por até 1 ano após a recuperação. Em humanos com botulismo, a taxa de mortalidade total é de cerca de 7 a 10%, mas é o dobro em pessoas com mais de 60 anos. Esses dados não estão disponíveis em veterinária. Há gasto substancial com as medidas de apoio necessárias, e o proprietário deve estar ciente disso desde o início.

## REFERÊNCIAS BIBLIOGRÁFICAS

*As referências bibliográficas deste capítulo se encontram online no Ambiente de Aprendizagem.*

# CAPÍTULO 215

## Bartonelose em Cães

Pedro Paulo V. P. Diniz

### INTRODUÇÃO

As espécies de *Bartonella* são bactérias gram-negativas fastidiosas transmitidas por artrópodes hematófagos capazes de infectar muitas espécies hospedeiras de animais domésticos e selvagens. Geneticamente, as espécies do gênero *Bartonella* estão relacionadas com as do gênero *Brucella* e as de patógenos de plantas do gênero *Agrobacterium*.[1] As espécies de *Bartonella* podem causar infecção de longa duração, infectando sobretudo hemácias ou eritrócitos, células endoteliais e células progenitoras da medula óssea.[2] As espécies de *Bartonella* coevoluíram e se adaptaram a um hospedeiro mamífero primário, no qual pode ocorrer bacteriemia persistente sem sinais clínicos. Alguns exemplos incluem *B. henselae* e *B. clarridgeiae*, em gatos; *B. vinsonii* subsp. *berkhoffii* e *B. rochalimae*, em cães domésticos e canídeos selvagens; *B. bovis*, em bovinos; *B. washoensis*, em esquilos terrestres; e *B. quintana* e *B. bacilliformis*, em humanos. No entanto, quando *Bartonella* infecta um hospedeiro incidental não adaptado, as manifestações clínicas são mais frequentes, especialmente em hospedeiros com imunossupressão. Até o momento, mais de 14 espécies, subespécies ou espécies *candidatus* de *Bartonella* foram descritas em cães. A maioria das detectadas em cães também pode infectar humanos. Em pessoas, as espécies de *Bartonella* são causas importantes de febre de origem desconhecida, endocardite, artrite, linfadenite e encefalite, entre várias outras enfermidades. Profissionais com exposição frequente a animais e artrópodes hematófagos, como os veterinários, apresentam alto risco de infecção por espécies de *Bartonella*.[3,4]

### TRANSMISSÃO E FATORES DE RISCO

A pulga do gato (*Ctenocephalides felis*) é considerada um dos principais vetores de *Bartonella* em animais de companhia e humanos. Foi demonstrado que *B. henselae* pode se multiplicar no sistema digestório da pulga do gato e sobreviver vários dias em suas fezes.[5] Em abrigos, as pulgas dos felinos são muitas vezes infectadas com espécies de *Bartonella* (em geral, mais de 40%), enquanto *C. felis* de cães têm menor frequência de infecção 2,8 a 11,3% das pulgas.[6,7] Essa diferença está associada ao menor grau de bacteriemia persistente em cães quando comparados com gatos, que são os reservatórios naturais de várias espécies de *Bartonella* (ver Capítulo 216). O DNA de *Bartonella* também foi detectado em outros artrópodes hematófagos de cães, como as espécies de pulgas *Pulex* e *Ixodes*, bem como o carrapato *Rhipicephalus sanguineus*.[7,8] Evidências epidemiológicas indicam que cães infestados por carrapatos têm maior risco de serem soropositivos para espécies de *Bartonella*.[9] No entanto, estudos experimentais ainda não confirmaram a capacidade dos carrapatos de transmitir *Bartonella* a cães. Piolhos e moscas picadoras também são vetores suspeitos de transmissão da infecção a cães. Outros fatores de risco de exposição de cães às espécies de *Bartonella* incluem viver em ambientes rurais ou domicílios com vários cães, ter acesso ao ambiente externo e ser uma raça de pastoreio.[9,10] Os reservatórios de vida selvagem podem ser importantes na ecologia das espécies de *Bartonella*. Coiotes, raposas, guaxinins e outros mamíferos podem ser infectados pela mesma espécie detectada em cães e humanos.[11-13] Na Califórnia, os coiotes são importantes reservatórios de espécies de *Bartonella* e costumam ser assintomáticos, apesar de 21 a 28% deles apresentarem bacteriemia.[11,13] Gatos e roedores também podem atuar como reservatórios para a transmissão de *Bartonella* a cães, compartilhando pulgas infectadas. Evidências circunstanciais baseadas em casos sugerem que gatos podem transmitir espécies de *Bartonella* a cães por meio de arranhadura ou mordida, como fazem com os humanos.

## EPIDEMIOLOGIA

As espécies de *Bartonella* foram descritas em todos os continentes, exceto na Antártida. As regiões subtropicais tendem a apresentar menor prevalência do que as tropicais, mas a frequência de cães sororreativos ou infectados varia muito entre os países. As duas mais frequentes em cães são *B. henselae* e *B. vinsonii* subespécie *berkhoffii*. *B. vinsonii* subsp. *berkhoffii* e *B. rochalimae* podem causar bacteriemia duradoura em cães, os quais podem atuar como hospedeiros reservatórios naturais. Com base em testes sorológicos de 14.430 cães com suspeita de doenças transmitidas por vetores nos EUA, a sororreatividade geral para *Bartonella henselae* e *B. vinsonii* subsp. *berkhoffii* foi de 3,8 e 1,5%, respectivamente, mas variou entre as regiões de 1,7 a 4,2% dos cães sororreativos para *B. henselae* e de 1 a 1,6% para *B. vinsonii* subsp. *berkhoffii*. A maior porcentagem de amostras sororreativas foi observada nas regiões Nordeste, Meio-Atlântico e Sul dos EUA.[14] No entanto, os testes sorológicos podem subestimar a prevalência real de espécies de *Bartonella* na população canina porque mais da metade dos cães infectados não apresenta resposta detectável de anticorpos.[2] Com base em resultados de cultura microbiológica enriquecida, junto com reação em cadeia da polimerase (PCR), a presença de espécies de *Bartonella* em amostras de sangue de cães doentes com suspeita de doenças transmitidas por vetores nos EUA foi de 9,2%, entre 663 animais.[15] Cães assintomáticos podem também estar infectados com espécies de *Bartonella*. Dois estudos relataram 18 a 20% dos cães clinicamente saudáveis como infectados por *B. henselae* ou *B. vinsonii* subsp. *berkhoffii*.[16,17] Em outros países, a frequência de cães com bacteriemia por espécies de *Bartonella* varia bastante: 16,7%, entre 54 cães saudáveis, na Coreia do Sul; 11,6%, entre 60 cães saudáveis, no sul da Itália; e 6,3%, entre 80 cães, na Argélia, até 1,4%, entre 73 cães, em Granada; e 1%, entre 198 cães doentes, no Brasil.[2] Embora aparentemente com menos frequência, os cães podem ser infectados por outras espécies de *Bartonella* para as quais os gatos, os ratos e os esquilos atuam como hospedeiros reservatórios.

## PATOGÊNESE

Os mecanismos fisiopatológicos envolvidos na infecção por *Bartonella* foram investigados em detalhes com base em modelos experimentais de roedores ou em culturas de células, mas as informações obtidas em infecções experimentais em cães ainda são limitadas. Revisões recentes detalharam mecanismos moleculares e celulares da patogênese de *Bartonella*[18-21] que vão além do escopo deste capítulo, porém as principais etapas e fatores estão resumidos a seguir. Enquanto estão no vetor, as espécies de *Bartonella* se replicam no intestino médio do artrópode e são excretadas nas fezes. Depois, são inoculadas durante a picada ou o arranhão associado à picada do artrópode. Uma vez na derme, elas penetram em células-alvo, provavelmente dendríticas e endoteliais, que são conhecidas como "nichos de disseminação dérmica e sanguínea", respectivamente.[21] As espécies de *Bartonella* também podem infectar células microgliais, macrófagos e células progenitoras CD34+ na medula óssea.[22] Essa penetração é mediada por dois grupos de fatores de virulência: adesinas e sistemas de secreção tipo IV (T4SS). As primeiras, como a adesina A de *Bartonella*, atuam como mediadoras da aderência das bactérias às células endoteliais e às proteínas da matriz extracelular,[18] enquanto os T4SS são capazes de transportar DNA e proteínas efetoras para a célula hospedeira alvo. Dois T4SS estão presentes em *B. henselae* e *B. vinsonii* subsp. *berkhoffii*: os sistemas Trw e VirB/D4, enquanto *B. rochalimae* tem apenas VirB/D4 T4SS.[19] Usando esses T4SS, esses patógenos translocam proteínas efetoras de *Bartonella* (Bep) para as células-alvo. Até o momento, foram descritos pelo menos sete Bep associados a inibição da apoptose de células hospedeiras, invasão celular, persistência da bactéria em eritrócitos e células endoteliais e brotamento endotelial.[18,21] A invasão de células endoteliais por espécies de *Bartonella* é caracterizada pela formação de invasoma, um grande agregado bacteriano bem organizado que é engolfado e internalizado pela célula-alvo, sob mediação de Bep e outros fatores de patogenicidade.[18,23] Uma vez que as espécies de *Bartonella* estabelecem infecção persistente do nicho de propagação sanguínea inibindo a apoptose celular, elas são periodicamente disseminadas à circulação sanguínea. As bactérias são liberadas do nicho de propagação sanguínea, onde se ligam e invadem os eritrócitos maduros e se replicam até atingir um número crítico, sem causar hemólise. A replicação contínua do patógeno no nicho de propagação ocasiona liberação na circulação sanguínea em intervalos de aproximadamente 5 dias, gerando bacteriemia persistente para facilitar a aquisição do microrganismo pelo vetor.[21] Relata-se que a infecção experimental de cães com *B. vinsonii* subespécie *berkhoffii* induziu imunossupressão caracterizada por supressão sustentada de linfócitos CD8+ do sangue periférico.[24] A imunossupressão causada pela infecção por *Bartonella* pode predispor o hospedeiro a infecções oportunistas, inclusive por outros patógenos transmitidos pelo mesmo vetor.

## MANIFESTAÇÕES CLÍNICAS E ACHADOS NO EXAME FÍSICO

Do ponto de vista clínico, as espécies de *Bartonella* podem se disseminar por todos os tecidos do corpo, fato que pode resultar em doença em um único órgão ou em vários. Foram descritas lesões no coração, no fígado, nos linfonodos, nas articulações, nos olhos, na cavidade nasal, no sistema nervoso central (SNC), na pele e no tecido subcutâneo. Embora uma ampla gama de sinais clínicos seja observada em cães naturalmente infectados ou expostos a espécies de *Bartonella*, a infecção experimental de cães com *B. henselae*, *B. vinsonii* subespécie *berkhoffii* ou *B. rochalimae* geralmente não causa sinais clínicos ou anormalidades hematológicas.[25-27] Um estudo relatou lesões necróticas graves no local da inoculação de alta dose de inóculo, enquanto outro descreveu pirexia transitória.[24,28] Apesar da falta de modelos experimentais, evidências clínicas e epidemiológicas apoiam a associação entre infecção por *Bartonella* e manifestação clínica em cães. Os sinais e as lesões descritos podem estar potencialmente associados a cinco mecanismos relacionados: infecção intravascular, resposta imunomediada do hospedeiro, infecção linfática, lesões piogranulomatosas e proliferação vascular anormal.

A endocardite é a consequência mais reconhecida da infecção causada por *Bartonella* em cães, com *B. vinsonii* subsp. *berkhoffii* sendo a espécie mais identificada em testes moleculares.[29-31] Por volta de 19 a 28% dos casos de endocardite infecciosa em cães são causados por *Bartonella*.[32,33] Um estudo constatou que cinco de onze cães (45%) apresentavam hemocultura negativa e reação soropositiva para essas espécies.[33] A endocardite causada por *Bartonella* é diferente da causada por outras bactérias, pois ela afeta a válvula aórtica com mais frequência e quase sempre está associada à insuficiência cardíaca concomitante (ver Capítulo 251).[32] Os achados frequentes incluem sopro cardíaco (89%), claudicação (43%), anormalidades respiratórias (28%) e fraqueza e colapso (17%).[33] Febre é bastante relatada, mas um estudo destacou que ela é menos frequente na endocardite causada por *Bartonella* do que na por outras bactérias.[32] A endocardite predispõe à doença tromboembólica séptica, que pode estar associada a claudicação, decúbito, anisocoria e obtundação, entre outros sintomas neurológicos.[29,34] Em cães sem evidência ecocardiográfica de endocardite, podem ser detectadas arritmias cardíacas secundárias à miocardite. Cães com endocardite causada por *Bartonella* apresentam risco 2,7 vezes maior de morte do que aqueles com endocardite causada por outras bactérias.[32] Portanto, os médicos devem sempre considerar a possibilidade de infecção por *Bartonella* no diagnóstico diferencial de endocardite infecciosa, pois o início precoce de terapia específica pode aumentar a sobrevida.

A associação de infecção por *Bartonella* e artrite foi descrita em cães e humanos.[10,35] Cães soropositivos para *Bartonella* apresentam três vezes mais chance de apresentar claudicação relacionada com a artrite, em comparação com os soronegativos.[10] Além disso, espécies de *Bartonella* foram incriminadas como causas de inflamação granulomatosa na pele, nos linfonodos, no fígado, no baço, ou de lesões granulomatosas disseminadas em cães.[36-39] Os sintomas variam em função dos tecidos e dos órgãos infectados. Diversos sinais neurológicos também foram relatados em cães infectados por espécies de *Bartonella*. Também detectamos infecção em cães com diagnóstico de derrame pleural, pericárdico (pericardite restritiva) e abdominal, além de seroma subcutâneo,[40,41] sugerindo que espécies de *Bartonella* podem causar infecção linfática e, potencialmente, obstruir o fluxo linfático. Apesar de nenhuma associação direta de causa e efeito estar implicada nesses casos, a detecção desses patógenos em derrames considerados "assépticos", com base em culturas microbiológicas convencionais, pode ser relevante em casos suspeitos de derrame idiopático.

Com base na revisão dos prontuários médicos de 47 cães testados na North Carolina State University e confirmados como infectados por *Bartonella* em hemocultura enriquecida, PCR e sequenciamento de DNA, os sintomas mais frequentes foram febre (40% dos cães), letargia (40%), perda de peso (34%), anorexia (32%), linfadenopatia (30%), diarreia (23%), sinais neurológicos (21%), sopros cardíacos (21%), sintomas respiratórios (21%), poliúria/polidipsia (21%), claudicação (19%), vômito (15%) e esplenomegalia (13%).[42] A perda de peso ocorreu com mais frequência em cães doentes infectados por espécies de *Bartonella* do que naqueles com suspeita de outras doenças transmitidas por vetores.[43] No entanto, esses sintomas são de auxílio limitado na distinção da infecção por *Bartonella* de outras causas de doenças transmitidas por vetores especiais em cães. Assim, outros patógenos transmitidos por vetores devem sempre ser excluídos em qualquer caso suspeito de infecção por *Bartonella*.

## DIAGNÓSTICO

Como as espécies de *Bartonella* podem ser detectadas ou isoladas de amostras clínicas de cães assintomáticos, resultados positivos na cultura microbiológica ou no teste PCR não indicam necessariamente a causa da doença. Como consequência, o diagnóstico de bartonelose em cães depende de anormalidades clínicas, achados histopatológicos e resultados positivos na cultura microbiológica ou no teste PCR em amostras de sangue e tecidos infectados. No caso de doenças com risco à vida, como endocardite, miocardite e doença neurológica, espécies de *Bartonella* devem ser investigadas imediatamente e os pacientes precisam ser tratados com antibioticoterapia específica (ver seção sobre tratamento, a seguir). Em todos os casos suspeitos de bartonelose canina, outras possíveis causas da doença devem ser investigadas. No caso de cães com outras anormalidades localizadas, como organomegalia, linfadenopatia, paniculite etc., ou com doença sistêmica (vasculite, anemia hemolítica imunomediada, trombocitopenia imunomediada, lúpus eritematoso sistêmico, poliartrite etc.), deve-se realizar uma série de exames para descartar outras causas, como infecções fúngicas, bacterianas (e micobacterianas), parasitas, doenças neoplásicas, genéticas, degenerativas ou imunomediadas. É importante ressaltar que, se a terapia imunossupressora for necessária para tratar as causas imunomediadas, a infecção concomitante por *Bartonella* deve ser descartada por meio de sorologia, cultura enriquecida e PCR antes da terapia, pois a imunossupressão pode predispor à endocardite por *Bartonella*, com desfecho desfavorável.[44] Um algoritmo da abordagem diagnóstica é mostrado na Figura 215.1.

### Anormalidades laboratoriais

Muitas vezes, nota-se que cães infectados não apresentam anormalidades hematológicas, as quais, quando presentes, são inespecíficas e geralmente discretas. Em estudo recente, os achados laboratoriais mais comuns verificados em 47 cães com confirmação de infecção por espécies de *Bartonella* foram: proteinúria (40%), anemia (38%), leucocitose (36%), trombocitopenia (34%), elevação das atividades de enzimas hepáticas (32%), hiperbilirrubinemia (26%), hiperglobulinemia (26%), hipoglobulinemia (23%), azotemia (21%), monocitose (17%), painel de coagulação anormal (TP/TTP) (13%), leucopenia (11%) e linfocitose (11%).[42,43] Alguns cães podem apresentar cilindrúria, bilirrubinúria e isostenúria. Ao comparar a frequência dos achados laboratoriais em cães com suspeita de outras doenças transmitidas por vetores, constatou-se que, naqueles com hipoglobulinemia – não associada à enteropatia ou à nefropatia com perda de proteínas –, o risco de infecção por espécies de *Bartonella* foi quatro vezes maior do que aqueles que não a apresentavam.[43] Esses achados podem estar relacionados com risco de imunossupressão, uma vez que a infecção experimental por *B. vinsonii* subsp. *berkhoffii* em cães foi ligada a anormalidades na fagocitose monocítica, linfopenia cíclica de linfócitos T CD8+ e prejuízo à apresentação do antígeno nos linfonodos.[24,27] Cães infectados com espécies de *Bartonella* podem ter teste de Coombs positivo associado à anemia hemolítica imunomediada (ver Capítulo 198). Anticorpos antinucleares também podem estar presentes, o que pode resultar em diagnóstico incorreto de lúpus eritematoso sistêmico (LES; ver Capítulo 205). Em cães com endocardite, miocardite ou arritmias cardíacas causadas por *Bartonella*, outras anormalidades hematológicas e bioquímicas comuns são eosinofilia e neutrofilia, raramente com desvio à esquerda.[45]

### Eletrocardiografia

Podem-se detectar arritmias cardíacas em 9 a 60% dos cães infectados por espécies de *Bartonella* (ver Capítulo 103).[15,42,45] Constatou-se maior frequência de arritmias nos pacientes com endocardite ou miocardite, caracterizadas por taquicardia sinusal, fibrilação atrial, complexos ventriculares prematuros intermitentes, taquicardia ventricular ou bloqueio atrioventricular de 3º grau (ver Capítulo 248).[45]

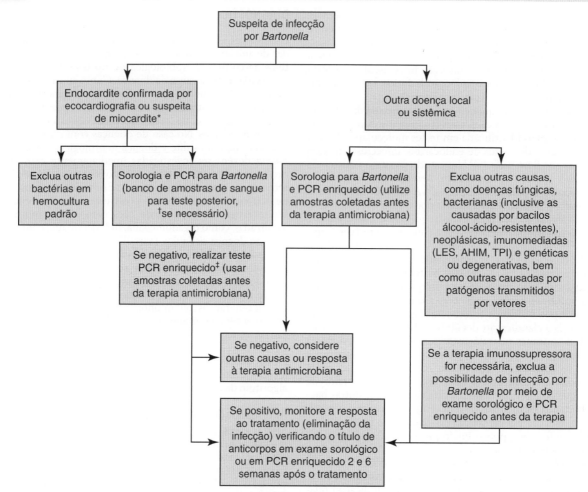

**Figura 215.1** Algoritmo para diagnóstico de bartonelose em cães. *Miocardite só pode ser confirmada por histopatologia, mas pode ser uma suspeita quando há elevação da concentração de troponina I cardíaca, achados ecocardiográficos anormais e arritmias cardíacas. †As amostras biológicas podem ser refrigeradas a 2 a 8°C por até 1 semana ou congeladas a −20°C por um longo período. ‡A plataforma de diagnóstico consiste em cultura em meio enriquecido BAPGM, junto com PCR. Veja o texto para detalhes. AHIM, anemia hemolítica imunomediada; BAPGM, "Bartonella alpha-Proteobacteria growth medium"; LES, lúpus eritematoso sistêmico; PCR, reação em cadeia da polimerase; TPI, trombocitopenia imunomediada.

## Biomarcadores cardíacos

Notou-se elevação da troponina I cardíaca (cTnI) (0,28 a 3,05 ng/ml; normal ≤ 0,11 ng/ml) em três de oito cães infectados ou expostos a B. henselae ou B. vinsonii subespécie Berkhoffii no Brasil, os quais cães também apresentavam outras anormalidades cardiovasculares, como hipotensão e disfunção miocárdica.[46] Como outras doenças transmitidas por vetores, como erliquiose e babesiose, também podem causar aumento da concentração de cTnI,[47] é importante excluir outras causas infecciosas e não infecciosas de lesão do miocárdio (ver Capítulo 246).[48]

## Diagnóstico por imagem

Cães com endocardite causada por Bartonella muitas vezes apresentam edema pulmonar cardiogênico, identificado em radiografias do tórax como infiltrados pulmonares peri-hilar até infiltrados caudodorsais intersticiais e alveolares, sem aumento do átrio esquerdo ou cardiomegalia global.[34] A ecocardiografia é muito sensível para detectar anormalidades sugestivas de endocardite, como vegetações valvares hiperecoicas, oscilantes e de formato irregular ou folhetos valvares espessados e hiperecoicos (Vídeo 215.1; ver Capítulo 251). Sempre ocorre insuficiência da válvula afetada, na maioria das vezes moderada a grave.[34] Em cães infectados por Bartonella, há relato de redução da função sistólica, caracterizada por diminuição da fração de encurtamento, e aumento ou hipertrofia excêntrica do ventrículo esquerdo.[46] Deve-se realizar ultrassonografia para avaliar linfadenopatia, organomegalia, líquido peritoneal ou a suspeita de doença piogranulomatosa (ver Capítulo 88). Os achados ultrassonográficos relatados em um cão infectado por B. henselae e com peliose hepática consistiam em hepatomegalia com múltiplas massas nodulares pequenas e estruturas semelhantes a cistos preenchidos com líquido.[49] A doença granulomatosa pode ser identificada na ultrassonografia pela presença de linfonodos aumentados, mas deve ser confirmada por histopatologia.[39]

## Técnicas específicas

### Métodos de diagnóstico molecular

Em todos os casos suspeitos de bartonelose, as amostras clínicas – sangue em EDTA, soro, plasma, tecidos etc. – devem ser sempre coletadas antes da terapia antimicrobiana e armazenadas a −20°C, pois os antimicrobianos diminuem rapidamente a chance de detecção de espécies de Bartonella em cultura ou no teste PCR. Amostras de tecidos e líquidos não sanguíneos (efusão, líquido sinovial etc.) de órgãos afetados devem ser preferencialmente submetidas à cultura microbiológica e PCR, haja vista que podem propiciar melhor sensibilidade clínica do que amostras de sangue. Os testes de diagnóstico moleculares, como PCR, são muito sensíveis e específicos para os patógenos-alvo, com obtenção de resultados mais rápida (1 a 3 dias) do que a cultura. Os testes de PCR para o gênero Bartonella ou espécies selecionadas estão disponíveis em laboratórios veterinários de referência privados e em alguns de universidades dos EUA como parte de painéis de PCR para infecções transmitidas por vetores.

No entanto, a sensibilidade analítica e a especificidade entre os laboratórios podem ser variáveis. O valor diagnóstico dos testes PCR depende do tipo de amostra testada. Os cães, em geral, mantêm grau muito baixo de bacteriemia para espécies de *Bartonella* (< 1 a 10 microrganismos/$\mu\ell$),[2] que podem estar abaixo do limite de detecção do teste PCR. Portanto, exceto em casos de endocardite, as amostras de sangue podem não ser ideais para o diagnóstico. Além disso, resultados de PCR ou de cultura microbiológica negativos não excluem a possibilidade de infecção por *Bartonella* em cães. Tecidos fixados em formalina e embebidos em parafina podem ser usados para a detecção de espécies de *Bartonella*. Todavia, procedimentos rigorosos devem ser estabelecidos para evitar a contaminação cruzada do DNA de *Bartonella* na sala de necropsia e durante o processamento de amostras de tecido.[50]

### Métodos sorológicos

Para a detecção de anticorpos contra espécies de *Bartonella*, pode-se realizar pesquisa de anticorpo imunofluorescente (IFA), teste de imunoabsorção enzimática (ELISA) ou teste Western immunoblot.

Títulos sorológicos altos para Bartonella (> 1:512) são úteis para diagnosticar endocardite na válvula aórtica causada por espécies de *Bartonella*.[33] No entanto, em cães com outra doença local ou sistêmica, os resultados da sorologia por si só podem ter valor diagnóstico limitado, pois pode ocorrer bacteriemia na ausência de anticorpos detectáveis em mais da metade dos animais.[43] Testes específicos para *B. henselae*, *B. vinsonii* subsp. *berkhoffii* e *B. rochalimae* e *B. clarridgeiae* estão disponíveis, porém algum grau de reação cruzada foi inicialmente sugerido com base no número frequente de cães expostos e sorrorreativos a mais de um antígeno.[10] Por outro lado, um estudo experimental recente em cães demonstrou que a resposta de anticorpos em cães não era apenas espécie-específica para *B. henselae* ou *B. vinsonii* subsp. *Berkhoffii*; também envolvia genótipo ou sorotipo específico dentro de cada espécie.[51] Portanto, um cão infectado com um tipo específico de *Bartonella* pode não apresentar uma resposta de anticorpos detectável para outros tipos de bactérias da mesma espécie, o que pode explicar a discrepância entre os resultados da sorologia, da cultura e de PCR. Com quatro genótipos distintos de *B. vinsonii* subsp. *berkhoffii* relatados em cães (I a IV), bem como dois sorotipos de *B. henselae* (I e II), essas novas descobertas indicam que métodos sorológicos podem ser problemático, a menos que amplos painéis de sorologia sejam disponibilizados para várias espécies de *Bartonella*, genótipos e serótipos.[51] No momento em que este artigo foi escrito, nenhum painel de sorologia para *Bartonella* disponível no mercado possibilitava a diferenciação entre genótipos e sorotipos de espécies.

### Métodos de cultura

O padrão-ouro para a detecção microbiológica de espécies de *Bartonella* é a obtenção de isolados em meios de cultura sólidos, o que pode demorar 4 a 8 semanas. Entretanto, alguns tipos selvagens de *Bartonella* não se adaptam facilmente às condições de laboratório. Muitas vezes, as amostras com PCR positiva não produzem isolados e só podem ser caracterizadas com base na amplificação e no sequenciamento do DNA. Além disso, o baixo grau de bacteriemia cíclica em cães e o crescimento lento das espécies de *Bartonella* limitam o valor diagnóstico da cultura microbiológica.

Uma abordagem combinada utilizando meio de cultura enriquecido junto com amplificação e sequenciamento do DNA, denominado PCR enriquecido, está disponível nos EUA. Essa abordagem combinada usa um meio líquido de células à base de inseto quimicamente modificado (*Bartonella alfa-Proteobacteria Growth Medium [BAPGM]*)[52] para aumentar o número e a variedade de microrganismos para a detecção no teste PCR e isolamento em meios sólidos, fornecendo resultados em 3 semanas, com detecção de um espectro mais amplo de espécies de *Bartonella*.[a,2] No entanto, à semelhança de exames sorológicos e PCR, os resultados negativos não excluem a possibilidade de infecção. Hoje, essa é uma das técnicas de diagnóstico disponíveis mais efetivas, detectando 55% mais cães infectados por espécies de *Bartonella* do que um único teste PCR em amostra de sangue ou tecido.[43] Em humanos, maior sensibilidade clínica foi relatada quando amostras de sangue foram coletadas em 3 dias alternados, ao longo de 1 semana – procedimento conhecido como tripla possibilidade –, em razão da bacteriemia recorrente.[53] Uma abordagem semelhante pode ser empregada em cães com suspeita de bartonelose crônica e doença sistêmica quando a sorologia e o teste PCR enriquecido único não conseguem detectar exposição ou infecção por espécies de *Bartonella*.

### Microscopia

O exame de esfregaço de sangue para detecção de espécie de *Bartonella* intraeritrocitária tem valor diagnóstico muito limitado devido ao tamanho da bactéria e à bacteriemia intermitente. As espécies de *Bartonella* só podem ser visualizadas em amostras de tecido coradas com manchas de prata modificadas (p. ex., Warthin-Mancha estrelada ou mancha de Dieterle), mas outros patógenos também podem ser manchados. Nos laboratórios de pesquisa, a imuno-histoquímica e a hibridização *in situ* fluorescente têm sido usadas para identificação de espécies de *Bartonella* em amostras de tecidos.

## TRATAMENTO

Até o momento, não foi estabelecido um protocolo ideal para o tratamento de infecções causadas por *Bartonella* em gatos, cães ou humanos.[2,54] São necessários ensaios controlados randomizados usando testes de diagnóstico sensíveis e avaliação de vários resultados de interesse – bacteriemia persistente, cura clínica, efeitos adversos, desenvolvimento de endocardite, taxa de recidiva e mortalidade – para apoiar os protocolos antimicrobianos.[54] As recomendações atuais são baseadas em séries de casos limitadas, estudos experimentais, experiência clínica e dados extrapolados da literatura humana. A terapia de agente único com doxiciclina ou azitromicina não é mais recomendada por causa da falha do tratamento e do risco de rápido desenvolvimento de resistência antimicrobiana.[40,41,55] Hoje, o tratamento a longo prazo com uma combinação de dois antibióticos com diferentes modos de ação, um atingindo teor elevada concentração plasmática e o outro atingindo alta concentração intracelular, é a melhor recomendação disponível, até que outros antibióticos ou combinações de antibióticos sejam comprovadamente efetivos. Uma fluoroquinolona de terceira geração (pradofloxacino) demonstrou melhor atividade antimicrobiana contra isolados de *Bartonella* de pessoas e gatos do que a enrofloxacino;[55] porém, até o momento, o uso desse antimicrobiano só foi aprovado em gatos, nos EUA. A minociclina pode ser usada na falta de doxiciclina, uma vez que tem demonstrado boa atividade antimicrobiana *in vitro* contra isolados de *B. henselae* de gatos e humanos em um estudo,[56] mas sua ação contra isolados de *Bartonella* de cães é desconhecida. Para cães sororreativos, a resposta à terapia pode ser monitorada com base na diminuição do título de anticorpos após semanas a vários meses de terapia antimicrobiana. Também pode ser realizado o monitoramento da bacteriemia por meio de teste PCR enriquecido, 2 e 6 semanas após a descontinuação do antibiótico, a fim de avaliar a cura terapêutica. No entanto, não está claro se a real eliminação do patógeno pode ser obtida com qualquer protocolo antimicrobiano. Se o paciente apresentar quadro clínico razoavelmente estável, o segundo antibiótico deve ser iniciado

---

[a] Galaxy Laboratories, Research Triangle Park, NC, USA. http://www.galaxydx.com.

5 a 7 dias após o primeiro, a fim de diminuir o risco de reação de Jarisch-Herxheimer,[57] caracterizada por letargia, febre e vômito (sintomas semelhantes à sepse bacteriana) e que tende a ocorrer na primeira semana após o início do tratamento. É causada pela morte rápida de bactérias em razão das concentrações intracelular e intravascular adequadas de antimicrobianos, com consequente liberação de endotoxinas, condição que desencadeia a síndrome da resposta inflamatória sistêmica (SIRS; ver Capítulo 132). Os clínicos devem evitar a descontinuação da terapia antimicrobiana ou a troca de antibióticos com base em uma suspeita de reação adversa ao medicamento em tais casos. Para aliviar esses sintomas, pode-se administrar doses anti-inflamatórias de corticosteroides por um curto período.

## PREVENÇÃO

Hoje, não existem vacinas disponíveis contra as espécies de *Bartonella* para cães, gatos ou humanos, portanto a prevenção é baseada no controle do vetor. Os veterinários devem orientar os clientes sobre a importância do controle de ectoparasitas de cães e gatos durante todo o ano, de modo a prevenir a transmissão de *Bartonella* e de outros patógenos transmitidos por vetores.

## CONSIDERAÇÕES SOBRE SAÚDE PÚBLICA

A manifestação mais reconhecida da infecção por *Bartonella* em humanos é a doença da arranhadura do gato, uma síndrome caracterizada por uma pápula ou pústula cutânea acompanhada de linfadenopatia regional ipsilateral ao local de inoculação e febre, causada por *B. henselae* e, potencialmente, *B. clarridgeiae*. No entanto, à semelhança do que acontece em cães, a infecção por *Bartonella* em humanos pode causar uma série de manifestações clínicas. Um número crescente de publicações sugere a *Bartonella* como um risco ocupacional recém-reconhecido para veterinários e técnicos veterinários, entre outras profissões com contato frequente com animais e exposição a artrópodes hematófagos.[4,58] Em relato recente sobre 114 veterinários, mais de um em quatro deles estava infectado por espécies de *Bartonella*, sendo dor de cabeça e irritabilidade relatadas mais frequentemente por indivíduos infectados do que por veterinários não infectados.[4] Outros relatos descrevem que os veterinários infectados manifestavam fadiga crônica, dor de cabeça frequente, febre oscilante crônica, dor nas costas persistente e linfadenopatia.[59,60] Consequentemente, os veterinários não apenas devem estar cientes de seu risco de infecção por *Bartonella*, como também ter um papel importante na saúde pública, orientando os clientes sobre a doença e as medidas necessária para minimizar ou eliminar a exposição à infecção.[61] Precauções devem ser tomadas para evitar a exposição a pulgas e a outros vetores potenciais, o contato com fezes de artrópodes, mordidas e arranhão de animais e contato direto com líquidos corporais de animais doentes.[2] A transmissão direta de *Bartonella* de cães para humanos por meio de mordida ou arranhão ainda não foi claramente estabelecida, mas se deve permitir a lambedura de feridas humanas pelos cães, pois foi detectado DNA de *Bartonella* na saliva de cães.[62]

## REFERÊNCIAS BIBLIOGRÁFICAS

*As referências bibliográficas deste capítulo se encontram online no Ambiente de Aprendizagem.*

# CAPÍTULO 216

# Bartonelose em Gatos

Lynn F. Guptill

## CONSIDERAÇÕES GERAIS

*Bartonella* spp. são bactérias gram-negativas pequenas, intracelulares facultativas, transmitidas por vetores. A maioria das espécies parece ser bastante adaptada aos hospedeiros reservatórios mamíferos. Essas bactérias muitas vezes causam bacteriemia intermitente de longa duração em animais clinicamente normais.[1,2] Os mecanismos que facilitam a bacteriemia persistente por *Bartonella* em mamíferos ainda não são completamente compreendidos. Localização intracelular, rearranjos genéticos frequentes e alteração das proteínas da membrana externa são estratégias para o escape do sistema imunológico e a persistência das bactérias.[1-5] A localização nos eritrócitos, ou hemácias (He), pode facilitar a transmissão eficiente do vetor e contribuir para diminuir a eficácia do tratamento antimicrobiano.[6] Também há relatos de que as espécies de *Bartonella* colonizam células do endotélio vascular e, com base em resultados de pesquisa com modelo experimental de roedor, de que pode ser periodicamente liberada dessas células para a circulação, onde podem ser encontradas no ambiente extracelular e no interior de hemácias.[3,7] Neste capítulo, a discussão se concentra em *B. henselae*, a espécie de *Bartonella* mais isolada de gatos domésticos. Outras espécies que podem causar infecção natural em felinos, como *Bartonella clarridgeiae*, *B. koehlerae*, *B. bovis* e *B. quintana*, também são discutidas.

## EPIDEMIOLOGIA

Desde o primeiro diagnóstico de infecção causada por *B. henselae* em gatos, em 1992, os resultados de testes sorológicos, de hemocultura e de reação em cadeia da polimerase (PCR) indicam que a exposição a *Bartonella* spp., mais frequentemente *B. henselae*, é prevalente entre gatos nos EUA e na maioria das regiões temperadas do mundo.[8] A prevalência é maior em áreas com temperaturas mais quentes e maior umidade, em gatos selvagens e naqueles infestados por pulgas. Gatos mais velhos parecem mais propensos à soropositividade, e os mais jovens, à bacteriemia.[9-14] A bacteriemia por *B. henselae* afeta cerca de 5 a 40% dos felinos domésticos nos EUA, dependendo da região.[10,12,15-17] Em uma colônia de gatos, constatou-se prevalência superior a 90%.[18] Infecções causadas por *B. clarridgeiae* responderam por cerca de 10% dos animais com bacteriemia por *Bartonella* avaliados nos EUA, e 16 a 31% daqueles com bacteriemia por *Bartonella* na França e nas Filipinas.[19,20] *Bartonella koehlerae* foi recentemente detectada em mais ou menos 4% dos gatos testados em Israel. *Bartonella bovis* e *B. quintana* foram isoladas ou detectadas pelo teste PCR em alguns gatos domésticos saudáveis.[21-23]

Os gatos domésticos são considerados os principais reservatórios e vetores da infecção humana por *B. henselae*, além de serem prováveis reservatórios de *B. clarridgeiae* e *B. koehlerae*. Os bovinos parecem ser os reservatórios de *B. bovis*. Testes moleculares detectaram *B. quintana*, *B. koehlerae*, *B. henselae*, *B. clarridgeiae* e uma série de outras espécies de *Bartonella* em pulgas de gato, junto com riquétsias patogênicas.[24,25] Embora isso possa sugerir o envolvimento de pulgas na transmissão de todas essas espécies de *Bartonella*, elas podem ter se alimentado apenas em um hospedeiro infectado. A capacidade de pulgas de transmitir algumas espécies de *Bartonella* ainda não foi comprovada. Os felídeos selvagens, inclusive panteras, linces, leões da montanha, pumas, leões africanos e chitas, também estão expostos às infecções por *Bartonella*.[23]

Existem várias cepas geneticamente diversas de *B. henselae*. Há dois tipos de rRNA 16S de *B. henselae* reconhecidos, com pelo menos dois subgrupos dentro de cada tipo.[26,27] Outros métodos de classificação de *B. henselae* incluem tipagem de sequência multilocus e polimorfismo de comprimento de fragmento amplificado. Cada método identificou vários tipos genéticos de *B. henselae*.[28] Os gatos podem apresentar infecções concomitantes por vários tipos genéticos de *B. henselae* e múltiplas *Bartonella*, com diferenças regionais.[15,19,28-31] Todos os testes moleculares mostram notável diversidade genética entre os isolados de *Bartonella* e evidências de variações genômicas durante o curso da infecção.[5,32-40] Essa variação pode aumentar a capacidade de *B. henselae* de persistir em gatos infectados por longo período. A variação genética dificulta o desenvolvimento de vacina, mas é útil em estudos epidemiológicos e na compreensão adicional da patogenicidade de vários isolados de *Bartonella*.

## PATOGÊNESE

A *Bartonella henselae* é transmitida naturalmente aos gatos pelas pulgas. Relata-se que ela foi transmitida a esse animais pela transferência de pulgas alimentadas em gatos infectados para outros livres de patógenos específicos (SPF) e por meio de inoculação intradérmica (ID) de excrementos coletados de pulgas alimentadas em gatos infectados por *B. henselae*.[41-43] Não há comprovação de transmissão do microrganismo pela saliva da pulga.[41] Contudo, um estudo recente sugere que a *B. henselae* pode ser transmitida por regurgitação da pulga durante a alimentação, semelhante ao descrito para a transmissão de *Yersinia pestis*.[44] Os carrapatos também podem participar da transmissão. *B. henselae* e outras espécies de *Bartonella* foram detectadas em teste PCR em carrapatos experimentais.[45-47] A transmissão transestadial de *B. henselae* foi demonstrada em carrapatos *Ixodes ricinus*, prováveis vetores competentes de *B. henselae*. Artrópodes hematófagos têm sido propostos como vetores para a transmissão de infecções por *Bartonella* em gatos, seres humanos, cães e outros mamíferos.[48-52]

Os gatos podem ser infectados por inoculação IV ou IM de sangue de animais infectados ou por inoculação IV, SC, ID ou oral de bactérias cultivadas em placa. Não se constatou infecção quando os felinos foram injetados com urina de outros com bacteremia.[53-59] Não ocorre transmissão de *Bartonella henselae* quando gatos infectados coabitam com não infectados em ambiente livre de pulgas. Portanto, a transmissão entre esses animais normalmente não ocorre por meio de mordida, arranhão, *grooming* ou compartilhamento de vasilhas de comida e caixa de excretas (ou caixa de areia). Não ocorre transmissão entre fêmeas e machos com bacteriemia durante o acasalamento nem a filhotes de fêmeas infectadas durante a gestação ou o período neonatal em ambiente livre de pulgas.[53,57,60] Acredita-se que a bacteriemia crônica recidivante facilite a transmissão de *Bartonella* por artrópodes hematófagos. Gatos infectados mantiveram bacteriemia recidivante por *B. henselae* ou *B. clarridgeiae* por até 454 dias.[54] Aqueles infectados naturalmente mantiveram bacteriemia recidivante por até 3 anos, mas provavelmente ocorreu reinfecção pelas pulgas.[61,62]

Não obstante os gatos apresentem uma forte resposta imunológica à infecção por *Bartonella*, relata-se falha de proteção heteróloga contra a reinfecção em animais previamente infectados. Gatos previamente infectados com *B. henselae* 16S rRNA tipo II foram suscetíveis à infecção por *B. henselae* 16S rRNA tipo I.[63] Aqueles infectados com *B. henselae* tipo I ou II foram suscetíveis à infecção-desafio com *B. clarridgeiae*, e os infectados com *B. koehlerae* ou *B. clarridgeiae* foram suscetíveis à infecção-desafio com *B. henselae* tipo I ou II. No entanto, os infectados com *B. henselae* tipo I foram parcial ou completamente protegidos contra a infecção-desafio por *B. henselae* tipo II.[64] Os gatos podem se tornar imunes ao desafio com cepas homólogas do microrganismo. Os graus de bacteriemia e de suscetibilidade à reinfecção após a inoculação do desafio provavelmente variam com a espécie e a cepa de *Bartonella* utilizada.[62] A infecção local crônica por *Bartonella* em gatos não foi esclarecida por completo. Foram detectados microrganismos Bartonellae em eritrócitos de gatos naturalmente infectados.[65] *Bartonella* pode se localizar em células do endotélio vascular, como tem sido sugerido para roedores, e também infectar células dendríticas ou outras de tecido subcutâneo (SC) após inoculação intradérmica (ID).[66,67]

## ACHADOS CLÍNICOS

Os dados existentes indicam que poucos gatos naturalmente infectados por *Bartonella* apresentam sinais clínicos. Uveíte pode ser uma manifestação da infecção natural por *Bartonella*.[68] A infecção natural por *Bartonella henselae* tipo I foi associada à endocardite vegetativa fatal da válvula aórtica, com hemocultura negativa, em um gato, e outro experimentalmente infectado desenvolveu miocardite fatal.[69,70] Ainda não se sabe se a *Bartonella* spp. contribui para a presença de bactérias argirofílicas em linfonodos de gatos jovens com linfadenomegalia persistente.[71] Gatos naturalmente infectados quase sempre apresentam infecção subclínica. Os sinais clínicos em gatos infectados de maneira experimental por *B. henselae* costumam ser brandos. Os animais submetidos à inoculação intradérmica experimental desenvolveram áreas de endurecimento ou abscesso nos locais de inoculação 2 dias a 4 semanas depois da inoculação. Culturas puras de *B. henselae* foram obtidas desses locais (Figura 216.1).[54,56,58,59,72]

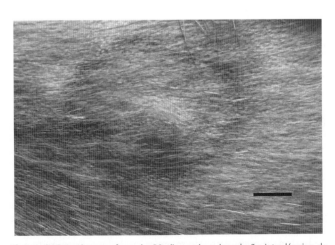

**Figura 216.1** Abscesso formado 20 dias após a inoculação intradérmica de *Bartonella henselae* em um gato. O tamanho da pápula aumentou a partir do momento da inoculação, e apenas *B. henselae* foi isolada da cultura bacteriana de um aspirado. Barra = 1 cm. (Cortesia de Lynn Guptill-Yoran, Purdue University, West Lafayette. In Greene CE: *Infectious disease of the dog and cat*, ed 4, St Louis, 2012, Saunders.) (*Esta figura se encontra reproduzida, em cores, no Encarte.*)

Outros achados clínicos transitórios em muitos gatos infectados de maneira experimental consistem em linfadenomegalia periférica generalizada ou localizada, que dura cerca de 6 semanas após a inoculação, e breves períodos de febre (> 39,4°C) nas primeiras 48 a 96 horas e, mais uma vez, cerca de 2 semanas depois. Sintomas neurológicos discretos – nistagmo, tremores de corpo inteiro, convulsões motoras focais, respostas diminuídas ou exageradas a estímulos externos, mudanças de comportamento – e dor muscular epaxial foram observados em alguns gatos inoculados de modo experimental. Alguns deles manifestaram letargia e anorexia durante os períodos febris.[54,56,58,59] Notou-se falha reprodutiva em alguns infectados com B. henselae.[60] Aqueles infectados com B. koehlerae não manifestaram sinais clínicos.[73] Parece provável que Bartonella spp. esteja envolvida na etiologia de doenças crônicas de felinos. Um estudo sugeriu que, em gatos com infecção simultânea por B. henselae e pelo vírus da imunodeficiência felina (ver Capítulo 222), há maior risco de gengivite ou linfadenomegalia do que a infecção individual.[74] Um estudo sugeriu possíveis associações entre a soropositividade à B. henselae e à estomatite ou a anormalidades do trato urinário não especificadas.[75]

Graças à alta prevalência de Bartonella em gatos, são necessários amplos estudos epidemiológicos controlados para determinar se condições clínicas particulares estão associadas à infecção. Alguns estudos investigaram possíveis associações entre exposição ou infecção por Bartonella e condições clínicas, como doença neurológica, estomatite, uveíte, pododermatite plasmocítica, anemia, hiperglobulinemia, elevada imunorreatividade da lipase pancreática sérica, pólipos inflamatórios, rinossinusite crônica, peliose hepática e febre. Não se constatou relação estatisticamente significativa entre a infecção por Bartonella e a maioria das condições acima mencionadas em gatos, embora a análise estatística possa não ter sido suficiente para detectar algumas associações.[74-86] A infecção por Bartonella pode estar associada à hiperglobulinemia.[80] Em felinos, a associação entre doença bucal e exposição à Bartonella foi variável entre os estudos. Em um deles, sugeriu-se associação entre soropositividade e estomatite. Porém, em outro, nenhuma associação foi relatada. Ademais, há relato de associação entre bacteriemia por Bartonella e doença bucal, mas não entre soropositividade a Bartonella e doença bucal.[74,87,88] Em um grupo de gatos, constatou-se relação inversa entre soropositividade a Bartonella e dor associada à doença articular degenerativa.[89] Os estudos que abordam apenas soropositividade a Bartonella para avaliar as associações de doenças devem ser interpretados com cautela. A alta prevalência de exposição à Bartonella entre gatos dificulta a determinação de quais condições clínicas podem estar de fato associadas à infecção, sobretudo em gatos expostos a vetores artrópodes.

## DIAGNÓSTICO

### Considerações gerais
A maioria dos sinais clínicos ou das anormalidades em exames de patologia clínica atribuídos à bartonelose felina é inespecífica. É difícil determinar quais gatos estão provavelmente infectados por Bartonella e se essa infecção é responsável pelos sinais clínicos. Além da testagem da infecção por Bartonella em gatos doentes, os veterinários podem ser solicitados a testar gatos de estimação saudáveis pertencentes a clientes com doenças referentes à Bartonella. Pode-se fazer a triagem de felinos saudáveis considerados doadores de sangue ou animais de companhia para pessoas consideradas mais suscetíveis à infecção por Bartonella (consulte Saúde Pública). É importante abordar o diagnóstico de bartonelose em gatos de maneira cuidadosa e sistemática.

### Achados patológicos e de exames laboratoriais de rotina
A maioria dos gatos infectados de modo experimental não apresenta anormalidades no hemograma, no perfil bioquímico sérico ou no exame de urina. Alguns apresentam anemia transitória inicial e, outros, eosinofilia persistente.[54] Durante períodos de inflamação cutânea, alguns apresentavam neutrofilia, com predomínio de neutrófilos maduros.[56] Hiperglobulinemia não foi relatada em infecções experimentais de gatos por Bartonella, mas resultados de um estudo com amostras obtidas de um laboratório veterinário comercial relatou potencial associação entre hiperglobulinemia e soropositividade a B. henselae.[80] No entanto, não havia disponibilidade de qualquer histórico ou informação clínica nem se detectou o DNA de B. henselae. Se os gatos tiverem hiperglobulinemia inexplicável, podem ser úteis a cultura microbiológica e o PCR para verificar a presença de Bartonella.

Não foi possível visualizar B. henselae em hemácias de gatos infectados por meio de exame microscópico e métodos convencionais de coloração. Microscopia confocal e coloração especial foram efetivas, tendo-se comprovado a localização intraeritrocitária de B. henselae, B. clarridgeiae e B. koehlerae por meio de métodos de fluorescência.[90,91] Gatos com infecção aguda ou crônica apresentavam hiperplasia de órgãos linfoides e pequenos focos de inflamação linfocítica, piogranulomatosa ou neutrofílica no pulmão, no fígado, no baço, no rim ou no coração (Figuras 216.2 e 216.3).[54,56]

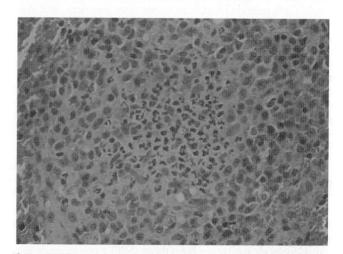

**Figura 216.2** Corte histológico do baço de gato mostrando microabscesso 14 dias após a inoculação de Bartonella henselae (coloração H&E, 400×). (Cortesia de Lynn Guptill-Yoran, Purdue University, West Lafayette. In Greene CE: *Infectious disease of the dog and cat*, ed 4, St Louis, 2012, Saunders.) (*Esta figura se encontra reproduzida, em cores, no Encarte.*)

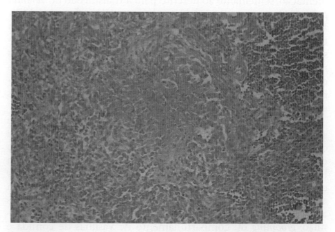

**Figura 216.3** Foco de inflamação no músculo cardíaco de um gato infectado por Bartonella henselae dias após a inoculação (coloração H&E, 400×). (De Guptill L, Slater L, Wu CC et al.: Infecção experimental de gatos livres de patógenos específicos jovens com Bartonella henselae. *J Infect Dis* 176: 206-216, 1997.) (*Esta figura se encontra reproduzida, em cores, no Encarte.*)

## Isolamento bacteriano

A cultura de sangue ou de outro tecido positiva é definitiva para o diagnóstico de infecção ativa por *Bartonella*. No entanto, graças à natureza recorrente da bacteriemia por *Bartonella* detectável em gatos, a cultura microbiológica nem sempre é sensível. Meios de enriquecimento e o exame de mais de uma amostra melhoram a sensibilidade da cultura.[92,93] A hemocultura é indicada para gatos doentes cujos histórico e manifestação clínica sugerem infecção por *Bartonella* ou quando o médico do cliente solicitar o exame. O sangue para cultura deve ser obtido por meio de técnica estéril, e a amostra de sangue, colocada em tubo de hemocultura contendo EDTA ou tubo para lise-centrifugação (tubo Isolator, Wampole, Cranbury, NJ). Se coletado em tubo com EDTA, o sangue deve ser resfriado ou congelado para transporte.[94,95] O sangue deve ser enviado a laboratório familiarizado com a cultura desses microrganismos fastidiosos. O laboratório deve ser contatado para obter instruções específicas sobre a coleta e o envio de amostras. A multiplicação de *Bartonella* a partir do sangue ou de outras amostras de tecido costuma ser lenta e pode demorar várias semanas.

## Teste sorológico

Os anticorpos séricos têm valor limitado no diagnóstico de infecção ativa causada por *Bartonella*, uma vez que os testes sorológicos superestimam a infecção. A sorologia é útil para levantamentos epidemiológicos. Os anticorpos IgG séricos persistem em gatos infectados experimentalmente por longo período, mas não se sabe por quanto tempo os anticorpos persistem após a eliminação da infecção. Há disponibilidade de testes para pesquisa de anticorpo fluorescente indireto (IFA), imunoensaio enzimático (ELISA) e teste *Western blot*. Graças à diversidade genética das espécies de *Bartonella*, as infecções com algumas cepas ou espécies dessa bactéria podem passar despercebidas, independentemente do método usado.[96,97] O valor preditivo positivo dos testes sorológicos de IFA ou ELISA (IgG) para bacteriemia foi de apenas 39 a 46%, porém os métodos usados para estabelecer a bacteriemia não foram ideais.[23,28] A utilidade de um resultado sorológico negativo pode ser maior, pois o valor preditivo negativo para esses testes é de 87 a 97%.[10,15,30,31] No entanto, existem alguns gatos com bacteriemia soronegativos. Nenhum valor de corte para resultados sorológicos foi estabelecido como confirmação da infecção atual por *Bartonella*.[64] Em humanos, a variabilidade nos resultados do teste de *Western blot* é um problema.[97,98] Nenhuma diferença nos padrões de *Western blot* foi observada em gatos infectados avaliados durante o curso da infecção.[54] Os resultados de um estudo[99] concordam com nossos achados: anticorpos no soro de felinos infectados reagem com um número crescente de bandas de proteínas separadas em gel de poliacrilamida durante o curso da infecção.

## Detecção de ácido nucleico

O teste PCR padrão para DNA pode não ser mais sensível do que a hemocultura na detecção de infecção ativa por *Bartonella*. A detecção de DNA nem sempre indica microrganismos vivos. O uso de PCR de fusão de alta resolução melhora a sensibilidade para detectar infecções por *Bartonella* em gatos. Cultura microbiológica ou teste PCR falham em não detectar algumas infecções. É melhor combinar esses dois exames do que usar um deles isoladamente.[23,28] O teste PCR tem o benefício adicional de identificar a espécie e/ou a cepa de *Bartonella* mediante o sequenciamento do produto da reação. Os resultados dos testes de PCR são disponibilizados mais rapidamente do que os da hemocultura. As amostras de sangue para PCR devem ser obtidas por meio de técnica estéril. Deve-se ter cuidado na coleta e no processamento da amostra, a fim de evitar a contaminação e a degradação do DNA. Laboratórios com experiência em diagnóstico molecular devem ser usados e contatados para orientações sobre envio e dados de validação do teste.

## Resumo

Ao testar gatos doentes para infecção por *Bartonella*, a combinação de cultura bacteriana e PCR parece ser a abordagem diagnóstica mais sensível. A sorologia pode ser sensível para avaliar a exposição às espécies de *Bartonella*, mas os resultados de exames sorológicos positivos podem não indicar infecção ativa.

## TRATAMENTO

### Considerações sobre antibióticos

É difícil documentar a eliminação das infecções por *Bartonella* por meio do tratamento com antibióticos em razão da natureza prolongada e recorrente da bacteriemia. Nenhum protocolo de terapia antimicrobiana se mostrou efetivo em estudos controlados, com acompanhamento a longo prazo.[72,100-102] A administração de enrofloxacino (5,4 a 7,6 mg/kg/12 h VO) durante 14 ou 28 dias pareceu eliminar a infecção causada por *B. henselae* ou *B. clarridgeiae* em quatro de seis ou em cinco de sete gatos tratados, respectivamente, 12 semanas após o tratamento.[101] No entanto, a enrofloxacina causa degeneração de retina em gatos, e o uso de dose superior a 5 mg/kg/dia é contraindicado.[103] A pradofloxacino foi efetiva *in vitro*, entretanto se constatou resistência de *B. henselae* à pradofloxacino após cinco passagens.[104,105] Esse potencial de resistência adquirida deve ser levado em consideração ao planejar o tratamento. As fluoroquinolonas não são recomendadas como tratamento único em humanos com bartonelose.[106,107] A doxiciclina (4 a 12 mg/kg/12 h VO) eliminou a bacteriemia em um de seis gatos tratados por 14 dias e em um de dois tratados por 28 dias.[101] Em algumas infecções experimentais, uma dose efetiva de doxiciclina em gatos foi de 10 mg/kg/12 h (Greene, CE, comunicação pessoal). Os antibióticos testados em outros estudos, incluindo eritromicina, amoxicilina, amoxicilina-clavulanato e tetraciclina, diminuíram rapidamente o grau de bacteriemia em felinos infectados. No entanto, um estudo verificou que os gatos tratados e não tratados apresentaram hemocultura negativa após o mesmo período de tratamento, tornando o teste de eficácia do antibiótico um desafio. Em algumas análises, os gatos não foram acompanhados por mais de 8 semanas, fato que dificulta a avaliação da eficácia do medicamento graças à possibilidade de bacteriemia recorrente crônica.[72,102] A azitromicina era antes recomendada para o tratamento de gatos infectados, mas não há dados de estudos de eficácia controlada com acompanhamento a longo prazo. Um estudo *in vitro* indicou que a resistência à azitromicina se desenvolve rapidamente.[108]

### Recomendações de tratamento

O tratamento de pessoas com infecções causadas por *Bartonella* varia de acordo com o quadro clínico e a imunocompetência do paciente.[107] Não há dados suficientes sobre as diferentes formas clínicas de bartonelose em gatos que permitam a elaboração de diretrizes específicas para condições clínicas particulares. Hoje, a doxiciclina e a pradofloxacino podem ser os antibióticos preferidos para o tratamento inicial de gatos com suspeita de infecção por *Bartonella*. Há relato de tratamento efetivo de endocardite em um gato submetido a um protocolo terapêutico que incluía marbofloxacino e azitromicina.[109]

Como o tratamento antimicrobiano pode induzir o surgimento de cepas resistentes, deve ser reservado apenas a gatos comprovadamente com infecção por *Bartonella* que apresentem sinais clínicos. Conquanto a terapia supostamente diminua o grau de bacteriemia, há pouca evidência de que reduza o risco de transmissão de *Bartonella* a pulgas, outros gatos ou humanos. É fundamental esclarecer o cliente quanto à incerteza da eficácia do tratamento, à necessidade de acompanhamento por longo tempo e à possibilidade de reinfecção após o tratamento.

A importância do controle de pulgas e de outros meios de prevenção da transmissão (ver Prevenção, adiante) deve ser fortemente enfatizada.

## PREVENÇÃO

A prevenção de infecções causadas por *Bartonella* em gatos é mais bem realizada ao evitar a exposição a pulgas e animais infectados. Uma vez que a *Bartonella* pode ser transmitida por inoculação de sangue de gato infectado, os felinos não devem receber transfusão de sangue de animais não testados nem com PCR, cultura ou sorologia positiva para *Bartonella*.[55,110] Não há disponibilidade de vacina para prevenir a infecção por *Bartonella* nesses animais. Os programas de controle de pulgas e carrapatos são de extrema importância na prevenção de infecções. Produtos usados no controle de pulgas têm mostrado excelente eficácia na prevenção da transmissão de *Bartonella henselae* por pulgas.[70,111,112]

## SAÚDE PÚBLICA

Os donos de gatos devem ser informados acerca do conhecimento atual sobre como os animais adquirem infecções por *Bartonella*, como a infecção pode ser transmitida às pessoas, a possibilidade de transmissão por carrapatos e a relação entre a infestação por pulgas e a transmissão do microrganismo. Diversas espécies ou subespécies de *Bartonella* são consideradas zoonóticas ou, provavelmente, zoonóticas.[113] Os gatos são reservatórios de várias espécies zoonóticas de *Bartonella* e podem atuar como vetor para a transmissão de espécies de *Bartonella* às pessoas. Acredita-se que a transmissão de *B. henselae* de gatos para as pessoas ocorra mais por meio da contaminação de arranhões ou outras feridas com excrementos de pulgas. Um estudo mais aprofundado determinará se as picadas de pulgas também podem ser uma fonte de transmissão zoonótica de *Bartonella*.[44] A transmissão também pode ocorrer por meio de mordida de gato, em particular se o sangue do gato ou o excremento de pulgas contaminar o local da mordida.[48,49]

*Bartonella* spp. causa uma ampla variedade de síndromes clínicas em pessoas, incluindo doença da arranhadura do gato – formas típicas e atípicas, inclusive encefalopatia; angiomatose bacilar e peliose; peliose bacilar parenquimatosa; febre recorrente com bacteriemia; endocardite; retinite; granulomas pulmonares, hepáticos e esplênicos; osteomielite etc.[107] Indivíduos imunocompetentes, em geral, têm infecção mais localizada, enquanto infecções em indivíduos imunocomprometidos podem ser, com maior frequência, sistêmicas e fatais. A exposição à *Bartonella* é muito maior em indivíduos expostos a animais do que em indivíduos da população em geral. A exposição a pulgas e excrementos de pulgas deve ser considerada um risco de transmissão de *Bartonella*. Dois relatos sugerem que ferimentos com agulhas, além da exposição a pulgas, excrementos de pulgas, arranhão e mordida de gato, também podem representar riscos de transmissão de *Bartonella*.[114,115]

Indivíduos que trabalham em clínicas veterinárias devem considerar a bartonelose um risco ocupacional e tomar as devidas precauções, como usar luvas ao manusear animais infestados com pulgas e amostras coletadas desses animais; evitar ferimentos por agulha, bem como mordida e arranhão de animais; lavar as mãos após o contato com animais.[116,117] Precauções sensatas que devem ser compartilhadas com os donos de animais de companhia, a fim de evitar a transmissão de *Bartonella* spp. desses animais às pessoas, incluem: controle contínuo de pulgas e carrapatos, evitar interações que resultem em arranhões ou mordidas, lavar bem os ferimentos causados por mordidas ou arranhões, lavar as mãos após manusear animais de companhia – sobretudo quando estão infestados de pulgas –, procurar atendimento médico quando necessário e adquirir novos animais de companhia em bom estado de saúde e livres de ectoparasitas.

Gatos errantes ou de abrigo com menos de 1 ano têm maior risco de bacteriemia por *Bartonella*. Não há evidência de que gatos sem unhas representem menor risco de transmissão de *B. henselae* entre felinos e seres humanos. Ao adquirir um animal novo, as diretrizes do Centers for Disease Control and Prevention, do National Institutes of Health e da HIV Medicine Association of the Infectious Diseases Society of America recomendam: adotar um com mais de 1 ano e que esteja bem de saúde, evitar brincadeiras violentas, manter o controle de pulgas, lavar prontamente quaisquer ferimentos causados por aninais e não permitir a lambedura de feridas ou de outros ferimentos pelos gatos.[106] Essas diretrizes ressaltam que não há evidência que indique qualquer benefício a gatos ou a seus proprietários da realização de cultura microbiológica ou de teste sorológico de rotina dos gatos para detecção de infecções causadas por *Bartonella*.[106]

## RESUMO

As infecções causadas por *Bartonella* são zoonóticas e podem levar a doenças graves nas pessoas. Os veterinários devem priorizar a orientação a funcionários, voluntários e clientes quanto aos riscos de transmissão de *Bartonella*. Uma grande proporção de gatos domésticos tem infecção persistente por *Bartonella* spp. Estudos em andamento e futuros ajudarão a determinar as possíveis consequências da bacteriemia crônica por *Bartonella* para a saúde dos gatos. Os veterinários devem estar cientes da alta prevalência de bacteriemia por *Bartonella* em gatos e da necessidade de adotar medidas preventivas durante o exame desses animais quanto a possíveis condições clínicas relacionadas com a *Bartonella*. Com base no conhecimento atual, gatos saudáveis não devem ser rotineiramente testados para *Bartonella*, e o tratamento com antibióticos não deve ser recomendado. Ao realizar o tratamento de gatos doentes, esse procedimento deve sempre ser acompanhado de medidas abrangentes de controle de vetores e de orientação ao cliente, a qual deve enfatizar a importância das pulgas na transmissão de *Bartonella* e dos programas de controle de vetores na prevenção da transmissão, bem como outras vias potenciais de transmissão, abordando os riscos potenciais associados ao tratamento com antibióticos, o perigo de reinfecção após terapia antimicrobiana e o potencial zoonótico de *Bartonella*.

## REFERÊNCIAS BIBLIOGRÁFICAS

*As referências bibliográficas deste capítulo se encontram online no Ambiente de Aprendizagem.*

# CAPÍTULO 217

# Leptospirose

Simone Schuller

## ETIOLOGIA

A leptospirose é uma doença zoonótica de distribuição mundial que afeta a maioria das espécies de mamíferos.[1] É causada por espiroquetas do gênero *Leptospira*. As leptospiras são microrganismos delgados, alongados, altamente móveis, em espiral, e podem ser diferenciados de outras espiroquetas por suas extremidades em forma de gancho distintas[2] (Vídeo 217.1). As leptospiras são gram-negativas, mas têm características fenotípicas de bactérias gram-negativas e gram-positivas.[3] A taxonomia do gênero *Leptospira* é bastante complexa e uma fonte de confusão, sendo as tipagens genotípica e sorológica utilizadas concomitantemente. A classificação sorológica é baseada nas diferenças no tipo de carboidrato do lipopolissacarídeo da leptospira.[2] Os sorovares antigenicamente relacionados são agrupados em sorogrupos. Hoje, são conhecidos mais de 250 sorovares patogênicos, pertencentes a 24 sorogrupos.[4] A classificação genotípica com base na hibridização de DNA definiu 20 espécies de *Leptospira*, nove delas patogênicas, seis saprofíticas e cinco intermediárias. Novas espécies são incluídas à medida que são descobertas. As classificações sorológicas e genotípicas nem sempre coincidem, uma vez que sorovares do mesmo sorogrupo podem pertencer a diferentes espécies genômicas. A nomenclatura aceita é o nome do gênero, seguido da espécie e, então, do sorovar e da cepa (se apropriado). Gênero e espécie são escritos em itálico, e o nome do sorovar tem a primeira letra em maiúscula (p. ex., *Leptospira interrogans* sorovar Australis).

## EPIDEMIOLOGIA

As leptospiras são mantidas no ambiente por hospedeiros reservatórios que apresentam infecção crônica, os quais abrigam leptospiras em seus túbulos renais e excretam os microrganismos na urina. Pequenos roedores são considerados os hospedeiros reservatórios mais importantes, porém é provável que um grande espectro de animais, inclusive cães,[5] gatos[6] e humanos,[7] atuem como hospedeiros reservatórios para espécies patogênicas de *Leptospira*. Os hospedeiros são infectados por contato direto das membranas mucosas ou de pele lesionada com a urina de animais infectados, ou, indiretamente, pelo contato com solo e água de superfície contaminados (Figura 217.1). Em contraste com os hospedeiros reservatórios, que normalmente não apresentam sinais clínicos de doença, os acidentais podem desenvolver doença aguda grave potencialmente fatal.

No passado, a infecção aguda em cães era mais associada à presença de anticorpos para os sorogrupos Canicola e Icterohaemorrhagiae, mas hoje está claro que os cães são suscetíveis à infecção por sorovares pertencentes a uma ampla gama de sorogrupos, inclusive, mas não restrito, a Australis, Grippotyphosa, Pomona, Autumnalis e Sejroe.[9-11] A leptospirose é uma doença sazonal, com pico de incidência durante os períodos mais quentes do ano, com chuvas ou inundações.[12] Como consequência, os padrões sazonais da leptospirose dependem das condições climáticas da região.[13] Cães que vivem perto de água ao ar livre, que nadam ou bebem água de fontes externas e que

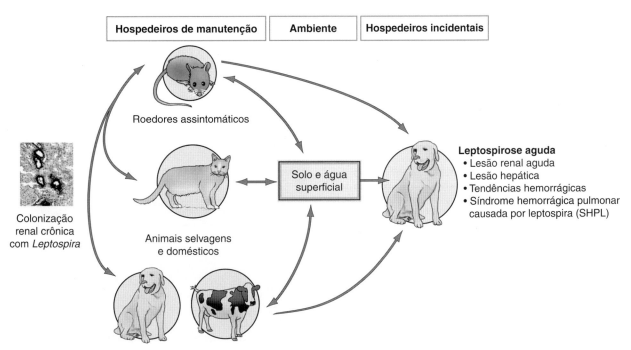

**Figura 217.1** Ciclo de transmissão de *Leptospira* spp. patogênica. As leptospiras patogênicas são mantidas no ambiente por hospedeiros reservatórios domésticos ou selvagens. Hospedeiros incidentais são infectados por contato direto com hospedeiros reservatórios ou com solo e água de superfície contaminados. Os gatos provavelmente são mais propensos à infecção por contato com a presa graças à sua aversão natural à água. A participação de cães e gatos como hospedeiros reservatórios requer estudos adicionais. (*Esta figura se encontra reproduzida, em cores, no Encarte.*)

estão expostos à vida selvagem têm risco maior de infecção.[14] Nos EUA, constatou-se que machos, cães-pastores, de caça, de trabalho e mestiços apresentam maior risco de infecção.[15] Em um estudo de coorte de cães da Suíça, verificou-se que filhotes (< 1 ano) e machos foram significativamente super-representados, em comparação com a população geral.[16] Entretanto, outros estudos não confirmaram qualquer predisposição de sexo, idade ou raça.[17,18] Os veterinários, portanto, devem suspeitar de leptospirose em qualquer cão com sinais clínicos sugestivos, a despeito das informações da resenha e do estilo de vida.

## MECANISMOS PATOGÊNICOS DA LEPTOSPIROSE

Após penetrar no hospedeiro, as leptospiras patogênicas estabelecem rapidamente uma infecção sistêmica por meio de disseminação hematogênica. Ao contrário das infecções sanguíneas causadas por outras bactérias gram-negativas, as leptospiras não causam doença séptica fulminante logo após o início da infecção. Isso foi atribuído ao baixo potencial endotóxico do lipopolissacarídeo das leptospiras.[19] Durante essa fase inicial da doença, elas impedem a resposta imune do hospedeiro ligando-se a inibidores da ativação do complemento em sua superfície.[20,21] A leptospiremia continua até que o hospedeiro elabore uma resposta imune adquirida efetiva, que elimina os microrganismos da corrente sanguínea e da maioria dos tecidos corporais. Depois disso, as leptospiras podem persistir em locais isentos de ação imunológica, como olhos e túbulos renais.[8] A leptospirose é uma doença multissistêmica, afetando sobretudo os rins e o fígado, mas também muitos outros órgãos, como pulmões, baço, células endoteliais, úvea/retina, músculos esqueléticos e cardíaco, meninges, pâncreas e trato genital. Os mecanismos exatos pelos quais as leptospiras patogênicas causam disfunções orgânicas e danos aos tecidos não são conhecidos e podem ser variáveis entre os diferentes sistemas orgânicos. Embora a vasculite possa ser uma característica em alguns casos de leptospirose, a maioria dos estudos experimentais em humanos e animais não indica ser a vasculite um evento primário consistente responsável por danos aos tecidos.[22]

Durante a fase aguda da infecção, as lesões renais predominantes são as de nefrite intersticial aguda, com necrose de células tubulares, apoptose e regeneração.[23,24] As lesões tubulares são consideradas decorrentes de efeitos diretos dos microrganismos, pois quase sempre estão associadas à *Leptospira*. Os componentes da membrana externa da leptospira também induzem dano celular e inflamação em células epiteliais tubulares, *in vitro*.[25] Em cães e animais experimentais com leptospirose, foram descritas anormalidades glomerulares indicativas de envolvimento estrutural e funcional dos glomérulos.[26,27] As leptospiras podem causar uma forma hipopotassêmica não oligúrica específica de lesão renal aguda graças à inibição da Na$^+$-K$^+$ ATPase tubular (ver Capítulo 322).[28] Pode ocorrer hipostenúria oriunda da resistência adquirida à vasopressina nos ductos coletores medulares internos.[29]

Lesões hepáticas descritas em humanos e animais com leptospirose consistem em hepatite colestática com ruptura total ou parcial do revestimento hepático, necrose hepatocelular, binucleação de hepatócitos, edema periporta com infiltração de células inflamatórias e proliferação de células de Kupffer ao longo do revestimento sinusoidal (ver Capítulo 282).[23,24] A hiperbilirrubinemia não parece estar relacionada com necrose hepatocelular em humanos.[30] Em hamsters infectados de forma experimental, a hiperbilirrubinemia coincidiu com a invasão das junções intercelulares hepáticas pela migração de leptospiras e subsequente obstrução de canalículos biliares.[31] Em humanos, foram descritas duas formas de leptospirose, ictérica e não ictérica, sendo a primeira mais grave e rapidamente progressiva.[32] Da mesma forma, a constatação de concentração sérica de bilirrubina ≥ 0,6 mg/dℓ (≥ 10 micromoles/ℓ; intervalo de referência de 0,03 a 0,2 mg/dℓ [0,5 a 4,0 micromoles/ℓ]) foi fortemente associada à morte ou eutanásia em um estudo de coorte de 254 cães com leptospirose aguda.[16]

Nos últimos anos, a síndrome hemorrágica pulmonar causada por leptospira (SHPL) tem sido cada vez mais reconhecida em humanos, cães e muitas outras espécies, tornando-se uma das principais causas de morte.[16,33] Na SHPL, o tecido pulmonar apresenta vários graus de hemorragia intra-alveolar na ausência de infiltrado celular inflamatório marcante ou de vasculite (Figura 217.2).[34] Edema intra-alveolar, fibrina e membranas hialinas, características de anormalidades com dano alveolar difuso, como a síndrome da angústia respiratória aguda (SARA), também podem estar presentes, mas não são características predominantes.[34,35] Ao contrário do que acontece no fígado e nos rins, em hospedeiros imunocompetentes, poucas leptospiras são observadas no tecido pulmonar afetado e não colocalizam as lesões pulmonares.[24] Várias hipóteses, incluindo efeitos inflamatórios sistêmicos, imunomediados e leptospirais diretos, estão atualmente sob investigação. É provável que os mecanismos patogênicos da SHPL sejam multifatoriais, envolvendo fatores referentes ao hospedeiro e ao patógeno.[22] Foi sugerido que a introdução de clones com maior virulência pode ser um fator contribuinte para o recente surgimento de SHPL.[4] No entanto, no momento, as evidências disponíveis para vincular sorovares de leptospira específicos com manifestações clínicas particulares em humanos e animais são fracas.[36-38] Isso pode se dar, em parte, graças às limitações dos testes sorológicos atuais para identificar corretamente o sorogrupo ou sorovar infectante em pacientes com infecção aguda.[39,40]

## DIAGNÓSTICO

### Achados clínicos

Os sinais clínicos de leptospirose são inespecíficos e, com frequência, estão ligados às lesões renais e hepáticas agudas. Os mais comuns relatados em cães são anorexia, vômito, letargia, dor abdominal, diarreia, icterícia, desidratação, rigidez e dor musculoesquelética, febre ou hipotermia, dispneia e taquipneia, fraqueza e perda de peso.[16,26,33,36,41-48] Poliúria e polidipsia são comuns, enquanto oligúria ou anúria foram relatadas em cerca de 30% dos cães com leptospirose aguda, em uma população de referência.[16] Em um amplo estudo de coorte recente de cães com leptospirose aguda, as síndromes clínicas predominantes envolviam sintomas renais (99,6%), hepáticos (26%) e pulmonares (76,7%). Em 18,2%, constataram-se sintomas compatíveis com coagulação intravascular disseminada (DIC). O estudo

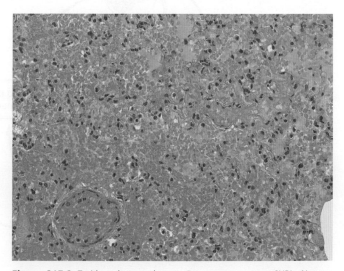

**Figura 217.2** Tecido pulmonar de um cão que apresentava SHPL. Nota-se extensa hemorragia intra-alveolar e ausência de infiltrados celulares inflamatórios relevantes (H&E, 400×). (*Esta figura se encontra reproduzida, em cores, no Encarte.*)

reflete o surgimento recente de SHPL como uma complicação comum da leptospirose aguda em cães. O envolvimento hepático, isoladamente, foi muito raro nesse estudo de coorte, mas foi descrito em 14% dos cães diagnosticados com leptospirose aguda em outros.[48]

Outras anormalidades clínicas podem incluir taquiarritmia ventricular, dor abdominal causada por intussuscepção,[49-51] sintomas oculares[52-54] e calcificações cutâneas.[55,56] Em contraste com espécies de animais de grande porte, os cães parecem raramente desenvolver disfunção reprodutiva em razão da infecção causada por leptospira.[57,58]

O papel da infecção crônica por leptospira como causa de doença renal crônica em cães e gatos requer mais estudos. A progressão da nefrite tubulointersticial em atrofia tubular e fibrose renal foi descrita em cães infectados pelo sorovar Canicola e em ratos infectados pelo sorovar Icterohaemorrhagiae.[59,60] Em estudo recente, relata-se que gatos com doença renal (aguda e crônica) foram mais propensos a apresentar anticorpos contra Leptospira spp. e a excretar leptospiras patogênicas na urina do que aqueles sem doença renal.[6]

Hepatite crônica foi descrita em relatos de casos, em associação com infecção pelos sorovares Grippotyphosa e Australis.[61,62] Entretanto, a amplificação do DNA da leptospira em amostras de fígado obtidas por biopsia, em cães com hepatite crônica, não mostrou resultado satisfatório.[63] Portanto, no momento, não está claro se Leptospira spp. pode ser o agente etiológico de hepatite crônica em cães.

### Hematologia, bioquímica clínica e exame de urina

Nota-se anemia discreta a moderada em aproximadamente metade dos cães com leptospirose. As causas da anemia podem ser perda de sangue pelo trato respiratório ou gastrintestinal (GI) e por doença inflamatória. A hemólise causada por efeito das toxinas da leptospira nas membranas dos eritrócitos parece ser menos comum em cães do que em bovinos.[64] Leucocitose com neutrofilia e desvio à esquerda, linfopenia e monocitose são anormalidades frequentes. Trombocitopenia discreta a grave é comum em cães com leptospirose e pode ser causada por ativação endotelial ou plaquetária, destruição imunomediada ou sequestro esplênico de plaquetas.[65,66]

As concentrações de nitrogênio ureico sanguíneo e de creatinina estão aumentadas na maioria dos cães, por ocasião da consulta, ou durante o curso da doença. Lesão hepática, conforme evidenciada pelas elevações nas atividades séricas de alanina aminotransferase (ALT), aspartato aminotransferase (AST), fosfatase alcalina (ALP), e pela hiperbilirrubinemia, ocorre quase exclusivamente simultânea à azotemia.[16] Aumentos na atividade sérica de ALP e na concentração sérica de bilirrubina total são mais frequentes do que são a elevação na atividade sérica de ALT.

Anormalidades eletrolíticas, como hipopotassemia, hiperpotassemia, hiperfosfatemia, hipofosfatemia, hiponatremia e hipocloremia, são comuns em cães com leptospirose, e, geralmente, a gravidade depende do grau de disfunção renal e gastrintestinal. A hipopotassemia pode ocorrer em razão da perda de potássio renal e/ou gastrintestinal, bem como da perda causada pela inibição de $Na^+$-$K^+$-ATPase induzida por leptospira.[28] Em cães com leptospirose as anormalidades hemostáticas variam muito em gravidade e são multifatoriais. Condição de hipocoagulação de CID, falha na síntese de fator de coagulação, trombocitopenia e trombocitopatia competem com as condições protrombóticas associadas à inflamação e à doença renal (ver Capítulo 197).[67] Na maioria dos cães com leptospirose, o exame de urina revela isostenúria, todavia também há relato de hipostenúria[26,37,41,44] Glucosúria, hematúria, piúria e cilindros granulares podem estar presentes. Nota-se proteinúria em muitos cães com leptospirose, talvez em decorrência de disfunção glomerular e/ou tubular.[26,68] A largura das leptospiras é inferior à resolução da microscopia óptica, portanto os microrganismos quase sempre não são visíveis no exame de sedimento urinário de rotina.

### Diagnóstico por imagem

Há relatos de alterações radiográficas e nas imagens de tomografia computadorizada em cães com SHPL. Inicialmente, as alterações pulmonares aparecem nas regiões caudodorsais dos campos pulmonares e variam desde um padrão intersticial discreto a reticulonodular grave, com infiltrados alveolares focais.[69] Pode haver derrame mediastinal e/ou pleural discreto.[70]

Os achados ultrassonográficos de abdome mais comuns estão relacionados com os rins e consistem em hiperecogenicidade cortical, renomegalia, pielectasia discreta, uma faixa medular de hiperecogenicidade e discreto acúmulo de líquido perirrenal.[71] Outros podem incluir hepatomegalia, esplenomegalia, ascite, aumento e hipoecogenicidade do pâncreas, espessamento das paredes gástrica e, raramente, intestinal, além de linfadenomegalia leve.[26,33,41,43,44]

### Testes confirmatórios

Leptospirose é uma doença zoonótica; portanto, a confirmação de uma suspeita clínica em pacientes veterinários é importante do ponto de vista da saúde pública. Uma cultura positiva de amostras biológicas (sangue, urina, tecido) é a prova definitiva de infecção, mas a cultura de leptospiras é difícil, requer até 6 meses e não é realizada rotineiramente por laboratórios de diagnóstico. A microscopia de campo escuro para identificar leptospiras intactas na urina (ver Vídeo 217.1) tem baixa sensibilidade, especificidade, e precisa ser feita em amostra de urina fresca. A pesquisa de anticorpos antileptospira por meio do teste de aglutinação microscópica (TAM) ou ELISA e a reação em cadeia da polimerase (PCR) para detectar DNA de leptospira são os procedimentos de diagnóstico mais úteis disponíveis aos clínicos.

### Testes sorológicos

**Teste de aglutinação microscópica** Apesar das limitações marcantes, o Teste de aglutinação microscópica (TAM) ainda é considerado o teste padrão-ouro para a confirmação de leptospirose aguda. Ele é baseado na determinação da capacidade de diluições em série do soro do paciente em aglutinar sorovares de leptospira vivos in vitro. A reatividade do TAM a um sorovar sugere exposição a um sorovar de um sorogrupo mais amplo, mas não necessariamente ao sorovar testado. O painel de sorovares, de maneira ideal, deve ser baseado em dados de prevalência de anticorpos na região geográfica relevante, pois a não inclusão do sorogrupo infectante pode levar a resultados falso-negativos. Os resultados do TAM dependem muito do controle de qualidade do laboratório, havendo considerável variabilidade interlaboratorial.[40] Portanto, os profissionais são encorajados a enviar amostras diagnósticas para laboratórios que adotam um protocolo que o habilita a tal teste.[72] O TAM tem limitações marcantes no que diz respeito à sensibilidade, à especificidade e à repetibilidade, em especial quando se interpreta o valor de uma única mensuração do título.[40,73] Cães infectados podem ser negativos para anticorpos na fase aguda da doença, em razão do atraso normal no aparecimento de anticorpos séricos. Por outro lado, os não infectados que receberam vacina antileptospira de células inteiras bivalente ou quadrivalente podem apresentar títulos pós-vacinais de 1:6.400 ou mais para os sorovares contidos ou não na vacina.[74-76] Embora a maioria dos cães vacinados se apresente negativa para anticorpos 15 semanas após a vacinação, em uma pequena porcentagem, os títulos vacinais podem persistir por 12 meses.[75] A reatividade dos anticorpos antileptospira com múltiplos sorogrupos muitas vezes impede a determinação do sorogrupo infectante. Além disso, o título do sorogrupo mais elevado no TAM pode variar ao longo do tempo, indicando que esse teste não prediz, de forma confiável, o sorogrupo infectante em animais com infecção aguda.[40]

Em cães com sinais clínicos compatíveis com leptospirose que receberam vacina bivalente contra os sorovares Canicola e Icterohemorrhagiae, um único título ≥ 1:800 para um ou mais sorogrupo(s) era, no passado, considerado sugestivo de leptospirose. No entanto, a melhor maneira de confirmar uma infecção recente usando TAM é testar amostras pareadas, coletadas com 1 ou 2 semanas de intervalo, o que aumenta muito a sensibilidade do teste.[40,48,73] A obtenção de uma amostra para pesquisa de título para acompanhamento no momento da alta hospitalar pode ser uma abordagem prática. Um cão inicialmente negativo para anticorpos com título de anticorpos no período de convalescença ≥ 800 para um ou vários sorovares, ou no caso de aumento de quatro vezes ou mais no TAM, é altamente sugestivo de leptospirose – por exemplo, um título de 200 se eleva para 800, indicando que o soro será positivo em mais duas diluições consecutivas. Um algoritmo resumindo os diagnósticos confirmatórios de cães com suspeita de leptospirose é apresentado na Figura 217.3.

**Ensaio de imunoabsorção enzimática (ELISA) e teste de imunofluorescência (IFA)** A detecção de IgM e/ou IgG contra leptospira por ELISA está ganhando popularidade à medida que aumenta a quantidade de testes para pacientes disponíveis no mercado, os quais fornecem resultados em minutos, mas apresentam as mesmas limitações do TAM no que diz respeito à possível ausência de anticorpos no início da infecção ou à sua presença em virtude de vacinação recente. As mensurações de IgG e IgM contra leptospira pelo IFA pode ser útil para diferenciar vacinação de infecção recente, porém a interpretação correta desses testes pode ser um desafio. Recomenda-se novo teste de animais inicialmente negativos para anticorpos em alguns dias. Mais estudos avaliando o desempenho diagnóstico desses testes em populações de pacientes bem caracterizadas são necessários. Nesse ínterim, é aconselhável usar esses testes junto com mensuração de título pareado por meio do TAM.

**Testes de reação em cadeia da polimerase** Os testes de reação em cadeia da polimerase (PCR) para detecção de DNA de leptospira podem ser realizados em amostras de sangue, urina ou tecido. Em cães infectados de modo experimental, o DNA da leptospira pode ser encontrado no sangue durante a primeira semana de infecção e, posteriormente, na urina.[77] Como o tempo exato da infecção, em geral, é desconhecido em cães com infecção natural, o ideal é realizar o teste PCR em amostras de sangue e urina antes da administração de antibióticos. A estabilidade do DNA de leptospira no sangue e na urina de cães não foi sistematicamente examinada. Na ausência de recomendações gerais bem estabelecidas, os clínicos são encorajados a seguir as diretrizes de laboratórios específicos no que diz respeito à coleta, ao armazenamento e a condições de envio das amostras. Vários testes PCR para o diagnóstico de leptospirose

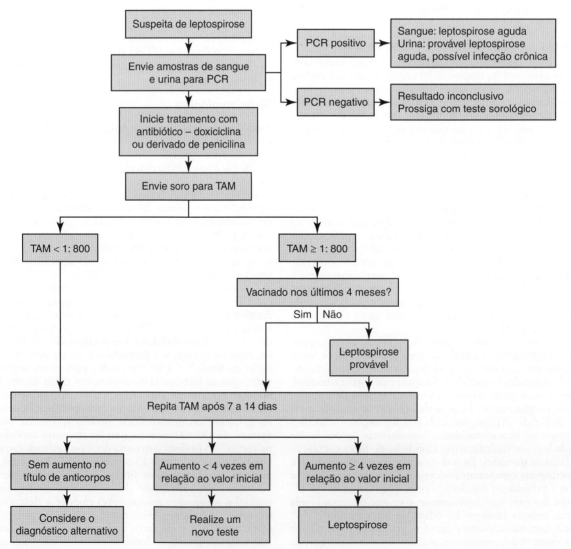

**Figura 217.3** Algoritmo sugerido para teste confirmatório de cães com suspeita de leptospirose. A interpretação dos títulos obtidos no TAM pode ser difícil em cães vacinados recentemente, pois nesses animais o título vacinal não pode ser distinguido de forma confiável da infecção aguda. Em cães que receberam tratamento antimicrobiano prévio, um aumento no título pode ser atenuado graças à erradicação precoce do patógeno. *PCR*, reação em cadeia da polimerase; *TAM*, teste de aglutinação microscópica.

canina foram descritos, visando ao gene lipL32/hap1, que é específico para *Leptospira* spp.,[5,77,78] ou à região espaçadora 23S rDNA.[79] Esses testes PCR não fornecem informações sobre o sorovar infectante. Os desempenhos diagnósticos de todos os testes PCR não são equivalentes, e aqueles validados para uso em amostras clínicas humanas, provavelmente usados por alguns laboratórios de diagnóstico veterinário, podem não ter desempenho semelhante quando aplicados a amostras de cães.[80,81]

Enquanto houver carência de dados sobre sensibilidade, especificidade e valor preditivo positivo e negativo de diferentes testes PCR em cães, o TAM continua sendo o teste confirmatório preferido para leptospirose. PCR pode ser usada junto com o TAM em pacientes com altos títulos vacinais, pois a vacinação prévia não ocasiona resultado positivo na PCR.[76]

## TRATAMENTO

O tratamento efetivo de leptospirose em cães consiste em terapia antimicrobiana adequada e cuidados de suporte para os diferentes sistemas orgânicos envolvidos. As leptospiras são suscetíveis a uma ampla gama de antibióticos *in vitro*, mas a capacidade dos antibióticos de erradicar por completo a infecção *in vivo*, em particular em hospedeiro renal, é variável.[82] Foi demonstrado que a penicilina e seus derivados reduzem a leptospiremia, contudo não conseguem eliminar os microrganismos, de forma confiável, do rim.[8,83,84] Foi demonstrado que a doxiciclina elimina as leptospiras do sangue e dos órgãos, inclusive dos rins, em modelos experimentais com roedores.[83] Portanto, hoje, recomenda-se o tratamento de cães com leptospirose com doxiciclina oral (5 mg/kg/12 h VO ou 10 mg/kg/24 VO), durante 14 dias. Infelizmente, em geral, a doxiciclina não é bem tolerada na fase inicial do tratamento porque são comuns os sintomas gastrintestinais na leptospirose aguda. Nesses casos, quase sempre se recomenda terapia inicial com um derivado da penicilina – por exemplo, penicilina G, ampicilina ou amoxicilina –, por via intravenosa, até que a doxiciclina possa ser usada. Antibióticos macrolídeos, como azitromicina e cefalosporinas de terceira geração, foram avaliados em modelos animais, sendo propostos como tratamento alternativo em pessoas que não toleram o tratamento com doxiciclina.[84-86]

No tratamento de SHPL, usam amplamente medidas de suporte. A triagem radiográfica é recomendada mesmo na ausência de sinais respiratórios, a fim de detectar lesões precoces e implementar medidas de precaução (ver Capítulo 242). Isso inclui evitar estresse e hiperidratação/hipervolemia (ver Capítulo 129) e controlar a hipertensão sistêmica (ver Capítulo 99 e 158). Dependendo da gravidade da hemorragia pulmonar, pode ser necessária oxigenoterapia e, em casos graves, ventilação mecânica (ver Capítulo 131 e 139). Com base na hipótese de um mecanismo imunomediado de SHPL, a eficácia dos tratamentos imunomoduladores foi avaliada. Os resultados de pequenos e, muitas vezes, não bem controlados testes clínicos em humanos sugerem que o tratamento imunossupressor com metilprednisolona,[87] dexametasona (sozinha ou em combinação com desmopressina)[88] ou plasmaférese[89] pode aumentar a sobrevida de pacientes com plasmaférese. Mais estudos devem ser realizados para determinar se a imunossupressão é um tratamento efetivo para SHPL em cães.

Após a estabilização inicial (ver Capítulo 322 e 110), a recuperação renal pode demorar vários meses. Um estudo de acompanhamento de cães com leptospirose indicou que ≈ 50% dos que sobreviveram à fase aguda da doença apresentaram comprometimento da função renal mais de 1 ano após a alta hospitalar.[90] O monitoramento da função renal a longo prazo, portanto, é recomendado nesses cães.

A infecção simultânea de outros cães que residem na mesma casa pode ocorrer, provavelmente, após a infecção da mesma fonte ambiental. Assim, hoje, recomenda-se o tratamento com doxiciclina, por 2 semanas, a cães que vivem com outros diagnosticados com leptospirose.

## LEPTOSPIROSE EM GATOS

Os gatos podem ser infectados com leptospiras e excretá-las na urina, mas os sinais clínicos da doença aguda raramente são descritos.[6,91-97] Em felinos com infecção experimental ou natural, nefrite intersticial é o achado histopatológico mais consistente.[92,95,98,99] Em um estudo, verificou-se que os gatos com doença renal (aguda ou crônica) eram mais propensos a ter anticorpos séricos contra *Leptospira* spp. e a eliminar leptospiras patogênicas na urina.[6] Portanto, a importância de gatos saudáveis como hospedeiros reservatórios, bem como a da leptospirose como doença clínica em gatos, merece um estudo mais aprofundado, pois a doença pode ter sido subestimada no passado.

## PREVENÇÃO DE LEPTOSPIROSE

### Vacinação

Antes de 1960, os sorovares Icterohaemorrhagiae e Canicola eram considerados responsáveis pela maioria dos casos de leptospirose em cães. Desde a introdução de uma vacina bivalente contra esses sorogrupos, a infecção com sorovares que pertencem a esses sorogrupos provavelmente se tornou rara, com base no teste de anticorpos TAM, e as agudas em cães vacinados com vacinas bivalentes costumam ser causadas por outros sorogrupos, como Grippotyphosa e Australis.[9,100] Vacinas quadrivalentes, que contêm os sorogrupos Canicola, Icterohaemorrhagiae, Grippotyphosa e Pomona, estão disponíveis nos EUA desde 2001. Recentemente, novas vacinas contendo três desses sorovares (Icterohemorrhagiae, Canicola, Grippotyphosa e Bratislava) foram desenvolvidas na Europa, na tentativa de aumentar o espectro de proteção.[101] No entanto, mais dados são necessários para determinar se a adição desses sorovares protegerá mais cães contra leptospirose do que as vacinas bivalentes disponíveis, como sugerem dados limitados nos EUA.[100]

## CONSIDERAÇÕES SOBRE SAÚDE PÚBLICA

A leptospirose é uma doença zoonótica cujo risco de infecção humana é maior em pessoas que realizam atividades que envolvam o contato com animais, como caça, trabalho em abatedouro, pecuária leiteira e prática veterinária.[32] Atividades recreativas, como natação, canoagem, pesca, espeleologia e escavação, também estão associadas a risco significativo de exposição graças ao contato intenso com água ou solo.[102,103] A transmissão de leptospirose de cães para humanos foi sugerida por vários autores.[104-106] No entanto, a soropositividade para *Leptospira* spp. foi incomum em donos de animais de companhia expostos a cães com leptospirose aguda confirmada e na equipe de um hospital veterinário de referência que atendia a um grande número de animais com leptospirose.[107] Precauções apropriadas devem ser tomadas ao manusear cães com suspeita de leptospirose. Os donos devem ser informados de que seu cão provavelmente contraiu leptospirose por meio do contato direto ou indireto com animais selvagens ou de fazenda, o que pode representar um risco contínuo para as pessoas e os animais. Eles devem ser orientados a lavar as mãos após manusear seu animal de companhia e a usar luvas ao limpar locais com urina até que seja concluído o tratamento com medicamentos antimicrobianos. Desinfetantes domésticos de rotina devem ser usados para limpar os locais com urina, e os cães devem ser levados para fora de casa, de modo a urinar em locais que não sejam muito frequentados por pessoas e outros animais.

## REFERÊNCIAS BIBLIOGRÁFICAS

*As referências bibliográficas deste capítulo se encontram online no Ambiente de Aprendizagem.*

# CAPÍTULO 218

## Erliquiose, Anaplasmose, Febre Maculosa das Montanhas Rochosas e Neorriquetsiose

Jane E. Sykes

### CONSIDERAÇÕES GERAIS

As principais causas de erliquiose canina são as bactérias gram-negativas intracelulares *Ehrlichia canis*, *Ehrlichia ewingii* e *Ehrlichia chaffeensis*, pertencentes à família Anaplasmataceae. Outras bactérias dessa família são *Anaplasma platys* e *Anaplasma phagocytophilum*, que, em cães, causam anaplasmose trombocítica e granulocítica, respectivamente, além de *Neorickettsia helminthoeca*, o agente etiológico da intoxicação por salmão – conhecida como SPD, do inglês *salmon poisoning disease*. A *Rickettsia rickettsii*, que causa febre maculosa das Montanhas Rochosas (RMSF, do inglês *rocky mountain spotted fever*), e outras riquétsias do grupo febre maculosa (SFG, do inglês *spotted fever group*) pertencem à família Rickettsiaceae. As famílias Rickettsiaceae e Anaplasmataceae estão diretamente relacionadas com a ordem Rickettsiales (Tabela 218.1).

Esses microrganismos são transmitidos a cães e gatos por vetores artrópodes ou trematódeos (Tabela 218.2). Eles são mantidos na natureza por meio da infecção de animais selvagens, que atuam como hospedeiros reservatórios, e também podem ser transmitidos por transfusão de sangue. Sua distribuição geográfica é restrita à de seus vetores e hospedeiros intermediários. Vários desses patógenos causam doenças em humanos. Os cães, portanto, atuam como potenciais sentinelas para infecções humanas, e devem ser tomadas precauções para prevenir a transmissão durante o manuseio de carrapatos ingurgitados, sangue e tecido de cães com suspeita da infecção. Em razão do compartilhamento de vetores artrópodes e/ou exposição simultânea a diversos carrapatos que atuam como vetores, pode ocorrer infecção concomitante com mais de um desses patógenos, além de outros patógenos transmitidos pelos vetores, com possibilidade de agravar o quadro clínico. A gravidade dos sinais depende da quantidade de inóculo, da imunidade do hospedeiro e da virulência da cepa do patógeno.

### ERLIQUIOSE

#### Ehrlichia canis

#### Etiologia e epidemiologia

*Ehrlichia canis* causa erliquiose monocítica canina (EMC), uma importante doença de cães expostos a carrapatos em todo o mundo.

**Tabela 218.1** Microrganismos da ordem Rickettsiales comprovadamente patógenos de cães e gatos.

| FAMÍLIA | GÊNERO | ESPÉCIE |
|---|---|---|
| Anaplasmataceae | Ehrlichia | E. canis |
| | | E. chaffeensis |
| | | E. ewingii |
| | Anaplasma | A. fagocytophilum |
| | | A. platys |
| | Neorickettsia | N. helminthoeca |
| Rickettsiaceae | Rickettsia | R. rickettsii |

**Tabela 218.2** Carrapatos importantes envolvidos na transmissão de microrganismos da ordem Rickettsiales.

| ESPÉCIES DE CARRAPATOS | NOMES COMUNS | VETORES | DISTRIBUIÇÃO GEOGRÁFICA |
|---|---|---|---|
| *Rhipicephalus sanguineus* | Carrapato marrom do cão | Ehrlichia canis<br>Anaplasma platys?<br>Rickettsia rickettsii | Cosmopolita, principalmente entre as latitudes 35° S e 50° N |
| *Amblyomma americanum* | Carrapato estrela solitária | Ehrlichia chaffeensis<br>Ehrlichia ewingii | Centro-oeste do Texas, norte de Iowa e leste dos EUA, em uma ampla faixa abrangendo o sudeste, além da Costa Atlântica até Maine |
| *Ixodes scapularis* | Carrapato de pernas pretas, carrapato de cervídeos | Anaplasma phagocytophilum | Nordeste, centro-norte e sudeste dos EUA |
| *Ixodes pacificus* | Carrapato de pernas pretas do ocidente | Anaplasma phagocytophilum | Costa oeste dos EUA |
| *Ixodes persulcatus* | Carrapato taiga | Anaplasma phagocytophilum | Europa Oriental e Ásia |
| *Ixodes ricinus* | Carrapato marrom ("castor bean") | Anaplasma phagocytophilum | Europa, inclusive Reino Unido |
| *Dermacentor variabilis* | Carrapato de cão americano | Rickettsia rickettsii | Leste dos estados das Montanhas Rochosas, tão ao norte quanto Massachusetts e Nova Escócia; costa oeste dos EUA até o sudoeste de Oregon |
| *Dermacentor andersoni* | Carrapato de madeira das Montanhas Rochosas | Rickettsia rickettsii | Estados das Montanhas Rochosas dos EUA, principalmente Montana, Idaho e Oregon |

O microrganismo infecta monócitos circulantes e forma mórulas – em latim, "amoras" –, um agrupamento intracitoplasmático de bactérias nos monócitos. A *E. canis* é transmitida pelo carrapato *Rhipicephalus sanguineus*. A infecção foi relatada em cães da Ásia, da África, da Europa e das Américas. Nos EUA, a doença é diagnosticada com mais frequência em cães que vivem nos estados do Sudeste e do Sudoeste. Mas, em razão da infecção subclínica crônica, eles podem ser acidentalmente transportados para regiões não endêmicas antes de desenvolverem a doença. Os carrapatos adquirem a infecção se alimentando como larvas ou ninfas em cães infectados. Chacais, raposas e talvez coiotes também podem atuar como hospedeiros reservatórios. Nos carrapatos, a transmissão do microrganismo é transestadial, porém não transovariana.[1] Não há clara comprovação de predileção por idade, raça ou sexo para EMC. Cães mestiços podem ser menos propensos à doença.[2]

### Patogênese e sinais clínicos

O curso da EMC consiste em fases aguda e crônica, embora elas nem sempre sejam clinicamente distinguíveis. A transmissão pode ocorrer horas após a fixação do carrapato, e os sinais agudos da doença surgem 8 a 20 dias após a infecção.[3] Os sinais vagos comuns incluem letargia, inapetência, febre e perda de peso. A replicação do microrganismo nos tecidos reticuloendoteliais está associada à linfadenopatia generalizada e à esplenomegalia. Podem ocorrer secreção ocular e nasal, edema periférico e, com menos frequência, hemorragias petequiais e equimóticas. Os sintomas neurológicos incluem espasmos, ataxia, convulsões, sinais vestibulares, hiperestesia e déficits de nervos cranianos. Esses sintomas provavelmente são causados por hemorragia ou inflamação da meninge. Trombocitopenia e, às vezes, leucopenia discreta e anemia surgem 1 a 4 semanas após a infecção. Também há relato de proteinúria transitória, que se resolve em 6 semanas após a infecção.[4,5] Os cães podem se recuperar da fase aguda 2 a 4 semanas depois, sem tratamento.

Passada a fase aguda, alguns cães continuam com infecção subclínica por meses a anos. Eles podem apresentar trombocitopenia persistente discreta. Os microrganismos podem ser sequestrados no baço e escapar do sistema imunológico do hospedeiro por meio de variação antigênica.[6] Essa fase pode persistir durante meses a anos.

A gravidade da erliquiose crônica varia de leve a fatal, e os sintomas consistem em letargia, inapetência, tendência a sangramento, palidez, febre, perda de peso, linfadenopatia, esplenomegalia, uveíte anterior, hemorragia de retina, descolamento de retina, poliúria/polidipsia e edema[7-10] (Figura 218.1). A tendência

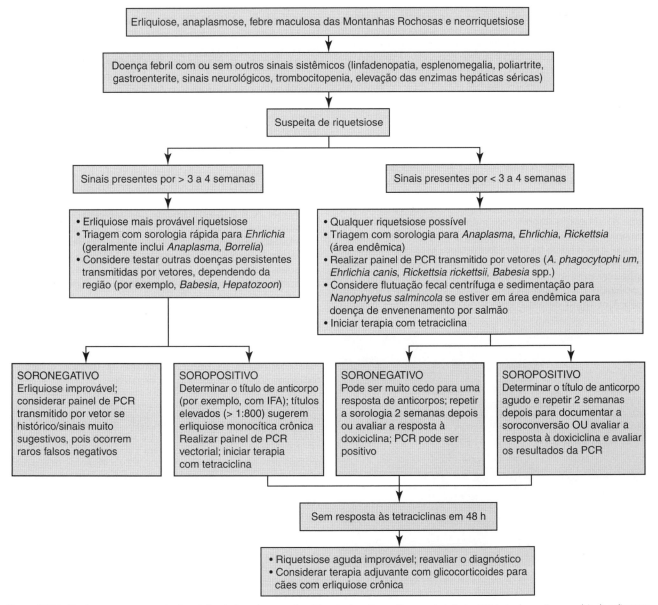

**Figura 218.1** Algoritmo com as etapas de diagnóstico de riquetsiose em cães. *IFA*, teste de anticorpo fluorescente indireto; *PCR*, teste de reação em cadeia da polimerase.

de sangramento se deve à trombocitopenia e à disfunção plaquetária.[11] Há relato de hemorragias petequiais ou equimóticas na pele e em membranas mucosas, epistaxe, melena, hematoquezia, hematúria e sangramento prolongado em locais de punção venosa (ver Capítulo 197).[9] Pode ocorrer polimiosite, com atrofia muscular e tetraparesia (ver Capítulo 354).[12] Também foram descritas infecções oportunistas secundárias, como papilomatose viral e infecções por protozoários, além de bacteriúria, embora o mecanismo primário preciso da supressão imunológica e como ela se relaciona com a persistência de *E. canis* ainda não tenham sido elucidados (Figura 218.2).[13,14]

A constatação de pancitopenia no hemograma indica forma crônica grave de erliquiose (ver Capítulos 58 e 202). Deve-se à hipoplasia de todas as células da medula óssea.[9] Trombocitopenia e anemia não regenerativa são achados laboratoriais comuns. Podem-se notar linfocitose granular moderada a acentuada (até 17.000/μℓ) e plasmocitose medular. Alguns cães desenvolvem gamopatia monoclonal semelhante à observada em alguns casos de leucemia linfocítica ou de mieloma múltiplo (ver Capítulo 60). Cães com linfocitose bem diferenciada ou gamopatia monoclonal inexplicável devem ser testados para infecção por *E. canis*.[15] As anormalidades notadas no perfil bioquímico sérico de animais com erliquiose crônica incluem hipoalbuminemia, hiperglobulinemia e atividades elevadas de alanina aminotransferase (ALT) e fosfatase alcalina (ALP). A hiperglobulinemia, em geral, se deve à gamopatia policlonal.[7] Pode ocorrer nefropatia com perda de proteína como resultado de glomerulonefrite imunomediada, que pode estar associada à azotemia (ver Capítulo 325). Cães com envolvimento do sistema nervoso central (SNC) podem apresentar aumento da concentração de proteínas no líquido cefalorraquidiano (LCR) e da contagem celular.[16]

### Diagnóstico

A detecção de mórulas em monócitos no exame citológico é diagnóstica para erliquiose monocítica, mas o teste não é sensível. Não é possível diferenciar mórulas de *E. canis* daquelas de *E. chaffeensis*. Em um estudo, foram detectadas mórulas em 2 de 19 cães com erliquiose monocítica crônica.[9] O diagnóstico de erliquiose costuma ser confirmado por testes sorológicos, por exame de anticorpo fluorescente indireto (IFA) ou ensaio imunoenzimático (ELISA). Os anticorpos podem ser detectados 7 a 28 dias após o início da infecção. Portanto, cães com erliquiose aguda podem apresentar resultado de teste negativo se ainda não houver produção de anticorpos. Uma nova testagem deve ser realizada 2 a 3 semanas depois para demonstrar a soroconversão. Um título de anticorpos séricos positivo para *E. canis* pode ser decorrência de exposição prévia e não equivale ao diagnóstico. Os resultados dos exames sorológicos devem ser interpretados no contexto dos sinais clínicos e de testes para outras doenças. Cães com infecção crônica por *E. canis*, em geral, têm títulos de IFA extremamente altos, às vezes > 1:600.000. Os anticorpos podem permanecer mesmo após o tratamento, sugerindo persistência do microrganismo.[9] Os resultados dessas avaliações não se correlacionam com a gravidade da hiperglobulinemia ou da doença. Ocorre reação sorológica cruzada com outras espécies de *Ehrlichia*, inclusive *E. ewingii* e, particularmente, *E. chaffeensis*. Pode haver reação cruzada com antígenos de *Anaplasma phagocytophilum*, mas é menos provável.[15]

Uma variedade de testes ELISA detecta anticorpo contra *E. canis*.[17-19] Um dispositivo para ELISA de fluxo lateral de uso ambulatorial detecta antígeno de dirofilariose canina, além de anticorpos contra *E. canis* ou *E. ewingii*, contra *Borrelia burgdorferi* e contra *A. phagocytophilum* no soro, no plasma ou no sangue total de cães (SNAP 4Dx Plus, IDEXX Laboratories, Westbrook, ME.). Esse teste inclui proteínas de superfície recombinantes de *E. canis* e *E. ewingii*. Os antígenos de *E. canis* e *E. ewingii* são combinados em um único ponto, portanto o resultado positivo reflete sororreatividade para *E. canis* e/ou *E. ewingii*. Em comparação com o teste IFA, a sensibilidade desse ensaio para a detecção de anticorpo contra *E. canis* foi 131/134 (97,8%), e a especificidade, 217/235 (92,3%).[20] Outros testes ELISA ambulatoriais detectam anticorpos contra *E. canis*. Além disso, aqueles feitos em laboratórios de diagnóstico detectam anticorpos contra *E. canis*, *B. burgdorferi*, *A. phagocytophilum* e *D. immitis* (Accuplex 4, Antech Laboratories). Recomenda-se que os cães identificados como sororreagentes para *E. canis* em testes ELISA que apresentem ao mesmo tempo o antígeno da dirofilariose sejam submetidos a exame físico minucioso, hemograma completo, perfil bioquímico sérico e teste de urina, a fim de verificar se há trombocitopenia, hiperglobulinemia e proteinúria. O tratamento de cães sororreagentes clinicamente saudáveis é controverso, uma vez que não altera seu desfecho, além de poder induzir resistência antimicrobiana ou efeitos adversos decorrentes do uso de medicamentos (ver Capítulo 169).

O teste PCR está amplamente disponível para o diagnóstico de rotina da infecção por *E. canis* como parte dos "patógenos transmitidos por vetores" disponibilizados por laboratórios. Os resultados devem ser interpretados no contexto do histórico e dos sinais clínicos, bem como das provas sorológicas. O DNA de *E. canis* pode ser detectado por meio de PCR em amostras de sangue, aspirados de linfonodos, aspirados esplênicos ou medula óssea. No entanto, a sensibilidade do teste PCR da medula óssea para detectar erliquiose crônica pode ser de apenas 25%.[9] Assim, só ele não é suficiente para a triagem da infecção em potenciais doadores de sangue, mas pode ser útil para confirmá-la na primeira semana da doença, quando os testes sorológicos costumam ser negativos.

### Tratamento

O tratamento recomendado para EMC é a doxiciclina (10 mg/kg/24 h VO) por 28 dias.[15] Períodos mais curtos – por exemplo, 16 dias – podem ser efetivos para cães com EMC aguda.[21] A maioria apresenta melhora clínica em 24 a 48 horas, mas aqueles com doença crônica grave podem não responder à terapia ou suas "citopenias" podem se resolver gradualmente ao longo de vários meses. A contagem de plaquetas costuma melhorar e normalizar até 2 semanas depois do início do tratamento. Em seguida à terapia, o título pode diminuir e se tornar negativo em 6 a 9 meses, enquanto alguns animais mantêm título alto por anos. O tratamento desses cães deve se basear na resolução da contagem de plaquetas e na diminuição da hiperglobulinemia. Na sequência à interrupção do tratamento, a hiperglobulinemia pode demorar meses para desaparecer. A contagem de plaquetas deve ser reavaliada 1 e 3 meses depois da descontinuação do

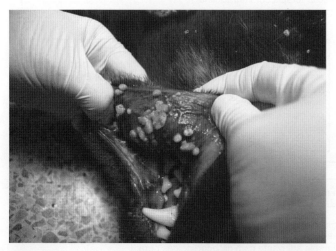

**Figura 218.2** Papilomatose viral secundária em um cão naturalmente infectado com *Ehrlichia canis*. (Cortesia da University of California, Davis, Internal Medicine Service.)

tratamento, em razão do risco de recidiva ou reinfecção. Em cães que não respondem ao tratamento, devem ser consideradas outras causas de doença.

Fármacos alternativos, usados com eficácia variável, incluem cloranfenicol, dipropionato de imidocarb e enrofloxacina.[15,22-25] Microrganismos do genogrupo de *E. canis* parecem ter resistência intrínseca às fluoroquinolonas mediada pela girase.[26] Embora a terapia com enrofloxacino possa levar à melhora clínica, seu uso não é recomendado. A eficácia do dipropionato de imidocarb é controversa.[22-24]

Cães desidratados ou anêmicos também podem necessitar de solução intravenosa (ver Capítulo 129) ou hemoderivados (ver Capítulo 130). Pode-se usar darbepoetina ou um fator estimulador de colônia de granulócitos em cães com erliquiose crônica grave.[27] Se a trombocitopenia não responder à doxiciclina, um ciclo curto (até 1 semana) de uma dose imunossupressora de glicocorticoides pode ser benéfico.

### Prevenção e importância para a saúde pública

A prevenção de erliquiose monocítica canina depende do controle do carrapato vetor, combinado com busca cuidadosa e remoção imediata dos carrapatos aderidos ao animal (ver Capítulo 211). O DNA de um microrganismo semelhante a *E. canis* foi detectado em pessoas com sinais clínicos de erliquiose monocítica.[28] Precauções apropriadas são indicadas ao manusear carrapatos ingurgitados e amostras de sangue ou de tecidos de cães infectados.

### Ehrlichia ewingii

Relata-se que *Ehrlichia ewingii* causou erliquiose granulocítica em pessoas e cães na América do Norte e, possivelmente, em cães do Brasil e de Camarões.[29-31] A infecção foi detectada sobretudo nas regiões Centro-Sul e Sudeste dos EUA, onde a exposição é generalizada e a *E. ewingii* é a causa predominante de erliquiose canina.[32] Como acontece com a *E. chaffeensis*, a *E. ewingii* é transmitida em especial pelo carrapato *Amblyomma americanum*, do veado-de-cauda-branca, cuja população em expansão provavelmente contribuiu para o surgimento desses patógenos.[33] Como acontece com o *Anaplasma phagocytophilum*, a *E. ewingii* infecta e origina mórulas nos granulócitos. A infecção causa febre, cefaleia e citopenias em pessoas, enquanto cães podem manifestar infecção subclínica ou letargia, anorexia, vômitos, diarreia e sintomas neurológicos.[34] Também pode haver febre e poliartrite neutrofílica (ver Capítulo 203). Infecção persistente por *E. ewingii*, com duração superior a 1 ano, foi relatada em cães infectados em laboratório, sem sinais clínicos de doença. Tal condição pode contribuir para a atuação dos cães como reservatórios.[35-37] Os exames laboratoriais podem revelar anemia, leucopenia discreta ou leucocitose, trombocitopenia, hiperglobulinemia e aumento da atividade sérica de ALP.[34,35,37-39]

Ainda não se conseguiu isolar *E. ewingii* em cultura microbiológica. Anticorpos contra *E. ewingii* podem ser detectados por um dispositivo ELISA de fluxo lateral de uso ambulatorial (SNAP 4Dx Plus, IDEXX Laboratories, Westbrook, ME.). A sensibilidade desse teste na detecção de anticorpos contra *E. ewingii*, em comparação com ELISA em placa, foi 109/113 (96,5%), com especificidade de 154/164 (93,9%).[20] Mórulas granulocíticas costumam ser detectadas em esfregaços de sangue e de líquido sinovial de cães infectados. Foram desenvolvidos exames PCR específicos para *E. ewingii*, sendo o único método para confirmação da infecção. O tratamento com doxiciclina por 2 a 4 semanas resulta em melhora clínica rápida e pode ser suficiente para eliminar a infecção.

### Outras espécies de Ehrlichia

Na América do Norte, a *Ehrlichia chaffeensis* causa erliquiose monocítica humana, uma doença caracterizada por febre, cefaleia, mialgia, trombocitopenia, leucopenia e aumento das atividades de enzimas hepáticas (ver Figura 218.1).[40] Nos EUA, a erliquiose monocítica humana ocorre sobretudo nos estados do Centro-Sul, do Sudeste e no mesoatlântico, coincidindo com a distribuição de *Amblyomma americanum* e de seu reservatório, o veado-de-cauda-branca. A infecção experimental de cães com *E. chaffeensis* resulta em febre prolongada, anemia discreta, leucopenia e trombocitopenia, ou pode ser subclínica.[41,42] Cães naturalmente infectados desenvolveram linfadenopatia e epistaxe.[43] Os cães mantêm alto título de anticorpos e permanecem positivos ao teste PCR meses após a infecção, corroborando sua atuação como reservatório.[42] À semelhança de *E. canis*, o diagnóstico da infecção por *E. chaffeensis* pode se dar por meio de sorologia ou PCR nas fases aguda e convalescente da infecção. Há possibilidade de reação sorológica cruzada com outras espécies de *Ehrlichia*. Embora a melhora clínica ocorra após o tratamento com doxiciclina, esse antibiótico pode não eliminar completamente a infecção.[43] O tratamento por um mínimo de 28 dias é sugerido.

Outras espécies de *Ehrlichia* detectadas incluem um microrganismo semelhante à *Ehrlichia muris* em cães do alto Meio-Oeste[44] e um microrganismo semelhante à *Ehrlichia ruminantium* em cães da África do Sul.[45] A relevância dessas infecções é desconhecida.

## ANAPLASMOSE

### Anaplasma phagocytophilum

### Etiologia e epidemiologia

O *Anaplasma phagocytophilum* causa erliquiose granulocítica canina. Esse microrganismo infecta uma variedade de espécies hospedeiras domésticas e selvagens, sendo um importante patógeno emergente em pessoas em todo o mundo. Infecções clínicas foram documentadas em cães, equinos, gatos e pessoas. Na Europa, também foram documentadas em espécies de ruminantes domésticos, como ovinos, bovinos e caprinos. Em todo o mundo, há diferentes cepas de *A. phagocytophilum*, as quais se diferem em seu tropismo e virulência ao hospedeiro.[46] *A. phagocytophilum* origina mórulas com mais frequência em neutrófilos do que em eosinófilos (Figura 218.3). *A. phagocytophilum* está disseminado em várias espécies de carrapatos ixodídeos, sendo transmitido apenas por meio transestadial no interior dos carrapatos (ver Tabela 218.2), que devem estar aderidos ao animal por 24 a 48 horas. *Ixodes scapularis* é o vetor no alto Meio-Oeste e no Nordeste dos EUA, além do Sudeste do Canadá. *Ixodes pacificus* é o vetor da Costa Oeste da América do Norte, da Califórnia à Colúmbia Britânica. Na Europa, o vetor é *I. ricinus*. Foram detectados carrapatos – em geral, *I. persulcatus* – hospedeiros de *A. phagocytophilum* na Ásia e na Rússia.[47] Aqueles com evidências

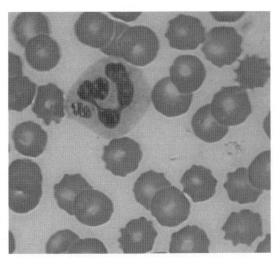

**Figura 218.3** Mórula de *Anaplasma phagocytophilum* em um neutrófilo de cão com anaplasmose granulocítica. (Cortesia da University of California, Davis, Internal Medicine Service.) (*Esta figura se encontra reproduzida, em cores, no Encarte.*)

moleculares de *A. phagocytophilum* foram observados no Oriente Médio, na África do Sul e na América do Sul.[48-50] Pequenos mamíferos, inclusive camundongos, ratos silvestres, esquilos, ratazanas, musaranhos e veados, atuam como hospedeiros reservatórios de *A. phagocytophilum*. Como a *Borrelia burgdorferi* é transmitida pelos mesmos carrapatos ixodídeos, muitas vezes são detectadas infecções concomitantes por *B. burgdorferi* e *A. phagocytophilum*, que, quando simultâneas, tornam a patogenicidade maior (ver Capítulo 211).[51] No alto Meio-Oeste e no Nordeste dos EUA, a infecção é mais comum na primavera, no início do verão e no outono. Cães das raças Labrador e Golden Retriever respondem por metade dos casos relatados, talvez refletindo sua popularidade para atividades ao ar livre.[52] Relata-se que a idade média dos cães infectados é de 8 anos, ainda que animais de qualquer idade estejam sob risco.[52,53]

### Sinais clínicos

Em muitos cães, a infecção é subclínica. Os sintomas comuns a seguir, quando vistos, surgem após um período de incubação de 1 a 2 semanas e são inespecíficos: febre, letargia, inapetência, congestão escleral, claudicação, rigidez e relutância para se mover. Raramente, há tosse branda não produtiva.[54,55] Linfadenomegalia discreta, esplenomegalia (ver Capítulo 206) e poliartrite neutrofílica (ver Capítulo 203) podem ocorrer.[53,55] Os sinais menos comuns são polidipsia, vômitos, diarreia, sintomas relativos ao SNC (reações posicionais anormais) e dor cervical.[52-55] Em cães, a infecção parece autolimitante, pois não há relato de doença crônica (> 30 dias). Trombocitopenia é documentada em > 80% dos cães infectados. Anormalidades menos comuns incluem linfopenia, eosinopenia ou anemia não regenerativa discreta.[52,54,55] O perfil bioquímico pode revelar hipoalbuminemia e aumento discreto a moderado das atividades séricas de ALT e ALP.

### Diagnóstico e tratamento

Em uma área endêmica, o achado de mórulas nos neutrófilos é altamente sugestivo de infecção por *A. phagocytophilum*, se bem que as mórulas não possam ser diferenciadas daquelas de *E. ewingii* (ver Figura 218.1). Elas, quando presentes, são encontradas em 7 a 37% dos neutrófilos circulantes.[52,53] O diagnóstico também pode ser realizado por sorologia nas fases aguda e convalescente da infecção, por meio de testes IFA ou ELISA. Um dispositivo ELISA de fluxo lateral de uso ambulatorial (SNAP 4Dx Plus, IDEXX Laboratories, Westbrook, ME) também pode ser usado para detectar anticorpos contra *A. phagocytophilum*, com sensibilidade relatada de 93% e especificidade de 99%, em comparação com a IFA.[39] No entanto, muitos cães com anaplasmose granulocítica aguda apresentam resultado negativo no teste sorológico porque não tiveram tempo suficiente para uma resposta de anticorpos, quando levados ao veterinário pela primeira vez. Além disso, um título positivo pode refletir doença subclínica prévia (dentro de 8 a 10 meses). Assim, é necessária demonstração de título com aumento de quatro vezes.[56] Em todos os testes sorológicos atualmente disponíveis, pode ocorrer reação cruzada sorológica com outras espécies de *Anaplasma*, em especial *A. platys* e, talvez, outras de *Ehrlichia*.[15,43] Pode-se utilizar PCR em amostra de sangue total – quase sempre como parte de um painel elaborado para testar simultaneamente vários patógenos transmitidos por vetores – para identificar a infecção em cães com doença aguda. Ademais, possibilita a diferenciação de *A. phagocytophilum* e *E. ewingii* quando são observadas mórulas em granulócitos. O tratamento preferido para anaplasmose granulocítica consiste em um curso de 2 semanas de doxiciclina (5 mg/kg/12 h VO). A maioria dos cães melhora logo, com abrandamento dos sintomas em 12 a 48 horas. A prevenção depende do controle de carrapatos.

### Importância na saúde pública

*Anaplasma phagocytophilum* causa anaplasmose granulocítica humana, uma doença febril que se assemelha à de cães. A morte é rara, mas já foi relatada, como resultado de complicações referentes a infecções secundárias. Os cães são uma importante sentinela de infecções humanas, sobretudo ao colocar carrapatos infectados em contato com pessoas. Devem ser tomadas precauções ao manusear sangue ou tecido de cães infectados, ou durante a remoção do carrapato.

### Anaplasma Platys

Ainda não se conseguiu o cultivo de *A. platys*, a causa de anaplasmose trombocítica canina. *Rhipicephalus sanguineus* é o provável vetor, conquanto as tentativas de transmitir a infecção utilizando esse carrapato não tenham sido bem-sucedidas.[57] O microrganismo foi relatado em todos os continentes.[58-63] Após um período de incubação de 1 a 2 semanas, instala-se trombocitopenia, que normaliza em alguns dias. Em esfregaços sanguíneos, podem ser vistas mórulas nas plaquetas logo após a infecção, bem como em megacariócitos, em amostra de medula óssea.[64] A maioria das infecções relatadas nos EUA foi discreta ou subclínica. Casos relatados na Europa e na América do Sul indicam manifestações clínicas mais graves, incluindo febre, esplenomegalia e hemorragia. Entretanto, a infecção concomitante com outros patógenos transmitidos por carrapatos pode ter contribuído para os sinais clínicos. O diagnóstico é baseado na visualização de mórulas nas plaquetas, junto com testes sorológicos nas fases aguda e de convalescença da infecção. Graças à reação cruzada com *A. phagocytophilum*, o exame sorológico não é específico para *A. platys*. Foram desenvolvidas avaliações PCR específicas para *A. platys*.[65] O tratamento de anaplasmose trombocítica canina é semelhante ao mencionado para anaplasmose granulocítica. Há relatos recentes de infecção humana persistente causada por *A. platys*,[66,67] mas ainda não se sabe até que ponto ela pode causar doenças em nossa espécie.

## NEORRIQUETSIOSES

### Neorickettsia helminthoeca
### Etiologia e epidemiologia

*Neorickettsia helminthoeca* causa a doença da intoxicação do salmão (SPD), diagnosticada das encostas ocidentais das montanhas cascatas do norte da Califórnia até o sul de Vancouver, no Canadá.[68] A enfermidade pode ocorrer em outros locais, após o transporte de peixes infectados destinados à alimentação ou de cães de uma área não endêmica para um local com peixes infectados. Recentemente, uma doença semelhante foi descrita em cães no Brasil.[69]

O vetor da SPD é o parasita *Nanophyetus salmincola*, um trematódeo que abriga o microrganismo ao longo de seu ciclo biológico. Os ovos do parasita se transformam em miracídios, que infectam *Oxytrema silicula*, pequenos caramujos que vivem em águas doce e salobra. As cercárias deixam o caracol e penetram em um peixe, em geral um salmonídeo, malgrado haja relatos de infecção em alguns peixes não salmonídeos.[70,71] Aqueles criados em incubadoras também podem ser infectados. As cercárias se transformam em metacercárias, geralmente nos rins, mas também no músculo e em outros tecidos. Os peixes podem reter a infecção por vários anos.[71,72] Os cães são infectados por riquétsia após a ingestão de peixes parasitados. Depois de ingeridas, as metacercárias se transformam em trematódeos adultos. Cães da raça Labrador Retriever e mestiços não castrados são mais predispostos à parasitose, mas os de qualquer sexo, idade ou raça podem ser infectados.[73] Raposas e coiotes também podem ser infectados, assim como há relato de SPD em ursos criados em cativeiro.[74] Gatos domésticos não são suscetíveis à SPD, porém os trematódeos amadurecem e se transformam em vermes adultos no trato intestinal desses felinos. De igual modo, a SPD pode ser adquirida após ingestão de vermes adultos (p. ex., por coprofagia), caracóis infectados e ovos de vermes.[75]

### Sinais clínicos

Depois do amadurecimento do trematódeo, ele se adere ao trato intestinal. O *N. helminthoeca* infecta e se replica em células do sistema fagocítico mononuclear. Ocorre rápida disseminação do microrganismo a linfonodos, baço, fígado, pulmões e cérebro. Após um período de incubação que varia de 5 a 33 dias, as primeiras manifestações clínicas são anorexia e febre de até 42°C. Os sintomas posteriores incluem letargia, perda de peso, linfadenomegalia discreta a grave, vômitos e diarreia, às vezes sanguinolenta.[71,73,76] Raramente não há histórico de vômito ou diarreia. A presença de vermes adultos pode contribuir para os sintomas gastrintestinais. Cães sem linfadenomegalia periférica apresentam linfadenomegalia abdominal, constatada na ultrassonografia. As anormalidades laboratoriais associadas incluem neutrofilia, às vezes com desvio à esquerda discreto a moderado, linfopenia e monocitose. Em cerca de 90% dos cães infectados ocorre trombocitopenia, que pode chegar a 16 mil plaquetas/$\mu\ell$. As anormalidades verificadas no perfil bioquímico sérico consistem em hiponatremia, hipocalcemias, aumento das atividades de enzimas hepáticas e hipoalbuminemia, que podem ser marcantes e, às vezes, acompanhadas de hipocolesterolemia e hipoglobulinemia.[71,73,76]

## Diagnóstico

O diagnóstico de SPD pode ser inferido pela constatação de ovos de trematódeos característicos nas fezes por meio de sedimentação fecal ou do teste de flutuação em solução saturada de açúcar (ver Figura 218.1). Os ovos surgem 5 a 8 dias depois da ingestão de peixes infectados. Uma combinação de sedimentação fecal e centrífugo-flutuação aumenta a sensibilidade para a detecção de ovos do trematódeo. Em um estudo que utilizou a combinação de testes de flutuação e de sedimentação fecal, constatou-se que 93% dos cães com SPD testaram positivos para ovos de *N. salmincola*.[73] Ovos do trematódeo no exame de fezes podem não ser diagnósticos de SPD, pois os cães podem estar infectados com trematódeos que não abrigam a riquétsia e os óvulos podem ser excretados durante meses após a recuperação do animal. No entanto, em cães atendidos em um hospital universitário situado em região endêmica, foram detectados ovos de *N. salmincola* em apenas 0,2% de mais de 1,8 mil exames de flutuação fecal, e todos os resultados positivos se deram em animais com suspeita de SPD. Assim, a especificidade do método de flutuação fecal é alta.[73] Neorriquétsias também podem ser vistas no exame citológico de aspirado de linfonodos (Figura 218.4), junto com inflamação histiocítica moderada a intensa e reação linfocítica-plasmocitária.[77] Os microrganismos podem ser vistos como estruturas granulares a amorfas que preenchem as células infectadas, sendo mais bem visualizados com coloração de Giemsa.[77] Há relato de testes de PCR em tecido linfoide para identificar a infecção.[73]

## Tratamento e prevenção

O tratamento de escolha é a doxiciclina. Em cães com vômito, podem ser necessárias administração parenteral e terapia de suporte com fluidos, hemoderivados e antieméticos. Também deve ser fornecido praziquantel, a fim de tratar a infecção por helmintos (ver Capítulo 163). A prevenção consiste em evitar o acesso a peixes, alimentando-se apenas daqueles bem cozidos. O congelamento de peixes por 24 horas também destrói efetivamente as metacercárias e as riquétsias.

## Neorickettsia risticii

*Neorickettsia risticii* causa erliquiose monocítica equina, também conhecida como febre do cavalo de Potomac. O ciclo biológico desse microrganismo provavelmente envolve o vetor trematódeo *Acanthatrium oregonense*.[78] Os miracídios infectam caramujos aquáticos (*Juga* spp.) e parasitam animais selvagens. Os cavalos podem ser infectados após ingestão acidental de cadáver infectado com metacercárias. *N. risticii* foi identificada por meio de cultura microbiológica e teste PCR em cães do Oeste e do Sudoeste dos EUA com sintomas parecidos com os de erliquiose.[79] Os cães foram sororreagentes a antígenos de *N. risticii* no teste IFA. Mais estudos são necessários para determinar a importância desse microrganismo em cães e gatos.

# RIQUETSIOSES TRANSMITIDAS POR CARRAPATOS

## Considerações gerais

*Rickettsia rickettsii*, causa da febre maculosa das Montanhas Rochosas (RMSF), pertence à família Rickettsiaceae, que agrupa várias espécies de *Rickettsia* patogênicas e não patogênicas. Recentemente, foram caracterizadas muitas novas espécies de riquétsias usando métodos moleculares.[80] Em humanos, os sinais clínicos causados por esses microrganismos incluem febre, linfadenopatia, cefaleia, formação de escaras (desprendimento de tecido) e exantema. Na RMSF, em geral não há formação de escara no local da inoculação.[80] A capacidade de novas espécies de *Rickettsia* causarem doenças em cães e gatos, bem como a importância desses animais como reservatórios do parasita, requer estudos adicionais. As riquétsias do grupo febre maculosa (SFG) transmitidas por carrapatos causam doença após infectar células endoteliais vasculares e aumentar a permeabilidade microvascular.[81] Os microrganismos inibem a apoptose, favorecendo a multiplicação de riquétsias. A lesão endotelial generalizada está associada à produção de citocinas pró-inflamatórias e à ativação da cascata de coagulação, sem a intravascular disseminada.[81]

## Febre maculosa das Montanhas Rochosas (RMSF)

### Etiologia e epidemiologia

A RMSF é uma doença grave, com risco à vida de humanos e cães, causada por *Rickettsia rickettsii*, sendo mais comum no Centro-Sul, no Sudeste e no Sul dos EUA. Também ocorre na América Central e em partes da América do Sul, sob o nome de febre maculosa brasileira.[80] Cerca de 2 mil casos são notificados anualmente em pessoas nos EUA.[82]

A *Rickettsia rickettsii* é transmitida sobretudo pelo carrapato *Dermacentor* na América do Norte, embora haja relato de transmissão pelo *R. sanguineus* no Arizona.[83,84] O carrapato americano (*Dermacentor variabilis*) é o principal vetor nos estados do Sudeste, e o das Montanhas Rochosas (*Dermacentor andersoni*) transmite a riquétsia na região das Montanhas Rochosas e no Canadá (ver Tabela 218.2). Os carrapatos *R. sanguineus* e

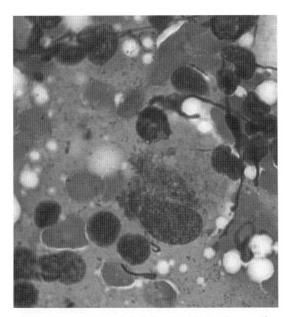

**Figura 218.4** *Neorickettsia helminthoeca* no interior de macrófagos, em amostra de aspirado de linfonodo de um cão com intoxicação por salmão. (Imagem cortesia da University of California, Davis, Internal Medicine Service.) (*Esta figura se encontra reproduzida, em cores, no Encarte.*)

*Amblyomma* spp. foram incriminados como vetores nas Américas Central e do Sul, respectivamente.[85,86] A transmissão do microrganismo é transetatial e transovariana nos carrapatos. Larvas e ninfas não infectadas também se contaminam quando se alimentam de pequenos mamíferos selvagens, como esquilos terrestres. Nos EUA, a maioria dos casos ocorre entre os meses de março e outubro. Em humanos, a incidência maior foi relatada em homens caucasianos com < 10 anos e com 40 a 64 anos.[85] A maioria dos casos se dá em áreas rurais ou florestais. A exposição a cães é um fator de risco.[87,88] A doença ocorre esporadicamente, mas podem surgir grupos de animais infectados em pequenas regiões geográficas. Raramente há infecções em grupos familiares, às vezes incluindo o cão da família.[89,90] Em < 70% das pessoas infectadas, há histórico de picada de carrapato, sendo ainda menos comum em cães.[91,92]

### Patogênese e sinais clínicos

Após a fixação do carrapato, é necessário um período de reativação de 4 a 24 horas. A doença em humanos e cães é semelhante, com períodos de incubação de 2 a 14 dias – com média de 7. Sintomas inespecíficos comuns incluem febre, letargia, anorexia e linfadenopatia. Em humanos, pode haver cefaleia intensa no início da doença, acompanhada de mialgia, vômitos, anorexia e dor abdominal.[85] Em pessoas, no início a RMSF costuma ser diagnosticada como uma doença viral.[85] Cerca de 60 a 70% das pessoas infectadas, 2 semanas após a picada do carrapato, apresenta a tríade característica de exantema, febre e cefaleia. O exantema surge inicialmente como pequenas máculas nos pulsos e nos tornozelos, espalhando-se para braços, pernas, tronco e, por fim, tornando-se maculopapular com petéquias centrais.[85] Cães podem desenvolver edema e eritema de extremidades, inclusive em lábios, focinho, escroto, bainha peniana, pavilhão auricular e, raramente, abdome ventral.[92-94] Danos contínuos aos tecidos dessas regiões podem gerar necrose e gangrena. Em alguns casos, há necessidade de amputação.[89,93] Rigidez e relutância para andar podem ser aparentes.[91] Manifestações oculares são comuns, inclusive conjuntivite, secreção ocular mucopurulenta, congestão escleral, uveíte, hifema, hemorragia na íris e na retina e edema de retina (ver Capítulo 11).[95] Há relatos de hemorragias petequiais e equimoses.[91,96] Cães gravemente enfermos podem apresentar epistaxe, melena e hematúria. Sintomas neurológicos – ataxia, tremores, manifestações vestibulares, hiperestesia, opistótono e convulsões – foram relatados em até 80% dos cães com RMSF.[89,91,92,96,97] Outros sinais clínicos incluem angústia respiratória e tosse secundárias ao edema pulmonar, arritmia cardíaca causada por miocardite, hepatomegalia, icterícia e lesão renal aguda (ver Capítulo 322). A morte pode ser decorrência de sintomas neurológicos progressivos, insuficiência renal aguda oligúrica ou colapso e choque cardiovascular.[85,91] Em pessoas, relata-se taxa de mortalidade de 2 a 10%, ainda que um estudo realizado no México tenha relatado taxa de mortalidade de 22% em crianças.[88] O tempo médio desde o início da doença até a morte é de apenas 8 dias, tornando fundamentais o diagnóstico e o tratamento precoces.

As anormalidades laboratoriais consistem em leucocitose, às vezes com desvio à esquerda, anemia e trombocitopenia.[91,92,94,96] As anormalidades no perfil bioquímico sérico podem incluir aumento das atividades de enzimas hepáticas e da enzima creatinoquinase, hipoalbuminemia e distúrbios eletrolíticos. Em casos graves, são observadas azotemia e hiperbilirrubinemia. A análise do líquido cefalorraquidiano pode revelar aumentos na concentração de proteínas (geralmente, < 100 mg/µℓ) e nas contagens de neutrófilos e células mononucleares (ver Capítulo 115).[89] Poliartrite neutrofílica foi documentada no exame do líquido sinovial (ver Capítulos 94 e 203). A radiografia do tórax pode revelar um padrão intersticial.

### Diagnóstico

A detecção de anticorpos por meio de microimunofluorescência é o método sorológico de referência, mas também são usados testes ELISA.[98] Há amplas reações antigênicas cruzadas entre riquétsias SFG patogênicas e não patogênicas. Assim, títulos positivos não são específicos para *R. rickettsii*. Como os anticorpos costumam não ser detectáveis antes de 7 a 10 dias após o início da doença, é necessário um aumento de quatro vezes no título de IgG em amostras de soro obtidas na fase aguda e na fase de convalescença para confirmar uma infecção recente. Um único título superior a 1:1.024 também é considerado diagnóstico de infecção recente, se associado a sinais clínicos.[91] Dada a natureza aguda da RMSF, a sorologia é de utilidade limitada para o diagnóstico precoce. A imunofluorescência direta ou a coloração de tecidos infectados com imunoperoxidase, inclusive amostras da pele infectada obtidas por biopsia, pode ser usada para identificar o antígeno de *R. rickettsii* no tecido no início da doença ou por ocasião da necropsia, com alta especificidade e sensibilidade ao redor de 75%.[97,99-101] Para testes PCR para *R. rickettsii*, podem ser usadas amostras de sangue ou tecido. A quantidade de riquétsias circulantes no sangue em geral é baixa, com baixa sensibilidade do teste PCR.[102,103] O PCR, quando usado com imuno-histoquímica em amostras de pele obtidas por biopsia durante a fase aguda da doença, melhora a confirmação laboratorial de RMSF (ver Capítulo 86 para procedimento de biopsia de pele). Há disponibilidade de testes de PCR em tempo real, que diferenciam cães infectados por riquétsias SFG.[104] *R. rickettsii* foi classificada como um agente de nível de biossegurança 3, e sua cultura requer instalações especiais. Não se trata de um procedimento de rotina. Há relato de infecções adquiridas em laboratório.[105]

### Tratamento

A doxiciclina é recomendada para o tratamento de RMSF, resultando em rápida resposta clínica (12 a 24 horas). Outras tetraciclinas, cloranfenicol e fluoroquinolonas são antimicrobianos efetivos.[106,107] O tratamento deve ser continuado por pelo menos 7 dias. No caso de vômitos ou sintomas neurológicos, pode ser necessária terapia antimicrobiana parenteral. Retardos no tratamento foram relacionados com doenças mais graves e aumento da taxa de mortalidade em humanos. O tratamento não deve ser postergado, enquanto se espera os resultados dos testes de diagnóstico. Aos cães em choque, pode ser exigida terapia de suporte adicional, inclusive soluções de uso intravenoso (ver Capítulo 129) e hemoderivados (ver Capítulo 130). É preciso cuidado para evitar edema pulmonar ou cerebral após a administração intravenosa de soluções cristaloides.[91] Sintomas neurológicos residuais, insuficiência renal ou cicatrizes cutâneas podem persistir, mesmo depois do tratamento, em especial quando se posterga o tratamento.

### Prevenção

A infecção natural é seguida de sólida imunidade, e não há comprovação de reinfecção em cães naturalmente infectados. A prevenção depende do controle de carrapatos (ver texto já mencionado). O fornecimento profilático de antibióticos não é indicado para prevenir RMSF após picada de carrapato, pois isso parece atrasar o início da doença.[85]

### Aspectos de saúde pública

Os cães são importantes sentinelas da infecção humana por *R. rickettsii*. O reconhecimento da doença nesses animais tem contribuído para o diagnóstico e o tratamento imediatos de RMSF em humanos que interagem com eles.[89] Os veterinários que tratam cães com RMSF devem orientar os clientes sobre a doença e seu potencial de infecção, entrando em contato com profissionais de saúde humana caso ocorra a doença em pessoas ao mesmo tempo que em cães, os quais podem ser portadores de carrapatos infectados soltos, que, por sua vez, podem picar as pessoas. Os humanos podem ser infectados por meio da remoção inadequada de carrapatos aderidos a seus cães. Foram publicadas diretrizes para a remoção segura de carrapatos (ver Vídeo 211.1, no Capítulo 211).[85] Eles devem ser retirados da pele com uma pinça fina. Luvas devem ser utilizadas. As mãos devem ser lavadas com água e sabão após a remoção. Depois dessas atividades, a pele precisa ser cuidadosamente examinada para verificar se há carrapatos aderidos.

### RIQUETSIOSE EM GATOS

Gatos raramente são infectados com riquétsias.[108-130] O DNA de microrganismos semelhantes a *E. canis* foi detectado em gatos na América do Norte, na Europa e na América do Sul.[108-111] Um dos três gatos norte-americanos manifestou sintomas de poliartrite e outros dois apresentaram citopenias. Nenhum deles se mostrou sorreagente em um teste IFA usando antígeno de *E. canis*. Erlíquias semelhantes a mórulas foram detectadas em células mononucleares de gatos nos EUA, no Quênia, na França, no Brasil e na Tailândia.[112-116] Sinais clínicos incluindo febre, letargia, anorexia, palidez e esplenomegalia foram relatados nesses gatos, embora alguns tivessem coinfecções com hemoplasmas ou retrovírus. As anormalidades laboratoriais mais consistentes em gatos infectados foram anemia não regenerativa e hiperglobulinemia. Muitos gatos infectados respondem rapidamente ao tratamento com doxiciclina. Aqueles contaminados com erlíquia monocítica devem ser tratados com 10 mg de doxiciclina/kg/24 h VO, por um mínimo de 28 dias.[15]

Diversos casos de gatos com infecção suspeita ou comprovada por *A. phagocytophilum* foram descritos na Europa e nos EUA. O diagnóstico foi baseado na detecção citológica de mórulas em granulócitos circulantes, com ou sem confirmação de infecção em teste PCR.[117,118,126-130] As anormalidades clínicas nesses gatos incluíram letargia, anorexia, febre, palidez, epistaxe, hiperestesia, claudicação, linfadenopatia, hepatomegalia, ataxia, vômitos e trombocitopenia. A infecção experimental de felinos com *A. phagocytophilum* resultou no desenvolvimento de mórulas nos granulócitos e em doença clínica.[131] Eles apresentavam sinais de febre, anorexia e letargia, e alguns tinham trombocitopenia. Os sintomas nos infectados com *A. phagocytophilum* regridem após o tratamento com doxiciclina.[126,128]

### REFERÊNCIAS BIBLIOGRÁFICAS

*As referências bibliográficas deste capítulo se encontram online no Ambiente de Aprendizagem.*

# CAPÍTULO 219

## Micoplasmas Hemotrópicos

Séverine Tasker

Os micoplasmas hemotrópicos (hemoplasmas) são pequenas bactérias (0,3 a 1 μm), sem parede, que parasitam eritrócitos ou hemácias e se instalam na superfície da membrana eritrocitária (Figura 219.1). Eles infectam uma variedade de hospedeiros, como gatos, cães, roedores, suínos, bovinos, cervídeos, equinos e besouros. Em humanos, também foram descritas infecções com novas espécies de hemoplasma,[1,2] bem como espécies que possivelmente se originaram em animais como gatos,[3] suínos,[4-6] ovinos,[1,7] ou cães,[8] levando à possibilidade de infecções zoonóticas. Infecções por hemoplasma foram relatadas em todo o mundo. Aquelas causadas por *Babesia* são descritas no Capítulo 221, e as causadas por *Bartonella*, nos Capítulos 215 e 216.

Inicialmente, os hemoplasmas, como membros do gênero *Haemobartonella*, foram classificados como riquétsias, mas o sequenciamento genético, sobretudo baseados no rRNA 16S, e estudos filogenéticos resultaram em sua reclassificação como membro do gênero *Mycoplasma*.[9-11] Apesar das reconhecidas semelhanças entre os hemoplasmas e os micoplasmas, como ausência de parede celular, seus pequenos tamanhos (incluindo o genoma) e suas exigentes necessidades de crescimento, o ambiente no nicho dos hemoplasmas no sangue costuma não ser reconhecido em espécies de *Mycoplasma*, que são mais encontradas nas superfícies mucosas dos tratos respiratório e urogenital.[12] De fato, um trabalho recente usando filogenia baseada em genes não 16S rRNA sugere que, ainda que os hemoplasmas provavelmente pertençam à família Mycoplasmatales, eles deveriam ser incluídos em um gênero diferente daquele de *Mycoplasma*.[13,14]

A análise do sequenciamento genético também revelou diferentes espécies de hemoplasmas, e cinco espécies principais de hemoplasmas são conhecidas por infectar cães e gatos (Tabela 219.1). A renomeação deles acompanhou sua reclassificação como micoplasmas. Com isso, algumas espécies permanecem na condição de *Candidatus*. Na nomenclatura bacteriana, essa condição se refere a microrganismos recém-descritos, para os quais há disponibilidade de dados de sequenciamento, mas que não podem ser fenotipicamente caracterizados de modo a atender às exigências do International Code of Nomenclature of Bacteria (Código Internacional de Nomenclatura de Bactérias),[15]

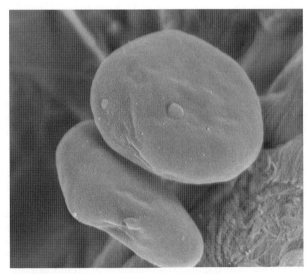

**Figura 219.1** Fotomicrografia eletrônica de varredura de eritrócitos de um gato infectado com *Mycoplasma haemofelis*, mostrando um microrganismo arredondado na reentrância na superfície do eritrócito (×1.000).

**Tabela 219.1** Espécies de *Hemoplasma* de gatos e cães, suas prevalências (usando PCR como método de detecção) e resumo da patogenicidade de cada espécie.

| ESPÉCIE | HOSPEDEIRO | PREVALÊNCIA RELATADA | PATOGENICIDADE |
|---|---|---|---|
| *Mycoplasma haemofelis* | Gatos | Até 46,6% | Infecção aguda muitas vezes resulta em anemia hemolítica |
| "*Candidatus* Mycoplasma haemominutum" | Gatos | Até 46,7% | A infecção aguda pode causar diminuição nos valores de parâmetros dos eritrócitos, mas costuma não ser grave o suficiente para causar anemia, a menos que o animal apresente doença simultânea ou imunossupressão – por exemplo, infecção por retrovírus |
| "*Candidatus* Mycoplasma turicensis" | Gatos | Até 26% | |
| *Mycoplasma haemocanis* | Cães | Até 52,4% | Infecção pode resultar em anemia hemolítica, principalmente em cães submetidos à esplenectomia |
| "*Candidatus* Mycoplasma haematoparvum" | Cães | Até 33,3% | Em geral, não se relata anemia, a menos que o cão apresente doença simultânea ou imunossupressão – por exemplo, quimioterapia |

PCR, reação em cadeia da polimerase.

graças à incapacidade de cultivá-los *in vitro*. Se bem que nenhum dos hemoplasmas possa ser cultivado dessa forma, só as espécies recém-descritas receberam a denominação *Candidatus*, já que as previamente definidas e nomeadas (no gênero *Haemobartonella*) não puderam ser consideradas *Candidatus*, uma vez que há uma regra na nomenclatura bacteriana que proíbe o rebaixamento de qualquer espécie bacteriana.

Além dos cinco principais hemoplasmas de gatos e cães descritos na Tabela 219.1, a espécie "*Candidatus* M. haemominutum" também foi detectada ocasionalmente em cães,[16,17] assim como o hemoplasma ovino *Mycoplasma ovis*[18] e o bovino "*Candidatus* M. haemobos".[19,20] Um microrganismo semelhante a "*Candidatus* M. haematoparvum" foi relatado em um pequeno número de gatos em dois estudos.[21,22] A importância clínica dessas outras espécies de hemoplasma em cães e gatos permanece obscura.

## PREVALÊNCIA E FATORES DE RISCO PARA INFECÇÃO

Foram realizados estudos sobre a prevalência das espécies de hemoplasma de gatos em todo o mundo, com resultados muito variados (ver Tabela 219.1). A "*Candidatus* M. haemominutum", em geral, é a espécie mais comum mencionada em estudos de prevalência, com taxas de 0 a 46,7% (mediana de 14,4%) de gatos infectados.[21-51] Infecções por *M. haemofelis* e "*Candidatus* M. turicensis" costumam ser menos comuns, ainda que, às vezes, altas taxas sejam relatadas. A prevalência relatada para *M. haemofelis* variou de 0 a 46,6% (mediana de 4,8%),[21-43,45-51] e, para "*Candidatus* M. turicensis", de 0 a 26% (mediana de 2,0%).[21,22,28,31,32,38,39,43,45,48-52] Em diferentes estudos, também há relatos de quantidade variável de gatos infectados com mais de uma espécie de hemoplasma. Um exame recente em gatos, feito no Brasil, relatou que mais de 80% dos infectados com hemoplasma abrigavam mais de uma espécie desses microrganismos.[45] Felinos infectados por "*Candidatus* M. turicensis" muitas vezes apresentam infecção concomitante com outras espécies de hemoplasma, em particular "*Candidatus* M. haemominutum". Em alguns estudos, constatou-se que nenhum gato apresentou infecção por "*Candidatus* M. turicensis" isoladamente.[31,45,51]

As características dos gatos avaliados nessas diferentes análises de prevalência eram muito variáveis, desde animais saudáveis até anêmicos com suspeita de hemoplasmose ou infectados com retrovírus, bem como de gatos domésticos de clientes até selvagens de vida livre, o que que provavelmente explica as grandes diferenças relatadas. Além disso, parece que a prevalência é influenciada por variação geográfica. Em felinos criados em países mais quentes, a prevalência da infecção é maior. Ademais, também foram usados diferentes testes de reação em cadeia da polimerase (PCR), provavelmente com diferentes sensibilidades e especificidades, o que pode ter contribuído para a variação.

Na maioria dos estudos, as infecções por hemoplasma em gatos são mais frequentes em mestiços machos, com acesso ao ambiente externo.[21,24-26,28,32,34,39,41,43,45,48,50-53] A infecção por "*Candidatus* M. haemominutum", em geral, é mais prevalente em gatos mais velhos, talvez porque a chance de adquirir infecção subclínica crônica aumente com o passar do tempo. Alguns estudos mostraram uma associação entre a infecção por hemoplasma de qualquer espécie e a infecção pelo vírus da imunodeficiência felina (FIV),[33,38] enquanto outros não.[28] Esses mesmos testes, porém, falharam em mostrar uma associação entre a infecção por hemoplasma de qualquer espécie e a infecção pelo vírus da leucemia felina (FeLV).[28,33,38] (Tabela 219.2). No entanto, os exames que avaliaram a infecção por espécie de hemoplasma individual e a infecção por retrovírus mostraram resultados variáveis (ver Tabela 219.2).

Em cães, as prevalências relatadas para infecção por hemoplasma também variam muito em diferentes estudos (ver Tabela 219.1). Geralmente, *M. haemocanis* é o mais prevalente (0 a 54,4% dos cães infectados, com mediana de 5,9%),[18-20,35,39,46,54-61] mas às vezes "*Candidatus* M. haematoparvum" (0 a 33,3% dos cães infectados, com mediana 1,5%)[18-20,35,39,46,55-57,59-61] é encontrado em maior quantidade. A variação geográfica é marcante, talvez em razão da presença do carrapato *Rhipicephalus sanguineus*, vetor proposto do hemoplasma em cães.[56,60] Ademais, animais de canil, mestiços jovens e com sarna foram mais propensos à infecção em um um estudo,[60] enquanto outros não constataram influência da idade.[39,56,59]

## PATOGÊNESE

*Mycoplasma haemofelis* é a espécie de hemoplasma mais patogênico em gatos. Não é preciso que os felinos apresentem imunossupressão ou tenham sido submetidos à esplenectomia para manifestar a doença clínica causada por *M. haemofelis*. Naqueles que passaram por esplenectomia e foram infectados por "*Candidatus* M. haemominutum", parece que a patogenicidade desse microrganismo não é maior.[62]

A infecção aguda muitas vezes resulta em anemia hemolítica grave – sobretudo extravascular, conquanto haja relatos ocasionais de hemólise intravascular –, embora em alguns casos ocorra apenas anemia discreta. Em estudos experimentais, os sinais clínicos costumam surgir de 2 a 34 dias após a infecção, com a anemia durando de 18 a 30 dias. Em geral, a anemia inicial é seguida de resposta regenerativa significativa, com reticulocitose. A infecção crônica quase sempre não está associada à anemia

**Tabela 219.2** Considerações gerais sobre a infecção por retrovírus como fator de risco para infecção por hemoplasma em uma seleção de estudos publicados.

| AUTORES DO ESTUDO (NÚMERO E TIPOS DE GATOS) | ESPÉCIES DE HEMOPLASMA (ESPÉCIES DETECTADAS POR TESTES PCR UTILIZADOS ESTÃO LISTADAS ENTRE PARÊNTESES) | INFECÇÃO POR FELV | INFECÇÃO POR FIV |
|---|---|---|---|
| Luria et al. 2004[26] (n = 484, gatos selvagens, norte da Flórida) | • "Candidatus M. Haemominutum" | ✓ | ✓ |
|  | • M. haemofelis | ✗ | ✓ |
| Willi et al. 2006[28] (n = 996 gatos saudáveis ou doentes, Suíça) | • Qualquer espécie de hemoplasma ("Candidatus M. Haemominutum", M. haemofelis e/ou "Candidatus M. Turicensis") | ✗ | ✗ |
| Bauer et al. 2008[34] (n = 262 gatos levados a uma clínica universitária ou laboratório de diagnóstico, Alemanha) | • "Candidatus M. haemominutum" | ✓ | ✓ |
|  | • M. haemofelis | ✗ | ✗ |
| Sykes et al. 2008[32] (n = 310 gatos com suspeita de hemoplasmose e/ou com anemia hemolítica regenerativa, EUA) | • "Candidatus M. Haemominutum" | ✗ | ✗ |
|  | • M. haemofelis | ✓ | ✓ |
|  | • "Candidatus M. Turicensis" | ✗ | ✗ |
| Macieira et al. 2008[33] (n = 149 gatos internados em uma clínica e testados para retrovírus, Brasil) | • Qualquer espécie de hemoplasma ("Candidatus M. Haemominutum" e/ou M. haemofelis) | ✗ | ✓ |
|  | • "Candidatus M. Haemominutum" | ✗ | ✓ |
|  | • M. haemofelis | ✗ | ✗ |
| Gentilini et al. 2009[38] (n = 91 gatos internados em uma clínica e testados para retrovírus, Brasil) | • Qualquer espécie de hemoplasma ("Candidatus M. Haemominutum" e/ou M. haemofelis) | ✗ | ✓ |
| Roura et al. 2010[39] (n = 191 gatos saudáveis ou doentes levados a uma clínica universitária, Espanha) | • Qualquer espécie de hemoplasma ("Candidatus M. Haemominutum" e/ou M. haemofelis e/ou "Candidatus M. turicensis") | ✗ | ✓ |
| Tanahara et al. 2010[50] (n = 1.770 gatos com acesso ao ambiente externo, no Japão) | • Qualquer espécie de hemoplasma ("Candidatus M. haemominutum" e/ou M. haemofelis e/ou "Candidatus M. turicensis") | ✗ | ✓ |
| Georges et al. 2012[51] (n = 152 gatos resgatados e levados para eutanásia ou castração, ou amostras enviadas a um laboratório de diagnóstico, Trinidad e Tobago) | • Qualquer espécie de hemoplasma ("Candidatus M. haemominutum" e/ou M. haemofelis e/ou "Candidatus M. turicensis") | ✓ | ✓ |
|  | • "Candidatus M. haemominutum" | ✓ | ✓ |
|  | • M. haemofelis | ✗ | ✗ |

✓, Identificado como fator de risco; ✗, não identificado como fator de risco.

relevante.[28] Infecções experimentais mostraram que a quantidade de M. haemofelis no sangue pode oscilar muito, em um curto período de tempo, especialmente nas primeiras semanas de infecção (Figura 219.2). A variação antigênica para escapar do sistema imunológico do hospedeiro pode ser o mediador dessas oscilações da quantidade de M. haemofelis,[63] pois uma parte muito grande (62%) do genoma de M. haemofelis codifica um conjunto de proteínas hipotéticas não caracterizadas, organizadas em séries de repetições parálogas que poderiam mediar a expressão de diferentes proteínas de superfície do hemoplasma ao longo do tempo. Gatos jovens podem ter maior probabilidade de desenvolver doença clínica grave causada por M. haemofelis, em comparação com os mais velhos.[32,64] No entanto, estudos epidemiológicos mostraram apenas associações variáveis entre anemia e infecção por M. haemofelis.[23,34] Isso pode acontecer porque tais estudos costumam incluir gatos assintomáticos e aqueles com infecção crônica por M. haemofelis.

Constatou-se autoaglutinação persistente ou teste de Coombs positivo, indicando a presença de anticorpos ligados aos eritrócitos, em gatos anêmicos com infecção aguda por M. haemofelis.[64-66] Um estudo detalhado[64] demonstrou que os anticorpos ligados aos eritrócitos reativos a 4°C – reativos ao frio; IgM e IgG – surgem alguns dias antes dos eritrócitos reativos a 37°C – reativos quentes, principalmente IgG. Todavia, na maioria dos gatos, esses anticorpos surgem somente após o início de desenvolvimento da anemia. A ausência de anticorpos ligados aos eritrócitos no início da anemia pode refletir um problema com a sensibilidade de sua detecção ou que os anticorpos ligados aos eritrócitos surgem como resultado da hemólise induzida por hemoplasma, em vez de iniciá-la. Em consonância com o último, verificou-se que esses anticorpos desaparecem apenas com o uso de antibiótico e tratamento de suporte, sem necessidade de terapia com glicocorticoides específicos.[64] Fragilidade osmótica[66,67] e redução da vida útil dos eritrócitos[68] também foram relatadas na infecção por M. haemofelis.

Apesar de a infecção aguda por "Candidatus M. haemominutum" estar associada à diminuição nos valores de parâmetros eritrocitários,[64] em geral não ocorre anemia, exceto em gatos com doenças ou infecções concomitantes, como linfoma ou infecção por FeLV.[69,70] "Candidatus M. haemominutum" também foi associado ao desenvolvimento de doença mieloproliferativa em gatos com infecção pelo FeLV, em um estudo experimental.[70] Embora problemas concomitantes muitas vezes estejam presentes em gatos infectados por "Candidatus M. haemominutum" que desenvolvem anemia, também há relato de casos primários de anemia por "Candidatus M. haemominutum", isto é, sem doença ou infecção concomitante aparente.[71] Portanto, não se pode excluir a possibilidade de infecção por essa espécie

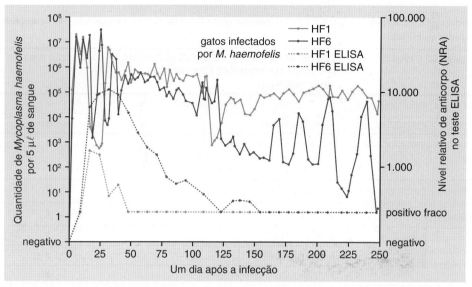

**Figura 219.2** Gráfico elaborado com base em dados coletados de dois gatos do estudo de Barker et al. (2010).[97] As linhas contínuas indicam o número de *M. haemofelis* no sangue, detectado por teste PCR quantitativo, enquanto as pontilhadas indicam os níveis relativos de anticorpos contra uma proteína recombinante dnaK de *M. haemofelis* presentes no sangue, detectada por teste imunoenzimático. As oscilações marcantes na quantidade de *M. haemofelis* no sangue ao longo do tempo são evidentes em ambos os gatos, em especial no HF6. Os níveis de anticorpos atingem o pico e são quantificáveis somente durante a fase aguda da infecção, após a qual são detectáveis, mas não quantificáveis. No futuro, os testes de anticorpos podem ser úteis para diferenciar as formas aguda e crônica de infecção por hemoplasma, porém hoje estão disponíveis somente como ferramenta de pesquisa. (*Esta figura se encontra reproduzida, em cores, no Encarte.*)

como causa de anemia em um caso individual. No entanto, há dados conflitantes, já que um estudo dos EUA documentou que os gatos infectados por "*Candidatus* M. haemominutum" eram menos propensos à anemia do que os não infectados.[21]

A infecção por "*Candidatus* M. turicensis" resultou em anemia[67] ou em uma pequena diminuição nos parâmetros eritrocitários em alguns estudos experimentais,[64] mas geralmente a anemia é incomum após a infecção. Acredita-se que tanto a doença concomitante quanto a imunossupressão estejam envolvidas na patogênese da doença causada por "*Candidatus* M. turicensis",[52] como acontece na patogênese descrita para "*Candidatus* M. haemominutum". Em pesquisas epidemiológicas, é difícil determinar a patogenicidade de "*Candidatus* M. turicensis" em gatos naturalmente infectados, pois felinos muitas vezes apresentam infecção concomitante causada por outras espécies de hemoplasma, o que confunde as associações de doenças.

É possível haver diferentes cepas de cada uma das espécies de hemoplasma relatadas em gatos e que elas apresentem graus distintos de patogenicidade. Isso pode explicar alguns dados conflitantes relatados em diversos estudos. No entanto, outros fatores, como a condição de saúde subjacente do gato e, possivelmente, a via de transmissão da infecção, podem ser importantes no resultado da infecção por hemoplasma.

Os estudos sobre a patogenicidade dos hemoplasmas de cães são esparsos. A infecção desses animais quase sempre resulta em anemia hemolítica só naqueles submetidos à esplenectomia ou com imunossupressão,[72-75] e infecções latentes assintomáticas causadas por *M. haemocanis* podem ser reativadas após esplenectomia. No entanto, o reconhecimento da possibilidade de infecção por hemoplasma é importante para diferenciar tais casos daqueles de anemia hemolítica imunomediada primária, pois alguns casos mostram evidências de anticorpos ligados a eritrócitos em animais com teste de Coombs positivo.[76,77]

### Condição de portador

Na infecção de gatos por hemoplasma, pode haver a condição de portador crônico, com os felinos infectados frequentemente assintomáticos.[24,78] A experiência da autora é que isso é comum na infecção por "*Candidatus* M. haemominutum", ainda que outros autores tenham relatado suspeita de eliminação da infecção com e sem tratamento com antibióticos.[28] Observamos que um grande número de felinos infectados com *M. haemofelis* elimina espontaneamente a infecção do sangue periférico alguns meses após a infecção aguda, o que também foi relatado na infecção causada por "*Candidatus* M. turicensis". No entanto, não é possível fazer declarações generalizadas sobre a condição de portador crônico, uma vez que há grande variação, provavelmente por causa das diferenças na interação microrganismo-hospedeiro e entre os isolados de hemoplasma. Muitas vezes, os gatos portadores apresentam infecção subclínica, mas pode haver reativação da infecção e resultar em doença clínica,[79,80] o que, com base em nossa experiência, é incomum.

Há poucos estudos relativos à progressão da condição de portador em cães infectados por hemoplasmas, mas acredita-se que alguns sejam portadores assintomáticos infectados com "*Candidatus* M. haematoparvum" e *M. haemocanis*.[56]

### Transmissão

A via natural de transmissão da infecção por hemoplasma entre cães e gatos no campo ainda não foi determinada, e talvez diferentes vias predominem para as distintas espécies de hemoplasmas.

O DNA de hemoplasmas de cães e gatos foi detectado em pulgas e carrapatos,[42,49,53,81-85] malgrado isso não seja semelhante ao de vetores mediadores da transmissão, uma vez que pode refletir sua atividade hematófaga em hospedeiros infectados. A distribuição geográfica agrupada da infecção em alguns estudos sustenta a participação de um vetor artrópode na transmissão do hemoplasma.[21] A pulga do gato, *Ctenocephalides felis*, foi implicada como participante na transmissão do hemoplasma nesses animais, mas só uma infecção muito transitória por *M. haemofelis* foi relatada em gatos infectados por meio da atividade hematófaga de pulgas, enquanto sinais clínicos e hematológicos de infecção por *M. haemofelis* não foram induzidos nos animais receptores.[86] Além disso, um estudo recente não constatou evidências de transmissão de hemoplasma por pulgas em um experimento que envolveu a introdução de pulgas em grupos de gatos alojados juntos.[87] A transmissão de *M. haemocanis* pelo carrapato marrom do cão, *Rhipicephalus sanguineus*, foi demonstrada de maneira experimental, embora isso tenha se dado antes da disponibilidade de teste PCR para confirmar o diagnóstico da infecção.[82]

A associação entre infecção por hemoplasma e sexo masculino e/ou infecção por retrovírus, particularmente FIV, relatada em alguns estudos pode sugerir que as brigas entre os gatos têm a ver com a transmissão da infecção. Estudos na Suíça verificaram que a inoculação subcutânea de sangue contendo "*Candidatus* M. turicensis" resultou na transmissão da infecção, ao passo que o mesmo método de inoculação usando saliva contendo "*Candidatus* M. turicensis" não resultou. Isso sugere que a transmissão de hemoplasma por contato social – por exemplo, contaminação por saliva por meio de *grooming* mútuo – é menos provável do que por interação agressiva, como transmissão de sangue durante mordida acidental.[88] No entanto, um estudo recente[87] sobre "*Candidatus* M. haemominutum" e transmissão de *M. haemofelis* constatou evidências de transmissão horizontal de "*Candidatus* M. haemominutum" por contato direto entre gatos, mas não de *M. haemofelis*, na ausência de interação agressiva e de vetores. A transmissão vertical não foi definitivamente demonstrada com métodos moleculares nas infecções por hemoplasmas de cães ou de gatos, mas foi sugerida para outras espécies de hemoplasma.[89] A transfusão sanguínea é outra via potencial de transmissão, e os doadores de sangue devem ser rastreados quanto à infecção por hemoplasma.[90]

## MANIFESTAÇÃO CLÍNICA E ANORMALIDADES LABORATORIAIS

A doença clínica que se segue à infecção por hemoplasma é influenciada por estágio da infecção, resposta do hospedeiro ao microrganismo, condição de saúde do hospedeiro e espécie de hemoplasma envolvida. Cães submetidos à esplenectomia são mais predispostos a sinais clínicos durante a fase aguda da infecção causada por *M. haemofelis* e *M. haemocanis*. Por outro lado, geralmente as infecções causadas por "*Candidatus* M. haemominutum", "*Candidatus*. M. turicensis" e "*Candidatus* M. haematoparvum" não causam sinais clínicos, a menos que haja doença concomitante ou imunossupressão.

Os sinais clínicos comuns associados à hemoplasmose são letargia, palidez e fraqueza. Inapetência, desidratação, perda de peso e febre intermitente também são relatados. A esplenomegalia pode ser evidente em gatos com hemoplasmose. Em contraste, isso não é comum em cães com hemoplasmose clínica, porque quase sempre eles não têm baço em razão de esplenectomia prévia, o que aumenta a suscetibilidade à hemoplasmose clínica.

Animais com anemia grave podem apresentar taquicardia, taquipneia e pulso femoral fraco ou forte, com sopro cardíaco sistólico. Icterícia é muito rara, apesar da natureza grave da anemia envolvida. Gatos moribundos podem apresentar hipotermia.

As infecções por hemoplasma patogênico costumam causar anemia regenerativa macrocítica hipocrômica, conquanto nem sempre seja evidente uma reticulocitose marcante.[91] Normoblastos podem estar presentes. Na hemoplasmose aguda, foram relatados resultados positivos no teste de Coombs, particularmente com aglutininas frias e autoaglutinação persistente, indicando anticorpos ligados aos eritrócitos. A hiperbilirrubinemia é observada ocasionalmente, graças à hemólise, e a lesão hepática hipóxica pode resultar em aumento da atividade da alanina aminotransferase (ALT). A hiperproteinemia às vezes é observada em gatos infectados. O teste de retrovírus pode ser positivo nesses animais.

## DIAGNÓSTICOS DIFERENCIAIS

A hemoplasmose deve ser considerada um diagnóstico diferencial em cães ou gatos que apresentam anemia regenerativa – a qual, por vezes, pode ser não regenerativa – e febre possivelmente associada. Outros diagnósticos a serem considerados são anemia hemolítica imunomediada primária (ver Capítulo 198), anemia hemolítica imunomediada secundária – por exemplo, secundária ao uso de medicamentos, neoplasias, infecções (ver Capítulo 198) –, citauxzoonose (gatos; ver Capítulo 221), infecção por retrovírus (gatos; ver Capítulos 222 e 223), babesiose (ver Capítulo 221), hemólise associada a corpúsculo de Heinz (gatos; ver Capítulos 152 e 198), hipofosfatemia (ver Capítulo 69) e distúrbios hereditários de eritrócitos, como deficiência de piruvato quinase (ver Capítulo 198).

## DIAGNÓSTICO

### Citologia

O exame citológico de esfregaços sanguíneos pode mostrar hemoplasmas na superfície dos eritrócitos (Figura 219.3) – às vezes, em cadeias, sobretudo na infecção por *M. haemocanis* (Figura 219.4), porém a sensibilidade desse exame é considerada muita baixa para o diagnóstico (0 a 37,5%) –,[23,24,48,92] sendo necessário um grande número de microrganismos para serem visualizados no exame citológico. Além disso, esse teste não permite diferenciar facilmente as espécies de hemoplasma,[93] embora haja relatos em gatos que sugerem que "*Candidatus* M. haemominutum" é menor do que *M. haemofelis*.[94] "*Candidatus* M. turicensis" nunca foi visualizado em exame citológico,[95] provavelmente por causa do baixo número de microrganismos presentes no sangue durante a infecção causada por essa espécie.[64] Além de apresentar baixa sensibilidade, a especificidade pode ser um problema para o diagnóstico citológico da infecção por hemoplasma, já que o laboratorista não treinado pode não distinguir o precipitado do corante dos verdadeiros hemoplasmas. É fundamental que a solução corante tipo Romanowsky – por exemplo, corante Wright-Giemsa ou Diff-Quik – seja filtrada e adequadamente preparada. Os microrganismos também precisam ser diferenciados de corpúsculos de Howell-Jolly e do pontilhado basofílico. Em mãos experientes – como de patologistas clínicos certificados, com os quais se relata especificidade de 84 a 98% –,[23,24,48,92] a constatação de microrganismos epicelulares na superfície dos eritrócitos, junto com sinais clínicos de hemoplasmose, pode auxiliar no diagnóstico. Mas, para sua confirmação, deve-se realizar o teste PCR.

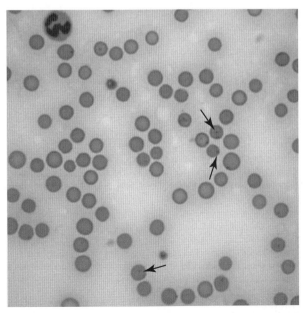

**Figura 219.3** Esfregaço sanguíneo corado com Romanowsky mostrando *Mycoplasma haemofelis* (setas) na superfície de eritrócitos. Entretanto, o exame citológico carece de sensibilidade para o diagnóstico de infecções causadas por hemoplasma. (Cortesia da Dra. Jane Sykes.) (*Esta figura se encontra reproduzida, em cores, no Encarte.*)

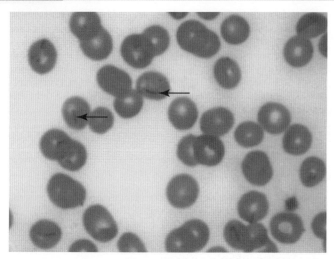

**Figura 219.4** Esfregaço sanguíneo corado com Romanowsky mostrando cadeias de *Mycoplasma haemocanis* (*setas*) na superfície de eritrócitos. Parece que *M. haemocanis* formam cadeias com mais frequência do que outras espécies; mesmo assim, o exame citológico carece de sensibilidade para o diagnóstico. (Cortesia da Dra. Jane Sykes.) (*Esta figura se encontra reproduzida, em cores, no Encarte.*)

### Testes de reação em cadeia da polimerase

Hoje em dia, os testes de PCR são os métodos de diagnóstico de escolha para infecção por hemoplasma. Quando adequadamente projetado e executado, o PCR é muito mais sensível do que o exame citológico de esfregaços sanguíneos, ainda que possa não detectar microrganismos em alguns gatos portadores assintomáticos, que têm um número muito baixo de microrganismos no sangue, abaixo do limite de detecção do teste PCR. Alguns testes PCR para hemoplasma foram duplicados com um de gene de referência do hospedeiro – como o 28S rRNA.[96] A inclusão de tal controle interno é importante para evitar resultados falso-negativos para infecção por hemoplasma causado por falha na extração do DNA, presença de inibidores da PCR ou erros de configuração de qPCR. A especificidade do teste também é muito importante, havendo disponibilidade de testes PCR para o diagnóstico de cada uma das espécies de hemoplasma de gatos e cães. De igual modo, há testes de PCR quantitativos em tempo real (RT-qPCR) que possibilitam a quantificação do DNA do hemoplasma no sangue do paciente, o que pode permitir o monitoramento do curso da infecção causada por hemoplasma e avaliar qualquer resposta ao tratamento, como diminuição do conteúdo de DNA do hemoplasma no sangue após a administração de um tratamento com antibiótico efetivo. As oscilações na quantidade de microrganismos no sangue que podem ocorrer durante a infecção por *M. haemofelis* (ver Figura 219.2) devem ser consideradas ao interpretar os resultados do qPCR, pois a redução na quantidade de microrganismos nem sempre é uma consequência do tratamento antibiótico efetivo ou da resposta imune do hospedeiro. Quando se obtém um resultado de PCR positivo para infecção por hemoplasma, o resultado deve sempre ser interpretado junto com os sinais clínicos, os resultados de exames clinicopatológicos e a presença de qualquer doença concomitante ou imunossupressão, haja vista que alguns gatos portadores são assintomáticos. A patogenicidade do microrganismo detectado também deve ser considerada ao decidir se o resultado positivo representa a causa dos sinais clínicos do animal.

### Sorologia

Os exames sorológicos para detectar anticorpos contra proteínas do hemoplasma de gatos estão disponíveis somente para pesquisa (ver Figura 219.2). Um estudo usando um teste ELISA baseado no DnaK de *M. haemofelis* recombinante sugeriu que os testes sorológicos podem diferenciar as formas aguda e crônica da infecção por *M. haemofelis*.[97] Outro pesquisa constatou que um teste sorológico semelhante era mais sensível do que o PCR na detecção de exposição a "*Candidatus* M. turicensis".[98] É necessário uma avaliação adicional para determinar a especificidade desses testes antes de serem usados comercialmente em gatos infectados de maneira natural.

### TRATAMENTO

Recomenda-se tratamento com antibiótico a cães e gatos com sinais clínicos e anormalidades clinicopatológicas compatíveis com hemoplasmoses. A terapia também deve ser considerada para felinos com teste positivo para *M. haemofelis*, em razão do risco de agravamento da doença causada por essa espécie de hemoplasma. No entanto, não há um protocolo de tratamento com antibiótico que elimine previsivelmente a infecção por qualquer espécie de hemoplasma. Em geral, os antibióticos são administrados por 4 semanas.

Vários antibióticos, notadamente tetraciclinas[75,99] e fluoroquinolonas,[99-103] têm se mostrado eficazes na redução do número de hemoplasmas em gatos e cães, conquanto a grande maioria dos estudos seja somente com *M. haemofelis*. A doxiciclina (10 mg/kg/24 h VO, por 4 semanas) costuma ser usada como antimicrobiano de primeira linha para o tratamento de hemoplasmoses. Alguns médicos recomendam períodos de tratamento mais longos – por exemplo, 6 a 8 semanas –, a fim de aumentar a probabilidade de eliminação da infecção, se bem que tal procedimento não garanta a eliminação. Graças à possibilidade de esofagite em gatos, a administração de hiclato de doxiciclina deve ser sempre seguida de ingestão de alimento ou água. Marbofloxacino – 2 a 5,5 mg/kg/24 h VO (lembre-se de que há diferentes dosagens aprovadas nos países) – ou pradofloxacino – 3 a 5 mg/kg/24 h VO, dependendo da formulação do medicamento –, ambas fluoroquinolonas, podem ser usadas como antimicrobianos de segunda linha. A pradofloxacino pode ser mais efetiva na eliminação da infecção por *M. haemofelis* do que a doxiciclina.[103] A enrofloxacina também costuma ser efetiva, mas há relatos de retinotoxicose permanente em gatos, de modo que, ainda que esse efeito adverso seja raro, deve-se tomar muito cuidado com o uso de enrofloxacino nesses animais. A azitromicina não foi efetiva em um estudo de gatos infectados com *M. haemofelis* e/ou '*Candidatus* M. haemominutum'.[92]

Diferentes espécies de hemoplasma respondem de maneira distinta aos tratamentos com antibióticos. A despeito de a marbofloxacino ter gerado redução acentuada e sustentada da quantidade de *M. haemofelis* no sangue de gatos em um estudo,[102] outro similar mostrou somente uma redução temporária na quantidade de "*Candidatus* M. haemominutum".[101] Um terceiro sugeriu que o tratamento da infecção causada por "*Candidatus* M. haemominutum" com doxiciclina não foi tão efetivo quanto para *M. haemofelis*,[62] e há relatos de resultados positivos no teste PCR para infecção por "*Candidatus* M. haemominutum" em cinco gatos após o tratamento com enrofloxacino ou doxiciclina.[22] Há poucos estudos publicados sobre a resposta da infecção por "*Candidatus* M. turicensis" aos antibióticos, porém um relato mencionou um caso de resposta efetiva à doxiciclina.[28] Alguns casos de infecção parecem refratários a tratamentos com antibióticos. Em um relato de caso de infecção por *M. haemocanis*, o tratamento com oxitetraciclina e enrofloxacino não reduziu significativamente a quantidade de microrganismos, mesmo que tenha havido melhora dos sinais clínicos.[74] Um isolado do hemoplasma suíno *M. suis* foi capaz de penetrar em eritrócitos de suínos, e sua subsequente localização intracelular foi associada à alta resistência à terapia antimicrobiana.[104] É possível que isso ocorra em outras espécies de hemoplasma. Em algumas ocasiões, tentou-se o tratamento antimicrobiano duplo – geralmente, com doxiciclina e marbofloxacino –, com eficácia variável. Talvez valha a pena adicionar um antimicrobiano quando a monoterapia com doxiciclina ou fluoroquinolona não for efetiva.

O ideal é que a resposta aos antibióticos seja monitorada por qPCR, a fim de assegurar que a quantidade de microrganismos diminua com a terapia, pois a resposta ao tratamento não é previsível. Entretanto, pode não ser necessária a repetição do qPCR se o paciente manifestar uma resposta clínica rápida e favorável ao tratamento. De igual modo, deve-se proceder a uma série de hemogramas completos. Cães e gatos infectados podem necessitar de tratamento de suporte com soluções cristaloides ou hemoderivados – transfusão sanguínea ou administração de um composto de hemoglobina capaz de transportar oxigênio, se disponível (ver Capítulo 130). A melhora clínica costuma ocorrer 2 a 3 dias após o tratamento efetivo.

O uso de doses imunossupressoras de glicocorticoides para suprimir a hemólise imunomediada associada é controverso, pois o tratamento com antibióticos e os cuidados de suporte apropriados quase sempre são efetivos, mesmo em animais com anticorpos ligados aos eritrócitos.[64] Os glicocorticoides podem reativar a infecção causada por hemoplasma. Ademais, em um caso, obteve-se resultado negativo no teste PCR para *M. haemocanis* apenas depois da descontinuação do tratamento com prednisolona para suposta anemia hemolítica imunomediada.[75] No entanto, em casos de falha na resposta ao tratamento com antibióticos e persistência de anticorpos ligados aos eritrócitos, pode-se considerar o uso cuidadoso de glicocorticoides – por exemplo, 1 a 2 mg de prednisolona/kg/24 h VO.

## PREVENÇÃO

Deve-se fazer a triagem de doadores de sangue por meio de teste de PCR para infecção por hemoplasma, a fim de auxiliar na prevenção da transmissão inadvertida por cães ou gatos portadores assintomáticos. A manutenção dos felinos dentro de casa também pode prevenir a infecção, uma vez que sua permanência no ambiente externo foi considerada um fator de risco. Em razão do potencial de transmissão do vetor, recomenda-se o tratamento preventivo contra pulgas e carrapatos.

## REFERÊNCIAS BIBLIOGRÁFICAS

*As referências bibliográficas deste capítulo se encontram online no Ambiente de Aprendizagem.*

# CAPÍTULO 220

# Doenças Intestinais Bacterianas

Stanley Leon Marks

## CONSIDERAÇÕES GERAIS

### Dúvida na confirmação do diagnóstico de doenças intestinais bacterianas

Em cães e gatos, os veterinários enfrentam um dilema ao tentar estabelecer o diagnóstico de doença intestinal bacteriana, pois a taxa de isolamento de supostos enteropatógenos bacterianos é semelhante em pacientes com ou sem diarreia, assim como a prevalência de diarreia causada por bactérias é extremamente variável.[1-3] Em cães e gatos, não foram bem estabelecidas as indicações para um "painel entérico fecal" em exames laboratoriais, o que leva à realização indiscriminada de testes e à má interpretação dos resultados. Foram publicadas diretrizes práticas específicas para o diagnóstico e o tratamento de diarreia infecciosa em pessoas, a fim de melhorar a relação custo-benefício dos testes diagnósticos e maximizar o rendimento diagnóstico para a detecção de enteropatógenos bacterianos.[4]

Em pessoas com diarreia, ainda que muitas vezes sejam solicitadas culturas de fezes, sua utilidade tem sido questionada, uma vez que seu rendimento diagnóstico é baixo.[5,6] Um estudo constatou que 28 de 260 cães com diarreia (10,8%) apresentaram resultado positivo em painéis bacteriológicos fecais (US$ 650/teste positivo).[2] Os 28 resultados positivos podem ter incluído falso-positivos, já que a causalidade não foi estabelecida. A sensibilidade desses testes é relativamente baixa para os patógenos mais prováveis, e possivelmente os resultados foram influenciados pela escolha de amostras inapropriadas para cultura microbiológica. O advento de painéis de reação em cadeia da polimerase em tempo real (RT-PCR) para cães e gatos com diarreia propiciou um novo padrão para a detecção rápida e sensível de genes de toxinas ou microrganismos associados a doenças. No entanto, a interpretação desses painéis também pode ser problemática, porque quase todas essas bactérias costumam ser isoladas de fezes de cães e gatos clinicamente saudáveis. Enteropatógenos bacterianos genuínos de cães e gatos incluem *Clostridium difficile, Clostridium perfringens, Salmonella, Campylobacter jejuni* e *Escherichia coli* associada à colite granulomatosa (CG). As metodologias disponíveis para detectar esses enteropatógenos carecem de sensibilidade e, em alguns casos, de especificidade. A determinação da etiologia da gastrenterite causada por bactérias é um problema exacerbado pelos desafios de definir o que exatamente é um patógeno. Muitas cepas de *Campylobacter* spp., *C. difficile, C. perfringens* e *E. coli* podem ser detectadas na ausência de diarreia.[2,5,6]

### Recomendações para painéis entéricos fecais

As indicações específicas para realizar painéis entéricos fecais, que consistem em cultura de fezes, análise de toxinas e genotipagem, são mal definidas. A maioria dos microbiologistas veterinários recomenda painéis entéricos para cães e gatos que apresentam diarreia após passarem por canil ou manifestam diarreia sanguinolenta de início agudo, em associação com evidências de sepse, bem como em casos de diarreia em mais de um animal doméstico. Como *C. difficile, Campylobacter jejuni* e *Salmonella* spp. causam zoonose, deve-se fazer a triagem criteriosa desses microrganismos quando uma pessoa com imunossupressão tem contato próximo com um animal potencialmente infectado, ou quando o animal tem contato com crianças.

## CLOSTRIDIUM PERFRINGENS

### Descrição

O *clostridium perfringens* é um bacilo gram-positivo anaeróbico, formador de esporos, associado a surtos de diarreia aguda, frequentemente grave, em humanos, equinos, cães e gatos. A síntese de quatro toxinas principais (alfa, beta, épsilon e iota) é a base para a tipificação do microrganismo. Há cinco fenótipos toxigênicos, nomeados de A a E. Cada biotipo também pode expressar um subconjunto de pelo menos 10 outras toxinas conhecidas, como a enterotoxina de C. perfringens (CPE), um fator de virulência bem caracterizado cuja produção é corregulada pela esporulação.[7] Nos últimos anos, foi demonstrado que uma nova toxina, NetB, foi produzida pela maioria dos isolados de galinhas com enterite necrótica (EN), do tipo A, e tem participação importante na patogênese da EN.[8] Há evidências crescentes de que genes necrosantes relacionados como o netF estão associados à síndrome da diarreia hemorrágica aguda (SDHA) em cães.[8a] CPE foi detectado nas fezes de 8 de 12 cães que apresentavam sinais clínicos compatíveis com SDHA. Um entre quatro animais com sinais clínicos agudos morreu, e outro teve amostras de fezes positivas para CPE. Embora vários estudos tenham mostrado associação entre imunodetecção de CPE em amostras de fezes e diarreia canina, a patogênese da diarreia associada a C. perfringens em cães e gatos não é totalmente compreendida, visto que CPE também é detectado em até 14% dos cães sem diarreia.[1,9] Em nossa experiência, nenhum CPE foi detectado em amostras de fezes coletadas de 51 gatos saudáveis sem diarreia, mas foi positivo em 9 de 62 (14%) amostras de gatos com diarreia. É importante ter cuidado ao interpretar os resultados de testes imunoenzimáticos (ELISA) para CPE e toxinas A e B de C. difficile nas fezes de filhotes neonatos de gatos, graças à alta incidência de teste ELISA positivo (até 50%) documentada pelo autor em filhotes de gatos aparentemente saudáveis.

## Patogênese

CPE é uma proteína de 35 kDa, codificada pelo gene *cpe*, cuja expressão é corregulada pela esporulação do microrganismo.[7,9] As cepas de *Clostridium perfringens* que têm *cpe* cromossômico foram principalmente associadas a doenças humanas causadas por alimentos, enquanto aquelas com gene *cpe* plasmídeo foram associadas a doenças humanas não causadas por alimentos e doenças de animais, inclusive diarreia em cães. Acredita-se que as enfermidades não transmitidas por alimentos associadas ao CPE envolvam cepas enterotoxigênicas comensais que apresentam esporulação maciça. O fator desencadeante pode ser um de vários aspectos, como mudança repentina na dieta, administração de antibiótico ou infecção concomitante com outro patógeno intestinal. Uma vez liberado no lúmen intestinal, o CPE interage com proteínas da junção de oclusão epitelial específicas, formando um pequeno complexo proteico de ≈ 90 kDa, o qual se adere à superfície da membrana.[10] Em seguida, pequenos complexos de CPE interagem com outras proteínas do hospedeiro, formando complexos maiores. Estudos sugerem que um complexo de ≈ 155 kDa é responsável pelo dano citotóxico e histopatológico, que propicia acesso de CPE à ocludina, causando alterações na estrutura e na função da junção de oclusão, alterando a permeabilidade paracelular, o que contribui para a ocorrência de diarreia.[10]

## Diagnóstico

### Sinais clínicos

Não há um padrão-ouro para confirmar o diagnóstico de diarreia causada por C. perfringens em cães ou gatos. O ideal é que, nesses animais, a base para o diagnóstico seja a detecção de CPE em amostras de fezes, junto com a detecção do gene da enterotoxina (*cpe*) em teste PCR.[1] Em cães, não há sinais clínicos patognomônicos para a diarreia causada por C. perfringens. A infecção pode causar sintomas oriundos dos intestinos delgado e grosso, ou sinais clínicos difusos (ver Capítulo 40).[2] Cães com diarreia causada por C. perfringens costumam apresentar diarreia oriunda do intestino grosso caracterizada por aumento da frequência de defecação, tenesmo, muco nas fezes e hematoquezia. No entanto, os sinais clínicos de enterite ou enterocolite também são comuns.[2]

### Enterotoxina de C. perfringens, volume globular (ou hematócrito)

Parece haver uma forte associação entre CPE detectado em teste ELISA e SDHA.[2] Justifica-se considerar a participação de C. perfringens em um cão com diarreia hemorrágica aguda, como um enteropatógeno causador ou contribuinte. Muitos cães com diarreia hemorrágica aguda causada por CPE apresentam aumento do hematócrito e concentração de proteína total diminuída ou normal.

### Cultura de fezes

A cultura de fezes quantitativa e a contagem de esporos nas fezes têm pouco valor diagnóstico, haja vista que o microrganismo é isolado em mais de 80% dos cães saudáveis. Não há correlação entre a contagem de esporos e detecção de CPE, ou entre a consistência das fezes e a detecção de CPE.[1,11] Um *kit* ELISA disponível no mercado (Techlab Inc., Blacksburg, VA), para detectar CPE em amostras de fezes, ainda não foi validado para uso em cães ou gatos. Além disso, até 14% dos cães saudáveis têm quantidade detectável de CPE, com base nos resultados desse teste ELISA.[1]

### Reação em cadeia da polimerase

A detecção de C. perfringens (com gene *cpe*) enterotoxigênico em teste PCR mostrou ser um teste diagnóstico valioso, quando combinado com a imunodetecção de CPE. Nesse estudo, as amostras de fezes de cães sem diarreia foram muito menos prováveis de serem positivas para ambos, CPE e *cpe* (4%), em comparação com os cães com diarreia (28%).[1] A quantificação do gene da toxina alfa de C. perfringens por meio de RT-PCR é feita como auxiliar no diagnóstico de diarreia causada por C. perfringens em cães e gatos. No entanto, o gene da toxina alfa é frequentemente detectado e aumentado em animais saudáveis sem diarreia, diminuindo a utilidade diagnóstica desse teste específico.

## Tratamento

Animais com sinais de doença sistêmica, como febre, gastrenterite hemorrágica, leucograma inflamatório ou tóxico, requerem terapia antimicrobiana apropriada. Não há evidência que apoie o uso de terapia antimicrobiana em cães com diarreia não complicada causada por C. perfringens. Em cães, os antibióticos recomendados para o tratamento de diarreia causada por C. perfringens incluem ampicilina (22 mg/kg/8 h, por 5 dias), metronidazol (10 mg/kg/12 h, por 5 dias) e tilosina (5 a 10 mg/kg/24 h, por 5 dias). O uso de tetraciclina deve ser evitado graças à alta incidência (21%) de resistência *in vitro*.[12] Relatos divulgados os benefícios do aumento do teor de fibra na dieta ou da administração de probióticos aos animais infectados para alterar a microflora comensal não foram validados.

## CLOSTRIDIUM DIFFICILE

### Descrição

O *clostridium difficile* é um bacilo anaeróbio gram-positivo fastidioso formador de esporos. É a causa mais comum de colite pseudomembranosa associada ao uso de antibióticos em pessoas. Ele também foi associado à diarreia e à enterocolite em potros, equinos adultos e cães. Um surto de infecção por C. difficile (CDI) foi relatado em cães em um hospital veterinário, com incidência de 19 casos para cada mil admissões.[13] Há muito menos informações sobre CDI em gatos, embora seja menos prevalente do que em cães. O teste ELISA para toxina A de C. difficile foi negativo em todos os 219 gatos com diarreia.[14] Duas toxinas, a A (TcdA, uma enterotoxina) e a B (TcdB, uma citotoxina), são consideradas as principais responsáveis pela doença, conquanto outras também possam ser importantes. Além disso, uma pequena porcentagem de indivíduos saudáveis pode ser portador de C. difficile no trato intestinal, sem qualquer sinal de doença.

## Patogênese

A doença clínica inicia com a multiplicação de cepas de *C. difficile* produtoras de toxinas no intestino, seguida de liberação de toxinas e subsequente desenvolvimento da doença. Em humanos, os antimicrobianos podem comprometer a microflora comensal normal, com subsequente multiplicação exagerada de cepas de *C. difficile* toxigênicas. Não há evidência convincente de patogênese semelhante em cães ou gatos. Os principais fatores de virulência envolvidos na patogênese do CDI são TcdA e TcdB.[15] Algumas cepas de *C. difficile* podem produzir uma toxina binária (CDT), mas sua importância não é clara.

## Diagnóstico

### Cultura de fezes

Não há sinais clínicos patognomônicos em cães e gatos, porém foi constatada forte associação entre a detecção de *C. difficile* TcdA e SDHA em cães, semelhante ao descrito para *C. perfringens*.[2] Meios de cultura seletivos, como ágar cicloserina-cefoxitina-frutose ou ágar *C. difficile* moxalactam norfloxacino, devem ser usados com inoculação direta de fezes ou enriquecimento pós-caldo. O isolamento do microrganismo, por si só, não é suficiente para estabelecer o diagnóstico, em razão de cepas não toxigênicas. No entanto, as amostras adequadamente processadas e cultivadas, com cultura negativa, têm um bom valor preditivo negativo. A detecção do antígeno comum (glutamato desidrogenase), uma enzima produzida constitutivamente por cepas toxigênicas e não toxigênicas, é um teste sensível, mas não específico, muito usado em laboratórios humanos e veterinários. Um estudo recente avaliando as características de desempenho do teste de antígeno comum em cães mostrou sensibilidade de 100%, mas baixa especificidade. Esse exame é útil na triagem de cães com suspeita de CDI.[16]

### ELISA e teste de citotoxicidade em cultura celular

Tradicionalmente, o diagnóstico de CDI é baseado na detecção de TcdA e/ou TcdB em amostras de fezes por meio de ELISA. Os testes desse tipo disponíveis no mercado são usados em laboratórios de referência veterinária, porém as características de desempenho baseadas em humanos são inconsistentes e de baixo valor em cães, com sensibilidade de 7 a 60%.[16] O exame padrão-ouro atual para CDI é o citotoxicidade em cultura celular (CTA), que detecta a atividade de TcdB.[17] Graças ao custo e ao tempo de exame, não é utilizado na rotina.

### Abordagem recomendada

O diagnóstico de CDI em cães e gatos deve ser baseado em combinação de testes, incluindo cultura de fezes e/ou análise de antígeno comum positivo, seguido de ELISA, para a detecção de TcdA e TcdB. Resultados positivos para antígeno ou cultura, mas negativos para toxinas, são difíceis de interpretar por causa da sensibilidade marginal dos testes. Resultados positivos indicam *possível* diagnóstico de CDI em um animal com diarreia e nenhuma outra causa identificável, porém esse teste não pode ser considerado definitivo. Atualmente, não há análise PCR validada para *C. difficile* em cães e gatos. O PCR direto nas fezes pode estar associado a resultado falso-negativo por causa da ação de inibidores da PCR. Em cães e gatos, não se recomenda teste PCR direto no diagnóstico de CDI.

## Tratamento

Em geral, a infecção por CDI é tratada como qualquer outra doença diarreica. A terapia de suporte deve ser administrada com base nos sinais clínicos. Se houver suspeita de CDI causada pelo uso de antimicrobianos, a terapia antimicrobiana deve ser descontinuada, se possível, a qual raramente é indicada para CDI, a menos que o animal apresente sinais de doença sistêmica. Metronidazol (10 mg/kg/12 h por, aproximadamente, 5 dias) é a terapia de escolha para cães e gatos com suspeita de CDI. Ainda que haja relatos isolados de *C. difficile* resistentes ao metronidazol, obtidos de potros e equinos adultos, um estudo que avaliou a suscetibilidade de 70 isolados de *C. difficile* de cães mostrou que todos eram suscetíveis a $\leq 1$ μg/m$\ell$.[12] O segundo medicamento de escolha em humanos e, às vezes, em equinos é a vancomicina, que só é usada em casos de CDI que não respondem ao tratamento com metronidazol ou quando se detectam cepas resistentes ao metronidazol.

# *CAMPYLOBACTER* SPP.

## Descrição

*Campylobacter* spp. são bactérias pequenas (0,2 a 0,5 mícron × 0,5 a 5 mícron), microaerofílicas, gram-negativas, curvas, delgadas e em forma de bastonete, com mais de 37 espécies e subespécies no gênero. A maioria delas não é considerada patogênica. Em cães, as espécies de *Campylobacter* incriminadas como causas de doença entérica incluem *C. jejuni*, *C. coli*, *C. helveticus* e *C. upsaliensis*. *Campylobacter helveticus* e *C. upsaliensis* são os isolados mais comuns identificados em gatos. Alguns meios de cultura seletivos inibem uma série de *Campylobacter* spp., o que aumenta a possibilidade de perda de espécies mais sensíveis (*C. upsaliensis* ou outras espécies catalase-negativas ou fracamente positivas).[18] A excreção de *C. jejuni* nas fezes é significativamente maior em cães com < 6 meses de vida, durante o verão e o outono.[19] A maior prevalência da infecção em filhotes, em comparação com adultos, pode ser decorrência de seu confinamento e maior exposição aos excrementos. Além disso, o sistema imunológico de filhotes de cães não previamente infectados pode aumentar a suscetibilidade à colonização intestinal por *C. jejuni*. Outros patógenos entéricos, como parvovírus, *Giardia* ou *Salmonella*, podem ter ação sinérgica. O isolamento de *Campylobacter* spp. de um animal com diarreia não implica necessariamente que *Campylobacter* seja a causa da diarreia. *Campylobacter* spp. foi isolado de 21 de 219 (9,6%) gatos com diarreia, em comparação com 15 de 54 (27,8%) gatos sem diarreia, valores semelhantes aos verificados em outros estudos.[14,20,21]

## Patogênese

A via de transmissão de *Campylobacter* spp. é fecal-oral, por contato direto ou por objetos contaminados com fezes. Vários fatores de virulência estão associados à colonização, à adesão, à invasão, à persistência no hospedeiro e ao dano à célula hospedeira. A etiologia da diarreia causada pela infecção por *Campylobacter* é mal compreendida, e a única exotoxina caracterizada em *Campylobacter* é a toxina de distensão citoletal, ou CDT,[22] a qual tem três proteínas – CdtA, CdtB e CdtC –, todas necessárias para o dano celular. Relata-se uma resposta intestinal inflamatória neutrofílica causada pela infecção por *Campylobacter*, e a secreção ativa de líquido intestinal pode se dar em razão de produtos de *Campylobacter*, que aumentam os teores de cAMP, prostaglandina $E_2$ e leucotrieno $B_4$.

## Diagnóstico

### Exame de fezes

Cães e gatos, muitas vezes, são portadores saudáveis de espécies de *Campylobacter*. Se manifestarem doença, os sinais clínicos incluem anorexia, vômitos ocasionais e diarreia aquosa a sanguinolenta, com muco. O animal pode estar febril, e aqueles gravemente enfermos podem apresentar letargia e desidratação. O diagnóstico é confirmado por meio de várias metodologias diferentes, começando com o exame de um esfregaço de fezes submetido à coloração direta – coloração de gram ou corante do tipo Romanowsky –, a fim de verificar a aparência característica do microrganismo – hastes delgadas e curvas com forma de S ou aparência de gaivota. A principal limitação do exame de fezes direto é que ele não permite diferenciar as espécies de *Campylobacter* nem diferenciá-lo de microrganismos relacionados, como *Helicobacter* spp. e *Anaerobiospirillum* spp. Além disso, a identificação de microrganismos semelhantes a *Campylobacter* (MSC), por si só, em um esfregaço de fezes corado, não é suficiente para assegurar o diagnóstico de diarreia causada por *Campylobacter*, visto que muitos cães e gatos saudáveis podem abrigar MSC no trato intestinal.[2]

### Cultura de fezes

Para a recuperação ideal de *Campylobacter* spp., as fezes ou os esfregaços de fezes devem ser frescos ou colocados imediatamente em meio de transporte anaeróbio, antes da refrigeração a 4°C. Para o isolamento, recomenda-se o uso de um meio seletivo formulado, contendo antimicrobianos – por exemplo, Campy-CVA com cefoperazona, vancomicina e anfotericina B –, em vez de outros meios seletivos de plaqueamento direto. Quando se tentam os isolamentos de *C. jejuni* e *C. coli* das fezes, as condições de incubação microaerofílica devem ser mantidas, e as placas, incubadas a 37 ou a 42°C. As colônias suspeitas devem ser coradas pelo método de gram e subcultivadas em meio de cultura SBA 5%. Os testes bioquímicos podem, então, ser realizados, a fim de definir as espécies de todos os microrganismos semelhantes a *Campylobacter* isolados. O meio seletivo contendo cefoperazona deve ser usado na tentativa de isolar *C. upsaliensis*, pois ele é mais resistente à cefoperazona do que à cefalotina.[23]

### Técnicas moleculares

Diversas técnicas moleculares têm sido usadas para identificar e diferenciar *Campylobacter* spp. Esses ensaios incluem sequenciamento direto do 16S rDNA e comparação com bancos de dados, como GenBank, hibridização de DNA com sondas específicas para diferentes espécies, amplificação por PCR de regiões específicas do 16S rDNA ou do gene *lpx*A e polimorfismo do comprimento do fragmento amplificado. Tais exames podem ajudar a diferenciar uma variedade de espécies de *Campylobacter*, como *C. coli*, *C. jejuni*, *C. lari* e *C. upsaliensis*.[21]

### Tratamento

A maioria dos casos não é complicada, é autolimitante e se resolve com terapia de suporte. Como o isolamento de *Campylobacter* não confirma a causa, o tratamento pode não ser justificado. Antibióticos podem comprometer a microflora intestinal. No entanto, em animais com imunossupressão, febris ou com evidência de diarreia hemorrágica, o tratamento antimicrobiano pode ser indicado. Atualmente, sabe-se que *Campylobacter* é uma das principais causas de doença entérica em pessoas e que cães com ou sem diarreia podem ser fontes de infecção para humanos.[24] Os medicamentos de escolha são os macrolídeos (10 a 15 mg de eritromicina/kg/8 h) ou as fluoroquinolonas (10 mg de enrofloxacino/kg/24 h), as quais não são usadas inicialmente graças à alta taxa de resistência mutacional. Os macrolídeos, como a eritromicina (10 a 20 mg/kg/8 h, por 7 dias, apesar de possíveis efeitos colaterais gastrintestinais) ou a azitromicina (5 a 10 mg/kg/24 h, por 7 dias), são os medicamentos de escolha.[25] A excreção de bactérias pode durar até 4 meses. Durante esse período, os animais infectados devem ser colocados em quarentena, longe de crianças.

## SALMONELLA SPP.

### Descrição

As salmonelas são bacilos anaeróbios facultativos gram-negativos, móveis, não formadores de esporos, pertencentes à família Enterobacteriaceae. O gênero *Salmonella* consiste em apenas duas espécies: *enterica* e *bongori*. *S. entérica*, classificadas em seis subespécies: *S. enterica* subsp. *enterica*, *S. enterica* subsp. *salamae*, *S. enterica* subsp. *arizonae*, *S. enterica* subsp. *diarizonae*, *S. enterica* subsp. *houtenae* e *S. enterica* subsp. *indica*.[26] *Salmonella* spp. está entre as causas mais comuns de doenças transmitidas por alimentos em humanos – estima-se que ocorram, anualmente, 1,4 milhão de casos nos EUA.[27] Salmonelose clínica em cães e gatos é rara, embora a prevalência seja maior em filhotes e em populações de canis. Em cães adultos, a taxa de isolamento de *Salmonella* spp. varia de 0 a 2%, em cães sem diarreia, e de 0 a 1%, naqueles com diarreia.[2] As taxas de isolamento são semelhantes em gatos sem ou com diarreia. *Salmonella* foi isolada em 80% das amostras de frango cru e em 30% de fezes de cães que receberam esse alimento.[28]

### Patogênese

As infecções por *Salmonella* começam com a ingestão de microrganismos contidos em alimentos ou água contaminados, seguida de invasão de células M nas placas de Peyer. A *Salmonella* expressa várias fímbrias, que contribuem para sua capacidade de aderir às células epiteliais intestinais.[29] As ilhas de patogenicidade de *Salmonella* (SPI-1 e SPI-2) codificam os genes necessários a invasão às células do epitélio intestinal, indução da secreção intestinal e respostas inflamatórias intracelulares, replicação e estabelecimento de infecção sistêmica.[30] *Salmonella* spp. inocula uma série de moléculas efetoras bacterianas no citoplasma de células hospedeiras, desencadeando a reorganização do citoesqueleto de actina e o subsequente enrugamento da membrana. A internalização celular de *Salmonella* ocorre poucos minutos após o contato bacteriano. A invasão é seguida de inflamação, influxo de neutrófilos e macrófagos e, em consequência, diarreia secretora. Isso é provavelmente mediado pela ativação das vias de sinalização do inositol no interior das células hospedeiras afetadas. A presença ou a ausência de outros fatores de virulência tem importante participação na ocorrência de sepse.

### Sinais clínicos

Os sintomas de salmonelose clínica em cães e gatos, em geral, são agudos e caracterizados por febre, mal-estar, anorexia, diarreia e vômitos. A diarreia é frequentemente aquosa ou mucoide, podendo ser sanguinolenta. A maioria dos cães e dos gatos infectados por *Salmonella* é assintomática, se bem que alguns possam manifestar sinais clínicos de sepse (ver Capítulo 132).

### Diagnóstico

O diagnóstico tradicional de salmonelose tem como base o isolamento do microrganismo, além de sinais clínicos e da avaliação de fatores de risco potenciais, como hospitalização, idade, exposição ambiental e tratamento com antibióticos. No entanto, o isolamento de *Salmonella* não é necessariamente indicativo de seu envolvimento na doença, pois taxas de isolamento semelhantes podem ser detectadas em animais saudáveis sem diarreia.[2] As anormalidades hematológicas são variáveis e incluem anemia não regenerativa, linfopenia, trombocitopenia e neutropenia com desvio à esquerda. Neutrófilos tóxicos podem ser vistos em animais com doença sistêmica e endotoxemia, achados semelhantes aos documentados na parvovirose canina (ver Capítulo 225). Amostras de fezes frescas devem ser colocadas em um ou mais meios de cultura seletivos, como ágares MacConkey, XLD e verde-brilhante. Para o enriquecimento, recomendam-se caldos selenito F, tetrationato ou gram-negativo (GN). Podem ser realizados testes bioquímicos para identificar colônias suspeitas de *Salmonella*, seguidos de exames sorológicos de isolados para a diferenciação adicional. A análise PCR convencional e o PCR em tempo real são ferramentas diagnósticas promissoras cada vez mais utilizadas em laboratórios de referência.

### Tratamento

É bastante aceito, ainda que faltem evidências científicas de apoio, que não se justifica a administração de antimicrobianos em casos não complicados de infecção por *Salmonella*. Recomenda-se apenas terapia de suporte. Dependendo da gravidade da diarreia, pode ser necessária a administração de solução de uso intravenoso. Os antibióticos relatados como efetivos contra *Salmonella* incluem fluoroquinolonas, cloranfenicol, trimetoprima-sulfonamida e amoxicilina.[31] Salmonelose é uma doença de grande importância zoonótica, e todas as espécies de *Salmonella*, com exceção daquelas que causam febre tifoide humana, infectam pessoas e animais.

## INFECÇÕES INTESTINAIS CAUSADAS POR *ESCHERICHIA COLI*

### Descrição

*E. coli* é um bacilo pleomórfico, gram-negativo e não formador de esporos. Trata-se de um membro da família *Enterobacteriaceae* e faz parte da microflora intestinal normal, podendo causar gastrenterite se houver fatores de virulência bacteriana e de comprometimento da imunidade local ou sistêmica. São conhecidas sete classes patogênicas distintas (patovares) de *E. coli* que causam diarreia, cada uma definida por um conjunto característico de fatores de virulência adquiridos por transferência horizontal de genes que atuam em conjunto para determinar as características clínicas, patológicas e epidemiológicas das doenças que causam. Os sete patovares incluem *E. coli* enteropatogênica (EPEC), *E. coli* enterotoxigênica (ETEC), *E. coli* entero-hemorrágica (EHEC), *E. coli* necrotoxigênica (NTEC), *E. coli* enteroinvasiva (EIEC), *E. coli* enteroagregativa (EAEC) e cepas de *E. coli* invasiva-aderentes (AIEC).[32-34] Muitas cepas foram isoladas de cães com e sem diarreia, e a importância de muitas delas nesses animais doentes é mal definida. Em contraste, há evidências da importância de cepas AIEC em raças de cães suscetíveis, como Boxer, Bulldog Francês e Border Collie. Pouco se sabe sobre *E. coli* patogênica em gatos, embora a EPEC tenha sido isolada em aproximadamente 5% das amostras de felinos com diarreia, enterite ou sepse.

## *ESCHERICHIA COLI* ASSOCIADA À COLITE GRANULOMATOSA

### Considerações gerais

A colite granulomatosa (CG), ou colite histiocítica ulcerativa, de cães da raça Boxer foi descrita pela primeira vez por Van Kruiningen, em 1965.[35] A lesão do cólon também foi descrita com pouca frequência nas raças Bulldog Francês e Border Collie. Historicamente, a CG de cães Boxer foi considerada uma doença imunomediada idiopática, com prognóstico ruim. No entanto, a baixa resposta à imunossupressão levou à reavaliação da terapia antimicrobiana, e hoje há evidências convincentes documentando melhora marcante dos sinais clínicos e de lesões histológicas em cães Boxer tratados com enrofloxacino.[36,37] A documentação de macrófagos positivos à coloração de ácido periódico de Schiff (PAS) em pessoas com doença de Whipple, junto com a excelente resposta ao tratamento com antibiótico em cães Boxer com enteropatia semelhante, levou à busca por um agente infeccioso.

### Diagnóstico

Os cães da raça Boxer acometidos geralmente têm um histórico de diarreia grave oriunda do intestino grosso, muitas vezes acompanhada de perda acentuada de peso e da condição corporal, além de inapetência. As alterações hematológicas costumam ser discretas e inespecíficas, mas cães com CG grave podem desenvolver anemia microcítica causada pela perda crônica de sangue. Os cães Boxer com CG costumam apresentar hipoalbuminemia. Lesões histopatológicas em Boxers com CG são patognomônicas e incluem infiltração da mucosa com grande quantidade de macrófagos PAS-positivos, evidência de ulceração da mucosa e perda de células caliciformes.[35] Biopsia do cólon é justificável em cães Boxer com sintomas de colite, a fim de excluir a possibilidade de outras causas e otimizar o tratamento, quando é viável a realização de cultura e teste de sensibilidade antimicrobiana (antibiograma) de amostras da mucosa obtidas por biopsia. A identificação de cocobacilos gram-negativos em macrófagos pode ser confirmada pelo uso de sondas fluorescentes de hibridização *in situ* (teste FISH).[35] A cultura de tecido do cólon pode ser usada para isolar *E. coli* e otimizar a seleção de antibióticos, pois a taxa de resistência aos antibióticos em cães da raça Boxer é alta.[36]

### Tratamento

Cães com CG podem apresentar excelente resposta ao tratamento com enrofloxacino (10 mg/kg/24 h, por 8 semanas). A administração de fluoroquinolonas geralmente está associada à rápida resolução dos sinais clínicos e da natureza infiltrativa celular dessa enfermidade. Antimicrobianos que penetram no meio intracelular, como cloranfenicol e a combinação trimetoprima-sulfonamida, são alternativas potencialmente viáveis para o tratamento de cães com CG, sobretudo os casos resistentes. Os fármacos devem ser selecionados com base nos resultados do teste de suscetibilidade (antibiograma).

## IMPLICAÇÕES ZOONÓTICAS DE BACTÉRIAS ENTÉRICAS

### *Clostridium perfringens*

Não há comprovação de transmissão zoonótica de cães ou gatos. Produtos alimentícios contaminados podem causar enterotoxemia, ressaltando a importância de higiene adequada.

### *Clostridium difficile*

O risco de transmissão zoonótica não está claro, e a transmissão de *C. difficile* de animais para pessoas não foi documentada. No entanto, recomenda-se considerar que *C. difficile* é potencialmente zoonótico porque as cepas dessa bactéria que infectam cães muitas vezes são indistinguíveis daquelas detectadas em pessoas com CDI.

### *Campylobacter* spp.

*Campylobacter* spp. são microrganismos potencialmente zoonóticos de cães para humanos, com subsequente ocorrência de diarreia.[38] Estima-se que 6,3% de 218 casos humanos de enterite por *C. jejuni* ou *C. coli* tenha sido atribuídos à exposição a animais com diarreia. Outras fontes de infecção às pessoas são consumo de alimentos e produtos alimentícios, água e leite cru contaminados. A pasteurização do leite e o cozimento completo de carnes e carcaças de aves destroem *C. jejuni*.

### *Salmonella* spp.

A maioria das infecções humanas causadas por *Salmonella* se deve ao manuseio ou consumo de produtos alimentícios contaminados, em especial de origem animal. As infecções também são adquiridas por contato direto e indireto com animais de fazenda, répteis, filhotes e, às vezes, de companhia. Animais infectados geralmente excretam *Salmonella* nas fezes.

### *Escherichia coli*

O risco de transmissão zoonótica não está claro, porém algumas cepas patogênicas de *E. coli* detectadas em cães e gatos são indistinguíveis daquelas verificadas em pessoas. Ainda que isso não confirme um risco zoonótico, é prudente tratar os casos de diarreia por *E. coli* como potencialmente zoonóticos, sobretudo para *E. coli* O157, em razão do risco de doenças graves em humanos e da dose infectante muito baixa. É importante ter cuidado com a higiene das mãos, com medidas de prevenção de contato e limpeza, além de desinfecção adequada.

## CONTROLE DE INFECÇÃO HOSPITALAR (VER CAPÍTULO 209)

Cães e gatos com diarreia causada por C. *perfringens*, C. *difficile*, *Campylobacter jejuni*, *Salmonella* spp. ou *E. coli* devem ser mantidos em quarentena em uma área isolada. Deve-se evitar contato direto e indireto entre os animais infectados e todos os outros. Ao manuseá-los, devem-se usar medidas de proteção de barreira, como avental e luvas. As mãos devem ser lavadas com água abundante e sabão bactericida, após qualquer contato com o animal ou ambiente de isolamento, mesmo com o uso de luvas. Recomenda-se a lavagem das mãos, em vez do uso de desinfetantes à base de álcool, especialmente quando se lida com animais infectados por C. *difficile*, pois os esporos são resistentes ao álcool. Os esporos podem sobreviver até 70 dias no ambiente e ser transportados nas mãos de membros da equipe que têm contato direto com outros pacientes.

A adesão rigorosa às técnicas de lavagem das mãos e de manuseio adequado de resíduos contaminados é efetiva na prevenção da propagação da doença. Os animais infectados devem ser levados para passear em uma área separada dos outros pacientes, e as fezes, removidas imediatamente. Os esporos de *Clostridium difficile* são muito resistentes à maioria dos desinfetantes. Água sanitária – diluição de 1:10 a 1:64 – tem boa atividade esporicida, desde que haja quantidade mínima de resíduos orgânicos e haja tempo de contato adequado. A água sanitária é um desinfetante efetivo contra *Salmonella* e *Campylobacter*, e pode-se preparar uma solução com água sanitária e água de torneira, adicionando 1/4 de xícara de água sanitária a 1 ℓ de água, ou uma quantidade menor em um frasco de aspersão, adicionando uma colher de sopa de água sanitária para cada litro de água. Sature a área a ser descontaminada com a solução. NÃO enxágue. Deixe secar ao ar.

### REFERÊNCIAS BIBLIOGRÁFICAS

*As referências bibliográficas deste capítulo se encontram online no Ambiente de Aprendizagem.*

# DOENÇAS CAUSADAS POR PROTOZOÁRIOS

## CAPÍTULO 221

# Infecções por Protozoários

Michael R. Lappin

Vários protozoários patogênicos infectam cães e gatos. Esse grupo pode ser classificado em amebas, ciliados, coccídios, flagelados, Microspora e Piroplasmida. Os protozoários geralmente causam doenças do trato gastrintestinal (protozoários entéricos)[1,2] ou polissistêmicas.[3]

### DOENÇAS ENTÉRICAS CAUSADAS POR PROTOZOÁRIOS

Os protozoários que mais infectam o trato gastrintestinal (TG) de cães e gatos são:
- Flagelados, *Giardia* spp., *Tritrichomonas foetus (blagburni)* e *Pentatrichomonas hominis*
- Coccídios, *Besnoitia* spp., *Cryptosporidium* spp., *Cyclospora cayetanensis*, *Cystoisospora* spp., *Hammondia* spp., *Neospora caninum*, *Sarcocystis* spp. e *Toxoplasma gondii*
- Ciliado, *Balantidium coli*
- Ameba, *Entamoeba histolytica*.

*Cystoisospora* spp., *Sarcocystis* spp., *Besnoitia* spp., *Hammondia* spp., *N. caninum* e *T. gondii* completam o ciclo intestinal em apenas uma espécie. Alguns isolados de *Cryptosporidium* spp., *C. cayetanensis*, *Giardia* spp., *E. histolytica* e *B. coli* se replicam em vários vertebrados de sangue quente e, portanto, podem ser potencialmente zoonóticos. Além disso, foram detectados anticorpos contra *N. caninum* em algumas pessoas,[4,5] tendo sido amplificado o DNA de *T. foetus* em fezes obtidas de um ser humano,[6] achados que sugerem transmissão zoonótica.

Com exceção de *C. cayetanensis*, cuja via de contágio é desconhecida, a transmissão de protozoários entéricos ocorre pela via orofecal. Os coccídios produzem oocistos, e os oocistos de *Cryptosporidium* spp. são imediatamente infectantes quando excretados pelo hospedeiro. Por outro lado, *T. gondii*, *N. caninum* e *Cystoisospora* spp. devem esporular fora do hospedeiro para se tornarem infectantes (Figura 221.1).

No grupo dos flagelados, tanto os trofozoítos quanto os cistos de *Giardia* spp. são potencialmente infectantes, porém a transmissão ocorre com mais frequência após a ingestão de cistos, pois a secreção gástrica costuma matar os trofozoítos. Apenas trofozoítos são detectados em gatos ou cães com infecções por *T. foetus* ou *P. hominis*. A ingestão do microrganismo nos tecidos dos hospedeiros transportadores também pode resultar em infecção por *Cystoisospora* spp., *Besnoitia* spp., *Hammondia* spp., *N. caninum* e *T. gondii* (Figura 221.2).

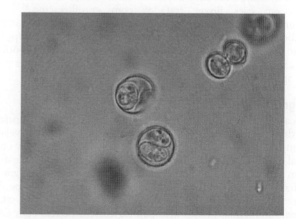

**Figura 221.1** Oocistos esporulados de *Toxoplasma gondii* em fezes de gato. Os oocistos medem aproximadamente 8 micrômetros × 10 micrômetros.

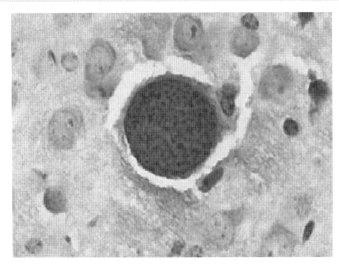

**Figura 221.2** Coloração imuno-histoquímica de um cisto tecidual de *Toxoplasma gondii* no cérebro de camundongo. O cisto tem diâmetro de cerca de 100 μm e contém mais ou menos 500 microrganismos. (*Esta figura se encontra reproduzida, em cores, no Encarte.*)

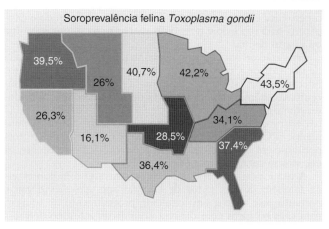

**Figura 221.3** Mapa dos EUA mostrando a distribuição dos resultados do teste de anticorpos contra *Toxoplasma gondii* em gatos. (De Vollaire MR, Radecki SV, Lappin MR: Seroprevalence of *Toxoplasma gondii* antibodies in clinically ill cats in the United States. *Am J Vet Res* 66:874-877, 2005.)

O carnivorismo pode resultar em infecção por outros protozoários entéricos, como *Cryptosporidium* spp., *Giardia* spp., *E. histolytica* e *B. coli*, caso haja microrganismos no intestino das espécies de presas. A fase gastrintestinal da infecção pode ser autolimitante para cada protozoário, mas os períodos de excreção fecal são variáveis. Após a ingestão do cisto tecidual, os gatos infectados raramente excretam oocistos de *T. gondii* por mais de 2 semanas.[7] No caso de outros protozoários entéricos, a duração da excreção fecal pode ser maior. Por exemplo, gatos infectados por *T. foetus* ou *Cryptosporidium* spp. podem excretar microrganismos de modo contínuo ou intermitente durante meses.

Os protozoários entéricos são cosmopolitas. Por serem mantidos na natureza sobretudo por transmissão fecal-oral, a maioria dos casos está associada a ambientes lotados e pouco higiênicos. Em geral, infecções por *Giardia* spp., *T. gondii*, *N. caninum*, *Cystoisospora* spp., *Cryptosporidium* spp. e *T. foetus* (gatos) são comuns,[8-18] ao passo que aquelas por *E. histolytica*, *B. coli* e *C. cayetanensis* são raras.[19-22] No entanto, em um estudo de 2015, no Paquistão, foram detectados cistos de *Entamoeba* spp. em 94 de 600 amostras de fezes de cães,[23] bem como foram encontrados cistos de *E. histolytica* em parques públicos na Espanha.[24] Atualmente, não se sabe quantos cães e gatos abrigam *P. hominis*.[25,26] Anticorpos contra *T. gondii* (30%) e *Cryptosporidium* spp. (8,3%) costumam ser detectados no soro de gatos domésticos, sugerindo que a exposição é comum (Figura 221.3).[27,28] Em exames coprológicos, notou-se que a prevalência dos microrganismos varia em função da região.

Não foram definidos os mecanismos patogênicos para cada um dos protozoários entéricos. *Cystoisospora* spp. e *T. gondii* se replicam nas células intestinais e podem resultar em doenças clínicas por destruição celular. *E. histolytica* também pode invadir os tecidos.[21,22] *Giardia* spp. e *Cryptosporidium* spp. são encontrados na superfície dos enterócitos, portanto é improvável que a patogênese seja secundária ao dano direto às células. Alguns mecanismos patogênicos propostos para esses parasitas intestinais incluem produção de toxinas, comprometimento da flora normal, indução de doença intestinal inflamatória (DII), inibição da função enzimática em enterócitos normais, prejuízo às microvilosidades e indução de anormalidades de motilidade. Infecções causadas por *Cystoisospora* spp. e *T. foetus* são mais associadas a doenças gastrintestinais clínicas em filhotes de cães e gatos. *Sarcocystis* spp., *Besnoitia* spp., *Hammondia* spp., *T. gondii* e *N. caninum* quase nunca causam doença gastrintestinal. A doença clínica causada por *T. gondii*, *N. caninum* e *Sarcocystis* spp. geralmente resulta da fase tecidual das infecções.[7,29-32]

As infecções por *Giardia* spp. e *Cryptosporidium* spp. são comuns em animais jovens, mas os sintomas gastrintestinais podem ser notados em qualquer idade. A doença clínica é mais comum, e a duração da excreção do microrganismo no meio ambiente pode ser prolongada em cães e gatos com enfermidades concomitantes que induzem imunodeficiência.

As queixas do proprietário de cães ou gatos com infecções causadas por protozoários intestinais geralmente são vômito, inapetência ou diarreia. Febre é incomum. As infecções por *Giardia* spp., *Cryptosporidium* spp. e *T. gondii* estão mais associadas à diarreia oriunda do intestino delgado; as por *E. histolytica*, *B. coli* e *T. foetus*, à diarreia oriunda do intestino grosso. Por sua vez, as infecções por *Cystoisospora* spp. podem causar diarreia oriunda do intestino grosso ou delgado. Os achados ao exame físico de cães ou gatos com infecções causadas por protozoários intestinais são inespecíficos, mas podem incluir desconforto abdominal, aumento de gás ou líquido no trato intestinal ou espessamento de alças intestinais.

Todos os cães e gatos com diarreia oriunda do intestino grosso e/ou delgado devem ser avaliados para verificar se há infecções por protozoários intestinais. O diagnóstico de infecção por protozoários gastrintestinais é baseado principalmente na constatação de oocistos, trofozoítos ou cistos no exame de fezes direto ou no teste de flutuação fecal (ver Capítulo 81).

Pode-se preparar um esfregaço direto de fezes diarreicas em busca de trofozoítos de *E. histolytica*, *B. coli*, *Giardia* spp., *P. hominis* ou *T. foetus*. Com mais frequência, uma pequena quantidade de muco ou fezes frescas é misturada com uma gota de solução de NaCl 0,9% em uma lâmina de microscópio limpa, coberta com lamínula, e examinada em aumento de 100×. Quando se constata um microrganismo móvel, faz-se o exame em aumento de 400×, a fim de avaliar as características estruturais. Na montagem da preparação úmida, a aplicação de um corante, como solução de Lugol, azul de metileno ou verde de metila ácido, na borda da lamínula ajuda na visualização das estruturas internas dos protozoários. Os trofozoítos raramente são encontrados em fezes formadas. Um aspirado do duodeno para exame citológico, com o intuito de detectar trofozoítos de *Giardia*, é efetivo para o diagnóstico de giardíase em cães. No entanto, essa técnica não é eficaz em gatos, pois o microrganismo habita a parte distal do intestino delgado.

Cistos ou oocistos de protozoários são mais bem visualizados após a concentração da amostra de fezes. As técnicas de centrifugação com açúcar de Sheather e com sulfato de zinco são baratas e muito usadas na rotina clínica (ver Capítulo 81).[33] Essas soluções, em geral, são eficazes. A solução de açúcar é hipertônica e distorce cistos de *Giardia* spp., deslocando o citoplasma para um lado e fazendo-o aparecer como uma meia-lua ou quarto de lua.

Em razão de seu pequeno tamanho e da quantidade limitada de oocistos de *Cryptosporidium* spp. em fezes de cães e gatos infectados, tais estruturas quase nunca são vistas em fezes concentradas examinadas em aumento de 100×. A coloração ácido-resistente ou de anticorpo monoclonal marcado com fluoresceína em esfregaço de fezes, bem como a reação em cadeia da polimerase (PCR) nas fezes, pode ajudar no diagnóstico de criptosporidiose em cães e gatos.[34,35] Na coloração ácido-resistente, os oocistos se coram de rosa (Figura 221.4).

A técnica de anticorpo monoclonal marcado com fluoresceína também detecta cistos de *Giardia* spp. em cães e gatos, portanto esse teste é um excelente procedimento de triagem para cães ou gatos com diarreia oriunda do intestino delgado. Exames imunoenzimáticos (ELISA) para detecção de antígenos de *Cryptosporidium* spp. nas fezes geralmente não são confiáveis, pois se baseiam em anticorpos contra *C. parvum*. Hoje, sabe-se que a maioria dos cães é infectada por *C. canis* e a maioria dos gatos, por *C. felis*.[36,37] Além disso, embora os agregados zoonóticos de *Giardia* sejam às vezes amplificados a partir de fezes de cães ou gatos, a maioria dos pequenos animais carrega agregados de cães ou gatos.[36-38] Antígenos de *Giardia* spp. podem ser detectados nas fezes por meio de ELISA, teste que parece preciso para uso no exame de fezes de cães e gatos.[39,40] No entanto, os exames para pesquisa de antígeno de *Giardia* são mais utilizados em combinação com o de flutuação fecal, que, em geral, detecta mais parasitas.[40] Testes PCR para amplificação de DNA de *Giardia* spp. e de *Cryptosporidium* spp. das fezes são disponibilizados por vários laboratórios de diagnóstico nos EUA. No entanto, sua sensibilidade, sua especificidade e seus valores preditivos geralmente não são conhecidos, de modo que hoje não há padronização entre os laboratórios. Em geral, esses testes não são indicados, a menos que o animal seja positivo e o clínico ou proprietário queira saber o genótipo do microrganismo. Os testes PCR também estão disponíveis para *T. foetus* e *P. hominis*. Ainda que a cultura de fezes possa ser usada para identificar *T. foetus (blagburni)*, os resultados do PCR são disponibilizados mais rapidamente.

Protozoários intestinais em fezes diarreicas não asseguram que a doença seja causada pelo microrganismo. Alguns deles, em especial *Giardia* spp., *Cryptosporidium* spp., *T. foetus* e *Cystoisospora* spp., vivem por longo tempo no trato intestinal de animais normais. Outras condições que causam doenças do trato gastrintestinal podem induzir a repetidas excreções desses parasitas. Assim, os animais com infecções entéricas causadas por

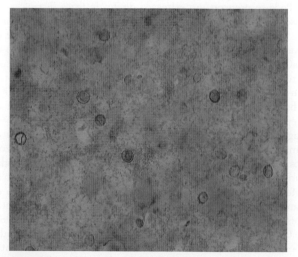

**Figura 221.4** Oocistos de *Cryptosporidium felis* corados em rosa, após coloração ácido-resistente modificada (1.000×). Os oocistos medem por volta de 4 × 6 µm. (*Esta figura se encontra reproduzida, em cores, no Encarte.*)

protozoários que não respondem à terapia devem ser avaliados quanto às causas primárias da doença. *Giardia* spp., *Cryptosporidium* spp., *Cystoisospora* spp. e *Sarcocystis* spp. costumam ser encontrados em animais com fezes normais.

Indica-se jejum de 24 horas para animais com vômito agudo, contudo a alimentação deve ser reiniciada o mais rápido possível (ver Capítulo 39). Dietas leves e altamente digeríveis são usadas com mais frequência quando o vômito e a diarreia oriunda do intestino delgado são as principais manifestações da doença (ver Capítulo 276). Dietas ricas em fibras quase sempre são indicadas aos pacientes com diarreia oriunda do intestino grosso (ver Capítulo 277). No entanto, uma dieta rica em fibras também pode auxiliar no tratamento da giardíase, graças à inibição da fixação do trofozoíto às células do epitélio duodenal. De igual modo, probióticos podem ter benefícios clínicos em alguns casos (ver Capítulo 167).[41-44]

Não se conhece o tratamento ideal para infecções causadas por *E. histolytica* e *B. coli* em cães ou gatos. Infecções por *Giardia* spp., em geral, respondem clinicamente à administração de metronidazol, fembendazol, ou à combinação febantel-pirantel-praziquantel, mas quase sempre a infecção não é eliminada.[45-53] O metronidazol também ajuda a controlar a multiplicação exagerada de bactérias anaeróbicas ou de *Clostridium perfringens*, que com frequência acompanha a giardíase. Além disso, o metronidazol pode ser benéfico por inibir a função dos linfócitos. Em estudo recente com gatos, constatou-se que a administração de benzoato de metronidazol liquefeito, na dose de 25 mg/kg/12 h VO, por 7 dias, foi 100% efetiva durante o período de estudo.[48] Por vezes, esse medicamento causa toxicidade ao sistema nervoso central (SNC), o que é improvável quando se fornece não mais do que 50 mg/kg/dia VO.[54,55] O secnidazol foi usado no tratamento de *Giardia* em 17 gatos, em dose única de 30 mg/kg VO. Em um animal, relatou-se aumento das atividades de enzimas hepáticas.[56] Esse medicamento pode ser uma opção para gatos difíceis de tratar, porém devem ser realizados mais estudos controlados para avaliar sua segurança. Fembendazol (50 mg/kg/24 h VO, por 3 a 5 dias) e albendazol costumam ser prescritos como anti-*Giardia* spp. O albendazol está associado a neutropenia em cães e gatos, portanto não deve ser usado.[57,58] Furazolidona (gatos), paromomicina (cães ou gatos) e nitazoxanida (cães ou gatos) são outros fármacos com ação anti-*Giardia*. Por fim, a vacina contra *Giardia* spp. disponível no mercado, como imunoterapia, têm mostrado respostas variáveis. Ela ainda está disponível em alguns países, mas não nos EUA (ver Capítulo 208).[59,60]

A maioria dos medicamentos prescritos para gatos com diarreia causada por *T. foetus (blagburni)* não foi efetiva. Recentemente, foram avaliados ronidazol e tinidazol. O primeiro, aplicado na dose de 25 mg/kg/24 h VO, por 14 dias, pareceu mais efetivo na eliminação da infecção.[61-65] No entanto, pode ser neurotóxico.[66] Além disso, alguns *T. foetus (blagburni)* são resistentes ao tinidazol, e o ronidazol nem sempre é efetivo.[63,65] Em uma série de casos de 104 gatos, em apenas 64% deles ocorreu boa resposta ao ronidazol.[65]

Paromomicina, tilosina (10 a 15 mg/kg/12 h VO), azitromicina (10 mg/kg/24 h VO) e nitazoxanida (25 mg/kg/12 h VO) foram usadas para abrandar a diarreia em cães, gatos, bezerros ou pessoas com criptosporidiose, mas nenhum tratamento interrompeu consistentemente a excreção de oocistos de *Cryptosporidium* spp.[67-72] Os medicamentos costumam ser prescritos, inicialmente, para 7 a 10 dias. No entanto, às vezes leva de 4 a 6 semanas para obter a cessação da diarreia. Os fármacos mais prescritos para tratar as infecções por *Cystoisospora* spp. em cães e gatos são sulfonamida-trimetoprima, sulfadimetoxina, furazolidona, amprólio ou sulfadimetoxina-amprólio. Quinacrina, espiramicina, toltrazurila, roxitromicina e ponazurila têm sido usados de forma limitada. O último parece ser seguro na maioria dos filhotes de cães e gatos e pode eliminar a infecção após uma única dose (50 mg/kg VO). No entanto, a administração diária de ponazurila durante 3 dias, na dose de 50 mg/kg, foi o protocolo terapêutico mais efetivo em um estudo.[73]

*Cryptosporidium* spp., *T. gondii*, *Giardia*, *E. histolytica* e *B. coli* são potencialmente zoonóticos (ver Capítulo 210). As infecções por *Entamoeba histolytica* e *B. coli* são bastante incomuns, e animais de companhia são fontes improváveis de infecções humanas.[74-80] A maioria das pessoas é infectada com *Cryptosporidium* spp. ou *Giardia* spp. após o consumo de água ou alimento contaminado, não por animais de companhia.[74] Sabe-se que há *Cryptosporidium* spp. e *Giardia* spp. específicas de pessoas ou animais de companhia. Todavia, a maioria das pessoas, dos gatos e dos cães é infectada com genótipos específicos do hospedeiro, portanto a transmissão zoonótica parece improvável. Alguns cães e gatos, porém, são infectados com genótipos humanos, sugerindo que pode ocorrer infecção compartilhada.[77,78] Assim, os animais infectados, em particular aqueles com diarreia, devem ser tratados como de risco zoonótico potencial. A genotipagem de *Cryptosporidium* spp. e *Giardia* spp. está disponível no mercado (Veterinary Diagnostic Laboratory, Colorado State University, Fort Collins, CO). Como nenhum medicamento elimina *Cryptosporidium* spp., o tratamento de portadores subclínicos, ao que tudo indica, não traz benefícios. A terapia de cães ou gatos com infecção por *Giardia* assintomáticos continua controversa.[80]

## DOENÇAS POLISSISTÊMICAS CAUSADAS POR PROTOZOÁRIOS

Os protozoários que mais causam doenças em cães ou gatos são os coccídios *Hepatozoon americanum*, *Neospora caninum* e *Toxoplasma gondii*; os flagelados *Leishmania* spp. e *Trypanosoma cruzi*; e os piroplasmas *Cytauxzoon felis* e *Babesia* spp. *Acanthamoeba castellanii* e *A. culbertsoni* são amebas de vida livre raramente associadas à doença em cães.[81-85] *Encephalitozoon cuniculi* é um micrósporo possivelmente comum, considerando os dados de soroprevalência.[86] O microrganismo foi detectado em alguns cães e gatos com doença clínica, mas a infecção pareceu incomum.[87-90] Uveíte potencialmente associada a *E. cuniculi* foi detectada em cães e gatos, e recomendam-se estudos adicionais a esse respeito.[88a,88b,89] Em uma pesquisa, constatou-se que *Encephalitozoon cuniculi* não causa doença renal crônica em gatos.[90] *Pneumocystis carinii* (ver Capítulo 202 e 242) é um microrganismo saprófito cosmopolita que tem características de protozoários, leveduras e fungos, detectado em cães doentes que geralmente apresentavam alguma forma de déficit da função imunológica.[91-96]

## Coccídios

### Hepatozoonoses

*Hepatozoon canis* e *H. americanum* infectam cães.[97-102] Na América do Norte, predomina *H. americanum*, mas foram detectados *H. canis* e infecções mistas.[102] *Hepatozoon americanum* é transmitido por *Amblyomma maculatum*, sendo mais comum na costa do Golfo do Texas, no Mississippi, no Alabama, na Geórgia, na Flórida, na Louisiana e em Oklahoma.[98,101-103] Na África, no sul da Europa e na Ásia, predomina *H. canis*, que é transmitido por *Rhipicephalus sanguineus*. Uma espécie de *Hepatozoon* às vezes é detectada no sangue de gatos na Europa.[104-106] Durante o repasto sanguíneo em cães infectados, o carrapato ingere o microrganismo e, posteriormente, desenvolve oocistos. Depois que um cão ingere um carrapato infectado, os esporozoítos são liberados e infectam fagócitos mononucleares e células endoteliais de baço, fígado, músculos, pulmões e medula óssea, por fim formando cistos contendo macromerontes e micromerontes. *Hepatozoon americanum* também pode ser transmitido a cães predadores.[107,108] A doença clínica resulta da inflamação piogranulomatosa. Glomerulonefrite ou amiloidose podem ser secundárias à inflamação crônica e à doença do complexo imune.

*H. americanum* resultou em doença em todas as faixas etárias, porém é mais diagnosticada em filhotes de cães.[109-113] Febre, perda de peso e hiperestesia grave nas regiões paravertebrais são achados comuns. Alguns cães apresentam anorexia, palidez de membranas mucosas decorrentes de anemia, depressão, secreção oculonasal e diarreia sanguinolenta. Os sinais clínicos podem ser intermitentes e recorrentes.

Leucocitose por neutrofilia (20 mil a 200 mil células/$\mu\ell$) com desvio à esquerda e anemia normocítica normocrômica não regenerativa são os achados hematológicos mais comuns. Trombocitopenia é incomum, a menos que haja infecção concomitante por *Ehrlichia canis* ou *Anaplasma* spp. Em alguns cães, há aumento da atividade de fosfatase alcalina, hipoalbuminemia, hipoglicemia e, raramente, gamopatia policlonal. As inflamações dirigidas à fase tecidual no músculo resultam em reações periosteais que podem ocorrer em qualquer osso, exceto no crânio. Tais reações não ocorrem em todos os casos e são mais comuns em cães jovens. A presença de anticorpos séricos contra *H. americanum* foi comparada com a de amostra de tecido obtido por biopsia – a sensibilidade e a especificidade foram de 93 e 96%, respectivamente.[114] O diagnóstico definitivo é baseado na detecção de gamontes em neutrófilos ou monócitos em esfregaços sanguíneos corados pelo corante de Giemsa ou Leishman, ou pela detecção do microrganismo em seções de músculo obtido por biopsia (Tabela 221.1) Em um estudo, o DNA de *H. americanum* (27,2%), de *H. canis* (2,3%) ou de ambos os microrganismos (2,3%) foi amplificado por meio de PCR em amostras de sangue de 614 cães com suspeita de hepatozoonose.[115]

**Tabela 221.1** Morfologia citológica característica de protozoários sistêmicos de pequenos animais.

| MICRORGANISMO | CARACTERÍSTICAS MORFOLÓGICAS |
|---|---|
| *Babesia canis* | Piroplasmas emparelhados (2,4 × 5 micrômetros) em hemácias circulantes |
| *Babesia gibsoni* | Piroplasmas únicos (1 × 3,2 micrômetros) em hemácias circulantes |
| *Cytauxzoon felis* | Piroplasmas (1 × 1,5 micrômetro, em forma de "anel de sinete"; 1 × 2 micrômetros, em forma oval; 1 micrômetro, forma arredondada) em hemácias circulantes; macrófagos ou monócitos de aspirados de linfonodos, esplênicos ou de medula óssea |
| *Hepatozoon canis* e *H. americanum* | Gamontes em neutrófilos e monócitos circulantes |
| *Leishmania* spp. | Amastigotas ovoides a redondos (2,5 a 5 × 1,5 a 2 micrômetros) em macrófagos encontrados em *imprints* obtidos de lesões exsudativas da pele e aspirados de linfonodos ou de medula óssea |
| *Neospora caninum* | Taquizoítos livres ou intracelulares – macrófagos ou monócitos (5 a 7 × 1 a 5 micrômetros) – no líquido cefalorraquidiano, lavado de vias respiratórias ou *imprints* obtidos de lesões cutâneas |
| *Toxoplasma gondii* | Taquizoítos livres ou intracelulares – macrófagos ou monócitos (6 × 2 micrômetros) – em líquido de derrame pleural, derrame peritoneal ou em lavado de vias respiratórias |
| *Trypanosoma cruzi* | Tripomastigotas flagelados (1 flagelo; 15-20 micrômetros de comprimento) livres no sangue e em aspirado de linfonodos e líquido peritoneal |

Embora os sinais clínicos de hepatozoonose se resolvam rapidamente após a terapia medicamentosa, nenhum protocolo terapêutico eliminou a infecção por *H. canis* ou *H. americanum* dos tecidos. No tratamento de infecção por *H. americanum*, a combinação sulfadiazina-trimetoprima (15 mg/kg/12 h VO), pirimetamina (0,25 mg/kg/24 h VO) e clindamicina (10 mg/kg/8 h VO) durante 14 dias é muito mais efetiva na fase aguda.[112] O uso de decoquinato (10 a 20 mg/kg/12 h) com alimento diminui a probabilidade de recidiva da doença clínica e prolonga a sobrevida. O dipropionato de imidocarb (5 a 6 mg/kg IM ou SC, uma ou duas doses com 14 dias de intervalo) é o medicamento de escolha para o tratamento de *H. canis* e pode ser efetivo contra *H. americanum*. Em alguns cães, a administração de anti-inflamatórios não esteroides pode diminuir o desconforto (ver Capítulo 164).

O controle de carrapatos é a melhor forma de prevenção. A administração de glicocorticoides deve ser evitada porque pode exacerbar a doença clínica. Não há evidência de transmissão zoonótica de *H. americanum* ou *H. canis* de cães infectados para as pessoas.

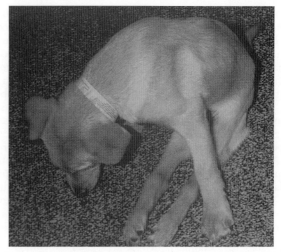

**Figura 221.5** Filhote de cão com rigidez de extensores característica da infecção causada por *Neospora caninum*. (Cortesia do Dr. Paul Cuddon.)

## Neosporose

*Neospora caninum* é um coccídio antes confundido com *T. gondii* em razão da morfologia semelhante.[116-119] O ciclo sexual é completado no trato gastrintestinal de cães e resulta na excreção de oocistos nas fezes.[120-129] Os esporozoítos se transformam em oocistos 24 horas após a excreção. Os taquizoítos (estágio de divisão rápida) e os cistos teciduais contendo centenas de bradizoítos (estágio de divisão lenta) são os outros dois estágios do ciclo biológico do parasita. A infecção foi documentada após a ingestão de tecido placentário de vaca infectado e de tecido de cervo naturalmente contaminado.[130] Em um estudo, constatou-se que os anticorpos contra *N. caninum* foram mais comuns em cães criados em propriedades leiteiras.[131] A infecção transplacentária foi bem documentada. As fêmeas que parem crias infectadas podem repetir a infecção transplacentária nas gestações subsequentes.[132] Não obstante a replicação do microrganismo ocorra em diversos tecidos, em cães, a doença clínica reflete principalmente a infecção neuromuscular. Ainda que encefalomielite e miosite se desenvolvam em filhotes de gatos infectados de modo experimental e alguns gatos naturalmente expostos sejam soropositivos para anticorpos contra *N. caninum*, não há relato de doença clínica em felinos infectados de maneira natural.[133-135] A neosporose canina foi relatada em muitos países ao redor do mundo.

Diversas síndromes clínicas associadas à neosporose foram relatadas em cães.[134-150] Filhotes com infecção congênita desenvolvem paralisia ascendente com hiperextensão dos membros pélvicos, e em muitos casos há atrofia muscular (Figura 221.5). Polimiosite e doença multifocal do SNC podem ocorrer isoladamente ou em combinação. Os sinais clínicos podem ser evidentes logo após o nascimento ou surgir depois de várias semanas. A morte do neonato é comum. Se bem que a doença tenda a ser mais grave em filhotes de cães com infecção congênita, relata-se que cães com até 15 anos manifestam contaminação clínica. Alguns desenvolvem miocardite, disfagia, dermatite ulcerativa, pneumonia, doença do SNC e hepatite. Cães submetidos à terapia imunossupressora para outras doenças podem ter ativação de infecção subclínica ou doença clínica grave, se expostos a *N. caninum* pela primeira vez enquanto estiverem imunodeprimidos (ver Capítulo 165).[143-146] Aqueles com neosporose e envolvimento do SNC geralmente manifestam doença multifocal que pode acometer cerebelo e córtex e tronco cerebrais (ver Capítulo 261). Se não tratados, a maioria dos cães infectados morre.[146,149,150]

Não há achados hematológicos ou bioquímicos específicos, mas em cães com miosite é comum notar aumento das atividades de creatinoquinase e aspartato transaminase. As anormalidades do líquido cefalorraquidiano (LCR) (ver Capítulo 115) incluem aumento da concentração de proteína (20 a 50 mg/d$\ell$) e pleocitose discreta com células inflamatórias mistas (10 a 50 células/d$\ell$), consistindo em monócitos, linfócitos, neutrófilos e, raramente, eosinófilos. Os padrões intersticiais e alveolares podem ser observados nas radiografias de tórax. A detecção do microrganismo no LCR ou nos tecidos confirma o diagnóstico. Os taquizoítos são raramente detectados no exame citológico do LCR, em *imprints* de lesões cutâneas e de lavado broncoalveolar (ver Tabela 221.1).[146] Na ressonância magnética de cães com neosporose e envolvimento do SNC, quase sempre se nota doença multifocal.[149,150] Os cistos teciduais de *Neospora* têm uma parede com espessura maior que 1 mícron, enquanto os de *T. gondii* têm espessura inferior a isso. O microrganismo pode ser diferenciado de *T. gondii* por meio de microscopia eletrônica, imuno-histoquímica e PCR.[139,151-154] Técnicas moleculares também foram usadas para mostrar que existem várias cepas de *N. caninum*, o que pode explicar a variabilidade dos sinais clínicos da doença.[154]

O diagnóstico presuntivo de neosporose é obtido ao combinar sinais clínicos apropriados da doença e sorologia positiva, além de exclusão de outras causas de síndromes clínicas semelhantes, em particular a infecção por *T. gondii*.[155] Na maioria dos cães com neosporose clínica, detectou-se título de imunoglobulina G maior ou igual a 1:200. Ocorre reação cruzada sorológica mínima com *T. gondii* quando o título é maior ou igual a 1:50 no teste de anticorpo fluorescente indireto (IFA). Anticorpos contra DNA de *N. caninum* também podem ser detectados no LCR de alguns cães afetados.[152]

Em cães com envolvimento neurológico grave, o prognóstico é ruim. Alguns pacientes sobreviveram após o tratamento com trimetoprima-sulfadiazina, combinado com pirimetamina, terapia sequencial com cloridrato de clindamicina, trimetoprima-sulfadiazina e pirimetamina, ou apenas clindamicina.[136-139,141] Na tentativa de melhorar a recuperação clínica, novos fármacos foram avaliados *in vitro* e devem ser avaliados *in vivo*.[156] Os glicocorticoides ou outras drogas imunossupressoras podem exacerbar a doença clínica.

Anticorpos contra *Neospora caninum* foram detectados em pessoas, inclusive naquelas com síndrome da imunodeficiência adquirida (AIDS) e com doença neurológica.[157-160] No entanto, em um estudo, não se constatou relação com repetidos abortos em mulheres.[159] No geral, a transmissão zoonótica não está clara, mas parece prudente evitar a ingestão de material contaminado com fezes de cães ou de carne malpassada. Há uma relação epidemiológica entre cães e bovinos, portanto devem ser feitos esforços para diminuir a contaminação da ração animal com fezes de cães e não se deve permitir que os cães consumam placenta de vaca ou carne de cervídeos.[131,161-163] Cadelas que parem filhotes clinicamente afetados não devem ser acasaladas.

## Toxoplasmose

*Toxoplasma gondii* é um dos parasitas mais prevalentes que infectam vertebrados de sangue quente.[164-166] Apenas os gatos completam o ciclo de vida do coccídio e excretam no ambiente oocistos resistentes nas fezes. Os cães podem transmitir mecanicamente os oocistos após a ingestão de fezes de gatos, mas não são produzidos novos oocistos pelos cães.[167] Os esporozoítos se transformam em oocistos 1 a 5 dias depois da exposição ao oxigênio e à temperatura e umidade ambiente adequadas (ver Figura 221.1). Os taquizoítos se disseminam no sangue ou na linfa durante a infecção ativa e se replicam rapidamente no meio intracelular até que a célula hospedeira seja destruída (Figura 221.6).

Os bradizoítos representam o estágio tecidual, persistente e de multiplicação lenta, que se formam nos tecidos extraintestinais de hospedeiros infectados, à medida que as respostas imunes atenuam a replicação dos taquizoítos. Os cistos teciduais se formam prontamente no SNC, nos músculos e em órgãos viscerais. A infecção de vertebrados de sangue quente se dá após a ingestão de qualquer um dos três estágios biológicos do microrganismo ou por via transplacentária.[168] A maioria dos gatos não manifesta coprofagia e geralmente é infectada pela ingestão de bradizoítos de *T. gondii* quando se alimentam de carnívoros. Os oocistos são excretados nas fezes após 3 a 21 dias. Os oocistos esporulados podem sobreviver no ambiente por meses a anos e são resistentes à maioria dos desinfetantes. Os bradizoítos podem persistir nos tecidos por toda a vida do hospedeiro. Também foi demonstrado que *Toxoplasma gondii* é transmitido pelo sêmen de cães.[169] Cerca de 30 a 40% dos gatos e 20% dos cães nos EUA são soropositivos, presumivelmente infectados (ver Figura 221.3).[164-166,170]

A doença clínica associada à fase GI da infecção é rara, e a detecção de oocistos de *T. gondii* nas fezes é raramente relatada em estudos de gatos naturalmente expostos e com diarreia.[171-173] A maioria dos sinais clínicos é sistêmica e pode incluir morte em cães e gatos capazes de realizar replicação intracelular altíssima de taquizoítos após a infecção primária. Os tecidos hepático (ver Capítulo 283), pulmonar (ver Capítulo 242), pancreático e do SNC (ver Capítulo 261) quase sempre estão envolvidos (Figura 221.7).[174-178]

A imunodeficiência secundária à infecção viral ou à terapia imunossupressora também pode induzir toxoplasmose fatal.[179-183] Os achados clínicos comuns em gatos com toxoplasmose disseminada incluem depressão, anorexia e febre seguida de hipotermia, derrame peritoneal, icterícia e dispneia.

A toxoplasmose crônica ocorre em alguns cães e gatos. A infecção por *Toxoplasma gondii* deve constar na lista de diagnósticos diferenciais para felinos com uveíte anterior ou posterior, febre, hiperestesia muscular, perda de peso, anorexia, convulsões, ataxia, icterícia, diarreia, doença cutânea e pancreatite.[184-189] No entanto, em um estudo, não se constatou relação entre anticorpos contra *T. gondii* e doença renal crônica em gatos.[90]

Em cães, infecção respiratória, gastrintestinal ou neuromuscular, resultando em febre, vômito, diarreia, dispneia, doença cutânea e icterícia, são mais comuns e ocorrem com mais frequência em animais com imunossupressão, como aqueles com infecção pelo vírus da cinomose canina (CDV) (ver Capítulo 228) ou que receberam ciclosporina para prevenir a rejeição de um rim transplantado (ver Capítulo 323).[180,190-195] Os sinais neurológicos dependem da localização das lesões primárias e incluem ataxia, convulsões, tremores, déficits de nervos cranianos, paresia e paralisia. Cães com miosite apresentam fraqueza, rigidez ao andar ou perda de massa muscular. Pode ocorrer rápida progressão para tetraparesia e paralisia, com disfunção do neurônio motor inferior. Alguns com suspeita de toxoplasmose neuromuscular provavelmente apresentavam neosporose.[116] Em alguns cães infectados ocorre infecção do miocárdio, resultando em arritmia ventricular. Pode haver dispneia, vômito ou diarreia em cães com doença polissistêmica. Em alguns com toxoplasmose, notam-se retinite, uveíte anterior, iridociclite e neurite óptica, mas esses sintomas são menos comuns do que nos gatos (ver Capítulo 11). Também há relato de ceratite causada por infecção por *T. gondii*.[194]

Cães ou gatos com toxoplasmose clínica podem ter uma variedade de anormalidades clinicopatológicas e radiográficas, mas nenhuma comprova a doença.[170,196] Alguns animais apresentam anemia não regenerativa, leucocitose por neutrofilia, linfocitose, monocitose, neutropenia, eosinofilia, proteinúria, bilirrubinúria, aumento nos níveis séricos de proteína total e de bilirrubina, bem como das atividades de creatinina quinase, alanina aminotransferase, fosfatase alcalina e lipase. A toxoplasmose pulmonar costuma causar padrões difusos, de intersticial a alveolar, ou derrame pleural (ver Capítulo 242).[197] O acúmulo de proteína e a contagem de células no LCR frequentemente estão mais altas do que o normal (ver Capítulo 115 e 261). Os leucócitos predominantes no LCR são pequenas células mononucleares, contudo neutrófilos também quase sempre são encontrados.

O diagnóstico definitivo de toxoplasmose *antemortem* pode ser obtido com a constatação do microrganismo, todavia isso é incomum. Os bradizoítos ou taquizoítos raramente são detectados em tecidos, efusões, líquido de lavado broncoalveolar, humor aquoso ou LCR (ver Tabela 221.1). A detecção de oocistos de 10 × 12 μm nas fezes de gatos com diarreia sugere toxoplasmose, mas não é um diagnóstico definitivo, porque as infecções por *Besnoitia* e *Hammondia* em gatos originam oocistos semelhantes.

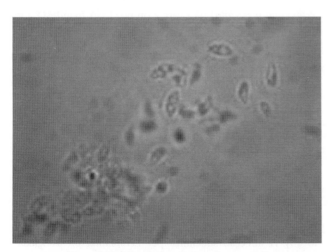

**Figura 221.6** Taquizoítos de *Toxoplasma gondii*.

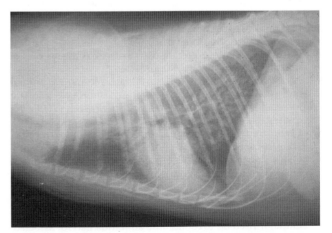

**Figura 221.7** Radiografia lateral do tórax mostrando pneumonite intersticial causada pela infecção por *Toxoplasma gondii* em um gato positivo para o vírus da imunodeficiência felina. (Cortesia do Dr. Gary Oswald.)

Podem ser detectados anticorpos específicos contra *Toxoplasma gondii* (cães ou gatos), antígenos (gatos), complexos imunes (gatos) e DNA (cães ou gatos) no sangue de animais normais, bem como naqueles com sinais clínicos da doença. Assim, não é possível obter o diagnóstico *antemortem* de toxoplasmose clínica com base apenas nesses testes.[198-204] Dos exames séricos, a mensuração de IgM se correlaciona melhor com a toxoplasmose clínica, já que essa classe de anticorpos raramente é detectada no soro de animais saudáveis. Como o microrganismo não pode ser eliminado do corpo, a maioria dos animais apresenta título positivo para anticorpos por toda a vida, de modo que a repetição da mensuração do título de anticorpos séricos após a resolução da doença clínica tem pouca utilidade. A combinação de detecção de anticorpos específicos contra *T. gondii* no LCR ou no humor aquoso e de DNA do microrganismo em teste PCR é a forma mais precisa de diagnóstico de toxoplasmose ocular ou do SNC em gatos (Diagnostic Laboratory, College of Veterinary Medicine and Biomedical Sciences, Colorado State University, Fort Collins, CO).

O cloridrato de clindamicina, a combinação trimetoprima-sulfonamida e a azitromicina têm sido utilizados com sucesso no tratamento de toxoplasmose clínica.[170,184,205] A pirimetamina, combinada com sulfamida, é efetiva no tratamento de toxoplasmose humana, mas costuma resultar em intoxicação em gatos. O ponazurila foi usado com sucesso no tratamento de ceratite causada por *T. gondii* em um cão.[194] Gatos ou cães com uveíte devem ser tratados com glicocorticoides de uso tópico, oral ou parenteral, a fim de evitar glaucoma e luxação do cristalino secundários.[170,206] A duração ideal do tratamento de toxoplasmose clínica em cães ou gatos é desconhecido, mas quase sempre se recomendam pelo menos 4 semanas.

A toxoplasmose está associada a uma grande variedade de anormalidades clínicas em pessoas, as quais são mais graves no feto e em indivíduos com imunossupressão (ver Capítulo 210). Recentemente, vários estudos detectaram associações entre *T. gondii*, gatos e anormalidades comportamentais em pessoas, e essas associações estão sendo mais estudadas.[207-209] No entanto, é prudente evitar a infecção por *T. gondii* a todas as pessoas. Nos EUA, foram avaliados fatores de risco associados à infecção por *T. gondii* em humanos.[210] Evitar cistos teciduais em carne malcozida, inclusive de frango, pode diminuir o risco de toxoplasmose.[211] Com base na detecção de anticorpos contra esporozoítos de *T. gondii* no soro humano, sabe-se que uma alta porcentagem de infecções por *T. gondii* ocorre em humanos pela ingestão de oocistos esporulados.[212] Assim, as pessoas em risco também devem evitar o contato com fezes velhas de gatos ao limpar a caixa de excretas ou de areia diariamente. Devem usar luvas durante a jardinagem ou quando houver outra forma de contato com o solo – sempre lavando as mãos depois –, além de lavar bem (ou cozinhar) os alimentos antes de serem consumidos.

Embora a posse de um gato de estimação às vezes esteja associada à aquisição de toxoplasmose,[213] tocar em felinos, ao que tudo indica, não é uma forma comum de adquirir a doença, em razão dos seguintes motivos:

- Gatos geralmente excretam oocistos apenas alguns dias ou semanas após a inoculação primária
- A excreção repetida de oocistos é rara, mesmo em animais que recebem glicocorticoides ou ciclosporina e naqueles infectados com o vírus da imunodeficiência felina (FIV) ou o vírus da leucemia felina (FeLV)[214-216]
- Gatos com toxoplasmose inoculados com cistos teciduais 16 meses após a inoculação primária não excretam oocistos[217]
- Gatos são "higiênicos" e, em geral, não permitem que as fezes permaneçam em sua pele por um período longo o suficiente para causar a esporulação do oocisto. O microrganismo não é isolado da pele de gatos que eliminaram milhões de oocistos 7 dias antes[217]
- O maior risco de toxoplasmose adquirida não foi associado à posse de gatos em pessoas infectadas com o vírus da imunodeficiência humana (HIV) ou em provedores de cuidados de saúde veterinária.[218]

Como os humanos quase sempre não são infectados com *T. gondii* por contato com gatos individuais, não se recomenda teste de toxoplasmose em felinos saudáveis. Nenhum exame sorológico prevê com precisão se um animal excretou oocistos de *T. gondii* no passado, e a maioria dos que excretam oocistos é soronegativa. A maior parte dos gatos soropositivos já completou o período de excreção de oocistos, sendo improvável haver nova excreção. Quase todos os felinos soronegativos, se infectados, excreta o microrganismo. Se os donos estiverem preocupados com a possibilidade de toxoplasmose, devem consultar o veterinário para fazer o teste.

## Flagelados

### Leishmaniose

*Leishmania* spp. são flagelados que causam doenças cutâneas, mucocutâneas e viscerais em cães, humanos e outros mamíferos. Roedores e cães são reservatórios primários de *Leishmania* spp., ao passo que as pessoas são hospedeiros acidentais. Até recentemente, a leishmaniose era considerada uma doença irrelevante nos EUA, com apenas relatos de casos ocasionais.[219-226] Em 2000, a infecção por *Leishmania donovani* foi confirmada em vários cães em um canil de Foxhound, no estado de Nova York.[221] Outras pesquisas documentaram contaminação por *L. donovani* ou *Leishmania* spp. em 30 outros canis de Foxhound em 20 estados e em Ontário, no Canadá. Nos EUA, a infecção de cães que não sejam Foxhound é incomum.[223] A transmissão parece se dar principalmente de cão para cão dessa raça nos EUA, porém pode haver transmissão por agulhas compartilhadas, transfusão de sangue, acasalamento e congênita.[221,225-230] Em outros países, o mosquito-palha é o principal vetor. Promastigotas flagelados se desenvolvem nesse inseto e são inoculados no hospedeiro vertebrado quando o mosquito-palha nele se alimenta. Os promastigotas são fagocitados por macrófagos e se disseminam pelo corpo. Após um período de incubação de 1 mês a 7 anos, formas amastigotas (não flageladas) e lesões cutâneas se desenvolvem. Os flebotomíneos são infectados durante a alimentação. O microrganismo intracelular induz respostas imunes extremas. Em cães, é comum haver gamopatias policlonais – às vezes, monoclonais –, proliferação de macrófagos, histiócitos e linfócitos em órgãos linforreticulares, além de formação de imunocomplexos que resultam em glomerulonefrite e poliartrite. Em áreas endêmicas, a amplificação do DNA de *Leishmania infantum* e a cultura do microrganismo obtido de *Rhipicephalus sanguineus* sugeriram uma participação potencial desse carrapato como vetor.[231,232]

Gatos foram infectados experimentalmente com algumas *Leishmania* spp.[233] Felinos em áreas endêmicas costumam ser soropositivos ou apresentar teste PCR positivo.[234-240] Um animal com infecção natural por *Leishmania infantum* foi capaz de infectar flebotomíneos.[241] A maioria dos clinicamente afetados (*Leishmania mexicana*) na Europa ou nos EUA manifesta anormalidades cutâneas, muitas consistindo em lesões nodulares ulcerativas nas orelhas ou no focinho.[239,240] A principal anormalidade histopatológica é inflamação granulomatosa difusa com macrófagos contendo numerosos amastigotas.

A leishmaniose visceral é mais comum em cães. A infecção subclínica pode persistir por meses ou anos. Quando ocorrem sinais clínicos, as queixas manifestadas por ocasião da consulta consistem em perda de peso, apetite normal ou aumentado, poliúria, polidipsia, atrofia muscular, depressão, vômitos, diarreia, tosse, epistaxe, espirros e melena. Esplenomegalia, linfadenopatia, alopecia facial, febre, rinite, dermatite, sons pulmonares aumentados, icterícia, articulações doloridas e inchadas, uveíte e conjuntivite são sintomas muitas vezes verificados no exame físico.[242] As lesões cutâneas são caracterizadas por hiperqueratose, descamação, espessamento, úlceras mucocutâneas e nódulos intradérmicos no focinho, pavilhão auricular, orelhas e coxins plantares (Figura 221.8; ver Capítulo 10). A infecção subclínica por *Leishmania* foi associada à infertilidade e à prostatite crônica em um cão.[243]

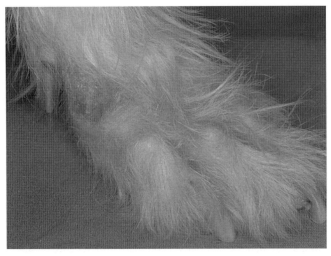

**Figura 221.8** Lesão cutânea característica de infecção por *Leishmania* em um cão. (Cortesia do Dr. Arturo Font.) (*Esta figura se encontra reproduzida, em cores, no Encarte.*)

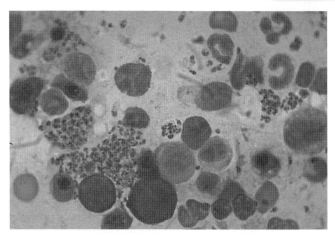

**Figura 221.9** Formas amastigotas de *Leishmania* em exame citológico de lesão cutânea fistular de um cão. (Cortesia do Dr. Arturo Font.) (*Esta figura se encontra reproduzida, em cores, no Encarte.*)

Hiperglobulinemia, hipoalbuminemia, proteinúria, aumento das atividades de enzimas hepáticas, trombocitopenia, azotemia, linfopenia e leucocitose com desvio à esquerda são comuns em cães. A hiperglobulinemia geralmente é policlonal, mas há relato de gamopatia monoclonal, de IgG, em um cão.[244] Cães infectados por *Leishmania* podem apresentar teste positivo para anticorpos antinucleares no soro, o que pode levar ao diagnóstico errôneo de doença imunomediada primária.[245]

A leishmaniose pode ser confirmada pela detecção do microrganismo em exames citológico e histopatológico, teste PCR ou inoculação em animais de laboratório, bem como pela identificação de anticorpos contra *Leishmania* no soro sanguíneo.[246-256] A constatação de amastigotas (2,5 a 5 × 1,5 a 2 micrômetros) em aspirados de linfonodos ou de medula óssea, em *imprints* cutâneos corados com o corante de Wright ou de Giemsa, define o diagnóstico (Figura 221.9). O PCR pode ser realizados em amostra de sangue obtida em tubo com o anticoagulante EDTA, de aspirados de medula óssea (ver Capítulo 92), linfonodo (ver Capítulo 95) ou baço (ver Capítulo 89), em células coletadas de esfregaço de conjuntiva ou de amostra de tecido. É improvável que os cães eliminem a infecção por *Leishmania* espontaneamente, então um teste de anticorpo positivo indica infecção. No entanto, em alguns exames, ocorre reação cruzada no soro entre anticorpos contra *Leishmania* e contra outras infecções muitas vezes transmitidas por vetores, como aquelas causadas por *Trypanosoma cruzi*, *Ehrlichia canis*, *Toxoplasma gondii*, *Neospora caninum* e *Babesia canis*.[248]

Muitos cães tratados respondem clinicamente, mas não é possível eliminar a *Leishmania* do corpo com medicamentos.[246,251,256-263] A combinação de antimônio e alopurinol foi mais efetiva no tratamento do que a administração de qualquer um dos fármacos de forma isolada.[257,264] Como os antimoniais não estão tão disponíveis nos EUA, os cães infectados podem ser inicialmente tratados com alopurinol, marbofloxacino ou anfotericina B lipossomal.[247,260,262] O prognóstico é variável, e em muitos animais submetidos à monoterapia ocorre recidiva.

Evitar o contato com flebotomíneos infectados é o único meio de prevenção.[265-267] Em áreas endêmicas, os proprietários de animais de companhia devem abrigá-los durante a noite, eliminar criadouros de flebotomíneos e utilizar repelente de insetos.[266,267] Em alguns países há disponibilidade de vacina.[268,269] Os cães Foxhound e de outras raças criados em áreas endêmicas para serem usados como potenciais doadores de sangue devem ser submetidos a teste sorológico ou PCR em amostra de sangue.[227,270] O principal risco zoonótico da leishmaniose canina envolve cães que atuam como hospedeiros reservatórios para o microrganismo. É improvável que o contato direto com amastigotas presentes em lesões fistulares resulte em infecção humana. Em um estudo nos EUA, nenhuma das 185 pessoas com potencial exposição a cães Foxhound infectados apresentou evidência de infecção.[221]

### Tripanossomíase

A infecção de mamíferos por *Trypanosoma cruzi* é diagnosticada principalmente nas Américas.[271-281] Mamíferos contaminados que atuam como reservatórios – cães, gatos, guaxinins, gambás ou tatus – e vetores – percevejos reduvídeos ou percevejos sugadores – são encontrados nos EUA, mas infecções clínicas em cães ou pessoas não são relatadas com frequência. Isso pode estar relacionado com as diferenças no comportamento do vetor e nos padrões de saneamento nos EUA. Uma série de estudos avaliou os fatores de risco para tripanossomíase.[277-281] Visto que cães e gatos podem atuar como reservatórios, o alojamento desses animais separadamente dos dormitórios de pessoas e a redução de sua exposição aos insetos triatomíneos reduzem muito o risco de transmissão.[279] Ao que parece, pode ocorrer transmissão congênita em cães, como acontece em humanos.[282]

O microrganismo deve constar na lista de diagnósticos diferenciais de cães com cardiomiopatia, distúrbios de condução, arritmia ventricular e arritmia supraventricular que habitam áreas endêmicas (ver Capítulo 252).[271,283-291] Às vezes pode ocorrer paralisia de laringe e doença neurológica. As anormalidades laboratoriais incluem linfocitose e aumento das atividades de enzimas hepáticas e de creatinoquinase. Os achados radiográficos de tórax e abdome, bem como os ecocardiográficos, são compatíveis com cardiopatia e insuficiência cardíaca, mas não são específicos para tripanossomíase. Os principais achados no eletrocardiograma (ECG) são contrações ventriculares prematuras, bloqueio cardíaco e inversão da onda T (ver Capítulo 248).

O diagnóstico definitivo é baseado na detecção do microrganismo. A forma tripomastigota (1 flagelo, 15 a 20 micrômetros de comprimento) pode ser vista durante a fase aguda da doença, em esfregaço sanguíneo espesso ou de leucócitos, corado com o corante de Giemsa ou de Wright (ver Tabela 221.1). O microrganismo às vezes é detectado em aspirado de linfonodo ou em efusão abdominal. O exame histopatológico do tecido cardíaco pode revelar amastigotas (1,5 a 4 micrômetros). Os tripomastigotas também podem ser cultivados pelo sangue ou por bioensaio em camundongos. Em casos relatados na América do Norte, houve correlação entre o resultado de teste sorológico positivo e a infecção.[292-294] No entanto, em alguns exames, pode haver reação cruzada no soro com anticorpos contra alguns microrganismos causadores de doenças e transmitidos por vetores.[248] O PCR também pode ser usado para amplificar o DNA de *T. cruzi* em amostras de líquidos ou tecidos.[278,291] *Trypanosoma caninum* é um microrganismo relacionado, mas não patogênico, que pode ser cultivado ou amplificado por meio de PCR em amostra de pele de cães em algumas regiões do Brasil.[295]

Não há medicamento aprovado para o tratamento de infecção por *T. cruzi* nos EUA, mas um estudo recente de alopurinol em um modelo de camundongo com infecção experimental demonstrou uma resposta terapêutica positiva.[296] O ravuconazol mostrou ser seguro em um modelo experimental de cão, suprimindo a infecção por *T. cruzi* e diminuindo a inflamação cardíaca.[297] A administração de benznidazol suprimiu temporariamente a infecção por *T. cruzi* em cães, porém não evitou o desenvolvimento de cardiomiopatia.[298] O fornecimento de 20 mg de sinvastatina/cão diminuiu a manifestação cardíaca nem as concentrações séricas de interferona-gama (IFN-gama) e do fator de necrose tumoral alfa (TNFα), melhorando os parâmetros cardíacos, em um modelo experimental de cão infectado por *T. cruzi*.[299] A terapia com glicocorticoide pode aumentar a sobrevida de cães infectados. Deve-se instituir o tratamento de arritmia (ver Capítulo 248) ou insuficiência cardíaca (ver Capítulo 247), conforme necessário.

Os cães que habitam áreas endêmicas devem ser mantidos longe de outros hospedeiros reservatórios, como gambás, e não devem ser alimentados com carne crua. O controle de vetores é o principal meio de prevenção.[300-302] Em áreas endêmicas, potenciais doadores de sangue devem ser submetidos a teste sorológico. Cães infectados podem atuar como reservatório de *T. cruzi* para os vetores, e o sangue de cães infectados pode contaminar pessoas. A pesquisa de uma vacina contra o *T. cruzi* é promissora.[303-305]

## Piroplasmida

### Babesiose

Várias espécies de *Babesia* infectam cães em todo o mundo.[306-323] *Babesia canis* pode ser subgenotipada por PCR, e os vários genótipos diferem quanto à distribuição geográfica e ao potencial de indução de doenças.[307-310] Os subgenótipos de *Babesia canis* estão presentes em todos os continentes. *Babesia rossi* é transmitida por *Haemaphysalis leachi* e a mais patogênica. *Babesia canis* é transmitida por *Dermacentor reticulatus* e moderadamente patogênica. *Babesia vogeli* ocorre nos EUA, é a menos patogênica e transmitida por *Rhipicephalus sanguineus*. Uma grande e diferente espécie de *Babesia* e *B. conradae* também infecta cães nos EUA.[312-314]

*Babesia gibsoni* infecta cães na maioria dos países, e os microrganismos diferem em função das regiões.[315-325] Nos EUA, o vetor de *B. gibsoni* é desconhecido, mas sabe-se que é ela transmitida por mordida, sendo comum em cães da raça Pit Bull Terrier americano.[319,320,324] *Babesia* spp. também pode ser transmitida por transfusão de sangue.[325]

Nenhuma *Babesia* spp. que infecta gatos – *B. cati* (Índia), *B. felis* (África do Sul e Sudão), *B. herpailuri* (América do Sul e África) ou *B. pantherae* (Quênia) – é encontrada nos EUA. No entanto, o DNA de *B. vogeli* foi amplificado no sangue de gatos no Brasil, país com alta taxa de prevalência de *R. sanguineus*.[311]

Embora *Babesia* spp. possa estar associada a muitos sinais clínicos de doença e anormalidades laboratoriais em cães nos EUA,[306,316,321,323,326-331] as infecções subclínicas por *Babesia* spp. são mais comuns.[322,332] Após a infecção por cepas patogênicas de *B. canis*, *B. conradae* ou *B. gibsoni*, o período de incubação varia de vários dias a semanas. O grau de parasitemia varia de acordo com o microrganismo em questão, mas a parasitemia pode ser detectada transitoriamente em alguns cães logo no primeiro dia de infecção.[306,326] Em alguns cães infectados, a replicação intracelular em hemácias (He) resulta em anemia hemolítica intravascular (ver Capítulo 198). Reações imunomediadas contra o parasita ou autoantígenos alterados agravam a anemia hemolítica e muitas vezes resultam em teste de Coombs positivo. A gravidade da doença depende da espécie e da cepa de *Babesia*, bem como da condição imune do hospedeiro. Pode haver infecção subclínica crônica. Infecções concomitantes, como por *Bartonella* spp., podem aumentar o potencial patogênico.[328,331] As manifestações clínicas são aquelas de anemia aguda e incluem febre, palidez de membranas mucosas, taquicardia, taquipneia, depressão, anorexia e fraqueza. Em alguns cães, notam-se icterícia, petéquias hemorrágicas, azotemia e hepatoesplenomegalia, dependendo do estágio da infecção e da coagulação intravascular disseminada (DIC). A administração de glicocorticoides ou a esplenectomia pode ativar a doença crônica. Anormalidades laboratoriais comuns incluem anemia regenerativa, hiperbilirrubinemia, bilirrubinúria, hemoglobinúria, trombocitopenia, acidose metabólica, azotemia, gamopatia policlonal e cilindros renais.[306,321,326]

O diagnóstico presuntivo de babesiose clínica pode ser baseado em informações do histórico clínico, achados de exame físico, resultados de testes e sorologia positiva. Muitos cães são soropositivos, mas clinicamente normais. Portanto, a sorologia, por si só, não pode ser usada para obter o diagnóstico definitivo.[306,326,327] A constatação de títulos crescentes de anticorpos em 2 a 3 semanas é compatível com babesiose recente ou ativa. O diagnóstico definitivo é baseado na detecção do microrganismo em hemácias, em esfregaço sanguíneo delgado corado com corante de Wright ou de Giemsa. *Babesia vogeli* e *B. canis* são normalmente vistas como corpúsculos piriformes emparelhados medindo 2,4 × 5 micrômetros. *Babesia gibsoni* quase sempre se apresenta como corpúsculos anelares únicos medindo 1,0 × 3,2 micrômetros (ver Tabela 221.1). Hoje, há disponibilidade no mercado de testes PCR para *Babesia* spp., que podem ser usados para documentar a presença de microrganismos, porém os resultados positivos nem sempre se correlacionam com a doença clínica.[333-335]

Cuidados de suporte, como transfusões de sangue (ver Capítulo 130), devem ser instituídos conforme indicado. Vários medicamentos – aceturato de diminazeno, fenamidina, isetionato de pentamidina, parvaquona, atovaquona e niridazol – foram usados na tentativa de tratar diferentes infecções por *Babesia* spp.[314,336-343] Nos EUA, cães com suspeita de doença clínica causada por *B. canis*, em geral, respondem ao tratamento com duas doses de 5 a 6,6 mg de dipropionato de imidocarb/kg SC ou IM, com 14 dias de intervalo, ou dose única de 7,5 mg/kg SC ou IM.[326,336] Os efeitos adversos incluem salivação transitória, diarreia, dispneia, lacrimejamento e depressão. O imidocarb não é tão efetivo no tratamento da infecção por *B. gibsoni*. Nos EUA, cães com suspeita de doença clínica causada por *B. gibsoni* ou *B. conradae* costumam responder ao tratamento com azitromicina (10 mg/kg/24 h VO, durante no mínimo 10 dias) combinada com atovaquona (13,3 mg/kg/8 h VO, durante no mínimo 10 dias). Se esses fármacos não estiverem disponíveis, há relato de que a combinação de doxiciclina (7 a 10 mg/kg/12 h), enrofloxacino (2 a 2,5 mg/kg/12 h) e metronidazol (5 a 15 mg/kg/12 h), durante 6 semanas, teve 85,7% de eficácia em um estudo em Taiwan,[343] no qual a adição de diminazeno não melhorou a taxa de resposta terapêutica.[343] A administração de 12,5 mg de clindamicina/kg/12 h VO, durante pelo menos 10 dias, pode controlar os sinais clínicos.[339] No entanto, é improvável que o tratamento da infecção por *Babesia* spp. elimine a condição de portador.[338] Como não há medicamentos disponíveis que eliminem efetivamente a infecção, o tratamento de cães saudáveis e soropositivos provavelmente não é benéfico, sendo a prevenção da infecção de extrema importância. Além disso, como não é possível eliminar a infecção, o monitoramento do título de anticorpos ou de PCR pode ser de benefício mínimo.[344] Ao que tudo indica, o monitoramento das anormalidades clínicas e laboratoriais é de grande importância. Por exemplo, após o tratamento, a proteinúria associada à babesiose pode diminuir.[330]

Deve-se realizar o controle de carrapatos, se possível (ver Capítulo 163).[345-348] Se for difícil controlá-los em um canil infectado por *B. canis* ou *B. vogeli*, uma dose de 7,5 mg de imidocarb/kg IM pode eliminar a condição de portador. Brigas entre cães devem ser evitadas. Naqueles previamente infectados, devem-se evitar drogas imunossupressoras e esplenectomia. Raças de alto risco (Greyhound, American Pit Bull Terrier) e cães que habitam áreas endêmicas que serão usados como doadores de sangue devem ser avaliados quanto à infecção por meio de PCR ou triagem sorológica. Os que testarem positivo, precisam ser excluídos do programa.[270] Vacinas contra *B. canis* foram avaliadas em alguns países.[349] Atualmente, não há evidências de que *Babesia* spp. que infecta cães e gatos possa causar doenças em humanos.

### Citauxzoonose

*Cytauxzoon felis* infecta gatos, pumas e linces em muitas regiões dos EUA, sendo por vezes constatado em gatos na Europa.[350-368] Em um estudo com 961 gatos na Flórida, na Carolina do Norte e no Tennessee, a taxa de prevalência foi de 0,3%.[355] Quando descoberta pela primeira vez, a infecção por *C. felis* era considerada uniformemente fatal. Hoje, parece que há cepas menos virulentas, e muitos gatos sobrevivem à infecção, permanecendo portadores subclínicos.[355-358,361,366] Linces e pumas, em geral, apresentam infecção subclínica, e cerca de 50% das cepas avaliadas eram idênticas às de gatos domésticos – as demais, únicas.[367] O microrganismo pode ser transmitido experimentalmente de linces infectados para gatos domésticos por *Dermacentor variabilis*. A doença clínica ocorre após um período de incubação de 5 a 20 dias.[368] No entanto, *Amblyomma americanum* também é um vetor competente e, com base na distribuição de casos nos EUA, o mais provável para gatos.[350,353] A infecção perinatal de filhotes parece ser improvável.[354]

Os macrófagos infectados por *Cytauxzoon felis* revestem o lúmen das veias por todo o corpo, enquanto os merozoítos liberados dos macrófagos infectam os eritrócitos. A doença clínica resulta da obstrução do fluxo sanguíneo aos tecidos por infiltrados mononucleares e da anemia hemolítica. Alguns gatos contaminados desenvolvem anormalidades de coagulação. Em um estudo, os felinos que morreram apresentavam maiores concentrações de fator de necrose tumoral-alfa e interleucina-1 beta, sugerindo um componente imunopatogênico para a doença.[369,370]

A maioria dos casos de citauxzoonose ocorre em gatos que vivem em áreas arborizadas que albergam carrapatos.[350,352] Febre, anorexia, dispneia, depressão, icterícia, palidez de membranas mucosas e morte são os achados clínicos mais comuns.[350,351,371] O principal diagnóstico diferencial é hemoplasmose (ver Capítulo 219). Carrapatos geralmente não são detectados em gatos infectados. Suspeita-se de citauxzoonose em gatos com anemia regenerativa e leucocitose por neutrofilia. Alguns apresentam trombocitopenia. Hemoglobinemia, hemoglobinúria, bilirrubinemia e bilirrubinúria são incomuns. O diagnóstico *antemortem* é baseado na demonstração da fase eritrocítica em esfregaços sanguíneos delgados corados com o corante de Wright ou de Giemsa. Os macrófagos infectados podem ser detectados no exame citológico de medula óssea, baço, fígado ou aspirado de linfonodo.

O microrganismo é facilmente identificado no exame histológico da maioria dos órgãos. O teste sorológico não está disponível no mercado, mas o PCR pode ser usado para amplificar o DNA do microrganismo em amostras de sangue, de aspirados ou de tecidos.[350,372]

Os cuidados de suporte devem ser instituídos, conforme indicados. No entanto, o estresse pode induzir à morte de gatos com doença clínica, portanto as manipulações devem mínimas. A administração de atovaquona (15 mg/kg/8 h VO) e azitromicina (10 mg/kg/24 h VO) é o protocolo de tratamento preferido. Em um estudo, 14 de 22 gatos sobreviveram.[373,374] A terapia com diminazeno ou imidocarb é menos efetiva do que esse protocolo.[375,376] Os carrapatos devem ser controlados, e os gatos que habitam áreas endêmicas devem ser alojados durante os períodos de pico de atividade dos carrapatos. O uso de coleira impregnada com imidacloprida 10%/flumetrina 4,5% (Seresto, Bayer), que repele carrapatos, mostrou-se efetivo em um estudo.[377] Essa coleira foi aceita, sem efeitos colaterais significativos, por cerca de 95% dos gatos pertencentes a estudantes de veterinária ou funcionários de um hospital universitário.[378] A pesquisa de vacinas está em andamento. *Cytauxzoon felis* não é considerado zoonótico.[379]

## REFERÊNCIAS BIBLIOGRÁFICAS

*As referências bibliográficas deste capítulo se encontram online no Ambiente de Aprendizagem.*

# DOENÇAS VIRAIS

## CAPÍTULO 222

# Infecção pelo Vírus da Imunodeficiência Felina

Julia A. Beatty

A infecção pelo vírus da imunodeficiência felina (FIV) é comum em gatos domésticos em todo o mundo. A transmissão ocorre principalmente durante brigas em encontros territoriais agressivos e resulta em infecção vitalícia. Embora as consequências imunológicas pareçam muito com as observadas em humanos infectados pelo vírus da imunodeficiência humana (HIV), a manifestação clínica é discreta ou inaparente. Em gatos que sucumbem a doenças associadas ao FIV, não são constatados sintomas patognomônicos, de modo que atribuir relevância clínica à infecção por FIV em um gato individual é um desafio. A investigação diagnóstica de doentes infectados pelo FIV muitas vezes revela problemas específicos e tratáveis. Os testes de triagem detectam anticorpos circulantes contra o vírus. Dependendo das circunstâncias, exames sorológicos adicionais ou moleculares podem ajudar a determinar a verdadeira condição da infecção em gatos. O confinamento dos não infectados é a forma mais efetiva de prevenção. O FIV não apresenta risco zoonótico conhecido.

## ETIOLOGIA E EPIDEMIOLOGIA

O FIV pertence à família Retroviridae, subfamília Orthoretrovirinae, gênero *Lentivirus*, compreendendo um amplo grupo de vírus intimamente relacionados, endêmicos em gatos domésticos e outros carnívoros, como leões, leopardos e hienas pintadas.[1,2] Anticorpos contra FIV são detectados em populações de gatos domésticos em todo o globo terrestre. A soroprevalência varia de < 5 a > 30%, dependendo da região e da população testada.[3] Os fatores de risco para infecção por FIV incluem idade, sexo, ambiente, raça e condição de saúde. Gatos adultos, machos, sem raça definida, mestiços e com doença de alto risco são mais propensos (Tabela 222.1).[4-6] Em estudos epidemiológicos, notou-se que a idade média dos gatos infectados com FIV varia de 5 a 6 anos.[7]

O FIV é transmitido por inoculação direta de saliva ou sangue durante a briga.[4,14] Outras vias de transmissão são de menor importância epidemiológica. Em famílias estáveis, a transmissão horizontal de FIV entre gatos é rara, em nítido contraste com o principal patógeno retroviral, o vírus da leucemia felina (FeLV; ver Capítulo 223), que se propaga rapidamente entre os companheiros da casa.[7,15,16] A transmissão vertical ou perinatal de FIV no campo é documentada com pouca frequência, conquanto a infecção primária em fêmeas durante a prenhez possa aumentar o risco de transmissão.[16-19] A transmissão sexual natural do FIV não está documentada.

Em hospitais veterinários, nenhuma precaução especial, além daquelas adotadas para qualquer paciente felino, é necessária para lidar com gatos infectados pelo FIV. O vírus excretado é rapidamente inativado pelo ressecamento e por procedimentos de limpeza, e uma desinfecção de rotina para prevenir a propagação de herpes-vírus felino-1 (FHV-1), calicivírus felino (FCV) e vírus da panleucopenia felina (FPV) (ver Capítulos 225 e 229) elimina qualquer risco residual de contaminação ambiental. A infecção hospitalar por FIV é quase impossível, a menos que haja inoculação parenteral de sangue ou saliva contaminada de um gato infectado por FIV. Felinos doadores de sangue devem ser comprovadamente livres da infecção, uma vez que a transmissão iatrogênica por essa via é inevitável.[20] Gatos não devem ser alojados em isolamento apenas com base em sua condição de contaminação, pois isso coloca em risco os potencialmente imunossuprimidos.

**Tabela 222.1** Fatores de risco para a infecção por vírus da imunodeficiência felina.

| FATORES | ALTO RISCO | BAIXO RISCO |
|---|---|---|
| Sexo | Macho | Fêmea |
| Castração | Não castrado | Castrado |
| Raça | Mestiço | Raça pura |
| Ambiente | Andam livremente | Confinamento |
| Condição de saúde | Doente | Saudável |
| Idade | Adulto | Jovem |

As cepas de FIV são altamente específicas ao hospedeiro. A transmissão entre espécies, mesmo entre hospedeiros carnívoros, é rara.[21] Um grupo de pesquisadores demonstrou infecção produtiva em células humanas *in vitro* e experimental de primatas não humanos com FIV.[22,23] Os donos de gatos devem ser informados de que o risco zoonótico do FIV é mínimo. Uma pesquisa sorológica em veterinários com exposição ocupacional não constatou evidência de infecção por FIV, e o receptor CD134 humano não permite a entrada do vírus na célula.[24,25] No entanto, pacientes humanos imunossuprimidos, como aqueles que receberam transplante, devem evitar o contato com gatos infectados por FIV ou adotar rigorosas medidas de higiene para evitar possível exposição a patógenos oportunistas compartilhados.

## PATOGÊNESE

Em geral, podem-se considerar três estágios de progressão da infecção por FIV: inicial transitório, assintomático crônico e segundo estágio terminal (Figura 222.1). Em contraste com o HIV, em que sem tratamento antirretroviral os pacientes progridem de estágios clínicos previsíveis e bem caracterizados até o de síndrome da imunodeficiência adquirida terminal (AIDS), as consequências da infecção por FIV são imprevisíveis.[5,26,27] Um grande número de gatos infectados permanece livre de doenças relevantes e apresenta expectativa de vida normal.[15,27-29]

Veja a versão digital para mais informações sobre este tópico.

## SINAIS CLÍNICOS

Todos os gatos infectados por FIV devem ser considerados em risco de disfunção imune, que pode se manifestar como deficiência imunológica ou doença imunomediada. Felinos contaminados, mas saudáveis, devem ser examinados com cuidado, de modo que até problemas aparentemente menores devem ser investigados a fundo. A disfunção imunológica pode se manifestar clinicamente como infecções bacterianas, virais ou protozoárias atípicas e refratárias e parasitoses (Figuras 222.2 a 222.6). Há relatos de infecção respiratória, piodermite bacteriana, demodicose generalizada, micobacteriose, varíola bovina disseminada, criptococose pulmonar e infecção por vermes pulmonares.[4,50-52] Citopenias persistentes, em particular neutropenia ou linfopenia, são descritas na infecção avançada causada pelo FIV,[27,53-55] que está associada à gengivoestomatite crônica felina (FCGS), uma condição dolorosa e debilitante que pode influenciar muito a qualidade de vida do paciente (Figura 222.7).[56]

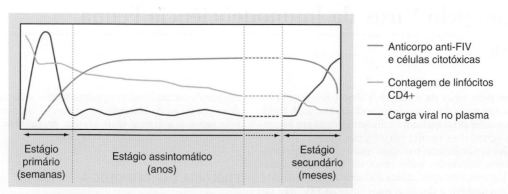

**Figura 222.1** Curso da infecção causada pelo vírus da imunodeficiência felina (FIV). Após a contaminação, ocorre uma "explosão" inicial de replicação do vírus, o que pode ser acompanhado de um estágio primário de doença transitório e inespecífico. Potentes respostas imunes celulares e humorais reduzem drasticamente a carga viral no plasma, mas não conseguem eliminar a infecção. Inicia-se o estágio assintomático. Uma diminuição na quantidade de linfócitos CD4+, o principal alvo da infecção por FIV, ocorre precocemente e progride ao longo da infecção. Depois de vários anos, em uma minoria de gatos, os tecidos linfoides se esgotam, a imunidade antiviral diminui e a carga viral no plasma aumenta novamente. A doença de segundo estágio é caracterizada por sinais clínicos de disfunção imune, linfoma, fraqueza inexplicável ou sintomas neurológicos. (*Esta figura se encontra reproduzida, em cores, no Encarte.*)

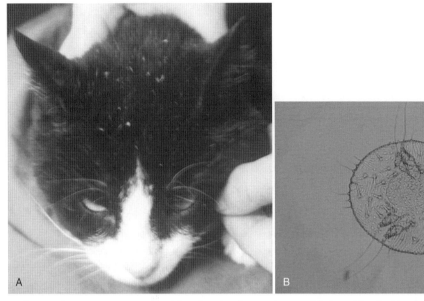

**Figura 222.2** Infestação de *Sarcoptes* em um gato adulto infectado pelo vírus da imunodeficiência felina (FIV) levado à consulta por apresentar (**A**) descamação não pruriginosa na cabeça e (**B**) numerosos ácaros ativos. Os sintomas regrediram, e não havia ácaro no raspado de pele em 1 semana de tratamento com ivermectina.

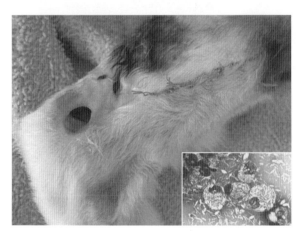

**Figura 222.3** Infecção por *Mycobacterium lepraemurium* causando ferida que não cicatriza em um gato de 12 anos, em segundo estágio da infecção pelo vírus da imunodeficiência felina (FIV). *Detalhe*: o exame citológico do aspirado com agulha fina mostrou vários bacilos intracelulares com coloração negativa. Wright-Giemsa modificado. (Cortesia da Professora Vanessa Barrs.) (*Esta figura se encontra reproduzida, em cores, no Encarte.*)

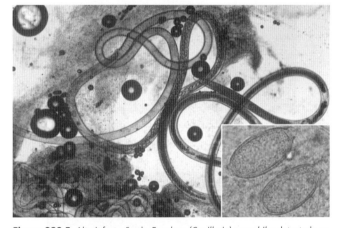

**Figura 222.5** Alta infestação de *Eucoleus (Capillaria) aerophilus* detectada no líquido de lavado broncoalveolar de um gato adulto no segundo estágio da infecção pelo vírus da imunodeficiência felina (FIV). No destaque, notam-se ovos característicos. (Cortesia Professora Vanessa Barrs.)

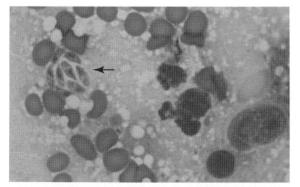

**Figura 222.4** Exame citológico de *imprint* de fígado de um gato castrado infectado pelo vírus da imunodeficiência felina (FIV), macho, com 9 anos, à procura de hepatopatia. Os taquizoítos de *T. gondii* (seta) são circundados por hemácias. Wright-Giemsa modificado. (*Esta figura se encontra reproduzida, em cores, no Encarte.*)

O risco de linfoma aumenta em 5 a 6 vezes na infecção por FIV,[59] o que é pouco, em comparação com um 60 vezes maior na contaminação por FeLV. Os linfomas associados ao FIV costumam ser tumores de linfócitos B extranodais de alto grau, semelhantes ao linfoma difuso de grandes linfócitos B associado ao HIV (Figura 222.8).

No segundo estágio da doença, pode ocorrer grave perda de peso inexplicável (Figura 222.9). Essa manifestação se assemelha à "síndrome do definhamento", uma condição que define a AIDS na infecção pelo HIV, indicando perda de peso de 10% ou mais em 30 dias, sem nenhuma causa identificável além da contaminação.

A neuropatologia associada ao FIV foi estudada extensivamente como um modelo experimental para doenças neurodegenerativas na infecção pelo HIV.[66-68] A incidência de sinais neurológicos que acompanham a infecção natural pelo FIV é desconhecida.

# 980   SEÇÃO 13 • Doenças Infecciosas

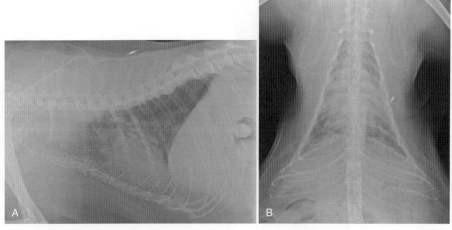

**Figura 222.6** Criptococose pulmonar em um Gato Doméstico de Pelo Curto de 9 anos, castrado, levado à consulta por apresentar tosse crônica. As radiografias lateral (**A**) e ventrodorsal (**B**) do tórax mostram um padrão pulmonar misto generalizado, predominantemente broncointersticial. Isolou-se *Cryptococcus neoformans* do líquido do lavado broncoalveolar (LBA). Nenhum fungo foi detectado no exame citológico do LBA.

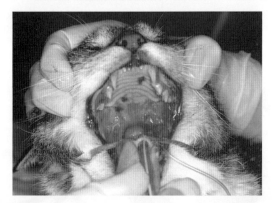

**Figura 222.7** Gengivoestomatite com comprometimento acentuado da cavidade oral caudal. (*Esta figura se encontra reproduzida, em cores, no Encarte.*)

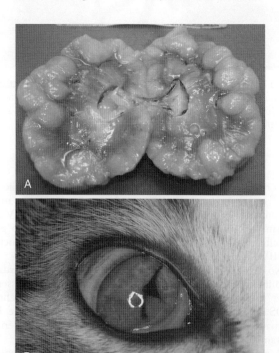

**Figura 222.8** Linfoma envolvendo sítios extranodais de dois gatos infectados com vírus da imunodeficiência felina (FIV). **A.** Linfoma renal. **B.** Linfoma intraocular. (*Esta figura se encontra reproduzida, em cores, no Encarte.*)

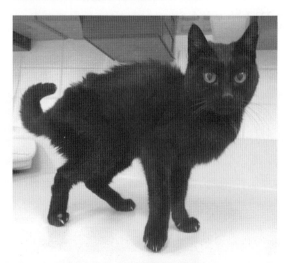

**Figura 222.9** Definhamento inexplicável grave no segundo estágio da infecção pelo vírus da imunodeficiência felina (FIV).

## DIAGNÓSTICO

Gatos infectados por FIV devem ser identificados para otimizar os cuidados de saúde individuais e prevenir novas infecções. O ideal é que seja conhecido o estado atual do retrovírus em todos os animais. As prioridades para o teste de FIV incluem animais errantes, doentes, que apresentam ferimentos causados por briga, doadores de sangue, adultos realojados, filhotes de gatas infectadas por FIV e qualquer um antes da vacinação contra FIV (Figura 222.10).[73,74]

Os testes para diagnóstico de FIV disponíveis no mercado detectam anticorpos anti-FIV por meio de exame sorológico ou de ácido nucleico viral em PCR. Não há teste para isolamento do vírus de células mononucleares do sangue periférico disponível, sendo o sorológico o de primeira linha. O FIV causa infecção persistente, portanto o anticorpo é um marcador de infecção. Os *kits* projetados para uso em clínicas detectam anticorpos no plasma, no soro ou em sangue total com um ensaio imunoenzimático ou tecnologias de imunomigração rápida. Os antígenos usados variam em função dos fabricantes e incluem p15, p24 e gp41. A sensibilidade e a especificidade diagnóstica dos *kits* de uso em clínicas foram comparadas ao usar 536 amostras de soro selecionadas aleatoriamente.[75] O teste *Western blot*, confirmatório, foi feito em amostras positivas e em uma seleção aleatória de amostras negativas. Seis dos sete *kits* tiveram sensibilidades

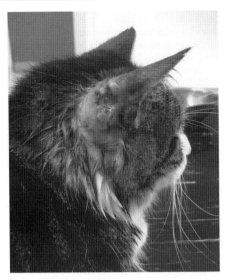

**Figura 222.10** Recomenda-se teste sorológico para vírus da imunodeficiência felina (FIV) em gatos que apresentam ferimento causado por briga. Se o teste for negativo, deve-se repetir 60 dias depois.

diagnósticas > 92% e especificidades > 99%. A interpretação dos resultados dos testes sorológicos de triagem requer avaliação concomitante aos achados clínicos do gato individual para saber se há indicação de repetição do sorológico ou do PCR e em que momento (Figura 222.11).

Os testes moleculares têm como alvo o DNA do provírus e alguns também detectam o RNA viral no plasma. Os dados para avaliar o desempenho dos testes PCR para FIV são limitados, e constatou-se variação no desempenho dos laboratórios.[76] Para os testes PCR disponíveis no mercado, verificou-se que a sensibilidade diagnóstica é 5 a 15% menor do que a do teste sorológico e que a especificidade era semelhante à sorologia.[77-79] A variabilidade entre os isolados provavelmente contribui para a menor sensibilidade do PCR, pois os *primers* podem não detectar todos os isolados de campo. Baixa carga de provírus ou vírus, baixa qualidade da amostra e problemas técnicos também podem contribuir. Em alguns casos, recomenda-se PCR para FIV como um complemento da sorologia, a fim de determinar a verdadeira condição da infecção por FIV em gatos. O PCR não é indicado como teste de triagem para FIV.

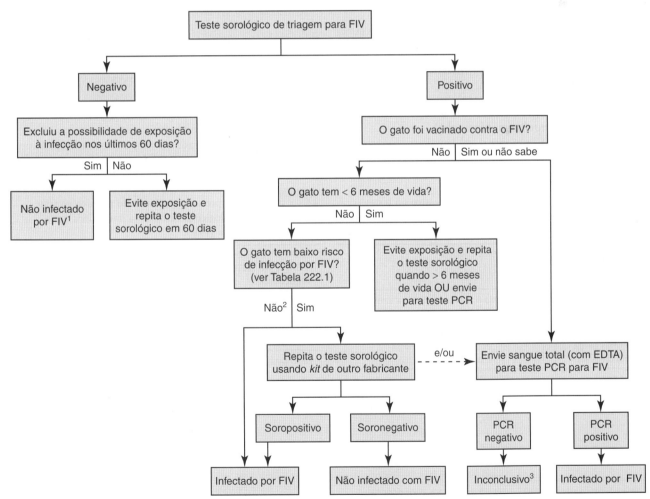

**Figura 222.11** Determinação da infecção pelo vírus da imunodeficiência felina (FIV) usando teste sorológico e PCR. Nenhum é 100% preciso. A condição de infecção derivada desse algoritmo fornece um diagnóstico de trabalho.[1] Resultados de exame sorológico falso-negativo são raros. Em gatos de alto risco, pode-se considerar a confirmação do resultado mediante a repetição do teste, de preferência usando *kit* de outro fabricante. Não há necessidade de espera para repetir a sorologia. Raramente, gatos com infecção por FIV avançada podem ser soronegativos, de modo que se deve levar em consideração os achados clínicos.[2] Em felinos de alto risco, pode-se repetir o teste sorológico sem necessidade de espera; porém, um exame positivo em gato de alto risco tem grande probabilidade de indicar infecção.[3] Nesse cenário, ele pode não estar infectado ou estar infectado com uma variante de FIV não detectada no PCR, ou a carga de FIV pode estar abaixo do limite de detecção. Nota: Por ocasião da redação deste artigo, havia disponibilidade de novos dados sobre testes sorológicos ambulatoriais. O leitor deve consultar a seção sobre diagnóstico.

### Interpretação do teste sorológico para vírus da imunodeficiência felina

Os resultados negativos no teste sorológico geralmente são confiáveis porque a sensibilidade é alta (Tabela 222.2). Mesmo em gatos com alto risco de infecção por FIV, a probabilidade de resultado falso-negativo é baixa. O tempo até a soroconversão depois da infecção natural é variável e pode ser longo. Um gato soronegativo que pode ter sido exposto recentemente deve ser isolado daqueles infectados com FIV, ou com condição da infecção por FIV desconhecida, e testados novamente após 60 dias.

Aplicam-se as seguintes considerações ao interpretar os resultados positivos no teste sorológico de um gato, individualmente (Tabela 222.3).

### Gatos com baixo risco de infecção

A possibilidade de um resultado positivo ser falso-positivo é maior em gatos com baixo risco de infecção, porque o valor preditivo positivo do teste é baixo. A razão para isso é que, em gatos de grupo de baixo risco, a prevalência de FIV nessa população (de baixo risco) se aproxima da frequência esperada de falso-positivos. Portanto, para cada resultado positivo no teste obtido em gatos de baixo risco, há maior chance de que o resultado seja falso-positivo.

### Anticorpos contra vírus da imunodeficiência felina maternos

Os anticorpos absorvidos do colostro de gatas vacinadas e infectadas pode gerar resultado falso-positivo em filhotes. Os anticorpos anti-FIV de origem materna podem persistir por meses. Os gatos jovens com resultados positivos na sorologia devem ser testados novamente após 6 meses.

### Vacinação prévia com Fel-O-Vax vírus da imunodeficiência felina (Boehringer Ingelheim, Alemanha)

Uma vacina contra FIV está disponível em alguns países, como EUA, Canadá, Austrália, Nova Zelândia e Japão. Em gatos vacinados, ocorre soroconversão, o que requer que os anticorpos anti-FIV induzidos pela vacinação sejam diferenciados da resposta sorológica à infecção natural. No teste *Western blot*, foram detectados anticorpos induzidos pela vacina para todas as principais proteínas do vírus,[80] os quais também são detectados por testes sorológicos de uso ambulatorial. Por muitos anos, isso dificultou determinar se gatos soropositivos eram vacinados e/ou infectados.[81] Todavia, em estudo recente com gatos vacinados (n = 119) e não vacinados (n = 239), constatou-se que dois *kits* de uso ambulatorial – Witness FeLV/FIV (Zoetis Animal Health, França) e Anigen Rapid FIV/FeLV (BioNote, Coreia) – detectaram infecção com precisão, não obstante a condição de vacinação.[82] Entretanto, em um estudo prospectivo de 19 filhotes utilizando um desses testes (Witness FeLV/FIV), foram detectados anticorpos transitórios induzidos por vacina em quase metade dos animais vacinados.[83] Espera-se um esclarecimento adicional sobre a utilidade dos *kits* de uso ambulatorial de diferentes fabricantes para a detecção da real condição da infecção. A confiabilidade de um resultado negativo no teste sorológico não é alterada pela vacina contra FIV.

O PCR pode ser usado junto com o teste sorológico para auxiliar na determinação da verdadeira condição da infecção de gatos soropositivos que podem ter sido vacinados contra FIV, daqueles soropositivos com menos de 6 meses de vida e dos soronegativos recentemente expostos ao FIV. Depois da exposição experimental, o PCR pode detectar o RNA viral em 1 a 2 semanas e o DNA do vírus em 3, contudo as diferentes cepas do vírus, a dose de inóculo e a sensibilidade do teste implicam dificuldade na previsão de quanto tempo após a exposição natural o PCR pode ser usado para identificar infecção por FIV. Resultado positivo no teste PCR indica que é quase certo que o gato está infectado, mas resultado negativo é inconclusivo.

## PROGNÓSTICO

Estudos controlados mencionam tempo de sobrevivência comparável entre gatos infectados com FIV e não infectados.[5,27-29,84] Em

**Tabela 222.2** Interpretação do resultado negativo no teste sorológico para vírus da imunodeficiência felina (FIV).

| INTERPRETAÇÃO DO RESULTADO NEGATIVO NO TESTE SOROLÓGICO | COMENTÁRIOS |
|---|---|
| O gato *não* está infectado com FIV | Essa é a explicação mais provável |
| O gato está infectado por FIV, mas ainda não ocorreu soroconversão | Se a exposição recente não for excluída, repita o teste sorológico em 60 dias |
| Falso-negativo | Isso é improvável, haja vista que a sensibilidade diagnóstica do teste é alta. Mas, quanto maior for o risco de infecção por FIV, maior será o de resultado falso-negativo. Se o gato for de um grupo de alto risco, a repetição da sorologia será opcional |
| Doença terminal relacionada com o FIV | Raramente gatos com doença terminal podem ser soronegativos, pois a produção de anticorpos contra FIV diminui ou o anticorpo formou um complexo<br>A infecção pode ser detectada em PCR |

PCR, reação em cadeia da polimerase.

**Tabela 222.3** Interpretação do resultado positivo no teste sorológico para vírus da imunodeficiência felina (FIV).

| INTERPRETAÇÃO DO RESULTADO POSITIVO NO TESTE SOROLÓGICO | COMENTÁRIOS |
|---|---|
| O gato está infectado com FIV | O anticorpo induzido pela infecção é um marcador de infecção por FIV, e não de recuperação da infecção |
| Falso-positivo | O valor preditivo positivo do teste sorológico é baixo em gatos de baixo risco de infecção por FIV. Se o gato for de um grupo de baixo risco, repita o teste usando um *kit* de outro fabricante ou realize um PCR |
| O gato NÃO está infectado, mas o teste sorológico está detectando anticorpos anti-FIV maternos | Anticorpos maternos podem persistir por meses<br>Se o gato tiver mais de 6 meses, repita o teste sorológico. Se isso não for possível, realize um PCR |
| O gato foi vacinado contra FIV | Em alguns testes sorológicos, os gatos vacinados com Fel-O-Vax FIV testam positivo[82,83] |

PCR, reação em cadeia da polimerase.

um estudo com quase 10 mil felinos domésticos testados para retrovírus, inclusive 1,1 mil soropositivos para FIV, verificou-se taxa de sobrevivência de 6 anos em 65%, em comparação com 90% para não infectados.[28] No mesmo estudo, excluindo as mortes nos primeiros 100 dias, a taxa de sobrevivência dos gatos infectados por FIV de 3 e 6 anos foi de 94 e 80%, respectivamente, em comparação com os animais do grupo-controle. Não há justificativa para a eutanásia de gatos saudáveis com base na condição de infecção por FIV. Lamentavelmente, essa prática ocorre.[29,85,86]

Embora um efeito negativo da infecção por FIV no tempo de sobrevivência seja mínimo ou inexistente, quando estudados grupos de gatos, o efeito do FIV na taxa de morbidade é potencialmente subestimado. A disfunção imune progressiva que acompanha a infecção por FIV indica que o clínico deve "aguardar pelo inesperado" em infectados por FIV, mesmo quando são considerados saudáveis.

## MANEJO

Para informações sobre o manejo de gatos infectados por FIV, na internet há diretrizes internacionais abrangentes elaboradas pela American Association of Feline Practitioners e pelo European Advisory Board on Cat Diseases.[87,88]

### Gatos saudáveis infectados por vírus da imunodeficiência felina

Os gatos infectados por FIV são fontes de novas infecções e devem ser impedidos de entrar em contato com não infectados. Isso significa confinar os infectados em casa ou em um recinto, individualmente ou com outros animais contaminados. Quando um gato criado em uma casa com vários outros é identificado com FIV, todos os demais devem ser testados. Se a moradia tiver uma população de felinos estável e fechada, os benefícios da segregação tardia podem ser pequenos, pois é improvável que o vírus se espalhe, ainda que os proprietários devam estar cientes dessa possibilidade.

Avaliações clínicas periódicas de gatos infectados por FIV a cada 6 meses facilitam a detecção precoce de quaisquer problemas de saúde emergentes. As evidências nas quais se baseiam as recomendações para a vacinação de gatos infectados por FIV contra FHV-1, FCV e FPV são limitadas.[89,90] Naqueles infectados, deve-se dar preferência por vacinas com vírus mortos, em vez de com vírus vivos modificados, por causa do risco de reversão para virulência dos vírus contidos nestas últimas em felinos com risco de imunossupressão (ver Capítulo 208).[91,92] A avaliação do risco individual orienta a frequência da vacinação e a escolha dos imunógenos.[92,93] O controle de ectoparasitas e endoparasitas, bem como a importância da profilaxia dentária e de uma dieta balanceada, deve ser enfatizado aos proprietários.

### Gatos doentes infectados por vírus da imunodeficiência felina

Na ausência de outros marcadores que possibilitem prever de forma confiável a progressão da doença, deve-se estabelecer o prognóstico para gatos infectados por FIV, individualmente, a despeito da condição de infecção. Muitos deles apresentam doenças passíveis de tratamento. O conhecimento de que um gato está infectado por FIV não é motivo para restringir a investigação, mas propicia informação para elaborar a lista de diagnósticos diferenciais e ajuda a orientar a investigação diagnóstica e a escolha do tratamento.

Quando há indicação de uso de antibióticos, a escolha desses medicamentos deve ser baseada nos resultados dos testes de sensibilidade antimicrobiana (antibiograma), em antibióticos bactericidas e nos protocolos de dosagem usados. Os clínicos devem estar vigilantes quanto às reações aos fármacos (ver Capítulo 169). Há relato de neutropenia grave induzida por medicamento após a administração de griseofulvina em gatos infectados por FIV.[94] Os glicocorticoides podem ser indicados para tratar problemas inflamatórios intercorrentes ou imunomediados que surgem em gatos infectados por FIV. Os glicocorticoides devem ser usados criteriosamente, apenas quando indicados, e os pacientes devem ser monitorados de maneira rigorosa.

Veja a versão digital para mais informações sobre este tópico.

## PREVENÇÃO

A maneira mais efetiva de prevenir a contaminação por FIV é confinar os gatos não infectados. Gatos soltos correm alto risco e representam fontes importantes de novas infecções. O confinamento dos infectados também é recomendado para prevenir outras contaminações. A disponibilidade de um ambiente apropriado, que evite perambulação, é efetiva não apenas na redução do risco de doenças infecciosas, mas também para traumatismos, fuga e caça.

Em alguns países, está disponível há mais de uma década uma vacina à base de células infectadas inativadas, a Fel-O-Vax FIV. Ela é atualmente categorizada, de acordo com as diretrizes internacionais de vacinação de gatos, como "não essencial".[92,93] Há duas razões principais pelas quais seu uso é controverso. O primeiro diz respeito à eficácia. A vacina contém os subtipos A e D, e, na maioria dos estudos publicados, tem bom desempenho. Foi demonstrada imunidade esterilizante contra cepas de FIV homólogas e heterólogas, inclusive do subtipo B.[114,115] Em estudos realizados pelos fabricantes da vacina, constatou-se taxa de prevenção de 80 a 100%, bem como proteção contra desafio por contato e duração da imunidade de 12 meses ou mais.[116,117] Em um único estudo independente, a vacina não induziu proteção contra o desafio com um isolado do subtipo A do vírus.[118] São esperados dados independentes adicionais sobre a eficácia da vacina no campo em diferentes regiões.

Uma segunda preocupação é que os gatos não infectados e vacinados apresentam resultado positivo em testes sorológicos para FIV.[81] Essa situação foi parcialmente resolvida com a introdução do PCR para FIV. No entanto, dados recentes mencionam que os testes sorológicos ambulatoriais para FIV de alguns fabricantes são capazes de predizer de forma confiável a infecção por FIV, independentemente do histórico de vacinação (ver o tópico Diagnóstico).[82] A disponibilidade de testes ou combinações de testes para diagnóstico da infecção por FIV que não são influenciados pela resposta sorológica à vacina provavelmente reduz a oposição à vacinação por FIV.[82,119,120]

## REFERÊNCIAS BIBLIOGRÁFICAS

*As referências bibliográficas deste capítulo se encontram online no Ambiente de Aprendizagem.*

# CAPÍTULO 223

## Infecção pelo Vírus da Leucemia Felina

Katrin Hartmann e Julie K. Levy

### CONSIDERAÇÕES GERAIS

O vírus da leucemia felina (FeLV) é um retrovírus presente em toda a população de gatos domésticos do mundo. A infecção está associada a uma variedade de doenças, como neoplasia, supressão da medula óssea e imunodeficiência. O RNA do FeLV sofre transcrição reversa em DNA nas células infectadas e as cópias de DNA (provírus) são inseridas aleatoriamente no genoma do hospedeiro. As divisões celulares resultam em células-filhas contendo esse provírus. O genoma viral codifica as principais proteínas *gag* (antígenos específicos de grupo), *pol* (transcriptase reversa) e *env* (envelope). Uma das proteínas *gag*, a p27, é abundante no plasma de gatos infectados e a base para testes de diagnóstico mais usados atualmente. A proteína do envelope gp70 define o subgrupo do vírus e é importante para induzir imunidade.

A prevalência de infecção progressiva por FeLV é semelhante no mundo todo: cerca de 1% dos gatos saudáveis e até 15% daqueles de alto risco e doentes estão infectados.[1,2] Os fatores de risco para infecção incluem doença primária, sexo masculino, idade adulta, acesso ao ambiente externo e aglomeração excessiva de felinos. Estilo de vida em domicílio e castração estão associados à baixa taxa de infecção.[1,3-5] Algumas doenças estão ligadas à alta prevalência, como linfoma (12,7%),[43] abscessos cutâneos e mordidas (8,8%) e inflamação bucal (7,3%).[6,7] A prevalência tem diminuído nas últimas décadas graças ao uso comum de vacinas contra FeLV e à difusão de programas de testagem e remoção/isolamento de animais infectados.[1,3,8-11]

### PATOGÊNESE

#### Consequências da infecção

Quando o FeLV foi identificado pela primeira vez, acreditava-se que a maioria dos gatos eliminasse o vírus após um período de viremia transitória, mas a reação em cadeia da polimerase (PCR) revelou que a maioria (ou mesmo todos) permanece contaminado por toda a vida.[12] Há três principais consequências da infecção por FeLV: progressiva (gatos antígeno-positivos e provírus-positivos), regressiva (gatos antígeno-negativos e provírus-positivos) e abortiva (gatos antígeno-negativos e provírus-negativos, mas anticorpos-positivos).[7,13,14] Elas podem ser distinguidas por meio de testes para antígeno, DNA proviral e anticorpos (Tabela 223.1). O resultado da infecção depende da função imunológica do gato e da quantidade de vírus infectantes aos quais foi exposto. Além delas, há relatos de infecções focais como eventos raros nos quais a contaminação por FeLV se restringe a alguns tecidos, como baço, linfonodos, intestino delgado ou glândulas mamárias. É improvável que essas infecções focais sejam importantes em gatos naturalmente infectados.[15,16]

Após a inoculação mucosa ou cutânea do FeLV, o vírus se replica em tecidos linfoides locais antes de as células infectadas transportarem o vírus para os tecidos-alvo, como timo, baço e linfonodos. Os vírus, então, se alojam nas glândulas salivares e no epitélio glandular das mucosas, locais que eventualmente secretam a maior parte do FeLV responsável pela transmissão horizontal. Ao mesmo tempo, cerca de 3 semanas após a infecção, as células da medula óssea também são envolvidas, produzindo plaquetas e neutrófilos infectados que circulam no sangue.

O material genético do FeLV, em geral, é detectado no PCR até 1 semana depois da infecção. Na maioria dos gatos, a antigenemia – proteínas virais no sangue – se correlaciona com a viremia – vírus infectantes que podem ser cultivados no sangue –, conquanto em alguns os achados sejam discordantes.[17] Gatos infectados podem permanecer com viremia e antigenemia (infecção progressiva) ou reverter para um estado sem viremia (infecção regressiva), em que nem o antígeno nem o vírus cultivável são detectados, mas no qual o DNA proviral do FeLV ainda pode ser identificado.[13,18] Alguns gatos se tornam negativos ao antígeno e ao DNA proviral, porém permanecem positivos para anticorpo (infecção abortiva). No curso da infecção, as regressivas e as progressivas podem ser distinguidas por testes repetidos

**Tabela 223.1** Possibilidades de condições de infecções por vírus da leucemia felina (FeLV).

| | ANTÍGENO SOLÚVEL FeLV P27 NO SANGUE | DNA PROVIRAL NO SANGUE | ANTICORPOS NO SANGUE | REPLICAÇÃO DO VÍRUS NO SANGUE | RNA VIRAL NO SANGUE | EXCREÇÃO VIRAL | DOENÇAS ASSOCIADAS AO FeLV | BENEFÍCIO DA VACINA |
|---|---|---|---|---|---|---|---|---|
| Teste | ELISA ou outro imunocromatográfico | PCR | Diferentes disponíveis | Cultura viral | RT-PCR | | | |
| Infecção progressiva | Positivo | Positivo | Baixo ou negativo | Positiva | Positivo | Sim | Comum | Não |
| Infecção regressiva | Negativo | Positivo | Alto | Negativa | Negativo | Não | Incomum, possível reativação | Não |
| Infecção abortiva | Negativo | Negativo | Alto | Negativa | Negativo | Não | Nenhuma | Não |
| Sem infecção pelo FeLV | Negativo | Negativo | Negativo | Negativa | Negativo | Não | Nenhuma | Sim |

*PCR*, reação em cadeia da polimerase.

para o antígeno FeLV no sangue periférico. Os gatos com infecção progressiva permanecem positivos para o antígeno, enquanto aqueles com infecção regressiva revertem para uma condição negativa para o antígeno.[18] Eles também podem ser distinguidos por sua carga de provírus.[12] Durante a infecção inicial, todos têm cargas provirais semelhantes. Depois de algumas semanas, a carga de provírus diminui naqueles com infecção regressiva, permanecendo alta nos com infecção progressiva.[13,19]

### Infecção progressiva

Na infecção progressiva, a insuficiente imunidade específica contra o FeLV resulta em intensa replicação do vírus que ocorre inicialmente nos tecidos linfoides e, depois, na medula óssea. A disseminação para os tecidos mucosos e glandulares e a excreção de vírus infectantes ocorrem junto com a infecção da medula óssea. O número de gatos que desenvolvem infecção progressiva por FeLV varia de acordo com a "pressão de infecção", que alterna de 3% – após contato único com um gato que excreta FeLV – a cerca de 30%, quando os gatos permanecem juntos com um que excreta o vírus por várias semanas.[4] Felinos com infecção progressiva têm expectativa de vida menor. Em um estudo de acompanhamento a longo prazo de gatos infectados de modo experimental com FeLV, aqueles com infecção progressiva viveram em média 3,1 anos (variação de 0,6 a 6,5 anos).[12] Eles mantêm a antigenemia, excretam continuamente o vírus e, com frequência, sucumbem a doenças associadas ao FeLV em alguns anos.

### Infecção regressiva

Na infecção regressiva, uma resposta imune efetiva limita a replicação do vírus antes ou no momento da infecção da medula óssea. Em estudos recentes, notou-se que 2 a 10% dos gatos negativos para o antígeno do FeLV foram positivos para o provírus do FeLV em PCR – portanto, com infecção regressiva.[13,20,21] Neles, o antígeno do FeLV às vezes é detectável no sangue periférico 2 a 3 semanas após a exposição ao vírus, desaparecendo em 2 a 8 semanas ou, em casos raros, após vários meses. Alguns gatos com infecção regressiva não conseguem desenvolver antigenemia detectável. Eles têm integração persistente do DNA do FeLV em seu genoma.[22] A eliminação completa do RNA viral ou do provírus do FeLV nunca foi detectada nesses felinos, mesmo 12 anos depois da exposição.[12] No entanto, eles raramente desenvolvem doenças associadas ao FeLV, como linfoma ou distúrbios da medula óssea.[20,23-27] Mesmo que não ocorra a eliminação do vírus, é possível que gatos com infecção regressiva transmitam FeLV por doação de sangue e tecido, uma vez que o DNA proviral pode ser infectante.[28,29] Também é possível que a condição regressiva se torne progressiva (reativação). Em um estudo de acompanhamento a longo prazo de felinos infectados de maneira experimental, verificou-se que cinco de dez gatos com infecção regressiva tiveram reativação da infecção e se tornaram positivos ao antígeno em diferentes momentos, durante um período de até 8,5 anos.[12] É mais provável que ocorra logo após a exposição ao FeLV, mas isso foi descrito em gatos negativos ao antígeno viral por muitos anos.[30]

### Infecção abortiva

Na infecção abortiva, os gatos são negativos para vírus cultiváveis, antígeno, RNA viral e DNA proviral, mas permanecem positivos para anticorpos.[18,31] Em condições naturais, a incidência de infecção abortiva não é clara, entretanto é mais comum do que se estima.[21] Supõe-se que esses animais tenham proteção vitalícia contra novas infecções e, provavelmente, não precisem de vacinação.

### Transmissão

Em condições normais, apenas felinos com infecção por FeLV progressiva transmitem o vírus a outros. O vírus infectante é encontrado em maior concentração na saliva, mas também no leite, na secreção nasal, nas fezes e na urina.[16,32] A transmissão FeLV é principalmente horizontal, por via oronasal e por ferimentos causados por mordida. O contato íntimo entre os gatos é ideal para a transmissão, como *grooming* mútuo e compartilhamento de comedouros e caixas de excretas. Ela pode se dar durante o acasalamento e o desenvolvimento fetal intrauterino ou pela ingestão do leite de gatas infectadas pelos filhotes. Um estudo recente constatou que é possível a transmissão indireta com fezes contendo FeLV, porém os gatos infectados só desenvolvem infecção abortiva.[33,34] As transfusões de sangue também são um modo de transmissão, a partir de gatos com infecção progressiva ou regressiva.[29]

Os filhotes apresentam suscetibilidade ao FeLV muito maior do que os adultos. Todos os filhotes recém-nascidos e a maioria dos gatos com até 2 meses de vida experimentalmente infectados com FeLV desenvolveram infecção por FeLV progressiva, enquanto apenas 15% dos inoculados aos 4 meses ou mais manifestaram infecção progressiva.[35] Entretanto, alguns estudos demonstraram também eficiente infecção natural e experimental em adultos.[36] Assim, embora o risco seja menor do que em filhotes, às vezes os gatos adultos podem manifestar infecção progressiva.

## SINAIS CLÍNICOS

### Sinais clínicos descritos no campo

Embora gatos com infecção por FeLV progressiva possam permanecer clinicamente saudáveis por anos, várias doenças estão associadas à infecção por FeLV, incluindo distúrbios da medula óssea (principalmente anemia), neoplasia (principalmente linfoma) e imunossupressão, tornando o animal suscetível a infecções secundárias.[4,8,37,38] Gatos infectados por FeLV apresentam baixa expectativa de vida.[11] Uma comparação entre 823 animais com infecção por FeLV progressiva e 7.476 do grupo-controle, pareados por idade e sexo, revelou que a sobrevida média dos infectados foi de 2,4 anos, a partir do momento do diagnóstico, em comparação com 6,3 anos no grupo-controle.[39] A contaminação por FeLV progressiva aumenta o risco de uma ampla variedade de doenças, mas nem sempre é possível determinar se as enfermidades concomitantes são consequências da infecção por FeLV ou independentes. Em 3.712 gatos infectados por FeLV levados para cuidados veterinários, 29% estavam livres de sinais clínicos.[3] A perda de peso foi mais comum nos sintomáticos (63%), seguida de febre (42%), desidratação (35%), rinite (18 %), diarreia (17%), conjuntivite (17%), inflamação bucal (15%), linfadenopatia (13%) e abscessos (12%).[3] Em outro estudo com 8.756 gatos infectados por FeLV atendidos em hospitais de ensino veterinário, a anemia (18%) foi a manifestação mais comum, seguida de infecção do trato respiratório superior (11%), linfoma (10%), doenças mieloproliferativas (6%), estomatite (5%), leucopenia (3%), hemoplasmose (3%), linfadenopatia (3%) e uveíte (2%).[8]

### Anormalidades da medula óssea

A supressão da medula óssea, em especial a anemia, é a síndrome clínica mais comum associada à infecção por FeLV, resultante da infecção de células-tronco hematopoéticas e de células do estroma da medula óssea.[40] A contaminação progressiva com replicação viral ativa, em geral, é necessária à supressão da medula óssea. A regressiva, por sua vez, raramente está associada à mielossupressão.[27,41] Assim, em gatos negativos para o antígeno de FeLV, com supressão da medula óssea, o exame para detectar FeLV por PCR é útil apenas algumas vezes.[27] A forma mais comum de anemia induzida por FeLV é aplasia eritroide pura, uma anemia não regenerativa grave com depleção marcante e parada da maturação dos precursores eritroides na medula óssea – com o achado característico de ausência de reticulócitos, todavia com alto volume corpuscular médio (VCM). Em gatos infectados por FeLV, a anemia regenerativa, indicada pelo aumento de reticulócitos e, em alguns casos, de hemácias nucleadas, é menos comum do que a anemia não regenerativa e está muitas vezes associada à infecção concomitante por *Mycoplasma haemofelis* ou outra espécie de *Mycoplasma* hemotrópico (ver Capítulos 199 e 219). Alguns felinos com anemia hemolítica imunomediada apresentam infecção por FeLV progressiva, e, em alguns, a hemólise precede o aparecimento de doença mieloproliferativa ou linfoma.

O FeLV também é uma causa importante de trombocitopenia e granulocitopenia (ver Capítulos 201 e 202). Em um relato, a infecção por FeLV e as doenças mieloproliferativas responderam por 44% dos gatos com trombocitopenia.[42] Pode ocorrer neutropenia cíclica persistente causada por doença imunomediada secundária, uma vez que alguns animais respondem à terapia imunossupressora com prednisona. Em gatos infectados por FeLV, as citopenias podem aumentar e diminuir, e algumas estão associadas à mielodisplasia, que, por fim, progride para uma síndrome mielodisplásica terminal (ver Capítulo 202) ou leucemia (ver Capítulo 344). Além da supressão direta da medula óssea pelo FeLV, a anemia não regenerativa, a neutropenia e a trombocitopenia podem ser consequências dos efeitos secundários do FeLV, inclusive infiltração da medula óssea por células neoplásicas – por exemplo, linfoma –, microrganismos infecciosos, mielofibrose e osteosclerose.

### Neoplasia

Os tumores mais comuns associados à infecção por FeLV são aqueles dos sistemas linfoide e hematopoético (ver Capítulo 344). A infecção por FeLV progressiva resulta em risco 60 vezes maior de linfoma, em comparação com gatos não infectados. Cerca de 25% dos animais com infecção por FeLV progressiva desenvolvem linfoma em até 2 anos depois do diagnóstico. Linfomas multicêntrico e de mediastino são mais comuns, embora espinal, renal, ocular e outras formas de linfoma tenham sido diagnosticados em gatos infectados por FeLV.

Como a prevalência de FeLV diminuiu desde sua descoberta, também diminuiu a incidência de linfoma associado a ele.[10,43] O principal mecanismo pelo qual causa malignidade é a inserção do genoma do FeLV no genoma celular próximo a um oncogene celular – com mais frequência, *myc* –, com ativação e superexpressão desse gene, e causando a proliferação descontrolada dessas células (clone). O FeLV também pode incorporar o oncogene para formar um vírus recombinante – por exemplo, FeLV-B, FeSV – contendo sequências de oncogene celulares que são rearranjadas e ativadas. Ao entrar em uma nova célula, os vírus recombinantes se tornam oncogênicos. Em um estudo de 119 gatos com linfomas, notou-se transdução ou inserção do *locus myc* em 38 gatos (32%).[44] Assim, as neoplasias induzidas por FeLV são causadas, pelo menos em parte, por mutagênese de inserção adquirida somaticamente, na qual o provírus integrado ativa um proto-oncogene ou interrompe a ação de um gene supressor de tumor. Doze locais de integração comuns do FeLV associados ao desenvolvimento de linfoma foram identificados em seis *loci*: c-myc, flvi-1, flvi-2 (contém bmi-1), fit-1, pim-1 e flit-1.[45] Alguns estudos também mostram que variações na glicoproteína de superfície do FeLV podem induzir o desenvolvimento de tumores.[46]

Se o FeLV for a causa do linfoma, geralmente isso se dá por infecção progressiva, porém a regressiva pode estar envolvida. Gatos de agregados familiares com FeLV apresentam taxa de desenvolvimento de linfoma negativo 40 vezes maior do que os da população em geral. O DNA proviral do FeLV foi detectado em linfomas de gatos negativos para esse antígeno. Ademais, ocorreram linfomas em gatos de laboratório negativos para tal antígeno sabidamente infectados antes com FeLV.[47,48] Resultados de estudos sobre a incidência dessa infecção em gatos com linfoma variam muito. Estudos recentes constataram evidências de provírus em apenas 1/10[41] e em 0/50 dos linfomas negativos para o antígeno do FeLV[26], sugerindo que a infecção regressiva raramente está envolvida no desenvolvimento do tumor.

### Imunossupressão

As doenças associadas à imunossupressão são responsáveis por grande parte da morbidade e da mortalidade em gatos com infecção por FeLV progressiva. Atrofia do timo e depleção das zonas paracorticais dos linfonodos são comuns, sobretudo em animais infectados quando filhotes. Neutropenia e linfopenia podem exacerbar a imunossupressão. Resposta fraca a mitógenos de linócitos T, rejeição prolongada a aloenxerto, diminuição na síntese de imunoglobulina, depressão da função de neutrófilos, depleção do complemento, desregulação de citocinas e resposta fraca à vacinação são comuns em felinos infectados por FeLV.[38] Muitos apresentam infecções por bactérias, vírus, protozoários ou fungos. Poucos estudos comprovam que esses gatos têm taxas de infecção mais altas do que os não infectados ou uma resposta menos favorável à terapia. Assim, embora o FeLV seja bem conhecido por suprimir a função imunológica, não se deve presumir que todas as infecções simultâneas sejam decorrências dessa infecção.

### Anormalidades diversas

Linfadenopatia generalizada transitória foi observada em gatos jovens, com infecção progressiva. Constatou-se aborto causado por endometrite ou infecção transplacentária de fetos. Uma "síndrome semelhante à panleucopenia" causada por FeLV mimetiza a infecção por parvovírus felino, com baixa contagem de leucócitos, necrose de criptas e alta taxa de mortalidade. Em alguns gatos, notou-se infecção por parvovírus concomitante. A estomatite linfocítica-plasmocítica, ainda que mais comum em gatos infectados pelo vírus da imunodeficiência felina (FIV; ver Capítulo 222), também é comum naqueles com FeLV. A infecção neurológica pode causar distúrbios como incontinência urinária e espasmo pupilar, que ocasiona pupilas em forma de D e anisocoria. A mielopatia associada ao FeLV resulta em vocalização, hiperestesia e paresia que progride para paralisia. Foi sugerido que o FeLV interrompe a captação intracelular de tiamina por bloquear um receptor de tiamina putativo (THTR1), complicando essas anormalidades.[49]

## DIAGNÓSTICO

### Momentos de realização de testes para o vírus da leucemia felina

Em todos os gatos, é importante a diagnóstico de infecções causadas por FeLV, pois a detecção e a segregação dos infectados é o modo mais efetivo de prevenção da transmissão. A American Association of Feline Practitioners recomenda teste para detecção da infecção por retrovírus a gatos recentemente adquiridos, doentes e prestes a serem vacinados contra FeLV, ou quando se acredita que foram expostos a um animal potencialmente infectado.[7] O diagnóstico das infecções progressiva e regressiva requer testes para pesquisa de antígeno de FeLV e provírus FeLV (Figura 223.1). A detecção do antígeno solúvel circulante FeLV p27 costuma se dar por meio de *kits* de uso ambulatorial, em amostras de soro, plasma ou sangue total. Alguns resultados são positivos no sangue total, mas negativos no soro ou no plasma. Portanto, deve-se repetir o teste no soro quando se obtém resultado positivo em amostra de sangue total. Os testes costumam se tornar positivos 30 dias após a exposição, mas podem demorar um tempo muito maior.[17] Se o resultado do teste de antígeno solúvel de FeLV for negativo, mas não for possível excluir a possibilidade de exposição recente ao vírus, deve ser repetido no mínimo 30 dias depois da última exposição potencial. Os filhotes podem ser testados a qualquer momento, pois os anticorpos maternos adquiridos de modo passivo não interferem no teste do antígeno viral. A vacinação contra FeLV não interfere nos resultados dos testes.

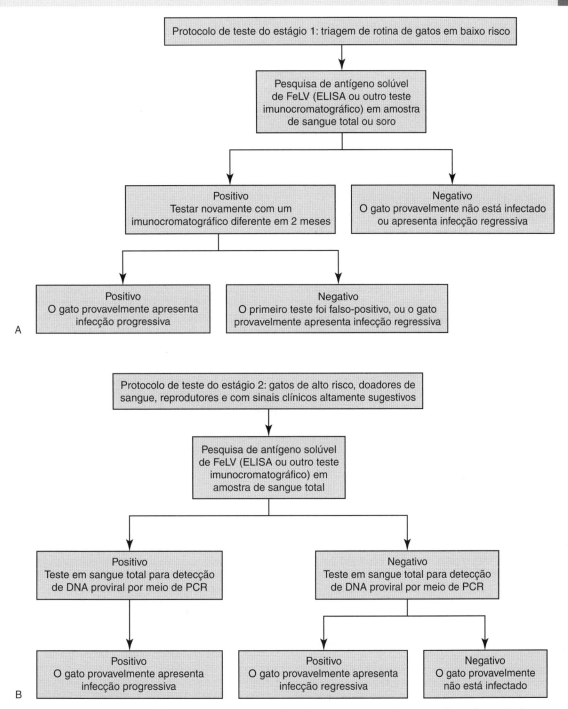

**Figura 223.1** Algoritmo para diagnóstico da infecção pelo vírus da leucemia felina (FeLV). **A.** A maioria dos gatos pode ser diagnosticada com precisão com o protocolo de triagem do estágio 1. **B.** O protocolo do estágio 2 é indicado quando os resultados do teste do estágio 1 forem inesperados ou se houver necessidade de confirmação adicional quanto à condição da infecção por FeLV, como acontece em doadores de sangue e gatos reprodutores.

## Teste rápido (*in-house*) para pesquisa de antígeno do vírus da leucemia felina

Os testes rápidos para pesquisa do antígeno solúvel do FeLV, como imunoenzimático (ELISA) ou imunocromatográficos semelhantes, costumam ser altamente confiáveis para detectar a infecção por FeLV progressiva. Os exames comerciais que detectam antígeno solúvel não são superiores.[50-52] No entanto, os resultados positivos devem ser confirmados, sobretudo em gatos de baixo risco e assintomáticos, nos quais o valor preditivo de um teste positivo é baixo.[7,53] Graças à alta sensibilidade do teste e à baixa prevalência de infecção (alto valor preditivo negativo), um resultado negativo é altamente confiável (ver Figura 223.1). Há várias opções para a confirmação de um resultado positivo no teste rápido, como IFA ou PCR. O ideal é que o teste de antígeno solúvel seja repetido primeiro, com um de fabricante diferente.[50,54]

## Testes de imunofluorescência para pesquisa de antígeno do vírus da leucemia felina

O teste de imunofluorescência (IFA) detecta o antígeno FeLV p27 intracelular em células sanguíneas infectadas após a infecção da medula óssea. Em esfregaços sanguíneos, os neutrófilos e as plaquetas têm maior probabilidade de estar infectados. Portanto, esse teste geralmente se torna positivo várias semanas após os que detectam o antígeno solúvel, como ELISA. Pode ocorrer resultados falso-negativo em gatos com neutropenia, trombocitopenia ou ausência de infecção da medula óssea. O IFA também é negativo naqueles com infecção regressiva. Resultados discordantes em testes rápidos para pesquisa de antígeno solúvel e no IFA podem dificultar a determinação da real condição da infecção pelo FeLV. O cenário mais comum ocorre quando o teste de antígeno solúvel é positivo e o IFA, negativo. Isso pode se dar graças ao estágio inicial da infecção (< 3 semanas), à variabilidade das respostas do hospedeiro, a problemas técnicos com o teste ou à menor sensibilidade do IFA. Os gatos com resultados discordantes devem ser considerados fontes potenciais de infecção. Sua condição deve ser esclarecida por meio de testes repetidos.

### Reação em cadeia da polimerase para provírus do vírus da leucemia felina

O teste de PCR é usado para detectar o provírus FeLV – o DNA viral integrado no genoma de gatos –, enquanto o RT-PCR – no qual inicialmente é necessária uma etapa da transcrição reversa – detecta o RNA e, portanto, a replicação do vírus. O RT-PCR não é usado como teste diagnóstico de rotina para detectar RNA nem fornece nenhuma informação adicional, pois é sempre positivo quando os testes para pesquisa de antígeno solúvel de FeLV são positivos. O PCR para provírus é altamente sensível e necessário para detectar infecção por FeLV regressiva.

### Testes para pesquisa de anticorpos contra o vírus da leucemia felina

Os testes para pesquisa de anticorpos contra FeLV, como aqueles contra a proteína transmembrana p15E de FeLV, são necessários para confirmar a infecção abortiva, mas ainda não estão amplamente disponíveis.[55]

## PREVENÇÃO

O controle do FeLV é facilitado por sua curta sobrevivência – apenas alguns minutos – fora do hospedeiro. A transmissão entre gatos geralmente requer contato direto e pode ser evitada em casa, em clínicas veterinárias e em abrigos de animais por simples isolamento e desinfecção efetiva. No mercado, há disponibilidade de uma vacina recombinante sem adjuvante contra FeLV, além de várias inativadas com adjuvante injetáveis. Os estudos de eficácia da vacina variam em função da metodologia, dificultando as comparações.[56,57] Em gatos, os imunizantes sem adjuvantes podem ser menos propensos a originar sarcoma no local da injeção.[58] Foi demonstrado que a imunidade induzida pela vacina contra o FeLV persiste por pelo menos 1 a 3 anos.[59-61] A proteção não é absoluta, e a vacinação não pode ser usada como substituto de testes para identificar e isolar gatos infectados. Embora a imunização contra FeLV reduza significativamente o risco de infecção progressiva, não induz imunidade esterilizante nem não evita o desenvolvimento de infecção regressiva. Os gatos podem se tornar positivos no teste de DNA proviral circulante após exposição ao FeLV.[13,18,62,63] No entanto, vacinas eficazes contra FeLV são valiosas. A proteção contra a infecção progressiva pode prevenir doenças associadas ao FeLV,[62,64] cujas vacinas não são consideradas essenciais, sendo recomendadas apenas para felinos em risco de exposição – por exemplo, aqueles que podem sair ao ambiente externo, que vivem com infectados ou que em um local com muitos animais – em países onde a doença permanece endêmica.[65] Os gatos devem ser testados para a infecção antes da vacinação inicial. A administração de vacina a infectados não tem valor. Ademais, esses imunizantes não são isentos de riscos, como o desenvolvimento de sarcoma no local da injeção.[7]

---

**Boxe 223.1** Controle de famílias com muitos gatos, com gatos infectados por FeLV e de gatos individuais com infecção por FeLV progressiva[7,64]

**Controle de famílias com muitos gatos, com gatos infectados por FeLV**
- O FeLV é transmitido principalmente por contato social, mas também por meio de mordidas e brigas
- Se um gato com infecção por FeLV progressiva vive em uma casa com outros que seriam negativos para o antígeno, muitos podem já ter sido expostos ao vírus e desenvolver infecção abortiva, regressiva ou progressiva. Felinos com infecções regressivas e abortivas provavelmente são imunes a novas infecções
- O risco de surgimento de novas infecções em gatos com exposição prévia a longo prazo a infectados com FeLV é baixo. Se eles eventualmente se tornarem positivos para esse antígeno, é mais provável que seja decorrência da reativação de uma infecção regressiva do que pela transmissão por outros gatos. No entanto, a possibilidade de transmissão não pode ser totalmente excluída, e o único meio de prevenção 100% seguro é a separação dos infectados
- Se os proprietários se recusam a separar os gatos da casa, os não infectados devem receber vacina contra FeLV, a fim de aumentar a imunidade natural. No entanto, os donos devem ser informados de que a vacinação não propicia proteção completa nesses ambientes de alta exposição.

**Manejo de gatos individuais infectados por FeLV**
- Os gatos com infecção por FeLV progressiva devem ser mantidos dentro de casa, de modo a evitar a disseminação do vírus e a exposição a microrganismos infecciosos transportados por outros animais
- Programas de vacinação de rotina devem ser mantidos em gatos com infecção por FeLV progressiva (ver Capítulo 208), que podem não ser capazes de obter uma resposta imune adequada às vacinas, de modo que a proteção pode não ser comparável com a de um gato saudável. Portanto, deve-se realizar um teste de resposta imune – por exemplo, mensuração de anticorpos após a vacinação contra o vírus da panleucopenia felina e protegê-los da exposição
- Gatos com infecção por FeLV progressiva devem ser levados à consulta veterinária para avaliação da saúde pelo menos uma vez a cada 6 meses, a fim de detectar precocemente as alterações no estado de saúde. Deve-se realizar hemograma completo a cada 6 meses, assim como o perfil bioquímico sérico e um exame de urina devem ser feitos uma vez por ano
- Gatos machos e fêmeas não castrados devem ser castrados para reduzir o estresse associado ao cio e ao comportamento de acasalamento, bem como ao desejo de vagar fora de casa e interagir agressivamente com outros felinos
- A cirurgia geralmente é bem tolerada, mas é preciso administrar antibiótico no período perioperatório
- Gatos com infecção por FeLV progressiva podem ser alojados na mesma enfermaria que outros pacientes hospitalizados, porém em gaiolas individuais. Eles não devem ser colocados em uma "enfermaria contaminada", com animais que apresentem outras infecções
- Se o gato com FeLV progressiva manifestar sinais sintomas, a identificação imediata da doença secundária é essencial para possibilitar a intervenção terapêutica precoce
- A maioria dos gatos com FeLV progressiva responde tão bem aos medicamentos apropriados quanto os não infectados, conquanto possa ser necessário um curso de terapia mais longo e agressivo – por exemplo, uso de antibiótico
- Se possível, em gatos com infecção progressiva ou regressiva, deve-se evitar o uso de corticosteroides e outros medicamentos imunossupressores, bem como supressores da medula óssea.

## Boxe 223.2 Recomendações de tratamento para gatos com infecção por FeLV progressiva[14,74]

**Se não houver sinal clínico**
- Nenhum tratamento é indicado
- Os gatos devem ser mantidos estritamente dentro de casa

**Se houver sinais clínicos**
- Primeiro, sempre verifique se há doenças primárias – o FeLV, em si, pode não ser a causa dos sinais clínicos. Pode haver infecção secundária
- Tratar doenças primárias

**Tratamento de gatos infectados por FeLV e com linfoma**
- Use protocolos quimioterápicos, como protocolo que inclui ciclofosfamida, vincristina e prednisona (ver Capítulo 344)
- Informe os proprietários sobre o prognóstico mais reservado

**Tratamento de gatos infectados por FeLV e com anemia**
- Transfusão de sangue, se a anemia for grave (ver Capítulo 130)
- Verifique se há doenças primárias que causam anemia
- Tratar doenças primárias

- Se houver anemia hemolítica, trate a infecção subclínica causada por *Mycoplasma* spp. hemotrópico com doxiciclina (ver Capítulo 219)
- Se não houver doença primária, considere o uso de glicocorticoides, porque a anemia em gatos infectados por FeLV pode ser imunomediada (ver Capítulo 198)

**Tratamento de gatos infectados por FeLV e com sinais neurológicos**
- Verifique se há doenças primárias que causam sinais neurológicos, como linfoma
- Tratar doenças primárias
- Se não houver doença primária e a causa dos sinais neurológicos for realmente o FeLV, trate com zidovudina (5 mg/kg/12 h VO)

**Tratamento de gatos infectados por FeLV, com infecções recorrentes**
- Tratar infecções recorrentes de forma agressiva, como terapia de longa duração com antibióticos
- Considere a possibilidade de tratamento com interferona-ômega felino ($10^6$ UI/kg/24 h SC) durante 5 dias consecutivos)

## CONTROLE E TRATAMENTO

Deve-se conhecer a condição da infecção por FeLV em todos os gatos. Gatos infectados precisam ser confinados em ambientes fechados para conter a propagação do vírus e proteger os demais de outros microrganismos infecciosos transportados por outros animais.[7] Devem ser instituídas medidas de controle específicas para famílias que com vários contaminados por FeLV e para aqueles individuais infectados (Boxe 223.1).[7,66,67] É preciso ser mantidos programas de vacinação para prevenir doenças infecciosas comuns. Os gatos contaminados podem não responder adequadamente à vacinação, de modo que é importante protegê-los da exposição a doentes ou de ambientes contaminados.[68] Ainda que seja recomendado que felinos infectados recebam vacinas de vírus vivo inativado não modificado (MLV), quando disponível, poucas evidências sustentam o maior risco de efeitos adversos causados por vacinas MLV.

A identificação imediata e precisa de doenças associadas ao FeLV e secundárias é importante para permitir o tratamento precoce e o melhor resultado (Boxe 223.2). Muitos gatos infectados por retrovírus respondem tão bem quanto os não infectados ao tratamento sintomático apropriado e à terapia da infecção secundária. Medicamentos antivirais e fármacos destinados a modular o sistema imunológico costumam ser usados em gatos infectados por FeLV. Infelizmente, foram realizados poucos amplos estudos controlados em felinos infectados de modo natural, e a maioria deles não mostrou nenhum efeito aos medicamentos antivirais ou imunomoduladores utilizados.[69-73]

## REFERÊNCIAS BIBLIOGRÁFICAS

*As referências bibliográficas deste capítulo se encontram online no Ambiente de Aprendizagem.*

# CAPÍTULO 224

# Infecções Causadas por Coronavírus (Cães e Gatos), Incluindo Peritonite Infecciosa Felina

Katrin Hartmann

Os coronavírus (família Coronaviridae, ordem Nidovirales) são grandes vírus de RNA de filamento simples, que causam doenças entéricas e/ou respiratórias em mamíferos – inclusive humanos – e aves.[1,2] Os coronavírus são classificados em 3 diferentes grupos antigênicos. No grupo 1 há, entre outros, o coronavírus entérico canino (CECoV) e o coronavírus felino (FCoV), enquanto o coronavírus respiratório canino (CRCoV) pertence ao grupo 2.[1,3] Os coronavírus sofrem mutação facilmente, o que pode resultar em cepas mais virulentas; isso foi demonstrado para CECoV e FCoV, ocasionando infecção fatal por coronavírus canino pantrópico (CCoV pantrópico) e peritonite infecciosa felina (PIF), respectivamente.

## INFECÇÃO POR CORONAVÍRUS CANINO

Em cães, foram identificados dois diferentes coronavírus, CECoV e CRCoV.[4] Além disso, uma cepa CECoV altamente virulenta (CCoV pantrópica) foi responsável por um surto de doença sistêmica fatal em cães.[5]

### Coronavírus entérico canino, incluindo coronavírus pantrópico

O CECoV foi isolado pela primeira vez em 1971 em cães com enterite aguda, em uma unidade militar canina na Alemanha;[6] a administração experimental da cepa isolada em cães jovens reproduziu os sintomas gastrintestinais (GI).[7]

## Epidemiologia

A partir do primeiro isolamento do vírus, vários surtos de CECoV foram relatados em todo o mundo; logo, o CECoV pode ser um enteropatógeno em cães. No entanto, a real importância do CECoV como patógeno é desconhecida, uma vez que muitos cães clinicamente saudáveis excretam CECoV. Muito provavelmente, as alterações na virulência e no tropismo aos tecidos envolvidos com a doença ocorrem por meio de variações genéticas em proteínas estruturais e/ou não estruturais.[8-14] Estudos sobre prevalência de anticorpos e RNA mostraram que o CECoV está disseminado na população de cães, principalmente em canis e abrigos.[15-21]

## Sinais clínicos

Não estão claros a frequência e os motivos do surgimento dos sinais clínicos; ademais, a diferenciação do CECoV de outras causas infecciosas de enterite é difícil, uma vez que muitos cães saudáveis excretam CECoV. Portanto, a presença simultânea de infecção por CECoV e diarreia não é prova de causa.[22] A infecção geralmente é restrita ao trato alimentar, com início súbito de sinais típicos de envolvimento gastrintestinal, incluindo perda de apetite, vômito, diarreia, desidratação e, raramente, morte. A doença fatal é consequência de infecções mistas, como, por exemplo, infecção por parvovírus canino[23] ou vírus da cinomose canina.[24] O CECoV pode sofrer mutação e originar cepas mais virulentas; surtos graves foram relatados nos EUA,[25] na Inglaterra,[26] na Suécia[27] e na Austrália.[28]

Embora o CECoV geralmente seja restrito ao sistema entérico, as mutações podem resultar em disseminação sistêmica, ocasionando alta taxa de mortalidade em filhotes.[5,29] Em 2005, uma variante altamente virulenta (CB/05) foi detectada na Itália;[5] evoluiu por mutação genética (forma truncada do produto ORF3b e mutações pontuais na proteína *spike*) do CECoV e foi classificada como "CCoV pantrópico" porque adquiriu a capacidade de se espalhar para outros tecidos.[13] Além dos sintomas GI, a infecção pantrópica por CCoV causa leucopenia grave, sinais neurológicos (ataxia, convulsões) e morte em 2 dias. A infecção experimental com a cepa CB/05 reproduziu a doença grave.[30] Na necropsia, também foram verificadas lesões nos tecidos pulmonar, hepático e renal em cães infectados.[29]

## Tratamento e prevenção

O tratamento é de suporte; é preciso resolver a desidratação (ver Capítulo 129), a acidose (ver Capítulo 128) e o choque hipovolêmico (ver Capítulos 127 e 159). Vacinas com vírus vivo modificado inativado (MLV) disponíveis nos EUA são consideradas seguras, mas fornecem proteção incompleta[26,31,32] e provavelmente nenhuma proteção contra CCoV pantrópico (ver Capítulo 208).[1] A necessidade de vacinação foi questionada porque geralmente o CECoV causa nenhum sinal ou apenas sinais clínicos brandos.

## Coronavírus respiratório canino

Em 2003, um coronavírus respiratório canino (CRCoV) foi identificado pela primeira vez no trato respiratório de cães alojados em um canil realocado na Inglaterra, com história de doença respiratória endêmica.[3] O CRCoV está intimamente relacionado ao coronavírus bovino (BCoV) (homologia de sequência 97,3%),[3] e foi sugerido que originalmente a transmissão do vírus ocorria de bovinos para cães.[33]

## Epidemiologia

Desde sua primeira descrição, o CRCoV foi detectado em muitos países. Anticorpos contra CRCoV foram detectados nos EUA, Canadá, Inglaterra, Irlanda, Itália, Grécia, Nova Zelândia, Japão e Coreia, em 12 a 59% dos cães examinados.[34-41] O CRCoV RNA foi detectado no trato respiratório inferior de 1 a 27% dos cães com doença respiratória no Canadá, Inglaterra, Itália, Alemanha, Japão e Coreia.[3,37,38,42-45]

## Sinais clínicos

O CRCoV pode causar sintomas respiratórios brandos, sendo um dos agentes etiológicos da doença respiratória infecciosa canina (DRIC), juntamente com *Bordetella bronchiseptica*, adenovírus canino tipos 1 e 2, vírus da parainfluenza canina, herpesvírus canino, reovírus, pneumovírus canino e vírus da influenza (ver Capítulo 227).[4,44,46] No entanto, a real importância do CRCoV como patógeno primário único não está completamente esclarecida. Em um estudo, foi detectado RNA do CRCoV apenas no trato respiratório de cães com sintomas respiratórios, mas não em cães saudáveis,[44] confirmando sua patogenicidade. Além disso, a replicação no epitélio respiratório pode causar danos ao sistema mucociliar,[4] o que pode levar a um curso clínico mais grave de infecções causadas por outros patógenos respiratórios.

## Tratamento e prevenção

O tratamento sintomático geralmente leva à cura completa (ver Capítulo 276). O tratamento antiviral não é recomendado.[47] Não há vacina disponível.

# INFECÇÃO POR CORONAVÍRUS FELINO E PERITONITE INFECCIOSA FELINA

O coronavírus felino (FCoV) é extremamente comum na população de gatos em todo o mundo, especialmente em locais com aglomeração de gatos. A presença de anticorpos específicos contra FCoV em até 90% dos gatos de gatil e em até 50% daqueles criados em domicílio com um único gato demonstra a alta frequência de exposição. O FCoV é transmitido por via fecal-oral entre os gatos, mas não infecta outras espécies (incluindo humanos). O FCoV geralmente não causa sinais clínicos e raramente é considerado responsável por diarreia transitória discreta, com ou sem vômito,[48] devido à replicação do FCoV em enterócitos.[49] Filhotes infectados com FCoV desenvolvem diarreia mais comumente do que os adultos, e a diarreia raramente é acompanhada de baixa taxa de crescimento. Ocasionalmente, o vírus pode ser responsável por vômitos graves, agudos ou crônicos, e/ou diarreia com perda de peso, que podem não responder ao tratamento e continuar por meses.[50]

Esporadicamente, esses vírus inofensivos podem ser a causa da PIF em gatos individuais. Estima-se que cerca de 5% dos gatos infectados por FCoV desenvolvem PIF em um ambiente com vários gatos.[51,52] PIF é uma doença imunomediada fatal, sendo a causa infecciosa mais comum de morte de gatos.[53-56] Também é motivo frequente de encaminhamento para tratamento hospitalar, com aproximadamente 1 em cada 200 novos casos de gatos levados para atendimento aos hospitais de ensino veterinários, nos EUA, com PIF.[56] Há evidências crescentes de que a PIF se instala após mutações espontâneas do genoma do FCoV não patogênico em gatos infectados.[11,57] Essas mutações possibilitam a replicação viral bem-sucedida em macrófagos,[58] condição considerada um evento-chave na patogênese da PIF.[9,59] Muitos genes diferentes, incluindo os genes S, 7a, 7b e 3 c, foram discutidos como locais de mutações cruciais para a característica patotípica e as alterações no tropismo dos tecidos.[9,11,60-70] Em contraste com estudos anteriores, nos quais nenhuma das alterações de sequência parecia estar associada de forma consistente à variante virulenta causadora de PIF, um estudo recente constatou diferenças de nucleotídios em duas regiões próximas no gene S (*spike*) (nucleotídio 23531 e nucleotídio 23537), que resultou em variações de aminoácidos no peptídio putativo de fusão. Essas duas mutações foram correlacionadas com o fenótipo PIF em > 95% dos casos.[71] Considerando a importância do peptídio de fusão da proteína S do coronavírus na entrada à célula,[72] esses achados podem explicar a alteração no tropismo viral. Também foi demonstrado que podem ser detectadas modificações em um local de clivagem de furina na proteína S do FCoV em gatos com PIF, o que provavelmente modula a clivagem proteolítica, aumentando a captação do vírus pelos macrófagos.[73] Foi até mesmo sugerido que não apenas uma única mutação em um gene, mas pode ser necessária uma combinação de mutações (como uma mutação no gene *spike* e uma mutação no gene 3 c) para alterar a virulência.[60]

Se um gato não consegue eliminar as células infectadas pelo vírus mutante, a presença do vírus no interior de macrófagos inicia a reação imunomediada fatal que caracteriza a PIF. Nessa modulação aberrante do sistema imunológico, a superprodução de citocinas pró-inflamatórias tem importante participação, como na ativação da via p38 MAPK que regula a produção do fator de necrose tumoral alfa (TNF-$\alpha$) e interleucina-1-beta.[74] Lesões granulomatosas nos órgãos-alvo também são causadas pela superprodução de citocinas por macrófagos infectados, incluindo fatores de sobrevivência de neutrófilos (TNF-$\alpha$, GM-CSF, G-CSF),[75] que provocam ativação sistêmica de neutrófilos (como aumento da expressão, se a cadeia alfa do antígeno do macrófago-1 [Mac-1]) e ocasionam extravasamento e formação de granulomas.[76] Além disso, os gatos com PIF desenvolvem supressão grave de linfócitos *killer* naturais e de linfócitos T reguladores, diminuindo a capacidade do sistema imunológico em combater o vírus e suprimir funções imunopatológicas.[77]

Lesões granulomatosas podem ocorrer no sistema nervoso central, olhos e órgãos parenquimatosos (incluindo o intestino, comumente na junção ileocecal, aparecendo como massas tumorais na cavidade abdominal).[78,79] A vasculite leva ao acúmulo de líquido nas cavidades corporais, inclusive nos espaços pleural e peritoneal e, até mesmo, pericárdico.[80] Além disso, algumas manifestações incomuns foram descritas como massa semelhante a um cisto mediastinal no tórax,[81] síndrome de fragilidade da pele[82] e outras lesões cutâneas (p. ex., pápulas e nódulos cutâneos, pododermatite),[83,84] orquite[85] ou priapismo (sendo o antígeno do FCoV detectado em exame imuno-histoquímico do tecido peniano).[86]

## Diagnóstico

Uma vez instalada a PIF, em sua forma clínica, quase sempre o animal morre em poucos dias ou semanas, e atualmente não há tratamento efetivo comprovado.[87,88] Assim, o diagnóstico definitivo é fundamental, porém, muitas vezes, desafiador. Sugeriu-se um sistema de pontuação ponderada para o diagnóstico de PIF, levando em consideração vários parâmetros, incluindo ocorrências anteriores do gato, histórico clínico, presença de sinais clínicos, alterações laboratoriais e títulos de anticorpos.[89,90] Embora útil para priorizar os diagnósticos diferenciais e escolher novos exames, o escore apenas avalia a probabilidade de PIF e, portanto, não ajuda a confirmar definitivamente o diagnóstico. Atualmente, considera-se a necropsia ou imunocoloração do antígeno do FCoV (imuno-histoquímica) de amostras de tecido obtidas por laparotomia procedimentos padrão-ouro para o diagnóstico de PIF.[91-94] Assim, o diagnóstico definitivo só pode ser obtido por meio de laparotomia invasiva e biopsias de múltiplos órgãos ou pode não ser possível. Um algoritmo sugerido para o diagnóstico de PIF é mostrado na Figura 224.1.

### Valores de exames laboratoriais

Os valores de exames laboratoriais costumam ser alterados em gatos com PIF, mas as alterações não são patognomônicas. Com frequência nota-se linfopenia, mas sua combinação com neutrofilia em gatos doentes geralmente faz parte de um típico leucograma de estresse. Um achado comum em gatos com PIF é o aumento da concentração sérica de proteína total causado pela elevação na concentração de globulinas, principalmente de gamaglobulinas.[93,95-98] Um mecanismo que leva a essa produção massiva de anticorpos é a superprodução de fatores de diferenciação/sobrevivência de linfócitos B por macrófagos infectados pelo vírus, que promovem a diferenciação desses linfócitos em plasmócitos.[99] A hiperglobulinemia, juntamente com a hipoalbuminemia, comumente observada, ocasiona baixa proporção albumina: globulina. Uma baixa proporção albumina: globulina deve levantar a suspeita de PIF, mas nunca indica, por si só, o diagnóstico. A eletroforese de proteínas séricas não é muito útil porque em gatos com PIF pode ocorrer tanto hipergamaglobulinemia policlonal quanto monoclonal, como acontece em alguns tumores, como mieloma múltiplo, e em outras condições inflamatórias. Outros parâmetros laboratoriais (enzimas hepáticas, bilirrubina, nitrogênio ureico sanguíneo, creatinina) podem se elevar de forma variável, dependendo do grau e do local do dano ao órgão. As concentrações de proteínas de fase aguda comumente se elevam, mas esse achado também não é específico.[100] Quase sempre se nota hiperbilirrubinemia[93,101] e pode ser causada por inflamação hepática granulomatosa. Além disso, em gatos com PIF às vezes notam-se aumento na concentração sérica de bilirrubina sem evidência de hemólise, doença hepática primária ou colestase extra-hepática (hematócrito e atividades de fosfatase alcalina [ALP] e alanina aminotransferase [ALT] na faixa de referência e sem alterações ultrassonográficas do ducto biliar),

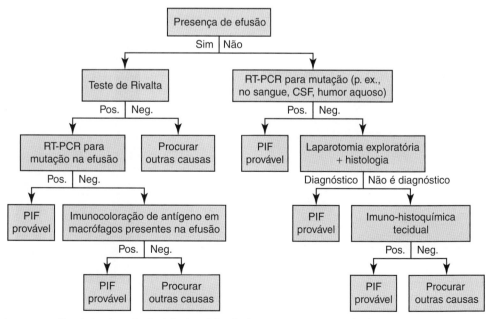

**Figura 224.1** Algoritmo para o diagnóstico de peritonite infecciosa felina (PIF) em gato com suspeita da doença. *Neg.*, negativo; *PCR*, reação em cadeia da polimerase. *PIF*, peritonite infecciosa felina; *Pos.*, positivo; *RT-PCR*, reação em cadeia da polimerase por transcriptase reversa.

provavelmente causados por comprometimento do metabolismo da bilirrubina e sua excreção no sistema biliar devido à alta concentração de TNFα, que inibe o transporte transmembrana (de outra forma, observada apenas em animais com sepse).[93,102]

### Análise do líquido da efusão

Sempre que se detecta efusão em algum local, a próxima etapa do diagnóstico é sempre a coleta e análise do líquido da efusão (ver Capítulos 74 e 90), porque o exame desse líquido tem valor diagnóstico muito maior do que os exames de sangue. Em geral, metade dos gatos com derrame em cavidade corporal apresenta PIF.[103] Embora efusões com líquido amarelo-claro e consistência viscosa (Figura 224.2) sejam frequentemente consideradas "típicas", a presença desse tipo de efusão, por si só, não é diagnóstica. Às vezes, o líquido tem aparência totalmente diferente; por exemplo, há relatos de PIF com efusão quilosa pura.[104] O conteúdo de proteína na efusão geralmente é alto (> 3,5 g/dℓ [> 35 g/ℓ]) e compatível com exsudado, enquanto o conteúdo celular é bastante baixo (< 5.000 células nucleadas/μℓ) e se assemelha ao de um transudato modificado. Outras doenças que causam efusões semelhantes incluem linfoma, insuficiência cardíaca, colângio-hepatite e peritonite ou pleurite bacteriana. A avaliação citológica da efusão em gatos com PIF geralmente mostra uma inflamação piogranulomatosa, com predominância de macrófagos e neutrófilos (Figura 224.3). Os achados citológicos podem parecer semelhantes em gatos com serosite bacteriana (embora, nesses casos, as contagens de células geralmente sejam mais altas) ou com linfoma (embora, nesses casos, geralmente notem-se células neoplásicas malignas). Um método simples, barato e muito confiável (a amostra do líquido pode ser armazenada em geladeira por pelo menos 3 semanas antes de realizar o teste) para avaliar a efusão[105] é o "teste de Rivalta", que pode ajudar a diferenciar efusão de PIF de efusões de outras origens (Boxe 224.1; Vídeo 224.1).[93]

A positividade (Figura 224.4) é decorrência não apenas do alto teor de proteína, mas também de outros componentes, como altas concentrações de fibrina e mediadores inflamatórios. Em estudo recente de 851 gatos, verificou-se que a sensibilidade e a especificidade do teste de Rivalta foram de 91,3 e 65,5%, respectivamente, com alto valor preditivo positivo de quase 90% em gatos com < 2 anos de vida (em razão da alta prevalência de PIF em gatos jovens).[106] Assim, um teste de Rivalta negativo torna muito improvável o diagnóstico de PIF; o teste de Rivalta positivo pelo menos aumenta a probabilidade de PIF, especialmente em um gato jovem. Pode ocorrer resultado falso positivo no teste de Rivalta em gatos com serosite bacteriana ou linfoma; essas efusões, entretanto, geralmente podem ser diferenciadas por meio de exame citológico e/ou cultura bacteriana.

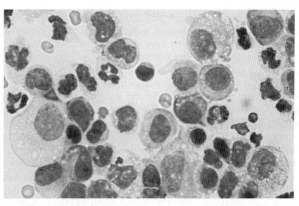

**Figura 224.3** Citologia da efusão de um gato com peritonite infecciosa felina compatível com inflamação piogranulomatosa, com predomínio de macrófagos e neutrófilos. (De Hartmann K: Feline infectious peritonitis. *Vet Clin North Am Small Anim Pract* 35:39-79, vi, 2005.) (*Esta figura se encontra reproduzida, em cores, no Encarte.*)

---

**Boxe 224.1** Procedimento e interpretação do teste de Rivalta

**Procedimento padrão do teste de Rivalta**
- Tubo de ensaio de plástico (volume de 10 mℓ) é preenchido com 7 mℓ de água destilada
- Adicionam-se 20 μℓ (1 gota) de ácido acético (100%)
- Mistura-se bem a solução
- Colocam-se 20 μℓ (1 gota) da efusão na superfície dessa solução
- Observa-se a consequência após a adição da gota

**Interpretação do teste de Rivalta**
- O teste de Rivalta é definido como **positivo**
  - Se a gota permanece presa à superfície
  - Se a gota mantém sua forma e fica ligada à superfície
  - Se a gota flutuar lentamente até o fundo do tubo
  - Se a forma da gota não se altera, mas muda para um formato de "água-viva invertida"
  - Se a gota se dispersar em pequenos fragmentos turvos que podem ser observados descendo para o fundo do tubo
- O teste de Rivalta é definido como **negativo**
  - Se a gota desaparecer e a solução permanecer clara
  - Se cordões claros ou turvos são vistos caindo e se dissolvem antes de chegar ao fundo do tubo, mas nenhuma gota ou "água-viva invertida" é vista

---

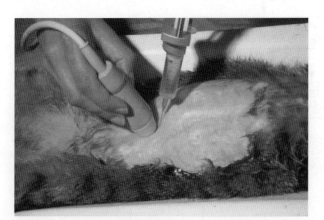

**Figura 224.2** Amostra de efusão amarelo-clara viscosa, considerada "típica" em gato com peritonite infecciosa felina, obtida por abdominocentese guiada por ultrassom. (De Hartmann K: Feline infectious peritonitis. *Vet Clin North Am Small Anim Pract* 35:39-79, vi, 2005.) (*Esta figura se encontra reproduzida, em cores, no Encarte.*)

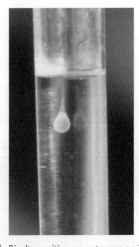

**Figura 224.4** Teste de Rivalta positivo em gato com peritonite infecciosa felina, com uma gota da efusão que mantém sua forma aderida à superfície. (De Hartmann K: Feline infectious peritonitis. *Vet Clin North Am Small Anim Pract* 35:39-79, vi, 2005.)

### Análise do líquido cefalorraquidiano

A análise do líquido cefalorraquidiano (LCR) de gatos com sintomas neurológicos causados por PIF pode mostrar concentração elevada de proteína (50 a 350 mg/dℓ [500 a 3.500 g/ℓ] em comparação com o valor normal de < 25 mg/dℓ [< 250 g/ℓ]) e pleocitose (100 a 10.000 células nucleadas/µℓ), contendo principalmente neutrófilos, linfócitos e macrófagos (ver Capítulo 115).[107,108] Esses são, entretanto, achados relativamente inespecíficos. Alguns gatos com sintomas neurológicos causados por PIF apresentam composição de LCR normal e, mesmo que as alterações no LCR indiquem inflamação, elas não são úteis para diferenciar PIF de outras causas de doença inflamatória do sistema nervoso central.[108]

### Títulos de anticorpos

Os títulos de anticorpos podem ser mensurados no sangue, na efusão e no LCR, mas a detecção de anticorpos em qualquer um desses líquidos não é útil no diagnóstico de PIF. A maioria dos gatos com contato atual ou prévio com o FCoV, assim como os gatos vacinados, possui anticorpos. A presença de anticorpos no sangue não prediz PIF e sua ausência não exclui essa doença, uma vez que, na PIF em estágio terminal, o título de anticorpos frequentemente diminui,[109] e aproximadamente 10% dos gatos com PIF não apresentam anticorpos porque grande quantidade de vírus do corpo do gato se liga aos anticorpos e o torna indetectável, ou os anticorpos são perdidos na efusão quando ocorre extravasamento de proteína devido à vasculite. A presença de anticorpos na efusão está relacionada à presença de anticorpos no sangue[110] e, portanto, a mensuração de anticorpos na efusão também não é útil.[111] Relata-se que os gatos com sintomas neurológicos causados por PIF apresentam concentração de anticorpos no LCR não diferente daquela constatada em gatos com outras doenças neurológicas, indicando que a mensuração de anticorpos no LCR também não é útil.[112] No entanto, o teste de pesquisa de anticorpos no sangue ainda tem alguma importância no controle do FCoV em domicílios ou gatis com vários gatos; por exemplo, se todos os gatos são sabidamente negativos para anticorpos, então pode-se manter uma colônia livre de FCoV permitindo a entrada de apenas novos gatos negativos no teste de pesquisa de anticorpos.[113]

### Detecção de complexo antígeno-anticorpo específico para coronavírus

Para a detecção de complexo antígeno-anticorpo específico do coronavírus, podem-se utilizar amostra de sangue e teste ELISA competitivo. O raciocínio é que seria possível obter informação diagnóstica por meio da detecção de complexos circulantes no sangue e na efusão, mas a utilidade desse teste mostrou-se limitada.[93]

### Antígeno de coronavírus felino em macrófagos

O antígeno de FCoV em macrófagos pode ser detectado usando coloração para imunofluorescência ou imunocitoquímica (em macrófagos obtidos de efusão) ou imuno-histoquímica (em macrófagos presentes em tecido). A imunocoloração não pode diferenciar o FCoV "inofensivo" e o FCoV que sofreu mutação e causa PIF. No entanto, apenas o vírus causador de PIF é considerado capaz de se replicar em quantidade suficientemente alta em macrófagos, necessária para obter coloração positiva (Figuras 224.5 e 224.6), e o vírus em replicação está associado a macrófagos, na coloração imuno-histoquímica.[119] Em estudo que envolveu grande número de gatos com PIF confirmada e em gatos do grupo-controle com outras doenças (confirmadas) (n = 171), a coloração para imunofluorescência do antígeno do FCoV intracelular em macrófagos da efusão mostrou valor preditivo positivo de 100%, confirmando, assim, o diagnóstico de PIF. Infelizmente, o valor preditivo negativo não foi muito alto (57%), o que pode ser explicado principalmente pelo baixo número de macrófagos nos esfregaços da efusão (embora os gatos tivessem PIF), resultando em coloração negativa.[93]

No entanto, em outro estudo foram constatados 2 gatos falsos positivos na coloração para imunofluorescência,[120] questionando a credibilidade do método como teste confirmatório. Isso também foi demonstrado em outro estudo que utilizou coloração imunoquímica, em vez de coloração para imunofluorescência, com poucos gatos controles falsos positivos.[121] Estudos recentes focaram na utilidade diagnóstica da imunocoloração de material diferente de efusão[121a] ou humor aquoso,[121b] obtendo resultados semelhantes, como resultados falsos positivos em gatos com outras doenças comprovadas. O teste imuno-histoquímico é considerado padrão-ouro no diagnóstico de PIF e provou ser 100% preditivo quando positivo.[94,122] No entanto, geralmente são necessários métodos invasivos (p. ex., laparotomia ou laparoscopia; ver Capítulo 91) para obter amostras de tecido adequadas. Em um estudo comparou-se a sensibilidade diagnóstica da biopsia com agulha de maior calibre (ver Capítulo 89) e aspiração com agulha fina (AAF; ver Capítulos 89 e 93) de amostras de fígado e de rim; a sensibilidade da AAF foi semelhante à da biopsia com agulha de maior calibre (*core biopsy*), com maior sensibilidade na amostra do fígado do que na do rim,[123] mas o valor da AAF guiada por ultrassom para diagnosticar PIF como método de rotina é limitado.

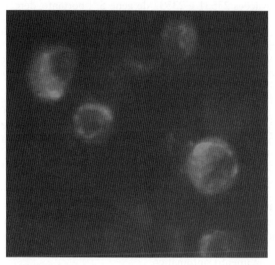

**Figura 224.5** Coloração de imunofluorescência positiva para o antígeno coronavírus felino em macrófagos da efusão de gato com peritonite infecciosa felina. (De Hartmann K: Feline infectious peritonitis. *Vet Clin North Am Small Anim Pract* 35:39-79, vi, 2005.) (*Esta figura se encontra reproduzida, em cores, no Encarte.*)

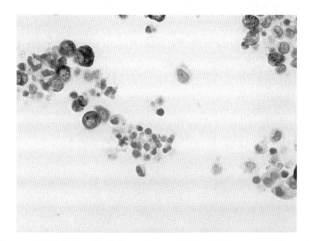

**Figura 224.6** Coloração de imunofluorescência positiva para o antígeno do coronavírus felino em macrófagos do líquido cefalorraquidiano de gato com peritonite infecciosa felina. (Hartmann K: Feline infectious peritonitis. *Vet Clin North Am Small Anim Pract* 35:39-79, vi, 2005.) (*Esta figura se encontra reproduzida, em cores, no Encarte.*)

### Detecção de coronavírus felino ou vírus mutante por reação em cadeia da polimerase via transcriptase reversa

A maioria dos testes RT-PCR (a transcrição reversa de RNA viral para DNA deve ser realizada antes da amplificação do DNA, para detectar vírus RNA) é usada rotineiramente para detectar todos os FCoV porque os "primers" para PCR não diferenciam FCoV causadores de PIF e FCoV entéricos inofensivos.[114] Vários estudos apoiam a hipótese de que a viremia do FCoV ocorre não apenas em gatos com PIF, mas também em portadores saudáveis do vírus.[115,116] Assim, a presença de viremia por FCoV não prevê nem predispõe os gatos ao desenvolvimento de PIF.[117] Os resultados da RT-PCR de rotina não são diagnósticos para PIF. Além disso, a RT-PCR em amostra de sangue geralmente é negativa em gatos com PIF devido à baixa carga viral. No entanto, embora não seja útil no diagnóstico de PIF, a RT-PCR usada para detectar FCoV em amostras de fezes é sensível e útil para documentar que um gato está excretando FCoV.[91] A detecção em excrementos fecais é uma etapa importante no controle das populações de gatos quando se deseja a prevenção da introdução de FCoV ou a eliminação de infecção endêmica.

Atualmente, no mercado há disponibilidade de um teste RT-PCR que detecta especificamente alterações de nucleotídios nas posições 23531 e 23537 do gene S;[71] portanto, detecta um vírus com mutação crucial no gene *spike*, que é considerado o patótipo patogênico.[72] Em um estudo constatou-se que a detecção de uma das duas mutações foi 100% específica para PIF.[118] No entanto, em estudo muito recente, a especificidade foi de apenas 96% usando esse teste PCR específico para o patótipo.[118a] Nesse estudo, o teste RT-PCR positivo também detectou uma das mutações em gatos controles com outras doenças confirmadas. Não está claro se esses animais eram verdadeiros falsos positivos ou se era PIF em estágio inicial em gatos com doenças distintas. A sensibilidade desse teste é alta em amostras da efusão, mas muito baixa no sangue, o que é um problema porque o diagnóstico de PIF em gatos sem efusão continua sendo um desafio.[118a]

### Tratamento e controle

Praticamente todos os gatos com PIF confirmada morrem em decorrência da doença. No entanto, alguns gatos podem sobreviver por vários meses e desfrutar de alguma qualidade de vida com tratamento sintomático.

### Prognóstico

O prognóstico para um gato com PIF é extremamente ruim. Em um estudo prospectivo incluindo 43 gatos com PIF, verificou-se que o tempo médio de sobrevivência após o diagnóstico definitivo foi de 8 dias.[88] Alguns gatos, entretanto, vivem por vários meses; há relato de que um gato viveu 200 dias após o diagnóstico definitivo da infecção.[88] Alguns parâmetros podem predizer o tempo de sobrevivência: mau estado geral, baixa contagem de plaquetas, baixa contagem de linfócitos, alta concentração sérica de bilirrubina e grande quantidade de efusão indicam prognóstico ruim.[88] As convulsões também devem ser consideradas sinais de prognóstico desfavorável, uma vez que sua ocorrência é significativamente mais frequente em animais com extensão marcante de lesões inflamatórias ao prosencéfalo.[124]

### Considerações ambientais

Frequentemente, surge a questão de saber se é perigoso trazer um gato (com PIF confirmado) de volta para uma casa onde vivem outros gatos. Quando um gato de uma casa desenvolve PIF, outros gatos contactantes já foram expostos ao FCoV, mas a questão-chave continua sendo se o vírus mutante é transmitido entre os gatos. Em geral, não parece ser o caso. A maioria dos estudos não conseguiu detectar vírus mutantes nas secreções ou excreções de gatos com PIF.[125] Um estudo recente mostrou que gatos com PIF realmente não excretam FCoV. O exame de 27 gatos com infecção por FCoV e 28 gatos com PIF, de um mesmo abrigo, revelou que a maioria dos gatos que desenvolveram PIF não apresentava FCoV intestinal detectável e aparentemente eliminou a infecção primária por FCoV. Nos animais com FCoV intestinal detectável, a análise de sequência revelou que o vírus era diferente e parecia ter sido adquirido por superinfecção pelo FCoV.[60] Portanto, se um gato com PIF recomeça a excretar o vírus, isso se deve a uma nova superinfecção de outros gatos da casa e não ao vírus original do gato. O FCoV mutante presente em lesões de órgãos causadas por PIF não foi encontrado nas fezes, exceto em 1 gato. Nesse gato, constatou-se deleção de resíduo único na proteína 3 c do vírus detectado no líquido de ascite e intestinal. Provavelmente, a presença do vírus nas fezes resultou do extravasamento sistêmico do vírus para o intestino, por exemplo, no caso de granuloma intestinal.[60] Em um estudo, a sequência de RNA genômico de uma cepa de FCoV de campo isolada no exame pós-morte do jejuno e do fígado de um gato com PIF revelou 100% de identidade de nucleotídios entre as sequências de RNA virais provenientes do intestino (jejuno) e não entéricas (fígado), um achado que mostra que em alguns casos o vírus causador de PIF pode ser excretado.[126] No entanto, mesmo se o vírus for mutante, a sua propagação é muito rara, ainda assim não causaria PIF em outro gato porque esse vírus não seria capaz de se replicar no intestino de outro gato após a transmissão. Estudos demonstraram que as fezes de gatos com PIF não causam PIF em outro gato.[63] Com base no conhecimento atual, a recomendação apropriada parece ser que é relativamente seguro trazer o gato com PIF de volta para casa, com os gatos que já entraram em contato, pois esses gatos apresentam certa imunidade à cepa do FCoV endêmico na casa. Não é, entretanto, recomendado permitir o contato do gato com PIF com nenhum gato novo que ainda não teve contato com o vírus.

### Tratamento de suporte

Como a PIF é uma doença imunomediada, o tratamento de suporte visa controlar a resposta imunológica ao FCoV; a abordagem mais bem-sucedida consiste em altas doses de medicamentos imunossupressores e anti-inflamatórios que retardam a progressão da doença, como a prednisolona (2 a 4 mg/kg/24 h VO). Embora os glicocorticoides tenham sido usados em quase todos os casos publicados, seu efeito nunca foi comprovado em estudos controlados. Se houver efusão, alguns gatos se beneficiam de centese diária para a remoção do líquido (ver Capítulos 90 e 102) e injeção de dexametasona na cavidade abdominal ou torácica (1 mg/kg, em intervalos de 24 h, até que cessa a produção de efusão). Às vezes, utiliza-se ciclofosfamida (2 a 4 mg/kg VO, 4 vezes/semana), sozinha ou em combinação com glicocorticoide, mas não há dados disponíveis sobre sua eficácia. Os gatos também devem ser tratados com antibióticos de amplo espectro e submetidos à terapia de suporte (p. ex., administração de fluidos; ver Capítulo 129), além do tratamento imunossupressor. Em dois gatos, utilizou-se um inibidor da tromboxano sintetase (cloridrato de ozagrel), que inibe a agregação plaquetária e a liberação de citocinas, com alguma melhora dos sinais clínicos.[127] A propentofilina foi usada porque parece causar infrarregulação de citocinas pró-inflamatórias que, por sua vez, pode reduzir a vasculite. No entanto, em um estudo duplo-cego controlado com placebo em gatos com PIF confirmada, não se constatou diferença significativa no tempo de sobrevivência, na qualidade de vida ou em qualquer parâmetro clínico ou laboratorial em gatos tratados com esse medicamento, comparativamente aos gatos que receberam placebo.[87]

### Quimioterapia antiviral e imunomoduladores

No passado, a busca por um composto antiviral efetivo não foi bem-sucedida (Tabela 224.1). Existem algumas abordagens experimentais promissoras, incluindo inibidores de protease,[127a] inibição da proteína *spike* do FCoV que se liga a receptores da membrana da célula hospedeira e atua como mediador na fusão

## CAPÍTULO 224 • Infecções Causadas por Coronavírus (Cães e Gatos), Incluindo Peritonite Infecciosa Felina

**Tabela 224.1** Opções de tratamento (inclusive medicamentos antivirais e imunomoduladores) para gatos com peritonite infecciosa felina (incluindo graduações baseadas em evidências [EMB] para a avaliação dos dados de eficácia disponíveis e opinião pessoal da autora).[91,169,170]

| MEDICAMENTO | EFICÁCIA IN VITRO | ESTUDO CONTROLADO IN VIVO | EFICÁCIA IN VIVO | OPINIÃO PESSOAL | GRAU EBM (1 A 4) |
|---|---|---|---|---|---|
| **Inibidores da síntese de RNA análogos de nucleosídios** | | | | | |
| Vidarabina (Ara-A) | Sim[136] | Não | n.d. | Provavelmente ineficaz | 4 |
| **Inibidores da síntese de nucleotídios** | | | | | |
| Ribavirina | Sim[136] | Sim | Não[133,134] | Não efetiva e tóxica[132] se administrada por via sistêmica | 2 |
| **Agentes alquilantes que interferem no RNA** | | | | | |
| Melfalana | n.d. | Não | n.d.[140,171] | Provavelmente ineficaz | 4 |
| **Inibidores de protease** | | | | | |
| Nelfinavir | Sim[137] | Não | n.d. | Potencialmente eficaz | 4 |
| GC376[140a] | Sim | Sim | Sim | Efetivo em gatos infectados experimentalmente | 2 |
| **Inibidores da adesão viral** | | | | | |
| *Galanthus nivalis* aglutinina (GNA) | Sim[137] | Não | n.d. | Potencialmente eficaz | 4 |
| **Interferons** | | | | | |
| Interferona-alfa humano (IFN-α) | | | | | |
| Alta dose SC | Sim[134] | Sim | Não[141] | Algum benefício no prolongamento da sobrevivência | 4 |
| Baixa dosagem VO | Sim[134] | Não | n.d. | Contraindicado devido à ação imunoestimuladora | 1 |
| Interferona-ômega felino (IFN-ômega) | Sim[142] | Sim | Não[88] | Ineficaz | 1 |
| **Interferona e outros indutores de citocina** | | | | | |
| *Proteína A de Staphylococcus* (SPA) | n.d. | Não | n.d. | Contraindicada | 4 |
| *Propionibacterium acnes* | n.d. | Sim | Sim[141] | Pouco efetivo | 2 |
| Bacilo de Calmette-Guérin | n.d. | Não | n.d. | Contraindicado | 4 |
| PIND-AVI/PIND-ORF | n.d. | Não | n.d.[144,145] | Contraindicado | 4 |
| Ácido polirriboinosínico-polirribocitidílico (poli-IC) | n.d. | Não | n.d. | Contraindicado | 4 |
| Acemanana | n.d. | Não | n.d. | Contraindicado | 4 |
| **Outros medicamentos com ação imunomoduladora** | | | | | |
| Tilosina | n.d. | Não | n.d.[146,147] | Contraindicada | 4 |
| Promodulina | n.d. | Não | n.d.[140,148] | Contraindicada | 4 |
| Levamisol | n.d. | Não | n.d. | Contraindicado | 4 |
| Dietilcarbamazina (DEC) | n.d. | Não | n.d. | Contraindicado | 4 |
| Poliprenil imunoestimulante (PI) | n.d. | Não | n.d.[149] | Efetivo em 3 gatos sem efusão | 3 |

*n.d.*, não determinada; *PIND-AVI*, Parapoxvirus avis; *PIND-ORF*, Parapoxvirus ovis. *EBM*, medicina baseada em evidências: EBM nível 1 = confirmado por pelo menos um estudo de campo duplo-cego controlado com placebo. EBM nível 2 = verificado em estudo experimental controlado. EBM nível 3 = suportado por uma série de casos. EBM nível 4 = apenas com base na opinião de especialistas.

do envelope viral com a membrana da célula hospedeira,[128,129] oligonucleotídio formador de hélice tripla circular direcionado ao RNA viral[130] ou pequenos RNAs de interferência (siRNA) que interferem no RNA e, portanto, na inibição da replicação do vírus,[131] mas esses compostos ainda estão em estágio de pesquisa. Alguns medicamentos são efetivos *in vitro*, mas muito tóxicos para gatos, como a ribavirina[132-134] ou a cloroquina.[135] Outros foram pesquisados apenas *in vitro*, mas a eficácia *in vivo* é desconhecida, como a da vidarabina,[136] que inibe as polimerases; nelfinavir, um inibidor da protease do vírus da imunodeficiência humana; aglutinina de *Galanthus nivalis* (GNA), um agente de ligação a carboidratos que se liga a glicoproteínas glicosiladas do envelope com o FCoV, inibindo assim a fixação do vírus à célula hospedeira;[137] ou ciclosporina A, que se liga às ciclofilinas celulares, inibindo assim a calcineurina, necessária para a replicação de muitos vírus.[138,139] Para muitos desses medicamentos, a avaliação dos dados é dificultada pela falta de testes clínicos bem controlados nos quais novos tratamentos são comparados com o tratamento padrão ou um placebo, e o fato de que a presença de PIF nem mesmo foi confirmada antes do início do tratamento, tornando impossível a avaliação do resultado.[140]

Os interferons são usados com frequência em gatos com PIF. A interferona alfa (IFN-α) humana foi efetiva contra uma cepa de FCoV causadora de PIF *in vitro*, mas em um estudo com tratamento controlado e uso de placebo, incluindo 74 gatos livres de patógenos específicos nos quais fez-se indução experimental de PIF, constatou-se que a administração profilática, tampouco a terapêutica, de altas doses ($10^4$ ou $10^6$ UI/kg) de IFN-α, de interferona-beta (IFN-β) felina ($10^3$ UI/kg), do imunomodulador *Propionibacterium acnes* (0,4 mg/gato ou 4 mg/gato), ou de uma combinação desses agentes reduziu significativamente a taxa de mortalidade em gatos tratados comparativamente aos não tratados. No entanto, em gatos tratados com $10^6$ UI de interferona-alfa/kg, em combinação com *Propionibacterium acnes*, o tempo médio de sobrevivência foi maior, mas apenas por 3 semanas.[141] Como explicação da eficácia limitada da IFN-α, foi sugerido que a proteína acessória 7a codificada por ORF-7 de cepas virais causadoras de PIF pode atuar como antagonista da IFN tipo I e neutralizar a resposta antiviral induzida pela IFN-α.[68] A replicação do FCoV também é inibida pela interferona-ômega (IFN-ω) felina, *in vitro*,[142] medicamento cujo uso foi aprovado em alguns países europeus e no Japão. Resultados promissores foram obtidos em um ensaio não controlado; nos gatos que foram estudados não se confirmou a ocorrência de PIF.[143] Em um ensaio clínico duplo-cego randomizado controlado por placebo, em 37 gatos com PIF confirmada, o uso exclusivo de interferona-ômega felino não foi mais efetivo do que os glicocorticoides.[88] Alguns relatos de casos mais antigos sugerem alguma eficácia do tratamento com imunomoduladores, como tilosina, promodulina, acemanana ou "indutores de paraimunidade", mas novamente a PIF não foi confirmada nesses estudos.[140,144-148]

Uma droga que se mostrou promissora como imunomoduladora foi o poliprenil imunoestimulante.[149] Em uma série de casos de três gatos, o poliprenil imunoestimulante foi associado à maior sobrevida em gatos com PIF sem efusão.[149] Nenhum grupo com placebo foi incluído para comparação; assim, até o

---

### Boxe 224.2 Abordagens em famílias com muitos gatos, com presença de gatos infectados pelo FCoV[102]

**Manejo de gatos em residências privadas com presença de gatos infectados pelo FCoV**

- Na maioria das famílias com > 5 gatos, o FCoV é endêmico. Se o FCoV for detectado em um domicílio, geralmente todos os gatos contrairão a infecção e muitos estarão excretando FCoV. Normalmente, a maioria dos gatos possui anticorpos, pois 95 a 100% dos gatos expostos ao FCoV são infectados e desenvolvem anticorpos 2 a 3 semanas após a exposição
- Alguns gatos podem ser "resistentes" à infecção por FCoV. Alguns gatos de famílias com muitos gatos endêmicas para FCoV não possuem anticorpos[91] (mecanismo desconhecido). Esses gatos devem ser usados como reprodutores
- Os proprietários devem ter ciência de que a presença de anticorpos não está necessariamente associada a um mau prognóstico. A maioria dos gatos infectados por FCoV não desenvolve PIF, e muitos gatos de famílias com um, dois ou três gatos eventualmente eliminam a infecção e tornam-se negativos ao teste de pesquisa de anticorpos meses a anos depois
- Os proprietários devem ser informados de que os gatos infectados por FCoV têm uma chance maior de eliminar o FCoV se puderem sair de casa para defecar, reduzindo a reinfecção pelo vírus presente em suas próprias fezes.[50]

**Manejo de abrigos com gatos infectados por FCoV**

- Os procedimentos de isolamento "normais" não são efetivos para prevenir a transmissão do FCoV devido à facilidade de transporte do FCoV em roupas, sapatos, poeira e gatos
- A manutenção prévia de gatos não infectados juntos, em um abrigo, ocasiona aumento exponencial da taxa de infecções. Em um estudo no qual gatos errantes foram testados no momento em que foram levados para abrigos locais (nos quais vários gatos foram mantidos em uma sala) e em intervalos de 1 a 2 semanas depois disso, constatou-se que apenas um pequeno número de gatos tinha anticorpos no momento de entrada, mas a porcentagem aumentou rapidamente até que praticamente todos os gatos do abrigo foram infectados por FCoV[178]
- A prevenção de casos esporádicos de PIF é extremamente difícil em um ambiente de abrigo onde a prevalência de FCoV é alta e agravada por estresse e infecções concomitantes. Os casos geralmente são esporádicos e imprevisíveis e tendem a acometer ninhadas de filhotes predispostos
- A comparação de abrigos com diferentes tipos de manejo revelou uma correlação significativa entre o aumento do número de eventos de manejo fora das gaiolas e o aumento da porcentagem de gatos positivos no teste de anticorpos contra FCoV
- Os abrigos devem minimizar a aglomeração e o tempo de permanência, projetar instalações para facilitar o saneamento e otimizar o manejo para minimizar a disseminação do vírus e os níveis de estresse[91]
- O Advisory Board of Cat Diseases (ABCD) fornece diretrizes, específicas para abrigos, que podem ajudar no controle da infecção por FCoV.[179]

**Manejo de gatil de reprodutores com gatos infectados por FCoV**

- O ideal é que o gatil de reprodutores seja livre de FCoV. Isso, entretanto, raramente é a realidade
- Gatis com < 5 gatos podem, de forma espontânea e natural, tornar-se livres de FCoV, mas, em gatis com > 10 gatos, isso é quase impossível, pois o vírus é transmitido entre os gatos, mantendo a infecção[91]
- O principal procedimento para eliminar FCoV de um gatil é reduzir o número de gatos (especialmente filhotes com < 12 meses de vida)
- Também é importante manter limpas as superfícies potencialmente contaminadas com FCoV, para minimizar a carga de FCoV no ambiente
- O teste de anticorpos e a segregação de gatos são métodos destinados a interromper a exposição.[50,172] O FCoV é excretado por ≈ 1/3 dos gatos com teste de anticorpo positivo,[173] e todo gato positivo para anticorpos deve ser considerado infectante. Após a 6 meses, o título de anticorpos pode ser novamente mensurado para determinar se os gatos se tornaram negativos
- Alternativamente, pode-se realizar o teste RT-PCR em amostras de fezes (4 amostras, com intervalos de 1 semana) para detectar portadores crônicos de FCoV que excretam altas cargas de vírus.[174] Em ambientes amplos e com vários gatos, 40 a 60% dos gatos excretam vírus nas fezes em determinado momento
- Se um gato for persistentemente positivo no teste RT-PCR em amostra de fezes por > 6 semanas, ele deverá ser eliminado do gatil e colocado em um ambiente individual[91,175,176]
- Foi proposto um protocolo de desmame precoce para prevenir a infecção por FCoV em filhotes de gatas infectadas. A gata é isolada por 2 a 3 semanas antes do parto, ela e os filhotes são colocados em rigorosa quarentena, e esses filhotes são desmamados precocemente (com 4 a 6 semanas de vida). Justificativa: foi proposto que os filhotes jovens têm imunidade da mucosa contra o vírus, e os filhotes de gatas que excretam FCoV foram considerados protegidos da infecção por anticorpos maternos locais até que tenham 5 a 6 semanas de vida.[51] No entanto, conforme um estudo realizado na Suíça, o desmame precoce falhou e ocorreu infecção viral em filhotes de 2 semanas de vida. Além disso, o desmame precoce pode implicar prejuízo social aos filhotes. Portanto, esse procedimento só deve ser realizado com consideração cuidadosa e consulta ao criador[91]
- Se possível, é recomendado maximizar a resistência hereditária à PIF. A predisposição genética é um fator importante (não completamente compreendido).[177] Os filhotes com PIF, irmãos da mesma ninhada, têm maior probabilidade de desenvolver PIF. Se uma gata tem ≥ 2 ninhadas nas quais os filhotes desenvolvem PIF, ela não deve ser novamente acasalada. Deve-se prestar atenção especial às raças puras de gatos nas quais a ocorrência de PIF é maior.[91]

momento não é possível tirar conclusões definitivas sobre a eficácia desse medicamento. A ideia por trás do tratamento imunomodulador é que esses produtos podem estimular a resposta imune relativa à resposta mediada por células ou reduzir uma resposta Th2 hiperativa. Foi sugerido que um desequilibrio entre a resposta de linfócitos T e linfócitos B contribui para o desenvolvimento de PIF, embora essa hipótese tenha sido recentemente questionada.[119] Na verdade, uma estimulação inespecífica do sistema imunológico pode até ser contraindicada, uma vez que os sinais clínicos se desenvolvem e progridem como resultado de uma resposta imunomediada. Portanto, o tratamento com esses medicamentos não é recomendado enquanto houver carência de comprovação da eficácia em estudos bem controlados.[140]

### Prevenção

A prevenção de PIF é extremamente difícil. A única maneira de realmente evitar o desenvolvimento de PIF é prevenir a infecção por FCoV.

#### Abordagens para o controle de FCoV em gatos infectados

Em condições naturais, os gatos saem para defecar e enterrar suas fezes, situação na qual o FCoV geralmente permanece infectante apenas por horas (ou até dias, sob congelamento). No entanto, gatos domesticados foram introduzidos em caixas de excretas (caixa de areia) nas quais o FCoV pode sobreviver por vários dias e possivelmente até 7 semanas em fezes secas. A eliminação do FCoV em domicílios com vários gatos é extremamente difícil. As recomendações de manejo para famílias privadas, gatis de reprodução e abrigos estão resumidas no Boxe 224.2.

#### Vacinação

Houve muitas tentativas de desenvolvimento de vacinas eficazes, mas a maioria falhou, principalmente por causa da condição conhecida como exacerbação dependente de anticorpos (EDA). A EDA é causada pelo aumento da infecção de macrófagos[150] e envolve um mecanismo pelo qual os gatos que produzem anticorpos após a vacinação e são subsequentemente infectados com FCoV desenvolvem PIF mais rápido e morrem mais cedo do que os gatos que não foram vacinados.[151-156] Uma vacina disponível nos EUA e em vários países europeus contém um mutante de cepa do FCoV sensível à temperatura que pode se replicar no revestimento frio do trato respiratório superior, mas não em temperaturas corporais internas mais altas.[157-160] Essa vacina, administrada por via intranasal, produz imunidade local (anticorpos IgA) no local onde o FCoV penetra no corpo (orofaringe) e também induz imunidade mediada por células. As preocupações de segurança sempre questionadas são se a vacina pode causar PIF ou produzir EDA. Embora alguns ensaios experimentais usando essa vacina tenham registrado EDA em um teste de desafio, estudos de campo demonstraram que essa vacina é segura. Em nenhum dos dois extensos ensaios de campo duplo-cegos controlados com placebo, os gatos desenvolveram PIF ou EDA após a vacinação.[161-163] Houve alguns efeitos colaterais imediatos após a aplicação da vacina, como espirros, vômitos ou diarreia, cujas incidências não foram significativamente diferentes no grupo vacinado em comparação com o grupo placebo.[162] No entanto, a eficácia dessa vacina é constantemente questionada. Estudos experimentais publicaram dados sobre taxas de prevalência entre 0[164,165] e 50 a 75%,[160,166] dependendo do estudo. Em uma pesquisa com 138 gatos pertencentes a 15 criadores, em que praticamente todos os gatos tinham anticorpos antes da vacinação, não se constatou diferença na ocorrência de PIF entre o grupo vacinado e o grupo placebo.[162] Assim, a vacinação contra FCoV em ambientes endêmicos ou em domicílios com casos conhecidos de PIF não é eficaz. Em um ensaio duplo-cego controlado com placebo em gatos sem exposição prévia ao FCoV antes da vacinação, notou-se uma pequena, mas estatisticamente significativa, redução na quantidade de gatos que desenvolveram PIF.[167] Como a vacina não é efetiva quando os gatos já foram expostos ao FCoV, o teste de pesquisa de anticorpo pode ser útil antes da vacinação. Uma desvantagem é que os gatos produzem anticorpos após a vacinação, dificultando a comprovação e o controle de um domicílio livre de FCoV. Concluindo, os resultados do estudo não mostraram claramente se a vacinação não é efetiva ou se causa pequena redução na probabilidade de ocorrência de PIF.[168] Embora apenas marginalmente, se eficaz, a vacina é pelo menos segura.

### REFERÊNCIAS BIBLIOGRÁFICAS

*As referências bibliográficas deste capítulo se encontram online no Ambiente de Aprendizagem.*

# CAPÍTULO 225

# Infecção por Parvovírus em Cães e Gatos

Andrew Lambert Leisewitz

## ETIOLOGIA E EPIDEMIOLOGIA

Os membros do gênero *Parvovirus* infectam uma ampla gama de hospedeiros mamíferos, mas apresentam especificidade ao hospedeiro. O parvovírus canino (CPV) e o vírus da panleucopenia felina (FPV) são os dois principais parvovírus de cães e gatos, respectivamente, e são classificados de acordo com os hospedeiros dos quais foram isolados. Tanto o CPV quanto o FPV são considerados variantes de uma gama de hospedeiros de parvovírus felino.[1] As sequências genéticas do CPV e do FPV diferem apenas em cerca de 2% dos componentes e são antigenicamente muito semelhantes.[2] O vírion é simples, pequeno, carece de envelope; é um vírus DNA de filamento simples com genoma contendo cerca de 5 mil pares de bases. As proteínas do capsídio são as estruturas-chave que determinam a antigenicidade e a especificidade do hospedeiro. A gama de hospedeiros desses dois vírus difere e é determinada por menos de 10 diferentes aminoácidos do capsídio.[3] O vírus faz uso do receptor de transferrina para penetrar nas células, e os polimorfismos nesse receptor são responsáveis pela especificidade ao hospedeiro.[4] Ocorrem replicações do FPV em células de gatos, *in vitro* e *in vivo*, mas não em culturas de células de cães. O CPV se replica em células de gatos e cães, em cultura celular, e em células de cães *in vivo*. O FPV é capaz de se replicar em uma extensão limitada em cães, mas sem causar doença. Ele infecta o timo e a medula óssea do cão e, portanto, também não é capaz de se propagar entre os cães.[1] O primeiro CPV, identificado em 1967, foi denominado vírus minúsculo dos cães (posteriormente denominado CPV-1).[5] Até o momento é considerado clinicamente irrelevante.[6] O CPV-2 foi identificado em 1978, em cães, nos EUA, e foi responsável por uma pandemia global devastadora em poucos meses.[7] Atualmente está bem estabelecido em todo o mundo e é provavelmente a doença infecciosa mais comum em cães, com altas taxas de morbidade e mortalidade. Esse vírus sofreu mutação subsequente para CPV-2a, CPV-2b e, posteriormente, para CPV-2c, que foi identificado pela primeira vez na Itália em 2000,[8,9] mas agora é relatado em todo o mundo. O CPV-2a e o CPV-2b são capazes de infectar gatos e causar uma doença clínica indistinguível da panleucopenia, embora isso seja raro.[10,11]

A via fecal-oral é o meio de transmissão tradicionalmente mencionado, mas a transmissão por meio de fômites também é importante. Cães doentes podem excretar o vírus nas fezes em títulos muito altos (até dose infectante de 50% em cultura de tecido [TCID$_{50}$] de $10^9$ por grama de fezes).[12] No hospital do autor, o número de casos está diretamente relacionado à velocidade do vento, sendo inversamente proporcional à umidade.[13] Também há evidências de sazonalidade do CPV no Canadá[14] e do FPV na América do Norte, que corresponde a um pico na população de filhotes de gatos suscetíveis.[15] Há evidências de que algumas raças de cães são mais suscetíveis à infecção, como Rottweiler, American Pit Bull Terrier, Doberman Pinscher, Spaniel Springer Inglês e Pastor-Alemão. Em um estudo notou-se que as chances de desenvolver enterite por CPV foram maiores em cães de raça pura em comparação com cães mestiços.[16] Não há evidência de suscetibilidade racial publicada em gatos. Como a imunidade é conferida por anticorpos, os títulos maternos significam que os neonatos quase nunca são afetados. Aproximadamente 90% dos anticorpos derivados da mãe são do colostro e têm meia-vida de cerca de 10 dias.[17] A suscetibilidade aumenta à medida que a imunidade materna diminui, por volta das 12 a 14 semanas de vida. A vacinação é altamente efetiva na proteção às infecções. A idade em que filhotes de cães e gatos são afetados também significa que os períodos durante os quais há um suprimento abundante de animais suscetíveis aumenta a incidência de doenças. A introdução de animais infectados em ambientes fechados também pode resultar em surtos explosivos. Outros fatores que contribuem para a infecção incluem parasitoses intestinais, superlotação e condições ambientais pouco higiênicas e estressantes. Tanto o CPV quanto o FPV são extremamente estáveis no meio ambiente, o que torna importante a transmissão indireta e dificulta a descontaminação ambiental. Deve-se ter cuidado em clínicas veterinárias, onde cães não vacinados ou vacinados de forma inadequada podem entrar em contato com superfícies contaminadas. Os cães internados para tratamento devem ser mantidos isolados dos demais pacientes do hospital. Recentemente, foi demonstrado que as moscas também desempenham um papel importante na disseminação da infecção entre os cães.[18]

## PATOGÊNESE E SINAIS CLÍNICOS

O CPV e o FPV compartilham patogênese e manifestação clínica muito semelhantes. O vírus não é capaz de induzir mitose nas células que infecta e, portanto, ele depende das células do corpo que se multiplicam rapidamente para se replicar. Assim, o vírus apresenta tropismo por células do timo, da medula óssea, do baço e do epitélio da cripta intestinal. Fatores estressantes, em particular parasitários, e outros fatores inespecíficos, como desmame, podem predispor os cães à infecção,

aumentando a atividade das células da mucosa.[19] Foi documentado que a doença causada pelo FPV é exacerbada por vírus da leucemia felina (FeLV),[20] *Clostridium piliforme*[21] e coronavírus felino.[22] Como uma resposta robusta de anticorpos propicia alta proteção, a parvovirose é quase exclusivamente uma doença de animais com menos de 1 ano de idade, que já passou da idade em que os anticorpos maternos propiciam proteção, ou não foram vacinados, ou foram vacinados de forma inapropriada. Para CPV e FPV, o estado de vacinação desempenha um papel muito importante na suscetibilidade.

Após a contaminação oral, o vírus se propaga aos linfonodos regionais da faringe e das amígdalas. Em um estudo experimental em cães verificou-se excreção do vírus nas fezes a partir do 3° dia após a infecção oral, atingiu o pico nos 3° e 4° dias, e foi bastante reduzida no 7° dia.[23] A excreção do vírus pode ocorrer 1 ou 2 dias antes que os sinais clínicos sejam aparentes. O período de incubação dessa doença varia de cerca de 4 dias (em condições experimentais) a 1 a 2 semanas (mais comumente), geralmente, em condições naturais. Após a infecção dos tecidos linfoides do trato gastrintestinal (GI) superior, inclusive a língua, ocorre viremia livre de células. Em condições experimentais, isso dura de 1 a 5 dias após a infecção, com os primeiros sinais de anticorpos séricos no 5° dia, atingindo o pico a partir do 7° dia.[23] A infecção do timo e do tecido linfoide causa atrofia do timo, depleção linfoide, linfopenia e imunossupressão. A partir do 4° dia o antígeno viral é detectável na zona proliferativa do epitélio da cripta do trato intestinal. Muito pouco antígeno permanece nos tecidos linfoides ou no epitélio intestinal depois do 7° dia. A infecção subclínica provavelmente é comum, especialmente em animais mais velhos e imunocompetentes.

Os primeiros sinais clínicos incluem febre, depressão e perda de apetite, seguidos de diarreia e vômito. Isso é verdade para o CPV e a maioria das infecções causadas por FPV. No início, a diarreia é clinicamente característica de doença do intestino delgado (ver Capítulo 40). Rapidamente pode ocorrer melena e, em seguida, diarreia francamente hemorrágica, e assumir a característica de diarreia mista oriunda dos intestinos delgado e grosso (Figura 225.1). Esses filhotes de cães apresentam um odor fétido muito característico. Os vômitos geralmente aumentam de frequência e podem se tornar muito graves e frequentes, com produção de pouco mais que espuma. Pode-se notar hematoquezia, bem como ascarídeos, no vômito. Na infecção hiperaguda por FPV, os gatos jovens podem morrer dentro de 12 horas após apresentarem depressão, devido ao grave choque séptico, desidratação e hipotermia; vômito e diarreia podem ser mínimos ou ausentes.

**Figura 225.1** Manifestação clínica típica da infecção avançada causada por parvovírus em filhote de cão Pastor-Alemão. O cão está moribundo (**A**) e em choque hipovolêmico, com diarreia hemorrágica (**B**) e mucosas secas e pálidas (**C**). (*Esta figura se encontra reproduzida, em cores, no Encarte.*)

A infecção da medula óssea pode levar à necrose da medula óssea em cães e gatos.[3] Isso ocasiona leucopenia e também pode contribuir para a ocorrência da anemia observada em alguns casos. Na maioria das infecções por CPV e FPV, nota-se leucopenia quando ocorre diarreia hemorrágica e vômito. A trombocitopenia, no entanto, não é uma característica da doença.[24] Há relato de aumento da concentração de fator estimulante de colônias de granulócitos (G-CSF) em cães com CPV e é provável que seja uma resposta à neutropenia.[25] A neutropenia também se deve, em parte, à altíssima demanda dessas células no intestino. A imunossupressão associada ao CPV significa que esses cães são muito suscetíveis a infecções agudas secundárias. As mais comuns são as infecções sanguíneas bacterianas, que se manifestam clinicamente como choque endotóxico (ver Capítulos 127 e 132); durante a recuperação, alguns filhotes desenvolvem necrose de pele (Figura 225.2), poliartrite bacteriana e discopondilite (Figura 225.3) (R. Kirberger, comunicação pessoal).

A condição de imunossupressão também significa que devem ser aplicadas rigorosas práticas de enfermagem de barreira (Figura 225.4). Filhotes com outras doenças infecciosas não devem ser mantidos no mesmo ambiente. O principal diagnóstico diferencial para sinais sistêmicos semelhantes à infecção por CPV é a infecção pelo vírus da cinomose canina. Todos os esforços devem ser feitos para evitar que essa doença altamente contagiosa seja tratada em um estabelecimento que acolhe filhotes infectados por CPV ou pelos mesmos cuidadores.

A infecção viral do intestino leva à necrose da cripta e ao colapso das vilosidades; a perda da função de barreira da mucosa intestinal normal tem consequências graves, pois os componentes do conteúdo intestinal não podem mais ser mantidos no intestino, ou seja, fora da corrente sanguínea.[26,27] Em um estudo, relata-se que *Escherichia coli* foi isolada em pulmões e fígado de 90% de 98 cães infectados com CPV.[28] A perda de sangue no intestino pode ser significativa, resultando em melena, hematoquezia e anemia (que pode ser mascarada em animais desidratados). Infestações por ascarídeos podem resultar em perda adicional de sangue e agravamento da doença. Essa comorbidade é comum. Menos comuns são giardíase e coccidiose simultâneas.

Vômitos e diarreia podem causar grandes perdas de líquidos e eletrólitos. Isso ocasiona desidratação e deficiência de eletrólitos, sendo a mais notável a hipopotassemia. A desidratação é classificada como isotônica ou hipotônica (devido à perda de líquido hipertônico) e resulta em perda da umidade de membranas mucosas, aumento do turgor cutâneo, aumento do tempo de preenchimento capilar, taquicardia, hipotensão, colapso e redução da produção de urina. As anormalidades ácido-básicas são complexas e fortemente influenciadas por cloreto, água livre e albumina. Animais gravemente enfermos tendem a desenvolver alcalose hipoclorêmica, enquanto filhotes com infecção discreta apresentam acidose hiperclorêmica. O modelo do íon forte proposto por Stewart fornece melhores informações sobre os mecanismos fisiopatológicos do que o modelo tradicional de Henderson-Hasselbalch.[29] Anormalidades de coagulação também foram documentadas em um pequeno estudo de 9 cães com infecção causada por parvovírus. O estudo mostrou alta prevalência de trombose clínica ou flebite e evidências laboratoriais de diminuição da atividade da antitrombina, tempo de tromboplastina parcial ativada prolongado, aumento da amplitude máxima no tromboelastograma e aumento da concentração de fibrinogênio. Essa coorte, portanto, indicou hipercoagulação sem coagulopatia intravascular disseminada.[24] Embora seja um estudo muito pequeno, o trabalho mais antigo que parecia

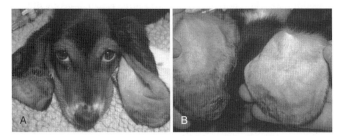

**Figura 225.2** Filhote de Basset Hound que se recuperou de diarreia causada por parvovirose, complicada por bacteriemia secundária à infecção por *Salmonella*. A bacteriemia resultou em necrose da pele da ponta da orelha, provavelmente devido à microembolização dos vasos sanguíneos periféricos. (*Esta figura se encontra reproduzida, em cores, no Encarte.*)

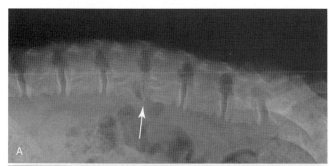

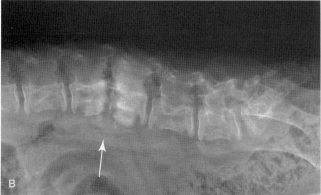

**Figura 225.3** Filhote de cão mestiço de Labrador, com 12 semanas de vida, tratado para infecção por parvovírus e que recebeu alta hospitalar. Retornou 3 dias após a alta com sinais de dor na coluna. As radiografias mostraram colapso do espaço do disco lombar, entre L4-L5, com discreta subluxação (**A**). As radiografias de acompanhamento realizadas 2 semanas depois mostraram achados típicos de discoespondilite com subluxação (**B**, *seta*), com uma nova lesão em espaço cervical (não mostrado). (Cortesia de R. Kirberger.)

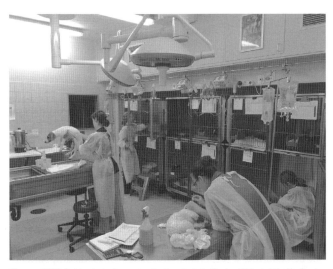

**Figura 225.4** Ala de isolamento do Hospital de Ensino Veterinário Onderstepoort, onde os cães com parvovirose são tratados. A natureza altamente contagiosa da doença requer enfermagem de barreira, conforme mostrado. A natureza resistente do vírus exige que a instalação seja facilmente desinfetada.

sugerir a presença de coagulopatia intravascular disseminada deve ser questionado. Petéquias e hemorragia clinicamente óbvias em outros locais que não o intestino não são características das infecções por CPV.

FPV é uma causa bem conhecida de hipoplasia cerebelar em filhotes de gatos expostos ao vírus durante a vida intrauterina ou no início do período neonatal. No cerebelo em desenvolvimento o vírus destrói células de Purkinje e células precursoras de grânulos.[30] Filhotes de gatos afetados podem apresentar uma ampla variedade de doenças, desde hidranencefalia, hidrocefalia e porencefalia muito graves até doenças cerebelares mais brandas. Animais menos gravemente afetados podem ser considerados animais de companhia aceitáveis, pois a doença não é progressiva. Os sinais clínicos variam amplamente e podem ser multifocais, dependendo das áreas do cérebro acometidas e do grau de comprometimento. Havendo envolvimento cerebral, pode-se notar atividade convulsiva.

No início da pandemia da doença causada por CPV-2, quando os cães não eram vacinados e não havia transferência de anticorpos maternos aos seus filhotes, com infecção de filhotes muito jovens (< 8 semanas de vida) ou de filhotes ainda no útero, a manifestação clínica era um pouco diferente do que é hoje. Atualmente, a doença do miocárdio causada pelo CPV é muito rara,[31] embora ainda ocorra em populações isoladas de animais não vacinados.[32] Os sintomas intestinais nem sempre eram concomitantes aos sintomas cardíacos. Uma ampla gama de sinais cardíacos foi descrita, desde insuficiência congestiva hiperaguda até insuficiência mais crônica que se tornava evidente apenas alguns meses após a infecção. Parece, no entanto, que o CPV não é mais um desencadeante comum de doença do miocárdio em cães.[33] Em um estudo que empregou métodos moleculares, constatou-se que o FPV foi identificado na reação em cadeia da polimerase (PCR) em 10 de 31 gatos com cardiomiopatia, mas não nos 17 animais do grupo-controle, sugerindo possível participação da infecção viral na patogênese da cardiomiopatia felina.[34]

Na infecção aguda por CPV e FPV a causa final da morte se deve à sepse, endotoxemia e choque (ver Figura 225.1). Foi demonstrado que a endotoxina e a subsequente cascata inflamatória iniciada por ela estão relacionadas à gravidade e ao desfecho da doença.[35,36] Um estudo mostrou que 22% das extremidades de cateter IV usados para administração intravenosa de soluções de hidratação estavam contaminadas. A maioria dos microrganismos envolvidos eram bactérias gram-negativas associadas à flora intestinal.[37] Hipoglicemia é um achado comum e provavelmente se deve à idade jovem da maioria dos cães infectados, à anorexia concomitante e ao estado hipermetabólico associado ao choque endotóxico. A causa mais provável de convulsões em cães com infecção por CPV é a hipoglicemia (neuroglicopenia).

## DIAGNÓSTICO

O diagnóstico de parvovirose não é difícil e geralmente é baseado na combinação de uma série de achados que incluem informações de resenha típicas (animal jovem e vacinado de forma inadequada ou insuficiente), queixas principais clássicas de depressão, anorexia, vômito e diarreia (que pode ser hemorrágica) e achados clínicos típicos de febre, desidratação, percepção de intestino preenchido por líquido e gases à palpação abdominal, e leucopenia observada no esfregaço de sangue periférico. Em muitos casos, nenhum outro teste de diagnóstico é realizado e estabelece-se um diagnóstico presuntivo. A próxima etapa do diagnóstico normalmente envolve o uso de testes imunoenzimáticos (ELISA) para pesquisa do antígeno do parvovírus em amostra de fezes, a fim de confirmar a suspeita clínica. Esses testes são amplamente usados e detectam CPV 2a, b e c, mas apresentam alguns problemas quanto à sensibilidade.[38] Deve-se lembrar que a excreção do vírus nas fezes é transitória e os anticorpos fecais podem se ligar ao vírus, tornando-o indisponível ao teste. A especificidade, entretanto, não é um problema para esses testes. Pode ocorrer resultado falso positivo após a vacinação devido à excreção do vírus vacinal durante 4 a 8 dias após a vacinação com vacinas de CPV vivas modificadas. Problema semelhante foi relatado após o uso de vacinas contra FPV.[39] Sorologia raramente é usada. Os testes ELISA, semiquantitativos para a pesquisa de anticorpos anti-CPV-2, são mais comumente usados para determinar a necessidade de vacinação do que como um procedimento de diagnóstico. A microscopia eletrônica de amostra de fezes, embora útil, também é raramente usada, pois sua disponibilidade é limitada. A reação em cadeia da polimerase também é bem descrita, mas raramente usada clinicamente. O diagnóstico de FPV é baseado na detecção de evidências clínicas típicas observadas em cães e no uso dos mesmos testes ambulatoriais ELISA em amostra de fezes usados para detectar CPV.[40,41] Esses testes apresentam os mesmos problemas na detecção de FPV, como acontece na detecção de CPV. O teste de flutuação fecal e o exame de esfregaço úmido devem ser procedimentos de rotina em todos os casos suspeitos de infecção por CPV ou FPV, a fim de excluir a possibilidade de parasitoses concomitantes (ver Capítulo 81).

## MANEJO CLÍNICO

O tipo de cuidado clínico influencia sobremaneira o desfecho da doença. Não há disponibilidade de tratamento antiviral específico e, portanto, os cuidados de suporte representam a base da terapia. O tratamento ambulatorial não é recomendado como padrão de atendimento, porque na maioria dos casos os proprietários não conseguem manter a hidratação do paciente por via oral. A administração de líquido por via subcutânea ou intraperitoneal pode ser necessária, bem como de antibióticos por via oral, em alguns casos, devido às restrições financeiras de alguns proprietários. Os resultados preliminares de um protocolo ambulatorial, consistindo de reanimação com administração intravenosa de solução de hidratação seguida de cefovecina (dose única de 8 mg/kg SC), maropitant (1 mg/kg/24 h SC, durante 5 dias) e administração por via subcutânea de solução hidratante, quando necessário, mostraram uma taxa de sobrevivência semelhante à obtida com o tratamento hospitalar.[42] No entanto, o prognóstico pode ser pior quando o tratamento depende do envolvimento do cliente (complacência, monitoramento domiciliar e tratamento), se esse envolvimento continua insuficiente, conforme indicado por um histórico de cuidados preventivos básicos inadequados, como a vacinação. Os cães e gatos acometidos devem ser internados em uma instituição que possa fornecer isolamento e cuidados de enfermagem de proteção. Geralmente, o pequeno tamanho dos pacientes e a natureza intensiva do tratamento e do monitoramento necessários exigem alto nível de cuidado.

O tratamento intensivo, com soluções cristaloides, coloides sintéticos e naturais, correção da hipoglicemia e quaisquer anormalidades eletrolíticas e uma combinação de antimicrobianos, antieméticos, analgésicos, suporte nutricional enteral e anti-helmínticos, geralmente representa a base do protocolo de tratamento. A terapia com líquido, para tratar a desidratação, restabelecer o volume sanguíneo circulante adequado e corrigir as anormalidades ácido-básicas e eletrolíticas, é a base do tratamento de cães mais gravemente acometidos (ver Capítulo 129).[43] Nesses pacientes, a terapia hídrica pode ser complexa e deve-se dar atenção cuidadosa ao exame físico, além da condição eletrolítica e ácido-básica.[44] A via de administração preferida é a intravenosa, mas a administração intraóssea, embora raramente usada, pode ser útil em pacientes que precisam de administração rápida de fluidos quando o acesso intravenoso é impossível (ver Capítulo 77). Todos os cateteres de uso intravenoso devem ser substituídos a cada 72 horas. A terapia hídrica inicial de escolha é uma solução eletrolítica balanceada isotônica em relação ao sangue (p. ex., solução de Ringer com lactato). A taxa de infusão inicial da solução depende da condição clínica do paciente.

Em pacientes com choque hipovolêmico pode ser necessária a administração de *bolus* da solução IV (ver Capítulo 127). O déficit hídrico deve ser reposto o mais rápido possível (dentro de 1 a 6 horas após a manifestação dos sintomas).[43] Assim que a perfusão sanguínea é restabelecida, a taxa de infusão intravenosa da solução é reduzida para uma taxa que corresponde à taxa de manutenção mais as perdas contínuas estimadas. Hipopotassemia é comum e deve-se adicionar cloreto de potássio (KCl) à solução de uso intravenoso até que ocorra normalização da concentração sérica de potássio (ver Capítulo 68). Hipoglicemia também é comum e, em casos graves, deve-se administrar *bolus* de dextrose 25% para sua correção (ver Capítulos 61 e 303). Em seguida, na solução de infusão IV, pode-se adicionar dextrose 2,5 a 5% para manter a normoglicemia.

Hipoalbuminemia é uma consequência comum de enteropatia com perda de proteínas (ver Capítulos 60 e 276). A pressão oncótica coloidal pode requerer o uso de um coloide sintético, como o hidroxietilamido, se a concentração sérica de albumina é inferior a 2 mg/d$\ell$ (20 g/$\ell$) ou se há perda óbvia de líquido do terceiro espaço. A importância dos hemoderivados no tratamento da infecção por CPV é controversa. Pacientes que desenvolvem anemia secundária à diarreia hemorrágica ou endoparasitismo concomitante devem ser submetidos à transfusão com concentrado de hemácias ou sangue total (ver Capítulo 130). A transfusão de plasma fresco congelado (PFC) tem sido recomendada no tratamento de enterite causada por CPV por sua capacidade de fornecer componentes oncóticos (albumina), imunoglobulina e inibidores da protease sérica, que podem ajudar a neutralizar o vírus circulante e controlar a resposta inflamatória sistêmica associada à doença.[45] No entanto, a transfusão de PFC tem se mostrado um meio ineficiente de manter a pressão coloide oncótica, uma vez que há necessidade de infusão de grande volume para melhorar significativamente essa pressão.[46]

As evidências apoiam o uso de nutrição enteral precoce. Em um ensaio clínico randomizado, verificou-se que os filhotes que receberam nutrição enteral precoce por meio de tubo nasoesofágico (ver Vídeo 225.1 para técnica de colocação do tubo; ver também Capítulo 82) manifestaram melhora clínica mais rápida, ganho de peso significativo e melhora na função de barreira da mucosa, o que pode limitar a translocação bacteriana ou de endotoxinas, comparativamente aos filhotes que nada receberam por via oral até cessar o vômito.[26] Cessado o vômito, inicia-se um programa de desverminação oral (ver Capítulo 163).

Os medicamentos antieméticos mais comumente usados para enterite causada por CPV são metoclopramida (0,2 a 0,4 mg/kg/8 h SC ou 1 mg/kg/dia IV em taxa de infusão constante [TIC]), proclorperazina (0,1 mg/kg IV, a cada 8 a 12 horas), ondansetrona (0,1 a 0,5 mg/kg/12 h IV) ou maropitant (1 mg/kg/24 h SC, durante, no máximo, 5 dias). No caso de vômito intratável e quando se exclui a possibilidade de obstrução intestinal, a terapia combinada e infusão intravenosa contínua desses medicamentos podem ser mais efetivas do que a monoterapia ou o fornecimento de medicamentos na forma de *bolus*. Um estudo retrospectivo mostrou que, em um grande número de casos, os antieméticos não controlaram completamente o vômito e os filhotes que recebiam antieméticos geralmente requeriam hospitalização mais longa. Embora esse estudo tenha mostrado uma associação entre o uso de antieméticos e a hospitalização prolongada,[47] não é possível obter uma conclusão de causa e efeito, e os antieméticos são definitivamente indicados no controle dessa infecção.

O tratamento com antibióticos bactericidas de amplo espectro por via intravenosa é indicado aos cães que apresentam enterite causada por CPV, devido tanto ao comprometimento da barreira da mucosa intestinal quanto à leucopenia grave. Uma combinação de antibiótico betalactâmico (p. ex., ampicilina, na dose de 20 mg/kg/8 h IV) ou uma penicilina resistente à betalactamase (p. ex., amoxicilina/clavulanato, na dose de 20 mg/kg/8 h IV) com um aminoglicosídeo (p. ex., amicacina, na dose de 20 mg/kg/24 h IV IM ou SC, assim que restabelecida a hidratação do cão durante, no máximo, 5 dias) propicia ampla cobertura antimicrobiana. O metronidazol (15 a 20 mg/kg/12 h VO, por até 10 dias) é indicado nos casos em que se detectam protozoários móveis no esfregaço de fezes úmido.

Apesar da falta de produtos com a interferona específica para cães, vários estudos mostraram que interferonas recombinantes (IFNs) melhoram significativamente a grave enterite causada por CPV e reduzem a taxa de mortalidade.[48-50] Em um ensaio de campo multicêntrico duplo-cego e controlado com placebo, comparou-se um grupo de 43 cães tratados com IFN-ômega (2,5 milhões de unidades/kg/24 h IV, durante 3 dias consecutivos) com um grupo de 49 cães tratados com placebo e notou-se redução > 4 vezes na taxa de mortalidade no grupo tratado.[50] Em outro estudo utilizou-se uma preparação de IFN-ômega felino recombinante (1 a 5 milhões de unidades/24 h IV, durante os primeiros 3 dias consecutivos) e constatou-se, também, um benefício significativo do tratamento, quando comparado ao grupo tratado com placebo, em condições experimentais e em teste de campo.[48]

A analgesia é um componente importante no controle da dor em quase todos os casos da infecção, pois a dor entérica pode ser intensa; mesmo em cães muito deprimidos, a palpação abdominal pode provocar contração abdominal imediata devido à dor. Os medicamentos mais comumente usados são buprenorfina (p. ex., 0,005 a 0,02 mg/kg IV, a cada 8 a 12 h) e fentanila (p. ex., 2 a 5 μg/kg/h IV, em TIC).

Vários outros medicamentos adjuvantes foram pesquisados, inclusive G-CSF humano recombinante (rhG-CSF) e proteína de aumento da permeabilidade/bactericida recombinante (rBPI21), mas nenhum deles mostrou qualquer benefício.[51,52] O oseltamivir, um medicamento antiviral que inibe a neuraminidase (NA), foi recentemente avaliado e seu benefício também foi considerado mínimo.[53]

O monitoramento diário, a fim de possibilitar ajustes de tratamento e avaliação da progressão da doença, é crucial. Os dados clínicos (inclusive o exame físico completo) que avaliam especificamente a hidratação, frequência de vômitos e defecação, palpação abdominal (para verificar especificamente se há intussuscepção) e intensidade da dor são os cuidados padrão. Em condições normais, os seguintes dados laboratoriais devem ser monitorados pelo menos diariamente, e em alguns casos com mais frequência: volume globular ou hematócrito, concentração sérica de proteína total (ou de proteína total e albumina), concentrações séricas de eletrólitos (Na, K, Cl) e glicemia.

## PROGNÓSTICO

A recuperação clínica é muito variável, com taxa de sobrevivência de cerca de 10%, em cães não tratados, a mais de 90%, no caso de tratamento intensivo, e isso depende, em grande parte, do custo que os proprietários podem pagar.[54,55] Quanto mais cedo no curso da doença o animal se apresenta para cuidados e quanto mais cedo se inicia o tratamento intensivo, melhor será o resultado. Diversas variáveis hematológicas foram negativamente associadas ao prognóstico, inclusive leucopenia, linfopenia, monocitopenia e neutropenia.[16,56] A presença de síndrome da resposta inflamatória sistêmica no momento da admissão também é um indicador negativo para o prognóstico.[16] Outros fatores relacionados com o desfecho da doença foram momento da consulta,[55] animal de raça pura,[14,54,57] peso corporal,[58] vômito, hipercoagulação,[24] hipercortisolemia,[59] hipotiroxinemia,[60] hipoalbuminemia, aumento da concentração de proteína C reativa,[61] aumento da concentração do fator de necrose tumoral, hipocolesterolemia[62] e hipocitrulinemia.[58]

## PREVENÇÃO

A principal medida de prevenção é a vacinação. Vacinas vivas atenuadas e inativadas estão amplamente disponíveis e fazem parte do programa básico de vacinação de cães e gatos (ver

Capítulo 208). A imunidade depende da concentração de anticorpos. A imunidade após a doença clínica provavelmente é vitalícia. Não é seguro vacinar fêmeas prenhes com vacina viva, pois os fetos podem ser afetados negativamente. As vacinas inativadas não fornecem proteção tão rapidamente, o que implica um período muito mais longo de suscetibilidade no início da vida. De longe, a causa mais comum de fracasso da vacina continua sendo a neutralização dos antígenos da vacina por anticorpos maternos. Os programas tradicionais de vacinação iniciam com 4 a 6 semanas de vida, com dose de reforço após 1 mês e, novamente, 1 mês depois (a última e mais eficaz dose de vacina é aplicada com 14 a 16 semanas de vida). Nos estabelecimentos de criação onde há problemas, podem ser usados programas de vacinação muito precoce, na tentativa de reduzir o período de suscetibilidade. Foi demonstrado que uma vacina com alto título de vírus vivo modificado pode propiciar proteção aos filhotes vacinados com 4 semanas de vida.[63] A frequência de doses de reforço ao longo da vida é controversa, mas geralmente é aceito que uma dose de reforço deve ser aplicada com 1 ano de idade e, em seguida, em intervalos de 3 anos.[64] A necessidade de repetição da vacina ao longo da vida de um cão está sendo avaliada e há uma tendência crescente de avaliar o título de anticorpos contra um patógeno viral antes que sejam administradas doses de reforço da vacina. Um estudo sugeriu que um título de CPV ≥ 1:80 (mensurado em teste ELISA no local) é uma maneira prática de separar cães protegidos daqueles desprotegidos admitidos em um abrigo.[65]

Foi levantada alguma questão quanto à capacidade de as vacinas contendo a cepa CPV-2, disponíveis proteger contra a cepa CPV-2 c.[66] No entanto, testes de desafio usando cães vacinados com CPV-2 mostraram boa proteção contra CPV-2 c.[67,68]

A natureza altamente contagiosa e alta resistência do vírus tornam a amamentação de animais infectados e o emprego de protocolos de desinfecção altamente rigorosos (como diluição 1:30 de hipoclorito em água de torneira) cruciais para a prevenção do contágio. Como os ambientes naturais não podem ser desinfetados, deve-se permitir apenas aos animais vacinados a exposição a superfícies potencialmente contaminadas.

## REFERÊNCIAS BIBLIOGRÁFICAS

*As referências bibliográficas deste capítulo se encontram online no Ambiente de Aprendizagem.*

# CAPÍTULO 226

# Raiva

Cathleen A. Hanlon

## CONSIDERAÇÕES GERAIS

A palavra *raiva* pode despertar grande atenção, preocupação ou medo entre veterinários, donos de animais de companhia, cuidadores de animais domésticos e selvagens e o público em geral. A raiva continua a ter a maior taxa de mortalidade entre todos os microrganismos infecciosos conhecidos. Em contraste com as doenças pelos vírus Ebola e Lassa, que possuem taxas de mortalidade de 50 a 90%, a taxa de mortalidade da raiva ainda é praticamente 100%, apesar do relato recente de um sobrevivente humano e de contínuas tentativas de tratamento de indivíduos infectados. A ocorrência global da raiva continua associada à transmissão entre cães domésticos, principalmente na Ásia e na África (Figura 226.1). A ameaça de exposição de humanos e animais domésticos na Europa e na América do Norte foi significativamente reduzida há várias décadas, com a eliminação da persistência de variantes do vírus da raiva canina entre os cães. Isso foi alcançado por meio da vacinação coordenada, metódica e populacional de cães contra a raiva, bem como do controle de populações de cães errantes. Na prática, essas técnicas podem ser aplicadas globalmente.

Devido à eliminação da transmissão entre cães, a tendência de ocorrência de raiva animal e humana na América do Norte mudou substancialmente nos últimos 50 anos. O número de pessoas infectadas com o vírus da raiva diminuiu devido a exposições menos frequentes e melhores produtos biológicos profiláticos. Ao mesmo tempo, foi detectado aumento na transmissão da raiva entre os animais selvagens. Esse aumento foi devido, em parte, à maior vigilância em outras espécies de animais de vida selvagem que atuam como reservatórios, inclusive gambás, nas décadas de 1970 e 1980, e depois de morcegos, bem como a expansão geográfica da variante do vírus da raiva do raccoon (guaxinim). Na América Latina ocorreram melhorias substanciais no controle da raiva canina nas últimas duas décadas. No geral, os relatos de ocorrências de raiva animal na América do Norte diminuíram de mais de 20 mil casos por ano, há uma década, para a taxa atual de aproximadamente 10 mil casos por ano. Cerca de 85% desses casos ocorrem nos EUA (Figura 226.2). Essas tendências refletem o recente sucesso no controle da raiva canina no México e um declínio de casos no Canadá devido à vacinação oral contra a raiva de raposas-vermelhas. Em contraste, a raiva representa uma doença enzoótica contínua nos EUA e Canadá, causada pela disseminação geográfica da raiva no guaxinim. Apesar da extinção histórica das variantes do vírus da raiva canina na maior parte da América do Norte, numerosas variantes do vírus da raiva são encontradas em várias espécies de animais de vida selvagem e representam um risco de exposição sempre presente (Figura 226.3). Os relatados representam um subconjunto de todos os casos de ocorrência natural (Figura 226.4). As viagens de pessoas e animais e o contato com morcegos mantêm o risco global de raiva.

## CAUSA E EPIDEMIOLOGIA

O termo *raiva* refere-se a uma doença aguda fatal do sistema nervoso causada por vírus do gênero *Lyssavirus*, família Rhabdoviridae. O vírus apresenta forma de bala, envelope que envolve um genoma de filamento (ou fita) simples e sentido negativo. Além desses vírus da raiva, o gênero *Lyssavirus* contém outros seis membros reconhecidos e quatro recém-descritos. Os lissavírus relacionados à raiva são lissavírus do morcego Lagos, Mokola, Duvenhage, lyssavírus 1 e 2 do morcego europeu, lyssavírus do morcego australiano e os vírus do morcego da Eurásia: Caucasiano Ocidental, Irkut, Aravan e Lyssavírus Khujand. Os vírus

CAPÍTULO 226 • Raiva    1003

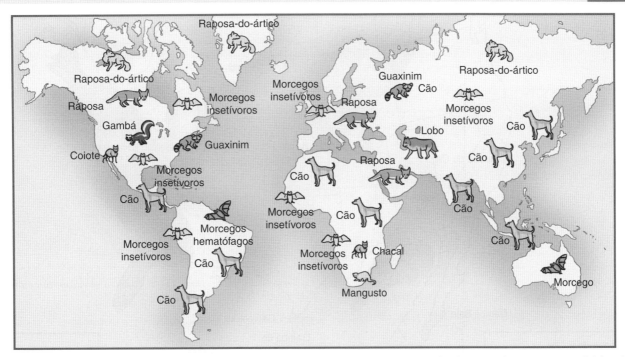

**Figura 226.1** Espécies animais associadas às principais tendências globais na transmissão da raiva. (Adaptada de informações da Organização Mundial da Saúde.)

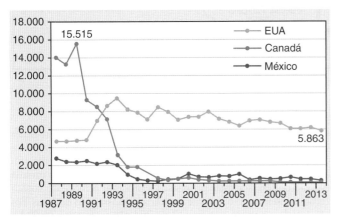

**Figura 226.2** Casos de raiva animal, por país, na América do Norte, 1987-2013. (*Esta figura se encontra reproduzida, em cores, no Encarte.*)

são perpetuados em Chiroptera (morcegos) e Carnivora. Os mamíferos são suscetíveis à raiva em vários graus; a doença não ocorre em anfíbios, répteis, pássaros ou invertebrados.

Durante o ano de 2013, 49 estados e 4 outras jurisdições relataram ao Centro de Controle e Prevenção de Doenças (CDC) 5.865 casos de raiva em animais e 3 casos em humanos. Ocorreu uma diminuição de 4,8% em relação aos 6.162 casos de raiva em animais e 1 caso de raiva humana, relatados em 2012. Cerca de 92% dos casos foram em animais selvagens e 8% em animais domésticos. As contribuições relativas dos principais grupos de animais foram: 1.898 guaxinins (32,4%), 1.598 morcegos (27,2%), 1.447 gambás (24,7%), 344 raposas (5,9%), 247 gatos (4,2%), 86 bovinos (1,5 %) e 89 cães (1,5%). Relata-se que uma pessoa, de Maryland, foi infectada por meio de transplante de órgão. A infecção do doador de órgãos, residente na Carolina do Norte, foi diagnosticada retrospectivamente. Tanto o doador quanto o receptor estavam infectados com a variante do vírus da raiva do guaxinim. Um terceiro relato humano, no Texas, envolveu um residente da Guatemala que foi detido enquanto cruzava a fronteira com os EUA. A causa da infecção foi uma variante do vírus da raiva canina que circula na América Central. Em nível nacional, o número de casos relatados em 2013 diminuiu em relação a 2012, entre gatos, bovinos, guaxinins, morcegos e gambás. O número aumentou em cães e raposas. Os EUA permanecem livres da transmissão de variantes do vírus da raiva canina, entre os cães. O aumento de 5% no número de cães raivosos provavelmente foi decorrência de infecções oriundas de animais selvagens locais.

Na América do Norte, os vírus da raiva estão associados a animais selvagens e são perpetuados principalmente pela transmissão entre animais reservatórios de uma única espécie. Os padrões epizootiológicos de propagação para outras espécies animais são bastante influenciados pela ecologia das espécies de reservatórios e a ocorrência concomitante de hospedeiros mamíferos selvagens ou domésticos suscetíveis. Na América do Norte há quatro principais regiões geográficas onde a raiva é transmitida principalmente entre gambás ou guaxinins (raccoons). A variante do vírus da raiva do guaxinim é encontrada desde a Flórida até o Maine, nos EUA, e em Ontário e New Brunswick, no Canadá, com disseminação para o oeste até os Apalaches e Ohio. No meio-oeste dos EUA, há dois vírus distintos associados ao gambá, denominados variantes do vírus da raiva do gambá do *centro-norte* e do *centro-sul*. Outra variante do vírus da raiva do gambá é encontrada no sul da Califórnia. Uma variante do vírus da raiva que surgiu e se estabeleceu, anteriormente associada ao morcego Big Brown (*Eptesicus fuscus*), é transmitida entre gambás na região de Flagstaff, no Arizona. Variantes do vírus da raiva foram identificadas no Texas e em raposas-cinzentas do sul do Arizona, e uma variante do vírus da raiva de coiote/cão do México foi identificada no Texas. Uma variante do vírus da raiva foi detectada em raposas-do-ártico no Alasca e Canadá e outra variante foi identificada em mangustos de Porto Rico (ver Figura 226.3). Superpostas e estendendo-se além dessas regiões geograficamente distintas, há numerosas variantes do vírus da raiva encontradas em várias espécies de morcegos insetívoros.

Nos EUA, em geral, a ocorrência de gatos com raiva é 3 vezes maior da que de cães (Figura 226.5).[1] É menos provável que os gatos sejam vacinados contra raiva, comparativamente aos cães; ademais, são mais propensos a vagar em ambiente externo, bem como caminhar ao ar livre à noite. Esses fatores contribuem para aumentar o risco de encontros com espécies de animais que atuam como reservatórios, por exemplo, gambás, guaxinins ou morcegos. Ocasionalmente, os animais pecuários desenvolvem raiva, o que

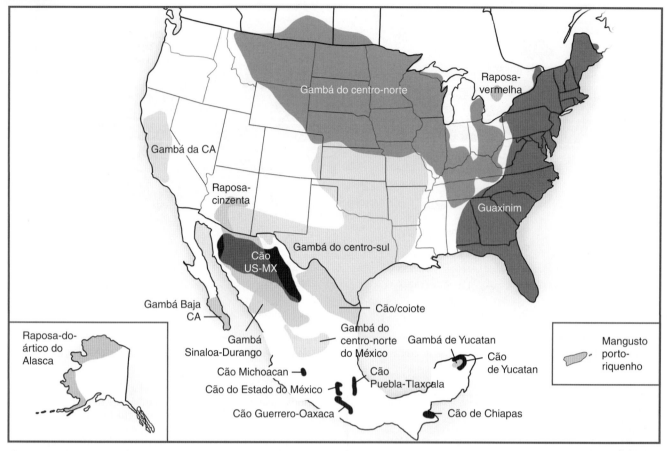

**Figura 226.3** Principais variantes do vírus da raiva em espécies de animais terrestres que atuam como reservatórios, na América do Norte. *CA*, Califórnia; *MX*, México; *US*, EUA. (*Esta figura se encontra reproduzida, em cores, no Encarte.*)

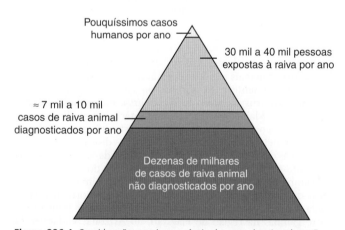

**Figura 226.4** Considerações gerais: ocorrência de casos de raiva, detecção e exposição humana estimada nos EUA.

tem grande impacto na saúde pública caso o animal esteja em contato com pessoas em fazendas, zoológicos, competições ou através da venda de produtos de origem animal crus. Animais selvagens exóticos ou nativos estão em risco de exposição, a menos que isso seja conscientemente evitado ao considerar o uso "extralabel" (*i. e.*, não indicado na bula) de vacinas contra raiva animal.

## EXPOSIÇÃO E CONSIDERAÇÕES RELACIONADAS

### Transmissão natural e condição de vacinação

A via natural e predominante da transmissão do vírus da raiva é a mordida por animal infectado.[2] Em um hospedeiro reservatório a infecção pelo vírus da raiva causa mudanças comportamentais únicas que podem favorecer a transmissão. Por exemplo, a infecção pode fazer com que um animal adulto vocalize como um jovem, atraindo outros animais. Em particular, animais da mesma espécie podem ser mais propensos a procurar a fonte de vocalização, aumentando o risco de mordida e transmissão do vírus. Em um estudo, constatou-se que 13 de 264 cães com raiva (4,9%) e 22 de 840 gatos raivosos (2,6%) tinham histórico de vacinação antirrábica. Destes, 2 cães e 3 gatos foram classificados como "atualmente vacinados"; 1 cão e 5 gatos receberam 2 doses de vacina antirrábica na vida. Esses resultados sugerem que a raiva é incomum em cães e gatos vacinados, mas pode ocorrer. Os veterinários devem incluir a raiva no diagnóstico diferencial de qualquer cão ou gato com sinais clínicos compatíveis, independentemente do histórico de vacinação. A vigilância contínua é fundamental para documentar falha de vacinação e identificar tendências de falha na vacinação.

### Transmissão por contato

Não se constatou transmissão da raiva por contato com objetos animados ou inanimados. A transmissão da raiva foi demonstrada experimentalmente quando uma camada de saliva recém-coletada de um cão infectado foi aplicada em uma ferida de outro cão causada por pesquisadores há mais de 100 anos. Assim, a contaminação de uma ferida aberta com saliva ou tecido de um animal raivoso é claramente um modo de exposição à raiva. A transmissão nosocomial inadvertida da raiva ocorreu por meio de transplante vascular, de córnea ou de órgão de pessoas infectadas que morreram em decorrência da raiva, sem que a doença fosse reconhecida até que os receptores adoecessem e morressem. A infecção por exposição oral ou ingestão do vírus não é comum. No entanto, esse modo de transmissão

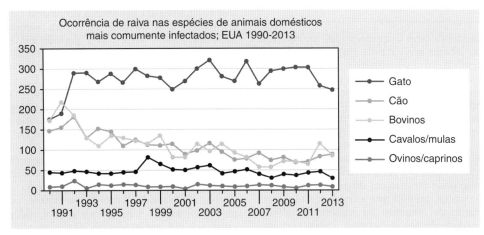

**Figura 226.5** Ocorrência de raiva nas espécies de animais domésticos mais comumente infectados, EUA, 1990-2013. (*Esta figura se encontra reproduzida, em cores, no Encarte.*)

é possível quando um predador com uma ferida bucal (um local de entrada do vírus) consumir qualquer parte de um animal raivoso. O vírus é inativado pela acidez do estômago.

## Aerossolização

A história da transmissão natural do vírus da raiva não considera a aerossolização, embora aerossóis produzidos artificialmente representem sério risco de infecção. Por exemplo, dois funcionários de laboratório foram infectados após a manipulação de material contaminado com o vírus da raiva que, inadvertidamente, originou um aerossol infectante. Na natureza, as condições que possibilitam a aerossolização do vírus da raiva são limitadas e raras. O maior risco de tal ocorrência está em pequenas cavernas úmidas e frias ocupadas por alta densidade populacional de uma espécie animal que atua como reservatório natural, por exemplo, o morcego sem cauda (*Tadarida brasiliensis*) mexicano. Esses morcegos vivem em colônias densas. Se o vírus ativo da raiva infectar até mesmo uma pequena porcentagem dos vários milhões de morcegos de uma colônia, enormes quantidades de secreções de gotículas contaminadas com o vírus descem dos morcegos empoleirados no teto e nas paredes das cavernas. As pessoas que entram nessas cavernas são expostas ao vírus da raiva por meio de mordida, inalação ou contaminação de membranas mucosas ou feridas abertas. Portanto, é fundamental a adoção de cuidados apropriados (imunização, vestimenta protetora, respiradores etc.).

## Outras considerações relacionadas à exposição

Para as pessoas, o contato da pele íntegra com material infectante não é considerado "uma exposição à raiva". Portanto, acariciar um animal raivoso não constitui uma exposição à raiva.[2] A avaliação do risco de exposição a partir do contato de um animal de companhia com um animal selvagem ou outro animal com raiva comprovada ou suspeita pode ser difícil. O contato próximo de um animal de companhia ou outro animal com um animal com raiva comprovada ou suspeita é, na maioria dos casos, considerado uma "exposição potencial" por profissionais de saúde pública locais ou estaduais. A autoridade para determinar se um animal doméstico experimentou uma exposição potencial à raiva varia de acordo com a jurisdição. Geralmente, uma mordida conhecida ou contato direto com um animal com raiva comprovada ou potencial é considerada uma exposição à raiva. Outros cenários menos claros, mas ainda com risco, incluem: (1) o animal retorna de uma atividade não supervisionada com um ferimento compatível com uma mordida; (2) o animal retorna de uma atividade não supervisionada com cheiro de gambá (especialmente em uma área enzoótica para raiva de gambá ou guaxinim); (3) ruídos de brigas de animais ouvidos por pessoas que suspeitam que seu animal de companhia estava envolvido; (4) um animal morto (especialmente uma espécie de alto risco, como guaxinim, gambá ou morcego) é encontrado nas proximidades de outro animal. Mesmo os gatos mantidos dentro de casa correm o risco de exposição se um morcego ou outro animal selvagem entrar na casa. Alguns gatos criados no interior da casa ocasionalmente vagam pelo ambiente externo. Os donos de animais de companhia devem ser encorajados a examinar rotineiramente os seus animais em busca de ferimentos, especialmente após qualquer atividade ao ar livre não supervisionada. Qualquer ferida deve ser avaliada e tratada por um veterinário.

Os vírus da raiva são relativamente frágeis. Assim que a saliva ou o tecido contaminado seca, o material deixa de ser infectante. A dupla camada do envelope de vírions é facilmente rompida por desinfetantes comumente usados. Se um animal vacinado atualmente está potencialmente exposto à raiva, o *Compendium of Animal Rabies Control* (*Compêndio sobre Controle da Raiva Animal*) recomenda a aplicação de uma dose de reforço de vacina antirrábica o mais rápido possível e, em seguida, o animal deve ser mantido em observação por 45 dias (ver Figura 226.7, mais adiante).[3] O período de observação pode variar de acordo com a localidade; a observação é imposta como uma medida de precaução. Se a exposição à raiva a um animal vacinado atualmente for reconhecida em tempo hábil e tratada com limpeza local da ferida e uma dose de reforço da vacina, a chance de falha da vacina é minimizada. Caso ocorra falha vacinal, há maior probabilidade de ocorrer os sinais clínicos de raiva no período de observação de 45 dias.

Se um animal não vacinado ou com esquema de vacinação inapropriado estiver potencialmente exposto à raiva, recomenda-se eutanásia para prevenir a manifestação da raiva. Se um proprietário se recusa a isso, impõe-se uma quarentena de 6 meses. É extremamente improvável que a raiva se manifeste após esse período de tempo. As condições da quarentena são determinadas pelas autoridades locais ou estaduais. O Compendium of Animal Rabies Control atualizado provavelmente incluirá outra opção para o manejo de cães e gatos com esquema de vacinação antirrábica desatualizado: limpeza imediata da ferida, obtenção de uma amostra de sangue, administração de dose de reforço de vacina antirrábica e coleta de uma segunda amostra de sangue 5 a 7 dias depois (ver Figura 226.7, mais adiante). As amostras de sangue devem ser avaliadas quanto ao título de anticorpos neutralizantes contra o vírus da raiva. Em um estudo piloto, notou-se uma resposta anamnéstica robusta em todos os animais, independentemente do tempo decorrido desde a vacinação anterior.[4] Os resultados até o momento são animadores. Essa opção ajudará a evitar eutanásia desnecessária de muitos cães e gatos potencialmente expostos à raiva, ao mesmo tempo que protegerá as pessoas.

## SINAIS CLÍNICOS

Os sinais clínicos iniciais da raiva frequentemente são inespecíficos e podem incluir letargia generalizada, inapetência, diarreia e/ou vômito. O curso clínico é persistente e progressivo, com deterioração irreversível diária, senão de hora em hora. Mudanças de comportamento podem ser os primeiros sinais clínicos, consistindo em mudanças episódicas discretas a dramáticas. O animal pode se tornar mais recluso ou em busca de atenção. Pode atacar de forma imprevisível e intermitente objetos animados (pessoas ou outros animais), inanimados ou invisíveis (p. ex., humanos relatam episódios de alucinação, e os animais parecem estar "atacando moscas"; ver Capítulo 9). O vírus da raiva é neurotrópico e pode resultar em irritação ou parestesia no local da infecção inicial, mesmo que a ferida tenha cicatrizado. Uma combinação de aumento do volume de saliva e diminuição da capacidade de deglutição pode causar contaminação intensa da boca, queixo e membros torácicos com saliva potencialmente infectante. O envolvimento de nervos cranianos pode ser focal e unilateral, com manifestação de anisocoria, paralisia facial, paresia da língua ou alteração da fonação. À medida que a doença progride, estímulos auditivos, visuais ou táteis podem induzir episódios imprevisíveis de mordidas. A agressão pode progredir para automutilação. Nos estágios finais, a maioria dos animais torna-se profundamente moribunda.

## PATOGÊNESE

Uma vez que um animal foi potencialmente exposto à raiva, a probabilidade de o animal se infectar depende do hospedeiro individual, da espécie do hospedeiro, da variante do vírus da raiva, da carga viral, da gravidade e do modo de exposição. É mais provável que múltiplas mordidas profundas na cabeça e no rosto por um animal com raiva comprovada possam causar infecção do que um ferimento superficial em uma extremidade distal. Independentemente disso, qualquer animal sem contato prévio com o vírus da raiva potencialmente exposto está em risco de desenvolver a doença a qualquer momento, dentro de 6 meses após a exposição. O vírus é introduzido no tecido por meio de mordidas pelo hospedeiro infectado (Figura 226.6). No entanto, no local ocorre apenas replicação viral limitada.

No momento, não há um método confiável para determinar a exposição ou a probabilidade de infecção. O vírus é altamente neurotrópico; não há período de viremia ou de excreção por via urogenital ou gastrintestinal. O tempo decorrido entre a infecção dos neurônios no local da mordida e o momento em que o vírus alcança o sistema nervoso central (SNC) é imprevisível. O período de incubação é variável e geralmente é inversamente proporcional à carga viral e à gravidade da exposição. A maioria dos animais infectados manifesta sintomas de raiva dentro de semanas a alguns meses após a exposição. Com base em dados experimentais e de campo, impõe-se uma quarentena de 6 meses (ou eutanásia para prevenir a ocorrência de raiva) aos animais domésticos não vacinados (ou com vacinação desatualizada) expostos. Esse é o provável período máximo de incubação. Assim que o vírus atinge o SNC, a infecção geralmente se dissemina rapidamente ao longo de vários tratos neuronais para todos os principais sistemas orgânicos. Uma grande quantidade de vírus é produzida nas glândulas salivares com a presença do vírus na saliva. O período clínico é de dias em vez de semanas. Ocorre grave disfunção neuronal e, mesmo com a preservação de vias respiratórias com ventilação assistida, podem ocorrer instabilidade autonômica e morte.

Estudos tradicionais sobre a patogênese foram realizados em cães, gatos e furões. Esses estudos representam a base para o período de observação de 10 dias (Figura 226.7). Se um cão, gato ou furão saudável morder ou expuser potencialmente uma pessoa ou animal à raiva, esse animal, independentemente do estado de vacinação, deverá simplesmente ser observado por 10 dias. Se o animal permanecer vivo e bem durante os 10 dias, haverá baixo risco de transmissão do vírus da raiva. Se por ocasião da mordida tivesse ocorrido excreção e transmissão viral, o animal que mordeu apresentaria sinais clínicos de raiva (às vezes, com morte aguda) dentro de 10 dias. Se o animal desenvolver doença clínica compatível com raiva (ou morrer ou for submetido à eutanásia) durante o período de 10 dias, ele deve ser testado para raiva. Isso define a necessidade de profilaxia pós-exposição para pessoas e animais expostos. Se ocorrer uma mordida ou se uma pessoa for exposta de outra maneira, o risco de transmissão é avaliado pelos padrões de transmissão locais, gravidade e outros fatores relacionados. As autoridades de saúde pública locais e estaduais podem permitir a extrapolação dos dados em que se baseia a observação de 10 dias para animais domésticos e animais com casos exóticos e impor um longo período de observação, de até 30 dias. Se esses animais permanecerem bem, a pessoa potencialmente exposta não precisa ser submetida à profilaxia pós-exposição. O animal ainda pode desenvolver raiva clínica no futuro, mas não estava infectado no momento da mordida ou de outro tipo de exposição da pessoa.

## DIAGNÓSTICO

O teste de pesquisa de anticorpo fluorescente direto (dFA) é o padrão-ouro para o diagnóstico de raiva. O diagnóstico definitivo é obtido no exame pós-morte, pois o National Standard Protocol for Diagnosis of Rabies requer um corte transversal completo do tronco cerebral e do cerebelo, fresco, para o diagnóstico de raiva.[2] Historicamente, o diagnóstico de raiva era baseado em coloração especial à base de prata (corante de Seller) para detectar corpúsculos de Negri, quando aplicada ao tecido cerebral fixado em formalina. Embora possam ser realizados testes imuno-histoquímicos específicos para raiva em laboratórios de referência, o teste dFA, padrão-ouro, mais sensível, requer tecido cerebral fresco. Quando é necessário o teste

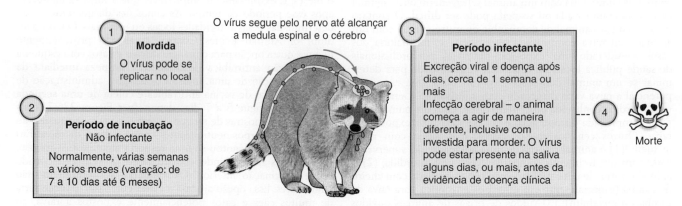

**Figura 226.6** Patogênese: implicações do período de incubação e quarentena de 6 meses *versus* excreção viral e período de observação de 10 dias.

# CAPÍTULO 226 • Raiva

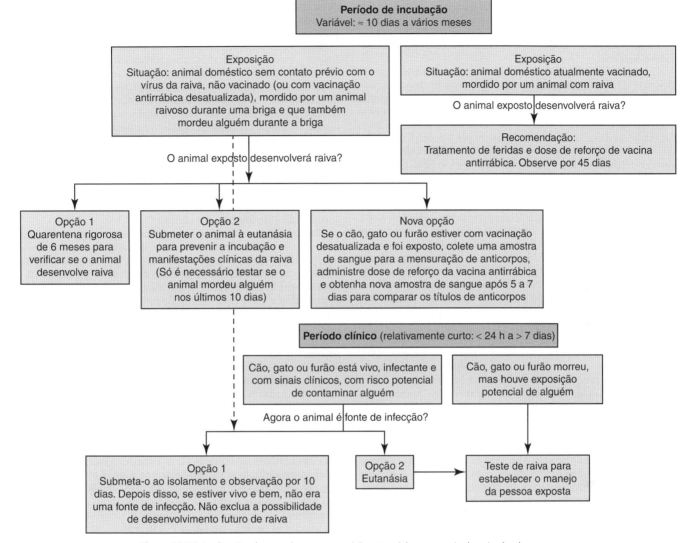

**Figura 226.7** Implicações da patogênese na exposição potencial e no manejo do animal e da pessoa.

laboratorial para raiva, deve-se evitar a fixação da amostra do cérebro em formalina, pois retarda o diagnóstico definitivo. O diagnóstico tardio é altamente indesejável, pois pode levar ao início da profilaxia pós-exposição ao vírus da raiva em uma pessoa, à custa e a riscos de eventos adversos, enquanto se espera uma resposta definitiva.

## TRATAMENTO

Não há tratamento medicamentoso reconhecido para a raiva. Uma vez que os sinais clínicos estão presentes, a doença é fatal. Há exceções extremamente raras.

## PREVENÇÃO

### Vacinação pré-exposição e controle da exposição

O Compendium of Animal Rabies Control é atualizado e publicado anualmente.[3] É o documento que orienta o controle da raiva animal nos EUA. A vacinação pré-exposição de animais domésticos, com dose de reforço da vacina se expostos, é um método efetivo de prevenção da doença. Embora nenhuma vacina seja 100% eficaz, as vacinas antirrábicas são aprovadas apenas quando a maioria dos animais vacinados do grupo de teste sobreviveu a um desafio letal com o vírus da raiva que matou a maioria dos animais do grupo-controle (não vacinado). Os maiores riscos de raiva em um animal vacinado ocorrem: (1) quando o período de cobertura da vacina expirou; (2) quando o animal é jovem e recebeu apenas uma única dose da vacina; (3) quando ocorreu exposição intensa; (4) quando a exposição potencial não é reconhecida, nenhum cuidado primário é dado e nenhuma dose de reforço da vacina pós-exposição é administrada. A raiva é evitada na maioria dos animais expostos se apropriadamente vacinados, se o tratamento da ferida consiste em limpeza e lavagem abundante para reduzir a probabilidade de infecção produtiva e se uma dose de reforço de vacina antirrábica for administrada. Como precaução, o animal também deve ser mantido em isolamento e observação por até 45 dias.

A prevenção da raiva em animais selvagens é conceitualmente alcançável por meio da vacinação oral.[5] Os maiores sucessos foram alcançados no controle da raiva em raposas-vermelhas na Europa e no Canadá. A praticidade da vacinação oral depende: (1) da facilidade de vacinação oral de uma espécie particular; (2) da densidade populacional; (3) das características ecológicas (p. ex., grupos familiares com animais dominantes interferem na vacinação de todos igualmente); (4) da acessibilidade da população-alvo a métodos eficientes de distribuição de isca e restrições próximas a densidades populacionais humanas. Novos produtos biológicos são frequentemente necessários. Os veterinários podem ser consultados quando os animais domésticos entrarem em contato ou consumirem iscas distribuídas à vontade para vacinação oral de animais selvagens. O ideal é que os veterinários estejam familiarizados com os protocolos de vacinação de animais selvagens e com os produtos biológicos associados, pois eles podem representar risco de infecção e eventos adversos em humanos e animais domésticos particularmente suscetíveis.[6,7]

De acordo com o Advisory Committee on Immunization Practices (Comitê Consultivo sobre Práticas de Imunização), deve-se realizar vacinação antirrábica pré-exposição de pessoas com risco frequente ou alto de exposição potencial à raiva, como veterinários e seus funcionários, tratadores de animais e alguns funcionários de laboratório.[2] A vacinação pré-exposição também deve ser realizada em pessoas cujas atividades as colocam em contato frequente com o vírus da raiva ou morcegos, guaxinins, gambás, gatos, cães ou outras espécies potencialmente sujeitas à raiva. As pessoas do grupo submetido a risco frequente devem ter uma amostra de soro testada para anticorpos neutralizantes contra o vírus da raiva a cada 2 anos. Se o título for inferior à neutralização completa na diluição do soro de 1: 5 no teste rápido de inibição do foco fluorescente, a pessoa deve receber uma única dose de reforço da vacina. Se as pessoas vacinadas forem expostas à raiva, elas são consideradas imunologicamente protegidas contra a raiva e simplesmente requerem profilaxia pós-exposição (*i. e.*, doses de reforço da vacina nos dias 0 e 3).

### Abordagem pós-exposição

A profilaxia pós-exposição à raiva em humanos sem contato prévio com o vírus da raiva é realizada com praticamente 100% de sucesso quando administrada imediatamente e de forma apropriada. O procedimento consiste na limpeza imediata da ferida, infiltração de imunoglobulina antirrábica humana (ou equina) e administração por via intramuscular de 5 doses de vacina nos dias 0, 3, 7, 14 e 28. Em teoria, essa abordagem pode ser aplicada a animais sem contato prévio ao vírus e expostos, e tem mostrado eficácia experimental em cães.[8] No entanto, o suprimento global de produtos biológicos contra a raiva humana é limitado. O fornecimento insuficiente de vacinas e os seus custos limitam a implantação de protocolo terapêutico ideal. Estima-se que cerca de 55 mil pessoas morrem de raiva a cada ano, principalmente na Ásia e na África. Embora essas estratégias possam ser usadas para prevenir a raiva em animais domésticos expostos nos EUA, quando os proprietários podem ter negligenciado sua vacinação, é muito mais seguro e menos oneroso orientar as pessoas sobre a importância da vacinação pré-exposição dos animais. Isso possibilita que os produtos biológicos estejam disponíveis para a prevenção da raiva humana, especialmente em países com mortalidade humana contínua.

### Requisitos de vacinação em viagens

Pessoas e animais podem viajar muito, aumentando o risco de introdução de doenças. Apesar da extinção dos tipos de vírus da raiva que transmitem a doença de um cão a outro por meio da aplicação de medidas de controle de cães errantes e vacinação obrigatória, o risco de reintrodução de variantes relacionadas continua sendo uma razão real e convincente para continuar a exigir a vacinação de animais domésticos, especialmente cães. Mesmo que a vacinação de um animal individual simplifique o controle da exposição de variantes endógenas do vírus da raiva de animais selvagens, a necessidade de vacinação da população propicia uma medida de biossegurança contra a introdução potencial de variantes exógenas do vírus da raiva canina.

Recentemente, cães jovens de Porto Rico, Tailândia, Índia e Iraque foram transferidos para Massachusetts, Califórnia, Washington, Alasca e Nova Jersey. Esses cães, expostos à raiva antes da viagem, mostram o risco de transmissão de uma doença infecciosa de um local para outro.[9] O risco de transmissão da doença pode ser mitigado por meio de requisitos cuidadosamente elaborados para identificação do animal, vacinação, monitoramento sorológico e planejamento avançado para um risco, reduzindo o período de espera ou de quarentena. O componente mais crítico da mitigação de risco é a orientação dos proprietários de animais e outras pessoas quanto à importância desses requisitos para a prevenção da raiva em animais domésticos e a prevenção da exposição humana à raiva de animais de companhia e de animais pecuários.

Como acontece com muitas zoonoses e outras infecções emergentes, o controle e a prevenção da raiva requerem a cooperação do pessoal de controle de animais, policiais, agentes de conservação ambiental ou de agências de recursos naturais, veterinários, profissionais na área de diagnóstico, profissionais de saúde pública, médicos e outros. As responsabilidades começam no local e se estende ao nível estadual. Pode haver regras e regulamentos pertinentes ao controle da raiva sob a supervisão de profissionais em saúde pública, agricultura ou, menos comumente, agências de animais selvagens. Com a ocorrência da maioria dos casos de raiva em várias espécies de animais selvagens, as autoridades de controle animal, em algumas localidades, foram treinadas e autorizadas a monitorar uma variedade de espécies de animais domésticos e selvagens, não apenas cães e gatos. Atualmente, a maior parte das responsabilidades diagnósticas, educacionais, epidemiológicas e de controle e prevenção da raiva cabe aos órgãos de saúde pública. É necessária uma estreita coordenação entre as várias entidades locais, estaduais e federais para atualizar os regulamentos e estar preparado para o surgimento ou reintrodução de doenças, seja intencional ou não. Isso é feito por meio do aprimoramento e de estratégias abrangentes de prevenção e vigilância. A necessidade de uma ferramenta acessível, interativa e em tempo real baseada em sistemas de informação geográfica é crítica para a informação oportuna da ocorrência de doenças, planejamento de interações e avaliação de estratégias de prevenção de doenças. Também será uma ferramenta poderosa para a análise espaçotemporal das características de uso da terra e sua interação com a intensidade e ocorrência de raiva e de outras doenças e condições ambientais. Atenção diligente e esforço dedicado serão necessários para manter e, de fato, até mesmo avançar o controle de doenças emergentes e zoonóticas, tendo a raiva como um modelo tangível de "melhores práticas", além dos grandes avanços conseguidos nos últimos 50 anos.

### REFERÊNCIAS BIBLIOGRÁFICAS

*As referências bibliográficas deste capítulo se encontram online no Ambiente de Aprendizagem.*

# CAPÍTULO 227

## Doença Respiratória Infecciosa Canina

Simon Lawrence Priestnall

### CONSIDERAÇÕES GERAIS

A doença respiratória infecciosa canina (DRIC), também conhecida como "tosse dos canis" ou traqueobronquite infecciosa, é uma síndrome clínica de etiologia multifatorial (ver Capítulos 240 a 242). Vários patógenos foram associados à ocorrência da doença, sendo o vírus da parainfluenza canina (CPIV), o adenovírus canino tipo 2 (CAV-2) e o herpes-vírus canino 1 (CHV-1) tradicionalmente considerados as principais causas virais, muitas vezes concomitantes ou precedendo à infecção por *Bordetella bronchiseptica*.[1-3] Sinais clínicos, como tosse, secreção nasal e dispneia, raramente estão associados a um único patógeno e, com mais frequência, são atribuídos a múltiplos agentes que atuam sequencial ou sinergicamente para causar a doença.

Há várias vacinas multivalentes que propiciam proteção contra esses patógenos conhecidos (ver Capítulo 208), mas elas não impedem que ocorram surtos de doenças respiratórias em cães, o que sugere a participação de outros patógenos na DRIC.[4] Pesquisas sobre as causas de DRIC revelaram o envolvimento de vários patógenos, mas deve-se lembrar que eles são apenas parte de um processo multifatorial que também inclui fatores relacionados ao hospedeiro (estresse, condição imunológica, exposição prévia) e condições ambientais (superlotação, ventilação insuficiente) que contribuem para a manifestam clínica da doença.

### ETIOLOGIA E EPIDEMIOLOGIA

#### Vírus

##### Vírus da parainfluenza canina

O CPIV é um vírus RNA de filamento (fita) único, com envelope, pertencente à família *Paramyxoviridae*. É o patógeno viral mais comumente reconhecido na ocorrência de DRIC clínica. Um estudo recente detectou teste positivo para CPIV em quase 38% dos cães com sintomas respiratórios agudos. Nas últimas décadas, não houve quase nenhuma pesquisa substancial publicada sobre CPIV, apesar de sua prevalência mundial como um componente viral da DRIC. Isso é particularmente interessante, porque se faz a vacinação rotineira tanto como parte de protocolo vacinal recomendado quanto de um protocolo específico para "tosse dos canis", sugerindo que o vírus é altamente variável e/ou as vacinas atuais não são muito eficazes.

##### Adenovírus canino tipo 2

O CAV-2 é um vírus DNA de filamento duplo, sem envelope, pertencente à família *Adenoviridae*, genética e antigenicamente relacionado ao CAV-1. Embora haja algumas variações geográficas quanto à prevalência, o CAV-2 raramente é isolado de cães com DRIC na Europa, talvez devido aos protocolos de vacinação eficazes. Em uma pesquisa, apenas 1 cão apresentou teste PCR positivo para CAV-2 entre 90 cães saudáveis do grupo-controle.[5] Isso reflete um estudo longitudinal prévio em um canil de realocação, no qual não se detectou um único caso positivo de CAV-2 em todos os cães com DRIC.[6]

##### Herpes-vírus canino 1

O CHV-1 é um vírus DNA de filamento duplo, com envelope, pertencente à família *Herpesviridae*. Pesquisas sorológicas mostraram maior prevalência do vírus em cães de canis do que em cães criados em domicílios, na Europa, mas poucos estudos documentaram a prevalência em cães nos EUA. Embora controverso e não claramente definido, o CHV pode ter uma participação secundária na ocorrência de DRIC, com ativação da replicação viral induzida por patógenos respiratórios de maior virulência. Em um estudo, notou-se que quase 13% dos cães com DRIC foram positivos no teste PCR para CHV; no entanto, mais recentemente, a participação do CHV como patógeno respiratório parece estar bastante reduzida, sem nenhum caso relatado em alguns estudos.[5,6]

##### Vírus da cinomose canina

O vírus da cinomose canina (CDV) já foi considerado um componente do complexo DRIC, mas esse morbilivírus multissistêmico, por si só, é capaz de causar uma doença fatal e não é incluído como causa viral adicional de DRIC. A vacinação é amplamente praticada em grande parte do mundo ocidental (ver Capítulo 208) e a incidência da doença em cães é baixa (ver Capítulo 228).

##### Coronavírus respiratório canino

O coronavírus respiratório canino (CRCoV) é um grande vírus RNA de filamento único, com envelope, pertencente ao gênero *Betacoronavirus* da família *Coronaviridae*. Está mais intimamente relacionado ao coronavírus bovino (BCoV) e ao coronavírus humano (OC43).[7] O CRCoV é sorológica e geneticamente distinto do coronavírus canino (CCoV), agente etiológico de doença entérica, embora cepas pantrópicas de CCoV tenham sido identificadas.[8] A descoberta de CRCoV em 2003 foi motivada pela evidente falta de proteção oferecida por vacinas disponíveis no mercado para cães de canis que apresentavam DRIC, apesar de rigoroso protocolo de vacinação.[9] Relata-se uma forte associação entre a exposição ao CRCoV e a manifestação de DRIC em cães que entram em um canil. Desde o relato inicial, pesquisas sorológicas ou baseadas em testes PCR revelaram que o CRCoV é o segundo vírus mais prevalente na DRIC, depois do CPIV. Em um estudo, o CRCoV foi detectado em quase 10% dos cães com DRIC aguda.[5] Cerca de 50 a 60% dos cães na América do Norte e 20 a 40% dos cães na Europa têm anticorpos contra CRCoV.[10,11]

##### Vírus da influenza canina (CIV)

O vírus da influenza canina (CIV) foi detectado pela primeira vez em cães Greyhound de corrida, na Flórida, em 2004.[12] Geneticamente, esse vírus RNA de filamento único, pertencente à família *Orthomyxoviridae*, está mais intimamente relacionado ao vírus da influenza equina H3N8, sugerindo transmissão direta de equinos para cães.[12-14] O CIV é transmitido diretamente de cão para cão, e são detectados anticorpos em grande quantidade de cães nos EUA.[13,15] A soropositividade para CIV é tão alta quanto 50% em grupos de cães em risco, cujas famílias têm vários indivíduos ou são de canis de realocação, e pode se espalhar com rapidez entre animais sem contato prévio com o vírus, portanto imunologicamente carentes, a despeito da idade.[16] Fora da América do Norte, as evidências de infecções e até mesmo a presença de anticorpos contra CIV estão distintamente ausentes.

Estritamente falando, o CIV se refere à infecção pelo H3N8, mas outros subtipos de vírus da influenza foram detectados em cães. Em 2007, na Coreia do Sul, vários surtos de doenças respiratórias em cães de canis foram atribuídos à gripe aviária, causada por H3N2. Posteriormente, um novo rearranjo entre o H1N1 pandêmico e o H3N2 canino em cães da Coreia resultou no novo e potencialmente mais patogênico H3N1 CIV.[17,18] Talvez o mais preocupante seja a recente demonstração de que o vírus da influenza aviária de baixa patogenicidade, o H5N2, é capaz de infectar cães, causando sinais clínicos brandos de doença respiratória e demonstrando que eles podem participar na transmissão e propagação do vírus da gripe.[19]

### Pneumovírus canino

O pneumovírus canino (CnPnV) é um vírus RNA de filamento único, pertencente à família *Paramyxoviridae*, isolado em cães com doença respiratória aguda de canis no nordeste dos EUA, em 2010.[20,21] O CnPnV está relacionado ao vírus sincicial respiratório humano e bovino, mas compartilha homologia mais próxima à do pneumovírus murino. Desde sua descoberta, o CnPnV foi detectado em cães de canis em oito estados dos EUA e, recentemente, foi identificado como causa de DRIC no Reino Unido e na Itália.[21-23] São necessários testes sorológicos extensivos, pesquisas de vigilância e estudos da patogênese para determinar a prevalência global do CnPnV e para assegurar sua associação com a ocorrência de doença clínica.

## Bactérias

### Bordetella bronchiseptica

*B. bronchiseptica*, um cocobacilo aeróbio gram-negativo, é um contribuinte conhecido para a ocorrência de DRIC, mas também é considerado um microrganismo normal do trato respiratório superior de cães. Embora capaz de atuar como um patógeno primário, essa bactéria é em geral considerada um patógeno secundário, complicando infecções virais brandas frequentemente autolimitantes. Em um estudo, a *B. bronchiseptica* foi isolada em cerca de 80% dos cães com doença respiratória aguda, mas também em cerca de 45% dos cães saudáveis.[5] A maioria dos cães com DRIC apresentam infecção pela bactéria concomitante à infecção por CPIV. Apesar de anos de vacinação específica e generalizada, a infecção simultânea por esses dois patógenos continua sendo a principal causa de DRIC em todo o mundo.

### Mycoplasma cynos

Os micoplasmas são membros da classe dos *Mollicutes*. São bactérias únicas, porque não possuem parede celular e são os menores microrganismos vivos capazes de existência própria. O *Mycoplasma cynos* foi isolado pela primeira vez dos pulmões de um cão com pneumonia, em 1972.[24] Desde então, dados limitados estão disponíveis quanto a prevalência, patogênese e natureza da resposta imune após a infecção por *M. cynos*. Os micoplasmas são comumente isolados de cães saudáveis e doentes; no entanto, o *M. cynos* é o único relevante na ocorrência de doença respiratória.[25] Ele foi isolado em vários cães com DRIC, mas a sua participação na etiologia da doença não é bem compreendida.[26-29]

### Streptococcus equi subespécie zooepidemicus

O *S. zooepidemicus*, um coco gram-positivo, é uma causa reconhecida de doença esporádica em cães. É uma bactéria beta-hemolítica do grupo C de Lancefield. Difere das bactérias do grupo G, como *Streptococcus canis*, por essas serem comumente isoladas como microrganismos comensais em cães. Embora haja relatos ocasionais da bactéria como causa de secreção nasal crônica e rinite, ela está mais frequentemente associada à broncopneumonia fibrino-supurativa hemorrágica aguda, às vezes fatal, em cães de canil e de corrida em vários países.[30-35] Ainda não se sabe qual a prevalência da bactéria no trato respiratório de cães e se é uma verdadeira causa de DRIC e/ou um patógeno primário por si só.[36]

## PATOGÊNESE

Todos os vírus respiratórios descritos são transmitidos via exposição oronasal por meio do contato direto com fômites ambientais e secreção respiratória contaminados por vírus. A transmissão pode ocorrer após a inalação de gotículas respiratórias na forma de aerossol, oriundas de espirros ou tosse. O CHV-1 também é transmitido por secreção genital e por via transplacentária. O período de incubação varia de 3 a 10 dias, e a excreção do vírus nas secreções respiratórias geralmente cessa dentro de 10 dias após a infecção primária ou, no caso do CHV-1, após a reativação da infecção latente.[37,38] A transmissão da bactéria está menos caracterizada; embora *Bordetella* e vários micoplasmas possam ser carreados no trato respiratório superior de cães saudáveis, a importância dos portadores como causa de infecção por *S. zooepidemicus* está longe de ser clara.

Na maioria dos cães com DRIC, a infecção inicial ocorre nas células do epitélio ciliado (e, às vezes, nas células caliciformes) do trato respiratório superior e, na maior parte das infecções virais não complicadas, raramente se dissemina além da cavidade nasal, seios da face, traqueia e, às vezes, brônquios. Estudos histopatológicos e funcionais detalhados sobre os efeitos dos vírus da DRIC no trato respiratório de cães foram realizados apenas para CRCoV; entretanto, espera-se que os outros vírus resultem em alterações semelhantes. A replicação viral causa perda do movimento coordenado dos cílios, seguido de ciliostase e, posteriormente, perda dos cílios.[39] Nas infecções virais primárias, os cães podem ser assintomáticos ou manifestar doença clínica branda, que consiste em rinite, sinusite, traqueíte, bronquite ou uma combinação desses sintomas. A CIV é uma exceção, porque também parece resultar em maior incidência do envolvimento do trato respiratório inferior, e os cães infectados desenvolvem traqueíte necrosante, bronquite e, em alguns casos, bronquiolite e pneumonia.[40]

Nas infecções virais não complicadas, as células ciliadas são substituídas por uma população de células-tronco de reserva. Essa troca é demorada, e muitas vezes as células ciliadas são substituídas inicialmente por células caliciformes (hiperplasia) antes que o mecanismo de diferenciação possibilite a produção de epitélio ciliar. É durante essa fase inicial da infecção viral que a principal defesa do trato respiratório superior, a "escada rolante mucociliar", torna-se ineficaz. Isso pode permitir que patógenos secundários, principalmente bactérias, invadam e estabeleçam uma infecção respiratória.

A *B. bronchiseptica* produz uma variedade de toxinas para auxiliar na colonização e infecção, como a citotoxina traqueal, que induz ciliostase, e a adenilato ciclase, que inibe a fagocitose por neutrófilos. A infecção por CPIV ou CRCoV origina um ambiente no qual a *Bordetella*, que pode ser um microrganismo inofensivo do trato respiratório superior, torna-se capaz de colonizar e invadir. Em essência, é uma sinergia patogênica que evoluiu sem paralelo na medicina veterinária. A *S. zooepidemicus* parece atuar de maneira um pouco diferente e, semelhante ao CIV, é capaz de causar doença respiratória muito mais grave, aguda ou mesmo hiperaguda, rapidamente progressiva. É provável que as exotoxinas bacterianas ainda não identificadas e a resposta imune excessivamente maciça do hospedeiro a essas toxinas causem doenças frequentemente fatais que caracterizam os surtos envolvendo essa bactéria.

## MANIFESTAÇÃO CLÍNICA

O principal motivo de levar o animal à consulta com o veterinário, e o achado predominante no exame físico, normalmente é uma tosse que pode ser muito ruidosa, persistente e que em geral é observada há alguns dias (ver Capítulo 26). O histórico clínico clássico inclui informação sobre exposição recente a outros cães, como em um canil ou área de recreação para animais de companhia. Os medicamentos, sejam os que necessitam receita, sejam aqueles de venda livre, geralmente não propiciam benefício algum. Pode ocorrer discreta redução do apetite, mas é muito incomum anorexia com duração de 24 horas ou mais, exceto em pacientes que apresentam outras anormalidades mais graves que sugerem inflamação sistêmica e/ou complicações, como pneumonia.

Por ocasião da consulta, os cães acometidos geralmente se apresentam alegres, alertas e sem febre, e as exceções para algumas etiologias podem incluir as síndromes clínicas sistêmicas mais graves mencionadas anteriormente. Normalmente, o esforço e a frequência respiratórios do paciente são normais. A ausculta pulmonar pode revelar aumento dos sons broncovesiculares aumentados, mas sibilos e estertores são muito raros. A sensibilidade da traqueia é um achado frequente, podendo induzir tosse por meio de leve palpação da traqueia (Vídeo 227.1), caso não ocorra espontaneamente durante o exame. A intensidade e o ruído da tosse costumam ser muito mais graves (e de maior preocupação para o proprietário) do que qualquer outro sintoma respiratório ou sistêmico da doença. Da mesma forma, geralmente a secreção ocular se limita a uma secreção serosa discreta, caso haja. Uma secreção mucopurulenta requer avaliação adicional. Em casos não complicados não é de esperar secreção nasal mucopurulenta; sua presença sugere cinomose canina (ver Capítulo 228), pneumonia bacteriana secundária (ver Capítulo 242) ou doença viral acompanhada ou não de imunossupressão.

A tosse em geral não está associada a catarro relevante ou secreção produzida no final. Ocasionalmente, é produzida uma pequena quantidade de catarro branco. O aumento da expectoração sugere um problema mais profundo ou mais grave, que pode justificar uma avaliação mais detalhada.

## DIAGNÓSTICO

A avaliação diagnóstica de um cão com suspeita de DRIC depende da gravidade clínica da doença (Figura 227.1). Em um cão saudável com histórico recente de exposição a novos cães e que manifesta tosse e nenhuma outra anormalidade física, o exame físico é suficiente e os testes de diagnóstico podem ser adiados ou não realizados. Por outro lado, em um paciente febril, inapetente ou letárgico, um paciente com doença concomitante que pode predispor à imunossupressão, um paciente com tosse há mais de 1 semana ou um paciente cujo proprietário expressa preocupação além do que consegue ser aliviada pela opinião do veterinário, podem ser úteis radiografias do tórax em imagem ortogonal para excluir a possibilidade de pneumonia, corpo estranho radiopaco ou outras anormalidades. É possível realizar um hemograma completo para constatar leucocitose com desvio à esquerda e/ou neutrófilos com alterações tóxicas, o que sugere inflamação sistêmica. Em regiões geográficas em que infecções por parasitas pulmonares são endêmicas, justifica-se o exame de fezes pela técnica de Baermann (ver Capítulo 81). Em casos brandos, sem sintomas sistêmicos, raramente é realizado um teste de diagnóstico avançado para isolamento do patógeno causador da doença. Em pacientes com evidência radiográfica de pneumonia, recomenda-se a obtenção de amostra de secreção para cultura bacteriana e teste de sensibilidade antimicrobiana (antibiograma) (ver Capítulos 101, 240 e 242), de preferência antes do início da terapia antibacteriana. A cultura bacteriana e o teste de sensibilidade antimicrobiana de amostras de suabes nasais geralmente são pouco compensadores devido à contaminação pela flora nasal normal. Com frequência, os pacientes que não apresentam nenhuma outra anormalidade além da tosse são tratados empiricamente, sem testes diagnósticos, e o proprietário é orientado a retornar para reavaliação caso a tosse não cesse após 7 dias ou a qualquer momento se surgirem outros sinais clínicos.

## TRATAMENTO

Assim como as escolhas de testes de diagnóstico, as opções terapêuticas são selecionadas com base na gravidade dos sinais clínicos do paciente. A tosse, que é angustiante para o proprietário

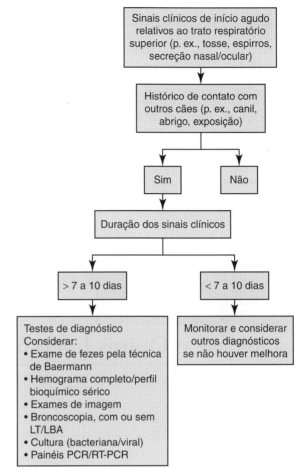

**Figura 227.1** Algoritmo para doença respiratória infecciosa canina. *LBA*, lavado broncoalveolar; *LT*, lavado traqueal; *PCR*, reação em cadeia da polimerase; *RT*, tempo real.

e/ou o paciente, pode ser tratada com antitussígenos (p. ex., 0,25 mg de hidrocodona/kg VO, a cada 6 a 8 horas, se necessário), se não há outro sinal clínico. Medicamentos antitussígenos ou anti-histamínicos de venda livre podem ser úteis para tornar o proprietário ciente do problema e, ocasionalmente, aliviar alguns dos esforços angustiantes da tosse, às vezes por meio de sedação. A terapia antibacteriana é controversa, porque *Bordetella* e *Mycoplasma* frequentemente estão presentes em cães saudáveis; sua participação como patógenos em um caso específico e a necessidade de sua erradicação e de seus perfis de sensibilidade muitas vezes não são comprovados. A doxiciclina (10 mg/kg VO/12 h, durante 14 a 21 dias em cães adultos e 7 a 9 dias em filhotes, de modo a reduzir o risco de manchas nos dentes) é efetiva contra *Bordetella* e *Mycoplasma*; minociclina e a combinação amoxicilina-clavulanato ou trimetoprima-sulfa também têm sido utilizadas no tratamento de infecção causada por *Bordetella*, enquanto fluoroquinolonas têm sido usadas para tratamento de infecção por *Mycoplasma*. Devem ser consideradas as precauções usuais quanto à terapia com antibióticos; o uso de fluoroquinolona em filhotes de cães em crescimento é contraindicada (ver Capítulo 169). Se necessário, é feito tratamento de suporte e monitoramento de cães com pneumonia (ver Capítulo 242) ou outras complicações.

## PROGNÓSTICO E CONTROLE DA TRANSMISSÃO

Na maioria dos casos, o prognóstico de DRIC é bom: a tosse geralmente cessa em 10 dias e ocorrem poucas ou nenhuma alteração permanente. O prognóstico de pacientes com sintomas sistêmicos é mais reservado devido ao envolvimento de patógenos mais virulentos, imunossupressão e/ou consequências de complicações sistêmicas progressivas.

Na DRIC, o contágio é uma preocupação muito importante, pois pode ocorrer transmissão dos microrganismos entre os cães via aerossol ou fômites contaminados. A excreção de *Bordetella* persiste por até 3 semanas após a resolução da tosse, o que justifica o isolamento dos cães infectados durante esse período após a doença. Exceto em casos de cinomose canina, sequelas permanentes são incomuns, mas, como mencionado anteriormente, a imunidade contra reinfecção futura é limitada, porque os microrganismos podem sofrer mutações rapidamente. A vacinação antes da ocorrência dos sinais clínicos é a base da prevenção da transmissão (ver Capítulo 208).

É altamente recomendável que cães com suspeita de doença respiratória infecciosa não sejam colocados em canis ou levados a parques de recreação para animais de companhia, pois podem comprometer a saúde de outros animais. Da mesma forma, se um cão for exposto a tais instalações, são recomendadas vacinas semestrais. A vacina contra DRIC, quando disponível, deve ser administrada pelo menos 7 dias antes de o cão ser levado para um canil, período necessário para que seja devidamente imunizado. É importante reconhecer que essas vacinas não são 100% eficazes na prevenção de DRIC, mas podem modificar ou diminuir a gravidade da doença, caso ela se desenvolva.

### REFERÊNCIAS BIBLIOGRÁFICAS

*As referências bibliográficas deste capítulo se encontram online no Ambiente de Aprendizagem.*

## CAPÍTULO 228

# Cinomose e Outras Infecções Virais em Cães

Thomas Wilhelm Vahlenkamp

### CINOMOSE CANINA

#### Etiologia e epidemiologia

A cinomose canina é uma doença sistêmica aguda ou subaguda, com alta taxa de mortalidade em cães e outros carnívoros em todo o mundo. Os cães acometidos frequentemente desenvolvem sintomas neurológicos. O agente causador é o vírus da cinomose canina (CDV), um vírus RNA de filamento (fita) único, com envelope, pertencente à família *Paramyxoviridae*. O CDV é capaz de infectar uma grande variedade de espécies, incluindo canídeos, mustelídeos (p. ex., furão, marta, vison, lontra), procionídeos (guaxinim) e grandes felídeos (leão, chita). A variação de hospedeiros é definida pela proteína hemaglutinina, da superfície viral. Há seis linhagens principais baseadas na variabilidade genética da hemaglutinina,[1] e cada uma possui biotipos ou cepas que diferem quanto aos padrões de patogenicidade e influenciam o tipo e/ou a extensão dos sinais clínicos. No entanto, apesar da variação genética, os isolados de CDV são sorologicamente homogêneos. Devido ao grande número de cães reservatórios do vírus, além de outros animais hospedeiros que possibilitam uma exposição contínua, especialmente para cães errantes, o CDV ainda é prevalente em muitos países, apesar da vacinação de cães há mais de 50 anos. Embora atualmente a cinomose seja uma doença menos comum em clínicas veterinárias, os surtos ocorrem com frequência em abrigos. Várias epidemias regionais foram documentadas no passado, e algumas foram caracterizadas por taxas de morbidade e de mortalidade excepcionalmente altas, rápida disseminação por todo o país e infecções de várias espécies de carnívoros selvagens. Alterações moleculares no gene da hemaglutinina provavelmente são responsáveis por essas características biológicas.[2]

#### Transmissão

Todas as idades e raças são suscetíveis à infecção pelo CDV, que ocorre por exposição oronasal para secreção respiratória, vômito, fezes, urina e fômites ambientais contaminados pelo vírus. O CDV também se dissemina de forma eficiente por meio de aerossóis gerados pela tosse e espirro, bem como por aerossóis de outras excreções. O período de incubação normalmente varia de 1 a 3 semanas. A excreção do vírus começa em 7 a 10 dias após a exposição, coincidindo com a disseminação hematogênica do vírus para os tecidos epiteliais e do sistema nervoso central (SNC), independentemente da gravidade dos sinais clínicos. Durante a doença sistêmica aguda, o vírus é eliminado em todas as excreções corporais. Cães com infecção subclínica também excretam vírus e podem transmiti-lo por até 3 meses, embora períodos mais curtos de excreção sejam mais comuns. Para prevenir a transmissão viral em uma instalação, os cães infectados devem ser alojados sob isolamento e cuidados por uma equipe que siga rigorosas medidas de biossegurança.

#### Patogênese

O CDV causa infecção sistêmica em tecidos epiteliais de diversos sistemas orgânicos. Inicialmente, o vírus se replica localmente em macrófagos e monócitos nas amígdalas, epitélio do trato respiratório superior e linfonodos regionais, atingindo produção máxima de víron 2 a 4 dias após a inoculação.[3,4] A molécula sinalizadora de ativação de linfócitos (SLAM, CD150) é o receptor celular expresso na superfície das células do sistema imunológico. A viremia ocorre 4 a 6 dias depois, com disseminação sistêmica do vírus para estômago, intestino delgado, baço e macrófagos hepáticos, medula óssea e outros tecidos linfoides. O aumento generalizado da replicação do vírus está associado a febre, linfopenia causada por apoptose linfocítica e imunossupressão. A disseminação hematogênica adicional do vírus é responsável pela infecção de células epiteliais em vários órgãos, incluindo os olhos, a pele e o SNC. A excreção de vírus dos tratos respiratório, gastrintestinal e urogenital coincide com a infecção epitelial. O vírus persiste por longo tempo na úvea, uroepitélio, epiderme e SNC.[1]

Após 9 a 14 dias, a consequência clínica da infecção depende da resposta imunológica do hospedeiro. A infecção viral na medula óssea e em outros tecidos linfoides pode resultar em imunossupressão intensa e prolongada, devido à depleção de linfócitos (células) T e a outros mecanismos indefinidos.[1] Em filhotes convalescentes, a imunossupressão mediada por linfócitos pode persistir após a infecção por CDV por mais de 10 semanas.

Cães com baixa resposta imunológica desenvolvem infecção viral em vários tecidos, incluindo pele e outros órgãos glandulares e epiteliais. Esses animais geralmente manifestam sinais clínicos graves e são propensos a morrer. Os animais que se recuperam dos sintomas iniciais mantêm o vírus nos tecidos e, subsequentemente, são propensos a desenvolver sinais clínicos de doença do SNC. Em animais que apresentam grau intermediário de resposta imune, pode ocorrer infecção leve ou subclínica, com persistência do vírus nos pulmões, pele ou SNC (Figura 228.1). Eles podem manifestar sintomas de doença do SNC ou podem se recuperar completamente. Animais que apresentam potente resposta imunológica provavelmente não desenvolverão sinais de infecção sistêmica, mas ainda podem manifestar sintomas de doença do SNC.

A disseminação hematogênica do CDV ao SNC resulta em infecção das células epiteliais do plexo coroide, astrócitos e neurônios, que, em geral, coincide com a suprarregulação de MHCII e de citocinas pró-inflamatórias. Em cães, sobretudo nos jovens ou imunossuprimidos, pode ocorrer desmielinização aguda atribuída diretamente à lesão viral, na ausência de reação inflamatória. A encefalite subaguda ou crônica causada pelo CDV parece ser consequência de respostas inflamatórias a antígenos virais no SNC, com ativação de macrófagos e liberação de mediadores citotóxicos, envolvidos na destruição e desmielinização das células do SNC.

## Sinais clínicos

A gravidade do curso clínico da cinomose depende da idade do animal, dos padrões de patogenicidade das diferentes cepas virais e da resposta imune.[1,3,4] Muitos cães, principalmente aqueles mais idosos ou com baixa imunidade, apresentam infecção assintomática ou doença branda. Os filhotes são mais propensos a doenças graves e prolongadas e maior taxa de mortalidade.

Na primeira semana de infecção, a disseminação sistêmica do vírus aos órgãos linfoides ocasiona aumento da temperatura corporal e linfopenia por diminuição da quantidade de linfócitos B e T. Os cães infectados podem manifestar letargia, anorexia e desidratação e frequentemente desenvolvem conjuntivite e sintomas respiratórios, incluindo secreção oculonasal serosa ou mucopurulenta e tosse, que piora progressivamente se não ocorrer resposta imune adequada. A infecção viral do trato respiratório inferior resulta em pneumonia que pode ou não ser evidente clinicamente, mas pode ser detectada por meio de radiografias.

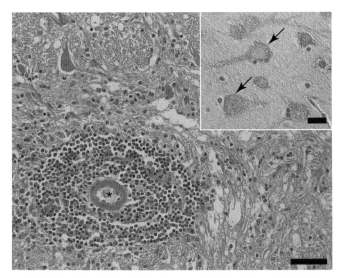

**Figura 228.1** Tronco encefálico de um cão com cinomose. Perivasculite caracterizada pela presença de células mononucleares em torno de uma arteríola (asterisco). Barra = 50 μm. Em destaque: demonstração imuno-histoquímica do antígeno do vírus da cinomose canina localizado no citoplasma de neurônios (setas). Barra = 20 μm. (Cortesia do Dr. Denny Böttcher, do Instituto de Patologia Veterinária da Universidade de Leipzig, Alemanha.)

A pneumonia viral complicada por infecções bacterianas secundárias pode ser fatal (ver Capítulo 242). Os cães infectados, com sinais clínicos brandos, podem ser indistinguíveis daqueles com tosse do canil de diferentes causas (ver Capítulo 227). Dependendo da cepa viral, os cães afetados também podem apresentar vômitos e diarreia mucoide ou hemorrágica devido à replicação do vírus nas células epiteliais do trato gastrintestinal.

É possível que a infecção viral do epitélio do trato ocular cause fotofobia, uveíte anterior e coriorretinite. Os animais recuperados podem ter lesões de retina hiper-reflexivas que se desenvolvem a partir da atrofia e cicatrização da retina, bem como ceratoconjuntivite seca devido à cicatrização das glândulas lacrimais. A neurite óptica pode causar cegueira ou midríase; a cegueira também é uma possível decorrência de descolamento seroso da retina. Replicação de grande quantidade de vírus ocorre no uroepitélio, incluindo os rins e o trato urinário inferior, o que pode causar sinais clínicos associados a disfunção renal e da bexiga. A infecção viral da epiderme pode resultar em erupção cutânea pustular e hiperqueratose ou "endurecimento" no plano nasal e nos coxins plantares. Em filhotes, a infecção dos botões de esmalte dental em desenvolvimento antes da erupção dos dentes permanentes resulta em hipoplasia do esmalte. Alguns cães, especialmente os jovens de raças de grande porte, são suscetíveis à osteosclerose metafisária de ossos longos, que normalmente não causa claudicação.

Os sintomas neurológicos podem se desenvolver em cães que não apresentavam evidência de doença sistêmica e surgir a partir de 1 a 3 semanas após a recuperação dos sinais clínicos sistêmicos ou meses depois. Os sinais neurológicos, agudos ou crônicos, geralmente são progressivos e são os fatores mais relevantes para o prognóstico e a recuperação da infecção. Curiosamente, algumas características da doença clínica tendem a se correlacionar com a probabilidade de desenvolver doença neurológica. Os cães que desenvolvem lesões cutâneas pustulosas são menos propensos a desenvolver doença do SNC, mas a hiperqueratose no plano nasal e nos coxins plantares frequentemente está associada ao desenvolvimento de sintomas neurológicos. As anormalidades neurológicas podem refletir lesões em qualquer local do SNC e incluem convulsões, ataxia, hipermetria, paraparesia ou tetraparesia e dor cervical intensa (ver Capítulos 261 e 266). A mioclonia, generalizada ou focal, é um sinal clínico comum e fortemente sugestivo de infecção por CDV (ver Capítulo 31). As alterações do hipocampo podem progredir a ponto de causar estado de mal epiléptico (ver Capítulo 136). Filhotes infectados no útero ou recém-nascidos podem desenvolver sintomas relativos ao SNC nas primeiras 4 a 6 semanas de vida. Há relatos de aborto e morte neonatal (ver Capítulos 146 e 315).

## Diagnóstico

Devido à infecção sistêmica e à variedade de sintomas respiratórios, gastrintestinais e/ou neurológicos, pode ser difícil obter um diagnóstico seguro de CDV com base apenas nos sinais clínicos. Um histórico de vacinação inapropriado pode levar à suspeita da doença, mas o CDV também foi detectado em cães vacinados.[5,6] No exame de esfregaço sanguíneo corado, é possível notar inclusões virais intranucleares e intracitoplasmáticas em monócitos, linfócitos, neutrófilos ou eritrócitos, mas essas inclusões geralmente desaparecem 1 a 2 semanas após o início dos sinais clínicos. Não há anormalidades laboratoriais patognomônicas. A linfopenia é a anormalidade mais consistente no hemograma completo. As anormalidades do perfil bioquímico sérico podem incluir hipoalbuminemia e hipoglobulinemia. O líquido cefalorraquidiano (LCR) pode conter grande quantidade de linfócitos e monócitos e concentração variável de proteína.[5] Nas radiografias do tórax, os cães com doença respiratória podem apresentar padrão intersticial ou alveolar. Em animais que apresentam claudicação, as radiografias de ossos longos podem mostrar lesões metafisárias compatíveis com osteodistrofia hipertrófica. Em animais com doença neurológica causada pelo CDV, o diagnóstico pode ser um desafio se não houver histórico ou evidências de sinais sistêmicos. Há relato de anormalidades na ressonância magnética (RM) do cérebro de cães com infecção aguda causada por CDV, e, embora não sejam específicas, elas podem auxiliar no diagnóstico de cães com poucos ou nenhum sinal sistêmico.[7]

O diagnóstico definitivo de CDV depende da detecção do antígeno ou ácido nucleico do vírus em amostras biológicas obtidas antes e após a morte, no isolamento do vírus e em exames sorológicos. O diagnóstico é confirmado com a detecção do antígeno viral em células de esfregaço sanguíneo, de esfregaço de suabe nasal, conjuntival, faríngeo ou de amostras de tecidos obtidas após a morte, utilizando técnicas imunológicas, como anticorpo fluorescente, ou exame imuno-histoquímico. O título de CDV pode não ser suficientemente sensível, porque diminui após 3 semanas de infecção.[3] Os testes de transcrição reversa seguida de reação em cadeia da polimerase (RT-PCR) são altamente sensíveis e específicos para a detecção de casos clínicos de infecção pelo CDV e podem ser realizados em praticamente todo tipo de amostra, inclusive suabes de nariz, conjuntiva e faringe, sangue total, fezes, urina, LCR e amostras de tecidos obtidas após a morte, particularmente de bexiga.[8-10] No entanto, os testes PCR para CDV realizados em laboratórios comerciais não distinguem cepas vacinais daquelas de campo de CDV nas amostras coletadas de cães recentemente vacinados com CDV vivo modificado. A duração da interferência pós-vacina é variável, mas pode durar até 3 semanas.[10] Uma exceção à interferência da vacina com o teste de PCR é a vacina contra CDV recombinante, com vetor de varíola dos canários. A análise de sequência pode distinguir cepas vacinais daquelas de campo de CDV.[11-13]

Há ampla disponibilidade de testes sorológicos para detecção de anticorpos específicos contra CDV. No entanto, devido aos intensos efeitos imunossupressores durante a infecção aguda por CDV, a quantidade de anticorpos pode ser baixa ou mesmo permanecer abaixo do limite de detecção dos exames sorológicos.[14] Os testes de imunofluorescência (IFA) são usados para mensurar as concentrações dos anticorpos imunoglobulina M (IgM) e IgG contra CDV; a detecção de anticorpos IgM, que podem persistir por 3 meses, indica infecção por CDV. O teste de neutralização sérica é considerado padrão-ouro para a quantificação total de anticorpos contra CDV. O diagnóstico de infecção ativa recente por meio desse teste requer a coleta pareada de soro sanguíneo na fase aguda e na fase de convalescência, a fim de determinar a soroconversão, definida como um aumento de pelo menos quatro vezes no título de anticorpos da amostra de fase aguda, comparativamente à da fase de convalescência. A infecção também é detectada pela constatação de concentração mais elevada de anticorpos contra CDV no SNC (ver Capítulo 115), em comparação com a do soro, embora nem todos os animais tenham anticorpos no LCR.[5]

## Tratamento

O tratamento de cães com CDV baseia-se amplamente em terapia de suporte. Pode ser necessária a administração parenteral de soluções de hidratação em cães com vômitos ou diarreia intensa. Animais com broncopneumonia bacteriana secundária ou outras infecções bacterianas são candidatos ao uso de antibióticos. Em cães, para a resolução da broncopneumonia, pode ser necessária a administração da combinação de antibióticos bactericidas de amplo espectro durante várias semanas (ver Capítulo 161). Pode ser necessário o controle das crises convulsivas com medicamentos anticonvulsivantes (ver Capítulos 35 e 260). A ribavirina inibe a replicação do CDV in vitro,[15] mas não há relato de seu uso em cães. O prognóstico de cães com doença neurológica é considerado ruim.

## Prevenção

A chave para a prevenção da infecção causada pelo CDV é a vacinação. As vacinas contra CDV são consideradas "essenciais", ou seja, devem ser administradas a todos os cães (ver Capítulo 208).[16]

Os anticorpos maternos interferem na imunização e determinam o momento apropriado de vacinação dos filhotes. A absorção transplacentária de anticorpos maternos pode variar de 3 a 20% de sua concentração sérica, em cadelas. A porção predominante (aproximadamente 80%) é absorvida no intestino do filhote, a partir dos anticorpos colostrais, sobretudo no primeiro dia de vida. As vacinas recomendadas contêm CDV vivo modificado de alto título e baixa passagem ou com vetor do vírus da varíola de canários que possuam genes de fusão e da hemaglutinina do CDV. Essas vacinas são mais efetivas na imunização de cães durante o período de interferência dos anticorpos maternos.[17] Ademais, a probabilidade de aumentar o título de anticorpos em cães soropositivos é maior quando se utiliza a vacina contra CDV que contém o vírus da varíola dos canários, comparativamente às vacinas com vírus vivo modificado.[18] A duração da imunidade após a aplicação de vacina com vírus vivo modificado e de vacina recombinante é de pelo menos 3 anos.[19-23] As diretrizes atuais da American Animal Hospital Association (AAHA)[16] recomendam a vacinação de cães com 6 a 8 semanas de vida, com repetição da dose a cada 3 a 4 semanas, até completarem 16 semanas de vida. Todos os cães devem receber uma dose de reforço 1 ano após a conclusão da série de doses inicial, seguida de revacinação de reforço a cada 3 anos. A imunização de cães com a vacina com CDV vivo modificado foi associada a complicações pós-vacinais, sendo encefalite a mais comum, que pode causar sinais clínicos de doença do SNC e alterações neurológicas variáveis 7 a 14 dias após a vacinação. No entanto, o início da doença semelhante à cinomose logo após a vacinação provavelmente se deve à infecção por cepas de campo de CDV, antes ou no momento da vacinação, em vez de doença devido à reversão de cepas vacinais vivas modificadas para cepas virulentas.[1] A infecção por CDV em cães previamente vacinados em geral está associada com a falha em induzir imunidade devido a protocolo de vacinação inapropriado ou ao armazenamento inadequado da vacina.

Os *kits* para teste imunoenzimático (ELISA) de uso ambulatorial podem ser utilizados para mensuração anticorpos contra o CDV.[24] Os cães que se recuperaram da infecção pelo CDV são considerados imunes à reinfecção por longo período, provavelmente por toda a vida. O estabelecimento de imunidade protetora pode ser determinado por meio da mensuração do título de anticorpos neutralizantes protetores no soro, após a vacinação, pois há boa correlação do título sérico com o nível de proteção. Um título superior ou igual a 32 foi considerado protetor, mas esse valor pode variar entre os cães individuais e métodos laboratoriais utilizados.

Além da imunização, o isolamento de cães infectados pelo CDV parece ser a medida mais importante no controle da disseminação da doença. Por ser um vírus com envelope, o CDV não sobrevive por longo tempo no ambiente externo ao hospedeiro. O vírus é sensível à luz ultravioleta, ao calor e ao ressecamento. O tempo de sobrevivência é mais longo em temperaturas mais frias. Em ambiente com temperatura próxima à de congelamento (0 a 4°C), o CDV pode sobreviver por semanas. O vírus é inativado por uma série de desinfetantes, como os compostos fenólicos (0,75%) ou de amônio quaternário (0,3%). Os procedimentos de desinfecção de rotina geralmente são efetivos na destruição do CDV em um canil ou hospital.

# HERPES-VÍRUS CANINO

## Etiologia e epidemiologia

O herpes-vírus canino (CHV) é um vírus DNA de duplo filamento, com envelope, pertencente à família *Herpesviridae*. A gama de hospedeiros é restrita a canídeos domésticos e selvagens. Os herpes-vírus possuem genoma muito grande, que codifica muitas proteínas estruturais e não estruturais envolvidas na replicação viral e na modulação da resposta imune do hospedeiro. O CHV está geneticamente relacionado a outros herpesvírus conhecidos de gatos e cavalos.[25,26] O CHV é cosmopolita, e pesquisas sorológicas na Europa mostraram maior prevalência do vírus em cães de canil do que nos criados em domicílio; contudo, poucos estudos documentaram a prevalência em cães nos EUA. Embora controverso e não claramente definido, o CHV é considerado parte de um complexo de patógenos que causam doença respiratória infecciosa canina (DRIC) ou "tosse do canil" (ver Capítulo 227). O vírus foi isolado repetidas vezes em cães com doença respiratória e se replicou no trato respiratório. No entanto, não foram constatados sinais clínicos após exposição experimental. O CHV pode ter participação secundária, com ativação da replicação viral induzida pela infecção por patógenos respiratórios mais virulentos.

### Transmissão

O vírus é transmitido pelo contato oronasal com secreção respiratória ou genital infectante; ademais, pode ocorrer transmissão transplacentária. A fonte de material infectante pode ser excreções corporais de filhotes, secreção respiratória de cães mais velhos infectados ou secreção vaginal de cadelas infectadas. O período de incubação da infecção primária é de 6 a 10 dias, e a excreção do vírus ocorre 7 a 10 dias após a infecção primária ou a reativação de infecção latente.[25,26] Em recém-nascidos, a infecção se propaga rapidamente, e todos os filhotes de uma ninhada infectada em geral morrem. A disseminação da infecção entre cães mais velhos parece ser mais lenta e, mesmo em contato próximo, nem todos são infectados. Os fetos podem ser infectados no útero, durante a infecção primária da cadela prenhe.

### Patogênese

A infecção transplacentária durante a infecção primária de cadelas resulta em reabsorção fetal, aborto, natimortos ou nascimento de filhotes fracos que morrem em poucos dias. A imunidade após a infecção primária protege as ninhadas futuras. A infecção de cães sem contato prévio com o vírus, com menos de 2 semanas de vida, causa doença necrosante e hemorrágica generalizada fatal. Os filhotes neonatos são infectados com o vírus em replicação ativa pelo contato oronasal com a secreção infectante do canal do parto ou por meio de "*grooming*" pela mãe. Primeiramente, o CHV se replica nas células epiteliais da orofaringe e amígdalas. Em seguida, o vírus penetra nos macrófagos, o que possibilita sua disseminação hematogênica para outros tecidos, inclusive linfonodos, baço, glândulas suprarrenais, rins, pulmões, fígado e SNC. A temperatura corporal mais baixa dos neonatos, juntamente à capacidade limitada de gerar uma resposta febril, facilita a disseminação sistêmica do vírus.

A infecção de filhotes mais velhos e de adultos se limita ao trato respiratório, ocular ou genital, sem disseminação sistêmica. A maioria das infecções é subclínica ou pode se manifestar como doença respiratória, ocular ou genital discreta e autolimitante. Após um curto período de replicação, o CHV causa infecção latente em neurônios dos gânglios trigêmeos e lombossacrais, linfócitos em linfonodos retrofaríngeos e amígdalas e células epiteliais da glândula parótida.[25,26] Estresse ou doença/terapia imunossupressora pode reativar a replicação do vírus.

### Sinais clínicos

O período de incubação parece ser de 4 a 6 dias. As cadelas permanecem aparentemente saudáveis, e a produção de leite continua inalterada. O curso da doença em filhotes é breve. Neonatos infectados exibem gemido persistente, anorexia, sinais de dor abdominal, dispneia e hemorragias petequiais. A maioria dos filhotes de ninhadas infectadas morre em 1 a 4 semanas após o parto e 24 a 48 horas após o início dos sinais clínicos. Hemorragias petequiais no fígado, rins e pulmões são lesões típicas observadas na necropsia. Filhotes mais velhos desenvolvem sintomas discretos de doença respiratória (rinite, faringite), com recuperação espontânea; todavia, posteriormente podem surgir infecções latentes devido à doença neurológica, sendo mais comuns sinais de ataxia, cegueira ou doença vestibular central. Filhotes com anticorpos maternos são facilmente infectados pelo CHV. A infecção, entretanto, permanece localizada e não há doença clínica sistêmica. A infecção em cães adultos geralmente permanece subclínica, mas alguns cães apresentam rinite, faringite, hiperemia vaginal ou prepucial, hiperplasia dos folículos linfoides da mucosa vaginal e, às vezes, hemorragias submucosas. Em cães adultos com infecção natural pelo CHV, há relato de úlcera de córnea[27] e, em cães infectados experimentalmente, há relato de conjuntivite.[28] A importância clínica da infecção por CHV nas doenças oculares não foi esclarecida, mas o vírus deve ser considerado uma causa potencial de conjuntivite ou de doença da córnea, após a exclusão de causas mais comuns.

### Diagnóstico

O diagnóstico baseia-se na constatação de sinais clínicos em cães de idade suscetível, juntamente a lesões observadas na necropsia. Os corpúsculos de inclusão viral podem ser vistos nas células ao redor das áreas de necrose e hemorragia. O diagnóstico definitivo da infecção por CHV implica na demonstração do vírus, de antígeno viral ou de ácidos nucleicos no teste PCR, microscopia eletrônica ou técnicas imuno-histoquímicas. Os testes PCR também podem ser realizados a partir de suabes oculares, nasais, faríngeos, vaginais ou prepuciais obtidos em cães mais velhos e adultos. O teste sorológico para pesquisa de anticorpos neutralizantes confirma a exposição, mas não necessariamente a infecção ativa.

### Tratamento

O tratamento consiste em medidas de suporte, mas em geral é ineficaz na prevenção de morte de neonatos. A injeção de soro imune coletado de cadelas que tiveram perda recente de ninhada pode ajudar a reduzir a taxa de mortalidade durante os surtos. Manter os filhotes aquecidos e hidratados pode diminuir os casos de morte em ninhadas infectadas, principalmente por limitar a disseminação da infecção entre filhotes não envolvidos.

### Prevenção

O CHV é pouco imunogênico. Os títulos de anticorpos maternos geralmente são baixos, mas suficientes para proteger os filhotes de doenças (mas nem sempre de infecções) nas primeiras 2 semanas de vida. A infecção de cães mais velhos em geral permanece subclínica. Em canis individuais, a replicação do CHV costuma ser autolimitante. As mães que perderam ninhadas devido à infecção por CHV têm ninhadas subsequentes saudáveis; portanto, inseminação artificial ou cesariana não são consideradas procedimentos úteis para limitar a propagação da infecção. Surtos de doenças por CHV podem ser minimizados reduzindo o contato com cães infectados. Atualmente, nenhuma vacina está disponível nos EUA. Na Europa, uma vacina de subunidade aprovada para uso em cadelas prenhes propicia imunidade protetora aos filhotes recém-nascidos.

O CHV não é estável no ambiente; ademais, é inativado pela maioria dos desinfetantes comuns, como produtos à base de amônio quaternário.

## ADENOVÍRUS CANINO TIPO 1

### Etiologia e epidemiologia

O adenovírus canino tipo 1 (CAV-1), um vírus DNA de duplo filamento, sem envelope, pertencente à família *Adenoviridae*, é a causa da hepatite infecciosa canina (HIC). O CAV-1 está intimamente relacionado à genética e ao antígeno do CAV-2. Além do cão doméstico, as raposas vermelhas, os lobos e os coiotes parecem ser as espécies mais suscetíveis. A doença se manifesta sobretudo como encefalite e não se propaga tão rapidamente entre as raposas selvagens como acontece entre os cães, provavelmente devido a diferenças no comportamento social. Raposas cinzentas e guaxinins são menos suscetíveis e provavelmente – como muitos outros membros da família *Canidae* – se infectam, mas não desenvolvem sinais clínicos da doença. A incidência de HIC em cães nos EUA e na Europa diminuiu com a vacinação, embora casos esporádicos sejam detectados, sobretudo em cães não vacinados ou vacinados indevidamente, importados de países onde a doença é mais prevalente.

## Transmissão

A infecção ocorre após exposição oronasal a secreções e excreções corporais e fômites ambientais contaminados pelo vírus. Diferentemente do vírus da cinomose canina, o CAV-1 não é transportado pelo ar. O período de incubação varia de 4 a 9 dias.[25] A excreção do vírus ocorre durante a fase aguda da infecção, em todas as secreções corporais (saliva, respiratória) e excreções (fezes, urina); cães que se recuperaram de doença clínica excretam na urina por até 6 a 9 meses.[25] A urina contaminada, portanto, parece ser a principal fonte de transmissão do vírus.

## Patogênese

O CAV-1 causa infecção sistêmica, com tropismo por células endoteliais, células epiteliais e hepatócitos.[25] Após a exposição, o CAV-1 se replica no tecido linfoide das amígdalas e linfonodos regionais. A viremia ocorre 3 a 4 dias após a infecção, levando à infecção de outros tecidos. Os efeitos citopáticos diretos do vírus no fígado, nos olhos e nos rins contribuem para os primeiros sinais clínicos, que podem se tornar aparentes em cães sem contato prévio com o vírus 4 a 9 dias após a exposição. Hemorragia em diversos tecidos é resultado de dano vascular após a replicação viral nas células endoteliais. A extensão da necrose hepática (Figura 228.2) depende do título de anticorpo antiviral no momento da infecção: os animais com título mínimo de anticorpos exibem necrose extensa, frequentemente fatal; aqueles com alto título exibem sinais clínicos mínimos; e aqueles com título intermediário são suscetíveis à inflamação hepática persistente.[25] Os sinais clínicos de edema de córnea e uveíte anterior ("olho azul") se desenvolvem inicialmente como consequência da inflamação que ocorre após a infecção das células endoteliais da córnea e a deposição de complexos imunes (reação de hipersensibilidade tipo 3), à medida que aumenta a resposta do anticorpo ao vírus.

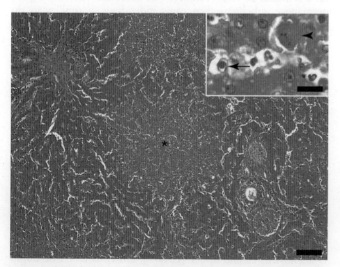

**Figura 228.2** Fígado de cão com hepatite infecciosa canina (hepatite contagiosa dos canis). Nota-se necrose hepática centrolobular aguda e hemorragias (*asterisco*). Barra = 100 μm. Em destaque: inclusão viral intranuclear em hepatócito (*seta*). O hepatócito necrosado é indicado pela extremidade da seta. Barra = 20 μm. (Cortesia do Dr. S. Schöniger, do Instituto de Patologia Veterinária da Universidade de Leipzig, Alemanha.)

## Sinais clínicos

Cães de todas as idades são suscetíveis à infecção e à doença causada por CAV-1; no entanto, a maioria é infectada no início da vida. Os sinais clínicos iniciais incluem febre, depressão e letargia. Posteriormente, ocorrem sinais de desconforto abdominal, palidez de membranas mucosas e inflamação das amígdalas e da faringe com aumento de linfonodos tonsilares e cervicais. O animal desenvolve leucopenia, que persiste até o fim do período febril. Em alguns cães, é possível detectar líquido abdominal e hepatomegalia. Alguns pacientes apresentam laringite, traqueíte, pneumonia, tosse, vômito e diarreia. Em casos graves, é possível notar hemorragias petequiais e equimóticas e epistaxe em decorrência de anormalidades de coagulação secundárias à disfunção hepática e de coagulação intravascular disseminada (CID; ver Capítulo 197). Icterícia é incomum, apesar da necrose hepática. Os sintomas neurológicos podem ser consequências de encefalopatia hepática ou infecção do SNC; a concentração sérica de ácidos biliares ou o teor plasmático de amônia, se elevados, indicam a encefalopatia hepática como causa dos sintomas neurológicos (ver Capítulo 283). Cães com doença grave podem morrer horas após o surgimento dos sinais clínicos, enquanto aqueles com doença menos grave podem apresentar melhora clínica 5 a 7 dias após o início dos sintomas. Uveíte anterior e glomerulonefrite causada por deposição de complexos imunes podem ocorrer dentro de 1 mês de recuperação.

## Diagnóstico

O diagnóstico de HIC geralmente é baseado na detecção de evidências de doença hepática aguda em cães com histórico de vacinação inapropriado. Nenhuma anormalidade laboratorial específica é patognomônica da infecção por CAV-1.[25] Pode haver leucopenia, se o paciente é avaliado no início do curso da doença, ou leucocitose, se for avaliado mais tarde. Trombocitopenia é possível e pode contribuir para as anormalidades hemorrágicas no contexto de DIC ou de função plaquetária anormal. Aumentos nas atividades séricas de alanina aminotransferase (ALT) e fosfatase alcalina (ALP) são esperados, mas a magnitude depende da extensão da necrose hepática e do momento da coleta da amostra. Prolongamentos do tempo de tromboplastina parcial ativada (TTPa) e do tempo de protrombina (TP) são resultados comuns da diminuição da síntese hepática de fatores de coagulação, de CID ou de ambas. Proteinúria também é esperada como sequela da lesão renal durante a viremia ou de lesão causada posteriormente por complexos imunes no curso da doença.

O diagnóstico definitivo da infecção por CAV-1 pode ser estabelecido por teste PCR em amostras de tecidos, de secreções ou excreções e de suabes oculares, nasais e faríngeos.[25] Os testes PCR são sensíveis e podem diferenciar CAV-1 de CAV-2, mas títulos sorológicos e coloração de tecido para anticorpo imunofluorescente e imuno-histoquímica não fazem o mesmo.[25] Corpúsculos de inclusão intranuclear vistos no exame citológico ou histológico de tecido, particularmente do fígado, podem ser forte suporte para o diagnóstico.[25]

## Tratamento

O tratamento consiste na disponibilização de cuidados de suporte e monitoramento de sinais clínicos e complicações. A administração intravenosa de soluções para repor as perdas de líquidos decorrentes de vômito ou diarreia é importante (ver Capítulo 129), assim como a administração de hemoderivados para controlar as complicações da hemorragia e CID (ver Capítulos 130 e 197). Em pacientes com sinais neurológicos de encefalopatia hepática, a administração de lactulose por meio de enema (ou VO, se o paciente não estiver vomitando) pode ajudar a reduzir as concentrações circulantes de encefalotoxinas (ver Capítulos 281 e 284).

## Prevenção

A vacinação é a base para prevenção da infecção por CAV-1. As vacinas para CAV-1 são consideradas vacinas "essenciais", ou seja, devem ser administradas a todos os cães (ver Capítulo 208).[16] A vacinação de cães e a indução de imunidade ativa controlou o CAV-1 na população canina de forma muito eficaz. Portanto, na atualidade, a doença é raramente diagnosticada. As vacinas mais comuns contra CAV-1 contêm isolados de CAV-2 vivos modificados que, por meio da produção de anticorpos de reação cruzada, induzem resposta imune protetora sem complicações, como edema de córnea, associado ao uso de vacinas que contêm isolados de CAV-1. A duração da imunidade após a aplicação de vacinas com vírus vivos modificados e de vacinas recombinantes é de pelo menos 3 anos.[19-23] As diretrizes atuais da AAHA[16] recomendam a vacinação de cães com 6 a 8 semanas de vida, com repetição da dose a cada 3 a 4 semanas, até as 16 semanas de vida. Todos os cães devem receber uma dose de reforço 1 ano após a conclusão da série inicial, seguida de revacinação de reforço a cada 3 anos.

O vírus é relativamente resistente, sobrevivendo no ambiente por dias a meses e à maioria dos desinfetantes, exceto a alguns compostos à base de amônio quaternário, hipoclorito (diluição 1:32 em água de torneira), peroximonossulfato de potássio e compostos de peróxido de hidrogênio.

## ADENOVÍRUS CANINO TIPO 2

### Etiologia e epidemiologia

O adenovírus canino tipo 2 (CAV-2) é um vírus DNA de duplo filamento, sem envelope, pertencente à família *Adenoviridae*. O CAV-2 está genética e antigenicamente relacionado ao CAV-1, e ambos compartilham os mesmos hospedeiros. O CAV-2, juntamente ao vírus da parainfluenza canina (CPiV), um vírus RNA de filamento único, com envelope, pertencente à família *Paramyxoviridae*, faz parte de um complexo de patógenos que causam DRIC ou "tosse do canil" (ver Capítulo 227). A alta densidade populacional e a alta rotatividade em canis, *pet shops* ou abrigos aumentam o risco de infecção.

Apesar da mesma gama de hospedeiros e da reação sorológica cruzada entre CAV-1 e CAV-2, o tropismo desses dois vírus aos tecidos é totalmente diferente. As células endoteliais vasculares, bem como as dos parênquimas hepático e renal, são os principais alvos do CAV-1, enquanto as epiteliais do trato respiratório e, em grau limitado, as do epitélio intestinal são os alvos do CAV-2.

Vacinas contra CAV-2 são recomendadas para cães em risco de exposição em abrigos, canis de embarque/treinamento, *pet shops* e fazendas de criação.[16] Contudo, o CAV-2 está incluído em vacinas parenterais "essenciais" contendo CDV e parvovírus canino, sendo que o CAV-2 induz imunidade por meio de proteção cruzada contra CAV-1 (ver Capítulo 208). Portanto, ao usar essas vacinas combinadas ou multivalentes, a frequência de vacinação contra CAV-2 segue o cronograma recomendado para os componentes "essenciais", incluindo dose de reforço a cada 3 anos, após a série de imunização inicial.[16] Cães em risco de exposição podem receber vacinas de uso intranasal contendo CAV-2 vivo modificado logo às 3 semanas de vida, com repetição da dose 2 a 4 semanas depois e, em seguida, a cada 6 a 12 meses.[16] Informações adicionais sobre CAV-2 são apresentadas no Capítulo 227.

## PAPILOMAVÍRUS CANINO

### Etiologia e epidemiologia

Os papilomavírus são vírus DNA de duplo filamento, sem envelope, pertencentes à família *Papillomaviridae*. Diferentes papilomavírus foram descritos em cães. O papilomavírus oral canino (COPV-1) é o mais conhecido. Os papilomas orais geralmente infectam em cães com menos de 2 anos de idade e, embora benignos e em geral autolimitantes, podem causar sérios inconvenientes ao interferir na mastigação. Outros papilomavírus não completamente classificados em cães causam papilomas oculares e cutâneos. Há relatos de papilomas oculares em cães de 6 meses a 4 anos de idade, e de papilomas cutâneos, inclusive os que causam lesões nos coxins plantares e espaços interdigitais de cães adultos e imunossuprimidos, em cães mais velhos.[29,30]

### Transmissão

Os papilomavírus são contagiosos, altamente específicos para espécies e tecidos e transmitidos por contato direto ou indireto. Por meio de pequenas feridas na pele ou nas superfícies de membranas mucosas, os papilomavírus penetram na camada de células basais, onde ocorre infecção e replicação do vírus. Os papilomas geralmente surgem 1 a 2 meses após a infecção.

### Patogênese

Os papilomavírus causam proliferações mucocutâneas benignas (verrugas) de origem epitelial. Os vírus infectam principalmente as células da camada basal do epitélio da cavidade oral, pênis, vulva, conjuntiva e pele; é provável que diferentes papilomavírus sejam responsáveis por diferentes distribuições das lesões.[31] Uma vez infectadas, as células basais aumentam a atividade mitótica e originam as verrugas características (Figura 228.3). Por fim, ocorre síntese de partículas virais infectantes nas células diferenciadas das camadas cornificadas da pele ou nas superfícies de membranas mucosas. Quase sempre, as lesões regridem espontaneamente, mas isso pode demorar semanas a anos.

### Sinais clínicos

O principal sinal clínico da infecção causada por COPV é o aparecimento de uma, poucas ou mesmo dezenas de lesões proeminentes em forma de dedo, lisas, medindo alguns milímetros de altura e diâmetro (papilomas), na cavidade oral ou em outros tecidos epiteliais (ver Capítulo 218). Os papilomas normalmente regridem em 4 a 8 semanas (às vezes, mais), quando as respostas imunes mediadas por células causam infiltração de linfócitos T nas verrugas.[32] As respostas imunes humorais, embora capazes de prevenir a infecção, não parecem ser relevantes na regressão das lesões. Embora as lesões possam se tornar bastante extensas, especialmente na cavidade bucal, o impacto funcional dos papilomas no animal infetado em geral é mínimo, a menos que se desenvolvam verrugas em locais que causam disfagia ou obstrução do trato respiratório.

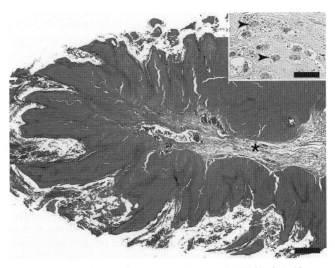

**Figura 228.3** Papiloma cutâneo escamoso em um cão. Núcleo de tecido conjuntivo fibroso (*asterisco*) coberto por proliferações papilares de epitélio escamoso hiperceratótico bem diferenciado. Barra = 200 μm. *Destaque*: demonstração imuno-histoquímica do antígeno intranuclear do papilomavírus (*pontas de seta*). Barra = 20 μm. (Cortesia do Dr. S. Schöniger, do Instituto de Patologia Veterinária da Universidade de Leipzig, Alemanha.)

Diferentemente do COPV, outros papilomavírus não completamente classificados causam papilomas oculares e cutâneos. Um papilomavírus denominado papilomavírus tipo 2 de *Canis familiaris* (CfPV-2) foi descrito com mais frequência nos coxins plantares ou nos espaços interdigitais e não foi incriminado como causa de papilomas orais.[29,33,34] As lesões causadas por esse vírus são mais do tipo endofítico (crescimento interno) do que exofítico (crescimento externo) e persistem por períodos muito mais longos. Além disso, o CfPV-2 foi associado ao desenvolvimento de carcinoma de célula escamosa (CCE) em cães imunossuprimidos. É muito provável que os primeiros relatos de CCE em membranas mucosas e pele associados a um novo papilomavírus reflitam a participação do CfPV-2.[35,36] Esse vírus também pode participar no desenvolvimento de papilomatose cutânea pigmentada.[37]

### Diagnóstico
O diagnóstico de COPV geralmente é baseado na observação de lesões características, juntamente ao exame histopatológico de amostras de lesões obtidas por biopsia. Para a detecção do vírus, podem ser utilizados exame imuno-histoquímico, microscopia eletrônica e PCR.

### Tratamento
Como as doenças causadas por COPV quase sempre regridem espontaneamente na maioria dos cães, não é necessário tratamento, a menos que os papilomas comprometam a alimentação ou a respiração. Nesses casos, as verrugas podem ser removidas por meio de extirpação cirúrgica, criocirurgia ou eletrocirurgia. Em casos refratários, pode ser útil a aplicação de vacinação autógena, em que as partes superficiais das verrugas contendo partículas virais completas são removidas para produzir uma vacina bruta que é, então, injetada no mesmo cão.[32] Há relatos de uso do reinoide etretinato para tratar placas pigmentadas associada ao vírus.[30] O tratamento ideal para lesões dos coxins digitais e de outros locais, causadas por CfPV-2, não foi estabelecido, mas a ressecção cirúrgica e o exame histopatológico são abordagens razoáveis, particularmente para avaliar a presença de alterações neoplásicas malignas.

### Prevenção
Não há disponibilidade de vacina preventiva para cães. Os que se recuperam da infecção pelo COPV em geral são imunes à reinfecção. Alguns cães, presumivelmente os mais velhos ou imunossuprimidos, podem ser suscetíveis a recidivas de doenças clínicas. Esses vírus são relativamente estáveis no ambiente.

## ROTAVÍRUS CANINO

### Etiologia e epidemiologia
A enterite causada por rotavírus canino é mais frequentemente decorrente de rotavírus do grupo A, pertencente à família *Reoviridae*; são vírus de RNA de duplo filamento, sem envelope. Os rotavírus do grupo C, que são encontrados mais comumente em suínos e outras espécies, também foram detectados em cães com diarreia.[38,39] Em comparação com outros vírus entéricos, o rotavírus canino causa uma doença clínica aparentemente menos comum.[40-42] No entanto, em um estudo, foram detectados antígenos de rotavírus em amostras de fezes em cerca de 7% dos cães jovens com diarreia.[43] As infecções por rotavírus canino causam gastrenterite subclínica ou branda em cães com menos de 3 meses de vida. A enterite fatal grave foi relatada em cães com menos de 2 semanas de vida. As pesquisas mostraram alta soroprevalência (60 a 80%) do rotavírus do grupo A em cães adultos. Os rotavírus geralmente são espécie-específicos, mas análises de sequência genética sugerem transmissão interespécies entre animais, incluindo cães e humanos.[43-45] Um isolado de rotavírus canino foi associado à ocorrência de enterite em uma criança.[44]

### Transmissão
A infecção geralmente ocorre por meio da exposição oronasal a fezes ou fômites contaminados com o vírus. A excreção do vírus pode começar dentro de 2 dias após a infecção e continuar por 7 a 10 dias. No entanto, os animais que se recuperam da diarreia ocasionalmente podem disseminar o vírus por longos períodos.

### Patogênese
Após a exposição, o rotavírus infecta as células epiteliais das extremidades das vilosidades do jejuno e do íleo, na parte luminal do trato gastrintestinal. Segue-se a perda das células epiteliais das vilosidades, com desenvolvimento de atrofia dessas estruturas. O vírus é excretado precocemente quando as células epiteliais infectadas e necrosadas se desprendem das vilosidades.

### Sinais clínicos
Anorexia, vômito e diarreia discreta, que às vezes pode ser hemorrágica, são os sinais clínicos típicos da gastrenterite causada por rotavírus. Não havendo infecção secundária, na maioria dos animais espera-se a recuperação em 5 a 7 dias após o início dos sintomas.

### Diagnóstico
No mercado, há disponibilidade de testes para detectar antígenos do rotavírus do grupo A, mas não são comumente empregados na clínica de pequenos animais. Outros métodos para obter um diagnóstico definitivo incluem a detecção do vírus nas fezes por meio de microscopia eletrônica ou o teste RT-PCR. A análise da sequência genética pode indicar o genótipo (G- e P-) do rotavírus envolvido.

### Tratamento
O tratamento da gastrenterite causada por rotavírus implica a adoção de cuidados de suporte, com atenção à manutenção da hidratação, em cães com anorexia e vômito (ver Capítulos 39, 40, 129 e 276).

### Prevenção
Atualmente não há vacina disponível para a prevenção da infecção por rotavírus em cães. Os rotavírus persistem no ambiente, e, para sua inativação total, são necessários desinfetantes como hipoclorito, peroximonossulfato de potássio ou produtos à base de peróxido de hidrogênio acelerado.

## VÍRUS DA DOENÇA DE AUJESZKY

### Etiologia e epidemiologia
A doença de Aujeszky é uma doença incomum, mas fatal em cães, causada por um vírus DNA de duplo filamento e com envelope, pertencente à família alfa-herpes-vírus. Os cães infectados geralmente têm histórico de contato com suínos, o principal reservatório do vírus causador da doença. Ela é comumente conhecida como pseudorraiva ou "*mad itch*".

### Transmissão
Acredita-se que a maioria dos casos resulte da ingestão de carne de suínos crua infectada. O período de incubação é de 3 a 6 dias. Apesar da presença de envelope, o vírus da pseudorraiva é relativamente estável no ambiente.

## Patogênese

Após a ingestão, o vírus penetra nas terminações nervosas da mucosa e se dissemina para o cérebro, ao longo dos axônios do nervo. A inflamação e as anormalidades funcionais das células cerebrais resultam em sinais clínicos.

## Sinais clínicos

Os sinais de disfunção neurológica são características comuns da doença.[46] As anormalidades neurológicas podem ser variáveis e incluir ataxia, anormalidade da resposta da pupila à luz, inquietação, trismo e rigidez cervical. Ptialismo, taquipneia e hiperpneia são comuns. Prurido intenso na região da cabeça e pescoço pode levar à automutilação. Em alguns cães, predominam vômitos e diarreia. O curso clínico da pseudorraiva geralmente é rápido, com a maioria dos cães morrendo dentro de 48 horas após o início dos sintomas neurológicos.

## Diagnóstico

A suspeita do diagnóstico é baseada no histórico de exposição a suínos ou produtos derivados de carne suína e nos sinais clínicos. Um diagnóstico definitivo pode ser estabelecido pela detecção de anticorpos imunofluorescentes contra o vírus ou no teste PCR de amostra de cérebro e tecido tonsilar.

## Tratamento

O tratamento implica na adoção de cuidados de suporte, mas a maioria dos cães acometidos sucumbe à doença, independentemente do tratamento.

## Prevenção

Não há vacina contra pseudorraiva aprovada para uso em cães; portanto, a prevenção implica limitar a exposição a suínos e evitar a ingestão de produtos crus de origem suína.

## VÍRUS DO NILO OCIDENTAL

O vírus do Nilo Ocidental (WNV) é um vírus RNA de filamento único, com envelope, pertencente à família *Flaviviridae*. O WNV é cosmopolita, mantido em ambientes naturais e transmitido de aves infectadas para aves sem contato prévio com o vírus por meio de mosquitos[47] capazes de transmitir o vírus aos cães.[48-50] Estudos epidemiológicos demonstraram que, em áreas endêmicas, podem ser encontradas taxas de soropositividade mais altas em cães do que em pessoas, sugerindo que o cão é uma espécie-sentinela potencial.[51]

A infecção experimental mostrou que os cães são capazes de desenvolver viremia, geralmente de baixa magnitude e de curta duração.[48-50] Apesar de serem capazes de apresentar viremia, a doença clínica em cães naturalmente expostos ou infectados experimentalmente é incomum, mesmo quando pré-tratados com altas doses de glicocorticoides.[48-50] Há relatos de ocorrência de sinais de doença do SNC, reflexo de meningoencefalite, e de febre consistente em cães naturalmente infectados, além de doença multissistêmica.[52-55] Relatos em cães sugerem que os órgãos com maior probabilidade de albergar o vírus são o cérebro, os rins e o coração.[52-55] Os fatores que determinam as consequências da infecção e os eventos patogênicos subjacentes aos sinais clínicos são desconhecidos. O diagnóstico definitivo requer a detecção do antígeno ou ácido nucleico viral em tecidos infectados; um relato[52] da presença do antígeno viral em cilindros celulares renais e outros detritos tubulares renais levanta a possibilidade de que testes em amostras de urina podem ser procedimentos diagnósticos úteis. Não há tratamento específico, apenas terapia de suporte. Constatou-se que a vacinação experimental de cães preveniu a viremia após um teste desafio,[49] mas não há vacina aprovada para prevenir a infecção canina e a importância da vacinação em espécies nas quais as manifestações da doença são incomuns é incerta.

## BORNAVÍRUS

Bornavírus (BV) é um vírus RNA de filamento único, com envelope, pertencente à família *Bornaviridae*. O BV causa doença do SNC fatal em equinos e outros animais. A doença clínica em cães parece ser relativamente incomum e demonstra possível soropositividade na ausência de sinais clínicos.[56] A patogênese da doença em cães é desconhecida, mas os sinais clínicos incluem tremores, salivação, midríase e andar em círculo.[57,58] A suspeita da infecção é baseada na constatação histopatológica de encefalomielite não supurativa predominantemente na substância cinzenta do cérebro. A demonstração de RNA viral por hibridização *in situ* ou em testes PCR propicia o diagnóstico definitivo.

## CIRCOVÍRUS

Os circovírus são vírus DNA de filamento único, sem envelope, com genoma circular e pertencentes à família *Circoviridae*. Recentemente, um circovírus canino (DogCV) foi descrito em cães com vasculite, linfadenite granulomatosa e/ou diarreia hemorrágica, nos EUA e na Europa.[59-61] O DogCV foi detectado em animais com diferentes sinais clínicos em teste PCR, em amostras de fezes de 19 de 168 cães (11,3%) com diarreia e 14 de 204 cães saudáveis (6,9%) e no sangue de 19 de 409 cães (3,3%) com trombocitopenia e neutropenia, febre de origem desconhecida ou previamente picados por carrapato. Foram detectadas infecções concomitantes por outros patógenos em 13 de 19 cães com diarreia e positivos para DogCV (68%).[60] O circovírus também foi detectado em um surto de gastrenterite aguda em uma ninhada de cães Dachshund. Os animais tinham 5 a 6 meses de vida e haviam completado o protocolo de vacinação do primeiro ano contra CPV, CDV, CAdV e *Leptospira* spp.[61] Os sinais clínicos nos cães eram graves, com diarreia hemorrágica, vômito e morte de 2 animais após 1 semana de doença. Os outros se recuperaram completamente em 12 a 15 dias após o início dos sinais clínicos.[61] Não há tratamento específico além da terapia de suporte. Apesar desses relatos, atualmente não se sabe se o DogCV realmente contribui para a ocorrência de doença clínica, uma vez que infecções experimentais para reproduzir os sinais clínicos observados ainda não foram realizadas. A detecção de DogCV em tecidos ou excreções de cães infectados pode ser feita usando protocolos de PCR publicados.

## REFERÊNCIAS BIBLIOGRÁFICAS

*As referências bibliográficas deste capítulo se encontram online no Ambiente de Aprendizagem.*

# CAPÍTULO 229

## Infecções do Trato Respiratório Superior de Gatos

Maria Manuel Afonso, Rosalind M. Gaskell e Alan Radford

### CONSIDERAÇÕES GERAIS

A doença respiratória viral felina é mais comumente vista quando os gatos são agrupados, como acontece em gatis de reprodução e de embarque e em abrigos de resgate. As duas principais causas são o herpes-vírus felino (FeHV-1, vírus da rinotraqueíte felina) e o calicivírus felino (FCV). O FeHV-1 geralmente causa doença mais grave do que o FCV, mas o FCV parece ser mais comum. Patógenos bacterianos, como *Bordetella bronchiseptica*, *Chlamydia felis* e, possivelmente, *Mycoplasma felis*, também estão envolvidos na ocorrência de doenças respiratórias e oculares infecciosas em gatos. Outros vírus incriminados na síndrome, embora raros, são o reovírus felino e o vírus da varíola bovina (ver Capítulo 230).

Recentemente, ressurgiu o interesse na biologia da influenza em gatos, muito estimulado pela demonstração de que esses animais são suscetíveis ao vírus da influenza aviária H5N1, altamente patogênica e zoonótica; embora seja provável que a maioria dos cenários é rara, esse é um tema sujeito a rápidas modificações e, portanto, no final deste capítulo está incluída uma atualização a respeito.[1]

### AGENTES ETIOLÓGICOS

O FeHV-1 é um alfa-herpes-vírus que infecta gatos domésticos e outros membros da família *Felidae*. Existe apenas um sorotipo do vírus e, geneticamente, todos os isolados são semelhantes. É um vírus DNA de duplo filamento, com envelope, o que o torna relativamente lábil.

O FCV é um pequeno vírus RNA, sem envelope. Embora o FCV seja bastante variável, geralmente se considera que exista apenas um genótipo e um sorotipo do vírus.[2-4] Há algumas evidências de dois grupos/genótipos genéticos no Japão, mas a relevância global permanece incerta.[5,6] A maioria das cepas de FCV está intimamente relacionada antigenicamente, o suficiente para induzir algum grau de proteção cruzada, e isso tem sido utilizado no desenvolvimento de vacinas. O FCV infecta gatos domésticos e alguns *Felidae* não domésticos. Curiosamente, vírus semelhantes ao FCV também foram isolados em cães; no entanto, sua importância clínica em cães e gatos é incerta.[7,8] Além disso, as evidências epidemiológicas de possível associação entre cães e a infecção por FCV em gatos são conflitantes.[9,10]

*B. bronchiseptica* é um cocobacilo gram-negativo considerado patógeno primário e secundário de gatos domésticos. Também causa importante zoonose, embora seja aparentemente infrequente, em pessoas com imunossupressão;[11] ademais, pode ser transmitido entre espécies animais.[12,13]

*C. felis* é uma bactéria cocoide em forma de bastonete, gram-negativa e intracelular obrigatória.[14] Há relatos de possível associação entre casos raros de conjuntivite em humanos e *C. felis*, embora seja difícil de comprovar sem tipagem genética.[15]

*M. felis* é um pequeno procarioto sem parede celular. Pertence à classe *Mollicutes*. Vários estudos sugerem que os micoplasmas são mais comuns em gatos com doenças respiratórias e/ou oculares (conjuntivite). Embora sua participação como patógeno primário na infecção do trato respiratório superior e da conjuntiva ainda não esteja clara, há algumas evidências de que eles possam ser um patógeno primário em alguns casos de doença do trato respiratório inferior de gatos.[16]

### SINAIS CLÍNICOS

O FeHV-1 causa doença do trato respiratório superior (TRS) (Figura 229.1), caracterizada por secreção oculonasal, conjuntivite, espirros e, às vezes, hipersalivação e tosse (Vídeo 229.1).[17] Ocasionalmente, podem ser vistos sintomas mais graves, inclusive pneumonia e doença generalizada, sobretudo em animais jovens ou debilitados. A replicação viral também pode ocasionar alterações osteolíticas nos ossos das conchas nasais, que podem predispor alguns gatos a prevalência de rinite crônica. Aborto é uma ocorrência rara e provavelmente se deve a alguma doença sistêmica grave, e não ao vírus em si. A participação do FeHV-1 na ocorrência de conjuntivite e, em alguns casos, na ceratite ulcerativa é conhecida há muito tempo. No entanto, a melhora na detecção do vírus usando reação em cadeia da polimerase (PCR) levou ao reconhecimento crescente de sua participação na doença aguda, bem como em lesões oculares mais crônicas (p. ex., ceratite estromal).[17-19] O papel do FeHV-1 em outras doenças oculares, como ceratite eosinofílica, sequestro corneano e uveíte, é menos claro.[17,18,20] Úlceras cutâneas e dermatite ulcerativa facial e nasal caracterizada por infiltração eosinofílica também foram descritas.[17,21,22]

Na infecção por FCV, uma diversidade considerável de cepas pode levar a algumas variações nos sinais clínicos. O sintoma mais característico é ulceração bucal, geralmente na língua, mas as lesões também podem ocorrer em outras partes da boca ou na pele. Os sintomas clássicos de doença do TRS, como espirros, secreções ocular e nasal e conjuntivite, também ocorrem com frequência, mas em geral são mais leves do que aqueles observados na infecção pelo FeHV-1. Nas infecções causadas por algumas cepas de FCV, os sintomas característicos podem ser claudicação e pirexia, com ou sem doença respiratória/bucal; outras cepas podem causar pneumonia intersticial com infecção de macrófagos

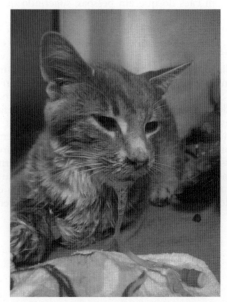

**Figura 229.1** Gato com secreção nasal, ocular e oral grave, causada por infecção viral do trato respiratório superior. (Cortesia de Bryan Langlois, DVM.)

alveolares,[23] e algumas não parecem ser patogênicas.[24] Além disso, a infecção por FCV está associada à estomatite crônica, embora sua participação exata na ocorrência da doença não seja clara e outros fatores possam estar envolvidos.[4,25]

Mais recentemente, surgiram cepas supervirulentas (FCV sistêmico virulento; VS-FCV) na América do Norte e em vários países europeus. Além da doença do TRS, os gatos infetados apresentam, em vários graus, pirexia, edema cutâneo, dermatite ulcerativa, anorexia e icterícia, com alta taxa de mortalidade.[26-31] Gatos adultos frequentemente manifestam forma mais grave da doença do que os filhotes, e, no campo, a doença é observada em indivíduos vacinados e não vacinados. Cada surto parece ser causado por uma cepa distinta; até agora, nenhum dos VS-FCV parece ter se tornado amplamente estabelecido na população.[32]

Estudos experimentais confirmam que B. bronchiseptica pode ser um patógeno primário de gatos, causando sinais clínicos brandos consistindo de febre, tosse, espirros, secreção oculonasal e linfadenopatia submandibular.[33,34] Além do já mencionado, a infecção de campo também pode causar doença mais grave, geralmente em filhotes mais jovens, que consiste em pneumonia com dispneia, cianose e morte.[35,36] É provável que fatores como superlotação e falta de higiene possam predispor à maior carga viral e doenças mais graves.

A infecção por C. felis geralmente está associada a conjuntivite aguda e crônica, embora também possam ocorrer sintomas dos tratos respiratórios superior e inferior.[15] Casos de conjuntivite inicialmente unilateral podem se tornar bilateral com rapidez.[14] Os olhos acometidos podem ser muito doloridos, com intensa hiperemia de conjuntiva, quemose, blefaroespasmo e secreção ocular de início aquosa e, em seguida, mucoide ou mucopurulenta. Em alguns casos, pode ocorrer aderência da conjuntiva; todavia, ceratite e úlcera de córnea, além de outras doenças sistêmicas, não são comuns, o que pode ajudar a diferenciar as infecções por C. felis e FeHV-1. Embora seja mais correto considerar C. felis um patógeno ocular, e não respiratório, ele é aqui mencionado como parte das listas de diagnósticos diferenciais para FCV e FeHV-1, que podem causar doenças oculares e respiratórias.

## DIAGNÓSTICO

O diagnóstico de infecção por FeHV-1 e FCV é classicamente confirmado pelo isolamento do vírus em culturas de células obtidas de esfregaços orofaríngeos ou conjuntivais, embora a imunofluorescência também tenha sido usada, particularmente para FeHV-1. Em muitos laboratórios, utiliza-se teste PCR para o diagnóstico de infecção por FeHV-1, por ser significativamente mais sensível do que os métodos tradicionais, sobretudo na fase crônica da doença.[17,37] Esse teste também possibilita estimar a carga viral, permitindo assim a alguns laboratórios o estadiamento da doença e previsão do FeHV-1 enquanto causa provável de quaisquer sintomas de infecção aguda ou de uma infecção mais crônica. A comparação dos testes de PCR disponíveis indicou diferenças consideráveis na sensibilidade dos testes publicados.[38]

Na infecção por FCV, a PCR por transcriptase reversa (RT-PCR) também é usada, mas em alguns casos pode ser menos sensível do que o isolamento do vírus, em grande parte devido à variabilidade entre as cepas e à dificuldade de encontrar "primers" de reatividade cruzada adequados. Os veterinários que dependem dos testes RT-PCR devem discutir isso com o pessoal do laboratório. Além do diagnóstico, o teste RT-PCR seguido de sequenciamento genético é útil para diferenciar cepas de FCV na pesquisa epidemiológica da infecção e da doença e, em particular, ajudar a identificar onde um gato foi infectado.[39-41] Infelizmente, apesar dos esforços, não há marcadores moleculares confiáveis para prever, a partir da sequência de determinada cepa, os sinais clínicos que ela pode causar.[4,30,32] Esse teste seria particularmente útil para confirmar se um isolado de FCV obtido de um gato com sintomas de infecção por VS-FCV foi realmente a causa dos sinais clínicos ou apenas uma infecção coincidente com aquela causada por uma cepa de FCV mais típica. Para identificar casos de VS-FCV, é aconselhável comprovar a infecção por FCV e confirmar a presença do antígeno em locais considerados incomuns, como o fígado.[26] A interpretação dos resultados do teste para FeHV-1 ou FCV pode ser difícil. Um resultado positivo pode apoiar um diagnóstico clínico, mas também indicar um portador que excreta o vírus. Em países onde as vacinas intranasais estão disponíveis, um resultado positivo pode igualmente indicar vacinação recente.

O diagnóstico de B. bronchiseptica é possível com isolamento do microrganismo ou em teste PCR.[35] Como ocorre com o FCV e o FeHV-1, os gatos recuperados podem continuar a excretar o microrganismo; portanto, deve-se ter cuidado ao interpretar um resultado positivo. A detecção de B. bronchiseptica em amostras obtidas de lavado broncoalveolar de gatos com sintomas do trato respiratório inferior é considerada diagnóstica.

A PCR é o método preferido para diagnosticar a infecção aguda causada por C. felis.[42]

Devido à alta prevalência de FCV, FeHV-1, B. bronchiseptica e C. felis, geralmente o exame sorológico não é útil para o diagnóstico de infecção clínica. Pode auxiliar a determinar o grau de disseminação prévia da infecção em um grupo de gatos, bem como ajudar os abrigos no manejo em caso de surto, identificando rapidamente aqueles em maior risco por apresentarem sistema imunológico não estimulado previamente pela infecção. Embora os testes sorológicos estejam sendo mais utilizados em cães, com intuito de verificar a condição pré-vacinação e ajudar a identificar aqueles que mais precisam da vacina, seu uso em gatos geralmente não é recomendado.[43,44] Títulos elevados de anticorpos contra C. felis também podem ser usados para verificar a participação dessa bactéria em casos mais raros de doença ocular crônica.[14]

## TRATAMENTO

O tratamento primário consiste em terapia de suporte. Deve-se sempre ter cuidado ao usar antimicrobianos, de modo a minimizar o risco de resistência – seu uso deve, portanto, ser reservado para os casos mais graves, em que a infecção bacteriana é evidente, seguindo corretamente as diretrizes locais ou nacionais (ver Capítulo 161). Para o tratamento geral de casos graves, pode-se indicar um antimicrobiano de amplo espectro (p. ex., amoxicilina potenciada);[45] a administração de outros antibióticos deve se restringir aos casos em que o teste de sensibilidade antimicrobiana (antibiograma) indica o seu uso. Geralmente, tetraciclinas são indicadas quando há envolvimento de B. bronchiseptica[46] ou C. felis;[42] nos filhotes mais jovens, a amoxicilina potenciada pode ser preferida, evitando potenciais efeitos colaterais.[15] Na infecção por C. felis, o tratamento deve ser continuado por 2 semanas após a resolução dos sinais clínicos, de modo a reduzir a possibilidade de recrudescência.

Embora vários antivirais tópicos e sistêmicos e outros tratamentos putativos tenham sido investigados para uso contra o FeHV-1, nenhum deles é amplamente usado, exceto em caso de doença ocular.[37] Alguns medicamentos antivirais anti-herpes usados na medicina humana, como o aciclovir, não têm eficiência suficiente contra o FeHV-1 ou são muito tóxicos para uso sistêmico em gatos,[17,47] embora o fanciclovir possa ter alguma eficácia (ver Capítulo 162).[48,49] Outros, como a trifluridina, têm sido usados topicamente com algum sucesso em gatos com lesões oculares causadas por herpes-vírus, e até mesmo o aciclovir pode ter algum efeito quando aplicado com frequência.[17,50,51]

A utilidade da interferona recombinante em gatos com doença respiratória ou ocular viral é incerta, embora seu uso possa reduzir a excreção do FCV (ver também Capítulo 224).[25,51-54] Da mesma forma, não há evidência robusta de que a L-lisina administrada por via oral melhora os sintomas causados pela infecção por FeHV-1 e qualquer efeito pode exigir suplementação de lisina antes da infecção ou se limitar à redução da excreção viral.[37,55,56] Em alguns países, há disponibilidade de anticorpos adquiridos passivamente, os quais podem reduzir a duração dos sinais clínicos.[57]

## EPIDEMIOLOGIA

Em gatos, tanto o FCV quanto o FeHV-1 são transmitidos principalmente por contato direto, embora também possa ocorrer transmissão indireta a curto prazo por contato com secreções infectantes. O calicivírus felino pode ser igualmente excretado na urina[58] e nas fezes de gatos[59] e pulgas,[60] ainda que essas vias não sejam consideradas de grande importância. Aerossóis não são a principal via de transmissão, porque seu volume corrente é considerado muito baixo, embora macrogotículas eliminadas durante o espirro possam transmitir o vírus a uma distância de 1 a 2 metros (ver Vídeo 229.1).

Gatos com infecção aguda são claramente fontes importantes do vírus, por outro lado, gatos clinicamente recuperados, mas ainda portadores do vírus também são fontes comuns de infecção. No caso do FeHV-1, geralmente acredita-se que todos os gatos que se recuperam da infecção aguda desenvolvem infecção latente vitalícia. Em tais gatos, o vírus persiste em forma latente ou quiescente, sobretudo nos gânglios trigêmeos, ainda que outros tecidos também possam estar envolvidos.[17,61] Durante essa fase latente, o vírus infectante em geral não é detectável na secreção oronasal. Periodicamente, sobretudo após um evento estressante, o vírus é reativado nesses portadores, que podem infectar outros animais. Os possíveis fatores estressantes que induzem a excreção do vírus incluem mudança de moradia (inclusive para um gatil de reprodução), parição, lactação e tratamento com corticosteroides. Alguns gatos podem apresentar sinais clínicos durante um episódio de reativação, o que é um provável bom indicador de atuação como fontes de infecção.

A condição de portador do FCV é definida como a propagação do vírus pelo gato por mais de 30 dias após a infecção. Em uma minoria de casos, a condição de portador do FCV parece ser vitalícia.[4] No entanto, a maioria dos portadores aparenta eliminar o vírus em algum momento, mas permanece suscetível a reinfecção. Durante a fase de portador, os animais que albergam FCV excretam o vírus mais ou menos continuamente e, portanto, são sempre fontes de infecção para outros gatos. O vírus persiste nas amígdalas e outros tecidos da orofaringe. Os portadores de FCV parecem ser comuns, sendo que aproximadamente 10% dos gatos da população geral excretam FCV, percentual que aumenta para quase 100% em alguns ambientes mais densamente povoados, como abrigos de resgate e colônias maiores.[10,41,62-66] Em estudos realizados em colônias com infecção endêmica, parece que apenas a minoria dos portadores realmente atua como dispersores persistentes do vírus; a maioria passa por ciclos de reinfecção de outros gatos presentes no ambiente.[41]

## PREVENÇÃO E CONTROLE

A prevenção e o controle podem ser alcançados por meio de uma combinação de vacinação e manejo. Ambas as vacinas, com vírus vivo modificado (MLV) e com adjuvante inativado, são comercializadas para injeção parenteral contra FeHV-1 e FCV (ver Capítulo 208). Mais recentemente, em alguns países foram disponibilizadas vacinas com FCV inativado, sem adjuvante, e com FeHV-1 vivo modificado. Vacinas com vírus vivo modificado de uso intranasal também estão disponíveis em alguns países, mas não são de uso amplo. Várias vacinas recombinantes foram igualmente produzidas, incluindo mutantes de deleção do FeHV-1, baculovírus, um mixoma de FCV recombinante e vacina de DNA de FCV, mas nenhuma está aprovada para uso.

Ambas as vacinas, com MLV e FeHV-1 inativados e com FCV, apresentam eficácia razoável na proteção contra doenças, mas nenhuma protege contra a infecção ou o desenvolvimento da condição de portador.[4,17,67] No caso do FCV, várias cepas são usadas em vacinas comerciais, como FCV-F9 ou FCV-255, isoladamente, ou duas cepas, como FCV-431 e FCV-G1.[68] A maioria parece ter reatividade cruzada razoável contra a maioria dos isolados de FCV recentes, quando se faz avaliação *in vitro*,[66,69] e há algumas publicações que apontam para sua capacidade contínua de induzir proteção cruzada heteróloga após o desafio viral.[30,70] Eficácia parcial também foi relatada com algumas vacinas contra algumas cepas de VS-FCV.[24,27,30] Nos EUA, há disponibilidade de uma vacina que contém uma única cepa de VS-FCV. No entanto, como cada surto é causado por uma cepa diferente, a ampla aplicabilidade dessa vacina ainda precisa ser comprovada no campo.

As vacinas com MLV, de uso parenteral, geralmente são seguras, mas em algumas ocasiões causam doenças após seu uso. Isso pode ser devido à exposição oronasal inadvertida à vacina, possível de ocorrer quando o vírus da vacina extravasa na superfície da pele, e o gato ou um gato em contato lambe o local da injeção.[39,62,67,71] Vacinas inativadas podem, portanto, ser mais seguras em colônias livres de doenças. No entanto, a maioria das vacinas inativadas contém adjuvante, o que, às vezes, causa reações locais ou sistêmicas. Muito raramente, é possível o desenvolvimento de sarcoma no local da injeção de vacinas, assim como em locais sem vacinação (sarcoma felino no local da injeção [FISS; ver Capítulo 346]). Até o momento, há poucas evidências de que um tipo de vacina seja mais seguro do que outro.[44]

As vacinas com VVM de uso intranasal induzem melhor proteção, mas em geral às custas de efeitos colaterais discretos, como espirros transitórios e, ocasionalmente, outros sintomas.[72] No entanto, elas são úteis para o início rápido da proteção.

Historicamente, os protocolos de vacinação eram inteiramente recomendados pelos fabricantes de vacinas, sendo a frequência de vacinação amplamente baseada em estudos de duração da imunidade necessários para a aprovação. Agora, há um número crescente de diretrizes publicadas para informar os clínicos, a saber, diretrizes da American Association of Feline Practitioners (AAFP) Feline Vaccine Advisory Panel Report,[44] Small Animal Veterinary Association (WSAVA)[43] e European Advisory Board on Cat Diseases.[25,37] Em geral, essas diretrizes recomendam vacinação menos frequente, com base no conhecimento crescente da duração da imunidade induzida por vacinas produzidas para gatos e pela melhor compreensão dos potenciais efeitos colaterais da vacina.

Em filhotes de gatos, geralmente aplica-se a primeira vacina às 8 a 9 semanas de vida e uma segunda dose às 12 semanas. Alguns membros de grupos que elaboram as diretrizes recomendam repetição da dose a cada 3 a 4 semanas, desde as 6 semanas até as 16 semanas de vida;[43,44] outros recomendam isso apenas quando se acredita que os filhotes em questão estão sujeitos a alto risco de infecção devido à interferência da vacina por alta concentração de anticorpos maternos (AM).[25,37]

Todos os gatos devem receber uma dose de reforço dentro de 1 ano após a primeira etapa de vacinação. Depois disso, faz-se, tradicionalmente, a revacinação anual. No entanto, atualmente há consenso crescente em relação à revacinação a cada 3 anos, exceto em gatos que vivem ou são transferidos situações de alto risco, onde a vacinação mais frequente ainda pode ser considerada.

Vacinas vivas atenuadas contra *B. bronchiseptica*, de uso intranasal, estão disponíveis para gatos.[73] Para *C. felis*, há disponibilidade de vacinas inativadas e com MLV, como parte de vacinas multivalentes. Grupos de especialistas as recomendam como vacinas não essenciais, para uso em situações em que o patógeno é conhecido ou fortemente suspeito.[14,35,43,44]

As medidas de controle visam prevenir a disseminação do vírus em um gatil, tanto por contato direto quanto indireto, entre os gatos. As infecções do trato respiratório superior podem ser particularmente problemáticas em abrigos de resgate, onde muitos animais com histórico desconhecido são reunidos.[41,74,75] Muitos gatos podem estar excretando patógenos quando chegam, e muitas vezes ocorre aumento significativo na taxa de excreção nos dias seguintes à admissão.[76,77] Nos gatis e abrigos de resgate, os gatos devem ser alojados individualmente, com divisórias sólidas entre as baias; ademais, devem ser adotados procedimentos de boa higiene e desinfecção. O FCV pode persistir no ambiente por várias semanas, em comparação com 1 dia ou mais do FeHV-1; além disso, é menos suscetível a alguns desinfetantes.[4,17] No entanto, uma mistura diluída de hipoclorito/detergente deve ser efetiva para ambos os vírus. Em colônias de reprodução, os filhotes jovens correm maior risco, pois apresentam diminuição do conteúdo de anticorpos maternos. Deve-se evitar superlotação, e os gatos devem ser mantidos o mais livre possível de estresse. O ideal é que os filhotes das gatas sejam submetidos a isolamento e/ou desmame precoce ou a protocolo de vacinação adiantado, se necessário. Essas medidas foram descritas em detalhes em outra publicação.[78]

## INFLUENZA EM GATOS

Em regiões da Ásia, onde a infecção causada pelo vírus H5N1 é endêmica em aves, foram descritos surtos localizados de H5N1, com alta taxa de mortalidade em vários felídeos, inclusive gatos domésticos, tigres e leopardos.[79-82] Considera-se que a infecção foi causada pela ingestão de carne de frango contaminada; contudo, também pode ter ocorrido transmissão horizontal. Infecções assintomáticas ocasionais também foram observadas em gatos domésticos na Europa, onde houve contato próximo com aves aquáticas infectadas.[83]

Estudos experimentais demonstraram que os gatos podem ser infectados tanto pelo contato com outros gatos infectados quanto pelo consumo de aves infectadas.[80,84] Relata-se que os gatos infectados desenvolvem doença respiratória grave, com alta taxa de mortalidade. O vírus foi detectado nas fezes e em esfregaços da orofaringe de animais infectados.[84,85] O vírus da influenza H5N1 deve ser considerado como causa de doença em gatos em contato com aves, onde atualmente há circulação do H5N1 de alta patogenicidade.

Mais recentemente, estudos populacionais e experimentais mostraram que os gatos são suscetíveis a uma ampla variedade de vírus da influenza, inclusive H1N1, H3N2, H3N8, H5N2 e H9N2 e, em alguns casos, desenvolveram sinais clínicos.[86-91] Parece provável que, à medida que novos estudos são realizados, a gama de vírus da influenza a que os gatos são suscetíveis aumenta.

Agora, está cada vez mais claro que os gatos podem ser infectados por vírus da influenza zoonótica, mas não há evidências claras de que infectem pessoas: em humanos, a grande parte do risco é oriundo de pessoas infectadas ou do contato direto com espécies aviárias. Relata-se que a vacinação heteróloga de gatos protegeu contra a infecção letal de gatos pelo H5N1 e reduziu a excreção viral, levando alguns pesquisadores a sugerir que as vacinas podem ser importantes na redução do risco de transmissão futura pelos gatos.[82]

## REFERÊNCIAS BIBLIOGRÁFICAS

*As referências bibliográficas deste capítulo se encontram online no Ambiente de Aprendizagem.*

# CAPÍTULO 230

# Outras Infecções Virais em Gatos

Maria Manuel Afonso, Rosalind M. Gaskell e Alan Radford

Há diversos vírus que infectam os gatos. Alguns deles, como o vírus da panleucopenia (parvo; ver Capítulo 225), os vírus respiratórios (ver Capítulo 229) e os retrovírus (ver Capítulos 222 e 223 e Tabela 230.1), são importantes patógenos de gatos e, junto às doenças que causam, foram bem caracterizados. Outros, como o vírus da varíola bovina e o hantavírus, são essencialmente patógenos de outras espécies animais e apenas infectam gatos em certas ocasiões. Embora haja a possibilidade de surgimento de novos vírus (p. ex., infecção por kobuvírus), em comparação com humanos e algumas outras espécies, a lista de vírus de gatos conhecidos não é muito longa. Isso quase certamente reflete a quantidade relativamente limitada de investimento que tem havido em virologia felina, mas também pode ser um reflexo do fato de que os gatos evoluíram para viver sobretudo sozinhos, e não em grupos, o que pode restringir a transmissão de vírus. Assim, para que os patógenos virais sobrevivam na população de gatos, eles podem ter que desenvolver técnicas como a persistência a longo prazo dentro do hospedeiro (p. ex., os vírus respiratórios felinos: herpes-vírus felino e calicivírus felino) ou fora do hospedeiro (vírus da panleucopenia felina). No entanto, muitos gatos agora são mantidos em grandes grupos, em gatis e abrigos, e essa densidade populacional aumentada pode estimular a rápida transmissão e evolução de vírus, ocasionando doenças potencialmente mais virulentas ou emergentes.[1,2]

Além disso, as abordagens tecnológicas mais recentes, como a metagenômica,[3] estão identificando um número crescente de vírus nessa população, o que pode revolucionar nosso conhecimento sobre doenças virais em gatos.[4,5]

## VÍRUS DA DOENÇA DE BORNA (DOENÇA DO GATO CAMBALEANTE)

A doença de Borna (DB) é uma doença neurológica rara, porém fatal, causada por um vírus RNA de fita negativa: o vírus da doença de Borna (BDV; ver Capítulo 228). A doença ocorre predominantemente em cavalos e ovelhas, mas várias outras espécies também podem ser infectadas; cada vez mais há evidências de que os gatos são igualmente suscetíveis (ver Capítulo 270).[6,7] A doença em gatos foi relatada sobretudo na Europa, mas também ocorre em outros países, inclusive no Japão.[8] A real distribuição global permanece um tanto incerta, pois alguns relatos iniciais são controversos.[9] Os gatos infectados apresentam disfunção motora e mudanças comportamentais, incluindo andar "cambaleante" ou trôpego e ataxia rígida progressiva dos membros pélvicos. Outros sintomas possíveis incluem febre, depressão, anorexia e constipação intestinal, bem como ausência ou diminuição de reações posturais e respostas de ameaça durante o exame clínico.[10]

| Tabela 230.1 Infecções de vírus reconhecidas em gatos. ||
|---|---|
| VÍRUS | DOENÇAS |
| **Vírus do trato respiratório superior (TRS; ver Capítulo 229)** | |
| Herpes-vírus felino tipo 1 (FeHV-1) | Doença do TRS; às vezes lesões oculares e cutâneas |
| Calicivírus felino (FCV) | Doença do TRS e doenças bucais; às vezes claudicação |
| Reovírus felino | Conjuntivite, lesões respiratórias, diarreia, experimentalmente; nenhuma evidência importante no campo |
| **Vírus entéricos** | |
| Parvovírus felino (FPV; ver Capítulo 225) | Enterite e panleucopenia; hipoplasia cerebelar; morte fetal |
| Coronavírus felino (ver Capítulo 224) | Enterite discreta (FECoV); peritonite infecciosa felina (PIF) |
| Rotavírus felino | Diarreia discreta; doença incomum |
| Astrovírus felino | Diarreia aquosa persistente; doença incomum |
| Torovírus felino | Torovírus putativo detectado em gatos; possível associação com protuberância da membrana nictitante e síndrome diarreica em gatos |
| Kobuvírus | Identificado recentemente em gatos; possível associação com diarreia |
| **Retrovírus** | |
| Vírus da leucemia felina (FeLV) | Ver Capítulo 223 |
| Vírus da imunodeficiência felina (FIV) | Ver Capítulo 222 |
| Vírus espumoso felino (FFV) | Anteriormente denominado vírus sincicial felino; não foi estabelecida associação com doença |
| **Miscelânea de infecções virais em gatos** | |
| Vírus da varíola | Doença esporádica em gatos; principalmente lesões de pele; vírus da varíola bovina endêmico em pequenos roedores selvagens |
| Hantavírus | Doença endêmica em roedores; evidência sorológica de infecção em gatos; zoonótico (mas os gatos são fontes improváveis) |
| Vírus da raiva | Ver Capítulo 226 |
| Vírus da doença de Aujeszky/pseudorraiva (ver Capítulo 228) | Infecção por herpes-vírus em suínos; gatos são hospedeiros ocasionais; sintomas da doença incluem mudanças de comportamento graves, prurido, paralisia, coma e morte |
| Vírus da cinomose canina (CDV; ver Capítulo 228) | Evidências de estudos experimentais e sorologia no campo indicam que os gatos podem ser acometidos por infecção subclínica; no entanto, em felídeos de grande porte, há relato de doença grave com sintomas neurológicos |
| Morbilivírus felino | Recentemente detectado na urina e no sangue de gatos; alguma associação, ainda não comprovada, com doença renal |
| Paramixovírus: vírus Hendra e Nipah | Doença respiratória zoonótica fatal em cavalos, na Austrália (vírus Hendra), e em suínos, na Malásia (vírus Nipah); endêmico em algumas espécies de morcegos frugívoros; gatos podem ser infectados experimentalmente com ambos os vírus |
| Paramixovírus: não classificado | Relato de lesões desmielinizantes no sistema nervoso central (SNC) de gatos |
| Vírus da influenza aviária | Os gatos são suscetíveis a uma variedade de vírus da influenza, principalmente H5N1; este vírus pode se replicar em gatos após inoculação experimental, ocasionando doenças respiratórias graves e algumas evidências de transmissão gato-gato; no campo, a infecção de gatos pode ser ocasional, durante surtos de influenza aviária |
| Vírus da doença de Borna (BDV; ver Capítulo 228) | Doença neurológica rara, porém fatal, que ocorre ocasionalmente em gatos |
| Infecções virais transmitidas por artrópodes | Em alguns países, os gatos podem ser infectados com várias doenças transmitidas por artrópodes; em geral assintomático, ocasionalmente causa encefalite |

O diagnóstico é um desafio. Embora os sinais clínicos não sejam patognomônicos, outros sintomas neurológicos, como convulsões generalizadas, andar compulsivo, paralisia facial ou sintomas vestibulares, geralmente não são característicos da infecção por BDV e, se presentes, podem ajudar a excluir como causa provável. Além disso, os anticorpos específicos contra BDV e/ou seu RNA podem ser detectados no soro em uma alta proporção (cerca de 89%) dos pacientes, muito maior do que em gatos não infectados (cerca de 16%), e, portanto, auxiliar no diagnóstico clínico de gatos infectados.[11] A doença geralmente é progressiva, e, apesar do tratamento de suporte, os gatos acometidos morrem ou são submetidos à eutanásia. O vírus persiste no SNC de gatos com infecção experimental e natural.[10]

Na necropsia, nota-se meningoencefalomielite não supurativa característica, principalmente na substância cinzenta do córtex, tronco encefálico e medula espinal. Em alguns casos, a infecção está presente em gatos sem doença neurológica. Foi sugerido que o BDV, ou um vírus relacionado, pode estar envolvido em transtornos psiquiátricos em humanos.[10]

## INFECÇÃO POR POXVÍRUS

Os gatos são suscetíveis ao vírus da varíola bovina, um membro da família *Orthopoxvirus*.[12-14] Também foram relatados casos esporádicos de infecção por parapoxvírus em gatos.[15] O vírus da varíola bovina é encontrado apenas na Eurásia, e os hospedeiros reservatórios são pequenos mamíferos selvagens, como ratos silvestres e rato-de-madeira. Na América do Norte, as infecções por ortopoxvírus, que afetam a pele de gatos, são extremamente raras, mas um caso de infecção pelo vírus do guaxinim foi relatado em um gato no Canadá.[16]

A varíola é diagnosticada principalmente em gatos rurais que caçam roedores, e a maioria dos casos ocorre no verão e no outono, quando as oportunidades de contato com os hospedeiros reservatórios são maiores. A transmissão de gato para gato raramente ocorre e em geral causa apenas infecção subclínica.

A doença típica começa com uma única lesão primária, normalmente na cabeça, pescoço ou membro torácico, que pode estar ulcerada ou com crostas e desenvolver infecção secundária. Embora alguns gatos possam ter apenas uma lesão primária, em muitos casos também desenvolvem lesões cutâneas secundárias generalizadas após 1 a 3 semanas. Elas surgem como pequenos nódulos epidérmicos distribuídos aleatoriamente, que aumentam de tamanho ao longo de alguns dias até formarem úlceras bem circunscritas, com cerca de 1 cm de diâmetro. Elas tornam-se gradualmente crostosas e cicatrizam em um período de 4 a 5 semanas, e a maioria dos animais se recupera sem intercorrência. Ocasionalmente, sobretudo em gatos imunossuprimidos, pode se instalar doença sistêmica, inclusive pneumonia.[17] Felídeos exóticos (p. ex., chitas) são particularmente suscetíveis e desenvolvem pneumonia fatal com rapidez.

O diagnóstico é mais provável em reação em cadeia da polimerase (PCR) de material obtido de crostas cutâneas, embora também possam ser realizadas culturas de vírus, microscopia eletrônica (ME) e exames sorológicos.[13,18] As lesões histopatológicas características incluem a presença de corpúsculos de inclusão eosinofílicos intracitoplasmáticos; se necessário, a presença do antígeno viral pode ser confirmada por imunocoloração.

O tratamento consiste na administração de antibióticos de amplo espectro, para controlar a infecção bacteriana secundária, e cuidados gerais de suporte com terapia hídrica, quando necessário (ver Capítulo 129). Os glicocorticoides são contraindicados, pois podem predispor ao desenvolvimento de lesões secundárias e/ou doenças mais graves.

A varíola bovina é uma zoonose, e, às vezes, ocorrem casos suspeitos de transmissão gato-homem, resultando em lesões localizadas e, em algumas ocasiões, doença sistêmica grave em pessoas infectadas, particularmente naquelas com imunossupressão.[13,19,20] Há alguma sugestão de que a descontinuação da vacinação contra varíola está ocasionando aumento na suscetibilidade da população humana.[21] No entanto, o risco de transmissão gato-homem permanece pequeno se tomadas precauções básicas de higiene, com a maioria das infecções humanas provavelmente oriunda do contato indireto ou direto com roedores infectados.[22,24]

## INFECÇÃO POR VÍRUS ESPUMOSO FELINO (VÍRUS SINCICIAL FELINO)

O vírus espumoso felino (FFV) é um membro do grupo dos vírus espumosos (espumavírus) da família dos retrovírus. Os espumavírus foram isolados em muitas espécies, mas geralmente não parecem ser patogênicos. Sua principal importância não é clínica, mas sim como potencial contaminante em pesquisas e na produção de vacinas e, mais recentemente, como possível vetor viral na tecnologia de vacinas recombinantes.

A infecção por FFV é muito comum em gatos, com soroprevalência de até 90%, dependendo da população testada.[25,26] Gatos infectados abrigam vírus indefinidamente; portanto, a soropositividade equivale à infecção. Além da transmissão horizontal, o FFV pode, em alguns casos, ser transmitido verticalmente, de gatas infectadas para os filhotes.

O vírus foi isolado de gatos clinicamente saudáveis e de gatos com uma variedade de doenças, embora nenhum sinal clínico tenha sido observado experimentalmente, pelo menos durante os 6 meses pós-infecção avaliados.[27] No entanto, no mesmo estudo, constatou-se glomerulonefrite discreta e pneumonia intersticial moderada em gatos infectados, embora não houvesse um grupo-controle disponível para comparação. Assim, o FFV continua sendo um enigma, um vírus em busca de uma doença. Ainda é possível que o FFV seja um fator predisponente à doença, juntamente a outros agentes, ou alguns tipos de histocompatibilidade principal, como foi sugerido para o FFV na síndrome da poliartrite progressiva felina.[28] No entanto, também é muito possível que a infecção seja assintomática.

## INFECÇÃO POR ASTROVÍRUS

Os astrovírus foram detectados em várias espécies animais, inclusive gatos; em humanos são causas comuns de gastrenterite. Esses vírus foram detectados nas fezes de filhotes e de gatos adultos, com e sem diarreia.[4,5,29]

A diarreia causada pela infecção por astrovírus foi descrita como persistente (4 a 14 dias), aquosa e possíveis vômito, pirexia e depressão. A infecção experimental causou diarreia branda.[30] Não está claro com qual frequência essa doença ocorre no campo. Um estudo recente em gatos hospitalizados, na Coreia, constatou que 19% e 15% das fezes diarreicas e normais, respectivamente, foram positivas para astrovírus, mas a diferença não foi estatisticamente significativa.[31] Um estudo sorológico limitado relatou que menos de 10% dos gatos do Reino Unido possuem anticorpos, embora esse valor possa estar subestimado, pois foi avaliado apenas um sorotipo.[29]

Há relato de reação sorológica cruzada entre astrovírus felino e soro humano, embora não se saiba se isso representa transmissão zoonótica ou, mais provavelmente, reação cruzada antigênica entre vírus distintos. O astrovírus apresenta diversidade genética e propensão para recombinação, e dados de sequência genética sugerem uma relação evolutiva entre astrovírus de suínos, humanos e gatos.[32,33] No entanto, essas são consideradas relações históricas[5] e, no momento, não há evidência de transmissão humano-animal.

## INFECÇÃO POR REOVÍRUS FELINO

Os reovírus foram isolados de gatos saudáveis e doentes com uma variedade de sinais clínicos. Pesquisas sorológicas sugerem que a infecção está disseminada, embora a importância clínica da infecção causada por reovírus em gatos seja desconhecida.[34] Há três sorotipos do vírus: a inoculação experimental de filhotes com o sorotipo 3 induziu predominantemente conjuntivite, fotofobia e secreção ocular serosa; o sorotipo 2 induziu diarreia discreta; e os filhotes recém-nascidos inoculados com o sorotipo 1 mamaram pouco e morreram 2 dias depois, com lesões respiratórias detectadas durante a necropsia.[34-36] Poucas evidências sugerem que essas condições ocorram no campo.

## INFECÇÃO POR ROTAVÍRUS

Os rotavírus são uma das principais causas de enterite em humanos e em muitas espécies animais, como bovinos e suínos. Normalmente, as infecções por rotavírus ocorrem em animais neonatos, embora os mais velhos também possam ser infectados.

Em gatos, a infecção causada por rotavírus é generalizada, com até 100% dos gatos soropositivos, dependendo da população amostrada.[29,37] Estudos moleculares encontraram prevalência de 3 a 13% em amostras de fezes de várias populações, com maior prevalência de infecção no verão.[38] Recentemente, também foram encontradas cepas muito diferentes de rotavírus em gatos.[5] A doença clínica parece ser incomum, e a diarreia, quando ocorre, tende a ser branda e de curta duração.[29,39,40] O diagnóstico da infecção por rotavírus pode ser realizado mediante exames de fezes em microscopia eletrônica, eletroforese do RNA viral em gel de poliacrilamida ou PCR.[29] Devido às diferenças sorológicas entre as cepas, os testes imunoenzimáticos (ELISA) desenvolvidos para o diagnóstico da infecção por rotavírus em humanos podem não detectar, necessariamente, todas as cepas de rotavírus felino.[29]

Sabe-se que ocorre transmissão experimental entre espécies do rotavírus, embora não se saiba até que ponto isso acontece em condições naturais. Vários relatórios recentes mencionaram relações filogenéticas próximas entre algumas cepas de felinos e humanos,[29,38,41] com evidências adicionais de recombinação,[42] sugerindo que, às vezes, pode ocorrer infecção cruzada entre gatos e humanos.

## INFECÇÃO POR HANTAVÍRUS

Os hantavírus são enzoóticos em roedores selvagens e de laboratório, em todo o mundo; ademais, são zoonóticos[43,44]. Em humanos, as cepas apresentam patogenicidade variável. As síndromes da doença em pessoas consistem em febre hemorrágica com síndrome renal, na Ásia, e síndrome pulmonar por hantavírus, na América do Norte. A maioria das cepas europeias causam apenas doença branda ou subclínica.[45]

Foram detectados anticorpos contra hantavírus em até 16,9% dos gatos de várias origens, incluindo gatos de companhia no Reino Unido, Europa Continental e América do Norte.[46-48] Além disso, o vírus foi isolado em um gato na China. A soroprevalência é maior em gatos errantes ou que são permitidos ficar no ambiente externo ao domicílio; ademais, um estudo recente mostrou uma prevalência significativamente maior da virose em gatos que vivem em áreas mais densamente florestadas na Bélgica, compatível com as variações ecológicas de risco do hantavírus para humanos.[49] No entanto, a importância clínica da infecção por hantavírus em gatos não é conhecida. Os hantavírus causam zoonose importante. Acredita-se que a maioria das pessoas seja infectada pela inalação de poeira, após mexer em hábitats de roedores infectados. Há poucas evidências que sugiram que os gatos sejam fontes prováveis de infecção humana, embora tenha sido relatado maior risco de infecção humana associado à posse de gatos na China.[50,51]

## INFECÇÃO POR TOROVÍRUS

Os torovírus são um grupo de vírus semelhantes aos coronavírus, mas uma parte central em forma de "rosquinha" ou de bastonete característico. Foram detectados em várias espécies animais, incluindo bovinos (vírus Breda), equinos (vírus de Berna) e humanos, e tendem a causar enterite. Há algumas evidências de um torovírus de gatos, que pode estar associado à protuberância de membrana nictitante e à síndrome diarreica.[36] Outros estudos não foram capazes de comprovar isso.[52]

## INFECÇÃO POR KOBUVÍRUS

O gênero kobuvírus representa um patógeno emergente potencial, pertencente à família *Picornaviridae*. Aichivírus humano foi o primeiro membro descrito, detectado em pessoas com gastrenterite associada ao consumo de ostra. Outros membros do gênero kobuvírus foram associados a infecções entéricas em suínos, bovinos, ovinos, javalis, morcegos, roedores e cães. Uma pesquisa sorológica recente indicou que os gatos podem ser suscetíveis à infecção por kobuvírus.[53] Estudos moleculares subsequentes identificaram kobuvírus em PCR de transcrição reversa (RT-PCR) em 13 a 14% das amostras de fezes de gatos com diarreia, na Coreia do Sul[54] e na Itália, mas não em fezes normais.[55] A análise genética do kobuvírus felino mostrou que ele pertence a um grupo de aichivírus que inclui kobuvírus de camundongos e cães.[54,56]

## INFECÇÃO POR MORBILIVÍRUS

O morbilivírus felino pertence à família *Paramyxoviridae* e foi identificado pela primeira vez na Ásia.[57-59] O vírus pode causar nefrite tubulointersticial, embora ainda faltem evidências concretas.

## REFERÊNCIAS BIBLIOGRÁFICAS

*As referências bibliográficas deste capítulo se encontram online no Ambiente de Aprendizagem.*

# DOENÇAS FÚNGICAS

## CAPÍTULO 231

# Criptococose

Joseph Taboada

A criptococose é uma infecção fúngica sistêmica oportunista de importância mundial, que em geral infecta inicialmente a cavidade nasal, os tecidos paranasais ou os pulmões. Em seguida, é comum se disseminar para a pele, os olhos ou o sistema nervoso central (SNC). A doença ocorre em uma ampla variedade de espécies de mamíferos. Entre os animais domésticos, ocorre mais comumente no gato, sendo a mais recorrente das micoses sistêmicas.[1] Diferentemente de outras micoses sistêmicas, a criptococose não segue limites geográficos estritos, mas é mais comum no sudeste e sudoeste dos EUA, no sul da Califórnia, na parte ocidental da Colúmbia Britânica e na costa leste da Austrália.

A criptococose é causada principalmente por *Cryptococcus neoformans* e *Cryptococcus gattii*, que são fungos basidiomicetos saprofíticos redondos; para sua diferenciação, consideram-se numerosos fatores, como distribuição geográfica, nichos ecológicos, epidemiologia, patobiologia, manifestação clínica e características moleculares.[2] O gênero *Cryptococcus* inclui mais de 37 espécies, das quais apenas algumas foram implicadas como causas de doenças clínicas. *C. neoformans* (sorotipos A, D e AD) é o que mais causa doenças e está ambientalmente associado a excrementos de pombos ou hábitats aviários. Em pessoas, a infecção por *C. neoformans* está mais frequentemente associada à imunossupressão, mas o microrganismo parece ser um patógeno primário de cães e gatos imunocompetentes.[3] *C. gattii* (sorotipos B e C) é uma segunda espécie capaz de causar doença; em geral é considerada restrita às regiões tropicais e subtropicais e está presente na casca e serapilheira de algumas espécies de eucalipto.

Recentemente, foram utilizadas técnicas de tipagem molecular para identificar genótipos de criptococos que causam doenças. Oito principais tipos moleculares foram identificados com base na impressão digital genética (*fingerprinting*), obtida na reação em cadeia da polimerase (PCR) e em outras técnicas moleculares. *Cryptococcus neoformans* atualmente é classificado como VNI e VNII (que pertencem ao sorotipo A), VNIII (sorotipo AD) e VNIV (sorotipo D), enquanto *C. gattii* é classificado como VGI e VGII (que pertencem ao sorotipo B), VGIII e VGIV (sorotipos B ou C).[2] Diferentes tipos moleculares foram associados a regiões geográficas, bem como a diferentes suscetibilidades *in vitro* aos medicamentos.[4]

Surtos de infecção por *C. gattii* foram observados em cães e gatos, bem como em pessoas que residem ou viajam para a zona biogeoclimática costeira de pinheiros de Douglas, na Ilha de Vancouver, Colúmbia Britânica, com recente disseminação da espécie ao longo da costa noroeste dos EUA.[5-9] A tipagem molecular foi usada para determinar que a espécie *C. gattii* responsável pelo surto no noroeste do Pacífico era provavelmente de origem australiana ou sul-americana.

O criptococo é considerado infeccioso, como uma célula fúngica dessecada ou basidiósporo presente no ambiente, que penetra no corpo sobretudo através do trato respiratório, onde infecta o tecido nasal, paranasal ou pulmonar antes de se disseminar mais amplamente, com predileção pelo SNC. No tecido infectado, e com frequência quando cultivado, o microrganismo apresenta tamanho variável (3,5 a 7 μm), com uma grande cápsula de heteropolissacarídeos (1 a 30 μm). Foi demonstrado que ambas as espécies causam doenças em gatos, cães e pessoas, mas, enquanto o *C. neoformans* é a principal causa de doença em indivíduos com imunosupressão, o *C. gattii* frequentemente afeta pacientes com função imunológica normal.

Acredita-se que o pombo e outras espécies de aves sejam os principais vetores de *C. neoformans*. Uma grande quantidade de criptococos é encontrado em poleiros, celeiros, feno armazenado e ao longo de cúpulas e cornijas, onde pombos costumam pousar. Em sua forma dessecada, o criptococo pode não ser maior que 1 mícron e sobreviver até 2 anos.

## FISIOPATOLOGIA

A criptococose não é uma doença contagiosa. A infecção ocorre mais comumente por meio da inalação do fungo presente no ambiente. Detritos e fezes dentro e ao redor de hábitats de aves, especialmente de pombos, contêm a maior quantidade de criptococos. A maioria desses fungos provavelmente é muito grande para ser inalada pelos pulmões e se instalar na cavidade nasal ou na nasofaringe, onde consegue causar a doença ou tornar os animais portadores assintomáticos.[5,6,9] Em um estudo, relata-se isolamento de criptococos em amostras de lavado nasal de 14 e 7% dos cães e gatos assintomáticos, respectivamente.[7] As formas pequenas e desidratadas do fungo também são infectantes e podem ser inaladas nas vias respiratórias de pequeno calibre e nos alvéolos, causando doença pulmonar; contudo, relata-se doença pulmonar em menos de 10% dos cães e gatos. Após a inalação pela cavidade nasal, seios paranasais ou pulmões, uma resposta imune mediada por células resulta na formação de granuloma. Pode ocorrer propagação da infecção por extensão direta ou disseminação hematogênica. É comum a extensão direta da cavidade nasal através da placa cribriforme para o SNC ou para os tecidos paranasais moles e pele. Embora a disseminação possa ser para qualquer sistema orgânico, a pele, os olhos e o SNC são os mais afetados.

As lesões consistem em inflamação granulomatosa com poucos microrganismos ou massas gelatinosas de microrganismos, com inflamação discreta. A grande cápsula que envolve os criptococos contribui para a patogenicidade ao inibir a fagocitose, a função dos plasmócitos e a migração de leucócitos. Tal como acontece em outras micoses sistêmicas, a resposta imune determina a gravidade da doença clínica. Os anticorpos são produzidos prontamente pelo sistema imune humoral, mas não são considerados protetores. A recuperação, portanto, depende da imunidade mediada por células. A maioria dos casos em pessoas está associada à supressão imunológica, especialmente por neoplasia linforreticular e HIV/AIDS. Embora a supressão imunológica possa desempenhar um papel importante em algumas espécies veterinárias, especialmente na infecção por *C. neoformans*, com frequência *Cryptococcus* spp. é um patógeno primário em cães e gatos imunocompetentes. Há relatos de associação da infecção causada pelo vírus da leucemia felina (FeLV) e da causada pelo vírus da imunodeficiência felina (FIV); ademais, o uso crônico de glicocorticoides foi incriminado como um fator predisponente à criptococose em gatos e cães.[10-13] O quadro é complicado pelo fato de que doenças infecciosas, como a criptococose, podem causar alterações no sistema imunológico, tornando difícil determinar se o comprometimento imunológico é uma causa ou um efeito da doença.[14]

## SINAIS CLÍNICOS

Os gatos são mais comumente acometidos por criptococose do que os cães.[9,15] Não há relatos de predileção por gênero ou idade, mas em uma grande série de casos no sudeste da Austrália detectou-se uma ocorrência significativamente maior em gatos Siameses, Birmaneses e Ragdoll.[16] Os achados clínicos em geral estão associados ao envolvimento do trato respiratório superior, da nasofaringe, da pele, dos olhos ou do SNC.[17] Diferentemente do que ocorre em outras micoses sistêmicas, em geral os pulmões não são clinicamente afetados. Sintomas inespecíficos, como depressão e anorexia, são comuns nos casos crônicos, mas febre é incomum. Os sintomas do trato respiratório superior associados ao envolvimento da cavidade nasal são os sinais clínicos mais comuns em gatos, sendo observados em 50 a 80% dos pacientes infectados. Nesses casos, espirros e respiração nasal ruidosa são comuns; tipicamente, nota-se secreção nasal mucopurulenta unilateral ou bilateral, com ou sem sangue, e aproximadamente 70% dos pacientes apresentam massas de tecidos moles proliferativas ou lesões ulcerativas na cavidade nasal, no plano nasal ou na ponte nasal (Figura 231.1).

Ocasionalmente, notam-se ulcerações bucais, mas não são sintomas comuns. Lesões tumorais na nasofaringe que causam ronco, estertores e dispneia inspiratória são observadas em certas ocasiões.[13] A pele ou o tecido subcutâneo são afetados em

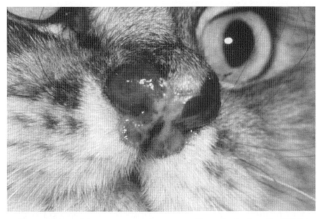

**Figura 231.1** Criptococose nasal em gato. (Cortesia da Dra. Carol Foil.)

aproximadamente 40 a 50% dos gatos infectados. Lesões primárias incluem pápulas ou nódulos que podem ulcerar e drenar, enquanto lesões múltiplas são típicas e a linfadenopatia regional é comum. A disseminação hematogênica a partir do sistema respiratório pode resultar em claudicação decorrente de osteomielite, insuficiência renal secundária à doença renal e linfadenopatia generalizada.

Os olhos são afetados em 20 a 25% dos gatos infectados, especialmente aqueles com envolvimento do SNC (ver Capítulo 11). A coriorretinite granulomatosa, com ou sem descolamento de retina exsudativo, é a manifestação ocular mais comum e pode ocasionar panoftalmite. Com menos frequência, pode ser observada neurite óptica, resultando em cegueira. A uveíte anterior não é tão comum quanto a doença do segmento posterior.

O envolvimento do SNC é relatado em aproximadamente 20% dos gatos afetados. Considera-se que esse percentual não representa o número real de casos com envolvimento do SNC.[13] O prosencéfalo é mais comumente afetado, porque a penetração do microrganismo através da placa cribriforme é considerada comum. Os sintomas podem incluir depressão, mudanças de comportamento, convulsões, andar em círculo, ataxia, cegueira, ato de pressionar a cabeça contra objeto inanimado, déficits de nervos cranianos e paresia. Os granulomas nasofaríngeos podem ocluir a tuba auditiva, resultando em otite média/interna e sinais vestibulares periféricos.[18] Gatos com infecção concomitante por FeLV ou FIV tendem a ser mais gravemente acometidos e podem apresentar maior risco de desenvolver sintomas neurológicos ou oftálmicos.

A criptococose canina em geral é observada em cães com menos de 4 anos. Não há aparente predileção por gênero, mas os cães das raças American Cocker Spaniel, Labrador Retriever, Dogue Alemão e Doberman Pinscher são aparentemente mais predispostos. Como acontece em gatos, depressão e anorexia são sintomas comuns, mas a febre não. Os achados clínicos associados ao SNC são mais comuns, com outros achados mais frequentemente relacionados ao comprometimento do trato respiratório superior, dos olhos ou da pele.[17,19,20] O envolvimento do SNC é relatado em aproximadamente 50 a 80% dos cães infectados, e o cérebro é acometido na maioria deles.[20,21] A medula espinal pode ser comprometida junto ao cérebro; raramente ocorre comprometimento exclusivo da medula espinal, causando sintomas compatíveis com meningite ou lesão extradural compressiva.[22-24] Os sinais de envolvimento do SNC podem incluir depressão mental, síndrome vestibular, ataxia, déficits de nervos cranianos (especialmente dos nervos cranianos V, VII e VIII), convulsões, paresia, cegueira, hipermetria e dor cervical. Em cães com sintomas relativos ao SNC, geralmente há envolvimento de outros sistemas orgânicos, refletindo a disseminação multissistêmica da infecção.

O trato respiratório superior ou os tecidos paranasais são afetados em aproximadamente 50% dos cães com criptococose (Figura 231.2).[19] A parte posterior da cavidade nasal e os seios frontais são prejudicados com mais frequência do que a cavidade nasal rostral. Os sintomas podem incluir estridor de vias respiratórias do trato superior, secreção nasal, espirros, epistaxe ou tumefações duras na ponte nasal.

Há lesões de olhos ou tecidos periorbitais em aproximadamente 20 a 40% dos cães infectados. Coriorretinite granulomatosa, com ou sem descolamento de retina exsudativo, é a manifestação ocular mais comum e pode ocasionar panoftalmite. Além da coriorretinite, o exame do fundo do olho pode indicar hemorragia ou cicatriz na retina (ver Capítulo 11). A neurite óptica pode ser considerada uma causa de cegueira. Como acontece em outras micoses sistêmicas, a uveíte anterior é menos comum do que doença do segmento posterior.

Ocorre lesão de pele em aproximadamente 10 a 20% dos casos. Nódulos subcutâneos com lesões fistulares ulcerativas, geralmente na cabeça, pés, leito ungueal e membrana mucosa bucal são ocorrências mais comuns. Lesões proliferativas nos condutos auriculares podem resultar em otite externa criptocócica. É possível ocorrer disseminação direta das orelhas para o SNC.

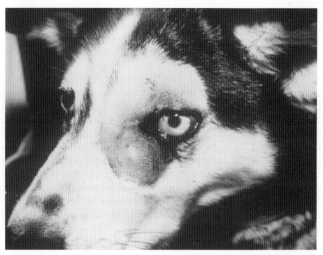

**Figura 231.2** Edema periocular em uma cadela da raça Husky Siberiano, causado por infecção criptocócica.

Há relatos ocasionais de comprometimento abdominal ou gastrintestinal, isoladamente ou com envolvimento multissistêmico.[25-27] A disseminação em múltiplos órgãos é mais comum em cães do que em gatos. A doença pode ser subclínica ou resultar em sinais clínicos relativos aos sistemas orgânicos acometidos. Em um estudo, constatou-se que C. *neoformans* foi a espécie mais provável de ser isolada em cães, enquanto C. *gattii* foi a espécie mais frequentemente isolada em gatos.[9]

## DIAGNÓSTICO

Em animais com criptococose, quase sempre os resultados de exames hematológicos e do perfil bioquímico sérico são normais. Podem-se constatar discreta anemia não regenerativa e neutrofilia madura ou neutrofilia com ligeiro desvio à esquerda. Como é muito comum o sistema nervoso ser afetado, deve-se considerar a coleta de líquido cefalorraquidiano (LCR) para cultura microbiológica, exame citológico e detecção de antígeno (ver Capítulo 115). O LCR comumente provoca aumento da pressão de saída da amostra à punção; ademais, nota-se aumento da concentração de proteína no LCR e pleocitose mista, de células mononucleares e de neutrófilos. Os microrganismos são visualizados em aproximadamente 90% dos cães com criptococose com envolvimento do SNC.[15,22] Como a pressão de saída da amostra frequentemente é alta e pode resultar em deslocamento tecidual do SNC durante a coleta de LCR, a punção só é recomendada quando não é possível obter o diagnóstico com o emprego de métodos menos invasivos. Os microrganismos podem ser visualizados no exame citológico de outros tecidos infectados, em 50 a 70% dos casos. A constatação de microrganismos no exame citológico é mais frequente em gatos do que em cães.[9]

Em radiografias do tórax, ocasionalmente notam-se infiltrados nodulares, padrão intersticial, derrame pleural e linfadenopatia traqueobrônquica. Radiografias e tomografia computadorizada (TC) do nariz podem mostrar aumento da opacidade de tecidos moles e opacificação de tecidos moles e líquido na cavidade nasal ou no seio frontal, lesões tumorais no plano nasal realçada por contraste e osteólise nasal ou da placa cribriforme. Na ressonância magnética (RM) do cérebro de gatos com envolvimento do SNC, os achados incluem lesões tumorais realçadas por contraste simples ou multifocal (criptococomas) que tendem a ser hiperintensas em imagens ponderadas em T2 (T2W) e hipointensas em imagens T1W. Em alguns gatos, as lesões parecem repletas de líquido nas imagens T2W, mas com mais intensidade em T1W do que o esperado para um líquido acelular. As lesões podem ter hiperintensidade em imagem em T2 circundante, compatível com edema.[15,28]

A identificação do microrganismo possibilita o diagnóstico definitivo e geralmente pode ser feita em exame citológico ou histológico. O exame citológico do tecido infectado é o meio mais rápido e fácil de identificar criptococos. Com frequência, notam-se microrganismos em suabe nasal, exsudato de lesões cutâneas, aspirado de massa tecidual, aspirado subretiniano ou vítreo e LCR. Os microrganismos estão presentes em aproximadamente 50 a 75% dos casos. A grande cápsula do cripotococo facilita sua identificação (Figura 231.3). Na busca de criptococos, a coloração de gram é útil, porque as células fúngicas retêm o corante cristal violeta e a cápsula se torna ligeiramente avermelhada pela safranina. Caso seja utilizada tinta nanquim, o microrganismo e a cápsula não aparecem corados, mas em silhueta contra o fundo preto (Figura 231.4). Deve-se ter cuidado ao interpretar as lâminas preparadas com tinta nanquim, pois linfócitos, gotículas de gordura e partículas de tinta agregadas podem ser confundidas com o microrganismo. Às vezes nota-se brotamento do fungo. A parede fina e a grande cápsula diferenciam *Cryptococcus* de *Blastomyces*.

Quando o exame citológico falha em identificar os microrganismos deve-se utilizar exame histopatológico. No tecido infectado, são observadas lesões granulomatosas difusas/nodulares ou áreas de degeneração com pouca resposta inflamatória. Em geral, há numerosos microrganismos semelhantes a fungos. Colorações especiais, como ácido periódico de Schiff (PAS), corante para fungo de Gridley e corante de metenamina-prata de Grocott ou metenamina-prata de Gomori (GMS), são melhores para a identificação dos microrganismos. Corantes de mucicarmina mostram melhor a cápsula.

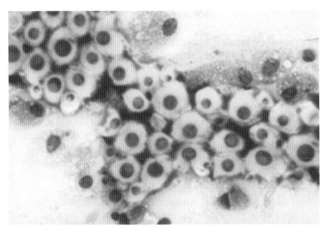

**Figura 231.3** Citologia de aspirado com agulha fina mostrando um aglomerado de criptococos. Note as grandes cápsulas que envolvem os organismos e a mínima resposta inflamatória.

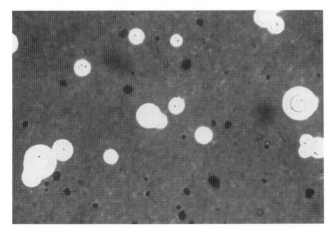

**Figura 231.4** Lâmina preparada com tinta nanquim mostrando criptococos. (Cortesia da Dra. Carol Foil.)

Em cultura microbiológica, os criptococos se multiplicam rapidamente. O microrganismo pode ser cultivado a partir de tecido, exsudato, LCR, urina, líquido articular e sangue infectados, desde que as amostras enviadas sejam grandes o suficiente. O crescimento de microrganismos semelhantes a fungos ocorre em 2 dias a 6 semanas, em ágar Sabouraud dextrose. As hifas raramente crescem, mesmo em temperatura de 37°C. Deve-se ter cuidado ao interpretar culturas positivas da cavidade nasal, porque estudos constataram que 14% dos cães e 7% dos gatos aleatoriamente assintomáticos apresentavam cultura positiva.[5,6,10] Todos os animais mencionados nos estudos anteriores eram negativos no teste de aglutinação em látex sérico e não apresentavam sinais macro ou microscópicos de infecção criptocócica.

O exame sorológico é útil por ser um teste diagnóstico barato e não invasivo e deve ser realizado no início da avaliação diagnóstica, quando há suspeita de criptococose. A mensuração do título de anticorpos não é útil para o diagnóstico, porque a maioria dos animais infectados não apresenta resposta imune humoral.[22] Os testes de aglutinação em látex disponíveis no mercado para a pesquisa do antígeno capsular criptocócico são sensíveis e específicos e podem usar amostras de soro sanguíneo, urina ou LCR, sendo este a melhor amostra para animais com sintomas neurológicos e o soro a melhor amostra para animais com sintomas do trato respiratório superior, lesões cutâneas ou sinais sistêmicos, porém sem sintomas neurológicos. Na maioria dos casos, um título de 1:10 a 1:100.000 indica positividade. Em um estudo, constatou-se que o título médio em gatos infectados foi 1:1.000.[22] Os títulos de antígenos falso-negativos são raros, mas às vezes podem ser observados em doenças localizadas ou se o microrganismo deixa de produzir cápsula. Os títulos de antígenos falso-positivos também são incomuns e geralmente estão relacionados à técnica ou a substâncias interferentes, como o fator reumatoide (FR). O pré-tratamento das amostras de soro com pronase, uma enzima proteolítica, reduz o número de resultados falso-positivos ao eliminar a interferência inespecífica de macroglobulinas, como fator reumatoide e outros fatores desconhecidos.[29] O título do antígeno no teste de aglutinação em látex tende a se correlacionar bem com a extensão da doença, mas não se correlaciona bem com o prognóstico.[30] Este teste pode ser usado para avaliar o progresso do tratamento e determinar por quanto tempo um animal deve ser tratado com antifúngicos.

## TRATAMENTO

A criptococose é uma doença desafiadora para tratar em cães e gatos e geralmente requer tratamento e monitoramento de longa duração. Há disponibilidade de poucos estudos de casos controlados ou coorte com amplas informações sobre o tratamento, mas as evidências de tratamento foram recentemente revisadas pelo *European Advisory Board on Cat Diseases* (Conselho Consultivo Europeu sobre Doenças de Gatos).[31] Embora a anfotericina B seja o tratamento mais efetivo, a monoterapia com medicamentos do grupo azóis, como fluconazol ou itraconazol, é eficaz em muitos casos com e sem envolvimento do SNC.

A anfotericina B é o medicamento mais efetivo *in vitro* contra isolados de criptococos e geralmente é recomendada para as pessoas infectadas. Tanto o itraconazol quanto o fluconazol provaram ser igualmente eficazes à anfotericina B no tratamento de pessoas com criptococose do SNC, mas a duração pode ser bastante longa e os antifúngicos azóis são geralmente recomendados para terapia combinada e de manutenção, após o período de tratamento com anfotericina B. A anfotericina B parece ser muito efetiva no combate à criptococose em cães e gatos, mas há menos informações disponíveis a seu respeito em comparação com o uso de antifúngicos azóis. Ela pode ser escolhida para tratar animais gravemente infectados, com envolvimento sistêmico ou do SNC, mas a terapia antifúngica exclusiva com azol tem sido bem-sucedida. Há sinergismo entre a anfotericina B e a flucitosina utilizada em cães e gatos, que pode ser usada na dose de 25 a 50 mg/kg VO, 4 vezes/dia. A combinação de anfotericina B e flucitosina pode ser especialmente útil no tratamento de infecção do SNC em gatos. Os criptococos podem desenvolver rapidamente resistência à flucitosina; portanto, sua eficácia como medicamento único é limitada. Em animais com insuficiência renal concomitante, a dose de flucitosina deve ser ajustada para a menor dose terapêutica. A intoxicação por flucitosina causa erupções ulcerativas na pele (especialmente na face) e junções mucocutâneas, enterocolite, leucopenia e trombocitopenia, especialmente evidentes em cães. A anfotericina B também foi efetiva quando combinada com antifúngicos azóis.

A administração subcutânea de anfotericina B, sozinha ou em combinação com antifúngicos azóis ou flucitosina, tem sido usada como tratamento efetivo de gatos e cães com criptococose.[3,32] A anfotericina B (0,5 a 0,8 mg/kg) é diluída em solução salina 0,45%, contendo 2,5% de dextrose (400 m$\ell$ para gatos, 500 m$\ell$ para cães com menos de 20 kg, 1.000 m$\ell$ para cães com mais de 20 kg) e administrada por via subcutânea, 2 ou 3 vezes/semana. Esse protocolo pode possibilitar a administração de doses cumulativas maiores de anfotericina B, com menor risco de intoxicação. Concentrações superiores a 20 mg de anfotericina B/$\ell$ resultaram em irritação local e formação de abscesso estéril; portanto, formulações mais concentradas de anfotericina B não devem ser administradas por via subcutânea.

Os antifúngicos azóis expandiram as opções de tratamento disponíveis e são fundamentais para o sucesso do tratamento, seja como agentes únicos ou na terapia combinada seguindo protocolos contendo anfotericina B. Não se constatou diferença significativa entre a resposta terapêutica de gatos tratados com protocolos contendo anfotericina B e a daqueles tratados com fluconazol ou itraconazol.[3] O fluconazol é muito efetivo, sendo o tratamento preferido para criptococose em gatos e provavelmente em cães com doença branda a moderadamente grave (50 mg/gato/12 h VO; 5 mg/kg VO, a cada 12 a 24 h, para cães). O fluconazol é considerado o tratamento de manutenção preferido para pacientes humanos com ou sem HIV/AIDS, com diagnóstico de meningoencefalite criptocócica.[33] No entanto, trabalhos recentes com modelos experimentais murinos e em pessoas com falhas no tratamento sugeriram que a monoterapia com fluconazol pode não ser apropriada, pelo menos para meningoencefalite.[4] O itraconazol (10 mg/kg/dia VO) é efetivo em gatos e cães, mas parece requerer mais tempo do que o fluconazol. Em um estudo não controlado, com acompanhamento de longa duração, foram avaliados cães e gatos com criptococose; os gatos que se recuperaram necessitaram tratamento de, em média, 4 meses para o fluconazol e 9 meses para o itraconazol.[3] Ensaios controlados em pessoas revelaram que os dois medicamentos são igualmente eficazes, mas a monoterapia com itraconazol é considerada mais apropriada do que a monoterapia com fluconazol para o tratamento de meningoencefalite causada por genótipos moleculares resistentes aos azóis. O cetoconazol (10 a 30 mg/kg/12 h VO) apresenta eficácia variável como agente de tratamento único, mas não é efetivo em casos com envolvimento do SNC. A terbinafina (10 mg/kg/24 h VO) pode ser usada em combinação com antifúngicos azólicos ou nos casos em que há suspeita de resistência a eles.

A resolução dos sinais clínicos é o melhor meio de monitoramento do paciente, mas não é evidência suficiente de que a infecção foi erradicada, pois a melhora clínica ocorre bem antes da eliminação total dos fungos viáveis dos tecidos do hospedeiro. O monitoramento seriado dos títulos de antígeno em teste de aglutinação em látex pode melhorar significativamente as observações clínicas do profissional, mas a recidiva é uma possibilidade, apesar da redução marcante no título do antígeno sérico e mesmo após a esterilização do LCR, na infecção do SNC.[12,30]

Durante o período de tratamento de cães ou gatos com antifúngicos azóis, devem ser realizadas reavaliações pelo menos uma vez por mês, incluindo um painel bioquímico para avaliar as enzimas hepáticas e um teste de aglutinação em látex para mensurar o título de antígeno. Os títulos sequenciais devem divergir em duas ou mais diluições antes de serem considerados significativamente diferentes. A diminuição de 2 a 4 vezes por mês durante os primeiros meses de terapia antifúngica geralmente corresponde a uma resposta clínica adequada. O ideal é que o tratamento seja continuado até que o título seja negativo ou por pelo menos 2 meses após a resolução dos sinais clínicos. Em alguns animais, o antígeno polissacarídeo criptocócico detectável persiste na circulação muito depois de a infecção ter sido tratada com sucesso. Acredita-se que isso seja decorrência da eliminação contínua de microrganismos inviáveis e de material capsular de tecidos infectados, bem como de macrófagos. A maioria desses animais apresenta título baixo; altos títulos residuais podem indicar terapia insuficiente e, portanto, persistência de microrganismos viáveis.[12] Uma recomendação é continuar o tratamento com medicamentos antifúngicos até obter um título inferior a 1.[30] Nos casos em que ocorre diminuição de 32 vezes e resolução dos sinais clínicos, o tratamento pode ser descontinuado; no entanto, os títulos devem ser reavaliados periodicamente para garantir a diminuição ou pelo menos a estabilidade. Os animais devem ser reavaliados pelo menos 3 e 6 meses após a descontinuação do tratamento, a fim de avaliar a possibilidade de recidiva. Títulos de antígenos negativos são ocasionalmente vistos em animais com doença localizada; portanto, nem sempre indicam cura clínica.

Cães ou gatos com granulomas cutâneos ou subcutâneos podem necessitar de extirpação cirúrgica para eliminar efetivamente os microrganismos. Os títulos obtidos no teste de aglutinação em látex podem não diminuir até que os granulomas tenham sido cirurgicamente extirpados; os microrganismos no interior dos granulomas podem atuar como fontes de recidiva. Em alguns casos, como pode ocorrer resolução clínica sem necessidade de cirurgia, primeiramente recomenda-se o tratamento clínico e monitoramento do tamanho do granuloma antes de decidir pela cirurgia.

Em gatos com doença extraneural, o prognóstico é bom, mas é reservado para cães com qualquer forma da doença e para gatos com envolvimento do SNC. Foi percebido que cerca de 75% dos gatos e 50% dos cães respondem com sucesso ao tratamento. Gatos que respondem completamente ao tratamento parecem ter uma taxa de recidiva de cerca de 15 a 20%.[3] Gatos com FIV não parecem ser menos propensos a responder, tampouco as espécies de *Cryptococcus* parecem influenciar significativamente o prognóstico.[28]

## REFERÊNCIAS BIBLIOGRÁFICAS

*As referências bibliográficas deste capítulo se encontram online no Ambiente de Aprendizagem.*

# CAPÍTULO 232

# Coccidioidomicose

Jane E. Sykes

## ETIOLOGIA E EPIDEMIOLOGIA

A coccidioidomicose é uma doença causada por fungos do gênero *Coccidioides*. No ambiente, os coccidioides se apresentam como micélios e, nos tecidos, como *esférulas*. O micélio é uma cadeia de artroconídios em forma de barril (ou artrósporos). Os artroconídios permanecem no solo por um longo tempo, depois se fragmentam e subsequentemente são aerossolizados e inalados por animais hospedeiros, o que, por sua vez, pode causar doença pulmonar localizada (*coccidioidomicose pulmonar*) ou doença multissistêmica grave (*coccidioidomicose disseminada*) se houver uma resposta imune inadequada.

Os *Coccidioides* spp. estão distribuídos em regiões que apresentam solos semiáridos ou áridos, de baixa altitude e cujo verão tem alta temperatura. Eles são encontrados no sudoeste e oeste dos EUA, leste do estado de Washington, México e partes da América Central e da América do Sul. Nos EUA, as regiões altamente endêmicas incluem o vale centro-sul da Califórnia ("febre do vale") e o Arizona, especialmente grandes áreas de Tucson e Phoenix.[1] Também foram relatadas infecções em áreas não endêmicas em cães e pessoas com histórico de viagem a regiões endêmicas. Duas espécies de *Coccidioides* foram identificadas, *C. posadasii* e *C. immitis*, que parecem causar manifestações clínicas e sensibilidade a medicamentos antifúngicos semelhantes.[2] A distribuição geográfica de *C. immitis* é limitada ao vale central da Califórnia, enquanto *C. posadasii* é encontrado em outras regiões.[3]

A infecção de animais e humanos muitas vezes segue um ciclo de condição úmida e período seco, seguido de degradação do solo, como pode acontecer após chuvas fortes, terremoto, tempestade de poeira, seca prolongada ou edificação.[4-6] Cães de qualquer raça, idade ou sexo podem ser infectados, embora os adultos jovens estejam em maior risco.[7-9] Cães das raças Weimaraner, Dálmata, Hungarian Vizslas, Norfolk Terrier e Greyhound parecem mais predispostos.[9] Relata-se que os fatores de risco para infecção de cães no Arizona incluem manutenção em ambiente externo durante o dia, vagando por uma área com mais de 1 acre e andando no deserto.[10] Entre os cães avaliados na Universidade da Califórnia, os fatores foram o comportamento de cavar (que aumentou o risco em 6,7 vezes) e o histórico de viagem ou residência no vale central da Califórnia ou no Arizona (que aumentou o risco em 4,4 vezes).[9] Em cães, podem ocorrer infecções latentes, com sua reativação após o tratamento de outras doenças com glicocorticoides ou quimioterápicos. Em cães já recuperados de coccidioidomicose, também é possível ocorrer recidiva após tratamento com drogas imunossupressoras. A coccidioidomicose ocorre em gatos, mas é rara.[11]

## PATOGÊNESE E CARACTERÍSTICAS CLÍNICAS

Após a inalação, os artroconídios são fagocitados por macrófagos alveolares e, em seguida, aumentam na forma de esférula (8 a 100 µm de diâmetro; Figura 232.1). Centenas de endósporos (3 a 5 µm de diâmetro) se desenvolvem dentro de uma esférula e são liberados quando a esférula madura se rompe. Essa liberação está associada a uma reação inflamatória piogranulomatosa ou granulomatosa. Subsequentemente, ocorre ampliação dos endósporos sobreviventes em novas esférulas. Em hospedeiros incapazes de montar uma resposta imune eficaz, os endósporos se disseminam nos linfonodos do trato respiratório e em outros locais. A inoculação de coccidioidomicose em lesão cutânea focal é raramente descrita.[12] Em áreas endêmicas, a maioria das infecções é subclínica.[13] O desenvolvimento dos sinais clínicos geralmente segue um curso subagudo ou crônico, com sinais sistêmicos brandos, como febre intermitente (variação de 39,4 a 41,1°C, mas normalmente de baixo grau), letargia, inapetência e perda de peso.[7,14] Muitos cães parecem saudáveis e manifestam apenas breves períodos de inapetência.[7] Os sintomas podem persistir meses a anos antes que os cães sejam levado ao veterinário.[8] Os sinais de envolvimento do trato respiratório incluem tosse forte, aumento do esforço respiratório, taquipneia e/ou intolerância ao exercício.[8,14] Raramente a pneumonia fúngica difusa segue um curso fulminante.

Os locais de disseminação incluem ossos, sistema nervoso central (SNC), pele, linfonodos periféricos e pericárdio.[8,15] Menos comumente, são afetados olhos, articulações, testículos, trato gastrintestinal, próstata, fígado, baço e sistema urinário.[7] Às vezes, nota-se disseminação para apenas um local. Pode não haver evidência de envolvimento pulmonar prévio ou atual.[7] O envolvimento ósseo pode se manifestar como dor inespecífica, claudicação e/ou um ou mais tumefações firmes associadas ao esqueleto apendicular ou axial. Cães com envolvimento de pele podem apresentar lesões cutâneas ulceradas que drenam um líquido serossanguinolento ou lesões tumorais subcutâneas.[7] Os sinais neurológicos resultantes de meningoencefalite fúngica incluem obtundação, cegueira, nistagmo, ausência de reflexo de ameaça, ataxia, déficit de reação postural, andar estereotípico, andar em círculo, dor cervical, tetraparesia e convulsões (ver Capítulo 261).[8,16,17] As manifestações oculares consistem em coriorretinite, uveíte e endoftalmite (ver Capítulo 11).[8,18,19] A infecção do fígado ou do trato gastrintestinal pode ocasionar sintomas gastrintestinais.[7] Pericardite pode causar sinais de

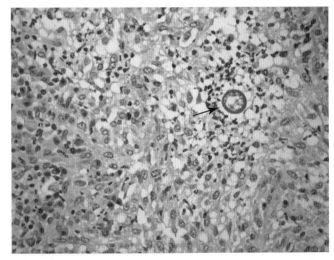

**Figura 232.1** Histopatologia do tarso de um cão Dálmata com coccidioidomicose. Uma única esférula madura (*seta*) é circundada por reação inflamatória piogranulomatosa. (De Sykes JE: *Canine and feline infecciosa disease*, St Louis, 2014, Saunders.)

insuficiência cardíaca direita, com desenvolvimento de ascite e derrame pleural (ver Capítulo 254).[7] Um estudo mencionou que mais de 50% dos 48 gatos com coccidioidomicose examinados apresentavam lesões cutâneas;[11] sintomas respiratórios estavam presentes em 25% dos gatos infectados; claudicação, anormalidades oculares e sinais neurológicos foram observados em menos de 20% dos gatos.

## DIAGNÓSTICO

### Histórico, exame físico e resultados de exames laboratoriais

O diagnóstico precoce de coccidioidomicose requer um alto índice de suspeita, com base em achados clínicos consistentes e histórico de viagem ou residência em uma região endêmica (Figura 232.2). O comportamento de cavar ou a exposição a solo degradado devem aumentar a suspeita. O diagnóstico geralmente é confirmado por meio de exame citológico de aspirados ou líquidos corporais, testes sorológicos que detectam anticorpos contra *Coccidioides* spp. e exame histológico de amostras obtidas por biopsia ou cultura de fungos.

Os exames laboratoriais da maioria dos cães afetados revelam anemia não regenerativa discreta, neutrofilia de baixo grau e hipoalbuminemia.[8,20] Cerca de metade dos cães e gatos acometidos apresenta hiperglobulinemia.[8,11] Proteinúria foi detectada em 60% dos cães e pode ser grave (proporção proteína:creatinina na urina tão alta quanto 9,5; o valor normal é inferior a 0,5).[21] Durante a necropsia, nota-se que alguns cães apresentam lesão renal compatível com glomerulonefrite por deposição de complexo imune; um número menor de animais apresentam nefrite piogranulomatosa com esférulas intralesionais.[21] O exame do líquido cefalorraquidiano (LCR; ver Capítulo 115) em cães com envolvimento do SNC pode indicar aumento da concentração de proteína (geralmente inferior a 300 mg/d$\ell$; o valor normal é inferior a 25 mg/d$\ell$) e aumento da contagem de células nucleadas (geralmente inferior a 50 células/$\mu\ell$; o valor normal é inferior a 2 células/$\mu\ell$).[8] A contagem diferencial de células pode mostrar pleocitose mista ou neutrofílica.

O achado radiográfico mais comum em cães com coccidioidomicose pulmonar é linfadenomegalia hilar (Figura 232.3).[8] A maioria dos cães com linfadenopatia hilar apresenta infiltrado intersticial pulmonar discreto a moderado. Também podem ser vistos infiltrados nodulares intersticiais, intersticial-alveolares, bronco-intersticiais e/ou linfadenomegalia esternal.[8,14] Cães com

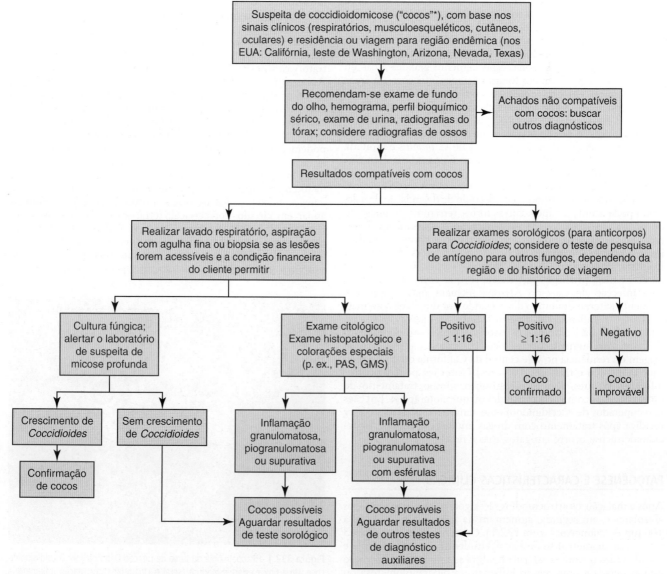

**Figura 232.2** Algoritmo para diagnóstico de coccidioidomicose. *No contexto da coccidioidomicose, "cocci" é pronunciado "*coxy*". *GMS*, metenamina-prata de Gomori; *PAS*, ácido periódico de Schiff.

pericardite podem apresentar cardiomegalia e derrame pleural, com hepatomegalia e diminuição dos detalhes abdominais.[20] Os achados consistem em lesões pulmonares nodulares miliares exacerbadas por contraste radiológico, massas únicas ou multifocais, linfadenopatia traqueobrônquica esternal ou mediastinal, regiões focais de infiltrados alveolares ou peribronquiais, consolidação lobar, espessamento de pleura ou mediastino e, raramente, derrame pleural. As radiografias dos ossos afetados revelam proliferação periosteal local, bem como osteólise e edema de tecidos moles (Figura 232.4).[7,11] Em cães com pericardite, a ecocardiografia pode revelar espessamento e lesões de massa no pericárdio, derrames pericárdico e pleural e evidências de tamponamento cardíaco (ver Capítulos 104 e 254).[20] A imagem obtida do cérebro de cães com coccidioidomicose no SNC por ressonância magnética (RM) pode mostrar lesões hiperintensas focais no cérebro, em imagens ponderadas em T2. Elas normalmente são isointensas em imagens ponderadas em T1 e são evidenciadas por contraste. Outros achados incluem dilatação ventricular e/ou evidência de realce da meninge.

O exame citológico de aspirados de tecidos (ver Capítulos 86, 87, 89 e 93) ou de amostras de lavado do trato respiratório (ver Capítulo 101) em geral revela inflamação granulomatosa ou piogranulomatosa. Raramente as esférulas são visualizadas como estruturas intensamente basofílicas, com 8 a 70 μm de diâmetro (Figura 232.5).

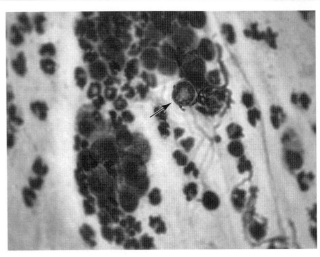

**Figura 232.5** Aparência citológica de uma esférula de *Coccidioides* spp. Nota-se uma parede esférica refrátil (*seta*), circundada por inflamação piogranulomatosa. Os endósporos são vistos no interior da esférula como um material granular.

### Testes microbiológicos

Testes sorológicos que detectam anticorpos contra *Coccidioides* spp. são importantes auxiliares de diagnóstico, porque os exames citológico e histológico não são sensíveis para a detecção dessa infecção. A maioria dos laboratórios faz triagem de amostras por meio de testes qualitativos de imunodifusão em gel, para anticorpos IgG ou IgM. Relata-se detecção de anticorpos IgM (precipitina em tubo) ou IgG (fixadores de complemento) dependendo da preparação de antígeno utilizada. Em cães, os IgM são detectáveis dentro de 2 a 5 semanas após a infecção, e os IgG surgem após 8 a 12 semanas.[15] A quantificação de uma resposta de anticorpos IgG pode então ser realizada por meio de imunodifusão quantitativa.[13] Resultados falso-negativos são muito raros em cães com coccidioidomicose na Califórnia, mas foram descritos em cães do Arizona.[8,20,22,23] Em um estudo verificou-se, tipicamente, que os títulos de anticorpos variam de 1:2 a 1:256, com mediana de 1:32.[8] Cães com infecção ativa podem ter título tão baixo quanto 1:2, enquanto cães saudáveis que vivem em regiões altamente endêmicas no Arizona tiveram título tão alto quanto 1:16.[13] Título positivo de 1:16 ou menos deve sempre ser interpretado no contexto das anormalidades clinicopatológicas. Em regiões altamente endêmicas, devem ser empregados testes adicionais para a confirmação do diagnóstico. Um teste sorológico que detecta o antígeno de *Coccidioides* na urina tem sensibilidade inaceitavelmente baixa (inferior ou igual a 20%), portanto não é recomendado.[24] *Coccidioides* spp. podem ser isolados de amostras clínicas, em meios de cultura de fungos de rotina. A cultura de *Coccidioides* spp. é um risco à saúde de profissionais de laboratório e só deve ser realizado em locais devidamente equipados. O laboratório deve ser alertado sobre a suspeita de infecção por fungo dimórfico.

## TRATAMENTO E PROGNÓSTICO

O tratamento geralmente consiste na combinação de terapia prolongada com medicamentos antifúngicos, cuidados de suporte e, em alguns casos, cirurgia. Animais com coccidioidomicose pulmonar podem responder bem à monoterapia com fluconazol (5 a 10 mg/kg/12 h VO) ou itraconazol (5 mg/kg/24 h VO). O itraconazol é preferido para animais com envolvimento ósseo e pode ser efetivo em cães que não respondem ao tratamento com fluconazol. O tratamento com anfotericina B em desoxicolato ou anfotericina B complexada com lipídios é recomendado, sozinho ou em combinação com um

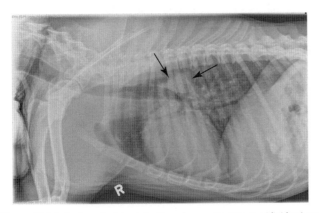

**Figura 232.3** Radiografia lateral do tórax de um cão com coccidioidomicose mostrando linfadenomegalia traqueobrônquica (*setas*).

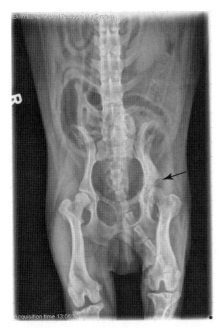

**Figura 232.4** Osteomielite causada por *Coccidioides* spp. em um cão Shih-tzu. Há uma lesão predominantemente osteolítica do ílio esquerdo (*seta*).

antifúngico azol, para cães com doença refratária ou disseminada. Recomenda-se a leitura dos Capítulos 162 e 233 para consultar os protocolos de dosagem de anfotericina B. Voriconazol e posaconazol têm sido usados para tratar coccidioidomicose refratária em pessoas.[1] O voriconazol pode ser utilizado para tratamento de meningoencefalite refratária em cães devido à sua excelente penetração no SNC, se as condições financeiras do cliente permitirem seu uso.

Cães com osteomielite persistente podem precisar de amputação para controle da infecção. Em cães com endoftalmite, pode ser necessária enucleação. A pericardite causada por coccidioide foi tratada com sucesso após pericardiectomia subtotal, excisão epicárdica e terapia com medicamentos antifúngicos. Há relato de taxa de mortalidade perioperatória de 24% dos animais doentes.[20] Em cães com coccidioidomicose pulmonar grave, podem ser necessárias outras medidas terapêuticas, inclusive suplementação de oxigênio (ver Capítulo 131), drenagem de derrame torácico (ver Capítulos 100 e 102), suporte nutricional (ver Capítulos 82 e 189), fármacos anti-inflamatórios (ver Capítulo 164) e fluidoterapia IV (ver Capítulo 129). O tratamento concomitante com glicocorticoides e medicamentos anticonvulsivantes pode ser necessário em cães com coccidioidomicose do SNC (ver Capítulos 35 e 261). Em cães com lesões oculares, pode ser necessário o uso tópico de solução de acetato de prednisolona e agentes antiglaucoma.

A duração do tratamento varia de 6 meses a muitos anos. Em alguns cães, é necessário tratamento vitalício. O título de IgG diminui após tratamento bem-sucedido, que deve ser continuado até que a resolução das lesões e a constatação de título 1:2 ou menos. Os cães com infecção pulmonar localizada têm o melhor prognóstico.

## ASPECTOS RELATIVOS À SAÚDE PÚBLICA

Em pessoas, a coccidioidomicose é uma infecção grave. Em áreas endêmicas, os indivíduos envolvidos em construção, agricultura e escavação correm alto risco.[1] Pacientes afro-americanos e filipinos, bem como aqueles com síndrome da imunodeficiência adquirida (AIDS) e mulheres no terceiro trimestre de gravidez, estão sob risco de doença disseminada, que ocorre em aproximadamente 0,5% das pessoas infectadas.

Os cães têm sido usados como sentinela da exposição humana a fontes ambientais de *Coccidioides* spp.[25] Não há relato de transmissão direta por contato entre animais de companhia infectados e humanos. No entanto, coccidioidomicose pode se desenvolver após mordida de animais com infecção disseminada ou após lesão com material contaminado. Caso ocorra inoculação acidental, as pessoas devem procurar atendimento médico imediato. Geralmente recomenda-se profilaxia prolongada com fluconazol, bem como monitoramento da sorologia para *Coccidioides* e testes de função hepática. Deve-se realizar necropsia, sem demora, com vestimenta de proteção adequada, e as carcaças dos animais vítimas de coccidioidomicose devem ser imediatamente incineradas, porque é possível a transformação do microrganismo para a forma de micélio após a morte. Pelo mesmo motivo, não se recomenda o sepultamento, devido ao risco de contaminação do meio ambiente. A profilaxia também é indicada após exposição acidental em laboratório.[26]

## REFERÊNCIAS BIBLIOGRÁFICAS

*As referências bibliográficas deste capítulo se encontram online no Ambiente de Aprendizagem.*

# CAPÍTULO 233

# Blastomicose e Histoplasmose

Andrea Dedeaux e Joseph Taboada

## BLASTOMICOSE

A blastomicose é uma infecção fúngica sistêmica que geralmente se inicia nos pulmões e se dissemina. Em áreas endêmicas, a blastomicose quase sempre é um evento esporádico, mas há surtos ocasionais em cães e pessoas.[1-4] Epidemiologicamente, os surtos muitas vezes podem ser rastreados até uma fonte pontual comum no ambiente, a partir da qual esporos infectantes foram aerossolizados por um período limitado.

O fungo dimórfico *Blastomyces dermatitidis* é o agente causador da blastomicose. No tecido infectado, ou quando cultivado a 37°C, o microrganismo apresenta parede espessa e se reproduz por meio de brotamento. Na maioria das vezes, os microrganismos nos tecidos possuem um único brotamento ligado à célula-mãe por uma ampla base. Quando cultivadas a 25°C, as colônias de fungos crescem lentamente, contendo ramificações e micélios septados de 1 a 2 μm.

A ocorrência da doença é relatada principalmente em regiões geográficas restritas, que seguem os rios Mississippi, Ohio, Missouri, Tennessee e St. Lawrence, o sul dos Grandes Lagos, os estados do meio-Atlântico Sul, norte da Califórnia, noroeste do Pacífico e as províncias canadenses de Alberta, Manitoba, Ontário, Quebec e sul de Saskatchewan (Figura 233.1).[4,5] Nessas regiões, as infecções geralmente se limitam a bolsões geográficos menores, com a maioria dos animais infectados vivendo a uma distância de até 400 metros de local com água.[2,6,7]

### Fisiopatologia

A blastomicose não é uma doença contagiosa, e ocorre após o contato com o microrganismo presente no ambiente. A infecção quase sempre se dá pela via respiratória, depois que o hospedeiro inala conidióforos infecciosos. Raramente, após inoculação direta, pode-se notar lesão subcutânea.[8] O período de incubação varia de 5 a 12 semanas. Chuva, orvalho, névoa ou neblina podem ter importante participação na liberação de conidióforos. Além disso, atividades que degradam o solo, como escavação ou edificação, podem causar aerossolização de esporos. Após a inalação, os conídios são fagocitados pelos macrófagos alveolares e se transformam de micélio em fungo. O fungo estimula a imunidade local mediada por células, o que resulta em intensa resposta inflamatória supurativa ou piogranulomatosa. Em alguns casos, a resposta imune mediada por células controla a infecção local; em outros, os fungos fagocitados são transportados para o interstício pulmonar, onde acessam os sistemas linfático e sanguíneo. Assim, a disseminação hematogênica e

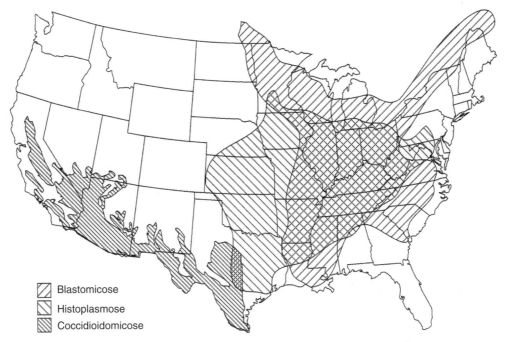

**Figura 233.1** Regiões da América do Norte endêmicas para blastomicose, histoplasmose e coccidioidomicose. (*Esta figura se encontra reproduzida, em cores, no Encarte.*)

linfática resulta em doença multissistêmica piogranulomatosa. Embora a disseminação possa ser para qualquer sistema orgânico, os linfonodos, os olhos, a pele, os ossos, o tecido subcutâneo e a próstata são órgãos comumente afetados em cães;[6,9,10] a pele, o tecido subcutâneo, os olhos, o sistema nervoso central (SNC) e os linfonodos são mais comumente acometidos em gatos.[11,12]

A resposta imune determina a gravidade da doença clínica. A recuperação da infecção depende da imunidade mediada por células. Uma resposta imune adequada pode resultar em doença respiratória discreta que se resolve espontaneamente. Se houver disseminação, a doença pode ser evidente em outros sistemas orgânicos, mesmo sem envolvimento pulmonar aparente.

## Sinais clínicos

As raças de cães mais predispostas à infecção são Bluetick Coonhound, Treeing Walker Coonhound, Pointer, Weimaraner e Retriever.[4,5,13] Os machos são mais predispostos e, embora qualquer idade possa ser infectada, uma maior incidência da doença é verificada entre 2 e 4 anos. A exposição a possíveis fontes de infecção ambientais, a proximidade de locais com água e a maior chance de ser alojado em canis ao ar livre provavelmente explicam a associação entre a ocorrência da doença e a raça.

Sintomas inespecíficos como anorexia, depressão, perda de peso, caquexia e febre são comuns. Aproximadamente 40% dos cães apresentam febre. Sintomas pulmonares são observados em 65 a 85% dos cães infectados e variam de dificuldade respiratória discreta durante atividade física até dispneia grave em repouso. A hipoxemia que resulta em cianose indica prognóstico ruim.[10] Tosse seca e persistente é comum. Os linfonodos peri-hilares aumentados que comprimem os brônquios principais, assim como a doença broncointersticial infiltrativa e a doença alveolar, contribuem para a ocorrência de tosse. Derrame e dor pleural, quilotórax, massas granulomatosas sólidas e tromboembolismo pulmonar são complicações raramente relatadas em indivíduos com blastomicose.

Linfadenopatia difusa é observada em cerca de 40 a 60% dos cães com blastomicose. Lesões cutâneas são relatadas em cerca de 30 a 50% dos cães acometidos, além de também serem comuns em gatos infectados. Provavelmente, a prevalência relatada de doenças cutâneas é subestimada, pois as lesões são pequenas e facilmente podem passar despercebidas. Pápulas, nódulos ou placas únicas ou múltiplas que podem ulcerar e drenar um exsudato serossanguinolento a purulento caracterizam as lesões cutâneas típicas. Quase sempre as lesões nodulares são muito pequenas em cães, mas às vezes há formação de grandes abscessos, especialmente em gatos. Paroníquia é comum em cães, portanto as patas e as unhas devem ser examinadas com atenção.

O envolvimento ocular é observado em 20 a 50% dos casos, com aproximadamente 50% dos cães afetados apresentando lesão bilateral. Em geral, no início ocorre lesão no segmento posterior do olho. Neurite óptica pode indicar envolvimento mais difuso do SNC e pior prognóstico. A doença do segmento anterior normalmente é secundária ao envolvimento do segmento posterior. Pode ser caracterizada por conjuntivite, ceratite, iridociclite e, em alguns casos, uveíte anterior e endoftalmite. Glaucoma secundário é comum. Os cães que se apresentam cegos no momento do diagnóstico inicial raramente recuperam a visão.

Nota-se claudicação causada por osteomielite fúngica ou paroníquia dolorosa em cerca de 25% dos cães com blastomicose; osteomielite fúngica é observada em cerca de 10 a 15%. Dor e inchaço geralmente são observados nas regiões epifisárias abaixo do cotovelo ou do joelho. Lesões únicas são mais comuns do que múltiplas.[14]

Mastite micótica, prostatite ou orquite fúngica é observada em aproximadamente 5 a 10% dos cães infectados.[15] Há relato de infecção testicular em pacientes com blastomicose, sem evidência de doença disseminada.[16]

Sintomas neurológicos, frequentemente associados à doença difusa ou multifocal, são vistos em menos de 5% dos cães, mas são mais comuns em gatos (Figura 233.2); no entanto, pode haver envolvimento do cérebro sem sinais neurológicos, tornando a prevalência da infecção do SNC maior do que o esperado.[17] Todos os cães e particularmente os gatos com diagnóstico de blastomicose devem ser submetidos à tomografia computadorizada (TC) ou ressonância magnética (RM), mesmo quando não há sintomas neurológicos evidentes. Outros locais potenciais de infecção incluem coração, pericárdio, mediastino cranial, fígado, baço, rim e cavidade nasal.[18-20]

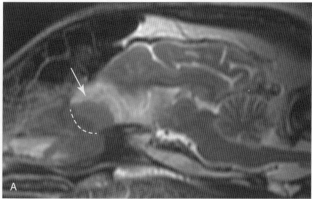
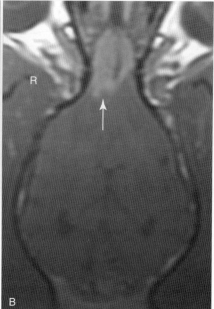

**Figura 233.2 A.** Imagem parassagital direita ponderada em T2 da cabeça de um cão Labrador Retriever macho com blastomicose disseminada, mostrando hiperintensidade mal definida do bulbo olfatório (*seta branca*), estendendo-se da placa cribriforme (*linha pontilhada*) até a sela túrcica e envolvendo o lobo frontal direito. **B.** Imagem coronal da cabeça, ponderada em T1, obtida pós-contraste, mostrando realce do bulbo olfatório direito (*seta*), placa cribriforme e osso turbinado etmoide com extensão ao bulbo olfatório esquerdo. (Cortesia da Dra. Lorrie Gaschen.)

A blastomicose felina é menos comum do que a blastomicose canina.[5,11,12,21-23] A maioria dos sinais clínicos observados em cães também é observada em gatos. As principais diferenças são a prevalência de grandes abscessos e o frequente envolvimento neurológico em gatos em comparação aos cães.

## Diagnóstico

O diagnóstico de blastomicose geralmente é bastante fácil, devido ao grande número de fungos característicos encontrados nas lesões, sobretudo na pele, nos olhos e nos linfonodos infectados.[6,22,24,25] Os resultados do hemograma completo costumam ser normais. Pode haver anemia não regenerativa discreta e neutrofilia madura ou com ligeiro desvio à esquerda.[26] Os resultados do perfil bioquímico sérico em geral não são dignos de nota; hipoalbuminemia é a anormalidade mais consistente. Hipercalcemia discreta é observada em até 10% dos casos.[27] Às vezes, nota-se hipercalcemia grave que requer tratamento. Produção excessiva de 1,25-di-hidroxivitamina D foi relatada em um gato. A hipercalcemia ionizada se resolve com o tratamento antifúngico.[23] Hipercoagulação também é uma sequela da infecção por *B. dermatitidis*.[26]

Radiografias do tórax revelam um padrão intersticial em cerca de 70% dos cães infectados. Embora classicamente seja observado um padrão intersticial nodular (41% dos casos), os padrões intersticial difuso (24%) e broncointersticial (5%) também podem ser achados proeminentes (Figuras 233.3 a 233.5). Um padrão alveolar ou intersticial-alveolar misto é observado em cerca de 20% dos cães, enquanto linfadenopatia traqueobrônquica é observada em cerca de 30%. Os padrões radiográficos que simulam outras doenças não são tão comuns. Derrame pleural e pneumotórax são raramente observados.[28] Lesões osteolíticas podem ser encontradas nas extremidades dos ossos longos dos membros distais (Figura 233.6). Os membros torácicos são mais comumente acometidos do que os pélvicos, com a maioria das lesões sendo distais ao cotovelo ou ao joelho. Proliferação periosteal e edema de tecidos moles são observados em cerca de 50% das lesões.

A obtenção de imagem transversal tornou-se um importante procedimento de avaliação de pacientes com risco de envolvimento do SNC. Nas imagens obtidas em RM, as lesões do SNC são com frequência caracterizadas como intracranianas extra-axiais de base ampla, comumente notadas no lobo frontal, com realce de meninge e edema perilesional. Essas lesões aparecem hipointensas a isointensas em imagens ponderadas em T1,

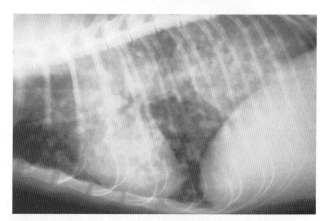

**Figura 233.3** Radiografia lateral do tórax mostrando um padrão intersticial nodular difuso em gato com blastomicose.

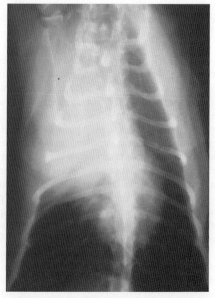

**Figura 233.4** Consolidação do lobo pulmonar cranial direito em gato com blastomicose. Lesões de consolidação e abscesso são frequentemente vistos em gatos com infecção fúngica sistêmica.

CAPÍTULO 233 • Blastomicose e Histoplasmose 1037

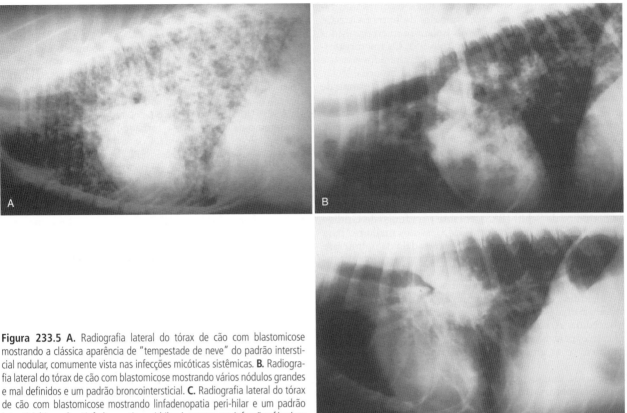

**Figura 233.5 A.** Radiografia lateral do tórax de cão com blastomicose mostrando a clássica aparência de "tempestade de neve" do padrão intersticial nodular, comumente vista nas infecções micóticas sistêmicas. **B.** Radiografia lateral do tórax de cão com blastomicose mostrando vários nódulos grandes e mal definidos e um padrão broncointersticial. **C.** Radiografia lateral do tórax de cão com blastomicose mostrando linfadenopatia peri-hilar e um padrão interstical irregular. Linfadenopatia peri-hilar é comum em infecções fúngicas sistêmicas, especialmente histoplasmose e coccidioidomicose.

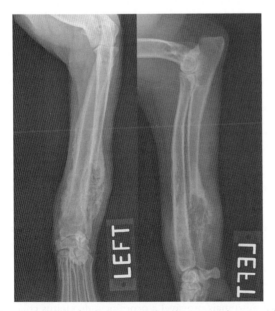

**Figura 233.6** Radiografias laterais e craniocaudais mostrando osteomielite na ulna de uma cadela Doberman de 5 anos castrada que apresentava claudicação e suspeita de osteossarcoma. O exame citológico indicou ser infecção por *Blastomyces dermatitidis*. (Cortesia do Dr. Kyle Vititoe, da Universidade de Illinois.)

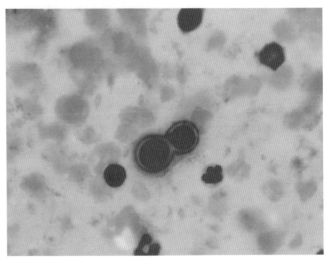

**Figura 233.7** Aspirado obtido com agulha fina de massa torácica em um cão, mostrando *Blastomyces dermatitidis*. (Cortesia do Dr. Kelsey Legendre.)

hiperintensas em T2 e são realçadas após a administração de contraste. A maioria dos cães também apresenta doença disseminada, embora haja relato de blastomicose primária do SNC.[29] As lesões podem ser secundárias à disseminação hematogênica ou à extensão da doença da cavidade nasal, seios da face e órbita para a calvária.[17,29,30] Em vez de uma lesão semelhante à massa, alguns animais infectados apenas demonstram evidências de inflamação e ventriculomegalia em imagens obtidas em RM e TC.[31,32] O exame do líquido cefalorraquidiano (LCR) (ver Capítulo 115) frequentemente indica pleocitose neutrofílica e aumento da concentração de proteína. Os microrganismos podem não ser identificados no exame citológico do LCR.[29]

O diagnóstico definitivo consiste na identificação do microrganismo, o que pode ser feito em exame citológico ou histológico. A citologia do tecido infectado geralmente revela inflamação piogranulomatosa ou supurativa, muitas vezes com fungos de parede espessa (8 a 12 μm de diâmetro, com parede de 0,5 a 0,75 μm de espessura) que desenvolvem brotamentos para formar células-filhas de base ampla (Figura 233.7).[24,33] Os microrganismos são isolados em cerca de 80% das lesões cutâneas, sendo estas os locais mais fáceis e úteis para o diagnóstico citológico (ver Capítulo 86). Em quase todos os olhos infectados, isolam-se microrganismos de aspirados de humor vítreo, e em aproximadamente 60% das vezes isolam-se microrganismos de aspirados de linfonodos (ver Capítulo 95). Os microrganismos são com menos frequência isolados de aspirados ósseo e pulmonar, de lavado transtraqueal e de lavado broncoalveolar, durante o exame citológico (ver Capítulo 101).[6,34] O exame de urina ou a citologia do lavado de próstata raramente revela organismos (ver Capítulo 111).[33] Raramente, pode-se notar microrganismos no exame de fezes (ver Capítulo 81).[35] Deve-se ter cuidado ao manusear amostras que possam conter fungos. A inoculação direta de microrganismos por picada de agulha pode resultar em doença cutânea localizada.[8]

O exame histopatológico geralmente é caracterizado por inflamação purulenta a piogranulomatosa, quase com presença de microrganismos de base ampla. Corantes especiais, como ácido periódico de Schiff (PAS), corante para fungo de Gridley e metenamina-prata de Gomori (GMS), são os melhores para detectar os microrganismos. A reação em cadeia da polimerase (PCR) foi recentemente usada para detectar microrganismos em tecidos.[36]

Nos casos clínicos, não é necessária cultura microbiológica para a identificação definitiva do fungo. A cultura do microrganismo a partir de amostras obtidas no ambiente raramente é bem-sucedida. A cultura de *Blastomyces* representa um risco significativo para a saúde dos profissionais do laboratório de diagnóstico, se as amostras não forem manuseadas de forma adequada.[37]

Realizou-se imunoensaio enzimático para pesquisa do antígeno de *Blastomyces* (ELISA) no soro sanguíneo e na urina, a fim de detectar galactomanana na parede celular, a qual é imunologicamente indistinguível na histoplasmose e blastomicose.[38] O teste para pesquisa de antígeno foi sensível em um grupo de cães com blastomicose. A urina apresentou maior sensibilidade, quando comparado ao soro. O teste antigênico apresenta reação cruzada com histoplasmose e outras doenças fúngicas. Portanto, ele é útil para auxiliar no diagnóstico de doenças fúngicas, mas não é efetivo como diagnóstico definitivo de uma infecção fúngica específica. A concentração de antígeno está relacionada à gravidade da doença e diminui com o sucesso do tratamento, tornando o teste útil no monitoramento da resposta à terapia e como preditivo de recidiva.

Em geral, considera-se que o teste sorológico que avalia a presença de anticorpos contra *Blastomyces* apresenta baixa sensibilidade e especificidade. Em estudo recente, constatou-se que o exame sorológico foi positiva em apenas 50% dos cães com blastomicose confirmada.[33] O título de anticorpos, mais comumente mensurado por meio de imunodifusão em gel de ágar (IDGA), não se mostra útil no monitoramento da resposta à terapia e não é mais sensível do que o teste de pesquisa de antígeno.

## Tratamento

Todos os cães e gatos com blastomicose devem ser tratados. Atualmente, o itraconazol é considerado o tratamento de escolha, exceto em casos de hipoxemia moderada a grave ou infecção do SNC, quando a anfotericina B ainda deve ser considerada o medicamento de primeira escolha (ver Capítulo 162).[10] É possível esperar cura clínica em 70 a 75% dos casos tratados. A falha do tratamento é mais provável em cães com hipoxemia ou com três ou mais sistemas orgânicos acometidos. Em gatos, a falha do tratamento foi associada com o envolvimento latente do SNC. A dose de itraconazol que se mostrou efetiva foi 5 mg/kg VO, 1 vez/dia ou fracionada em 2 vezes/dia. O medicamento deve ser continuado por 2 a 3 meses ou até que a doença ativa não seja aparente. A resposta ao tratamento com itraconazol é mínima nas primeiras 1 a 2 semanas. Uma dose de ataque de 10 mg/kg/dia nos primeiros 3 dias de tratamento pode minimizar esse lapso de tempo. Ocorre recidiva em aproximadamente 20% dos cães tratados, meses a anos após a descontinuação do tratamento.[6,10] Os gatos requerem uma dose maior de itraconazol (10 mg/kg, 1 vez/dia ou fracionada em 2 vezes/dia) e período de tratamento mais longo, em comparação aos cães.

O fluconazol geralmente é considerado menos efetivo no tratamento de blastomicose, em comparação com o itraconazol. A taxa de recidiva pode ser maior.[39] No entanto, o custo-benefício do tratamento com fluconazol pode ser melhor do que o do uso de itraconazol ou de antifúngicos azóis mais recentes. A terapia de longa duração com fluconazol tem se mostrado efetiva no tratamento da blastomicose, tornando-o frequentemente o medicamento de primeira escolha. Como o fluconazol é excretado na urina e atravessa bem as barreiras hematencefálica, o sangue-ocular e o sangue-próstata, ele pode ser uma escolha mais apropriada para o tratamento de infecções do trato urinário, da próstata e do SNC.[39]

Os efeitos adversos dos antifúngicos azóis são semelhantes a todos os fármacos dessa classe. O cetoconazol é o menos tolerado, enquanto o fluconazol parece ser o mais tolerado. Os efeitos colaterais gastrintestinais (GI) relacionados à dose (anorexia e vômitos) são mais comuns, especialmente em gatos. Quando ocorrem, o fracionamento da dose em duas administrações ou sua redução pode ser benéfico. Em animais tratados com antifúngicos azóis, devem ser monitoradas as atividades das enzimas hepáticas. Aumentos assintomáticos nas concentrações das transaminases são observados em cerca de metade dos animais tratados com itraconazol e de 20% dos cães tratados com fluconazol, mas não justificam mudança no protocolo terapêutico, a menos que o paciente manifeste anorexia, vômito, depressão ou dor abdominal concomitantes.[39] As atividades dessas enzimas geralmente retornam aos valores normais com o passar do tempo, sem necessidade de intervenção. Às vezes, nota-se hepatotoxicose sintomática secundária ao uso de itraconazol, mas é incomum quando se administra fluconazol. Reações cutâneas secundárias à vasculite (Figura 233.8) são observadas em aproximadamente 7% dos cães tratados com itraconazol, na dose de 10 mg/kg, e essas reações se resolvem após a descontinuação do medicamento.[10]

Em animais com envolvimento do SNC ou hipoxemia gravemente acometidos, com frequência utiliza-se anfotericina B em combinação com itraconazol ou fluconazol. ABLC (Abelcet), uma formulação de anfotericina B complexada com lipídios, é recomendada devido à sua baixa toxicidade.[40] Em cães com blastomicose, tem sido recomendada uma dose de 2 a 3 mg/kg IV, em dias alternados, até dose total de 24 a 27 mg/kg.

A formulação à base de desoxicolato, embora muito mais barata, apresenta maior risco de intoxicação. A dose é de 0,5 mg/kg para cães e 0,25 mg/kg para gatos, via intravenosa, em dias alternados, até dose total de 4 mg/kg, quando usada em combinação com antifúngicos azóis. Uma dose maior de 0,5 a 1 mg/kg até dose total de 8 mg/kg é recomendada para cães, caso a anfotericina B seja o único medicamento fornecido. A anfotericina B deve ser descontinuada se o cão ou gato desenvolver azotemia (nitrogênio ureico sanguíneo [NUS] superior ou igual a 50 mg/d$\ell$, creatinina superior ou igual a 3 mg/d$\ell$). A eficácia da anfotericina B quando combinada com fluconazol ou itraconazol é igual à observada com o uso exclusivo de itraconazol, mas é muito mais provável a ocorrência de efeitos colaterais.

Em animais com hipoxemia, a terapia auxiliar deve incluir suplementação de oxigênio (ver Capítulo 131), broncodilatadores e, possivelmente, antibióticos. Uveíte anterior e glaucoma secundários devem ser tratados apropriadamente (ver Capítulo 11). Os glicocorticoides de uso oral podem resultar em maior probabilidade de reter a visão em cães com envolvimento ocular, sem reduzir significativamente o prognóstico do envolvimento sistêmico.[41] Eles também podem melhorar a sobrevida de cães com dispneia resultante de inflamação e edema de vias respiratórias graves, após o início do tratamento.

A resolução dos sinais clínicos é o melhor meio de monitoramento do paciente. Enquanto o animal estiver recebendo terapia antifúngica, devem ser realizadas avaliações mensais,

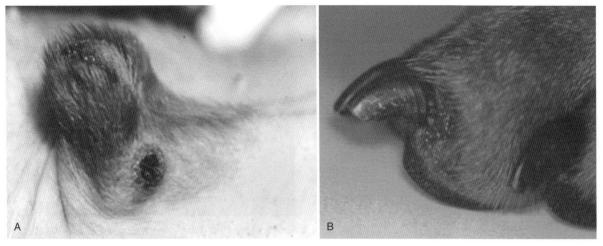

**Figura 233.8 A.** Lesão no prepúcio de um cão Dachshund submetido ao tratamento de blastomicose com itraconazol. A lesão é causada por vasculite cutânea em decorrência do uso de itraconazol. **B.** Lesão de paroníquia causada por vasculite cutânea ocasionada por itraconazol em um cão Doberman Pinscher.

consistindo em exame físico e de fundo do olho, bem como radiografias do tórax e perfil bioquímico sérico. O tratamento deve ser continuado por 1 mês após a resolução dos sinais clínicos, e os animais devem ser reavaliados 3 e 6 meses após a descontinuação da terapia, a fim de avaliar a possibilidade de recidiva. A concentração de antígeno na urina (antigenúria) deve se tornar negativa ou diminuir abaixo de 1 ng/mℓ com o sucesso do tratamento. O aumento da antigenúria pode sugerir recidiva.[38,42] O exame sorológico não é útil no monitoramento da resposta à terapia ou na avaliação de recidiva.

Os cães que morrem geralmente apresentavam doença respiratória grave e hipoxemia. Os que sobrevivem aos primeiros 10 dias de terapia em geral se recuperam. Hipoxemia e envolvimento de três ou mais sistemas orgânicos são indicadores de prognóstico ruim.[10] Em 15 a 20% dos cães tratados ocorre recidiva nos primeiros 6 meses após o tratamento, mas é possível acontecer após 1 ano ou mais. A recidiva deve ser tratada como uma nova infecção, não sendo menos provável a resposta ao tratamento.

### Importância na saúde pública

É improvável a transmissão de blastomicose de um animal para outro ou de um animal para uma pessoa. As infecções por *Blastomyces* localizadas surgem após ferimento por picada de agulha durante a obtenção de aspirado com agulha fina de lesões infectadas, ou os funcionários de laboratórios podem ser potencialmente infectados quando manuseiam culturas de fungos. Surtos que envolvem pessoas e cães são decorrências de exposição a uma fonte de infecção ambiental comum; esse fungo não causa zoonose.

## HISTOPLASMOSE

Histoplasmose é uma infecção fúngica sistêmica que em geral se origina nos pulmões e potencialmente no trato GI e se dissemina aos vasos linfáticos, fígado, baço, medula óssea, olhos e outros órgãos. Uma grande variedade de espécies de mamíferos pode ser acometida; os gatos seriam mais suscetíveis à infecção do que os cães. Como acontece com a maioria das doenças fúngicas sistêmicas, os animais com menos de 4 anos apresentam risco maior, mas qualquer idade pode ser infectada.

A histoplasmose é causada pelo fungo dimórfico *Histoplasma capsulatum*. No tecido infectado, o microrganismo é uma levedura. No meio ambiente, *H. capsulatum* é um saprófito endêmico no solo da maioria das regiões de clima temperado e subtropical do mundo. A maioria dos casos de histoplasmose na América do Norte ocorre na região centro-oeste superior dos EUA e centro-sul do Canadá, com distribuição geográfica seguindo os rios Mississippi, Ohio e Missouri (ver Figura 233.1).

### Fisiopatologia

A histoplasmose não é uma doença contagiosa. A infecção ocorre após inalação ou ingestão de conídios infectantes presentes no ambiente. O sistema respiratório provavelmente é a principal via de infecção em gatos, humanos e cães, mas o sistema GI também pode ser uma porta de entrada importante no cão.

Após a inalação ou ingestão, os conídios se transformam da fase de micélio para a fase de levedura e são fagocitados pelas células do sistema macrófago-monócito, onde crescem como microrganismos intracelulares facultativos. A disseminação hematogênica e linfática resulta em doença multissistêmica e pode ser para qualquer sistema orgânico, resultando em resposta inflamatória granulomatosa. Pulmões, sistema GI, linfonodos, fígado, baço, medula óssea, olhos e glândulas suprarrenais são órgãos comumente acometidos em cães; pulmões, fígado, linfonodos, olhos e medula óssea são mais recorrentes em gatos. Em cães e pessoas o período de incubação varia de 12 a 16 dias.

A resposta imune mediada por células determina a gravidade da doença clínica, sendo provavelmente comum a infecção subclínica. A maioria dos casos de infecção são eventos esporádicos, mas às vezes são relatados surtos pontuais da doença em cães e humanos. Epidemiologicamente, esses surtos em geral estão associados à exposição a áreas altamente contaminadas com *Histoplasma*, como galinheiros, hábitats de morcegos ou poleiros de estorninhos. Embora haja relato de histoplasmose em gatos mantidos exclusivamente em ambiente interno, as fontes de exposição podem ter sido plantas domésticas ou porões inacabados.[43]

### Sinais clínicos

A histoplasmose ocorre mais comumente em gatos com menos de 4 anos, mas não há predileção por raça ou sexo. Nesses animais, quase sempre a doença é insidiosa e inespecífica. Depressão, anorexia, febre, palidez de membranas mucosas e perda de peso são sintomas comuns. O envolvimento pulmonar, evidenciado por dispneia, taquipneia ou sons pulmonares anormais, é observado em menos de 50% dos gatos infectados. Tosse é incomum. Hepatomegalia, esplenomegalia ou linfadenopatia são observadas em cerca de um terço dos gatos acometidos. O envolvimento ocular pode resultar em proliferação anormal de pigmento na retina, edema de retina, coriorretinite granulomatosa, uveíte anterior, panoftalmite ou neurite óptica (ver Capítulo 11). Descolamento de retina e glaucoma secundários são menos comuns do que em animais com blastomicose. A osteomielite fúngica pode causar claudicação em um ou mais membros. Lesões cutâneas consistindo em múltiplos nódulos pequenos que podem apresentar úlcera e exsudato ou formar crostas são notadas com menos frequência do que em animais com blastomicose. Outros sintomas GI, além de anorexia, são incomuns em gatos com histoplasmose quando comparados aos cães. Relata-se ulceração bucal, inclusive da língua, como uma manifestação incomum. A icterícia é ocasionalmente observada em gatos com envolvimento hepático. Foram relatadas infecção cutânea primária, bem como fragilidade cutânea secundária à infecção por *Histoplasma* felina.[44,45] Em um estudo retrospectivo de 22 gatos com histoplasmose, constatou-se doença disseminada na maioria (15 de 22), com doença primária dos sistemas GI e pulmonar em 3 e 4 do total de casos, respectivamente.[46]

A histoplasmose canina é mais comumente observada em animais com menos de 4 anos. A doença é 1,2 vezes mais frequente em cães machos do que em fêmeas, e a prevalência da infecção nas raças Pointer, Weimaraner e Brittany Spaniel pode ser maior. Os achados clínicos estão relacionados à via de infecção e à extensão da disseminação sistêmica. Após a inalação do microrganismo, provavelmente é comum o desenvolvimento de infecção subclínica. Nos cães que apresentam sinais clínicos, os achados são muito variáveis, mas os sintomas GI são os mais comuns. Dependendo da porção do trato GI infectada, é possível observar diarreia oriunda do intestino delgado e grosso, bem como enteropatia com perda de proteína.

Sinais clínicos inespecíficos, como febre, anorexia, depressão e perda de peso grave, são comuns e podem ser causados pela ação de mediadores inflamatórios, como fator de necrose tumoral (TNF) e interleucina-1 (IL-1). Sons pulmonares anormais, com ou sem tosse, taquipneia ou dispneia são observados em menos de 50% dos cães acometidos. Derrame pleural é raramente constatado, podendo contribuir para os sintomas respiratórios.[47] Esplenomegalia, hepatomegalia e linfadenopatia são ocasionalmente observadas.

## Diagnóstico

Em pacientes com histoplasmose, a causa da anemia normocítica normocrômica não regenerativa, a anormalidade mais comum verificada no hemograma, provavelmente é multifatorial; inflamação crônica, perda de sangue GI e infecção da medula óssea estão envolvidas na gravidade da doença.[43,46] Neutrofilia e monocitose são frequentemente observadas, mas as contagens de leucócitos são variáveis. Neutropenia ou pancitopenia são observadas em uma minoria de animais infectados, sobretudo em gatos. A presença de fungos na corrente sanguínea (fungemia) é rara em cães e gatos. *Histoplasma* são vistos apenas ocasionalmente em monócitos ou neutrófilos e raramente em eosinófilos. A trombocitopenia secundária ao maior uso ou destruição de plaquetas é observada em até metade dos cães acometidos e um terço dos gatos afetados. Hipoalbuminemia é a anormalidade bioquímica mais consistente.[43,46] Elevações nas atividades séricas de alanina aminotransferase (ALT), aspartato aminotransferase (AST) e fosfatase alcalina (ALP) e na concentração sérica de bilirrubina total podem indicar envolvimento hepático. Hipercalcemia é mais comum em gatos do que em cães.[48] Deve-se ressaltar que a hipoalbuminemia pode mascarar uma condição de hipercalcemia discreta. Em uma revisão retrospectiva de 22 gatos com histoplasmose, constatou-se que 42% apresentavam hipocalcemia no perfil bioquímico sérico; todos os gatos com hipocalcemia também apresentavam hipoalbuminemia.[46] Os gatos geralmente são negativos para retrovírus. Na maioria dos casos, o exame de urina é normal.[46] *Histoplasma capsulatum* pode causar vasculite e coagulopatia intravascular disseminada.[49]

Radiografias do tórax com frequência revelam um padrão intersticial difuso ou intersticial linear que tende a se transformar em padrão intersticial nodular (Figura 233.9).[43] Infiltrados alveolares são raramente relatados. A linfadenopatia hilar é comum em cães, mas incomum em gatos. Infiltrados pulmonares ou linfonodos hilares calcificados podem indicar doença inativa em cães. Lesões osteolíticas, neoformação óssea periosteal e proliferação óssea subperiosteal são raramente observadas. Os ossos do esqueleto apendicular distal, especialmente o carpo e o tarso, são os mais afetados. As lesões ósseas em gatos são mais comuns do que em cães.

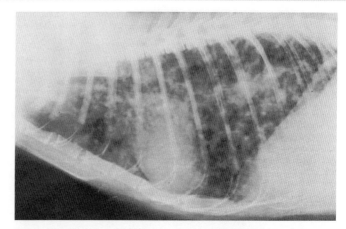

**Figura 233.9** Radiografia lateral do tórax de um gato Siamês com 8 anos e histórico de dispneia há 2 semanas, causada por infecção por *Histoplasma capsulatum*. Esse padrão coalescente de infiltrados intersticiais é comumente visto em gatos com histoplasmose pulmonar.

O exame ultrassonográfico do abdome (ver Capítulo 88) pode revelar hepatomegalia, alterações na textura ecogênica hepática ou esplênica, linfadenomegalia abdominal, derrame peritoneal e aumento de volume dos rins e das adrenais.[43,46] O achado de baço aumentado e hipoecoico na ultrassonografia deve aumentar a suspeita de envolvimento esplênico.[50]

Para o diagnóstico definitivo, é necessária a identificação do microrganismo. O método mais comum é o exame citológico. A citologia do tecido infectado revela inflamação piogranulomatosa, frequentemente com inúmeras células fúngicas intracelulares pequenas, redondas a ovais (2 a 4 μm de diâmetro), caracterizadas por um centro basofílico e um discreto halo causado pela retração do conteúdo da célula para longe da parede celular durante a fixação tecidual (Figura 233.10).

Embora múltiplos *Histoplasma* sejam geralmente encontrados no interior de células fagocíticas do sistema fagocitário mononuclear, um pequeno número de microrganismos pode ser liberado das células durante a preparação das lâminas e visto livre nas lâminas coradas com corante do tipo Wright-Giemsa. As amostras para exame citológico devem ser coletadas de tecido com anormalidades aparentes. No gato, a citologia de aspirado da medula óssea, baço ou linfonodos ou do lavado traqueal ou broncoalveolar tem maior probabilidade de detecção de microrganismos. No cão, o exame citológico de raspado retal ou de

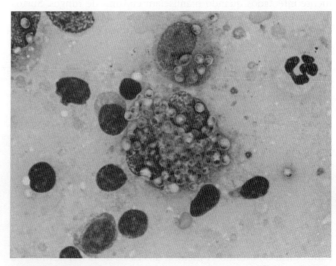

**Figura 233.10** Aspirado com agulha fina de linfonodo de um gato mostrando aglomerado de *Histoplasma capsulatum* (*centro da imagem*). (Cortesia do Dr. Kelsey Legendre.)

amostra obtida por biopsia e o exame citológico de aspirado do fígado (ver Capítulo 89), medula óssea (ver Capítulo 92), linfonodos (ver Capítulo 95), baço ou lavado traqueal ou broncoalveolar (ver Capítulo 101) são mais propensos à detecção de microrganismos. Esfregaços de amostra da camada leucoplaquetária e exames citológicos de derrame pleural ou peritoneal, aspirado de lesões osteolíticas e aspirado ou *"imprint"* de lesões nodulares de pele (ver Capítulos 86 e 87) também podem possibilitar a detecção de microrganismos (ver Capítulo 74).

Quase sempre se notam lesões piogranulomatosas com vários microrganismos intracelulares em macrófagos. Deve-se considerar a possibilidade de histoplasmose quando se constata hepatite granulomatosa ou outra doença granulomatosa ou piogranulomatosa em amostra obtida por biopsia.[51] O fungo não cora bem com corante hematoxilina-eosina (H&E) de rotina; assim, frequentemente utilizam-se colorações especiais, como PAS, corante para fungo de Gridley e corante GMS, para detectar os microrganismos. Em casos raros, podem ser vistas hifas misturadas com formas de levedura em amostras submetidas ao exame histopatológico.[52]

A cultura de fungos em amostras de tecido infectado pode ser usada como procedimento diagnóstico, mas em casos clínicos raramente é necessária. O microrganismo cultivado tem potencial patogênico, o que impede tentativas de cultura em um ambiente de rotina.

Atualmente, a detecção de anticorpos não é considerada um método de diagnóstico confiável, pois é comum a ocorrência tanto de resultados falso-positivos quanto de falso-negativos. Um antígeno galactomanano é liberado da parede celular durante a infecção ativa e pode ser detectado na urina ou no soro sanguíneo. Antigenemia e antigenúria podem ser demonstradas usando um teste ELISA para pesquisa de antígeno de *Blastomyces*, a fim de detectar galactomanano de parede celular. Um teste positivo não é específico para histoplasmose, mas é indicativo de micoses sistêmicas e possibilita o diagnóstico e o tratamento precoces.[37] A concentração de antígeno diminui durante o tratamento e aumenta em caso de recidiva. Na experiência dos autores, o uso de teste ELISA na urina pode ter sensibilidade limitada em casos de infecção localizada, por exemplo histoplasmose pulmonar, como é o caso em humanos.[53] Portanto, um título negativo deve ser seguido de testes de diagnóstico adicionais, como amostragem de vias respiratórias, se a doença for limitada ao sistema respiratório (ver Capítulo 101). Em vários relatos de casos, utilizou-se o teste PCR para detectar *Histoplasma capsulatum* em amostras de tecidos de gatos.[45,54]

## Tratamento

A histoplasmose pulmonar pode ter um curso clínico autolimitante, mas o tratamento antifúngico ainda é recomendado, porque há um risco significativo de disseminação crônica. Cães ou gatos com histoplasmose disseminada geralmente morrem, caso não sejam tratados. Os protocolos terapêuticos são semelhantes aos descritos para blastomicose, embora não tenham sido tão bem estudados. Provavelmente, na maioria dos casos, há necessidade de tratamento de longa duração, mas essa duração é muito variável.

O itraconazol, na dose de 10 mg/kg VO, 1 vez/dia ou fracionado em 2 vezes/dia, é considerado o tratamento de escolha para histoplasmose felina. São necessários pelo menos 2 a 4 meses de tratamento. Poucos estudos avaliaram sua eficácia, mas um estudo constatou que todos os 8 gatos tratados foram curados, enquanto em outro estudo apenas metade dos gatos recebeu alta hospitalar.[46,48] A adição de anfotericina B ao protocolo de tratamento com cetoconazol pode melhorar a eficácia, especialmente em gatos gravemente acometidos. Fluconazol, posaconazol, voriconazol e isavuconazol, azóis de nova geração, provavelmente são efetivos, mas não foram bem estudados (ver Capítulo 162).[55] O tratamento com fluconazol parece apresentar recidiva e taxa de mortalidade semelhante às verificadas no tratamento com itraconazol em gatos com histoplasmose.[43] O fluconazol é menos efetivo do que o itraconazol no tratamento de pessoas com histoplasmose, e o posaconazol é frequentemente usado em pacientes que não toleram o itraconazol e não respondem ao tratamento com fluconazol. O voriconazol é usado em pacientes com doença do SNC, mas, na histoplasmose, o envolvimento do SNC não é tão comum quanto na blastomicose. Não foram constatadas observações semelhantes em cães e gatos.

Em cães com histoplasmose, o cetoconazol tem sido descrito como o tratamento de escolha; em casos muito graves, adiciona-se anfotericina B ao protocolo terapêutico. No entanto, poucos estudos avaliaram os tratamentos de histoplasmose em cães, enquanto estudos com cetoconazol foram realizados antes que os antifúngicos azóis mais recentes estivessem disponíveis. O itraconazol é o tratamento de escolha para tratamento de histoplasmose em pessoas; em cães, junto ao fluconazol, ele é mais seguro, podendo resultar em melhor eficácia do que o cetoconazol. A terapia respiratória auxiliar pode incluir suplementação com oxigênio (ver Capítulo 131), além de broncodilatadores aos animais com hipoxemia e antibióticos aos cães com pneumonia bacteriana secundária, embora isso seja incomum em cães com micose sistêmica.[28] Corticosteroides foram recomendados no tratamento de cães com obstrução de vias respiratórias secundária à linfadenopatia hilar causada por histoplasmose.[56]

A resolução dos sinais clínicos é o melhor meio de monitoramento do paciente. Durante o tratamento devem ser realizadas avaliações mensais, inclusive exame físico e ocular, radiografias do tórax e perfil bioquímico sérico em animais sob tratamento com antifúngicos azóis. A concentração de antígeno na urina deve ser monitorada a cada 3 meses. O tratamento deve ser continuado por 1 mês após a resolução dos sinais clínicos, e os animais devem ser reavaliados 3 e 6 meses após a descontinuação da terapia, a fim de avaliar a possibilidade de recidiva. Os resultados de testes de pesquisa de antígeno na urina diminuem com o tratamento bem-sucedido, mas aumentam em casos de recidiva, tornando a avaliação seriada da concentração de antígeno na urina um método apropriado para monitoramento da terapia. A sorologia não é útil para monitorar a resposta ao tratamento, tampouco para avaliar a possibilidade de recidiva.

O prognóstico é bom para cães que apresentam apenas sintomas pulmonares, mas, naqueles com doença GI ou disseminação grave da doença, o prognóstico é reservado. O prognóstico é razoável a bom em gatos tratados com itraconazol, embora possa ser necessário tratamento de longa duração. O prognóstico de gatos gravemente debilitados é reservado. A sobrevivência de gatos com histoplasmose varia de 55 a 66%, com mediana do tempo de sobrevivência de 19 a 28,9 meses.[43,46]

## REFERÊNCIAS BIBLIOGRÁFICAS

*As referências bibliográficas deste capítulo se encontram online no Ambiente de Aprendizagem.*

# CAPÍTULO 234

# Aspergilose em Cães

Frédéric Billen e Dominique Peeters

## CONSIDERAÇÕES GERAIS

As espécies de *Aspergillus* são fungos filamentosos saprofíticos onipresentes, envolvidos na reciclagem do ambiente, e podem atuar como patógenos oportunistas. Seu pequeno tamanho (2 a 3 μm) possibilita que permaneçam em suspensão no ar e penetrem no trato respiratório.[1] A maioria das pessoas inala várias centenas de conídios diariamente.[2] O sistema de defesa respiratória (movimento mucociliar, imunidade mediada por células e mediadores solúveis) elimina esses patógenos, evitando a colonização do sistema respiratório. No entanto, a alteração de qualquer componente do sistema de defesa pode propiciar o desenvolvimento de uma infecção.[3] Em cães, há relato de duas formas de infecção por *Aspergillus*: aspergilose nasossinusal (ANS), que é restrita às cavidades nasais e seios frontais, e *aspergilose sistêmica*, que se dissemina para outras partes do corpo.[4]

## ASPERGILOSE NASOSSINUSAL

### Etiologia

A rinossinusite fúngica é uma das causas mais comuns de secreção nasal crônica em cães (ver Capítulo 27).[5-7] A doença é causada com mais frequência por *A. fumigatus*, enquanto *A. niger, A. nidulans, A. flavus, A tubingensis* e *A. uvarum* ou *Penicillium* spp. foram relatados ocasionalmente.[4,8] Em raras ocasiões, outros fungos como *Cryptococcus neoformans* e *Scedosporium apiospermum* podem infectar as cavidades nasais de cães (ver Capítulo 231).[9,10]

### Patogênese

A razão pela qual *A. fumigatus* causa a doença em apenas uma pequena proporção de cães expostos permanece obscura. Apenas raramente há um fator predisponente, como corpo estranho nasal, trauma facial, tumor nasal ou dente incluso.[11,12] Normalmente os cães infectados não apresentam imunossupressão sistêmica, e as infecções fúngicas são restritas ao nariz e/ou seio nasal frontal; ademais, não ocorre penetração do fungo na mucosa respiratória.[13] Portanto, suspeita-se que a disfunção imunológica local da mucosa nasal esteja envolvida na patogênese da doença. Em cães afetados, parece haver um desequilíbrio entre a imunidade pró-inflamatória (imunidade Th1) e a anti-inflamatória (imunidade Th17 e, possivelmente, células T reguladoras), que pode perpetuar a infecção e sua resposta inflamatória associada.[14] Um defeito na expressão ou na função do receptor semelhante a Toll (TLR) pode ser a disfunção primária que propicia a infecção por *Aspergillus* nesses cães.[15,16] A ANS é caracterizada por grave destruição das conchas nasais, provavelmente devido à resposta inflamatória e às toxinas fúngicas dermonecrolíticas.[13] Cães gravemente acometidos apresentam lesão óssea que pode permitir a extensão da inflamação aos tecidos moles perisinusais e periorbitais e/ou ao cérebro.[17]

### Resenha e achados clínicos

A ANS acomete principalmente cães jovens a de meia-idade de raças de grande porte mesaticefálicas e dolicocefálicas.[18] Espirros, espirros reversos, epistaxe unilateral (e posteriormente bilateral, com a progressão da doença) e secreção nasal mucosa ou purulenta sanguinolenta podem estar presentes semanas a meses antes da consulta. Despigmentação e ulceração do plano nasal (Figura 234.1), fluxo de ar nasal ipsilateral normal ou mesmo aumentado, desconforto facial, letargia e diminuição do apetite são achados clínicos comuns que geralmente não estão presentes em outras causas de secreção nasal em cães. Em raras ocasiões, a extensão da inflamação para o prosencéfalo devido à destruição da placa cribriforme pode resultar em embotamento mental ou até mesmo convulsões.[12]

### Diagnóstico

#### Considerações gerais

Mesmo quando há alta suspeita de ANS com base na resenha e na manifestação clínica típica, a infecção fúngica deve ser confirmada antes do tratamento. Nenhum teste é 100% preciso, sendo necessária uma combinação de procedimentos diagnósticos,[12] que incluem a constatação de alterações "cavitárias" destrutivas da cavidade nasal, em imagem diagnóstica ou rinoscopia, e comprovação de etiologia fúngica com visualização endoscópica de placas, citologia, histologia, cultura e/ou sorologia.

#### Imagem diagnóstica

Antes da rinoscopia, devem ser realizados exames de imagens diagnósticas, porque a hemorragia resultante pode obscurecer lesões discretas e comprometer a qualidade de imagem.[19] Vários estudos comprovaram maior sensibilidade da tomografia computadorizada (TC) e ressonância magnética (RM), em comparação com a radiografia, no diagnóstico de doenças nasossinusais em cães.[20-22] A TC é particularmente superior à radiografia para definir a extensão das lesões nasossinusais, detectar lesões ósseas corticais e avaliar a integridade da lâmina cribriforme (ver Capítulo 238).[19,23] Esta última pode ser essencial para a escolha do protocolo terapêutico.[24] Os achados tomográficos mais comuns

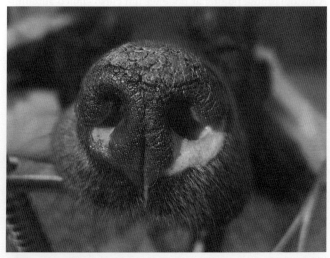

**Figura 234.1** Despigmentação e ulceração do plano nasal de cão com aspergilose nasossinusal bilateral (esquerda maior do que a direita). (*Esta figura se encontra reproduzida, em cores, no Encarte.*)

na ANS são: (1) destruição cavitária moderada a grave dos ossos cornetos, com presença de quantidade variável de tecido mole anormal (secreção e/ou fungo) nos seios da face e/ou nas cavidades nasais (Figura 234.2); (2) espessamento inespecífico da mucosa adjacente à superfície interna dos ossos do seio frontal, recesso maxilar e cavidade nasal; e (3) espessamento de osso reativo.[17] Em cães, não há clara vantagem no uso de RM, comparativamente à TC, no diagnóstico de ANS.[19]

### Endoscopia

O exame endoscópico das cavidades nasossinusais é o único procedimento que pode permitir o diagnóstico (visualização de placas fúngicas e/ou amostragem do local-alvo) e o tratamento (desbridamento, com ou sem retirada de corpo estranho, e colocação de cateter de infusão) da infecção, durante anestesia geral (ver Capítulo 96).[11,12,25-27] Os achados rinoscópicos típicos incluem: destruição moderada a grave de ossos cornetos, resultando em aparência típica de cavidade; rugosidade da mucosa; presença de secreção mucopurulenta (sanguinolenta) intranasais; e colônias de fungos (Vídeo 234.1). Alguns pacientes podem apresentar destruição do septo nasal e doença bilateral.[19,28] As colônias fúngicas geralmente surgem como placas difusas esbranquiçadas ou esverdeadas aderidas à mucosa nasal ou sinusal.[29] Em alguns casos, não se constata colônia de fungo nas cavidades nasais, sendo necessário o acesso ao seio frontal para o diagnóstico de ANS (Figura 234.3). Em um estudo, foi relatada a necessidade de trepanação sinusal com sinuscopia para confirmar o diagnóstico de ANS em 17% dos cães com lesões notadas na TC sugestivas da doença.[11]

Em geral, a rinoscopia é realizada com endoscópio rígido de ângulo de visão de 0 ou 30°; contudo, em alguns cães, sempre que possível, deve-se usar um pequeno endoscópio flexível para facilitar a entrada no seio frontal (ver Capítulo 238).[19] Isso geralmente é viável em cães de raças de médio a grande porte com destruição moderada a grave das conchas nasais. As principais limitações da endoscopia são a incapacidade de examinar as estruturas ósseas e, principalmente, a integridade da placa cribriforme. Por esse motivo, a endoscopia e a TC são consideradas procedimentos diagnósticos complementares.[19,29]

### Exame citológico

O exame citológico pode ser usado para confirmar o diagnóstico de ANS (ver Capítulo 93). A sensibilidade da técnica depende do método de amostragem. Esfregaços diretos de exsudato nasal e esfregaços endonasais cegos detectaram hifas em apenas 13 e 20% dos casos, respectivamente, enquanto a escovação de lesões suspeitas guiada por endoscópio e amostras de lesões suspeitas obtidas por biopsia detectaram hifas em 93 e 100% dos casos, respectivamente.[25] Tal como acontece no exame citológico, a sensibilidade do exame histológico na detecção de hifas depende muito da amostra obtida por biopsia. Geralmente, requer a amostragem de placas fúngicas, em vez de mucosa adjacente ou de exsudato semelhante à placa, identificado erroneamente, ou os restos de tecido necrosado.[13,30,31]

### Cultura microbiológica

Dados recentes demonstraram que a especificidade de cultura de fungo é de 100% para o diagnóstico de ANS em cães com secreção nasal.[26,32] A metodologia laboratorial subótima e a incapacidade de obter amostras nasais adequadas provavelmente contribuíram para as baixas sensibilidades relatadas anteriormente. Um estudo recente mostrou que o aumento da temperatura de incubação para 37°C não apenas aumentou a sensibilidade da cultura, mas também reduziu o tempo de crescimento do fungo. O tipo de amostra nasal obtida é de grande importância. A sensibilidade é maior quando se obtém amostra de placas fúngicas (88%), seguida de amostra de mucosa obtida por biopsia (75%). Amostras de esfregaço endonasal obtidas às cegas não são totalmente confiáveis (19%) para o diagnóstico de ANS.[26]

### Exames sorológicos

Os testes que detectam anticorpos séricos específicos contra *Aspergillus* usam soluções de antígeno de *Aspergillus* padronizadas e altamente purificadas, disponíveis no mercado. No entanto, poucos estudos avaliaram a utilidade dessas soluções padronizadas no diagnóstico de ANS em cães. A imunodifusão dupla em gel de ágar é um método de diagnóstico altamente específico (98 a 100%), mas pouco sensível (57 a 76,5%), enquanto o teste imunoenzimático (ELISA) possui maior sensibilidade (88,2%) e igual especificidade (96,8%).[30,32,33] Devido à sua moderada sensibilidade geral, o exame sorológico não é considerado um bom teste de triagem para ANS em cães com secreção nasal crônica. A concentração sérica do antígeno galactomanana (um componente da parede celular liberado durante o crescimento do fungo) e a detecção quantitativa de DNA do fungo em amostra de sangue total ou de tecido nasal não são procedimentos confiáveis para o diagnóstico de ANS em cães.[33,34]

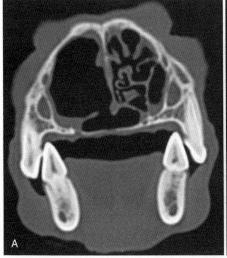 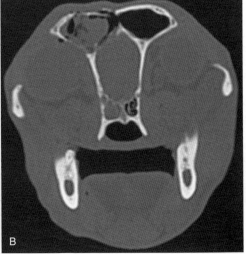

**Figura 234.2** Tomografia computadorizada (TC) nasossinusal de cão com aspergilose nasossinusal direita grave. **A.** Nota-se extensa lise de ossos cornetos na altura do terço médio da cavidade nasal, responsável pela aparência "cavitária". **B.** No seio frontal direito, há material atenuante de partes moles, com padrão de gás fragmentado. Há grave destruição do osso frontal direito, que envolve a parede entre o seio frontal e a cavidade craniana, entre o seio frontal e a órbita e, dorsalmente, possibilitando a comunicação com o tecido subcutâneo.

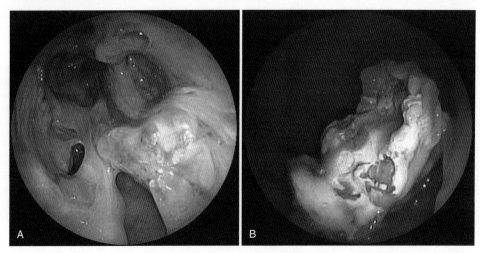

**Figura 234.3** Rinoscopia direta da cavidade nasal direita de cão com ANS. **A.** Note a aparência cavernosa típica da cavidade nasal direita, devido à grave lise das conchas nasais, com quantidade moderada de secreção mucopurulenta sanguinolenta. **B.** Há granuloma fúngico apenas no seio frontal direito. (*Esta figura se encontra reproduzida, em cores, no Encarte.*)

## Tratamento

### Considerações gerais

O tratamento efetivo de ANS ainda é um desafio, apesar das várias opções terapêuticas disponíveis, inclusive terapia sistêmica administrada por via oral, aplicação tópica de soluções antifúngicas e procedimentos cirúrgicos mais invasivos (Tabela 234.1).

### Medicamentos antifúngicos

Os antifúngicos usados no tratamento de ANS pertencem ao grupo dos azóis: os imidazóis de segunda geração (cetoconazol, clotrimazol, enilconazol) e os triazóis de terceira geração mais potentes (itraconazol, fluconazol).[35] Por meio da interação com o sistema citocromo P450 do fungo, seu principal mecanismo de ação consiste na inibição da síntese de ergosterol, um componente-chave das membranas citoplasmáticas dos fungos. Muitos azóis também interagem com isoenzimas P450 de mamíferos, responsáveis por efeitos colaterais (hepatotoxicose, anorexia, vômitos) e alguns medicamentos.[36] Os antimicóticos triazóis são mais específicos para o citocromo P450 do fungo, causando menos efeitos colaterais.[37] Em razão da eficácia fraca a moderada, da necessidade de tratamento de longa duração (2 a 3 meses), dos efeitos colaterais e do custo, não se recomenda o tratamento sistêmico oral como terapia única para ANS.[12,18] A administração tópica de antifúngicos é o método de tratamento mais utilizado.[18] No entanto, a terapia sistêmica ainda pode ser indicada como parte do protocolo terapêutico em caso de extensão extranasal da doença.[38]

### Opções de medicamentos de uso tópico

A terapia tópica inclui principalmente o uso de enilconazol e clotrimazol por causa de sua baixa solubilidade (ver Tabela 234.1). Para evitar efeitos colaterais locais graves, devem ser usadas para infusão intranasal apenas soluções de clotrimazol à base de polietilenoglicol.[39,40] O enilconazol tem a vantagem de ser menos tóxico, menos irritante e ativo na fase de vapor a uma distância de até 1 cm.[24,41]

### Desbridamento e terapia por infusão

Vários procedimentos foram desenvolvidos para a administração tópica de medicamentos antifúngicos. O modo de administração recomendado consiste em desbridamento cuidadoso das cavidades nasossinusais (ver Vídeo 234.1), seguido de infusão de solução de clotrimazol 1% ou de enilconazol 1 a 2% por meio de um cateter introduzido às cegas em cada cavidade nasal ou por meio de um cateter colocado com auxílio de endoscópio na cavidade nasal e nos seios nasais acometidos, durante 1 hora.[28,42,43] Esse procedimento tem a vantagem de não ser invasivo e substituiu a técnica mais antiga, que necessitava de implante de cateteres de infusão nos seios da face e nas cavidades nasais por meio de trepanação temporária dos seios (ver Tabela 234.1).[43,44]

### Trepanação temporária e infusão (+ desbridamento)

Como as técnicas de infusão tópica requerem anestesia de longa duração (em média, 2 horas) foi desenvolvida uma técnica de menor duração, porém mais invasiva, que requer trepanação temporária dos seios frontais. Esse método consiste em lavagem com clotrimazol 1% durante 5 minutos, seguida de aplicação de creme de depósito de clotrimazol 1% (10 a 20 g) nos seios frontais (ver Tabela 234.1).[45] A viscosidade do creme propicia maior tempo de retenção no seio frontal do que as soluções usadas durante os procedimentos de infusão e, assim, aumenta o tempo de contato do fármaco com os fungos, além de menor tempo de anestesia (redução para 30 minutos). Outro método consiste na combinação de desbridamento endoscópico, infusão de enilconazol 2% por 1 hora e aplicação de creme de depósito de bifonazol 1% no seio frontal acometido por meio de um cateter colocado com auxílio de endoscópio (ver Tabela 234.1).[27]

### Complicações da infusão

O extravasamento de antifúngicos pelos orifícios de trepanação ou ao redor dos cateteres de infusão é comum e em geral não causa reações adversas,[28,38] diferentemente da perfuração da placa cribriforme, que pode permitir o extravasamento de soluções antifúngicas para a cavidade cerebral, causando meningoencefalite e sintomas corticais que podem consistir em convulsões, alteração da condição mental ou até morte do paciente. Relatam-se infusões em alguns cães com placa cribriforme danificada, sem complicação.[28,30,31,38,43] Há relatos de surgimento de vesículas na mucosa e/ou formação de tecido cicatricial após a infusão de enilconazol, mas não parece ter relevância clínica além de obstrução ocasional da abertura nasofrontal.[12,28] Relata-se que raramente se desenvolve um tumor nasal após o uso intranasal de enilconazol ou a infusão/depósito de clotrimazol.[12,46,47]

### Resposta ao tratamento

A avaliação da resposta ao tratamento é difícil, porque, se os sinais clínicos desaparecem 1 a 2 semanas após a terapia, isso não é preditivo de cura a longo prazo.[30,43,48] Não é possível

**Tabela 234.1** Resumo das taxas de eficácia do primeiro tratamento e de tratamentos em geral, obtidas em estudos que relatam o uso de técnicas de tratamento tópico moderadas/não invasivas em cães com aspergilose nasossinusal.

| PROCEDIMENTO TERAPÊUTICO | NÚMERO DE CÃES | EFICÁCIA DO PRIMEIRO TRATAMENTO: VARIAÇÃO (MÉDIA) | EFICÁCIA TERAPÊUTICA GERAL: VARIAÇÃO (MÉDIA) |
|---|---|---|---|
| (A) Infusão – clotrimazol 1% – cateter sinusal – trepanação temporária[18,43,51] | 84 | 54,1 a 76,9% (63,8%) | 83,7 a 86,9% (84,9%) |
| (B) Infusão – clotrimazol ou enilconazol 1% – cateter nasal – introdução às cegas[18,23,28,30,43,48,50] | 208 | 40 a 76% (56,1%) | 89,5 a 98% (94,3%) |
| (C) Infusão – enilconazol 2% – cateteres nasal e sinusal – introdução guiada por endoscópio[28,48] | 19 | 58,3 a 85,7% (68,4%) | 83,3 a 100% (89,5%) |
| (D) Infusão – enilconazol 2% + creme de depósito de bifonazol 1% – cateteres nasal e sinusal – introdução guiada por endoscópio[26,*] | 25 | 60% | 96% |
| (E) Lavagem e creme de depósito de clotrimazol 1% – trepanação temporária[18,45,53] | 48 | 58 a 86% (68,7%) | 86 a 100% (94,8%) |
| Total de cães de todos os estudos listados acima | 384 | 40 a 86% (60,2%) | 83,3 a 100% (91,9%) |

*Billen et al., dados não publicados. (Adaptada de Sharman MJ, Mansfield CS: Sinonasal aspergillosis in dogs: a review. *J Small Anim Pract* 53:434-444, 2012.)

utilizar os títulos séricos de anticorpos específicos contra *Aspergillus* seriados para avaliar a resposta ao tratamento, porque eles tendem a diminuir muito lentamente. O título positivo pode persistir por vários anos em cães que permanecem livres da doença.[49] A avaliação da resposta à terapia por meio de TC não foi realizada, mas a cavidade nasal "cavernosa" e a hiperostose do osso circundante persistem. Portanto, parece improvável que a repetição da TC após o tratamento seja capaz de diferenciar entre a cura e a persistência da doença. A única maneira de avaliar corretamente a eficácia terapêutica é a reavaliação endoscópica das cavidades nasossinusais dentro de 1 mês após o tratamento. Os seios da face devem ser reavaliados por meio da introdução de um endoscópio flexível através da abertura nasal-frontal ou por meio da observação através de um orifício de trepanação previamente perfurado.[28,30,50] A ausência de qualquer colônia de fungos nas cavidades nasossinusais favorece a cura (Vídeo 234.2).

As taxas de eficácia terapêutica mencionadas na maioria dos estudos que utilizaram tratamento tópico estão resumidas na Tabela 234.1.[18,27,28,30,43,45,48,50-53] Apesar de os métodos para determinar a "cura" não serem padronizados, podem ser feitas interpretações a partir de tais estudos com grande número de cães. A taxa média geral de eficácia do primeiro tratamento é de 60% (40 a 86%). Geralmente, é necessário mais de um tratamento (na maioria das vezes 2) para resolver definitivamente a infecção. A eficácia total média é de 92% (83 a 100%). A eficácia do tratamento parece estar associada à idade mais jovem.[18] Cronicidade dos sinais clínicos, doença bilateral e terapia antifúngica sistêmica oral auxiliar são incriminados na falha do primeiro tratamento, mas a doença mais grave no momento do diagnóstico pode ser responsável por essa observação.[18] Em alguns pacientes com apenas doença focal e destruição muito discreta das conchas nasais, o acesso à parte infectada da cavidade nasossinusal pode ser difícil, resultando em desbridamento insuficiente e baixa eficácia.[31]

As razões para a falha do tratamento provavelmente são multifatoriais. A capacidade de desbridar efetivamente as placas fúngicas é um possível fator importante, que contribui para a eficácia do tratamento.[18,31] Como altas concentrações de medicamentos antifúngicos são alcançadas no local da infecção com o uso de tratamento tópico, é improvável que a resistência antifúngica seja clinicamente relevante na ANS em cães.[31]

### Tratamento cirúrgico

Diversas técnicas cirúrgicas foram descritas. Elas consistem em rinotomia, desbridamento extenso e, em seguida, aplicação tópica de solução de iodo povidona 10%, curativos impregnados com essa solução ou imersão em solução de enilconazol 2%. Todos os procedimentos têm resultados efetivos.[54,55] A cirurgia pode ser bastante destrutiva e deve ser realizada apenas em cães com lesões fúngicas que não podem ser desbridadas de outra forma, com lesão da placa cribriforme ou em casos refratários. Deve-se ter cuidado para causar o menor dano possível à mucosa nasal e para evitar turbinectomia.[38] Por fim, não se recomenda a substituição de retalho ósseo após rinotomia.[55]

### Consequências a longo prazo

Há poucos estudos relativos às consequências a longo prazo após tratamento tópico bem-sucedido. Um estudo relatou períodos de acompanhamento de 5 a 64 meses, nos quais se constatou secreção nasal discreta a moderada, episódica ou permanente e/ou espirros em 52% dos cães.[48] Em outro estudo, o período de acompanhamento variou de 1,5 a 108 meses e notou-se que apenas 11% dos cães permaneceram completamente livres de sinais clínicos, enquanto os demais apresentaram espirros e/ou secreção nasal ocasional. A destruição extensa e irreversível dos ossos cornetos provavelmente predispõe à rinossinusite linfo-plasmocitária crônica e/ou infecções bacterianas secundárias. No entanto, alguns desses cães foram tratados com sucesso com aplicação local de glicocorticoides e antimicrobianos, respectivamente.[18,48,50] Constatou-se recidiva de ANS em 2 meses a 4 anos após o tratamento bem-sucedido.[30,43,48,50,56] Em alguns casos, devido ao tempo muito curto entre a cura e o diagnóstico de nova infecção, a infecção fúngica persistente pode ter passado despercebida durante a reavaliação de acompanhamento, sem possibilidade de excluir definitivamente a reinfecção.

## ASPERGILOSE SISTÊMICA

A aspergilose sistêmica ou disseminada geralmente envolve vários órgãos (como discos intervertebrais, ossos, pulmões, rins, olhos, linfonodos, cérebro e trato gastrintestinal), sem histórico de infecção nasal. Acredita-se que *Aspergillus* spp. consegue alcançar o trato respiratório, e, em seguida, ocorre disseminação hematogênica.[57,58] A doença é mais frequentemente causada por *A. terreus* ou *A. deflectus*, mas outras espécies de *Aspergillus* também foram relatadas.[57,59-61] A aspergilose sistêmica foi principalmente relatada em cães da raça Pastor-Alemão, jovens a meia-idade, com suspeita de anormalidade na imunidade inata da mucosa. Geralmente, não há histórico de doença ou uso de drogas imunossupressoras em cães acometidos.[57]

Os sinais clínicos associados à aspergilose sistêmica são crônicos, inespecíficos e relacionados aos órgãos envolvidos. Dor espinal com ou sem paraparesia, dor óssea, anorexia, perda de peso, letargia, perda de massa muscular e febre são os mais comuns. Envolvimento pulmonar e ocular também são frequentemente relatados.[57,58] Lesões pulmonares cavitárias, sem evidência de disseminação adicional, foram relatadas em cães da raça Pastor-Alemão com tosse crônica e hemoptise.[62,63]

Os achados no diagnóstico por imagem são inespecíficos e variam muito de acordo com os órgãos envolvidos.[57,63] Cultura de *Aspergillus* spp. de uma lesão suspeita (linfonodo, pulmão, disco intervertebral) ou de líquido (urina, lavado broncoalveolar), juntamente à visualização de hifas no exame citológico ou histológico, são consideradas padrão-ouro para o diagnóstico de aspergilose sistêmica em cães.[57,64] A detecção do antígeno galactomanana é uma possibilidade diagnóstica promissora, com sensibilidade e especificidade superiores a 85%, em amostras de soro sanguíneo ou urina.[64]

O prognóstico quanto à recuperação é ruim, mesmo com terapia antifúngica agressiva e cuidados de suporte. Em uma série de 30 casos, 17 cães foram sacrificados em 1 semana e 3 receberam alta sem tratamento.[57] Há relato de avaliação do tratamento com anfotericina B, cetoconazol, itraconazol, fluconazol ou voriconazol, mas não há comparações sobre sua eficácia. Em alguns cães, há necessidade de tratamento vitalício com antifúngico do grupo azol.[58] Se possível, a extirpação cirúrgica de granulomas fúngicos pode ser útil.[63]

### REFERÊNCIAS BIBLIOGRÁFICAS

*As referências bibliográficas deste capítulo se encontram online no Ambiente de Aprendizagem.*

## CAPÍTULO 235

# Aspergilose em Gatos

Vanessa R. Barrs

### ASPERGILOSE DO TRATO RESPIRATÓRIO SUPERIOR

A aspergilose pode ser classificada em síndrome invasiva e não invasiva, com base em evidências histopatológicas de penetração tecidual e invasão por hifas.[1] Em gatos, há duas formas de aspergilose do trato respiratório superior (ATRS): *aspergilose sinonasal* (ASN) e *aspergilose sinoorbital* (ASO). Tipicamente, a ASN não é invasiva, sendo caracterizada pela presença de placas fúngicas na mucosa superficial,[2-4] enquanto a SOA, que compreende dois terços de todos os casos relatados de ATRS, é invasiva.[5] A ATRS felina é cosmopolita, com casos relatados na Austrália,[5-11] nos EUA,[2-4,12-17] no Reino Unido,[9,18] no continente europeu[4,11,19-21] e no Japão.[22,23]

### Etiologia

As espécies de *Aspergillus* presentes no solo causam ATRS felina (Tabela 235.1).[5,9-11,22-24] A maioria delas pertence a dois complexos de espécies da seção Fumigati: o complexo *A. fumigatus* e o complexo *A. viridinutans* (Figura 235.1). Nesses complexos, as espécies crípticas, assim denominadas por serem indistinguíveis umas das outras e de *A. fumigatus sensu stricto* com base em características morfológicas padrão, causam doenças invasivas e apresentam altos níveis de resistência antifúngica inata, em comparação com *A. fumigatus*. Técnicas moleculares são necessárias para sua identificação definitiva. Duas espécies crípticas do complexo *Aspergillus viridinutans* são os isolados mais frequentes em casos de ASO: *A. felis* e *A. udagawae*. As duas causas mais comuns de ASN, *A. fumigatus* e *A. niger*, não foram associadas à ocorrência de ASO, pelo menos em estudos que não fizeram a identificação molecular definitiva do patógeno (ver Tabela 235.1).[5,9,14,16,20,21]

### Patogênese

Em ambas as formas de ATRS a cavidade nasal é a porta de entrada de conídios de *Aspergillus*. A colonização da mucosa sinonasal ocorre quando as defesas imunológicas são inapropriadas. Na ASO, a via de extensão para atingir a órbita é a comunicação naso-orbital direta, após a lise óssea.[5,10,20,21] A propensão de as espécies crípticas causarem doença invasiva pode ser atribuída, em parte, aos fatores de virulência do fungo. Em bioensaios usando camundongos ou larvas de *Galleria mellonella*, constatou-se que *A. felis* é mais virulento do que *A. fumigatus*.[25] A maioria dos gatos com ATRS não apresenta imunodeficiência sistêmica identificável e teste negativo para o vírus da imunodeficiência felina (FIV) e o vírus da leucemia felina (FeLV), embora haja relato de diabetes melito em vários gatos acometidos, o que representa um fator de risco para aspergilose em humanos.[2,7,26] Gatos braquicefálicos de raças puras da linhagem persa, incluindo Persa, Himalaio, Pelo Curto Exótico, Pelo Curto Britânico, Pelo Curto Escocês e Ragdoll, são mais predispostos, representando mais de um terço do total de casos.[11] A base para a predisposição à ATRS é desconhecida. É possível que haja uma anormalidade imunogenética, mas isso não foi pesquisado. A conformação do crânio braquicefálico também pode ser um fator de risco para a colonização de fungos, em razão da eliminação mucociliar dos fungos prejudicada e do edema da mucosa, com fluxo de ar turbulento.[4] Propôs-se também a participação da infecção viral do trato respiratório superior e da terapia antibiótica recorrente.[4,5,18] Em gatos, a ocorrência de ATRS é ocasional, associada com dano local à barreira da mucosa sinonasal, causado por trauma facial, neoplasia nasal e corpo estranho nasal.[24]

## CAPÍTULO 235 • Aspergilose em Gatos

### Tabela 235.1 Agentes etiológicos da aspergilose sinonasal em gatos e da aspergilose sino-orbital, do gênero *Aspergillus*, com base na identificação molecular.

**ASPERGILOSE SINONASAL**

| SUBGÊNERO | SEÇÃO | COMPLEXO DE ESPÉCIES | ESPÉCIES |
|---|---|---|---|
| Fumigati | Fumigati | A. fumigatus | A. fumigatus[5,9–11] |
| Fumigati | Fumigati | A. fumigatus | A. lentulus[9] |
| Fumigati | Fumigati | A. fumigatus | Neosartorya pseudofischeri (A. thermomutatus)[9] |
| Fumigati | Fumigati | A. viridinutans | A. felis[9] |
| Circumdati | Nigri | A. niger | A. niger[24] |
| Circumdati | Flavi | A. flavus | A. flavus[11] |

**ASPERGILOSE SINO-ORBITAL**

| SUBGÊNERO | SEÇÃO | COMPLEXO DE ESPÉCIES | ESPÉCIES |
|---|---|---|---|
| Fumigati | Fumigati | A. viridinutans | A. felis[9] |
| Fumigati | Fumigati | A. viridinutans | A. udagawae[9,10,22,23] |
| Fumigati | Fumigati | A. viridinutans | A. wyomingensis[10] |
| Fumigati | Fumigati | A. viridinutans | A. viridinutans[23] |
| Fumigati | Fumigati | A. fumigatus | Neosartorya pseudofischeri (A. thermomutatus)[9] |

### Sinais clínicos

A infecção pode ocorrer em qualquer idade (com variação relatada de 1 a 15 anos e média de 6,5 anos) e não há predisposição sexual. Na ASN, os sinais clínicos consistem em espirros, secreção nasal serosa a mucopurulenta (unilateral ou bilateral), estertores e linfadenopatia mandibular. Os sintomas menos comuns são epistaxe, febre e secreção sinusal ou massa tecidual envolvendo os ossos nasais ou frontais. Gatos com ASO geralmente apresentam sintomas associados a um granuloma orbital unilateral invasivo (Boxe 235.1 e Figuras 235.2 e 235.3). Nas infecções crônicas graves, pode haver envolvimento orbital bilateral.[5,6,20] Por ocasião da consulta, não se constatam sintomas nasais em 40% dos casos de ASO, embora o histórico clínico geralmente revele sinais nos últimos 6 meses.[5] Granulomas orbitais podem invadir partes moles de tecidos paranasais, estendendo-se ventralmente para a cavidade bucal e para o cérebro (Figuras 235.2 e 235.4). Na doença avançada, há relatos de cegueira devido ao envolvimento do nervo óptico ou do quiasma óptico,[5,20] bem como sinais neurológicos, incluindo convulsões, inclinação e rotação da cabeça, andar em círculo, ataxia, fasciculação do músculo facial e hiperestesia (ver Capítulo 259).[5,14,21]

### Boxe 235.1 Sinais clínicos comuns de aspergilose sino-orbital verificados por ocasião da consulta

- Exoftalmia com desvio dorsolateral do globo ocular
- Hiperemia de conjuntiva
- Prolapso da terceira pálpebra
- Ceratite por exposição
- Massa tecidual ou úlcera bucal na fossa pterigopalatina
- Edema de tecidos moles paranasais
- Linfadenopatia mandibular

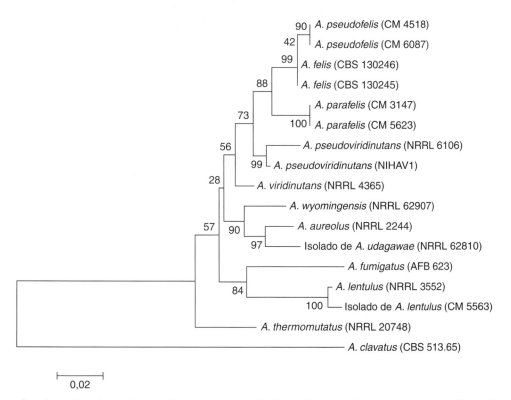

**Figura 235.1** Árvore de união contígua do gene betatubulina, mostrando a análise filogenética de espécies do complexo *Aspergillus viridinutans* e do complexo *Aspergillus fumigatus*, que causam aspergilose do trato respiratório superior em gatos. Ela foi elaborada em escala, com os comprimentos das ramificações expressos em números de alterações ao longo de toda a sequência de nucletídeos. (De Barrs VR, Beatty JA: Upper respiratory tract aspergillosis. In August JR, editor: *Consultations in feline internal medicine*, vol. 6, St. Louis, 2010, Saunders, p. 36-52.)

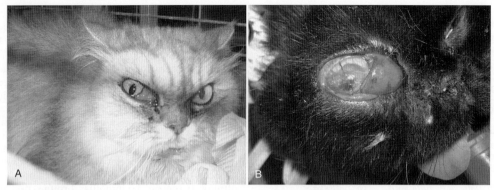

**Figura 235.2** Exoftalmia unilateral com prolapso da terceira pálpebra (OD) em dois gatos com aspergilose sino-orbital com desvio dorsolateral do globo ocular (**A**), hiperemia (**B**) e edema de conjuntiva e úlcera de córnea grave. (De Barrs VR, Beatty JA: Upper respiratory tract aspergillosis. In August JR, editor: *Consultations in feline internal medicine*, vol. 6, St. Louis, 2010, Saunders, p. 36-52.)

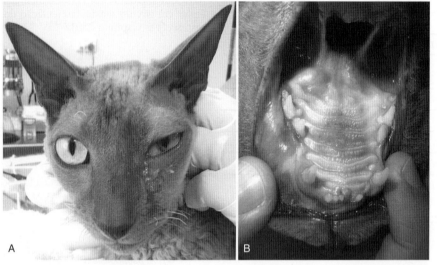

**Figura 235.3 A.** Conjuntivite, prolapso da terceira pálpebra e exoftalmia em um gato com ASO (OE). **B.** O mesmo gato com a boca aberta. Há massa pterigopalatina no lado esquerdo devido à expansão ventral da massa tecidual da órbita e ulceração do palato duro. (De Barrs VR, Beatty JA: Upper respiratory tract aspergillosis. In August JR, editor: *Consultations in feline internal medicine*, vol. 6, St. Louis, 2010, Saunders, p. 36-52.)

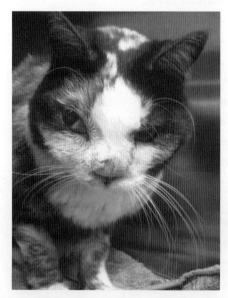

**Figura 235.4** Exoftalmia e prolapso da terceira pálpebra (OD) e edema de tecidos moles paranasais da ponte nasal e de tecidos moles maxilares em um gato com aspergilose sino-orbitária. (De Barrs VR, Beatty JA: Upper respiratory tract aspergillosis. In August JR, editor: *Consultations in feline internal medicine*, vol. 6, St. Louis, 2010, Saunders, p. 36-52.)

## Diagnóstico

Os diagnósticos diferenciais para ASN e ASO estão listados no Boxe 235.2. O diagnóstico definitivo é baseado na detecção de hifas no exame citológico ou histológico de amostras obtidas por biopsia de tecido ou placas fúngicas sinonasais. Deve-se sempre tentar a identificação das espécies de fungos.

As alterações hematológicas e do perfil bioquímico sérico são inespecíficas. Eosinofilia em amostra de sangue periférico é incomum. Em um estudo, constatou-se hiperglobulinemia discreta a grave em mais da metade dos casos de ASO avaliados.[5] A detecção de galactomanana, um antígeno da parede celular do fungo, no soro tem baixa sensibilidade e especificidade para diagnóstico e não é recomendada como teste de rotina.[27] Em gatos com ATRS, avaliou-se a detecção sorológica de imunoglobulina G (IgG) contra *Aspergillus* por meio de um teste imunoenzimático (ELISA) personalizado e de um teste de imunodifusão dupla em gel de ágar (AGID) disponível no mercado.[11] Em ambos os testes, verificou-se reação cruzada, útil no diagnóstico, entre IgG anti-*Aspergillus* de gatos com infecções causadas por *A. fumigatus* e espécies crípticas (inclusive *A. felis* e *A. udagawae*), com um antígeno comercial obtido de componentes de *A. fumigatus*, *A. flavus* e *A. niger*. A sensibilidade do AGID foi de 43% e a especificidade, de 100%. Diferentemente, o teste ELISA para detecção de IgG apresentou alta sensibilidade (95%) e especificidade (92%), indicando que esse teste é útil para ATRS em gatos com sinais clínicos. Os resultados positivos devem ser corroborados com achados de outros testes diagnósticos, como tomografia computadorizada (TC), ressonância magnética (RM), rinossinuscopia, exames citológicos e histológicos e cultura de fungo.

Os achados de TC na ASN de gatos são mais variáveis do que de cães e mimetizam os da neoplasia nasal e da rinossinusite crônica.[10,13] Os achados de TC na ASO devem ser diferenciados daqueles de neoplasia nasal invasiva e incluem envolvimento da cavidade nasal e uma massa tecidual ventromedial expansiva na órbita, com realce heterogêneo pelo contraste radiológico (Figura 235.5). Recomenda-se RM para gatos com sintomas concomitantes relativos ao sistema nervoso central (SNC). Na RM, notam-se massas teciduais orbitais hiperintensas ponderadas em T1 e T2 e realce heterogêneo pelo contraste.[14,21,26] Rinólitos ou sinólitos são ocasionalmente detectados na ASN ou na ASO.[4,10]

Na ASN, as placas fúngicas aderentes à mucosa nasal podem ser visualizadas no exame endoscópico[2] (Figura 235.6 A). Em gatos com infecções invasivas, é possível notar lesões tumorais de aparência variável na cavidade nasal, coanas ou nasofaringe (Figura 235.6 B). É possível obter amostras de massas orbitárias por meio de biopsia guiada por TC ou via oral, quando há invasão pterigopalatina. Os fungos patógenos podem ser facilmente cultivados a partir de amostras de tecido ou de placas fúngicas, obtidas por biopsia usando meio de cultura comercial incubado em temperatura de 37°C.[5] A cultura de um isolado suspeito de *A. fumigatus*, com morfologia compatível e a 50°C, é adequada para sua identificação, uma vez que as espécies crípticas são incapazes de crescer nesta temperatura.[25,28] Além de *A. fumigatus*, recomendam-se testes de sensibilidade antifúngica (antibiograma) de outros isolados.

Para a identificação molecular de espécies crípticas, extrai-se o DNA do fungo em material de cultura desses microrganismos ou, em caso de cultura negativa, de amostras obtidas por biopsia congeladas.[9,22] A análise de sequência comparativa da região do espaçador interno transcrito (EIT) do complexo de genes do DNA ribossômico (um gene multicópia comum a todos os fungos), pareado com pelo menos uma região diferente do gene possibilita a identificação precisa de subgênero e espécie, respectivamente, do microrganismo.[25,29,30] Tecidos fixados em formalina e embebidos em parafina são menos úteis para a reação em cadeia da polimerase (PCR) devido à baixa sensibilidade da extração do DNA do fungo.[31]

Na ASN, as alterações histológicas incluem rinite inflamatória grave com infiltrados inflamatórios linfoplasmocitários ou de células mistas, necrose e emaranhados de hifas nas superfícies mucosas ou em exsudatos luminais.[2-5] Gatos com ASO apresentam rinite micótica granulomatosa invasiva[5,9] e granulomas

---

**Boxe 235.2** Diagnósticos diferenciais de sintomas nasais em gatos com ASN ou ASO e de lesões tumorais orbitais em gatos com ASO

**Diagnósticos diferenciais de sintomas nasais**
Neoplasia (linfoma, carcinoma, outros tumores)
Inflamação (RSC, pólipos nasais, pólipo NF ou estenose)
Infecção
   Viral (FHV-1, FCV)
   Rinite micótica (criptococose, aspergilose, esporotricose, feohifomicose, zigomicose, outras causas)
   Bacteriana (*Bordetella*, *Mycoplasma*, *Chlamydia felis*, *Actinomicetes*)
Corpo estranho
Doença congênita (atresia de coana, defeitos palatinos)
Doença dental (abscesso na raiz do dente, fístula oronasal)

**Diagnósticos diferenciais de lesões tumorais orbitais**
Neoplasia (linfoma, carcinoma, sarcoma, outros tumores)
Infecção
   Granuloma/abscesso bacteriano (odontogênico, ferimento penetrante, hematogênico)
   Granuloma micótico (como mencionado para sintomas nasais)
   Pitiose
Inflamação
   Miofasciite orbital
   Pseudotumor orbital (inflamação esclerosante idiopática)
   Adenite zigomática ou lacrimal
Corpo estranho (p. ex., fragmento de grama)
Prolapso de gordura orbital

*FCV*, calicivírus felino; *FHV-1*, herpes-vírus felino tipo 1; *NF*, nasofaríngea; *RSC*, rinossinusite crônica.

---

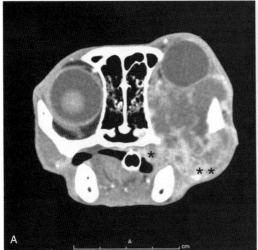
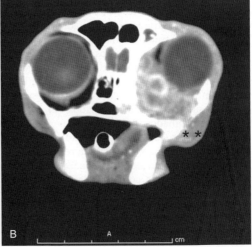

**Figura 235.5** Imagens transversais de tecidos moles da cabeça obtidas em TC, após aplicação de contraste, mostrando massas tumorais orbitais no lado esquerdo em dois gatos com ASO e infecção por *A. felis*. Nota-se realce heterogêneo pelo contraste, com focos hipoatenuados coalescentes centrais e realce da borda periférica. Há compressão e deslocamento dorsal do globo ocular (**A** e **B**) e extensão para a cavidade bucal (**A**) (asterisco), nasofaringe (**B**) e tecidos moles maxilares paranasais adjacentes (**A** e **B**) (asteriscos duplos). (De Barrs VR, Beatty JA, Dhand NK et al.: *Computer tomographic features of feline sino-nasal and sino-orbital aspergillosis*. Vet J 201: 215-222, 2014.)

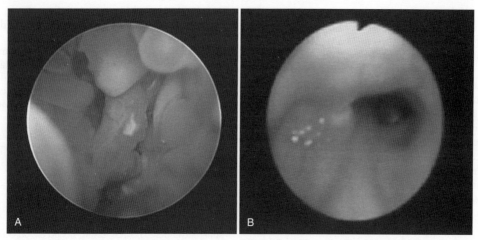

**Figura 235.6 A.** Visualização rinoscópica de placas fúngicas aderidas à mucosa nasal em gato com aspergilose sinonasal causada por *A. fumigatus*. **B.** Massa na coana de um gato com ASO causada por *A. felis*. (**A.** Cortesia da Dra. Elise Robertson, Feline VetReferrals, Brighton, Reino Unido.) (*Esta figura se encontra reproduzida, em cores, no Encarte.*)

orbitais compostos de áreas multifocais de necrose de coagulação com hifas centralizadas e células inflamatórias em zonas periféricas.

## Tratamento

A ANS não invasiva causada por *A. fumigatus* e *A. niger* é tratada de modo semelhante à ANS em cães (ver Capítulo 234), embora alguns casos tenham sido resolvidos apenas com tratamento sistêmico com triazóis.[3-5] Desbridamento cuidadoso e lavagem da placa fúngica sinonasal são aspectos importantes da terapia e podem requerer trepanação sinusal.[2-5] Soluções de uso intranasal de clotrimazol 1% ou enilconazol 1 a 2% em polietilenoglicol foram toleradas em gatos com integridade da placa cribriforme comprovada.[2,5] Preparações de creme antifúngico azol de uso intranasal usadas no tratamento de ASN em cães não são recomendadas para uso em gatos, em razão do maior risco de obstrução das vias respiratórias devido à relutância desses animais em respirar pela boca ou pela sua conformação braquicefálica. Pode ser necessário repetir o desbridamento das placas fúngicas e várias infusões intranasais de antifúngicos azóis para eliminar a infecção. No caso de infecções causadas por espécies crípticas, ou quando a identidade de *Aspergillus* não foi confirmada, ou quando há evidência histológica de penetração de hifas no seio nasal ou no epitélio nasal, recomenda-se tratamento oral adicional com itraconazol ou posaconazol. O tratamento deve ser continuado até que haja resolução dos sinais clínicos, tomográficos e endoscópicos de doença ativa. O prognóstico de ANS de gatos é bom, embora possam ser necessários meses de tratamento e haja apenas relatos com poucas informações sobre os resultados do tratamento. Os sintomas foram resolvidos em 11 dos 14 casos que foram acompanhados.[2-5,18]

Não se estabeleceu o protocolo de tratamento ideal para ASO. Em algumas espécies crípticas, foi relatada resistência *in vitro* aos azóis, inclusive ao itraconazol, posaconazol e voriconazol.[9,25,32] Para isolados suscetíveis, com base nas respostas ao tratamento de casos individuais, recomenda-se o tratamento oral com posaconazol ou itraconazol como monoterapia ou combinado com anfotericinaB ou terbinafina.[5,14,16,23] A caspofungina foi efetiva em um gato com ASO que não respondeu ao tratamento com anfotericina B e posaconazol.[5] Pode ocorrer anorexia e efeitos adversos neurológicos graves (paraplegia dos membros pélvicos e cegueira) após administração oral de voriconazol em gatos;[5,14,15] são necessários mais estudos farmacológicos antes que seu uso possa ser recomendado. Pode ser necessária a administração sistêmica de antifúngicos por 6 meses ou mais; é possível ocorrer reinfecção ou recidiva. Não há comprovação de que o desbridamento cirúrgico de grandes granulomas, por meio de exenteração de órbita, seja um procedimento terapêutico mais vantajoso, em comparação com o tratamento medicamentoso isolado. O prognóstico geral da ASO é ruim.

## ASPERGILOSE INVASIVA DISSEMINADA

A aspergilose invasiva (AI) disseminada é incomum em gatos.[33-37] Foram descritas formas focais de AI com envolvimento do pulmão, do trato gastrintestinal ou da bexiga.[34,43] Não há relato de confirmação molecular de espécies de *Aspergillus* identificadas na AI disseminada. Não há predisposição quanto ao gênero ou raça. A doença foi mais comumente relatada em gatos com menos de 2 anos, com imunodeficiência sistêmica causada pela infecção pelo vírus da panleucopenia felina. Outros casos apresentavam infecção concomitante por FeLV ou peritonite infecciosa felina.

## REFERÊNCIAS BIBLIOGRÁFICAS

*As referências bibliográficas deste capítulo se encontram online no Ambiente de Aprendizagem.*

# CAPÍTULO 236

# Infecções Fúngicas Diversas

Amy M. Grooters

As infecções causadas por uma miscelânea de fungos incluem esporotricose; candidíase; pitiose, lagenidiose e paralagenidiose (causada por pseudofungos patógenos da classe Oomicetes); zigomicose; e inúmeros fungos oportunistas que raramente causam doenças em cães e gatos e infectam mais frequentemente aqueles submetidos ao tratamento com medicamentos imunossupressores.

## ESPOROTRICOSE

A esporotricose é uma doença granulomatosa crônica de importância mundial, causada por fungos dimórficos saprofíticos do complexo espécie *Sporothrix schenckii*. O microrganismo vive como um micélio no solo ou quando cultivado em temperatura ambiente e como uma levedura nos tecidos na temperatura corporal. Os micélios são finos, finamente ramificados e septados. Eles produzem aglomerados de conídios, que representam o estágio infectante. A forma de levedura está presente em tecido infectado e se apresenta como célula pleomórfica redonda, oval ou em forma de charuto, que mede de 2 × 3 μm a 3 × 10 μm (Figura 236.1).

A morfologia da levedura é bastante característica e o diagnóstico geralmente pode ser obtido a partir de uma preparação citológica. A infecção pode ocorrer em cães e gatos, mas os cães raramente são infectados e normalmente apresentam apenas doença cutânea ou subcutânea. Os gatos são infectados com muito mais frequência e quase sempre com disseminação sistêmica.

### Fisiopatologia

Em cães e gatos, a infecção causada por *S. schenckii* geralmente ocorre após trauma que resulta na inoculação de conídios infectantes. As leveduras presentes em lesões cutâneas podem ser infectantes e são fontes potenciais de infecção zoonótica por contaminação de feridas ou por arranhões ou mordidas. A pele é o principal sistema orgânico acometido. Tradicionalmente, aceita-se que a disseminação é pela via linfática, a partir de sítios cutâneos, comum em gatos e menos comum em cães. Entretanto, uma epidemia de infecções por *Sporothrix* no Rio de Janeiro, Brasil, pesquisada entre 1998 e 2012, possibilitou a avaliação de um grande número de casos e questionou essa teoria tradicionalmente aceita quanto à infecção e disseminação.[1-8] Em um estudo que incluiu 759 pessoas, 64 cães e 1.503 gatos com esporotricose, verificou-se que aproximadamente 85% dos cães e pessoas tiveram contato prévio com gatos com esporotricose, e mais da metade sofreu mordidas ou arranhões.[1,3] Pessoas que cuidaram de gatos infectados tiveram risco 4 vezes maior de se infectar do que outras pessoas no mesmo domicílio. Essas observações sustentam a importância da transmissão zoonótica, especialmente em ambientes urbanos, nos quais o número de gatos suscetíveis é alto. Em outro estudo, constatou-se que 34% de 49 gatos com esporotricose apresentavam fungemia, uma observação que parece apoiar a participação da via hematogênica na disseminação da doença.[4] Há relato de que a supressão imunológica predispõe à infecção e aumenta o risco de disseminação. No entanto, gatos com infecção causada pelo vírus da leucemia felina (FeLV) e pelo vírus da imunodeficiência felina (FIV) não parecem ter maior risco de manifestar doença disseminada nos casos que ocorreram no Rio de Janeiro.

A esporotricose se manifesta de três formas principais: (1) cutânea, (2) cutaneolinfática e (3) doença disseminada. No cão, a infecção geralmente é cutânea ou cutaneolinfática. A doença disseminada é rara e geralmente ocorre após imunossupressão induzida por corticosteroides. Todas as três formas parecem ser comuns em gatos, sendo a doença disseminada observada em mais de 50% das infecções em gatos. A cavidade nasal e os pulmões são comumente afetados, levantando especulações de que o trato respiratório pode ser importante porta de entrada do microrganismo, semelhante ao que acontece com outras micoses sistêmicas. Em gatos, as lesões cutâneas são caracterizadas por grande quantidade de leveduras, tornando mais provável a transmissão zoonótica por gatos do que por cães.

### Sinais clínicos

A maioria dos gatos infectados tem menos de 4 anos, e os machos são afetados aproximadamente duas vezes mais que as fêmeas. Cães de caça jovens podem ser predispostos. A forma cutânea da doença é caracterizada pela presença de múltiplas lesões nodulares subcutâneas ou dérmicas, mais comumente na cabeça, no pescoço, no tronco e nos membros distais. Os gatos também podem apresentar lesão na base da cauda. Tipicamente, os nódulos ulceram, drenam um exsudato purulento e são recobertos por crostas (Figura 236.2). Eles costumam ser confundidos com abscessos bacterianos ou celulite. Lesões nos membros distais comumente resultam em linfadenite regional, que se manifesta como lesões ulcerativas lineares, e linfadenopatia regional. Lesões em gatos podem estar associadas a extensas áreas de necrose. Há relato de otite externa.

Pode ocorrer doença disseminada subclínica ou resultar em doença clínica sistêmica. Gatos com lesões múltiplas e aqueles com evidência de doença sistêmica, como sintomas respiratórios ou perda de peso, têm maior probabilidade de disseminação. Cavidades nasal e bucal, pulmão, fígado, linfonodos, baço, olhos, ossos, músculos e sistema nervoso central (SNC) podem ser afetados.[1,6,7]

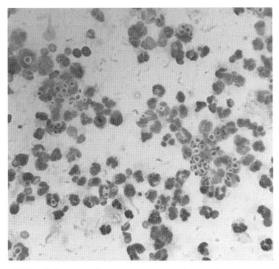

**Figura 236.1** Esfregaços diretos mostram os microrganismos característicos, *Sporothrix schenckii*, circundados por infiltrado inflamatório. (Cortesia da Profa. Alessandra Pereira, Rio de Janeiro, Brasil.) (*Esta figura se encontra reproduzida, em cores, no Encarte.*)

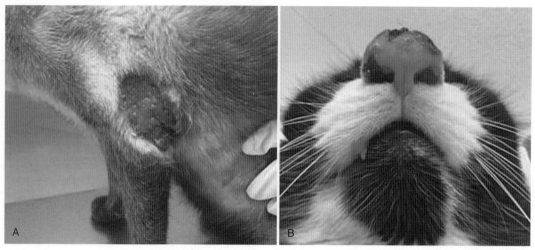

**Figura 236.2 A.** Lesão cutânea de esporotricose mostra área de pele alopécica, eritematosa, úmida e proliferativa no cotovelo e no tríceps desse gato. **B.** Lesão nasal de esporotricose mostra inchaço e ulceração da face rostral do nariz de um gato. (Cortesia da Profa. Alessandra Pereira, Rio de Janeiro, Brasil.) (*Esta figura se encontra reproduzida, em cores, no Encarte.*)

## Diagnóstico

O exame citológico de lesões cutâneas é o meio mais comum de diagnóstico. Lesões de gatos geralmente contêm grande quantidade de microrganismos, tornando os exames citológicos e histopatológicos apropriados para o diagnóstico,[9] embora haja exceções.[10] Diferentemente, as lesões de cães geralmente contêm pouquíssimos microrganismos. Os microrganismos podem ser vistos no interior de macrófagos ou neutrófilos, ou podem estar presentes no ambiente extracelular. Para a obtenção do diagnóstico definitivo, podem ser utilizadas técnicas moleculares e meios de cultura para fungos.

A amostra para cultura deve ser obtida do exsudato da parte profunda da fístula ou de amostra de tecido obtido por biopsia. Os esfregaços nasais e bucais podem resultar em culturas positivas em gatos com infecção sistêmica, especialmente quando os sintomas nasais forem proeminentes. As hemoculturas também são comumente positivas em gatos com doença disseminada. A cultura de microrganismos representa uma séria ameaça às pessoas que trabalham no laboratório; portanto, o laboratório deve ser notificado sempre que uma amostra de um cão ou gato com suspeita de esporotricose é enviada. O exame histopatológico revela inflamação piogranulomatosa. Numerosos microrganismos são comumente vistos em lesões de gatos, mesmo quando coradas com hematoxilina e eosina (H&E). A coloração dos fungos pode auxiliar na identificação dos microrganismos.

## Tratamento

Historicamente, a esporotricose era mais frequentemente tratada com iodeto de potássio, cetoconazol ou suas combinações. A literatura a respeito menciona que aproximadamente 55% dos gatos tratados responderam a um ou ambos os medicamentos. O fluconazol também pode ser efetivo. Atualmente, no entanto, o itraconazol (10 mg/kg/24 h VO) é o tratamento preferido, sendo especialmente útil em gatos, em razão da tendência dessa espécie para desenvolver efeitos adversos quando tratada com iodeto de potássio ou cetoconazol.[6,11] O tratamento deve ser administrado por pelo menos 30 dias após a resolução dos sinais clínicos, com duração mínima de 4 a 6 meses. Nas formas cutânea e cutaneolinfática a resposta ao itraconazol geralmente é boa. Com base nas observações da epidemia que ocorreu no Rio de Janeiro, os animais com doença sistêmica também podem responder bem ao tratamento. Não é rara a ocorrência de recidiva após a descontinuação do tratamento. A criocirurgia tem sido usada com sucesso como terapia auxiliar em um pequeno número de gatos.[12]

## Importância em saúde pública

A esporotricose canina parece ter um potencial zoonótico mínimo, mas a esporotricose felina é uma importante zoonose. Veterinários e seus assistentes são mais sujeitos à infecção, mas os proprietários que cuidam de gatos infectados também correm grande risco. Deve-se ter cuidado para limitar o contato com exsudato e lesões de gatos infectados. Sempre devem-se usar luvas ao manusear gatos com suspeita de esporotricose; os proprietários devem ser alertados sobre a possibilidade de infecção e a necessidade de higiene rigorosa. Depois de qualquer contato, as luvas devem ser removidas com cuidado e descartadas, e mãos, pulsos e braços devem ser bem lavados com solução de clorexidina ou deiodopovidona.

## CANDIDÍASE

*Candida* spp. são habitantes normais dos sistemas gastrintestinal, geniturinário e respiratório superior. O crescimento exagerado desses microrganismos pode ser resultante do uso prolongado de antibióticos de amplo espectro, de alterações estruturais nos tecidos locais (como uretrostomia ou neoplasia urogenital) ou imunossupressão induzida por terapia com corticosteroides ou doenças sistêmicas, como diabetes melito ou hiperadrenocorticismo.[13,14] Animais com neutropenia crônica são especialmente predispostos à infecção. Os locais comuns de supercrescimento de *Candida* são feridas, orofaringe, trato urinário e trato gastrintestinal (GI). As infecções podem ser localizadas ou disseminadas por via hematogênica, resultando em microabscessos em vários locais.

A candidíase localizada geralmente é caracterizada pelo desenvolvimento de uma úlcera que não cicatriza recoberta por uma placa cinza-esbranquiçada, na cavidade bucal, nas orelhas, no trato gastrintestinal ou na mucosa do trato geniturinário. Lesões crônicas úmidas e exsudativas podem ser vistas na pele ou no leito ungueal. As infecções do trato urinário por *Candida* são mais frequentemente diagnosticadas incidentalmente durante a avaliação de pacientes com doença urinária ou enfermidade sistêmica concomitante (como diabetes melito) e normalmente não causam sintomas relativos ao trato urinário inferior, a menos que acompanhadas de doença do trato urinário inferior concomitante.[14]

O tratamento de candidíase localizada deve incluir a detecção e correção de quaisquer fatores predisponentes identificáveis, se possível; em alguns casos, isso, por si só, pode possibilitar a resolução espontânea de infecções causadas por *Candida*.[14] Os principais tratamentos das lesões cutâneas consistem no uso tópico de antifúngicos azóis e de modificadores do pH, combinados com administração sistêmica de itraconazol ou fluconazol, se as lesões forem graves (ver Capítulo 162). Para infecções do trato urinário, provavelmente o tratamento de escolha é a administração sistêmica de fluconazol porque ele é excretado principalmente de forma inalterada na urina. Além disso, relata-se tratamento efetivo com a aplicação intravesicular de clotrimazol em cães e gatos diabéticos e com candidíase no trato urinário.[15,16] Deve-se ressaltar que, quando os fatores predisponentes subjacentes não podem ser corrigidos, a terapia prolongada com antifúngico azol pode não eliminar as infecções por *Candida*; ademais, pode resultar em resistência aos azóis.[14] Também se deve ressaltar que algumas espécies de *Candida* (como *C. krusei* e *C. glabrata*) são propensas à resistência inerente aos azóis; portanto, a identificação da espécie do microrganismo e a realização de teste de sensibilidade fúngica (antibiograma) podem ser importantes para elaboração do protocolo terapêutico.

A candidíase disseminada é caracterizada por febre e aparecimento súbito de múltiplas lesões cutâneas eritematosas proeminentes em cães. A dor geralmente é causada por miosite e osteomielite, e outros sintomas são atribuídos aos sistemas orgânicos acometidos. Os gatos são menos propensos a apresentar lesões cutâneas múltiplas. Quase sempre o hemograma de animais com doença sistêmica é caracterizado por leucopenia e trombocitopenia. O envolvimento renal é comum e podem ser encontradas leveduras na urina, especialmente em gatos. O itraconazol e o complexo lipídico de anfotericina B são considerados os tratamentos de escolha, mas poucos relatos de tratamento bem-sucedido estão disponíveis.

## PITIOSE

A pitiose é uma causa devastadora e frequentemente fatal de doença gastrintestinal ou cutânea crônica em cães e gatos. É causada por *Pythium insidiosum*, um patógeno aquático da classe Oomycetes, do reino Stramenopila (Chromista). Os oomicetos diferem dos fungos verdadeiros porque o ergosterol não é o principal esterol presente na membrana celular do oomiceto. Nos EUA, a ocorrência de pitiose é mais frequente nos estados da costa do Golfo, mas foi diagnosticada em animais que vivem no extremo norte de Nova Jersey, Virgínia, Kentucky, Wisconsin e sul de Illinois/Indiana e, também, no extremo oeste do Arizona, na Califórnia, em Oklahoma e no Kansas. Globalmente, a pitiose é encontrada com mais frequência no Sudeste Asiático, na costa leste da Austrália e na América do Sul. Pitiose, lagenidiose, paralagenidiose e zigomicose geralmente são difíceis de se distinguir umas das outras porque compartilham características clínicas e histológicas semelhantes, inclusive inflamação piogranulomatosa eosinofílica causada por hifas grandes e pouco septadas. Entretanto, a diferenciação entre elas é clinicamente importante porque o prognóstico e a resposta à terapia são diferentes.

### Fisiopatologia

Acredita-se que a forma infectante de *P. insidiosum* seja o zoósporo biflagelado móvel, que é liberado em ambientes aquáticos e provavelmente causa infecção por encistamento na pele ou mucosa gastrintestinal danificada. Muitos cães com pitiose têm histórico de exposição recorrente a locais de água doce morna. Contudo, alguns casos são diagnosticados em cães domésticos de subúrbio, sem histórico de acesso a lagos ou lagoas. Geralmente, os animais acometidos são imunocompetentes e saudáveis.

### Achados clínicos

Em cães, a pitiose acomete mais frequentemente cães jovens de raças de grande porte, sendo especialmente comum em raças de trabalho ao ar livre, como Labrador Retriever. Os cães infectados são levados à consulta veterinária com mais frequência no outono, inverno e início da primavera do que nos meses de verão. A pitiose é incomum em gatos; quando ocorre, quase sempre acomete animais com menos de 1 ano.

A pitiose cutânea em cães geralmente causa feridas que não cicatrizam e massas teciduais invasivas que contêm nódulos ulcerados e fístulas, mais frequentemente envolvendo as extremidades, a base da cauda, a parte ventral do pescoço ou o períneo.[17,18] Gatos com pitiose podem ter lesões nasofaríngeas, massas subcutâneas invasivas na região inguinal, base da cauda ou na região periorbital, ou podem apresentar lesões nodulares exsudativas ou lesões semelhantes a placas ulceradas nas extremidades, às vezes nos dedos ou nos coxins plantares.[18,19]

Em cães, a pitiose gastrintestinal é caracterizada por grave espessamento transmural segmentar do estômago, intestino delgado, cólon, reto ou (raramente) esôfago ou faringe (Figura 236.3).[17,20] Linfadenopatia mesentérica é comum e ocasionalmente observada com lesões concomitantes do trato GI. O esfincter pilórico, o duodeno e a junção ileocólica são as partes do trato gastrintestinal mais frequentemente acometidas. O envolvimento da raiz mesentérica pode causar aumento marcante dos linfonodos mesentéricos, que geralmente se agregam em uma única massa granulomatosa grande e firme na porção média do abdome. A extensão da doença para os vasos mesentéricos pode resultar em isquemia intestinal, infarto, perfuração ou hemoabdome agudo. Há relatos de lesões intestinais focais causadas por pitiose em dois gatos tratados com sucesso por meio de ressecção cirúrgica.[21]

Os sinais clínicos associados à pitiose gastrintestinal incluem perda de peso, vômitos, diarreia e hematoquezia. No exame físico geralmente notam-se magreza e massa abdominal palpável. Geralmente não há sinais de doença sistêmica, a menos que ocorra obstrução intestinal, infarto ou perfuração. As possíveis anormalidades laboratoriais associadas à pitiose consistem em eosinofilia, anemia e hiperglobulinemia. Em cães com pitiose gastrintestinal as radiografias de abdome quase sempre mostram massa abdominal, espessamento de segmento do trato gastrintestinal ou obstrução intestinal parcial. A ultrassonografia geralmente mostra espessamento segmentar grave do trato gastrintestinal e linfadenopatia mesentérica.

### Diagnóstico

Histologicamente, a pitiose é caracterizada por inflamação piogranulomatosa eosinofílica. Embora as hifas de *P. insidiosum* sejam difíceis de se visualizar em cortes histológicos corados com hematoxilina e eosina (H&E), elas são facilmente

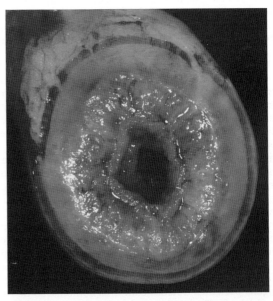

**Figura 236.3** Corte transversal de uma lesão no segmento do cólon extirpada de uma cadela da raça Dobermann de 3 anos, com pitiose gastrintestinal (GI). Note o espessamento da submucosa e o estreitamento do lúmen do cólon. (*Esta figura se encontra reproduzida, em cores, no Encarte.*)

identificadas em cortes corados com metenamina-prata de Gomori (GMS) como estruturas grandes (em média, 4 μm; variação de 2 a 7 μm), raramente septadas e, às vezes, estruturas ramificadas. Como na pitiose gastrintestinal, a inflamação se instala mais nas camadas submucosa e muscular, e não na mucosa e na lâmina própria, o diagnóstico pode não ser definido no exame de amostras obtidas por biopsia endoscópica que não alcança os tecidos mais profundos. Portanto, deve-se considerar a possibilidade de pitiose quando amostras obtidas por biopsia endoscópica revelam inflamação eosinofílica ou piogranulomatosa, sem identificação do agente etiológico.

O isolamento de *P. insidiosum* de amostras de tecidos infectados não é difícil quando se faz o manuseio de amostras e o uso de técnicas de cultura fúngica apropriados. Para obter os melhores resultados, as amostras de tecido não refrigeradas devem ser envolvidas em uma esponja de gaze umedecida com solução salina e enviadas em temperatura ambiente, de modo a chegar a um laboratório com experiência em cultura de oomicetos em 24 horas. A identificação de *P. insidiosum* deve ser baseada em características morfológicas; crescimento em temperatura de 37°C; produção de zoósporos móveis, reniformes e biflagelados; e amplificação por meio de reação em cadeia da polimerase (PCR) específica ou sequenciamento do gene RNA ribossômico. Embora a produção de zoósporos seja uma importante característica que auxilia na identificação de oomicetos patogênicos, ela não é específica para *P. insidiosum*.

Em cães e gatos, o teste imunoenzimático (ELISA) para detecção de anticorpos contra *P. insidiosum* foi considerado altamente sensível e específico para o diagnóstico de pitiose.[22] Além de ser um meio de diagnóstico precoce não invasivo, esse teste também parece útil para monitorar a resposta à terapia. Anteriormente eram utilizadas técnicas imuno-histoquímicas para confirmar o diagnóstico de pitiose. No entanto, a especificidade desses anticorpos nem sempre foi bem estabelecida.

### Tratamento

A ressecção cirúrgica agressiva é o tratamento de escolha para pitiose. Quando as lesões cutâneas são limitadas a uma única extremidade distal e não há linfadenopatia regional, recomenda-se amputação. Em animais com pitiose gastrintestinal, as lesões segmentais devem ser extirpadas com margens de 5 cm, se possível. Como os linfonodos mesentéricos aumentados geralmente são reativos, e não infectados, eles devem ser submetidos à biopsia, mas não precisam ser extirpados. Infelizmente, muitos cães com pitiose gastrintestinal não são levados à consulta antes de um estágio final da doença, quando não é possível a extirpação total da lesão. A recidiva pós-operatória local de pitiose é comum, especialmente quando não foi possível obter margens cirúrgicas amplas, podendo ocorrer no local da ressecção ou em linfonodos regionais. Por isso, quando o cirurgião não está seguro quanto à extirpação de uma margem mínima de 5 cm, recomenda-se tratamento medicamentoso com a combinação de itraconazol (10 mg/kg/24 h VO) e terbinafina (5 a 10 mg/kg/24 h VO). Para monitorar a ocorrência de recidiva, deve-se realizar o teste sorológico ELISA antes e 2 a 3 meses após a cirurgia. Em animais submetidos à ressecção cirúrgica total que não apresentaram recidiva da doença, o título sérico de anticorpos geralmente diminui 50% ou mais dentro de 3 meses após a cirurgia,[22] possibilitando a descontinuação do tratamento medicamentoso.

Em geral, a pitiose não responde bem ao tratamento medicamentoso, provavelmente porque o ergosterol (o alvo da maioria dos medicamentos antifúngicos atualmente disponíveis) quase sempre está ausente na membrana celular do oomiceto. Apesar desse fato, ocorrem cura clínica e sorologia negativa em alguns pacientes tratados com uma combinação de itraconazol (10 mg/kg/24 h VO) e terbinafina (10 mg/kg/24 h VO). Cães com pitiose gastrintestinal impossível de ressecção são frequentemente tratados com doses anti-inflamatórias de corticosteroides, na tentativa de aliviar os sinais clínicos e reduzir a ocorrência de vômito, de modo que possam ser administrados medicamentos antifúngicos por via oral. Quase sempre a prednisona (1 mg/kg/24 h VO) melhora os sinais clínicos a curto prazo. Surpreendentemente, a autora observou resolução completa, a longo prazo, das lesões gastrintestinais em um pequeno número de cães tratados apenas com prednisona. Embora isso certamente não seja recomendado como tratamento principal para animais com lesões ressecáveis, é uma opção razoável em animais com lesões gastrintestinais impossíveis de ressecção, especialmente quando a condição financeira impede o uso de medicamentos antifúngicos.

## LAGENIDIOSE E PARALAGENIDIOSE

À semelhança de *Pythium insidiosum*, as espécies dos gêneros *Lagenidium* e *Paralagenidium* são membros da classe Oomycetes, sendo a maioria descrita como parasita de algas, fungos, nematoides, crustáceos e larvas de insetos. A espécie mais bem estudada, *Lagenidium giganteum*, é um patógeno de larvas de pernilongos aprovado para uso no controle biológico de populações desses mosquitos. No fim da década de 1990, dois novos patógenos oomicetos que pareciam pertencer ao gênero *Lagenidium* foram reconhecidos como causas de lesões cutâneas semelhantes àquelas causadas por pitiose em cães. Mais recentemente, análises filogenéticas multigênicas possibilitaram a publicação de nomes formais para esses patógenos.[23] O primeiro patógeno, que causa doença cutânea progressiva grave, muitas vezes fatal, linfadenopatia, nódulos pulmonares e invasão de grandes vasos,[24] foi formalmente denominado *Lagenidium giganteum* forma *caninum* por causa de sua estreita relação filogenética com *Lagenidium giganteum*. O segundo patógeno causa doença de progressão mais lenta, limitada à pele e aos tecidos subcutâneos. Embora compartilhe muitas semelhanças antigênicas e morfológicas com *L. giganteum* f. *caninum* e outras espécies de *Lagenidium*, análises filogenéticas recentes apoiam a inclusão do segundo novo patógeno no novo gênero *Paralagenidium*, com o nome de *Paralagenidium karlingii*.[23]

### Achados clínicos

As características epidemiológicas e clinicopatológicas da lagenidiose e da paralagenidiose são semelhantes, em muitos aspectos, àquelas previamente mencionadas para pitiose cutânea. Quase sempre os animais infectados são cães jovens até de meia-idade que vivem no sudeste dos EUA. Embora a maioria seja oriunda da Flórida ou Louisiana, foram identificados casos da doença no extremo oeste do Texas e no extremo norte de Maryland e sul de Indiana. Muitos cães infectados tinham exposição frequente a lagos ou lagoas.

Tipicamente, os cães com lagenidiose são levados à consulta por apresentarem lesões cutâneas ou subcutâneas solitárias ou multifocais progressivas nas extremidades, na região mamária, no períneo ou no tronco.[24] Aparentemente, essas lesões parecem nódulos dérmicos ou subcutâneos firmes ou áreas ulceradas espessadas com focos de necrose e numerosas fístulas (Figura 236.4). Semelhante ao curso clínico verificado na pitiose cutânea, em cães com lagenidiose as lesões cutâneas tendem a ser progressivas, localmente invasivas e pouco responsivas ao tratamento medicamentoso. Com frequência, nota-se linfadenopatia regional, podendo ser vista na ausência de lesões cutâneas evidentes. Diferentemente de cães com pitiose cutânea, esses cães geralmente apresentam lesões ocultas no tórax ou abdome, inclusive envolvimento de grandes vasos sanguíneos, linfonodos sublombares e/ou inguinais, pulmão, hilo pulmonar e mediastino cranial. Animais com envolvimento de grandes vasos ou linfonodos sublombares comumente apresentam lesões cutâneas ou subcutâneas nos membros pélvicos e frequentemente desenvolvem edema nesses membros (ver Capítulo 18). Nesses pacientes pode ocorrer morte súbita causada por ruptura de grandes vasos e hemoabdome associado.

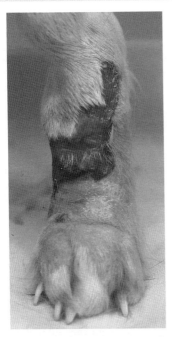

**Figura 236.4** Dermatite ulcerativa causada por *Lagenidium giganteum* forma *caninum* em cadela Border Collie de 2 anos, com lesões cutâneas progressivas e linfadenopatia generalizada. Essa paciente apresentava lesões semelhantes nos quatro membros. Note a grande escara distal à lesão ulcerativa. (*Esta figura se encontra reproduzida em cores no Encarte.*)

Em cães com paralagenidiose, as lesões cutâneas são caracterizadas por nódulos dérmicos solitários ou multifocais, ou espessamento (às vezes sem alopecia), ou dermatopatia ulcerativa que pode se tornar extensa, mas raramente se estende além dos tecidos cutâneos e subcutâneos. Não foram constatadas lesões no tórax, abdome e linfonodos regionais, e o curso clínico parece ser crônico e lentamente progressivo; alguns pacientes apresentam lesões que se expandem lentamente ou permanecem estáveis durante anos.

## Diagnóstico

As características histológicas da lagenidiose e da paralagenidiose são semelhantes às associadas à pitiose e à zigomicose e incluem inflamação piogranulomatosa e eosinofílica relacionada com hifas largas, irregularmente ramificadas e esparsamente septadas. Em contraste com *P. insidiosum*, *Lagenidium giganteum* f. *caninum* e *Paralagenidium karlingii*, hifas são frequentemente visíveis em cortes corados por H&E e podem ser circundadas por uma fina manga eosinofílica. Em cortes corados por GMS, numerosas hifas largas, de paredes espessas e irregularmente septadas são facilmente reconhecidas. *Lagenidium giganteum* f. *caninum* normalmente demonstram grande variabilidade de tamanho, mas em geral são muito maiores do que *P. insidiosum*, variando de 7 a 25 μ de diâmetro, com média de 12 μ. As hifas de *Paralagenidium karlingii* são mais próximas de *P. insidiosum* em tamanho, com diâmetro médio de 7,5 μ.

O ELISA para quantificação de anticorpos anti-*L. giganteum* f. *caninum* foi recentemente descrito como teste sorológico sensível, mas não específico para a identificação desse agente e, em menor grau, de cães infectados por *Paralagenidium karlingii*.[25] Devido à extensa reatividade cruzada com anticorpos anti-*P. insidiosum* e anti-*Paralagenidium karlingii*, os resultados positivos de ELISA são frequentemente observados em cães com pitiose ou paralagenidiose, além daqueles com lagenidiose. Além disso, alguns cães com dermatopatias não fúngicas também tiveram resultados falso-positivos. Devido a essas limitações, o diagnóstico definitivo de *Lagenidium giganteum* f. *caninum* e *Paralagenidium karlingii* devem ser baseadas em cultura seguida de sequenciamento do gene do RNA ribossômico.

## Tratamento

A ressecção cirúrgica agressiva de tecidos infectados é o tratamento de escolha para lagenidiose e paralagenidiose. A animais com lesões limitadas a uma única extremidade distal recomenda-se amputação. Como os cães com lagenidiose costumam apresentar lesões sistêmicas ocultas, recomendam-se a obtenção de imagens radiográficas do tórax e do abdome e a imagem ultrassonográfica do abdome para determinar a extensão da doença, antes de realizar a ressecção cirúrgica das lesões cutâneas. Infelizmente, em muitos desses pacientes não é possível a extirpação da lesão em linfonodos regionais ou locais distantes no momento da definição do diagnóstico inicial. Como a resposta ao tratamento medicamentoso não é efetiva, o prognóstico de cães com lagenidiose geralmente é ruim.

Diferentemente, em cães com paralagenidiose a cirurgia que possibilita a retirada de margens de 3 a 5 cm quase sempre é curativa. Embora o tratamento medicamentoso de paralagenidiose seja geralmente ineficaz, uma combinação de itraconazol (10 mg/kg/24 h VO) e terbinafina (10 mg/kg/24 h VO), simultaneamente à ressecção cirúrgica agressiva repetida, foi efetiva na resolução da infecção causada por *Paralagenidium karlingii* em um cão que apresentava lesões cutâneas multifocais recorrentes.

## ZIGOMICOSE

O termo *zigomicose* refere-se a infecções causadas por fungos da classe Zygomycetes, incluindo os gêneros *Basidiobolus* e *Conidiobolus* da ordem Entomophthorales e os gêneros *Rhizopus*, *Absidia*, *Mucor*, *Saksenaea* e outros da ordem Mucorales. Embora as infecções causadas por Mucorales não tenham sido bem documentadas em pequenos animais, os Entomophthorales geralmente causam infecções crônicas focais caracterizadas por inflamação piogranulomatosa eosinofílica no tecido subcutâneo, trato respiratório superior ou espaço retrobulbar. Como as espécies dos gêneros *Basidiobolus* e *Conidiobolus* são microrganismos saprófitos presentes no solo e em matéria orgânica em decomposição, provavelmente a infecção cutânea ocorre por meio da introdução direta de esporos em pequenos traumas ou picadas de insetos. A infecção também pode resultar da inalação ou ingestão de esporos. Os animais afetados são tipicamente imunocompetentes, mas há relato de pneumonia causada por *Conidiobolus* spp. em um cão submetido à terapia imunossupressora.[26]

### Achados clínicos

Em mamíferos, a conidiobolomicose ocorre mais frequentemente como uma infecção nasofaríngea, com ou sem disseminação local aos tecidos da face, retrofaringe ou região retrobulbar. As manifestações clínicas podem incluir inchaço ou deformidade nasal ou facial, secreção nasal, ulceração no plano nasal ou palato duro, exoftalmia, quemose, secreção ocular e, às vezes, lesões cutâneas.[27] A infecção por *Conidiobolus* também foi descrita em um cão, no qual causou lesões subcutâneas nodulares exsudativas multifocais e linfadenopatia regional,[28] e em um cão submetido à quimioterapia, no qual causou pneumonia.[26]

A basidiobolomicose é uma causa rara de lesões cutâneas ulcerativas exsudativas em cães; também foi relatada em um único cão como causa de doença respiratória.[29] Ademais, relata-se infecção de trato gastrintestinal e de outros órgãos abdominais causada por *Basidiobolus* spp.[30]

Em gatos, os casos confirmados de zigomicose são raros, limitados a relatos individuais de gatos infectados com fungos da ordem *Mucorales*. *Rhizomucor* foi associado à perfuração de duodeno em um gato de 7 meses,[31] e *Cokeromyces recurvatus* foi isolado do líquido peritoneal de um gato de 16 anos após perfuração de jejuno causada por linfoma.[32] Além disso, relata-se que um tumor subcutâneo na região dorsal do nariz de um gato de 14 anos, causado pela infecção por *Mucor*, foi tratado com sucesso com posaconazol.[33]

### Diagnóstico

As características histológicas da zigomicose são semelhantes às mencionadas para pitiose, lagenidiose e paralagenidiose. Nos cortes histológicos corados com GMS, notam-se hifas grandes, de parede fina e ocasionalmente septadas. A característica histológica da entomoftoromicose é a presença de uma ampla delimitação eosinofílica circundando as hifas. Em geral, o diâmetro das hifas de *Basidiobolus* spp. (em média, 9 μm; variação de 5 a 20 μm) e de *Conidiobolus* spp. (em média, 8 μm; variação de 5 a 13 μm) tende a ser significativamente maior do que o de *P. insidiosum* (em média, 4 μm; variação de 2 a 7 μm).

O diagnóstico de zigomicose é feito por meio do isolamento do patógeno em tecidos infectados. A identificação de zigomicetos em laboratório é baseada nas características morfológicas das estruturas reprodutivas assexuadas (conídios) e das estruturas reprodutivas sexuadas (zigósporos).

### Tratamento

Tentativas de tratamento foram descritas apenas em alguns pacientes com zigomicose confirmada. Embora informações pragmáticas e um pequeno número de casos mencionados na literatura sugiram que a entomoftoromicose cutânea pode ser menos agressiva do que a pitiose ou a lagenidiose, há relato de progressão das lesões cutâneas e, às vezes, de sua disseminação, apesar do tratamento. É provável que a recomendação atual mais apropriada para o tratamento de entomoftoromicose seja a ressecção cirúrgica agressiva dos tecidos infectados, sempre que possível, seguida de tratamento com itraconazol durante, no mínimo, 3 meses. Se a ressecção não for possível, deve-se recomendar o tratamento com itraconazol, posaconazol ou complexo lipídico de anfotericina B. Para o tratamento de conidiobolomicose nasofaríngea, a recomendação atual da autora é o uso de itraconazol (10 mg/kg/24 h VO) por pelo menos 6 a 12 meses (ver Capítulo 162). Como é comum a ocorrência de recidiva após a descontinuação do tratamento medicamentoso, é fundamental que o tratamento antifúngico seja de longa duração.

## INFECÇÕES FÚNGICAS OPORTUNISTAS

Fungos oportunistas são aqueles de baixa virulência inerente, que mais frequentemente causam infecção apenas quando há comprometimento das barreiras normais ou dos mecanismos de resistência do hospedeiro. Eles compreendem um grande número de gêneros e espécies, com nomes muitas vezes não familiares aos médicos-veterinários e, tradicionalmente, causam apenas doenças esporádicas. Nos últimos 10 anos, a prevalência de infecções causadas por fungos oportunistas em pequenos animais aumentou sobremaneira em decorrência do uso de terapia imunossupressora multiagente (especialmente com ciclosporina) para tratar doenças imunomediadas em cães (ver Capítulo 165).

Diferentemente dos fungos patógenos endêmicos mais facilmente reconhecidos (para os quais um diagnóstico geralmente pode ser definido pela visualização de características morfológicas particulares em amostras submetidas aos exames citológicos ou histológicos), os fungos oportunistas só podem ser identificados, em gênero e espécie, em cultura para fungos ou em testes moleculares. No entanto, eles podem ser incluídos em determinadas categorias com base em suas características morfológicas no tecido, como pigmentação, diâmetro das hifas, distribuição do microrganismo e frequência de septação. Essas categorias incluem **feo-hifomicose** (hifas pigmentadas ou formas de levedura), **hialo-hifomicose** (hifas não pigmentadas) e **micetoma eumicótico** (granuloma fibrosante com granulação tecidual preta ou branca composta de agregados de fungos pigmentados ou não pigmentados, respectivamente).

Embora o ideal seja a identificação definitiva de um patógeno com base na cultura fúngica, a categorização das micoses oportunistas costuma ser apropriada para a escolha do tratamento inicial e para prever o curso clínico e o prognóstico da doença. Deve-se ressaltar que muitos fungos oportunistas são contaminantes comuns presentes na pele, na mucosa nasal e em outros locais não estéreis. Portanto, a cultura ou a identificação baseada em PCR de um potencial fungo oportunista em amostra de pele e esfregaço nasal ou de exsudato não deve ser considerada evidência de infecção fúngica, a menos que haja evidência histológica ou citológica de invasão do tecido por um microrganismo morfologicamente compatível.

### Feo-hifomicose

O termo *feo-hifomicose* refere-se a infecções cutâneas, subcutâneas, cerebrais ou disseminadas causadas por fungos pigmentados (demácios) que contêm melanina em suas paredes celulares. A infecção geralmente resulta de introdução traumática do microrganismo. Os gêneros de fungos que foram identificados como causas de feo-hifomicose em pacientes veterinários incluem *Alternaria*, *Bipolaris*, *Cladophialophora*, *Curvularia*, *Exophiala*, *Fonsecaea*, *Moniliella* e *Phialophora*, entre outros. As manifestações clínicas mais comuns em pequenos animais imunocompetentes são lesões cutâneas em extremidades distais, no nariz e no pavilhão auricular de gatos.[34-40] A manifestação clínica mais comum em pequenos animais imunocomprometidos são lesões cutâneas multifocais em cães submetidos à terapia imunossupressora multiagente.[41-43] Em geral, os pacientes apresentam nódulos cutâneos ou massa nasal visível. Os tecidos infectados podem ser muito pigmentados. Histologicamente, os fungos que causam feo-hifomicose se apresentam como hifas de paredes escuras irregularmente septadas ou como células semelhantes a leveduras. Pode-se confirmar a presença de melanina nas paredes das hifas levemente pigmentadas pelo exame de cortes histológicos não corados, baixando o condensador do microscópio durante o exame, ou pelo uso de corante de Fontana-Masson para melanina.

As lesões associadas à feo-hifomicose tendem a ser localmente invasivas. A disseminação não é comum em pacientes imunocompetentes, mas ocorre em pacientes submetidos à terapia imunossupressora. Como os fungos pigmentados geralmente respondem mal ao tratamento medicamentoso, a ressecção cirúrgica agressiva é o tratamento de escolha para feo-hifomicose, quando há lesão solitária. É importante obter margens amplas no momento da cirurgia inicial porque é comum a ocorrência de recidiva no pós-operatório. A amputação de dígitos geralmente é indicada quando as lesões envolvem a falange distal. Embora tradicionalmente o tratamento clínico de feo-hifomicose seja difícil (em parte porque a melanina é um fator de virulência), na experiência da autora muitos casos de feo-hifomicose cutânea que ocorrem em cães submetidos à terapia imunossupressora podem ser resolvidos com itraconazol (10 mg/kg/24 h VO; ver Capítulo 162), administrado por pelo menos 6 meses, se for possível reduzir a terapia imunossupressora rapidamente (ver Capítulo 165). A descontinuação da ciclosporina nesses pacientes parece ser essencial para a obtenção de um bom resultado. Em gatos com feo-hifomicose não ressecável, a terapia a longo prazo é fundamental. É muito comum ocorrer recidiva das lesões após a descontinuação do tratamento medicamentoso. A autora costuma tratar esses pacientes com itraconazol ou posaconazol durante 12 meses ou mais.

### Hialo-hifomicose

O termo *hialo-hifomicose* refere-se a infecções causadas por fungos não pigmentados (hialinos) nos tecidos. Os gêneros mencionados como causas de hialo-hifomicose em pacientes veterinários incluem *Fusarium*, *Acremonium*, *Paecilomyces*, *Pseudallescheria*, *Sagenomella*, *Phialosimplex* e *Scedosporium*, entre outros. Por convenção, as infecções causadas por espécies de *Aspergillus* e *Penicillium* não são incluídas no grupo de hialo-hifomicose porque a aspergilose e a peniciliose geralmente podem ser identificadas com base em suas características clinicopatológicas.

Em geral, a hialo-hifomicose é menos frequentemente diagnosticada em pequenos animais do que a feo-hifomicose. Os cães são infectados com muito mais frequência do que os gatos; os animais infectados apresentam lesões que variam de doença local limitada à pele, mucosa nasal ou córnea até doença disseminada.[44-50] Tradicionalmente, a forma disseminada tem sido a mais comum. Portanto, os animais que apresentam lesões cutâneas sem sinais evidentes de doença sistêmica ainda devem ser avaliados quanto à presença de lesões ocultas no tórax e abdome. No entanto, na experiência da autora, os pacientes imunossuprimidos que desenvolvem hialo-hifomicose cutânea podem não apresentar lesões em outros locais, enquanto os pacientes imunocompetentes que desenvolvem hialo-hifomicose na maioria das vezes manifestam doença disseminada, ou pelo menos doença que não se limita à pele.

Tradicionalmente, o tratamento de hialo-hifomicose não é compensador porque a maioria dos pacientes apresenta doença disseminada. Contudo, a hialo-hifomicose que se desenvolve enquanto o animal está recebendo terapia imunossupressora parece responder melhor ao tratamento medicamentoso (desde que a terapia imunossupressora possa ser rapidamente reduzida) do que seria esperado, com base na experiência anterior com hialo-hifomicose em pacientes imunocompetentes, especialmente quando as lesões detectáveis se limitam à pele. O prognóstico ainda deve ser considerado reservado e deve-se empregar terapia antifúngica agressiva. Para o tratamento da hialo-hifomicose, a autora usa mais frequentemente o itraconazol (10 mg/kg/24 h VO) durante, no mínimo, 6 a 12 meses. Outras opções incluem complexo lipídico de anfotericina B, voriconazol ou posaconazol (ver Capítulo 162). Infelizmente, quase sempre ocorre recidiva dos sinais clínicos durante o curso do tratamento inicial.

## Micetoma

O termo *micetoma* refere-se a infecções micóticas ou actinomicóticas localizadas, caracterizadas pela presença de colônias ou agregados de microrganismos que formam granulações teciduais. Micetomas eumicóticos são causados por fungos presentes no solo, com lesões que se desenvolvem a partir da introdução traumática do microrganismo no tecido. Os grânulos teciduais associados a micetomas eumicóticos são caracteristicamente pigmentados (micetoma com grânulos pretos) ou hialinos (micetomas com grânulos brancos), dependendo do tipo de fungo envolvido.

Micetomas com granulações pretas são frequentemente causados por espécies de *Curvularia* e geralmente se manifestam como feridas crônicas que não cicatrizam ou nódulos cutâneos que se desenvolvem nas extremidades, semanas a meses após um traumatismo. A formação de fístulas é comum e no exsudato dessas fístulas pode haver grânulos pretos. Micetomas com grânulos brancos, geralmente causados por *Pseudallescheria boydii* ou espécies de *Acremonium*, frequentemente ocorrem como granulomas na parede corporal e/ou na cavidade abdominal que se desenvolvem subsequentemente à contaminação ou deiscência da ferida cirúrgica. As lesões podem não ser evidentes até meses ou até 1 ano, ou mais, após o procedimento cirúrgico. Os animais acometidos podem apresentar uma massa tecidual com fístula na parede corporal ou podem desenvolver sinais clínicos de peritonite. O tratamento de escolha para micetoma eumicótico é a extirpação cirúrgica agressiva dos tecidos infectados, inclusive amputação, se clinicamente indicada. A resposta ao tratamento medicamentoso de rotina não é efetiva. A disseminação do micetoma eumicótico para além dos tecidos locais é rara, mas a extensão local da lesão no abdome pode ser ampla.

## REFERÊNCIAS BIBLIOGRÁFICAS

*As referências bibliográficas deste capítulo se encontram online no Ambiente de Aprendizagem.*

# SEÇÃO 14
# Doenças de Ouvido, Nariz e Garganta

## CAPÍTULO 237

## Doenças do Ouvido

Emmanuel Bensignor, Olivier Gauthier e Didier-Noël Carlotti[a]

### OTITE EXTERNA

#### Introdução

Otite é considerada uma das causas mais frequentes de consultas na clínica de pequenos animais. Embora muitas vezes seja considerada parte da dermatologia, deve-se ressaltar que quase sempre a otite é consequência de uma doença primária. Portanto, a investigação e o manejo de doenças do ouvido devem ser encarados pelos veterinários com a necessidade de uma abordagem diagnóstica completa.

#### Definições

O termo *otite* diz respeito a "qualquer inflamação do canal auditivo", independente da causa ou da manifestação clínica. Dependendo do histórico e dos sinais clínicos observados, é útil diferenciar algumas entidades de acordo com o tempo de início dos sinais, com a taxa de recidiva e/ou com a manifestação clínica, pois as abordagens clínicas e terapêuticas são diferentes.[1] Especificamente, *otite eritematosa* é caracterizada pela inflamação do canal auditivo, sem secreção (Figura 237.1); a *otite eritematosa ceruminosa* envolve a inflamação do canal auditivo e a presença de abundante exsudato ceruminoso (Figura 237.2); a *otite supurativa* é caracterizada por erosões no canal auditivo e presença de pus (Figura 237.3); e a *otite estenosante* é caracterizada por anormalidades hiperplásicas no canal auditivo (Figura 237.4 e Boxe 237.1). Também é útil fazer a diferenciação, dependendo da profundidade do local da inflamação, entre otite externa (OE), otite média (OM) e otite interna (OI). A OE é uma condição inflamatória que afeta o canal auditivo externo, desde a pina (ou pavilhão auricular) até a membrana timpânica. Ela é muito comum em cães e gatos, sendo relatada como 5 a 12% dos motivos de encaminhamento de cães e até 2% de gatos ao dermatologista.[2,3] A OM consiste na inflamação da orelha média. Quase sempre é secundária à OE concomitante tanto em cães quanto em gatos. Em cães, os casos de OM primária são muito raros (p. ex., "otite pegajosa" [*glue ear syndrome*] de cães da raça Cavalier King Charles Spaniel), porém é diagnosticada com regularidade em gatos. A prevalência relatada de OM varia de baixa à alta – a última pode ser especialmente verdadeira em casos crônicos ou recorrentes de OE.[4] A OI é definida como inflamação da orelha interna. Geralmente é resultante da extensão da OM. Os sinais clínicos são principalmente neurológicos, idênticos aos da doença vestibular periférica (ver Capítulo 265).[5]

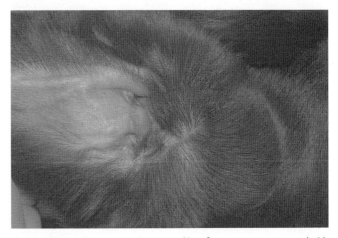

**Figura 237.1** Otite externa eritematosa. (*Esta figura se encontra reproduzida em cores no Encarte.*)

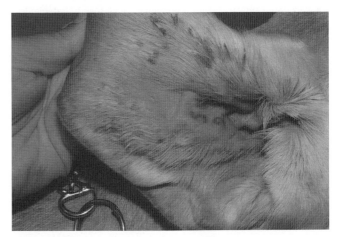

**Figura 237.2** Otite externa eritematosa ceruminosa. (*Esta figura se encontra reproduzida em cores no Encarte.*)

---

[a]Falecido.

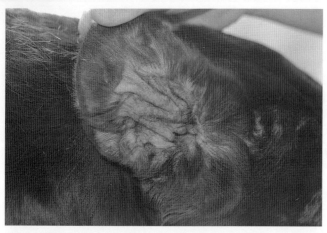

**Figura 237.3** Otite externa supurativa. (*Esta figura se encontra reproduzida em cores no Encarte.*)

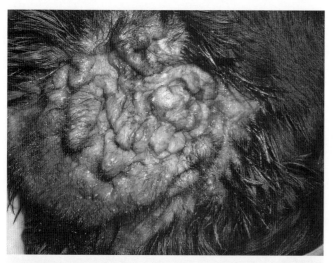

**Figura 237.4** Otite externa estenosante. (*Esta figura se encontra reproduzida em cores no Encarte.*)

### Boxe 237.1 Manifestações clínicas de OE em cães e gatos

- Aguda – sinais clínicos presentes por até 7 dias
- Subaguda – sinais clínicos presentes por mais de 7 dias, mas menos do que 30 dias
- Crônica – sinais clínicos presentes por mais de 30 dias
- Recorrente ou recidivante – episódios curados após tratamento apropriado, mas que reaparecem de forma regular
- Eritematosa – o único sinal clínico observado é a inflamação do canal auditivo (notada principalmente em casos agudos); tipicamente associada a prurido e/ou ato de balançar a cabeça
- Eritematosa ceruminosa – a inflamação está associada a excesso de cerume, que pode ocluir o canal auditivo; o prurido é variável, mas geralmente presente
- Supurativa – o tipo de secreção é variável, mas geralmente é líquida e fétida; pode haver prurido, mas esses casos tendem a ser mais dolorosos do que pruriginosos; o ato de balançar a cabeça é frequente
- Estenosante – as anormalidades hiperplásicas do canal auditivo eventualmente causam oclusão da parte externa do tubo auditivo; em geral é notada em doenças crônicas.

## Patogênese

A otite não deve ser considerada como uma enfermidade local, mas sim como uma manifestação de uma doença subjacente,[6,7] porque quase sempre a etiologia é multifatorial. *Fatores predisponentes* são responsáveis pela alteração do microclima do canal do ouvido, aumentando a probabilidade de otite (Boxe 237.2). *Fatores primários* são responsáveis pela inflamação e, portanto, são capazes de causar otite diretamente. *Fatores perpetuadores* são responsáveis pela cronicidade. Todos precisam ser devidamente identificados e corrigidos, a fim de tratar com sucesso pacientes com otite recorrente. No início típico, a patogênese envolve inflamação do canal auditivo (fase eritematosa), que geralmente é hiperaguda e, na maioria dos casos, não é notada pelo tutor, exceto quando a dor e/ou o prurido são intensos (p. ex., corpo estranho no ouvido). Essa primeira fase é seguida de hiperplasia do epitélio e das glândulas ceruminosas, resultando em produção excessiva de cerume (fase ceruminosa). A OE também pode prejudicar o mecanismo de limpeza que resulta na movimentação do cerume para cima e para fora do canal auditivo, contribuindo ainda mais para o acúmulo de secreção no canal auditivo.[8] Essas anormalidades anatômicas e inflamatórias possibilitam uma mudança no ambiente favorável à multiplicação e infecção por microrganismos comensais, como *Malassezia* spp. e *Staphylococcus* spp. Esses componentes microbianos contribuem com a desenvolvimento da inflamação e a perpetuação do círculo vicioso. Em casos mais crônicos, ocorre extensa hiperplasia epidérmica, podendo reduzir o diâmetro do canal auditivo à medida que há hiperplasia e dilatação das glândulas apócrinas.[8] Ocasionalmente, ocorre ulceração do epitélio, especialmente em casos de infecção bacteriana secundária causada por bactérias gram-negativas. Há um denso infiltrado inflamatório na derme, seguido de fibroplasia, que exacerba ainda mais a obstrução do canal auditivo.[9] Em casos duradouros, pode ocorrer ossificação de cartilagens e pele. Quando ocorre ruptura do tímpano, a infecção microbiana pode envolver a bula timpânica e há instalação de OM. Isto contribui para os sinais clínicos, sendo um fator de recorrência da doença após o tratamento aparentemente bem-sucedido.

### Boxe 237.2 Fatores predisponentes, primários e perpetuadores de OE em cães e gatos

**Fatores predisponentes**
- Conformação da orelha
- Umidade
- Limpeza inapropriada
- Tratamentos que causam irritação tecidual
- Crescimento excessivo de pelos no canal auditivo.

**Fatores primários**
- Ectoparasitas
- Dermatite alérgica
- Anormalidades de queratinização
- Piodermite
- Dermatose autoimune
- Corpos estranhos
- Tumores.

**Fatores secundários e perpetuadores**
- Leveduras
- Bactérias
- Hiperplasia epidérmica e sebácea
- Ulcerações
- Otite média.

Fonte: Griffin CE (1993). Otitis externa and otitis media. In Griffin CE et al. (ed.), *Current veterinary dermatology: the science and art of therapy*. Mosby, p. 245-64.

### Escore clínico de otite em cães

Um estudo recente elaborou um escore clínico (OTIS, do inglês *Otitis Index Score*) que mostrou ser clinicamente relevante, com boa confiabilidade inter e intraobservador, sensibilidade à mudança e habilidade para distinguir um ouvido com otite de um ouvido sadio ou com otite em remissão.[10] Esse escore, ou pontuação, consiste na avaliação de quatro diferentes parâmetros clínicos, tanto no canal horizontal quanto no vertical, em uma escala de 0 a 3: eritema, edema/inchaço, erosão/ulceração e exsudato. Recomendamos seu uso de forma regular para avaliar com mais precisão a doença do ouvido e a melhora objetiva obtida após a terapia. A avaliação da dor causada pela otite ainda não foi codificada, sendo necessários mais estudos.

### Diagnóstico e tratamento de otite externa aguda[11]

A manifestação clínica inclui o balançar da cabeça de início súbito e prurido na orelha, algumas vezes acompanhados de odor fétido e eritema do canal auditivo. Esses achados devem levar o clínico a realizar um plano diagnóstico minucioso, em vez de apenas prescrever medicamentos de uso tópico.

### Histórico clínico e exame físico

Deve-se obter um breve histórico clínico para ajudar a estabelecer possíveis fatores que estejam contribuindo para a enfermidade; a detecção precoce de fatores predisponentes e primários pode ajudar a prevenir a cronicidade (Boxes 237.2 e 237.3). Necessário realizar um exame físico geral, sobretudo dermatológico, incluindo exame da parte ventral e das dobras cutâneas, os pés e a região anal, em busca de sinais de eritema que orientem o clínico para a possibilidade de diagnóstico de dermatite atópica. Isso é seguido de exame da pina (pavilhão auricular) e dos canais externos do ouvido.

---

**Boxe 237.3** Anamnese para os casos de otite externa (OE) crônica

- Idade de início
  - Animais jovens são predispostos a ectoparasitas, notavelmente *Otodectes cynotis*
  - Animais adultos são propensos à otite externa alérgica
  - Animais idosos são predispostos a neoplasias ou dermatoses autoimunes
- Desenvolvimento dos sintomas e sazonalidade
  - Um episódio agudo de otite unilateral deve incitar uma busca por corpo estranho
  - OE bilateral recorrente a cada primavera deve sugerir otite alérgica
  - OE unilateral de desenvolvimento gradual é mais sugestiva de doença neoplásica
- Evidência do contágio é frequentemente (mas nem sempre) observada em casos de infestação por ácaros de ouvido
- O ambiente deve ser inspecionado para avaliar presença de corpos estranhos, umidade excessiva (cães nadadores) e aeroalergênios. Cães errantes são propensos à otocaríase
- Deve-se verificar a possibilidade de infecção por retrovírus felino, uma vez que a OE crônica muitas vezes está associada à infecção por FIV/FeLV; nessa espécie, deve-se lembrar também que a infecção por herpes-vírus pode desencadear dermatite facial juntamente a OE ou eritema multiforme generalizado com envolvimento frequente do ouvido
- Terapias anteriores também devem ser verificadas. A OE algumas vezes está associada a trauma causado por técnica de limpeza inadequada realizada pelo tutor (uso de cotonete) ou pelo uso de um tratamento inapropriado (p. ex., álcool, éter). Reações alérgicas à neomicina ou ao glicocorticoide também podem ocorrer.

---

### Exame do cerume

Deve-se realizar exame direto do cerume sempre que há suspeita de parasitose, pois a otocaríase (infestação de ácaros no ouvido) ainda é de ocorrência frequente, sobretudo em cães jovens.[2] Em geral, os ácaros são facilmente observados usando a objetiva de pequeno aumento (4×) do microscópio. Para esse tipo de exame, é mais indicada uma amostra obtida com cureta em vez de suabe.

### Exame citológico

O exame citológico deve ser realizado em todos os casos de OE. Ele possibilita ao clínico detectar quais microrganismos, se houver, estão presentes e auxilia o clínico a decidir qual o protocolo terapêutico mais apropriado. O exame citológico também é útil nas consultas de acompanhamento para a avaliação da eficácia do tratamento e a progressão da doença. Este exame é fácil de se realizar: para obter a amostra, introduz-se um suabe no canal vertical do ouvido; geralmente o melhor local de coleta da amostra é a junção dos canais vertical e horizontal. Em seguida, o suabe é rolado sobre uma lâmina de vidro, que é seca ao ar e recebe um corante tipo Romanowsky modificado, como Diff-Quik, Rapi-Diff ou RAL (ver Capítulo 87). Há muitas anormalidades citológicas nos casos de OE aguda. Tipicamente, na OE aguda causada por dermatite atópica primária, pode haver um elevado número de células epiteliais escamosas, mas nenhuma evidência de infecção microbiana. Na OE aguda causada por infecção, pode haver supercrescimento de *Malassezia* (Figura 237.5) ou numerosos cocos (em geral *Staphylococcus pseudintermedius*). Os cocos se apresentam como bactérias redondas, geralmente agrupadas, enquanto os bastonetes são alongados. É incomum a ocorrência de infecção por bastonetes na OE aguda.

### Exame otoscópico

O exame otoscópico é indicado em todos os casos de otite (ver Capítulo 85). Ambos os ouvidos devem ser examinados, mesmo se a queixa for unilateral – se esse parecer o caso, o ouvido não afetado é examinado primeiro, com o objetivo de evitar a transferência da infecção de um ouvido para o outro. Deve ser feito todo o esforço para não causar mais desconforto ao animal e, por isso, não se recomenda a prática de introduzir um cone de otoscópio rígido gelado no ouvido inflamado e dolorido. Sedação e anestesia devem ser usadas a qualquer momento nos casos em que o procedimento resulte em algum desconforto significativo (ver Capítulo 138).

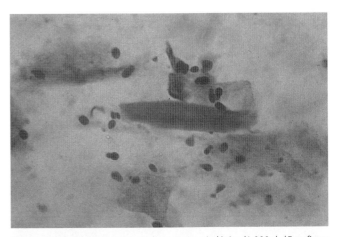

**Figura 237.5** *Malassezia* detectada no exame citológico (1.000×). (*Esta figura se encontra reproduzida em cores no Encarte.*)

O exame otoscópico deve avaliar quanto a presença de corpos estranhos, a presença de *Otodectes cynotis* (Vídeo 237.1), a presença e natureza de qualquer secreção, a patência do canal auditivo, o grau de estenose, a aparência do revestimento do canal auditivo, a presença de ulcerações, a aparência da membrana timpânica e a presença de neoplasia ou pólipo (Figura 237.6).

### Tratamento
O tratamento de OE aguda visa a limpeza, a resolução da causa primária específica, o alívio da inflamação e a eliminação de qualquer infecção microbiana.

**Limpeza.** A limpeza do ouvido é importante, porque facilita o exame do canal auditivo e remove material que pode abrigar microrganismos e inativar medicamentos de uso tópico (o biofilme, em particular), além de pequenos corpos estranhos, toxinas e células danificadas/degeneradas.[5,12] A limpeza manual é apropriada na maioria dos casos de OE aguda, visto que ela não causa dor. Os tutores devem ser cuidadosamente orientados quanto ao uso da terapia tópica, fazendo uma demonstração prática. Após a aplicação da solução de limpeza, o canal auditivo deve ser massageado por 30 a 60 segundos. Deve-se remover qualquer secreção do canal auricular externo usando gaze ou algodão, porém o uso de cotonete no canal vertical deve ser desencorajado, visto que isso pode resultar na compactação de material no interior. A limpeza manual do ouvido remove materiais que estejam firmemente aderidos ou muito fundo no canal e, caso haja acúmulo significativo de secreção, deve-se realizar a lavagem da orelha sob anestesia geral (ver o tópico Otite externa crônica eritematosa ceruminosa [OECEC] e Capítulo 85). Há uma ampla variedade de soluções para limpeza tópica do ouvido, com ações variadas, incluindo efeitos ceruminolítico e surfactante, que dissolvem e amolecem o cerume, e adstringentes, que têm efeito secante no canal auditivo, além de medicamentos antimicrobianos. Alguns componentes são contraindicados, caso haja ruptura da membrana timpânica.

**Tratamento tópico com antimicrobianos e anti-inflamatórios.** Considerando a complexa etiologia da OE, tipicamente os medicamentos de uso tópico patenteados contêm uma combinação de antifúngicos, antibióticos e glicocorticoides, sendo que alguns também com antiparasitários. O clínico deve estar familiarizado com os diversos princípios ativos. O animal deve ser reexaminado pelo menos semanalmente, e o tratamento, continuado até que haja resolução clínica e citológica da doença (tipicamente, ele demora mais tempo do que o indicado na bula da maioria dos fármacos de uso otológico).

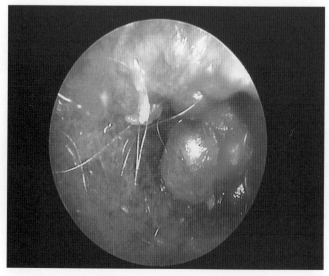

**Figura 237.6** Pólipos no canal auditivo externo.

**Tratamento sistêmico.** A terapia sistêmica geralmente não é necessária nos casos de OE aguda, exceto nos raros casos em que a dor impede a realização do tratamento tópico. Nesses casos, o uso criterioso de terapia sistêmica, incluindo glicocorticoides por 2 a 3 dias para resolver a inflamação e o prurido antes da terapia tópica, pode facilitar muito a aplicação do medicamento pelo tutor.

### Diagnóstico e tratamento de otite externa crônica[11]
A otite externa crônica não controlada é responsável pelo desenvolvimento de condições irreversíveis (OM, resistência microbiana, estenose e calcificação do canal auditivo). Consequentemente, esses casos requerem uma investigação mais a fundo, e deve-se considerar o encaminhamento a um veterinário dermatologista.

### Otite externa crônica eritematosa ceruminosa
A manifestação clínica inclui eritema, secreção ceruminosa, prurido, odor fétido e graus variados de estenose do canal auditivo. A secreção nesses casos é geralmente cremosa, de coloração amarelada a marrom-escuro e visivelmente ceruminosa, em vez de purulenta. A causa primária mais comum de OECEC é dermatite atópica primária, mas outras doenças primárias incluem reações adversas a alimentos, otite causada por sarna otodécica ou demodécica, defeitos primários de queratinização, endrocrinopatias e neoplasias.[7]

**Histórico.** A aquisição de um histórico minucioso pode fornecer dicas valiosas acerca da etiologia subjacente. Por exemplo, um caso de primeira apresentação de otite unilateral de início gradual em um animal velho deve aumentar consideravelmente a suspeita de neoplasia, enquanto em um animal jovem com OE recorrente juntamente a prurido facial e podal, a principal suspeita seria de dermatite atópica.

**Exame.** Antes de inspecionar os ouvidos, deve-se realizar um exame físico completo e dermatológico. O clínico deve verificar se há evidências de dor ao abrir a boca, a qual seria referente aos canais do ouvido. A pina e o canal auditivo externo são então minuciosamente examinados, com palpação dos canais auditivos na busca de evidências de calcificação. Procede-se o exame otoscópico (ver Capítulo 85) e coletam-se suabes de ambos os ouvidos para o exame citológico (ver Capítulo 87).

**Cultura bacteriana e teste de sensibilidade antimicrobiana.** Amostras para cultura bacteriana e teste de sensibilidade geralmente não são necessárias em casos de OECEC, porque ocorrem discrepâncias entre as informações *in vivo* e *in vitro* e a alta concentração local de medicamento obtida com a terapia tópica normalmente supera a aparente resistência *in vitro*.

**Exames de imagem.** Exames de imagem são úteis nos casos crônicos com estenose grave do canal auditivo, pois é esperado que, quando há evidências de calcificação acentuada e/ou OM, a resposta ao tratamento medicamentoso não seja efetiva, indicando tratamento cirúrgico.[5,12] Radiografia, canalografia auditiva com contraste positiva, tomografia computadorizada (TC) e/ou ressonância magnética (RM) geralmente são indicadas, sendo que as últimas duas técnicas são mais sensíveis à detecção de líquido no interior da bula timpânica.[13,14] A audiometria de impedância e o potencial evocado auditivo de tronco encefálico (PEATE) também podem ser técnicas úteis no futuro.

**Tratamento de otite externa crônica.** Todo esforço deve ser feito para fazer com que o ambiente no interior do canal auditivo retorne à normalidade. A limpeza do ouvido para remoção de secreção, restos teciduais e microrganismos é, portanto, tão necessária quanto o uso de antimicrobianos tópicos e/ou sistêmicos para tratar a infecção. Também é essencial terapia com glicocorticoide tópico e/ou sistêmico para aliviar a inflamação, o inchaço e a estenose, bem como reduzir as secreções glandulares e a hiperplasia.

**Limpeza.** A limpeza manual do ouvido (ver tópico Diagnóstico e tratamento da otite externa aguda, mais adiante) raramente é útil em casos crônicos e, portanto, a lavagem retrógrada do ouvido sob anestesia geral é indicada sempre que houver secreção nos canais horizontal e vertical proximal. Se a estenose do canal auditivo externo impedir o exame e a limpeza minuciosa, deve-se considerar o uso de 0,5 a 2 mg de prednisolona/kg/24 h VO ou 0,4 a 1,6 mg de metilprednisolona/kg/24 h VO, durante 1 a 3 semanas antes da limpeza. O fracasso na dilatação dos canais auditivos com a terapia com glicocorticoide indica prognóstico reservado para o tratamento medicamentoso.

O uso de um videotoscópio facilita muito a limpeza retrógrada do ouvido (ver Capítulo 85). Animais submetidos ao tratamento para OECEC devem ser reexaminados semanalmente, e, caso se observe mais acúmulo de cerume no interior do canal auditivo, os procedimentos de lavagem precisam ser repetidos até que fique claro que a limpeza manual, por si só, seja efetiva em manter os canais auditivos limpos.

**Tratamento antimicrobiano.** A terapia antibacteriana deve ser escolhida com base nos resultados do exame citológico e de cultura microbiológica, se disponível.[5] O uso de fluoroquinolonas para tratar infecções gram-positivas deve ser desencorajado. Nistatina, miconazol, clotrimazol e antifúngicos azóis são efetivos contra *Malassezia* spp. A terapia antibacteriana sistêmica deve ser realizada somente se houver alterações secundárias no interior do canal auditivo, como inchaço, estenose ou ulceração em casos envolvendo OM (ver tópico Otite externa supurativa [OES] mais adiante).

**Terapia com glicocorticoide.** Glicocorticoides são extremamente úteis no tratamento de OECEC, porque reduzem o inchaço, a inflamação e a secreção glandular, resolvem a estenose do canal auditivo antes da lavagem, neutralizam os efeitos pró-inflamatórios da limpeza profunda e aliviam o prurido.

**Exames adicionais.** Como discutido, a OECEC geralmente é uma condição secundária à dermatose generalizada, e o diagnóstico e o tratamento da doença cutânea associada são fundamentais para a prevenção de futuros episódios de otite. É possível usar o teste da dieta para excluir a possibilidade de reação adversa a alimentos, o teste intradérmico ou sorológico para imunoglobulina E (IgE) para identificar alergênios causadores (ver Capítulo 186), o exame histopatológico, o hemograma completo, o perfil bioquímico sérico, o exame de urina e a avaliação da função endócrina.

**Tratamento de longa duração de OECEC.** A terapia antimicrobiana deve ser continuada até a resolução citológica da infecção. Entretanto, vale a pena ressaltar que pode demorar meses até que os canais auditivos retornem à completa normalidade.[12] A administração tópica de glicocorticoides em protocolo intercalado ou de "pulso" (p. ex., 2 vezes/semana) é muito útil na obtenção desse objetivo.

## Otite externa supurativa[11]

A manifestação clínica inclui a presença de secreção fétida, muitas vezes líquida, com coloração que depende do tipo de bactéria envolvida (de cinza-escuro à amarelo-esverdeado, sendo este último visto frequentemente na infecção por *Pseudomonas aeruginosa*). A otite purulenta constantemente é acompanhada de erosões ou ulcerações no canal auditivo (Figura 237.7). A dor é em geral aguda e o prurido é mínimo, o que pode ajudar a diferenciar essa condição de OECEC.

**Diagnóstico.** O diagnóstico definitivo requer o exame microscópico do exsudato, no qual se observa a presença de grande número de neutrófilos e, às vezes, macrófagos, confirmando a natureza supurativa da otite. Mais comumente, notam-se microrganismos na forma de cocos ou bastonetes, mas em raros casos de OES é possível notar leveduras (p. ex., *Malassezia* sp.). O clínico deve procurar especificamente por fagocitose de bactérias, que diagnostica infecção ativa.

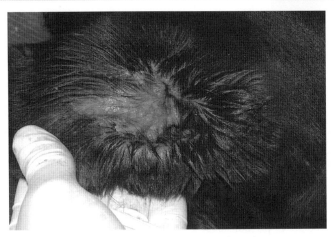

**Figura 237.7** Otite supurativa com várias úlceras. (*Esta figura se encontra reproduzida em cores no Encarte.*)

Os exames diagnósticos para OES são similares aos de OECEC (ver tópico anterior). Em casos de OES que envolvem bastonetes, caso se suspeite de OM, recomenda-se usar cultura bacteriana para identificar rapidamente a presença de *Pseudomonas aeruginosa*, que tem um padrão imprevisível de sensibilidade antibacteriana e pode representar um verdadeiro desafio terapêutico.[4] O encaminhamento do caso deve ser discutido desde o início com o tutor, já que o diagnóstico de OM não é simples e direto, mas é importante, porque a presença de pus na bula timpânica pode ser a fonte de OE crônica e/ou recidivante. Toxinas pró-inflamatórias e restos teciduais podem ser constantemente liberados desse local.[5] Além disso, o tratamento varia dependendo da presença ou não de infecção na orelha média, uma vez que antibióticos de uso tópico não penetram eficientemente na bula timpânica. Em casos de suspeita de OM, devem ser obtidas amostras da bula timpânica e enviadas para exame citológico, cultura bacteriana e teste de sensibilidade (antibiograma). É necessário realizar miringotomia (incisão no tímpano) a fim de aspirar o material contido na bula timpânica (ver Capítulo 85). Diversos procedimentos auxiliares complementares estão disponíveis para o diagnóstico de OM: o exame otoscópico clássico pode ser útil, se a membrana timpânica for visualizada e estiver rompida, mas a videotoscopia é muito mais sensível (ver Capítulo 85). Na OM, a membrana timpânica aparece rompida (pequeno rasgo ou destruição total) ou anormal (inflamada, saliente, cinza, não translúcida). Radiografias e outras técnicas de imagem podem ser úteis no diagnóstico de OM (ver o tópico Otite externa crônica eritematosa ceruminosa).

**Tratamento.** O tratamento de OES deve visar a eliminação das bactérias (geralmente necessita de terapia antimicrobiana), a eliminação do processo inflamatório (geralmente requer terapia com glicocorticoide) e a limpeza apropriada do ouvido para eliminar o biofilme (geralmente necessita de repetidas lavagens completas do ouvido). Também é preciso diagnosticar e controlar qualquer doença subjacente, a fim de reduzir o risco de recidiva.

Para aqueles casos em que não há envolvimento da bula timpânica, o tratamento tópico é efetivo e o uso de medicação sistêmica é discutível, uma vez que a lesão se situa principalmente no canal auditivo. A terapia sistêmica é indicada somente no tratamento de OM, por motivos discutidos anteriormente.

Os medicamentos antibacterianos são indicados na grande maioria dos casos de OES/OM. A escolha depende do tipo de bactéria detectada no exame citológico. *Pseudomonas aeruginosa* é um caso especial, porque é inerentemente resistente a muitos antibióticos. Vários medicamentos estão disponíveis, mas, geralmente, as fluoroquinolonas representam o tratamento de escolha para otite causada por *Pseudomonas*. São antibióticos do tipo concentração-dependente, portanto é melhor usar altas doses, como 10 a 20 mg de enrofloxacino/kg/24 h VO e 4 a 8 mg de marbofloxacino/kg/24 h VO. Infelizmente, uma meta-análise recente sobre tratamentos disponíveis para otite causada por *Pseudomonas* concluiu que há evidências insuficientes a favor e contra a recomendação do uso de qualquer tratamento para otite causada por *Pseudomonas* em cães, devido à carência de estudos que, além disso, precisam de randomização.[15]

A terapia com glicocorticoides pode ser necessária para controlar o componente inflamatório da OE/OM. Glicocorticoides são componentes da maioria das preparações comerciais de uso tópico e podem ser administrados via sistêmica. A administração oral de glicocorticoides pode ser muito benéfica quando há inflamação grave e exsudação, visto que esses medicamentos ajudam a restaurar o epitélio normal do ouvido e diminuir a dor, o prurido e a hiperplasia do canal auditivo. Entretanto, eles podem ser prejudiciais se a inflamação não for parte importante dos sinais clínicos e/ou se há úlceras.

A limpeza do ouvido é outra etapa essencial para o tratamento adequado da OES, já que a secreção purulenta e os resíduos inflamatórios impedem a penetração do fármaco de uso tópico e podem inativar alguns medicamentos. A lavagem inicial deve ser feita sob anestesia geral (ver o tópico Otite externa crônica eritematosa ceruminosa e o Capítulo 85). Os produtos para limpeza escolhidos não devem ser irritantes, especialmente quando há ulceração, e livres de ototoxicidade, sobretudo em caso de ruptura de tímpano. Uma solução aquosa é mais adequada para OES. A limpeza manual do ouvido deve ser continuada pelo tutor no próprio domicílio; caso contrário, logo ocorre novo acúmulo de secreção.

**Acompanhamento.** O primeiro retorno deve ocorrer após alguns dias para garantir que o tratamento esteja sendo cumprido adequadamente. Deve-se tomar a decisão de continuar ou não a administração sistêmica de glicocorticoides. Geralmente, os retornos são feitos a cada 2 a 3 semanas (mas podem ser semanais, em casos graves), a fim de monitorar a melhora clínica e realizar um exame minucioso do canal auditivo, inclusive da membrana timpânica.

O exame citológico do esfregaço deve ser repetido a cada visita, e a terapia antimicrobiana deve continuar até que haja resolução clínica e citológica. Pode ser necessária a reavaliação do tratamento se a resposta terapêutica for insatisfatória.

## Cirurgia

A cirurgia não é, por si só, um tratamento para OE/OM crônica. O resultado clínico pode depender primeiro da eficácia do tratamento não cirúrgico para eliminar a causa primária da otite, que deve ser identificada com clareza e ter recebido tratamento clínico apropriado. Dois principais procedimentos geralmente são indicados como parte do tratamento de otite crônica: ressecção da parede lateral do canal auditivo vertical e ablação total do canal auditivo associada à osteotomia bular lateral (TECALBO, do inglês *total ear canal ablation with lateral bulla osteotomy*).

### Ressecção da parede lateral do canal auditivo vertical

A ressecção da parede lateral do canal auditivo vertical é indicada quando as alterações teciduais relacionadas à OE se limitam ao canal auditivo vertical. Faz-se a ressecção da pele que recobre a parte lateral do canal auditivo externo e incisões simétricas na cartilagem auricular até a junção com a cartilagem anular do canal auditivo horizontal, de modo a criar um retalho lateral da cartilagem, cuja parte distal é removida. A parte proximal do retalho de cartilagem é em geral rebatida ventralmente, criando uma superfície de drenagem ainda recoberta pelo epitélio aural, com acesso à entrada do canal auditivo horizontal (Figura 237.8). A ressecção da parede lateral pode melhorar a drenagem do canal auditiva, aumentar o fluxo de ar no interior do canal vertical remanescente e possibilitar melhor acesso a possíveis

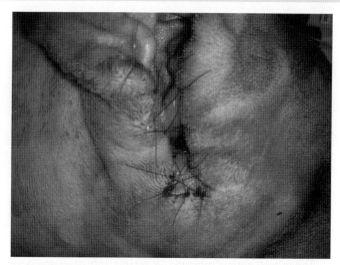

**Figura 237.8** Imagem do pós-operatório imediato da ressecção da parede lateral do canal auditivo vertical.

tratamentos tópicos, tanto no canal auditivo horizontal quanto na porção medial restante do canal auditivo vertical. O prognóstico para a ressecção da parede lateral depende em grande parte se a doença está localizada somente no canal vertical, sem acometimento do canal horizontal, e do controle dos problemas dermatológicos da pina (ou pavilhão auricular). Deste modo, as indicações para a ressecção da parede lateral do canal auditivo vertical permanecem limitadas. Embora o procedimento cirúrgico não seja tecnicamente muito difícil, apesar de alguns poucos pontos cirúrgicos críticos, a taxa de falha da ressecção da parede lateral é de 40 a 55%, sobretudo porque não responde apropriadamente às indicações; na maioria dos casos, um procedimento cirúrgico tão limitado não é agressivo o suficiente para eliminar uma infecção crônica profunda. Em raças com anormalidades no canal auditivo (como estenose, crescimento excessivo de pelos ou espessamento extenso do epitélio do canal auditivo), a ressecção da parede lateral geralmente não é um procedimento efetivo. Por exemplo, em cães da raça Cocker Spaniel, nos quais em geral não se obtém resolução da OE por meio de tratamento clínico, foi relatado que a ressecção da parede lateral não foi efetiva em quase 90% dos cães com OE/OM.[16] Pode-se recomendar TECALBO no início da doença, a fim de evitar maior progressão e complicações.

Complicações advindas da ressecção da parede lateral são principalmente locais, como dor prolongada no período pós-operatório, deiscência dos pontos e drenagem da ferida. Com os cuidados apropriados, a deiscência da ferida pode se resolver por segunda intenção.

Se o procedimento melhorar a exposição do canal auditivo e a visualização de massas teciduais, as partes remanescentes dos canais vertical e horizontal podem ser responsáveis por infecções crônicas persistentes e, na maioria das vezes, a ressecção da parede lateral não é efetiva para tratar o estágio final de OE/OM crônica.

### Ablação total de canal auditivo e osteotomia bular lateral

A TECALBO geralmente é o tratamento de escolha para o estágio final da doença auricular inflamatória crônica não neoplásica, como OE/OM crônica.[17] A taxa de sucesso do tratamento de longa duração da otite crônica atualmente é considerada em torno de 90%.[18] Embora a TECALBO seja um procedimento simples e direto realizado por muitos cirurgiões, não é uma cirurgia fácil, dado o risco de dano iatrogênico às estruturas próximas e à limitada exposição cirúrgica. A cirurgia por si só deve ser suficientemente completa para garantir a eliminação total dos tecidos infectados, poupando as importantes estruturas neurovasculares.

Já foi publicada uma ampla descrição da anatomia cirúrgica do canal auditivo e da bula.[19] Na maioria dos casos em estágio final de otite crônica, o espessado, porém frágil, epitélio de revestimento do canal auditivo está em continuidade com o epitélio da bula, visto que na maioria dos casos a membrana timpânica é destruída pelo processo infeccioso (Figura 237.9 e Vídeo 237.2). Pode-se realizar videotoscopia com um endoscópio especial (geralmente um artroscópio de 30°) no período perioperatório para verificar a eliminação completa do epitélio da cavidade timpânica (Vídeos 237.2 e 237.3). Em casos de doença bilateral, geralmente é recomendado que o tratamento cirúrgico seja feito em diferentes etapas, porém é possível realizar a TECALBO bilateral em etapa única, sem risco adicional de complicações. A TECALBO também é indicada para gatos, mas a incidência de complicações neurológicas (déficit de nervo facial, síndrome de Horner) é muito maior quando comparada à dos cães. Uma abordagem ventral, embora comumente usada em gatos para o tratamento de pólipos inflamatórios na orelha média, não é adequada para abordagem cirúrgica de otite, pois não possibilita a remoção total de tecidos infectados do canal auditivo.

Relatou-se taxa geral de complicações de 30 a 80%. Complicações comuns a curto prazo incluem neuropraxia (paralisia) do nervo facial (até 50% dos animais, com duração média de 2 semanas em cães e 4 semanas em gatos), síndrome vestibular periférica (pode se resolver gradual, parcial ou completamente), hemorragia, dor persistente e deiscência da ferida (Figura 237.10).[18] A TECALBO geralmente resulta em dor substancial no pós-operatório. Entretanto, a infusão local de bupivacaína não apresentou melhoras significativas para a analgesia pós-operatória, quando comparada às injeções sistêmicas de morfina.[20] Sinais neurológicos preexistentes no pré-operatório em geral não se resolvem após a cirurgia. Foram relatados déficits residuais de nervo facial após 1 ano em 8% dos cães e 33% dos gatos. A síndrome de Horner permanente é rara em cães, mas é relatada em até 25% dos gatos. A duração dos sinais clínicos da doença de ouvido no período pré-operatório não parece estar associada aos déficits de nervo facial no pós-operatório.[21] Relata-se dermatite da pina (até 20% dos casos), abscedação com fístulas paraaurais e dor ao abrir a boca (5 a 10% dos casos dentro de 1 mês até 2 anos após a cirurgia). Inicialmente, o risco dessas complicações podia ser minimizado com a remoção cirúrgica total da cartilagem, do epitélio e dos debris e com o uso de antimicrobianos baseado no resultado da cultura bacteriana e do teste de sensibilidade antimicrobiana (antibiograma) na amostra obtida da bula timpânica, pois bactérias isoladas do canal auditivo diferem significativamente daquelas isoladas da cavidade timpânica.[22] Uma extirpação cirúrgica secundária pode então ser realizada com maior risco de recidiva.[23] O granuloma de colesterol é uma complicação a longo prazo da TECALBO que pode necessitar de uma segunda cirurgia dentro de 3 anos após a primeira.[24] Embora relatada por alguns tutores, a perda de audição geralmente não está relacionada ao procedimento cirúrgico, mas é, na maioria das vezes, uma consequência preexistente de uma OM/OE crônica em estágio final; a TECALBO em geral não leva à perda

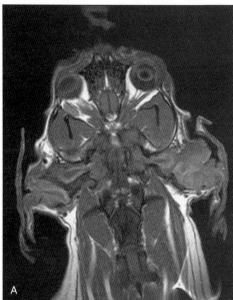

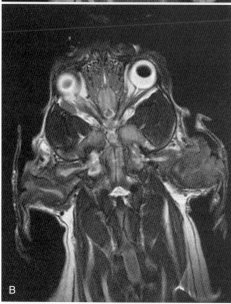

**Figura 237.9 A.** Ressonância magnética (RM) em imagem sagital ponderada em T1 da cabeça de um cão da raça Labrador Retriever mostrando tecido proliferativo que se estende em perfeita continuidade da parte interna do canal auditivo externo para a cavidade timpânica. **B.** A imagem sagital ponderada em T2 mostra líquido na cavidade timpânica direita. Esse cão apresenta OE/OM crônica bilateral grave.

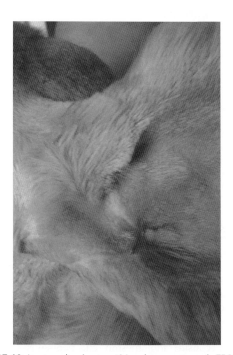

**Figura 237.10** Imagem de pós-operatório a longo prazo após TECALBO, com cicatrização total, em um cão da raça Cocker Spaniel.

completa da audição, visto que potenciais evocados auditivos do tronco encefálico conduzido por ossos podem impedir a surdez total do cão.[25] A TECALBO permanece como um procedimento de salvamento e, embora a satisfação dos tutores após o procedimento seja de 90%, veterinários e tutores devem estar cientes de que complicações sérias continuam sendo possíveis, particularmente infecções a longo prazo. Como a técnica e a anatomia cirúrgica já foram precisamente descritas, o resultado pós-operatório pode estar relacionado sobretudo à gravidade da doença do ouvido, e a TECALBO provavelmente deve ser proposta mais no início da doença, assim que constatar que tratamentos médicos apropriados não foram mais efetivos para tratar ou controlar a otite crônica.

## OTOCARÍASE

Sempre deve ser considerada a participação de parasitas na OE. *Otodectes cynotis*, obtido do canal auditivo de animais domésticos (gato, cão, furão), é um ácaro da família *Psoroptidae*, caracterizado por pernas longas com pedúnculos não articulados e ventosas (ver Vídeo 237.1). Esses ácaros vivem na superfície da pele, particularmente no canal auditivo, e se alimentam de restos epidérmicos e líquidos de tecidos, causando irritação do epitélio do ouvido e reação alérgica em hospedeiros suscetíveis. A infestação por *O. cynotis* pode representar 7 a 10% dos casos de OE em cães e até 50% em gatos.[26] É um ácaro extremamente contagioso. Outros parasitas em raras ocasiões causam otite externa em cães e gatos (p. ex., *Demodex* spp., *Otobius megnini*). A otocaríase em geral está associada ao prurido, ao eritema pinal e ao excesso de cerume no canal auditivo (geralmente, mas não necessariamente, marrom-escuro). O exame microscópico direto do cerume é um procedimento fácil. O uso de uma cureta ou suabe possibilita a obtenção de amostra do cerume, que é então diluída em cloral-lactofenol ou parafina líquida. A visualização em aumento de 40× geralmente é adequada para detectar os parasitas. Esse procedimento deve ser realizado mesmo se houver pouco cerume presente, particularmente em gatos.[26] A terapia envolve o uso tópico e/ou sistêmico de acaricidas. Vários medicamentos têm se mostrado efetivos no tratamento dessa doença parasitária.

## CORPOS ESTRANHOS

Corpos estranhos devem sempre ser considerados em casos de otite aguda unilateral, particularmente em cães com orelhas pendulares e com hipertricose e/ou com doença aguda. Cães de caça jovens apresentam maior risco. Geralmente, há envolvimento de sementes ou brotos de grama, assim como ocorre com alguns casos de doença auricular bilateral crônica. A manifestação clínica mais frequente é um episódio agudo de balançar a cabeça e/ou dor. Existe o risco de perfuração da membrana timpânica e OM, caso o corpo estranho não seja identificado e removido. O tratamento envolve a extração mecânica do corpo estranho e, no caso de inflamação, a aplicação tópica de uma preparação otológica, em gotas, que contenha esteroide.

## OTO-HEMATOMA

O oto-hematoma geralmente é secundário a prurido intenso na cabeça e/ou orelha. Entretanto, alguns casos podem ocorrer sem prurido associado e certos autores têm proposto que o dano vascular inicial secundário à vasculite possa ser responsável por essa condição.[27] O sangue se acumula na cartilagem fraturada da pina. As lesões clínicas são caracterizadas principalmente por inchaço e deformação da pina envolvida. O tratamento deve sempre ser considerado, mesmo em pequenos hematomas, porque há risco de deformação permanente da orelha.[26] A terapia sintomática inclui punção, aplicação de bandagem, injeções locais de corticosteroides, fixação de dreno de Penrose ou incisão cirúrgica seguida de curetagem e fechamento com sutura de Donati (colchoeiro). O último procedimento geralmente é o preferido, porque propicia melhores resultados cosméticos. É necessária a busca pelas causas primárias, que inclui inspeção minuciosa do canal auditivo a fim de prevenir recidivas (ver Capítulo 85).

## SURDEZ

A função auditiva é um processo complexo, que envolve todas as estruturas do ouvido: recepção de som pela pina e pelo canal auditivo, vibração da membrana timpânica por ondas sonoras e transmissão das vibrações através dos ossículos para a janela oval da cóclea e depois para a escala timpânica e escala vestibular, com despolarização e conexões sinápticas entre células ciliadas e neurônios do gânglio espiral, resultando na transmissão da informação através do nervo vestibulococlear.[28] A audição pode ser avaliada clinicamente (resposta comportamental a diversos ruídos), mas, como as vibrações através do ar também podem ser percebidas por mecanorreceptores extracocleares, é melhor detectada por um teste funcional, notavelmente o potencial evocado auditivo do tronco encefálico. Conforme descrito a seguir, a surdez é classificada a partir de vários fatores: hereditário/adquirido, congênito/início tardio e neurossensorial/condutiva.

### Princípios do teste de audição

Atualmente, não há um sistema de escore (pontuação) validado e de fácil utilização para avaliação da audição em cães e gatos. Diferentes escalas têm sido propostas, tanto para tutores quanto para veterinários, mas elas não parecem ser sensíveis ou específicas.[29] A única técnica não invasiva que possibilita a mensuração sensível e objetiva da audição é o teste de potencial evocado auditivo do tronco encefálico, que ajuda avaliar a funcionalidade de vários componentes do sistema auditivo. A atividade elétrica decorrente das vias coclear e auditiva é medida em resposta à estimulação de cliques unilaterais. Os registros do potencial evocado auditivo do tronco encefálico incluem cinco diferentes ondas: pico I (nervo coclear) e picos II a V (cérebro).[30]

### Surdez neurossensorial congênita

Surdez congênita deve-se à degeneração herdada geneticamente das estrias vasculares associada com alterações da membrana de Ressiner e anormalidades cocleares, em geral (embora nem sempre) associadas com genes de pigmentação. A perda da audição geralmente ocorre após 3 a 4 semanas de vida. Há uma forte predisposição de raças, sobretudo em animais de pelagem branca. Em gatos, essa condição foi demonstrada como sendo autossômica dominante com penetrância incompleta (Gene W)[31] e está mais frequentemente associada a outros problemas de melanócitos, como íris azul. Em cães, essa característica está associada com o gene dominante merle (M), cães das raças Collie, Australian Sheepdog, Shetland Sheepdog e Dogue Alemão e com o gene autossômico recessivo piebald (SP) ou piebald extremo (SW) em cães das raças Bull Terrier, Bulldog, Great Pyrenee e Dálmata. O risco parece ser maior em cães com íris azul, um dos pais surdo e pelagem branca. Em outras raças, como Doberman, a surdez é devida à perda direta de células cocleares sem o envolvimento primário das estrias vasculares.[32] O diagnóstico geralmente é possível após 1 mês de vida. O diagnóstico clínico não é direto, uma vez que em filhotes o comportamento não é fácil de detectar, especialmente em casos de surdez unilateral. Assim, o teste potencial evocado auditivo do tronco encefálico em geral é necessário como uma medida objetiva da audição. Nesses casos, espera-se completa ausência de ondas.

### Surdez neurossensorial adquirida

Também denominada presbiacusia, essa síndrome está associada com a perda de audição à medida que o animal envelhece, devido a várias causas (degeneração do órgão de Corti, do nervo coclear, das estrias vasculares ou da membrana basilar). Em um estudo, verificou-se que animais com mais de doze anos de idade apresentavam ondas modificadas no potencial evocado auditivo do tronco encefálico, com limiar maior do que o verificado em animais jovens. O exame histopatológico mostrou perda de células cocleares e degeneração neuronal, como acontece com humanos. Cães idosos que se apresentam à consulta com perda auditiva devem sempre ser avaliados para qualquer outra causa de surdez condutiva, como OE ou OM, antes do diagnóstico definitivo de presbiacusia. Também deve ser lembrado que várias doenças podem causar perda auditiva em animais adultos (p. ex., substâncias ototóxicas, traumas, hipotireoidismo). O diagnóstico é melhor obtido pelo teste potencial evocado auditivo do tronco encefálico, que mostra ondas com formas normais em resposta a ruídos de alta intensidade.

### Surdez pós-inflamatória

Surdez condutiva está associada com qualquer condição que bloqueia a transmissão sonora através do canal auditivo para os ossículos e orelha interna. Isso pode ocorrer em qualquer caso de inflamação de estruturas do ouvido (OE, OM e OI). Em um estudo que avaliou casos crônicos de OE, sem OM concomitante, constataram-se falhas na audição, com perda total da audição. O teste PEATE mostrou diminuição da amplitude e aumento da latência da onda nos casos mais graves. Essas falhas desapareceram após lavagens repetidas do canal auditivo, fato que mostrou o impacto do acúmulo de secreção no canal auditivo na transmissão do som. Os tutores podem afirmar que o cão tem problema de audição, mas o diagnóstico é mais bem realizado pelo PEATE com aumento no limiar auditivo, uma perda auditiva condutiva pelo ar e a presença de audição normal conduzida pelo osso.

## NEOPLASIA AURICULAR

Várias neoplasias cutâneos podem se instalar na orelha, notavelmente o carcinoma de célula escamosa e o tumor de glândula ceruminosa. Essas neoplasias são discutidas no Capítulo 345.

## OTOTOXICOSE

A ototoxicose[5] é definida como o dano ao sistema coclear e/ou vestibular por cauda de medicamentos, como um efeito direto, após aplicação tópica, através da inflamação local da bula timpânica ou por absorção sistêmica.

A ototoxicose é uma grande preocupação quando se faz aplicação tópica de qualquer medicamento no canal auditivo. Nos casos com ruptura de membrana timpânica, teoricamente é possível que nenhum medicamento deva ser instilado no ouvido, visto que muitos produtos possuem certo grau de risco. Na medicina humana, foi demonstrado que os aminoglicosídeos, a cisplatina e a carboplatina, entre outros, foram responsáveis por perda auditiva permanente. Na medicina veterinária, as substâncias mais frequentemente incriminadas são os aminoglicosídeos, os polipeptídios, a clorexidina e os produtos à base de iodo. Entretanto, alguns estudos *in vivo* recentes mostraram que a aplicação tópica de clorexidina, gentamicina, Tris-EDTA e ofloxacino no cão não modificaram as respostas ao teste potencial evocado auditivo do tronco encefálico e, portanto, o risco é provavelmente menor do que o suspeitado antes. A concentração do medicamento, a composição química, o veículo da preparação e a duração do tratamento provavelmente são importantes fatores envolvidos na ototoxicose. Logo, é necessário avaliar a integridade da membrana timpânica antes da aplicação de qualquer medicamento potencialmente ototóxico.

## REFERÊNCIAS BIBLIOGRÁFICAS

*As referências bibliográficas deste capítulo se encontram online no Ambiente de Aprendizagem.*

# CAPÍTULO 238

# Doenças do Nariz, dos Seios Paranasais e da Nasofaringe

Gerhard Ulrich Oechtering

## NARIZ

As vias respiratórias nasais do cão e do gato são estruturas impressionantemente complexas, tanto anatômica quanto fisiologicamente. Por um lado, elas propiciam uma entrada através da qual o ar pode fluir para três diferentes locais, cada um desempenhando uma função distinta vital: (1) às conchas nasais ventrais, que atuam na termorregulação e condicionamento do ar, situadas em posição dorsocaudal; (2) às conchas etmoidais, para olfação e passagem caudal de ar; e (3) aos alvéolos pulmonares, para a troca gasosa. Por outro lado, elas não são apenas vias de passagens simples, mas ramos complexos das conchas nasais, propiciando duas grandes diferentes áreas de superfície funcionais e atuando como órgãos ativos na homeostase térmica e olfação.

As duas cavidades nasais são separadas pelo septo nasal, e cada uma é composta de quatro segmentos funcionais principais (Figura 238.1). A via respiratória nasal se comunica com os seios paranasais e se conecta caudalmente à via respiratória nasofaríngea. Embora a parte nasal da via respiratória superior tenha uma passagem oral paralela, os cães respiram predominantemente pelo nariz, exceto quando estão se exercitando ou ofegantes. Em geral, a importância da respiração nasal para cães e gatos é severamente subestimada: o nariz humano cumpre duas tarefas cruciais – respiração e olfação –, enquanto nariz de cães e gatos tem uma terceira função vital – a da termorregulação.

### Anatomia e considerações funcionais da via respiratória nasofaríngea

A via respiratória (ou respiratória) nasofaríngea pode ser dividida em **quatro segmentos funcionais**, entre as narinas e o óstio intrafaríngeo. Isto pode ser útil tanto para a compreensão de patologias relevantes do fluxo, quanto para o exame endoscópico sistemático ou para interpretação sistemática de imagens

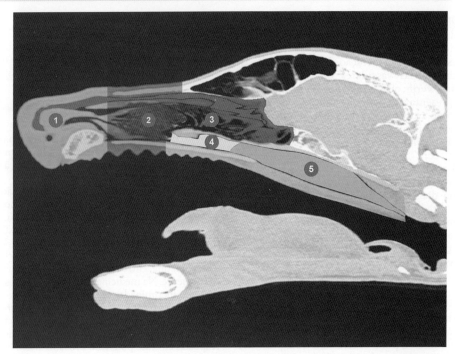

**Figura 238.1 Segmentos funcionais** da via respiratória nasofaríngea. **1, Entrada nasal:** distribuição e regulação do ar inspirado e expirado. **2, Câmara respiratória:** termorregulação e condicionamento do ar inalado. **3, Câmara olfatória** (com meato dorsal): olfação; o meato nasal dorsal serve como um desvio durante o farejo. Saída nasal (*4* e *5*). **4, Meato nasofaríngeo:** conexão à via respiratória nasofaríngea. **5, Nasofaringe:** oclusão funcional durante a deglutição. Partição dorsal do anel tonsilar de Waldeyer e conexão com a orelha média. (*Esta figura se encontra reproduzida em cores no Encarte.*)

transversais. Os segmentos funcionais do nariz são (1) a **entrada nasal**, (2) a **câmara respiratória**, (3) a **câmara olfatória** e (4) a **saída nasal** (ver Figura 238.1). Uma imagem rostrocaudal geral das vias nasofaríngeas é mostrada no Vídeo 238.1, obtida em tomografia computadorizada (TC), e no Vídeo 238.2, obtida em rinoscopia anterior.

A via respiratória nasal inicia pelas **narinas**, as aberturas rostrais planas visíveis de uma via curta, através do vestíbulo nasal. Tem formato de vírgula, com uma cabeça vertical ampla e uma cauda curvada menor, que rotaciona horizontal e lateralmente (Figura 238.2). O **vestíbulo nasal** é responsável principalmente por distribuir o ar inspirado e expirado e tem a maior resistência aérea das vias respiratórias superiores. Diferentemente das pessoas, o vestíbulo nasal de cães e gatos não é vazio: ele é preenchido quase inteiramente por um bulbo volumoso, oriundo da fusão da extremidade cranial da prega alar com a parte interna da asa nasal. É a porção mais móvel da entrada nasal, porque recebe fibras terminais dos músculos elevador do lábio superior e elevador nasolabial. Esses músculos abduzem o bulbo lateralmente, aumentando assim a abertura perpendicular no interior do vestíbulo (Vídeo 238.3). A configuração desse bulbo modifica a entrada nasal em uma complexa abertura tridimensional, que circunda cerca de 300° a partir da parte ventrolateral ao redor do bulbo até o recesso lateral dorsolateral, a continuação rostral do átrio do meato nasal medial (Figura 238.2). O **ducto nasolacrimal**, que conduz a secreção lacrimal oriunda dos olhos, se abre dentro no vestíbulo por meio de um orifício localizado rostromedialmente em relação ao bulbo vestibular (Vídeo 238.4).

As **cavidades nasais** são separadas pelo **septo nasal**. Uma parede septal medial, uma parede lateral, um teto e um assoalho delimitam cada via ou passagem nasal para a câmara nasal principal. Ligadas ao septo, há duas protuberâncias verticais: os corpos tumefatos dorsal e ventral. O inferior passa caudalmente até a asa do vômer. Cada cavidade nasal é dividida em quatro vias respiratórias: a dorsal, a média, a ventral e o meato nasal comum (Figura 238.3). O entendimento e a diferenciação dos meatos nasais como passagens de ar ficam mais óbvios na região caudal do vestíbulo e cranial à ramificação da concha ventral. Aqui, a chamada "vista das 5 pregas"[1] explica exatamente a relação das dobras nasais com os meatos nasais. Mais caudalmente, a prega alar ramifica-se com intensidade para dentro da concha ventral, preenchendo quase toda a área transversal da cavidade nasal e desintegrando o contorno de todos os meatos, exceto o meato dorsal (Figura 238.4), que está localizado acima da prega reta e que, funcionalmente, acaba por ser um desvio para o ar inspirado carregado de odor, ao redor da complexa estrutura da concha ventral durante o faro, para olfação (ver Figura 238.1).[2,3]

Dois tipos de conchas predominam na cavidade nasal: na porção média, está a enorme **concha ventral**, anteriormente denominada corneto maxilar, devido a sua ligação com a maxila; a porção caudodorsal é preenchida por cornetos ligados à placa cribiforme do etmoide e, portanto, é denominada **concha etmoidal**. Ambas as conchas diferem não apenas na função, mas também na estrutura anatômica dos cornetos e em suas áreas de superfície relativas. A ventral, com as funções respiratórias de termorregulação e condicionamento do ar, apresenta uma ramificação quantitativamente mais contorcida, revelando uma rede aérea muito complexa. A etmoidal, com sua função olfatória, apresenta uma estrutura menos complexa de cornetos. A área de superfície total contida na concha etmoidal é, entretanto, quase duas vezes maior que a da concha ventral.[2,4]

A **saída nasal** é formada pelo **meato nasofaríngeo**, iniciando com a asa do vômer, que cruza dorsalmente da parte medial para a lateral e termina caudalmente com a **coana** (Figura 238.5). Esse meato tem uma formação muito delicada: atrás do grande diâmetro da cavidade nasal, localiza-se a "saída", como um tubo relativamente pequeno no fundo. Em cães pequenos, tem apenas 1 a 3 mm (ver Figura 238.9, mais adiante). Esse orifício pode ser facilmente obstruído. Em geral, os cães podem compensar a perda funcional de uma abertura, por exemplo, quando ocorre expansão

CAPÍTULO 238 • Doenças do Nariz, dos Seios Paranasais e da Nasofaringe 1069

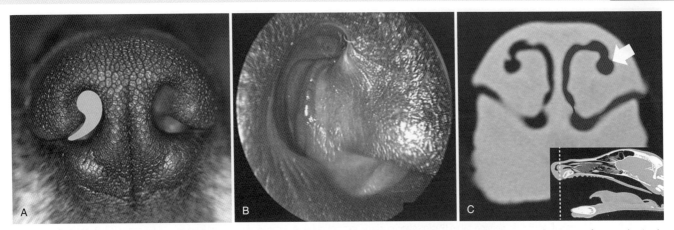

**Figura 238.2 Entrada nasal** de cão normocefálico (Pastor-Alemão, situação fisiológica). **A.** vista no plano das **narinas**; note a abertura em formato de vírgula. **B.** vista do **vestíbulo nasal** esquerdo; note o **bulbo** volumoso que modifica a entrada nasal em uma complexa abertura tridimensional. **C.** imagem obtida em tomografia computadorizada (TC): essa abertura circunda cerca de 300°, a partir da região ventrolateral, ao redor do bulbo até o recesso vestibular, dorsolateralmente (seta). Essa região tem como função a regulação do fluxo e distribuição de ar. Ver também o Vídeo 238.2.

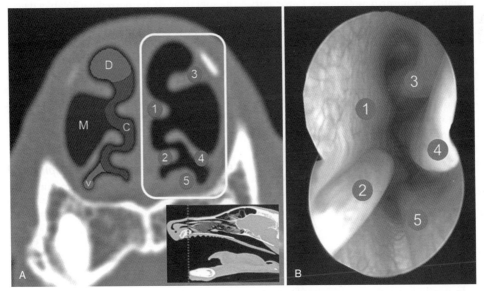

**Figura 238.3 Cavidade nasal rostral** de um cão normocefálico (Pastor-Alemão, situação fisiológica). **A.** Imagem de tomografia computadorizada (TC) das pregas nasais e dos quatro meatos nasais. **B.** "Imagem das 5 pregas" na endoscopia. **Meatos nasais:** comum (C); dorsal (D); medial (M); ventral (V). **Imagem das cinco pregas nasais:** 1, corpo tumefato do septo dorsal; 2, corpo tumefato do septo ventral; 3, prega reta; 4, prega alar; 5, prega basal. (Esta figura se encontra reproduzida em cores no Encarte.)

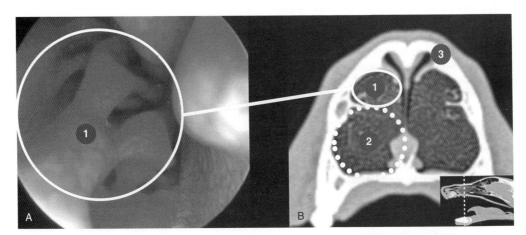

**Figura 238.4 Cavidade nasal média** de cão normocefálico (Pastor-Alemão, situação fisiológica). **Câmara respiratória** com funções de **termorregulação** e condicionamento do ar. **A.** Imagem endoscópica da (1) lamela espiral dorsal da concha nasal ventral esquerda. **B.** Imagem de tomografia computadorizada (TC) da concha nasal ventral com (1) lamela espiral dorsal e (2) ventral. Não se visualiza mais meatos, exceto o (3) meato dorsal, como desvio para o faro. (Esta figura se encontra reproduzida em cores no Encarte.)

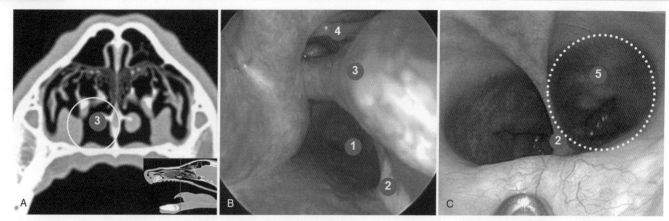

Figura 238.5 Saída nasal de um cão normocefálico (Pastor-Alemão, situação fisiológica). A. Imagem de tomografia computadorizada (TC). B. Imagem rinoscópica da saída nasal anterior e posterior (C). Imagem (B) representando o *círculo sólido* da imagem (A). *1*, Imagem da nasofaringe; *2*, septo nasal; *3*, asa direita do vômer; *4*, entrada para o seio esfenoidal direito; *5*, imagem do meato nasofaríngeo direito com a coana (*círculo pontilhado*), as narinas internas como contrapartes das narinas externas. (*Esta figura se encontra reproduzida em cores no Encarte.*)

de um tumor para dentro do meato nasofaríngeo. Entretanto, assim que o meato contralateral apresentar os primeiros sinais de obstrução, a respiração nasal é seriamente prejudicada e os sinais clínicos começam se tornar evidentes. Epitélios morfológica e funcionalmente distintos recobrem as passagens nasais – epitélios olfatório, respiratório, escamoso e de transição.

O **muco das vias respiratórias**, ou **respiratórias**, é fundamental na manutenção da homeostase respiratória. Ele representa a primeira linha de defesa das vias respiratórias da cavidade nasal contra agentes irritantes, sendo essencial no mecanismo mucociliar, porque assegura que nenhuma partícula estranha alcance o pulmão. Sua consistência espessa não apenas retém partículas estranhas, mas sua constituição proteica adicionalmente contém enzimas bactericidas e, desse modo, reduz o risco de infecção.[14]

### Termorregulação no cão

A **glândula nasal lateral**, mais comumente conhecida como glândula de Steno,[15] é a maior das glândulas nasais. Está localizada sob a parede do seio maxilar e libera seus produtos em um ducto excretor extremamente longo, que se abre lateromedialmente na transição do vestíbulo nasal com o antro do meato medial. Em cães, a importância funcional da glândula nasal lateral é sua participação no **sistema de termorregulação**.[16,17] Enquanto os seres humanos suam para eliminar o calor do corpo, os cães não são capazes de suar; em vez disso, eles ofegam/arfam/arquejam. Mas, ao contrário das crenças comuns, os **cães não se refrigeram, principalmente usando a superfície da língua**. Estudos mostraram que cães ofegantes inspiram pelo nariz e expiram pela boca, o que implica um entendimento bem diferente do porquê eles fazem isso.[16] A concha nasal ventral possui uma superfície de membrana mucosa extremamente ampla, de rica vascularização, ondulada em lamelas espirais muito finas que, dessa maneira, economizam espaço e por onde o ar inspirado flui. Para que ocorra o resfriamento por meio de evaporação, é necessário água. Para isso, o cão possui uma glândula especial, ausente nos humanos: a glândula nasal lateral (ou glândula de Steno), localizada no recesso maxilar. Um ducto excretor estende-se rostralmente e se abre lateralmente no vestíbulo nasal (Vídeo 238.5). Nesse local, a secreção goteja em um canal semelhante à uma calha, direcionada pelo ar inspirado. Onde a prega alar ramifica-se na concha nasal ventral, o líquido goteja na ampla concha ventral e é distribuído por toda a sua superfície pelo ar inspirado. O líquido pode então evaporar rapidamente no forte fluxo de ar, ocasionando o resfriamento por evaporação (Vídeo 238.6). A redução do fluxo de ar nasal,

na superfície de termorregulação ativa da concha ventral ou em ambas pode levar a uma maior suscetibilidade ao calor, como em animais braquicefálicos (Figura 238.6).

### Manifestações clínicas da doença nasal

Os sinais clínicos da doença nasal podem variar. Entretanto, eles raramente são específicos para alguma doença primária em particular. Mesmo doenças sistêmicas, como coagulopatias, podem causar sintomas nasais (ver Capítulos 29 e 197). Um histórico clínico minucioso pode ser obtido por meio de questões estruturadas ao dono.

### Espirro e espirro reverso (ver Capítulo 27)

O **espirro** é um reflexo protetor, que se manifesta como um fluxo de ar expiratório explosivo capaz de desalojar e expelir partículas estranhas das cavidades nasais. Qualquer causa de irritação da mucosa nasal ou presença de secreção nasal é um diagnóstico diferencial para espirro. O **espirro reverso**, definido como um **reflexo de aspiração mecanossensitivo**, é um esforço inspiratório forçado, curto e muitas vezes com estertor. Às vezes, os cães se posicionam com a cabeça e o pescoço estendidos e os cotovelos abduzidos. Outras vezes, em certas condições (p. ex., após beber), a ocorrência de espirro reverso é paroxística, embora frequentemente ocorram sem um fator ou causa desencadeante reconhecível (Vídeo 238.7; ver também Vídeo 27.1, no Capítulo 27). Uma forte contração dos músculos inspiratórios e a adução das cartilagens da laringe geram pressão negativa na pleura e na traqueia. A forte pressão de oclusão traqueal, com súbita abertura da glote enquanto a boca permanece fechada, produz um rápido fluxo de ar inspiratório através do nariz e da nasofaringe. Essa rápida inalação tende a desalojar partículas irritantes e muco acumulado, resultando na aspiração da nasofaringe para a orofaringe, auxiliando efetivamente na limpeza mucociliar e possibilitando a eliminação subsequente desse material por meio de deglutição ou tosse.[22,23]

### Secreção nasal (ver Capítulo 27)

Em cães, diferentemente do que acontece em humanos, a secreção nasal mucopurulenta em geral não é um sintoma de rinossinusite transitória e autolimitante. Com frequência, tutores de cães afetados presumem que seu animal de companhia apresenta gripe e toleram a secreção nasal mucopurulenta ou purulenta por um tempo. Entretanto, geralmente **a secreção nasal purulenta em cães tem uma séria causa primária**, necessitando de diagnósticos intensivos. A secreção pode ser produzida na cavidade nasal devido à reação inflamatória e/ou infecção da mucosa, além de drenar de seios paranasais, predominantemente

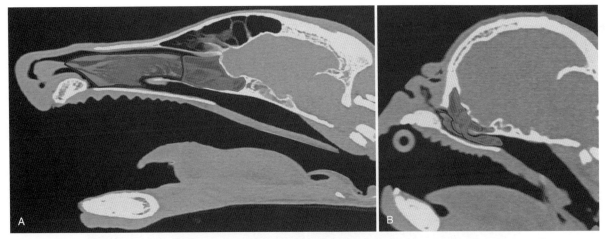

**Figura 238.6 Concha nasal com funções respiratórias e termorreguladoras (azul) em relação à concha com funções olfatórias (vermelho).** Imagens de tomografia computadorizada (TC) sagitais de (**A**) Pastor-Alemão normocefálico saudável e (**B**) Pug. A redução extrema da superfície termorreguladora ativa a concha nasal em animais braquicefálicos, associada ao comprometimento do fluxo nasal, possivelmente contribui muito mais para a intolerância ao exercício/calor e para o colapso do que um prejuízo à ventilação pulmonar. (*Esta figura se encontra reproduzida em cores no Encarte.*)

do seio frontal. É possível que a obstrução da via de drenagem caudal natural seja a causa, através do ducto nasofaríngeo e da nasofaringe, como acontece, por exemplo, com estenose nasofaríngea ou obstrução total da nasofaringe por um pólipo. Uma secreção puramente mucosa pode se tornar purulenta após a instalação de infecção bacteriana secundária.

Nem a qualidade, nem a lateralidade, nem a duração da secreção nasal confirmam o diagnóstico de doença nasal, e nenhuma dessas informações pode substituir métodos diagnósticos avançados subsequentes.[24]

### Obstrução do fluxo de ar

Sabendo da particular importância da respiração nasal para os cães e gatos, pode-se imaginar as consequências da obstrução da via respiratória. Obviamente, o nariz é provido de uma capacidade de reserva em que a perda de 50% da função, ou seja, a obstrução de uma ou duas cavidades nasais, pode ser tolerada em repouso.[22,25] Durante a respiração em repouso, a cavidade nasal representa cerca de 79% da resistência inspiratória e cerca de 74% da expiratória.[26] Os cães tentam completar a inspiração através do nariz, mesmo contra uma alta resistência anatômica nasal. Cães com obstrução nasal parcial bilateral manifestam outros sinais sistêmicos, como perda considerável do peso corporal.[25] Levando isso em conta e considerando a importância da termorregulação nasal, o cão deve ser considerado um animal que requer, obrigatoriamente, respiração nasal.

A obstrução da via nasofaríngea, tanto como consequência de um processo estenosante permanente, quanto pelo colapso intermitente da via nasofaríngea, pode causar sérios problemas de sono e, consequentemente, sonolência diurna (ver Vídeo 238.29). Tutores de animais afetados com frequência reportam as tentativas dos animais de dormir em posição sentada e sono de duração variável, regularmente interrompido em busca de ar.[27] Isso corresponde muito bem ao problema de apneia do sono obstrutiva (ASO) em humanos[28] (ver o tópico Síndrome braquicefálica, adiante).

### Exame do nariz

A abordagem diagnóstica da doença nasal pode ser um desafio. O histórico clínico e o exame físico do paciente acordado, isolados, raramente possibilitam um diagnóstico definitivo.[29] Outros meios requerem anestesia geral do paciente. Entretanto, a combinação bem planejada de exame clínico, diagnóstico por imagem e endoscopia com obtenção de amostra tecidual por biopsia é uma abordagem promissora, estabelecendo o diagnóstico em mais de 90% dos cães[30] e gatos.[31]

### Exame físico

Um histórico clínico minucioso é seguido de exame da parte externa do nariz. É possível notar a simetria ou a deformidade da face e do nariz externo, o tamanho das narinas, possivelmente a mobilidade das cartilagens alares (ver Vídeo 238.3), a pigmentação do plano nasal e a característica da secreção nasal unilateral ou bilateral. O inflar expiratório das bochechas também pode ser visível, indicando uma obstrução total da via respiratória nasal (Vídeo 238.8). A presença de estridor ou estertor indica estenose em segmentos da via respiratória dentro do nariz ou da nasofaringe, respectivamente. A porção móvel rostral do nariz externo é palpável.

### Doenças do nariz

#### Estenose e obstrução das vias nasais

**Malformações hereditárias** devido ao excesso de seleção no processo de reprodução para características morfológicas extremas (miniaturização, braquicefalia exagerada) podem causar obstrução em todos os três níveis segmentares – a entrada nasal, a cavidade nasal por si própria e a saída nasal (ver o tópico Doenças da nasofaringe, adiante, e Figura 238.9).

#### Estenose da entrada nasal

Lesões na entrada nasal causadas por trauma (ferimento por mordida, acidente automotivo, ferimento por arma de fogo), inflamação ulcerativa crônica (aspergilose sinonasal crônica) ou cirurgia na entrada nasal usando energia térmica excessiva (cirurgia de alta frequência, eletrocautério, *laser* cirúrgico) podem ocasionar cicatrização constritiva e estenosante da lesão (Figura 238.7). A terapia cirúrgica pode ser desafiadora devido à alta tendência de recidiva da estenose e dilatação temporária; para prevenir, pode-se empregar uma técnica que utilize um retalho tecidual.

#### Estenose da cavidade nasal

Causas de obstrução intranasal podem incluir qualquer tipo de tumor, benigno ou maligno: neoplasia, tecido de granulação em expansão induzido por inflamação crônica e cisto intranasal de origens variadas. Corpos estranhos com frequência se alojam na cavidade nasal. Entretanto, eles raramente causam obstrução da via respiratória intranasal devido ao seu tamanho, mas induzem inflamação e secreção purulenta. A secreção espessa pode causar obstrução completa da cavidade nasal afetada, especialmente em cães e gatos de menor porte. Defeitos oronasais e outras doenças que causem rinite purulenta podem levar à obstrução intranasal pelo mesmo mecanismo patológico (Vídeo 238.10).

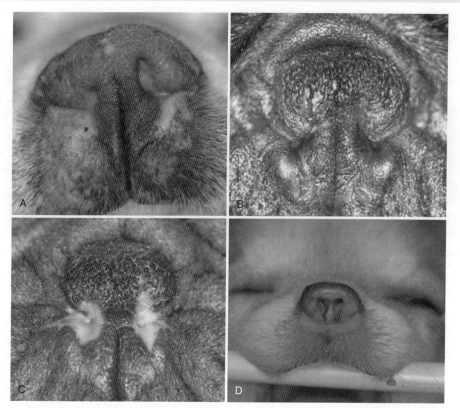

**Figura 238.7 Estenose e lesão na entrada nasal.** Lesões na entrada nasal devido à inflamação ulcerativa crônica ou cirurgia no local. O uso excessivo de energia térmica (cirurgia de alta frequência ou *laser* cirúrgico) pode ocasionar lesões estenosantes graves e cicatrização estenosante de feridas. **A.** Estenose de narinas decorrentes de aspergilose sinonasal crônica (Golden Retriever). **B.** Estenose após falha na cirurgia das narinas com *laser* de $CO_2$ (Buldogue Francês). **C.** Estenose após falha na cirurgia com técnica de alta frequência (Buldogue Francês). **D.** Lesões graves nas narinas após falha na cirurgia com *laser* de diodo (Chihuahua). (*Esta figura se encontra reproduzida em cores no Encarte.*)

Atualmente, os desvios do **septo nasal** são reconhecidos com mais frequência devido à ampla disponibilidade de TC e ressonância magnética (RM). A incidência parece ser maior em cães de raças de pequeno porte e particularmente em cães braquicefálicos.[1,36,37] Desvios de septo também são relatados em gatos.[38] Com isso, surgem questões acerca da relevância clínica de desvios acentuados. A princípio, não deve haver aumento na resistência da via respiratória intranasal, contanto que a menor área transversal intranasal seja maior que a da entrada nasal (dentro do vestíbulo) e a da saída (ducto nasofaríngeo). Geralmente, o tamanho da concha nasal ventral se coapta em ambas as cavidades nasais (maior e menor), preenchendo todo o lúmen.

### Estenose da saída nasal
Por conta das considerações funcionais, a estenose do meato nasofaríngeo e da nasofaringe são descritas juntas (ver o tópico Doenças da nasofaringe e o Capítulo 121).

### Corpos estranhos nasais
Diversos materiais foram encontrados alojados na cavidade nasal, em sua maioria fragmentos de vegetais ou outros corpos estranhos. Eles podem entrar no nariz tanto pela porção anterior, inalado pelas narinas, quanto pela porção posterior, durante a deglutição ou regurgitação via nasofaringe ou cavidade nasal, respectivamente. Se não expelidos de imediato por espirro ou removido por um espirro reverso, causam lesão e irritação diretamente na mucosa nasal. Dependendo do tempo que um corpo estranho está alojado, de seu tamanho e de sua localização, pode ocorrer irritação crônica, inflamação e destruição local de tecidos. Corpos estranhos nasais frequentemente resultam em espirros e fazem o animal coçar a face com a pata, ambas de início agudo, porém eles podem permanecer no local por um longo período, resultando em secreção nasal crônica. As **técnicas de remoção** de corpos estranhos variam. Em casos simples, o corpo estranho é detectado facilmente por meio de endoscopia e pode ser **retirado com uma pequena pinça**, que é introduzida juntamente ao endoscópio rígido (Vídeos 238.9 e 238.11). Em qualquer caso, é indicado realizar uma exploração endoscópica completa e sistemática da cavidade nasal (ver Capítulo 96). Não há garantia de que não haja mais partes de um corpo estranho. Fragmentos grandes na porção posterior da cavidade possivelmente são empurradas através do meato nasofaríngeo para a nasofaringe.

### Comunicações oronasais e oronasofaríngeas
Comunicações congênitas ou adquiridas entre a cavidade oral e o nariz (ver Capítulo 272), respectivamente a orofaringe e a nasofaringe, possibilitam que alimentos e líquidos entrem nas vias nasofaríngeas. Partículas sólidas, se não expelidas pelo reflexo de espirro ou removidas por espirro reverso, podem causar sérias reações inflamatórias da mucosa nasofaríngea. Infecções bacterianas secundárias são comuns, e às vezes é possível observar até crescimento fúngico. Após grave lesão à mucosa, não é incomum que ocorra cicatrização estenosante de ferida. **Deformidades congênitas** são **fendas de lábio e palato**. Defeitos de palato geralmente são verificados na linha média; entretanto, fendas laterais também podem ser vistas no palato mole (Vídeo 238.12). Embora a causa exata da fenda seja desconhecida, é comumente aceito que seja multifatorial, inclusive um componente hereditário. Há uma variedade de problemas associados às fendas faciais, e a amamentação é o maior problema para os neonatos. Devido à proximidade embriológica e anatômica e às conexões fisiológicas da nasofaringe e da orelha média, as fendas de palato mole, sobretudo as laterais, provavelmente afetam o canal auditivo e a orelha média.[39-41] **Comunicações oronasais adquiridas** resultam de trauma por acidentes automobilísticos ou de síndrome da queda de grande altura (gatos). Defeitos oronasofaríngeos adquiridos podem resultar de lacerações orais por gravetos ou por

complicações pós-cirúrgicas do palato. Problemas dentários, maloclusão e deformidades da arquitetura normal dos lábios e do nariz ocorrem quando há defeitos mais rostrais. Em lesões crônicas, pode ocorrer obstrução das vias nasais por tecido de granulação em expansão devido à inflamação bacteriana secundária crônica e/ou secreção espessa (Vídeo 238.13).

### Rinite

**Rinite bacteriana.** A **rinite bacteriana** primária é incomum em cães e gatos. Nos cães, ela ocorre mais comumente como sequela da presença de um corpo estranho ou como consequência de alterações anatômicas (principalmente perda de ossos turbinados ou cornetos), resultantes de doença micótica prévia, trauma ou irradiação.[42] Antibióticos podem melhorar os sinais clínicos temporariamente; entretanto, quando administrados em pacientes com aspergilose, após a melhora inicial, podem causar sério agravamento da infecção pelo fungo *Aspergillus*.

**Rinite linfoplasmocitária.** A **rinite linfoplasmocitária** idiopática (RLP) é uma causa importante de doença nasal crônica em cães, com sinais clínicos similares às enfermidades nasais crônicas, podendo ser mais comum do que se acreditava anteriormente. Em estudo recente, a RLP idiopática foi diagnosticada em 30% de toda a população avaliada.[43] É uma das formas mais comuns de rinite crônica não infecciosa em cães e gatos[30] e possivelmente tem que ser considerada um fator colaborador chave para a doença nasal crônica em cães. O diagnóstico é feito por meio da identificação histopatológica de infiltrados linfoplasmocitários na mucosa nasal e exclusão de outras causas específicas de doença nasal crônica. Embora a etiologia da RLP idiopática não esteja determinada, sugere-se a participação de doenças infecciosas, alérgicas e imunomediadas.[34,44-46] Windsor et al.[44] relataram RLP em cães de diversas idades, com predominância em animais de grande porte. Foi relatada secreção nasal tanto unilateral quanto bilateral, e a média de duração dos sintomas foi de alguns meses. Em estudo recente, a melhor resposta à terapia foi observada em cães submetidos à dessensibilização, seguida daqueles tratados com corticosteroides e ciclosporina.[43]

**Rinite alérgica.** É uma condição incomum ou subdiagnosticada em pequenos animais. Há relatos esporádicos de rinite presuntivamente de base alérgica em cães e gatos. Esses animais apresentam secreção oculonasal, espirro, esfregação do nariz ou balanço da cabeça; uma quantidade significativa de eosinófilos pode ser observada no exsudato nasal ou no líquido de lavado nasal, bem como infiltrado na mucosa nasal em amostras teciduais obtidas por biopsia.[9,46]

**Rinite viral.** Apesar do amplo uso de vacinas (ver Capítulo 208), as doenças respiratórias causadas por herpes-vírus felino tipo 1 (FHV-1) e pelo calicivírus felino (FCV) ainda representam um importante problema clínico (ver Capítulo 229). Em geral, a doença é mais comum em gatos que vivem em grupos, particularmente em filhotes, já que eles logo perdem os anticorpos de origem materna. Os sinais clínicos iniciais são espirros paroxísticos, conjuntivite e secreção nasal e ocular serosa. Cerca de 5 dias após o início dos espirros, a secreção nasal torna-se mucopurulenta, e pode haver complicações oculares. A enfermidade geralmente persiste por 2 a 3 semanas.[47] A rinite viral é um sinal clínico evidente na **cinomose canina** (ver Capítulo 228). Em países onde cães errantes são raros e cuidados veterinários são adequados, a vacinação tem reduzido a ocorrência da doença a casos esporádicos (ver Capítulo 208). A infecção de filhotes recém-nascidos por herpes-vírus é caracterizada por secreção nasal mucopurulenta profusa. O diagnóstico geralmente é definido durante a necropsia[47] (ver Capítulo 228).

### Tumores nasais, sinonasais e nasofaríngeos

Tumores sinonasais são raros em cães e ocorrem sobretudo em idade média e avançada. Aproximadamente um terço dos cães com doença nasal crônica têm neoplasia nasal. Cerca de 80 a 90% das neoplasias nasais são **malignas** e principalmente invasoras locais; metástases são, entretanto, incomuns ou ocorrem tardiamente no curso da doença. De 60 a 75% das neoplasias malignas são de origem epitelial, sendo as três mais comuns adenocarcinoma, linfoma e carcinoma indiferenciado. Tumores mesenquimais incluem fibrossarcoma, condrossarcoma, osteossarcoma, hemangiossarcoma e sarcomas indiferenciados. Os sinais clínicos em cães e gatos com tumores nasais incluem sintomas respiratórios, oculares e relacionados ao sistema nervoso. Os sinais clínicos mais comuns são atribuídos à obstrução de via respiratória superior, com diminuição do fluxo de ar pela via nasal afetada, epistaxe e espirros. No caso de obstrução nasal unilateral, os sinais clínicos podem se tornar evidentes ao tutor apenas após o crescimento da massa através do meato nasofaríngeo, expandindo caudalmente para o septo e obstruindo o meato contralateral. Outros sinais relatados incluem espirro reverso, respiração com estertores, secreção nasal serosa, mucoide ou mucopurulenta, dispneia, letargia, perda de peso, deformidade facial ou tumefação e dor. Sinais relacionados ao sistema nervoso central (SNC) incluem convulsão e mudanças de comportamento. Tumores sinonasais em cães raramente podem ser curados sem tratamento, e em geral faz-se opção pela eutanásia dentro de poucos meses devido à progressão local da doença. A terapia com radiação, com ou sem citorredução agressiva, pode aumentar significativamente o tempo médio de sobrevida esperado e constitui o tratamento de eleição.[24,30,31,34,48-51]

### Tumores nasais benignos

Tumores nasais benignos são raros e descritos com pouca frequência. Tumores benignos, cistos intranasais, tecido de granulação inflamatório e outros diversos tecidos (p. ex., hamartoma) têm o potencial de se expandir no lúmen intranasal e podem causar obstrução total das vias nasais. Angioleiomiomas são tumores benignos que se originam no músculo liso de vasos sanguíneos.[52] Em cães, há algumas poucas descrições de angioleiomiomas nasais ou nasofaríngeos que resultaram em sinais clínicos de espirro e secreção nasal bilateral[53,54] (Vídeo 238.14; ver Capítulos 344, 346 e 348).

## NASOFARINGE

### Anatomia e considerações funcionais

A porção nasal da faringe se estende da coana ao óstio intrafaríngeo (ver Figura 238.1). Enquanto o lúmen da **porção rostral** é completamente fixado e protegido contra compressões ou colapso por estruturas ósseas (palato duro, vômer e ossos palatinos), a **porção média** é apenas dorsal (base do crânio) e lateralmente (hâmulo do pterigoide) protegida por um limite ósseo, e o lúmen da **porção caudal** apenas dorsalmente (base do crânio). As paredes não ósseas são formadas pelos músculos palatofaríngeos e, portanto, suscetíveis à compressão externa ou colapso por pressão intraluminal negativa. Quase todos os músculos da faringe e do palato mole atuam como constritores, protegendo as vias respiratórias nasais durante a deglutição contra a aspiração de alimentos ou líquidos. Somente alguns músculos (estilofaríngeo e tensor do véu palatino) sustentam o lúmen da porção mole da nasofaringe aberto.[13,55] O **colapso** da nasofaringe é um grande problema em animais braquicefálicos, sendo discutido adiante.

**Funcionalmente,** a nasofaringe é importante para a **respiração** e a **deglutição**. Durante a deglutição, a faringe se fecha completamente, enquanto durante a respiração nasal, ela deve permanecer aberta. Por causa dessas ações antagônicas, a capacidade de colapso da parede da faringe é precisamente regulada por complicados mecanismos neuromusculares.[56] Entretanto, em cães, a separação funcional das atividades respiratórias e alimentares pode ser comprometida. Há evidência de que os cães não conseguem respirar durante a ingestão de água e a mastigação, e sugere-se que seja devido às especializações do palato mole e da epiglote em possibilitar a **regulação térmica por meio de respiração ofegante**.[57]

### Manifestações clínicas da doença nasofaríngea

Sinais clínicos de anormalidades nasofaríngeas podem variar consideravelmente, porque a nasofaringe tem uma conexão direta com três diferentes sistemas: rostralmente ao nariz, do sistema respiratório; caudalmente à orofaringe, dos sistemas respiratório e digestório; e dorsolateralmente à tuba auditiva, da orelha média. Portanto, os sinais clínicos podem ser de natureza **respiratória**, **digestiva** e **otológica** ou **neurológica**, ou uma combinação deles. Sintomas típicos incluem respiração laboriosa, ruidosa e principalmente com estertores, espiro reverso, secreção nasal, dilatação da bochecha durante a expiração (indicando obstrução total da via respiratória nasofaríngea), reflexo de vômito (indicando incompetência velofaríngea) e sintomas vestibulares (quando há disfunção da tuba auditiva).

O lúmen da nasofaringe pode ser muito estreito (até totalmente obstruído) ou muito dilatado, porque ocorre falha no mecanismo de fechamento durante a ingestão de alimentos e líquidos. Problemas respiratórios predominam quando o lúmen nasofaríngeo encontra-se obstruído (pólipo, tumor, estenose, colapso dinâmico). Se o fechamento nasofaríngeo é incompleto devido a um defeito congênito ou adquirido do palato (fenda palatina, fístula de palato após ferimento por graveto ou complicações após cirurgia de palato), os sinais clínicos predominantes são secreção nasal e problemas digestivos e/ou da orelha média. À semelhança do que acontece nas comunicações oronasais, alimentos e líquidos são pressionados para o lúmen da nasofaringe durante a deglutição e, daí, para as cavidades nasais, causando uma reação local por corpo estranho e secreção nasal.

### Exame da nasofaringe

No cão consciente, o exame físico da nasofaringe é quase impossível, e procedimentos diagnósticos definitivos para anormalidades nesse local requerem anestesia geral, o que deve ser muito bem discutido com o tutor. Algumas doenças potencialmente tratáveis podem passar despercebidas ou não serem tratadas de modo apropriado. De início, o palato mole é inspecionado por via oral. A palpação digital inicia-se rostralmente, nas margens pterigóideas, e avança caudalmente. Instrumentos de diagnósticos avançados, como endoscopia e/ou exames de imagens transversais em combinação com exames histológicos, são muitas vezes indispensáveis para estabelecer o diagnóstico definitivo.

### Endoscopia

O **exame endoscópico** é um procedimento fundamental para o diagnóstico de anormalidades da nasofaringe (ver Capítulo 96). Pode ser realizado com endoscópio tanto rígido quanto flexível, dependendo da preferência do examinador. O acesso endoscópico é possível por ambas as direções; em cães e gatos, geralmente pela porção posterior, através da cavidade bucal (rígido, 120°, 4 mm ou flexível) (Vídeo 238.15), e, na maioria dos cães, também pela porção anterior, através da via nasal (rígido, 0° ou 30°, 2,7 ou 1,9 mm) (ver Vídeo 238.2). Até manipulações mínimas no lúmen da nasofaringe causam bastante irritação e podem provocar fortes reações, particularmente em gatos. Um analgésico potente deve fazer parte do protocolo anestésico; a instilação de anestésico local geralmente é benéfica.

### Tomografia computadorizada

Se um tumor nasofaríngeo for palpável ou detectado no exame endoscópico ou há suspeita de associação com lesão de orelha média, a TC é altamente recomendada. Esse exame propicia informações sobre a extensão da massa tumoral e possíveis relações com a bula timpânica. Um posicionamento incorreto do paciente durante a TC pode impedir a visualização de algumas lesões.

### Doenças da nasofaringe

Por causa das considerações funcionais, as estenoses do meato nasofaríngeo (como parte do nariz) e da nasofaringe são descritas juntas. Pode ocorrer obstrução como uma anomalia congênita ou secundária a um corpo estranho, pela cicatrização obstrutiva de ferimentos após inflamação local com ulceração de mucosa ou pela expansão tecidual de um tumor.

### Estenose e obstrução do meato nasofaríngeo

O ducto nasofaríngeo pode ser obstruído em três níveis: (1) no ponto mais rostral, sob a asa do vômer, (2) no próprio canal tubular e (3) nas aberturas caudais bilaterais do meato, as coanas (Figura 238.8).

**Malformações hereditárias.** A contínua busca por miniaturização exagerada na reprodução parece comprometer o aspecto anatômico e o equilíbrio entre a margem óssea e o tamanho do

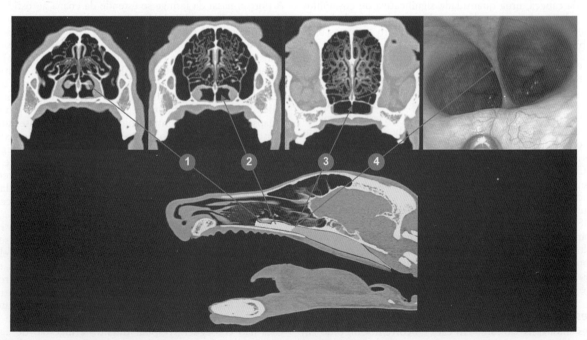

**Figura 238.8 Saída nasal do meato nasofaríngeo.** Imagens de tomografia computadorizada (TC) nos planos sagital e transverso do meato nasofaríngeo (*amarelo*) e da nasofaringe (*ocre*). Canto superior direito, visualização por rinoscopia anterior do meato nasofaríngeo (Pastor-Alemão, situação fisiológica). *1*, asa do vômer; *2*, lúmen do meato nasofaríngeo; *3*, borda caudal do septo; *4*, borda caudal do septo, imagem pós-rinoscopia. (*Esta figura se encontra reproduzida em cores no Encarte.*)

tecido. Em raças *toy*, como Chihuahua, Lulu da Pomerânia e Shi-Tzu, a asa do vômer pode ser muito grande em relação ao lúmen, deixando uma passagem de apenas 1 mm ou menos (Figura 238.9).

**Obturação do lúmen.** Vários motivos podem levar a uma obstrução isolada de um ou ambos os lúmens dos meatos da nasofaringe. Exemplos de condições não malignas incluem trauma na base do crânio, rinólitos[60] e hamartoma (Figura 238.10). A **atresia de coana** raramente é relatada em cães e gatos.[61,62] Ela resulta de uma falha de reabsorção embriológica da membrana oronasal, que oclui o meato nasofaríngeo e a coana, unilateral ou bilateral, parcial ou total. O defeito pode ser ósseo, membranoso ou uma combinação de ambos.[63] Provavelmente é muito difícil diferenciar entre uma atresia de coana verdadeira e o tecido cicatricial obstrutivo resultante de ulceração da mucosa nesse local (corpo estranho, regurgitação na nasofaringe, infecção).

### Estenose e obstrução da nasofaringe

A estenose nasofaríngea pode ocorrer como uma anomalia congênita comparável à atresia de coana ou como consequência de cicatrização constritiva de ferida, resultante de uma condição inflamatória, cirurgia ou trauma. Além disso, o lúmen pode ser obstruído por lesões expansivas intra ou extraluminais. Causas intraluminais podem incluir pólipos inflamatórios (ver "Neoplasias e tumores nasofaríngeos não malignos") ou corpos estranhos. Causas extraluminais incluem, por exemplo, lesões expansivas da orelha média, como infecções por extravasamento, provocando inflamação e inchaço do tecido peribular ou outras lesões que ocupam espaço, como colesteatoma,[64] tumores intrapalatinos ou cistos subepiteliais[65-67] (Figura 238.11).

### Tratamento da estenose nasofaríngea

Vários métodos de tratamento para estenose têm sido relatados, inclusive o avanço cirúrgico da mucosa[68] e a dilatação por balão (ver Capítulo 121).[65,69] A necessidade de intervenções repetidas e a ocorrência de complicações têm sido relatadas em todas essas técnicas – sendo o maior problema a recidiva da estenose. O uso de um extensor (*stent*) de silicone removível parece ser promissor para o tratamento de cães e gatos com estenose de tecidos moles.[70] Para gatos, pesquisadores descreveram técnicas muito simples para abrir a estenose e prevenir a recidiva, não deixando nenhum material estranho no paciente. Dessa maneira, pode-se evitar complicações graves relacionadas ao extensor remanescente, como erosão de palato e fístula oronasal secundária.[71] Entretanto, mesmo com a colocação de um extensor temporário, deve-se manter em mente a função da tuba auditiva. Qualquer oclusão de suas aberturas nasofaríngeas acarreta imediata otite média secretora secundária (Figura 238.12).

### Neoplasias e tumores nasofaríngeos não malignos

**Linfoma** é o tumor nasal mais comum em gatos. Em 10% dos casos, se apresenta como tumor isolado na nasofaringe; em outros 8%, envolveram tanto o tecido nasofaríngeo quanto o nasal.[67,72]

Os **pólipos inflamatórios nasofaríngeos** são massas teciduais não neoplásicas que se desenvolvem tanto a partir da mucosa inflamada da orelha média quanto da tuba auditiva. A causa dos pólipos inflamatórios é desconhecida, mas a inflamação crônica, a infecção faríngea ascendente, a origem congênita e a associação com calicivírus felino foram todas sugeridas.[73] Eles geralmente ocorrem em gatos jovens, se estendendo através da tuba auditiva até a nasofaringe (pólipo nasofaríngeo) ou da bula timpânica através do tímpano até o canal auditivo externo (pólipo aural). Quando os pólipos crescem no lúmen da nasofaringe, os sintomas respiratórios se agravam gradativamente, iniciando com estertor ocasional e levando a uma possível obstrução total da via respiratória nasofaríngea. Nessa fase, pode-se observar a dilatação da bochecha durante a expiração ou a respiração com a boca aberta e secreção nasal (até mesmo mucopurulenta, quando há infecção bacteriana secundária). Os tutores relatam agravamento dos sintomas respiratórios e inquietação, especialmente durante o sono ou na tentativa de dormir. Quando o pólipo aumenta de tamanho no interior da bula timpânica, pode-se notar síndrome de Horner e sintomas vestibulares. A expansão da bula timpânica, através do tímpano para o canal auditivo externo, causa sintomas de otite externa, com otorreia e balanço da cabeça (ver Capítulo 237). Pólipos grandes podem ser vistos como massas tumorais no canal auditivo externo. A TC é um excelente exame de imagem para o diagnóstico de pólipos nasofaríngeos em gatos, que devem ser tratados por meio de avulsão por tração lenta. Em seguida, o muco ou pus presente na tuba auditiva deve ser removido com auxílio de um tubo de sucção curvo guiado por videoscópico, introduzido na abertura geralmente dilatada da tuba auditiva (Vídeo 238.16). A bula timpânica deve ser examinada, de preferência com TC ou por endoscopia. Todo tecido remanescente do pólipo dentro da bula timpânica deve ser cuidadosamente removido por meio de intervenção endoscópica. A taxa de recorrência de pólipos inflamatórios parece ser menor quando o paciente é tratado com corticosteroides.[74]

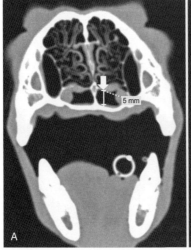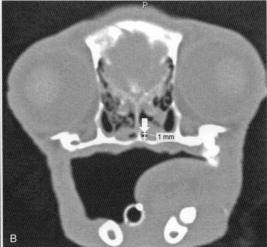

**Figura 238.9 Estenose do meato nasofaríngeo cranial** (MNF) devido ao desequilíbrio anatômico entre o lúmen do meato e o tamanho da asa do vômer, como consequência da miniaturização exagerada em certas raças *toy*. **A.** tamanho fisiológico do MNF (5 mm) em um cão Yorkshire Terrier adulto (3 kg). **B.** estreitamento extremo (1 mm) em um cão Chihuahua adulto (1,1 kg), com sinais clínicos de obstrução de via respiratória superior (estertor, respiração pela boca, dificuldade respiratória durante o sono e alimentação).

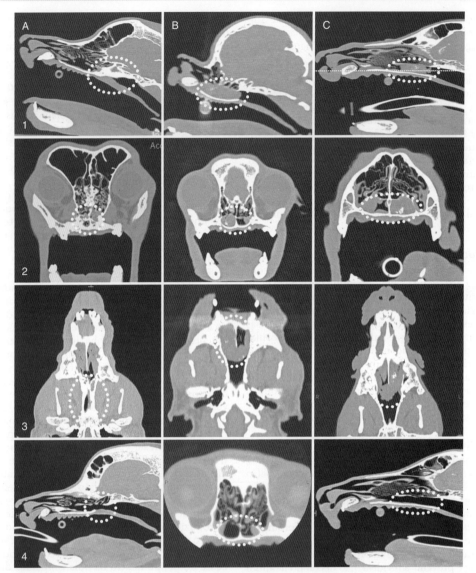

**Figura 238.10 Obstrução nasofaríngea por diversas causas primárias em três cães.** Imagens de tomografia computadorizada (TC) iniciais nos planos sagital (*1*), transverso (*2*) e dorsal (*3*). Exame de TC após intervenção endoscópica transnasal bem-sucedida (*4*). **A.** Fratura por trauma na base do crânio (cão mestiço). **B.** Rinólito com estrutura central remanescente (Chihuahua).[60] **C.** Hamartoma (Weimaraner).

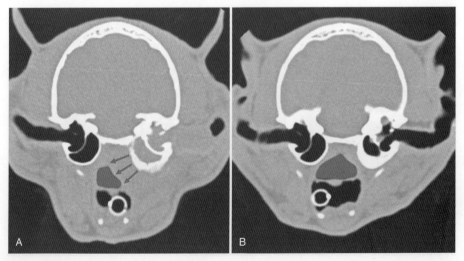

**Figura 238.11 Constrição nasofaríngea** devido à lesão extraluminal em um gato. **A.** Imagem de tomografia computadorizada (TC) de um gato (pelo curto europeu) com otite média séptica no ouvido esquerdo. Um pólipo inflamatório está preenchendo o canal auditivo externo e ambos os compartimentos da bula timpânica. A infecção por extravasamento causa inchaço peribular e estreitamento do lúmen da nasofaringe (*setas*). O primeiro sinal clínico foi respiração com estertores. **B.** Mesma situação 2 meses após o tratamento bem-sucedido por meio de otoendoscopia intervencionista. (*Esta figura se encontra reproduzida em cores no Encarte.*)

# CAPÍTULO 238 • Doenças do Nariz, dos Seios Paranasais e da Nasofaringe

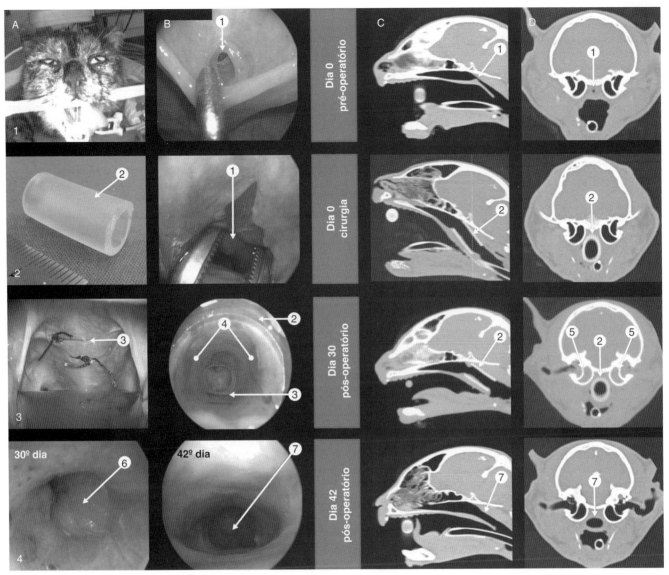

**Figura 238.12 Estenose nasofaríngea caudal adquirida em um gato, e tratamento com a colocação de um extensor (*stent*) temporário, causando otite média secretora secundária transitória. A e B.** Imagens endoscópicas: visualização da estenose na rinoscopia posterior (**B1**); abertura da estenose com uma pinça curva, guiada por rinoscopia posterior (**B2**); imagem do palato mole com suturas transpalatinas, para prevenir migração do extensor (**A3**); visualização do lúmen do extensor por rinoscopia anterior – as marcas indicam os locais das aberturas da tuba auditiva –, o extensor obstrui ambos (**B3**); dia 30 (**A4**), por causa do bloqueio da drenagem de muco da orelha média, a congestão causa abaulamento do tímpano em direção ao canal auditivo externo – por meio de timpanocentese, o muco do orelha média foi liberado para a nasofaringe; dia 42 (**B4**), o lúmen da nasofaringe ampliada está completamente epitelizado e brando. **C e D.** Imagens de TC em planos sagital e transversal: estenose nasofaríngea (**C1, D1**); extensor (*stent*) de silicone *in situ* (**C2, D2**); extensor de silicone *in situ* 30 dias mais tarde (**C3, D3**); efusão mucosa bilateral devido à retenção de muco (**D3**); dia 42 (**C4, D4**), restabelecimento do lúmen fisiológico da nasofaringe; ambas as bulas timpânicas estão normais, novamente (**D4**). *1*, estenose nasofaríngea caudal; *2*, extensor de silicone; *3*, suturas transpalatinas; *4*, marcas indicativas dos locais de aberturas nasofaríngeas da tuba auditiva; *5*, bula timpânica (compartimentos dorsolateral e ventromedial, preenchidos com muco); *6*, tímpano, com abaulamento em direção ao canal auditivo externo, espessado e não transparente; *7*, lúmen nasofaríngeo restabelecido. (*Esta figura se encontra reproduzida em cores no Encarte.*)

Corpos estranhos geralmente entram na nasofaringe pela porção posterior e se alojam no segmento médio ou rostral. Os sinais clínicos predominantes são espirro reverso e, raramente, secreção nasal. Em gatos, com frequência a superfície áspera de uma folha de grama faz com que ela fique presa à mucosa. A rinoscopia posterior possibilita um diagnóstico rápido e confiável. A extração de corpos estranhos da nasofaringe rostral pode ser desafiadora. É utilizada uma pinça curva, guiada por endoscopia (Vídeo 238.17). Corpos estranhos que permanecem não detectados por longo tempo podem causam inflamação e danos sérios aos tecidos, com subsequente estenose nasofaríngea.

### Falha no fechamento da nasofaringe

**Defeitos congênitos do palato** ocorrem quando as duas lâminas palatinas não se fundem durante o desenvolvimento fetal.[79]
**Defeitos adquiridos** do palato mole podem resultar de ferimentos com gravetos ou cirurgia de palato (ver Capítulo 272).

## SEIOS PARANASAIS

### Anatomia e considerações funcionais

A razão para a presença dos seios paranasais tem sido um tema controverso há 1.800 anos, desde os tempos de Galen (130-201 a.C.).[80]

Entre muitas teorias, as mencionadas a seguir têm sido discutidas tanto para humanos quanto para animais: absorção de batidas na cabeça, a fim de proteger os órgãos sensoriais; isolamento térmico dos centros nervosos; e os ossos mais leves do crânio, para manutenção adequada do equilíbrio da cabeça.[81] Na medicina humana, a descoberta de que os seios paranasais produzem óxido nítrico (ON) tem alterado as explicações tradicionais da fisiologia dessas estruturas.[82] O ON endógeno é continuamente sintetizado no epitélio respiratório e desempenha um papel-chave na regulação fisiológica das funções das vias respiratórias. Ele é suprarregulado e tem diversos papéis como modulador da função ciliar, neurotransmissão, broncodilatação, vasodilatação, agregação plaquetária e função imune.[83,84]

O seio frontal, o seio esfenoide e o recesso maxilar são revestidos por mucosa e estão conectados ao meato nasal médio. Em cães, o **seio frontal** é dividido em três partes diferentes (*lateral, medial* e *rostral*) e conecta-se a uma abertura nasofrontal na cavidade nasal. Ectocornetos, revestidos por mucosa olfatória, podem se estender até o seio frontal. Em animais braquicefálicos, o tamanho do seio frontal pode ser bastante reduzido ou até mesmo ausente. Um pequeno **seio esfenoide** é amplamente ocupado pelo endocorneto IV. Já o lúmen do **recesso maxilar** geralmente é vazio. A glândula nasal lateral (ver o tópico Termorregulação no cão, mencionado anteriormente) encontra-se na submucosa contra a parede medial da maxila, dentro do recesso maxilar. No gato, há apenas um seio frontal em cada lado, o recesso maxilar é pequeno e há um grande seio esfenoide, que se estende caudalmente da cavidade nasal até o osso esfenoide e ventralmente ao cérebro.[13,85]

### Manifestações clínicas da doença do seio paranasal

Doenças dos seios paranasais estão geralmente associadas com doenças das cavidades nasais. Os sinais clínicos mais comuns são secreção nasal de tipo e consistência variados. Pequenas quantidades de secreção podem permanecer despercebidas, uma vez que são deglutíveis. Os seios paranasais não são acessíveis no exame clínico do paciente acordado, exceto pela perda visível de simetria ou deformidade da face. O diagnóstico requer anestesia geral, exame clínico, exame de imagem e endoscopia com obtenção de amostra de tecido por meio de biopsia (ver Capítulo 96).

### Exame dos seios paranasais

Devido à sua localização posterior e apresentação de sintomas discretos, as lesões de seios paranasais isoladas muitas vezes passaram despercebidas e foram relatadas como ocorrências raras no passado. Entretanto, com a disponibilidade de endoscopia, TC e RM, as doenças dos seios paranasais agora são mais frequentemente diagnosticadas (Vídeos 238.18 a 238.20).[86] Estudos mostraram a importância da rinoscopia, da radiografia e da TC da cabeça no diagnóstico de doenças nasais e paranasais em cães mostraram que a rinoscopia e a TC, combinadas com rinoscopia, contribuíram significativamente para o desenvolvimento do diagnóstico.[32]

### Doenças dos seios paranasais

#### Aspergilose sinonasal

A doença sinonasal mais conhecida é provavelmente a infecção das cavidades nasal e dos seios paranasais causada por *Aspergillus* spp. Em geral, o seio frontal é afetado, mas grandes massas fúngicas também podem preencher o recesso maxilar (Vídeo 238.21; ver Capítulos 235 e 236).

#### Cistos em seios paranasais

Os cistos em seios paranasais são geralmente cistos preenchidos com muco. Podem ser detectados em exames de rotina e geralmente são assintomáticos, porém a principal preocupação é diferenciá-los de doenças malignas. O cisto preenchido com muco é um raro achado em animais braquicefálicos e em raças miniatura, no interior do seio esfenoide. São similares aos cistos encontrados no homem[87] (Vídeo 238.22; ver Capítulo 149).

## SÍNDROME BRAQUICEFÁLICA

Braquicefalia representa uma mutação discreta que ocorre em muitas raças populares de cães, como Buldogue (inglês e francês), Pug e Boston Terrier.[88] É de início precoce, vitalício e uma síndrome deteriorante e debilitante, predominantemente com restrições respiratórias. A braquicefalia predispõe os animais à falta de ar grave, que causa desconforto.[27,89,90] Especialmente em raças pequenas, os animais adultos demonstram características típicas de animais jovens, manifestando o biotipo **baby scheme** para muitos tutores.[91] Raças braquicefálicas de grande porte foram usadas nos tempos medievais, apenas 200 anos atrás, em um esporte sangrento conhecido como **bull baiting**, que demandava o máximo de **tolerância ao exercício** dos cães e uma conformação curta da cabeça como vantagem para a mordida. Hoje, grande parte das raças braquicefálicas são descritas, acima de tudo, com marcante **intolerância ao exercício** devido à respiração insuficiente. A razão para esse desenvolvimento dramático é o **excesso de seleção** para a aparência de nariz achatado. A mudança de pressão de seleção funcional para a estética, de acordo com os **padrões de raças** de vários *kennels clubs*, geraram malformações em todo o trato respiratório superior dessas raças, levando a uma série de estenoses consecutivas das vias respiratórias. Uma conformação de cabeça que exige ser "redonda" (padrão da raça Pug) ou "quadrada" (padrão das raças Buldogue) é, por si só, incompatível com vias do trato respiratório superior saudáveis e funcionais. Entretanto, a aceitação generalizada de que as anomalias das vias respiratórias são *"normais para a raça"* restringiu mudanças destinadas a melhorar o bem-estar dos animais afetados, "cegando" veterinários, tutores e criadores para os impactos dessas anormalidades no bem-estar dos pacientes.[27,92-94] O fato da braquicefalia ser uma anomalia puramente criada pelo homem e com sérias consequências à qualidade de vida deve levantar questões acerca da reprodução desses animais.[27,89,90,93] Algumas **raças braquicefálicas de gatos** populares são Persa, Exótico de Pelo Curto e Himalaia. Nos gatos Scottish Fold, a malformação da via respiratória é possivelmente restrita à entrada nasal.

### Anatomopatologia e consequências funcionais de uma obstrução multinível

A seleção para obter um animal de cabeça curta por ocasião do acasalamento resulta em prejuízo ao desenvolvimento craniofacial e uma discrepância óbvia entre o viscerocrânio e o neurocrânio (Figura 238.13).[95,96] Deformidades estruturais específicas levam à obstrução anatômica das vias respiratórias superiores. Estudos recentes mostraram que problemas respiratórios em braquicefálicos são causados por malformações obstrutivas muito mais numerosas do que se pensava.[1,97-99] Originalmente, a causa típica de angústia respiratória era tida como tripla etiologia: estenose de narinas, alongamento do palato mole e, em alguns cães, eversão dos ventrículos laríngeos (laringocele). Entretanto, a contínua seleção excessiva para braquicefalia obviamente tem causado alteração e deformação de todo o trato respiratório superior.

### Estenose de narinas

A estenose de narinas (ou entrada nasal) em cães parece ser influenciada por três diferentes fatores. O *primeiro tipo de estenose, bem descrito*, é claramente visto a olho nu. A narina, abertura visível do plano nasal para o vestíbulo nasal, é comprimida e toma forma de uma pequena fenda, que compromete as porções vertical e horizontal, e esta última se alarga ligeiramente em direção ventral. Em relação ao nariz, a porção externa da asa nasal é muito grande e pressionada contra o filtro/septo da face lateral (Figura 238.14; Vídeo 238.23). Um *segundo tipo de estenose*,

# CAPÍTULO 238 • Doenças do Nariz, dos Seios Paranasais e da Nasofaringe

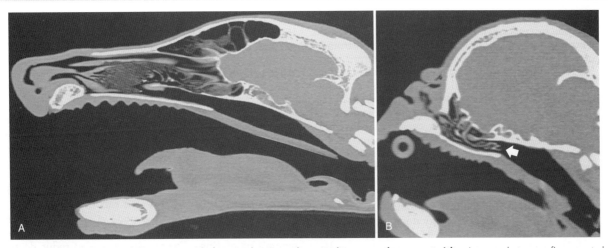

**Figura 238.13 Em cães braquicefálicos, as cavidades nasais são muito estreitas para alguns conteúdos.** Imagem de tomografia computadorizada (TC) sagital (**A**) de Pastor-Alemão normocefálico saudável e (**B**) de Pug. Note a cavidade nasal subdimensionada, a ausência do seio frontal e a obstrução do meato nasofaríngeo por ossos turbinados (cornetos) aberrantes de crescimento caudal (TAC, *seta*).

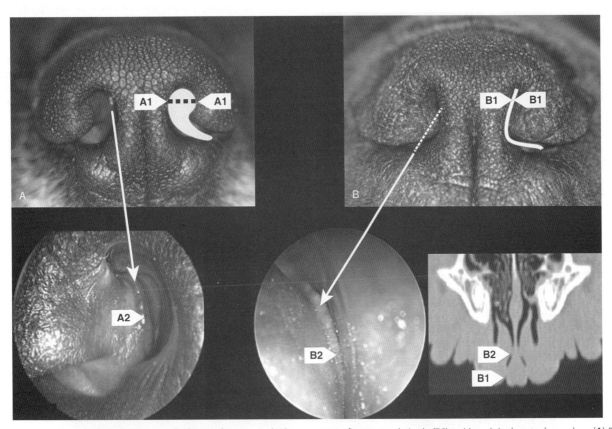

**Figura 238.14 Estenose de narinas e vestíbulo nasal.** Imagens obtidas em tomografia computadorizada (TC) e videoscópia da entrada nasal em (**A**) Pastor-Alemão normocefálico saudável e (**B**) Buldogue Francês. **A1**, largura fisiológica da porção vertical da narina esquerda. A narina tem um formato de vírgula, sendo a cabeça mais larga (*linha pontilhada*). **B1**, estreitamento patológico da porção vertical da narina esquerda – primeiro tipo de estenose (visível). A narina tem um formato de fenda, indicando malformação da asa alar. **A2**, bulbo vestibular volumoso fisiológico. **B2**, estreitamento patológico do lúmen vestibular – segundo tipo de estenose. Um bulbo vestibular imóvel é pressionado contra o septo (ver Vídeos 238.23 e 238.24). (*Esta figura se encontra reproduzida em cores no Encarte.*)

menos conhecido, mas ainda mais importante e difícil de tratar, localiza-se atrás do primeiro tipo de estenose e em geral não é visto externamente. A obstrução ocorre no interior do vestíbulo nasal devido ao enorme bulbo vestibular, grande demais para o lúmen do vestíbulo (Figura 238.14; Vídeo 238.24). Por fim, como *terceiro fator estenosante*, tem-se a imobilidade do bulbo. Em animais braquicefálicos, seu tamanho parece restringir muito sua mobilidade e, desse modo, impede sua abdução. Essa restrição funcional exacerba ainda mais a estenose anatômica.

## Estenose da cavidade nasal e da via de saída da narina

É notável que a própria cavidade nasal raramente tenha sido considerada um fator contribuinte para obstrução de via respiratória, apesar de a diferença fundamental entre cães braquicefálicos e normocefálicos ser o nariz extremamente curto. Vários mecanismos contribuem para a **obstrução da via respiratória intranasal em braquicefálicos**.

A própria **cavidade nasal** é estreita demais para determinado conteúdo (ver Figura 238.13).[13,37]

As conchas nasais de cães braquicefálicos são **macroscópica**[1,37,100] e **microscopicamente**[101] **malformadas e crescem de modo aberrante** nos espaços que conduzem o ar, obstruindo seus lúmens e aumentando a resistência da via respiratória intranasal.[102,103] A **configuração da concha** pode ser avaliada como aberrante quando os ossos turbinados (ou cornetos) se ramificam para os meatos nasais, obstruindo o lúmen. As lamelas das conchas nasais que se espalham rostralmente até o local da primeira ramificação da prega alar na concha nasal ventral (CNV) são classificadas como *cornetos aberrantes rostrais* (CAR) (Figura 238.15). As lamelas das conchas nasais que se espalham caudalmente para o meato nasofaríngeo (MNF), passando ventralmente à asa do vômer, são classificadas como *cornetos aberrantes caudais* (CAC) (Figura 238.16).[1]

Os **pontos de contato com a mucosa intranasal** contribuem para o aumento da resistência da via respiratória intranasal. Eles podem ser vistos tanto entre as lamelas da mesma concha nasal (intraconchal) quanto entre as lamelas de diferentes conchas (interconchal), bem como nas superfícies mucosas adjacentes da cavidade nasal circundante (ver Figura 238.15).[100]

A falha em localizar a obstrução intranasal pode ser uma explicação para a ineficácia terapêutica após cirurgia convencional para a síndrome braquicefálica.

### Obstrução da faringe – modelo "meat-in-the-box"

Diversos fatores contribuem para a obstrução da nasofaringe por um mecanismo muito complexo. De modo geral, ele pode ser descrito como um **desequilíbrio anatômico da via respiratória superior,** com a presença de excesso de tecido mole para determinado tamanho de recinto maxilomandibular. Um modelo mecânico pode ajudar a compreender melhor a sua importância funcional.[56,104] O modelo *"meat-in-the-box"* representa um tubo macio e flexível que atravessa uma caixa de paredes rígidas (Figura 238.17). A caixa, que representa a base do crânio e a mandíbula e não pode se expandir, é preenchida com material macio (carne) que envolve o tubo, correspondente à nasofaringe. Dentro da caixa e ao redor do tubo há tecidos moles em quantidades e consistências variadas (músculo, gordura, tecido conjuntivo, tonsilas). Como o tubo, por si só, não possui parede rígida como a traqueia, ele é flexível. A malformação craniofacial em cães braquicefálicos dá origem a uma série de fatores que constringem o lúmen da nasofaringe ou causam o seu colapso:

**Encurtamento do crânio.** Especialmente dos maxilares inferior e superior, tornando menor a "caixa" maxilar como um todo. Como os tecidos dentro da "caixa" não são reduzidos na mesma proporção, ocorre estreitamento e há menos espaço disponível para o "tubo".

**Alongamento do palato mole.** Anatomicamente, o alongamento adicional do véu palatino, por si só, não reduz o lúmen da nasofaringe. Entretanto, a união hermética à superfície epiglótica separa as vias respiratórias da orofaringe e da nasofaringe, o que eleva a pressão negativa na nasofaringe durante a inspiração e aumenta, assim, a sua possibilidade de colapso (Vídeo 238.25).

**Espessamento do palato mole.** O espessamento do palato mole em cães braquicefálicos pode ser muitas vezes maior em comparação com raças normocefálicas de mesmo tamanho ou maiores (Figura 238.18). Incrivelmente, o aumento da espessura não parece ser causado pela hipertrofia muscular, mas pelo aumento do estroma e de alta proporção de tecido salivar, ao mesmo tempo que há redução do tecido muscular. Esses achados podem ser interpretados como consequência de degeneração e necrose muscular, tanto aguda quanto crônica, devido ao constante traumatismo tecidual.[105,106]

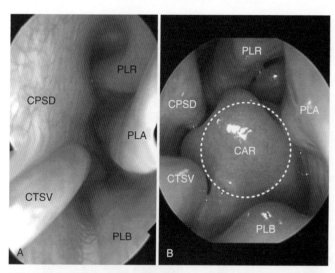

**Figura 238.15 Rinoscopia anterior** mostrando imagem do vestíbulo nasal da cavidade nasal esquerda ("imagem das 5 pregas").[1] **A.** Em um Pastor-Alemão normocefálico, há uma imagem livre nos meatos nasais e as 5 pregas intranasais – corpo tumefato septal ventral (CTSV), corpo proeminente do septo dorsal (CPSD), plica reta (PLR; prega reta), plica alar (PLA; prega alar) e plica basal (PLB; prega basal). **B.** em um Buldogue Francês, um imenso corneto aberrante rostral (CAR), oriundo da concha nasal média, causa obstrução de diversos meatos nasais. Note os múltiplos pontos de contato com a mucosa (ver Vídeo 238.24).

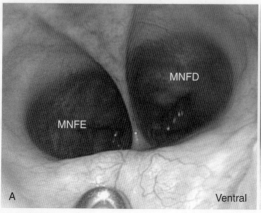
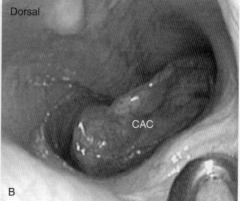

**Figura 238.16 Rinoscopia posterior** mostrando imagem da nasofaringe ao nível da abertura da tuba auditiva (rinoscópio óptico rígido de 120°).[1] **A.** Em cão normocefálico (Pastor-Alemão), notam-se ambos MNF esquerdo e direito separados pelo septo nasal caudal. **B.** Em cão braquicefálico (Pug), a visualização da imagem de ambos os MNFs é impedida por um osso turbinado CAC. (ver Vídeo 238.15.)

CAPÍTULO 238 • Doenças do Nariz, dos Seios Paranasais e da Nasofaringe 1081

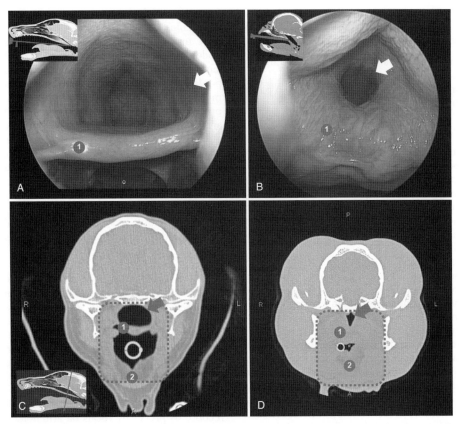

**Figura 238.17 Modelo "meat-in-the-box"**. Imagem de endoscopia posterior e imagens de TC da nasofaringe de (**A**, **C**) um Poodle normocefálico saudável e (**B**, **D**) um Buldogue Francês. *1*, palato mole; *2*, língua. A *linha pontilhada* indica a "caixa" ("*box*") ao redor de tecidos "*meat*". Quanto mais "*meat*" tiver na caixa, menor é o lúmen da nasofaringe (*seta*). (*Esta figura se encontra reproduzida em cores no Encarte.*)

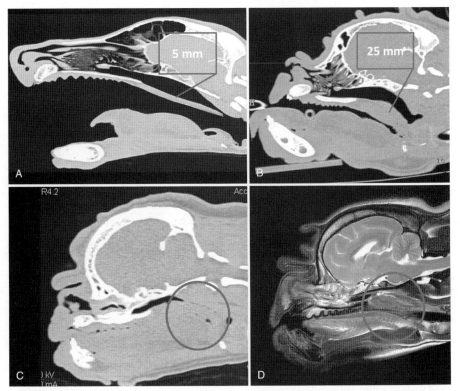

**Figura 238.18 Colapso nasofaríngeo.** Palato mole alongado e espessado em cães braquicefálicos. Imagens de tomografia computadorizada (TC) em plano sagital e de ressonância magnética (RM) mostrando a oclusão da nasofaringe, a depender da espessura do palato mole e da posição da mandíbula. **A.** Pastor-Alemão normocefálico saudável. **B.** Buldogue Inglês. Tanto a boca quanto a via respiratória nasofaríngea estão abertas. **C.** Pug, imagem de TC sagital. A boca está fechada, e a via respiratória nasofaríngea, ocluída. **D.** Pug, mesma situação de **C**, mostrada em imagem obtida em RM.

Provavelmente, nesse sentido, a **obesidade** tem papel importante. Tecido gorduroso adicional armazenado na "caixa" mandibular causa estreitamento ainda maior da via respiratória.

**Hipertrofia de tonsilas palatinas e macroglossia.** Também podem ser consideradas como massas teciduais adicionais. Em ambos os casos, há pressão externa à orofaringe contra o palato mole, forçando-o dorsalmente em direção à nasofaringe. Isto causa compressão e possivelmente até obstrução total da via respiratória, sobretudo quando a mandíbula está fechada.

**Fechamento da mandíbula ou qualquer pressão na região ventral de cabeça e pescoço.** Pode dificultar consideravelmente a respiração em animais braquicefálicos (Figura 238.18). É por isso que animais conscientes com frequência não gostam de se deitar de bruços com a cabeça esticada para a frente, sobre um piso. Em animais braquicefálicos anestesiados, essa posição, por exemplo, pode causar asfixia após a extubação. A alimentação pode ter efeito semelhante.

Todos esses fatores mencionados causam constrição da nasofaringe devido à compressão externa. Contudo, também há **fatores que causam colapso funcional** da via respiratória devido à pressão negativa nas vias respiratórias durante a inspiração. Se o colapso ocorre ritmicamente, as paredes da via respiratória se tocam, produzindo um barulho típico: **o ronco**. Se há pressão negativa elevada patológica na faringe, a estenose causadora deve estar localizada rostralmente no nariz. Os locais típicos onde ocorrem estenoses em cães braquicefálicos são: (a) narinas externas, (b) vestíbulo nasal e (c) vias respiratórias intranasais, devido à hiperplasia e à displasia da concha nasal. Matematicamente, reduzir pela metade o raio das vias respiratórias aumenta em 16 vezes a resistência à passagem de ar. Em animais braquicefálicos, uma pressão negativa particularmente elevada deve ser gerada no tórax para superar a resistência provocada pelas complexas estenoses nasais. Nessa situação, nota-se com clareza uma respiração laboriosa característica. Essa forte pressão negativa provoca colapso do "tubo" de tecido mole que forma a nasofaringe. Entretanto, a alta capacidade de colapso da via respiratória superior exacerba ainda mais esse círculo vicioso.

De novo, o modelo "*meat-in-the-box*" ajuda a ilustrar os possíveis efeitos dessas medidas. A presença de excesso de tecido na caixa rígida resulta em compressão do lúmen do tubo. Se parte do tecido for gordura, é necessário diminuir o seu conteúdo por meio de prescrição de medidas que ocasionam perda de peso. Mesmo em casos graves, isso pode ser muito benéfico, mas o clínico deve lembrar que, como regra, a perda de peso tem apenas um efeito auxiliar, quase nunca curativo. O aumento típico e muitas vezes impressionante do palato mole, observado em animais com braquicefalia, também deve ser reduzido, seja simplesmente pelo seu encurtamento, seja, em casos graves, pelo seu afinamento. Se há grande protusão de tonsilas na cripta tonsilar, elas devem ser removidas cirurgicamente, ou pelo menos seu volume deve ser reduzido, a fim de possibilitar mais espaço para a nasofaringe.

## Laringe

Em pacientes braquicefálicos, as malformações da laringe (ver Capítulo 239) podem ser bem pronunciadas e causar sérias consequências clínicas. Tanto o esqueleto laríngeo quanto as estruturas intralaríngeas parecem ser afetadas, e todas elas resultam em redução clinicamente relevante da rima glótica, aumentando, desse modo, a resistência ao fluxo de ar através da laringe.[107] Apesar do fato de a anatomia patológica braquicefálica ser conhecida há muito tempo e ser relativamente bem descrita, o debate em andamento sobre etiopatologia, especialmente sobre a questão das anormalidades primárias e secundárias, é de provável caráter mais anedótico. A **eversão dos ventrículos laterais** foi, no início, considerada como uma entidade única;[108] mais tarde, o mesmo autor especulou que ela poderia ser o primeiro estágio na patogênese do colapso de laringe; adicionalmente, o autor descreveu um estágio 2, com perda de rigidez e deslocamento medial dos processos cuneiformes da cartilagem aritenoide, e um estágio 3, com colapso dos processos corniculados das cartilagens aritenoides e perda do arco dorsal da rima glótica. Ele presumiu que essa eversão e os outros estágios do colapso de laringe poderiam ter como consequência uma dispneia persistente, causando pressão inspiratória negativa nas vias respiratórias e subsequente tensão excessiva na laringe.[109] Desde então, essa possibilidade foi mantida na maioria da literatura veterinária, mas nunca foi comprovada. Existem várias indicações para que se questione essas interpretações precoces, e nós provavelmente devemos distinguir entre duas entidades diferentes: malformação das **estruturas da laringe internas** (eversão de ventrículos laterais e cordas vocais) (Vídeo 238.27) e malformação do **esqueleto laríngeo** (Vídeo 238.28). A eversão dos **ventrículos** parecem ser uma herniação do tecido ao longo da borda caudal do músculo ventricular e pode, portanto, ser considerada como "laringocele" (Vídeo 238.26). As **pregas vocais** dos animais braquicefálicos são em geral muito espessas e perdem sua estrutura tipicamente delgada, o que também traz uma contribuição considerável para o estreitamento da rima glótica. Outro problema de laringe na braquicefalia pode ser a formação de granulomas de contato nas pregas vocais (Figura 238.19). O excesso de tensão na laringe causa microtraumas contínuos e dano direto ao tecido que recobre os processos vocais da aritenoide, levando à formação desses granulomas. O trauma mecânico pode ser agravado pelo contato regular da glote com ácidos gástricos devido à regurgitação e refluxo laringofaríngeo.[110] Malformação das estruturas internas da larínga parece ocorrer independentemente da estabilidade do esqueleto laríngeo. Há certas indicações de que o "colapso" do esqueleto pode ter diferentes causas: cães da raça Pug apresentam óbvia perda substancial de rigidez das cartilagens – ambas da laringe e da traqueia –, enquanto em cães da raça Buldogue as cartilagens da laringe e da traqueia possuem consistência firme[111] (ver Capítulo 240).

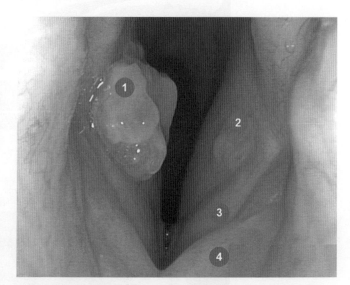

**Figura 238.19 Granuloma de prega vocal.** Imagem endoscópica da rima glótica de um cão Buldogue Francês. *1*, granuloma na prega vocal principal; *2*, granuloma de contato no lado oposto; *3*, corda vocal esquerda; *4*, eversão do ventrículo lateral esquerdo (laringocele).

## Traqueia

A hipoplasia de traqueia (ver Capítulo 241) é uma anormalidade congênita comumente vista em cães da raça Buldogue, em que ocorre aposição ou sobreposição das extremidades dos anéis traqueais, resultando em uma traqueia estreita, mas rígida e, na maioria dos casos, com o lúmen arredondado. Kaye et al.[112] constataram, por meio de traqueoscopia, membranas traqueais dorsais curtas e hipoplasia em 100% dos cães Buldogue examinados, com nenhum ou com sinais clínicos leves. Em cães Pug, o lúmen traqueal também pode ser estreito, mas, ao contrário dos cães Buldogue e semelhante ao problema de laringe, isto é resultado de um esqueleto cartilaginoso fraco, com anéis traqueais achatados e membrana dorsal alargada, que pode se abaular em direção ao lúmen traqueal.

## Manifestações clínicas das malformações em cães braquicefálicos

Cães braquicefálicos manifestam sinais de estridor nasal, faríngeo e laríngeo, expresso como dispneia inspiratória, ronco alto acompanhado de engasgos e possível tosse. Episódios de dispneia podem ser acompanhados de cianose, síncope, colapso e até mesmo morte. Os sintomas gastrintestinais consistem em disfagia, regurgitação e vômito. Sinais agudos de angústia respiratória podem ser vistos mais frequentemente quando o paciente é obeso ou submetido a situação estressante, como ambiente quente, excitação ou atividade física. A braquicefalia pode ter um sério impacto no bem-estar dos cães, comprometendo suas habilidades de se exercitar, brincar, se alimentar e dormir.[27]

Em estudo recente, tutores de cães (das raças Pug e Buldogue Francês) submetidos a tratamento cirúrgico preencheram um questionário estruturado e descreveram como perceberam a frequência e a gravidade das dificuldades de seus animais de companhia. Além dos sinais clínicos já conhecidos, 95% relataram intolerância ao exercício; 75% dos pacientes eram capazes de fazer uma caminhada de, no máximo, 10 a 30 minutos no verão e apenas 30% destes se recuperavam dentro de 15 minutos após a atividade física. As restrições se tornaram óbvias em temperatura ambiente superior a 19°C. Dos 68% dos cães que tinham problemas para dormir, quase 30% apresentavam sinais de apneia do sono ou tentavam dormir em posição sentada (Vídeo 238.29). Já 77% dos cães Buldogue Francês tinham problemas com a alimentação.[27]

## Exame de animais braquicefálicos

### Anamnese e exame físico

A avaliação inicial envolve o registro do histórico dos sinais clínicos, junto à avaliação do grau de comprometimento respiratório. Dependendo do nível de estresse do cão e da temperatura ambiente, os sinais clínicos podem ou não ser claramente vistos durante o exame. Um questionário estruturado é recomendado para obter informações amplas e comparáveis e para revelar a verdadeira extensão do comprometimento. Entretanto, também se sabe que tutores de animais braquicefálicos consideram os sinais respiratórios como "normais para a raça".[113]

Um estudo publicado recentemente mostrou a disparidade no reconhecimento e percepção de sinais clínicos associados à braquicefalia. Os tutores relataram alta frequência e gravidade dos sintomas respiratórios, mas não os consideravam como problemas.[93] Portanto, a estrutura de um questionário deve levar essa questão em consideração, fazendo perguntas que utilizem critérios objetivos, como o tempo necessário para recuperação e sobre as atividades que poderiam facilmente ser observadas pelo tutor do animal.[27] O **exame físico** inclui a avaliação do tamanho das narinas, com atenção particular à largura da fenda vertical (ver Figura 238.14). A auscultação de laringe, traqueia e tórax ajuda a determinar o local acometido e avaliar a qualidade do ruído respiratório. Além disso, a frequência respiratória, a coloração das membranas mucosas e as características do ruído respiratório podem ajudar a determinar a gravidade da anormalidade.

### Tratamento não cirúrgico

O tratamento não cirúrgico pode incluir várias manobras, além do tratamento, da terapia emergencial da angústia respiratória aguda e da orientação do cliente. O tratamento não cirúrgico não substitui o tratamento cirúrgico.

### Tratamento clínico

A grande maioria dos cães braquicefálicos que apresenta algum grau de angústia respiratória é tratada, em um momento ou outro, com corticosteroides, geralmente em combinação com antibiótico. Entretanto, não parece haver evidências para o uso desses medicamentos.[113]

### Tratamento de emergência

O primeiro objetivo terapêutico durante um quadro de angústia respiratória aguda é a sedação e prevenção de hipertermia (ver Capítulo 139), alcançadas por meios farmacológicos (ver Capítulo 138) associados às medidas não farmacológicas que previnem excitação. As vantagens da acepromazina são, além dos efeitos tranquilizantes desejados, os geralmente indesejados efeitos periféricos e centrais mediadores da hipotermia.[120] Procedimentos não farmacológicos, sobretudo para animais hospitalizados, incluem a colocação fora de sua caixa ou canil para um ambiente frio e silencioso. Uma técnica fácil e rápida para tratar ou prevenir hipertermia (ver Capítulo 134) é molhar a pelagem do cão – se necessário não apenas com compressas, mas derramando água sobre o animal. Os cães da raça Buldogue, em especial, parecem sofrer algum tipo de claustrofobia; uma câmara de oxigênio estreita pode causar uma situação de risco à vida desses animais, e há um número considerável de pacientes nessa situação estressante que simplesmente não querem ficar sozinhos e precisam de companhia humana.

A **orientação do cliente** pode começar antes da decisão de se adquirir um novo cão. Os clientes devem ser cuidadosamente informados de que cães braquicefálicos devem manifestar distúrbios respiratórios e não respiratórios ao longo da vida (Figura 238.20); os filhotes em geral respiram normalmente e os sinais clínicos não se desenvolvem em sua plenitude antes dos 6 meses de vida; e a garantia de que os pais eram "respiradores livres" deve ser considerada com cautela, pois foi demonstrado que muitos tutores de animais braquicefálicos não consideram a angústia respiratória como dispneia, mas sim como um ocorrência "normal da raça".

Tutores de raças braquicefálicas devem ser orientados quanto às características específicas da termorregulação em cães e como ela é prejudicada particularmente em animais braquicefálicos. Usando o modelo "*meat-in-the-box*", pode-se explicar por que a obesidade agrava a obstrução da via respiratória superior e por que manter o animal no peso ideal geralmente ajuda a reduzir os problemas respiratórios. Cães com anormalidades marcantes em um ambiente quente podem ser colocados em uma banheira com água, antes de uma caminhada, a fim de molhar sua pelagem.

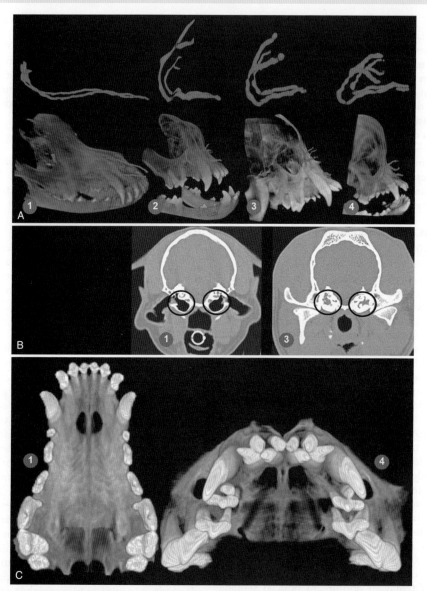

**Figura 238.20** Exemplos de anormalidades hereditárias não respiratórias em cães braquicefálicos. **A. Malformação do sistema de drenagem lacrimal:** diferentes formatos do sistema de drenagem de lágrimas (*verde*) em um (*1*) Rodhesian Ridgeback normocefálico e três raças de cães braquicefálicos; (*2*) Buldogue Inglês; (*3*) Buldogue Francês; (*4*) Pug.[121] **B. Malformação da orelha média:** imagens de tomografia computadorizada (TC) mostraram a bula timpânica fisiologicamente preenchida por ar, com limite ósseo ventral delgado em um (*1*) Poodle normocefálico e bula preenchida por líquido com malformação de estrutura óssea em (*3*) Buldogue Francês. **C. Malformação do maxilar:** imagens tridimensionais obtidas em TC mostrando o arco dental superior fisiológico de um (*1*) Beagle normocefálico e o impacto da subdimensão do maxilar no arco dental e na posição dos dentes em um (*4*) Pug. (*Esta figura se encontra reproduzida em cores no Encarte.*)

## REFERÊNCIAS BIBLIOGRÁFICAS

*As referências bibliográficas deste capítulo se encontram online no Ambiente de Aprendizagem.*

# CAPÍTULO 239

## Doenças da Laringe

Catriona M. MacPhail

### CONSIDERAÇÕES GERAIS

#### Anatomia da cartilagem

As cartilagens ao redor da rima glótica são denominadas *laringe* e consistem em um par de cartilagens aritenoides e nas cartilagens não pareadas epiglote, cricoide e tireoide. Cada cartilagem aritenoide possui um processo cuneiforme na porção rostral, um processo corniculado na face dorsal, um processo muscular dorsolateral e um processo vocal onde as pregas vocais se fixam ventralmente. A glote consiste em pregas vocais, do processo vocal das cartilagens aritenoides e da rima glótica. Os sáculos laríngeos são divertículos da mucosa, rostral e lateral às pregas vocais. Diferentemente dos cães, as cartilagens aritenoides de gatos não possuem os processos corniculado e cuneiforme, nem as pregas ariepigloticas verdadeiras. Os lados da epiglote são conectados diretamente com a lâmina cricoide por meio da mucosa laríngea.

#### Músculos e suas ações

Os músculos intrínsecos da laringe (cricoaritenoide dorsal, cricoaritenoide lateral, tireoaritenoide, vocal, ventricular, aritenoide transverso, hioepiglótico e cricotireóideo) são responsáveis pelas funções da laringe. O músculo cricoaritenoide dorsal, único responsável pela abertura da glote, origina-se na superfície dorsolateral da cricoide e insere-se no processo muscular das cartilagens aritenoides. A contração desse músculo resulta em rotação externa e abdução das cartilagens aritenoides, que empurra os processos vocais lateralmente. O nervo laríngeo caudal é o segmento terminal do nervo laríngeo recorrente, que inerva todos os músculos intrínsecos da laringe, exceto o músculo cricotireoide, que é inervado pelo nervo laríngeo cranial.

#### Função da laringe

A laringe regula o fluxo de ar, protege a via respiratória inferior da aspiração durante a deglutição e controla a fonação. As condições que mais comumente afetam a laringe são paralisia, colapso, estenose e tumores. Cada uma dessas condições resulta em algum grau de obstrução de via respiratória superior, e os cães e gatos que as apresentam são tipicamente levados ao veterinário por estridor respiratório, alteração de vocalização, tosse ou engasgo. A progressão dos sinais clínicos é muito variável.

### PARALISIA DE LARINGE EM CÃES

#### Sinais clínicos e etiologia

##### Doença adquirida

A paralisia da laringe é uma doença respiratória unilateral ou bilateral, comum, que acomete principalmente cães idosos (acima dos 9 anos) e cães de raças gigantes. Relata-se que a raça Labrador Retriever é mais propensa a tal anormalidade, mas as raças Golden Retriever, São Bernardo, Newfoundland, Setter Irlandês e Brittany Spaniels também são altamente predispostas.[1] A paralisia de laringe adquirida, causada por dano ao nervo laríngeo recorrente ou aos músculos intrínsecos da laringe, é mais frequentemente atribuída a polineuropatia, polimiopatia, traumatismo iatrogênico/acidental ou neoplasias intra ou extratorácicas, além de muitas outras causas propostas (Boxe 239.1). Na maioria dos cães, a causa é indeterminada e classificada como idiopática. Entretanto, muitos cães com suspeita de paralisia de laringe adquirida idiopática dentro de 1 ano desenvolvem sinais neurológicos sistêmicos compatíveis com neuropatia generalizada progressiva.[2] Em um pequeno número de cães com paralisia de laringe adquirida constaram anormalidades em testes eletrodiagnósticos (ver Capítulo 117) e exames histopatológicos do nervo e de amostras de músculo obtidas por biopsia (ver Capítulo 116) compatíveis com polineuropatia generalizada.[3] Desse modo, foi proposto que alguns cães com paralisia de laringe idiopática apresentem polineuropatia generalizada progressiva.[4,5] Foi apresentada a abreviação GOLPP (do inglês, *geriatric-onset laryngeal paralysis polyneuropathy*, ou seja, polineuropatia com paralisia de laringe de início em idade geriátrica) como um termo mais correto para cães com paralisia de laringe adquirida, desde que outras causas tenham sido descartadas.[3,6]

##### Doença congênita

A forma congênita da paralisia de laringe foi relatada em cães das raças Bouvier des Flandres, Husky Siberiano, Bull Terrier e White-Coated German Shepherd.[7,8] Em cães da raça Bouvier des Flandres, uma característica autossômica dominante causa degeneração Walleriana no nervo laríngeo recorrente e anormalidades no núcleo ambíguo.[9] Embora modelos precisos de hereditariedade não estejam estabelecidos, as predisposições hereditárias têm sido identificadas em cães das raças Husky Siberiano e Alaskan Malamute,

---

**Boxe 239.1** Etiologias propostas para paralisia de laringe

Congênitas
    Característica genética
    Complexo paralisia de laringe-polineuropatia
Traumatismos acidentais
    Ferimentos penetrantes cervicais
    Traumatismo estrangulante
Traumatismos cirúrgicos iatrogênicos
    Cirurgia torácica cranial
    Tireoidectomia/paratireoidectomia
    Cirurgia de traqueia
    Fenda ventral
Neoplasias intratorácicas/cervicais
    Linfoma
    Timoma
    Carcinoma de tireoide/carcinoma de tireoide ectópico
Doenças neuromusculares
    Polineuropatia com paralisia da laringe de origem em idade geriátrica (GOLPP)
    Endrocrinopatia (hipotireoidismo, hipoadrenocorticismo)
    Imunomediada
    Infecciosa
    Miastenia gravis
    Polimiopatia
    Lúpus eritematoso sistêmico
    Toxinas (chumbo; organofosforados)

bem como em seus mestiços.[10,11] O complexo paralisia da laringe-polineuropatia foi descrito em cães das raças Dálmata, Rottweiler, Leonberger e Pyrenean Mountain Dog.[12-15]

## Sinais clínicos

Se a cartilagem aritenoide e, consequentemente, as pregas vocais permanecem em posição paramediana durante a inspiração, ocorre obstrução da via respiratória superior denominada *paralisia da laringe*. Tipicamente, os cães apresentam inspiração ruidosa e intolerância ao exercício. Os sinais clínicos iniciais consistem em alteração da vocalização, tosse branda e engasgo, além de obstrução de via respiratória grave, que resulta em angústia respiratória, cianose e colapso. Alguns animais apresentam sinais de disfagia. A progressão dos sintomas é muito variável, e os cães podem manifestar sinais clínicos por vários meses a anos antes de ocorrer um desconforto respiratório preocupante. Os sinais clínicos geralmente pioram com o exercício, em condição de alta temperatura ambiental e/ou umidade. Esses fatores podem contribuir para a exacerbação aguda de uma condição crônica. À medida que aumenta a frequência respiratória, a mucosa que reveste as aritenoides obstrutoras do fluxo de ar pode se tornar inflamada e edemaciada, agravando a obstrução da via respiratória (ver Capítulo 238). Segue-se um círculo vicioso que, se não tratado, pode se tornar uma ameaça à vida.

## Testes diagnósticos

### Testes de rotina

A avaliação diagnóstica de cães com suspeita de paralisia da laringe consiste em exames físico, ortopédico (ver Capítulo 353) e neurológico (ver Capítulo 259), hemograma completo, perfil bioquímico sérico, exame de urina, avaliação da função tireoidiana (ver Capítulo 299), radiografias do tórax e exame da laringe. Cães com paralisia de laringe bilateral são propensos à pneumonia por aspiração tanto antes quanto depois da cirurgia; portanto, quando há suspeita de disfunção de laringe, são necessárias radiografias do tórax (ver Capítulo 242) para excluir a possibilidade de pneumonia por aspiração e identificar, se presente, megaesôfago, edema pulmonar e anormalidades cardíacas ou de via respiratória inferior (Figura 239.1). Cães com disfagia ou vômito podem ser avaliados por meio de exames com contraste esofágico positivo, a fim de descartar alguma disfunção ou megaesôfago que às vezes não são visualizados na radiográfica de tórax (ver Capítulo 273). A disfunção esofágica progressiva grave foi relatada em um grupo com paralisia de laringe idiopática, sendo compatível com a síndrome da polineuropatia progressiva generalizada proposta.[3] A obtenção de informações em esofagografia deve ser ponderada quanto ao risco potencial de aspiração.[16] Ocorre hipotireoidismo concomitante em até 30% dos casos de paralisia de laringe adquirida, embora não tenha sido estabelecida uma relação causal entre elas.[1,17] A avaliação da função da tireoide é considerada importante quando avalia-se um cão com paralisia de laringe e, caso indicado, deve-se iniciar a suplementação de hormônios tireoidianos, embora não pareça melhorar os sinais clínicos associados à paralisia de laringe (ver Capítulo 299).

### Diagnóstico definitivo

O diagnóstico definitivo de paralisia da laringe requer o exame dessa estrutura para documentar a ausência de abdução da cartilagem aritenoide durante a inspiração (Vídeo 239.1). Isto pode ser realizado por visualização direta da laringe com um simples laringoscópio, por videolaringoscopia oral, por laringoscopia transnasal (LTN), por ultrassonografia (US; ecolaringografia) ou por tomografia computadorizada (TC). Achados indicativos de paralisia da laringe na US incluem assimetria ou ausência de movimento dos processos cuneiformes, movimento anormal da aritenoide, movimento paradoxal, deslocamento caudal da laringe e colapso da laringe.[18] Achados da TC em cães com paralisia de laringe incluem falha em abduzir as cartilagens aritenoides, colapso da rima glótica durante a inspiração, estenose da abertura da laringe e ventrículos laterais preenchidos por ar.[19] A realização de laringoscopia, independentemente do método, pode ser frustrante, já que resultados falso-positivos são comuns devido a interferência de agentes anestésicos e sedativos (ver Vídeo 239.1). A ecolaringografia, a laringoscopia transnasal e a TC não requerem sedação profunda ou anestesia geral. Entretanto, para o diagnóstico definitivo, nenhum desses procedimentos tem se mostrado superior ao exame oral tradicional da laringe.[20]

### Exame oral tradicional da laringe

O diagnóstico de paralisia da laringe não deve se basear somente na ausência de movimento da cartilagem aritenoide, mas também na presença de inflamação e edema das cartilagens da laringe. O diagnóstico pode ser desafiador quando há movimento paradoxal da cartilagem aritenoide, ocasionando resultado falso-negativo, pois as cartilagens aritenoides movem-se para o interior durante a inspiração, devido à pressão intraglótica negativa criada pela respiração contra a obstrução glótica. Então, as cartilagens passivamente retornam à sua posição original durante a fase expiratória, dando a impressão de abdução. Um assistente deve dizer a fase da ventilação durante a laringoscopia para ajudar a distinguir um movimento normal do anormal.

### Fármacos anestésicos (Boxe 239.2)

A administração intravenosa de tiopental foi considerada a melhor escolha para possibilitar a avaliação da função da laringe, entretanto, atualmente, o tiopental não é mais fabricado. O propofol é o fármaco de indução mais utilizado para o exame da laringe em cães, apesar da depressão respiratória significativa que em geral ocorre com o uso desse medicamento, sendo a apneia relacionada à dose, à velocidade de administração e ao uso concomitante de pré-medicação. Embora a cetamina tenha mostrado melhor efeito na preservação da função da laringe em pessoas quando comparada ao tiopental, um estudo recente não constatou benefício para o exame da laringe quando combinada a propofol e cetamina, não se obteve redução alguma na dose de propofol e a depressão respiratória foi mais marcante.[21] A alfaxalona (2 a 4 mg/kg IV), um agente de indução anestésica seguro e efetivo em cães, pode ser usada como uma alternativa ao propofol.[22] Embora a alfaxalona ainda cause depressão respiratória, a ocorrência de apneia é menos provável.[23] Entretanto, nenhum estudo avaliou o efeito da alfaxolona na função da laringe. O cloridrato de doxapram (1 mg/kg IV) tem sido recomendado no uso rotineiro durante laringoscopia, a fim de aumentar a frequência e o esforço respiratórios e melhorar a movimentação intrínseca da laringe. O doxapram melhorou significativamente a habilidade para diferenciar uma função normal de uma anormal.[24,25]

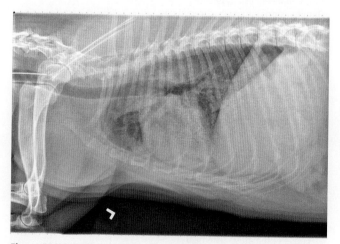

**Figura 239.1** Radiografia lateral do tórax de um cão com paralisia de laringe levado à consulta com crise aguda e edema pulmonar não cardiogênico.

> **Boxe 239.2** Fármacos utilizados durante a avaliação da função da laringe
>
> Pré-medicação:
>   Glicopirrolato: 0,005 a 0,01 mg/kg IV IM SC **e**
>   Butorfanol: 0,2 a 0,4 mg/kg IV IM SC **ou**
>   Buprenorfina: 0,005 a 0,02 mg/kg IV IM SC **ou**
>   Hidromorfona: 0,1 a 0,2 mg/kg IV IM SC
> Indução:
>   Propofol: 4 a 8 mg/kg IV, administrado lentamente
>   Alfaxalona: 2 a 4 mg/kg IV, administrada lentamente
> Para estimular a respiração:
>   Cloridrato de doxapram: 1 a 2 mg/kg IV
> Para diminuir o edema de laringe:
>   Dexametasona: 0,1 a 1 mg/kg IV

> **Boxe 239.3** Fármacos utilizados no tratamento de angústia respiratória aguda
>
> Para reduzir o edema de laringe:
>   Dexametasona: 0,1 a 1 mg/kg IV
> Para diminuir a ansiedade:
>   Acepromazina: 0,01 a 0,02 mg/kg IV
>   Buprenorfina: 0,005 a 0,01 mg/kg IV
>   Butorfanol: 0,1 a 0,25 mg/kg IV

## Tratamento

### Angústia respiratória aguda

O tratamento inicial para um quadro de angústia respiratória aguda é direcionado à melhora da ventilação, à redução do edema de laringe e à diminuição do estresse (ver Capítulo 139). Os protocolos terapêuticos típicos consistem na suplementação de oxigênio (ver Capítulo 131) e uso de esteroides de ação rápida (p. ex., dexametasona) e/ou sedativos (acepromazina; ver Capítulo 138). A administração de buprenorfina ou butorfanol pode ser considerada (Boxe 239.3). Esses cães geralmente apresentam hipertermia, e procedimentos de resfriamento apropriados devem ser instituídos (ver Capítulo 134). Se a angústia respiratória não puder ser reduzida, deve-se realizar intubação ou traqueostomia temporária. Entretanto, o uso de um tubo de traqueostomia temporário em cães com paralisia de laringe tem mostrado ser um indicador de prognóstico negativo após a cirurgia, considerando que esses animais no pré-operatório são mais propensos a complicações mais graves.[1] A presença do tubo no lúmen traqueal causa erosão epitelial, inflamação da submucosa e inibição do aparato mucociliar, desde o local da traqueostomia até a bifurcação da traqueia. A produção de muco aumenta drasticamente, e o tubo deve ser aspirado e limpo com frequência para prevenir seu entupimento. É necessário o monitoramento intensivo de qualquer paciente com tubo de traqueostomia temporário para evitar complicações com risco à vida. Complicações (clínicas e incidentais) foram documentadas em 86% dos cães submetidos à traqueostomia temporária.[26] Dezesseis diferentes complicações foram notadas, sendo que as mais frequentes e relevantes (por volta de 25%) foram obstrução de via respiratória, deslocamento do tubo, pneumonia por aspiração e inchaço do estoma.

### Tratamento conservador de longa duração

Geralmente, os cães não manifestam sinais clínicos graves até apresentarem paresia ou paralisia bilateral da laringe. Portanto, cães com disfunção unilateral da laringe não são candidatos à cirurgia. O objetivo do tratamento conservador de cães com paralisia de laringe é melhorar a qualidade de vida por meio de alterações ambientais, redução da carga diária de exercício, orientação do tutor, perda de peso (ver Capítulos 176 e 359) e uso de fármacos anti-inflamatórios para minimizar o edema de laringe. Infelizmente, esse procedimento terapêutico medicamentoso mostrou-se inefetivo para o tratamento de longa duração. Cães diagnosticados com hipotireoidismo concomitante devem ser suplementados com hormônio tireoidiano, mas isso raramente ameniza os sinais clínicos de paralisia da laringe.

### Cirurgia

**Considerações gerais.** Para cães com paralisia bilateral de laringe, a decisão quanto à recomendação de cirurgia é baseada na qualidade de vida do animal, na gravidade dos sinais clínicos e na época do ano, e a intervenção cirúrgica é indicada apenas para casos de paralisia de laringe grave. Numerosas técnicas foram descritas. A lateralização unilateral da cartilagem aritenoide é a técnica empregada pela maioria dos cirurgiões, mas também são realizados vários tipos de laringectomia parcial (ressecção bilateral de prega vocal, aritenoidectomia parcial). A lateralização bilateral da aritenoide não é recomendada devido à morbidade inaceitável.[1] Outras técnicas incluem laringofissura acastelada, reinervação dos músculos da laringe e traqueostomia permanente. A laringofissura acastelada é raramente realizada, pois é uma técnica difícil e os resultados têm sido inconsistentes. A reinervação não fornece alívio clínico imediato e não é prática. A traqueostomia permanente é considerada um procedimento de salvamento para cães com maior risco de pneumonia por aspiração, mas está associada com maior taxa de complicações mais ou menos graves e requer um pós-operatório diligente e cuidados por longo período. Em uma série de 21 cães submetidos à traqueostomia permanente, 50% tiveram complicações mais graves, 20% necessitaram de revisão cirúrgica e 26% apresentaram morte súbita, provavelmente devido à obstrução das vias respiratórias.[27]

**Lateralização unilateral da cartilagem aritenoide.** Foram descritas diversas variações da técnica de lateralização unilateral da aritenoide. A técnica mais comum consiste na sutura da cartilagem cricoide ao processo muscular da cartilagem aritenoide, mimetizando a tração direcional do músculo cricoaritenóideo dorsal e rotacionando a cartilagem aritenoide lateralmente (Figura 239.2). Uma técnica alternativa envolve a sutura desde o processo muscular da cartilagem aritenoide até a porção caudodorsal da cartilagem tireoide. Isto ocasiona a tração da cartilagem aritenoide lateralmente, em vez de sua rotação, e aumenta a área da rima glótica a menor grau do que acontece na sutura cricoaritenoide.[28]

Diferenças entre as técnicas cirúrgicas e o grau de aumento da área de superfície da rima glótica não parecem influenciar os sinais clínicos e a recuperação pós-operatória. O aumento da área de superfície da rima glótica para além das bordas da epiglote pode predispor os cães a maior risco de aspiração. O deslocamento lateral limitado da cartilagem aritenoide reduz significativamente a resistência da via respiratória, no lúmen da laringe, e pode reduzir o risco de pneumonia por aspiração no pós-operatório.[29] Isto é obtido minimizando a dissecção por meio da separação da articulação cricotireóidea e da transecção da banda sesamoide que conecta a aritenoide pareada; não é necessária a completa desarticulação da articulação cricoaritenóidea. Uma abertura parcial da articulação cricoaritenóidea possibilita a visualização precisa da passagem da agulha através do processo muscular da aritenoide, mas limita o grau de abdução da cartilagem. Os resultados são similares a outros relatados.[30]

**Laringectomia parcial e ventriculocordectomia bilateral.** A laringectomia parcial envolve várias técnicas de excisão de corda vocal e aritenoidectomia parcial, com intuito de aumentar o diâmetro da glote. Esse procedimento tem sido associado a complicações, como resíduos teciduais e cicatriz na laringe e pneumonia por aspiração. Alguns pesquisadores relatam alta taxa de complicações; entretanto, a ressecção bilateral da corda vocal, isoladamente, resultou em complicações menores e melhor recuperação

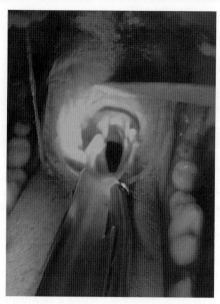

**Figura 239.2** Imagem da laringe no período pós-operatório de um cão Labrador Retriever de 12 anos de idade, após a lateralização unilateral da cartilagem aritenoide esquerda. (*Esta figura se encontra reproduzida em cores no Encarte.*)

pós-operatória do que outras técnicas de larigectomia parcial, pois possibilita melhor proteção à laringe durante a deglutição e diminui a irritação de laringe, visto que os processos corniculados das cartilagens aritenoides permanecem intactos.[1,31-33] Relata-se que a excisão bilateral de corda vocal e a lateralização tireoaritenóidea realizadas por meio de laringotomia ventral melhoram os sinais clínicos e foram associadas à baixa taxa de pneumonia aspirativa; entretanto, a recidiva dos sinais clínicos é comum, provavelmente por causa do estreitamento da rima glótica.[34] Há relatos de laringectomia parcial bem-sucedida por meio de fotoablação do tecido da cartilagem aritenoide esquerda utilizando *laser* de diodo.[35] A longo prazo (mais de 6 meses), constatou-se que a ventriculocordectomia bilateral, via laringotomia ventral, tem um resultado razoável, com uma baixa incidência de complicações mais graves (7%).[33] Uma comparação direta de resultados entre cães tratados tanto com lateralização unilateral da aritenoide quanto com ventriculocordectomia bilateral mostrou que os cães submetidos à última foram mais propensos a complicações respiratórias crônicas ao longo da vida.[36]

**Pneumonia por aspiração e outras complicações.** A pneumonia por aspiração (ver Capítulo 242) é a complicação mais comum em cães submetidos à cirurgia para tratamento de paralisia da laringe: 10 a 21% dos cães submetidos à lateralização unilateral da aritenoide.[1,37,38] Embora seja mais provável que a pneumonia aspirativa ocorra nas primeiras semanas após a cirurgia, reconhece-se que esses cães estejam sob risco pelo resto da vida. Fatores que se mostraram significantemente associados com maior risco de complicações e efeitos negativos na recuperação a longo prazo incluem pneumonia por aspiração pré-operatória, desenvolvimento de disfunção esofágica, sintomas neurológicos generalizados progressivos, traqueostomia temporária e neoplasias concomitantes. Em um estudo, constatou-se que 10 de 32 cães apresentavam sintomas neurológicos no momento da inscrição para o estudo, mas todos manifestaram sinais neurológicos dentro de 1 ano.[2] Na ausência de complicações cirúrgicas, a lateralização unilateral da aritenoide resulta em menos dificuldade respiratória, menos estridor e melhora a tolerância ao exercício. A satisfação de tutores com esse procedimento tem sido excelente, com a maioria acreditando que a qualidade de vida de seus cães melhorou sobremaneira.[1,37]

## PARALISIA DA LARINGE EM GATOS

São raras as ocorrências de doenças da laringe em gatos, mas, dentre elas, a paralisia de laringe representa 40% dos casos.[39] A manifestação clínica é similar a dos cães: ocorre mais frequentemente em animais de meia-idade ou mais velhos (média de 9 a 14 anos), e foram documentadas paralisias unilaterais e bilaterais. Disfunção unilateral significativa da laringe foi relatada em 10 a 57% dos gatos afetados. A prevalência de paralisia unilateral esquerda da laringe é semelhante àquela reportada em humanos e equinos.[39-41]

A causa específica da paralisia de laringe em gatos geralmente é desconhecida. Diversos casos foram associados com traumas, invasão neoplásica ou dano iatrogênico (pós-tireoidectomia). A infiltração neoplásica pode ocasionar obstrução permanente da laringe, com dispneia e ruído tanto expiratório quanto inspiratório. Neoplasias devem ser sempre consideradas nos diagnósticos diferenciais de paralisia de laringe em gatos. Além da laringoscopia tradicional (direta ou por meio de endoscópio), relata-se o uso de ecolaringografia no diagnóstico.[39,42]

Gatos com paralisia unilateral da laringe podem apresentar angústia respiratória grave, frequentemente necessitando de cirurgia. O tratamento conservador de gatos com paralisia de laringe consiste em perda de peso (ver Capítulo 176) e redução de excitação/exercício (ver Capítulo 359). A sobrevida relatada em 7 gatos tratados de maneira conservadora para paralisia de laringe variou de 120 a 2.520 dias, com sobrevida média de 811 dias.[39] Há relato de tratamento cirúrgico bem-sucedido, usando principalmente a lateralização unilateral da aritenoide. O tempo médio de sobrevida relatado foi de aproximadamente 150 dias.[39-41]

## COLAPSO DE LARINGE

### Definição e sinais clínicos

Colapso de laringe é uma consequência da obstrução crônica de via respiratória superior, mais frequentemente associada à "síndrome da via respiratória braquicefálica", em referência à angústia respiratória atribuída à obstrução das vias respiratórias causada por anormalidades anatômicas de algumas raças, como Buldogue Inglês, Pug, Boston Terrier e Cavalier King Charles Spaniel (ver Capítulo. 238). O colapso de laringe pode ocorrer sozinho ou em combinação com paralisia de laringe, obstrução nasal e nasofaríngea ou traumatismo em raças braquicefálicas e mesaticefálicas. A ocorrência concomitante de paralisia e de colapso de laringe foi relatada em um pequeno grupo de cães de raças de pequeno porte não braquicefálicas.[43] Os cães da raça Norwich Terrier, especificamente, apresentam anormalidades de laringe: pregas supra-aritenóideas redundantes, colapso de laríngeo, eversão de sáculos laríngeos e aberturas laríngeas estreitas.[44] A rinomanometria foi utilizada para demonstrar que a dimensão do crânio de cães Norwich Terrier é compatível tanto com braquicefalia quanto com mesaticefalia.[45] A obstrução crônica de vias respiratórias superiores aumenta a resistência da via respiratória e a pressão luminal intraglótica negativa. Com o tempo, resulta em colapso de laringe devido à fadiga e degeneração da cartilagem. Entretanto, nota-se um início precoce de colapso de laringe em cães braquicefálicos jovens, com 4,5 a 6 meses de vida.[46]

### Estágios clínicos dos casos graves

Há três estágios de gravidade do colapso de laringe. O estágio 1 consiste na eversão dos sáculos laríngeos para dentro da glote, aumentando o esforço inspiratório, criando vácuo e causando prolapso da mucosa dos sáculos laríngeos. Em seguida, o tecido é exposto a um fluxo de ar altamente turbulento, resultando em edema e inflamação, que torna a via respiratória obstruída. Na maioria dos estudos acerca da síndrome da via respiratória braquicefálica, nota-se eversão dos sáculos laríngeos em 50% a 60% dos cães afetados.[47-49] No estágio 2, os processos cuneiformes das cartilagens aritenoides perdem a rigidez e colapsam para o lúmen da laringe. Além disso, as pregas ariepiglóticas também colapsam no sentido ventromedial (Figura 239.3). A fase mais avançada é o estágio 3, em que o processo corniculado de cada cartilagem aritenoide entra em fadiga e colapsa em direção à linha média, causando colapso total da laringe.

### Diagnóstico

O diagnóstico de colapso da laringe requer o exame oral da laringe sob sedação profunda ou um plano leve de anestesia geral sem intubação. Devem ser realizados exames funcional e estrutural da laringe. Imagens de TC e renderização 3D interna foram usadas para documentar colapso de laringe em 9 cães, sem necessidade de sedação ou anestesia geral.[50]

### Tratamento

O estágio inicial de colapso de laringe é passível de tratamento cirúrgico. A ressecção dos sáculos laríngeos evertidos é relativamente simples, visto que cada sáculo é preso por uma pinça tecidual de Allis e então transeccionado com tesoura Metzenbaum. As opções para o tratamento dos estágios avançados de colapso de laringe são limitadas. Os componentes subjacentes da síndrome da via respiratória braquicefálica devem ser abordados e o grau de melhora, avaliado. Relata-se que os cães com colapso de laringe em estágios 2 e 3 se beneficiam significativamente da remoção cirúrgica dos sáculos laríngeos evertidos, da redução de palato mole alongado e da correção de narinas estenosadas (ver Capítulo 238).[49] Foi relatado que a laringoplastia aritenóidea unilateral (lateralização cricoaritenóidea associada à caudolateralização tireoaritenóidea) propiciou resultados razoáveis a longo prazo em um pequeno número de cães braquicefálicos com colapso de laringe, mas essa técnica deve ser usada com cuidado, já que a cartilagem oposta pode permanecer colapsada medialmente.[51] A traqueostomia permanente é recomendada quando cães não respondem a outros tratamentos médicos ou cirúrgicos, embora muitos tutores a considerem uma opção inaceitável devido ao alto risco de complicações e grau de manutenção necessário.

## ESTENOSE DA LARINGE

A estenose de laringe adquirida ocorre mais comumente como uma complicação após ventriculocordectomia bilateral. Outras causas incluem intubação traqueal traumática, corpos estranhos ou lesões cáusticas. O sinal clínico mais comum associado à estenose de laringe é a intolerância ao exercício, mas também ocorre estridor inspiratório e angústia respiratória. A ventriculocordectomia realizada por meio de uma abordagem oral pode levar ao desenvolvimento de uma membrana laríngea pela formação de tecido cicatricial (cicatriz), visto que os defeitos da mucosa cicatrizam por segunda intenção. Esse procedimento é mais comumente realizado com intuito de desvocalização (impedimento de latidos). A American Veterinary Medical Association não recomenda desvocalização, exceto como última alternativa antes da eutanásia, após falha em tentativas de modificação do comportamento para evitar vocalização excessiva e a discussão sobre as potenciais complicações do procedimento com o tutor.[52]

A ventriculocordectomia como tratamento de paralisia de laringe é mais bem realizada por meio de laringotomia ventral, para que a mucosa de cada lado possa cicatrizar de forma primária, diminuindo o risco de formação de cicatriz. Um procedimento similar é realizado no tratamento de estenose de laringe.[53] Uma abordagem pela linha média ventral é feita por meio da cartilagem tireoide para se ter acesso à glote. O tecido cicatricial é extirpado, retornando à mucosa saudável, rostral e caudal à membrana. Essa mucosa é suturada usando um fio de sutura rapidamente absorvível 3.0 a 5.0 (p. ex., poliglecaprone 25, glicômero 631 ou poliglactina 910), em padrão contínuo ou interrompido simples. Um extensor (stent) intraluminal temporário de silicone macio (stent Keel) pode ser inserido através da cartilagem tireoide para separar as superfícies das mucosas que estão cicatrizando, mas em geral não é necessário, exceto em cães de pequeno porte.[54] Independentemente disso, foi relatado que o resultado da ressecção da membrana laríngea com aposição de mucosa foi bom a excelente.[53]

## MASSAS TECIDUAIS NA LARINGE

### Tumores

#### Descrição

Tumores de laringe são incomuns em cães e gatos, porém numerosos tipos foram relatados em cães: rabdomiossarcoma (oncocitoma), carcinoma de célula escamosa (Figura 239.4), adenocarcinoma, osteossarcoma, condrossarcoma, condroma, mixocondroma, lipoma, fibrossarcoma, carcinoma indiferenciado, plasmocitoma extramedular e mastocitoma (ver Capítulos 345, 346, 348 e

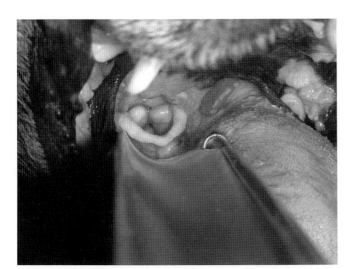

**Figura 239.3** Imagem intraoral de colapso de laringe estágio 2 em cão Pug de 8 anos de idade; note o colapso total dos processos cuneiformes para o lúmen da laringe. (*Esta figura se encontra reproduzida em cores no Encarte.*)

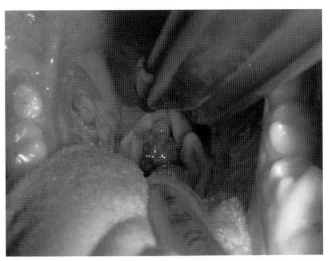

**Figura 239.4** Imagem intraoral de um cão Labrador Retriever de 10 anos de idade com carcinoma de célula escamosa na cartilagem aritenoide direita. (*Esta figura se encontra reproduzida em cores no Encarte.*)

349). O carcinoma de célula escamosa e o linfoma são os tumores de laringe mais comuns em gatos, mas o adenocarcinoma e outros tumores de célula redonda pouco diferenciados foram relatados.[55]

### Tratamento

Pequenos tumores podem ser removidos por meio da ressecção da mucosa, laringectomia parcial através de abordagem oral ou por laringotomia ventral. Tumores cartilaginosos (condroma ou condrossarcoma) podem ser extirpados com sucesso razoável.[56,57] A intervenção agressiva consiste em laringectomia total, com traqueostomia permanente, porém essa abordagem é raramente relatada. Tumores responsivos à radiação podem ser tratados com radioterapia (ver Capítulo 340). De outra forma, a maioria dos tratamentos são paliativos, consistindo em desvio do fluxo de ar da laringe através de traqueostomia permanente.

### Prognóstico

O prognóstico para os tumores de laringe é reservado, uma vez que a maioria dos casos estão avançados no momento do diagnóstico. Há apenas alguns relatos isolados de tratamento de tumores de laringe em cães e gatos. O tratamento de quatro gatos com carcinoma de célula escamosa na laringe apenas com o uso de tubo de traqueostomia resultou em sobrevida média de apenas 3 dias; o tratamento quimioterápico de cinco gatos com neoplasias de laringe resultou em sobrevida média de 141 dias.[58] Dois gatos com linfoma de laringe submetidos à quimioterapia sobreviveram 60 e 1.440 dias.[55] No mesmo estudo, verificou-se que a sobrevida de um gato com carcinoma de célula escamosa de laringe tratado com prednisolona foi de 180 dias. Um estudo relatou o uso de traqueostomia permanente em 5 gatos com carcinoma de laringe.[59] A sobrevida variou de 2 a 281 dias. Dois gatos morreram em decorrência da oclusão do local da traqueostomia; outros 3 foram submetidos à eutanásia em razão da progressão da doença.

## Doença inflamatória da laringe

A doença inflamatória da laringe é uma condição não neoplásica incomum das cartilagens aritenoides em cães e gatos. Pode ser granulomatosa, linfocítica-plasmocítica ou eosinofílica. Múltiplos fatores parecem contribuir para o desenvolvimento da doença. Nos casos graves, pode ocorrer estenose da laringe e obstrução de via respiratória superior relevantes. É crucial realizar biopsia da massa tecidual para diferenciar essa doença de uma neoplasia, embora seja possível que alterações inflamatórias possam representar uma resposta secundária a uma neoplasia primária. O tratamento da doença inflamatória da laringe é paliativo: citorredução da massa tecidual, terapia com esteroides ou traqueostomia permanente. Esta última foi associada com maior taxa de mortalidade em gatos com doença inflamatória de laringe do que naqueles submetidos à traqueostomia por motivos diversos.[60]

## Cistos de laringe benignos

Cistos de laringe benignos foram descritos em alguns cães e gatos.[61,62] Os cistos são tipicamente de origem epitelial e se originam da parte ventral da laringe. A remoção cirúrgica geralmente é curativa. Alguns são muito grandes e podem causar obstrução relevante do fluxo de ar.

## REFERÊNCIAS BIBLIOGRÁFICAS

*As referências bibliográficas deste capítulo se encontram online no Ambiente de Aprendizagem.*